"十三五"国家重点图书出版规划项目

恽铁樵全集

蔡定芳　主编

上海科学技术出版社

内 容 提 要

恽铁樵先生是恽铁樵中西汇通学派的开山鼻祖。本书以铁樵先生学术思想为纲,学术著作为目,从岐黄溯洄、长沙接武、本草传薪、温热点睛、博涉知病、医案医话、中西汇通、文坛蜚声八个方面,较为全面、系统地展示了恽铁樵先生学术成就。本书对学习、研究恽铁樵学术思想有重要文献意义,对深入了解、掌握我国中西医结合学科源流具有重要学术价值,有助于启迪广大中医、西医、中西医结合学者的研究思路。

图书在版编目(CIP)数据

恽铁樵全集 / 蔡定芳主编.—上海:上海科学技术出版社,2018.9
　ISBN 978－7－5478－4066－5

Ⅰ.①恽… Ⅱ.①蔡… Ⅲ.①中西医结合－文集
Ⅳ.①R2－031

中国版本图书馆 CIP 数据核字(2018)第 138163 号

恽铁樵全集
蔡定芳主编

上海世纪出版(集团)有限公司
上海科学技术出版社 出版、发行
(上海钦州南路 71 号　邮政编码 200235　www.sstp.cn)
浙江新华印刷技术有限公司印刷
开本 889×1194　1/16　印张 76
字数 1880 千字
2018 年 9 月第 1 版　2018 年 9 月第 1 次印刷
ISBN 978－7－5478－4066－5/R·1650
定价:498.00 元

本书如有缺页、错装或坏损等严重质量问题,请向工厂联系调换

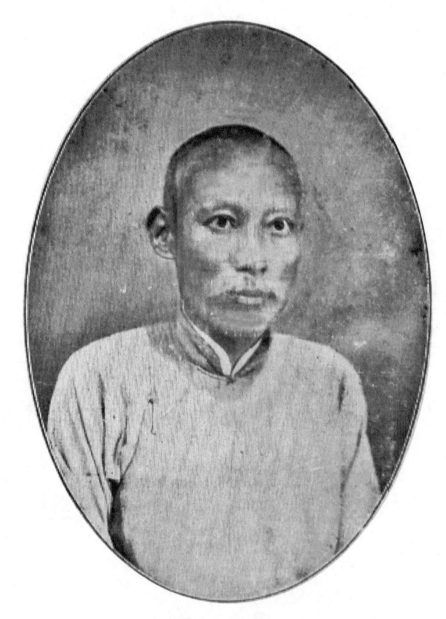

恽铁樵先生(1878—1935)

蔡定芳序

恽铁樵生于清光绪戊寅年(1878 年)，卒于中华民国乙亥年(1935 年)，享年 57 岁。先生名树珏，字铁樵，别号冷风，又号焦木，江苏武进孟河人，1894 年光绪甲午秀才。先生 5 岁丧父，11 岁丧母，自幼孤苦，刻苦私塾，入南洋公学攻读外语和文学者凡三载，毕业执教上海浦东中学。1911 年应张菊生先生之聘，任商务印书馆编译。主编《小说月报》，以翻译西洋小说而声名鹊起。后拜师名医汪莲石，潜心岐黄，学业精进。1920 年辞《小说月报》主编职，悬壶济世，尤擅幼科。1925 年创办铁樵函授中医学校，受业千余，影响颇大。先生与国学大师章太炎私交甚笃，晚年曾养病于苏州太炎先生府邸。章太炎，名炳麟，字枚叔，号太炎，生于同治己巳年(1869 年)，卒于民国丙子年(1936 年)，浙江余杭人。清末民初民主革命家、思想家、著名学者，光绪癸卯年(1903 年)为邹容《革命军》作序，触怒清廷，被捕入狱。光绪甲辰年(1904 年)与蔡元培等共同发起光复会。光绪丙午年(1906 年)孙中山迎太炎先生至日本参加同盟会，主编《民报》，论战改良派。宣统辛亥年(1911 年)上海光复后回国，主编《大共和日报》，并任孙中山总统府枢密顾问。1917 年在苏州设章氏国学讲习会以讲学为业，1936 年 6 月 14 日病逝。受太炎先生民主革命思想影响，铁樵先生主张中医发展必须实行中西汇通。先生尝谓：中医有演进之价值必须吸取西医之长，合化产生新中医，是今后中医必循轨道。这是上海最早中西医汇通宣言，也是铁樵先生核心学术思想。恽铁樵中西汇通主要学术观点有：① 《内经》等中医理论不可废除；② 引入西方医学科学；③ 取西医之长补中医之短；④ 中西医治病成效中医优点占十之六七；⑤ 必须以中医愈病理由喻人；⑥ 断不能使中医同化于西医；⑦ 采取西国学理补助中医，以生理、解剖、病理、组织各学为最合宜；⑧ 药物改进亦非采用化学提炼之谓；⑨ 中西病名统一以中医病名为主。铁樵先生始终认为中医是国粹，天之所兴谁能废之？《论医集·创办函授学校宣言》曰：中国医学是平正的、非玄妙的，见病躯种种异状而知其为病，从种种不同之病推究致病原因，从种种病状观察其将来而知病之结果，从病因病状以求免祸之道而产生治法，以治法之有效者能愈甲病更能用同样之法愈乙病愈丙病，推而至于十百千万皆能愈者，著为定法，即医术也。理与术相合，见病能知起源，循因能测结果，望颜色，听声音，诊脉搏，候权衡规矩，可知痛苦，可知寿夭，能预定可治与不可治，返躬可以自信，语人可以了解，著书可以传后，夫是之谓医学。现在西医无有不蔑视中医者。鄙人初不欲向西医饶舌，但世有学习西医之人，对于中国国粹毫不爱惜，甚至谓轩岐杀人已四千年于兹，如此者其人神经实太躁急，得吾说而存之，亦一剂安脑药也。同时，先生冷静客观审视中医学术，深切体会中医必须改进！中国旧医学之劣已无从为之辩护，天演公例，优胜劣败。中国古医书之荒谬者，无过于《难经》，夫躯体内景决非肉眼可见者能于治疗有所辅益，以故古书皆不言，而《难经》独言之。肝何故沉，肺何故浮，胃重几斤，肠长几丈，粗劣荒谬，至为可笑。《难经》

1

托名之书，本无些微价值，何劳剪辟。我国医学亘二千年无进步者也，日本汉医丹波元坚谓中国之医自宋以后即渐渐退化。旧医高手死守其太阴湿土、阳明燥金之学说，自命为崇古守经，抵死不服从西国新医学，亦抵死不能为有条理之论议以自申其意。铁樵先生称旧医改进后的中西汇通医学为"我们的医学"，《论医集·医学盛衰之关系》指出，"我们的医学"的特长有两点：其一，古书满纸五行，无论何人不能彻底明白，不但外行不明白，即业医数十年乃至数代之世家，若随便于何书检出古人议论一两节，一相质证，则可以瞠目不能致答。我们医学则不然，尽人可懂，不但师弟授受，毫无鉴说，即无论何人，取吾书读之，只要其人文理清通，便能了然明白；其二，书之议论，往往于诊病用药不能相应，故不满于旧医学（蔡定芳按：指未经汇通的传统中医）者甚多。我们医学则不然，凡病有其见症，病之进行有其一定之程序，病有主从，药有主从，据当前病症，可以推求起病之原因，可以测知将来之变化，此则理论与诊治打成一片，此则我们医学之特色。由此两点，更产生出两点：因理论与事实相合，取他人之长补自己之短，此其一；因理论与诊治相合，诊病即是读书，其医学之基础不建筑于古书之上，而建筑于病人躯体之上，此其二。此两点实为我们医学之命脉。因有此两点，无论何人，苟治我们医学而肯刻苦用功，无有不突飞猛进者，盖此两点乃进步之原则：竖的进步则日新月异，不难与西医竞争；横的进步则医生固然内行，久而久之，病家亦成内行。如此则有两层好处，其一医生能得病家之谅解，用药可以不掣肘，可以不代人受过，而受无谓之冤抑；其二凡业医者，非有真实功夫不可，凡欺人江湖术，无从滥竽。准此以谈，庸手与好手病家往往颠倒是非之弊，但得我们医学逐渐昌明，则此种弊病，可以一扫而空矣。

1917 年，西医学者余云岫著《灵素商兑》共十章：引说第一，阴阳五行第二，五藏六府第三，藏府生理第四，经脉络脉第五，十二经脉第六，手脉详考第七，病之进行第八，原病第九，切脉第十，洋洋 3 万言，批判《黄帝内经》，否定中医理论体系，拉开近代上海中西医学论战大幕。1929 年 2 月，在南京国民政府卫生部召开第一届中央卫生委员会上，余云岫等提出四项相关议案并获通过，后因全国中医同仁请愿而废止提案。余云岫，字岩，号百之，谱名允绶，生于 1879 年，卒于 1954 年，浙江镇海人。少时曾习中医，光绪二十七年（1901 年）就读浔溪公学，后公费赴日本留学，1916 年从大阪医科大学毕业后回国，任公立上海医院医务长，兼任上海商务印书馆编辑。曾任国民政府卫生部中央卫生委员会委员，内政部卫生专门委员会委员，教育部医学教育委员会顾问，东南医学院校董会副主席，中国医药研究所所长，上海市医师公会第一任会长，《中华医学杂志》主编等职。《灵素商兑》曰：《灵素商兑》发《灵枢素问》之谬误也！《灵枢》《素问》数千年前之书，以粗率之解剖，渺茫之空论，虚无恍惚，其谬误可得而胜发乎？《灵》《素》之惑人，两千余年于兹矣！蓬曲拘滞之士，犹复据守残喘，号召于世，日以阴阳五行之说，生克衰旺之论，荧惑天下，迷惘来学，使后学不复知更有近情真切之道可以请求，乃医学之大魔障也。通观《灵》《素》全书，其为推论之根据，演绎之纲领者，皆以阴阳五行为主。故阴阳五行之说破，而《灵素》全书几无尺寸完肤。岂惟《灵》《素》，岂惟医学，凡吾国一切学术，皆蒙阴阳之毒；一切迷信拘牵，皆受阴阳五行之弊，邪说之摈也久矣。《灵》《素》不言五藏六府之形状位置，故其解剖上之谬误不可得而指摘。然论医学而不列藏府之形状位置，斯即其大谬也。以神明归诸心，治节归诸肺，谋虑归诸肝，决断归诸胆，喜乐归诸膻中，技巧归诸肾，支离破碎，无根据，无实验，穿凿附会，荒唐不经，莫此为甚。至于言脾之功用，无论其所指为今日之脾或胰，皆相和去远矣。《灵》《素》之言经脉行次也，以今日实地解剖之所见校之，无一合者。此在古人则技术未精，器械未善，崇空想而少实验，时势之所限，见闻之所宥，无可如何也。吾又安必斤斤焉以今日之学问知识，讼言古人之荒陋哉！《灵》《素》之经脉既不复分别动静，杂然混淆，厘别极难。部位皆准同身寸之说，又人异其撰，且复粗疏，难作标准。勉强附会，仿佛想象，恐毫厘之差，厚诬古人，而成周内锻炼之狱。寸口之脉，遂为造物之玄机，生命之关键。医者奉之，病人信之，呓语瞽说，牢不可破，此旧医诊病之假门面也。又病入血管则五官心脑皆受其害，独脏府乎哉！肠胃之病大半由饮食，惟口取衅，于皮肤又何罪焉？则所谓散于肠胃，所谓从皮毛而入极于五藏者，门外汉想象之语而已。吾国二千年来，笃信循守，而不敢噍呵者，解剖不明，笃古太过之所致也。

铁樵先生著《群经见智录》，针锋相对，挺身迎战。在这场激烈而严肃的中西学术论战中，铁樵先生阐述了两个核心论题：① 中医药学不可废；② 求之西医阐释中医治病原理。《群经见智录·〈灵素商兑〉之可商》曰：《内经》之五藏，非解剖的五脏，乃气化的五藏。病，亦非解剖五脏而知之病，乃从四时五行推断而得之病。故《内经》之所谓心病，非即西医所谓心病。西医之良者能愈重病，中医治《内经》而精者亦能愈重病，则殊途同归也。如云治医学不讲解剖即属荒谬，然吾即效《商兑》口吻，谓治医学不讲四时寒暑、阴阳胜复之理即属荒谬，亦未见《商兑》之说独是而吾说独非。一语压住论战阵脚！回击咄咄逼人之《灵素商兑》。接着，铁樵先生从学术研究态度上驳正《灵素商兑》：事理有正必有反，证之学说，孔子，圣人也，其学说至今日有讨论之余地；杨朱，讲利己者也，其学说至今日亦复有研究之价值。故学者有恒言曰：善恶为相对的，非绝对的。如谓孔子之学说不许讨论，杨朱之学说不许研究，此为专制时代矮屋中功令。著者东国留学生，何由如此？何以《灵素商兑》对于《灵》《素》只从不善方面着想？如《灵素商兑》之说，是不许天下后世有研究《灵》《素》之人也。先入为主，于其所不知者不加思索而奴视之，非学者态度。余谓《灵素商兑》之本身有可商者，此也。吾今为平心之研究，西医有四大不足，曰反自然，曰执着，曰试药，曰未知四时五行。何以谓之反自然，盖病状之显，均由藏气不循常轨，药物之为用，拨乱反正则病愈。拨乱反正者，乃顺自然之谓，体内各藏气，本是此呼彼应，一处受病，侧他处起而救济，欲救济而不能，则为病态，此乃各种疾病之原理，根据此原理以为治疗，则当以药力助生理之救济，万万不可以意干涉。若以意干涉，是与生理之救济为难，是为反自然。执着之弊亚于反自然，《内经》云：病在上取之于下，在下取之于上。而西医见病灶在脚因脚痛医脚，此其执着之弊为何如也。执病灶以治病与执微菌以治病，同为执着不切于事实者。中医用药建基础于人身之上。西医用药建基础于科学之上，舍试验则无从得特效药，不讲形能，则照例常追随于病后，则其试验亦无有穷时。故由西医之道，可以终身在试验之中，此则试药之真相也。西医未知四时五行。西人之治病，一往无前，胸中横亘一科学万能之观念，处处以征服天行为能事，所失实多。中国治法，人事方面，尽其在我，其无可如何者，付之天命，不勉强也。所谓天命，实即自然律，不背自然律行动。铁樵先生与云岫先生频繁书信来往，争论言辞虽然激烈，然气氛友好平和。正如铁樵先生所言：以吾撰著此书，目的在使今之中医先对于自己的学说了了，然后吸收他国新文明，固非反对西医而为此书，亦非欲使中医以《内经》为止境而著此书。中医之争，则不免辞不达意，横说中国医学数千年，竖说中国医学数千年，无非中医有悠久之历史，如此便不当废。岂知西医所持者，纯为学术问题，进化问题，中医惟其年久而无进步，陈腐已甚，留之徒为污玷，非去不可，中医数千年一语，不足为自己辩护也，故此事欲图解决，非有彻底明了之理由，总无由使人洽心而首肯。自鄙见言之，西医之言虽似乎近理，毕竟有主奴之见，其实似是而非，中医之说则未能搔着痒处，倘双方长此争执，或中医竟被取缔或幸而保存，总觉未能涣然冰释于心。中西医治病之成效，互有短长。梁任公《演说集》云中医奏能愈病，总无人能以其愈病之理由喻人。是故第一要义在将古书晦涩之医理，诠释明白，使尽人可喻。若仅仅搬出张仲景、孙思邈，持高压论调，或专议五行六气，总难得现时代知识阶级之同情已。

有鉴于此,先生认为旧医必须改良而后才能发展。铁樵先生指出:今日西医与中医正式开战,中医杂志之言论以为西医为此,纯出乎营业竞争,媚外卖国,蹂躏国粹。千言万语,不出此三句话。然西医主张取缔中医之理由,即在不承认旧有医学为国粹。彼等以为旧医无价值,中医须说出旧医之价值,值得保存,使西医无可反驳,然后可以开西医之品,若囫囫囵囵只有保存国粹四个字,是未能证明国医确是国粹,亦何能禁人之蹂躏?普通一般人于医学上无深切之研究,真确之认识,谓西医是科学,贤于中医;或云西医仅能治外科,其治内科反不如中医;又云中医有数千年历史,决不受淘汰,凡此说法,罔非皮相,毁之既非是,誉之亦非是,总之不中肯而已。其稍稍涉猎旧医书而右中医者,与夫略知西药讲卫生而右西医者,尤其如御颜色眼镜辨颜色,其所说去事实弥远。西国解剖学、生理学、组织学、医化学,无一不精而且详,入细而真确,论我国旧医籍粗而无条理,夸诞而恍惚,两者比较,岂但不可同年而语,直令人欲将旧医籍付之一炬而后快。医学目的在疗病,种种学术应用于医事者,其目的亦只在疗病。西医治医之功能尚未达健全境界,尚有多数病症未能与中医较一日短长,事实俱在不必以口舌争也。为中医者则云西医治内科病殆真不如中医,我既有一节之长,要亦足以自存,吾且以自了而已。如此则非学者态度,苟且偷安,亦何能自了,铁樵先生凭借深厚国学功底与广博西学知识,笔战废医派与旧医派,力主中西汇通,遂成上海中西医结合学派开山鼻祖。将《内经》所说证之于病能,不得其解求之于西学,那是轩岐医学、西洋医学和我自己的实地经验三合而成,弃去一切玄妙微芒不可知之物而成功一个段落。此为先生中医西医汇通基本思路。

中西汇通乃先生穷毕生精力欲为之大事,更是铁樵夫子一生学术建树与贡献。不新不旧,亦新亦旧,不中不西,亦中亦西。老子曰:上士闻道躬而行之,中士闻道若存若亡,下士闻道大笑之,不笑不足以为道。是为序。

2018 年戊戌春月蔡定芳序于复旦大学附属中山医院

编纂前言

恽铁樵先生1911年任《小说月报》主编，1925年创办中国通函教授学社，又称铁樵函授中医学校，编写函授讲义数十种。先生皓首穷经，学贯中西，勤奋刻苦，桃李满园，著作等身，影响巨大。铁樵先生著作有1928年铅印本《论医集》《群经见智录》《医学平议》《伤寒论研究》《伤寒论辑义按》《金匮翼方选按》《金匮方论》《温病明理》《热病讲义》《生理新语》《脉学发微》《病理杂谈》《病理各论》《临证笔记》《临证演讲录》《风劳臌病论》《霍乱新论》《梅疮见恒录》《保赤新书》《妇科大略》《论药集》《十二经穴病候撮要》《神经系病理治疗》《药盦医案》，凡24种。1948年，商务印书馆出版铁樵先生《药盦医学丛书》。该丛书在上述24种铅印本中增入《文苑集》，将《医学平议》并入《论医集》，仍为24种。著名中医学家丁仲英序曰：辨别新旧得失，体认中西异同，屏除杂说，生面别开，贯通融会，不落恒蹊，武进恽铁樵先生是也。先生高足章巨膺序曰：先师著述，不事剿说抄胥，故多发明。著长沙之论以阐伤寒精理，辟叶吴之谬以张热病正义。抉伤寒温病手经足经之辨，破数百年来温病之缴绕；申营卫气血反应作用之义，戒热病滥施养阴之弊害。论脉以色泽呼吸规矩权衡为则，定基本观念，言之有物，迥异叔和濒湖之虚无飘渺，开空前未有之论。此外，铁樵先生遗著有《见智录续篇》《读金匮翼》《幼科》《伤寒广要按》等。中华人民共和国成立后，2007年福建科学技术出版社出版"民国江南医家著作选粹"之《恽铁樵医书四种》，编辑恽铁樵著作《保赤全书》《温病明理》《生理新语》《脉学发微》四部。2008年福建科学技术出版社出版"民国江南医家著作选粹"之《恽铁樵伤寒金匮研究》，编辑恽铁樵著作《伤寒论研究》《金匮翼方选按》两部。2009年学苑出版社出版"恽铁樵中医函授讲义"，选编恽铁樵著作《脉学发微》《读金匮翼》《病理杂谈》《温病明理》《临证笔记》及《药盦医案》伤寒门、温病门医案。2010年上海科学技术出版社出版《恽铁樵医案》，编辑恽铁樵著作《药盦医案》，并对部分医案加注按语。2010年天津科学技术出版社出版《恽铁樵医书合集》，《药盦医学丛书》基础上增入《内经讲义》《幼科》《验方新论》《读金匮翼》，《文苑集》《伤寒论辑义按》未编入。2012年山西科学技术出版社出版"中医珍本文库影印点校珍藏版"之《药盦医案全集》。2014年福建科学技术出版社出版"民国伤寒新论丛书"之《恽铁樵伤寒论讲义》，编辑恽铁樵著作《伤寒论辑义按》。2016年中国中医药出版社出版"民国名医临证方药论著选粹"之《恽铁樵方药论著选》，编辑恽铁樵著作《论药集》《验方新论》《金匮翼方选按》三部。2017年河南科学技术出版社出版《内经讲义》《伤寒论讲义》，编辑恽铁樵著作《内经讲义》《伤寒论辑义按》。2017年中国医药科技出版社出版"民国名中医临证教学讲义选粹丛书"，其中《恽铁樵临证基础讲义》编辑恽铁樵著作《脉学发微》《十二经穴病候撮要》《医学入门》《病理杂谈》《病理各论》《神经系病理治疗》6部；《恽铁樵内经讲义》编辑恽铁樵著作《内经讲义》《群经见智录》；《恽铁樵临证医案讲义》编辑恽铁樵著作《药盦医案》《临证笔记》；《恽铁樵温病讲义》

编辑恽铁樵著作《温病明理》《热病讲义》《霍乱新论》《梅疮见恒录》;《恽铁樵伤寒论讲义》编辑恽铁樵著作《伤寒论辑义按》《伤寒广要按》;《恽铁樵金匮要略讲义》编辑恽铁樵著作《金匮翼方选按》《金匮方论》;《恽铁樵临证各科与药学讲义》编辑恽铁樵著作《风劳臌病论》《妇科大略》《幼科》《论药集》《验方新论》五部。

《恽铁樵全集》是上海市卫生与计划生育委员会、上海市中医药发展办公室"海派中医中西医汇通传承研究基地"建设项目的重要组成部分。《恽铁樵全集》编写思路与以往出版的有关恽铁樵著作不同。《恽铁樵全集》以铁樵先生学术思想为纲,学术著作为目,编辑恽铁樵先生著作《药盦医学丛书》《见智录续篇》《内经讲义》《伤寒广要按》《读金匮翼》《幼科》《验方新论》《药盦医话》凡 31 部;译著《悔》《遇险记》《波痕荑因》《黑衣娘》《毁像造像》《沟中金》《如何今日》《诗谜偶谈》《无名女士》《西学东渐记》《豆蔻葩》11部。全书 8 个章节。第一章岐黄溯洄:编辑《群经见智录》《群经见智录续篇》《内经讲义》等,体现铁樵先生治岐黄之学深厚功底。第二章长沙接武:编辑《伤寒论研究》《伤寒论辑义按》《伤寒广要按》《金匮翼方选按》《读金匮翼》《金匮方论》等,反映铁樵先生治仲景之学的苦心孤诣。第三章本草传薪:编辑《论药集》《十二经穴病候撮要》等,折射铁樵先生治《本草》之学的独到见解。第四章温热点睛:编辑《温病明理》《热病讲义》等,阐明铁樵先生治急性热病之学的真知灼见。第五章博涉知病:编辑《脉学发微》《临证笔记》《临证演讲录》《梅疮见垣录》《霍乱新论》《风劳鼓病论》《保赤新书》《幼科》《妇科大略》等,聆听铁樵先生内儿妇外临床各科辨证心声。第六章医案医话:编辑《药盦医案》《麟爪集》《药盒剩墨》《药盦医话》等,静闻铁樵先生临症成败得失肺腑之言。第七章中西汇通:编辑《论医集》《生理新语》《神经系病理治要》《中医新论汇编》等,领悟铁樵先生国医改良中西结合谆谆教诲。第八章文坛蜚声:编辑《文苑集》《豆蔻葩》等,欣赏铁樵先生文学造诣英语修养。因有此章,故名《全集》。

2018 年戊戌春月蔡定芳撰于南山书屋

目录

第一章　岐黄溯洄

第二章 长沙接武

第三章　本草传薪

第四章　温热点睛

第五章　博涉知病

第六章　医案医话

第七章　中西汇通

第八章　文坛蜚声

附　　录

第一章

岐 黄 溯 洄

蔡定芳按语：作为上海近代中西医结合流派的开山鼻祖，铁樵先生极其重视《内经》的学习与研究。先生认为，欧亚媾通，黄农华胄，在在相形见绌，几无一长可录。推究其因，乃我国医未深究《内经》故也。从《易经》四象八卦而悟《内经》五运六气，于是《易经》无所谓神秘，《内经》无所谓神秘。医书浩瀚，必通《素问》；《素问》难读，必通甲子五行，然后破竹而下。《群经见智录》《见智录续篇》《内经讲义》等鸿文阔论，反映出先生治《内经》之学的深厚造诣。特别是通过深入研究《内经》，先生提出《素问·玉版论要篇》"揆度奇恒，道在于一。神转不回，回则不转"十六字是《内经》全书的纲领。"倘此处不能了了，即全书不能了了"。先生分析解释"奇恒""揆度""回""转""道""一"之理如下。岐伯曰："奇恒者，言奇病也。"此即隐庵释为"奇病"之根据，岂知经文意义不如此也。"奇"对于"恒"言，恒，常也；奇，非常也。不病，人之常也；病，人之非常也。即奇，病也；恒，不病也。揆度奇恒，审察其人病不病也。岐伯曰"奇恒者，言奇病也"，盖谓奇恒之法乃揆度不循常轨而病之法，固不言循常轨而不病者。深一层言之，其人虽有病，苟循常轨，病无害也；其人虽无病，苟不循常轨，大病且来，预测之而不爽也。何以知其循常轨或不循常轨？曰：此所谓奇恒也，当有事于揆度，故曰"奇恒事也，揆度事也"。揆度奇恒，其道奈何？曰：道在于一。一者何？天也。故曰"善言人者，必有验于天"。天之意义若何？曰：远矣，大矣。虽然，亦即《内经》全书之所言也，不佞求之于《易》，然后知之。《内经》者，言病者也。病为奇，不病为恒，奇从恒比较而出，故《平人气象论》曰："常以不病调病人，医不病，故为病人息以调之为法。"准此以谈，是《内经》全书皆言奇病也，故隐庵释"奇病"为"奇异之病"，相去何止万里！王冰释"奇"为"反常"，固自不误，然循绎其所注释，实不足以尽经文之意义也。转为恒，回为奇，故"奇恒回转"可为《内经》之总提纲。奇恒之道在于一，则"一"又为总纲之总纲，不明了此"一"字，千言万语，均无当也。欲明白此"一"字，非求之《易经》不可。《内经》所以言五行、甲子者，即根据四时以论病之故。《内经》所根据者既在四时，其所言藏府皆以四时为法则，顺四时者不病，逆四时者病。四时气候有不齐之时，不齐能病人；饮食男女亦自有顺四时之道，违之则病；喜怒哀乐亦有乱藏府，循四时之序者，乱其序亦病；不幸犯克贼之时序，则病甚，正气不支，至于不胜之时日则死矣。圣人知之，故为无为，乐恬憺，顺时以养生。顺时者，谓不艰不乱，使吾身藏府之气与天地运行之气食而为一也。能一者不病，不能一则病，故曰揆度奇恒，道在于一。先生此番言论说理透彻，发聋振聩，字字珠玑，金针度人于天人合一妙境。又按：1917年余云岫先生发表《灵素商兑》，在上海拉开中国近代中西医论战的序幕。《灵素商兑》全书10个部分，从西医解剖学、生理学等立场批评中医学：通观《灵》《素》全书，其为推论之根据、演绎之纲领者，皆以阴阳五行为主，故阴阳五行之说破，而《灵》《素》全书几无尺寸完肤。岂惟《灵》《素》，岂惟医学，凡吾国一切学术皆蒙阴阳之毒，一切迷信拘牵皆受阴阳五行之弊，邪说之宜摈也久矣。铁樵先生挺身迎战余云岫，《群经见智录》批驳西国解剖学以证《内经》之非：《内经》之五藏，非解剖的五脏，乃气化的五藏。从根本上回击《灵素商兑》，压住来势汹汹、咄咄逼人的废医派进攻，厥功甚伟！从铁樵先生与云岫先生的书信来往得知，双方的争论虽然言辞激烈，但态度是友好的，心平气和的。正如铁樵先生所言：以吾撰著此书，目的在使今之中医先对于自己的学说了了，然后吸收他国新文明，固非反对西医而为此书，亦非欲使中医以《内经》为止境而著此书，则吾何谓作村姬之骂人哉？《灵枢》《难经》《伤寒论》三书，在伯仲之间，总不能与《素问》相提并论。

第一节 《群经见智录》

1 自 序

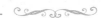

凡治中医者，罔不知《素问》《灵枢》《伤寒》《金匮》之可贵。卒之治医者，或不读以上四书，或虽读之而茫无所得，不敢用其方；即用之，亦不能尽其变，则且功过不相当。若是者，亦安在其可贵哉？自世风不古，浅者忌人能而炫其能，炫者愈多，其说愈枝，去真愈远。有真能者，偶发一言，则众谗乱之，必使缄口结舌然后已。彼也者自度口给不足御人，袖手而退，甘心抱残守缺，思得其人以传之。卒之不得其人，则其所能者渐就湮没，盖学术不见重于世也久矣。晚近欧亚媾通，我黄农华胄，在在相形见绌，几无一长可录。推究因果，岂不以此？固不独医学为然。然紫色夺朱，郑声乱雅，其最难辨识者，必其最精深者。故百凡艺术之衰歇，医为尤甚。鄙人治医才十年耳，其始知并世医家之技能，其后知宋元以下医家之著述，就各家著述得略知《伤寒论》之方药，以之治病多验，然总未奠确立不拔之基。偶读西医余云岫《灵素商兑》一书，未尝不废然思返也。是时应亲友之招，日不暇给，间有西医谢不敏，不佞治之竟愈者，而治病之方，则出自《伤寒》。而仲圣《伤寒》自序则谓：撰用《素问》。其始因《素问》难读而畏之，因《素问》满纸五行、甲子而愈畏之，然因仲圣之序而读《难经》，因而罗列《千金方》《巢氏病源》《甲乙经》诸书，复从诸书以证仲圣之书，稍有所得，则益信《素问》。间尝思之，医书浩瀚，必通《素问》，然后得其纲领；《素问》难读，必通甲子、五行，然后破竹而下。偶阅张介宾《图翼》，而悟《易经》所谓四象八卦，从四象八卦而悟《内经》所谓气运，因而得甲子之说，得五行之说。于是知《易经》无所谓神秘，《内经》无所谓神秘。王冰、张隐庵注疏可商处甚多，其所以然，总以《内经》有神秘，故不能涣然冰释。而明清诸家，因一王叔和纷争聚讼，真众谗耳。不佞已确知《内经》之可贵，若云治病，功过相掩，则尚有志未逮。世有继我而起者，庶为编比之五夜鸡声,去大明出地为不远矣,以故不敢自秘。九原不作,其书常存;见仁见智,在人自择。我不能具其全,此《见智录》所以名也。

1922年壬戌七月既望,武进恽铁樵自识

2 《内经》发源

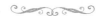

春秋时当有别本《内经》:《内经》托始于黄帝,尽人知其不确,然其发源则甚远。今本《内经》为王冰修改之书,王冰之前,必更经多次集合与删节,今本去原本甚远,不能以文字推测也。今就《左传》秦和之言一探讨之,颇有可推想《内经》发源之远者。秦和诊晋侯之言曰:天有六气,降生五味,发为五色,征为五声,淫生六疾。六气,曰阴阳风雨晦明也。分为四时,序为五节,过则为灾。阴淫寒疾,阳淫热疾,风淫末疾,雨淫腹疾,晦淫惑疾,明淫心疾。女,阳物而晦时,淫则生内热蛊惑之疾。赵孟曰:何为蛊?曰:淫溺惑乱之所生也。于文,皿虫为蛊,谷之蜚亦为蛊;在《周易》女惑男,风落山,调之蛊,皆同物也。《内经》以气属天,以味属地,以五色、五声配五藏,与天有六气数语尽合。惟《素问》之六气为风寒暑湿燥火,此云阴阳风雨晦明;《内经》云风胜则动,热胜则肿,燥胜则干,寒胜则浮,湿胜则濡泻,与此处阴淫寒疾,阳淫热疾六句亦不同。晋侯淫溺惑乱而病蛊,意当与《玉机真藏论》少腹冤热而痛,出白之病同。秦和引文字为说,引谷蜚为说,引《周易》为说,独不及《内经》,何也《汉书·艺文志》有《黄帝内经》《黄帝外经》,又有《扁鹊内外经》《白氏内外经》,其书皆无可考证。意扁鹊之著《内经》者,当是轩岐时人;战国时卢医治扁鹊之书,因号扁鹊,亦未可知。果尔,春秋时当有数种《内经》,且其书必为医师所秘藏,故不见于他种载籍。秦和所以独不及《内经》,又或者秦和博学,文学亦长,因风寒暑湿燥火为医家术语,语之不知医者,不易索解,不如阴阳风雨晦明为普通语言,不烦疏证,因而变其文以说。二者均未可知。仅据秦和之说,已可想见医学在春秋以前至少有千数百年历史,且可知春秋以前早已有《内经》之书。藉非医者秘不示人,《内经》之书名断无不见于他种古籍之理。《汉书·艺文志》所以有《内经》之名,则因汉朝求遗书也。

3 《内经》成书

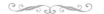

内外经:《内经》之名,始见于《汉书·艺文志》。汉文帝时,淳于意奏对,犹言黄帝扁鹊脉书,不名《内经》。观意奏对各医案,是所谓《黄帝扁鹊脉书》者,当即今本《内经》(说详下章)。第观仓公医案,以脉色为主,则公乘阳庆所有者,当仅为今《内经》之一部分,故不言《内经》而言《脉书》。内者,对于外之辞。有《内经》，自必有《外经》。《外经》今不传，以《庄子·内外篇》例之，犹可得其想象。《庄子》成序云：内以待外立名，内则谈于理本，外则语其事迹。事虽彰著，非理不通；理既幽微，非事莫显。又，《内经》有上经下经、揆度奇恒之语，《病能篇》曰上经者，言气之通天；下经者，言病之变化，亦是一例。准此，《内经》当为论患病原理之书，《外经》当为论治病方法之书。

汉以前无《内经》：然无论内外经，当非汉以前所有，其缘因无他，简策本不便，学问以记诵。战国时，学者竞言著述，医师则秘其真者，宣布其伪者；或传授子弟，秘其一部分，宣布一部分。医学在当时遂不能露头角于学界，而和、缓、越人仅仅以名医见称。推究所以致此之由，厥有二端：其一为自私自利而秘，孙真人谓江南诸师秘《仲景要方》不传，以后例前，当相去不远；其二为珍惜学术而秘，故《内经》常言非其人勿教，非其真勿传，以故公乘阳庆谓仓公尽去而所学非是也。《内经》言脉者，仅《脉要精微》《平人气象》等数篇。仓公所得，似不止此数；《仓公传》中所用方名，亦为今《内经》所无，殆无不因于"秘"之一字：《内经》之名不见于汉以前之书，是不得谓汉以前有《内经》也。

《内经》有三种文字：《汉书·艺文志》云：汉兴，改秦之败，大收篇籍，广开献书之路。孝武时，建藏书之策，置写书之官。又，河间献王、淮南王亦竞求遗书。意《内经》必于此时出世，以献书可以得上赏也。夫既人守其师说，秘不示人，必多讹误，此时之《内经》必不易读，故仲景《伤寒》序云观今之医，不念思求经旨，则因难读，读者少也。

献书为求赏，启多多益善，故一时内外经并出，且至三家之多。且既人守师说，必彼此互异，或此有彼无，又必曾就所得数十种校勘一过，则必曾经侍医李柱国之手，有所增损删润。然则今日《内经》中，有春秋以前文字，有战国时人文字，有西汉人文字也。故其古者甚古，如《太始天元册》文太虚寥廓、肇基化元等十四句，绝似太公《阴符经》、老子《道德经》。《内经》中凡类此之文字，皆饶有古意，所当深思潜玩者。劣者甚劣，如岐伯对黄帝云此所谓圣人易语，良马易驭，此岂古代臣下对君主所宜有？较之《尚书》中都俞吁沸，宁不有雅郑之辨？凡若此者，恐皆识字不多之医生所为，而为李柱国、王冰修改时淘汰未尽者。其平易通顺，类《礼记》中《防记》《乐记》诸篇者，疑皆西汉人手笔也。宋儒谓《素问》为战国时人所为，盖未深考，想当然耳。

4 《内经》读法

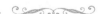

当以怀疑的眼光读《内经》：居今日而欲知《内经》，当先研究《内经》读法。读法奈何？曰：就《内经》读《内经》，不易通也。《内经》之成书，既如上章所述，则不但文字复杂，理论亦必不能首尾贯通。观今《内经》篇次，气运七篇之外，余篇全不衔接，可知非原书体例；而六气、五藏、五声、五色、五味，全书一律，无"阴阳风雨晦明"等字样错杂其间，必曾经修改故也。《汉书》以前不见《内经》之名，而《汉书》之《内经》多至六种。考《汉书》撰成之日至仲景之世，才及百年，而所谓《黄帝外经》、"扁鹊、白氏内外经"五种之名，均不见于著述，嗣后亦遂无可考者，忽然而有，忽然而无，殊不可解。如谓经董卓之乱，乘舆播迁，书遂散轶，则后世必有得之者。今考仲景以下，王叔和、皇甫谧、孙思邈均不言，是仲景之前已无此书。岂西汉时献书者唯利是图，多立名目，其实所谓"扁鹊""白氏"者，仍不过《黄帝内经》，后遂废去两种，仅存

《黄帝内经》欤？又，所谓《扁鹊内经》者，岂即今之《难经》欤？《难经》之名，仅见于《新唐书·艺文志》，他无可考。即以文论，亦决非仲景以前文字。然则仲景以前，别有《难经》欤？仲景所根据之《难经》，若即《扁鹊内经》，又以何时改名乎？各种古书，当以医籍为最不可究诘，其所以然之故，业医者私心多而通人少也。总之，无论是否如此，吾侪今日读《内经》，当以怀疑的眼光读之，不当盲无别择，一味信仰，不可解之处，曲为之说。甚且原文不误，注释反误，如张志聪之注《内经》，则流弊无穷矣。

错简举例：《内经》之章节，错简甚多。例如《灵兰秘典论》云：未至而至，此为太过，则薄所不胜，而乘所胜也，命曰气淫不分，邪僻内生，工不能禁。王冰注云：此上十字，文义不伦，古人错简。次后五治下，乃其义也。今朱书之。此是王注朱书之有迹可循者，全书类此者尚多。

错简误注举例：其次，书本错简，王注曲为之说者，亦复不少。例如《刺热论篇》第一节：肝热病者，小便先黄，腹痛，多卧，身热。第三节云：脾热病者，先头重，颊痛，烦心，颜青，欲呕，身热。此两节明明当互易。凡病黄者，小便无不黄。《内经》以五行五色分隶五藏，黄，脾之色也；青，肝之色也。如云脾病而色青，为木乘土；肝病而溲黄，为肝虚，脾无所制，因薄所不胜而见黄色，然则第二节心热病者，面赤无汗，何以不云面白或面黑？一章之中不能自乱其例，此又可以反证吾说者也。惟《甲乙经》于此两节不认为错简，而去颜青二字。王冰因《甲乙经》在前，遂亦不复更正。注第一节云：肝之脉，循阴器，抵少腹而上，故小便先黄，腹痛，多卧也。按：多卧为脾病，脾为湿困则嗜卧；肝虚者多惊，肝郁者善怒，恒苦不能成寐。王注如此解释，则于多卧两字，囫囵吞枣矣。其注第三节云：胃之脉，起于鼻，交頞中，还出挟口，环唇，下交承浆，却循颐后下廉，出大迎，循颊车，上耳前，过客主人，循发际，至额颅，故先头重，颊痛，颜青也。按：此处不当引胃脉，而当引足厥阴之脉。足厥阴脉环阴器，抵少腹，挟胃，属肝，络胆，上贯膈，布胁肋，循喉咙之后，上入颃颡，连目系，上出额，与督脉会于颠。文中"颊痛"字，当是少阳之兼见者。且如王注，颜青两字亦只滑过，是不可为训也。

经文不误，注家误释举例：其次，各家误解经文，致文理不顺，病理亦舛。遇此等处，觉理论不圆满，即当多方思考，务使底面平服，洽心贵当而后已。例如《生气通天论》云：风客淫气，精乃亡，邪伤肝也。因而饱食，筋脉横解，肠澼脉痔；因而大饮，则气逆；因而强力，肾气乃伤，高骨乃坏。王冰注云：风气通于肝，风薄则热起水干，肾气不营，精乃亡。亡，无也。《新校正》引全元起注云：淫气者，阴阳之乱气。张隐庵释精乃亡为出精。今按：各家于三个"因而"，全无理会。不佞疑此节文字为西汉人手笔，故文从字顺，转折分明，本绝无难解之处，不知何因，各家尽误。今试申鄙意，释之如下。风客淫气，谓风客于人身，而浸淫于气分。精乃亡者，精气于是日以消亡。乃，始也。邪伤肝也句，是自下注脚，即：何以精气日以消亡？因为邪伤肝也。精气既日以消亡，应当如何珍摄？却又因而饱食，因而大饮，因而强力，则当见痔与气逆与骨坏之病。因而饱食三句，是说不知摄生。三个"因而"，跟着上文"乃"字来。"因而"字意义，等于《孟子》牛羊又从而牧之句之"又从而"三字。须知风客淫气，风为主词，客为动词，气为受词，淫为副词。精乃亡句，乃字亦副词。淫言风之若何客，乃谓精之逐渐亡，不得将"淫气"字释为一个名词，亦不得将"乃"字取消，释为"无精"或"出精"。全书类此者虽不多，然即不佞所发见者，已不止一二处也。

讹字举例：其次，为字之错误。例如肺移寒于肾，为涌水。涌水者，按其腹不坚，水气客于大肠，疾行，肠鸣濯濯如囊里浆，水之病也。《甲乙经》"水之病也"四字作"治主肺者"。似此之类，多不胜举。不能认为《甲乙经》与《素问》之不同为偶然，为无关系，当推究其何由而异？二书之说孰长？当何去何从？凡此皆极难，须于读书时用劄记，积年累月，虽仅得数条，亦不为少。不佞尚病未能，第能贡其法于吾同业。倘仿而行之，数年之后，必有异也。

5 宜博考唐以前名家之说

　　宜博考唐以前名家之说：其次，当博考唐以前医家之学说，以推求《内经》之旨趣。为此者，有两种意义。其一，可以分析《内经》之真伪。吾侪居数千年之下，读数千年以上之书，已为极难。而《内经》之成书，既如以上所言，即文字论，已有三种，其中背于经旨而无迹象可求者，当不在少数。讹误处既无迹象可求，以意会之，相去弥远，必当有证据，有比例。既得证与例，然后有系统，有范围。既定系统与范围，然后不合此系统，不在此范围之内者，乃知其非真矣。吾闻欧洲文艺复兴时代，学者研究柏拉图之学说，以其弟子亚里士多德之书为标准。凡亚里士多德书中所称引者，定为真柏拉图之书；所未称引者，定为非柏拉图之书。吾侪若采此法以读《内经》，用唐以前诸名家之书以证《内经》，彼等去古未远，总较后人所见为真。彼等所言，有显然与《内经》之某节相背者，则此一节《内经》即在可疑之列。若此，虽不必尽中肯綮，已相去不远。更进一层，将诸名家学说交互印证，则当能得其统系，得其范围。前此诸注家，往往据《内经》以驳正诸名家之说，其事适相反。夫据《内经》以驳后贤，乍视之，若甚正当；细按之，乃不合理论。此为学问之出发点，此点既误，人各见其一偏，于是纠纷并起，甚至门户水火，甚嚣尘上。时至今日，《内经》之残缺不完，依然如故，掷光阴于虚牝，无谓已甚，则此误点之关系，殊非细故也。其二，可以实地应用，用《内经》学理以诊病。须知书与病恒不相谋，往往有读书虽多，临病榻则茫然无措者。以故人之病，病病多；医之病，病方少。盖书有定而病无定，以有定之书应无定之病，其道必穷。譬之《伤寒》麻、桂两方，《伤寒论》之定例：风伤卫，有汗、恶风；寒伤荣，无汗、恶寒。有汗用桂枝，无汗用麻黄。释之者曰：恶风者，见风则恶；恶寒者，虽无风亦自恶寒也。然则今有病人处深房密室重闱之中，而发热、有汗、恶寒，则医当穷于应付，谓是寒伤荣，则不当有汗；谓是风伤卫，则不当无风而亦恶寒。因之用麻黄或桂枝，不能有真知灼见，称有不当，祸不旋踵，则归咎《伤寒论》。故时医有恒言曰：十年读书，天下无可治之病。凡若此者，皆为不善读书之人。医不读书，若何为医？岂真行医者不必多识字乎？仲景序《伤寒》云：观今之医，不念思求经旨，以演其所知，各承家伎，始终顺旧。此数语，朴实忠厚，耐人寻味。推究所以不善读书，皆因中国学术不能循序渐进，必待一旦豁然贯通之故。不佞常谓：中国人治学，为太极式的；西国人治学，为宝塔式的。西人治学，由浅入深，愈深则人数愈少，至于峰极，全国或仅得一人。而其学则有阶级可循，持之以恒，尽人可以造就，大有"发奋为雄，安在无土不王"之雅。中人治学，如宋人所谓无极，混混沌沌，不知经几何年月，忽然判分两仪，从此两仪而四象，而八卦，千头万绪，包举万有，故鄙谚有曰：一法通万法通。其所成就，视其所积，积厚者厚，薄者薄。既成之后，锲而不舍，则亦可以渐扩充其范围，惟不必尽人皆可造就，故诗有"别肠"，文曰慧业，若改此太极式，用宝塔式，辄扞格不入，此亦事理之最奇特者。是故苟非性之所近而治医，总不免事倍功半。"十年读书无可治之病"，亦深知甘苦之言也。虽然，读有方之书，施之实用，在性与医近，而能读书者，原不甚难；读无方之书如《内经》者，而欲施诸实用，恐非有十倍常人智慧之人而又苦学，不能为工。仓公之脉色，仲景之汤药，皆运用无方之书而施诸实用者，诚不得不推为医中圣人也。

　　宜集中精力，勿讲外观：所谓施诸实用者，非于方案中引一二句《内经》以壮门面之谓。吾观古今医案,案中引证《内经》各条,皆不免意在装潢门面。王冰注《内经》,可商处尚多;若隐庵之注,实功不掩过,而陈修园推崇备至,此可见历来医家之不求甚解,然则彼引证《内经》者,非装潢门面而何? 仲景《伤寒》撰用《素问》,乃全书不见引证《内经》,仅序例中《阴阳应象论》数语,其余无迹象可寻,此真能读《内经》者。吾愿今后医家以能真实运用《内经》为目的,不必讲外观,精神有所专注,然后收效乃宏。专讲门面,荒其真实功力矣。(辑自《群经见智录·内经读法》)

6 神转不回,回则不转乃《内经》总纲

神转不回,回则不转:吾欲就《内经》全书觅一总提纲,以为吾书发端之语,意者其惟"神转不回"乎?《玉版论要篇》曰:"揆度奇恒,道在于一。神转不回,回则不转,乃失其机。"此数语之各家注释,自一孔之见言之,殊未能满意。而此数语为《内经》全书关键,倘此处不能了了,即全书不能了了。在此吃紧关头,不容小有含糊,兹为讨论如下。

张注之商榷:张隐庵释此曰:此篇论脉因度数出入。五藏之气,相生而传,一以贯通,外内环转,如逆回,则为病矣。与《脉要精微》《平人气象》诸论之脉病不同,故曰奇病也。一者,神也。神者,五藏血脉之神气。盖脾为中央土,以灌溉四旁,五藏受气,转而不回者也。如逆传其所胜,是回则不转,失其相生旋转之机,故曰五藏相通,移皆有次。本文曰"道在于一",张释"一以贯通",不知何指?"奇恒"释为"奇病",然经文并无奇病。相克而传之病为奇病,则病之不奇者又当何如? 一既为神,又若何一贯? 是否五藏血脉一贯? 若云五藏血脉之神一贯,血脉之神与血脉介说若何? 曰与《脉要精微》诸篇之脉不同,是否诸篇之脉,或回或转,均无关系? 是否诸篇之脉,与五藏不一以贯通? 然则奇病是否即一以贯通之产物? 又,"脉因度数","因"字何解? 是否"因"为介辞? 是否"脉因"是一名词? 如是名词,"脉因"究是何物? 如是介辞,脉若何因度数而出入五藏? 隐庵为清初人,其文字支离如此,且当时负盛名,而解释《内经》费解如此,宜乎《内经》一书至今日而在若有若无之间也。

王注之商榷:王冰注曰:血气者,神气也。《八正神明论》曰:血气者,人之神,不可不谨养也。夫血气顺四时,递迁囚王,循环五气,无相夺伦,是则神转不回也。回,谓却行也。然血气随王,不合却行,却行则反常,反常则回而不转也,回而不转,乃失生气之机矣。夫木衰则火旺,火衰则土旺,土衰则金旺,金衰则水旺,水衰则木旺,终而复始,循环不已,此之谓转不回也。若木衰水旺,水衰金旺,金衰土旺,土衰火旺,火衰木旺,此之谓回而不转也。然反天常轨,生之何有耶?"血气者,人之神",盖谓血气旺则神旺,血气衰则神衰,是血气之标著者为神,在理可通。云递迁囚王者,盖谓血气之在五藏者,有顺序变化之常轨;循环五气者,依五行相生之气而行,环转不已;无相夺伦者,谓次序不得凌乱,如是谓之神转不回,逆则为回而不转。譬之四序,成功者退。母气既传于子,则母气当衰,子气当旺,故木衰火王,火衰土王,为转不回;母气不传于子,则为回不转。此其解释,甚为圆满。其释"行所不胜曰逆",曰"木见金脉,金见火脉,火见水脉,水见土脉,土见木脉",例如脾病而见肝脉,则为回而不转之脉象,即其病为逆。释"行所胜曰从",曰"木见水火土脉,火见金土木脉,土见金水火脉,金见土木水脉,水见金火木脉,如是者皆可胜之

脉"。凡此，令人于临诊时但除去克贼之脉，即晓然于从逆之理，其道易从。隐庵谓相生而传为顺、相克而传为逆，毕竟囫囵颟顸。试问，从隐庵之说，临证时若何辨其为相生而传、相克而传？隐庵注不明了者，几于满纸皆是，较之王冰、张介宾，相去甚远。凡议论不能证之事实者，皆纸上谈兵也，况又不能自圆其说乎？王注是矣。然揆度奇恒道在于一，工者何也？如云一为神，神为血气之所标著之神气，此神气若何转而不回？如云转而不回者即是血气，是血气递迁、血气循环，则经文何以不说血气转不回，而曰神转不回？且血气明明是二物，何以言道在于一？又，血气"递迁囚王，循环五气"，意谓人身五藏之气血随五行相生之常轨，以次传行，循环不息。如此解释，已毫无疑义。然试问：五藏之气与五行有何相干？五行又是何物？何故相生，又何故相克？假使王冰复活，则其答话当为：《内经》者，综贯三才。风寒暑湿燥火，天之气；五行，地之气；三阴三阳，人之气。人生一小天地，生之本，本于阴阳。天为阳，地为阴；日为阳，月为阴。大小三百六十日成一岁，人亦应之。凡此皆《内经》中所集见，尽人能言者也。五藏与五行之关系，五行生克之理由，仅仅得此答语，不能谓圆满也。不佞所知者则异于是，今试将奇恒、揆度、回、转、道、一之理，解释如下。释义：岐伯曰：奇恒者言奇病也。此即隐庵释为"奇病"之根据，岂知经文意义不如此也。"奇"对于"恒"言，恒，常也；奇，非常也。不病，人之常也；病，人之非常也。即奇，病也；恒，不病也。揆度奇恒，审察其人病不病也。岐伯曰"奇恒者，言奇病也"，盖谓奇恒之法乃揆度不循常轨而病之法，固不言循常轨而不病者。深一层言之，其人虽有病，苟循常轨，病无害也；其人虽无病，苟不循常轨，大病且来，预测之而不爽。何以知其循常轨或不循常轨？曰：此所谓奇恒也，当有事于揆度，故曰奇恒事也揆度事也。揆度奇恒，其道奈何？曰：道在于一。一者何？天也。故曰善言人者必有验于天。天之意义若何？曰：远矣，大矣。虽然，亦即《内经》全书之所言也，不佞求之于《易》，然后知之。《内经》者，言病者也。病为奇，不病为恒，奇从恒比较而出，故《平人气象论》曰：常以不病调病人，医不病，故为病人平息以调之为法。准此以谈，是《内经》全书皆言奇病也，故隐庵释"奇病"为"奇异之病"，相去何止万里！王冰释"奇"为"反常"，固自不误，然循绎其所注释，实不足以尽经文之意义也。转为恒，回为奇，故"奇恒回转"可为《内经》之总提纲。奇恒之道在于一，则"一"又为总纲之总纲，不明了此"一"字，千言万语，均无当也。欲明白此"一"字，非求之《易经》不可。

7 《易经》无神秘

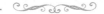

《易经》无神秘：自来言《易》者，辄有一种心理，以为此书参天地，通神明，阐幽显微，彰往察来，有不可思议、不可知能之神秘。《四库提要》注《易》者九十余家，其书汗牛充栋。不佞谫陋，未尝学问，然可以间接测知，此九十余家皆有上述之心理，不然不至《易》理至今不明，仅仅用之卜筮。自来医家皆言医通于《易》，而无明白晓亮之理论，亦上述之心理囿之。自一扎之见言之，《易经》简直无神秘，其有稍深之处，亦非不可以言语说明，而此书于《内经》则有密切之关系。今以数百字简短言之，或者不至取厌读者。

《易》之基础在四时：《内经》常言少壮老病已，生长化收藏，此十字即《易》之精义。含生之伦，无论动植，莫不有少壮老病已、生长化收藏。而尤妙者，在生则必长，少则必壮，壮则必老，老则必已，已者自已,生者自生,万彙纷纭,绝无一刻停息。毕竟孰为之?孰令致此?则时序为之也。夏暖秋必凉,冬寒春必温。假使无温凉寒暑之变化,则无生老病死之变化。自今日言之,南北极终年冰雪,动植不生,殆近于无变化者。古人虽不知有南北极,然早已洞明此理,故《内经》全书言四时,其著者如:彼春之暖,为夏之暑;秋之愤,为冬之怒。如敷和、升明、备化、审平、静顺各纪之类。《易经》则曰:法象莫大乎天地,变通莫大乎四时。知万事万物无不变易,故书名曰《易》。知万事万物之变化由于四时寒暑,四时寒暑之变化由于日月运行。欲万物不变,非四时不行不可;欲四时不行,非日月不运不可。故曰:《易》不可见,则乾坤或几乎息矣,乾坤毁则《易》不可见矣。四时为基础,《内经》与《易经》同建筑于此基础之上者也。

万物愈变愈繁:然尚有一义,为《易经》六十四卦之所由来,即万物愈变愈繁是也。盖仅言变化,变有常经;愈变愈繁,则变化莫测。《易》从一画而三,三而六,而六十四,所以象万物由简趋繁也。由简趋繁,有原动力,两性是也,含生之伦有雌雄,时序有昼夜寒暑,人事有善恶动静,皆相反而相成。两性不显,变化不见,《易经》谥之阴阳,象之以奇偶,故奇一以象阳,偶一以象阴。一从一变化而来,一为太极,一为两仪,故曰太极生两仪。一从一生,是阴生于阳也,故《内经》著"同出异名"之语(详见下文"七损八益")。阴生于阳,阳能生阴,则两仪当然更生变化,故曰:两仪生四象,四象生八卦。然易数何以尽于六十四?此则有精深之理,盖所谓法象莫大乎天地也。

物竞天择:四时为一周天,得三百六十五昼夜而强,过此以往,为另一周天,其数有尽者也。质言之,地球之大,可以测量计算,其数有尽;万物之由简趋繁,繁而更繁,生生不已,其数无尽。无尽之物,即生于有尽之四时,亦犹之一生于一,亦即无尽数之物生于有尽数之地。以无尽者托生于有尽者,则无尽者有时而穷,穷则变,变则通,故有损、益、剥、复,即物竞天择适者生存之理也。然此足以说明天地之数有尽,不足以说明《易经》之尽于六十四。太极生两仪,何不以两为尽数?两仪生四象,何不以四为尽数?四象生八卦,何以八为尽数?曰:是必尽于六十四也。

8 余 之 太 极

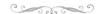

始于八,终于六十四:《易经》之图象,一以象阳,一以象阴。《说卦传》云:立天之道曰阴与阳,立地之道曰柔与刚,立人之道曰仁与义。此言圣人本天、地、人以画卦,故卦有三画;天、地、人之道,皆秉两性,兼三才而两之,故《易》六画而成卦;六画之变,尽于六十四,故《易》止六十四卦。今不必言三才,不必变六画,第就太极、两仪、四象、八卦绘为圆图,其数亦适尽于六十四,此则大可寻味者也。

周邵之太极图:宋周茂叔著太极图,明天理之根源,究万物之终始,以阴阳动静为说。不佞仅根据《宋史》,周之太极图何状,实未之见,其即世俗所传者乎?邵尧夫亦有太极图,景岳采入《类经》,其拙劣乃不可名状。周邵所创者,是否即此两图?余固未深考,然亦不必深考,以余所欲知者非太极图之历史也。《宋元学案》黄晦木"太极图辨"一节,录之如下:考河上公本,图名无极图,魏伯阳得之以著《参同契》,钟离权得之以授吕洞宾,后与陈关南隐于华山,陈刻之华山石壁。陈又得先天图于麻衣道者,皆以授种放,种放以授穆修,修以先天图授李挹之,挹之以授天叟,以授子尧夫。修以无极图授周子,周子又得先天图于寿涯。是邵康节之图为先天图,周茂叔之图本名无极也。凡含生之伦,皆有两性,两性凝合而后生化,此为第一步。阳之中有阴,阴之中有阳也,则两半之中,各复含有阴阳。阴中之阳,不能独阳也,为之配者为阴;阳中之阴,不能独阴也,为之配者为阳,则分而为四,此为第二步,即四象也。四象既判,阴阳既分,则阴之中复有阳焉,阳之中复有阴焉,此为第三步。第三步之阴阳判为两,则其数为八,是为八卦。八卦之中复各含有小点,此小点为何物? 吾意以此为太极,何以故? 因此一点不复可分,故老子曰:有物混成,先天地生。天地者,为既判之阴阳;混成者,为未判阴阳者也。证之近顷胎生学,凡动物结胎最初期,其形状,人胎与兽胎无别,遑论其为男女、牝牡。是未判阴阳之先,已有此混成之一物,则老子所言,竟非空想,乃视之可见、触之有质者。植物之种,羽虫之卵,皆是此物。推之人事,则现在几何学上之起点,亦是此物。

太极当以渐扩大:或谓:如汝所言,则何必止于八? 继此而第四步、第五步,安见最小一点不可分? 应之曰:此非易理也。易理以有尽之数与无尽之生对勘而生变化,所以卦止于八者,为八之自乘为六十四,六十四,数之终也。试申言之。万物之变迁,当时间为之。时间者,虽有万钧之力,不能止其一秒,则此图当活看。譬如几何学上之一点,必引而长之,然后成线;不引而长之,则终为一点而已。今图中未判阴阳之点,不终为一点也,彼必受时间之鞭策,循由简趋繁之例,渐扩渐大而判阴阳,而生两仪、四象、八卦。上图共含有八点,八点皆扩大,皆含有八卦,是六十四卦也。然则合一圆象中所含之八份而言,则为八卦;若就八分所含之一点分别言之,则一点为一太极。从太极起,至八卦止,生生不已,得六十四为一段落;其后之太极,再生两仪、四象、八卦者当为另一段落,故易数尽六十四也。

六十四之意义:或问:一生于一,是由一而二,二所地以象天地;天地之中有人,因于二之中加一以成三;奇偶变化,三名变尽于八,因有八卦。是一与二,与三,与八,皆为有意义的,六十四之数何来? 如谓八与八自乘而得,则何故自乘? 且又何故不六十四自乘而为四千零九十六? 鄙意以为此问题不烦解释。《系辞》谓生生之谓易,何以能生? 由于能变。何以能变? 由于明阳。故奇偶以象阴阳,八卦以象变化,八数自乘以象生生,至六十四截然则止,以示数之有尽,变之有穷。《易》卦终以未济,正如画龙点睛,揭出此层意义。此所以八必自乘,而六十四不再自乘也。

新陈代谢:更有一义,一圆象之中含有八卦,即八个太极,生生不已,至太极各复有八卦为止。其数起于八,尽于六十四。新者既生,旧者当谢。至六十四,而旧有之圆象不可见矣,则可以悟《系辞》所谓精气为物,游魂为变之理。先时有其物,今不可见,是游魂也;现在无其物,将来必有,是精气也。精气,远在太极未生以前;游魂,远在数尽已谢之后。准此以谈,是《南北史》中创《神灭论》之范缜,为能知鬼神之情状,而近顷欧洲之鬼学为无当也。又惟其因有尽而生无穷,则争竞以起,故《系辞》曰:作《易》者,其有忧患乎? 而西方物竞天择之学说,亦殊途同归矣。

9 《内经》与《易经》

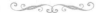

《易经》与《内经》吻合之处:吾言《易经》,欲以明《内经》也。易理不明,《内经》总不了了;易理既明,则《内经》所有、《易经》所无者,可以知其所以然之故。既知其所以然之故,则《内经》所谓揆度奇恒道在于一者,乃明白如话,不复有疑似者在矣。例如易理剥之极则一阳来复,即《内经》所谓寒极生热,热极生寒;阳胜阴复,阴胜阳复者也。《易》之坎为水,中一画为阳;离为火,中一画为阴,即《内经》标本中气之理。《内经》标本中气,凡阳经必以阴经为中见,阴经必以阳经为中见,例如少阴之中见为太阳,厥阴之中见为少阳,所谓"阳中有阴,阴中有阳"者也。《易》干之"初九,潜龙勿用",为阳气潜藏;"上九,亢龙有悔",则其道穷,即《内经》亢则害,承乃制,制则生化之理也。此《内经》与《易经》吻合之处,非附会之谈,明眼人自能辨之。然而书有一节相同或一部分相同,亦事所恒有。若《内经》与《易经》,则其源同也。欲知两书之同源,不当于两书同处求之,当于两书不同处求之。

《内经》言质:王冰不知《素问》之义,《新校正》引《干凿度》之言曰:有太易,有太始,有太素。素者,质之始也。此说精当不易。然《内经》言质之介说若何?不先明易理,殆不能有精确之答语。须知精气远在太极之前,游魂远在太极之后,皆《内经》所不言。精气、游魂不可见,《内经》则言其可见者,故《易·系辞》曰能知鬼神之情状,而《内经》则不问鬼神之情状,此为《内经》言质之明白介说。质为素,《内经》为黄帝君臣问答之辞,则"素问"之名,可以无疑义矣。

六十四为人生寿命之数:《易经》始于八,终于六十四,吾虽详释于前,然尚有待于《内经》而其义益显者。盖两书交互为证,则两书之不明者皆明。《内经·上古天真论》:一八肾气实,二八肾气盛,八八天癸尽。《内经》何以以八为言?盖即《易》之始于八,终于六十四。《易经》何以以六十四为止?盖即《内经》之《天真论》六十四,人之寿数也,天癸尽,人道毕,过此不死者为例外。两书皆演天人之理,所谓善言天者必有验于人也。

《内经》有五行、甲子之所以然:《内经》言五行、甲子,《易经》不言五行、甲子。盖《易经》在说明阴阳消长、吉凶治乱之道,虽云"变通莫大乎四时",明其变化可矣,无取乎计日;《内经》本四时以言病,则年月日皆所当详。故《易经》仅言天动地静,不言天地作何状,盖其所必要者,只在动静两字;《内经》则确凿言天地之状况,以所必要者在司天在泉之气化。不明天地之状况,气化之说不能言之成理也。

大气举之之真诠:兹录《内经·五运行大论》一节而讨论之。帝曰:论言天地者,万物之上下;左右者,阴阳之道路,未知其所谓也。岐伯曰:所谓上下者,岁上下见,阴阳之所在也……帝曰:何谓下?岐伯曰:厥阴在上,则少阳在下,左阳明,右太阴;少阴在上,则阳明在下,左太阳,右少阴……帝曰:气相得而病者何也?岐伯曰:以下临上,不当位也。帝曰:动静何如?岐伯曰:上者右行,下者左行,左右周天,余而复会也……帝曰:地之为下否乎?岐伯曰:地为人之下,太虚之中者也。帝曰:凭乎?岐伯曰:大气举之也。尽人皆知《内经》言地圆,为我国古书中一大特色,然不能知《内经》何以言地圆。又惜其既知地圆,不知地动,为未达一间,致使力学不明,亚东物质文明遂迟至今日西人之后。然由今思之,《内经》所以言地在太虚之中,四无凭依者,正因司天在泉之气化。盖古人创此学说,即因体会得大地无凭之故,然实未能知其所以然之理,仅知有不齐之气候绕地而行,故岐伯曰:天地动静,五行迁复,虽鬼臾区其上,候而已矣,犹不能遍明。司天在泉之说,仅知大地空凌无凭,即已足用,故亦不复深求,所以《内经》仅有此大气举之一语,此外更无一字论及地在太虚中作若何状况也。然则学术之发明,皆有一定程序,虽有圣智,不能无因而得。所谓因,即时机成熟之谓。吾侪若因《内经》知地圆沾沾自喜,以为亚洲人智慧不居人后,则未免感情用事,而失古代学术之真相矣。吾为此语,非贬《内经》,求其真耳。

气运学说有研究之价值:《内经》虽不知地动,然地之动与人俱。人为土著(二字借用),则地静之说,在知觉上诚有讹误,在测验气候事实上实无差别。《内经》治病能有功效者,亦正以此,故不佞认为,此学说有研究之价值也。以上所言,骤视之若于医学无甚关系,其实为《内经》症结,故不辞辞费如此。

释疑当研究五行、甲子：惟《内经》言病，与《易经》泛说阴阳消长者不同，故有不知年之所临、气之所加，不可为工之语。五行、甲子，即所以明年之所加、气之所临者也。五行、甲子最为现在通人所诟病，吾将因其为人所诟病，遂亦从而附和之乎？抑从而研究之，以祛此疑团也？

10 五 行 研 究

五行为近人诟病：五行之说，殆起于古之史官。上古史官辄兼巫祝之职，一切学术皆出焉。《汉书·艺文志》所载阴阳家言不啻数十种，后世因之，其流不可胜竭。其书之古者，多不传，若沿流以溯之，类皆带术数迷信气味。独《内经》不然，第《内经》亦言之不详，致使后人以《内经》之五行侪于阴阳家之五行。近世之排击五行者，求五行之理不可得，则以古代印度、欧西有四行之说，以反证五行说之不成立；又以近世化学八十原质，证明五行之当为八十行。凡此种种，不胜征引。一言以蔽之，五行者，迷信，腐败，不通，无价值而已。夫在今世，排击五行，夫岂不易？譬之二十许少年，握拳振臂，向一九十许之就木老朽较腕力，彼老朽者宁有抵抗之勇气，顾为彼少年计之，亦复胜之不武。且不佞今兹不惮辞费，为五行之研究者，除非有爱于彼老朽而为之祖护，特欲平心静气以判决此老朽之后嗣是否当斩焉否耳。不佞谫陋，不能多所引证，今兹所言者，仅就其一己思想之所得，公诸当世，愿与当世贤达平心一讨论之。

五行为四时之代名词：《内经》言五行配以五藏，其来源本于天之四时。藏有五，而时仅四，故以六月为长夏，以配脾。何以言之？五行，木生火，非谓榆、柳、枣、杏可以钻燧取火也。如谓木生火是钻燧取火之意，则石亦能生火，是不仅木生火矣。金生水，亦非谓金能生水也。金类手触之而润，乃空气凝结，古人虽愚，不至认此为金生之水。火生土，亦非谓灰烬。土生金，亦非谓矿质。水生木，亦非木得水而荣之谓。盖如此解释，均属牵强。《内经》认定人类生老病死皆受四时寒暑之支配，故以四时为全书之总骨干。四时有风寒暑湿之变化，则立六气之说以属之于天；四时有生长收藏之变化，则立五行之说以属之于地。五行、六气，皆所以说明四时者也。今姑置六气而言五行。春为发陈，乃万物向荣之候，此时植物之生意最著，则用"木"字以代表春季。夏日溽暑，骄阳若火，则以"火"字代表夏季。秋时万木黄落，有肃杀之气，比之兵革，则以"金"字代表秋季。金，兵也。冬令冱寒，惟水亦寒，冬为夏之对，水为火之对，故以"水"字代表冬季。夏至一阴生，其时为一岁之中央，其气候多湿，故以"土"字代表长夏。

五行相生之理：其云木生火者，谓春既尽，夏当来，夏从春生也。火生土者，谓夏之季月为长夏，长夏从夏生也。土生金者，谓长夏尽为秋，秋从长夏来也。金生水者，秋尽为冬日也。水生木者，冬尽则为春也。春主生，所以能成生之功者，实拜冬日秘藏之赐。夏主长，所以能成长之功者，拜春日发陈之赐。秋主收，所以能成收之功，拜夏日长养之赐。冬主藏，所以能成藏之功，拜秋日成实之赐，故曰相生也。

五行相克之理：春行秋令，勾萌乍达，肃杀之气加之，春之功用败矣。夏行冬令，严寒折盛热，闭不得发，长养之功隳矣。秋行夏令，收束不得，发泄无余，秀不实矣。冬见长夏郁蒸之气，寒水不冰，当收反泄，盖藏竭矣。长夏为夏至阴生之候，行春令，则阳亢不和矣，故曰克也。其春行冬令，为至而未至，谓春气当至而不至也；春行夏令，为未至而至，谓夏气未当至而先至也。夏、秋、冬三时同。未至而至为有余，至而不至为不足，虽能病人，犹贤于克贼，不为克也。顾虽不克，其气则有偏胜，胜之甚者，必有反应。偏胜为胜，反应为复，故言胜复。敷和、升明、备化、审平、静顺，为平气；委和、伏明、卑监、从革、涸流，为不足；发生、赫曦、敦阜、坚成、流衍，为有余。有余、不足，皆能为病，遇所不胜之气则甚，病甚复遇克贼则死。《天元纪》以下七篇，皆言此也。是故五行相克云者，换言之，即春行秋令，即当生长之时见肃杀之气，以本气当受克耳。余三时同。五行之在术数巫祝口中，诚不免荒诞，然古代亦必有说，特吾侪不知耳。其在《内经》，当如此解释为长也。

五行六气为宾，四时为主：《内经》言：在天为六气，在地为五行，在人为五藏六府，在药为五味，见之于面者五色，证之以耳者五声，其在食物有五谷、五畜、五臭，在地有五方，在天有五星，在时有五声、六律。凡此种种，自当以天、地、人为主，其他各种皆侔色揣称以为配合、由四时推论而得者。然若据此以攻击《内经》，如谓水何以生咸？咸何能生肾？则未为知言，以此非《内经》之破绽也。声、色、五味、谷、畜等为宾，六气、五藏、五行为主。若进而求六气、五行之所从来，则四时为主，六气、五行、五藏犹是宾也。以故《天元纪》以下七篇，皆以甲子为言，是即四时为全书总骨干之证据。今试证之病证。

11 四 时 为 主

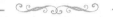

气血运行以四时为法则：春风、夏热、长夏湿、秋燥、冬寒，此不难索解也；肝风、心热、脾湿、肺燥、肾寒，此无从索解者也。何则？心肝脾肺肾，同是血肉，何得有寒热燥湿之分？而《内经》所以言此者，则以人之五藏配合四时之五气，故五藏之燥湿寒热，直谓之假定的可也。《内经》盖认定人为四时之产物，而又赖四时以生活者。大地苟无四时寒暑之变化，则动植不生；有四时寒暑，然后有生物，是人为四时之产物，乃确实之真理，放诸四海而准者也。天食人以五气，地食人以五味、气与味皆四时为之，是人资四时以生，乃确实之真理，放诸四海而准者也。惟其如此，则人与四时自然息息相通，人身气血之运行，自然以四时为法则，而莫或违背。此为《内经》之基础，无丝毫含糊假借者。基础既正确，然后本此推论，则委曲悉当。

四时的五藏：是故春生物，授之夏；夏长物，授之秋；秋成物，授之冬；冬藏物，以待春之再生。故四时之序，成功者退，母气既衰，子气代王。《内经》以肝属之春，以心属之夏，脾属之长夏，肺属之秋，肾属之冬，则肝当授气于心，心当授气于脾，脾当授气于肺，肺当授气于肾，肾当授气于肝。故《内经》之五藏，非血肉的五藏，乃四时的五藏。不明此理，则触处荆棘，《内经》无一语可通矣。然此事甚费解，不辞辞费，再述病情以明之。

中西病理之不同：有人于此，初病腹满、浮肿，已而四肢皆肿，以手按之，肿处陷下，须臾复起。此为何病？何以故？则得两种答语如下。其一，病名水肿。原因静脉血归流障碍，小血管内血压增加，或因管壁之渗漏机过盛。凡有以上原因，液体集于皮之蜂窝织内部，故肿。其远因，凡患心脏瓣膜病，最易罹此证。其二，病名水肿，肾病也。肾何以能聚水而生病？肾者，胃之关，关门不利，故聚水而从其类也，上下溢于皮肤，故肤肿。肤肿者，聚水而生病也。水之始起也，目窠上微肿如新卧起之状，阴股间寒，腹乃大,其水已成矣。其原因在湿土太过,阳光不治,而大寒在下,肾气伤也。故《气交变大论》曰:岁水不及,湿乃盛行。长气反用,民病腹满、身重、濡泄、寒疡、流水腰股、痛发腘腨、股膝不便、烦冤、足痿、清厥、脚下痛,甚则跗肿,寒疾于下,甚则腹满、浮肿。上第一答语为西国医学,第二答语为《内经》。以两说一相比较,则所同者为水肿之病名,至病理则完全不同。西说从血肉之躯研究而得,《内经》则从四时运行推考而得。若据西说以研究《内经》,则有最不可解之两点:其一,血管壁之渗漏机过盛,液质集于皮之蜂窝织内部,究与肾脏有何关系,而《内经》指为肾病?其二,所谓心脏瓣膜病者,谓心房回血管有三尖瓣、僧帽瓣,血行时此瓣司启闭,启闭不密,则脉搏不匀而心跳,此则《内经》所谓宗气泄,左乳下跳动应衣者也。患瓣膜病者,易患水肿,与手少阴心有关系,与足少阴肾无关,谓之肾病何也?而《内经》之意义,则谓"水不及,土太过,无阳则大寒在下,故肿"?且《内经》于此病独有方,云:治以鸡矢醴,一剂知,二剂已。鸡矢醴,治脾者也。病源、病理既与实地考验者不同,何以治脾而效?于是可知《内经》之所谓肾,非即实地考验之肾。其物是,其名是,其用则非。《内经》谓十一、十二月冰复,人气在肾,又云肾者主蛰,其华在发,其充在骨,为阴中之少阴,通于冬气(其他不备举),凡此皆非解剖所能明了,亦非由解剖而得;乃由四时推考而得者也。不知五行生克之理即本四时之生长化收藏而来,则求五行之说不可得;不知五藏气化亦由四时之生长化收藏而来,则求五藏之说不可得。五行、五藏不明了,则《内经》全书皆不明了。刻苦好学之士,只知其然,不知其所以然,凡不知所以然,勉强说法,必多误解,张隐庵之注释是也。下焉者不耐探讨,妄拾程明道之言,谓气运之说,除非尧舜时五风十雨始验。明道非医家,不料此语竟为后人口实。须知,将气运之说抹去,则《内经》且无一字。不知彼一面口中尊《内经》,一面谓气运之说不可从者,对于《内经》之见解何如也?至于今日欧风东渐,则多一重障碍。西医谓中国之药庸有可采取者,其说则谬。在西医云然,又何足怪?而为中医者,与之哗辩,谓"吾国医学,流传已四千年"云云,是欲以中国医学与西国医学争齿德也。

　　道在于一:是故《内经》之理论,即《易经》之理论。《内经》是否根据《易经》而作,无可考证;自古医卜并称,或者两书同时发生,亦未可知。《内经》所以言五行、甲子者,即根据四时以论病之故。《内经》所根据者既在四时,其所言藏府皆以四时为法则,顺四时者不病,逆四时者病。四时气候有不齐之时,不齐能病人;饮食男女亦自有顺四时之道,违之则病;喜怒哀乐亦有乱藏府,循四时之序者,乱其序亦病;不幸犯克贼之时序,则病甚,正气不支,至于不胜之时日则死矣。圣人知之,故为无为,乐恬憺,顺时以养生。顺时云者,谓不犯不乱,使吾身藏府之气与天地运行之气合而为一也。能一者不病,不能一则病,故曰:揆度奇恒道在于一。《脉要精微篇》补泻勿失与天地如一,得一之情以知生死,是道在于一之注脚也。《难经》《脉经》《甲乙经》皆有言天人合一之处,谭言之不详。仔细探讨,总不如《内经》明了,故仅就《内经》言之。

12 甲子研究

　　甲子纪数之说:《内经》最重要者为五行、甲子,最费解者亦五行、甲子;今人攻击《内经》,最是五行、甲子为其目标。五行既如我以上所言,甲子究何理乎?或谓:甲子,上古用以纪时日者,一甲子六十日,六甲子得一年,如此而已。谓:甲子有生克,最荒诞。周天分三百六十度,《内经》六气为一时,四时为一岁,是每时得九十度。今测量家以水平至天顶为九十度,此九十度为三百六十度四分之一,犹之四时为一年四分之一。今云某干支与某干支相生克,犹之指测量用之圆仪中四十度与四十五度相生克,诞孰甚焉!虽然,古人为此,岂遂毫无意识乎?因为如上之推想,虽未能尽当,甲子之不为计数,昭然可觅也。

甲子所以齐不齐:地球绕日一周,得三百六十五日又四分日之一;月球绕地一周,得二十九日又二分日之一。物候每五日一变化,初五日东风解冻,次五日蛰虫始振,后五日鱼上冰是也;节气每十五日一更换,立春阅十五日雨水,又十五日惊蛰,又十五日春分是也。故五日为一候,三候为一气,积六气为一时,得九十日;积四时成一岁,得三百六十日为一年。此非实际一年,可命之为一气候年。气候年比之地绕日一周,少五日强;比之月绕地十二次,多六日。即地绕日一周,较气候年多五日强;月绕地十二次,较气候年少六日。有此参差,气候因而不齐,故三年一闰,五年再闰。然虽置闰月,气候之不齐,总无术以齐之。甲子者,所以齐不齐也,故《天元纪大论》云:所以欲知天地之阴阳者,应天之气,动而不息,五岁而右迁;应地之气,静而守位,六期而环会。岁,即年;期,亦年也。五岁而右迁"五"字句,六期而环会"六"字句。天地之阴阳,谓日月也。"五,岁而右迁",谓日行(古人为日行)每岁右迁者五日,盖上者右行,下者左行,谓每一岁日在子午线之右多行五日也。"六,期而环会",谓月每年在子午线之左少行六日,是月左迁六日也。日每年多五日,月每年少六日,如此者,年复一年,两相会合,故曰环会。日五而月六,总不得齐。五六之积数为三十,是必统三十年纪之,两数方无参差。今试画一圆圈,中央直径画子午线,分圆圈为两半,再分圈之四围为六十度,是每半得三十度。右半个三十度以五分之,得六个五;左半个三十度以六分之,得五个六也。三十年,共三百六十个月,七百二十个节气。月行每年少六日,积三十年共少一百八十日,是仅得气候年之半,不齐之数犹未尽也,故必重之,合两个三十年,其数乃尽,故《经》言:七百二十气为一纪,千四百四十气,凡六十年为一周,不及、太过,斯皆见矣。此即一甲子必须六十年之理由。然经文千四百四十气,凡六十年云者,亦仅举其成数。因月行每年少六度,积六十年,适少三百六十日;而日行每年多五日强,积六十年,实多三百日零三百六十点钟,即三百十五日。此三百十五日,皆以闰月匀摊之,计一甲子凡置闰月二十二个,又减去小建三百五十一日,然后日月运行之数相等。总之,必六十年,然后太过、不及之数皆可见耳。故《内经》有旧行一度,月行十三度有奇之文,月球绕地之精密计算,为二十七日七时四十三分强,惟月旋转时,地之自身亦在旋转,两数之差为十三度有奇也。此其大略。凡以上所言,皆各家注释所未言。不佞既未习天算,又未习术数谶纬之学,故研求颇苦,不知古人亦曾有言此者否?盖一甲子何故六十日,最难得真确之答语,得此,多之释然。然则甲子非为计数而设,当了然矣。

天干地支数之由来:甲子之数六十,既如上文所言。天干之数十,地支之数十二,又何自来乎?曰:此即从五六产生者也。日,年多五日,故曰天数五;月,年少六日,故曰地数六。月绕地而行,地绕日而行。以绕日之数属天,绕地之数属地,本极相当。古人初不知之,以为日月是敌体的,特以阳配天,阴配地耳。五六之和数三十年,其差度仅及周天之半,必重三十为六十,然后数尽,则五必重为十,六必重为十二,势有必然者矣。是故天干之数十,地支之数十二。

干支只是五六:犹有一义。《易经》《内经》皆以阴阳为说,可谓之两元的学术。一数而重之,亦阴阳之义也。故虽天干十,地支十二,而《内经》之旨所重者,只在五与六。故《天元纪》云:甲己之岁,土运统之;乙庚之岁,金运统之;丙辛之岁,水运统之;丁壬之岁,木运统之;戊癸之岁,火运统之。又曰:子午之岁,上见少阴;丑未之岁,上见太阴;寅申之岁,上见少阳;卯酉之岁,上见阳明;辰戌之岁,上见太阳;己亥之岁,上见厥阴。皆两元之故,故五行有阴阳,如甲为阳土,己为阴土之类;故六气有正对,如子为正化,午为对化之类。又复交互言之,以地应天,以天应地,故天以六为节,地以五为制。

天不足西北释义:《内经》最不可解者,为天不足西北,地不足东南,又复申之曰:故西北方阴也,而人右耳目不如左明也;东南方阳也,而人左手足不如右强也。手足、耳目数语无甚深意,或者出于附会,今姑置之。但"天不足西北,地不满东南"何解? 一孔之见,以为即由日余五日、月欠六日而来。《内经》以地始于东南震位,上者右行,下者左行。月既常不足,是不足在东南方;以斗宿为天顶,以候日之有余,则有余在西北。然古人误认天动,以为日逆天而行,日之有余正是天之不足,故有天不足西北,地不足东南之说。

此原无关医理,吾所以言此者,一者见《内经》中此等为无关紧要文字,吾侪不必语语据为典实;一者所以正后人注疏谬误。盖不知此理,愈说愈歧也。其尤可笑者,以为天之西北、地之东南皆有大窟窿,宜乎西学东渐而后,视古说无丝毫价值矣。

甲子合五行宜有更圆满解释:审甲子之用,天干虽从日行多五日而来,在甲子之测气候,天干殆用以代表气候年者,故曰:天有十日,日六复而周甲,甲六复而终岁,三百六十日法也。所以六复而周甲,六复而终岁,即因地支之十二与天干参差之故。地支从月行欠六日来,惟其欠六日,所以有参差不齐之气候;亦惟欠六日,方有气运之学说。然有二疑问如下。古人以甲子纪日,其纪年者,则另有岁阳、岁阴之名,如甲曰阏逢、乙曰旃蒙、丙曰柔兆等为岁阳;子曰困敦、丑曰赤奋若、寅曰摄提格等为岁阴,见于《尔雅》《史记》,司马光《通鉴》年表犹用之。今按:岁阳为天干,岁阴即地支,无他意义,故不备录。今《内经》岁运甲子,在古代当是岁阳、岁阴,此亦无须探讨者。惟甲子合五行,殆不得其解。一岁之中,四时之序合于五行,已如前章所述。一甲子之六十年,每年亦合五行,固知从主时之五行推演而来者。然五行既主时,又用以主岁,是四时有生长化收藏之作用,不齐之气候亦有生长化收藏之作用也;鬼臾区曰:五气运行,各终期日,非独主时。其下文引《太始天元册》之文曰:万物资始,五运终天。鬼臾区之所本者即此,不佞反复思之,不得其解。注家皆不能为根本之解释。吾言五行为四时之代名词,四时之变化由于天运,各年不齐之气候亦由天运,不过与四时大同小异。盖一昼夜之子午,比一年之二至;黎明、薄暮,比一年之二分。故《伤寒论》每经之衰王有时,是一年有寒暑之变化,一昼夜亦有阴阳昏晓之变化。一甲子既年气候不齐,安得无阴阳乘除之变化? 是以甲子合五行不为无理。五行既可为四时之代名词,似亦可为年岁之代名词。然此答语不甚圆满,不知有更圆满之答语否? 鄙意气运之说,本属难知,复无精密之测验,仅凭空洞之理想,此学总无发达之时。吾之所为,为读《内经》者释疑辨惑,却非教人向此中讨生活。吾侪当从有凭有据处切实探讨,以期寡过,斯得之矣。世之自命能知五行、甲子者,聆其理论,类皆星命术数家言,此乃熊宗立以人之生年月日说《内经》之类。不佞于星命家言固未尝学问,然恐一落此等窠臼,不免堕入魔道也。

13 《灵素商兑》商榷

《灵素商兑》之可商:余君云岫,以西医著《灵素商兑》,其《内经》之知识,较之寻常中医,不止倍莛,诚豪杰之士也。晚近中医,本为最衰落时代,不知《内经》为何物者,几乎百人而九十九。夫治一种科学,必兼具他种科学之常识而后可。西人治学如此,中人治学亦如此,故《千金方》论大医习业,不可不深明天人之理;凡五经、子、史、天文、易学,皆医生所当有事;若《灵枢》《素问》《甲乙针经》《伤寒》《金匮》,尤为医生所必知,固无待言。乃自我生之初,至于今日,举国视《灵枢》《素问》为绝学,无有一人能言其理者;当不佞二十许时,读《内》《难》《气穴论》《气府论》诸篇,辄为之头脑作胀,不但畏其繁,且不信万有不齐之经络可以如此整齐划一为之说也,询之老于医者,辄摇头谢不知;嗣见业医者类奉叶天士《医案》《温病条辨》为枕中鸿秘,勉强读之,其不可解等于《内经》,后遂弃去;至戊戌而后,校中文课,偶涉五行,为教师所呵斥,从此绝口不言医,且耻言曾治中医。吾知国人与我同有此阅历者,当有数千人也。

西学东渐而后,为西医者类勇猛精进,为中医者类故步自封,即有好学之士,亦不知从何处着手,则废然思返,或弃本业而入学校,或讲酬应而图诡遇,此中情形,本书无缕述之必要。总之,吾国医学,自古迄今,未见有根本解决之著作,所以然之故,我国人多崇古之习惯,少独行之魄力。《灵素商兑》应时势而产生,本篇则应有之反应也。自一孔之见言之,《灵素商兑》所言者,未能抓着痒处,即《商兑》亦有可商之处。兹为避繁就简计,仅摘录《商兑》中数句及其中坚之一节。虽摘录,非有所趋避,吾欲说明《灵素商兑》无损于《内经》,亦非于《商兑》加以诋毁。至于余君云岫,与不佞在商务书馆同事数年,虽无交情,亦绝无恶感。今兹所为,尤非对人问题,此则所当声明者也。《灵素商兑》论阴阳五行云:通观《灵》《素》全书,其为推论之根据、演绎之纲领者,皆以阴阳五行为主,故阴阳五行之说破,而《灵》《素》全书几无尺寸完肤。岂惟《灵》《素》,岂惟医学,凡吾国一切学术皆蒙阴阳之毒,一切迷信拘牵皆受阴阳五行之弊。邪说之宜摈也久矣。循绎此节,无他意义,不过深恶痛绝阴阳五行,致连及一切迷信拘牵,则所包者广,其语亦不为过。且看他下文如何说。又云:自古文化未开,人民崇信鬼神,故治天下者神道设教。欧西医术出僧侣,中夏医术出于阴阳家,环球一辙,为人类进化、学术发达之公路,由之而莫能离也。《素问》云:古者治病,可祝由而已。古者"医"字从"巫",此皆古代医出于阴阳家之佐证。《灵》《素》之渊源,实本巫祝,宜其笃守阴阳五行之说而不悟也。此节言阴阳家为古代之巫、《素问》所从出,故《素问》不可为训。然引《素问》古者治病,可祝由而已一句,实与事实相反。又云:夫所谓阴阳者,犹物之有表里、动静,动植、男女之有雌雄,磁电之有反正,化学之有酸碱,凡物性相反者,皆得名之。其用止此,非有神妙不测之玄机。自阴阳家言之,遂为不可思议之种子。《素问·阴阳应象大论》:阴阳者,天地之道也,万物之纲纪,变化之父母,生杀之本始,神明之府。治病必求其本。是彼所谓阴阳者,神秘不可思议,为造物之玄宰……彼空气者,扩布于地面,属之阳乎?阴乎?空气近地者浓,远地者薄,将谓薄者为阳,浓者为阴乎?藉曰是也,则如酸素、盐素之类,属之阳乎?阴乎?此可知阴阳之说与其纲纪万物之法,至谬误疏漏,不足为精审学术之根基也明矣。上节言阴阳不过表里、雌雄、反正、酸碱,凡物性相反者是,自阴阳家言之,遂神秘不可思议,为造物之玄宰。又,纲纪万物之法无标准,谬误疏陋,不可为训。其"五藏六府"节云:《素问》五藏有定义焉:所谓五藏者,藏精气而不泻也,故满而不实;六府者,传化物而不藏,故实而不满。此其谬误,凡稍知生理、解剖者,皆能晓然。今为逐条驳之。肝者,乃为胆汁、尿酸、糖质之制造所也,又有消灭门脉血液毒力之用。细检其结构,有胆汁细管发自肝细胞,而开口于胆管,所以输送胆汁于胆囊也。是则肝也者,摄取由肠管而来之诸材料,制成胆汁,泻之于胆囊,更由是而泄之于肠也。藏乎?泻乎?彼不知肝之医化学作用,又徒以肉眼检查,其解剖不能得肝胆联络之路之有胆汁细管,遂意其藏而不泻。在古人,科学未明,器械未精,无足深怪;至于今日,而又墨守旧说,而祇敬之曰:是《灵枢》《素问》

之言也。精粗、细密、是非之莫辨,妄人而已矣。(余藏从略)上节为西国解剖学以证《内经》之非,此为《灵素商兑》一书之中坚。余所录者,虽简之又简,《灵素商兑》全书之旨趣已无遗漏。则请申说不佞一孔之见,殊不自知其有当焉否也。

14 《内经》之阴阳妙处正在活变

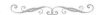

　　上所录者,共四节。第一节羌无故实,谓阴阳五行为邪说,久宜在摈斥之列。第二节谓《内经》渊源于巫祝,故笃守阴阳五行诸邪说。此却不可不辨。邪者,对于正而言,苟无正,则邪者且不见其为邪。是故欺人敛钱者为邪,有根据、有理论、有效果,志在利济者为正。若云中西医比较,中医为邪,则正如五十步之于百步,下文详之。祝由,《内经》无之。《内经·移精变气篇》:黄帝问:古之治病,惟其移精变气,可祝由而已。今世治病,毒药治其内,针石治其外,或愈或不愈,何也?此其意本在讨论毒药、针石,非讨论祝由,甚为明显。医出于巫,诚然,然亦不足为病。《内经》固为纯粹的科学,不言祝由;即祝由,亦未便是邪。古之祝由,初非现在之辰州符治病,大约《尚书·金縢》一篇是其真相;在今日学理可以比似者,为心灵学;梁任公《新大陆游记》中,教士治病一则,亦是此类;即现在愚夫愚妇求仙方有效者,亦是此类。天下事固有乍视之全不中理,而有精理可供研究,未许一笔抹煞者。第三节,阴阳为表里、动静、男女、雌雄,是也;云自阴阳家言之,遂为不可思议之种子,为造物之玄宰,其意若曰阴阳遂为迷信之症结,此须分别言之。术数之学,预言休咎,诚可谓阴阳为不可思议之种子。《内经》则不然。自古言天者,其一为有意志之天,天能视,能听,有大权,能作威福。儒家有此天,耶教、释教均有此天,所谓神道设教,可以命之曰宗教家之天。第二为无意识之天,可以测算,可以研究;天行祸患,可以人力胜之。中西算学家、天文家均是此天,可以命之曰科学家之天。《内经》所谓万物之纲纪,变化之父母,乃属后一种的。试观全书用时序说天,用五行、六气、甲子说天,用星辰躔度、音律说天,皆所以谋抵制天行之酷虐。全书无一语涉及迷信祸福,为纯粹的科学之天,此其显明,凡读《内经》者皆能知之,而余君必以为神道设教,何也?至云万物之纲纪变化之父母,此不为误,盖言生理之神秘也。地球有昼夜、寒暑,然后有生物;无昼夜、寒暑,即决无生物。阴阳者,质言之,昼夜、寒暑耳。然则阴阳不为万物之纲纪,何者能为万物之纲纪?阴阳不为变化之父母,何者为变化之父母?至于生理,确有神秘,今日中西医皆立于同等地位,皆未能勘破此神秘也。例如《素问》云风生木,《灵素商兑》驳之曰:木之生也,由种子;种之生也,由胎孕;孕之成也,由雌雄蕊之交。雌雄蕊之相近者,自为交接;其隔远者,或因蜂蝶,或因鸟,或因风。是风者,不过诸媒介中之一种,焉得以生木之功全归之?《内经》风生木,原不如此解说。风是六气之一,木是五行之一,皆以配四时之春,故云。前文已言之。今《商兑》有此语,可即借以证明生理神秘有不易勘破者。今试设问曰:雌雄蕊交,何以能生木?则必曰:譬如动物之结胎,由于媾和,精虫与卵珠相合而成胎。问:精虫之组织若何?卵珠之组织若何?二者化合而成胎,能否用人工制造精虫、卵珠,且不由媾和而成胎?藉曰:不能。何以故?余虽不明医化学,可以断言西医当谢不敏也。然则西医言生理,至精虫、卵珠而止,犹之余之太极观至太极而止,二五一十,让一步说,亦不过五十步、百步之别。如云西国医化学精密,《内经》粗疏,如阴阳无一定标准,为谬误疏陋,不足为精审学术之基础,此亦不然。《内经》之阴阳,其妙处正在活变。死煞句下,无有是处。此颇不易说明。中国学术皆有此种境界。譬之文字,西国有文法,有修辞学,中国无之;且习中文者不以程序,西文则由浅入深。然中文固自成为一种文字,亦自有其法度。自其浅者观之,亦何尝不谬误疏陋?《内经》之阴阳,固与文字蹊径不同,但初起疏节阔目,入后法度森严,正复与文学者相似也。(辑自《群经见智录·灵素商兑商榷》)

15 先入为主非学者态度

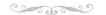

　　至于五藏,以西国解剖为言,何尝不是?然自我视之,《内经》壁垒峻整,初不因此摇动其基础。盖《内经》之五藏,非解剖的五脏,乃气化的五藏。例如病者口味咸属之肾,味苦属之心,味甘属之脾之类。又如面色赤为火,属之心;黑为水,属之肾之类。其言病证,如心热病者,先不乐,数日乃热,热争则猝心痛,烦闷善呕,头痛,面赤无汗,此其为病,亦非解剖心脏而知之病,乃从四时五行推断而得之病,故下文云壬癸甚,丙丁大汗,气逆则壬癸死,此其推断死期,亦非解剖的心脏与干支之壬癸、丙丁有何关系,乃气化的心藏与壬癸、丙丁生关系也。故《内经》之所谓心病,非即西医所谓心病。西医之良者能愈重病,中医治《内经》而精者亦能愈重病,则殊途同归也。如云治医学不讲解剖即属荒谬,然吾即效《商兑》口吻,谓治医学不讲四时寒暑、阴阳胜复之理即属荒谬,亦未见《商兑》之说独是而吾说独非。《商兑·自叙》又云:《灵》《素》杀人,四千余年于兹矣。毒有过于盗贼、虎狼、兵戎、刀锯、汤火、枪炮者矣。儒盖于思孟,医锢于岐黄,凿空逃虚,不征事实,其中毒久矣。不歼《内经》,无以绝其祸根。其学说、理论大谬,无一节可以为信。自岐黄而降,阐发《灵》《素》代有其人,扁鹊、仓公、仲景、华佗,瞽说充栋,皆为近世旧医之城社,顾独掊击《灵》《素》何也?曰:堕其首都也,塞其本源也。此则未免盛气虎虎。余总不愿反唇相稽,以吾撰著此书,目的在使今之中医先对于自己的学说了了,然后吸收他国新文明,固非反对西医而为此书,亦非欲使中医以《内经》为止境而著此书,则吾何谓作村姬之骂人哉?《灵素商兑》既如此仇视《内经》,则吾有一问题,愿与著《灵素商兑》者一讨论之,若不吝教诲,非敢请也,固所愿也。事理有正必有反,证之学说,孔子,圣人也,其学说至今日有讨论之余地;杨朱,讲利己者也,其学说至今日亦复有研究之价值。故学者有恒言曰:善恶为相对的,非绝对的。如谓孔子之学说不许讨论,杨朱之学说不许研究,此为专制时代矮屋中功令。著者东国留学生,何由如此?何以《灵素商兑》对于《灵》《素》只从不善方面着想?如《灵素商兑》之说,是不许天下后世有研究《灵》《素》之人也。先入为主,于其所不知者不加思索而奴视之,非学者态度。仓公、仲景皆瞽说,是古人皆冥顽不灵者矣。此种语调,毅然公布,略不犹豫,其自信力之强,为不可几及。余谓《灵素商兑》之本身有可商者,此也。(辑自《群经见智录·灵素商兑商榷》)

16　治医者不当以《内经》为止境

《内经》有种种不可解之处，苟不能活看，即不能得圆满之答语。例如东西本无定位，而《经》言东方生风。赤道之北，北寒南热；赤道之南，北热南寒，而《内经》则言南方生火，北方生寒。凡此，似乎知识上有错误，然不足为病。《内经》固言圣人南面而立，前曰广明，后曰太冲，且北政、南政其诊相反，则固未尝教人死煞句下。又，为无为，乐恬淡，为养生之极则，其意则在法天则地，与天地合一，故可译之为自然。自然云者，谓各如其环境，如其性情，不事勉强，不自暴弃。此中原有学问，不仅医理，故曰圣人之养生。不知此理，而为无病之呻吟、过度之斫丧，及张景岳之扶阳抑阴，马莳之采阴补阳，皆为庸人之自扰。又如不问环境如何，妄欲实行无为恬淡，卒之愈无为，愈不能恬淡；养生之方愈多，戕贼性灵愈甚，亦均之庸人自扰而已。又如阴阳二字，虽为《内经》之总骨干，而无标准可循，无界限可见。三阴三阳为定位，而阴中有阳，阳中有阴；寒阴、热阳为定例，而有真寒假热、假寒真热，所以能用药无疑者，全在天时之囚王，与藏府之配合、脉色之所著、证候之所见，复求病人之所感觉与其平日之所嗜好，交互比较，逐层推勘，去其众假，得其一真。此所谓活法在人，故岐伯曰：阴阳者，数之可千，推之可万。万之大，不可胜数，然其要一也。其在人者，亦数之可数。吾言治医者不当以《内经》为止境，闻者将谓吾夸，其实非夸也。西医之生理以解剖，《内经》之生理以气化。譬之养花种树，取花与树之果、核、根、荄、皮、干、蒂、萼、须、瓣，逐节研究其组织，以求其生理，此解剖者之所为也；辨花与树之土宜，不违天时，调其冷暖，去其害虫，时其灌溉，以遂其生长，此气化者之所为也。知其一，不知其二，其道有时而穷，此不以《内经》为止境之理由一也。且即就气化而言，若何能知天时，辨土宜？则天文有学，动植有学，地文、地质、物理有学，此不以《内经》为止境之理由二也。古者医出于巫，故《千金》言：大医习业，须精星命卜筮之术。命卜筮不足学，若今日者，则有解剖学、生理学、病理学、组织学、胎生学、心理学，皆贤于迷信家言万万，纵不能深入，苟一涉其藩，亦当贤于古人，此不以《内经》为止境之理由三也。若夫号称中医，于《内经》之学理全未领会，是于自身未能了了，乃采用一二种西药以自炫，如阿司匹林发汗、爱梅丁治痢、卡四卡拉通大便之类，而嚣然自得，以为能改良中医，此则不但本书绝对不承认，西医且笑存之。又不但为西医所笑，若技止于此，则吾中医当去淘汰不远矣。（辑自《群经见智录·灵素商兑商榷》）

《群经见智录》终

第二节 《见智录续篇》

1 反顺为逆是为内格

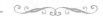

　　《素问·四气调神大论篇》：反顺为逆，是为内格。恽铁樵文：谓当其时而见逆象。例如：肝气条达，则意志舒发。胆气顺，则消化良，食欲增；肝气顺，则神经柔和，调节不失职，血行循常规，腺体内分泌亦佳，则色腴志得，性欲亦应之，此健体当春时之境界。凡诗歌中描写春光之文字，皆含有此种意味，是即《经》所谓生气。此种生气，惟春时为独着，勾萌毕达，鸟兽挛尾，即是予人以显明可见之处。然惟健体如此，若病体则各种伏病皆于春融时发作。大病且多死于春分、清明之间，其小者，亦于春日感种种不适，如脘痛、头眩、呕酸等病。春季为肝脏之应，当此之时肝气当顺，而乃反呈逆象，是为反顺为逆。反顺为逆者，命之曰内格，求其所以然之故，则因戕贼肾气，无以应春之生气之故。肾气之被戕贼，亦有种种不同；如非时多内，如《经》所谓冬不藏精，其一也；又肾为作强之官，伎巧出焉。若用之过当，则亦伤肾，故曰不妄作劳，其二也；又如潜伏梅毒，辄应春气而剧发，是亦因伤肾之故，至春而见反顺为逆之现象者。凡此反顺为逆，皆因内脏无以奉生之故。脏气不能与天气相应反若相格拒，是为内格。篇名固是言养生，然此等处，实是《内经》之诊断法，当春而见反顺之逆，则知其病在肝，求其所以然之故，则知奉生者少，更合之色脉，则诊断可以无讹。

2 无外其志使肺气清

《素问·四气调神大论》：秋三月，此谓容平，天气以急，地气以明。早卧早起，与鸡俱兴，使志安宁，以缓秋刑，收敛神气，使秋气平，无外其志，使肺气清，此秋气之应，养收之道也。逆之则伤肺，冬为飧泄，奉藏者少。恽铁樵文：此言养生也。无外其志，谓收视返听，即《孟子》所谓求放心；亦即《中庸》所谓居敬；道家之讲吐纳。纵另有秘诀，而无外其志，总是骨干。盖收视返听则身无懈骨。神完者，斯气足，故曰使肺气清。

3 内闭九窍外壅肌肉卫气散解

《素问·生气通天论》：苍天之气，清净，则志意治；顺之，则阳气固，虽有贼邪，弗能害也。此因时之序。故圣人传精神，服天气，而通神明。失之则内闭九窍，外壅肌肉，卫气散解，此谓自伤，气之削也。恽铁樵文：凡外感风寒，必由于内有食积，或者由于惊怖，或者由于其他内伤，故吾尝谓单丝不成线，此由于实地经验而知，殆百不爽一者。《经》以卫气之敬，由于肌肉之外壅，九窍之内闭，此与事实正合。卫气之作用是卫外，然所以能有此卫气，则根于内部，其云九窍内闭，"内"字亦见得古人立言不苟。

4 大筋软短小筋弛长

《素问·生气通天论》：因于湿，首如裹，湿热不攘，大筋软短，小筋弛长，软短为拘，弛长为痿。恽铁樵文：详经文，此两语自是指全身普遍性萎软而言。王注完全非是，有何用处？按普遍性萎软之病，在成人曰缓风、曰食㑊；在小孩曰脑水肿、曰慢脾。脑水肿即解颅，慢脾亦即解颅，不过颅骨已合者，不复放大，仅见神经瘫，则为慢脾。此种属脑症，故为普遍性萎软。惟其属脑症，故通常惊风为之诱因，成人之缓风病理亦同。以我所知者，此种病之来源，有从胃而起者，小孩之惊风从胃神经起病者是也。然此种颇不单纯，不能谓食积必起惊，必内有食积，外有风寒、益以惊怖，然后成惊，是肝胃先病，卫气随病，然后成惊也。即成惊风，亦不必便变脑水肿，其转属脑水肿者，亦有两种：一种，是惊风予以羚羊则十九转属神经瘫;其二,由于先天性梅毒,羚羊能引病入大脑,使大脑神经变拘急而为弛缓。吾常见伧医,用大剂附子治一五岁小孩温病,药后热甚,又以大剂大黄攻之,遂惊且壮热。既而予以羚羊一钱,病儿神气全非,而头顶凸起,病家至是乃延余诊治。余望而欲走,不敢治也。五岁小孩颅已合,唯囟门未合,脑肿之甚,其膨胀力从软处攻走,以故囟门凸起,是羚羊能使惊风变脑肿之真确证据。他如成人中风,或伤寒阳明府证,误服羚羊,病人辄精神恍惚,手脚皆不能动,并谵语而不能,亦即大脑神经发瘫之故,可以推想而知也。其由于先天性梅毒者,因梅毒能使神经钝麻,既惊风复壮热,激动潜伏血中之毒素,入脑则亦为神经瘫。颅骨未合者,则为解颅。其成人之缓风,病理略同。有产后四肢全不能动者,尝值三人,其二人未竟治,其一为福建人罗姓妇,则以川椒愈之。但此罗姓,为三人中轻者。病状为四肢全不能动,稍深则无语言能,又深则昏不知人,并饮食亦不能,溲便亦不能,升降息,出入废而死,而其最初一步为眼皮重。眼皮重乃征兆之初见者,此之履霜,可以知坚冰也。大约于征兆初见时,即用川椒一二分入寻常药中,病可立愈。若至四肢不动,然后治之,则难为力矣。有因子宫病而成慢性之神经瘫者,其初起为倦而无力,渐至懒于言动,其后乃终年卧床,饮食、二便自可,只是完全无力,所谓食侐也。虎骨、乳没、川椒为特效药,愈之极难,大约需时二三月,药后见抽搐者为有效。医生不能知病愈须二三月,病家复性急,鲜有能收良好之结果者。有因潜伏性梅毒而成缓风者,其最甚者,可以涎唾不摄,目不能瞬,食物不能咀嚼,竟成不死不活之病。同乡庄某即如此,其症状当是三叉神经麻痹。凡缓风,无论即死与否,类皆见脑神经病症、则痉则属植物性神经病证。以故,治刚痉之效药,用以治柔痉辄不应。以上所述数症,仔细推勘,凡属缓风,殆无一不含有梅毒色彩者。按梅毒第一步,肾腺受之,其后渐传至肝、至肺,而至大脑。凡腺皆一个系统,故肾腺病者,淋巴腺亦病,吸收不健全,组织中常有过剩之水分溢出于皮肤,为局部湿疮。其已传至大脑者,则见普遍性组织无弹力,而为神经弛缓,当即经文所谓大筋软短,小筋弛长。但此所谓湿,乃因受毒腺体神经变性而显之症状,除非直接受湿而有之病。直接受湿,如冒冷雨则头重或腰间如带五千钱;其处于卑湿之者,为瘴病或为脚气,此种为直接外铄之湿。以视上述之缓风,有深浅之分,治法亦迥然不同。是则可以补经文之阙,为居今之世,谈医学者不可不知者。

5 因于气为肿四维相代阳气乃竭

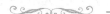

《素问·生气通天论》:因于气,为肿,四维相代,阳气乃竭。恽铁樵文:四维,四肢也。相代,谓此消彼长也。凡肿,先脚肿,次面部及手肿,是四肢头面皆肿也,最后脚肿忽退,是为四维相代。常人不知,以为退肿总是好消息,不知此乃阳气已竭之证。大都先脚肿,次手脚皆肿,其后脚肿退,则去死不远矣。其云因于气,按通常所谓肿,无论气肿、食肿、水肿,并不四维相代,其相代,多属末传之候。惟肿虚之肿,初起眼下肿,属此种者,则无有不四维相代。他种肿胀,当其未至末传,四维相代之时,得适当治法,可以告痊。若肺肾病而肿者,虽仅初见于眼下,即已属不治之症。所以然之故,食肿病在胃,气窒塞,却其积则肿退。水肿病在淋巴,消水则肿退。气肿亦是胃气窒塞,得虾蟆灰则肿退。肺病之肿,则因藏府组织先坏,古人谓是肺不行水,以我经验所得,其说不确。盖此种不止肺不行水,乃因藏府坏变,各组织收束力而肿,以故不可治。又曾值心房肥大症,其先心肌神经病,迨代偿能力告竭,心房乃肥大,其见症为浮肿、喘、汗,其脉则洪大无论,虽未至四维相代,其不可治则毫无疑义,亦因组织坏变故也。又女人血崩,血竭而黄,虚甚而肿,亦在无可挽救之列。故病有问来历,可以知死活者,此类是也。凡代偿能力告竭而见浮肿,其气已涣散,意本节首句气字,当作如是解释,然则不必四维相代,已可知阳气之竭绝也。

6　阳气者烦劳则张使人煎厥

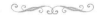

《素问·生气通天论》:阳气者,烦劳则张,精绝,辟积于夏,使人煎厥。目盲不可以视,耳闭不可以听,溃溃乎若坏都,汩汩乎不可止。恽铁樵文:煎厥者,肺肾为病,劳怯症也。其症状即下节,目盲不可以视,耳闭不可以听,溃溃乎若坏都,汩汩乎不可止。辟积于夏,辟积即襞幯,谓盛暑非拥絮不可。辟积二字为叠韵,用以为形容词,古人通假用之也。丹波氏《素问识》有考证,适此书为不知何人取去,畲仅能言其大意。坏都之都,义同潴,谓蓄水池也,《素问识》亦有考证。"煎厥"与"薄厥"对待言之,皆言吐血。薄厥属肝,故云大怒。煎厥属肾,故云烦劳。吾乡里谚谓,痰夹血为金钱钓虾蟆,谓为必死之症。其语无意识,不足录,死症则确,即煎厥也。溃溃若坏都两语,谓在上涕泣俱出,在下梦遗滑精,在表自汗盗汗。煎是暵热,包括掌热、唇绛、液干等。厥是上行,包括气急,头眩痛、心悸、善怒等。目盲不可以视,谓眸子暗黑无神也。耳闭不可以听,谓耳鸣也。有人于此唇红舌干,颧赤掌热,肌肤津润,眸子暗而无光,涕唾不已,盛夏拥絮,其为劳病,宁必医者然后知之。经文简古,一经诠释,明白如话,如此岂非绝世妙文哉。肾亏于下,肺萎于上,然后成此病。惟其肺萎,然后涕泣俱出。惟其肾亏,然后血液俱干。背腺坏,则遍身之腺皆坏,无内分泌故也。液干,则血中酸素自燃,无有不显热象者。就症象言之,曰阴亏火旺。就原理言之,曰水不涵火。经文一煎字,已足包括此种种意义。热则上逆,冲气身上,两颧发赤,上盛下虚,头眩耳鸣,皆是也,一厥字亦足以包括此种意义。此煎厥两字之确诂也。其云烦劳、精绝,明伤肾不必由于房室。肾者作强之官,技巧出焉,作强过当,即便伤肾,而房室自包括在烦劳之中。明乎此则对于此病洞若观火,自无以药试病之弊,亦何自贻头痛医头之讥哉。

7　天地者万物之上下也

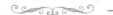

《素问·阴阳应象大论》:天地者,万物之上下也;阴阳者,血气之男女也;左右者,阴阳之道路也;水火者,阴阳之征兆也;阴阳者,万物之能始也。恽铁樵文:此节示人以诊病之法,乃《内经》诊断学之纲领。天地者,万物之上下句,言诊病当准天地之四时。阴阳者,血气之男女句,言诊断当察病人之禀赋。

左右者，阴阳之道路句，言治病当知痛苦之部位。水火者，阴阳之征兆句，言治病当知寒热真假、偏胜之机转。阴阳者，万物之能始句，言当消息阴阳以为治，而药物之用亦该焉。结之以无为恬淡，圣人之治身，则归重养生，揭出治未病是本书主旨。

8 七 损 八 益

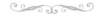

《素问·阴阳应象大论》：能知七损八益，则二者可调，不知用此，则早衰之节也。恽铁樵文：各注都是非是。马氏谓是采阴补阳，尤属荒谬，道家炉鼎谬说，即出于此。《素女经》等恶劣书籍，亦以此为滥觞。此事与民族强弱，风俗淳驳，有绝大关系，不可不辨。余自著《见知录》初编解释此节，虽心知各注之非，而吾说亦不□□，耿耿于心者，迄今十年。近日重复，反复研究，乃知所谓七损八益，即在本篇之中，必上下文一贯，然后如土委地，凡节外生枝而为之说，无有是处。今按"年四十阴气自半"至"此圣人之治身"句止，皆所以释此节。其云阴气自半，至涕泣俱出，承早衰说。察同察异，有余不足，指知不知说。圣人为无为之事三句，即是知七损八益注脚。若问何者是七损八益？七八究是何物？则在上文。上文云：阳为气，阴为味，味归形，形归气，气归精，精归化，精食气，形食味，化生精，气生形。味归形：以下凡八句，即所谓八益也。此八句为全篇最精处。以今日生理学证之，悉数吻合。味归形者，谓五味入口，所以养形也。上节清阳发腠理，浊阴走五脏，清阳实四肢，浊阴归六腑，消化系之工作已明白指出也。形归气者，此气字，指营卫。食物入口，肠壁吸收，则血有余液。凡人得食能耐寒者，卫气从血生也。得适当之食物，则肌腠丰腴无萎色者，荣气从血生也。气归精者，各腺得血液制造，以为内分泌也。精归化者，各腺健全，内分泌充分，则颜面晔然有光也。精食气形食味者，谓精资于气，形资于味也。此两句不嫌与味归形、气归精重复者，味固归形，然世固有饮食不作肌肤者，是形不能资于味，故曰阴之所生，本在五味，阴之五宫，伤在五味，是味归形为一件事，形食味为又一件事也。精食气同化生精者，精固归化，则体气充分健全，精反资之以生，气生形同此两语，有推陈致新之作用在也。何谓七损，本篇之喜怒不节，寒暑过度是也。曰天有四时五行以生长收藏，以生寒暑燥湿风。人有五脏化五气，以生喜怒悲忧恐，其数五也。曰喜怒不节，举喜怒，实该五者而言。寒暑者，寒热也。不言寒热，行文如此也。上文阴胜则阳病，阳胜则阴病，阳胜则热，阴胜则寒，言寒热，不该燥湿风也。是故，喜怒为五，寒热为二，是为七损。凡人之死，非刀兵水火与自杀，绝对无在此七者以外者也（七损八益为术语，凡术语皆经多次沿革，含有极复杂之内容，而以极简单之语，包括之之谓。天之四时六气，地之五味，人之五脏五志，胥包孕于五之中。阴阳之变，可千可万，以寒热二字概括之，举此七者千差万殊，已无遗漏也）。阴阳更胜之变为病之形能，欲免于病，须使阴阳无更胜，故曰调此二者。不知七损八益，固无从调，亦既知之，调之奈何？曰阴阳四时者，万物之终始，死生之本，逆之则灾害生，从之则苛疾不起。是从为调。《四气调神论篇》所言，即调阴阳四时之方法也。七损云者，只是逆阴阳四时，此对付七损之办法也。八益云者，只在自身躯体之内，亦且只是一物，同出而异名而已。为无为之事，乐恬淡之能，纵欲快志，于虚无之守即是智者同，即是对付八益的办法。从欲快志者，谓不忧不惧也。虚无之夺者，谓知白守黑，不使尘事劳其心也。上所释七损八益,不但于经文前后一气呵成,且可以见之事实。由吾之说,尽人可以修养,实较自来养生家言,为明白晓亮而无流弊。经文明言,同出异名,诸注家必横生枝节,谓是男女,谓是采补,岂非愚者察异乎。且如各注所说,则经文寸寸烂断,不得不以神秘目是书矣。采补之说,其毒深中人心,凡富人广蓄姬妾者,罔不由此。近来西人接腺之说,得行其术,亦无非此种谬说先为厉阶之故。风俗之媱秽,民族之积弱,梅毒遗传、流行之日广,至于今日,诚有不可终日之雅? 安得以吾说,向尽人而强聒之哉。

9 善诊者察色按脉

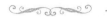

《素问·阴阳应象大论》:善诊者,察色按脉,先别阴阳。审清浊,而知部分;视喘息、听音声,而知所若;观权衡规矩,而知病所主;按尺寸,观浮沉滑涩,而知病所生。以治无过,以诊则不失矣!

恽铁樵文:此节为《内经》诊断法最明白易晓者。且亦文字从字顺,无诘屈难读之处,不知何由千古不明。大约注者,既不明病理,又复就文字上故意深求,遂致毫无意思。句读亦误,难怪时医临诊,丝毫无把握也。兹将我所得者,逐条分疏如下:今人皆言,中医治病以脉为主,业医者亦云,以脉为主,乃持脉久久于病者,所苦仍茫然也,则以为此中有奥窍,吾未之知,是以不能按脉知病,于是求之《脉诀》《脉经》,问之老师宿儒,质之名医世家。岂知王叔和《脉经》先错,耆儒硕彦只知崇古,讲考据则可,治病则非所知。至家世业医者,仅有秘守之验方,若医学自其第一代始祖,即空无所有,子孙恃秘方,为无尽藏,席丰履厚,大都不知医学为何事,既不得要领,返而求之书籍,根据模糊影响之谈,如《脉经》中所言者,以之证诸病人之脉,寸如何,尺如何,关部如何,左右手如何,冥心孤往,自谓有得,有自知其去题万里。业之既久,更自以为是,讹以传讹,至其子孙,又俨然医学世家矣。如此中医如何与世界学者相见? 及今不觉悟,总不能以结会立案。延长中医寿命也。本条经文,善诊者,察色按脉,色脉并举,此真开口见胆之谈。脉所以应血行之循环,读吾书者,当已能知之。然仅就脉论,已不止此,脉之湛圆,关系血压;其波动,可测荣气;其歇止,可知神经;其躁疾,可知生死。若复与所显之色泽,合并考虑,则可以辨经阻之是否胎孕? 内部各组织有无弹力? 代偿作用能否维持? 病能之机转或凶或吉? 所谓色,当然不止面色,唇之绛燥、齿之祜润、肌肤之索泽、眸子之明暗、爪下血色之死活皆该。虚实寒热,表里真假,参伍错综,合之病症,其用无穷,此色脉之大略也。眸子奕奕有神者,精满而能化也。眼白多赤脉者,血菀于上,肝胆热也。虹彩收小者,肾热精亏也。黝黑无光者,肾腺已坏也。颜额黑暗者,肾阳不足。颜额至目眶隐焦黄色,脾肾热也。人王部青,胸痞,温温欲吐也。鼻煽者,气管窒也。胸部起落者,呼吸粗也。语声啾啾者,痛在头也,咳声不扬者,痛在胸膜、胁下也。此知部分,视喘息,听声音之大略也。病甚,欲登高而呼,形神如狂者,燥矢或瘀血。语无伦次,言而再言者,虚也。指睏动,常自拊其唇,阴液涸也。眼皮重者,缓风之征兆先见者也。眼下忽现,卧蚕形者,将作肿胀也。肩息者,痰喘也。头倾者,肺量缩也。指尖如蛇头而久咳者,肺组织已坏也。其不咳不喘者,心肌神经病之属慢性者也。颅长过当,臃肿无度者,与夫童稚而面目如成人,头颈肩背显畸形不相称者,皆腺病不可治者也。肿胀而四维相代,脉乱而呼吸如咽者,死期已至。此所谓规矩权衡,知病之所主也。按尺寸数语,则拙著《脉学发微》,已详言之,兹不复赘。上所言者为大略,若欲详其原理,当考之《临床笔记》。或他年所得较多,当更著《脉学续编》以明之,今仅准此以谈。色一也,声二也,脉三也,规矩权衡四也,合之四时五也。意古所称,五色诊脉当准此,非以青黄五色为诊也。上文邪气,湿气、水谷,则病之来路也。治皮毛,治筋骨,治藏府,病传之形能也。下文轻而物之,重而减之,衰而彰之,温之补之,越之竭之,则治法也。肺已虚,更泻以葶苈,肌肤已索,尚恣用厚朴,乃近日习见不鲜之事,此等医术殆所谓浑沌无窍者欤。

10 病之始也可刺而已

《素问·阴阳应象大论》:病之始起也,可刺而已。其盛,可待衰而已。故因其轻而扬之,因其重而减之,因其衰而彰之。形不足者,温之以气;精不足者,补之以味。其高者,因而越之;其下者,引而竭之;中满者,泻之于内;其有邪者,渍形以为汗;其在皮者,汗而发之;其慓悍者,按而收之;其实者,散而泻之。审其阴阳,以别柔刚,阳病治阴,阴病治阳,定其血气,各守其乡,血实宜决之,气虚宜掣引之。

恽铁樵文:刺用于始起,是迎头痛击,不使成病。如刺疔疮,其最著者。盛可待衰,因体工有阴阳胜复,求治太急,用药太重,则以暴易暴,其最著者,如疟疾,服药须迎送,不于初寒壮热时进药。轻而扬之,如解肌清透诸法。重而减之,谓先去其百分之一,使逐步递减,如《千金》用毒药之例,少服长服,持久调理,以渐取效。衰而彰之,如痈疽已溃,托毒向外。形与精,以深浅言。气与味,以厚薄言。高而越之,谓吐剂。下者竭之,如利湿。满而内泻,如陷胸。渍形为汗,如芫荽外熨。汗发如麻黄,按收如生脉。散泻如热病阳证,先汗后攻。阴阳指病,柔刚指药。血实决之,如虫蚁搜剔法。气虚掣引,如按摩。但气虚,似指气窒。

《见智录续篇》终

第三节 《内经讲义》

1 上古天真论

　　"真"字与"真人至人"之"真"字同义。《黄庭经》云：积精累气以为真，是也。"天真"之"天"字，等于《孟子》"良知""良能"之"良"字，乃不加穿凿之谓。上古天真者，谓惟上古之人，能保有此天真耳。

　　昔在黄帝，生而神灵，弱而能言，幼而徇齐，长而敦敏，成而登天。

　　铁樵按：《易·系辞》云：神农氏殁，黄帝氏作。《史记·本纪》：黄帝者，少典之子，生而神灵，以下五句，颂圣之词。吴昆山云：生未满百日曰幼。《史记·正义》云：年十五曰成。徇齐之"徇"字，义同遍，言圣哲遍知而神速也。敦，厚也。敦敏二字，适相反。常人敦即不敏，敏即不敦，惟圣人能兼之也。成而登天，《史记》作"成而聪明"。据《史记·正义》，年十五曰成，不当登天。此一节文字是全书小序，下文"乃"字承上文说，不是登天之后，再问岐伯也。

　　乃问于天师曰：余闻上古之人，春秋皆度百岁而动作不衰，今时之人，年半百而动作皆衰者，时世异邪？人将失之邪？

　　铁樵按：丹波元简云：黄帝称天师，见《庄子·徐无鬼》篇。马氏云：度，越也，与"渡"通。人将失之，《千金》作"将人失之"。

　　岐伯对曰：上古之人，其知道者，法于阴阳，和于术数，食饮有节，起居有常，不妄作劳，故能形与神俱，而尽终其天年，度百岁乃去。

　　铁樵按：马莳云：法天地之阴阳，调人事之术数。术数所该甚广，如呼吸按跷及《生气通天论》"阴平阳秘"，《阴阳应象大论》"七损八益"之类。丹波氏云：《庄子·天道》篇，有术数存焉。《史记·仓公传》，问善为方数者，《索隐》：数，音术，数之数。《抱朴子》云：仙人以药物养生，以术数延命。

　　今时之人不然也，以酒为浆，以妄为常，醉以入房，以欲竭其精，以耗散其真，不知持满，不时御神，务快其心，逆于生乐，起居无节，故半百而衰也。

铁樵按：丹波氏云：《周礼》有浆人，又《孟子》箪食壶浆。铁樵按：浆是必须的，酒非必须的，以酒为浆，犹云将酒当饭吃。以妄为常，无在而不妄也。耗，《新校正》引《甲乙经》作"好"。今《甲乙经》作"耗"。好，谓嗜好，与欲字对待，语意自明。然周秦文字，虽多排偶句，字面不必如此齐整，作耗羡之耗亦佳。不时御神，别本作"不解"，亦是与知字对待。持满，是保泰持盈意。御神，即《孟子》求放心意。能养心者，能御其神。务快其心句，即妄作劳之注脚，以快心为务者，皆妄也，故逆于生乐。

夫上古圣人之教下也，皆谓之虚邪贼风，避之有时，恬淡虚无，真气从之，精神内守，病安从来。

铁樵按：潘之恒黄海云："皆谓之"三字，句法甚妙。前人注多不当，愚以为谓之者，语之也。语之云何？即下八字是也。言圣人之教不择人，而皆告之以避虚邪贼风。避之有时，时即八节、八风之时。丹波氏云：据潘氏此说，不必依全元起《太素》改易字句而自通。又云：老子恬淡为上，庄子恬淡无为，淮南子曰静穆恬淡。李善《洞箫赋》注：恬，静也。《说文》：憺，安也。恢淡、澹憺通用。铁樵按：虚无由于恬淡，则真气从之。凡如此者，精神内守，病不得入，是《内经》养生之主旨。盖病之由于外因者，罔不乘虚而入，病之由于内因者，必因气乱而起，不能恬淡，则藏气必乱。

是以志闲而少欲，心安而不惧，形劳而不倦，气从以顺，各从其欲，皆得所愿。

铁樵按：无为恬淡，不过纯任自然。观"形劳而不倦"句，可知非清静寂灭。

故美其食，任其服，乐其俗，高下不相慕，其民故曰朴。

铁樵按：其民故曰朴，别本作"日朴"。丹波氏云：唐人"曰""日"二字同一书法，见顾炎武《金石文字记》，"日朴"义较长。

是以嗜欲不能劳其目，淫邪不能惑其心，愚智贤不肖，不惧于物，故合于道，所以能年皆度百岁而动作不衰者，以其德全不危也。

铁樵按：嗜欲，《甲乙》作"色欲"。《新校正》全元起本，"道"下有数字，《千金》亦有数字。

帝曰：人年老而无子者，材力尽邪？将天数然也？

铁樵按：《曲礼》《说文》并云：七十曰老。此处"老"字，似当作七十以上解。

岐伯曰：女子七岁肾气盛，齿更发长。二七而天癸至，任脉通，太冲脉盛，月事以时下，故有子。三七肾气平均，故真牙生而长极，身体盛壮。五七阳明脉衰，面始焦，发始堕。六七三阳脉衰于上，面皆焦，发始白。七七任脉虚，太冲脉衰少，天癸竭，地道不通，故形坏而无子也。

铁樵按：褚澄《遗书》云：男子为阳，阳中必有阴，阴之中数八，故一八而阳精生，二八而阳精溢。女子为阴，阴中必有阳，阳之中数七，故一七而阴血生，二七而阴血溢。阳精阴血，皆饮食五谷之秀实也。张景岳云：天癸者，天一之气也。诸家俱以精血为解。然详玩本篇，谓女子二七天癸至，月事以时下，男子二八天癸至，精气溢泻，是皆天癸在先，而精血继之，分明先至后至，各有其义，焉得谓天癸即精血？本末混淆，殊失之矣。夫癸者，天之水，干名也。故天癸者，言天一之阴气耳。气化为水，因名天癸。其在人身，是为元阴，亦曰元气。第气之初生，真阴甚微，及其既盛，精血乃王，故女必二七，男必二八，而后天癸至，在女子月事以时下，在男子精气溢泻，盖必阴气足而后精血化耳。（下略）《质疑录》云：天癸者，天一所生之真水，在人身为元阴。丹波氏云：管子云人水也，男女精气合而水流形。《家语》云：男子八月而生齿，八岁而龀，二八十六岁而化。《韩诗外传》云：男子八岁而龀，十六而精化小通。女子七岁而龀，十四而精化小通。《通雅》云：小通，言人道也。亦可以互证。王注：冲任流通，经血渐盈，应时而下，天真之气，降与之从事，故云天癸也。此似指天癸为月事，马氏因讥之。然《应象大论》调此二者下，王注：

调谓顺天癸性而治身之血气也。则其意亦与张氏略符。马氏直谓阴精，景岳已辨其误。隐庵、士宗并云：天癸，天乙所生之癸水，则全本于景岳。薛氏《原旨》云：天癸者，非精非血，乃天一之真，故男子亦称天癸，亦复同。铁按：经文既云天癸至，任脉通，月事以时下，天癸、月事，自是二物。其在男子云，天癸至，精气溢泻。精气、月事，皆因天癸，天癸至而月事下，月事下而能有子，分明是两层，若云天癸即是月事，犹之谓月事即是儿子，宁可通乎？顾各家皆云天一之精，又云天乙所生之癸水，此精此水，究是何物，费解已极，假使开环球医学大会，中医得分据一席地，此天一癸水之说，恐不能得诸硕彦之谅解也。鄙意此可分两层说明之。据汤姆生《科学大纲》，生理学家最近发明，人身之发育，由于腺体。腺有两种：有有管腺、有无管腺。有管腺主分泌，可见之液体，如汗、唾、泪等。无管腺亦主分泌液体，却不可见，其所分泌非精、非血、非脂、非膏，有之则四肢百体健康，无之则四肢百体萎缩，因名其所分泌曰合而孟。曾用动物试验，当发育期割去此腺，则猥琐不长。而各无管腺复各有专职，割去某腺，则某种官能萎缩。大略在新生理说腺篇。近顷，彼邦擅返老还童术者，无他谬巧，不过割开生殖腺，以山羊腺接之，虽齿危发秃，七十老翁经割后数月，能恢复壮岁聪强情状。经文云，天癸至，精气溢泻，天癸竭，肾藏衰，形体皆极，此天癸者，若欲指其物以实之，吾必以合而孟当之，此一说也。或者谓此不过比附之词，现时代解剖渐精，故有无管腺可以比附天癸，其实中国医学是一贯的，不必有此等比附，而确有至理，绝非模糊影响之谈，科学家言可以为佐证而已。《天元纪大论》云：应天之气，动而不息，五岁而右迁。应地之气，静而守位，六期而环会。天五地六，即《易经》天数二十有五，地数三十，天地之数，五十有五之文（详细解说详后）。《韩氏医通》云：男子八岁至六十四，女子七岁至四十九，即大衍自然之数。丹波氏云：阳主进，阴主退，天地之常理。大衍之数，五十有五，加九之阳数，则为六十四，进之极也；减六之阴数，则为四十九，退之极也。本篇八八七七，即是此义。上古圣人，仰观天象，俯察人文，《易经》一画为天，两画为地，三画为人，谓之三才，故卦有三画，天地人，即《易经》之源，一切术数，无非由此产生。《易经》是两元学说，故《系辞》曰：一阴二阳之谓道。惟其是两元学说，所以阳之中有阴，阴之中有阳，则一数变为二数，故曰兼三才而两之故六。天地人，初非各自为政，不相为谋者也，苟留心考察，在在可以得其交互之关系，是天之中有人，人之中有天，地之中有天人。天地人交互为说，则当三而三之则为九。数奇者为阳，偶者为阴，六数偶，故六为阴数，九数奇，故九为阳数。《内经》与《易经》，大致相同，故懂得《易经》，便懂得《内经》。女子七岁毁齿，十四小通，四十九而断绪，此非空言，乃是事实。男子之八岁毁齿，十六小通，六十四而精竭，亦同。人身有如许事实，于是七与八，四十九与六十四之四数，可谓人之数。月令之五日一候，三候一气，可谓地之数。五岁右迁，六期环会，可谓天之数。合天地人诸数，参伍错综，以观其变，而为之说，是为术数之学。谨候其气，毋失其时，即所谓和于术数。然则，天癸者，乃术数学中之术语。曰至者，指人身于此时期成熟。曰竭，指人身于此时期衰老。如此而已，更不必加以凿说，而意自明。顾虽如此，《韩诗外传》《家语》，仅言龆龀，《内经》独言天癸，是古人已确知有此一物。老子曰：其中有精，其精至真。近顷科学家曰：宇宙间有一种潜势力，不可捉摸，无法可试验，然确知其有，因名之曰"以太"，"天癸"之名词，亦犹老子之言"精"，科学家之言"以太"。又《内经》有所谓藏德，亦复近似。（解见《阴阳应象大论》）但藏德指天说，天癸指人身说，皆精与以太之类，此又一说也。

　　丈夫八岁肾气实，发长齿更。二八肾气盛，天癸至，精气溢泻，阴阳和，故能有子。三八肾气平均，筋骨劲强，故真牙生而长极。四八筋骨隆盛，肌肉满壮。五八肾气衰，发堕齿槁。六八阳气衰竭于上，面焦发鬓斑白。七八肝气衰，筋不能动，天癸竭，精少，肾藏衰，形体皆极。八八则齿发去。肾者，主水，受五藏六府之精而藏之，故五藏盛乃能泻。今五藏皆衰，筋骨解堕，天癸尽矣，故发鬓白，身体重，行步不正而无子耳。

铁樵按：六八阳气衰于上，《甲乙》无"竭"字。形体皆极，丹云：《东京赋》马足未极，薛注：竭尽也。受五藏六府之精而藏之，与主不明则十二官危，十一藏取决于胆，心者五藏六府之大主也，文法同。铁樵按：肾藏主排泄。若就形能言之，凡色欲过度者，面色不华则血病，阴虚而咳则肺病，消化不良则脾胃亦病，此与五藏六府有关者，乃生殖腺之作用，非内肾之功能也。《内经》所言，即指腺之功能。若就现在所发明之合而孟言之，是饮食入胃，消化之后，由胃壁、肠壁吸收精华，输之血管，遍行于全身。由微丝血管分泌液体，输与各脏器。各脏器受之，分工制造而为各种液体。无管腺，即所谓各脏器之一，而合而孟，即所制造各种液体之一。今云肾受五藏六府之精而藏之，与西说不同。又合而孟，是各种无管腺之内分泌，不仅指生殖腺，《内经》似专指生殖腺，是亦不同。吾疑全身腺体，皆一个系统。喉症之喉头扁桃腺发炎肿，汗腺则闭，汗腺开，则扁桃腺肿消。梅毒之皮脂腺、汗腺，均与常人不同，原因在生殖腺之受。病又患颈疬者，甲状腺肿硬，腋下腺亦随之而肿，其人必不能耐劳，食欲、性欲亦猛锐减退。似此种种，均各腺体有交互关系之显著者。鄙人不知西医，不知西国于此亦有说否，姑直书所见，以待能者之诠释。《内经》从生理病理之形能立说，所谓肾者主水，受五藏六府之精而藏之，皆是生理之形能。其云五藏盛乃能泻，不云肾藏盛乃能泻，亦有颠扑不破者在。假使仅肾藏盛，便无余事，则仅仅割换生殖腺，便能长生不死矣。今割换生殖腺，仍不能长生不死，可知一藏独盛之无益。然则，五藏盛乃能泻，岂非甚确？总之，人体秘密，探讨不尽。现虽知有合而孟，其真相若何？各腺体交互关系若何？各腺体与各脏器交互又若何？毕竟有不明了者在。吾人综合中西学说观之，则比较能得要领，是则读书之方法也。

帝曰：有其年已老而有子者，何也？岐伯曰：此其天寿过度，气脉常通，而肾气有余也。此虽有子，男不过尽八八，女不过尽七七，而天地之精气皆竭矣。

铁樵按：年老而有子，王注谓所生子女不过八八七七，不甚妥当，故马氏以为非是。《韩氏医通》主大衍之数，五十有五说，谓进九为六十四，退六为四十九，乃天地之常数。寻绎经文，"此虽有子"句，属上文，盖谓虽：肾气有余者能老而有子，然普通一般，男不过尽八八，女不过尽七七，八八七七，天地之精气已竭，其肾气有余者，属例外者也。

黄帝曰：余闻上古有真人者，提挈天地，把握阴阳，呼吸精气，独立守神，肌肉若一，故能寿蔽天地，无有终时，此其道生。中古之时，有至人者，淳德全道，和于阴阳，调于四时，去世离俗，积精全神，游行天地之间，视听八远之外，此盖益其寿命而强者也，亦归于真人。其次有圣人者，处天地之和，从八风之理，适嗜欲于世俗之间，无恚嗔之心，行不欲离于世，被服章，举不欲观于俗，外不劳形于事，内无思想之患，以恬愉为务，以自得为功，形体不敝，精神不散，亦可以百数。其次有贤人者，法则天地，象似日月，辨列星辰，逆从阴阳，分别四时，将从上古，合同于道，亦可使益寿而有极时。

铁樵按：丹云：庄子云不离于真，谓之至人。又至人无己，神人无功，圣人无名。八远之外，《淮南·地形训》云：九洲之外，乃有八殥。注：殥，犹远也。"被服章"句，王注以为上下不接，然实是上句注脚，盖言和光同尘。举不欲观于俗，"观"字去声。《国语》先王耀德不观兵，"观"即"耀"字意。逆从阴阳，张云：阳主生，阴主死，阳主长，阴主消，故贤人逆从之。铁按：盖谓逆之从之，各有其宜，即调阴阳也。本篇均问答语，自"帝曰"以下，却是黄帝自述所闻，其精处，皆道家养生之言，然语颇荒渺，读者不以辞害意可也。

2 四气调神大论

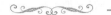

　　高本删"大论"二字,云:君臣问答曰论,无问答曰篇。吴云:此篇言顺四时之气,调摄精神,亦上医治未病也。刘云:《史记》春生夏长秋收冬藏,此天地之大经也,弗顺则无以为纪纲,故四时之大不可失。

　　春三月,此谓发陈,天地俱生,万物以荣,夜卧早起,广步于庭,披发缓形,以使志生,生而勿杀,予而弗夺,赏而勿罚,此春气之应,养生之道也。逆之则伤肝,夏为寒变,奉长者少。

　　铁樵按:发陈,发散敷陈之义。春气之应者,以人事应天道也。夏为寒变,隐庵云:木伤不能生火,故于夏月火令之时,反变而为寒病。然此说实不了当。愚意春之暖为夏之暑,秋之愤为冬之怒,是四时自然之功用,犹言春之生为夏之长,秋之收为冬之藏。逆春之生气,则夏时无所资以为长。其所以为寒变者,夏季空气温度高于体温,人体本寒所以能与天时相得者,赖有生气。生气足斯,与天时相得,则为长养;若生气不足,不能与天时相得,斯为寒变。

　　夏三月,此谓蕃秀,天地气交,万物华实,夜卧早起,无厌于日,使志无怒,使华英成秀,使气得泄,若所爱在外,此夏气之应,养长之道也。逆之则伤心,秋为痎疟,奉收者少,冬至重病。

　　铁樵按:景岳云:心属火,王于夏,夏失所养,故伤心,心伤则暑气乘之,至秋而金气收敛,暑邪内郁,于是阴欲入而阳拒之,故为寒,火欲出而阴束之,故为热,金火相争,故寒热往来而为痎疟。丹云:冬至重病四字,以前后文例之疑衍。

　　秋三月,此谓容平,天气以急,地气以明,早卧早起,与鸡俱兴,使志安宁,以缓秋刑,收敛神气,使秋气平,无外其志,使肺气清,此秋气之应,养收之道也。逆之则伤肺,冬为飧泄,奉藏者少。

　　铁樵按:丹波云:张志聪注:容,盛也,万物皆盛实而平定也,误。《说文》:容,盛也,乃盛受之义,非盛实之谓。王、马、景岳并为容状之容,则与发陈、蕃秀、闭藏异旨。《济圣经》注云:容而不迫,平而不偏,是谓容平,此说似是。《五常政大论》以金平气为审平。《说苑》曰:秋者天之平。冬为飧泄,景岳云:肺伤则肾水失其所生,故当冬令为肾虚飧泄。丹云:飧本作"餐",又作"飱"。《说文》:餐,吞也。《玉篇》:飧,水和饭也。《释名》:飧,散也。《列子·说符》注:飱,水浇饭也。盖水谷杂下,犹水和饭,故云飧泄也。铁樵按:据此是飧泄乃完谷不化。就病证而论,夏多洞泄,秋多痢疾、滞下。若完谷,伤寒太阴证、少阴证所常有,无单独病。完谷者,是又未可泥也。

　　冬三月,此谓闭藏,水冰地坼,无扰乎阳,早卧晚起,必待日光,使志若伏若匿,若有私意,若已有得,去寒就温,无泄皮肤,使气亟夺,此冬气之应,养藏之道也。逆之则伤肾,春为痿厥,奉生者少。

　　铁樵按:吴云:肾气既伤,春木为水之子,无以受气,故为痿厥。痿者,肝木主筋,筋失其养,而手足痿弱也。厥,无阳逆冷也。铁樵按:冬主肾,主闭藏。肾主骨,伤肾则骨痿。春所资以为发陈者,即在冬之闭藏。今逆养藏之道,至于骨痿,则春之所资者仅矣,故云奉生者少。是痿乃骨痿,非筋痿也。痿由于伤肾,自当属骨,骨为肾之合也。秋季之伤肺飧泄,飧泄当属大肠,不属肾,大肠与肺相表里也。由此推之,夏为寒变,无胆火也。秋为痎疟,脉凝泣也。《疟论》云:得之夏,伤于暑,热气盛,藏于皮肤之内,肠胃之外,此荣气之所舍也。此令人汗空疏,腠理开,因得秋气,汗出遇风,及得之以浴,水气舍于皮肤之内，与卫气并居。卫气者，昼行于阳，夜行于阴，此气得阳而外出，得阴而内薄，内外相薄，是以日作。证之病证，凡新秋犯冷雨者，辄患痁，是经文之注脚也。荣行脉中，卫行脉外。荣，即指脉管中所渗出之液体。经似言因受暑病，客于荣分，因而腠理疏，无以应秋气之收，故云奉收者少。因卫气之作用，是以日作。然则秋之痎疟，全因荣血受病，心之合也，病源是受暑；夏日心之应。此即五藏应四时之理，测天以验人，观四时推行之功用，而明人身病气传变之顺逆，历试不爽，然后创为学说。四时之作用，以术语显明之，曰生长化收藏。藏府顺逆之理，以术语显明之，曰金木水火土。今注家皆不明此理，皆用五行为说，似乎先有五行，然后有病理，即此倒因为果，已足令自古迄今研求医学者坠入五里雾中而有余。

天气，清净光明者也，藏德不止，故不下也。天明则日月不明，邪害空窍，阳气者闭塞，地气者冒明，云雾不精，则上应白露不下。交通不表，万物命故不施，不施则名木多死。恶气不发，风雨不节，白露不下，则菀藁不荣。贼风数至，暴雨数起，天地四时不相保，与道相失，则未央绝灭。

铁樵按：王注谓此节言天以例人，马氏、吴氏、景岳并同。隐庵则云：上节论顺四时之气而调养其神，然四时顺序，先由天气之和，如天地不和，则四时之气亦不正矣，故复论天地之气焉。丹云：王注虽取义深奥，却似混淆不明，当以志聪说为得。铁樵按：此节语多不能凿解，大约古人理想测天之说。藏德不止，故不下也两句，即天行健，君子以自强不息意，与近顷吸力互维之说相近。藏德两字，颇有哲学气味。藏之对为显，苟无所藏，即不能有所显。何以知其藏？即从日月之显明看出，故云天明则日月不明。藏德之德，若拟之人身，似即指生命之源。譬如真阳外越者，生命在呼吸之顷。即是天明则日月不明两句注脚。总之，无所藏，即不能有所著也。天气，清净光明者也两句，古人非认苍苍者为光明，因认天为阳，故如此说耳。邪害空窍，指耳目口鼻，即是无所藏不能有所著之意。邪害空窍指人，天明则日月不明指天，两句相连，似天人界限不甚分明，然正是周秦人文字古拙处。阳气者闭塞，至未央绝灭，连用排偶文字。藏用并举，皆所以说明天明则月不明句意义。云雾不精，丹氏引《汉书》作"晴"字解，甚尚。丹云：《史记·天官书》天精而景星见，注"精"即"晴"。《汉书·京房传》阴雾不精，均足为证。王注精微之气，似凿。高注：精，犹极也，不可通。《尔雅》天气下，地气不应，曰雾；地气发，天不应，曰雾。此说甚长，各家注均未洽。交通不表两句，王氏、吴氏、高氏、隐庵均"表"字断句，马氏、景岳、李仲梓均"命"字断句。吴云：阴阳二气，贵乎交通，若交通之气不能表扬于外，则万物之命无所施受，则名木先应而多死。景岳云：独阳不生，独阴不长，若上下不交，则阴阳乖而生道不能表见于万物之命，故生化不施。丹氏是吴说。铁樵按：万物命三字相连，不辞实甚，恐有讹字，是当阙疑。第就排偶文气观之，大意固自可通。菀藁不荣，景岳云：菀，郁同。藁，槁同。丹引《诗·小弁》菀彼柳斯，是隐庵以菀为茂木，藁为禾秆，误。未央绝灭，央即中央之央，半也。《诗·小雅》夜未央，注夜未半也。

唯圣人从之，故身无奇病，万物不失，生气不竭。

铁樵按：丹波云：自天气者清净至生气不竭，一百二十四字，与四气调神之义不相干，且文意不顺承，疑他篇错简。

逆春气则少阳不生，肝气内变。逆夏气则太阳不长，心气内洞。逆秋气则太阴不收，肺气焦满。逆冬气则少阴不藏，肾气独沉。肺气焦满，景岳云：肺热叶焦，为胀满也。

铁樵按：丹云盖谓肺胀喘满等证。王注作上焦解，误也。独沉，《新校正》云：《太素》作"沉池"，《甲乙》作"浊沉"，观上文焦满则《甲乙》为是。此处少阳、太阳、太阴、少阴，指时令言，非十二经络之太少。拙著《见智录》中标本中气节，言之极详。《内经》固以肺与大肠属秋，而太阴为秋季之主。然丹氏以为此处太阴、少阴当互易，其考据甚详，不可不知。丹云：此指时令而言者，以太阳、少阳例推之，疑是互误。

《灵枢·阴阳系日月》云：心为阳中之太阳，肺为阳中之少阴，肝为阴中之少阳，脾为阴中之至阴，肾为阴中之太阴。《春秋繁露》云：春者少阳之选也，夏者太阳之选也，秋者少阴之选也，冬者太阴之选也。铁樵按：此不过备一说，无当要领，仍以《见智录》所解释者为长。

夫四时阴阳者，万物之根本，所以圣人春夏养阳，秋冬养阴，以从其根，故与万物浮沉于生长之门，逆其根则伐其本，坏其真矣。故阴阳四时者，万物之终始也，死生之本也，逆之则灾害生，从之则苛疾不起，是谓得道。

铁樵按：苛疾，小疾也。《说文》苛，小草也。《礼记》疾痛苛痒，郑注：苛，疥也。言能顺四时，虽癣疥之疾不生也。各注作苛疟解，吴云与痾同，均非是。高云：四时之太少阴阳者，乃万物之根本也，所以圣人春夏养阳，使少阳之气生，太阳之气长，秋冬养阴，使太阴之气收，少阴之气藏，养阳养阴以从其根。丹云：高氏此解，贯通前章，尤为切当。王注诸家及朱彦修说，并似失章旨。铁樵按：经文云：夫四时阴阳者，万物之根本也。阴阳二字，包在四时之内，非与四时对待者。下文春夏养阳，秋冬养阴，即就四时所著之阴阳，而养人身之阴阳以应之。然则质言之四时者万物之根本也，注家不明此义，必以阴阳为说，经旨遂尔不明。即如高注，四时之太少阴阳者，乃万物之根本也，是万物之根本乃太少阴阳，转将"四时"两字抛荒。谓万物之根本是太少阴阳，遂觉玄妙，不可思议。谓万物之根本是四时，遂觉平实，容易索解。上古圣人创为医学，果以玄妙不可思议之说炫人乎？且照鄙说，《内经》全书可以不烦言而解，何止贯通前章？

道者，圣人行之，愚者佩之。从阴阳则生，逆之则死。从之则治，逆之则乱。反顺为逆，是谓内格。

铁樵按：丹云：王注愚者佩之，佩服而已，非也。李冶《古今黈》云："佩，背也，古字通。果能佩服于道，是亦圣人之徒也，安得谓之愚哉？"滑伯仁云：佩当作"悖"。吴云：佩与悖同。

是故圣人不治已病治未病，不治已乱治未乱，此之谓也。夫病已成而后药之，乱已成而后治之，譬犹渴而穿井，斗而铸锥，不亦晚乎？

铁樵按：宋本"斗而铸锥"，坊本作"铸兵"，丹云：当作"锥"字。

3 生气通天论

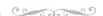

王注《六节藏象论》云：通天者，谓元气，即天真也。《宝命全形篇》曰：人生于地，悬命于天，天地合气，命之曰人。

黄帝曰：夫自古通天者，生之本，本于阴阳。天地之间，六合之内，其气九州九窍五藏十二节皆通乎天气。

铁樵按：薛福成圈点宋版《内经》，"夫自古通天者生"断句，盖本吴鹤皋本，似未妥当。"生"字既属上句，下文"之本"二字乃不成句，"之"字作"是"字解亦未稳洽，是当从隐庵。九州九窍并言，亦天人界限不分，凡类此者，均不必凿解。五藏十二节句，与下节参看。

其生五，其气三，数犯此者，则邪气伤人，此寿命之本也。

铁樵按：其生五，其气三，高主五行三才，景岳主三阴三阳，丹引杨上善《太素》注，在天为阳，在人为和，在地为阴。铁樵按：上文云，其气九州九窍五藏十二节皆通乎天气，下文此因时之序，则三五当指时令说。五日为一候，动植均生变化，人体应之，故云生。三五十五日为一气，故云气。若从诸家说，上下文反不能贯通，而经旨晦矣。数犯此者，即犯三五之生气。寿命之本，亦即三五之生气，言天气之生五，天气之气三，人身应之，乃生命之本也。

苍天之气清净，则意志治，顺之则阳气固，虽有贼邪，弗能害也，此因时之序，故圣人传精神，服天气，而通神明，失之则内闭九窍，外壅肌肉，卫气散解，此谓自伤，气之削也。

铁樵按：苍天之气两句，一天一人清净则意志治，不清净则意志乱，顺之则阳气固，逆之则卫气解散。苍天，泛指天，不专属春。"传"字，景岳、吴氏并云受也。然受必有授，似尚未洽，不如解作传经之传。所谓因时之序也，前篇春夏秋冬各有应付之法，是即传精神之注脚。

阳气者，若天与日，失其所则折寿而不彰，故天运当以日光明，是故阳因而上，卫外者也。

铁樵按：马云：本篇所重在人卫气，人之卫气，本于天气，故曰生气通天，此说最允当明白。因于寒，欲如运枢，起居如惊、神气乃浮。铁樵按：此节与下文暑湿气三节并列，文字颇错落，诸家解释互异，极不明了，细循之，恐有阙文脱简。就大段言之，寒属冬，暑属夏，湿属秋。气，高氏释为风，则属春，是四季并举也。而第一节"欲如运枢"，照王注，深居周密如枢纽之内动，是御寒之道，非病证，暑湿气三节，则皆言病证，本书绝少如此文法。又体若燔炭是暑温，首如裹与大筋四句，似非一种病，末节独举肿之一证，高释为风淫末疾，又如何阳气竭，亦属可疑。又因于湿首如裹，是清邪中上之病，而拘与痿实非湿病，转是风病。鄙意以为，肿三句与大筋四句互易，颇可通。盖首如裹，湿在上也，湿热不攘为肿，四维相代。湿从下受也，今之病脚气者先脚肿，不即治愈，入腹攻心，则喘满而手亦肿，至手肿，则脚反不肿，则多不救。所谓四维相代，阳气竭也。此种确为因湿而病者。至于大筋缓短四句，乃内风为病。"气"字果如高释作"风"解，因于气下接大筋缓短四句，于理论经验皆合。

因于暑，汗，烦则喘喝，静则多言，体若燔炭，汗出而散。

铁樵按：丹云：王注此不能静慎，伤于寒毒，至夏而变暑病也。此说非也。朱震亨详辨之，当考《格致余论》：景岳云：暑有阴阳二种，阳证由于中热，阴证由于中寒。烦则喘咳两句，言暑之阳者，烦固喘喝，静亦不免多言。盖邪热伤阴，精神内乱，故言无伦次。汗出而散句，是言暑之阴者。此说一细审之，牵强纽合弥甚，不可为训。张志聪云：天之阳邪，伤人阳气，两阳相搏，故体如燔炭。阳热之邪，得吾身之阴液而解，故汗出而散也。高云：若伤暑无汗，则病燥火之气，故体如燔炭。此两说较长。铁按：此节经文极明了。因于暑汗，言因于暑而病者常汗也。夫云当汗，则其病无汗可知，惟其无汗，所以体若燔炭。热甚则喘而惊呼，故云烦则喘喝。正气虚则入阴分而见郑声，故云静则多言。烦则喘喝为初一步，为病尚在阳经。静则多言为后一步，为病已传入阴经。体若燔炭句，本当在烦则喘喝之上，今置之静则多言之下者，亦自有故。体若燔炭，言热壮也。热壮者必不静，静则热必不壮，此事理之显然者。暑病无不体若燔炭，惟传至阴经之后则否。暑病无不当汗，然当于初步体若燔炭时汗之，若既传入阴经，则汗之无及，虽汗亦不散，故云体若燔炭，汗出而散。

因于湿，首如裹，湿热不攘，大筋缓短，小筋弛长，缓短为拘，弛长为痿。

铁樵按：朱氏《格致余论》云：湿者土浊之气，首为诸阳之会，其位高而气清，其体虚，浊气熏蒸，清道不通，沉重而不爽利，似乎有物以蒙冒之。失而不治，湿郁为热，热留不去。大筋缓短者，热伤血，不能养筋，故为拘挛。挛小筋弛长者，湿伤筋，不能束骨，故为痿弱。因于湿，首如裹，各三字为句，文正而意明。

马氏、景岳、隐庵、士宗并循原文而释,吴氏、薛氏从朱氏改定。铁樵按:朱氏解释前半,良是,惟云失而不治,湿郁为热,伤血不能养筋,热伤大筋,湿伤小筋,不免穿凿,亦未见有如此病证。凡拘挛痿弱之病,为血少为热,皆积久虚风内动所致,湿纵有之,亦为副因。

因于气,为肿,四维相代,阳气乃竭。

铁樵按:高云:气犹风也。《阴阳应象篇》云:阳之气,以天地之疾风名之,故不言风而言气。

阳气者,烦劳则张,精绝,辟积于夏,使人煎厥。

铁樵按:丹云:辟与襞同。《司马相如传》襞褶褰绉,师古注,襞积即今之裙褶。高云:重复也。汪昂云:如衣襞积。景岳云:病名,误也。煎薄为对待名词,薄骤而煎缓。王氏《溯洄集》云:阳盛则阴衰,故精绝。辟积犹积叠,谓怫郁也。铁樵按:此条表面所言者,为劳剧阳张。底面意义,则为阴虚则热,烦劳伤精,故云精绝。详煎厥之煎字,亦阴虚枯竭之意。辟积于夏,盖即能冬不能夏也。

目盲不可以视,耳闭不可以听,溃溃乎若坏都,汩汩乎不可止。

铁樵按:四句并上节为一节,言若何是煎厥也。目盲不可以视,耳闭不可以听,以现有之病证证之,二者恒得其一,不必耳目俱废。《礼记》洿其宫而豬焉,郑注:豬,都也。郦道元《水经注》水泽所聚谓之都。王氏《溯洄集》:都,犹堤防也。汩汩,水流也。阴虚潮热,骨蒸肉削,在上则痰多,涕泣俱出,在下则遗精,寐中则盗汗,皆所谓溃溃乎若坏都,汩汩乎不可止者也。遗精、盗汗、痰多,皆有治本之道,涩止化痰无益,故云不可止。后人以煎厥对薄厥言,呕血倾盆盈碗者为薄厥,痰中夹红者为煎厥,义虽近似,而此段经文,总未了然。王氏《溯洄集》论此节最详,惟总不如吾说之直截了当。鄙人身膺此病,故知之最详,所谓多病知医也。兹录《溯洄集》一节于后,以资参考。王氏《溯洄集》云:夫阳气者,人身和平之气也。烦劳者,凡过于动作皆是也。张,谓亢极也。精,阴气也。襞积,犹积叠。积水之奔散曰溃。都,犹堤防也。汩汩,水流而不止也。夫充于身者,一气而已,本无异类也,即其所用所病而言之,于是乎始有异名耳,故平则为正,亢则为邪。阳气则因其和以养人而名之,及其过动而张,亦即阳气亢极而成火耳。阳盛则阴衰,故精绝。水不制火,故亢火郁积之甚,又当夏月火旺之时,故使人烦热之极,若煎迫然。火炎气逆,故目盲耳闭而无所用。阳气欲绝,故其精败神去,不可复生,若堤防之崩坏,而所储之水,奔散滂流,莫能以遏之矣。夫病至于此,是坏之极矣。王冰乃因不晓"都"字之义,遂略去此字,而谓之若坏其可乎哉?又以此病纯为房患。以胀为筋脉膜胀,以汩汩为烦闷,皆非是。铁樵按:王冰注不知所云,可谓于经文全无理会,不知当时何以悍然下笔。丹氏引《圣济总录》人参散,治煎厥气逆,头目昏愦,听不闻,目不明,七气善怒,方用人参、远志、茯苓、防风、芍药、门冬、陈皮、白术。鄙意亦不以为可,盖经文目盲耳闭,原非必悉俱之证,谓浮火在上,当有目盲、耳闭诸见证耳,溃溃若坏都,汩汩不可止,则煎厥必具之证。何以言之?《阴阳应象论》曰:年六十阴痿,气大衰,九窍不利,下虚上实,涕泣俱出矣。六十而衰,固属自然,初非因病,然其言涕泣俱出,则与煎厥实有相通之理,可以互证。盖同是出入废,则神机不守也。抑病至如此地步,其躯体已如坏都,则必有其他兼见之证。若能深明经旨,自能随证应付。无论《圣济》之方不佳,即属尽善尽美,亦安所用之。

阳气者,大怒则形气绝,而血菀于上,使人薄厥。

铁樵按:自此至形乃困薄,似章节多错简脱误。本篇四个阳气者,细为比较,此节"阳气者"三字似衍,说详下节。

有伤于筋,纵其若不容。

铁樵按:王注:怒而过用气,筋络内伤,此承上文作,各家亦无异议。然薄厥之病,血菀于上,果与筋纵有关系乎？今临床所习见者，为失血过多，不能养筋，阴虚内热，因热生风，则为拘挛抽搐，是筋急也。惟风湿则筋纵病，脚气初步，脚肿且重，筋脉不仁，确有纵其若不容光景。然则以此节连上文解，非是。

汗出偏沮，使人偏枯。汗出见湿，乃生痤痱。高粱之变，足生大丁，受如持虚。劳汗当风，寒薄为皶，郁乃痤。

铁樵按：丹云：汗出偏沮，诸注不一。考《千金》作"袒"，又《养生门》云：凡大汗勿偏脱衣，喜得偏风半身不遂。《巢源》引养生方同。《灵枢·刺节真邪》云：虚邪偏容于身半，其入深，内居荣卫，荣卫稍衰，真气去，邪气独留，发为偏枯。下文汗出见湿，劳汗当风，高粱之变，皆有为而发疾者，则作袒似是。足生大丁，《新校正》足读为"饶"，吴为"能"，张为"多"。潘楫《医灯续焰》云：足生者必生也，并为是。《春秋繁露》云：阴阳之动，使人足病喉痹，足字用法，正与此同。痤痱，《说文》痤，小肿也。《玉篇》，疖也。《巢源》有夏月沸疮。盖痱字即沸字从疒者。高粱，《孟子》朱注：膏，肥肉。粱，美谷。赵岐注：细粱如膏。铁樵按：但细粱如膏，决不生丁，肥肉美谷为是。丹又云：皶，字书皶、皷、皶、膒、皷，并是查字。《外台》有粉皷，王注俗云粉刺是也。铁樵按：皷即俗所谓酒糟鼻子。《晋书》江东王氏，世代皷鼻。然则此病关乎遗传，不关劳汗当风寒薄之故，此则当怀疑待考者。又《内经》文字虽古，亦不过与《国策》《礼记》相近，其文气均有线索可寻。此节错简脱误，有显然可见者。兹先假定章节，再赘说明，以供学者探讨，假定章节如下。

阳气者，烦劳则张，精绝，辟积于夏，使人煎厥。目盲不可以视，耳闭不可以听，溃溃乎若坏都，汩汩乎不可止。大怒则形气绝而血菀于上，使人薄厥。有伤于筋，纵其若不容。

铁樵按：本篇言阳气者凡四，而烦劳与大怒，同是自伤，《内经》惯用排偶文字，大怒上"阳气者"三字，当然是衍文，况煎厥薄厥，分明两排。有伤于筋句，论文法，"有"字为分词，独立其上，"有"其字或"若"字省去，证以现所习见之病。固有因肝气而脚软手酸，剧则四肢不仁，为风痹者，与薄厥呕血完全不同。各家注解，均以此与上文薄厥连讲，以为筋纵即是薄厥之见证，然则有字赘矣。况呕血者，绝不见有筋纵之病。假使经文所言，与病不合，亦何贵有《内经》哉？

阳气者，精则养神，柔则养筋。开阖不得，寒气从之，乃生大偻。陷脉为瘘，留连肉腠，俞气化薄，传为善畏，及为惊骇。营气不从，逆于肉理，乃生痈肿。魄汗未尽，形弱而气烁，穴俞以闭，发为风疟。汗出偏袒，使人偏枯。汗出见湿，乃生痤痱。劳汗当风，寒薄为皶，郁乃痤。高粱之变，足生大丁，受如持虚。

铁樵按：说明阳气之功用，故用"阳气者"三字另提。开阖不得三句，承养筋说。陷脉为瘘五句，承养神说。痈肿、风疟、偏枯、痤痱、大丁、皶痤，乃连类及之者，故将偏枯痤痱等四节移在风疟之后。其若不容，下接汗出偏袒，总觉无根，高粱之变节，移在劳汗当风下者，因受如持虚句似总结上文。若曰开阖不得，则躯体之于外邪，如持虚器而受物也。以受如持虚句作一小结束，文气乃起讫分明，且与下文肉腠闭拒三句，互相呼应。

阳气者，精则养神，柔则养筋，开阖不得，寒气从之，乃生大偻。陷脉为瘘，留连肉腠，命气化薄，传为善畏，及为惊骇。营气不从，逆于肉理，乃生痈肿。魄汗未尽，形弱而气烁，穴俞以闭，发为风疟。

铁樵按：吴云：为寒所袭，不能养筋而筋拘急，形容偻俯矣。丹云：《脉要精微篇》，膝者，筋之府，不能屈伸，行则偻俯，筋将惫矣。大偻，义正同瘘。马云：鼠瘘之属。隐庵云：《金匮》所谓马刀侠瘿。丹云《说文》：瘘，颈肿也。慧琳《藏经音义》引《考声》云：久疮不瘥曰瘘。《巢源》有三十六瘘。李梴《入门》云：瘘，即漏也。经年成漏者，与痔漏之漏同。但在颈则曰瘰漏，在痔则曰痔漏。腠，肉之理也。《阴阳应象论》王注：腠理，谓渗泄之门。俞气化薄，吴云：俞同输，有传送之义。薄，诸家均释为依薄之薄。汪韧庵云：寒气流连于肉腠之间，由俞穴传化，而薄于藏府，则为恐畏惊骇，此阳气被伤，不能养神也。铁樵按：汪说似较各家为长，而丹氏非之，则亦未可为据。鄙意俞气化薄之薄字，似当作厚薄之薄解。俞非井荣经俞合之俞，凡一身之穴，皆可曰俞。俞字有传送之义，则俞气者，乃周流于一身之气，然不曰荣卫而曰俞气，则又非周流之血。私意俞气二字，决非偶然。瘰既为颈肿，考之西国病理总论，项下正是扁桃腺所在，此亦无管腺之一种，能输送合而孟，以供给全身健全者。凡患瘰者，本为损证，形神枯暗，肉削皮薄。经验稍多者，望而可辨其病之深浅。是即所谓俞气化薄乎？然则俞气云者，即健体所著之气色。俞气化薄云者，即损症所著之气色，与项下无管腺有关，故惟陷脉为瘰者，俞气化薄。瘰之为病，初非皮肤肌肉上事，故云陷脉善畏惊骇，则损证应有之候也。营气不从三句，楼氏《纲目》改定在大偻下。楼云：营气不从，逆于肉理，乃生痈肿十二字，旧本误在惊骇之下。夫阳气因失卫，而寒气从之为偻，然后营气逆而为痈肿，痈肿失治，然后陷脉为瘰，而留连于肉腠焉。丹云：楼氏改定如此，虽不知古文果否如此，其说则颇明备。魄汗，各家解释均未妥洽，丹氏之说最长。丹云：魄白古通。《礼·内则》白膜作魄膜。《淮南·修务训》云：奉一爵酒，不知于色，挈一石之尊，则白汗交流。《战国策》鲍彪注：白汗，不缘暑而汗也。

故风者，百病之始也。清静则肉腠闭拒，虽有大风苛毒，弗之能害，此因时之序也。

铁樵按：本篇大章旨，清净则意志治，因时之序，则贼邪勿能害。失时之序，则风寒暑湿伤之。烦劳大怒，则煎厥薄厥。开阖不得，俞气化薄，则有种种病变。所谓内闭九窍，外壅肌肉，至此复言因时之序，章法极分明。故病久则传化，上下不并，良医弗为。故阳畜积病死，而阳气当隔，隔者当泻，不亟正治，粗乃败之。上下不并，当是阴阳脱离之谓。吴云：水火不相济，阴阳相离。隔者当泻，"泻"字当活看，即正治之谓。鄙意疑此两节当互易，上下不并两句，承不亟正治说也。观上文所叙病证，皆当从治之证，初非一泻可以了事者。"病死而"三字疑衍。

故阳气者，一日而主外，平旦人气生，日中而阳气隆，日西而阳气已虚，气门乃闭，是故暮而收拒，无扰筋骨，无见雾露，反此三时，形乃困薄。

铁樵按：此亦因时之序，仅就一日言之者。固是一岁有四时，一日有昼夜，然此中有深意。盖一岁有生长收藏，一生有少壮衰老，一月有盈虚晦朔，一日有晦明旦暮，乃至天有晴雨寒燠之非时，地有山泽燥湿之互异，人有贫富劳逸之不同，就环境言之，几于移步换影，绝少雷同之事，随时应付，惟有洞明大略，与时消息。若食古不化，将执滞不通动作食息，必至无一而可。经文大段言岁立，有时仅言昼夜，盖生长收藏，固人身所资以为生者，而阴阳昏晓，与动作食息尤有密切关系。质言之，饮食有节，起居有时，不妄作劳，即养生之极则。有时又言人身之少壮衰老，如少壮老病已，与生长化收藏对待言之是也。人生之少壮老病已，即一岁之生长化收藏，然二者不能吻合。对于老病之解决法，为和阴阳，调四时，恬愉自得，则精神不散。而经文于昼夜及少壮老不甚深言者，因三者相合其数巧历不能穷，必求精密，反非养生之道，故仅言大概，示活法在人，无反天和，即为得道。吾侪读此，当心知其意，但明大略，小节自不至有背经旨。若熊宗立以人之生年月日治病，求精反拙，是不知《内经》者也。

岐伯曰：阴者藏精而起亟也，阳者卫外而为固也。阴不胜其阳，则脉流薄疾，并乃狂。阳不胜其阴，则五藏气争，九窍不通。

铁樵按："起亟"字，各家解释多穿凿。观与"卫外而为固"句相对，则"藏精而起亟"，当是与外相应意。"起亟"字不甚可解，或有讹误。吴氏改"起亟"为"为守"也，转觉不甚稳洽。其余各家，均嫌词胜于意。阴不胜阳两句，伤寒阳明少阴证最显。有燥屎则狂。伤寒末期，蜷卧，但欲寐，畏光；舌枯燥，溲赤，大便或利或否,利则粪水不多,得大剂附子,溲畅,诸恙渐回,更予附子则舌润,更予附子则大便畅下,而病霍然,所谓阳不胜阴,则五藏气争,九窍不通者也。

是以圣人陈阴阳,筋脉和同,骨髓坚固,气血皆从,如是则内外调和,邪不能害,耳目聪明,气立如故。

铁樵按:气立,景岳云:人受天地之气以立命,故曰气立。王云:真气独立。铁樵按:此是《内经》专门名词,凡专名皆从寻常语句节缩而来,则气立字望文生义,当不甚相远。

风客淫气,精乃亡,邪伤肝也。因而饱食,筋脉横解,肠澼为痔。因而大饮,则气逆。因而强力,肾气乃伤,高骨乃坏。

铁樵按:此节于上下文均不属,不知有无脱简。本节自为起讫,意义自明,而王注甚误。拙著《见智录》中详辨之,兹复录各家注释,以资参考。丹云:《说文》淫,浸淫随理也。徐云:随其脉理而浸渍也。肠澼为痔,吴云:肠中澼沫,壅而为痔。《续字汇》澼,肠间水。即根据《内经》本节,其实澼即"癖"字,以肠间辟积之水,故从水作澼。《外台》癖饮,或作"澼饮",与《庄子》漱澼洸之澼,迥然不同。肠澼二字,《灵》《素》中凡十见,多指赤白滞痢而言,唯本篇云肠澼为痔,盖古肠垢脓血出从谷道之总称。因而强力,王氏作入房解,吴氏、景岳同,士宗、隐庵、马氏,均云强用其力,下文为肾气伤,则王注为得。铁樵按:肠澼为痔,王注加"而"字,盖认痔之原因为肠澼。其实不然,循绎经文,先有邪气伤肝,然后风客淫气,既已风客淫气,又复饱食,则筋脉横解而为痔。肠澼者,痔之病状,非痔之病因。筋脉横解,乃真病因。邪伤肝风淫气及饱食,乃两层远因。故患痔者,必觉一部分肌肉下坠作痛,因筋脉横解也。治痔者专从肛门着手,无论何药,不能奏效,亦因未能顾及筋脉横解之病因也。

凡阴阳之要,阳密乃固,两者不和,若春无秋,若冬无夏,因而和之,是谓圣度。

铁樵按:丹云:阳密乃固,《巢源》作"阴密阳固"。考下文云,阳强不能密,阴气乃绝,则《巢源》误。高云:上文云,圣人陈阴阳,内外调和,故此复言,因而和之。

故阳强不能密,阴气乃绝。阴平阳秘,精神乃治。阴阳离决,精气乃绝。因于露风,乃生寒热。

铁樵按:此节作韵语的是周秦文字。因于露风,即风与露,王氏、隐庵,均以露字作裸露解,不可从。

是以春伤于风,邪气留连,乃为洞泄。夏伤于暑,秋为痎疟。秋伤于湿,上逆而咳,发为痿厥。冬伤于寒,春必温病。四时之气,更伤五藏。

铁樵按:洞泄,与飧泄同。丹云:如空洞无底,故云洞泄。汉元帝《吹洞箫》注:洞,与筒同。《巢源》洞泄者,利无度也。《水谷痢候》引本篇文详论之,当参考。又《史记·仓公传》迥风,即此。《太平御览》作洞风痎疟。《千金》作瘖疟,即疟耳。秋伤于湿,秋令为燥,然秋之首月,近于长夏,其至而不及,则为湿所胜,其至而太过,则同于火化,其平气,则又不伤人。此经文所以于伤人只言风暑湿寒,而不言燥。上逆而咳,景岳云:秋气通于肺,湿郁成热,则上乘肺金,故气逆而为咳,发为痿厥。诸家皆言湿伤于下,景岳且引上文,因于湿大筋软短小筋弛长之文。铁樵按:因于湿,因于气,两条错简,既如吾以上所说,此处痿厥,谓是因湿中于下,尤为无理。上逆而咳,发为痿厥,两句相连,详上逆字,可知是精气上壅,上盛下虚,热则骨痿,虚则厥冷耳。自春伤于风起,至春必温病止,皆承因于风露说,四时之气更伤五藏,乃结束风暑湿寒四层。观四时之气,更伤五藏两语,可知《伤寒论》寒毒藏于肌肤,春不病,过夏至变为暑温之大背经旨。

阴之所生,本在五味,阴之五宫,伤在五味。是故味过于酸,肝气以津,脾气乃绝。味过于咸,大骨气劳,短肌,心气抑。味过于甘,心气喘满,色黑,肾气不衡。味过于苦,脾气不濡,胃气乃厚。味过于辛,筋脉沮弛,精神乃央。

铁樵按：肝气以津，马云：肝气浸淫而木盛。景岳云：津，溢也。胃气乃厚，丹云：此盖脾约证。汪韧庵谓：胃气乃厚，言利不言害。其余酸咸甘辛，言害不言利。谓古文不拘一例，殊勉强。上文阴之五宫，伤在五味，是故以下皆言味过则伤，岂有味过于苦，独言利之理。丹又云：此条五味偏过生疾，其例不一，言脾气者二，言心气者亦二，肝气胃气肾气各一，而不及肺气，未详何理，抑古误耶？

是故谨和五味，骨正筋柔，气血以流，腠理以密，如是则气骨以精，谨道如法，长有天命。

铁樵按：此节连上节，似均有讹误，当在盖阙之列。

4 金匮真言论

丹波云：《汉·高帝纪》如淳云：金匮，犹金縢也。师古曰：以金为柜，保慎之义。

黄帝问曰：天有八风，经有五风，何谓？岐伯对曰：八风发邪，以为经风，触五藏，邪气发病。

铁樵按：《灵枢·九宫八风篇》：大弱风、谋风、刚风、折风、大刚风、凶风、婴儿风、弱风，所谓天有八风也。此无深意，即东南西北风加以东南、东北、西南、西北风，谓之八风，亦无不可。天有八风，与经有五风对待言之，一天一人，经即人之经气也，故岐伯云云。八风正，则无所谓经风，八风邪，则有经风。八风之邪，触于人之五藏，此邪风即发而为病，故经风有五也。吴氏以经字属风论，马氏说较长，亦言之不详，故赘释如上。

所谓得四时之胜者，春胜长夏，长夏胜冬，冬胜夏，夏胜秋，秋胜春，所谓四时之胜也。

铁樵按：丹云：此三十二字，文义不顺承，恐他篇错简，此节又见《六节藏象论》王氏补文中。

东风生于春，病在肝，俞在颈项。南风生于夏，病在心，俞在胸胁。西风生于秋，病在肺，俞在肩背。北风生于冬，病在肾，俞在腰股。中央为土，病在脾，俞在脊。

铁樵按：吴云：俞，输同，五藏之气，至此而转输传送也。丹云：经文俞、输、腧通用。《史记》五藏之输，注经穴也。《项氏家说》云：腧，象水之窦，即窬字也。见《难经汇考》。铁樵按：诸家之说皆是，然当知经输云者，乃从病证体会而得。例如咳嗽有引肩背作痛者，其部位在右胛骨与背脊之间，此所以云肺俞在肩背也。遗精滑精，无不腰酸脚软者，故云肾俞在腰股也。肝病久者项大似瘿，俗名气喉，故云肝俞在颈项也。心俞在胸胁。《难经》云：忧虑则伤心。今之病心痛胁痛者，医均认为肝病，岂知经文固认此为心病。凡操心虑患久而成病者必见心跳，心跳者脉必有歇止，脉有歇止，是循环系有障碍，是心房瓣膜病也。然则认脘痛胁痛为肝病者，非是。故云心之俞胸胁。脾之俞在脊。考之病证，小孩之乳积、惊风最显。凡小孩进乳太多，辄至成痉，痉为脊强，乳多则脾不运也，其他病证脾与脊有关者不多见，尚待考虑。至于东南西北中字样，即上文所谓经有五风，原指人身之风，非言在天之风也。春夏秋冬云者，以人身之五藏，配合四时，所谓经风触五藏发病，不必泥定春夏秋冬，死煞句下也。

故春气者，病在头。夏气者，病在藏。秋气者，病在肩背。冬气者，病在四肢。故春善病鼽衄，仲夏善病胸胁，长夏善病洞泄寒中，秋善病风疟，冬善病痹厥。故冬不按蹻，春不鼽衄，春不病颈项，仲夏不病胸胁，长夏不病洞泄寒中，秋不病风疟，冬不病痹厥，飧泄而汗出也。

铁樵按：自东风生于春起至此，凡四节，逐层推勘，条理分明，惟第四节讹误，至不可思议，遂使此四节经义全晦。兹先考订讹误，然后为总说明如下。末句飧泄而汗出也《新校正》云：详此六字，据上文疑剩，谓详审上文，不当有此六字也。李冶《古今黈》云：按本经《生气通天论》春伤于风，夏乃洞泄；夏伤于暑，秋为痎疟；秋伤于湿，冬为痿厥；冬伤于寒，春必病温。由是而言，春夏秋冬，无论启闭，政宜随时导引，以开通利导之，但弗发泄，使至于汗出耳。窃疑本经当云：冬不按跻，春必鼽衄，或病颈项；春不按跻，仲夏必病胸胁，长夏必病洞泄寒中；夏不按跻，秋必风疟；秋不按跻，冬必痹厥。其飧泄而汗出也一句，飧字当析之为勿令二字，如此则词旨俱畅，可谓通论矣。大抵导引，四时皆可为之，惟不得劳顿至于汗出，则非徒无益，或反以致他疾，不特于闭藏之时为不可，虽春夏发生长育之时亦不可。王太仆不悟本经舛漏，坚主冬不按跻，则四时俱病，盖为纸上语所牵而肆为臆说也。利害所系甚重，余于是乎有辨。据此，则冬不按跻两句亦误。然自鄙意言之，王注固非，李亦未为得也，且勿论其解释按跻，及析飧字为勿令之支离勉强，抑其心粗胆大，实足令人惊怖。愚按：篇首天有八风，经有五风，何谓？岐伯曰：八风发邪，以为经风，触五藏，邪气发病，邪与经对待言之，经有五风，即四时之风配五藏者，曰经风乃不病人之风也。天之八风，发为邪风，以此邪风为五藏之经风，则五藏触此邪气，当发病，乃病人之邪风也。东风生于春至冬气者病在四肢，言经风之触邪而为病，其径路如此。故春善病鼽衄至冬善病痹厥，言触邪而为病者，此下当赘一语云，所谓四时之邪也。春不病颈项至冬不病痹厥，即经风之不病人者，此下当赘一语云，所谓得四时之正者。故冬不按跻两句，疑当在夏暑汗不出之上。飧泄而汗出也句，是衍文。所谓得四时之胜者七句，亦衍文。然此节起结两句，本当分属后两节，而两胜字皆误，至何以如此错误，则不可知矣。如鄙说，则经文条理分明，意义明了。如李说，则与经旨相背。首节无着落，不辨自明也。所谓俞者，非穴道，观春气在头，夏气在胸胁，可知经旨只言大略。

夫精者，身之本也，故藏于精者，春不病温。夏暑汗不出者，秋成风疟。此平人脉法也。

铁樵按：此节与下节不连，《新校正》亦云：是必有阙文，不必曲为解释。惟冬不按跻两句，当在夏暑汗不出之上，理由甚长。景岳、吴氏皆云：春不病温，言冬宜闭藏。夏暑汗不出，为夏宜疏泄。然移冬不按跻两句于此，则文气较厚。且冬不按跻，确与夏暑汗不出对待。又吾疑夫精者以下十六字，必由他处错简而来，否则只当反说，不当正说。故藏于精者春不病温，详其语气，明明承上文而言，必上文有冬不藏精春必病温之语，然后此语气为合拍也。

故曰：阴中有阴，阳中有阳。平旦至日中，天之阳，阳中之阳也；日中至黄昏，天之阳，阳中之阴也。合夜至鸡鸣，天之阴，阴中之阴也；鸡鸣至平旦，天之阴，阴中之阳也。故人亦应之。

铁樵按：丹云：平旦，平者中分之意，《说文》旦，明也，从日见一上。《日知录》：平旦，寅也，可疑。黄昏，《月令广义》云：日落而天地之色玄黄，昏昏然也。《日知录》云：黄昏，戌也，亦可疑。合夜，言暮而合于夜也，盖定昏之谓。鸡鸣至平旦，自子至卯也。铁按：此即一昼夜四分之耳，不必泥也，窃谓此等处可以不求甚解。王注章节，故人亦应之句属下节，鄙意夫字另起，此句属上节为宜。

夫言人之阴阳，则外为阳，内为阴。言人身之阴阳，则背为阳，腹为阴。言人身之藏府中阴阳，则藏者为阴，府者为阳。肝心脾肺肾五藏，皆为阴，胆胃大肠小肠膀胱三焦六府，皆为阳。

铁樵按：三焦、膀胱，王注引《灵枢》，今《灵枢》中无其文。《本输篇》云：三焦者，足少阳太阴之所将，太阳之别也。与王注三焦者，上合手心主，足三焦者太阳之别名，意义略同。

所以欲知阴中之阴，阳中之阳者，何也？为冬病在阴，夏病在阳，春病在阴，秋病在阳，皆视其所在；为施针石也。

铁樵按：高云：冬病在阴，肾也。夏病在阳，心也。春病在阴，肝也。秋病在阳，肺也。

故背为阳，阳中之阳，心也。背为阳，阳中之阴，肺也。腹为阴，阴中之阴，肾也。腹为阴，阴中之阳，肝也。腹为阴，阴中之至阴，脾也。此皆阴阳表里内外雌雄相输应也，故以应天之阴阳也。

铁樵按：《内经》说来说去，只是四时，十二藏配十二月，与夫标本中见，无不是处相通，说详《见智录》，兹不具赘。

帝曰：五藏应四时，各有所收受乎？

铁樵按：吴云：五方之色，入通五藏，谓之收。五藏各藏其精，谓之受。张云：言同气相求，各有所归也。

岐伯曰：有东方青色，入通于肝，开窍于目，藏精于肝，其病发惊骇，其味酸，其类草木，其畜鸡，其谷麦，其应四时，上为岁星，是以春气在头也，其音角，其数八，是以知病之在筋也，其臭臊。

铁樵按：丹氏引《白虎通》云：肝木之精也，东方者阳也，万物始生，故肝象木，色青而有枝叶，开窍于目。亦引《白虎通》谓，目能出泪而不能纳物，木亦能出枝叶，不能有所纳也。此说极牵强，不足为训。鄙意先有四时之生长化收藏，然后求之人身，拟其近似者，以生长化收藏配五藏之心肝脾肺肾。春日草木甲坼，人体亦意志发舒，《经》所谓发陈者也。然意志发舒，惟不病之人为然，若病则反感不适。春日之通常病不由外铄者，惟头眩呕逆，其甚者，筋脉不仁，多疑善怒，如是者谓之肝病，谓之逆生气，故云春气者病在头。心者，循环之总汇，体温之所由发也。古人体会入微，心知其意，故以心为火以配长气。呼吸之作用，吸酸除炭，有清肃意，与秋为近，且肺萎者涕泪俱出，肺痈者喘满自汗，肺叶焦者音哑，肺不能行水则肢体肿胀，皆清肃之令不行也。四序之秋，其作用正同，故以肺配收气。凡不藏精者神气浮而大骨坏，百病丛起，比诸冬不能藏，四序之功用悉隳，故以肾配藏气。生长收藏，为四序之功用，然必有所资。化气者，生长收藏之所资也。脾胃腐熟水谷，为躯体之所资，故以脾配化气。秋行春令，冬行夏令，四序乱则病起，欲说明乱之所以病，势不得不有代名词以为说，于是有金木水火土。春主生，生最显者莫如木。秋主收，草木黄落，有肃杀意，命之曰金。金非五金，乃兵也。夏为火，火之对为水，故命冬为水。天地之化工以土，故中央曰土，化气为生长收藏之所资，无在不有，故以土寄主于四时。五行有相生相克之异者，即四序乱，生长化收藏之功用隳败之谓，如春行秋令，冬行夏令，皆是用五行为说，则其词简也。此为《内经》之根，其他五声、五色、五味等等，皆从此推演而得，辗转入细，遂成学说。吾侪苟心知其意，东方何以是木，木又何以是肝，可以不繁言而解。注家不明此意，专以五行为说，不可通之处，多方凿解，陈陈相因，愈说愈远，皆不可从。其味酸，《书·洪范》曲直作酸，义盖甚古。其畜鸡，《贾子新书》鸡，东方之牲也。上为岁星，《五行大义》云：岁星，木之精。铁樵按：古书涉及天文者，至今日已无价值可言，然亦未可尽废，吾侪就其信而有徵者研求之，其不可知者阙之。例如日月运行之理，节气与大小建之所由来，此不必言医理，亦吾人应有之常识。至如肝之应岁星，其理不可究诘，是当阙疑者也。又月行与潮汐相应，日中见黑子，地球上之丰歉疾病，必生若干之变化，以此推之，则行星之影响于地球，为吾人所不知者必多。地球日月，比之祖孙父子，行星犹兄弟也，同在一太阳系中，安得不生关系，特非天文专家，恐无从研究耳。其数八，郑注《易·系辞》云：天一生水于北，地二生火于南，天三生木于东，地四生金于西，天五生土于中。阳无耦，阴无配，未得相成。地六成水于北，与天一并；天七成火于南，与地二并；地八成木于东与天三并；天九成金于西，与地四并；地十成土于中，与天五并。王注所谓木之生数三成数八，即根据郑氏。日行本五岁而右迁；天于所以有十，殆因此故。郑氏为大儒，其说如此，读《内经》者不可不知，至其所以然之故，则莫名其妙，是真玄学，恐刻意求甚解，反与算命先生同化也。

南方赤色，入通于心，开窍于耳，藏精于心，故病在五藏，其味苦，其类火，其畜羊，其谷黍，其应四时，上为荧惑星，是以知病之在脉也，其音徵，其数七，其臭焦。中央黄色，入通于脾，开窍于口，藏精于脾，故病在舌本，其味甘，其类土，其畜牛，其谷稷，其应四时，上为镇星，是以知病之在肉也，其音宫，其数五，其臭香。

铁樵按：故病在苦本句，丹云：按前文例，当云病在脊。《灵枢·经脉篇》脾是动则病舌本强，脾病在脊，他书无徵，亦一疑点。

西方白色，入通于肺，开窍于鼻，藏精于肺，故病在背，其味辛，其类金，其畜马，其谷稻，其应四时，上为太白星，是以知病之在皮毛也，其音商，其数九，其臭腥。北方黑色，入通于肾，开窍于二阴，藏精于肾，故病在溪，其味咸，其类水，其畜彘，其谷豆，其应四时；上为辰星，是以知病之在骨也，其音羽，其数六，其臭腐。

铁樵按：隐庵云：木火金水，皆举成数，土独举生数，盖四者皆待土而成，土独无所待，故止一五而已。故病在溪，张兆璜云：溪者，四肢之八溪也。丹云：冬气者病在四肢，此说得之。铁樵按：本篇所言，多不可晓，例如水味咸。《洪范》润下作咸。郑注：水，卤所生。然水实不咸，水亦非出于卤。他如金辛木臊，金腥土香，均不可究诘，固知是推演而得，然不能与事实相符。且岁星辰星云云，于治病关系，尤极迂渺，鄙意当存而不论，宁节省精神，致力于可知之处。吾为此言，固不虞识者齿冷也。

故善为脉者，谨察于五藏六府，一逆一从，阴阳表里，雌雄之纪，藏之心意，合心于精，非其人勿教，非其真勿授，是谓得道。

铁樵按：一逆一从，马云：反四时为逆，顺四时为从。隐庵云：此总结经脉之道，生于五藏，连于六府，外合五方、五行、阴阳六气，表里循环，有顺有逆。

5 阴阳应象大论

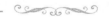

阴阳指人体，象指天地，言人身之阴阳，与天地相应。吴氏谓：象者，应乎天地，配乎明阳五行，语气殊欠明了。

黄帝曰：阴阳者，天地之道也，万物之纲纪，变化之父母，生杀之本始，神明之府也，治病必求于本。

自少而壮，曰变，自有而无，无而有，曰化。阴阳二字，如本节说，几乎不可思议，其实只寒暑晦明耳。地球之有生物，是否寒暑晦明而外别有原因，不得而知，然而无寒暑晦明，决不能有生物，则为不易之理。有寒暑晦明，则有生灭，亦惟有寒暑晦明，然后有生长化收藏。生长化收藏，不仅生灭已也，有进化之理在焉。有生有灭，又有演进之理，然后其道无穷，故《易·系辞》云；变通莫大乎四时。本节阴阳二字，说得神乎其神，不可捉摸，问阴阳究竟是何物？答曰：四时寒暑。问若何治病必求于本？答曰：无背四时寒暑。

故积阳为天，积阴为地，阴静阳躁，阳生阴长，阳杀阴藏，阳化气，阴成形，寒极生热，热极生寒，寒气生浊，热气生清，清气在下，则生飧泄，浊气在上，则生䐜胀，此阴阳反作，病之逆从也。故清阳为天，浊阴为地,地气上为云,天气下为雨,雨出地气,云出天气,故清阳出上窍,浊阴出下窍,清阳发腠理,浊阴走五藏,清阳实四肢,浊阴归六府。

铁樵按:以上就文气分之为两节,意义自明。各家虽有注释,其实与不注释同。清气在下四句,即所谓阴阳反作。马氏谓:清阳宜在上,反在下,则有降而无升,故飧泄。浊阴宜在下,反在上,则有升无降,故䐜胀。马氏说是也。人身在下者宜升,在上者宜降。肾在下,肾阳上蒸,化为津液。肺在上,肺气下降,则为溲溺。此清阳出上窍,浊阴出下窍之最著者。在上非无浊阴,能降则在下,在下本有清阳,能升则在上,是为健体,是即阴中有阳,阳中有阴之理。亦即地气上为云,天气下为雨之理。肺水喘满,肺气不降者也。伤寒少阴证下利完谷,肾阳不能升者也。故曰清气在下则生飧泄,浊气上则生䐜胀。清阳发腠理,浊阴走五藏者,此指气血,即卫行脉外,荣行脉中之意。清阳实四肢,浊阴归六府者,言饮食之精华,营养四肢百体,而糟粕则由六府排泄体外也。

水为阴,火为阳。阳为气,阴为味。味归形,形归气,气归精,精归化,精食气,形食味,化生精(省精生气三字)。气生形,味伤形,气伤精,精化为气,气伤于味。阴味出下窍,阳气出上窍。味厚者为阴,薄为阴之阳;气厚者为阳,薄为阳之阴。味厚则泄,薄则通;气薄则发泄,厚则发热。壮火之气衰,少火之气壮,壮火食气,气食少火,壮火散气,少火生气。气味辛甘发散为阳,酸苦涌泄为阴。阴胜则阳病,阳胜则阴病,阳胜则热,阴胜则寒,重寒则热,重热则寒。

铁樵按:以上就气味反复言之。味归形两句,景岳云:五味生精血以成形,故云味归形。形之存亡,由气之聚散,故云形归气。气归精两句,不必多方凿解,盖气之盛衰,视精之耗,积著于中,则英华发外,精满者,气必盛,故云气归精,精归化。丹氏引《家语》男子十六,精化小通(《通雅》小通言人道也),为生化之义,此说颇长。精食气两句,食字与归字对勘,端义自明。精之所资者为气,形之所资者为味也。化生精,气生形两句,对气归精,精归化说,形之生灭,视气之聚散,气生形也(气之盛衰,视精之耗羡,精生气也)。化为本书所言之峰极,所谓道之大源,精气形三者均资之,而精又气之所资以生者,故以精系属于化而曰化生精。味伤形两语甚妙,须知万物皆有主客,味与形二者,形为主也,味之所以可贵者,为其能养形也,以养形为目的,而取资于味,得味而形盛,所谓味归形也。若以口腹为目的,大嚼取快则厚味化热,为消渴,为疮疡,味伤形矣。藏于精者,气无不盛,气之源在精,气盛出于自然,故曰气归精。若以使气为能,则无有不伤精者,故云气伤精。精化为气,即化生精(精生气)。气生形两句中间所省之一句,气伤于味,即味伤形之深一层者,味直接能伤形,间接能伤气也。壮火之气衰六句,承火为阳,阳为气说。少火,即少阳。壮火,即阳明。少阳为春之生气,阳明为夏之长气,少火由生而长,故气壮而生气。壮火盛极将衰之候,故气衰而食气。细观经文,似养生以阴为主,治病以阳为主。从味归形至厚则发热止,专就阴说,亦专就养生说,以味为资生之本,以化为生命之源。中间反复言其利害,文简而意误。壮火六句就阳说,此阳即从阴之能化而来,言养生者,贵少火之生气,不贵壮火之长气也。气味两句,总结上文,以下言阴阳偏胜则病人。

寒伤形,热伤气,气伤痛,形伤肿,故先痛而后肿者,气伤形也,先肿而后痛者,形伤气也。景岳云:寒则形消,热则气散。风胜则动,热胜则肿,燥胜则干,寒胜则浮,湿胜则濡泻。

铁樵按:寒热燥湿,固是由人身感觉而定之名词,然《内经》之寒热燥湿诸名词,实指病状,必人体感寒而病,然后有寒可言,感热而病,然后有热可言。如本节之动痛濡泻,其最著者,惟本节所言,颇多可疑之处。如风胜则动,此即吾人临床所见之内风,若外风,汗出发热头痛而已。然内风乃热侵纤维神经,后人所谓血枯筋燥,非由感受风寒而病。马氏释风胜则动为振掉摇动之类,盖取《易经》风以动之之义,故名振掉辉动者为风,此可解也。寒胜则浮,却不甚可解。吴氏云:寒胜则阳气不运,故坚痞腹满而为虚浮。王云:热胜则阴气结于玄府,玄府闭密,阳气内攻,故为浮。据此二说,究竟寒胜则浮是何种病乎?玄府,毛孔也。感寒毛孔闭,汗不出,则脉浮紧,此即所谓浮乎?又太阳病,则浮脉应之。《经》所谓浮,即指太阳病乎?至如吴氏之说,坚痞腹满,本非寒病所有,而下接而为虚浮四字,尤属费解,直无讨论之价值。鄙意伤寒必太阳先病,太阳病者,在一身之表,所以浮脉应之者,盖寒袭于外,毛孔闭则不得疏达,本有之体温郁而为热人之生理不病则气血平均,病则气血必奔凑于病处,以其补救,创处之出血,疮疡之雍肿,皆其例也。外寒袭体,毛窍骤闭,气血应之,即所以抵拒外寒,毛窍甚闭,气血奔凑,全身体温集于外层,欲驱逐外袭之寒而为壮热;如此者为太阳病。就一身言之,表为上层,是浮也,故浮脉应之,准此寒胜则浮确有至理。且懂得寒胜则浮,即懂得《伤寒论》脉浮可汗,脉沉迟者禁汗之为何故。所谓中医,乃一贯的学说,是处可以相通者也。热胜则肿,湿胜则濡泻两语,仍属不可解,各家都未措意。王冰注亦极不明了,谓热郁洪肿,湿攻脾胃则水谷不分。按水谷不分,据丹氏所考据者,即飧泄完谷。今之病此者,实非湿胜,乃洞泄寒中耳。且既濡泻,则湿有去路,必不病,亦不名为湿胜。热胜则肿,以疮疡当之,亦殊未洽。鄙意易为湿胜则肿,则与病理全合。易热胜则濡泻,亦较圆满。濡泻,疑与飧泄不同。飧泄,指大便洞泄言。濡泻,则汗与溲便均是协热下利,热结旁流,大便泻也。消证,小便泻也。自汗出,身灼热之风温,汗出濡也,皆属热胜之病。且寒湿皆为阴邪,易湿胜则肿,与上文阴胜则寒,寒伤形,形伤肿,亦合。燥胜则干,转嫌太浅易,尚待考虑。

天有四时五行,以生长收藏,以生寒暑燥湿风。人有五藏,化五气,以生喜怒悲忧恐。故喜怒伤气,寒暑伤形,暴怒伤阴,暴喜伤阳,厥气上行,脉满去形,喜怒不节,寒暑过度,生乃不固。

丹云:此上二节,经旨似有相矛盾,既曰寒暑伤形,又曰寒伤形,热伤气者,何也?盖言虽不一,理则有归。夫喜怒之伤人从内出,先发于气,寒暑之伤人从外入,先著于形,故曰喜怒伤气,寒暑伤形。分而言之,怒气从下而上,先发于阴,喜气从上而下,先发于阳;寒则气内藏,先著于形,暑则气外溢,先著于气,故曰寒暑伤形,喜怒伤气,又曰暴怒伤阴,暴喜伤阳,又曰寒伤形,热伤气。

铁樵按:丹氏之言,固自有理。然经文矛盾处,尚不止此。如云寒伤形,热伤气,气伤痛,形伤肿,是寒伤形,形伤肿,不啻言伤寒则肿也,而下文云热胜则肿,是显然相反,岂热胜则肿之热,为重寒则热之热又湿胜则濡泻,《新校正》云:谓即《左传》之雨淫腹疾,是亦以濡泻为飧泄也。腹为大阴,脾之部位,脾最恶湿,今虽不见有因湿而不利完谷之病(痢虽湿热,但湿为副因,故痢疾非燥药所能愈),于病理未尝不可通,乃下文则云春伤于风,夏为飧泄,又秋伤于湿,冬为咳嗽,将湿之即病者为濡泻,不即病者为咳嗽乎?将伤于湿为濡泻,伤于风为飧泄,无以异乎?凡此皆令人不可捉摸。孟莼生先生曾为余言,医经说病太通套,似是而非处甚多。孟莼生先生虽非医家,而此语则甚确,为内家所不能言。在理,科学之文字,无有不精密者,即如墨子、老庄,近人以科学眼光一为剖析,其文义之精,乃为前此所未梦见。独《内经》文字笼统,罅漏百出,攻苦之余,一为念及,辄令人爽然自失,此实中医衰落之一大原因也。

故重阴必阳,重阳必阴,故曰冬伤于寒,春必病温,春伤于风,夏生飧泄,夏伤于暑,秋必痎疟,秋伤于湿,冬生咳嗽。

铁樵按:重阴必阳,重阳必阴,与寒极生热,热极生寒同,与重寒则热,重热则寒亦同。此两语所以叠见者,初非偶然,盖言阳阴胜复也。下文冬伤于寒八句,即重阳重阴,亦即阴胜则阳复,阳胜则阴复之理。冬为阴季,伤于寒则为重阴,故春必病温,温为阳邪也。春为阳风,为阳邪,春伤于风,是为重阳,夏为寒中、飧泄,阴病也。由此推之,痎疟为少阳证,是经旨认暑为阴邪,夏为阴季,盖夏至之后一阴生也。

此:"夏"字必是长夏六月。前文春夏为阳,秋冬为阴,与此处之"夏"字不同。又湿为阴邪,秋为阴季,秋伤于湿,是为重阴,经旨必认咳为阳病肺燥而咳者。此就理论推之,毫无疑义。《易》曰:无平不坡,无往不复。惟偏胜无不复之理,故曰必。重阴必阳之"必",即春必病温,秋必痎疟之"必"。世固有冬伤于寒,而不病春温者,经旨只言理之当然,不言事之或然,故曰必。喻嘉言改秋伤于湿,为秋伤于燥。汪韧庵谓为多事。喻固安作,汪亦不明此理。

帝曰:余闻上古圣人,论理人形,列别藏府,端络经脉,会通六合,各从其经,气穴所发,各有处名,溪谷属骨,皆有所起,分部逆从,各有调理,四时阴阳,尽有经纪,外内之应,皆有表里,其信然乎?

铁樵按:端络,高云:端直络横也。会通六合,各从其经,四时阴阳,尽有经纪,仍是言天以验人,故岐伯以四时为对。

岐伯曰:东方生风,风生木,木生酸,酸生肝,肝生筋,筋生心,肝主目(其在天为玄,在人为道,在地为化,化生五味,道生智,玄生神)。(神)在天为风,在地为木,在体为筋,在藏为肝,在色为苍,在音为角,在声为呼,在变动为握,在窍为目,在味为酸,在志为怒,怒伤肝,悲胜怒,风伤筋,燥胜风,酸伤筋,辛胜酸。

铁樵按:丹云:以下文为例,其在天为玄六句,系衍文。在天为风,"在"字上之"神"字,亦衍。肝所以生筋,因肝病者,恒筋脉不仁也。肝主目者,以肝病久,辄病目也。筋生心,据《元命苞》云:筋有枝条,象木。是《内经》所谓筋,殆指静脉,静脉通于心也。在天为风,在地为木,言肝配春之生气。在体为筋,在藏为肝两句并列,似经旨于五藏,只言其用,不言其体,故以体与藏对待为说。在志为怒者,凡怒之甚者,辄见拘挛,即所谓变动为握。拘挛,筋为之也。推肝之志为怒,故名曰将军之官。隐庵云:肝为将军之官,故其志为怒。此倒因为果也。须知所以名将军之官因此藏之志为怒。所以知其为怒,因怒甚之变动为握。今云因其为将军之官,所以其志为怒,便觉不可思议,而将军之官一语,先不可通。

南方生热,热生火,火生苦,苦生心,心生血,血生脾,心主舌,其在天为热,在地为火,在体为脉,在藏为心,在色为赤,在音为徵,在声为笑在变动为忧,在转为舌,在味为苦,在志为喜,喜伤心,恐胜喜,热伤气,寒胜热,苦伤气,咸胜苦。

铁樵按:血生脾,亦从四时推演而来,以心配夏,以长夏配脾,夏之后为长夏,论春之生为夏之长,四时递迁,即是互相禅蜕。所谓相生,即禅蜕之义。是夏生长夏也,故云心生血,血生脾。心主舌,凡劳苦过当,往往血少,其舌辄碎。又血热者,舌辄绛。亡血者,舌枯萎。由此推之,知心主舌。在体为脉,脉即动脉。体与藏对待言之,与前节同,可知五藏皆不言体。

中央生湿,湿生土,土生甘,甘生脾,脾生肉,肉生肺,脾主口,其在天为湿,在地为土,在体力肉,在藏为脾,在色为黄,在音为宫,在声为歌,在变动为哕,在窍为口,在味为甘,在志为思,思伤脾,怒胜思,湿伤肉,风胜湿,甘伤肉,酸胜甘。

铁樵按:肉生肺,于病状无可徵,惟以四时推之。长夏之后为秋,秋配肺,长夏配脾,故云尔。在变动为哕,丹云:《说文》哕,气牾也。即呃逆。哕哕,车銮声,言呃声之有伦序。鄙意脾气当上升,胸脘阻隔欲升不能则哕,故是脾之变动。

西方生燥,燥生金,金生辛,辛生肺,肺生皮毛,皮毛生肾,肺主鼻,其在天为燥,在地为金,在体为皮毛,在藏为肺,在色为白,在音为商,在声为哭,在变动为咳,在窍为鼻,在味为辛,在志为忧。忧伤肺,喜胜忧;热伤皮毛,寒胜热;辛伤皮毛,苦胜辛。

铁樵按:燥则百物不生,金为肃杀之意,故云燥生金。肺本应燥气,伤于湿则咳,故云在变动为咳。

热伤皮毛,热,《太素》作"燥",燥与辛本生肺,云燥伤皮毛,辛伤皮毛,皆自伤。

北方生寒,寒生水,水生咸,咸生肾,肾生骨髓,髓生肝,肾主耳,其在天为寒,在地为水,在体为骨,在藏为肾,在色为黑,在音为羽,在声为呻,在变动为栗,在窍为耳,在味为咸,在志为恐。恐伤肾,思胜恐;寒伤血,燥胜寒;咸伤血,甘胜咸。

铁樵按:以上五节,如注家所释,无意味可言,岂经文真无意味乎? 鄙意以为不从太初第一步著想,即多隔膜,岂但无味,简直误也。反复研求经旨,所谓生乃相得之谓,伤乃太过之谓。天地人对待为说,最是显明处。人之患病可以分类,非人各异其病也。病之为类,各有其时,如夏之洞泄,秋之痎疟,非毫无一定者,因此而深求天人之故。天荷四时,人有五藏。五藏与四时之关系,颇有迹象可求。如多郁者,春时辄患头眩、呕逆,夏秋冬三时则否。而健体有春时则融融泄泄,意志体魄罔不发舒,与天时之生气相应,定病体之头眩、呕逆为肝病。从有病之肝推测无病之肝,于是定意志发者为肝德,故以肝配春时之生气。肝之德,不可见者也。肝之病,可见者也。就可见者以推测不可见者,就可见之病以推测不可见之生理,《内经》全书所言,皆如此也。积著于中,英华发外。凡英华外发者,必其中有所积者。无所积,即不能有所见。古人深信此理,放诸万事万物而准。故曰天明则日月不明,藏德不止,故不下也。天与人本相同者,天有藏德,人亦有藏德,此可以伤寒之六经说明之。伤寒之六经病,而后见者也。不病直无其物,不病之健体,六经之作用完全不显,是人身之藏德也。天有四时,四时有美德,曰生长化收藏。何以生? 何以长? 莫知其然。而然,不可见者也。第见春之发陈,夏之蕃秀而已。人体有五藏,五藏亦有美德,曰生长化收藏。亦莫知其然而然,第觉爪发、血脉、筋骨、意志,与四时之发陈、蕃秀相应,若合符节而已。彼头眩、呕逆者,逆生气者也。逆之,则病立见。顺生气者,第觉意志发舒,快然自足而已。夫意志发舒,快然自足,其著于外者也。有所著,知其必有所藏,夫是之谓五藏。五藏与六府对待言之,六府之所贵者,在泻;五藏之所贵者,在藏。故于府曰泻而不藏,于藏曰藏而不泻。然藏泻云者,不过与府对勘云,然非五藏名藏之真意义也(此处肝与筋对待言之,筋曰体,肝曰藏,体之对为用,此处之"藏"字,当作"用"字解,亦非五藏名藏之真意义也)。五藏名藏之真意义,即藏德不下之"藏"。藏不曰五机件或五杂俎,知此藏字之所由来,则《内经》言生理之真意味可以知矣。注家泥定五藏,藏而不泻,自古迄今,莫能自知其非者。《灵素商兑》复以现时代解剖驳藏而不泻之说,皆非知《内经》者也。东南西北,限于禹贡地域,然不当凿解,其实即春夏秋冬。第观中央生土之说,可知非吾人心目中之东南西北。今人皆谓东西无定,系赤道以北,北寒南热,赤道以南,北热南寒,南北亦非一定寒热。吾谓古人纵不知此理,误认南方生热,北方生寒,然中央若何生土? 中央亦无定位,生土更无其事。古人而为此说,岂非梦?《内经》所载《太始天元册》文,苍天黅天数语,仍不得要领,然则经文非欤? 吾乃求之事实,东南为海,东风含水分多,西北为高原,西风含水分少,南为热带,故南风热,北为冰洋,故北风寒。而春多东风,以其含润也,故能吹枯殖朽。秋多西风,以其含水分少也,故燥而杀物。夏多南风,故热甚。冬多北风,故寒甚。问何以四季之风泰半皆有定? 则因黄道与赤道略有参差之故。是西风生燥,北风生寒,固自不误。人生戴天而履地,食毛而践土,与天地息息相关。植物因节候而变化,动物因土宜而异类。人所资以为生者,即此动植,安得不随之而生变化? 五藏不言其体,仅言其德,分天气为四时,四时分系,以生长化收藏以为说,分人体重机件为五藏,五藏亦系以生长化收藏以为说。天人互相印证,验诸事实而信,验诸千百事实而信,则得一公例,复积千百公例而成学说,此其所根据,岂荒渺无稽者哉!

故曰:天地者,万物之上下也。阴阳者,血气之男女也。左右者,阴阳之道路也。水火者,阴阳之征兆也。阴阳者,万物之能始也。故曰阴在内,阳之守也;阳在外,阴之使也。

铁樵按：前五节既明，此节不繁言可解。天地者，万物之上下。"上下"二字，谓覆载也。男女，即雌雄相配意，相配然后生生不已。气血，亦生生不已，故气血亦秉阴阳。即藏府，亦秉阴阳。故曰上下雌雄相输应。左右为阴阳之道路，极有深意，言人法天也。地球自转不已，日月推迁不已，谓之天运。人身血行谓之循环，自右而左顺而不逆，故左右为阴阳之道路。征兆，见端也。人体之阴阳不可见，病则见，火为热，水为寒，阳胜则热，阴胜则寒，阳虚则寒，阴虚则热，故曰水火者阴阳之征兆。能始字，高士宗据《易·系辞》乾知大始，坤以蕴能，即造物之化工。阳为阴使，阴为阳守，乃阴阳互相倚系，不仅雌雄迭相输应而已。

帝曰：法阴阳奈何？岐伯曰：阳胜则身热，腠理闭，喘粗为之俯仰，汗不出而热，齿干以烦冤，腹满死，能冬不能夏。阴胜则身寒汗出，身常清，数栗而寒，寒则厥，厥则腹满死，能夏不能冬。此阴阳更胜之变，病之形能也。

帝曰：调此二者奈何？岐伯曰：能知七损八益，则二者可调，不知用此，则早衰之节也。年四十而阴气自半也，起居衰矣。年五十体重，耳目不聪明矣。年六十阴萎，气大衰，九窍不利，下虚上实，涕泣俱出矣。故曰：知之则强，不知则老，故同出而名异耳。智者察同，愚者察异。愚者不足，智者有余。有余则耳目聪明，身体轻强，老者复壮，壮者益治，是以圣人为无为之事，乐恬憺之能，纵欲快志于虚无之守，故寿命无穷，与天地终。此圣人之治身也。

铁樵按：帝问法阴阳，岐伯以阴阳偏胜致病为言，是不使偏胜即是调阴阳。知七损八益，即是不使偏胜，故景岳以扶阳抑阴释七损八益，马蒔以采阴补阳释七损八益，皆不必深辨，已知其非是。此段可分四节，颇多精义，兹为分节解释如下：自阳胜则热至病之形能也，为一节。此一节内包括两小节，第一节阳胜，第二节阴胜，此两节意义之精，几乎不可思议。阳胜者，非阳胜乃寒胜也。何以知之？观于身热，腠理闭，喘粗为之俯仰，汗不出热，齿干以烦冤，腹满死，能冬不能夏数语乃半部《伤寒论》也。身热，腠理闭，喘粗，即伤寒太阳病，无汗而喘。腠理闭即是汗不出。经文最简，上文既云腠理闭，下文复言汗不出者，身热汗不出，是太阳病腠理闭，即前文寒胜则浮之浮字也。伤寒或已发热，或未发热，必恶寒。恶寒者，寒胜也。冬为寒，复伤于寒，则为重寒。伤寒所以必发热者，重寒则热也。其先恶寒，其后恶寒罢，但发热者，阴胜则阳复也。其先阴胜恶寒，其后阳复不复恶寒，则阳胜也。全体气血奔赴肌腠以御外寒，病全在表，气血亦全在表，此时表层热甚，热甚当出汗，汗出则热解。乃外层为寒气所束，汗不得出，邪正互相抵拒而表骤闭，乃为壮热。此所以既云腠理闭，又言汗不出也。热壮津液被灸，前板齿先燥，故云齿干。热甚则狂，故云烦冤。屎燥则神昏谵语，撮空理线，俯仰并作，故云腹满死。为之俯仰一句，吾诊吴修士之掌珠一案，可谓绝妙。注脚惟此句，似当在腹满死之上。统观全节，先太阳病，次阳明经府，条理井然，谓非半部《伤寒》邪？其能冬不能夏一句，丹氏《素问识》谓古时"能""耐"两字通用，当作"耐"解。鄙意大可不必。谓如此之病，可以辛凉苦寒诸阴药汗之、下之，不能用辛温阳药耳。阴胜则身寒汗出，身常清，此言亡阳。卫外之阳衰，则汗自出而身冷矣。清，冷也。阳亡则无阳，故曰阴胜。数，频数也。栗，战栗也。厥，四逆也。阴证或利或否，其宿积必不能下，服大剂姜附萸桂，大便行，胶粪下者，吉。伤寒少阴证，急下存阴，用承气者，乃阳明篇错简。少阴自利而用承气，无不死者。后人不解，大骂仲景，因不知伤寒论少阴篇错简。孟浪尝试之，故凡阴证，无论自利与否，宿积总不得下，必阳回然后积下而愈；故曰腹满死。能夏不能冬句，谓当用辛温阳药，不得用苦寒阴药耳。然则此数语又包括下半部《伤寒论》矣。各家注释无一而可，故余不惮辞费，至伤寒少阴篇，急下存阴用承气之非是。苟读王海藏《阴证略例》及窦材《扁鹊心书》，复治数十百人阴证，然后知余言不谬。至于《伤寒论》错简，从急下存阴一语知之。急下存阴,阳证治法,非阴证也。阴阳更胜之变一语,尤当玩味。更字读平声,更迭也。所谓阳胜者,非阳胜乃寒胜,寒胜而阳复热甚,故曰阳胜。所谓阴胜者,非阴胜乃亡阳,阳亡则无阳可言,故曰阴胜。不如此,不名曰更胜之变也。病之形能也句,丹氏作"形态"。吴鹤皋谓能即能冬能夏之能。鄙意二说均非。能字即作能力解较古拙,且有两层意义,作形态只一层意义。七损八益,《素问识》云:本邦(此二字指日本)前辈所解,似得经旨。《天真论》云:女子五七阳明脉衰,六七三阳脉衰于上,七七任脉衰,此女子有三损也。丈夫五八肾气衰,六八阴气衰于上,七八肝气衰,八八肾气衰齿落,此丈夫有四损也。三四合为七损矣。女子七岁肾气盛,二七天癸至,三七肾气平均,四七筋骨坚,此女子有四益也。丈夫八岁肾气实,二八肾气盛,三八肾气平均四八筋骨隆盛,此丈夫有四益也。四四合为八益矣。铁樵按:此说诚巧,然经旨恐不如此。信如此说,知之何用?鄙意七损八益,必古时成语,故岐伯仅说此四字,不复加以诠释。又此四字之意义,必为交互的,必非平列的。例如笔精墨良,窗明几净,是平列的。夫唱妇随,父慈子孝,是交互的。《内经》说阴阳,皆交互的。阴在内为阳之守,非阴自守也。阳在外为阴之使,非阳自使也。是即交互的证据。《天真论》男女天癸以七八为期,此处七八并举,意义当不甚相远。又七损八益一语,必与上文有关系,必解释此句与上下文不背,然后可以为定义准此。此四字所包之意义必广,必与上文之阳胜阴胜合,亦必与下文之无为恬憺合,而四十五十一段文字,决非间文。根据以上意义以为推测,则七损八益当如以下解释:七八对举,当然即《天真论》之七八,七为女,八为男,七八指男女说,亦指阴阳说,因是成语,故不言阴阳而言七八。孤阳不生,独阴不长,证之于病,伤寒传至少阴,阳亡阴涸之顷,津液枯涸,舌苔焦干,予大剂阴药必胸闷而燥,予大剂辛温,反阳回而舌润,此阳能益阴之明确证据也,是为八之益七。阴虚而热,反见阳越,上盛下虚,浸成煎厥,此当壮水以制火,所谓制火者,阳得阴而伏也,是阴能损阳,故曰七损。损字非必真损也,犹之制火云者亦非真制,恢复原状而已。于男女亦然尝见贞女数人,皆未至四十已如老妪,此亦失损益之道而早衰者。七损八,八益七,是交互的。四十阴半,六十阴萎,乃生理之常,不知七损八益,必不及此数,谓反损益之原理也,故早衰。不反此原理且运用之,即老而聪强。若何运用?曰:纯任自然,为无为,乐恬淡,非可勉强。须识透此中要妙,知一切妄作无益,行所当行,止所当止,故曰纵欲快志于虚无之守。彼反七损八益原理者,纵欲快志于声色货利者也。若勉强学虚无恬淡者,等是妄作。虽若虚无,实不能纵欲快志,仍不免违反损益原理。诚能纵欲快志于虚无之守,则真气内充,祈寒溽暑不能为害,尚安有阴阳偏胜之事?不偏胜,是调也。故曰知七损八益,则二者可调。然回阳壮水,乃既病以后事。未病之前,阴内阳外,阴守阳使,互相依倚,不可识别,故曰同出异名。智者察同,是上工治未病。愚者察异,是斗而铸锥也。纯任自然为养生之极则,故云圣人之治身。

天不足西北,故西北方阴也,而人右耳目不如左明也。地不满东南,故东南方阳也,而人左手足不如右强也。帝曰:何以然?岐伯曰:东方阳也,阳者其精并于上,并于上则上明而下虚,故使耳目聪明而手足不便也。西方阴也,其精并于下,并于下则下盛而上虚,故其耳目不聪明而手足便也。故俱感于邪,其在上则右甚,在下则左甚,此天地阴阳所不能全也,故邪居之。

铁樵按:此节天不足西北云云,最难解释。或者以共工头触不周山为说,《内经》若有此种神话,何能治病?拙著《见智录》以日月所行之度数为说,殊不切当,未能贯通经旨。反复研求经旨,只在天地阴阳不能全一语。凡阳有余时,阴必不足,阴有余时,阳必不足。天为阳,西北方阴也,故云天不足西北。地为阴,东南方阳也,故地不足东南。阳有余为病,晴燥则剧。阴有余为病,阴寒则剧。阴不足为病,昼日则剧。阳不足为病,入夜则剧。凡病剧时,必天之阴阳与病相反之时,故曰天地阴阳不能全而邪居之。然此是言病,若不病时即不可见。经文右耳目不如左明,左手足不如右强,指不病者而言也。不病者虽无阴阳可见,所以明充类至义之尽,仍必有端倪可见也。

故天有精,地有形,天有八纪,地有五里,故能为万物之父母。清阳上天,浊阴归地,是故天地之动静,神明为之纲纪,故能以生长收藏,终而复始。惟贤人上配天以养头,下象地以养足,中傍人事以养五藏。

铁樵按:春夏秋冬,二分二至,八节之大纪也。东南西北中,五方之道理也(此从高说)。言天地不免有所不足,而能以不足有余更迭为用,且有纪律,所以能为万物之父母。惟精为明之纲纪,所以能有纪律;惟其有纪律,所以生长收藏终而复始。所谓神明者,以人测天也。天之循环,孰为纲维?其事不可思议。天地无知,何能生有知之人?然则人有神明,天亦必有神明也,故曰神明为之纪纲。配天养头三句,谓常使清气在上,浊阴在下,五藏冲和也。浊气在上则生膜胀,清气在下则生飧泄。无为恬淡,则顺自然;以妄为常,则逆自然。逆则神明乱而纲纪败坏,故惟贤人能配天地以为养也。

天气通于肺,地气通于嗌,风气通于肝,雷气通于心,谷气通于脾,雨气通于肾。六经为川,肠胃为海,九窍为水注之气。以天地为之阴阳,阳之汗以天地之雨名之,阳之气以天地之疾风名之,暴气象雷,逆气象阳,故治不法天之纪,不用地之理,则灾害至矣。

铁樵按:上节神明为之纪纲句,以人测天,故知天有神明。此节申言天人合德以明。以人测天之不误,复申言治病当则天法地,意义极明了。天气通于肺以下十四句,别无深意,言天人之相似而已。

故邪风之至,疾如风雨,故善治者治皮毛,其次治肌肤,其次治筋脉,其次治六府,其次治五藏。治五藏者半死半生也。

铁樵按:从天不足西北起至则灾害至矣为一大段。此节另起,凡外感之病,从外面袭人躯体,经风不病人,邪风病人,故云邪风之至,疾如风雨。所谓疾如风雨者,非风之行程疾如风雨,乃风之既至,在人体之传变,疾如风雨也。故在皮毛之顷,当亟治皮毛,弗令得至肌肤,是为善治者。治筋骨、六府,已非万全之道,入藏得半,即非医学许,虽幸而治愈犹下工耳。

故天之邪气感则害人五藏,水谷之寒热感则害六府,地之湿气感则害皮肉筋脉。

铁樵按:此节似承会道六合,各从其经说。天之邪气,即上文邪风,邪风本伤皮毛,惟其疾如风雨,故云害人五藏。水谷害六府,地湿害皮肉筋脉,亦终入藏。地湿气与食积,其最初着人体,则为皮肉及筋脉。伤寒法可以统治百病,因百病无不入藏者,既入藏则与伤寒之理通也。第此节横亘于中,与上下文不衔接,稍觉可疑。

故善用针者,从阴引阳,从阳引阴,以右治左,以左治右,以我知彼,以表知里,以观过与不及之理,见微得过,用之不殆。

铁樵按:此节文气与天不足西北一大段文字皆衔接。见微得过句省却"与不及"三字,谓见甚微之机,能得过与不及之理,则用之不殆也。

善诊者,察色按脉,先别阴阳,审清浊而知部分,视喘息听声音而知所苦,观权衡规矩而知病所主,按尺寸观浮、沉、滑、涩而知病所生。以治无过,以诊则不失矣。

铁樵按:喘息曰视最妙,胸部弛张,目可见也。西医以心肺脑三者为致命之部,故诊病必听、必打。听以验血,打以知肺。热病用冰枕,所以护脑。而此节所言无不符合。按心主血,肺主气,观色之荣瘁,可以验二藏之病否。按脉可以知心,视息听声可以知肺,观权衡规矩可以知脑。操之既熟,则能别阴阳,审清浊。更验之浮沉滑涩,则表里、寒热、虚实、上下,已了了于胸中,故云以诊不失,以治无过。王本以治字断句,可谓妄作聪明,羌无意义。

故曰病之始起也,可刺而已,其盛可待衰而已。故因其轻而扬之,因其重而减之,因其衰而彰之。形不足者温之以气,精不足者补之以味。其高者因而越之,其下者引而竭之,中满者泻之于内。其有邪者,渍形以为汗,其在皮者汗而发之,其慓悍者按而收之,其实者散而泻之。审其阴阳,以别柔刚,阳病治阴,阴病治阳,定其血气,各守其乡。血实宜决之,气虚宜掣引之。

铁樵按:此处运用两"而已"字,大有深意,非谓治病不过如此,须知《内经》所重者在审证。此节承上文说,上节为审证,此节为治法。审证既确,治法自然不误,故上工治未病,其本领全在知病之始起,庸工苦不知耳。若能于病之始起,灼然知之,真确无误,则治之之法可刺而已,岂有他哉?过与不及为病皆有其理,既明其理,则盛者可待衰而已。阳病治阴两句,非阳病必治阴,阴病必治阳也。凡病有实处,必有虚处,致虚因乎实则抉其实,致实因乎虚则补其虚,是为治本。所以有形伤气,气伤形之辨。此则阳病所以当治阴,阴病所以当治阳也。

6 阴 阳 离 合 论

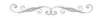

马云:阴阳者,阴经阳经也。论离合之数,故名篇。此与《灵枢·根结篇》相为表里。

黄帝问曰:余闻天为阳,地为阴,日为阳,月为阴,大小月三百六十日成一岁,人亦应之。今三阴三阳,不应阴阳,其故何也?

铁樵按:三阴三阳不应阴阳一句,各家均未注释,不知黄帝意中所谓不应者云何。详本篇后文所言,所谓不应者;当是天地之阳阴皆一阴一阳相对待,人身之阴阳乃以三为言,故帝欲问其不同之故。

岐伯对曰:阴阳者,数之可十,推之可百,数之可千,推之可万,万之大不可胜数,然其要一也。天覆地载,万物方生。未出地者,名曰阴处,名曰阴中之阴。则出地者,命曰阴中之阳。阳予之正,阴为之主,故生因春,长因夏,收因秋,藏因冬。失常,则天地四塞。阴阳之变,其在人者,亦数之可数。

铁樵按:此节吃紧处在阳予之正,阴为之主两句,隐庵"予"字作"我"字解,极牵强。各家作"与"字解,"正"字作正气解,亦非。鄙意正,即正月之正同意义,但不必读平声,即作端正之正,亦未尝不可。盖天覆地载然后万物方生,万物之生,必有地,又必有天,无地则无所载,无天则不复有时序。阳予之正者,天予之以时序也,故下文接生因春云云。所数之可千,推之可万者,即指万物。所谓其要一也者,即万物罔不由于天覆地载,天地一阴一阳也。未出地者,未受天气,为阴中之阴。出地者,已受天气,故命曰阴中之阳。阳予之正,阴为之主,虽万有不齐,不过一阴二阳。若阳不予之正,则生长收藏之功悉隳。凡此可以缕计指数者也。以人测天,以天验人,其在人身者,亦数之可数耳。两数字均当读上声。

帝曰:愿闻三阴三阳之离合也。

铁樵按:上文仅言推之可万,其要则一,在人亦同,故帝欲知三阴三阳若可与一阴一阳相合。

岐伯曰:圣人南面而立,前曰广明,后曰太冲。太冲之地,名曰少阴。少阴之上,名曰太阳。太阳根起于至阴,结于命门,名曰阴中之阳。中身而上,名曰广明。广明之下,名曰太阴。太阴之前,名曰阳明。阳明根起于兑,名曰阴中之阳。厥阴之表,名曰少阳。少阳根起于窍阴,名曰阴中之少阳。是故三阳之离合也,太阳为开,阳明为合,少阳为枢。三经者,不得相失也。搏而勿浮,命曰一阳。

铁樵按:东西无一定地位,南北无一定寒热,观于大气举之一语,知古人已确知地圆,故圣人南面而立一语,为言阴阳之标准,岂但圣人南面而立?凡有生命者,就其所在之地位为标准,阴阳皆可得而言也。少阴之上曰太阳,太阴之前曰阳明,厥阴之表曰少阳,即所谓两经相表里。凡热病正气未衰,外邪中于身,则体温亢进,萃于邪所集处以驱逐之,则成壮热,而为阳证。正气既衰,不复能抵抗病毒,则门户洞开,外邪深入,神疲脉弱而为阴证。此即喜多村所谓实则太阳,虚则少阴之理。三经者搏而勿浮命曰一阳,即所以答黄帝之问也。盖三阴三阳云者,必病而后见。所谓阴阳之变,原非不病时所可见者,故搏而勿浮名曰一阳。搏,当即指脉之跳跃。天寒人应以阳,此足太阳所以主于冬季。寒伤太阳,全身体温奔集表层,抵抗病毒,夫是之谓人之伤于寒也则为病热,于是见三阳之病证。如此则浮脉应之,是为"寒胜则浮"。若无病则脉不浮,则三阳证不可见。岂但不见三阳,阴阳均不可见,故国搏而勿浮命曰一阳。惟其不可见而强名之,故曰命曰一阳,命曰一阴,即前文所谓其要一也。

帝曰:愿闻三阴。岐伯曰:外者为阳,内者为阴。然则中为阴,其冲在下,名曰太阴。太阴根起于隐白,名曰阴中之阴;太阳之后,名曰少阴。少阴根起予涌泉,名曰阴中之少阴。少阴之前,名曰厥阴。厥阴根起于大敦,阴之绝阳,名曰阴之绝阴。是故三阴之离合也,太阴为开,厥阴为合,少阴为枢。三经者,不得相失也。搏而勿沉,名曰一阴。

铁樵按:三阴者,皆未出地者也。未出地者,不得天气,无阳可言,故曰阴中之阴,夫是之谓藏,故曰藏者为阴。阴在内,为阳之守。虽藏却有作用,其作用为德,故曰藏德。所谓开阖枢者,由微而盛谓之开,由盛而极谓之阖,由极而生谓之枢。阴极阳生,阳极阴生,生者阴阳专变之机枢。少阳者,初生之阳,少阴者,初生之阴,故少阴少阳皆为枢。由盛而极,极而生,生而再盛,为进行的,不息的,不得指定之处而名之,故曰阴阳种种积传为一周。其云不得相失者,假如躯失其职,阴极而少阳不生,则少阳病,厥阴亦病,所谓逆春气,则少阳不生,肝气内变。阳极少阴不生,则阳明病,少阴亦病,所谓刚与刚,阳气破散,阴气乃消亡,乃阴阳失其迭为消长相济相成之常轨。不失常轨,全恃少阴少阳为转搂,故云枢。陈喻辈以少阳为两阳之关键;以热病之由里出表,由表入里必经少阳为言,于三阴遂无可解释。

7　阴　阳　别　论

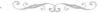

吴云:此篇言阴阳与常论不同,自是一家议论,故曰别论。铁樵按:此说非是。综观五家注释,于此篇经旨,全无领会。惟其不知本篇所言谓何,故疑与他篇不同,乃妄谓是别一家学说。其实别论云者,乃未尽之意,另篇申说耳。

黄帝问曰:人有四经十二从,何谓?岐伯对曰:四经应四时,十二从应十二月,十二月应十二脉。

铁樵按:本篇经文多不可晓,各家强为解释,言人人殊,均不免有矛盾处。然循绎经文,于治病关系极多,不容不悉心研究。兹篇所取各家注释绝少,惜心得有限,不能详也。四经十二从,究是何物,殊不可晓。马氏谓四经是心肝肺肾,不言脾者,以寄王于四时也。王氏则谓春弦夏洪秋浮冬石为四时之经脉。两说皆通。十二从,固知不外十二经脉,然上句十二从应十二月,下句十二月应十二脉,则十二从必非十二脉可知,故刘氏谓当阙疑。此节与全篇不相应,故更无从索解。

脉有阴阳,知阳者知阴,知阴者知阳。

铁樵按:知阴知阳,无范围可言,与下文连读,则知阳为胃脘之阳,阴为真藏之脉。

凡阳有五,五五二十五阳。所谓阴者,真藏也,见则为败,败必死也。所谓阳者,胃脘之阳也。别于阳者,知病处也。别于阴者,知死生之期。

铁樵按:阳为胃气,五藏应四时各有胃脉,是为二十五阳。阴脉为真藏,见则必死。毛弦洪实,无胃气者是也,其死可必,故见真藏者,但与之期日,不复言治法,故曰知死生之期。此究何理乎?必明其理,然后可得心应手,否则总属模糊影响之谈。鄙意凡病皆当分三步:第一步,如热为病,其热必壮;如痛为病,其痛必剧;如失血为病,必崩或薄,其血必多,其证状必甚劣;如痢为病,必里急后重且次数多;如咳为病,必喉痒痰多涕泗交作。继此而入第二步,则热不壮、痛不剧、血不多、咳不甚、痢则腹痛后重各证均见减少,此时脉必虚软沉微。继此入第三步,则颧红、掌热、潮热、骨蒸、不寐、善怒,且必兼见命肺脑诸证,其脉则反盛,或弦,或鞕,或数。大约第一步必见有余,即本身之正气尚能抵抗病毒也。第二步必见不足热病即所谓阴证,乃正气不复能抵抗病毒。第三步亦必见有余,此时之有余为假象,是正虚病实,所谓大虚有盛候,乃本身元气悉数暴露于外,不复能藏,此时之脉必无胃气,是当藏者不藏也。因当藏者不能藏,故曰真藏见、见必死也。阴与阳对待言之,阴为真藏,阳为胃气,五五二十五阳皆胃气,是平日只有阳脉,并无阴脉。即寻常按病,亦绝无阴脉,若见阴脉,确知其为阴脉,则死期可以搂指,故曰别于阴者知死生之期。

三阳在头,三阴在手。所谓一也,别于阳者,知病忌时,别于阴者,知死生之期,谨熟阴阳,无与众谋。

铁樵按:经文言阳必言阴,言阴必言阳,此处二十五脉皆阳,寻常疾病竟无阴脉,岂健体之脉无阴阳乎?是不合理论矣。故又申之曰:三阴三阳,所谓一也。一,即前篇搏而勿浮命曰一阳,搏而勿沉命曰一阴之"一",阴阳本同出异名。观智者察同,愚者察异两语,则知健体之脉,质言之和而已矣。本无所谓阴阳,第就阳言之则曰一阳,就阴言之则曰一阴耳。此处对于藏脉言,藏为阴,则余脉部皆为阳。二十五阳之脉,本皆以候藏,惟阴阳和者有胃气,故对于无胃气,藏德外露者,加真字以别之。在头在手,疑有讹误。各家释在头为人迎,在手为气口,甚勉强。《内经》果以人迎候三阳,气口候三阴乎?且此处所重者,在所谓一也一句。在头在手字,审上下文,均无着落,必有讹误无疑,况经文决不以头字代人迎,手字代气口,以头字与喉字手字不伦也。经旨既明,此无甚关系者,阙之可耳。别于阳者四句,与上文复,别无深意,景岳谓可以衍文视之,甚是。

所谓阴阳者,去者为阴,至者为阳,静者为阴,动者为阳,迟者为阴,数者为阳。

铁樵按:去至、动静、迟数,自是言脉。

凡持真藏之脉者,肝至悬绝急,十八日死;心至悬绝,九日死;肺至悬绝,十二日死;肾至悬绝,七日死;脾至悬绝,四日死。

铁樵按:悬绝字,各家所释不一。滑云悬细如丝,王氏、汪氏谓指代脉,疑均非是。吾曾见真藏数次,附录以资参考。冯梦老有旧属,已忘其姓,仅知其人曾为知县,改革后贫甚,届某会馆,患脚气。由梦老延诊,其见证实已攻心,其脉虚浮无力,稍重按即无有,诚有撒撒如羹上肥光景,其时尚能起坐行动。余思此殆真藏脉,且以意推之,当是肺脉,但不能知其始见此脉之日。观病情,脚气既攻心,必不出一候,因谢不能治,后其人四日死。吴福茨中丞,年七旬,向讲导引,三十年不病,偶右脚肿,不以为意,既而肿过膝,始延诊。又不肯服温药,乃详言病属脚气,为心阳不能制肾水也,非附子不为功,始允进少许,试可乃已。余以其高年重病,非速除不可,用大剂鸡鸣散,加附子三钱,浓煎收膏与之连服五六剂,解宿粪甚臭,脚肿全消。一手脉略有歇止带鞭,鞭为肾脉,歇止则心脉也。余谓病虽瘥不可恃,然翌日竟能起,更两日步履、饮食、睡眠悉复常态。屏药勿服,自谓已愈。讵更六日而讣至,事后始知是日猝变,自变病至大渐,才一句钟。许指严与镇江朱某,皆病急性肺炎死。朱为学生,延畲诊时,手足面部均肿,喘息仅属,脉起落微,而至数促且乱。余谢不敏,后三日死。诊指严时,已在临命之顷,亦面肿,气促甚,脉与朱同,微促乱较甚,爪带均紫色。余谓此不过数钟耳。距余诊后三钟而殁。杨凛知夫人脉弱,五日死。病状详伤寒研究中。其余类此者尚多,不备录。第有一层可谓余之心得,大约仅见鞭、结、代、促、乱,均不得谓为真藏脉,必其初不见,病至第三步而后见者,乃真藏脉也。伤寒硬脉、乱脉,有得大剂附子而愈者,惟须与病情相合参。又凡热病末路,必兼见心肺脑三部病,纵不全见,必见其一,否则不死。又不止热病,一切病大都如此。即如脚气,本属湿病,至末期则见肺脉心脉,所以见心脉者,因血行障碍;所以见肺脉,因喘满且肿也。此参之西说,本之实验,于经文有合有不合,于见某脉几日死,亦竟未能证明。鄙意与其如注家以五行为说,毫无凭证,于医术无补,不如存而不论之为得也。

曰:二阳之病发心脾,有不得隐曲,女子不月,其传为风消,其传为息贲者,死不治。

铁樵按:王注二阳谓阳明,大肠及胃肠。胃发病,心脾受之,各家皆同。惟滑伯仁云:心脾当作"肺脾",下文风消为"脾病",息贲为"肺病"。风消,王注为枯瘦之义,汪心谷谓为消渴。息贲,马云喘息上奔。诸注皆不能证诸病情而吻合,疑皆非是。夫云胃病,则今之患胃病者甚多,有所谓胃溃疡与胃多酸,其初起类皆消化不良,胃脘作痛,或呕逆涎多,不能食,不能寐,脾藏肿大,此病与脾有直接关系,与心无直接关系。或者心指脘痛而言,俗所谓肝胃气。《难经》云:思虑伤心,则类似肝病者,实是心病,然亦未便不得隐曲与不月。至云传为风消,传为息贲,尤非是。风消若果为消渴,消渴能食,胃病必不能食。息贲虽各病末传皆有之,然胃病则与息贲较远。鄙意当云:一阳之病发心脾,有不得隐曲,女子不月,其传为风消,其传为心掣,其传为膈。理由如下:一阳,少阳也,与厥阴为表里,凡少阳而病,皆由于多思虑忧郁,忧虑则伤心,多郁则脾约,故曰发心脾。胆火上燔,则上盛下虚,上盛之极则不寐,下虚之甚则阳痿,故云不得隐曲。女子不月,必先月事不调,月事不调之原因,思虑忧郁为之也。其传为风消者,肝胆病者心中疼痛善饥,恒欲得食以自救。凡食不得饱谓之消病,根于肝谓之风,故曰风消。心掣,吴张并云心动不宁。今肝病深矣,其脉必有歇止,脉一次歇止,心一次跳动,故曰其传为心掣。隔者,胸脘如隔,上下不通,则肝病末路所常见者也。

曰:三阳为病发寒热,下为痈肿,及为痿厥腨痟,其传为索泽,其传为颓疝。

铁樵按:三阳,太阳也。厥,足冷。痿,无力。痟,酸痛。王云:在上为寒热,在下为痈肿,以膀胱之脉从头别下背,贯臀入腘中,循踹。索泽,楼英云:索泽,即仲景所谓皮肤甲错。颓疝,刘云:颓,同㿉,本作"愤"。《尔雅》《释名》阴肿曰隋,又曰疝,诜也,诜诜然引少腹急痛也。《经脉篇》㿉疝,《五色篇》阴阴,并同。铁按:三阳为病发寒热,即伤寒。广义的伤寒,即一切热病。热病无不从太阳起,故曰三阳为病发寒热。然本节当云:三阳为病发寒热,下为颓疝,及为痿厥遍痟,其传为索泽,其传为息贲者,死不治。理由如下伤寒太阳病,传阳明传少阴,乃伤寒专书所当言者,《内经》言其大者。痿厥腧痟,乃足太阳经脉为病,颓疝乃膀胱与外肾为病,此两者为太阳另一种病,与寒热是两件事,因同为太阳病,故连类及之。其传为索泽,其传为息贲,乃接寒热说。热病传至少阴之后,往往皮肤甲错。息贲,即西籍所谓肺炎。肺炎虽阴证,不必便死,惟从太阳逐节传变,最后见肺病则无不死者。而诸种热病至死,亦十九见气喘者,故曰其传为息贲死不治。痈肿字，因无经验，不敢强释。

曰：一阳发病，少气、善咳、善泄，其传为心掣，其传为隔。

铁樵按：此处若改一阳为二阳，除去其传为隔一语，亦复甚合。阳明多血多气，此经既病，故当少气，证之病情亦合。吾见患胃病者，气弱异于常人。胃气上逆，故当善咳。善泄字，恐不仅指大便，凡痰汗皆该之。或问何故恣意改经文？应之曰：所贵乎《内经》者，为其能治病也。若《内经》所言，与病全不合，与病之传变全不合，亦安能治病，而犹尊之曰是医经之祖，不可不读？岂医学赤如虚君政体，必拥一木偶之君主，以壮观瞻乎？诸家纷纷注释，欲以明病理，有益治疗也。经文所言，全不能证之事实，多为曲说，徒乱人意。猝之读者不知所谓，即注者自身亦不知所谓，天下事之可笑，孰有甚于此者？毋怪近人谓王冰、张隐庵、高士宗辈之注《内经》，不过高压主义，于病理无补矣。或又谓古人之病，与今人不同，此尤无理。《内经·天真论》称上古之人，年皆百岁，本是一种崇古思想，春秋时学说类如此，在明眼人能自领会。须知黄帝至今，以甲子计，不过七十八甲子，不为远也。天演以万年为须臾，区区七十八甲子，论政治风俗文化，自然古今不同，至人类体质上之变化，则日月犹此日月，空气犹此空气，筋骨皮毛血肉，亦何能有累黍之差异？此在小有常识者能知之。惟古今人体质无几微之差，则知《内经》所言病理，决不能与今日所见者殊异。本此理以推论，则凡《内经》错简讹脱不可理解之处，根据病情之传变，以纠正之，乃最真确无误之方法。《内经》之所以难读，在讹字脱简，前后矛盾，复在注家模糊影响，言不中理。既有真确之方法，则矛盾处可以知所折衷，而种种曲说可以不为淆惑，如此则经旨可以渐明，邪说可以淘汰，然后有我的医学，然后可进而与西方学携手，则光明灿烂之中国医学，庶几有腾誉全球之一日。一孔之见，以为圣人复起不易吾言也。况义彼头脑颠顸之注家，有时亦强改一二语经文，以迁就其惝怳无凭之曲说，既改之后，于经旨丝毫无补，徒令后之学者将信将疑，此其改经，视吾所为，孰得孰失，亦无须以口舌争也。

二阳一阴发病，主惊骇、背痛、善噫、善欠，名曰风厥。

铁樵按：此条即小孩之惊风，婴儿多进乳辄成惊，病起于胃，故是二阳，病兼神经，故是厥阴，肝脉之弦，乃神经紧张之故。详拙著《伤寒研究》，脾与胃表里，脾之输在脊，故背痛，病及神经，瑟瑟然惊，故主惊骇。饱自当噫，故曰善噫。欠伸不名为厥，欠为抽搐之渐，乃名为厥，故云善欠，病属厥阴。厥阴为风，此病之末路必致惊厥，故名风厥。以婴儿为言者，以余之陋，仅见婴儿有此病，就吾所见者言之耳。

二阴一阳发病，善胀、心满、善气。

铁樵按：隐庵云：心系急则气道约。善气，太息也。然此说亦不经，毕竟心系急，气道约，何所见而云然？仍非证之病证不可。

三阳三阴发病，为偏枯、痿易、四肢不举。

铁樵按：三阳为太阳，三阴为太阴。偏枯痿易，四肢不举，即类中之半身不遂，因是太阳太阴为病，故古方治此，多用麻黄，然此病实是内风，用麻黄往往不效，是当存疑。痿易，王注为变易。

鼓一阳曰钩，鼓一阴曰毛，鼓阳胜急曰弦，鼓阳至而绝曰石，阴阳相过曰溜。

铁樵按：钩毛弦石，而分阴阳，各家均谓论四经之脉以应四时。钩当作"弦"，一阳之气初升，其脉如弦之端直，以应春之生气。然则所谓阴阳者，乃四时阴阳。一阳初生是少阳，弦为肝脉，当少阳主政之时而见厥阴之脉，虽属阴脉，仍有阳和之气，然后阳中有阴，乃能应春之生气。鼓阳胜急曰弦，弦当作"钩"，胜急，言其盛也。夏为太阳主政之时，太阳者，即由少阳渐长而来，夏之长气，亦即秉春之生气而来。钩脉，少阴也。太阳主时见少阴之脉，亦一阳一阴；然后能应夏之长气。鼓一阴曰毛，一阴谓夏至一阴生也,毛,肺脉也,肺与大肠相表里。太阳,阳明也。阳明与太阴同主一时,故《六节藏象论》云,肺为阳中之太阴,在岁半以下阳为宾位,故不曰鼓一阳而曰鼓一阴。阳虽宾位,阴中仍自有阳在,然后能应秋之收气。鼓阳至而绝,当云鼓阴至而绝,理由同上。石为肾脉,应冬之藏气,滑氏已有此说,惟滑谓此皆真藏脉,非是,此言平脉也。钩毛弦石之名,皆指平脉。阴阳相过句,丹云:溜、流,古通。然则经旨盖言脉动为进行的,即脉波之意,说详拙著《伤寒研究》。此节与上下文意义不相顺接,刘氏谓是他篇错简。

阴争于内,阳扰于外,魄汗未藏,四逆而起,起则熏肺,使人喘鸣。

铁樵按:此节亦与上下文不接,晕岳谓是营卫下竭,孤阳上浮,恐非是。鄙意,喘鸣与息贲对勘,息贲即喘鸣,同是气喘,同是肺举叶张。然须知经文异其字面,初非偶然。息贲者,从三阳寒热传变而来,一传为索泽,再传为息贲,全是藏德外露,此病必在第三步之后,故死不治。本节所言,乃阴阳失职之害,阴者内守,阳者卫外,阴何以争于内,为卫外之阳失职也,阳何以扰于外,为内守之阴失职也,两者互相依倚,互相维系,不能指定孰先失职,惟病必由浅入深,则先病者必为卫外之阳。惟阳病不甚,则阴尚不至失职,阳病甚,则二者交相失。魄汗,不因暑而汗,乃藏液。例如虚人心烦则自汗,古人谓为心液者是也。藏液见于外,是阴在外也。烦热见于中,是阳在内也。阴阳易位,故曰争扰。热聚于中,阳不卫外,阴反在外,故当四逆。曰四逆而起者,谓因而见四逆也。曰起则熏肺者,外既四逆,热聚于里,凡热皆上行,故熏肺也。喘而且鸣,喉间有水鸣声,肺水为病也,是即今人所谓肺炎。息贲不必喘且鸣,喘鸣不必在索泽之后。

阴之所生,和本曰和,是故刚与刚,阳气破散,阴气乃消亡,淖则刚柔不和,经气乃绝。

铁樵按:薛福辰评点本,阴之所生和断句,盖本吴氏,与《生气通天论》自古通天者生断句,同一无谓。王注:阴谓五神藏。是和本曰和,当然四字为一句,本指四时,四时之主政,各为一阴一阳,故能有生长化收藏之功用。春时辱阴与少阳和,夏时木阳与少阴合,秋时阳明与太阴合,冬时太阳与少阴合。岁半以上阳主之,岁半以下阴主之,故春夏少阳太阳为主,厥阴少明为宾,秋冬太阴少阴为主,阳明太阳为宾。天挥地载,万物方生,阴为之主,阳予之正,故少阳太阳,皆为阴中之阳,而太阴少阴,则为阴中之阴,凡此万物所生之本也。五藏之生,亦以此为本,能与本和者谓之和,须知四时之妙用,在阴阳相互,刚柔相济。香则不名为和,故曰刚与刚,阳气破散,阴气乃消亡。淖字;亦是阴阳不和。刘氏考证甚佳。《淮南·原道训》,甚淖而滒。注:滒,亦淖也。糜粥多滒者曰滒。《一切经音义》引《字林》:濡甚曰淖(节录刘氏《素问识》)。然则淖,即刚柔不和之义。若举证以为例,燥湿不能互化者是也。小之口渴为热,为燥,为阴虚。口淡为寒,为湿,而病固有口渴甚而自觉口淡者。又如舌绛为热,津液干亦为热,而痰饮则为寒湿,然固有痰饮为患而见舌绛津干者。大之则筋枯血燥,涕泣自出,所谓溃溃乎若坏都,汨汨乎不可止者皆是。此处既云刚柔不和,经气乃绝,是淖字当指大者重者。经气乃绝,谓人身藏气不能与天时相应,即不能和本也。

死阴之属,不过三日而死,生阳之属,不过四日而死。所谓生阳死阴者,肝之心谓之生阳,心之肺谓之死阴,肺之肾谓之重阴,肾之脾谓之辟阴,死不治。

铁樵按:《新校正》云:别本作“四日而生”,全元起本作“四日而已”。刘氏《素问识》亦云:既云死,犹云生阳,其义不通。鄙意以上诸说皆非是。若云生阳,之下不当接死字,仅仅有此理由,亦太浅矣。吾有数疑点,本篇全是论死期,何得忽杂一“生”字?其一,所谓知生死之期者,即是知病之死期,非谓知死期之外,复能知生期,句中生死字非平列的,不辨自明,何得云四日而生?其二,又详不过字谓至某日当死不能过也,若云不过某日而生,藉非指死人说,亦复成何话说?有此三种理由,此向必是死字,可以断言。凡文字语言,所以达意,每一语必有其主旨,否则谓之无意识。今云不过四日而死,其主旨在教人知生死之期。若云不过四日而生,主旨何在乎?是无意识也。各家泥定生阳字样,全不问全篇主旨与本句主旨,可谓养其一指而失肩背者。再循绎文气,生阳死阴,必是古代医家习用术语,恐读者不知所谓,故有所谓以下二十一字之注脚。曰死阴之属,生阳之属观之,属字,则知生阳死阴非病名,既非病名,则生阳不能死人,死阴亦不能死人。经旨必指能死人之病,此能死人之病为生阳一类者,其死之日数为四日,为死阴一类者,其死之日数为三日,故曰生阳之属,死明之属。然则经所指之病,为何病乎?鄙意此处苟无错简者,能死人之病,即是近上文之刚淖与远上文之阴争阳扰。阴争阳扰,魄汗喘鸣,本是一种至危极险之证候,所以致此至危极险之候者,在不能和本。刚与刚遇,刚柔不和,皆不能和本者也。不能和则阳破阴消,经气乃绝。至于阳破阴消,经气既绝,死局已定,欲知其死之日期,只须观病之属于何类,若死阴之属,不过三日耳,生阳之属,亦不过四日。生阳死阴,究何谓乎?于是释之曰:肝之心谓之生阳,心之肺谓之死阴,复连累而及之曰肺之肾谓之重阴,肾之脾谓之辟阴,都是死证。如此解释三节一气可成,意义极为明了,临床时自能胸有主宰。如各寥注释,皆令人十年读书,天下无可治之病者也。辟阴,辟字,王氏释作避,吴氏作僻。按辟字,古义最多。观上文重阴重宇之义,则辟字当作鞭辟近里之辟字解。景岳作放辟解,亦觉未允。肝之心谓之生阳,意即上文一阳、发病,少气、善效、善泄,其传为心掣。盖五藏之病,皆先病府,由府入藏则病进,由藏再传则病深。其司岁半以上之藏气,顺传谓之生阳、逆传谓之死阴。司岁半以下之藏气,顺传谓之重阴,逆传谓之辟阴。此所谓顺传逆传,与转而不回,回则不转不同。回转乃辨病与不病,不病者藏气顺传法天谓之转,病者失其常态不能法天谓之回。此处则专就病说,凡病之末路无不阳破阴消,经气断绝,欲知败证已见之后之死期,不可不明生阳死阴。重阴者,生阳之类也,故曰生阳之属。辟阴者,死阴之类也,故曰死阴之属。重阴、辟阴不言日数者,重阴四日死,辟阴三日死也。

结阳者肿四肢,结阴者便血一升,再结二升,三结三升。阴阳结斜,多阴少阳曰石水,少腹肿。二阳结,谓之消。三阳结,谓之膈。三阴结,谓之水。一阴一阳结,谓之喉痹。阴搏阳别,谓之有子。阴阳虚,肠辟死。阳加于阴,谓之汗。阴虚阳搏,谓之崩。

铁樵按:就文气言之,结阳者起,至谓之崩,是一大段,音节甚古,当无错简伪脱。然所言病证,甚为复杂,究何理乎?上文所言,主意在别生死,故阴争阳扰,刚柔不和,皆言其最后一步。此节则言阴阳不和所生之病,是前列三节,承别于阴者知死生之期说,此节承别于阳者知病处也说。前两节言无阳者,此节言有阳者。所谓阴结,尚未至阳破阴消地位者。惟所言病证,不能悉举经验以诠释之,大是憾事。结阳肿四肢,此与脚气病自下而上者迥然不同。有某医喜用附子,于伤寒少阴证用附,痰饮用附,中风用附,颇多效者。然其人因习用之故,见解悉偏,于寻常轻病,亦多用附子。其媳患病延诊,据所述病情,初起不过伤风,然积久不愈,四肢肿已数月。视其前此所处方,则黄附姜桂,无虑数十百剂,然尚能行动如常,惟肢肿、面青、脉沉。余当时只知温药之非宜,予以轻剂宣肺,后亦未复诊,大约是不效,其病势热结于里无疑。结阴者便血,俣血乃吾侪所习见者。然若何是结阴,颇费推敲,此病槐花可谓特效药。吾所愈者可十余人,最剧者为陶希丈。陶于早岁患伤寒,愈后腹胀,二十年不愈,且肝病极深,脉有歇止。就诊于某医,予以附子,遂便血。后虽得愈,然常发,脉有歇止如故。越五年,发愈频,偶感劳剧,复饮酒,遂大发。日如厕三次,觉大便甚润,其脉向有歇止,便血则否,当便血时其脉软缓,用药止其血,则脉复有歇止,后用千金槐实丸去温药,病良愈。仲景以脉有歇止者,为促结代。脉来缓,时一止,名曰结,为阴脉。促则其势剽疾,亦见歇止,为阳脉。岂结阴结阳,即谓此耶？然促结之脉，类一人一时并见，且见促脉者仍可服温药，殊不明其理。余自三十五后耳聋，因治聋，遂得药蛊，脉如雀琢者垂十三年。中间曾患脚气，服附子四五剂而愈。又曾服当归龙荟龙，稍久，便血一次，屏丸勿服，血亦自愈，脉则至今有歇止如故。以上所记病情，颇与经文不合。自来医家记载，亦无如吾言之详者。脉有歇止，本心房瓣膜病，然经文当有研究之价值。今既不明其理，姑详叙吾所知者以待后贤。又结阴者便血一升数语，据王注谓是一盛、二盛、三盛，毫无标准，是注与不注同也。若云一次结则便血一升，如希丈之剧劳饮酒，愈而再发，所便之血，视前此多一倍为二结二升，若更犯之，再发当更多一倍为三结三升，如此解释，亦颇有意味，第不知究竟是否如此也。阴搏阳别，谓之有子，此亦可以实验证经文者。现在吾侪所根据以知有子与否者在其人呕吐、恶寒、经阻腹不胀、脉滑有神，非能辨阴搏阳别之脉而知之也。王注谓尺与寸殊，阴中有别阳故，其语不能验诸事实。今之孕妇，何尝尺与寸殊，间或有之，不过十之一二，不能据为定法；亦显然矣。昧者谓古今之病不同，极谬。若谓古今之孕不同，度虽妄人不出此语，然则经文非欤？鄙意此殊不难解释。所谓阴搏阳别者，谓脉动也。搏而勿浮命曰一阳，搏而勿沉名曰一阴，皆言脉之和也。凡脉和者，无所谓阴阳。对于阳言则谓之阴，对于阴言则谓之阳，以阴阳本同出异名。不病时，无所谓阴阳也。惟孕则见脉动，后人所谓如珠替替然者是也。大、浮、数、动、滑，均阳脉。若无病不当见动脉，见动脉则为孕之征。动脉阳也，对于阳言故曰阴搏，其实阴搏即平脉耳。平脉之中，阳脉之动脉独见，故曰阳别。如此以候孕脉，百不爽一。必验诸事实而信，然后吾之解释可以心安理得，否则自欺而已。《内经》固不我欺，各家之注均不能心安理得，于是《内经》无丝毫用处。阴阳虚肠擗死，杨凛知夫人案是绝好证例。详《伤寒研究》，阴虚阳搏谓之崩。血崩亦今日所常见之病。既崩之后，脉无不芤。乍崩之顷，脉或弦盛洪数，不能一定，所以然之故，以致崩之原因不一也。经文其指将崩未崩之顷乎？且此句似与阴搏阳别句有关系。若曰阴平脉中独见阳动脉者是孕征，若阴虚而见阳脉者乃崩漏之征兆，非孕脉也。据此推之，则阳加于阴谓之汗者，谓缓滑之脉也。脉缓为阴，滑为阳，滑脉见于缓脉之中者，知其病之将得汗也。结于阳者肿四肢，如吾所见多服附而脉沉，沉为阴脉，然病为热聚于里，则非阴聚，乃阳聚，故谓之结于阳。结于阳者，昏沉呓语，肌肤甲错，齿龃舌龃，在伤寒常见者，固不仅为肿四肢。然使谓他无所苦，但肿四肢者为阳结之主证，亦通。阴结便血，脉弱而有歇止者也。二阳结谓之消，阳聚于胃，则善饥，善渴，饮与食多于寻常，谓之消证。三阳结谓之膈者，热结于小肠膀胱。热结于小肠膀胱，当不得便泻。然不便泻不名为膈。凡呕吐不能饮食者，其幽门多闭，因下口闭，故上口不能纳，不能纳者方谓之膈。今云三阳结谓之膈，是香三阳结，则幽门当闭，尚有待于考证。三阴结谓之水，三阴谓太阴肺与脾也。太阴结在上为肺水而喘，在下为腹满而肿。一阴一阳结谓之喉痹，王注谓心主三焦之脉络喉。于三阴结三阳结一阴一阳结，其脉何如，未能详也。阴阳结斜一语，斜字尤不可晓，马云斜邪同，《灵枢·动输篇》有少阴之大络循阴股内廉邪入腘中，虽如此，邪训斜则可，斜代邪他处无之。且阴结阳结，何莫非邪，何以此句独云结邪，是马说不为圆满。鄙意疑斜字有误，不可凿解，不如缺之。

三阴俱搏，二十日夜半死。二阴俱搏，十三日夕时死。一阴俱搏，十日死。三阳俱搏且鼓，三日死。三阳三阴俱搏，心腹满，发尽，不得隐曲，五日死。二阳俱搏，其病温，死不治，不过十日死。

铁樵按：此节所谓搏，当是脉搏，然仅以脉搏定死期，必无是理。当然承上文而言，假使别无错简，则所承之上文，必为石水、消、膈、水、喉痹、肠澼、崩。然而苦于无可拟议，各家以生数成数为释，未能慊然于心宁付之阙如也。

8 灵兰秘典论

取篇末语名篇。按第就职官著想，初无深邃理，且有溢出医学范围之言，精光之道云云，凡疑是灵懦，三复之然后知是全书之精华也。

帝问曰：愿闻十二藏之相使，贵贱何如？岐伯对曰：悉乎哉问也！请遂言之。心者君主之官也，神明出焉。肺者相传之官，治节出焉。肝者将军之官，谋虑出焉。胆者中正之音，决断出焉。膻中者臣使之官，喜乐出焉。脾胃者仓廪之官，五味出焉。大肠者传道之官，变化出焉。小肠者受盛之官，化物出焉。肾者作强之官，伎巧出焉。三焦者决渎之官，水道出焉。膀胱者州都之官，津液藏焉，气化则能出矣。凡此十二官者，不得相失也。

铁樵按：疑此即前篇所谓十二从，故曰十二官者不得相失。心者君主之官，神明出焉，与西国解剖不合，然经旨确是如此，圣人南面而立，前曰广明，此广明之明，即日月之明，经意以为人身惟心之神明可以当之。心之象配火，其位为离，《易经》以离卦为人君之象，与此正同。今日解剖所得，知识全出于脑，不出于心，心为造血之器官，非知识之器官，此言是也。然脑仍是器官，神经乃知识所由之路径，识阅乃知识所居之屋宇。若问知识之本质，仍是一不可思议之物，并非脑与神经。况所谓心者君主之官，神明出焉，竟是虚位，不言实质，故心独为君火。曰君火以明，曰藏德不止，曰天明则日月不明，《内经》理论原属一贯。现世科学，既未能抉破生命之神秘，即《内经》藏德一语，不得谓无价值。若泥定迹象以求之，《内经》固全书与实地解剖不合，不独此处可议也。心既为君主，自当有相传。《难经》云：人一呼脉行三寸，一吸脉行三寸，是最有节者，故曰治节出焉。胆为中正，决断出焉，不详其义。肝主怒，拟其似者，故曰将军。怒则不复有谋虑，是肝病也，从病之失职，以测不病时之本能，故以谋虑归诸肝。《素问识》云：《韩诗外传》舜甄盆无膻，注膻即今甎筲，所以盛饭，使水火之气上蒸，而后饭可熟，谓之膻。膻中之命名，正与此义吻合。李氏、高氏，念谓膻中即心包络，非也。盖包中乃无形之气，心包络乃有形体者，岂可并为一谈。薛雪云：膻中亦名上气海，为宗气所积之义处。吴云：膻中气化，则阳气舒，使人喜乐，不化则阳气不舒，而令人悲忧，是为喜乐之从出也，此说极为圆满。脾胃大小肠数语，意义自明。变化化物，义略同。作强之官，伎巧出焉，《古今驻》云：作强乃精力之谓，伎与巧，苟无精力，何从得之，此说较各家之说为长。李云：肾主水，智者乐水，故云伎巧出焉，亦佳。鄙意病劳瘵多欲者，神昏气馁，不能作强，值事理之稍繁赜者，辄惮烦不耐思索。观病肾者与不病肾者之异点在此，于是知作强伎巧为肾之藏德矣。刘云：决渎是中渎之讹。《本输篇》三焦者，中渎之府也，水道出焉。《五行大义》云：三焦处五藏之中，通上下行气，故为中渎。今据仓廪受盛之例，决字疑是中字，否则是央字。《荀子》入其央渎，注中渎也。如今人家水沟，膀胱位居最下，三焦水液所归。《五行大义》引《河图》云：膀胱为津液之府。《韩诗外传》膀胱，凑液之府，气之化原，居丹田之中，是名下气海，天一元气化生于此，元气足，则运化有常，水道自利，故曰气化能出。萧京《轩岐救正论》云：津液主水，膀胱司水，水不自化，而化于气，此阴以阳为用，未免稍费工夫，故不曰出焉，而曰则能出矣（节录《素问识》）。

故主明则下安，以此养生则寿，殁世不殆，以为天不则大昌。主不明，则十二官危，使道闭塞而不通，形乃大伤，以此养生则殃，以为天下者，其宗大危，戒之戒之！

铁樵按：主明下安，即指藏德。惟心有藏德，然后神明乃出也。而心则为火，自今日观之，经所谓藏德，以地心热力当之，极为吻合。古人不知地心热力，而据理推之，则已知确有此一物，故其辞隐而奥。景岳不得其解，幻为扶阳抑阴之说，不知心阳原是无可扶助之物，故《内经》养生，方法在顺时，归结在无为恬淡。自余各家，又未能知景岳之意，恣意哗辨，只是搔不着痒处，经旨乃愈晦矣。赵养葵《医贯》云：玩《内经》注文，即以心为主，愚谓人务别有一主，非心也，谓之君主之官，当与十二官平等，不得独尊心之官为主。若以心之官为主，则下文主不明则十二官危，当云十一官矣。盖此一主者，气血之根，生死之关，十二经之纲维也。赵氏亦已领会及此，惟于藏德字不明，遂格格不吐如此。

至道在微，变化无穷，孰知其原？窘乎哉！消者瞿瞿，孰知其要？闵闵之当，孰者为良？恍惚之数，生于毫厘，毫厘之数，起于度量，下之万之，可以益大，推之大之，其形乃制。

铁樵按：至道在微，谓天明则日月不明，其理甚微妙也。变化无穷，谓神明之作用也。

9　六　节　藏　象　论

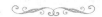

刘氏《素问识》云：自岐伯对曰昭乎以下，至孰多可得闻乎，七百一十八字，《新校正》云：全元起注本及《太素》并无，且取《通天论》自古通天者云云。及其气三以下三十一字，与《三部九候论》三而成天以下四十五字，凑合为说，其意竟不可晓。又且立端于始以下十二字，全袭《左传·文公元年》语，明是非旧经之文，故今除之，不及释义。运气别是一家，无益于医术。铁樵按：刘氏此说，未为尤当，他篇重出，及偶与《左传》雷同，不足为非旧经之证据。至云运气无益于医术，尤非通论。《天元记》以下七篇，统六十年周甲计之，诚无从证其是非，若一年之四季与一日之昼夜，实《内经》之灵魂，舍此不讲，《内经》全书均无有矣。自我言之，本篇乃应有之文字，且为必不可少之文字，苟无此篇，则他篇所言五藏与四时相应，皆不能彻底明了。且所恶于气运者，在一开口不离五行生克，《内经》本不教人如此讲。五行原是术语，假以明理者，后人之论，皆反客为主，从五行大做其文章，至今日则又因各注家过信五行，波及《内经》，以为此书无研究价值，令人为《内经》呼冤不置。

帝曰：余闻天以六六之节，以成一岁，人以九九制会，计入亦有三百六十五节，以为天地，久矣，不知其所谓也。岐伯对曰：昭乎哉问也！请遂言之。夫六六之节，九九制会者，所以正天之度，气之数也。

铁樵按：制会，刘引《周礼》郑注，月计曰计，岁计曰会，制即制度。天与人会合，以数计之，故云制会。正天之度气之数，盖天之运行，本是四时行焉，万物生焉，无所谓度，人欲计之以验其有无相差，因有天度。四时之气候，本亦无所谓数，人设法以计之，然后有数可言。六六九九，所以正天之度，正气之数者也。

天度者，所以制日月之行也。气数者，所以纪化生之用也。

铁樵按：此节意义自明。将天度气数之作用揭出，章旨极为明白。不知诸注家何由误会，致如鼠入牛角，愈用力愈穷窘，猝之不能自圆其说，遂有许多曲说，歧之又歧。

天为阳,地为阴,日为阳,月为阴,行有分纪,周有道理,日行一度,月行十三度而有奇焉,故大小月三百六十五日而成岁,积气余而盈闰矣。立端于始,表正于中,推余于终,而天度毕矣。

铁樵按:日行一度,月行十三度有奇,大小月三百六十五日,积气余而盈闰,此是深一层之研究。何以言之?春生夏长秋收冬藏,人亦应之,其大略也。天运有常,气候不定,求其不定之故,即由于天度之畸零,则此畸零数不可不知,故进而研求气余盈闰之理。此理甚繁甚赜,终竟研究不尽。执简御繁之法,惟立端于始,表正于中,推余于终耳。所谓立端于始者,即后文求其至也皆归始春之义。表正于中者,王注:表,彰示也。正,斗建也。中,月半也。推,退位也。言立首气于初节之日,示斗建于月半之辰,退余闰于相望之后,此即求节气之法也。在历法未密时,所当有事。在今日,二十四节,历书中详尽无讹化,更不劳医界推算。节候无误,即所谓天度毕也。

帝曰:余已闻天度矣,愿闻气数何以合之?岐伯曰:天以六六为节,地以九九制会。天有十日,日六竟而周甲,甲六复而终岁,三百六十日法也。

铁樵按:天运为天度,节候为气数,定三百六十日为一年,气数天度可得而言矣。天有十日,固是指天干,然此十日,仍是从三百六十之数来。凡三才之三,八卦之八,天干之十,地支之十二,甲子之六十,无非根于周天之数,故三百六十,乃各数从出之源。

夫自古通天者,生之本,本于阴阳。其气九州九窍,皆通乎天气。故其生五,其气三,三而成天,三而成地,三而成人,三而三之,合则为九,九分为九野,九野为九藏,故形藏四,神藏五,合为九藏以应之也。

铁樵按:此节仍言九九六六之会,故下节问何谓气。

帝曰:余已闻六六九九之会也,夫子言积气盈闰,愿闻何谓气,请夫子发蒙解惑焉。岐伯曰:此上帝之所秘,先师传之也。帝曰:请遂闻之。岐伯曰:五日谓之候,三候谓之气,六气谓之时,四时谓之岁,而各从其主治焉。五运相袭,而皆治之,终期之日,周而复始,时立气布,如环无端,候亦同法。故曰:不知年之所加,气之盛衰,虚实之所起,不可以为工矣。

铁樵按:五日为候,即地球上生物五日一变迁。三候为气,时序每十五日可分画一小段落也。因每岁是三百六十五日,日行岁右迁者五,实五运名词之所由来。《六微旨篇》云:日行一周天气始于一刻,日行四周天气始于七十六刻,日行五周天气复始于一刻,故曰时立气布,如环无端。所谓时立气布者,即岁立,亦即下文求其至也皆归始春之义。所谓候亦同法者,即申子岁,初之气天数始于水下一刻,二之气始于八十七刻六分,三之气始于七十六刻,四之气始于六十二刻六分,五之气始于五十一刻,六之气始于三十七刻六分,为一年之六气,候一年之六气,亦终而复始,其法与五运相袭同,故曰候亦同法,宜参观《六微旨篇》。然此亦是历法不精密时医师所当有事,若在今日,一检历书足矣。气之盛衰,虚实之所起,即后文太过不及。

帝曰:五运之始如环无端,其太过不及何如?岐伯曰:五气更立,各有所胜,盛虚之变,此其常也。

铁樵按:当是五气更立,各为主之气制其所胜之气,五气更迭为盛虚,故云此其常也。

帝曰:平气何如?岐伯曰:无过者也。帝曰:太过不及奈何?岐伯曰:在经有也。帝曰:何谓所胜?岐伯曰:春胜长夏,长夏胜冬,冬胜夏,夏胜秋,秋胜春,所谓得五行之胜,各以气命其藏。

铁樵按:胜以德言,被胜以贼言。例如春胜长夏,言秉春之生气者,湿邪不能为害也。生气为春之德,湿则长夏之淫气。长夏胜冬,秉化气者,寒邪不能为害也。余藏准此。四时各有胜气,与五藏合德,即以其合德者隶属之,故曰各以其气命其藏。

帝曰:何以知其胜?岐伯曰:求其至也,皆归始春,未至而至,此为太过,则薄所不胜,而乘所胜也,命曰气淫。不分邪僻内生，工不能禁（此处当从王注，不分至能禁十字，衍文）。至而不至，此为不及，则所胜妄行，而所生受病，所不胜薄之也，命曰气迫。所谓求其至者，气至之时也。谨候其时，气可与期。失时反候，五治不分，邪僻内生，工不能禁也。

铁樵按：何以知其至，在谨候其时，以时为标准，辨其太过不及。而五治以分，重心在何以知其胜，与谨候其时二语。

帝曰：有不袭乎？岐伯曰：苍天之气，不得无常也。气之不袭，是谓非常，非常则变矣。

铁樵按：夏之长，承袭春之生，秋之收，承袭夏之长，是谓有常。冬行夏令，春行秋令，是谓非常，则不能承袭。

帝曰：非常而变奈何？岐伯曰：变至则病，所胜则微，所不胜则甚，因而重感于邪则死矣，故非其时则微，当其时则甚也。

铁樵按：譬如春行夏令，湿为病，是生气所能胜者，虽病亦微。春行秋令，燥为病，燥能杀物，生气所不能胜者，则其病剧，若更有他种原因致肝病者，如盛怒薄厥之类，在法当死。

帝曰：善。余闻气合而有形，因变以正名。天地之运，阴阳之化，其于万物，孰少孰多，可得闻乎？岐伯曰：悉哉问也！天至广不可度，地至大不可量。大神灵问，请陈其方。草生五色，五色之变，不可胜视。草生五味，五味之美，不可胜极。嗜欲不同，各有所通。天食人以五气，地食人以五味。五气入鼻，藏于心肺，上使五色修明，音声能彰。五味入口，藏于肠胃，味有所藏，以养五气，气和而生，津液相成，神乃自生。

铁樵按：《新校正》云：自岐伯曰昭乎哉问也起，至可得闻乎止。全元起注本及《太素》皆无之，疑王氏所补。然自第一节久矣不和其所谓也，直接悉哉问也，亦复答非所问，王氏或因此取他书补之，又或者王氏所注本与全注本不同，均未可知。观王氏丁衍文标明今朱书之云云，则未必有所损益不加标识，然则王注本与全注本，本自不同耳。又此处帝问阴阳之化，于万物孰多孰少，而草生五色以下，亦复答非所问，是中间仍有脱简也。疑"万物"二字，当作"五藏"二字。

帝曰：藏象何如？

铁樵按：藏即五藏之藏，亦即藏德之藏，有所藏，然后有所著。帝欲知其所著者分属五藏若何，故曰藏象何如。

岐伯曰：心者，生之本，神之变也，其华在面，其充在血脉，为阳中之太阳，通于夏气。肺者，气之本，魄之处也，其华在毛，其充在皮，为阳中之太阴，通于秋气。肾者，主蛰，封藏之本，精之处也，其华在发，其充在骨，为阴中之少阴，通于冬气。肝者，罢极之本，魂之居也，其华在爪，其充在筋，以生血气，其味酸，其色苍，此为阳中之少阳，通于春气。脾胃大小肠三焦膀胱者，仓廪之本，营之居也，名曰器，能化糟粕，转味而入出者也，其华在唇四白，其充在肌，其味甘，其色黄，此至阴之类，通于土气。凡十一藏，皆取决于胆也。

铁樵按：藏象，在人为五藏之所著，在天为藏德之所著，故每节皆言通乎四时之气。不曰四时，而曰四时之气者，指生长化收藏。生长化收藏，藏德之所著也。心曰阳中之太阳者，凡五藏主岁半以上者，皆以阳为言，从清明至夏至，阳中之太阳也。肺所主者，夏至至秋分，等于日中至黄昏，虽尚是白昼，已由阳入阴，故曰阳中之太阴。肾所主者，为秋分至冬至，等于合夜至鸡鸣，此与心为对，故曰阴中之少阴。肝所主者，为冬至至春分，等于鸡鸣至平旦，是由阴入阳之时，故云曰阴由之少阳，原文作阳中之少阳，上一"阳"字误。四序为递迁的，为进行的，不能画分界限，故心与肾，一为阳中之阳，一为阴中之阴，而肝与肺,则为阴中之阳,阳中之阴。心以太阳为言,肝以少阳为言,皆言其府,本是一藏一府,一阴一阳,互相输应。在岁半以上,阴为之主,阳为之使;岁半以下,阴为之主,阳为之潜故也。《灵·九针十二原篇》,心为阳中之太阳,肾是阴中之太阴,肺为阳中之少阴,肝为阴中之少阳,此专主时序说,亦可互参。此段王注与《甲乙》《太素》均有出入,鄙意但心知其故即得,深求之仍在可解不可解之间,实为无益。脾胃大小肠三焦膀胱,统属于土,经旨当指一化字,各家均器字断句,鄙意当能字断句,因器能作一名词,则此节经旨显然矣。盖器字指躯体,器能者,躯体之能力也。此"能"字与病之形能之"能"字同。化糟粕转味而出入,专以化为能事,故通于土气。而脾胃大小肠三焦膀胱所以一串说下,自各家不知此理,于是本节之经旨既不能明,却又生出一三焦问题,以为三焦本属虚位。《灵枢》所谓上焦如雾,中焦如沤,下焦如渎,而此处则云名曰器,是三焦为有状有体者矣。于是欲寻一三焦以实之,既大索不可得,则疑莫能明,纷纷聚讼。近世唐容川乃以油膜为三焦,乃益支离破碎,不可究诘。营之居也句,"营"字,景岳谓是水谷之精。刘云:《灵枢·营气篇》,营气之道,内谷为宝,谷入于胃,气传之肺,流溢于中,布散于外,精专者行于经隧,常营无已。《痹论》云:营气者,水谷之精气也。《营卫生会篇》,营气出中焦,其义并通。十一藏取决于胆,其义未详。

故人迎一盛,病在少阳,二盛,病在太阳,三盛,病在阳明,四盛以上为格阳。寸口一盛,病在厥阴,二盛,病在少阴,三盛,病在太阴,四盛以上为关阴。人迎与寸口俱盛四倍以上,为关格。关格之脉,赢不能极于天地之精气,则死矣。

铁樵按:本节各家注释无一可取者。乍读不可解,再三研求,粗通其意。考之《灵枢》《难经》《伤寒论》,而疑窦滋多。兹先讨论本文,然后更及其他。本节最难解之处有四:其一,人迎寸口相差四倍三倍,以何者为标准,如云以意会之,两手脉之大小诚易辨,小一倍小两倍,则不可辨,何况更言三倍四倍乎?其二,三阳三阴之病,日日见之,时时见之,即将死之病,亦常常见之,卒无有两手脉相差甚悬绝者。其三,就病情体会,明明少阳病,其脉不必人迎盛于寸口,明明太阳少阴病,阳明太阴病,其两手脉不必相差至二倍三倍,岂但不必栢差,简直绝无其事,则经文所言者究何指邪?其四,凡病从外之内第一步在太阳,第二步在阳明,其少阳则非必见之证,若在三阴者,类都三经兼见,而病之传经而入阴分者,恒由太阳先至少阴,此证之《伤寒论》验之事实而不爽者。今云一盛在少阳厥阴,二盛在太阳少阴,三盛在阳明太阴,又何说乎?注家于此等处均不理会,循文敷衍,妄欲以其颠顶不通之见解,诏天下后世,谬甚。吾所得者,虽未敢云至当不易,然于以上所述四层,颇足以释疑辨惑。其说如下:一盛二盛,言气化也。本篇篇名《六节藏象》,上半篇皆言六节,下半篇则言藏象。藏象者,言五藏之所著,曰通乎气夏气,通乎春气,即谓生长化收藏也。藏者不可见,所以可见者生长收藏。人生之生长收藏,与天地之生长收藏相应,故曰通乎四时。生长收藏配四时,五藏亦配四时,肝应春气为阳中之少阳,心应夏气为阳中之太阳,脾胃应长夏,为阳明太阴,曰化糟粕,转味而入出,明言此应化气也。是故一盛,病在少阳,非谓胆与三焦,亦非谓寒热往来,乃指肝病也。然所谓肝病,非解剖的肝藏为病,亦非通常肝气病,乃指生气病也。凡人五色修明,虽曰五气藏于心肺,其实皆生气作用。病之太初,第一步,必五色不修明。五色不修明,病最浅者,故一盛病在少阳。其曰二盛病在太阳,即上文阳中之太阳,乃指心,非指小肠与膀胱,亦非实质的心,所谓生之本,神之变,通乎夏气,盖言长气也。曰三盛病在阳明,则化气也,人生之所恃以维持生命者,即在化糟粕转味而入出,故化气病为最甚。其言厥阴少阴太阴者同上,亦言生气长气化气也。必如此解释,然后与上文有关系,然后先少阳厥阴,次太阳少阴,又次阳明太阴,乃为一定不易之程序。天覆地载,万物方生,阳予之正,阴为之主。其未出地者,名曰阴处,岁半以下,皆阴处也,故不言收气藏气。四盛以上为格阳,何谓乎？凡初步生气病者,在内则感不适,在外则颜色晦滞,然不必有若何病状。至长气病,则痛苦悉见,且其痛苦必甚剧烈,见邪正相争之状。继此而病更进,则正气必衰,不复能与病毒相抗,病人辄显奄然欲毙光景,此为各种疾病一定之程序。且第一步为病毒袭体,第二步为邪正相争,第三步为正虚邪实,天然段落分明。然病若止此,则人必不死,所以不死之故,化气之作用。虽衰,体力之消耗未尽也。正虚邪实,病无不进之理,继此更进,则已虚之正气复见,有奋之象藏于内者,乃悉数暴露于外体;工之作用。至此全毁而成阴阳不相应之局势,故曰关格。暑往寒来,寒往暑来,阴中有阳,阳中有阴,此所以有胜复,故重寒则热,重热则寒,寒极生热,热极生寒,自阴阳不相应,则胜复之道穷。曰赢不能极于天地之精气则死者,赢,古通"盈",盈科而进,科有进行意,正虚邪实,病进不已,向身之阴阳不相应,与天地之阴阳亦不相应,不复能循天道而有胜复,不能复,故死也。如此解释,则一盛、二盛、三盛、四盛,亦涣然冰释,而于赢不能极句,亦丝毫不假穿凿,不必如吴鹤皋改赢为赢,仍在若明若昧之间也。倍字必误,纵不误,亦非言脉,倍是指病进。《灵枢》文字尤多罅漏,直是因《内经》之误而误,兹又略为讨论如下:《灵枢》言关格者,《禁服篇》最详,其文云:"寸口主中,人迎主外,两者相应,俱往俱来,若引绳大小齐等。春夏人迎微大,秋冬寸口微大,如是者名曰平人。人迎大一倍于寸口,病在足少阳,一倍而躁,病在手少阳。人迎二倍病在足太阳,二倍而躁,病在手太阳。人迎三倍病在足阳明,三倍而躁,病在手阳明。盛则为热,虚则为寒,紧则为痛痹,代则乍甚乍间。盛则泻之,虚则补之,紧痛则取之分肉,代则取血络且饮药,陷下则灸之,不盛不虚,以经取之,名曰经刺。人迎四倍者,且大且数,名曰溢阳,溢阳为外格,死不治。必审按其本末,察其寒热,以验其藏府之病。寸口大于人迎一倍病在足厥阴,一倍而躁病在手心主。寸口二倍病在足少阴,二倍而躁病在手少阴。寸口三倍病在足太阴,三倍而躁病在手太阴。盛则胀满寒中,食不化;虚则热中,出糜,少气,溺色变;紧则痛痹;代则乍痛乍止。盛则泻之,虚则补之,紧则先刺而后灸之,代则取血络后调之,陷下则徒灸之。陷下者,脉血结于中,中有着血、血寒,故宜灸之。不盛不虚,以经取之,名曰经刺。寸口四倍者,名曰内关。内关者,且大且数,死不治。必审察其本末之寒温,以验其藏府之病。"此其所言较《素问》为详,文字亦较明白,无游移疑似之处,然与《素问》不合。即《灵枢》本文亦自相抵触,如云"寸口主中……名曰平人",明明为两手之脉,曰:"人迎大一倍于寸口病在足少阳",则明明谓左手脉大,右手脉小,相差一倍,足少阳胆经有病。足少阳胆病,为口苦、咽干、胁痛、寒热往来乎?抑下厥上冒,徇蒙招尤,目冥耳聋乎?无论何种病证,皆见弦脉,不必左手脉大于右者一倍。此已不可解,且何故少阳为第一步?曰:"二倍足太阳三倍足阳明",即以伤寒病言之,太阳证之脉有紧有缓,阳明之脉有数有沉有洪大,甚且有脉伏不见者,果可以二倍三倍为候乎?且心识其为二倍,有何术证明其非二倍半或一倍半?此层尤不可解。盛虚紧代四字,明明四种脉,将皆指大者言之乎?抑该言两手乎?且人迎下之热寒痛痹,指定少阳乎、太阳乎?抑统三者言之也?寸口下之胀满痛痹脉血络,分指太阴少阴乎?抑为三阴共同之见证乎?详腹满寒中,食不化字样,似属太阴,热中、出糜、少气、溺变色,似属少阴,乍止乍痛似属厥阴,痛痹则三阴皆有之,果如此乎?抑非如此乎?文字视《内经》为浅,病理则不如《内经》之明晰。三倍四倍字,果可据此为典实乎?古代简策繁重,师弟授受,类恃背诵,观《素问》多韵文,即知其书之古,《灵枢》浅易,不啻倍蓰,且后出。不知经几许次口授,然后笔之于书,则其书亦难经之傅,错误在所不免。本节所言,似乎解释《内经》而未明《内经》之旨者,故吾仍疑四倍三倍之倍字不可为训。《难经·三十七难》云:邪在六府则阳脉不和,阳脉不和则气留之,气留之则阳脉盛矣。邪在五藏则阴脉不和,阴脉不和则血留之,血留之则阴脉盛矣。阴气太盛,则阳气不得相营也,故曰格。阳气太盛,则阴气不得相营也,故曰关。阴阳俱盛,不得相营也,故曰关格。关格者,不得尽其命而死矣。徐灵胎注《难经》本节下云：《灵枢·终始篇》云：溢阴为内关，溢阳为外格。并引《素问·藏象论》云：经文并无以阴盛为格，阳盛为关者。

铁樵按：阴盛格阳云云，虽与《素》《灵》显然相背，然确有至理。须知病毒所凭借者为正气，正气盛病势亦剧，正气衰病状亦衰。凡病至于化气既病之后，已是末传，藏德暴露，是正气衰极反盛也。然须知此时之盛乃假象，看是阳盛，实是阳衰。又阴内守，阳卫外，阴阳互相倚依，互相维系，阳回则阴生，阳消则阴破，阳扰则阴争，故见阳格者阴无不关，以故就阳盛之假象言之，谓之阳盛而格，就真象言之，岂非阳衰而格？阴盛云者，实阳衰之互辞也。故《难经》不以显背《素》《灵》为嫌者，其所注意，实在牝牡骊黄之外。且交互言之，愈足发明经旨。鄙意以为此层可无疑义，所可异者，《难经》以病在府在藏，气留血留为言，与《内经》藏象之理不合，似《难经》亦与《灵枢》一辙，未能洞明经旨也。

铁樵按：唐张守节作《史记正义》，于《扁鹊传》全引《难经》为释，是唐人认《难经》为扁鹊著也。日人丹波元坚有考证，谓：书中多东汉人语。如元气之称，始见于董仲舒《春秋繁露》。男生于寅，女生于甲，《说文》包字注，高诱《淮南子注》《离骚章句》，俱载其说。木所以沉，金所以浮，出《白虎通》。金生于巳，水生于申，泻南方火，补北方水之类，并是五行纬说家之言。而《灵》《素》中，未有道及者。据此，则《难经》是东汉时书，非战国或西汉文字。《灵枢》朱紫阳以为浅甚，今观其文字，亦非西汉人手笔。《难经》中引《灵枢》之文甚多，则《灵枢》又在《难经》之前。仲景《伤寒论·序》谓：撰用《素问》《八十一难》，是否《八十一难》即今《难经》，尚未能断言。以关格而论，《灵枢》《难经》之浅，已可见一斑。恐仲景所用者，竟非此书。然则真古者，仅一《素问》而已。所贵乎古者，非徒因其旧说者。谓春秋时各种学派，全出于老子，老子世为周室守藏，夏商周三代精英，老子皆见之，故一身为学术之源泉。是以春秋时之学术其较后来为可贵者，因后来之学术皆渊源于春秋，而春秋时之学术，则渊源于三代其所积为较深厚也。故《灵枢》《难经》《伤寒论》三书，在伯仲之间，总不能与《素问》相提并论，而《素问》之精义，三书亦未能悉数吻合也。奥理之发明，非可预期，积年累月，或仅得一两则。今吾于关格发见《灵枢》《难经》之弱点，故并论之。

《内经讲义》终

第一章　岐黄溯洄终

第二章

长沙接武

蔡定芳按语：铁樵先生的《伤寒杂病论》造诣集中体现在《伤寒论研究》《伤寒论辑义按》《伤寒广义按》《金匮方论》《读金匮翼》《金匮翼方选按》这六部书里。《伤寒论研究》共四卷，卷一讨论六经概念与提纲，卷二分析麻黄杏仁石膏甘草汤治疗白喉的经验与机制，卷三卷四阐述《伤寒论》所涉西医常见急性传染病病种及诊疗见解。先生指出欲得伤寒真理，非空绝依傍摒去一切注释专读白文不可。盖吾侪之思想，苟为注释所束缚，即不能有独到之心得，犹之仲景之治医，苟为当日时医所束缚，即不能横断众流，直入轩岐堂奥也。《伤寒论辑义按》是铁樵先生对《伤寒论辑义》的研究与发挥。《伤寒论辑义》七卷，日本·丹波元简撰于1801年。该书精辑成元己等数十伤寒学名家注释，折衷归纳，逐条阐析，文字洗练，考核精详。铁樵先生的按语更是语破天惊，发聋振聩。如释"太阳之为病，脉浮头项强痛而恶寒"云：凡医经阴阳字含有寒热虚实内外意义。热为阳，寒为阴，此一种也；实为阳，虚为阴，二种也；外为阳，内为阴，三种也。此三种意义随处而异，并非同时包含三种。此处太阳之阳字即是内外之外字，太字简直是最字，太阳两字即最外两字。然则何以不曰最外而曰太阳？此所谓术语也。因最外二字不能定界限。究竟何物之最外？不明了也。若太阳二字则有界限，即指躯体之最外层，是故论字义可云太阳二字等于最外二字。论其所包孕之内容，则太阳两字乃言躯体之最外层。《读金匮翼》《金匮翼方选按》《金匮方论》是铁樵先生研究张仲景《金匮要略》的力作。从这三部书的书名可知先生对《金匮》研究大家尤怡的推崇与敬仰。尤怡，字在泾，别号饮鹤山人，1650年生，1749年卒，江苏吴县人。所著《金匮要略心典》八卷，《金匮翼》八卷对后世影响巨大。《读金匮翼》共18篇，论咳嗽11篇，论疼痛4篇，论腹胀3篇。主要针对《金匮翼》的咳嗽、疼痛、腹胀等内科临床常见病症发表议论，其中以论咳嗽最为精当。如论皮毛为肺之合云：痧子以咳为起讫，初起咳不爽，若竟不得出，则成急性肺炎。痧既出，咳不止，若透发净尽，则咳仅为尾声，为余波。若当发疹时仅衰其大半，则为百日咳，而有危险。痧子之为病，血中热毒以皮肤为尾闾者也，此最足以证明肺主皮毛之说。又如论伤寒以咳嗽为轻杂病以咳嗽为重云：伤寒咳嗽，即初起伤风咳嗽，继而发热者。此种四时皆有之，属流行性感冒，所谓伤寒，即感症也。西国以此种为前驱症，治之得法，可以即愈，当然不是重症。然亦有开始即见气急鼻煽者，病属急性支气管炎，亦甚不廉，不可谓之轻症。杂症以咳嗽为重，并非各种杂症皆能咳，仅有数种病，有传肺之病能。一曰吐血，二曰胃病，三曰湿……《金匮翼方选按》共四篇，第一、第二篇论中风，第三篇论湿证、噎膈，第四篇论黄疸、消渴。是铁樵先生对《金匮翼》所论这些难治性疾病的诊疗见解。诚如先生所言：今兹所为，录其必要者，节其不必要者，详其所知者，阙其所不知者，务使絮症详明，药有标准。治病方法与上两学期讲义中理论如桴鼓之相应，则活书应活病，庶几所造就者有可观矣。《金匮方论》共四篇，痉湿暍病脉症第一，百合狐惑阴阳毒病证第二，疟病脉症并治第三，中风历节病脉证并治第五。铁樵先生尝谓：《金匮》一书，历二千余年无人敢非议者，余乃大胆为之，其能免包先生之诮乎，于是中辍，时壬申冬初也，今两年矣。孙君永祚见而善之，谓弃之可惜，因而付印而书，仅两册，余则病甚，不复能续。抑《金匮》是整个的医学，人类疾病，包括无余，精神不佳，固不足以济事，学识不及彀，尤不足以济事。若强作解人，即是仲景之罪人，自问无状，一知半解之阅历，百不逮一，即此中止，藏拙亦好。此两卷，用为讲义，为同学先河之导，要无不可，非敢自拟于名山事业也。先生素好围棋，以为治病如奕，须顾全局。读《伤寒论》如看棋谱，须在无子处着想。

第一节 《伤寒论研究》

1 总　　论

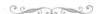

　　光阴不倒流,人事因无不演进,此天地间唯一之原则。故历史为演进的,学术亦演进的,进步之迟速,则视环境之因缘,断无背此原则而反退化之事实。其有一事一物或一学科,亘数千百年之长时间,绝无进步可言。而且揆之近顷,反较从前远不如者,此非事实乃幻境。一旦环境变换,必如水之溃防决堤,有神速之进步,补偿其前此停滞不进中所损失之岁月。欧洲僧侣柄政时代,学术无进步可言,犹之我国。十九世纪一秩之中,奔轶绝尘,则偿其前此迟滞中所损失之岁月矣。欧风东渐,我国固有学术,几无物不受破坏;然因有科学方法,古代诸子皆经一番整理,国人能读古书者,较之三十年前,人数之增多不啻倍蓰。则此后政治学术有奔轶绝尘之进境,已萌芽孕育于此三十年之中,亦未可知。凡此动机,皆环境为之因缘,愿医学则何如。

　　今日西医遍中国。西医之学说,有风起云涌之观。中医受其压迫,势力日缩。环境之变换,不可谓不甚矣,而中医界竟寂焉无闻。间有著书参用西说者,不过一枝一叶,无彻底之研究;间有研求古籍者,号称保存国粹,其实枝枝节节,不能为根本之解决。如此者已如凤毛麟角,不可多得。其大多数则不识不知,我行我素。《汤头歌诀》《温热经纬》,足以维持饭碗,于愿已足;学术进退之大问题,则视听所不及,思想所不到,宜乎漠然无动于衷。而黠者为标榜声誉计,为发展营业计,亦居然以出版品相号召。及视

69

其所为,则满纸陈死人之唾余,参以不可究诘之呓语而已。出版者以标榜声誉为目的,购阅者若相喻若不相喻,亦卒以名誉归之,而于学术之自身则丝毫无补。环境之变换,不能有几微之影响,则何故欤?曰:若此者,亦幻象而已。

《内经》托始于岐黄,所言多不易了解,在昔已摒诸道家之列。欧风东渐,阴阳五行之说,益为国人所吐弃。其书遂若存若亡,此其一。医之为伎,不仅在读书,又在经验。而有经验者,类不能读书;能读书者,又苦无经验。是以心知其故者不能言,而能言者总不免隔靴搔痒。他国之医学,为学术界之一部分,而我国之医与学术界离而为二也,此其二。有此二因,医之迟滞不进,甚于他种学问,固宜。

地质之进化,动植之进化,人种之进化,罔不由于自然。若学术之进化,虽亦不外自然律之支配,要不能无仗于人为。鄙人一知半解,不足当著作固已。然既有此一知半解,在理不当自菲薄,以故雅不自量,贸然以医学之进步引为己任。虽我所贡献者,其成分或比诸沧海之勺水,泰山之一拳石,要之已尽其蚁驮一粒之义务。此则本书之所由作也。

西国医学日新月异,真理之获得,无岁无之。而我犹奉四千年前之《内经》、二千年前之《伤寒论》,以为治病方法尽在于此,播弄古董,自矜独得,不愿他人齿冷,岂非笑话。然则前此著《群经见智录》以解《内经》,今又作《伤寒论研究》以释《伤寒论》,果何为哉?曰,余固有余之思想。以当前之事实为因缘,以将来之进化为结果,则居今日而言医学改革,苟非与西洋医学相周旋,更无第二途径。夫所谓与西洋医学相周旋,初非舍己从人之谓。陈良之徒,见许行而尽弃所学;是陈良之学,值许行之学而败灭,有何改革进步可言!又非漫然杂糅之谓。今日时下少年,日本草帽,西洋皮鞋,中国长衫,又岂得指如此者而名为中国式服装?然则奈何,必须有整齐之系统,独立之组织。譬之流水,汇众流以为江河,而名从其源;譬之树木,吸肥料以荣枝叶,而生机在本。在昔魏晋齐梁,佛学渐次输入中国,至宋与吾所固有者化合而成理学,是即绝好先例。故鄙意以为中医无演进价值则已,中医而有演进之价值,必能吸收西医之长与之合化,以产生新中医。此则余之思想也。夫曰吸收,曰化合,一孔之见,以为是今后中医必循之轨道。然欲中医入此轨道,则有先决之问题。

吾闻中医之议西医矣,其言曰,西医解剖诚精,然只能验死体,不能知活人。人之生也,以神明气血,既死则气已绝,血已不行,神明已灭,有形之迹象可求,无形之功用终不可睹,则解剖究何益哉?今之中医能为此语者,盖十人而九,甚且藉此自宽自解,不复有精进改革之志愿。吾忆《阅微草堂笔记》有一则讥传闻之不确,谓是乡里人谈城里事。中医之论解剖,殆可谓乡里人谈城里事也,此中医未能知若何是西医也。吾又闻中医之论热病矣,其言曰,伤寒从表入里,温病由里出表,于是有"伤寒下不厌迟""温病下不厌早"与夫"温病忌表"诸谬说(参观四卷"温病忌表案")。此类谬说之书,且汗牛充栋,今日时医泰半宗之,是中医未能知何者为中医也。中医不知何者为西医,尚可强作恕词;中医而不知何者为中医,吾不知其立脚地点所在。中医学自金元而后逐渐退化,至前清而真理愈晦,皆坐不知何者为中医耳。戊戌而后,垂三十年,著作界不见有中医学说,皆坐吾中医既不知何者为中医,复不知何者为西医耳。天下断无不能知己知彼,而能取诸人以为善者。故求吸收求化合,当先求知己知彼。知己知彼,吾所谓先决问题也。是故著《群经见智录》以释《内经》,著《伤寒论研究》以释《伤寒论》。是告吾同业,中医毕竟是底样一回事;《伤寒论研究》兼及西国医学者,是告吾同业,西医毕竟是底样一回事。

2　仲　景　自　序

　　吾读仲景《伤寒论·自序》,有一种异常感觉。以为欲得伤寒真理,非空绝依傍,摒去一切注释,专读白文不可。盖吾侪之思想,苟为注释所束缚,即不能有独到之心得;犹之仲景之治医,苟为当日时医所束缚,即不能横断众流,直入轩岐堂奥也。《自序》云:"上古神农、岐伯、伯高、雷公、少师、少俞、仲文,中世有长桑、扁鹊、公乘阳庆及仓公,下此以来,未之闻也。又云:观今之医,不念思求经旨,各承家技,始终循旧。"又云:感往昔之沦丧,伤横夭之莫救,乃勤求古训,博采众方。观此数语,有可异者。世称仲景学医于同郡张伯祖,尽得其传,是仲景故自有师。其著《伤寒论》,自当在学成之后,在理多少当有祖述师说之处;而本论中救逆诸法,皆直叱当日医师用药之谬,无一语及于师承。且循绎序文中言,全不为其师少留余地。则可知张伯祖者,亦不过当日时医之一,亦"不念思求经旨,各承家技,始终循旧"之一人。而仲景之医,乃赤手空拳,为山平地。纯粹因感年横夭,从勤求古训中得来本领,惟其如此。则其最初第一步思想,必为人之死以病,病之起以热。人类患病,何故必先发热欤? 度当日时医之治伤寒,必有其习用之药,既投以习用之药,为事已毕,不复一劳其心,所谓承家技各循其旧也。若问患病何故必发热,则必瞠目不解。在二千年前,问何故发热,并世既无可质证,势不得不勤求古训。《内经》云:"阳胜则热,阴胜则寒。"又云:"阳虚则寒,阴虚则热。"是即何故发热之绝好答案,是即《伤寒论》撰用《素问》之发源地。吾为此言,有绝大关系。须知就本有医学治医,其事为因袭的,决不能轶乎固有范围之外。惟不满意于当时之业医者,而悬一何故患病,患病又何故发热之问题,从此处研求其事,为创造的。试以今日为比例,吾侪苟从《叶天士医案》或《温病条辨》《温热经纬》入手,不然,或从金元四家入手;或从张景岳、张石顽入手;或从陈修园、喻嘉言入手,无论取何途径,入之既深,即如驴子旋磨,冻蝇钻纸,竭毕生精力,穷年兀兀,至于皓首,终不能出其范围。若弃去一切而读《素问》,不通则已,通则豁然开朗,如登泰山之巅而望群峰,彼金元以下诸家,直嶜嵝耳。以是知仲景治医,不复知有断潢绝港,皆此创造的精神为之也。吾为此言,世人或以为狂妄。然人之欲善,谁不如我。并世不得知音,他日当有首肯余言者。而居今之世,欲求中医与西国医学相化合,而吸收其精华,不精研《素问》《伤寒》,其道亦无由矣。

3　《伤寒论》六经上篇

　　《伤寒论》第一重要之处为六经,而第一难解之处亦为六经。凡读伤寒者,无不于此致力;凡注伤寒者,亦无不于此致力。卒之能得真义者竟无一人。此处不解,全书皆模糊影响,有何医学可言。当忆某名人之言曰:"中国仅许有良医,断不能以其所学传授于人。"此两语骤视之极费解,然按之事实,确是如此。夫医术果良，自无不可以传授他人之理。必心所能喻，不能使人共喻，然后其术不传。若是者，非术之精微不可言喻，乃因其学说不能彻底明了故也。学说不能彻底明了，虽能生死肉骨，谓之不良也可。若鄙人所研求而得者，可以自喻，可以喻人，无丝毫模糊影响者存于其中。此则差堪自信者，今为之逐层推论如下。

自来注家皆言"太阳主一身之表""阳明主一身之里""少阳主半表半里"。吾请得申说其义曰：太阳之为病，常恶寒。恶寒乃皮毛上感觉之事，皮毛是躯体最外层。故"太阳主一身之表"，此可解者也。阳明病为胃家实，阳明腑证发热、神昏谵语，用承气汤下之，得燥屎则热解，谵语亦除。是发热谵语之故，由于燥屎，燥屎在肠胃，肠胃为躯体之里面，是"阳明主一身之里"，亦可解也。"少阳主半表半里者"，少阳之为病，发寒热，先寒而后热。释之者曰："病邪从里出表，至太阳则恶寒；病邪从表陷里，至阳明则恶热。"少阳之外一层为太阳，内一层为阳明，故曰少阳半在表半在里，此犹之可解也。然虽可解，而已有不可解者在。太阳有恶寒之病，太阳亦有发热之病，何以少阳之出表者纯粹恶寒？且皮毛为表，肠胃为里，此半表里之少阳，其在皮毛肠胃之间乎？至于三阴，其说乃不可捉摸。太阴为至阴，故无热可发；厥阴为两阴交尽；少阴为太阳之底面，故太阳之病有直传少阴者。考之诸家之说，大略相同，大都如此。夫三阳既有表有里，有半表里，则三阴当亦有地位可言。太阴为至阴，揆之"阳在外，阴在内"之义。既云至阴，即当居最里之地位；然而厥阴为两阴交尽，既是阴之尽处，似当较太阴所处地位为更里也。少阴为一阴初生，其地位近太阳，似少阴当为三阴之表。少阴为表，厥阴为里，岂太阴为半表里乎？遍考各家，均未言也。或又引《内经》"太阳为开，阳明为阖，少阳为枢；太阴为开，厥阴为阖，少阴为枢"之文。准此以谈，为开之太阳为表，则主开之阴亦当为表；为阖之阳明为里，主阖之厥阴亦当为里；为枢之少阳为阳之半表里，为枢之少阴亦当为阴之半表里。然而各家均无此说，抑又何邪？肾与膀胱相表里，肝与胆相表里，脾与胃相表里。将膀胱之足太阳为表，肾之足少阴亦为表。胆之足少阳为半表里，肝之足厥阴亦为半表里。胃之足阳明为里，脾之足太阴亦为里乎。揆情度理，似乎此说为近似，然而各家均无明确之表示。何以于三阳则言之凿凿，于三阴则绝口不谈。揭开假面具言之，各家虽甚致力于六经，各家于六经之三阴，均未能彻底明了也。朱子有云："吾读书未尽一页，不敢读第二页；未尽一卷，不敢读第二卷。"所谓尽者，谓能尽行明了其意义也。今各家于六经之三阴既未能了了，何有于以后种种。而如喻嘉言者流，方且大放厥词，连篇累牍，刺刺不能休，是亦不可以已乎！吾近得东国喜多村氏所辑《伤寒疏义》，其序文中有一节，言六经极明白了当，为我国注家所未能言者。兹录之如左，亦他山之助也。

喜多村之言曰：本经无六经字面。所谓三阴三阳，不过假以标表里寒热虚实之义，固非藏府经络相配之谓也。此义讨究本论而昭然自彰，前注动辄彼是纽合，大与经旨背而驰矣。此编（指《伤寒疏义》）六病诸论，所以不敢袭前人也。本论所谓三阴三阳，所以标病位也。阳刚阴柔，阳动阴静，阳热阴寒，阳实阴虚，是即常理。凡病属阳属热属实者，谓之三阳；属阴属寒属虚者，谓之三阴。细而析之，则邪在表而热实者，太阳也。邪在半表里而热实者，少阳也。邪入胃而热实者，阳明也。又邪在表而虚寒者，少阴也。邪在半表里而虚寒者，厥阴也。邪入胃而虚寒者，太阴也。惟表热甚，则里亦热。故里虽乃（义同"始"）热，而病未入胃，尚属之太阳。表寒甚则里亦寒，故里虽乃寒，而病未入胃，尚属之少阴。少阳与厥阴共，病羁留于半表里间之名也，阳明与太阴共，邪犯胃之称也。故不论表里寒热，病总入胃中者，谓之阳明与太阴。盖六病之次，阳则太阳、少阳、阳明，阴则少阴、厥阴、太阴。但阳则动而相传，阴则静而不传。然其传变，则太阳与少阴为表里，少阳与厥阴为表里，阳明与太阴为表里。是以太阳虚，则是少阴；少阴实，则是太阳；少阳虚，则是厥阴；厥阴实，则是少阳；阳明虚，则是太阴；太阴实，则是阳明。是乃病传变化之定理,三阴三阳之大略也。本文(指《伤寒论》)三阴三阳次序,原于《内经·热论》,非敢有错,盖义不得不然。惟至论病之传变,则固不得拘编次之先后也。前辈此义不晰,使人于暗中摸影,不亦疏也哉。

章太炎先生评:大著引喜多村说,谓太阳虚即是少阴,少阴实即是太阳,少阳虚即是厥阴,厥阴实即是少阳,阳明虚即是太阴,太阴实即是阳明。此义柯氏已发之。柯以太阳为心,由今验之。太阳病在营卫,营即血脉,内属于心,是为心之表。而少阴则正是心脏,太阳虚,血脉不能抗客邪,则直薄于心。病见珩臂,为手足厥矣。若心脏本实,则客邪只能至周身血脉,而不能直薄于心,是以太阳病唯见表面发热也。柯又谓胃家不实,即太阴病,亦与喜多村同义。唯少阳厥阴,柯氏未论。盖少阳病多指三焦,少指胆腑;而厥阴则多指肝脏,少指心主,有不能互推之理。然厥阴病心中疼热,则病自在膈中,即膻中厥阴部也,亦与三焦相应。唯三焦虚,津液不布,故厥阴病必为消渴,与所谓"少阳虚即是厥阴"者甚合。

按喜多村所言,实有至理。我辈于六经不了了,在最初时尚耿耿于心,稍久渐渐淡忘。及为人治病稍久,则不复措意;岂但不措意,亦竟忘其所以,自以为了解。偶值后辈问难,方且多为遁辞曲说,卒至人我皆堕五里雾中。此即所谓"良医不能以其术授人"也。此中情形,不可谓非自欺欺人。头脑颠顶,几乎不可思议。试问从成无己、庞安常,以至雍乾间诸注家,谁能逃暗中摸影之诮者哉。

4　《伤寒论》六经下篇

喜多村之言,可谓深切著明。然古人创此学说,究何所根据?古人已知人身有藏府,何以不言藏府而言六经?六经之在人身,究在何处,可以明白为之界说乎?此皆医家所当切实研究,而不容小有含糊者也。前于拙著《群经见智录》已略言《内经》五行之理,兹复申言吾意,以解释伤寒六经。若以吾左方所言,与《群经见智录》所言互相参证,更合之喜多村之说,则临证时可以胸中了了,指下无疑。今问六经何自来乎?曰来从六气。六气何自来乎?曰来从四时。四时有温凉寒暑,万物以生长收藏。人处四时之中,每一时期,有一时期特殊之感觉。春夏和煦,秋冬凛冽,此其常也,反常则病。六气曰风寒暑湿燥火,风非空气动之风,寒非直觉之寒,火非燃烧物质之火。《内经》曰:"风胜则动,寒胜则痛,暑胜则浮,燥胜则干,湿胜则濡泻。"风寒燥湿,乃气候之名词;动痛濡泻,乃人体所标著,此必天人相合而后见者。故问六气为何物,则径直答曰:六气者,人体感气候之变化而著之病状。六经之三阳三阴,非与藏府配合之谓也。谓太阳是膀胱,少阳是胆,厥阴是肝,无有是处。肾与膀胱相表里,太阳可直传少阴。肝与胆相表里。少阳何以不直传厥阴?脾与胃相表里,阳明何以不直传太阴?仲景辨太阳之病,项背强痛,或恶寒,或恶风;少阳寒热往来;少阴踡卧但欲寐。与肾,与膀胱,与胆何与?故问六经为何物,则径直答曰:"六经者,就人体所著之病状为之界说者也。"是故病然后有六经可言,不病直无其物。执不病之躯体,而指某处是太阳,某处是阳明,则不可得而指名。然则何解于《灵枢》之经络?曰:经络云者,亦病而后有者也。《内经》言阴阳,是有其物也。岐伯曰:"阴阳者,数之可千,推之可万。而循环回转,道在于一。"以无为恬淡、纯任自然,为养生之极则(说详《群经见智录》)。是不病之先,并无阴阳之明证也。阴阳且无有,更何有于经络!《灵枢》经脉,以病状言之,可以得其仿佛。以解剖图案比,对转无一相合者。例如阳明病有鼻孔干、眼眶酸楚、头痛、牙龈肿痛、发颐、绕脐作痛诸证。《灵枢·经脉篇》则云:"足阳明之脉,起于鼻之交颊中(所以鼻孔干),旁纳太阳之脉(足太阳脉起于目内眦,所以眼眶酸楚),下循鼻外,上入齿中,循颊车(所以牙龈肿痛、发颐),上耳前,过客主人,循发际,至额颅(所以头痛)。其直者从缺盆下乳内廉,下挟脐(所以绕脐作痛)。"其他各经类此者正多。惟仅就伤寒言之,不过十之四五合者。其余十之五六,皆非伤寒病所能见者。以今日解剖之动静脉证之,乃无一相合。则经络之为物,亦等于伤寒六经,必病而后见,甚明显也。

《灵枢·经别篇》云:"手阳明之正,下走大肠,属于肺。手太阴之正,入走肺,散之大肠。"此所谓肺与大肠相表里也。证之实地解剖,肺与心有密切关系(参观三卷"心房造血"节),似可云心肺互相表里。又血中废料在肺中由别道转入小肠,排泄于体外,即让一步说,亦当云肺与小肠相表里,似大肠决无与肺相表里之关系。然《伤寒论》之葛根汤有可异者。头痛项强恶风几几,此为太阳病,亦躯体外面皮毛上事。太阳阳明两经合病,则自利,自利乃大肠病。太阳主皮毛,亦曰肺主皮毛。太阳与阳明合病而见大肠之自利,正与"阳明之正,下走大肠,属于肺"及"太阴之正,走肺,散之大肠"之文合。然自病证言之,一为恶寒,一为下利,是绝不相蒙之两种病证。而仲景则以一个葛根汤,一味不易,治此两种不同之病,而皆有效。然则自功效言之,岂非"肺与大肠相表里"有的确之证据乎!又近顷针科针虎口治牙痛极效(按:虎口《灵枢》谓之合谷)。《灵枢·经脉篇》云:"手阳明之脉,起于大指次指之端,循指上廉,出合谷两骨之间,其支者,从缺盆上颈贯颊,入下齿中。"牙痛有虚有实,刺法有补有泻。寻常风热牙痛,尽人知为阳明经病。刺虎口是有疏泻意,刺之而效,是《灵枢》所言正确不误也。然自今日生理言之,动静脉皆出于心,纤维神经皆出于脊。其血管之细者,四肢百体,无乎不达,究何所见而知虎口与牙龈有特别关系?皮毛与大肠有相通所在,凡事皆有其理。以今日解剖之精所不能见不能知者。而谓我国四千年前之人,已知之见之,万无此理。虽《灵枢·经水篇》有"其死可解剖而视之"之语,须知此语不可为训。我国风气,认脔割尸体,为道德上干禁之事,以故藏府部位亦模糊影响。致后来有王清任《医林改错》之饶舌,凡此皆不容掩饰者。以事实言之,藏府部位,尚未清楚;以功效言之,其神妙,乃至不可思议,是诚千古之大谜。此层不得其解,虽欲研究,将无从着手,关系为绝大也。偶阅医滕(东医栎荫拙者著),有古代解剖数则。兹录其略,以推测《灵枢》所谓"解剖"。

其一云,赵与时宾退录。广西戮欧希范及其党,凡二日,剖五十六腹。宜州推官卢简皆详视之,为图以传世。其二云,王莽诛翟义之党,使太医尚方与巧屠共刳剖之。量度五脏,以竹筳导脉,知其所终始。云可以治病,其图今不传。其三云,晁公武郡斋读书志载存真图一卷,皇朝杨介编。崇宵间,泗洲刑贼于市。郡守李夷行遣医并画工往视。抉膜摘膏,曲折图之。其四云,闻见后录,载无为军医,张济能解人而视其经络。值岁饥,人相食。凡解一百七十人,以行针,无不立验。

以上凡四事,皆在王清任《医林改错》之前,而王莽一条最古。《素问》文字,就鄙见言之,有太古相传之文,有周秦人语,有汉人语(说见拙著《群经见智录》)。《灵枢》后出,识者疑其与《素问》文字不类,谓是王冰所辑。今假定《素问》成书于西汉,则《灵枢》成书至少当在新莽之后。《素问》不言解剖,《灵枢》忽言解剖,又不言若何解剖,其即巧屠刳剥、竹筳导脉之类似事乎!夫王莽之所为,就道德言之,与尚书所言"斮朝涉之胫"相去几何,其事不为清议所容,其图不传宜也。就医学言之,其所为虽粗,可谓医家实地解剖之始祖,其图不传,甚可惜也。精研医学之人,因其不为清议所容,不敢昌言,复因其不传可惜,因托言古代曾有其事。因此之故,仅有单词只句之"解剖"字样,见于《灵枢》,未可知也。今之医家,往往冥想,以为古代必有神秘之解剖学，惜其书不传，遂令西人专美。此种思想，良足自误。须知古学虽不传，必有迹象散见于古书之中。今从周秦诸子中，颇能觅得与《素问》类似之文字（例如，《素问·脉要精微篇》云：阴盛则梦涉大水恐惧，阳盛则梦大火燔灼，阴阳俱盛则梦相杀毁伤。上盛则梦飞，下盛则梦堕；甚饱则梦与，甚饥则梦取。《列子·穆王篇》：阴气壮则梦涉大水而恐惧，阳气壮则梦涉大火而燔灼。阴阳俱盛则梦生杀，甚饱则梦予，甚饥则梦取。此决非偶然相同。吾疑《列子》引用《素问》，又《左传》秦和之言，亦与《素问》尽合，当亦是引用《素问》。此外，如《春秋繁露》"阴阳之动使人足病喉痹"，与《素问·阴阳别论》"一阴一阳结谓之喉痹"同。《吕氏春秋·尽数篇》云：精气之来也，因其轻而扬之，因走而行之，因美而良之。与《素问·阴阳应象大论》因"其轻而扬之"三句亦同。其类此者苟再为搜索，当不止此数条）。而独不能觅得解剖之影响。即此可推断《素问》之为书，至少有若干成分是周秦时人手笔。同时更可推得，解剖之学，古时必无其事，是故《灵素商兑》根据《灵枢》"解剖"一语，证明古代解剖之粗。鄙人则以为此正余君云岫未之深思之故。须知根据《素问》《伤寒论》之学理，其精妙之处，直能迈越今日西国解剖学与显微镜所不能到之处；而其粗陋处，乃至不知藏府之部位，不明体工之作用，岂有如此不合理论之解剖学乎！

　　知识有两大支干：曰心之研究，曰物之研究。凡声光电化，皆物之研究；哲学论理，皆心之研究；若神学，则在宗教范围之内。我国向来无物的知识，各种学术皆偏于心的知识，又皆含有宗教气味。与西国唯心学说既微有不同，与彼邦宗教更性质迥异，此即近人所谓玄学。至就体功言之，西人之解剖学、微菌学、生理学，皆属物的研究，惟心思作用不可解剖，故心理学之蹊径迥别。其方法专从试验动作感觉，以测心之能力。我国医籍亦讲体功。各种物的知识皆非所有，若《素问》所言，仍是玄学本色。惟其言病理之一部分，与《灵枢》之言经络穴道骨脉等篇，则别开生面，既非物的研究，亦无玄学气味，其方法与西国心理学极相似。不过心理学所推测者，为心的动作与能力；而我国之言病理，实为躯体自然之反应与其径路。质言之，《灵枢》者，古人以治心理学之方法研究人类躯体所得之成绩也，躯体物质也，痛苦愉快物质由发生之势力也。今之西医学从物质研求，以明势力者也。《灵枢》《素问》从势力研求，以推测物质者也。《灵枢》后出，其书真否不可知。要非全出于后人假托，假使此书果与《素问》同为古籍，其中所言，当已经数千百年之经验。其经络气穴，乃从种种病状测验所得者。但古文太简，谬刺之法早已失传。今日针科一二种有成效方法，不过一鳞一爪。后人不解，以为此书无从研究。其实苟知其方法与西人治心理学相同，未尝无法整理，使成一种专科。若《伤寒论》之六经，所言甚简，苟知其为病后之界说，尤属易解，不必多为曲说，使人堕五里雾中也。

5 伤寒提纲上篇

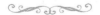

　　提纲之说，出慈溪柯韵伯。全书仅六条：（一）太阳之为病，脉浮，头项强痛而恶寒。（二）阳明之为病，胃家实。（三）少阳之为病，口苦，咽干，目眩。（四）太阴之为病，腹满而吐，食不下，自利益甚。（五）少阴之为病，脉微细，但欲寐。（六）厥阴之为病，消渴，气上冲心，心中疼热，饥而不欲食，食即吐蛔。愚按：以此六条为提纲，于义实未安，有数事当知者。读者意中往往以为某经病，则当见某种病状，此误也。当知有某种病状，然后定为某经病，盖由前之说，不免认太阳为膀胱，少阴为肾，则与实际多所抵触。例如：遗精腰痛为肾病，蜷卧但欲寐非肾病也；癃闭淋浊为膀胱病，项强恶寒非膀胱病也。又以经为主，则当先定经之径路，经之径路不可定（所谓未病时六经本无其物也），则必引证《灵枢》经络。引证《灵枢》经络，不能心知其故，那能言之亲切有味。而曲说以起，且以经为主，则所注意者在经，而不在证。此卖背仲景之义，仲景固注意病证者。日医丹波元坚（著有《伤寒述义》）有云："盖仲景之旨，先辨定其病。辨病之法，在察脉证。故必就脉证以定其病，而后治法有由设焉。所谓病者何？三阴三阳是也。热为阳，寒为阴，而表里虚实互有不同，则六者之分于是立焉。所谓脉者何？其位寸口、关上、尺中、趺阳，其体浮、沉、迟、数、紧、缓、滑、涩之类是也。证者何？发热、恶寒、谵语、腹满、下利、厥冷之类是也。治者何？汗、下、温、凉及刺灸之法是也。"丹氏简直以三阴三阳为病，其说明白简当，读者易从，因采录于此。至千虑之一得，初不因读刘氏之书而后有此思想。不过刘氏此说，益足为我张目耳。又当知提纲一条，与下文各条，初不能如《春秋经传》《通鉴纲目》之整齐。第观少阳当以寒热往来为主，而少阳条无其文。少阴只"蜷卧，但欲寐"五字，其实少阴见证又何只此二者？厥阴自当以厥为主，吐蛔乃非必有之事，而厥阴条有吐蛔无厥。凡此可见仲景下笔时，并不以此为提纲。后人读书，必欲强古人就我，遂随处感人不就之困难。喻氏之重定章节，舒氏之自为提纲，皆因此矣。

伤寒之为病，由外而之内。在外为初步，人内为传经。当其在外之顷，本论所揭橥者，中风与伤寒二者而已。有中暑者，暍病是也；有中湿者，湿病是也。二者皆另提在伤寒范围之外。其伤寒有兼见暑湿者，暑湿为兼证，风寒为主证。有从燥化者，有从火化者，是传经以后事。若其最初，则风寒二者而已。提纲之意义果何如乎？如谓每篇第一节为一篇之纲，既不甚允洽，亦且无深意。如谓每一经之病证，当以第一节为标准，则如少阳、少阴、厥阴等条，实不完备，是此说不成立。凡一经病证，当统全篇观之，方无遗义。如谓提纲云者，乃病之纲领，则鄙意当以中风伤寒两条当之。若每篇之第一节，不过为每篇之发端而已，不足当病之纲领也。且就文字言之，亦当风寒两条为纲领，然后全书条理分明。试申言之如下：

喜多村之总评云："经文所列诸例，有彼此互见而偏载其一端者，有一事而每条必详者，有略举而不更及者，有举大以该细者。"是诚读伤寒之不二法门。仲景之法，举脉可以知证，举证可以知药，举药可以知病。例如中风条云："太阳病，发热，汗出恶风，脉缓者，名为中风。"伤寒条云："脉阴阳俱紧者，名曰伤寒。"桂枝汤证云：阳浮者热自发，阴弱者汗自出。麻黄汤证云：恶风无汗而喘。葛根汤证云：项背强几几，无汗恶风。桂枝加葛根汤证云：项背强几几，反汗出恶风。葛根汤有麻黄，桂枝加葛根汤无麻黄。有麻黄者，以治无汗之项背强几几；无麻黄者，以治有汗之项背强几几也。以是知，凡云中风皆有汗，凡云伤寒皆无汗；凡用麻黄皆伤寒证，凡用桂枝皆中风证。桂枝有禁例云：若脉浮紧，发热汗不出者，不可与之。大青龙汤有禁例云：若脉微弱，汗出恶风者，不可服之，服之则厥。以桂枝禁例为准，则知凡用桂枝汤之证，或言恶风，或言恶寒，并无"汗自出"或"有汗"之文，可以测知其病皆有汗也。以青龙禁例为准，凡用麻黄，无论其为麻黄汤、大小青龙汤、麻杏石甘汤，但方中有麻黄者，其所举病证，或简或繁，而不及有汗无汗者，皆可以测知其无汗。或且明言有汗而用麻黄，如麻杏石甘汤条，既与禁例相抵触，即可测知本文之"自汗出"之文，必有讹误。推广言之，中风以桂枝为主，其病证小有出入者，则从桂枝汤加减。故本论中凡用桂枝之方，可谓之桂枝系，其伤寒之用麻黄亦然。兹为易于明了之故，试为列表，更从而为之说。

［桂枝系］

桂枝汤　太阳中风,脉缓,发热汗出恶风者,主此。桂枝本为解肌,若脉浮紧,发热汗不出,不可与之(按"解肌"字即发汗之意,故他条皆言发汗,此处出"解肌"二字,却与麻黄汤对待言之)。

桂枝加葛根汤　此条见证,较桂枝证多"背几几"三字。项强引背,有紧张意,似宜无汗,故云反汗出。反汗出,则当桂枝加葛根汤,若无汗则当葛根汤。葛根汤有麻黄者也,苏颂曰:葛根主大热,解肌开腠理(按:葛根与桂枝异者,葛根凉而桂枝温,用此有解阳郁阳盛之意)。

桂枝加附子汤　此条见证:发汗遂漏不止,恶风,小便难,四肢微急,难以屈伸。附子自为亡阳而设,汗漏不止,阳气外泄,阴液随亡,阴伤则筋脉不仁,回阳则汗止,同时回阳即所以存阴,此正《内经》阴阳同出异名之妙谛,庸手所不辨者。至太阳病本当发汗,何以发汗遂漏不止? 则误汗也。凡本论汗之遂漏不止,下之遂利不止,皆为误治。治之苟当,必无此变。

桂枝去芍药加附子汤　此条见证为:下后脉促胸满,微恶寒。尤在泾谓:去芍药者,恐酸寒气味,足以留胸中之邪。《续简易方》谓:"芍药与失血虚寒之人不宜。"古人云:"减芍药以避中寒。"鄙人于此条别无心得,姑从其说。大约脉促胸满,芍药非宜。

白虎加人参汤　服桂枝汤后,大汗出,烦渴不解,脉洪大者,主此。汪苓友云:"此当是太阳证罢,转属阳明者,因是服桂枝汤后之变证。且与上条脉证相同(指桂枝二麻黄一汤),但加烦渴,用药霄壤。"按白虎加人参汤证,较之桂枝汤证,仅多"烦躁"两字。亦犹之大青龙汤证,较之麻黄汤证,仅多"烦躁"两字。大青龙当列之麻黄系,则白虎人参自当列之桂枝系矣。脉洪大烦渴,用白虎人参,与"阳盛必衄"可以互参。

桂枝去桂加茯苓白术汤　此条见证为:服桂枝汤或下之,仍头项强痛,翕翕发热,无汗,心下满,微痛,小便不利。按此条诸家解释,均属可商,兹择要一讨论之。日本喜多村云:"此乃桂枝汤本方加茯苓白术,犹之桂枝加葛根汤,桂枝加附子汤之例。旧本误著去桂二字,而前注更画蛇添足,岂非可哂乎。"又云:"案成注不及'去桂'之义,但云桂枝汤以解外,则成所注本无'去桂'二字欤。若不去桂而用此方于此证,或有效验。王肯堂以下,多谓水饮所致,然无的据。《医宗金鉴》则依桂枝去芍药之例,谓为'去芍药'之误,其说亦难从矣。"成无己云:"心下满微痛,小便利者,则欲成结胸。今外证未罢,无汗,小便不利,则心下满微痛为停饮。与桂枝汤以解外,加茯苓白术利小便,行留饮也。"魏荔彤云:"仍者,徒见其表证未解,不添里证而已。"鄙意"去桂"二字,良有未当。既本是桂枝证,服桂枝而仍头痛项强发热,则桂枝在所必用,何得去桂? 或者"去桂"二字,因无汗而增入,然无汗则有取于麻黄,桂麻各半,桂二麻一,桂枝二越婢一,皆是。因无汗而去桂,只此一处,其他无可互证。且无汗去桂,殊不足以塞责,是"去桂"必误。然"去桂"既误,则"无汗"亦误。一、因无汗不得用桂枝。二、因翕翕发热,本是桂枝主治证。原文《伤寒论》往往引前节一语,省却数语,令人于方药中推勘得其所省者(参观后文"麻桂各半汤"释义),今"翕翕发热"一语,既是桂枝证,则"无汗"两字,当然讹误。三、循释"仍"字,亦可见"无汗"二字之说不去。盖首句"服桂枝汤",意即谓桂枝证服桂枝汤。所谓桂枝证者,即"阳浮热自发,阴弱汗自出,啬啬恶寒,淅淅恶风,翕翕发热"。以如此之病证服桂枝当瘥。乃不瘥,仍头项强痛,仍翕翕发热,岂得云仍无汗乎。四、若云"翕翕发热"断句,"无汗"连下文贯至"小便不利者"为句。因无汗而去桂,犹可说也。去桂则本方为芍药、术、苓、甘草、姜、枣,果足治头痛项强、翕翕发热而无汗者乎。以上就桂枝加减者,自属桂枝系。其白虎加人参一方,与麻黄系之大青龙及越婢恰为对待,列之桂枝系中,可以悟阳盛则衄之理。凡六方,皆治太阳中风者。此外从桂枝加减者,尚有新加汤、苓桂术甘汤、桂枝加厚朴杏子汤、小建中汤,则为救逆而设。与前六方小异,故不及焉。

[麻黄系]

麻黄汤　太阳病,头痛发热,身疼腰痛,骨节痛,恶风无汗而喘者,此汤主之。尤在泾曰:虽本文不言脉紧,然可从无汗而推。犹上篇伤寒不言无汗,以脉紧该之也。柯韵伯曰:麻黄八证,头痛发热恶风同桂枝证,无汗身疼同大青龙证,本证重在发热身疼无汗而喘。按头痛发热恶风,为太阳中风伤寒共有证,尚省去一"项强"在内。无汗身疼虽同青龙,然青龙本麻黄系,当以青龙汤属之麻黄,不当因青龙汤在前,而以麻黄汤隶属青龙。此甚明显,是青龙同麻黄证,非麻黄同青龙证。至于喘则有有汗无汗之辨,有汗之喘,麻黄不但不能止,且犯禁。若无汗之喘,王朴庄云:"喘正因无汗,得汗则喘止。"是麻黄之定喘,乃因发汗之故,此屡验而不爽者(参观四卷"小女伤寒案"),是麻黄汤之定义当云。太阳伤寒,脉紧,发热,无汗,其余皆副证,不必尽具者也。第观下文"太阳阳明合病"一条,及"太阳病十日已去,脉但浮者"一条,可以证明吾说。本条禁例为"脉微弱,汗出恶风者不可与"。第本条未言于大青龙言之,大青龙较之麻黄汤重要成分,仅多一石膏。石膏有汗固不禁,因知脉微弱汗出之禁,指麻黄言也。

葛根汤　项背强几几,无汗恶风者,此汤主之。本方为桂枝汤加葛根麻黄,桂枝加葛根汤当然属桂枝系。此方列之麻黄系者,以无汗为伤寒条所统之故。寻绎病证与方药,是风寒兼病者,可与麻桂各半、桂二麻一相提并论。又葛根芩连,则为葛根汤所统者。葛根汤本可另立一系,兹为头绪简明起见,列之于此,期与总纲不背而已。再按葛根汤为表药中之凉药,惟其性凉,故兼治阳明,后条两阳合病主葛根,是太阳阳明药也。此条"项背强几几,恶风",与阳明无涉。舒驰远谓葛根是阳明药,太阳篇中不得以此名方,似无深意。

葛根加半夏汤　太阳阳明合病,不下利但呕者,此汤主之。按满则加朴;呕则加半夏;汗多亡阳,则加附子;烦躁渴热,则加石膏。主治者为主方,加者为副药,其有不言所以。而副药变动者,即可知叙证有省文。汪苓友曰:"成注里气上逆而不下者,但呕而不下利,愚以其人胸中必有停饮故也。"其说可从。

葛根黄芩黄连汤　太阳病,医反下之,利遂不止,脉促者,表未解也,喘而汗出者,此汤主之。按葛根汤所主治之病,其一为太阳病项背强几几,其二为太阳阳明合病自利,其三为合病不利而呕,其四为太阳误下而利。只此四条,葛根皆为主药。本方以芩连为副药,观他方副药随证加减之例,则知"喘而汗出"之为阳盛里热,芩连苦寒,所以正治。本论阳证皆正治,阴证多从治。舒驰远释此条谓,下伤脾阳,肾气涣散故喘,汗出为亡阳,而主张用术、附、参、芪、故纸、益智。其所说病证方药,与本文完全不对,不知何所根据。若谓太阳误下,必伤脾阳,正未必然。张令韶亦有"天气不降,地气不升"之说,皆近于武断,不可从。按此方治温病太阳证最效。

以上两方皆隶属于葛根汤者,因葛根汤入麻黄系,故并列于此。

大青龙汤　证同麻黄汤而烦躁者,此汤主之。按此方意义,各家解释均极精当,无俟赘述。方后云:"汗出多者,温粉扑之。"日本喜多村曾著《温粉汇考》,不知其书若何,鄙意不过实毛窍止汗耳。余当用市上爽身粉,亦甚效。

小青龙汤　伤寒表不解,心下有水气,干呕发热而渴,或咳,或利,或噎,或小便不利、少腹满,或喘者,主此。按水气,诸家均释作水饮,冠以"或"字者,为不必悉具之证,其说是矣。但证之经验,有不然者,此病咳与喘为必具之证。细循方药,乃专治肺者,是所谓"心下有水气",实即肺中有水气也,有可以证明吾说者。试条举如下:一、小青龙证凡两条。第一条"表不解,心下有水气",喘咳为或然证;第二条专举喘咳,而著一"微"字。循绎第二条服汤已云,汤即小青龙汤,是两条实只一条。第二条之意义,乃服小青龙之后,本不渴之病而见渴者,仍主小青龙,然则第一条亦只咳与喘耳。太阳之病表不解,干呕发热,均非小青龙独有证。小青龙独有者,为心下水气与咳。诸家释水气为饮,谓水饮射肺则咳,是肺中有水也。肺中有水,例无不喘者。二、本论治水之剂曰五苓,曰真武,此处独不及茯苓附子者,以苓附与肺水无干也。三、宋·窦材著《扁鹊心书》,专用艾火、硫黄、附子,而不满意仲景。其书诚不无可议之处,然有一条如流行感冒之伤风咳嗽,窦独谓之肺伤寒,亦用附子,余曾试之而效。细辛、干姜、五味为镇咳之剂,凡遇肺水喘咳之证,小青龙加附子(有汗者去麻黄),殆无不效者。四、本年值此证最多。有曾经西医诊治而余接手者,有与西医会诊者,凡用听筒听之,肺中有水声者,例无不喘。有以上四者,本条"或喘"两字,转疑有误。详悉言之,姑不下断语,以待明者。又方后有"若喘去麻黄"之文。汗出而喘用麻杏石甘,太阳篇中凡两见。注家均谓麻黄能定喘,而疑此处去麻黄之非,以故尽有多数注家,疑此处方后加减为后人羼入,非仲景意。鄙意有汗用麻黄总属非是,亦竟未敢尝试。然无论如何,苟此处去麻黄而是,则麻杏石甘条为非,二者必有一错。若以加减法例本文,又安知本条所举之证无或误者。本论三卷"发汗后饮水多必喘"亦可与本条互证。

以上凡六方,皆统于"脉紧,恶寒,无汗,名曰伤寒"一条者。

桂枝麻黄各半汤　太阳病,得之八九日,如疟状,发热恶寒,热多寒少,其人不呕,圊便自可。一日二三度发,面色反有热色者,未欲解也。不能得小汗出,身必痒,宜用此汤。喜多村谓"面反有热色"句,直接上文"一日二三度发",极有意味。盖本文"脉微者""脉微而恶寒者""面色反有热色者",三节并列。但玩文气连用三个"者"字,意义固甚明显也。

桂枝二麻黄一汤　服桂枝汤,大汗出,脉洪大者,与桂枝汤如前法。若形如疟,一日再发者,汗出必解。宜此汤。循绎此节,颇有省文。夫曰"汗出必解",可知是不汗出,即上节"不能得小汗出"。凡发汗当蒸蒸微汗,故云"取微似汗",大汗出岂但热不解,且无有不致重行闭汗者。上名"大汗出",下文"汗出必解",即是大汗之后闭汗之故。熟玩语气,极为明显。

桂枝二越婢一汤　发热恶寒,热多寒少,宜用此汤。按此节"脉微弱者,此无阳也,不可发汗"一句,亦倒装文字。不可发汗云者,意谓不可与桂枝二越婢一汤。须知麻黄是汗药,桂枝亦是汗剂,诸家必欲将桂枝二越婢一汤释作非汗剂,遂不可通。

以上三条皆有麻黄,然实是太阳中风证,专为汗后闭汗而设者。如疟状,发热恶寒,热多寒少。其人不呕,圊便自可数语,三条皆同。一日二三度发寒热,面色反有热色,身痒者,桂麻各半;汗后闭汗,日再发者,桂二麻一;但热多寒少者,桂二越婢一。观大青龙、白虎均有烦躁,则应否用越婢,似当以烦躁与否为进止。凡副药皆随证而加,可以推测而得也。而"脉微不可发汗",则三条皆同。第一条阴阳俱虚,不可发汗;第二条脉洪大与桂枝;第三条脉微无阳,不可发汗。三条合观,意义自明。质言之,脉微弱者,桂麻不中与也。余此说强半蓝本喜多村,其说甚是,故从之。

6　伤寒提纲下篇

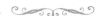

抑余对于提纲,有不仅如以上所云者。本论以六经为病之地位,以传经为病之次序。始于太阳,终

于阳明;太阳在外,阳明在里;由外之内,为一定途径。有直传阴经者,有由阴经还人胃腑者;断无已至少阳,阳明,少阴,厥阴之后,重复传至太阳者。此即《内经》所谓"善治者治皮毛,其次治肤腠,其次治筋骨,其次治藏府"。乃以由外之内,为一切热病之定例。《史记·扁鹊传》扁鹊诊齐侯之病,亦正如此。可见中国古说皆同。本论撰用《素问》及《阴阳大论》,自亦以治皮毛为第一义,以故第一卷开宗明义即云:伤寒一日,太阳受之。脉若静者为不传,颇欲吐,若躁烦,脉数急者,为传也。又云:伤寒二三日,阳明少阳证不见者,为不传也。又云:"太阳病头痛,至七日以上自愈者,以行其经尽故也。若欲作再经者,针足阳明,使经不传则愈。"然此数节,尽人皆读,亦尽人可解。初无何种深意,故读者亦都等闲视之。岂知此中含有一大问题,吾人今后当尽力研究者乎。西国医学于一切热病,分类绝细,所谓伤寒、副伤寒、流行性感冒、肺炎、气管枝炎、脑膜炎、脊髓炎、肋膜炎……本书第三卷所列者,仅其一小部分之大略。各种炎症,十九皆有前驱证,又有转属证,语详第三卷中。所谓前驱证者,大都头痛、骨楚、肢体倦怠、食欲不进,或恶寒或不恶寒,继而发热。虽不尽如此,多数皆如此。如此之证象,实即本论所谓太阳病也。夫曰传经,曰前驱,此其意义南辕北辙。由外之内,当其在外之时,有治外之法。治外之法用之而当,其病即愈。于在外之时,故可以使经不传。中国伤寒之名词,有广狭两义。广义范围极宽泛,《内经》所谓"凡热病皆伤寒之类"是也,实与西国急性传染病之名词相当。西国急性传染病,其病源为微菌;前驱云者,即病源菌所酿证之前驱。既如此,治前驱无用。其意若曰,尚有大本管之制命病在后也。故伤寒必三候,而病有定型。此其不同之处,初非一二语可以了解,当于三卷中详为讨论,兹姑置之。仅就中医之传经言,则提纲之义,当如下文所解释。病之中于人身,即就广义的伤寒言之,就纯粹的中国旧说言之,亦不仅是外因。本论中之酒家、喘家、亡血家,皆是其例。以故当一种热病流行之顷,有病者,有不病者,皆内因之不同为之也。然精密言之,固不可忽视内因。而就大段言之,热病之总因,实关系天人交感之剧变,故古人认六淫之气,纯粹是躯体以外之物,侵袭人于躯体,即能病人。故寒曰伤,而风曰中,伤寒中风,皆太阳病,是风寒之侵袭人体,最初根据地即是太阳。病毒既得根据地,得步进步,从头痛、项强、恶寒,发热之表证,一变而为寒热弛张、咽干胁痛,则为少阳;再变而渴、不恶寒而壮热,则为阳明。有两种同见者,则为两阳合病;有三种全见者,则为三阳并病。亦有不经少阳而直传阳明者。何以直传,本论未言。以理揆之,当与天时、环境、禀赋有关系,特各经有各经治法。则经过少阳与否,于治法上无甚出入,惟病至阳明则告一段落。大分病毒至此而止,故曰"土为万物所归",至阳明即无所复传。病毒以太阳为根据地,即以太阳为出发点,而以阳明为其目的地。病至阳明,渐渐化燥,苔黄粪结,故阳明主燥。此时若调寒暖,节饮食,无伤正气,多半可以得大便而自愈者,故曰不服药为中医。此为热病经常的程序,是为顺传。病毒初得太阳为根据地,法当解表。解表者,病在外层祛之向外也。若不解表,或解表不如法,则变端百出。譬之剿匪,不问国何以多匪,又不问匪何所依据,惟迎头痛击之是务,则势必溃决而为流寇。病在表从而下之,小之则为气上冲而热不解,大之则有结胸之变,利不止之变,头汗、喘逆、痞满、躁烦种种之变。病在表,有汗者当桂枝,无汗者当麻黄,背几几者当葛根,阳盛者当青龙、越婢,葛根芩连。若用之而误,则有无汗而喘之变,漏汗亡阳之变,阳盛而衄之变,惕润厥逆之变。若此者,病毒不能至其目的地而溃决四窜。同时正气虚,抵抗力益弱,于是病遂深入,而为阴证。此为不经常的,谓之逆传。试再申言之,以明其意义。

病由经常的程序至于阳明,治法多用攻下。何以故? 尽人将曰此阳证也。阳证故正治,正治故治热以寒;若阴证当从治,从治故治热以热。此其答语,非不甚是,然吾以为甚不明了。凡曲说之起,皆因不明了之故。今吾为此书,期于尽人可以明了,故不当如此说。然则当如何说? 曰:治病常先辨病,既确知病之所在。同时当问正气,病毒从其最初所根据之太阳出发,而少阳,而阳明,其势力愈进,则愈猖獗,至阳明而愈甚。毕竟病毒何所凭借,曰正气未衰也。反之,病毒传至少阴,论病则已剧,而热反不壮。所以然之故,病毒所凭借之正气已衰也。本身之体温兴奋至于峰极,病势之猖獗,亦遂至于峰极。若汗大出而热自壮,肉已削而脉反洪,则正虚病实,最为难治。其甚者,病久而脉不衰,汗多而热不解,更不能进食。如此者名阴阳交,交者必死,更无治法。若犹能食,在理可以延喘。故仓公谓安谷者过期。凡此种种,触处皆通。成效与学说两相符合,可以一以贯之者。是故病毒在三阳之时,在太阳当防其溃决,所以有种种方法;在阳明正气与病毒俱盛,当及正气未衰之顷,攻病毒而去之,故所用为三承气;及至于三阴,则正气已衰,病已深入,多半当以温药化之,故所用多萸附姜桂。温药何以能化病,此非求之《内经》,直不得其说。然《内经》为玄学的学说,或者以为以今日科学头脑当之,总未能慊然于心。吾有臆说,勉强言之成理,至实际尚有待试验。盖谓人体有变化,则病菌当消灭(语详第三卷中,兹且不赘)。以上之理论既明。则提纲云者,统全书六经以言之。当以太阳一经为提纲,以六经之病皆从太阳一经起也。就太阳一篇言之,当以病之未离最初根据地者为提纲,以病在此处为病之第一步。而对付此第一步之病者,自为第一步治法,必先明此第一步之病与第一步治法。然后经常的顺传,与不经常的逆传,可以心知其故。如此则《伤寒论》易读也。兹以鄙人认为提纲者条列如下。

自"太阳之为病"起,至"病人身大热,反欲得衣"节为止,共十二条,皆论热病初步。就中"名曰中风""名曰伤寒"两条,为全书总纲领("风温"一条另有说,详后)。"身大热反欲得衣"节,注家谓是后人搀入,今姑不置议。循绎此十二条,是泛论太阳病,乃全篇之发端。而第一节"太阳之为病"云云,又此发端之发语词。若认"太阳之为病"一条为提纲,则毫无意义可言。桂枝证"太阳中风,阳浮而阴弱",承"名曰中风"而言,其下一条亦然。第一条详,下一条略。此两条病情,皆病毒侵入人体最初时所有之现象。其桂枝加葛根一条,证与上两条同,惟多一"项背强几几",亦为未传变时证象。此下一条论下后气上冲,即是病毒溃后之事,不能与桂枝证与桂枝加葛根证并论矣。

太阳上篇从"太阳中风,阳浮而阴弱"起,以下凡十九节,除最前三节外,皆传变以后事。然欲识传变以后病,当先识未传变时之病。故鄙意以为,凡本论病毒在最初根据地,未经出发者,皆提纲也。兹仅就赵开美本记其章数节数,以免词费。读者仅一检查,即了然矣。

辨太阳病脉证并治第五:

第一、二、三、十四节;

辨太阳病脉证并治第六:

第一、二、三、五、六、八、九、十、十一、十二、十四、十六、十七、十八、十九、二十、二十一、二十二、四十七节;

辨太阳病脉证并治第七:

第八、十一、三十三、三十四节。

上共二十七节,皆未经传变前之病证,皆麻桂证,皆承伤寒中风两条而言,中多反复告诫之辞。若约之,才五七节耳。凡热病之最初第一步,已无在以上所举之外者(痉湿暍霍乱除外)。我故曰,是乃真提纲也。若复以顺传各节分为一类,则太阳篇中各条,无不头头是道。太阳篇既了了,全书安有不了了者。

7 用药之讨论

中国医学,晦盲否塞。近顷种种曲说,不足厌人听闻,遂群以为无多价值。若中国药物,则群众公认以为有效者也。半夏止呕,首乌补益,腾誉欧土。近日西医方努力研究中药,而中医反蹈常习故,毫无建树,此亦吾医界所当注意者也。然药物之研究,循五行旧说,固无有是处。即用理化,亦未便能窥测奥理。吾观西医所谓特效药,其试验之方法,大都借重动物及考验微菌。例如血清为喉证特效药,其发明此特效药之途径,为先知喉证之病源为一种微菌,又知动物躯体有抵抗病毒之本能,然后推想喉证菌在血液中,抵抗病毒之质素亦必在血液中。既有以上之理想,然后以此菌种之动物之身。逾若干时,取此动物之血液,与所培养之喉菌混合,于显微镜中观此微菌之状态。若微菌遇此血液,失其自由发展之能力而慑伏不动,是为凝集反应。凝集反应者,微菌受制于血清之证据也。所谓血清者,即血上层之清液。既经以上之试验,然后用所采得之血清,注射于病喉者之身,则猖獗可怖之喉证,得此血清后,竟渐渐减退,不过五六日间,即已霍然。于是乃得一定例曰:血清者,治喉证之特效药也。余固未治西医,所言是否真确,是否无遗漏,未敢自信,但大分不甚相远。进此以谈,则理化或未足以测知药之效用。吾言至此,乃连类而及一种极奇而极不明了其理由之事实,为外国医学博士所不知,而我国喉证大家所未尝梦见者,今不避繁冗,详悉言之,并略及鄙人之理想,以资探讨。或者竟因此而于外国微菌学说有所辅益,于我国医学有所发明,亦未可知。凡事"作始也简,将毕也钜"。欧洲十九世纪之科学,极光辉灿烂之观。而其太初第一步,乃始于苹果落地。从苹果落地而明力学,因明天文,因明地质。声光电化各种,实导源于此。以此为例,今吾所言者虽甚细微,安知将来医学不从此改观也。

先是儿子阿通,十三岁,读书于尚公小学。年终开运动会,仅着单层体操衣,终日仅食冷馒头肉馅者三枚,既冻且馁。归则嚷饿,狂哕猪油拌面一大碗,即卧。翌晨,发热,无汗,恶寒而喉痛,其喉有白腐,而外面颈皮略肿。此事在十二年前,尔时余于医学尚属门外汉,略略涉猎时方而已。因属家人偕至马逢伯处,马为刺喉间令血出,更为开方,又予白药一包。其方已不记忆,惟忆有山豆根,此物气味极恶劣。余思此殆涌吐剂,白药粉则大约是石膏,然猜测而已,无从知也。服药后,喉痛愈剧。越宿,全喉皆白腐。当即延西医陆君,陆谓病奇重,当即注射血清。并云,此病最易传染,非送医院不可,否则危及一方居民。于是送某医院,在院每日皆注射血清。然热迄不退,弛张颇甚。至十一日而见疹点,即西人所谓猩红热,更六日而殂。某医院治喉证,极有名誉。然证之西籍,喉证之为病,愈者本只得百之四十五耳。嗣是余颇奋志治医。两年后,于伤寒之理论小有领会处。犹忆民国三年元旦,无所事事,偶念盍于此时一研求喉证治法。坊本《陈修园四十八种》中有《白喉忌表》一书,所言极无理,乃托之乩笔。阅竟,极不以为然,援笔作书后可千余言,大略谓此书背《伤寒论》理论,不可为训。其翌日午夜,小女毛头才六岁,呼喉痛。观之,一边有白腐如花生仁大,其证状发热恶寒、无汗。余以评《白喉忌表》时,即认定此种证状,等于伤寒太阳病。惟此病传变,始终不离咽喉,且舌绛口渴,是温热证状。其脉类洪数,大都无汗。无初起时得汗,则喉痛立霍减,此表闭阳郁之证也。今不问其喉烂与否,仅解其表,而清其热,在法当霍。其时已夜三钟,不及买药,姑俟明日。乃晨六钟视之,喉间白腐两边均有,其面积较三钟前增加一倍。病毒进行之迅速，良为可惊，即以麻杏石甘汤予服。而内子见报端广告有某药房保喉药片，急足往购，每半钟含药一片。向午汗出，傍晚热退，喉间白腐面积缩小，作黄色微带绿，其不腐处则作殷红色，痛则大瘥，是夜得安寐，翌晨霍然。余深信麻杏石甘汤之中肯，而内子颂保喉药片之功德不置。讵女儿才瘥，十二岁之儿子复病，病状尽同。余已有把握，不复惊惶。然颇欲知保喉药片与麻杏石甘功效孰胜，因勿予药，专服保喉药片。越三钟视之，白腐仍增大，惟不如不服药片者之速，痛亦不甚剧，而壮热无汗则略不瘥减。更进保喉药片，胸闷泛恶，不能受矣。内子惶急，促余予药。余曰，君谓药片佳，故余欲一观其成绩也。内子怒余以目，谓此何等事，乃作隔岸观火态度。余乃令摒保喉片弗服。更两钟，喉痛觉增剧，乃予麻杏石甘汤，喉遂不痛，越宿霍然愈矣。嗣是每值此证，予麻杏石甘，无不效者。余二十岁时，曾患此病。尔时在里中，服药不如法，濒危，亦多发红疹。叠服养阴药，经月始愈。其实幸而不死耳，苟初起时，用麻杏石甘。太阳既解，必无以后种种危象。近来中医界知此者渐多，"白喉忌表"之谬说不足惑人，而喉证可怖之声浪亦一落千丈。其实凡病之一药可愈者，皆小病耳。以故宋·窦材谓仲景《伤寒论》只治小病，其言虽不必尽是，固非全无意识之谈。惟小病当知治法，苟不知而误治，则小病必为大病。前此遇喉证谈虎色变，则因不知治法耳。又西医对于此病，有"一度患此，终身免疫"之说。凡免疫者，此种微菌不能为患。曾有某博士系终身免疫者，将培养菌吞服多许，并不患喉证，仅得微泻即愈。此事甚确，余曾躬亲尝试。余自二十岁患喉证，至儿子病时已十三年，余与内子昼夜看护。内子亦于二十岁时病此，故内子竟不传染，余则传染，然极轻，喉间虽有白点，着衣被覆略暖，得微汗即瘥。今年八月间，邹君聿文患喉证。延诊，其病极剧，热壮而口中臭气甚烈，喉间白腐满布。诊脉之顷，余觉遍身有异常感觉，且渐渐有恶寒意，心知是传染时光景。然颇欲知免疫者吞喉菌仅微泻之语真确与否，即亦不惧。视舌色时，且故意以鼻近其口，俾微菌吸入吾体。讵知其气味恶浊，不可向迩，斗觉胸中作呕，恶寒亦加甚。此时外间风甚大，诊毕且须冒风而归，心甚悔之。忽忽书方毕，径归，谢绝其他各家之延诊者。抵寓后，令家人置消毒药水痰盂中，探喉而吐。以吐能去毒，且亦能得汗也。讵久久竟吐不出，惟略得汗，恶寒则止，于是避风取暖。约两钟许，胸脘不适处觉渐渐下移，已而腹中微攻动。可三钟得大便两次，而精神爽慧。余素患便结，此次乃如服微泻药然，此可证免疫之说。与免疫者喉菌不能为病仅微泻之语，信不诬也。今吾叙事实已毕，试系以理论。

就西国学说言之。喉证之病原为微菌，已无疑义。因凡患喉证者皆有同样之微菌，证一。将微菌种之动物之身而取其血清，此血清能使喉菌显凝集之反应，证二。且用此血清以治喉证，效果良佳，证三。故喉证之病源为微菌，已成铁案，不容有非难之词也。然而麻杏石甘汤能愈喉证，则为显明之事实。毕竟麻杏石甘何故能愈喉证，若云麻杏石甘或者能杀喉菌，此正不然。喉证血清能使喉证菌凝集，不能使伤寒菌凝集；伤寒血清能使伤寒菌凝集，不能使副伤寒菌凝集。菌之同异，当以凝集与否为断，形状其次焉者也。菌之凝集不同，血清之效用亦异，伤寒、喉证不能通用。至麻杏石甘本非治喉证之药，麻杏石甘汤之主要药只是麻黄，石膏已是副药，杏仁、甘草更是副中之副药。麻黄之作用，为发汗，太阳病无汗者可用，有汗者不可用，不问伤寒或副伤寒或喉证。石膏之功用为清胃，在《伤寒论》阳郁烦躁者用为重要副药。惟麻黄有一紧要分际，即病在三阳未离太阳者可用。若太阳证已罢，即不适用。因麻黄为汗剂，太阳即罢，不当更发汗也（《伤寒论》本文"喘而汗出"用此汤，与大青龙禁例相矛盾，疑"喘而汗出"句有讹字）。若病入三阴，则麻黄之不适用，更无待赘言（阴证有用麻黄者，仍是解表，如葳蕤汤、麻黄附子细辛汤皆是。是即喜多村所谓"在表而实者为太阳，在表而虚者为少阴"，故序例有"未入于腑者可汗而已"之说。此非本篇所欲讨论之点，今姑置之）。如此而已。今将麻杏石甘愈喉证与喉证血清愈喉证，两两比较而讨论之,则有大问题发生,有不容忽视者。理由如下。

喉证血清愈喉证,因此血清能制喉证菌,因喉证之病源为喉证菌之故。据商务出版之《内科全书》,以此令 Behring 氏血清为喉证特效药。惟宜用于发病初期,若毒素分布全身之后,则效力减少。麻杏石甘愈喉证,以麻杏石甘汤能发汗之故(喉证之初,恶寒战栗,体温升高达三十九度,咽头疼痛,西人谓之前驱证)。因发汗则热不郁,喉疼即瘥减,且喉头已腐烂者,不发汗则腐烂之面积渐渐扩大,发汗则腐烂之面积渐渐减少,以至于无。是喉之所以痛而且烂,执果溯因,不得谓非恶寒战栗之故。恶寒战栗,太阳证也。

然则喉证血清愈喉证,因血清能制喉证菌之故。麻杏石甘汤愈喉证,因麻黄能解太阳病之故。自西说言之,粟粒结核之前驱证,恶寒发热;黑死病之前驱证,恶寒发热;流行感冒、脊髓膜炎、丹毒等之最初一步,皆恶寒发热。是恶寒发热者,大多数急性传染病最初步之共同点。就中医言之,凡热病皆伤寒之类。凡热病皆由外之内,是太阳病者,乃广义的伤寒共有证。喉证之病源为微菌,微菌不减,喉证不愈。血清愈喉证乃因灭菌而愈,麻杏石甘愈喉证乃因太阳病解而愈。今谓病菌灭,太阳证虽不解亦愈,以无病毒,则太阳虽病,当在脉静不传之列,其理可通也。假使太阳解而病菌不灭,其病必不愈。若谓太阳既解,虽有病菌不足为害,其理不可通。今太阳解而病随愈,是必病菌因太阳之已解渐就消灭也。然则血清可以制微菌,解太阳亦可制微菌,于是吾敢下一定义曰:太阳既解,病菌即渐就消灭。抑犹不止此,病不同,微菌不同。所取得之血清不同,故伤寒与喉证血清不能通用。凡属急性传染病,其前驱证有恶寒发热者,即为有太阳证。既太阳病解,微菌不能为害。故凡有太阳证者,第解其太阳证,而病无不愈,故麻黄能愈喉证,亦能愈伤寒(此是狭义的伤寒)。故更得下一定义曰:太阳病既解,不论何种病菌,皆渐就消灭(惟前驱证有汗者,如结核病等,不在此例)。太阳病解,不论何种病菌,均归消灭此何理乎?是即不知,不敢妄说,第吾观日本地震而有所领会。日本因建国火山脉之上,此次地震,仅三十秒钟,而横滨、东京同时为墟。其实地球未尝有变化,不过一小部分略略颤动耳。假使地球全体略略颤动,则地球上生物当无噍类。以此为例,则人体之表解汗出,其变化甚于地球一部分震动,微菌之消灭也固宜。然此不过理想,若欲证明其所以然,恐非科学更进步不可。然即准此以谈,吾敢昌言对于西国已成铁案之学说,有所怀疑。毕竟先有微菌而后有太阳病乎?抑先有太阳病而后有微菌乎?微菌为病源,是否真确,不致倒因为果乎?如云以甲之病菌,种之乙身,乙即患同样之病,是菌为病源之说甚确。然动植物皆有人为的、天产的,假定种菌之喉证为人为的喉证,自然发生之喉证为感气化剧变而生之喉证。假使吾谓自然发生之喉证,先有太阳病而后有菌,故解太阳而菌灭,亦有说以反证吾说之非乎(西国有郁血疗法,病理总论循环系节。有痹脱疽菌,因用人工郁血法,见其菌不活动,而渐就消灭之说,是亦体气变更,微菌消灭之一证据。又炎症是否由于微菌,西方学者现方聚讼,亦见该书炎证节下)。

上节所言,本为第三卷中材科。因证明药物试验之难,连类及之,遂致自乱吾例。今吾当承上文而言伤寒用药。试验药物,如西人之精密,犹且不能无疑义,则如我国科学不完备,治医者之无常识,将若何而后可乎?一孔之见,以为解决此事,非从《伤寒论》着手不可。伤寒一百十三方,为药共八十七味,河间刘守真所取用者仅四十一味,此可谓简之又简。盖第一步必如此简单,然后可以尽研究之能事。其理由如下:一、凡习用之药,正面之成效与反面之坏处,习医稍久者咸能知之。二、从各家著作及医案参互考证。凡习用之药,其用法类视不习用者,较为详确。三、流行感冒无岁无之。若河间所用之四十一味,萸附姜桂且不在其列。苟患三数次热病,即有遍尝之机会。药物去病,入腹之后若何状况,惟自服者知之最审。以自服之感觉,证古人之方案,则亲切有味,迥异空谈。须知河间之医,虽不无可议,然确系仲景一派,迥异于其他魔道,此则吾人所当公认者。故吾以为研究药物之初步,莫妙于从此四十一味入手。即审知如常用药之功效，与其反面之流弊。其第二步，当注意药之调节。例如甘草一味，其性平和，随方皆可加入。近日论者以为此味不过等于西医之矫正药、滑黏药、调味药，岂知其作用正不止此。此事说明，颇非易事，试为解释如下：

《伤寒杂论》云："《经》谓热淫于内，治以咸寒；火淫于内，治以苦寒。调胃承气君大黄之苦寒，臣芒硝之咸寒，更佐甘草之缓，调停于大黄、芒硝之间。又少温服之，使其力不峻，则不能速下，而肠中自和。"此说虽异于西国调味药，实颇近似矫正药。然究其实际，迥然不同。就调胃承气观之，或仅就三承气比较，均不足以明甘草之作用，是非证之积聚病不可。积聚之病名，详于《灵枢·五变篇》及《灵枢·百病始生篇》。《金匮要略》亦言"积为脏病，聚为腑病"，《灵枢》言病源极繁复，不易明了。《难经·五十六难》较详，然复杂更甚。后世医案，此病不甚见。近日医家识此病者，殆亦不多。以我推勘所得，于《灵枢》奥旨既无背，于西国解剖亦甚合。而病则易识，可以于临床时指下无疑，不致误入歧途。惟尚恨所言不能详悉，我不敢自秘，亦不欲自文，言有未尽。愿后之学者继起研究，至于穷源竟委，亦医学中一大快事也。

《灵枢·五变篇》之言积聚，专指肠胃。《灵枢·百病始生篇》则否，《金匮要略》之腑病当亦指肠胃。肠胃中有积聚，实即西医所谓胃病之一种。病虽属消化系，其原因实不仅因饱食。以我之经验体会而得者，此病之来源有三种：其一，用脑过当；其二，神经过敏；其三，吸鸦片。请一一分疏之。凡用脑则血聚于脑，用之过当则胃善饥，善饥则食不以时，且非时之需。自莫便于茶食，过甜则胃酸失其效力，油与面合，则不易消化。前者未消，后者继至，则胃为之撑大，而消化力乃益薄弱，于是有胃呆、满闷、便闭诸病。见其胃呆、满闷、便闭，而乞灵于泻药，得畅便则觉瘥，然此非推陈致新自然之体功。所谓自然之体功者，食物消化之后，由胃入肠，一路吸收其精华，以营养四肢百体；同时即将糟粕下逼，使之排泄体外。今以泻药下之，则胃壁、肠壁既无从吸收食物之精华，而糟粕之下降由于药力，亦非肠胃自然工作。于是有一部分为泻药所驱逐，必有一部分遗留于回肠屈曲之处。当得畅便之后，胃中骤空，则非更以食物填补不可。而用脑不已，饥饿愈甚，食物愈多，停积亦愈剧，而泻药之需用亦愈殷。于是转泻转填，转填转积，久而久之，遂成积聚。《灵枢》云："人之善病肠中积聚者，皮肤薄而不泽，肉不坚而淖泽。如此则肠胃恶，恶则邪气留止，积聚乃伤。脾胃之间，寒温不次，邪气稍至，蓄积留止，聚乃伤起。"所谓"皮肤薄而不泽，肉不坚而淖泽"，即食入胃后，不能悉化，以药下之，故肠壁不能吸收滋膏。所谓"脾胃之间，寒温不次"者，凡胃热然后知饥，凡胃寒然后消化不良，今知饥而复消化不良，故曰"寒温不次"。观《伤寒论》中救逆诸法，救误下者居其泰半。巴豆、甘遂，皆为古时医师常用之药，即此可窥见古代医师用泻药之风气甚盛也。故《素问》曰："大积大聚，衰其大半而止，过者死。"《素问》之意，固不患人不用泻，而惟患其泻之过当，尤可见古医喜用泻药。第古书均未言积聚因用泻药而起，则因尚有远因在泻之前耳。间尝思之，今日成此病之因缘，较前此为多，而上海尤甚。所以然之故，生计愈难，竞争愈烈，则用脑愈剧，食物备则尤易不节。而中西泻药且大登广告，报纸已无隙地也。神经过敏者，与用脑过当不同。用脑过当者，多属于文人；而神经过敏，则由于环境之压迫，即通常所谓肝气。肝气者，非肝病，乃神经病也，不过非癫痫之谓。忧愁忧思，则延髓、神经常紧张而不弛，神经末梢通于动脉之管壁，故多郁者其脉弦。胃之弛张蠕动，亦神经为之，故多郁者往往善饥而不能食。在伤寒谓之厥阴，在杂病谓之肝乘脾。惟其甚饥，虽不能食尝强食以自慰，则必感消化不良，为反胃、胃痛诸病。凡若此者，胃肠不能吸收充分之营养，恒苦精神疲乏，而大便燥结。若亦乞灵于泻药，则其结果与用脑过度者略同。若吸鸦片者，则因烟力神经兴奋，胃则善饥，故吸烟者恒喜甜食。及瘾稍深遂成习惯，每与茶食糖果种种不易消化之物为缘，而又常偃卧不运动，则其为积尤甚于以上二者。其结果亦不能不乞灵于泻药，则泻者自泻，积者自积，而积聚之病以成。凡有此病者，其脉必沉。此吾所谓病在里，则沉脉应之也。其人多瘠而面有痤痱（痱），即《灵枢》所谓"皮肤薄而不泽"。其舌苔必不匀，或一边有一边无，或满舌如常人而有苔一块不化。病浅者偶见之，病深者无时不见，而吸鸦片者尤显。吸鸦片之舌，常中心或根际一块光滑，初步如小豆，继而圆如小银币，余处之苔如积垢。凡具以上见证者，可直断其人有积聚病，百不爽一。所谓能合色脉，可以万全。古人望色知病，皆以此也。浅者为之，用骑墙语刺探俗所谓江湖术，品斯下矣。积聚病治法当攻下。《内经》仅言"大积大聚可犯，衰其半而止"，未言若何攻法。惟《千金》常言"大风"，而积聚之治法，类用风药。孙真人论病，凡积久者，泰半皆以风为主，用药亦多毒虫，故余有杜撰名词。凡舌苔不匀，大便不爽，如上文所云者，名之曰"风积"。因此病用他药攻之，所下之粪色黄，且病者总觉大便不能畅快。即用燕医生补丸，虽得大泻特泻，所下之粪，总属黄色。且病者于泻后，依然自觉腹有余积。惟用风药，则所下之粪色黑，且胶黏奇臭。经三数次攻下，嗣后遂继续自下黑粪。而胃纳日增，精神日见爽慧。故同是攻下，病不同则药不同。且攻药苟不对病，虽泻而积不去，即可知误攻之无益而有损。余因此悟得，凡当用大柴胡者，不得用三承气；当用调胃承气者，不得用大小承气。攻之不及，积固不下；攻之太峻，则反不能尽下，此亦物理之易知者。是调胃承气中甘草一味，不仅为缓和硝黄而设，可以心知其故矣。

其次，最多用者莫如人参。伤寒一百十三方，用参者凡二十二，而皆不为主药。非如独参汤、六君子之意在补益，人参之功用在补益，既意不在补益，又何故用之？吾乡邹氏所著《本经疏证》一书，言之最详，亦最有价值。因《本草疏证》所言者，纯用《伤寒》《金匮》两书之方参互印证，不下一武断语，亦不参以臆度，实为自来言药物者比较真确之书。其用五行阴阳说药之处，固未可拘泥，要之瑜可掩瑕。至余之所得，多半由于实验。虽不如《疏证》用力之勤，而实无背经旨，且亦简明易从也。余今为该括之词曰：人参者，助药力者也。凡猛悍之药，走而不守，一发无余。欲其行稍缓，留稍久，与病相得，则用人参。用人参能令诸药行缓留久，而不减其功用，故曰增药力。是故无论汗下温清和，皆可用人参。惟有禁例，表不解者不可用人参。故小柴胡汤下云"若外有微热，则去人参"，以故在《伤寒论》中无人参与麻黄同用者。有湿者，不可用人参，故又云"渴者，去半夏加人参半倍。病在下焦者，不可用人参。"理中丸条加减法云"腹痛者，加人参""理中者，理中焦"，若少腹痛则不加人参矣。邪实正实者，不可用人参，故白虎证腹满、身重、口不仁、面垢不用人参。用参虽意不在补，然毕竟是补药。若病为邪实正实，则无犯实实之禁也。凡病在上焦则用之，欲药直达下焦则去之，故知人参能留药。因此可以推知诸柴胡证之用参，即桂枝证欲令蒸蒸发汗之意（桂枝柴葛同是解肌，柴胡亦发汗，不过较缓；故曰和剂，和字勿泥）。诸泻心汤之用参，即白虎加人参之意。诸附子干姜与参并用，即小建中用饴糖之意。如此则当去当加自有标准。若恣意用参，或畏参如虎，茫无理由者，皆不足为训也。此调节之说也。

本论又有当阙疑者，如十枣汤之甘遂、芫花、大戟，大陷胸之硝黄、甘遂，抵当汤之虻虫、水蛭是也。十枣汤条，诸注家因方中芫花、大戟，皆以水饮为言。然本文"其人漐漐汗出"以下七句，实未见有必用如此峻下之证据。仲景于大承气汤之用法，先之以小承气，转矢气者然后攻之，所以慎峻药也。今十枣、陷胸均十倍猛烈于大承气，而证据简单如此。十枣汤证谓是水邪并结之最剧证，仅注家如此说耳。本文之"心下痞鞕满，引胁下痛"一语，不足当十枣汤之主证，是必有阙文。至于陷胸，其力量不亚于十枣，而结胸之病证即因误下而来。先前下之既误，奈何更从而大不特下，是非救逆，且益之逆矣，是必有讹误，不可从其易明显。其次，两方之分量亦一疑点，十枣汤云："甘遂、芫花、大戟等分，以水一升半，大枣肥者十枚。先煮取八分，纳药末。强人服一钱匕，羸者半之。"陶氏云："等分为诸药斤两多少皆同。先视病之小轻重所须，以意裁之。"是水与枣皆有定，而甘遂、芫花、大戟反无定也，不可通。章太炎先生云："十枣汤方下云右三味等分，各别捣为散，以水一升半，先煮大枣肥者十枚，取八合，去渣，内药末。强人服一钱匕，羸人服半钱匙。"半钱即是甘遂、芫花、大戟总定量，三味等分，即是甘遂、芫花、大戟分定量。若以大陷胸汤为例，甘遂为一钱匙，芫花、大戟亦为一钱匙邪。甘遂重，芫花轻，自不当统以钱匙计。且十枣汤注家均谓病既急，药不嫌其峻，但何故用此三味，则遍考各家不得其说。而《伤寒论》本文所列之证据，亦与大陷胸、瓜蒂散大同小异，何故必用此峻药，亦从无为之说者。且大陷胸汤用甘遂一钱匙（影印宋《千金翼方》及赵开美原刻本均同）尤不可从。药量徐灵胎、陆九芝均有考，刘守真、许叔微均有说，而各家微有不同。今据东瀛影宋本《千金方》，一钱匙者，用五铢钱抄药末，令不落为度。一钱字者，用五铢钱一边抄药末令药掩五字，亦以不落为度。章太炎先生云："按五铢钱抄之不落，其剂甚轻，今当验之而后定其轻重。"吾今试以《千金》芪婆丸一为映证，则知甘遂用一钱匙当存疑矣。《千金》芪婆丸，药共三十味，甘遂居其一。每药各一分，甘遂得三十分之一。全料共三钱，合丸九十粒，每粒大如豆，约得三厘强，甘遂居三十分之一，才得一毫强耳。章太炎先生云："按《千金方》拾黍为一铢，六铢为一分，四分为一两，十六两为一斤。是所谓一分者，即一两四分之一也。若以一钱十分之一为一分者，起于宋时耳。"凡患积聚病者，与芪婆丸三粒，即得畅便，胶黏宿积尽下。《千金》服芪婆丸法云："一日攻之，二日补之。倘六粒作一次服，则病者将不任受。"而审察三十味药，攻下之品仅甘遂一味，则甘遂之力量何如，概可知矣。此为余所躬亲试验，以之治自己，亦以治他人，最为可信者。若甘遂用一钱匙，此物本重一钱匙得二分余。即云，一钱匙，为一钱字之讹，亦得一分弱。重于芪婆丸三粒者且百倍，此非一经可注意之事欤。丹溪治疟曾用三花神佑丸。按三花神佑丸即本方加牵牛、大黄、轻粉，每服不过痧药大三粒，并可证此药添能多服。丹溪又有文懿一案，中脘食积痰饮，用甘遂一钱入猪腰中煨食，连泄七次，病遂瘥减。此则或者病重，或者非一次服食，未许贸然效颦。至大陷胸汤条下云："先煮大黄，以水六升，煮取二升，去渣。内芒硝，煮一两沸。纳甘遂末，温服一升。"则分量尤重，尤为可疑。章太炎先生云：以《千金》丸剂比较大论汤剂，似有可凭。然此诸汤剂，《千金》亦尽录之，则不能以丸剂之力生疑也。总之，鄙意以为甘遂只宜合丸，不适用于汤药。抵当汤之虻虫、水蛭亦然。《千金》九江散用虻虫四十枚，水蛭一百条，其余各药约四十余味，合丸如绿豆大，以治风病良效。然日服一丸良佳，渐加至两丸，即感不适，至三丸则心荡，稍久须发尽白。今抵当汤用虻虫、水蛭各三十枚，煎汤去渣服三分之一。虽曰"有病则病当之"，其敢漫然尝试乎！病者之于药未达不尝，医生之于方，尤当未达勿用。然此为一孔之见，世有学识经验并富之人，于此三方曾有经验，知其服后作何状况，详细公布，则研究之一助也。

吾言研究药品当自服，读者疑吾言乎？无论中国无科学，理化均所不备，即两医苟不能备尝各药，亦终不成为良医。微菌于免疫者是否不能为害，必有待于吞服。若仅凭理论，总不能莫逆于心，是其证也。章太炎先生云："按药物疗病，大抵起于单方。盖草味之时，未有医术。偶患何病而偶服一草得愈，遂传之他人，历试不爽，遂著为本草。即唐宋以来，增附药品，亦是医家自知其效，必有单方在前耳。今西药中金鸡纳，即彼中患疟者所自求也。"又古为大医者，无不由大病中得来，孙思邈、庞安常皆是，故曰多病知医。《千金方》屡言身有恶疾者，恒得遇仙。由今思之，何者为仙，不过多食常人所不食之物，因而知人所不知，能人所不能。古代多神话，遂相与哗然以为遇仙耳。凡人有奇疾，举世所不能治，如此者，无有不究心医学以冀自疗。夫有奇疾而究心医学，其病必为慢性。倘撄奇疾而不加以治疗，则始终为一种病，不必有何种异征。惟今日药之，明日药之，积年累月，则体功必呈绝大之变化。或旧病未除，而添新病；或病根既动，而元气骤虚；或治身之上半，而流弊在下；或治肠胃内部，而反应在外。假使其人自疗，二十年不死，病即不愈。其所经历，迥非读死书者所能梦见其万一，此为自古产生大医惟一之途径，丝毫无疑义者也。夫良医之成必由此途径,其事由于自然之机会,非可强人相遵从。此后中医改良,借助于科学,试验于动物,自当事半功倍。前此医之真良者必旷代一遇之,嗣后尽人可为良医,不必如古昔之艰难。然医之事业与他种不同,凡具有决心为良医之人,必当有先人地狱之气魄。则吾谓凡药当先自服食,亦未为尖言也。凡研究药物,当从《伤寒论》方药入手,其次《金匮》,其次《千金》。不由此道,纵记忆千万验方,徒增魔障。丹溪、东垣专以滋补为能,其所用药泰半皆本经上品,与《伤寒》《金匮》《千金》截然不同。在朱李自身,或不失为良医,然后人仅能师其短处,中国医学实由此衰落。至于叶天士之后,无理取闹,更无费吾笔墨之价值矣。魔障重重,如蚁旋磨,如眼前现象。假使长此终古,医学将何自改良?中医而不改良,亦终无自存之希望也已。

8 中国病理互证之难处

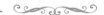

　　《伤寒论》六经,既如吾第一卷中所言,其为物略如几何学中之公例,乃抽象的而非实质的。西医所讲,则视之而可见,触之而有物者也。在古代无此实验学说,即亦无可如何。幸而生当斯世,西学东渐。前此不可见不可知者,今皆能知之见之。此不必言学,即揆之人情,度无不乐得此种学说与吾旧有者一相映证,因得释疑解惑,然后嚜然快足于心者。例如太阳病恶寒发热,问何故恶寒发热,在吾旧籍所有者,为伤寒则恶寒,为人之伤于寒也;则为病热,为阳胜则热,如此而已。究竟发热时之皮毛、筋骨、血肉作何变态,则不可知。今有种种科学方法,证明血中之变态。虽仲景复生,当亦倾耳听之矣。况吾国旧籍残缺,难解者多,得实验学说一为映证,可以释疑解惑乎?又况吾侪以医为业,在与西医相接触,有不许不知者乎?此吾书所以并列西方学说也。然有极困难之处,须知采集西方学说,不仅广异闻资谈助,以及供给御人口给之需。吾之采列西说,欲借此以证中国旧说也。欲中医知西方学说,以纠正自来我国相传之谬说。更欲吾中医,以古代学说与西国学说交互映证,确实指出彼短我长、彼长我短之处。使何者当因,何者当革,胸有主宰,然后吾国医学有进步可言也。惟其如此,则非采用一二钟西药,与拾一二语西医唾余,可以了事。彼中医而用热度表,用灌肠器,解释中风病谓是脑充血,解释惊风病为脑膜炎,嚣然自命谓能衷中参西。若此者可以壮门面,于改良无与也。既欲扫除谬说,用中医学与西医学交互映证,则难处立见。其一曰病名,其二曰病变。

　　根本不同方法不同之两种学说,欲寻出其相同之一节互相比较,此非贸然可能之事。例如中国所谓伤寒,究为西国何病乎?商务出版之《内科全书》第一节即为伤寒。其原文为 Typhus,是西国之 Typhus,即中国之伤寒也。然中国伤寒有五,有温病、有伤寒、有风温、有湿温,其病状各不同。我国之风温、湿温、温热,又是西国之何种病乎?西国有 Typhus,又有 Paratyphus,译言异性伤寒或副伤寒。此副伤寒,又是中国旧籍中之何种病乎?中国伤寒之名词有广狭二义。广义的伤寒,即《难经》“伤寒有五”之伤寒,亦即《内经》“凡热病皆伤寒之类”之伤寒。凡《伤寒论》中所谓伤寒,所谓中风,所谓温病风温,皆隶属于此伤寒两字之下。西国对于种种猝病,统谓之急性传染病。吾谓中国广义的伤寒,与西国急性传染病之一名词颇为相当。中国狭义的伤寒,即《难经》“二曰伤寒”之伤寒,亦即《伤寒论》“头痛项强,发热恶寒,无汗,脉紧,名曰伤寒"之伤寒。此狭义的伤寒,与西国之 Typhus 颇相当,是此两种可谓比较的心安理得者矣。然西国之副伤寒所以别于正伤寒者,一因病型之不同,二因微菌之不同。而我国不讲病型,不知微菌,纵强指某种病谓即西国之副伤寒,总觉义有未安矣。此病名不能恰恰相当之难处也。

中国之伤寒,以太阳为第一步。有顺传,有逆传,有合病,有并病,更有酒家、喘家、衄家种种不同。当其未传之先,不过恶寒发热,或有汗或无汗,以及脉静、脉紧、脉缓之别。及其既传之后,参互错综,变化不可胜极。西国之急性传染病,种类极繁,而即 Typhus 一项,有合并病,有类似证,又复数十种,更参互错综,生无穷变化,尤不可胜极。今发一问曰,西国之遍身粟粒结核,为中国之何种病乎?吾知虽甚博学,将瞠目不知所对。又试发一问曰,中国伤寒之少阴证为最大之病,自来名家罔不注意研究,认为伤寒最难治之候。此少阴病者,为西国何种病乎?吾知虽甚博学,必瞠目不知所对。此则病变之名词既不同,一病之范围亦不同,无从互相质证之难处也。

西医有读中国医书者,吾友人中即不乏其人,然中医书至难读。金元而后医籍之多,可以汗牛充栋,以我之陋,所见者不过数十种。原未可以数十种概括其余,然就大段言之,可以径直下断语曰:满纸呓语,无一佳书。由宋上溯至于《灵》《素》,就中《内经》《伤寒》确为最佳之书。而《内经》则满纸阴阳五行,《伤寒》则文字简古,益以错简讹字,随处皆是。又为群吠所乱,条理不明。骤视之几不信凭疏漏残缺之旧籍,可以应变幻无穷之病情。而《伤寒》之六经,尤极费解。中医之读此者,类皆应以颠顶之头脑,绞不知所云之脑汁,又费无穷之岁月,然后若明若昧,自欺自慰,如吾第一卷中所谓名医不能以其术传人者。今之为西医而具有研究中国古学之志愿者,其人纵擅长中国文学,其脑筋则为欧化。以欧化之头脑读中国旧籍,宜乎爬梳抉剔,从五条理中寻出条理。其奈《内经》之五行,《伤寒》之六经,均不可解。而业医者之颠顶自大,尤足令人齿冷。于是引起其一种蔑视之心,而肆口谩骂矣。五行不得其说,六经不得其理,即在格格不入,虽欲条理亦无从条理也。

中医读西籍者尤等于零。所以然之故,西医书前此无译本,近顷始有商务书馆出版之《内科全书》《诊断学》等数种。其次则因中医能读古书者已属少数之少数。又其次则因中医之少常识,大多数与不论何种书籍相远也。因此之故,两种学说总不得有相接之机会。今吾不畏难而贸然为此,非曰能之。余于《内经》《伤寒》虽小有发明,毕竟兹事体大,而绵力有限。继今十年不死,或者斐然可观。若论今日,则犹未也。至于西医之学识,余所有者乃极幼稚不足道,然且伸纸舐笔窃比当仁者,则时势为之也。中医晦盲否塞,于今已极,物不可以终否。若更无人起而整理之,斯学必绝。抑西国医学果然丝毫无憾,中国医学果然荒谬绝伦,余亦何事饶舌?惟学问无穷,今日视为真理者,明日已觉其非;或今日视为无价值者,明日转觉其可贵。是中医当废与否,尚待考虑;西医尽善与否,亦尚待考虑。吾为国人考虑之先河云耳,此余所以不敢自菲薄也。

9 伤寒类西国病理略并论

伤寒原名 Typhus Abdaminalis,其原因为微菌。其证候有潜伏期,有前驱证,热度弛张有一定病型。本病有类似证,曰急性粟粒结核,曰阴性败血证,曰传染性骨髓炎,曰流行性感冒,曰鼠疫,曰急性发疹伤寒,曰旋毛虫病;有合并病,曰心脏变质,动脉炎血栓栓塞,手足坏死,血色素白血球减少,咽头炎,喉头软骨骨膜炎,扁桃腺及咽头伤寒,耳下腺炎,胃病,鼓肠,鼻黏膜充血衄血,喉头后壁溃疡,声门水肿,气管枝炎,肺炎,肾脏炎,不眠以及精神忧郁、神志昏迷等。以上为西国伤寒病理大略,语多不可晓,非详细解释不可。其合并证、类似证两项,尤非逐条详释,不能了然。是虽伤寒一证,且兼及急性传染病全体,非此不得明了。今本书短幅,实不能容,姑简单言之,择要言之,期于达意可解而止。若求精深,西籍具在,兹不备赘。其有参合中国学说及经验,可以交互映证,证明彼我是非之处。仅于每段加注说明,不复另立为篇,以归简要。

10 伤寒西说

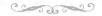

伤寒菌形如棍棒,故名杆菌。长约三 mikron,阔约零五至零八 mikron。mikron 者,乃一百万分密达之一,其细已甚,非千二百倍之显微镜不能视之了了。此菌多在人之肠壁及脾脏、肝脏、肾脏等处,故大小便中含有此菌甚多。伤寒病之传染蔓延,大半由大小便为之媒介。伤寒病患者以五岁至二十五岁为最多,年老者则少。经一次患病,多终身免疫。伤寒菌运动颇活泼,显微镜下可见。若遇患病者之血清,或免疫者之血清,则凝集。每年冬季此病较多,春夏较少。若饮料不洁,即为此菌传染之路径,故不卫生区域,四时流行不绝。潜伏期无定,大约九日乃至二十一日。全体倦怠,食欲减退,头痛,四肢酸,继以恶寒发热,甚或战栗。上二节为伤寒病菌状况,与此菌潜伏人身之证状。微菌之发见,远在十八世纪之下半期,今则久已蔚为专科,此为吾医界所当研究者。鄙人有妄想,以为吾医界当结合团体,集资办仪器,并广购西国菌学书籍与解剖模型,凡可以研究者皆研究之,纵无所得,亦贤于博弈。而人不我应,岂时机尚未至欤?

11 潜伏期可以证明中说不即病之谬

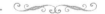

又按潜伏期云者,乃病菌已入人身而病状尚未显著之谓。所有一切急性传染病,其潜伏期多不出数日,或十余日,至多二十余日,此可以证明寒毒藏于肌肤。经春不病,过夏至始病,为大误。按"寒毒藏于肌肤"之说,仅见于《伤寒例》。其下文云:"辛苦之人,春秋多温热病者,皆因冬时触寒所致。"此与"西人不卫生之地,四时流行不绝者"之说固相反,即与《内经》亦相反。《内经》所谓"人之伤于寒也,则为病热",原有阴阳胜复意。故云"热极生寒,寒极生热"。《素问·热论篇》末节"先夏至日为病温,后夏至日为病暑",当即《伤寒例》所根据,但《内经》此节第一句,"凡病伤寒而成温者",即是指一切热病,并非专指

"冬伤于寒"说。自序例有"寒毒藏于肌肤"之说,杨上善复取以注经文。有"轻者夏至前发,甚者夏至后发"之说,此真想当然,而不明《内经》阴阳胜复之理者。阴阳胜复之理,轻者复亦轻,甚者复亦甚,是复之微甚,视胜之微甚,绝无复之迟速。视胜之微甚者,不知杨说何所根据。《序例》自第一句"阴阳大论"云起,至"此则时行之气也"止,《外台》此文下有"王叔和曰"四字,元和陆氏引之,以为"王叔和曰"以上皆仲景语。其实亦不为圆满之说。总之,无论是仲景语或叔和语,理论上讲不过去,便当怀疑。我国风尚崇古,自《序例》中有此,杨氏注《内经》又有相类之文,后人遂不复思索,嗣后据此而演成温病之说。谓伤寒由外入内,温病由里达表,反忘却《内经》"善治者治皮毛"之语。将温病、伤寒两个题目,大做其对待文字,又不明《灵枢》《素问》所言经络穴道,皆从体工之反应试验而出,以为古人别有知经络之妙法。不然便以为古书错简伪脱,又不然便以为此道失传,而同时对于自身,又欲抬高身价,仿佛《灵》《素》绝学,独有心得;而其头脑之中,除却正面反面对面侧面之八股知识之外,别无所有。于是见伤寒言足经,以为温病必是手经;伤寒由外之内,温病必是由里达表。于是有"温邪犯肺,逆传心包"之谬说。在著《温病条辨》《温热经纬》者之心理,以温病名书,殆欲与仲景《伤寒论》分庭抗礼也。卒之著者自身对于病理,委实茫无头绪。遑论读其书者,须知《伤寒论》中明明说:"太阳病,身热而渴,不恶寒者为温病。自汗出,身灼热者,名曰风温。风温为病,脉阴阳俱浮。"后人知太阳主一身之表。仲景明明说,"太阳病,身热而渴,不恶寒者为温病",何尝温病由里出表(吴又可谓瘟疫与伤寒迥殊,其邪从口鼻而入,彼自为崇祯间疫病说法,非现在常见之温病也)。病在表,则浮脉应之。自宋元至于清末,凡著医书者,皆知浮脉主表。仲景明明说"风温为病,脉阴阳俱浮",何所据而谓从里出表?如云既出表则脉浮,其先在里脉必不浮。然则伤寒从外之内,仲景从外说起;温病果由里出表,仲景当从里说起。何得冠以太阳病,更云"脉阴阳俱浮"乎?就鄙见言之,彼治风寒外感病而恣意用生地、石斛等药,如清宫、增液之类,其书固当付之一炬。即彼持"温病下不厌早,汗不厌迟"诸谬说者,其书亦非烧不可也。

附:《伤寒论》身热而渴节订误

《伤寒论》:"太阳病,身热而渴,不恶寒者为温病。若发汗已,身灼热者,名曰风温。风温为病,脉阴阳俱浮。自汗出,身重多眠,睡息必鼾。语言难出,若被下者……"愚按,此节有脱误,致从来不得正确解释,鄙意以为其文当如下:"太阳病,身热而渴,不恶寒者为温病。自汗出,身灼热者,名曰风温。风温为病,脉阴阳俱浮。身重多眠,睡息必鼾。若发汗者,语言难出……"此虽无可印证,理由则甚充足。如本文"若发汗已,身灼热者,名曰风温",是风温必待发汗之后始见,是风温为温病之转属病矣。闻伤寒误汗而成痉矣,未闻温病误汗而成风温也。且上文既云"若发汗已",下文如何更接"自汗出",又"若发汗已,身灼热者"文字不顺,"语言难出"为一种逆象,必误治然后见,不得与"睡息必鼾"并列。若从鄙说,不但上文文从字顺,即下文"若被下者""若被火者""若火熏之"四个"若"字一气贯下,亦复明白晓亮。

12　伤寒病型与传经

伤寒潜伏期内,虽恶寒发热,甚或战栗,病者往往犹能强起动作,不肯就床。迨第一周,证状渐见。

每日体温列级上升,头痛躁渴,食欲不进,舌带厚苔,大便多闭,脾脏肿大。及二周,高热不退,脉仅增速。胸腹两部生蔷薇疹,其色类赤,大如豌豆,指压则褪。腹部稍膨,下痢闭结,殆无一定。触回盲部,较常过敏,压迫之则雷鸣。嗜眠昏懵,谵语时作。食思缺乏,舌苔干燥生裂,且带咳嗽,有气管枝炎之征,尿中则常现蛋白。至第三周,则热甚弛张,心机衰弱,危险证候,常伏此期。而最可怕者,为肠出血与穿孔性腹膜炎。此期苟有转机,则热渐下降,舌苔剥落,诸证缓解,日见平复。

以上为西医籍所述伤寒病之大概。恶寒发热与战栗,西人谓之前驱证,颇与《伤寒论》"太阳病,或已发热,或未发热,必恶寒"有相似处。其云"第一周,体温上升,头痛躁渴,"则与《伤寒论》"发热而渴,不恶寒者,为温病"有相似处。其云"苔厚,便秘,热高,脉数,腹鸣,嗜眠昏懵,谵语",则与《伤寒论》阳明经腑证极相合。其云"第三周,热甚弛张,心机衰弱",即《伤寒论》之少阴证。其云"肠出血与穿孔性腹膜炎",与桃花汤证极相似。至"心机衰弱"四字,与少阴证"脉沉微"三字尤为吻合(参观后文"心房造血")。西说分伤寒为三周,中说分伤寒为三候。第一周似太阳,第二周似阳明,第三周似少阴,可谓大段相同。其细目不同之处,颇有理路可以推敲。

仲景太阳病本极繁复。所以如此繁复者,因有救逆各法,其不能与西说吻合宜也。阳明、少阴变化较少,故大段相同。西国有所谓病型者,即指此三候中之热度与脉搏。自初病起,逐日记其热度与脉搏,至二十一日止,列之为表。凡病伤寒者,无论千百人,此热度、脉搏之表如出一型,故曰病型。然鄙意以为病型不尽可恃,盖伤寒者,随治法而呈证象者也。此事极有关系,极不易说明。鄙人固愿竭其绵薄公布之,以质证于天下后世。惟吾不耐检查《温病条辨》《叶氏医案》诸恶浊书籍,抑备列各说。本书为经济所限,亦所不许。兹仅列西医治法,与仲景治法一相比较,更参以顺传逆传之说,亦可大段了了矣。

13 治疗法之讨论

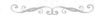

西医疗病法云,本病尚无特效药,惟血清疗法成绩较佳。自古惯用诸剂,为甘汞、沃度等,然均非稳妥之药。故今日除预防及对证两法外,其道无由。预防法第一须注重饮用水,即不可不改良土地之卫生;而病者所用之便器、衣服、卧具等之清洁消毒,以及排泄物之处置,发病附近并户之封闭,菜蔬之不生食等,亦均为预防之要。对证疗法,在医者之随机应变。如解热法可试冷浴,解热剂大概用 Chininum hydrock boricum antipyrin lactophenium pyranidonum。若高热则心脏部用冰囊,四肢厥冷则用汤婆,心脏衰弱可用酒精剂或麝香、樟脑等,下痢或肠出血则用鸦片或 Tannalbin。本病一般证候之主要者,体温上升与脉搏不并增进,心力衰弱或肠出血肠穿孔,起则体温骤降,脉搏细小。恢复期中,则往往降至常温以下,精神感动、食物不慎则又易上升。故本病之热常可高至四十一度,脉搏不过仅达百数。舌苔中带煤色,干燥粗糙,褪色时,先从舌尖呈三角形。大便初期多秘结,渐转下痢,每日数次,下稀薄黄豌豆汁状物,往往放阿马尼亚臭,此等大便常混有本病杆菌。

今试为解释并讨论之。西医有根本疗法、对证疗法两种。所谓根本疗法者,例如伤寒之病源为杆菌,用药克制此菌,是抉去病根也。故用血清治病,可谓根本疗法。对证疗法者,有热则清热,无汗则发汗,咳甚则止咳,即头痛医头、脚痛医脚之谓。其解热用冷浴,疗热用冰囊,亦即对证疗法。中医对于用冰最不满意,然亦有愈者,于是置诸不论不议之列。岂知此种对证疗法,虽甚简单,故自有可用之理。须知热之所以高,乃因正气未衰之故。所谓阳明多血多气,高热之所凭借者,即此正气,此为实证阳证。我国古法,本有用寒衣寒食者,即白虎汤亦是此意。其有发狂上屋饮冷水竟愈者,亦是此类。虽其中差别甚多,大分是如此。若虚证热即不高,虚证而有高热,是格阳证,若用冰自无不死者。至于手足厥冷用汤婆,尤为与中国理论吻合。凡健全之体,上下表里左右如一,是之为和。病则有偏胜,故上盛者下必虚,气并于右者左不遂,热聚于里者外必寒。故《内经》谬刺之法,从左引右,从右引左;病在上者取之于下,病在下者取之于上。伤寒病手足厥者有虚实,虚者为阳微,仲景用四逆,所以补阳也;实者热聚于里,故肢冷,若用汤婆,则引里热向外达,确是正治。惟其预防法虽是正论,却不适宜于中国现在情形。况菌为病源之说,如吾所论喉证,尚不无可疑之处,是菌学尚有不彻底者在乎? 然此非吾现在所欲讨论之点。

14　对于病型之商榷

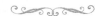

　　吾所欲讨论者,统观西国治伤寒之法,足以证明仲景《伤寒论》理论之真确,并足以证明伤寒病之真相。虽西国学说之精密,尚有未能见及者。此其关系,良非浅鲜。吾所以敢于自信者,以吾所说理论一贯,绝无枝枝节节者横亘于中也。西国病型说其第二周之证状,何以与仲景《伤寒论》阳明病证吻合乃尔乎。云伤寒尚无特效药,云除预防与对证两法外其道无由,如此,其治病方法,去不服药者几何。惟其以预防为治,以对证为治,故病得按部就班。由太阳而少阳,由少阳而阳明,此所以病型第二周与阳明病证极相吻合也。第一周之头痛躁渴、食欲不进、舌带厚苔、大便多秘,为太阳未罢阳明已见之候。第二周之腹部稍膨、下痢秘结,殆无一定。触回盲部,较常过敏。压迫之,如发雷鸣。嗜眠昏懵,谵语时作,是阳明经腑并见之候。触回盲部较常过敏者,即"胸下痞结拒按"之谓。下稀薄淡黄豌豆汁状物,放阿马尼亚臭,是转矢气热结旁流也。"干燥粗糙之舌苔,褪色时先从舌尖呈三角形",须知此三角形非自然的,乃人为的。盖苔厚、口干、腹痛、拒按、矢气、谵语皆下证。而下有多种下法,本书第一卷中所谓"大柴胡、三承气不能通用"也。若用甘汞下之,必见三角形舌苔,其理由与积聚病同,不过有深浅久暂之别。凡经西医诊治之病而余接治者,已屡见不一见,且此三角苔不仅末期见之,若伤寒第二期用甘汞,固见此苔。即第一期,若用甘汞亦见此苔,所以然之故,当是一部分积除,大部分之积仍在也。是否等于太阳病误下,未敢断言,揣度情形,或不甚相远。若在第二期用甘汞,阳明腑证本是当下之证,虽见三角苔亦无妨。若第一周阳明腑证已见,太阳未罢之顷,遽用甘汞,病即逆传。西籍谓甘汞、沃度均非稳妥之药,则经用此药后,结果不良,已可概见。然不谓三角苔为此药造成,而以为伤寒至某时期必见三角苔,其说可商。大部分西医治此病因无特效药之故,只从预防着手。至于对证疗法,西医自身亦不认为满意之事,不过无特效药,只好取对证疗法。故西医之有经验者对于此病以预防为主要,以对证治疗为次要。至于甘汞等,现在已知其非稳妥之药,不敢轻用,惟其如此。于是病毒逐步顺传,而有病型可言。若用仲景法,病在太阳,即愈于太阳。若太阳误治,病即逆传而入少阴,有何病型可言乎? 又如时医治法,病在阳明之经,往往用鲜石斛,病毒为甘凉所遏,辄发白瘖,此又一病型也(时医湿温法。有舌色焦红、斑疹、胸痞、自利、神昏痉厥者,谓是热邪充斥表里三焦,用犀角、羚羊、生地、玄参等药。其书汗牛充栋,宗其说者,滔滔皆是。自我视之,病纵能愈,亦是焦头烂额之上客。盖无论伤寒、温病,一用石斛,舌即光润,其后即有舌色焦红、斑疹神昏之一日)。然则病型之说果可泥乎?(用《温病条辨》或《温热经纬》法,出白瘖者,十人而九。用仲景法,绝无其事。无论伤寒、温病,苟未经误治者,愈期总在七日以内)。至第二期阳明腑证毕见之时,西医固知此时当下。其下法有服微泻药者,有用灌器者,亦有用甘汞者。大约下之而当,其病可愈,否则肠出血、肠穿孔之病立见。既见肠出血、肠穿孔,即成不治之证,百无一愈。西籍谓此病死亡数大有差异,须视合并证何如,平均约百分之九乃至十二。夫百人之中仅仅死十二人,不可谓多,然此乃指无合并证者。若合并证为急性全身粟粒结核,或肠穿孔,即百无一愈。

15　合 并 证 存 疑

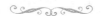

抑尤有一义。所谓合并证,吾疑有过半数即从误治而来。例如白喉为一种病,猩红热又为一种病。前述白喉用血清不解太阳,其后竟发猩红热。自余用麻杏石甘,十年来,未见于初起时用麻杏石甘,太阳既解,其后发猩红热者。而当日在该医院,实目击以白喉而发猩红热者,在十人以上。一时期如此,统一年计之,更可知矣。西人名此为诱因,谓白喉证可诱起猩红热也。血清为喉证特效药,然且如此,虽不得谓为误治,然从麻杏石甘则无流弊,从血清则有流弊,谓非当研究者邪!

其次余所见者,为急性粟粒结核(此条尚有疑义。因平君之子,西医未断定是否粟粒结核。姑书之以待高明之家,再加考核)。急性粟粒结核者,其病源为结核菌窜入循环器内,输送于各脏器,而生无数之粟粒大结核。结核菌窜入径路,以静脉为最多,即淋巴腺或肺组织。先起干酪性崩坏,继则邻近静脉为其腐蚀,内皮中遂生结核,故本证多属续发性。此外如肋膜炎、百日咳、麻证后,均可惹起本证。初病时诊断极难,或竟不能与伤寒败血脓毒证、重证流行性感冒及重证间歇热极相似,惟热型不规则而已。此病局部候极微,重在全身证状。血中能证明结核菌则可下确断。若行腰穿刺,则脑脊髓液中亦得证明此菌。然此事极难,故诊断上以证明脉络膜粟粒结核为最要。

此病之证状,前驱证与伤寒同。发热之初,不带恶寒,体温渐升至四十度半,脉搏数,呼吸促,昏懵呓语,舌苔干燥,间发蔷薇疹、下痢,证状与伤寒绝似。惟热之经过则不规则,病者急速羸瘠,经一周而肺脑诸证状并作,加以呼吸困难,颜面苍白,项强,瞳孔左右不同,三周之间必死。

上二节为急性粟粒结核,此病外表可见者仅如第二节所云,而第二节所叙证状与伤寒同。所不同者,项强、热型不规则、瞳孔左右不同而已。吾初遇此证为平君海澜之子,九岁,延余诊时,已在起病二十日之后。其先为某某两君诊治,两君皆西医,为平君之友,亦吾之友。平君告余某某两君,皆疑此病为急性粟粒结核,但尚未能确断。余视其证状,脉数而不甚数,发热有汗不恶寒,热亦不甚壮,惟不退,有起落,日轻夜重,神志清爽,不能食,舌苔白腻,溲不多亦不甚赤,大便溏薄亦不泻。其病状实为伤寒之中风证,今人所谓温病者也。因其热有起落,汗出热不解,与以柴、葛、橘、半、苓、泽,无甚出入。翌日改用葛根、葱白、石膏,热略退,仍不清。余以方得效,不复更张,嘱再进。复诊则热又略高,以其舌腻胸闷不欲食也,仍用柴葛加槟榔、厚朴,热又略高,余证无甚出入。余颇踌躇,因思病既在三候以外,例无不虚,虚即阴证,然实无可用辛温之理。因语平君,谓绵力恐不胜任,是日仅用当归、炙草略佐柴葛,其明日热又略退。然此病有一难点,汗多而热不解,体瘠已甚,大肉尽削,而脉带数,又不能食,若脉鞕则为阴阳交,法当死,不救。然虽脉未鞕,若终竟不退热,亦终竟不治而已。其明日,平君改延一不相识之西医,五日后复延余,病情亦犹是。惟神识较萎,脉则较大,热则较高,余知非佳证。平君谓余,最后所延之西医,连诊数次,因其热不退,昨日予以猛烈之退热剂,大汗淋漓,热遂尽退。而颜额间反较常人为冷,手足亦冷,今日复热。仍延该西医,渠亦谢不敏,谓恐是急性粟粒结核。余思此实中医"阴阳交"之病,或者中国名阴阳交,即西国所谓急性粟粒结核邪。然病孩之颈项不强,瞳孔亦无异证,且病已近四十日,与西籍所谓急性粟粒结核证状亦不同。西医不能断言是否粟粒结核,殆即因此。若论此时病情自当作阴证治,然既是阴阳交,即用辛温大剂,亦终归无效,不愿尝试,径谢不敏,又五六日方死。死前作何状,余亦不知。此病本有汗,实不当大剂发汗。因是误汗,所以脉鞕,是阴阳交之死证,乃由误药而来。嗣后五六月而遇嵩山路之病。

嵩山路某姓女孩六岁,初病时即延德医康科诊治。康不言何病,第云他病能治,此病不能治。病家大惊,乃延余。其病发热,起落无定,项强,瞳孔两边互异,脉不甚数。余谓此病在脑,乃神经系之见证,恐不可为。病家因告我康科之语。余思小孩因多食则成惊,凡惊皆兼神经系,此类是也,即左右瞳子互异,亦有愈者。意今之患目歧视者,幼年皆患此等病经治愈者。第不知当用何药,大约至宝丹、紫雪丹、牛黄丸之类。然可以幸中,不能必愈。因思病既不可为,不如以导滞为主,较为稳当。因其寒热起落、舌润且腻也,以达原饮轻剂与之。翌日复诊,病则大瘥,脉亦较佳。惟瞳子仍左右互异,热退不清,心知未可乐观,然不免作幸而可愈之想。讵又明日热则复高,项益强,目益歧视,只得谢不敏矣。此次所遇,当是真的急性粟粒结核。平君之子,在中国医籍,确为阴阳交。二者皆死证,惟阴阳交是否即急性粟粒结核,则尚未明。此病有先患他病而后病者,亦有起病即属急性粟粒结核者。惟阴阳交则无初病即交者,大约必经一再误治,然后见阴阳交之证。是否阴阳交之后,当再见颈项强直、瞳子不同,类似急性粟粒结核证状,亦均未实验,然此中确有须研究者。《伤寒论》云:"疮疡家不可发汗,汗出则痓。"是疮疡而病伤寒,本非痓病,因汗而痓也。又伤寒第一卷云:"太阳病,发汗太多因致痓,是不必疮疡家。"凡太阳证发汗太多者,皆能成痓。仲景解痓病云:"颈项强急,恶寒,时头热,面赤,目脉赤,独头动摇,卒口噤,背反张者,痓病也。"其"衄家不可发汗"条下云:"汗出必额上陷,脉紧急,目直视,不能眴,不得眠。"综以上数条观之,"直视不能眴"及"背反张""口噤""头摇"皆与西国神经系病有相似处,与脊髓炎、脑炎及急性粟粒结核有相似处。是吾谓合并病大半由误治而来,非吾个人之臆说也(《兰台轨范》云:"痓病乃伤寒坏证。小儿得之犹有愈者,其余则百难疗一。其实者或因下而得生,虚者竟无治法。金匮诸方,见效绝少。"夫云坏病,是因误治而来也)。惟仅就外面证状言之,仍不能无疑义。若吾中医亦能研究微菌,则前事可以确定。例如喉证解太阳之后,病菌即不能为患。是否得麻杏石甘之后,体中血清克制微菌之力即骤增倍蓰。又如伤寒误汗变痓,未误汗之先,血中为伤寒杆菌;既误汗之后,是否病毒窜入神经系,而为结核,成脊髓炎,或不难一一证实。又仲景伤寒法,是否能治一切急性传染病,抑限于某几种微菌之病,亦不难一一证实,则其初一步。吾侪本古人学说与西学相映证,其继一步。必能明前此所不能明,则为术必较古人为精,视西人尤密也。盖必如此然后不负先哲遗传之学说,彼《温热经纬》《温病条辨》以想当然之说,欲于仲景之外,别树一帜,多见其不知量耳。

16 流行性脊髓炎与痉病

急性粟粒结核固与痉病有相似处。然急性粟粒结核实非痉病,流行性脊髓炎乃真痉病。流行性脊髓炎,潜伏期甚短,仅数时或亦有三四日者。先寒颤,继发热,体温三十九至四十度,热虽高,脉则缓。第二日即呈脑证状,头痛,荐骨痛,肢痛,昏懵呓语。其头痛常在后脑,兼见呕吐,肢体各处感觉过敏,畏强光高声。小儿则初起发痉挛,亦常限于一侧,有时大声叫号,所谓脑水肿性叫号者是也。皮肤血管运动神经,因兴奋性亢进,故稍受硬物磨擦即久留红斑,所谓脑膜炎性皮斑是也。此病一二日间,即现项强直证状,其项常反折向后,试扳之向前,则抵抗甚强,而患者呼痛。此时头向侧方及回转运动尚觉自由及病侵脊髓膜,则起背强直,病甚则如弓之反张,下肢各筋起强直,则脚向前屈,上肢亦屈曲不能运动,腹部陷没如舟底,牙关紧闭,时发斗牙之音。脉搏初期甚缓,濒死则增数,此因迷走神经始盛而终衰故也。此病之原因,为细胞内脑炎球菌之传染而起。此菌多生存于细胞脓球等内,传染径路大约多从鼻孔或咽头、扁桃腺等处。

按此病,中医有认为湿温者,非是。《伤寒论》痉病湿病各五条,暍病两条。痉湿暍与伤寒相滥,痉病须不与湿暍相滥。何得认痉为湿(巢氏《诸病源候论》《千金方》均言,风伤太阳复遇寒湿,则成痉。成无己以降皆宗其说,此即湿温说之由来。独张介宾以为病在筋脉,筋脉拘急,所以反张;血液枯燥,所以筋挛。柯韵伯西以燥证断之,此可知湿温说之误。愚按,此病之原因,因纤维神经紧张之故。所以紧张,则因脊髓膜发炎之故,其远因是否为燥,殊未敢断言)。痓字与痉字相似,故别本《伤寒》常作痓。《千金》有痉无痓,观其所叙痓病,即是痉病。成无己云:"痓当作痉。盖痉字训恶,痉字训强直。"成说是也。后人有痓是病名,痉是病症之说,近乎臆度,可商。《千金》云:"太阳中风,重感寒湿,则变痉也。痉者,口噤不开,背强而直,如发痫之状。摇头,马鸣,腰反折,须臾十发。气息如绝,汗出如雨,时有脱易。得之者,新产妇人及金疮血脉虚竭,小儿脐风,成人凉湿,得痉风者皆死。温病人肾,小儿热盛,皆痉,暗厥癫皆相似……其重者患耳中策策痛……皆宜服小续命汤两三剂也。若耳痛肿生汁作痈节者,乃无害,惟风宜防耳,针耳前动脉及风府神良。"此其所叙述,较《伤寒论》为详。与西医籍连致病之原因尤极吻合,惟徐灵胎既云,"痉病百无一生,《金匮》方多不效",则续命汤云云,恐亦未必有效(《金匮》主瓜蒌桂枝汤、葛根汤、大承气汤。其葛根汤条,乃无汗欲作刚痉之病,与《千金》不合)。以理揆之,既云汗出如雨,复用麻黄,安能有济。况仲景固言疮疡家发汗及汗家重汗之皆能致痉乎?惟针耳前动脉及风府,既云神良,或当有效。特对于此病之用针,自己既无经验,亦未见他人为之,不敢妄下断语矣。吾次儿患痉病,经西医刁性德君治愈。旧事重提,刁君见之,或且怒我,惟余则甚感激也。吾书叙至此,稍嫌沉闷,此事有如小说。附志于此,可为读者破睡。

丁巳十月,吾次儿方十二龄。先病两日,自校归,与邻家狗竞逐而颠,胫股阳面微伤,当时亦无他。后二日发热,予以疏解剂,不应。渐神昏谵语,热不高,脉沉微,颈项强直。时余已治伤寒三年,知为痉病。然无术可处,因与内人商,送宝隆医院。雇马车往,院中助手医生诊之,曰,是脑炎也。现有新发明血清可治,惟本院无之,或虹口同仁医院有此。因电询同仁然后往,途中感风,病益剧,项反折,背反张,足踡曲,且时而大声叫号。即至同仁,主任医生刁君性德,先以灌肠器涤肠,得燥矢六七枚,病者神志遽清,项折背张如故。时为傍午,至下午四钟许,行脊椎穿刺。其法从尾闾上数第三、四节脊椎之间,以针刺入，其针有心，抽去则成一小管。督脉中水自针管中流出，以玻璃管承之。须臾之间，得药水两升许，既乃以皮带接针头，用血清注入，然后去针。垫病床，使病人头低脚高，俾注入之血清得直流入脑。血清既至脑，病者头痛甚，痛可一钟许而平。隔一日，再行脊椎穿刺。每注射一次，则项强略瘥减。按人脑自延髓而下，直至尾闾，俗名脊筋者，即督脉也。此脉中空，中贮脑汁，延髓神经密布于管壁里面。脑汁本澄清，微菌人之则发炎，督脉之管壁骤缩，故项反折而背反张；延髓神经为遍身神经之总枢，故此处紧胀，遍体均呈异状，而手足亦踡曲；此时抽出之水必混浊，以微菌满布也。督脉管壁有弹力，故针出之后，其针孔即闭，不虞渗漏。惟行脊椎穿刺，殊非易事。须知脊骨即所以护此督脉，针从脊骨夹缝中入，须深浅恰好，不得太过不及。不及针头不能入动脉管壁，太过则且透穿后壁也。小儿经三次脊椎穿刺后，项强愈十之七。惟刁君不令忌口，谓此非肠胃病，恣食无妨。嗣后遂发热，热有起落。有定时，而逐日渐增高，此在中医谓之转疟。转疟有大出入，凡大病末期，无不有此。正气能支者生，不能支者死。油干灯烬之顷，灯火辄乍暗乍明，正与此同一理，固非初病时寒热起落可同日语也。其时适邻号病房中亦有一脑膜炎，入院已经月，穿脊至七次。后其人不能食，以粥糜入皮带打入喉中，然其人竟死。余妻惩于大儿之喉证，以为久留医院中，恐亦无幸。翌日清晨，院中侍役均未起，嘱仆人雇马车，挈病儿径归。医生知之大怒，然已无及。嗣是医院中门禁较严云，此为事后院役告余者。余妻虽挈病儿归，然颈项尚强，归后复用黄龙汤下之，粪中有一月前所食咸菜及肉片，嗣是调护月余始愈。然非经刁医生三次脊椎穿刺，病必不愈。余自经此次，于痉病知之独详。据刁医云，百中可愈一二。西医籍亦谓预后多不良，纵愈往往有贻后证。小儿经此次病后，入青年会，体魄颇强，亦无其他贻留病证。

按流行脊髓性膜炎，在急性传染病范围之内者，因脑炎球菌能传染之故。其脑膜炎属神经系范围者，种类甚多，固在本书范围之外，抑中国旧籍中亦竟无可对照，此亦西籍不可不研求之一端。至痉病在伤寒范围之外，而余列之于此者，则因伤寒有误汗而成痉者，在不可不知之列也。

17　附列医案之所由

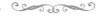

谚有"医生不治自家病"之说，此最可笑。余谓凡不治自病之医生，其术只可以欺人，而不肯自欺，不恕已甚。又历来医案，均是治愈者，间有附及不愈者，类都甚略。抑若其人当死，无研究之余地，此最不可。须知医案之用意，在研究医学。若仅详于治愈之证，则医学将何从进步？或谓详叙不愈之案，将于自身声名有害，此乃大谬。须知仲景《伤寒》自叙云，"虽未能尽愈诸病，庶可以见病知源"，是仲景固不以有不能愈之病而自讳也。或曰医者虽不能尽愈诸病，然总以勿与死人相值为良。若遇难治之病，不如弗治，则可以全名。此亦不然，医必先能辨若何之病为必死，夫然后能知若何之病为可生。病固有呻吟床褥必不死、起居如常必不活者。若终岁不与死人相值，必至死活不知而后已。曾是死活不知，而可以为良医者哉？张子和《儒门事亲》中所用只汗吐下三法，而其所列诸案，殆无不愈之证。夫汗吐下之法，仅能施于实证；若误施于虚证，祸不旋踵。岂子和所值尽为实证乎？假使实证与虚证各半，则汗吐下不能治之病，当如其所能治之数，此不能治之医案，皆绝好之研究材料，假使悉数列入，则后人误用汗吐下者当知所鉴戒。惜乎子和仅列治愈之一半也。吾惟自身多病,子女多夭折,吾之治医,最初即以治自己病为目的。先能自愈,然后愈人,故吾颇反对"不治自病"之说。吾书之列医案,所以证明前三卷中言之不详之处。固非专刻医案,然吾志在研究。故病重治之未能愈者,尤为至佳之材料,不肯割爱。若仅列治愈之病,鄙意以为索然无味。盖病之愈者,皆吾能力之所及者,将自己歌颂功德乎。如其不然,用意果安在也? 本书非广告性质,故凡所治愈之病,无疑义足资研究之处者,悉摒不录。

18 温病忌表说之误事

五年前,戚家一十岁男孩。病发热,肢冷无汗,舌苔薄白不干,延余诊治。脉不甚紧数,而溲带浑浊,处方为葛根汤,麻黄仅三分。翌日复诊,病依然,盖因另延某医,谓此是温病,忌用表药,故未服。余曰:"此非温病,乃伤寒也,既畏麻黄,代以荆防亦可得汗。"讵翌日,病仍无出入,盖某医与余戚亦至好,有病必延其人,已历年所。彼既云温病忌表,自不能无疑,遂致两人之药皆勿服。如是七日,每日延医,而每日勿药,病情亦全无出入,惟总无汗,热略增亦不甚。惟脉则益弱,余疑病当增剧。太阳病失表必传里,以表不解,则病无出路,既无出路,必陷里。若阳盛者则郁,郁甚当衄,如此其脉必洪数。今脉弱肢冷为阳微,舌不干,里不甚热,脉弱者不可发汗,然当用桂二麻一。须知脉弱不可汗,与温病忌表之说迥不同。桂二麻一汤,麻桂各半,桂枝二越婢一,皆有麻黄,皆为表不解又不可汗者而设。脉弱不烦躁,越婢不适用,则桂二麻一或桂麻各半当矣。然前此用麻已不敢服,此时更无服吾药之理。乃介绍一友,业医久而名誉较好者。此医所开方为清水豆卷、冬瓜子皮、竹茹、连翘、枳壳、桑叶、生甘草。余大失望,而众人皆大赞其方之轻灵。余为介绍此医之人,亦无从反对,惟言此医轻则有之,灵恐未必。然竟服其药。更三日,病人脉见芤散。余谓此病,绝非不服药可以济事,彼轻药等于不服药而已。然今脉已芤散,稍久必变,于是亲友、探病者、荐医者纷至。某医用石斛,凡外感病用石斛最无理,平日常为余戚言之,此时亦竟勉强试服。其明日胸痞而便泄。又延推惊者至,据云,此是伤寒,非惊风。此人仅一剃头匠,能作此语,余颇以为奇。已而决计延德医康和,康谓是伤寒,予药水六滴。病人大烦躁,脉转数,半日许,汗出而痢止,热痉减。嗣是遂由康科调治,病月余得愈。事后详其所用药水,盖鸦片也。此病若于初起时服葛根汤,三日可愈;其后若能服桂枝二麻黄一汤,亦一药可以转机。至康科用鸦片之时,乃中法服附子之候也。

19 治太阳不传经之证据

小女慧男,今九龄矣,读书绝聪慧。当初生六个月时,病发热,热壮、无汗、气喘,延友人诊之。予以清水豆卷,一剂依然,两剂依然,延六日,热壮气喘,暵热无汗,而药方总不变。乃改延陆菊轩先生,陆谓此伤寒也,热甚高,须用冰,大约须三礼拜。但此为婴儿,质小病重,愈否尤难必。内人闻用冰,大惧,期期不可。陆辞去。余思此必《伤寒论》之太阳证,当用麻黄。但陆为西医,西国伤寒,是否即中国伤寒,当时未涉猎西籍,无从得知。然无汗而喘,为太阳不解,已可断言。《伤寒论》麻黄汤条云,头痛、身疼、骨节疼痛、腰痛,凡此皆病者自觉证。今病者为婴儿,自无从知,惟热壮无汗、阳郁,桂枝绝不可用,乃用葛根芩连汤,加麻黄七分。方从傍晚定,踌躇至午夜始予服,服后仍无汗。天明喘略减,热亦略减。八钟许复予前方一剂,日午微有汗意,热退神清索乳矣。更延陆君视之,渠颇以为诧,言病已愈矣。此为余第一次治伤寒。吾乡有特殊之风尚,凡子弟毕五经者。辄令读医书,故吾幼时曾读《医学三字经》及《素问》与《温病条辨》。此三书不伦不类,乃一炉共冶。自今思之,极为可笑。然当日觉《内经》不可解,《温病条辨》亦不可解,等是莫名其妙。戊戌而后,菲薄中医者渐多,吾亦耻言曾读医书。自经小女此次之病,然后知中国医学尚非全然无用者。麻黄所以用七分者,实因《世补斋医书》考定古量一两合今量七分六厘之故,嗣后用麻黄不过四分。若不及彀,宁继服一剂。余所以详录此案者,所以证明"治太阳而当,病即愈于太阳"之说,非仅理想也。

20　脉短必死之心得

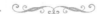

律师杨凛知先生,与余为友三年矣。去年先生语余:"吾友人中危险病,介绍于君凡六,而君愈其五。"然今其夫人病,竟不愈,嗣后当不复闻有此褒语矣。先是凛知先生之弟媳敏之夫人患病,发热第二日,即延诊。其病状,热状无汗,恶寒;脉甚数、近乎乱,且无胃气;胫骨酸楚,烦躁异常;且腰痛,少腹痛。余思此病来势之猛,乃不可思议。烦躁、壮热、恶寒无汗,是大青龙证。脉无胃气最吃紧,预后多不良,实兼少阴虚象。西籍之肾脏炎有一二相似处。足胫酸楚亦太阳证,腰痛、少腹痛则与月事有关,于肾虚有关。其时为八月下旬,病属伏暑感新凉而发之伤寒证,且夹虚者。问其经水,则将行而尚未行,为期尚有三数日,惟平时本不准。余思此病若更见经行,则益棘手。当及其经未行时,速与退热。衡量情形,非大青龙不可,处方麻黄四分,石膏三钱,桂枝四分。药后得微汗,恶寒止,而经行。腰痛胫楚愈剧,热亦不退。翌日复诊,脉仍乱,舌则干且糙,有厚苔。余知此必不可攻下,仅予小柴胡汤加葛根。腰痛腹痛,则用药外治。病十一日而退热,肌肉锐削,脉总无胃气。余惧其复病,乃竟渐愈。至二十余日脉转缓和,勉强能起。当此病初退热时,凛知夫人病,初病时不过发热,亦适值经来,然不过见滑数之脉,此非重证,大约五日可愈,因其有汗,仅予柴葛解肌。翌日未来延诊,以电话询之,据云病已瘥矣。越六日,复延诊,则壮热不解而泄泻,面有火色。脉仍滑数,舌见三角苔。余知其延西医用泻药矣。病人自言胸闷甚,且腹痛。余思凡见三角苔,皆误下,自当胸闷,惟脉滑数属热,当从葛根芩连加半夏瓜蒌以开胸痞,加当归甘草兼顾正气。一剂胸闷瘥,三角苔遽化,惟腹中不适。下利渐止,热则渐退,脉缓滑。凡热病,热退则愈,且脉甚佳,自是吉征。因语病家,谓谓已无妨。从此又六日不见招,方以为愈矣。讵黄昏时,杨君忽自来,谓昨日有中医某,本为亲戚。因延诊,服其药,初亦无他,讵今日忽呕吐不止,手足皆冷,汗如雨,恐其脱绝,故来延诊。亟往,见病者面白如纸,手足颜额均冷,口唇有白沫,目瞑,泛恶不止,脉弱而微。视其方不过六君子加益元散、熟地,论方良无理,益元散与熟地,不伦已极,不知何所命意而用此绝不相干之药味。然谓服此药后,即当呕吐不止,汗脱肢厥,其理由果安在乎? 辗转思索,直莫名其妙。当时急不容缓,即以吴茱萸汤救之。计吴萸八分,人参一钱。服汤后,呕吐顿止,能言。其明日,神气萎顿,脉仍微软,胃闷解而腹中不适,下利不止,粪如胶饴,色黑而有红点。余知入窘境矣,盖西医所谓肠穿孔、肠出血者,即此证也。勉强予以参、附、炮姜、余粮、石脂,药后脉略起,神色略瘥,饮食略进,而腹中总不适,利亦不止。虽次数略减,每次均有红点,更延七日而殁。自第二次反复后,粪中见红,即声言不救,而病家不复延他医。每日强余诊视一次,余惟自恨回天无术而已。殁之前两日,病人服参附而脉些微增数,仍有胃气,惟无神,此短脉也。须知不起谓之短,初非长短之谓,在理得参附脉气当旺。今仅些微增数,此《内经》所谓"阴阳虚,肠澼死者也",《难经》"寸口脉平而死"者,生气独绝于内也,生气绝于内,脉则不变。苟非亲见,何由知之? 吾当时因脉有胃气,尚疑其不遽死,事后始恍然,故详论之以告后来。

21 热至百零五度六不死

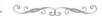

通常热病,热度以华氏表百零四度为极点,过此则病剧难治。重证百零四度零二,所常见者,其病往往难治。若至百零五度以上,则高明之家,将望而却步矣。然余曾值三人,皆百零五度零六,其二竟愈,其一延一日即死。惜已不甚记忆,兹简单记之。

前年友人某君介绍治一病人,其人肥而多痰而喘,热至百零五度零六。某君治之半月,日见增剧,最后见热度太高,不敢用药。因延余。诊其脉乱,二便均无,气上涌不止,向吸鸦片,此时因气壅不能吸,面部浮肿。余亦不敢治,谢不书方,嗣询知仅至是日夜半即死。承天英华学校校长周志禹君,病伤寒,热亦至百零五度零六。西医两人,皆谢不敏。杨凛知君延余往诊,其见证为夹湿者。脉不乱,有胃气,气亦不喘。余思论色脉不死,然因热太高,不敢许以可治因其夹湿胸闷,热有起落。以达原饮开之,颇效。三日后,但欲寐,神志不了了。以真武汤继进,溲多寐酣,热亦退。前后共治七日,竟全愈。吾乡刘少英先生迁居嘉兴,其女公子患伤寒两月,由其孙世兄刘问筵延诊。其病大肉尽削,仰卧于床,不能动,不能言,终日进粥汤两羹匙,延喘而已。视前方,始而栀豉;继而石斛、生地,石斛凡三十余剂,每剂三钱,有五钱者;最后神犀丹、羚羊角、猴枣、紫雪,又用糯稻根须、冬瓜子。问筵语余,谓医生皆谓无药可用。余曰,此少阴证也,大肉已削,恐不救。予以轻剂麻黄附子,计麻四分,附一钱。讵是晚,脉遽增数,至于乱不可数。以热度表量之,则一百零五度零六。余思此必有药积,按其胸,鞭而眉蹙。踌躇至再,以舒驰远斩关丸予之,附子三钱,吴萸半之,柴胡亦钱半。药后至四钟,脉竟得和,热退至百零一度,调理月余而愈。此三证皆百零五度零六,第一证所以不敢治者,即因其气奔迫上涌。自今思之,殆勉强治之,亦必不愈。然则热度过高,非必死证矣。

以上所附医案,仅及吾所欲言者二十分之一。因篇幅不能容,暂止于此。

22 脉 之 研 究

西国学说,可以与中国医学互证,而相得益彰者,随处皆是。而血行循环之理,可以证明脉学,为益尤多。常见病人明明滑脉,而前医方案以为弦脉;明明鞭脉,而前医方案以为滑脉。此皆由于以意会之,毫无凭证,所以失实。古书所言在我悉心体会,自以为是,在人亦悉心体会。自以为是,卒之我所是者,非人之所是,毫无标准可言。如云以师传为归,彼为之师者,有以异于吾之读古书而悉心体会者乎。大匠诲人?当与人以准绳规矩,今此事乃空空洞洞,不可究诘,是真医术自身膏肓之病也。吾为此书,期于明白晓亮,举凡一切模糊影响之谈,一扫而空之。对于脉学,自非有所贡献不可。抑吾所谓研究西学,吸取其精华,以辅益吾所固有者,于中西种种病证参互考订所得之数,远不如吾脉之研究所得之数,然脉之研究云者,非效法西医访脉之谓。西医诊脉极简单,不过记每分钟脉搏之次数,记脉搏之次数,知迟数而已,于测度病情,实无多用处。吾所言者,仍是中国先哲相传、吾家所固有者,不过假西学以明之。向来空空洞洞不可捉摸之事,至此遂有准绳规矩可言。倘能用吾所言,更勤求古训,三指着肤,可以洞见症结,不必饮上池之水也。兹先言循环之理,然后言脉。

人身之血,运行不息。自右而左,如环无端,不能指定某一处为其起点。第知心为血行总汇之区,动静脉为血行路径。心大如人之拳,其中有房。房隔为四,分左右上下。在上之左右两房略小,血入而不出。在下之两房略大,血出而不入。右上心房有静脉通之,血由此静脉注入,由右上房入于右下房,此房有动脉通于肺,曰肺动脉。血自右下心房从肺动脉输入于肺,凡此皆浊血,浊血入肺,因呼吸作用,摆弃血中炭酸,吸收新鲜空气,则为清血。左上心房有毛细管,与肺相通,是为肺静脉。清血由此入左上心房,而达左下心房。与左下心房通者为大动脉,清血从此动脉输送于全身。动脉如树,有干有枝,枝复分枝,至于极细,遍布四肢百体,无乎不达。皮肤、爪甲、牙龈,皆有此分歧之小动脉密布,其末梢与静脉互相连结。凡动脉所到之处,即血所到之处。血行脉中,以养气供给躯体各部分,即摄取各部分中之炭酸入于血中,于是血质乃渐渐变浊。最后从静脉还入于右上心房,复入右下心房经肺动脉入肺,滤去炭酸,吸收养气,变为清血。复入左上心房,如此循环不息,心房弛张不已。无病之人,平均弛张,每分钟约七十二次。每心一弛张,即脉一跳动,心房之张,中空而受血,心房之弛,则挤血令出,而入于动脉。动脉管壁有弹力,管中所容之血,恒略逾于管所能受之量,故动脉管壁常略略紧张。心房之门,皆有瓣膜。左下房曰僧帽瓣,右下房曰三尖瓣,动脉之口曰半月瓣。而动脉之中节节皆有瓣膜,谓之栓塞。此种瓣膜,职司启闭,心房弛张,瓣膜启闭随之。血顺行则瓣膜启,逆行则瓣膜闭。瓣膜所以阻血之倒行。惟其如此,心房一弛张,血则激射而行。前者既去,后者续来,弛张有力,则全身血行皆其势力所及,血乃直注于动脉末梢。此西国循环学说之大略也。准此以谈,则有可以推断者如下:心房一次弛张,血行一次激射,脉则一次跳动,是脉之跳动次数与迟数,即心之弛张次数与迟速。而心房之跳动,直接为血之关系,间接因动脉末梢无乎不达。则为四肢百体关系,循环系之发明,在十八世纪三百年前,无有能言此者。而我国《内经》即言"诸脉皆出于心",此非附会之谈,宁非一极可惊之事。且不但此也,凡我国古医籍言脉者,几无一处不与循环系理论相合,尤属咄咄怪事。所以能如此者无他,即吾所谓就势力推测物质之故。就势力推测物质，所言恒较就物质推测势力者为粗。然而恒能测知物质科学力量所不到之处。今西医有多数病源不明了，而中医反能治之者，即因此也。兹试言吾国之脉，《内经》尝言"脉无胃气者死"，此语费解已极。毕竟若何是胃气乎？证之西国循环系之说，然后容易了解也。心房一次弛张，血即一次激射。前者既去，后者续来。前后相续之顷，一起一伏，有源泉混混光景，故西人谓脉动为脉波。须知"波"字最妙，脉之行有弹力，然以树枝低昂为喻则不可。盖树枝低昂虽亦有弹力，非继续进行者，脉则继续进行者也。脉动为继续进行，然以时钟、秒针为喻则不可。盖秒针以喻齿相衔之故，其跳动进行如逸矢，两动之间之歇止则小却，其路线为折垒的，如其针轴所附轮齿之状。脉之起如水浪之起，脉之落如水浪之落，其路线如云行版所画之曲线，恰如波纹。唯然则"波"之一字，为甚当矣。脉行如波，可以状其圆。圆，生机也，是为胃气。然若何为无胃气？则当明以下各节。

当知心房弛张与脉之起落相应，心房苟大弛大张，则脉当大起大落。反是若心房不甚弛张，则脉当无甚起落。伤寒传至末期，往往脉无甚起落。西医籍谓之心脏衰弱，仲景《伤寒论》则谓之脉微。脉微者，即脉不甚有起落之谓；心脏衰弱者，即心房不甚弛张谓。心脏衰弱与脉微，乃一件事，非两件事也。王叔和《脉经》解释脉微云："极细而软，按之欲结，若有若无。"其说非不明了，但总不如吾说之可以自喻，可以喻人。此证之西方学说，而吾旧说乃益明了之明证也。心脏弛张自有其适当之度数，以不病人之脉为彀，则脉微者为不及彀。吾尝以脉气宽不宽为言，此虽杜撰，然为便于说明之故，"宽"字颇合用也。然仅仅不宽，不过不及彀。其起落之间，仍有进行相续如波纹者，是仍有圆活意，若是者谓之微而有胃；如其起落不宽之甚，跳动太促，无圆可言，谓之但微无胃。其次当知脉之迟数，通常以寒则脉迟，热则脉数。其实血行疾则脉数，血行缓则脉迟。伤寒太阴证恶寒甚，则脉迟，至阳明化热则脉数。此寒迟热数之说也。然伤寒之中风证，热高汗出者，脉恒缓，风温暑温亦然，故西籍谓伤寒之脉搏不因高热而增数。章太炎先生云："西人所指伤寒，多局于'肠窒扶斯'一证，非全部伤寒。"是寒迟热数之说，非确切之事实。惟血速则速，乃确切之事实，此可于饮酒及吸鸦片者证明之。无病之人脉本缓，饮酒则增数，弊则数甚，醉至过于适当之程度，则面青而脉乱。有烟瘾者不得烟，则涕泗交下，其脉迟，得烟则脉起，醉则与酒同，亦能使脉乱，皆因烟酒能使血行增速之故。然烟酒皆能刺激神经，血行所以增速，因烟酒刺激神经，使神经过度兴奋之故。然则与其谓血行增速而脉数，毋宁谓神经过度兴奋而脉数。神经兴奋，何以血行增速？则因心脏本体之肌肉，与动脉管壁，皆有纤维神经密布之故。血行脉中，灌注于四肢百体，供给养气，吸收炭酸，以维持生活，此其常也。若四肢百体有所工作，则血乃比诸军队之粮饷，其所供给者愈多，而掌军需司分配输送之职者，厥惟纤维神经。车夫之腿，铁工之臂，所以特别发达者，即因其腿与臂工作过多，全身血脉供给于此处者独多。譬诸工厂林立之区，积久遂成富饶之地也。反是，知识界之人通年用脑，其四肢百体不甚发达，惟脑则健。此殆如中央集权之国家乎？由此可以推知用脑则血聚于脑，用腿则血聚于腿，更可推知急奔者心跳之为何故。急步登楼与尽力驰骋，是肢体有非常工作，顷刻之间，需血甚多，心房尽速供给，弛张奇速，逼血速入动脉。弛张之速度过于一定之程限，瓣膜不及启闭，遂致弛张之程序为乱，而心房感震荡焉。此时其人之脉搏必乱，不待言也。乃至有一非常之事，将为未为之顷；与夫非常恐怖之事，将至未至之时，心房亦感震荡者，即神经之作用也。神经以为将供给非常多量之血，遂预先使心房启闭增速，是故遇事抱杞忧者，谓之神经过敏。吾因此乃恍然于《内经》所谓"足得血而能步，掌得血而能握，目得血而能视"之真意义。《内经》诚有昧乎其言之哉？轩岐之世，安得有解剖？即让一步说，《内经》是战国时物，因《灵枢》有解剖字样，谓古时确有解剖，亦不过巧屠剐剥，竹筵导脉，何能如今日科学之精？而《内经》以目视、足步、掌握必得血为言，又谓"诸脉皆出于心"，此与循环学说相异者。不过文字今古繁简不同,此外岂但相同。且能直透至精之处,毕竟《内经》何以能如此,毋亦从势力推测物质,则物无遁形耳。脉数之甚以至于乱,乱则无至数可言,既无至数可言,复安有波行圆活意,是乱脉既见,即无胃气可言也。

其次为芤脉。《脉经》云:"芤脉浮大而软,按之中央空两边实。"戴同父宏:"营行脉中,脉以血为形。芤脉中空,脱血之象也。"戴说可谓见垣一方人者。夫血行脉中,其量常微溢于脉管所能容,以故脉管常微微紧张。如此则吾人诊脉之顷,必觉指下湛然。若失血则血之在脉管中者分量减少,减少过于适当程限,则脉管非但不紧张,且扩然而宽,于是指下觉中空,故云芤脉如慈葱。虽芤而起落之间,宽缓有圆意者,谓之芤而有胃;若但芤无圆意者,谓之无胃(《内经》本无芤脉,此云"但芤无胃",是鄙人杜撰语。不过说明"有胃则生,无胃则死",非引成语也,他节皆同)。

其次为弦脉。《内经》以弦脉属春,以肝配之。凡患肝气者,辄见弦脉。在《内经》曰:"端直以长。"《脉经》曰:"如张弓弦。"巢氏谓:"如按琴瑟弦。"戴同父谓:"弦软病轻,弦硬病重。"今按肝病脉弦为事实,非可以口舌非难者。显肝病何以脉弦,鄙意必动脉管壁纤维神经紧张之故。肝病云者,非解剖的肝脏为病,乃因忧郁而病之谓。忧郁则与神经有直接关系,第观此病初步必脉弦,为时既久,必宗气跳动,病者自觉其心房震动,即西医所谓心房瓣膜病。以后来之见证,测初病之弦脉,则谓脉弦为纤维神经紧张之故,当不甚相远。弦脉见而起落之间,仍真气相续,有圆意者,谓之有胃气。如循弓弦仅如树枝之低昂者,为但弦无胃。

其次为鞭脉(按:鞭脉仅见于后人注释),《内经》《脉经》均无鞭脉,《金匮》有"弦则为寒,芤则为虚,虚寒相搏,此名为革"。芤则虚软,芤而弦,是虽虚不软也。弦则忤指,弦而芤,是虽弦无力也。观宋·窦材谓"伤寒末期,脉有阳和之气者生,鞭者死",是鞭脉即革脉;所谓阳和之气者,即胃脉。革脉弦而且芤,非必神经紧张而又失血之谓,乃虚甚而筋脉不仁之故。仲景谓"弦则为寒",亦即无阳和之气之意。《脉经》谓"革脉长病得之死,猝病得之生"。吾疑此脉必传经至少阴始有,猝病所不有者,以弦芤相并,无胃气可言也。

又其次为散脉。散脉者,涣散不聚。《脉经》《难经》虽有散脉,均计之不详。或者彼所谓散脉,非吾所谓散脉。吾所谓散脉,"不聚"两字足以该之。血量逾于脉管能容之量,则指下湛圆,断乎不散,是散亦血少近芤。然见此脉者,不必失血,且其至数其缓,每分钟不过七十至左右。而病人之热,或在一百零三四度,所谓热不与脉俱进者。然此脉之来源,实非血少之故,乃因神经麻痹之故。据西哲所研究,有因血管运动神经受细菌毒而麻痹者,此于温病、伤寒高热时恒见之,其病尚可救。如前所记吾戚家小孩,为康科治愈者是;有因延髓血管运动中枢障碍之结果而然者,则为脑炎延髓膜炎之见证,其病往往不可救,如前所记平君之子及嵩山路某姓小孩,又吾次儿为刁君信德治愈者皆是。故同是散脉,须问是何种病,此《内经》所谓"能合色脉可以万全"之谓也。凡《内经》谓"无胃者死",以我经验所得者,无胃之脉有死之趋向,不必竟死也;惟恒不易治,必须有极深之学理与经验,用药而当,然后可十愈六七。此即《金匮》所谓上工。古书俱在,人人可读。毕竟中国之大,知此者几人。嗟乎!岂易言哉。以上所述虽简,然中国脉学,已可窥见一斑。吾尝作冥想,谓脉可以绘图列说。嗣见西国《诊断学》中已有脉行之图,可证中西心理之同。惟其所为脉图太简,不足以明中国脉学。即今吾所言者,亦仅吾所欲言者十成之五六。继此有得,吾当更出专书,此当俟之他日。

喉症用麻杏石甘为效之良,备如本书所言。此是实地经验之谈,毫无疑义者。惟此外尚有例外三种,不可不知,兹特补记如下。

第一种喉症兼麻疹者，即通常所谓烂喉痧，亦即西医所谓猩红热。须知烂喉痧病，不定痧子与喉痛同见。有同时并见者；有先喉痛喉头见白腐，三数日后，然后才见痧麻者；亦有迟至七八日，然后见者。当其初起，但见喉症，未见痧点。须麻杏石甘之中，兼用透发之药，如薄荷、葛根、无价散。其重者，并用芫荽菜外熨，一日七八次。此种喉痧，与单纯疫喉不同。单纯疫喉，见太阳寒化证，兼见阳明热化证，太阳寒化，脉紧无汗，当然麻黄。阳明热化，口渴躁烦而热壮，当然石膏。若其病是喉痧，先见喉证，未见痧子。若予麻杏石甘，于病固有益无害，但不中肯綮，即不能取效。此种病有特征，当病之初起，喉痛，喉头有白点，壮热，无汗，形寒。其外面结喉之旁，甲状腺所在之处，必略为高起。单纯疫喉，并无此特征。若见结喉之旁微肿，胸脘痞闷异常，即是有甚重之痧麻蕴而未达之证据。当初起时，病者可以不躁烦。舌质虽绛，舌面仍润。如此者，可用麻黄、葛根、牛蒡、薄荷、杏仁、防风、无价散，外面急用芫荽菜外熨。汗透之后，除去麻黄，继续再进再熨。必见痧点，或者肤红成片。成片者为麻，红点者为痧，不论痧麻，仍旧进药，仍旧外熨，直至胸脘不闷，喉不痛为止。其病在两三日内，即可以霍然。如其不知此，却有大危险。

第二种是食积。单纯疫喉病者，喉痛之外，太阳阳明症并见。若会逢其适，病者发病之先。曾有宴会，或者中菜或者番菜，大嚼之后，然后发病。如此，则病人胸脘必异常之痞闷，痛而拒按。此种实是疫喉之外，兼患结胸。因胃气被窒，阳明经气不行，其舌色反不见热化征象。喉症为重症，结胸亦重症，两病并发，殊非细故。如此则当兼治结胸，须用小陷胸汤、槟榔、枳实与麻杏石甘同用。其槟榔不得过一钱，否则可以见呃逆，脏气受伤，则益发难治。外面中脘之部，并可用皮硝扎缚，以助药力。

第三种夹阴。凡喉症用麻杏石甘，得汗则喉痛差，汗闭则喉痛剧。若是夹阴之症，初起用麻杏石甘，未尝不效。其后可以汗，虽出而喉仍痛，其汗出若与喉痛无关者。此种病之特征：一、得汗之后，其喉仍痛，喉痛与汗出为两件事；二、尔时之喉痛，与未得汗之先不同。凡疫喉之痛，妨于咽饮，必兼见形寒骨楚头痛。若夹阴之痛，则其痛如刀割，病者并不见头痛、形寒、骨楚诸标准，却必见手背凉、冷汗之少阴证。如此者，鄙意必须兼治少阴。虽用附子亦所不恤，所谓"有病则病当之"。惟此病用附子，并未实验，不过照病理推敲，当该如此。余有戚患此，适余病不能与，后来由西医治愈。余恐穷乡僻壤，值有此症则无从延西医，且西医亦不必尽良，故与学者作商量之词如此。又喉症吹药，用锡类散良。此药各药铺都有。民廿四岁乙亥六月铁樵补记。

《伤寒论研究》终

第二节 《伤寒论辑义按》

1 章 太 炎 序

　　武进恽铁樵,少知通棋道文学,壮而治医方,尤长于中风五水。晚见医术之偷,穷治《伤寒论》数岁,取日本丹波元简《辑义》为之后按,辩论剀切,要于人人易知,属序于余。是时中西医师方以其术相倾,而铁樵固欲为中医立极者也。乃序之曰:自《素问》《灵枢》说藏府经脉之状,于今多不验,訾者遂谓中土无医。余闻之庄生,荃者所以在鱼,得鱼而忘荃;蹄者所以在兔,得兔而忘蹄。夫医者以愈病为职,不贵其明于理,而贵其施于事也;不责其言有物,而责其治有效也。治苟有效,无异于得鱼兔,安问其荃与蹄为? 今有剧病,中外国工所不疗,而铃医不识文字者能起之,人亦不能薄铃医也。况过于是者哉? 且前世医经猥众,《汉志》录《黄帝内经》而外,又有《扁鹊》《白氏》二家。益以旁篇二十五卷,而黄帝复有《外经》,是数者仲景宜见之。按以五情归五藏,又以魂魄神志属之者,《素问》之恒论也。然又言头者精明之府,头倾视深,神将夺矣。此为自相舛驳,而与《说文》思字从囟,远西以神识属脑者相应。夫以一家之言,犹有同异,况于余家旁篇。仲景虽言撰用《素问》《九卷》,然诸藏府经脉之状,仲景不明言,安知其必与《素问》《九卷》同也? 虽然,前世论生理虽有歧异,必不若近世远西之精也。治锢病者不素习远西新术,病所不定,诛伐无过,不可以言大巧。《金匮要略》方虽在,不中要害者犹什二已。若夫伤寒卒病,略校脉证,则病所易知,然其因循之害,误治之变,乃危于锢病远甚。微汗小下而疾不去,劫之以冰而变愈多,迁延始愈,则曰病衰待时也。变剧至毙,则曰热甚宜死也。以校仲景,高天下泽不足以为优劣之比,是故他书或有废兴,《伤寒论》者,无时焉可废者也。观其纲领病状,包五种伤寒,正治权变救逆之术,靡有不备,违之分秒,则失以千里,故曰:寻余所集,思过半矣。宜奉其文以为金科玉条,举而措之,无不应者,固无以注释为也。顾自宋金以下,六经有一日一传之说,太阳病有三方鼎立之论。拘文,则以太阳为膀胱,妄称传足不传手,则以少阴为肾,方喻之徒又以己意变乱。其后张锡驹、陈念祖虽少慎,而更以五运六气相皮传,瑾瑜匿瑕,川泽纳污,使人违之不能,从之不可,为后按者,但以简前注之误,使大论还于纯白,斯止矣。《伤寒论》诸本有注者,以成氏为最先,然于文义或多疏略,而东土训诂独详。故铁樵依丹波《辑义》为本,次下己意,以为后按。其取材博,其持论审,于近世为希有。以大论文辞奥雅,方术亦奇正相变,阙疑者扰百之二三。及奋笔以诋大陷胸汤,余按误下之变,结胸重而痞轻,治痞用泻心汤,犹不舍大黄,况于结胸危剧之候。且征之治验,亦曾见其有实效,于此不能无所献替,然其大指不合者鲜矣。虽然医者以愈病为职者也,由博而返约,推十以合一者,又精义之事也。吾愿世之治《伤寒论》者,不靳于为博士而靳于为铃医,大义既憭,次当谙诵论文,反复不厌,久之旁皇周浃,渐于胸次,每遇一病,不烦穷思而用之自合,治效苟着,虽樵采于山泽,卖药于市间,其道自尊,然则渔父可以傲上圣,漉盐之甿可以抗大儒矣,岂在中西辩论之问也。

戊辰仲秋章炳麟

2 丹波元简《伤寒论辑义》序

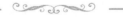

许叔微曰:读仲景论,不能博通诸医书,以发明其隐奥,专守一书,吾未见能也。余蚤奉家庭之训,读《伤寒论》,间从一二耆宿,有所承受,然既无超卓之才,何有创辟之识?因循苟且,粗领会圉略,以为临证处方之资,忽忽二十余年矣。唯癖嗜聚书,以所入之赢,颇多储蓄。如伤寒一科,殆至四十余家,以事务倥偬,不克颛心于抽绎,仅供一时披寻耳。会丙辰秋,为人讲斯书,因顾世为仲景书者,或谓《伤寒论》。只当于原文中,字栉句比,参证互明,以求其归趣,别开心眼。后世注家,迁腐之谈,无益方术,一概抹煞而可矣。是盖性高明者,宜如此也。如余则谓宋元而降,解释此书者,亡虑数十家,深讨搜穷,各竭其心,其间虽意见各出,得失互存,均之非无追溯仲景渊源者焉。呜呼!余也才识不能逮今人,安能望于前贤,矧竭一人之心力智巧,乃孰与假数百年间数十贤之所竭心力智巧,而以为吾有也?于是公私应酬之暇,陈所储蓄,逐条历考,旁及他书,广求密搜,沉思默想,窃原许氏之旨,而期阐发其隐奥,临证以辨疑,处方得精当而已。遂录以成一书,亦聊便于讲肄,是吾志也。而取消于高明者吾不忧也。凡七卷,名曰《伤寒论辑义》。昔人云:易稿则技精,屡断则艺进。是书之成,但恐抉择未精,或失繁芜,辑以俟他日之删汰云尔。时享和纪元春二月望,直舍书。

丹波元简廉夫

3 《伤寒论辑义按》凡例

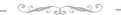

一《伤寒论》有二本：一为宋本，系宋治平中高保衡等校定；一为金成无已注解本，而《金匮玉函经》亦是《伤寒论》之别本，同体而异名者。盖从唐以前传之，大抵与《千金翼》所援同。《外台》柴胡加芒硝汤方后，引《玉函经》，方与今本符。《脉经》《外台秘要》所引，互有少异同，方有执以降诸家注本，尽原成本。案成本：今收《医统正脉》中，而又有汪济川、王执中、张遂辰等校本。余家所藏独为元板，盖系聊摄之旧本。而又有小小异同者，盖各家以意所致，非敢有别本而订之。方氏所谓蜀本，程氏所谓古本，未知何代所刊，特可疑耳。今行宋版，明赵开美所翻雕，虽非原本，文字端正，不失治平之旧格。成氏注本，又有少异。唯《明理论》所载，或有与宋本文同者。又案：李时珍《本草纲目》人参、柴胡，惟张仲景《伤寒论》作人薆、茈胡，今世未见此本。唯成注释音，载薆音参，茈音柴，得知古本如此。今原文一遵宋板，而诸本异同，尽注各条下，以备参考。

一书名辑义，每条必钻研诸家注解，虚心夷考，衡别是非。采辑其最允当于本文者，或一条止一二家，或一条兼众说。大抵以文义相须为先后，不敢拘注家之世次，删冗语，节要义，不致彼此迭见，眩惑心眼，要使文艺较著，旨趣融贯而已。但其中脱文误字，其义难领会者，则姑举数说，不敢判其然否，以俟来哲，所辑入诸家，一仿金坛王氏之义例。

成者，无已也《伤寒论注解》。赵者，嗣真也。宸者，沈亮宸也以上二家，系《仲景全书》中所引。兼者，张兼善也系《准绳》所引。王者，宇泰也《伤寒准绳》。方者，有执也《伤寒条辨》。喻者，昌也《伤寒尚论篇》。徐者，彬也《伤寒原方发明》。程者，应旄也《伤寒后条辨》。钱者，璜也《伤寒溯源集》。柯者，琴也《伤寒论注》。周者，扬俊也《伤寒三注》。张者，璐也《伤寒缵论》。志者，张志聪也《伤寒论集注》。印者，《伤寒宗印》也张志聪著。锡者，张锡驹也《伤寒直解》。魏者，荔彤也《伤寒论本义》。三者，王三阳也《伤寒纲目》。汪者，琥也《伤寒辨注》。闵者，芝庆也《伤寒阐要编》。林者，澜也；沈者，明宗也；郑者，重光也；知者，程知也；驹者，吴人驹也以上六家系《金鉴》所引。鉴者，乾隆御纂《医宗金鉴》也。吴者，仪洛也《伤寒分经》。舒者，诏也《再重订伤寒论集注》。此余不专疏释，而别立论，以阐发本经之义者，作注外之注，附各条后。其姓氏书目，已涉繁琐，今不揭示于此。

衡之按：本书更有丹者即原书作者，丹波元简也。刘者，苢庭也疑即丹波元坚，与元简为兄弟，系原书所引。喜者，多村也日医喜多村著《伤寒论疏义》。惟者，忠子文也系喜多村书中所引。

一注家有为新奇之说者，遽见之则似可依据，然其实大眩惑后人，如是者，则略加辩驳，亦注于各条之后。

一古今方书，用仲景方立医案，及为之加减者，足以启发运用之机，故随所见，而附各方后。

一文字训释，非医家可深研，然几几温温剂颈撆地之类，不究其义，于临证施理之际，不能无疑滞，故细检查考，多方引证，亦附条末，非敢骛博也。

一论中误文脱字，不敢妄加删改，并注各条后。一原汉儒尊经之遗意而已。

4 丹波元简《伤寒论》综概

《伤寒论》,后汉张仲景著,晋王叔和撰次,经六朝隋唐,而未见表章者。至宋治平中,始命儒臣校定之,高保衡、孙奇、林亿等序。载开宝中,节度使高继冲,会编录进上,其文理舛错,未尝考正案:开宝,宋太祖时号,刘完素《原病式》云"唐开宝中",误。历代虽藏之书府,亦阙于雠校,国家诏儒臣校正医书,先校定张仲景《伤寒论》十卷,总二十二篇,合三百九十七法,除复重有一百一十二方案:原一百十三方,阙禹余粮丸一方,故云尔。其命书以《伤寒》者,仲景自序,称其宗族余二百,建安纪年以来,犹未十稔,其死亡者三分有二,伤寒十居其七。感往昔之沦丧,伤横夭之莫救,遂作此书。考论中伤寒乃外感中之一证,太阳病或已发热,或未发热,必恶寒体痛呕逆,脉阴阳俱紧者,名为伤寒,此即麻黄汤之所主。其十分之七,岂尽以麻黄汤一证而死乎?盖伤寒者外感之统称也。《素问》:黄帝问,热病者,伤寒之类也。而岐伯答,以伤寒一日太阳云云。《难经》:伤寒有几?曰:有中风,有伤寒,有湿温,有热病,有温病。《千金方》引《小品》云:伤寒,雅士之辞,云天行瘟疫,是田舍间号耳。不说病之异同也,考之众经,其实殊异矣。《肘后方》云:贵胜雅言,总呼伤寒,世俗因号为时行。《外台秘要》许仁则论天行病云,此病方家呼为伤寒,而所以为外感之总称者。盖寒为天地杀厉之气,亘于四时,而善伤人,非温之行于春,暑之行于夏,王于一时之比,是以凡外邪之伤人,尽呼为伤寒。仲景所以命书者,只取于此而已,如麻黄汤证,则对中风而立名者,即伤寒中之一证,其义迥别矣。后汉崔寔《政论》:夫熊经鸟伸,虽延历之术,非伤寒之理,呼吸吐纳,虽度纪之道,非续骨之膏。案所谓伤寒,乃指天行病,盖用雅士之辞也。张子和《儒门事亲》云:春之温病,夏之暑病,秋之疟及痢,冬之寒气及咳嗽,皆四时不正之气也,总名之曰伤寒。孙应奎《医家类选》云:凡风寒暑湿热燥,天之六气,自外而中人五藏六府,十二经络者,四时之中,皆得谓之伤寒。程氏《后条辨》云:"伤寒有五"之"寒"字,则只当得一"邪"字看。而系之以论者,程氏《后条辨》曰:"论"即"论定后官"之"论"。案:《礼·王制》,司马辩论官材,论定然后官之,是也。论之为言,有法有戒,有案有例,在仲景俨然以笔削自任,作一部医门断定之书,故"论"字,断不可以曰篇曰书曰集等字代之。方氏《条辨》亦曰书,曰论,何也?论也者,仲景自道也。盖谓愤伤寒之不明,戚宗族之非命,论病以辨明伤寒,非谓论伤寒之一病也。其文经也,其事则论,其意则又不欲以经自居。《易》曰,谦谦君子,此之谓也。吾故曰,名虽曰论,实则经也。虽然若曰伤寒经,殊乖矣,必曰医经,称情哉。案论是论难之论,《内经》诸篇,有岐黄问答之语者,必系以论字,无之者则否。《金匮要略》各篇标题下,有论几首,证几条,方几首,考之于原文,其云论者,乃问答之语也。丹溪朱氏《格致余论》序云:假说问答,仲景之书也。则其为论难之论,盖较然矣,后人尊崇之至,遂以论语之论释焉,恐非命书者之本旨也。

仲景自序首,题曰《伤寒卒病论》。卒,乃杂之讹。序中云,作《伤寒杂病论》合十六卷,其为传写之谬可知矣。隋《经籍志》有张仲景方十五卷,而无《伤寒论》之目,盖得非当时以湮晦而不见之故耶?旧唐《经籍志》亦因隋志而不收其目,至新唐《艺文志》则云王叔和张仲景方十五卷,《伤寒卒病论》十卷,杂之讹卒,其来旧矣。杂病乃对伤寒,而谓中风、历节、血痹、虚劳等之类。《杂病论》即今《金匮要略》。喻氏云,《卒病论》已不可复睹。钱氏云,《卒病论》早云亡。程氏云,本论具有治杂病之方法,故云《伤寒杂病论》。柯氏云,凡条中不贯伤寒者皆是杂病,故曰《伤寒杂病论》,此数说皆不可从也。又隋《经籍志》注,载梁《七录》,张仲景辨伤寒十卷亡，今《伤寒论》每篇尽冠辨字，即此指今《伤寒论》。而其云亡者，盖《千金方》称江南诸师秘仲景伤寒方法不传，然则隋志云亡者，其实非亡也。《七录》《艺文志》并云十卷，考诸仲景自序乃缺六卷。盖《伤寒论》十卷，《杂病论》六卷，个别行于世者，而王焘《外台秘要》载《金匮要略》诸方，而曰出张仲景《伤寒论》某卷中，则唐时其全帙十六卷，不易旧目者，才存台阁中。王氏知弘文馆图籍方书等时，特得探其秘要，而载之其著书。今所传十卷，虽重复颇多，似强足十卷之数者，然逐一对勘，大抵与《外台》所引符，则今《伤寒论》，不可断为非《七录》及唐志之旧也。案：《外台》引《伤寒论》，考其卷目，桂枝汤云，出第二卷中，知太阳上篇在第二卷。葛根汤、麻黄汤、小柴胡汤、小建中汤，云出第三卷中，知太阳中篇在第三卷。柴胡桂枝干姜汤、大陷胸丸、大小陷胸汤、大柴胡汤、半夏泻心汤、文蛤散、白散，云出第四卷中，知太阳下篇在第四卷。大承气汤、茵陈蒿汤、猪苓汤，云出第五卷中，知阳明篇在第五卷。半夏散及汤、真武汤、干姜黄连黄芩人参汤，云出第六卷中，知少阴、厥阴二篇在第六卷。其第一、第七、第九，虽无所考，而葛根黄芩黄连汤，云出第七卷中，其余不引药方则当第一卷。辨脉等篇，第七以下，乃汗吐下可不可等篇，太阳病三日云云，属调胃承气汤条，今本载第五卷阳明篇，而云出第十卷。伤寒汗出恶寒，身热，大渴不止，欲饮水一二斗者，白虎加人参汤主之，此条今本不载，盖系于脱漏，而亦云出第十条中，知辨发汗吐下后病在第十卷。由是观之，《伤寒论》大抵与今本无大异同。如杂病，则痉湿暍在第十一卷，黄疸在第十四卷，疟病胸痹、心痛寒疝在第十五卷，呕吐哕在十六卷，而百合病论并方、霍乱、理中汤、附子粳米汤、四逆汤、通脉四逆汤并云出第十七卷中。肺胀、小青龙加石膏汤、越婢加半夏汤、肺痈桔梗白散，并云出第十八卷中。是王氏所见本，不止第十卷，乃知杂病分门次第，与《金匮要略》大不同！此可以窥唐旧本之匡略也，故备录于此。

晋皇甫谧序《甲乙经》云：伊尹以元圣之才，撰用《神农本草》以为汤液，汉张仲景论广汤液为十数卷，用之多验。近世大医令王叔和撰次仲景遗论甚精，皆可施用。案：伊尹作汤液，所未经见，唯《汉书艺文志》载《汤液经法》四十卷。《活人书》《本事方》《卫生宝鉴》等间引伊尹《汤液》，此后人依士安言所伪托，《史志》等未见著录者？此岂伊尹所作与？然仲景自序，特云博彩众方，未言及汤液，士安去仲景时不远，岂亲覩所谓汤液者，而为此说与？自序又云，撰用《素问》《九卷》《八十一难》《阴阳大论》《胎胪药录》并《平脉辨证》，作《伤寒杂病论》，合十六卷。盖伤寒三阴三阳，乃原于《素问》《九卷》，伤寒、中风、温病等之目，本于《八十一难》。其他如《阴阳大论》，虽未知何等书，然要之纂旧典之文，而编著者，非悉仲景之创论立方也。元吴澄作《活人书》辨序云：汉末张仲景著《伤寒论》，予尝叹东汉之文气，无复能如西都，独医家此书，渊、奥、典、雅，焕然三代之文，心一怪之。及观仲景于序，卑弱殊甚，然后知序，乃仲景自序。而《伤寒论》即古《汤液论》，盖上世遗书，仲景特编纂云尔。吴氏此说，原于世安，其论未可定然，但至论文章之更变，则虽非我医家所能及，而宜以资考镜也。高保衡等校订序，称自仲景于今八百余年，惟王叔和能学之。成无己亦云，仲景之书，逮今千年，而显用于世者，王叔和之力也。盖仲景书，当三国兵燹之余，残缺失次，若非王叔和撰集，不能延至于今，功莫大矣。而明洪武中，芟溪黄氏作《伤寒类证辨惑》曰：仲景之书，六经至劳复而已，而其间具三百九十七法，一百一十二方，纤悉具备，有条而不紊也。《辨脉法》《平脉法》《伤寒例》三篇，叔和采摭群书，附以己意，虽间有仲景说，实三百九十七法之外者也。又痉湿暍三种一篇出《金匮要略》，叔和虑其证与伤寒相似，故编入六经之右。又有汗吐下可不可并汗吐下后证，叔和重集于篇末，比六经中，仓卒寻检易见也。今一以仲景书为正，其非仲景之书者，悉去之，庶使真伪必分，至理不繁，易于学者也。案：此说渊源于王履《溯洄集》，但履以《伤寒例》为仲景原文。从此而降，方有执、喻昌、柯琴辈，从而宗其说，或驳或贬，以加诋諆。如序例则云，搜采仲景旧论，《外台》乃载其文，揭以王叔和曰，则此一篇叔和所撰，非敢伪托而作也。至辨脉、平脉、汗吐下可不可等编，叔和既于《脉经》中引其文，以为仲景语。又高湛《养生论》云：王叔和性沉静，好著述，考覆遗文，采摭群言，撰《脉经》十卷。叔和《脉经》序亦云：今撰集岐伯以来，逮于华佗，经论要诀，合为十卷，其王、阮、傅、戴、吴、葛、吕、张所传异同，咸悉载录。《伤寒例》，固多不合仲景之绳墨，而言属荒谬者，然叔和亦一名士也，岂有以我所立论，嫁名于前贤，而为采撷于己著书中，如毒手狡狯之伎俩乎？阴阳五行，汉儒好谈之。五藏六府、经络流注，《史记·扁仓传》间及于此。《汉书·艺文志》亦多载其书目。仲景生于汉末，何独屏去之？今依临川吴氏之言而考之，如六经至劳复，文辞典雅简奥者，系于所撰用古经之文，其他言涉迂拘，而文气卑弱，世人以为叔和所羼入者，岂知非却是仲景之笔乎？因意《伤寒例》及原文中，或云，疑非仲景方；或云，无大黄，恐不为大柴胡汤；或本云云云之类，皆叔和所录！其语气为明显，此余尽是仲景旧文，而前后义相矛盾，文理晻暧难晓者，古书往往有之，又何疑焉？方喻诸家，逐条更定，删改字句，以为复仲景之旧，殊不知益乖本来，惑乱后人，莫此为甚！视诸叔和，其功罪之轻重，果奈何也！案：程氏、志聪、锡驹等，以序例为叔和所撰，其他为仲景原文，是固然矣。钱氏以序例及发汗吐下可不可等篇，为叔和所增，殆无明据焉！又案：张遂辰本及全书卷首，载《医林列传》云，王叔和次张仲景方论，为三十六卷，大行于世，此原出《太平御览》，引高湛《养生论》。然《隋志》等，不载三十六卷之目。汪氏云：仲景为《伤寒杂病论》合十六卷，叔和编次，何至遽增二十卷书邪？则云三十六卷误矣。要之《伤寒论》一部，全是性命之书，其所关系大矣。故读此书，涤尽胸中成见，宜于阴阳表里虚实寒热之分，发汗吐下攻补和温之别，而痛著工夫。欲方临证处疗身亲试验之际，而无疑殆也。其中或有条理抵牾，字句钩棘，不易晓者，勿敢妄为穿凿。大抵施之于行事，深切著明者，经义了然，无太难解者。太阳病，头痛发热，汗出恶风者，桂枝汤主之之类，岂不至平至易乎？学者就其至平至易处，而细勘研审，辨定真假疑似之区别，而得性命上之神理，是为之得矣。其所难解释，诸家费曲说者，纵令钻究其旨，不免隔靴抓痒，如以其不得确明备者，施之于方术，则害于性命，亦不可测，然则其难解释者，置诸阙如之例而可也。谚云，开卷了然，临证茫然，是医家之通患，学者宜致思于此，亦何苦以诋诘古人为事乎哉？宽政辛酉正月之望，元简谩。

5 丹波元简注释仲景自序

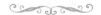

论曰：程本删论"曰二"字，锡、志、柯同。余每览越人入虢之诊，望齐侯之色，二事见《史记·扁鹊传》未尝不慨然叹其才秀也。慨嘅通，《说文》：嘅，叹也。《诗经·王风》：嘅其叹。又《曹风》：忾我寤叹。忾，即慨字。案：晋潘岳《闲居赋》序，岳尝读汲黯传，至司马安四至九卿，而良史书之，以巧宦之目，未尝不慨然废书而叹。文法略同，并原于《史记·孟轲列传》。怪当今居世之士，曾不留神医药，精究方术，《史记·秦始皇纪》：召文学方术之士。《汉书·平帝纪》：方术本草。上以疗君亲之疾，下以救贫贱之厄，中以保身长全。以养其生，但竞逐荣势，企踵权豪，《汉书·萧望之传》：天下之士，延颈企踵，争愿自效。孜孜汲汲，《博雅》：孜孜汲汲，剧也。惟名利是务。崇饰其末，忽弃其本，华其外而悴其内，皮之不存，毛将安附焉？《左传·僖十四年》文卒然遭邪风之气，婴非常之疾，婴疾，又见《后汉李膺传》。患及祸至，而方震栗，降志屈节。《论语·微子》：不降其志，不辱其身。《家语》：宰予进于孔子曰，夫子之于司寇也，日少而屈节数矣，不可以已乎？钦忘巫祝，《尔雅》：钦，敬也。楚语，在男曰觋，在女曰巫。《说文》：祝祭主赞词者也。告穷归天，束手受败，束手，见后汉光武纪。赍百年之寿命。赍，当做赍。赍，齐同。《千金方》作齐，齐亦持也。《左传·僖三十二年》注：上寿百二十岁，中寿百岁，下寿八十。《庄子·盗跖》篇：人上寿百岁,中寿八十,下寿六十。持至贵之重器,委付凡医,恣其所措,咄嗟呜呼!何休《公羊》注曰:噫,咄嗟也。厥身已毙,神明消灭,变为异物,贾谊《鹏鸟赋》:化为异物兮,又何足患。幽潜重泉,江淹《述哀诗》:美人归重泉。李善注,引潘岳《悼亡诗》:之子归穷泉,重坏永幽隔。徒为啼泣,痛夫!举世昏迷,莫能觉悟,不惜其命,若是轻生,彼何荣势之云哉?案从当今居世之士至此,《千金方》序论,引张仲景曰,文与此少异。而进不能爱人知人,退不能爱身知己,遇灾值祸,身居厄地,厄,何本作死。蒙蒙昧昧,蠢若游魂。蠢,《千金》作戆,柯本作蠢。《礼记·哀公问》:寡人蠢愚冥烦。《易·系辞》:游魂为变。皇甫谧《甲乙经》序曰:夫受先人之体,有八尺之躯,而不知医事,此所谓游魂耳。盖此义也。哀乎!趋世之士,驰竞浮华,不固根本,忘躯徇物,《庄子·让王》篇:今世俗之君子,危身弃生以徇物。危若冰谷潘岳《寡妇赋》若履冰而临谷。李善注,毛诗曰:惴惴小心,如临于谷。又曰:战战兢兢,如履薄冰。《北史·周武帝纪》诏曰:每一念及,若临冰谷。至于是也。余宗族素多,向余二百,建安纪年案:纪年,纪元之年也。《汉书·武帝纪》元狩元年,冬十月,祠五畤,获一角兽,以燎,始以天瑞纪元。以来,犹未十稔,《左传》:襄二十七年,不及五稔。注:稔,年也,熟也。谷一熟为一年。其死亡者,三分有二,案此乃当今居世之士,委付凡医,故如是尔。伤寒十居其七。感往昔之沦丧,《书·微子》篇:今殷其沦丧。《博雅》:沦,没也。伤横夭之莫救,乃勤求古训,书毕命,不由古训,于何其训。博采众方,撰用《素问》《九卷》《八十一难》,志云:《素问》九卷者,《素问》八十一篇,内有遗阙,故举其卷;《灵枢》君臣问答八十一篇,毫无遗阙,故举其篇;案《九卷》即《灵枢》,《八十一难》即《难经》也。志聪注,太谬妄。《阴阳大论》,案:林亿等,以《素问》运气七篇为阴阳大论,然无明据焉。《胎胪药录》,志云,《胎胪药录》者,如《神农本经》、长桑阳庆禁方之类。胎胪者,罗列之谓,案此说未有所据。并《平脉辨证》,柯云,仲景言《平脉辨证》,为《伤寒杂病论》,是脉与证,未分两分也。案《平脉辨证》,亦似书名,然《史志》未著录,今无所考。为《伤寒杂病论》,合十六卷。虽未能尽愈诸病,庶可以见病知源,若寻余所集,思过半矣。《易·下系辞》:知观者其象辞,则思过半矣。王弼云:过半之益,不亦宜乎。孔颖达云:聪明知达之士,观象辞,则能思虑有益,以过半矣。夫天布五行,以运万类,人禀五常,以有五藏,《白虎通》曰:五常者何?谓仁义礼知信也。五藏,肝仁、肺义、心礼、肾知、脾信也。经络府俞,气府,俞穴。阴阳会通,《易·上系辞》:观其会通,以行其典礼。玄冥幽微,变化难极,自非才高识妙,岂能探其理致哉!案:"才高"与首段"才秀"应。上古有神农、黄帝、岐伯、伯高、雷公、少俞、少师、仲文,案:仲文,史书、医传等无考。中世有长桑、扁鹊,汉有公乘阳庆及仓公,下此以往,未之闻也。观今之医,即前段所谓凡医。不念思求经旨,以演其所知,各承家技,终始顺旧,省疾问疾,务在口给,《论语》:御人以口给。何晏注:佞人口辞捷给。相对斯须,斯须,犹须臾。《礼乐记》:礼乐不可斯须去身。便处汤药,按寸不及尺,寸谓寸口,尺谓尺肤。握手不及足,人迎趺阳三部不参,《十便良方》引王贶《脉诀》曰:说脉之法,其要有三,一曰人迎,在结喉两旁,论天。二曰三部,谓寸关尺,在于腕上侧,法人。三曰趺阳,在足面系鞋之所,法地。三者,皆气之出入要会,所以能决吉凶死生。凡三处大小迟速,相应齐等,则为无病之人。故曰:人迎趺阳三部不参,动数发息,不满五十,未知生死。所以三者决生死之要也。动数发息,不满五十,《灵枢·根结》篇:脉不满五十,动而一止者,一藏无气,故须候五十动。短期未知,陆机《叹逝赋》嗟人生之短期。李善注:《素问》雷公曰,请问短期。决诊九候,见《素问·三部九候论》。会无仿佛,《说文》云:仿,相似也;佛,见不审也。明堂阙庭,尽不见察,《灵枢·五色》篇曰:明堂,鼻也;阙者,眉间也;庭者,颜也。所谓窥管而已。庄子曰:魏牟谓公孙龙曰,乃规规而求之以察,索之以辨,是直用管窥天,用锥指地,不亦小乎。夫欲视死别生,实为难矣。案:齐侯犹生,而视其死,虢太子已死,而别其生,首以越人之才秀起,故以此二句,夫天以下,止难矣。《千金方》载治病略例首,文与与此少异。孔子云,生而知之者上,学则亚之,多闻博识,知之次也。《论语·季氏》篇曰:孔子曰,生而知之者上也,学而知之者次也,困而学之,又其次也,文异义近。余宿尚方术,请事斯语。《论语》颜渊篇,雍虽不敏,请事斯语,案生而知之者,乃前段所谓其才之秀者也。学与多闻博识,乃前段所谓勤求古训,博采众方之类是也。盖生而知之者,天之所赋,不可企而及。学与多闻博识,人之所能,皆可勤而至矣。当今居世之士，不留神医药，精究方术，独仲景宿尚之，然无越人之才秀，唯欲多闻博识，以精究之。故诵孔子语以服膺之而已，此盖仲景之谦辞。汉长沙守南阳张机著。

6 陆九芝补《后汉书·张机传》

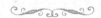

张机，字仲景，南阳郡涅阳人也，灵帝时举孝廉，在家仁孝，以廉能称。建安中，官至长沙太守，在郡亦有治迹，博通群书，潜乐道术，学医于同郡张伯祖，尽得其传。总角时，同郡何永称之，许为良医，果精经方，有寒食散论解。寒食散寒食药者，世莫知焉。或言华佗，或曰仲景。考之于实，陀之精微，方类单省，而仲景有侯氏黑散、紫石英方，皆数种相出入，节度略同。然则寒食草石二方，出自仲景，非陀也。且陀之为治，或刳断肠胃，涤洗五藏，不纯任方也。仲景虽精不及于陀，至于审方物之候，论草本之宜，亦妙绝众医。昔神农尝草而作《本经》，为开天明道之圣人，仲景元化，起而述之，故仲景黄素元化绿帙，并有名称，而仲景论广伊尹汤液为数十卷，用之多验。既至京师，为名医，于当时称上手。见侍中王仲宣，时年二十余，曰君有病，四十当眉落，半年而死，令服五石汤可免。仲宣嫌其言忤，受汤勿服。居三日，见仲宣，谓曰服汤否，仲宣曰已服，仲景曰色候固非服汤之诊，何轻命也。仲宣犹不信，后二十年，果眉落，一百八十七日而死，终如其言。美哉乎！仲景之能候色验眉也。居尝慷慨叹曰：凡欲和汤合药针灸之法，宜应精思，必通十二经脉，知三百六十孔穴，荣卫气行，知病所在，宜治之法，不可不通。古者上医相色，色脉与形，不得相失。黑乘赤者死，赤乘青者生。中医听声，声合五音，火闻水声，烦闷千惊，木闻金声，恐畏相刑。脾者土也，生育万物，迴动四傍，太过则四肢不举，不及则九窍不通，六识闭塞，犹如醉人，四季运转，终而复始。下医诊脉，知病原由，流转移动，四时逆顺，相害相生，审知藏府之微，此乃为妙也。又曰欲疗诸病，当先以汤荡涤五藏六府，开通诸脉，治道阴阳，破散邪气，润泽枯朽，悦人皮肤，益人气血，水能净万物，故用汤也。若四肢病久，风冷发动，次当用散。散能逐邪，风气湿痹，表里移走，居无常处者，散当平之。次当用丸，丸药者，能逐风冷，破积聚，消诸坚癖。进饮食，调和荣卫，能参合而行之者，可为上工。故曰：医者意也。又曰：不须汗而强汗之者，出其津液，枯竭而死；须汗而不与汗之者，使诸毛孔闭塞，令人闷绝而死；勿须下而强下之者，令人开肠洞泄不禁而死；须下，而不与下之者，令人心内懊恼，胀满烦乱，浮肿而死；不须灸而强与灸之者，令人火邪入腹，千错五藏，重加其烦而死；须灸而不与灸之者，令人冷给重凝，久而深固，气上冲心，无地消散，病笃而死。以宗族二百余口，死者三之二，伤寒居其七，乃引《阴阳大论》云：春气温和，夏气暑热，秋气清凉，冬气凛冽，此则四时正气之序也。冬时严寒，万类深藏，君子固密，则不伤于寒，触冒之者，乃名伤寒耳。其伤于四时之气者，皆能为病，以伤寒为毒者，以其最成杀厉之气也。中而即病者，名曰伤寒；不即病者，寒毒藏于肌肤，至春变为温病，至夏变为暑病。暑病者，热极重于温病也。是以辛苦之人，春夏多温热病，皆由冬时触冒寒冷所致，非时行之气也。凡时行者，春时应暖而反大寒，夏时应热而反大凉，秋时应凉而反大热，冬时应寒而反大温。此非其时而有其气，是以一岁之中，长幼之病多相似者，此则时行之气也。又引《素问》黄帝曰：夫热病者，皆伤寒之类及人之伤于寒也，则为病热。五百余言，为伤寒日数，著论二十二篇，外合三百九十七法，一百一十三方,自序之。其辞曰(文见前从略),其文辞简古奥雅。凡治伤寒,未有能出其右者。其书推本《素问》之旨,为诸方之祖。华佗读而善之曰:此真活人书也。灵献之间,俗儒末学,醒醉不分,而稽论当世,疑误视德,名贤浚哲,多所防御。至于仲景,特有神功,乡里有忧患者,疾之易而愈之速,虽扁鹊仓公,无以加之,时人为之语曰:医中圣人张仲景,江南诸师,秘仲景要方不传,所传之世者,《伤寒杂病论》十卷,或称方十五卷,或又称黄素药方二十五卷,辨伤寒十卷,评病要方一卷,疗妇人二卷,五藏论一卷,口齿论一卷。弟子卫泛有才识,论曰:凡言成事者,以功著易显;谋几初者,以理晦难昭。汉自中世以下太官大医,异端纷纭,沉滞旧方,互相诡驳。张机取诸理化,以别草木之性,高志确然,独拔群俗,言者虽诚,而闻者未譬,其为雷同者所排,固其宜也。岂几虑自有明惑,将期数使之然欤?夫利不在身,以之谋事则智;虑不私己,以之断义必厉。诚能释利以循道,使生以理全,死与义合也,不亦君子之致为乎?孔子曰:危而不持,颠而不扶,则将焉用彼相矣。左邱明有曰:仁人之言,其利溥哉!此盖道术所以有补于世,后人皆当取鉴者也。机撰著篇籍,辞甚典美文多,故不载。原其大略,蠲去重复,亦足以信意而感物矣。传称盛德,必百世纪语云,活千人者,子孙必封,信哉。

7 《伤寒论辑义按》卷一　辨太阳病脉证并治上

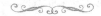

太阳之为病,脉浮头项强痛而恶寒。

　　方云:太阳者,六经之首,主皮毛而统营卫,所以为受病之始。《难经》曰:浮脉在肉上行也。滑氏曰:脉在肉上行,主表也。表即皮肤,营卫丽焉,故脉见尺寸俱浮,知病在太阳之诊也。项,颈后也;强痛者,皮肤营卫,一有感受,经络随感而应,邪正争扰也。恶寒者,该风而言也。风寒初袭表而郁于表,故不胜复被风寒外迮,而畏恶之,及其过表入里,则不复恶。此揭太阳之总病,乃三篇之大纲。以下凡首称太阳病者,皆指此而言之也。程云:凡云太阳,便知为皮肤受邪,病在腠理营卫之间,而未涉于府藏也。太阳之见证,莫确于头痛恶寒,故首揭之。使后人一遇卒病,不问何气之交,而但兼此脉此证,便可作太阳病处治,亦必兼此脉此证,方可作太阳病处治。虽病已多日,不问其过经已未,而尚见此脉此证,仍作太阳病处治。柯云:凡言太阳病者,必据此条脉证,如脉反沉,头不痛,项不强,不恶寒,是太阳之变局矣。仲景立六经总纲法,与《内经热论》不同,太阳只重在表证表脉,不重在经络主病,看诸总纲,各立门户,其意可知。丹云:方云太阳者,以太阳经所主之部属皮肤言也。皮肤为人一身之表,表之为言外也。风寒本天之二气,于人身为外物,故其中伤于人,必自外而内。人之中伤之,必皮肤先受起,以病方在皮肤,皮肤属太阳,故曰太阳病。盖举大纲而言始,以见周身皮肤具病,后人不察,以经络之,一线而嚚讼,岂不太谬。此说出于痉书,以其论太阳之大纲,故附于此。柯云:太阳病脉浮头项强痛六字,当作六句读,言脉气来尺寸俱浮,头与项强而痛,若脉浮两字连读,头项强痛而恶寒作一句读,疏略无味,字字读断,大义先明矣。

　　铁樵按:诸家解释,不为不明了,然初学读此,总不免捍格。第一句先有几微模糊影响在内,势必愈读愈不明了,吾今以意释之。凡医经阴阳字,含有寒热虚实内外意义。热为阳,寒为阴,此一种也;实为阳，虚为阴，二种也；外为阳，内为阴，三种也。此三种意义，随处而异，并非同时包含三种。此处太阳之阳字，即是内外之外字。太字，简直是最字，太阳两字即最外两字。然则何以不曰最外，而曰太阳，此所谓术语也。因最外二字不能定界限，究竟何物之最外，不明了也。若太阳二字，则有界限，即指躯体之最外层，是故论字义可云太阳二字，等于最外二字。论其所包孕之内容，则太阳两字，乃言躯体之最外层。仅仅最外两字，不过为最内之对待，此外之等差而已，凡术语皆如此。其次此为伤寒第一节，欲知第一节何故如此说，则当先明古人所谓伤寒之意义。《难经》所谓伤寒有五之说，虽不得确，观仲景书有伤寒、中风、风温、温病诸名目，则知伤寒有五，乃古来如此传说，否则仲景既以伤寒名书，不当复有与中风对待之伤寒，可知在宋以后，异说纷纭，视为难解者，在仲景之世，固不烦解释也。仲景之书，名《伤寒卒病论》，后人解释卒病字，或以为卒字乃杂字之讹，伤寒卒病乃两书，其一即今之《伤寒论》，其杂病论即《金匮》。或谓卒病即指热病，凡病之卒然而来者，皆是犹之今日西医所谓急性传染病，其金匮中各病皆慢性也，此说亦通。鄙意，古人伤寒一名词，有广狭两义。广义包括一切热病而言，狭义即指脉浮紧无汗恶寒者而言。是广义的"伤寒"二字，犹之，今人"外感"二字。

复次，须知寒暖二字，是躯体之感觉，犹之甜苦是舌面之感觉，绚素是眼光之感觉。夏葛冬裘，所以适寒暖，若冬葛夏裘，则不适矣。惟是冬裘止能御寒夏葛须不能生凉，故谓裘葛本身有寒暖，其说不通，谓冬寒夏暖，乃气候为之，此说是矣。然有冬日欲裸体入泥淖中者，有夏日御重裘战栗无人色者，此又何故？又有道之士，冬不知寒，夏不知热，盛年体强，寒暖皆不甚措意，老年体弱，寒暖均非所能堪，此又何故？因知寒暖云者，虽属气候，当以人身感觉为主，而感觉之差等，又视本体之抵抗力为进退。因体察本身抵抗力之所在，与其变化，而名之曰卫气。为之界说曰：卫气者，卫外者也。是故卫气强，则外界之寒暑不能侵侮；卫气弱，则外界之寒暑均容易侵侮。若外寒侵入，卫气扰乱，则寒暖之感觉反常，如是者，谓之卫气不能卫外，是为卫气不和。卫不和者，其人当病。凡如是之病，非本体发生剧变而有病，乃因卫气不能抵抗外界之寒暑，外界之寒暑侵入躯体，卫气不和而为病。如此之病，纯由外铄，谓之外感。古人不谓之外感，谓之伤寒，是即广义的伤寒。此种外铄之病，其最初一步，皆在躯体最外层。躯体最外层名之曰太阳；躯体最外层之病，名之曰太阳病。大约古人之治医者，此等皆是应具之常识，皆不待烦言而了解，故仲景伤寒论第一语，曰太阳之为病。

太阳病，发热、汗出、恶风、脉缓者，名为中风。《玉函》《千金翼》，"出"下有"而"字；"脉缓者"，作"其脉缓"；无"名"字。

方云：太阳病，上条所揭云云者是也，后皆仿此。发热，风邪干于肌肤而郁蒸也。汗出，腠理疏，玄府开而不固也。此以风邪郁卫，故卫逆而主于恶风。缓，即下文阳浮而阴弱之谓。中，当也。凡首称太阳中风者，则又皆指此而言也。喻云：中字与伤字无别，即谓之伤风亦可。汪云：脉缓当作浮缓，浮是太阳病脉，缓是中风脉。钱云：缓者，紧之对称也，非迟脉之谓也。风为阳邪，非劲急之性，故其脉缓也。丹云：中风又称伤风。《活人书》云：伤风之候，头痛发热，脉缓汗出恶风；《三因方》：叙伤风论，寒泣血，无汗恶寒，风散气，有汗恶风，为不同；《本事方》：今风寒，古谓之中风。

太阳病或已发热，或未发热，必恶寒，体痛呕逆，脉阴阳俱紧者名为伤寒。逆，成本作逆；"为"，作"曰"；《玉函》，"脉"上有"其"字，无"者名"二字。

方云：或，未定之辞，寒为阴，阴不热，以其着人而客于人之阳经，郁而与阳争，争则蒸而为热。已发热者，时之所至，郁争而蒸也；未发热者，始初之时，郁而未争也。必，定然之辞，言发热早晚不一，而恶寒则必定即见也。钱云：体痛者寒伤营分也。营者，血中精专之气也。血在脉中，随营气而流，贯滋养夫一身者也。此因寒邪入于血脉之分，营气涩而不快于流行，故身体骨节皆痛也。《鉴》云：胃中之气，被寒外束，不能发越，故呕逆也。寒性劲急，故脉阴阳俱紧也。此承首条，言太阳病又兼此脉此证者，名曰伤寒，以为伤寒病之提纲，后凡称伤寒者，皆指此脉此证而言也。喻云：仲景恐见恶寒体痛呕逆又未发热，认为直中阴经之证，早于辨证之先揭此一语，虑何周邪？一语乃或未发热四字也。柯云：阴阳，指浮沉而言，不专专指尺寸也。魏云：伤寒中风，同一浮脉，而彼为浮缓，此为浮紧。阳邪舒散，故缓；阴邪劲急，故紧；同为在表之浮，而一缓一紧，风寒迥异矣。成云：恶风，则比之恶寒而轻也。恶寒者，啬啬然憎寒也，虽不当风，而自然寒矣。恶风者，谓常居密室之中，帏帐之内，则舒缓而无所畏也。一或用扇，一或当风，淅淅然而恶者，此为恶风者也。

丹云：验之，病者有其，未发热，则脉沉紧，而其已发热，则浮紧者，诊视之际，宜仔细辨认也。张介宾《脉神草》有说：当考风寒二证，譬如人之呵与吹。呵之风属阳，吹之寒属阴，阳主泄，阴主闭。故人之感邪气，其表虚泄而汗出者，名为中风；其表实闭而无汗者，名为伤寒。其实受邪之风寒，不知果何如，只就其表虚表实，无汗有汗，而立其目以为处疗之方耳。故不曰，此伤寒也，此中风也，而下名为二字，其意可自知也。

铁樵按：丹波氏其实受邪之风寒，不知果何如，以下共十句，为从来未经人道之言，亦为各注家不能见到之言。此人若生于现代，必能昌明中国医学，以其用力勤而头脑清明也。若方有执之解释，真是第一等颠顶头脑。试问发热风邪干于肌肤而郁蒸也数语，究竟若何意义？风邪是否干肌肤，已是无凭证之谈。风邪干肌肤而郁蒸，是否肌肤郁蒸，更是不用不白。干是干犯，详其语意，干犯得原动力是风邪，被干犯的是肌肤，郁蒸即是因干犯产生的。然则是风寒与肌肤合并而郁蒸。风邪干肌肤郁而蒸八个字，是解释发热两个字的。然则郁蒸即是发热，换句话说，就是风邪干肌肤而发热。以此句例下句，自然是腠理疏玄府开而出汗了。但上句肌肤不会自己郁蒸，因风邪干而郁蒸，下句腠理何故疏，玄府何故开，却未有着落。如云疏与开，即因郁蒸之故，是则间言之，出汗即是发热之故，但发热固明明有不出汗者，此语已属不妥。乃更申之曰，此以风邪郁卫，试问卫与肌肤关系若何，风邪干肌肤而郁蒸，何时从肌肤之中跑到卫里去了。下文更接一句，故卫逆而恶风，更不成文理。其释名为伤寒节云，寒为阴邪，客于人之阳经，郁而与争，争则蒸而为热，然则所以蒸由于争，不知风邪干肌肤之郁蒸亦争否？如云风为阳邪，客于阳经，是不争的，不争如何亦会郁，况且相争而蒸，与不争而蒸，是两样蒸法，还是一样的呢？且阳经又是何物？如此解释，真是寸寸烂断，随意捏造，信口开河，愈说愈不明白，那得不太息于医界之无人。

此两节为伤寒太阳篇之眼目，下文麻黄桂枝两方，即从此出。且太阳篇中各方，均从麻桂二方变化而出，此两节须不得含糊放过。吾尝反复推求，知古人确能知中风、伤寒之真相，第其理稍颐，试为推演如下。

太阳病，发热汗出恶风，释之者曰，风伤卫也；其无汗脉紧恶寒者，寒伤营也。此为最简单明了之说，治医者无不宗之。然使问卫是何物，营又是何物，则其答语，必为卫是气，营是血，气为阳，血为阴，风为阳邪，寒为阴邪，物从其类。故风伤卫而寒伤营，问风伤卫，何故有汗脉缓，寒伤营，何故脉紧无汗，则不能置答。其有据类似方氏说之颠顶医理为答，吾亦认为不满意，须知此乃中医理之精髓，此处懂得，全部伤寒，可以破竹而下，此处不懂，终竟成为门外汉。晋唐以后的古人无有能言此者，吾敢大胆说晋唐以后的古人，皆门外汉也。欲为门内汉须先明白营卫是何物，更须明白何故脉紧无汗，何故脉缓有汗。

卫之一字，如吾前节中所释，为躯体对于寒暖之抵抗力。此抵抗力所以保卫躯体，故名之曰卫。卫不可见，故曰卫气。卫气何所附丽，曰附于营血。血之所至，气亦至焉。苟血少即卫气弱，血无即卫气亦无,故不得血则无卫,此就卫气一方言也。若就营血一方言之,血之所以遇寒而不凝,遇热而不沸,全赖有卫为之调节,故营卫二字常并举。内经阳者卫外者也,阴者内守而起亟者也,正是说的这个。又营行脉中,卫行脉外,亦是说的这个。血是在脉管中行的,故曰营行脉中。卫是血中生出来的热气,就是现在人所谓体温。体温确是在脉管之外的,血赖卫气以保护调节,而此所倚赖的东西,就是他自身所产生的,倒用得着一句韩文来诠释,叫做其所凭依,乃其所自为也。此是营卫两字,真确解释。至于内经卫外内守两句,不言营卫而言阴阳,那是就他行文之便,并无深意。若要明白何故发热,何故出汗,何故不出汗,何故恶寒,何故不恶寒而恶风,何故脉缓,何故脉紧,这就道理深奥了。我如今将他逐层剖析出来,使得大家明白。第一要知道,凡是动物的躯体都有反射作用;第二须知道,卫气不是专在躯体最外一层的。何以叫做反射作用呢?譬如有一座破屋,我们走这破屋檐下过,突然有一块瓦,掉下来打在头上,在这当儿,我们就会双手疾速向上举,捧牢自己的头,须知事先并不知道有瓦要打在头上,等到瓦片打到头上时节,还不知道是什么东西,只知道头部着了一下罢了。头部方才着了一下,那手已同时举起,瓦着头,与手举起,中间间不容发,这个全不关系知识问题,通才硕学是如此,小孩子亦是如此,就下至猴类亦是如此。原来这样的举手,并不是意思命令,两手举起,是生理天然的组织,此呼彼应,所以用为保护的。凡是这样的动作,名为反射的动作。故可以下一定义曰,反射动作者,不由意识命令之自然动作也。

不由意识命令之反射动作,不但肢体官能有之,即筋肉神经亦有之。例如伤寒病欲知有燥矢与否,可按其腹部,若拒按者,即是有燥矢之一证。所谓拒按者,按之作痛,不愿人之按之,故有病人当被按时,其两手不期而作掩护之势,是为肢体之反射动作。若其人已病至不能动,则两手不能做掩护之势,当其被按之顷,惟见蹙额攒眉之忍痛状况。盖不能掩护,惟有忍痛,其攒眉蹙额,非有意志命令而然,乃筋肉之反射动作也。又如平人遇极可惊怖之事,则心房异常震动,旧小说有形容语曰,如十五只吊桶,七上八下,当此之顷,竟不能用意思制止,是神经之反射动作也。

肢体官能有反射动作,肌肉神经有反射动作,营卫,亦有反射动作。欲知营卫之反射动作,说明殊不易,然苟验之于物理,证之于《内经》,则其理甚显。吾今言营血之反射,凡肌肤受仆擿则肿,为火灼则红,冻则瘃,何以故?曰因血聚,血何故聚?所以为挽救也。假如血不聚,奈何曰受擿仆肌肤,当因剧烈之压迫,而低陷不当反隆起。为火灼当焦,不当反红。冻则当冰,不当反热而瘃,此为急性的。车夫之腿,铁工之臂,异常发达,何以故?曰因血聚。血何故聚?曰所以供给工作,假令血不聚,奈何曰岂但不能任剧劳,将手足皆废。故《内经》曰:掌得血而能握,足得血而能步,此为慢性的。慢则习惯成自然,使体健。而发育剧急变化,体工不及应付,则痛苦而为病,皆营血反射之作用。此与伤寒关系犹浅,若卫气反射之作用,则纯粹是伤寒原理。

卫气即是体温。体温者,内而藏府,外而肌腠,无乎不在者也。遇刺激则其作用显,不遇刺激则其作用不显,内经谓阴阳师同出异名。又曰:揆度奇恒,道在于一,以及阴阳者,数之可千,挥之可万,其要一也等语,都是说的这个。健体本无阴阳,可见是一,是同病则偏胜,病状万变,故阴阳可千可万。诊病之法,用健体的同与一以衡量病体的不同不一,故曰揆度奇恒,道在于一。此有寻常与非常两种。天寒则体温集于表层,以为抵抗,所以保护脉管中之血,使能运行而不凝泣。故冬令人之体温常高于外界之空气。天热则体温低落,其低落之方法以出汗,使体温外散而减少,使血行不至过当疾速,故夏令之体温恒低于外界空气。卫气者,所以保护营血,其目的在能维持血行之平均,故无论冬夏,健体之温度,常不过三十七度,此其常也。

严冬冱寒,以手搏雪,掌与指骤遇寒,本有之体温不胜压迫,而骤缩,而手掌与指均奇冷。当此之时,两手之肤色均白，十指皆痛，何故冷？冰雪之冷外袭，取固有之，体温而代之，固有之体温退避而却行，故冷。何故肤色白？当体温却行之，先血已先退，其处无血，故色白。何故痛？痛有两个意义：其一，凡肢体一部分不得血，则神经当痹，而肌肉当死；痛者，痹与死肌之渐也。其二，四肢之末，比于国家之边陲，痛乃神经报告中央政府之大脑，若曰此处骤被外侮侵占，其速调大兵来援，驱此侵占之外侮也。须臾之间，神经之报告已发生效力，全身体温奔集于两手，冷者转热，卫气所至，营血随之，皮肤转红，神经得血，自然痛止。惟此时，反觉两手火热，肌肤如炙，则因向者遇冷太暴之故。物理原动力强者，反动力亦强，以卫气营血奔集于两手者，其分量逾于适当之数，故觉火热如炙也。此其非常也，言躯体之一部分，其理如此，若推而至于全体，亦若是而已矣。然犹未也欲明伤寒之真相，当明白何故有汗，何故无汗。

汗之功用，所以调节体温。汗之机能，在末梢神经。汗从汗腺出，汗腺即所谓玄府，司汗腺之启闭者，为末梢神经。其启闭，视外界空气冷暖与体内温度为衡。此种启闭，亦是反射动作。须知反射动作，不由意志命令，其好处在不待意志命令，其坏处在不听意志命令。冬月空气冷，因一方须抵抗外来之寒，一方须保存本体之热。而玄府闭。夏月空气热，因对于外界无取乎抵抗，对于体内且疏泄，体温保持血行程序，则玄府开。然而，假使冬月有剧劳，因劳动血行疾，体热骤增，此时有疏泄之必要，则玄府亦开，乃至饮酒房室皆然，故剧劳饮酒房室皆出汗。当汗出之顷，外寒袭之，玄府因疏泄而开，因抵抗而闭，人虽不觉，末梢神经自不失职，所谓其好处在不待意志命令也。当其疏泄未已，外寒骤袭，玄府急闭，然寒则已入，因寒入而洒析恶寒，于是营血与卫气均起反射作用，奔集外层，驱逐外寒使出。此时已入之寒，因营卫格拒于里，不得深入，复因玄府固闭于外，不得逸出，遂成相持之局。而营卫因驱此外寒不得，则全身所有者，继续奔集于外层，遂成壮热。在理，体内热高，玄府当开，已尽其疏泄之职。然因有洒析恶寒之故，而闭拒愈甚，不复可以理喻。于是既壮热，而又恶寒，此所以说神经末梢之反射作用，其坏处在不听意志命令也。全身体温均奔集表层，则成一外重内轻之局势，动脉自与气血相应，故见浮脉，《内经》寒胜则浮，正是指此。筋脉兴愤，自当有紧张之象，故脉浮且紧。

中风与伤寒异者，不但恶寒恶风之不同，其根源时不同也。《内经》之法，风寒暑湿燥火，配春夏秋冬，其病之命名亦准。此故冬曰伤寒，春曰温病，夏曰飧泄，秋曰咳嗽。若以六气命名者，在春曰风，在夏曰暑，在秋曰湿，在冬曰寒，详解在《群经见智录》中。就吾以下所释者言之，则中风之意，义自有确诂，未许望文生义。

冬日冱寒，玄府常闭；夏日暑热，玄府常开。若春秋二时，人体温度与空气温度不甚相远，则玄府启闭之作用，乃在不甚重要之列。而此时汗腺中司启闭之神经，因无外寒之压迫，其感觉亦不如冬时之敏活。故在此时期中，倘有感冒而发热，通常以有汗者为多，是即冬日之热病，大多数无汗，春日之热病，大多数有汗，就大多数而定名。在最初之时，必名冬日之热病为伤寒，名春日之热病为中风。然热病之种类甚繁，第就初病时，病状剖别，既有有汗无汗之异，又有恶寒不恶寒之异。于是以有汗之恶寒者，与无汗之恶寒者为同类，为之立对待之，名词曰伤寒，曰中风，而别名有汗不恶寒者，为温病。故曰身热而渴，不恶寒者为温病。然同是身热而渴，不恶寒之病，有发汗而即愈者，有发汗而热反炽者，初一步虽同，继一步则异。是明明为另一种病，不得指发汗为误，而列入坏病之中。因此病亦以春时为多，从时定名，别于温病，而曰风温，故又有若发汗，已身灼热者，名曰风温之文。凡名称与其所定大纲，指《内经》不符而且不甚整齐者，必曾经多次之沿革，后人不解此意，横说不妥，纷纷聚讼，致分门户，费尽无数笔墨著书，汗牛充栋，历唐宋明清，至于今日，终竟不曾明白。天下可叹之事，无有过于此者。

中风之病，所以有汗者，因玄府不闭之故。玄府所以闭者，因春时空气热度与体温不甚相远，无取抵抗之故。审是可以知《内经》东方生风，风生木定义之精。其中风之外，另有风温名目者，则因前此必曾经甚久之时间有沿革。故而中风之为病，独与伤寒相提并论，不言春时者，则因冬有非时之暖及居处衣被之异。所谓四时皆有伤寒，言其最初名从时，定至于后来，沿革已多，不能泥于名称，望文生义也。中风之病，外感透过卫气，留于肌腠，体温虽起反射作用，以事驱逐。然外感不遽出，即与表闭者同一方。因玄府开而瑟瑟恶风，一方因体温集而翕翕发热，体温集表，故脉亦浮。汗出，即发泄，筋脉不致甚兴愤，故脉浮而缓。吾言至此，对于何故发热，何故有汗、恶风、脉缓，何故无汗、恶寒、脉紧，已题无剩义，且于温病风温两条，亦已涣然冰释。凡吾所言，皆古人所未言，今人所不晓。得此以治伤寒，可以破竹而下；得此以临床治病，可以见垣一方。吾所以能知此者，十之四五得之《内经》，十之二三得之西国医籍，其余则由诊病阅历，悉心体会而来。吾所以公布之者，一则恨江湖医之谬妄，二则痛国粹之将亡，三则鉴于社会之懵懂，直道之不行。愿牺牲个人利益，为人民谋幸福，为医学谋进步，愿得吾书者，刻意珍惜焉。

伤寒一日太阳受之，脉若静者为不传，颇欲吐。若躁烦，脉数急者为传也。"躁"，成本、方本，作"燥"。《玉函》无"下若"字，"为传"也作"乃为传"。

钱云：伤寒一日，太阳受之者，即内经热论，所谓一日巨阳受之，二日阳明受之之义也。因太阳主表，总统营卫，故先受邪也。然寒伤营之证，其脉阴阳俱紧，或见浮紧之脉。若一日之后，脉安静恬退，则邪轻而自解，不至传入他经矣。倘见证颇觉欲吐，则伤寒呕逆之证，犹未除也。况吐则邪入犯胃，乃内入之机。若口燥而烦热，脉数急者，为邪气已郁为热其气正盛，势未欲解，故为传经之候也。方云：一日二日三日四五六日者，犹言第一第二第三四五六之次序也。大要譬如计程，如此立个前程期式约摸耳，非计日以限病之谓。丹云：燥烦即躁烦之讹，以为口燥烦热者误矣。诸注并以烦躁为解。张锡驹云，数急对静而言。柯云，欲字若字，是审其将然；脉之数急，是诊其已然；此因脉定证之法也。

伤寒二三日，阳明少阳证不见者为不传也。

鉴云：伤寒二日，阳明受之；三日，少阳受之，此其常也。若二三日，阳明证之不恶寒，反恶热，身热心烦，口渴不眠等证，与少阳证之寒热往来，胸胁满，喜呕口苦，耳聋等证；不见者，此为太阳邪轻热微，不传阳明少阳也。方云：不传有二：一则不传而遂自愈；一则不传而犹或不解。若阳明少阳虽不见，太阳亦不解，则始终太阳者有之，余经同推。要皆以脉证所见为准，若只拘拘日数以论经，则去道远矣。

太阳病，发热而渴，不恶寒者，为温病。《玉函》无"者"字。

鉴云：发热不渴恶寒者，太阳证也。发热而渴不恶寒者，阳明证也。今太阳病始得之，不俟寒邪变热，转属阳明，而即热渴不恶寒者，知非太阳伤寒，乃太阳温病也。由于膏粱之人，冬不藏精；辛苦之人，冬伤于寒；内阴已亏，外阳被郁，周身经络，早成温化，所以至春一遇外邪，即从内应，感寒邪者，则名曰温病。程云：太阳初得之一日，即发热而渴，不恶寒者，因邪气早已内蓄其外感于太阳，特其发端耳。其内蓄之热，固非一朝一夕矣。盖自冬不藏精，而伤于寒，时肾阴已亏，一交春阳发动，即病未发，而周身经络已莫非阳盛阴虚之气所布护。所云至春发为温病者，盖从其胚胎受之也。此证初治可用辛凉治标，一经汗下后，芩、连、栀、膏，只增其热。王冰云：寒之不寒责其无水，须大剂六味地黄汤，重加生地，天冬救肾水为主。若干呕烦逆者，加山楂、贝母，折其冲势；金水两亏者，宜二地、二冬，加人参，为固本汤，滋水之上源。若见斑衄等证，此为上竭，宜四物汤，倍生地、赤芍，加山楂、丹皮，复营分之亏，以生阴气。煎法俱用童便，或加金汁和服。盖病源得之冬不藏精，故滋阴可以退火，而凉血即能清热，余以此活人多矣，因附志于此。钱云：其见证之初，以大青龙汤之凉解，为治温之首剂，而作一大柱石也。然无汗宜之耳。其有发热而渴，不恶寒而汗自出者，不宜更汗，则有桂枝二越婢一汤之法也。其无表证，但热而渴不恶寒者，为已入阳明，又有白虎汤可用也。丹云：《活人书》温病渴而不恶寒者，主以竹叶石膏汤，盖其方清凉润补相兼也。又案：钱氏主用石膏，程氏主用地黄，不知孰是，尝验温病，亦不能无虚实之分，虚者宜从程法，实者当依钱法，学者要须参诸脉证，勿令误也。

铁樵按：伤寒之外有中风，又有温病，风温。而温病、风温两条，仲景又不出方。求之《内经》，又因此中风、温病、风温三个名目，不甚整齐，无可比拟，又不肯阙疑，则除却牵强附会，更无他法。见《内经》冬不藏精，冬伤于寒两语，以为温病之来源，不外此二者。然何以仲景不说，于是以为伤寒自伤寒，温病自温病，仲景之书乃专言伤寒者，不然仲景必更有温病论，年久书佚耳。此其蔽在未通《内经》，后来又有仲景白虎栀豉芩连，必是治温病之方，则温病又似包括伤寒之内，于是有对仲景而怀疑者，浸乃有蔑视者，渐变更古法，畏辛温而用苦寒，变苦寒而为腻补。河间、丹溪之学，盛行于世者数百年，至方喻则大放厥词，尊仲景，辟叔和，改定伤寒章节，后来陆九芝复攻方喻祖叔和，自今视之，诸家所得者实少，而于所争之点，终竟不能明了。此其蔽在好上人，就吾解释者观之，凡哆口谈温病者，皆妄也。此当本之《内经》，参用西说，证之实验，然后能为此较真切之谈。今且不暇多说，已详《群经见智录》及《温病明理》中，读者但当知理论未明用药，必多妄。现在当注意医理，勿轻谈用药，则可以寡过矣。

若发汗已，身灼热者，名曰风温。风温为病，脉阴阳俱浮自汗出，身重多眠，鼻息必鼾语言难出。若被下者小便不利，直视失溲；若被火者，微发黄色剧则如惊痫，时瘛疭；若火熏之一逆尚引日，再逆促命期。成本，"名"上有"曰"字。张卿子本，无"鼻"字。《玉函》"被下者"作"下之"。无"火者"之"者"及"色"字。"瘛疭"作"掣纵"。"下"有"发"作字。若以火熏之，作复以火熏之。

成云：伤寒发汗已，则身凉；若发汗已，身灼热者，非伤寒，为风温也。风伤于上，而阳受风气。风与温相合，则伤卫脉，阴阳俱浮。自汗出者，卫受邪也。卫者，气也。风则伤卫，温则伤气，身重多眠者，卫受风温而气昏也。鼻息必鼾，语言难出者，风温外甚，而气拥不利也。若被下者，则伤藏气，太阳、膀胱伤也。《内经》曰，膀胱不利为癃，不约为遗溺。癃者，小便不利也。太阳之脉起目内眦，《内经》曰，瞳子高者，太阳不足；戴眼者，太阳已绝。小便不利，直视失溲，为下后竭津液，损藏气，风温外胜，经气欲绝也，为难治。若被火者，则火助风温成热，微者热瘀而发黄，剧者热甚生风，如惊痫，而时瘛疭也。方云：灼热，谓热转加甚也。风温，谓触犯于温，而有风也。程云：冬时伤寒肾，则寒水被亏，是温病源头。误治温病，而辛温发散，是风温源头。风温，即温病之坏病，非温病外又有温也。一逆者，若汗若下若火也；再逆者，汗而或下，下而或火也。温乃阳盛阴虚之病，一逆已令阴竭，况再逆乎，甚矣！温热病不同于风寒治也。钱云：阴阳脉俱浮，则以寸口为阳，尺中为阴，亦即关前为阳，关后为阴之法也。阳脉浮，则风邪伤卫，毛孔不闭，故汗自出。阴脉浮，则热伤阴分，温邪熏灼，郁冒神昏，故身重多眠，而昏睡中之鼻息，必齁鼾也。其语言难出者，非舌强失音瘖哑之病，乃神昏不语也。温病得火，内外充斥，浸淫于藏府肌肉筋骨之间，所以时时瘛疭也。瘛疭者，筋骨瞤动，十指抽掣，臂胻坚劲，转侧而不自知也。汪云：小便不利四字，当在"若被下者"四字之上，否则既云不利，又曰失溲，悖矣。丹云：诸家以温病风温为二证，特程注以风温为温病之坏证，今考宋版及《玉函》，温病风温连接为一条，且据"若发汗已"之"若"字，则程注为得矣。庞安时《总病论》云：病人素伤于风，有复伤于热，风热相搏，则发风温。四肢不收，头痛身热常自汗出不解，治在厥阴少阴。不可发汗。汗出则谵语内烦，扰不得卧，善惊，目光无精，治之复发其汗，如此者，医杀之耳。风温之为病，脉阴阳俱浮，汗出体重，其息必喘，默默但欲眠，下之则小便难，发汗则谵语，加温针则耳聋难言，但吐下之，则遗尿，宜葳蕤汤。案诸家以风温为别证，昉出于斯。

铁樵按：诸家以风温为别证，以风温为温病之坏证，均未能彻底明了。须知风温为病以下，共十六句,只言汗下火熏之非,未言风温若何证状。脉阴阳俱浮一句,非风温所独有,温病亦有之。上文云:太阳病身热而渴不恶寒者为温病,是有脉浮在内,是风温若何证状,仲景简直未言。既未言,即可知风温治法,包括本书之内。何以知之?以本节之首,冠以"太阳病"三字知之。因凡太阳病,皆属外感,皆由外之内之病,本论即是外感论,断无更向书外求治之理。仲景所以不言者,以读者苟能明白太阳篇理论,治法不言自喻也。此处所以独提下与火熏不可者,明热病中有此一种,即是古来相传之风温,汗后当清,不可攻下与火熏也。所以未言其他者。因当日时师,惯用泻药与艾火之故。第观本论中救逆法,强半是救误下,即可推知巴豆小圆子及温针,等于今日最时髦之石斛保赤散也。各注家之所以误,在崇古思想太过,而疏于医理。何以知之?诸家以为仲景为医圣,治病当如《史记·扁鹊传》所云,见垣一方,岂有必待汗后身灼热,方始知为风温之理,即程注明明指出汗后始见,又以为必非仲景自用汗药,故有坏病二字,岂知即此自误人误不浅。以今日实验所得,凡发热之病,细别之,可分为十数种。如西医籍所谓急性传染病者,其初起强半皆相同,无从辨别其为何种。如小儿出痧子,有风痧,有白面痧。风痧虽重无危险,白面痧却有危险,而当其第一步,疹点未见之时,能断定出疹,即是高手。谁又能预知是风痧,是白面痧者。夫所谓坏病者,必经误治之后,外邪深入病型,悉乱不可条理之病。今乃以若发汗已一句,竟武断名之,岂非疏之甚者。且上文脉"若静者为不传","阳明少阳证不见者,为不传",两条,仲景非明明自言有第一日即可知其传不传,有必待二三日之后,观其证状,然后可定传否乎。仲景之圣,固不能一例于病之初起,逆料其将来,乃于前条不怀疑,于风温独加以鉴说何邪。本节当参看《温病明理》。

原文第四条,"伤寒一日,太阳受之",第五条,"伤寒二三日,阳明少阳证不见者,为不传",补释如下:颇欲吐,与躁烦脉躁急,是两件事,即下条阳明少阳证。钱说理由不充足,凡伤寒为外感,但外感不得深入,必有内因应之,然后得深入。其在胃,则有食积;在少阳,则有胆火;皆所谓内因也。胃因外感消化不良益甚,积复为梗,胃气因上逆欲迫而去之,故呕吐。感寒体温集表以为救济,其救济之物是热,热者上行,本有胆火,则头痛躁烦,脉安得复静。颇欲吐,躁烦脉数,即所谓阳明少阳证也。

抑经文甚简,其训人处皆示端倪,读者须知隅反。例如本文仅举阳明少阳,其实少阴厥阴亦有之。初得病时胫酸者,即有直传少阴厥阴之倾向。后文所谓肢厥踡卧,即胫酸之较甚者。胫酸乃肢厥踡卧之轻浅者。胫酸乃神经酸也。然则躁烦亦不限定少阳。果初病虚而躁烦,脉躁疾,即可知其必传少阴;实而脉数躁烦,乃是少阳。假使单纯感冒,体工本足以自救济,不能为病,故不传。

第六条,太阳病,发热而渴,不恶寒者,为温病。第七条,若发汗已,身灼热者,名为风温。七条本文有讹误,已详前按。所谓温病风温,前此所释,义尚未莹,兹再补之。按伤寒是冬病,温病是春夏病,冬病属肾,夏病属心,此本《内经》以时名病之义。属心之温,与伤寒异治,其病汗多而不可发汗,后人所谓温病如《温热经纬》《温病条辨》所说之温病皆是。此不过王孟英、吴鞠通言之未能彻底,故添许多缴绕,而界限不清楚。此条所谓温病,乃伤寒之从热化者,拙按所谓"伤寒系之温病"者是,其病仍属肾,其治法悉在本论中,即葛根芩连白虎诸汤之无热性药者是,属心之温病,绝对不可发汗。葛根只处副药地位,读者可参观《病理概论》。岁癸酉铁樵自注。

病有发热恶寒者,发于阳也;无热恶寒者,发于阴也。发于阳者,七日愈,发于阴者,六日愈。以阳数七,阴数六故也。《玉函》《千金翼》"病"上有"夫"字,"热"下并有"而"字。无热作不热。"七""六"上,并有"者"字,成本亦有。

成云:阳为热也,阴为寒也。发热而恶寒,寒伤阳也;无热而恶寒,寒伤阴也;阳法火,阴法水;火成数七,水成数六;阳病七日愈,火数足也;阴病六日愈,水数足也。程云:经虽有六,阴阳定之矣。阴阳之理虽深,寒热见之矣。在发热恶寒者,阳神被郁之病,寒在表而里无寒,是从三阳经为来路也。在无热恶寒者,阴邪独治之病,寒入里而表无热,是从三阴藏为来路也。同一证而所发之源自异,七与六不过奇偶二字解,特举之为例,以配定阴阳耳。日子上宜活看,重在阳数阴数之数字上。张云:此条以有热无热,证阳病阴病之大端。言阳经受病,则恶寒发热;阴经受病,则无热恶寒。尚论以风伤卫气为阳,寒伤营血为阴,亦属偏见。钱云:此一节提纲挈领,统论阴阳,当冠于六经之首。自叔和无己诸家,错简于太阳脉证之后,致喻氏以未热注无热,悖于立言之旨矣。盖仲景以外邪之感受本难知,发则可辨,因发知受有阴经阳经之不同,故分发热无热之各异,以定阳奇阴耦之愈期也。发于阳者,邪入阳经而发也;发于阴者,邪入阴经而发也;即阴阳应象论所谓,阳胜则身热,阴胜则身寒,阴阳更胜之变也。丹云:外台云,王叔和曰:夫病发热而恶寒者,发于阳;无热而恶寒者,发于阴。发于阳者,可攻其外;发于阴者,宜温其内。发表以桂枝,温里以四逆,庞安时《总病论》亦同。叶文龄《医学统旨》云:愚谓发于阳而发热者,头必疼;发于阴而发热者,头不疼。黄炫《活人大全》云:或问发热恶寒,发于阳;无热恶寒,发于阴。且如伤寒,或发热,或未发热,必恶寒体痛,二说皆曰恶寒,如何辨之?曰:伤寒或发热,或未发热,必恶寒体痛,呕逆,头痛项强,脉浮紧,此在阳可发汗。若阴证则无头痛,无项强,但恶寒而踡,脉沉细,此在阴,可温里也。

铁樵按:自太阳之为病起,至病人身大热,反欲得衣节止,十二节,皆概论太阳之为病。不当此时阑人踡卧,脉沉细之少阴证,是《活人大全》说可商。又详本节似承上节温病风温说,仍是概论太阳之为病。若曰惟温病发热而渴不恶寒,若伤寒则无有不恶寒者,惟在太阳时。有发热,有不发热,其不发热非终竟不发热,乃未热耳。所以有此差异者,因病之发作,有阴阳之别,人体有肥瘠,时间有昼夜,皆所谓阴阳也。如此解释,似较为中肯。此无关新生理,不知何故各家皆误。首句之太阳为病,自是开卷第一语语气,继出伤寒中风两条,为全篇主脑,以下两条明若何是不传,接温病风温明其为例外,再接此下三条,言治之不误,则其愈期大略如此,共十一条,为太阳篇之首段。自十三节起,乃言治法,条理极明白。惟第十二节,病人身大热数语,疑有错简,然亦无充足之理由,可以断言。何得以无热恶寒,武断释为阴证,而用四逆。太阳篇首段,即著三阴病,已万无此理,谓是直中阴经之病,更不当列于此。谓是错简,又无理由。且病之当用姜附者,果能六日愈乎?桂枝证七日愈,四逆证反六日,将四逆证较桂枝为轻乎?是真勿思之甚矣。阳数七阴数六二语,颇不可晓。注家以成数为言,然不佞有未达者在。恐一宗此说,便入魔道,是当阙疑。

太阳病,头痛至七日以上自愈者,以行其经尽故也。若欲作再经者,针足阳明,使经不传则愈。《玉函》《千金翼》无"以行"二字,"尽"作"竟"。

方云:太阳头痛,首条已具言之,此又独言者,举大意也。七日以上,该六日而言也。行亦传也。经尽,谓传遍也。欲作再经,谓病加进也。针足阳明,夺其传路而遏之也。传与阳明篇转互音义,犹古之驿传,今之过所云也。周云:七日而云已上自愈者,明明邪留太阳,至七日则正气复,而邪气退。所谓经尽,盖六日之间,营卫流行,复至七日,而行受邪之经耳。岂诚一日太阳,二日阳明,六日间,六经证见,至七日乃又显太阳经证也邪?针足阳明者,谓太阳将传阳明,故于跌阳脉穴针之,以泄其邪,则邪散而自愈矣。柯云:旧说伤寒一日传一经,六日至阴厥,七日再传太阳,八日再传阳明,谓之再经。自此说行,而仲景之堂,无门可入矣。夫仲景未尝有一日传一经之说,亦未有传至三阴,而尚头痛者。曰头痛,是未离太阳可知;曰行,则与传不同;曰其经,是指本经而非他经矣。发于阳者七日愈,是七日乃太阳一经行尽之期,不是六经传变之日。岐伯曰,七日太阳病衰,头痛稍愈,有明证也。故不曰传足阳明,而曰欲再作

121

经,是太阳过经不解,复病阳明,而为并病也。针足阳明之交,截其传路,使邪气不得再入阳明之经,则太阳之余邪亦散,非归并阳明,使不犯少阳之谓也。丹云:成、喻、程、钱、《金鉴》,均以六日传六经之说为注解,皆不可从。

铁樵按:此节诸家解释均可取,然学者欲得心下了彻,仅谨守各注,仍不免隔膜,当于传经两字,真个领悟,方能扫除翳障。欲明传经,当先明经是何物。今固明知古人非能知躯体内景而定所谓六经也。不知内景则其所根据者,舍病状莫属。例如伤寒自始病即不服药,听其自然变化,则第一步,恶寒头痛,体痛呕逆;第二步,恶热汗出,多寐口渴;第三步,腹痛谵语神昏;继此以往,即两目直视,烦躁刻不得宁,以至于死。积多年经验,知此种病,大都如此。而所谓第二步,第三步,以时间计之,大都每换一种病状,约相距七日。于是,从病状定名,第一步曰太阳,第二步曰阳明。何以谓之太阳,为其在躯体之最外层也。何以谓之阳明、阳明者,阳之极盛,谓病之属阳者。至此,为极不能复加也。然自但恶热不恶寒,至于神昏谵语,其大多数亦七日,于是定前者,为阳明经,后者为阳明府。所谓经者,因病状每七日一变化,古人知揆度奇恒,道在于一之理,从病人之不一,以推测健体之一,于是知病状七日一变,必根于人体之变化而来,特不病时,则变化不可见,古人名此不可见之变化,曰经气。所谓府,不烦多解释,因燥矢在肠,宿积在胃,府指肠胃言耳。而太阳与阳明相续之间,往往见一种病状,其寒热有起落,起落有定时,于是别名此一时期,谓之少阳。凡病见太阳之后,无有不继见少阳或阳明者,太阳在外,是以次深入也,走而不守,故谓之传。病又不止如上所言,躯体外层之寒热汗否,肠胃宿积之燥矢腹痛而已。凡太阳辄见头痛,项强;凡少阳辄见口苦,咽干;凡阳明辄见鼻干,目痛。于是,名是种种谓之证。凡治伤寒,当明白此等,否则总不免模糊影响。读者既知此,然后可以明白,何者是太阳病。何故说,七日以上自愈,行其经尽云云。究何所指,然古人所知者,犹不止此,分病之经,观经之证,以证之所见定经之径路,然后能事毕矣。例如阳明之证,有鼻干龈痛发颐,头痛喉痛,胃中停食,腹痛诸证。故阳明之脉起于鼻之交颡中,下循鼻外,入上齿中……却循颐后下廉……循发际,至额颅。其支者……循喉咙,入缺盆,下膈属胃,络脾。其直者从缺盆下乳内廉,下挟脐,入气街中。又伤寒之经,往往兼见,例如阳明证已见,太阳证未罢,此为极寻常事,故足阳明脉有旁纳太阳脉之语。凡胃病者必兼见肠病,古人以腹部属太阴,故阳明之脉,下膈属胃络脾,此其大较也。经络之来由,决非由于解剖,解剖亦不能寻出特殊路径,况古人不知藏府内景乎。故浅者,以为古人经络之说有神秘,而新医学家则一笔抹煞,以为其说皆妄,是两失之。

太阳病,欲解时,从巳至未上。《玉函》《千金翼》"至"作"尽",无"上"字。

成云:巳为正阳,则阳气得以复也。始于太阳,终于厥阴,六经各以三时为解。而太阳从巳至未,阳明从申至戌,少阳从寅至辰;至于太阴从亥至丑,少阴从子至寅,厥阴从丑至卯者,以阳行也速,阴行也缓,阳主于昼,阴主于夜。阳三经解时,从寅至戌,以阳道常饶也;阴三经解时,从亥至卯,以阴道常乏也。《内经》曰:阳中之太阳,通于夏气,则巳午未,太阳乘王也。

风家表解,而不了了者,十二日愈。

方云:风家,谓中风之病也,表外证也。解,罢也。了了,犹惺惺也。言中风之病,外证俱罢,大势已除,余邪未净,犹未复初也。十二日,经尽之时也。言至此时,则余邪当悉去,而初当复也。盖晓人当静养以待,勿多事反扰之意。柯云:七日表解后,复过一候,而五藏元气始充,故十二日精神慧爽而愈。此虽举风家,伤寒概之矣。鉴云:不了了者,不清楚也。吴云:经中凡勿药,俟其自愈之条甚多。今人凡有诊视,无不予药,致自愈之证,反多不愈矣。庞云:方言曰南楚疾愈,或谓之瘥,或谓之了。

铁樵按:一年最与病有关者,为二分二至。一日夜与病有关者,为黎明薄暮。日中夜半,此乃一日之二分二至也。故以六经配十二时，其说甚有理，惟不必能恰如分际，大分固不甚相远也。

病人身大热，反欲得衣者，热在皮肤寒在骨髓也；身大寒，反不欲近衣者，寒在皮肤热在骨髓也。成本，得衣关有近字。

成云：皮肤言浅，骨髓言深；皮肤言外，骨髓言内。身热欲得衣者，表热里寒也；身寒不欲得衣者，表寒里热也。汪云：或言此条非仲景论，系叔和所增入者。详其文义，与阳盛阴虚，汗之则死云云，又桂枝下咽，阳盛则死云云同。构此危疑之词，以惊惑人耳，例宜从删。

铁樵按：汪说甚是。不但语气类叔和，抑亦无甚深意。且自第一节至此，为太阳概论，性质略如导言，独此节不类，故当存疑。

太阳中风，阳浮而阴弱，阳浮者热自发，阴弱者汗自出，啬啬恶寒，淅淅恶风，翕翕发热，鼻鸣干呕者，桂枝汤主之。"阴弱"，《玉函》《脉经》《千金翼》作"阴濡弱"。《千金》"啬啬"作"涩涩"，"翕翕"作"呛呛"。

方云：太阳中风，乃掇上条所揭，攒名以指称之，犹上条掇首条所揭，而以太阳病为首称，同一意也。阳浮而阴弱，乃言脉状，以释缓之义也。《难经》曰：中风之脉，阳浮而滑，阴濡而弱是也。阳浮者热自发，阴弱者汗自出，言外为阳，卫亦阳也。风邪中于卫则卫实，实则太过，太过则强，然卫本行脉外，又得阳邪而助之，强于外，则其气愈外浮，脉所以阳浮。阳主郁，气郁则蒸热。阳之性本热，风善行而数变，所以变热亦捷，不待闭郁，而即自蒸热。故曰：阳浮者，热自发也。内为阴，营亦阴也。营无故，则营比之卫为不及，不及则不足，不足则弱。然营本行脉内，又无所助，而但自不足于内，则其气愈内弱，脉所以阴弱。阴主血，汗者血之液，阴弱不能内守，阳强不为外固，所以致汗亦易，不待覆盖，而即自出泄。故曰：阴弱者，汗自出也。啬啬恶寒，淅淅恶风，乃双关之句。啬啬言恶寒由于内气馁，不足以耽当其渗逼，而恶之甚之意。淅淅言恶风由于外体疏，犹惊恨雨水，卒然淅沥其身，而恶之切之意。盖风动则寒生，寒生则肤粟，恶则皆恶，未有恶寒而不恶风，恶风而不恶寒者。所以经皆互文，而互言之也。翕翕发热，乃形容热候之轻微。翕，火炙也。翕为温热而不蒸。蒸，大热也。鼻鸣者，气息不利也。干呕者，气逆不顺也。盖阳主气而上升，气通息于鼻，阳热壅盛，故鼻窒塞而息鸣，气上逆而干呕也。主，主当也。言以是为主当，而损益则存乎人。盖脉证无有不相兼而见者，所不经但活泼泼，以欲人拘执之意也。程云：阴阳以浮沉言，非以尺寸言。观伤寒条，只曰脉阴阳俱紧，并不著浮字，可见唯阳浮同于伤寒，故发热同于伤寒。唯阴弱异于伤寒，故汗自出异于伤寒。虚实之辨在此。热自表发，故浮以候之；汗自里出，故沉以候之。得其同与异之源，而历历诸证，自可不爽。柯云：两自字，便见风邪之迅发。喻云：风寒互言，后人相传谓伤风恶风，伤寒恶寒，苟简率易，误人多矣。翕翕发热，乃气蒸湿润之热，比之伤寒之干热不同。方氏或问云：啬，悭吝也。恶寒者，譬如悭吝啬细，惧事之人，怎的常常怯怯然畏恶也。淅，淅米也。孟子接淅而行是也。恶风者，譬如裸体之人，被人卒然以水洒淅于身，蓦地惊恐，恨恨然而畏恶也。然特迎风动扇则如此，闲静坐卧则不恶，此二者，所以有大同小异之分也。顾氏《溯源集》云：翕翕者，热在表也，如鸟翼之附外也。方言，翕，炙也，又曰，翕，炽也。《伤寒选录》云：张氏曰，对病施治，乃依方疗疾也。事理平正，无曲折可否之责，止对证而用药，即无疑难，故曰主之。假如此条，理明而简，曰主之者当然。其他虽有病证冗杂者，而理终归一途，别无差失相反。方内凡言主之，理同一体也。黄炫《活人大全》云：或问经言用药，有言可与某汤，或言不可与；又有言宜某汤，及某汤主之；凡此数节，皆意不同。敢问，曰《伤寒论》中一字不苟，观是书片言只字之间，当求古人之用意处，轻重是非，得其至理，而始可言医矣。所问有言可与某汤，有言不可与者，此设法御病也；又言宜某汤者，此临证审决也；其言某汤主之者，乃对病施药也；此三者即方法之条目也。

铁樵按：方氏注释，往往在可解不可解之间，疑是文学关系。吾辈以阐明医理为的。古人文字，不当求疵索瘢，惟其说脉之浮沉，与发热之有汗无汗，实多未达。读者苟以吾前三节中所言者，一相比拟，得失自判。吾故曰，苟能明白何故发热，何故有汗，何故无汗，《伤寒论》全书可以破竹而下也。方氏医学知识不过尔尔，乃敢改定伤寒论章节；喻嘉言《尚论》篇，更尤而效之。二人皆可谓无忌惮者。吾所以不加删节，俾读者一聆此等人绪论，庶知吾中医不进步之所由。尝谓治医学当明死活，如处处从根本解决。热病须推求何故发热；有汗无汗，须推求何故有汗无汗；是即活医学仅向。故纸堆中求医学，不明所以，然之故便是死医学。活的有进步，死的无进步，读者当知所以致力之道矣。

桂枝汤方：桂枝三两去皮，芍药三两，甘草二两炙，生姜三两切，大枣十二枚劈。右五味㕮咀，以水七升，微火煮取三升，去渣，适寒温服一升。服已须臾，啜热稀粥一升余，以助药力。温覆，令一时许，遍身漐漐，微似有汗者益佳，不可令如水流漓，病必不除。若一服汗出病瘥，停后服，不必尽剂。若不汗，更服依前法，又不汗，后服小促其间，半日许，令三服尽。若病重者，一日一夜服，周时观之，服一剂尽，病证犹在者，更作服。若汗不出，乃服至二三剂。禁生冷黏滑，肉面五辛，酒酪臭恶等物。

鉴云：名曰桂枝汤者，君以桂枝也。桂枝辛温，辛能发散，温通卫阳；芍药酸寒，酸能收敛，寒走阴营。桂枝君芍药，是于发汗中寓敛汗之旨；芍药臣桂枝，是于和营中有调卫之功。生姜之辛，佐桂枝以解表；大枣之甘，佐芍药以和中。甘草甘平，有安内攘外之能，用以和中气，即以调和表里。且以调和诸药，以桂枝芍之相须，姜枣之相得，藉甘草之调和，阳表阴里，气卫血营，并行而不悖，是刚柔相济以相和也。而精义在服后须臾，啜稀粥以助药力，盖谷气内充，不但易为酿汗，更使已入之邪，不能稍留，将来之邪，不得复入也。又妙在温覆令一时许，漐漐微似汗，是授人以微汗之法也。不可令如水流漓，病必不除，是禁人以不可漉汗之意也。此方为仲景群方之冠，乃解肌发汗调和营卫之第一方也。凡中风伤寒，脉浮弱，汗自出而表不解者，皆得而主之。其他但见一二证即是，不必悉具也。此汤倍芍药生姜加人参，名桂枝新加汤，用以治营表虚寒，肢体疼痛；倍芍药加饴糖，名小建中汤，用以治里虚心悸，腹中急痛；再加黄芪，名黄芪建中汤，用以治虚损虚热，自汗盗汗；因知仲景之方，可通治百病也。若一服汗出病瘥，谓病轻者。初服一升，病即解也。停后服不必尽剂，谓不可再服第二升，恐其过也。若不汗，更服依前法，谓初服不汗出，未解，再服一升，依前法也。又不汗后服，谓病仍不解，后服第三升也。小促其间，半日许，令三服尽，谓服此第三升，当小促其服，亦不可太缓，以半日三时许为度，令三服尽始适中，其服之宜也。若病重者初服一剂三升尽，病不解，再服一剂，病犹不解，乃更服三剂，以一日一夜，周十二时为度，务期汗出病解而后已。后凡有曰，依服桂枝汤者，即此之谓也。丹云：方氏谓桂去皮而用枝，张志聪谓用梢尖嫩枝，内外如一，而去皮骨。钱潢《金鉴》，删去皮二字，并失考耳。《玉函》方药泡制云：生姜皆薄切之，大枣劈去核，桂削去皮，用里黑润有味者佳。陶隐居云：凡用桂心、厚朴、杜仲、秦皮、木兰之辈，皆削去上虚软甲错处，取里有味者秤之。《总病》论云：桂刮去粗皮，直格云，削去皱皮，官桂是也。远戎云，去浮皮。陶氏《本草序例》云：㕮咀者，谓称毕，捣之如大豆。《楞严经》五种辛菜注：五辛者，谓大蒜、茖葱、慈葱、兰葱、兴渠。《本草纲目》大蒜、小蒜、韭、胡荽、芸薹。《伤寒附翼》云：此为仲景群方之魁，乃滋阴和阳、调和营卫、解肌发汗之总方也。凡头痛发热，恶风恶寒，其脉浮而弱，汗自出者，不拘何经，不论中风伤寒杂病，咸得用此，惟以脉弱自汗为主耳。愚常以此汤治自汗盗汗，虚疟虚痢，随手而愈，因知仲景之方，可通治百病。后人分门证类，使人无下手处者，可同年语邪。《总病论》云：凡桂枝汤证，病者常自汗出，小便不数，手足温和，或手足指梢露之，则微冷，覆之则温，浑身热，微烦，而又憎寒，始可行之。若病者身无汗，小便数，或手足逆冷，不恶寒反恶热，或饮酒后，慎不可行桂枝汤也。

铁樵按：桂枝汤功用为汤药之冠，亦为自有汤药以来之第一方。学者须于古人所说用法，非常注意。古人经验多，于病理往往多谬误，其论用药，则语皆后进师资，吾侪所以能治病者以此。即后此有所发明，亦藉此为基础，其功不可没也。仲圣自云，桂枝本为解肌，方后说明，则继进与否，当以有汗与否为衡。于以知本论，所谓可发汗，不可发汗，皆指麻黄而言。凡伤寒禁汗之病，荆防在所不禁，柴胡、桂枝亦非所忌，此不可不知者也。又柯韵伯云，用桂枝汤，以脉弱自汗为主，其语甚精。此外更有一紧要关键，凡热病舌干者，桂枝不可用。所以然之故，热病津液少者，即是阴虚热化之证。桂枝，虽解肌，其性则温，凡热病治以热药例，不得汗，况津液已干，更以温化之品，予之阴液如何能作汗。不得汗则热，无出路，是益之热也。故误用往往却津难救。王叔和谓阴虚阳盛，桂枝下咽即亡，正是指此，此言其浅者。伤寒末传，少阴危证，津液枯涸，宁用附子，不用桂枝，此言其深者。语详后附子证中，然无论深浅，凡热病舌干者，不得用石斛。古人著书，恒用极简之文字，无论如何，不肯破例。以故恒言之不详，后之业医者，苦于无学，如喻嘉言者，又粗豪自喜，且不能无私心，遂不能细心体会。如陈修园者，拘文牵义，更不能领会，致古书无人懂得。桂枝之用既不明了，于是石斛起而代之，今则遍地皆是石斛，镇日杀人而不自知，则因彼等入手时，皆死医学，非活医学，故无进步如此，此不可不知者二也。《千金》云，古称惟有铢两，而无分名。今则以拾黍为一铢，六铢为一分，四分为一两，十六两为一斤，此神农之称也。陆九芝《世补齐医书》，考定古量一两，合今量七分六厘。准此，则桂枝三两，合今称二钱余，分三次服，则每次不过七分六厘。今有用桂枝麻黄至两许者，自以为较仲景尚少一半，不知其较仲景已多至十四倍。吾曾见过五六次，有误药之后，已临危不可救药者，有尚能至敝寓门诊者，然形与神离，亦终必死。门人有以不遽死为疑者，其理诚不可晓，然亦有说。须知药当与病相得，药与病相得，药中病则病愈，药反病则病危。故有服药少许，下咽竟死者，非药杀之，病杀之也。若多服，至于非常，则药不与病相得，药不与病相得，病不当药，而正气当药，正气当药，则全身气脉筋肉均起反射作用，故其人神志陡呈异状，反得不即死者，以五藏中毒均也。吾曾见误服大山人参数两，其人肌肤腴润，气色不变，惟双目失明，头不得动，中西医皆穷于应付，呻吟床褥，至八月之久乃死者。可知用药逾量，虽人参有大毒，何论《本经》中中下品哉？此不可不知者三也。又药苟中病，无有不应手立效者。若一服不效至于再服，一剂不效至用第二剂，此非可以贸然学步者。须知药既中病而又不效，乃绝对例外之事，须有真知灼见，所谓捏得稳，算得定，然后可以再进三进，否则无有不败事者。吾治陶希丈之女公子，生镶四个月，连用麻黄，一夜尽五剂，然后汗出得寐，当时从各方考虑，煞费脑力，故能言之亲切如此，此又初学者不可不知者也。

太阳病头痛发热汗出恶风，桂枝汤主之。"风下"，《脉经》有若"恶寒"二字，成本有"者"字。

方云：此与前条，文虽差互详略，而证治则一。前条有脉无头痛，以揭病名，此有头痛无脉以言治，互相详略耳，无异殊也。柯云：此条是桂枝本证，辨证为主，合此证，即用此汤，不必问其为伤寒中风杂病也。今人凿分风寒，不知辨证，故仲景佳方，置之疑窟。四证中头痛是太阳本证，头痛发热恶风，与麻黄证同。本方重在汗出，汗不出者，便非桂枝证。丹云：《金鉴》以此条为重出衍文误。

铁樵按：柯氏辨证为主四字，是初学从入之门。

太阳病，项背强几几反汗出恶风者，桂枝加葛根汤主之。"几几"，程本作"兀兀"，误。《玉函》云，桂枝汤主之。论云桂枝加葛根汤主之。《千金翼》同，论云，作本论云。

成云：几几，伸颈貌，动则伸颈摇身而行，项背强者，动则如之。志云：此承上文头痛，而及于项背，以见太阳循经，自上而下之义也。太阳经脉，循于脊背之间，今风邪涉于分部，而经气不舒，故项背强而几几然也。是当无汗，反汗出者，肌腠不密也。肌腠虚，故恶风，用桂枝汤，以解太阳肌中之邪，加葛根宣

125

通经脉之气，而治太阳经脉之邪。《明理论》云：几音殊，引颈之貌。几，短羽鸟也。短羽之鸟，不能飞腾，动则先伸引起头尔。项背强者，动亦如之。《金匮直解》云：案说文，几字无钩挑，有钩挑者，乃几案之几字也，几乃鸟之短羽，象小鸟毛羽未盛之形，飞几几也。故凫字从几，盖形容其颈项急之意。

桂枝加葛根汤方：葛根四两，麻黄三两去节成本、《玉函》无"去节"字，芍药二两可发汗篇作三两，生姜三两切，甘草二两炙，大枣十二枚劈，桂枝二两去皮《玉函》作三两。右七味，以水一斗，先煮麻黄葛根，减二升，取上沫，内诸药，煮取三升，去渣温服一升，覆取微是汗，不须啜粥，余如桂枝法，将息及禁忌。原注巨亿等谨按仲景本论太阳中风，自汗用桂枝，伤寒无汗用麻黄。今证云，汗出也，第三卷有葛根汤，恶风而方中有麻黄，恐非本意。证云无汗恶风，正与此方同，是合用麻黄也。此云桂枝加葛根汤，恐是桂枝中但加葛根耳。《玉函》无"麻黄"二字，一斗作九升，无"将息及禁忌"五字。成本亦无五字，方本不载本方，但云于桂枝汤内，加葛根三两，余依桂枝汤法。丹云：方氏以降，均以此方为太阳阳明合病之得方。只张志聪、张锡驹之解，为太阳病项背强者之主剂。其说似长矣。盖以葛根为阳明之药者，昉乎张洁古，诸家未察耳。仲景用葛根者，取之于其解表生津。痉病亦用葛根，其意可见也。《本草》经云，葛主治消渴，身大热，《名医别录》云，疗伤寒中风头痛，解肌发表出汗，开腠理，亦可以为左证也。《活人书》云，《伊尹汤液论》桂枝汤中加葛根，今监本用麻黄，误矣。《圣济总录》桂心汤治四时伤寒初觉，即桂枝加葛根汤。

铁樵按：桂枝汤加葛根，谓是太阳阳明合病之得方，未尝不可通其意。盖以桂枝属太阳，葛根属阳明，太阳从寒化，桂枝性温，阳明从热化，葛根性凉故也。伤寒之法，以恶寒已罢，为传入阳明之候，是阳明但恶热不恶寒也。三阳之病皆正治，正治者，治寒以热，治热以寒，不化热，不名为阳明。故洁古以凉性之葛根为阳明主药。病固已传阳明而太阳未罢者，斯各家以桂枝葛根并用之方，为太阳阳明合病之主方矣。然按之经文，则殊不尔。伤寒论之法，有一证，则有一药。背几几者，加葛根，等于呕者加半夏，喘者加厚朴杏仁，足蹉者加附子，故谓桂枝加葛根汤，为项背强几几之主剂。其说较正确，两阳合病，必自下利，葛根汤主之，是葛根第二个作用。盖下陷则为利，陷者，举之，葛根性升，所以举陷也。后人有疑葛根是阳明药，深恐病在太阳时用之引邪入里，其实哪有此事，凡读书无真知灼见，故当一步不可行。

太阳病，下之后，其气上冲者，可与桂枝汤。方用前法，若不上冲者，不得与之。《玉函》《千金翼》，无"后"字及"方用前法"四字。"得"作"可"。

成云：太阳病属表，而反下之，则虚其里，邪欲乘虚传里。若气上冲者，里不邪，而气逆上与邪争也，则邪仍在表，故当复予桂枝汤解外。其气不上冲者，里虚不能与邪争，邪气已传里也，故不可更予桂枝汤攻表。钱云：太阳中风，外证未解之时，而误下之，则胃气虚损，邪气乘之，当内陷而为痞为结，下陷而成协热下利矣。以下后而其气上冲，则知外邪未陷，胸未痞结，当仍从外解，可与桂枝汤，不须加减，悉照前方服法可也。若其气不上冲者，恐下后邪或内入，胃气已伤，将有逆变，尚未可知，桂枝汤不可与也。姑待其变，然后随证治之可耳。志云：气上冲者，谓太阳之气从下而上，根气盛，不因下后内陷，故上冲也。可与桂枝汤以解肌中之邪。若不上冲者，太阳之气下陷，邪亦从之内入，无庸桂枝以解肌，故曰不得与之。丹云：上冲字，诸家未有明解，盖此谓太阳经气上冲，为头项强痛等证，必非谓气上冲心也。

铁樵按：此条甚可疑，太阳病误下，仅商量于桂枝汤之可与不可与，就本节论语气殊不完，与他节比较，文字亦不类。以故丹波氏疑之，舒氏亦疑之。舒语甚武断，谓"误下无他变，正可用桂枝解表，何论其气上冲与不上冲，仲景必无此法"。东国喜多村亦疑之，其言较为缜密。喜云："此释太阳误下之证治。太阳病外证未解，而误下之，则胃气虚损，邪气乘之，当内陷而为痞为结胸，下陷而成协热下利矣。以下后而其气上冲，则里气尚持与邪冲争，如外邪未陷，胸未痞结，当从外解，可与桂枝汤，所谓上冲者，上冲于心胸也。《金匮·痉病》篇,葛根汤证曰气上冲胸,又《腹满》篇曰,夫瘦人绕脐痛云云。反下之,其气必冲,不冲者,心下即痞。又《咳嗽病》篇气从少腹上冲胸咽,又云与茯苓桂枝甘草汤,治其气冲,其次条云冲气即低云云,前方去桂。《外台》引深师木防己汤,即《金匮》防己黄芪汤方,复云气上冲者加桂心。《本经》不可发汗篇云,气上冲,正在心端,并可以见也。前辈或谓经气上冲,为头痛项强等证。非是。若不上冲,则里气虚馁,其邪已下陷,变病不一,当随宜施治。论中误治诸法,详观自明,桂枝汤不可与之也"。鄙意虽喜多村所说如此,而此节经文总是不完不类。如其上一条云,太阳病下之后,桂枝证仍在者,宜桂枝汤,则接此一条不为无根。今无故忽著一气上冲,则气上冲当有气冲治法,何得遽作商量之辞。例如前一条云,反汗出恶风者,桂枝加葛根汤主之。若易作汗出恶风者,可与桂枝加葛根汤,不汗出恶风者,不可与之,亦复成何话说。故云语气不完。他如太阳病,医反下之,遂利不止,脉促者,表未解节;又如太阳病,下之后,脉促胸满节。凡言太阳误下,任举一节,皆含有要义,耐人寻绎。若此节,只说得可与不可与,且未言何故,宁非不类。又每一节文字,必有其重心,诸家虽释不上冲为下陷,奈与原文重心完全不符,盖此节文字重心只在可不可,不在冲不冲。更求其他类类此之文,如桂枝本为解肌节,发热汗不出者,不可与,是桂枝禁,与作商量口吻者,迥然不同。故吾疑此节乃可与不可与,篇中错简在此,乃叔和文字,非仲景文字也。

太阳病三日,已发汗,若吐,若下,若温针,仍不解者,此为坏病,桂枝不中与也。观其脉证,知犯何逆,随证治之。《玉函》《千金翼》"仍"作"而","不中与也"作"不复中与也"。

方云:坏,言历遍诸治而犹不愈,则反复杂误之余,血气已惫坏,难以正名也。不中,犹言不当也。末三句,言所以治之之法,盖既不可名以正名,则亦难以出其正治,故但示人以随机应变之微旨。程云:如汗后亡阳动经,渴躁谵语,下后虚烦结胸痞气,吐后内烦腹胀满,温针后吐衄惊狂之类,纷纭错出者俱是,为前治所坏。王云:逆者,谓不当汗而汗,不当下而下,或汗下过甚,皆不顺于理,故云逆也。志云:太阳病至三日,而已发汗,则肌表之邪已去。假使里证未除,若吐之而治其中膈,若下之而清其肠胃,若温针而理其筋脉,里证仍不解者,此为坏病。夫自败曰坏,言里气自虚而自败也。柯云:坏病者,即变证也。若误汗,则有遂漏不止,心下悸,脐下悸等证;妄吐则有饥不能食,朝食暮吐,不欲近衣等证;妄下则有结胸痞硬,协热下利,胀满清谷等证;火热则有发黄圊血,亡阳奔豚等证;是桂枝证已罢,故不可更行桂枝汤也。桂枝以五味成方,减一增一,便非桂枝汤,非谓桂枝竟不可用。钱云:论中凡属误汗吐下之变,皆坏病也。故治之之法,即下文误汗误吐误下误烧针诸条是也。丹云:坏,成氏注为古坏切,云为医所坏病也。似于义不稳,有太阳病为医所坏,而转为少阳为阳明者,则不得谓之为坏病也。巢氏《病源》云,或已发汗吐下,而病证不解,邪热留于府藏,致令病候多变,故曰坏伤寒。《外台秘要》引文仲云,伤寒八九日不瘥,名为败伤寒,诸药不能消。又引《古今录验》云,伤寒五六日以上不解,热在胸中,口噤不能言,唯欲饮水,为败伤寒,医所不疗。《千金方》作坏伤寒,所谓败伤寒,盖是败坏之义,即坏病耳,当互证也。又云:温针,诸注欠详。王纶《明医杂著》云,问:近有为温针者,乃楚人法,其法针于穴,以香白芷作圆饼,套针上,以艾蒸温之,多取效。答:古者针则不灸,灸则不针,未有针而加灸者,此后人俗法也。此法行于山野贫贱之人,经络受风寒致病者或有效,只是温经通气而已。仲景楚人,此岂古温针之遗法邪?又云不中,方氏解为不当,恐不尔。萧参《希通录》云,俚谈以不可用,为不中用,自晋时已有此语。《左传》成二年,欲子曰,克于先大夫,无能为役。杜预注云,不中为之役使。王充耘《读书管见》云,中土见事之当其可者,谓之中,其不可者谓之不中。简按(简,丹氏自谓):不中用,见《始皇本纪》《韩延寿传》等。《名医类案》云:一人伤寒坏证垂死,手足俱冷、气息将绝,口张不能言;张子和以人参一两去芦,加附子一钱,于石眺内煎至一碗,以新汲水浸之;若冰冷,一服而尽,少顷病人汗从鼻梁上,涓涓如水,此其验也。盖鼻梁上应脾,若鼻端有汗者可救,以土在身中周遍故也。世谓伤寒汗吐下三法差谬,名曰坏证。孙真人云:人参汤,须得长流水煎服,若用井水则不验,盖长流水,取其性之通达耳。

铁樵按:近日西医籍,有所谓病型,谓各病之进行,有皆一定程序。伤寒(西节所谓伤寒与仲景《伤寒论》不同,拙著《伤寒研究》中曾言之)之病型,为三期。以逐日之热度,列之成表,千百人伤寒之热度表,如出一型,故谓之病型。此因西国对于伤寒治法,无特效药,仅有对证治疗法,无根本治疗法。常听病毒循自然进行之轨道,故有病型。故苟用仲景法治之,病在太阳,即愈于太阳。若用《温病条辨》法,清宫增液,热不得退,则出白痦,是又一病型。病型,即《巢氏病源》所谓病候。凡治医稍久,经验稍多者,对于伤寒,但问日期,可以知病证,但睹病状,可以知起病日数,及所感苦痛。无他,以病有型。故各家于坏病字,解释颇歧异,吾以为凡病候不循常轨,无型可言者,即是坏病。因不经误药,或误药不甚,病型必不乱,病型不乱,则各经皆有定法。乱则不能泥于常理,起病日期,虽尚在桂枝证时期,亦不得遽与桂枝汤,故曰桂枝不中与也。温病病型与伤寒不同,详《温病明理》。

桂枝本为解肌,若其人脉浮紧,发热汗不出者,不可与之也。常须识此,勿令误也。《玉函》《千金翼》,"桂枝"下有"汤"字。"汗不出"作"无汗"。无"之"字,成本亦无。

成云:脉浮发热,汗出恶风者,中风也,可与桂枝汤解肌。脉浮紧发热,不汗出者,伤寒也,可与麻黄汤。常须识此,勿妄治也。丹云:肌,《说文》肉也。折骨分经,白为肌赤为肉,而肌有两义。有肌肤之肌,有肌肉之肌,注证发微详辨之。方氏因注云:肌,肤肉也,盖分肌肉之肌也。又云:解肌,解散肌表邪气也。言桂枝虽为解肌之剂,若其人脉浮紧发热,汗不出者,不可与桂枝汤,当以麻黄汤解散其肌表之邪也。解肌二字,不专属于桂枝。《外台秘要》有麻黄解肌汤、桂枝解肌汤。《名医别录》麻黄主疗云解肌,可以见耳。铁樵注:古人于定名不甚讲究,故费解故此,著之于篇,以见读中医籍之不宜鉴解。

若酒客病,不可与桂枝汤,得之则呕,以酒客不喜甘故也。《玉函》《千金翼》,无"若"字、"病"字、"以"字。成本,"得之"作"得汤"。

成云:酒客内热,喜辛而恶甘,桂枝汤甘,酒客得之,则中满而呕。柯云:仲景用方,慎重如此,言外当知有葛根芩连以解肌之法矣。丹云:程氏谓酒客脉浮,汗自出,似风伤卫。《金鉴》云,酒客病,谓过饮而病也,并非是。

喘家作桂枝汤,加厚朴杏子佳。方云,"佳",一本作"杏子仁"。

成云:太阳病,为诸阳主气,风甚气拥,则生喘也。与桂枝汤以散风,加厚朴、杏仁以降气。魏云:凡病人素有喘证,每感外邪,势必作喘,谓之喘家。亦如酒客等,有一定治法,不同泛常人一例也。钱云:气逆喘急,皆邪壅上焦也。胃为水谷之海,肺乃呼吸之门,其气不利,则不能流通宣布,故必加入厚朴、杏仁乃佳。杏子即杏仁也,前人有以佳字为仁字之讹者,非也。

凡服桂枝汤吐者,其后必吐脓血也。《玉函》《千金翼》无"凡"字、"也"字。

钱云:其后必吐脓血句,乃未至而逆料之词也。言桂枝性本甘温,设太阳中风,投之以桂枝汤而吐者,知其人本阳邪独盛于上,因热壅上焦,以热拒热,故吐出而不能容受也。若邪久不衰,熏灼肺胃,必作痈脓,故曰其后必吐脓血也。此以不受桂枝而知之,非误用桂枝而致之也。乃各注家俱言胃家湿热素盛,更服桂枝,则两热相搏,中满不行,势必上逆而吐,热愈淫溢,蒸为败浊,必吐脓血,此一大禁也。方喻均云尔不知桂枝随已吐出,何曾留着于胸中,岂可云更服桂枝,两热相搏乎?前人遂以此条列为桂枝四禁,岂不谬乎?魏云:桂枝既不可用,将坐以候之乎?此处俱无一语救正,不几令主治者茫然邪?湿热家之中风,于用桂枝之内,必佐以五苓之治法,或易桂枝为葛根,即葛根芩连汤之义也。汪云:此条仲景无治法,《补亡论》常器之云,可服类要芍药地黄汤。郭白云云,见脓血而后可服。丹云:舒氏云酒客得桂枝则呕,其后果吐脓血乎?盖积饮素盛之人,误服表药以耗其阳而动其饮,上逆而吐,亦常有之。若吐脓血者,从未之见也。定知叔和有错,此说似有理。

铁樵按:吐脓血常求其理。体工之变化,原多不可思议之事,然不能言其理,当求之经验。若二者皆无,当阙疑耳。纵曲为之说,通宁有当乎?如云熏灼肺胃,必作痈脓,蒸为败浊,必吐脓血,此等只算信口开河,不值识者一哂。此连以上两条皆属误用桂枝。酒客不过得之而呕,若阳盛得桂枝,胃不能受而呕,则其后当见血。可疑处在脓字,当是讹字。本条是承接上条说。

太阳病,发汗,遂漏不止,其人恶风,小便难,四肢微急,难以屈伸者,桂枝加附子汤主之。《玉函》《经脉》《千金翼》,"汗"上有"其"字,"漏"下有"而"字。

成云:太阳病,因发汗遂漏不止而恶风者,为阳气不足,因发汗阳气益虚,而皮腠不固也。《内经》云:膀胱者,州都之官,津液藏焉,气化则出。小便难者,汗出亡津液,阳气虚弱,不能施化。四肢者,诸阳之本也。四肢微急,难以屈伸者,亡阳而脱液也。《针经》曰:脱液者,骨属屈伸不利,与桂枝加附子汤,以温经复阳。柯云:太阳固当汗,若不取微似有汗,而发之太过,阳气无所止息,而汗出不止矣。方云:恶风者,太阳中风,本自汗出,腠理疏而恶风,既漏不止,则腠理愈疏,而恶愈甚也。丹云:喻氏以恶风为外风复入所致,恐不然也。徐大椿《伤寒类方》云:此发汗太过,如水流离,或药不对证之故。中风本恶风,恶后当愈,今仍恶风,则表邪未尽也。

铁樵按:自此节以下,一节一法,一证一药,语语金科玉律,汗牛充栋之医书,只是从此中拾得一二剩义,仲景书之可贵者在此。各注不过供参考,备浏览。凡治学当胸中先有线索,然后能将所得连成一串,积久自然有成,研求自有意味。否则旧注虽多,异说纷纭,徒乱人意,不但治伤寒如此,学者知之。又成注引《针经》脱液为言,乍读之必不能明了,兹为说明如下:"脱液者,骨属屈伸不利。"此两语若随便读过,两句本不相连。脱液与骨不利,亦无何等连带关系。脱液骨不利,更与附子不生关涉。若于临床治病之顷,欲寻一脱液骨不利之病证,恐终竟不可得。附子亦终竟不能用也。须知脱液是津液干枯,凡汗多亡阳者,固津液干枯,即下之过,当亦津液干枯。今人遇此,皆用石斛,皆是不明古书真义,无有不杀人者。一、须知少阴与阳明,皆有津液干枯。阳明当正治,所以津液干枯,由于发热化燥热也,以药清之则愈。所谓清药,黄芩、黄连、知母、石膏、大黄、芒硝,皆是。随病之轻重,有积无积而用之。不必石斛,石斛亦不效。少阴当从治,少阴之津液干枯,为下焦之肾阳不能上蒸,气化失职所致虚也,从治当以热治热,舍附子莫属。二、欲知津液干枯之究属阳明,抑是少阴,当问来路与兼证。例如下后而津液干枯,汗后而津液干枯,即与单纯发热化燥之津液干枯有别。东国喜多村《伤寒疏义》云,实则太阳,虚则少阴;实则阳明,虚则太阴;实则少阳,虚则厥阴。此最明显,三阳皆实,三阴皆虚。太阳有一汗之不足而再汗者,阳明有一下之不足而再下者。再汗,再下,以何物为标准,须视其舌色与脉。脉不虚,舌不干,皆阳证;若下后汗后而干,即是脱液。此特为初学说法。若治医稍久,一望即能辨识。同是干枯之舌,阳明少阴,固迥然不同,且阳明府证,舌苔纵黄厚不干,即干亦不枯,故脱液字当专属少阴,阳明无脱液。虚实寒热之辨,以此为标准,生死从此而分界,非可以模糊影响之谈,偏执武断之见,以为应付而胜任愉快者,故又当注意兼证。本条之汗漏不止,其人恶风小便难,四肢微急,难以屈伸皆是也。汗漏不止,恶风,是桂枝证。小便难,四肢微急,难以屈伸,是加附子证。何以言之,《内经》云,阳扰于外,阴争于内,九窍不通,盖阴阳为交互的,为相辅的。阴病阳无不病,阳病阴无不病。其云九窍不通,目无泪,鼻无涕,口无津液,耳聋,二便难也。阴阳病相似处最多，少阳耳聋，少阴亦耳聋；阳明口干，少阴亦口干；阳病溲短赤，阴病溲亦短赤。前代医集，往往于此等处言而不能详析，须知小便难，即九窍不通之渐。本论以踡卧但欲寐为少阴证，四肢微急，难以屈伸，即踡卧之渐也。

后按：附子是三阴证药，何以此处忽着此味，曰因坏病也。发汗热当退，今漏不止，是汗之不当，不能去病，反令增病，故云坏病。小便难，夺汗无溲也。四肢微急，难以屈伸，液体骤竭而动经也。阳亡于外则生内寒，故用附子，即第十七条知犯何逆，随证治之也。四肢微急，是神经急，即踡卧之前一步，事属厥阴范围；汗漏不止，是亡阳，属少阴范围；所以当用附子。前文第五条阳明少阳证不见者为不传，余谓其全文当云阳明、少阳、少阴、厥阴、太阴证不见者为不传，所谓少阴厥阴证，即是此种。

桂枝加附汤：桂枝三两去皮，芍药三两，炙甘草三两，生姜三两切，大枣十二枚，附子一枚泡去破皮八片。

徐云：此阳气与阴津两亡，更加风气缠绵。若用四逆，则不宜干姜之燥；若用真武，则不宜苓术之渗湿；故用桂枝汤加附子，以固表祛风，而复阳敛液也。周云：仲景何遽用附子，观本文云，遂漏不止，知其漏正未有止期也。人身津液有几，堪漏而无已邪？故以附子入桂枝汤中，即为固表回阳上剂。钱云：此方于桂枝全汤内加附子，故多一加字。伤寒八九日，风湿相搏条下之桂枝附子汤，芍药已去，非桂枝全汤，乃另是一方，故无加字。丹云：《千金方》治产后风虚，汗出不止，小便难，四肢微急，难以屈伸者，桂枝附子汤，即是此方，正见孙公运用之妙矣。《叶氏录验》方救汗汤治阳虚自汗，即此方，出虚劳门。《本事方》云：有一士人，得太阳病，因发汗汗不止，恶风，小便涩，足挛曲而不伸，予诊其脉浮而大，浮为风，大为虚。予曰：在仲景方中有两证，大同而小异。一则小便难，一则小便数，用药稍差，有千里之失。仲景第七证云，太阳病发汗，遂漏不止，其人恶风，小便难，四肢微急，难以屈伸者，桂枝加附子汤。十六证云，伤寒脉浮，自汗出，小便数，心烦微恶寒，脚挛，反与桂枝欲攻其表，此误也，得之便厥，咽中干，烦躁吐逆。一则漏风小便难，一则自汗小便数，或恶风或恶寒，病各不同也。予用第七证桂枝加附子汤，三啜而汗止。佐以甘草芍药汤，足便得伸。《伤寒类方》云：四肢为诸阳之本，急难屈伸，乃津脱阳虚之象，但不至亡阳耳。若更甚而厥冷恶寒，则有阳脱之虞，当用四逆汤矣。又云，桂枝同附子服，则能止汗回阳。成本第十卷，此方后附术附汤方，全书乃移载本条后。

太阳病，下之后，脉促胸满者，桂枝去芍药汤主之。《玉函》《千金翼》《脉经》"后"均作"其"。成本与下条连为一节。

成云：太阳病，下之，其脉促不结胸者，此为欲解。一百四十一条此下后脉促，而复胸满，则不得为欲解，由下后阳虚，表邪渐入，而客于胸中也。鉴云：太阳病未解而下之，胸实邪陷，则为胸满，气上冲，咽喉不得息，瓜蒂散证也。胸虚邪陷，则为气上冲，桂枝汤证也。今下之后，邪陷胸中，胸满脉促，似乎胸实，而无冲喉不得息之证，似乎胸虚，又见胸满之证，故不用瓜蒂散以治实，亦不用桂枝汤以治虚。惟用桂枝之甘，辛以和太阳之表，去芍药之酸收，以避胸中之满。张云：脉促虽表邪未尽，然胸满不结，则以误下而损其胸中之阳也。钱云：脉促者，非脉来数，时一止复来之促也，即急促，亦可谓之促也。顾宪章《伤寒溯源集》云：促，有短促之义。

铁樵按：下后脉促，是事实，钱顾二说恐非是。不但下后有促脉，汗后温后均有之。所谓促，即脉来数时一止复来之促也。大约藏气骤变，脉无有不促者，欲明所以然之故，须先明平人脉何故不促，其长说甚，参看《脉学发微》。

桂枝去芍药汤方：桂枝三两去皮，甘草二两炙，生姜三两切，大枣十二枚劈。

　　若微恶汗者,桂枝去芍药加附子汤主之。丹云,原本,无"恶"字。今据成本《玉函》补。成本,"桂枝去芍药"作"去芍药方中"。

　　沈云:若脉促胸满而微寒,乃虚而局踏,阳气欲脱,又非阳实之比,所以加附子固护阳气也。

　　丹云:张志聪、张锡驹皆以微恶寒为脉微而恶寒之义。误!张令韶曰:上节言太阳汗后亡阳,此节言不但汗可以亡阳,即下亦可以亡阳也。

　　喜云:此论太阳误下,胸中阳虚之证治,脉促者,表未尽之证也。葛根黄芩黄连汤条曰:太阳病桂枝证,医反下之,利遂不止,脉促者,表未解也。促,短促也,与一止复来之促不同。铁樵按:此本钱说,然非是。短促急促,均非表不解,且钱氏何所根据。仲景既未有言非时一止之促,注家何由知之。余另有说,详葛根汤条下。胸满,病人自觉之证,非医者可抑按以得之也。此误下以损胸中之阳,邪气乘客,以为胸满,故去芍药以避胸中之满。然表邪仍在,故用桂枝散表,并亦扶其阳。若更增微恶寒,则阳气大亏,致不能卫外而生外寒矣。乃阳虚之稍甚者,是所以加附子救护其阳也。刘茝庭云,芍药,腹满用之,胸满忌之者,岂以其味酸腻膈欤?《续易简方》云,芍药一味,独不利于失血虚寒之人,反足增剧。古人云,减芍药以避中寒,诚不诬也。

　　太阳病,得之八九日,如疟状,发热恶寒,热多寒少,其人不呕,清便欲自可,一日二三度发,脉微缓者,为欲愈也。脉微而恶寒者,此阴阳俱虚不可更发汗更吐更下也。面色反有热色者,未欲解也。以其不能得小汗出,身必痒,宜桂枝麻黄各半汤。《玉函》《千金翼》"欲自可"作"自调","必"下有"当"字。

　　成云:发热恶寒,热多寒少,为阳气进而邪气退也。里不和者,呕而利,今不呕,清便自调者,里和也。寒热日二三发者,邪气微也。今日数多而脉微缓者,是邪气微缓也,故云欲愈。脉微而恶寒者,表里俱虚也。阳,表也;阴,里也;脉微为里虚,恶寒为表虚,以表里俱虚,故不可更发汗更吐更下也。阴阳俱虚,则面色青白,反有热色者,表未解也。热色为赤色也,得小汗则和,不得汗,则不得和,邪气外散皮肤而为痒也。与桂枝麻黄各半汤,小发其汗,以除表邪。方云:八九日,约言久也;如疟状,谓有往来寒热而无作辍之常也;更,再也;不可汗,已过表也;不可吐下,未见有里也。钱云:邪既浮浅,脉又微缓。微者,非微细之微,言较前略觉和缓也。脉微恶寒之微,乃轻微细小之微,非微缓之微也。魏云:小汗出小字,亦须留意,意见正邪俱微,大汗流离,在所必禁也。张云:首节颇似小柴胡证,故以不呕清便自调证之;次节虽脉微恶寒,止宜小建中加黄芪,以温分肉,司开阖,原非温经之谓;后节面色反有热色,言表邪未尽,故宜各半,不可与面合赤色,比类而观也。《伤寒琐言》云:赵嗣真活人释疑曰:仲景之意,盖得病之八九日,如疟状,发热恶寒,热多寒少十六字,为自初至今之证,下文乃是以后拟病防变之辞,当分作三截看。若其人不呕,清便欲自可,一日二三度发,脉浮缓为欲愈,此一节乃表和无病,而脉微者,邪气微缓也。阴阳同等,脉证皆向安之兆,可不待汗,而欲自愈。脉微而恶寒者,此阴阳俱虚,不可更汗更下更吐之,此一节宜温之。若面色反有赤色,未欲解也。以其不能得小汗出,其身必痒,宜桂枝麻黄各半汤,此一节必待汗而愈也。刘茝庭云,面反有热色,成氏以为赤色,考面赤,证参二阳并病,面色缘缘正赤,及阳明病面合赤色,当是表郁兼里热者所致。今但表郁而有之,故下一反字,是知以病来未曾小小发汗,故邪郁而身痒也。盖邪迫筋骨则痛,郁肌肉则痒。此当发汗,然本是中风表疏,故不宜麻葛之发。今则郁甚,桂枝之力,殆有不及,是以酌量麻桂二汤之间,立此方以主之也。

　　铁樵按:刘氏此说最允当,其释反字痒字均有意味不能小汗,因而身痒。桂枝本不中与以无汗也。桂麻并用,即为无汗而设,斟酌于桂麻各半,即是欲其小汗出。清同圊,丹氏引刘熙释名云,圊,至秽之处,宜常修治,使洁清也。颜师古急就篇注云,清,言其处特异常所,当加洁清也。太阳篇中,清谷清血,清字皆与圊同。又诚不可更汗更吐更下,因是阴阳俱虚之故。阴阳指表里,何以知之,以上文脉微恶寒也。脉微为里虚,恶寒为表虚,治表以桂枝,治里以附子。张路玉之小建中加黄芪非法。

桂枝麻黄各半汤方:桂枝一两十六铢去皮,芍药、生姜切,甘草炙,麻黄去节各一两,大枣四枚劈,杏仁二十四枚汤浸去皮尖及两仁者。右七味,以水五升,先煮麻黄一二沸,去上沫,内诸药,煮取一升八合,去渣,温服六合。本云,桂枝汤三合,麻黄汤三合,并为六合,顿服,将息如上法。原注,臣亿等谨案,桂枝汤方,桂枝、芍药、生姜各三两,甘草二两,大枣十二枚;麻黄汤方,麻黄三两,桂枝二两,甘草一两,杏仁七十个。今以算法约之,二汤各取三分之一,即得桂枝一两十六铢,芍药、生姜、甘草各一两,大枣四枚,杏仁十三筒零三分枚之一,收之得二十四个,合方。详此方,乃三分之一,非各半也,宜云合半汤。《玉函》,七味下有咀咬字,顿服下,有今裁为一方五字。

柯云:桂枝汤三合,麻黄汤三合,并为六合,后人算其分量合作一方,大失仲景制方之意。徐云:是风虽外薄,为寒所持,而不能散,所以面显怫郁之热色,必宜总风寒两解之,故桂麻合用。《伤寒类方》云:此方分量甚轻,计共约六两,合今之秤,仅一两三四钱,分三服,只服四钱零,乃治邪退后至轻之剂,犹勿药也。

太阳病,初服桂枝汤,反烦不解者,先刺风池风府,却与桂枝汤则愈。《玉函》《千金翼》,"先"上有"当"字。《脉经》有"法当"二字。

柯云:此条治中风之变,桂枝汤煮取三升。初服者,先服一升也。却与者,尽其二升也。热郁于心胸者,谓之烦;发于皮肉者,谓之热;麻黄证发热无汗,热全在表;桂枝证发热汗出,便见内烦服汤反烦,而外热不解,非桂枝汤不当用也。以外感之风邪重,内之阳气亦重耳。风邪本自项入,必刺风池风府,疏通来路,以出其邪,仍与桂枝汤以和营卫。《内经》曰:表里刺之,服之饮汤,此法是矣。丹云,《针灸资生经》曰:岐伯对黄帝之问曰,巨阳者,诸阳之属也,其脉连于风府,故为诸阳主气也。然则风府者,固伤寒所自起也,北人皆以毛里之,南人怯弱者,亦以帛护其项,俗谓之三角是也。柯氏之说,盖本于斯。喜云:杨上善曰,风为百病之源。风初入身,凡有五种:一者寒,二者汗出,三者头痛,四者身重,五者恶风寒。观其虚实,取之风府。风府者,受风要处也。《伤寒类方》云,此非误治,因风邪凝结于太阳之要路,则药力不能流通,故刺以解其结。盖邪气太甚,不仅在卫而在经,刺之以泄经气。《素问·骨空论》云,风从外入,令人振寒汗出,头痛身重恶寒,治在风府。大风颈项痛,刺风府,风府在上椎。《甲乙经》云,风池二穴,在颞颥后发际陷中足少阳阳维之会。风府一穴,在项发际上一寸,大筋宛宛中,督脉阳维之会。

服桂枝汤,大汗出,脉洪大者,与桂枝汤,如前法。苦形似疟,一日再发者,汗出必解,宜桂枝二麻黄一汤。成本,"似"作"如";"脉洪大者",作"若脉但洪大者"。《脉经》,"再"下有"三"字。

志云:大汗出,脉洪大者,肌腠之气,而外合于肤表,标阳气盛,故脉洪大而汗出也。如前啜粥之法,以助药力,柯云:服桂枝汤后,而恶寒发热如疟者,是本当用麻黄汤发汗,而用桂枝则汗出不彻故也。凡太阳发汗太过,则转属阳明,不及则转属少阳,此虽寒热往来,而头项强痛未罢,是太阳之表尚在,因风邪泊营卫,动静无常,故一日再发,或三度发耳。鉴云:服桂枝汤,大汗出,病不解,脉洪大,若烦渴者,则为表邪已入阳明,是白虎汤证也。今脉虽洪大,而不烦渴,则为表邪仍在太阳也。丹云:《玉函》有但字,可见其无他证也。

铁樵按:此条是救大汗出之法,服桂枝汤,当令微似汗,不可如水淋漓。今云大汗出,是服桂枝汤,未如前法之故,是桂枝汤不误,大汗出误也。惟其误在大汗出,所以见洪大之脉。桂枝证本脉缓,今一服桂枝汤,大汗淋漓,脉反洪大,病之不解,已在言外。须知脉洪大则热,必状也。前云服桂枝汤,当令微似汗,不可如水淋漓,未言如水淋漓,有若何坏处。此条正是前条注脚。如水淋漓,则当见洪大之脉,热不解，而反壮也，如此则奈何？曰：不须疑虑，再与桂枝汤取微似汗即得，故曰与桂枝汤如前法。伤寒定法，有汗用桂枝，无汗用麻黄。今上文云，大汗出，下文云，宜桂枝二麻黄一汤，何以故？曰：以其无汗也。何以知之？曰：观汗出必解四字。可见得桂枝二麻黄一汤则汗出，汗出则热解。是热之不解，正因汗之不出，以是知其因，无汗而用桂二麻一汤，非因大汗而用桂二麻一汤也。末二句，本是倒装文法，汗出必解，四字当在宜桂枝二麻黄一汤之下，是则然矣。何解于大汗与汗出必解，两语之前后矛盾，曰《玉函》《脉经》均作若脉但洪大者。各家注释，均注意于但字，却不注意大汗出之大字。须知下文之汗出必解四字，正因大汗出之大字。何以故？本阳证，汗之过，当则成阴证，如振振欲擗地及汗漏不止，汗多成痉，诸条皆是，是误汗也。本桂枝证，与桂枝汤是不误也。但服桂枝汤，当令微似汗，不可如水淋漓，今服汤后，大汗出，是桂枝汤，虽不误而服桂枝汤之法则误，不误则不入阴，法误则救其法，救其法之误，须如前法，故曰如前法。此为一段。若字以下，为另一段文字。若字下形字上，当有汗闭两字省去。此古时文法如此，盖必如此，然后简。否则仲景之《伤寒论》岂不如鄙人之释义一般拖沓乎？然所以知其省却汗闭二字，不但因文法，更因病理。凡用药，当使药与病相得，与病相得，则病当药；病当药，药力发而病去。药与病不相得，则病不当药，而正气当药；病不当药，则药力发，而病不去。正气当药，则药力发而正愈伤。正气衰一分，病乃进一分，故病与药不相得，则病进。今服桂枝汤后大汗出，即是病与药不相得，汗虽出，病不去，汗出则正衰，正衰则病盛，病盛则传里，传里则表虚，表虚斯形寒，形寒斯汗闭，此所以知汗出必解句正从大汗出句来也。桂枝证服桂枝汤不为误，不误不致遽变阴证，充其量转属阳明而止。然邪之进，亦常以渐，若其势太暴，则正气必起反射作用，而格拒于内。病邪欲传阳明不得则退，却因表闭不得与汗俱出，重复入里，此时邪正格拒，互为低昂，故寒热如疟状，一日二三度发。欲救，正此失倷，何曰当助正气？驱邪外达不当，戕正气使邪内陷，医有喜用泻药者，皆戕正助邪之手笔也。助正驱邪，莫如桂枝汤（以有芍药甘草护阴，姜枣和营卫，桂枝解肌达表之故）。邪之所以不出，因表闭不能与汗俱出，欲令出汗，莫如麻黄汤。尤宜注意者，此病之来路，由于大汗出，今须救正，大汗出之失倷，但小汗出乃得，欲令小汗出，莫如桂枝二麻黄一汤观前桂麻各半与本条则知伤寒汗后闭汗外邪未净，热必弛张，一日辄二三度发。

后按：现在上海所见伤寒系风温，多如此之症，予葛根荆防即大汗，却汗出不解，再汗之则虚。予桂枝则衄，谵语，白㾦，相继而作。既虚之后，用钗斛鲜生地紫雪丹等，有可愈者。按此等病，最易误引本条，其实非是。当是本论之文太简，前此我常疑伤寒温病湿温异治，故不能依据此条。乃近来所见，并非暑湿之症，亦复如此，细心考察，竟有多种。有停食在胃，寒热弛张，予以消导解肌，其积从胃入肠，渐渐向下，则寒热起伏之时间，渐渐缩短，积尽寒热清楚，此一种也；有因病起时值房室而然者，其小腹辄痛，余症皆属伤寒系风温，而热则如疟，此二种也；都不可汗不可温不可攻下，勿创其藏气，渐渐消导，兼用解肌，外治温其小腹，五六日可愈，否则必危。寻思热之所以弛张，当是涉及神经之故，所以其病阵发。神经属肝，实则从胆治，虚则从肝治，皆少阳厥阴证也。是当遵本论不可汗下之训，而本条当在阙疑之列。凡有积，汗之则矢燥，而积未入肠，例不许攻下；病涉少阴，则更不可强责其汗，未成府症，更无可下之理，此不可汗下之理也。

桂枝二麻黄一汤方：桂枝一两十七铢去皮，芍药一两六铢，麻黄十六铢去节，生姜一两六铢切，杏仁十六个去皮尖，甘草一两二铢炙，大枣五枚劈。右七味，以水五升，先煮麻黄，一二沸，去上沫，内诸药，煮取二升，去渣，温服一升，日再服。本云桂枝汤二分，麻黄汤一分，各为二升，分再服，今合为一方，将息如前法。此下有林亿等原注说明，约方分量四无甚关系，从略。大约仲景原意桂枝汤原方取三之二，麻黄汤原方取三之一。林亿等将其分量折算合为一方故，柯氏有背理之语。

柯云：邪气稽留于皮毛肌肉之间，固非桂枝可解，已经汗过，又不宜麻黄之峻攻，故取桂枝汤三分之二，麻黄汤三分之一，合而服之，再解其肌，微开其表，寓发汗于不发之中，又用桂枝后，更用麻黄法也。后人合为一方，是大背仲景比较二方之轻重，偶中出奇之妙理矣。张云：详此方与各半，药品不殊，惟铢分稍异，而证治攸分，可见仲景于差多差少之间，分毫不苟也。

服桂枝汤，大汗出后，大烦渴不解，脉洪大者，白虎加人参汤主之《玉函》《脉经》《脉上》有"若"字。《千金方》，作白虎汤。

成云：大汗出，脉洪大而不渴，邪气犹在表也，可更与桂枝汤。若大汗出，脉洪大而烦渴不解者，表里有热，不可更与桂枝汤，可与白虎人参汤，生津止渴，和表散热。钱云：此因大汗出后，遂致胃中津液耗竭，阳邪乘虚入里，至大烦渴而不解。上篇之大汗出脉浮而微热消渴者，及中篇之发汗后脉浮数烦渴之证，皆以误汗亡阳，下焦无火，膀胱之气化不行，失其蒸腾之用，故气液不得上升而渴也。然脉浮，则其邪仍在太阳，故以五苓散主之。今大烦渴，而脉见洪大，则邪不在太阳，而已传入阳明矣。即阳明篇，所谓阳明脉大者是也。故以白虎汤，解胃中之烦热，加人参，以补其大汗之虚，救其津液之枯渴也。

铁樵按：白虎汤或人参白虎，皆须大热而渴，烦躁汗出，脉洪大或滑者，方可用。若太阳病误用此方，则胸闷泛恶干呕，面青肢冷，有如干霍乱。今之病家与医生，皆喜凉畏热，岂知用之不当，其祸惟均，附桂膏黄，杀人则一。吾所以言此，惧读者学有中时毒者，习医未成，反自误误人也。

白虎加人参汤方：知母六两，石膏一斤碎棉里，甘草二两炙，粳米六合，人参三两。右五味，以水一斗，煮米熟汤成去渣，温服一升，日三服《外台秘要》，作右五味切，以水一斗二升，煮米熟，去米内诸药，煮取六升，去渣，温服一升，日三。成本云：于白虎汤内加人参三两，余依白虎汤法。丹云，《外台》所载，当是仲景旧法。

《活人辨疑》化斑汤，治赤斑口燥烦渴中喝即本方。《保命集》人参石膏汤，治膈消，上焦烦渴，不欲多食，于本方去粳米。东垣加黄芩、杏仁。徐同知方，人参白虎汤，治伏暑发渴，呕吐身热，脉虚自汗，如伏暑作寒热未解，宜本方和五苓散同煎服。《疹科纂要》人参白虎汤，治麻疹化斑发疹止渴如神，于本方去粳米，加桔梗、竹叶。《医史》云：吕沧洲治赵氏子，病伤寒十余日，身热而人静，两手脉尽伏，俚医以为死也，弗与药。翁诊之，三部举按皆无，其舌胎滑，而两颧赤如火，语言不乱，因告之曰，此子必大发赤斑，周身如锦纹。夫脉，血之波润也。今血为邪热所搏，淖而为斑，外见于皮肤，呼吸之气，无形可依，犹沟隧之无水，虽有风不能成波澜，斑消则脉出矣。及揭其衾，而赤斑斓然，即用白虎人参汤，化其斑，脉乃复常，继投承气下之愈。发斑无脉，长沙所未论，翁盖以意消息耳。

铁樵按：此医案不甚中肯，因其议论全属臆说，与事实不合，可备一说，不可据为定法。斑为痧疹外之一种，伤寒温病，往往有此一种传变。自来传说，谓是血分中郁热，其说可信，因用犀角、地黄，往往取效。犀角、地黄，血分药也。然有发有不发，大多数是伤寒温病之后起证，亦有开始即斓如锦纹者，谓为误药之坏病，未为确论。然伤寒温病治之得法，传变见发斑者，千不得一，究不能明何故有斑，西医籍亦谓病源不明了。然实无有脉伏不可见者，不佞治吴甄士女公子之病，口不能言，耳不能闻者七日夜，两手无脉，以大承气下之，隔一日再下之，然后有脉。然则所以无脉胃气窒耳，何得妄谓血之波澜，因斑未出，故脉不见邪？

太阳病发热恶寒，热多寒少，脉微弱者，此无阳也，不可发汗，宜桂枝二越婢一汤。《千金翼》"者"作"里"，《玉函》"发汗"上有"复"字。

柯云：本论无越婢证，亦无越婢方，不知何所取义，窃谓其二字必误也。此热多是指发热，不是内热，无阳是阳已虚，而阴不虚，不烦不躁，何得妄用石膏。观麻黄桂枝合半，桂枝二麻黄一，二方皆当汗之证，此言不可发汗，何得妄用麻黄。凡读古人书，须传信阙疑，不可文饰，况为性命所关者乎？且此等脉证最多，无阳不可发汗，便是仲景法旨。柴胡桂枝汤，乃是仲景佳方，若不头项强痛，并不须合桂枝矣。读书无目，至于病人无命，愚故表而出之。舒云：热多寒四字少，是条中关键，必其人平素热盛津衰，故方中用石膏，以保其津液也。但无阳二字有误，如果无阳，则必寒多热少，当用附子。石膏又在所禁矣。丹云：无阳，方氏亦尝疑之，然犹释为疾在阴而无在阳之义。张志聪、张锡驹从其说为解，喻氏周氏张璐，则曰无津液之谓，《金鉴》亦云，无太阳表脉，皆强解也。程云正阳虚，钱云命门真阳之虚。果然，则安有用石膏之理乎？其他魏氏汪氏辈，皆属附会，只成氏于此一条，不下注解，盖有所见也。至于柯氏断然阙疑，可谓卓越之识矣。

铁樵按：此条经文实不误，诸家自不懂耳。东国喜多村直宽氏解释最妙。今录其全文如下。

喜云：此亦中风证，经曰失汗，以致邪郁。更正者与前桂麻各半汤及桂二麻一汤互意，而麻一汤省寒热字，但言如疟状。此段言寒热而省如疟状字，其人不呕，清便自可，亦此条所同。且前段言日再发者，则其邪稍轻，此节不言发几次，则其热为重，于是设此汤以发越郁阳，殆犹麻黄之有大青龙也。其脉微弱者，不可发汗两语，盖是示此方不可轻用之意。与各半汤之脉微而恶寒，大青龙之脉微弱同例，乃系倒笔法。无阳与亡阳同，只是阳虚之谓。成氏云，无阳者，亡津液也，但本文甚约，故不易察，诸注扭捏，总说不去矣。又云：婢与脾，古字通用。《外台秘要》越婢汤一云起脾汤。《玉函经》方后煎法，二婢字均作脾，可证。成氏曰，发越脾气，通行津液，乃此义也。此方较之桂麻各半汤，及桂二麻一汤，其力尤峻。盖石膏与麻黄同用，则有走表驱热，以发越郁阳之功也。

喜氏此说，可谓圆满。宜桂枝二越婢一汤句，自当在热多寒少句下，与桂枝二麻黄一条同一倒装文法。又寒热字，皆与阴阳字互用，读者不可死煞句下。此处热多寒少四字，实与阳多阴少无异，亦与热多阴少无异。发热恶寒，是太阳病；热多阴少，却是阳明病。惟其发热恶寒，故当用麻黄；惟其热多阴少，故当用石膏。脉微弱者，此无阳也。无阳释作亡阳，亦误。须知阴阳二字，往往交互言之。无阳即是无阴，脉微弱者，禁汗。所以禁汗，惟恐阴液不能作汗，强汗之必变，故云不可发汗。既不可发汗，自不宜桂枝二越婢一汤。发热，恶寒，自当发汗，阳多阴少，自当兼顾救阴。发汗用麻桂，救阴用石膏，自是宜桂枝二越婢一汤，故知末句宜在寒多热少之下。《伤寒论》为中医学根本，但就此节而论，诸家注释均误。东医当日以丹波元简为弁冕，亦复不能解此。喜多村自是不凡，惜乎薛居州只此一人，然则东国中医渐归淘汰，我国中医黯然无色，正非无因，吾侪及今努力，不难在迈越古人，却难在兴废继绝、此吾所以欲结大团体以学术进行为目的而终，不顾以一知半解，自秘惜也。

桂枝二越婢一汤方：桂枝去皮，芍药、麻黄、甘草炙各十八铢，大枣四枚劈，生姜一两二铢切，石膏二十四铢碎绵里。右七味，以水五升，煮麻黄一二沸，去上沫，内诸药，煮取二升，去渣，温服一升。本云当裁为越婢汤桂枝汤，入合之饮一升，今合为一方，桂枝汤二分，越婢汤一分。原注臣亿等谨案，桂枝汤方，桂枝芍药生姜各三两，甘草二两，大枣十二枚；越婢汤方，麻黄二两，生姜三两，甘草二两，石膏半斤，大枣十五枚。今以算法约之，桂枝汤取四分之一，即得桂枝，芍药，生姜各十八铢，甘草十二铢，大枣三枚；越婢汤取八分之一，即得麻黄十八铢，生姜九铢，甘草六铢，石膏二十四铢，大枣一枚。八分之七弃之。二汤所取合方，即共得桂枝、芍药、甘草、麻黄各十八铢，生姜一两三铢，石膏二十四铢，大枣四枚合方。旧云桂枝三，今取四分之一，即当云桂枝二也。越婢汤方，见仲景杂方中。《外台秘要》一云起脾汤。

柯云：此大青龙无桂枝杏仁，与麻杏石甘汤，同为凉解表里之剂。不用杏仁之苦，而用姜枣之辛甘，可以治太阳阳明合病,热多寒少而无汗者。犹白虎汤证,背微恶寒之类,而不可以治脉弱无阳之证也。

服桂枝汤或下之仍头项强痛,翕翕发热无汗,心下满微痛,小便不利者,桂枝去桂加茯苓白术汤主之。《脉经》《千金翼》无或字仍字。《玉函》满下有而字。《脉经》无白字。

成云:头项强痛,翕翕发热,虽经汗下,为邪气仍在表也。心下满微痛,小便利者,则欲成结胸。今外证未罢,无汗,小便不利,则心下满微痛为停饮也。与桂枝汤以解外,加茯苓白术,利小便行留饮也。钱云:头项强痛,中风伤寒,均有之证也。翕翕发热,是热在皮毛,中风证也。无汗,则又伤寒之本证矣。就此诸证,为风寒兼有无疑矣。而但服桂枝汤,是治风而未治寒也。故仍头项强痛,翕翕发热,无汗而不解也。又或误下之,所以有心下满微痛之证,乃下后邪气陷入,而欲结也。小便不利,太阳之热邪,内犯膀胱,气化不行也。治之以桂枝去桂加茯苓白术汤,未详其义,恐是后人传写之误,亦未可知也。即或用之,恐亦未必能效也。仲景立法,岂方不对证,而能为后世训乎?余窃疑之,大约是历年久远,后人舛误所致,非仲景本来所系原方。近代名家,悉遵成氏之训,俱强解以合其说,谓用之而诸证悉愈,吾不信也。丹云:成注不及去桂之义,但云桂枝汤以解外,则成所注本,无去桂二字乎?若不去桂,而用此方于此证,或有效验。王肯堂以降,多谓是水饮所致,然无的据。金鉴则依桂枝去芍药之例,谓去芍药之误,其说亦难从矣。喜云:此条为汗下后,表不解,而里有水者,立治法也。服桂枝汤或下之,均失其治矣。而仍头痛项强,翕翕发热,则为邪气仍在表也。无汗,成氏以为水饮不行,津液内渗之所致,是也。心下满微痛,小便不利者,皆停饮之证。盖宿饮为邪所动,而令然也。故予桂枝汤以驱表邪,加茯苓、术以行水饮也。案此证与五苓散证近似,然无烦渴,即里无热之证。况头项强痛,翕翕发热,则里水轻而表证重,故予此汤以专解表邪为主,兼利水也。

铁樵按:此条可疑之点颇多。第一,是去桂二字。此二字不妥当,有数点。(甲)桂枝既去,药不对证必不效。诚如钱氏所云。(乙)桂枝汤以桂枝为主,今云去桂不词实甚,且无类似之文,可为佐证。全部《伤寒论》,有麻黄汤去麻黄,附子汤去附子,芍药甘草汤去芍药、甘草者乎?第二,是无汗二字。此二字之可疑亦有数点。(甲)经文第十八条云:桂枝本为解肌,若其人脉浮紧,发热汗不出者,不可与之。治伤寒论者,目此为桂枝禁据此。是去桂两字既误,则无汗两字亦误。(乙)自实验言之,凡无汗溲必长,凡溲少者汗必多。盖躯体内之液汁,苟未至于大病,常能保其平均,故汗出多者口必渴,口不渴者汗则少,今病在太阳,不为深也。下之纵误,表证仍在,亦未为大坏,何得体工起非常之变化,既无汗而又溲难乎?(丙)伤寒之例,文字彼此交互而见意,往往举证可以知治者,则省其方;举方可以知证者,则省其证。例如第二十七条之形似疟,实省去发热恶寒字,第二十九条又只言发热恶寒,省去形似疟字,是其例也。今去翕翕发热,是即第十三条之翕翕发热,虽仅举翕翕发热四字,其实省去阳浮热自发,阴弱汗自出,啬啬恶寒,淅淅恶风,四句。否则仅举发热两字已足,不必翕翕也。准前二十二、二十三条,则心下满当去芍不当去桂,无汗当加麻黄如桂二麻一例。

桂枝去桂加茯苓白术汤方本云:桂枝去桂,方中无桂枝。桂枝三两,芍药三两,甘草二两炙,生姜三两,大枣十二枚,白术三两,茯苓三两。右六味以水八升,煮取三升,去渣,温服一升,小便利则愈。本云桂枝汤,今去桂枝加茯苓白术。《玉函》,"六味"下有"㕮咀"字,"八升"作"七升","云"作"方"。成本,不载本方。《伤寒类方》云:凡方中有加减法,皆佐使之药,若去其君药,则另立方名。今去桂枝而仍以桂枝为名,所不可解也。《伤寒疏义》云:术分赤白,昉见陶弘景《本草经集注》。所谓赤术,即苍术也。盖仲景之时,未曾有苍白之分。《素问·病能论》云,泽泻、术各十分;《本草经》亦只称术,不分苍白;此后人所加,明矣。又苏颂云:古方云术者,皆白术也。

伤寒脉浮，自汗出，小便数，心烦，微恶寒，脚挛急，反与桂枝，欲攻其表此误也。得之便厥，咽中干，烦躁吐逆者，作甘草干姜汤与之，以复其阳。若厥愈足温者，更作芍药甘草汤与之，其脚即伸。若胃气不和谵语者，少与调胃承气汤。若重发汗，复加烧针者，四逆汤主之。《脉经》"心烦"作"颇复"。成本，"桂枝"下有"汤"字。《玉函》"脚"上有"两"字。《脉经》无"调胃"字。

成云：脉浮自汗出，小便数而恶寒者，阳气不足也。心烦脚挛急者，阴气不足也。阴阳血气俱虚，则不可发汗，若与桂枝汤攻表则又损阳气，故为误也。得之便厥，咽中干，烦躁吐逆者，先作甘草干姜汤，复其阳气。得厥愈足温，乃与芍药甘草汤，益其阴血，则脚胫得伸。阴阳虽复，其有胃燥谵语，少与调胃承气汤微溏，以和其胃。重发汗为亡阳，加烧针则损阴。《内经》曰：营气微者，加烧针则血不流行。重发汗复烧针，是阴阳之气大虚，四逆汤以复阴阳之气。鉴云：是当与桂枝增桂加附子汤，以温经止汗，今反与桂枝汤攻发其表，此大误也。汪云：脉浮自汗出，小便数者，阳虚气不收摄也。心烦者，真阳虚脱其气浮游而上走也。咽中干烦躁者，误汗损阳，津液耗竭，阳虚烦躁，作假热之象也。吐逆者，阴寒气盛而拒膈也。喜云：此揭中风证，血气俱乏者之证，治伤寒脉浮自汗出微恶寒者，为在表，乃桂枝汤证也。然小便数而少，心烦闷，脚挛急，则不啻表疏阳津素歉。《经》曰：伤寒二三日，心中悸而烦，与此同情，则是建中新加之属所主也。而反与桂枝本汤，欲攻其表，非误而何？得之便厥者，厥为亡阳，不能与阴相顺接，咽中干为津液寡，烦躁吐逆为寒格于上也。于是作甘草干姜汤，散寒温里，以回其阳，阳回则厥自愈足自伸。更有其脚未伸者，重与芍药甘草汤，以滋阴养血，舒其筋而缓其拘急，胫乃得伸矣。若得其脚伸后，或谵语者，由自汗小便数，胃家先自津液干少，又服干姜性燥之药，以致阳明内结谵语，然非邪实大满之比。故但用调胃承气以调之，仍少少与之，则胃中和润，而内结自解，乃干姜之燥热，固足以长阳气，而不足为患矣。盖阳气内有所主，则虽胃燥谵语，不过仅润滑之耳。若夫正气之脱，虽和扁复生，无所下手，仲景宁惧正气之虚，不嫌干姜之燥也。若前此重发汗，或加烧针，却取其汗，以致亡阳证具，则又非甘草干姜所能治，故当于四逆汤急救其阳也。柯氏云：两若字，有不必然意。

8 《伤寒论辑义按》卷二　辨太阳病脉证并治中

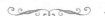

小柴胡汤，治挟岚嶂溪源蒸毒之气自岭以南，地毒苦炎燥湿不常人多患此状，血乘上焦，病欲来时，令人迷困甚则发躁狂妄亦有哑不能言者，皆由败毒瘀心，毒涎聚于脾所致，于此药中，加大黄枳壳各五钱，《伤寒蕴要》，近代名医加减法，若胸膈痞满不宽或胸中痛或胁下痞满或胁下痛，去人参，加枳壳、桔梗各二钱，名柴胡枳壳汤，若胸中痞满，按之痛者，去人参，加瓜蒌仁三钱，枳壳、桔梗各二钱五分，名柴胡陷胸汤，若脉弱虚发热，口渴不饮水者，人参倍用，加麦门冬一钱五分，五味子十五个，名参胡清热饮，又名清热生脉汤，若脉弦虚发热或两尺且浮无力，此必有先因房事，或曾梦遗走精，或病还不固者，宜加知母黄柏各二钱，牡蛎粉一钱，名滋阴清热饮，如有咳嗽者，更加五味子十个，若脉弦虚，发热口干，或大便不实，胃弱不食者，加白术、白茯苓、白芍药各一钱五分，名参胡三白汤。若发热烦渴，脉弦而数，小便不利，大便泄利者，加四苓散用之，名柴苓汤，内热多者，此名协热而利，加炒黄连一钱五分，白芍药一钱五

分,腹痛倍用,若腹疼恶寒者去黄芩,加炒白芍药二钱,桂一钱,名柴胡建中汤,若自汗恶风,腹痛发热者,亦主之。若心下痞满,发热者,加枳实二钱,黄连一钱五分。若血虚发热,至夜尤甚者,加当归身川芎白芍各一钱五分,生地黄一钱,若口燥舌干,津液不足者,去半夏,加栝蒌根一钱五分,麦门冬一钱五分,五味子十五个。若内热甚者,错语心烦,不得眠者,加黄连、黄柏、栀仁各一钱,名柴胡解毒汤,若脉弦长,少阳与阳明合病而热者,加葛根三钱,白芍药二钱,名柴葛解肌汤,若脉洪数无外症,恶热内热甚,烦渴饮水者,合白虎汤主之,名参胡石膏汤。《医方考》:疟发时,一身尽痛,手足沉重,寒多热少,脉濡者,名曰湿疟,柴平汤主之,本方合平胃散。《内台方议》曰:如发热小便不利者,和五苓散,呕恶者,加橘红,胸中痞结者,加枳实,咳逆而发热者,加丁香、柿蒂,呕吐者,加竹茹,医经会解曰,胁下痞闷,去枣,加牡蛎、枳实,名小柴胡加枳实汤,鼻衄加生地茅花。痰盛喘,加桑白皮乌梅,口干舌燥,去半夏,加天花粉、贝母,自汗恶热,谵语烦渴,去半夏,合白虎汤正方,血虚夜发热,有小柴胡一二证,加当归、芍药、麦门冬、熟地,坏症加鳖甲,本草权度曰,玉茎挺长,亦湿热,小柴胡汤加连有块,加青皮,外用丝瓜汁,调五倍子敷。血弱气尽,腠理开,邪气因入与正气相搏,结于胁下,正邪分争,往来寒热,休作有时,嘿嘿不欲饮食,藏府相连,其痛必下,邪高痛下,故使呕也。小柴胡汤主之,原注,一云,藏府相连,其病必下,胁膈中痛,《玉函》饮食作食饮,《千金翼》同,结作在,使下有其字。成云:人之气血,随时盛衰,当月郭空之时,则为血弱气尽,腠理开疏之时也。邪气乘虚,伤人则深。针经曰,月郭空则海水东盛人血气虚,卫气去,形独居,肌肉减,皮肤缓,腠理开毛发残,瞧理薄,垢落,当是时遇贼风,则其入深者是矣。邪因正虚,自表之里,而结于胁下,与正分争,作往来寒热,默默不欲饮食,下谓自外之内,经络与藏府相连,气随经,必传于里,故曰其痛下,痛一作病,邪在上焦为邪高,邪渐传里为痛下,里气与邪气相迫,逆而上行,故使呕也。与小柴胡汤,以解半表半里之邪,王云:血弱气尽,至结于胁下,是释胸胁苦满句,正邪分争三句,是释往来寒热句,倒装法也。默默不欲饮食,兼上文满痛而言,藏府相连四句,释心烦喜呕也。柯云:此仲景自注柴胡证,首五句,释胸胁苦满之因,正邪三句,释往来寒热之义,此下多有阙文,故文理不连属也。丹云:方氏、喻氏、程氏、张氏、魏氏、钱氏及《金鉴》,皆以为申明热入血室之由,似于经旨不相叶,不敢从也。

铁樵按:邪高痛下句,观上下文文理,似乎不误,然于病证不合。寒热往来之柴胡证乃习见者,邪高痛下则未曾见过,如云少阳证之胁下痛便是痛下,然若何见得是邪高,且何故邪高痛下,便使呕。如云当作病下则使呕字有着落而下字可活讲。作下行之下解,高字总不能活讲,谓不得作上升解。窃疑此处并无阙文,如有阙文,其句法不能如是之文从字顺。其不可解处,或者有待于口授,亦未可知。兹以《灵枢》经络篇所言,合之实验之病证,以鄙意释之如下,是否如此,不敢武断,待后贤之论定可也。肝为腺体专制胆汁,此生理学家之言,故《灵素商兑》据西说以以驳《内经》,其实《内经》所言者完全与生理学解剖学无干。因《内经》所根据者为四时,为生理之形能,以春时之生气,为肝德,以由忧郁而得之,痛苦为肝病。其所以以忧郁归之肝者,因忧郁之人,春时无愉快之感觉,反多痛苦之感觉,《内经》因其逆生气,故名此种病为肝病。所谓此种病者,究何种病乎? 曰善怒多疑,体痛呕逆,甚则手战瘛疭,凡有此种种病者,夏、秋、冬三时均尚可忍,至春季无有不剧发者,故曰逆春气,因其逆春气,故名之曰肝病。此种种者,自西医学言之,乃神经病也。多疑善怒为神经过敏,痛为神经痛,瘛疭为神经纤维痉挛也。而《内经》之言肝,则曰在体为筋,在志为怒,在变动,动为握,岂不甚显明哉。夫脑为一身之主宰,岂有医学而不言此,自后人不知《内经》所谓肝即是神经,因疑《内经》不言脑非难中医者,见《内经》以脑髓与骨脉胆女子胞相提并论,遂以为《内经》言脑者,不过尔尔。不知《内经》学说根本不同,不得据表面肤浅文义,定其优劣。故《灵素商兑》自以为所言极真确,不自知其立说之全非也。惟其所言肝病,即是神经,故肝胃恒相连,感觉神经病，则胃神经亦起变化，于是多郁者，无不呕饮食，不能消化，而脘中作痛。西人以此种为胃病，而中国医籍则以为肝病，西籍胃病列诸消化系。而推究其病源，则由于用脑过度，神经衰弱，则与《内经》《灵枢》不谋而合矣。试更证诸事实鄙人前在商务印书馆编译所十年，馆中同仁什九皆患胃病者，生活程度高，入不敷出，为制造此病之真因，然则所谓用脑过度者，忧郁而已，岂不更显，然明白，足以证明《内经》之言，肝即言神经乎？伤寒之少阳证，即灵枢之足少阳经，《灵枢》云：足少阳之脉……贯膈络肝属胆，循胁里出气街……是动则病口苦善太息，心胁痛……并皆与伤寒论所言相合，胆为肝之府，少阳病为胆之经气，病然则，此云藏府相连，府、当是指胆藏、当是指肝少阳之经气络，肝属胆是藏府相连也。少阳之经病，口苦善太息，善太息则病在胸中，所谓邪高也。少阳之经循胁里，少阳病则心胁痛，所谓痛下也。肝胆皆主消化，此与西说胆汁主消化不同，春时精神愉快，食量加增，若多忧郁，春时则发病，反不能食，内经以肝为甲木，胆为乙木，皆属春，是仍说神经邪高痛下，肝胆皆病，胃气无有不上逆者，逆则作呕，故云邪高痛下，故使呕也。而曰小柴胡主之，然则柴胡疏肝胆者也。大抵慢性之肝病，以疏肝为主，逍遥丸之柴胡是也。急性之伤寒，少阳证，以和解为主，大小柴胡汤之柴胡是也。小柴胡之参，所以和胃，大柴胡之枳实，所以去枳，是以肝胆为正病，胃为副病也。不曰厥阴而曰少阳者，《灵枢》凡言藏之经气，则主本藏患病，凡言府之经气，则主荣卫津液为病，是可知古人以慢性之肝病属之藏，以急性之少阳病属之府也。伤寒传至三阴则由府入藏矣，故厥阴是病之深者，少阳是病之浅者。

服柴胡汤已，渴者，属阳明，以法治之。《千金翼》已作而，《玉函》，属上有此字，成本，明下有也字。

方云：已、毕也，渴亦柴胡或为之一，证然非津液不足，水饮停逆则不渴，或为之渴寒热往来之暂渴也令服柴胡汤已毕而渴，则非暂渴，其为热已入胃亡津液而渴可知，故曰属阳明也。钱云：但言以法治之，而不言法者，盖法无定法也。假令无形之热邪在胃，烁其津液，则有白虎汤之法以解之若津竭胃虚，则又有白虎加人参之法以救之，若有形之实邪，则有小承气及调胃承气和胃之法，若大实满而潮热、谵语、大便硬者，则有大承气攻下之法，若胃气已实身热为除者则有大柴胡两解之法，若此之类，当随时应变，因证便宜耳，郑云：少阳、阳明之病机，在呕渴中分，渴则转属阳明，呕则仍在少阳，如呕多，虽有阳明证，不可攻之，因病未离少阳也。服柴胡汤渴当止，若服柴胡汤已加渴者，是热入胃府，耗津消水，此属阳明胃病也。

铁樵按：渴者，属阳明以法治之，谓其法在阳明篇中，钱注似太支蔓，郑注颇好，然有一义为自来治伤寒论者，所不注意，而其关系绝大者，一知半解，不欲自秘，令为吾诸同学详析言之。

自来治《伤寒论》者，皆以为病在太阳其病浅，病在少阳则稍深，病在阳明则更深。病在太阳易治，病在少阳犹之易治，病在阳明则难治。此为普通一般治中医者共有之心理，即《内经》亦言皮毛为浅，藏府为深，浅者易已，深者难治。然而独此一条《伤寒论》却为例外，读者以为仲圣之意，饮柴胡汤，已渴者属阳明，为由浅入深，为增剧乎？鄙意以为是不然矣。余于脉学讲义，曾言阳明者，太阳之已化燥者也，正可与此条互证。太阳化燥固是阳明，然化燥者不拘于太阳一经。故少阳化燥亦属阳明，陆九芝《世补斋医书》中有阳明病释一篇，屡言阳明无死证，谓阳明经证清之可愈，阳明府证攻之可愈，此其说证之学理而可通，验之事实而征信。九芝亦颇自负，以为阳明无死证是渠一生心得，方之往哲，可以当仁不让者也。然余则以为阳明信无死证，但医者之本领，不在能治阳明之病，而在能使有死证之太阳、少阳病得入此无死证之阳明一经。盖阳明既无死证，便是安稳无险之境，医之治病能置之安全无险之境，能事毕矣。是故《伤寒论》一百十三方，约之仅得七法，曰汗、吐、下、温、清、和、补。而七法更约之才得两法，其一使其经不传，其二使其病传入阳明。问太阳证何故用麻桂青龙，曰所以使其经不传也。问少阴证何故用附子,曰使有阴无阳之险证,得辛温而化燥,还成可下之证,遂能起死回生,所以使其病传入阳明也。以此为例,则知本条之饮柴胡汤而渴者属阳明,为病退,非病进也。热病中以湿温病为最难治,何以难治?即因其病夹湿,湿不化,其热有所凭借,则不易解。温之不可,汗之不应,清之不受,下之吐之无其证据。既不能药之即愈,且其见证开始即在阳明,但恶热不恶寒,口渴舌绛汗出,皆所谓阳明见证。特夹湿在内,证虽阳明却舌润不燥。阳明之所以无死证者,即在一清一下,已题无剩义。今湿阻于中,舌既润,清之则胸脘痞闷,热不解如故。既不见府证,更无可下之理。此两法既不适用,所谓阳明无险,一语乃根本动摇矣。即余所谓阳明者,太阳之已化燥者也。及本条饮柴胡汤,已渴者,属阳明湿温一证,独为例外矣。河间知其然,故用茅术以燥之,其苍术白虎汤下,自注云茅术一味,最当注意。吴又可知其然,故用槟榔立清燥诸方而为之说,曰邪在募原,非此不得到胃。温邪到胃之后,舌苔则黄,黄然后可以攻下。河间与又可学说虽不同,用药虽不同,而意思则同。方法则同苍术、槟榔,无非使病之在例外者,以药力迫之,使之入正轨。而已质言之,即病之不肯化燥者,使之化燥,成为可清可下之证而已。必明乎此然后可以明白此节渴者属阳明,以法治之语气轻重之分,际与仲圣命意之所在。而湿温之治法,与刘河间、吴又可、陆九芝、三人之学说,皆可以不烦言,而了然明白。夫热病,虽千变万化,不外《内经》阴胜则寒,阳盛则热,阳虚则寒,阴虚则热数语,参看《脉学讲义》。此数语,一步深,一步阴胜则寒是麻桂证;阳胜则热是白虎证,阳虚则寒是附子证,阴虚则热是死证,此专指急性者而言,《内经》本意该慢性言。第三、第四步之危险,全因第一、第二步治不得法,若一、二步治之得法,决无第三四步之危险。乃今之时医动辄以养阴为口实,岂知病在三阳时,以能使化燥为贵乎?阴胜而寒当使化燥,阳虚而寒仍贵在能使化燥,乃于阴分未虚之时开口,即言养阴动笔,即用石斛是有意与病为难,努力杜其化燥之路,仲圣所最认为难治者是太阳,河间又可所最得意者为茅术、槟榔,九芝所最欢迎者是阳明经府,而时医所最擅长者石斛,人类巧拙之差于此为极矣。近人奉叶天士为医圣,为其治温热初病时,即能用石斛以保津液,而仲圣之治伤寒绝不虑及劫津,刘守真吴又可皆不及天士,将仲景亦不及天士耶。

得病六七日,脉迟浮弱,恶风寒,手足温,医二三下之,不能食而胁下满痛,面目及身黄,颈项强,小便黄者,与柴胡汤,后必下重,本渴饮水而呕者,柴胡不中与也,食谷者哕。《玉函》《脉经》上而字,作其人;小便黄,作小便难。《千金翼》、成本,亦作难,成本,本渴句,作本渴而饮水呕者,《玉函》,不中之间,有复字,喻氏、魏氏、张氏、周氏本,并缺此条。

柯云:浮弱为桂枝脉,恶风寒为桂枝证,然手足温而身不热,脉迟为寒,为无阳,为在藏,是表里虚寒也法当温中散寒,而反二三下之,胃阳丧亡,不能食矣。食谷则哕,饮水则呕,虚阳外走,故一身面目悉黄,肺气不化,故小便难而渴,营血不足,故颈项强,少阳之枢机无主,故胁下满痛,此太阳中风之坏病,非柴胡症矣,与柴胡汤后必下利者,虽有参甘,不禁柴芩之苦寒也。程云:后必下重者,脾孤而五液注下,液欲下而已无液可下,则虚虚之祸,因里寒而益甚耳,遇此之症,无论无里热证即有里热证,亦属假热,柴胡汤不中与也。钱云:后,谓大便也。下重者,非下体沉重即大便后重也。若再误犯谷气,则必哕,而不治矣。哕者,即呃逆也。《素问·宝命全形论》云,病深者其声哕,仲景阳明中风,即有加哕不治之语,方氏疑末后尚有脱落,不知仲景以不治之证作结,彼竟茫然不知何哉,尚论并弃而不载,又不知何意,前辈用心,终莫知其意指也。锡云:柴胡汤之害非小,今人不明是理,辄以小柴胡为和解之剂,不问表里之虚实,而乱投之,且去人参,只用柴、芩等辈,杀人更猛,学者能三复斯言,实苍生之幸也。知云:后言柴胡证但见一证便是,此更言胁下满痛,亦有不宜柴胡者,以为戒也。

铁樵按:本节各注家虽无怀疑意,然文字不顺,医理不可通,即各家注释,亦多可商鄙人所得者,未知是否,仅据理一为探讨,庶几后之学者,亦可免盲从之害也。曰脉迟浮弱,恶风寒,诚如柯氏言,为桂枝脉桂枝证,仅言脉迟浮弱,不定是不发热,但与下条对勘,则知此条是不发热,不发热,但手足热,是虚也。其先当发热,故医二三下之,是身热在下之之前,手温在下之之后,假使本不发热,固无取乎下,假使非误下,则不至见虚象,是本桂枝证而误下为甚确,误下至于二三,宜乎不能食,胁下满痛,是胁下满痛,由误下而来,若云少阳之枢机无主,却不敢苟同,凡无病者,胃气必下降,前文屡言之,不当下而下之,胃气则上逆,亦反应也。胃气上逆,药力持之,因而作痛,胁下虽少阳部位,亦胃之虚里,误下,而痛盖胃痛也。何以知是胃,观本文自明,惟其胃伤,故不能食,亦惟其胃,伤故食谷者,哕本渴饮水,而呕是水逆,乃胃燥停饮之,故曰柴胡不中与者,明非少阳事也。此下紧接一条,亦云,颈项强,手足温,胁下满,却云小柴胡主之,同证异治,衔接而列,令读者比较而自明,此自有深意,盖邪传少阳,但见一证即是,小柴胡果是少阳枢机无主,而又柴胡不中与,则与下条相背矣。至于张锡驹谆谆以柴胡之害为戒,却未能言其所以然之理,亦殊不足为训既于本条意义未能洞明,所言何能中肯,投者固属乱投,戒者亦属乱戒,等是盲人瞎马而已,至钱氏云食谷者哕一句,是仲景以不治之证作结,亦未为允治,误下诚有可致呃逆之理,然何以云食谷,可知既云食谷者哕,不食谷则否,与寻常呃逆不同矣。言哕,何以言食谷,既未能明了,而日以不治之证作结,其说岂得为圆满。

本节之症结在面目及身黄,不懂何以发黄便全节皆不可解。后文一百十八节两阳相熏灼则黄,一百三十三节蓄血则黄,一百四十二节头汗溲难则黄,一百六十二节汗下烧针胸烦而黄,二百零九二百十节阳明病无汗,小便不利被火,额上微汗小便不利,皆必发黄。综以上各条观之,发黄有两种:甲因误治而黄,乙不因误治而黄。甲种更有两种,其一误下,其二误用烧针火。乙种亦分两种,其一蓄血,其二无汗。本节及一百十八节百四二节百六二节,皆属甲种误治发黄,本节则属甲种之第一种误下证,毕竟误下,何故发黄,此则一重要问题也。余之研究如下:肝为腺体,肝细胞之职,制造胆汁,输胆管,由肝藏通至十二指肠,胆汁至此,与膵液相合为消化食物,凡发黄除阴黄证,有腺体关系外,皆胆汁混入血中之故,此西说之大略也。观《伤寒论》一百十八节可以悟所以发黄之故。仲景曰:太阳中风,以火劫发汗,邪风被火逆血气流溢,失其常度,两阳相熏灼,其身盛黄,阳盛则欲衄,阴虚则小便难,阴阳俱虚竭,身体则枯燥,但头汗出,齐颈而还,腹满微喘,口干咽烂(下略)。邪风被火逆,何以血气流溢失其常度,曰:此亦反射作用也。阳盛则欲衄,血聚于上,以为救济,故充血而欲衄也。此与被灼而肤红同一个理,阴虚则小便难留液,以救济阴虚也,阴阳俱虚竭,身体则枯燥,液体枯竭不胜盛阳,燔灼无物,可为救济也。《灵枢》谓胃主血,所生病,汗从血液中分析而出,故古人谓汗出者,胃气热而蒸发水液之故。汗出亦所以救济燔灼,但头汗出者,阳盛亲上,阳明受火灼,有此种自然变化,所谓失其常度也。液体既不敷救济,胆汁乃入血中,以为补偿,盖有急不暇择光景,失其常度四字,乃非常真确,胆汁入血,此所以发黄也。凡发黄皆一个理,无非是液体起救济作用,蓄血与无汗两种,可谓自家中毒;被火劫者,其病偏于阳明,被下者,则恒兼少阳,所以然之故,肝胆之气,皆喜疏达不受压抑,不当下而下之,首当其冲者,必为少阳之经气。少阳之经,因被下而上逆则呕,若二三下之,则药力重,少阳与药力相持,遂结于胁下而痛,则小柴胡主治之病也。本条一百零四节极似柴胡证,惟本渴饮水而呕,乃胃燥停饮之候,仲圣恐人误认,特为揭出示人。如此者,柴胡不中与。复恐人莫明其故,特下食谷者哕四字,以明病在胃中,而紧接一百零五节之小柴胡主证,以资比较,何等明显!乃注家仍不明了,作为种种谬说,经旨遂晦,复强作解人,为告诫语,如张锡驹者,能不令人齿冷哉!

伤寒四五日身热恶风,颈项强,胁下满,手足温而渴者,小柴胡汤主之。《脉经》《千金翼》作身体热。

　　钱云：身热恶风项强，皆太阳表证也。胁下满，邪传少阳也，手足温而渴，知其邪未入阴也。以太阳表证言之，似当汗解，然胁下已满，是邪气已入少阳，仲景原云，伤寒中风，有柴胡证，但见一证便是，不必悉具，故虽有太阳未罢之证，汗之则犯禁例，故仍以小柴胡汤主之，但小柴胡汤，当从加减例用之，太阳表证未除，宜去人参加桂枝，胁下满，当加牡蛎，渴则去半夏加栝蒌根为是。志云：陆氏曰，手足温者，即手足热也。乃病人自觉其热，非按而得之也。丹案，《金鉴》引作手足温者，手足不冷也。非病人自觉其温，乃诊者按之而得也。与原本左矣。不然，何以本论既云身热而复云。

　　手足温有谓身发热，而手足温和者，非也。凡灵素中言温者，皆谓热也。非谓不热也。丹云：参前条改之，不身热而手足温者非柴胡证身热而手足温者，乃柴胡证。又云：案方氏喻氏依颈项强之一证为三阳合病，非也。颈项强乃太阳证，而非阳明证详义见于葛根汤，《外台》引仲景《伤寒论》本条亦云，小柴胡汤主之，而其方则柴胡桂枝干姜汤也盖从加减例而改易者，与钱氏之意符矣。

　　铁樵按：本条与前条异者，一在未经误下，二在不饮水而呕，三在身面不黄，四在食谷不哕。四种不同之外，更有一种不同。盖凡云用柴胡者即有往来寒热在内，凡云柴胡不中与者继有起伏之，热亦是潮热。潮热阳明证，往来寒热少阳证也。前列四项，其大辨别亦在此。前条为阳明故柴胡不中与，此条为少阳故小柴胡主之。仅据身热手足温，不身热手足温不足，为用药之标准也。

　　伤寒阳脉涩阴脉弦，法当腹中急痛，先与小建中汤，不差者，小柴胡汤主之。成本，痛下有者字，者小间，有与字，《玉函》，者字作即与。

　　汪云：此条乃少阳病兼挟里虚之证，伤寒脉弦者，弦本少阳之脉，宜与小柴胡汤，兹但阴脉弦，而阳脉则涩，此阴阳以浮沉言，脉浮取之，则涩而不流利，沉取之，亦弦而不和缓，涩主气血虚少，弦又主痛，法当腹中急痛，与建中汤者，以温中补虚，缓其痛，而兼散其邪也。先温补矣。而弦脉不除，痛犹未止者，为不差，此为少阳经有留邪邪，后与小柴胡汤去黄芩，加芍药，以和解之，盖腹中痛，亦柴胡证中之一候也。愚以先补后解，乃仲景神秒之法。锡云：先与小建中便有与柴胡之意，非因小建中不效，而又与小柴胡也。柯云：仲景有一证用两方者，如用麻黄汗解，半日复烦，用桂枝更汗同法，然皆设法御病，非必然也。先麻黄，继桂枝，是从外之内法，先建中，继柴胡是从内之外法。魏云：此条亦即太阳阳明诸篇，里虚先治里之义也。方氏则公然谓小建中为不对，亦可哂矣夫！

　　铁樵按：阳脉涩，阴脉弦，法当腹中急痛，是真绝妙脉学。汪注阴阳以浮沉，言从中，急痛句看出腹中为里，在表之病脉浮，在里之病脉沉故也。证之实验极为精确。涩脉、弦脉均已见《脉学讲义》，涩为气血虚少，即是营不足，其人面色必不华。涩之对为滑，凡见滑脉者，其人面色则华，因是营有余，阳明经病，脉滑而数，其人面赤而亮，则因体温集表，发为壮热，故见赤色也。故吾谓滑脉非病脉，而滑数之脉则病脉。古人言营卫，言阴阳，以卫为阳，以营为阴，脉以滑为有余，涩为不足，滑为阳脉，涩为阴脉，并与此合弦为肝脉，实主神经，肝胆相连。前文言凡急性病属之府，慢性病属之藏，故伤寒，而逆生气者，其为病属少阳，而亦见弦脉者以其亦属神经也。腹中痛，则重心在里，气血皆奔，集于里，神经起救济作用，故见弦脉。惟其气血皆奔，集于里，在表见不足故浮候，脉涩，浮候，涩沉，候弦，知其重心在里，神经已起救济作用，故云法当腹中急痛。懂得此理，已至望气而知地位，孰谓中医治病模糊影响哉？但治医者，苟未见前此拙著各讲义，仅读古人注释，则此二语，恐不易领会耳。

　　小建中汤方：桂枝三两去皮，甘草二两炙，《玉函》、成本作三两，《金匮》亦然，大枣十二枚擘，《千金翼》十一枚，芍药六两，生姜三两切，胶饴一升。上六味以水七升，煮取三升，去渣内饴，更上微火消解，温服一升，日三服呕家不可用建中汤，以甜故也。《玉函》、成本，饴上有胶字。《外台》，作先煮五味，取三升,去渣,内饴更上火微煮,令消解,用,作服。《玉函》《千金翼》,亦作服,无建中汤三字。

成云:脾者土也。应中央,处四藏之中,为中州,治中焦,生育营卫,通行津液。有不调,则营卫失所育,津液失所行,必以此汤温建中藏,是以建中名焉。胶饴味甘温,甘草味甘平脾欲缓,急食甘以缓之,建脾者,必以甘为主,故以胶饴为君,甘草为臣桂味辛热辛散也润也。营卫不足,润而散之,芍药味酸微寒,酸收也。泄也。津液不逮,收而行之,是以桂芍为佐,生姜味辛温,大枣味甘温,胃者卫之源,脾者营之本,《黄帝针经》曰,营出中焦,卫出上焦,是矣,卫为阳,不足者,益之必以辛,营为阴,不足者,补之必以甘,辛甘相合,脾胃健而营卫通,是以姜枣为使,此系明理文。汪云:《内毫方议》曰,桂枝汤中桂枝、芍药等分,以芍药佐桂枝,而治卫气也。建中汤中,芍药多半而桂枝减少以桂枝佐芍药而益其营气也,是以大有不同愚以桂枝汤中,以芍药佐桂枝,则辛相相合,散而助表,建中汤中,以桂枝佐芍药,则酸甘相合,敛而补中,能达此义,斯仲景制方之意,无余蕴矣。柯云:建中汤禁,与酒客不可与桂枝同义。丹云:案小建中,视之大建中,药力和缓,故曰小尔,《金鉴》云,小小建立中气,恐非也。钱氏注及王子接解,同义。《医方集解》曰,昂按此汤芍药,以饴糖为君,故不名桂枝而名建中,今人用小建中者,绝不用饴糖失仲景遗意矣。《伤寒蕴要》曰,胶饴即饴糖也。其色深,如琥珀者佳,又案《外台》载《集验》黄芪汤,即黄芪建中汤方后云,呕者,倍生姜,又《古今录验》黄芪汤,亦即黄芪建中汤方后云,呕即除饴糖,《千金》治虚劳内伤,寒热呕逆吐血方,坚中汤,即本方,加半夏三两。《总病论》曰,旧有微溏或呕者,不用饴糖也,据以上数条,医家亦不可全禁建中汤,案此方,《金匮要略》,治虚劳里急悸衄,腹中痛,梦失精,四肢酸疼,手足烦热,咽干口燥,又治男子黄疸,小便自利。后来方书,增减药味,所用颇博。今以本方治杂病者,兹录其一二。《苏沈良方》曰此药治腹痛如神,然腹痛按之便痛,重按却不甚痛,此止是气痛重按愈痛而坚者,当自有积也。气痛不可下,下之愈甚此虚寒证也。此药偏治腹中虚寒补血,尤止腹痛,若作散,即每五钱七,生姜五片,枣三个,饴一栗大,若疾势甚,须作汤剂,散服恐力不胜病也。本事方后集治肠风痔漏,赤芍药官桂去皮,甘草炙,已上等分,右咬咀每服二钱,生姜二片,白糖一块,水一盏,同煎至七分,去渣,空心服。坊本糖作矾,误。

《证治准绳》治痢不分赤白久新,但腹中大痛者,神效,其脉弦急,或涩浮大,按之空虚,或举按皆无力者,是也。

《赤水玄珠》曰:张二尹近川翁,始以内伤外感,过服发散消导之剂,致胃脘当心而痛,六脉皆弦而弱,此法当补而敛之,也白芍药,酒炒五钱,炙甘草三钱,桂枝一钱半,香附一钱,大枣三枚,饴糖一合,一帖而疗。

《张氏医通》:形寒饮冷,咳嗽,兼腹痛脉弦者,小建中汤加桔梗,以提肺气之陷寒热自汗,加黄芪,又云:按虚劳而至于亡血失精消耗津液,枯槁四出,难为力矣。内经于针药莫制者,调以甘药,《金匮》遵之,而用小建中汤、黄芪建中汤,以急建其中气,俾饮食增而津液旺也。《证治大还》曰:凡膈气病由脾胃不足阳气在下,浊气在上,故痰气壅塞隔上,而饮食难入也,若脉弦,宜建中汤。

伤寒中风,有柴胡证,但见一证便是,不必悉具,《玉函》,作小柴胡,误。

汪云:伤寒中风者,谓或伤寒,或中风,不必拘也。柴胡证者谓邪入少阳,在半表半里之间也。但见一证,谓或口苦,或咽干脉弦,或耳聋无闻,或胁下硬满或呕不能食,往来寒热等,便宜与柴胡汤,故曰:呕而发热者,小柴胡汤主之,不必待其证候全具也。

志云:恐泥或烦或渴或痛或痞或悸或咳之并呈,故于此申明之。

铁樵按:此节文义自明,不烦诠释,然必能明白百零四节,则此节无问题,否则反足增障碍,滋疑惑矣。又证有主从，柴胡证以寒热往来为主，所谓不必悉具者，谓副证，不必悉具非谓主证可以不具。汪注以寒热往来与诸或然证并列，非是。假使并无寒热往来，但见口苦，亦将与小柴胡乎，无是理矣。

凡柴胡汤病证而下之，若柴胡证不罢者，复与柴胡汤，必蒸蒸而振，却复发热汗出而解，《玉函》《千金翼》，无病字，若字，及却复之复，成本，亦无复字。

成云：邪在半表半里之间，为柴胡证即未作里实，医便以药下之，若柴胡证仍在者，虽下之不为逆，可复与柴胡汤，以和解之得汤邪气还表者，外作蒸蒸而热，先经下里虚，邪气欲出，内则振振然也。正气胜阳气生，却复发热汗出而解也。

钱云：蒸蒸者，热气从内达外，如蒸炊之状也邪在半里，不易达表，必得气蒸肤润，振战鼓栗，而后发热，汗出而解也。

柯云：此与下后复用桂枝同局，因其人不虚，故不为坏病。

顾氏《溯源集》曰：翕翕者，热在表也蒸蒸者，热在里也。绎蒸字之义，虽不言有汗，而义在其中矣。

伤寒二三日，心中悸而烦者，小建中汤主之。《外台》，作伤寒一二日。

钱云：心中，心胸之间，非必心藏之中也悸，虚病也。鉴云：伤寒二三日，未经汗下，即心悸而烦，必其人中气素虚，虽有表证，亦不可汗之，盖心悸阳已微，心烦阴已弱，故以小建中汤，先建其中，兼调营卫也。程云：虽悸与烦，皆小柴胡汤中兼见之证，而得之二三日，里证未必便具，小柴胡汤非所与也。

太阳病，过经十余日，反二三下之，后四五日，柴胡证仍在者，先与小柴胡，呕不止，心下急，原注，一云：呕止小安。郁郁微烦者，为未解也。与大柴胡汤，下之则愈，反字，《外台》，作及字。仍，《脉经》《千金翼》，作续。小柴胡下，成本，《玉函》《脉经》《千金翼》《外台》有汤字。《玉函》《脉经》《千金翼》呕不止，心下急，作呕止小安，郁郁上有其人，二字，大柴胡汤之汤，成本脱。

汪云：此条，系太阳病传入少阳，复入于胃之证，太阳病过经十余日，知其时已传入少阳矣。故以二三下之为反也。下之而四五日后，更无他变前，此之柴胡证仍在者，其时继有可下之证，须先与小柴胡汤，以和解半表半里之邪，如和解之而呕止者，表里气和为已解也。若呕不止，兼之心下急，郁郁微烦，心下者，正当胃府之中，急则满闷已极，郁烦为热结于里此为未解也。后与大柴胡汤，以下其里热则愈。林云：呕不止则半表半里证犹在，然心下急，郁郁微烦，必中有燥屎也。非下除之不可，故以大柴胡，兼而行之。丹云：过经，成注各条，其解不同，注本条云，日数过多，累经攻下，注调味承气汤条云，再传经尽谓之过经。注阳明篇，汗出谵语条，云过太阳经无表证，考之原文曰：太阳病过经十余日，又曰伤寒十三日过经谵语者，又曰须下者，过经乃可下之，凡曰过经者，与此条总四条，并言过太阳经无表证，明矣。其他二说，不可从也。柯氏云：经者常也，过经，是过其常度，非经络之经也发于阳者，七日愈，七日以上自愈，以行其经尽故也。七日不愈，是不合阴阳之数，便为过经。此解亦似未允。

铁樵按：大柴胡治寒热往来舌苔黄厚，腹痛矢气拒按者，其效如响。余常用小柴胡去参加麻仁丸，甚效其妙，在表里分疏无下陷之弊。刘河间双解散，即从此脱胎而出，但当心知其意，自能应变无穷，否则读破万卷书，不能治一病耳！苏省时医，多半畏柴胡，又常见四川医生动辄柴胡三钱，皆非中道。用柴胡界说，小柴胡条下已详，当用则用，无所可畏，中病即得，所谓适事为故，亦不以多为能事。药之可畏者岂独柴胡一味药之有效者，又岂仅柴胡一味哉？

大柴胡汤方：柴胡半斤，《千金翼》八两，黄芩三两，芍药三两，半夏半升洗，《外台》，半升水洗，生姜五两切，《玉函》，三两，枳实四枚炙，大枣十二擘，《外台》，十三枚。上七味，以水一斗二升，煮取六升，去渣，再煎，温服一升，日三服，一方加大黄二两，若不加，恐不为大柴胡汤，再煎下，《玉函》《外台》，有取三升三字，依小柴胡汤煎法，此系脱文，成本、《玉函》，本方有大黄二两，《玉函》，右七味，作八味，云一方，无大黄，不加不得名大柴胡汤也。丹案，一方加大黄以下，《肘后》《千金》《千金翼》《外台》及成本，共载之，《本事方》，本方有大黄。注云，《伊尹汤液论》，大柴胡，同姜枣共八味，今监本无，脱之也。

鉴云：许叔微曰，大柴胡汤，一方无大黄，一方有大黄，此方用大黄者，以大黄有荡涤蕴热之功，为伤寒中要药。王叔和云，若不用大黄，恐不名大柴胡汤，且经文明言下之则愈，若无大黄，将何以下心下急乎，应从叔微为是！柴胡证在，又复有里，故立少阳两解之法，以小柴胡汤，加枳实芍药者，解其外以和其内也。去参草者，以里不虚也。少加大黄，所以泻结热也。倍生姜者，因呕不止也。

吴遵程方注曰：此汤治少阳经邪，渐入阳明之府，或误下引邪内犯，而过经不解之证，故于小柴胡汤中，除去人参、甘草，助阳恋胃之味，而加芍药、枳实、大黄之沉降，以涤除热滞也。与桂枝大黄汤同义，彼以桂枝甘草兼大黄，两解太阳误下之邪，此以柴胡、黄芩、半夏兼大黄，两解少阳误下之邪两不移易之定法也。汪昂《医方集解》曰：此乃少阳、阳明，故加减小柴胡小承气而为一方，少阳固不可下，然兼阳明府证则当下，宜大柴胡汤，《总病论》，干地黄汤，治妇人伤寒，差后犹有余热不去，谓之遗热，于本方，去半夏、枳实、姜、枣，加干地黄、黄连，方用大黄。《卫生宝鉴》，柴胡饮子，解一切骨蒸热，积热作发，或寒热往来，蓄热寒战，及伤寒发汗不解，或不经发汗，传受表里俱热，口干烦渴，或表热入里，下证未全，下后热未除，及汗后余热劳复，或妇人经病不快，产后，但有如此证，并宜服之，即于本方去半夏枳实大枣，加人参当归甘草，方用大黄。《名医类案》曰：傅爱川治一人，脉弦细而沉，天明时发寒热，至晚二腿汗出，手心热甚，则胸满拘急，大便实而能食，似劳怯，询之因怒而得，用大柴胡汤，但胸背拘急不能除，后用二陈汤，加羌活防风红花黄芩，煎服愈。《直指方》附遗，本方治下痢舌黄口燥，胸满作渴，身热腹胀谵语，此必有燥矢，宜下，后服木香黄连苦坚之。大柴胡汤，治疟热多寒少，目痛多汗，脉大，以此汤微利为度。《医经会解》曰：本大柴胡证当下，医以丸药下之，病不解，胸胁满而呕，日晡潮热微利，仍宜再下，加芒硝，连日不大便，热盛烦躁，舌焦口渴，饮水短气，面赤脉洪实，加芒硝，心下实满，连于左胁，难以侧卧，大便闭而痛，加瓜蒌、青皮，昏乱谵语，加黄连、山栀，发狂，加生地、牡丹皮、玄参，发黄，加茵陈、黄柏，鼻衄，加犀角，夏月热病烦躁，脉洪大，加知母、麦门冬、石膏。

伤寒十三日不解，胸胁满而呕，日晡所发潮热，已而微利，此本柴胡证，下之以不得利，今反利者，知医以丸药下之，此非其治也。潮热者实也。先宜服小柴胡汤以解外，后以柴胡加芒硝汤主之。《玉函》，无所字。《玉函》《脉经》《千金翼》，无已字。《外台》，作热毕。《脉经》《千金翼》，本下有当字。以不之以，《外台》无，成本作而。无此非之此，先宜之宜，《玉函》《脉经》《千金翼》，作再字。

程云：胸胁满而呕，日晡所发潮热，此伤寒十三日不解之本证也。微利者，已而之证也。本证经而兼府，自是大柴胡，能以大柴胡下之，本证且罢，何有于已而之下利，乃医不以柴胡之辛寒下，而以丸药之毒热下，虽有所去，而热以益热遂复留中而为实，所以下利自下利，而潮热仍潮热，盖邪热不杀谷，而逼液下行，谓协热利是也。潮热者，实也。恐人疑攻后之下利为虚，故复指潮热以证之，此实得之攻候，究竟非胃实，不过邪热搏结而成，只须于小柴胡解外，后但加芒硝一洗涤之，以后从前已有所去，大黄并可不用，盖节制之兵也。钱云：胃邪虽实，奈少阳半表之邪未去，当用小柴胡汤，以解外邪。《明理论》曰：潮热，若潮水之潮，其来不失其时也。一日一发，指时而发者，谓之潮热，若日三五发者，即是发热，非潮热也。潮热属阳明，必于日晡时发，阳明者胃，属土，应时则王于四季，应日则王于未申，邪气入于胃，而不复传，郁而为实热，随王而潮，是以日晡所发潮热者，属阳明也。喻氏云：申酉戌间独热，余时不热者，为潮热，若他时热，即为忽闪热，非潮热矣。汪氏云：潮热二字，原兼汗出而言，然发热汗出，为太阳中风本有者，何以辨之，不知太阳之发热汗出，是自汗，阳明之大热汗出，是自潮，潮者，潮润也。谓汗者汗漫之谓，各有意象，今谚谓潮湿者，即此，乃由热气熏蒸，郁闷而作，当每年梅雨之时，衣物之间，无不潮湿者此也。案汪注奇甚，然潮热，竟未知何义。

铁樵按：潮热自当从《明理论》解，汪注不通。

柴胡加芒硝汤方：柴胡二两十六铢，黄芩一两，人参一两，甘草一两炙，生姜一两切，半夏二十铢，本云，五枚洗，《玉函》《外台》，五枚，《千金翼》，一合洗，大枣四枚（擘），芒硝二两，《外台》，二合。上八味以水四升，煮取二升，去渣，内芒硝，更煮微沸分温再服，不解更作。原注，臣亿等谨按，《金匮玉函》，方中无芒硝，别一方云，以水七升，下芒硝二合，大黄四两，桑螵蛸五枚，煮取一升半，服五合，微下即愈，本云，柴胡再服以解其外，余二升，加芒硝、大黄、桑螵蛸也，《外台》，煮取间，有七味二字，煮微沸，作上火煎一二沸七字，再服下，《玉函》，有以解为差四字，《千金翼》，有以解其外四字，成本不载本方，第十卷云，小柴胡方内，加芒硝六两，余依前法服，不解更服，案，今本《玉函》，有芒硝二两，而方后云，右七味，知是后人所添，而本方后，更载柴胡加大黄芒硝桑螵蛸汤方，柴胡二两，黄芩、人参、炙甘草、生姜各十八铢，半夏五枚，大枣四枚，芒硝三合，大黄四两，桑螵蛸五枚，右前七味，以水四升，煎取二升，去渣，下芒硝、大黄、桑螵蛸，煮取一升半，去渣温服五合，微下即愈，本方柴胡汤，再服以解其外，余一服，加芒硝、大黄、桑螵蛸，《千金翼》并同，作大黄肆分，右方解，详见王子接《古方选注》。

汪云：医用丸药，此是许学士所云巴豆小丸子药，强迫溏粪而下，夫巴豆辛裂，大伤胃气，若仍用大柴胡，则枳实、大黄之峻，胃中之气，已不堪受其削矣。故易以小柴胡加芒硝汤，用人参、甘草，以扶胃气，且微利之后，溏者已去，燥者自留加芒硝者，能胜热攻坚又其性速下，而无碍胃气，乃一举而两得也。柯云：不加大黄者，以地道原通，不用大柴胡者，以中气已虚也。后人有加大黄、桑螵蛸者，大背仲景法矣。

《伤寒类方》曰：本草芒硝治六府积聚，因其利而复下之，所谓通因通用之法也。潮热而利，则邪不停结，故较之大柴胡证，用药稍轻，又曰不解，不大便也。此药剂之最轻者，以今称计之，约二两，分二服，则一服止一两耳，案大柴胡汤，加大黄、枳实，乃合用小承气也。此加芒硝，乃合用调胃承气也。皆少阳阳明同治之方，丹案不解，邪气不解散也。以大便解之，恐非也又案张锡驹云，本柴胡证，乃大柴胡也。柴胡加芒硝，亦大柴胡加芒硝也。其不言小者，大柴胡可知矣。此说不可从。

伤寒十三日，过经谵语者，以有热也。当以汤下之，若小便利者，大便当硬，而反下利，脉调和者，知医以丸药下之，非其治也。若自下利者，脉当微厥，今反和者，此为内实也。调胃承气汤主之，成本，过经上，有不解二字。《玉函》《脉经》《千金翼》，谵上有而字，以有热也。作内有热也。《千金翼》，无调胃字，柯本删厥字。

鉴云：此承上条互发其义，以详其治也。汪云：谵语者，自言也。寒邪郁里，胃中有热，热气熏膈，则神昏而自言也。谵语有热，法当以汤荡涤之，若小便利者，津液偏渗，大便当坚硬而不出，今反下利，及诊其脉又调和，而非自利之脉，知医非其治，而以丸药下之也。若其人不因误下，而自利者，其脉当微而手足见厥，此为内虚，不可下也。今脉反和，反和者，言其脉与阳明府证不相背之意，若脉果调和，则无病矣。此为内实，故见谵语下利等证，与调胃承气汤者，以下胃中之实热也。肠中坚实之物不能去，所下者旁流溏垢耳。据仲景法，下利谵语者，有燥屎。宜小承气汤，今改用调胃者，以医误下之故，内实不去，胃气徒伤，故于小承气汤，去厚朴、枳实而加甘草，以调和之也。因大便坚实以故复加芒硝。锡云：若胃气虚寒，而自利者，脉当微厥，厥者，脉初来大，渐渐小，更来渐渐大也。丹云：成云，当以诸承气汤下之。钱云：曰汤而不曰承气者，以上四句，是起下文语，乃借客形主之词，故在所忽也。又案汪注，脉微而手足厥,本于成注,锡驹以厥为脉伏,出于不可下篇,钱氏云,微厥者,忽见微细也。微厥则正气虚衰,真阳欲亡,乃虚寒之脉证也。意与锡驹同,其他诸家并与成注同。

铁樵按:本节文义自明,注家以脉调和为疑,谓脉果调和,则无病矣。此说似乎与其理论甚合,岂知事实上殊不尔,尽有调胃承气证,而脉不变者,以我近日所见者,病温虚甚,大肉尽削,论证万无生理,而脉则浮沉候之皆有胃气,且不见躁疾微弱诸坏象。盖其人患喉痧,经西人割治,遂发热亘两月不退,遂至肌肉削尽,论病证,较之调胃承气证险恶万倍,徒以心房不病,脉遂得不变,将亦谓之无病乎?故《内经》言,能合色脉,可以万全,而本讲义以初学入手时,当以证为主,不可以脉为主,吾所以为此言者,所以实事求是,吾侪治医,以治病有效为主,不以议论动听为主。唐宋以后,医家言论,粃谬百出如此等处,亦魔道也。又调胃承气是下,巴豆小圆子亦下,乃云丸药下之,非其治,此亦当深长思之,三承气却有调胃大小之辨,调胃是下剂中和剂,大小指力量言,抵当汤亦是下剂,比之承气,则有气血之辨,陷胸亦是下剂,比之抵当,则有高下之辨。

此就本论中各下药言之,其不同如此,更就近日习用之中西药品言之,例如儿科用回春丹,往往阳明经证,本有化燥之机者,得丹之后下青粪及痰,面泛青色,热则不退,一二日后,辄见抽搐急惊,易治之病,变为至危之证若用承气,即使下之太早,亦无如此恶侯,又有用保赤散者,其弊与回春丹略同,特较易挽回耳。又如痢疾之滞下,初起时在夏日湿令,用槟榔木香丸下之甚效,若秋季之痢,用枳实导滞丸下之,更效,若用燕制补丸,虽得畅下,更益其病,而向来患湿病,因燥湿不能互化,致大便闭结者,用燕制补丸,效果甚佳,岂非各有所宜乎?《伤寒论》中各药,界说皆极明显,吾侪遵而用之,但能明白经文旨趣,可以有功无过,刘河间张景岳虽偏,用药不背古训,后人尚易遵循,若近人习用之药,如回春、紫雪、保赤、抱龙各丹,多只只言其利,不明其害,盲从用之,什九败事,皆学者所不可不知也。

太阳病不解,热结膀胱,其人如狂,血自下,下者愈,其外不解者尚未可攻,当先解其外,外解已,但少腹急结者,乃可攻之,宜桃核承气汤。原注,后云解外,宜桂枝汤,《玉函》,自上有必字,愈上有即字,成本,解下无其字,《脉经》,其外下,有属桂枝汤证五字,《千金翼》同。

成云:太阳,膀胱经也。太阳经邪热不解,随经入府,为热结膀胱,其人如狂者,为未至于狂但不宁尔,《经》曰:其人如狂者,其热在下焦,太阳多热,热在膀胱,必与血相搏,若血不为蓄,为热迫之,则血自下,血下则热随血出而愈,若血不下者,则血为热搏,蓄积于下,而少腹急结,乃可攻之,与桃核承气汤下热散血。柯云:冲任之血,会于少腹,热极则血不下而反结,故急,然病自外来者,当先审表热之轻重,以治其表,继用桃核承气,以攻其里之结血。汪云:解其外,补亡论,郭白云采千金方云,宜桂枝汤,及考《内台方议》云,若其外证不解,或脉带浮,或恶寒,或身痛等证,尚未可攻,且与葛根汤以解其外,二汤皆太阳病解外之药,学者宜临证消息用之。案,《金鉴》当先以麻黄汤解外。钱云:注家有血蓄膀胱之说,尤为不经盖太阳在经之表邪不解,故热邪随经,内入于府,而瘀热结于膀胱,则热在下焦,血受煎迫,故溢入迴肠,其所不能自下者,蓄积于少腹,而急结也。膀胱为下焦清道,其蒸腾之气,由气化而入,气化而出,未必能藏蓄血也。若果膀胱之血,蓄而不行,则膀胱瘀塞,所谓少腹硬满,小便自利者,又何自出乎?有识者不谓然也。丹云:案伤寒类方日当先解外,宜桂枝汤。注云:宜桂枝汤四字,从《金匮》增入,然《金匮》无所考,《活人书》亦云,宜桂枝汤,《总病论》曰不恶寒,为外解。

铁樵按:此条文义明顺,所难解者,在何以有血。照柯注是专指妇女说,然热邪随经入于府,瘀热结于膀胱,究以何因缘而有此。考之西国生理家言,女子月经,出于卵巢,女子生殖器之内部,凡三事,曰子宫,曰输卵管,曰卵巢。子宫在小骨盘内,介于膀胱、直肠之间,子宫内部之形如三角,底在上,口在下。

输卵管之口,在子宫底部,卵巢在子宫之上角,卵巢之内部为白膜,含有多数囊状卵胞。卵珠在胞内,幼时极细,至十四五龄则成熟,卵珠渐脱出,入输卵管。当卵珠成熟之时,卵巢内积血过多,其小血管为胀破,血遂缓缓流出是名月经,注家专主女子说,殆因女子有月经故。然月经是生理方面事,非病理方面事,若谓惟女子有月经,故有热结膀胱之病,则有以下之三个疑问:(一)月经从卵巢黏膜出,非从膀胱出,经文是热结膀胱非热结冲任;(二)若云膀胱与卵巢地位相近,热结膀胱,卵巢受影响,而月经起变化,然则男子何以有尿血证;(三)本论一百五十二至一百五十四节,言热入血室,三条皆冠以妇人中风。余如百二一至百二二三节,言火邪清血,百三二至百三四三节,言抵当汤丸证,皆不冠以妇人,火邪清血及抵当汤丸,明明非妇人所独有,则以后例前,本节不专属妇人,甚为明显。既不专属妇人则热结膀胱而下血,体工上何以有此种变化,近顷之生理学,不可不一讲求矣。

考《病理总论》上卷第二章,躯体各局部之血量,由动脉血之输入,与静脉血之输出,为之调节,故常能保持平均,若一部分聚血,超过于适当之数,谓之充血,其理由甚多,大别之为血中化学成分起变化,如窒息,血中充满炭酸瓦斯之类,呼吸,所以吸酸除炭,若窒息,则血中酸素少,而血之流行,因起障碍。如排泄失职,血中充满尿毒之类,为血管自身起变化,如一部分血管收小,则血行不得通过,收小部分之前,因血之供给少感不足,则为贫血,收小部分之后,因血之去路窒,则壅滞见有余而为充血,血管之所以收小,则纤微神经之作用也。脉管壁之弛张,赖神经为之调节,张则脉管收小,血压亢进,弛则脉管宽纵,血压低减,血压,谓血行之力,是故纤微神经麻痹,则全身郁血,一部分受摘扑,则神经逼血使聚于受伤部分,此其大较也。以上是摘录《病理总论》,撮要言其大意,总论所言甚详,且不止此,惟文字不甚易懂。拙著《生理新语》,所谓全躯体重心在何处,血即聚于何处,血之所以能聚于重心所在者,亦惟受神经之支配故耳,准此伤寒血证,其故易知,盖上说两个原因皆有之。热甚则血行速,神经受炙,汗多则血液干炭养成分失其相济之平,若复误下误汗则神经纷乱愈甚,不免迫血妄行,同时血中失液愈多则养气之燃烧无物能为承制,而干者愈干,血干则不复能流动,不能听神经之命令,血既不听命令,神经之强迫血行无所不用其极,结果鲜有不两败俱伤者,其人如狂者,因神经纷乱之甚,波及大脑故也。强责少阴,汗必动血者,即因血中失液太多,血干不能流动,神经复极端强迫血也。神经之乱,属血管自身变化,炭养失其相济之平,属化学变化,若热结膀胱因而小腹聚血则所谓血聚于重心所在也。是故就外面所见可以测知其内部,见其人如狂而知为蓄血,见其唇色及爪下血色红而紫者,知为全身脓血,红而殷者,知为血中炭养,失其平均,腰痛者,知其血聚于腰,小腹痛者,知其血聚于小腹,小便自利者,辨其为一部分蓄血,而可攻之病证,其偏身发肿,唇色反白,小便不利者,辨其为血中充满尿毒之证。于是本节之其人如狂断为蓄血,何以能辨别?可以知其故。本论后文,交百二十一节,火邪,清血,何为殿以小便自利者可治,一语可以知其故,《内经》治水肿,何以须,开鬼门,洁净府,可以知其故,不能知其故,则读书不能施诸实用,不能举一反三,不能辨别书之良否,不知爱护,先民辛苦创造之学说,苟知其故,则触处可通,随在妙理能合,色脉可以万全,史公谓饮上池水,见垣一方人者,何以加之。

桃核承气汤方《玉函》,作桃仁承气汤,《脉经》同,案,桃核即是桃仁,犹杏子杏仁。桃仁五十个,去皮尖,大黄四两,桂枝二两,去皮,甘草二两,炙芒硝二两,《千金翼》一两,右五味,以水七升,煮四味,取二升,去渣,纳芒硝,更上火微沸,下火,先食温服五合,日三服,当微利,《玉函》作先煮四味,取二升半,去渣,纳硝,更煮微沸,温服云云,《千金翼》,作更煎一沸,分温三服,成云,少腹急结,缓以桃仁之甘,下焦蓄血,散以桂枝辛热之气,故加二物于调胃承气汤中也。钱云:神农《本经》,桃仁主瘀血血闭。洁古云:治血结血秘,通润大肠,破硝血,大黄下瘀血积聚,荡涤肠胃,推陈致新,芒硝走血软坚,热淫于内,治以咸寒之义也。桂之为用，通血脉，消瘀血，尤其所长也。甘草所以保脾胃，和大黄芒硝之寒峻耳。丹云：案方中用桂枝，方氏喻氏程氏汪氏柯氏魏氏并云，以太阳随经之热，原从表分传入，非桂枝不解耳，恐不尔。《本草序例》曰：病在胸膈以上者，先食后服药，病在心腹以下者，先服药而后食。《医方考》曰：伤寒外证已解，小腹急，大便黑，小便利，其人如狂者，有蓄血也。此方主之，无头痛发热恶寒者，为外证已解，小腹急者，邪在下焦也。大便黑者，瘀血渍之也。小便利者，血病而气不病也。上焦主阳，下焦主阴，阳邪居上焦者，名曰重阳，重阳则狂，今瘀热客于下焦，下焦不行，则干上部清阳之分，而天君不宁矣。故其证如狂，桃仁润物也能润肠而滑血，大黄行药也，能推陈而致新，芒硝咸物也。能软坚而润燥，甘草平剂也。能调胃而和中，桂枝辛物也。能利血而行滞，又曰：血寒则止，血热则行，桂枝之辛热，君以桃仁硝黄，则入血而助下行之性矣。斯其制方之意乎，《伤寒类方》曰：微利，则仅通大便，不必定下血也，柯氏《方论》曰：此方，治女子月经不调，先期作痛，与经闭不行者，最佳，外台古今录验，疗往来寒热，胸胁逆满，桃仁承气汤即本方总病论曰：桃仁承气汤，又治产后恶露不下，喘胀欲死，服之十瘥十。《三因》阴颓门，兼金丸，治热入膀胱，脐腹上下，兼胁肋疼痛，便燥欲饮水，按之痛者，本方五味为末，蜜丸梧子大，米饮下五七丸至十丸，妇人血闭疼痛，亦宜服之。《直指方》，桃仁承气汤，治下焦蓄血，漱水迷忘，小腹急痛，内外有热，加生蒲黄，出小便不通门。《儒门事亲》，夫妇人月事伸滞，数月不行，肌肉不减。《内经》曰：此名为瘕，为沉也。沉者，月事沉滞不行也。急宜服桃仁承气汤，加当归，大作剂料服，不过三服立愈，后用四物汤补之。《医史》撄宁生传，马万户妻，体肥而气盛，自以无子，尝多服暖子宫药，积久火甚，迫血上行为衄，衄必数升余，面赤脉躁疾，神如痴，医者犹以治上盛下虚丹剂镇坠之。滑寿曰：《经》云，上者下之，今血气俱盛，溢而上行，法当下导，奈何实实耶，即与桃仁承气汤，三四下积瘀，既去，继服既济汤，二十剂而愈。《证治准绳》，撄宁生厄言云，血溢血泄，诸蓄妄证，其始也。予率以桃仁大黄，行血破瘀之剂，折其锐气，而后区别治之，虽往往获中，犹不得其所以然也。后来四明，遇故人苏伊芳举，问论诸家之术。伊芳举曰：吾乡有善医者，每治失血蓄妄，必先以快药下之，或问失血复下，虚何以当，则曰血既妄行，迷失故道，不去蓄利瘀，则以妄为常，曷以御之，且去者自去，生者自生，何虚之有，予闻之愕然曰，名言也。昔者之疑，今释然矣，诸证辨疑，一妇长夏患痢疾，痛而急迫，其下黄黑色，诸医以薷苓汤，倍用枳壳、黄连，其患愈剧，因请余治，诊脉两尺脉紧而涩，知寒伤营。细问之，妇人答曰：行经之时，渴饮冷水一碗，遂得此症，余方觉悟，血被冷水所凝，瘀血归于大肠，热气所以坠下，遂用桃仁承气汤，内加马鞭草、延胡索，一服，次早下黑血升许，痛止脏清，次用调脾活血之剂，其患遂痊。今后治痢，不可不察，不然，误人者多矣。传信尤易方，治淋血，桃仁承气汤，空心服效，证治大还，吐血势不可遏，胸中气塞，上吐紫黑血，此瘀血内热盛也。桃仁承气汤，加减下之，打扑内损，有瘀血者，必用。《张氏医通》，虚人虽有瘀，其脉亦芤，必有一部带弦，宜兼补以去其血，桃核承气，加人参五钱，分三服，缓攻之，可救十三之二三，又龋齿数年不愈，当作阳明蓄血治，桃核承气，为细末，炼蜜丸如桐子大，服之，好饮者多此，屡服有效。

伤寒八九日下之，胸满烦惊，小便不利，谵语，一身尽重，不可转侧者，柴胡加龙骨牡蛎汤主之。下之下。《外台》，有后字，《脉经》《千金翼》有尽重二字。

张云：此系少阳之里证，诸家注作心经病，误也。盖少阳有三禁，不可妄犯，虽八九日过经下之，尚且邪气内犯，胃土受伤，胆木失荣，痰聚隔上，故胸满烦惊，惊者，胆不宁，非心虚也。小便不利，谵语者，胃中津液竭也。一身尽重者，邪气结聚痰饮于胁中，故今不可转侧，主以小柴胡，和解内外，逐饮通津，加龙骨牡蛎以镇肝胆之惊，柴胡加龙骨牡蛎汤方。柴胡四两，龙骨、黄芩成本无，生姜、铅丹，《玉函》作黄丹、人参、桂枝去皮、茯苓各一两半，半夏二合半洗，《千金翼》，一合，成本，二合，大黄二两，大枣六枚擘，牡蛎一两半熬,《外台》一两半,全书大枣六枚擘,右十二味,以水八升,煮取四升,纳大黄切如棋子,更煮一两沸,去渣,温服一升,本云柴胡汤,今加龙骨等,成本,十二味,作十一味,切如棋子,《玉函》无,《外台》,棋上有博字。一两沸,《玉函》《外台》,作取二升,服一升,外台,作分再服,本云以下,《玉函》,作本方。柴胡汤内加龙骨、牡蛎、黄、丹、桂、茯苓、大黄也。今分作半剂二十四字,吴云:此汤治少阳经邪犯本之证,故于本方中,除去甘草,减大枣,上行阳分之味,而加大黄行阴,以下夺其邪,兼茯苓以分利小便,龙骨、牡蛎、铅丹,以镇肝胆之怯,桂枝以通血脉之滞也。与救逆汤同义,彼以龙骨、牡蛎,镇太阳经火逆之神乱,此以龙骨、牡蛎、铅丹,镇少阳经误下之惊烦,亦不易之定法也。

丹云:汪氏云,是方也。表里齐走,补泻兼施,通涩并用,恐非仲景之旧,或系叔和采辑时,有差错者,若临是证而用是药,吾不敢也。何也?倘谓胸满谵语,是实证,则当用大黄者,不当用人参,倘谓惊烦小便不利身重,是虚证,则当用人参、大枣、茯苓、龙骨等药者,不当用大黄,况龙骨、牡蛎、铅丹,皆系重坠收涩阴毒之品,恐非小便不利所宜也。汪氏此说,似有所见,然而今以是方治此症,而奏效者不鲜,故未敢为得矣。

《伤寒类方》曰:此乃正气虚耗,邪已入里,而复外扰三阳,故现症错杂,药亦随症施治,真神化无方者也。案此方,能治肝胆之惊痰,以之治癫痫,必效,又曰,大黄只煮一二沸,取其生而流利也。

铁樵按:下之胸满烦惊,自是误下,景岳谓,是犯少阳之禁,是从用柴胡看出,然小便不利,一身尽重,不能转侧,更有胸满,烦惊,谵语,柴胡龙骨牡蛎汤,决非对证之药,汪氏之说,实非无见,丹波氏谓用之有效,鄙人未有此种经验,不敢苟同,鄙意以为即使有效,不可为训,盖理论既不可通,宁阙疑也。现在通以龙牡为镇肝阳敛虚汗之用,大黄则极有出入,又一身尽重,明明是阴证,非阳证,假使认此方为可用,则全部《伤寒论》学说皆动摇矣由此言之,此方殆必不效。

伤寒腹满谵语,寸口脉浮而紧,此肝乘脾也,名曰纵,刺期门,《玉函》《脉经》,满下,有而字,钱本、柯本、周本、张本,无此及次条。

成云:腹满谵语者,脾胃疾也。浮而紧者,肝脉也,脾病见肝脉,木行乘土也。经曰:水行乘火,木行乘土,名曰纵,此其类矣。期门者肝之募,刺之以泻肝经盛气,锡云:纵谓纵势而往,无所顾虑也。鉴云:伤寒脉浮紧,太阳表寒证也。腹满谵语,太阴阳明里热也。欲从太阳而发汗,则有太阴阳明之里,欲从太阴阳明而下之,又有太阳之表,主治诚为两难,故不药而用刺法也。虽然太阴论中,太阳表不解,太阴腹满痛,而用桂枝加大黄汤,亦可法也。此肝乘脾,名曰纵,刺期门与上文义不属,似有遗误。

伤寒发热,啬啬恶寒,大渴欲饮水,其腹必满,自汗出,小便利,此病欲解,此肝乘肺也。名曰横,刺期门,沟水,《玉函》《脉经》,作酢浆二字。《千金翼》,作酢浆。

成云:伤寒发热,啬啬恶寒,肺病也。大渴欲饮水,肝气胜也。《玉函》曰:作大渴欲饮酢浆是知肝气盛也。伤寒欲饮水者愈,若不愈而腹满者此肝行乘肺水不得行也。《经》曰:水行乘金名横,刺期门以泻肝之盛气,肝肺气平,水散而津液得通,外作自汗出,内为小便利而解也。锡云:横谓横肆妄行,无复忌惮也。鉴云伤寒发热,啬啬恶寒,无汗之表也。大渴欲饮水,其腹必满,停饮之满也。若自汗出,表可解也。小便利,满可自除,故曰其病欲解也。若不汗出小便闭,以小青龙汤,先解其外,外解以其满不除十枣汤下之,亦可愈也。此肝乘肺,名曰横,刺期门,亦与上文义不属,似有遗误。

铁樵按:以上两节,纵横字,未详其义。

太阳病二日反躁,凡熨其背,而大汗出,大热入胃,原注,一作二日内烧瓦熨背,大喊出,火气入胃,胃中水竭,躁烦,必发谵语,十余日振栗,自下利者,此为欲解也。故其汗从腰以下不得汗,欲小便不得,反呕欲失溲,是下恶风,大便硬,小便当数,而反不数,及不多,大便已,头卓然而痛,其人足心比热,谷气下流故也。凡,全书作反,反躁至大热入胃,《玉函》,作而,反烧瓦熨其背,而大汗出,火热入胃,《脉经》同,作火气入胃,躁烦,作燥,《玉函》《脉经》,作十余日振而反汗出者,无故字。《脉经》,作其人欲小便反不得,呕,及不多,成本、《脉经》,无不字。汪氏云:凡,当作反,此为欲解也。也字,当在故字之下。案,《玉函》无故字,似是。成云:太阳病二日,则邪在表,不当发躁而反躁者,热气行于里也。反熨其背,而发汗大汗出,则胃中干燥,火热入胃,胃中燥热,躁烦而谵语,至十余日,振栗自下利者,火邪势微,阴气复生,津液得复也。故为欲解,火邪去大汗出则愈,若从腰以下不得汗,则津液不得下通,故欲小便不得,热气上逆而反呕也。欲失溲足下恶风者,气不得通于下而虚也。津液偏渗,令大便硬者,小便当数,《经》曰:小便数者,大便必硬也。此以火热内燥,津液不得下通,故小便不数,及不多也。若火热消,津液和,则结硬之便得润,因自大便也。便已头卓然而痛者,先大便硬,则阳气不得下通,既得大便,则阳气降下,头中阳虚,故卓然而痛,谷气者阳气也。先阳气不通于下之时,足下恶风,今阳气得下,故足心热也。柯云:此指火逆之轻者言之,太阳病经二日,不汗出而烦躁,此大青龙证也。方云:卓,特也。头特然而痛,阴气上达也。病虽不言解,而解之意,已隐然见于不言之表矣。读者当自悟可也。汪云:欲失溲者,此是形容不得小便之状,案郭白云云,火气入胃,胃中枯燥,用白虎加人参汤,小便不利者,当用五苓散,其大便硬者,用调胃承气汤,于诸证未生时,必须先去火邪,宜救逆汤,愚以五苓散断不可用,此系胃中水竭,津液燥故也。其用调胃承气汤,不若麻仁丸代之,丹云:《玉函》《脉经》无下利,与下文连接,似是,欲解也故之故,《玉函》无之,亦似是,成注云大汗出则愈,且注文代故以若字,皆与《玉函》符,极觉明畅。

铁樵按:此节文字,讹误处必多,太阳病至谵语止,文气相续,十余日句,与上文文气不相续,欲解也。与故其汗句,亦不相续,即从脉经作振而反汗出者,无故字,其汗从腰以下不得汗九字,亦不成句,欲小便不得句,又与上文不相续足下恶风句,语气未完,大便硬以下至末句,又自为起讫,与上文不相续,反复循绎,总不明意所在,丹波氏乃云极觉明畅,莫明其妙,岂如此寸寸烂断文字,可以施诸实用邪,读者幸勿随声附和可矣。

太阳病中风,以火劫发汗,邪风被火热,血气流溢,失其常度,两阳相熏灼,其身发黄,阳盛则欲衄,阴虚小便难,阴阳俱虚竭,身体则枯燥,但头汗出,剂颈而还,腹满微喘,口干咽烂,或不大便,久则谵语,甚者至哕手足躁扰,捻衣摸床,小便利者,其人可治,《玉函》,无病字,发下有其字,《脉经》,溢作洗,剂作齐捻,《玉函》作寻,《脉经》,作循。阴虚下,成本,有则字,柯本改作两阳相熏灼,身体则枯燥,但头汗出,齐颈而还,其身发黄,阳盛则云云,阴阳俱虚竭,腹满云云。剂,程本作跻,非。

锡云:此火攻之危证也。夫风为阳邪,太阳病中风复以火劫发汗,则邪风被火热之气,逼其血气流溢于外,而失其行阴行阳之常度矣。风火为两阳,风火炽盛,两相熏灼,故其身发黄,阳盛则破血妄行于上,而欲衄,阴虚则津液不足于下,而小便难,所谓阳盛者,乃风火之阳非阳气之阳也。风火伤阴,亦能伤阳,故阴阳俱虚竭也。虚则不能充肤泽毛,濡润经脉,故身体则枯燥,但头汗出,齐颈而还者,火热上攻,而津液不能周边也。夫身体既枯燥,安能有汗,所以齐颈而还,脾胃津液之主,而肺为水谷之上源,火热竭其水津,脾肺不能转输,故腹满微喘也。因于冈者,上先受之,风火上攻,故口干咽烂,或不大便,久则谵语者,风火之阳邪,合并于阳明也。甚者至哕,火热入胃,而胃气败逆也。四肢为诸阳之本,阳实于四肢,故不能自主,而手足躁扰,捻衣摸床也。小便利者,阴液未尽消亡,而三焦决渎之官,尚不失职也。故其人可治。钱云:上文曰阳盛,似不当言阴阳虚竭,然前所谓盛者,盖指阳邪而言,后所谓阳虚者,以正气言也。经所谓壮火食气,以火邪过盛,阳亦为之销铄矣。丹云:齐颈而还,诸家无详释,特喻氏以为齐颈以下之义,盖齐,齐限之谓,而还,独谓以还,言齐限颈以还,而头汗出也。王氏《脉经》,有齐腰而还之文,方氏云剂、齐分也,未允,又云此条证,程氏主以猪苓汤,汪氏亦同,结语云:小便利者,其人可治者,盖以此论津液之虚竭与否也。非以利小便治之,二氏未深考耳。《补亡论》亦云,与五苓散,发黄者,宜茵陈蒿汤,不大便,宜大承气汤,未知是否。又云:舒云门人张盖仙曰,此证纯阳无阴,何得云阴阳俱虚竭,是必后人有误,此说近是。

铁樵按:两阳相熏灼,阳盛则欲衄,两阳字文义自明,阴阳俱虚竭句阳字指生气说,小便利者,不但阴未涸,阳亦为竭,经谓膀胱藏津液气化则出,此化字,即生长化收藏之化字,其根在生气,唯其能生能长,然后能化,而人身之所以能生能长,赖有阳气,此即吾所谓生气。故阴阳俱虚竭句,句首省去一若字,故下句有则字,若字典则字相应,第二句有则字,故前一句若字可省,若无则字,意义便完全不同,此固稍知文理者,皆能知之,而各注家都不理会,使全节意义不明,反谓,纯阳无阴,疑原文错误,抑何不思之甚,小便利者句,亦省去一若字,盖者字与若字相应,有者字便不须若字,此句正与上文相对,其意若曰:如其阴阳俱虚竭,则当如何如何,为不治之证,如其小便能行,那就阴阳未虚竭,纵有如何如何败象,不过是藏气纷乱,生气尚存,尚非不治之证,又血气流溢,失其常度,至于发黄欲衄,阴争而溲难,矢燥而谵语,如此之病,乃欲以利小便为治,荒谬至可惊人,吾乃知程汪诸家全未懂得本文真际,其著作至今尚流传于世,在程汪自身可谓幸运儿,而仲景之书,则不幸之甚矣。衄血发黄之理,解见前。

伤寒脉浮,医以火迫劫之,亡阳,必惊狂,卧起不安者,桂枝去芍药加蜀漆牡蛎龙骨救逆汤主之。《脉经》《千金翼》,浮下有而字,无必字,《玉函》亦无。卧起,成本,作起卧。

鉴云:伤寒脉浮,医不用麻桂之药而以火劫取汗,汗过亡阳,故见惊狂起卧不安之证,盖由火劫之误,热气从心,且大脱津液,神明失倚也。然不用附子四逆汤辈者,以其为火劫亡阳也。方云:亡阳者,阳以气言,火能助气,甚则反耗气也。惊狂起卧不安者,神者,阳之灵,阳亡则神散乱,所以动皆不安,阳主动也。钱云:火迫者,或熏或熨或烧针,皆是也。劫者,要挟逼胁之称也。以火劫之,而强逼其汗,阳气随汗而泻,致卫阳丧亡,而真阳飞越矣。丹云:此条论,喻氏以下,多为风寒两伤症不必执拘矣。

铁樵按:伤寒脉浮,为病在外,以火迫劫之,观迫劫字,其为误治无疑,然用火而误,阴液被劫,当焦骨伤筋,未必能得汗,若得汗则外当解,不可谓误治,然则亡阳当作亡阴,又伤主动,阴主静,假使亡阳,则为阴躁,当云躁扰不宁,不曰卧起不安,又亡阳者,汗出如雨,复其阳则汗敛,乃附子主治之证,不当云桂枝,但既是亡阴则去芍药字亦可疑,阴伤正当用芍药救之,不当去也,又蜀漆,柯氏疑之亦是。本条之蜀漆,与前柴胡龙骨牡蛎汤之黄丹,与白散之巴豆者,皆与其他各方用药不类,皆不得轻易尝试。

桂枝去芍药加蜀漆牡蛎龙骨救逆汤方:成本,作龙骨牡蛎。桂枝三两去皮,甘草二两炙,生姜三两切,大枣十二枚擘,牡蛎五两,熬龙骨四两,蜀漆三两洗去腥,《全书》腥作脚。上七味以水一斗二升,先煮蜀漆,减二升,纳诸药,煮取三升,去渣,温服一升,本云桂枝汤,今去芍药加蜀漆、牡蛎、龙骨,成本作为末,非也。《玉函》七味下有㕮咀字,作水八升,本云作本方,方后云一法以水一斗二升,煮取五升,《千金翼》同。

鉴云:桂枝汤去芍药,恐其阴性迟滞,兼制桂枝,不能迅走其外,反失救急之旨,况既加龙牡之固脱,亦不须芍药之酸收也。蜀漆气寒味苦,寒能胜热,苦能降逆,火邪错逆在所必需也。汪云汤名救逆者,以惊狂不安者逆证也。丹云:成云大邪错逆,加蜀漆之辛以散之。方云:蜀漆辛平,散火邪之错逆,又云:柯氏云,蜀漆不见本草,未详何物,若云常山苗,则谬。盖本草蜀漆条,无散火邪之主疗,故有此说不可从也。钱氏汪氏并云:痰随气逆饮逐火升,故惊狂,蜀漆有劫痰之功,故用,此说亦难信焉,又云《千金方》

蜀漆汤,治小儿潮热,本方,无桂枝大枣、生姜,有知母,各半两。

形作伤寒,其脉不弦紧而弱,弱者必渴,被火必谵语,弱者发热,脉浮解之当汗出愈,《玉函》《脉经》,无形作二字,而下,无一弱字,《千金翼》同。成本,火下,有者字,喻本、魏本,无此条。汪氏云:发热二字,当在渴字之前。《金鉴》云:三,弱字,当俱是数字,若是弱字,热从何有,不但文义不属,且论中并无此说。案汪氏及《金鉴》所改,并难从。钱云:此温病之似伤寒者也。形作伤寒者,谓其形象有似乎伤寒,亦有头项强痛,发热体痛,恶寒无汗之证,而实非伤寒也。因其脉不似伤寒之弦紧而反弱者,细软无力之谓也。如今之发斑者,每见轻软细数无伦之脉,而其实则口燥舌焦苔苟目赤,发热谵语,乃脉不应证之病也。故弱者必渴,以脉虽似弱而邪热则盛于里,故胃热而渴也。以邪热炽盛之证又形似伤寒之无汗,故误用火劫取汗之法,必至温邪得火,邪热愈炽,胃热神昏而语言不伦,遂成至剧难治之病矣。若前所谓,其脉不弦紧而弱者,身发热而又见浮脉乃弱脉变为浮脉,为邪气还表,而复归于太阳也。宜用解散之法,当汗出而愈矣。丹云:此条难解,方氏汪氏程氏乃为大青龙汤证,《金鉴》改弱作数云,当汗出,宜大青龙,沉数发热,宜调味承气汤,渴而谵语,宜白虎汤黄连解毒汤,以上数说,未有明据,只钱氏稍似允当,故姑探录以俟考。

铁樵按:钱说似乎有理,但总非洽心贵当之论,安见弱者之必渴,如云温病有脉弱而渴者,此在解释则得矣。在本文,弱者必渴四字,岂非语病,脉浮解之四字为句,亦未允洽,弱脉,颇多迷走神经兴奋则脉弱,脉管因充血而宽,缓则脉弱,心肌神经麻痹则脉弱,亡阳大汗则脉弱,皆不得云形作伤寒,且经文有不弦紧字样,明明说热病初步,初步而有此者,只有迷走神经兴奋之病,此病为有成脑膜炎或脊髓炎之倾向者,此种弱脉亦未见其必渴,又云弱者发热,然则弱者必渴,其未发热邪而脉浮解之可与弱者发热句,文理又不相属,总不能曲为之解矣。自此至百二十七节,皆言火劫温针之非,本节虽文字讹误,不可究诘,参观以下七节,亦可测知经旨,钱氏温病之说,正未必然也。

太阳病,以火熏之,不得汗,其人必躁,到经不解,必清血,名为火邪。《玉函》,行下有者字,成本,无经字,然考注文,实系还脱,方本无经字,注意亦然,柯本,到作过。

成云:此火邪迫血,而血下行者也。太阳病用火熏之,不得汗,则热无从出,阴虚被火,必发躁也。六日传经尽至七日再到太阳经,则热气当解,若不解,气迫血下行,必清血,清,厕也。方云:熏亦劫汗法,盖当时庸俗用之,烧炕铺陈洒水取气,卧病人以熏蒸之之类是也,躁,手足疾动也。清血,便血液。喻云:名为火邪,示人以治火邪,而不治其血也。汪云:此条论,仲景无治法,《补亡论》用救逆汤。丹云:到经二字未详,方氏无经字,注云:到,反也。反不得解也。喻氏不解,志聪锡驹钱氏汪氏并从成注,柯氏改为过经,程氏云:到经者随经入里也。魏氏云:火邪散到经络之间为害,数说未知孰是,姑依成解。又云王氏云:到与倒通,反也,到不解者,独云反不解而加甚也。本文称太阳病则不可便,注为传经尽也。案王氏依经字脱文本立说,故议成注如此。

铁樵按:火熏不得汗而躁,是伤阴也。伤阴云者即荣气受伤,荣伤则液少血干,不利于运行,脉管乃收小,增加血压,则其局部充血微丝血管及黏膜下得渗润,则必有一处先坏血,血乃妄行,在上则衄血,在下则圊血,清与圊通,云必圊血者,犹云必见血,却不得以词害意,执定圊而不衄者也。经者经气,荣卫之行,分十二经络,被火而充血,自非全身充血荣气之行,与火邪相值则病作,到经字,当即指其相会之分,犹《内经》言疟作之时也。

脉浮热盛而反灸之,此为实,实以虚治,因火而动,必咽燥吐血。甚,《玉函》作盛,无必字,吐,《脉经》《千金翼》作唾,成本同,程本、柯本、《金鉴》,作吐,余与成同。

程云：脉有热盛，无灸之理，而反灸之，由其人虚实不辨故也，表实有热，误认虚寒，而用灸法，热无从泄，因火而动，自然内攻，邪束于外火攻于内，肺金被伤，故咽燥而吐血。锡云：上节以火熏发汗，反动其血，血即汗，汗即血不出于毛发而为汗，即出于阴窍而圊血，此节言阳不下陷而反以下陷灸之，以致迫血上行而唾血，下节言经脉虚者，又以火攻，散其脉中之血，以见火攻同，而致症有上下之异。汪云：常器之云，可依前救逆汤。

微数之脉，慎不可灸，因火为邪，则为烦逆，追虚逐实，血散脉中，火气虽微，内攻有力，焦骨伤筋，血难复也。

程云：血少阴虚之人，脉见微数，尤不可灸，虚邪因火，内入上攻则为烦为逆，阴本虚也，而更加火，则为追虚。热本实也。而更加火，则为逐实。夫行于脉中者，营血也。血少被追，脉中无复血聚集矣。艾火虽微，孤行无药，内攻有力矣。无血可逼，焦燎乃在筋骨，盖气主呴之，血主濡之，筋骨失其所濡，而火所到处，其骨必焦，其筋必损，盖内伤真阴者，未有不流散于筋脉者也。虽复滋当养血，终难复旧，此则枯槁之形立见，纵善调护，亦终身为残废之人而已，可不慎欤！方云：近来人之以火灸阴虚发热者，犹比比焉，窃见其无有不焦骨伤筋而毙者，吁！是岂正命哉？可哀也矣！丹云：烦逆者，烦闷上逆之谓。吴遵程云，心胸为之烦逆，是也。钱氏云，令人烦闷，而为火逆之证矣。恐不然耳，又云汪氏云：常器之云，可依前救急汤，其有汗者，宜桂枝柴胡汤，愚以二汤俱与病为合，男宜斟酌用药，案今依程氏注，宜择张介宾滋阴诸方而用之也。又云《千金方》狐惑篇引本条，以甘草泻心汤主之，非也。

钱樵按：以上三节，皆言火灸之非，其病理只在辨阴阳虚实，大抵阴盛而寒之病，体工能自复，所谓阴盛则阳复也。当其寒时无取平，灸阳盛则热之病，即所谓阳明证不可灸，百十八节所戒是已，阳虚而寒当灸，有时大剂辛温不能挽回。有非灸不可者，余所治友人张景宏之掌珠是也。阴虚而热之病，灸之则无有不死者，本节所戒者是也。古文甚简，所言恒苦不详，读者贵能贯通前后互证，洞明其理，自然不误。

脉浮宜以汗解，用火灸之，邪无从出，因火而盛，病从腰以下，必重而痹，名火逆也。欲自解者，必当先烦，烦乃有汗而解，何以知之，脉浮，故知汗出解。《脉经》《千金翼》，作当以汗解而反灸之，名字，作此为二字，有汗下，有随汗二字，成本，解下有也字，欲自解二十五字，成本，为别节，方氏、喻氏、程氏、钱氏辈，为两条异义，特志聪、锡驹、汪氏，为一条是也。

锡云：《本论》曰，脉浮者，病在表，可发汗，故宜以汗解用火灸之，伤其阴血，无以作汗，故邪无从出，反因火势而加盛，火性炎上，阳气俱从火而上腾，不复下行，故病从腰以下，必重而痹，《经》曰：真气不能周，命曰痹，此因火为逆，以致气不能周而为痹，非气之为逆，而火之为逆也，欲自解者，邪气还表于正分，争必为烦热，乃能有汗而解也。何以知之，以脉浮，气机仍欲外达，故知汗出解也，程云：名曰火逆，则欲治其痹者，宜先治其火矣。汪云：《补亡论》郭白云云，宜与救逆汤。丹云：方氏诸家，截欲自解以下，移载上篇以为太阴病自解之总例，大失本条之义。

钱樵按：此节当与百十二两节互动。

烧针令其汗，针处被寒，核其而赤者，必发奔豚，气从少腹上冲心者，灸其核上各一壮，与桂枝加桂汤，更加桂二两也。《玉函》《脉经》，奔，作贲。《脉经》，无各字，注云一本，作各一壮。《玉函》《脉经》《千金翼》，无更以下六字，二两，《全书》，作三两，非。

钱云：烧针者，烧热其针而取汗也。《玉机真藏论》云，风寒客于人，使人毫毛毕直，皮肤闭而为热，当是之时，可汗而发也。或痹不仁肿痛，当是之时，可汤熨及火灸刺而去之，观此则风寒本当以汗解，而漫以烧针取汗,虽或不至于因火为邪,而针处孔穴不闭,已被寒邪所浸,故肿起如核,皮肤赤色,直达阴经,阴邪迅发,所以必发奔豚气也。魏云:崇明何氏云,奔豚一证,乃寒邪自针孔入,风邪不能外出,直犯太阳本腑,引动肾中素有阴寒,因发而上冲,锡云:张均卫问曰,烧针亦是火攻,因火而逆,何以复用火灸?答曰:灸者,灸其被寒之处也。外寒束其内火,火郁于内,故核起而赤也。

《伤寒类方》曰:不止一针,故云各一壮。

桂枝加桂汤方:桂枝五两去皮,芍药三两,生姜三两切,《玉函》二两,甘草二两炙,大枣十二枚擘。上五味,以水七升,煮取三升,去渣,温服一升,本云桂枝汤,今加桂满五两,所以加桂者,以能泄奔豚气也。案:成本不载方,为是。本条已云更加桂二两故也。《玉函》无满以下十五字。

柯云:寒气外束,火邪不散,发为赤核,是将作奔豚之兆也。从少腹上冲心,是奔豚已发之象也。此因当汗不发汗,阳气不舒,阴气上逆,必灸其核以散寒,仍用桂枝以解外,更加桂者,益火之阳而阴自平也。桂枝更加桂,治阴邪上攻,只在一味中加分两,不于本方外求他味,不即不离之妙如此,茯苓桂枝甘草大枣汤,证已在里,而奔豚未发,此证尚在表而发,故治有不同。

丹云:方中桂,方氏以下,多用肉桂,是泥于后世诸本草之说,不可从。

铁樵按:因烧针起核而发奔豚,今日所罕见,不佞所见不广,未曾遇之,观注家所释,似亦仅作空论,非曾经目睹者,大约后世热病,罕有用烧针者,故遂无可征实,若不因烧针之奔豚,则固约曾见之大约患此者,以女子为多病属肝肾两经,故《金匮》谓从惊发得之,《灵枢》谓是肾之甚,其病状脐右一块突然而起,起则痛甚,块似吹猪脬,顷刻由小而大,大至五六寸许,则为峰极此,时痛甚,胸脘间亦有块坟起,若与相应,于是痛不可忍,气闷欲绝,按之作响,似有水者,然于万无,可忍之时乃能忽然消散,块消痛止,来不知所自来,去不知所自去,其坟起时,块中所有者当然是气,此在腹膜之外,肌肉之里,绝非在腹腔之内,脏器之间者,肝肾病而有此实,不明其所以然之故,所可知者肝肾之病理有如此形能而已,此奔豚病之大略也。惟其气在腹膜之外,肌肉之内,故烧针起核有作奔豚之可能,又或者与肾腺之内分泌有关系,故得桂而其病可愈,次则为吾个人之理想,不知其是否如此矣。桂枝加桂下一桂字,当是肉桂,否则当云倍桂枝,不当云加桂也。且患此病者,因其气自下上逆,故面多戴阳,用桂则于成效亦合,桂枝非能引火下行也。

火逆下之,因烧针烦躁者,桂枝甘草龙骨牡蛎汤主之。

鉴云:火逆者,谓凡火劫,取汗致逆者,致逆者也。此火逆,因火针也。吴云:病者既火逆矣。治者从而下之,于是真阴重伤,因烧针余毒使认烦躁不安者,外邪未尽,而真阳欲亡,故但用桂枝以解外,龙骨、牡蛎以安内,甘草以温补元气而散表寒也。钱云:因发汗而又下之,病仍不解而烦躁,以茯苓四逆汤主之者,以汗下两亡其阳,故用温经复阳之治,此虽汗下,而未经误汗,且挟火邪,而表犹未解,故止宜解肌镇坠之法也。丹云:烧针,即火逆,非火逆而又烧针,成氏以为先火而下之,又加烧针,凡三误,程氏、汪氏、志聪、锡驹、魏氏等注并同,皆谬矣。

桂枝甘草龙骨牡蛎汤方:桂枝一两去皮,甘草二两炙,牡蛎二两熬,龙骨二两,《玉函》以上三味各三两。上四味,以水五升,煮取二升半,去渣,温服八合,日三服,成本,四味,作为末,非也,《玉函》,无半字。

成云:桂枝甘草之辛甘,以发散经中之火邪,龙骨牡蛎之涩,以收敛浮越之正风。魏云:烦躁即救逆汤,惊狂卧起不安之渐也。故用四物,以扶阳安神为义,不用姜枣之温补,不用蜀漆之辛快,正是病轻则药轻也。丹云:柯琴方论曰,近世治伤寒者无火熨之法,而病伤寒者,多烦躁惊狂之变,大抵用白虎承气辈,作有余治之,然此证属实热者固多,而属虚寒者间有,则温补安神之法,不可废也。更有阳盛阴虚,而见此症者,当用炙甘草加减,用枣仁远志茯苓当归等味,又不可不择。

太阳伤寒者,加温针必惊也。《玉函》,无者字,《脉经》《千金翼》,无太阳二字,《千金翼》,作火针。

钱云:温针,即前烧针也。太阳伤寒,当以麻黄汤发汗,乃为正治,若以温针取汗,虽欲以热攻寒,而邪受火迫,不得外泄而反内走,必致火邪内犯阳神,故震惊摇动也。汪云《补亡论》,常器之云,可根据前救逆汤。

太阳病当恶寒发热,今自汗出,反不恶寒发热,关上脉细数者,以医吐之过也。一二日吐之者,腹中饥口不能食,三四日吐之者,不喜糜粥,欲食冷食,朝食暮吐,以医吐之所致也。此为小逆。《玉函》,两恶寒下,并有而字,过,作故,成本,反字,一二日上,《脉经》,有若得病三字。

钱云:病在太阳,自当恶寒发热,今自汗出而不恶寒,已属阳明,然阳明当身热汗出,不恶寒而反恶热,今不发热,及关上脉见细数,则又非阳明之证矣。其所以脉证不相符合者,以医误吐而致变也。夫太阳表证,当以汗解,自非邪在胸中,岂宜用吐,若妄用吐法,必伤胃气,然因吐得汗,有发散之义寓焉,故不恶寒发热也。关上,脾胃之部位也。细则为虚,数则为热,误吐之后,胃气既伤,津液耗亡,虚邪误入阳明,胃脘之阳虚躁,故细数也。一二日邪在太阳之经,因吐而散,故表证皆去,虽误伤其胃中之阳气,而胃未大损,所以腹中犹饥,然阳气已伤,胃中虚冷,故口不能食,三四日则邪已深入,若误吐之,损胃犹甚,胃气虚冷,壮如阳明中寒,不能食,故不喜糜粥也。及胃阳虚躁,故反欲食冷食,及至冷食入胃,胃中虚冷不化,故上逆而吐也。此虽因误吐致发,然表邪既解,无内陷之患,不过当温中和胃而已,此为发逆之小者也。程云:吐之不当,则周身之气皆逆,而五脏颠覆下空上逆气不能归,故有如此景气,汪云《补亡论》常器之云,可与小半夏汤,亦与半夏干姜汤,郭白云云,活人书大小半夏加茯苓汤,半夏生姜汤,皆可选用。丹云:锡驹云,自汗出者,吐伤中气,而脾津外泄也。程云:表邪不外越而上越,故为小逆,又云志聪云,本论曰,脉浮大,应发汗医反下之,此为大逆,今但以医吐之,故为小逆,又云《金鉴》云,欲食冷食之下,当有五六日吐之者六字,若无此一句,则不喜糜粥,欲食冷食,与朝食暮吐之文,不相联属,且以上文一二日,三四日之文,细玩之,则可知必有五六日吐之一句,由浅及深之谓也。柯氏本,此为小逆四字,移吐之过也下二说皆不可从。

铁樵按:古人以食入即吐为胃热,朝食暮吐为恶寒此理,甚确胃中热甚,不能容物则格拒,不使食物得入,故食入即吐,胃中寒,则不得消化食物,之目的在营养不能消化则无以为养,固已,而因不能消化之故,食物处于胃中不见减少胃囊之筋肉,纤维平日随食物之增减,以为弛张而是物质增减,则有一定时刻,所谓胃实肠虚,肠实胃虚,今因不能消化之故,有一实不复虚之,趋势而胃,囊之筋肉,纤维平日一定时间而弛张,已成习惯,今既张而不得弛,于是,至某时间起,剧烈运动迫而去之,而胃中之下口照例,未消化之食物不得通过,斯时不能下,斯向上矣。此所以朝食暮吐也。此固为吾之理想,不敢谓真际定是如此,然理由甚充足,或许有其他原因,然必为朝食暮吐重要原因之一,绝无可疑,且因此可以推得,七法中之吐法,宜如何应用亦绝不致有错误,盖胃热者可吐,胃寒者不可吐,胃实者可吐,胃虚者不可吐也。至于脉细数之,数为热,欲得冷食,亦是热,但此非实热,乃虚热,即下条不恶寒不欲近衣为吐之内烦之故,百三十条虽因误汗,亦同一个理由。

太阳病吐之,但太阳病当恶寒,今反不恶寒,不欲近衣,此为吐之内烦也。

鉴云:太阳病吐之表解者,当不恶寒,里解者亦不恶热,今反不恶寒,不欲近衣者,是恶热也。此由吐之后,表解里不解,内生烦热也,盖无汗烦热,热在表,大青龙证也。有汗烦热,热在里,白虎汤证也。吐下后心中懊侬,无汗烦热,大便虽硬,热犹在内,栀子豉汤证也。有汗烦热,大便已硬,热悉入腑,调胃承气汤证也。今因吐后,内生烦热,是为气液已伤之虚烦,非未经汗下之实烦也。以上之法,皆不可施,惟宜用竹叶石膏汤,于益气生津中,清热宁烦可也。方云:此亦误吐之变证,不恶寒不欲近衣,言表虽不显热,而热在里也。内烦者,吐则津液亡,胃中干,而热内作也。汪云:《补亡论》常器之云,可与竹叶石膏汤。

病人脉数,数为热,当消谷引食,而反吐者,此以发汗,令阳气微,膈气虚,脉乃数也。数为客热,不能消谷,以胃中虚冷,故吐也。此以发汗,《玉函》,作以医发其汗,脉乃数也。作脉则为数,汪本,删冷字,非也。

钱云:此条之义,盖以发热汗自出之中风,而又误发其汗,致令卫外之阳,与胃中之阳气皆微,膈间之宗气大虚,故虚阳浮动,而脉乃数也。若胃脘之阳气盛,则能消谷引食矣。然此数非胃中之热气盛而数也。乃误汗之后,阳气衰微,膈气空虚,其外越之虚阳所致也。以其非胃脘之真阳,故为客热,其所以不能消谷者,以胃中虚冷,非唯不能消谷,抑且不能容纳,故吐也。汪云:《补亡论》常器之云,可与小半夏汤,又云宜小温中汤。

太阳病过经十余日,心下温温欲吐,而胸中痛,大便反溏,腹微满,郁郁微烦,先此时,自极吐下者,与调胃承气汤,若不尔者,不可与,但欲呕,胸中痛,微溏者,此非柴胡汤证,以呕故知极吐下也。《玉函》,温温,作嗢嗢,而下,有又字,但,作反,无柴胡二字,《脉经》,无调胃二字,成本,无柴胡汤之汤,《千金翼》,无若不以下三十字,柯本亦删。

钱云:此辨证似少阳,而实非柴胡证也。言邪在太阳,过一候而至十余日,已过经矣。而有心下温温欲吐,胸中痛,大便反溏,腹微满,郁郁微烦之证,若先此未有诸症之时,已自极其吐下之者,则知胃气为误吐误下所伤,致温温欲吐而大便反溏,邪气乘虚入里,故胸中痛,而腹微满,热邪在里,所以郁郁微烦,乃邪气内陷,胃实之证也。胃实则当用攻下之法,以胃气既为吐下所虚,不宜峻下,唯当和其胃气而已,故与调胃承气汤,阳明篇,所谓胃和则愈也。若不尔者,谓先此时未曾极吐下也。若未因吐下,而见此诸症者,此非由邪陷所致,盖胸为太阳之分,邪在胸膈,故温温欲吐,而胸中痛也。大便反溏,热邪未结于里也。腹满郁烦,邪将入里,而烦满也,若此者,邪气犹在太阳,为将次入里之征,若以承气汤下之,必致邪热陷入,而为结胸矣。故曰不可与也。但前所谓欲呕,胸中痛微溏者,虽有似乎少阳之心烦喜呕,胸胁苦满,腹中痛之证,然此非柴胡证也。更何以知其为先此时极吐下乎?以欲呕乃胃气受伤之见证,故知极吐下也。锡云:呕者,即温温欲吐也。欲吐而不得吐,故呕。程云:心中温温欲吐,而胸中痛,是言欲吐时之象,欲吐则气逆,故痛,着一而字,则知痛从欲呕时见,不尔亦不痛,凡此之故,缘胃有邪蓄,而胃之上口,被浊熏也。大便溏,腹微满,郁郁微烦,是言大便时之象,气逆则不下行,故以大便溏为反,大便溏则气得下泄,腹不应满,烦不应郁郁,今仍腹微满,郁郁微烦,凡此之故,缘胃有阻留,而胃于下后,仍不快畅也。云先其时者,见未吐下之先,向无此证,缘吐下徒虚其上下二焦,而中焦之气阻升降,遂从津液干燥处,涩结成实,胃实则溏,故日进之水谷,只从胃旁溜下,不得胃气坚结之大便反溏,而屎气之留中者,自搅扰不宁,而见出诸证,其遏在胃,故与调胃承气,一荡除之。丹云:王氏云,案经文,温温,当作嗢嗢,此本于《玉函》。程氏云:温温者,热气泛沃之状,欲吐而不能吐,则其为干呕可知矣。此以温热之义为解,并不可从矣。盖温温,与愠愠同,《素问·玉机真藏》,背痛愠愠,马氏注,愠愠,不舒畅也。《脉经》,作温温,可以证矣。少阴篇第三十九条,心中温温,《千金》,作愠愠,又云,非柴胡证,汪氏用葛根加半夏汤。郭白云云,宜大半夏加橘皮汤,《金鉴》则云,须从太阳少阳合病,下利若呕者,与黄芩加半夏生姜汤可也。魏氏云:若不尔者,指心下郁郁微烦言,若不郁郁微烦,则其人但正虚,而无邪以相溷,岂调胃承气可用乎?又系建中甘草附子等汤之证矣。又岂诸柴胡可言耶,示禁甚深也。以上三说,未知孰是。王氏云:以呕下,当有阙文,徐大椿云:此段疑有误字,《千金翼》,删若不以下三十字,柯氏遂从之,要之此条极难解,姑举数说备考,志聪、锡驹注,以若不尔者,为里虚,意与魏氏同。

铁樵按:治热病所当注意者,为表里虚实寒热上下八字,本条之反复告诫者。

即在此八字,心下温温欲吐,胃气上逆不下降也。既不下降,不当便溏,而又便溏,故云反通常有上证便不当有下证,今上下证互见,是当求其故,温温通愠愠,所以形容不适之状,并非温凉之温,不适而吐,有寒证又有热证,胸痛便溏腹满皆然,若是邪热内攻而不适,则不当腹痛便溏,若热结旁流而下利,则不当温温欲吐,于是须问先时是否极吐下,若未尝极吐下而有此证象,则当如钱注所云,有许多斟酌,若先时曾极吐下,是胃气因吐而逆,调胃承气非攻坚之剂,不过使上逆之胃气仍归故辙,故名调胃,但欲呕以下三句,最令人疑惑,故诸家多删去之,百零七节云,伤寒中风,有柴胡证,但见一证便是,不必悉具,今云但欲呕,胸痛、微溏非柴胡证,语义冲突,令人无可适从,是即注家释百零七节,不分主从之过,须知柴胡证之必具条件,是寒热往来,其余或然证,乃不必悉具,故此条云,但欲呕,胸中痛,微溏者,此非柴胡证,若曰寒热往来,呕而胸痛、微溏者,乃柴胡证,若无寒热往来,但欲呕,微溏者,非柴胡证也。柴胡证为半在表,半在里之少阳,所以既有恶寒之表证,复有发热之里证,既见上逆之呕吐,证又见微溏之陷里证,若非柴胡证,便不得二者兼见,今既非柴胡证,而呕与便溏兼见,便知是误吐使胃气上逆,故曰以呕故知极吐下也。然曰以呕故知极吐下也,不曰以微溏故知极吐下。何以故曰:误治致脾阳下陷,则利不止矣。不止,微溏也。观调胃承气之用可知,病属阳证,微汗而下之,其溏自止,是不成问题,所当注意者,在呕,故但从呕一边说,立言有主从也。

太阳病,六七日,表证仍在,脉微而沉,反不结胸其人发狂者,以热在下焦,少腹当硬满,小便自利者,下血乃愈。所以然者,以太阳随经,瘀热在里故也。抵当汤主之。《玉函》六七作七八,当硬满作坚而满。

钱云:太阳病至六七日,乃邪当入里之候,不应表证仍在,若表证仍在者,法当脉浮,今反脉微而沉,又非邪气在表之脉矣。邪气既不在表,则太阳之邪,当陷入而为结胸矣。今又反不结胸而其人发狂者,何也?盖以邪不在阳分气分,故脉微,邪不在上焦胸膈而在下,故脉沉,热在下焦者,即桃核承气条,所谓热结膀胱也。热邪煎迫,血沸妄溢,留于少腹,故少腹当硬满,热在阴分血分,无伤于阳分气分,则三焦之气化,仍得营运,故小便自利也。若此者,当下其血乃愈,其所以然者,太阳以膀胱为腑,其太阳在经之表邪,随经内入于腑,其郁热之邪,瘀蓄于里故也。热瘀膀胱,逼血妄行,溢入回肠,所以少腹当硬满也。桃核承气条,不言脉,此言脉微而沉,彼言如狂,此言发狂,彼云少腹急结,此云少腹硬满,彼条之血,尚有自下而愈者,其不下者,方以桃仁承气下之,此条之血,必下之乃愈,证之轻重,迥然不同,故不用桃仁承气汤,而以攻坚破瘀之抵当汤主之。方云:瘀,血气壅秘也。丹云:案瘀,伤寒直格,于预切,积也。又音于,又云吴氏瘟疫论曰:案伤寒太阳病不解,从经传腑,热结膀胱,其人如狂,血自下者愈,血结不行者,宜抵当汤,今温疫起无表证,而惟胃实,故肠胃蓄血多,膀胱蓄血少,然抵当汤,行瘀逐蓄之最者,无分前后二便,并可取用,然蓄血结甚者,在桃仁力所不及,宜抵当汤,盖非大毒猛厉之剂,不足以抵当,故名之,然抵当证,所遇亦少。

铁樵按:本条钱注极明畅,可从,其所以瘀热随经之理,已详前桃核承气条下。

抵当汤方:水蛭熬、虫虻各三十个去翅足熬,桃仁二十个去皮尖,《千金》,二十三个,翼同本文,有熬字,大黄三两酒洗,《玉函》、成本,酒浸,《千金翼》,作二两,破六片。上四味,以水五升,煮取三升,去渣,温服一升,不下更服,四味下,《玉函》、成本,有为末二字。

柯云:蛭,昆虫之巧于饮血者也。虻,飞虫之猛于吮血者也。兹取水陆之善取血者攻之,同气相求耳,更佐桃仁之推陈致新,大黄之苦寒,以荡涤邪热。

钱云:抵当者,言瘀血凝聚,固结胶黏,即用桃仁承气,及破血活血诸药,皆未足以破其坚结,非此尖锐钻研之性,不能抵当,故曰抵当,丹云:张氏医通曰,如无虻蛭,以干漆灰代之,又云抵当。方氏云:抵,至也。亦至当不易之正治也。喻氏汪氏辈皆同,锡驹云:抵拒大敌,四物当之,柯氏云:抵当者,谓直抵其当攻之所也。

太阳病身黄,脉沉结,少腹硬,小便不利者,为无血也。小便自利,其人如狂者,血证谛也。抵当汤主之,《千金》,黄,作重,硬下,有满字。

钱云:此又以小便之利与不利,以别血证之是与非是也。身黄遍身俱黄也。沉为在里,而主下焦,结则脉来动而中止,气血凝滞,不相接续之脉也。前云少腹当硬满,此则竟云少腹硬,脉证如此,若犹小便不利者,终是胃中瘀热郁蒸之发黄,非血证发黄也。故为无血,若小便自利而如狂,则知热邪与气分无涉,故气化无乖,其邪在阴血矣。此乃为蓄血发黄。柯云:湿热留于皮肤而发黄,卫气不行之故也。燥血结于膀胱而发黄,营气不敷之故也。水结血结,俱是膀胱病,故皆少腹硬满,小便不利是水结,小便自利是血结,如字,助语辞,若以如字实讲,与发狂分轻重,则谬矣。方云:谛,审也。言如此则为血证审实,无复可疑也。丹云:案小便不利者,成氏云:可与茵陈蒿汤。《补亡论》云,与五苓散,程氏云:属茵陈五苓散,柯氏云:麻黄连翘赤小豆汤症也。以上宜选而用之。

铁樵按:发黄,脉结,蓄血,聚水,病理均详前,可与本节下钱柯两注合参。

伤寒有热,少腹满,应小便不利,今反利者,为有血也。当下之,不可余药,宜抵当丸。有热下,《玉函》《脉经》《外台》,有而字。

成云:伤寒有热,少腹满,是蓄血于下焦,若热蓄津液不通,则小便不利,其热不蓄津液,而蓄血不行,小便自利者,乃为蓄血,当与桃仁承气汤,抵当汤下之,然此无身黄屎黑,又无喜忘发狂,是未至于甚,故不可余峻之药也。可与抵当丸,小可下之也。柯云:有热,即表证仍在。

抵当丸方:水蛭二十个熬,周、吴作二十个,猪脂熬黑,桃仁(二十五个去皮尖,《玉函》《外台》、成本,三十个,大黄三两)。上四味,捣分四丸,以水一升,煮一丸,取七合服之,时当下血,若不下者更服,《千金》作右四味为末,蜜和丸,分为四丸。

柯云:小其制,而丸以缓之,方变汤为丸,然名虽丸也。犹煮汤焉。张云:煮而连滓服之,与大陷胸同意,丹云:陶弘景云,晬时者,周时也。从今旦至明旦。

太阳病,小便利者,以饮水多,必心下悸,小便少者,必苦里急也。病源,作太阳病,小便不利者,为多饮水,心下必悸云云,非也。

成云:饮水多,而小便自利者,则水不内蓄,但腹中水多,令心下悸,《金匮要略》曰,食少饮多,水停心下,甚者则悸,饮水多而小便不利,则水蓄于内而不行,必苦里急也。钱云:水寒伤胃,停蓄不及即行,必令心下悸动,心下者,胃之部分也。悸者,水满胃中,气至不得流通,而动惕也。程云:若小便少,而欲得水者,此渴,热在下焦,属五苓散证,强而与之,纵不格拒,而水积不行,必里作急满也。汪云:常器之云,可茯苓甘草汤,又猪苓汤,推常氏之意,小便利者,用茯苓甘草汤,小便少者,猪苓汤主之。

9 《伤寒论辑义按》卷三 辨太阳病脉证并治下

须统观前后文,不背公例者为准。如百四八条《金鉴》所改者是也。若文字无可证,则当准之病理,如大陷胸、十枣,因无可用之病理,所以知其误也。若本条,于文字既无可证,胸痞色黄手足温,温病固常常遇之,胸痞面青肤润者,亦常常遇之,第汗下之后,何以阴阳气并竭?阴阳气毕竟何指?则不可晓,是当阙疑。至于胸痞面青黄肤润,自有理论,读者可于《幼科讲义·惊风门》详参之。

心下痞,按之濡,其脉关上浮者,大黄黄连写心汤主之。《千金翼》濡上有自字,《玉函》浮上有自字。

汪云:关上浮者,诸阳之脉皆浮也。以手按其痞处虽濡,纯是邪热壅聚,故用此汤以导其热,而下其邪也。成注云虚热者误,夫中气虽虚,邪热则聚,故仲景以实热治之,若系虚热,则不用大黄黄连矣。钱云:心下者,心之下中脘之上,胃之上脘也。胃居心之下,故曰心下也。其脉关上浮者,浮为阳邪,浮主在上,关为中焦,寸为上焦,因邪在中焦,故关上浮,按之濡,乃无形之邪热也。热虽无形,然非苦寒以泄之,不能去也,故以此汤主之。丹云:柯氏改濡作硬。柯氏方论,又以濡为汗出湿濡之义。徐灵胎亦为心下濡湿。《金鉴》濡上补不字,并非也。

大黄黄连泻心汤方:大黄二两,黄连一两。上二味,以麻沸汤二升渍之,须臾,绞去渣,分温再服,原注,臣亿等,详大黄黄连泻心汤,诸本皆二味,又后附子泻心汤,用大黄黄连黄芩附子,恐是前方中亦有黄芩,后但加附子也,故后云附子泻心汤。木云加附子也。

汪云:麻沸汤者,熟汤也汤将热时,其面沸泡如麻,以故云麻,痞病者,邪热聚于心下,不比结胸之大实大坚,故用沸汤,渍绞大黄、黄连之汁温服,取其气味皆薄则性缓恋膈,能泄心下痞热之气,此为邪热稍轻之证,大抵非虚热也。钱云:麻沸汤者,言汤沸时泛沫之多,其乱如麻也,《全生集》作麻黄沸汤,谬甚。

《千金翼》注,此方必有黄芩。《医垒元戎》,本方加黄芩,为伊尹三黄汤。《金匮要略》,心气不足,吐血衄血,泻心汤主之,于本方加黄芩一两,以水三升,煮取一升,顿服之。《千金方》,巴郡太守奏三黄丸,治男子五劳七伤,消渴不生肌肉,妇人带下,手足寒热,加减随四时,又三黄汤,治下焦结热,不得大便,于本方去黄连,加栀子甘草,若大便秘,加芒硝二两。《外台秘要》,集验疗黄疸,身体面目皆黄,大黄散,三味各等分,捣筛为散,先食服方寸七,日三服,亦可为丸服。又出《千金》《圣惠方》,治热蒸在内,不得宣散,先心腹胀满,气急,然后身面悉黄,名为内黄,既本方。《和剂局方》,三黄丸,治丈夫妇人,三焦积热,上焦有热,攻冲眼目赤肿,头项肿痛,口舌生疮,中焦有热,心膈烦躁,不美饮食,下焦有热,小便赤涩,大便秘结,五脏具热,即生疮痍,及治五般痔疾,粪门肿痛或下鲜血,三味各等分,为细末,炼蜜为丸,如梧桐子大,每服三十丸热水吞下。小儿积热,亦宜服之。丹案本出圣惠方热病门。《活人书》,泻心三黄汤,妇人伤寒六七日,胃中有燥屎,大便难,烦躁谵语,目赤,毒气闭塞不通,即本方,如目赤睛疼,宜加白茯苓、嫩竹叶,泻肝余之气,《拔萃方》,犀角地黄汤,治主脉浮,客脉芤,浮芤相合,血积胸中,热之甚,血在上焦,此药主之,于本方加地黄。《张氏医通》噤口痢,有积秽太多,恶气熏蒸者,大黄黄连泻心汤加木香。

铁樵按:心下痞,用大黄黄连泻心汤,固知汤属阳证,故用三黄正治,然关上脉浮大者一句却不可为训。其一,痞为病在里,脉决不浮,浮为太阳脉,因体温集表,然后浮脉应之也。如云太阳病脉亦有不浮者,浮字未可执一而论,却亦不必关上浮大,寸尺两部不浮大。寸以候咽喉头部,尺以候腰膝胫股,关上以候胸中,是经验上之事,难以理解者也,我亦知之。特痞证而云关上浮大,则事实不如此。其二,热向里攻,指尖渐厥,心下温,温欲吐,关上脉滑数,确是事实。然则浮大字当改正,因吾所根据者,为人体之病理,自较宋版《伤寒论》为可靠也。其三,心下痞按之濡,为证脉,关上浮为脉,证与脉二者合参,以为用药标准,是矣。然学者若仅凭此证此脉,而用大黄黄连泻心汤,十九不免偾事,迨即误之后,执此条经文,自解可以为诿过之计,于事实无益。不但于事实无益,或且因此不愿读书,则为害大矣。然则奈何浮大字当改正,固然改正之后,仍不是为用药之标准,当更注意舌色,例如大承气,本为吾人习用之药,而其难用较泻心为甚,根据种种见证之外,更须根据舌苔,此所谓合色脉也。舌苔,吴又可论之最详,指用承气言。惟其色不可图,前年见有用三色版印舌图者,仍失真,不足为据。笔舌所不能达,自我视之,殆较脉为难喻,非从师临诊由口授不可,今言其大略,舌绛而干,复见滑数之脉,再有胸痞,按之濡之证,然后可用大黄黄连泻心汤矣。

心下痞,而复恶寒汗出者,附子泻心汤主之。《玉函》心上有若字。

钱云:伤寒郁热之邪,误入而为痞,原非大实而复见恶寒汗出者,其命门真阳已虚,以致卫气不密,故玄府不得紧闭而汗出,阳虚不任外气而恶寒也。

程云:伤寒大下后,复发汗,心下痞,恶寒者,表未解也。不可攻痞,当先解表,表解乃可攻痞,解表宜桂枝汤,攻痞宜大黄黄连泻心汤,与此条宜参看,彼条何以主桂枝解表,此条何以主附子回阳,缘彼条发汗汗未出,而原来之恶寒不能,故属之表,此条汗已出,恶寒已罢,而复恶寒汗出,故属之虚,凡看论中文字,须于异同处细细参考互勘,方得立法处方之意耳。

附子泻心汤方:大黄二两,黄连一两,黄芩一两,附子二枚(炮,去皮,破,别煮取汁),成本、《玉函》《千金翼》作一枚。右四味,切三味,以麻沸汤二升渍之,须臾,绞去渣,内附子汁,分温再服,切,《玉函》作呚咀二字。

钱云:以热邪痞于心下,则仍以大黄黄连泻之,加附子以扶真阳,助其蒸腾之卫气,则外卫固密矣。因既有附子之加,并入黄芩,以为彻热之助,而寒热并施,各司其治,而阴阳之患息,倾否之功又立矣。程云:二证俱用大黄,以条中无自利证,则知徒前下后肠中反成滞涩,闭住阴邪,势不得不破其结,使阴邪有出路也。此虽曰泻心而邪热之中,既具回阳之力,故以附子名汤耳。鉴云:其妙尤在一麻沸汤渍三黄,须臾绞去渣,内附子别煮汁,义在泻痞之意轻,扶阳之意重也。舒云:案此汤治上热下寒之证,确乎有理,三黄略浸既绞去渣,但取轻清之气,以去上焦之热,附子煮取浓汁,以治下焦之寒,是上用凉而下用温,上行泻而下行补,泻取轻而补取重,制度之妙,全在神明运用之中,是必阳热结于上,阴寒结于下,用之乃为的对,若阴气上逆之痞证,不可用也。

铁樵按:恶寒为阳虚,读者苟小小注意于以前所讲附子之用法,则不待程注,已可了然于胸中,所当讨论者,即用芩连,又用附子,在初学,鲜有不以寒热并用为疑者,因用附子为阳虚而设,则胸痞之热,当亦属虚热,而芩连却是治实热之苦寒药,然则此病毕竟为寒乎热乎? 虚乎实乎? 此中有一关键,既躯体无绝对之寒,亦无绝对之热,无绝对之虚,亦无绝对之实。谈哲理者,谓各种学说与主义,无绝对之善,亦无绝对之恶,正与病理相同,《内经》明主从,谈胜复,正是此理。若云绝对之寒,绝对之虚,惟死人则然耳,以故桂枝汤有桂枝之阳药,却有白芍之阴药,麻黄汤有麻黄之发表,却有甘草之和中,小柴胡之扶正达邪,大柴胡之解表攻里,均是双管齐下,亦犹之附子泻心汤之温凉并用而已。舒驰远致疑于桂枝汤中之不当有芍药,后世医家往往喜用大队甘凉,皆未达一间者也。至于大承气之单纯攻下,四逆汤之专事回阳,固由于病势至此,已在十万火急之列,不暇兼顾,然亦须明胜复之道。举例以明之,霍乱无阳证,凡言有热霍乱者,妄也。理由详伤寒末卷,救急无不用单纯温药,峰险已过,反当清暑是也。参观药会医案霍乱案。明乎此,则又何疑乎芩连附子之并用?况此方三黄,皆泡而不煎,固显然分主从乎。

本以下之,故心下痞,与泻心汤,痞不解,其人渴而口燥,烦,小便不利者,五苓散主之。一方云,忍之一日乃愈。《脉经》,无烦字。成本,无一方以下九字,而注中释其义,则系于遗脱。

成云:本因下后成痞,当与泻心汤除之,若服之痞不解,其人渴而口燥,烦,小便不利者,为水饮内蓄,津液不行,非热痞也,与五苓散,发汗散水可愈。一方忍之一日乃愈者,不饮者,外水不入,所停之水得行,而痞亦愈也。丹云:口燥烦之烦,诸家不解,特魏氏及《金鉴》云,渴而口燥心烦,然则烦字当是一字句。

伤寒汗出解之后,胃中不和,心下痞硬,干噫食臭,胁下有水气,腹中雷鸣下利者,生姜泻心汤主之。柯本噫作呕,非。《玉函》下利作而利。方云:解,谓大邪退散也。胃为中土,温润则和,不和者,汗后亡津液,邪乍退散,正未全复而尚弱也。痞硬,伏饮搏膈也。噫,饱食息也,食臭,虾气也。平人过饱伤食,则噫食臭。病人初瘥,脾胃尚弱,化输未强,虽无过饱,尤之过饱而然也。水气,亦谓饮也。雷鸣者,脾胃不和,薄动之声也。下利者,水谷不分清所以杂进而走注也。成云:干噫食臭者,胃虚而不杀谷也,胁下有水气,腹中雷鸣,土弱不能胜水也。钱云:伤寒汗出解之后,言表邪俱从汗出而悉解也。胃中不和以下,皆言里证未除也。丹云:干噫之干,诸家无注义,程氏解干呕云,干,空也。此原郑玄注礼记,正与此同义。噫,有吐出酸苦水者,今无之,故曰干噫,柯氏改作干呕,大失经旨矣。

生姜泻心汤:生姜四两切,甘草三两炙,人参三两,干姜一两,黄芩三两,半夏半升洗,黄连一两,大枣十二枚劈。上八味,以水一斗,煮取六升,去渣,再煎,取三升,温服一升,日三服。附子泻心汤本云加附子,半夏泻心汤,甘草泻心汤,同体别名耳,生姜泻心汤,本云理中人参黄芩汤,去桂枝术加黄连并泻肝法,附子泻心汤以下,《玉函》,成本无。

鉴云:名生姜泻心汤者,其义重在散水气之痞也。生姜半夏,散胁下之水气,人参、大枣,补中州之虚,干姜、甘草,以温里寒,黄芩、黄连,以泻痞热,备乎!虚水寒热之治,胃中不和,下利之痞焉有不愈者乎?

施氏《续易简方》,生姜泻心汤,治大病新瘥,脾胃尚弱,谷气未复,强食过多,停积不化,心下痞硬干噫食臭,胁下有水,腹中雷鸣,下利发热,名曰食复,最宜服之。

铁樵按:云解之后,是表邪已解,其里复痞而不结,是仅病之余波,本条之生姜泻心,后条之甘草泻心,只是轻剂善后,其方药之力量,等于栀豉、五苓,参观栀豉条下按语。本条是伤食轻,胃寒重,甘草泻心是误下轻,胃虚重,总之,非重剂。既明乎此,则知意不在战,宜用极轻分量,以解其后,原注药量,不必泥也。

伤寒中风,医反下之,其人下利,日数十行,谷不化,腹中雷鸣,心中痞硬而满,干呕,心烦不得安,医见心下痞,谓病不尽,复下之,其痞益甚,此非热结,但以胃中虚,客气上逆,故使硬也。甘草泻心汤主之。谷上,《外台》有水字。心烦,《玉函》《脉经》作而烦。不得间,《外台》有能字,《脉经》《千金翼》谓作为,复下有重字,使硬,作使之坚,《外台》并同,《玉函》亦有之字。

鉴云:毋论伤寒之中风,表未解,总不当下,医反下之,或成痞,或作利,今其人以误下之故,下利日数十行,水谷不化,腹中雷鸣,是邪乘里虚而利也,心下痞硬而满,干呕心烦不得安,是邪陷胸虚而上逆也。似此痞利,表里兼病,法当用桂枝加人参汤两解之,医惟以心下痞,谓病不尽,复下之,其痞益甚,可见此痞非热结亦非寒结,乃乘误下中虚,而邪气上逆,阳陷阴凝之痞也。故以甘草泻心汤,以缓其急而和其中也。志云:挟邪内入,有乖蒸变,故谷不化,而腹中雷鸣。丹云:谷不化,喻氏钱氏张氏柯氏,以完谷不化为解,非也。谓胃弱不能转运,故水谷不得化,留滞于腹中,作响而雷鸣也。

甘草泻心汤方:甘草四两炙,黄芩三两,干姜三两,《外台》作二两。半夏半升洗,《外台》,有去滑二字,大枣十二枚劈,黄连一两。上六味,以水一斗,煮取六升,去渣再煎,取三升,温服一升,日三服。原注,臣亿等谨案,上生姜泻心汤法,本云理中人参黄芩汤,今详泻心以疗痞,痞气因发阴而生,是半夏、生姜、甘草泻心三方,皆本于理中也。其方必各有人参,今甘草泻心中无者,脱落之也。又案,《千金》并《外台秘要》,治伤寒䘌食,用此方,皆有人参,知脱落无疑,《外台》云,一方,有人参三两。

鉴云:方以甘草命名者,取和缓之意也。用甘草大枣之甘,补中之虚,缓中之急,半夏之辛,降逆止呕,芩连之寒,泻阳陷之痞热,干姜之热,散阴凝之痞寒,缓中降逆,泻痞除烦,寒热并用也。丹云:总病论,本方有人参。注云:胃虚,故加甘味,医圣元戎、伊尹甘草泻心汤,既本方,有人参,云伊尹汤液,此汤也七味,今监本无人参,脱落之也。又案元戎文,《医方类聚》引《南阳活人书》,今所传无求子活人书,无此文。

《金匮要略》曰:狐惑之为病,状如伤寒,默默欲眠,目不得闭,卧起不安,蚀于喉为惑,蚀于阴为狐,不欲饮食,恶闻食臭,其面目乍赤乍黑乍白,蚀于上部则声喝,甘草泻心汤主之,即本方,亦用人参三两。《张氏医通》曰:痢不纳食,俗名噤口,如因邪留胃中,胃气伏而不宣,脾气因而涩滞者,香、连、枳、朴、橘红、茯苓之属,热毒冲心,头疼心烦,呕而不食,手足温暖者,甘草泻心汤,去大枣,易生姜,此证胃口有热,不可用温药。

伤寒服汤药,下利不止,心下痞硬,服泻心汤已,复以他药下之,利不止,医以理中与之,利益甚,理中者,理中焦,此利在下焦,赤石脂禹余粮汤主之,复不止者,当利其小便。汤药下,《脉经》《千金》有而字。复不止,《玉函》《脉经》作若不止,复下。成本,有利字。已,《千金》作竟。庞氏末句,改作复利不止,当以五苓散利小便。

成云:伤寒服汤药下后,利不止而心下痞硬者,气虚而客气上逆也,与泻心汤攻之则痞也。医复以他药下之,又虚其里,致利不止也。理中丸,脾胃虚寒下利者,服之愈。此以下焦虚,故与之其利益甚。《圣济》经曰:滑则气脱欲其收也,如开肠洞泻,便溺遗失,涩剂所以收之,此利由下焦不约,与赤石脂禹余粮汤,以涩洞泻。下焦主分清浊,下利者,水谷不分也。若服涩剂而利下不止,当利小便,以分其气。汪云:利其小便,仲景无方,《补亡论》常器之云,可五苓散。

赤石脂禹余粮汤方:赤石脂一斤碎,太一禹余粮一斤碎。《玉函》、成本,无太一二字。上二味以水六升煮取二升,去渣,分温三服。成本,右字,作已上二字,误,脱分温二字。

成云:《本草》云,涩可去脱,石脂之涩,以收敛之,重可去怯,余粮之重,以镇固之。柯云:甘姜参术,可以补中宫火气之虚,而不足以固下焦脂膏之脱,此利在下焦,未可以理中之剂收功也。然大肠之不固,仍责在胃关门之不紧,仍责在脾,此二味皆土之精气所结,能实胃而涩肠,盖急以治下焦之标者,实以培中宫之本也。要之此证,是土虚而非火虚,故不宜于姜附。若水不利而湿甚,复利不止者,则又当利其小便矣。凡下焦虚脱者,以二物为本,参汤调服最效。丹云:志聪云,按《神农本经》,太乙余粮、禹余粮,各为一种,既云太乙禹余粮,此方宜于三味,或相传有误。此说太误,《证类本草》《图经》云,本草有太乙余粮、禹余粮两种,治体犹同。

铁樵按:此条有误。表邪未尽者,误下而利不止,为陷,陷者当举。表邪已尽,下之过当,利不止,轻者只须谷芽、扁衣、建曲、怀药、芡实之类。重者,宜理中与石脂、川芎并用,良效。若仅用石脂、余粮,药力单纯,于医理为非法,且二味皆重坠,于误下而利,亦非宜。

伤寒吐下后发汗,虚烦,脉甚微,八九日,心下痞硬,胁下痛,气上冲咽喉,眩冒,经脉动惕者,久而成痿。《脉经》发上无后字。

成云:伤寒吐下后发汗,则表里之气俱虚。虚烦脉甚微,为正气内虚,邪气独在。至七八日,正气当复,邪气当罢,而心下痞,胁下痛,气上冲咽喉,眩冒者,正气内虚而不复,邪气留结而不去,经脉动惕者,经络之气虚极,久则热气还经,必成痿弱。锡云:痿者,肢体委废而不为我用也。久而成痿者,经血不外行于四末也。钱云:如此阴盛阳虚之证,虽或侥幸而不至危殆,若经久不愈,必至阳虚不治,筋驰骨痿而成废疾矣。魏云:此条证,仍用茯苓桂枝白术甘草汤,或加附子,倍加桂枝为对也。丹云:成注热气还经,于义未允,汪氏引作表气虚,不能充养于身,似是。《金鉴》云:八九日心下痞硬,胁下痛,气上冲咽喉三句,与上下文意不属,必是错简。注家因此三句,皆蔓衍支离,牵强注释,不知此证,总因汗出过多,大伤津液而成,当用补气补血,益筋壮骨之药,经年始可愈也。未知此说果是否,姑存俟考。汪郭引《补亡论》云:可茯苓甘草白术生姜汤。郭白云云:当作茯苓桂枝白术甘草汤,成痿者,振痿汤。

铁樵按:既云气上冲咽喉,眩冒,必上盛下虚。云筋脉动惕,则入脑,波及运动神经,详虚烦字,乃肝阳胆火上燔,致神经受影响宜乎,久而成痿,各注非是。

伤寒发汗,若吐若下,解后,心下痞硬,噫气不除者,旋覆代赭汤主之。《玉函》《脉经》发汗作汗出,复作覆。成本、《玉函》赭下有石字。

方云:解,谓大邪已散也。心下痞硬,噫气不除者,正气未复,胃气尚弱,而伏饮为逆也。汪云:此噫气,比前生姜泻心汤之干噫不同,是虽噫而不至食臭,故知其为中气虚也,与旋覆代赭汤,以补虚散痞下逆气。

旋覆代赭汤:旋覆花三两,人参二两,生姜五两,成本有切字,代赭一两,《玉函》、成本,代赭石、甘草三两炙,半夏半升洗,大枣十二枚劈。上七味,以水一斗,煮取六升,去渣,再煎,取三升,温服一升,日三服。成本,右下有件字。周云:旋覆花,能消痰结,软痞,治噫气,代赭石止反胃,除五脏血脉中热,健脾,乃痞而噫气者用之。谁曰不宜,于是佐以生姜之辛,可以开结也,半夏逐饮也,人参补正也,甘草大枣益胃也,予每借之以治反胃噫食,气逆不降者,靡不神效。

《伤寒类方》曰:《灵枢·口问》篇云,寒气客于胃,厥逆从下上散,复出于胃,故为噫,俗名嗳气,皆阴阳不和于中之故,此乃病已向愈,中有留邪,在于心胃之间,与前诸泻心法大约相近。《本草》云:旋覆治结气,胁下满,代赭治腹中邪毒气,加此二物以治噫气,余则散痞补虚之法也。吴仪洛方论曰:去渣复煎,亦取共行其事之义,与生姜泻心汤等同义。《活人书》曰:有旋覆代赭石证,其人或咳逆气虚者,先服四逆汤,胃寒者,先服理中丸次服旋覆代赭汤为良。俞氏《寓意草》曰:治一人膈气,粒食不入,始吐清水,次吐绿水,次吐黑水,次吐臭水,呼吸将绝,一昼夜,先服理中汤六剂,不命其绝,来早转方,一剂而安,《金匮》有云,噫气不除者,旋覆代赭石汤主之,吾于此病,分别用之者有二道:一者以黑水为胃底之水,此水且出,则胃中之津,久已不存,不敢用半夏以燥其胃也;一者以将绝之气,止存一系,以代赭坠之,恐其立断,必先以理中,分理阴阳,使气易于降下,然后代赭得以建奇奏绩,乃用旋覆花一味煎汤,调代赭石末二匙,与之,才入口即觉其转入丹田矣。但倦之极,服用补药二十剂,将息二月而愈。

铁樵按:此条亦误。即云汗吐若下而病解,是汗吐下不误,不当见心下痞噫气不除,即见心下痞,噫气不除,是必汗吐下有未当者在。详痞与噫皆下之过当之反应,是汗吐不误,下必有误。既云噫气,与上条气上冲咽喉是同一蹊径,不过有轻重之辨。既是气上冲,便不当镇坠,强镇则反应愈剧,故旋覆代赭不适用。喻昌《寓意草》极言旋覆代赭之神,屡用不一。然吾见近人用之多不效,而反剧,见上逆既用镇坠之药,医理固不如是简单也。

下后,不可更行桂枝汤,若汗出而喘,无大热者,可与麻黄杏子甘草石膏汤。《玉函》作大下以后,杏子,作杏仁。

成云:前第三卷十六证云,发汗后,不可更行桂枝汤,汗出而喘,无大热者,为与此证治法同。汗下虽殊,既不当损正气则一,邪气所传既同,遂用一法治之,经所谓若发汗若下若吐后者是矣。程云:下在用桂枝后,是从更字上看出。丹云:志聪、锡驹并云,此节重出,下字疑本汗字,非也。

铁樵按:此条亦误,汗出无用麻黄,理已详前。

太阳病,外证未除,而数下之,遂协热而利,利下不止,心下痞硬,表里不解者,桂枝人参汤主之。协,成本作协,《玉函》《脉经》《千金翼》作挟。

程云:太阳病,外证未除,而数下之,表热不去,而里虚作利,是曰协热。利下不止,心下痞硬者,里气虚而土来心下也。表里不解者,阳因痞而被格于外也。桂枝行阳于外以解表,理中助阳于内以止利,阴阳两治,总是补正,令邪自却,缘此痞无客气上逆,动膈之阳邪,辄防阳欲入阴,故不但泻心中芩连不可用,并桂枝中芍药不可用也。协热而利,向来俱作阳邪陷入下焦果,尔安得用理中耶?利有寒热二证,但表热不罢者,皆为协热利也。丹云:此条,方氏诸家并为热邪陷入证,至汪氏,则云此系协热未解,乃实热之证,非虚寒也。桂枝人参汤,大都是叔和撰次时传写之误,此盖以协热之协,为合同之义而不知与挟同,皆坐不博考之弊也。程氏辨晰之,极是矣。锡驹以协热为解,然而未能免陷入之说,殊可惜也。案此心下痞硬,与《金匮》胸痹心中痞,与人参汤之证略同。

桂枝人参汤方:桂枝四两别切,别切二字,《玉函》、成本作去皮,甘草四两炙,白术三两,人参三两,干姜三两。上五味,以水九升,先煮四味,取五升,内桂,更煮取三升,去渣,温服一升,日再,夜一服。五升下,《玉函》有去渣二字。成本,三升下,脱去渣二字。方氏,圈白术之白,吴本删。

喻云:此方即理中加桂枝而易其名,亦治虚痞下利之圣法也。吴云:桂枝辛香,经火久煎则气散而力有不及矣,故须迟入。凡用桂枝诸方,俱当以此为例。用肉桂,亦当临用去粗皮,切碎,俟群药煎好,方入煎二三沸,即服。

《伤寒类方》曰:桂独后煮,欲其于治里证中,越出于表,以散其邪也。

铁樵按:此条药证,皆系系入扣,程注尤佳,可为法。

伤寒大下后,复发汗,心下痞,恶寒者,表未解也,不可攻痞,当先解表,表解乃可攻痞,解表宜桂枝汤,攻痞宜大黄黄连泻心汤。《玉函》《脉经》发下有其字。

柯云:心下痞,是误下后里症,恶寒是汗后未解症,里实表虚,内外俱病,皆因汗下倒施所致,表里交持,仍当遵先表后里,先汗后下正法。盖恶寒之表,甚于身疼,心下之痞,轻于清谷,与救急之法不同。钱云:心下已痞,而仍恶寒者,犹有表邪未解也。前条同是痞证而恶寒,以附子泻心者,因恶寒汗出,所以知其为阳虚之恶寒也。此则恶寒而不汗出,是以知其为表未解也。方云:伤寒病初之表当发,故用麻黄汤,此以汗后之表当解,故曰宜桂枝汤。《活人书》曰:大抵结胸痞,皆应下,然表未解者,不可攻也。《总病论》曰:前加附子,是汗出多而恶寒,表汗解而里结未除故也。此症是发汗后无汗恶寒,故先须解表也。

铁樵按:此条当是原文,《内经》病从外而之内者,先治其外,病从外而之内,甚于内者,先治其外,后治其内。正与此条互相发明，证诸实验亦然。凡外未解者，先解外。不犯内，则病愈不出三五日，是证诸病理而合，征诸实验而信，与前数节迥然不同。惟钱氏及《活人书》，金谓此条是发汗后无汗，故不用附子，是又大谬不然。同是有汗有表不解，与亡阳之辨，附子为亡阳而设，桂枝为有汗表不解而设，故知此条必有汗！若汗后无汗，是桂枝麻黄各半汤所主也。

伤寒发热，汗出不解，心中痞硬，呕吐而下利者，柴胡汤主之。中，《玉函》《正脉》作下，方本，汪本，同。

程云：心中痞硬，呕吐而下利，较之心腹濡软，呕吐而下利，为里虚者不同。发热汗出不解，较之呕吐下利，表解者乃可攻之，竟用十枣汤者又不同。况其痞不因下后而成，并非阳邪陷入之痞，而里气内拒之痞，痞气填入心中，以致上下不交，故呕吐而下利也。大柴胡汤，虽属攻剂，然实管领表里上中之邪，总从下焦为出路，则攻中自寓和解之意，主之是为合法。丹云：案《金鉴》云下利之下字，当是不字，若是下字，岂有上吐下利而以大柴胡汤下之之理乎？此说似是而实非也。所谓下利，乃是热利，若改作不利，则与小便何别，可谓失考矣。

铁樵按：程注以里虚及表解两条比较为言十枣汤有疑议，自不可同日而语。大柴胡方中，既有大黄，当然是里实，且此所云心下痞硬，必是连及胁下者。云呕吐，必口苦者，盖胸胁痞满，方是柴胡的证，里面是实热而兼少阳，则口无不苦。经文简单，读者当自己理会也。至于《金鉴》，改下利之下字为不字，全书实无此句法，丹氏驳之甚是。然热利何以当攻，亦一问题，鄙意旁流与协热利皆体工反应之见证。

肠胃皆主降，所谓降，谓使食物下行也。自食物下咽，在食管中，既起降之作用。其方法，食管之壁包裹食物处，略略膨胀，食物所在之上部管腔与下部管腔则较小。然食物上部之管腔，收缩力甚大，下部之收缩力较小，如此食物下降则顺，上行则逆。故下咽不久，便达于胃部，至胃中则略停顿以营消化工作。消化既竟，胃之迫食物下行，亦如食管、胃腔上口收缩，下口开放，食物仍是上行则逆，下行则顺。继此至十二指肠，再营消化之工作，是为第二次消化工作。二次工作既竟，然后入于小肠。此时则有吸收与分泌之工作，小肠壁膜吸收精华，使入血分，以成血液，与小肠相通之肾脏毛细管，承剩余之液体，以事排泄。继此，食物入大肠，已成完全之粪块，仍复迫之下行，至于直肠，以出肛门。故食物从入咽起，至出肛止，一路下行，非由其重量为地心吸力吸收而下行，乃生理作用迫之，使下行也。从咽至胃，其行速，在胃中，因须营第一次消化工作，则停顿。入十二指肠，因须营第二次消化工作，则亦停顿。入小肠，因须营吸收与排泄之工作，则行缓。入大肠，因既成粪块，亦行缓。入直肠，则无复余事，乃行速。胃下口曰幽门，有括约筋司启闭。凡食物之未完全消化者，不许通过，是幽门括约筋之设施，其目的在使食物得停顿胃中，而不致急遽下行。观直肠之设施，可以悟大小肠之回环曲折，因各种工作之未竟，有藉此回环曲折，使其行迂缓，得各部分从容竟其工作之意味。又从咽至胃，迫食物下行之方法，在上部收缩，下部微驰。在胃与小肠，则收缩方法之外，更加一蠕动。在大肠，则蠕动方法之外，更于肠壁放出液体濡润之，以为之助。故吸鸦片者与患脏燥者，容易病便闭与积聚，既因大肠壁不但不放液汁濡润，且吸收粪块中黏液，致令非常燥结故也。又胃中之消化工作，乃磨耆消化兼化学消化者，十二指肠之消化，乃纯粹化学之消化。胃中之胃酸，十二指肠之胆汁膵液，其重要成分也。然观于粪便中之有胆汁，尿液中亦有胆汁，则可知胆汁不但有消化作用，兼有迫令食物下行之作用，胆汁亦主降者也，因此可以悟得《内经》苦降之义。而川连所以能治呕，正因胃气上逆，得苦则降之。故患肝病者，往往便闭，其甚者，致作恶、呕吐皆因肝郁，胆汁不能循常轨输送至十二指肠，第二次消化工作不健全，故胃逆。胆汁入小肠者少，粪便不能下降，故便闭也。

至于泄泻，就实地经验言之，大都是寒。感寒固泄，饮冷亦泄，再就药效执果溯因以求之。泄泻为寒因亦确，理中之姜术，附子理中之附，乃至治霍乱之十滴水，皆大热之品而能止泄洞，为昭然共见之事实也。西医籍用药，大都无所谓寒热，独于泄泻，则谓与冷热有关。谓冷则肠蠕动亢进故泻，热则反是故。涤肠当用略凉之水，热则不效。顾肠之蠕动，亦神经为之，通常冷则能安神经。以故热病预防脑炎，则用冰枕。何以肠病得冷，反使蠕动亢进？是可知温凉各有所宜。头部虽严冬冱寒，苟御狐腋之冠，老年尚嫌其大热。腹部虽盛夏酷暑，苟为风露所侵，即疼痛而雷鸣，中医籍太阴指脾，然不当死煞，句下腹部者，太阴之领域也，故伤寒太阴证，重要之证据曰腹满。少阳指胆，亦不当死煞，句下头目乃少阳之领域，故头昏目眩者，谓之肝阳胆火。惟其如此，故身半以上为阳，身半以下为阴，而阳明从燥化，太阴从湿化，乃不烦言而可解。十二经之阴阳，太少皆本此意，推勘入细之言，耳昧者不察，一开口即云太阴湿土，阳明燥金，求其故而不得，造为种种曲说，复不能明《内经》之旨趣，专拾一二玄谈，借其艰深，自文浅陋，愈趋愈远，遂致不可究诘，是则晋唐以后先哲，亦不得辞其咎也。

至于旁流为反应，其事极易明了。吾尝谓各种疾病，皆体工之本能驱逐病毒而起之变化。例如咳嗽，乃因气管内有作梗之物而起之反应，是咳嗽非病，前已言之，兹不复累赘。旁流之为反应，其理正同，因病热之故，肠中起变化，当消化者既不得充分消化，当吸收者复不得充分吸收，于是养生之食品，反为胃肠之阻梗，生理乃起反应，欲驱而去之。其去之之法，不外乎肠蠕动与肠壁分泌液汁，驱之不去，则蠕动愈剧，而分泌愈多，剧则痛，多则泄矣。凡治病之法，无非顺生理以药力助之，苟见泄泻，不知其为旁流，而用理中以止之，是与生理为难也，则其治为误，其病当剧，以承气或麻仁丸下之，则为顺生理之所需求，而以药为之助，是为正当之治法，而其病当退也。所谓协热之利，亦属反应者，协热多半由于误下，误下则表热陷里，其在胃者，则温温欲吐。温温欲吐之意义，因热聚于里，胃中不通，则体工起反应而驱逐其热，驱逐之法以呕，而药力复持之，使不得呕，故温温欲吐而复不得吐。其在肠者，则蠕动以为驱逐，逐之不得，更分泌液体以佐之，则为利。协热之利，虽由误下而来，然下之，则为顺生理之需求，故虽因误下而陷，有时揆度形势，仍当用下法，以为救济。若呕且利者，纯用下法，则中焦因抵抗药力之故，或更呈剧烈之反应，而邪热又不得不下，于是用柴胡疏达少阳，以安胃气，一面仍用大黄，以治协热，遂成大柴胡表里分疏之局。此其斡旋之功，用意之精，在二千年前，有如此医术，洵不愧医圣两字，夫岂西国之希伯克来、东国之吉益东洞所能望其项背者。自金元以迄盛清，医家无有不尊仲景者，然真能知仲景者，实无一人。刘河间仿大柴胡法制双解散，以麻桂硝黄并用，是仅懂得表里分疏。彼又宁知大柴胡之为方，有如许曲折，故以双解散与大柴胡比较，貌似神非，精粗判若霄壤。余因简单言之，必然解人难索，故不辞词费，备论之如右。

病如桂枝证，头不痛，项不强，寸脉微浮，胸中痞硬，气上冲喉咽不得息者，此为胸有寒也，当吐之，宜瓜蒂散。头上、项上，《脉经》有其字。《千金翼》作头项不强痛，喉咽，《玉函》、成本作咽喉。此为胸有寒，《千金》作此以内有久痰。

成云：病如桂枝证，为发热汗出恶风也。方云：头不痛，项不强，言太阳经中无外入之风邪，以明非中风也。寸候身半已上，微浮，邪自内出也。胸中痞硬，痰涎塞膈也，气上冲咽喉者，痰涌上逆，或谓喉中声如拽锯是也。寒以痰言，喻云：寒者痰也，痰饮内动，身必有汗，加以发热恶寒，全似中风，但头不痛，项不强，此非外入之风，乃内蕴之痰窒塞胸间，宜用瓜蒂散，以涌出其痰也。周云：寒饮停蓄，阻遏胸中之阳，使卫气不能外固，故发热恶寒汗出也。程云：邪气蕴蓄于膈间，此为胸有寒也。痞硬一证，因吐下者为虚，不因吐下者为实，实邪填塞心胸，中下二焦为之阻绝，自不得不从上焦为出路，所谓在上者因而越之是也。丹云：案方氏诸家，以寒为痰，盖瓜蒂散能吐隔间之顽痰，故有此说，而不可以寒直斥为痰。程氏则为邪字看，极稳当矣。如钱氏单为风寒之寒，亦恐不尔。厥阴篇瓜蒂散条云，邪结在胸中，又云病在胸中，程说有所据。

瓜蒂散方：瓜蒂一分熬黄，赤小豆一分。《玉函》作各六铢。上二味，各别捣筛为散，已合治之，取一钱匕，以香豉一合，用热汤七合，煮作稀糜，去渣，取汁和散，温顿服之。不吐者，少少加，得快吐乃止。诸亡血虚家，不可与瓜蒂散，一钱匕，《千金翼》作半钱匕。

鉴云：胸中者，清阳之府，诸邪入胸府，阻遏阳气，不得宣达，以致胸满痞硬，热气上冲，燥渴心烦，欲呕呕吐，脉数促者，此热郁结也。胸满痞硬，气上冲咽喉，不得息，手起寒冷，欲吐不能吐，脉迟紧者，此寒郁结也。凡胸中寒热，与气与饮郁结为病，谅非汗下之法所能治，必得酸苦涌泄之品，因而越之，上焦得通，阳气得复，痞硬可消，胸中可和也。瓜蒂极苦，赤豆味酸，相须相益，能疏胸中实邪，为吐剂中第一品也，而佐香豉汁合服者，藉谷气以保胃气也。服之不吐，少少加服，得快吐即止者，恐伤胸中元气也。此方奏功之捷，胜于汗下，所谓汗吐下三大法也。今人不知仲景子和之精义，置之不用，可胜惜哉。然诸亡血虚家，胸中气液已亏，不可轻与，特为申禁。汪云：伤寒一病，吐法不可不讲。华元化云，伤寒至四日，在胸宜吐之。巢元方云，伤寒病三日以上，气浮在上部，胸心填塞满闷，当吐之则愈。仲景以此条论，特出之太阳下篇者，以吐不宜迟与太阳汗证相等，当于两三日间，审其证而用其法也。《条辨》以胸有寒为痰，亦通，盖胸有风寒，则其人平素饮食之积，必郁而成热，变而为痰，所以瓜蒂亦涌痰热之药也。《尚论篇》以此条证，竟列入痰病中，误矣。煮作稀糜，言以汤七合，煮香豉如糜粥之烂也，方氏以稀糜为另是稀粥，大谬之极。

《古方选注》曰：瓜蒂散，乃酸苦涌泄重剂，以吐胸寒者，邪结于胸，不涉太阳表实，只以三物为散，煮作稀糜留恋中焦以吐之，能事毕矣。瓜蒂性升，味苦而涌，豆性酸敛，味苦而泄，恐其未必即能宣越，故复以香豉汤，陈腐之性，开发实邪，定当越上而吐矣。《外台秘要》，张文仲瓜蒂散，主伤寒胸中痞塞，瓜蒂、赤小豆各一两，右二味捣散，白汤服一钱匕。又范汪疗伤寒及天行，瓜蒂散方同上，二味捣作散，温汤二合，服一钱匕，药下便卧，若便吐且急忍也，候食顷不吐者，取钱匕散，二合汤和服之，便吐矣。不吐，复稍增，以吐为度，吐出青黄如菜汁者，五升以上为佳，若吐少病不除者，明日如前法复服之，可至再三，不令人虚。药力过时不吐，服汤一升，助药力也。吐出便可食，无复余毒，若服药过多者，益饮冷水解之。和服之下，《活人书》有以手指摘之五字。《东垣试效方》曰：若有宿食而烦者，仲景以栀子大黄汤主之，气口三盛，则食伤太阴，填塞闷乱，极则心胃大疼，兀兀欲吐，得吐则已，俗呼食迷风是也。经云，上部有脉，下部无脉，其人当吐，不吐者死，宜瓜蒂散之类吐之。经云，高者因而越之，此之谓也。《医方集解》曰：治卒中痰迷，涎潮壅盛，癫狂烦乱，人事昏沉，五痫痰壅上膈，及火气上冲，喉不得息，食填中脘，欲吐不出，量人虚实服之。吐时须令闭目，紧束肚皮，吐不止者，葱白汤解之，良久不出者，含砂糖一块即吐。丹案、张子和不用豆豉，加人参甘草，虀汁调下，吐不止者，用煎麝香汤，瓜苗闻麝香即死，所以立解。《活人指掌》辨疑曰：瓜蒂，即丝瓜蒂，俗名藤萝。丹案：此说《本草》所不载，录以俟实验。舒氏亦云：如无甜瓜，丝瓜蒂可代。

铁樵按：气上冲咽喉，此证常遇之，乃胃不能降，肺气因以上逆之，故与痰涎塞膈无与。本论可吐不可吐各节，文简而意义不甚明了，注家复多循文敷衍，致读者无可遵循。瓜蒂散一方，今人绝少用之者，殆以此故。今按寒饮寒痰各说，是注家节外生枝，不可为训。本文"此为胸中有寒也"句，寒字可疑。例如"膈上有寒饮，干呕者，不可吐也""干呕，吐涎沫，头痛者，吴茱萸汤主之"。以上两条皆属寒而云不可吐。又"少阴证,饮食入口则吐,心中温温欲吐,复不能吐,始得之,手足寒,脉弦迟者,此胸中实,不可下也,当吐之。若膈上有寒饮,干呕者,不可吐也,当温之,宜四逆汤"。皆言寒不可吐,是其他无标准可言,而寒之不可吐,已确寒字,既不得强解为热,亦不得强解为邪,直误字耳。至于气上冲胸,如桂枝白术甘草汤一条,由吐下后心下逆满而起者,气上冲咽喉。如经脉动惕,久而成痿一条,由于吐下后,发汗虚烦脉微,八九日心下痞硬而起者,皆属虚证,非可用瓜蒂散者。然则本条所云,岂非全无凭准? 窃疑胸中有寒句,不但讹字,兼有脱落,吾侪若从根本着想,则虽脱落,亦尚无妨。所谓根本者无他,即上篇所释,"顺生理为治"一语是也。凡病为日浅,正气未虚,邪热内攻,胃不能容,生理起反应而呕者,皆可吐也。其要点在,病须阳证,正气未虚,否则禁吐,此为鄙人历数十次经验无一或误者,用以治婴儿之病,奏效尤捷,而无流弊。

病胁下素有痞,连在脐傍,痛引少腹,入阴筋者,此名脏结,死。《玉函》《脉经》病下有者若二字,入阴筋,作入阴挟阴筋。

程云:其人胁下素有痞积,阴邪之伏里者,根柢深且固也。今因新得伤寒,未察其阴经之痞,误行攻下,致邪气入里,与宿积相互,使脏之真气结而不通,因连在脐旁,痛引少腹,入阴筋,故名脏结。盖痞为阴邪,而脐旁,阴分也。在脏为阴,以阴邪结于阴经之脏,阳气难开,至此而结势已成,于法为死。钱云:其痛下引少腹,入厥阴而控引睾丸之阴筋者,此等脏结,以阴气过极,阳气竭绝,故曰死。锡云:上文论脏结,曰难治,曰不可攻,此复论脏结之死症,以见脏结可生,而亦可死也。

伤寒若吐若下后,七八日不解,热结在里,表里俱热,时时恶风,大渴,舌上干燥而烦,欲饮水数升者,白虎加人参汤主之。白虎加人参汤,《脉经》《千金》《千金翼》作白虎汤。伤寒下,成本有病字。

成云:若吐若下后七八日,则当解,复不解而热结在里。表热者,身热也;里热者,内热也。本因吐下后,邪气乘虚,内陷为结热,若无表热,而纯为里热,则邪热结而为实。此以表热未罢,时时恶风。若邪气纯在表,则恶风无时,邪气纯在里,则更不恶风,以时时恶风,知表里俱有热也。邪热结而为实者,则无大渴,邪热散漫则渴。今虽热结在里,表里俱热,未为结实,邪气散漫,熏蒸焦膈,故大渴,舌上干燥而烦,欲饮水数升,与白虎加人参汤,散热生津。钱云:大渴,舌上干燥而烦,欲饮水数升,则里热甚于表热矣。谓之表热者,乃热邪已结于里,非尚有表邪也。因里热太甚,其气腾达于外,故表间亦热,即阳明篇所谓蒸蒸发热,自内达外之热也。汪云:时时恶风者,乃热极汗多,不能收摄,腠理疏,以故时时恶风也。里热,则胃府中燥热,以故大渴,舌上干燥而烦,欲饮水数升,此因吐下之后,胃气虚,内亡津液,以故燥渴甚极也。周云:口至干,舌至燥,无津液极矣。能生津液而神速者,莫若人参,故加之。丹云:案《金鉴》云,伤寒二字之下,当有若汗二字,盖发汗较吐下更伤津液为多也。"时时恶风",当是"时汗恶风"。若非汗字,则时时恶风,是表不解,白虎汤在所禁也。论中谓发热无汗,表不解者,不可与白虎汤。渴欲饮水,无表证者,白虎加人参汤主之。读者细玩经文自知,此说难从。柯氏云:当汗不汗,反行吐下,是治之逆也。吐则津液亡于上,下则津液亡于下,是也。《伤寒类方》曰:胃液已尽,不在经,不在腑,亦非若承气症之有实邪,因胃口津液枯竭,内火如焚,欲饮水自救,故其证如此,与热邪在府者迥别。《外台秘要》:仲景《伤寒论》疗伤寒汗出,恶寒身热,大渴不止,欲饮水一二斗者,白虎加人参汤主之。此条本经不载,姑附存于此。

白虎加人参汤方:知母六两,石膏一斤碎,甘草二两炙,人参二两。上篇、《玉函》作三两,粳米六两。上五味,以水一斗,煮米熟,汤成,去渣,温服一升,日三服。此方立夏后立秋前乃可服,立秋后不可服,正月二月三月尚凛冷,亦不可与服之。与之则呕利而腹痛,诸亡血虚家,亦不可与,得之则腹痛利者,但可温之当愈。《玉函》作春三月,病常苦里冷。丹案,此方已见太阳上篇,而无此方立夏以下六十二字,故再举于斯,此六十二字,疑是后人所添。而《玉函》《千金》及《翼方》《外台秘要》并有之,故不可妄删,姑存其旧耳。

《内台方议》问曰:《活人书》云白虎汤惟夏至后可用,何耶? 答曰:非也。古人一方对一证,若严冬之时,果有白虎汤证,安得不用石膏? 盛夏之时,果有真武汤证,安得不用附子? 若老人可下,岂得不用硝黄? 壮人可温,岂得不用姜附? 此乃合用者必需之,若是不合用者,强而用之,不问四时,皆能为害也。汪氏引徐春沂云,立夏后云云,疑是后人所加。张氏《伤寒百问经络图》曰:白虎加人参,名化斑汤,出异书。

铁樵按:白虎汤、大青龙、人参白虎,陆九芝《世补斋医书》论其用法最详,可以遵守,兹不俱赘。"时时恶风"句,各注所释不彻底。须知此非外感,如其有一分外感,白虎便不真确可用。其一因病之重心在里。表不固,里蒸热,故汗大出,因汗大出,血中液少,故热而烦,汗出愈多,表阳愈虚,故当恶风。其二因体温外散。外界之温度,与体内之温度,骤然变更,其相差之程度,因空气热度骤低于表层体温,故肌肤有洒淅恶风意。此云恶风,并非真有风,须臾之间,即能中和。故恶风旋罢,而里热蒸发不已,其热作阵,故时时恶风。用人参者,非为补,而用增加白虎之力也。白虎得参则缓,缓则力长,故增白虎之重量无用,必须加参。

伤寒无大热,口燥渴心烦,背微恶寒者,白虎加人参汤主之。《玉函》心作而。《千金》及《翼》《外台》作白虎汤。

鉴云:伤寒身无大热,不烦不渴,口中和,背恶寒,附子汤主之者,属少阴病也。今伤寒身无大热,知热渐去表入里也。口燥渴心烦,知热已入阳明也。虽有背微恶寒一证,似乎少阴,但少阴证口中和,今口燥渴,是口中不和也。背恶寒,非阳虚恶寒,乃阳明内热,熏蒸于背,汗出肌疏,故微恶之也,主白虎汤,以直走阳明,大清其热,加人参者,盖有意以顾肌疏也。钱云:此条之背恶寒,口燥渴而心烦者,乃内热生外寒也,非口中和之背恶寒,可比拟而论也。汪云:内蒸热而表必多汗,以故恶寒,与上条恶风之义相同。丹云:案背恶寒,成氏以为表邪未尽,程氏以为阳虚,并非也。

《伤寒类方》曰:此亦虚燥之症,微恶寒,谓虽恶寒而甚微,又周身不寒,寒独在背,知外邪已解,若大恶寒,则不得用此汤矣。

铁樵按:此条与前条比类而观,则无大热,背微恶寒,非白虎证也。背微恶寒,与背几几,同与时时恶风不同,此症状不当有汗,纵有汗,亦不多。前条之大渴字,乃伏有大汗在内。因不大汗,不致大渴,云大渴大汗,已在言外,故知此条是误。大约他种书籍之误,由于辗转抄录,而有所伪脱,年代愈久,伪说愈多。《伤寒论》则不止此,且有不通医理之医师伪造者在内,此等处皆是,若承讹袭伪,从而曲为之说,乃引起无数葛藤。

伤寒脉浮,发热无汗,其表不解,不可与白虎汤,渴欲饮水,无表证者,白虎加人参汤主之。解下,成本、《玉函》《外台》有者字。《千金》及《翼》《外台》,作白虎汤。

魏云:脉浮而不致于滑,则热未变而深入,正发热无汗,表证显然如此,不可与白虎汤,徒伤胃气。言当于麻黄汤、大青龙、桂枝二越婢一之间求治法也。如其人渴欲饮水,与之水,果能饮者,是表邪变热已深入矣。再诊脉,无浮缓、浮紧之表脉;审证,无头身疼痛、发热无汗之表证,即用白虎加人参,补中益气,止其燥渴。钱云:若渴欲饮水,则知邪热已入阳明之里,胃中之津液枯燥矣,然犹必审其无表证者,方以白虎汤,解其烦热,又加人参,以救其津液也。

太阳少阳并病，心下硬，颈项强而眩者，当刺大椎肺俞肝俞，慎勿下之。《玉函》太阳下，有与字。硬，作痞坚二字。大椎下，有一间二字。成本无肝俞二字，考注文，系脱文。

成云：心下痞硬而眩者，少阳也。颈项强者，太阳也。刺大椎、肺俞，以泻太阳之邪，以太阳脉下项挟脊故尔，肝俞以泻少阳之邪，以胆为肝之府故尔，太阳为在表，少阳为在里，明是半表半里证，前第八证云，不可发汗，发汗则谵语，是发汗攻太阳之邪，少阳之邪益甚于胃，以发谵语。此云慎勿下之，攻少阳之邪，太阳之邪乘虚入里，必作结胸。经曰，太阳少阳并病，而反下之，成结胸。

方云：颈项亦头项之互词，前条言眩冒，此有眩无冒，差互详略耳。汪云：大椎一穴，实合太少而齐泻，诸家注皆不明用针之理，竟置大椎而不论，大误之极。

铁樵按：本条意义自明，注亦精当可法。太少并病，发汗则谵语，误下则结胸。眩则有肝阳胆火郁而上逆之象，柴胡性升，故有时宜刺。然仅曰慎勿下之，盖用柴胡尚无大害，下则为逆，将起反应。曰慎勿下之，有大柴胡亦不可用之意。于此可悟，凡上逆之症，均不可强抑。近人盲从喻嘉言之说，以旋覆代赭汤，用于喘逆之症，十九败事。然有积而胃逆，因胃逆而头痛，有非下不愈者，故吴又可以头痛为下症，验之事实而信。活法在人，不可执滞，固非老于阅历，不为工也。

太阳与少阳合病，自下利者，与黄芩汤，若呕者，黄芩加半夏生姜汤主之。

成云：太阳阳明合病自下利，为在表，当与葛根汤发汗。阳明少阳合病自下利，为在里，可与承气汤下之。此太阳少阳合病自下利，为在半表半里，非汗下所宜，故与黄芩汤，以和解半表半里之邪，呕者，胃气逆也，故加半夏生姜以散逆气。钱云：太少两阳经之症并见而为合病，太阳虽在表，而少阳逼处于里，已为半表半里，以两经之热邪内攻，令胃中之水谷下奔，故自下利。汪云：太少合病而至自利，则在表之寒邪，悉郁而为里热矣。里热不实，故与黄芩汤以清热益阴，使里热清而阴气得复，斯在表之阳热自解。所以此条病，不但太阳桂枝在所当禁，并少阳柴胡，亦不须用也。鉴云：太阳与少阳合病，谓太阳发热头痛，或口苦咽干目眩，或胸满，脉或大而弦也。若表邪盛，肢节烦疼，则宜与柴胡桂枝汤，两解其表矣。今里热盛而自下利，则当与黄芩汤清之，以和其里也。丹云：案此条证，张璐、周禹载以为温病，魏氏驳之，是也。

《医方集解》曰：合病者，谓有太阳证之身热、头痛、脊强，又有少阳证之耳聋、胁痛、呕而口苦、寒热往来也。自利者，不因攻下而泄泻也。自利固多可温，然肠胃有积结与下焦客热，又非温剂所能止，或分利之，或攻泄之，可也。

黄芩汤方：黄芩三两，《玉函》作二两，芍药二两，甘草二两炙，大枣十二枚擘。上四味以水一斗，煮取三升，去渣，温服一升，日再夜一服。成本，一服下，有若呕者，加半夏半升，生姜三两，十二字，而无黄芩加半夏生姜汤方。成本第十卷，生姜一两半。

黄芩加半夏生姜汤方：黄芩三两，芍药二两，甘草二两炙，大枣十二枚擘，半夏半升洗，生姜一两半，一方三两切。上六味，以水一斗，煮取三升，去渣，温服一升，日再夜一服。

汪云：此小柴胡加减方也。热不在半表，已入半里，故以黄芩主之，虽非胃实，亦非胃虚，故不须人参补中也。钱云：黄芩撤其热，而以芍药敛其阴，甘草、大枣和中而缓其津液之下奔也。若呕者是邪不下走而上逆，邪在胃口，胸中气逆而为呕也，故加半夏之辛滑，生姜之辛散，为蠲饮治呕之专剂也。徐云：因此而推广之，凡杂症因里未和而下利者，黄芩汤可为万事之主方矣。

《玉函经》黄芩人参汤方，黄芩、人参、桂枝、干姜各二两，半夏半升，大枣十二枚。右六味，以水七升，煮取二升，去渣，分温再服。此方无治证，盖与黄连汤略同，此方《外台》名黄芩汤，治干呕下利。

《医方集解》曰：昂案二经合病，何以不用二经之药，盖合病而兼下利，是阳邪入里，则所重者在里，故用黄芩，以撤其热，而以甘芍大枣，和其太阴，使里气和，则外证自解，和解之法，非一端也。仲景之书，一字不苟，此证单言下利，故此方亦单治下利。机要用之，治热利腹痛，更名黄芩芍药汤，又加木香、槟榔、大黄、黄连、当归、官桂，更名芍药汤，治下利。仲景此方，遂为万世治痢之祖矣。本方除大枣，名黄芩芍药汤，治火升鼻衄及热痢。出《活人书》，黄芩加半夏生姜汤亦治胆府发咳，呕苦水如胆汁。

铁樵按：此条不用下法，即吴又可所谓温邪未到胃之证，亦即吾所谓未化燥之症。黄芩之用以口苦为标准。口苦，少阳证也。此条之例，其原因在少阳上逆，胆汁不循常轨，消化不良，因而作利，治以黄芩，使上逆者，重复下行，乃根治也。

伤寒胸中有热，胃中有邪气，腹中痛，欲呕吐者，黄连汤主之。

成云：此伤寒邪气传里，而为下寒上热也。胃中有邪气，使阴阳不交，阴不得升，而独治于下，为下寒；腹中痛，阳不得降，而独治于上，为胸中热，饮欲呕吐，与黄连汤升降阴阳之气。程云：此等证，皆本气所生之寒热，无关于表，故着二有字。《鉴》云：伤寒未解，欲呕吐者，胸中有热邪上逆也。腹中痛者，胃中有寒，邪内攻也。此热邪在胸，寒邪在胃，阴阳之气不和，失其升降之常，故用黄连汤，寒温互用，甘苦并施，以调理阴阳，而和解之也。伤寒邪气入里，因人脏气素有之寒热而化，此则随胃中有寒，胸中有热而化，胸中痛欲呕吐，故以是方主之。汪云：《条辨》尚论篇，皆以风寒二邪分阴阳寒热，殊不知风之初来，未必非寒，寒之即入，亦能成热，不可拘也。

《病源候论》冷热不调候曰：夫人荣卫不调，致令阴阳否塞，阳并于上，则上热，阴并于下，则下冷。上焦有热，或喉口生疮，胸膈烦满，下焦有冷，则腹胀肠鸣，绞痛泄利。《宣明论》曰：腹痛欲呕者，上热下寒也。以阳不得降，而胸热欲呕，阴不得升而下寒腹痛，是升降失常也。

黄连汤方：黄连三两，《玉函》作二两，甘草三两炙，《玉函》作一两，干姜三两，《玉函》作一两，桂枝三两去皮，《玉函》作二两，人参二两，《千金翼》作三两，半夏半升洗，《玉函》作五合，大枣十二枚擘。上七味以水一斗，煮取六升，去渣，温服，昼三夜二，疑非仲景方，成本作温服一升，日三服，夜二服，无"疑非仲景方"五字，《玉函》亦无。

鉴云：君黄连以清胸中之热，臣干姜以温胃中之寒，半夏降逆，佐黄连呕吐可止，人参补中，佐干姜腹痛可除，桂枝所以安外，大枣所以培中也。然此汤寒温不一，甘苦并投，故必加甘草协和诸药，此为阴阳相格，寒热并施之治法也。柯云：此与泻心汤大同，而不名泻心者，以胸中素有之热，而非寒热相结于心下也。看其君臣更换处，大有分寸。

《伤寒类方》曰：即半夏泻心汤，去黄芩加桂枝，诸泻心之法，皆治心胃之间寒热不调，全属里证，此方以黄芩易桂枝，去泻心之名，而曰黄连汤，乃表邪尚有一分未尽，胃中邪气，尚当外达，故加桂枝一味，以和表里，则意无不到矣。

铁樵按：前节着眼处是太阳、少阳，此节着眼处实是阳明、太阴。腹为太阴之领域，姜为脾药，甚显著也。推究其所以然之故，当亦是胆汁不能输送至十二指肠之故。凡粪带褐色者，因有胆汁之故，其无胆汁者，粪呈淡黄带白色。感寒而腹痛者，其粪正是淡黄带白，则谓此节所言，乃胆汁不能达十二指肠之病甚确。黄连泻心，心字即指胸中，以本节与泻心汤诸节互证，腹痛为寒，呕吐为热，腹部为脾，胸中为胃，质言之脾寒胃热耳。亦即后世医生常言之太阴湿土，阳明燥金，徒因《伤寒论》文字，毫无一定，遂至解人难索。例如胃之一物，有时谓之胸中，有时谓之心，其实皆指阳明胃家实之。胃脾之一物，有时谓之腹，有时谓之中焦，有时乃谓之胃，其实皆指足太阳脾约之脾。《伤寒论》文字，如此不可捉摸，是否本文如此，抑由后人改窜而然，不得而知，吾侪若不能从病理上根本探讨，鲜有不为其炫惑者。注家既不敢直揭本文之非，又必强作解人，不甘自居于不知之列，处处迁就，处处牵强，遂如着败絮行荆棘中，无在不感挂碍之苦，则不知根本解决之为害也。喻嘉言有进退黄连汤，谓本方之黄连姜桂可以随病症之寒热为进退，故名。舒驰远为喻氏再传弟子，谓进退黄连汤试之颇效，然其理不可晓，不敢再试。自今日观之，有何不可晓？是亦可见喻氏学说之干预，能堕入五里雾中。舒驰远注《伤寒》于不可解处，辄大骂王叔和，于本节直注曰，不懂。今世读《伤寒论》者，全无真信仰心。《温病条辨》《广温热论》等恶浊书籍，遂得横行一时，皆《伤寒论》文字不可捉摸，而研医者不能根本探讨之为害也。

伤寒八九日，风湿相搏，身体疼烦，不能自转侧，不呕不渴，脉浮虚而涩者，桂枝附子汤主之。若其人大便硬，原注，一云，脐下心下硬。小便自利者，去桂加白术汤主之。疼烦，成本作烦疼。《脉经》作疼痛。不渴下，《外台》有"下之"二字，《千金翼》有"下已"二字。去桂加白术汤，《玉函》《脉经》《千金翼》作术附子汤，成本"桂"下有"枝"字。

鉴云：伤寒八九日，不呕不渴，是无伤寒里病之证也。脉浮虚涩，是无伤寒表病之脉也。脉浮虚，主在表虚风也。涩者，主在经寒湿也。身体疼烦，属风也。不能转侧，属湿也，乃风湿相搏之证，非伤寒也，与桂枝附子汤，温散其风湿，使从表而解也。若脉浮实者，则又当以麻黄加术汤，大发其风湿也。如其人有是证，虽大便硬，小便自利，而不议下者，以其非邪热入里之硬，乃风燥湿去之硬，故仍以桂枝附子汤去桂枝。以大便硬，小便自利，不欲其发汗，再夺津液也，加白术，以身重着，湿在肉分，用以佐附子，逐湿气于肌也。程林《金匮直解》曰：风淫所胜，则身烦疼，湿淫所胜，则身体难转侧，风湿相搏于营卫之间，不干于里，故不呕不渴也。脉浮为风，涩为湿，以其脉近于虚，故用桂枝附子汤温经以散风湿，小便利者大便必硬，桂枝近于解肌，恐大汗，故去之，白术去肌湿，不妨乎内，故加之。《内台方议》曰：问曰，此书皆是伤寒之法，又兼此风湿之证杂之，何耶？答曰，此人先有湿气，因伤中风寒，合而成此证，以此添入伤寒法中，昔自祖师张仲景开化以来，此风湿暍、风温、湿温等证，皆在《金镜》《外台》法中。因三国混乱，书多亡失，《外台》之书流荡不全，因王叔和得《伤寒》，足六经之法集成《伤寒论》，间得风湿数篇，杂入此中，故曰：痓湿暍三种，宜应别论，惟得正传者方知之。丹案相搏之搏，方氏改作抟，注云：抟，捖聚也。言风与湿捖合团聚共为一家之病也，此说非也。盖搏、薄同，王冰《平人气象论》注：引辨，脉阴阳相搏，名曰动，作相薄，可以证也。

桂枝附子汤方：桂枝四两去皮，附子三枚炮去皮破，成本破八片，钱本作二枚。生姜三两切，大枣十二枚擘，甘草二两炙。右五味，以水六升，煮取二升，去渣，分温三服。

去桂加白术汤方：《金匮》白术附子汤即是，《玉函》名术附汤，《金鉴》作桂枝附子去桂枝加白术汤。附子三枚炮去皮破，白术四两，生姜三两切，《玉函》作二两，甘草二两炙，《玉函》作三两，大枣十二枚擘，《玉函》作十五枚。上五味，以水六升，煮取二升，去渣，分温三服。初一服，其人身如痹，半日许复服之，三服都尽，其人如冒状，勿怪，此以附子、术，并走皮内，逐水气未得除，故使之耳，法当加桂枝四两。此本一方二法，以大便硬小便自利，去桂也；以大便不硬小便不利，当加桂。附子三枚，恐多也！虚弱家及产妇，宜减服之。去桂加白术汤，《金匮》附子一枚，白术二两，生姜、甘草各一两，大枣六枚，水六升，作三升，二升，作一升。《外台》引仲景《伤寒论》，本云附子一枚，今加之二枚，名附子汤。又云，此二方，但治风湿，非治伤寒也。

徐云：是风湿相搏，以不头疼，不呕渴，知风湿之邪不在表，不在里，而在躯壳，然其原因于寒几于风寒湿合而为痹矣。桂枝汤，本属阳剂，而芍药非寒湿证所宜，故易以附子之辛热，多至三枚，从桂枝之后，为纯阳刚剂,以开凝结之阴邪,然脉不单涩而浮虚,先见是湿少而风多也,故借一附子,而迅扫有余,否则又宜去桂枝加术汤,驱湿为主矣。

吴仪洛《方论》曰:此即桂枝去芍药加附子汤,又加附子二枚,又即后条之甘草附子汤,以姜米易术之变制也。汪氏云:若其人大便硬,小便自利者,《后条辨》云,此湿虽盛而津液自虚也。于上汤中去桂,以其能走津液,加术,以其能生津液。或问云,小便利则湿去矣,何以犹言湿盛?余答云:湿热郁于里,则小便不利,寒湿搏于经,则小便自利。又有昧理者云,大便溏宜加白术,殊不知白术为脾家主药,《后条辨》云,燥湿以之,滋液亦以之。

《直指方·带下论》云:经曰,卫气者,所以温分肉,充皮肤,肥腠理,司开阖。卫气若虚,则分肉不温,皮肤不充,腠理不肥,而开阖失其司耳。况胃为血海,水液会焉,胃者中央之土,又所以主肌肉,而约血水也。卫气与胃气俱虚,则肌弱而肤空,血之与水,不能约制,是以涓涓漏卮,休作无时,而不暂停矣。然则封之止之,其可不加意于固卫厚脾之剂乎?此桂枝附子汤,以之固卫,而人参、白术、茯苓、草果、丁香,以之厚脾,二者俱不可缺也。

铁樵按:此节有可疑者,在大便硬,小便利,去桂加术,而仍用附子。《金鉴》"非邪热入里之硬,乃风燥湿去之硬",两语甚不安当,既风燥湿去,何得仍用术附?《金匮直解》之"桂枝恐大汗,白术去肌湿"两语,亦不妥。术桂皆为湿而用,不为燥而用,苓桂术甘汤之治痰饮,即是其例。痰饮湿也,湿家有大便硬者,乃燥湿不能互化之故,其理由可以两字明之曰:津,曰:淖。读者可参观拙著《内经讲义》"肝气以津及淖,则刚柔不和"句下所集之解释。今日所见津淖之病强,半属于腺体者,预防则可,渴而掘井,门而铸兵,结果多不良。

风湿相搏,骨节疼烦,掣痛不得屈伸,近之则痛剧,汗出短气,小便不利,恶风不欲去衣,或身微肿者,甘草附子汤主之。疼烦,成本作烦疼,是。

喻云:此条复互上条之意,而其辨症之较重者,痛不可近,汗出短气,恶风不欲去衣,小便不利,或身微肿,正相搏之最剧处。钱云:掣痛者,谓筋骨肢节抽掣疼痛也。不得屈伸,寒湿之邪,流著于筋骨肢节之间,故拘挛不得屈伸也。近之则痛剧者,即烦疼之甚也。疼而烦甚,人近之则声步皆畏,如动触之而其痛愈剧也。汗出,即中风汗自出也;短气,邪在胸膈,而气不得伸也。小便不利,寒湿在中,清浊不得升降,下焦真阳之气化不行也。恶风不欲去衣,风邪在表也。或微肿者,湿淫肌肉,经所谓湿伤肉也。风邪寒湿,搏聚而不散,故以甘草附子汤主之。方云:或未定之词,身微肿,湿外薄也。不外薄则不肿,故曰"或"也。程云:以上二条,虽云风湿相搏,其实各夹有一寒字在内,即三气合为痹之证也。邪留于筋骨之间,寒多则筋挛骨痛。

甘草附子汤方:甘草二两炙,《玉函》《外台》作三两,附子二枚去皮,汪、周,作破八片。白术二两,《玉函》作三两,桂枝四两去皮。上四味,以水六升,煮取二升,去渣,温服一升,日三服。初服得微汗则解,能食汗止复烦者,将服五合。恐一升多者,宜服六七合为始。《玉函》二升作三升。汗止,《金匮》、成本,作汗出,无将字。始,《金匮》、成本,作妙,《千金翼》作愈,徐彬《金匮论注》,沈明宗编注,作佳。

徐云:此与桂枝附子汤证,同是风湿相搏,然彼以病浅寒多,故肢体为风湿所困,而患止躯壳之中;此则风湿两胜,挟身中之阳气,而奔逸为灾,故骨节间,风入增劲,不能屈伸,大伤其卫,而汗出短气恶风,水亦乘风作势,而身微肿,其病势方欲扰乱于肌表,与静而困者不侔矣。吴云:此方用附子除湿温经,桂枝祛风和营,术去湿实卫,甘草辅诸药,而成敛散之功也。周云:此证较前条更重,且里已受伤,曷为反减去附子耶?前条风湿尚在外,在外者利其速去,此条风湿半入里,入里者妙在缓攻,仲景止恐附子多,则性猛且急，筋节之窍未必骤开，风湿之邪，岂能托出，徒使汗大出，而邪不尽耳。君甘草者，欲其缓也。和中之力短，恋药之用长，此仲景所以前条用附子三枚者，分三服，此条止二枚者，初服五合，恐一升为多，宜服六七合，全是不欲尽剂之意，学者于仲景书有未解，即于本文中，求之自得矣。钱云：虽名之曰"甘草附子汤"，实用桂枝去芍药汤，以汗解风邪增入附子白术，以驱寒燥湿也。汪云：《后条辨》云，上三方，俱用附子者，以风伤卫而表阳已虚，加寒湿而里阴更胜，凡所见证，皆阳气不充，故经络关节得著湿而卫阳愈虚耳，愚以此言实发仲景奥义。丹云：案《千金方·脚气门》四物附子汤即是，方后云"体肿者，加防己四两，悸气小便不利，加茯苓三两"，《三因方》六物附子汤即是。

伤寒脉浮滑，此表有热，里有寒，白虎汤主之。原注：臣亿等谨案，前篇云"热结在里，表里俱热者，白虎汤主之"，又云"其表不解，不可与白虎汤"。此云脉浮滑，表有热，里有寒者，表里字差矣。又阳明一证云，脉浮迟，表热里寒，四逆汤主之；又少阴一证云，里寒外热，通脉四逆汤主之。以此表里自差，明矣。《千金翼》云，白通汤非也。《玉函》作伤寒脉浮滑，而表热里寒者，白通汤主之。旧云白通汤，一云白虎者恐非。注云旧云以下，出叔和，今放《千金翼》作白虎汤，疑《玉函》误矣。此字，《玉函》作而。成本无"以"字，程本、张本作"里有热表有寒"，盖原于林亿说也。何氏作"表有热里有邪"，盖原于成注。

鉴云：王三阳云，经文寒字，当邪字解，亦热也。其说甚是，若是寒字，非白虎汤证矣。此言伤寒太阳证罢，邪传阳明，表里俱热，而未成胃实之病也。脉浮滑者，浮为表有热之脉，阳明表有热，当发热汗出，滑为里有热之脉。阳明里有热，当烦渴引饮，故曰"表有热，里亦热也"，此为阳明里俱热之证，白虎乃解阳明表里俱热之药，故主之也。不加人参者，以其未经汗吐下，不虚。钱云：若胃实而痛者，为有形之邪，当以承气汤下之，此但外邪入里，为无形之热邪，故用寒凉清肃之白虎汤，以解阳明胃府之邪热也。丹云：案此条诸说不一。成氏云里有寒，有邪气传里也。以邪未入府，故止言寒，如瓜蒂散证云，胸上有寒者，是也。方氏云：里有寒者，里字非对表而称，以热之里言，盖伤寒之热本寒因也，故谓热。里有寒，指热之所以然者言也。喻氏：里有寒者，伤寒传入于里，更增里热，但因起于寒，故推本而言里有寒。程氏云：读厥阴篇中，脉滑而厥者，里有热也。白虎汤主之，则知此处表里二字，为错简。里有热表有寒。亦是热结在里，郁住表气于外，但较之时时恶风，背微恶寒者，少倏忽零星之状。张氏亦改表有寒里有热云，热邪初乘肌表，表气不能胜邪，其外反显假寒，故言表有寒。而伏邪始发未尽，里热犹盛，故云里有热。志聪云：此表有太阳之热，里有癸水之寒，夫癸水虽寒，而与阳明相搏，则戊己化火为阳热有余，故以白虎汤，清两阳之热。锡驹云：太阳之标热在表，此表有热也；太阳之本寒在里，此里有寒也。凡伤于寒，则为病热，故宜白虎汤主之。魏氏云：此里尚为经络之里，非脏腑之里，亦如卫为表，营为里，非指脏腑而言也。钱氏云：白虎汤为表邪未解之所忌用，若云伤寒表有热固非所宜，而曰里有寒，尤所当忌！而仲景反以白虎汤主之，何也？以意推之，恐是先受之寒邪，已经入里，郁而为热，本属寒因，故曰里有寒，邪既入里，已入阳明，发而为蒸蒸之热，其热自内达外，故曰表有热。柯氏改寒作邪，云旧本作"里有寒"者误，此虽表里并言，而重在里热，所谓结热在里，表里俱热是也。以上诸说如此，特林氏、程氏解，似义甚切当！其余则含糊牵扭难以适从，至其顺文平稳，则《金鉴》为得，故姑揭其说尔。《汤液本草》、东垣云：胸中有寒者，瓜蒂散吐之。又表热里寒者，白虎汤主之。瓜蒂、知母，味苦寒，而治胸中寒，又里寒，何也？答曰：成无己注云，即伤寒，寒邪之毒为热病也。读者要逆识之，如《论语》言，乱臣十人，书言唯以乱民，其能而乱四方，乱皆治也。乃治乱者也。故云乱臣乱四方也。仲景所言寒之一字，举其初而言之，热病在其中矣。若以寒为寒冷之寒，无复用苦寒之剂，兼言白虎证，脉尺寸俱长，则热可知矣。

白虎汤方：知母六两，石膏一斤碎，甘草二两炙，粳米六合。上四味，以水一斗，煮米熟汤成，去渣，温服一升，日三服。《外台》作水一斗二升，煮取米熟，去米内药，煮取六升，去渣，分六服。

柯云：阳明邪从热化，故不恶寒而恶热，热蒸外越，故热汗出，热烁胃中，故渴欲饮水，邪盛而实，故脉滑，然犹在经故兼浮也。盖阳明属胃，外主肌肉，虽内外大热而未实，终非苦寒之味所宜也。石膏辛寒，辛能解肌热，寒能胜胃火，寒能沉内，辛能走外，此味两擅内外之能，故以为君。知母苦润，苦以泻火，润以滋燥，故用为臣，甘草粳米，调和于中宫，且能土中泻火，稼穑作甘，寒剂得之缓其寒，苦剂得之平其苦，使二味为佐，庶大寒大苦之品，无伤损脾胃之虑也。煮汤入胃，输脾归肺，水精四布，大烦大渴可除矣。白虎为西方金神，取以名汤者，秋金得令，而炎暑自解。

《伤寒明理论》曰：白虎，西方金神也，应秋而归。肺热甚于内者，以寒下之，热甚于外者，以凉解之，其有中外俱热，内不得泄，外不得发者，非此汤则不能解也。夏热秋凉暑暍之气得秋而止，秋之令曰处暑，是汤以白虎名之，谓能止热也。《活人书》化斑汤治斑毒，于本方加葳蕤，用糯米。云大抵发斑，不可用表药，表虚里实，若发汗开泄，更增斑烂也，当用此汤。又曰：问两胫逆冷，胸腹满，多汗，头目痛，苦妄言，此名湿温病；苦两胫逆冷，腹满，又胸多汗，头目痛，苦妄言，其脉阳濡而弱，阴小而急，治在太阴，不可发汗，汗出必不能言，耳聋不知痛所在，身青面色变，名曰重暍。如此死者，医杀之耳。白虎加苍术汤，于本方，加苍术三两，此方出于《伤寒微旨》，亦仿《金匮》白虎加桂汤，《和剂局方》：白虎汤治伤寒大汗出后，表证已解，心胸大烦，渴欲饮水，及吐或下后，七八日邪毒不解，热结在里，表里俱热，时时恶风大渴，舌上干燥而烦，欲饮水数升者，宜服之。又治夏月中暑毒，汗出恶寒，身热而渴。《医学纲目》曰：孙兆治一人自汗，两足逆冷至膝下，腹满，不省人事，孙诊六脉小弱而急，问其所服药，取视，皆阴病药也。孙曰，此非受病重，药能重病耳。遂用五苓散白虎汤，十余贴，病少苏，再服全愈。或问治法，孙曰，病人伤暑也，始则阳微厥而脉小无力，医谓阴病，逐误药。其病厥，用五苓散利少便，则腹减，白虎解利邪热，则病愈。凡阴病胫冷，则臂亦冷，汝今胫冷，臂不冷，则非下厥上行，所以知是阳微厥也。又曰：火喘用本方，加蒌仁、枳壳、黄芩，神效。出初虞世。《医方选要》人参石膏汤，治膈消，上焦燥渴，不饮多食，于本方加黄芩、杏仁、人参。《活人大全》病在半表半里，热不退，脉尚浮洪者，当微表者，小柴胡汤合本方和之。《方脉正宗》治胃家实热或嘈杂，消渴善饥，或齿痛，于本方去粳米，加竹叶、芍药，出《本草汇言》。

铁樵按：此条之误，甚为显明。表有热，里有寒，既非白虎汤证，仅仅"脉浮滑"三字亦何能断定"表有热里有寒白虎汤之用法"？前章即阳明篇中，可资研究，此条缺之，亦无甚关系。

伤寒脉结代，心动悸，炙甘草汤主之。心动悸，《玉函》作心中惊悸。

鉴云：心动悸者，谓心下筑筑惕惕然，动而不自安也。若因汗下者，多虚。不因汗下者，多热。欲饮水、小便不利者，属饮。厥而下利者，属寒。今病伤寒，不因汗下，而心动悸，又无饮、热、寒、虚之证，但据结代不足之阴脉，即主以炙甘草汤者，以其人平日血气衰微，不任寒邪，故脉不能续行也。此时，虽有伤寒之表未罢，亦在所不顾，总以补中生血复脉为急，通行营卫为主也！

炙甘草汤方：甘草四两炙，生姜三两切，人参二两，生地黄一斤，《金匮》有酒洗字，《千金翼》有切字。桂枝三两去皮，阿胶二两，麦冬半升去心，麻仁半升，成本，作麻子仁。大枣三十枚擘，成本、《玉函》作十二枚。上九味，以清酒七升、水八升，先煮八味，取三升，去渣，内胶，烊消尽，温服一升，日三服，一名复脉汤。

柯云：一百十三方，未有用及地、麦冬者，恐亦叔和所附，然以二味，已载《神农本经》，为滋阴之上品，因《伤寒》一书，故置之不用耳。此或阳亢阴竭而然，复出补阴制阳之路，以开后学滋阴一法。生地黄、麦冬、阿胶滋阴，人参、桂枝、清酒以通脉，甘草、姜、枣以和营卫，结代可和而悸动可止矣。张云：津液枯槁之人，宜预防二便秘涩之虞。麦冬、生地，溥滋膀胱之化源，麻仁、阿胶专主大肠之枯约，免致阴虚泉竭火燥血枯，此仲景救阴退阳之妙法也。丹云：《名医别录》甘草，通经脉利血气，《证类本草》《伤寒类要》治伤寒心悸，脉结代者，甘草二两，水三升，煮一半，服七合，日一服。由是观之，心悸脉结代，专主甘草，乃是取乎通经脉利血气，此所以命方曰“炙甘草汤”也，诸家厝而不释者何。

《柯氏方论》曰：仲景凡于不足之脉，阴弱者用芍药以益阴，阳虚者用桂枝以通阳，甚则加人参以生脉，此以中虚脉结代用生地黄为君，麦冬为臣，峻补真阴者。然地黄、麦冬，味虽甘，而气则寒，非发陈蕃秀之品，必得人参、桂枝，以通阳脉，生姜、大枣，以和营卫，阿胶补血，甘草之缓，不使速下，清酒之猛，捷于上行，内外调和，悸可宁而脉可复矣。酒七升，水八升，只取三升者，久煎之则气不峻，此虚家用酒之法。且知地黄、麦冬，得酒则良，此证当用酸枣仁，肺痿用麻子仁可也。如无真阿胶，以龟板胶代之。《千金翼》复脉汤，治虚劳不足，汗出而闷，脉结心悸，行动如常，不出百日，危急者二十一日死。越公杨素，因患失脉七日，服五剂而复。《千金方》炙甘草汤，治肺痿涎唾多，出血，心中温温液液者。即本方。《外台秘要》引仲景《伤寒论》，主疗并同。《卫生宝鉴》至元庚辰六月中，许伯威五旬有四，中气本弱，病伤寒，八九日，医者见其热甚，以凉剂下之，又食梨三四枚，伤脾胃，四肢冷，时昏愦，请予治之。诊其脉，动而中止，有时自还，乃结脉也。亦心动悸，吃噫不绝，色青黄，精神减少，目不欲开，踡卧恶人语，予以炙甘草汤治之，减生地黄，恐损阳气，剉一两，服之不效，再于市铺选尝气味厚者，再煎服之，其病减半，再服而愈。凡药昆虫草木，生之有地，根叶花实，采之有时。失其地，性味少异，失其时，气味不全。又况新陈不同，精粗不等，尚不择用，用之不效，医之过也。《张氏医通》曰：酒色过度，虚劳少血，津液内耗，心火自炎，致令燥热乘肺，咯唾脓血，上气涎潮，其嗽连续不已，加以邪客皮毛，入伤于肺，而自背得之尤速，当炙甘草汤。徐彬《金匮论注》曰：余妾曾病此，初时涎沫成碗，服过半月，痰少而愈。但最难吃三四日内，猝无捷效耳。

脉按之来缓，时一止，复来者，名曰“结”。又脉来动而中止，更来小数，中有还者，反动，名曰“结阴”也。脉来动而中止，不能自还，因而复动者，名曰“代阴”也。得此脉者，必难治。成本，缓下有而字。无复动之者，《玉函》无此条。

喻云：此段，本为结代两脉下注脚。方云：此承结代，而推言结阴代阴，以各皆详辨其状，与辨脉第九章意同。汪云：脉以指按之来，来者，滑伯仁云，自骨肉之分而出于皮肤之际，气之升者是也。钱云：结者，邪结也。脉来停止暂歇之名，犹绳之有结也。凡物之贯于绳上者，遇结必碍。虽流走之甚者，亦必少有逗留，乃得过也。此因气虚血涩，邪气间隔于经脉之间耳，虚衰则气力短浅，间隔则经络阻碍，故不得快于流行而止歇也。动而中止者，非辨脉法中阴阳相搏之动也，谓缓脉正动之时，忽然中止，若有所遏而不得动也。更来小数者，言止后更勉强作小数，小数者，郁而复伸之象也。小数之中有脉还而反动者，名曰“结阴”，《辨脉法》云，阴盛则结，故谓之结阴也。代，替代也。气血虚惫，真气衰微，力不支给，如欲求代也。“动而中止”句，与结脉同，“不能自还，因而复动”者，前因中止之后，更来小数，随即有还者反动，故可言自还；此则止而未即复动，若有不复再动之状，故谓之不能自还，又略久复动，故曰“因而复动”，本从缓脉中来，为阴盛之脉，故谓之代阴也。上文虽云脉结代者，皆以炙甘草汤主之，然结为病脉，代为危候，故又有“得此脉者，必难治”句，以申明其义。丹云：脉来动之动，周氏、柯氏、志聪，并以为阴阳相搏之动脉，非也。又云：方氏云，本条结代，下文无代，而有代阴，中间疑漏代一节。《金鉴》云：“脉按之来缓，时一止”至“名曰结阴也”数语，文义不顺，且前论促结之脉已明，当是衍文。二书所论，如是要之，此条实可疑尔。

《脉经》曰：代脉来数，中止不能自还，因而复动，脉结者生，代者死。《诊家正眼》曰：结脉之止，一止即来，代脉之止，良久方至。《内经》以代脉之见，为脏气衰微，脾气脱绝之诊也。惟伤寒心悸，怀胎三月，或七情太过，或跌仆重伤，及风家、痛家，俱不忌，代脉未可断其必死。

铁樵按：以上两条皆言脉者，读者既知《脉学讲义》中各节，则此两条所包之意气若何？价值若何？已灼然不受炫惑，存而不论可矣。

10　《伤寒论辑义按》卷四　辨阳明病脉证并治

矢气者，肠中矢虽燥，胃中未实也。俟之一日脉反涩者涩焉，血少先一日，因救济作用，分泌骤多，后一日，因一方血液不充而增多之分泌，虽乎为继一方客热太盛，阴液被灼烁，而供不应求，是欲作旁流而不能矣。故云里虚，虽治不可，更予承气，疑当以清热存阴为主，勿犯内经虚虚之禁，不出方者清热，更有种种证据，读者当自求之清热，诸法也。黄芪建中及补虚，回阳诸说，皆不可通疑非是。

阳明病，谵语有潮热，反不能食者，胃中必有燥屎五六枚也。若能食者，但硬耳，宜大承气汤下之，耳，成本，作尔。反上，《玉函》《脉经》，有而字。《玉函》，无宜字，《脉经》，无大承气之大，宜大承气汤主之七字，柯本，移在若能食者上，张本同，周氏义同，《金鉴》以为错误，非也。

张云：此以能食不能食，辨燥结之微甚也。详仲景言，病人潮热谵语，皆胃中热盛所致，胃热则能消谷，今反不能食，此必热伤胃中津液，气化不能下行，燥屎逆攻于胃之故宜大承气汤急祛亢极之阳以救垂绝之阴若能食者，胃中气化自行，热邪原不为盛，津液不致大伤，大便虽硬，而不久自行，不必用药反伤其气也。若以能食便硬，而用承气，殊失仲景平昔顾虑津液之旨。

汪云：《补亡论》，宜大承气汤下之句，在若能食者之，前盖能食既异，治法必不相同，仲景法宜另以调胃承气汤主之也。

周云：案大承汤，宜单承燥屎五六枚来何者，至于不能食，为患已深，故宜大下，若能食但硬未必燥屎五六枚口气，原是带说，只宜小承气汤可耳。

丹云：案阳明病谵语、潮热、燥结甚者皆不能食，而今下一反字，为可疑矣。注家消谷之说，乃是热中消瘅证，邪热不杀谷，伤寒家之常，何言之反，顺文解释，往往有如是者。又案程氏、钱云、志聪、锡驹，不论不能食与能食，并以大承气汤为主，非也。

《此事难知》曰：胃实者，非有物也。地道塞而不通也。《难经》云：胃上口为贲门，胃下口为幽门，幽门接小肠上口，小肠下口，即大肠上口也。大小二肠相会为阑门，水渗泄入于膀胱，渣滓入于大肠，结广肠，广肠者，地道也。地道不通，土壅塞也。则火逆上行至胃，名曰：胃实，所以言阳明当下者言上下阳明经不通也。言胃中有燥屎五六枚者，非在胃中也。言胃实连及大肠也。丹案：魏氏云，胃中必有燥屎五六枚，阻塞于胃底肠间，此言得之。

徐灵胎云：案燥屎当在肠中，今云胃中何也。盖邪气结成，糟粕未下，则在胃中，欲下则在肠中，已续者即谓之燥屎,言胃,则肠已该矣。

又云:不能食者客热不能消谷能食,非真欲食,不过粥饮酒入口耳,不能食,则谷气全不近肠胃,实极故也。

阳明病,下血谵语者,此为热入血室,但头汗出者,刺期门,随其实而写之,濈然出则愈,写,成本,作泻,《玉函》《千金翼》,刺上有当字,则上有者字,《脉经》同,《金匮要略》,妇人杂病篇,有此条,刺上有当字,则作者。

汪云:案此条,当亦是妇人病,邪热郁于阳明之经,迫血从下而行,血下则经脉空虚,热得乘虚而入其室,亦作谵语,《后条辨》云,血室,虽冲脉所属,而心君实,血室之主,室被热扰,其主必昏故也。但头汗出者,血下夺则无汗热上扰则汗蒸也。刺期门以泻经中之实,则邪热得除,而津液回复,遂濈然汗出而解矣。或问此条病,仲景不言是妇人,所以尚论诸家,直指为男子,今子偏以妇人论之,何也? 余答云:仲景于太阳篇中,一则曰:妇人中风云云,经水适来,此为热入血室,再则曰:妇人中风云云,经水适断,此为热入血室,三则曰:妇人伤寒云云,经水适来,此为热入血室,则是热入血室,明系妇人之证,至此实不待言而可知矣。且也。此条言下血,当是经水及期,而交错妄行,以故血室有亏,而邪热得以乘之,故成热入血室之证,考之《灵枢·海论》云,冲脉为十二经之海注云,此即血海也。冲脉起于胞中,又考《素问·天真论》云,女子二七而天癸至,任脉通,太冲脉盛,月事以时下,夫任也,冲也,其经脉皆行于腹,故其血必由前阴而下,斯血室有亏,邪热方得而入,则是仲景云下血,乃经水交错妄行,又不问而自明矣。

鉴云:血已止,其热不去,蓄于阳明,不得外越而上蒸,故但头汗出也。

钱云:肝为藏血之藏,邪既入血,则热邪实满于经脉,故刺之以泄其实邪,然不以桃仁承气及抵挡等汤治之者,仲景原云,毋犯胃气及上二焦,盖以此也。

丹云:按此条证,喻氏断为男子病,方氏、三阳、志聪、锡驹、柯氏、周氏皆为男女俱有之证,《金鉴》则与喻同,特汪氏以妇人论之,可谓超卓之见矣。然不知血室即是胞,殊可惜耳,程氏、魏氏、钱氏,并无男女之说,疑是疑而不决欤。

铁樵按:此条当从汪氏钱氏说。血室字,即已揭明是妇人,假使是男子,血从大便下为肠风,从小便下是淋病,皆当求之杂病门。期门是肝穴,与女子胞,通皆可互证。

汗出原注,寒,一作卧,谵语者,以有燥屎在胃中,此为风也。须下者,过经乃可下之,下之若早,语言必乱,以表虚里实故也。下之愈,宜大承气汤,原注,一云:大柴胡汤,成本,《玉函》,下者,作下之,愈上有则字。

成云:胃中有燥屎则谵语,以汗出为表未罢,故云风也。燥屎在胃则当下,以表未知,则未可下,须过太阳经,无表证,乃可下之。

三云:阳明多汗,况有谵语故又当下,但风家有汗,恐汗出则表未罢,故须过经可下,若早,燥屎虽除,表邪乘虚复陷,又将为表虚里实矣,下之则愈二句,又申明乃可下之一句耳。

钱云:若下早,则胃气一虚,外邪内陷,必至热盛神昏,语言必乱,盖以表间之邪气,皆陷入于里,表空无邪,邪皆在里,故谓表虚里实也。

汪云:《补亡论》,以末二句,移之过经乃可下之句,下误矣。

丹云:案《补亡论》移原文者固误矣。然而经旨必当如此耳,又案魏氏以此条证,为《内经》所谓胃风肠风,汪氏则为风燥症,并非也。

伤寒四五日,脉沉而喘满,沉为在里,而反发其汗,津液越出,大便为难,表虚里实,久则谵语。

张云：伤寒四五日，正热邪传里之时，况见脉沉喘满，里证已其，而反汗之，必致燥结谵语矣。盖燥结谵语矣。盖燥结谵语，颇似大承气证，然以过汗伤津，而非大实大满，止宜小承气为允当耳。

舒云：脉沉而喘满，则知为阳明宿燥阻滞，浊气上干而然也。故曰：沉为在里，明非表也。而反发其汗，则津越便难而成实矣。至久则谵语者，自宜大承气汤，此因夺液而成燥者，原非大热入胃者比，故仲景不出方，尚有微甚至斟酌耳。

方云越出，谓枉道而出也。

铁樵按：此条与前一条互相发明，再参看二百二十三条，其人多汗，津液外出，胃中燥，大便必鞕，则可知人身液体，仅有此数。洞泄者溲必少汗多者，矢必燥；误汗者阴必伤，强责少阴汗者，必动血。皆连成一串，病理形能，皆从此处有所领悟，然后能逐节发明，所谓活医学者此也。

三阳合病，腹满身重，难以转侧，口不仁面垢，原注，又作枯，一云向经，谵语遗尿，发汗则谵语，下之则额上生汗，手足逆冷，若自汗出者，白虎汤主之。口下，《脉经》有中字，成本、《玉函》，面上有而字，面垢二字，《千金翼》作言语向经四字，则谵语，《玉函》作则谵语甚，逆冷作厥冷，《千金翼》同。

鉴云：三阳合病者，必太阳之头痛发热，阳明之恶寒不眠，少阳之耳聋寒热等证皆具也。太阳主背，阳明主腹，少阳主侧，今一身尽为三阳热邪所困，故身重难以转侧也。胃之窍出于口，热邪上攻，故口不仁也。阳明主面热邪蒸越，故面垢也。热结于里，则腹满，热盛于胃，故谵语也。热迫膀胱，则遗尿，热蒸肌腠，故自汗也。证虽属于三阳而热，皆聚胃中，故当从阳明热证主治也。若从太阳之表发汗，则津液愈渴而胃热愈深，必更增谵语，若从阳明之里下之，则阴益伤，而阳无依则散，故额汗肢冷也。要当审其未经汗下，而身热自汗出者，始为阳明的证，宜主以白虎汤，大清胃热，急救津液，以存其阴可也。

柯云：里热而非里实，故当白虎而不当用承气，若妄汗则津竭而谵语，误下则亡阳，而额汗出手足厥也。此自汗出，为内热甚者言耳，接遗尿句来，若自汗，而无大烦大渴证，无洪大浮滑脉，当从虚治，不得妄用白虎，若额上汗出，手足冷者，见烦渴谵语等证，与洪滑之脉，亦可用白虎汤。

方云：口不仁，谓不正而饮食不利便，无口之知觉也。

钱云：《灵枢》曰，胃和则口能知五味矣。此所云口不仁，是亦阳明胃家之病也。

方云：生汗生不流也。

丹云：案手足逆冷，成氏程氏魏氏汪氏宗印，皆为热厥，误矣。周氏以此条，移于温病热病篇，亦非也。又案，《玉函》，则谵语下，有甚字，文意尤明矣。

铁樵按：此章良如注家所说，发汗则谵语，理由已散见新《生理脉学讲义》，及前此《伤寒讲义》中。下之则额上生汗，手足逆冷，即阴争于内，阳扰于外，先见额汗，次见肢冷，至见肢冷，即不止，额上有汗，实是阳破阴消，大危之候，法当回阳救逆。此必白虎证，误用大承气，乃致此，否则不尔也。海藏谓病有本是阳证，有因下之过当，必须用附子挽救者。即是此种，生理实上下互相维系。头汗有两种：里热炽盛，郁不得达，则蒸发而为头汗。其病偏身叹燥壮热，但头有汗，亦为难治。前于太，阳篇中会历举《本论》中头汗各条，读者可以参看。若头汗，而手足逆冷，偏身津润者，则非大剂回阳不可，观舌色焦枯亦属假象，皆上下不能互相维系之证据。其里热炽盛者，亦非一清可以济事，必须推求所以致此之由。例如病属痧子不得出，则当达其痧子；病属暑温，则当解暑，所谓活法在人也。伤寒论文字古而简，而其所包孕之意，义广而活，仅就字面求之，执极简之经文以治病，鲜有不败事者。谬谓古法不适用于今病，宁不冤哉。

二阳并病，太阳证罢，但发潮热，手足漐漐汗出，大便难而谵语者，下之则愈，宜大承气汤。

成云：本太阳病，并于阳明，名曰，并病，太阳证罢，是无表证，但发潮热，是热聚于胃也。必大便难而谵语。经曰，手足漐然而汗出者，必大便已硬也。与大承气汤，以下胃中实热。

柯云：太阳证罢，是全属阳明矣。先揭二阳并病者，见未罢时，便有可下之症，今太阳一罢，则种种皆下症。

阳明病，脉浮而紧，咽燥口苦，腹满而喘，发热汗出，不恶寒，反恶热，身重，若发汗则躁，心愦愦，反谵语，若加温针，必怵惕烦躁不得眠，若下之，则胃中空虚，客气动膈，心中懊憹，舌上苔者，栀子豉汤主之，若渴欲饮水，口干舌燥者，白虎加人参汤主之，若脉浮发热，渴欲饮水，小便不利者，猪苓汤主之。反恶热，《脉经》《千金翼》，作反偏恶热，心下，《千金翼》，有中字，温针，成本，作烧针，舌上苔，《总病论》，作苔生舌上，《玉函》《千金翼》，无加人参二字。

鉴云：此条表里混淆，脉证错杂，不但不可误下，亦不可误汗也。若以脉浮而紧，误发汗，则夺液伤阴，或加烧针，必益助阳邪，故谵语烦躁，怵惕愦乱不眠也。或以证之腹满恶热，而误下之，则胃中空虚，客气邪热，扰动胸膈心中懊憹，舌上生苔，是皆误下之过，宜以栀子豉汤，一涌而可安也。若脉浮不紧，证无懊憹惟发热，渴欲饮水，口干舌燥者，为太阳表邪已衰，阳明燥热正甚，宜白虎加人参汤，滋液以生津，若发热，渴欲饮水，小便不利者，是阳明饮热并盛，宜猪苓汤，利水以滋干。

成云：舌上苔黄者，热气客于胃中，舌上苔白，知热气客于胸中，与栀子豉汤，以吐胸中之邪。

柯云：连用五若字，见仲景设法御病之详，栀豉汤所不及者，白虎汤继之，白虎汤不及者，猪苓汤继之，此阳明起手之三法，所以然者，总为胃家惜津液，既不肯令胃燥，亦不肯令水渍入胃耳。

程云：热在上焦，故用栀子豉汤，热在中焦，故用白虎加人参汤热在下焦，故用猪苓汤。

汪云：陈亮斯云：案本文，汗下烧针，独详言误下治法者，以阳明一篇，所重在下，故辨之独深悉焉。

喻云：汗出，不恶寒，反恶热身重，四端，则皆阳明之见症。

钱云：舌上苔，当是邪初入里，胃邪未实，其色犹未至于黄黑焦紫，必是白中微黄耳。

丹云：若脉浮之浮，其义未详，魏氏、钱氏、锡驹并云，表邪未尽，果然，则与五苓散证何别。汪氏云，非风邪在表之脉浮，乃热邪伤气之脉浮也。此亦未见经中有其说，张氏乃以此条，编入温热病篇云，伤寒小便不利，以脉浮者属气分，五苓散，脉沉者属血分，猪苓汤，而温热病之小便不利，脉浮者属表证猪苓汤，脉沉者属里证，承气汤，此说亦是臆造，经无明文，不可从也。特《活人书》，若伤寒引饮，下焦有热，小便不通，脉浮者五苓散，脉沉者猪苓汤。王氏则云，此条浮字误也。若脉字下，脱一不字矣。成氏直以脉浮释之，而朱氏却以脉沉言之，胥失之矣。若曰：脉浮者五苓散，不浮者猪苓汤，则得仲景之意矣。盖其作沉不作浮，未知本经旧文果然否，然推之于处方之理，极觉明确，故姑从其说焉，汪昂云，改脉浮为不浮，方书中无此文法，又云，案喻氏云，四段总顶首段医学纲目，引本条云，阳明病，脉浮紧，咽燥口苦，腹满发热，汗出不恶寒若下后脉浮发热，渴欲饮水，小便不利者，猪苓汤主之，正与喻言符矣。汪氏云：白虎汤证，即或有小便不利者，但病人汗出多，水气得以外泄，今观下条云，汗出多，不可与猪苓汤乃知此证，其汗亦少，汗与溺俱无，则所饮之水，安得不停，故用猪苓汤，上以润燥渴，下以利湿热也。又云：今人病热，大渴引饮，饮愈多则渴愈甚，所饮之水既多，一时小便岂能尽去，况人既病热，则气必偏胜，水自趋下，火自炎上，此即是水湿停而燥渴之征，故猪苓汤，润燥渴而利湿热也。

猪苓汤方：猪苓去皮、茯苓、泽泻、阿胶（《外台》有炙甘字）、滑石碎各一两，《外台》有绵裹二字。上五味，以水四升，先煮四味，取二升去渣，内阿胶，烊消，温服七合，日三服，成，内下，有下字，烊消，《玉函》，作消尽。

鉴云：赵羽皇曰：仲景制猪苓汤，以行阳明少阳二经水热，然其旨全在益阴，不专利水，盖伤寒表虚，最忌亡阳，而里虚又患亡阴者，亡肾中之阴与胃家之津液也。故阴虚之人，不但大便不可轻动，即小水亦忌下通，倘阴虚过于渗利，则津液反致竭，方中阿胶质膏，养阴而滋燥，滑石性滑，去热而利水，佐以二苓之渗泻，既疏浊热，而不留其壅瘀，亦润真阴，而不苦其枯燥，是利水而不伤阴之善剂也。故利水之法，于太阳用五苓加桂者，温之以行水也。于阳明少阴用猪苓加阿胶滑石者，润之以滋养无形，以行有形也。利水虽同，寒温迥别，惟明者知之。

《医方考》曰：四物皆渗利，则又有下多亡阴之惧，故用阿胶佐之，以存津液于决渎耳。

铁樵按：今以所见之病验之，可疑之点，不在第二句脉浮，转在第一句脉浮紧，因以理衡之，脉浮紧者当无汗。

以事实证之，凡浮紧之脉皆无汗但乍有汗，便不浮紧，绝对无或然之例外，今文一串说下，大为可疑，阳明病，脉浮紧，咽燥口苦，今日流行之喉症近之，喉症初起，却恶寒，治以麻杏石甘，应手而愈，其所以能应手而愈，妙在得药而汗，若不汗，便不愈，并无发汗则躁，愦愦谵语之弊。且其症是发热无汗，并非发热汗出。凡温病，皆发热汗出，有恶寒有不恶寒，皆不可发汗，所以然之故，因其病是里热向外蒸发，并非因抵抗外寒，体温集表而表实，此而误汗，确有躁烦谵语诸弊。但病即有汗，脉亦不浮紧，与本条不符，又有素秉阴虚，病温而暵热，此其病不可发汗，所以然之故，因其人素秉阴虚，阴液不能作汗也。其病确为咽燥口苦，然实发热汗不出，与本条不符，其治法当斟酌于桂麻各半麻黄二越婢一及葳蕤汤诸方，与本条之人参白虎亦不符，此外有因特殊原因，如房后感冒，如剧劳冒雨，皆能发壮热，身重腹满喘急诸症。然脉紧则无汗，有汗则脉缓，所谓绝对无例外也。然则本节脉浮而紧，发热汗出，两语必然有误。

本节文字，以者字若字为连续词，若发汗以下三个若字，是大段中插入一段文字，舌上苔者以下三个者字，均与身重句相承接。

又此病初起，必是无汗，观三个若字可知，因无汗，时师以发汗为治，故仲景以误汗为戒，因脉浮紧，时师有温针之治，故仲景以温针为戒，因腹满时师有攻下之治，故仲景以误下为戒，而人参白虎，则治有汗之热者，审是，则发热汗出四字，当在渴欲饮水之下，口干舌燥之上。

阳明病，汗出多而渴者，不可与猪苓汤，以汗多胃中燥，猪苓汤复利其小便故也。

成云：《针经》曰，水谷入于口，输于肠胃，其液别为五，天寒衣薄则为溺，天热衣厚则为汗，是汗溺一液也。汗多位津液外泄，胃中干燥，故不可与猪苓汤利小便也。丹案，《针经》文，出五癃津液别论。柯云：汗多而渴，当白虎汤，胃中燥，当承气汤，具在言外。丹云：案魏氏云，若见虚，则炙甘草之证，实则调胃承气之证，炙甘草，为不对矣。

脉浮而迟，表热里寒，下利清谷者，四逆汤主之。

钱云：此与少阴厥阴，里寒外热同义，若风脉浮而表热，则浮脉必数，今表虽热而脉迟，则知阴寒在里，阴盛格阳于外而表热也。虚阳在外，故脉浮，阴寒在里故脉迟，所以下利清谷，此为真寒假热，故以四逆汤祛除寒气，恢复真阳也。若以为表邪而汗之，则殆矣。魏云：此虽有表证，且不治表而治里，则虽由阳明假热之证，宁容不治真寒，而治假热乎？是皆学者所宜明辨而慎思之者也。丹云：案此其实少阴病，而假现汗出恶热等阳明外者，故特揭出斯篇。方氏云：此疑三阴篇错简，恐不然也。

若胃中虚冷，不能食者，饮水则哕，《玉函》，冷下，有其人二字，《千金翼》，无若字，《脉经》，若上，有阳明病三字，冷下，有其人二字。

锡云：此论阳明中焦虚冷也。若者，承气上文而言也。言不特下焦生阳不启，而为虚寒，即中焦火土衰微,而亦虚冷也。夫胃气壮,则谷消而水化若胃中虚冷,则谷不消而不能食,夫即不能食,则水必不化,两寒相得,足以发哕。汪云:武陵陈氏云,法当大温,上节已用四逆,故不更言治法,愚按常器之云,宜温中汤,然不若用茯苓四逆汤,即四逆汤中加人参以补虚,茯苓以利水也。

鉴云:宜理中汤,加丁香吴茱萸,温而降之可也。

脉浮发热,口干鼻燥,能食者则衄。王肯堂校《千金翼》,鼻作舌。

魏云:脉浮发热,太阳病尚有存着,而口干鼻燥食阳,虽阳明里证未全成,阳明内热已太盛,热盛则上逆,上逆则引血,血上则衄,此又气足阳亢之故,热邪亦随之而泄。锡云:能食者则衄,言病不在胃,非因能食而致衄也。汪云:常器之云,可与黄芩汤。愚云,宜犀角地黄汤。丹云:案舒氏云,热病得衄则解,能食者,胃气强,邪当自解,故曰,能食者则衄,俗称谓红衣伤寒,不治之证,何其陋也。太阳发衄者,曰:自衄者愈,以火劫致变者,亦云邪从衄解,即以阴邪激动营血者,尚有四逆汤可救,安见衄证,皆为不可治乎?大抵俗医见衄,概以寒凉冰凝生变,酿成不治,故创此名色,以欺世而逃其责耳。

铁樵按:舒氏说可商。衄为鼻黏膜充血,其人体盛热壮,所患者为阳证,正气未伤,血中液体未耗,因热盛之故,而血上壅,所谓阳者,亲上也。因鼻膜最薄,而疏泄之势盛,故衄,此衄等于出汗,故吉人谓之夺汗为血衄后,热亦随之而解,故云衄乃解,此是有余之衄。故老于医者,一望而知此衄之不足为患。阴邪激动营血,尚有四逆可解两语,意思不甚明了。若少阴亦有衄者,其所以致衄之故,乃因血液为热熏灼而干涸,血干则运行不利,神经失养,脉管变硬微细,血管之浅在肌表者辄破裂而出血,故其血多见于牙龈夹缝中,是为齿衄,若是者乃不足之症。故古人以齿衄属少阴,鼻衄属阳明,而谓阳明多血多气,少阴多气少血,知此则太阳阳明之病,衄乃解,而少阴热病,乃绝险之症,血液枯竭,四逆非其治也。

阳明病,下之,其外有热,手足温,不结胸,心中懊恼,饥不能食,但头汗出者,栀子豉汤主之,《脉经》《千金翼》饥上,有者字。

汪云:此亦阳明病误下之变证,阳明误下,邪热虽应内陷,不比太阳病误下之深,故其身外犹有余热,手足温,不结胸,手足温者,征其表和而无大邪,不结胸者,征其里和而无大邪,表里已无大邪,其邪但在胸膈之间,以故心中懊恼,饥不能食,言懊恼之甚,则似饥非饥,嘈杂不能食也。但头汗出者,成注云:热自胸中,熏蒸于上,故但头汗出而身无汗也。志云:栀豉汤,解心中之虚热,以下交则上下调和,而在外之热亦清矣。

阳明病,发潮热,大便溏,小便自可,胸肋满不去者,与小柴胡汤。成本,无与字,汤下,有主之二字,《玉函》同,胸上,有而字,《千金翼》同。

王云:阳明为病,胃实是也。今便溏,而言阳明病者,谓阳明外证,身热汗出,不恶寒,反恶热之病也。成云:阳明病潮热,为胃实,大便硬而小便数,今大便溏,小便自可,则胃热未实,而水谷不别也。大便溏者,应气降而胸肋满去,今反不去者,邪气犹在半表半里之间,与小柴胡汤,以去表里之邪。钱云:盖阳明虽属主病,而仲景已云,伤寒中风,有柴胡证,但见一证便是,不必悉具,故凡见少阳一证,便不可汗下,惟宜以小柴胡汤和解之也。

阳明病,肋下硬满,不大便而呕,舌上白苔者,可与小柴胡汤,上焦得通,津液得下,胃气因和,身濈然汗出而解。成本,解下,有也字。

成云:阳明病,腹满不大便舌上胎黄者为邪热入府,可下,若肋下硬满,虽不大便而呕,舌上白苔者,为邪未入府,在表里之间,与小柴胡汤以和解之,上焦得通则呕止,津液得下,则胃气因和,汗出而解。钱云:不大便,为阳明里热,然呕则又少阳证也。若热邪实于胃,则舌苔非黄即黑,或干硬,或芒刺矣。舌上白苔，为舌苔之初现，若夫邪初在表舌尚无苔，既有白苔，邪虽未必全在于表，然犹未尽入里，故仍为半表半里之证。方云：津液下，大便行也。程云：胁下硬痛，不大便而呕，自是大柴胡汤证，其用小柴胡汤者，以舌上白苔，犹带表寒故也。若苔不滑而涩，则所谓上干燥而烦，欲饮水数升之谓，热已耗及津液，此汤不可主矣。锡云：不大便者，上焦不通，津液不得下也。呕者，中焦不治，胃气不和也。舌上白苔者，上焦不通火郁于上也。可与小柴胡汤，调和三焦之气，上焦得通，而白苔去，津液得下，而大便利，胃气因和而呕止，三焦通畅，气机旋转，身濈然汗出而解也。

阳明中风，脉弦浮大，而短气，腹部都满，胁下及心痛，久按之，气不通，鼻干，不得汗，嗜卧，一身及目悉黄，小便难，有潮热，时时哕，耳前后肿，刺之小差，外不解，病过十日，脉续浮者，与小柴胡汤，脉但浮，无余证者，与麻黄汤，若不尿，腹满加哕者，不治。成本、《玉函》，目上，有面字，《脉经》注云，按之气不通，一作按之不痛。《正脉》，腹都，作腹部。

方云：弦、少阳，浮太阳大、阳明，胁下痛少阳也。小便难，太阳之膀胱不利也。腹满鼻干嗜卧，亦身及面目悉黄，潮热阳明也。时时哕，三阳具见而气逆甚也。耳前后肿，阳明之脉出大迎，循颊车，上耳前，太阳之脉，其支者，从巅至耳，少阳之脉，下耳后，其支者，从耳后入耳中，出走耳前也。然则三阳俱见证，而曰：阳明者，以阳明居多而任重也。钱云：久按之，气不通者言不按已自短气，若久按之，则气愈不通，盖言其邪气充斥也。嗜卧，阳明里邪也。小便难者，邪热闭塞，三焦气化不行也若小便利，则不能发黄矣。程云：此条证，以不得汗三字为主，盖风热两壅，阳气重矣。怫郁不得越，欲出不得出，欲入不得入，经缠被扰，无所不至，究竟无宣泄处，故见证如此，刺法，从经脉中泄其热耳，其风邪被缠者，故未去也。故迁而缓之，乃酌量于柴胡麻黄二汤间，以通气久闭，总是要得汗耳，不尿腹满加哕，胃气已竭，而三焦不复流通，邪无出路矣。柯云：本条不言发热，看中风二字，便脏表热在内，外不解，即指表热而言，即暗伏内已解句，疾过十日，是内已解之互文也。当在外不解句上，无余证句，接外不解句来，刺之，是刺足阳明，随其实而泻之，小差句，言内病俱减，但外证未解耳，非刺耳前后，其肿少差之谓也。脉弦浮者，向之浮大减少，而弦尚存，是阳明之证已罢，惟少阳之表邪尚存，故可用小柴胡以解外，若脉但浮而不弦大，则非阳明少阳脉无余证，则上文诸证悉罢，是无阳明少阳证，惟太阳之表邪未散，故可与麻黄汤以解外，若不尿腹满加哕，是接耳前后肿来，此是内不解，故小便难者竟不尿，腹部满者竟不减时时哕者，更加哕矣，非刺后所致，亦非用柴胡麻黄后变证也。

志云：耳前后肿，即伤害中风之发颐证，但发颐之证，有死有生，阴阳并，逆者死，气机旋转者生。朱氏曰：此与太阳篇中，十日以去，胸满胁痛者，与小柴胡汤脉但浮者，与麻黄汤，同一义也。丹案，出第三十七条中篇。

鉴云：此等阴阳错杂，表里混淆之证，但教人俟其病势所向，乘机而施治也。故用刺法，待其小差。

丹云：案《金鉴》云，续浮之浮字，当是弦字，始与文义相属，则可与小柴胡汤，若俱是浮云，则上之浮，既宜用小柴胡汤，下之浮，又如何用麻黄汤耶，此说近是。

铁樵按：本条之哕，即呃逆也。俗名吃忒，又曰呃忒，因方言而殊，此病之原理，上下焦气不相等，横膈膜与肺叶，震动而然，其所以致此，种类甚多，有虚实寒热之辨，有痰食肝胃肾气之分小孩大笑时，冷空气骤入气管，辄作呃逆，此其呃，因冷热两气，仓猝不得中和而发，须臾即能自己又庄壮盛之人，偶因进食而噎，噎甚者，亦作呃此因食道骤涨，挤逼气管，仓卒之间，气不得伸，则亦作呃，食物既下，旋亦自止，凡此乃呃逆之最轻微而不足为病者，就然其形能观之，则呃逆乃驱逐，冷空气及哽噎之食物之一种紧急反应，其所以有此紧急反应者，则因冷气与食物入之太暴之故，惟其如此，故大病时之呃逆，因病而作者，不过十之一二,因药误而误而作者,乃居十之八九。以我历年经验所得,伤寒温病,有伧医误用海南子四钱之多,而见呃逆,亘两昼夜不止,卒至不可救药者。又有湿热交阻之阳明证,误用舒驰远之香砂术半而呃逆者,又有肝旺阴亏,冲任之气上逆,误用喻嘉言之神圣妙药,旋覆代赭强镇,因而作呃逆者。旋覆代赭,本仲景方,喻氏寓意草中,每于无可如何,辄用旋覆代赭搪塞,今人敢于妄用此药,皆喻氏为之厉阶,故云:凡上逆之证,当问其何以上逆,若冲气上逆,鲜有不与肝气相连者,肝为将军之官,不受压抑,故用强镇,其上逆必反甚,又仅仅冲气上逆,用代赭,不致作呃,若虚甚,则呃矣。

凡若此者,皆因药力太暴故也。本节之发黄,亦属胆汁病发黄,不必兼呃黄而误下,则见呃矣。又凡肺寒者尿多,肺热者尿少。今云发黄,云腹满,云不尿,而加哕,其为误用烧针,误用攻下之坏病,已意在言外。

阳明病,自汗出,若发汗,小便自利者,此为津液内竭,虽硬不可攻之,当须自欲大便,宜蜜煎导而通之,若土瓜根及大猪胆汁,皆可为导,成本,及下有与字,《玉函》《脉经》,猪上无大字。

成云:津液内竭,肠胃干燥,大便因硬,此非结热,故不可攻,宜以药外治而导引之。

鉴云:阳明病,自汗出,或发汗,小便自利者,此为津液内竭,虽大便硬,而无满痛之苦,不可攻之,当待津液还胃,自欲大便,燥屎已至直肠,虽出肛门之时,则用蜜煎润窍滋燥,导而利之,或土瓜根宣气通燥,或猪胆汁清热润燥,皆可为引导法,择而用之可也。

柯云:连用三自字,见胃实而无变证者,当任其自然,而不可妄治,更当探苦欲之情,于欲大便时,因其势而利导之,不欲便者,宜静以俟之矣。

汪云:或问小便自利,大便硬何以不用麻仁丸?余答云:麻仁丸,治胃热屎结于回肠以内,兹者,胃无热证,屎已近肛门之上,直肠之中,故云因其势而导之也。

丹云:案方氏云,虽上或下,当有大便二字,可谓拘矣。

蜜煎方,成本作蜜煎导。

食蜜七合,成本,《玉函》《千金翼》,无食字。

右一味于铜器内,微火煎,当须凝如饴状,搅之勿令焦著,欲可丸,并手捻作挺,令头锐,大如指,长二寸许,当热时急作,冷则硬,以内谷道中,以手急抱,欲大便时乃去之,疑非仲景意,已试甚良。

又大猪胆一枚,泻汁,和少许法醋,以灌谷道内,如一食顷,当大便出宿食恶物,甚效,成本,《玉函》,于铜器内,作内铜器中,当须,作之稍,如作似,无疑以下九字,和少许法醋,作和醋小许,谷道内,作谷道中,无宿以下六字,《正脉》,搅作扰,《玉函》,欲可丸,作俟可丸,成本,大猪胆上,无又字,方本,挺下有子字,王本,并手,作以手,抱字,作捺住二字。

汪云:内台方,用蜜五合,煎凝时加皂角末五钱,蘸捻作挺,以猪胆汁或油,润谷道,内之,猪胆汁方不用醋,以小竹管,插入胆口,留一头,用油润,内入谷道中,以手将胆捻之,其汁自入内,此法用之甚便,土瓜根方缺,肘后方,治大便不通,土瓜根,采根捣汁,筒吹入肛门内,取通,此与上猪胆方同义,内台方,用土瓜根,削如挺,内入谷道中,误矣,盖蜜挺,入谷道,能烊化而润大便,土瓜根,不能烊化,如削挺用之,恐失仲景制方之义。

志聪本,蜜煎后,有或用土瓜根捣汁,竹管灌入谷道十三字,盖据肘后补添者,钱本,蜜煎,及猪胆汁法,与原文异,今录左,蜜煎导法,白蜜七合,一味,入铜铫中,微火煎老,试其冷则硬,勿令焦,入猪牙皂角末少许,热时手捻作挺,令头锐根凹,长寸半者三枚,待冷硬,蘸油少许,纳谷道中,其次以锐头顶凹而入,三枚尽以布着手指抵定,若即欲大便,勿轻去,俟先入者已化,大便急甚,有旁流者出,方去手,随大便出,猪胆导法,极大猪胆一枚用芦管长三寸余通之,磨光一头,以便插入谷道,用尖锋刀刺开胆口,以管插入胆中,用线扎定,管口抹油,捻入谷道,插尽芦管,外以布衬手,用力捻之,则胆汁尽入方去之,少顷,大便即出。

《伤寒准绳》曰:凡多汗伤津,或屡汗不解,或尺中脉迟弱,元气素虚人,便欲下而不能出者,并宜导法,但须分津液枯者用蜜导,邪热盛者用胆导,湿热痰饮固结,姜汁麻油浸栝楼根导,惟下傍流水者,导之无益,非诸承气汤,攻之不效,以实结在内,而不在下也。至于阴结便闭者,宜于蜜煎中加姜汁生附子末,或削陈酱姜导之,凡此皆善于推广仲景之法者也。

《外台秘要》:崔氏,胃中有燥粪,令人错语,正热盛,令人错语,宜服承气汤,亦应外用生姜兑,读作说,下同。使必去燥粪,姜兑法,削生姜如小指,长二寸,盐涂之,内下部,立通。

《三因方》蜜兑法,蜜三合,盐少许,煎如饧,出冷水中,捏如指大,长三寸许,纳下部,立通。

《得效方》蜜兑法,蜜三合,入猪胆汁两枚在内,煎如饴,以井水出冷,候凝,捻如指大,长三寸许,纳下部,立通。

《活人书》单用蜜,一法,如皂角末,在人斟酌用,一法,入薄荷末,代皂角用,尤好,又或偶无蜜,只嚼薄荷,以津液调作挺,用之亦妙。

《丹溪心法》凡诸秘,服药不通,或兼他证,又或老弱虚极,不可用药者,用蜜熬,入皂角末少许,作兑以导之,冷秘,生姜兑亦可。《丹溪纂要》蜜导方,以纸捻为骨,便。

《医学入门》白蜜半盏,于铜杓内,微火熬,令滴水不散,入皂角末二钱,搅匀,捻成小枣大,长寸,两头锐,蘸香油,推入谷谷道中,大便即急而去,如不通,再易一条,外以布掩肛门,须忍住蜜,待粪至,方放开布。

吴仪洛方论:海藏法,用蜜煎盐相合,或草乌头末相合亦可,盖盐能软坚润燥,草乌能化寒消结,可随证阴阳所宜而用之。

铁樵按:蜜煎猪胆汁导法,古人视为最稳妥办法,今则有西医之灌肠法,更不必有如许周折。然此法虽稳,亦仅宜于燥矢在直肠不得出者,若误用于阴证,则非常危险。余治张锦宏掌珠医案,可复按也。又痢疾之里急后中者,不得用此法,盖痢疾滞下,由于气压,初非可以涤肠济事者。然西医狃于涤肠最稳,往往施之。于痢疾阳证变为阴证者有之,不可救药者亦有之,余每年必遇此等事数次,学者不可不知也。

阳明病,脉迟,汗出多,微恶寒者,表未解也。可发汗,宜桂枝汤,《玉函》《千金翼》,脉上有其字,多下有而字。

汪云:此条言阳明病,非胃家实之证,乃太阳病初传阳明,经中有风邪也。脉迟者,太阳中风缓脉之所便,传至阳明,邪将入里,故脉变迟,汗出多者,阳明热而肌腠疏也。微恶寒者,太阳在表之风邪,未尽解也。治宜桂枝汤,以解肌发汗,以其病从太阳经来,故仍从太阳经例治之。

鉴云:汗出多之下,当有发热二字,若无此二字,脉迟,汗出多,微恶寒,乃是表阳虚,桂枝附子汤证也。岂有用桂枝汤发汗之理乎?必是传写之遗。

丹云:案揭以阳明病三字,其发热可不须言而知也。《金鉴》之说,却非是也。

阳明病,脉浮,无汗而喘者,发汗则愈,宜麻黄汤。而字,《玉函》《千金翼》,作其人必三字,无者字。

鉴云:是太阳之邪,未悉入阳明,犹在表也。当仍从太阳伤寒治之,发汗则愈。

钱云:此条脉证治法,皆寒伤营也。若无阳明病三字,不几列之太阳篇,而仲景何故以阳明病冠之邪,盖以太阳篇曰,恶寒体痛,脉阴阳俱紧者,名曰伤寒。其次条又曰,恶风无汗而喘者,麻黄汤主之,此条虽亦无汗而喘,然无恶风恶寒之证,即阳明所谓不恶寒反恶热之意,是以谓之阳明病也。

阳明病,发热汗出者,此为热越,不能发黄也。但头汗出,身无汗,剂颈而还,小便不利,渴引水浆者,此为瘀热在里,甚必发黄,茵陈蒿汤主之。汗出上,《玉函》,有而字,无汗出者之者字,成本同。身无汗之汗,《千金翼》《外台》,作有,剂,《玉函》《千金翼》,作齐,《玉函》、成本、《千金翼》,无蒿字。程本,剂作跻,《金鉴》同。方本,引作饮,喻程诸本,并同。

成云:但头汗出,身无汗,剂颈而还者,热不得越也。小便不利,渴饮水浆者,热甚于胃,津液内竭也。胃为土而色黄,胃为热蒸,则色夺于外,必发黄也。与茵陈汤,逐热退黄。

程云:无汗而小便利者属寒,无汗而小便不利者,属湿热,两邪交郁,不得宣泄,故盒而发黄,解热除郁,何黄之不散也。

柯云:身无汗,小便不利,不得用白虎,瘀热发黄,内无津液不得用五苓,故制茵陈汤。

以佐栀子承气之所不及也。

汪昂云:热外越而表不郁,湿下渗而里不停,今小便既不利,身又无汗,故郁而为黄。

茵陈蒿汤方:茵陈蒿六两,栀子十四枚擘,千金,作四十枚,大黄二两去皮。上三味,以水一斗二升,先煎茵陈,减六升,内二味,煮取三升,去渣,分三服,小便当利,尿为皂荚汁状,色正赤,一宿腹减,黄从小便去也。一斗二升,《金匮》及《玉函》、成本,作一斗,六升下,《肘后》《千金》《外台》,有去渣二字。分下,《金匮》及《玉函》、成本,有温字。汁,《千金》并《翼》,作沫,一宿二字,《千金》当作一字,《千金翼》,无腹减二字。

钱云:茵陈,性虽微寒,而能治湿热黄疸,及伤寒滞热,通身发黄小便不利,栀子苦寒,泻三焦火,除胃热时疾黄病,通小便,解消渴心烦懊恼郁热结气,更入血分,大黄苦寒下泄,逐邪热,通肠胃,三者皆能蠲湿热,去郁滞,故为阳明发黄之首剂云。

《金匮要略》,谷疸之为病,寒热不食,食即头眩,心胸不安,久久发黄,为谷疸。

茵陈蒿汤主之。《千金方》注,范汪疗谷疸小品方,用石膏一斤。

阳明证,其人喜忘者,必有蓄血,所以然者,本有久瘀血,故令喜忘,屎虽硬,大便反易,其色必黑者,宜抵挡汤下之,喜忘,《外台》,作善忘,成本,黑下无者字,《玉函》,下作主。

钱云:喜忘者,语言动静,随过随忘也。言所以喜忘者,以平日本有积久之瘀血在里故也。前太阳证中,因郁热之表邪不解,故随经之瘀热内结膀胱所以有如狂发狂之证,此无瘀热,故但喜忘耳,《素问·调经论》云血气未并,五藏安定,血并于下,气并于上,乱而喜忘者,是也。

锡云:喜忘,犹善忘也。

程云:血蓄于下,则心窍易塞,而智识昏,故应酬问答,必失常也。病属阳明,故屎硬,血与粪并,故易而黑。

《伤寒准绳》曰:案邪热燥结,色未尝不黑,但瘀血则溏,而黑黏如漆,燥结则硬而黑晦如煤,此为明辨也。又海藏云,初便褐色者重,再硬深褐色者愈重,三便黑色者为尤重,色变者,以其火燥也。如羊血在日色中,须臾变褐色,久则渐变而为黑色,即此意也。

铁樵按:凡便血者,大便必易,其屎必黑,此在肠风下血者亦如此,不必伤寒,抑大便即易,攻下在可商之列,况抵挡汤峻猛异常,勿用为是。

阳明病,下之,心中懊恼而烦,胃中有燥屎者,可攻,腹微满,初头硬,后必溏,不可攻之,若有燥屎者,宜大承气汤,《玉函》《脉经》《千金翼》,腹上,有其人二字,初头硬后必溏,作头坚后溏。

成云:下后心中懊侬而烦者,虚烦也。当与栀子豉汤,若胃中有燥屎者,非虚烦也。可与大承气汤下之,其腹微满,初硬后溏,是无燥屎此热不在胃而在上也。故不可攻。

鉴云:阳明病,下之后,心中懊侬而烦者,若腹大满,不大便,小便数,知胃中未尽之燥屎复硬也,乃可攻之。

程云:末句,乃申可攻句,以决治法。

柯云:腹微满,犹是栀子厚朴汤证。

病人不大便五六日,绕脐痛,烦躁,发作有时者,此有燥屎,故使不大便也。

钱云:不大便五六日,而绕脐痛者,燥屎在肠胃也。烦躁,实热郁闷之所致也。发作有时者,日晡潮热之类也。阳明胃实之里证悉备,是以知其有燥屎,故使不大便也。

程云:绕脐痛,则知肠胃干屎无去路,故滞涩在一处而作痛。

志云:不言大承气汤者,省文也。上文云:若有燥屎者,宜大承气汤,此接上文而言,此有燥屎,则亦宜大承气汤明矣。

汪云:仲景用大承气汤,证必辨其有燥屎,则是前言潮热谵语,手足汗出,转失气,其法可谓备矣。此条复云绕脐痛,可见证候多端,医者所当通变而诊治之也。

病人烦热,汗出则解,又如疟状,日晡所发热者,属阳明也。脉实者宜下之,脉浮虚者宜发汗,下之与大承气汤,发汗宜桂枝汤。《玉函》,又作复,上二宜字,并作当字,与作宜。

鉴云:病人谓病太阳经中风伤寒之人也。

钱云:言病人烦热,至汗出而后解者,又或如疟状必至日晡时发热者,即潮热也。如此则邪气已属阳明矣。然表里之分,当以脉辨之,若按其脉,而实大有力者,为邪在阳明之里而胃实,宜攻下之,若脉浮虚者,即浮缓之义,为风邪犹在太阳之表而未解,宜汗解之,谓之浮虚者,言浮脉按之本空,非虚弱之虚也。若虚弱则不宜于发汗矣。宜祥审之,脉实者下之,以其胃热,故宜与大承气汤,浮虚者汗之,以其风邪未解,故宜与桂枝汤。

印云:此章与太阳并病章,伤寒不大便六七日,头痛有热者,与承气汤,太阳中篇五十六条大意相同。

大下后,六七日不大便,烦不解,腹满痛者,此有燥屎也。所以然者,本有宿食故也,宜大承气汤。

程云:烦不解,指大下后之证,腹满痛,指六七日不大便后之证,从前宿食,经大下而栖泊于回肠曲折之处,胃中尚有此,故烦不解,久则宿食结成燥屎,挡住去路,新食指浊秽,总绪于腹,故满痛,下后亡津液,亦能令不大便然烦有解时,腹满不痛,可验。

锡云:此证着眼,全在六七日上,以六七日不大便,则六七日内所食之物,又为宿食,所以用得大承气,然令人本虚质弱,大下后得此者,亦什不得一耳。

舒云:此证虽经大下,而宿燥隐匿未去,是以大便复闭,热邪复集,则烦不解,而腹为满为痛也。所言有宿食者,即胃家实之互辞,乃正阳阳明之根因也。若其人本有宿食,下后隐匿不去者,固有此证,且三阴寒证,胃中隐匿宿燥,温散之后而传实者,乃为转属阳明也。予内弟以采者,患腹痛作泄,逾月不愈,姜附药服过无数,其人禀素盛,善啖肉,因自恃强壮,病中不节饮食,而酿胃实之变,则大便转闭,自汗出,昏愦不省人事,谵语狂乱,心腹胀满,舌苔焦黄,干燥开裂,反通身冰冷,脉微如丝,寸脉更微,殊为可疑,予细察之,见其声音烈烈,扬手掷足,渴欲饮冷,而且夜不寐,参诸腹满舌苔等证,则胃实确无疑矣。于是更察其通身冰冷者,厥热亢极,隔阴于外也。脉微者,结热阻截中焦,营气不达于四末也。正所谓阳极似阴之候,宜急下之,作大承气汤一剂投之,无效,再投一剂又无效,服至四剂,竟无效矣。予因忖道,此证原从三阴而来,想有阴邪未尽观其寸脉,其事著矣。竟于大承气汤中加附子三钱,以破其阴,使各行其用,而共成其功,服一剂得大下,寸脉即出,狂反大发,予知其阴已去矣。附子可以不用,乃单投承气一剂,病势略杀,复连进四剂,共前计十剂矣。硝黄各服过半斤,诸证以渐而愈。可见三阴寒证,因有宿食,转属阳明,而反结燥者,有如是之可畏也。

病人小便不利,大便乍难乍易,时有微热,喘冒原注,一作息不能卧者,有燥屎也。宜大承气汤。

钱云:凡小便不利,皆由三焦不运,气化不行所致,惟此条小便不利,则又不然,因肠胃壅塞,大气不行,热邪内瘀,津液枯燥故清道皆涸也。乍难,大便燥结也。乍易旁流时出也。时有微热,潮热之余也。喘者,中满而气急也。冒者,热邪不得下泄,气蒸而郁冒。胃邪实满,喘冒不宁,故不得卧,经所谓胃不和则卧不安也。若验其舌苔黄黑,按之痛而脉实大者,有燥屎在内故也,宜大承气汤。

程云:易者,新屎得润而流利,难者,燥屎不动而阻留。

三云:此证不宜妄动,必以手按之,大便有硬块,喘冒不能卧,方可下之,何也? 乍难乍易故也。

食谷欲呕,属阳明也。吴茱萸汤主之,得汤反剧者,属上焦也。《玉函》、成本,呕下有者字。

程云:食谷欲呕者,纳不能纳之象,属胃气虚寒,不能消谷使下行也。曰属阳阴者,别其少阳喜呕之兼半表,太阳干呕不呕食之属表者不同,温中降逆为主。

汪云:得汤反剧者,成注云,以治上焦法治之,而无其方,《准绳》云,葛根半夏汤,误矣。《尚论》篇云,仍属太阳热邪,而非胃寒,《条辨》云:上焦以膈言,戒下之意,此又泥于伤寒呕多,虽有阳明证,不可攻,皆大谬之极,窃思先贤用药岂如今医之鲁莽,误以胃家虚寒,为实热证,但虚热在膈以上,不与胃腑之中溷同一治,上条证,治以吴茱萸汤,寒热虚实,原无误也。其有得汤反剧者,《补亡论》常器之云,宜橘皮汤,注云:类要方,用橘皮二两,甘草一两,生姜四两,人参三两,水煎服,斯言庶得之矣。

魏云:何以得汤反剧耶,不知者,以为胃热,而非胃寒矣。仲师示之曰,此固有热也。而热不在胃脘之中焦,乃在胸膈之上焦,惟其中焦有寒,所以上焦有热,吴茱萸人参之辛温,本宜于中焦之寒者,先乖于上焦之热,此吴茱萸之所以宜用而未全宜耳,主治者,见兹上热下寒之证,则固有黄连炒吴茱萸,生姜易干姜一法,似为温中而不僭上,一得之愚,不知当否,喻谓得汤转剧属太阳,谬矣。程谓仍与吴茱萸,亦胶柱之见也。热因寒用,以猪胆为引,如用于理中汤之法,或亦有当乎。

丹云:案柯氏云,服汤反剧者,以痰饮在上焦为患,呕尽自愈,非谓不宜服也。钱氏云:得汤反剧者,邪犹在胸,当以栀子豉汤涌之,庶几近似,二氏并失经旨矣。

吴茱萸汤方:吴茱萸一升洗,《肘后》,作半斤,《外台》,洗作炒,人参三两,《肘后方》,作一两。生姜六两切,大枣十二枚擘。上四味,以水七升,煮取二升,去渣,温服七合,日三服,《金匮》,七升作五升,二升作三升,《外台》,亦作五升。

汪云:呕为气逆,气逆者必散之,吴茱萸辛苦,味重下泄,治呕为最,兼以生姜又治呕圣药,非若四逆中之干姜,守而不走也。武陵陈氏云,其所以致呕之故,因胃中虚生寒,使温而不补,呕终不愈,故用人参补中,合大枣以为和脾之剂焉。

钱云:吴茱萸一升,当是一合,即今之二勺半,人参三两,当是一两,即宋之二钱七分,生姜六两,当是二两,即宋之五钱余,大枣当是四五枚,水七升,亦当是三升,观小承气汤,止用水四升,调胃承气,只用水三升,此方以辛热补剂,而用之于表里疑似之间,岂反过之,大约出之后人之手,非仲景本来升合分两,学者当因时酌用,丹云:此说未知然否,姑举于此。

《金匮要略》,呕而胸满者,茱萸汤主之。

《肘后方》,治人食毕噫醋,及醋心,即本方。

《医方集解》曰:服汤反剧者,宜葛根加半夏汤、小柴胡汤、栀子豉汤、黄芩汤,又云:吴茱萸,为厥阴本药,故又治肝气上逆,呕涎头痛本方加附子,名吴茱萸加附子汤,治疝寒腰痛,牵引睾丸,尺脉沉迟。

铁樵按:本节各注,均极牵强,证之实验,亦复未洽,疑本文有讹误,吴茱萸辛温下降,假使上焦有寒而呕,服之必效,今云得汤反剧,属上焦,似吴茱萸汤为中焦药矣。太阳篇一六八条云,医以理中与之,利益甚,理中者,理中焦,此利在下焦云云,以理中与吴茱萸比较,为治虽不同,而吴茱萸为上焦药甚显,凡胃气上逆而呕,其源在肝胆,若以六经言之,则属少阳,今云属阳明,已是可商,又何以得汤反剧,苟非寒热误认,无得汤反剧理,岂有寒热误认,而可著以为法者,毕竟文字若何错法,则无从悬拟。

太阳病,寸缓关浮尺弱,其人发热汗出,复恶寒,不呕,但心下痞者,此以医下之也。如其不下者,病人不恶寒而渴者,此转属阳明也。小便数者,大便必硬,不更衣十日,无所苦也。渴欲饮水,少少与之,但以法救之,渴者,宜五苓散。《玉函》,关下有小字,如其以下十三字,作若不下其人复不恶寒而渴十二字。

成云:太阳病,脉阳浮阴弱,为邪在表今则寸缓关浮尺弱,邪气渐传里,则发热汗出,复恶寒者,表未解也。传经之邪入里,里不和者必呕,此不呕但心下痞者,医下之早,邪气留于心下也。如其不下者,必渐不恶寒而渴,太阳之邪转属阳明也。若吐若下若发汗后,小便数,大便硬者,当与小承气汤和之,此不因吐下发汗后,小便数,大便硬,若是无满实,虽不更衣十日,无所苦也。候津液还入胃中,小便数少,大便必自出也。渴欲饮水者,少少与之,以润胃气,但实邪气所在,以法攻之,如渴不止,与五苓散是也。

吴云:寸缓,风伤卫也。关浮,邪犹在经,未入府也。尺弱,其人阴精素亏也。

丹云:王三阳云,此处五苓散难用,不然,经文渴字上当有缺文也。《金鉴》云,但以法救之五字,当是若小便不利,方与上文小便数下文渴者之义相合,此条病势不急,救之之文,殊觉无谓,必有遗误。汪氏云,渴欲饮水至救之十三字,当在小便数者之前,不恶寒而渴者,者字可删。吴仪洛删渴欲以下十九字,注云,旧本多衍文,今删之。案此条难解,以上四家各有所见,未知何是,姑存而举于此。

脉阳微而汗出少者,为自和(原注,一作如)也。汗出多者,为太过。阳脉实,因发其汗,出多者,亦为太过,太过者,为阳绝于里,亡津液,大便因硬也。成本,太过下,无者字,阳脉实以下,为别条,方本、周本、钱本、汪本、魏本,并同。

鉴云:脉阳微,谓脉浮无力而微也,阳脉实,谓脉浮有力而盛也。凡中风伤寒,脉阳微则热微,微热蒸表作汗,若汗出少者,为自和欲解,汗出多者,为太过不解也。阳脉实则热盛,因热盛而发其汗,出多者,亦为太过,则阳极于里,亡津液,大便因硬,而成内实之证矣。

汪云:阳明病,阳脉不微而实,实者,按之搏指而有力也。

魏云:经文阳绝之义,似是阻绝,盖谓阳盛阻阴也。非断绝之绝,《内经》言绝多如此。

程云:阳绝于里者,燥从中起,阳气闭绝于内而不下通也。下条其阳则绝,同此。

汪氏云:总于后条用麻仁丸主之,《补亡论》议用小柴胡汤又柴胡桂枝汤,以通津液,如大便益坚,议用承气等汤,大误之极。

脉浮而芤,浮为阳,芤为阴,浮芤相搏,胃气生热,其阳则绝。二为字上,《玉函》,有则字。

钱云:浮为阳邪盛,芤为阴血虚,阳邪盛则胃气生热,阴血虚则津液内竭,故其阳则绝,绝者非断绝败绝之绝,言阳邪独治,阴气虚竭,阴阳不相为用,故阴阳阻绝,而不相流通也。即《生气通天论》所谓阴阳离决精气乃绝之义也,注家俱谓阳绝乃无阳之互词,恐失之矣。

沈云:此辨阳明津竭之脉也若见此脉,当养津液不可便攻也。

跌阳脉浮而涩,浮则胃气强,涩则小便数,浮涩相搏,大便则硬,其脾为约,麻子仁丸主之。成本,无子字,仁作人,柯本,无此条,及麻仁丸方。

成云:跌阳者,脾胃之脉,诊浮为阳,知胃气强,涩为阴,知脾为约。约者,俭约之约,又约束之约,《内经》曰,饮入于胃,游溢精气,上输于脾,脾气散精,上归于肺,通调水道,下输于膀胱,水精四布,五经并行,是脾主为胃行其津液者也。今胃强脾弱,约束津液,不得四布,但输膀胱致小便数,大便难与脾约丸,通肠润燥。

汪云:跌阳者,胃脉也。在足跌上五寸骨间,去陷谷三寸,即足阳明经冲阳二穴,按之其脉,应手而起,按成注,以胃强脾弱,为脾约作解,推其意,以胃中之邪热盛为阳强,故见脉浮。脾家之津液少为阴弱,故见脉涩。

程云:脾约者脾阴外渗无液以滋,脾家先自干稿了,何能以余阴荫及肠胃,所以胃火盛而肠枯,大便坚而粪粒小也。麻仁丸宽肠润燥,以软其坚,欲使脾阴从内转耳。

丹云:案喻氏讥成氏脾弱之说云,脾弱即当补矣,何为麻仁丸中反用大黄枳实厚朴乎?汪氏则暗为成注解纷,大是。又案,胃强脾弱,究竟是中焦阳盛而阴弱之义,不必拘拘脾与胃也。

《伤寒选录》曰:愚案跌阳脉,一名曾元,又名冲阳,在足背上,去陷谷三寸,脉动处是也。此阳明胃脉之所由出,夫胃者,水谷之海,五脏六腑之长也。若胃气以惫,水谷不进,谷神已去,藏府无所禀受,其脉不动而死也。故诊跌阳脉,以察胃气之有无,仲景又谓跌阳脉,不惟伤寒,虽杂病危急,亦当诊此以察其吉凶。

麻子仁丸方:麻子仁三升,芍药半斤,枳实半斤炙,《千金翼》,芍药、枳实各八两,大黄一斤去皮,厚朴一尺去皮,《玉函》,作一觔,杏仁一升去皮尖熬别作脂,《玉函》,作一觔。上六味密和丸如梧桐子大,饮服十丸,日三服,渐加,以知为度,六味下,成本,《玉函》,有为末炼三字,和作为,成本,无梧字,《证类本草》,饮服十丸,作以浆水饮下十丸。

徐云:即小承气加芍药二仁也。

方云:麻子杏仁,能润干燥之坚,枳实厚朴,能导固结之滞,芍药敛液以辅润,大黄推陈以致新,脾虽为约,此必疏矣。

吴仪洛《方论》曰:此治素惯脾约之人,复感外邪,预防燥结之法,方中用麻杏二仁,以润肠燥,芍药以养阴血,枳实大黄,以泄实热,厚朴以破滞气也。然必因客邪加热者,用之为合辙,后世以此,概治老人津枯血燥之闷结,但取一时之通利,不顾愈伤其真气,得不速其咎耶。

《明理论》即名脾约丸。

张氏《钻论》曰:云圆者,如理中陷胸抵挡,皆大弹圆,煮化而和滓服之也。云丸者如麻仁乌梅,皆用小丸,取达下焦也。盖丸圆后世互用,今据张说考论中,其言不诬,然论中丸字,《千金》《外台》多作圆,不知其义如何,拈而存疑。

丹案:《本草序例》,厚朴一尺无考,《医心方》引《小品方》云,厚朴一尺及数寸者,厚三分广一寸半为准。

铁樵按:本节及上一节,均不甚可解,所谓不甚可解者,非文字不可解,乃病理不可解也。如云浮芤相搏,胃气生热,其阳则绝,如注家言,阳邪独治,不过阳明化燥症,何得谓之阳绝,若云无阳之互词,既无阳,胃中若何生热,且凭脉之浮芤,而下阳绝之断语,果足恃乎,本节以脉浮涩,断本便硬脾约,其弊亦同,脉之浮沉迟数,似乎易知,而施之实用,易滋误会所以易滋误会之故,一因空空洞洞,毫无标准,二因不知循环真相无基本观念,若复于浮沉迟数之外,而言芤涩,则歧路之中,更有歧路矣,此事在古人,虽耳提面命,父子不能相喻,何况仅凭文字,欲以传之,玄妙之论,相当然之说,为医学上绝大障碍,其起点即在此等处,故鄙意以为治伤寒当以证为主,而绝对不赞同叔和脉经。凡本论中言脉,如浮芤相搏,浮涩相搏诸论调,皆与脉经文字为近,疑皆非本文之旧。又麻仁丸之用,自较承气为平善。然必用之于阳证,若阴证误施为害亦烈。今人往往见十余日不大便,即恣用此药,又当用大承气时,不敢用而避重就轻,用麻仁丸,亦复误事。是故医术之精粗,在能辨证,辨证之真确,在能明理,然后古书所言,知所别择,是今日中医之立脚点也。

太阳病,三日,发汗不解,蒸蒸发热者,属胃也。调胃承气汤主之,《外台》,作发其汗病不解,《玉函》,作蒸蒸然,《脉经》,无调胃二字。

程云:何以发汗不解便属胃,盖以胃燥素盛故他表证虽罢,而汗与热不解也。第征其热,如炊笼蒸蒸而盛,则知其汗必连绵漐漐而来,此节大便已硬之征。故曰属胃也。热虽聚于胃,而未见潮热谵语等证,主以调胃承气汤者,于下法内,从乎中治,以其为日未深故也。表热未除而里热已待,病势久蕴于前矣,只从发汗后一交替耳,凡本篇中云太阳病,云伤寒,而无阳明病字者,皆同此病机也,要之,脉已不浮而大,可必。

钱云:蒸蒸发热,犹釜甑之蒸物,热气蒸腾从内达外,气蒸湿润之状,非若翕翕发热之在皮肤也。伤寒吐后,腹胀满者,与调胃承气汤。

程云:吐法为膈邪而设,吐后无虚烦等证,必吐其所当吐者,只因胃家素实,吐亡津液,燥气不能下达,遂成土郁,是以腹胀,其实无大秽浊之在肠也。调胃承气汤一夺其郁可耳。

太阳病,若吐若下若发汗后,微烦,小便数,大便因硬者。与小承气汤和之愈。成本、《玉函》,无后字。

鉴云:太阳病,若吐若下若发汗后,不解,入里微烦者,乃栀子豉汤证也。今小便数,大便因硬,是津液下夺也。当与小承气汤和之,以其结热未甚,入里未深也。

得病二三日,脉弱,无太阳柴胡证,烦躁心下硬。至四五日,虽能食,以小承气汤,少少与微和之,令小安。至六日,与承气汤一升,若不大便。六七日,小便少者,虽不受食。原注,一云,不大便,但初头硬,后必溏,未定成硬,攻之必溏,须小便利,屎定硬,乃可攻之,宜大承气汤。受,成本、《玉函》,作能。《千金翼》,不受食,作不大便,无大承气汤之大字。

汪云:得病二三日不言伤寒与中风者,乃风寒之邪皆有,不须分辨之病也。脉弱者,谓无浮紧等在表之脉也。无太阳柴胡证谓无恶寒发热,或往来寒热在表,及半表半里之证也。烦躁心下硬者,全是阳明府热邪实。经云,肠实则胃虚,故能食,能食者,其人不痞不满,结在肠间,而胃火自盛,止须以小承气汤,少少与微和之,因其人烦躁必不大便,令其小安也。至六日,仍烦躁不安,而不大便者,前用小承气汤可加至一升使得大便而止,此言小承气汤不可多用之意,若不大便句,承上文烦躁心下硬而言,至六七日不大便,为可下之时,但小便少,乃小水不利,此系胃中之火谷不分清,故不能食,非谵语潮热有燥屎之不能食也。故云虽不能食,但初头硬,后必溏,未定成硬,而攻之,并硬者,必化而为溏矣,须待小便利,屎定成硬,乃可用大承气汤攻之,此言大承气亦不可骤用之意。

方云:太阳不言药,以有桂枝麻黄之不同也。柴胡不言证,以专少阳也,反似此为文者,皆互发也,以无太少,故知诸证属阳明,以脉弱,故宜微和,至六日已下,历叙可攻不可攻之节度。

喻云:此段之虽能食虽不能食,全与辨风寒无涉,另有二义,见虽能食者不可以为胃强而轻下也。虽不能食者,不可以为胃中有燥屎而轻下也。前条云,谵语有潮热,反不能食者,胃中必有燥屎五六枚,与此互发。

丹云:案脉弱,非微弱虚弱之弱,盖谓不浮盛实大也。钱氏云,虚寒之候,柯氏云,无阳之征,并误矣。

铁樵按:大承气症,有脉弱者,所以然之故,腑气不通,神经弛缓,其所以弛缓之故,当是一部分紧张太甚之故,腑气不通,脉搏之势力范围促,故见弱脉其甚者脉伏,弱乃伏之前一步也。此与少阴证,脉硬恰恰成为对峙。金元以后,皆谓脉沉实,任按者为大承气症,甚非笃论,脉弱反用承气下之,亦从治之义,凡深一层,罔不知此。

伤寒六七日,目中不了了,睛不和,无表里证,大便难,身微热者,此为实也。急下之,宜大承气汤。

钱云:六七日,邪气在里之时也。外既无发热恶寒之表证,内又无谵语、腹满等里邪,且非布大便,而曰大便难,又非发大热,而身仅微热,势非甚亟也。然目中不了了,是邪热伏于里,而耗竭其津液也。经云,五脏六府之精,皆上注于目,热邪内烁,津液枯燥,则精神不得上注于目,故目中不了了,睛不和也。

汪云:不了了者,病人之目,视物不明了也。睛不和者,乃医者,视病人之睛光或昏暗,或散乱,是为不和。

鉴云:目中不了了,而睛和者,阴证也。睛不和者,阳证也。此结热神昏之渐,危恶之候,急以大承气汤下之,泻阳救阴,以全未竭之水,可也。睛不和者,谓睛不活动也。

方云:了了,犹瞭瞭也。

《活人指掌》曰:目中不了了,了了,谓明了也。或谓之病差。

丹案:汪氏云,无表里证,里字当是传写错误,宜从删,此说大误。

《伤寒选录》:删里字云,无表里证,则无病,何以用承气汤下之,里实者病可见矣。丹案此说却非是。

铁樵按:目中不了了,睛不和,乃肠胃之纤微神经紧张,中枢神经受影响,视神经床亦受影响,神昏谵语,且相继而来,故云急下之。

阳明病,发热汗多者,急下之,宜大承气汤,原注,一云,大柴胡汤,成本,脱病字,张本,汗下补出字。

钱云:潮热自汗,阳明胃实之本证也。此曰汗多,非复阳明自汗可比矣,里热炽盛之极,津液泄尽故当急下,然必以脉症参之,若邪气在经,而发热汗多,胃邪未实,舌苔未干厚而黄黑者,未可下也。

程云:发热而复汗多,阳气大蒸于外,虑阴液暴亡于中,虽无内实之兼证,宜急下之,以大承气汤矣,此等之下,皆为救阴而设,不在夺实,夺实之下可缓,救阴之下不可缓,不急下,防成五实,经曰,五实者死。

发汗不解,腹满痛者,急下之,宜大承气汤。

成云:发汗不解,邪热传入府,而成腹满痛者,传之迅也,是须急下之。

程云:发汗不解,津液已经外夺,腹满痛者,胃热遂尔迅攻,邪阳盛实而弥漫,不急下之,热毒熏蒸,糜烂速及肠胃矣,阴虚不任阳填也。

柯云:表虽不解,邪甚于里,急当救里,里和而表自解矣。

丹云:案太阳中篇八十九条云,本先下之,而反汗之,为逆,若先下之,治不为逆,柯氏盖据此条为解,然而考经文不解,邪气不解也。非谓表不解也。故其说难凭。

腹满不减,减不足言,当下之,宜大承气汤。

成云:腹满不减,邪气实也。经曰:大满大实,自可除下之,大承气汤下其满实,若腹满时减,非内实也,则不可下。《金匮要略》曰:满腹时减,复如故,此为寒,当与温药,是减不足言也。

喻云:减不足言四字,形容腹满如绘,见满至十分,即减去一二分,不足杀其势也。

钱云:然有下之而脉症不为少减者,死症也。

舒云:案以上二条,俱未言其病之来由,又未明其所以当急之理,令人不无余憾。

丹云:案《玉函》经,此下有一条云,伤寒腹满,按之不同者为虚,痛者为实,当下之,舌黄未下者,下之黄自去,宜大承气汤,《金匮要略》亦载此条,恐此经遗脱之。

阳明少阳合病,必下利,其脉不负者,为顺也,负者,失也。互相克贼,名为负也。脉滑而数者,有宿食也。当下之,宜大承气汤。成本,顺上,无为字,负也之也。《玉函》,作若,《脉经》,当下之以下,作属大柴胡承气汤证,柯本删此条。

成云:阳明土,少阳木,二经合病,气不相和,则必下利,少阳脉不胜,阳明不负,是不相克,为顺也。若少阳脉胜,阳明脉负者,是鬼贼相克,为正气失也。《脉经》曰,脉滑者,为病食也,又曰,滑数则胃气实。下利者,脉当微,厥冷脉滑数,知胃有宿食,与大承气汤以下之。

程云:见滑数之脉,为不负,为顺,见弦直之脉,为负,为失。

丹云:按《金匮要略》曰,脉数而滑者,实也。此有宿食也。当下之,宜大承气汤,乃知脉滑以下,正是别条,与阳明少阳合病不相干。

铁樵按:两阳合病而自利为经验上一种事实,若言生理则自利为救济反应。病在少阳,寒热起伏少阳既病,肝胆上逆,胃不能化食物,肠胃因食物足以为梗,起蠕动以驱逐之,因而自利,寒热往来为少阳病,胃不能化食物乃阳明病。少阳之气盛则脉弦,少阳之气盛于上,不复与肠胃相谋,肠胃虽驱逐食物,于病无补,则成上下背驰之象。于是脉之弦者,自弦而肠胃之利者,自利,治少阳病,当疏达。然疏达肝胆,不能止利,则适助长上逆之气,而自利不止,反成热陷之局,药本以止病,如此则益病矣,故云克贼者为逆。克贼之意义,谓阳明弱少阳盛也。若脉滑者,是胃阳有宿食,其利为旁流势力集中于胃肠,故脉滑是阳明盛,治旁流攻之即愈。初非难事,故云不负者为顺,顺者阳明是主证,少阳是兼证,逆者,少阳是主证,阳明是兼证。

病人无表里证,发热七八日,虽脉浮数者,可下之,假令已下,脉数不解,合热则消谷喜饥,至六七日,不大便者,有瘀血,宜抵挡汤,若脉数不解,而下不止,必协热便脓血也。《玉函》,虽脉,作脉虽,协作挟,若脉以下,原本为别条,今依《玉函》《千金翼》,合而为一条,喻本、魏本、周本、柯本、程本,并同《玉函》。

鉴云:病人无表里证,是无太阳表,阳明里证也。但发热而无恶寒,七八日,虽脉浮数,不可汗也,若屎硬,可下之,假令已下,脉不浮而数不解,是表热去,里热未去也。至六七日又不大便,若不能消谷善饥,是胃实热也。以大承气汤下之,今既能消谷善饥,是胃和合热,非胃邪合热,故屎虽硬,色必黑,乃有瘀血热结之不大便也。宜用抵挡汤下之,若脉数不解,不大便硬,而下利不止,必有久瘀,协热腐化,而便脓血也。则不宜用抵挡汤下之矣。

周云:《伤寒》一书,凡太阳表证未尽者,仲景戒不可攻,今发热七八日,太阳表证也。脉浮数太阳表证也。此仲景自言者也。七八日中,未尝更衣,阳明府证也。此仲景言外者也。何云病人无表里证,乃至自为矛盾耶,必始先发热,至七八日,则热势已杀,且热不潮,七八日虽不更衣,未尝实满,则里不为急。

故曰,无表里证,然脉尚浮数,仲景以为可下者,正以浮虽在外,而数且属府,不予两解,恐内外之邪相持而不去也。尔时以大柴胡议下,不亦可乎?

柯云:七八日下,当有不大便句,故脉虽浮数,有可下之理,热利不止,必太阳瘀血,宜黄连阿胶汤。

汪云:成注云,可下之,与大承气汤,以为清涤阳明里热也。《尚论》编云,可下之,如大柴胡之类,误矣,便脓血者,仲景无治法,《补亡论》常器之云,可白头翁汤。

程云:今之医者,不论病人表罢不罢,里全未全,但见发热七八日,虽脉浮数者,以为可下之,不知发热脉浮,邪浑在表,岂可计日妄下,故一下而变证各出。

丹云:案依程说,下则为误治,然观文脉殊不尔,第此条亦是不明覆,故举数说。

铁樵按:本条文气不贯,证据不足,病理不可通,抵当是大方,不可妄试,当阙疑。

复寒发汗已,身目为黄,所以然者,以寒湿原注,一作温,在里,不解故也,以为不可下也,于寒湿中求之。《玉函》,寒湿下,有相搏二字,以为下,有非瘀热而四字,也于间,有当字。

汪云:伤寒发汗已,热气外越,何由发黄,今者发汗已,身目为黄,所以然者,以其人在里素有寒湿在表又中寒邪,发汗已,在表之寒邪虽去,在里之寒湿未除,故云不解也且汗为阳液,乃中焦阳气所化,汗后中气愈虚,寒湿愈滞,脾胃受寒湿所伤,而色见于外,此与湿热发黄不同,故云不可下,或问云,湿挟则郁蒸故发黄,今挟寒,何以发黄? 余答云,寒湿发黄,譬之秋冬阴雨,草木不应黄者亦黄,此冷黄也。王海藏云,阴黄,其证身冷汗出,脉沉,身如熏黄色黯,终不如阳黄之明如橘子色,治法,小便利者术附汤,小便不利,大便反快者,五苓散。

铁樵按:论文气,本条亦误。惟既云寒湿,当有寒证,余曾用术附茵陈治阴黄,凡十余剂而愈。所谓阴黄,其人舌润口淡有汗形寒,黄色颇淡,全无热象,殆即经所谓寒湿软。

伤寒七八日,身黄如橘子色,小便不利,腹微满者,茵陈蒿汤主之,《玉函》,腹上有少字,《千金方》,身上,有内实瘀热结五字,微下有胀字。

钱云:此言阳明发黄之色状,与阴黄如烟熏之不同也。伤寒至七八日,邪气入里已深,身黄如橘子色者湿热之邪在胃,独伤阳分,故发阳黄也。小便不利,则水湿内蓄,邪食壅滞,而腹微满也以湿热实于胃,故以茵陈蒿汤主之。

伤寒身黄发热,栀子蘗皮汤主之,热下,成本,有者字。

成云伤寒身黄,胃有瘀热,须当下去之,此以发热,其热未实,与栀子蘗皮汤解之。

汪云:武林陈氏曰,发热身黄者,乃黄证中之发热,而非麻黄桂枝证之发热也。热既郁而为黄,虽表而非纯乎表证,但当清其郁以退其黄,则发热自愈。

鉴云:伤寒身黄发热者,设有无汗之表,宜用麻黄连轺赤小豆,汗之可也。若有成实之里,宜用茵陈蒿汤下之亦可也。今外无可汗之表证,内无可下之里证,故惟宜以栀子蘗皮汤清之也。

栀子蘗皮汤方:肥栀子十五个擘,成本,无肥字,玉函同,作十四枚,甘草一两炙,黄蘗二两。上三味,以水四升,煮取一升半,去渣,分温再服,一升半,《千金翼》,作二升。

钱云:栀子苦寒,泻三焦火,除胃热时疾黄病,通小便,治心烦懊憹,郁热结气。蘗皮苦寒,治五藏肠胃中结热黄疸,故用之以泻热邪,又恐苦寒伤胃,故以甘草和胃保脾,而为调剂之妙也。

丹云:案《金鉴》云,此方之甘草,当是茵陈蒿,必传写之误也。此说大谬,不可从焉。

伤寒瘀热在里,身必黄,麻黄连轺赤小豆汤主之。必下,成本有发字,《千金》并《翼》轺作翘。

钱云:瘀,留蓄壅滞也。言伤寒郁热,与胃中之湿气互结,蒸湿如淖泽中之淤泥,水土黏泞而不分也。《经》云,湿热相交,民多病瘅,盖以湿热胶固,壅积于胃,故曰淤热在里,身必发黄也。麻黄连轺赤小豆汤,治表,利小便,解郁热,故以此主之。

林云:此证虽曰在里,必因邪气在表之时有失解散,今虽发黄,犹宜兼汗解以治之。

麻黄连轺赤小豆汤方:麻黄二两去节,连轺二两,连翘根是,《千金》并《翼》,轺作翘,程、柯同,杏仁四十个去皮尖,赤小豆一升,大枣十二枚擘,生梓白皮切一升,生姜二两切,甘草二两炙,成本,作一两。上八味,以潦水一斗,先煮麻黄再沸,去上沫,内诸药,煮去三升,去渣,分温三服,半日服尽,右字,成本,作以上二字,再沸,《玉函》,作一二沸,成本,脱去渣二字,潦,《千金》,作劳,盖此涝字之讹。

钱云:麻黄汤,麻黄桂枝杏仁甘草也。皆开鬼门而泄汗,汗泄则肌肉腠理之郁热湿邪皆去,减桂枝而不用者,恐助瘀热也。赤小豆除湿散热,下水肿而利小便,梓白皮性苦寒,能散温热之邪,其治黄,无所考据,连翘根,陶弘景云,方药不用,人无识者。王好古云,能下热气。故仲景治伤寒瘀热用之。李时珍云,潦水乃雨水所积。韩退之诗云,潢潦无根源,朝灌夕已除,盖谓其无根而易涸,故成氏谓其味薄,不助湿气,而利热也。

方云:轺,本草作翘,翘本鸟尾,以草子柝开,其间片片相比如翘得名。轺:本使者小车乘马者,无义,疑误。已上四条疑太阳中篇错简,当移。

丹云:案《内台方议》曰,潦水又曰甘澜水,误也。《医学正传》曰,潦水又名无根水,山谷中无人迹去处,新上科白中之水也。取其性不动摇,而有土气内存,乃与时饮有少异,当考。

《伤寒类方》曰:连轺即连翘根,气味相近,今人不采,即以连翘代,可也。

11 《伤寒论辑义按》卷四 辨少阳病脉证并治

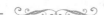

少阳之为病,口苦咽干目眩也。成本,无为字。

成云:足少阳,胆经也。《内经》曰,有病口苦者,名曰胆瘅。《甲乙经》曰,胆者,中精之府,五藏取决于胆,咽为之使,少阳之脉,起于目锐眦,少阳受邪,故口苦咽干目眩。

鉴云:口苦者,热蒸胆气上溢也。咽干者,热耗其津液也。目眩者,热熏眼发黑也。此揭中风伤寒,邪传少阳之总纲,凡篇中称少阳中风伤寒者,即具此证之谓也。

柯云:太阳主表,头项强痛为提纲,阳明主里,胃家实为提纲少阳居半表半里之位,仲景特揭口苦咽干目眩为提纲,盖口咽目三者,不可谓之表,又不可谓之里,是表之入里,里之出表处,所谓半表半里也,苦干眩者,人所不知,惟病人独知,诊家所以不可无问法。

程云:少阳在六经中典开阖之枢机,出则阳,入则阴,凡客邪侵到其界,里气辄从而中起,故云半表半里之邪。半表者,指经中所到之风寒而言,所云往来寒热,胸胁苦满等是也。半里者,指胆腑而言,所云口苦咽干目眩是也。表为寒,里为热,寒热互拒,所以有和解一法,观其首条所揭口苦咽干目眩之证,终篇总不一露,要知终篇无一条不具有此条之证也。有此条之证,而兼一二表证,小柴胡汤方可用,无此条之证,而只据往来寒热等及或有之证,用及小柴胡,腑热未具,而里气预被寒侵,是为开门揖盗矣,余目击世人之以小柴胡汤杀人者不少,非其认证不真,盖亦得半而止耳。入里不解,则成骨蒸痨疟,入阴渐深,则为厥逆亡阳。

少阳中风,两耳无所闻,目赤,胸中满而烦者,不可吐下,吐下则悸而惊。

鉴云:少阳,即首条口苦咽干目眩之谓也。中风,谓此少阳病,是从中风之邪传来也。少阳之脉起目锐眦,从耳后入耳中,其支者,会缺盆,下胸中,循胁,表邪传其经,故耳聋目赤,胸中满而烦也。然此少阳半表半里之胸满而烦,非太阳证具之邪陷胸满而烦者比,故不可吐下,若吐下,则虚其中,神志虚怯,则悸而惊也。

汪云:《补亡论》庞安时云可小柴胡汤,吐下悸而惊者,郭白云云,当服柴胡加龙骨牡蛎汤。

伤寒脉弦细,头痛发热者,属少阳不可发汗,发汗则谵语,此属胃,胃和则愈,胃不和,烦而悸,原注,一云躁,烦上,成本、《玉函》,有则字。

鉴云:脉弦细,少阳之脉也,上条不言脉,此言脉者,补言之也。头痛发热无汗伤寒之证也。又兼口苦咽干目眩少阳之证,故曰:属少阳也。盖少阳之病,已属半里,故不可发汗,若发汗,则益伤其津而助其热,必发谵语,既发谵语,则是转属胃矣,若其人津液素充,胃能自和,则或可愈,否则津干热结,胃不能和,不但谵语,且更烦而悸矣。

王云:凡头痛发热,俱为在表惟此头痛发热为少阳者,何也?以其脉弦细,故知邪入少阳之界也。

钱云:以小承气汤和胃,令大便微溏,胃和则愈也,胃不和者,以阳气虚损之胃,邪热陷入,而胃虚邪实,所以烦闷而筑筑然悸动,此少阳误汗之变证也,可不慎哉。

丹云:按不可发汗,盖此属柴胡桂枝汤证。程云,烦而悸当是小建中汤。汪氏云,和胃之药成注云,与调胃承气汤,愚以须用大柴胡汤,未知的当否。

《伤寒选录》曰:少阳,小柴胡加姜桂,阳明,调胃承气汤。

本太阳病不解,转入少阳者,胁下硬满,干呕不能食,往来寒热,尚未吐下。脉沉紧者,与小柴胡汤。若已吐下发汗温针,谵语,柴胡汤证罢,此为坏病,知犯何逆,以法治之。若已吐下以下,原本,别为二条。今据《玉函》及《千金翼》,合为一条,喻本、张本、柯本、钱本、魏本,并以两条合为一条。《玉函》《千金翼》,无本字,食下,有饮字,《巢源》无谵语二字。

鉴云:脉沉紧,当是脉沉弦,若是沉紧,是寒实在胸,当吐之诊也。惟脉沉弦,始与上文之义相属,故可与小柴胡汤。

沈云:太阳不解,而传少阳,当与小柴胡和解,乃为定法,反以吐下发汗温针,以犯少阳之戒,而邪热陷入阳明,故发谵语,已为坏证,要知谵语,乃阳明受病,即当知犯阳明之逆而治之,若无谵语,而见他经坏证,须凭证凭脉,另以活法治之也。

程云:此条云,知犯何逆,以法治之,桂枝坏病条亦云,观其脉证,知犯何逆,随证治之,只此一观字,一知字,已是仲景见病知源地位。

三阳合病,脉浮大上关上,但欲眠睡,目合则汗,眠睡,《玉函》《千金翼》,作寐一字,吴本,与阳明篇第四十一条三阳合病腹满身重云白虎汤条,合为一条。

钱云:关上者,指关脉而言也。仲景辨脉篇中,称尺脉曰尺中,关脉曰关上,寸脉曰寸口。

程云:大为阳明主脉,太阳以其脉合,故浮大上关,上从关部连上寸口也。少阳以其证合故但欲眠睡,目合则汗,但欲眠为胆热,盗汗为半表里也。当是有汗则主白虎汤,无汗则主小柴胡汤也。

吴云:上关上,热势弥漫之象也。

鉴云：但欲眠睡，非少阴也，乃阳盛神昏之睡也。

丹云：汪氏云，常器之云，可柴胡桂枝汤，庞安时云，脉不言弦者隐于浮大也。案此说未知是否，姑附存于斯。

伤寒六七日，无大热，其人躁烦者，此为阳去入阴故也。《玉函》无故字。

成云：表为阳，里为阴，邪在表则外有热，六七日，邪气入里之时，外无大热，内有躁烦者，表邪传里也，故曰阳去入阴。

印云：无大热者，邪不在表矣，其人躁烦者，邪入于里阴矣，此为去表之阳，而入于里之阴也。

张云：邪气传里则躁烦，不传里则安静也。

丹云：方氏云，去，往也。言表邪往而入于里，案此说未稳，又案汪氏、《金鉴》以阳去入阴，为三阳传经之热邪入于三阴之义，恐不然也。表邪入于里阴而躁烦者，盖此阳明胃家实而已，钱氏注与汪氏同。

伤寒三日，三阳为尽，三阴当受邪，其人反能食而不呕，此为三阴不受邪也。

汪云：伤寒三日者，即《素问》相传日数，上条言六七日，此止言三日，可见日数不可拘也。邪在少阳，原呕而不能食，今反能食而不呕，可征里气之和，而少阳之邪自解也。既里和而少阳邪解，则其不传三阴，断断可必，故云三阴不受邪也。此注，本武陵陈亮斯语。

印云，以上二章，与太阳篇之第三章同义。

伤寒三日，少阳脉小者，欲已也。《玉函》此条无。

成云：《内经》曰大则邪至小则平，伤寒三日，邪传少阳，脉当弦紧，今脉小者邪气微而欲已也。

丹云：案此语，《内经》中无所考，《脉要精微》云，大则病进。

少阳病欲解时，从寅至辰上。

成云：内经曰，阳中之少阳，通于春气，寅卯辰，少阳木王之时。

柯云：辰上者，卯之尽，辰之始也。

铁樵按：少阳病理解释，详太阳篇，小柴胡汤条下，兹不赘。

伤寒论太阳下篇最后数条，及少阳篇，已不可信，犹之古碑近碑趺处，其石已烂，字迹模糊，不可辨识，今之所有，多补缀痕迹，恐为俗人貂续，惟六经病理，太阳篇中，业已俱备，学者苟能洞明其理，自能隅反，《伤寒论》本文之不可信者，存而不论也。

12 《伤寒论辑义按》卷五　辨太阴病脉证并治

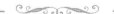

太阴之病，腹满而吐，食不下，自利益甚，时腹自痛，若下之，必胸下结硬。结硬，《玉函》作痞坚。《脉经》《千金翼》，不下下，有下之二字，无自利二字，及若下之必四字。

程：腹满而吐，食不下，则满为寒。胀吐与食不下，总为寒格，阳邪亦有下利，然乍微乍甚，而痛随利减，今下利益甚，时腹自痛，则肠虚而寒益留中也。虽曰邪之在藏，实由胃中阳乏，以致阴邪用事，升降失职，故有此下之则胸中结硬，不顶上文吐利来，直接上太阴之为病句，如后条设当行大黄芍药者亦是也。曰胸下，阴邪结于阴分，异于结胸之在胸，而且按痛矣。曰结硬，无阳以化气，则为坚阴，异于痞之濡而耎矣，彼皆阳从上陷而阻留，此独阴从下逆而不归，寒热大别。

鉴云：吴人驹曰，自利益甚四字，当在必胸下结硬句之下，其说甚是。若在吐食不下句之下，则是已吐食不下，而自利益甚矣。仲景复曰若下之，无所谓也。丹云：案自利益甚四字，不允当，故姑从吴人驹之说，且《脉经》《千金翼》，文有异同，可知此条固有差错也。黄仲理曰：宜理中汤，阴经少有用桂枝者，如此证，若脉浮，即用桂枝汤微汗之，若恶寒不已者，非理中四逆不可。《伤寒蕴要》曰：凡自利益者，不因攻下而自泻利，俗言漏底伤寒者也。大抵泻利，小便清白不涩，完谷不化，其色不变，有如鹜溏，或吐利腥秽，小便澄澈清冷，口无燥渴，其脉多沉，或细或迟或微，而无力，或身虽发热，手足逆冷，或恶寒踡卧，此皆属寒也。凡热症则口中燥渴，小便或赤或黄或涩，而不利，且所下之物，皆如垢腻之状，或黄或赤，所去皆热臭气，其脉多数，或浮或滑或弦或大或洪也。亦有邪热不杀谷，其物不消化者，但脉数而热，口燥渴，小便赤黄，以此别之矣。

太阴中风，四肢烦疼，阳微阴涩而长者，为欲愈。

锡云：太阴中风者，风邪直中于太阴也。

魏云：太阴病，而类于太阳之中风。四肢烦疼，阳脉微而发热，阴脉涩而汗出，纯乎太阳中风矣。然腹自满，有时痛，下利益甚，吐而不能食，是非太阳之中风，宜表散也。钱云：四肢烦疼者，言四肢酸疼，而烦扰无措也。盖脾为太阴之藏，而主四肢故也。脾病，四肢不得禀水谷气，见《素问》《阳明》《脉解》阳微阴涩者，言轻取之而微，重取之而涩也。脉者，气血伏流之动处也。因邪入太阴，脾气不能散精，肺气不得流经，营阴不利于流行，故阴脉涩也。阳微阴涩，正四肢烦疼之病脉也。长脉者，阳脉也，以微涩两阴脉之中，而其脉来去皆长，为阴中见阳，长则阳将回，故为阴病欲愈也。

太阴病，欲解时，从亥至丑上。

成云：脾为阴主，王于丑亥子，向王，故为解时。柯云：经曰，夜半后而阴隆为重阴。又曰，合夜至鸡鸣，天之阴，阴中之阴也。脾为阴中之至阴，故主亥子丑时。

太阴病，脉浮者，可发汗，宜桂枝汤。

汪云：夫曰，太阴病，当见腹满等候，诊其脉，不沉细而浮，则知太阳经风邪犹未解也，故宜桂枝汤以汗解之。鉴云，即有吐利不食腹满时痛一二证，其脉不沉而浮，更可以桂枝汤发汗，先解其外，俟外解矣，再调其内可也。于此又可知论中身痛腹满下利，急先救里者，脉必不浮矣。程云：条中有桂枝汤而无麻黄汤，桂枝建中之体，无碍于温也。丹云：案舒氏云，此言太阴病，是必腹满而吐，腹痛自利矣，证属里阴，脉虽浮，亦不可发汗，即今外兼太阳表证，当以理中为主，内加桂枝，两经合治，此一定之法也。今但言太阴病，未见太阳外证，其据脉浮，即用桂枝，专治太阳，不顾太阴，大不合法，恐亦后人有错，此说有理。

铁樵后按：此发汗仍是因太阳未罢而汗，必须有太阳证，不得仅据脉浮，须知不当汗而汗能生内寒，在上则呕逆，在下则泄泻，为太阴所忌也。

自利不渴者，属太阴，以其脏有寒故也，当温之，宜服四逆辈《玉函》《千金翼》无服字。辈，《脉经》作汤。

鉴云：凡自利而渴者，里有热，属阳也。若有自利不渴，则为里有寒，属阴也。今自利不渴，知为太阴本脏有寒也，故当温之。四逆辈者，指四逆理中附子等汤而言也。魏云：以其人脾脏之阳，平素不足，寒湿凝滞，则斡运之令不行，所以胃肠水谷不分，而下泄益甚自利二字，乃未经误下误汗吐而成者，故知其藏本有寒也。舒云：口渴一证，有为实热，有为虚寒，若为热邪伤津，而作渴者，必小便短，大便硬。若自利而渴者，乃为火衰，不能熏腾津液，故口渴，法主附子，助阳温经，正所谓釜底加薪，津液上腾，而渴自止。若寒在太阴，于肾阳无干，故不作渴。

伤寒脉浮而缓，手足自温者，系在太阴，太阴当发身黄。若小便自利者，不能发黄，至七八日，虽暴烦，下利日十余行，必自止，以脾家实，腐秽当去故也以一字，《玉函》作所以然者四字。暴烦下利，《千金翼》作烦暴利。

钱云：缓为脾之本脉也，手足温者，脾主四股也。以手足而言自温，则知不发热矣。邪在太阴，所以手足自温，不至如少阴厥阴之四肢厥冷。故曰系在太阴，然太阴湿土之邪郁蒸，当发身黄，若小便自利者，其湿热之气，已从下泄，故不能发黄也。如此而至七八日，虽发暴烦，乃阳气流动，肠胃通行之征也。下利虽一日十余行，必下尽而自止。脾家之正气实，故肠胃中有形之秽腐去，秽腐去，则脾家无形之湿热亦去故也。此条当与阳明篇中，伤寒脉浮而缓云云，至八九日，大便硬者，此为转属阳明条互看。喻云：暴烦下利，日十余行，其证又与少阴无别，而利尽秽腐当自止，则不似少阴之烦躁有加，下利漫无止期。汪云：成注云，下利烦躁者死，此为先利而后烦，是正气脱而邪气扰也。兹则先烦后利，是脾家之正气实，故不受邪而与之争，因暴发烦热也。下利日十余行者，邪气随腐秽而去，利必自止，而病亦愈。

本太阳病，医反下之，因而腹满时痛者，属太阴也，桂枝加芍药汤主之，大实痛者，桂枝加大黄汤主之《玉函》无本字。尔，《全书》《程本》作而。《脉经》《千金翼》无尔字。《千金翼》作加大黄汤主之，无桂枝二字。大实痛以下，成氏及诸本为别条，非也。

钱云：本太阳中风，医不汗解，而反下之，致里虚邪陷，遂入太阴，因而腹满时痛，故曰属太阴也，然终是太阳之邪未解，故仍以桂枝汤解之。加芍药者，因误下伤脾，故多用之以收敛阴气也。汪云：如腹满痛甚者，其人胃家本实，虽因太阳病误下，热邪传入太阴，然太阴之邪，已归阳明而入于府，此非里虚痛，乃里实痛也。成注云：大实大满，自可下除之，故加大黄，以下里实，其仍用桂枝汤者，以太阳之邪，尤未尽也故。程云：因而二字宜玩，太阴为太阳累及耳，非传邪也。《内一方议》曰：表邪未罢，若便下之，则虚其中，邪气反入里，若脉虚弱，因而腹满时痛者，乃脾虚也，不可再下，与桂枝加芍药汤，以止其痛。若脉沉实，大实满痛，以手按之不止者，乃胃实也，宜再下，与桂枝汤以和表，加芍药大黄，以攻其里。

桂枝加芍药汤方《玉函》加上，有倍字：桂枝三两，去皮，芍药六两，甘草二两炙，大枣十二枚擘，生姜二两切。上五味，以水七升，煮取三升，去渣，温分三服。本云桂枝汤，今加芍药温分，《千金翼》作分温。

桂枝加大黄汤方：桂枝三两，去皮，大黄二两《玉函》作三两，成本作一两，芍药六两，生姜三两切，甘草二两，炙，大枣十二枚擘。上六味，以水七升，煮取三升，去渣，温分一升，一日三服。

柯云：腹满，为太阴阳明俱有之证，然位同而职异，太阴主出，太阴病则腐秽气凝不利，故满而时痛。阳明主内，阳明病则腐秽燥结不行，故大实而痛，是知大实痛是阳明病，而非太阴病矣。仲景因表症未解，阳邪已陷入太阴，故倍芍药以益脾调中，而除腹满之实痛，此用阴和阳法也。若表邪未解，而阳邪陷入阳明，则加大黄，以润胃通结，而除其大实之痛，此双解表里也。凡妄下，必伤胃之气液，胃气虚，则阳邪袭阴，故转属太阴。胃液涸则两阳相搏，故转属阳明，属太阴则腹满时痛而不实，阴道虚也。属阳明，则腹满大实而痛，阳道实也。满而时痛，是下利之兆，大实而痛，是燥屎之征，故倍加芍药，小变建中之剂，少加大黄，微示调胃之方也。汪云：案桂枝加大黄汤，仲景虽入太阴例，实则治太阳阳明之药也，与大柴胡汤治少阳阳明证义同。钱云：考汉之一两，即宋之二钱七分也。以水七升而煮至三升，分作三次服之，止温服一升。案李时珍云，古之一升，今之二合半，约即今之一饭瓯也。大黄不满一钱，亦可谓用之缓而下之微矣。丹云：案方氏云，曰桂枝加，则以本方加也。而用芍药六两，水七升，不合数，皆后人之苟用者，此说非也。《总病论》曰：小建中汤，不用饴糖，芍药为君，止痛复利邪故也。《圣济总录》芍药汤，治产后血气攻心腹痛，即桂枝加芍药汤，无生姜大枣。《圣惠方》赤芍药散，治小儿初生及一年内儿，多惊啼不休，或不得眠卧，时时肚胀，有似鬼神所为，即桂枝加大黄汤，去姜、枣，加白术五味。

太阴为病，脉弱，其人续自便利，设当行大黄芍药者，宜减之，以其人胃气弱亦动故也原注，下利者，先煎芍药三沸，成本，无下利云云九字注文。

程云：前条之大黄芍药者，以其病为太阳误下之病，自有浮脉验之，非太阴为病也。若太阴自家为病，则脉不浮而弱矣。纵有腹满大实痛等证，其来路自是不同，中气虚寒，必无阳结之虑。目前虽不便利，续自便利，只好静以俟之，大黄、芍药之宜行减之，况其不宜行者呼？诚恐胃肠伤动，则洞泄不止，而心下痞硬之证成，虽复从事于温，所失良多矣。胃气弱，对脉弱言。易动，对续自便利言。太阴者，至阴也，全凭胃气鼓动，为之生化，胃阳不衰，脾阴自无邪入，故从太阴为病，指出胃气弱来。锡云：曰便利，其非大实痛可知也。曰设当行，其不当行可知也。总之，伤寒无分六经，一切皆以胃气为本。印云：案本经，凡下后，皆去芍药，为苦泄也。丹云：案锡驹云，续者，大便陆续而利出也。汪氏云，大便必接续自利而通，盖续者，谓虽今不便利，而续必便利之义，非自利陆续频并之谓，程注为得。

铁樵案：太阴指腹言，故开卷第一节，即言太阴之为病。腹满所谓腹，其部位以脐为主，脐以下是少阴部位，又所谓腹并非指腹膜，乃该肠胃而言。古人皆云太阴指脾，若泥定一脾字，便生出无数疑团，说来好听，终竟不能明了，而临床时不免有模糊影响之弊矣。须知阳明与太阴只辨一个寒热虚实，虚者从太阴治，实者从阳明治，热者从阳明治，寒者从太阴治，故二八二节自利不渴者，属太阴藏寒，当温，宜四逆。二八四节大实痛者，加大黄最是显明，故喜多村谓，实则阳明，虚则太阴。自利者，肠寒而利也。阳明篇之燥矢，肠热而燥也。阳明篇定义为胃家实，固是指胃太阴篇第一语即曰腹满而吐，吐亦指胃也。故知阳明与太阴病位悉同，并无分别，所当辨者，寒热虚实而已。注家释二八二节必定要说，其人平素脾阳不足，释二八四节必定要说热邪因误下传入太阴，然太阴之邪已归阳明而入于府云云，皆是凭空添无数缴绕，不可为训。现在西人谓伤寒是肠炎，亦可以为佐证，西法无所谓寒热矢燥，谵语之阳明证是肠炎，腹满自利之太阴证亦是肠炎，以彼从病灶定名故云尔也。

或问西医谓伤寒是肠炎，果病如其名乎？曰：病如其名。病灶果在肠乎？曰：然。然则无所谓六经，中法以六经为治，得毋与病之真相不吻合乎？答曰：此为一最有价值之问题，今人多不省，尽人皆云中法与西法不同，又不能言其所以不同之故，天下真理只有一个，病是一个病，何得有两个法，西法与中法既然不同，西法是即中法，非中法是即西法非！今就药效言之，西法治伤寒，结果不良，可谓西法非是，中法治伤寒，未能十全，而较西法为良。可谓中法比较近是。仲景法治伤寒，未能十全，《温病条辨》法，亦偶有一二愈者。是仲景固比较近是，而吴鞠通、王孟英辈亦有一二是处，此为近来中医界普通心理。其实如此说法，去事实甚远，须知西法是，仲景法是，王孟英吴鞠通辈非是。

仲景之六经，处处从病能着手，彰彰事实，不容非议，安得不是？西法用生理学医化学诊断学，各方面精密考察，然后断定，安得不是？若王孟英、吴鞠通辈，即未懂得《内经》，又未懂得《伤寒》，当时又无西法可供参考，而彼等好名心胜，本其想当然之见解，图幸遂其欺世盗名之私心，妄引《内经》，既毫无心得，推仲景崇，完全抓不着痒处，其技术之拙劣，情有可原，其用心之卑劣，是曰可杀，彼等安得有丝毫是处？

中西二种学说，既属皆是，何以病位不同乎？应之曰：伤寒本是体温反射为病，其发热即是体温反射之故,体温所以起反射,其目的在驱逐外袭之寒,治法因势利导,去其目的,则反射之动作自止,故第一步当发汗。然单纯发汗则无用,必须视其副因,所谓副因,寒热虚实是也。故有麻黄桂枝葛根芩连青龙之辨,仲景之大本领,虽不全在此等处,而此数种方法,却不可谓仲景之大本领,因用此法,则伤寒之病至多一候,即截然而止,不复进行,嗣后种种危险病状,皆不复见,实有曲突徙薪之功。西人不知此,见其状热,以冰冰之,不效,亦未见尝不用发汗药。如医学史所言,希波克来时代,尚温保法,所谓温保,即是发汗之意,然单纯发汗不兼顾副因,仍是不效。晚近验得血中有杆菌,以杀菌药治之,仍复不效,于是谓伤寒病无特效药。而医师之治此病,唯注意饮食清洁空气等,调护方面,可谓极其能事,病则听其自然进行,凡伤寒不经误治,无有不传阳明者,传阳明即是肠胃方面事矣,又热病每多与食积为缘故,故既见府证之后,下则即愈。西人复不知太阳证未罢不可下之理,诊得胃中有积,即与泻药,此为下之不当,下之太早,太早则传太阴,太阴亦肠胃方面事矣,积数十百次经验,什九病灶在肠,因定伤寒病为肠炎。此其定名原自不误,唯病之经过传变不如仲景所言之详,又西人所谓特效药,往往不离物质,仲景之治伤寒,则能利用体功反射之理以怯病毒,顺自然而不逆自然。此所以收效多而结果良佳,国人事事效法西洋,吾则谓有许多事西洋人亦当效法中国,治伤寒乃许多事中之一事也。

13 《伤寒论辑义按》卷五 辨少阴病脉证并治

少阴之为病,脉微细,但欲寐也。

鉴云:少阴肾经,阴盛之藏也。少阴受邪,则阳气微,故脉微细也。卫气行阳则寤,行阴则寐,少阴受邪,则阴盛而行阴者多,故但欲寐也。此少阴病之提纲,后凡称少阴病者,皆指此脉证而言。程云:前太阴,后厥阴,俱不出脉象,以少阴一经可以误之也。少阴病六七日前,多与人以不觉,但起病喜厚衣近火,善瞌睡,凡后面亡阳发躁诸剧证,便伏于此处矣,最要提防。丹云:按太阳中篇三十七条云,太伤病,十日已去,脉浮细而嗜卧者,外已解矣,此当以脉浮沉而别阳阴也。

铁樵按:阴虚火旺者,恒苦竟夜不得寐。阴盛阳衰者,无昼夜,但欲寐。阴虚火旺之不寐,并非精神有余,不欲寐乃五内燥扰不宁,虽疲甚,而苦于不能成寐。阴盛阳衰之但欲寐,亦非如多血肥人,头缠着枕即鼾声雷动之谓,乃外感之寒盛本身阳气微,神志若明若昧,呼之则精神略振,须臾有惝恍不清,此之谓但欲寐,病入少阴无有不如此者,故少阴篇首节标此三字。然阳明症亦有迷睡,须不得误认,故又出脉微细三字。然仅据脉微细,但欲寐两语,即足以认识少阴证,则少阴证亦不为难识,天下宁有此容易事,果如此容易,医亦不足学矣,然则奈何? 曰仲景之意不如此也。盖谓少阴之见证,可于但欲寐知之,然仅据此三字,不足辨证,更须辨神辨色,与夫声音、热度、津液等。凡见不足者方是少阴,见有余者,则非少阴有余、不足之辨别,最大而最要者在脉,故举脉以该,其余汉文简单,当然不能如鄙人著书之杂沓而肤浅,故读古书,贵在别有会心也。唯其如此,所以此处脉微细三字,不必泥定。后文有脉浮、脉紧、脉数、脉涩,皆是少阴,非少阴证必须脉微细也。注家不明此意,先执定脉微细三字,嗣后,凡遇各种脉与此条不合者,皆须曲为解释,真有着败絮行荆棘中之苦。

少阴病，欲吐不吐，心烦，但欲寐，五六日，自利而渴者，属少阴也。虚故引水自救，若小便色白者，少阴病形悉具，小便白者，以下焦虚，有寒不能制水，故令色白也具下小便白，《玉函》作所以然三字。水，《玉函》作溲。

程云：人身阴阳中分，下半身属阴，上半身属阳，阴盛于下，则阳扰于上，欲吐不吐，心烦证尚模糊，以但欲寐征之，则知下焦寒而胸中之阳被壅，治之不急，延至五六日，下寒甚，而闭藏彻矣。故下利，上热甚而津液亡矣。故渴，虚故引水自救，非徒释渴字，指出一虚字来，明其别于三阳证之实邪作渴也。然则此证也，自利为本病，溺白，正以征其寒，故不但烦与渴以寒断，即从烦渴，而悉及少阴之热证，非戴阳即格阳，无不可以寒断而从温治肾水欠温，则不能纳气，气不归元，逆于膈上，故欲吐不吐，肾气动膈，故心烦也。汪云：此与热邪之但欲寐不同，其寐必不昏浊，其呼吸必促而细也。常器之云，可四逆汤，又甘草干姜汤，愚以五六日之前，宜四逆汤加生姜二两，五六日后，宜茯苓四逆汤。魏云：引水自救，以理论之，虽渴未必能多饮水，或多饮多尿，尿色淡白，则少阴肾藏为真寒，附子汤主之，少阴肾藏为病，内素寒者，十之六七，外寒乘入者，十之三四。无内寒，则不能召外寒，君子平日宁可不以命门之火为实，而用啬道乎？舒云：经络考云，舌下有二隐窍，名曰廉泉，运动开张，津液涌出，然必借肾中真阳，为之熏腾，乃是以上供。若寒邪侵到少阴，则真阳受困，津液不得上潮，故口渴，与三阳经之邪热燥干津液者，大相反也。

铁樵按：此节自利而渴句与首节脉微细句，立于同等地位，乃平行的，非相属的，即脉象微细，但欲寐，属少阴；若不见脉微细，其人自利而渴，但欲寐，亦属少阴，此即吾所谓但欲寐之外见不足者，乃少阴也。故仲景自下注脚以虚字释渴字，即云虚，非不足而何。小便白，疑白字当做清字解，魏荔桐释作尿色淡白，是清而不黄赤之谓，就经验上言，溲清是下焦无热，与经文下焦虚寒义合，若溲白如乳汁，反是热矣。舒氏说廉泉肾阳等语，与拙说肾腺病连带唾腺，意颇相合，已散见所著各书中，兹不赘。

病人脉阴阳俱紧，反汗出者，亡阳也。此属少阴，法当咽痛而复吐利。亡，《脉经》作无。

方云：阴阳俱紧，伤寒也。伤寒不当有汗，故谓为反汗出。周云：案脉至阴阳俱紧，阴寒极矣。寒邪入里，岂能有汗，乃反汗出者，则是真阳素亏，无阳以固其外，遂致腠理疏泄，不发热而汗自出也。此属少阴，正用四逆急温之时，庶几真阳骤回，里证不作，否则阴邪上逆，则为咽痛为吐，阴寒下泄，而复为利，种种危候，不一而足也。魏云：利者，少阴本证，吐而咽痛，则孤阳飞跃，欲自上脱也。可不急回其阳镇奠其肾藏阴寒，以救欲亡之阳乎？真武四逆附子等汤，斟酌用之可也。丹云：按亡阳之亡，程氏魏氏为出亡之亡，以讥无阳之解，然太阳上篇，桂枝二越脾一汤条，有无阳字，此条亡字，《脉经》作无字，则必不出亡之义也。柯云：上焦从火化而咽痛呕吐，下焦从阴虚而下利不止也，宜八味肾气丸主之，丹按柯氏所论于杂病，往往有如此者，此条证，决非肾气丸所主也。

铁樵按：亡与无通，此条当做亡阳解，《脉经》不足据，后二九一条作无阳解，于义较妥，又亡阳者，乃汗自出遍身清润之谓，脉不当紧而当弱。今脉紧，紧即不当清润，故云，反亡阳亦是不足，详此条意义，并无但欲寐在内，盖谓脉紧而自汗，不得误认为太阳证，故云此属少阴。谓虽不但欲寐，亦属少阴也。审是，读书真不可死煞句下，少阴，咽痛，喉头不红肿，痛如刀割者是。

后按辨是否少阴咽痛，以脉紧汗出为准，脉紧汗出为阴阳不相顺接，吐利为内寒，汗出为亡阳，是厥少并见之证，少阴病兼见厥阴证，本是通例，如此而咽痛，当用四逆汤，且须生附子，与阳明咽痛之当用石膏者恰相反。

少阴病，咳而下利谵语者，被火气劫故也。小便必难，以强责少阴汗也以，《玉函》作为。

锡云：此三节，俱论少阴不可发汗，《平脉篇》云，肾气微，少精血，奔气促迫，上入胸膈，是咳者，少阴精血少，奔气上逆也。下利者，少阴肾气微，津液下注也。复以火劫其汗，则少阴精气妄泄，神气浮越，水不胜火，则发谵语。故曰：谵语者，被火气劫故也。然不特谵语，小便必难，以强责少阴肾藏之精而为汗，竭其津液之源故也。蒋宝侯曰：少阴下利极多，何曾皆是被火，且被火未必下利，唯谵语乃是被火。经云：被火者必谵语，故咳而下利谵语者，当分看为是。程云：少阴病，咳而下利，真武中有此证。方云：强责谓过求也。丹云：案汪引《补亡论》云，常器之用救逆汤、猪苓汤、五苓散，以通小便。《金鉴》云，白虎猪苓二汤，择而用之可耳，并误也。盖因喻氏热邪夹火力之解，而袭其弊耳，当是茯苓四逆证矣。

少阴病，脉细沉数，病为在里，不可发汗。

程云：何谓之里，少阴病脉沉是也。毋论沉细、沉数，俱是藏阴受邪，与表阳是无相干，法当固密肾根为主，其不可发汗，从脉上断，非从证上断，麻黄附子细辛汤不可恃为常法也。薛慎庵曰：人知数为热，不知沉细中见数为寒甚，真阴寒证，脉常有一息七八至者，尽此一数字中，但按之无力而散耳，宜深察也。丹云：案此条，方喻诸家以热邪入里为解，乃与经旨乖矣。

少阴病，脉微，不可发汗，亡阳故也。阳已虚，尺脉弱涩者，复不可下之。亡，《脉经》《千金翼》作无。钱云，亡音无。

钱云：微者，细小软弱，似有若无之称也。脉微则阳气大虚，卫阳衰弱，故不可发汗，以更竭其阳，以汗虽阴液，为阳气所蒸而为汗，汗泄而阳气亦泄矣。今阳气已虚，故曰亡阳故也。若阳已虚，而其尺脉又弱涩者，如命门之真火衰微，肾家之津液不足，不惟不可发汗，复不可下之，又竭其阴精阳气也。此条本为少阴禁汗禁下而设，故不言治，然温经补阳之附子汤之类，即其治也。程云：拈出尺脉弱涩字，则少阴之有大承气汤证，其尺脉必强而滑，已伏见于此处矣。汪云：《补亡论》，并宜附子汤，以补阳气，散阴邪，助营血矣。周云：不可汗，用四逆加入人参汤，不可下者，用蜜煎导。

铁樵后按：在里则发汗无益，虚则汗下都非，少阴本易亡阳，汗法在所当禁，是当以证者准，里有里证，虚有虚证，仅凭脉则疑似之间，易误会。

少阴病，脉紧，至七八日，自下利，脉暴微，手足反温，脉紧反去者，为欲解也。虽烦下利，必自愈。

钱云：脉紧见于太阳，则发热恶寒，而为寒邪在表，见于少阴，则无热恶寒，而为寒邪在里。至七八日，则阴阳相持已久，而始下利，则阳气耐久，足以自守矣。虽至下利，而以绞索之紧，忽变而为轻细软弱之微，脉微则恐又为上文不可发汗之亡阳脉矣。为之如何？不知少阴病，其脉自微，方可谓之无阳，若以寒邪极盛之紧脉，忽见暴微，则紧峭化而为宽缓矣，乃寒邪弛解之兆也。曰手足反温，则知脉紧下利之时，手足已寒，若寒邪不解，则手足不当温，脉紧不当去，因脉本不微，而忽见暴微，故手足得温，脉紧得去，是以谓之反也。反温反去，寒气已弛，故为欲解也，虽其人心烦，然烦属阳，而为暖气已回，故阴寒之利，必自愈也。

少阴病下利，若利自止，恶寒而踡卧，手足温者，可治柯本，删下利二字。踡，方本作倦。

程云：少阴病下利，而利自止，则阴寒亦得下去，而又不至于脱，虽有恶寒踡卧不善之证，但使手足温者，阳气有挽回之机，虽前此失之于温，今尚可温而救失也。钱云：大凡热者偃卧，而手足弛散，寒则踡卧，而手足敛缩，下文恶寒踡卧而手足逆冷者，即为真阳败绝，而成不治矣。若手足温，则知阳气未败，尚能温暖四肢。故曰可治。汪云：温经散寒，宜四逆汤主之。《活人书》释音曰：踡，具员切，踡局不伸也。

少阴病，恶寒而踡，时自烦，欲去衣被者，可治。《千金翼》作不可治。

钱云：但恶寒而不发热，为寒邪所中也。踡卧者，踡曲而卧，诸寒收引，恶寒之甚也。程云：少阴病，不必尽下利也。只恶寒而踡,已知入藏深矣,烦而去衣被,阳势尚肯力争也。而得之时与欲,又非虚阳暴脱者比,虽前此失之于温,今尚可温而救失也。喻云:后条云,不烦而燥者死,对看便知。丹云:案《总病论》《活人书》,并云宜大柴胡汤,可疑。

少阴中风,脉阳微阴浮者,为欲愈。

钱云:太阳中风,阳浮而阴弱,盖以浮候沉候分阴阳也。此所谓阳微阴浮者,是以寸口尺中,分阴阳也。若以浮沉二候分阴阳,则沉候岂有浮脉邪,此不辨自明也。夫少阴中风者,风邪中少阴之经也。脉法浮则为风,风为阳邪,中则伤卫,卫受风邪则寸口阳脉当浮,今阳脉已微,则知风邪欲解,邪入少阴,唯恐尺部脉沉,沉则邪气入里,今阴脉反浮,则邪不入里,故为欲愈也。

少阴病,欲解时,从子至寅上至,《玉函》作尽,无上字。

程云:阳生于子,子为一阳,丑为二阳,寅为三阳,少阴解于此者,阴得阳则解也。喻云:各经皆解于所王之时,而少阴独解于阳生之时,阳进则阴退,阳长则阴消,正所谓阴得阳则解矣。即是推之,而少阴所重在真阳,不可识乎?

少阴病,吐利,手足不逆冷,反发热者,不死,脉不至者原注,至,一作足,灸少阴七壮《脉经》《千金翼》,吐上,有其人二字。《千金翼》至作足。

程云:少阴病,吐而利,里阴胜矣,以胃肠不衰,故手足不逆冷,夫手足逆冷之发热,为肾阳外脱,手足不逆冷之发热,为卫阳外持,前不发热,今反发热,自非死候,人多以其脉之不至,而委弃之,失仁人之心与术也。不知脉之不至,由吐利而阴阳不相接续,非脉绝之比,灸少阴七壮,治从急也,嗣是而用药,自当从事于温。魏云:灸其少阴本穴七壮者,就其经行之道路,扶其阳气,使宣通,则吐利不止自止,脉不至亦必至矣。七壮必非一穴,凡少阴之经,起止循行之处,皆可灸也。仍须温中扶阳,又不待言。汪云:常器之云,是少阴太溪二穴,在内踝后,跟骨动脉陷中。庞安常云,发热,谓其身发热也。经曰,肾之原,出于太谷,药力尚缓,唯急灸其原,以温其藏,犹可挽其危也。丹云:案《活人书》,亦云太溪穴。

铁樵按:此条当云,少阴病,吐利,手足逆冷,脉不至者,灸少阴七壮,手足不逆冷,反发热者,不死。注家循文敷衍,甚不安当,盖手足不逆冷,体温能达四末,体温既能达四末,脉无不至者,其有其体温能达四末而脉不至者,阳明府证脉伏者有之,既非少阴,亦无可灸之理,且此下一条,一身手足尽热,为热在膀胱,断定便血,岂便血亦可灸乎,二九二及二九三条,手足温可治,手足温,虽自利,不死,皆不云灸。程注自非死候之下,接人多以其脉之不至委而去之,如此勉强自圆其说,恐彼执笔时,左支右绌,不免汗出也,自余各家所释无一稍之合理者,甚奇。

少阴病,八九日,一身手足尽热者,以热在膀胱,必便血也。

钱云:大凡寒邪入少阴必恶寒逆冷,故以反发热者,为阳回阴解而不死,此因邪气入少阴,至八九日之久,一身手足尽热者,盖以足少阴肾邪,传归足太阳膀胱也,肾与膀胱,一表一里,乃藏邪传府,为自阴还阳,以太阳主表,故一身手足尽热也。热邪在膀胱,迫血妄行,故必便血也。必便血三字,前注家具谓必出一阴之窍方喻,并同。恐热邪虽在膀胱,而血未必从小便出也。丹云:案汪引常器之云,可桃仁承气汤,芍药地黄汤,愚以还宜芍药地黄汤。柯氏云:轻则猪苓汤,重则黄连阿胶汤,盖柯说为的对矣。

铁樵按:以热在膀胱必便血句,当存疑,因手足尽热,何以热在膀胱,其理不可晓,且于经验上,亦未值此种病,此两者具无,便无从强释,钱氏谓虽热邪在膀胱,恐血未必从小便出,是钱氏亦未曾见此种病也。

少阴病,但厥无汗,而强发之,必动其血,未知从何道出,或从口鼻,或从目出者,是名下厥上竭,为难治成本,无者字。

锡云:此论少阴生阳衰于下,而真阴竭于上也,少阴病,但厥无汗者,阳气微也。夫汗虽血液,皆由阳气之熏蒸宣发而出也。今少阴生阳衰微,不能蒸发,故无汗,强发之,不能作汗,反动其经遂之血,从恐窍而出也。然未知从何道之窍而出,少阴之脉,循喉咙夹舌,本系目系,故或从口鼻,或从目出,阳气厥于下,而阴血竭于上,少阴阴阳气血具伤矣,故为难治。程云:难治者,下厥非温不可,而上竭则不能用温,故为逆中之逆。丹云:按汪氏云,案此条,仲景但云难治,其非必死之证明矣。《补亡论》常器之云,可芍药地黄汤。成氏、方氏、喻氏、魏氏、《金鉴》,并以此条证为热厥,盖袭常氏之谬耳。又云,案喻氏云,后人随文读去,总置不讲,不知下厥者,阴气逆于下也。上竭者,阴血竭于上也。盖气与血两相维附,气不得血,则散而无统,血不得气,则凝而不流,故阴火动,而阴气不得不上奔,阴气上奔,而阴血不得不从之上溢而竭矣。血既上溢,其随血之气,散于胸中,不得复反于本位,则下厥矣。既逆于下,势必龙雷之火应之,血不尽竭不止也。仲景所以断为难治者,非直不治也。苟为大辟其扁,则以健脾中之阳气为第一义,健脾之阳,一举有三善,一者脾中之阳气旺,而龙雷之火潜伏也。一者脾中之阳气旺,而胸中窒塞,如太空不留纤医也。一者脾中之阳气旺,而饮食运化精微,复生已竭之血也。出《医门法律》,以此推之,下厥上竭,唯景岳六味回阳饮,滋阴回阳两全,以为合剂矣。

铁樵按:荣与卫皆行躯体表层,平时赖以润泽肌肤是荣,热时疏泄体温而出汗,汗亦是此荣,血稀薄则荣多,血干厚则荣少,古人谓夺血为汗。又云阴液不能作汗,皆指荣。言厥谓手足逆冷,头脑昏瞀,乃血不能养神经,因有此病症厥。厥且无汗,可知血干荣少,此时犹强责其汗,唯有血管破裂,故动血可必口鼻与目皆黏膜最薄之处,弦急而绝,其绝处必其织维较脆弱处,今强责少阴汗,其出血之处,自当在口鼻与目,如此误治,有死而已,不止难治,未知从何道出句,疑衍难治,似当作不治解。

少阴病,恶寒身踡而利,手足逆冷者,不治。

钱云:前恶寒而踡,因有烦而欲去衣被之证,为阳气犹在,故为可治。又下利自止,恶寒而踡,以手足温者,亦未阳气未败,而亦曰可治。此条恶寒身踡而利,且手足逆冷,则四肢之阳气已败,故不温,又无烦与欲去衣被之阳气尚存,况下利又不能止,是为阳气已竭,故为不治。难有附子汤及四逆白通等法,恐亦不能挽回即绝之阳矣。舒云:案此证,尚未至汗出息高,犹可为治,急投四逆汤加人参,或者不死。

少阴病,吐利燥烦,四逆者死。

喻云:上吐下利,因至烦躁,则阴阳扰乱,而竭绝可虞,更加四肢逆冷,是中州之土先败,上下交征,中气立断,故主死也,使亟用温中之法,宁至此乎? 张云:此条与吴茱萸汤一条不殊,何彼可治,而此不可治耶! 必是已用温中诸汤不愈,转加燥烦,故主死耳。舒云:按此条与后吴茱萸汤证无异,必证未言死,此证胡为乎不主吴茱萸汤,而断之曰死,是何理也? 于中疑有缺文。《总病论》曰:与吴茱萸汤,宜细审其死生也。

少阴病,下利止而头眩,时时自冒者死。

钱云:前条利自止,而手足温,则为可治。此则下利止而头眩,头眩者,头目眩晕也。且时时自冒,冒者,蒙冒昏晕也。虚阳上冒于巅顶,则阳已离根而上脱,下利无因而自止,则阴寒凝闭而下竭,于此可见阳回之利止则可治,阳脱之利止,则必死矣。正所谓有阳气则生,无阳气则死也。然既曰:死证,则头眩自冒之外,或更有恶寒四逆等证,及可死之脉,未可知也,但未备言之耳。

少阴病,四逆恶寒而身踡,脉不至,不烦而燥者死。原注:一作吐利而燥逆者死。

钱云:恶寒身踡而利,手足逆冷者,固为不治,此条但不利耳,上文吐利烦躁四逆者死,此虽不吐利,而已不见阳烦,但见阴燥,则有阴无阳矣。其为死证无疑,况又脉不至乎?前已有脉不至者,因反发热,故云不死。又有脉不出者虽里寒,而犹有外热,身反不恶寒而面赤,其阳气未绝,故有通脉四逆汤之治。此则皆现阴极无阳之证,且不烦而燥,并虚阳上逆之烦,亦不可得矣,宁有不死者乎?

铁樵按:以上四条死证,皆是事实,虽用药甚,当亦终必死。

少阴病,六七日,息高者死。

程云:夫肺主气,而肾为生气之源,盖呼吸之门也。关系人之生死者最居,息高者,生气已绝于下,而不复纳,故游息仅呼于上,而无所吸也。死虽成于六七日之后,而机自兆于六七日之前,既值少阴受病,何不预为固护,预为提防,迨今真阳涣散,走而莫追,谁任杀人之咎。

铁樵按:此条是由肾传肺。

少阴病,脉微细沉,但欲卧,汗出不烦自欲吐,至五六日自利,复烦躁,不得卧寐者死。

程云:今时论治者,不至于恶寒踡卧,四肢逆冷等证叠见,则不敢温,不知证已到,温之何及。况诸证有至死不一见者,则盍于本论中之要旨,一一申详之。少阴病,脉必沉而微细,论中首揭此,盖已示人以可温之脉矣。少阴病但欲卧,论中又已示人以可温之证矣。汗出,在阳经不可温,在少阴宜急温,论中又切示人以亡阳之故矣。况复有不烦自欲吐,阴邪上逆之证乎,则真武四逆,成不啻三年之艾矣。乃不知预先绸缪,延缓至五六日,前欲吐,今且利矣。前不烦,今烦且燥矣。前欲卧,今不得卧矣。阳虚扰乱,阴盛转加,焉有不死者乎原文烦冗,今采《金鉴》所改。柯云:六经中,独少阴历言死证,他经无死证,甚者但曰难治耳,知少阴病是生死关。丹云:案他经亦有死证,但不如此经之多端也。

铁樵按:自利烦躁是肾绝,后按初起但欲寐,不烦,是有阴无阳,欲吐是阴盛,汗出是阳亡,自利是阴扰于内,复烦躁,是阴阳并竭,此时当然不得卧寐,且不得卧寐之外,必兼见直视自冒。

少阴病始得之,反发热,脉沉者,麻黄细辛附子汤主之《千金翼》,脉下,更有反字。成本、《玉函》,作麻黄附子细辛汤。

钱云:此言少阴之表证也。曰始得之者,言少阴初感之邪也。始得之,而即称少阴病,则知非阳经传邪,亦非直入中藏,乃本经之自感也。始得之而发热,在阳经则常事耳,然沉脉则已属阴寒,篇首云,无热而恶寒者,发于阴也。发于阴而又发热,是不当发之热,故云反也。察其发热,则寒邪在表,诊其脉沉,则阴寒在里,表者,足太阳膀胱也。里者,足少阴肾也。肾与膀胱,一表一里,而为一合,表里兼治。程云:脉沉者,由其人肾经素寒,虽表中阳邪,而里阳不能协应,故沉而不能浮。周云,少阴与太阳相为表里,故言少阴表证即太阳也。

麻黄细辛附子汤方:麻黄二两一节,细辛二两,附子一枚炮,去皮,破八片。上三味,以水一斗,先煮麻黄减二升,去上沫,内诸药,煮取三升,去渣,温服一升,日三服《千金翼》一斗作二斗,二升作一升。成本脱诸字。

钱云:麻黄发太阳之汗,以解其在表之寒邪,以附子温少阴之里,以补其命门之真阳,又以细辛之气温味辛,专走少阴者,以助其辛温发散,三者合用,补散兼施,虽发微汗,无损于阳气矣,故为温经散寒之神剂云。《伤寒琐言》曰:赵嗣真曰,仲景太阳篇云,病发热头痛,脉反沉,身体疼痛,当救其里,宜四逆汤。少阴篇云,少阴病,始得之,反发热,脉沉者,麻黄附子细辛汤。均是发热脉沉,以其头痛,故属太阳。阳证脉当浮,而反不能浮者,以里久虚寒,正气衰微,又身体疼痛,故宜救里,使正气内强,逼邪外出,而干姜附子,亦能出汗而散。假今里不虚寒而脉浮,则正属太阳麻黄证矣。均是脉沉发热,以无头痛,故名少阴病,阴病当无热,今反热,寒邪在表,未全传里,但皮肤郁闭为热,故用麻黄细辛,以发热,附子以温少阴经,假使寒邪入里,外必无热,当见吐利厥逆等证,而正属少阴四逆汤症矣。由此观之,表邪浮浅,发热之反犹轻,正气衰微,脉沉之反为重,此四逆汤,不为不重于麻黄附子细辛矣。又可见熟附配麻黄,发中有补,生附配干姜,补中有发,仲景之旨微矣。《十便良方》:指迷方,附子细辛汤,头痛者,谓痛连脑户,或但头额与眉相引,如风所吹,如水所湿,遇风寒则极,常欲得热物熨,此由风寒客于足太阳之经,随经入脑,搏于正气,其脉微弦而紧,谓之风冷头痛,于本方加川芎生姜。《医贯》曰:有头痛连脑者,此系少阴伤寒,宜本方不可不知。医经会解曰:若少阴证,脉沉欲寐,始得之,发热肢厥,无汗,为表病里和,当用正方,缓以汗之,若见二便闭塞,或泄赤水,谓之有表复有理,宜去麻黄,名附子细辛汤,仍随各脏见证加药。房欲后伤寒者,多患前证。《张氏医通》曰:暴哑声不出,咽痛异常,卒然而起,或欲咳而不能咳,或无痰,或清痰上溢,脉多弦紧,或数疾无伦,此大寒犯肾也。麻黄附子细辛汤温之,并以蜜制附子噙之,慎不可轻用寒凉之剂。又云:脚气冷痹恶风者,非术附麻黄并用,必不能开,麻黄附子细辛汤,加桂枝白术。

铁樵按:以上文为例,则知用麻黄之证,为荣气未竭,可以急救之候,此证江浙绝少,两湖常见,古人以南北为言,其说非是鄙意以为是。水土有厚薄之故,即所谓海洋国与大陆国之辨,以浙江与湖南一比较,则有显然不可诬者,杭嘉湖宁绍台各区域,河岸与水平,相去不过数尺,而湖南衡阳湘潭间,湘江两岸高数十丈,地层土色,历历可辨,此与疾病用药,断非无关系者,本方麻黄、细辛各二两,照世补齐所考定者,每古量一两,当今量七分六厘,是麻黄细辛各得钱半,此断非江浙人所能任者,而在湖南实不足为异,方中用麻黄三钱,细辛钱半,乃习见不鲜之事。故今之儒医,读古书,用经方,往往用药奇重,以《伤寒论》之药量,施之江苏人之病者,皆妄也。伤寒大白,不知此故,谓仲景方,只能用之北方,欲将长沙移至黄河以北,几何不令人齿冷,而水土厚薄之故,卒鲜有注意者,鄙意麻黄附子细辛汤,麻黄附子甘草汤,在两湖确有此等病,在江浙可谓竟无此等病,所以然之故,土厚固然,水亦不同,湘阮襄河及长江上游,其水均从万山中来,夹有阴寒之气,湖北竹山谷城等处,山居之人,多患喉瘿,湖南非辣椒、苦瓜,不足以燥脾胃,四川医生用药,动以两计,皆因此故,吾侪但精研病理,心之其故,自能因物付物,因方为珪,遇圆成璧,执中无权,造为曲说,拘墟之见,不足与言医。

少阴病,得之二三日,麻黄附子甘草汤,微发汗,以二三日无证,故微发汗也《玉函》《全书》证上有里字。方本,以下,并同,盖原文系于遗脱,当补入焉。

周云:按此条当与前条合看,补出无里证三字,知前条原无吐利燥渴里证也。前条已有反发热三字,而此条专言无里证,知此条亦有发热表证也。少阴证见,当用附子,太阳热见,可用麻黄,已为定法,但易细辛以甘草,其义安在,只因得之二三日,津液渐耗,比始得者不同,故去细辛之辛散,益以甘草之甘和,相机施治,分毫不爽耳。程云:既云微发汗矣,仍用以字故字推原之,足见郑重之意。柯云:要知此条,是微恶寒发热,故微发汗也。鉴云:此二证,皆未曰无汗,非仲景略之也。以阴不得有汗,不须言也。

麻黄附子甘草汤方:麻黄二两去节,甘草二两炙,附子一枚炮,去皮,破八片。上三味,以水七升,先煮麻黄一两沸,去上沫,内诸药,煮取三升,去渣,温服一升,日三服《玉函》《千金翼》,三升作二升半,一升作八合。

周云:但言无里证,则有反发热之表在可知矣。易细辛以甘草者,因二三日,其势缓,故甘草亦取其缓也。设兼见呕利一二里证,专主救里,在太阳已然,况少阴乎。

铁樵后按:此节可谓无理,疑有讹脱。

少阴病,得之二三日以上,心中烦,不得卧,黄连阿胶汤主之《千金翼》卧下有者字,《外台》同。

成云:《脉经》曰:风伤阳,寒伤阴,少阴受病,则得之于寒,二三日已上,寒极变热之时,热烦于内,心中烦不得卧也。与黄连阿胶汤,扶阴散热。知云,二三日,邪在少阴四五日,已转属阳明,故无呕利厥逆诸证,而心烦不得卧者,是阳明之热,内扰少阴,故不欲寐也。当以解热滋阴,为主治也。周云:气并于阴则寐,故少阴多寐,今反不得卧,明是热邪入里却阴,故使心烦,遂不卧也。二三日以上,该以后之日而言之也。舒云:外邪夹火而动者,心烦不眠,肌肤烦躁,神气衰减,小便短而咽中干,法主黄连阿胶汤,分解其热,润泽其枯。此条挈证未全,疑有缺文。

黄连阿胶汤方:黄连四两,黄芩二两成本、《玉函》《千金翼》《外台》作一两,芍药二两,鸡子黄三两,阿胶三两一云三挺,《千金翼》作三挺,《外台》作三片。上五味,以水六升先煮三物,取二升,去渣,内胶烊尽,小冷,内鸡子黄,搅令相得,温服七合日三服水六升,成本、《玉函》作五升。

柯云:此少阴之泻心汤也。凡泻心,必借连芩而导引,有阴阳之别,病在三阳,胃中不和,而心下痞硬者,虚则加参甘补之,实则加大黄下之,病在少阴,而心中烦不得卧者,既不得用参甘以助阳,亦不得用大黄以伤胃也。故用芩连,以直折心火,用阿胶,以补肾阴,鸡子黄佐芩连,于泻心中补心血,芍药佐阿胶,于补阴中敛阴气,斯则心肾交合,水升火降,是以扶阴泻阳之方而变为滋阴和阳之剂也。吴云:此汤本治少阴温热之证,以其阳邪暴虐,伤犯真阴,故二三日以上,便见心烦不得卧,所以始病之际,即用芩连大寒之药,兼芍药阿胶鸡子黄,以滋养阴血也。然伤寒六七日后,热传少阴,伤其阴血者,亦可取用,与阳明府实,用承气汤法,虽虚实补泻悬殊,而祛热救阴之意则一耳。《肘后方》,时气差后,虚烦不得眠,眼中疼痛懊憹,黄连四两,芍药二两,黄芩一两,阿胶三小挺,水六升,煮取三升,分三服,亦可内鸡子黄二枚。

少阴病,得之一二日,口中和,其背恶寒者,当灸之,附子汤主之《脉经》无附子汤主之五字。

魏云:少阴病三字中,该脉沉细而微之诊,见但欲寐之证,却不发热,而单背恶寒,此少阴里证之确据也。成云:少阴客热,则口燥舌干而渴,口中和者,不苦不燥,是无热也。背为阳,背恶寒者,阳气弱,阴气胜也。《经》曰无热恶寒者,发于阴也。灸之,助阳消阴,与附子汤,温经散寒。王云:背恶寒者,阴寒气盛,此条是也。又或阳气内陷,有背恶寒者,经所谓伤寒无大热,口燥渴,心烦,背微恶寒,白虎加人参汤主之,是也。一为阴寒气盛,一为阳气内陷,当于口中润燥辨之。汪云:《补亡论》常器之云,当灸膈俞、关元穴,背俞第三行,案第三行者,当是膈关,非膈俞也。《图经》云:膈关二穴,在第七锥下,两旁相去各三寸陷中,正坐取之,足太阳气脉所发,专治背恶寒,脊强,俯仰难,可灸五壮,盖少阴中寒,必由太阳而入,故宜灸其穴也。又关元一穴,在腹部中行,脐下三寸,足三阴任脉之会,灸之者,是温其里,以助其元气也。钱云:灸之,谓灸少阴之脉穴,如涌泉、然谷、太溪、复溜、阴谷等井荣俞经合,即三部九候论之所谓下部地,足少阴也。王注云:谓肾脉,在足内踝后跟骨上陷中,太溪之分,动脉应手者是也。灸之者,所以温少阴之经也。

附子汤方:附子二枚炮,去皮,破八片。成本,方本,诸本脱炮字。只志聪、锡驹本,有炮字,茯苓三两,人参二两,白术四两,芍药三两。上五味,以水八升,煮取三升,去渣,温服一升,日三服。

柯云:此大温大补之方,乃正治伤寒之药,为少阴固本御邪第一之剂也。与真武汤,似同而实异,倍术附,去姜加参,是温补以壮元阳,真武汤,还是温散,而利肾水也。汪云:武陵陈氏曰,四逆诸方,皆有附子,于此独名附子汤,其义重在附子,他方皆附子一枚,此方两枚,可见也。附子之用不多,则其力岂能兼散表里之寒哉,邪之所凑,其气必虚,参术茯苓,皆甘温益气,以补卫气之虚,辛热与温补相合,则气可益而邪可散矣。既用附子之辛烈,而又用芍药者,以敛阴气,使卫中之邪,不遂全进于阴耳。《千金方》,附子汤,治湿痹缓风,身体疼痛如欲折,肉如锥刺刀割,于本方加桂心甘草。丹按:此据下条证转用者。

少阴病,身体痛,手足寒,骨节痛,脉沉者,附子汤主之《玉函》注,沉,一作微。

钱云:身体骨节痛,乃太阳寒伤营之表证也。然在太阳则脉紧,而无手足寒之证,故有麻黄汤发汗之治,此以脉沉而手足寒,则知寒邪过盛,阳气不流,营阴滞涩,故身体骨节皆痛耳,且四肢为诸阳之本,阳虚不能充实于四肢,所以手足寒,此皆沉脉之见证,也故以附子汤主之,以温补其虚寒也。即此推之,太阳篇之发汗病不解,虚故也。以芍药甘草附子汤及发汗后身疼痛,脉沉迟者,桂枝加芍药生姜人参新加汤主之者,皆汗多亡阳,阴盛阳虚之证,即此义也。

少阴病,下利便脓血者,桃花汤主之方本,利作痢。注云,古利无疒,疒,后人所加。

成云:阳病下利,便脓血者,协热也。少阴病下利便脓血者,下焦不约,而里寒也。与桃花汤,固下散寒。汪云:此条乃少阴中寒,即成下利之证,下利便脓血,协热者多,今言少阴病下利必脉微细,但欲寐,而复下利也。下利日久,至便脓血,乃里寒而滑脱也。钱云:见少阴证而下利,为阴寒之邪在里,湿滞主之。丹云:按此条证,喻氏、柯氏、魏氏、周氏、《金鉴》并为传经热邪之所致,大乖经旨,钱氏辨之详矣。见下条注。柯氏以症治疏略删去。

桃花汤方:赤石脂一斤一半全用一半筛末,干姜一两,粳米一升。上三味,以水七升,煮米令熟,去渣,温服七合,内赤石脂末方寸匕,日三服,若一服愈,余勿服《金匮》《千金翼》,温下,无服字。《千金翼》,去上,有汤成二字。

成云:涩可去脱,亦石脂之涩,以固肠胃,辛以散之,干姜之辛,以散里寒,粳米之甘,以补正气。印云:石脂色如桃花,故名桃花汤,或曰即桃花石。吴云:服时又必加末方寸匕,留滞以沾肠胃也。丹云:案柯氏云,名桃花者,春和之义,非从以色言耳。王子接云,桃花汤,非名其色也,肾藏阳虚用之。一若寒谷有阳和之致,故名,二说并鉴矣。《金匮要略》,下利便脓血者,桃花汤主之。《医方集解》昂案,此症成氏以为寒,而吴鹤皋、王肯堂,皆以为热,窃谓便脓血者,固多属热,然岂无下焦虚寒,肠胃不固,而亦便脓血者乎?若以此为传经热邪,仲景当用寒剂,以彻其热,而反用石脂固涩之药,使热闭于内,而不得泄,岂非关门养盗,自贻伊戚也耶。观仲景之治协热利,如甘草泻心、生姜泻心、白头翁等汤,皆用芩、连、黄柏,而治下焦虚寒下利者,用赤石脂禹余粮汤,比类以观,斯可见矣。此症乃因虚以见寒,非大寒者,故不必用热药。唯用甘辛温之剂,以镇固之耳,《本草》言石脂性温,能益气调中固下,未闻寒能损胃也。《肘后方》,疗伤寒若下脓血者,赤石脂汤方,赤石脂二两碎,干姜二两切,附子一两炮破。上三味,以水五升,以水五升,煮取三升,去渣,温分三服,脐下痛者,加当归一两,芍药二两,用水六升。《千金方》,桃花圆,治下冷,脐下搅痛,干姜赤石脂各十两,上二味,蜜丸如豌豆,服十丸,日三服,加至廿丸。《和剂局方》,桃花圆治肠胃虚弱,冷气乘之,脐腹搅痛,下利纯白,或冷热相搏,赤白相杂,肠滑不禁,日夜无度,方同上,只面和为丸为异。《千金翼》,干姜丸,主胃中冷,不能食,或食已不消方,干姜十两,赤石脂六两,上捣筛为末,炼蜜为丸如梧子,服十丸,日三。《外台秘要》霍氏疗伤寒后,赤白滞下无数,阮氏桃花汤方,赤石脂八两,冷多白滞者加四两,粳米一升,干姜四两,冷多白滞者加四两,切,上三味,以水一斗,煮米熟,汤成,去渣,服一升,不差,复作,热多则带赤,冷多则带白。

铁樵按:桃花汤之用在兜塞,兜塞云者,谓滑脱之利,肛门不能自禁者,此汤可以兜塞,准此推论,桃花汤乃治久利,非治暴利,暴利无滑脱者,便脓血即后世所谓痢疾。如注家所言,似乎少阴便脓血,是伤寒中有此一种病候,与痢疾为两件事者,其说最是误人。钱说谓大肠受伤,皮拆血滞,更与肠穿孔无别,成注阳证便脓血为协热,阴证便脓血为里寒,与桃花汤固下散寒云云,亦尚与实际未能合,后之学者,读此等注释,总不能胸中了了,言下无疑,今就吾经验所得,径直爽快说,俾后人所有遵循,旧说当用快刀斩乱麻手段,扫而空之,庶几省却无数纠葛,然犹存旧说而不废者,恐吾万一自以为是,有谬误而不自知,不废旧说,所以资比较,明是非,著书体例,自古如此也,拙说也。

肠风便血,其血有厚有薄,有鲜红,有带紫,亦有枯黑如焦炭者,凡此等皆属肠壁出血,似虽属肠壁出血,并非壁膜破裂,乃肠壁上患外伤,如鼠乳状物,其中通血管,其顶有孔,血满则放射如注,血竭则暂时闭塞,故患此者,恒数月或数十日,一发次疮,以地位所在而异。其病名在肛门者,曰外痔。在直肠者,曰内痔。在大小肠者,曰肠风。其血皆不胶黏,痢疾之为病,乃肠壁之油膜随粪而下。其原因为气不能举。气不能举,大肠直肠皆肥肿,肛门则窒,努力迫之使下。初起,粪与油膜中黏液并下,即而粪反不下,专下黏液,故肠部疼痛而里急后重。所下色白如涕者,油膜分泌之黏液也。其有红白并下者,微丝血管中渗出之血与黏液混合也。无论红白皆胶黏如涕,即伤寒论所谓脓血也。此病初起属有余,属热,属阳,白头翁最效,川连黄药所以解热,亦所以燥湿。秦皮所以止痛,白头翁因气下坠,举之,使上升也。继而正气渐衰,则为不足,为虚,为阴寒证,为滑脱,桃花汤最效,赤石脂固涩,使不滑脱,干姜祛寒,即所以止泻。粳米,所以存谷气也。此有一事当知者,滑脱之证,就今日经验言之,多胶黏黄液,色透明如玻璃,虽桃花汤可救,然既辨明为真确之阴证,当与附子并服,否则不效,又当注意其血色、呼吸、目光、脉象种种,无败象者,方可救十之七八,否则不治,即无败象,及见滑脱,即是败证,亦难十全,此则与仲景所言不同,又滑脱,虽略差,若见黑粪,其中有星星血点者,即是肠穿孔。例在不救,其有非胶黏之鲜血并下者,尤其是肠穿孔确证,虽其他现象甚好亦死,此则为桃花汤,后一步事为《伤寒论》所未言者,皆初学所不可不知者也。

少阴病,二三日至四五日,腹痛小便不利,下利不止,便脓血者,桃花汤主之《全书》痛作满。止下,《玉函》有而字。

成云:二三日以至四五日,寒邪入里深也,腹痛者,里寒也。小便不利者,水谷不别也。下利不止,便脓血者,肠胃虚弱,下焦不固也。与桃花汤,固肠止利也。钱云:二三日至四五日,阴邪在里,气滞肠间,故腹痛也。下焦无火,气化不行,故小便不利,且下利不止,则小便随大便而频去,不得潴蓄于膀胱,而小便不得分利也。下利不止,气虚不固,而大肠滑脱也,便脓血者,邪在下焦,气滞不流,而大便伤损也。此属阴寒虚利,故以涩滑固脱温中补虚之桃花汤主之。汪云:少阴里寒,便脓血,所下之物,其色必黯而不鲜,乃肾受寒湿之邪,水谷之津液,为其凝泣,酝酿于肠胃之中,而为脓血,非若火性急速,而色鲜明,盖冰伏已久,其色黯黑,其气不臭,其人比脉微细,神气静而腹不甚痛,喜就温暖,欲得手按之,腹痛即止,斯为少阴寒利之征。丹云:案钱氏云,腹痛,小便不利,下利不止,便脓血者,痢疾也。自成氏以来,凡注皆为里寒,唯尚论为少阴热邪,若果热邪填塞胃中,如何可用干姜之辛热以散之,似属背理,恐指为寒邪者,未为大误,指为热邪者,反贻误后人不少矣。若以干姜为误,其误当责之立法之仲景矣。但观痢证有用大黄、黄连而愈者,有用干姜、肉果、人参附子而愈者,皆非明证邪,此论可谓能得经旨矣。千金诸书所用,亦皆不过治寒以热之意而,况《名医别录》,赤石脂酸、辛、大温,无毒,治肠澼下利赤白,亦复一证矣。

少阴病,下利便脓血者,可刺。

钱云:邪入少阴而下利,则下焦壅滞,而不流行,气血腐化,而为脓血,故可刺之以泄其邪,通行其脉络,则其病可已。不曰刺何经穴者,盖刺少阴之并荥俞经合也。其所以不言,以良工必知之熟矣,故不必赘也。张云:先下利日久,而后便脓血,则用桃花汤,若不先下利,而下利便脓血则可刺经穴,若刺经穴不愈,则当从事白头翁汤,设更咽干心烦,不得眠,则又须黄连阿胶汤为合法也。汪云:《补亡论》常器之云,可刺幽门交信。丹云:此条证,与少阴病八九日,一身手足尽热者,以热在膀胱,必便血也。正相同,乃是热迫血分,而便脓血者,钱注为是。方氏则为里寒滑脱证,汪氏则亦改刺字作灸字,并误矣。

少阴病,吐利,手足逆冷,烦躁欲死者,吴茱萸汤主之利下,《玉函》有而字。逆,成本作厥,诸本同,唯志聪、《金鉴》作逆。

钱云:吐利,阴证之本证也。或但吐,或但利者,若寒邪伤胃,上逆而吐,下攻而利,乃至于手足厥冷,盖四肢皆禀气于胃,而为诸阳之本,阴邪纵肆,胃阳衰败而不守,阴阳不相顺接而厥逆,阳受阴迫而烦,阴盛格阳而躁,且烦躁甚,而至于欲死,故用吴茱萸之辛苦温热,以泄其厥气之逆,而温中散寒,盖茱萸气辛味辣,性热而臭燥,气味皆厚,为厥阴之专药,然温中解寒,又为三阴并用之药,更以甘和补气之人参,以补吐利虚损之胃气,又宣之以辛散止吐之生姜,和之以甘缓益脾之大枣,为阴经急救之方也。喻云:吐利厥冷,而至于烦躁欲死,肾中之阴气上逆,将成危候,故用吴茱萸,以下其逆气,而用人参、姜、枣,以厚土,则阴气不复上干矣。丹云:吴茱萸汤之用有三,阳明食谷欲呕用之,少阴吐利用之,厥阴干呕吐涎沫者,亦用之,要皆以呕吐逆气为主,与四逆汤之吐利厥逆自异。

铁樵按:吴茱萸乃肝胃药,故阳明厥阴皆用之,吴茱萸之功效专能止呕,其止呕之理由能使胃气上逆者下降,肝气拂郁者条达,至论其真,相当纯粹。是医化学作用,肝郁则失职,胆汁分泌少,郁逆能复常,则胆汁分泌多,胃得胆汁则消化良而气不上逆,故呕止,本条之四逆烦躁吐利,只是一寒字,寒在中脘,上吐者,下必利,中权失职故也,然此是脾胃病,因寒而躁,是阴躁,阴躁却是少阴。

少阴病,下利咽痛,胸满心烦,猪肤汤主之利下,成本有者字。

程云:下利虽是阴邪,咽痛实为急候,况兼胸满心烦。谁不曰急则治标哉?然究其来由,实是阴中阳乏,液从下溜,而不能上蒸,故有此,只宜猪肤汤,润以滋其土,而苦寒在所禁也,虽是润剂,却加白粉,少阴经所重者,趺阳也。丹云:此条证,成氏以降,诸家并以为阳经传入之热邪,特柯氏与程氏同义,若果为热邪,则宜用苦寒清热之品,明是不过阴证治标之药耳。

猪肤汤方:猪肤一斤。上一味,以水一斗,煮取五升,去渣,加白蜜一升,白粉五合,熬香,和令相得,温分六服成本、《玉函》,脱令字。

周云:猪肤,王以为猪皮,吴一味燖猪时挂下黑肤,二说不同,考《礼运疏》云,革,肤内厚皮也,肤,革外厚皮也。由斯以言,则吴说为是,洵是浅肤之义丹云:此说出于《本草纲目》,引汪机会编。钱云:猪肤一味,方中向未注明,如吴绶谓燖猪时刮下黑肤也。方有执谓,既谓肤,当以燖猪时,所起之皮外毛根之薄肤为是。王好古以为猪皮。《尚论》云:若以为燖猪皮外毛根薄肤,则签劣无力,且与熬香之说不符,但以外皮去其内层之肥白为是,若果以燖猪时毛根薄肤,则薄过于纸,且与垢腻同下,熬之有何香味,以意度之,必是毛根深入之皮,尚可称肤,试观刮去毛根薄肤,毛断处,毛根尚存皮内,所谓皮之去内层,极为尤当,盖以猪为北方之水蓄,肤近毛根,取其色黑,而走肾滋肾。吴云:猪肤,但当取厚皮,汤泡去肥白油,刮去皮上一层白腻者为是。徐云:白粉,白米粉。舒云:取猪皮一斤,内去油,外去毛,刮净白者。丹云:猪肤,诸说纷纷,未知孰是。《活人指掌》:猪肤,诸家所论不同。庞安时云,去膜,如此论之,即猪膊膏也。肤上安得有膜,或有用猪皮者,兼本草中,不载猪肤,但云燖猪汤,解诸毒,疑可用燖猪皮上黑肤也。所以言肤者,肌肤之义,《礼·内则》:麋肤鱼醢,注肤,切肉也,贾疏不大明,亦他书无所考。《外台》,深师贴喉膏,《集验》鸟扇膏,并用猪膏脂,治喉痛,则姑用皮上白腻者,于理为是,当薄考。《活人指掌》云英粉,白粉,即米粉也。丹案:钱氏以白粉,为粟米粉,非也。《张氏医通》徐君育,素禀阴虚多火,且为脾约便血证,十月间患冬温,发热咽痛,里医用麻仁、李仁、半夏、枳橘之属,遂喘逆倚息,不得卧,声飒如哑,头面赤热,手足逆冷,右手寸关虚大微数,此热伤手太阴气分也。与萎蕤、甘草等药不应,为制猪肤汤一瓯,令隔汤顿热,不时挑服,三日声清,终剂而痛如失。《本经逢原》猪肤者,皮上白膏是也。取其咸寒入肾,用以调阴散热,故仲景治少阴病,下利咽痛胸满心烦有猪膏汤,予尝用之,其效最捷。

铁樵按:此条实所未达,心烦下利,是寒证,心烦下利而咽痛,则上下气乱也。阳衰于下,阴涸于上,故咽痛,与猩红热咽痛,迥然不同,用附桂必效,猪肤性味如何,既未达,亦未用过,不敢妄说,各注互歧皆臆说,《医通》一案,又非少阴咽痛,皆不可为训,不如阙疑。

少阴病,二三日,咽痛者,可与甘草汤,不差,与桔梗汤成本、《玉函》,差下,有者字。

程云:若咽痛而不兼下利,则自无胸满心烦之证,虽不由于肾寒上逆,然只热客少阴之标,而无阙藏本,若寒则犯本,不可用也。只宜甘草缓之,不差者,经气阻而不通也。加苦梗以开之。喻嘉言曰:此在二三日,他证未具故用之,若五六日,则少阴之下利呕逆,诸证蜂起,此法并未可用矣。

甘草汤方:甘草二两,上一味以水三升,煮取一升半,去渣,温服七合,日二服二服,外一,作三服。

桔梗汤方:桔梗一两,甘草二两《外台》一作三两。上二味以水三升,煮取一升,去渣,温分再服温分,成本、《玉函》《千金翼》作分温。

汪云:经中客热,故咽痛,用甘草汤者,甘以发其热,缓其痛也。服汤后不差者,与桔梗汤,即于甘草汤内,加桔梗,以开提其邪,邪散则少阴之气自和矣。钱云:桔梗乃苦桔梗,非甜桔梗也。徐云:甘草一味单行,最能和阴,而清冲任之热,每见生便痈者,骤煎四两,顿服立愈,则其能清少阴客热可知,所以为咽痛专方也。锡云:聂干奄曰,后人以柑橘,通治咽喉诸病,本诸于此。志云:案本论汤方,甘草俱炙,炙则助脾土而守中,唯此生用,生则和经脉而流通,学者不可以其近而忽之也。丹云:单味甘草汤,功用颇多,《玉函》经,治小儿撮口发噤,用生甘草二钱半,水一盏煎,六分,温服,令吐痰涎,后以乳汁,点儿口中,《千金方》甘草汤治肺萎涎唾多,心中温温液液者,又凡服汤,呕逆不入腹者,先以甘草三两,水三升,煮取二升,服之不得吐,但服之不吐,益佳,消息定,然后服余汤即流利,更不吐也,此类不遑枚举也。《金匮要略》,咳而胸满,振寒脉数,咽干不渴,时出浊唾腥臭,久久吐脓,如米粥者,为肺痈,桔梗汤主之即本方。

《肘后方》,治喉痹,传用神效方,桔梗、炙甘草各一两,上二味,切以水一升,煮取服即消,有脓即用。《圣惠方》,治喉痹肿痛,饮食不下,宜服此方,桔梗一两去芦头,甘草一两生用,上件药,都剉以水二大盏,煎至一大盏,去渣,分为二服,服后有脓出,即消。《和剂局方》,如圣汤,治风热毒气,上攻咽喉,咽痛喉痹,肿塞妨闷及肺壅咳嗽,咯唾脓血,胸满振寒,咽干不渴,时出浊沫,气息腥臭,久久吐脓,状如米粥,又治伤寒咽痛即本方。

《圣济总录》,散毒汤,治喉痹肿塞,用桔梗、甘草各二两,又桔梗汤,治咽喉生疮疼痛,于本方加恶实,微炒,各一两,竹叶十片。《小儿方诀》,甘桔散,治涎热咽喉不利,甘草炒二两,桔梗一两,米泔浸一宿,焙干用,上为末,每服大二钱,水一钱,入阿胶半片,炮过,煎至五分,食后温服。《三因方》,荆芥汤,治风热肺壅,咽喉肿痛,语声不出,喉中如有物,哽咽之则痛甚,于桔梗汤内,加荆芥穗,《济生》名三神汤,《直指》,保安炙甘草方,痈疽漏疮,通用神妙,粉草,以山泉溪涧长流水一小椀,徐蘸水,漫火炙,水尽为度,秤一两,右剉粗末,用醇酒三椀,煎二椀,空心随意温服,最活血消毒。又诸痈疽,大便秘方,甘草生一两,上剉碎,井水浓煎,入酒调服,能疏导恶物,又乳痈初肿方,甘草生二钱,炙二钱,粗末,分两次新水煎服,令人吮乳,又生姜甘桔汤,治痈疽诸发,毒气上冲,咽喉痛隔,窒塞不利,于本方加生姜。《御药院方》,甘草汤治胸中结气,咽喉不利,下一切气,于本方,加杏仁二两。经验秘方,治咽喉郁结,声音不闻,大名安提举神效方,于桔梗汤内加诃子,各等分,生熟亦各半,为细末,食后沸汤调服,又名铁叫子如圣汤。施圆《端效方》,橘甘汤,治咽喉噎塞堵闭,咳咯脓或血,于桔梗汤内,加橘皮、半夏、生姜,水煎服。《备预百要方》,喉闭,饮食不通欲死方即桔梗汤,兼治马喉痹马项长,故凡痹,在项内不见处,深肿连夹,壮热吐气数者,是也。

《医垒元戎》，仲景甘桔梗汤例，仁宗御名如圣汤，治少阴咽痛，炙甘草一两，桔梗三两，右为粗末，水煎，加生姜煎亦可，一法，加诃子皮二钱，煎去渣，饮清，名诃子散，治失音无声。如咳逆上气者，加陈皮。如涎嗽者，加知母、贝母。如酒毒者，加葛根。如少气者，加人参、麦门冬。如唾脓血者，加紫菀。如疫毒肿者，加黍黏子、大黄。如咳渴者，加五味子。如呕者，加生姜、半夏。如目赤者，加栀子、大黄。如胸膈不利者，加枳壳。如不得眠者，加栀子。如心胸痞者，加枳实。如肤痛者，加黄芪。如面目肿者，加茯苓。如咽痛者，加黍黏子、竹茹。如肺萎者，加阿胶，能续气。如发狂者，加防风荆芥。如声不出者，加半夏。薛氏医案，武选汪用之，饮食起居失宜，咳嗽吐痰，用化痰发散之药，时仲夏，脉洪数无力，胸满面赤，吐痰腥臭，汗出不止。余曰：水泛为痰之证，而用前剂，是谓重亡津液，得非肺痈乎，不信仍服前药，翌日果吐脓，脉数左寸右寸为甚，始信用桔梗汤一剂，脓数顿止，再剂全止，而色顿白，仍以尤惶。余曰：此证面白脉涩，不治自愈，又用前药一剂，佐以六味丸，治之而愈。

铁樵按：既是少阴咽痛，当有少阴见证，如云冠以少阴病三字，即有踡卧、但欲寐、脉微细诸见症在，则甘草桔梗，恐无济于事，疑原文有脱漏，就学理言之。咽痛而属之少阴者，以少阴之经行咽喉之故，足少阴直者，属肾贯肝膈，入肺循喉头，挟舌本。手少阴支者，从心系上喉系瞳子，肾病属寒，心病属热，故凡病见阴虚而热诸证象。咽痛而目眩者，知其为手少阴咽痛，见阳虚而寒诸证象，咽痛而舌强者，知其为足少阴咽痛、寒当温热当凉，如此方头头是道。今原文咽痛之外，仅有少阴病三字，教人何所遵循，各注无一不秼棱，无语非曲说，此亦可见自古无有能通下半部伤寒者。

少阴病，咽中伤生疮，不能语言，声不出者，苦酒汤主之。

钱云：前人以一咽疮，而有治法三等之不同，遂至议论纷出，不知其一条咽痛，少阴之邪气轻征，故但以甘桔和之而已。其一条，因经邪未解痛，在咽中，痰热锁闭，故以半夏开豁，桂枝解散。此条则咽已生疮，语言不能，声音不出，邪已深入，阴火已炽，咽已损伤，不必治表，和之无益，故用苦酒汤，以半夏豁其咽之不利，鸡子白以润咽滑窍，且能清气除伏热，皆用开豁润利，收敛下降而已。因终是阴经伏热，虽阴火上逆，决不敢以寒凉用事也。汪云：或问，仲景言咽痛，咽已咽物，于喉何与，而云语声不出邪？余答云：喉与咽相附，仲景言少阴病热咽痛，而喉咙即在其中。

苦酒汤方：半夏洗破如枣核十四枚，《玉函》、成本，核下有大字。《神巧万全方》，七个，洗，切，破作十四片，鸡子一枚去黄，内上苦酒，着鸡子壳中。《玉函》无上字，着，作于。《千金翼》上下，有好字。上二味，内半夏，着苦酒中，以鸡子壳，置刀环中，安火上，令三沸，去渣，少少含咽之，不差，更作三剂《玉函》，无着字。成本、《玉函》，环作镮。少少，《玉函》作细一字。《玉函》，无三剂二字。《千金翼》，剂下，有愈字。《全书》，剂下，有服之二字。置刀环中，《圣济总录》，作放剪刀环中。

钱云：半夏开上焦痰热之结邪，卵白清气治伏热，苦酒，味酸，使阴中热淫之气敛降，今之优人，每过声哑，即以鸡子白啖之，声音即出，亦此方之遗意也。

鉴云：半夏涤涎，蛋清敛疮，苦酒消肿，则咽清而声出也。丹云：案《活人书》，苦酒，米醋，是也。盖原于《本草》陶注。王氏云：案苦酒，《本草》注曰：醯，而成氏复云，苦酒之酸，余则以为名义具乖，安知酒之味苦者，不可以已咽痛耶，考《本草》，醋也，醯也，苦酒也，并为一物。陶云：以有苦味，俗呼苦酒，不知王氏何据有此说。又案王氏云，上苦酒，上字无着落矣，宜校正之，不知上是好之谓，《千金翼》作上好苦酒，可见耳，《外台秘要》《古今录验》，鸡子汤，疗喉痹方，半夏末，方寸匕，上一味，开鸡子头，去中黄白，盛淳苦酒，令小满，内半夏末着中搅令和鸡子，着刀子环令稳，炭上令沸，药成置杯中，及暖稍咽之，但肿即减。《肘后》文仲同，此与仲景苦酒汤同，半夏不可作末，剉之可也。《圣惠方》，治咽喉中如有物，咽唾不得,宜服此方,半夏一七枚,破如棋子大,汤洗七遍去滑,上以鸡子一枚,打破其头,出黄白,内半夏,并入醋,于壳中令满,微火煎,去半夏,候冷饮之,即愈。《圣济总录》,治狗咽,鸡子法,半夏一钱末,姜汁搜为饼子,焙干研细,鸡子一枚,上二味,先开鸡子头,去黄,又盛苦酒一半,入半夏末谷中,揽令匀,安鸡子,坐于煻灰火中,慢煎沸热熟,取出,后稍冷,就谷,分温三服。

铁樵按:咽中生疮,声不出,自形能言之。参以新生理,确是少阴病。因扁桃腺,肾腺相通。声之出,由于声带,声带所以能发声,必借扁桃腺分泌液汁润之之故。润之,则响,失润,则枯,解方用鸡子、半夏,亦是润之之意。何以知之?观于患湿病者,往往涎多而口反渴,肌肤湿疮浸淫,筋脉反见劲强,则知腺体失职。一身之燥湿不能互化,今喉疮音哑,是必声带虽枯,痰涎反盛,亦一燥湿不能互化之局故。即用鸡子润其燥,复用半夏,化其痰,诸家释半夏,未能瘙痒处,至于用苦酒,亦自有说。观于肺虚咳嗽之用五味子,即可知苦酒酸敛,大有妙用。此病上海甚少,吾于七八年前,两次用此方皆效,惜当时未留底稿,详细病情,今已忘之,不敢妄言,以取罪戾,故特详细言其理,此能曲折,断非读死书者,所能了解也。

少阴病,咽中痛,半夏散及汤主之。《外台》,咽中作咽喉。

鉴云:少阴病,痛者,谓或左或右,一处痛也。咽中痛者,谓咽中皆痛也。较之咽痛而有甚焉,甚则涎缠于咽中,故主以半夏散,散风邪以逐涎也。

半夏散及汤方:半夏洗,桂枝去皮,甘草炙。上三味,等分,分别捣筛,已合治之,白饮和服方寸匕,日三服,若不能散服者,以水一升,煎七沸,内散两方寸匕,更煮三沸,下火令小冷,少少咽之,半夏有毒,不当散服上,成本作已上两字。《玉函》作一二两字,《全书》作一两二字,更煮。《玉函》、成本作更煎,无半夏有毒不当散服八字。

钱云:咽中痛,则阳邪较重,故以半夏之辛滑,以利咽喉,而开其粘饮。仍用桂枝,以解卫分之风邪,又以甘草和之。《活人书》曰:半夏桂枝甘草汤,治伏气之病,谓非时有暴寒中人,伏气于少阴经,始不觉病,旬月乃发,脉便微弱,法先咽痛,似伤寒,非咽痹之病,次必下利,始用半夏桂枝甘草汤主之,次四逆散主之。此病只二日便差,古方谓之肾伤寒也,即本方作汤入生姜四片煎服。

铁樵按:此亦腺体失职,因而多痰,仅用半夏治痰,并非甚重要之方法,不过有可用此方之一证耳,观方中用桂枝甘草,并无少阴药,意不必少阴证,但喉间多痰涎者,亦可用之。

少阴病,下利,白通汤主之。

钱云:下利已多,皆属寒在少阴,下焦清阳不升,胃中阳气不守之病,而未有用白通汤者。此条但云下利,而用白通汤者。以上有少阴病三字,则知有脉微细,但欲寐,手足厥之少阴证,观下文下利脉微,方与白通汤,则知之矣。利不知,而厥逆无脉,又加猪胆、人尿,则尤知非平常下利矣。盖白通汤,即四逆汤,而以葱易甘草,甘草所以缓阴之逆气,和姜附,而调护中州,葱则辛滑行气,可以通行阳气,而解散寒邪,二者相较一缓一速,故其治亦颇有缓急之殊也。丹云:柯氏以此条症治疏略,删去。

白通汤方:葱白四茎,干姜一两,附子一枚生,去皮,破八片,成本、《玉函》,生下有用字。上三味,以水三升,煮取一升,去渣,分温再服。

方云:用葱白,而曰白通者,通其阳,则阴自消也。《肘后方》,白通汤,疗伤寒泄利不已,口渴不得下食,虚而烦方,即本方,用葱白十四茎,干姜半两,更有甘草半两炙,方后云,渴微呕,心下停水者,一方,加犀角半两,大良。

少阴病,下利脉微者,与白通汤。利不止,厥逆无脉,干呕烦者,白通加猪胆汁汤主之。服汤,脉暴出者死,微续者生。

印云：少阴病，下利阴寒在下也。脉微，邪在下，而生阳气微也。故当用白通汤，接在表在上之阳以下济，如利不止，阴气泄而欲下脱矣。干呕而烦，阳无所附，而欲上脱矣。厥逆无脉，阴阳之气不相交接矣。是当用白通汤，以通阳，加水蓄之胆，引阴中之阳气，以上升，取人尿之能行故道，导阳气以下接，阴阳和，而阳气复矣。方云：暴出，烛欲烬而炎烈也。微续，真阳回而渐复也。《伤寒类方》曰：暴出，乃药力所迫，药力尽则气仍绝；微续，乃正气自复，故可生也。前云其脉即出者愈，此云暴出者死，盖暴出与即出不同。暴出，一时出尽；即出，言服药后，少顷即徐徐微续也，须善会之。

白通加猪胆汁汤方：葱白四茎，干姜一两，附子一枚生，去皮，破八片，生下。宗印，及锡驹本，有用字，是。人尿五合，猪胆汁一合。上五味，以水三升，煮取一升，去渣，内胆汁人尿，和令相得，分温再服，若无胆，亦可用成本，上，作已上二字；五味，作三味，并非也。

志云：始焉下利，继则利不止，始焉脉微，继则厥逆无脉，更兼干呕心烦者，乃阴阳水火并竭，不相交济，故以白通加猪胆汁汤。夫猪，乃水蓄，胆具精汁，可以滋少阴，而济其烦呕。人尿，乃入胃之饮，水精四布，五经并行，可以资中土，而和其厥逆。中土相济，则烦呕自除。汪云：案方后云，若无胆亦可用，则知所重在人尿，方当名白通加人尿汤，始妥。

铁樵按：白通汤与白通加猪胆汁汤，皆与厥阴相通，说详厥阴篇，人尿、猪胆汁，为物不同，其用则同，皆取其降也。胃之所以能消化，赖有胆汁输入，人之所以异于禽兽者，在知识不在躯体。若论躯体，同是血肉，相去甚微，故猪胆入药，可以降胃气。然则不但猪胆，鸡与牛之胆，似亦在可用之列，人尿之理，详风劳鼓病论。

少阴病，二三日不已，至四五日，腹痛小便不利，四肢沉重疼痛，自下利者，此为有水气。其人或咳，或小便利，或下利，或呕者，真武汤主之自下利，《玉函》作而利。利下，无者字。小便利，作小便自利。《千金》及《翼》，真武汤，作玄武汤。

鉴云：论中心下有水气，发热有汗，烦渴引饮，小便不利者，属太阳中风五苓散证也。发热无汗，干呕不渴，小便不利者，属太阳伤寒，小青龙汤证也。今少阴病，二三日不已，至四五日，腹痛下利，阴寒深矣，设小便利是，纯寒而无水，乃附子汤证也。今小便不利，或咳或呕，此为阴寒兼有水气之证，故水寒之气，外攻于表，则四肢沉重疼痛，内盛于里，则腹痛自利也。水气停于上焦胸肺，则咳喘而不能卧；停于中焦胃府，则呕而或下利；停于下焦膀胱，则小便不利而或少腹满。种种诸证，总不外乎阴寒之水，而不用五苓者，以非表热之饮也；不用小青龙者，以非表寒之饮也。故唯主以真武汤，温寒以制水也。

汪云：或下利者，谓前自下利，系二三日之证，此必是前未尝下利，指四五日后始下利者而言。

真武汤方：茯苓三两，芍药三两，白术二两《外台》作三两，生姜二两切，附子一枚炮，去皮，破八片。

上五味，以水八升，煮取三升，去渣，温服七合，日三服。若咳者，加五味子半升，细辛一两，干姜一两；若小便利者，去茯苓；若下利者，去芍药，加干姜二两；若呕者，去附子加生姜，足前为半斤《外台》，五味下，有切字。成本，细辛下，无一两二字；干姜下，有各字。《千金翼》，半斤下，有利不止便脓血者宜桃花汤十一字。

张云：此方，本治少阴病水饮内结，所以首推术附，兼茯苓、生姜之运脾渗水为务，此人所易明也。至用芍药之微旨，非圣人不能。盖此证虽曰少阴本病，而实缘水饮内结，所以腹痛自利，四肢疼痛，而小便反不利也。若极虚极寒，则小便必清白无禁矣。安有反不利之理哉？则知其人不但真阳不足，真阴亦已素亏，若不用芍药固护其阴，岂能胜附子之雄列乎？即如附子汤，桂枝加附子汤，芍药甘草附子汤，皆芍药与附子并用，其温经护营之法，与保阴回阳不殊，后世用药，获仲景心法者，几人哉？知云：白通、通脉、真武，皆为少阴下利而设，白通、四逆、附子皆生用，唯真武一证，热用者，盖附子生用，则温经散寒，炮熟则温中去饮。白进诸汤,以通阳为重,真武汤,以益阳为先。故用药有轻重之殊,干姜能佐生附以温经,生姜能资熟附子散饮也。钱云:加减法,为后世俗药所增,察其文理纰缪,恶其紫之乱朱,故逐一指摘其误,使学者有所别识云今以文繁,不录于斯,汪氏引武陵陈氏亦云,加减法,系后人所附,而非仲景原文矣。王氏《易简方》,此药不惟阴证伤寒可报,若虚劳人,憎寒壮热,咳嗽下利,皆宜服之,因易名固阳汤,增损一如前法。今人每见寒热,多用地黄、当归、鹿茸辈,补益精血,殊不知此等药味多甘,却欲恋膈。若脾胃大段充实,服之方能滋养,然犹恐因时致伤胃气,胃为仓廪之官,受纳水谷之所,五藏皆取气于胃,所谓精气血气,皆由谷其而生;若用地黄等药,未见其生血,谷气已先有所损矣。孙兆谓补肾不如补脾,正谓是也。故莫若以固阳汤,调其寒热,不致伤脾,饮食不减,则气血自生矣。直指方,治少阴肾证,水饮与里寒,合作而嗽,腹痛下利,于本方加干姜、细辛、五味子,凡年高气弱久嗽通用,仍间服养正丹。《医史》,朱右撰撄宁生传云:宋可与妾,暑月身冷自汗,口干烦躁,欲卧泥水中,伯仁诊其脉,浮而数,沉之豁然虚散,曰《素问》云:脉至而从,按之不鼓,诸阳皆然,此为阴盛隔阳,得之饮食生冷,卧坐风露,煎真武汤冷饮之,一进汗止,再进烦躁去,三进平复如初。余子元病恶寒战栗,持捉不定,两手皆冷汗浸淫,虽厚衣炽火不能解,伯仁即与真武汤,凡用附子六枚,一日病者忽出,人怪之。病者曰:吾不恶寒,即无事矣,或以问伯仁,伯仁曰:其脉两手皆沉微,余无表里证,此体虚受寒,亡阳之极也。初皮表气隧,为寒邪壅遏,阳不得伸而然也。是故血隧热壅,须用硝黄,气隧寒壅,须用桂附,阴阳之用不同者,无形有形之异也。

铁樵按:真武证为习见之病,真武汤亦习用之药,证之实验,或小便利句必误。盖真武逐水,断无小便自利,而可用此方之理,但观《玉函》,亦作小便自利,则知讹误已久。后人无有敢持异议者,吾非敢冒大不韪而武断,特根据病能药效以纠正之,圣人复起不能夺也。凡真武证,小便频数短赤,得汤则变为清长,经多次经验,皆如此故也。通常以小便短赤为热,何得予姜附?则有他种当用姜附之证据之故,舌苔亦然,是则活法在人,详言之累牍,不能尽,且反复读者,苟能汇通。吾所著书自能领会,又用芍药,亦不如张氏之说。凡复方,皆用刚柔交互作用,舒驰远不知此理,疑桂枝汤中不当有芍药,正与张氏一般见识。注中真阴亦素亏句最不妥当,《内经》阳破阴消,本是连串,说下原无阳虚阴不虚之理,但真阴若素亏,便成阴虚而热之局,岂但不是真武证,并且不能服附子,所以然之故,阳回阴不能复也。若详细言之,亦累牍,不能尽,且未必说得明白,全在读者自己领会,所谓能与人规矩,不能使人巧。

少阴病,下利清谷,里寒外热,手足厥逆,脉微欲绝,身反不恶寒,其人面色赤,或腹痛,或干呕,或咽痛,或利止脉不出者,通脉四逆汤主之成本、《玉函》,色赤,作赤色,止下。《玉函》,有而字。

成云:下利清谷,手足厥逆,脉微欲绝,为里寒,身热不恶寒,面色赤,为外热,此阴甚于内,格阳于外,不相通也。予通脉四逆汤,散阴通阳。汪云武陵陈氏云:里寒外热者,寒甚于里,有阴无阳,而无根失守之火,浮越于外也。予通脉四逆汤,以温经散寒。林云:格拒格也。亦曰隔阳,阴阳隔离也。又曰:戴阳,浮于上如戴也。夫真寒入里,阴气未有不盛者,然其剧不过阳愈微阴愈盛耳。

通脉四逆汤方:甘草二两,炙,《全书》,作三两,附子大者一枚,生用,去皮,破八片,干姜三两,强人可四两。上三味,以水三升,煮取一升二合,去渣,分温再服,其脉即出者愈。面色赤者,加葱九茎;腹中痛者,去葱,加芍药二两;呕者,加生姜二片;咽痛者,去芍药,加桔梗一两;利止脉不出者,去桔梗,加人参二两;病皆与方相应者,乃服之《千金翼》,葱下有白字。《玉函》作桔梗二两。《全书》作人参一两。成本、《玉函》无病皆以下十字。《玉函》无去葱去芍药去桔梗八字。《千金翼》,乃服间,有加减二字。汪氏云,去葱去芍药去桔梗,此系衍文。

汪云:武陵陈氏云,通脉四逆,即四逆汤也。其异于四逆者,附子云大,甘草、干姜之分两加重,然有何大异,而加通脉以别之?曰:四逆汤者,治四肢逆也。论曰:阴阳之气,不相顺接,便为厥,厥者,阳气虚也。故以四逆益真阳,使其气相顺接,而厥逆愈矣。至于里寒之甚者,不独气不相顺接,并脉亦不相顺接,其证更剧,故四逆汤。而制大其剂,如是则能通脉矣。同一药耳,加重则其治不同,命名亦别,方亦灵,怪矣哉!钱云:加减法,揣其词意浅陋,料非仲景本意,何也?原文中,已先具诸或有之证,然后出方立治,则一通脉四逆汤,其证皆可该矣。岂庸续用加减邪?况其立意,庸恶陋劣,要皆出于鄙俗之辈,未敢竟削,故存之以备识者之鉴云。丹云:汪氏云,据《条辨》,云通脉者,加葱之谓,其言甚合制方之意,况上证云,脉微欲绝云云,其人面色赤,其文一直贯上,则葱宜加入方中,不当附于方后,虽通脉之力不全在葱,实赖葱为引,而效始神,方中无葱者,乃传写之漏,不得名通脉也。钱氏云:以四逆汤,而倍加干姜,其助阳之力,或较胜,然既增通脉二字,当自不同,恐是已加葱白,以通阳气,有白通之意,故有是名。疑是久远差讹,或编次之失,致原方中脱落,未可知也。案二氏之说,未知果是否,姑附存于斯。

少阴病,四逆,其人或咳或悸,或小便不利,或腹中痛,或泄利下重者,四逆散主之。

锡云:凡少阴病四逆,俱属阳气虚寒,然亦有阳气内郁,不得外达而四逆者,又宜四逆散主之。枳实,胃家之宣品,所以宣通胃络,芍药疏泄经络之血脉,甘草调中,柴胡启达阳气于外行,阳气通而四肢温矣。魏士千曰:泄利下重者,里急后重也。其非下利清谷明矣。鉴云:四逆,虽阴盛不能外温,然亦有阳为阴郁,不得宣达,而令四肢逆冷者,但四逆而无诸寒热证,是既无可温之寒,又无可下之热,惟宜疏畅其阳,故用四逆散主之。钱云:少阴病者,即前所谓脉微细,但欲寐之少阴病也。成氏云:四逆,四肢不温也。其说似与厥冷有异,然论中或云厥,或云厥逆,或云四逆,或云厥冷,或云手足寒,或云手足厥寒,皆指手足厥冷而言也。丹云:成氏、周氏、魏氏,并以此条证,为传经邪气之热厥,钱氏指摘其非,是矣。

四逆散方:甘草、枳实破水,渍,炙干、柴胡、芍药。上四味,各十分,捣筛,白饮和服方寸匕,日三服。咳者,加五味子、干姜各五分,并主下利;悸者,加桂枝五分;小便不利者,加茯苓五分;腹中痛者,加附子一枚,炮令拆;泄利下重者,先以水五升,煮薤白三升,煮取三升,去渣,以散三方寸匕,内汤中,煮取一升半,分温再服。

丹云:此方虽云治少阴,实阳明少阳药也。柯云:加味俱用五分,而附子一枚,薤白三升,何多寡不同若是,不能不疑于叔和编集之误耳。钱云:详推后加减法,凡原文中,每具诸或有之证者,皆有之,如小柴胡汤,小青龙汤,真武汤,通脉四逆汤,四逆散,皆是也。愚窃揆之以理,恐未必皆出于仲景。程云:四逆散一证,寒热未经详定,姑依小柴胡例,从事和解,然黄芩已经革去,而使人知少阴之有火,诚人身之至宝,而不可须臾失也。《医学入门》,祝仲宁号橘泉,四明人,治周身百节痛,及胸腹胀满,目闭肢厥,爪甲青黑,医以伤寒治之,七日昏沉,弗效。公曰:此得之怒火,与痰相搏,予四逆散,加芩连,泻三焦火而愈。丹案:此案本出程皇墩文集,《橘泉翁传》,但不著四逆散之名,云与柴胡、枳壳、芍药、芩、连,泻三焦火,明日而省,久之愈。

铁樵按:王朴庄注《伤寒》,于本条下,引东晋崔行功用此方治伤寒甚效,众医效之,一时枳实为之增价云云。伤寒确有与此方相需甚殷之症,惟本条原文,仅有少阴病四逆五字,此外皆或然证,与方不相涉,方中四味,均与少阴无涉,是讹误不辨自明。

少阴病,下利六七日,咳而呕渴,心烦不得眠者,猪苓汤主之《千金翼》,下利,作不利。

锡云:少阴病,阴尽出阳之期也。鉴云:凡少阴下利清谷,咳呕不渴,属寒饮也。今少阴病,六七日,下利黏秽,咳而呕渴,烦不得眠,是少阴热饮为病也。饮热相搏,上攻则咳,中攻则呕,下攻则利,热耗津液,故渴,热扰于心,故烦不得眠,宜猪苓汤,利水滋燥,饮热之证,皆可愈矣。汪云:此方乃治阳明病,热渴引饮,小便不利之剂,此条病,亦借用之,何也?盖阳明病,发热渴欲饮水,小便不利者,乃水热相结而不行。兹者少阴病，下利，咳而呕渴，心烦不得眠者，亦水热搏结而不行也。病名虽异，而病源则同，故仲景同用猪苓汤主之，不过是清热利水，兼润燥滋阴之义。丹云：此条视之黄连阿胶汤证，乃有咳呕渴及小便不利，而大便下利之诸证，所以不同也。又案前条云，少阴病欲吐不吐，心烦但欲寐，五六日自利而渴者，属少阴也。虚故引水自救，若小便色白者，少阴病形悉具，小便色白者，以下焦虚有寒，不能制水，故令色白也。可知此条下利，呕渴心烦同证，而有不得眠及不白之异，乃是寒热分别处。

少阴病，得之二三日，口燥干者，急下之，宜大承气汤。

钱云：此条得病绕二三日，即口燥干，而成急下之证者，乃少阴之变，非少阴之常也。然但口燥干，未必即是急下之证，亦必有胃实之证。实热之脉，其见证虽少阴，而有邪气复归阳明，即所谓阳明中土，万物所归，无所复传，为胃家实之证据，方可急下，而用大承气汤也。其所以急下之者，恐入阴之证，阳气渐亡，胃府败损，必至厥躁呃逆，变证蜂起，则无及矣，故不得不急也。

舒云：少阴挟火之证，复转阳明，而口燥咽干之外，必更有阳明胃实诸证兼见，否则大承气汤，不可用也。

少阴病，自利清水，色纯青，心下必痛，口干燥者，可下之，宜大承气汤原注，一法，用大柴胡，自利。《玉函》《脉经》作下利。可字，成本、《玉函》作急，是也，宜下。《脉经》有大柴胡汤四字；宜，作属；大承气汤下，有证字。

钱云：此亦少阴之变例也。自利，寒邪在里也。自利清水，即所谓清水完谷，此则并无完谷，而自利清水，其色且纯青矣。清水固属寒邪，而青则又寒色也，故属少阴。成氏及方注，皆以为肝色，误矣。若证止如此，其为四逆汤证无疑，不谓胃中清水，虽自利而去其谷食之渣，热邪尚留于胃，所以心下按之必痛，且口中干燥，则知邪气虽入少阴，而阳明实热尚在，非但少阴证也。其热邪炽盛，迫胁胃中之津液下奔，下焦寒甚，故皆清水而色纯青也。阳气暴迫，上则胃中之津液，下则肾家之真阴，皆可立尽，故当急下之也。《名医类案》曰：孙兆治东华门窦太郎患伤寒，经十余日，口燥舌干而渴，心中疼，自利清水，众医皆相守，但调理耳，汗下皆所不敢。窦氏亲故相谓曰：伤寒邪气，害人性命甚速，安可以不次之疾，投不明之医乎？召孙至曰：明日即已不可下，今日正当下，遂投小承气汤，大便通得睡，明日平复。众人皆曰：此证因何下之而愈。孙曰：读书不精，徒有书尔，口燥舌干而渴，岂非少阴证耶。少阴证，固不可下，岂不闻少阴一证，自利清水，心下痛，下之而愈，仲景之书，明有此说也，众皆钦服。

少阴病，六七日，腹胀不大便者，急下之，宜大承气汤胀字，《玉函》《脉经》《千金》及《翼》，并做满。

钱云：少阴病，而至六七日，邪入已深，然少阴每多自利，而反腹胀不大便者，此少阴之邪，复还阳明也。所谓阳明中土，万物所归，无所复传之地，故当急下，与阳明篇，腹满痛者急下之，无异也。以阴经之邪，而能复归阳明之府者，即《灵枢·邪气藏府病形》篇，所谓邪入于阴经，其藏气实，邪气入而不能容，故还之于府，中阳则溜于经，中阴则溜于府之义也。然必验其舌，察其脉，有不得不下之势，方以大承气下之耳。舒云：少阴复转阳明之证，腹胀不大便者，然必兼舌苔干燥，恶热饮冷，方为实证。

铁樵按：自三二五至此三条，均不可为训。冠以少阴阴证，而用大承气，病是少阴，药是阳明，注家虽疑之，不敢非之，曲为之说。本文又极简单，无可依据，乃依据注家之曲说，于是矛盾百出，而少阴病乃不可识矣。例如动者为阳证，静者为阴证，病至极危急之时，口不能言，脉不可见，如拙著《药盫医案》中吴小姐医案大承气证也。当时详细诊察，仅凭一动字用药，我因动而辨为阳证，故毅然用承气而不疑。假使病人静而不动，用承气祸不旋踵，将认此种病为少阴证乎？假使认此种病为少阴，不能断言其定名之误，因有动为阳证一语，为前提之故，又注家皆言每条冠以少阴证三字，便有但欲寐脉微细在内，今欲用大承气，于此等见证，则何以自解于阳明腑证，如云少阴亦有大实证，则何以自解于篇首提纲。又如

《药盒医案》中嘉兴刘小姐医案,病二十余日,不能言,不能动,初与附子一钱,热增高至百零五度六,脉数而乱,不能言动如故,继予附子三钱,热退至百零一度,其后半个月不更衣,以半硫丸下之而愈,所凭者,亦只一静字。其后之温下,已是溜府之局,假使用大承气,则何堪设想矣。故鄙意,少阴病而云急下之,宜大承气简直不通之论。仲景于阳明证,用大承气,先之以调胃,继之以小承气转矢气者可下,否则,不可下;矢燥者可下;先硬后溏者,不可下。有许多审慎之,表示今于少阴证,仅云急下之,宜大承气,毋乃太简乎! 故仅仅以阳明腑证为比例,于辞气间求之,已可知此三条之不可为训。五谷不熟,不如莫稗,读《伤寒论》而盲从注家之言,可以杀人如草,反不如向《验方新编》《汤头歌诀》中讨生活者。

少阴病,脉沉者,急温之,宜四逆汤。

汪云:少阴病,本脉微细,但欲寐,今者轻取之,微脉不见,重取之,细脉几亡,伏匿而至于沉,此寒邪深中于里,始将入藏,温之不容以不急也。少迟则恶寒身蜷,吐则燥烦,不待卧寐,手足逆冷,脉不至等,死证立至矣。四逆汤之用,其可缓乎? 成云:既吐且利,小便复利,而大汗出,下利清谷,内寒外热,脉微欲绝者,不云急温,此少阴病脉沉,而云急温者,彼虽寒甚,然而证已形见于外,治之则有成法,此初头脉沉,未有形证,不知邪气所之,将发何病,是急与四逆汤温之。

少阴病,饮食入口则吐,心中温温欲吐,复不能吐,始得之手足寒,脉弦迟者,此胸中实,不可下也,当吐之。若膈上有寒饮,干呕者不可吐也,当温之,宜四逆汤心中温温,《玉函》作心下嗢嗢。《千金》作心中愠愠。当,《玉函》成本,作急,非也。

鉴云:饮食入口即吐,且心中嗢嗢欲吐,复不能吐,恶心不已,非少阴寒虚吐也,乃胸寒中实吐也。故始得之,脉弦迟,弦者饮也,迟者寒也。而手足寒者,乃胸中阳气,为寒饮所阻,不能通于四肢也。寒实在胸,当因而越之,故不可下也。若膈上有寒饮,但干呕有声,而无物出,为少阴寒虚之饮也,非胸中寒实之饮也。故不可吐,惟急温之,宜四逆汤,或理中汤,加丁香、吴茱萸,亦可也。程云:温温字,与下文寒饮字对,欲吐复不能吐,与下文干呕字对,干空也。饮食入口即吐,业已吐讫矣,仍复温温欲吐,复不能吐,非此关后入之饮食,吐之未尽,而胸中另有物,为之格拒也。胸中实者,寒物窒塞于胸中,则阳气不得宣越,所以脉弦迟,而非微细者比,手足寒,而非四逆者比,但从吐治,一吐而阳气得通,若膈上有寒饮,干呕者,虚寒从下上,而阻留其饮于胸中,究非胸中之病也。直从四逆汤,急温其下矣。柯云:当吐之,宜瓜蒂散。

铁樵按:食入即吐,手足寒,其人王部必清,其为日必浅,此证于小孩常遇之,大都一吐即愈。所谓胸中实,不可下,即《保赤新书》中,热向内攻之谓。惟其热向内攻,故手指尖微厥,而胸中格拒,妄与攻下,即内陷矣。《保赤新书》中,苦口戒用回春丹、抱龙丸诸药,即以此故。故曰胸中实不可下也。本论谓胸中寒,口中和,热向内攻者,其舌必见热象,若膈上有寒饮而干呕,其舌必润。

少阴病,下利脉微涩,呕而汗出,必数更衣,反少者,当温其上灸之原注:《脉经》云,灸厥阴,可五十壮。

钱云:阳气衰少则脉微,寒邪在经则脉涩,阴邪下走则利,上逆则呕也。肾藏之真阳衰微,不能升越而为卫气,卫气不密,故汗出也。必数更衣,反少者,即里急后重之谓也。乃下焦阳虚,清阳不能升举,少阴寒甚,阴气内迫,而下攻也。阳气陷入阴中,阴阳两相牵制,致阴邪欲下走而不得,故数更衣,阳气虽不得上行,犹能提吸,而使之反少也。当温其上,前注皆谓灸顶上之百会穴,以升其阳,或曰仲景无明文,未可强解,以意测之,非必巅顶然后谓之上也。盖胃在肾之上,当以补暖升阳之药温其胃,且灸之,则清阳升,而浊阴降,水谷分消,而下利自止矣。灸之者,灸少阴之脉穴,或更灸胃之三脘也。即前所谓当灸之,附子汤主之之法。舒云:此证阳虚气坠,阴弱津衰,故数更衣,而出弓反少也更衣者,古人如厕大便,必更衣。出弓者,矢去也。曾医一妇人,腹中急痛,恶寒厥逆呕而下利,脉见微涩,予以四逆汤投之,无效。其夫告曰昨夜依然作泄无度,然多空坐,榨胀异常,尤可奇者,前阴榨出一物,大如柚子,想是尿脬,老妇尚可升乎? 予即商之仲远,仲远踌躇曰,是证不可温其下,以逼迫其阴,当用灸法温其上,以升其阳,而病自愈。予然其言,而依其法,用生姜一片,贴头顶百会穴上,灸艾火三壮,其脬即收,仍服四逆汤,加芪术一剂而愈。丹云:温其上灸之,义未详。方氏云:上谓顶百会是也。汪氏云:百会,治小儿脱肛久不瘥,此证亦灸之者,升举其阳也。喻氏、程氏、柯氏、《金鉴》,皆从方说为解,特志聪、锡驹并云,温其上,助上焦之阳。与钱所援或曰之说略同。汪氏又引常器之云,灸太冲;郭白云云,灸太溪;《脉经》云,灸厥阴俞,俱误也。

铁樵按:既云当温其上,又云灸之,则其病为下陷无疑,所谓数更衣反少者,当是后重。凡阳邪亲上,阴邪亲下,观肝阳上燔者,头眩目赤,热全在上,而气上冲,则知阴邪固结者,寒全在下,而气下坠。灸其上,举陷之意,则谓是百会穴,当未为大误。此病现在上海未曾经见,舒氏医案甚好,可供参证。

14 《伤寒论辑义按》卷六 辨厥阴病脉证并治

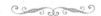

厥阴之为病,消渴,气上撞心,心中疼热,饥而不欲食,食则吐蛔,下之利不止《玉函》,食则上,有甚者二字、利不止,作不肯止。《脉经》《千金翼》,并同,无食则之食。

程云:厥阴者,两阴交尽,阴之极也。极则逆,逆固厥,其病多自下而上,所以厥阴受寒,则雷龙之火逆而上奔,撞心而动心火,心火受触,则上焦俱扰,是以消渴,而心烦疼,胃虚而不能食也。食则吐蛔,则胃中自冷可知,以此句结前证,见为厥阴自病之寒,非传热也。且以见乌梅丸为厥阴之主方,不但治蛔宜之,盖肝脉中行,通心肺,上巅,故无自见之证,见之中上二焦,其厥利发热,则厥阴之本证,胃虚藏寒,下之则上热为除,下寒益甚,故利不止。钱云:邪入厥阴,则阴邪自下,迫阳于上,故气上冲心,心中疼热,而消渴也。消渴者,饮水多而渴不止也。阴中之阳,受迫而在上,故消渴而胃觉饥,然终是阴邪,所以不欲食。客热尚不杀谷,况阴邪乎? 即使强食,阴邪不能腐化,湿热郁蒸,顷刻化而为蛔,随阴气之上逆,故吐蛔也。若不知,而以苦寒误下之,则胃阳败绝,真阳下脱,故利不止也。舒云:按此条,阴阳杂错之证也。消渴者,膈有热也。厥阴,邪气上逆,故上撞心,疼热者,热甚也。心中疼热,阳热在上也。饥而不欲食者,阴寒在胃也。强与之食,亦不能纳,食必与蛔俱出,故食则吐蛔也。此证上热下寒,若因上热误下之,则上热未必即去,而下寒必更加甚,故利不止也。张云:张卿子曰,当见厥阴消渴数证,舌尽红赤,厥冷脉微渴甚,服白虎黄连等汤皆不救,盖厥阴消渴,皆是寒热错杂之邪,非纯阳亢热之证,岂白虎黄连等汤所能治乎? 鉴云:此条总言厥阴为病之大纲也。厥阴者,为阴尽阳生之藏,与少阳为表里也。邪至其经,从阴化寒,从阳化热,故其为病阴阳错杂,寒热混淆也。杨氏《活人总括》云:张氏有言,厥阴为病,消渴,气上冲心,饥不欲食,食即吐蛔,吐蛔即出于胃冷,设有消渴之证,何哉? 盖热在上焦,而中焦下焦虚寒无热耳,设或大便硬结,是亦蕴毒使然,又不可指为燥粪,但用生料理中汤,加大黄,入蜜以利之,白术、干姜,所以辅大黄也丹案,《六书》加味理中饮,本于此说,当考。

铁樵按:谓厥阴病是寒热错杂之证,自是不误,因厥阴主方是乌梅丸,乌梅丸之药味,寒热并用者也。然本篇可疑处,较他篇为多,可取法处,较他篇为少。愚有心得,与经文绝不类,颇以离经叛道为嫌,然治病则奇效,其方法均从《千金》《内经》得来,是虽与《伤寒论》不同,于中医学未为魔道。窃疑《伤寒论》厥阴篇原文散失者多,已全非仲景书真面目,故用以治病,十九无效,而厥阴之真义,遂无人得知,病人之患厥阴证者,有死而已。吾既有所得,若复密之,于心未安,且吾之得此,亦有缘法,非从勤求古训,假使不公布,不知更须几何年方能明白,则吾辈罪大矣。兹仍照前例逐节加按语,未能完全之处,限于能力,若有机缘,他日再公布之。

详本节心中疼热,饥而不欲食,是病在胃,下之利不止,是病在肠,肠胃病,不属之阳明,不属之太阳者,以其病之兼风化也。《伤寒论》之六经,太阳兼寒化,阳明兼燥化,太阴兼湿化,少阳兼火化,少阴兼热化,厥阴兼风化,寒化,故恶寒燥化,故渴不恶寒,但恶热湿化,故腹满火化,故口苦咽干。少阴之热化,是虚热,故多从治厥阴之风化,是内风,非外风,故阴阳不相顺接,饥而不能食,利而不得止,皆阴阳不相顺接故也。若何是阴阳不相顺接,说在下文。

厥阴中风,脉微浮为愈,不浮为未愈《玉函》《千金翼》,脉上有其字。

鉴云:厥阴中风,该伤寒而言也。脉微,厥阴脉也。浮,表阳脉也。厥阴之病,既得阳浮之脉,是其邪已还于表,故为欲愈也。不浮则沉,沉里阴脉也。是其邪仍在于里,故为未愈也。锡云:王良能曰,阳病得阴脉者死,不浮,未必即是阴脉,故止未愈。不曰沉,而曰不浮,下字极活。张云:案仲景三阴,皆有中风,然但言欲愈之脉,而未及于证治者,以风为阳邪,阴经之中,得风气流动,反为欲愈之机。

铁樵按:中风二字是术语,与太阳篇中风二字同一意义,盖发热而有汗之谓也。厥阴中风,犹言厥阴证发热有汗,脉微浮,为病有向外之机转,是不相顺接者有变为顺接之倾向,故为欲愈,反是为不欲愈。

厥阴病,欲解时,从丑至卯上《玉函》《千金翼》作从丑尽卯。

锡云:少阴旺于寅卯,从丑至卯,阴尽而阳生也,厥阴病解于此时者,中见少阳之化也。徐旭升曰:三阳解时,在三阳旺时而解,三阴解时,亦从三阳旺时而解,伤寒以生阳为主也。

厥阴病,渴欲饮水者,少少予之愈《玉函》《千金翼》,愈上有即字。喻本、程本、钱本、魏本,并无渴字。

程云:厥阴之见上热,由阴极于下,而阳阻于上,阴阳不相顺接使然,非少阴水来克火,亡阳于外者比。寒凉不可犯下焦,而不济上焦,欲饮水者少少予之,使阳神得以下通,而复不犯及中下二焦,亦阴阳交接之一法也。丹云:成氏以降,以渴欲饮水,为阳回气暖,欲解之佳兆,殊不知消渴,乃厥阴中之一证。特柯氏注云:水能生木,能制火,故厥阴消渴最宜之,是也。盖曰愈者,非厥阴病愈之义,仅是渴之一证,得水而愈也。汪氏引武陵陈氏,辨篇首消渴,与此条之消渴不同,竟不免牵强耳。

诸四逆厥者,不可下之,虚家亦然。

锡云:诸病而凡四逆厥者,俱属阴寒之证,故不可下。然不特厥逆为不可下,即凡属虚家,而不厥逆者,亦不可下也。张均卫曰:虚家伤寒,未必尽皆厥逆,恐止知厥逆为不可下,而不知虚家虽不厥逆,亦不可下,故并及之。汪云:仲景于后条,虽云热厥者应下之,然方其逆厥之时,下之一法,不轻试也。诸字,是该下文诸厥之条而言,虚家亦然者,言人于未病之前,气血本虚也。丹云:《玉函》从此条以下至篇末,别为一篇题目,辨厥利呕哕病形证治第十。

伤寒先厥,后发热而利者,必自止,见厥复利。

成云:阴气胜则厥逆而利,阳气复则发热,利必自止,见厥则阴气还胜,而复利也。张云:伤寒先厥,后发热而利，言伤寒表证罢，先见厥利而后发热，非阴证始病，便见厥利也。先厥后发热，而利必自止，乃厥阴之常候，下文见厥复利，乃预为防变之辞，设厥利止，而热不已，反见咽痛喉痹，或便脓血，又为阳热有余之证矣。

铁樵按：张注是也，冠以伤寒字，是言厥阴证从传变来，先厥后发热而利，是因厥而利，非因热而利。厥而利，当观热之先后，假使热在后，虽利必自止也。与三三二条合观，则知厥为病进，热为病退，厥则热在里，其脉沉，甚则至于伏，故云热深厥深。热则病向外，其脉浮，故云浮为欲愈，不浮为未愈。

伤寒始发热六日，厥反九日而利，凡厥利者，当不能食，今反能食者，恐为除中原注，一云消中。食以索饼，不发热者，知胃气尚在，必愈，恐暴热来出而复去也。后日脉之，其热续在者，期之旦日夜半愈，所以然者，本发热六日，厥反九日，复发热三日，并前六日，亦为九日，与厥相应，故期之旦日夜半愈。后三日脉之而脉数，其热不罢者，此为热气有余，必发痈脓也食以索饼，《千金翼》，作食之黍饼。后日脉之，成本、《玉函》，作后三日脉之。《玉函》，无所以然以下三十八字。

钱云：自始发热，至夜半愈，是上半截原文，所以然者，至必发痈脓止，乃仲景自为注脚也。但厥反九日而利句下，疑脱复发热三日利止七字，不然，如何下文有恐暴热来出而复去二句。且所以然句下云，发热六日，厥反九日，复发热三日，并前六日，亦为九日，是明明说出，其为脱落无疑矣。然何以知其为复发热利止乎？上条云，先厥后发热，利必自止，况自食索饼后，并不言利，是以知其复发热而利止也。言始初邪入阴厥，而发热者六日，热后厥者九日，是发热止六日，而厥反九日，厥多于热者三日矣，故寒邪在里而下利也。厥后复发热三日，利必自止，大凡厥冷下利者，因寒邪伤胃，脾不能散精以达于四肢，四肢不能禀气于胃而厥，厥则中气已寒，当不能食。今反能食者，似乎胃气已回，但恐为下文之除中，则胃阳欲绝，中气将除，胃中垂绝之虚阳复焰，暂开而将必复闭，未可知也。姑且食以索饼，索饼者，疑即今之条子面，及徽子之类，取其易化也。食后不停滞而发热，则知已能消谷，胃气无损而尚在，其病为必愈也。何也？恐其后发之暴热暂来，出而复去故也。食后三日脉之，而厥后之热续在者，即期之明日夜半愈，所以然者，以其本发热六日，厥反九日，计后三日续发之热又三日，并前六日，亦为九日，与厥相应，为阴阳相均，胜复之气当和，故期之旦日夜半，阴极阳回之候，其病当愈，所谓厥阴欲解时，自丑至卯上也。所谓后三日脉之，其热续在，为阴阳相当而愈，则其热当止矣。若脉仍数，而其热不罢者，此为热气有余，阳邪太过，随其蕴蓄之处，必发痈脓也。汪云：即来复骤去者，此胃中真气得食，而尽泄于外，即名除中，而必死矣。魏云：食索饼以试之，若发热者，何以知其胃气亡，则此热，乃暴来出而复去之热也。即如脉暴出者，知其必死之义也。阴已盛极于内，孤阳外走，出而离阴，忽得暴热，此顷刻而不救之证也。凡仲景言日，皆约略之辞，如此九日之说，亦未可拘，总以热与厥，较其均平耳。如热七八日，厥七八日，亦可，热五六日，厥五六日，俱可不过较量其阴阳盛衰，非定谓必热九日厥九日，方可验准也。柯云：发痈肿，是阳邪外溢于形身，俗所云伤寒留毒者是也。丹云：《金鉴》云，不发热之不字，当是若字，若是不字，即是除中，何以下接恐暴热来出而复去之文也。盖二恐字，皆疑为除中而下之，若是发热，则不可更言恐暴热来出而复去也。此说不可从。又云，方云：索当作素，谓以素常所食之饼饵饲之。一说，无肉曰素。志聪云：索饼，麦饼也，此说非也。刘熙释名云：饼，并也，溲面使合并也。蒸饼、汤饼、蝎饼、髓饼、金饼、索饼之属，皆随形而名之。《缃素杂记》云，凡以面为餐具，皆谓之饼。清来集之《倘湖樵书》云，今俗以麦面之线索而长者，曰面，其圆块而匾者，曰饼，考之古人，则皆谓饼也。汉张仲景《伤寒论》云，食以索饼，饼而云索，乃面耳，此汉人面为饼之一证也。知是钱氏为条子面者，确有依据也。

铁樵按：此条文字冗长，而语气不相续，钱氏补复发热三日利止七字，亦仅就文字上推测，似乎有此七字较顺，然可疑处正多，食以索饼句，简直无此情理，胃气尚在与否，不能假色脉以断之，乃乞灵于索饼之试验，尤无理之甚者。恐暴热句与上文不相接，谓是提笔，属之下文，亦复不类。此外不可解处尚多，犹之读模糊之碑帖，字迹且不明了，无论意义。然若对于字句之支离减裂，不求甚解，第就大段求其神理，欲有可以领会之处。仲景之意，盖谓厥与热，日数恒相当，若厥多于热则病危，若热多于厥则作痈脓。凡厥且利者，利不能食，若能食者为除中。食以索饼句固误，证以此下一条不发热句亦误，盖胃中寒，为除中原因，但当问胃寒与否，与发热无干也。以上所述，为本节意义之可知者，至于厥与热何故相当，自有其理，下文详之。

伤寒脉迟六七日，而反与黄芩汤彻其热，脉迟为寒，今与黄芩汤，复除其热，腹中应冷，当不能食，今反能食，此名除中，必死今与，《玉函》，作而与。此名，《玉函》《千金翼》作此为，钱曰，彻，读为撤。

汪云：脉迟为寒，不待智者而后知也。六七日反与黄芩汤者，必其病初起，便发厥而利，至六七日，阳气回复，乃乍发热，而利未止之时，粗工不知，但见其发热下利，误认以为太少合病，因与黄芩汤彻其热，彻即除也。又脉迟云云者，是申明除其热之误也。成云：除，去也，中胃气也。言邪气太甚，除去胃气，胃欲引食自救，故暴能食也。柯云：除中则中空无阳，反见善食之状，俗云食禄将尽者，是也。程云：对上文看，则食入必发热可知矣。必见下利厥逆发躁等证而死，上条脉数，此条脉迟，是题中二眼目。丹云：《金鉴》云，伤寒脉迟六七日之下，当有厥而下利四字，若无此四字，则非除中证矣。有此四字，始与下文反与芩黄汤之义相属，此说颇有理，然而汪氏太明备，不必补厥而下利四字，而义自通矣。

伤寒先厥后发热，下利必自止，而反汗出，咽中痛者，其喉为痹，发热无汗，而利必自止，若不止，必便脓血，便脓血者，其喉不痹。

汪云：先厥后发热，下利必自止，阳回变热，热邪太过，而反汗出咽中痛者，此热伤上焦气分也。其喉为痹，痹者，闭也。此以解咽中痛甚，其喉必闭而不通，以厥阴经，循喉咙之后，上入颃颡故也。又热邪太过，无汗而利不止，便脓血者，此热伤下焦血分也。热邪泄于下，则不干于上，故云其喉不痹。或问，中寒之邪，缘何变热？余答云：元气有余之人，寒邪不能深入，才着肌表，即便发热，此伤寒也。元气不足之人，寒邪直中阴经，不能发热，此中寒也。寒中厥阴，为阴之极，阴极则阳生，故发热，然亦当视其人之元气何如，若发热则自愈者，元气虽不足，不至太虚，故得愈也。元气太虚之人，不能发热，但厥而至于死者，此真阳脱也。有发热而仍厥者，此阳气虽复而不及，全赖热药以扶之也。有发热而至于喉痹便脓血，如上证者，此阳气虽复而太过，其力不能胜邪热，全赖凉药以平之也。余疑此条证，或于发厥之时，过服热药，而至于此，学者临证，宜细辨之。丹云：汪云，常器之曰，喉痹可桔梗汤，便脓血，可桃花汤，然桃花汤内有干姜，过于辛热，不可用也。如黄芩汤可借用之。张云：便脓血者，白头翁汤，未知何是。

铁樵按：厥阴与少阳同，皆自下而上，第一节气上撞心，即是此节喉痹之理。便脓血，气下陷，下陷即不上冲，故喉不痹。试就本节一为推敲病之形能，可以证明，喉头扁桃腺与汗腺有关系之说；厥而下利，可以证明神经与肠有关系之说，厥阴为肝经，乃涉及神经系之病也。

伤寒一二日至四五日，厥者必发热，前热者后必厥，厥深者热亦深，厥微者热亦微，厥应下之，而反发汗者，必口伤烂赤四五日下，成本，《玉函》，有而字。

程云：伤寒毋论一二日，至四五日，而见厥者，必从发热得之，热在前，厥在后，此为热厥，不但此也。他证发热时不复厥，发厥时不复热，盖阴阳互为胜复也。唯此证，孤阳操其胜势，厥自厥，热仍热，厥深则发热亦深，厥微则发热亦微，而发热中，兼夹烦渴不下利之里证，总由阳陷于内，菀其阴于外，而不相接也。须用破阳行阴之法，下其热，而使阴气得伸，逆者顺矣。不知此二反发汗，是从一二日及发热起见，认为表寒故也。不知热得辛温，而助其升散，厥与热两不除，而早口伤烂赤矣。喻云：前云诸四逆厥者，不可下矣。此云厥应下之者，其辨甚微，盖先四逆而后厥，与先发热而后厥者，其来迥异，故彼云不可下，此云应下之也。以其热深厥深，当用苦寒之药，清解其在里之热，即名为下。如下利谵语，但用小承气汤止耳，从未闻有峻下之法也。若不用苦寒，反用辛甘发汗，宁不引热势上攻，口伤烂赤，与喉痹互意。丹云：喻注云，先四逆而后厥，则似以四逆与厥，分为二证，钱氏于四逆散注，辨厥四逆同一义，极是，当参考。又云：汪云此条，系阳明篇错篇，此说非也。此证固是阳明胃家实，然以其厥者，与厥阴之厥相似，故揭于此篇，与下白虎汤条同意。

铁樵按：厥字不止一种意义，指尖凉，谓之微厥，则厥之甚者，自然是四逆。四逆当温者，与厥阴之四逆不同，可别之为少阴之四逆，与厥阴之四逆。少阴之四逆亡阳为之主，因其脉必沉微而弱，其肤腠必有冷汗。何以故？因阴争于内，阳扰于外，构成阳破阴消之局。四末离中央较远，体温不能输送至于其地，故手冷过肘，脚冷过膝。此种病，若就生理可见者，言之是心房弛张，无力血行，不能及远，故爪下恒见紫色。西医认此为心房衰弱，其治法用强心剂，然结果多不良，因能识生理之浅层，未能识生理之深层也。《内经》以阴阳为说，曰阳者卫外，阴者内守而起亟，此究有若何之意义乎？综观经文所言，如云大块无所凭，大气举之，云藏德不止，故不下，云阳破阴消，阴藏阳密，此其所言，实是爱力。故其论藏府之关系，曰内外雌雄相输，应可谓明明说出，爱力生于热力，故四逆汤于外者，责其内之无热，而以姜、附主治此实能识生理之深层，故其效捷于影响。至于厥阴之四肢冷非里面，无热之谓，乃热向内攻之。谓阳明证有指尖微厥者，其心下必温温欲吐，乃是热向内攻，已于《保赤新书》中详言之矣。少阳证寒热往来，当其寒时，亦肢冷，爪下泛紫色，亦是热向内攻。少阳证之所以寒热往来，简单言之，邪正互相格拒，互为低昂之故。阳明、少阳、厥阴病，各不同，若论厥逆，则同唯热向内攻，就中少阳与厥阴，最为相似因同，是邪正格拒，互为低昂也。惟其是邪正互为低昂故，先厥者必发热，前热者，后必厥，厥深者，热亦深，厥微者，热亦微，假使厥不复热，成一往不返之局，则其人已死，不名为厥矣。生气未尽照例不死，故见厥时，其后之发热，可以预，必阳明与少阴异者，为其不寒热往来，少阳与厥阴异者，因有虚实之辨。所谓三阳皆实，三阴皆虚，少阴之四逆脉微多汗，厥阴之四逆脉沉不汗也。汗之而必口伤烂赤者，厥阴主肝，其专责是调节偏身之血。厥阴病，则血无不病，本患荣枯，血少复强责其寒，则津液枯竭，腺体起异，常变化肝胆皆上逆，故病症独见于咽喉口舌。惟云厥当下之，却有疑义，详厥字之意义，四逆谓之厥，猝然不省人事，亦谓之厥。《内经》所谓厥颠疾，所谓下厥上冒，皆属此种。凡如此之厥，有可以攻下之理，若热向内攻之厥，无可以攻下之理，何以故？厥之所以能复，因正气能抗病热，深厥者，病气胜而正气负也；厥止发热者，病气负而正气伸也。惟其是正气得伸，故先厥后发热。日数相应者，知其病之将愈，既如此，则扶正达邪之不暇，奈何下之？下之比之下井投石，正虚邪陷矣。若云是下厥上冒之厥，亦非仅仅攻下可以济事者，且与热深厥深，是两种病，岂得混为一谈。此条文气，确是伤寒论原文，且言病理处，均极正当明白，惟此下字不可解，亦不可为训。今之婴儿发热，手足微厥，经儿科用攻下致内陷不救者，习见不鲜，即使此条真为仲景原文，亦当存疑。

伤寒病厥五日，热亦五日，设六日当复厥，不厥者自愈，厥终不过五日，以热五日，故知自愈。

鉴云：伤寒邪传厥阴，阴阳错杂为病。若阳交于阴，是阴中有阳，则不厥冷；阴交于阳，是阳中有阴，则不发热。惟阴盛不交于阳，阴自为阴，则厥冷也；阳亢不交于阴，阳自为阳，则发热也。盖厥热相胜则逆，逆则病进；厥热相平则顺，顺则病愈。今厥与热日相等，气自平，故知阴阳和，而病自愈也。喻云：厥终不过五日以下三句，即上句注脚。程云：云自愈者，见厥热已平，其他些少之别证，举不足言矣。魏云：厥热各五日，皆设以为验之辞，俱不可以日拘，如算法设为问答，以明其数，使人得较量其亏盈也。厥之本于肝，忽发热忽厥，亦犹少阳往来寒热之义也。阳经病本于府，病浅在表，阴经病本于藏，病深在里，此所以为时之久暂不同也。观于疟证之一日、间日、三日，发之迟速不同，则少阳之往来寒热，厥阴之忽热忽厥，皆肝经藏之本然也。

铁樵按：似当作热终不过五日，以厥五日，故知自愈，因此条之主意，只在说明热与厥相当，热之日数，如其厥之日数。

凡厥者，阴阳气不相顺接，便为厥，厥者，手足逆冷者是也成本、《玉函》，冷者之者无。

魏云：凡厥者，其间为寒为热不一，总由肝脏受病，而筋脉隧道，同受其患，非阴盛而阳衰，阳为寒邪所陷，则阳盛而阴衰，阴为热邪所阻，二气之正，必不相顺接交通，寒可致厥，热亦可致厥也。言凡厥者，见人遇厥，当详谛其热因寒因，而不可概论混施也。夫厥之为病何况，手足逆冷，是为厥也。在阴经诸证，原以手足温冷分寒热，今凡厥俱为手足逆冷，则是俱为寒，而非热矣。不知大寒似热，大热似寒，在少阴已然，至厥阴之厥证，阴阳凡不顺接，皆厥也。又岂可概论寒邪，反混施也。此仲景就厥阴病中，厥之一证，令人详分寒热，便于立法以出治也。

铁樵按：阴阳不相顺接，是古人从病能体会而得，自今日言之，直是神经变硬之渐，惟其是神经变硬，故泄泻无度，或便脓血，而其机之初见者，则在厥之见症。

伤寒脉微而厥，至七八日肤冷，其人躁无暂安时者，此为藏厥，非蛔厥也。蛔厥者，其人当吐蛔，令病者静，而复时烦者，此为藏寒。蛔上入其膈，故烦，须臾复止，得食而呕，又烦者，蛔闻食臭出，其人当自吐蛔。蛔厥者，乌梅丸主之，又主久利。非蛔厥也，成本，作非为蛔厥也。王肯堂校本《千金翼》作死一字。令病者，《玉函》作今病者。成本、《玉函》，时烦下，无者字；上入下，无其字。又主久利四字，《玉函》无，《千金翼》，为细注。

鉴云：伤寒脉微而厥，厥阴脉证也，至七八日不回，手足厥冷，而更痛身肤冷，躁无暂安之时者，此为厥阴阳虚阴盛之藏厥，非阴阳错杂之蛔厥也。若蛔厥者，其人当吐蛔。今病者静，而复时烦，不似藏厥之躁无暂安时，知蛔上膈之上也。故其烦须臾复止也。得食而吐，又烦者，是蛔闻食臭而出，故又烦也。得食蛔动而呕，蛔因呕吐而出，故曰其人当自吐蛔也。蛔厥，主以乌梅丸，又主久利者，以此药性味酸苦辛温，寒热并用，能解阴阳错杂，寒热混淆之邪也。喻云：脉微而厥，则阳气衰微可知，然未定其为藏厥蛔厥也。惟肤冷而躁无暂安时，乃为藏厥，用四逆汤及灸法，其厥不回者死。柯云：藏厥蛔厥，细辨在烦躁，藏寒则躁而不烦，内热则烦而不躁，其人静而时烦，与躁而无暂安者，迥殊矣。此与气上撞心，心中疼热，饥不能食，食即吐蛔者，互文以见意也。看厥阴诸证，与本方相符，下之利不止，与又主久利句合，则乌梅丸，为厥阴主方，非只为蛔厥之剂矣。魏云：此为藏寒，此藏字即指胃，《内经》十二藏，并府以言藏也。其蛔因胃底虚寒，浮游于上，故有易吐之势。丹云：金鉴云，此为藏寒之此字，当是非字，若是此字，即是藏厥，与辨蛔厥之义不属，此说误矣。盖此证膈热胃寒，蛔避寒就温，故上入其膈也。若果非藏寒，则乌梅丸中，宜不用附子、干姜、桂枝、蜀椒之辛热，柯氏亦误作非藏寒，抑何不思之甚也。

总病论，藏厥，宜四逆汤辈，极冷服之。

乌梅丸方：乌梅一百枚成本，枚作个，细辛六两，干姜十两，黄连十六两成本，作一斤。《千金》，作十两，当归四两，附子六两炮，去皮。方周魏吴，病作六枚。成本，此与桂枝，脱去皮字，蜀椒四两去汗，桂枝去皮六两，人参六两，黄柏六两，《千金》云，一方用麦柏。上十味，异捣筛，合治之，以苦酒渍乌梅一宿，去核，蒸之五斗米下，烦熟捣成泥，和药令相得，内臼中，与蜜杵二千下，丸如梧桐子大，先食饮服十丸，日三服，稍加至二十丸，禁生冷滑物臭食等成本，丸字，并作员。渍，志聪、锡驹作浸。《千金》，五斗米作五升米；泥作塈；和药作盘中搅三字。饭熟下,《玉函》,有取字;臭食,作食臭。

吴云:此方主胃气虚,而寒热错杂之邪,积于胸中,所以蛔不安,而时时上攻,故仍用寒热错杂之味治之。方中乌梅之酸以安胃,蜀椒之辛以泄滞,连柏之苦以降气,盖蛔闻酸则定,见辛则伏,遇苦则降,其他参、归以补气血之虚寒,姜、附以温胃中之寒饮,若无饮则不呕逆,蛔亦不上矣。辛桂以祛陷内之寒邪,若无寒邪,虽有寒饮,亦不致呕逆;若不呕逆,则胃气从虚,亦不致蛔厥。

程云:名曰,安蛔,实是安胃,故并主久利,见阴阳不相顺接,厥而下利之证,皆可以此方括之也。《内一方议》云,蛔厥者,乃多死也。其人阳气虚微,正元衰败,则饮食之物不化精,反化而为蛔虫也。蛔为阴虫,故知阳微而阴胜,阴胜则四肢多厥也。若病者时烦时静,得食而呕,或口常吐苦水,时又吐蛔者乃蛔证也。又腹痛,脉反浮大者,亦蛔证也。有此当急治,不治杀人,故用乌梅为君,其味酸能胜蛔,以川椒、细辛为臣,辛以杀虫,以干姜、桂枝、附子为佐,以胜寒气,而温其中,以黄连黄柏之苦以安蛔,以人参、当归之甘,而补缓其中,各为使,且此蛔虫为患,为难比寸白等,剧用下杀之剂,故得胜制之方也。《千金方》,治冷痢久下,乌梅圆即本方。

伤寒热少微厥原注,一作梢,头寒,嘿嘿不欲食,烦躁数日,小便利,色白者,此热除也。欲得食,其病为愈,若厥而呕,胸胁烦满者,其后必便血成本,《玉函》,微厥作厥微。《千金翼》,指头作梢头。

程云:热既少厥微,而仅指头寒,虽属热厥之轻者,然热与厥并现,实与厥微热亦微者,同为热厥之例,故阴阳胜复。虽以揣摩,但以嘿嘿不欲食,烦躁,定为阳胜不欲食似属寒,以烦躁知其热。小便利色白,欲得食,定为阴复,盖阴阳不甚在热厥上显出者,如此证,热虽少,而厥则不仅指头寒,且不但嘿嘿不欲食,而加之呕,不但烦躁,而加之胸胁满,则自是厥深热亦深之证也。微阴当不能自复,必须下之,而以破阳行阴为事矣。苟不知此,而议救于便血之后,不已晚乎?此条下半截曰:小便利色白,则上半截,小便短色赤,可知是题中二眼目。嘿嘿不欲食,欲得食,是二眼目;胸胁满、烦躁,与热除,是二眼目;热字包有烦躁等证,非专指发热之热也。丹云:汪云,《补亡论》郭白云云,热不除而便血,可犀角地黄汤。柯云:此少阳半表半里证,微者小柴胡和之,深者大柴胡下之,案以上二说,恐与经旨畔矣。

铁樵按:此节是热微厥微,程注当,柯喻二说亦当,并不与经旨相畔。小便色白,即是色清,并非白如米泔。厥阴是肝经,胸胁是肝经之部位,厥呕烦满,是肝热之病症,便血当是尿血,以对于小便利色白说,盖病退则小便利色白,病进则尿血也。

病者手足厥冷,言我不结胸,小腹满,按之痛者,此冷结在膀胱关元也。

鉴云:病者手足厥冷,言我不结胸,是谓大腹不满,而惟小腹满,按之痛也。论中有小腹满,按之痛,小便自利者,是血结膀胱证。小便不利者,是水结膀胱证。手足热,小便赤涩者,是热结膀胱证。此则手足冷,小便数而白,知是冷结膀胱证也。程云:发厥,虽不结胸,而小腹满,实作痛结,则似乎可下。然下焦之结多冷,不比上焦之结多热也。况手足冷,上焦不结,惟结膀胱关元之处,故曰冷结也。钱云:关元者,任脉穴也,在脐下三寸,亦穴之在小腹者。总指小腹满痛而言,故谓冷结在膀胱关元也。柯云:当知结胸证,有热厥者。汪云:《补亡论》庞安时云,宜灸关元穴。据图经云,关元一穴,系腹部中行,在脐下三寸,足三阴任脉之会,治脐下疠痛,灸之良,可百壮,愚以灸关元,而膀胱之冷结自解矣。丹云:《总病论》删言我不结胸五字,似是。《伤寒蕴要》云,小腹,下焦所治,当膀胱上口,主分别清浊,或用真武汤。

铁樵按:冷结膀胱句,冷字有疑义,当是热字,冷为虚,热为实,实者拒按,虚则不拒按,且就病能言之,亦是热结。惟其热结,所以手足厥冷,若寒在小腹,痛而不拒按且下利矣。膀胱关元,泛指地位,言其处是三阴任脉之会,有血结者,其病是癥瘕慢性,吾曾值此症,治以温药,兼用柴胡、鳖甲而愈,则冷结云者,实是血结,金鉴程氏之说,皆可商矣。

伤寒发热四日,厥反三日,复热四日,厥少热多者,其病当愈,四日至七日,热不除者,必便脓血《玉函》,无两者字,便作清。成本,无上者字,热不除者下有其后二字。

鉴云:伤寒邪在厥阴,阳邪则发热,阴邪则厥寒,阴阳错杂,互相胜复,故或厥或热也。伤寒发热四日,厥亦四日,是相胜也。今厥反三日,复热四日,是热多厥少,阳胜阴退,故其病当愈也。当愈不愈,热仍不止,则热郁于阴,其后必便脓血也。丹云:汪云,《补亡论》常器之云,可桃花汤,误矣。愚以仲景黄芩汤可借用之,案此说未知是否。

铁樵按:先厥后热,病向外达,故厥热日数相当,其病自愈,若热过当,则便脓血矣。便脓血,即是痢,是转属病,当白头翁汤,黄芩汤非其治,无效。桃花汤可治藏厥之利,不能治热陷下利。丹氏亦未能根本解决,故有黄芩汤之说。

伤寒厥四日,热烦三日,复厥五日,其病为进,寒多热少,阳气退,故为进也喻本、程本、魏本、《金鉴》,并接前条为一条。

方云:此反上条而言,进加重也。程云:厥阴少阳,一藏一府,少阳在三阳为尽,阳尽则阴生,故有寒热之往来。厥阳在三阴为尽,阴尽则阳生,故有厥热之胜复。凡遇此证,不必论其来自三阳,起自三阴,只论厥与热之多少,热多厥少,知为阳胜,阳胜病当愈。厥多热少,知为阴盛,阴胜病日进。热在后而不退则为阳过胜,过胜而阴不能复,遂有便血诸热证;厥在后而不退,则为阴过胜,过胜而阳不能复,遂有亡阳诸死证;所以调停二者,治法须合乎阴阳进退之机,阳胜宜下,阴胜宜温,若不图之于早,坐令阴竭阳亡,其死必矣。

汪云:《补亡论》常器之云,可四逆汤,待其热退寒进,厥不复热者,始可用之。

铁樵按:阳胜宜下,阴胜宜温两语,似是而非,待其热退寒进,厥不复热时,始可用四逆汤,真是梦话。因不知热厥与藏厥之理,故有此等谬说。

伤寒六七日,脉微,手足厥冷,烦躁,灸厥阴,厥不还者死脉上,《玉函》《千金翼》,有其字。微,《千金翼》,作数。

鉴云:此详申厥阴藏厥之重证也。伤寒六七日,脉微,手足厥冷烦躁者,是厥阴阴邪之重病也。若不图之于早,为阴消阳长之计,必至于阴气浸浸而盛,厥冷日深,烦躁日甚,虽用茱萸、附子、四逆等汤,恐缓不及事,惟当灸厥阴,以通其阳,如手足厥冷,过时不还,是阳已亡也,故死。程云:脉微厥冷而烦躁,是即前条中所引藏厥之证,六七日前无是也。汪云:烦躁者,阳虚而争,乃藏中之真阳欲脱,而神气为之浮越,故作烦躁。常器之云,可灸太冲穴,以太冲二穴,为足厥阴脉之所注,穴在足大指下后二寸,或一寸半陷中,可灸三壮。武陵陈氏云,灸厥阴,如关元、气海之类。丹云:宗印云,此当灸厥阴之荣穴、会穴,行闻章门是也。关元、百会亦可,案今验气海、关元,为得矣。

铁樵按:此条是藏厥症,兼见少阴亡阳证,必有汗,脉微不当躁,脉微而躁,是阴躁,其里无热,故知当阳亡于外而有汗,此下一条亦藏厥。

伤寒发热,下利厥逆,躁不得卧者死。

喻云:厥证但发热则不死,以发热则邪出于表,而里证自除,下利自止也。若反下利厥逆,烦躁有加,则其发热,又为阳气外散之候,阴阳两绝,亦主死也。

伤寒发热,下利至甚,厥不止者死《玉函》无此条。

成云:《金匮要略》曰,六府气绝于外者,手足寒,五藏气绝于内者,利下不禁。伤寒发热,为邪气独甚,下利至甚,厥不止,为府藏气绝,故死。钱云:发热则阳气已回,利当自止,而反下利至甚,厥冷不止者,是阴气盛极于里,逼阳外出,乃虚阳浮越于外之热,非阳回之发热,故必死矣。

铁樵按:此条是纯厥阴证,神经变硬,胃肠全无固摄力,故洞泄无度,厥不复还。

伤寒六七日不利,便发热而利,其人汗出不止者死,有阴无阳故也《玉函》:不利作不便利;便字作忽。

魏云:伤寒六七日不下利,此必阳微之证于他端也。而人不反觉,遂延误其扶阳之方,其人忽而发热,利行出汗且不止,则孤阳为盛阴所逼,自内而出亡于外,为汗为热,自上而随阴下泄为利,顷刻之间,阳不守其宅,阴自独于里,有阴无阳而死。倘早为图,维何致噬脐莫追乎?锡云:王元成曰,厥阴病发热不死,此三节,发热亦死者,首节在躁不得卧,次节在厥不止,三节在汗出不止。

铁樵按:汗出不止,利不止,皆是神经变硬,所谓阴阳不相顺接,利在肠,汗在汗腺。

后按:是亦汗与利相应,此种当以涣汗、自汗当之。心房肥大症亦有汗出不止者,亦是死证,其理同也。

伤寒五六日,不结胸腹濡,脉虚复厥者,不可下,此亡血,下之死成本、《玉函》:亡上,有为字。《千金翼》:作不可下之,下之亡血死。

程云:诸四逆厥之不可下者,已条而析之矣,更得言夫虚家亦然之故。伤寒五六日,外无阳证,内无胸腹证,脉虚腹厥,则虚寒二字,人人知之,谁复下者,误在肝虚则燥,而有闭证,寒能涩血故也。故曰此为亡血,下之死。丹云:方云,亡与无通,钱本改原文作无血。《金鉴》云,结胸二字,当是大便二字,不结胸腹濡,脉虚复厥,皆无可下之理,而曰不可下,何所谓邪?案以上数说,不可从。程注觉允当矣。

铁樵按:此条亦文字不顺,病理不合,热厥之证,无可下之理,前已详辨之,此处忽着一不可下,似乎有意掩着,盖此处云不可下。若曰其他厥逆,固当下也。岂知仲景所谓不可下,必庸手认为可下,而其病实不可下者,方以不可下戒之,若尽人知为不可下,则不须多此告诫也。故腹濡脉虚而议下,无此理。腹濡脉虚之下,赘不可下,尤无此理,且仅云腹濡脉虚,亦岂是亡血之证。疑此等处,皆彼江南诸师,密仲景书者为之,非原文也。

发热而厥,七日下利者,为难治发上,《玉函》《千金翼》有伤寒二字。

钱云:厥多而寒盛于里,复至下利,则腔腹之内,藏府经络,纯是阴邪,全无阳气,虽真武、四逆、白通等温经复阳之法,恐亦未能挽回阳气,故曰难治。志云:上文五节,言热,言厥,言下利,或病五六日,或病六七日,此节乃通承上文死证之意而言。发热而厥,至七日而犹然下利者,病虽未死,亦为难治,上文言死证之已见,此言未死之先机。

伤寒脉促,手足厥逆,可灸之原注,促,一作纵。成本、《玉函》,逆下有者字。

喻云:伤寒脉促,则阳气局促可知,更加手足厥逆,其阳必为阴所格拒,而不能返,故宜灸以通其阳也。丹云:汪引常器之云,灸太冲穴,未知是否。

伤寒脉滑而厥者,里有热,白虎汤主之成本、《玉函》,热下,有也字。

钱云:滑者,动数流利之象,无沉细微涩之形,故为阳脉。乃伤寒郁热之邪在里,阻绝阳气,不得畅达于四肢而厥,所谓厥深热亦深也。鉴云:伤寒脉微细,身无热,小便清白而厥者,是寒虚厥也,当温之。脉乍紧,身无热,胸满而烦,厥者,是寒实厥也,当吐之。脉实,大小便闭,腹满硬痛而厥者,热实厥也,当下之。今脉滑而厥,滑为阳脉,里热可知,是热厥也。然内无腹满痛、不大便之证,是虽有热,而里未实,不可下而可清,故以白虎汤主之。印云:此章因厥故,复列于厥阴篇中,亦非厥阴之本病也。《活人书》云,热厥者,初中病,必身热头痛外,别有阳证。至二三日,乃至四五日,方发厥,其热厥者,厥至半日,却深热,盖热气深,则方能发厥,须在二三日后也。若微厥,即发热者,热微故也。其脉虽沉浮,按之而滑,为里有热,其人或畏热,或饮水,或扬手掷足,烦躁不得眠,大便秘,小便赤,外证多昏聩者,知其热厥,白虎汤。又有下证悉具,而见四逆者,是失下后,血气不通,四肢便厥,医人不识,却疑是阴厥,复进热药,祸如反掌,大抵热厥,须脉沉伏而滑,头上有汗,其手虽冷,时复指爪温,须便用承气汤下之,不可拘忌也。

手足厥寒,脉细欲绝者,当归四逆汤主之《玉函》《千金翼》,作脉为之细绝,无者字。

钱云:四肢为诸阳之本,邪入阴经,致手足厥而寒冷,则真阳衰弱可知,其脉微细欲绝者,《素问》脉要精微论云,脉者,血之府也。盖气非血不附,血非气不行,阳气既已虚衰,阴血自不能充实,当以四逆汤,温复其真阳,而加当归以荣养其阴血,故以当归四逆汤主之。

当归四逆汤方

当归三两,桂枝三两去皮,芍药三两,细辛三两《玉函》作一两,甘草二两炙,通草二两,大枣二十五枚擘,一法十二枚,成本,作个。上七味,以水八升,煮取三升,去渣,温服一升,日三服。

钱云:手足厥寒,即四逆也,故当用四逆汤,而脉细欲绝,乃阳衰而血脉伏也。故加当归,是以名之曰当归四逆汤也。不谓方名虽曰四逆,而方中并无姜、附,不知可以挽回阳气,是以不能无疑也。恐是历年久远,散失遗亡,讹舛于后人之手,未可知也。从来注伤寒家,皆委曲顺解,曾不省察其理,亦何异于成氏之随文顺释乎?柯云:此条证为在里,当是四逆本方加当归,如茯苓四逆之例,若反用桂枝汤攻表,误矣!既名四逆汤,岂得无姜、附。

若其人内有久寒者,宜当归四逆加吴茱萸生姜汤。

钱云:此承上文言,手足厥寒,脉细欲绝,故当以当归四逆治之矣。若其人平素内有久寒者,而又为客热所中,其涸阴沍寒,难于解散,故更加吴茱萸之性燥苦热,及生姜之辛热以泄之,而又以清酒,扶助其阳气,流通其血脉也。

当归四逆加吴茱萸生姜汤方:当归三两,芍药二两炙,《玉函》作三两,通草二两《玉函》作三两,桂枝三两去皮,细辛三两,生姜半斤切,《千金翼》作八两,方、周、钱、鉴作三两,茱萸二升《玉函》《千金翼》,作吴茱萸二两,方、周、钱、鉴作半升,大枣二十五枚擘。上九味,以水六升,清酒六升,和煮取五升,去渣,温分五服原注,一方,水酒各四升。《玉函》《千金翼》并用水酒,各四升。

柯云:此本是四逆,与吴茱萸相合,而为偶方也。吴茱萸配附子,生姜佐干姜,久寒始去,严氏济升方、通脉四逆汤,治霍乱多寒、肉冷脉绝,即本方加附子。

大汗出,热不去,内拘急,四肢疼,又下利厥逆而恶寒者,四逆汤主之《千金翼》,无内字,又作若。

鉴云:通身大汗出,热当去矣,热仍不去,而无他证,则为邪未尽而不解也。今大汗出热不去,而更见拘急肢疼,且下利厥逆而恶寒,是阳亡于表,寒盛于里也,故主四逆汤,温经以胜寒,回阳而敛汗也。汪云:内拘急,此寒气深入于里,寒主收引,当是腹以内拘急。丹云:案方氏云,内拘急,四肢疼者,亡津液而骨气不利也。乃以内拘急,为手足拘急,然内字不妥帖。

大汗若大下利,而厥冷者,四逆汤主之《玉函》《千金翼》,汗下,有出字。

钱云:上条大汗出,而热不去,此条大汗出,而不言热,是无热矣。或曰上文下利厥逆而恶寒,且多内拘急四肢疼之证,此条亦大下利厥冷,而不恶寒,其不言热,乃阳气犹未飞越于外,得毋较前为稍轻乎?曰无热则阳气更微,大下利则阴邪更盛,故亦以四逆汤主之。丹云:案《玉函》经,此下有两条,曰表热里寒者,脉虽沉而迟,手足微厥,下利清谷,此里寒也。所以阴证亦有发热者,此表热也。曰表寒里热者,脉必滑,身厥舌干也。所以少阴恶寒而踡,此表寒也。时时自烦,不欲厚衣,此里热也。

铁樵后按：以上两条只是一条，是亡阳之甚者。

病人手足厥冷，脉乍紧者，邪结在胸中，心下满而烦，饥不能食者，病在胸中，当须吐之，宜瓜蒂散辨可吐篇，乍紧作乍结。成本、《玉函》，心下作心中。

印云曰：病人者，非厥阴之为病，而亦非外受之寒邪也。以手足厥冷，故列于厥阴篇中。鉴云：病人手足厥冷，若脉微而细，是寒虚也。寒虚者，可温可补，今脉乍紧劲，是寒实也。寒实者，温宜吐也。时烦吐蛔，饥不能食，是病在胸中也。寒饮实邪，壅塞胸中，则胸中阳气，为邪所遏，不能外达四肢，是以手足冷厥，胸满而烦，饥不能食也。当吐之，宜瓜蒂散，涌起在上之邪，则满可消，而厥可回矣。

伤寒厥而心下悸，宜先治水，当服茯苓甘草汤，却治其厥。不尔，水渍入胃，必作利也成本、《玉函》，悸下，有者字。服，《玉函》作与。

钱云：《金匮》云，水停心下，甚者则悸，太阳篇中，有饮水多者，心下必悸。此二语，虽皆仲景本文，然此条并不言饮水，盖以伤寒见厥，则阴寒在里，里寒则胃气不行，水液不布，必停蓄于心下，阻绝气道，所以筑筑然而悸动，故宜先治其水，当服茯苓甘草汤，以渗利之。然后却与治厥之药，不尔，则水液既不流行，必渐渍入胃，寒厥之邪在里，胃阳不守，必下走而作利也。汪云：郭雍云，以四逆汤治厥。鉴云：《伤寒》太阳篇，汗出表未知，小便不利，此条伤寒表未解，厥而心下悸，二证皆用茯苓甘草汤者，盖因二者见证虽不同，而里无热，表未知，停水则同也。故一用之谐和荣卫以利水，一用之解表通阳以利水，无不可也。此证虽不曰小便不利，而小便不利之意自在，若小便利，则水不停，而厥悸属阴寒矣，岂宜发表利水耶？又云：厥而心下悸者之下，当有以饮水多四字，若无此四字，乃阴盛之悸，非停水之悸矣，何以即知是水，而曰宜先治水耶？丹案，此说近是。汪氏周氏，以此条证，为热厥兼水，误矣。

伤寒六七日，大下后，寸脉沉而迟，手足厥逆，下部脉不至，喉咽不利，唾脓血，泄利不止者，为难治，麻黄升麻汤主之《玉函》无而字，喉咽，作咽喉，成本同。《千金翼》无寸字。

柯云：寸脉沉迟，气口脉平矣，下部脉不至，根本已绝矣。六府气绝于外者，手足寒，五藏气绝于内者，利下不禁，喉咽不利，水谷之道绝矣。汁液不化，而成脓血，下濡而上逆，此为下厥上竭，阴阳离决之候，生气将绝于内也。麻黄升麻汤，其方味数多，而分两轻，重汗散而畏温补，乃后世粗工之伎，必非仲景方也。此证此脉，急用参附以回阳，尚恐不救，以治阳实之品，治亡阳之证，是操戈下石矣。敢望其汗出而愈哉，绝汗出而死，是为可必，仍附其方，以俟识。

麻黄升麻汤方：麻黄二两半去节，升麻一两一分，当归一两一分《玉函》升麻、当归，各一两六铢，《千金翼》同，知母十八铢　黄芩十八铢　葳蕤十八铢一作菖蒲，芍药六铢，天门冬六铢去心，《玉函》《千金翼》作麦门冬，桂枝六铢，茯苓六铢，甘草六铢炙，石膏六铢碎，绵裹，白术六铢，干姜六铢。上十四味，以水一斗，先煮麻黄一两沸，去上沫，内诸药，煮取三升，去渣，分温三服，相去如炊三斗米顷，令尽，汗出愈。

丹云：此条，证方不对。注家皆以为阴阳错杂之证，回护调停，为之诠释，而柯氏断然为非仲景真方，可谓千古卓见，兹不敢繁引诸说云。又案《外台》引《小品》，载本方，方后云，此张仲景《伤寒论》方。《伤寒选录》曰：此药之大者，若瘟毒瘴利，表里不分，毒邪沉炽，或咳或脓或血者，宜前药。

伤寒四五日，腹中痛，若转气下趣少腹者，此欲自利也。此，《玉函》作为。趣，《正脉》本作趋，诸本同，唯方本作趣。

钱云：伤寒四五日，邪气入里，传阴之时也。腹中痛，寒邪入里，胃寒而太阴脾土病也。转气下趋少腹者，言寒邪盛，而胃阳不守，水谷不别，声响下奔，故为欲作自利也。周云：愚案腹中痛，又何以知是虚寒，若火痛，必自下逆攻而上，若热痛，必胸结烦满而实，故下气转趋，知为寒欲利无疑也。

伤寒本自寒下,医复吐下之,寒格更逆吐下,若食入口即吐,干姜黄芩黄连人参汤主之复吐下之,《玉函》《千金翼》《全书》作复吐之。《玉函》,无若字,即吐作即出者。《千金翼》,寒格上,有而字。

王云：案本自寒下,恐是本自吐下,玩复字可见,盖胃寒则吐,下寒则利,胃寒者不宜吐,医反吐之,则伤胃气,遂成寒格。下文文气不贯,当有阙文。鉴云：经论中,并无寒下之病,亦无寒下之文,玩本条下文,寒格更逆吐下,可知寒下之下字,当是格字,文义始属,注家皆释胃寒下利,不但文义不属,且与芩、连之药不合。丹云、柯本删更逆吐下四字,要之此条,必有误脱。

干姜黄芩黄连人参汤方：干姜、黄芩、黄连、人参各三两。上四味,以水六升,煮取二升,去渣,分温再服。

柯云：伤寒吐下后,食入口即吐,此寒邪格热于上焦也。虽不痞硬,而病本于心,故用泻心之半,调其寒热,以至和平。去生姜半夏者,心下无水气也。不用甘草大枣者,呕不宜甘也。鉴云：朝食暮吐,脾寒格也。食入即吐,胃热格也。寒格,当以理中汤,温其太阴,加丁香降其寒逆,可也。热格,当用干姜、人参安胃,黄连、黄芩降胃火也。丹云：《金匮》,食已即吐者,大黄甘草汤主之。《金鉴》注文,与此条意同。《保幼大全》,四味人参汤,治伤寒脉迟,胃冷呕吐,即本方。

下利有微热而渴,脉弱者,令自愈令,成本作今,《玉函》无。

程云：下利脉绝者死,脉实者亦死,必何如而脉与证合也。缘厥阴下利,为阴寒胜,微热而渴,则阳热复也。脉弱,知邪已退,而经气虚耳,故令自愈。钱云：脉弱者,方见其里气本然之虚,无热气太过,作痈脓便脓血及喉痹口伤烂赤之变,故可不治,令其自愈也。若或治之,或反见偏胜耳。丹云：汪氏魏氏周氏,以此条证,为传经热利,误矣。《溯洄集》云：六经病篇必非叔和所能赞辞也。但厥阴经中,下利呕哕诸条,却是叔和因其有厥逆而附,遂并无厥逆而同类者,亦附之耳。

下利脉数,有微热汗出,令自愈,设复紧为未解原注,一云,设脉浮复紧。《千金翼》有作若。令,成本作今,《玉函》《千金翼》作者。

成云：下利,阴病也。脉数,阳脉也。阴病见阳脉者生,微热汗出,阳气得通也。利必自愈,诸紧为寒,设复脉紧,阴气犹胜,故云未解。

铁樵后按：此即胜负顺逆之说。

下利,手足厥冷,无脉者,灸之不温,若脉不还,反微喘者死《玉函》,若作而。

钱云：阴寒下利,而手足厥冷,至于无脉,是真阳已竭,已成死证,故虽灸之,亦不温也。若脉不还,反见微喘,乃阳气已绝,其未尽之虚阳,随呼吸而上脱,其气有出无入,故似喘非喘而死矣。汪云：喘非灸所致,阳气不因灸复,则绝证以次第而至。《尚论篇》云,孤阳随火气上逆而脱,误矣。此条仲景不言当灸何穴,常器之云,当灸关元、气海二穴。

少阴负趺阳者,为顺也原本及《千金翼》、志聪本、锡驹本,接前条。今据成本,及《玉函》,分为别条。

钱云：少阴负趺阳句,疑有脱字。不然,何至词不达意邪。前注皆以少阴为水,趺阳为土,恐土不能制水,得以泛溢而为呕吐下利,予其权于土,土强则水有制,而平成可几丹案：此喻注,盖本成注,方意亦同。愚恐尤未合于至理,夫少阴,肾也。水中有火,先天之阳也。趺阳,胃脉也。火生之土,后天之阳也。此承上文下利而言,凡少阴证中,诸阳虚阴盛之证,而至于下利,及下利清谷之证,皆由寒邪太盛,非惟少阴命门,真火衰微,且火不能生土,中焦胃脘之阳不守,故亦败泄而为下利。少阴脉虽微细欲绝,而为阴寒所胜,则为少阴之真阳负矣。若趺阳脉尚无亏损,则是先天之阳,虽为寒邪直所郁伏,而后天胃脘之阳尚在,为真阳尤未磨灭,所谓有胃气者生,故为顺也。若趺阳亦负,则为无胃气而死矣。丹云：此条未妥帖,钱注稍觉稳当,柯氏删之,盖有所见也。

铁樵按:阳明篇互相克贼,名曰负也。是钱注所本,从柯氏删去,亦未尝不可,究竟不甚可解。又厥阴篇与前文多有反复痕迹,本条之外,如躁烦下利各条,与太阳篇中藏结证亦近似,皆不无错简伪脱在内。

下利寸脉反浮数,尺中自涩者,必清脓血。

成云:下利者,脉当沉而迟,反浮数者,里有热也。涩为无血,尺中自涩者,肠胃血散也。随利下必便脓血,清与圊通。《脉经》曰:清者,厕也丹案,《脉经》,引《四时经》注。汪云:热利而得数脉,非反也。得浮脉则为反矣。兹者寸反浮数,此在里之邪热,不少敛也。尺中涩者,阴虚也。阳邪乘阴分之虚,则其血必瘀,而为脓血,常器之云:宜桃花汤。误矣! 愚意云:宜以仲景黄芩汤代之。丹云:柯氏以此条,属白头翁汤部,似是。王云:黄连阿胶汤,亦得。

下利清谷,不可攻表,汗出必胀满表上,《玉函》有其字。

成云:下利者,脾胃虚也。胃为津液之主,发汗亡津液,则胃气愈虚,必胀满。程云:下利清谷,此为里虚,反攻其表,则汗出而阳从外泄,浊阴得内填,胀满所由来也。汗剂,所以发邪阳之在表也。表若无邪,必拔及里阳而外泄,遂生内寒。汪云:郭白云云,宜通胀四逆汤。

铁樵按:程注说生内寒之理,甚精。

下利脉沉弦者,下重也。脉大者为未止,脉微弱数者,为欲自止,虽发热,不死也字《玉函》无,《千金翼》作其。

汪云:此辨热利之脉也。脉沉弦者,沉主里,弦主急,故为里急后重,如滞下之证也。脉大者,邪热甚也。经云大则病进,故为利未止也。脉微弱数者,此阳邪之热已退,真阴之气将复,故为利自止也。下利一候,大忌发热,兹者脉微弱而带数,所存邪气有限,故虽发热,不至死耳。鉴云:有此可知滞下脉大,身热者必死也。舒云:按厥阴下利,法当分辨阴阳,确有所据,对证用药,无不立应,但言脉者,玄渺难凭,吾不敢从。

下利脉沉而迟,其人面少赤,身有微热,下利清谷者,必郁冒,汗出而解,病人必微厥,所以然者,其面戴阳,下虚故也。

汪云:下利脉沉而迟,里寒也。所下者清谷,里寒甚也。面少赤,身微热,下焦虚寒,无根失守之火,浮于上越于表也。以少赤微热之故,其人阳气虽虚,犹能与阴寒相争,必作郁冒汗出而解。郁冒者,头目之际,郁然昏冒,乃真阳之气,能胜寒邪,里阳回而表和顺,故能解也。病人必微厥者,此指未汗出郁冒之时而言,面戴阳系下虚,此申言面少赤之故。下虚,即下焦元气虚。按仲景,虽云汗出而解,然于未解之时,当用何药? 郭白云云:不解,宜通脉四逆汤。张云:太阳阳明并病,面色缘缘正赤者,为阳气怫郁,宜解其表,此下利脉沉迟,而面见少赤,身见微热,仍阴寒格阳于外,则外微热,格阳于上,则面少赤,仲景以为下虚者,谓下无其阳,而反在外在上,故云虚也。虚阳至于外越上出,危候已彰,或其人阳尚有根,或用温药,以胜阴助阳,阳得复反而与阴争,差可恃以无忌,盖阳返虽阴不能格,然阴尚盛,亦未肯降,必郁冒少顷,然后阳胜而阴出为汗,邪从外解,自不下利矣。《伤寒绪论》云:戴阳者,面赤如微酣之状,阴证冷极,发燥面赤,脉沉细,为浮火上冲,水极似火也。凡下元虚惫之人,阳浮于上,与在表之邪相合,则为戴阳,阳已戴于头面,而不知者,更行发散,则孤阳飞跃,危殆立至矣。大抵阳邪在表之怫郁,必面合赤色,而手足自温,若阴证,虚阳上泛而戴阳,面虽赤,足胫必冷,不可但见面赤,便以为热也。

铁樵后按:必郁冒句似接不上,当有治法,乃可下。虚而戴阳,郁冒,容有其事,汗出而解,不可必也。

下利脉数而渴者,今自愈,设不差,必清脓血,以有热故也《玉函》《千金翼》,脉下,有反字。今,《全书》作令,程本、魏本同。

周云:下利脉数而渴,邪虽未尽,而数为热征,则亦阳气自复之候,而无利久入阴之虞,亦可自愈。而不愈者必热势向盛,此不但利不止,而必至圊脓血耳。以此推之,则其脉必数而有力者也。汪云:此条,仲景无治法,《补亡论》常器之云,可黄芩汤。王云:黄连汤。《金匮直解》云:脉数而渴,则寒邪去,而利当止。经曰:若脉数不解,而下不止,必挟热而便脓血,此有热陷于下焦,使血流腐而为脓也。

下利后脉绝,手足厥冷,晬时脉还,手足温者生,脉不还者死《玉函》,脉上,有其字,无冷字;生下无脉字;不还下,有不温二字;《千金》同。

成云:晬时,周时也。钱云:寒邪下利,而六脉已绝,手足厥冷,万无更生之理,而仲景犹云周时脉还,手足温者生,何也?夫利有新久,若久利脉绝,而至手足厥冷,则阳气以渐而虚,直至水穷山尽,阳气磨灭殆尽,脉气方绝,岂有复还之时。惟暴注下泄,忽得之骤利而厥冷脉绝者,则真阳未至陡绝,一时为暴寒所中,致厥利脉伏,真阳未至陡绝,故阳气尚有还期,此条乃寒中厥阴,非久利也。故云晬时脉还,手足温者生,若脉不见还,是孤阳已绝而死也。柯云:此不呕不烦,不须反佐,而服白通,外灸少阴及丹田、气海,或可救于万一。

伤寒下利,日十余行,脉反实者死《千金翼》,脉上有其人二字。

成云:下利者,里虚也,脉当微弱;反实者,病胜藏也,故死。《难经》曰:脉不应病,病不应脉,是为死病。钱云:所谓实者,乃阴寒下利,真阳已败,中气已伤,胃阳绝而真藏脉现也。印云:以上十章,论下利又表里阴阳,寒热气血,邪正虚实,而为审辨之法,故不立方。丹云:汪氏以此条证,为热利之死证,恐不然也。

下利清谷,里寒外热,汗出而厥者,通脉四逆汤主之。

锡云:夫谷入于胃,借中土之气,变化而黄,以成糟粕,犹奉心化赤而为血之义也。若寒伤厥少二阴,则阴寒气甚,谷虽入胃,不能变化其精微,蒸津液而沁糟粕,清浊不分,完谷而出,故下利清谷也。在少阴则下利清谷,里寒外热,手足厥逆,脉微欲绝,身反不恶寒;在厥阴则下利清谷,里寒外热,汗出而厥,俱宜通脉四逆汤,启生阳之气,而通心主之脉。汪云:下利清谷,为里寒也。外热为身微热,兼之汗出,此真阳之气,外走而欲脱。前条汗出为欲解,此条寒出而反逆,乃阳气大虚也。予通脉四逆汤,以温经固表,通内外阳气。丹云:吴人驹云,有协热下利者,亦完谷不化,乃邪热不杀谷,其别在脉之阴阳虚实之不同,今验之小儿,此最多。

铁樵后按:与上列三百七十一条合看,尚有些意味,然总不可必,须有待于实验。

热利下重者,白头翁汤主之。

鉴云:热利下重,乃火郁湿蒸,秽气奔逼广肠,魄门重滞而难出,即《内经》所云,暴注下迫者是也。《金匮直解》云:热利下重,则热客于肠胃,非寒不足以除热,非苦不足以坚下焦,故加一热字,别已上之寒利。

白头翁汤方:白头翁二两《金匮》《全书》、方、魏、钱、鉴,并作三两,黄柏三两,黄连三两,秦皮三两。上四味,以水七升,煮取二升,去渣,温服一升,不愈更服一升。

鉴云:白头翁,《神农本经》言其能逐血止腹痛,陶弘景谓其能止毒痢,故以治厥阴热痢。黄连苦寒,能清湿热,厚肠胃。黄柏泻下焦之火,秦皮亦属苦寒,治下痢崩带,取其收涩也。

下利腹胀满,身体疼痛者,先温其里,乃攻其表,里温宜四逆汤,攻表宜桂枝汤成本,脱二宜字。

喻云:此与太阳中篇,下利身疼,用先里后表之法大同,彼因误下,而致下利,此因下利,而致腹胀,总以温里为急者。见枧曰：消之义也。身疼痛有里有表，必清便已调，其痛仍不减，方属于表，太阳条中已悉，故此不赘。

下利欲饮水者，以有热故也。白头翁汤主之以，《玉函》《千金翼》作为，无故字。

钱云：此又申上文热利之见证，以证其为果有热者，必若此治法也。夫渴与不渴，乃有热无热之大分别也。里无热邪，口必不渴，设或口干，乃下焦无火，气液不得蒸腾，致口无津液耳，然虽渴亦不能多饮，若胃果热燥，自当渴欲饮水，此必然之理也。宁有里无热邪，而能饮水者乎？仲景恐人之不能辨也。故又设此条，以晓之曰：下利，渴欲饮水者，以有热故也，白头翁汤主之。

下利谵语者，有燥屎也，宜小承气汤《千金翼》，利下，有而字；者，作为；无也字。

鉴云：下利里虚，谵语里实，若脉滑大，证见里急，知其中必有宿食也。其下利之物，又必稠黏臭秽，知热与宿食，合而为之也。此可决其有燥屎也，宜以小承气汤下之。于此推之，可知燥屎不在大便硬与不硬，而在里之急与不急，便之臭与不臭也。汪云：下利者，肠胃之疾也。若谵语则胃家实，与厥阴无与，乃肠中有燥屎，不得下也，治宜小承气汤者。此半利半结，只须缓以攻之也。或问既下利矣，则热气得以下泄，何由而致谵语有燥屎也。答曰：此系阳明府实，大热之证，胃中糟粕，为邪所壅，留着于内，其未成硬者，或时得下，其已成硬者，终不得出，则燥屎为下利之根，燥屎不得出，则邪热上乘于心，所以谵语。要知此证须以手按脐腹，当必坚痛，方为有燥屎之征。丹云：少阴篇云，少阴病，自利清水，色纯青，心下必痛，口干燥者，急下之，宜大承气汤。辨可下篇云：下利心下硬者，急下之，宜大承气汤；下利脉迟而滑者，内实也，宜大承气汤。下利不欲食者，有宿食故也，当下之，宜大承气汤。并与此条证同。

下利后更烦，按之心下濡者，为虚烦也，宜栀子豉汤。

方云：更烦言本有烦，不为利除，而转甚也。柯云：虚烦，对实热而言，是空虚之虚，不是虚弱之虚。鉴云：林澜曰，此利后余热之证也。曰下利后，而利止者，必非虚寒之烦，乃热遣于胸中也。按之心下濡，虽热而非实热，故用此以清其虚烦。

呕家有痈脓者，不可治呕，脓尽自愈。

鉴云：心烦而呕者，内热之呕也。渴而饮水呕者，停水之呕也。今呕而有脓者，此必内有痈脓，故曰不可治，但俟呕脓尽自愈也。盖痈脓腐秽，欲去而呕，故不当治，若治其呕，反逆其机，热邪内壅，阻其出路，使无所泄必致他变，故不可治呕，脓尽则热随脓去，而呕自止矣。郑重光曰：邪热上逆，结为内痈，肺胃之痈是也。

呕而脉弱，小便复利，身有微热见厥者，难治，四逆汤主之。

成云：呕而脉弱，为邪气传里，呕则气上逆，而小便当不利，小便复利者，里虚也。身有微热见厥者，阴胜阳也，为难治，予四逆汤温里助阳。汪云：案诸条厥利证，皆大便利，此条以呕为主病，独小便利而见厥，前后不能关锁用四逆汤，以附子散寒下逆气，助命门之火，上以除呕，下以止小便，外以回厥逆也。

干呕吐涎沫，头痛者，吴茱萸汤主之沫下，《玉函》《千金翼》，有而复二字。方本、喻本，脱头痛字。

张云：凡用吴茱萸汤有二证，一为阳明食谷欲呕，一为少阴吐利。手足厥冷，烦躁欲死，此则干呕，吐涎沫，头痛，经络证候各殊，而治则一者。总之下焦浊阴之气，上乘于胸中清阳之界，真气反郁在下，不得安其本位，有时欲上不能，但冲动浊气，所以干呕，吐涎沫也。头痛者，厥阴之经，与督脉会于巅也。食谷欲呕者，浊气在上也。吐利者，清气在下也。手足厥冷者，阴寒内盛也。烦躁欲死者，虚阳扰乱也。故主吴茱萸汤，茱萸专主开豁胸中逆气，兼人参、姜、枣，以助胃中之清阳，共襄祛浊之功。由是清阳得以上升，而浊阴自必下降矣。

锡云：成氏云，呕者，有声者也。吐者，吐出其物也。故有干呕而无干吐，今干呕吐涎沫者，涎沫随呕吐出也。钱云：涎沫者，粘饮白沫也。丹云：柯氏云，干呕、吐涎是二证，不是并见，可谓执拘矣。舒氏云：此条多一干字，既吐涎沫，何为干呕，当是呕吐涎沫，盖为阴邪协肝气上逆，则呕吐涎沫，此与柯说同。《金匮要略》：呕而胸满者，茱萸汤主之。

呕而发热者，小柴胡汤主之。

成云：经曰，呕而发热者，柴胡证具。钱云：邪在厥阴，唯恐其厥逆下利，若见呕而发热是厥阴与少阳，藏府相连，乃藏邪还府，自阴出阳，无阴邪变逆之患矣。故当从少阳法治之，而以小柴胡汤和解其半表半里之邪也。

伤寒大吐大下之极虚，复极汗者，其人外气怫郁，复予之水，以发其汗，因得哕，所以然者，胃中寒冷故也成本、《玉函》，极汗下，有出字；其人上，有以字。

钱云，伤寒而大吐大下，则胃中阳气极虚矣。复极汗出者，非又汗之而极出也。因大吐大下之后，真阳已虚，冲外之阳，不能固密，所以复极汗出，乃阳虚而汗出也。愚医尚未达其义，以其人外气怫郁，本是虚阳外越，疑是表邪未解，复予之暖水，以发其汗，因而得哕。哕者，呃逆也。其所以哕者，盖因吐下后，阳气极虚，胃中寒冷，不能运行其水耳。水壅胃中，中气遏绝，气逆而作呃逆也。治法当拟用五苓散、理中汤，甚者四逆汤可耳。程云：点出胃中寒冷字，是亦吴茱萸汤之治也。汪云：理中汤亦可借用之。丹云：宗印云，此章与辨脉篇之医不知，而反饮冷水，令人汗出，水得寒气，冷必相搏，其人即㿏，大意相同。《活人书》云橘皮干姜汤、羌活附子散、半夏生姜汤、退阴散。

铁樵后按：观文气外气怫郁是闭汗，与水则发之大骤，故哕。有寒热关系，亦有物理关系，所谓物理关系，气压不中和也。

伤寒哕而腹满，视其前后，知何部不利，利之即愈《玉函》，视作问；成本，即作则。

锡云：伤寒至哕，非中土败绝，即胃中寒冷，然亦有里实不通，气不得下泄，反上逆而为哕者。《玉机真藏论》曰：脉盛，皮热，腹胀，前后不通，闷瞀，此谓五实，身汗得后利，则实者活。今哕而腹满，前后不利，五实中之二实也。实者泻之，前后大小便也。视其前后二部之中，何部不利，利之则气得通，下泄而不上逆，哕即愈矣。夫以至虚至寒之哕证，而亦有实者存焉，则凡系实热之证，而亦有虚者在焉，医者能审其寒热虚实，而为之温凉补泻于其间，则人物夭札之患矣。汪云：常器之云，前部不利，猪苓汤；后部不利，调胃承气汤。愚以须小承气汤利之。丹云：案常氏原于《活人》，盖前部不利，五苓散、猪苓汤；后部不利，宜三承气。选而用之，仲景不载主方，意在于此耶。

铁樵按：呃逆为病，旧说颇庞杂，大都用丁香柿蒂不效，则改而他图，致温凉杂投，往往不救，其症结在病理不明。此病共有三种，其一因寒而呃，其二因食而呃，其三因燥而呃。致其所以呃之原理，西国人谓是横膈膜痉挛，其说当确。盖人之呼吸，肺叶弛张于上，横膈膜低昂于下，如鼓气之风箱然，故横膈膜痉挛，则肺呼吸为之停止。然就形能言之，不但横膈膜能作痉挛，即食管亦能痉挛。前述三者之外，更有两种呃逆，其一，小孩因冷空气骤入气管，猝然不得中和，则作呃逆；其二，健体因食物太骤，亦作呃逆。此两种与大病之呃逆不同，前者冷气中和则愈，后者食下则愈，或饮汤则愈。不若大病之呃，恒亘数昼夜不得息也。至于大病之呃，属寒者，即如上节所言之理由，胃中寒冷，精气虚竭，用丁香柿蒂当效。不过丁香柿蒂之外，当顾元气，其聚水者，更当利水，其因食而呃者，则如本节所云，视其前后何部不利，利之即愈。是有属食积，亦有属腹水者矣。当温者属虚，当利者属实，古人以有声无声辨虚实，是辨法之一种，却不完全。当和色脉病因，为综合的考虑，方为得也。至于因燥而呃者，却饶有曲折，盖液体枯竭，肺叶与躯壳内壁相切处不利,体工起救济,则气聚于胸中,而横膈膜以下气少,横膈以上气多,欲中和而不得,斯痉挛作矣。凡如此者,其人恒仅能向一边侧卧,所以然之故,即因液少,肺叶相切处不利使然。吾治章椿伯先生(治案见《临证演讲录》)呃逆,用犀角、地黄,药入即止。杭州一般医生,皆以为古人无有用此药治此病者,虽群相诧怪,其实崇古太过,未从原理探讨,故不能知也。

15　《伤寒论辑义按》卷六　辨霍乱病脉证并治

问曰:病有霍乱者何? 答曰:呕吐而利,此名霍乱此名成本《玉函》作名曰。《千金翼》何下有也字;名作为。

成云:三焦者,水谷之道路。邪在上焦,则吐而不利,邪在下焦,则利而不吐,邪在中焦,则既吐且利。以饮食不节,寒热不调,清浊相干,阴阳乖隔,遂成霍乱。轻者止曰吐利,重者挥霍缭乱,名曰霍乱。锡云:霍者,忽也。谓邪气忽然而至,防备不及,正气为之仓忙错乱也。胃居中吐,为万物之所归,故必伤胃,邪气与水谷之气,交乱于中,故上呕吐而下利也。吐利齐作,正邪纷争,是名霍乱。《病源候论》曰:霍乱者,人温凉补调,阴阳清浊二气,有相干乱之时,其乱在于肠胃之间者,因遇饮食而变,发则心腹绞痛。其有先心痛者,先吐。先腹痛者,先利。心腹并痛者,则吐利俱发。霍乱,言其病挥霍之间,便致缭乱也。《千金方》曰:原夫霍乱之为病也,皆因食饮,非关鬼神,饱食肫脍,复食奶酪,海陆百品,无所不啖,眠卧冷席,多饮寒浆,胃中诸食,结而不消,阴阳二气,拥而反戾,阳气欲降,阴气欲升,阴阳乖隔,变成吐利,头痛如破,百节如解,遍体诸筋,皆为回转,论证虽小,卒病之中,最为可畏。《外台秘要》必效方云:上吐下利者,名为湿霍乱。丹案:文选《蜀都赋》翕响挥霍。刘曰:奄忽之间也。济曰:沸乱貌文赋,纷纭挥霍。善曰:挥霍,疾貌。唐惠琳《藏经音义》云:转霍,呼郭反,按霍倏急疾之貌也。霍热,忽霍,皆是也。又霍然,倏忽速疾之貌也,由是考之。成氏云:挥霍缭乱。锡驹云:忽也。钱云:大约是倏忽间,吐泻扰乱之意耳,其义并同。方氏云:霍吐也,乱杂乱也,其说不通。

问曰:病发热头痛,身疼恶寒,吐利者,此属何病。答曰:此名霍乱,霍乱自吐下,又利止,复更发热也成本,无下霍乱二字。《玉函》,寒下,有不复二字。此名,作当为,无自字又字。《千金翼》,寒下,有而复二字。

鉴云:此承上条,以详出其证也。头痛身疼,发热恶寒,在表之风寒暑热为病也。呕吐泻利,在里之饮食生冷为病也。具此证者,名曰霍乱。若自呕吐已,又泻利止,仍有头痛、身疼、恶寒,更复发热,是里解而表不解也。沈明宗曰:吐利已止,复更发热,乃里气和,而表邪未解,当从解表之法,或无表证,但有腹痛吐利,此为里邪未解,当以和里为主。方云:发热头痛,身疼恶寒,外感也。吐利,内伤也。上以病名求病症,此以病证实病名,反复详明之意。锡云:夫但曰利止,而不曰吐止者,省文也。

伤寒其脉微涩者,本是霍乱,今是伤寒,却四五日,至阴经上,转入阴必利,本呕下利者,不可治也。欲似大便,而反矢气,仍不利者,此属阳明也。便必硬,十三日愈,所以然者,经尽故也。下利后当便硬,硬则能食者愈,今反不能食,到后经中,颇能食,复过一经能食,过之一日当愈,不愈者,不属阳明也成本、《玉函》、方氏诸本,并以下利后当便硬以下,别为一条。《玉函》本上,有素字。欲似,《玉函》及钱本,作似欲。成本,属上,无此字。

鉴云:此承上条,辨发热头痛,身疼恶寒,吐利等证,为类伤寒之义也。若有前证,而脉浮紧,是伤寒也。今脉微涩，本是霍乱也。然霍乱初病，即有吐利，伤寒吐利，却在四五日后，邪传入阴经之时，始吐利也。此本是霍乱之即呕吐，即下利，故不可作伤寒治之，俟之自止也。若止后，似欲大便，而去空气，仍不大便，此属阳明也。然属阳明者，大便必硬，虽大便硬，乃伤津液之硬，未可下也。当俟至十三日经尽，胃和津回，便利自可愈矣。若过十三日，大便不利，为之过经不解，下之可也。下利后，肠胃空虚，津液匮乏，当大便硬，硬则能食者，是为胃气复，至十三日津回便利，自当愈也。今反不能食，是为未复，俟到十三日后，过经之日，若颇食，亦当愈也。如其不愈，是为当愈不愈也。当愈不愈者，则可知不属十三日过经便硬之阳明，当属吐利后，胃中虚寒，不食之阳明，或属吐利后，胃中虚燥之阳明也。此则非药不可，俟之终不能自愈也。理中脾约，择而用之可矣。

恶寒，脉微原注，一作口，而复利，利止亡血也，四逆加人参汤主之。

成云：恶寒脉微而利者，阳虚阴胜也。利止则津液内竭，故云亡血。《金匮玉函》曰，水竭则无血，与四逆汤温经助阳，加人参，生津液益血。丹云：案《金鉴》曰，利止亡血，如何用大热补药。利止，当是利不止，亡血，当是亡阳。钱氏亦疑亡血之为亡阳。然徐大椿曰：案亡阴，即为亡血，不必真脱血也，此说似是。

四逆加人参汤方：甘草二两炙，附子一枚生，去皮，破八片，干姜一两半，人参一两。上四味，以水三升，煮取一升二合，去渣，分温再服《千金》《外台》，用人参三两。利甚者，加龙骨二两。《小品》名四顺汤。

魏云：于温中之中，佐以补虚生津之品，凡病后亡血津枯者，皆可用也。不止霍乱也，不止伤寒吐下后也。徐云：今利虽止，而恶寒脉微如故，则知其非阳回而利止，乃津液内竭，而利止也。故曰亡血又当加人参，以生津益血矣。

霍乱头痛，发热，身疼痛，热多，欲饮水者，五苓散主之。寒多不用水者，理中丸主之用字，方氏，作欲饮二字。丸，成本作员，《玉函》作汤，《千金翼》同。

魏云：伤寒者，外感病，霍乱者，内伤病也。伤寒之发热头痛，身疼恶寒，风寒在营卫，霍乱之头痛，身疼恶寒，必兼吐下，风寒在胃府也。风寒外邪，何以遽入于胃府，则平日中气虚歉，暴感风寒，透表入里，为病于内，因其为风寒客邪，故发热头痛，身疼恶寒，与伤寒同，因其暴感胃府，故兼行吐利，与伤寒异，此二病分关之源头也。其所以吐利时不热利止复，热者则亦因中气虚弱，当吐利行。时邪虽在胃，而气散热不能发，利止气收方发耳，亦异于伤寒之热发在表，无作息时也。既明霍乱致病之由，为病与伤寒之异，而治法方可就其人之寒热施之。热多者，胃虽虚自热；多虚热者，吐利行必大饮水，五苓散主之，导湿清热滋干所必用也。寒多者，胃素虚且寒，多虚寒者，吐利行，必不用水，理中丸主之，温中燥湿补虚所必用也。《伤寒类方》曰：案霍乱之症，皆由寒热之气不和，阴阳拒格，上下不通，水火不济之所致。五苓所以分其清浊，理中所以壮其阳气，皆中焦之治法也。《医史》：戴良撰《吕沧州翁传》云，内子王病伤寒，乃阴隔阳，面赤足踡，而下利躁扰不得眠，论者有主寒主温之不一，余不能决。翁以紫雪匮理中丸进，徐以水渍甘草干姜汤饮之，愈，且告之曰，下利足踡，四逆证也。苟用常法，则上焦之热弥甚，今以紫雪拆之，徐引辛甘以温里，此热因寒用也，闻者皆叹服。

理中丸方原注，下有作汤加减法。《玉函》，丸作圆：人参、干姜、甘草炙、白术，各三两。上四味，捣筛，蜜和为丸，如鸡子黄许大，以沸汤数合，和一丸，研碎温服之，日三四，夜二服，腹中未热，益至三四丸。然不及汤，汤法以四物，依两数切，用水八升，煮取三升，去渣，温服一升，日三服，若脐上筑者，肾气动也。去术，加桂四两；吐多者，去术，加生姜三两；下多者，还用术；悸者，加茯苓二两；渴欲得水者，加术，足前成四两半；腹中痛者，加人参，足前成四两半；寒者，加干姜，足前成四两半；腹满者，去术，加附子一枚。服汤后，如食顷，饮热粥一升许，微自温，勿发揭衣被成本、《玉函》，节下有为末二字，无子许二字；若脐上，有加减法三字；曰三四，差后病篇，《玉函》、成本，作日三服。

方云：理治也，料理之谓；中里也，里阴之谓。参术之甘，温里也。甘草甘平，和中也。干姜辛热，散寒也。程云：阳之动始于温，温气得谷而精运，谷气升而中气胆，故名曰理中，实以变理之功，予中焦之阳也。盖谓阳虚，即中气失守，膻中无发宣之用，六府无洒陈之功，犹如釜薪失焰，故下至清谷，上失滋味，五藏凌夺，诸证所由来也。参、术、炙甘，所以守中州，干姜辛以温中，必假之以燃釜薪而腾阳气，是以谷入于阴，长气于阳，上输华盖，下摄州都，五藏六腑，皆受气矣，此理中之旨也。钱云：后加减方，文理背谬，量非仲景之法。《伤寒类方》曰：桂枝汤之饮热粥，欲其助药力以外散，此饮热粥，欲其助药力以内温。《金匮要略》胸痹，心中痞，气结在胸，胸满胁下逆抢心，人参汤主之。程林注：此即理中汤也。中气强，则痞气能散，胸满能消，胁气能下，人参、白术，所以益脾，甘草、干姜，所以温胃，脾胃得其和，则上焦之气开发，而胸痹亦愈。《千金方》，治中汤治霍乱吐下，胀满，食不消化，心腹痛，即本方。四味㕮咀，以水八升，煮取三升，分三服，不瘥，频服三剂。远行防霍乱，依前作丸，如梧子大，服三十丸。如作散，服方寸匕，酒服亦得。若转筋者，加石膏三两。又四顺理中圆，已产讫可服此方，新生藏虚，此所以养藏气也即本方。《外台秘要》崔氏理中丸，疗三焦不通，呕吐不食，并霍乱吐逆下痢及不得痢即本方。又延年理中丸，疗霍乱吐利，宿食不消，于本方加大麦柏。又《广济》疗冷热不调，霍乱吐利，宿食不消，理中丸，于本方加良姜、桂心。又范汪茯苓理中汤，疗霍乱脐上筑而悸，于本方加茯苓、木瓜。又范汪理中加二味汤，疗霍乱胸满，腹痛吐下，于本方加当归、芍药。又延年增损理中丸，主霍乱，下气能食，止泄痢，于本方加厚朴茯苓。《直指》水煎，亦名理中汤。又《小品》扶老理中散，疗羸老冷气，恶心，食饮不化，腹虚满，拘急，短气及霍乱呕逆，四肢厥冷，心烦，气闷，流汗，于本方加麦门冬、附子、茯苓。《活人书》成四肢拘急，腹满下利，或转筋者，去白术，加附子一枚生用。《三因方》病者因饮食过度伤胃，或胃虚不能消化，致翻呕吐逆，物与气上冲蹙胃口，决裂所伤吐出，其色鲜红，心腹绞痛，白汗自流，名曰伤胃吐血。理中汤，能止伤胃吐血者，以其功最理中脘，分利阴阳，安定血脉，方证广如《局方》。但不出吐血证，学者当自知之，或只煮干姜甘草汤饮之，亦妙，见养生必用。又加味理中圆，治饮酒过多，及啖炙煿热食动血，发为鼻衄，于本方中，加干葛、川芎各等分《济生方》不用川芎。《直指方》于本方加木香，治饮食伤胃，失血诸证。又附子理中汤，治五藏中寒，口噤，四肢强直不语，于本方加大附子，各等分。施氏《续易简方》，有中寒气虚，阴阳不相守，血乃妄行者，经所谓阳虚阴必走是也。咯血、吐血、衄血、便血，皆有此证。理中汤加官桂治之，人皆知此药能理中脘，不知其有分利阴阳，安定血脉之功也。又理中汤，治伤寒时气，里寒外热，加五味子、阿胶末等分，名顺味圆。治寒邪作嗽甚妙，老人吐泻不止去甘草，加白茯苓一两，名温中汤。《直指方》理中圆，补肺止寒嗽，于本方加炒阿胶、五味子。又加味理中汤，治肺胃俱寒，咳嗽，于本方加半夏、茯苓、橘红、细辛、五味子、姜、枣，煎服。又妇人妊娠胎动，腹胁腰痛，下血水者，以真料理中汤，加缩砂佐之。《体仁汇编》三建汤，与必审真房劳，及冬月真伤寒，方可用。本方，加川芎、鹿茸。《医汇》腹痛，全然不思饮食，其人体素弱，而腹冷痛，以手按之则不痛，此亦虚也，本方加良姜、吴茱萸。《阴证略例》寒证不能食，理中、建中各半汤，为二中汤。《医经会解》本方倍白术、人参，加猪茯苓、泽泻、茯苓、肉桂，名理苓汤。吃忒，加丁香、柿蒂。《张氏医通》衄血，六脉弦细而涩，按之空虚，色白不泽者，脱血也，此大寒证，理中汤加黄芪。

吐利止，而身痛不休者，当消息和解其外，宜桂枝汤小和之。

成云：吐利止，里和也，身痛不休，表未解也，与桂枝汤小和之；《外台》云：里和表病，汗之则愈。方云：消息，犹斟酌也。小和，言少少于服，不令过度之意也。《伤寒直格》：消息，谓损益多少也。

吐利汗出，发热恶寒，四肢拘急，手足厥冷者，四逆汤主之。

志云：吐利汗出，乃中焦津液外泄；发热恶寒，表气虚也；四肢拘急，津液竭也；手足厥冷者，生阳之气，不达于四肢，故主四逆汤，启下焦之生阳，温中焦之土气。

既吐且利，小便复利，而大汗出，下利清谷，内寒外热，脉微欲绝者，四逆汤主之内，《玉函》作里。

钱云：吐利，则寒邪在里，小便复利，无热可知，而大汗出者，真阳虚衰，而卫气不密，阳虚汗出也。下利清谷，胃寒不能杀谷也。内寒外热，非表邪发热，乃寒盛于里，格阳于外也。阴寒太甚，阳气浸微，故脉微欲绝也。急当挽救真阳，故以四逆汤主之。丹云：据少阴篇、厥阴篇之例，此条所主，当是通脉四逆汤。

吐已下断，汗出而厥，四肢拘急不解，脉微欲绝者，通脉四逆加猪胆汤主之成本、《玉函》，胆下有汁字。《外台》不用猪胆汁，《千金》同。

锡云：吐已下断者，阴阳气血俱虚，水谷津液俱竭，无有可吐而自已，无有可下而自断也。故汗出而厥，四肢拘急之亡阴证，与脉微欲绝之亡阳证，仍然不解，更宜通脉四逆加猪胆，启下焦生阳，而助中焦之津液。志云：霍乱之证，至汗出而厥，四肢拘急，脉微欲绝，乃惟阴无阳，用四逆汤，不必言矣。又加胆汁、人尿者，津液竭而阴血并虚，不当但助其阳，更当滋益其阴之意。

丹云：志聪、锡驹注，本方更加人尿，然原文中无所考，盖据白通加猪胆汁汤，而有此说耳。锡驹云：每见夏月霍乱之证，四肢厥逆，脉微欲绝，投以理中四逆，不能取效，反以明矾少许，和凉水服之，而即愈，亦即胆汁、人尿之意。先贤立法，可谓周遍详明矣。霍乱用矾石，原见于华佗危病方，与胆汁、人尿，盖其意迥别。

通脉四逆加猪胆汤方：甘草二两炙，干姜三两，强人可四两，附子大者一枚生，去皮，破八片，猪胆汁半合《玉函》作四合，《肘后》作一合。上四味，以水三升，煮取一升二合，去渣，内猪胆汁，分温再服，其脉即来，无猪胆，以羊胆代之。

吴云：汗出而厥，阳微欲绝，而四肢拘急，全然不解，又兼无血以柔其筋，脉微欲绝，固为阳之欲亡，亦兼阴气亏损，故用通脉四逆以回阳，而加猪胆汁以益阴，庶几将绝之阴，不致为阳药所劫夺也。注认阳极虚，阴极盛，故用反佐之法，以通其格拒，误矣丹案：成氏、方氏、钱氏、《金鉴》，并同。程云：吐已下断，犹阴邪坚结，阳气难伸，所以证则汗出而厥，四肢拘急不解，脉则微而欲绝，此汤主之，于回阳救急中，交通其气，善后犹难为力如此，敢不慎厥初哉。

吐利发汗，脉平，小烦者，以新虚不胜谷气故也发汗吐下后篇，汗下，有后字。

魏云：吐利发汗后，脉遂就平，病遂差可，此尤为素日胃气有余，而病邪轻微之效也。但余小烦，乃胃气暴为吐下所虚，非素虚，乃新虚也。胃既新虚，仍与以旧日之谷数，则谷气多于胃气，所以不胜谷气，而作小烦也。仲景不言治法，盖损其谷则愈之治，见于大病差后之条矣，故不复赘此，凡病可云然也。

16 《伤寒论辑义按》卷六　辨阴阳易
差后劳复病脉证并治

伤寒阴阳易之为病，其人身体重，少气，少腹里急，或引阴中拘挛，热上冲胸，头重不欲举，眼中生花原注，花，一作眵，膝胫拘急者，烧裈散主之。花下，《玉函》有眼胞赤三字。《千金翼》作痂胞赤花。《巢源》作眯。

成云：大病新差，血气未复，余热未尽，强合阴阳得病者，名曰易。男子新病差未平复，而妇人与之交得病,名曰阳易。妇人新病差平复,男子与之交得病,名曰阴易王案,以上出《巢源》。以阴阳相感动,其余毒相染者,如换易也。其人病身体重,少气者,损动真气也。少腹里急,引阴中拘挛,膝胫拘急,阴气极也。热上冲胸,头重不欲举,眼中生花者,感动之毒,所易之气,熏蒸于上也。与烧裈散,以道阴气。钱云:男女一交之后,自然元气空虚,余邪错杂于精气之中,走入精隧,溢入经络,乘其交后虚隙之中,入而浸淫于藏府、筋骨、脉络、俞穴之间,则正气因邪而益虚,邪气因虚而益盛,故有此阴盛阳衰之诸证也。邪入阴经,身体必重,真阳亏损,三焦不运,宗气不行,所以少气。邪从阴窍,而溜入少阴厥阴,故少腹里急。若里急之甚,或引阴中拘挛,皆阴邪之所致也。阴邪在下,而虚阳上走,故热上冲胸,头重不欲举,眼中生花,下焦虚冷,所以膝胫拘急也。此真所谓阴阳之患,故以烧裈散主之。方云:伤寒,包中风而言也。易犹交易变易之易,言大病新差,血气未复,强合阴阳,则二气交感,互相换易,而为病也。

《肘后方》,两男两女,并不自相易,则易之为名,阴阳交换之谓也。

烧裈散方,妇人中裈近隐后,取烧作灰。上一味,水服方寸匕,日三服,小便即利,阴头微肿,此为愈矣。妇人病,取男子裈烧服成本,《玉函》,作右取妇人中裩近隐后,剪,烧灰,以水和服方寸匕,日三服,小便即利,阴头微肿则愈。妇病,取男子裈当烧灰。

钱云:男女之交媾,易所谓二气感应,以相与也。以未净之邪,随交合之情,精神魂魄,无不动摇,翕然而感,感而遂通,混入于少阴之里,故以近隐处之裩裆,引出其阴中之邪,所谓物从其类,同气相求之义也。鉴云:男女裩裆,浊败之物也。烧灰用者,取其通散,亦同气相求之义耳,服后或汗出,或小便利则愈,阴头微肿者,是所易之毒,从阴窍而出,故肿也。《伤寒蕴要》曰:阴阳易,仲景治以烧裩散,《活人书》以猳鼠屎汤、栝蒌根竹茹汤、竹皮汤、当归白术散之类主之。易老分寒热而治,若伤在少阴肾经,有寒无热者,以附子汤,调下烧裩散;若伤在厥阴肝经者,以当归四逆汤,加吴茱萸、附子,送下烧裩散主之;如有热者,以鼠屎竹茹汤之类,送下烧裩散主之。要在审察脉证,分其冷热而治矣。《阴证略例》曰:若阴阳易,果得阴脉,当随证用之。若脉在厥阴,当归四逆汤,送下烧裩散;若脉在少阴,通脉四逆汤送下烧裩散;若脉在太阴,四顺理中丸送下烧裩散。《证治准绳》曰:尝治伤寒病未平复,犯房室,命在须臾,用独参汤,调烧裩散,凡服参一二斤余,得愈者三四人,信哉,用药不可执一也。

大病差后,劳复者,枳实栀子汤主之。

钱云:凡大病新差,真元大虚,气血未复,精神倦怠,余热未尽,但宜安养,避风节食,清虚无欲,则元气日长,少壮之人,岂惟复旧而已哉。若不知节养,必犯所禁忌,而有劳复、女劳复、食饮酒复,剧诸证矣。夫劳复者,如多言多虑,多怒多哀,则劳其神;梳洗澡浴,早坐早行,则劳其力,皆可令人重复发热。如死灰复燃为重复之复,故谓之复。但劳复之热,乃虚热之从内发者,虽亦从汗解,然不比外感之邪,可从辛温发散取汗也。故以枳实栀子豉汤主之。惟女劳复,虽为劳复之一,而其见证危险,治法迥别,多死不救。所以吴绶谓前人有大病新差,如大水浸墙,水退墙苏,不可轻犯之喻也。喻云:劳复,乃起居作劳,复生余热之病。方注作女劳复,大谬。《病源候论》曰:伤寒病新瘥,津液未复,血气尚虚,若劳动早,更复成病,故云复也。若言语思虑则劳神,梳头澡洗则劳力,劳则生热,热气乘虚还入经络,故复病也。又大病之后,脾胃尚虚,谷气未复,若食猪肉肠血肥鱼及久腻物,必大下利,医所不能治也,必至于死。若食饼糯黍饴铺炙脍枣栗诸果脯物及牢强难消之物,胃气虚弱,不能消化,必更结热,适以药下之,则胃虚冷,大利难禁,不可下之,必死,下之亦危,皆难救也。

枳实栀子汤方成本,《玉函》,子下有豉字。枳实三枚炙,栀子十四个擘,豉一升绵裹。上三味,以清浆水七升,空煮取四升,内枳实栀子,煮取二升,下豉,更煮五六沸,去渣,温分再服,覆令微似汗。若有宿食者,内大黄,如博棋子,五六枚,服之愈清浆水,《千金》作酢浆,《千金翼》同。空煮取四升《玉函》作空煎减三升。内大黄,成本作加大黄。子下,成本有大字,无服之愈三字。五六枚,《千金》《外台》作一枚。

成云:劳复,则热气浮越,与枳实栀子豉汤以解之,食复则胃有宿积,加大黄以下之。汪云:劳复证,以劳则气上,热气浮越于胸中也。故用枳实为君,以宽中下气,栀子为臣,以除虚烦,香豉为佐,以解劳热,煮以清浆水者,以差后复病,宜助胃气也。周云:如果虚劳而复,当用补矣,乃立此汤。虽曰劳复,实食复也。何也? 新瘥未必大虚,或遇不慎起居,致食不能消化者有之,若有宿食,竟自过饱矣,故枳实宽中破结,栀子散热除烦,香豉解虚热微汗,合三物之苦寒,主劳伤之复热也。如多食停滞,因生热者,必按之痛,宜加大黄去之,快愈之速,使不大耗胃液也。设不知者,以病后不可用,所损多矣。《伤寒类方》曰:浆水,即淘米泔水,久贮味酸为佳,《本草蒙筌》曰:浆水造法,炊粟米,热投冷水中,浸五六日,生白花,色类浆者。《医方祖剂》曰:浆水乃秫米和曲酿成,如酢而淡。《字汇》曰:浆米汁也。吴云:清浆水,一名酸浆水,炊粟米,熟投冷水中,浸五六日,味酢,生白花,色类浆,故名。若浸至败者,害人,其性凉善走,能调中宣气,通关开胃,解烦渴,化滞物。丹案:李时珍引嘉谟云,浆水,酢也。误。《千金方》羊脂煎方后云,棋子,大小如方寸匕,又服食门。博棋子,长二寸,方一寸。《伤寒蕴要》枳实栀子汤,治食复劳复,身热心下痞闷,如有宿食不下,大便秘实,脉中有力者,可加大黄。《内外伤辨惑论》食膏粱之物过多,烦热闷乱者,亦宜服之。

伤寒差以后,更发热,小柴胡汤主之。脉浮者,以汗解之,脉沉实者(原注,一作紧),以下解之成本、《玉函》,热下有者字。

钱云:伤寒既差已后,更发热者,若病后余气作虚热,固当以柴胡、黄芩,清解余热,以人参补其病后之虚,而以姜、枣和之。若复感外邪而发热,亦属病后新虚,理宜和解。但察其脉证之有类于半表半里之少阳者,以小柴胡汤主之。若脉浮则邪盛于表,必有可汗之表证,仍当以汗解之。但病后新虚,不宜用麻黄过汗,使伤卫亡阳。若脉沉实者,沉为在里,实则胃实,仍当用下法解之,但卫气已虚,不宜用承气峻下。宜消息其虚实,或小承气,或调胃或如博棋子之法,随其轻重,以为进止,可也。方云:脉浮,有所重感也。脉沉,饮食失节也。丹云:案喻云,汗下之法,即互上条,汗用枳实、栀、豉微汗,下用枳实、栀、豉加大黄微下也。此恐非是。《千金方》黄龙汤,治伤寒瘥后,更头痛壮热烦闷方,仲景名小柴胡汤。

大病差后,从腰以下,有水气者,牡蛎泽泻散主之。

钱云:大病后,若气虚,则头面皆浮,脾虚则胸腹胀满,此因大病之后,下焦之气化失常,浸热壅滞,膀胱不泻,水性下流,故但从腰以下,水气壅积,膝胫足跗,皆肿重也。以未犯中上二焦,中气未虚,为有余之邪,脉必沉数有力,故但用排决之法,而以牡蛎泽泻散主之。

牡蛎泽泻散方:牡蛎熬,泽泻,蜀漆暖水洗去腥,葶苈子熬,商陆根熬,海藻洗去咸,栝楼根,各等分。上七味,异捣,下筛为散,更于臼中治之,白饮和服方寸匕,日三服,小便利,止后服成本,葶苈下,无子字;于臼,作入臼。钱本、《金鉴》,葶苈上,有苦字。

钱云:牡蛎咸而走肾,同渗利,则下走水道,泽泻利水入肾,泻膀胱之火,为渗湿热之要药。楼根,解烦渴,而行津液,导肿气。蜀漆,能破其澼,为驱痰逐水必用之药。苦葶苈,泄气导肿,去十肿水气。商陆苦寒,专于行水,治肿满,小便不利。海藻,咸能润下,使邪气自小便出也。鉴云:此方,施之于形气实者,其肿可随愈也,若病后土虚,不能制水,肾虚不能行水,则又当别论,慎不可服也。

大病差后,喜唾,久不了了,胸上有寒,当以丸药温之,宜理中丸《玉函》、成本,胸上作胃上。《玉函》无以凡药三字。

方云：唾，口液也，寒以饮言。锡云：大病差后，喜唾者，脾气虚寒也。脾之津为唾，而开窍于口，脾虚不能摄津，故反喜从外窍而出也。久不了了者，气不清爽也。所以然者，以胃上有寒，故津唾上溢，而不了了也。钱云：胃上者，胃之上口，贲门也。不用理中汤，而用理中圆者，非取其缓也。因病后余证，不必用大剂力救，但欲其常服耳。周云：理中者，理中焦，利在下焦已为非治，今寒在胃上，何宜理中乎？不知痰积膈上者，总胃虚不能健运也。设复以逐饮破滞之药予之，痰即出矣。独不虞今日之痰虽去，而明日之痰复积乎，惟温补其胃，自使阳气得以展布，而积者去，去者不复积已。

伤寒解后，虚羸少气逆欲吐，竹叶石膏汤主之成本，吐下有者字。

汪云：伤寒，本是热病，热邪所耗，则精液消铄，元气亏损，故其人必虚羸少气。气逆欲吐者，气虚不能消饮，胸中停蓄，故上逆而欲作吐也。与竹叶石膏汤，以调胃气、散热逆。钱云：仲景虽未言脉，若察其脉虚数，而渴者，当以竹叶石膏汤主之，虚寒者，别当消息也。

竹叶石膏汤方：竹叶二把，石膏一斤，半夏半升洗，麦门冬一升去心，人参二两《玉函》、成本作三两，炙甘草二两，粳米半升。上七味以水一斗，煮取六升，去渣，内粳米，煮米熟，汤成去米，温服一升，日三服。

鉴云：是方也，即白虎汤去知母加人参、麦门冬、半夏、竹叶，以大寒之剂，易为清补之方，此仲景白虎变方也。钱云：竹叶性寒，而止烦热，石膏入阳明，而清胃热，半夏蠲饮而止呕吐，人参补病后之虚，同麦冬，而大添胃中之津液。又恐寒凉损胃，故用甘草和之，而又以粳米助其胃气也。《本草序例》云：凡云一把者，二两为正。《千金方》：本方用生姜四两。《外台秘要》文仲疗天行表里虚烦，不可攻者，竹叶汤。本方用石膏一升，人参二两，粳米一升。方后云，此仲景方。《千金》竹叶汤，治产后虚渴，少气力，于本方，去石膏、粳米，加茯苓、大枣、小麦。《千金》月令，主风毒脚气，多睡心中悸，石发攻心，口干。方于本方去半夏、粳米、甘草，加茯苓、生姜。王氏《易简方》既济汤，治发热下利者，于本方，去石膏加熟附子。《和剂局方》竹叶石膏汤，治伤寒时气，表里俱虚，遍身发热，心胸烦闷，或得汗已解，内无津液，虚羸少气，胸中烦满，气逆欲吐，及诸虚烦热并宜服之。诸虚烦热与伤寒相似，但不恶寒，身不疼痛，头亦不痛，脉不紧数，即不可汗下，宜服此药即本方。《总病论》竹叶汤，治虚烦病，兼治中喝渴吐逆，而脉滑数者即本方。《直指方》本方，治伏暑内外热炽烦躁大渴。《伤寒选录》竹叶汤，阳明汗多而渴，衄而渴欲水，水入即差，复渴，即本方。汤成去渣，入生姜自然汁三匙，再煎一沸服，神效。《证治要诀》嗽诸药不效，竹叶石膏汤，去竹叶，入粳米，少加知母，多加五味杏仁，此必审是伏热，在上焦心肺间者可用。《张氏医通》上半日嗽多，属胃中有火，竹叶石膏汤，降泄之。又唇青有二，若唇与爪甲俱青，而烦渴引饮者，为热伏厥阴，竹叶石膏汤。若唇青，厥冷而畏寒，振振欲擗地者，为寒犯少阴，真武汤。又夏月感冒，吐泻霍乱甚则手足厥逆，少气，唇面爪甲皆青，六脉俱伏，而吐出酸秽，泻下臭恶，便溺黄赤者，此火伏于厥阴也，为热极似阴之候，急作地浆，煎竹叶石膏汤，误作寒治必死。《夷坚志》：袁州天庆观主首王自正病伤寒，旬余，四肢乍冷乍热，头重气塞，唇寒面青，累日不能食，势已甚殆，医徐生诊之曰，脉极虚，是为阴证，必服桂枝汤乃可。留药而归，未及煮，若有语之曰，何故不服竹叶石膏汤，王回顾不见。如是者三，遂买见成药两贴，付童使煎，即尽其半，先时头不能举，若戴物千斤，条而轻清，唇亦渐暖，咽膈通畅，无所碍，悉服之。少顷，汗出如洗，径就睡，及平旦，脱然如常时，自正为人仅伤常茹素，与人齐醮尽诚，故为神所佑如此。

病人脉已解，而日暮微烦，以病新瘥，人强与谷，脾胃气尚弱，不能消谷，故令微烦，损谷则愈病人，《玉函》作伤寒。

喻云：脉已解者，阴阳和适，其无表里之邪可知也。日暮微烦者，日中卫气行阳，其不烦可知也。乃因脾胃气弱，不能消谷所致，损谷则脾胃渐趋于旺，而自愈矣。注家牵扯日暮为阳明之旺时，故以损谷为当小下。成注：不知此论差后之证，非论六经转阳明之证也。成注：日暮，即《内经》日西而阳气已衰之意，所以不能消谷也。损谷，当是减损谷食，以修养脾胃，不可引前条宿食例，轻用大黄重伤脾胃也。魏云：损其谷数，每食一升者，食七合，食五合者，食三合，俟脾胃渐壮，谷渐增益，亦节饮食，防病复之一道也。丹云：《玉函》经，病后劳复发热者，麦门冬汤主之，方与《金匮要略》咳嗽所载同，此条今本遗脱，当是仲景旧文。

《伤寒论辑义按》终

第三节　《伤寒广要按》

蔡定芳按：《伤寒广要》12卷，日本丹波元坚著。该书编集历代150多位医家论述，掇其精英，汇萃成帙，辑录精当，旁征博引，尤其是将温疫纳入伤寒三阳证治之例，别开一格。第1卷为纲领，列举证治纲要；第2卷为诊察，细论诊法断病；第3卷为辨证，阐述伤寒病主要证候；第4卷为太阳与少阳病，阐述麻桂、柴胡方证；第5卷为阳明病，发挥承气、白虎证治；第6卷为太阴、少阴与厥阴病，施用下法、温阳之变方；第7—9卷为兼变诸证，辨病有难易，治有缓急；第10卷为病后之余证，第11卷为类似伤寒之别证，第12卷为妇儿伤寒病见解。铁樵先生崇尚丹波父子伤寒之学，将丹波元坚《伤寒论辑义》《伤寒广要》作为中医函授学校教材。本节辑录《伤寒广要》中有铁樵先生按语的段落，没有先生按语部分，限于篇幅，故不辑录。

第一期　纲　领

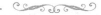

阴阳总论

庞安常云：凡人禀气各有盛衰，宿病各有寒热，因伤寒蒸起宿疾，更不在感异气而变者。假令素有寒者，多变阳虚阴盛之疾，或变阴毒也。素有热者，多变阳盛阴虚之疾，或变阳毒也。

《外台》云：王叔和曰，夫病发热而恶寒者，发于阳；无热而恶寒者，发于阴。发于阳者，可攻其外，发于阴者，宜温其内。发表以桂枝，温里宜四逆。

铁樵按：此不过言其大略，不可泥。所谓大略者，谓发于阳者，有可以攻表之倾向，用温药宜慎；发于阴者，有可以温里之倾向，用表药宜慎。至于桂枝四逆之用法，自有规定证据，非可据此为标准。

孙赵云：本是阳病热证，为医吐下过多，遂成阴病者，却宜温之。有本是阴病，与温药过多，致胃中热实，或大便硬有狂言者，宜下也。

铁樵按：此指不误者而言，误则不易挽救。盖人体至脆，无论如何壮健，必不胜几次药误，故一遇坏证，即需审慎，且宜声明是有危险，不得误引此条为可恃。又本是阳病，因吐下过多，而成阴证，此是阳病入阴，为病深入，苟未见败象与自然传变者，同用药温之在理，尚可救，见败证者多不救。若本是阴证温药过多，胃热便硬有狂言，即所谓中阴溜府。其病本在将愈之候，较之由阳变阴者，为轻溜府之下，宜轻，深入之温宜重。

脉证总说

《医学纲目》云：大抵治伤寒病，见证不见脉，未可投药，见脉未见证，虽少投药，亦无害也。凡治杂病，以证为先脉为后，治伤寒病，以脉为先证为后。

铁樵按：此说当分别言之。凡学医初步，所重者在证，《伤寒论》言脉处极少，若不据证，将何所凭借。惟脉缓软者禁汗，脉虚者禁下，为不可不知。又无论伤寒杂病，可治与不可治，及病之危险与否，均当凭脉，亦非仅杂证。治医稍深，当自知之。

《伤寒六书》：大抵伤寒，先须识证，察得阴阳表里、虚实寒热亲切，复审汗吐下温和解之法治之，庶无差误。先看两目，再看口舌，后以手按其胸至小腹，有无痛满，用药。

铁樵按：陶节庵《伤寒六书》，最宜于初学，鄙人十年前从老友薛逸山处假读于伤寒病证，明白许多。此书坊间可购，价亦不贵，惟此节所言诊法，尚嫌简略，学者造诣略深，自能知之。

治要明寒热虚实

《直解附余》云：夫百病不外乎三因，而三因之中，俱各有寒热虚实，不独伤寒为然也。然能明乎伤寒之寒热虚实，反复变迁，则百病之寒热虚实，了如指掌矣。伤寒虽有三阴三阳之分，肤皮肌腠、胸胁腹胃、脏腑形层之异，大约不外乎寒热虚实四者而已。虚寒之于实热，如冰炭之相反，虚寒固不可误为实热，实热又岂可误为虚寒哉！或有过于温补，而虚寒化为实热，过于凉泻，而实热化为虚寒，岂可胶柱而鼓瑟。偏于凉泻者，不敢遽用温补，畏参附如蛇蝎；偏于温补者，不敢用凉泻，视芩连为虎狼。一失之虚虚，一失之实实，甚至坚持己见，不肯活变，未免轻病必重，重病必死，均失也。不知寒有表寒、有里寒，热有表热、有里热，虚有表虚、有里虚，实有表实、有里实，即寒热之中，有虚寒实寒、虚热实热，有上焦热、中下焦寒，有上焦虚、中下焦实，有真寒真热、真虚真实，有假寒假热、假虚假实，有内真寒外假热、有内真热而外假寒。是以无论外感六淫，内伤七情，皮毛肌腠，经俞营卫，膜原脏腑，莫不有虚实寒热之分焉，即《灵》《素》《伤寒》《金匮》，千言万语，反复辩论，无非辨其寒热虚实而已。任其钩深致远，探索精微，总不能出此四者范围之外。今之医者，不患乎不知寒热虚实，而患乎误识寒热虚实，以致变证百出，莫可名状，病者束手待毙，医者张皇失措。更有些小微病，不识寒热虚实，妄加攻补，遂成不起之证，此皆医误之也。

铁樵按：此节所论诚是，然吾尤病其辞费，兹申吾意如下，以供学者之探讨：伤寒治法凡七，曰汗吐下温清和补。麻桂为汗剂，瓜蒂为吐剂，承气为下剂，附萸姜桂为温剂，柴胡为和剂，白虎为清剂，复脉为补剂，此其经也。麻桂为汗剂，有时斟酌于可汗不可汗，有麻一桂二之制；斟酌于表里温凉之间，有葛根麻桂并用，有葛根石膏并用者，桂二麻一，可谓汗剂中之和剂；葛根石膏，可谓清剂中透发剂，透发亦汗也；大柴胡乃和剂中下剂，小承气为下剂中和剂，此其权也。伤寒辨证法有八，曰表里虚实寒热上下，此八字有旨意之辨，有交互兼见之辨，有先后转属之辨，有同时并见之辨。以八证合七法，经权悉当，十无一误，即是仲景，十得七八即是高手。各家注解无非诠明此事，本校讲义无非诠明此事。倘语离此宗旨，即属废话。审此，学者可以知用力之方法矣。至于偏之一字，为害非浅，大约有所弊，即有所偏，须知药以治病，偏温不可，偏凉不可，不凉不温，尤之误事。苟得其当温凉攻补，皆能去病。欲救此弊，惟豪杰之士，不待文王而兴，否则全在师承，最妙有三字曰：自己吃。自古多病知医，皆因自身备尝各药之故。

《医学心悟》云：蒸热自汗，口渴引冷，宜白虎汤。此散漫之热，可清而不可下。潮热谵语，腹满便闭，宜攻之，承气汤。此结聚之热，徒清无益也。夫病当用承气，而只用白虎，则结聚之热不除。当用白虎，而遽用承气，则散漫之邪复聚，而为结热之症。夫石膏大黄，同一清剂，而举用不当，尚关成败，何况寒热相反者乎？

《活人总括》云：孙思邈曰，服承气得利，谨不中补，热气得补复成，此所以言实热也。王叔和有曰，虚热不可大攻，热去则寒起，此所以言虚热也。二人之言，殊途同归，是虚热之不可不辨也。（丹波亦柔云：孙言出《千金·治病略例》中，王言无考，盖误忆《伤寒例》。"若不宜下而便攻之，内虚热入"数句。）

铁樵按：虚热不可大攻，热去则寒起，此说不确。凡热虚，汗之则劫津，其甚者见抽搐，所谓误汗成痉也。下之则痞满，甚则气喘，所谓下之息高也，凡如此误治皆死。亦有汗后肤冷如冰者，拙著《伤寒研究》中平海栏之世兄一案即是。然肤冷其暂旋且复热，迨复热即不治，曰属仅见之症，今云热去则寒起，语义不明了。疟疾之先热后寒者，亦可云热退则寒起，而虚热误攻，绝无反见形寒者，读者将何从索解邪。谈医学最忌作两扇八股体文字，须知阴阳虽对待，非处处可做对待文字，古人往往将八股知识为说，此大误也。

病有难正治

《证治要诀》云：有伤寒杂病，有伤寒正病。伤寒杂病者，难以正病治，如病人症状不一，有冷有热，阴阳显在目前，当就其中大节先治，其余症则徐治，然亦不可用独热独寒之剂。又如呕渴烦热，进小柴胡汤，呕渴烦热止矣，而下利不休，以小柴胡汤为非，则呕渴烦热不应止；以为是，则下利不应。吐利厥逆，进姜附汤，吐利厥逆止矣，而热渴谵语，昏不知人，以姜附为非，则吐利厥逆不应去；以为是，则热渴谵语不应见。此亦伤寒杂病，虽无前项冷热二证，显然并见之迹，而阴中有阳，阳中有阴，潜伏其间，未即发见，用药一偏，此衰彼盛，医者当有可疑之处，能反复辨认，无致举一废一，则尽善矣。

铁樵按：此条诚阅历有得之言，病与书恒不相谋，即以此故，故读书贵能汇通。苟读书不能于无字处领会，亦终不能汇通也。惟能汇通，乃能隅反。例如《广温病论》中有四损四不足，即是兼证治法，便须变通。又上海每多梅毒，治法亦大有出入，不能隅反，闻一知一，无论皓首不能穷，用药亦必不效。若能汇通，则相对之顷，尚未诊脉，已知症结所在，简直无所谓"潜伏未即发见"。读者苟能悉心研读，三学期后即可以证实吾言也。

老少异治

《温疫论》云：三春旱草，得雨滋荣，残腊枯枝，虽灌弗泽。凡年高之人，最忌剥削，误投承气，以一当十，设用参术，十不抵一。盖老年荣卫枯涩，几微之元气易耗而难复也，不比少年气血生机甚捷，其势悖然，但得邪气一除，正气随复。所以老年慎泻，少年慎补，何况误用也。其有年高禀厚，年少赋薄者，又当从权，勿以常论。

铁樵按：吴又可以用大黄名家，所著《温疫论》，几十九皆承气，而其言如此，学者可以深长思也。吾闻同业中人有哆谈用大黄者，即知其医学程度之幼稚。然吾非不能用，且用则必效，所以能如此者，只是能读《伤寒》，第观仲景用承气之审慎，即可心知其故。读《伤寒》，须先注意诸不可与，毋徒注意诸可与，则得之矣。

真虚者难治

《伤寒发微》云：伤寒，不问阴证阳证，阴毒阳毒，要之真气完壮者易医，真气虚损者难治。谚云，伤寒多死下虚人，诚哉是言也。盖病人元气不固，真阳不完，受病才重，便有必死之道。何也？阳病宜下，真气弱则下之多脱；阴病宜温，真气弱则客热便生。故医者难于用药，非病不可治也，主本无力也。自身无病，真气完固，虽有寒邪，易于用药，是知伤寒以真气为主。

缪希雍《广笔记》云：伤寒温疫，其不可治，及难治者，皆属下元虚。

《温疫论》云：凡人大劳大欲，及大病久病后，气血两虚，阴阳并竭，名为四损。当此之际，忽又加疫，邪气虽轻，并为难治，以正气先亏，邪气自陷。故谚有云，伤寒偏死下虚人，正谓此也。盖正气不胜者，气不足以息，言不足以听，或欲言而不能，感邪虽重，反无胀满痞塞之证，误用承气，不剧即死，以正气愈损，邪气愈伏也。若真血不足者，面色萎黄，唇口刮白，或因吐血崩漏，或因产后亡血过多，或因肠风脏毒所致，感邪虽重，面目反无阳色，误用承气速死，以营血欲消，邪气益加沉匿也。若真阳不足者，或四肢厥逆，或下利清谷，机体恶寒，恒多泄泻，至夜益甚，或口鼻冷气，感邪虽重，反无发热燥渴苔刺等证，误用承气，阳气愈消，阴凝不化，邪气留而不行，轻则渐加委顿，重则下咽立毙。若真阴不足者，自然五液干枯，肌肤甲错，感邪虽重，应汗无汗，应厥不厥，误用承气，病益加重，以津液枯涸，邪气涩滞，无能疏泄也。凡遇此等，不可以常法正治，当从其损而调之，调之不愈者，稍以常法治之，治之不及者，损之至也。是故一损二损，轻者或可挽回，重者治之无益，乃至三损四损，虽卢扁亦无所失矣。更以老少参之，少年遇损，或可调治，老年遇损，多见治之不及者，以枯魄独存，化源已绝，不复滋生也。

铁樵按：此段议论精绝，最宜潜玩。惟吴仅言承气，其实汗与温亦然。凡用麻黄桂枝大黄附子皆须注意四损，若逆料不可治，毋宁勿用，量而后入，勿入而后量者。

第二期　纲　领　续

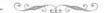

治当照管胃津

《西塘感证》云：治感证大法，总以始终照管胃中津液为第一奥旨。盖邪之所感，皮毛闭塞，气不外达，郁而成热，热积皮毛不解，渐而肌肉热矣，渐而各经络无不热矣，渐而热气皆壅塞阳明，腑中热矣，此必然之势也。又况后代血气未盛，早御酒肉厚味，胃中素有湿热者多，一旦客热交并，区区阴津，几何能当此烈焰燎原乎。凡感症之死，皆由胃汁干枯故死也。是以古人立法，及其邪之在表，气血未伤之时，当汗，汗之欲热从汗解，则清宁安固，而血气全保不伤矣。当其邪之在里，血气渐亏之际，可下之，欲热随便通，则焦灼顿除，而气血可徐俟其来复矣。至所谓胃中之津液，非他，即周身血气所化，积叠胃底，此后天之本也。凡人平日之强弱，及遇外感贼邪之难治易治，可治不可治，强半凭此。粗工不知，无论新久虚实表里，苟见身热，风药混表，一觉闷满，攻中破气，杂投不效，大黄枳朴继进，必求一便，以毕其技能。岂虑热得风而益炽，阴被劫而速亡，何其与贤之意适相反哉。丹云：董氏更有阴液充，则实邪自解，不须用承气之说，故末段以大黄枳朴同风药混表，为嗤点之，实属僻谬。

铁樵按：血气未伤之时、当汗、汗之数语，是不错，故加圈，读者宜注意，此外均不甚妥当。后代血气未盛数语，积叠胃底，后天之本数语，及阴液充邪自解数语，均属想当然之议论。尤谬者，在"阴液充邪自解，不须承气"，非但梦呓，简直误人不浅。今之恣用石斛养阴者，即是此说为之厉阶。须知真阴非药物所能养而使生，故仲景之法急下存阴。急下存阴即除暴安良之意。须知感证是急性病，舍此别无妙法，不过用之须审慎耳。《内经》"病温虚甚死"，谓热病至于劫津，则除暴安良之法已鞭长莫及，故当死也。若如董说，只须滋阴，岂岐伯不解滋阴乎？丹溪东垣已不解此意，其余真是自桧以下。

房后非阴证

《伤寒辨注》云：人身一阴阳耳，而阴阳之根蒂，皆本于肾。好色之徒，两肾受伤，阴虚者多，阳虚者少。阳虚者，命门火衰也；阴虚者，命门水竭也。凡人入房过度，则精多所遗，所遗之精，皆为水而属阴，况其作强之时，心火先炽，火炽则水流，水愈流则火愈炽，五内燥热，外复伤寒，而病邪热，两热相夹，肾水必枯，其人发烦躁，而舌黑生芒，则就死矣。语云：伤寒偏打下虚人者，正此谓也。或问云：诚如吾子所言，则是人并伤寒，无所谓阴证矣。余答云：有之。阴证者，中寒也，其病乃是阳虚。阳虚之人，命门火衰，其平日必言语低微，饮食不化，四肢无力，腰以下冷，前阴不举，小便清白。此为真气不足，复为外寒所袭，表里四末皆冷，是为真阴之证。然亦不全因入房所致，即小儿亦有病阴证者，以胃中阳气虚，不能作郁热故也。

铁樵按：房事之后，适有感冒，俗名夹阴伤寒。其病之征象与寻常同，惟有一特异点，即小腹必痛，所以痛，乃局部感寒之故。所以局部感寒，乃正虚邪凑之故，以故房后例不得饮冷，饮冷则痛在小腹。此处非膀胱，亦非肾，直是冲任（此非解剖家言，乃是照体工变化而言）。最妙用麝香活鸽子，其法将鸽腹略割破，缚脐下同身寸三寸处，即关元穴，麝香即置关元穴上，鸽腹破处即置麝香之上，紧缚一时许，痛止即余去。若为时过多，鸽死发奇臭。且麝香多用，则肾窍大开，皆不宜用，药仍照伤寒法。若小腹不痛者，非挟阴阳伤寒源流论之。今之医者，以其人房劳之后，或遗精之后，感冒风寒而发热者，谓之阴证，病者遇此亦自谓是阴证，不问其现症何如，总用参附桂干姜地黄等温热峻补之药，此可称绝倒者也。阴虚之人而感风寒，亦必由太阳入，仍属阳邪，其热必甚，兼以烦闷烦渴，尤宜清热散邪，岂可反用热药。若果直中三阴，则断无壮热之理，必有恶寒、倦卧、厥冷、喜热等症，方可用温散，然亦终无用滋补之法。即如：伤寒瘥后，房事不慎，又发寒热，谓之女劳复，此乃久虚之人复患大症，依今人之见，尤宜峻补者也。而古人治之用竹皮一升，煎汤服，然则无病而房后感风，不宜用滋补矣。故凡治病之法，总视目前之现症现脉。如果方脉沉迟，表里皆畏寒，的系三阴之寒证，即使其人本领强壮，又绝欲十年，亦从阴治。若使所现脉症的系阳邪发热烦渴，并无三阴之证，即使其人本体虚弱，又复房劳过度，亦从阳治。如《伤寒论》中阳明大热之证，直用葛根白虎等方者，瞬息之间转入三阴，即改用温补，若阴证转阳证，亦即用凉散，此一定之法。近世唯喻嘉言先生能知此义，《寓意草》有黄长人之伤寒案可见，余人皆不知之，其杀人可胜道哉。

治挟他患法

《吴医汇讲》云：传学渊曰，凡外感病，夹食者颇多，当思食为邪里，散其邪则食自下。若杂消导于发散中，不专达表，胃汁复伤，因而陷闭者有之。至若风多挟暑湿寒，或挟燥火，感恼怒，或劳倦，或房事，及肝气宿瘕诸血证，皆外感病不无有挟者，所贵随证制宜，斟酌尽善，庶无差误也。

铁樵按：《内经》之法，表里并病者，先治其外，后调其内。伤寒宗之，故太阳病切忌误下。凡外感病夹食者，虽明知有食积，其舌恒不黄，吴又可谓之温邪未到胃，须先斟酌，当发表者发表，当解肌者解肌，暂置食积于不问。表邪既清，其舌必黄，然后轻则消导，重则攻下，可以应手而愈。近人多不解此，所以小病无不变重，而医生乃因而为训，此最可恨者也。

诊法

《伤寒六书》云：伤寒，以脉大浮数动滑为阳，沉涩弱弦微为阴。然脉理精深，初学未能识察。予谓伤寒之中人，由浅入深，先自皮肤肌肉，次入肠胃筋骨，以浮中沉三脉候之，似乎无所遁乎其情矣。浮，初排指于皮肤之上，轻手按之便得，曰浮。此脉，寒邪初入太阳，病在表，可发而去之。中，按至皮肤之下，肌肉之间，略重按之乃得，谓之半表半里证也。沉，重手按至肌肉之下、筋骨之间方得，此为沉脉。然有二焉，阴阳寒热，沉脉中分，若沉而有力，则为阳为热，沉而无力，则为阴为寒也。

张景岳云：脉大者为病进，大因邪气胜，病日甚也。脉渐缓者为邪退，缓则胃气至，病将愈也。此以大为病进，固其然也。然亦有宜大不宜大者，又当详辨。如脉体本大，而再加洪数，此则病进之脉，又不可当也。如脉体本小，因服药后，而渐见滑大有力者，此自阴转阳，必将汗解，乃为吉兆。盖脉至不鼓者，由气虚而然，无阳岂能作汗也。景岳又云：浮为在表，沉为在里，此古今相传之法也。然沉脉亦有表证，此阴实阳虚，寒胜者然也。浮脉亦有里证，此阳实阴虚，水亏者然也。故凡欲察表邪者，不宜单据浮沉，只当以紧数与否为辨，方为的确。盖寒邪在里，脉皆紧数，紧数甚者，邪亦甚；紧数微者，邪亦微。紧数浮洪有力者，即阳证也；紧数浮沉无力者，即阴证也。以紧数之脉，而兼见表证者，其为外感无疑，即当治从解散。然内伤之脉，亦有紧数者，但内伤之紧，其来有渐，外感之紧，发于陡然，以此辨之，最为切当。其有似紧非紧，但较之平昔，稍见滑疾，而不甚者，亦有外感之证，此其邪之轻者，或以初感，而未甚者，亦多见此脉，是又不可不兼证而察之也。若其和缓，而全无紧疾之意，则脉虽浮大，自非外邪之证。周氏《温病方论》云：脉之盛而有力者，每每带弦，岂可错认为紧，而误以为寒乎？

《温疫论》云：表证脉不浮者，可汗而解，以邪气微，不能牵引正气，故脉不应。里证脉不沉者，可下而解，以邪气微，不能抑郁正气，故脉不应。阳证见阴脉，有可生者，神气不败，言动自如，乃禀赋脉也。再问前日无此脉，乃脉厥也。下后脉实，亦有病愈者，但得证减，复有实脉，乃天年脉也。夫脉不可一途而取，须以神气形色病证相参，以决安危为善。脉厥，详见阳明病。

《伤寒大白》云：夫阴证脉沉者，沉而迟漫分明者也；伏邪脉沉者，沉而伏匿急数模糊者也；正虚脉微者，不拘浮沉，脉来衰微，按久无力者也。故凡迟漫分明者，里寒也；沉伏不出者，表邪不得发越也；阳证脉微者，邪盛正虚也。今有阳邪之证，而见沉浮之脉，误认阴证，而用温热，阳邪内发，死不旋踵。若见烦躁不宁，误用寒凉，则表汗抑遏。故切脉之道，先分症是何证，然后以脉消息者也。

冯兆张《锦囊秘录》云：脾肾虚寒，真阴证也。阴盛之极，往往格阳，面目红赤，口舌破裂，手扬足掷，语言错妄，有似乎阳。正如严冬惨肃，而水泽腹坚，坚为刚阳之象也，邪热未解，真阳证也。阳盛之极，往往发厥，厥则口鼻无气，手足逆冷，有似乎阴。正如盛夏炎灼，而林木流律，津为阴柔之象也。大抵症既不足凭，当参之脉理，脉又不足凭，当取诸久候沉候。彼假症之发现，皆在表也，故浮取脉，而脉亦假焉。真症之隐伏，皆在里也，故沉候脉，而脉可辨耳。且脉之实者，终始不变；脉之虚者，乍大乍小，如与人初交，未得性情善恶之确，必知交既久，方能洞见性情善恶之真。适当乍大之时，便以为实；适当乍小之时，便以为虚，岂不误甚？必反复久候，则虚实真假判然矣。然脉辨已真，犹未敢恃，更察禀之厚薄，症之久新,医之误否,合参其究,自无遁情。

杨士瀛《活人总括》云:人禀阴阳二气,阴根于阳,阳根于阴,往来流通,而无间断者也。一或偏胜,百病生焉。盖偏阳则多热,偏阴则多寒。偏阴则六脉虚濡,按之无力,颇有细涩轻涩之状。病主沉寒,法当温散,人所易知。若夫病躯,内外有热,其脉不数不洪,但指下急涩而小紫,如枝条刮刮之状,此则为阳胜阴,当用寒凉之剂,以解阳热愆伏之邪,以行血热凝结之毒,不可错认以为脉小脾虚,误以温药益其疾也。纵或呕逆,亦是热邪乘虚,热气闭隔,断不可以温热之剂投之,否则堕厝火积薪之辙矣。凡病皆当审斯。

庞安常《伤寒总病论》云:有不因大汗下,而两手忽无脉,谓之双伏,或一手无脉,谓之单伏。或利止如此,必有正汗,急用四逆辈温之,时有汗便安,脉终不出者死。

《伤寒六书》云:夫头痛发热恶寒,或一手无脉,两手全无者,庸俗以为阳证得阴脉,便呼为死症不治。殊不知此因寒邪不得发越,便为阴伏,故脉伏,必有邪伏也,当攻之。又有伤寒病,至六七日以来,别无刑克证候,或昏沉冒昧,不知人事,六脉俱静,或至无脉,此欲正汗也,勿攻之。此二者,便如久旱将雨,六合阴晦,雨后庶物皆苏,换阳之吉兆,正所谓欲雨则天郁热,晴雾天乃反凉,理可见也。又云,当问病人有何疼痛处,若有痛证,要知痛甚者脉必伏,宜随病制宜,尤当问病人。若平素原无正取脉,须覆手取之,脉必见也。此属反关脉诊法,与正取法同。若平素有脉,后因病诊之无脉者,亦当覆手取之。取之而脉出者,阴阳错乱也,宜和合阴阳。如覆取正取,俱无脉者,必死矣。丹云:按,反关,本于丹溪。

王震《伤寒证治明条》云:有脉歇至者,杂病得之,决无再生之理。伤寒得之犹有可干之方,非若杂病正气脱而至歇也。此因邪气壅窒经络,荣卫不疏,以致脉来止而复动也。观人有精神,别无怪证形现,即当导引邪气,调畅经隧,则脉自然流利,而不断续也。若神气昏愦,郑声撮空,头汗喘促,手足厥冷,有此一二证见者,此真死脉也,切莫与之治为。

《脉经》云:诊伤寒热盛,脉浮大者生,沉小者死。伤寒已得汗,脉沉小者生,浮大者死。温病三四日以下不得汗,脉大疾者生,脉细小难得者,死不治。温病穰穰大热《千金》:穰穰作时行,其脉细小者死。原更有数条,录出次卷死证中,当参。

铁樵按:古人言脉不过如此,其说不可捉摸,亦不足为训,然可以供参考。读者于第二学期《脉学讲义》,悉心研究,自能有得。拙著《伤寒研究》中脉之研究一篇,较为易解而有凭准。

第三期　诊　察　续

察目

《伤寒六书》云:目眦黄,必为欲愈之病也。眼胞忽陷,目睛直视,必难治也。开目欲视人,属阳;闭目不欲见人,属阴。目睛不明,神水已竭,不能照物者,亦难治也。《伤寒蕴要》云:凡目睛明,能识见者,可治。睛昏不识人,或反目上视,或瞪目直视,或目暗正圆,或戴眼反折,或眼胞陷下,睛昏而不识人者,皆不治也。凡目中不了了,睛不和,热甚于内也。凡目疼痛者,属阳明之热;目赤者,亦热盛也。目瞑者,必将衄血也;白睛黄者,将发身黄也。凡病欲愈,目皆黄也。

张景岳云：凡治伤寒，须观两目，或赤或黄，赤者为阳证。凡目色青白，而无昏冒闪烁之意者，多非火证，不可轻用寒凉。眼眵多结者，必因有火。盖凡有火之候，目必多液，液干而凝，所以为眵，即如肺热甚，则鼻涕出，是亦目液之类也。

《伤寒五法》云：目者，至阴也，五脏精华之所系，热则昏暗，水足则明察秋毫，如常而了了者，邪未传里也。若赤若黄，邪已入里矣。若昏暗不明，乃邪热居内烧灼，肾水枯涸，自目无精华，不能朗照，急用大承气下之。盖寒则目清，未有寒甚而目不见人者也，是以曰急下。

铁樵按：凡目眶陷者多属阴证，目歧视者多属不救，欲辨之真，确须视兼证。小儿视其囟，成人视其指上螺盖，一处陷则他处多陷，既见兼证然后用药，可以无疑。亦有目陷而螺尚未陷，此则在诊病之程度类。其歧视不救者，以病属脑也，详第三学期讲义中。

察齿

叶桂《温热论》云：温热之病，看舌之后，亦须验齿。齿为肾之余，龈为胃之络，热邪不燥胃津，必耗肾液。且二经之血，走于此处，病深动血，结瓣于上，阳血色紫，紫如干漆，阴血色黄，黄如酱瓣。然豆瓣色者多险，惟症尚不逆者，犹可治，否则难治矣。此何故哉，盖阴下竭阳上厥也。

铁樵按：舌色虽有凭据，看舌之法，常分形与色，古人所言者，愚意总不认为圆满。此盖有两个原因：其一是文字不清楚。凡说明此事之文字，宜晰宜确，古人业医者，不必有甚精之文学，而有囿于旧式文言，故其说恒苦，词不达意；其二是病理不清楚。究竟内部体之如何变化，见如何舌色，其实不可知，吾侪仅能于某种病状见某种舌色，详书记之，以为定例。古人往往不知此意，而强作解人，其所记遂不真确，此其弊也。上文所有各条，凡经吾加圈者，极真确，可用为定例，其未加圈者则尚非充分圆满之说，未可据为定法。又镜面舌初非不治之证，此舌于慢性病见者，用平补剂可以渐渐生苔，后文家四太太中风案中所叙者是也。急性病苟不误治，例不见此舌。又近频用《温病条辨》法，热病至第二候辄见倒苔。谓倒苔者，初起苔尖光，继而光处渐向里通，前半舌色皆光，惟根际有苔，其有苔无苔处极为分明，苔之边线作半月弧形，线当舌之中部凹处向里，最甚者满舌皆光，根际苔如积垢。凡见此舌者，皆表邪未解，恣用石斛所致，其弊确属阳为阴遏，读者可参观伤寒各案。又西医藉伤寒，二三候时见角苔，则因早用泻药之故，亦详伤寒案各条中。

察大小便

《伤寒大白》云：医者欲知病人脏腑，必要问其从内走出者，故凡病当验二便。仲景以小便不利，小便赤，定伤寒里热；以小便利，小便白，定里无热；以大便不通，大便硬，定其里热；自下利，下利厥冷，定其里寒。故治病以二便定人寒热，以二便定人燥湿，以二便定人虚实，再无差误。然论二便，亦宜细详，例如大便干结，知其热矣，然大便滑泄黄色为热，人多忽之矣。小便黄赤，知其热矣，然小便色白而浑浊，亦为热，人多忽之矣。又如大便干结，知其然矣，亦有血枯津竭，用不得苦寒者。又如小便黄赤，知其热矣，亦有食滞中焦，黄赤混浊，用寒凉反不清，用香燥辛温而清利者。

王执中《伤寒纲目》云：有头疼身热，手足冷，口燥，大便结，面赤，小便淡黄，而反为阴证者；有头不疼，身不热，手足冷，腹泻，而反为阳证者；则火极似水，水极似火，似是而非，将何以辨之乎？只辨其大小便而已。大便结，而小便赤者，阳结也，阳证也。大便结，而小便白者，亦阴结也，阴证也。大便虽泻，而中有小结块，旁流清黄水者，协热痢也，亦阳证也。此即热结旁流，以为协热痢者，误。大便泻而其色白，其形柔而稀薄,内无小结块,亦无清黄水者,阴证也。小便淡黄带白色,而诸症未极,大便虽下利,而未至厥逆、谵语者,阳证也。小便淡黄带白色,而诸症已极,大便结燥,面带浮阳,烦躁欲坐泥水中者,下痢黑色杂色,带清白水,如鸭溏者,亦阴证也。

《伤寒证治明条》云:伤寒病在表,则大便如常,病传里则大便方实,邪热入深,则又燥而坚矣。若热蓄于胃,胃土燥烈,津液沁耗,故大便秘涩而不通,治宜咸苦寒之药以泄之。若寒伤于胃,胃土阴凝,血结冻结,故大便闭塞而不通,治宜辛甘热之剂以温之。又有瘥后食早,胃气不胜,而不能运化,致大便之不通者,必当分轻重以消导之。病久血少,肠胃燥涩,而不克运行,致大便之不通者,必当辨老壮以滋润之。

《温疫论》云:热结旁流,协热下利,大便闭结,大肠胶闭,总之邪在里,其证不同者,在乎通塞之间耳。四证,详出阳明病。

楼英《医学纲目》引海藏云:初便褐色者,重;再便深褐色者,愈重;三便黑色者为尤重。色变者,以其火燥也,如羊血在日色中,须臾变褐色,久则渐变而为黑色,即此意也,当详察之。

王肯堂《伤寒准绳》云:邪热燥结,色未尝不黑,但瘀血则溏,而黑黏如漆;燥结则硬,而黑晦如煤,此为明辨也。

《伤寒论直解》云:大便不解,人皆以为热,不知寒凝敛结,亦不大便。如脉弦而紧,舌白而滑,腹不满,口不渴,此虚寒也,虽一二十日不大便,照常饮食,切不可饿,温补果足,元气复,便自解矣。

《证治要诀》云:医治伤寒,多问其小便利不利,赤不赤,以别其阴阳。亦有小便自利,遍数多,所出自少,色不甚清,不可因其利而遽谓之阴。必是小便如常,清而不赤,又无诸阳证,方信里之无热。若病在太阳,身体热,太阳属膀胱,未有小便不赤者,不可因其赤遽谓之实热。必是小便如灰汁,或如陈酒,或如血色,无诸表证,方见其热已入里。又有因发汗过多,津液枯竭,以致小便不利,或涩而赤,医者往往利之,重竭其津液。又阳明病不大便,而小便赤涩,或误利其小便,则津液愈无,胃愈干燥。此又利小便之戒。《绪论》云:汗后亡津液,胃中干,与阳明汗多者,若误利之,重耗其阴,反致泉竭,多有涓滴不通而死者。

钱璜《伤寒论溯源集》云:小便之多者,似乎无热,其色尚有黄赤者,或阴寒在里,气化不行,小便短少,而色亦有黄者。总之小便多,则其色渐淡,少则便黄,又不可以阴阳寒热拘也。大约小便多者为无热,或热在血分,而无伤于气分耳。小便少者,阴阳寒热皆有之,当以他证合辨,则庶乎其不差矣。

《伤寒证治明条》云:有尿如苏木汁者,俗人不识,认为尿血,非也。此缘膀胱热甚,故其尿色赤,而独于血相似也,待其邪热退,其小便自然清矣。

铁樵按:伤寒此指广义的伤寒,即热病治法,辨自觉证。恶寒、恶风、恶热,感觉之在肌表者也。口味甜,或淡,或苦,或渴,或不渴,或欲饮,或不欲饮,或思冷,或思热饮,或知饥,或不知饥,或思食,或不思食,此感觉在饮食者也。或胸满,或腹满,或胀,或痛,或嘈,或温温欲吐,感觉之在内腔者也。头胀或痛,骨楚,肌酸胫酸,背几几,感觉之在躯壳者也。辨他觉证,谓他人可以感觉者。一曰热,颜额热,两太阳热,后脑热,腹部热,手掌热;二曰汗,无汗,微汗,多汗,冷汗,盗汗,手足汗,但头汗汗出,齐颈而环,齐胸而环,齐腰而环,汗出如珠,汗出湿润;三曰舌绛色,淡红色,白色,有苔无苔,苔干,苔燥,苔松,苔腻,苔松,苔砌倒,苔剥苔,抽心苔,镜面苔,花苔,当如积粉,舌苔不匀,满舌如血,舌色如锦,舌胖胀,舌短缩,舌萎,舌战,舌蠕动;四曰二便,如上各家所述;五曰规矩权衡。详幼科《保赤新书》及《内经讲义》。合此五者,逐层推勘,可以十得七八,更参之以脉学,虽不能万全,所失者亦寡矣。

第四期　辨　证

恶寒

《伤寒明理》云：伤寒恶寒，何以名之？恶寒者，客于营卫之中也。惟其风寒客于营卫，则洒淅然恶寒也；惟其营卫之受风寒，则涩涩然不欲舒也。其恶寒者，非寒热之寒也，又非恶风也。且恶风者，见风至则恶矣，得以居密室之内，帏帐之中，则坦然自舒也。至于恶寒者，则不待风而寒，虽身大热，而不欲去衣者，是也。寒热之热，谓寒热更作，热至则寒至矣。其恶寒，虽发热，而不欲去衣也，甚则至于向火被覆，而犹不能遏其寒也。所以然者，由阴气上入阳中，或阳微，或风虚相搏之所致也。恶寒一切属表，虽里证悉具，而微恶寒者，亦是表未解也。犹当先解其外，俟不恶寒，为外解，乃可以攻里也。经曰：发热而恶寒者，发于阳也；无热而恶寒者，发于阴也。谓如伤寒，或已发热，或未发热，必恶寒者，谓继之以发热，此则发于阳也。若恶寒而蜷，脉沉细而紧者，此则发于阴者也。在阳者可发汗，在阴者可温里。恶寒虽悉属表，而在表者，亦有虚实之别，若汗出而恶寒者，则为表虚；无汗而恶寒者，则为表实。表虚可解肌，表实可发汗，又有止称背恶寒者，背为胸中之府，诸阳受气于胸中，而转行于背。《内经》曰：人身之阴阳者，背为阳，腹为阴。阳气不足，阴寒气盛，则背为之恶寒。若风寒在表而恶寒者，则一身尽寒矣，但背恶寒者，阴盛气盛可知也。经所谓少阴病一二日，口中和，而背恶寒者，当灸之，处以附子汤者，是矣。又或乘阴气不足，阳气内陷入阴中，表阳新虚，有背微恶寒者，经所谓伤寒无大热，口燥渴，心烦，背微恶寒者，白虎加人参汤主之者，是也。二者，一为阴寒气盛，一为阳气内陷，又何以明之也。且阴寒为病，则不能消化津液，故于少阴病，则口中和，及阳气内陷，则热烁津液为干，故太阳则口燥舌干而渴也。二者均是背恶寒，要辨阴阳寒热不同者，亦于口中润燥可知。

铁樵按：经文所谓口中和，即是舌润不欲饮者。所谓口燥渴，即是舌面燥而舌为绛者。燥为津液干，被热炙而干也；绛为里热，阳盛而热也。《明理论》解释"发于阴"，谓是恶寒而蜷，脉沉细而紧，大是可商。鄙意恶寒而蜷，是少阴证，却是从三阳转属而来，并非初起既有此证。其有初起即属少阴者，即喜多村所谓太阳之虚证，其病至险参见敏之夫人案，亦不恶寒足蜷。吾早岁在湖北，曾值一人，病伤寒恶寒足蜷，然其证至易辨，脉迟，唇吻灰白，用炮附子一枚，应手而愈。此乃山水阴寒之地有之，虽是初起即恶寒足蜷，不可以概一般。详经文发于阳发于阴，只在辨日数，无其他关系，本可阙疑，必强释，徒乱人意，何以故？因发于阴者，药之而当，不须六日已愈，不药则六日必不自愈，故当存疑。少阴一二日，中和当灸之，谓灸膈俞、关元穴，详《伤寒讲义》"少阴篇"。

手足汗

《明理》云：伤寒手足汗出，何以明之？四肢者，诸阳之本，而胃主四肢，手足汗出者，阳明之证也。阳经邪热，传并阳明，则手足为之汗出。阳明为津液之主，病则自汗出，其有自汗出者，有但头汗出者，有手足汗出者，悉属阳明也。何以使之然也？若一身自汗出，谓之热越，是热外达者也。但头汗出者，是热不得越，而热气上达者，及手足汗出者，谓热聚于胃，是津液之旁达也。

铁樵按：手足汗出，本大承气证之一，谓为阳明是也。因大承气专治阳明腑病，病本手足汗出，得大承气腑气通而手足汗止，此足为手足汗出属阳明之证据。但头汗出非阳明证，何以言之。因但头汗出与脚蜷常相连，脚蜷为少阴证，但见脚蜷，便可测知但头汗出，往往十不失一，此其一也；附子是少阴主药，凡伤寒少阴证，用附而当，脚即得伸，头汗亦敛，此其二也。有此二层，故知但头汗出是少阴非阳明。

无汗

《明理》又云，伤寒无汗，何以明之？腠理者，津液凑泄之所为腠，文理逢会之中为理。津液为风暑湿气所干，外凑皮腠者，则为自汗出。若寒邪中经，腠理致密，津液内渗，则无汗。无汗之由，又有数种，如伤寒在表，及邪行于里，或水饮内蓄，与亡阳久虚，皆令无汗。其邪气行于里者无汗，为邪气在表，熏发腠理，则汗出。邪气内传，不外熏发者，则无汗。其水饮内蓄，而无汗者，为水饮散而为津液，津液布渗而为汗。既水饮内蓄而不行，则津液不足而无汗。其阳虚无汗者，诸阳为津液之主，阳虚则津液虚少，故无汗。如是者，理之常也，又焉得为异哉。一或当汗而不汗，服汤一剂，病证仍在，至于服三剂，而不汗者，死证也。又热病脉躁盛，而不得汗者，黄帝谓阳脉之极也，死。兹二者，以无汗为真病，讵可与其余无汗者，同日而语也。

铁樵按：水饮内蓄则无汗，却有妙理，余尝谓是燥温不能互化，第观患痰饮者恒多渴，即知饮聚不散，不为津液之说，甚确。前谓口燥咳者，不可与桂枝，独痰饮不然。虽渴当与苓桂术甘，盖桂能通阳，得桂则饮散也。令人以渴为热，恣与凉药，凡遇渴以生津为务，恣以石斛，均属荒谬之甚者。又亡阳一名词，通常指大汗欲脱者言，此云亡阳久虚皆令无汗，实指亡阴，古书阴阳字恒互用，所谓同出异名也，读者不可不知。

腹满

《明理》云：伤寒腹满，何以明之？腹满者，俗谓之肚胀是也。华佗曰，伤寒一日在皮，二日在肤，三日在肌，四日在胸，五日在腹，六日入胃。入胃，谓入府也，是在腹也，犹未全入里者。虽腹满为里证，故亦有浅深之别。经曰，表已解而内不消，非大满犹生寒热，则病不除，是其未全入府。若大满大实坚，有燥屎，自可除下之，虽四五日，不能为祸，谓之邪气已入府也。伤寒邪入腹，是里证已深，故腹满乃可下之者多矣。虽曰腹中满痛者，此为实也，当下去之。然腹满不减者，则为实也。若腹满时减者，又为虚也，则不可下。经曰：腹满不减，减不足言，当下之。《金匮要略》曰：腹满时减，复如故，此虚寒从下上也，当以温药和之。盖虚气留滞，亦为之胀，但比之实者，不至坚痛也。大抵腹满，属太阴证也，阳热为邪者，则腹满而咽干；阴寒为邪者，则腹满而吐，食不下，自利益甚，时腹自痛。太阴者，脾土也，治中央，故专主腹满之候。又发汗吐下之后，因而成腹满者，皆邪气乘虚内客为之，而所主又各不同。原此辨厚朴生姜甘草半夏人参汤、调胃承气汤、栀子厚朴汤三方所主，腹满之异，文繁不录。凡为医者，要识邪气所起所在，审其所起，知邪气之由来，观其所在，知邪气之虚实，发汗吐下之不瘥，温补针艾之适当，则十全之功，自可得也。

又云，伤寒少腹满者，何以明之。少腹满者，脐下满也。少腹者，下焦所治。《难经》曰：下焦者，当膀胱上口，主分别清浊，其治在脐下。邪虚自上而下，至于下焦，结而不利，故少腹满也。胸中满，心下满，皆气尔，即无物也。及腹满者，又有燥屎为之者。至少腹满者，非止气也，必有物聚于此，而为之满尔。所谓物者，溺与血尔，邪气聚于下焦，则津液不得通，血气不得行，或溺或血，留滞于下，是生胀满而硬痛也。若从心下至少腹，皆硬满而痛者，是邪实也，须大陷胸汤下之。若但少腹硬满而痛，小便利者，则是蓄血之证；小便不利者，则是溺涩之证，渗之利之，参酌随宜，而为上工。

铁樵按：所言皆是，特文字不甚易读，其中有貌似公羊之处，大约当日医师以能文为贵，故下笔反艰涩,其实说理不当如此。宋人谈性理用白话,主意在明了,是可师也。其云心下至少腹皆硬满而痛者,须大陷胸,此语不误,特不易了解,因此证甚少,且非有实地经验断不可尝试。详细解释在大陷胸汤十枣汤条下,并须参看第四学期臌胀案。

第五期 辨 证 续

昼夜偏剧

《伤寒蕴要》云:凡病昼静夜剧者,热在血分;若夜静昼剧者,此热在气分;若昼夜俱剧者,此热在气血之分也。若有表证,不得汗出,昼夜不得安,脉浮数者,宜发汗则愈;若有里实,大便不通,燥粪结聚,发躁,昼夜不得安,则宜下之则愈。

铁樵按:昼剧者热在气分,夜剧者热在血分,昼夜俱剧者,热在气血之分。说得尔许齐整,果能与实际不背乎?此等处真令人有尽信书不如无书之感。以现在经验所得,凡热病,十有八九皆昼轻夜剧,病太阳者如此,病在阳明者如此,病在少阴者更甚。间有阴虚烦热,入夜较为安静,平旦至日中反见反侧不安者,不过十得其一,则因昼间阳盛,夜间阴盛,阴虚阳盛而热者,得夜气以济其阴,当然得比较的安静。然阴虚阳盛之病居多数,而昼剧夜轻者卒居少数,则因果同而缘不同,若细疏之,数千言不能尽,岂可以气血两字为言哉。

谵语

《伤寒明理》云:伤寒俨语,何以明之?俨者,谓呢喃而语也,又作谵,谓妄有所见而言也。斯皆真气昏乱,神识不清之所致。夫心藏神,而心主火,病则热气归焉。伤寒胃中热盛,上乘于心,心为热冒,则神昏乱,而言语多出,识昏不知所以然,遂言无次,而成谵妄之语。轻者睡中呢喃,重者不睡亦语言差谬。有谵语者,有独语者,有狂语者,有语言不休者,有言乱者,此数者,见其热之轻重也。谵语与独语,虽间有妄错之语,若与人言有次,是热未至于极也。经曰:独语如见鬼状,若剧者,发则不识人,是病独语未为剧也。狂语者,热甚者也,由神昏而无所见觉,甚则至于喊叫而言语也。言语不休者,又其甚也。至于乱言者,谓妄言骂詈,善恶不避亲疏,为神明已乱也。经曰:诸逆发汗,微者难瘥,剧者言乱,是难可复制也。谵语之由,又自不同,皆当明辨之。有被火劫谵语者,有汗出谵语者,有下利谵语者,有下血谵语者,有燥屎在胃谵语者,有三阳合病谵语者,有亡阳谵语者,诸如此者,脉短则死,脉自和则愈。又身微热,脉浮大者生,逆冷脉沉细,不过一日死。实则谵语,气收敛在内而实者,本病也。或气上逆而喘满,或气下夺而自利者,皆为逆也。经曰:直视谵语,喘满者死,下利者亦死,谓其正气脱绝也。能知虚实之诊,能识逆从之要,治病疗病,则不失矣。

铁樵按:凡谵语,皆神经错乱所致。失血谵语,古人谓血不养筋,差为不误;热甚谵语,是热将入脑之证;燥矢谵语,乃胃壁织微神经与延髓有密切关系之故。以故凡谵语者,非见直视,必见循衣摸床,撮空理线诸恶证。循衣摸床,撮空理线,及目直视,皆神经失职之表现也,第三学期《保赤新书》中言之较详,宋元诸家及《温病条辨》《温热经纬》均以心包络为言,非是。

《证治要诀》云:谵语者,颠倒错乱,言出无伦,常对空独语,如见鬼状。郑声者,郑重频繁,语虽乱,而谆谆重复不自己。年老之人,遇事则诔语不休,以阳气虚也。二者本不难辩,须以他证别之。大便秘,小便赤,身热烦渴而妄言者,乃实之谵语也。小便如常,大便洞下,或发燥或反发热而妄言者,乃阴隔阳之谵语也。此谵语郑声,虚实之所以不同也。

《医纲》云:谵语者,谓乱语无次第,数数更端也。郑声者,谓郑重频烦也,只将一句旧言,重叠频言之,终日殷勤,不换他声也。盖神有余,则能机变,而乱语数数更端;神不足,则无机变,而只守一声也。成无己谓郑声为郑卫之生,非是。

《伤寒论直解》云:经曰,实则谵语,虚则郑声,是郑声亦谵语也。其所以分郑声与谵语者,在乎虚实,其所以别虚与实者,在乎声之轻重耳。歌哭怒笑,其声长而有力,身轻能自转侧坐起,不大便,脉滑而长,或缓而有力,脉不数,此实则谵语也,宜黄连石膏之类。如胃中有燥矢,不大便,宜大承气汤,证虽怪异,一二剂即愈。若夫似睡非睡之间,或昏或清,似语非语,即所言者,或平日所做之事,或无稽之谈。问亦不知,其声轻微而无力,即《素问》所谓"言而微,终日复言者"是也。脉必大而散,或数而无力,或细而迟,此虚则郑声也,宜用参附之类,数十剂不能收功。

《伤寒绪论》云:凡谵语,无实热燥结可攻者,皆不可治,下后谵妄虽稍缓仍不止。若未见溏粪者,为下未尽,更下之。

《证治要诀》云:又有不系正阳阳明,似困非困,间时有一二声谵语者,当随症施治。外有已得汗,身和而言妄者,此是汗出后,津液不和,慎不可下,乃非阳非阴者,宜小柴胡汤和建中汤各半贴,和营卫,通津液。

《瘟疫论类编》云:余子秉淹,每感风寒,必善作谵语,若不习之者,遇此认为里证,妄施攻下,宁有不殆者乎。

铁樵按:谵语,谓妄语;郑声,谓重语。《内经》郑声一名词,确与郑卫之声同意,谓言非正当也,《医纲》说非,《伤寒直解》说极是。愚按谵语属实,郑声属虚,是矣。然如此分别,总不能无误,不如随病证分别,可以较为真确。例如阳明府证谵语,知其有燥矢,以大承气攻之,燥矢去谵语除,于是得一公例,曰腹中有燥矢,令人谵语。然谓谵语为燥矢之一证,则可谓凡见谵语必是燥矢,则不可。盖燥矢更有其从证据,如绕脐作痛,腹痛拒按,手足汗出,矢气,皆是也。见其他种种证据,复见谵语,然后可以断言,此谵语乃因燥矢。若其他证据不全见,仅见一二种,则此谵语是否属燥矢便成疑问,当更从谵语方面考虑。如云声高为谵语,低为郑声,高低无一定标准。语声高下,由于禀赋,安知非我以为高者,在病人极低之声;我以为低者,在病人已为极高之声;此则郑声谵语,难保不误认。于是更当考察其动静,病人静则为虚,动则为实,若病人见妄语,复见其动而不静,则可知此妄语是谵语,属实的,非郑声之属虚的。然动静亦复无标准。例如循衣摸床是动,扬手掷足亦是动,有何方法可以定吾所见之动确为扬手掷足,而非循衣摸床,则当更考虑于阴阳。证有阴阳,脉有阴阳,色有阴阳,今举其最显明者,脚伸者为阳,蜷者为阴,此可见之证也。脉有胃气者为阳,无胃气者为阴,此可辨之脉也。详《脉学讲义》。舌色干极者为阳,干而枯萎者为阴,此可见之色也。从种种方面以定妄言之属于何种,则可以真确无误,辨之既真,然后用药,则可以得心应手;操之既熟,则临床诊病须臾之间题无胜义,此《内经》所谓"能合色脉可以万全者"也。吾此说乃仅就谵语之由于燥矢而属实者言之,其他各证如何辨别,可以隅反。当辨证之顷,凝神一志,有静如处女之观,辨之既确,急起直追,有动如脱兔之捷,夫是之谓良,医虽仲景,非有其与谬巧也。

死证

《脉经》云：温病下利，腹中痛甚者死，不治。厥逆汗出，脉坚弦急者生，虚缓者死。

温病二三日，身体热，腹满，头痛，食饮如故，脉直而疾者，八日死。四五日，头痛腹痛而吐，脉来细弦，十二日死。八九日，头不疼身不痛，目不赤，色不变，而反利，脉来牒牒，按之不弹手，时大，心下坚，十七日死。热病七八日，脉不软（一作喘）不散（一作数）者，当喑，喑后三日，温汗不出者死。热病七八日，其脉微细，小便不利，加暴口燥，脉代，舌焦干黑者死。热病已得汗，常大热不去者亦死。《诸病源候论》云：伤寒头痛，脉短涩者死。热病腹硬当喘，而热不退者死。多汗脉虚小者生，坚实者死。《伤寒总括》云：汗出如油，口噤肉战，呻吟喘促者死。发斑，先赤后暗，面色黧晦，不治。发黄而变黑，不治。张口出气，干呕，骨骸热痛者逆，咳逆不止者，不治。头汗，内外关格，小便不利，此为阳脱，不治。腹大满而下泄，不治。四肢厥逆，胳下绞痛石硬，眼定者逆。

《医林绳墨》云：如发散之时，用药一二剂，汗不得来，就是棘手之病，或大汗不解，复反大热，是谓汗后不解之症，终必难治。至若汗后，宜乎脉和，脉不和缓，而势力反硬者，后必变重。又有汗后大热不静，脉势短数，躁乱不宁，舌无津液，其人七日当战，战不过而死。又有脉势虚大，大而无力者死。又有脉势散乱者死，脉无根蒂者死。又有手诊脉时，抽撤不定者死。又有手诊脉，强硬翻动者死，呃逆不止者死，气急痰喘者死，下后脉大谵语者死。凡此死证，不可枚举。

铁樵按：以上各节论厥阴者最深，凡拘挛抽搐振掉，皆与脑系有关，宜暂作悬案，俟读《新生理讲义》《保赤新书》及《伤寒·厥阴篇》时，可以供参考。

第六期　太阳病

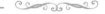

桂枝汤证

《伤寒总病论》云：凡桂枝汤证，病者常自出汗，小便不数，手足温和，或手足指稍露之则微冷，覆之则温，浑身热微烦，而又憎寒，始可行之。若病者，身无汗，小便数，或手足逆冷，不恶寒反恶热，或饮酒后，慎不可行桂枝汤也。

取汗法

《伤寒总病论》云：凡发汗，须如常覆腰以上，厚衣覆腰以下，以腰足难取汗故也。半身无汗，病终不解。凡发汗后，病症仍存，于三日内，可二三发汗，令腰脚周遍为度。《医宗金鉴》云：取汗在不缓不急，不多不少，缓则邪必留连，急则邪反不尽。汗多则亡其阳，汗少则病必不除。《伤寒直格》云：夫大汗将出者，慎不可恨其烦热，而外用水湿及风凉，制其热也。阳热开发，将欲作汗而出者，若为外风凉水湿所薄，则怫热反入于里，而不能出泄，病多危极而死矣。亦不可恨其汗迟，而厚衣壅覆，欲令大汗快而早出也。怫热已甚，而郁极乃发，其发之微则顺，甚则逆，顺则发易，逆则发难。病已怫热作发，而烦热闷乱，更以厚衣壅覆太过,则阳热暴然太甚,阴气转衰,而正气不荣,则无由开发,即躁热喘满,危而死矣。

铁樵按:当壮热之时,病人无有不思饮冷者,其实此时只须忍之俄顷,用药清解,汗出即安。盖壮热而思引冷,病属阳证,正气未衰,断非危险之候,乃有客中卧病,调护无人,或看护人不知利害,病人自身复不知利害,恣饮冷物,其病辄剧。饮冷水及西瓜者尚可救,饮嗬哄闹嘴水中所有者,不过起泡发粉,何以竟不可救,殊不能言其理。然照经验所得,实是不救,此为吾侪所不可不知者。厚衣壅覆之弊亦略相似,大约适时者尚无大害,非时者不堪设想。例如二、三、八、九等月,病人覆棉被取汗,适当其可,蒸蒸而汗则病解,若所覆太多,则汗多出而病不解。然虽不解,未尝不可挽救,如其所覆被者为毛织物,如绒毯,如假虎皮毯,乃至丝绵被胎,则大祸将临矣。病家及为医者,于此等事皆不可不注意。凡用非时之被覆物,致大汗淋漓,则见亡阳证。又有竟不作汗,热向里逼,致偏身暵热,五液俱干者,皆属至危极险之候。又有一种壮热,大汗烦渴之病,恣饮冷水,霍然遂愈者,则因本是当用白虎汤之病,医者昧于病理,既不敢用白虎汤,复禁予冷物,病者强起,自取冷水,恣饮而愈,此在乡间往往有之。古人医按中亦有言此者,是皆例外,非正轨也。

汗难出症:汗后热不除

《活人总括》云:伤寒欲得汗,与麻黄汤数剂,而汗不出者,不治。热病脉躁盛,而不得汗,诸阳之极,亦不治。二者盖真病也。亦有寒热而厥,忽两手或一手无脉,是犹重阴欲雨之时,必溅溅然大汗而解。其或投药无汗,而脉不至者,亦不可活也,是可以容易谈哉。虽然,诸虚少血,津液中干,亦不能作汗,病人有挟宿恙,如痰饮症癖之类,又隔汗而不能出也。少血者,养血以汗之;痰癖者,开关散气以汗之,是为活法。若夫汗出如油,喘而不休,未有能生者。

铁樵按:此条所说有数处不的确,兹就吾经验所得者,正之如下:其一,凡无汗之热病,与麻黄汤,无有不出汗者,如其不出汗,必用药有误,例如伤寒太阳证,用麻黄必得汗。若其病已经由太阳传入阳明,恶寒已罢,口渴烦躁,此时用葛根芩连汤加麻黄石膏必得汗,如误用麻黄汤便不得汗。所以然之故,化热之后,复用桂枝以热治热,不能汗也,因三阳病当正治,不当从治之故。以凉治热,以热治寒,谓之正治。以热治热,谓之从治。至于脉躁盛不得汗,在伤寒太阳证,当大青龙汤;若已传阳明,当葛根石膏加麻黄;若是暑温,当于治暑药中,重用香薷;若伤寒已传少阴,当麻黄附子。用之得当,无不汗者,奈何仅以真病两字了之。汗出如油,喘而不休,若无其他败象,亦非死证。参观同居某妇肺伤寒案。

少阳病

大小柴胡汤变诸方

《太平圣惠方》云:治阳毒伤寒,四肢壮热,心膈烦躁,呕吐不止,宜服此方。柴胡一两,黄芩一两,人参一两,甘草一两,麦门冬一两,半夏半两。上件药,捣粗罗为散,每服四钱,水一中盏,入竹叶三七片,生姜半分,煎至六分,去渣,不计时候温服。《十便》引,名人参饮子。

《蕴要》:人参竹叶汤,治过经烦热不解,于本方去半夏、生姜。若口苦心烦者,加炒黄连。又云:治热病五日已得汗,毒气不尽,犹乍寒乍热,憎憎如醉,胁下牢痛,骨节疼痛,不能下食,舌本干燥,口内生疮,宜服柴胡饮子。方:柴胡二两,川升麻一两半,赤芍药一两,黄芩一两半,甘草一两,枳壳一两半,麦门冬二两,竹叶二两,栀子仁一两。上件药,都细剉和匀,每服半两,以水一大盏,入豉五十粒,葱白一茎,煎至五分,去渣,不计时候温服。

又云：治伤寒汗后热不除，进退发歇，身体温温，心神烦闷，口干舌涩，不思饮食，宜服人参散。方：人参一两，犀角屑一两，麦门冬一两，柴胡一两，黄芩一两，川升麻一两，玄参一两，赤茯苓一两，地骨皮一两，葛根一两，栀子仁一两，甘草一两。上件药，捣粗罗为散，每服四钱，以水一中盏，入生姜半分，煎至六分，去渣，不计时候温服。

《伤寒证治明条》云：有十四日外，余热未除，脉息未复，大便不快，小便黄赤，或渴或烦，不能安睡，不思饮食。此邪气未净，正气未复也，当量其虚实调之，用参胡芍药汤。人参、芍药、柴胡、黄芩、知母、麦门冬各一钱，生地黄一钱半，枳壳八分，甘草三分，生姜三片，水二盏，煎至八分，温服。

《太平圣惠方》云：治伤寒后虚烦，不得眠睡，心中懊侬，宜服此方。甘草、栀子仁、黄芩各半两　乌梅肉十四枚，微炒，柴胡一两。上件药，捣筛为散，每服四钱，以水一中盏，入生姜半分、竹叶二七片、豉五十粒，煎至六分，去渣，不计时候温服。○《活人》名栀子乌梅汤。又云：治伤寒后伏热在心中，恍惚多惊，不得眠睡，宜服茵陈散方。茵陈半两，犀角屑半两，柴胡一两，茯神一两，赤芍药一两，麦门冬半两，黄芩半两，栀子仁半两，甘草半两。上件药，捣筛为散，每服四钱，以水一中盏，入生姜半分、竹叶二七片、生地黄一分，煎至六分，去渣，不计时候温服。又云：治坏伤寒日数多，后烦热不退，颊赤口干，宜犀角散方。犀角屑一两，柴胡三分，吴蓝三分，大青一两，川升麻一两，乌梅肉三分，黄芩三分，甘草半两。上件药，捣筛为散，每服五钱，以水一大盏，入竹叶三七片，煎至五分，去渣，不计时候温服。○案：此诸方不敢为本病设，然俱堪临时酌用，因次于斯。

《外台秘要》云：《广济》，疗天行恶寒壮热头痛，大小便赤涩，不下饮食，柴胡汤。柴胡、茵陈、升麻、芍药各七分，大黄十二分，别渍，栀子四枚擘，芒硝四分，汤成下，黄芩十二分。上八味，切，以水四升，先渍药少时，猛火煎取一升八合，分温三服，服别相去如人行六七里，吃一服，以快利为度，第二服则利，更不须服之。忌热食、炙肉、蒜、黏食。

铁樵按：上所集药方，所以备参考，明变化，非必须强记者也。治医以明理为主，理论既明，方须自制，古人成法可以师其意，万不可袭其形。须知成方有一定，病情无例程，明其理，可以肆应无穷，不明其理，虽强记千万成方，等诸无有，此学者不可不知也。

第七期　少阳病续

续小柴胡汤变诸方

《伤寒证治明条》云：少阳阳明合病，胃中燥实，大便难，潮热谵语者，用大柴胡汤加芒硝汤。即大柴胡汤内，加芒硝二钱或三钱。

《医史·沧州翁传》云：浙东运使曲出道过邺，病卧涵虚驿，召翁往视。翁察色切脉，则面戴阳，气口皆长而弦，盖伤寒三阳合病也。以方涉海，为风涛所惊，遂血菀而神慑，为热所博，遂吐血一升许，且胁痛口渴谵语，为投小柴胡，减参，加生地黄，半剂，后候其胃实，以承气下之，得利愈。

《温疫论》：柴胡清燥汤，治下后或数下，膜原尚有余邪者。

柴胡，黄芩，陈皮，甘草，花粉，知母，姜枣煎服。

《温疫论》柴胡养营汤：柴胡，黄芩，陈皮，甘草，当归，白芍，生地，知母，天花粉，姜枣煎服。又清燥养营汤，于本方去柴胡、黄芩，用地黄汁，加灯心煎服。

《伤寒六书》云：升阳散火汤，治有患人叉手冒胸，循衣摸床，谵语昏沉，不醒人事，俗医不识，见病便呼为风证，而因风药误入，死者多矣。殊不知肝热乘于肺金，元气虚不能自主持，名曰撮空证，小便利者可治，小便不利者不可治也。人参，当归，柴胡，芍药，黄芩，甘草，白术，麦门冬，陈皮，茯神，水二盏，姜三片，枣二枚，槌法，入金首饰煎之，热服。

《述微》：康熙三年孟秋，余至渝州，老人谢彦一，年五十余，因感冒内伤，一医以清暑益气汤，漫加诸热药发汗，一剂而双目皆瞀，昏沉不醒，复以滚痰丸，并水药下之。其人周身不热，自下利青黑色溏粪数十行，水谷不化，昏迷仰睡，手扯衣被，循衣摸床，且郑声喃喃不字语。请余视之，六脉微缓，非死脉也，胃气尚存，此乃盛暑之日，而老年内伤，汗下非宜，中气已虚，邪热乘于肺经，必变神昏不语。余用升阳散火汤，内有小柴胡汤，散内外表里之寒邪，又有五味异功散，麦冬、当归、甘、芍，补中益气，和脾肺，一剂安睡，再剂苏坐，三日连进四剂，而诸证悉愈。

铁樵按：此是因误下中气被夺之故，危候也。吾今年曾遇两人，其一为马姓，男子七十六，初患停积，经前医用生军三钱，两剂，连下大便六次，遂不语，六脉微缓。余知为中气被夺，论脉非死证，然不语绝非佳症，且年事已高，纵有食积，万无用大黄至三钱之理，更万无连用两剂之理，以脉未变，未能断其必死，以小柴胡倍人参，加归身、麦冬予之，傍晚服药，夜半而逝。此非吾药不中病，乃中气被夺，区区参柴无能为役也。又有商务书馆鲍姓男子，年三十余，病温，亦因前医用承气攻下，生军亦用至三钱，药后猝然不语，脉缓软，神色亦无变动，延余诊时不语已两日。余谓此是中气被夺，有大危险，仍以柴胡当归芍药重用人参予之，嗣后探悉，药后无出入，其家改延西医，又两日而死。此鲍姓虽是三十余岁，然早年因患外症，为西医截去一足，则亦与壮盛无病之躯有异，然无论如何，误下而不语总非佳症，不得据《述微》而大胆也。

参胡三白汤，治伤寒过经不解，脉虚数，人弱发热，或潮热口干舌燥者。

人参二钱半，白术一钱半，软苗柴胡三钱，白芍药，白茯苓各一钱半。

上作一服，水二盏，煎至一盏，去渣温服。若脉微弱，口干心烦不安，加麦门冬一钱半、五味子十五个。若心烦热口苦、心下痞，加黄连一钱、枳实七分。若不得眠者，更加竹茹亦佳。

铁樵按：黄连一钱太多，凡用黄连，不得过四分，若烦热痞闷不减，宁得一剂。因黄连泻心用之过当，心虚则病变不易收拾也。

补中益气汤

黄芪五分，劳役甚者一钱，甘草炙，五分，人参去芦、升麻、柴胡、橘皮、当归身酒洗、白术各三分，上件㕮咀，都作一服，水二盏，煎至一盏，去渣，早饭后温服。如伤之重者，二服而愈，量轻重治之。

伤寒挟内伤者，补中益气汤，虚甚者，少加附子，以行参芪之功。因劳役内伤元气，因重感寒，补中益气汤，加姜附。

小柴胡合白虎汤诸方

《赤水玄珠》云：有老妓金姓者，其嫂三月患身热头痛，口渴，水泻不止，身重不能反侧，日渐昏沉，耳聋眼合,梦多乱语。嘉秀医者历试,视为必死。予适吴江归,便道过槜李,访南溪、吉泉兄以是证见询,且言诸医有以补中益气汤进者,有以附子理中汤进者,二药已煎成未服,幸弟至,乞为诊之。六脉洪大,观其色内红外黑,口唇干燥,舌心黑苔,不知人事。予曰:此疫症也,法宜清解,急以小白汤进之,犹可生也,若附子理中汤,杀之耳,安可用? 南溪兄问:小白何汤也? 予曰:小柴胡白虎汤,合而一之,是也。南溪兄谓:泄泻昏沉如此,恐石膏不可用也。予曰:此挟热下利,但是清阳上升,则泻止热退,而神气自清也。服讫,夜半神气苏醒,惟小水不利,热渴不退。予思仲景法,谓渴而身热不退,小水不利者,当利其小水,乃以辰砂六一散一两,灯心汤调服之,两贴而瘳。南溪兄曰:死生信乎命也,弟顷刻不至,必服理中汤,此妇不为泉下人哉。○又治文贵者案,与此相类。云:人徒见其大便作泻为漏底,不察泻皆清水无糟粕者,为热极所致证,岂五苓散所能止哉? 止则误事。○撄宁生医案,有小柴胡加知母石膏,录于阳明病中。

治伤寒头疼壮热,百节疼痛,方:

柴胡、栀子仁、芍药、知母各四两,升麻、黄芩、大青、杏仁各三两,石膏八两,香豉一升,上十味,㕮咀,以水九升,煮取二升七合,分温三服。若热盛,加大黄四两。○《千金》

《圣惠》:名柴胡散,方中有大黄,更入生姜煎。

《活人》:名栀子仁汤,加甘草,亦入生姜。○此方与次方,似当入于前柴胡变方中,然以柴胡石膏同用,姑列于此。

治时气数日不解,心烦躁渴,小腹胀急,脐下闷痛,宜服赤芍药散,方:

赤芍药、知母、黄芩、玄参、麦门冬、柴胡、甘草以上各三分,石膏二两,上药件,捣筛为散,每服四钱,以水一中盏,入生姜半分、竹茹三七片,煎至六分,去渣,不计时候温服。○《圣惠》

又治热病得汗后,余热不退,头痛心烦,石膏散,于本方去芍药、玄参,加入人参、犀牛屑,入葱白两茎,豉五十粒,煎。景岳:柴胡白虎煎,治阳明温热,表邪不解等证,于本方去芍药、知母、玄参、生姜。

战汗诸证　狂汗　○战栗振辨,见辨证篇中,阴证亦为战,见少阴病中,当参。

《明理论》云:伤寒六七日欲解之时,当战而汗出,其有但心栗而鼓颔,身不战者,已而遂成寒逆,似此证多不得解。何者,以阴气内盛,正气太虚,不能胜邪,反为邪所胜也,非大热剂与灼艾,又焉得而御之。○《蕴要》,若不发战,心栗鼓颔云云,须用大建中汤主之。

《伤寒证治明条》云:凡伤寒疫病战汗者,病人忽身寒鼓颔战栗,急与姜米汤热饮,以助其阳,须臾战定,当发热汗出而解。或有病人恶热,尽去衣被,逆闭其汗,不得出者,当以生姜、豆豉、柴苏等,服过发之。有正气虚不能胜邪,作战而无汗者,此为难治。若过半日,或至夜而有汗,又为愈也。如仍无汗,而神昏脉渐脱者,急以人参姜枣煎服,以救之。又有老人虚人,发战而汗不行,随即昏闷,不知人事,此正气脱,而不复苏矣。又云:余见疫病,有五六次战汗者,不为害也。盖为邪气深,不得发透故耳。又有二三次复举者,亦当二三次作故,汗出而愈。

《医林绳墨》云:应汗而脉虚弱者,汗之必难故,不得汗,不可强助,无汗即死。当战不得用药,用药有祸无功,要助其汗,多用姜汤。○案:《续医说》引《王止仲文集》云:一人病伤寒期月,体竞竞而振,齿相击不能成语,仲以羊肉斤许熟之,取中大脔,别用水煮,良久取汁一升,与病人服,须臾战止,汗大出而愈,是亦勿药助汗之法欤。

《温疫论》云:应下失下,气消血耗,即下欲作战汗,但战而不汗者危,以中气亏微,但能降陷,不能升发也。次日当期复战,厥回汗出者生,厥不回汗不出者死,以正气脱,不胜其邪也。战而厥回无汗者,真阳尚在,表气枯涸也,可使渐愈。凡战而不复,忽痉者必死。痉者,身如尸,牙关紧,目上视。凡战不可扰动,但可温覆,扰动则战而中止,次日当期复战。又云:狂汗者,伏邪中溃,欲作汗解,因其人禀赋充盛,

263

阳气冲击,不能顿开,故忽然坐卧不安,且狂且躁,少顷大汗淋漓,狂躁顿止,脉静身凉,霍然而愈。○《类编》：战汗已属欲解之候,然尚有战而不得汗者。狂汗则不然,看来狂汗,未有不愈者,故不须服药,所以无方。此竟系轻症。

《证治要诀》云：病六七日候,至寒热作汗之顷,反大躁扰,复得汗而解。盖缘候至之时,汗已成而未彻,或者当其躁扰,误用冷剂,为害非轻,不可不审也。

铁樵按：战汗一症,伤寒疫病皆有之,其症象最为险恶。战而得汗固可以霍然而解,若不得汗,便有生命之虞。且何故战汗,昔人亦未明言,即疫病亦非定须战汗者。惟不明其故,事先不能预知,临战往往不能辨别,其重者与痉厥极相似,误用开窍药或泻肝药,辄变病而成不治之症,时医莫名其妙,不自知用药误而杀人也。愚按：凡虚体冒邪,其来暴、其入深者必战汗。邪之中人,本来由外而之内,其直中太阴上吐下泻者,为霍乱,为寒中洞泄,乃是另一件事,在伤寒范围之外。若伤寒,则无有不从太阳起者,惟战汗之病,则从少阴起,其有见太阳证者,多半亦兼见少阴,所以然之故,实则太阳,虚则少阴也。不过由太阳传变,经过汗下等治法者,例以但头汗出、耳聋、蜷卧、脉沉细、呕逆、肢寒脉沉,诸症杂见,其热反不壮,而神色则不清,且恒兼小腹痛,如此多半须防其战汗。因其病状与太阳证迥然不同,可以初起即有郑声、神志不清诸症也,夫是之为寒邪深入。其在夏至后而病者亦然,不过有汗、舌绛为异。寒邪薄于太阳,则体温集表以事抵抗,故恒见高热；寒邪深入阴分,体温不复集表以为抵抗,故热反不高,而脉亦不浮。

病毒此兼夏至后之暑温而言,故不曰寒邪从太阳传变,假使听其自然,不用医药,则初起邪薄太阳,为形寒发热外来之病毒,与本有之体温,经几度中和,渐渐不得分明,则但热不寒,是之为化热。伤寒化热,往往在三日左右,温病化热,往往仅数小时,故温病初起,并非不恶寒,不过时间甚短,不足言恶寒耳。既已化热,则热高而口渴。即是阳明热何以高,因病人虽被病毒侵袭,其正气甚旺,抵抗甚强,正气之抵抗强一分,病毒之猖獗亦一分,正如谚所谓"道高一尺,魔高一丈"。质言之,病毒之所以猖獗,即因凭借此未衰正气之故,病至于此,往往不遽愈,亦不遽变,故古人以为土为万物所归,无所复传。若病毒在太阳,汗之而过当,下之不如法,是为误治。凡误治只伤正气,不能去病,正气既伤,其人则虚。虽其人因药致虚,而病毒则仍在,太阳但虚与实异,既虚之后,病毒虽仍在太阳,而病状悉变,病状既变,则不名之曰太阳而曰少阴,此所以云"实则太阳,虚少阴"也。既至少阴热而不壮,但头汗出,蜷卧愈寐,耳聋体痛,神昏谵语,无在而非虚象,热何以不壮,则因病毒所凭借之正气已衰,不复能兴风作浪也。而病毒则尤是病毒,故外观虽若甚剧烈,其实病重。凡不药由太阳而阳明者,谓之顺传,由太阳而少阴者谓之逆传,拙著《伤寒研究》中曾详细言之。凡如此者,皆不战汗。

其有虚体感冒,病毒在太阳时,病者无力可以抵抗,于是热不壮,脉不浮,神色昏沉,若有所见,喃喃妄语,虽恶寒项强体痛呕逆,然为势皆不甚,是即太阳与少阴并见者。其有本来无病之人,剧劳大汗之后而当风,遗精接内之后而引冷,则虽平素体气充实之人,当其初病时,亦复阴证与阳证并见。阳为外,阴为内,阳病为浅,阴病为深,故凡初起即阴阳证互见者,可以谓之病毒乘虚直捣深处。凡病毒乘虚直捣深处者,则必战汗,何以故,曰以病人不遽死故。

假使病毒中人而即杀人,则人之死可以无病状,此在崇祯末年之大疫有如此者。然该种大疫空前绝后,委属例外。通常热病,例无着邪即死者,不死,斯有反应。凡吾人所谓病,其实皆体工救护之作用。伤风之咳嗽,破损之出血,与热病之发热者皆同一理,皆可谓之反应,故病毒侵袭人体浅者,反应亦浅,深者反应亦浅,徐者反应亦徐,暴者反应亦暴。是故病毒袭躯体之外层,是其浅者,体温弈集表层,以为救护而为太阳病。太阳病亦病之浅者,若病毒直至少阴则深矣。病毒由太阳次第深入,无论逆传顺传,为势皆徐,故体工之救护以次遂变,其劳亦徐。若开始病毒即直捣少阴则暴矣,惟其从深处起,反应而为劳复暴。故当辨明乎此,则审查病情事前可以预知,临事可以应付,不至茫于头绪张皇愦事矣。吾初读《瘟疫论》,见有战汗之说,不得其解,吴氏又未能明言其故,怀疑者久之,考之他者,类都如应声虫,终竟无明白晓亮之理,近年值此等病,幸不偾事,悉心体会而求其故,乃得所以然之理由如此。

阳明病
阳证似阴诸候

《伤寒活人书》云:手足逆冷,而大便秘,小便赤,或大便黑色,脉沉而滑,此名阳证似阴也。重阳必阴,重阴必阳,寒暑之变也。假令手足厥冷,而大便秘,小便赤,或大便黑色,其脉沉而滑者,皆阳证也,轻者白虎汤,重者承气汤。

《永类钤方》云:病人面红舌白,狂言,渴欲饮冷,内烦躁扰,六脉浮数,阳证了然,却有面不红,而不甚语言,微有燥渴,而嗜卧不烦,身体微厥,六脉微细。若阴证俱备,而不然者,面虽不红,不甚言语,问答之间,精神面色蕴而不散;虽不甚渴,却自喜冷;昏睡,力唤之精神自定;身虽微厥,手足指尖反常温暖;脉虽微按之实数,初无间断。若小腹坚硬,大便数日不通,胸中痞闷,以手按之则疼,此因失下,阳证如阴,谛矣。经曰:三阴其反如何,曰脉至而从,按之鼓甚其盛。此阴中伏阳之脉,正合此也。

《伤寒蕴要》云:夫阳证似阴者,乃火极似水也。盖伤寒热甚,失于汗下,阳气亢极,郁伏于内,反见胜己之化于外,故身寒逆冷,神气昏昏,状若阴证也。大抵唇焦口燥,能饮水,大便秘硬,小便赤涩,设有稀粪水利出者,此内有躁矢结聚,乃旁流之物,非冷利也,再审有屁极臭者,是也。其脉虽沉,按之必滑有力,或时躁热,不欲衣被,或扬手掷足,或谵语有力,此阳证也。盖此与阳盛拒阴亦同,王太仆所谓“病人身寒厥冷,其脉滑数,按之鼓击于指下者,非寒也,此名阳盛拒阴也”,要在审详而已。案:《至真要大论》云,帝曰,诸阳之反,其脉如何。岐伯曰:脉至而从,按之鼓甚而盛也。《次注》云:形证是寒,按之而脉气鼓击于手下,盛者,此为热盛拒阴而生病,非寒也。

《伤寒绪论》载《伤寒外编》云:病在三阴,皆有下利腹痛,厥逆躁渴,但属于阳者,必先发热头痛,渐至唇干舌燥,烦渴喜冷饮,面色光彩,语言清亮,手足温暖,爪甲红润,身极易于转侧,呼吸出于自然,小便或赤或涩,脉来浮洪数大,此阳证也。至四五日后,传进三阴血分,变出四肢厥冷乍温,或燥结,或下利,躁渴潮热,自汗谵妄,扬手掷足,气息喘急,小腹痛不可按,舌上苔厚而黄黑,甚则芒刺燥裂,脉沉而滑,皆三阳传变之热证。其或身寒逆冷,神气昏昏,脉来沉实附骨,乃火极似水,缘阳邪失于汗下所致。虽身冷而不欲近衣,虽神昏而气色光润,虽腹痛必胀满而喘急,不可按揉,下利旁流清水,小便黄赤,大便或秘或黑,厥逆亦不过肘膝,厥过即发热,厥深热亦深也,此为阳极似阴,不可误认为寒而温之。○案《伤寒外编》,明·吕复著。

《伤寒论直解》云:脉沉而细,或缓或长,来迟去疾,或六脉伏如脱状,口反不渴,舌燥而短,身反不热,手足反厥,神昏谵语,口目瞤动,如惊风状,大便时解,或如烂桃色,或如清水,或不大便,人事不知,或歌或哭,身轻自能起立,或吐蛔,口苦或辣,小便赤而长。此假虚寒也,宜芩连石膏之类,甚则大承气下之。

《瘟疫论》云:凡阳厥,手足逆冷,后冷过肘膝,甚至手足指甲皆青黑,剧则遍身冰冷如石,血凝青紫成片,或六脉无力,或脉微欲绝,以上脉证,悉见纯阴,犹以为阳证,何也?及审内证,气喷如火,龈烂口臭,烦渴谵语,口燥舌干,舌苔黄黑,或生芒刺,心腹痞满,小腹疼痛,小便赤色,涓滴作痛,非大便燥结,即大肠胶闭,非协热下利,即热结旁流,以上内三焦,悉见阳证,所以为阳厥也。粗工不察内多下证,但见表证脉体纯阴,误投温剂,祸不旋踵。捷要辨法:凡阳证似阴,外寒而内必热,故小便血赤。凡阴证似阳者,格阳之证也,上热下寒,故小便清白,但以小便赤白为据。以此推之,万无一失。铁樵按:此层不确,伤寒少阴证小便多赤且舌多燥,余另有说。

第八期 阳明病续

白虎汤变治验并方

《寓意草》云:钱仲昭患时气外感,三五日发热头疼,服表汗药,疼止热不清,口干唇裂,因而下之。遍身红癍,神昏谵语,食饮不入,大便复秘,小便热赤,脉见紧小而急,谓曰:此证全因误治,阳明胃经,表里不清,邪气在内,如火烁原,津液尽干,以故神昏谵妄。若癍转紫黑,即刻死矣。目今本是难救,但其面色不枯,声音尚朗,乃平日保养,肾水有余,如旱田之侧,有下泉未竭,故神虽昏乱,而小水仍通,乃阴气未绝之征,尚可治之。不用表里,单单取一和法,取七方中小方,而气味甘寒者用之,惟如神白虎汤一方,足以疗此。盖中州元气已离,大剂急剂复剂,俱不敢用,而虚热内炽,必甘寒气味,方可和之耳。但方虽宜小,而服药则宜频,如饥人本欲得食,不得不渐渐与之,必一昼夜频进五七剂,为浸灌之法,庶几邪热以渐而解,元气以渐而生也。若小其剂,复旷其日,纵用药得当,亦无及矣。如法治之,更一昼夜,而病者热退神清,脉和食进,其癍自化。《广笔》云:四明虞吉卿,因三十外出诊,不忌猪肉,兼之好饮,作泄八载矣。忽患伤寒,头痛如裂,满面发赤,舌生黑苔,烦躁口渴,时发谵语,两眼不合者七日,洞泄如注,较前益无度。余急往诊,其脉洪大而数,为疏竹叶石膏汤方,方因其有腹泻之病,石膏止用一两。病初不减,此兄素不谨良,一友疑其虚也,云宜用肉桂附子,敛之以其言来告。余曰:诚有是理,但余前者按脉,似非此证,岂不数日脉顿变耶。复往视,其脉仍洪大而数。余曰:此时一投桂附,即发狂登屋,必不救矣。一照前方,但加石膏至二两。敛之曰:得毋与泄泻有妨乎?余曰:热邪作祟,此客病也,不治立殆。渠泄泻已八年,非暴病也,治病须先太甚,急治其邪,徐并其夙恙除之。急进一剂,夜卧遂安,即省人事,再剂而前恶证顿去,不数剂霍然,但泻未止耳。余为疏脾肾双补丸方,更加黄连、干葛、升麻,以痧痢法治之,不一月泻竞止,八载沉疴,一旦若失。

铁樵按:凡出痧子,忌猪肉。编考各书,均未言所以然之故,不过事实上确是如此。不但忌猪肉猪油,凡小孩子出痧,乳母即须忌荤,尤不可闻嗅烧猪肉,或熬猪油之气味。吾曾值三次,楼上小孩出痧,楼下为包饭作猪油气味甚烈,劝其移居旅馆,不听吾断其必死。其痧点果不得透越,两日而死。如此者两人。又曾诊大马路五芳斋之小孩,其楼上房屋尚称邃,离烧菜处颇远,竟得愈。然则君子远刨庖厨,于卫生亦有关系,查西籍,谓痧子之病源不明了,中医应说,谓是血中热毒。此病以面部见点为唯一之出路,汗之不当则隐,下之不当则陷,病皆增剧。《保赤新书》中言之最详,所以忌猪肉之理由,殊莫名其故,仅知患此病者,一嗅猪油气味,即闭不得出,立呈危象,虽有救济之法,极难取效,故俗有沙回子之笑话。此案因痧子不忌猪肉,致泄泻八载,后仍藉干葛、升麻而愈,此为体工变化上一重大之例案,不必妄谈理由,第详纪其事实于医学上裨益不浅也。

《外台》载深师疗伤寒下后，除热止渴，五味麦门冬汤。

麦门冬去心、五味子、人参、甘草炙、石膏碎，各一两。

上五味，捣筛，三指撮，水一升二合，煮令沸，得四合尽服。忌海藻、菘菜。《六书》：如神白虎汤，治身热渴而有汗不解，或经汗过，渴不解，脉来微洪，于本方加知母、山栀、淡竹叶。

《圣惠》云：治伤寒已汗下后，余热未退，头痛口干烦躁，宜服知母散。方：

知母一两，甘草半两，石膏二两，瓜蒌根二两，麦门冬一两，上件药，捣筛为散，每服四钱，以水一中盏，入生姜半分、粳米五十粒、竹叶二七片，渐至六分，去渣，不计时候温服。

治验

《本事方》云：有人病伤寒八九日，身热无汗，时时谵语，时因下利，大便不通三日矣。非烦非躁，非寒非痛，终夜不得卧，但心中无晓会处，或时发一声，如叹息之状，医者不晓是何证。予诊之曰，此懊憹怫郁二证俱作也。胃中有燥屎，宜承气汤，下燥屎二十余枚，得利而解。仲景云，阳明病下之，心中懊憹，微烦，胃中有燥屎者，可攻。又云，病者小便不利，大便乍难乍易，时有微热，怫郁不得卧者，有燥屎也，承气汤主之。《素问》云，胃不和则卧不安，此夜所以不得眠也。仲景云"胃中燥，大便坚者，必谵语"，此所以有时谵语也。非躁非烦，非寒非痛，所谓心中懊憹也，声如叹息，而时发一声，所谓外气怫郁也。燥屎得除，大便通利，胃中安和，故其病悉去也。○案：此云外气怫郁，其义不莹。《卫生宝鉴》云：真定府赵吉夫，年约三十有余，至元丙寅五月间，因劳逸饮食失节，伤损脾胃，时发烦躁而渴，又食冷物过度，遂病身体困倦，头痛四肢逆冷，呕吐而心下痞。医者不审，见其四肢逆冷，呕吐心下痞，乃用桂末三钱匕，热酒调服，仍以棉衣裹之，作阴毒伤寒治之。须臾汗大出，汗后即添口干舌涩，眼白睛红，项强硬，肢体不柔和，小便淋赤，大便秘涩，循衣摸床，如发狂状，问之则言语错乱，视其舌则赤而软裂，朝轻暮剧。凡七八日，家人辈自谓危殆，不望生全，邻人吉仲元举予治之。诊其脉六七至，知其热证明矣，遂用大承气汤，苦辛大寒之剂，一两作一服，服之利下三行，折其胜势。翌日以黄连解毒汤，大苦寒之剂二两，使徐徐服之，以去余热。三日后，病十分中减之五六，更与白虎加人参汤，约半斤服之，泻热补气，前证皆退。戒以慎起居，节饮食，月余渐得不复。《医史》云：王叔雨寓钱塘病伤寒，他医至，皆以为虚证，常进附子，持论未决。其弟熙旸谒撄宁生曰：舍兄病亟，惟几生，忍坐视不救乎？至切典脉，两手皆沉实而滑，四末觉微青，以灯烛之，遍体皆亦斑，舌上苔黑而燥如芒刺，身大热，神恍惚，多谵妄语。撄宁生曰：此始以表不得解，邪气入里，里热极甚，若投附必死，乃以小柴胡汤，益以知母石膏饮之。终夕三进，次日以大承气汤下之，调治兼旬乃安。《正传》云：东阳戚十八，四月间得伤寒，症恶寒发大热而渴，舌上白苔，三日前，身背百节俱痛，至第四日，惟胁痛而呕，自利，六日来，召予治。诊其脉，左右手皆弦长而沉实，且数甚。予曰：此本三阳合病，今太阳已罢，而少阳与阳明仍在，予小柴胡，合黄连解毒服。三服胁痛呕逆皆除，惟热犹甚。九日后，渐加气筑痰响，声如拽锯，出大汗退后，而身复热愈甚，法当死，看其面上有红色洁净，而无贼邪之气，言语清亮，间有谵语，而不甚含糊，予故不辞去，而复与治。用凉膈散，倍大黄服，二服，视其所下仍如前，自利清水，其痰气亦不息，予大承气汤，合黄连解毒汤，二服，其所下亦如前。予曰：此盖热结不开，而燥屎不来耳，后以二方相间，日三四服，每药又各服至五贴，始得结粪，如肥皂子大者，数十枚，痰气渐平，热渐减，至十五日，热退气和而愈。《必读》云：社友韩茂远伤寒，九日以来，口不能言，目不能视，体不能动，四肢俱冷，众皆曰阴证。比予诊之，六脉皆无，以手按腹，两手护之，眉皱作楚，按其趺阳，大而有力,知腹有燥屎也,欲予大承气汤,病家惶惧不敢进。余曰:吾郡能辨是证者,惟施笠泽耳。延至诊之,与余言若合符节,遂下之,得燥屎六七枚,口能言,体能动矣。故按手不及足者,何以救此垂绝之证耳。

《直解》云:一妇人患伤寒十余日,手足躁扰,口目瞤动,面白身冷,谵语发狂,不知人事,势甚危笃,其家以为风,缚其手足。或以为痰迷心窍,或以为虚,或以为寒,或辞不起。延余诊治,切其脉全无,问其证不知,按其身不热。予曰:此证非是人参附子证,即是大黄芒硝证,出此入彼,死生立判。因坐视良久,聆其声重而且长,予曰:若是虚寒证,到脉脱之时,气息沉迟将绝,哪得有如许气力,大呼疾声,久而不绝。即作大承气汤,牙关紧闭,挖开去齿,药始下咽,黄昏即解黑粪半床,次早脉出身热,人事亦知,舌能伸出而黑,又服小陷胸汤二剂而愈。《温疫论》云:朱海畴者,年四十五岁,患疫得下症,四肢不举,身卧如塑,目闭口张,舌上苔刺。问其所苦不能答,因问其子,两三日所服何药。云进承气汤三剂,每剂投大黄两许不效,更无他策,惟待时日而已,但不忍坐视,更祈一诊。余诊得脉尚有神,下证悉具,药浅病深也,先投大黄一两五钱,目有时而少动,再投舌刺无芒,口渐开能言,三剂舌苔少去,神思稍爽,四日服柴胡清燥汤,五日后生芒刺,烦热又加,再下之七日,又投承气养营汤,热少退,八日仍用大承气,肢体自能少动,计半月,共服大黄十二两而愈。又数始进糜粥,调理两月平复。凡治千人,所遇此等,不过三四人而已,姑存案以备参酌耳。《芝园存案》云:来熙庵廉宪,急束召予诊其乃侄方大,身体丰硕,伤寒已二十八日,人事不省,不能言语,手足扬掷,腹胀如鼓,而热烙手,目赤气粗,齿槁舌黑,参附石膏、硝黄芩连,无不服,诸名公已言旋矣。诊之脉浊鼓手,用大黄一两,佐以血药一剂,下黑臭血一二斗少苏,四剂始清。熙庵公问予:侄昏三日,所存惟一息耳,君何用剂,且大且多,幸遂生全,何说何见?予曰:治病用药,譬之饮酒,沧海之量,与之涓滴,则唇喉转燥矣。顾若大躯壳,病邪甚深,不十倍其药何效可克。且此恙,寒邪入胃,蓄血在中,其昏沉扬掷,是喜忘如狂之深者也,不知为病,而望之为死,不弃之乎?盖大黄未尝不用,而投非其时,品剂轻小,不应则惑矣,宁放胆哉。舒氏云:吾家有畴宗者,三月病热,予与仲远同往视之,身壮热而谵语,苔刺满口,秽气逼人,少腹硬满,大便闭,小便短,脉实大而迟。仲远谓热结在里,其人发狂,少腹硬满,胃实而兼蓄血也,法以救胃为急,但此人已六旬,证兼蓄血,下药中宜重加生地黄,一以保护元阴,一以破瘀行血。予然其言,主大承气汤,硝黄各八钱,加生地一两,捣如泥,先炊数十沸,乃纳诸药同煎。连进五剂,得大下数次,人事贴然,少进米饮一二口,辄不食,呼之不应,欲言不言,但见舌苔干燥异常,口内喷热如火,则知里热尚未衰减,复用犀角地黄汤,加大黄三剂,又下胶滞二次,色如败酱,臭恶无状,于是口臭乃除。里燥仍盛,三四日无小便,忽自取夜壶,小便一回,予令其子取出,视之半壶鲜血,观者骇然。经言血自下,下者愈,亦生地之功也。复诊之,脉转浮矣,此溃邪有向表之机,合以柴胡汤,迎其机导之,但此时表里俱还热极,阴津所存无几,柴胡亦非所宜,惟宜白虎汤加生地黄芩以救里,倍用石膏之质重气轻,专达肌表,而兼解外也。如是二剂,得微汗而脉静身凉,舌苔退而人事清矣,再用清燥养营汤,二十剂而全愈。○白虎加地、芩,不妥。

铁樵按:治热病(即凡发热之病),虽有七法(汗吐下和清温补),汗下为最要,清欠之,和更次,吐又次之。温则已如三阴,必其人前此服药不得法,虚而见阴证然后当温。若初起即须温者,实属少数,故温为阴证重症而设。我辈初治医时,先须将汗下辨得清楚,嗣后方可研究用温之法。且用温药之三阴证,理由较深,古书中均言之不详,是当于《伤寒讲义》中温剂各方,详为讲解。至于补法,不过治热病各法中之附庸,故吾侪第一步当注意者,即在汗与下两种。汗法难,不但用药复杂,即理论亦极复杂,凡属可解者,《伤寒》太阳篇皆详析解释,读者深思潜玩,自能有得。下法之复杂亚于汗法,《伤寒论》阳明讲义尚在下学期,而《广要》引吴又可语,触处皆是下证,兹为读者便利起见,仅就我经验所得,简括言之,庶已对于热病自卫方面,可以略有审辨力,即使乡曲无医,亦不致误入歧途。不过今兹所言者,是撮要的,是不全的,详备仍在将来阳明篇讲义中,此篇为本期《伤寒广要》之书后而已。

篇中所为"下之""可下"等字,非上下之下,乃攻下之下,其意义等于一个泻字,即通大便之谓。谓通大便所以去食积,其言正是;谓通大便可以去病,则殊不然。通大便本可以去病,然同是食积,有可以通,有必须通,有未可遽通之辨,其辨别法,全在乎证。辨证真确,可以应手而愈,辨之不确,误用攻下,可以杀人,故仲景以下名手,对于下法无有不审慎者。吴又可《瘟疫论》全书十之八均是攻下,其用药以大黄为最多,大黄之重量有多至数两者,初学者于此往往效颦误事,吾今为简明之说明如下:

无论伤寒温病,表证未罢不可下。所谓表证,即头痛,项强体痛,恶寒无汗。《伤寒论》太阴病医反下之,有利不止者,有痞满者,有结胸者,皆是误用下药所致。太阳病本不当下而当表,《内经》有云:病自外而之内者,先治其外,病由外而之内,甚于内者,先治其外,后调其内。太阳病,病之在外者也,用泻药,攻积之在里者也。病在外不先治外反攻其里,此为逆而不顺,故病当剧。或者谓伤寒不当早下,若温病则不妨早下,因伤寒之邪从肌肤入,温病之邪从口鼻入,故伤寒下不厌迟,温病下不厌早。岂知此说不然,今考之西国医籍,凡热病属急性传染病,凡急性传染病皆有微菌。凡微菌,肌肤能入,口鼻亦能入。西人认定热病是菌,故只从菌治,不问其菌从何道而入。故西医之主要治法在注射血清,其愈病理由在微菌见血清而为凝集反应。中国《内经》认定变通莫大乎四时,人之生老病死,四时实为之主因,四时温凉寒暑而有六气,六气中之风寒暑湿皆从外铄,故不问病由何道入,而皆以由外之内为主。此一中一西,一新一旧之学说,皆有强有力之理由为之基础,不易动摇。若吴氏之创为温病由口鼻而入,并非有强有力之理由,不过想当然耳。彼因不能示人以由口鼻入之证据,更不能示人以不由口鼻入之反证,徒然背《内经》之宗法,开后来之异说。自吴又可而下,主张温病由口鼻入者,皆不能讲眼光扩大,寻出证据,不过因仍苟简,创为伤寒汗不厌早,下不厌迟,温病下不厌早,汗不厌迟诸陋说。须知伤寒解表解肌有种种方法,非一个汗字可以包括。温病之在表者,仍须发汗而昧者,乃云温病忌表。夫有汗者,本禁用麻黄,温病而有汗,禁汗自不待言;温病而无汗,岂能不发汗而愈。病例如喉痧,向来视为瘟疫之一种,不名为伤寒也。然此病初起则恶寒,恶寒愈甚,喉烂愈剧,而向来风行一种白喉忌表之书,喉痧乃杀人无算。二十年前吾曾患此病,几为时医所杀,转辗床褥至二月之久,幸而得免,而家中小孩及同居之亲戚凡死三人。十年前次儿复罹此病,吾以伤寒治太阳之法,用麻杏石甘汤,应手而愈,嗣后每愈此病,放胆用此,愈期不过二十四种。当时遍告同道,嗣于近年载入拙著《伤寒研究》,知之者多,喉痧杀人已无其事,白喉忌表之说,亦渐不闻。毕竟温病忌表之说有价值乎。温病忌表之说,与温病下不厌早之说同一,不通之论也。凡治病当据证,故《瘟疫论》云"有是证即有是药",后人创为下不厌早之说,为医者自身规避计良便,若论治病实无此办法,至若今之恣用石斛,自命叶派,更可以束阁一切书不读,视下不厌早之说更简便矣。

吴氏用大黄,动以两计,此实无从效法。余治吴修士先生之女公子,其病症与《必读》杜友韩案极相似,然用大承气大黄仅一钱生而效,下后三日,再结再下,用麻红丸三钱亦效,实无须多用大黄之理。或者吴所值之疫病,为一时期特殊之流行病乎?所谓三一承气,乃刘守真《宣明论方》,合三承气汤为一,重用甘草,意在缓和大黄之猛,则用大黄不宜多尤明显矣。

尺脉弱者,不可攻下,初学如不能辨尺脉是否弱,可观病人出汗是否仅在头部,再观其卧时脚是否蜷起。即俗所谓扯蓬。所以然之故,汗出齐颈而还为阳郁为表证,蜷卧为体痛之第二步,因是酸痛,所以脚不得伸,亦表证,两者并见,为表证之虚证。表为太阳,然实者为阳,虚则为阴,故仲景以但头汗出,足膝卧者,为少阴。因是在表,故自来伤寒家以少阴为太阳之底面,准此以谈太阳未罢,不可攻泻大便,而少阴证见尤不得胡乱攻泻大便也。少阴脉本沉细,然少阴亦有可下之证,将来少阴篇详之。若尺脉虚软,则定不可攻也,舌苔不黄燥者,不可攻下。仲景有云,口中和,胃中寒,故舌润者,胃不热,胃热甚者,口苦且燥。若舌有黄苔,则知其胃中有停积,可以用泻药攻而去之,此即吴又可所谓温邪到胃。通常经验,凡舌苔黄厚而燥者,用药攻之,其病即除;若舌苔腻润而不黄者,用药攻之,反能增病。故吴氏谓温邪到胃者可下,不到胃者不可下。胃中积,舌上何以有黄苔,此其理古书皆未言,今考之西医藉胃中有小腺体甚多,吸收血液,化为胃液,故此腺可名为胃液腺。胃液之功用,专司消化,舌面上有细蕾,厥名为味牙,或名味蕾,此亦腺体,唾液一部分从此出唾液之大部分从唾腺出,唾腺在舌下,即中医藉所谓廉泉。味芽知味,不仅能辨美恶,且能辨别食物适于营养与否,味芽以为适于营养,然后食物可以下咽,否则格格不入。胃中有蠕动筋肉为消化之主要部分,若食物消化已完,此蠕动筋肉仍动之不忌,则感饥饿。当饥饿时美味则流涎,是可测知体工之作用,彼此有联带关系也。若论所以知味与所以感饥饿,实是神经为之,因味芽中有纤维神经蠕动,肉亦有纤维神经,故知味与知饥实是头脑之感觉。然就体工说舌面之味芽与胃,必更有直接关系,特中医不言解剖,故不知其径路,或者竟非解剖所能见,亦未可知。

惟其有联带关系,故胃中有积,而舌面见黄苔。若苔不黄,胃中未燥,病之吃紧处,仍在外感,不在食积,故不可攻。准此以谈,是吴氏以胃未到胃之说,颇可取。特彼指未到胃以前为温邪伏在募原,此则杜撰费解。按吴氏所谓募原,近人谓是横膈膜,如其是横膈膜,与温邪何与哉。

第九期　阳　明　病

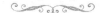

挟虚证治

《温疫论》云:病有先虚后实者,宜先补而后泻,先实而后虚者,宜先泻而后补。假令先虚后实者,或因他病先亏,或因年高血弱,或因先有内伤劳倦,或因新虚下血过多,或旧有吐血及崩漏之证,时疫将发,即触动旧疾,或吐血或崩漏,以致亡血过多,然后疫气渐渐加重,以上并宜先补而后泻。泻者,谓疏导之剂,并承气下药,概而言之也。凡遇先虚后实者,此万不得已而投补剂一二贴,后虚证少退,便宜治疫。若补剂连进,必助疫邪,祸害随至。假令先实而后虚者,疫邪应下失下,血液为热搏尽,原邪尚在,宜急下之。○《类编》曰:此虚,乃因失下,血液搏尽之虚,非同平日虚怯之虚。邪退六七,急宜补之,虚回五六,慎勿再补,多服则先邪复起,下后毕竟加添虚证者方补。若以意揣度其虚,不加虚证,误用补剂,贻害不少。又云,病有纯虚纯实,非补即泻,何有乘除?设遇既虚且实者,补泻间用,当详孰先孰后,从多从少,可缓可急,随其证而调之。

铁樵按:吴氏此段文字,不但初学难解,即病理余亦有未达,大约可以备一说,不可据为典则而取法也。何以故?因他病先亏,年高血弱,内伤劳倦血崩等病,均非一补可以了事者。奈何一感时疫,却以补之一字,对付种种,于理论上不可通,且所谓邪退六七,虚回五六,语甚囫囵,令人不可捉摸,又将若何效法。吾初意欲为之说，嗣觉头绪甚多，个中纠纷殊，不易解释，只得候诸将来无已，将《内经》一节略为疏解，以稔读者，可以略得头绪，亦较胜于打闷葫芦也。

《内经·至真要大论》篇云："帝曰，病之中外何如？岐伯曰，从内之外者调其内，从外之内者治其外。从内之外而盛于外者，先调其内，而后治其外；从外之内而盛于内者，先治其外而后调其内；中外不相及，则治主病。"对于此一节的解释如下。〇外是外因，可以为一切热病之代表，伤寒是从外之内温病也，是从外之内。总而言之，凡属外感之病，都是从外之内。内是内因，可为一切杂病之代表。吐血是里面血管破了吐的，中风是脑系纤维神经断了中的，因为血管破了吐血不止，外面呈衰弱病状，甚至于发热；因为纤维神经断了，外面呈口眼㖞斜，半身不遂，病状都是从内之外。总而言之，凡是内伤之病都是从内之外。〇病有单纯的有复杂的，我先说单纯的。凡是单纯病，如其外面病，就光光外面病，影响不到内里；如其里面病，就光光里面病，影响不到外边，这就叫作内外不相及。这个内外不相及的究竟是什么病呢？如今举最浅近的例症如下：例如伤寒太阳病，光光头项强痛恶寒发热，并无呕逆体痛等太阳之外的兼证，这就是仲景所说的"伤寒二三日阳明少阳证不见者，为不传"的病症，太阳虽病，影响不及于内。又如偶然多吃了食物，停积在内，上面不能纳食，下面不得大便，此外别无病证者，就是内里虽病影响不及外的病症。凡是如此，那在外的只要疏解风寒，在内的只要消导食积，这就叫作治其主病。然而病症多半是复杂而不单纯的，这也和俗话说"单丝不成线"同一个理。若将事理来比也有相似处，辟如国家光光有敌国外患，内里没有汉奸，敌国不定和你做敌，外患不至成患，惟其有了汉奸，然后处处失败，病情正是如此。例如伤寒寒邪是从外边来的，内里若不停食积，外面或不致于感冒，小孩子患病往往以倾跌恐怖为诱因，这就是因为胃与脑有纤维神经互相联络，因为恐怖的缘故，神经骤然紧张，胃中因而停积，外面感受风寒，三夹凑而成病，这是最多的惯例。所以甲乙二人同在一处，着同样之衣，同受风寒，而有或病或不病之别，这内因是最大的原因。如今为著述上便利起见，对于由外之内的风寒叫做主因，食积叫做副因。伤寒太阳病初一步恶寒发热，继一步不恶寒但发热，第三步发热之外又添了舌黄口渴腹痛矢气，这就是由外之内的病症也，就是有主因又有副因的复杂病证。当病之初起，主因的风寒甚显明，副因的食积都不甚显明，治病之传变主因的风寒已渐呈缓和现象，副因的食积都色彩鲜明，这就是《内经》所说的"从外之内而盛于内"的话了。仲景之法治太阳病专以发汗解肌为事，劈头便是桂枝麻黄两汤，这就是《内经》所说"从外之内者治其外"的话了。太阳病渐渐传里，头痛项强恶寒诸见证没有了，光光发热却热甚烦躁，即用白虎汤清之，若复见舌黄腹痛，即用承气汤攻之，这就是《内经》所说"先治其外后调其内"的话了。因此连类可以明白《伤寒论》"太阳病医反下之"为甚着一反字的缘故。因为从外之内之病当先治其外，明明太阳病要用药攻里面的副因是背了《内经》的定例，故所以说反。由外之内病，既如吾以上所说，那由内之外之病也是一个理，可以类推。不过由内之外的病症，在明年的讲义上，以前没有说过，如今说来不很便当，只好俟诸异日罢了。总而言之，无论由外之内或由内之外，当辨明主因副因，治病之法须治主因，若不治主因而治副因，就是大错特错，用药非但无效，那病必然增剧。而这个主因副因却是活的，不是呆的，例如太阳病风寒是主，因若由太阳而传至阳明，那就食积为主因，这食积当病在太阳时候，他本是副因，及既然由外之内先前的副因此时却变作主因，既变作主因，治法就注重在这主因上面，所以病在太阳攻其里是错的，病在阳明攻其外亦是错的。〇准此以谈，那《温疫论》的错处就显明了。吴又可说"温邪由口鼻而入""温邪伏于募原"，但我不以他这话为然。我前面讲义中曾说这话不彻底，据后来陆九芝《世补斋医书》中所说的，吴氏《温疫论》是说的温病，既然是温病也，是由外之内之病，先须辩明这一层，然后可以讲到劳倦内伤血崩诸症。这劳倦内伤血崩诸症都是由内之外之病，旧有此等病之人，偶感温病而呈痛苦状态,这其间须有一个辨别,当声明见何种病状是新病为主,因见何种病状是旧病为主因。新病为主,其病由外之内;旧病为主,其病由内之外,病理截然不同,治法当然各别。若能头头是道,有条有理地说个明白,后来人自然可以据为典则,夫然后几算不背着书垂后的本旨。他如今对于在内的旧病只说一个补字,一个虚字,又说是邪退六七,虚回五六,如此说法岂不是囫囵极了么,照他这样的著作简直是要后来学医的兜圈子罢了。

吴江沈青来正少,寡,素多郁怒,而有吐血证,岁三四发,吐后即已,无有他症,盖不以为事也。三月间别无他故,忽有小发热,头疼身痛,不恶寒而微渴,若恶寒不渴者,乃感冒风寒,今不恶寒微渴者,疫也。至第二日,旧证大发,吐血倍常,更加眩晕,手振烦躁,种种虚躁,饮食不进,且热渐加重。医者病者。但见吐血,以为旧证复发,不知其为疫也。故以发热,认为阴虚,头疼身痛,认为血虚,不察未吐血前一日已有前证,非吐血后所加之证也。诸医议补,问予可否。余曰:失血补虚,权宜则可。盖吐血者,内有结血,正血不归经,所以吐也,结血牢固,岂能吐乎?能去其结,于中无阳,血自归经。方冀不发,若吐后专补内则血满,既满不归,血从上溢也,设用寒凉尤误。投补剂者,只顾目前之虚,用参暂效,不能拔去病根,日后又发也。况又兼疫,今非昔比,今因疫而发,血脱为虚,邪在为实,是虚中有实,如投补剂,始则以实添虚,沾其补益,既而以实填实,灾害并至。于是暂用人参二钱,以茯苓归芍佐之,两剂后虚证咸退,热减六七,医者病者,皆是谓用参得效,均欲续进,余禁之不止,乃恣意续进,便觉心胸烦闷,腹中不和,若有积气,求哕不得。此气不时上升,便欲作呕,心下难过,遍体不舒,终夜不寐,喜按摩槌击,此皆外加有余之变证也。所以然者,止有三分之疫,止应三分之热,适有七分之虚,经络枯竭,阳气内陷,故有七分之热。分而言之,其间是三分实热,七分虚热也。向则本气空虚,不与邪搏,故无有余之证,但虚不任邪,惟懊恼郁冒眩晕而已。今投补剂,是以虚证减去,热减六七,所余三分之热者,实热也,乃是病邪所致,断非人参可除者,今再服之,反助疫邪,邪正相搏,故加有余之变证。因少与承气,微利之而愈。按此病,设不用利药,宜静养数日亦愈,以其人大便一二日一解,则知胃气通行,邪气在内,日从胃气下趋,故自愈。间有大便自调,而不愈者,内有湾粪,隐曲不得下,下得宿粪极臭者,病始愈。设邪未去,恣意投参,病乃益固,日久不除,医见形体渐瘦,便指为怯证,愈补愈危,死者多矣。

铁樵按:湾粪云者,当即仲景所谓回肠间有燥屎五六枚,吴氏杜撰名词曰湾粪耳。论血不归经一段,与用人参归芍一段,若不相应,亦是一病,仔细探讨,将转滋疑义,故云只好备一说,不能据为典则也。

又云,时疫坐卧不安,手足不定,卧未稳则起坐,才着坐即乱走,才抽身又欲卧,无有宁刻。或循衣摸床,撮空捻指,师至才诊脉,将手缩去,六脉不甚显,尺脉不至。此平时斫丧,根源亏损,因不胜其邪,元气不能主持,故烦躁不宁,固非狂证,其危有甚于狂也。法当大补,然有急下者,或下后厥回尺脉至,烦躁少定,此因邪气少退,正气暂复,微阳少伸也。不二时,邪气复聚,前症复起,勿以前下得效,今再下之,速死,急宜峻补,补不及者死。此证表里无大热,下证不备者,庶几可生。辟如城郭空虚,虽残寇而能直入,战不可,守不能,其危可知。

铁樵按:此条所言,是阴躁与阳躁之辨。阳躁可攻,阴躁当补,读者宜求之《伤寒论》,阳明腑证与少阴内烦对勘,方得本条亦不足据,下证不备者句已有讹字。

《寓意草》云:治阴证以救阳为主,治伤寒以救阴为主。○伤寒盖谓阳证。伤寒纵阳虚当治,必看其人血肉充盛,阴分可受阳药者方可回阳。○面色黧黑原作面鳌舌黑,今从《绪论》,身如枯柴,一团邪火内燔者,则阴已先尽,何阳可回,而敢助阳劫阴乎?

《会解》云:瘟疫,其气弱而感浅者,固宜微汗微下,或气强而感深者,非大汗大下,邪何由去,正何由复,必至缠绵不休而死。又谓有当从补治者,用解毒丸散,气虚而用四君子汤送,血虚而用四物汤送,大非也。盖疫疠之气,其毒最为酷烈,触伤元气,日深一日,即药专力竭才,尤惧弗胜。况以半解半补之剂治之,吾恐正气欲补而未获补,邪气不欲补而先受补,邪得补而欲炽,病日增加矣。即不加甚,定增缠扰,诚为无益,而又害之也。故与其一剂之中用解而又用补,孰若一二剂之内,即解而旋即补,使药力精专,而邪气顿除,除后或即平补,或即峻补,任我而施为也,何畏首畏尾之若是乎?古人朝用附子,暮用大黄,自非圣神,其孰能与于斯。

攻下不宜巴豆丸药。

《本事方》:记一乡人伤寒身热,大便不通,烦渴郁冒,医者用巴豆药下之,虽得溏利,病宛然如旧。予观之,阳明热结在里,非大柴胡承气等不可,巴豆只去积,安能荡涤邪热蕴毒耶?亟投大柴胡等三服,得汗而解。当谓仲景百一十三方,为圆者有五,理中、陷胸、抵当、乌梅、麻仁,是以理中、陷胸、抵当皆大如弹子,煮化而服,与汤散无异。至于麻仁治脾约,乌梅治湿慝。○此当改治"蛔厥",皆用小圆,以达下部。其他逐邪毒,破坚癖,导瘀血,润燥屎之类,皆凭汤剂,未闻用巴豆小圆药,以下邪气也。既下而病不除,不免重以大黄、朴硝下之,安能无损也哉。《事亲》云:伤寒时气瘟病,常六七日之间,不大便,心下坚硬,腹胁紧满,止可大小承气汤下之。其肠胃积热,慎勿用巴豆、杏仁性热大毒之药,虽用一二丸下之,利五七行,必反损阴气,涸枯津液,燥热转增,发黄谵语,狂走斑毒,血泄闷乱。轻者为劳复,重者或至死,间有愈者幸矣,不可以为法。

铁樵按:攻下之药,各有其当,就《伤寒论》言,三承气、大柴胡、麻仁丸、陷胸、十枣,厘然各别,固已。就现在经验言,甘汞、保赤散、枳实导滞丸等等,亦各有其宜,用之不当,无益有损。此节所言甚确,然其理难明,学者注意于将来所附医案可矣。

三承气汤变诸方。

黄龙汤:原文主治即承气证,今不敢取,当考前文下条。大黄,芒硝,枳实,厚朴,甘草,人参,当归。

年老气血虚者,去芒硝,水二盏,姜三片,枣子二枚,煎之。《六书》○案《瘟疫论》,更于此方书后云:如人方肉食,而病适来,以致停积在胃,用大小承气连下,惟是臭水稀粪而已,于承气汤中,但加人参一味服之,虽三四十日所停之完谷及完肉,于是下矣。盖承气藉人参之力,鼓舞胃气,宿物始动也。《张氏医通》:有用此方,盖据其说,云用人参者,借以资助胃气,行其药力,则大黄辈得以振破敌之功,非谓虚而兼补也。当知黄龙汤中用参,则硝黄之力愈锐,用着不可不慎。愚谓是亦不能无其理,然胃实者,固非此论。

节菴治一壮年,夏间劳役后,食冷物,夜卧遗精,遂发热痞闷,至晚头额时痛,两足不温。医不知头痛为火热上乘,足冷为脾气不下,误认为外感夹阴,而与五积汗之,则烦躁口干,目赤便秘,明日便与承气下之,但有黄水,身强如痉,烦躁转剧,腹胀喘急,舌苔黄黑,已六七日矣。诊其脉六七至,而弦劲急,以黄龙汤,下黑物甚多,下后腹胀燥热顿减,但夜间仍热,舌苔未尽,更与解毒汤,合生脉散,加地黄,二剂除热。平调月余而安。《绪论》:此案本证不了,姑附于此。

铁樵按:此说可信,吾曾用此两次,皆奇效,另有医案。

承气养营汤

知母,当归,芍药,生地,大黄,枳实,厚朴,水姜煎服,《温疫论》。《元戎》云:年老虚人,伤寒可下者,大承气汤,调胃承气汤,皆去硝,慢火熬成,入玄明粉,量轻重而下之。《肘后方》云:若十余日不大便者,服承气丸,大黄、杏仁各二两,枳实一两,芒硝一两,捣,蜜和丸如弹子大,和汤六七合服之,未通再服。○《辨注》云:上方,即仲景承气汤与麻仁丸,变其剂而用之。《温疫论》云:三承气功效,俱在大黄,余皆治标之品也,不耐汤药者,或呕或畏,当为细末,蜜丸汤下。油灌法:仓卒无猪胆与蜜,乡村小民不便,只以真麻油,口含,以竹筒磨光,先入谷道中,留一半在谷道外,口含油一盏,用力与竹筒内吹入尽,少时大便出,极效。○《体仁汇编》。

铁樵按:此节本拟删去,旋思之,未许删也。此法较之今日涤肠法,巧拙诚不可以道理计,然古人治病能如此,可谓苦心孤诣,其用法之拙,乃时代限之,后人不能设法改良,直待西法东渐,然后知皮带灌肠之法。我辈业医者对于古人当愧歉无地,尚敢非笑乎。

下后邪气复聚　身热　脉数

《温疫论》云:里证下后,脉不浮,烦渴减,身热退。越四五日,复发热者,此非关饮食劳复,乃膜原尚有余邪隐匿,因而复发,此必然之理。不知者,每每归咎于病人,误也。宜再下之即愈,但当少与,慎勿过剂,以邪气微也。又云:应下之证,下后当脉静身凉,今反发热者,此内结开,正气通,郁阳暴伸也。既如炉中伏火,拨开欲焰,不久自息,此与下后脉反数义同。若温疫将发,原当日渐加热,胃尚无邪,错用承气耳。日后传胃,再当下之。又有药烦者,与此悬绝。又云:应下失下,口燥舌干而渴,身反热减,四肢时厥,欲得近火壅被,此阳气伏也。既下厥回,去炉减被,脉大而加数,舌上生津,不思水饮,此里邪去,郁阳暴伸也,宜柴胡清燥汤,去花粉、知母,加葛根,随其性而升泄之。此证类近白虎,但热渴既除,又非白虎所宜也。

铁樵按:此节有至理,甚好,议论与事实悉和,读者宜潜玩之。

第十期　下后诸证

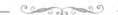

《绪论》云:下后不解,一日半日复热,或下未尽,或下后热邪未除,或下后复结,或因饮食起居,或更冒虚风,当详审以治。服下药不行者,药力不当病势也,更宜大剂下之。若误用承气不得下,后必愈胀,以里无热结,徒伤胃气,湿热痰饮愈逆也。有屡用承气不行,改用温理脾胃药即行者。有下出稀粪,色淡不黄不臭者,急温之。下出纯清水者死,下出鲜血者危,下瘀血如胶黏漆黑,臭恶难近者死。下之未尽,骤用补截,复发热,谵语妄乱,脉燥不宁,或忽大忽小者,皆不治。

铁樵按:此段所言有价值,征之经而信,与西国学说亦合,读者宜注意。

附子汤真武汤变方

附子一两,赤茯苓、赤芍药、人参、白术、桂心各半两,上件药,捣筛为散,每服五钱,以水一大盏,入生姜半分、枣三枚,煎至五分,去渣,不计时候温服。《圣惠》治伤寒病三日,腹痛,小便不利而呕者,属少阳病证,宜服赤茯苓散。方:赤茯苓、赤芍药、白术各一两,附子半两,生姜半两,上件药,捣筛为散,每服三钱,以水一中盏,入生姜半分,煎至五分,去渣,不计时候温服。○此云少阳,亦当活看。

铁樵按：本期论阴证各条多可以为法,学者宜注意。

第十一期

少阴用药本极难,虽然病理既明,自有妙悟,读者第注意《伤寒论》及《脉学》《新生理》三种讲义,读书当与前不同,故本期以后,《广要》不再加按语,如有不明来函下问可也。

铁樵注

《伤寒广要按》终

第四节 《金匮方论》

　　前年因儿辈学书,偶检包慎伯《艺舟双楫》,其论文中有:"子居昧盖阙之义,古人所未言者言之,古人不敢言者亦言之。"谨按:《大云山房文集》中有日月蚀一篇,纯粹是科学,在乾嘉时能作此言者甚少,殆包先生所谓昧盖厥之义者欤? 尔时余适著此书,因思《金匮》一书,历二千余年无人敢非议者,余乃大胆为之,其能免包先生之消乎? 于是中辍,时壬申冬初也,今两年矣。孙君永祚见而善之,谓弃之可惜,因而付印而书,仅两册,余则病甚,不复能续。抑《金匮》是整个的医学,人类疾病,包括无余,精神不佳,固不足以济事,学识不及彀,尤不足以济事。若强作解人,即是仲景之罪人,自问无状,一知半解之阅历,百不逮一,即此中止,藏拙亦好。此两卷,用为讲义,为同学先河之导,要无不可,非敢自拟于名山事业也。

民国廿三年甲戌仲冬铁樵自识

1 痉湿暍病脉症

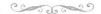

　　无汗为刚痉,有汗为柔痉,此说可商,已详《伤寒辑义》按。痉为神经系病,与肝胃关系最密,汗非其重要之点,刚柔当以神经之紧张、弛缓辨之。一、二、三、四各条都言太阳病,是仲景所说之痉大半是伤寒转属症,不是现在所习见之流行特发症,宜乎以有汗无汗为辨。转属属风寒,因藏气不平衡而病,特发属伏邪,藏气不平衡之外,兼有微菌。

　　第四条,太阳病发汗太多因致衄。

　　第六条,疮家虽身疼痛,不可发汗,汗出则痉。此两条确是事实,发汗则夺血,血少神经枯燥因而成痉。所谓疮家,如湿疮癞痢等,此种病本是皮脂腺溃坏出脓,其血分本感枯燥,若复从而发汗,便是虚,此所以汗之必痉而悬为厉禁。第七条,身热足寒,颈项强急,恶寒,时头热,面赤目赤,独头动摇,卒口噤,背反张,痉病也。此数语不啻将急性脑炎病状绘画而出,颈项强急、头动摇、背反张,皆延髓膜紧张之故,故西医谓此病是脊髓膜炎。云若发其汗者,寒湿相得,其表益虚,即恶寒甚,此因病灶不在肌表,发汗是诛伐无罪,是本病之外加以虚虚。详此数语,仲景固明白告人,痉病与有汗无汗无关,惟发汗则有大害。云发其汗已,其脉如蛇,如蛇者脉缓软甚,血之进行,指端可觉之谓,此因发汗夺血过当,血压骤低故也。

第九条，夫痉脉，按之紧如弦直上下行，此是刚痉脉象，遍身纤维拘急，故见此脉。此中有不可不知者数点：纤维紧张为刚痉，其病状为拘挛；纤维弛缓为柔痉，其病状为瘫痪，此其一。上条脉行如蛇，乃血压骤低之故，一日、半日体气得复，其脉即仍见弦紧，故脉行如蛇，与直上下行并非对待文字，此其二。纤维所以拘急，由于夺血液少，神经枯燥，纤维所以弛缓，则有两种：其一因延髓中迷走神经兴奋之故，其二因交感神经中枢麻痹之故。其所以麻痹，亦有两种，一种因本身病毒，一种因旧有伏湿。伏湿之病，古人所不知，当于面色、手爪、舌苔辨之，至辨别迷走兴奋而瘫与交感中枢麻痹而瘫，以项强与否为断。

第十条，痉病有灸疮难治。此当是因误灸而痉，即《伤寒论》所谓焦骨伤筋气难复也。徐注：瓜蒌桂枝汤、葛根汤嫌不远热，大承气汤更虑伤阴，故曰难治。愚按：现在流行症脑病之从热化者，亦与误灸之症不甚相远，若如徐说，仅仅有桂枝、瓜蒌、葛根、承气诸汤，又岂但误灸者难治。《玉函》瓜蒌桂枝汤后云：诸药不已，可灸身柱、大椎、陶道（此穴未详待考）。可灸与否，自有标准，今云诸药不已，便是可灸之理由，岂非笑话？而丹氏则云，据此痉病不必禁灸，一样颠顶，凡此均属可疑之甚者，不足为法。

第十一条，身体强几几，然脉反沉迟，此为痉，瓜蒌桂枝主之。按：身强几几是神经拘急，脉当紧，今反沉迟，是迷走神经兴奋，其头必后仰，此即现在习见之脑脊髓膜炎，当从《千金》用胆草为主。读者但检《药盦医案》即可了然，断非瓜蒌桂枝汤所能治，迷走神经兴奋脉虽迟，其病不从寒化，若用桂枝汤等于误灸。病者四肢拘急，即疾速加甚，神昏谵语，亦疾速加甚，所以然之故，桂枝之反应属热，热则上行，脑炎之为病，本是少阳火化，胆气上逆，头脑被熏炙而神昏，今用桂枝，是抱薪救火。瓜蒌虽凉性，但其作用只是化痰，此病之癥结则非痰，可谓完全不妥当。吾尝因此疑《金匮》是伪书，此非纸上空谈，可以证之事实，其余类此者不胜搂指，故本书之著非得已也。

第十三条，无汗而小便反少，气上冲胸，口噤不得语，欲作刚痉，葛根汤主之。此亦大谬而特谬，无汗小便反少，是分泌方面事，可谓与神经无涉，何以知其欲作刚痉？汗与溲不出，热无出路，因而壮热神昏者有之。气上冲胸四字，亦说得不明白，冲气上逆可以说气上冲胸，然是肝肾两经病，若汗不出热壮则气急，当云无汗而喘，不当云气上冲胸，此是伤寒太阳病症，与冲气上逆截然为两件事。若太阳病症而用肝肾病之术语，则读者将何从索解。凡此皆可以见本条之显然不通，既是刚痉而用葛根汤主治，又属大误。因麻黄、葛根、桂枝均是伤寒太阳证药，不是神经系病症之药，此种错处，亘二千年无人纠正，宜乎徐灵胎谓痉病百无一生，盖用此等牛头不对马嘴之方，当然百人死百也。

第十五条，痉为病，胸满口噤，卧不著席，脚挛急，必齘齿，可予大承气汤，此条亦误。按：上下龈均属阳明，盖肠胃神经与颊车神经有联带关系，故见齘齿，可以知胃肠有积，因热化而神经紧张，波及运动神经，则四肢挛急；波及脊椎神经，则躯体作弧形反张而卧不着席。肠胃有积，其胸当满，神经既病，其口当噤，凡此皆本条之可通者。若云可予大承气汤，则嫌其太粗。何以言之？凡痉有因胃中有积而痉者，亦有因热甚而痉并不关积者。是既痉便可以见齘齿，齘齿两字不足为当用承气之标准。因积而痉者，去其积则痉止，不因积而痉者，攻其积反虚虚。若问无积何以致痉，则其答语为气候关系，当求之《内经·天元纪》以下七篇。近顷西人以为微菌是病源，余从各方面研究以为其说不圆满，此事尚在研究中，现在未能详言之也。又大承气之用法，当以《伤寒论》太阳篇所言为标准，齘齿而痉，不足为用大承气之标准也。

《金匮》痉病至此为止，既错且略，委实不足为训，读者可求之拙著《神经病讲义》。《金匮辑义》各注家所说可取者十一，可废者十九，学者能明白原理自不为群言所淆。

第十七条，太阳病关节疼痛而烦，脉沉而细者，此名湿痹。湿痹之候，小便不利，大便反快，但当利其小便,自此至三十三节多与《伤寒论》重复,较详而有凌乱痕迹,大段可遵,较之痉病,迥乎不同。盖痉病是伪书,此章却是真本。湿之为病就生理言有天人之辨,其属于人者,为组织无弹力,淋巴不充分吸收,体内有过剩水分,聚于胃,聚于胸,则为饮;聚于腹,则为腹水;聚于皮下,则为水肿;著于脚,以渐上行者,为脚气;见于皮肤者,为湿疮;入于经络者,为关节疼痛,诸如此类,皆是湿病。其属天者,就科学言之,空气所含氧素少,氢素多,人感之为病,则见湿证,其最著者为湿温,就中医旧说言之,则为六淫之一,其病亦为湿温。《内经》以时令为言,一年之中夏秋之交最多湿病,故此一时期谓之湿令,以配五藏之脾。又有岁会之说,则以甲子为言,其理甚玄妙,鄙人尚未能确言其理。此外近顷所见花柳中毒症,有种种变化,外病如风湿皮肤病,内病如关节痛等等皆是。余尝杜撰名词,谓之伏湿,此湿病大较也。详仲景所谓湿,与痉、暍并列,谓此三种病与伤寒相滥,则其所言者为湿温,其病多见于夏秋之间,乃中六淫之气而发热者。而本条(第十七条)及下一条言湿痹、言发黄,都与湿温小有出入,故云有凌乱痕迹。详本条关节疼痛而烦,乃是历节痛风之类,其病理为风、寒、湿三气之邪著于溪谷关节,因而作痛。其云大便反快者,亦可信,《内经》本云湿胜则濡泻,云脉沉细。按:沉细之脉恒见于痛甚之病,是亦不误,病此者有发热之可能,不过不当云湿痹。又关节疼痛,小便不利,大便快,亦不足为夏秋间湿温证之标准,是亦凌乱痕迹之一。究竟原文如何,已不可知,吾侪欲明病理,不得不如此研究,注家所说都非是,不可为训。尤在经引东垣之说,谓"治湿不利小例非其治也"。此则真确可遵。丹氏引《医说》、引《信效方》谓湿温不可发汗,亦可遵。水肿可汗,其他各种湿病便非汗能愈,尤其是湿温,汗之则泄泻不止,病必增剧,皆为学者所不可不知之事。

第十八条,一身尽疼,发热身色如熏黄。此种是急性黄疸病,此因胃中有积,输胆管被挤,胆汁混入血中,则身黄如橘子,湿温证常有此一种传变,并非湿温皆黄也。

第十九条,若下之早则哕亦真确可遵。湿温不可汗,复不可下,湿化积未除者,乃可下之,故以早下为戒。此等处学者宜十分注意,不背古训,则不踏杀人罪恶,非细故也。哕之理由详《伤寒辑义》按语,兹不赘。程注、丹注均可诵,惟湿温不得用干姜。凡湿温之效药桂枝、白术、茆术、防己、茵陈、猪苓、茯苓、木通皆是,寒湿胜者有可用附子之症,并非见舌润即可用附子,而干姜尤当慎。医者往往见泄泻,则放胆用干姜,岂知用姜之后,泻不止,变为痢者,几占百分之九十九,此为病随药变,医者都不审。又下之早句,不得滑过,发热之病,但头汗者,其胸中必痞,本是可下之症,所争者在迟早,故云若下之早则哕,以此知病候可贵。又丹田有热句,当从丹注存疑,鄙意疑是"丹田有寒,胸中有热"。

第二十条,湿家下之,额上汗出,微喘,小便利者死,若下利不止者亦死。甚确,额上汗出微喘,见之于攻下之后,即是死症,此与下之息高同为败象。小便利句,反嫌其赘,既下后额汗微喘,不问小便利不利,皆难救也。

麻黄加术汤、麻杏薏甘汤、防己黄芪汤此三方,为后来治湿温各方所从出,但亦多可商之处。术,仲景之时不分苍、白,据刘守真《伤寒六书》当是茆术。凡湿温汗不出者甚少,多半有汗,有汗不可用麻黄。薏仁力甚平淡,无多用处,且质重,今方中麻黄半两,薏仁亦半两,不可为训。又湿家一身尽疼,麻黄不能止痛,茆术、薏仁亦不能止痛,止痛当用秦艽、防己、羌活、防风,盖湿病而痛,无有不兼风者。其从寒化者可用川乌,为效甚良。防己黄芪汤,黄芪亦不可为训,此物生用治外症托脓良,炒熟则补,湿温断无可补之理。《伤寒》《金匮》方是谓祖方,后人往往不敢反对,岂知两书中之方,除少数有效者外,其余都不可为训。仲景之书,孙思邈至晚年始得之,其间二百年,转辗传抄,于庸医之手,原文错谬脱落,必非其旧,而方尤甚。庸医所重视者是方,其所隐匿者亦是方,经一次传授,多一次错误,吾侪今日若不本生理病能纠正,更无办法。又祖方甚简,后来东垣处方必十余味,当以东垣为是。盖病有主从,无单纯表证,亦无单纯里证,虚实寒热亦然,用药于主症不对固不效,不能兼顾副症亦不效,此所以处方不能太简。

第二十九条,"伤寒八九日,风湿相搏,身体疼烦,不能自转侧,不呕不渴,脉虚浮而涩者,桂枝附子汤主之"。不能自转侧是重,凡中湿无有不觉体重者,故重之一字,可为诊湿之标准。脚重是脚有湿,头重是头有湿,乃至眼皮重亦是湿之证据。不渴字亦当注意,不渴即是口中和,是从寒化之病,故可用桂枝,可用附子,就经验言之,桂枝解表退热之外,其最著之作用是化湿,附子温降回阳之外,其最著之作用是止痛。

第三十二条,风湿相搏,骨脊疼烦掣痛,不得屈伸,近之则痛剧,汗出短气,小便不利,恶风不欲去衣,或身微肿者甘草附子汤主之。骨脊痛,汗出恶风,可为用附子标准之一。

第三十四条,太阳中暍,喝即暑温。西国医书谓之日射病,其为病状有发热漐漐汗出,辄兼见形寒,亦有不汗出者,壮热如燔。本文云身重而疼痛,暑温乃夏至以后病名,一年之中此为湿季,其病无有不兼湿者,兼湿故身重。云脉弦细芤迟,此指有汗者而言,肌表不固,汗出漐漐,血压骤低,故脉必芤。此亦太阳病,太阳为膀胱之经,从寒化,故此病之重者见手足逆冷,既四逆,其脉当然芤而迟。"小有劳,身即热"两句似赘,亦尚无大关系。无汗者可以发汗,若本有汗,且漐漐然而多,则禁汗,故云发其汗则恶寒甚。太阳虽从寒化,暑病却是热与湿并而为病,例不可温,故云加温针则发热甚。其云数下之则淋甚,却不经见,此病不可下,下之则利不止,所圊皆是水。肌表既不固而多汗,复因误下而圊水,水分骤然被夺,体工急起代偿,必胸脘痞闷而呕,其病形乃与霍乱相似。自来真假霍乱聚讼纷绘,所谓假霍乱,即是此种。亡阳四逆泄泻不止,益以呕吐,全与霍乱相混,此后一步亦可以见转筋,不过病势不如霍乱之暴。真霍乱未至转筋之前,温之即愈,此种假霍乱,为暑温坏症,误温之,热不退,泻不止,却转为痢疾,嗣后可以变化百出,不可究诘。故诊病对于病历亦甚重要,各注总不能鞭辟近里,可以参观,不可以为训。

第三十五条,主白虎人参汤,颇嫌不甚恰当。壮热汗多,前板齿燥,渴而引饮是白虎证,但形寒是太阳证。《伤寒论》中形寒用白虎,愚已疑之,暑证而用人参白虎,尤为可疑。白虎之标准在口渴、壮热引饮、躁烦,此数种条件不具者,不得轻用。所以然之故,因具有以上条件,即是阳明经病燥化、热化之候,石膏、知母是阳明药也,所以兼太阳者不得用白虎,人参尤其非是。

第三十七条,身热疼重主一物瓜蒂散,此固无大害,然亦不真确。刘河间知此等药不适用,故有清暑、解毒乃六一散诸方,为效甚良。《伤寒》《金匮》方之靠不住,于此亦可见一斑。

治暑温银花为最有效,此是清暑主药;六一散亦效,利溲则病毒有出路,且小便利则大便不泻;甘露消毒丹亦是效药,其无汗者可以发汗,发汗却不用麻黄,其唯一妙品是香薷,香薷之效与麻黄同,用量亦同,然伤寒宜麻黄,暑温宜香薷,不得互易。因麻黄是温性,能发汗,不能除湿,香薷是凉性,能消炎,且能去湿故也。《内经》于暑证本有"体若燔炭,汗出而散"之文,故有汗者禁汗,无汗者当汗也。拙著《内经纲要》释标本中气,谓伤寒天人相去远,暑证则不甚相远,故伤寒可用重药,暑温不能用重药,语尚中肯,可参观之。

诊暑温之标准在舌色,发热舌红质绛,舌面仅有味蕾无苔者,无论有汗无汗皆是暑温。伤寒初起病在表,辄见薄滑苔,其后化燥则黄,化热则干,胸中寒口中和则润,舌质不红,都与暑温舌色不同。又此病传变凡泄泻者必呕,中间热壮多汗,常多晶痦,末传阴虚则多枯痦,晶痦因反汗而见,枯痦因皮脂腺坏变而见,是皆伤寒所无者。湿温、伏暑亦有白痦之变,所谓伏暑,指秋凉后热病,其舌色与暑温同,若不见光红质绛舌色,是伤寒系温病,非暑证也。

2 百合狐惑阴阳毒病证

病有古时有而今时无者，百合狐惑是也。愚颇不信百合有如许效力，因未见如仲景所言百合病，无从证实。狐惑之症，云如伤寒状，默默欲眠，目不得闭，卧起不安，蚀于喉为惑，蚀于阴为狐，不欲饮食，恶闻食臭，其面乍赤、乍黑、乍白，蚀于上部则声嗄。此种病亦不经见，今之喉症可谓蚀喉，但非甘草泻心汤所能治。第十九条云：蚀于下部则咽干，苦参汤洗之，蚀于肛者，雄黄熏之。现在都无其病。《千金》有猫鬼病，六朝人患者甚多，今亦无之，蹊径颇同是当阙疑。

3 疟病脉症并治

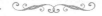

伤寒治寒热往来主小柴胡汤，今人治伤寒者多喜用此方，然十无一效，愚以为是食古不化。柴胡治胁下痛而呕者为效甚良，若寒热往来，胁下不痛不呕者，不但无效，且能增病，经数十次经验，无一或爽，是亦经文当根据病能以纠正之一种。本书所谓瘅疟、牡疟，皆不可据以治病，白虎桂枝汤、蜀漆散，亦与小柴胡汤同一无用，学者若泥古，便受害无穷，兹将余所心得者，详尽言之如下：仲景之六经，所谓太阳乃足太阳膀胱之经气，此气从寒化，故无论发热不发热，凡恶寒者是太阳。所谓阳明乃是阳明胃之经气，足阳明为敦阜之土，从燥化热化，故渴不恶寒者阳明。太阳为一身之表，为躯体之外层，斯阳明为在里矣。凡太阳病之恶者，无有不转属而为燥化、热化之阳明病，初一步寒伤肌表而恶寒，是为阴胜而寒，继一步阳明化燥、化热，但恶热，渴不恶寒，是为阳复而热，此《内经》阴胜阳复之说也。疟疾之为病，当其发作时，恶寒手冷胸闷口淡，其甚者恶寒至于战栗，可谓等于完全寒化之太阳证；须臾恶寒罢而发热，唇干齿燥口苦躁烦，热甚欲去衣被，则完全等于化热化燥之阳明证。此种既不在一身之表，亦不在一身之里，其病出则恶寒，入则恶热，兼有太阳、阳明两经之候，而阴阳胜复只在半日之间，故古人谓此病是半表半里。伤寒为病，阴阳胜复，须两三日，或多至七八日。既化热之后，便不复恶寒，若用药退热，热退之后，即亦不复发作。疟之为病，胜复之时间既甚短，且其退热不须用药，既退之后，至一定时间则再发作，此明明与伤寒为两种病，但亦是荣卫为病，与各种热病为同类。古今中外解释疟疾病理虽极显明，而总有一间未达，余尝悉心体会而得下列之理论。西人谓此病是疟虫，其虫寄生于蚊体，由蚊之媒介而入人体，故夏秋之间多蚊之区最多此病。此虫既入人体，即疾速繁殖，其繁殖之法不以生产，以分裂。其分裂之时间，大约相距可廿四点钟，故当其分裂之时，体中荣气受其纷扰，则形寒而壮热。分裂既罢，无所感觉，则寒热自罢，再届分裂之时，则再发作，此所以寒热往来，休作有时。而此疟虫之中亦有数种，有廿四时分裂者，亦有四十八时分裂者，以故有逐日疟，有间日疟。若躯体内有两种害虫并殖，则其寒热发作乃间日重轻。此其理论颇圆满,症虫显微镜中可见,治以杀虫之药如金鸡纳霜,则病愈,效果与理论相合,毫无疑义,似乎此病已极明了,无须再探讨矣。然仔细考察,西国此说,不过此病之一部分,其大多数则不如此。以余所知,凡寒热往来发作间歇之病,有寒、热、虚、实、暑、湿种种不同,其种类如下:(甲)发热形寒,先寒后热,每日发作,其见症头痛口苦咽干,当其冷时,手爪发紫,手冷,当其热时,唇干舌绛,面赤目赤,此种为正式疟疾;(乙)病形与甲条同,间日发作,此种亦正式疟疾;(丙)发作有时,但热不寒,色脉不虚,逐日一次,热退清楚,此种是温疟。病情与甲乙两项不同,药效亦不同;(丁)发热起伏,日轻夜重,弛张颇甚,而退不清楚,此种乃温病似疟,治以疟药,病反增剧;(戊)病情如正式疟,间一日发作,或间两日发作(俗名三日两头疟),延长至一二年不愈,胁下痛而有块,面色黑,此种即本书所谓疟母;(己)病形如疟,寒热均不甚剧,其发作阅七日乃有一次,其人面色黄黑,瘠而无神,舌苔润,见湿象,此种古书不经见,西书有回归热一种,颇近似。然回归热不定七日,此则绝不爽期,则又非回归热,余为定杜撰名词,谓之来复疟;(庚)病形如来复疟而重,病者行动如常,惟面色黄暗,其发作之时间则以半个月。若气候睛暖,环境愉快,则可以经月不发,若值劳乏,或居湿地,亦可以半月中再发,此种殆与回归热略相似。(辛)色脉都见虚象,下午发热形寒,休作有时,有汗,先寒后热,与正式疟极相似。其副症兼见咳嗽、脊痛、胁痛,亦有腰腿酸者,若误认是疟,予以疟药,则病不愈,而反渐渐增剧,此种是劳病,西人已知之,《欧氏内科学》中言之颇详,余曾屡值之;(壬)初起是他种病,至末传而见寒热起伏,往往先热后寒,色脉纯见阴虚征象,此种可谓与疟疾相滥,其实与上列八种都不同,然而是习见不鲜之事,亦非可治以疟药者。准此以谈,西人疟菌之说仅一部分,今试言以上九种病理与其治法。

(甲种)日发正式疟。(乙种)间日发正式疟。其标准有三:一、头痛;二、爪下隐紫色;(爪下紫色仅发寒时,则寒罢壮热爪下色便不紫。)三、寒时必战,热时必壮。若用热度表量之,可以至百零四度以上,乃至百零五度、零六。通常热病至百零四度以上则难治,疟则不然,而西医不知,见热高而惧,遽用冰冰之,随手而变,可以成重病不救。余曾值此数次,西医望而却步,余心知是疟,从容治疗,三数日即愈,余从前医案中周志禹一案即是。有此三标准,用疟药治之,并照疟疾禁忌,无有不愈者,小柴胡汤效,金鸡纳霜亦效,常山亦效,尚未尽之处,容后详之。(丙种)但热不寒,其与温病异者在退得清楚,是热退清为此病之标准。此种须用常山,他药不效,若用小柴胡汤、金鸡纳霜,其病可以逐渐加重,医者见不效,妄用他药尝试,歧路之中更有歧路,可以一路病随药变以至于死,《临床笔记》中所载章先生之病即是此种。常山如何用法,医案中详之。(丁种)是温不是疟,其标准在退不清。此种当以青蒿、白薇为主,小柴胡、金鸡纳、常山者不效,且都能使病加重,至于用青蒿、白薇乃主药,其他副药当随症加之。如见食积当消导;见湿当燥,当分利;见痞当泻心;见虚当补益,副药与病相当,然后其效捷于影响。至于积,有肠、胃之分,宜如何消导;湿有表里、上下、虚实之分;痞有陷胸症、泻心症之分,丝毫不得错误,此所以当学。(戊种)以面色黑为标准,块是疟母,其块所在,必在胁下,亦有在正中当脘下脐上之处。照例疟从少阳来,由府病藏,肝之部位在胁下,疟母当偏于胁下,不当在正中。然吾曾值在正中者两次,候其色脉属中毒性,则不是单纯疟母,此种有甚繁复之学理,当于论中毒性时详之。其单纯疟母,鳖甲煎圆实是无上效方。此方所用药,望而知为古法,庸医不能知此,当然用之亦不能十全,如此则不敢轻用,惟其不敢用,所以此方尚留真面目,由此可以推知其余《金匮》《伤寒》各方分量药味均经庸手变乱,淆人耳目,古书难读,可太息也。(己种)余仅见一次,其人病温,经安徽医生误用附子,久久不效,每日服附三钱,至半年以上,其病卒不愈,面色黑而瘠,舌中心一块润,眠食行动均不适,经七日则有小小寒热,延至年余乃死。此种是误药坏病,有伏湿不得出,其所以七日一发,则因节候关系。经言其生五,其气三,三五日乘,十五日为一节候,故五日为一候,三候为一气,七日者十五日之中心。例如称物,称纽处为力点,称权为重点,两者之间为昂点,七日乃一节候之昂点也。(庚种)乃虚损一类病,其造成之原因亦因外邪未净,早服补药所致。余曾值此用常山为主,佐以化温补虚之药,合成丸药,每日服少许,半年其人竟愈,面色亦转。然假使不忌口,或剧劳,其病辄再发,其所以半月发者与节候相应也。(辛种)是肺病,其标准在自汗、盗汗、掌热。此种病其来以渐,非十日、半月事,假使误予症药,可以汗出如濯,经一次出汗,则病深一次,此种治法详医案传尸劳症方后说明。(壬种)大病末传而见寒热起伏,乃正气不能自支之见端,最是可怕之候,当然不能与疟疾相提并论,内经言疟日早日晏之理,已详伤寒按中,兹不赘。

4 中风历节病脉证并治

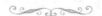

　　《内经》言:风者百病之始也。反复研求,此语先有商量,根据人体形能言之,风有两种。其一、即所谓六淫之气,太阳感受,则荣气起变化,荣病卫亦随之。荣者血液之行于肌腠者为其大部分,此为荣卫之荣。若内分泌出自腺体,内分泌健全则英华著于外,此所著者亦名为荣,乃井荣经俞之荣。前者为猝病所有事,后者为本元盛衰所有事,自当分别言之,不得相混。六淫之风中于人体,皮毛肌腠受病,荣气凝泣,在外则恶寒。恶寒者卫病也,或汗出,或不汗出,汗腺分泌不循常轨,亦卫病也,在内则胸痞。痞有因食积不消化而然者,有因积痰、积饮不得运行而然者。假使荣卫不病,胸中不痞,荣卫与中宫息息相应,在病能上灼然可见。凡伤寒、温病、积聚、痹着,其病之来路无非因荣卫先病之故。盖荣卫病脾胃亦病,肌表排泄失职,则抵抗外侮之力不充,消化吸收既病,则里面藏气不平衡,暑湿燥热诸气皆得中之成病。此所以说风为百病之始。其二是躯体内各种神经纤维起变化,运动神经病则动作不从意志命令,此种亦谓之风。详其所以各风之故,因神经病常眴动,风动也,故神经病谓之风。神经拘急而动者谓之风,神经弛缓而瘫者亦谓之风,后人有风缓之名,即对于神经拘急而定之名词。此外感觉纤维钝麻者亦是神经病,则亦谓之风,《千金》有七十二种大风之名,皆此类也。第一项之风,可谓之外风,第二项之风,可谓之内风。《内经》百病之始云云,乃专指外风而言,后来《金匮》《千金》《外台》诸书皆袭用《内经》语,而不分内风外风(古书皆分内外风,惟引用《内经》风者百病之始一语,则该内、外风而言之,是不啻谓内风亦百病之始,是不可通矣),甚不妥当。《金匮》开首即言痉,此处又言中风,痉是内风,中风亦是内风,而所用风引汤、防己地黄汤等则为治外风之药,掣症又极不明了,此皆非纠正不可。

　　云:"风之为病当半身不遂,或但臂不遂者此为痹,脉微而数,中风使然。"详此数语即是内外风混为一谈,半身不遂是内风,其病源在菱形沟中桥髓脚与后脑侧索道,其病源为肾虚,为中毒性。臂不遂有外风,亦有内风,更有涉及腺体者,绝对不能与半身不遂相提并论。云"此为痹"详各种痹乃肌肤感觉不仁之谓,其病在浅在神经,又与臂不遂异致。盖臂不遂有因湿著而不遂者,有因运动神经病而不遂者,有因肌肉削而不遂者,属神经者谓之风,属肉削者谓之枯细,属湿者,属中毒性,岂是简单数语所能明了者。云脉微而数,尤其与事实不合,中风之脉分时期,分种类,因病候而脉不同,绝少微数之脉,固知古文简,然无论如何简,亦不当使病理错误至此。谓古人为时代所限,不能将内、外风分析明白,但亦不当自相矛盾至此，此皆甚可疑者，兹为逐条详解于后。

第十一条，掣症可疑既如上述，《千金》附子散亦不妥当。附子之为物辛温而下降，其药位在小腹，其效用在回阳，假使霍乱吐泻，病者汗出肤冷，所为亡阳，得附子则汗敛。所以亡阳之故，体工公例表虚则生内寒；所以呕吐之故，下虚则客气动膈，浊气在上，阴寒在下，浊气在上则生胀膜，清气在下，则生飧泄。霍乱之病，阳亡于外，清浊例置于内，以故在肌表则汗出而肤冷，在中脘则非常不适而呕吐，在肠部则洞泄无度不能自制止。藏气大乱，体工之救济程序亦乱，全身水分奔集肌表而为汗，奔集于肠而为泻，体温随之外散，故肤冷，全体水分暴竭故目眶陷而螺瘪。此时用大剂四逆汤，则汗敛泻止，手足温而病机转，是附子为亡阳而设也（按：单用附子仅辛温下降，并不甚热，得干姜则大热，故误用附子尚不至立刻杀人，误用四逆则反应之热象非常剧烈，此所以治霍乱非四逆汤不为功）。假使病者为脚气，寒湿从下受，以渐上侵，至入腹之后，病者胸中不适，欲吐而不能食，此种旧说谓之心阳无权，亦谓之肾水凌心，其实亦是清浊倒置，用附子可以逼寒湿下行（单用附子辛温下降之力量不大，附子与吴萸并用则下降之效用甚显著）。又如通常所谓燥湿不能互化，在上不能食，在下不得便，新陈代谢之令不行，如此亦宜附子（此种当萸、附并用，更加柴胡少许，柴胡之药位在身半以上，两侧，至于头部，所谓少阳药，故旧说谓柴胡性升。凡下行之药，体工之自然救济力往往与药力相持而起反应，故冲气上逆者，用旋覆代赭镇之，则上逆益甚。若下行之药迫病邪下降，方中用少许升药为反佐，则体工之反应不起，而药效乃非常健全，是为治医者不可不知）。又如多内者肾虚，其肾藏无热力，如此则头眩气喘，所谓肾不纳气者是也。其人腰脚必冷，欲救济其肾藏无热，亦当用附子，因附子药位在小腹，故专能治此病（此种当与补肾药同用）。其他如寒疝之类，亦当用附子，皆可类推。伤寒之少阴证，寒邪在肾藏之经，《伤寒论》麻黄附子细辛汤乃其特效方，亦皆药效与体工相应，显然与人以可见者。以上所说可谓用附子之标准，但此药与神经系无涉，今治中风之半身不遂而用附子散可谓风马牛不相及。方中附子、桂心、细辛、防风、人参、干姜乃回阳去寒之药，乃伤寒病少阴证效方。中风之病，虽亦有因肾虚而得者，其藏结则在神经，今用此方为治，是与《内经》伏其所主之论不合，且细辛能开肾，肾虚之人，假使方中不用五味子而有细辛三分以上，其人可以脱绝，此皆为吾所亲见者，故此节不可为训，毫无疑义。

第十二条，脉浮而紧，紧则为寒，浮则为虚，虚寒相搏，邪在皮肤云云。全节皆不妥当，而此数语为甚，但脉紧不能断为寒，但脉浮不能断为虚，虚寒相搏，不能断为邪在皮肤，且虚与寒又若何相搏，此种论调，乃王叔和《脉经》中习用语。《伤寒》《金匮》都是叔和所辑，恐两书中有此种论调处都是叔和之言，治医必明病理究药效，理论必与事实相符，如此然后有进步，可谓理论与事实相符是进步之原则，不合此原则者，不可为训。

第十三条，侯氏黑散。此方与《千金方》五石散只数味相出入，真确为古方无疑。五石散钟乳、矾石，钟乳疗病之原理是增益体中石灰质，矾石与信石为同类，当是增益体中砒素。此五石散之反应是热，古人因谓石药能化火。按：五石冷服，渐渐觉热，热乃冷食，冬日著单衣，浴冷水，愈冷体温乃愈高，可以赤身卧雪中，热气蒸腾，不知寒冷，故五石散亦名寒食散。王仲宣患风症，仲景劝服五石散，仲宣不肯服，其后竟落眉而死。落眉，《千金》所谓大风，就今日病理学言之，是腺病。寒食散中重要成分即是钟乳、矾石，如果寒食散能治大风，是钟乳、矾石能治腺病矣。本方有矾石，云治心中恶寒不足者，与五石散之效力相合，惟此方自古无人敢尝试，余曾服毒药多许，亦未曾试服此方，因现在药店中无矾石。方后云六十日亦可信，因凡此等毒药每服少许，每日一次，必须一二月之久，然后有效力可言。

第十四条，脉迟而缓五句，仍是《脉经》论调。其云邪气中经，则身痒而瘾疹，心气不足，邪气入中，则胸满而短气。瘾疹近乎现在所为风湿症,胸满短气,病既由于邪气,恐不足为大病,而主风引汤,亦在不可理解之列。现在治中风以人参再造丸、回天丸等为效方,就余所研究者观之,羚羊、犀角及诸重药当有分际,当有界说,否则总不健全。侯氏黑散、风引汤亦须继续研究,此当悬为后图,现在尚未遑暇也。《金匮辑义》本方之后丹波氏附有考证一段甚详,其云《外台》引崔氏,永嘉二年,大人小儿频行风痫之病,张思惟合此散所疗皆愈,数语极可注意。永嘉为晋元帝年号,所谓崔氏即崔行功,为东晋名医,既云得病不能言,或发热,半身掣缩,或五六日或七八日死,观此掣证,实是现在之流行性脑炎,丹氏解释风引二字,谓即风痫摩引之谓,亦甚妙。就余经验所得言之,《千金》《外台》多效方,然则此方治流行性脑症必效无疑,不过流行性脑病必经数十年然后一次盛行,医家亦都视为惊风,风引汤始终未敢尝试,殆因此晦而不显。按:滑石、寒水石、石膏其反应是凉性,作用能消炎,流行性脑炎目赤唇燥多从热化,滑石一味使病毒从小便出,理亦可通;紫石英、龙骨是镇剂,不使胆火上行,熏炙头脑,与胆草之作用为近;此病多兼食积,用大黄亦合理;惟干姜一味,与大黄等分,殊嫌太重,盖反佐之用,药量宜轻。然此仅为理论,至此方可否治脑炎,毕竟当以实验为主,近来屡次见时医用紫石英治脑症不效,但彼非用风引汤全方,则亦未可据以判断此方之无用也。

第十七条,头风摩散曾见人用之不甚效,验方用公丁香、蓖麻子、川乌,陈绍酒煮,醮汁摩头良效,于理论上亦较此方为长。

第十八条,历节黄汗谓病因汗出入水中;二十条,风血相搏;二十一条,饮酒汗出当风,所说病源都不如现在西国病理。二十二条,肢节痛脚肿如脱,头眩短气,温温欲吐,主桂枝芍药知母汤,此方恐亦不效。

第二十五条,病历节不可屈伸乌头汤主之。此却有效,后世定痛诸方用川乌当是本此,惟有效成分只是乌头一味,麻黄、芍药、黄芪、甘草不可为训,恐为效未必良。

第二十七条,矾石汤治脚气冲心,此条竟谬。脚气冲心为寒湿自下上行,矾石性收涩,功效能清血,用以浸脚,与脚气攻心可谓丝毫无干。尤注谓矾石性燥,能收湿解毒,此则尤谬。脚气当令其湿仍从脚出,如吾《病理概论》中所言,今以性燥收湿之药浸脚,既与冲心无关,又不许病毒有出路,此何说也?乃知中医诊病用药无标准,由来旧矣。

第二十八条,续命汤确是古方,惟云治风痱身体不能自收,口不能言,则谬。此种都有错,如何错法已不可知,不必强为解释。身体不收,口不能言是风缓,即今所谓神经瘫,用风引汤反不如吃生矾之有理致,毕竟是否各方次序凌乱,都不可晓。

第二十九条,《千金》三黄汤,烦热心乱恐亦非黄芩所能济事,但此方尚有理致。《近效》术附方便不可信。至三十条,崔氏八味丸治脚气上入少腹不仁,则又大谬而特谬,此即现在附桂八味丸,断非能治脚气之方,《外台》亦误,甚可怪也。

第三十一条越婢加术汤治肉极,注中《外台》引《删繁》肉极论脾病则肉变色。按:风病而肉变色,今所见者为中毒性,确是疬风,但决非越婢加术所能治。因风病至于肉变色,关系神经、腺体、血液、淋巴。石膏能消炎,麻黄只能发汗,白术能燥湿健胃,增加组织弹力,与腺体神经受毒而变性丝毫无关。丹氏谓孙奇等所录彼此凑合,就病理言之,真是凑合,其可疑之处在方与病不合,不止甲书与乙书互异而已。

《金匮方论》终

第五节　《读金匮翼》

1 皮毛者肺之合

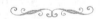

[金匮翼文] 经言五脏六腑皆令人咳,盖有自外而入者,风寒暑湿燥火是矣。有自内而发者,七情饥饱劳伤是也。风寒诸气,先自皮毛入。皮毛者,肺之合。皮毛受邪,内从其所合则咳者,自外而入者也。七情饥饱,内有所伤,则邪上逆,肺为气出入之道,故五脏之邪,上触于肺亦咳,此自内而发者也。

[恽铁樵文] 皮毛为肺之合。痧子以咳为起讫,初起咳不爽,若竟不得出,则成急性肺炎。痧既出,咳不止,若透发净尽,则咳仅为尾声,为余波。若当发疹时仅衰其大半,则为百日咳,而有危险。痧子之为病,血中热毒以皮肤为尾闾者也,此最足以证明肺主皮毛之说。又无价散为痧子特效药,医家常于无可如何时偶一用之。然痧子以透发为主,无论重轻,能透便佳。无价散为透痧子主要药,故于初起两三日,既确定其为痧子,即可用之。余曾经数十百次试验,为效甚良。旋又试之于咳嗽,凡痧子流行之顷,小儿有剧咳不爽,风寒外来者,予无价散亦良,得散咳即松,不定出痧子也。今年余大孙阿龙,患痧子与流行性脑炎同发,余予无价散,痧出正多,咳乃不爽,既用安脑丸、犀角、胆草等治脑症,因其剧咳不爽,复以无价散予之,为效甚良。旋余赤为春寒所袭,咳甚剧,喉痒痰薄,懒于用药,亦服无价散,咳即瘥减。惟身半以上,胸背胁肋等处皮肤作痛,此亦可为肺主皮毛之一佐证。无价散,系猪粪烧灰为散,如冰麝少许。通常药店所卖者,竟不用冰麝。亦有用小儿粪者,须无病之儿,腊月间粪入银罐内,盐泥固济,火煅通红,候冷取出研末,加冰麝良,每用一分。

2 伤寒以咳嗽为轻,杂病以咳嗽为重

[金匮翼文]"然诸风所感,有不为嗽者,病邪特甚,径伤藏府,不留于皮毛。七情所伤,亦有不嗽者,病邪尚浅,上留本脏,未即上攻。所以伤寒以嗽为轻,而杂病以嗽为重也。"

[恽铁樵文]伤寒以咳嗽为轻,杂病以咳嗽为重。伤寒咳嗽,即初起伤风咳嗽,继而发热者。此种四时皆有之,属流行性感冒,所谓伤寒,即感症也。西国以此种为前驱症,治之得法,可以即愈,当然不是重症。然亦有开始即见气急鼻煽者,病属急性支气管炎,亦甚不廉,不可谓之轻症。杂症以咳嗽为重,并非各种杂症皆能咳,仅有数种病,有传肺之病能,以我所知者,识之如下:一曰吐血。吐血之病,有先咳而后吐血者,此其病由肺起。其后各脏递传,入肝胆则善怒,心悸不寐;入肠胃则消化不良;入脾则贫血;入肾则遗精,骨蒸潮热。大约此种以传肾,为最后目的。凡痨病最后辄见瘰疬者,亦传肾之应也。有先吐血而后咳者,其病从肝起。照《内经》之病理,凡肾脏受病而吐血者,皆肝先受之。盖闭藏不密,则无以应生气,故肾病肝先受之也。肝受病则为肝虚,凡善怒、多思虑、冲气上逆,通常谓之肝旺。此所谓旺,并非真旺,乃是假象之有余,如此者则不宜泻肝,法当补肾,补肾即所以补肝。肝气本因虚而见假象之有余,若复值横逆忧郁,则神经硬化,上盛下虚,血菀于上。生活力救济既穷,若更值拂逆,血管猝然破裂,则为薄厥。此时吐血可以倾盆盈碗,治之得当则血止。一方面补虚,一方面变更意志,以为摄养,则可以渐渐复元。若当其狂吐之倾,一味用凉药逆折,即为治之不得当。因用凉遏而血止,是为寒胜,寒胜则热,复热则上行,肺当其冲而咳作。又当其狂吐之际,失血已多,用凉逆折、血少无充分之温度可以承受凉药,血虽暂止,脏气则成真虚,其后因胜复作用而化热,则为虚热。里热之甚热度高,遇外面空气,则肺热而空气冷。凡实热当然欢迎外界之冷,虚热则抵拒外界之冷。咳嗽者,本属体工之救济作用,凡外来之物与肺腑不相得者,则咳而祛之,如此则咳亦作,此乃肝脏传肺之真相也。二曰胃病。凡多酸症与胃扩张症,皆不与咳同见,可谓此种胃病,并不传肺。其胃炎证,却往往与咳为缘,此种验之小孩之病最为显著。小孩因多食,消化力不敷供应,因起救济作用,胃中各细胞脉体皆兴奋,于是虽饱而仍嗜食。继进不止,胃中不能消化,于是吸收、分泌、蠕动诸作用均不循常轨,而失其平均,此时见之于舌面者,则为剥苔,所谓地图舌者是也。凡见此种舌者,其病证则为咳,其咳多以夜,准之胃不和则不寐之古训,则知夜间之咳,乃胃气上逆之故。此种不可谓之传肺,乃病灶在胃,病证在肺者,节食与和胃则愈。节食当令一日三餐,摒除杂食,使胃中勿起化学成分之变化。例如茶食,多用碱及苏打与糖,是使胃中体学成分起变化者也。和胃用半夏、秫米、枳实、竹茹、枳术丸等。衡量其燥湿虚实,更以润肺宣肺之药为佐。三曰湿。此种多从肾传肺者。湿有外铄与自发两种:外铄者,如冒雨感寒,头重头痛,腰下如带五千钱者;又湿从下受,渐渐上行,如脚气攻心之为病者;又如夏秋间,感寒湿化热而成温病者,皆是。其自发者,乃淋巴液过剩,各组织不能充分吸收之谓。此种多属于腺体为病,亦必有外因。例如梅毒性各种病症,治愈之后,其遗留不尽之毒质,往往能使腺体坏变,不能充分制造内分泌,同时即不能充分吸收微丝血管中所供给之液体,而剩余之液体从皮肤宣泄,浸淫而为湿疮,此种为现在上海最常见之病,亦即通常所谓湿气;但此为大多数,亦有湿气不属于梅毒者。凡腺皆以肾腺为主。吾就病之形能留心考察而知,凡《内经》所谓

肾,亦即指肾腺。此种湿病,其一部分之病毒,从皮肤宣泄,必更有一部分之病毒,随血液渐传肝胃,上行以至于肺,其最后之病变为咳嗽,为吐血,为气喘,是即古人所谓肾咳、肾喘。

3 小青龙汤

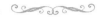

[金匮翼文]仲景小青龙汤,散外寒,蠲内饮。麻黄、芍药、干姜、炙甘草、细辛、桂枝各三两,五味子、半夏各半升。此散寒蠲饮之神剂。东垣云:肺寒气逆则宜五味子同干姜治之,有痰者以半夏为佐。按《金匮》厚朴麻黄汤,厚朴、石膏、杏仁、小麦,减桂枝、芍药。《圣济》干姜汤加紫菀、杏仁,减芍药、细辛、半夏。《外台》羊肺汤加款冬、紫菀、白前、吴茱萸,减麻黄、芍药、半夏。《易简》杏仁汤加人参、茯苓、杏仁,去麻黄。其干姜、五味、甘草,则四方如一辙也。盖本一青龙而各有裁制耳。

[恽铁樵文]小青龙汤,本书历举《金匮》《外台》《圣济》《易简》四书之加减,谓干姜、五味、甘草四书皆同,自是一种研究方法。鄙人对于此方所得者则不同,兹述其经验及理论如下:小青龙汤之主治为喘咳。伤寒注家谓:水寒射肺,为喘咳原因。饮之为义,是痰之稀薄者,故曰水饮。肺寒然后有水饮,若肺热,则水饮变为稠痰。胸膈停水,肺气不得下降则上逆,是即所谓水寒射肺。但此为喘咳之一种原因,而痰与饮之辨,可谓用此方标准之一。就方药研求,喘之原因,实由于肺闭。肺何以闭?其真相为气管变窄,此即西国所谓支气管炎之定义,肿与痛、与热之谓。凡气管炎肿变窄,呼吸不利,则鼻翼举筋起救济作用,使鼻孔扩张,以补助呼吸之通得,如此则鼻孔扇张,通常谓之鼻煽。于是可下一定义曰:凡鼻煽者,皆气管变窄者也。本方之麻黄、细辛乃开肺之药,感寒则表闭,气管变窄则鼻煽,麻黄与细辛并用,以治此两种见证。可知此两药之能开,而各有所司。故喘而鼻煽、无汗,为用此方标准之二。方中姜、桂为肺寒而设。肺之寒不寒,吾人不得知,所藉以推测者,为所见之证。既云寒,当然舌质不绛,舌面不干,脉象起落必宽。于是可以舌面润,舌质不绛,脉起落宽,为用此方标准之三。方中半夏为痰饮而设,麻黄为解表而设,桂枝、芍药、甘草为和营而设,细辛为肺闭、气喘而设,五味子为监制细辛而设(此有医案可证,案附后)。以此为原则,加减之法有可得而言者。有汗而他种见证毕具者,去麻黄。舌面干,舌质绛者,去姜桂。烦躁,舌干,渴引饮无汗者,去姜、桂,加石膏。烦躁有汗,舌干绛,渴引饮而几几恶寒者,并去麻、桂、干姜,易以葛根、芩、连、石膏,岂不头头是道邪。附家北生先生医案。家北生先生为余族叔祖,寒族人丁数千,仅有谱牒祠堂为之维系。余幼孤,曾受卵翼于先生,故族诣虽疏远,而情谊则甚关切。先生年五十,病温热夹食,非重症也。里门医生治之不效,家人疑惧。有沪医某,与先生及余均薄有雅,故促于电招之。见证为发热多汗,室中有病气,舌苔黄厚,口臭热壮,神情不甚爽慧。沪医方为清水豆卷、射干、黄芩、炙草、蝉衣、桑叶等,再进不效。病人本有两妾,或谓病前曾内而受惊,于是医者以为夹阴伤寒,适有介绍医生者,医来为一白须老人,顾年事虽高而学识实荒伧,渠闻病得之内与惊,为主夹阴伤寒之说,定小青龙汤,麻黄一钱,细辛八分,五味子五分,姜桂各八分。沪医因己方不效,意在规避,伧医议论横生,沪医唯唯诺诺。时有里医,年颇少亦在座,谓细辛直开至肾,恐有险。伧医哂之,渭既知夹阴,岂可畏此适当之药?病家乃决计与服,药后无所可否,翌日复延伧医,则主张去五味子。方既定,余曰既用小

青龙,去五味子则非仲景方意。此事在二十五年前,尔时余仅读《温病条辨》,且不通其意,实不知小青龙为何物也。沪医谓去五味则细辛之力专,肾邪得出也。讵知此药入口,才两刻钟许,病人汗脱而逝。近来见类此之伧方两次,有用细辛至钱半,且两三剂者,虽未当时即脱,然卒不救。读伤寒者,第一当注意药量,须知细辛、甘遂、巴豆等,皆至悍之药,凡用此者,只能全剂研粗末,煎服方寸匕,不能以分量计。近人有注意古量考据者,然当问能否与病相得,仅就书本上做工夫,还是不妥。须知此等药,迥非附桂之比,多服无有不杀人者,细辛通常用一分即效,多至三分。

4 加减麻黄汤　三拗汤　《圣济》饴糖煎

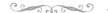

[金匮翼文] 加减麻黄汤:麻黄一两去节一两,桂枝、炙甘草各半两,陈皮、半夏各七钱,杏仁五十个,去皮尖微炒,另研,上细剉,每三钱,紫苏七叶,生姜四片,煎服。三拗汤:麻黄、杏仁、炙甘草各等分,上咬咀,每服三钱,生姜三片,煎服,微汗愈。圣济饴糖煎:饴糖、干姜炒一两半,豉炒二两,杏仁五十个,去皮尖,上分二剂,煎去渣,入饴糖、干姜末服。按咳嗽经年不愈,余无他症,服药无效者,得三拗汤恒愈。多用清凉,屡发屡甚,别无热症者,得饴糖煎遂差。不可不知也。《局方》于麻黄、杏仁、甘草中加阿胶、贝母、桑叶、知母、款冬、半夏。盖杂清润于辛温之内,凡阴虚邪伏者,服之最宜,名款冬花散。

[恽铁樵文] 加减麻黄汤、三拗汤、《圣济》饴糖煎。原文云:咳嗽经年不愈,余无他症,服药无效,得三拗汤恒愈。多用清凉,屡发屡甚,别无热症者,得饴糖煎遂瘥。不可不知也。按此语无畔岸不可为训。详三拗汤,主要只是麻黄一味,杏仁是引经药,甘草是调和药。麻黄能发汗,其所能治之病,只是外邪外束之证。而咳嗽经年不愈种类甚多,仅云"无他症",凡肺病初期本只是咳嗽,何尝有他症可见? 若肺萎、肺虚或者肺燥,均非麻黄可以济事者,故此条当改正。大约久咳不愈,为寒邪袭肺,误用补药致邪不得出,而又体气壮盛,邪虽不出,不遂传里,致成相持之局者,终竟非汗之不可,是则麻黄为效药矣。饴糖煎豉杏是副药,干姜是主药。其效用只在温肺,其标准在病体未虚时。干姜之量以三分为率,不知则继进。三拗、饴糖治未虚者,款冬花散治已虚者,阿胶、知母即为虚热而设也。

5 六味竹叶石膏汤　紫菀丸　人参清肺汤
元霜膏　《直指》人参紫菀散

[金匮翼文] 六味竹叶石膏汤:煅石膏、淡竹叶、桔梗、薄荷叶、木通、甘草各一钱,水煎服。紫菀

丸：《衍义》云：一妇人患肺热久嗽，身如炙，肌瘦将成肺劳。以枇杷叶、木通、款冬花、紫菀、杏仁、桑白皮等分，大黄减半，各如常制治讫，同为末，炼蜜丸如樱桃大，食后夜卧，各含化一丸，未终剂而愈。此泻肺中积热之剂。和剂人参清肺汤：治肺痿、吐血、年久劳嗽、喘急、坐卧不安。人参、炙甘草、阿胶、杏仁、桑皮、知母、粟壳、乌梅、地骨皮各等分，每服三钱，水盏半，姜一片，枣一枚，食后温服。元霜膏：治虚劳热嗽、咯血、唾血，神效。乌梅汁、梨汁、柿霜、白沙糖、白蜜、萝卜汁各四两，生姜汁一两，赤茯苓末八两，款冬花、紫菀各二两，上共入砂锅内熬成膏，丸如弹子大，每一丸，临卧含化咽下。《直指》人参紫菀散：治虚劳咳嗽。人参、五味子、紫菀茸、陈皮、贝母、紫苏叶、桑白皮各一两，白茯苓二两、杏仁、炙甘草各七钱五分、川芎、半夏柚、阿胶蛤粉炒五钱，上咬咀，每服一两，水二盏，姜七片，乌梅一个，煎一盏，温服。

〔恽铁樵文〕六味竹叶石膏汤，此有升降作用，亦有宣泄作用。薄荷、木通看是副药，关键全在此二味。紫菀丸就中大黄一味，以大肠燥结便闭，未甚虚者为宜。木通一味，以溲不利，燥而引饮者为宜。凡用此等中下等药，皆须有此等标准，然后得心应手，否则古人不为吾等辩护也。人参清肺汤云肺痿、云劳嗽喘急，而方中用罂粟壳、乌梅，可知是自汗盗汗，涕泣自出者。又九味药等分，每服三钱，是每服每味得三分强，今人注意及此者鲜矣。元霜膏原文云：治虚劳热嗽、咯血、吐血，神效。按前八味顺气、润肠、润燥，萝卜汁为化痰而设，生姜一味，专取其刺激性，是反佐。《千金》治梅核用母姜丸，当是此方所从出。以姜专能刺激喉头，使腺体神经皆兴奋，血液聚，分泌多则转弱为强，能承受外界冷空气而咳止，故云神效。此惟肺燥、肺痿者宜之，其肺肾并病者不效。《直指》人参紫菀散，原注治虚劳咳嗽，按此方当以麦冬易苏叶，此味性温散，宜于初起感寒之咳，若阴虚液少者，得之则喉哑。

6　郁　热　嗽

〔金匮翼文〕郁热者，由肺先有热，而寒复客之。热为寒郁，肺不得通，则喘咳暴作。其候恶寒，时有热，口中干，咽中痛，或失音不出是也。宜辛以散寒，凉以除热，或只用辛散，使寒去则热自解。若遽以苦寒折之，邪气被抑，遗祸不小。《本事》利膈汤：鸡苏叶、荆芥、桔梗、牛蒡子、甘草、僵蚕、元参各一两，上为末，每服一钱，沸汤点服，日三。方古庵云：肺主皮毛，人无病之时，荣卫周流，内气自皮肤腠理通达于外。一或风寒外束，则内气不得外达，便从中起，所以火升痰上，故咳嗽。宜角辛温或辛凉之剂以发散风寒，则邪退正复而嗽止也。

〔恽铁樵文〕郁热嗽，照原文所说及《本事》利膈汤观之，郁热云者，既风热咳嗽，俗所谓重伤风是也。方古庵说甚妙，尝谓：风寒外束，热向内攻，则外寒而里热。寒则下行，热则上行，肝阳、胆火、胃气均可以上逆。故春寒外束而咳，往往成急性肺炎及脑症者，职是之故。是即方氏所谓：内气不得外达，便从中起，所以火升痰上也。

7 白前汤 芫花散 葶苈大枣泻肺汤

［金匮翼文］深师白前汤：白前二两，半夏、紫菀各三两，大戟七合，水一斗，渍一宿，煮取三升，分作数服。芫花散：芫花、干姜、白蜜等分，上用前二味为末，内蜜中，搅令相和，微火煎如糜，眼如枣核一枚，日三夜一。葶苈大枣泻肺汤：葶苈（不拘多少，炒令黄），上件细研，丸如弹子大，水三盏，枣十枚，煎一盏，去枣入药，煎七分，食后服。苏子降气汤：治久年肺气，咳嗽喘逆，上盛下虚，痰涎壅盛，胸膈噎塞。紫苏子、半夏各二钱半，前胡、炙甘草、厚朴、陈皮各一钱，当归钱半，沉香七分，水二钟，生姜三片，煎至一盏，不拘时服，虚冷人加桂五分，黄芪一钱。按：痰饮有寒有热。凡咳而面赤，胸腹胁常热，惟手足乍有凉时，其脉洪者，热痰在胸膈也，宜寒润清膈之剂下之。面白悲嚏，胁急胀痛，脉沉细弦迟者，寒痰在胸腹也，宜以辛热去之。

［恽铁樵文］白前汤、芫花散、葶苈大枣汤。本书所谓饮气嗽，即痰饮咳嗽。世人因《伤寒论》十枣汤、陷胸汤两方，辄以大戟、芫花与甘遂、葶苈等等，以我经验所得，此数味实不相等。四药之性皆悍，然大戟、芫花利水，少用殊嫌力薄，五六分乃至钱许，顿服为中剂。若甘遂断非可以多用者，虽煎剂仅用三分，亦须分三次服。葶苈次于甘遂，以三四分为中剂，犹且必须炒过。甘遂必须米泔水浸一宿方可用。近见时医用葶苈竟不炒，且分量动辄一钱半，即使用之而当犹且致误，况彼等恒用之于小孩出痧子之前驱咳嗽，则杀人反掌耳。然数年来屡见不一，见不思变计，何也？胸满痰多而喘，大便闭结，为用葶苈之标准。此物之效用在开胸结，攻痰饮，其性下行，故痧子兼急性肺炎者，绝对不可用。苏子降气汤，用药命意与葶苈大枣汤同。重要成分在前胡、厚朴、沉香。冲气上逆者，沉香不可用。按语辨寒热似清楚，临诊时却仍极难明。最简单之法，稠痰、黄痰固属热，沫痰亦属热。稀薄如水者属寒，稀薄如水者饮也。可谓痰皆属热，饮皆属寒，然有外寒里热、真寒假热、下寒上热种种不同，辨之仍属不易，须合脉象、面色神气，合并考虑之。

8 食积嗽

［金匮翼文］食积咳嗽者，谷肉过多，停凝不化，转为败浊，随呼吸之气而上溢入肺。肺者清虚之府，不能容物，则有咳而出之耳。王节斋云：因咳而有痰者，咳为重，主治在肺。因痰而致咳者，痰为重，主治在脾。但是食积成痰，痰气上升，以致咳嗽，只治其痰，消其积而咳自止，不必用肺药以治嗽也。

［恽铁樵文］食积咳嗽，原文云："谷肉过多，停凝不化，转为败浊，随呼吸之气而上溢入肺。"却非真相，此当参看积聚病条。余三十五病喑，医者谓养耳尝饱，余信其说，食常过量，又多餐肥甘，复本有肝

郁,益以药蛊,遂成积聚。舌苔剥,大便不得尽下,努力圉之则腹鸣,口不知味,饮食不作肌肤,而咳薄白痰,多涕,夏秋间辄患痢,如是者数年。后用《千金》耆婆丸下之,初吞小豆大三丸,腹痛而泻,所泻均黑粪如胶漆,奇臭。平日虽服泻药,如燕制补丸,虽倾倒而出,仍是黄粪水,自觉腹中仍有物不得下,惟服耆婆丸下后,则腹中松快。因知此种宿积牢粘肠壁,肠中不得吸收,故饮食不作肌肤。越两日再下之,则黑粪益多,臭益甚,腹中松快亦益佳,惟惫甚,遵《千金》法,稍稍以补药调之月余,精力稍充,更下之,粪色渐黄,臭亦稍杀,饮食渐有味,咳有间歇时,虽仍咳与前此不同。前此之咳,自觉内部脏气若不相呼应者;下后亦咳,则内部感觉已恢复,惟自觉肺虚之甚。因悟《千金》所谓风,悟《内经》所谓肺与大肠相表里。《千金》所谓风,其含义有两种:其一,自动之谓风。即躯体中,各动物性官能不听意志命令而动之谓,如痉挛、抽搐等是也。其二,感觉不仁之谓风,如死肌、麻痹,凡植物性官能失职者是也。此显然是两种神经为病,故谓《千金》之所谓风,即是西国所谓神经系病,丝毫无疑义。既如此,则藏府内部遍布植物性神经,所谓死肌、麻痹之风,岂仅躯体表面有之?由是悟得《伤寒论·厥阴篇》仲景谓厥阴下痢为“阴阳不相顺接”,此阴阳不相顺接六字,含义精确而全备。盖厥阴洞泄下利,由于植物性神经失职。植物性神经失职之真相如何?此不必求之解剖,第观躯体表面之死肌,由于肌肤中之感觉神经钝麻,则内部植物性神经之变化亦若是而已矣。肠胃中神经钝麻则洞泄,不钝麻则不洞泄,由疾病之形能,以推测生理之形能,可以灼知。平日之推陈致新,顺序不失职者,皆赖有此神经为调节。古人以阴阳说病能,调节以致推陈致新之功,是阴阳相顺接,反是不相顺接也。所可异者,他种腹痛泄泻,或云寒中太阴,或云热结旁流,独于厥阴,著此阴阳不相顺接六字,准之《内经》肝之变动为握之文,而厥阴又为肝之脏气,是不啻明白告人,此种自利乃内部神经不能调节所到。然则见垣一方云者,洵非夸语。在二千年前,医术造诣精深如此,固非西国之希伯克来所可比拟,即方之现在西方医术,亦远过之。而今日之欧化留学生,拾人唾余,蔑视应物,气慨不可一世,是真游学三年,归而名母者也。近日欧洲医家,以中国墨与天竺鼠食之,墨循食道,由胃入肠,映强烈之光观之,墨色了了可见。其在幼鼠,此墨由小肠至大肠、直肠、直出肛门。而壮鼠,则墨色至大肠之后,忽然不见,所下之粪,并无墨汁混和其中,剖而视之,则见肺部全黑,某博士因谓,将来肺病,竟可从大肠求治法。此语见博医会出版之《欧氏内科学》,乃欧人近顷发现之新事实。而肺与大肠相表里,则见于《内经》,其书至少当在春秋以前,迄今当有三千年。于此令我有两个感想:其一,就生理及病理之形能观察,确能明藏府之变化,是解剖之外之一种研究方法,是解剖之外另外一条路径;其二,肺与大肠相表里,既已证实其真确不谈,则此外《内经》所说,心怀小肠为表里,脾与胃为表里,亦必有可以研究之价值,或者将来亦能以类似天竺鼠吃墨之方法,实地证明之亦未可知。又神经之变性,有化硬与弛缓之别。例如急惊之见抽搐,乃因神经紧张,是化硬者也。语言不能,遍身缓软无力,西医书所谓神经瘫者,弛缓者也。此外又有感觉过敏与感觉钝麻之辨。感觉过敏者,属硬化类;感觉钝麻者,属弛缓类。若复以运动、感觉、知识三种神经分之,则有多数病症,皆可以了然明白。例如痓(即脑脊髓膜炎),乃脊髓膜硬化类。解颅(即脑水肿),乃大脑皮弛缓类(脊髓膜,与脑皮,与神经髓鞘皆同类之物,乃各种神经之大本营,故此两种病,兼病知识、感觉运动)。通常所谓急惊,乃运动纤维神经硬化病。瘈疭症,乃运动神经弛缓病。死肌乃感觉纤维钝麻,属感觉纤维弛缓症。慢脾乃内脏神经弛缓症。诸痛乃感觉神经过敏,属感觉纤维硬化症。若复以病源及病之主从分之,则更了当,当另详之。凡神经硬化症,皆属热者,故急惊属阳证。凡弛缓症皆属寒者,故慢惊属阴证。于此有一问题,即《伤寒论》厥阴篇所谓“阴隰县不相顺接”者,既是内脏神经病,属于弛缓者乎?属于硬化者乎?在理断不单纯仅有一种,故厥阴篇亦复有热证,有塞证。自古医家,偏于温或凉者,不胜缕指,皆苦于未明真相之故。近人有动辄干姜、附子者,则古人尚不至此,然在今日,根据人体病理之形能,以与《伤寒论》厥阴篇方药相映证,则知伤寒一书,其方药,必曾经后人篡改,绝非原本真相,幸而存者,仅有乌梅丸、白头翁两方。而吐蛔、蛔厥一节,文字不顺,亦显有后人篡改痕迹。此所以亘古通此书者,无几人也。厥阴篇治寒证之方曰乌梅丸,治热证之方曰白头翁,此两方之面目,与他方显然不同,就药效言之,脏厥为病,有非此不可之时,因知此两方是真方。又当归四逆及麻黄升麻两方,亦一寒一热,若以《千金》治风之药效言之,则此两方中,必曾有为后人抹去之效药,因仅仅如麻黄升麻汤之药味,不足治内脏神经病也。白头翁、乌梅丸两方,既有非此不可之时,其主要成分何在?吾尝思之,其一是秦皮。《淮南子》云:秦皮色青,治目之要药。而《别录》又谓疗小儿痫。目病、惊痫皆属痛神经性,则此药能弛缓神经可知。又《唐本草》及《图经》皆谓白头翁与天麻、独活属同类物(通常治痫用白头翁,不用秦皮亦效)。是两物皆可归入神经系病效药也。乌梅丸之重要成分当是川椒,吾治徐家汇史姓米店小孩神经瘫症,用大建中而愈。治潘公展夫人解㑊病,用虎骨四肋丸而愈,皆川椒之功。药中用川椒则神经紧张见抽搐,不用则浑身瘫软如故,多用则抽搐亦愈多。余经此两病之后,乃知川椒之效用,同时并灼知抽搐是神经紧张,瘫痪是神经弛缓。准此以谈,是乌梅丸乃治内脏神经弛缓之特效,白头翁汤是治肠神经硬化特效药,而仲景所谓阴阳不相顺接,乃该两者而言者也。是故,谓食积咳嗽,是谷肉过多,停凝不化,转为败浊,随呼吸而上溢入肺,完全是臆说。余说则非臆说,何以故?以我所说者,《内经》《伤寒论》《千金方》三书之医理可通证之,所顷生理解剖学纤悉毕合,且属躬且试验,药效与理论相符也。所未能慊然于心者,苦于所知不多,范围太狭耳。食积咳嗽有两种:深者,是积聚病。因肠壁为宿粪所砌,大肠不能吸收,肺失所养,因虚而咳,上文所说者是也。此种非用风药,如耆婆丸者,去其肠中宿垢不可。浅者,仍是感冒。因伤风之后不知节食。因感冒之故,胃中不能充分消化,旧食未下,新食继进,致胃中充满食物,不复能循常轨营其工作,则胃气不降,因之肺气亦不得降。此种只须疏解风寒,消导食积即得。《玄珠》所谓,非瓜蒌、青黛不除者,当是指此。

9 肝 燥 碍 肺

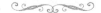

［金匮翼文］燥咳又有一种肝燥碍肺者,其症咳而无痰,胁痛潮热,女子则月事不来,此不当治肺,而当治肝。盖本非肺病,肝血燥则肝气强而触肺脏也。滋之,调之,血液通行,干咳自愈。《千金》豕膏丸:发灰、杏仁,上二味等分,研如脂,以猪膏和酒服,如桐子大三丸,日三,神良。上清丸:清声润肺,止咳嗽,爽气定神。白砂糖八两,薄荷叶四两,柿霜四两,硼砂、寒水石、乌梅肉各五钱,片脑五分上为末,甘草水熬成膏,和丸芡实大,每一丸嚼化。

［恽铁樵文］肝燥碍肺。胁痛潮热,月事不行,就此八字观之,殊非细故。而所列豕膏丸、上清丸两方,与证不称。按肝病则其气上逆,胃纳减,神经敏,积久血虚液少,则月事不行而咳,其面色必青,必兼见心跳、盗汗。因血少神经失养感觉敏,同时心房恒起代偿作用,血管栓塞,与瓣膜、与血行不相协调,故心跳。肺不得血养渐萎,汗腺之失职随之,故盗汗。脏气衰竭不能充分维持现状,而呈间歇性补充,复因晦明昏晓之气候关系,则见潮热。盖不如此,决不月事不下而潮热。故絜症文字当省慎。潮热、不月等

字样,非等闲可下者。既潮热、不月,便不症,绝非豕膏丸、上清丸可治。按此种《外台》獭肝散颇效,以獭肝为主,其余各药随症加减。近来治愈四五人,皆肺萎而兼肝郁脏燥者。西医亦云多服动物之肝颇效,然病候与药量甚费推敲,绝非多服之谓,当别篇详之。

10 虚 寒 嗽

[金匮翼文] 虚寒嗽者,其寒不从外入,乃上中二焦阳气不足而寒动于中也。或初虽起于火热,因过服寒凉肖克,以致脾土受伤而肺益失养,脉微气少,饮食不入者,急宜温养脾肺为主也。加味理中汤:人参、白术、干姜、炙甘草、橘红、茯苓、半夏、细辛、五味等分,上咬咀,每服三钱,姜枣熬,食前服。戴元礼云:饮水一二口而暂止者,热嗽也。呷热汤而得停者,寒嗽也。治热嗽以小柴胡加五味,冷嗽以理中汤加五味,皆以试之验。《直指方》理中丸加阿胶、五味。《济生》紫菀汤:治肺虚寒嗽,喘急无热症者。紫菀、干姜、黄耆、人参、五味子、钟乳石、杏仁、炙甘草各五钱,上咬咀,每服四钱,水一盏,姜五片,枣一枚,煎服。

[恽铁樵文] 虚寒咳嗽,尤氏所定界说为阳气不足,寒动于中。又云过服寒凉,脾土受伤,而肺益失养,脉微气少,饮食不入。又引戴元礼说:饮水一二口暂止者,为热嗽;呷汤而得停者,为寒嗽。愚按治病最重要者,在标准。饮水、饮汤,固是示后人以标准,亦可以想见辨寒热之不易。即就饮水饮汤言,亦复不可恃。凡里热盛者,欲得冷饮固然。《伤寒论》云:漱水不欲咽为有血。则虚体假热,亦复引冷,虽不欲咽,然总不欢迎热汤。又近人治热病,多热病者喜饮热汤为里寒之说。余留心观其成效,竟十九误事。浅入不肯深求,见病人喜极热之汤,遂恣用姜、附,病随药变,竟致不可收拾者,比比皆是。岂知所以饮热之故,竟非里寒,乃痰为之耶。病本属热,因热致液少而渴,欲因痰多之故,食道与胃,感觉不灵敏,得极热之汤,始足以刺激其壁膜,此所以喜热,且须极热者。此时若误予以耆、附、姜、桂,则适得其反,里面之热者愈热,液体之干者益干,内部充血愈甚,则面色映青,以面部贫血故也。里热之甚,反形外寒,则因表层体温集里,无物抵抗外寒也。其甚者竟致战栗,则因内部剧变,神经起痉挛也。此时外面所见,无一非寒象,医者以为得如许热药,丝毫不见热象,更恣予之,至死不悟,他日更值类此之病,更放胆予之,而第二人复罹其毒矣。准此以谈,是戴说不足据也。然则奈何?曰凡热病之辨寒热,当合色脉,肺病则更多两种证据:其一是痰。痰黄是肺热,沫痰亦属热,痰成珠是肺燥,痰腥是欲作痈脓,皆属热。痰称薄如水为饮,属寒。涕泣俱出,喉痒之新病,属风寒。多涕,痰薄口渴,唇舌绛者,属风热。多涕久病,面色苍白,自汗盗汗,无热象者,为虚寒,其病往往与肾虚为缘。其有热象者,为虚热。其二是大便。吾人既灼知肺与大肠相表里之理,则治肺当兼注意及大肠。凡脏燥者,矢无不燥,即肺亦无有不燥,无论如何不得用温燥为治。凡大便溏泄者,即尖氏所谓过服寒凉,脾土受伤,肺失所养,无论如何不得更以寒凉消克为治。知此即不能丝丝入扣,亦庶几可寡过也。加味理中汤九味等分,服三钱,尚嫌细辛太多,当减半。六君每味得三分,余则太少,当倍之。济生紫菀汤干姜、钟乳、参、耆并用,不可为训。凡用此方肺虚、寒嗽、喘急、无热症九字须牢记,差得些微,便尔不了。又巢无寒食散条下,人参动钟乳,要自不可尝试。

11 肾 咳

〔金匮翼文〕肾虚气逆者。肾之脉，从肾上贯肝膈，入肺中，循喉咙。肾中阴火上炎，入肺则咳；肾中阴水随经，入肺亦咳。《内经》云：咳嗽烦冤者，是肾气之逆也。

〔恽铁樵文〕肾咳，《灵枢》所谓肾脉从肾上贯肝膈，入肺，循喉咙，与现代解剖学不合，莫名其故。尤说"肾中阴火上炎，入肺则咳；肾中阴水随经，入肺亦咳甚"费解。吾疑此皆腺体之故。近来所见湿毒犯肺，咳嗽吐血，皆从肾腺受病起。凡西医藉所说之腺，乃体内乏较大者，其实腺体是处皆有，不能悉数指名，而且凡腺体不论皮脂腺、汗腺、淋巴腺均属一个系统。试观人类当发育时，无论男女面部辄见痤痱，通常谓之胀瘰。若问此胀瘰究属何物？则皮脂腺发育过当之所致也。皮脂腺何故发育过当？就时期言之，此种现象恒在女子二七、男子二八之年开始见之，则可以证明皮脂腺随肾腺发育，此其一。又青年男女之有此胀瘰者，恒于结婚之后则倏然消灭，虽组织之变化若何？化学之成分若何？无从悬拟，而肾腺与皮脂腺之关系可以证明，此其二。西医藉谓肾冠腺所分泌之液体，名 Adrenalin 者，实主人体之健全。今验之于花柳病，颇有可以窥见其变化者。凡患初期白浊病者，其颜额必隐黑，暗然无光，一望可辨。试问健体何以活色润泽？则皮脂腺之分泌为之也。今肾腺受毒，可于颜额间见其病征，是可以证明肾腺与皮脂腺关系者，此其三。又凡狐骚，乃腋下腺分泌臭液之故。凡此种病，在童稚时恒不显著，至二七、二八发育期，则此种臭味虽欲遏抑而不可得。又患麻疹者辄音哑，推究其所以音哑之故，因喉头扁桃腺肿胀是可以测知。音之所以亮，由于音带得扁桃腺分泌润泽之故，而男女当发育期，喉音辄宽，于是可以灼知是扁桃腺分泌变化之故。宦官之发育为中声，尤可以证明喉头腺体与肾腺之关系，此其四、其五。又患三期梅毒者，面部之肤色黝黑，乃至手臂、胸部之肤色亦黯黑，而肤膝之间则隐隐起栗，故患三期梅毒者，余辄一望而知之。尝戏谓凡患此种病者，不啻其面部戴有商标也。是又生殖腺与全身腺体为一个系统之证据，此其六。凡肾亏之极者，其内分泌不足支持健康，则患瘰疬。瘰疬者，甲状腺与副腺肿胀为病，盖因肾腺萎缩，此腺起代偿作用而然。此病之甚者，可以腋下腺亦肿，故古人谓瘰疬是肾亏。是又腺体属一个系统之证据，此其七。是故《灵枢》所谓肾脉从肾上贯肝膈，入肺，循喉咙。非谓血管也，因证之解剖学无此血管；非谓神经也，因凡百肺肾病，不是神经系为病。其云贯肝膈，当是膈肌内壁所藏之小腺与肝脏内部之腺体。此与肝主生气之说相通，当另篇详之。其云入肺循喉咙，则气管壁膜所藏之小腺与喉头扁桃腺也。后人谓肾中阴火上炎，入肺则咳者，肾中何来阴火？其说当然不可通，然却是事实。肾腺之分泌不足，精液之耗用不节，则各组织不得内分泌之润泽而枯燥。同时血中液体亦干，不足供给组织之用，则各组织皆异常兴奋，以为救济而显假象之有余。血液既少，血中之酸素燃烧作用却不因之减少，于是血中之血轮、血浆、血饼红腥，皆呈凝泣不流利状态，其著之于外者，眼皮内膜、口唇、爪下各处之血色，皆呈殷红色，与此相因而至不可避免者，厥有四端：其一，涕泪津液皆干涸，是泪腺、唾腺不能制造液体也。目不得润，则有光而无神；口无津液，则苔糙而舌尖干痛；鼻黏膜无液保护，则亦干痛而呼气觉火热。龈与舌尖与鼻腔黏膜，皆甚薄之膜，而又有需乎黏液之保护者，液干则硬化易裂，裂则血出，是为舌衄、齿衄、鼻衄。其二，为咳嗽。凡外面可见者，乃内部变体之所标著，其重心自在内部。凡肾脏受病,腺不能分泌则各脏器内部之腺体亦不能分泌,而与外界之空气有直接关系者,厥惟气管。气管内壁膜所藏之腺体分泌太少,柔嫩之气管壁膜无物为护,则不能承受外界空气之冷,于是咳作。咳嗽者,体工一种保护作用,所以驱逐与气管相忤之物,空气既不可驱逐,咳乃续续而作。因是液干血燥之病,气管壁既无黏液,故是干咳。燥则壁膜容易发炎或硬化,又复因咳震动,则微丝血管之管壁薄者容易破裂,破则出血,则为吐血。小血管破,所失之血不多,故不是满口,而为痰中夹血,是为煎厥。亦有不吐血,而将仅有之黏液薰炙成块,久许不出,牢粘于气管内壁,必经剧咳方能吐出,而其痰则成珠,其臭恶异常,如此者以《内经》之病名揆之,当亦名为煎厥。其三,是肺量缩小。此即古人所谓肺萎,亦即西人所以量肺之故。盖肾脏虚则无在不虚,腺体之分泌既不足,则代偿应付,浥彼注此,于是肺叶渐渐缩小,见之于外者,则为两肩髃骨相距之地位渐促,而头则微俯,此在《内经》曾明白告人,所谓头倾视深(此即上文所谓,目有光而无神),肾将败矣是也。同时又有一甚显著之见证,病至于此病人恒仅能向一侧卧,例如左侧卧则咳剧,右侧卧则较好是也。若问所以然之故,则因胸膈内壁无黏液,肺既萎缩则无弹力,向右侧卧则右肺叶紧砌于胸廓内壁,右肺叶则比较活动,呼吸短而微,肺叶之扩张不尽量,故尚勉强可忍。如其猝然转而左卧,左肺叶著于胸壁,右肺叶之本来黏著者,因液少之故不得遽脱,则肺叶弛张不得自然,因而咳作不复可忍。其四,善怒、不寐、多欲、掌热、肌肤甲错。此五者皆因血干液少之故。其中不寐、善怒,乃因血干波及神经系统之故。多欲不但肾虚之假象,乃因无液之故。骨髓中磷质无水润之因而自然,此种古人谓之相火,亦即阴火。病候至此亦发热,其发热不在肌表而在骨里,故通常谓之骨蒸。凡骨蒸者,掌热暝干是其应也(掌热之理由甚深,详下文温白丸解释中)。上列之病有深浅,重轻,其发作有先后,并非同时并见者。兹仅就所感想者,信笔书之。医者仅能心知其知,操之既熟则可以见微知著,徙薪曲突,是之为治未病。此皆从火一方面言者。至于阴水循经云云,更为费解。按肾脏虚寒,咳喘并作者,通常所见为痰喘,为黑锡丹症。然用之宜慎,盖此种属于服人湿重者为多。所谓湿,乃淋巴系统不健全,不能充分吸收液体,各组织有过剩之水分之谓。然单纯是湿亦不为病,必更有外因。外因之最著者,酒与色与厚味是也。肥人嗜酒而为酒风者,乃习见不鲜之事。其著之于外者,亦为肤粟,毛孔如厚橘皮者,亦皮脂腺坏也。轻者如脚湿气及阴囊湿等相伴而见;重者为风为痹,尤甚者波及运动神经者而中风。此盖因酒精能毒人之故。厚味则为痈脓,乃腺胀,腺所以肿为滤毒也。血中有毒,腺体滤之不能胜任则肿,肿之不已则溃。热痱其小者,发背其大者,此由积渐然后成。或更有副因,如肾亏精竭,然后大其好色,而有毒者,属梅毒范围,无毒者因精无储蓄,盛年既过则涕泣俱出。虚在于下,病见于上,故《内经》云"病在上者,取之于下"。此种仍是腺体为病,不过多痰多水,故通常谓之湿。痰与阴虚干咳者,恰恰相反。观梅毒为病,初起在下部各脏器,既而传肝,既而传肺,有显然可见之痕迹。然则阴水随经入肺亦咳之语,并非毫无凭证之谈。

12 胁 痛 总 论

[金匮翼文] 经云:左右者,阴阳之道路也。又云:肝生于左,肺藏于右,所以左属肝,肝藏血。肝,

阳也;血,阴也。乃外阳而内阴也。右属肺,肺主气。气,阳也;肺,阴也。乃外阴而内阳也。由阴阳五藏气血分属,是以左胁为痛,多因留血;右胁之痛,悉是痰积,岂可一概而言乎？虽痰气固亦有流注于左者,然必与血相搏而痛,不似右胁之痛,无关于血也。

[恽铁樵文]上为尤氏原文,原属极陈旧之论,一般旧医书大都如此,无可深论,亦不足存。今偶然列此一节讨论之,对于初学者读旧书之眼光,不无补益云尔。左右者,阴阳之道路句,乃言人之气血自左右运行不息。肝生于左,肺藏于右,乃指四时,与经文:"前曰广明,后曰太冲"一节略同,本非真有定位。《内经》言:阴阳同出异名,不可指数。又云:人生法天则地,气血之运行如环无端。极玄妙之学说,含有极精确之真理,与西国循环系之说完全相合,而且较为彻底。拙著《见智录》言之颇详。昧者不察,不通其意,徒求于字面,致触处荆棘,无一可通。信如后人所解释,人身左边是血,右边是气,那还不半边一样,早已成了偏枯不仁之局？持此等不能之议论,更值疑难,难明之病症,真令人有盲人瞎马之感。所谓疑难,难明之病症,本篇诸痛是也。鄙意以"痛"为一栏,与《内经》分类法为不合。就生理言之,亦未见妥当。惟我于胎生学、医化学尚有许多不懂之处,今仅就我所知者,勉为诠释,期于减少疑难,增多把握,若云真确,委病未能。古人云"不通则痛"是也。若人身果真左血、右气,即使不通,亦不能痛。惟其是循环不息,本来是流通的,偶然不痛,然后能痛。此非极浅显之理论乎！人身皮肉、筋腱、脉管、神经、骨骼、腺体,均固定的,非流通的。其流通的,惟血液、淋巴液、合而孟,与夫食道中推陈致新诸物,故以不通则痛为前提,则痛之原因,不外本来流通不息之物,一旦不能流通所致。又痛为感觉,感觉属神经。血之运行,赖神经为之调节,则血压之强弱,局部充血,贫血之病症,其原因亦当求之神经,故痛非神经系病,而病源与症结,则无在不与神经有关。不过,胸机件甚复杂,每一种痛,能确知其所自发,自非易事。但既知此原理,则比较的为有迹象可求。此外则为炎肿,凡炎肿之痛,较血压或气窒不通而发作者为难治,却较易测知。如痛处为固著的,非流走的,筋脉兴奋则脉必洪盛滑动,而痛处则必拒按,手不可能触也。此外,又有所谓气痛,其部位恒在身半以上,肺叶脉络所及之处,此种多为外感,为痰,其真相如何？不敢臆说。

大约小气管之末端之气囊,为痰所窒,因而作痛,差为近之。而最难明了者,则为内藏血管,门静脉为病而痛,此脉从脾脏走肠与膵,而达于肝,所关系者太多。吾曾两次值痛症,其痛处,肝、脾、肠、胃各部分皆见,与定痛药完全不应,西医亦不能言病之所在,竟坐视病人大痛至死,至今为之耿耿。一为同乡张仰韩,一为某女士,两人皆肝郁甚深,某女士且有癥,其病之原因在肝,症结在血,病症则肝、脾、胃、肠部位,同时患痛,故吾总疑则门静脉为病也。

13 枳壳煮散

[金匮翼文]枳壳煮散:枳壳四两,细辛、桔梗、防风、川芎各二两,葛根一两半,甘草一两。

[恽铁樵文]枳壳煮散,此方只是细辛。吾近曾两次用细辛定痛,为效甚良。一次是治吾大儿头痛,其痛在巅顶,予以蔓荆子、防风、藁本,连服两剂不应,加胆草,苦降仍不应,且其痛如劈,刻不可忍。而除

头痛之外，别无病症。无已，于前方中加细辛一分，下咽仅三数分钟即止，可谓灵捷之至，谁谓悍药可多用哉。又一次为一女人门诊，其病为小腹有筋掣痛，刻不可忍。向来此种病贴阳和膏即愈，乃此人独不尔，虽贴膏药，痛如故。乃以延胡、川楝、归身、白芍、炙草，加细辛一分。翌日来复诊，谓昨药后五分钟，其痛若失，今来请调理耳。据此两案合之，小青龙汤之治急性支气管炎症，细辛之功用可以得其概况矣。自古相传之效方，必有一最要之药，此最要之药，可名之为"方胆"。其余副药，皆视病之寒热虚实，以为增损，非一成不变者。惟副药若与病不合，则主药往往不效。后人不察，辄畏主药之悍而去之，于副药又不免刻舟求剑，此其所以为庸医欤。

14　风虚腰痛

［金匮翼文］风虚腰痛者，肾虚而风冷乘之也。其尺脉虚浮而痛多抽掣，或拘急且疼，而上连脊背。不时速治，喜流入脚膝，为偏枯、冷痹、缓弱之疾。独活寄生汤《宝鉴》：独活三两，细辛、牛膝、桑寄生、秦艽、茯苓、白芍、人参、熟地黄、防风、杜仲、川芎、当归各二两，桂心、甘草。每服五钱，水煎，空心服。

［恽铁樵文］愚按：上节为原文揲症，甚有理致。惟学者仍不易得要领，兹以愚意释之。虚风腰痛两句确。惟虚则抵抗力弱，外邪易入也。尺脉虚浮句不确。因此等是局部病，未至危险时期，病与脉不必相应也。痛多抽掣拘急，且疼、神经为病也。其源是腰神经，其症结在肾上腺纤维神经丛。上而腰背，下而胫膝，其势力所及也。云抽搐，不定抽搐，有抽搐者也。偏枯冷痹，言后来之变化，病之转也，由神经失养而然。独活、秦艽、防风、细辛皆为祛风而设，皆为弛缓神经而设也。然皆是治标。必协四物，使得血为养，方是治本。杜仲、人参，增补力也。牛膝、猺桂，欲药下行也。寄生，欲其入络（即微丝血管）也。茯苓所以利水，乃治肾之最要药。细辛直开至肾，非此不能除肾脏局部之外感也。独活为治风要药，方中无此不能弛缓神经也。独活是主药，细辛、茯苓尤其重要。细辛宜轻用，茯苓宜重也。病属慢性，全剂宜分次缓服，逐渐取效。原方分量不甚准确，不必泥也。

15　治肾脏风攻

［金匮翼文］治肾脏风攻，至脚膝痛。连珠甘遂一两，木鳖子一个雄一个雌，上为末，猠猪腰子二个，破开。药末一钱掺匀，湿纸裹数重，慢火煨热放温。五更初，细嚼米饮下。

［恽铁樵文］《本事》雄猪腰、甘遂、木鳖子，治肾脏风。按所谓"肾脏风"，即通常认为慢性脚气者。其病症即《本事方》所谓：一足发肿，自腰以下，巨细通为一律者。此种有痛者，有不痛者。其皮厚而色

黝,毛孔皆开浮。有一脚者,亦有两脚者。中流社会以上,鲜有患此者。肾脏风之定名甚确,因其症候确是大风,其病之部位,确是肾脏所管辖也。甘遂攻下,木鳖子能使神经钝麻,猪腰引经,然必尚有其他不可知之故。凡特效药皆如此,无由疑议也。此病非慢性脚气,则须据此以为纠正。又:药力甚悍,非此病不能当,亦非此病不可用。

16 脾 胀

[金匮翼文]湿气归脾,壅塞不行,其脉濡,其体重,其便不利,大便溏而不畅。经云:诸湿肿满,皆属于脾。又土郁之发,民病心腹胀、跗肿是也。又脾土受湿,不能制水,水溃于肠胃,而溢于皮肤,漉漉有声,怔忡喘息,即为水胀是也。

[恽铁樵文]以上为尤氏原文。按所谓湿气归脾,雍塞不行,其脉濡,其体重,其溲不利,大便溏而不畅,实是胃扩张症。胃无弹力,扩大而下垂,则感腹满。胃无弹力,肠亦无弹力,消化吸收均不得充分。同时淋巴液运输感停顿,有过剩之水分,口味淡,舌润苔腻。所以润,为有过剩之水分也。所以苔腻,为消化吸收不充分,胃肠停腐物也。水不循故道,分泌不利,则溲少也。肠壁濡动弛缓复无弹力,则滞而不畅也。古人谓脾,观《伤寒论》,以太阴腹满为言,则知其地位,概指腹部也。云喜燥恶湿,则知其病症,专指淋巴液过剩而言。观其用药,多用香燥辛湿,以刺激行水为事,则知所谓脾病之病能,专指肠胃扩张,无弹力而言也。此皆从病能、病形定名,与生理学处处可以沟通,若刻舟求剑,以解剖学为说,则无当也。

17 小 温 中 丸

[金匮翼文]小温中丸,治脾虚肝实,不能运化,不可下之。陈皮、半夏、神曲、茯苓各一两,白术二两,生香附、针砂各一两五钱,苦参、川连、厚朴各半两,甘草三钱,为末。醋水各一盏,打糊为丸,桐子大,每服七八十丸。白术六钱,陈皮一钱,生姜一片,煎汤吞下,虚甚,加人参一钱。病轻者,服此丸六七两,小便即常;病甚者,服一斤后,小便如常。

[恽铁樵文]《圣济》云:肝实之状,若心下坚满,常两胁痛,或引小腹,忿忿如怒,眦赤,生息肉是也。又肝虚云:面青、善洁、善怒,齐左有动气,按之牢若痛,不欲饮食,悒悒不乐,恐惕如人将捕之,乃其应也。据此,肝病无论虚实,皆善怒、胁痛、腹左痛。其虚实之辨,全在眦赤与面青,神气有余与不足。此云肝实脾虚,即上盛下虚,肝胆皆逆,消化不行,故云不能运化。通常见不能运化而腹胀,总是攻下消导,此病非停积为患,乃脾胃无弹力为患,因胃肠各脏器扩大而胀,并非因积而胀,故云不可下之。中国以藏府

分病,如肝、脾、肠、胃。西国以生理功用分病,如消化、分泌、生殖等系。皆不过便于说明而已。按之事实不如此也。凡病不外神经、腺体、血液、淋巴起变化,其起变化,无非是救济。其救济之方法,或以抵抗,或以代偿。其抵抗代偿之方法,或以兴奋,或以排泄,或以拥护,无非改变其平时按部就班之工作,以应付病毒之侵入。既改变其按部就班之工作,此时见于外者,则为泄泻,炎肿诸病状,故治病当顺生理之救济之方法,予以助力,不可逆生理之需要而专与为难。西国人治病,十九专与生理为难,故科学上虽精进,治疗成绩无作道者。中国旧法确能顺生理之自然,予以助力者也。吾人解释古方,亦先须明白此意,否则纵富有科学知识,不能知也。陈皮、半夏所以治痰,神曲所以消积,茯苓、白术,所以利水,香附、厚朴所以理气。凡消痰、消积、理气云者,均所以增各脏气之弹力,此种药品,惟宜于脏器扩大,水分过剩之病。此种病,谓之脾病,故此种药,谓之健脾药。川连之主要作用是泻心。泻心云者,非此药能泻,去心脏中何物,盖内热,体温集于胸脘则痞闷,温温欲吐,如此者,得川连即差。若服之过当,则胸中觉空,故云泻心。此药之作用是消炎,其效力在胸廓。故泻心汤为此药主要作用。其香连丸等,为此药之副作用。若复进而求其他种效用,则凡古人所谓经气,《内经》所谓形能无不头头是道。例如黄连之用法,治心脏火,生用;肝胆实火,猪胆汁炒;肝胆虚火,醋炒褐色;上焦头,酒炒;中焦火,姜汁炒;下焦火,盐水炒;气分郁结、肝火,煎吴茱萸汤炒;血分凝瘀中伏火,同干漆末炒;食积火,用黄土同炒等。所谓火即是化热发炎之谓。所谓治心脏火生用,即吾前文所说泻心。因川连之主要效力在胸脘也。所谓肝胆实火,其热在头部,常有自中部上炎之意,得胆汁,则上炎之患即止,故云胆质苦降。以连虽苦,单独用之,此等病不能收效,若多用仅能使胸脘作嘈,更多服,病人之感觉为胸脘扩然而空,心中若无血者,同时神情异常,百体无主,于是川连之泻心作用,乃得一有力之证明。而心为神明所自出,亦得一有力之证据。心脏之果真有血无血,原不曾实地解剖,一验其有无也。以连若与胆汁同炒,用之于上炎之肝胆实火,则为效至良。凡头偏痛,目赤不寐等,皆所谓肝胆实火,得胆汁炒以连,则诸恙均得从遗瘥可,于是胆火燔云云,亦得强有力之证明。至胆火如何上燔,于生理解剖上,原不能得明白之图案也,凡此皆吾所谓形能。又川连之功用仅能泻心,得胆汁协助,便能治头部之病,何以能尔?曰偏头痛与目赤,其痛苦虽在头部,其病源却因肝胆之气上逆,制其上逆之气,则头痛目赤之疾患自罢也。与此相似者,莫如香连丸之治痢。川连不能走肠,木香之功用却在肠部,肠中有湿热,致滞下成痢,仅用木香可以理气,止痢却是偏湿,无消炎作用,与川连同用,则随木香之效力,移其泻心之功用于肠部,既消炎又燥湿,肠中湿热为患之痢疾,遂得速瘥。此为方剂配合之妙用,理论与事实悉合,乃物质科学之外一种医学。初非全凭经验,毫无理由;亦非理论与功用截然分为两橛,如时人之所疑,西医之所讥也。西医对于盲肠炎一证,其相对的治法是冰,其根本治法是割,无论用冰或割,总之其法甚拙劣,而结果甚不良。而中医用香连丸,则为效果更为简捷。见聂云台先生所辑《聂氏家言旬刊》是即因川连之消炎作用,为木香引至肠部之故(木香引川连至肠部,乃概言大肠;包括大肠部分神经血脉。盲肠炎则炎肿作痛,专在盲肠一处。今用药消炎仅及其大部分,并不能专及盲肠,而为效之良如此,是可知用药仅得其大略,而有病部分自能与药互相感应。此所谓有病则病当之,为中药治疗之公例最当注意者)。又余于脑炎用胆草,虽本之《千金方》,亦因脑不自病,由于热之上燔,用胆草苦以降之,其效遂著。故吾尝谓胆草贤于冰枕。是故明乎古人所谓经气,与夫药物配置之妙用,全出自形能,即治病可以不必成方,自能从容应付。较之西国医学,岂但不多让简要明白,优胜多矣。川连在本方,非重要之药,吾因感想所及,信笔书之。他药之作用亦如此矣。本方既云肝实脾虚,则川连之走肠胃,取苦以坚之之义。既云肝实,则亦有取乎泻肝之义。然则用胆汁,或用吴萸同炒,要皆活法在人矣。针砂与苦参,为本方主要君药,因此两味绝不普通,他处罕有用此者。苦参是专走胃肠之品,《别录》谓能治肠澼,时珍谓能治肠风泻血。大约黏膜软化,得甚苦之物,辄能兴奋变燥。若本来燥者,误用之则硬化破裂,反出血矣。腹部诸脏器较之胸部诸脏器,燥湿相反。凡燥气为病,则胸部诸脏器先感痛苦,湿气为病,即腹部诸脏器先感痛苦,故古人谓胃喜湿,脾喜燥,是即太阴湿土,阳明燥金之义。详人身所以有此现象,是病理上事,非生理上事,必自身之气力足以自举其身,然后是健体。若气不足自举,则必受地心吸力之影响,而颓然偃卧矣。肠胃无弹力,是局部之气不能自摄,故胃扩张而下垂,肠下坠而滞下。此时脉管受影响,血行不能守适当速度,则血行无向心力,脉管不能摄血,液体之渗出者多,淋巴管吸收亦不能充分,则组织有过剩之水,此时必显润下之分例,而在身半以下,不在身半以上,见为病症者,则为腹满,此太阴为病,所以是聚湿。反是阴亏为患,其病必在上。所谓阴亏,谓血中液少,血中酸素自燃,常见阴有余阴不足,病则血液益干,水不润火,此时必见火,曰炎上之公例。有头痛目赤,舌干液少,心跳不寐诸见证。治此之法,扼要言之,在调脾胃。当此之时言调脾胃,则养胃阴为不二法门。此所以说胃喜湿。其曰阳明燥金者,因是指胸脘中宫之地,原是生理之形能,病之功用,所谓经气,不是指脏器也。《素问》云:"五味入胃,各归其所喜攻,久而增气,物化之常也。气增而久,夭之由也。"王冰注云:入肝为温,入心为热,入肺为清,入肾为寒,入脾为至阴,而兼四气。皆为增其味而益其气,各从本脏之气,故久服黄连、苦参而反热者,此其类也。气增不已,则脏气有偏胜,偏胜则脏气有偏绝,故有暴夭。是以药不具五味,不备四气,而久服之,虽且获胜,久必暴夭,但人疏忽,不能精候耳。按五味入胃,各归所喜,即吾所谓,凡药入腹发生效力时,皆有一定处所,如川连之于胸脘,木香之于肠部。所谓攻久而增气,物化之常,实即生理之自然救济作用。例如冰天雪窖中施行,手足僵冻,不能行动,若以雪块擦其冻处,则转热而呈红润之色,是其征也。苦寒之药,久服化火,事同一理。至于气增而久,夭之由也,即是胜而不复之义。凡阴阳胜复,皆只一次,至第二次,则生理救济已穷,故《伤寒论》云:一逆尚引日,再逆促命期。苦寒攻之,则为阴胜,积久化热,是为阳复,攻之不已,化热不已,不复有他种救济,则脏气不衡,有死而已。今人有用大剂麻黄、细辛、附子,虽用之不当,亦不遽死,即全仗此生理救济作用,阴阳胜复作用。然稍久仍归不救者,即因无第二次胜复故也。又《千金》派药方,往往用数十味药,出总和力以治病,亦即求免偏胜为害之故。盖病深者,必齐主治,预备久服以渐取效,不得不如此也。针砂,《本草》谓功用与铁粉同,能镇逆,利溲,消胀(钢铁消胀作用最良,吾人用砖与水磨一小刀,久久指头螺纹尽绉,即是其征。浸他种水中久亦绉,不若是之甚也。霍乱必洞泄,水分所失太多,然后螺瘪。磨刀体中水分无所失,而螺瘪可以与相等)。又云针砂必须真钢,钢铁,《集解》下有说明。此其理由不知,大约血中含铁质,适如其量则健全,若血色不红,皆因含铁太少。故西国补血药以铁精,此事关涉化学,余为门外汉,不敢妄说。不过无论铁粉、针砂,用入丸药中吞食,总疑需要成分不必能适合,故本条服法,梧子大七、八十丸,鄙意以为可商。

18 温 白 丸

〔金匮翼文〕温白丸《局方》:通治五积及十种水气、八种痞气、五种淋疾、九种心痛、七十二种风、三十六种遁尸疰忤、癫痫、反胃、噎塞、胀满不通。紫菀、菖蒲、吴茱萸、柴胡、厚朴各一两,桔梗、茯苓、皂荚、桂枝、干姜、黄连、川椒、巴豆、人参各半两,川乌八钱,为细末,入巴豆研匀,蜜丸桐子大,每服三丸。渐加至五丸、七丸,生姜汤送下。临卧服,有孕忌服。

[恽铁樵文] 此为统治风病之丸,与《千金》耆婆丸功效略同,而性质各别。耆婆丸多用虫药,如斑蝥、芫青、石蜴蜥、蜈蚣,拙著中已屡次声明虫药之效在弛缓神经。因内脏神经不能调节血行,各脏器之功用不能循常轨,一面因神经化硬之故见种种风症,一面因脏器功能失职致成积聚。既成积聚,自当攻之,然攻之以寻常药品必不应,且诛罚无罪,反使病深,何以故?譬之植物,时其灌溉,然后能发荣滋长,此其常也。故植物不得养则枯萎。今有半枯之树,于此以肥料培养之,其能吸收滋长者,必其未枯之半,其已枯者,仍日就萎落,虽培不荣,则因已枯者,生理功能已惰故也。人身病风,如半枯之木,虽美食将养,其病处不能得益,故饮食不作肌肤。因无论药品、食物入口之后,仍须赖胃肠消化,必肠部吸收输送之功能不坏,然后效力能达于各组织。必组织推陈致新之功能不坏,然后食物、药物能助长自然救济力,而日臻健康,渐渐去病。今病风者,脏器之坏假定为十之五,则已坏之十之五,便不能输送吸收。其已坏之各组织,亦不能有推陈致新、救济代偿诸作用。无论攻补诸药,如以水投石,与此已坏各部分无与,此即所以饮食不作肌肤之理。又患此者,大便虽日行总不去,其所便者黄色粪,自觉只是不畅,圊之不尽。若用耆婆丸下之,则所下者为黑粪,奇臭异常。所以然之故,亦即因有病之脏器,不能推陈致新之故。惟其如此,若用寻常药物攻下,已病之处不能得药力,当药者乃脏器不病之处。不病处本无积,攻之是诛伐无罪,且十之五既病,其未病之处必虚,漫然攻之岂非虚虚!耆婆丸以虫药与甘遂同用,是探本穷源之治法,专治已病之神经,即专攻已坏处之积聚,此所以他药不应,而此丸独应也。温白丸与耆婆丸异致者,在不用虫药。按躯体中,神经所管理者甚多,凡涉及神经系病症,用虫药十九能取效,故耆婆丸有万病之名。今温白丸不用虫药,而所治之病甚多,此甚多之病,在躯体中,其重要关系为何物乎?按温白丸中重要成分,为皂荚、桔梗、巴豆、川椒。巴豆专事攻下,与甘遂略同。桔梗、巴豆即《伤寒论》中之三物白散。桔梗之用在排脓,尚非本方最重要之药。川椒《本经》谓其性亚于吴萸,以吾经验所得,则此物能使神经紧张,与虫类之弛缓神经恰恰相反。是虫类能治神经化硬(即神经病之属于热性者),而川椒能治神经瘫(即神经病之属寒性者)。以此为例,则温白丸所能治之病,皆属于内脏神经过分弛缓之阴性病。然川椒仍非真主要药。真主要药当是皂荚。古人皆云,皂荚化痰,古方如皂荚丸、来苏膏、稀涎散、千缗汤,皆所以治风痰者。然鄙意以为,单就风痰说,不是为用此药之标准。《本经逢原》谓有疡医用牙皂煎汤,涌吐风痰,服后遍体赤瘰,数日后皮脱,大伤元气,不可不慎。此固举误用猪牙皂荚以垂戒后来者,然即此可以证明皂荚之功用与入胃后所行之路径。按所谓赤瘰,即红瘰。凡痧子、水痘、疥疮、梅毒、末传之砂仁节,乃至天痘,皆同类之物,皆皮下所藏之小腺体兴奋所致。其所以兴奋,皆因滤毒作用,上列各种病,部位同,病理同,因血中所含毒素不同,故为病异名耳。神经系西国学说甚详,拙著《惊风详说》中所引者不过百分之一二耳。若腺体则西说之已公布者,亦不甚详,吾今就生理、病理之形能考察之,可得而言者如下:一曰唾腺、扁桃腺、腋下腺与生殖腺之关系,有一种生理上病症,不关外感、内伤与情欲等三因者,如天阉石女、童稚遗尿、口臭、腋臭等是也。吾今所欲言者,即为口臭、腋臭两种病。口臭为口中涎唾臭,腋臭为腋下汗臭,究其所由,乃口中腺体与腋下腺所分泌者臭也。患此等病者,虽属遗传,欲有一可注意之点,即童稚时完全无特征,必得发育以后,然后见之。男子二八、女子二七,天癸至,则凡有口臭、腋臭伏病者,即与之同时发见。《内经》所谓天癸至,实即生殖腺成熟之谓(此说于理论上,似无可反驳,详说在拙著《内经讲义》中)。口臭、腋臭之病,既属于腺体,而又必于生殖腺发育之时,始显著其病征,是生殖

腺与唾腺、腋下腺共荣枯也。二曰肾腺与、胃壁、肝脏之关系。消化五液，胃液、膵液为最要。膵液必与胆汁合，而后显其效用。胆汁，肝之分泌物也，《内经》以肝配春，肝气条达，则当春而意志发舒，肝郁肝虚，则当春而百病丛集。此间于拙著《伤寒论按》中，曾畅言之。常例，当春则动物孳尾，当春则鸣鸟之食量增加。又凡房室之后，食量必见激增。更从反面观之，凡动物之邻于老死者，性欲与食欲辄同时减退。凡此是证明肾腺与肝胃之关系。读者勿误会，肝胃两脏器与肾脏生关系，乃胃内壁所藏之小腺分泌胃酸者，与肝组织内所藏之小腺制造胆汁者，与肾脏所藏诸腺体之制造 Adrenalin 者，有密切关系也。三曰肾腺与全体肌肤之关系。青年之时肌肤腴，衰老则肌瘠而皮缩；壮盛者肌肉坚实，病痨瘵者肌削而萎缩。且其削与萎缩，皆有一定部位，往往颊肉先消，耳长颧露，其鼻准与唇之肌肉，则不受影响。且患痨瘵者，面色苍白而唇独红，可一望而知之，此其著于外者，与内部非常之变化，皆有可得而言者。动物老死时，其体内各部分，无一不衰朽，直不能分别何物衰朽，为其他各脏器衰朽之总原因。然细察其壮盛时期，所以能壮盛之故，在于摄取食物以补偿其体中所消耗。新陈代谢之机能强盛，则所消耗者多，所摄取者亦多。老则各种器官皆硬化，消耗少，摄取亦少。至于一方新陈代谢之机能全止，一方完全不能摄取，即为死期。然就各种病状仔细比较，则生殖机能之盛衰，实主持新陈代谢机能之进退，故有多数动物，其生殖工作既竟，其生命遂尔息灭，一若其有生之意义，专为生殖者。此种见解就生物学言之，不为谬误，推之高等动物，有程度之差耳。其有生之意义，初不与此见解相背，然则生殖机能，为健康之主体，殆无可疑。准此以误，则病痨瘵者之所以瘠，为生殖腺失职之故。然痨瘵之病，固有能食者，能食而瘠，又何以故？曰此不难知，消化吸收之机能强盛，虽粗粝可以养生，彼痨瘵者之食欲纯属假象，故饮食不作肌肤也。消化五液，其分泌无一不由腺体，则生殖腺与内脏诸腺之关系也。他如瘰疬结核为甲状副腺肿胀。肝郁气喉为甲状腺肿胀。三期梅毒之颜面皮脂腺与口中诸腺皆有特征，灼然可见，是又腺体于形能上与人以可见之处也。腺肿有两个意义：其一因滤毒而肿，患梅毒者之横痃，即是其例。凡为毒虫所螫，无论何处立刻肿胀，亦同一意义。因无论何处，皆有腺体之故。三期梅毒由下上传，即因腺体滤毒未能净，毒质混入血中，渐渐上行，而脏器内壁之腺体，亦重重滤毒，筋骨疼痛，咳嗽吐血皆因内脏腺体兴奋滤毒之故。颜面黑而又痤痱，则因颜面之皮下腺与生殖诸腺相应之故。遍身皮肤患湿疮者，则因脏气有权将血中余剩之毒祛之向外，外层之皮下腺复起滤毒作用，因而兴奋故也。其二因代偿而肿，合而孟为维持躯体健康之要素，乃灼然可见之事，西人验得肾冠腺之内分泌为健康之源，乃以人造之 Adrenalin 注射，确能补虚却老。由是可以测知，凡人因极劳其腰酸胯间起核者，即因此种内分泌不敷应用，诸腺体非常兴奋，冀增加分泌，以为代偿故也。其在内部者不可见，其近皮层者，乃偶然见之。因此又可以测知，瘰疬之虚损，亦即甲状副腺兴奋，增多分泌之故。腺体制造内分泌，其原料取给于血液，血液不足，来源告竭，腺体虽兴奋，其分泌物无由产生，此时若复不知节劳节欲，则需要愈殷，腺体之兴奋愈甚，此时乃无异于榨取，腺体之肿大，逾其可能范围，遂一肿而不复收。是即瘰疬所以酿成之理。以故病此者，无不由于阴亏，所谓阴亏，即血液不足故也。此外，又有腺与神经之关系。按胃消化之重要成分以胃酸，胃酸之分泌由于腺体，动物之胃腺分泌，往往与食物相应，尤其是嗜食之物，口中馋咀嚼甚，且所嗜之物尚未入口，胃腺已充分兴奋，分泌多量胃酸以待，身非有神经为之管理，何能如此？自 1851 年，西医着手于颚下腺之研究，分泌之关于神经作用，一一发明，从此医学界遂有一新名词曰分泌神经。盖其兴奋之时，使役腺之细胞分泌之物，分量上及性状上均有莫大之关系也。此等特异之神经，吾于颚下腺、耳下腺、泪腺、汗腺见之，是皆确定，而了无疑义者也(以上节录无锡孙祖烈《东文生理学讲义》)。此其研究方法，亦从推理而得，与拙著各新义之发见，方法略同。又淋巴之组织与功用，亦为吾人不可不知者。血浆达组织及器官之内,以应组织之所需,酸素与红胨、红腥相抱合,流通血管之中。因细胞中有屋寇希达材与卡达利沏讬尔之作用,媒介酸素之移行,故通毛细管壁,而入组织之内者,有水、有盐类、有含水碳素、有蛋白质、有酸素。身体内之组织如田圃然,细胞虽能与物质相交换,其过多之液,不可不设法导去之,倘不设法导去,泛滥之灾立至,由是而有一种之排泄管,即通称之淋巴管是也。详考淋巴管之发源,大抵在结缔织中,结缔织之为物,广布于体内,无处无之,淋巴毛细管即由是而发生。此种毛细管形成网状,名曰含液小管,小管合满而成大管,全身之淋巴管,最后合为二大管,右方注于右无名静脉之会合角,名之曰右总淋巴管,左方入于左无名静脉之会合角,名之曰胸管,合流于右总淋巴管者,有来自右侧之头部、颈部、胸部及右上肢之各淋巴管,其余之淋巴管悉流入胸管。两下肢及骨盘之各半,各集其淋巴注于腹部淋巴干,胃肠、肝、脾、膵等之淋巴皆合而入于肠淋巴干,左右之腹部淋巴干与肠淋巴干,于第一、第二腰椎之前面合满,膨大而呈囊状,此为胸管之下端,名之曰乳糜囊。胸管由是上行,入于横膈膜之裂孔,沿奇静脉而至胸椎体之右侧,至第三胸椎之部位,以弓状向左方回转,自大动脉弓之后部,经左颈动脉之间,入于左无名静脉之会合角,其将入之先,凡集右上肢及左前胸壁之淋巴,而来之左锁骨下淋巴干,自头部、颈部之左半而来之左颈淋巴管,自胸壁及胸部内脏而来,气管纵膈淋巴干一一集合(以上录生理淋巴管系统节)。按淋巴微丝管在组织间之吸收乃细胞工作,既入分干之中,因管中节节有瓣膜不得退行,复因胸腔与腹腔压力不同,一呼吸之间淋巴液随胸腹压力之变换而上行,此其大较也。既知以上种种,则温白丸之为方,有可得而言者。巴豆为攻下峻药,固尽人所知。巴豆与桔梗同用虽为祖方,观《伤寒论》数十家注家,于三物白散条下,多数均谓不似仲景方,而又无显明之说,是知此方意者已甚少也。今按桔梗能开肺,凡肺为风束,咳不得爽,得桔梗则瘥是也。桔梗能排脓,凡患肺痛,脉动滑,咳痰腥,其痰入水而沉,为脓之确证,久服甘桔清金,则愈是也。桔梗之性上浮,谓此药入腹,其效力恒见于上部,与猺桂、怀膝之效力见于下部者不同也。凡脓欲祛之,非有出路不可,而在各组织间之物,初非在胃中者可比。在胃中者,涌而吐之最为简捷,若在各组织中而成病者,必属慢性,且必兼见排泄失职,病毒然后能盘踞为患,故必见其何部不利,因而利之。若大便不通者,则攻下尚矣,此巴豆与桔梗同用之理由也。本丸中不用贝母,而用紫菀,紫菀亦肺药,其效用使肺气上壅者下行,是桔梗、紫菀为肺而设,甚为显明。姜之作用,上起于咽,中则胃脘,下部则大肠,皆其发生效力之所。桂枝为太阳药,其发生效力之所,在躯体之表层。厚朴发生效力之所,为肠胃。此三者皆富刺激性,东国人所谓其中含有挥发油,能兴奋组织,使增加弹力,能刺激壁膜,使增加分泌。同时能激动各细胞,使增吸收力。故此等药物,皆为病之偏于寒湿性者所宜。肺虚寒证,涕泣俱出,气管壁膜分泌增多,则为痰水,分聚于组织间隙,淋巴不及吸收,则为饮。肝胃、膵、肠无弹力,水分过剩则为聚水、为积、为水肿,而此等病,有一总涵括:厥惟神经、腺体,神经化燥化硬,则为痉挛,其见于外者,则为抽搐,为震颤;神经弛缓者,则为瘫痪见于内部者,则为消化不良,水分过剩,所谓寒湿也。本丸中川椒一味,其神妙乃不可思议。古人皆谓川椒亚于吴萸,而不知其真正效力。吾尝用治两病,其救济神经弛缓之功效,匪夷所思。一为愚园路史姓米店小孩,年六岁,行是惊风,既而变神经瘫来就诊。其颈若无骨,不能自支,其头乃父抱持之俯,头随所倾侧而倒,俯则下颌着胸骨,仰则后脑着背脊。目光无神,口涎不摄,其为寒证,固显然可见。余踌躇至再,以大建中小剂予之,附子仅一钱,川椒三分。翌日复诊,小差。川椒加至五分,附子一钱半。三次来诊,成效显然,于是主药不复增减继进。前后共九剂而全治。今此孩已十余岁,壮健无病。其二,为潘公展君之夫人。其病遍身无力,能食不能动。西医谓是子宫病。若中国旧籍中求其是者,是懒俙也。业已百药不效,余乃以乳没药、川椒、虎骨为散予之。初服一二日,若不知。既而增多药量,则四肢微见抽搐,每服必抽搐,每抽搐后气力增加,乃增多川椒之量，抽搐亦增，病退更速。计前后服川椒八钱，而病全治。准此，是川椒与虫药恰立于对待地位，凡痉挛性者，非虫不愈，凡瘫痪性者，非椒不治也。尤有一义不可不知者，西医用动物试验，切断司分泌神经之交感分干，一时吸收分泌之工作完全停止，但经过五六时之后，分泌忽然增多，至于无度，而其试兽之生命竟能延长至三礼拜之久。因名此等分泌，为麻痹性分泌。此固中国医籍所无，中国所不知者，然人苦不能随处留心耳。吾尝值中风之见麻痹性分泌者多次，其中尤甚者，无论于同乡庄迪仙。庄之病目睛不能转动，唇吻不能闭合，涎吐滴而下，舌亦不能运掉，终年围巾于胸前，以盛滴下之涎唾，其手足亦不仁。一望而知是三叉神经已麻痹至等于断绝之程度。彼虽不能步履，不能言语，犹能令旁人代持纸牌，为挖花之戏。其家延余诊病时，彼即在斗牌，为余所目击者。此种症状，当余诊时，已延长至数年之久，自余诊后又半年方逝。则麻痹性分泌，固有显然症状予人以可见，不必定须试兽也。是故或者疑神经既弛缓，则腺体亦随之疲软，失其分泌能力，何得有尔许痰？饮固是组织间过剩水分，痰却是气管壁膜下小腺体之分泌物，患神经瘫者可以有饮，宜若无痰，是不知有麻痹性分泌故也。血中有碱质，膵脏分泌液，尤其富含碱成分。碱在体内，其重要作用在消化，而其黏滑性，于血之运行与推陈至新之工作，当亦与以不少之助力。此固吾个人想当然之杜撰语，然揆之情势，要亦与事实不甚相远。皂荚之为物，即富有碱质者，于血于积，均有甚大之关系。观其误服能坏腺体，则于内分泌之关系尤著，固当为此丸之主药无疑。腺体关系消化液，则举凡肠、胃、肝、膵诸病皆属之。关系吸收，则举凡胸水、腹水、皮下聚水皆属之。关系副肾之分泌与肺管壁膜之黏液，则举凡肺肾病、结核、虚损皆属之。此所以能治诸风、诸水、诸积也。旧医籍所定病名，往往有可商之处。例如五积，肾积为奔豚，针处起核，亦云将作奔豚，而治法一则用艾灸，一则用桂，明是两种病。又云心之积为伏梁，腹膜大筋填起，于肝气常见之，心积之伏梁，则未尝径见。又如尸疰，考之《千金》《外台》《圣济总录》五疰之分别及疰病与他病之界说，皆不明了。又如风病，《千金》称大风七十二种，并无详细说明，亦无分别治法。此等处似乎当经过一番整理乃得，否则有名无实，徒滋疑义。是故本方之挈症云云，简直无从捉摸，假使病理不明，疑非疑是，贸然尝试，无有不败事者。若因其药力猛悍，不取尝试，则终古有其方，无所用也。此实中国医学不进步之症结，故并论之，以谂来者。

《读金匮翼终》

第六节 《金匮翼方选按》

1 导　　言

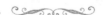

余初著《金匮方论》，因其方与实地经验所见之病症不合者颇多，故多所攻击。既而悔之，已成两万字，弃去不录，重写此书。此虽后贤所为，然其方亦曾经过数十百次经验，比较切于实用，用意比较容易了解，方法比较容易学步，门类亦全备，固是学者必读之书。得此一编，则方药运用，都有根据。徒有理论，不能用药，不可以为医也。守一先生之说，能运用数十味药，能治数十种病，方法不详备，不足以应世也。惟旧籍絮症，都不可为训，说病既不详，用药亦无标准可言。学者执死书治活病，依样葫芦，愈病十一，杀人十九，且杀人而不自知，是有书等于无书，私意以为是有改革之必要。今兹所为，录其必要者，节其不必要者，详其所知者，阙其所不知者，务使絮症详明，药有标准。治病方法与上两学期讲义中理论如桴鼓之相应，则活书应活病，庶几所造就者有可观矣。以余之谫陋，平心论之，经验亦尚苦不充，此书不能完备，自不待言，然而毅然为此，不复犹豫者，筚路蓝缕云尔。先河后海，有待于后来。

2 中 风 八 法

一曰开关：卒然口噤目张，两手握固，痰壅气塞，无门下药，此为闭证。闭则宜开，不开则死。搐鼻、揩齿、探吐皆开法也。白矾散：《圣济》治急中风，口闭，涎上，欲垂死者。白矾二钱，生姜一钱（连皮捣，水二升，煎取一升二合）。上二味合研，滤分三服，旋旋灌之。须臾吐出痰毒，眼开风退，方可服诸汤散救治。若气衰弱，不宜吐之（此方以白矾涌泄为主，佐入生姜，辛以开之也）。又方：白矾如拇指大一块（为末），巴豆二粒（去皮膜）。将上二味于新瓦上煅，令赤为度，炼蜜丸，芡实大。每用一丸，绵裹放患人口中近喉处，良久吐出痰，立愈。一方加皂角一钱，煅研，取三分吹入鼻中（按：巴豆为斩关夺门之将，用佐白矾以吐痰，因其性猛烈，故蜜丸含化，是急药缓用之法）。

铁按：中风从寒化者，唇舌都润，舌质不红，口液奇多，喉间痰声辘辘，目瞑或虽张而无神，其眼球不能自由转动，左侧卧则目向左，右侧卧则目向右，此在旧医书谓之"目连搭"，其舌常萎缩。此种因三叉神经麻痹，滑车神经与舌咽神经都是其分支，详《惊风详说》讲义。唯其如此，所以舌萎，目连搭，会厌之肌肉亦不能自由运动，故痰声辘辘而不能吐。凡猝然中风，即见此种征象者，当用辛温下降，如干姜、附子、吴萸之类。当用有刺激性之药使麻痹之神经得苏醒，则痰涎自出。第一方白矾、生姜，其生姜一味，即是富有刺激作用。凡药性，其药位最当注意。生姜之刺激作用，不在舌尖而在咽喉，故能取效。若问何以在咽喉，则无理由可言，惟有求之经验。第二方巴豆所谓斩关夺隘，因此药能呕能泻，其性奇悍。食停上膈之结胸症，用此可以取效。惟只宜用巴豆霜，且只能以厘计，至多到一分。至于中风，其症结是神经麻痹，照此用法，开关是否有效，未经试验。惟既经煅过，用量又少，当然无害。此后尚有急救稀涎散及胜金丸两方，都不甚好。稀涎散用、猪牙皂角、明矾，此种药只宜擦牙，不宜内服；胜金丸用藜芦，尤其凶悍，都属可商。经验上用之而有效者，最好是苏合香丸。开关云者，指卒中之后，最初用药而言。苏合香丸能刺激神经，亦能令病者呕吐，凡用一丸，温开水化，灌入病人口中。如不能咽，可听其徐徐渗入。无论见寒化征象、热化征象都可用，寒化者可加姜。

二曰固脱：猝中之候，但见目合、口开、遗尿、自汗者，无论有邪无邪，总属脱证。脱则宜固，急在元气也。元气固，然后可以图邪气。参附汤按：此方为急救之法，药止二味，取其力专效速也。人参、制附子。用人参须倍于附子，或等分，不拘五钱或一两，酌宜用之，姜水煎服。有痰加竹沥。

铁按：所谓脱，是涣汗、遗尿、目无神。若万分危急，可用艾灸关元、气海。艾炷如莲子大，隔姜一片，约至少三壮，多至七壮。关元在脐下一寸半，气海在脐下三寸。

三曰泄大邪：昔人谓南方无真中风，病多是痰、火、气所致，是以近世罕有议解散者。然其间贼风邪气，亦间有之。设遇此等，岂清热益气理痰所能愈者。续命诸方，所以不可竟废也。下略。小续命汤：麻黄、川芎、桂枝、防己、杏仁、黄芩、芍药、附子、甘草、防风、人参。三化汤：厚朴、枳实、大黄、羌活。肘后方：鸡屎、大豆、防风。荆芥散：荆芥一味，略炒为末。华佗愈风散：治妇人产后中风，口噤，手足瘛瘲如角弓；或产后血晕，不省人事，四肢强直，或心眼倒筑，吐泻欲死者。亦只此一味，微炒为末，每服三钱，豆淋酒调服，或童子小便服之。口噤则抉齿灌下，药下如神。王贶《指迷方》加当归等分，水煎服。豆淋酒法：黑豆二升，熬令声绝，酒二升，纳铛中，急搅，以绢滤取清，顿服取汗。

铁按：以上诸方，与现在所见中风症，全完不合。中风热化者多属肝胆上逆症，寒化者多属湿痰或中毒性，其症结则神经为病，绝对不是麻黄、桂枝、人参、附子可治之病。余颇致疑于《金匮》方不可用，即是因此。假使有表证而当用麻、桂，有寒证而当用参、附，乃中风兼见之副病，绝不能说小续命汤可以治中风。三化汤用大黄、枳实、厚朴，是因有积可知，羌活虽是风药，不能谓有此一味，即是治风之方。故余于原书絜症，悉数阙之，因此等旧说，无益于事，徒乱人意。且中风之为病，最显著最多数之病原是饮酒、多内。饮酒则神经可以中毒，多内则生殖腺早衰，以故中风多在五十左右。准此以谈，是此病无有不兼虚弱性者。发汗、攻下之药，可以充佐使之选，断不在主要之列。中风之意义是动作不仁，动作不仁乃神经为病，然则既云是风，便不是麻黄、桂枝、大黄等药可治。且中风之原因多半是虚，即有当用此等药之副症，亦须审慎。

四曰转大气：大气，不息之真气也，不转则息矣。故不特气厥类中，即真中风邪，亦以转气为先。《经》云：大气一转，邪气乃散，此之谓也（喻嘉言曰：中风症多挟中气）。八味顺气散：（严氏）凡患中风症者，先服此顺养真气，次进治风药（中风正气虚，痰涎壅盛者，此方主之。严用和曰：内因七情得者，法当调气，不当治风；外因六淫得者，亦当治气后，因所感六气治之）。人参、白术、茯苓、陈皮、青皮、台州乌药、香白芷各一两，甘草半两。上㕮咀，每服三钱，水一盏，煎七分，温服。匀气散（《良方》）即顺风匀六气（此方即前方去茯苓、陈皮而加天麻、紫苏祛风疏表；沉香、木香降下敛逆，法更周至）。白术一钱，乌药一钱，人参一钱，天麻一钱，沉香、青皮、白芷、木瓜、紫苏、甘草各五分。上锉作一贴，姜三片，水煎服。

铁按：以上两方，都平正可用。但尚嫌其近乎国老药，学者倘能明白病理，更能明白药之效用，尽可不必泥定成方。

五曰逐痰涎：或因风而动痰，或因痰而致风，或邪风多附顽痰，或痰病有如风病，是以掉摇、眩晕、倒仆、昏迷等症，风固有之，痰亦能然。要在有表无表、脉浮脉滑为辨耳。风病兼治痰则可，痰病兼治风则不可。涤痰汤：治中风痰迷心窍，舌强不能言。制南星、半夏（泡七次）、枳实（麸炒）、茯苓各二钱，橘红一钱半，石菖蒲、人参各一钱，竹茹七分（此方功效极缓，王道无近功也），水煎一盏半，生姜五片，煎八分，食后服。铁按：此方之有效成分只是胆星、石菖蒲，其余都是副药。凡副药有两种作用，其一对副症而言，如有痰则加二陈，虚则加生草，有外感则加羌、防是也；其二对主药而言，如用生军嫌其峻则用甘草调之，用厚朴嫌其燥则用人参调之是也。明乎此，则古方可以随意加减。又舌本强，语言不便利，仅服南星、菖蒲，不定能取效，加回天丸则其效如神矣。清心散治风痰不开（按：此方即喻氏用牛黄丸之意，但牛黄丸方，诸书互有异同，不如此方之简要也）。薄荷、青黛、硼砂各二钱，牛黄、冰片各三分，上为细末，先以蜜水洗舌后以姜汁擦舌，将药末蜜水调稀，搽舌本上。

铁按：此方甚好，用法亦好。惟牛黄须注意，此物能清心热，然不能去外感。假使是阳明热误用，病者必见精神恍惚。又此物宜于中毒性之病，凡中风而有爪疥、鹅掌者，或皮肤隐黑色、汗出而臭者，皆属中毒性，若见神经瘫之见症尤其是中毒症。必其病为中毒性而又热化者，然后牛黄是适当之药。

六曰除热风：《内经》之气多从热化，昔人所谓风从火出者是也。是证不可治风，惟宜治热。《内经》云：风淫于内，治以甘凉。《外台》云：中风多从热起，宜先服竹沥汤。河间云：热盛而生风，或热微风甚，即兼治风也；或风微热甚，但治其热，即风亦自消也。竹沥汤：治热风，心中烦闷，语謇涩。竹沥、荆沥各五合，生姜汁三合，上三味相和，温服三合，水酒调服良。一方竹沥、荆沥、梨汁各二合，陈酱汁半合，相合微煎一二沸，滤清，细细灌入口中，治中风不语，昏沉不识人。一方竹沥五合，人乳汁二合，三年陈酱汁半合，三味相和，分三服，治热风，舌强不得语，心神烦闷。一方竹沥二升，生葛汁一升，生姜汁三合，三味相和,温分三服,日夜各一服。铁按:荆沥,药店中不备,《本草纲目》谓是黄荆,余对于此,略有疑义,阙之为是。地黄煎(《千金》):治风热,心烦闷,及脾胃间热,不下食。生地汁、枸杞根汁各二升,生姜汁一升,酥三升,荆沥、竹沥各五升,栀子仁、大黄各四两,茯苓六两,天冬、人参各八两。上先煎地黄等汁成膏,余五物为散,内搅调,每服一匕,日再渐加至三匕,觉利减之。

铁按:此方甚好,所谓每服一匕者,一方寸匕也。人参之量倍大黄、栀子,十一味药总和之,服一方寸匕,大约大黄得一方寸二十分之一,不过一两分而已,此等处学者最当注意。酥,药店中亦无有,是羊酥,乃羊奶之奶油。何以用此,其义未详,亦当阙疑。

七曰通窍隧:风邪中人,与痰气相搏,闭其经隧,神暴昏,脉绝者,急与苏合、至宝之属以通之,盖惟香药为能达经隧,通神明也(按:合丸集辛香以走窜经络,寒闭者宜之。至宝丹取精灵以直达心脏,热闭者宜之。盖寒从外袭,宣发阳气;热从内陷,宜清透营阴也)。苏合香丸(徐洄溪云:此辟邪祛秽之圣方):白术、朱砂(研)、乌犀角屑、青木香、香附、诃子(煨,取肉)、白檀香各二两,龙脑(研)五钱,熏陆香、安息香(另末,无灰酒一升熬膏)、苏合香油(入安息香膏内)各一两,麝香(研)七钱半,沉香、丁香、荜茇各二两。上为细末,入药研匀,用安息香膏并炼白蜜和剂,每服旋丸如梧桐子大,清晨取井花水,温冷任意,化服四丸,温酒亦得,空心服。

铁按:开关与通窍隧意义略同。尤氏之意,开关指初起时闭证而言,通窍隧则指半身不遂而言。然半身不遂、肢体不仁都属运动神经为病,并非窍隧不通。读吾讲义者,类能知之,但心知其意,勿泥可也。至宝丹:方详《准绳》,兹不赘。徐洄溪云:安神定魄必备之方,真神丹也。

八曰灸腧穴:中风卒倒者,邪气暴加,真气反陷,表里气不相通故也。灸之不特散邪,抑以通表里之气。又真气暴虚,阳绝于里,阴阳之气不相维系,药石卒不能救者,亦惟灸法为能通引绝阳之气也。灸风中腑,手足不遂等症。百会一穴:在顶中央旋毛中陷可容豆许,系督脉。发际:是两耳前两穴。肩髃二穴:在肩端两骨间陷者,宛宛中举臂取之,手阳明大肠经。曲池二穴:在肘外辅曲肘曲骨中,以手拱胸取之横纹头陷中是,手阳明大肠经。风市二穴:在膝外两筋间,平立舒下手着腿当中,指头尽处陷者宛宛中,足少阳胆经。足三里二穴:在膝眼下三寸胻外廉两筋间,足阳明胃经。绝骨二穴:在足外踝上三寸当骨尖前动脉中寻按取之足少阳胆经,为髓之会,一名悬钟。灸风中脏,气塞,涎潮,不语,昏危者,下火立效,百会一穴。大椎一穴:一名百劳,在项后第一椎上陷中,督脉。风池二穴:在颞颥后发际陷中,足少阳胆经。肩井二穴:在肩出陷鲜中缺盆上大骨前一寸半,以三指按取之当其中指下陷者中是,足少阳胆经。曲池二穴。间使二穴:在掌后三寸两筋间陷中,手厥阴心包络经。足三里二穴:灸风中脉,口眼歪斜。听会二穴:在耳前陷中张口得之,动脉应手,足少阳胆经。颊车二穴:在耳下二韭叶陷者宛宛中,开口得之,足阳明胃经。地仓二穴:在侠口吻旁四分近下有脉微动者是,足阳明胃经。凡喎向右者,为左边中风而缓也,宜灸左喎陷中二七壮,艾炷大如麦粒,频频灸之,以取尽风气、口眼正为度。灸中风卒厥危急等症,神阙(任脉)用净盐炒干,纳脐中令满,上加厚姜一片,盖之灸百壮,至五百壮,愈多愈妙,姜焦则易之。丹田(脐下三寸)、气海(脐下一寸五分)(任脉),二穴俱连命门,为生气之海,经脉之本,灸之皆有大效。凡灸法,炷如苍耳大,须结实,其艾又须搓熟,去净灰沙及梗。初得风之时,当依此次第灸之,火下即定。《千金翼》云:愈风之法,火艾特有奇能,针石、汤药,皆所不及也。灸法,头面上炷艾,宜小不宜大,手足上乃可粗也。又须自上而下,不可先灸下后灸上。赵氏云:口之喎,灸以地仓;目之邪,灸以承泣(足阳明),苟不效,则灸人迎(足阳明)。夫气虚风实而为偏,上不得出,下不得泄,其气为风邪所陷,故宜灸,经云陷下则灸之是也。范子默记崇宁中,凡两中风,始则口眼歪斜,此则涎潮闭塞。左右共灸十二穴得通气。十二穴者,听会、颊车、地仓、百会、肩髃、曲池、风市、足三里、绝骨、发际、大椎、风池也,依而用之,无不立效。罗谦甫云:凡治风,莫如续命汤之类。然此可以扶持疾病,要收全功,必须艾火为良。

铁按:人身血行于脉中,卫行于脉外。卫为气,通常与血对待言之,实即血中取出之热力。若言经气,即是将两者合并言之。而经气两字,又该淋巴言之。卫出于血,淋巴亦出于血。血行脉中者,谓血行微丝血管之中也。卫行脉外者,谓热力卫一身之外层,所谓太阳是也。言三焦、溪谷都是指淋巴。淋巴所行之处,为皮里膜外肤腠之间,溪谷之会,筋肉之分。此三者,在躯体之中,皆运行不息,与外界冷暖燥湿、潮汐之涨落、月魄之盈亏、时序节候之转变,息息相通。太过则病,不及则病,不通则病,上下四方不平衡则病。针灸艾火之所以能治病之理,即是治此三物,不通者使之通,不平衡者使之平衡,有余不足亦能治之。例如下脱者艾火可以升之举之,上燔者针灸可以引火归源。所谓不平衡者,例如上盛下虚,身半以上充血,身半以下贫血;又如皮肤湿疮,水分浸淫于外,其内部则枯燥等是也。古云:从阴引阳,从左取右;病在上者,取之于下,在下取之于上;陷者举之,高者抑之,塞者通之,中满者泄之。此其大略也。惟针灸之道,虽微妙而奇难,传者久失古意。若照《针经》《针灸大全》等书治病,等于对谱着棋,无有不失败者。本书本节所言,虽录原文,不过存其旧时面目,其实无多用处。亡阳汗脱,灸关元、气海神效。肺气上壅,灸关元亦效。此则为余经验所得者。凡灸,热力入里,甚于附子、干姜。故凡见阴虚症象,唇舌从热化者,都在当禁之列。以上八法,不过约言治要耳。而风气善行数变,症状不一,兹更备举诸风条列如下。学者习而通焉,则思过半矣。

3 拟五脏中风分治之方

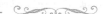

(新定)肾风苁蓉丸:苁蓉、牛膝、熟地、黑豆、防风、石斛、虎骨、当归、山药、独活各七钱半。蜜丸梧子大,每百丸空腹食前酒下。

(新定)肺风人参汤:人参一两,桔梗五钱,麻黄八钱,杏仁廿一粒,羚羊角三钱,白鲜皮三钱,防风一两,石膏七钱,甘草五钱。上为散,每服三钱,水煎,去渣,温服。

(新定)脾风白术汤:白术、白茯苓、防风、防己各七钱五分,人参、甘草各五钱,白芍、附子、麻黄、苡仁各二两。上锉如麻豆大,每服三钱,水煎入生姜汁半分,同煎取七分,去渣,服无时,日三。

(新定)心风犀角丸:人参二两,犀角一两,远志、生地黄、天冬各五钱,石菖蒲五钱,赤箭五钱,紫石英五钱,防风七钱,茯苓三两,细辛三钱,丹砂一两(即辰砂),龙脑、麝香各一钱。上为末,蜜丸,鸡豆大,每服一丸,温酒下,无时。

(新定)肝风天麻散:天麻二两,川芎一两,人参二两,犀角七钱,羚羊角一两五钱,乌蛇三寸,柏子仁、酸枣仁、钩藤各一两半,甘菊一两。上为散,豆淋酒下一钱匕,渐加至二钱匕,日三夜一。

铁按:本节言五脏之风,而无其症状,读者用讲义中已读之知识,再观其方药之主要,亦可以得其大概。惟无絫症,总不便于初学,兹特以意补之。又病候有不可知者,药物有不中用者,都不可不知,今为说明如下。

一、肾风。中风之为病,本是属肾,但观此病之大多数发作,必在五十左右,是即肾腺萎缩,内分泌不充,然后有中风之病。可知凡中风,都是肾虚。凡初中时遗溺不自禁者,肾气虚竭故也。腰腿酸者,肾虚症也。颜额黑者,肾脏寒也。气上壅,喘不能自还者,肾不纳气,不能与肺协调也。自汗、盗汗见寒化症象者,肾寒也。病者未至五十发白者,肾腺衰也。眸子之边,为眼白所掩;黑珠四周,形一白圈,此名老人圈。凡有此者,则肾脏亏,肾水枯也。汗出多者,有脱绝之虞,喘息急者亦然,都不可治。苁蓉丸方甚和平,可用。

二、肺风。凡所谓肺风,古人常以喘咳为标准。旧医常谓不咳不是肺风,其实不然。尽多不咳嗽之肺病,且中风为病,本来咳嗽者,猝然患中风,便不能咳,故不能以咳为肺风标准。凡面色苍白无血色,呼吸窒,气管中多痰声,病在肺也。手臂酸,手指胀,面白唇红,目光无神而喘者,病在肺也。两肩促,头前倾,背微驼者,病在肺肾也。久咳吐血,病在肺也。凡以上所谓病属肺者,皆属虚证。第二方人参汤中之麻黄不适用,桔梗亦不适用,开肺太过也。凡麻黄、桔梗可以医肺为风束之实证,而中风之兼属肺证者,无有不属虚,是则必须纠正者。又本方中羚羊角不可用,亦须注意。

三、脾风。脾风者,为湿化之证也。肠部少弹力,神经迟缓而涎多,舌本强,目连搭者是其候也。此有两种,其一是平素体肥痰多,其二是中毒性。向有伏湿,血分不清楚,现在所见者,多半属后一种。大约古人所见者,都属前一种。凡病人有爪疥、鹅掌、鼻渊、黄带诸症者,是中毒性。白术汤仅能治前一种病,方中麻黄尚需斟酌。

四、心风。心者,君主之官,神明出焉。就解剖讲,不可通;验之事实,却甚真确。中风为病,神志不清楚者,都可谓之心风。观本节之犀角丸,是犀角地黄汤加减,则可知本书所谓心风,乃病之从热化者。其舌质必绛,血液必干,否则犀角、地黄,恐不适用。方中远志、菖蒲是手少阴引经药,然远志当慎。此方和丸,仅服芡实大一丸,颇嫌太轻。

五、肝风。凡言肝,皆挟胆病。肝从风化,则瞤动不仁;胆从火化,则热而上逆,此为中风病之常轨。本方用犀、羚、乌蛇,亦治中风正式主要药方。惟读者须注意服散,只能服全方药量总和数之一钱匕。一钱匕者,用一五铢钱抄散不落为度。

4 中风失音不语

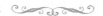

失音者,语无声音,盖即瘖也。夫喉咙者,气之所上下也。会厌者,声音之门户也。其气宣通,则声音无所阻碍。若风邪搏于会厌,则气道不宣,故令人失音。其邪气入脏者,则并不翼能言语也。《外台》云:肝风,其口不能言;脾风,声不出,或上下手。又云:脾之脉挟喉连舌本,心之别脉系舌本。今心脾脏受风邪,故舌强不得语也。河间云:内夺而厥,谓肾脉虚弱,其气厥不至舌下,则音瘖不能言,足废不能用,经名瘖痱,地黄饮子主之。比而论之,失音者,语言如故而声音不出,为脏之虚也;舌强不能语,虽语而謇涩不清,痰涎风气之所为也。不语者,绝无语言,非神昏不知人,即脏气厥不至舌下,要须分别治之。

河间地黄饮子:熟地黄、巴戟(去心)、石斛、山茱萸、苁蓉(酒浸,焙)、附子(炮)、五味子、肉桂、麦冬、白茯苓、石菖蒲、远志(去心)各等分。上为末,每服三钱,水一盏半,生姜五片,枣一枚,薄荷七叶,同煎至八分,服无时。

铁按：上所言不尽可靠，中风不能言，大份关系头脑。"宣通其气""邪风中于会厌"，此等说法都不妥当。然年来仔细考察，觉生理学所言，亦有未尽。中风之不能言，类别之有如下种种。（一）无语言能，此种是神经瘫。知识既不清楚，舌咽运动神经复不灵活，故不能语。此种是中毒性，多见于末传者，无法治。（二）猝然中风，口眼㖞，神志昏迷，不能言。用药治之，险象减少，神志清楚，却仍旧不能言。余所治此等病，有二三个月然后能言者，亦有二三个星期即能言者。此种多见于初期，大约是三叉神经分支麻痹之故（三叉神经是何种神经，详《惊风详说》）。所以初起不能言，病势渐渐减退，其神经之钝麻者，得以渐恢复，遂即能言也。（三）有神志清楚，行动如常，却不能发话。前年曾诊如此者一人，病者为三十许女子，其夫有潜伏性梅毒，其病初起是中风，其后中风已愈，三四年，不能言，其神志极清楚，神气亦好，惜其人不知书，否则虽不能言，必能作笔谈。曾来治十余次，予风药、补药，精神、饭量都较好，而不能言如故。此其病之症结也，必在头脑。但何以有此特殊症状，则不能言其故。此外尚有不能发言者多种，或者属痰，或因中毒，多半舌本强，语言不清，并非绝对不能言。治风、治痰、治湿，用之得当，都可取效。故西说有是处，亦不定全是；中国旧说十之九是杜撰，不可通，然中风之证，调其脏气竟能取效，亦绝对不是治头脑可以济事者。凡猝中，初起见种种险状，如眼㖞、口张、舌缩不能言、遗溺诸症，虽极险恶，其实并不危险。由此种症状前进，有各样均见差减，脉缓和有胃气者，是渐转佳境。此由医治得法，脏气渐缓之故。虽不能言，逐渐调理，必然日有起色。有初起猝中，三数日后则目光转枯，脉无胃气，四肢或一肢自动，如此者，是转入险恶境界。此由于医治不得法，其病由浅入深。凡见一侧肢动摇者，绝对无治法，不出一候必死。宝鉴茯神散：茯神心一两（炒），薄荷二两（焙），蝎梢（去毒）五钱。上为末，每服一二钱，温酒调下。此治风气挟痰不语之剂。

5 口 眼 歪 斜

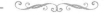

足阳明脉循颊车，手太阳脉循颈上颊，二经俱受风寒，筋急引颊，令人口㖞僻，目不能正视。又云：风入耳中，亦令口㖞，缘坐卧处对耳有窍，为风所中，筋牵过一边，连眼皆紧，睡着一眼不合者是也。《外台》治中风，面目相引，口眼歪斜，牙车急，及舌不得转方。独活三两，竹沥、生地黄汁各一升。三味合煎，取一升顿服之即愈（徐云祛风舒经活血）。

铁樵按：以上各方，都可选用。

6 偏 风

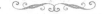

偏风者，风邪偏客身之一边也。其状或左或右，手不能举，足不能履。《内经》所谓风邪之气，各入其

门户,所中则为偏风是也。亦有阴阳偏废,左右不相贯通,或凝痰、死血,壅塞经络者,其状与偏风等也。盖左右者,阴阳之道路,不可偏也,偏则阴阳倾而隔矣。经络者,血气所流注,不可塞也,塞则气血壅而废矣。和则利阴阳,流瀹经络,治内伤之道也;大药攻邪,针熨取汗,治外感之道也。甄权防风汤:疗偏风。此方扶正达邪,兼治六淫,用宜随证加减。防风一两,羌活二两,川芎一两,白芷一两,葛根二两,杏仁二两,白术一两,人参一两,牛膝一两,狗脊一两,萆薢一两,薏仁二两,麻黄四两,石膏二两,桂心二两,生姜五两。水一斗二升,煮取三升,分三服,服一剂觉好,更进一剂。灸风池、肩髃、曲池、支沟、五枢、阳陵泉、巨墟、下廉,合七穴,一度灸之即瘥。

铁按:中风之病,原理既明(读过《惊风详说》讲义之后,此一类病理,当比较明白)。以上所录药物,足够应用,余都径略。欲求深造,当须博考群书,是在学者自己。又有无故而口眼㖞斜者,余曾值此种病多次,仔细考察,仅面肌神经一侧紧张,其余都无病症,此种不可谓之中风。故古法只用鳝血黏头发牵引,或用蓖麻子摩擦其紧张之一侧,其病即能自愈,不必多服风药。

7 历 节 痛 风

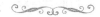

历节风者,血气衰弱,风寒袭人关节,不得流通,真邪相攻,所历之节,悉皆疼痛,故谓历节风也。病甚则使人短气,自汗,头眩欲吐,肢节挛曲,不可屈伸。亦有热毒流入四肢者,不可不知。历节肿痛,的是湿病,由饮酒当风,或许出入水所致,经云湿流关节是也。挟寒者,其痛如掣;挟风者,黄汗自出,其遍身走痒,彻骨疼痛,昼静夜剧,发如虫啮者,谓之白虎历节。

铁按:此即西人所谓关节炎,其病灶在肌肉之分,溪谷之会,所谓三焦者是也。其所以致痛之原因,是血中老废成分不得外达之故。若波及两骨三关节面者,即屈伸不利,而其病较剧。所谓白虎历节,当是中毒性。现在因有西医,复有流行治梅毒之药,故此等病都成变相病症,与古书所说吻合者甚少。

没药散:没药(研)半两,虎胫骨(酥炙)三两。二味捣末,每服二钱,温酒调下,日三。

白头翁酒治诸风攻痛,四肢百节。白头翁草一握,捣以醇酒投之,顿服。

白花蛇散(此方专于祛风):白花蛇(酒浸去皮骨)二两,何首乌(去黑皮)、蔓荆实、牛膝(酒浸)各四两,威灵仙、荆芥穗、旋覆花各二两。上七味,为散。每服,空心温酒调下一钱至二钱。

抵圣散:虎胫骨(不计多少,打破,酒浸,蘸酒旋炙令黄脆为度)。上一味为散,每服半钱,入薄荷末一钱,人参末半钱,煎乳香酒调下。《仁斋》云:虎骨酥炙黄槌碎如末,每骨一升,以酒三升浸五日,空心服一盏,冷则暖之。

麝香丸:治白虎历节,诸风疼痛,游走无定,状如虫啮,昼静夜剧,及一切手足不测疼痛。全蝎三十个(生用),黑豆二十一粒(生用),地龙去土五钱(生用),大川乌八角者三个(生用)。上为细末,入麝香半字约三分同研匀,糯米饮糊丸,如绿豆大。每服七丸,甚者十丸,夜卧令膈空,温酒下,微出冷汗一身便瘥。许叔微云:予得此方,凡是历节及不测疼痛,一二服便瘥。在歙州日,有一贵家妇人,遍身走注疼痛,至夜则发如虫啮其肌,多作鬼邪治。予曰:此正历节痛,三服愈。

铁按：定痛诸方，以《本事》麝香丸为最有效。盖中毒性病症，必使病毒有出路，方是正当治法。此方与蠲痛小活络丹药味相同，此丹药肆中有现成者可购。余尝用以治一男子痛风，方中本云，小活络丹半粒药化服，乃其家可调护者，用一粒悉入药中。药后至夜半，发热汗出，肘臂、胸膺，凡关节之处，肌肉之会，发出红紫色痤痱甚多。其人大惊，以为是药误。黎明即急足延余，候其色脉甚平衡，神气极清楚。解衣视之，所发之物如黑桑葚。余乃贺之曰：从此免除大病矣。予调理药，霍然而起，是因毒得出故也。其余痛风，用此方效者，不胜缕指。又本书尚有大枣汤一方，附子、麻黄、黄芪同用，颇未达其意。又有犀角汤一方，犀角、羚羊角、大黄并用，鄙意以为此等药方，甚不平正，既未能洞明其意，当在未达不当之列，不宜谬然学步。故两方删而不录，一孔之见如此，不必便是定论，读者酌之可也。

8 鹤膝风

蛷螂丸：蛷螂一条(头尾全者)，白附子、阿魏、桂心、白芷各一两，乳香三分，当归、芍药、北漏芦、威灵仙、地骨皮、牛膝、羌活、安息香、桃仁各一两(生，同安息香研)，没药三分。蛷螂即全蝎也，气味甘，辛平，有毒，主诸风，瘾疹及中风，半身不遂，口眼喎斜，语涩，手足抽掣。上十六味，蛷螂、桃仁、白附、阿魏、桂心、白芷、安息香、乳香、没药九味，同童子小便并酒二升，炒熟，冷后入余药为丸，蜜丸如弹子大，空心温酒化下一丸。

铁樵按：此方只能做丸，每服只能一粒。方中阿魏一味，消瘀祛积，力量奇雄，不是煎剂材料；威灵仙引药下行，略如牛膝，力量过之，其药位亦在腰膝部，与牛膝同，但误用之，流弊甚大，故寻常煎剂，敬而远之为是。鹤膝风是虚证，其部位是肾之领域，此痛之症状，膝骨放大。鄙意腿胫骨节骱之关节面骨衣必有损坏，然后见此症。其病与骨劳症相类似，初起时酸痛无力，腿鱼肉松即是渐削症象，当此之时，急用峻补之剂，内外并治，有可愈者。内治宜大量补剂，寻常补药之外，如故纸、巴戟、苁蓉、附子等，都可酌用。外治用五圣散极效。若大肉既削，膝骨放大之后，虽能保留生命，复原则为难关。如其兼有中毒性者，不可治。

9 风 缓

风缓即瘫缓，其候四肢不举，筋脉关节无力，不可收摄者，谓之瘫；其四肢虽能举动，而肢节缓弱，凭物不能运用者谓之缓。或以左为瘫，右为缓，则非也。但以左得之病在左，右得之病在右耳。推其所自，皆由气血虚耗，肝肾经虚，阴阳偏废而得之；或有始因他病，服吐下之药过度，亦使真气内伤，营卫失守，一身无所禀养而然也(《圣济》)。风缓者，风邪深入而手足为之弛缓也。夫脾主肌肉四肢，胃为水谷之海，所以流布水谷之气，周养一身。脾胃既虚，肢体失其所养，于是风邪袭虚，由腠理而入肌肉，由肌肉而入脾胃，安得不为之缓废乎？又人之一身，筋骨为壮，肝主筋，肾主骨，肝肾气虚，风邪袭之，亦有肢体缓弱之症，是当先祛风而后益之（《仁斋》）。天麻浸酒方：治瘫缓风不计深浅，久在床枕。天麻、龙骨、虎骨、骨碎补、乌蛇（酒浸，去皮骨）、白花蛇（酒浸，去皮骨）、羌活、独活、恶实根、牛膝各半两，松节（锉）、当归、川芎、败龟板（酥炙）、干熟地黄、茄根、附子一枚（炮，去皮脐）、火麻仁、原蚕沙（炒）各一两。共十九味，㕮咀如麻豆大，用酒二斗浸，密封，春夏三日，秋冬七日，每服一盏，不拘时温服。此和营散邪之法，是寓补于攻也。四斤丸：治风寒湿毒与气血相搏，筋骨缓弱，四肢酸痛痒痹。宣木瓜（去瓤，切，焙）、天麻、牛膝（焙）、苁蓉（洗，切，焙）。上四味，各一斤，用好酒浸，春秋五日，夏三日，冬十日，取出焙干，为末，外用熟附子、虎骨酥炙各二两为末，用浸药酒面糊丸桐子大，每服三四十丸，食前温酒或豆淋酒下。一方加当归三两，乳香、没药、五灵脂各半两，麝香一钱，名大四斤丸。又《三因》加减四斤丸，去天麻，加鹿茸、熟地、五味子、菟丝子等分为末，炼蜜丸。

　　铁樵按：风缓之症，就予所见者言之，与本书所说者颇有出入。此病有急性者，属惊风一类，即前此讲义所谓柔痉。余曾治一人，其头颈骨完全无力，仰则后脑着背，俯则下颌着胸，余用仲景大建中汤小剂，九剂而愈，附子八分，川椒二分（此案是十年前事，现在讲义中不录，故附识于此）。有慢性的，脉弛缓异常，眠食无恙，神志亦无恙，而不能动。此种，男子是肾病，女子是子宫病。余曾治一人，用补剂及种种富有刺激性之药品，都不效，后用乳没药、川椒入鸡蛋壳中，予母鸡孵一星期，取出，加木瓜、天麻、虎骨、苁蓉、牛膝，药后手脚均抽搐，但病人感畅适。每服药一次，必抽搐一次。连服十余日，其病霍然而除。当时所用分量，已不记忆。又有中毒性而见神经弛缓者，凡中风两目连搭，无语言能力者，都不属此种。小孩惊风有先天性梅毒者，结果亦往往见神经瘫。准此以谈，风缓二字，不能用为病名。《圣济总录》亦以风缓另列一类，其弊与本书同，是当纠正，以故本篇仅录数方，聊备一格，其余都从删节。

10　风瘙痒

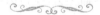

　　风瘙痒者，表虚卫气不足，风邪束之，血脉留滞，中外鼓作，变而生热，热即瘙痒。久不瘥，淫邪散溢，搔之则成疮也。防风汤淋洗方：防风、苦参、益母草各三两，白蒺藜五两（炒），荆芥穗、蔓荆子、枳壳各二两。每用三两，水一斗，煎至八升，乘热洗患处。松叶酒方：松叶一斤，酒一斗，煮三升，日夜服，出汗。胡麻散：治脾肺风毒，次注皮肤，瘙痒，手足生疮，及遍身痞瘤，发赤黑黡，肌热疼痛。胡麻（炒令香熟）、枳壳各二两，防风、蔓荆子、威灵仙、苦参、川芎、荆芥穗、何首乌（米泔浸透，去黑皮，炒干）、甘草（炙）各一两，薄荷半两。上为散，每服二钱，温酒下，或炼蜜丸橘籽大，每服三十丸。洗方（忠永堂松年大伯常用此方治遍身痞痛瘤作痒，以之浴身后，先父用之无不效）：豨莶草一握，蛇床子五钱，苍耳子一两，防风五钱，紫背浮萍半碗。煎汤，熏洗数次，无不愈者。

　　铁樵按：风瘙痒，固有此名，其实即是风湿，详风湿所以能见于皮肤，乃体工自然之救济。其病之来源，由于厚味饮酒者，其病毒由胃肠入血分，由血分传腺体，达三焦。其由于房室中毒者，直接从腺体入各组织，一部分随淋巴入三焦，达肌腠，其发作与气候相应，其病状则有种种不同。风瘙痒其最轻者，以能外达为佳，正当治法当顺生理之自然，助之外达，一面用内服药，正本清源，则有效而无流弊。若外治逼之向里,便是庸手,且流弊甚大,癣疥之疾,可以成心腹大患。故诸外治方,都不宜尝试。此种病,当是湿证一类,不是风证一类。

11 诸 湿 统 论

湿气不一,有天之湿,雾露雨是也。天本平气,故先中表之营卫。有地之湿,水源是也。地本平形,故先伤皮肉、筋骨、血脉。有饮食之湿,酒水、乳酪之类是也,伤于脾胃。有汗液之湿,汗液亦气也,由感于外。有人气之湿,太阴湿土之所化也,乃动于中。天之湿汗之,地之湿渗之。饮食之湿,在上吐之,在中夺之,在下者引而竭之。汗液之湿,亦以汗取之。人气之湿,属太阴所化,在气交之分。土兼四气,寒热温凉,升降浮沉,备在其中,当分上下中外而治,以兼化四气,淫佚上下中外,无处不到也。大率在上则病头重、胸满、呕吐,在外则身重肿胀,在下则足胫跗肿,在中则腹胀中满痞塞,其所用药亦兼寒热温凉以为佐使而治之。湿之为病,有自外入者,有自内生者,必审其方土之病本。东南地下,多阴雨地湿,凡受必从外入,多自下起,是以重腿脚气者,多治当汗散,久者宜疏通渗泄。西北地高,人食生冷湿面,或饮酒后寒气怫郁,湿不能越,或腹皮胀疼,甚则中满水蛊,或通身浮肿如泥,按之不起,此皆自内而生者也。审其元气多少,而通利其二便,责其根在内者也。然方土内外,量亦互相有之,但多少不同,须对症施治,不可执一也。中湿与风寒气合者为痹,其寒多者为痛,为浮肿,非求附桂不能去也;其风多者为烦剧,为流走,非麻黄、薏苡、乌头不能散也;其气多者为坚满,为气闭,非甘遂、葶苈、枳、术不能泄也。

铁樵按:此段讲义论甚旧,却是甚好。假使不明白生理之形能、疾病之形能,虽熟读此书,必不能应用。我国旧医以授受为贵,凡号称儒医者,文理虽佳,动笔辄杀人,即是读此等书不能彻底明了之故。今函授诸同学,已尽前一年讲义,则生理形能,病理形能,都已有过半明白,倘能将类此之旧说熟读潜说,于治病必有神悟。所有旧书都是至宝,可以化腐朽为神奇,西方新医学,不足与之抗行也。

12 散 湿 之 剂

按:湿为阴邪,凡阳虚病湿者,仅用散法而不兼扶阳则阳益虚而湿不去。仲景圣桂枝附子汤之方宜取法焉。

麻黄加术汤:《金匮》云:湿家,身烦疼,可予麻黄加术汤,发其汗为宜,慎不可以火攻之。麻黄三两(去节),桂枝一两(去皮),甘草一两(炙),白术四两,杏仁七十枚(去皮尖)。水九升,先煮麻黄,减二升,去上沫,纳诸药,煮取二升半,去渣,温服八合,覆取微汗。张石顽云:术宜生用,若经炒焙,但有健脾之能,而无祛湿之力矣。

按:此治寒湿在表之剂也。寒固当汗,而湿在表者亦非汗不解,故以麻黄发汗,以白术除湿。取微汗者,汗大出湿反不去也。

麻黄杏仁薏苡甘草汤:治风湿一身尽疼,发热日晡所剧。此病伤于汗出当风或久伤取冷所致也,方详《金匮》,兹不赘。

羌活胜湿汤(东垣):治湿气在表,脉浮,身虚不能转侧,自汗或额上多汗,此为风湿。羌活、独活各二两,川芎、藁本、防风、炙草各五分,蔓荆子三分。如腰痛中冷沉沉然者,有寒湿也,加酒洗汉防己、附子各五分。

按:此治风湿在腠理及关节之剂矣。吴鹤皋云:无窍不入,惟风药为能,故凡关节之疾病,非羌、独活等,不能效也。

13 渗 湿 之 剂

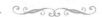

五苓散:通治诸湿肿满,呕逆,泄泻,痰饮,湿疮,身痛,身重。此方用辛甘淡药利水为主,而白术扶土为辅;下方以苦辛甘药燠土为主,而以茯苓渗湿为辅。同一温利,而邪之轻重,体之虚实,在用者宜审之。猪苓,茯苓,白术,泽泻,桂枝。上为末,每服三钱,服后多饮热水,汗出愈。

肾着汤《三因》:治伤湿身重,腰冷,如坐水中。干姜、茯苓各四两,炙甘草、白术各二两。上每服四钱,水一盏,煎七分,空心温服。以上温补之剂,湿兼寒者宜之。

清热渗湿汤:黄柏二钱,黄连、茯苓、泽泻各一钱,苍术、白术各一钱半,甘草五分。上七味,水二盏,煎至八分服。温利之剂,主以辛,辛以散寒也。清渗之剂主以苦,苦以清热也。此清渗之剂,湿而热者宜之。

铁按:麻黄加术汤,麻黄汤加术也,必先有麻黄证,兼见湿证。所谓湿,不但是痛,其自觉症,四肢必重。用麻、桂,病从寒化,无汗者宜之。麻杏苡甘汤,无汗湿胜,不从寒化之痛宜之。羌活胜湿汤,风湿并胜,头痛,鼻塞,骨节痛,身重而恶风者宜之。五苓散之标准,在渴而小便不利;肾着汤,寒湿入肠者宜之,其标准全在身重腰冷。重属寒,冷则为寒湿。腰重而冷,则为肾脏寒湿。麻黄加术属太阳经,麻杏苡甘属脾,羌活胜湿属胃,五苓散属膀胱,肾着属肾脏。此五方专治六淫之湿,所谓天之气也。其干姜、麻、桂用法标准不可误,此外随副症增减药品,可以意消息。

14 下 湿 之 剂

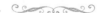

湿甚则积而为水,渗利之法不足以去之,此下湿之剂是决水法也,当参看水气门。

舟车神佑丸：治水肿水胀，形气俱实者。甘遂、芫花、大戟各一两，大黄二两，青皮、陈皮、木香、槟榔各半两，黑牵牛头末四两，轻粉一钱，取虫加芜荑半两。上为末，水丸，空心服。

铁樵按：此是治水肿之药，他种病不得通用。凡水肿，其症结是皮下聚水，头面、手足、胸背、腹部无一不肿。胸脘背部都平，无骨可见，用指按之，其肌肉随手下陷成拗堂，其手腕之肌肤及脚背均作灰褐色，头颈一侧有动脉跳动者，是其候也。古方开鬼门（即是发汗），洁净府（即是利小便），都不甚有效。惟用十枣汤或舟车神佑丸有效。得药之后，水从大便出，连下二三次，其肿即渐消。此与西医放水不同，放水一二日后，必定再肿，用十枣或神佑丸则不再肿。吾尝谓放水是将错就错，用药下之从大便出是拨乱反正，此语殆不远事实。甘遂、芫花、大戟为有效成分，其力量至雄，认症苟不清楚，误投祸不旋踵。凡用此方，宜用散，最好用枣肉和丸，至多不过半钱匙，不知再加，此言药量。凡水肿之病，用甘遂、芫花、大戟，最好在初期，并无危险，若在三四日之后便须注意色脉。脉洪大异常者不可服，脉溢出寸口者不可服，气喘、目光无神者不可服。因此等都是败象，其病当死，服之无益也。此言服药之病候。凡水肿之病，忌盐；凡用甘遂、芫花、大戟，忌甘草，都不可不知。此言药之禁忌。霄木膏丸：补骨脂、荜澄茄各四两，木香二两，黑丑二十两炒香取十二两，槟榔四两。上为末，水丸绿豆大，每服三十丸。

15 上下分消之剂

除湿汤《百一》：治伤湿发热，恶寒身重自汗，骨节疼痛，小便闭，大便溏，脚痹冷。皆因坐卧卑湿，或冒雨露，或着湿衣所致。生白术、藿香叶、橘红、白茯苓各一两，炙甘草七钱，半夏曲、厚朴、苍术各二两。上㕮咀，每服四钱，姜七片，枣一枚，水煎，食前服。此方合平胃二陈加藿香、姜、枣。升阳除湿汤：治伤湿肿泻，肠鸣，腹痛。升麻、柴胡、羌活、防风、半夏、益智仁、神曲、泽泻各五分，麦芽曲、陈皮、猪苓、甘草各三分，苍术一钱。上作一服，生姜三片，枣二枚，水煎，去渣，空心服。东垣云：虽有治湿必利小便之说，若湿从外来而入里，用渗利之剂以除之，是降之又降，重竭其阳而复益其阴也，故用升阳风药即瘥。大法云：湿淫所胜，必助风以平之也。愚谓湿病用风药者，是助升浮之气，以行沉滞之湿，非以风胜之之谓备也。又湿在上在表者，多挟风气，非汗不能去也。荆、防、羌、麻祛风之品，岂能行湿之事哉！

铁樵按：凡湿邪中于肌表，发热、头重、四肢重、不能转侧，是属六淫为病，可以说是天之气。凡脚气，湿从下受，病多得之处于湿地；水肿之病，多半从脚气转属，凡如此者，可以说是地之气。若饮酒房室，或冒雨，或伏湿因而病湿者，都属人事之不减。如此分法，与本书篇首湿邪总论之意思相合，亦复头头是道，不能混淆。又升阳除湿汤，凡清邪中上，头重、目眶痛、背拘急等症候宜之；若脚气，当抑之下行，不可升。又湿温得柴胡往往泄泻，都不相宜。

16 膈噎反胃统论

膈，隔也。饮食入咽，不得辄下，噎塞膈中，如有阻隔之者，故名曰膈噎。又其病正在膈间，食不得下，气反上逆，随复吐出，故又名隔气。反胃者，饮食入胃，全无阻隔，过一二时辄复吐出，有反还之意，故曰反胃。甚者朝食暮吐，暮食朝吐，有翻倾之义，故亦名翻胃，不似噎膈之噎，然后吐，不噎则不吐也。噎膈之病，有虚有实，实者或痰或血附着胃脘，与气相搏，翳膜外裹，或复吐出，膈气暂宽，旋覆如初；虚者津枯不泽，气少不充，胃脘干瘪，食涩不下。虚则润气，实则疏沦，不可不办也。饮食下咽，不得入胃为噎，食不下通，气反上逆为塞。东垣有谓：阳气不得出者为塞，阴气不得降者为噎。岂非谓食入从阴，而气出从阳耶！其文则深，其旨反晦。至谓先用阳药治本，后用诸寒泻标，吾不知其何所谓矣？子和论膈噎，累累数百言，谓之阳结热，前后闷涩，下既不通，必反上行，所以噎，食不下。夫膈噎，胃病也。始先未必燥结，久之乃有大便秘少，若羊矢之症。此因胃中津气上逆，不得下行而然。凡胃病及肠，非肠病及胃也。又因河间三乙承气之治，谓膈噎之病，惟宜用下，结散阳消，其疾自愈。夫脘膈之病，岂下可去？虽仲景有大黄甘草，东垣有通幽润肠等法，为便秘呕吐者立，然自是食入辄吐之治，非所论于食噎不下也。独其所谓慎勿顿攻，宜先润养，小著汤丸，累累加用，关扁自透。或用苦酸微涌膈涎，因而治下，兹势易行，设或不行，蜜盐下导，始终勾引两药相通者，其言甚善。盖痰血在脘，不行不愈，而药过病所，反伤真气，非徒无益矣。故以小丸累加，适至病所，无过不及。以平为期，则治噎之道也，但须审是痰是血而行之耳。

铁樵按：此即现在所谓胃病，古人定名有可商之处，说理尤其与事实不相吻合。医者值此等病，既不能洞见症结，遂不免用套方应酬，于是胃病用中药得愈者寒矣。余于此病，阅历亦极有限，今就其所已知者论列如下：西国论以病灶定病名，其论胃病，又多酸症、扩张症、溃疡症、急性胃炎、慢性胃炎，此其所说是胃病，亦是胃病，对于定名，无复问题。若中国医术则不然，例如呕酸而痛是肝胃证，胃阴枯竭，食不得入，是虚弱症。他如隔食呕则与痰饮相滥，朝食暮吐则其原理不明。又有胃部炎肿窒塞，因而手脚、头面发肿者，则入之食肿门。有一种胃壁受伤，炎肿而痛，痛而发呕，旧医书大都不详其病状，但以噎膈两字括之。又热病胃部窒塞，肝糖不得下行，口中发甜，则谓之湿。医者于此种病，常用平胃散敷衍，因而坏事者十九，此其所以然之故。中国治病，其重要方法不出形能两字，关涉太多，遂不能划然分界。又因有多数病症原理不明，故说法亦可取，治法亦颇难于成立，颇思以余经验所得，重新为之条理。惜乎余所得者，亦甚有限，不足自成一笔，故迄今尚病未能。现在就本书所言者，仍其次序，随处为之说明，不知者阙之。此可谓补苴罅漏，暂时苟安而已。

17 痰　膈

痰膈,因七情伤于脾胃,郁而生痰,痰与气搏,升而不降,遂成噎膈。其病令人胸膈痞闷,饮食辄噎,不得下,入胃中必反上逆而呕,与痰俱出。治法宜调阴阳,化痰下气。阴阳平均,气顺痰下,病斯已矣。《和剂》四七汤:治喜怒忧思悲恐惊之气结成痰涎,状如破絮,或如梅核,在咽喉之间,咯不出,咽不下,此七情所为也。中脘痞闷,气不舒快,或痰饮呕逆,恶心,并皆治之。半夏二钱,茯苓一钱六分,紫苏叶八分,厚朴一钱二分,水一盏,生姜七片,红枣二枚,煎至八分,不拘时服。

铁樵按:半夏之主要功用是化痰,仲景大半夏汤用以治呕,其所以能止呕之故,亦即因其能化痰之故。此事颇不易说明,多半涉及医化学。余于医化学无多知识,不敢强作解人,仅能就物理方面说明,颇苦言之不能详。然有说胜于无说,故仍不自藏拙也。凡脾胃病多半是治痰,必先明白痰之变化,然后可以明白药之效力。详痰之为物,即是水,躯体中水分皆属之淋巴,淋巴能调节静脉中之血,故其路径是半循环,能津润各组织,普及于躯体各部。溪谷之会,肤腠之间,则为三焦中之荣气,又供给各腺体制造之用。腺体之制造,随地而异,其在肾冠腺所造者,关系健康,则为内分泌;其在生殖腺,关系生殖,则为精液;其在消化系,如胃酸,如胆汁,皆是腺体吸收淋巴制成之液体。其在气管壁膜之下,亦有小腺制造黏液,其作用是保护气管,调节其与外界相接触;其在食管壁之下亦有小腺体制造黏液,其作用是使食道滑泽,食物入咽,容易下行。此两处之黏液,即所谓痰。大约虚甚而热化,则痰液皆干而痰少,故阴虚而热者无痰。组织无弹力从寒化,则此种小腺体之分泌浸多。故衰弱性为病,神经无弹力则痰多;感寒为病,此种分泌过剩,则痰多而薄。本是保护气管壁而分泌黏液,分泌过多,则此分泌物反足为呼吸之梗,如此则咳而驱之。分泌愈多,咳则愈甚,更迭演进,则为病态。此言在气管中之痰,其在食道中者,因分泌过多,反为食之梗。若从热化,则为胶黏液,为黄色硬块;若从寒化,则为水,其在胃部则为多酸。因其足为食道之梗,则呕而驱之,此即胃病作呕之理由。形能上肝胃相连,若肝胆从热化,液干痰少,组织炎肿,则为胃炎。胃气被窒,胆汁从脉管壁溢出,混入血中,则为黄疸。兼有虚弱性,津液干,血从热化,组织衰弱而枯燥,则食物膈不得下,而无食欲。在生理上,消化之功用,神经司之。凡涉及神经之病,都以阵发。又习惯上饮食有定时,故胃之弛张与工作有节律。食物入胃,若无消化能力,食物不能化,即是作梗之物,生理之本能,必迫而去之。因此种之原故,所以有朝食暮吐之病。胃病之变化,不可究极,以上所言是大略之大略。呕之原理如此,故半夏之能止呕,是因其能祛痰。旧说半夏辛温滑降,凡痰不易出,得此则易出;痰不下行,得此则下行。古无痰字,痰即是饮。薄痰是饮,干痰亦是饮。半夏之治痰,对于痰薄者为宜。因服半夏之后,其反应是燥化;又此物有毒,能使神经钝麻,故必须制用。胃病淋巴过剩,则有行水之必要,故有取乎茯苓。凡痰饮为梗,水分过利之病,其症结往往因组织无弹力,故有取乎厚朴。厚朴富刺激性,其反应是燥化,故与痰饮呕酸之病为宜。此方(指四七汤)看似不重要,其实治胃病之主要药,无过乎此三物者。其苏叶一味,则居于次要地位。

丁香透膈汤《和剂》:治脾胃不知,痰逆恶心,或时呕吐,饮食不进。十膈五噎,痞塞不通,并皆治之。人参、砂仁、香附各一两,青皮、木香、肉豆蔻、白豆蔻、丁香各半两,陈皮、沉香、藿香、厚朴各七钱五分,草果、半夏、神曲、甘草一两五钱,麦芽五钱,白术二两。每服四钱,水一盏,姜三片,枣一枚,不拘时热服。

铁按:丁香与吴萸略同,药位在中脘。砂仁、香附、青皮、木香、肉豆蔻、草果、厚朴,无一不燥,用为调节者,仅人参一味。仔细考详,此方配制,并不算好,湿痰聚于中,脾不健运,胃不消化,组织无弹力,此等药品足供选择,非直抄老方可以济事。絜症中所谓十膈五噎,不必凿解,旧医书中往往有此等论调。《千金方》中常说,七十二种大风,其实无由举其名而云然。读者如欲知之稍详,《沈氏尊生方》中所举较备,可资参考。

涤痰丸:半夏曲、枯矾、皂角、元明粉、白茯苓、枳壳各等分。上为末,霞天膏和丸,量人虚实用之。

铁樵按:此方枯矾、元明粉、皂角都是极悍之剂,必脉与神气全无虚象,病症完全是实证,然后可以酌用,虚则此方无可用之理。霞天膏当同现在市上流行之牛肉汁,仅此一味,不足以调节皂角、枯矾、元明粉也。

18 血　膈

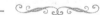

丹溪治一少年食后必吐出数口,却不尽出,膈上时作声,面色如平人。病不在脾胃而在膈间,其得病之由,乃因大怒未止,辄食面,故有此证。想其怒甚则血菀于上,积在膈间,碍气升降,津液因聚,为痰为饮,与血相搏而动,故作声也。用二陈加香附、韭汁、萝卜子,二日以瓜蒂散、败酱吐之;再一日又吐痰,中见血一盏;次日复吐,见血一盏而愈。一中年人,中脘作痛,食已乃吐,面紫霜色,两关脉涩,乃血病也。因跌仆后中脘即痛,投以生新血推陈血之剂,吐血片碗许而愈。一中年妇人反胃,以四物加带白陈皮、留尖去皮桃仁、生甘草、酒红花浓煎,入驴尿以防生虫,与数十帖而安。一人咽膈间常觉有物闭闷,饮食妨碍,脉涩稍沉,形色如常,以饮热酒所致。遂用生韭汁,每服半盏,日三服,至二斤而愈。一人食必屈曲,下膈梗塞微痛,脉右甚涩而关沉,左却和,以污血在胃脘之口,气因郁而为痰,必食物所致。询其去腊日饮剁剌酒三盏,遂以生韭汁冷饮细呷之,尽半斤而愈。一贫叟病噎膈,食入即吐,胸中刺痛,或令取韭汁入盐梅卤汁细呷,入渐加,忽吐稠涎如升而愈。此亦仲景治胸痹用薤白,取其辛温能散胃脘痰涎恶血之义也。愚谓此不独辛温散结之义,盖亦咸能润下也,而酸味最能开膈胃,止呕吐。品味不杂,而意旨用密,殊可取也。一妇年及五十,身材略瘦小,勤于女工,得噎膈症半年矣,饮食绝不进,而大便燥结不行者十数日,小腹隐隐然疼痛,六脉皆沉伏。以生桃七个,令细嚼杵生韭汁一盏,远下。片时许,病者云,胸中略觉宽舒。以四物六钱加瓜蒌仁一钱,桃仁泥半钱,酒蒸大黄一钱,酒红花一分,煎成止药一盏,取新温羊乳汁一盏,合而服之,半日后下宿粪若干,明日腹中痛止,渐可进稀粥而少安。后以四物出入加减,合羊乳汁,服五六十帖而安。江应宿治一老妇,年近七旬,患噎膈,胃脘干燥,属血虚有热,投五汁汤二十余日而愈。其方芦根汁、藕汁、甘蔗汁、牛羊乳、生姜汁少许,余各半盏,重汤煮温,不拘时徐徐服。滋血润肠汤:治血枯及死血在膈,饮食不下,大便燥结。当归三钱,芍药、生地黄各一钱半,红花、桃仁、大黄、枳壳各一钱。水一盏半,煎七分,入韭菜汁半酒盏,食前服。《良方》秦川剪红丸:雄黄(另研)、木香各五钱,槟榔、三棱莪术、贯众、干漆、陈皮各一两,大黄一两半。上面和丸,梧子大,每五十丸,食前米饮送下,吐出瘀血及下虫为效。

19 气　膈

气膈病使人烦憋食不下,时呕沫。淳于意作下气汤治此疾,一日气下,二日能食,三日愈,然下气汤方不传。一村夫,饮食新笋羹,咽纳间忽为一噎,延及一年,百药不效。王中阳乃以荜茇、麦芽、炒青皮、去穰人参、苦桔梗、柴胡、白蔻、南木香、高良姜、半夏曲共为末,每服一钱,水煎热服。次日病家报云,病者昨已痛极,自己津唾亦咽不下,服药幸纳之胸中,沸然作声,觉有生意,敢求前剂,况数日不食,特游气未尽,拟待就木,今得此药,可谓还魂散也。王遂令其捣碎米煮粥,将熟即入药,再煎一沸,令啜之,一吸而尽。连服数剂,得回生,因名曰还魂散。后以之治七情致病,吐逆不定、面黑目黄、日渐瘦损、传为噎症者,多验。但忌油腻、鱼腥、黏滑等物。《永类钤方》治噎膈不食:黄犬干饿数日,用生粟或半干饲之,俟其下粪,淘洗粟令净,煮粥,入薤白一握,泡熟去薤,入沉香末二钱食之。救急疗气噎方:半夏、柴胡各三两,生姜三两,羚羊角、昆布、通草、炙甘草各二两。水八升,煮三升,分三服。疗因食即噎塞如炙脔至膈不下方:射干六分,升麻四分,木通一钱,赤苓八分,百合八分,紫菀头二十一枚。水二大升,煎九合,去渣,分温三服,食远。

20 虫　膈

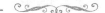

张文仲《备急方》言,幼年患反胃,每食羹粥诸物,须臾吐出,贞观中,许奉御兄弟及柴、蒋诸名医,亲敕调治,竟不能疗,断疲困候绝旦夕,忽一卫士云,服驴小便极效。遂服二合,后食只吐一半;晡时再服二合,食粥便定。次日奏知宫中,五六人患反胃者同服,一时俱瘥。此物稍有毒,服之不可过多,须热饮之,病深者七日当效,后用屡验。广五行记永徽中,绛州有僧,病噎数年,临死遗言,令破喉视之。得一物似鱼而有二头,遍体悉似肉鳞,置钵中跳跃不止。以诸物投钵,悉为水。时寺中刘蓝作靛,试取少许置钵中,虫绕钵畏避,须臾虫化为水。后人以靛治噎疾,每效。

铁樵按:以下各条,不言病理,仅有方药,治法托诸空文,不如见之事实,亦未尝不是一法。惟颇嫌其挈症不清楚,读此书者于临症之顷,不能知何者是噎膈,何者是气噎,用药无标准,则不免于偾事,抑又不止此。凡旧所谓噎膈症即现在西医所谓胃病。若照旧说,噎、膈、反胃为三症,痰、食、气、虫、血为五膈,其范围实有在胃病外者。照现在西医所说之胃病,有扩张性、溃疡性、炎肿癌肿性、多酸性,其所言病症,又有在旧说三症五膈之外者。此种纠纷,欲为之条理,非撰专书不可。以余谫陋,尚病未能,今仅为粗略的探讨,以明大概,并就鄙见所及、经验所得,视缕言之。将来无论公家私人,对于新旧学说,加以整理,吾说当可为壤流之助。其一,若云噎、膈、反胃为三种病,噎当从《伤寒论》作为噎气之噎。《伤寒论》

干噎食臭，主旋覆代赭汤。干噎食臭确是胃气上逆，食不得化；膈为食停上膈，隔不得下；反胃，食物已下，重复吐出。如此则三种病各于文字上似乎较顺，于病理亦合。其二，血膈恐即是癌肿性，癌当是转属病，不是特发病。必先病胃炎，唇舌紫绛，喉间隔塞，治之不得法，从急性变为慢性，然后有局部充血之可能，否则恐于病理不合。其三，本书所说之虫膈，是一种不经见之奇病，不可为训。古书常言三虫，敝同学孙君永诈，曾考得巢氏之说，所谓三虫者，是蛔虫、赤虫、蛲虫。若云虫膈，三虫之中，惟蛔虫可以当之。然蛔虫十九在肠，有因寒热之故而从口中出者，此不谓为虫膈之症。然则虫膈之症，常以西书节虫之说当之，较为适当。盖节虫有黏着在肠壁，亦有黏着在上膈者（详附注）。其四，胃病之食入辄呕，固有因感寒痰涎阻塞胸脘因而作呕，其适当之药，是厚朴、半夏、沉香、公丁香、吴萸、茅术、胆星诸品，此种即本书所谓痰膈者是也。另有一种舌苔剥，口味甜，胸脘闷，呼吸促，其舌面并不十分干，色脉都不十分虚，惟口中之涎成泡沫，口唇则干而红。此种见症，虽不是虚症，其实是胃阴枯竭，当用石斛、竹茹。其无外感者，可以洋参或人参须。因其虚症不显，而又口味甜，医者往往误认以为是湿，大胆用平胃散或开关利膈散，鲜有不误事者。最坏是此种药入咽，当时并无若何坏象，不过病随药变，渐渐增重，病者可以至死不悟，医者亦意杀人而不自知，此其病全在古人说病理说得不清楚。凡医生医术之劣，应酬必工，文过护短诸恶习，又不能痛自针砭，常常将错就错，不肯诚信反省，且振振有词，谓误药则病变如何如何。岂知误药病变，其势并不骤，亦有并不误药而反见坏象，即所谓瞑眩者。此等事欲加纠正，除明理之外，更无办法。须知胃病口味之甜，是因中宫阻塞，肝糖溢出脉管之外，所以发甜。若舌剥其苔薄砌，则是虚。若口涎作泡沫，即是胃热津液少，此是鄙人经验所得。古人曾否要言之，余未之见，故余颇病古书说理不详。又有一种胃病，可谓物理症，其得病之原因，在过分多吃。因多吃之故，胃壁褶撑大过当，遂不能收缩。因中部撑大，上口下口都闭，因此连水不能入，无论何物下咽即呕。此种，西人之惟一治法是开割。以余所见，被割者多死，即幸而不死，亦复衰弱异常，不能长久延喘。此种实无适当治法，只有禁止食物，外面用皮硝（如热化者方可用），或者尚有一线希望。若用厚朴、茅术等燥药，吴萸、干姜等温药，巴豆霜、槟榔等攻药，都无是处。用攻药如大陷胸汤，或者可愈，但余无此经验。鄙意以为即使能愈，亦不可为训。凡此都是食入即呕之病，不详细说明，仅用噎膈两字，谓遂可悬为定法，无此情理。其五，反胃既是食入即呕，此病名与病理尚含，似乎可用（指反胃两字之名词）。其病状有深浅，浅者食入即吐，深者朝食暮吐。喻嘉言照《金匮》法用进退黄连汤，其方之主要，在黄连、干姜两味，病偏寒化者则重用干姜、偏热化者则重用川连，故云进退。乃吾就实地经验言之，病从寒化者，竟不能用干姜，且朝食暮吐之病，其所吐之物，完全不化，是因胃中无热力之故。准此以谈，则泛胃又竟无热化者，且推究所以朝食暮吐之故，由于胃之收缩有定时，其病与消化神经有关，则进退黄连汤似尚须加治神经之副药。就病理上说，关虎肚与戊腹米当有效，惟余尚未有充分经验，曾经用之有效而已，故注于此，以待后来。本书所谓用犬干饿饲生米，俟此米从粪便中出，淘洗洁净，用以入药，此即戊腹米，药店中有卖。此盖利用犬胃中之消化元素，以补病胃者之消化力，其理想甚通，亦确能发生效力，是则古人之高明处。关虎肚以虎骨为例，此物必能治胃中神经之病。

铁樵按：普通虫病，蛔虫之外，惟芽胞菌与寄生节虫最多，两种虫都在肠部寄生。节虫有在食道者，则其病状与本书所谓虫膈极吻合。此种虫细如丝线，其头部独大，能固着于肠壁膜，黏附不脱，故名。其头为吸盘，此虫既入人体，则附着于肠或食道之内壁，吸取壁膜之黏液以自肥，其躯体乃渐渐增长至数寸，则节节脱落，其头之附着于肠壁者不动，其脱落之躯体，从粪便出，至田中则入于蔬菜或草之茎叶中，此菜与草为其第一宿主。若猪或牛羊吃此草与菜，此虫乃入于牛羊之躯体，而居其肌肉之内，此牛羊为其第二宿主。若人类以此牛羊为肴馔，煮之不熟，其虫不死，入人体则附着于肠壁，由小而大，既经成长，又复节节脱落。故此种虫为三段生命，而人类独受其祸。凡患此种虫病者,其面色常黄,其肠部或胃部或食道,凡虫之所在处,则作痛,痛以阵发,能令人呕吐涎沫,痛甚面色见贫血而隐青。病者之胃纳则佳,故见面黄、痛阵发、呕涎而胃纳佳者,虫症也。

21 黄 疸

已食如饥,但欲安卧,一身面目及爪甲、小便尽黄也。此为脾胃积热而复受风湿,瘀结不散,湿热蒸郁;或伤寒无汗,瘀热在里所致。是宜分别湿热多少而治之。若面色微黄,而身体或青黑赤色皆见者,与纯热之症不同,当于湿家求之。

加减五苓散:茵陈、猪苓、白术、赤苓、泽泻。

大茵陈汤:茵陈蒿半两,大黄三两,栀子四枚。水三升,先煮茵陈,减一半,内二味,煮取一升,去渣,分三服。小便利出如皂角汁,一宿腹减,黄从小便出也。如大便自利者,去大黄,加黄连二钱。

寇宗奭治一僧因伤寒发汗不彻,有留热,面身皆黄,多热,期年不愈。茵陈、山栀各三分,秦艽、升麻各四钱。为散,每用三钱,水四合,去渣,食后温服。五日病减,二十日悉去。

搐鼻瓜蒂散(《宝鉴》):瓜蒂二钱,母丁香一钱,黍米四十九粒,赤豆五分。为细末,每夜卧时先含水一口,却于两鼻孔搐上半字,便睡至明日取下黄水。许叔微云:夏有嵩师病黄症,鼻内酸疼,身与目黄如金色,小便赤涩,大便如常。此病不在藏府,乃黄入清道中,若服大黄则必腹胀,为逆;当瓜蒂散搐之,令鼻中黄水出尽则愈。

孟铁方:瓜蒂、丁香、赤小豆各七枚。为末,吹豆许入鼻,少时黄水流出,隔一日用,差乃止。一方用瓜蒂一味为末,以大豆许吹鼻中,轻则半日,重则一日,出黄水愈。

铁樵按:黄疸与谷疸实是一种病,其所以发黄,为胆汁混入血中,故用药亦无甚差别。此病之特效药是茵陈,其余都是副药。各种副药中栀子为治黄最有用之药。因此病无寒证,凡发黄都是热,栀子能清肝胆之热,恰恰与病相得,故栀子、茵陈是治黄之主方。瓜蒂散搐鼻出黄水一种,是湿邪在上,其症必头重而目黄、头胀痛且重而发黄,用普通疏风药必不效。所以然之故,其病是湿邪,不是风邪,用瓜蒂搐鼻去黄水最是稳捷有效之法,此种湿是由外铄。讲义中《药盫医案》常有鼻流黄涕用辛夷、防风、白芷者,其病与此不同,亦是湿邪,但其湿是从下上传,其病深而难治,此则不可不知。

22 谷 疸

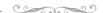

始于风寒而成于饮食也。《金匮》云:风寒相搏,食谷即眩,谷气不消,胃中若浊,浊气下流,小便不

通,阴被其寒,热流膀胱,身体尽黄,名曰谷疸。又云:谷疸之为病,寒热不食,食即头眩,心胸不安,久久发黄,为谷疸,茵陈蒿汤主之。

茵陈蒿汤:即前大茵陈汤。此下热之剂,气实便闭者,宜之,不然不可用。

茯苓茵陈栀子汤(《宝鉴》):治谷疸心下痞满,四肢困倦,身目俱黄,心神烦乱,兀兀欲吐,饮食迟化,小便瘀闷发热。茵陈一钱,茯苓五分,栀子、苍术、白术各三钱,黄连、枳壳、猪苓、泽泻、陈皮、防己各二分,黄芩六分,青皮一分。长流水煎,去渣,空心温服。栀子、茵陈泄湿热而退黄,黄连、枳壳泄心下痞满。热能伤气,黄芩主之。湿热壅胃,二术、青皮除之。湿热流注经络膀胱,二苓、防己利之。

胆矾丸(《本事》):治男妇食劳,面黄虚肿,痃癖气块。胆矾三两,黄蜡二两,大枣五十枚。用石器入头醋三升,下胆矾、大枣,慢火熬半日,取出枣子,去皮核,次下黄蜡,再熬一二时如膏,入腊茶二两,用和为丸,桐子大。每服二十丸,茶清下,日三。许叔微云:宗室赵彦才下血面如蜡,不进食,盖酒病致此,授此服之,终剂而血止,面色鲜润,食亦如常。

治湿热黄病助脾去湿方(《乾坤生意》):针砂二两五钱,陈粳米半升,百草霜一两半。上三味捣千下,丸如桐子大,每服五十丸,用五加皮、牛膝根、木瓜根浸酒下。初服若泻,其病本去也。

脾劳黄病方(《摘元》):针砂四两,干漆二分,香附三钱,平胃散五钱。为末,煎饼丸如桐子大,汤下。

黄病有积神方(《先醒斋笔记》):苍术、厚朴、橘红、甘草、楂肉、茯苓、麦芽各二两、槟榔一两、绿矾一两五钱。为末,枣肉丸如梧子大,每服一钱,白汤下,日三服。凡服矾者,忌食荞麦、河豚,犯之即死。予每治脱力劳伤,面黄能食,四肢无力,用造酒曲丸、平胃散加皂矾(煅透)、针砂,淡醋汤下十丸,日二。

铁樵按:以上方药都甚好,而掣症不明,次序凌乱,可以使读者随入五里雾中,可谓瑕瑜不相掩,功不补患。兹为重新说明如下:凡黄病都是胆汁混入血中,其胆汁所以能混入血,大份由于食积。因有食积之故,胃肠膨胀,输胆管被挤,胆汁不得流通,然后从脉管壁渗出,此亦有种种不同。其有因风寒而停积者,食积阻于中宫,寒邪束于肌表,里面之积与外面之外感交互为病,因受寒化热,肝胆气逆,血皆上壅,因发热之故,积不得下,痞塞愈甚。如此则先热而后黄,是由伤寒转属为疸。其风寒偏胜者,即本书所谓谷疸。就形能考察,胆汁不但能助消化,并且能助淋巴运行。若胆汁不循常轨而发黄,则淋巴亦不能循常轨而有过剩之水分。组织中有过剩之水分,而又壮热不解,久久郁蒸,则从水化,以故凡发黄都兼湿。其热甚而湿重者,即仲景所谓瘀热在里,身黄如橘子者是也。读书须注意古方中之药品,凡用茵陈者,为其发黄也;凡用栀子者,为其热郁也;凡用大黄者,为有食积阻隔不得下行也;凡用茯苓、猪苓、泽泻者,为小便不利、水无出路也;凡用防己、厚朴者,为组织中水分已经郁蒸而为湿热也。以上所说,都是阳黄,不是阴黄。古人分阳黄、阴黄之法,谓身黄如橘子者为阳黄,色淡者为阴黄,大谬不然。及按之事实而不合,则又枝遁其词,谓发黄而寒者为阴黄,发黄而见阳明证象者为阳黄,是则尤其大谬不然。因如此说法,可令人无所适从,不能施之实用。须知阳黄是胆汁混入血中而发黄,其最容易辨别之处在目。胆汁混入血分之黄,眼白必先黄也,其次则在小便。因血中既混有胆汁,全身液体不能分析清楚,则小便亦黄也。阴黄乃白血球增多,红血轮减少,是血色素本身起变化而黄。凡患此疾者,其手掌之皮必无血色。所以然之故,人身气为阳,血为阴,手背属阳,手掌属阴。胆汁之所从出在肝脏,白血球之所从出在脾脏。《内经》谓肝开窍于目,脾主四肢。阳黄验之于目,阴黄验之于掌,皆中国诊断法之精妙处。且阴黄之病,眼白与小便都不黄也。明白此理,无论黄如橘子,或黄如生姜,都不能淆惑。阳黄与阴黄,其病理既如此不同,用药当然不相假借。凡古方中用针砂者,皆治阴黄之药也。针砂是铁,能使减少之红血轮增多,能使已淡之血色素变红,此与现在医用铁精相似。然阴黄之病亦复有种种不同,此须问患阴黄者何故红血轮减少。其一是食积,因积肠胃不通,可以发肿,由肿而转属阴黄;其二是失血已成血崩之症,失血过多,组织起代偿作用而肿,亦由肿转属阴黄;其三是伤力,益以营养不良,则亦由肿而渐成黄胖。此三种都属虚证,但其症结却是因血行不通之故。所谓全体皆虚,一部身独实,则当注意其实处是也。方中用干漆,即是此理。治此等病,须取效以渐,又须与补药同用,勿伤其脏气。近来《药盒医案》中有冉姓医案,可以参看。

23　酒　疸

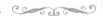

　　小便不利,心中懊侬而热,不能食,时时欲吐,面目黄或发赤斑,由大醉当风入水所致。盖酒湿之毒为风水所遏,不得宣发,则蒸郁为黄也。

　　茵陈蒿汤:治酒疸心中懊侬,小便黄赤。茵陈蒿、葛根、赤苓各五钱,升麻、秦艽、瓜蒌根各三钱,山栀五分。水煎三钱温服,日二,以瘥为度。

　　小麦饮:生小麦二合,水煎,取汁顿服,未瘥再服。

　　大黄汤:治酒疸懊侬,胫肿,溲黄,面发赤斑。大黄二两、山栀、枳实、豆豉各三合。水煎四钱,温服,日二,加茵陈亦得。

　　葛根汤《济生》:干葛二钱,栀子二钱,枳实、豆豉各一钱,炙草五分。水煎温服,无时。

24　女劳疸

　　色欲伤肾得之。《金匮》云:额上黑,微汗出,手足心热,薄暮即发,膀胱急,小便自利,名曰女劳疸。盖黄疸热生于脾,女劳疸热生于肾,故黄疸一身尽黄,女劳疸身黄额上黑也。《仁斋》云:脾与肾俱病为黑疸。凡房劳黄病,体重不眠,眼赤如朱,心下块起若瘕,十死一生,宜灸心俞、关元二七壮,及烙舌下,以妇人内衣烧灰酒服二钱。范黄亦云:女劳疸气短声沉者,取妇女月经布和血烧灰,空腹酒下方寸匕。日再,不过三日必瘥。

25 阴 黄

病本热而变为阴，为阴证能发黄也。韩祗和云：病人三五日服下药太过，虚其脾胃，亡其津液，渴饮水浆，脾土为阴湿所加，与热邪相会发黄，此阴黄也。当以温而治之，为两手脉沉细迟，身体逆冷，皮肤粟起，或呕吐，舌上有苔，烦躁欲坐卧泥水中，遍身发黄，小便赤少，皆阴候也。

茵陈橘皮汤(韩氏)：治身黄，脉沉细数，热而手足寒，喘，呕，烦躁，不渴者。茵陈、橘红、生姜各一两，半夏、茯苓各五钱，白术二钱五分。水四升，煮取二升，分作四服。

小茵陈汤(韩氏)：治发黄，脉沉细，四肢及遍身冷。附子一枚，炙草二两，茵陈二两。水四升，煮取二升，分三服。一方有干姜，无甘草，名茵陈附子汤(韩氏)。

茵陈理中汤：治身冷面黄，脉沉细无力，或泄，自汗，小便清白，名曰阴黄。人参、白术、炮姜、炙草、茵陈。上吺咀，每服五钱，水煎。

铁樵按：以上三节，均可商。其酒疸一节，所著症状与病理不合。今就鄙人实地经验所得著之于篇，以资比较。饮酒可以使人中毒，并不能使人发黄。常见人嗜饮数十年，中年而后，气喘面赤，或有赤瘕，或者满面痤痱，唇舌都绛，面部汗孔皮脂腺皆松浮，头部无冬夏自汗出，此所谓酒风。其浅层感觉神经及交感神经都因中酒精毒而钝麻，因容易出汗之故，其过剩之水分，容易疏泄，故不能发黄。因神经受病之故，却容易中风。其有发黄者，或者因发热之故，或者因食积之故，仍旧是胆汁混入血中，并非酒家特殊之病，故酒疸之名目，事实上不成立。茵陈、大黄、瓜蒌根、栀子，亦非酒家特殊之药。

女劳疸一条，《金匮》云：额上黑，微汗出，手足心热等等，鄙人所见不广，竟未曾诊过此种病。余所见女劳疸有二种：其一是急性的，唇舌都从热化，而兼有伏湿者。余见最重者二人，皆吐血，其一人由余治愈；其又一人先服西药，后来腿部生痈，由外科医治，不知究竟。其症状眼白黄，初起壮热，满面棕红黝黑，唇舌干绛且紫，其面色望而可知是有伏湿者。余用种种大凉药，如知母、石膏、黄芩、黄连、梨汁、蔗汁、荸荠汁等与茵陈、栀子同服。恐其热无出路，再用薄荷、葛根、茅根等为之解肌；恐其湿无出路，再用薏仁、车前、木通、赤豆等为之分利。吐血则用茜根、侧柏、童便、墨汁炒黑、荆芥制其妄行，安其亢暴。治之二十日，霍然而愈。其又有一人，症状与此全同，二人都喜作狎邪游，此种与寻常黄疸病不同者正在血分不清，肾腺有毒，此为现在欧化世界极普通之病状，或者非古人所习见。又一种属慢性的，病状与本书所说亦完全不同。三十年前，曾见一人年未弱冠，面部姜黄色，全无血气，肌肉颇不瘠，惟神气稍呆，且行动举止不似少年，有早熟意味。余医案中往往有规矩权衡不合之语，即是指此种神气而言，盖其腺体病者。然何以有此，当时余不知医。问其人何故面色如此，据云十四岁时，其兄挈之入妓院，旋有事他去，将渠寄居妓院中，属之老鸨可十日许，此十日中，为诸妓所嬲，遂致于此。后来余推究其故，童稚大摩腺未全消，肾腺不发达，此须听其循序发育，不得促进，促进则体工为乱，故有此早熟症象，虽幸而不死，其人亦成废物，尸居余气，灵慧全无。此种当是正式女劳疸，然却无治法。后来曾见类此者数人，其父兄都不审，以为是少年老头，余则心下了然，灼知其故，但不肯言明耳，于此可知教育后辈之难。古人男女七岁不同席，实有不得已苦衷；今人提倡解放，打倒礼教，彼又安知流弊所及，可以成禽兽世界，岂止早熟而已。

　　阴黄不但本书如此说，各种旧医书都如此说。但平心考虑，云脾脏为阴湿所加与湿热相会而发黄，脉沉细，四肢逆冷，如此者，名为阴黄，当治以温药。鄙意治以温药不错，名为阴黄则错。因其是寒湿，属足太阴，自然当温，但所当温者是病症，并不是发黄当温。古人亦知发黄依然与阳黄同其蹊径，故云与湿热相会而发黄，即谓此种发黄依然是胆汁混入血中，不是血色素变化而黄。假使名此种为阴黄，则白血球增多，赤血球减少之黄病，将何以名之，此其一；其次，名此种为阴黄而曰当温，则与白血球增多之黄病如何分别，而又针砂诸药方，又将如何用法。有此二个原因，故余认阴黄之说为不妥当，当加以纠正。瘀热在里，身黄如橘子者，名之为阳黄，其所见之副症因食积者，谓之谷疸。其太阴中寒夹湿，可以说阳黄兼寒湿证，血色素起变化而发黄者谓之阴黄。其有伤力而得者，谓之阴黄伤力证，或者谓之力疸。其有失血而得者，谓之阴黄。夫血证，或者谓之血疸。如此则名实比较相副，而说理亦容易明白，各种药方各从其类，若网在纲，有条不紊矣。

　　罗谦甫治真定韩君祥暑月劳役过度，渴饮凉茶及食冷物，遂病头身肢节沉重疼痛，汗下寒凉屡投不应，转变身目俱黄，背恶寒，皮肤冷，心下硬，按之痛，脉紧细，按之空虚，两寸脉短，不及本位。此症得之因时热而多饮冷，加以寒凉过剂，助水乘心，反来侮土，先伤其母，后及其子，经所谓薄不胜而乘所胜也。时值霖淫，湿寒相合，此为阴黄，以茵陈附子干姜汤主之。《内经》云：寒淫于内，治以甘热，佐以苦辛；湿淫所胜，平以苦热，以淡渗之，以苦燥之。附子、干姜辛甘大热，散其中寒为君；半夏、草蔻辛热，白术、陈皮苦甘温，健脾燥湿为臣；生姜辛温以散之，泽泻甘平以渗之，枳实苦辛泄其痰满，茵陈苦微寒，其气轻浮，佐以姜附，能走肤腠间寒湿而退其黄为使也。煎服一两，前症减半，再服悉愈，又与理中汤服之数日得平复。

　　李思训谓发黄皆是阳证，凡云阴黄者，皆属坏而成阴，非原有阴证也。茵陈、干姜汤是治热证坏而成寒者之药，学者要穷其源，盖即于本病主治药内加热药一味以温之，如桂枝汤加大黄之意。

　　铁樵按：罗氏此案，为旧医案中最有精彩者。观其说明，用茵陈术附方法可谓不惜金针度人，是以其昭昭使人昭昭。李思训跋亦甚好，更以余说补之，黄疸一症，可说十九已经解决。

　　本书此下有建中汤一条，云是虚黄，按此用建中汤，既非茵陈证之阳黄，亦非针砂证之阴黄，不过虚而无血色而已。学者注意病人之眼白与手掌，则可以不为旧说混淆，且虚证当用建中证在江浙两省极所罕见。鄙人无充分经验，不敢妄说，学者自己研求可也。伤寒发黄一症，已详《伤寒论》。急黄一症，其原理未详，病症亦未见过，都从盖阙，仍抄录原文于后，以备参考。

26　虚　　黄

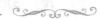

　　病在中气之虚也，其症小便自利，脉息无力，神思困倦，言语轻微，或怔忡眩晕，畏寒少食，四肢不举，大便不实，小便如膏，得之内伤劳役，饥饱失时，中气大伤，脾不化血，而脾土之色自见于外。《金匮》云：男子萎黄，小便自利，当与虚劳小建中汤。又《略例》云：内伤劳役，饮食失节，中州变寒之病而生黄者，非伤寒坏症,而只用建中、理中、大建中足矣,不必用茵陈也。

27 表 邪 发 黄

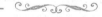

即伤寒证也。东垣云:伤寒当汗不汗,即生黄。邪在表者,宜急汗之,在表之里宜渗利之,在半表里宜和解之,在里者宜急下之。在表者必发热身痛,在里者必烦热而渴;若阳明热邪内郁者,必痞结胀闷也。

麻黄连翘赤小豆汤(发汗之剂):麻黄、连翘、炙草、生姜各二两,赤小豆一升,杏仁四十个,生梓白皮一升,大枣十二枚。潦水一斗,先煮麻黄,再沸,去上沫,内诸药,煮取三升,分温三服,半日服尽。

茵陈五苓散(渗利之剂):茵陈蒿末一钱,五苓散五分,水调方寸匕,日三服。

柴胡茵陈五苓散(和解之剂):五苓散一两,茵陈五钱,车前子一钱,木通一钱五分,柴胡一钱五分。分二服,水一盏半,灯心五十茎,煎服,连进数服。小便清利,愈。因酒后者,加干葛二钱。

28 急 黄

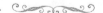

卒然发黄,心满气喘,命在顷刻,故名急黄也。有初得病身体面目即发黄者,有初不知黄,死后始变黄者。此因脾胃本有蓄热,谷气郁蒸而复为客气热毒所加,故发为是病也。古云发热心颤者,必发为急黄。

瓜蒂散(《广济》):疗急黄。瓜蒂、赤小豆、丁香、黍米各二七枚,熏陆香、麝香另研等分,青布二方寸烧灰。上为细末,白汤下一钱,得下黄水,其黄则定。

29 消 渴 统 论

消渴病有三:一、渴而饮水多,小便数,有脂如麸片甜者是消渴也;二、吃食多,不甚渴,小便少,似有油而数者,是消中也;三、渴饮水不能多,但腿肿,脚先瘦小,痿弱,数小便者,是肾消也。(《古今

328

录验》》

消渴大禁有三：一饮酒，二房室，三咸食及麸。能慎此者，虽不服药，自可无他；不如此者，纵有金丹，亦不可救。慎之慎之。

李词部曰：消渴之疾，发则小便味甜。按《洪范》云，稼穑作甘。以理推之，淋锡醋酒作脯法，须臾即皆能甜也。人饮食之后，滋味皆甜，积屯中焦；若腰肾气盛则上蒸精气化入骨髓，其次为脂膏，其次为肌肉，其余则为小便。气燥者五脏之气，味咸者润下之味也。若腰肾虚冷，不能蒸化于上，谷气则尽下而为小便，故甘味不变，下多不止，食饱虽多，而肌肤枯槁。譬如乳母谷气上泄，尽为乳汁，消渴疾者，谷气下泄，尽为小便也。又肺为五脏之华盖，若下有暖气上蒸，即润而不渴；若下虚极，即阳气不能升，故肺干而渴。譬如釜中有水，以板盖之，若下有火力，则暖气上腾而板能润；若无火力，则水气不能上板，终不可得而润也。故张仲景云，宜服八味肾气丸，并不可食冷物，及饮冷水。此颇得效，故录正方于后云。

八味肾气丸（方见肾劳），服讫后，再服后方以匝之。黄连二十分，麦冬十二分，苦参十分，生地七分，知母七分，牡蛎七分，瓜蒌根七分。为末，牛乳为丸桐子大，暴干浆水或牛乳下二十丸，日再服。病者甚瘥后须服一载以上，即永绝病根。一方有人参五两，以上见《本事方》。又疗消渴口苦舌干方：麦冬五两，花粉三两，乌梅十个，小麦三合，茅根、竹茹各一升。水九升，煎取二升，去渣，分四五服，细细合咽。痰饮水不消便中如脂方（雀氏）：黄连、瓜蒌根各五两为末。生地汁和并手丸如桐子大，每食后牛乳下五十丸，日二服。一方用生瓜蒌汁、生地汁、羊乳汁和黄连任多少，众手捻为丸如桐子大，麦冬饮服三十丸，渐加至四五十丸。轻者三日愈，重者五日愈，名羊乳丸。麦冬饮子：治膈消胸满，烦心，短气。人参、茯神、麦冬、知母、五味子、生地、生甘草、葛根、瓜蒌根。上等分，㕮咀，每服五钱，水二盏，竹叶十四片，煎至七分，去渣，温服。河间云：心移热于肺为膈消。膈消者，心肺有热，胸满，烦心，津液燥少，短气，久则引饮，为消渴也，麦冬饮子主之。麦冬丸消渴之人，愈与不愈，常须虑有大痈，以其内热而小便数故也。小便数则津液竭，津液竭则经络涩，经络涩则营卫不行，营卫不行则热气留滞，必于大骨节间发痈疽而卒。当预备此药，除肠实热，兼服消渴方。麦冬、茯苓、黄芩、石膏、玉竹各八分，人参、龙胆草各六分，升麻四分，枳实五分，生姜、瓜蒌根各十分，枸杞根。为末，蜜丸桐子大，茅根、粟米汁一并丸，日二服，若渴则与后药。瓜蒌根、生姜、麦冬汁、芦根各三升，茅根三升，水一斗，煮取三升，分三服。冬瓜饮子治消渴能食，小便为脂麸片，日夜无度。冬瓜一个，割开去穰，入黄连末十两，仍将顶盖好，热灰中煨熟，去皮细切，研烂，用布取汁。每服一盏，日三夜二服。葶苈丸：疗消渴成水病浮肿方。甜葶苈、瓜蒌根、杏仁、汉防己各一两。为末，蜜丸桐子大，每服三十丸，茯苓汤下，日三。白术散：治诸病烦渴，津液内耗，不问阴阳，皆可服之，大能止渴生津。干葛二两，白术、人参、茯苓、炙草、藿香、木香各一两。为粗末，每三钱，水一盏半，煎至一盏，温服。猪肚丸：治消渴。猪肚一具，黄连、白粱米各五两，花粉、茯神各四两，知母三两，麦冬三两。上六味，为末，内猪肚中，缝密置甑中，蒸极烂，乘热入药臼中捣为丸，若硬加蜜，丸桐子大，每服三十丸，加至五十丸，日二。

铁樵按：消渴，今人都知是糖尿病，但大份是如此，若细按之，却不是一句话。中国所谓消证，渴饮无度，溺多肉削，为膈消，亦云肺消；能食尽多不得饱，亦不作肌肉，如此者为中消，亦云食消；腰酸痛，口渴引饮，小便多，溲之量倍于饮之量，是为饮一溲二，如是者谓之肾消，亦云下消。其有溲与饮量相等，尿后其中有沉淀，浮面有油光，虽不必饮一溲二，亦是肾消。仲景谓饮一溲一者可治，饮一溲二者不可治。然《欧氏内科学》饮一溲二者是尿崩症，行脊椎穿刺法有效，用脑垂体后叶制为膏剂服之有效。尿崩症与糖尿病完全相同，所不同者，尿量倍于饮量，而尿中无糖，有时亦含糖，但非为糖尿病，不过偶然有糖而已,此与中说不同者一。《欧氏内科学》对于糖尿病除调节饮食之外,无相当治法,中国则有治法,此其不同者二。糖尿病原因颇多,其最重要之原因,《内科学》谓其症结在减岛。减岛者,为胰子一部之细胞群。胰子乃消化系之一脏器,中国所未言者。又糖尿病有真糖尿,有假糖尿。所谓假糖尿,为尿中偶然含糖,并非组织中糖分向下崩溃之谓。故假糖尿容易愈,病者亦不必渴而消瘦,此亦中国所未言者。旧籍肺消、肾消都属之肾,其病原多半曰沉溺色欲而来,故古人谓司马相如病消渴且惑于卓文君之故。中消、食消,其病原因嗜厚味,此两层皆与事实合。西国人对于糖尿病不禁肉食,但禁糖质,是则中西两说之不同。凡此都足以供参考。余病甚,不能查书,仅就记忆所及,言其大略。欲求精深,学者自己研求可也。

又本书所列诸方,猪肚丸治中消为最效,冬瓜饮子亦效,葶苈丸、白术散疑不可用。葶苈丸鄙人无经验,白术散则不妥当。吾乡盛氏有中年妇,患消渴,初起病不甚重,医者用白术散,其食量骤增,每甘须吃粥廿四斗碗,更加莲子、燕窠各一斗碗,如此者亘半年不愈。后延余诊,用竹叶石膏汤,以西洋参代人参,得略瘥。用白虎汤加生蛤壳、怀山药则更好。但其人有心肌神经病,十指作鼓槌形,故迄未能痊愈。经余治消证之后隔三数年,又延诊一次,消病良已。惟因心肌神经病之故,他症峰起,迄不得健全,故吾疑消证不可用参术。

《金匮翼方选按》终

第二章　长沙接武终

第三章

本 草 传 薪

蔡定芳按语：《论药集》《十二经穴病候撮要》两部著作反映铁樵先生研究药物与方剂的主要成就。《论药集》共十六篇，以《伤寒论》六经用药原则为纲，结合仲景经文，分述桂枝、麻黄、葛根、石膏、栀子、豆豉、瓜蒂、柏皮、黄连、葶苈、甘遂、瓜蒌、半夏、茵陈蒿、大黄、芒硝、马牙硝、柴胡、常山、附子、细辛21味代表性药物的临床运用心得。时而以药释方，时而以方析药，药物与方剂结合，症状与病机相映，考证有据，阐述精致，读后使人明朗清澈。先生论甘遂云：甘遂色白味苦，先升后降，乃泻水之峻药。《本经》治大腹疝瘕，面目浮肿，留饮宿食等病。取其苦寒迅利，疏通十二经，攻坚破结，直达水气所结之处，仲景大陷胸汤、《金匮》甘遂半夏汤用之。仲景治心下留饮，与甘草同用，取其相反而立功也。若误用甘遂、大戟、商陆、牵牛等味，祸不旋踵。凡水肿未全消者，以甘遂末涂腹绕脐令满，内服甘草汤，其肿便去。二物相反，而感应如此。余中岁曾服耆婆丸，此丸泻利之力量甚猛悍，为药共三十味，下药仅甘遂，且只一分，固知耆婆丸是总和力，不能谓全是甘遂。《十二经穴病候撮要》是铁樵先生根据经穴症候特点处方用药的创作。书名十二经，其实只论手太阴肺，手阳明大肠，足阳明胃，足太阴脾，手少阴心，手太阳小肠，足太阳膀胱七经。其余手足厥阴，手足少阳及足少阴五经未见，不知何故？此书首先谈该经走向，再列该经穴位，后续该经常见病症，终以该经方剂。铁樵先生尝试融经络穴位病症方剂为一炉，目的是要将中医临床建立在形态解剖的基础上。德国鲁道夫·路德维希·卡尔·魏尔啸(Rudolf Ludwig Karl Virchow)于1858年出版《细胞病理学》，将疾病建立在细胞病理的基础上。这一学说对铁樵先生影响很大。先生于此书自序曰：自今日之眼光观之，经穴云者，包括生理学、医化学、内分泌神经系诸端，其基础建筑于形能两字之上，其成功不知历几何年月，积不知几千万病人之经验，故鄙人于此，极端认为有研究价值之一种学问。惜乎自《灵》《素》而后，学者囿于见闻，限于学步，无复有伟大之精神，为所以然之探讨。迄今日因《灵》《素》以五行为说，与科学格不相入，遂欲破坏之，摧残之，靡所不用其极，若惟恐去恶之不尽也者，其实勿思之甚。鄙意以为中国医学而无价值，不待摧残将自消灭，苟有价值，自然江河不废，惟余亦非具有伟大之精神，能为根本探讨者，不过为后此学者之先河，则固窃比于当仁。况吾侪既治中医，安有经穴可以置之不讲者，故不辞谫陋，辑为此篇。大段节目皆蓝本《沈氏尊生书》，多所删节，为学者容易明了，省晷刻也。经穴本针灸家所当有事，凡穴有可针者，有不可针者；有可灸者，有不可灸者。穴之部位，以同身寸计。同身寸者，中指中节背面两端，屈指取之，是为一同身寸。盖人身有长短不同，用同身寸，则无不同也。然失之毫厘，谬以千里，且针灸愈病，须与气候相应，其精奥处，多不可晓。世之以针灸为业者，仅守其师传，其术既俭约，复不能著书。古书所言，今之针灸家，亦多不审，此道不传，在若存若亡之间。吾侪欲明此绝学，良非易事，今吾为此，欲学者知其大概，于经络、俞穴能知其名指其处，为他日登高自卑之基础云耳。沈金鳌(1717—1776)，字芊绿，号汲门、再平、尊生老人，江苏无锡人，清代医家。除《尚书随笔》外，著有《沈氏尊生书》。此书包括《脉象统类》《诸脉主病诗》《杂病源流犀烛》《伤寒论纲目》《妇科玉尺》《幼科释谜》《要药分剂》。其中《杂病源流犀烛》是铁樵先生《十二经穴病候撮要》的蓝本。又按：铁樵先生认为，改进中医应设定中医方药的真确标准，首先要明医理，而后对症下药。《验方新论》收录毓麟丸、青娥丸、金刚丸、葆真丸等60余种临床常用方剂，选方准确，按语凝练，足见先生治方剂学之精辟。

第一节 《论药集》

1 导　言

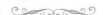

　　相传本草始于神农,今医家用药,药肆制药,悉本明李时诊《本草纲目》。自古迄今,此事之沿革如何,类都不加深究,药而浅人炫异,复喜用不经见之药以为能,此大不可也。凡药物集用以治病,其效用如何,利害如何,皆当洞彻中边,小有疑义而妄用之,即撄奇祸。欲洞彻中边,除服食之后观其反应,更无他法,若用物理、化学试验,则不适于应用。例如附子、干姜为大热药,以二物煎汁候冷,令平人服之,则其反应为纯热象,唇干、舌绛、目赤、脉数,可以同时并见。然当其未服时,以寒暑表入药汁中则无热度也。西国近代医学,类多以动物为试验,然解剖、生理试之于动物有效,药物之服食后得结果,禽畜与人仍有不同。例如木鳖子,犬得之即死,人服之并不死也。我国医学有甚悠久之历史,绝非他国所能及,凡古人所记,皆其经验所得,极可宝贵。惜乎二千余年之中,有医政时甚少,而放任时甚多,药物之采取、炮制,医生既不过问,又复无药剂师专任其事,是今后当注意者一。古人所记,自是实录,然往往苦于界说不明,不难于某病之用某药,难在于某病至某候宜用某药,某病兼某症时不宜用某药,是则病理方面有不容不彻底研究者。近有创为异议,以为旧说不可通,皆当废弃,专事研求本草即得,此非是也,是今后所当注意者二。西国现在所注意者为特效药,此事不足效法,须知生理此呼彼应,一处病则他处随之而呈变异,故病决不单纯。有先病肝胆而后病胃者,有先病神经而后病血者,有先病肾而后病肺者,有重要脏器三五处同时并病者,有先病之处为急性病,其继起之处为慢性病者,有可以预防不使转属者,有宜兼治双方并顾者,有不治其发病之处而能刻期使其病已者。凡欲明了此种,须病理与方药合并研究。质直言之,可谓有特效方,无特效药,是今后当注意者三。吾人知高丽参为东洋货,相率不用矣,岂知半夏、附子亦东洋货耶,此于前数年报纸中偶然见之。其他药品之由东国来者,当不在少数,局外人未注意调查,局中人以无物可为替代,则隐忍不言,不必尽属不肖心理。夫日人之种药,专为渔利,不为医学,其物用之有效,则知古经所载某药产某地者,不但地利今古不同,并可知吾侪不宜墨守旧经,宜从速试种。此事职责在医生,凡业中医者,皆当兼治植物学,是今后所当注意者四。余之知医,由于多病。三十年来,躬所尝试之药,在百七八十种,就中下品毒物为多,多他人所不敢服者。然近日好奇炫异者流,往往用僻药,且以重量相矜诩。余则以为苟未洞彻中边,在己固然未达不尝,在人亦当在不欲勿施之列。今兹所述者,仅限于曾经自服,其有他人用之而偾事为余所目击者,亦详注其病状于各条之下,以资炯戒。又方药之配制,稍有心得者,亦详著之于篇,吾所得者虽寡,然此种经验,绝非易事,弃之可惜也。所言药之品性畏忌,原本古人,而体例稍异,为途亦窄,名之为"恽氏本草",差为副其实云。

2 药 历 撮 要

　　旧说《本草经》神农所作,然《汉书·艺文志》无其目。《平帝纪》云:元始五年,举天下通知方术、本草者,在所为驾,一封轺传,遣诣京师。《楼护传》称:护少诵医经、本草、方术数十万言,"本草"之名,盖见于此。或疑其间所载生出郡县有后汉地名,以为似张仲景、华佗辈所为,是又不然也。《淮南子》云:神农尝百草之滋味,一日而遇七十毒,由是医方兴焉。盖上世未著文字,师学相传,谓之本草,两汉以来,名医益众,张机、华佗辈,始因古学,附以新说,本草由是见于经录。然旧经才三卷,药止三百六十五种,至梁陶隐居进《名医别录》,亦三百六十五种,因而注释分为七卷。唐显庆中监门卫长史苏恭又撾其差谬,表请刊定,乃命李世绩等与恭参考得失,又增一百十四种,分门部类,广为二十卷,世谓之《唐本草》。其后后蜀孟昶命学士韩保昇等,以《唐本图经》参比为书,稍或增广,世谓之《唐本草》。至赵宋开宝中,诏医工刘翰,道士马志等相与撰集,又取医家常用有效者一百三十三种而附益之,仍命翰林学士卢多逊等重为刊定,镂版摹行,医者用药,乃有适从。嘉祐二年八月,诏掌禹锡、苏颂、林亿等,再加校正,颇有所增益。凡旧经未有,从经史百家及诸家本草采录者曰新补;其宋代已用诸书未见,无可考证者,从太医众论参议别立为条,曰新定,计旧药九百八十三种,新补者八十二种,新定者十七种,总新旧一千八十二种。唐永徽中删定本草之外,复有《图经》,明皇御制《天宝单方》亦有图,因二书失传,嘉祐六年,诏天下郡县图上所产药,用永徽故事,重命编述,是为《本草图经》。政和六年,曹孝忠等取前此二书,益以蜀人唐慎微所衍《证类医方》,更旁撾经史及仙经道书,成《政和新修经史证类备用本草》,简称之曰《政和证类本草》,即今所传最古之最完善书也。

　　宋代医政,最称完备,故本草一书,经三次修订,为药千八十二,其末卷有名未用者计百九十四种。至明天启中,缪希雍撰《本草经疏》,历三十年之久,然后成书,为药仅四百九十种。子曰:以约失之者鲜矣。夫药以治病原非可以贪多务博为事者。今其书俱在,学者可自考之。本书但取躬自服食者为断,每值曾收良效之品,或目击服后败事者,详言服食后所显之症状,既不求其完备,亦不注意于体例,盖存余所经验,为后来之师资,此为余一家之言,不但无意务博,亦无意于为《本草经》考证笺注也。

3 太阳证药

桂枝　桂枝有三种:曰桂,曰牡桂,曰菌桂,一曰筒桂。李时珍《本草纲目》,谓菌桂即筒桂,桂枝则在牡桂条下。张石顽《本经逢原》,谓桂枝是筒桂之枝,不当在牡桂条下,此非实地考查不可,今姑置之。寇宗奭《本草衍义》曰:桂甘辛大热。《素问》云:辛甘发散为阳。故汉张仲景治伤寒表虚皆须此药,正合辛甘发散之意。《本经逢原》云:仲景治中风,解表皆用桂枝汤。又云:无汗不得用桂枝。其义云何? 夫太阳中风,阳浮阴弱,阳浮者热自发,阴弱者汗自出,卫实营虚,故发热汗出,桂枝汤为专药。又太阳病发热汗出者,此为营弱卫强,阴虚阳必凑之,皆用桂枝发汗,此调其营则卫气自和,风邪无所容,遂从汗解,非桂枝能发汗也。汗多用桂枝汤者,以之与芍药调和营卫,则邪从汗去,而汗自止,非桂枝能止汗也。世俗以伤寒无汗不得用桂者,非也。麻黄汤、葛根汤未尝缺此,但不可用桂枝汤,以中有芍药酸寒收敛表腠为禁耳。若夫伤寒尺脉不至,是中焦营气之虚不能下通于卫,故需胶饴加入桂枝汤中,取稼穑之甘,引入胃中,遂名之曰建中。更加黄芪,则为黄芪建中,借表药为里药,以治男子虚劳不足。《千金》又以黄芪建中汤,换入当归,为内补建中汤,以治妇人产后虚羸不足。不特无余邪内伏论之虞,并可杜阳邪内陷之患,非洞达长沙妙用,难以领会及此。《逢原》所说,有可商之处,伤寒无汗,当然不可用桂枝,其理由如下。《伤寒论》云:翕翕发热,漐漐汗出。翕翕形容形寒,漐漐形容汗漏,汗从汗腺出,有分泌神经司启闭,有感觉神经司寒暖,热则汗腺开,寒则汗腺闭,二者本相应,今翕翕发热,却又瑟瑟恶寒,是二者均失职也。桂枝性温,其药位在肌表,其辛辣之味含有刺激性,能使颓靡者兴奋,因具此条件,故服此药,恰恰与病相合,能使恶寒罢而汗不漏。若无汗恶寒之病,正苦汗腺闭而不开,集表之体温无从疏泄,若复用桂枝,则闭者益闭,热不得解,故发热无汗之病,期期不可用桂枝也。发热无汗,用麻黄汤,其中亦有桂枝者,乃因形寒而设,桂枝是副药,麻黄能开闭发汗,协以桂枝,有两个意义。其一,取其温性佐麻黄以驱寒;其二,取其刺激性使汗出之后启闭不失职。有一种病,发汗之后,遂漏不止者,单任麻黄不用桂枝之过也,两力不相消,是药效之公例。故古方温凉并用,攻补兼施,能有亢坠颃颉之妙。今云非桂枝能发汗,非桂枝能止汗,则医者用药标准难矣。三阴之用桂枝,亦正因漏汗与肌表无阳,阴证之汗与阳证之汗不同,详后《少阴篇》。诸建中之用,亦同一个理,凡虚而阳不足自汗、盗汗者,建中为效甚良。若阴不足者,不但建中不适用,黄芪亦且是禁药。

麻黄　麻黄苦温无毒,去根节汤泡去沫用,其根能止汗,若连根节服,令人汗出不止。《本经》主中风、伤寒、头痛、温疟、发表出汗、去邪热气、止咳逆上气、除寒热、破癥坚积聚;《逢原》云:麻黄微苦而温,中空而浮,入足太阳,其经循背下行,本属寒水而又受外寒,故宜发汗去皮后毛气分寒邪,以泄寒实。若过发则汗多亡阳,或饮食劳倦及杂病自汗表虚之证用之,则脱人元气,祸患莫测。麻黄治卫实之药,桂枝治卫虚之药，二物虽为太阳经药，其实营卫药也。心主营血，肺主卫气，故麻黄为手太阴肺经之药，桂枝为手少阴心经之药。伤寒伤风而咳嗽用麻黄桂枝汤，即汤液之源也。麻黄乃治肺经之专药，故治肺病多用之。仲景治伤寒无汗用麻黄汤，有汗用桂枝汤。津液为汗，汗即血也，在营即为血，在卫即为汗。寒伤营，营血不能外通于卫，卫气闭固，故无汗发热而恶寒；风伤卫，卫气不能内护于营，营气不固，故有汗发热而恶风。是证虽属太阳，而肺实受邪气，盖皮毛外闭，邪热内攻，肺气怫郁，故用麻黄、甘草同桂枝引出营分之邪，达之于表，佐以杏仁泄肺而利气，是麻黄汤虽太阳发汗重剂，实为发散肺经邪郁之药也。腠理不密，则津液外泄而肺气自虚，虚则补其母，故用桂枝同甘草外散风邪以救表，内伐肝木以助脾，皆是脾肺之药，是则桂枝虽太阳解肌轻剂，实为理脾救肺之药也。又少阴证发热脉沉，有麻黄附子细辛汤，少阴与太阳为表里，所谓熟附配麻黄，补中有发也。《本经》云治温疟，系湿疟，乃传写之误。

按：麻黄能定喘，桂枝能强心。所以能定喘，因散肺中之外感；所以能强心，因固表血液不耗损。《逢原》说：麻黄手太阴经药，桂枝手少阴经药，此即指药位与定喘、强心之事实适合，可知旧说确有价值。凡学说但能与事实吻合，便放诸四海而准，所谓殊途同归也。虚则补其母数语，是本《内经》，但尚未能以学理证明其价值，是当存而不论，惟亦为吾侪所不可不知者。又麻黄附子细辛汤，极有探讨价值，其理稍颐，其说甚长，当于《少阴篇》细辛条及附子条详之。

4 太阳阳明合病证药

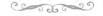

葛根　葛根甘平无毒，色白者良，入阳明，表药生用，胃热烦渴煨熟用。《本经》主消渴、身大热、呕吐、诸痹、起阳气、解诸毒。《逢原》云：葛根性升，属阳，能鼓舞胃中清阳之气。故《本经》主消渴、身热、呕吐，使胃气敷布，诸痹自开。其言"起阳气，解毒者"，胃气升发，诸邪毒自不能留而解散矣。葛根乃阳明经之专药，治头痛、眉棱骨痛、天行热气、呕逆、发散解肌、开胃、止渴、宣斑、发痘。若太阳经初病头痛而不渴者，邪尚未入阳明，不可便用，恐引邪内入也。仲景治太阳阳明合病自利，反不利但呕者，俱用葛根汤；太阳病下之，遂利不止喘汗脉促者，葛根黄芩黄连汤；此者皆随二经表里、寒热、轻重而为处方，按症施治，靡不应手神效。又葛根葱白汤，为阳明头痛仙药。斑疹已见点，不可用葛根升麻，恐表虚反增斑烂也。又葛根性轻浮，生用则升阳生津；熟用则鼓舞胃气，故治胃虚作渴，七味白术散用之。又清暑益气汤兼黄柏用者，以暑伤阳明，额颅必胀，非此不能开发也。

按：葛根之为两阳合病药，不但因伤寒两阳合病，仲景用此之故，凡形寒、发热、唇燥、舌绛、汗出不澈、麻桂均不可用时，得葛根良效。形寒是太阳，化热是阳明，已见阳明太阳未罢之候也，故知葛根是两阳药。凡伤寒阳明证已见，太阳未罢，得葛根良；太阳已罢，纯粹阳明经证，得葛根亦良。惟温病之属湿温及伏暑秋邪者不适用，此当于辨证加之注意，熟读《世补斋医书》者，往往一例横施。伏暑秋邪得此，反见白㾦，则用之不当之为害也。《逢原》"引邪入里"之说，亦不确。葛根本向外达，无所谓"引邪入里"，伤寒纯粹太阳证，本当任麻、桂，葛根非其治也。斑疹为必用之药，亦并非已见点不可用，痧、麻均以透达为主，所惧者是陷，岂有见点不可用之理。惟无论痧、麻，舌绛且干者，为热入营分，非犀角地黄不辨，误用葛根即变症百出，是不可不知也。（附）葛花能解酒毒，葛花解醒汤用之必兼人参，但无酒毒者不可服，能损人元气，以大开肌腠，发泄伤津也。

5 阳明经证药

石膏　石膏辛甘大寒，无毒。《本经》主中风寒热，心下逆气，惊、喘、口干、舌焦、不能息，腹中坚痛，除邪鬼产乳金疮。《逢原》云：人以石膏、葛根并为解利阳明经药；盖石膏性寒，葛根性温，功用讵可不辨。葛根乃阳明经解肌散寒之药，石膏为阳明经辛凉解热之药，专治热病、暍病，大渴引饮、自汗、头痛、溺涩、便闭、齿浮、面肿之热证，仲景白虎汤是也。东垣云：立夏前服白虎，令人小便不禁，降令太过也。今人以此汤治冬月伤寒之阳明证，服之未有得安者（按：此说大谬），不特石膏之性寒，且有知母引邪入犯少阴，非越婢、大青龙、小续命中石膏佐麻黄化热之比。先哲有云：凡病虽有壮热而无烦渴者，知不在阳明，切弗误予白虎。《本经》治中风寒热，是热极生风之象。邪火上冲，则心下有逆气及惊喘；阳明之邪热甚，则口干舌焦不能息；热邪结于腹中则坚痛；邪热不散，则神昏谵语等乎邪鬼，解肌散热外泄，则诸症自退矣。即产乳金疮，亦是郁热蕴毒，赤肿神昏，故可用辛凉以解泄之，非产乳金疮可泛用也。其《金匮》越婢汤治风水恶寒无大热，身肿自汗不渴，以麻黄发越水气，使之从表而散，石膏化导胃热，使之从胃而解。如大青龙、小续命等制，又不当以此执泥也。至于三黄石膏汤又以伊尹三黄河间解毒，加入石膏、麻黄、香豉、姜、葱，全以麻黄开发伏气，石膏化导郁热，使之从外而解。盖三黄石膏之有麻黄，越婢、青龙、续命之有石膏，白虎之加桂枝、加苍术、加人参、加竹叶、麦门冬，皆因势利导之捷法。《千金》五石丸等方法，用以解钟乳、紫白石英、石脂等热性耳。《别录》治时气头痛身热、三焦大热、皮肤热、肠胃中热气，解肌发汗，止消渴烦逆、腹胀、暴气喘息、咽热者，以诸热皆由足阳明胃经邪热炽盛所致，惟喘息略兼手太阴病，此药散阳明之邪热，热邪下降，则太阴肺气自宁，故悉主之。（附）与石膏类似者，曰精理黄石，功用破积聚，杀三虫。《千金》炼石散，醋煅水飞，同白敛、鹿角，外敷石痈。

按：《逢原》谓葛根性温，殊不确，阳明经热，得葛根则解，是此药有消炎作用，绝无助热之事，何得谓之性温。葛根与石膏不同之处，葛根是向外发展，能祛散邪热，能发汗，背部虽形寒，苟已化热，不堪用麻黄者，葛根为效最良，所谓"阳明证具太阳未罢"是其考也；石膏则专主消炎，并不能祛散外感，凡舌色干绛，渴而引饮且烦躁者，即西人所谓炎，乃是对症之药，惟其无解表作用，故必病者自汗然后可用，如其无汗，虽渴、热、烦、躁、舌色干绛，必与麻黄同用，所谓青龙汤、越婢汤者是也，故葛根解肌，石膏清热。至云冬月伤寒不可服之说甚谬，夏至一阴生，冬至一阳生，盛暑则人体外热而内寒，祛寒则人体外寒而内热，故夏日多真霍乱，其病当服附子，而隆冬多喉症，其病非石膏不解，此为甚显著者，不知石顽何以此语。东垣之说，当另有缘因，不得断章取义以为口实。至"壮热"无烦渴者，不得妄予白虎，及外疡必赤肿，然后可予石膏，均甚确。尤有不可不者，石膏为阳明药，阳用者不虚之病也，无论何病，虚则不适用。余分热病为四步，曰阴胜而寒，阳胜而热，阳虚而寒，阴虚而热，此本《内经》阴阳胜复之理。其第一步阴胜而寒，即太阳证；第二步阳胜而热，即阳明证；第三步阳虚而寒，即少阴寒证；第四步阴虚而热，即少阴热证，此说最为明确。石膏之用为清热,其能清之热,限于第二步阳胜而热之热,其第四步阴虚而热之热,绝对非石膏所能清,误用祸不旋踵。又余尝谓胃气上逆,假使肺有风热者,则令人剧咳,与《逢原》热邪下降,肺气自宁之说,不谋合合。药之反应有公例,热则上行,寒则下降也,此为阳明病主药,吾所以先举此而言者,因太阳病至此,已连及阳明。太阳病者,病之浅者也,石膏已涉及阳明,因热病本单丝不成线,胃之消化不能充分,然后易受外感,亦惟受有外感,然后消化力不充分,二者恒交互为用。故骤受非常之寒,可以发热,偶然多吃油腻,亦可以发热,此因肌表司汗腺之分泌神经、立毛神经,与胃中司胃腺之分泌神经有连带关系故也。病邪在表,汗而去之;停积在胃,涌而吐之;燥矢不下,攻而下之,是为汗吐下三法。活体感寒,必起反应而化热,既化热,则当清,清即消炎之谓,故汗吐下三法之外,又出一清法。化热已属阳明,然是寒之反应,营卫方面病,与食积之为病,迥然不同,故以清法与汗法同为一列。石膏是清药,芩、连亦是清药,但芩、连与太阳关系较少,与阳明关系较多,故列之阳明篇。恶寒无汗为太阳证,发热烦躁为阳明证,既恶寒无汗,又发热烦躁,则麻黄、石膏同用,所谓大青龙者是也。有汗恶寒为太阳桂枝证,若兼见发热烦躁之阳明证,即桂枝、石膏同用,所谓桂枝白虎者是也。病已化热化燥,背部拘急而唇干舌绛,此时本是葛根芩连证,若复见躁烦,则亦加石膏,所谓葛根葱白石膏汤是也。凡此皆参互错综之法,懂得参互错综,对于各方便迎刃而解。

6 阳明经府界说

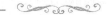

《伤寒论·辨阳明病脉证治篇》云:"阳明之为病,胃家实是也。"始吾以为《伤寒论》之说,胃与肠不甚分析,注家以胃家实为阳明腑证,仲景又屡言"胃中有燥矢",燥矢安得在胃? 是所谓胃即是肠,所谓"胃家实",即是指肠实,明矣。今乃知不然,所谓"胃家实"乃包括胃与肠两者而言。《内经》云:"肠实则胃虚,胃实则肠虚。"肠胃例不俱虚实,俱虚则饿死,俱实则难治。今就辑义本中《阳明篇》逐节按之,其界说甚为明显。阳明篇云:伤寒呕多,虽有阳明证,不可攻之。心下硬满者,不可攻之,攻之,利遂不止者死。面合色赤(成无己云:合,通也),不可攻之,必发热,色黄者,小便不利也。此三个不可攻,皆积在胃,心下硬满,胃中食不化,幽门紧闭,不许通过,重药攻之,内部受创,利不止是陷,故死。呕多,胃气逆固呕,贲门闭亦呕。成云面色通赤,为热在经,不可下。所谓"在经",即停积在胃之谓。凡本论中用大小承气各条,如手足濈然汗出,如绕脐痛拒按,如得调胃后转矢气,皆积在肠之明证也。今以积在胃为阳明经,积在肠为阳明府,则全部《伤寒论》明白如话,不难读也。食物入胃,为第一道消化,停积在胃,则此第一道消化必然未竟其工作,故幽门不许通过,否则不停于胃中矣。其云:"咽燥、口苦、腹(当是'胸'字之讹)满而喘,身重。"胃热而逆故咽燥,胆逆故口苦,胃部窒塞,故胸满而喘。病不在营卫,故发汗反躁;内热甚,反加温针,故躁不得眠,身重者,神经弛缓也。云:"下之客气动膈,心中懊憹,舌上胎者,栀子豉汤主之。"因知栀子豉是阳明经药。云:"渴欲饮水,小便不利者,猪苓汤主之。"则猪苓汤亦阳明经药。他如身黄之茵陈蒿汤、栀子柏皮汤、麻黄连轺赤小豆汤,得食欲呕之吴茱萸汤,皆阳明经药。此为阳明篇中所有之方,其太阳篇中之大小陷胸乃至诸泻心汤亦阳明经药也,兹为次第释之。

7 栀豉汤瓜蒂散方药论

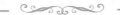

栀子 栀子《本经》主五内邪气，胃中热气。面赤、酒疱皶鼻、白癞、赤癞、疮疡。《逢原》栀子仁专除心肺客热。《本经》治五内邪气，胃中热气等病，不独除心肺客热也。其去赤癞、白癞、疮疡者，诸痛痒疮，皆属心火也。炮黑则专泻三焦之火及痞块中火，最清胃脘之血，屈曲下行，能降火从小便中泄去。仲景治伤寒发汗吐下后，虚烦不得眠，心中懊憹，栀子豉汤主之，因其虚，故不用大黄，既亡血亡津，内生虚热，非此不去也。治身黄发热，用栀子柏皮汤；身黄腹满，小便不利，用茵陈栀子大黄汤，取其利大小便而蠲湿热也。古方治心痛，恒用栀子，此为火气上逆，气不得下者设也。今人泥丹溪之说，不问寒热通用，虚寒何以堪之，大苦寒能损伐胃气，不无减食泄泻之虞。故仲景云病人旧有微溏者，不可与之。世人每用治血，不知血寒则凝，反为败症。治实火之吐血，顺气为先，气行则血自归经，治虚火之吐血，养正为主，气壮则自能摄血，此治疗之大法，不可稍违者也。

按：栀子性凉而下行，故能清热，而便溏者不可与，因本不便溏，得此能泻故也。伤寒吐下后，虚烦不得眠，心中懊憹，为栀豉证，此最当注意，亦最难解。懊憹谓横直都不可，即虚烦之注脚。问：何故虚烦不得眠？曰：此吐下之反应也。凡药物去病，不能不损及正气，因食物在上而吐之，黏液胃酸随食物而出，不仅所停之食物也；食物在下因而下之，肠中黏液水分随之而出，不仅粪块也。今既吐且下，所损实多，体内骤空，而余热犹在，因是病终代偿作用不健全，骤遭许多损失，仓猝不及补偿，则似嘈非嘈，似痛非痛，莫名不适，即所谓虚烦懊憹也。吐则向上，泻则向下，吐下之后而见懊憹，其脏气有乱意。栀子性凉，豆豉性散；栀子下降，豆豉上升；栀子消炎，豆豉散结，所以能收拨乱反正之功也。药物之公例，两力不相消，故升降并用，得奏调停之效。

豆豉 用黑豆淘净，伏天水浸一宿，蒸熟摊干，蒿覆三日，候黄色取晒，下瓮筑实，桑叶厚盖泥封。七日取出，又晒，酒拌入瓮，如此七次。主伤寒头痛、寒热烦闷，温毒发斑，瘴气恶毒。入吐剂发汗，并治虚劳喘逆、脚膝疼冷。大病后胸中虚烦，此为圣药。合栀子治心下懊憹；同葱白治温病头痛；兼人中黄、山栀、腊茶治温热疫疠，虚烦喘逆；同甘、桔、葳蕤，治风热燥咳，皆香豉为圣药。盖瓜蒂吐胸中寒实，豆豉吐虚热懊憹，得葱则发汗，得盐则涌吐，得酒则治风，得薤则治痢，得蒜则止血，生用则发散，炒熟则止汗。然必江右制者方堪入药，入发散药，陈者为胜；入涌吐药，新者为良。以水浸绞汁，治误食鸟兽肝中毒，服数升愈。附诸豆。大豆：大豆曰菽，色黄者入脾，泻而不补；色黑者入肾，泻中寓补。《本经》云：生研，和醋，涂痈肿。煎汁饮杀鬼毒止痛。《日华》云：制金石药毒。时珍云：水浸捣汁，解矾石、砒石、乌附、射罔、甘遂、巴豆、芫青、斑蝥，百药之毒，古方取用甚多。炒熟酒淋所谓豆淋酒，用治风毒，脚气，筋脉拘挛，产后中风，口㖞，头风，破伤风等。扁豆：入脾经气分，和中止呕，得木瓜治伤暑霍乱。扁豆花治下痢脓血，赤白带下。扁豆叶治霍乱吐泻，吐利后转筋，叶一握，捣，入醋少许，绞汁服。大豆黄卷，黑大豆发芽是也。《本经》治湿痹痉挛，《金匮》薯蓣丸用之，取其入脾胃，散湿热。赤小豆即小豆之赤小而黑暗者，俗名猪肝赤。其性下行，通利小肠，故能利水降火，久食令人枯燥。瓜蒂散用之，以泄胸中寒实，正以利水清热也。生末敷痈肿，为伤寒发颐要药。发芽同当归，治便血肠痈，取其能散蓄积之毒也。绿豆甘凉解毒，能明目，解附子、砒石诸药毒，而与榧子相反，误犯伤人。绿豆粉治痈疽，内托护心丹极言其效。真粉乃绿豆所作，取陈者，蜜调，敷痘毒，痘疮湿烂不结痂者，干扑之良。绿豆壳治痘生目翳。蚕豆性甘温，中气虚者，食之腹胀。《积善堂方》言一女子误吞针入腹，诸医不能治，有人教令煮蚕豆同韭菜服之，针自大便同出。误吞金银者，用之皆效。刀豆子治病后呃逆，烧灰存性，白汤调服二钱即止。

按：呃有多种，寒者用丁香柿蒂良，热者犀角地黄良，因是横膈膜痉挛兼神经性，故屡见时医用刀豆子无效。

瓜蒂　瓜蒂《本经》谓上品，味苦性寒，主治大水，身面四肢浮肿，下水谷，蛊毒，咳逆上气，及食诸果，病在胸膈，吐下之。《别录》云去鼻中瘜肉，疗黄疸。大明谓吐风热痰涎，治风眩头痛，癫痫喉痹，头目有湿气。王好古云：得麝香、细辛，治鼻不闻香臭。仲景云：病如桂枝证，头不痛，项不强，寸脉微浮，胸中痞硬，气上冲咽喉，不得息者，此为胸中有寒也，当吐之。太阳中暍，身热头痛而脉微弱，此夏月伤冷水，水行皮中也，宜吐之。少阳病头痛发寒热、脉紧不大，是膈上有痰也，宜吐之。病胸上诸实，郁郁而痛，不能食，欲人按之，而反有浊涎下利，日十余行，寸口脉微弦者，当吐之。宿食在上脘者，当吐之，并宜以瓜蒂散主之。惟诸亡血家不可与瓜蒂散也。李东垣云：《难经》曰，上部有脉，下部无脉，其人当吐不吐者死。此饮食内伤，填塞胸中，食伤太阴，风木生发之气，伏于下，宜瓜蒂散吐之。《素问》所谓木郁则达之也，吐去上焦有形之物，则木得舒畅，天地交而万物通矣。若尺脉绝者，不宜用，此恐损本元，令人胃气不复也。

按：《内经》以五行配四时，以四时配五脏，春气主生，肝病恒当春发作，无病则意志愉快，故春配肝，春主生，木为代表，故有"肝木"之术语，其他详余所著《内经纲要》。所谓"食伤太阴"谓脾也，在生理食物不直接伤脾，其说不确，然肝与胃实有密切关系，云吐去有形之食物，则肝得舒畅，却是事实。又食物不得停上膈，上膈是食道，食物如何能停食道中？凡云"食停上膈"者，皆在胃也，不过胃中停积，贲门闭则食物不得入，入辄呕而膈间不适。仲景谓病如桂枝证，不头痛项强，而胸中痞硬，此最足为用瓜蒂散之标准。此证小孩最多，用吐法亦最稳捷，余屡用之。惟不定能吐，药后仍须鸡羽探喉，但得吐数口，胃气得伸，贲门开则幽门亦开，其余积自能下行从大便出。故药后所吐者仅十之二三，所下者乃十之七八。《伤寒》方用瓜蒂、赤小豆、香豉，余习用者，为栀、豉加瓜蒂，取山栀能泻也，《纲目》谓须用甜瓜蒂，今药肆中仅有南瓜蒂，其分量为生山栀、豆豉各三钱，南瓜蒂两枚。

柏皮　黄柏之皮也，苦寒无毒。生用降实火；酒制治阴火上炎；盐制治下焦之火；姜制治中焦痰火；姜汁炒黑，治湿热；阴虚火盛，面赤戴阳，附子汁制。《本经》主五藏肠胃中结热，黄瘅，肠痔，止泄痢，女子漏下赤白，阴伤蚀疮。《逢原》云：黄柏苦燥，为治湿热之专药。详《本经》主治，皆湿热伤阴之候，即漏下赤白，亦必因热邪伤阴，火气有余之患，非崩中久漏之比。仲景栀子柏皮治身黄发热，得其旨矣。

按：发黄为胆汁不循轨道，混入血中之故，胆汁为消化要素，今不向下行，第二道消化病，第一道消化亦病。故患此者，恒见舌质绛而黄苔湿润，故当列之阳明经证之中，以胃热故也，旧说湿热亦甚确。凡患此者，溲必不利而舌则常润，是体中有过剩水分也，当是其人素有湿病，胃气不伸，热而上逆，胆汁从输胆管渗漏而出，因而混入血中。凡湿家虽发热，各组织亦无弹力，柏皮燥湿者，即是能使无弹力者增加弹力之故。本论中治黄之方凡三：曰栀子柏皮汤，曰茵陈蒿汤，曰麻黄连轺赤小豆汤。论中栀子柏皮汤条下有"伤寒瘀热在里，身必黄"之文，钱注云，瘀留蓄壅滞也。伤寒郁热，与胃之湿气互结，蒸湿如淖泽中之淤泥，黏汀不分也，此条只用栀子，不用大黄，可知积在胃，非大黄所宜。茵陈蒿汤云，身黄如橘子，小便不利，腹微满，是则兼及肠部，故用大黄。其麻黄连轺赤小豆条，则因无汗，凡黄属湿，当从汗与溲祛也。黄柏苦甚，亦燥甚，不能多用，以四分为率，若用一钱以上，流弊甚大，苦寒能化火，且戕肾也。

8 泻心诸汤方药论

黄连　黄连苦寒无毒。产川中者，中空色正黄，截开分瓣者为上。生用泻心火；猪胆汁炒，泻肝胆虚火；治上焦热用醋炒，中焦姜炒，下焦盐水炒；气分郁结肝火，煎吴萸汤炒；血分癥块中伏火，同干漆末炒。解附子、巴豆、轻粉毒，忌猪肉。《本经》：主热气目痛、眦伤泣出、明目，治肠澼腹痛下痢，妇人阴中肿痛。《逢原》云：川连性寒，味苦，气薄，味厚，降多升少，入手少阴、厥阴。苦入心，寒胜热，黄连、大黄之苦寒以导心下之实热，去心窍恶血。仲景九种心下痞，五等泻心汤皆用之。泻心者，其实泻脾，实则泻其子也。下痢胃呆虚热口噤者，黄连人参煎汤时时呷之，如吐再饮，但得一呷下咽便好。诸苦寒药多泻，惟黄连、芩、柏性寒而燥，能降火去湿止泻痢，故血痢以之为君。今人但见肠虚渗泄，微似有血，不顾寒热多少，便用黄连，由是多致危殆。至于虚冷白痢，及先泻后痢之虚寒证，误用致死者多矣。诸痛痒疮皆属心火，眼暴赤肿痛不可忍，亦属心火兼挟肝邪，俱宜黄连当归，以能清头目，坚肠胃，祛湿热，故治痢及目疾为要药。妇人阴肿痛，亦是湿热为患，尤其以苦燥之。古方治痢香连丸，用黄连、木香；姜连散用干姜、黄连；佐金丸用黄连、吴萸；治消渴用酒蒸黄连；治口疮用细辛、黄连；治下血用黄连、胡蒜，皆是寒因热用，热因寒用，而无偏胜之害。然苦寒之剂，中病即止，经有"久服黄连、苦参反热"之说。此性虽寒，其味至苦，入胃则先归于心，久而不已，心火偏胜，则热，乃其理也。黄连泻实火，若虚火妄投，反伤中气，故阴虚烦热，脾虚泄泻，妇人产后烦热，小儿痘疹，气虚作泻，并行浆后泄泻，皆禁用。

按：《逢原》所举禁用黄连诸条是也，然不明其所以然之故，闻一知一，不足以应付也。黄连之药位在胸脘，每用不可过四分，若一次服至一钱以上，能令人胸中觉空，躁扰不宁，至手足无措，故云泻心。若问何以如此，只从效力考察，便可灼知其故。凡女人旧有滑胎之病者，佐金丸服至六分以上，可以堕胎；凡健体经阻，与桃仁四物，可以不应，加佐金丸其经即行，可知此药能破血。是则凡涉及血虚之病，皆在所当禁，故肝虚、脾虚、痘疹皆在当禁之列。此物药位虽在胸脘，得吴萸则下行，身半以下主血者惟冲任，黄连下行，冲任当之，以故能堕胎行经，于此可以悟变更药位之方法，兹附诸泻心汤及方论于后。泻心汤者，芩、连、参、半、干姜、甘草、枣也。《伤寒论》泻心汤凡五：曰半夏泻心汤，原方以半夏主，计半升（升谓药升，约当今之一立方寸）；曰甘草泻心汤，原方重用甘草至四两（每两当今量七分六厘，《世补斋》有考）；曰生姜泻心汤，原方加生姜四两；曰附子泻心汤，其方为大黄、芩、连、附子四味；曰大黄泻心汤，其方为大黄、黄连两味，此五方均用黄连，无黄连不名为泻心也。《伤寒论·太阳篇》有四种病，皆当入阳明经证者。其一为吐下后虚烦不得眠，心中懊憹之栀子豉汤证；其二为表未解，医反下之，膈内剧痛，短气躁烦，心中懊憹，阳气内陷，心下因硬之结胸证；其三为如结胸状，饮食如故，时时下利，关脉细小沉紧，舌上白苔滑之脏结证；其四为胸脘但满不痛者为痞之泻心汤证。此四种皆胃病，皆可谓之阳明经证，而递深递重，为四个阶级。栀豉证为拨乱反正，说详前。痞为但满不痛，其病有寒有热，表未解而下之，热入里，因作痞，此由于反应而属热者；病发于阴而反下之，因作痞，此属反应而属寒者。伤寒五六日，发热而呕，柴胡证具，而以他药下之，若不汗出而解，胸下满而不痛者为痞，宜半夏泻心汤。本论云：此种虽下之不为逆，既非逆，何以痞？观用半夏泻心汤，则知有痰，当是其人本有痰湿，此即药以测证之法。用此法以例其余，则知附子泻心汤有附子，复有大黄，是寒积；大黄泻心汤仅有大黄、黄连，是热积；生姜泻心是寒湿；甘草泻心是偏于虚者。凡用泻心，以其人胸满不拒按为标准，若按之痛者，便是结胸。痞之理由，十九亦属反应，吾《辑义按》中释之甚详，可以参看，但当时为旧说所拘，不悟此种皆属胃，皆当入阳明经，此层不了解，遂如隔一层膜，言之不能彻底，而总觉《太阳篇》头绪纷繁，无从整理也。

9 陷胸丸方药论

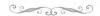

葶苈　葶苈辛苦寒，有小毒，酒浸，焙用，疗实水满急。生用，《本经》主癥瘕、积聚、结气、饮食、寒热，破坚逐邪，通利水道。《发明》：葶苈苦寒，不减硝黄，专泄肺中之气，亦入手阳明、足太阳，故仲景泻肺汤用之。肺气壅塞，则膀胱之气化不通，水湿泛滥为喘满，为肿胀，为积聚种种。辛能散，苦能泄，大寒沉降，能下行逐水，亦能泄大便，为其体轻性沉降，引肺气下走大肠，又主肺痈喘逆，痰气结聚，通身水气，脾胃虚者宜远之。大戟去水，葶苈愈胀，用之不节，反乃成病。葶苈有甘、苦二种，缓急不同，大抵甜者性缓，虽泄肺而不伤胃，然肺之水气病势急者，非此不能除，水去则止，不可过剂。

按：葶苈性甚悍，凡用此须辨是闭是水，是水可用，是闭不可用。沪上儿科，对于小孩痧子，气急、剧咳、鼻煽之急性肺炎，往往用葶苈八分、一钱，乃至钱半，此误也。痧子前驱症之气急鼻煽，乃是痧不得出之故，是闭不是水。无汗者当用麻、杏发汗，以开肺气；有汗者当清肺胃之热，佐以透发痧子之药，如葛根、升麻之类，而监以苏子降气，一面更用芫荽外熨，无价散外达，方是根治之法。若用葶苈，此药泻肺之力量甚峻，等于伤寒太阳未罢而反下之，或且加甚，表热入里，必作结胸，而肺炎仍在，肺气则因药而虚，此其危险程度，思之可怖，虽有十之一二幸得挽救，更有其他原因，断断乎不可以此药为法也。欲知闭与水之辨，仍不能不注意于证。凡有汗者，过剩之水分，得从汗出；溲畅者，过剩之水分，得从溲出，如此而咳而喘，可以断言决非因水。凡肺水为患之病有余者，方可用葶苈，虚者决不可用葶苈，则肺萎不用，肺痈方可用。痈与萎之辨，固甚易易也，萎则面色苍白，痈则面赤；萎者咳无力，脉弱气短，痈则咳有力，脉滑大，气粗；萎属阴，痈属阳；萎必恶寒，痈必恶热。无论眼下有无卧蚕，手脚有无浮肿，汗溲均少者为水，均多者非是，如此各方考察，则病无遁形。然尤有不可不知者，肺虚之极，其咳反大有力，刻不得宁。又一种真肺病，大虚将死而恶热异常，面色亦不苍白，然实是假象。吾曾见伧医用细辛钱半乃至三钱治咳，其人药后剧咳竟无休息时，余以麦冬、五味子救之而愈。又曾治劳病吐血，冬月病者，单衣尚叫热不已。前者为肺气不敛，后者为真阳外越，皆大虚之盛候也，此种最难辨别，所以须合色脉证，病历，综合参考。若大虚之盛候而误用葶苈，祸不旋踵，可不慎哉。大陷胸丸之用葶苈，乃偏于治水者。

甘遂　甘遂色白味苦，先升后降，乃泻水之峻药。《本经》治大腹疝瘕，面目浮肿，留饮宿食等病。取其苦寒迅利，疏通十二经，攻坚破结，直达水气所结之处，仲景大陷胸汤、《金匮》甘遂半夏汤用之。但大泻元气，且有毒，不可轻用。肾主水，凝则为痰饮，甘遂能泄肾经湿气，治痰之本也，不可过服，中病即止。

仲景治心下留饮，与甘草同用，取其相反而立功也。《肘后方》治身面浮肿，甘遂末二钱，雄猪肾一枚，分七片，入末拌匀，湿纸裹，煨令熟。每日服一片，至四五服，当腹鸣小便利，是其效也。然水肿鼓胀，类多脾阴不足，土虚不能制水，法当辛温补脾，实水兼利小便，若误用甘遂、大戟、商陆、牵牛等味，祸不旋踵。癫痫心风血邪，甘遂二钱为末，以猪心管血，和药入心内缚定，湿纸裹，煨熟取药，入辰砂末一钱，分四圆，每服一圆，以猪心煎汤下，大便利下恶物为效，未下更服一圆。凡水肿未全消者，以甘遂末涂腹绕脐令满，内服甘草汤，其肿便去。二物相反，而感应如此，涂肿毒如上法，亦得散。又治肥人猝耳聋，甘遂一枚，绵裹塞耳中，口嚼甘草，耳卒然自通也。《伤寒辑义》：日医丹波元坚引《周礼》释云，上地夫一廛，夫间有遂，遂上有径，十夫有沟。郑注：沟、遂皆所以通水于川也。此甘遂之所以得名，故知此为利水之主要药。

按：此物有大毒，且其力量非常。余中岁曾服耆婆丸，此丸泻利之力量甚猛悍，为药共三十味，下药仅甘遂，且只一分，固知耆婆丸是总和力，不能谓全是甘遂。然此等悍药，不可尝试，甚为显著，且此等药宜于大风蛊毒，伤寒结胸证，不过太阳误下，亦繁非此不可耶，凡此均不能无疑义，余曾求用大陷胸汤经验，亦无有应者，是当从盖阙之列。

瓜蒌实　瓜蒌实甘寒无毒，去壳，纸包，压，去油用，反乌、附。《逢原》谓瓜蒌实润燥，宜其为治嗽、消痰、止渴之要药，以能洗涤胸中垢腻、郁热耳。仲景治喉痹，痛引心肾，咳吐，喘息及结胸满痛，皆用瓜蒌实，取其甘寒不犯胃气，能降上焦之火，使痰气下降也。其性较瓜蒌根稍平而无寒郁之患，但脾胃虚及呕吐、自利者不可用。

半夏　半夏辛温有毒。汤浸，同皂荚、白矾煮熟，姜汁拌，焙干用，或皂荚、白矾、姜汁、竹沥四制尤妙。咽痛，醋炒用；小儿惊痰发搐及胆虚不得眠，猪胆汁炒；入脾胃丸剂，为细末，姜汁拌，盦作曲候陈，炒用。反乌、附，以辛燥鼓激悍烈之性也。忌羊血、海藻、饴糖，以甘咸凝滞开发之力也。《逢原》谓半夏为足少阳药，兼入足阳明，太阴，虚而有痰气，宜加用之，胃冷呕哕方药之最要者。止呕为足阳明，除痰为足太阴，柴胡为之使，小柴胡汤用之，虽为止呕，亦助柴胡、黄芩止往来寒热也。《本经》治伤寒寒热，非取其辛温散结之力欤？治心下坚胸胀，非取其攻坚消痞之力欤？治咳逆头眩，非取其涤痰散邪之力欤？治咽论肿痛，非取其分解阴火之力欤？治肠鸣下气止汗，非取其利水开痰之力欤？同苍术、茯苓治湿痰，同瓜蒌、黄芩治热痰，同南星、前胡治风痰，同白芥子、姜汁治寒痰，惟燥痰宜瓜蒌、贝母，非半夏所能治也。半夏性燥，能去湿豁痰健脾，今人惟知半夏去痰，不言益脾利水，脾无留湿，则不生痰，故脾为生痰之源，肺为贮痰之器，半夏能治痰饮及腹胀者，为其体滑而味辛性温也。二陈汤能使大便润而小便长，世俗皆以半夏、南星为性燥矣，湿去则土燥，痰涎不生。非二物之性燥也，古方治咽痛喉痹，吐血下血，多用二物，非禁剂也。《灵枢》云：阳气满则骄盛，不得入于阴，阴燥则目不瞑，饮以半夏汤一剂，通其阴阳，其卧立至。半夏得瓜蒌实、黄连名小陷胸汤，治伤寒小结胸证；得鸡子清苦酒（即醋）名苦酒汤，治少阴咽痛生疮，语声不出；得生姜名小半夏汤，治支饮作呕；得人参、白蜜名大半夏汤，治呕吐反胃；得麻黄蜜丸，治心下悸忪；得茯苓、甘草，以醋煮半夏，共为末，姜汁糊丸，名消暑丸，治伏暑引饮，脾胃不和，此皆得半夏之妙用。惟阴虚羸瘦，骨蒸汗泄，火郁头痛，热伤咳嗽，及消渴肺萎，咳逆失血，肢体羸瘦禁用，以非湿热之邪而用利窍行湿之药，重竭其津，医之罪也，岂药之咎哉。

按：半夏、瓜蒌实皆治痰，瓜蒌与黄连药位皆在中脘，半夏之药位在胃。小结胸之硬而拒按处，正在心下，得此即解，故曰小陷胸。小陷胸与诸泻心汤略相似，而用处更多。热病无有不胸闷者，往往痞与结不甚分明，此方用为副药，尚无流弊，惟限于伤寒，其伏暑、秋邪而见白痦者不效，即石顽所谓阴虚禁用者也。

10 茵陈蒿汤方药论

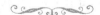

茵陈蒿　茵陈蒿苦平，微寒，无毒。《本经》除风湿、寒热邪气、热结、黄疸。《逢原》云：茵陈有二种，一种叶细如青蒿者，名绵茵陈，专于利水，为湿热黄疸要药；一种生子如铃者，名山茵陈，又名角蒿，其味辛苦，有小毒，专于杀虫，治口齿疮绝胜，并入足太阳。《本经》主风湿寒热，热结黄疸，湿伏阳明所生之病，皆指绵茵陈而言；仲景茵陈蒿汤以之为君，治湿热发黄；栀子柏皮汤以之为佐，治燥热发黄；其麻黄连翘赤小豆方，以之为使，治瘀热在里而身黄。此三方分治阳黄也，其治阴黄，则有茵陈附子汤，蓄血发黄，则非此能治也。《外台》治齿龈宣露，《千金》治口疮齿蚀，并烧灰涂之，有汁吐去，一宿即效。

按：凡黄皆胆汁混入血中，阳黄如此，阴黄亦如此。所以分阴阳者，为虚实也，大都实者皆属热，虚则属寒。阳黄色如橘子，阴黄则作淡姜黄色。然不仅辨之于色泽，阳黄唇舌必绛，苔必黄，肤必热，溲必赤；阴黄则无论有汗无汗，肤必冷，四肢面目必有肿意，不必显然发肿，眼下有卧蚕，脚背或踝间微浮皆是也。所以然之故，凡阴黄其癥结是寒湿，脾藏受创，然后黄色见之于外，无论虚实寒热，茵陈总是特效药。妇人血崩之后发黄者，谓之血疸，其面部必肿，冲任及内肾受伤也，女子冲任伤则面肿，男子肾藏伤则脚肿，此种类于大病之后见之，奇难治，幸而得愈，其人亦必不久于人世，故江浙有"男怕穿靴，女怕戴帽"之谚。血瘅乃血中色素坏变，故非茵陈所能治，其胆汁人血之黄，乃与消化系有密切关系之病，故当入之阳明经病中。

11 阳明府证药

大黄　大黄味苦，气寒，主下瘀血，血闭寒热，破癥瘕积聚，留饮宿食，荡涤肠胃，推陈致新，通利水谷，调中化食，黄芩为之使，无所畏，忌冷水，恶干漆。徐之才云：得芍药、黄芩、牡蛎、细辛、茯苓，疗惊恐恚怒、心下悸气，得消石、紫石英、桃仁疗女子血闭。朱丹溪云：大黄乃足太阴、手足阳明、手足厥阴五经之药，凡病在五经血分者宜用之，若用于气分，是诛伐无过矣。泻心汤治心气不足，吐血衄血者，手厥阴心包络、足厥阴肝、足太阴脾、足阳明胃之邪火有余也。虽泻心，实泻血中四经之伏火也。又仲景治心下痞满，按之软者用大黄黄连泻心汤，此亦泻脾胃之湿热，非泻心也。病发于阴而反下之，则作痞，乃寒伤营血，邪气乘虚结于上焦，胃之上脘在于心，故曰"泻心"，实泻脾也。《素问》云：太阴所至为痞满。又云：浊气在上则生䐜胀，是矣。病发于阳而反下之，则成结胸，乃热邪陷入血分，在上脘分野。仲景大陷胸汤、丸皆用大黄，亦泻脾胃血分之邪，而降其浊气也。若结胸在气分，则只用小陷胸汤，痞满在血分，则用半夏泻心汤矣。成无己云：热淫所胜，以苦泄之，大黄之苦，以荡涤瘀热，下燥结而泄胃强。苏颂云：梁武帝病热，欲服大黄，姚僧垣以为不可，帝不从，几殆。梁元帝有心腹疾，诸医用平剂，僧垣以为脉洪实，有宿食，非大黄不可，帝从之，遂愈。然则后世用一毒药偶中，谓此方神奇，其差误则不言，所失多矣。

按：大黄下积，用之当乃效，若服之大便不行即是误服，内部必伤。时医用二三钱，见无大便，以为药力未及榖，此大谬也。吾常治至重之阳明府证两人，其一三十余女人，所见满屋皆鬼，用大承气，大黄一钱半，分两次服，药后鬼魅全消。又尝治一小孩，脉伏、耳聋、昏不知人，伏枕作叩头状，其叩头作机械式，如此者三日夜，满舌厚腻灰苔，余见其动而不静，合之舌苔，断为阳明腑证，亦予大承气，大黄亦一钱半，顿服，遂得安寐，翌日下宿粪半圊桶，更予以麻仁丸三钱，又下多许，七日乃能言。然后知大黄最重剂，不得过一钱半。又此物得甘草则缓，得芒硝则悍，其猛悍与否，不在分量而在副药。则与芒硝同用，真非可轻易尝试者矣。三承气皆下肠积，调胃承气名虽"调胃"，亦是攻肠中宿垢。他如大柴胡汤、茵陈蒿汤、大黄泻心汤，皆是攻肠。一言以蔽之，肠无积，不得用大黄，盖此物药位在肠故也。故三承气为阳明腑证药，积是否在肠，辨之法如下：舌苔黄者为积在肠，吴又可谓"苔黄者，为温邪已到胃"，所谓到胃，实是到肠。然，但云黄，尚不足以明其分际，须黄厚微润者，为可攻之候。若燥甚，则胃肠两部均无液，漫然攻之，必创其内部。此其重心在胃燥热，不是肠中矢燥，矢燥舌苔不定燥。如前所述之小孩，舌苔灰厚腻润，是承气证，并不必黄。又若干黄苔紧砌，舌面如一层薄漆，此种是虚证，当补不当攻，攻之则死。更有黄厚苔带黑，其厚非常，如锅焦状，是胃败不救证，所谓舌苔大虚之盛候也。辨舌之外，更须辨之以证，绕脐痛其一，转矢气其二，拒按其三，手足絷絷汗出其四，凡此皆属燥屎已结，可以攻下之证据，虽自利粪水，亦属热结可攻之候。又吐血衄血，古人虽言可以用大黄，然其理不可通，殊未可漫然尝试。妇人不月，属瘀属实，有可用之理，惟轻者桃仁四物加黄连、川楝子已足济事，重者用虫蚁搜剔法，或䗪虫丸较稳，可以不用，宁不冒险也。

芒硝　芒硝在"朴硝"条下，其硝石另是一物，余常用玄明粉，玄明粉即朴硝所提炼者。王好古曰：玄明粉治阴毒，非伏阳在内不可用，若用治真阴毒，杀人甚速。丹溪云：玄明粉火锻而成，其性当温，久服轻身驻颜等说，岂理也哉？予亲见一二朋友，不信余言而亡，故书以为戒。时珍云：《本经》朴硝炼饵轻身神仙，盖方士窜入之言。此药肠胃实热积滞，年少气壮者，量予服之，亦有速效，若脾胃虚冷及虚火动者，是速其咎矣。主治心热烦躁，并五脏宿滞癥结，明目，退膈上虚热，消肿毒。

马牙硝　马牙硝甘、大寒、无毒，除五藏积热，伏气，末筛点眼赤，去赤肿、障翳、涩、泪、痛，亦入点眼药中用，功同芒硝。《内经》云咸味下泄为阴。又云咸以软之，热淫于内，治以咸寒。气坚者，以咸软之；热盛者，以寒消之。故仲景三承气皆用芒硝，以软坚去实热，结不至坚者，不可用也，马牙硝、芒硝皆朴硝提炼之精者。朴硝，涩甚，质浊，不堪使用。

12 少 阳 证 药

柴胡　柴胡《本草经疏》下云：仲景小柴胡汤同人参、半夏、黄芩，治伤寒往来寒热，口苦耳聋，胸胁痛，无汗，又治少阳经疟往来寒热，亦治似疟非疟，大便不实，邪不在阳明者；在大柴胡汤，治伤寒表里俱急；伤寒百合证，有柴胡百合汤。东垣治元气劳伤，精神倦息，用参、芪、白术、炙甘草、当归，佐以柴胡、升麻引脾胃之气行阳道,名补中益气汤,此方去当归加茯苓、猪苓、泽泻、干葛、神曲名清暑益气汤;同四物去当归,加泽兰、益母草、青蒿,能治热入血室;同升麻、干葛等能升阳散火;同生地黄、黄连、黄柏、甘草、甘菊、玄参、连翘、羌活、荆芥穗治暴眼赤。柴胡性升而发散,病人虚而气而升者忌之,呕吐及阴虚火炽炎上者,法所同忌。疟非少阳经者勿入,治疟必用柴胡,其说误甚,不可久服,亦无益精明目乏理。尽信书则不如无书,此之谓也。今柴胡俗用有二种,色白黄而大者曰银柴胡,用以治劳热骨蒸;色微黑而小者,用以解表发散,《本经》并无二种之说,功用亦无分别,但云银州者为最,则知其优于升散而非除虚热之药明矣。《衍义》所载甚详,故并录之。冠宗奭《衍义》曰:柴胡《本经》并无一字治劳,今人方中鲜有不用者,呜呼!凡此误,世甚多。尝原病劳,有一种真脏虚损,复受邪热,当须斟酌用之。如《经验方》中治劳热,青蒿煎之用柴胡正合宜耳,服之无不效,热去即须急已,若或无表热,得此愈甚,虽至死人亦不悟,目击甚多,可不戒哉?《日华子》又谓补五劳七伤,《药性论》亦谓治劳乏羸瘦,若此等苟病无实热,医者执而用之,不死何待?注释本草一字不可忽,万世之后,所误无穷也。

按:今之习用者,有银柴胡、北柴胡,又有书竹柴胡者。谓竹叶柴胡,即银柴胡也,时医认银柴胡为调理药,当即本《药性论》,曾见用此杀人者屡屡,故吾于此药敬而远之。惟小孩伤寒系风温,咳而将作痧子者,柴胡、葛根同用,颇能收透发之效,见气急者不可用;女人经行淋沥不净,见潮热为虚,柴胡、鳖甲、青蒿同用,为效颇良。若暑湿温用之,为祸最烈。通常所见疟疾,皆兼暑湿者,用小柴胡治之,不但无效,且变症百出,若用常山,三两即愈。熟读《伤寒论》者往往泥古,虽与力争,亦不信,可慨也。

常山 常山《本经》主伤寒寒热、温疟、鬼毒、胸中痰结、吐逆。《逢原》须发散表邪及提出阳分之后服之,生用多用,则上行必吐,若酒浸炒透,则气稍缓,用钱许亦不致吐也。得甘草则吐,得大黄则痢,盖无痰不作疟,常山专在驱痰逐水。杨某云:常山治疟,人多薄之,疟家多蓄痰液黄水,或停储心下,或结癖胁间,乃生寒热,法当吐涎逐水,常山岂容不用。所在《本经》专主寒热温疟痰结吐逆,以疟病多由伤寒寒热,或时气湿痰而致,痰水蓄聚心下也。蕴热内实之症,投以常山,大便点滴而下,似泄非泄,用大黄为佐,泻利数行,然后获愈。常山阴毒之草,性悍损真气,夏伤于暑,秋为痎疟,及疟在三阴,元气虚寒之人,常山、穿山甲皆为戈戟。

按:常山治疟,确优于柴胡,不与甘草、大黄同用,并不吐泻,轻者用四分许,重者用八分许,为效甚良,虽虚人亦效。凡虚羸之极者,可以副药补之,如归身、生地之类。凡用常山之标准,须先寒后热,发有定时,热退能清,否则不适用。

13 三阳界说并方药总论

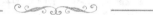

太阳之为病,头项强痛而恶寒,此为《伤寒论》第一节,古人所谓太阳证提纲。本文虽无发热字样,又后文有"或已发热,或未发热,必恶寒"之文,然伤寒是热病,不发热不名为伤寒,如今为容易明白计,可云太阳病,脉浮,头项强痛,发热而恶寒。此有有汗无汗之辨,有汗者脉缓,为风伤卫,桂枝汤主之;无汗者脉紧,为寒伤营,麻黄汤主之。伤寒之例,有一症斯有一药,兹列举各条如下:桂枝证毕具,项背几几者,桂枝汤加葛根。喘家,桂枝汤加厚朴、杏仁。汗后,汗漏不止,小便难,四肢微急,桂枝汤加附子。下后脉促胸满,桂枝去芍药。若下后脉促胸满,更微恶寒者,桂枝去芍药加附子。病八九日如疟状,面反有热色、身痒,桂枝麻黄各半汤。服桂枝,大汗,脉洪大,形似疟,一日再发,桂枝二麻黄一汤。桂枝证热多寒少,脉微弱,桂枝二越婢一汤。汗下后,太阳证不解,无汗,心下满,微痛,小便不利,桂枝去桂加茯苓白术汤。太阳病下之,微喘者,桂枝加厚朴杏仁汤。汗后身疼痛,脉沉迟,新加汤主之。发汗过多,叉手自冒,心下悸,欲得按,桂枝甘草汤主之。汗后,脐下悸,欲作奔豚,桂苓甘枣汤主之。吐下后,心下逆满气上冲,头眩,脉沉紧,身振振摇,桂苓术甘汤。汗后,脉浮微热,消渴,主五苓散;不咳主茯苓甘草汤。伤寒阳脉涩,阴脉弦,腹中急痛,予小建中汤。伤寒被火劫,亡阳,惊狂,卧起不安,桂枝去芍药加蜀漆牡蛎龙骨救逆汤。烧针起核,气从少腹上冲心,与桂枝加桂汤。火逆下之,因烧针烦躁者,桂枝甘草龙骨牡蛎汤。伤寒六七日,发热微恶寒,支节烦疼,微呕,心下支结,柴胡桂枝汤。外证未除,数下之,遂协热利,心下痞硬,表里不解者,桂枝人参汤。伤寒八九日,身体疼烦,不能自转侧,不呕不渴,脉虚浮而涩者,桂枝附子汤。风湿相搏,骨节疼烦,掣痛不得屈伸,近之则痛剧,汗出短气,小便不利,恶风不欲去衣,或身微肿者,甘草附子汤。太阳病下后,腹满痛,属太阴桂枝芍药汤,大实痛者,桂枝加大黄汤。以上并当存疑者一节,凡二十五方,皆桂枝为主药,风湿相搏两条,桂枝、附子处同等地位,等桂麻各半,亦是君药,故连类及之,凡此二十五方,统名为桂枝系。本论尚有桃核承气汤,柴胡加龙骨牡蛎汤,柴胡桂枝干姜汤,黄连汤、炙草汤五方,桂枝处宾位为副药,不在此例(少阴篇半夏散一方,半夏、桂枝、甘草治咽痛)。太阳证具,恶风无汗而喘者,麻黄汤。太阳证具,不汗而烦躁者,大青龙汤。伤寒表不解,心下有水气,干呕发热而咳喘者,小青龙汤。发汗后表不解,无汗而喘,可与麻杏石甘汤(此条经文为"汗出而喘,无大热者,可与麻黄杏仁甘草石膏汤"与病理不合,疑有讹误,今以意改正,详说在《辑义按》中)。伤寒瘀热在里,身必黄,麻黄连翘赤小豆汤(按:有汗或小便自利者,虽有瘀热亦不发黄,不过麻黄并非治黄之药,本条经文,掣症虽只"瘀热在里,身必黄"七字,准即药可以知症之例,此必表不解而无汗者,故麻黄为主药地位)。少阴病始得之,发热脉沉者,麻黄附子细辛汤。少阴病之二三日,麻黄附子甘草汤,微发汗。伤寒六七日,大下后,寸脉沉迟,手足厥逆,咽喉不利,唾脓血,泄不止者,为难治,麻黄升麻汤主之。以上凡八方,麻黄处主药地位,是为麻黄系,其桂麻各半,桂二麻一,见桂枝系者,不重出,葛根汤虽有麻黄,葛根为主,列入葛根系,兹亦不赘。太阳病项背强几几,无汗恶风,葛根汤主之。太阳阳明合病,不下利但呕者,葛根加半夏汤主之。太阳病桂枝证,医反下之,利遂不止,脉促者,表未解也,喘而汗出者,葛根黄芩连汤主之。以上三方,葛根为主药,是为葛根系。第一方为病在太阳兼见阳明,第三方为已是化热之阳明,而太阳未罢,两阳合病药也。太阳中风脉浮紧,发热恶寒,身疼痛,不汗出而烦躁者,大青龙汤主之。发汗后,无汗而喘,里热者,可与麻黄杏仁甘草石膏汤。伤寒若吐若下后,七八日不解,热结在里,表里俱热,时时恶风,大渴,舌上干燥而烦,欲饮水升者,白虎加人参汤主之。伤寒脉浮滑,此以表有热,里有寒(按:此寒字误,里寒非白虎证,说详《辑义按》),白虎汤主之。以上用石膏者,凡四方谓之石膏系。石膏专能治热,热在胃而液干者,是其所主,胃热而燥,故烦躁,大汗夺液,故燥。以故大热口渴引饮,大汗躁烦,为用石膏之标准。少阴篇麻黄升麻汤中亦有石膏,则居副药地位,不在此例,前列数方乃阳明初步化燥证,其大青龙则兼见太阳者也。发汗吐下后,虚烦不得眠,若剧者,必反复颠倒,心中懊憹,栀子豉汤主之。若少气者,栀子甘草豉汤主之;若呕者,栀子生姜豉汤主之。下后心烦腹满,起卧不安者,栀子厚朴汤主之。伤寒,医以丸药大下之,身热不去,微烦者,栀子干姜汤主之。上五方皆栀、豉为主,谓之栀豉系,后两方不用豉,乃从栀豉本方加减也。尚有栀子柏皮汤,所以入之茵陈系者,因治湿热之黄,无茵陈不效,疑其方本有茵陈也。伤寒七八日，身黄如橘子色，小便不利，腹微满者，茵陈蒿汤主之。伤寒身黄发热，栀子柏皮汤主之。伤寒瘀热在里，身必黄，麻黄连轺赤小豆汤主之。上三方皆所以治黄，疑皆当有茵陈，故列为茵陈系。伤寒五六日，呕而发热，胸满而不痛，此为痞，宜半夏泻心汤。心下痞，按之濡，其脉关上者浮大，大黄黄连泻心汤。心下痞，而复恶寒汗出者，附子泻心汤。汗出解之后，胃中不和，心下痞硬，干噫食臭，胁下有水气，腹中雷鸣下利者，生姜泻心汤。伤寒中风，医反下之，其人下利日数十行，腹中雷鸣，心中痞硬而满，干呕心烦不得安，医见心不痞，谓病不尽，复下之，其痞益甚，此非热结，但以胃中虚，客气上逆，故使硬也，甘草泻心汤主之。上五泻心汤，皆所以治痞，黄连为主药，谓之泻心系。本太阳病，医反下之，热入因作痞。痞者，但满不痛不拒按者也，所谓客气上逆，即指体工之反应救济，因不当聚而聚，故谓之客气，字出《左传》，余详《辑义按》。病如桂枝证，头不痛，项不强，寸脉微浮，胸中痞硬，气上冲咽喉，不得息者，此为胸有寒也，当吐之，宜瓜蒂散（按：此条"寒"字有疑义，胸中虚，不可吐，寒亦不可吐，《辑义按》中有详细说明，宜参看）。结胸者，项亦强，如柔痉状，下之则和，宜大陷胸丸。太阳病，脉浮而动数，头痛发热，微盗汗出，而反恶寒者，表未解也，医反下之，膈内剧痛，胃中空虚，客气动膈，短气躁烦，心中懊侬，阳气内陷，心下因硬，则为结胸，大陷胸汤主之。小陷胸病，正在心下，按之则痛，小陷胸汤主之。上瓜蒂散、大小陷胸共四方，为陷胸系。瓜蒂散主吐，陷胸汤主下，本不同科，因结胸之证，为胸中有物拒按，瓜蒂证亦然，不过其地位较高，在上者，因而越之，此所以主吐，其病则与结胸同类也。伤寒五六日，中风，往来寒热，胸胁苦满，嘿嘿不欲饮食，心烦喜呕，小柴胡汤主之。太阳病过经十余日，二三下之，后四五日，柴胡证仍在者，先与小柴胡，呕不止，心下急，郁郁微烦者，为未解也，与大柴胡汤下之则愈。伤寒十三日不解，胸胁满而呕，日晡所发潮热，已而微利，此本柴胡证，下之以不得利，今反利者，知医以丸药下之，此非其治也。潮热者实也，先宜服小柴胡汤以解外，后以柴胡加芒硝汤主之。伤寒八九日，胸满烦惊，小便不利，谵语，一身尽重，不可转侧者，柴胡加龙骨牡蛎汤主之。上四方，柴胡为主药，谓之柴胡系，其实而当攻者，所谓少阳阳明者也。发汗后，其人脐下悸，欲作奔豚，茯苓桂枝甘草大枣汤主之。伤寒吐下后，心下逆满，气上冲胸，起则头眩，脉沉紧，发汗则动经，身为振振摇者，茯苓桂枝白术甘草汤主之。发汗若下之，病仍不解，烦躁者，茯苓四逆汤主之。太阳病发汗后，大汗出，胃中干，烦躁不得眠，欲得饮水者，稍稍与饮之，令胃气和则愈，若脉浮小便不利，微热消渴者，五苓散主之。伤寒汗出而渴者，五苓散主之，不渴者，茯苓甘草汤主之。上五方茯苓为主药，皆从五苓散化出，谓之五苓系。按：茯苓为《本经》上品，无病亦可服，不过一种副药，故性味详后副药中。似不能与麻、桂、石膏等同科，不足自成一系。然荣卫瘀湿，寒热燥能病人，而聚水尤足以病人，茯苓能治水，自居极重要地位，故此系看似闰位，其实不可少也。伤寒自汗出，小便数，心烦，胃气不和，谵语者，少与调胃承气汤。阳明病，脉迟，虽汗出不恶寒者，其身必重，短气腹满而喘，有潮热者，此外欲解，可攻里也，手足漐然汗出者，此大便已硬也，大承气汤主之。若汗多微发热恶寒者，外未解也，其热不潮，未可与承气汤。若腹大满不通者，可与小承气汤微和胃气，勿令至大泄下。上三方即所谓三承气，皆大黄为主药，今谓之承气系，阳明腑证药也。《伤寒论》曰："病有太阳阳明，有正阳阳明，有少阳阳明，何谓也？答曰：太阳阳明者，脾约是也；正阳阳明者，胃家实是也；少阳阳明者，发汗利小便已，胃中燥烦实，大便难是也。"注家皆主太阳传入阳明者，为太阳阳明；由少阳误治而入阳明者，为少阳阳明。然仲景之答语，为脾约，为胃中燥烦，实与注家之言，颇有径庭，且脾约，胃家实，胃中燥烦实，有无分别，亦都未能言之。故陆九芝"阳明病释"，又有"巨阳微阳"之说，谓此处之太阳、少阳，非六经之太阳、少阳，则转说转远矣。今按：本论虽有麻仁丸一方，然脾约之为病，实不更衣无所苦，今试一推敲，何故不更衣无所苦，则知胃不消化食物，不入肠中，推陈致新之功用虽停止,而肠中无物增益,故无所苦。既如此则"脾约"云者,病在胃,不在肠也,少阳阳明,既是发汗利小便,耗其津液,因而致燥,因燥而烦,因燥而实,烦当在胃,实当在肠,是少阳阳明肠胃均病。以少阳与太阳对勘,则知其一从火化,其一从寒化,惟其从寒化,故曰太阳。然则结胸、胸痞等症,乃太阳阳明茵陈蒿证;大黄泻心证,乃少阳阳明;而三承气为正阳阳明,如此解释,实为此较心安理得也。前列诸方,麻、桂为纯粹太阳证;大青龙、桂枝白虎、桂枝二越婢一汤、葛根汤,太阳阳明合病证也;白虎阳明燥证也;栀豉虚烦客热也;茵陈阳明热化兼有湿邪也;泻心客气动膈虚痞证也;陷胸客气动膈寒实结聚也;瓜蒂为结胸同为类而地位较高者也;五苓因燥热消渴,因消渴停水证也;柴胡所谓少阳阳明。口苦咽干,胁下痞满,痛而呕,往来寒热,为少阳,为小柴胡证。而大论少阳篇仅云,不可汗吐下,其小柴胡则列入太阳篇中,是殆无所谓纯少阳证,有之亦少阳阳明合病证也。凡以上所谓阳明,皆阳明经证,皆属胃部之事,三承气乃阳明腑证,肠部事也,病至于阳明腑可下而已,故阳明腑仅有三承气。

14 三 阴 界 说

本论云:少阴之为病,脉微细,但欲寐也。舒驰远以此为提纲。按:仅据此六字,不足以认识少阴证。本论此下一节云:少阴病,欲吐不吐心烦,但欲寐,五六日自利而渴者,属少阴也,虚故引水自救。又:脉阴阳俱紧,皮汗出者,亡阳也,此属少阴,法当咽痛而复吐利。又脉暴微,手足反温,为欲解也,若利自止,恶寒而踡卧,手足温者可治;恶寒而踡,时自烦,欲去衣被者可治;手足不逆冷,反发热者,不死。一身手足尽热者以热在膀胱,必便血,恶寒身踡而利,手足逆冷者不治。吐利烦躁四逆者,死。下利止而头眩时自冒者,死。四逆恶寒而身踡,脉不至,不烦而躁者,死。息高者,死。少阴证具,吐利躁烦不得卧寐者,死。综以上各条观之,乃可知少阴证。脉阴阳俱紧,则不当有汗,假使脉紧无汗,其人恶寒,则是太阳证,麻黄为对症之药。脉紧而反汗出,此不名为汗,乃是亡阳,属少阴矣。何以故?太阳麻、桂证为荣卫病,荣气为汗之源,汗腺为汗之门户,脉之紧缓,乃脉管壁之纤维神经与司汗腺之纤维神经变化之所著,病在表层,但治得表层,其病即已。脉紧反汗出,则不是荣卫病,乃脏器病,内脏所蕴之热力外散,血行无向心力,皮毛不能固,是以汗出,此非当汗而汗,亦非疏泄体温而汗,因是热力外散,故云亡阳。既是内脏受病,血行无向心力,则各组织当无弹力,何以脉紧?曰紧者,硬化之谓也,惟其组织无弹力,故其人但欲寐。硬化之脉,亦是纤维神经起救济。凡病初一步,体工起救济,病象则随救济功能而呈变化,此时其病虽重亦浅,继一步,体工虽起救济,病象不随救济功能而呈变化,则其病虽轻亦深。少阴证见硬化之脉,其一端也,热病之病位,分表里上下,通常表病者里不病,上病者下不病,以故伤寒传里,恶寒之太阳证纵未罢,其势即杀,旋且自罢。若泄泻或滞下,则头不眩痛,胃不吐逆,若表热陷里,内部即格拒,气血聚于胸脘两痞硬,肝胆气逆则头眩痛,胃气不降则温温欲吐,如此则身半以下无病。纵有腹满腹痛,其势必不甚,居于副症之列,甚主要症在身半以上也。今少阴证咽痛吐利并见,咽之地位甚高,吐则在中,利则在下,故云咽痛而复吐利,是上中下并见病症也,此当是内脏阴阳不相顺接之故。寸口脉硬,乃其见端,其内脏神经亦必化硬,故阴阳不相顺接。

按：阴阳不相顺接，本是厥阴证，少阴而有此者，三阴之证，本多兼见，绝不单纯也。咽痛是形能上事，阳扰于外，阴争于内，吐利并见，则有咽痛之病能。旧说少阴之络系于舌本，生理学上如何，则所未详，所可知者，此时之咽痛，绝非阳明证可同日两语。阳明属胃热，郁热上蒸而咽喉红肿，其痛为由胃热来，其他见症，皆属阳明，脉必洪滑，症必有余。少阴之咽痛，吐利汗出而外，其脉硬而不洪滑，其兼见者必为但欲寐、蜷卧诸不足症。阳明咽痛，当主石膏，以寒凉之药清热，所谓正治；少阴之咽痛当主附子、猺桂，引火归原，所谓从治。两种治法，截然不同，不得误投也。其云"脉暴微，手足反温，为欲解"，此为病为机转，本是脉硬化而紧，硬化而紧为内脏神经起救济作用，若暴微则必内部能自调和，无须此种救济，然必手足温，乃可断言是内脏自和。何以言之？凡脉微乃心房衰弱之标著，心脏衰弱至于脉微，血行必缓，组织无弹力，血行无向心力，肌表必不能自固，汗出肤津，四肢逆冷，乃必然之势。今手足温，则不亡阳，不汗已在言外，故知此脉微是硬化转和之故，不是心房衰弱之故，故云为欲解。其云恶寒身蜷而利，手足逆冷者，不治，正是与此相发。身蜷，神经酸痛故蜷，其最著者为两脚蜷曲，即俗所谓扯篷，此与脉紧为同一神经硬化。曰恶寒身蜷而利，手足逆冷者，不治。恶寒蜷卧，手足温者，可治。是可治与否，全视四逆与否，盖肢温为脏器有权，体温能达四末，必不自利，四逆则无阳，吐利并作，内脏神经亦硬化，体工虽起救济，而阴阳不相顺接，故当死也。曰利自止，恶寒而蜷卧，手足温者，可治。下利止而头眩时自冒者，死。同是利止恶寒蜷卧，则其人静，手足温，则脏气有权，静而脏气有权，利自止，是病之机转显然可见，故是可治。自冒则不止躁烦，脏气恐慌已甚，利止并非利止，乃虚极无物可利。少阴属肾，肾气竭绝，孤阳上燔，然后自冒，其下已无根，故当死。息高亦是无根，乃肺肾离决之象，故亦主死。烦者畏光恶闻声，躁则手足无安处，阳亡常静，阴竭斯躁。云不烦而躁，并非不烦，阴涸心寂，躁扰不宁而无脉，不但烦不足言，病人亦并不能烦也。三阴为虚证，凡所著证象与阳证不同，然有似是而非者数端。阳明有谵语，少阴亦有谵语，阳明之谵语如狂见鬼，少阴之谵语无力重言，故古人谓少阴之谵语为郑声，然阴证而至于戴阳，其谵语亦复如狂而声高。阳明且躁烦，少阴亦有躁烦，阳明常动，少阴常静。然阴证至阳亡阴涸之时，躁扰不宁，欲自去衣被，亦复动而不静；阳明常面赤，阴证有戴阳；阳明热盛则气粗，阴证肺气垂绝则息高。乃至阳明之旁流，阴证之自利，热深而厥深，亡阳而四逆，燥矢腑气不通而脉伏亡阳，心房寂而脉不至；阳明有黄厚舌苔，少阴亦有黄厚粗苔，皆极相似极难辨。所谓大虚有盛候也，然若色脉证合并考虑，则相似之中，自有其显然明白不可混淆之处。仲景举一证必举他证，有时举证言脉，有时举证言时日，是即合并考虑。《内经》言能合色脉，可以万全。"色"字包括病症、病候言也。本论云：太阴之为病，腹满而吐，食不下，自利益甚，时腹自痛，若下之必胸下结硬。又云：自利不渴者属太阴，以其脏有寒故也，当温之，宜服四逆辈。上所举者，可谓太阴之定义，太阴病在腹部，症则自利；原因是寒，治法当温。旧说太阴属脾，然自利是肠部事，腹部亦肠之地位，吐则胃家之病，食不下而腹满，正因寒不杀谷，虚无弹力，用附子干姜温之，一则温性祛寒，一则刺激组织，使无弹力者兴奋，则其病当已。若攻之，是虚虚，故起反应而胸下结硬。干姜无定位，附子之药位在身半以下，附子协干姜亦肠部事。太阴篇中有大实痛者，桂枝加大黄汤主之。此虽在太阴篇，其实是阳明脏，乃化热以后事，惟其热，方可用大黄，能自化热，则不虚，故可攻，否则犯虚虚之禁，胸下必结硬矣。本论太阴篇甚简单者，三阴以少阴为主，太阴只在兼症之列故也，病至于虚，三阴无有不兼见者。《伤寒论》六经，太阳寒化，阳明燥化，少阳火化，少阴热化，太阴湿化，厥阴风化，此所谓气化也。本论厥阴篇多不可解，所可知者，为厥阴之为病，为阴阳不相顺接，阴阳不相顺接，即风化之症也。何以云然？《内经》之定例，肝属风，肝之变动为握，详握之意义，实是痉挛，乃神经方面事，是神经系之病属肝也。凡血之运行，胃肠之蠕动，皆神经为之调节，今厥阴厥逆而利，肠胃及诸脏器不复能相协调，故谓之阴阳不相顺接。

就形能考察,合之生理学言之,实是内脏神经硬化。由此言之,"风化"二字之意义,可以洞彻中边。故全《厥阴篇》之提纲,是阴阳不相顺接,而阴阳不相顺接之真确解释,是内脏神经硬化也。本论厥阴各条详细之解释详《辑义按》,兹不赘。厥阴证亦与太阴证同为少阴兼见之副证,若单纯厥阴证乃痉病,单纯太阴证为湿病,其寒邪直中太阴,吐利并作者为霍乱,皆在伤寒范围以外也。

15 三阴证方药

附子　附子共有四种,皆一本所生,异名而殊功。其母根曰乌头,以形似得名;细长三四寸者名天雄;附母根而生者为附子;其旁连生者为侧子;又母根形两歧者名乌喙。

附子味辛,性热,诸家本草皆云有大毒。王好古云:入手少阳三焦命门之剂,其性走而不守,非若干姜止而不行。赵嗣真曰:熟附配麻黄,发中有补,仲景麻黄附子细辛汤、麻黄附子甘草汤是也;生附配干姜,补中有发,仲景干姜附子汤、通脉四逆汤是也。戴原礼曰:附子无干姜不热,得甘草则性缓,得桂则补命门(按:附子不补,其云补者,谓能补火,体内无热,得附则增热之谓),附子得生姜则能发散,又导虚热下行以除冷病。《本草衍义》云:补虚寒须用附子,风家即多用天雄,其乌头、乌喙、侧子则量其材而用之。时珍云:凡用乌、附药并宜冷服,盖阴寒在下,虚阳上浮,治以寒,则阴气益甚而病增,治以热则拒格而不纳。仲景治寒疝内结,用蜜煎乌头;《近效方》治喉痹用蜜炙附子含咽;丹溪治疝气用乌头、栀子,并热因寒用也。李东垣治马姓阴盛格阳伤寒,面赤目赤,烦渴引饮,脉来七八至,但按之则散,用姜附汤加人参,投半斤,服之得汗而愈,此则神圣之妙也(按:阴盛格阳云者,即热力外散之谓,此种最难辨别。面赤目赤,烦渴引饮,脉七八至,完全与大热症同,仅凭"按之散"即投姜附,其道甚危,在诊断方面不为健全,须合各方面考虑。既云服药得汗而愈,则未服药前无汗可知,用姜附则其人当见四逆,烦渴引饮,即仲景所谓"虚"故引水自救,此非荣卫病,故可用人参,是大虚盛候,故当用人参。烦则恶光恶声,是否自利,本文未言,无从测知,然就病理言,烦而四逆,真阳外越,纵不自利,亦且将作自利,就药效言,姜附所以治四逆,亦所以治自利。且外既无汗,阴寒在里,殆无不利之理,观汗出而愈,则可知阴液能作汗,阳越者则潜藏内守,已收拨乱反正之功,因人参、附子、干姜,均非发汗之品,得此药而汗,其理由是拨乱反正也。原文太简,所可知者仅此,此外无从推测,不过原理明白,则临床有心思才力可用,不至如混沌无窍。抑就余之经验言之,凡阴盛格阳、大虚盛候之病,色脉症三项,皆有异乎寻常之现象,与其病候辄不相应。例如阳明面赤,脉则洪滑,色与脉相应也,神气则见有余,戴阳为病,色如取朱,脉数甚,无圆滑意,色与脉均异常,而神色则若明若昧,色与脉不相应矣。当衰弱而见衰弱症象为相应,当衰弱而见有余症象,且有余异常,即是不相应,不相应大虚之盛候也)。吴绶曰:附子乃阴证要药,凡伤寒传变三阴,及中寒夹阴,虽身大热而脉沉者,必用之;或厥冷腹痛,脉沉细,甚则唇青囊缩者,急须用之,有退阴回阳之力,起死回生之功。近世阴证伤寒,往往疑似不敢用附子,直待阴极阳竭而用之,已迟矣。且夹阴伤寒,内外皆阴,阳气顿衰,必须急用人参健脉以益其源,佐以附子温经散寒,舍此不用,尚何以救之?(按:"三阴用附"一语,容易了解,所难者在辨认若何是三阴,凡犹豫不敢用者,皆因此故。辨证最难,前文所载少阴诸条,明其原理,益以经验差堪寡过。所谓中寒者,寒邪直中也,伤寒由太阳传变,虚甚而见阴证,则必病少阴,纵有太阴厥阴,亦不过兼证,少阴为之主。直中则多属太阴,其病在中枢失职,恒兼胃肠两部,吐泻并作。其初一步为胸脘不适,面无血色,环唇隐青,唇色隐黑,手指冷,继一步则呕,继之以泻,其呕必频,其泻必洞泄,顷刻三数次,目眶乃下陷,全体水分急速下逼故也。继眶陷而见者,为汗出转筋四逆,汗出与寻常不同,面部额部颗粒如珠,转筋即手足痉挛,所谓四逆,手冷至肘,脚冷至膝,此即所谓真霍乱;"直中"就病源言,"霍乱"就症状言也。现在经验所得,初一步辟瘟丹最良,麝香开中脘之闭,姜、桂、附子祛胃部之寒,羚羊、犀角、蜈蚣使神经不化硬,既见洞泄眶陷,则非用大剂姜、附不能止,见转达筋之后,便难投矣。厥冷、腹痛、脉沉细、唇青、囊缩者,俗名干霍乱,厥阴证之一种,症状甚明了,用大剂附子,囊缩者当复出。所谓夹阴证者,病源为房后引冷,或房后局部感寒,其见症为发热如伤寒状,而有一特异之点,小腹痛是也。此在病理,当麻黄、附子、细辛,然江、浙两省,此药不宜,轻者小腹帖阳和膏,重者用麝香、鸽子并良)。张元素曰:附子以白术为佐,乃除寒湿之圣药。又云:益火之源以消阴翳,则便溺有节,乌、附是也。时珍曰:乌、附毒药,非危病不用,而补药中略加引导,其功甚捷。就以上所录者观之,附子之用法,可以明其大概,此药为最有用,亦最难用,假使病理能洞彻中边,则能辨证真确,而附子之药效与其弊害亦须洞彻中边,如此自能运用无误。附子有大毒,然治病本非恃《本经》上、中品药可以济事。又此中有一秘密,附子虽毒,用之不当,当时并不致有甚显著之恶现象,以故胆怯者畏之如虎,孟浪者却敢于尝试,甚且以能用附子自矜诩,或竟因此得名,而冥冥中不知不觉杀人无算,是亦医家亟须注意之一事也。以我所知,此物能祛寒湿,能使自下而上老寒湿证重复下行,脚气之用萸、附是也。药位在小腹,兼治脾肾,治脾实治肠,本论中与姜同用、与大黄同用诸方皆是也,治肾则诸少阴证皆是也。其性温,走而不守,并如古人所言,其效力在刺激神经,兴奋组织,服之过当,则神经麻痹而痉挛。近日东国谓之中毒症状。余所经历而得者,中毒症状有两种,热病妄予大剂附子,病人见痉,目赤而舌润,不过三数日即死;若与黑锡丹同用,反见头汗,汗出发润诸症,医者见但头汗出且发润舌润,辄误认附子未及彀,常迷不知返,不知因悍药之故,冲任已坏,故汗出发润。何以知冲任已坏,因其人面部颜色灰死,肿且喘,此种是急性的。又有人服大剂附子一二百剂,别无所苦,惟精神不爽慧,面色黄暗如吸鸦片有大瘾者,此种是慢性中毒,不知者以为附子服之不当,必七窍流血而死,其实何尝有此事。阳明腑证误服附子,病人则反侧不宁,或发狂,急用大黄下之可救;阳明经证误用附子,则面色隐青,齿䶘舌䶘不可救。在胃之坏病,关涉之脏器较多,在肠则较少故也。

　　细辛　张元素云:细辛味大辛,气温,入足厥阴、少阴血分,香味俱细,以独活为使,治少阴头痛如神,亦止诸阳头痛,温少阴之经,散水气以祛内寒。东垣云:胆气不足,细辛补之。又治邪气自里之表,故仲景少阴证用麻黄附子细辛汤(按:细辛,《本经》列之上品,谓"久服明目,利九窍,轻身延年"。《别录》亦谓"安五藏,益肝胆,通精气"。然此味实是奇悍之将药,不可尝试,治头痛肺闭及寒疝仅用一分,其效捷于影响。治急性支气管炎,必与五味子同用,若用之不当,过三分便能杀人,其作用略如麻黄而悍于麻黄倍蓰)。

16　《伤寒论》用附子各方

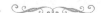

　　《伤寒论》曰:太阳病,发汗,遂漏不止,其人恶风,小便难,四肢微急难以屈伸者,桂枝加附子汤主

之。此为用附第一方，汗漏不止是桂枝证；四肢微急，难以屈伸是附子证。恶风因漏汗，小便难因汗漏不止，得桂附漏汗止，小便难自除，恶风亦罢，余详《辑义按》。太阳病，下之后，脉促胸满者，桂枝去芍药汤主之，若微恶寒者，桂枝去芍药加附子汤主之。按：此亦有汗者，与前条不同处在"去芍药"。伤寒脉浮自汗出，小便数，心烦，微恶寒，脚挛急，反与桂枝欲攻其表，此误也。若重发汗复加烧针者，四逆汤主之。此条因原文有疑义，故摘要备考，详说在《辑义按》中。下之后，复发汗，昼日烦躁，不得眠，夜而安静，不呕不渴，无表证，脉沉微，身无大热者，干姜附子汤主之。此节之用附在脉沉微，当注意者在既下复汗。盖既下复汗之脉沉微，然后身无大热，是阳虚，非服附子、干姜不可，否则既无表证，身无大热，复不呕不渴，无须重药也。发热，病不解，反恶寒者，虚故也，芍药甘草附子汤主之。本条之用附在虚而恶寒，用芍药、甘草是胸不满而有汗者，所以必须用附，因病不解有汗恶寒，病不解与桂枝证同，所异者在发汗之后而云"虚"故也，可见病在阳者不虚。发汗若下之，病仍不解，烦躁者，茯苓四逆汤主之。此与前第三节"重发汗，复加烧针，用四逆"略同，用茯苓与论中苓桂术甘用意同（参阅后文苓桂术甘汤一节），且须与论中"发汗后恶寒者，虚故也；不恶寒但热者实也，与调胃承气汤"一条，彼此互勘。太阳病发汗，汗出不解，其人仍发热，心下悸，头眩，身𥆧动，振振欲擗地者，真武汤主之。按：前朱鸟、后玄武、左青龙、右白虎，见《礼记》，此四种名色亦与四时相配。伤寒桂枝汤旧名朱雀汤，桂枝和营配春；白虎清热配秋；青龙比之云行雨施，为其能作汗也；真武即玄武，配冬为北方镇水之神。由此言之，则真武乃治水之方，其药味为茯苓、白术、白芍、附子、苓，术亦治水之药，与方名合，惟此方契证有心下悸，头眩，身𥆧动，振振欲擗地之文，颇与他节不同，读者于他节不易记忆，此节则容易记忆。故谈及少阴证辄忆及真武，至于何以头眩，身𥆧动，振振欲擗地，则无从探讨其原理。惟有人云亦云，如此则不能运用，须知本节与苓桂术甘不甚相远，与茯苓四逆亦不甚相远。吐下后，心下逆满，气上冲胸，起则头眩，脉沉紧，发汗则动经，身为振振摇者，茯苓桂枝白术甘草汤主之。按：此节至脉沉紧为止，以下接苓桂术甘汤主之句，其发汗则动经两句即真武汤之掣症，"者"字当是衍文。下后气上冲本是可与桂枝之证，因心下逆满白芍不适用，易以苓、术，是为苓桂术甘。当苓桂术甘之证而复汗之，则身振振摇矣，是当真武。欲擗地者，因振振摇欲附于不动之物以自固之谓。身𥆧动，振振摇者是真武，不摇烦躁者是茯苓四逆，观茯苓四逆用人参，则知其次于芍药甘草附子下有意思，所谓虚故也。伤寒医下之，续得下利，清谷不止，身疼痛者，急当救里，救里宜四逆汤。本条意义自明。心下痞而复恶寒汗出者，附子泻心汤主之。本条用附在恶寒汗出，桂枝证亦是恶寒汗出，但心下痞而恶寒汗出则已非复太阳病，是阳明经病而兼见少阴之候。太阳汗出恶寒主桂枝，可知病在太阳不得妄用附子，欲明白此等，全在无字处悟人，今之以用附自诩者，鲜能知此。伤寒八九日，风湿相搏，身体疼烦，不能自转侧，不呕不渴，脉浮虚而涩者，桂枝附子汤主之。若其人大便硬，小便自利者，去桂加白术汤主之。此因风湿相搏不能转侧而用附，不呕不渴脉虚浮而涩，及方后术、附并走皮内，水气未得除故冒，均须注意。不呕病不在上、中焦，不渴桂枝可以使之燥化，术附并走皮内，可知身体疼烦不能自转侧，均因湿在躯壳经络之故。是桂枝之用，驱邪从表出，附子之用，刺激经络使增弹力，术附相济，药位在病所，使湿得化。风湿相搏，骨节疼烦掣疼，不得屈伸，近之则痛剧，汗出短气，小便不利，恶风不欲去衣，或身微肿者，甘草附子汤主之。骨节疼烦，不得屈伸，近之痛剧，皆风湿相搏证，汗出是附子证，短气是甘草证，虚故也。小便不利因汗出，得附汗敛，小便自行，恶风不欲去衣，不必凿解，当是汗出衣润之故。风湿相搏仍主术附，惟前节去桂字，《金匮直解》谓恐汗多，殊不然，桂枝能敛汗也，是当存疑。脉浮而迟，表热里寒，下利清谷者，四逆汤主之。此用姜附以下利清谷之故，表面见热证，里面见寒证，则以寒为主。自利不渴者属太阴，以其藏有寒故也，当温之，宜四逆辈。自利不渴之为内寒，其证易辨。少阴病,始得之反发热,脉沉者,麻黄细辛附子汤主之。麻黄解表,附子温里,细辛散肾经之寒。其细辛能治之头痛亦属少阴,病在下见之于上,在上取之于下也,细辛之量不得过三分。此条药证,古人研究所得者可以为法,《辑义按》中所集《医贯》《医经会解》《张氏医通》各注,均宜熟读潜玩。少阴病得之二三日,麻黄附子甘草汤微发汗,以二三日无里证,故微发汗也,无里证则有表证在言外,麻黄治表,附子治少阴也。少阴病,得之一二日,口中和,其背恶寒者,当灸之,附子汤主之。脉沉微、但欲寐、蜷卧、背恶寒、口中和,附子条件毕具。少阴病,身体痛,手足寒,骨节痛,脉沉者,附子汤主之。体痛脉沉,病不在表,此两节与真武汤、芍药甘草附子汤为类似证。少阴病下利,白通汤主之。少阴病,下利微者,予白通汤。利不止,厥逆,无脉,干呕烦者,白通加猪胆汁汤生之。服汤,脉暴出者死,微续者生。少阴病,二三日不已,至四五日腹痛,小便不利,四肢沉重疼痛,自下利者,此为有水气,其人或咳,或小便利,或下利,或呕者,真武汤主之。少阴病,下利清谷,里寒外热,手足厥逆,脉微欲绝,身反不恶寒,其人面色赤,或腹痛,或干呕,或咽痛,或利止脉不出者,通脉四逆汤主之。通脉四逆为四逆加葱,脉不出为主要症,故方名通脉四逆。少阴病,脉沉者,急温之,宜四逆汤。少阴病,饮食入口则吐,心中温温欲吐,复不能吐,始得之手足寒,脉弦迟者,此胸中实,不可下也,当吐之。若膈上有寒饮,干呕者,不可吐也,当温之,宜四逆汤。手足寒是热向里攻,脉弦是内脏神经紧张,脉迟是脏气被窒,吐之是助体工自然救济,干呕只是胃逆,本无物可吐,吐之是增其逆,故不可吐。大汗出,热不去,内拘急,四肢疼,又下利,厥逆而恶寒者,四逆汤主之。大汗若大下利而厥冷者,四逆汤主之。此与霍乱病理略同,《伤寒论》后文有下利清谷,不可攻表,汗出必胀满一节,皆可以明白汗与利之关系。下利清谷,里寒外热,汗出而厥者,通脉四逆汤主之。下利腹胀满,身体疼痛者,先温其里,乃攻其表,温里宜四逆汤,攻表宜桂枝汤。呕而脉弱,小便复利,身有微热,见厥者,难治,四逆汤主之。《伤寒》本论用附子各方尽于此数,反复熟读,即题无剩义。其最显著者,为同是厥,脉滑而厥者为热,主白虎汤;脉微而厥者属寒,主附子。脉微而厥为体温不能达于四末,阳不足故也,脉滑而厥为热向里攻,有余为病非不足也,故热深厥深为热证,此其一。同是自利,自利而躁烦,或干呕,或恶寒,或四逆,皆寒证,故附子而外,有时当灸。若自利而后重,热证也,故主白头翁汤。假使自利后重误用姜、附,可以百无一生,惟末期至于滑脱,或经涤肠数次,致脾家无阳者,则可用附子,然此为例外,且中途误用附子,往往便血,终属不救,不能不辨之于早也,此其二。同是汗出恶寒,有其他太阳证者,主桂枝,其传入阳明之经,太阳已罢,而汗出恶寒者,以亡阳论,附子证也,此其三。详察诸证,合之脉象,检查病历,计其日数,可以寡过矣。

17 诸呕用药标准

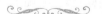

《伤寒论》曰:太阳中风,阳浮而阴弱,阳浮者热自发,阴弱者汗自出,啬啬恶寒,淅淅恶风,翕翕发热,鼻鸣干呕者,桂枝汤主之。此是纯粹太阳中风证。太阳病,阳明、少阳证不见者,为不传。干呕是胃家事,即所谓阳明证,见此者其病有传阳明之倾向也。何以然?汗出与胃有关,表层司汗腺之神经与胃腺司分泌之神经互相呼应也。干呕是寒,何以知之?凡已化燥之口干舌燥症为阳明,桂枝当禁,如其太阳未罢有桂枝证,亦须桂枝黄芩、桂枝白虎,若主桂枝汤,必其入口中和,胃中寒也。若酒客病,不可予桂枝汤,得之则呕,以酒客不喜甘故也。欲明白此矣,须先明白所谓酒家。西医籍只言酒意能容多量酒精,是生理上关系,不言何故。中医籍则谓酒家多湿,湿属脾,《内经》五味配五脏,以甘配脾,谓"稼穑作甘",甘为脾之味,脾为太阴,该肠部而言,凡湿胜者,其腹部各组织弹力较弱,而躯体恒以肉胜,如此者其人恒能食而便溏,俗说谓之胃强脾弱。此类体格之人,都喜饮酒,盖因组织弹力弱,得酒精刺激之,则较舒适故也。若神经性之人感觉奇敏,得酒热化,气血皆上行,眩晕随作,故不能饮。然彼能饮酒之人因常饮多饮而频醉,各种神经因受刺激过当而麻痹,见之于外者为汗空疏而自汗,因热化亲上之故,头部尤易出汗,如此则为酒风,其司分泌之神经已中毒也。此亦有微甚,中毒浅者酒量小,中毒愈深,酒量愈大,神经麻痹愈甚。于是有两事相因而至,其一因组织弛缓之故,淋巴不能充分吸收,皮下常有过剩之水分,聚而为瘰,是为湿疮;其二神经受病,直接当其冲者为肝脏,往往思想不健全,中年以后则易病中风。此之谓酒家,所以不喜甘之故。生理上如何,余尚未能明其故,但湿胜者不能吃糖是事实。又酒家之湿胜多从热化,除面有风色之外,其舌论质多绛,桂枝汤既甜且热,宜其得之则呕也。伤寒脉浮自汗出,小便数,心烦,微恶寒,脚挛急,反与桂枝汤,欲攻其表,此误也,得之便厥。咽中干,烦躁,吐逆者,作甘草干姜汤与之,以复其阳。自汗恶寒,心烦,脚挛急,是附子证。因无阳而病在里,攻表则益虚其阳,故厥。烦躁吐逆是脏气之乱,欲救济而不暇应付,故气乱,故与躁烦并见。云复其阳,意义自明,甘草干姜有补虚意。太阳与阳明合病,不下利,但呕者,葛根加半夏汤主之。观本方并不用凉药,则知并非因热而呕,加半夏则知呕因痰浊。生姜为止呕副药,亦是辟秽之意,不为温也。伤寒表不解,心下有水气,干呕,发热,而咳喘者,小青龙汤主之。观方中姜、桂并用,则知干呕是寒,虽用半夏,已居副药之列。半夏治痰,寒则痰薄,故注家皆云是饮,饮是痰水,喘即因此,故用姜桂,青龙之名亦因此。中风发热,六七日不解而烦,在表里症,渴欲饮水,水入即吐者,名曰水逆,五苓散主之。此条之吐,病在不能消水,主五苓则知小便不利,柯氏、方氏注尚有可观。发汗后,水药不得入口为逆,若更发汗,必吐下不止。此条并未吐,吐与下皆肠胃中事,而其癥结在发汗,然则大汗亡阳而致吐下不止,生理上之变化岂不显然。发汗、吐、下后,虚烦不得眠,若剧者必反复颠倒,心中懊侬,栀子豉汤主之。若呕者,栀子生姜豉汤主之。病人有寒,复发汗,胃中冷,必吐蛔。蛔不是尽人皆有,今云胃冷必吐蛔,岂蛔为生理上应用之物,非病理方面事耶,此说可商。又热病胃中热甚而吐蛔,用凉剂消炎得愈者,乃常有之事,今云胃中冷必吐蛔,亦可商。惟阴证不可发汗,误汗致胃中无阳,干呕躁烦,却是事实。伤寒五六日中风,往来寒热,胸胁苦满,嘿嘿不饮食,心烦喜呕,小柴胡汤主之。此为少阳证呕吐,所谓不可汗下者也。少阳为胆脏之经,古人以肝为甲木,胆为乙木,其经气从火化,其提纲为口苦咽干胁痛,其见症为寒热往来,其地位牵涉肝胃。因非太阳,故不可汗,肝、胆都不受压抑,故不可下。脑症之所以可下,因胃积为之病源之故。所以呕,因胆腑经气上逆,其病是化热症,热故上行。方中黄芩居重要地位,半夏、人参仍是胃药,柴胡能解此经之外感,亦是汗药,用之不当,辄因过汗之故而泄泻,亦能令人虚,与不当汗而汗致吐利同。故谓柴胡不发汗乃强作解人之语,不可为训也。此药于透发痧痘有特效,时人不明病理,往往用之不当,因致虚。既虚之后,复不知汗与自利同见即是少阴,仍向少阳方面求治法,病乃日见增剧,至于不救,嗣后遂畏柴胡如虎,皆非是也。血弱气尽,腠理开,邪气因入与正气相搏,结于胁下,邪正分争,往来寒热,休作有时,嘿嘿不欲饮食。脏腑相连,其痛必下,邪高痛下,故使呕也,小柴胡汤主之。脏腑相连,脏指肝,腑指胆,与首句血弱气尽相应。成无己云:当月廓空时则为血弱气尽,是血弱气尽指女人月事言。肝主藏血,与冲任相连,女人肝郁,月事不以时下,即因肝气上逆之故,可以为脏腑相连句注脚。邪正相搏,结于胁下,其处脉络不通,血欲下行不得则痛,邪从腠理入,病少阳之经气是阳,血因邪正相搏而结是阴,故云邪高痛下。胁下既结且痛,则胃气不得下行,复伴有外邪病少阳之经,则胃不得安,此时自然力之救济法,惟有作恶,迫病邪上吐,此所以云邪高痛下,故使呕也。又观"腠理开,邪气因入"句,可以证明柴胡是汗药。得病六七日,脉迟浮弱,恶风寒,手足温,医二三下之,不能食而胁下满痛,面目及身黄,颈项强,小便黄者,与柴胡汤后必下重。本渴饮水而呕者,柴胡不中予也,食谷者哕。本渴饮水而呕是水逆,乃五苓散证,余详《辑义按》。食谷者哕,为胃中事,重心在胃,故柴胡不中与。太阳病,过经十余日,反二三下之,后四五日柴胡证仍在者,先予小柴胡。呕不止,心下急,郁郁微烦者,为未解也,与大柴胡汤下之则愈。柴胡证仍在者,谓寒热往来,发作有时,胁痛而呕,先予小柴胡解少阳之邪。呕不止,心下急,微烦,为胃中有积,大柴胡表里分疏,则虽下,不碍少阳经气。前一节亦胃中事,而见茵陈五苓证,故柴胡不中予。此节亦胃中事,然是柴胡证,故兼顾其积。治痉病亦然,凡痉胃中有积者,与治痉之剂辄不应,稍久变为慢性脑炎,便不救。若初起时,治痉之外,予以瓜蒂散,为效甚良,余所谓瓜蒂散,乃瓜蒂、栀、豉,不吐即下。伤寒十三日不解,胸胁满而呕,日晡所发潮热,已而微利,此本柴胡证,下之以不得利,今反利者,知医以丸药下之,此非其治也。潮热者实也,先宜服小柴胡汤以解外,后以柴胡加芒硝汤主之。"下之以不得利"句,谓因不得利而下之,故下文云"今反利"。胸胁满而呕是柴胡证,见潮热而微利,是柴胡加芒硝证。其下一条,过经,谵语,小便利,脉和为内实,主调胃,以无少阳证故也。太阳病当恶寒发热,今自汗出,反不恶寒发热,关上脉细数者,以医吐之过也。一二日吐之者,腹中饥,口不能食。三四日吐之者,不喜糜粥,欲食冷食,朝食暮吐,以医吐之所致也,此为小逆。太阳病吐之,但太阳病当恶寒,今反不恶寒,不欲近衣,此为吐之内烦也。此两节只是一节,吐之能使人内烦恶热,欲食冷食,却又朝食暮吐。朝食暮吐之理,为胃中无热。是"恶热,欲食冷,内烦"皆所谓客热,非真热也。于是可知以病人喜热饮、冷饮候病之寒热,其说粗而无理。病人脉数,数为热,当消谷引食,而反吐者,此以发汗令阳气微,膈气虚,脉乃数也,数为客热,不能消谷,以胃中虚冷,故吐也。发汗令阳气微是一公例,发汗令阳微膈虚胃冷而吐,甚者肠冷而利,吐利并作而见四逆,则为姜附证,此其前一步事。太阳病过经十余日,心下温温欲吐,而胸中痛,大便反溏,腹微满,郁郁微烦。先此时自极吐下者,与调胃承气汤,若不尔者,不可与。但欲呕,胸中痛,微溏者,此非柴胡证,以呕故知极吐下也。外热内攻,温温欲吐,肢必微厥,如此当从表解,不可下。吐下后虚烦,热与积有余,因而内结,可以微下,即是本条。从外之内者仍从外解,由里面自起反应者,从里解故也,余详《辑义按》。伤寒六七日,发热微恶寒,支节烦疼,微呕,心下支结,外证未去者,柴胡桂枝汤主之。本条之呕与邪高痛下条同,彼条是少阳,故主柴胡;此条兼有太阳,故主桂枝、柴胡。伤寒五六日,呕而发热者,柴胡汤证具,而以他药下之,柴胡证仍在者,复与柴胡汤。此虽已下之,不为逆,必蒸蒸而振,却发热汗出而解。若心下满而硬痛者,此为结胸也,大陷胸汤主之。但满而不痛者,此为痞,柴胡不中予之,宜半夏泻心汤。无少阳证,但满不痛,柴胡并不能治满,且是汗药,不当汗而汗,亡阳动经,则增泄泻,故云"不中与"。太阳中风,下利呕逆,表解者,乃可攻之。其人漐漐汗出,发作有时,头痛,心下痞,硬满,引胁下痛,干呕,短气,汗出不恶寒者,此表解里未和也,十枣汤主之。漐漐汗出发作有时,是内部已结之证,"头痛、心下痞、硬满、引胁下痛、干呕、短气",是结之地位甚高,在胃不在肠之症。据诸家皆言治水,《医学纲目》言治痰,《辑义按》中所列各注均有研究价值。《宣明论》谓治小儿惊搐亦有价值,《活人书》谓服此不下者,遍身浮肿而死,并可见古人对于此方之审慎。又方后三物等分,强人服一钱匙,羸者半钱匙,准《千金》用五铢钱,则分量亦不为多。半钱匙之药末用大枣十枚煎汁调服,较之《圣济总录》用大枣捣药末和丸为稳,因和丸则枣之力量等于虚设,惟古人泥于十枣汤治水,则于本条尚有疑义。按:漐漐汗出为表解,云漐漐亦是里实之证，加以发作有时乃益证明里实。既漐漐汗出，水有出路，是心下痞硬满引胁下痛之结，亦非水结。其云下利呕逆，既结于内，决不能呕之使出，故下文云干呕，此条之结在胃，不是在肠，所云下利，亦不过粪水，则亦不能聚水。短气二字，有注意价值，既可峻剂攻下，自然非虚，因结在胸脘部分，故短气，大约有积当攻之，攻须用快药，三承气、陷胸、十枣都有是快药，而力量有等差，各有所宜。承气是汤剂，药量以钱计，肠积宜之。十枣是散，陷胸丸是丸，药量以厘计，积停于胸脘者宜之。药力猛悍程度与用量为正比例，厘计与钱计，其量相差百倍，十枣与三承气其力亦相差百倍，猛悍少用，能升通道路，并不能使积全下，惟其以开通道路为事，则非真结者不可用。以开通道路为事，则不伤及其他脏气，既云开通道路，是不能将宿积悉数驱之使下，余积由体工救济力自行驱除。故得药之后，粪水并下，粪是积，水是体工驱积之利器，乃躯体中本有之液体，此不但十枣如此，陷胸丸如此，即回春丹、抱龙丸、保赤散亦如此。然则谓十枣下水，其说非矣。由此可知非结不可用，误用则伤脏气，阴虚而热者不可用，本身无液体以为驱逐余积之利器也。凡脏伤则肿，故误服此药无物可下者，肿满而死。陷胸、十枣，怀疑十余年，今乃恍然明白，并回春丹、抱龙丸之所以误事及其用法，亦可以了然无疑，洵快事也。伤寒汗出解之后，胃中不和，心下痞硬，干噫食臭，胁下有水气，腹中雷鸣下利者，生姜泻心汤主之。《续易简方》谓此条是食复，干噫谓噫而无物。按：此条是伤胃，胁下水气，腹中雷鸣下利是肠部寒。伤寒中风，医反下之，其人下利，日数十行，谷不化，腹中雷鸣，心下痞硬而满，干呕心烦不得安，医见心下痞，谓病不尽，复下之，其痞益甚，此非热结。但以胃中虚，客气上逆，故使硬也，甘草泻心汤主之。此条干呕由于误下，亦是动经，但客气逆只痞不呕，下利故呕，动经故也。伤寒发汗，若吐若下，解后，心下痞硬，噫气不除者，旋覆代赭汤主之。汗吐下后而痞，亦是客气上逆。噫气，既非呕，亦非呃，方中用人参、用姜，则知噫是虚、是寒。旋覆、甘草质轻，方中皆用三两，代赭重，仅用一两，生姜用至五两，倘此药量不误，则知所重者不在代赭。近人用此三钱五钱乃至一两，药后病者辄见呃逆，呃为横膈膜痉挛，乃药力太暴，神经起反应，较之客气动膈为尤甚。既见呃，遂不得止，一因虚甚，神经失养；一因中脘与腹部气压不得中和，两者皆猝难恢复故也。《寓意草》治膈气，呕吐得效，当是事实，惟说理则非是。伤寒发热汗出不解，心中痞硬，呕吐而下利者，大柴胡汤主之。此少阳夹食之证，其病由外之内，故用大柴胡。若客气动膈之痞硬，由误汗下反应，则附子泻心证矣。呕与小柴胡同，多利耳。太阳与少阳合病，自下利者，予黄芩汤。若呕者，黄芩加半夏生姜汤主之。观《伤寒论》凡用凉药之痞满、吐利，皆未经汗下误治者。盖未经汗下，则其病属实，汗下而不愈为误治，误治即虚，任温药矣。此所谓"三阳皆实，三阴皆虚也"。伤寒，胸中有热，胃中有邪气，腹中痛，欲呕吐者，黄连汤主之。凡言客气，皆本身自起之反应，凡言邪气，皆外来侵袭之风寒。本条言有邪气，故主桂枝；呕是热，故主黄连；痛是寒，故主干姜，所谓有一证，有一药也。"胃中"字最乱人耳目，主桂枝，仍是从太阳解，因热向里攻，不得达表，故使呕。呕是胃家事，故云胃中有邪气，姜、连之量，随痛与呕之多寡为加减，故喻嘉言有"进退黄连汤"之名。伤寒发热无汗，呕不能食，而反汗出濈濈然者，是转属阳明也。发热无汗是太阳证，"呕不能食"连上句读，盖即太阳病而见阳明证，可决其必传之病，并未服药汗出濈濈然，故云"而反"。凡汗濈濈然，为已转属阳明也。阳明病不能食，攻其热必哕，所以然者，胃中虚冷故也，以其人本虚，攻其热，必哕。哕字释作呃逆，引《诗经》鸾声哕哕，谓发声有序，甚有理致。本条之"胃"字，确是指胃，不是指肠。阳明病固然是化热，太阳已罢，病在胃肠，其人本虚，并无阴证，仍是阳明。在肠者是腑证，在胃者是经证，气压不匀则呃逆，骤寒、骤攻、骤热与液枯皆有之，本条未出方，然非附子理中，予丁香柿蒂当效。阳明病，反无汗而小便利，二三日呕而咳；手足厥者，心苦头痛，若不咳不吐手足不厥者，头不痛。呕、厥、头痛，其理易明，反复言之，更明了。无汗、小便利，水分下行，当令达表乃得。《辑义按》中各注皆非是。伤寒呕多，虽有阳明证，不可攻之。是顺生理为治，《辑义按》中按语自明，惟本文"阳明证"三字，似专指腑证，因腑证当攻，故云。若胃中虚冷不能食者，饮水则哕。此承上节而言，上节是四逆汤，表热里寒，下利清谷，与下一节亦相属，病理各别，文字相连也。阳明病胁下硬满，不大便而呕，舌上白苔者，可与小柴胡汤，上焦得通，津液得下，胃气因和，身濈然汗出而解。苔是胃气，白是表邪，可谓有表复有里，因硬满，上焦不通而作呕，因津液不下，胃气不和而不汗，如此其热必弛张，是见柴胡证。予柴胡解表，大便当下，上焦得通，津液下行，因胃和汗出，"因"字宜玩。阳明中风，脉弦浮大而短气，腹都满，胁下及心痛，久按之气不通，鼻干不得汗，嗜卧，一身及目悉黄，小便难，有潮热，时时哕，耳前后肿，刺之小差。外不解，病过十日，脉续浮者，予小柴胡汤。脉但浮无余症者，与麻黄汤，若不尿，腹满加哕者不治。按：前此第五节，"攻其热必哕"，是冷呃。此条身黄、鼻干、耳肿、热潮、腹满、不尿、是热呃，当是烧针致坏之重者，《辑义》中柯注较佳。经谓"不治"，吾人固无从反对，然本文小柴胡汤、麻黄汤都可疑，因如此病不是此等药，须以无厚入有间，勿伤脏气，然后焘然而解。食谷欲呕，属阳明也，吴茱萸汤主之，得汤反剧者属上焦也。吴萸是热药，用此必有寒证，可知呕是胃家事，本条可以证明胃是阳明经，肠是阳明腑，不得泥于"太阳已罢，化热者为阳明"，末两语未详其义。按：吴萸药位在胸脘，不可谓"非上焦"，纵使停食地位高于药位，苟非寒热误认，亦不至"得汤反剧"。本太阳病不解，转入少阳者，胁下硬满，干呕不能食，往来寒热，尚未吐下，脉沉紧者，予小柴胡汤。若已吐、下、发汗、温针，谵语，柴胡汤证罢，此为坏病，知犯何逆，以法治之。呕吐多属热，干呕多属寒，故不能食，热甚虚甚，亦不能食，但不必干呕，其余语意自明。太阴之为病，腹满而吐，食不下，自利益甚，时腹自痛，若下之必胸下结硬。是中寒为病，准此与阳明腑证比较，寒则胀，热则结，结可下，胀当温。本因中寒而胀，以寒药下之则益其寒，阴证本虚，攻之则虚虚。虚寒为病，增其虚寒，是益病非去病也。下之而胸下结硬者，病灶虽在腹，反应则在胸也。食不下而吐利，其属虚宁有疑义。吐利并作，中权失司，其内无阳，必然汗出，是皆可推理而得者，少阴病欲吐不吐，心烦但欲寐，五六日自利而渴者，属少阴也。虚，故引水自救，若小便色白者，少阴病形悉具。小便白者，以下焦虚有寒，不能制水，故令色白也。腹满、自利不渴者，属太阴；自利而渴者，属少阴。其所以然之故如何？曰：自利不渴者，寒故也；自利而渴者，唾腺不能造津液故也。此其渴与阳明渴不同，阳明因热而渴，与太阴因寒而不渴，恰恰成为对待，固然一望可辨。少阴证脉沉微但欲寐，是不热也。既不热而又渴，其所以然之故，亦一望可知。此即少阴属肾之真确意义，欲吐不吐，与干呕为近，当是中焦有寒。病人脉阴阳俱紧，反汗出者，亡阳也，此属少阴，法当咽痛而复吐利。此释所以吐利之故，与上节互相发明。咽痛因腺病，当在扁桃体、喉蛾之类也，旧谓不红不肿，痛如刀割者非是。少阴病吐利，手足不逆冷反发热者，不死；脉不至者，灸少阴七壮。盖言吐利、发热、脉不至者可灸，脉不至手足必逆冷，《辑义》中按语当是。既吐利亦是中寒，不逆冷未逆冷耳。少阴病，吐利，躁烦四逆者，死。四逆与手足逆冷，亦有微甚之辨。少阴病，脉微细沉，但欲卧，汗出不烦，自欲吐，至五六日自利，复烦躁不得卧寐者，死。少阴病，下利，脉微者，予白通汤。利不止，厥逆无脉，干呕烦者，白通加猪胆汁汤主之。服汤已，脉暴出者死，微续者生。少阴病，下利清谷，里寒外热，手足厥逆，脉微欲绝，身反不恶寒，其人面色赤，或腹痛，或干呕，或咽痛，或利止脉不出者，通脉四逆汤主之。少阴病，下利六七日，咳而呕渴，心烦不得眠者，猪苓汤主之。咳则不用温药，是可注意之点，此条用猪苓是咳为水逆，猪苓戕肾，大虚证宜慎。少阴病，饮食入口则吐，心中温温欲吐，复不能吐，始得之，手足寒。脉弦迟者，此胸中实，不可下也，当吐之。若膈上有寒饮，干呕者，不可吐也，当温之，宜四逆汤。厥阴之为病，消渴，气上冲心，心中疼热，饥而不欲食，食则吐蛔，下之，利不止。伤寒，脉微而厥，至七八日肤冷，其人躁，无暂安时者，此为脏厥，非蛔厥也。蛔厥者，其人当吐蛔；令病者静而复时烦者，此为脏寒。蛔上入其膈故烦，须臾复止，得食而呕又烦者，蛔闻食臭出，其人当自吐蛔。蛔厥者，乌梅丸主之，又主久痢。此两条皆言吐蛔，第二条本文有讹字，吐蛔之义不能彻底明了。蛔非生理上事，当然非人人所必有，吐蛔之病，今所见者皆属热，其属寒者，未曾见过，所可知者，亦是肠胃病，而属风化兼神经性者。伤寒，热少微厥，指头寒，嘿嘿不欲食，烦躁数日，小便利，色白者，此热除也。欲得食其病为愈，若厥而呕，胸胁烦满者，其后必便血。厥而呕、胁满，是热厥兼肝证，便血有其理，惟是否即后文之白头翁证，未能确言，《辑义按》谓是尿血，义亦未妥。伤寒，本自寒下，医复吐下之，寒格更逆吐下，若食入口即吐者，干姜黄芩黄连人参汤主之。本条意义自明。呕家有痈脓者不可治呕，脓尽自愈。呕而脉弱，小便复利，身有微热，见厥者，难治，四逆汤主之。干呕，吐涎沫，头痛者，吴茱萸汤主之。呕而发热者，小柴胡汤主之。伤寒大吐大下之极虚，复极汗者，其人外气怫郁，复与之水，以发其汗，因得哕，所以然者，胃中寒冷故也。外阳虚竭，则生内寒，哕之理由，详《辑义按》。巨膺敬按：先师研治药物，悉本大论，其唐宋以后发明之药，非理论确凿效能显著者不用，尤深痛恶时方俗药，如天将壳、路路通等，目为魔道药。单方流传民间沿用之僻药，更非所取，当谓用冷僻之药，以矜奇立异，试之病人，甚非恕道，若欲试病，须先自服，辨其性味作用，绝不以传闻所得而轻率用之。故其用药范围不广，虽著述等身，贡献丰医学者至伟且大，而于药物则鲜发明。良以此故，盖氏著述，不以抄胥为能事，否则不难以本草为蓝本，罗辑百千味，铺陈性味产地功效，以成巨帙，号称恽氏药物学，谁曰不宜。氏之功力不在是，此篇但摭陈大论中用药之法度，愿从之人致功力于此，不以炫怪群目为能，故题曰论药集，示人以绳而已。

《论药集》终

第二节 《十二经穴病候撮要》

1 自 序

　　自今日之眼光观之，经穴云者，包括生理学、医化学、内分泌神经系诸端，其基础建筑于"形""能"两字之上，其成功不知历几何年月，积不知几千万病人之经验，故鄙人于此，极端认为有研究价值之一种学问。惜乎自《灵》《素》而后，学者囿于见闻，限于学步，无复有伟大之精神，为所以然之探讨。迄今日因《灵》《素》以五行为说，与科学格不相入，遂欲破坏之，摧残之，靡所不用其极，若惟恐去恶之不尽也者，其实勿思之甚。鄙意以为中国医学而无价值，不待摧残将自消灭，苟有价值，自然江河不废，惟余亦非具有伟大之精神，能为根本探讨者，不过为后此学者之先河，则固窃比于当仁。况吾侪既治中医，安有经穴可以置之不讲者，故不辞简陋，辑为此篇。大段节目皆蓝本《沈氏尊生书》，多所删节，为学者容易明了，省晷刻也。经穴本针灸家所当有事，凡穴有可针者，有不可针者；有可灸者，有不可灸者。穴之部位，以同身寸计。同身寸者，中指中节背面两端，屈指取之，是为一同身寸。盖人身有长短不同，用同身寸，则无不同也。然失之毫厘，谬以千里，且针灸愈病，须与气候相应，其精奥处，多不可晓。世之以针灸为业者，仅守其师传，其术既俭约，复不能著书。古书所言，今之针灸家，亦多不审，此道不传，在若存若亡之间。吾侪欲明此绝学，良非易事，今吾为此，欲学者知其大概，于经络、俞穴能知其名指其处，为他日登高自卑之基础云耳。民国十四年八月铁樵自序。

2 手太阴肺

手太阴之脉,起于中焦(中焦在胃中脘,主熟腐水谷精微,上注于肺,肺行荣卫,故十二经脉自此为始,所以手太阴之脉起于中焦),下络大肠(大肠为肺之雄,故肺脉络大肠),环循胃口(胃口为胃之上口,贲门之位也),上膈属肺(手太阴为肺之经,故其脉上膈属肺),从肺系横出腋下(腋谓肩之里也),下循臑内(臑谓肩肘之间),行少阴心主之前(少阴在后,心主处中,而太阴行其前),下肘中(尺泽穴分也),循臂内上骨下廉(上骨谓臂之上骨,下廉谓上骨之下廉),入寸口(经渠穴在寸口中),上鱼际(鱼际谓手大指之后,以其处如鱼形),循鱼际(鱼际谓手鱼之际,有穴居此故名曰鱼际),出大指之端(少商穴分也)。其支者(《针经》曰:支而横者为络。此手太阴之络别走阳明者也,穴名列缺)从腕后直出次指内廉,出其端。(手太阴自此交入手阴明)是动则病(手太阴常多气少血,今气先病是谓是动。《难经》曰:是动者气也),肺胀满,膨膨而喘咳(膨膨谓气不宣畅),缺盆中痛(缺盆,穴名,在肩下横骨陷中,谓其处如缺豁之盆,故曰缺盆),其则交两手而瞀(《太素》注云:瞀,低月也),是谓臂厥(肘前曰臂,气逆曰厥)。主肺所生病者(邪在气留而不去,则传之于血也,血既病矣,是气之所生,故云所生病也。《难经》曰:所生病者,血也),咳嗽,上气喘渴,烦心胸满,臑臂内前廉痛,掌中热。气盛有余,则肩背痛,风寒汗出中风,小便数而欠(数,频也。欠,少也。谓小便数而少也),气虚则肩背痛寒,少气不足以息,溺色变。卒遗失无度(下略)。

手太阴肺经(左右凡二十二穴)。

少商(在手大指端内侧,去爪甲角如韭叶)。

鱼际(在手大指本节后散纹中)。

太渊(在掌后陷中)。

经渠(在寸口脉中)。

列渠(在腕后一寸五分)。

孔最(去腕上七寸)。

尺泽(在肘约文中)。

侠白(在天府下二寸动脉中,尺泽上五寸)。

天府(在腑下三寸,臂内廉动脉中)。

云门(在巨骨下气户旁二寸陷中,动脉应手,举臂取之)。

中府(在云门下一寸六分,按乳头往上数至第三肋间,动脉应手者)。

手太阴肺之病候曰肺胀,曰肺痿,曰肺痈,曰息贲,曰咳嗽,曰哮喘,曰诸气,曰疹子。

肺胀　《沈氏尊生书》云肺胀,肺家气分病也。仲景曰:咳而上气烦躁者,为肺胀,欲作风水,发汗自愈。又曰:咳而上气,此为肺胀;其人喘,自如脱状,脉浮大者,越婢加半夏汤主之。又曰:肺胀咳而上气,烦躁而喘,脉浮者,心下有水气,小青龙汤加石膏主之。丹溪曰:肺胀而嗽,或左或右,不得眠,此痰挟瘀血,凝气而病,宜养血,俾流动以平气降火,疏肝以清痰,四物汤加桃仁、诃子、青皮、竹沥之类。沈金鳌云：肺胀为肺经气分之病，故宜以收敛为主，即挟痰挟血者，亦不离乎气，不得专议血，专议痰也，宜清化丸。清化丸方：贝母一钱，杏仁五钱，青黛二钱，姜汁砂糖丸含化。

铁樵按：婴儿有猝然喘满，手脚牵掣，俗名肺喘惊风者，实即肺胀之候。所为肺喘惊风，病者之胸背皆高起，此种乃大危险症候，实无善法。《保赤新书》中有牛黄夺命丸治此病，然亦未曾实验，恐不能取效，因上膈及背皆骨骼，喘满至于骨骼变更地位，肺胀之剧烈可见。又有此病有慢性者，可以延喘至十余年，更无办法。谢蔼窗先生之老太太患此，中西名医毕集，无药不尝，卒未得一当也。

肺痿　肺痿，久咳肺虚，而热在上焦病也。其症状必寒热往来，自汗气急，烦闷多唾，或带红线脓血，宜急治之，宜举肺汤、元参清肺饮，切忌升散温热辛燥。仲景云：或有患此症吐涎沫而咳者，有吐涎沫而不咳者，其人不渴必遗尿，小便数。所以然者，以上虚不能制下故也，此为肺中冷，必眩多吐涎，必温之，宜生姜甘草汤；又有火盛者，宜人参平肺散；有喘急而面浮者，宜葶苈汤。大约此症总以养气、养肺、养血、清金降火为主，若肺痿将变为痈，又必兼理脓毒，宜紫菀散。

举肺汤：桔梗、甘草、天冬、竹茹、阿胶、沙参、贝母、百合。

元参清肺饮：元参、柴胡、陈皮、桔梗、茯苓、麦冬、苡仁、人参、甘草、槟榔、地骨皮、童便。

生姜甘草汤：生姜、炙草、人参、红枣（此方治肺寒咳吐）。

甘草干姜汤：炙草、干姜炭（此方治吐而不咳）。

人参平肺散：桑皮、知母、人参、地骨皮、炙草、天冬、赤苓、青皮、地骨皮、陈皮、五味子、生姜。

葶苈汤：炒葶苈为末，大枣十枚煎汤，调末服（原注云葶苈末二钱，照经验上言之，万不可用二钱，此物甚悍，三四分已足）。

紫菀散：紫菀、人参、知母、五味子、桔梗、贝母、茯苓、阿胶、甘草、生姜。

肺痈　肺痈，肺热极而成病也，其症痰中腥臭或带脓也，宜清金散，是脾虚肺弱，虚火上燔之败症，故补脾亦是要着。初起时咳嗽气急，胸中隐痛，吐痰如脓，宜麦冬平肺饮；或咳吐脓痰，胸膈胀满，气喘发热，宜元参清肺饮；或病重不能卧，宜宁肺桔梗汤；或已吐脓血，必以去脓补气为要，宜排脓散。勿论已成未成，总当清热涤痰，使无留壅，自然易愈。凡患肺痈，手掌皮粗，气急脉数颧红鼻煽不能饮食者，皆不治。

清金散：苡仁、橘叶、黄芩、花粉、贝母、桑皮、桔梗、牛蒡、蒺藜。

麦冬平肺饮：麦冬、人参、赤芍、槟榔、甘草、赤苓、陈皮、桔梗。

元参清肺饮：元参、柴胡、陈皮、桔梗、茯苓、麦冬、苡仁、人参、炙草、槟榔、地骨皮、童便。

宁肺桔梗汤：桔梗、贝母、当归、黄芪、枳壳、桑皮、防己、瓜蒌仁、甘草、五味子、百合、苡仁、葶苈、杏仁、地骨皮、知母。咳甚者倍百合，发热加柴胡，便闭加大黄（大黄不过三五分，不可多）。

排脓散：人参、黄芪、白芷、五味子（等分）。

息贲　息贲，肺积病也，在右胁下如覆盆状，令人洒洒然寒热，背痛呕逆喘咳。发肺痈，脉必浮而长，肺气虚，痰热壅结也，当以降气、清热、开痰散结为主，宜息贲丸。

息贲丸：川连一两二钱，厚朴八钱，干姜、茯苓、紫菀、川椒钱半，人参二钱，桂枝、桔梗、三棱、天冬、陈皮、川乌、青皮各一钱，蔻仁二钱，巴豆霜四分，茯苓另研，余为末，筛过和茯苓研匀，再入巴豆霜研匀，蜜丸梧子大。初服二丸，每日加一丸，渐加至大便微溏，再从两丸加服，积去大半便勿服。

咳嗽　病源方药详《风劳鼓病论》《病理各论》。

哮　哮，肺病也，哮与喘与短气，三症相似而不同。《入门》曰：哮以声响言，喘以气息言。盖哮无不与痰俱,喉间沙沙有二声,病作时,肺管中皆痰也。古人辨此,说多而不甚清楚,兹以吾意说之。气道窒,痰鸣者,哮也,气息壅涌,呼吸如不及者,喘也,或谓抬肩摇身者为哮。按:抬肩云者,即所谓肩息。摇身者,谓呼吸困难,身为动摇。此二字,哮有之,喘亦有之,若以意会之,恐失之弥远,惟以寒热虚实为辨,则灼然可见。凡病暴者多实,久者多虚;暴者属热,久者属寒。暴病有属寒者,乃中寒,阴盛于内,阳亡于外之候,故其症必有汗。久病有属热者,乃阴分既虚,水不涵火之候,故其舌必干绛,两颧必发赤。哮吼之病,往往完全不见热象,且此症恒见之于童年,终身不能愈,以云病久,无有更久于此者。秋杪即剧,春暮乃瘥,其为肺寒,不胜外界冷空气压迫,极为显著,故《全生集》用豆豉、白信石治此病,其为寒证甚确。李士材谓是寒包火,谓于八九月未寒时,用大承气下其热,至冬寒无热可包,便不发作,此说甚不经。患哮病者,无有不虚,用大承气岂非犯"虚虚"之禁乎?沈金鳌云:哮症大都感于幼稚之时,客犯盐醋,透渗气脘,一遇风寒,便窒塞道路,气息急促,故多发于冬初,必须淡饮食,行气化痰为主。禁凉剂,恐风邪难解也;禁热剂,恐痰火易升也。苏子、枳壳、青皮、桑皮、桔梗、半夏、前胡、杏仁、栀子,皆治哮必用之药,验方列后。

千金汤:麻黄、桑皮、苏子、杏仁、白果、黄芩、半夏、甘草、款冬花(此方能治一切哮症)。

水哮方:芫花、紫背浮萍、米粉和为颗,清水煮熟恣意食之(水哮谓蜂而兼饮者)。

皂荚丸:皂荚去皮子弦蜜丸二钱,明矾、杏仁、白牵牛头末各一钱,紫菀、炙草、桑皮、石菖蒲、半夏各二钱,胆星一钱半。上药研束用百部一两二钱煎膏丸(此方治久哮,每服一钱)。

千金导痰汤:姜半夏二钱,胆星、陈皮、赤苓、枳壳、甘草各一钱,皂荚一寸。并蜜炙姜五片煎服(此方治风痰哮)。

参苏温肺汤:人参、紫苏、木香、肉桂、五味子、桑皮、陈皮、半夏、白术、茯苓各一钱,甘草五分,姜三片,煎服此方治肺寒而哮。

诸气:《内经》谓诸气皆属于肺,故凡气为病者皆肺经病。中气:中,去声,如中风之中。中气,暴病也。暴喜伤阳,暴怒伤阴,忧愁怫意,气多厥逆,皆能致中气之病,要惟忿怒为尤甚。怒则肺举叶张,气有升而无降,可以痰涎壅塞,牙关紧闭,一时昏倒,不省人事,若以姜汤急灌之,立时可醒。既醒之后,随症调治,非若中风之病,一发便不易挽救也。《入门》曰:中气之病,虚者八味顺气散,实者四七汤。

八味顺气散:人参、白术、云苓、炙甘草、青陈皮、白芷、乌药。

四七汤:姜夏、茯苓、厚朴、苏叶、生姜。

生脉散:人参、麦冬、五味子。加阿胶、白术、陈皮者名加味生脉散。

气逆　气逆,火病也。《内经》曰:诸逆冲上,皆属于火。今所见者,以妇人为多,其病多属冲任、肝、胆。沈云:治逆,惟有散火,火清而逆自平,宜退热清气汤;火盛者,滋阴降火汤。

丹溪云:病人自言冷气从下而上者,此上升之气自肝而出,中挟相火,其热为甚,自觉其冷,非真冷也。又曰:气之上逆属阳,无寒之理,觉恶寒者,乃火极似水也。

退热清气汤:柴胡、陈皮、赤苓、半夏、枳壳、香附、川芎、砂仁、木香、炙草。

滋阴降火汤:白芍、当归、熟地、天冬、麦冬、白术、生地、陈皮、知母、黄柏、炙草、生姜、大枣。

短气　短气有虚实两种,元气虚乏,呼吸浅促,对面微闻声息者,当补气,不可泻肺。无急病者,当视其所亏何脏,斟酌调理;急病末路,见呼吸出多入少者难治,宜生脉散。仲景曰:平人寒热短气不足以息者,实也。又曰:短气有微饮,当从小便去之。

气痛:三焦内外俱有病也。《入门》曰:人身元气与血循环,凡横于脏腑之间,而为疼痛。积聚、痃癖壅逆胸臆之上,而为痞满刺痛等症,皆由气结,甚则为痰饮。初起宜辛温,开郁行气、豁痰消积;久则宜用辛寒,降火以除根。沈云:气滞上焦则为心胸痞痛,宜枳橘汤、清膈苍莎丸;凝滞中焦则腹胁刺痛,宜木香破气散、撞气阿魏丸;凝滞下焦则为疝瘕腰痛,宜四磨汤、木香槟榔丸;凝滞于内则为癖积疼痛,宜化积丸、三棱散;凝滞于外则为遍身刺痛,或浮肿或臌胀,宜流气饮子。

枳橘汤:枳壳、陈皮、生姜。

清膈苍莎丸:苍术、香附、黄连、黄芩、瓜蒌。

木香破气散:香附、乌药、姜黄、炙草、木香。

撞气阿魏丸:莪术、丁香、青皮、陈皮、川芎、炙草、茴香各一两,砂仁、肉桂、白芷各五钱,胡椒二钱五分,阿魏一钱五分。酒浸一夜,打糊,生姜四两切片,用食盐一两,淹一夜,炒至褐色,共为末。以阿魏糊丸芡子大,朱砂为衣,每服三丸,带饥时服,细嚼姜汤下,亦治一切气痛。

四磨汤:枳实、乌药、槟榔、沉香,虚者加人参。此方治下焦气痛。

木香槟榔丸:大黄、黑牵牛、黄芩各二两,木香、槟榔、黄连、当归、枳壳、青皮、香附、陈皮、莪术、黄柏各一两,研末水泛丸每服一钱。

化积丸:三棱、莪术、阿魏、海浮石、瓦楞子、香附、雄黄、五灵脂,研末水泛丸。

三棱散:三棱八钱,川芎四钱,煨大黄一钱。

流气饮子:大腹子一钱,陈皮、赤苓、当归、白芍、川芎、黄芪、半夏、枳实、甘草、防风各七分半,苏叶、乌药、青皮、桔梗各一钱半,木香一钱,姜二片,枣两个。

疹子:疹子亦肺病之属,故其症必咳,已著专篇,在《保赤新书》中。

3 手阳明大肠

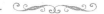

手阳明之脉,起于大指次指之端内侧(次指之端,商阳穴在焉),循指上廉,出合谷两骨之间(合谷,穴名,在此两骨之间),上入两筋之中(阳溪穴所在)循臂上廉(臂之上廉,偏历之分,手阳明之终也。铁按:语甚费解,义未详),入肘外廉(曲池穴分),上循臑外前廉,上肩,出髃骨之前廉(髃骨,谓肩髃之骨。肩髃亦穴名,在此髃骨之端),上出柱骨之会上(《气府论》注云:柱骨之会乃天鼎穴也,在颈缺盆上,直扶突、气舍后,同身寸之半寸是也),下入缺盆络肺(肺为大肠之雌,故大肠脉络肺),下膈属大肠(手阳明为大肠之经,故其脉属大肠),其支者,从缺盆上颈(结喉之后曰颈,颈后曰项)贯颊,(颊谓面旁)入下齿中,还出挟口,交人中(人中,一名水沟,在鼻柱之下),左之右,右之左,上挟鼻孔(手阳明自此交入足阳明),是动则病(手阳明常多气少血,今气先病,是谓是动)齿痛颐肿,(颐谓准之秀骨)是主津所生病者,(血受病于气,是气之所生,故云所生病也。手阳明血气常多,乃人之常数也,亦有异于常者。《灵枢经》曰:手阳明之上,血气盛则髭美,血少气多则髭恶,血气皆少则无髭。手阳明之下,血气盛则腋下毛美、手鱼肉以温;血气皆少则手瘦寒,由此则手阳明血气多少可得而知也),目黄口干,鼽衄(王冰曰:鼻中出水曰鼽,血出曰衄)喉痹,肩前臑痛,大指次痛不用。气有余则当脉所过者热肿,虚则寒栗不复(栗,战也。阴气盛,阳气不足,则为寒栗)。

手阳明大肠经(左右凡四十穴)。

商阳(一名绝阳,在手大指次指内侧,去爪甲角如韭叶)。

二间(一名间谷,在手大指次指本节前,内侧陷中)。

三间(一名少谷,在手大指次指本节后,内侧陷中)。

合谷(一名虎口,在大指岐骨间)。

阳溪(一名中魁,在腕中上侧,两筋陷中)。

偏历(在腕后三寸)。

温溜(在腕后,小士五寸,大士六寸)。

下廉(在辅骨下,上廉一寸)。

上廉(在三里下一寸)。

三里(在曲池下二寸)。

曲池(在肘外辅骨,屈肘曲骨之中)。

肘髎(在肘大骨外廉陷中)。

五里(在肘上三寸,行向里大脉中)。

臂腾(在肘上七寸)。

肩髃(在肩端两骨间)。

巨骨(在肩端上行,两叉骨间)。

天鼎(在颈缺盆,直扶突后一寸)。

迎香(一名冲阳,在禾髎上,鼻孔旁五分)。

扶突(在人迎后一寸五分)。

禾髎(一名长频,直鼻孔挟水沟旁五分)。

手阳明大肠病候,曰肠痈,曰脏毒,曰肠鸣,曰脱肛,曰肛门痒痛。

大肠痈 大肠痈,因七情因饮食,或经行产后瘀血留积,以致大肠实火兼热所生病也。《经》云:关元穴属小肠,天枢穴属大肠,丹田穴属三焦。其穴分隐痛者为疽,上肉微起者为痈,是古人之分大小肠痈,只以发现于本位者名之,而其为病则相似,故古人之书概曰肠痈也。仲景云:肠痈为病,小腹肿而强,按之则痛,小便数似淋,时时汗出,发热而复恶寒,身皮甲错,腹皮急如肿状,甚者胀大,转侧有水声;或绕脐生疮,脓从疮出,或有出脐者,惟大便下脓血者自愈。沈金鳌云:小便数似淋,惟小肠痈有之;大便下脓血,则大肠痈居多。盖小肠痈竟有脓血自小便出者,大肠痈脓血断无自小便出者也。腹皮急,按之濡,身不热者,乃阴寒所成,宜牡丹散、内托十宣散加茯苓。其小腹痞坚,按之痛,身发热者,乃结热所成,宜大黄牡丹汤、黄黑散。此病寒热皆不离乎湿,治法更有先后,脉迟紧者,脓尚未成,急解毒使毋内攻,兼须止痛,宜通肠饮或大黄汤下之。脉滑数则脓已成,以下脓为主,宜太乙膏。脉洪数,小腹痛,尿涩,则为脓滞,以宣通为要,宜牡丹散。腹濡痛时时下脓,则由元气虚,当于下脓药中,兼补益,宜丹皮散。溃后疼痛过甚,淋沥不已,则为气血大亏,宜用峻补,宜参芪地黄汤。尤要者,凡患肠痈,不可受惊,惊则肠断而死,宜静摄食物,勿过饱。

丹溪曰:肠痈,大肠有积热,死血流注,宜桃仁承气汤加秦艽、连翘下之。

《疡科选粹》曰:大便或脐间出脓者不治。

牡丹散：人参、丹皮、天麻、茯苓、苡仁、黄芪、桃仁、白芷、当归、川芎、猺桂、甘草、木香（本方去猺桂、天麻加白芍名丹皮散）。

内托十宣散：人参、黄芪、当归、厚朴、桔梗、猺桂、川芎、防风、白芷、甘草。

大黄牡丹汤：大黄、芒硝、瓜蒌仁、丹皮、桃仁。

黄黑散：大黄一两（取末四钱半），破故纸一两（取末二钱），牛蒡一两（取末一钱），黑牵牛一两（取末二钱）。上药和匀，蜜调服二钱，不知再服以利为度。

脏毒　脏毒之候，由大肠血热或平素喜食辛燥煎煿之物而成病也，其患在大肠尽处肛门之内，往往溃烂至于肛门之外，治法大约与肠痈相仿，而主药必以忍冬藤、麦冬为主，并多加地榆、蒲黄。

肠鸣　肠鸣之候，大肠气虚为病也。大小肠部位，小肠在胃之左，胃下口曰幽门，即小肠上口，小肠盘十六曲至下口曰阑门，主别清浊，即大肠上口。大肠即回肠当脐之右，亦盘十六曲，至广肠。广肠者，即直肠至肛门。其所以鸣者，一由中气虚，若用破气药，虽或暂止亦不愈，宜补中益气汤加炮姜；一由脏寒有水，宜理中汤肉桂、茯苓、车前；一由火欲上升，击动其水，宜二陈汤加黄芩、黄连、山栀；一由泄泻，宜升阳除湿智半汤；一由下气，暂止复响，宜益中汤；一由疾行，如囊裹水之声，宜河间葶苈丸。

《灵枢》曰：大肠病者，肠中切痛而鸣濯濯。又曰：腹痛肠鸣，气上冲胸，喘不能久立，邪在大肠也。又曰：肠中寒则肠鸣飧泄。《入门》曰：肠虚则鸣。又寒气相搏则为肠鸣。

补中益气汤：人参、黄芪、白术、当归、升麻、柴胡、陈皮、炙草。

理中汤：人参、白术、甘草、干姜。

二陈汤：陈皮、半夏、茯苓、甘草。

升阳除湿智半汤：益智仁、半夏、苍术、防风、白术、茯苓、白芍、生姜。

益中汤：人参、白术、黄芩、黄连、枳壳、干姜、甘草。

河间葶苈丸：葶苈、泽泻、杏仁、椒目、桑白皮、猪苓各四钱。蜜丸葱汤，下利为度。

脱肛　脱肛，大肠气虚病也，大肠之气虚衰下陷，又或兼湿热，故成此症，治虽不同，要以升提为主。李士材云：脱肛一症，最难用药，热则肛门闭，寒则肛门出，宜内外兼治。沈云：宜补中益气汤重用参、芪、升麻。或由于胃家之热移注大肠者，兼宜清热，宜四君子汤加黄连、黄柏，而外以涩剂煎汤洗之。

肛门痒痛　肛门痒痛为湿火之候，大肠有湿流注于肛门则作痒，宜秦艽羌活汤；甚或生虫其痒难当，治法与虫痔同，宜神应黑玉丹、萹蓄汤外，以苦楝根煎汤熏洗；大肠有火，郁闭不宣，则肛门作痛，宜七圣丸、秦艽白术散，甚或大便燥硬弩出肠头下血，宜当归郁李仁汤。

秦艽羌活汤：羌活钱半、秦艽、黄芪各一钱，防风七分，升麻三分，麻黄三分，柴胡五分，藁本、红花各五分，细辛一分。上方兼治痔漏成块下隧，不胜其痒者。

神应黑玉丹：猬皮四两，猪悬蹄二十五个，牛角腮三两，乱发、败棕各二两，槐米一两半，雷丸、胡麻各一两，研粗末，瓷器内煅存性，研细入乳香去油五钱，麝香二钱。和匀酒糊丸，先嚼胡桃肉一枚，以温酒吞丸三钱，食前带饥服，三服除根，兼治诸痔。

萹蓄汤：萹蓄一握，水一碗，煎取半碗，隔夜先勿食翌晨食前服。

七圣丸：郁李仁、羌活、煨大黄、桂心、槟榔、木香、川芎各五钱。蜜丸，白汤下一钱，微利为度。

当归郁李仁汤：郁李仁、皂甲仁各一钱，枳实七分，秦艽、麻仁、归尾、生地、苍术各五分，煨大黄、泽泻各三分。

铁樵按：上各节，独无肠风下血，似大肠痈即属肠风下血，然通常习见之便血症，实为肠痈之前一步病。凡便血初起治之而愈者,皆未成痈者也,屡痊屡发则肠壁坏矣,往往为终身之累。《千金方》中言之最详,然亦无法可以除根。此病以槐花为特效药,初起即治愈,后慎摄,可不再发,若发至三、五次以上,便成痼疾。在肛门者曰外痔,在直肠者曰内痔,皆肠风之属也。西医治此,以割为根治,然戚友中经西医割治者,雅不乏人,而结果无良好者。凡病当谨小慎微,已成之后,总难全也,故孔子所慎曰:斋、战、疾,不曰斋、战、病。

4　足 阳 明 胃

足阳明之脉,起于鼻交頞中(两目之间鼻拗深处,谓之頞中),旁纳太阳之脉(足太阳起于目眦,而阳明旁行约之),下循鼻外(迎香穴分),入上齿中,还出挟口,环唇,下交承浆(承浆,穴名,在颐前唇下宛宛中),却循颐后下廉,出大迎(大迎之穴,在曲颔前,同身寸一寸二分,陷者中),循颊车(颊车谓颊之牙车也,言足阳明之脉循此颊车而行,故颊车穴在耳下曲颊之端陷中),上耳前,过客主人(客主人穴,在耳前起首开口有空处),循发际,至额颅;其支者,从大迎前下人迎(人迎在结喉两旁,大脉动应手是也),循喉咙,入缺盆,下膈属胃(足阳明胃之经,故其脉属于胃),络脾(脾也,胃之雌,故胃脉络于脾也),其直者,从缺盆下乳内廉,下挟脐,入气冲中(气冲,穴名,在股下挟两旁,相去同身寸之四寸,鼠鼷上身云:在毛际两旁。鼠鼷上乃主焦乏道路,故云气冲。或曰:在归来下同身寸一寸);其支者,起胃下口(胃下口即小肠上口,此处名幽门),循腹里,下至气冲中而合,以下髀关,抵伏兔(伏兔穴在膝上同身寸六寸),下入膝膑中(膑谓膝之盖骨),下循胫外廉(胫外廉,三里穴分也),下足跗(跗谓足上也,冲阳穴在焉),入中指内间(铁按:凡足经之指当作趾);其支者,下膝三寸而别,以下入中指外间;其支者,别跗上,入大指间,出其端(大指间,次指之端也,厉兑所居。《素问》云:阳明根起于厉兑,足阳明自此交入足太阴)。是动则病(足阳明常多气多血,今先气病,是为是动),洒洒然(洒洒然,不乐之貌),振寒(寒气客于经,则阴气盛,阳气虚,故为振寒),善伸(伸,谓努筋骨也),数欠,颜黑(颜,额也),病至恶人(足阳明厥则喘而惋,惋则恶人)与火(足阳明气血常盛,邪客之则热,热甚则恶火),闻木音则惕然而惊(胃,土也,木能克土,故闻木音则惕然而惊)。铁樵按:虚则闻声惕然,神经为热所炙,亦闻声惕然,固不限于木音。以五行配五脏,谓肝乘脾为木克土,未尝说不去,以躯体之外木音为说,则误矣。经文语意"木"极含浑,注家复循文凿说,遂为后人指摘之斑疵。须知五音、五行、五脏相配,《内经》之所谓木音即是角音,不必指树木之木,五音旋相为宫,原无定程(谓声浪致密至某程度,则病人惕而惊,理较圆满),心动(谓心不安也),欲独闭户牖而处(阴阳相薄,阳尽阴盛,故欲独闭户牖而居,以其恶喧尔),甚则欲上高而歌(甚谓盛也。阳盛则四肢实,实则能登高也。歌者以阳主喜,故其声为歌耳),弃衣而走(热盛于身故弃衣,阳主动故走),贲响腹胀,是为骭厥(骭,胫之别名),是主血所生病者(血受病于气,是气之所生,故云血所生病也。足阳明血气常多,乃人之常数也,亦有异于常者。《灵枢》曰:足阳明之上,血气盛则美髯长,血少气多则须短,气少血多则须少,血气皆少则无须髯,两吻多画。足阳明之下,血气盛则下毛美,长至胸,血多气少则下毛美,短至脐,行则善高举,足指少肉,足善寒;血少气多则肉面善瘃;血气皆少则无毛,有则稀,枯悴,善痿厥足痹。又云：美髯者，阳明多血，由此则足阳明血气多少可得而知也），狂疟（足阳明病发则多狂妄），温淫汗出（其体温壮浸淫可止，汗出乃已，然已而复起），鼽衄口喝唇胗（胗，谓唇疡），颈肿喉搏，大腹水肿（胃为水谷之济，气虚弱则不能传化水谷，令水肿，因而留滞肠胃之间，其腰大，故曰大腹水盛），膝膑肿痛，循膺乳（胸旁曰膺，膺下曰乳），街股伏兔（街，谓气冲。股，谓膝上），骱外廉、足跗上皆痛，中指不用。气盛则身以前皆热（气盛身热说在下文），其有余于胃，则消谷善饥（胃为水谷之海，其气有余则能消化气谷，故病善饥），溺色黄。气不足则身以前皆寒（腹为阴，背为阳。足阳明行身之阴，其气盛，故身以前皆热；其气不足，故身以前皆寒栗。善行身之阳者，足太阳之谓也），胃中寒则胀满（寒者，阴气也，阴主下，若阴气盛，则复上行，故病胀满）（此从影印大定本缮录，就中不可解处，疑有讹误）。

足阳明胃经（左右凡五十穴）。

历兑（在足大指次指端，去爪甲如韭叶）。

内庭（在足大指次指外间陷中）。

陷谷（在足大指次指之间本节陷中，去内庭二寸）。

冲阳（一名会元，足跗上五寸骨间动脉上，去陷谷三寸）。

解溪（在冲阳后一寸半，腕上陷中）。

丰隆（在外踝上八寸，下廉、骱外廉间，别走太阴）。

下巨虚（一名下廉，在上廉下三寸）。

条口（在下廉上一寸）。

上巨虚（一名上廉，在三里下三寸）。

三里（在膝下三寸，骱骨外大筋内宛宛中）。

犊鼻（在膝髌下骱骨上，挟解大筋中）。

梁丘（在膝上三寸两筋间）。

阴市（一名阴鼎，在膝上三寸，伏兔下）。

伏兔（在膝上六寸，起肉是）。

髀关（是在膝上，伏兔后交分是）。

气冲（在归来下，鼠鼷上一寸，动脉中）。

归来（在水道下二寸）。

水道（在大巨下三寸）。

大巨（在外陵下一寸）。

外陵（在天枢下一寸）。

天枢（一名长溪，一名谷门。在盲腧旁一寸五分，挟脐二寸）。

滑肉门（在太一下一寸）。

关门（在梁门下一寸）。

梁门（在承满下一寸）。

承满（在不容下一寸）。

不容（在幽门旁，相去各一寸五分，下同）。

乳根（在乳中下一寸六分陷中，仰面取之）。

乳中（当乳中是也）。

膺窗(在屋翳下一寸六分)。

屋翳(在库房下一寸六分陷中)。

库房(在气户下一寸六分陷中)。

气户(在巨骨下,俞府两旁,相去各二寸陷中,下同)。

缺盆(一名大盖,在肩下横骨陷中)。

气舍(在颈直人迎下,挟天突陷中)。

水突(一名水门,在颈大筋前,直人迎下,气舍上)。

人迎(一名五会,在颊大脉动应手,挟结喉旁一寸五分)。

大迎(在曲颔前一寸一分,骨陷中动脉)。

地仓(一名冒维,挟口吻旁四分外,跻脉、足阳明之交会)。

巨髎(挟孔鼻旁八分,直目瞳子)。

四白(在目下一寸,直目瞳子)。

承泣(在目下七分,直目瞳子)。

颊车(在耳下曲颊端陷中)。

下关(在上关下,合口有空)。

头维(在额角入发际本节旁一寸五分)。

足阳明胃之病候,曰胃痈,曰胃痛,曰霍乱,曰诸痿。

沈云:脾与胃均属土,脾内而胃外,以脏腑言也;脾阴而胃阳,以表里言也;脾主运而胃主化,以气化言也。故脾与胃相连,顾胃当相火居正之地,而其地又为太阳、少阳部位相合而明之处,故曰阳明。凡三焦胆之所游部,心胞络之所总司,皆与胃同有腐熟水谷之妙用。经曰:阳明者午也,午为夏之中,相火之本职。又三阳之合气,故于十二经气独盛、血独旺、热极多,而心胞络之代心,以主相火者,皆与胃同其功用也。故就胃言之,实营卫之大主,五脏之宗主,其气腾而上盛,则脉倍见于人迎,其精充而下输,则脉涌盛于跌阳。仲景治病,必三部候脉,两手之外,必兼诊两夹喉动脉之人迎,两足跌之卫阳,盖以肾为先天之本,胃为后天之本。胃强则后天强,而先天于以补助;胃绝则后天绝,虽先天足恃,七日不食亦死。故胃虽府,其脉能大,见于寸口,五脏亦待以养也。阳明之经,既气独旺血独盛,故其为病,亦皆实热有余之症。试观狂疟、温淫、汗出、鼻衄、口喎、唇胗、腮肿、喉痹斑黄、狂乱谵妄、潮热、登高而呼、弃衣而走、骂詈不避亲疏,凡其在经、在络、在腑,无不以气实血热为显症,非以其腑两阳合明之故乎。仲景曰:阳明之为病,胃家实也。是实固指气血独多,热独多,所发之病,皆为有余而言,非仅燥满便硬,下焦坚实之谓也。虽然胃家病,虽属有余,而亦有不足,譬如相火既虚,不能为胃蒸化,胃气即不能旺,即怯而不支,故亦有虚寒之证。

胃痈　《圣济总录》云:胃脘痈由寒气隔阳,热聚胃口,寒热不调,血肉腐坏,气逆于胃,故胃脉沉细。阳气不得上升,人迎热甚,令人寒热如疟,身皮甲错或咳嗽或呕脓血。若脉洪数,脓已成也,急用排脓之剂;脉迟紧属瘀血也,急当议下,否则毒气内攻,肠胃并腐,其害不小。但此症非比肺痈之可认,苟不呕脓血,未免他误矣。

沈云:胃痈之由端,由胃阳之遏,其所以致遏,又必有因,不仅是寒。大分先由饮食积聚,或好饮醇醪,或喜食煎煿,一种热毒之气,累积于中;又或七情之火,郁结日久,复感风寒,使热毒之气,填塞胃脘,胃中清气下陷,故胃脉沉细,惟为风寒所隔,故人迎紧盛也。若有此二脉,非胃痈而何,然症之成也必以渐，而治之之法，亦不可混施。如初起寒热如疟，咳吐脓血，宜射干汤；后必有风热固结唇口眴动者，宜薏苡仁汤；有因积热积聚者，宜清胃散、芍药汤；有胸乳间痛，吐脓血腥臭者，宜牡丹散，宜各因其症而以药疗之也。

《内经》曰：诊此者，当候胃脉，其脉当沉细。沉细者，气逆也，逆者，人迎甚盛，盛则热。人迎者，胃脉也，逆而盛，则热聚于胃口而不行，故胃脘为痛也。

《灵枢》曰：中脘穴属胃，隐隐痛者胃脘痛也。

《入门》曰：外症寒热如疟，胃浊则肺益失养，故身皮甲错，或咳或呕，或唾脓血，射干汤主之，《千金》内消散、内消沃雪汤、东垣托里散皆可服。

射干汤：射干、山栀、赤芩、升麻、赤芍、白术。

薏苡仁汤：苡仁、防己、赤豆、炙草。

清胃散：归身、生地、丹皮、黄连、升麻、石膏、细辛、黄芩。

芍药汤：赤芍、石膏、犀角、麦冬、木通、朴硝、茅苇、升麻、元参、甘草。

牡丹散：丹皮、地榆、苡仁、黄芩、赤芍、桔梗、升麻、甘草、败酱草。

《千金》内消散：大黄、银花、归尾、木鳖子、赤芍、白芷、乳香、没药、皂角刺、僵蚕、瓜蒌仁、花粉、甘草节、穿山甲，水酒煎。

内消沃雪汤：归身、白芍、甘草节、黄芪、射干、连翘、白芷、贝母、陈皮、皂角刺、花粉、穿山甲、金银花、木香、青皮、乳香、没药、大黄，水酒煎。

东垣托里散：金银花、当归、大黄、牡蛎、花粉、皂角刺、连翘、朴硝、赤芍、黄芩，水酒煎。

胃痛　胃痛，邪干胃脘病也，胃禀冲和之气，多气多血，壮者邪不能干，虚则著而为病。偏寒偏热，水停食积，皆与真要气相搏而痛，惟肝气相乘为尤甚，以木姓暴，且正克也。

铁樵按：此节措词稍费解，今为释之如下。邪字为正字之对，凡体工所应有者，皆谓之正，所不当有者皆谓之邪。故风寒为邪，食积亦为邪，聚水亦为邪，热向内攻亦谓邪，胃能行使职权，邪从而为之梗，则痛。假使胃败不能行使职权，虽有邪，胃亦不以为忤，则并不能痛矣。此行使职权之能力，谓之真气，故云与真气相迫而痛。五脏之气，强抑之皆能反应，肝尤甚，故《内经》谓肝为将军之官，将军字所以形容其不受压抑之强项态度，故云木性暴。肝所分泌之液体，专能助胃肠消化，故肝气条达，胃力则健；肝失其职，胃则痛而呕逆，是肝能病胃，故云木能克土。肝失其职，不但病胃，亦能病肾、病脾，然不如肝胃关系之密切。肝病胃即病，其影响为直接的，故云正克。痛必上肢两胁，里急，饮食不下，膈咽不通，名曰食痹，谓食入即痛，吐出乃止也，宜肝气犯胃方。胃经本病，或满或胀，或呕吐吞酸，或不食，或便难，或泻利，或面浮黄，四肢倦怠，此等本病，必与客邪参杂而见。盖胃病有因外吸凉风，内食冷物，猝然痛者，宜二陈汤加草蔻仁、干姜、吴萸；有因寒者，宜草果、厚朴、良姜、菖蒲；寒且甚者，宜荜澄茄纳去核红枣中，水草纸包煨存性，米汤下，日一枚，七日愈（铁樵按：原文云用荜澄茄一枚，荜澄茄性味均与吴萸相似，并非甚猛悍之品，一粒太少，疑有讹误）；有因火者，宜清中汤；有因瘀血者，宜桃仁承气汤；有因气壅者，宜沉香降气汤；有因酒者，宜干姜、蔻仁、砂仁；有因痰者，宜南星安中汤，甚者加白螺蛳壳一钱许；且有因痰火者，宜炒白矾朱砂醋糊丸，姜汤下；有因诸虫者，宜剪红丸；有因食积，按之满痛者，宜大柴胡汤；有因虚寒者，宜理中汤。大约心痛，病源多属要七情，胃痛多食积、痰饮、瘀血，按之痛止者为虚，按之反甚者为实，虚宜参术散，实宜栀萸丸，其大较也。凡痛不可补，气旺不通，则痛反剧。《脉诀》曰：沉弦细动，皆是痛症，心痛在寸，酸痛在关，下部痛在尺。丹溪曰：心胃痛，须用劫药，痛方止，如仓猝散、愈痛散皆能治之。

又曰：心胃痛用山栀劫药。又发前药必不效，加元明粉即止。又曰：心胃痛时，虽数日不食，不死。若痛止便食，痛即复发。

平胃散：苍术、厚朴、陈皮、甘草、姜、枣。

异功散：四君汤加陈皮、姜、枣。

肝气犯胃方：乌药、枳壳、白芍、木香、灶心土、砂仁。

二陈汤：陈皮、半夏、茯苓、甘草。

清中汤：黄连、山栀、陈皮、半夏、茯苓、甘草、草蔻、生姜。

沉香降气汤：沉香、香附、乌药、砂仁、甘草。

剪红丸：雄黄、木香、槟榔、三棱、莪术、贯众、干漆、陈皮、大黄。

仓猝散：山栀四十九个，连皮炒大附子一个，泡去皮脐，上二味，研粗末，每药末五钱，水一杯，煎七分，入盐少许，加川芎一钱尤妙，此方能治气自腰腹间挛急疼痛，不可屈伸，痛不可忍，自汗如两，手足冰冷，垂死者。

愈痛散（劫药）：五灵脂、延胡索、莪术、良姜、当归。上药等分，每末二钱，淡醋汤调服。

霍乱　霍乱为脾胃升降失职，故亦属之阳明，已著《霍乱新论》不赘。

诸痿　沈云：诸痿，热伤血脉病也，古人治痿，独取阳明，其理由如下。经云：真气与谷气并而充身。又云：阳明为脏腑之海，阳明虚则五脏无所禀，不能行气血，濡筋骨，利关节，故肢体中随其不得受水谷处而成痿。又云：冲为十二经之海，主渗灌溪谷，与阳明合于宗筋，阳明为之长，皆属于带脉，络于督脉，阳虚则宗筋缓，故足痿不用。统观经旨，阳明为诸痿之源，齐其阴阳，调其虚实，和其逆从，斯宗筋润筋骨束，机关利而病已也。经又言五脏之痿，其病候亦为医者不可不知。经曰：肺气热，叶焦，则皮毛虚弱急薄，而生痿躄。盖肺痿者，皮毛痿也，躄者足弱不能行也。又曰：心气热，则下脉厥而上，上则下脉虚，虚则生脉痿，枢折痿，胫纵而不任地。盖心痿者，脉痿也。下脉，指三阴在下之脉。枢折挈者，如枢纽之折而不能提挈。胫纵者，纵弛也。又曰：胆气热则胆泄口苦，筋膜干则筋纵而挛，发为筋痿。盖肝痿者，筋痿也。胆附于肝，肝热则胆泄，故口苦。筋膜受热，则血液干，故拘挛而为筋痿也。又曰：脾气热，则胃干而渴，肌肉不仁，发为肉痿。盖脾痿者，肉痿也。脾与胃以膜相连，而关窍于口，故脾热则胃干而渴，且精竭而肌肉不仁也。又曰：肾气热，则腰脊不举，骨枯而髓灭。盖肾痿者，骨痿也。腰者肾之府，腰贯脊，主髓，故肾热而见症若此也。此五痿者，必外征之色，肺热色白而毛败，心热色赤而络脉溢，肝热色苍而爪枯，脾热色黄而肉濡，肾热色黑而齿槁。五痿论治，各有所宜，方药列后。而五痿之外，又有属湿热者，宜加味二妙丸；属湿痰者，宜二陈加黄柏、竹沥、姜汁；属血虚者，宜四物汤、二妙丸合用；属气虚者，宜四君子汤、二妙丸合用，再加当归、地黄、龟板、虎骨；有属食积者，宜木香槟榔丸；有属死血者，宜归梢汤；有属脾气太过者，必四肢不举，宜承气下之；有属土气不及者，亦四肢不举，宜四君子汤加当归；有属热而痿厥者，宜虎潜丸；有痿发于夏者，俗名疰夏，宜清暑益气汤。

东垣治痿，以黄柏为君，黄芪为佐，而无一定之方，随其症之为痰为湿，为热为寒，为气为血，各加增药味，活泼制方。斯真能治痿者，然必其人能休养精神，淡泊滋味乃可。另有阴痿，则命门火衰，痿焦虚寒之故，即所谓肾痿也。

丹溪曰：肺体燥而居上，主气，畏火者也；脾性湿而居中，主四肢，畏木者也。火性上炎，若嗜欲无节，则水失所养，火寡于畏，而侮所胜，肺得火邪而热矣。木性刚急，肺受热则金失所养，木寡于畏，而侮所胜，俾得木邪而伤矣。肺热则不能管摄一身，脾伤则四肢不能为用，而诸痿之病作矣。泻南方，则肺金清而东方不实,何脾伤之有？补北方,则心火降而西方不虚,何肺热之有？阳明实则宗筋润,能束骨而利机关矣,治痿之法,无出于此。

铁樵按：丹溪之说,本于《内经》,《内经》学说,本有各方面,其最精处,与《易》相通,其说形能,与现在生理学、医化学相通,推说五行生克,则于理不可通,亦为现社会指摘丛集之焦点。五行之说,来源亦正古,惟春秋以前,虽有其说而不盛,至东汉,则凡百学说,皆以五行为言,不仅医也,故吾疑凡《内经》中涉及生克之说,皆为另一家言,而为汉人掺入者。不仅天元配以下篇为不伦,本节所言,其所本者,即《内经》侮所不胜而薄所胜,所不胜爱之所生为病数语,其云泻南方谓泻心也,补北方谓补肾也,泻心不助肝气,故云东方不实,补肾不伤肺气,故云西方不虚,此等说法,极为笼统,无论何病,皆可。随意论议,澜翻不穷,其实于医学无与,古人汗牛充栋之医书,十九皆属此类。孟河学派,是其后劲,晚近执医界之牛耳者,几五十年,是吾侪既治医,不可不略加探讨,故著其说于此。所谓略加探讨者,即此已足,毋更深求,须知鄙人对于五行生克,所知虽少,然丹溪所知者,亦未必能更多也。丹溪谓治痿不可用风药；河间谓痿由于燥,燥之为属,血衰不能营养百骸,故手足痿弱,此二说极有理。就今日吾人所知者言之,手足弛缓,乃因司运动之纤维神经弛缓之故,而此种纤维神经,赖血以为养,血衰不能荣养,宜其痿也,不能用风药,亦是一个理由。因风药燥血之故,然痉与痿同是纤维神经为病,产后失血致痉者,旧医籍亦谓之血不养筋。但痿为弛缓,痉为紧张,既同是血不养筋,同是纤维神经为病,何以有紧缓两种？其真相如何,尚待研究,若就病能说,则中枢神经不病者多弛缓,中枢神经病则多紧张,故痉病者十九皆不知人。痿病,则神志清楚。又痉病与中风,初起昏不知人,迨病势大定则知识恢复；痿病初起神志清楚,迨年久成痼疾,则言语不伦健忘善怒。然则可以断言痉病者,由中枢神经先病而后及纤维神经；痿病者,由纤维神经先病而后及中枢神经也。又痿病不能用风药,语意尚嫌含浑。痿病用虎骨四斤丸颇效,而虎骨明明是风药,故当云,治痿不可燥血非不可用风药也。

《正传》曰：肝肾俱虚,筋骨痿弱,宜加味四斤丸、五兽三匮丸；湿热痿弱,宜神龟滋阴丸、三妙丸、加味二丸；长夏暑湿成痿,宜健步丸、四制苍柏丸、清燥汤。

犀角桔梗汤(肺痿)：黄芪、石斛、天冬、麦冬、百合、山药、犀角、通草、桔梗、黄芩、杏仁、秦艽。

铁粉丸(心痿)：铁粉、银屑、黄连、苦参、石蜜、龙胆草、龙齿、牛黄、秦艽、丹皮、白鲜皮、地骨皮、雷丸、犀角。

紫犀汤(肝痿)：紫葳、天冬、百合、杜仲、黄芩、黄连、萆薢、牛膝、防风、菟丝子、蒺藜。

二陈汤(脾痿)：茯苓、陈皮、半夏、甘草。

金刚丸(肾痿)：萆薢、杜仲、苁蓉、菟丝子等分,酒煮猪肾打泥为丸。

加味二妙丸：归尾、防己、萆薢、苍术、黄柏、牛膝、龟板。

归梢汤：归梢、赤芍、莪术、桃仁、红花(归梢即归尾,当归梢也)。

虎潜丸：龟板、黄柏各四两,熟地、知母各二两,牛膝三两半,陈皮七钱,干姜五钱,白芍一两半,锁阳、虎骨、当归各一两,加附子二两,酒糊丸更妙,治痿厥如神。

加味四斤丸：牛膝两半,川乌、虎胫骨、苁蓉各一两,乳香、没药各五钱,蒸热木瓜一个捣如泥,和酒糊丸,温酒或淡盐汤下,每三钱。

五兽三匮丸：鹿茸、虎骨、牛膝、狗脊、麒麟、竭各一个,共研末,以上五兽。附子一个,木瓜一个,瓷缸一个盛木瓜,隔肠蒸极烂,以上三匮。将木瓜五兽末,捣烂和丸,木瓜酒下,每服三钱。

滋阴神龟丸：龟板四两,盐黄柏、盐糊丸各二两,五味子、杞子、锁阳各一两,干姜五钱,酒糊丸,盐酒下,治膏粱湿人伤肾,脚膝痿弱。

三妙丸:制苍本六两,酒黄柏四两,牛膝二两,研末丸,每服一钱,此治湿热下流,两脚麻木痿弱,或如火烙之热,皆湿热也。

健步丸:防己一两,羌活、柴胡、滑石粉、灸草各五钱,防风、泽泻各三钱,苦参、川乌各一钱,肉桂五分,酒糊丸,葱白荆芥汤下。

四制苍柏丸:黄柏二斤,以人乳、童便、米泔各浸八两,酥灸八两,浸灸各须十三次;苍术八两,用川椒、五味子、补骨脂、川芎各炒二两,嗣去诸药,只取黄柏、苍术蜜丸,早晚白汤下三五十丸。

清燥汤:黄芪、白术各钱半,苍术一钱,陈皮、泽泻各七分,赤苓、人参、升麻各五分,生地、当归、猪苓、麦冬、神曲各二钱,甘草、黄连、黄柏、柴胡、五味子各三分,水煎服。

5 足太阴脾

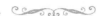

足太阴之脉,起于大指之端,循指内侧(大指内侧,隐白所居。《素问》曰:"太阴之根起于隐白")白肉际遇,过核骨后(核骨之下,太白所居),上内踝前廉(商丘穴,居内踝之前),上踹内(踹,谓胫之鱼腹),循膝骺后,交出厥阴之前(厥阴行太阴之前,至箭骨之后而阴复在其前),上循膝(膝下内侧,阴陵泉穴所在),股内前廉,入腹属脾(足太阴脾之经,故其咽属于脾),络胃(胃者脾之雄,故脾脉络胃),上膈,挟咽,连舌本(舌本与会厌相连,发泄声音之所也),散舌下(舌下有泉焉,乃脾之灵津也,道家饮此延生,号曰华池。仲长统曰:"漱舌下泉而脉之名,曰台仓");其支者,复从胃,别上膈,注心中(足太阴自此交入手少阴)。是动则病(足太阴常多气少血,今气先病是为是动),舌本强,食则呕(《素问》所谓食则呕者,物盛满而上溢,故呕也),胃脘痛(以其脉络胃故尔),腹胀(《素问》所谓病胀者,太阴子也。十一月万物气皆藏于中,故曰病胀)善噫(《素问》曰:"心为噫。"今足太阴气盛而上走于心,故为噫耳。以其脉支者,复从胃,别上膈,注心中故也)。得后与气,则快然如衰(十二月阴气上衰,阳气曰出,故病如此),身体皆重(脾主肉,故脾重则身体重)。是主脾所生病者(血受病于气,是气之所生,故云所生病也),舌本痛,体不能动摇,食不下,心烦,心下急痛,寒疟(凡疟先寒冷而后热者谓之寒疟,先热而后寒者谓之温疟,但热不寒者谓之瘅疟),溏瘕泄水下(按:《甲乙经》作"溏泄疾,水润。"溏泄,谓如鸭之溏也。《素问》所谓"溏鹜者"是矣),黄疸,不能卧,强立,股膝内肿厥(按:《甲乙经》作"好卧不能食,内唇青,强立股膝内")足大指不用。

足太阴脾经(左右四十二穴)。

隐白(在足大指内侧端,去爪甲如韭叶)。

大都(在足大指本节后陷中)。

太白(在起内侧核骨下陷中)。

公孙(在足大指本节一后一寸)。

商丘(在足内踝下微前陷中)。

三阴交(在内踝上三寸,骨下陷中)。

漏谷(内踝上六寸,骨下陷中)。

地机(一名脾舍,在别走上一寸空中,膝下五寸)。

阴陵泉(在膝下内侧,骨辅下陷中)。

血海(在膝腹上内廉白肉二寸)。

箕门(在鱼腹上,越筋间阴股内动脉中)。

冲门(在下府舍)。

府舍(在腹结下三寸)。

腹结(一名肠屈,在大横下三寸)。

大横(在腹哀下三寸五分)。

腹哀(在日月下一寸五分)。

食窦(在天溪下一寸五分)。

天溪(在胸乡下一寸六分)。

胸乡(在周荣下一寸六分)。

周荣(在中府下一寸六分陷中)。

大包(在渊腋下三寸九肋间)。

足太阴经病候,曰痞气,曰呕吐哕,曰噎塞反胃,曰关格,曰泄泻,曰肿胀,曰痞满。

沈云:"脾也者,心君储精待用之府也,赡运用,散精微,为胃行精液。故其位即在广明之下,脾心紧切相承,其职掌太仓之运量,而以升为德,其部当水谷之海,故患湿,其属土,居中央以灌四旁,注四末,故为六经内注。其所以为脾如此,脾有病,必波及其余四脏,四脏有病,亦必待养于脾,故古人谓脾统四脏,为后天之本。"

《灵枢》曰:"有所击仆,若醉饱入房,汗出当风,则伤脾。"又曰:"脾气虚则四肢不用,五脏不安,实则腹胀,大小便不利。"又曰:"邪在脾胃,则病肌肉痛。阳气有余,阴气不足,则热中善饥;阳气不足,阴气有余,则定中肠鸣腹痛。"《素问》曰:"脾病者,日昳慧,日出甚,下晡静。"

《难经》曰:"脾病之外症,面黄,善噫,内症当有脐动气,按之牢若痛,其病腹胀满,食不消,体重节痛,怠情嗜卧,四肢不收。"

脾实宜除湿清热,除湿宜健脾,白术、白蔻、砂仁、扁豆、厚朴等;宜分利,云苓、猪苓、泽泻、车前、滑石等;清热山栀、黄连、葛根等。

脾虚宜甘温,参、芪、山药、扁豆、建莲;宜辛酸,橘红、木瓜、枣仁、白芍、砂仁、豆蔻等。

脾寒宜温,干姜、附子、吴萸、厚朴、茴香、丁香等。

痞气　脾之积曰痞气,其候在胃脘,如覆盆大,久则令人四肢不收,黄疸,饮食不为肌肤,心痛彻背,背痛彻心,脉必浮大而长,由脾虚气郁所致,宜健脾,宜散结滞,宜痞气丸、增损五积丸。

痞气丸:黄连八钱,厚朴钱半,吴萸三钱,黄芩二钱,白术二钱,茵陈钱半,砂仁钱半,干姜钱半,茯苓一钱,人参一钱,泽泻一钱,川乌四分,川椒四分,桂心四分,巴豆霜四钱,每服一钱。

增损五积丸:川连、厚朴、川乌、干姜、人参、茯苓。

兼见肝症如胁痛、经阻等症,酌加柴胡、莪术、皂角刺等药;如见血热舌绛,加黄芩;虚火加肉桂;血热加丹参;寒加茯神、菖蒲等药;如见肺症,痰不活动者,加桔梗、紫菀;燥加天麦冬;湿痰加青陈皮、白蔻等;如见肾症腰酸经阻者,加延胡;相火盛者加泽泻、天冬;肾阳虚,脉硬肢寒汗多者,加附子等。

呕吐哕 呕吐哕,脾胃虚弱病也,以气血多少而分。东垣云:"呕属阴明,其府多血多气,气血俱病,故有声有物而为呕,气逆者散之,故以生姜为主药;吐属太阳,其府多血少气,血病,故有物无声而为吐,以橘红为主药。哕属少阳,其府多气少血,气病,故有声无物而为哕,以半夏为主药。是三者皆本于脾虚,或为寒气所客,或为饮食所伤,或为痰涎所聚,皆当别寒热虚实以为治。又有无物无声者,曰恶心干呕,其在伤寒,为胃中寒,或胃中有热,在杂病为胃家气血两虚,胃有痰者亦干呕,其病总不离乎脾胃。"

当食毕之时,亦吐亦呕者,宜橘红半夏汤;其虚而挟寒者,喜热恶冷,脉必细,宜理中汤;如得汤仍吐者,去术、草之壅,加丁香、沉香立止;其虚而挟热者,喜冷恶热烦渴,小便赤涩,脉必洪而数,宜二陈加山栀、黄连、竹茹、葛根、姜汁、芦根;中脘素有痰积,遇寒即发者,脉必沉滑,宜丁香、白蔻、砂仁、干姜、陈皮、半夏、生姜汁、白芥子;如痰满胸膈,汤药到口即吐,宜用来复丹先控其痰涎,俟药可进,然后予以二陈、砂仁、厚朴、枳实、生姜、人参;其素禀中寒,兼有肝气者,宜理中加乌药、沉香、木香、香附;其有怒中饮食,因而呕吐,胸满膈胀,关格不过者,宜二陈加木香、青皮,如不效,加丁、沉、砂、蔻、厚朴、藿香、神曲、姜、枣,更有五苓散症、吴茱萸症、乌梅丸症,均见《伤寒论》,不复赘。

易老曰:"呕吐有三,曰气、曰积、曰寒。气者,天之阳也,属上焦,其脉浮而洪,其症食已暴吐,渴欲饮水,大便燥结,气上冲胸而发痛,其治当降气和中。中焦吐者,皆属积,有阴有阳,食与气相假为积而痛,脉浮而强,其症或先吐而后痛,或先痛而后吐,治法当以小毒药去其积,木香、槟榔和其气。下焦吐者,皆从于寒,地道也,脉沉而迟,其症朝食暮吐,暮食朝吐,小便清利,大便闭而不通,治法当以毒药去其闭塞,温其寒气,大便渐通,复以中焦药和之,不令大府闭结而自安也。"《直指》曰:"阳明之气下行则顺,呕吐者,每每大便闭结,上下壅遏,气不流行,当思有以利导之。"

橘红汤(干呕):橘皮一味,不拘多少煎服。

栀子竹茹汤(胃热):山栀、陈皮、竹茹、姜汁。

生姜橘皮汤(厥冷):生姜、橘皮。

生姜半夏汤(上脘吐):半夏、生姜。

二陈汤:半夏、陈皮、茯苓、甘草。

调气平胃散(吐酸):木香、檀香、砂仁、蔻仁、乌药、厚朴、陈皮、苍术、藿香、甘草。

平胃散:苍术、厚朴、陈皮、甘草。

人参汤:人参、黄芩、玉竹、知母、芦根、竹茹、白术、陈皮、栀子、石膏。

呕吐有因下焦实热,二便不通,气上逆而然者,名曰走哺,宜上方。

噎塞反胃 噎塞为脾虚病,反胃为胃虚病。经云:"三阳结,谓之膈。"三阳者,大肠、小肠、膀胱也。结者,热结也。小肠结则血脉燥,大肠结则后不便,膀胱结则津液不行,三阳俱结,前后闭塞,下既不通,必反而上行,所以噎,食不下,即下亦复出,乃阳火上行而不下降。据此,则噎塞、反胃二者皆在膈间受病,故通名为膈也。洁古所谓上焦吐皆从于气,食则暴吐,此即噎塞病也;所谓下焦吐皆于寒,朝食暮吐,暮食朝吐,此即反胃病也。王太仆亦云:"噎塞为食不得入,是有火,属于热;反胃为食入反出,是无火,属寒。"然寒热云云,不可死煞句下,李士材云:"脉大有力作热治,脉小无力作寒治,色黄而枯者为虚寒,色红而泽者为实热,以色合脉,以脉合症,乃得,洵为通论。"

噎塞由于脾家气血两虚,而多半由血液枯干,盖入脏腑之津液,灌溉百脉,皆赖脾胃运行,稍不运行,则津液壅滞而阴血不荣,故患噎塞。推其原,或起忧郁,至气结胸中而生痰,痰久成块,胶于上焦,道路窄狭,饮可下,食难入。病之初,有如此者,宜香砂宽中丸;又或有脾气亏败,血液俱耗,胃脘干枯,小便闭,大便如羊粪,隧道涩而成病,宜参用补气健脾丸;有由痰饮阻滞者,宜先用来复丹控其痰,再用大半夏汤加茯苓、枳壳、竹沥等。

铁樵按:津液枯干,何以患噎塞?殊令人无从索解。既是噎塞由于津液枯干,则用药宜润不宜燥,不但厚朴、生姜在所当禁,即川连、半夏亦岂血液干枯者所能受?而木香、香附、砂仁、蔻仁,非但不禁,且为要药,何哉?鄙意此等半关病理,半亦文字有语病,其云小肠结则血脉燥,与生理真相吻合,但文字当易为"小肠结,则不能吸收"。人为温带动物,至今寒热两带人至文明,不如温带,是即人类生存以适寒温为第一要义证据。小肠结者,热结也,小肠局部热结,是即局部不适寒温,而其处以吸收输送为职司,不能吸收即无物可输送,以供给血脉,斯血液感不足,夫是之谓血脉燥。天然之设施,各方面皆有其自然因应之妙用,胃肠皆以降为顺,以升为逆,小肠之所以能降,正与其能吸收为相互维系的两个互助作用,此两个作用皆肠壁为之,肠壁对于吸收工作既已失职,则其下降之工作当然同时停止。一方面见血液不足之证据,同时即见在下不通,在上呕吐之病证。故云噎塞之病,由于血液枯干,此两语连续读之,甚为费解,其实丝毫不误,不过未将个中曲折详细说出,后人不能领会,说理乃不能圆满,而用药不免有惝恍失据之时矣。必能明白如许曲折,然后后文之香砂、宽中、辅气、运脾等方,所以不碍血液干枯,而能取效,乃灼然明了无疑义也。

东垣曰:"堵塞咽喉,阳气不得出者,名曰塞。阴气不得降者,名曰噎。咽塞于胸膈之间,口开目瞪,气闷欲绝,当用辛甘升汤之品,宜参、芪、升、柴、归、益智、草蔻等,引胃气以治其本,如通塞之药以治其标,宜木香、麦芽、青陈皮等。"

有梅核膈者,喉中有物,膈间痛,死血居多,宜昆布、当归、桃仁、韭汁、童便,甚加大黄;亦或因痰结,宜涤痰丸。《医鉴》谓或结于咽喉,时觉有所妨碍,吐之不出,咽之不下,由气郁痰结而然,正指此也。

反胃由于真火衰微,胃寒脾弱,不能纳食,故朝食暮吐,暮食朝吐,日日如此,以饮食入胃,既抵胃之下脘,复返而出也,宜附子理中汤;若脉数,为邪热不杀谷,乃火性上炎,多升少降也,宜异功散加沉、连、归、地;若口吐白沫,粪如羊矢,则属危笃不治之症,养气扶阳,滋血抑阴,则肺无畏火,肾渐生水,津液能荣润肠胃,亦有幸而能愈者。李绛治反胃久闭不通,攻补兼施,每用小青龙丸渐次加之,关扃自透,再用人参利膈丸。然或服通剂过多,血液耗竭,转加闭结,不可狃也。丹溪曰:"血液俱耗,胃脘干槁,其槁在上,近咽之下,水饮可行,食物难入,间或可入,入亦不多,名之曰噎;其槁在下,与胃相近,食虽可入,难尽食胃,良久复出,名之曰膈,亦曰反胃。大便秘少若羊矢,然名虽不同,病出一体,其槁在贲门,食入则胃脘当心而痛,须臾吐出,食出痛乃止,此上焦之噎膈也;或食物可下,难尽入胃,良久复出,其槁在幽门,此中焦之噎膈也;其或朝食暮吐,暮食朝吐,其槁在阑门,此下焦之噎膈也。"

铁樵按:噎膈反胃,略如上述,题无剩义,食不入为格,故通常谓之格食。"膈"字出《内经》,乃实字活用,义同格,非名词也。观于二阳结谓之消句,"消"字与"膈"字对举,意义自明。噎膈反胃,当然是消化系病,与神经系无涉,乃《医林》谓噎格之症不属虚实寒热,乃神气中一点病云云。神气中一点病句,于文字为不词,于医理不彻底,不可为训。此病本有肝气关系,肝固关涉神经,然人身百脉皆通,原无一脏一腑单独为病,他脏腑绝不生影响之理,名从所主,噎膈而牵涉神经,岂特读者不明了,即著者亦难自伸其说也。

关格　关格,《内经》三焦约病也。约者不行之谓,谓三焦之气,不得通行也。惟三焦之气不行,上而吐格曰格,下而不得大小便曰关。其所以然者,由寒气遏绝胸中,水浆不得入,格因以成;热气闭结丹田,二便不得出,关因以成也,《灵枢》曰:邪在六腑则阳脉不和,阳脉不和则气留之而阳脉盛矣;邪在五脏则阴脉不和,阴脉不和,则血留之而阴脉盛矣。阴气太盛,则阳气不得相营,故曰格;阳气太盛,则阴气不得相营,故曰关;阴阳俱盛,不得相营,故曰关格,关格者不得尽其命而死矣。

铁樵按:关格之名词,数见于《灵》《素》,其意义只是上文以引数语。至《内经》人迎大于气口四倍名曰格,气口大于人迎四倍名曰关,其真意义若何,殊不可晓,说详《群经见智录》。又照《灵枢》说,亦复不能明了。曰阴气太盛,阳气不得相营,故曰格,是阳气之不得相营,坐阴气太盛之故,下之互易其辞。阴气不得相营,坐阳气太盛之故,一方太盛既不得相营,在理双方并盛当相营矣,何以并盛又为上关下格。且阴阳并虚之病,因常常遇之,阴阳并盛之病,为何病乎?曰关格者不得尽命而死,似乎垂死之人,脏气外格者,皆所谓关格,果尔,又似各种病末传之名词,是关格非病名也。曰邪在六腑,则阳盛而格;邪在五脏,则阴盛而关,是脏腑并病者关格,然则伤寒两感证,其关格邪。凡此皆不得不存疑。

治噎塞反胃方

香砂宽中丸(初起):木香、白术、香附、陈皮、蔻仁、砂仁、青皮、槟榔、茯苓、半夏、厚朴、甘草、生姜,炼蜜丸。

补气运脾丸(脾虚):人参、茯苓、黄芪、白术、砂仁、半夏、橘红、甘草、姜、枣。

滋血润肠丸(血枯):当归、白芍、生地、红花、桃仁、枳壳、大黄、韭汁。

四生丸(火热):大黄、黑牵牛、皂角、芒硝。

来复丹(痰饮):硝石、硫黄各一两为末,同入磁器内微火炒,柳条搅,须微火,不伤药力,至相得,候冷,研末,名曰二气末。水飞元精石一两,五灵脂去砂、青陈皮去白,各二两,研末,与二气末同丸,每服一二钱,此方一名养正丸,一名黑锡丹,又名二和丹。

大半夏汤(痰滞):半夏、人参、白密。

开关利膈丸(粟粪):人参、大黄、当归、枳壳、木香、槟榔。

异功散(火热):人参、茯苓、白术、甘草、陈皮。

涤痰丸(痰壅):胆星、半夏、枳壳、橘红、菖蒲、人参、茯苓、竹茹、甘草。

清热二陈汤(翻胃):半夏、陈皮、赤苓、甘草、人参、白术、砂仁、竹茹、山栀、麦冬、姜、枣、乌梅。

泄泻 泄泻,脾病也,脾受湿,不能渗泄,致伤关门元气,不能分别水谷,并入大肠,而成泄泻,故口渴肠鸣腹痛,小便赤涩,大便反快,是为脾湿。经曰:"春伤于风,夏为飧泄,则谓风,为膈季伏病。"又曰:"暴注下迫,皆属于热,则为热泻。"又曰:"诸病水液,澄澈清冷,皆属寒,则称寒泻。"又曰:"清气在下,则生飧泄,则为虚陷。"以上风寒热虚四种泄泻,皆其脾湿在内。苟平素脾健运者,虽犯风寒热虚,不为泄泻。其夏日之飧泄,兼寒化者,宜理中;腹鸣而兼表证者,平胃散加羌、独、生、柴;热泻所下,多稠黏垢秽,宜胃苓汤加黄连;寒湿所泻为鸭溏,多脉迟溲清,宜理中;水泻肢冷有汗者,宜附子理中;湿胜气脱,脉细而濡赖,困倦少力,遇食即泻,完谷不化者,宜附子理中、参、升阳除湿汤。

此外最习见而难治者,曰痢疾,曰暑泄。痢疾别立专篇,暑泄之候,壮热烦渴,尿赤,自汗而垢,暴泻清水为注,此不能温,不可误认为理中证,宜香薷汤、桂苓甘露饮加生姜。

以上所列泄泻症虽简,然尚扼要,鄙意以为太多而不得要领,反足令读者目迷五色,故原本所有者概从删节,古方治泄泻者颇详备,读者可自检也。

平胃散:苍术、厚朴、陈皮、甘草。

胃苓汤:平胃散加猪云苓、泽泻、肉桂。

升阳除湿汤:苍术、柴胡、防风、羌活、神曲、陈皮、猪苓、泽泻、麦芽、升麻、甘草。

香薷汤:香薷、厚朴、川连、扁豆子。

桂苓甘露饮：滑石、赤苓、泽泻、石膏、寒水石、甘草、白术、肉桂、猪苓。

肿胀：详风劳鼓病论。

痞满　痞满，脾病也，本由脾气虚，及气郁不能运行，心下痞塞填满，故有中气不足，不能运化而成者，有食积而成者，有痰结而成者，有湿热太甚而成者，虚则补其中气，积则消导，痰湿热则化之，燥之清之，连、朴、枳实、竹茹、二陈、砂、蔻，酌量选用，不必重药，致伤元气。其伤寒下早，因而成痞满结胸，从伤寒法。痞与胀不同者，满痞之病，外无胀结之形，又痞满仅见于胸脘胁膈间，胀则连腹部也。

6 手 少 阴 心

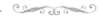

手少阴之脉，起于心中，出属心系，下膈络小肠（小肠心之雄，故脉络小肠也）；其支者，从心系，上挟咽，喉目系；其直者，复从心系，却上肺，下出腋下，下循臑内后廉，行太阴心主之后（太阴心主行臑之前，而少阴出其后），下肘内廉（肘内横纹，少海所居），循臂内后廉，抵掌后（灵道在掌后同身一寸五分）锐骨之端（神门六穴也），入掌后内廉（少府所居），循小指之内，出其端（少冲居此小指内侧，手少阴脉自此交入手少阳也）。是动则病（手少阴常少血多气，今气先病是谓是动），嗌干心痛，渴而欲饮，是为臂厥。是主心所生病者（血受病于气，是气之所生，故云所生病也），目黄胁痛，臑臂内后廉痛厥，掌中热。

手太阴经（左右凡十八穴）。

少冲（一名经始，在手小指内端，去爪甲如韭叶）。

少府（在手小指本节后陷中直劳宫）。

神门（一名兑冲，一名中都，在掌后锐骨端）。

阴郄（在掌后脉中，去腕五分）。

通里（在腕后一寸）。

灵道（在掌后一寸五分，或又曰一寸也）。

少海（一名曲节，在肘内廉节后陷中）。

青灵（在肘上三寸）。

极泉（在臂内腋下筋间动脉入胸）。

手少阴病候，曰伏梁，曰心痛，曰心痛，曰怔忡，曰卑慄，曰惊悸悲喜，曰健忘，曰不寐，曰癫狂，曰汗，曰涕泣。

经云："十二经皆听命于心，故为君，位南方，配夏令，属火，故为君火。十二经之气，皆感而应心；十二经之精，皆贡而养心，故为生之本，神之居，血之主，脉之宗。盖神以气存，气以精宅，其理洵不诬也。惟心精常满，故能分神于四脏；惟心气常充，故能引精于六腑，此所以为心之大概也。"

心与肾连。经曰："心舍脉，其主肾，经不以其克，而反以为主，故必肾水足，而后心火融，肾水不足，必至心火上炎，而心与肾百病蜂起矣。"

故心当无病时，养之之法有二。一、从本经以养其气，勿过思抑志，或事未至而迎，或事已往而恋，使神明耗散。若过用其心,则伤其气,气伤并伤其精,而神无以为守。试观孔子毋意、毋必、毋固、毋我,孟子必有事焉,勿正、勿忘、勿助,养心之法,至孔、孟为已极。孔、孟并未言医,然养心之道,曷尝有外于是哉?二、从肾经以养其精,勿纵情房欲,勿贪恋女色,致相火常炎,不能握固。若守肾无节,则伤其精,精伤遂伤其气,而水不能制火,阴不能为阳宅,而水气因而凌心矣。是以象川翁曰:"精能生气,气能生神,荣卫一身,莫大于此。养生之士,先实其精,精满则气王,气王则神王,神王则身健,身健则少病。"丹溪曰:"主闭藏者肾,司疏泄者肝,二脏皆有相火,而其系上属于心。心,君火也,感则动,心动则火亦动,而精自走,可知精之走泄,固由于肾,累于肝,伤于心,一病则俱病。"象川、丹溪,明揭其旨,固可为千古养心家炯戒也,故心失所养而心病,肾失所养而心亦病。

　　铁樵按:中西医学,迥然不同,前此治医者,都疑无可沟通之理,然就形能为说,则可通处甚多。余前著各书所言者,一一可以复按,常得读者来函,亦多赞成斯语。中医自西学东渐后,为社会所吐弃,自有吾书,已渐能唤起社会同情也,惟此中有显然不同之一节,而其理仍属相通者,尽人都未知晓。其事为何?即西人主脑,中国主心是已。西医谓脑为知识所从出,中国《内经》则谓心者神明所从出,然征之于生理学,则西说是而中说非,于是持调和论者,谓《内经》所言,是广义的心,假使果为广义的心,是已在医学范围以外。《内经》所言,固明明医学范围以内事,然则《内经》非欤?鄙人对于此点,别有会心,试解释之如下。

　　西医谓知识出于脑,知识果出于脑乎?尝谓神经为知识所行之路径,脑海为知识所居之窟宅,譬诸电线为通电之路,电池为蓄电之区,谓知识出于脑,是不啻谓电出于电池,其说之非是,不辨自明矣。心固为循环器总汇之区,然有交感神经,与肝、肺等联成一个系统,而总系于交感神经节。凡外界恐怖之事,内部欣羡、愤怒、忧患之事,此神经节皆有直接之感应,而脑筋反无震荡跳动诸表示。譬诸机器,神经节乃引擎全体最重要之部分也,谓原动力是电则可,谓原动力是蓄电池则不可,且与其谓原动力是蓄电池,毋宁谓原动力是引擎,准此,则中西两说皆非绝对真确,而中说反较长也。间尝思之,天地间自然物,人类加以说明或治理,均属假定的,绝非对不可移易的。所以然之故,因人类知识,对于自然物体,仅能达某程度,不能彻底。以故人异其说,惟其人异其说,故甲一是非,乙则为别一是非,必谓某一是非治非真确,主其一,奴其一,皆蔽也。故孔子毋固、毋我,是故中国医学以十二经为十二官,以心为君主,为神明所自出,其说有条理,其治病有效果,我则承认为一种有价值的医学。西国分类以研究人体,处处实地研求,其说有条理,其治病有效果,吾则承认为一种有价值的医学。乃至西国最新发明之细胞学说,言之成理,持之有故,吾亦承认为一种医学。本书之宗旨,不同化于人,而取诸人以为善,故所以采西说颇多,即神经节之说,亦以我所固有者,此则切磋攻错上之所许,是故故步自封,排斥他人,不可见异思迁,丧其所守,不可心惊他人之精密,而为维持饭碗计,口中却强词夺理,自护其短,不顾旁人齿冷,尤为不可。吾侪既治中医,若以为无价值,弃之可也,以为有价值,却非深思其故,有以发挥而光大之不可。数千年前先民之学说,不深思其故而为彻底解释,其不能与今人脑筋相融洽,有必然者,不能为彻底解释,听人蹂躏,非蹂躏者之罪,乃立于中医旗帜之下,而懵懵懂懂者,当尸其咎也。

　　至于上列沈氏养心二说,其第一说引孔孟之言,我固是之,而犹嫌其不彻底,兹再申吾说如下。观人之面目,可以知人之善恶,此虽非科学家言,然放诸四海外而准。故西国小说描写恶人状,其面部表情,与部位姿态之刁狡凶恶,与我国旧小说无以异也。而尤著者为屠人,凡业屠者,其脸肉多横,几乎自成一类,不必相识,而可以辨其为屠人,此无他,因屠人苟非心狠手辣,则将无以举其职业,彼惟心狠习惯成自然,故面貌随之而变,观面貌随心而变,则知心动则血随之而动,心毒则血随之而毒,此种毒,殆等于西医所谓自身中毒,其影响至微,其变化至妙,显微镜所不能窥,医化学所不能测,惟积微而至于著,则见之于面,故屠人肉横,而菩萨眉低,菩萨所以眉低,以举念慈祥也,其事与屠人适相反,皆积而至于著者。又不但慈善与凶狠为然,凡刁狡淫荡,便佞卑鄙,无不一一见之于面,则血与颜面神经之受心要神影响,真有不可思议者。孟子谓学者当将恻隐之心,充类至义之尽,又曰:"大人者,不失其赤子之心,是固明明示人以入道之门矣。"自来注家解释此种心字,皆离物质而言,即所为广义的心,而非循环总汇之心。由吾说推之,若果离物质而言,不当有形色之著,不过此所谓心,当以交感神经节当之耳,悲则心酸,慈则心柔,奋则心雄,怖则心悸,淫则心荡,明明有种种感觉,在胸脘方寸之间,故知不可离物质为说。凡诸表见,皆交感神经节为之,是即《内经》所谓君主之官,神明出焉者也,于是乎可知医学乃真真确确通乎大道。《内经》云:"心病者,胸中痛,胁支满,胁下肩背胛间痛,两臂内痛,虚则胸腹痛大,胁下与腰相引痛。"就经文所言观之,病皆在血脉,而不在心之本体。沈氏以为心所主者为血脉,其所病者为经络,虚而胸腹大,缘脾胃不上纳气于心而然,虚而胁下与腰相引痛,又缘肝肾不上贡精于心而然。铁樵按:所谓经络,即谓经气。《内经》谓五脏,各有畔岸,各有经界,初病病经气,继乃病脉络,若入脏,即真脏病矣。故《经》言某脏病,皆从经气说,不独手少阴为然。

伏梁　心之积曰伏梁,起脐上,大如臂,上至心下,久则令人心烦,身体胫股皆肿,环脐痛,脉沉而芤,由心经气血两虚,以致邪留不去也,治宜活血凉血散热通结,宜伏梁丸。伏梁丸:黄连、人参、厚朴、黄芩、桂枝、丹参、茯苓、干姜、菖蒲、巴霜、川乌、红豆蔻、蜜丸。铁樵按:此证不常见,妇科有类似之病症,乃肝气,此方恐亦不适用。

心痛　心痛,心胞络病,实不在心也。心为君主,不受邪,其有素无心病,卒然大痛无声,咬牙切齿,舌青气冷,汗出不休,手足青过肘膝,冷如冰,是为真心痛,且发夕死,夕发旦死,急用猪心煎汤去渣,煎肉桂、附子、干姜以治之,以死中求活,亦竟有得活者。铁樵按:此证亦未经实验。猪心煎汤煎药,似乎不平正,古人治癫痫,每用猪心血为引药,亦多不效,此种以意会之之用药法,实未敢苟同。且心痛地位太高,用附子亦必不效,余有验方取效甚捷,录之如下。

豆豉五钱,小茴香三钱,鲜石菖蒲二钱,酒药一个,香葱五茎,老生姜一钱。石臼中杵烂,加热饭两握,同捣做饼,著肉置鸠尾骨下中脘软腔,痛闷欲死,唇白面青者,顷刻即止。此方得之湘中一老医,惜已不忆其名,《伤寒广要》中有类此之方,小有出入,此药外观甚不精美,然有奇验,治大寒犯心,及寒实结胸,干呕刻不得安者,皆效。酒药湘人谓之并药,本酿酒用者,一个约重二三钱,香葱连根须茎用,姜连皮捣,鲜石菖蒲亦连根叶用,饼做成后,不必烘热,惟不可太冷耳。

九种心痛　前节为真心痛,乃不经见之病,此外有九种心痛,则为习见之病,治医者不可不知也。

一曰食,必饱闷,时哕噫,作败卵气,此由食生冷或伤食也,宜青皮丸。

二曰饮,必恶心烦闷,时吐黄水,甚则摇身作水声,由伤水饮痰涎积聚也,宜小胃丹、胃苓汤(见热症者加黄连、甘遂,寒饮加肉桂、茯苓、二陈、苍术);水饮流注胸膈,宜三花神佑丸。

三曰风,因伤风冷,或肝邪乘心,两胁引痛也,宜羌活、荆芥等。

四曰寒,外寒当温散,内寒当温通,久则郁,当疏解,总治宜术附汤,佐药随症酌加,虚寒当温补,宜归脾汤加干姜、肉桂、菖蒲;肾寒乘心,痛则心悬如饥,泄利下重,宜五积散;寒气客背俞之脉,则血脉涩,则血虚,虚则痛,其俞注于心,故相引而痛,宜桂枝四七汤、神效散。

五曰热,必身热烦躁,掌热,口渴,便闭,面目赤黄,大热作痛,由积热攻心,或暑热入心也,宜金铃子散、剪红丸,甚者宜大承气汤;痛不止,热未清也,宜清中汤。

六曰悸，劳役则头面赤而下重自烦，发热脉弦，脐上跳，心中痛，由心伤也，宜辰砂妙香散、加味四七汤。

七曰血，脉必涩，壮盛人宜下，宜代抵当汤，虚弱人须补而带行，四物汤加桃仁、穿山甲、桂心、莪术、降香；饮下作呃，亦须行之，宜手拈散。

八曰虫，必面色青黄，有白斑，唇红能食，或食后即痛，或痛后即能食，或呕哕涎沫，或吐青水，凡吐水者，虫痛，不吐水者冷心痛也，虫心痛，小儿多有之，先以鸡肉汁或蜜糖饮之，随服妙功丸或剪红丸。

九曰疰，鬼疰也，必心痛，神昏猝倒，昏聩妄言，或口噤，由卒感恶也，宜苏合香丸；又脾胃肝肾病而心痛者，经曰厥心痛，与背相控，善瘛，如从后触其心，伛偻者肾心痛也，宜神保丸、神圣复气汤；腹胀胸满，胃脘当心痛，上支两胁，咽膈不通，胃心痛也，宜草豆蔻丸、清热解郁汤；如以锥针刺其心，心痛甚者，脾心痛也，宜诃子散、复元通气散；色苍苍如死状，终日不得太息，肝心痛也，宜金铃子散。沈云：诸痛皆关肝肾，痛极则气上冲而发厥，故谓之厥心痛，凡痛皆当分寒热。手足厥逆，冷汗尿清不渴，气微力弱而心痛，则寒厥心痛也；身热足冷，烦躁，脉洪大而心痛甚，则热厥心痛也。

青皮丸（食痛）：青皮、山楂、神曲、麦芽、草果。

小胃丹（饮痛）：芫花、甘遂、大戟、大黄、黄柏、白术，煎膏，丸莱菔子大，临卧带饥服十丸。

胃苓汤（饮痛）：苍术、厚朴、陈皮、甘草、白术、茯苓、猪苓、泽泻、肉桂、姜、枣。

术附汤（寒痛）：白术、附子、甘草。

归脾汤（虚痛）：人参、黄芪、当归、白术、茯神、枣仁、远志、龙眼肉、木香、甘草、姜、枣。

金铃子散（热痛）：金铃子、延胡索。痛止再服香砂枳术丸。

加味归脾汤（悸痛）：人参、黄芪、白术、当归、茯神、枣仁、远志、龙眼、木香、甘草、枣、菖蒲、桂心。

手拈散（呃痛）：延胡、五灵脂、草果、没药，等分为末，每服三钱，热酒下。

妙应丸（虫痛）：槟榔一两二钱，黑牵牛头末三钱，大黄、雷丸、锡灰、芜荑、木香、使君子肉各一钱。葱白煎浓汤，露一宿，和丸，粟米大，每服四五十丸，五更葱汤下，如取寸白虫，以石榴根皮煎汤下，三岁以内婴儿减半。此丸不损真气有虫下虫，无虫下积。

三花神佑丸（饮痛）：芫花、牵牛、大戟、甘遂、轻粉、大黄。

铁樵按：既用甘遂，似不必大黄，又原方无分量，仅云不可轻用，鄙意凡用此等药，审证当确，固不待言，而用药之量，不过芝麻大三四粒，非可服几钱或几分也。丹溪常用此方，愚意与其用此，不如径用十枣汤，凡用甘遂，须米泔水浸去毒，分量不得过五分。

代抵当汤（血痛）：桃仁、莪术、大黄、芒硝、当归、生地。

剪红丸（热痛）：莪术、三棱、雄黄、木香、槟榔、贯仲、干漆、陈皮、大黄，煎汤丸，每服一钱，米汤下。凡用干漆，须炒令烟尽，分量不可过七分。

清中汤（热痛）：黄连、山栀、陈皮、茯苓、姜夏、甘草、草豆蔻、生姜。

神保丸（肾心痛）：全蝎七个，巴豆霜十粒，木香、胡椒各二钱半，朱砂为衣，蒸饼丸，每服三分许。

神圣复气汤（肾心痛）：黄柏、川连、生地、枳壳、川芎、蔓荆子、细辛，以上七味，各三分，先一宿用新汲水浸。羌活、柴胡各一钱，藁本、甘草各八分，姜半夏、升麻各七分，当归六分，郁李仁、防风、人参各五分，附子、炮姜各三分，白葵花三朵，水五盏，煎至二盏，加黄芪、草豆蔻各一钱，橘红五分，煎至一盏，乃取前隔宿浸之七味，连水倾入，煎至一盏，去渣热服。

桂枝四七汤（寒痛）：桂枝、半夏、白芍、茯苓、厚朴、枳壳、人参、苏叶、炙草、姜、枣。

神效散（寒痛）：木香、青皮、陈皮、麦芽、枳壳、三棱、莪术、神曲、肉桂、白芷、白芍、甘草、延胡、补骨脂各七分，荜澄茄、公丁香各三分，姜、枣。

辰砂妙香散（悸痛）：黄芪、山药、茯苓、茯神、远志、人参、桔梗、甘草、辰砂、木香、麝香，每末二钱，莲肉汤下。

加味四七汤（悸痛）：厚朴、半夏、赤苓、茯神、苏叶、远志、炙草、姜、枣、石菖蒲。

草豆蔻丸（胃心痛）：枳实、煨草蔻、白术、麦芽、神曲、半夏、干姜、青皮、陈皮、食盐，蒸饼丸白汤下。

清热解郁汤（胃心痛）：山栀钱半，枳壳、川芎、香附、黄连各七分，苍术、陈皮、炮姜、炙草各五分，生姜三片，煎服，戒饮食半日，一服即止。

诃子散（脾心痛）：炮诃子、厚朴、泡姜、草果、陈皮、良姜、茯苓、神曲、麦芽、炙草，等分研末，每服三钱，入盐少许，痛时煎服。

复元通气散（脾心痛）：白丑头末二两，穿山甲、小茴香各一两五钱，陈皮、延胡、炙草各一两，木香五钱，每服末二钱，姜汤下。

心痈　心痈，心热病也。经云："诸痛疮疡，皆属心火。"其发于他经者，且莫不由于心火，况本经积热，而即发于本经部位者乎？其所以致热之故，则必其平日好饮酒，或嗜食辛辣热物，以致日久凝聚而生此症也。

《入门》曰："心痈者，生于胸乳间，《灵枢》所谓一名井疽，状如豆大，三四日起，不早治则入于腹，七日死，急用疏导心火之药，宜用清心丸、泻心汤。"

《疡科选粹》曰："心痈发胸乳间者，名井疽，若在鸠尾者，最紧要，系心热极盛者，当导心火，缓则不救，小便涩者清心散，或凉膈散去硝、黄加白芷、花粉、木通、瞿麦；大便秘者，内固清心散，凉膈散去硝加白芷、花粉、生地。"

铁樵按：余固不知外科，然确知以上所说不确，当纠正。丙寅四月，至友陆君延诊其岳老太太，所患为井疽，其地位恰在鸠尾，已溃烂大如三寸径碟子，形圆不红，溃处低陷二分许，脓如水奇臭，面色舌色均无热象。陆氏本世代外科，故病人就医于婿，初用成法治之，不效，乃延著名西医某君，治十余日不效，将腐肉用显微镜照视，更化验，断定是梅毒。病人为五十许宁波乡里人，且系旧家，平素极诚朴，万无患梅毒理，则云是先天梅毒，然病人之父母及外家，皆耕读良家，从无患梅毒者。然西医以科学方法证实，确是梅毒，壁垒甚坚，不容有非难余地，于是用梅毒注射药，治之十余日复不效，而病人渐呈昏瞀谵语。病家惶急，乃延余，意在一决生死，亦不冀余能治也。余候其色脉，皆阴证，为书方用附子一钱，桂枝、吴萸半之，麻黄又半之，白芥子量同，生熟地量倍附子。陆君问何如？余曰："病良险，然服此十剂当有效，此阴证，旧方书所言者非是，梅毒之说尤谬。病人固无患梅毒理，且先天梅毒是伏病，伏病之发，最迟在三十五至四十，所以然之故，因肾气由盛入衰，不发于天癸竭绝之年也。"明日复延诊，病情无甚出入，药仅服半剂。余谓余方已极轻，更减半，是等于未药，当将原方分量加半，坚嘱速服勿疑。计附子一钱半，桂枝、吴萸各八分，连服七日，每日一剂，病人神清，疮口发痒。更延诊，复经一度讨论，陆君亦觉有柄握，乃将原方逐日予服，至三十余剂，霍然痊愈，陆君遂令其弟从余学医。准此以谈，西医常自负谓辨证优于中医，又谓凡科学所证明者，皆铁案如山，不可移易，其然岂其然乎？至于《灵枢》之说，亦非确论，总以色脉为准，若阴证忽用凉药，固可决其七日必死也。病固不能一概而论，若阳证自当用凉药，误服附子，祸不旋踵，仍列方于后备参考。

清心散：远志、赤苓、赤芍、生地、麦冬、知母、甘草、姜、枣，加黄连尤效。

内固清心散：白豆蔻、人参、朱砂、赤苓、雄黄、绿豆、朴硝、甘草、皂角各一钱，冰片、麝香各一分，每服末一钱，蜜水调下。

凉膈散：连翘、山栀、淡苓、薄荷、大黄、朴硝、竹叶。

怔忡　怔忡，心血不足为病也。人所主者心，心所主者血，心血消亡，神气失守，则心中空虚，快快动摇，不得安宁，无时不作，名曰怔忡。或由阳气内虚，或由阴血内耗，或由水饮停于心下，水气乘心，侮其所胜，心畏水不自安，或呱呱富贵，戚戚贫贱，或事故烦冗，用心太劳，甚至一经思虑，心便动悸，皆当以养心血，调心气为主，清热祛饮，开郁适事为佐。

铁樵按：沈氏原文稍嫌冗沓，兹特节之如上。此病最多，凡心惕不宁，气向上冲者，皆是。大约肝气稍王，上盛下虚，即不免有此病，病后虚弱，与处境拂逆，皆制造此病之大源。在今日所最普通习见者，为脉促结，而艰于成寐，其甚者，自汗盗汗，神经过敏，近人习用之药如夜交藤、合欢皮，殆就药名望文生义，丝毫无效，则因不究病理，颟顸应付，乃魔道之甚者，选方列后。

清镇汤（劳心）：茯神、枣仁、远志、菖蒲、石莲、当归、生地、贝母、麦冬、柏子仁、犀角、朱砂、琥珀、龙齿等，可以酌加。

养心汤（脉结代）：黄芪、当归、茯苓、茯神、川芎、半夏、远志、枣仁、人参、五味子、柏子仁、炙草。如觉胸脘有声便是停水，加茯苓、槟榔。

天王补心丹（总治）：生地、川连、菖蒲、人参、当归、天冬、麦冬、五味子、枣仁、柏子仁、元参、丹参、茯神、远志、桔梗。上方能治怔忡，宁心神，定惊怪，愈健忘。

卑慄　卑慄，心血不足为病也，与怔忡略同而较甚，其症状，胸痞不能饮食，心中常若有所失，如痴如醉，喜独居暗室，见人即惊避，似无地可自容者，每病至数年，不得以癫症治之也，宜天王补心丹、人参养荣丸、古庵心肾丸。

人参养荣丸：白芍、人参、黄芪、陈皮、肉桂、当归、白术、炙草、熟地、五味子、茯苓、远志。

古庵心肾丸：生地、熟地、山药、茯神、当归、泽泻、黄柏、山萸、杞子、龟板、牛膝、黄连、丹皮、鹿茸、生甘草，蜜丸，朱砂为衣，空心盐汤下。

上方治劳损，心肾虚而潮热、惊悸、怔忡、遗精、盗汗、目暗、耳鸣、腰酸、脚痿并效，久服乌须发，令人有子。

惊悸悲喜等　前列怔忡、卑慄，亦即是此种，所以不避繁复者，因七情之动，羌无故实，而不能自制者，皆病也，著之可以为辨证之助。且各种精神病之成，皆缘治之不早，毫毛之断，突薪之徙，防微杜渐，有不容忽视者。

惊者心与肝胃病也，心气强者，虽遇非常，亦能镇定，虚则不尔。心气之所以虚，当是由肝胃积渐而来，故《内经》言惊属肝胃，心虚甚者，多短气，自汗坐卧不安，寐则易觉，多魇，宜温胆汤、琥珀养心丹；其脉动如豆者，急当镇定，宜黄连安神丸。

温胆汤：半夏、枳实、竹茹、陈皮、茯苓、甘草。

琥珀养心丹：琥珀、龙齿、菖蒲、远志、人参、茯神、枣仁、当归、柏子仁、黄连、生地、朱砂、牛黄，猪心血丸，金箔为衣。

黄连安神丸：黄连、朱砂、生地、甘草、当归头。

心悸者，心痹病也。不必外界有所恐怖，而心自跳动不宁，其原因水衰火王，宜天王补心丹，心下停水，亦筑筑然跳动，当利水。

悲者,心肝两虚病也。心虚则神失所守,肝虚则不能生血,所谓悲者,不必有可悲之事,只是怏怏不乐,宜安神补心汤。

安神补心汤:当归、生地、茯神、黄芩、麦冬、白芍、枣仁、川芎、元参、甘草、白术、远志。

喜者,心肺二经病也。喜不是病,经谓暴喜伤阳,伤阳却是病。《灵枢》谓喜乐无极,则伤魄,伤魄者,伤肺也,则亦是病矣。沈云:"宜定志丸加天冬、麦冬。"

定志丸:人参、菖蒲、茯苓、茯神、远志、白术、朱砂。

健忘,心肾不交病也。心不下交于肾,则浊火乱其神明;肾不上交于心,则精气伏而不用。火居上,则因而为痰;水居下,则因而生燥,故惟有补肾养心,使意志常治,而健忘自愈。其有兼他脏,或兼他症者,后列之方选用。

引神归舍丹:胆星二两,朱砂一两,附子七钱,猪心血丸黍米大,每服一钱萱草根煎汤下(思虑过度,病在心脾者宜此方)。

茯苓汤:半夏、陈皮、茯苓、甘草、香附、益智仁、人参、乌梅、竹沥、姜汁(健忘兼痰饮者宜此方)。

人参养荣汤:白芍、人参、黄芪、陈皮、肉桂、炙草、当归、五味子、熟地、茯苓、远志、姜、枣,气血两虚形神不足者宜之。

朱雀丸:沉香、茯神、人参,蜜丸服。

上方心肾不交者宜之。

不寐,心血虚而有热病也,亦兼及五脏。心血虚,神不守舍,故不寐,宜琥珀养心丹;肝虚魂不守舍,亦不寐,宜珍珠母丸;肺肾并病,真阴亏损,孤阳上越者,亦不寐,宜知柏八味丸;食物不节,不能消化,胃不和者,亦不寐,宜橘红、甘草、石斛、茯苓、半夏、神曲、山楂,诸和胃消导药。

琥珀养心丹:琥珀、龙齿、菖蒲、远志、人参、茯神、枣仁、当归、柏子仁、黄连、生地、朱砂、牛黄,猪心血丸黍米大,金箔衣。

珍珠母丸:珍珠母、麝香、熟地、当归、枣仁、人参、柏子仁、犀角、茯神、沉香、冰片、虎睛,蜜丸,朱砂金箔衣。

铁樵按:此丸分量与各药多不相称,原注珍珠母、麝香各三钱,犀角、茯神各五钱,此为不伦。珍珠母乃蚌壳,何能与麝等分,且亦不可入丸。原方熟地一两半,麝得五之二,犀得三之一,皆非法。且麝太多,则开窍而耗血,其祸甚于安眠药之麻醉神经。元和陆九芝《世补斋医书》中,有重定珍珠母丸方,余复以意增损之,屡用而效,兹列其方于后。

陆氏珍珠母丸:珍珠母五钱,川连四分,猺桂三分,薄荷一钱,沉香二分,犀角三分,姜夏一钱,归身三钱,白芍三钱。煎汤服(沉香、犀角、桂研冲)。

知柏八味丸:六味丸加知母、黄柏。

诸汗,心虚病也。汗者心之液,故其为病,虽有别因,其源总属于心。然肾又主五液,心阳虚,不能卫外而为固,则外伤而自汗;肾阴衰,不能内营而退藏,则内伤而盗汗,故汗之病专属心。汗之根,未有不兼由心与肾,且肾阴既衰,心血必不足,二脏固互相承制也。自汗盗汗,有冷热之分,寒气乘阳虚而发,汗必冷;热气乘阴虚而发,汗必热。又有热聚于里,阳虚于外,其汗亦冷,古人谓之热火过极,反兼胜已之化者,误治则为祸至烈。又其他脏气虚,则亦能致汗,治当兼顾。

专由心虚而汗者,法当益其血脉,宜当归六黄汤;专由肾虚而汗者,法当助其封藏,宜五味子汤;其由肺虚而汗者,宜固其皮毛,宜黄芪六一汤;由脾虚而汗者,当壮其中气,宜补中益气汤;由肝虚而汗者,则禁其疏泄,宜白芍汤。此皆五脏之气先虚,而后汗出,非汗之出分属于五脏也,其余多症,各不胜举,既知以上各节,则三隅之反,稍有依据,不致茫无头绪矣。

当归六黄汤:当归、生熟地、黄连、黄柏、黄芪、黄芩。

五味子汤:五味子、山萸肉、龙骨、牡蛎、首乌、远志、五倍子、地骨皮。

黄芪六一汤:黄芪六钱,炙草一两,研末每五钱煎服。

补中益气汤:人参、黄芪、白术、当归、升麻、柴胡、陈皮、甘草。

白芍汤:白芍、枣仁、乌梅。

涕泪涎唾　《难经》曰:"肾主五液,分化五脏,入肝为泪,入心为汗,入脾为涎,入肺为涕,自入为唾。"

铁樵按:此说颇足与拙说互证。今考涕、泪、唾、液皆从腺出,全身之腺当以肾腺为最重要,不但健康所系,媾和传种,皆赖此物。天赋动物以种种才能不过两大目的,一曰生存,二曰传种,肾腺既为第二目的之主要成分,则谓诸腺之中惟此为重,极为允当。又从生理形能详细考察,诸腺实有同荣同枯之迹象,则谓诸腺为一个系统,当亦与事实不远。今《难经》谓肾主五液,殆亦验得各种液体有同荣同枯之迹象,故云与拙说可互证也。至于各液分隶各脏亦从病能体验得来,例如肺伤风寒,则出清涕;肺伤风热,则出黄浊涕,是涕当属之肺。又如迎风流泪,羞明出泪,用清肝药治之则效,是泪当属之肝。至于《内经》谓年四十阴气自半,年五十精气衰,涕泣俱出,则又与《难经》肾主五液之说相通矣。

五味子汤:治肾汗。沈云:心阳虚不能卫外而为固,则自汗;肾阴衰不能内营而退藏,则盗汗。五味子、山萸肉、龙骨、牡蛎、首乌、远志、五倍子、地骨皮。

川芎茶调散:治伤风多涕。川芎、薄荷、羌活、荆芥、甘草、白芷、防风,研末茶调下,此方本有细辛,因小病不须重药删去。

杞菊地黄丸:治迎风流泪。六味丸加枸杞、杭菊。

汤泡散:治风热赤目流泪。赤芍、当归、黄连(泡汤洗)。

乌梅丸:治脘痛呕吐清涎,并治虫积。乌梅、黄连、当归、川椒、细辛、附子、人参、肉桂、黄柏。此是仲景方,小病每服三四分,大病可至三钱。

7　手 太 阳 小 肠

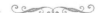

手太阳之脉,起于小指之端(小指之端,少泽所居),循手外侧(手外侧本节之前,前谷穴也;本节之后,后溪穴也),上腕(腕前腕骨,腕中因谷),出踝中,直上循臂骨下廉,出肘内侧两骨之间(肘内两骨间,小海穴在焉),上循臑外后廉,出肩解,绕肩胛,气交肩上,入缺盆,向腋,络心(心为小肠之雌,故小肠脉络于心),循咽,下膈,抵胃,属小肠(手太阳为小肠之经,故其脉属小肠);其支要者,从缺盆贯颈上颊,至目锐眦(《针经》曰:"目眦外,决于面者,为锐眦"),却入耳中;其支者,别颊上䪼,抵鼻,至目内眦(手太阳自此交入足太阳),斜络于颧(颧谓颊骨)。是动则病(手太阳常多血少气,今气先病是谓是动),嗌痛额肿(额谓颊下),不可回顾,肩似拔,臑似折。是主液所生病者(血受病于气之所生,故云所生病也。手太阳常血多气少,乃人之常数也,亦有异于常者。《灵枢》经曰:"手太阳之上,血气盛则多须,面多肉以平;血气皆少则面瘦恶色。手太阳之下,血气盛则掌中肉充满;血气皆少则掌瘦以寒。由此则手太阳血气多少可得而知也"),耳聋目黄,颊颔肿,颈肩臑肘臂外后廉痛。

手太阳小肠经(左右凡三十八穴)。

少泽(一名少吉,在小指之端,去爪甲下一分)。

前谷(在手小指外侧,本节前陷中)。

后溪(在手小指外侧,本节后陷中)。

腕骨(在手外侧,腕前起骨下陷中)。

阳谷(在手外侧,腕中兑骨下陷中)。

养老(在腕后一寸陷中。原注在踝骨上一空腕,在后一寸陷中,不可解,疑有讹误)。

支正(在腕后五寸别走少阴)。

小海(在肘内大骨外,去肘端五分陷中)。

肩贞(在肩曲胛下两骨解间)。

臑腧(在挟肩胶后大骨下,胛上廉陷中)。

天宗(在秉风后大骨下陷中)。

秉风(在天髎外肩上小髁后,举臂有空)。

曲垣(在肩中央,曲胛陷中)。

肩外腧(在肩胛上廉,去脊二寸)。

肩中腧(在肩胛内廉,去脊二寸)。

天容(在耳下曲颊后)。

天窗(一名窗笼,在颊大筋前,曲颊下扶突后动脉陷中)。

颧髎(在面颧骨下廉)。

听宫(在耳中珠子大如小豆是)。

手太阳小肠病候,曰小肠气,曰小肠痈。

沈云:"小肠者,《内经》谓是受盛之官,化物出焉。其为器亦只为胃役使,特以其经与心络并行,又与足太阳膀胱经连,故亦以三阳归之。小肠与大肠皆为胃化物之器,故其病亦与胃同,其本经与心络并行,故本经病亦延及于心。其为病,实则嗌痛颔肿,不可以顾,肩似拔,臑似折,节弛肘废,小水不利,及赤,或涩痛尿血,虚则面白苦寒,耳前热,小肠气动。"

《灵枢经》曰:"唇厚,人中长,以候小肠。"又曰:"皮厚者脉厚,小肠亦厚;皮薄者脉薄,小肠亦薄;皮缓者脉缓,小肠大而长;皮薄而脉小者,小肠小而短。"又曰:"中气不足,肠为之苦鸣。"又曰:"小肠病者,心腹痛,腰脊控睾而痛。"

《入门》曰:"小肠有气,则小腹痛;小肠有血,则小便涩。小腹有热,则茎中痛。小肠者,心之府也,有病宜通利。"

小肠气　小肠气,小肠经病也,小腹引睾丸连腰脊痛。小肠虚,风冷乘间而入,邪气既实,则厥而上冲,睾丸上而不下也,宜楝实丸、葫芦巴散。《千金方》㿗疝有四,一曰肠㿗,即小肠气吊。云得之地气卑湿,宜以去湿之剂下之,以苦坚之,不可温补。

楝实丸:川楝子、茴香、陈皮、吴萸、马兰花、芫花,醋糊丸。

　　葫芦巴散：葫芦巴、益智仁、大茴、莪术、牵牛、山萸肉、牛膝、川断、川芎、防风、甘草。

　　橘核丸：炒橘核、盐炒海藻、盐酒炒昆布、海带、炒桃仁、炒川楝子各一两，延胡、厚朴、枳实、肉桂、木香、木通各五钱，酒糊丸盐汤下三钱。

　　立效散：全蝎七个，砂仁廿一枚，茴香一钱，共为末热酒调枵腹服。

　　小肠痈　其症发热恶寒，脉芤而数，皮肤错纵，腹急渐肿，按之内痛，大便重坠，小便涩滞若淋，或小腹隐痛，坚硬如掌大而热，肉色如故，亦或掀赤微肿，甚者脐突腹胀，转侧有水声，宜大黄汤下之，瘀血去净则安；若体虚脉散，不可轻下，宜活血散瘀汤；痈已成则腹痛腹满，不食，便淋刺痛，宜苡仁汤；若腹满痛，小腹急，时时下脓，宜丹皮散。

　　大黄汤：熟大黄、芒硝各一钱，丹皮、白芥子、桃仁各二钱。

　　活血散瘀汤：川芎、当归、赤芍、苏木、丹皮、枳壳、木瓜、桃仁各一钱，槟榔六分、炒大黄一钱。

　　苡仁汤：苡仁、瓜蒌仁各三钱，丹皮、桃仁各二钱，白芍一钱。

　　丹皮散：人参、丹皮、白芍、茯苓、苡仁、黄芪、桃仁、白芷、当归、川芎各一钱，肉桂、甘草各五分，木香三分。

8　足太阳膀胱

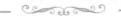

　　足太阳之脉，起于目内眦（内眦，谓目之大眦也），上额，交颠上（颠，顶也，顶中央有旋毛可容豆，乃三阳五会也）；其支者，从颠至耳上角；其直者，从巅入络脑（顶为中，顶间曰囟，顶后曰脑，顶左右曰角），还出别下项，循肩膊内，挟脊，抵腰中，入循膂，络肾（肾为膀胱之雌，故膀胱脉络于肾），属膀胱（足太阳为膀胱之经，故其脉属膀胱）；其支者，从腰中下会于后阴，下贯臀，入腘中（腘，谓膝解之后曲脚之中，委中穴分也）；其支者，从膊内左右，别下贯胛（胛，两髀骨下竖起肉也）；挟脊内，遇髀枢（环跳穴在此髀枢中。《素问》曰：髀枢中各一者，正谓此焉）。循髀外后廉，下合腘中，以下贯腨内，出外踝之后（外踝之后昆仑所居），循京骨（京骨穴名，太阳之原，在外侧大骨下），至小指外侧端（小指外侧，至阴穴分也。《素问》云：太阳之根起于至阳，在太阳自此交入足少阴）。是动则病（足太阳常多血少气，今先气病是谓是动），冲头痛，目似脱，项似拔，脊痛，腰似折，髀不可以曲，腘如结，腨如裂，是为踝厥。是主筋所生病者（血受病于气，是气之所生，故云所生病也。足太阳血多气少，乃人之常数也，亦有异于常。《灵枢经》曰：足太阳之上，血气盛则美眉有毫毛；血多气少则恶眉面多少理；血少气多则面多肉；血气和则美色。足太阳之下，血气盛则跟肉满踵坚；血少气多则瘦跟空；气血皆少则喜转筋踵下痛。只曰美眉者，太阳多血，由此足太阳血气多少可得而知也。铁樵按：据此影印金大定本；犹且讹字，不一而足，"是为"作"是谓"，"足趾"作"足指"。又本节只曰美眉句不可解。又如手太阳篇，养老二穴下注，亦不可解。是医书欲无讹字，殆事实上不易办到之事），痔疟，狂颠疾（《素问》云："所谓狂颠疾者，阳尽在上，而阴气从下"），头脑顶痛，目黄泪出，鼽衄，项背腰尻腘腨脚皆痛，小指不用（足太阳行身之阳，故头脑、项背、腰尻、腘腨脚皆痛，小指不用）。

　　足太阳膀胱经（左右凡一百二十六穴）。

至阴(在足小指外侧,去爪甲角如韭叶)。

通谷(在足小指外侧,本节前陷中)。

束骨(足小指外侧,本节后陷中)。

金门(一名关梁,在足外踝下)。

京骨(在足外侧,大骨下赤白肉际)。

申脉(在外踝下陷中,阳跷脉所生)。

仆参(一名安邪,在跟骨下陷中)。

昆仑(在足外踝后,跟骨上陷中)。

付阳(在外踝上三寸)。

飞阳(一名厥阳,在外踝上七寸)。

承山(一名鱼腹,一名肠下,一名肉柱,在兑腨肠上分肉间)。

承筋(一名腨肠,在腨肠中央陷中)。

合阳(在膝约中央下三寸)。

委中(在腘中约纹中动脉)。

委阳(在承扶下六寸,屈伸取之)。

浮郄(在委阳上一寸)。

殷门(在肉郄下六寸)。

承扶(一名肉郄,一名阴关,一名皮部,在尻臀下股阴上文中央)。

秩边(在第二十一椎下两旁各三寸)。

胞肓(在第十九椎下两旁各三寸)。

志室(在第十四椎下两旁各三寸)。

肓门(在第十三椎下两旁各三寸)。

胃仓(在第十二椎下两旁各三寸)。

意舍(在第十一椎下两旁各三寸)。

阳纲(在第十椎下两旁各三寸)。

魂门(在第九椎下两旁各三寸)。

膈关(在第七椎下两旁各三寸陷中)。

谚谑(在肩膊内廉,挟脊第六椎下两旁各三寸)。

神堂(在第五椎下两旁各三寸)。

膏肓腧(在第四椎下近五椎上两旁各三寸。出《千金》《外台》《内经》)。

魄户(在第三椎下两旁各三寸)。

附分(在第二椎下内廉两旁相去各三寸)。

会阳(一名利机,在阴尾骨骶骨两旁)。

下髎(在第四空挟脊陷中)。

中髎(在第三空挟脊陷中)。

次髎(在第二空挟脊陷中)。

上髎(在第一空腰踝下一寸掀脊陷中,下同)。

白环腧（在第二十一椎下两旁各一寸五分）。

中膂腧（在第二十椎下挟脊两旁各一寸五分，上同）。

膀胱腧（在第十九椎下两旁各一寸五分）。

小肠腧（在第十八椎下两旁各一寸五分）。

大肠腧（在第十六椎下两旁各一寸五分）。

肾腧（在第十四椎下两旁各一寸五分）。

三焦腧（在第十三椎下两旁各一寸五分）。

胃腧（在第十二椎下两旁各一寸五分）。

脾腧（在第十一椎下两旁各一寸五分）。

胆腧（在第十椎下两旁各一寸五分）。

肝腧（在第九椎下两旁各一寸五分）。

膈腧（在第七椎下两旁各一寸五分）。

心腧（在第五椎下两旁各一寸五分）。

厥阴腧（在第四椎下两旁各一寸五分，出《山眺附经》）。

肺腧（在第三椎下挟脊相去各一寸五分）。

风门（一名热府，在第二椎下两旁各一寸五分）。

大抒（在第一椎下两旁相去各一寸五分，下同）。

天柱（挟项后发际大筋外廉陷中）。

玉枕（在络却后一寸五分，挟脑户旁一寸三分）。

络却（一名强阳，一名脑盖，在通天后一寸五分）。

通天（一名天伯，在承光后一寸五分）。

承光（在五处后一寸五分）。

五处（挟上星旁一寸五分）。

曲差（挟神庭旁一寸五分，入发际）。

攒竹（一名始光，一名光明，一名员柱，在两眉头陷中）。

晴明（在目内眦五脉之会）。

足太阳膀胱经病候，曰膀胱气，曰转胞症，曰小便窿闭，曰交肠。

膀胱气　膀胱经病也，小腹肿痛，小便闭涩，宜五苓散加茴香、葱白、盐，服药后若小便下如墨汁，膀胱之邪去矣，邪去搜通，则痛自止。

《入门》云："癀疝有四种，其一种曰水癀，外肾肿大，如升如斗，不痛不痒，是即膀胱气，与前说不同，录之广异闻。"

《纲目》曰："小腹痛有三，肝病小腹引胁痛；小肠病小腹引睾丸腰脊痛；膀胱病小腹肿痛，不得小便。"

铁樵按：此说最允当。

转胞症　转胞症亦名转脬症，其病由强忍小便而起，或尿急疾走，或忍尿入房，小肠之气，逆而不通，大肠之气，与之俱滞，外水不得入膀胱，内水不得出膀胱，淋沥急数，大便亦里急频并，似痢非痢，其甚者，因此腹胀浮肿，宜用凉药疏理小肠中热，仍与通泄大肠，迨其腹中搅痛，大便畅行，则尿脬随即归正，小便自然顺流。

丹溪曰："孕妇易患转胞症,禀赋弱者,忧闷多者,性急燥者,嗜厚味者,大率有之。一孕妇患此,两手脉涩,重取则弦,此得之忧患者,以参术饮空心煎服,随以指探吐,既吐,顷之,再予一剂,次早亦然,如是八帖而安。"

铁樵按:此法甚妙,孕妇为宜。忆《儒门事亲》中亦有类似之案,吐下皆有通溲之理,随宜斟酌,不必拘泥。

既济丸:治膀胱虚,溲便不禁。菟丝子、益智仁、苁蓉、茯苓、韭子、当归、熟地、牡蛎、黄柏、知母、萸肉、五味子,面糊丸,每服三钱。

葵子丸:治膀胱实热,小便不通。冬葵子、赤猪苓、枳实、瞿麦、滑石、木通、黄芩、甘草、车前子、生姜。

小便癃闭 《内经》云:"肝脉过阴器,病闭癃。"又云:"女子督脉,入紧延孔(原注正中直孔即溺窍),男子循茎下至纂(原注阴茎之端),病不得前后。"又云:"三焦下俞并太阳正脉,入络膀胱,约下焦,实则闭癃,盛则遗溺。"此皆探源之论,其治则在膀胱,故又曰:"膀胱州都之官,津液藏焉,气化则出。"

气不能化,溲不得出,须考虑其他见症,非仅用一味肉桂可以济事。例如有肺燥症者,当清金润肺,宜紫菀、麦冬、车前、丹皮、茯苓之类;有脾湿症者,当燥湿健胃,宜茯苓、半夏、苍白术;见肾热症者,当滋肾,宜知母、黄柏、茯苓、通草、泽泻;见心火炽盛,小肠不热者,当清心,宜天麦冬、黄连、犀角;若见肾虚者,宜《金匮》肾气丸。铁樵按:以上皆言溲不通,各从其主症为治,非今日普通所见之癃闭。今之所谓癃闭,乃小腹膨胀,里急殊甚,而溲不得出,此种见症,若无法通之,一两日内可以变为肿胀,或见痉挛,西人所谓尿中毒,亦属致命大病。西国治法,类用皮带塞入溺孔中通之;中国治法,寒闭者用猺桂为主药,热闭者用知母、黄连、黄柏,外治用井底泥,或田螺、麝香同捣烂,敷小腹,并效。

丹溪治癃闭用吐法,可谓简捷,古人皆谓如滴水之器,上口通则下口亦通,其实不然。贮水于管,杜其上口,下口虽开,水不下滴,此乃上压力之作用,不能以喻人体器官。动物虽附地球以生,然是独立的,观食物下行,由于肠胃收束蠕动,逼之向下,不畏地心吸力,即可知外界天然力不能及于躯体之内。又痨病垂死时,血凝于着褥之肌肤间,即是体工全毁,血受地心吸力而沉淀之证据,如此则知滴水器之喻为不切事实。然吐法治癃,何以有效,鄙意此与翻胃病同理。翻胃病呕逆,必兼便闭,即上口闭下口亦闭故也。其所以闭,因胃中过于膨胀之故,中部膨胀,则两头收束,此是筋肉弛张关系,并非上下口压力关系。翻胃为胃胀,癃闭为胞胀,其事正同。惟胃之地位较高,上口闭,不能纳,故进食则吐,惟虽吐,病不能止,必须大便通乃止;膀胱之地位在下,癃闭之症,溲不得出,用通溲之药,可以愈通愈窒,以药吐之,则反得能通,此最耐人寻味者。《内经》谓病在上取之于下,病在下取之于上,于此得一良好证据也。

交肠症 丹溪治一妇,常痛饮,忽糟粕从前窍出,溲溺从后窍出,六脉皆沉涩,与四物加海金砂、木香、槟榔、桃仁、木通而愈。此人饮酒多,气升不降,阳极虚,又酒湿积久生热,煎熬其血,阴液大虚,阴阳俱盛而暂时活者,因其形实,而酒中谷气尚在故也,三月后必死。铁樵按:此病原理不明了,亦未曾见过,不敢妄议,录此以备一说。

《十二经穴病候撮要》终

第三节 《验方新论》

1 毓 麟 丸

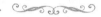

  男子阳衰精弱,妇人经脉不调,往往难于嗣续。此丸补气养血,滋肾调经,久久服之,功效非常。每服三钱,陈酒或淡盐汤任下。党参二两,杜仲二两,冬术二两,白芍二两,甘草一两,茯苓二两,鹿角霜二两,当归四两,熟地四两,川芎一两,花椒二两,菟丝子四两。上药共为末,蜜打丸。铁樵按:川芎、鹿茸同用,宜于崩漏下脱,椒则宜于风缓,药效有上行极而下、下行极而上者,此丸殆上行极而下。

2 青 娥 丸

  此丸能滋补下元,益肾固本,养而滋阴,发白再黑,齿落再生,有返老还童之妙。每服四钱,空心淡盐汤下。杜仲八两,补骨脂五钱,核桃肉四两,大蒜头捣泥为丸。铁樵按:蒜近知其有效成分为砒素,性热烈不纯,补骨脂亦热,药复太简,后一方较佳。又方熟地四两,核桃肉八两,大茴香一两,淡苁蓉二两,补骨脂二两,杜仲四两,沉香四钱,乳香四钱,没药四钱,蜜丸,如桐子大。铁樵按:妇女产后病乳用茴香效,但从此无乳,疑此物能变更组织,勿轻用。

3 金 刚 丸

  肾精枯竭,复伤风湿,经络气滞,久郁不散,以致腰膝沉重,四肢无力,筋骨痿软,不能起床。是丸补精血以培元,祛风湿以利气,久服血旺气充,诸恙自痊。每用三四钱,盐汤下。川草薢八分,杜仲八分,淡苁蓉八分,菟丝子八分。上药共为细末,猪腰为丸。铁樵按:苁蓉、草薢均去湿,久服治慢性痿症良,名则劣。

4　葆真丸

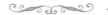

人或禀赋素薄，或调理失宜，男子则衰弱无子，妇人则寒冷不孕。此丸能通十二经脉，起阴发阳，定魄安魂，开三焦之积聚，补五脏之虚损，壮筋健骨，益寿延龄，虽老年不能种子等症。每服三钱，淡盐汤送下。熟地二两，淮山药二两，补骨脂一两，龟板胶四两，鹿角胶八两，小茴一两，杜仲三两，葫芦巴一两，柏子霜五钱，萸肉一两五钱，云苓二两，菟丝子一两五钱，远志一两，杞子一两，怀膝一两，巴戟一两，五味子一两，益智仁一两，川楝子一两，枳实一两，石菖蒲五钱。用淡苁蓉四两，打烂为丸。铁樵按：此丸当效，其远志一味，有驱使草木之妙。

5　震灵丹

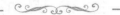

治男子精元虚惫，心神恍惚，上盛下虚，头晕目眩，中风瘫痪，手足不遂，筋骨拘挛，腰膝沉重，梦遗精滑，膀胱偏坠，小便淋漓，并治妇人血海不足，崩漏带下，子宫寒冷，不能受孕等症。每服三钱，温酒下，妇人醋汤下，忌诸血。孕妇勿服。禹粮石四两，乳香二两，没药二两，代赭石四两，五灵脂四两，紫石英四两，辰砂一两，赤石脂四两。上药共研细末，米糊为丸。铁按：石药化热以愈病，故服五石者，须寒食及冷水淋，无法能使恰到好处，是此丹不可用。

6　二味黑锡丹

治真元亏损，阳气上脱，喘急气促，厥逆不顺，头目眩晕，上盛下虚等症，服之立效。每服一钱，开水下。黑锡化入硫黄三两，急搅成砂子，研末，酒糊为丸。铁按：虚损之症，喘与汗皆甚微，惟恶热异常，即当此丸。

7 局方黑锡丹

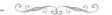

治脾元久冷,上实下虚,肾水亏竭,心火炎盛,痰鸣壅塞,喘促气逆,或奔豚上气,脚气上冲,两胁膨胀,五种水气,及阴阳气不升降,卒暴中风,痰潮上膈,神昏不省,并小儿痘疹,各种坏症,妇人血海枯寒,不能孕育,赤白带下,一切阴火逆冲,真阳暴脱诸症,服此即可回生,慎勿轻视。每用四十丸,姜盐汤下,女人艾枣汤下。沉香一两,肉果一两,肉桂五钱,葫芦巴一两,川楝子一两,黑锡二两,广木香一两,小茴香一两,阳起石一两,淡附子五钱。黑锡化入硫黄三两,急搅成砂子,研末酒糊为丸,用袋打光。铁按:真阳上脱,但恶热不恶寒,而症见虚损者可用。锡与硫合,阴阳配也;桂、附合向下行也;桂、附、葫巴、阳起、川楝合,皆肾药也;木香、茴香行气,是副药。

8 金锁固精丸

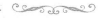

心肾不交,气血两损,以致精关不固,无梦频遗,腰痛耳鸣,四肢困倦,虚烦盗汗,睡卧不安,一切虚劳遗泄等症。是丸交济水火,培固元阳,服之精髓充足,阴阳和平,自本滑不禁之证矣。每服四钱,空心淡盐汤下,忌食烧酒、萝卜、诸血,并房室劳役等事。锁阳八两,淡苁蓉八两,莲须八两,芡实八两,龙骨四两,巴戟八两,茯苓八两,牡蛎四两,鹿角霜八两。上药共研细末,水泛为丸。铁按:巴戟、鹿角霜,相火易动者不宜,是有梦者,弗服为是。

9 滋肾丸

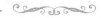

一名通关丸。治肾虚蒸热,脚膝无力,阴痿阴汗,脉上冲而喘益急,口不渴而小便秘,服此则蒸热自退,肾关自通。每服三钱,开水下。知母六两,黄柏六两,肉桂六两。上药共研细末,蜜为丸。铁按:当云阴萎盗汗气上冲。此丸用之当必效,掣症亦好,知母、黄柏均戕肾,不可单独用。此丸三物等分,服一钱已重剂。

10 东 垣 猪 肚 丸

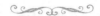

治忽肥忽瘦,男子湿热便滩,女人淋带臭秽等症。每服三钱,食前开水下。白术二两,牡蛎四两,苦参三两,猪肚一具。用猪肚,打烂为丸。铁按:苦参是特效成分,能燥湿增加组织弹力,单独用,可使肠内膜破碎。

11 无 比 山 药 丸

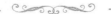

治丈夫久虚百损,五劳七伤,头痛目眩,肢厥烦热,或脾疼腰腕,不随饮食,不生肌肉,或少食而胀,满体无光泽,阳气衰绝,阴气不行。每服二十丸,至三十丸,食前温酒或米汤下。淮山药二两,熟地三两酒浸,菟丝子三两,赤石脂三两,淡附子二两,淮牛膝三两酒浸,萸肉三两,茯苓三两,五味子六两,巴戟三两去心,炮姜二两,泽泻三两,潞党参一两五钱,桂心一两五钱,杜仲三两,淡苁蓉四两,柏子仁二两,白术二两。蜜丸,如桐子大。铁樵按:姜、附、桂、膝同用,温下壮肾阳,热者不可用。

12 脾 约 麻 仁 丸

此丸专治脏腑不和,津液偏渗于膀胱,以致大便秘结,小便赤热,或因老年阴亏等症。每服三钱,开水送下。生军二两,川朴二两,麻仁二两,杏仁二两,白芍一两五钱,枳实一两。上药共研细末,生蜜为丸。铁按:小便利,则大便约,不能三钱,三钱是重剂。

13 乌梅安胃丸

治胸膈绞痛，胃寒吐蛔，或病者静而时烦，因脏寒蛔上入其膈，为蛔厥等症。每服二十丸，每日三服，忌生冷、滑物、臭食等。乌梅三百枚加肉十二两，桂枝六两，干姜十两，当归四两，川椒四两，黄柏六两，人参六两，川连十六两，细辛六两，炮附子六个。上药共研细末，乌梅用苦酒浸一宿，去核蒸之，用米五升，煮饭捣成泥，和药成丸。铁樵按：细辛、川椒治寒厥之药，吐蛔有热症，当辨证为先务。

14 七味豆蔻丸

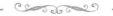

治久痢之后，元气虚陷，肠滑不固，非涩敛之药，不能收功，是丸主之，并治小儿痘后寒热，腹痛泄泻。每服三钱，开水送下。诃子五钱，砂仁七钱五分，龙骨五钱，赤石脂二两，枯矾七钱五分，广木香二钱，豆蔻一钱。上药共研细末，水泛为丸。今年苏州俞申伯即患此病，当时未想到此方，用干姜、石脂不效，当枯矾、诃子也，记之以为覆车之鉴。

15 良 附 丸

治胃脘积滞未化，胸腹胀痛相连，或时作时止，或经年不愈，服此最宜。每服三钱，米饮汤下。良姜、香附等分，水泛为丸。铁樵按：良姜猛悍，甚于干姜，三钱太重。

16 清暑益气丸

伤暑之症，因正气不足而受邪气，炎夏之际服此，则无困倦烦躁之虞，泄泻之虑，殊有运气、消暑之妙，其功不可枚举。每服二三钱，开水下。党参八两，白术四两，陈皮六两，当归八两，升麻二两，苍术八两，青皮四两，黄芪八两，葛根四两，六神曲六两，麦芽四两，泽泻四两，五味子四两，黄柏二两，甘草二两。上药共研细末，蜜为丸。铁按：此丸殆出自东垣，然病理上却讲不去。

17 驻 车 丸

治暑湿郁蒸，变为下痢，红白相间，似脓非脓，腹痛力乏，里急后重，日数十次。用开水送服二三钱。川连三两，干姜一两，当归一两，阿胶一两，用阿胶化烊为丸。铁樵按：即后重姜即在可商之列。

18 舒肝乌龙丹

治肝郁不达，胸腹痞闷，两胁作痛，痰饮呕吐，气逆上冲，四肢厥冷，久则遗精带下，病成虚劳。是丸平肝舒气，补虚强胃，神效无比。每服三钱，开水送下。九香虫三两，杜仲一两六钱，于术一两，广皮八钱，车前八钱，上药共研细末，密为丸。铁按：饮属寒，痛是内脏神经，用法以此为准。

19 枳 实 消 痞 丸

治脾虚不运，伤食恶食，胸腹胀闷，肢体疲倦，虚痞虚满等症，是丸利湿消痞，行气化食，去邪而不伤正。每服三钱，开水送下。枳实五钱，川连五钱，白术三钱，人参三钱，干姜二钱，川朴四钱，茯苓三钱，半夏曲三钱，甘草二钱，麦芽三钱。上药共研细末，蒸饼为丸。铁按：此种宜煎剂，不宜丸。

20 阿 魏 消 痞 丸

专治一切积滞不化，及癥瘕痞块，小腹有形，按之则痛等症。是丸力能破滞消积，惟药性猛烈，形实体壮者宜之。每服一二钱，开水送下，服后食胡桃肉，以鲜药气。连翘五两，麦芽十两，山楂肉五两，莱菔子十两，大贝母五两，风化硝二两五钱，阿魏五两，蒌仁十两，川连五两，六神曲十两，制南星十两，胡黄连五两，青盐二两。上药共研细末，姜糊为丸。铁按：阿魏消肉积，是血药，协风化硝，猛悍异常。

21 理 疝 芦 巴 丸

治小肠气结，奔豚瘕疝，睾丸坚硬，小腹有形，上下走痛，或绕脐攻刺，呕吐气滞。是丸散寒化滞，扶气补虚。每服三钱，淡盐汤下。葫芦巴十六两，川楝子一斤二两，吴茱萸十两，川乌一两，巴戟肉一两，小茴香二十两。上药共为细末，水泛为丸。铁按：挈症颇好，石顽云"小腹有形窜痛，用此丸，上热下寒厥呕吐者，黑锡丹皆可循。"

22 三 层 茴 香 丸

治寒疝腹痛，阴丸偏大，肤囊臃肿，有妨行步，或瘙痒不止，时出黄水，或长怪肉，肾肿如石，及一切小肠气等症。食前淡盐汤下。一层：川楝子四两，沙参四两，木香四两。二层：荜拨四两，槟榔二两。三层：茯苓十六两，附子二两。盖面：用茴香二两。

23　《济生》橘核丸

　　治四种癫病，卵核肿胀，偏有大小，或坚硬如石，痛引脐腹，甚则肤囊肿胀，成疮时出黄水，或痛肿溃烂等症。每服六七十丸，酒盐汤下。橘核四两，枳实二两，昆布四两，川楝子四两，海藻四两，木通二两，桃仁四两，桂心二两，广木香二两，海带四两，川朴二两，元胡二两。上药共研细末，酒糊为丸。铁按：疝气三方都妥当。

24　宁嗽丸

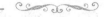

　　治邪留肺经，久嗽不宁，攻伐不可。惟此丸能止嗽化痰，润肺定喘，降有余之邪火，保受伤之肺金。每服三钱，开水下。川贝六两，桑叶五两，薄荷四两，米仁六两，甘草二两，苏子四两，南沙参四两，茯苓四两，前胡二两，姜夏四两，杏仁霜四两，橘红二两，川石斛二两，谷芽四两。川石斛、谷芽二味，煎汤泛丸。铁按：急性支气管炎，化热之后，用此善后良。

25　舟　车　丸

　　治水道壅遏，发为肿胀，口渴面赤，气阻腹坚，二便皆闭，形气俱实之症。是丸通气利水，化积退肿，服之立效，惟药力迅猛，用宜斟酌。每服一钱，开水送下。大黄二两，大戟一两，莞花一两，广木香五钱，轻粉一钱，槟榔五钱，橘红一两，甘遂五分，黑丑四两，青皮五钱。上药共研细末，水泛为丸。铁樵按：轻粉以勿用为是。

26 《局方》至宝丹

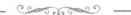

此丹荟萃各种灵异,皆能补心体通心用,除邪秽,解热结,以成拨乱反正之功。专治中风不语,中恶气绝,中诸物毒,疫毒、瘴毒、盖毒,产后血晕,口鼻出血,恶血攻心,烦躁气喘,吐逆难产,闷乱死胎不下,并用童便、姜汁磨服。又疗心胸积热呕吐,邪气攻心,大肠风秘,神魂恍惚,头目昏眩,眠睡不安,唇口干燥,伤寒谵语。用开水下,脉虚者用人参汤下。生乌犀屑(一两),生玳瑁屑一两,琥珀一两,朱砂一两,龙脑一钱,牛黄五钱,安息香一两五钱,金银箔五十张为衣,雄雌黄一两,麝香一钱。上药每料分作百丸,重七分。铁樵按:伤寒无用此丸之理。

27 牛黄清心丸

此丸专治诸风,缓纵不随,语言蹇涩,怔忡健忘,头目眩瞀,胸中烦郁,痰涎壅塞,精神昏聩,心气不足,神志不定,惊恐怕怖,悲忧惨戚,虚烦少睡,喜怒无时,癫狂昏乱等症。用开水送下。犀牛黄一两五钱,羚羊角一两五钱,白茯苓一两五钱,当归身二两,生甘草一两五钱,麝香六钱,生人参一两五钱,乌犀角一两五钱,冬白术一两五钱,明雄黄一两五钱,甜桂心三钱,冰片六钱。上药共研细末,蜜为丸,金箔为衣,重八分。铁按:缓纵非此丸所能治,药性可治文痴,但为效不良。

28 万氏牛黄清心丸

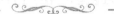

治邪热入于心胞,精神昏聩,妄言谵语,或伤寒湿热,蒙闭于上,或中风痰涎壅塞,神识不清,或五种癫痫等症。又治小儿惊风痘毒。每服一丸,开水送下。黄连五钱,黄芩三钱,广郁金二钱,牛黄三分,山栀三钱,辰砂一钱五分。上药共研细末,用腊雪水调面糊为丸。铁樵按:此方劣,掣症谬,惊与痘,牛黄非宜,切生儿胎毒盛者,俗用三黄,又予犀黄,不如径服此丸。

29 小 活 络 丹

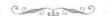

　　此丹专治中风，手足不仁，经络中有寒湿、流痰、死血，以及腿臂疼痛，跌打损伤，瘀血停留，鹤膝风、附骨寒痛等症。制川乌姜汁炒六两，制草乌二两二钱，制胆星六两，没药二两二钱，乳香二两二钱，地龙二两二钱。上药共研细末，蜜丸重一钱。铁按：此丸定痛大妙。

30 安 宫 牛 黄 丸

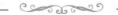

　　此丸其芳香能化秽浊，而利诸窍；其咸寒能保肾水，而安心体；其苦寒能通火腑，而泻心用。专治邪入心包，精神昏愦，谵言妄语，痰涎壅塞，神识不清等症，兼治飞尸卒厥，五痫中恶，大人小儿痉厥之因于热者。每服一丸，脉虚者人参汤下，脉实者银花薄荷汤下。病重体实者，日再服，甚或三服，小儿服半丸，不知再服半丸。犀黄一两，广郁金二钱，大梅二钱五分，珍珠五钱，犀角一两，麝香二钱五分，川连一两，腰黄一两，黄芩一两，劈砂一两，山栀一两。粥汤泛丸，金箔为衣，重五分。铁樵按：此丸劣，安宫字既不妥当，药亦无窍，邪入心胞，不合生理、病理。犀黄用于热病，往往致陷，本欲出痧疹者，犀黄为禁药，借用治心房病良。

31 海 藏 愈 风 丸

　　此丹专治疬风为患、手足麻木，眉毛脱落，遍身生疮，及癞风隐疹，皮肤瘙痒，搔破成疮等症。服之神效，每服二钱，用玉屏风散煎汤送下。

32 金钱白花蛇

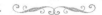

乌梢蛇,蕲蛇(以上去肠阴干,酒拌浸晒为粉),苦参四两,皂角一斤去膜切片,用无灰酒浸一宿熬膏打为丸,重一钱。铁樵按:落眉乃皮脂腺立毛神经坏变,苦参为特效药,然药味太简,亦是一弊,简则力专而偏,不宜久服,此可以治麻风。

33 养 正 丹

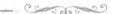

治上盛下虚,目昏头晕,咳逆反胃,霍乱吐泻,中风潮涎,不省人事,及伤寒阴盛,唇青自汗,四肢厥冷等症。此丸能升降阴阳,祛邪扶正,服之立效。每服一钱,开水送下。水银、黑锡、硫黄另研、朱砂各三两。铁铫溶化,黑锡入水银,柳木搅,结成砂,研,再下朱砂觉,令不见星,方入硫黄末,急搅成汗和匀,焰起,醋酒候冷,研细,煮糯米糊丸。姜、枣、参汤下,三分至一钱五分。铁按:此不可用,不食马肝,未为不知味。

34 蠲 痹 丸

治营卫虚弱,风湿流滞,身体烦痛,手足冷痹,项背拘挛,腰膝沉重,举动艰难等症。此丸祛风固卫,除湿活血,神效异常。每服三钱,开水送下。黄芪三两酒炒,羌活一两五钱,当归三两,姜黄一两五钱,炙甘草一两,防风二两,赤芍一两五钱,生姜、大枣打丸。铁按:腰膝沉重,即是风湿留滞之症,自汗脉缓,是营卫虚弱之症。方中宜加桂枝,祛风固卫除湿,均非桂枝不可。

35　易老天麻丸

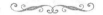

此丸专治诸风瘫痪，筋脉拘挛，骨节酸痛，手足麻木，口眼歪斜，半身不遂，及风痰内阻等症。每服三钱，开水送下。天麻六两，熟地三斤，羌活六两，川贝六两，川牛膝六两，当归一两，淡附子一两。上药共研细末，蜜为丸。铁樵按：此方虽出自易老，却是大辂椎轮，挈症中所言，未必能治。

36　健步虎潜丸

此丸能祛风活血，壮阳益精，凡老年衰迈，或壮年病后，筋骨无力，步行艰难，腿膝疼痛麻木等症。每日早晚用盐汤送服一丸，自有应效。潞党参四两，茯苓四两，知母八两，白芍四两，枣仁四两，米仁八两，独活四两，生地八两，防风四两，虎胫八两，熟地八两，沉香二两，杜仲八两，五味子二两，木瓜八两，麦冬八两，枸杞四两，淡附子四两，龟板六两，远志八两，羌活八两，石菖蒲四两，黄芪六两，当归六两，川柏八两，淮牛膝八两，台术八两。上药其共研细末，蜜为丸，重二钱五分。又方，小粒。川柏三两，知母三两，当归一两五钱，锁阳一两五钱，白芍二两，淮牛膝二两，龟板四两，虎胫骨一两，陈皮二两，熟地二两。上药共研细末，用羊肉煮烂，均和打丸。铁樵按：菖蒲、远志、黄柏、附子并用，开阖太甚，疑久服有弊，小粒较好，但亦宜于老年阳痿，盛年虽病后服之，亦嫌乎严墙之下。

37　搜风顺气丸

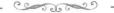

此丸能润肾搜风，破滞顺气，下燥结，祛瘀热，通幽利水，主治风秘气闭，便溺阻隔，遍身虚痒，脉浮而数，及肠风下血，中风瘫痪等症。每服三钱，开水送下。大黄五两，麻仁二两，枳实一两，车前子二两，淮牛膝二两，菟丝子二两，黄肉二两，槟榔一两，淮山药二两，防风一两，郁李仁二两，独活一两。上药共研细末，蜜为丸。铁按：攻补并用，侧重于通，新陈代谢失职者宜之。

38 河间地黄饮子丸

精虚血枯,内风袭络,手足麻木,心神恍惚,气喘厥逆,舌喑足废,此少阴气厥不至,名曰风痱。是丸能回元阳,祛风火。每服三钱,淡盐汤送下。铁按:无病人亦可服,则不能治大病可知。六味粉一料,杜仲四两,麦冬三两,广皮二两。上药共研细末,蜜为丸。

39 玉 屏 风 散

治风邪久留不散,中虚自汗不止。此丸能固表补中,久服,则正气足,而外邪自不易入。每服三钱,开水下。炙黄芪一两,白术二钱,防风二两。水泛为丸。铁按:云外邪不易入,固然,然必外邪先出,然后可服。

40 愈 风 丹

治风湿痛痹,手足麻木,及风痰入络,筋骨酸痛,嵌节拘牵,口眼㖞斜,甚则瘫痪等症。此丸祛风除湿,活血止痛,功莫大焉。每服三钱,开水送下。熟地一斤,川萆薢六两,当归一斤,元参六两,羌活十四两,天麻六两,杜仲七两,生地一斤,怀牛膝六两,肉桂三两,独活五两。上药为末,蜜丸。铁按:此为二等药,有回天丸中"温补行"三字,然行字太少。

41 九 制 豨 莶 丸

凡人气虚血弱,湿蕴痰盛,往往年逾四十,多有手足麻木,言语蹇涩,遍身疼痛第病。此丸能益气行血,祛湿利痰,通经络,健脾胃,壮筋骨,疗三十六种风症,治七十二般痰疾,不论男妇,久久服之,可免中风之危。每日早起服一丸,用开水或温酒下,临卧时,再服竹沥枳术丸尤妙。豨莶草二斤,威灵仙六两,白芍八两,天麻六两,秦艽四两,熟地十二两,木瓜四两,川芎六两,人参四两,当归八两。蜜丸,重二钱五分。铁按:此丸配合尚好,然身痛肢麻,湿蕴痰盛,当责之肾亏,主要在修养。

42 人参鳖甲煎丸

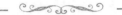

《金匮》云:"久疟不愈,结为癥瘕,名曰疟母,以此丸治之。"每服七丸,每日三服,空心下一服,中饭前下一服,晚饭前下一服。体虚弱者,酌加参汤下,忌生冷、油腻、鸡蛋、豆、麦等食。炙鳖甲十一两,川朴三两,芍药五两,干姜三两,赤硝六两,人参一两,丹皮五两,石韦三两,乌扇三两(即射干),蜣螂虫六两,䗪虫五两,制半夏一两,大黄三两,黄芩三两,桃仁二两,柴胡六两,桂枝三两,瞿麦二两,阿胶三两,鼠妇三两,葶苈子一两熬,紫葳三两,蜂房四两。取锻灶下灰一斗,清酒一斛五斗,浸灰,候尽一半,著鳖甲于中煮,令泛烂如漆,绞取汁,纳诸药煎为丸。铁按:蜣螂、䗪虫、蜂房并用,益以硝、黄、桃仁、葶苈、瞿麦,此丸力量甚大,可以代虫蚁搜剔法,每服少许,当以厘计。

43 圣济鳖甲丸

三阴疟疾,世所谓四日两头病也,缠绵不已,愈发愈虚,久久必变大证。此丸治疟疾,经久不愈最有奇效,无论男妇,老疟劳疟。用姜汤送下三钱,小儿减半,忌生冷、油面、鸡鸭蛋等物。炙鳖甲四两,山楂二两,广皮二两,厚朴二两,麦芽二两,首乌四两,草果二两五钱,莪术一两五钱,姜半夏二两,青皮一两五钱,六神曲一两,山棱一两五钱,黄芩二两,柴胡一两五钱,常山五钱。上药共研细末,姜枣汤打丸。铁按:此丸就血分着笔,视前一方为逊,常山确是效药,五钱太少,当如柴胡之量。

44 半 硫 丸

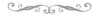

能治积冷温脾胃，一切痃癖、大便冷闭等症，并皆治之。每服十五丸至二十丸，空心温酒下，或姜汤下，妇人醋汤下。制硫黄醋透、制半夏等分为末，米糊为丸。铁按：伤寒阴证溜腑后，以此下之效，然余已十年不用矣。

45 防 风 通 圣 散

此方上下分消，表里交治，妙在汗下并用，仍寓息养之意，故谓圣济。凡风寒、暑湿、饥饱、劳役，内外诸邪所伤，表里三焦俱实，气血拂郁，憎寒壮热，目赤头痛，耳鸣鼻塞，口苦舌干，咽喉不利，咳嗽上气，大便闭结，小便赤涩，手足瘈疭，惊狂谵语，丹斑隐疹，藏府热结，痔漏便血，疮疡肿毒，跌打损伤一切风热等症皆可治疗，小儿急惊，亦能奏效。服后避风节食，孕妇勿服。每服三钱，开水调下。防风四两，滑石八两，桔梗四两，石膏五两，黑山栀四两，麻黄四两，甘草五两，大黄五两，条芩五两，薄荷五两，白术四两，连翘四两，白芍一两五钱，荆芥四两，川芎一两，当归五两。上药共研细末，用生米、朴硝化为丸。铁樵按：此与双解散略同，虽云圣济，不可为训，治热病，须先通病理。

46 清 咽 太 平 丸

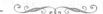

治木火上炎，肺金受伤，以致咯血于寅卯之时，两颊常赤，咽喉不清等症。此丸能消风涤热，清肺疏肝，润燥生津，升清散瘀。每服一丸，口中嚼化神效。薄荷一两，犀角一两，桔梗二两，生甘草二两，防风二两，柿霜二两，川芎二两。共为细末，白蜜为丸，重二钱。铁樵按：绝妙配合。

47 大 温 中 丸

治湿热久蕴,盘结不散,气血不能流行,胸饱腹满,疼痛膨胀,二便不利等症。此丸能破滞行血,化湿理气,服之神效。每服三钱,开水送下。香附四两,针砂一两,云苓一两,白术五钱,陈皮一两,青皮一两,苍术三两,山楂一两,白芍一两,川朴一两,苦参五钱,甘草二钱。上药共为细末,醋糊为丸。铁按:凡患此者,必无力如懈怵苦参一味,即其效药,腹满属脾,故知是湿,痛则涉血,故当破结。

48 伐 木 丸

治肝木横逆,上乘脾土,心腹胀痛,中满不运,外发黄肿,状如土色等症。此丸平肝扶脾,化湿降池,其效如神。每服二钱,开水下。皂矾二两,茅术四两,六神曲八钱。上药共研细末,酒糊为丸。铁樵按:血色素变化中毒性,不虚而湿胜者良。

49 绛 矾 丸

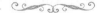

治湿热蕴结发为黄疸,腿足浮肿腹内有块,或便溏肠红等症,此丸化积去滞,退肿降浊,神效异常,每服二钱,开水送下。煅皂矾三两,厚朴一两,茅术三两,广皮一两。上药共研末,加大枣肉,白蜜为丸。铁按:伐木、绛矾实无大异,绛矾较平和。

50 益血润肠丸

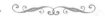

能祛风养血,治津液亡,大肠秘,老人、虚人均可服五六十丸,空心白汤下。当归四两,生地四两,熟地四两,桃仁四两,杏仁四两,麻仁四两,厚朴四两,黄芩四两,枳壳四两,生军二两,熟军二两,甘草二两。上药共研细末,蜜丸,如桐子大。铁按:四物之补,不敌桃核承之克。

51 脏 连 丸

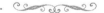

此丸能败火毒,驱湿热,消肿痛,敛脓血,专治湿热内蕴,肠胃气滞,以致浊气瘀血,流注肛门,痛痒皆作等症。猪大肠一条,用川连粉装入,两头扎紧,酒煮烂,打糊为丸。

52 加味脏连丸

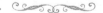

丹皮三两,泽泻三两,茯苓三两,天花粉三两,黄柏三两,知母三两,怀山药四两,萸肉四两,油当归四两,生地八两,潞党参二两,牙皂二两,酒川连三两,槐角四两。上药捣粗末,入猪大肠,两头扎紧、再用糖米一升,将大肠盘于米中,煮熟取出,晒干再研细末,炼蜜为丸,如梧桐子大。铁按:本是猪肠引经,黄连消炎,加味方则增血药,自以加味为稳。

53 肠风槐角丸

此丸能祛风消毒,解热润脏,宽肠利气,和血定痛,专治肠风、痔漏、痛痒、火盛等症。槐角八两,地榆八两,黄芪八两,油当归八两,升麻八两,生地八两,条芩八两,连翘八两,白芷五两,川连四两,川芎四两,阿胶二两,秦艽八两,防风四两。上药共研细末,蜜丸如桐子大。铁樵按:旧升,曰消炎,曰祛风,曰补,却宜煎剂,不必丸。

54　治浊子午丸

治心肾俱虚,梦寐惊悸,体常自汗,烦闷短气,悲忧不乐,消渴引饮,痢下赤白,停凝浊甚,四肢无力,面黄肌瘦,耳鸣眼昏,头晕恶风,怯寒等症。每服五十丸,空心浓煎萆薢汤下,忌劳力房事,专心服饵渴止浊清,自有奇效。榧子二两去壳,莲肉一两去心,苦楮实一两,煅牡蛎一两,补骨脂一两,琥珀一两,芡实一两,巴戟一两去心,白茯苓一两,莲须一两,白龙骨一两,赤苓一两,朱砂一两五钱,杞子一两,枯矾一两,文蛤一两,肉苁蓉十八两。酒蒸烂研膏,和丸如梧桐子大,朱砂为衣。铁按:惊悸自汗以下,是心虚;消渴以下,是肾虚。治心肾皆虚,故云子午。龙骨、牡蛎止汗,亦即补心之品,补肾泻心涩精利溲,尚嫌分利方面太少。

55　治浊分清丸

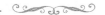

治湿热下注膀胱,为淋为浊,小便赤涩,溺管作痛,或心神不交,梦泄遗精等症。此丸升清降浊,祛湿泻火,俾气化行而心神通,则淋浊自止,遗泄胥愈矣。每服三钱,开水下。茯苓五两,阳春砂三两,甘草梢三两,黄芩三两,怀山药四两,益智仁五两,石菖蒲五两,乌药五药,黄柏三两,红栀仁三两,萆薢五两。朱砂为衣。铁按:消炎利溲涩精。

56　牛黄抱龙丸

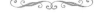

小儿惊风,有急、慢之分。急惊发于骤然身热,耳赤大小便闭,属实热,宜用清凉之品;慢惊系久病、久痢之后,精神疲竭所至,属虚寒,宜用温补之药,一热一寒,势同冰炭。此丸专治急惊风,能去风化痰,镇心益精神效异常。每服一丸,薄荷灯心汤任下,慢惊风忌服,病家慎之。牛黄三钱,天竺黄一两二钱,茯苓九钱,天麻九钱,川芎九钱,胆星九钱,白附九钱,全虫九钱,蝉衣九钱,姜蚕九钱,钩尖九钱,雄黄六钱,朱砂六钱,防风一两二钱,人参六钱,珍珠四钱,琥珀八钱,大梅八分,麝香八分。炒米糊为丸,重五分。铁按:刚痉、柔痉及转属慢性脑症,均详《医案》,此所谓慢惊,乃痂积慢脾。

57 琥珀抱龙丸

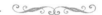

小儿急惊风之症,身热面赤,牙关紧闭,痰涎壅塞,小便短赤,神识不清,此系实热之症,最为危险,投以清凉之品,则痰可化而热自松。此丸能去风化痰,清热定神,应验甚速,每服一丸,慢惊则忌。琥珀七钱,天竺黄一两,胆星一两,甘草一两,沉香一钱,麝香一钱,枳壳一两,腰黄五钱,淮山药一钱,辰砂一两,月石一两,茯苓一两。上药共为细末,将胆星化烊,加曲糊为丸,重五分,朱衣。铁按:"慢惊"字不妥,从来界说不清,须更正。

58 犀角解毒丸

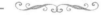

治小儿胞胎积热,及痘瘄余毒未清,变生疮疖,并一切口破舌痛,惊恐发搐,鹅口牙疳等症。此丸祛风清热,解毒杀虫,灵效非常。月内婴孩,每服半丸,满月后至五六岁者,俱用一丸,灯芯煎汤下,忌生冷油腻煎炒等物。犀角一两,牛蒡子五钱,防风五钱,黄芩五钱,连翘五钱,赤芍五钱,荆芥一两,薄荷五钱,当归五钱,细生地七钱,甘草五钱,桔梗七钱。上药共研细末,蜜丸,重八分。铁按:平正可用。

59 五福化毒丸

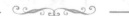

治小儿蕴积热毒,实热丹毒,大小便闭,痘疹后余毒,一切火盛胎毒等症。每服一丸,开水送下。元参二两,桔梗二两,牙硝一两,川连一两,胆草一两,青黛一两,人参一两,冰片五分,朱砂三钱,赤苓二两,甘草五钱。蜜丸,金衣。铁按:平正可用。又方:犀尖四钱,甘草一两,银花一两,大黄二两,川连一两。

蜜丸,重五分,朱衣。铁按:此较胜。

60　九味芦荟丸

治小儿肝脾疳积,发热体瘦,腹胀口渴,大便不调、小便如消,或耳内生疮,瘰疬结核,牙腮溃烂,目生云翳等症。是丸消疳杀虫化积,而清郁热,奏效如神。每服一钱,开水下。胡连一两,麝香一钱,雷丸一两,川连一两,青皮一两,鹤虱二两,白芙蓉一两,广木香一两,芦荟一两。水泛为丸。铁按:掣症与方合,服量挡减半。

61　至圣保元丹

此丹能驱风解邪,降火化痰,清心安神,专治小儿中风惊悸,盘肠搐搦,目直睛翻,头摇口噤,唇黑囊缩,腹痛气厥,口眼歪斜,二便闭塞,并治大人一切中症。俱用开水化服,大人每服一丸,症重二丸,小儿减半,孕妇忌服。胆星一两四钱,姜蚕廿八条,全虫廿四个,青礞石一两,天竺黄八钱,麝香二钱,冰片一钱,珍珠四钱,广皮八钱,朱砂八钱,天麻一两二钱,羌活一两,牛黄二钱,茯苓八钱,防风一两,血珀六钱,蜈蚣四条。上药共研细末,用钩尖四钱,甘草八分,薄荷一两,麻黄一两。四味熬成胶,加姜汁一碗,竹颂(四两)为丸,朱砂金箔衣,五分。铁按:此方当有效,可用。

《验方新论》终
第三章　本草传薪终

第四章

温 热 点 睛

蔡定芳按语：温热点睛者，点温病热病病名诊断与治疗原则之精华也。铁樵先生一生致力中医疾病名称的诊断统一，特别对伤寒与温病病名的统一更是不遗余力：今有一病于此。甲医曰是伤寒也，乙医曰是温病也。言温病者云温病与伤寒异治，汝不读吴鞠通《温病条辨》、王孟英《温热经纬》、叶天士《临证指南》《广温热论》恶足以知之？言伤寒者云《内经·热病论》云：凡热病，皆伤寒之类也。汝不读《内经》又恶足以知之？温病、伤寒之辨别，可谓是中医之症结。明清两朝之医学，只在此问题上磨旋，门户之见，谬说之兴，均由此起。著书汗牛充栋，而医学晦盲否塞。先生意欲以极明了之文字达极真确之理由，将前此所有诸纠纷一扫而空之，使此后学者有一光明坦平之途径。因而慨然有正名之计划。先生曰：《难经》云伤寒有五，有热病、有湿温、有风温、有温热，是温病者乃五种伤寒之一。温病、伤寒，《内经》统谓之热病，西医书统谓之急性传染病。《内经》定名以时，温病定名若从《内经》法则，厘然划一无有疑义。温病者，热病也；热病者，伤寒也。寒伤躯体最外层，太阳受病，体温起反应则发热，是为热病。春有热病，夏有热病，秋有热病，冬有热病。冬之热病伤于寒也。因太阳受病，体温集表而为热，故曰人之伤于寒也则为病热。冬之热病是伤寒，春之热病仍是伤寒；夏之热病，秋之热病依然是伤寒。故曰凡热病皆伤寒之类也。冬日伤寒可以病热；夏日发热依然是伤寒也。醍醐灌顶，天机由是道破！顽石因此点头！温病、伤寒病名虽明，但治疗务必甄别。故先生进一步指出：伤寒以《伤寒论》为准，温病亦当以《伤寒论》为准，凡《伤寒论》中祖方用辛凉不参以温药者皆是治温病之方。刘守真懂得此理享一时盛名，戴北山亦懂得此理，故所著《广瘟疫论》中，引用祖方凡桂枝、姜、附等热药，均加以括弧。铁樵先生高足徐衡之先生曰："衡之随师有年，见西医与吾师为友者凡五人，有为学理之争，往返函件，可以积稿成书者；有晤对谈病理，惊为中医界所仅有者；有会诊而自叹不如吾师者；有值棘手之大病，叩师门呼将伯者。嗟乎，果道不同不相为谋哉！是书辟榛莽，启坦途，岂但后学之南针，直是化无为有，其于中医界之功绩，为何如乎。书中发明之理，尽人可解，却为尽人所不能言。衡之忝在游夏之列，固不能赞一辞也。"

蔡定芳又按：《温病明理》卷三转录陆九芝《世补斋医书》论叶天士《临证指南·伤寒门》方、论《临证指南·温热门》席姓七案、合论顾景文《温证论治》吴鞠通《温病条辨》、再论"温邪上受，首先犯肺，逆传心包"十二字、再论"胃病有神昏，肺病无神昏"5篇短文，卷四铁樵先生加以评述。其中论《临证指南·温热门》席姓七案姜春华老师于1978年《中医杂志》再评于后。陆懋修，字九芝，清元和县（今苏州）人。生于嘉庆戊寅（1818），卒于光绪年间。初业儒，中年始肆力于医，博极群书，活人无算。著有《世补斋医书文集》《不谢方》等。尝谓："仲景撰用《难经》，温病即在伤寒中，治温病法不出伤寒外。"铁樵先生虽然极赞此说，但是他不是全盘否定温热学派的，而是比较客观地看待温热学派成就："九芝先生之反对叶派可谓热烈，而其崇拜《伤寒论》之坚定，亦迥非我辈后生小子所可几及者。须知此非细故，从来学成专家，非有专一之诚信仰不能为功。一种学问，殚半生之心力，孳孳为之数十年，然后薄有成就。故曰：人有不为也，而后可以有为。若无所不为，则未有不流于浅薄者。十五年来，与我同治医学之人，其初皆研究伤寒，其后辄流入叶派，然而彼初崇伤寒后崇叶派者，果不见叶派有些微效果，而徒因趋时之故乎。果从九芝先生之说，遂无不治之温病，而彼等卒未肯一尝试乎，吾知其必不然矣。"

第一节 《温病明理》

1 徐衡之序

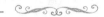

　　伤寒、温病之争，为中医之症结，其说愈多，其理愈晦。治中医者，苟勤加探讨，可以愈勤而愈无所得，殆无有不废然返者。温病、伤寒既不明了，所谓中医学者，实荡然无有一物也。仲景之《伤寒论》，既为吴鞠通、王孟英辈之著作为紫色夺朱之前僭窃，则《伤寒论》为人所怀疑在若有若无之列。伤寒既无，伤寒以上之书，更非所能读，则亦等于无。而所有者，乃仅仅《温病条辨》《叶案》《温热经纬》，持此三书，欲与西国科学挈短较长，则此三书实无些微之价值，等于无有而已。故曰：中医学荡焉无有一物，不为过也。惟其荡焉无一物，故中西医偶然相值，有如冰炭，亦曰：道不同不相为谋而已。然衡之随师有年，见西医与吾师为友者凡五人，有为学理之争，往返函件，可以积稿成书者；有晤对谈病理，惊为中医界所仅有者；有会诊而自叹不如吾师者；有值棘手之大病，叩师门呼将伯者。嗟乎，果道不同不相为谋哉！是书辟榛莽，启坦途，岂但后学之南针，直是化无为有，其于中医界之功绩，为何如乎。书中发明之理，尽人可解，却为尽人所不能言。衡之忝在游夏之列，固不能赞一辞也。

民国十七年戊辰三月受业武进徐衡之谨叙于药童医庐

2 温病伤寒之辨

温病、伤寒之辨别，可谓是中医之症结。明清两朝之医学，只在此问题上磨旋，门户之见，谬说之兴，均由此起。著书汗牛充栋，而医学晦盲否塞。吾意非以极明了之文字，达极真确之理由，将前此所有诸纠纷一扫而空之，使此后学者有一光明坦平之途径，则中国医学，直无革新进步之可言。然万绪千头，不知从何说起，为之提笔四顾，为之满志踌躇。

今有一病于此。甲医曰是伤寒也，乙医曰是温病也。温病与伤寒异治，汝不读吴鞠通《温病条辨》、王孟英《温热经纬》、叶天士《临证指南》《广温热论》，恶足以知之。甲医则曰："《内经·热病论》云：'凡热病，皆伤寒之类也。'"汝不读《内经》，又恶足以知之。病家茫然不知所从，取决于余。余曰："《难经》云伤寒有五，有中风，有伤寒，有湿温，有热病，有温病，是温病者乃五种伤寒之一。"二说皆是，病家益无所适从，则延西医。退而自维余所言者，不过一种调和口吻，于医学何补？且吾中医对于疾病定名如此混沌，不信可以长此终古也。因慨然有正名之计划，此为余对于温病之第一步。近人崇拜天士为医圣，谓鞠通《温病条辨》可以与仲景《伤寒论》分庭抗礼。乃《条辨》主三焦学说，既与仲景完全不同，其所用药亦与《伤寒论》完全不同。吾乃研究三焦之学理，《条辨》《经纬》《指南》之用药，复留心时医宗其说、用其法者治病之效果，乃稍稍明白此中有未发明之学理，有江湖术之黑幕。余乃毅然欲证明此未明之学理，与抉破其所隐之黑幕，是为余对于温病之第二步。戴北山《广温热论》云：世之治伤寒者，每误以温热治之；而治温热者，又误以伤寒治之。此辨之不明也，于是书开首即揭明五种辨别法，兹撮要录之如下。一辨气：伤寒由外入内，室有病人无病气，间有有病气者，必待数日之后转入阳明经腑之时。若温热之气从中蒸达于外，病初即有病气触人，以人身脏腑津液逢蒸而败。（下略）此节言伤寒无臭气，温病则有臭气。二辨色：风寒主收敛，面色多光洁；温热主蒸散，面色多垢晦，或如油腻，或如烟熏。望之可憎者，皆温热之色也。三辨舌：风寒在表，舌多无苔，即自有苔，亦薄而滑。渐传入里，方由白而转黄转燥而黑。温热一见头痛发热，舌上便有白苔，且厚而不滑或色兼淡黄，或粗如积粉。传入胃经，则兼二三色，或白苔即燥。又有至黑不燥者，则以兼湿之故。在表时不用辛温发散，在里时即用清凉攻下，斯得之矣。四辨神：风寒中人，自知所苦而神清。传里入胃，始有神昏谵语之时。温热初起，便令人神情异常而不知所苦。大概烦躁者居多，或且扰乱惊悸，及问何所苦，则不自知。即间有神清而能自主者，亦多梦寐不安，闭目若有所见，或亦以始初不急从凉散，迁延时日，故使然耳。五辨脉：温热之脉，传变后与风寒颇同，初起时与风寒迥别。风寒初起脉无不浮，温邪从中道而出，一二日脉多沉。（下略）

铁樵按：上五辨法，惟辨脉一节不易使人共喻，因将原文删节，仅留脉浮一语。盖自古《脉学》本极费解，多言则徒乱人意也。至其余四节，皆言病证，甚明了，可以为法，故并录之。温病以戴北山此书为最，其好处在以详言病状为主，不可哆谈模糊影响之病理为主。其言治法，纯以公开经验所得，使人共喻为主，不以引证古籍炫博炫能为事。此其胸襟在利人济物，大公无我，迥非流俗人所能望其项背，至其实际。所以启发后人者，功亦不在管夷吾尊周攘夷之下，即如鄙人初步治医，即从此书入手，至今虽略有所得，亦未敢为荃蹄之弃。然有当知者，戴氏此书是医家正宗，较之《条辨》《叶案》高出十倍。若谓吾侪信奉此编,即此已足,正未必然。须知此书浅而狭隘,读之既久,恒偏于用凉,转以凉药误事亦往往不免。又其辨舌一节,亦未可为训。热病舌色,惟质绛者,非凉不可,若糙若燥,均有宜用大温之候。读者将吾讲义统前后综观,自能明白。此吾对于戴氏书所欲言者,至于温病正名,其说如下。

温病、伤寒,《内经》统谓之热病,西医书统谓之急性传染病。急性传染病而发热,病状近似伤寒者,细别之可二十余种。曰伤寒,曰副伤寒,曰流行性感冒,此三种殆完全相似。其不同之处,在病前之潜伏期与既病之热型。注:然西人初不据潜伏期与热型为辨别,其所以分定病名者在微菌。伤寒之菌形如杆棒,副伤寒之菌亦形如杆棒,惟用伤寒血清试验,则其反应凝集力甚薄弱。此两种病在临床诊病时,不能区别。即取其血中微菌于显微镜下观之,亦不能区别。惟统观此病之热型,及试验两种菌之凝集力则迥然不同,故不得谓是一种病。流行性感冒之菌,则较短,两端钝圆,其感染亦与伤寒菌不同,至病状即俗名重伤风者是。菌既不同,病状又不同,故是别一种病,不能与伤寒混而为一。

就以上三者言之,假使不验微菌,几不能区别其病。或谓伤寒为热型有定之病,副伤寒为热型无定之病,流行性感冒是重伤风,则三者显然判别。岂知热型有定云者,指不服药而言,若服药则有定者可以变为无定。重伤风指鼻塞、咳嗽、发热者而言,此种类似之热病正多,如粟粒热、猩红热,其初一步皆与流行性感冒同也,是故就微菌定名,可谓比较真确。然中国医学,向来不讲微菌,只能于病型注意。抑就微菌定名,不过比较真确,并非绝对真确。例如起病鼻塞、头痛,继而发热、形寒,此所谓重伤风也。然同是重伤风,却有三种不同,曰气管支炎性,曰肠胃性,曰神经性。其咳嗽非常剧烈,咳甚至于气急鼻煽者,是气管支发炎也;其舌苔厚、不欲食、腹满或痛者,胃肠有积,则所谓肠胃性也;其遍身疼痛、眩晕不寐、后脑疼痛者,则所谓神经性也。三项根据商务译本《内科全书》而参以实验。大约咳甚者,其末路则为急性肺病;有积者,其末路则为伤寒肠炎;神经痛者,其末路多为脊髓膜炎。伤寒为杆菌,脊髓膜炎及急性肺病属连锁状球菌,是病不同,菌不同也。而此种急性病证,通常变动不居。初一步为重伤风,继一步转属而为伤寒,而为急性肺病,甚或变为脑脊髓炎症,皆甚习见之事。而病之变动不居,有自然传变者,有因药而传变者。既变之后,今病非昔病,则微菌当然随之而变。此固但凭理想,未曾实验。然谓既成肺病、伤寒之后,而其微菌仍是通常流行之伤风菌,于理论不可通。此种大都以当时之病症为准。其初一步之伤风,则指为本病之诱因,然则泥定微菌而名病,不免有时失之不确,故曰:"不过比较真确,非绝对真确。"抑中医无验病菌之必要,验病菌云者,不过学理研究上之事,非临床诊病时事。假使诊一热病,必须验菌,则每一医师,每日不能诊五个以上热病,此为事实上所办不到者。况验菌亦非解决热病之惟一法,故中医于此事,为当知之常识,至于采用,尚可缓图。惟就微菌以定名,虽非绝对真确,尚是比较真确。若吾中医于各种热病,胥名为伤寒、温病,而复以极颠顸之头脑当之,并伤寒、温病之界限亦划分不清。纷纭聚讼,只是人云亦云,而无独到之见解;辟除旧说,无精密之计划,说明范围,委实是绝对糊涂,不可终日者也。

古人于定名不甚讲究,说理则精。对于艺术授受之间,最为珍惜,以择人为前提,不喜标榜。对于著书,尤极审慎,大约非道高德美、举世钦服者,不得有著书资格,浸成风气,尽有自嫌炫嫁。虽有著书资格,而亦退让自处,宁怀宝以迷邦者。又漆书竹简,至为不便,故对于文字亦极讲究,绝无轻率动笔,自罹灾梨祸枣之诮者,结果遂无书不简,无文不深。因此,苟非口授,多不能了解书中何语,于是师傅乃弥复矜贵,此为东汉以前学术授受之大略。今观仲景《伤寒论》全书,以六经为提纲,而六经之界说反不如舒驰远所定者整齐明了;全书章节层次,又不如喻嘉言所重订者之较有条理。书中风温、温病,既言之不详,而痉、湿、暍与伤寒相滥,亦未言若何相滥,凡此自古相传,疑有讹脱,其实有讹脱亦不尽讹脱。凡书中不备者，皆口授所当有事。或因其理由复杂，语长必须口授，则不书；或其病理如粟菽水火，学者所必知，而又为当时学者所习知，则亦不书故也。年代久远，简册仅存，异说蜂起，而定名遂在若可解、若不可解之间。

《难经》云："伤寒有五，有中风，有伤寒，有湿温，有热病，有温病，其所苦各不同（《难经·五十八难》原文）。"徐灵胎注云："伤寒，统名也。下五者，伤寒之分证也。"又引王叔和《伤寒略例》"不即病者，寒毒藏于肌肤，至春变为温病，至夏变为暑病"之语。又云："《伤寒》第四篇，先叙痉、湿、暍三症。痉为伤寒之变证，暍即热病，湿即湿温。"又引《素问·热病论》"先夏至日为病温，后夏至日为病暑"数语（以上为徐氏解释《难经·五十八难》文字之撮要）。其于"所苦各不同"一语，未加注释。自余观之，徐氏之注，实与不注同，且叔和"寒毒藏于肌肤"之说，于理不可通，是读《内经》仅解表面浅层，因有此种谬说，尤不足为训。且循绎徐注，"暍即热病"，不知此热病与温病若何分别？且越人五种伤寒之中，并无暑病，则暑病名目何属，在五种伤寒之外乎，揆之情势当不尔。况叔和认伤寒过夏至为暑病，是暑病确是伤寒之一种，将毋叔和所谓暑病，即《难经》所谓热病乎，则暑病即暍病矣，而灵胎又未言，亦令人疑莫能明。曰暑病热极重于温，然则温病岂非热微轻于暑乎，藉曰是也。无论如此不成为疾病上界说，抑文义上亦不辞已甚。如云：读者不能如此执滞，独不闻不以辞害意乎。则吾敢反驳之曰：名不正则言不顺，不得援孟子说《诗》以为口实。《诗》自有《诗》之蹊径，故云：以意逆志，是为得之，对于病名岂可同日而语。若伤寒、温病、热病、暑温、湿温，不能言其不同之处，而曰以意逆志，又何怪今之时医，一例以豆豉、豆卷、石斛应付各种热病乎。所可怪者，滑伯仁、徐灵胎以下，乃至现在之读《难经》、引证《难经》者，丝毫不置怀疑，吾实不胜佩服。吾佩服此等人头脑颟顸，为不可几及也。《难经》自是古医书之一种，唐张守节《史记正义·扁鹊传》中所引，即为今本《难经》文字。虽《隋书·经籍志》不见其目，唐人已认此书出自扁鹊，昭然无疑。然书之佳否，当以说理精粗为断，不以年代古近为衡。考《难经》全书所言，皆《内经》中表面文字，于《内经》之精义丝毫不曾有得。假使扁鹊读《内经》，亦只见五行六气，不知形能藏德，则所谓见垣一方者，直可谓时无英雄，竖子成名矣。故吾于《难经》一书，总不敢绝对信奉。若《五十八难》之不可为训，不过其一端而已，此非本篇主要问题，特因论温病定名连带及之。而温病名词，转因《难经·五十八难》文字添出许多缴绕，则无从为之辩护。自有吾说，庶几后之学者，可以减少一条歧路也。

至于《内经》，则吾无间。然《内经》定名以时，温病定名，若从《内经》法则，厘然划一，无有疑义。《经》云："东方生风，南方生火，西方生金，北方生水，中央生土；风属春，火属夏，金属秋，水属冬，土属长夏；春曰风，夏曰热，秋曰燥，冬曰寒，长夏曰暑、曰湿，此所谓四时五行六气也。"四时五行六气之说最长，而迄无彻底解释。本讲义认此为《内经》用以说明医学之工具，此中亦无何等精义，一切旧说，皆在存而不论之列。吾侪第知五行为六国秦汉时最盛之学说，四时乃《内经》之根本，六气则因天行之气能病人者有六，故以为言。即此已足，不必更深求以自取魔障，或曰：是则然矣，但此何关于温病之命名？曰：温病者，热病也；热病者，伤寒也。寒伤躯体最外层，太阳受病，体温起反应则发热，是为热病。春有热病，夏有热病，秋有热病，冬有热病。冬之热病，伤于寒也。因太阳受病，体温集表而为热，故曰：人之伤于寒也，则为病热。冬之热病是伤寒；春之热病仍是伤寒；夏之热病，秋之热病，依然是伤寒。故曰：凡热病，皆伤寒之类也。是故谓春之热病伤于风，夏之热病伤于热，秋之热病伤于燥，长夏之热病伤于湿，无有是处。何以故？凡热之而热，寒之而寒，惟死体为然，生物则否。验之于各种生物，此例尚不甚明了；验之于人体，则灼然可见。以手搏雪，寒也；然须臾之间，反应起则灼热。夏日拥炉，热也。汗出多，毛窍开，则振寒。故冬日伤寒，可以病热；夏日伤热，则起痧气，而为霍乱吐泻，服十滴水辄愈，是其病寒也。

故谓受热而病热,无有是处。须知受热竟不病热,《内经》说明此理,谓夏至一阴生,热在外,寒在内,故其病多洞泻寒中。霍乱有转属而为热病者,则因其初病时亦感寒也。乃若伤湿则为脚肿、为皮肤病,而患疮疡亦不发热。其长夏而病发热者,依然是伤寒也。

　　同是伤寒,何以不胥名曰伤寒。热病即温病,同是伤寒而病热,何以不胥名曰温病,而或名温病,或名伤寒? 曰:此时令之关系也。春夏秋冬,有生长收藏之作用,人体应之,其在不病时已迥然不同。春夏秋冬之不同作用,于何验之? 曰:验之于地面上之动植万有。人体应生长收藏之作用,于何验之? 曰:验之于饮食、嗜欲、意志,其平时之不同者生理之形能也。其病时之不同者,因生理之形能不同,疾病之形能随之不同也。其不同奈何? 曰:冬之伤于寒也,起初振寒不适,既而发热,其发热也,毛窍闭,汗不出;春之伤于寒也,初起亦洒淅恶寒,而为时较短,毛窍开,汗自出;夏之伤于寒也,壮热喘渴,无汗则体若燔炭,有汗者则初起即热,纵有形寒,只须臾耳;长夏之伤于寒也,壮热多汗,其舌质必绛,口味恒甜。不同之点,此其大略。又感寒而病,当热未发,先感不适,此即躯体之忍耐力。举其似者以为喻,例如午餐本十二钟,偶有特种原因,迟至两钟,不过略感饥饿,未尝不可忍,是即胃之忍耐力。又如觉寒而添衣稍迟,觉热而去衣稍迟,未尝不可,是即躯体外层之忍耐力,其理同也。西人谓此为前驱症。冬日伤寒,前驱症长;春夏伤寒,前驱症短,此亦不同之点。其次为既病,冬月伤寒,往往三候,热最高时,在第七日乃至第十五日。十五日以后,则日轻夜重,弛张颇甚。此在仲景《伤寒论》谓之传经,西人则谓之病型。春夏伤寒,则不如冬月伤寒之有规则。又其次为兼证,冬月伤寒发热之外,必兼见头痛、项强、体痛,春月伤寒常兼咳嗽、骨楚,夏月伤寒常兼泄泻,此其大较也。同是伤寒,何以前驱不同,病型不同,兼证不同。是可知四时之生长收藏,影响于躯体生理之形能,因而变更疾病之形能,其事至确。春为风,故春病热者曰风温;夏为暑,故夏病热者为暑温;长夏为湿,故长夏病热者为湿温。其病本是伤寒,因时令之异而兼六气之化,故命名如此。然而冬有非时之暖,春夏有非时之寒,气有未至而至、至而不至之时。于是冬日之热病,有与春日同者;夏日之热病,有与冬日同者。就前驱症辨之而定名,于是冬日有风温,夏日有伤寒矣。

　　凡热病之定名,从病形不从病能。病形者,病初起之三日所见之病状;病能者,既病之传变与转属。例如温病可以变疟,疟为后起病,乃由温病转属者,因温病有变疟之可能,故曰病能。病无定,自不可以命名,命名既从病形,自皆在初起之时。六气中之燥气,为热病病能上事,非病形上事。盖有热病而化燥,无初起兼见燥化者也。又燥属秋令,秋季前半,长夏暑湿未退,秋季之后半,新凉感冒,已与冬月为邻,故无燥温之名,不佞所谓正名者大略如此。至于前所谓第二步,更于下章详之。

3 论 三 焦

　　仲景言《伤寒》主六经,《温病条辨》则主三焦。三焦之说,《灵枢》最详,《营卫生会篇》所谓“上焦如雾、中焦如沤、下焦如渎”者是也。就此三语观之,其义盖谓身半以上为上焦,身半以下为下焦,中脘胃腑所居之地为中焦。沤,如《诗经》“可以沤麻”之沤,有酝酿之意,谓脾胃腐熟水谷也。水谷既腐熟,糟粕从下而出,故云下焦如渎,谓二便也。糟粕既下行,精华自当上行,如何上行,必有赖于蒸化,然后能输连于四肢百体,蒸则如雾,故云上焦如雾。古人不知胃壁肠壁皆能吸收滋养料供给各组织,仅凭理想,故云如雾、如渎。此原是笼统语,该括言之,初不指一脏一腑,别无深意,亦与病之传变无关,不能与《伤寒》六经并论,其为明显。《营卫生会篇》又云:"上焦出于胃上口,并咽以上,贯肠而布胸中,走腑,循太阴之分而行,还至阳明,上至舌,下足阳明,常与荣俱行于阳二十五度,于阴亦二十五度一周也,故五十度而复会于手太阴矣。中焦亦并胃中,出上焦之后,此所受气者,泌糟粕,蒸精液,化其精微,上注于肺脉,乃化而为血,以奉生身,莫贵于此。故独得行于经隧,命曰荣气。下焦者,别回肠注于膀胱而渗入焉。"细绎文字,颇觉生涩,文并不古,亦非不通。惟骤视之,所纪颇凌乱无次。其云"上焦出于胃上口,并咽以上",当是从胃上口直至咽喉以上,此处不过是食道,何物循此食道行?荣乎?卫乎?经气乎?血液乎?《经》未明言。如云:上焦循此食道行,则语殊费解。盖谓从胃上口至咽为上焦之一部分,则语意显明。云"上焦出胃上口,并咽以上",上焦是何物,殊不能知其命意所在。"咽以上"三字之下,接"贯肠"二字,肠之地位,在中脘以上,自咽至肠,中间距离太远。继云"而布胸中",则又自下而上矣。脏腑内景,本不易明,似不宜故揿其辞,使读者索解不得。曰"走腑循太阴之分而行",更不知"腑"字何指。其下之太阴、阳明、足阳明,无一语不生涩,亦在在不可究诘。似闻某医校列《素》《灵》为课本,不知教员对于此等处如何解释。教员纵能循文敷衍,听讲之学生又若何了解?如云:讲者自讲,听者自听,了解与否双方均非注意,则其蒙懂又足令人佩羡不置矣。

顾虽如此,就生理之形能上观之,《灵枢》所言,却自有其价值,不过仍与热病之传变无与。凡人口渴甚,饮水则润,渴非口中干,乃胃中燥。得水而润,亦非口中润,乃胃中吸收液体。几经转折,传之唾腺,唾腺分泌唾液,然后润也。审是,所谓"自胃上口,并咽以上",自非无故,且不曰至咽,而曰并咽以上,是指口中津液尤为显明。凡食物入胃,消化之后,胃壁吸收液体,以资营养。由胃入肠,肠壁亦事吸收液体,以资营养。苟从饮食入胃之后,潜心体察,可以不须剖验而得,且人之感饥饿,不在胃中而在腹部。《内经》云:"胃实则肠虚,肠实则胃虚。"故肠胃更迭为虚实,其章若曰肠实、胃实者病,肠虚、胃虚者亦病,欲明肠胃不同实、不同虚,故其措词如此。若就生理之形能言之,肠实者,胃不妨虚;肠已虚者,胃则非实不可;感饥饿者,不在胃而在肠,故有枵腹饥肠诸成语,不曰枵胃饥胃也,此则"贯肠"两字之所由来。回肠间苟有燥矢,则苦不得寐,其甚者燥烦不安,又甚者神昏谵语。神昏谵语,谓是心包络病,乃想当然之语,于实际无有是处。谓是脑筋错乱,亦尚可商。盖燥矢结于肠而不寐烦躁者,乃神经节为病,因肠壁纤维神经与交感神经、运动神经皆相通之故。阳明腑证之扬手掷足,因肠壁纤维神经病影响于运动神经之故。其燥烦不寐,则因肠壁神经影响于交感神经之故。交感神经听命于神经节,间接受治于大脑,故曰神经节为病。神经节者,胸中之事也,此病之形能也。因病之形能以推测生理之形能,则知食物入胃,必下于肠,入肠之后,其影响最著者在胸中,必有其输送精微之道,故曰"上焦如雾,布于胸中"。此"布胸中"三字之所由来。然则此一节文字译之为今人通用文字,当云"上焦从胃上口上行至于咽上,从胃中部下行至于肠,仍输送其精气,布于胸中"。

走腑句。"腑"字颇难索解,若根据《素问》及《难经》,则此"腑"字当指气街,曰"循太阴之分"。观下文手太阴句,则知此是足太阴。"还至阳明"句,观下文有足阳明句,则知此处为手阳明。其云"常与荣俱行于阳二十五度,于阴二十五度,五十度而会手太阴,是其所言者,即是卫气"(阴阳各二十五度,详《灵枢·卫气行篇》,可参考,文繁不备录)。盖惟卫与荣俱行,证之他处,无三焦与荣卫俱行之文也。惟岐伯谓荣出于中焦,卫出于下焦,而言上焦独详,似中下焦统于上焦者。《难经》谓三焦者,水谷之道路,气之所终始，正与《灵枢》此节相合。"出于胃上口，并咽以上，贯肠而布胸中"，是说水谷之道路。"走腑"以下至"复会于手太阴"矣，是说气之所终始。如此解释，未尝不言之成理。

其云"中焦是荣气，曰泌糟粕，蒸津液"，正是说的熟腐水谷，使清者向上，浊者向下，是泌糟粕蒸津液也。云"化其精微，上注于肺"，则仍是上焦如雾之事，不过其所主者在荣卫。谓荣出于中焦，故如此说，不得泥定地位，致与上焦纠缠不清。其云"上注于肺者为血，行于经隧者为荣"，经隧即溪谷肌肉之分，脏器得此而滑润，故古人谓荣为内部湿润之气。今日有西国学说，则知微丝血管有渗润，淋巴液有循环，可以补我国古书之不足。而"荣"字真确解释，自当以微丝血管中之渗出液体当之，其言下焦意义自明。综以上所言者观之，三焦，言水谷之出入，与其精微化为荣卫之大略者也。其言上焦自胃上口并于咽以上，自胃上口下至于肠，复自肠上至胸中，不限于中脘以上之地位也。中焦起于胃中，化精微上入于肺，化血复从血中分泌液体，行于遍身之经隧，不限于中脘之地位者也。三焦之可以分别言者，大略如此。与《温病条辨》之言三焦，丝毫无相通之处。《条辨》颇推崇叶天士，其云"凡温病者，始于上焦，在手太阴"，是即天士《广温热论》开卷第一条所谓"温邪犯肺，逆传心包络"者也。以手太阴为上焦地位，未尝不是。肺原属脏腑之最高者，然《灵枢》则明言中焦化精微上注于肺脉，鞠通岂未之见乎。又其全书用药以轻者归上焦，重者归中焦，尤重者归下焦，纯以地位为主，不问荣卫气血，亦与《灵枢》不合。《灵枢》固主荣卫，不主地位者也。然则苟非鞠通不曾懂得《营卫生会篇》文字，即彼所谓"三焦"者，不是《生会篇》之"三焦"，吾乃遍考他处之言"三焦"者。

（一）《灵枢·本输》篇云："三焦者，中渎之府也，水道出焉，属膀胱，是孤之府也，是六腑之所与合者。"

（二）《难经·三十八难》："府所以有六者，谓三焦也。有原气之别焉，主持诸气，有名而无形。其经属手少阳，此外腑也。"

（三）《灵枢·经脉》篇："三焦手少阳之脉，起于小指、次指之端，上出两指之间，循手表腕，出臂外两骨之间，上贯肘，循臑外，上肩而交出足少阳之后，入缺盆，布膻中，散络心包，下膈，循属三焦。其支者，从膻中上出缺盆，上项系耳后，直上出耳上角以屈，下颊至𩑶。其支者，从耳后入耳中，出走耳前，过客主人前，交颊至目锐眦。是动则病耳聋，浑浑焞焞，嗌肿、喉痹；是主气所生病者，汗出，目锐眦痛，颊痛，耳后、肩臑、肘臂外皆痛，小指、次指不用。"

《灵》《素》言三焦者，大都不外以上三节。至于如《素问·六节藏象论》《灵兰秘典》等篇，偶然涉及，无此详也。第三节《灵枢·经脉篇》所言，最不易明了。然中医实以为根本。不明经络，无以言医。然求之今日医界中人，不过能记诵而止，若深明其理，则自古医籍中已无之。遑论今日兹为释疑辨惑起见，为言其原理，俾读者可以自修而止。至于详细，余亦不能言也。凡经络云自某处迄某处，经某处者，皆从病与生理之形能来。例如《灵枢·经脉篇》之言三焦，前半所说，均从后半病形产生。先有耳聋、嗌肿、喉痹之病，相其阴阳，辨其深浅，定为手少阳之病。复视其兼证，有目锐眦痛，颊痛，耳后、肩臑、肘臂外痛，小指、次指不用，于是定诸痛处为手少阳之经。其中复有错综交互，如云"交出足少阳，布膻中，散络心包"，是手少阳一经，与足少阳、手厥阴有交互关系也。所谓经气亦如血行，如环无端，不知其所自始。然躯体而有病，必有其始病之处，又必有其痛苦之区域。从其区域分之，因有十二种；从其始病言之，因有手六经、足六经。例如疟疾之形寒，有从背起者，有从手起者，其明证也。古人最讲究针灸，而砭石又在针灸之前，以事理推断之，必有甚深远之历史。惜鄙人读书不多，不能考证耳。度此事之缘起，必如今日妇竖皆知之刮痧，其后演进而为砭石，再进而为针灸。十二经之井、荣、经、俞，则多从针灸之成效而定名，故今日已不能知其最初得此之所由。嗣后由针灸而汤药,则为道稳而取效亦神,则属最后之进步矣。今日吾人所当知者有二事。其一古代所传之汤药,其用法皆隶于经络,某经病当用某药,从之则效,违之则否。故当用葛根者,不得用麻黄;当用大黄者,不得用巴豆,非如西药仅言汗下,无复别择,此治中医所以不可不讲十二经。其二健体之经气不可见,逆之则见,而经气之所以逆,由于气候之六淫者三之一,由于起居饮食者三之一,由于七情者三之一。故寒暑病人、饥饱病人、意志拂逆病人,不逆经气,则能遂其生而尽天年;逆经气,则不能遂其生而夭折。所谓有道之士,善养身者,能遂其生而已矣。上工能治未病,能知经气之顺逆,及其未病,拨乱反正而已,此十二经原理之大略也。经气不可见,逆则见之于病能。循经治病谓之工,然非上乘。能知若何便逆经气,若何便顺经气,守顺避逆,乃真上乘。《素问·上古天真论》所言,乃上乘也。西国最新发明者曰细胞、曰内分泌,其实经气较之二者尤精。惜乎古文太简,《灵枢》之学说,又真伪参半。果能懂而理之,发挥而光大之,则中西携手之后,西国医学当更进一步。此则欲于医学有所发明,尤不可知经气。今之反对中医者,谓中国医学不能出国门一步,固非定论。而业中医者,惟因饭碗问题,惟恐中医被取缔,妄欲结乌合之众以为党,以与潮流相抗,而号于众曰“吾欲保存国粹”。彼等野狐禅之医学,岂是国粹,亦安有保存之希望。若真国粹,决不消灭,何劳保存。谓中医将灭亡者,杞人忧天而已。今姑置此,而言三焦。然则三焦有三种:其一,“三焦者,决渎之官”,专指分泌尿汁说。其二,三焦者,“水谷之道路,气之所终始”,专指消化力与卫气说。其三,三焦,为手少阳经,为十二经中之一。滑伯仁、徐灵胎皆云:“言决渎之官者,为下焦气化之三焦;言手少阳者,是有名无状之三焦;言消化与卫气者,是有名有状之三焦。”准此以谈,是古人定名不讲究也。然无论何种,与《温病条辨》皆不合,是《温病条辨》之三焦,乃第四种三焦。

假使有精当之学理,真确之经验,原不妨于古人所言者之外,别树一帜。然必其所言者,与古人相发而后可。如其与古人所言相背,则必古人所说之理论不圆满,吾能证明其误处而后可。若表面崇古,里面反古,用以欺世敛钱,原滔滔皆是,不足深责,著书垂后,则其罪不胜诛矣。今《温病条辨·上焦篇》曰:“凡温病者,始于上焦,在手太阴。”鞠通自为注曰:“古来但言膀胱主表,殆未尽其义。肺者,毛皮之合也,独不主表乎……温病由口鼻而入,自上而下,鼻通于肺,始手太阴。”此语实费解之至。愚按:古人言脏腑与言经气有别,盖脏腑是实体,经气是气化。六淫之邪,中人而为病,言气化不言实体。《内经》言“邪风之至,疾如风雨(此邪风字不问从西北来、从东南来)。故善治者治皮毛,其次治肌肤,其次治筋脉,其次治六腑,其次治五脏。治五脏者,半死半生也。故天之邪气,感则害人五脏;水谷之寒热,感则害于六腑;地之湿气,感则害皮肉筋脉”。此节经文与上文阴阳及东南西北各节息息相通,所谓“阴阳更胜之变,病之形能也。”治皮毛谓病在皮毛也,不是言肺之合,是言躯体之外层;其次在肌肤,言稍进,非言脾之合;其次在筋脉,言更进,非言肝之合;其次在六腑,言入里;其次在五脏,言里之无可再里。假使指皮毛为肺之合,肌肤为脾之合,筋脉为肝之合,则六腑为何者之合乎,是不可通。又认皮毛为肺之合,是必邪风之害人。初一步肺受之,继一步传之脾,继一步传之肝,继一步遍传于六腑而后可。证之实际,无论伤寒、温病,皆不尔,是更不可通。是故自来释《伤寒论》者,开口即言太阳是膀胱,鄙人绝对不敢苟同。故本讲义解释太阳病,直曰“太阳者,躯体之最外层”。今曰“凡温病者始于上焦,在手太阴”,此何说也。其次不可解者,为伤寒从毛窍入,温病从口鼻入。大约鞠通创温病自口鼻入,为其最得意之语。不知此说绝不可通,试逐层推敲之。

(一)《内经》言:凡热病皆伤寒之类,凡邪风之害人,皆始于皮毛。今言从口鼻入,由里出外,是必温病在《内经》“凡热病”三字范围之外而后可。

(二)既言从口鼻入,鼻通于肺,故在手太阴。然则口通于脾,不在足太阴乎?

（三）《经》言："天之邪气，感则害人五脏。"此言不治皮毛，即有害五脏之可能。所谓病能也，曰水谷之寒热，感则害于六腑，此真从口入者，更证之于实验。饮冰而洞泄，触秽而为霍乱，空气中微菌传染为各种疫病，此真从口鼻入者。若云天之邪气，感亦有从口鼻入者，于《内经》无征。

（四）鞠通谓伤寒言中风，是西北方之寒风。彼所言之温病，风为火母，乃从东南方来解冻之温风。寒风从毛窍入，温风从口鼻入，不知出何典记，有何理由，诚咄咄怪事。就《温病条辨》之第一节略为钩稽，其不可通已如此。而党于鞠通者，方浓圈密点，大赞不已，将谓天下后世人无不可欺，不亦慎哉！

4　论温病从口鼻入之非

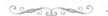

《温病条辨》之三焦，如吾前卷之说，读者可以灼知彼之所谓三焦，非《灵》《素》之三焦矣。而其温病从口鼻入之说，亦不成立。伤寒从皮毛入，《素问》固已明白言之，然必其人内部有弱点，然后外感得以乘之，否则虽寒不伤也。例如《素问》认各种热病皆伤寒之类，而曰"冬伤于寒者，春必病温；冬不藏精者，春必病温"。是即明明指出非内部有弱点者，纵有寒亦不伤之意。何以言之？冬者闭藏之令也，冬不藏精，是逆冬气，逆冬气则春无以奉生，故至春当病。冬之冱寒为阴胜，春之和煦为阳复，阴胜者阳无不复。当冱寒之顷，生物所以不死者，赖有抵抗力。而其所以有抵抗力者，在于能藏精。至于阳复之时，盎然有生气者，亦即此所藏之精为之，是为生理之形能上事。若冬不藏精，则在冬时无抵抗力，而寒胜太过，至春复无以应发扬之气候，则生理之能力绌矣，然未至于死。有胜必有复，且胜之甚者，其复亦甚，惟生理之能力既绌，例无不病。故冬不藏精，春必病，而所病者必是温。《内经》言阴阳凡三级，就一日言，曰昼夜昏晓；就一岁言，曰生长收藏；就一生言，曰生老病死。生老病死，亦即一生之生长收藏也。故人生当三八肾盛之年，虽冬不藏精，春不必病温。何以故？一生为大，一年为小，大德不逾，小德自有出入余地。《经》言春必病温，指一年说也。故必病温云者，乃指理之必然，非为事实上有如印板文字。王朴庄驳喻嘉言有"土如归妻，追冰未泮"之笑话（见《世补斋医书》后附之迥澜说），其实两人皆未之深思，故言多而意不达。

惟其内部有弱点，然后外邪得以乘之。故同是溽暑，同是冱寒，而有病有不病。不过病因亦有主从，定名必从其主，伤寒、温病皆以时为主。若论病因，温病不纯是外感，伤寒亦不纯是外感。例如伤寒阳明腑证，其病为燥矢。假如无从口入之食物，安所得燥矢？今创一义曰："伤寒太阳证，是寒邪从肌表入；伤寒阳明证，是病毒从口入。"自矜创获，以为识见不亚于仲景，而精密且过者，天下后世其许之乎？否也。且鞠通既认定温病从口鼻入，温邪是由里达表，何以第一方却用仲景之桂枝汤，岂非自相矛盾之甚者。

鄙人志在昌明中医学，不得不辟除谬说，并不欲以口舌与古人争胜，以为名高。王孟英、吴鞠通、叶天士之书，疵谬百出，若欲一一纠正，叠纸等身，其说不能尽，吾则以为是喧宾夺主，不暇为也。惟三人之谬说，流毒于天下已此，苟不能有精切简明之方法指示后来，则其黑幕总无从揭破，而流毒遂无有穷时。今吾节录陆九芝《世补斋医书》中论文两篇，先以证明《条辨》《经纬》《叶案》之谬，非吾个人之私言，然后说明何故虽有九芝之说，而叶派流毒，不为减杀。庶几前此之将信将疑者，读吾此篇，灼然洞见症结，则以医为业者，或减少一造孽之途也。陆九芝先生对于温病之议论，摘录如下。

5　论叶天士《临证指南·伤寒门》方

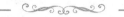

　　叶先生《临证指南》卷五以风寒分门,而寒门所有者六方,并非伤寒大证,即在太阳一经,亦仅言其至小。此书行后,遂不闻以《伤寒论》治病,今之置寒水六气于不讲者,大抵即由于此。而《伤寒论》中之细微曲折,亦更无能道其片语者矣。乃有门人华玉堂者,于此一门后,大放厥词,谓人但拘仲景之法,皆见闻不广,胶柱鼓瑟,不知变通,以明仲景之不足法,而以此六方为治伤寒一大宗。徐灵胎曰:"此即俗名着寒之病,偶称小恙,不入经络者也,何必牵引伤寒大证。"发诸议论,及细阅此编,竟无伤寒之门,即此为伤寒之法,不禁失笑。夫医者之学问,全在明伤寒之理,则万病皆通。故伤寒为病中第一证,而学医者之第一功夫也。此编独阙此一门,则平日所习何书,所治何病? 此非此老之过,抑编此书者,胸中茫无定见耶。灵胎说如此,尚不知此案与此药,亦未必定出自先生也。昔梁茝林《中丞浪迹丛谈》载叶先生轶事一则,为龙虎山张真人在吴,于万年桥停舆,让桥下天医星(铁樵按:天医星是何星座,张天师又以异于酒肉道士,以事理推测,是必天士行贿张天师,因而放此谣言,不图能瞒过雍、乾时人,而不可以欺天下后世。然则天士之为江湖医,已昭然无可逃矣)过去,而是日是时,不先不后,天士小舟适从桥下摇橹行来,中丞于此不溢一词。而其下即引纪文达语,谓天士不事著述。今所有《医案》十卷,为门人取其治验,附以论断,非天士本意也。石埭堂殿撰,亦谓先生少所著作。《指南》一编,冗杂不足以传,乃先生弃世后,门下学者汇萃而成,其方不尽出先生之手。然则此书明是及门假托,为一时渔利之物。奇在所作医案,每以不了语气,及上下之不联属,又每以"也"字易"矣"字,谓是其师汉魏文,然犹无害于病者。若此伤寒一门,则俗医正怕读《伤寒》书,正谓伤寒方难用,遂若照此六方,法已大备,更不必问途于仲景。而又因此作江南无伤寒之说,非皆不辨真赝,而徒震其名之害耶。呜呼! 自有李士材《医宗必读》,而世不知有血证;自有此《临证指南》,而世不知有伤寒。叶先生为吾苏大医,享盛名于雍乾时,必不至此。彼华玉堂邵新甫辈,造此大孽,且坏先生身后名,安得不为先生一雪此愤哉(九芝曲为辩护,犹是推崇前辈,稍存忠厚之意。然事理昭然,岂容讳饰。铁樵注)。

　　丹溪之言曰《格致余论》,戴人之言曰《儒门事亲》,宁陵吕氏之言曰:"人子不可以不知医。"修谓"有父母者不知医,不得为孝子;即有儿女者不知医,亦不得为慈父"。当今之世,诚何恃而不恐,正不徒一物不知,儒者之耻已也。

6　论《临证指南·温热门》席姓七案

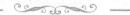

　　席姓,脉左数,右缓弱。此为温热病脉。阳根未固,温热与阳根无涉。阴液渐涸,阳邪之甚。舌赤微

渴，亦阳邪也。喘促自利，溲数，三焦大热。晡刻自热，神烦呓语。日晡所阳明王时也，初诊只有晡刻神烦。夫温邪久伏少阴。此沿喻氏之说，其语即始于此。古人立法，全以育阴祛热。古人治温，决不育阴，"全"以下语气未了。但今见证，阴分固有伏邪，阳伏于胃，病在阳分。真阳亦不肯收纳，乃阳邪之充斥，非真阳之不纳。议仿河间浊药轻投，河间从无此法。不为上焦热阻，独此未用一药。下焦根柢固立，与下焦根柢无关。冀其烦躁热蒸渐缓。不去其热，热何由缓。熟地炭、茯苓、淡苁蓉、远志炭、川断，五味。方谬。又再诊，晚诊阴中伏邪，阳伏于胃。晡时而升，的是阳明。目赤羞明，睛不和也。舌绛而渴，渴为温病。与育阴清邪法。以阳邪而育阴，阴愈，育阳邪愈固，而云法乎。生地炭（生熟地之所贵在滋膏，而炒为炭则无用，亦断无先熟后生之理）、元参心、川斛、炒麦冬（麦冬无炒用者）、犀角、石菖蒲（二味并开心窍，送邪入心）。又三诊，脉左数、右软。此时脉尚未变。舌干苔白，小溲淋沥，腻涩之效。吸气喘促，呼气促是脱，吸气促乃是闭。烦汗，的是阳明。乃肾阴不承。非也。心神热灼蒙闭，一去胃热蒙闭即开。议以三才汤滋水制热，岂阴虚而火炎耶？此时之邪热非滋水所能制。用三才加茯神、黄柏、金箔。邪必益锢。晚进周少川牛黄清心丸一服。助犀角送邪入内。又四诊，昨黄昏后诊脉，较之早上，左手数疾顿减，脉象陡变。惟尺中垂而仍动，阳邪内陷矣。呓语不已。若有妄见，胃热蒸心益甚矣。因思肾热乘心，胃热而非肾热。膻中微闭，神明为蒙，"自属"二字何解，昏乱全不识阳明病。随进周少川牛黄丸领邪入心。一服，俾迷漫无质之热，热本无所为质，暂可泄降，并未一用泄降之药。服后颇安。并不能烦躁矣。辰刻诊脉濡小，脉又变矣。形质大衰。生熟地炭既立根柢，何至形质大衰。舌边色淡，下利稀水。邪下陷矣。夫救阴是要旨，撤热是要旨。读仲景《少阴下利篇》，太阳阳明亦有下利。上下交征，此句如何接得上。关闸尽撤，必以堵塞阳明为治。昨日犀角，昨晚牛黄，尽开诸窍，一变而为堵塞，况阳明无堵塞之理。以阳明司阖，阳明之阖，不如是讲。有开无关，下焦之阳，仍从走而泄矣。生熟地炭之功何往。议用桃花汤。人参、赤石脂、干姜、粳米。此方补涩而温，适与清泄苦降相反。又五诊，晚服照方加茯苓，此时病已垂危，药之出入必不在一味茯苓。又六诊，脉左沉数，右小数。堵塞后脉又变矣。暮热微汗时烦，辰刻神清。只有辰刻神清矣。虚邪仍留阴分，实邪仍留阳分。议用清补。当用寒泻。人参、茯苓、川斛、炙草、黑穞豆衣（何用）、糯稻根须（何用），金匮麦门冬汤，全与温病无涉。

　　"温热门"再有张姓一案，初仅形寒畏冷，用复脉汤去参、桂，加甘蔗汁。及三诊，阴液尽涸，阴气欲绝。复脉汤有、麦地，何以阴涸阴绝。再有顾姓一案。初尚能饮酒纳谷，用犀角、生地。再诊目瞑舌缩，神昏如醉。心开窍于舌，犀角送邪入心，故舌缩。再有陈姓一案。初不过夜烦无寐，不嗜汤饮，亦用犀角、生地。及三诊，阳升风动。用生地，阳当不升；用犀角，风当不动，何又升动若此。凡此所用药后，种种变相，皆《指南》所自言。何以用其法者，皆不一问，其药之取效，固有如是者乎？

　　《指南·温热门》共四十余案。其余席姓，复诊者七。初诊左数、右弱缓，为温热病应有之脉。邪在阳明，是为时气，非阴虚火炎、骨蒸筋热之病，亦非上盛下虚、阳光飞越之病，与阳根未固、真阳不肯收纳，有何干涉。乃必曰"久伏少阴，而欲育阴以立根柢"。此在劳怯病中尚为下乘，岂可以之论温热时邪哉。及复诊者，再而吸气喘促，心神蒙闭，非熟地、生地炭腻膈留邪，犀角、石菖蒲送邪入内之效耶。再与天冬、地黄、人参之三才，加以牛黄协犀角之力，脉之数疾顿减，一变而为濡小，或并外热之不见，病于是乎内陷矣。牛黄之服后颇安者，并烦躁之不能也。所以形质大衰，而即下利稀水。温病不撤阳邪，种种变相已露。尚曰"救阴是要旨"，而一任其阳邪之伤阴，以致关闸尽撤，有开无关，即用桃花汤以堵塞之。此在"痢疾门"中，尚是末传之治。而始之仅为晡刻神烦者，至此而仅有辰刻神清矣。其人之终日昏沉，内风扇动，粒米不进，举室惊惶，已可想见。六诊、七诊只胜得稻根、穞豆敷衍成方，而终之以一服麦门冬。

嗟乎！此病之初，人迎数盛，气口濡弱，伤寒成温之的候也。此时一用仲景之葛根芩连汤辛凉解散，病即外达，一汗而解，热退身凉、神清脉静矣。即不然，而须专清里，则仲景之白虎汤、栀子豉汤，辛寒泄热。里气一清，外邪自解，亦无不热退身凉、神清脉静矣。余为治三十年，凡遇温热病，无人不如此，无时不如此，无地不如此，无不于十日内贻之以安。惟尚未能起床出门，往往受人促迫耳。今观此案初诊之议，邈若山河，及四诊而一路之病随药变者，败坏至此，事已不可为矣。独有下利一证，或尚是热结旁流，为挟热之利，非燥屎即谬闭。若一投仲景之大小承气，尚能起死回生。乃华玉堂从未梦见，反谓见闻甚广，不肯胶柱鼓瑟，辄投石脂、干姜温之、涩之，病到如此不堪地步，一味人参，聊以塞责。此外则橹豆之衣也、糯稻根之须也。一筹莫展，剩有麦门冬一方。如不欲战，于此而云病尚有活理，谁其信之。温热法从此失传可恨哉！今之抱一册为市医捷径者，名曰叶派。余初不解温病之十有九治者，何至于百无一生。及观此案之始终本末，而知编此一册者，正利其日后必然之状。已预定于始初立案之时，以为先见之明，言无不中，而病家即以其言无不中，果服其先见之明。孰能知其人之本非此病，而移病凑药，使之病随药变耶。此所以人愈死，而名愈高也。则此一案之在病家，尚可安于不问哉（吴子音三家医案伪，薛洁燔三诊，其害亦同于此）。

7　合论顾景文《温证论治》、吴鞠通《温病条辨》

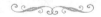

《温证论治》，在华邵辈所编《临证指南》之外，乃顾景文者，假托叶先生之语，而刻于唐笠三《吴医汇讲》者也。唐刻有小引云："先生游于洞庭山，门人顾景文随之舟中。以当时所语，信笔录记，一时未经修饰，是以辞多佶屈，语亦稍乱。读者未免眩目，不揣冒昧，窃以语句稍为条达，前后少为移掇。惟使晦者明之，两先生立论之要旨，未敢稍更一字也。"据此则所刻云云，已经唐氏加以删润，尚且如此不堪，然则顾景文之原本，当更何如。不意托名大医，便能行世，贮春仙馆刻之，拜石山房刻之，种福堂又刻之，而其贻祸于病人者，直如此其大也。顾所记名曰《温证论治》；而章虚谷乐为之注，改其名为《外感温热》。王孟英又乐取之，谓仲景所论温热是伏气，叶氏所论温热是外感，故以"温邪上受，首先犯肺，逆传心包"十二字揭之篇首，以自别异。果如其说，则所称温热者，不过小小感冒，即俗所谓小风热、小风温。如目赤、颐肿、喉梗、牙疼之类，却只须辛凉轻剂，其病立愈。然何以不出数日，遽入心包为一场大病，以至于死。若不数日而病即入心，即可死者，则必非如其所说只须轻剂之辛凉，且何以如其所言，不即愈于辛凉之轻剂耶？夫其所谓热入心包者，不可谓世无其病也。然总不在仅称外感，仅病及肺，仅用此无名轻剂之时，是故古之人不轻言热入心包也。而顾其姓者，确凿言之若此。迹其所以有是作者，似欲以所用轻剂愈人之病也，似又欲以所用犀角愈人之病也。乃用其所谓轻剂而病不解，渐欲入营，血液受劫，心神不安，斑点隐隐，即随其所用，不言何物之轻剂，次第而来。然则用轻剂而液受劫者，轻剂不可用矣。用其所谓犀角而斑出，热不解，胃津告亡，肤冷至一昼夜，仅仅未成脱证，亦即随其视同花露之犀角，次第而来。然则用犀角而津告亡者，犀角又不可用矣。此皆顾景文自己所说，皆顾景文自己告人。夫病之教人以必用此药，教人之必不可用他药者，不过恐以他药使病增重，不过欲以此药使病速愈，不过期其后此之种种恶候,一用此药,尽消翳于无形。故必谆谆告诫,不惮烦言,饷遗来学。而人之生其后者,有心济世,乐为之反复引申。一刻再刻,使其愈病之法,昭然若发聋振聩。而惟恐其弗传,断无因其用此法则液受劫,用此法则津告亡。而谓此劫液亡津之法,有未可任其不传者,然而后之人,则必用其法矣。一用其法,则所说液劫津亡者,即于初用轻剂、接用犀角时预言之,而无不准。若有先见者,然并恐不用其法,则血液未定受劫,胃津未定告亡。而所谓先见者,便不十分稳足,何由取信于病家。此所以生其后者,万不肯不用其法也。人心愈幻,其法愈巧。后数十年,而又有吴鞠通者,鞠通即本顾景文"温邪上受,首先犯肺,逆传心包"之十二字而为《温病条辨》。自条自辨,可发一笑者也。开卷捏造温病以桂枝汤主之为仲景原文,继复承《指南》之讹,以喻西昌治瘟之法,谓是刘河间之所以治温,两失已不待言。乃以温病之本在中焦者,先移之于上焦,谓切不可用中焦药。痛戒中焦之芩、连,而其下即云热邪久羁,吸铄真阴,邪热久羁,肌肤甲错,皆鞠通所自言,皆鞠通自己所告人者。先是自制银翘、桑鞠两方,即顾景文之辛凉轻剂不名一药,而鞠通为之引申者也。嗣是方名清宫,用犀角、牛黄;方名增液,用元参、麦冬;以及一甲、二甲、三甲之复脉汤、小定风珠、大定风珠,无非滋腻伤阴,引邪内陷,病至此不可为矣。而因之中焦篇,亦或有偶用芩、连、膏、黄时。凡温病之一用芩、连、膏、黄,无不可去邪撤热者,鞠通又若未尝不知。然苟非布置上焦,则热邪未必久羁,真阴即未定劫铄;苟非诃斥芩、连,则邪热未必久羁,肌肤又未定甲错。顾景文延之数日,鞠通再加"缓缓"两字,何以必缓缓也,不可解而实可解也。此所以后乎鞠通者,亦万不肯不用其法也。以滋腻留邪之药,缓缓延之。热邪方盛之时,阴无不伤,病无不死。陶节庵之《一提金》《刹车锤》《截江纲》,书名之恶极者也;此之一甲、二甲、三甲,定风珠,方名之恶极者也。病何等事,医何等人,顾可儿戏若斯乎!

8 再论"温邪上受,首先犯肺,逆传心包"十二字

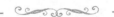

此十二字者,《温证论治》之所以发凡而起例者也。初不言邪之何以独伤肺,肺之何以遽传心。但云若论治法,宜用辛凉轻剂。延之数日,夫人病之热惟胃为甚。胃热之甚,神为之昏,从来神昏之病,悉属胃家。即使热果入心,亦必先病及胃。病苟仅在于肺,则断无神昏之事,即断无人心之理。乃于病之明明有神昏者,特将"神昏"二字始终不提。又明知神昏不属于肺,即暗将神昏移入于心。其曰上受、曰先犯、曰逆传者,皆所以抹煞胃病之故。再加"未入心包,邪专在肺"二句,说成此时之病,不心则肺,一肺即心。若绝无与"于阳明胃者,而不可用胃药"之语,适在此种种胃药之时,欲成一家之言,翻尽千古之局,锻炼周内,病家不能呼冤也。其时病者,或为太阳、阳明两经递病,或为太阳、阳明两经合病。太阳行身之后,由背贯胸;阳明行身之前,由胸彻背。肺为华盖,位在胸背之上,而胸为近。胃为五脏六腑之海,其清气上注于肺,注者射也。太阳之邪射肺,阳明之邪亦射肺,而阳明为近,故必阳明胃之热降,而在上之肺气始安。所病本只在胃,肺仅为病所累。于此而必曰肺病,势必徒用肺药,转将胃之支脉络于心。胃热之最易蒸心者,一任其逼近心包,日逼日近,而神昏益甚,又以为此即心病、此即肺病之传心。轻剂已后,即用犀角,将胃中之药,非特搁置弗道,并且禁绝勿用,遂领胃中射肺之邪直攻心脏。是其所以逆传

者,全赖此药以为之也。夫胃者,腑也;肺与心脏也,本是腑病,而偏要说成脏病,遂乃舍腑治脏,夫岂有脏腑而亦可以不分者。人病腑为轻而脏为重,此时一治其腑,病无不除,亦何至领邪入脏,死于非命哉!独无如兔园册子,只有顾景文之《温证论治》、吴鞠通之《温病条辨》等物,以为道在是矣。宜乎今日盛名之下,并脏腑之不言也。

9 再论"胃病有神昏,肺病无神昏"之理

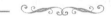

世间原有一种肺病,其小者为咳呛、喷嚏、颐肿、喉梗之类,其大者为哮喘、咯血、肺痈、肺痿之类,皆不闻有神昏而至谵妄者。既曰肺病,断不能有神昏。既曰神昏,断不仅为肺病。既不神昏,断不病及心包。既不病心,断不需用犀角。是皆可以理断,而不必尽通乎医道者也。鞠通所谓上焦病者,即景文所言之肺;鞠通所谓不可用中焦药者,即景文所不言之胃。乃于景文延至数日上,再加"缓缓"两字,胃不及待,酿成大热。或亦一用膏、黄,似乎已胜顾说,而随即以清宫、增液者,使胃病仍归不治。夫人之所病者胃,而医之所言者肺。神之所以能昏者在胃,而医之所以治神昏者在心。类皆善用移字诀,而此之所移又为移字诀中最大之祸。明明一部《伤寒论》长留天地间,其余急去热邪,阴始可保,为仲景之白虎、承气汤,小之而一去其热,阴即不伤。此仲景之葛根芩连诸方,辛从甘以化阳,苦从甘以化阴,阴阳和而时雨降,顷刻间有嘘枯振槁之能者,概从摈弃,且若恶闻,岂无意乎?风寒温热,寻常病耳,似此惝恍迷离,既令人于伤寒方视若畏途,并以一二肯用伤寒方者目为怪物,登仁寿而免夭札,只看《伤寒论》之兴替何如。余既合论两家而并畅发此论,所望病家之曾受此害者,一权于肺胃之间,而恍然有悟也。

10 论温病自温病伤寒自伤寒

铁樵按:九芝先生之反对叶派可谓热烈,而其崇拜《伤寒论》之坚定,亦迥非我辈后生小子所可几及者。须知此非细故,从来学成专家,非有专一之热诚信仰不能为功。一种学问,殚半生之心力,挚挚为之数十年,然后薄有成就。因而受护之说惟恐不周,排斥反对之说惟恐不力,以故门户水火之见,有不期然而然者。故曰:"人有不为也,而后可以有为。若无所不为,则未有不流于浅薄者。"然而鄙人有不能已于言者,十五年来,与我同治医学之人,其初皆研究伤寒,其后辄流入叶派,谓其于伤寒入之不深,所以见异思迁。固然谓今之时医皆叶派,苟翛然立异,将群起而排之,使无立足之地而后已。犹之举国皆饮狂泉,转以不狂者为狂。结果,不狂者非尤而效之,而亦伴狂不可,是亦一充足之理由。然而彼初崇伤寒,后崇叶派者,果不见叶派有些微效果,而徒因趋时之故乎。果从九芝先生之说,遂无不治之温病,而彼等卒未

肯一尝试乎,吾知其必不然矣。两年来,吾曾处心积虑留意于此,而得发见以下各节。

第一,温病自温病,伤寒自伤寒,伤寒法不可治温病。戴北山取伤寒方剪去热药,兼采刘河间双解凉膈等方,陶节庵三一承气、黄龙汤等方,吴又可达原、三消、清燥养营等方,其议论谓伤寒病在太阳,常恶寒,传入阳明之后,始恶寒罢而恶热。若温病,初起即发热、渴、不恶寒,故伤寒有麻桂证,温病绝少麻桂证。"太阳病,身热而渴,不恶寒者,为温病"本是仲景之言,仲景如此说,谁则敢反对者,故其议论有挟天子以令诸侯意味,后之人无有敢反驳者。然用其法以治温病,有时不能取效,于是创为种种调和之说,有真温病、假温病之分。真假温病之名,不见经传,特于朋辈论议时习闻之。所谓真温病,即指吴鞠通、王孟英之所谓温病;所谓假温病,即指《伤寒论》中仲景之所谓温病。此不过谈议时敢为此言,若偶然为医杂志中论说,不敢形之于笔墨,盖不敢质言仲景所说温病是假温病也。昔人用麻桂治热病不效,刘河间专用凉药,遂享盛名。于是有创为调和口吻者,谓江南无真伤寒,不识南阳、长沙,皆非北地,其语遂成笑柄。此与现在真假温病之说,今古为一丘之貉也。鄙意则以为此所谓温病者仍是伤寒。不过冬日伤寒,无论已发热、未发热,势必恶寒;春日伤寒,有开始即发热而渴不恶寒者,无所谓真假,即此便是真温病。若今人所谓真温病,古人不名为温病,其解释如下节。

第二,温病有两种,一种是暑温,一种是湿温,两种皆夏秋间习见之病。今人名之为温病,古人却不名之为温病。《伤寒论》痉、湿、暍与伤寒相滥。湿即湿温,暍即暑温也。何以知之? 六气中之湿气浸淫于皮肤,则为湿疮。若从下受,则为脚肿。此两种病,岂能与伤寒相滥? 滥,如滥竽之"滥",谓其病相似,猝然不易辨别。而真际则迥然不同者之谓,与伤寒相似,则其病必发热。其与伤寒真际不同,因其病是中湿,而非感风寒。然则非今日所谓湿温病,更有何病以"湿"名而发热者乎? 今人所以名湿温,为其病喜燥而恶湿,而又发热。此其定名,本自不误。《伤寒论》文字简古,既云与伤寒相滥,发热已在言外,无须更著"温"字。"暍"字,文义本是伤暑,伤暑、伤寒相滥,非暑温而何? 此两种病,与伤寒迥然不同,限于夏秋间有之。平时而有湿病者,必有意外湿邪,而后有如冒雨溺水等事。平时而有暍病者,亦必意外触热,而后有如炭晕等。

第三,湿暍病之与中风、伤寒本是两种病,第差别甚微。而同是伤寒,同是中风,其间复有更微之差别,故有麻、桂、青龙、葛根、白虎等治法。然此等差别,虽各有不同,而其治法之第一步,不外解肌解表。若湿、暍两种病,则与伤寒绝对不同者有两点,所感受者为暑为湿,而非风寒,绝对不能解肌解表,此其一。伤寒传至阳明,当清当下,忌用香药;湿暍为病,凡伤寒清下之剂皆不适用,而必须香药,此其二。

何以绝对不能解肌解表,此理最易明白。读吾书者,皆知冬日玄府倾向于闭,故感寒者汗不出而恶寒、脉紧。春日玄府倾向于开,故感寒者汗出、发热而脉缓。若夏日空气热度高于人身之体温,则非复玄府启闭之事。章太炎先生近著《霍乱论》,有数语极为明显,可以证明吾说。略谓冬日空气浓厚,中含酸素多,呼吸入血,则体温高而血行速。夏日空气稀薄,中含酸素少,呼吸入血,则体温低而血行迟。以上《霍乱论》原文,文字简古,此仅译其大意,当请之章先生,将《霍乱论》原文加注公布之。愚按:此真一语破的之言。血行速则抵抗力强,皮毛固,汗不易出;血行迟则抵抗力弱,皮毛松,汗自出。冬日空气热度低于人体甚远,非抵抗力强不可。夏日空气热度高于人体亦甚远,非但无取乎抵抗,并且有待于疏泄。而一则皮毛紧,一则皮毛松,一则汗不出,一则汗自出,各方面适于生存之事相因而至,此之谓天造地设。惟冬日抵抗力强、皮毛固,故风寒侵袭仅及表层;惟夏日抵抗力弱、皮毛松,故暑湿侵袭无不深入。病者,恒多汗而脉沉缓,惟其如此,故绝对不能用解肌发表法。须知汗自出,血本易燥,更从而汗之,血中水分愈少,则热且愈高,此《内经》所以表虚者,禁虚虚也。其有夏日发热而无汗者,往往热可炙手,是则当汗,

《内经》所谓体若燔炭,汗出而散者是也。但无汗之证当归入伤寒类,非与伤寒相滥之暍病。暍病专指中暑、无汗之证,则暑而兼风寒者,表热可炙手复无汗,其脉必浮紧,与纯粹暑温不同矣。

吾知读者于此必有一急欲知之之事,即湿暍之病理是也。伤寒之病理,为风寒侵入肌腠,体温集表以事驱逐,则为壮热。其中风证之有汗者,因玄府倾向于开,体温反射以祛外感。因玄府之开反不得力,祛之无效,体温继续奔集表层,遂成有汗壮热之局。此其病理,已于《伤寒论讲义》一二三卷详之。若湿暍病之病理,则与此不同,盖纯属空气与血之关系。中暑之病,因外界空气热度太高,体工方以排泄为事,若复猝然遇更高热之空气,则排泄之力增加,液体锐减,血乃渐干。复因所吸空气酸素不足,故体内存积之酸素悉数自燃以为救济,则呈壮热。同时高热空气中之少数酸素,既不足补偿血中之所损失,复不足如量供给肺脏之呼吸,于是病者乃感窒息。故凡中暑之病,无有不汗,多胸闷、舌干、质绛者,此病若以伤寒之发表解肌当之,是液体枯竭之时,复从而枯竭之也。以故暑温证误投汗药,往见齿衄、舌衄,是即血液既干,复强责其汗之故。盖微丝血管必得血中液汁濡润,然后能弛张伸缩,以调节血之流行。今一方因排泄汗液过多而血干,一方因血中存积之酸素燃烧而血愈干。若更强责其汗,则微丝血管不得濡润,不能弛张伸缩,斯破裂矣。丈许之绳,引而绝之,其断绝处必其纤维最弱处。今血管破裂,必先见于龈与舌,必此两处之血管为最薄弱。然则齿衄、舌衄,乃遍体血液破坏之见端。故温病而见齿衄、舌衄,乃败征也。或问:酸素在血中,何以知其有存积?应之曰:吾以理测之,知必有存积。最易见者,莫如肺中之空气与胃中之食物,当行深呼吸之顷,肺虽极端弛张,仅能呼出肺中积气全量之半,当极感饥饿之时,亦仅耗去胃中食物全量之半。苟无此半数之储蓄,则将丝毫不能忍饥饿与窒息。空气稍浊,便当晕绝;进食略迟,亦即饿死矣。是人体之有忍耐力,皆此储蓄为之,安有血中酸素而无存储之理。

既明以上之理,湿病乃容易明了。长夏所以称湿令者,即因空气酸素太少之故。盖空气中成分,除却酸素,只有氮气。氮气能令各物霉腐,即所谓湿也。长夏空气中酸素少,人体血中酸素亦少,而湿之足以病人者,偶然被雨,或浴后当风,或衣湿反汗皆是。当此之时,更感风寒,或停食积,则病发热,是为湿温。

湿温之发热与伤寒同,亦因风寒侵袭外层,体温起反射而热。所不同者是湿,此病必自汗,即因血中酸素少、血行迟,复因长夏溽暑,汗腺皆开,以事疏泄之故。故病此者,肌肤皆津润。空气中氧气成分少,氮气成分多,则往往皆觉湿润,此为湿病之一原因。而自汗太多,病者不敢易衣,往往多反汗,此亦湿之副因。于是与伤寒有两异点:其一苦于不得化燥,九芝先生尝谓阳明无死证,愚则以为伤寒由太阳传阳明,非由轻而重,乃是由重而轻。何以言之?太阳从寒化,变化最多;阳明从燥化,清之即愈故也。今湿温之为病,详其发热之由,亦是体温反射,则与伤寒略同。惟因湿重不得化燥,则病型与伤寒全异。往往初病三五日,谓是太阳证,既非是;谓是阳明证,亦似是而非也。其二苦于胸脘痞闷。空气中氧气约得十分之二而强,氮气可得十之八。若将氧气除去,其纯粹之氮气可以令人窒息,故氮气亦称窒素。长夏患湿病,血中氧气既少,空气中氧气又少,则安得不闷?闷甚,脾胃之升降失司,至于呕泻交作,与霍乱相滥者有之,此则与伤寒之心下温温欲吐者迥然不同。伤寒与香药无与,此则非紫雪不可也。

或问:湿温之热为体温反射之热,暑温之热为血中氧气燃烧之热,于何辨之?曰:暍为中暑,暑为热,为夏时所独有。故《经》云:后夏至日为病暑。夏至之后,岂无伤寒,但论天时,故当如此,原非可以凿说。暑为热,然长夏之空气是湿,故暑温之为病,无有不兼湿化者,以故前人谓暑是湿热二气。体工对于外界高热之侵袭,惟一方法,只是出汗,汗出多则血干,同时汗出多则玄府洞开,反见洒淅形寒。此时之寒,非外界有寒侵之,但因疏泄太过,无以保存其固有之热。此时若拭干其汗,就凉处休息,原可以不病，若仍勉强触热则病，引冷亦病，当强烈之风亦病。因触热则汗愈多，血亦愈干，最后必至闷瞀而绝。此于沙漠中旅行，不能得滴水者，有此惨死状况。若在人烟稠密之处，无有不引冷自救者，则其病缓者为暑温，暴者为霍乱。亦有霍乱之后转属而为暑温者，此种病有两个特异之点，其一大汗壮热，其二舌绛而润。汗则血干，润为兼湿，舌绛为血中仅有之氧气自行燃烧，以故既汗多又热壮。因空气湿重，病兼湿化，故舌虽绛而仍润也。若伤寒中风证之热，汗多者舌不绛，舌绛者津不润，一望可辨。且伤寒类之春温、风温，无有初起即舌绛者，故曰体温反射与酸素自然为不同也。

于是《条辨》《经纬》《广温热论》之言，可以节节证明其误。血原属心，舌色之绛，是血热之见端。古人因《内经》有心不受邪之说，故归其病于心包。心包者，心囊也。暍病之所以神昏者，因血干高热。血干则行缓，调节血行之脉管神经起反射则紧张，热高则神经受炙，影响及于延髓则神昏。当其未神昏之时，必先见手指震战、唇舌眴动，是即纤维神经紧张之见端也。心囊并不能使人神昏，故谓神昏为热入心包者非是。神昏由于神经起变化，神经所以起变化，由于血燥与酸素自燃。用凉血药则差减，生地、元参是也，犀角则误。病属空气与血之关系，谓为从口鼻入，则根本错误。谓为温邪犯肺，逆传心包，亦去题万里。至欲于伤寒六经之外，别创一三焦之说。既未懂得六经，犹未懂得三焦。谬说流传，杀人千万，是投畀豺虎而不足蔽辜者也。惟其根本谬说，故说理无有是处，用药亦无有是处，清宫、增液、一甲、二甲、大小定风珠，一派滋腻之药，无非痴人说梦。《条辨》既误，《温热论》亦误，《温热经纬》亦误。王孟英于《温热论》后所加按语，神气虎虎，不可一世。自今日视之，客气而已，江湖而已。九芝先生谓照阳明治法，葛根芩连清之，无勿愈者，此可以施之伤寒类之温病，不能施之与伤寒相滥之湿暍。顾其言虽误，其所以为此言，则因灼知《条辨》《经纬》之误，而又见彼等假经文以炫世售欺，故深恶痛绝之。而为此言，是其心公而非私。视鞠通、孟英辈，有泾渭之分已。

至于此病之传变，为不佞所已发现者，大约顺传为泄泻。初起壮热、汗多、脉数、胸闷，舌绛而边红润，此时多泛恶而不泄泻，进药则呕吐不能受，可用川连、小朴、银花、鲜藿香、姜半夏、竹茹。胸闷呕剧、药不能受者，先进辟瘟丹半分或一分，即能受药。热壮者加甘露消毒丹一钱半，和药兼服。两剂之后，必热势减而见水泻。其热仍未清者，原方加炒扁衣、建曲、芡实、苡仁。若热已清，仅水泻者，重用芡实，加荷蒂以止其泻。舌润者可加厚朴，切弗用干姜。因病从暑温传变而来，是挟热利，非寒泻也。若转痢者，从痢疾治。其逆传者，甲种多见筋惕肉眴，手指震动，甚则谵语。此多因误发其汗，致血愈干，神经受影响所致。见血则危，重用鲜生地以凉血稀血，则或可挽救。误用温药者，亦有此种逆传。乙种为出白㾦，白㾦古书无之，始见于《吴医汇讲》、叶氏《温热论》。谓白㾦透明者无妨，色白如枯骨者必死。译本西医籍亦言白㾦，而不详其所以然。以余所知者，透明之白㾦，有由反汗而见者，大分与痱子相似。其白而灌浆者，亦有不甚显明者，则石斛为之也。石斛用以治热病，亦始于叶氏，此物最为热病所忌。鲜生地可用，石斛不可用也。何以言之？生地黄之功专能凉血，血之就干者，得此可以转润，故暑温证之汗多舌绛者最宜。石斛则非血分药，《本经》言其能厚肠胃，实与血分无与，且此物之功效专能生津。暑温无不兼湿，生津则助湿，胸痞乃益甚，所以不可用。至服此辄出白㾦，当是与腺体有关。津液从唾腺生，唾腺与胃腺、汗腺关系最接近。因助湿之故，胃腺津润，膈间痞满，汗腺因起变化。伤寒以冷水噀之，肌肤起栗，其理与白㾦因石斛发生有相似处。真相如何，未敢武断。从经验言之，有此病能，则不可诬也。湿病仅不化燥，即不退热。若不发汗，不用温化，可以久久不变，久久不愈。一用温药，变端立见。若误发汗，亦危险。若以香燥化之，三数日之间，即庆安全，此其大较也。以上所说，仅能施之于真确之湿暍，若误施之于伤寒，为祸甚烈。其必要之条件，在夏秋之交，溽暑之时，一也。暑病汗多、舌绛、边润、脉数；湿病舌白润、口渴、脉软、汗多，二也。无论湿暍必胸闷，三也。同是六七月之交，山林空气清，中含酸素多；城市空气浊，中含酸素少。湿暍之病，多发于都会人烟稠密之处，因空气为制造此病之源故也。举世聚讼，缴绕不已之温病，不过如此。鞠通、孟英必著为专书，妄引经文，多方掩著，不肯直接爽快说出。致后人读其书者，愈读愈不得要领。今之时医，乃以羚羊、犀角为习用品，以石斛为藏身之窟，不问伤寒温病（此指伤寒类之温病）。甘凉之剂，一例混施。最可恶者，以石斛施之风温、痧疹，致咳嗽、发热之病，十九成急性肺炎；当出痧子者，痧不得出，终成内陷。病家不知其故，医家不知其故，覆辙相寻，滔滔皆是，皆吴鞠通、王孟英所造孽也。本篇尚有未尽之义，当于医案中详之。

11 论温病是手经病

此书为民国十五年拙著，为前届函授讲义之一。至今八年，复检一过，觉此中所言有是处，有误处。是处苦于成分不多，误处在所说不彻底。八年来自已有无进步，不得而知。但证以今年所诊之温病，较前为彻底，殆无可疑。凡读前人书，最重要者在能得其进步之迹象，余书不足当著作。然从余治医者，苟能见余进步之程序，则可以收事半功倍之效，以故不废旧说。其未彻底之处，另著于篇，庶学者汇而观之，容易得窍，此则区区之微意也。

余近年确知温病是手经病，然《温热经纬》《温病条辨》诸书则始终反对，凡《温病条辨》中所列方药亦都不以为可。兹本《内经》与所经验，说明十二经络之诊法，更列治愈与不愈医案，证明《温病条辨》方药之非是。于其所未知，则付诸盖阙，不强不知以为知也。

十二经络为手三阳三阴、足三阳三阴，《灵枢》详言经络之起讫与所经过。然熟读之，临诊茫然，虽熟读亦无用处。鄙意此当根据《内经》与《伤寒论》，《伤寒论》仅言症状之所著，虽文字简古，然其道若大路然，学者不难遵循。《灵枢》言经络，其说愈详，乃愈无用处。此是两书不同之处。医学以有补实用为目的，当然宜遵照《伤寒论》办法。若就《灵枢》所说，即使委曲凿解，其事亦等于射覆。

按：《伤寒论》言六经完全是足经，推原其所以然之故，即因伤寒是冬病，冬气通于肾，故所言不涉手经，是即仲景撰用《素问》之旨。伤寒之六经以症状为标准，简明言之，其条理如下。

曰："足少阴经，肾脏之经气也。"肾脏经气病，其所著之病状为脉沉微，但欲寐、蜷卧、自利、自汗、郑声，此所举数端为少阴初步见症之真正现象。曰："足太阴证，腹满自利。"曰："足厥阴证，阴阳不相顺接，手足厥逆，利而自冒。"以上所说与《伤寒论》本文颇有出入，然极真确，与本文之意丝毫无背。余所发见者已散见于各讲义，但此事不厌其详，不嫌重出，更为详细说明如下。

冬气通于肾，冬伤于寒则肾病。寒从皮毛入，未至于虚，则脏不病而病腑。虚则及脏，脏器坏则死。今所著之症状不是脏器坏，是脏之经气病。经者常也，就病时现象之所著，可以知平时经气之功用。既明平时经气之功用，可以知病时痛苦之深浅。如此转展推勘，是为形能之学，其可得而说明者。肾为一身之基础，为精气之所藏。《内经》之法，春生夏长，秋收冬藏，以故冬气通于肾。《经》云："天癸至则精气溢泻，天癸竭则面焦发槁。"天癸者，肾之经气也。就新生理言之，即腺体之内分泌，其著之于外者为莹澈之面色。又云："肾者，作强之官，伎巧出焉。"此经气病则面色不华，精神萎疲，神气蒙昧。见之于外者则为但欲寐，但欲寐者，虚也。其次为郑声，郑声者，虚之甚也。据已病之症状以推测不病时之经气，则《内经》所言明白如话也。既灼知不病时之经气，则候病者之面色、神气、症状、睡象而知病程深浅至若何程度。如观指上螺纹矣。脉沉微者，轻按之不见，重按之始见者谓之沉，起落不宽谓之微。脉沉微，复汗出，神气不振，但欲寐，而自利，在外者如此，则知其内部组织全无弹力。此所谓少阴证，与三阳证绝对不相混也，其有症状悉同。而脉硬者，脉硬则非复沉微。其脉近乎洪，近乎紧，然而自汗如故，但欲寐如故。或者兼见自利恶寒，则知脉硬非因组织有弹力，乃因纤维神经起代偿。仲景又言脉紧、汗出、恶寒、自利而咽痛者属少阴。是见病人之咽痛，合之少阴之症状与脉象，可以测知不但纤维神经起代偿，腺体亦起代偿。咽痛为喉头扁桃腺痛，与肾腺是一个系统，此种咽痛与阳明热化之咽痛绝对不相混也。蜷卧者，脚酸也；神经纤维受病，故汗出。酸则有拘急意，故蜷卧。然则蜷卧是神经性病，病之兼神经性者涉及厥阴范围。所谓肝之变动为握，神经属肝故也。神经硬化，腺体起代偿，而汗出自若，恶寒自若，甚至自利昏沉自若。其内部完全不相协调，故曰阴阳不相顺接。少阴证而兼见阴阳不相顺接之厥阴证，是其病为深一步，是脉沉微为少阴初步，脉硬化乃少阴之第二步也。自利不止而腹满者，为兼见之太阴证。肠系膜神经都无弹力，所以满，必自汗、恶寒，但欲寐、自利诸症兼见，然后是太阴。此与湿热滞下迥然不同，故太阴可以附子理中，而湿热滞下则绝对不可用之。

脉紧、无汗、恶寒、项背强痛为麻黄证，脉缓、有汗、恶风、项背强痛为桂枝证，此两证皆谓之太阳病。此为膀胱之经气，其地位在一身之表，其病较之少阴证为浅。膀胱为肾之府，凡病之初步，病腑不病脏，故曰善治者治六腑，其次治五脏，此所以阳病为浅一层病也。太阳从寒化，脉虽紧必恶寒，热虽壮仍恶寒，唇不绛不干，舌质不红，舌面必润，所谓寒化也。初一步寒化，继一步热化，热化者不恶寒，舌质必绛，舌面必干，如此者为阳明。何以热化？寒化者为阴盛，热化者为阳复。《经》云："阴盛则阳复。"凡活体有胜必有复，此所以初一步寒化，继一步热化也。阳明属胃，由太阳而阳明，乃自然之传变，此所谓病态也。其寒热有起伏，寒时纯是太阳证，热时纯是阳明证，而其病之变换在半日之间，如此则谓之少阳。凡此种病其口必苦，苦为胆味，故是足少阳。足少阳之为病，必头痛；因其病从热化，故必呕；因其脏气与胃相连，故热化则上行，上行则胃逆，此则少阳之证状也。

以上所言者为足六经，因有仲景《伤寒论》之故，吾侪只须说明其理，便尔厘然明白。若手六经，古人无真确解释，大都本《灵枢·经络篇》敷衍塞责。余甚不以为然，以为不明其理，但剿袭古书，而欲使他人明白，是以其昏昏使人昭昭，故余欲为创造的说明，此意怀之多年，乃今始言之无疑义，不宗《灵枢·经络》之说，亦犹之仲景之言足六经耳。

风、寒、暑、湿、燥、火，为天之六气，过当而能病人者谓之六淫。六淫中人，五脏六腑应之为病，病种种不同，在人身，脏腑地位不同；在气候，四时寒暖不同。就一年言之，有生、长、化、收、藏；就一生言之，有生、长、老、病、已；就一日言之，有黎明、薄暮、日中、夜半。用以上种种交互参合而言之，是为《内经》之法。故《内经》之言五脏，是气候的五脏，是四时的五脏；其言病皆主气化，用十二经络说病，其所言皆气化之病也。通常以为热病是气化病，其余非热病，为脏器病。此语非是《内经》除四时六气之外可谓无一字，则气化病实包括一切。为便于说明计，热病当另提讨论，则是一定之程序而不容紊乱者。

热病，发热之病也。冬季发热是伤寒，春夏发热依然是伤寒，故曰凡热病，皆伤寒之类也。春主风，夏主热，长夏主暑湿，秋主燥，冬主寒，是六气配四时之大略。因时定名，冬之热病谓之伤寒，春之热病谓之风温，夏至前之热病谓之温病，夏至后之热病谓之暑温。夏秋之交溽暑，空气稀薄，中含氧素少窒素多,其时以湿胜,当此之时患热病,则谓之湿温。八九月燥气主令,其时之热病多半原因于夏日受凉,反夏之长气,无以应秋之收气,因而病热,如此则为伏暑,此为根据四时以定名之大纲。而日月五星之运行有岁差,其气候不能整齐划一,故有至而未至、未至而至之不同。如此则春之时亦有伤寒,至而未至也;冬之时亦有温病,未至而至也。因此之故,其病之变化遂不可究诘,仔细考察,无论如何变化,竟不能逾此大纲。例如伤寒之为病,初一步脉紧、无汗、恶寒,而夏至后之暑温亦有壮热、恶寒、无汗之症,所谓"体若燔炭,汗出而散"者是也。此种暑温,当其最初时,与伤寒无异,不过恶寒、无汗之时间甚短。按:此种即是夏日之伤寒,亦即是非其时而有其病,但毕竟与伤寒不同。正如历史所记,隆冬之时桃李花,竟有花落结实者,如此则谓之冬行春令,其结实可谓冬行秋令。此反常之气候,非其时而有其事,毕竟其花、其实与春秋两季正式之花、实不同,此与夏至后有伤寒其事略相似。夏至之热病无汗形寒者,谓之非时之伤寒,固不妥当;谓此种热病初起与伤寒相似,不过恶寒之时间甚短,实是暑温,不是伤寒,如此说法亦不妥当。因初起与伤寒无异,则当其发病太初第一步,医者不能辨别其为伤寒、为温病,则在此时期中用药无标准,必须俟其甚短之形寒时期过去,然后可以断定其为暑温。如此不但于治疗上不健全,即说理亦不健全。然则奈何? 曰:此当以时为主,不以病症为主,时令即是真确之标准。何以故? 须知暑温之发热形寒在最初时期表面与伤寒无异,其里面与伤寒完全不同。如何不同? 冬气通于肾,伤寒为肾病;夏气通于心,暑温为心病。初期只治腑,不治脏。肾之腑为膀胱,心之腑为小肠,一为足太阳,一为手太阳也。故同是发热,伤寒以发汗解肌为主,暑温则以利小便为主,足太阳之邪从肌表解,手太阳从溲溺解,所谓心邪从小肠泻也。以故暑温即使无汗,亦用香薷。得汗之后,即当注意利小便。伤寒之特效药是麻、桂、青龙诸汤,暑温之特效药是六一散、凉膈散(此方有硝、黄,暑温积不在肠者不可轻易尝试。且名为散,当研粗末,将全方之药总和,用药末三五钱煎汤服,与寻常剂不同也。近人鲜有知此者,每照方直抄,芒硝五分、七分,大黄一钱、钱半,如此则与河间创此方之本意不同,而容易闯祸)、甘露消毒丹、青蒿、白薇。病与伤寒不同,药亦完全与伤寒不同。执果溯因,就方药之效力,亦可以测知伤寒、温病之分属足经、手经。抑又不止此,吾更能以事实证明之。伤寒末传为少阴,其特效药为附子。附子之药位在小腹,肾之领域证也,此可以明足少阴之为肾。暑温之末传在心房,其脉初步(此指已末传之初步)恒缓滑而起落宽。浅人往往误认此种是好脉,岂知乃心房肿大之证据,初一步脉缓滑、起落宽,继一步其脉便散,此时病人有极显明之证据,即面无血色、自汗不止、心悸气急而手脚肿。须知缓滑而起落宽者果是好脉,即不当面无血色;心房果有弹力,即不致自汗而发肿。盖缓滑、起落宽之脉,乃在由好变坏之中途,是乃过程中一个时期所见之脉象。良医所以能知之者,全凭脉与面色合并考虑。又吾从各种病症推勘得一公例,内脏不坏,面部与手足不肿,此可以证明心房之为手少阴。今年夏间所诊温病,如苏州叶姓小孩医案、大夏大学傅君小孩医案、上海文庙路潘姓小孩医案,皆可供参考。尤妙者是大夏傅君之小孩,此小孩两岁,患病由鄙人诊治,只服中药,不服西药,却另延西医三人,隔别诊断。余断为心脏病,西医用爱克司光镜照见心房聚水。事后傅君始详细告余,傅为余杭章太炎先生之婿。此病治愈之后,太炎先生及三西医均极口赞扬中国医学,而不知此中国医学乃由鄙人从《内经》中悟出,从来未经人道者也。此即仲景所谓痉、湿、暍与伤寒相滥而异治之所以然之故。暑温是暍病,据此推论,痉与湿温易知也。春主风,春气通于肝,其脏是肝,其腑是胆。春日之热病初步,必鼻塞、咳嗽、骨楚。风为之也,必口苦、头痛且眩,其头痛恒在两太阳,或呕,或胁下痛,足少阳之经气为之也。长夏之湿温,恒腹满自利、骨节痛、身重难以转侧、口味淡而不渴,足太阴、足阳明之经气为之也。夏暑汗不出者,秋为痎疟,疟之病灶在募原,其实即是三焦,《病理各论·疟痢篇》言之甚详,则手少阳之经气为病也。如此则十二经络岂不如快刀破苦竹,迎刃而解哉！以上所言为热病，其非热病之属手经者变化甚多。鄙人壬申癸酉大病，即属手太阴阳明、手少阳三焦之病，其病理甚深，附见于临证笔记。大夏大学傅姓、苏州叶姓各医案，都另有专篇，兹不赘。但就上文所说热病病理衡之，则本书（指《温病明理》）所言尚多不彻底，不彻底故所言不干脆，则温病治法仍不能彻底解决，今撮要重新讨论之。

　　本书所列《临证指南·温热门》席姓七案，就鄙人现在研求所得之医学观之，其为错误已不待言。第一方熟地、苁蓉、远志、川断、五味子，先已大错特错，热病为伤寒类病，岂有开场即用腻补之理。其脉案云阳根未固；云温邪久伏少阴；云古人立法育阴祛热；又云真阳不肯收纳，河间浊药轻投等语。可谓不知所云，文理不通，病理不通。当时欺人骗钱，乃更著书垂后，是真小人而无忌惮者。此等人鄙人竟不屑骂，骂之适足污我笔墨，最好请西医余云岫骂之。彼固善骂中医者，《临证指南》一类书，非得余君善骂之笔，殊令人不快意。今姑置之不论，惟陆九芝先生所说亦复大有商量。如云人迎数盛，气口濡弱，伤寒成温之的候也。此其所说是伤寒系风温，不是夏秋间暑温。仲景葛根芩连汤亦只能治伤寒系风温，不能治真正暑温。所以然之故，暑温本是汗多，葛根能发汗。温病之正当治法，当用牡蛎、小麦敛汗，不当用葛根发汗。如其发汗，则病必增剧。所谓增剧者，病随药变也。病变之后，类都不认为温病，故虽误不自知其误。白虎之用，必须口渴、大汗、躁烦，而暑温往往热不甚、壮渴不引饮，投白虎亦都病随药变。故石膏、葛根在暑热有时可以为副药，不能视为特效药。所以然之故，葛根是足太阳药，石膏是足阳明药，暑温是手太阳、手少阴病也。秋季痢疾用葛根为副药颇有效。所以然之故，秋痢是手阳明病，其脏是肺，其俞在肩背，适于葛根之药位相当，故痢疾之兼有外感者得葛根，其外感即解，因葛根能祛肩背所受之风寒故也，然亦限于背恶寒，热化而汗不多之症。若痢疾腹痛、汗出甚多，葛根即在可商之列。九芝说下利一证可用仲景大小承气，此语亦可商。须知温病下利是因汗出太多故，与伤寒阳明腑证迥然不同。此盖为体工起变化而利，非为食积或湿热下注而利，当以止汗为主，不当以攻下为主，此皆经数十百次经验而莫或一爽者。又既知暑温之为小肠病、心房病，则古人温病下不厌早之说，亦属可商矣。

《温病明理》终

第二节 《热病讲义》

此书为病家作也。人不能不患病,尤其是不能不患热病,此语殆无可反驳,亦有年至四十、五十,从未患热病,或竟不曾患任何种病者,此种例外,不过千万人中一人。果真从不患病,当然不必讲常识,否则我这书是不可少的。无论做何事,都要有相当的资格,没有资格,包管做不好,有了病自然要讲调护,这调护也要有资格,不然也是做不好的。我仔细考察,患病是百人而百,都不能免,有调护资格的可是居少数。别的病犹之可也,热病是最多,又最是急性多变化,调护稍为外行,危险就在眉睫之间,如此情形,岂不是人生最要提前研究的一件事么。

1 病　　名

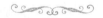

热病发热,是摸得出的,既热之后,有多数病不肯自退,必须吃药,否则就会渐渐重起来,至于不可收拾,这是大家都知道的,所以一见发热,通常就忙着寻医生了。但是经医生诊断之后,或者是伤寒,或者是温病,或者是湿温,病名不一,服药好了便罢,如其不好,不免再看医生,若再不好,不免换个医生。在这当儿,可是作怪,甲医说伤寒,乙医却说温病,病家莫名其妙,再寻个大名鼎鼎的医生评判一下,谁知那医生说是湿温,那么三个医生三样说法,真是各人各法。单是病名不同,倒也罢了,三个医生既说出三个病名,当然开三样方子,但是病只有一个,至少有两张方子不对,不对的药吃下去,那病当然有增无减,病家到此时,自然发慌了。那么请西医来看看罢,西医的诊断,名目甚多,有肋膜炎,腹膜炎,脑膜炎,肠炎等名词,就中只有一种,就是那肠炎又叫做伤寒,这个名词到与中医嘴里常说的病名相同,其余无从拟议。倘然有一个病,中医三人说了三样,再请西医,那西医若断为伤寒,总算中医三人之中,有一人与此西医同了,病家于是信这一个中医,或者竟一面请断为伤寒的西医吃西药,一面更请断为伤寒的中医吃中药,中西并进,双管齐下,病家以为如此,可以好得快些,岂知这办法去事实很远,等到病日重一日,中西医都挽救不来,那么求神拜佛,杂药乱授,病人是不救了,病家弄得人仰马翻,总算心力交尽了,归结只有四个大字,叫做死生有命。以上所说的,是习见不鲜之事,并不足为奇,所奇者病家事过境迁,只算没

436

有这回事,不过以前请教过的医生再不请教,换别的医生,那么天下老鸦一般黑,或还一蟹不如一蟹。尤奇者是医生,这样的事差不多每月都要遇到几次,结果只有趋避愈工,应付愈乖巧的,从来也没有人将此中情形加以一番详细探讨,把个中曲折说出来,使得大众明白的,这就是鄙人做此书的原因了。

伤寒、温病、湿温、暑温、痉异治

伤寒、温病、湿温、暑温、痉,共是五种病,这五种病,病情各不相同,虽同是发热,各有各的见症,各有各的治法,并且各有各的原因,并不能把名称通融。医生不能分别,一大半是医生自己头脑颠顶,一小半是古人没有将这界限划得很分明,如今听我一一道来。

伤寒是发热,温病也是发热,其不同之处,是伤寒初起必定怕冷的,口不渴的;温病初起是只怕热不怕冷,口渴的,这是一层。伤寒有有汗的,有无汗的,即使有汗,汗亦不多,而且尽管有汗,还是怕冷(古人指有汗的怕冷名为恶风,指无汗的怕冷名为恶寒,这可说的是术语,不必从风寒上面强为分别)。温病出汗,汗较多,绝对不怕冷只怕热,这是两层。伤寒传变化热之后,和温病大略相同,却也有不同之处,伤寒可以用重药,甚且非重药不愈,温病只须轻药,用重药亦有好的,但是已非正轨,不过这个不同非有显而易见的证据罢了,这是二层。

说明 《伤寒论》有"太阳病,或已发热,或未发热,必恶寒"之文,又有"风温为病,脉阴阳俱浮身灼热"之文(本条原文有讹字,故仅举大意)。两条合而观之,便是伤寒、温病显别所在。此中有时与地之分,同是发热,若在隆冬,或虽非隆冬而有非时之寒,必为伤寒;若是春日,或虽在冬日而有非时之暖,必为温病。又若在大陵山高水深之区,所有热病,多属伤寒;若在近海,如江浙,江河中水平线与平地相去不盈丈者,所有热病多属温病。合之时与地与所见之症,以定名,则治法有标准,此事极有关系,因病之传不同,药效亦不同也,然此两种虽有分别,其实是一个系统,故拙著《伤寒研究》中,曾为之定名,谓此种温病,是伤寒系温病,拙著《内经纲要》论本中气,解释足经、手经处,尚稍有意味,读者可参观之。

《伤寒论》云痉、湿、暍,与伤寒相滥,揣度仲景本意,是教人休将痉、湿、暍三种病,误认做伤寒。因为痉、湿、暍三种病,都是发热的,都和伤寒差本多,故云相滥。因为三种病各有各的治法,绝不能用伤寒治法,故仲景怕人不明白,特别提出来讨论,惜乎《伤寒论》本文言之不详,刚痉、柔痉,仅用有汗、无汗为分别,与病理不合,徒滋后人疑议。又葛根、瓜蒌实亦不能治痉,注家莫明其故,牵强附会,总无健全解释,故有疑仲景别有痉、湿、暍专书者,究之是否有专书失传,亦丝毫不能执得有力证据。今根据西国生理,参之疾病形能,合之临床经验,已灼然心知其故,兹为分别说明如下。

痉病,即现在流行性脑炎症也。何以言之? 痉,痉挛也,痉挛即抽搐,运动神经为病也,《欧氏内科学》分脑炎症,有流行性脑脊髓膜炎、恶性脑脊髓膜炎、大脑炎、脑水肿等,古人为时代所限,不能详细分别,固不必造为曲说为之辩护。惟神经为病,有最显别之两种症候,即神经痉弯,与神经瘫是也。神经痉挛为神经紧张,恰与刚痉之名相合;神经瘫为神经弛缓,恰与柔痉之名相合,故谓仲景所谓刚痉,即指神经痉挛之病,所谓柔痉,即指神经瘫之病,丝毫无疑义,亦无可反驳者。不过神经瘫为病,什九皆汗自出,神经痉挛为病,有有汗者,亦有无汗者,此种病不以汗为重要。假使神经瘫之病,止其汗,其瘫自若,神经痉挛为病,发其汗,其痉自若,是不当以有汗、无汗为言。故云以有汗为柔痉,无汗为刚柔痉,不中病理,徒滋后人疑议,此亦无可反驳者。

从此更深求之,确有令人疑莫能明之处,无论刚痉、柔痉,葛根、瓜蒌实不能治固然,然《千金方》之胆草,《小儿药证真诀》之全蝎、白花蛇,用治刚痉,确有良效。孙思邈与钱仲阳,皆得古方,非自己发明者。两人皆在仲景之后，钱氏为赵宋时人，年代相差尤远，史称其得古《颅囟方》；孙思邈之《千金方》，乃集古来经方，疑即《汉书·艺文志》中经方，散轶之后，孙氏褒集之成书者，顾何以孙氏、钱氏所能见之书，仲景独未之见。又吾曾以《金匮》大建中汤治神经瘫，成效非常之良，《圣济总录》谓神经瘫之病为风缓，所制方中辄有川椒、附子，似即根据大建中而变通用之者。然则仲景治柔痉固自有其方，决非葛根、瓜蒌实，乃灼然可见之事，是则谓《伤寒论》为残缺不完，良非虚语。吾敢谓一得之愚，较自来注家想当然执之说为有力也，无论刚痉、柔痉，必发热，今流行性之脑脊髓膜炎，是其铁证，盖必发热，然后为炎，当其初起时，亦有仅头痛而不发热者，但必颈项强而恶寒，此正与伤寒病同。伤寒为流行性，痉亦流行性，伤寒发热，痉亦发热，伤寒头痛项强，痉亦头痛项强，伤寒无论已发热、未发热必恶寒，痉病亦然，此所谓相滥也。

　　湿即湿温，湿温为病，热不高而汗多，舌色白润而腻，口味淡，有甜者。其为热清之不解，下之不解，误汗血中液干，则转属为痉，或且动血，而舌衄、齿衄、鼻衄，延日既久，则虚甚而见白痦，可谓全与伤寒异治。有服大剂辛温而愈者，然不过十之一二，其十之八九，结果皆不良。吾于十五年前，见一外路老医，用附子大剂愈中风，尔时莫名其妙，以为此人之技，迥殊凡近，乃虚心请教，凡亲戚敌旧有病，病重为吾所不能愈者，必介绍此医。乃彼所处方悉是附子，伤寒少阴证固附子，湿温症亦附子，暑温未传亦附子，伤寒系之风温亦附子，乃至痧子内陷亦附子，温病末传转属为痉，亦附子。初疑何附子症之多，然观其成效，固自不良，十人中至少有九人死者。后有商务书馆同事吴君之子暑温，热盛时自饮水一瓶，病遂变重，余认为不救，病家必欲设法，余乃介绍此老医，其处方亦附子。余不以为然，盖引冷病进，便认为可温，头脑未免太简单，药后不见好亦无大坏处，病家更延之，渠固除附子之外无他法者，连进六七剂，病人齿衄，其量之多，至污被盈方尺，溘然而逝。又有友人沈姓之妻患间疟，此医亦予以大剂附子，疟瘴却不清楚，阅七日小寒热一次，形神萧索，规矩权衡完全非是，病家连延此医至四十余次，而四十余方无一非姜、桂、萸、附，越时亘一年，服附可二百剂，然后淹然就毙。沈君以为附子为寻常医生所不敢用，此医能用之至如许之多，其技不劣，且此药服之不当，必冲血，今不尔，是病不可为也，卒不咎医，不知附子服之不当，其为祸并不如常人意想中之烈。所以然之故，因体工有救济作用，服之既多，且与相习，如饮酒吸鸦片然，然中毒，则必不可免，惟其医药之实际如此，社会之心理如彼，故用附子之医得售其技，即彼医自身，亦莫名其妙，方且以能用附子自鸣得意而不知，其为祸之烈至如此也。后又有友人病水肿者，亦经此医予以附子，不效，后延余，用十枣得瘥。经此数病之后，方知彼老医并非有过人之能，然仍不能彻底解决，嗣后屡见服附子反见寒象，明明痉挛，因中附子毒，然而舌色甚润，其病亦卒不愈，尝深思其故而不可讲得。又屡见外路医生用重量麻黄、细辛、附子，其人面色神气又均不中规矩权衡，然卒不死，且能在马路上步行，不过神气萧索，如行尸然。太炎先生有女弟子某太太，亦服多量附子、天雄、姜、萸，"至数百剂"，其人神志无变动，面色特异，非黄非黑，皮肉均板滞，望而知为久病，味觉、月经，亦都异常，自言遍身不适，莫名病状，综言之，不健全而已。余谓屡见服多量附子者均作此状，不知其故，特总非佳征，太炎先生亦疑莫能明也，自余诊同乡庄君中风病后，乃悟此为麻痹性分泌，向所疑者，乃完全冰释。观误服附子恒起痉挛，故东国人谓此种痉挛是中附子毒之证状，则知附子专能使神经紧张。又附子之性下行，纵服之不当，头部不充血，故因中附子毒而单独见神昏谵语者，乃绝无之事，先见痉挛，因而神昏者则有之，是可知附子之毒，体内当其冲者为交感神经。凡服附子而当者，舌本干而能润（旧说以此种为肾阳上蒸）；服附子不当致痉挛者，其舌亦润，后者之润，较前者更甚，则可知当附子之冲者，普遍的是交感神经，最重要之症结，则在分泌神经。痉挛而舌润，因神经钝麻，不能管辖腺体，诸腺乃为麻痹性分泌也，其钝麻愈甚者,其分泌亦愈多,卒之全身见纯寒证象,《内经》对于此种之解释,为重阳必阴,热极生寒。彼迷信附子之医,于《内经》既不求甚解,于生理或又仅得其粗,见服附子反增寒象,则放胆用之,愈用重量之附子,而寒象愈增,直至于死,彼且振振有词曰"如此重量之附子服之,犹且寒颤舌润,是病不可为,医者无罪也"。彼又安知寒颤是因神经中毒,而痉挛舌润是因腺体麻痹而分泌乎。凡病皆有急性、慢性,药误之坏病亦然,中附子毒而起痉挛,三数日即死者,急性也;服大剂至数十百帖,规矩权衡不合者,慢性也。又凡病有其相似之处,例如湿温,其大多数在长夏,然因非之寒暖,居处饮食禀赋之不同,有形似湿温,其实是伤寒者,值偏于用附子之医而愈,乃偶然幸中,于此不精求用附子之标准,妄谓湿温可以辛温愈之,悍然不顾,一例施之,则幸而获救考什一,不幸而被杀者什九也。湿温所以不能与伤寒同治之理由,及用药之标准,说详后。

又吾人诊病,于程度之差,最当注意,凡症象之显著者,皆其已臻峰极者,此种症象,其来皆以渐,河流溃防,最初不过蚁穴,荫日之木,其始不过毫毛,故善诊者见微知著。例如暑温出白㾦,本非难治,时医不知其理,以为白㾦是体内病毒外达,常有见四、五身乃至七、八身而死,辄相与诧怪,以为白㾦已见如许之多,何以病毒兀自未净,于是畏白㾦如虎。凡已见白㾦者,固尽人皆知白㾦,其未见白㾦者,乃疑神疑鬼,向皮肤上仔细寻觅,见一、二颗粒,便以为是白㾦,此不知病理,并不能见微知著也。余则先观色脉,见有虚象,然后审察其皮肤,凡见肤粟者,可以断定其将出白㾦也。又如惊风,亦是令人谈虎色变之病,当未惊之先,通常于指纹辨之,此亦甚不的确,纹紫为热,热不必成惊,且不必指纹,凡唇红而干者即是热证,岂不视辨指纹更捷。且里热之证多手冷,冷则指纹靠不住,须辨人王部之色,人王色青,唇绛者,惊风殆不可免。更有一次,一孩尚未发热,见其目光不正,而一手冷,余断为必发惊,且重,已而果然,凡此皆因病程浅深而著不同之症状,故履霜可以知坚冰之将至,病理与事理原无异致也。前述太炎先生之女弟子,因多服大剂辛温,知识神气无恙,而皮色板滞,是慢性麻痹性病程之较浅者,内分泌为病,未影响于知识神经者也,所以如此,亦如酒家之能容纳多量酒精,然中毒则不免,迷不知返,亦终必死而已。吾所说之老医,死已多年,今如彼之迷信附子者更不乏人,若明白以上种种,岂不灼然可见其非是,故余不惮词费,详论之以审后来。

暍即暑温,西书译本所谓日射病者也,此种病盛行于夏秋之交。其症状有两种,一种壮热无汗,当汗,《内经》所谓体若燔炭,汗出而散者也,此种多见于夏日;一种起病即有汗,且形寒,已而发热,此种多见于秋凉之后,通常所谓伏暑者也。此两种病,舌色皆红润,可谓特征,其治法亦与伤寒绝不相蒙,兹更□而论也。

伤寒、温病、痉、湿、暍所以异治之理由

伤寒、温病皆发热,痉、湿、暍亦发热,其热同,其所以热不同,痉、湿、暍三种发热,亦各不同,伤寒、温病发热同,治法却不同,皆有其理由,皆有其标准。

伤寒、温病何以发热,因受寒而热也、受寒何以发热,寒邪中于肌表,腠理闭而抵拒外寒,体温集表祛逐外寒,因此发热,如吾《伤寒辑义案》中所释者是也。伺是邪中肌表,同是体温逐邪,何故有伤寒、温病之辨? 曰:此在外有时与地之异,在内有手经与足经之辨,如吾《内经纲要·标本中气篇》所释者是也。同时同地,同是感邪,有病,有不病,病而互异者何也? 曰:此有主因,有副因,主因为天之气与人之自身调护,副因则年龄、禀赋、劳逸、居处皆是,而食积尤有关系,外感为病,必有内因,所谓单丝不成线也。伤寒之病状,初一步为恶寒,继一步为发热,是为初期,与之相伴而见者,为头痛、项强、骨楚、腰酸、腿酸,或者温温欲吐,手指尖凉。其传变则视副因而异,化热为阳明;其症状渴不恶寒,寒热往来者为少阳;色脉

兼虚象者，则脉弱口中和，头汗、体蜷、欲寐，是为少阴。实者为三阳，虚者为三阴，三阳有兼见者，有单见者，三阴则多兼见者。兼腹满者为太阴，兼指冷及诸神经性痛者厥阴，此所谓六经，此其大较也（各经均有变化读者可求之《伤寒论》）。伤寒系风温，多在春寒时，除时间与伤风不同之外，其症状多从咳嗽起。其单纯咳嗽、多涕鼻塞、不发热者为伤风，若遍身骨楚与相伴而见者必发热，发热即为风温，其咳嗽是此种热病之前驱证，其开始亦有形寒者，然为时甚暂，多半有汗，亦有无汗者，居极少数。其与伤寒显别之处，为唇红、舌燥、口渴，简要言之，不是麻黄汤证，不是桂枝汤证，其形寒者，所谓背几几，乃葛根芩连症，其无汗者亦必为大青龙证也。江浙两省所见者，虽冬日亦多属此种，故《伤寒大白》谓江南无真寒。

痉病大纲为刚、柔二种，若论其细目，种类亦甚多，《千金方》中分风懿、风痹等，皆痉也，不过古人为时代所限，不能知神经系统之真相，故所言多不的确。金元诸家，真中、类中、痰中、风中缠绕不清，钱仲阳囿于小儿惊风，不敢与成人中风相提并论，而小儿惊风一证，用五脏虚实分之，究竟不能真确，故此证之方药，仍是出于《千金》《真诀》等书，惟分类则到以西国生理为准，否则真相不明，即将来无由进步，关系匪浅鲜也。

痉有初起与伤寒冷完全相同者，如发热恶寒，手冷、脉弱、项强、头痛诸症，所不同者，痉病初起即目光异常，神识不清，而有谵语，此种以我经验所得者，共有两种病因。其一是气候关系，属流行性，此种照西国人所考验，谓是空气中微菌，自是有一部分真确，然要非单纯微菌为害，可以断言，或者先有病而后有菌，亦未可知，此事尚待论定，兹不赘。其二因受惊倾跌：受惊必在饱食之后，由胃神经传脑，倾跌则伤在胫膝者，必见脑症，若伤在头部者，则不见脑症，即使伤及神经，亦只见一足舞蹈，《内经》谓"病在上者取之于下，在下者取之于上"。古人盖积多次经验，然后下此定义。就《解剖学》上言之，神经之根在脑，而末梢分布于肢体，各有其职司，其势力所及，各有其领域，西人谓之神经单位，病之初期恒限于一个单位，不波及其他处，所以故伤在头部，病反见之于脚，伤在脚，病反见之于脑。以上所说两种病因，所成之痉，多属植物性神经痉挛症，或为脑脊髓膜炎症，治之得法，都可以十愈七、八，并非甚难治之病。从前徐灵胎谓百不愈一，现在西医治脊髓膜炎成绩不良，皆未明治法耳。此外如一侧性不仁，及三叉神经为病，与夫见麻痹性分泌之病，都难治，纵有愈者，亦不及什一。至于柔痉，虽云大建中可治，然亦难，柔痉又恒与脑水肿为缘，既见脑水肿便不可救药，即不死亦等于死，无办法也。暑温为病，标准在舌，凡中暑者，其舌必红，一种在长夏溽暑之时，初起时热可灼手而无汗者，即《内经》所谓体若燔炭，汗出而散者也；一种在秋后者，舌亦红，汗自出，而肌肤津润，常发热与形相伴而见，故可用桂枝。然此种皆手经病，与伤寒足经不同，故只宜轻药。手经、足经云者，乃古人术语，甚费解，其真意义，天人寒暖相去不甚远而病者为手经，相去悬殊而病者为足经，详解在《内经纲要·标本中气篇》。暑、湿温有相似处，暑温恒夹湿，则因长夏气候本多湿故，又两病均能作白痦，亦其相似之点，惟舌色则暑病必注，所以红，血中水分气失者多，酸素自燃为病故也。

湿温之为病，亦自汗发热，肌肤津润，其特异之点在舌色，舌苔色白而润，白色甚显，舌面味蕾小颗粒，望之甚分明，却口渴唇燥，往往唇焦裂，舌仍甚润，胸脘痞闷异常，常泛恶，最剧者口中甜，凡此数端，几为湿温必具之条件。所以舌润肤津之故，因空气中含炭窒素较多，养素较少，人体感之而病，则各组织皆失弹力，淋巴细胞吸收不健全，体内有过剩水分也，水分过剩，故舌润肤津。酸素作用低降，故舌质不红，同时血中因所失水分太多，致血液有干燥之患，故唇燥而焦。就形态言之，舌之所著为组织水分过剩，唇之所著为血液干燥也。

准以上病理，伤寒为病，因感寒，体温起反应之故，其初步体温集表者太阳，其后因食积、药误等副因,体温攻里则为阳明,化燥胃实,则为阳明腑证,虚则为三阴。伤寒系温病与伤寒略同,亦有表里化燥等变化,惟较之伤寒则有手经、足经之辨。以上两种乃天之风寒为主因,人之躯体寒暖、饮食调护不适当为副因,主副因合而病人,体温起救济作用,所以发热也。

痉之为病,乃神经为之主因,其发虽亦是体温救济作用,却是副因,乃因神经失职,不能调节血行,致抵抗力薄弱,风邪乘之,为第一步;风邪既人,未病之神经仍驱使体温为之救济,因而发热,却因发热之故,引起显著之神经病证,是为第二步,此即痉病之真相。

暑温发热亦为体温集表,其症结却在血热,因外界高温迫血妄行,妄行太速,汗腺不及宣泄,则热无出路,肌肤可至执灼手,故以发汗治暑温,可谓拨乱反正手段。其伏暑为病,以舌红为标准,亦即是血热为病,《伤寒论序例》有"寒毒藏于肌肤经春不病,至夏至后发为暑病,暑病者热极重于温也"之文,此节文字,可谓全无理致,后此病理日明,此种谬论,不攻自破。今所谓伏暑,并不如《伤寒序例》所言,有暑毒藏于肌肤,经夏不病,至秋发为温病,无论是寒毒,是暑毒,肌肤中必不能藏,更无讨论余地。然则何以有伏暑,鄙意天有四时以为生、长、收、藏,动植物禀此而生,丝毫不能违反生、长、收、藏之公例,故养生极则,当不识不知,顺帝之则,夏日当生活于暑,冬日当生活于寒,如此方能应生长收藏之气。《易》云:"尺蠖之屈,以求伸也;龙蛇之蛰,以存身也。"正是指明此理,当屈不屈,势必欲伸不能,故《内经》谓夏暑汗不出者秋为痎疟,是即伏暑之铁板证据。盖夏天不经过暑的生活,到秋天各脏器感着新凉便不能有适应的抵抗力故也。如今通商大埠,冬天火炉汽管,夏天风扇冰水,都是违反生、长、收、藏公例之物(《经》谓:"冬伤于寒,春必病温。"意冬当退藏于密,故云冬不能藏,无以应春之生气。肤腠缜密必不伤寒,凡伤于寒皆因不密,电炉汽管不密甚矣,故此解释并不背《经》旨)。故通商大埠,春日患风温,秋凉患伏暑者最多。

2 热 病 治 法

湿温为病,主要原因是长夏秋初,空气中所含养素太少,窒素太多,人体感之为病,各组织无弹力,淋巴细胞不能充分吸收,遂是处显水分过剩,故此病仅长夏有之。是五种病,病源不同,病理传变亦不同,治法安得强同,假使学者泥于伤寒可以包括各病之说,如喻嘉言欲以桂枝汤治痉病,则有杀人而已,今乃言其治法。

古人论病,下焉者多曲说,不足为训,上焉者,其所根据之理,为《内经》《易经》,所谓哲理医学,若非东方学术具有甚深之根柢,简直无从索解,以故学医者不能明了。旧时学者虽明了,苦于无经验,仍不免隔膜,此医学所以愈趋愈下。至于用药,固然较理论容易学步,然又绝非现在科学方法所能解决,以故近年汉药研之呼声甚高,于中国医学之进步,绝无成绩可言。本编固为病家便利而作,然却是研究医学之正轨,丝毫不敢与学理背驰,不过所言者有畔岸。其一,本拜经验所得较有柄握者言之,其不知者阙之;其二,伤寒及伤寒系温病,治法悉本仲景《伤寒论》,惟以初起可以弭患无形者为限,庶不习医之病家可以按图索骥,其病已传变,症情繁复,非延医不可者,则付之入缺如,而在此范围以内之各方,本吾经验所得,详细说明其方意与用法之标准,庶几手此一编者,不致有未达不尝之憾。其湿、暍两种病方药,多采取金元以后各家,叶派亦在其中,所恶于叶派者,因其议论荒谬,且往往带有江湖气味,故深恶而痛绝之,若其对于暑、湿温所创之效方,则功不可没。吾人治医,立志在昌明国学,利济后来,凡事只求一是,更不暇为门户之争,岂可以人废言哉。痉病包括小孩惊风、成人中风,以流行性之脑症为主要,方药本之《千金》及《药证直诀》,惟仅以躬自经历之验方为限,亦"举尔所知"之义也。

3 伤 寒 治 法

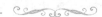

太阳病,发热,头痛,项强,恶寒,口中和,无汗,麻黄汤。麻黄,桂枝,杏仁,炙甘草。说明:

(1) 江浙医生不敢用《伤寒》方,此风不自今始,其实《伤寒》方极其平正,而且果真是伤寒病,简直非《伤寒》方不可,读此书者,但照本书第一卷中所说,既真确辨明病是伤寒,便可以放心大胆用《伤寒》方,"稳健"两字,是靠得住的。

(2) 第一条所列病证,有两个要点,须切实注意,第一是无汗,第二是口中和。如其有汗,麻黄是禁药,切勿尝试;如其口渴、舌干、唇绛,桂枝也是禁药。只要是真确无汗、口中和,此方是唯一无二的妙方,可以药到病除。所谓口中和,就是舌面润,舌质不绛唇不干绛,不渴。

(3) 药量,麻黄、桂枝可以七分,杏仁三钱,甘草七分,照此药量是中剂,若病重者,麻桂加倍。因为适用此方的是真伤寒,假使不是隆冬严寒犯了大寒气,假使不是在水平线离地平数十丈的地方,真伤寒是不会有的,既是真伤寒,药轻了不济事,所以七分是中剂。

(4) 以上所列的证是主证,这个麻黄汤是主药,有一事不可不知的,就是病是活的,书是呆的,病决不会照书害的,那么发热、项强、头痛、恶寒之外亦许胸闷、泛恶,亦许腰酸、遍身骨楚,那要将他药加入。附见的证是副症,加入的药是副药,这个须得平时有研究工夫,对于医药有真确常识才行,若能将拙著各书统读一过,也就可以将就应付得,本编中讲恕不赘述了。

太阳病,发热,形寒,头痛,项强,口中和,汗自出,桂枝汤。桂枝,白芍,炙甘草,生姜,红枣。说明:

(1) 桂枝多则一钱,少则七分,白芍钱半,生姜钱大一片,红枣选大者三个去核,以上分量是中剂,病轻者减半服,重者倍服。

(2) 本方之作用是退热、敛汗,假使本来无汗,本方是禁药。读者对于"敛汗"两字有疑义么?须知服桂枝汤病者汗出热退是极寻常的事,几占十之八九,然而不是发汗,因为病者本来一面怕冷,一面汗出,乃是漏汗,惟其是漏汗,所以两白芍,白芍是收敛的,寻常多汗之病,用桂枝可以止汗,故知桂枝不是发汗的,生姜却有发散性质,仲景恐人误会,说本方作用是和营,这"和营"两字极为费解,不能彻底明白,于医理上有许多窒碍,当提出另外解释。有许多《伤寒》注家,不明桂枝汤中用白芍意义,舒驰远更议论横生,欲去白芍,其实何尝是正当议论,兹就鄙人所发见者,为简要说明如下。

人体之汗,生理学家谓是排泄血中废物,与调节体温之用,此两语当然与事实相合。中国旧法以为发汗能驱逐体中风寒,此就药效言之是如此,实际当不如此,如谓发汗驱逐风寒,岂非认风寒藏于肌腠么?究竟风寒若何藏于肌腠,归结是想当然之词,并不能有何种方法证明,亦不能有洽心贵当之理论,吾就形能上考察，觉此中有甚奇之秘密，为前此尽人所不知者。其一汗与脑有关系，其二汗与肠有关系，其三汗与菌讲有关系，其四汗与腺有关系，其五汗与血有关系，其六汗与神经有关系。

《金匮翼》引方古庵论咳嗽云"肺主皮毛，人无病之时，荣卫周流，内气自皮肤腠理普达于外，风寒外束，则内气不得外达，便从中起，所以火升痰上"。此虽论咳嗽，却能体会得体工变动之真相，热病所以头痛者，即是此理。风寒外束，汗不得出，其热上行，辄脚冷而头痛（其有汗头痛者，由于发热，热皆上行，头脉跳动，额上脉动者，必头痛。所以然之故，血聚于头也，凡体中之血至于部，必由颈动脉，此脉兴奋，则聚血过于适当程度，自无不头痛者，惟伤寒太阳证头痛，则由于卫气被束）。古人以头痛为表证未罢之证据。

余先时亦只人云亦云，不知其所以然。嗣见肝阳头痛，脑症头痛种种，所阅历者既多，乃悟得其理，痛虽不同，病理同也，若于初起时汗之，使卫气不外束，头痛即止，岂非汗与脑有关系乎。

余每年必患痢，且每痢必剧，病情极险恶，于是刻意求防患未然之道，因体会得一事。即肠中不适，其病因乃在肩背受寒，肩背暖，遍身有微汗，则腹部较舒适，肩背寒，遍身几几，则肠中欲痢之感觉骤增。此在痢疾将成未成时则然，若已成痢，则腹中疗痛，即遍身汗出，是必肠神经丛与身半以上皮层之感觉神经末梢，有特殊之连带感觉。古人以为肺主皮毛，又云肺与大肠相表里，是亦一种显明事实，是则汗与肠有关系也。

喉症为菌病，得麻杏石甘，为效奇良，痢之初步，汗亦能减其势，多半热病皆有菌，而多半热病，在适当时期可以汗解，是汗与菌有关系也。

汗与腺之关系，暑温白㾦即其显著之证据，时医类皆误认白㾦为病毒外达，故见有白㾦四五次发，病反日濒于险者又则大疑，谓何以见白㾦如许之多，而病邪仍未净。余从形能考察，则知㾦与痧、麻不同，痧、麻是病邪外达，㾦是皮脂腺枯，以故凡白㾦至数次者，其肌肤必枯索无泽，盖其初步因虚甚。皮下小腺体起反应，而血液枯竭，无物供给，腺体不能得原料以制造分泌，其兴奋一往不返，此所枯也。其见之再见者，此种小腺当发热间歇之时，富有再生机能，以为补偿，以生理之习惯言之，即平时亦必有新陈代谢，不过平时是正常的，可以从容应付，病时是反常的，等于竭泽而渔。凡白㾦多见一次，则其复元当较难一层，若见至七八次，衰弱症象，非常险恶，即是油千灯烬之时，是皆可以推理而知也。更从他方面观之，暑温发热自汗，凡自汗者本禁汗，医者不察，专以退热为事，与以豆豉、豆卷、葛根之类，汗出愈多，则必见白㾦，盖夺去血中水分液枯涸，无物供给腺体，则近皮层之小腺先枯也。据此谓汗与腺有关系，岂得谓之臆说哉。

人体中最不可缺者是水分，最能为患者亦是水分，其调节之法，欲增加水分之量则饮水，欲减少水分之量则排泄。排泄之法以汗与溲，故汗多者溲则少，泄多者汗则无，凡此皆其按部就班、从容应付之健全工作。若纯然不能饮则为湿为饮，若引饮无度则为湿、为消，若饮少溲多则其所排泄者为体内之膏。古人谓之饮一溲二，病名肾消，为不治症。若纯然不能排泄，无溲亦无汗，所有水分悉聚于皮下，则为水肿，若无故自汗，寐中盗汗，则为血中夺液，此皆脏气之乱，不能从容应付之病态也。古人以自汗为心液，盗汗为肾液，固已明明指出血与腺、与汗之关系。心房主造血，所谓心液者，谓自汗夺血中水分也，所谓肾液者、肾主腺，盗汗则腺体不得供给（此另有说），谓盗汗夺腺体之水分也，惟其夺血为汗足以杀人，故仲景有"亡血家不可发汗"之训。又《伤寒论》强责少阴汗则动血，古人以少阴属肾，肾虚各肾腺已不能得血液，此时复强责其汗，则遍身脏器无处不感恐慌，血液既枯，黏膜燥硬，亦无处不可出血，故云未知从何道出，若尿血、便血，则属肠血，未必与汗有直接关系，即使因夺汗而尿血、便血，身半以上尚能自支，然夺汗则血干，酸素自燃，法当暵热，殆无有不见之于上者。故又云"若从口鼻出，为下厥上竭，为难治"，是皆汗与血之关系也。

《伤寒论辑义按·卷二》三十五页："病常自汗出者，此为荣气和，荣气和者外不谐，以卫气不共荣气和谐故尔，以荣行脉中，卫行脉外，复发共汗，荣卫和则愈，宜桂枝汤。"此节文字，乍视之似尚可解，然本有汗，何以是卫气不共荣气和谐。复发汗后既云愈，当然是卫气与荣和谐，和谐与不和谐，其不同之状况若何。谓复发汗之后不汗出，当无此理，谓复汗之后亦汗出，宜有分别，于是不得不求之生理。按：汗为调节体温，汗腺之启闭，末梢神经司之，自汗出者，此神经失职也，桂枝富刺激性，入胃后其效力发生于肌表，故云桂枝能达表，末梢神经失职，得桂枝汤刺激之，其神经重复敏活，当其失职而自汗出之时，汗腺之启闭不灵，觉热固汗，凛寒亦汗，此种即所谓漐漐汗出。"漐漐"字，形容其不辍也。得桂枝后，热则汗，冷则闭，启闭与冷暖息息相应，是之谓和，故曰愈。和营卫云者，此其真相，是则汗与神经之关系也。

综以上六者观之，不特伤寒发汗和营，因之退热，其理可以明了，即若何当汗，若何不当汗，亦可以有真确标准。而痉、湿、暍所以与伤寒异治，亦可以不烦言而明白，其有未尽之义，以下各节，当于有关系时随处说明之。

太阳病，项背强几几，无汗，恶风，葛根汤。兼见下利者，亦葛根汤，不下利，呕者，葛根加半夏汤。葛根，麻黄，桂枝，生姜，芍药，甘草，红枣。说明：

（1）此是《伤寒论》三节并为一节，"几几"旧读"殊殊"，谓恶寒似鸟飞。"几几然"，章太炎先生云："诗云赤鸟几几，几几是拘谨之意，可以形容病者项背拘紧不适之状，是其字为几案之几，非鸟飞之几，此义较长。"旧说背为阳，葛根是阳药，自今言之，葛根之效力，殆发生于背部者，故以背几几为用此药之标准，发热而下利，为用此药第二标准。利即大便泄泻或溏薄之意，非痢也，"利"字乃不爽利之对面，此方仍须用之于真伤寒，其加半夏，乃有呕之副症，即加半夏为副药，其主证无变动，非另一病也。

（2）此方中有麻黄，假使有汗，仍是禁药。方中有桂枝，假使口渴、唇舌燥绛，虽恶寒亦是禁药，因唇舌燥绛而渴，便是温病，即使用麻桂，亦须参加凉药，此方不中与也。

（3）背几几形寒，葛根为特效药，下利则有陷意，葛根为举陷药。

（4）葛根之量以一钱半为率，不瘥，可继服一剂，半夏必须制过，余同前。

太阳中风，脉浮紧，发热恶寒，不汗出而烦躁者，大青龙汤主之。麻黄，桂枝，甘草，杏仁，生姜，红枣，石膏。说明：

（1）《伤寒论》本文有"脉微弱，汗出恶风者，不可服之，服之则厥逆，筋惕肉瞤，此为逆也"之文。古人指此为大青龙禁，其实只是有汗不可服麻黄，况有汗而烦躁，乃温病非伤寒，麻黄汤当然禁用，石膏不禁也。

（2）大青龙麻、桂并用，明明是伤寒方，原文却云"太阳中风"，不云"太阳病"，可知此种病，必冬有非时之暖，春有非时之寒，然后见者。脉紧，无汗，恶寒，口中和，是麻、桂标准，烦躁是石膏标准，两种病证并见，是大青龙标准。此种在江浙罕见，大约既烦躁，必唇干口渴，多属麻杏石甘证，或越婢证，非大青龙证也。

以上共四方，凡真伤寒初步，病在太阳时，不出此四种。读者按照病症，根据说明而用之，可以立时取效，即使为慎重起见，延医诊治，不自用药，仅根据本书以衡量医生所处方药，亦可以免庸医误药之害，小病不致变成大病，小事可以化为无事，即论所避免之烦恼，与节省之时间与金钱，巧历不能计算生已。其余《伤寒论》中各方，或属传变以后事，或属误药而变坏病之救逆法，小有出入，毫厘千里，本编恕不具述。

4 温病治法

温病之界说，前卷已详言之，读者必须经切实探讨，认得真确，然后可以无误。凡温病无论有汗、无汗，恶寒或否，皆唇红、舌绛、口渴，其病为阳盛，王叔和说阳盛者，桂枝下咽而亡，即是指此种。由今日实地考察，虽不如叔和说之甚，然阳盛为热病，桂枝为热药，凡初步之病，当治热以寒，治寒以热，所谓正治，若以热治热，则其变为热深厥深，非但不能退热，反使热向里攻，是不可不知也。

伤寒以《伤寒论》为准，温病亦当以《伤寒论》为准，凡《伤寒论》中祖方，用辛凉不参以温药者皆是治温病之方。刘守真懂得此理，享一时盛名，戴北山亦懂得此理，故所著《广瘟疫论》中，引用祖方，凡桂枝、姜、附等热药，均加以括弧，不过古人为时代所限，不能言之彻底耳。

民国二十二年九月初版　上海四马碙新群印刷所承印

准以上所言，凡《伤寒论》中祖方无热药者，皆治温病之方，此论陆九芝主张甚力。就余所实验者证之，诚无以易其言，然范围却不止此。例如咳嗽伤风，旋发热者，可以说咳嗽为发热之前驱，亦可说热病是伤风所转属，其单纯伤风不发热者，固不名为温，其发热者种类甚多，春寒为病，秋凉为病，以及痧、麻、喉症皆是，皆不能治以伤寒法，然而用祖方中之无温药者，则无不可愈，以成效言之，则此种皆风温也。

温病，发热，唇红，舌燥，渴不恶寒，躁烦，无汗而喘者，麻杏石甘汤。麻黄（四钱），生石膏（三钱），杏仁（三钱），炙草（五分）。说明：

（1）此却是余杜撰者，自来伤寒温病，纠缠不清，而温病之界说与种类，亦自古无明了解释，窃谓断不能长此终古，兹分条所根据者，悉本年来所发明之学理与经验，事属草创，挂漏当然不免，然真确切于实用，自知尚有一日之长。

（2）石膏在《伤寒论》中，以烦躁为主，而在温病却是副药，此中亦自有妙理。温病唇红舌绛，本多烦躁，然石膏之用，却不为此。凡外感病但其人非有宿疾者，当初期发热之时，正气总不虚，不虚即是实热，法当正治，治热以寒，若治热以热，则表热向内攻，外而反见寒象，此指姜、桂、附、萸而言。热药之次一等者，虽误服亦不致厥，然必不奏效，例如发汗非麻黄不可，而麻黄则为温性，温病初起，如本条者，本习见不鲜之事，若用麻黄发汗，必然无效，因以热治热也，故石膏之用，实为调节麻黄之温性，令与病相得，是石膏为副药也。

（3）分量，此所列者最为适当，乃经多年试验而得者，有时药力不及够，则继进一剂。所谓药力不及够者，乃药与病相得，诸症减十之一二之谓。若药后感不适，或添见他种病症，即是药与病不相得，不可大意，须仔细考察，从速纠正，故平日对于病理药效之知识，须养之有素，至少须将拙著各书悉数读过，更与有经验之医生商量，则误事自少也。

温病，发热，无汗而喘，不烦躁，指尖微凉，舌尖红，边尖光，下利者，葛根芩连加麻黄汤，渴甚者加花粉、连翘、知母，利甚者加灶心土。葛根一钱五分，黄芩一钱，黄连三分，麻黄三分，杏仁三钱，炙草五分。说明：

此种多属内陷失表之证，《内经》谓陷者举之，重用葛根，即是举陷。药后泻止者，常见咳嗽，凡如此者，必见红点，须严谨忌口，荤油亦不能通融，无论胸背面部，略见红点，即须照痧子调护法办理，可以万无一失。

发热，怕冷，无汗，头痛，喉痛，喉间扁桃腺有白点，余处皆红（指喉头），麻杏石甘汤，方见前。说明：

（1）此症有两种，其一，仅烂喉，若起首即用养阴药遏之，则病毒无出路，喉烂愈甚，最后见红疹，其病多不救，此种本可以不见红疹，因失表之故，酝酿而成。十余年前，上海时医治喉症，奉白喉忌表为《枕中鸿秘》，此书不知何人所作，托之乩笔，昧者不察，信为真仙语，遂杀人如草，亦劫数也。一种为开场即与红疹同见，所谓烂喉痧，乃一种流行疫证，无论何种，皆用麻杏石甘汤，无不应手奏效，捷于影响。若有汗不恶寒者，麻黄禁用。

（2）此病之用此方，以发热、形寒、无汗、喉有白点为标准，但此证具，不问舌润与否，口渴与否，皆当用此方，皆效，皆万无一失。其与红疹同见者，可加葛根一钱半，其有表寒湿者，可于本方中加厚朴三分，防己五分，赤苓三钱。吾曾治一孩患喉证，因冒冷雨起，其舌润，口味淡，在理万难用石膏，然麻黄证毕具，吾乃以本方与厚朴与防己同用，应手而效。

（3）喉痛与汗互为进退，得汗则痛瘥，汗闭则痛剧，经一度用麻杏石甘后，得汗而瘥，须臾汗闭，其痛复剧，可更用一剂继进，复得汗，痛复瘥，经二次汗后其痛乃不复作，汗亦不复闭，嗣后可继进甘凉如鲜生地、知母、甘中黄之类（可参看拙著《伤寒研究》）。

（4）凡与红疹同见者，可兼用芫荽外熨，熨法如痧子调护法。

（5）喉头白点，初起时以在扁桃腺者为限，若在喉之后壁，小舌之下者，非喉证。

（6）亦有初起发热，形寒，喉痛，扁桃腺有白点，而有汗者，可用葛根芩连加石膏，合普济消毒饮，其方如下。葛根一钱五分，黄芩一钱，黄连三分，生石膏三钱，牛蒡一钱五分，马勃八分，冬姜蚕一钱五分，板蓝根三钱，甘中黄八分。

发热有汗，初起微形寒，须臾即罢，骨楚头痛，或咳或否，或自利者，葛根芩连汤。葛根一钱五分，黄芩一钱，黄连三分，炙草五分。

咳者加象贝三钱，杏仁三钱，骨楚头痛甚者加防风一钱、秦艽一钱五分，呕者川连三分、姜半夏一钱五分。说明：

此种为最普通之病，凡春秋两季，气候转变，凉暖骤更之时，所在多有，此方投之，什九可以奏效。其标准在舌，须舌面味蕾不变，若舌色光红者，或干如蒙血皮者，或鲜明如锦者，或薄砌如漆者，或剥者，或白润味蕾粒粒松浮者，皆非此方所能治。质言之，舌色如常人者，外见发热、头痛诸证，此方可以应手效也。

5 湿 温 治 法

湿温号称难治，然仔细考察，其难治者乃坏病，若本病并不难治，且治法甚简单，远不如伤寒之繁复。此全在辨证，辨证不清，用药小误，病则随手而变，小误则小变，大误则大变，一误病变犹浅，再三误病变遂深，凡变者，皆所谓坏病，而通常号称难治之湿温，其实皆坏病也。通常时医习用之套方，如豆豉、豆卷，又如四川医生之麻黄、细辛、萸、附、姜、桂，其在儿科如回春、保赤、抱龙诸丹，其在西医开场之用泻药与灌肠，凡此，皆与暑、湿温之病不合，以此等治之皆误，误则变，而体质有强弱，受病有重轻，病候有深浅，于是其变症乃不可胜竭，此可于拙著医案随时探讨之，兹仅言其最初之治法。最初治法虽极简单，然初步不误，可以弭患无形随手而愈，是则上工治未病之说也。

发热，形寒，脉缓，热不甚高，肌肤津润，舌苔纯白，舌而润，味蕾粒粒竦起，口味淡，却渴而引饮，躁烦，畏光，真湿温也，茅术白虎汤主之。形寒甚，汗津者，本方加桂枝；筋骨疼痛者，加防己、秦艽；呕吐或胸闷者，加川连、半夏。

焦茅术（四分），生石膏（三钱），知母（一钱），淡芩（一钱），赤白苓（各三钱）。说明：

茅术性温燥，能发汗，能化湿，为湿温要药，刘守真《伤寒六书》中，曾特笔标明"茅术一味，学者最宜注意"之语。湿温为热病，以湿胜血行缓，水分过剩，若温之，则热甚而湿仍不化，清之则闷甚而胃不能受，惟茅术与石膏、知母同用，则纠纷悉解，然仅宜于湿胜之证，若暑温掌热肤燥者，误用之，为祸甚烈。

6 暑温治法

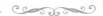

刘河间号称治温圣手，于湿温用《活人方》茅术、白虎，于暑温创六一散，试之皆效，惟所创双解散及《局方》凉膈散两方，则用之宜审。双解散可谓"有其理，无其用"，断无如许药物，并为一方，而不可省之病。即凉膈散亦只能师其意，无取画依样葫芦，外解暑邪，内消食积，消积有需硝、黄时，非消积必用硝、黄，况病有主从，就暑温言，当然暑为主，有有积者、有无积者，是积为副，又病候亦须讲究，无论伤寒、温病，其里症至于用硝、黄程度，外证都已在已解之时，若初步表、里证并见者，总须以表证为主，里证不过消导而已。至于《温病条辨》中方，桑菊饮不过一种套方，银翘散确能解暑，其有效药只是银花一味，香藿饮亦效方，至于清宫、增液则非是，大、小定风珠则谬，彼不知风为何物，妄欲以鸡子黄定之，而名其方为定风珠，似乎鸡子黄是主药，此则足以误人。《吴医汇讲》中论白痦亦谬，其发见白痦可谓有功（叶氏之前无言白痦者），误认白痦是里病外达，则功过不相掩。此皆为时代所限，痧子是血病，白痦是腺病，古人无由知此故也。

溽暑中壮热无汗，舌质红绛，唇色亦绛，来势暴者是暑温，中暍为病也，香薷饮主之。香薷四分，银花二钱，薄荷一钱，连翘三钱，淡芩一钱，川连三分，六一散三钱。说明：

（1）暑温来势，殆无有不暴者，受热病热，属于阳刚一面的，故与阴柔为病不同，曰溽暑，曰唇舌绛，皆此病特异之点。病势虽暴，发之骤，则为病浅而易愈，故《内经》云"体若燔炭""汗出而散"，寻绎此二语，是来暴而去速之意，惟其为病不深，故不能用重药，是即《内经纲要》中手经之理，浅人不知，往往以重药误事，老于医者知轻药能愈，重药不能愈，而不明其所以然，则以用轻药为秘诀，而訾议用重药者，无理由而訾议人，不足以服人，于是被訾者乃抬高《伤寒论》以压倒主张用轻药者，卒之彼此皆争意气，医术上真理如何，则无法以说明之。彼抬高仲景者，亦终竟未能知仲景，徒有汗牛充栋，诸曲说书籍，是即中医过去之情形也。鄙人固主张根本解决，能根本解决，则可以不争，拙说是否根本解决，可以此后医界之明味定之,以故鄙意以为毁誉都无足介意,原非可以口舌争也。

(2) 香薷为本病特效药,假使用麻黄必不应,若因不应而重用,即随手而变,此所以与伤寒异治也。

立秋后天气初凉,感冒发热,骨楚头痛,热有起伏,往往如疟,一日二三度发,舌红者,为伏暑,不得根据《伤寒论》"如症状,一日二三度发"一条,当以青蒿,白薇主之。青蒿,白薇,防风,秦艽,川连,炙草。说明:

伏暑之病,以舌红或绛为标准,此病最忌发汗,汗之则虚而耳聋,又忌攻下,攻之,则胸痞、泄泻不止,虽葛根亦宜审慎,故云不得根据《伤寒论》如疟状一条。其汗多者,如因肌表不固而形寒,可用桂枝、龙骨、牡蛎,加黄芩以减桂枝之热性;若但汗多不恶寒者,甘麦大枣汤,凡此皆所以止汗也,热盛兼湿者,可用甘露消毒丹。

此症有两种极普通之传变,苟不知其治法,无有不致命者,其一是泄泻,其二是白痦。泄泻在未虚时,乃因积而泻,可以消导,苟已虚者,必见舌绛无津,且有谵语,此种是肠神经硬变而泻,予犀角地黄则愈,若误用硝、黄攻之,或理中温之,即随手而变危笃之证。白痦亦有两种,一种是小水泡,时医谓之晶痦,谓是从气方来;一种初起是肌肤起栗,其后为灌浆小蕾,最后可以多数小蕾并成一片,如天泡疮,当其为灌浆小蕾时,时医谓之枯痦。以我所知,晶痦乃反汗之湿气所成,枯痦乃腺体枯萎,枯痦之前一步为肤栗,后一步如天泡,则为余所躬亲经历,就经验所得,却非甘凉不可,石斛尤其是特效药。《本草》仅言其能厚肠胃,时医只知其能养阴,不知此物专能嘘殖已枯之腺体,大约有帮助内分泌作用,故一见肌肤起栗,手掌暵热,便当重用甘凉,掌未热,肌肤未栗,却不可用。

7 痉 病 治 法

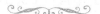

形寒发热,头痛项强,如伤寒状,后脑酸痛,连及颈项,目赤,躁烦者,痉病也。若复寐中惊,手指自动者,痉病已确,不问有汗无汗,葛根芩连加胆草良,无汗者可协麻杏石甘汤。葛根一钱五分,川连三分,淡芩一钱,炙草六分,龙胆草二分,酒炒。说明:

(1) 上为痉病最初步,不用其他痉药者,因痉虽属神经系病,往往有与痧子并见者,若开首即用痉药,往往误事,且此病之初步,亦不外卫气被束,热向上行,《内经》云"高者抑之,胆草苦降",正与经旨相合。

(2) 照仲景用药之例,无单纯寒,亦无单纯温者,无单纯攻下,亦无单纯升发者,有之惟四逆、大承气病势重且急,故用纯热、纯攻药以为急救,其余各方,类皆攻补兼施,温凉并用,如麻黄、大黄与甘草同用,细辛与五味子同用,桂枝与黄芩同用,柴胡与枳实同用,大都缓急相济,开合相承,温凉升降之药,合而煮之,并不虞其力量之相消,反足收互助之效用。此种不但说得好听,议论既有其理,验之事实而信,然后著之于篇,固不能以爱憎为是非也,本方之葛根与胆草,即是师古人之意,验之事实而确有成效者(古人"七方十剂"之说界说不明,故不用其说)。

发热后脑酸,颈项反折,抽搐,目上视,神昏,谵语,或目岐,目斗,两目作一侧视,其抽搐一日数次,或数十次作,甚且叫号者,为刚痉,最凶之候,犀角地黄协诸风药恣予之。乌犀尖二分磨冲,细生地三钱,天麻三钱,独活一钱,虎骨三钱炙,蝎尾二分研冲,当归身三钱,龙胆草三分,安脑丸两粒药化服。上药分量为最适当,不必增损,病重每三点钟进药一剂,无间昼夜,以愈为度。说明:

(1) 流行性脑证,非脑病也,不过卫气被束,热向上行,熏炙及于头脑,因而神经紧张,故见抽搐,假使是脑病,便非此等药所能愈,胆草苦降,所以制止向上之热,以视西国人用冰枕,巧拙之差,相去甚远。故此方以胆草为主药,凡降药必与升药同用,然后体工不起抵抗,而无反应之虞,故用胆草必协犀角,是犀角反是副药,不论药价之贵贱也。

(2) 安脑丸为一切脑症之特效方,其重要成分为金钱白花蛇,此物甚贵,每条蛇重二分五厘,须价九元,初因药价太昂,迟迟未公布,不料脑炎盛行时,登报发售,为忌者所中伤,致化验立案,耗去数百金。现时代是处荆棘,遇事韬晦,不敢自眩,犹且如此,每念及此,令人不怡,辄不愿将其所心得者公布于世也。

病初起如伤寒一二日即见痉,痉后眼皮重,目上视,郑声,舌痿软,肌肤津润,手冷,是为神经瘫,必遍身无力所谓风缓,即柔痉也,大建中加副药如副症良。说明:

(1) 上所列症不必尽具,病浅者仅见一二症即是,重者且不止此,如《惊风详说中》史姓小孩案是也。

(2) 神经系统极繁复,译本皆科学化的国文,阅之令人头脑作胀,不易明了,学者如欲一涉其藩,可观拙著《惊风浅说》。

8 结　　论

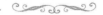

西国人所谓"伤寒",谓一种热病而有杆形菌者,其定病名以菌为主,绝非中国所谓伤寒。不过此种杆形菌之热病,其热之起伏,有似乎伤寒,日本人因以伤寒译之,于是我国所译西籍,亦袭用其名,病家不察,以为西医所称之伤寒,即中医所谓之伤寒,固属非是。医者复不知深求其故,人云亦云者有之,明明风温,因西医断为伤寒,胸中无主宰,手眼无标准,徒因西医之言,遂放胆用《伤寒论》中麻、桂诸方悍然不顾者,亦有之,而病人冤矣。

西国定名以菌为主,菌杆形者谓之伤寒,乃有类似之热病,菌亦相类,不过其菌略弯,其病之热型亦略异,往往不须三候而愈,此种译为副伤寒。凡副伤寒与伤寒,欲知之真确,必须验血中之菌,如其不验血,临床仓猝之顷,不能知也。而我国病家喻此者绝少,往往延一西医,俟其诊毕,即问此为何病乎? 西医如云"尚未能断定是何病",则病家必不满意,若曰"君既诊脉,又经打诊、听诊,尚不知其为何病乎?"彼西医苟老于世事者,岂有不知此意之理,彼固不甘示弱,又藐视病家之讲无常识,遂贸然应曰"此伤寒也"。此种真是习见不鲜之事,而又谓西医口中之伤寒为可恃乎。

今年夏历七月间,诊一病,其人夏日多饮冰,感秋凉而病,呕吐、泄泻交作,此种本是伏暑新凉为患,其呕泻乃发热之前驱,今年流行暑温多如此。病家问余,此是伤寒否,余曰:"非是,当是伏暑新凉为患,乃暑温之一种也。"曰:"顷有某中医,谓此病形似霍乱,将来恐变伤寒云。"余甚奇之,病既非霍乱,且霍乱又何得变伤寒。继乃悟彼医为此言,盖逆料病家必延西医,而西医之诊断什九为伤寒,彼乃预作此语,万一如其所料,则病家当服其有先见之明也,此医之揣摩不可谓不工。《阅微草堂笔记》中有云:"人家婢女,令其做事,蠢如鹿豕,及作奸犯科,往往神出鬼没,不可思议者,所在多有。"为医生者不能于病理研求,以期寡过,却于此等处工为巧佞,其异于作奸犯科之婢女者几希?准以上所谈,可谓歧路之中,复有歧路,本书之作,诚不得已也。

凡病皆有其重心,例如太阳证,重心在表,阳明证,重心在里,此固然矣。乃至表更有其重心,里更有其重心,表证而头痛甚者,重心在头也;里证而躁矢结者,重心在肠也。风温咳嗽,因剧咳肺组织兴奋,支气管变窄,因而气急鼻煽者,重心在支气管也;咳甚两胁震痛者,重心在肋膜也;腹部震痛者,重心在腹膜也。重心所在,血气则奔集其处以为救济,热亦随之,其处乃比较他处更热且痛,甚且肿,西国指此种为病灶,中医以脏腑名病,西医以病灶名病,肿,与热,与痛三者毕具,则谓之炎,此所以有肋膜炎,腹膜炎,支气管炎,诸名色也。吾初意以为中国热病诸名色,与西国热病诸名色,可以寻得其相当者,今乃知其不然。今之号称新医学,佟口谈衷中参西者,其为说无是处,则因不从病理切实探讨,不能根本解决故也。不能根本解决,又宁能知肋膜炎是风温,腹膜炎仍是风温,阳明腑证为肠炎,少阴自利,仍是肠炎哉?

《热病讲义》终

第四章　温热点睛终

第五章

博 涉 知 病

蔡定芳按语：铁樵先生不仅中医理论功底深厚，而且临床经验丰富，见解独特。本章编辑先生《脉学发微》《临证笔记》《临证演讲录》《风劳鼓病论》《霍乱新论》《梅疮见垣录》《保赤新书》《幼科》《妇科大略》等九部著作，见微知著，斑豹观蔚色焉。先生论卒中曰："大约得病即治可以免除危险，若经过六点钟乃至十点钟不与药则危，予药而不当亦危，因可治之病机已逸也。然则此六点钟，可名为可治期……如此维持于一星期以上，藏气之乱者乃渐自恢复而局势徐定。此一星期可名为中风之险时期，过此殆无生命之忧。"现代医学卒中治疗时间窗贻滥觞于此乎？先生之远见卓识叹为观止。霍乱是由霍乱弧菌所致的烈性肠道传染病，清嘉庆二十五年即1821年传入我国，出现首次大流行，对国家与民族造成巨大的灾难。《霍乱新论》列述霍乱的病因、病状、病理、病机、用药以及干霍乱、妊娠霍乱、产后霍乱等不同的证候表现和治法，汇通中西医观点，强调以救急为先，创制霍乱效方辟瘟丹，活人无数！先生指出古书对于霍乱，多斤斤辨寒热，岂知此病竟不许辨寒热。若医生先以寒热两字横梗胸中，则治此病无有不误事者。何以故？因此病初起，往往寒热症象，错杂而见，稍一徘徊，病之变化突飞猛进，令人措手不及。先生临终遗言："辟瘟丹但呕者予之，但泻者予之，呕泻交作者予之。每服一分，幸勿多服。""夫子于国医学贡献之多，早为海内同仁所共知，弥留之时神志清楚异常，犹拳拳以著作未了为憾，诏慧庄世妹夏今辟瘟丹之用法，此为最后数语，爰附记于此。"梅毒是由梅毒螺旋体引起的一种全身慢性传播疾病，是民国时期严重危害社会的外科传染病。《梅疮见垣录》融合中西医学理论，对梅毒的病因传变、临床表现和诊断治疗进行了详细的阐述。此种病，其血中皆含毒菌，其菌之形状为螺旋形，故云梅毒螺旋菌，推崇六零六注射剂，谓六零六治梅毒颇效。先生从六零六不能根治梅毒感悟到机体免疫功能的重要性。"某君患梅毒，手足拘挛，余为治愈。然不久又染毒颇重，余辞不治，荐一专家为注射六零六，病旋愈。其人遂以为梅毒不足患，益放浪。未几又患毒，又注射。而注射后异常不适，次日再注射，头颅忽胀大如斗。今其人尚在，已残废不能行动矣。自我观之是病而后有菌，非先有菌而后病也。今病者确有微菌，而杀菌药不能治，因非根治故耳。气血之循环无碍则菌无从生。一有阻滞新陈代谢之作用不灵，流水不腐，我于人体亦云。"于内妇之外，铁樵先生尤精儿科之学。先生三个儿子相继夭折于伤寒，遂发愤研读，问业伤寒名家汪莲石先生，得其心传，早年以幼科闻名。《幼科》主要论述天花与麻疹。先生认为天花以疫苗接种为要，麻疹则重在并发症的诊断与治疗。"麻黄、葛根、柴胡、炮姜为麻疹重要正药，黄芩、黄连、石膏、竹叶为麻疹清热重要副药，杏仁、象贝、川贝、桑叶、橘红、瓜蒌、半夏、枇杷叶为麻疹化痰重要副药，枳实、槟榔、腹皮、山楂炭、枳壳、焦谷芽为麻疹消导重要副药，赤苓、猪苓、通草、六一散、泽泻、车前为麻疹利尿重要副药。荆芥、防风、葱白、豆豉发汗，扁衣、芡实止泻，栀子、连翘、蝉蜕、元参、天花粉清热，牛蒡、马勃利咽，西河柳、茅根代茶，地祜萝、菜腹子、冬瓜子化痰，以上十八味为次要副药。重要正药及副药用之得当可以弭患无形，用之不当却有生命之险。次要副药用之的当固然有功效，用之不当也无甚大危险。"字字句句来自临床实践，弥足珍贵。《保赤新书》共八卷，卷一论胎教，卷二、卷三、卷四论天花与麻疹，内容与《幼科》基本相同，故予删除。卷五至卷八专论惊风。先生明辨惊风属西医神经系统疾病，应该是癫痫之类的疾病。所列金乌散、夺命散、截风丹、全蝎散、南星散、一字散、蚕蝎散、蝎附散等21个方剂均以虫类药物为主。先生认为虫类药物是惊风的特效药，断定虫类能弛缓神经挛急，一语切中惊风要害。当时上海流传小儿有病莫心焦，有病快请恽铁樵。诚然！

第一节 《脉学发微》

1 孙 永 祚 序

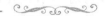

　　《周官疾医》以五气、五声、五色视其死生。郑康成注云:"审用此者,其唯扁鹊、仓公,而太史公则谓天下言脉者由扁鹊而纪仓公,为人切脉以决死生,事甚详。是知言脉者非徒切脉一端而已,必以气、声、色三者剧易之征合于脉,而后吉凶可知。"盖气、声、色三者之于脉尤表里也,辨脉可以知气、声、色之盈虚,察气、声、色亦可以知脉之消息。今公乘阳庆所传黄帝、扁鹊之脉书既亡,唯王叔和《脉经》《千金翼方·色脉篇》在,以二公之精诣,所说尚多支离。元明以降,论脉之书猥多,大抵繁言碎辞以状脉,而终不能与脉象相应,以教人则不喻,以自悟亦非能涣然神解,将焉用之?武进恽先生习大医之业,慨奋说之歧,讲论方诊,录为是册,所以阐经训,标新议,解疑误,达征旨。观其举四纲以省病形,则《内经》三部九候之说可喻矣;列六基本观念以观脉之动,则《伤寒论》六经之理可明矣;本生理、病理以究脉之常变,则《脉经》《千金》毛举之名居然可辨矣。虽然脉之迟、数候之暑漏而易辨者也,其大、小、浮、沉、滑、涩验之指而易辨者也;其虚、实、动、静,有胃、无胃,非老于持脉者不辨也。如人之饮者,欲辨其凉热之度,可以寒暑表求之,欲辨其辛甘之味,可以己之口舌求之;欲辨酒之醇醨,泉之腴淡,非深知味者不识也。易辨者,即书之所能喻也;不易辨者,在师弟子临病人而喻之,非专书之所能喻也。今治西方医术者,以汉医脉法为诬,彼其所持之法,但测脉行迟数之度,更无他事。此犹评酒泉者,但论其火候至否,尚不能知辛甘,而遽以论醇醨腴淡者为非,亦甚陋矣。是册之行,虽未能使脉之精微尽人扪而得之,要使汉医射覆者失其夸诞,西医自大者去其骄气,彼繁与陋之弊,庶乎其免矣。

中华民国十七年五月受业海宁孙永祚

2 导　言

教授中医，须比不得教授西医，何以故？西医书完全是科学，编讲义的完全用不着费心，可以头头是道，层次井然地说出来，读的人也就可以由浅入深，循序渐进地学下去。中医可不然，中医书向来是凌乱无次的，若要使他有点次序，委实非费九牛二虎之力不可。而且就算整理一个次序出来，学的人还是不便当，因为这件事完全是创作。伊古相传，是这门一团茅草，你要用创作精神加以整理，没有几十年试验，休想弄得熨帖。诸位不信，只要看国文。国文当最初时候，有《马氏文通》，那是用全副精神，要想使中国文字成为科学形式的，归根也不曾听说有人读《马氏文通》读通了的。其后又有教科书，从壬寅癸卯直至如今，各书局国文教科书出得愈多，社会上好国文却愈少了。社会上现在有几位崭然露头角的少年，还是读《左传》、读《孟子》读好的。再不然，就是西文先登了岸，然后自修弄好的，决不是拜教科书之赐。到了现在，又有什么"国语"，那益发弄得满纸西洋化、东洋化，更是令人不明白了。所以鄙人深信东方文化与科学是有些捍格的，因此深怕吃力不讨好，不敢将医学用我个人意思另外编辑。话虽如此，当我办函授初期，学员中有人写信来要求，说是有汗脉缓，无汗脉紧，伤寒太阳病脉浮，如何是紧？如何是缓？如何是浮？我们先不懂，这如病能学下去呢？我想他这话也不错，一定要人很气闷地读到后来豁然贯通，这件事，对于现在青年，委实有些勉强，况且鄙人抱的是牺牲主义，立志要使中国医学普及，然后将来可希望我国不蹈日本覆辙，使先哲创立的医学有大放光明之一日，而不至于斩焉绝嗣。我又拿定了主意，以为要达我这目的，非唤起学界的同情不可，光光向我们贵同业强聒不舍，无多用处。既然如此，人家有要求，只要我做得到，当然没有不迁就的，这是我毅然编辑脉学的缘起。

3　先要讲脉外极显明的事情

脉是看不见的，凭着三个指头去摸，你摸着的心里以为这是弦脉，换一个人去摸，他心里以为这是滑脉，归根大家以意会之。究竟是弦是滑，却没有一定的标准。好比春天听着布谷鸟，甲说是脱却布袴，乙说是得过且过，丙说是不如归去，毕竟鸟声只是一种，并没有三种，然而人类的耳听是一样的，何以会听出三种不同来？这就是以意会之的不是了。今世找不出公冶长，这是非恐不容易判断啦。脉学等于如此的模糊影响，却要以性命相托，这是中医受现世非难第一个要解答的问题。

有许多人的意思以为这脉学自己用功是没有用的，非得负笈从师，耳提面命不可。这话何尝不在理，但是就愚见看来，恐怕未必吧。大约负笈从师，在师傅那里吃三年饭是有的，要耳提面命，只怕走遍天下找不到这样好师傅。不过既然吃了三年饭,自己也说不出没有学着,好硬着头皮去挂牌。在要好的呢,刻苦自励,将古书上所说的,与病人所有的脉,互相印证,久而久之,自然心中有所会,这便是个中超超等人物。等而下之,不过说两句老生常谈的废话充著作,出出风头,医会里列个名,奔走奔走,壮壮声势;碰着运气,弄着两文,就吸鸦片,坐机器车,放谣言,造空气,搭臭架子,充起名医来。这其间黑幕,不过如此,还有什么可说的。然则如何而可?那就要先讲脉外极显明可见的事情了。

一个人除掉犯法自尽,以及偶遭不测之外,总是病死的。能杀人的大病总是小病变成功的。用这两句话做了前提,那就可以说得凡是病都有杀人的可能性。医生的职务,并不是能使一切病不杀人,不过是能使一切小病不至于变成大病来杀人。既然如此,医生第一要紧事情,是要辨别何病不杀人,何病必杀人。简单点说,就是先要知何者是死,然后能知何者是生。孔子对子路说:"未知生,焉知死。"那话是有人生哲学意味。若论医学,可要将这两句话倒过来,叫做"未知死,焉知生"啦。

莫说脉学是说不清楚,画不出来,古书所说,不能懂得,而且有无止境的奥秘;就算种种困难都能减少,就算做讲义的人有生花妙笔,说得活现,就算读讲义的人聪明万分,十分了解,毕竟是空空洞洞,无形无质,无臭无声。要将这空空洞洞的东西去辨死活,譬如诊了脉说是活的,偏偏死了,那还了得! 或是诊了脉说是死的,偏偏不死,也是不妥当。若是说两句骑墙话,了了门面,一层,人家未必要请你这医生;二层,那又何必要学医,何必要读书;三层,我们目的在利人利己。假如学会了并不在乎挂牌行医,那么,对自己家人说骑墙话么,没的教人笑掉下颏罢。所以鄙人想了一个方法,先从有凭有据的地方认定死活,然后逐层推敲,自然有路可走。

有凭有据,可以判别死活,而又不是脉象,到底是什么东西? 答道:是病形。怎样的病形可辨死活? 答道:有四大纲。脉居其一,除去脉象,尚有三纲,每纲分目共数十事,数十样是必死的,数十样是危险的,一望可知,了然明白。那四纲是色泽、呼吸、脉搏、规矩权衡。

色泽 此项包括面部各部分与肌肤及爪下血色。

颜额 颜额黑暗者肾病,有死之倾向,不必便死。

眼帘 眼上帘一块黑斑,他处皆无,必死,且死不出三日。温热病未传恒见之,理由是郁血。

鼻准 鼻准有黄点,此恒见于未满百日之婴儿,稍险,不必死。详《保赤新书》。

鼻旁 鼻旁青色,险症,不必死,小儿兼见抽搐者,极危。

环唇 环唇青色,险症,病类不一,伤寒、杂病皆有此色。

唇色 唇作黑色。唇本红,所谓黑色,即本红处如涂墨,不复有红色可见,必死,死不出二十四时。小儿急惊有之,成人甚少。

齿枯 齿如枯骨,伤寒、温病未传皆有之,十死七八。大都与他症同见,单见不过齿干,非死症。

面尘 满面黑色,如蒙尘垢,谓之面尘。伤寒、温病未传多有之,有可救者,然十死七八。

甲错 肌肤甲错,糙如鱼鳞,抚之怍手。单见者险,兼气促者必死。

爪甲血色 血本属心,此条当在脉搏之下。因是辨色所当有事,故从权移置于此。凡爪下血色微紫,并不甚紫,不过其色不华者,无妨。大都见此者,指头必寒,伤寒、温病皆有之。凡如此者,其胸中必不适,而有泛恶、干呕等证。疟疾见此者尤多。爪下深紫色者为郁血,恒兼见气促,必死,乃急性肺病之末期,死期不出五日。其有亡血过多,爪下色白者,女人危,不必死;男子必死,死期参他种见证。其有并无他病,且其病与血色无关,而爪下色白者,此为内风。另详《杂病讲义》中。凡病至未传而见爪下深红者死证，此与神经有关。理由详《保赤新书》急惊条及成人中风证下。

　　唇干舌润　唇干舌润者不必死。惟病见此，非三五日能愈之证。此专指伤寒、温病言。

　　呼吸　此项所包括者，直接为肺病，间接为他脏病。

　　凡候呼吸，不以耳而以目。因病人若鼻无涕，气道无痰，听之不能审，须注视其胸部起落。故《内经》云：视喘息，听声音。不曰听喘息也。辨呼吸之不同，有如下之种类。

　　气粗　气粗者，呼吸有力，较之常人为不和平，此于热甚时见之。既云有力，是实而非虚。实者为阳，虚者为阴，故气粗阳证也。阳明多血多气，病在太阳少阳，气恒不粗，至阳明则气粗矣。气粗为肺叶张举之最浅者，仅就气粗论，病在肺；若推求所以气粗，则病在胃。因胃中有积，外感乘之，胃中物不得消化，因而为热。胃气不得下降，肺为所搏，因而气粗。所以知胃气本下降者，观于病人胃气之逆，而知不病之人胃气必下降也。

　　气微弱　气微弱为气粗之反。粗为有余，微弱为不足；有余为实，不足为虚，故见气微弱而知病不在阳而在阴。其在杂证，失血证最显著；其在伤寒，多在两候之后。微弱虽非美名，却未至死期。何以故？因将死则虚极，必反见假象之有余，决不微弱。微弱者，正气固弱，病毒亦衰也，以故呼吸微弱。多半见于热病已愈，正气未复之时。

　　气短　气短者，呼吸较常人为短，亦虚证也。与微弱异者，微弱者静，短者躁；微弱无声，短则带粗；微弱者气不足以息，言不足以听，状态则自然，短者气若有所窒，语若不能续，状态则勉强；微弱者多属外感病未传，气短者多属内伤病初起；微弱为病退之时，气短为病进之候。

　　气喘　通常为气急之总名称，在伤寒有有汗而喘者，有无汗而喘者，详葛根芩连及麻黄汤条下。大份皆因热甚而喘，其范围不外太阳、阳明，其原因无非热甚，其症结只在肺胃。此种以呼吸粗而且促，有起有迄者为正当，所谓阳明非死证也。然初学遇此，须留心其兼证，庶免误认不足之阴证为有余之阳证。

　　气急鼻煽　气急是一件事，其情状即上条之气喘也。鼻煽又一件事，鼻煽者，鼻子弛张不已，可一望而知者也。气急非危险证，气急而兼鼻煽则无有不危者。然当分三层：

　　（一）小孩。小孩患重伤风咳嗽、发热，最易见鼻煽，虽属危象，治之得法，可以即愈。详《保赤新书》。

　　（二）新病。凡初病即鼻煽者，是急性肺病，不当作寻常伤风论，成人小孩同。证情极危险，须视兼证。有当用附子者，有当用小青龙汤者，有当用宣肺药者。参看小青龙汤条下。高手遇此等病，十愈其七。若遇时医，恐难幸免，以彼等无学理，往往以豆卷、豆豉、石斛等，胡乱塞责，故无一能愈。

　　（三）久病。久病鼻煽者有两种：（甲）热病未传鼻煽，无论伤寒、温病，先时不鼻煽，至三候后，病势增剧，气息喘促而见鼻煽，是为肺气将绝，例不多救。（乙）杂病未传见鼻煽，此种多属肺肾病，如蓐劳、煎厥、肺痈、肺萎等，死证也。死期参他种见证。

　　息高　《伤寒论》谓下后息高者死。息高云者，盖因病人呼吸及胸而止，其肺部之起落仅在胸膈以上，故云息高。凡杂病、久病，衰弱已甚者，亦息高，但未可据此一端断为死证。若伤寒下后而见息高，则无有不死者，死斯近则三日，远则五日。其与秋分、白露等大节气相值者，则以节气为期。总之，必死而已。

　　气息坌涌　此是一种特别急性肺病。胸高肺胀，当是气管挛窄之故。吾曾见过四次，三次皆三岁以下小孩，其喘息大起大落，胸部、腹部皆膨胀，如鼓气之风箱，而鼻孔若感异常狭窄者，细审他种见证，则又极微，无显然可用温凉攻补之证据，因敬谢不敏，三次皆如此。第一次为同学袁君兆蓉之子，起病即如此。第二次已不记忆。第三次则为岭南中学张君云鹏之侄女，初起并不尔，不过伤风咳嗽、发热，嗣经某著名儿科予以葶苈一钱,药后遽见此状,深夜以急足延诊,竟束手无策,却诊金而归。以上袁张两孩,皆死不出日,余皆未开方。第四次为一邻女,十五岁,其家即会乐里,与余寓相隔仅六七家,尚能至余寓就诊。审其病,除气息坌涌外,其余皆白虎证。因语其父:观此儿之喘息,委属不救,余恐不能愈,君其速延他医。其父固请立方,乃以大剂白虎汤予之。讵明日来复诊,喘息平复。诊两次,竟愈。十年中所见,仅此四人,皆不同时。小孩患此者,殆无生理,且前三次所见之三孩,实非白虎证,以病理论,似当以肺为主病,兼见之白虎证为副病。何以最后一人治其副证,主证竟愈。吾虽愈之,仍不能无疑。姑识于此,以为后来者研究之资料。古人治此,用牛黄夺命丸,方载《保赤新书》,药味不平正,又无充足理由,未敢尝试。

　　肩息　此是哮吼病至最剧时而见者。所谓肩息,因其人气道极窒,体力极弱,吸气时非出全力不可,既出全力吸气,则每次吸气,其肩必动,是为肩息。此病之病灶在肺,病源则在肾,所谓肾不纳气是也。大约能节欲,不至肩息。详细理论他日详之。此病为慢性,既见肩息,病重自不必言,然不能遽愈,亦不至遽死。若兼见面部浮肿,或大肉削尽,则去死不远矣。

　　气咽　无论何病,至最后,类有一种喘息,与他种喘息迥然不同,其为状只有吸入,不见呼出,且其势甚疾者,乃临命时之气喘也。咽气乃鄙人杜撰名词,是呜咽之咽,非咽下之咽。凡如此者,其生命只在数钟之间。

规矩权衡 （此项所包括直接属脑,间接及肺、胃、心、肾、肌肉、肤腠）

　　规矩权衡　四字出《内经》,所包甚广。概括言之,凡举止安详者,谓之合于规矩权衡;举止不安详者谓之反规矩权衡。准此,则不但治病,凡古书所谓目动言肆,所谓中心怯者其辞枝,又孟子谓观其眸子,人焉廋哉等,皆以合于规矩权衡与否以为推测。本篇所言,则专指病状,可谓只言其粗,未言其细。然至工夫深时,神而明之。仲景之于仲宣,扁鹊之于齐侯,亦不过用此四字,能充类至义之尽而已,非有其他谬巧也。

　　囟门　此专指三岁以内小孩而言。凡诊婴儿,当先视其囟门。囟不可陷,陷下如碟子者危。与此连带而见者有三事:一为口糜(即鹅口),舌根及上颚有白腐,轻者仅数白点,重者满口皆白。二为目眶,面部肌肉无变,惟目上帘眼眶骨之内埏陷下成弧形线者是。盖不病时,无论其人若何之瘠,此处却有肉,病则虽颊肉毫不瘦削,独此处无肉,似仅余薄皮包裹目珠。三为泄泻清水。凡见囟陷,则此三事必兼见一二。凡如此者,皆大危极险之候。治法详《保赤新书》及《伤寒讲义》。

　　颅骨　凡诊小孩之未满三岁者,当视其颅。颅骨当不大不小而圆整,为合于规矩权衡。若巨大过当,便须问其向来如此,仰系病中放大。因小孩患病,热易入脑,入脑而头大者,中医籍谓之解颅,西医籍谓之脑水肿,其头可逐日增大,至于三倍四倍。虽不遽死,无治法。又当注意其圆整与否,若有一块突起,他处一块却低陷,如此,无治法,死期不过数日。以上专指小孩。

　　颜额　颜额之色泽,以与他处相称者为佳,不可独见暗黑。若独见暗黑,其病在肾,大非轻症。凡热病,以颜额比较两太阳,若颜额热者为顺,为阳明证热;若两太阳较热,属食积,为少阳证,其发热多有起落,其病较为延长,尤忌误下。若颜额与后脑比较,而后脑较热,颜额间反不甚热,此是危症,有成脑炎之倾向。脑炎证病理及治法,详《保赤新书》。本条所言者亦以小孩为多。

　　眼珠　眼珠与病证关系,较他物更重大。古书所言,均不彻底,简直无甚用处。兹仅就鄙人经验所晓者言之。古书以瞳仁放大者为热,收小者为肾水枯。证之实验,乃殊不然。因瞳子大小无标准,若何是放大,若何是缩小,毫无一定。若以意会之,失之弥远。通常童稚之瞳仁恒大于成人,以此推之,是童稚之瞳子大,乃精神充足之标著也。又在黑暗处瞳子恒大,在剧烈光明中瞳子恒小,不过不如猫眼之收放显著,容易观察。准此,是瞳仁之大小随光线而转移,更非可据以断肾病者。夫以人体为标本,苟旧说有与不合者,虽《内经》亦当更正,遑论其他。故吾以为旧说不宜盲从。兹言事实上经多次经验而的确可靠者数事如下。

瞳孔不圆 "瞳仁作三角形"。瞳子本圆整,然有作三角形者,收放不随光线之强弱,而随痛苦之进退。此种属肝病,阴亏肝旺,忧郁之极。有见此证者,其胸脘作阵痛泛恶,每当痛且恶时,瞳子则收小。痛恶稍减,则略大如恒状,而总不圆整。凡如此者,乃不治之证,然亦不遽死。虽遍身皆病,不过不健全而已。若病者环境变换,心无拂逆,则其病当自愈,否则区区药物,无能为役也。

歧视 凡人两眼之视线,皆为平行线,决不互歧。且眼球之运动,所以圆转自如者,因有筋为之系。两眼之系,其动作出于一辙,故左眼动,右眼亦动,虽欲歧视而不可得。如热入于脑,则眼系上司运动之神经受影响,两眼系宽紧不同,则两眼乃互歧。如此者,其病至危极险,虽亦有愈者,然经数十次之试验,其平均数,愈者不过十成之五。盖热既入脑,即属至危险。目珠之互歧,乃邪热入脑之见端耳。非目歧为险,乃热入脑为险。故当发热之初,目本不歧,迨热甚而目歧者,生命在不可知之数矣。此条以小孩为多。

戴眼 戴眼与歧视不同,歧视乃一眼向前,一眼旁视;戴眼则两眼平均向上,亦属热入头脑,若不兼见他种死证者,危险稍次于歧视。吾曾值戴眼三人,愈两人。若兼见他种死证者不救。

山根青脉 此亦专指小孩而言。青脉者,静脉也,人人有之。皮肤薄者,隐然青色现于皮肤之下,皮肤厚者不见,皮肤尤薄者,则不仅此一处可见,可知此一处尤浅而易露,无他故也,然因此可以测知其善病。盖皮肤薄者肠胃亦薄,肠胃薄即非健体。卫气不强,容易感冒;消化不良,容易停积。故俗谓山根见青色脉者,其孩矜贵,不易成长。所以然之故,譬之器皿,例如时表,无论手表、挂表,其外壳花纹细而质厚者,其内容必良;外壳花纹粗而质薄者,其内容必劣。又如木料,其理粗者,其中不坚。如植物,其枝叶疏者,其根不深。盖无论人造品、天然物,胥不能外此公例。于以知薄皮肤决不配厚肠胃。而谈医学者,必故为艰深之辞,谓肺主皮毛、脾主肌肉,肺为金,脾为土,土弱不能生金,故肺气弱,肺弱故皮肤薄;肺与大肠相表里,故皮肤薄者肠亦薄;脾与胃相表里,故肌肉削者胃亦弱。如此说法,直是上海谚语所谓"兜圈子"。在著《内经》者创此学说,彼自言之成理;自余注家皆盲从附和,莫明所以然之故,徒见五行之说,纠缠不清。故余于哆口谈太阴湿土、阳明燥金者,甚不谓然。以不知其所以然之故,则歧路之中,必更有歧路。且五行之说,可以随意翻澜,甚无谓也。本条尚有较深之理,详《保赤新书》。

鼻旁青色 鼻旁,医籍谓之人王之部,属胃。所以知其属胃,非有若何解剖上关系,不过此处若见青色,即可测知其人必温温欲吐故也。所谓青色,亦非纯青,不过比较他处,其色稍白,以健体之白色一相比较,其色似乎隐青,此之谓青色。凡是此者,虽非险证,其病却有趋重之倾向。向若兼见抽搐、气急等症之一者,均极危险。又凡见鼻旁青色者,其指尖必微寒。

撮口 撮口者,小儿惊风之一种证。其口唇收小,如荷包之口,颇有弛张,抽搐作则口收,逾时如故,已而复作。此是至危极险之候。理由详《中风讲义》。

肺高 胸膈以上,本属骨骼护外,在理骨骼不能弛张,万无高起之理。有一种急性肺病,其呼吸必大起大落,即前文所谓气息坌涌者。其颈以下胸以上均高起,是肺胀也。此病小孩最多,成人在四十岁以上亦有之。小孩多兼抽搐,成人多兼中风症状,故名小孩之患此者为肺喘惊。以我所见,殆无不死者。

前述用白虎治愈之十五岁女孩,虽奎息上涌,肺却未高。此病病理,须参看《中风讲义》。

颈脉跳动 《内经》谓水肿病,颈脉跳动。就现在实验所得,凡病势暴而险者,颈脉跳动;势渐而临危者,亦颈脉跳动。不仅水肿,但水肿则跳动尤剧烈。结喉之旁两寸许,大筋起落,目瞩之而可见者是也。凡见颈脉跳动,皆危证。其理由不甚明了,大约是筋脉兴奋过当之故。慢性病见此,殆无不死者;急性病有大愈者,然亦奇险。

手颤 久病猝病皆有之。久病为风,风有内、外二种。伤风咳嗽,中风发热,是外邪侵入躯体,乃病之浅者。内风则病之深者。详医书所以名风之理,本于《易经》风以动之故。凡自动者皆谓之风,详所以动之理由,则关系神经。凡病皆不直接影响神经,惟忧郁直接影响神经。凡忧郁之病,旧医书谓之肝病,故因忧郁而动者,谓之肝风。肝风之名本于《内经》,"肝之变动为握",《内经》以拘挛、抽搐,皆属于肝。而病之能见拘挛、抽搐者,不外恐怖、忧郁。恐怖、忧郁为七情病,影响直接于脑。故旧医籍所谓肝病,皆神经病。《内经》以脑、髓、骨、脉、胆、女子胞相提并论,名为奇恒之腑。奇恒之腑,别无病证,凡病证之涉及神经者,皆以肝为言,此为吾侪不可不知者。凡久病手颤者,可以测知其人忧郁而神经过敏,原无生命之险。新病而手颤者,则热甚,延髓受炙,乃是险症。以热病而波及神经,即有成脑炎之倾向,非轻症也。

手脚抽搐 纤维神经有司感觉者,有司运动者。凡手足抽搐,皆司运动之神经因热炙而紧张之故。然热病例与神经无直接影响。热病而与神经生关系,必其受病之初,曾经恐怖,或误药引热入脑。不然,必其人素有脑病,或本多忧郁。理由详《新生理讲义》及《保赤新书》。凡手脚抽搐,见于小孩者为多,见于成人者为少。顾无论成人或婴孩,见此证者,绝非佳证。

手冷 凡发热无汗或微汗,指头寒者,谓之指尖微厥。凡见此者,其人必温温欲吐。舌淡红,苔白润者,因胃中寒,体温集里以为救援。热向内逼,因而指尖微冷。若舌干糙而绛者,或因湿热,或由寒转热。既热之后,反射动作不变,体温依然内逼,是为热厥。若冷至手腕者,谓之热深厥深,其表热反不壮也。若大汗如雨,颜额亦冷,手冷过肘,脚冷过膝,是亡阳也,即伤寒之四逆,危险在顷刻。若肺炎而手冷者,必兼手爪下紫黑色,法在不救。若疟疾亦手冷兼见爪下微紫者,此无妨也。

脚踡 凡诊病,当留心病人之脚。脚伸者病轻,踡者病重。仲景以但头汗出,踡卧,但欲寐,脉沉细者,为少阴病。踡卧即脚踡也。凡脚踡者,使之伸直,未尝不能,但须臾之间,不知不觉而复踡矣。太阳病有体痛,脚踡即体痛第二步,所以然之故,伤寒虚证酸痛,以两脚为最。古人指此为足太阳之见证。痛甚至于踡者,为足少阴之见证。此亦体工一种自然表现之症状。就经验所得者言之,脚踡恒与但头汗出同见。《内经》谓此种是阳扰于外,阴争于内。阳恒亲上,故头上汗出;阴恒亲下,故下体酸痛。病至此,已见遍身气化不匀整,而呈倚侧之象,故少阴证较之三阳为重。阳证虽壮热,全体能保持均势,故较阴证为轻。凡见但头汗出,脚踡卧,即属险证。虽高手,不得轻心掉之。

半身不遂 半身不遂者,偏左或偏右,半个身子完全不能动弹之谓。此为中风专有证,西医谓此是血管爆裂。假使是血管爆裂,何以中风并不见血,且此病治之得法而愈;愈后其肌肤之色泽,与爪下血色,均无变动,惟不遂之半身永远不得复原?因此可知决非血管爆裂,或者是译名之误,亦未可知。西名原文如何,我可不知道。据我经验所得,乃是纤维神经司运动者断绝之故。此病有遽死者,有不遽死者;有半身不遂较轻而能复元者,有永远不能复元者,皆有极翔实之理由,详《中风讲义》。总之,类中、真中之名词,及丹溪主痰,东垣主火,连篇累牍,无非梦话而已。

项反折 小孩患病,有颈项反折、头脑后仰者,西医籍谓之延髓膜炎是也。商务书馆《词源》以为慢惊,非是,此病确是延髓膜紧张之故。有初病即反折者;有初起不过伤风咳嗽、发热,其后乃见项反折者;

有久病虚甚，成慢惊之后，而见项反折者。初起即项反折者极少，必小孩本属神经质；又曾倾跌惊怖，然后初发热即头向后仰，此种极少。今所见者，多半属于后两种。其初起伤风发热而后见反折者，纯粹由于药误。其既成慢惊而后见反折者，则咎在热病失治，使成慢惊。既成慢惊之后，当然容易见反折也。惊怖起病何以有此，伤风病如何药误而后有此，皆详《保赤新书》。今所当知者，凡见项反折，其病已属不治，纵有愈者，不过百之一二。此即《伤寒论》所谓痉病，《金匮》有治法，然不效也。

以上所言，仅就鄙人经验所得，忆想所及者，拉杂书之。原不详备，然而非纸上谈兵者比，语语皆可证之事实。所言虽浅，至可宝贵。微论今之业医者茫无所知，彼等即有一二节知之，亦视为鸿秘，传男而不传女，其鄙吝谫陋，至堪齿冷，余惟恶之甚，故不吐不快。今所言虽粗，然苟充类至义之尽，即为扁鹊之于齐侯，正非有他谬巧。公乘阳庆语仓公曰："尽去而方，非是也。"吾于今之哆口谈标本中气，与夫太阴湿土、阳明燥金者，亦云。

4 脉之概论

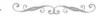

脉搏为人身血管之跳动，脉学乃医者指端之触觉。病证不同，脉动亦不同。脉动之不同，乃根于病证之不同。脉学之真正意义，是辨别不同之脉搏，以推测不同之病证。而脉学从入之途，乃由不同之症状，以理会不同之脉搏。而其所以能辨别脉搏，则全赖指端之触觉。准此以谈，则脉学之步骤如下：第一，当认定脉动之触觉是脉学，弗误认脉动之名词是脉学。第二，当先知病证吉凶祸福之大略，本种种不同之病证，合之吾人触觉种种之脉动，弗妄谈脉动之名词，以推测病证；第三步，以所研求而知之脉象，合所见之病证，参互错综，以推断病之缓急浅深，弗误认脉学为推测疾病唯一之工具。

古人以浮、沉、迟、数为脉之四纲，自以为所言不误，后人宗之，亦以为论脉舍此无由，其实弗思之甚。盖认浮、沉、迟、数为脉学从入之门，不自知其开口已错。何以故？因不认触觉为脉学，故不知从病证以理会脉象故。此非无谓之争委，有绝大关系。

指端之触物，犹舌本之感味。舌之于味曰尝，指之于脉曰诊。味之名曰甜、酸、苦、辣、咸，犹脉之名曰大浮、动、数、滑，曰沉、涩、弱、弦、微。然舌之于味，简单者可名，复杂者不可名。例如醋酸、糖甜、盐咸、黄连苦，此可名也。陈皮梅酸而甜，酱生姜咸而辣，则无得而名之，无从为之名，直谓之陈皮梅之味，酱生姜之味。又显别者可名，类似者不可名。例如冰糖甜，砂糖亦甜，而砂糖之甜，绝非冰糖之甜，无从为之名以示分别，则直谓之冰糖之甜，砂糖之甜。如此者以尝为主，不以名为主。如以名为主，当就甜、酸、苦、辣之名词而加以界说。如舌面快感为甜，舌根难受为苦。然其言说，与实际已不能吻合。若陈皮梅之味，界说若何？冰糖、砂糖之甜，区别若何？则言语文字皆穷，不可得而名也，脉学亦如此。故治脉学，当以诊为主，不当以名为主。故《内经》曰："春弦，夏钩，秋毛，冬石。"非谓弦为春脉，钩为夏脉。谓诊无病人之脉，春之时异于其他三时，无以名之，名之曰弦；夏之时异于其他三时，无以名之，名之曰钩。弦、钩、毛、石，名也。名者，实也，惟其名处实位。故《内经》之言脉，以四时为主。盖《内经》言脉，无有离四时、藏府、病证而独言者。而其所定之名，皆极简单。如大、小、滑、涩、坚、软、长、短，无有甚费解之名词。其有自我辈视之稍费解者,如弦、钩、毛、石,然其上乃系以春、夏、秋、冬,则虽不得其解,竟不求甚解可也。何以故? 以名处实位,等于记号故。

现在人视为最高者,为叔和《脉经》,为《濒湖脉诀》,皆从名上着笔。千言万语,愈说愈难。卒之读其书者,不能喻其意。一病人之脉,五医生诊之,至少有三种以上之名,甲曰弦,乙曰滑,丙曰紧。决不能不谋而合,斠若划一,则根本错误有以使之然也。故吾欲废王、李脉学而宗《内经》,盖不如此,不足以得脉之实用。今日飘摇风雨之医学,欲为之存亡继绝,先当辟谬;凡徒便口给,无益实用,与自讳、自文、自炫为媒之物,非严绝屏除不可也。

《脉学讲义》第一卷,不言脉而言病状,使学者就所著之症象,以测病之深浅、险夷,为法至便,为效至良。然吾之为此,乃为学者制造一种治脉学之工具,非为治脉者辟速成之捷径而设也。抑吾尤有说者,世人往往以脉学必须从师实习,而非函授笔述所能济事为疑。岂知从师之下,竟不能缀以"实习"两字。世俗所谓临证开方子耳,充其量不过知其师习用之方而止,安能知所谓脉者! 至于毕业之后挂牌应诊,实际上乃是实习之时。此时而实习,实苦其不早。且表面为卖医,里面乃以病者供吾实习。天下事之不德不恕,无有过于此者。若能于求学时代先为人诊脉,从种种不同病状,以理会不同脉象,更证之于吾书所言,至原理既明,会心自易,学成问世,以较彼负笈从师而悬壶者,当有上下床之辨。故社会苟不长此懵懂,中医果能继续存在,十年之后吾之方法,当为治医者所公认,而莫之能易也。

所谓就研求所得之脉象,合之所见之病证,参互错综,以推断病之吉凶深浅,此实《内经》之法。此段工夫,初无止境,鄙人能启其关键,未能穷其奥窍。是在有志之士,聪明特达,而又年富力强者之孟晋,不必以吾所言者为限也。

5　脉之原理

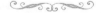

脉者,血管也,载血之器也。躯体内之流汁,不仅是血;躯体内之管,不仅是脉。因体工之工作必须分工,故欲使血不与他流质相混,而有取乎此载血之脉管。血为人生最重要之物,脉非最重要之物。自血行脉中,借此脉管以与躯体他部隔别,又借此脉管为流行之路径,而脉乃重要矣。血在躯体之中,功用不可尽述,其最要最要者,为荣养神经。大脑为知识所从出,苟不得血,则大脑皮萎缩,而知识、思想均不健全。延髓为神经总汇之区,苟不得血,则神经紧张而项强反折。手所以能握,足所以能行,为有司运动之神经,苟不得血,则神经痉挛而振掉。《内经》不知有神经,故以脑与骨、脉、胆、女子胞同为奇恒之腑,此是《内经》短处,不必为之讳饰。然《内经》能从体工自然之形态体会而知其故,为之定例,曰足得血而能步,掌得血而能握,目得血而能视。盖就自然之形态,本所已知,测所未知,结果所得,丝毫不致差误,此是《内经》长处。晋以后人不能师其长,专以神秘的眼光视《内经》,故所得解释多误,而医学至今乃支离灭裂。亦惟《内经》有此长处,故至今日科学大明,而《内经》仍为极有价值之书,根本不为动摇。夫天下之事理,繁颐奥衍,无有穷极,语其至大,语其至小,圣人皆有所不知不能。即今科学所未明,西国医所不能知之病理,用《内经》方法为推理的论断,殆无有不可知者。而《内经》所已经推断而得,著为定例者,奚啻数千百条,我辈所当奉为准绳,视为玉律。辟前人之谬误,采西法之所长,胥惟此数千百条定律是赖,此即中医之立脚点。不知此,不足与言医学也。此非本篇范围内语,然吾感于非难中医者之谬妄,觉不吐不快,不自知其词费也。

是故四肢百体,凡有感觉之处,皆神经所到之处;凡神经所到之处,皆血所到之处。血在脉管中行,神经亦即附于血管之壁。神经借血以为养,血亦借神经为之调节,此体工之妙用。若一为推演,多数不明了之病理,均可以明白如画,诚医学紧要之关键也。然此非本篇所欲言,本篇所欲言者如下。

体工之组织,其精妙不可思议者,随在而是。而其最奇最要者,即是脉动。脉何故欲动?血之所以能荣养肌肤、四肢、百体,不在大脉管内之血,而在微丝血管内之血。盖大脉管内之血,不过为血行之路径。至血之效用,全在微丝血管之中。微丝血管无乎不达,斯无所不养。人身有血之目的,自当在此。故大脉管之血非重要部分。假使脉管不动,则不能送血至于微丝血管,而营养目的不达,此所以必须动也。脉管何以能动?其原动力乃在心房。心房一弛一张,脉管一动再动,心房之弛张也。肺中清血入心,静脉之浊血亦入心,心房之弛张也。上心房之浊血入肺,下心房之清血输入于动脉。而心房之门有倒瓣,脉管之内有栓塞(参看《新生理》循环系篇)。血不得倒行,于是心房弛张不已,脉管搏动不已。每一搏动血则前行,因不得倒行之故,其前行有势力,乃直达于微丝血管。然则心房何故能动?曰:“心房之动,所以为血行也。”若心不动,血不能运行,无所谓循环矣。曰:“此则然矣。然心之动,谁为之主宰?”曰:“凡动物,皆自动,非他动,心自能动也。”《内经》对于血之循环有说,曰“此本于天运”。《内经》言天动,自今日言之,实即地动。《内经》曰“上者右行,下者左行”,循环不息,人为天地之产物,法天则地,故其血亦循环不息。故《内经》于人身疾病,常以天为说,今问心何故动,则非医学范围以内事矣。

6 基 本 观 念

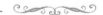

研究脉象,须先看几种基本观念。脉何以故动,为血行也。脉动所以使血行,非血行而脉动,此其一。何以能动,为心动也。脉之原动力在心,心房震动,脉随之而动,脉非能自动,此其二。脉管壁有纤维神经,此神经能弛张,弛张之原动力在脑。脑为知识之所从出,因脉管有纤维神经,然后遍身脉管中之血皆受脑之支配,此其三。脉管中之神经,其重要职司在调节血行。而此神经却借血为之养,神经得血则缓软,失血则拘急。此其四。病若在躯壳,则脉之搏动其地位恒近于皮层;病若在藏府,则脉之搏动地位恒似乎附骨(此节惟体温起反射则如此,其不关体温反射者则否)。此其五。脉管之壁膜有弹力,血在脉管中,分量恒微溢于脉管之所能容。盖必如此,然后其势力乃能直达于微丝血管。此其六。明此六者,合之病证,以言脉象,则胸中有物,言下无疑,指下不惑,可以自喻,可以喻人。叔和《脉经》《濒湖脉诀》,皆是徒乱人意之物。而西人诊病,手持一表,计脉搏之次数,以为脉之当知者,不过一分钟若干次,抵死不信中国有脉学。其是非曲直,乃不辨自明。而《内经》之绝学,亦将由此而中兴。本书后此所言者,皆足以证明吾言也。

7　释十字脉象

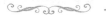

　　《伤寒论》言脉有十字,曰大、浮、动、数、滑、沉、涩、弱、弦、微。脉象之区别,不止此十字,此十字乃其浅者。惟其浅,吾乃先为之释。根据第二个基本观念,脉之原动力在心,心房震动,脉随之而动。心房一弛一张,脉则一起一落,已不言而喻。然则心房大张大弛,脉当大起大落,于是大之界说可明。乃为之下一定义,曰:大者,脉之大起大落者也。心房大弛大张,脉则大起大落;反是,心房若小弛小张,脉则小起小落。小起小落者,微脉也。微为大之对,何以不曰小而曰微?盖微脉者,谓起落不宽,非谓脉管细小,欲形容起落间无多余地,故不曰小而曰微。根据第五条基本观念,病若在躯壳,则脉之搏动,其地位近乎皮层。近皮层者,浮脉也。证之病证,太阳病之已发热者,其脉浮。所以然之故,太阳为躯体最外层,太阳感寒,体温起反射动作而集表,故发热。如此则浮脉应之,故病之在躯壳者其脉浮。

　　浮之对为沉,沉脉之似乎附骨者也。证之病证,阳明有燥矢者,其脉沉而实。少阴脚蹸,头汗欲寐者,其脉沉而微。其脉沉而微,燥矢结于回肠之间,欲下不得,神经起反射作用而紧张,则绕脐作痛,体温亦奔集里层,则局部发热,西人谓之肠炎。肠壁、胃壁纤维神经紧张之甚,影响及于头脑,则谵语。此时全体皆病,表虽有热而戒严,重心则在里也,故沉脉应之。少阴病脉沉者,少阴为三阴之表,却非躯壳外层之谓。自来注家谈少阴,语多含糊,无显明界说。今吾本经验所得,为下切实之说明曰:所以为三阴之表者,应太阳传经,传于阳,则或少阳或阳明;若传于阴,则必少阴。其太阴证,有直中者,有兼见者,无由太阳传入者。其厥阴证,有可兼见者,有后起者,无由太阳直传厥阴者。故曰少阴为三阴之奉。又柯、陈各家,金谓太阳之底面即是少阴,亦是此故。是故少阴虽为三阴之表,其实在里,且《内经》《伤寒论》均以实者为阳,虚者为阴。阳居于外,阴居于内,故少阴非外层病也。或问太阳为躯体最外层,阳明为胃家实,少阳为半表半里,介乎太阳、阳明之间,少阴究在何处,余对于此问题之答案如下。

　　太阳为躯体最外层,对于三阳言,则太阳为外,阳明为里;对于阴分言,则三阳为外,三阴为里。言病位不过如此,竟不能将六经厘然划出界线,只能说这样一句圆图话。若要精密点说如何如何,于古书既无考,于病证亦无征。因为这六经所说的,是逐节变换的病状,并非藏府的实体,所以研究这个问题,当换一个方法,从病状着笔。

　　风寒着于人体而病,病名伤寒。第一步是恶寒未发热,是太阳。第二步是体温起反射作用而发热,既发热,仍恶寒,还是太阳。仲景对于以上两步有说明,却不分经,统谓之太阳病。若用现在西国医籍急性传染病说比较,第一步可谓潜伏期,在本讲义的解释,是躯体对于外界压迫的忍耐力,所以不即起反射作用。第三步恶寒已罢,但恶热,口渴,自汗出,这就叫做阳明。于是可以下一定义曰:"阳明者,太阳之化燥者也。"其有虽渴仍恶寒者,太阳、阳明合病者也。化燥有已结、未结之分。结指胃中宿积,因外层感风寒,胃中即起消化不良。迨太阳病罢,化燥之后,胃肠液体减少,食积遂成燥矢。有燥矢者谓之已结,无燥矢者谓之未结。注家谓未结者为阳明经证,已结者为阳明腑证。若少阴,乃由太阳传变之另一种病状。仲景以蹸卧、但欲寐为提纲,症状原不止此。其最普通习见者,耳聋、胫酸、自利、郑声(即谵语话之无力者)、潮热。凡此种种,不必全见,必于蜷卧、但欲寐之外兼见数种。古人皆以少阴为肾,其实亦不尽然。固有胻酸之甚，因而腰酸异常者，确是内肾为病，西医谓之肾炎。然此种多后起证，普通一般之少阴证亦是肠病，故西医谓此病为肠窒扶斯（东国译名）。不过视阳明腑证，有寒热之辨、虚实之分。证诸实地经验，少阴证多由太阳误下而来。盖太阳未化燥，体温集表，其里本虚寒，此时遽下之，是里本虚者，又从而虚之，犯《内经》虚虚之戒，则虚者愈虚，寒者愈寒，成一往不返之局。此中有奥窍，治医者勿谓集表之体温，能返筛遄征，奔集肠胃，以为救济。须知体温集表祛寒，寒不得去，继续奔集不已而成壮热者，因藏府未病，体温有来源，故能继续增加不已。若误药创其内部，藏府既病，体温之后路已断，来源已绝，孤军在外，惟有溃散而已，故此时多自汗而热不壮。其甚者，竟可以汗出而肤冷，即孤阳外散之证也。故《内经》有阳扰于外、阴争于内之语。循释《内经》此二语，真有洞若观火之妙。在外既孤阳有涣散之兆，在内肠胃复有启闭失职之虞。此时无物可为救济，于是纤维神经起反射，以为救济；于是胻酸腰酸，而脚乃不得不蹍。神经既起变化，知识于是昏蒙，而语言乃不得不乱，此少阴证之真相也。因其在里，故脉亦沉；因其是虚，故脉沉而微。盖肠病、肾病、脑病，心亦病矣（心房衰弱不能大弛大张，所以脉微）。宋版《伤寒论》少阴第一条原文为"脉微细"，"细"字为十字中所不有。"微"为起落不宽，"细"则指脉管，即粗细之细。所以然之故，因神经起反射，又虚故尔。读少阴全篇文字，当益明了，他日再详之。

数脉乃脉搏疾速之谓，大约血行速则脉数，血行缓则脉迟。验之病证，发热则脉数，恶寒则脉迟。准第一个基本观念，脉动所以使血行，非血行能使脉动。然则脉数是神经兴奋之故，第观饮酒脉数，吸鸦片亦脉数，则知遇热而脉数者，确是神经兴奋。久浴而使人晕，热高而作谵语，尤神经兴奋过当之明证。其有热高而脉反不数者，详下文弱脉条。

动脉与滑脉相似，辨别最难。根据第一个基本观念，脉之动所以使血行，然则脉动之时即血行之时，可谓血与脉管合并而为动。若分别言之，脉管之动是弛张的，血之动是进行的。拙著《伤寒研究》中有一节，言之尚属明白，兹录之如下。（上略）心房一次弛张，血即一次激射。前者既去，后者续来。前后相续之顷，脉动有源泉滚滚光景，故西人谓脉动为脉波，须知"波"字最妙。脉之行有弹力，然以树枝低昂为喻则不可。盖树枝低昂虽有弹力，非继续进行者；脉则继续进行者也。谓脉管中血继续进行脉动为继续进行，然以时钟秒针为喻则不可。盖秒针以轮齿相衔之故，其跳动进行如逸矢，两动间之一歇止则小却，其路线为折叠的，如其所附轮齿之状。脉之起如水浪之起，落如水浪之落，其路线如云行版，所画之曲线，恰如波纹。惟然，波之一字为甚当矣。脉行如波，可以状其圆圆生机也。（下略）指端之触觉，其奇妙实有不可思议者。直接能候脉管之跳动，间接能候脉管中前进之血。如吾《伤寒研究》中所言，略具脑筋者，当能会心。所谓滑脉，即一"圆"字与一"湛"字。平人之脉，无不可圆者，皆可谓之滑脉，故滑脉非病脉也。其在病证，阳明壮热之顷，脉辄滑数并见，即既滑且数。如此之脉，本非险证。至脉之所以湛，据第六个基本观念，脉管容血，恒略逾于其所能容之量。惟其如此，吾人诊脉之顷，必觉指下湛然。脉管既湛，脉行复圆，故滑脉在有余之列。《伤寒论》曰："大、浮、数、动、滑为阳，沉、涩、弱、弦、微为阴。"阴为不足，阳为有余故也。动脉与滑脉，其相差几微之间。滑脉寸、关、尺三部皆圆湛，动脉则寸、关、尺三部之中只一部圆湛，其他二部，圆而不湛。验之病证，妇人妊子者脉动，健体月经偶阻者脉亦动，凡欲作痈脓者脉亦动。其在热病，痰滞结于一处，亦偶有见动脉者，然不过偶然遇之。大约健体，其在病体必未至有虚者，有气血痰滞凝结于一处者，其脉辄动。动脉与滑脉异者，即其脉搏较为凝聚，是脉象与病证竟有相似处。若问何以如此，其理由却不明了，不能言其故矣。大、浮、数、动、滑，皆为有余之脉，故皆为阳脉。

涩脉者，脉搏迟数不匀整也。脉搏不匀整而无力者谓之涩，故涩脉属阴脉。根据第二个基本观念，脉不能自动，其原动力在心。是脉搏不匀整，乃心病也。心为血之总机关，故见涩脉，多半属血病。气足以帅血者,其血不病。故见涩脉者,可以预知其气弱。脏气若有条不紊,脉亦停匀有序。故见涩脉者,又可以测知其脏气之乱。

弦脉者,脉管壁纤维神经拘急之脉也,是当根据第四个基本观念。古人以弦脉为肝病,病乃恰与事实吻合。所谓肝病,乃忧郁为病。多忧郁则神经过敏,消化不良。胃不和,复多思虑,则艰于成寐。眠食失常,则间接影响及血。故肝病每与胃病相连,甚者辄脘痛,又甚者见昏厥。旧医籍谓之木侮土,虽以五行为说,不可为训,然亦恰正与事实相合。神经本拘急,因起居无节,饮食不时,心衰血少,神经失其养,则拘急亦甚。古人谓肝藏血,脾统血,亦恰正与事实相合,惟其说法则全误。此因未明真相之故,虽《内经》不能为之讳也。不明真相而能悉与实际相合者,即吾所谓就势力以推测物质,自能超乎象外,得其环中也。因脉管中纤维神经拘急,指下遂觉脉如琴弦。

弱脉者,圆而不湛之脉也,后人所谓芤脉亦即此种。根据第六个基本观念,则知弱脉因血少之故。然热病亦有脉弱者,热至百零四度,脉反非常弛缓无力,最易误认为阴证。余于数年前尚不知其故,嗣后考之西医籍,谓是迷走神经之故。迷走神经与交感神经作用适相反,交感神经促进各部分之动,迷走神经则制止各部分之动。而此两种神经皆分布于心房,盖必相互钳制,然后可互相调节,非是,心之跳动不能匀整有序也。交感神经主一切非意识动作,如血行、脉动、胃蠕动、肠蠕动等;迷走神经主喉头、食道、肺脏、心脏及胃之知觉运动。若迷走神经末梢钝麻,则脉动数;迷走神经兴奋,则脉动迟。交感神经则反是,钝麻则脉动迟,兴奋则脉动数。审是,凡热度高而反迟者,乃迷走神经兴奋之故;其热高而脉数者,乃交感神经兴奋之故。盖不病则能保持平均,病则不免倚重也。又热高脉数者居多数,脉迟者居少数。当是交感神经容易兴奋,迷走神经不易变动。至其倚轻倚重,何以有此不同之状,则不能言其故。惟脉数热高者易治,热高而脉反弱者难治。且交感神经,直接主动是神经节,间接主动方是头脑,故脉数热高者无后患;迷走神经则直通延髓,此神经而变更常态,往往易罹脑病。此则吾经验所得,不可不知者也。

8 释 促 结 代

以上十字脉象,原理既明,促、结、代脉之真相如何,可以不烦言而解。然促、结、代脉虽易知,其理则较深。且吾所领略而得者,与晋以后各书既不同,即与《伤寒论》亦有不同,与西书译本所载者亦有不同。而吾所得者甚真确,因验诸实验数十百次,无一差谬故也。鄙人尝谓医学既成之后,诊病即是读书。何以言之?因既有根柢,观病躯形能之变化,可以悟体工之交互作用;诊一习见之病,犹之温理熟书一章;诊一不经见之病,犹之读奇书一篇。此非以病人供吾试验之谓,犹之教学相长,非损学生以益教习之谓,循此道以往,确能使进步至于无穷。又医书多讹误,若加以考证,则诸书皆谬。言人人殊,卒之无抉剔整理之可能。惟就病能以正古书之谬误,则有执柯伐柯之妙。吾今所得,与《伤寒论》异者,吾敢断言是《伤寒论》之误,盖《伤寒论》转转传写,自不免有错简讹脱之处。其有文字不见错乱之迹,医理与病能变化不合者,乃经妄人改窜所致,《千金》谓江南诸师秘仲景书不传是也。《经》言脉行数,时一止,名曰促;脉行迟,时一止,名曰结;脉止不能自还者,谓之代。后人以脉歇止有一定次数者谓之代,盖所以别于促、结二脉也。前言涩脉,脉搏不匀整,亦是促、结、代之类,不过涩脉仅仅迟数不匀,并无歇止。若促、结、代,三种脉搏皆匀整,惟匀整之中时一歇止则甚分明。准之脉起落由于心房弛张之原理,是脉之歇止,心房弛张有顿挫也。心房照例不得有顿挫,须臾不动,可以致命。西医籍谓是心房瓣膜闭锁不全,参观《新生理》循环系篇。其理由甚充足。盖瓣膜之为物,血前行则开,血倒行则闭。心房之弛,中窄,输血入脉;心房之张,中空,受血于肺。此仅言清血,浊血由静脉入肺者同是,此弛张作用。藉无瓣膜,心房张时,血安得不却行。惟其脉管中血,微逾于脉管所能容之量,而又不得却行,然后弛张有力,乃能输血直至微丝血管。假使瓣膜闭锁不全,血得倒行,即有一部分为心房输出之血,仍复还至心房。如此者,则脉有一歇止。既有还入心房之血,脉管紧张者,得稍弛缓。故第二次心房弛张时,其闭锁仍得完全,脉乃不复歇止。必经过多次弛张,脉管中血,渐积渐多,至瓣膜不能闭锁完全时,然后再有一次歇止。故此病之甚者,脉三至一歇止,五至一歇止。其较轻者,则经数十至乃有一歇止。

促脉数而有歇止,结脉迟而有歇止。中医籍谓热者脉数,寒者脉迟;热者属阳,寒者属阴。故促脉为阳证,结脉为阴证。乃考之实际,则殊不然。例如太阳病有不浮紧者;阳明病有热壮而脉不甚数者,亦竟有缓软而近乎迟者,如上节弱脉所释。然前所言者,仅限于迟、数。若促、结之歇止,则更有当研究者如下。

脉之歇止,由于心房瓣膜或脉管中栓塞闭锁不全之故,已无疑义。然瓣膜与栓塞何故闭锁不全,以何因缘而有此? 此为疑问之一。西医诊病重在听,中医诊病重在色脉。今用诊脉之法,假如遇有歇止之脉,能辨别其为心房瓣膜病,抑为血管栓塞病乎? 在理瓣膜与栓塞地位不同,病之进行亦必然不同。苟不能辨别是栓塞,是瓣膜,则将不能预测后来之变化,而用药不免含糊。此为疑问之二。促、结既有迟速之辨,其病源必然不同。古人以阴阳为说,如本书前节解释弱脉条所言,则阴阳之说不确。古人治病,往往说法虽误,而成效则良。促、结之脉,既不可以阴阳为说,古人治法,亦有可采取者乎? 此为疑问之三。

以上三个问题,极重要且极不易答。余纵能言之,读者或不免有费解处。今吾以事实为证,详叙数医案于下,则容易了解也。

著者自己之脉 余自壬寅癸卯间初人世谋生,即兴拂逆相值,亘二十年之久,无日不在忧患中,遂得一失眠症。大约每七日之久,仅得酣寐十小时,通夜不寐以为常。至三十五,因剧劳,患耳鸣失聪。初就西医诊治,服砒素,谓是神经衰弱,故用此富刺激性之药。连服七日,舌碎心荡,不寐愈甚,耳鸣益剧。改就他西医,嘱服铁精牛汁酒,并用手术,聋益甚,不寐心荡尤甚。嗣是连换西医七八人,有专科博士,有德人,有日本人,而病则愈甚,气急脚软,形神燥烦,脉三至一歇止,五至一歇止,每脉一次歇止,心则一次震荡。食则无味,终年不得一饱;夜则不寐,惟午后得假寐一小时;便则腹鸣,而粪不得出;更复多疑善怒,有时语言不得出口。乃改就中医,凡稍有名誉者,无勿求诊,计沪地中医,历三十余人,无能识吾病者。顾虽不识吾病,吾亦强服其药,以冀幸中。于是补药则人参、燕窝、银耳,温药则附子、硫黄,镇药则代赭、黑锡丹,泻肝则龙胆、羚羊。凡悍药、劫药,无不试服,而病则愈进,手颤不能握笔,足软不能登楼。向人寿公司保险公司中、西医诊吾脉,摇头咋舌,不敢保也。吾乃潜心治医学以自救,近年脉仍有歇止,而心则已不觉震荡,手战脚软诸病亦差。嗣用耆婆丸,下黑粪多许,便闭亦差,且能熟寐,食亦有味,惟须发尽白,又久之,发转黑,须白如故。

吴福茨中丞之脉 扬州吴福老,清末曾为黔抚,鼎革后,蛰居沪上,年七十矣。知医而不精,平日喜静坐,炼内功。偶患脚肿,来延诊,谓是脚气。家人则疑系带稍紧所致,病者主张不服药。余曰:"此是急性脚气,一星期后,脚肿当过膝,过膝为脚气第一步,亦尚可治。今既怀疑,俟过膝后再来延余可也。"已而果如余言,五日而两脚尽肿过膝。余主用附子鸡鸣散,病者又以附子为疑,谓平生畏热药。余曰:"此不可泥,所谓有病则病当之。"不得已,允进半剂。余语其世兄,谓药轻病算,势且不及,当两剂并一剂收膏,少其药量,顿服乃得。药后得黑粪,体较舒。再进再泻,五日中服附子十剂,得宿粪二十余次,脚肿尽退。当其将退之顷,脉见歇止,然又翌日,病则良愈,霍然而起。嗣是不复药,亦未见招。七日后,忽接报丧条子,则此老逝矣。嗣询其家人,谓此数日中,起居饮食,均如无病时,惟第七日,忽然心中不适,急延西医打针。心中不适为上午十一时,打针为十二时,气绝则下午一时也。此事颇莫名其故,当病剧时,日必招余两次,后来何以竟不见招,余亦未便深问。但其将愈之时,而脉见歇止,则为余所躬诊者。

家九先生疟疾之脉　家九先生,号瑾叔,年五十余,性拘谨,而处境多拂逆。因体弱,入同善社习坐功。去年九月间患疟,先寒后热,寒热日作,为势亦不甚。其疟作时,以下午一钟,至下午七钟则退。余先用小柴胡,继加厚朴、槟榔、草果,又加生首乌,十四日乃得愈。当其热时,脉数无歇止,在热退及未热时,则脉有歇止,脉行颇迟缓。其歇止有定数,三至、七至、十七至、三十余至,相间而歇,心则不跳。至疟愈时,忽便血一次,嗣后病愈,脉歇止亦除。

舍亲潘奶奶之脉　潘奶奶,二十四五龄,以伤寒病殁。初时本有天哮症,十三四时已愈。出阁后,因抱天坏王郎之憾,病频发,渐成损症。每为诊脉,无论病发与否,其脉弱而逶迤,恰如蛇行,三十余至必一歇止。

贞吉里家四小姐痢疾之脉　四小姐年才及笄,体健无病。去年九月间患痢,其原因是感寒停积。初起即延诊,余谓病实无妨,惟以时令言之,深秋痢疾,却不易愈,不免稍延时日。因照例攻之,连攻六日,积乃未净;第七日处方仍是攻药,病人不能耐,改延西医。又六日,复延诊,面尘,气微促,脉促近乎乱,三五至一歇止,心荡不能寐,举室惊惶。问六日来病状,前五日西医诊治,每日注射爱梅丁一针,间日注射强心针。第六日因痢止而心下不适,改延中医某,与四磨饮,药后转增烦躁,因仍延余。爱梅丁为西国治痢疾特效药,然其效恐仅限于杀菌。余有友业西医,甚有名,前年患痢自疗,注射爱梅丁可百针左右,痢不止,形销骨立,几至不救,后入某医院半年始瘥。准此,痢疾之病源,殆不仅杀菌一端。至四磨饮中之沉香,实与脉促心荡不宜。余以归芍六君加西洋参与之,得药渐安,翌日面尘得退,六日后脉促渐止,病霍然矣。

陶希泉姻丈之脉　陶希丈夫妇之脉,皆有歇止。希丈因早岁处境极啬,且有腹胀旧病,六年前,其脉行燥疾,而歇止甚多。心颇危之,知其必见血,劝就诊于汪君莲石。汪与以附子,两剂后便血。嗣是便血症遇劳辄发,每发之前,脉必燥疾,既发之后,脉则缓软。无论脉疾或缓,必有歇止,歇止无定数,心亦不跳荡。五年来,由余一手诊治,便血病略愈,又苦不得寐,既稍得寐,又苦腹胀。逐渐用缓剂调理,病亦次第渐减。至今年,得完全告痊。所以能如此者,关于药力者半,其又一半则因希丈近年来处境甚顺故也。

陶太太之脉　涩而有歇止,神经敏而心荡,实与促、结、代、涩诸名词均有小出入。因既非缓而有歇止,亦非数而有歇止也。推究所以致此,亦因处境拂逆,又产后饮酒甚多,遂患血热。但就表面观之,席丰履厚,无所谓拂逆。江湖医生诊此等病,方且以为逸病,不知其实际适相反也。以上略就记忆所及,信笔书之。十年来所诊促、结之脉,不可胜数,无从详载,亦无取详载。即此数节,已足概括促、结、代诸脉大略。准以上医案,对于前面三个问题之答案如下。

问心房瓣膜及栓塞何故锁闭不全? 此非瓣膜及栓塞本身为病,乃血行不循一定程序为病。凡天然物之设置,其应付对方之能力,必恰如分际,不多不少。制造家之讲力学,实即取法于此。故血行之力量,与瓣膜栓塞闭锁之力量及心房弛张之力量,丝毫不得增损。若瓣膜闭锁之力量稍增,血将不得通过;

血行之力量稍增,斯瓣膜闭锁不全矣,此故可以推理而得者也。然试问何故血行不循程序,则当问诸脉管中之纤维神经,脉管壁之神经,所以调节血行者也,可以征诸事实者有二事。其一,凡赛跑、登高、蹴球、举重,乃至斗殴,当将为未为之顷,先须振作精神,其表现于外者,轩眉怒目;及既为以后,呼吸喘促,心房震荡。所以事先有表现者,即司运动之神经与颜面神经同时兴奋之故;所以事后感心荡者,即因血行不循程序,瓣膜与栓塞失其与血平均之力量,不能停匀启闭之故;所以血行不循程序者,因神经强迫血行之故。体工有公例,无论躯体何部分用力,血则聚于其用力之一部分。用力愈多,则血聚愈多;用力愈骤,则血聚愈速。血听命于神经,神经听命于大脑,大脑为意志所从出。意志强迫躯体,神经斯强迫血行。血行太速,瓣膜不及启闭,则心房震荡。当此之时,虽甚健体,其脉必促。此其一也。其二,凡动物皆能自卫,不能自卫者,不足以生存,此为公例。惟有阶级,下者以力,高者以智。人为最高,故独能虑祸于将来,防患于未然。惟其如此,故当有祸患,虽未至当前,但一悬拟,即已惊怖失色,甚且战栗者,皆神经之剧变也。血听命于神经,神经起非常变化,血行失其程序,瓣膜不及启闭。心房感震荡,则脉亦促。此皆其显著者。血与神经,交互为用。前者似偏重在血,后者似偏重在神经,其实皆脑为主动,而神经与血,循分守职而已。又上节虽云用力则血聚于其用力之部分,尚非圆满之谈。须知血聚不但因用力,用力亦不仅血聚。其说甚长,当于杂病中详之。今所言者为脉,但略知纤维神经与血之变动,已可知脉之梗概也。

如以上所言,神经与血之变动为脉歇止唯一原因。而使神经与血变动者,厥惟努力、忧郁、惊怖。是见歇止之脉,即可测知其人或用力过当,或忧郁,或惊怖,三者必居其一。然自今日实验言之,更有例外。其有于三者全无关系,而脉歇止特甚者,则药力为之也。体工之反射动作,除热病之体温集表外,惟血之反射较他种为易见。被灼则肤红、被摘则肌肿,举重则腰痛而带脊之间聚血,皆是其例。血之所以聚,及血奔集之影响,复三个公例如下。(一)全体重心何在,血则聚于重心所在之处。例如一处被灼或被摘,则纤维神经报告于大脑而感痛苦,此时心神意念皆集中于此痛苦之一部分,血则疾速奔赴其处,以为救护。又如举重所以伤腰者,因全体之力出于腰脊,举重则重心在腰鼓也。(二)在无病之健体,无论何部分,有血则健全,无血则衰弱。故《内经》曰:"掌得血而能握,足得血而能步。"健全之甚,致长筋肉,则因血常聚其处故也;衰弱之甚,至于麻痹,则因其处无血,纤维神经失养故也。(三)凡体工之反射,其来以渐则强,其感太暴则病。盖感之太暴,一部分起反射,他部分不为适当之应付,则全体失其平均。失其平均,斯感痛苦而病矣。《八段锦》《十二段锦》等书,深明此理,创为各种姿势,使每一姿势各得一重心,使遍身之血常常奔集于各重心,令全体平均发达,而无偏颇。复持之以恒,期之以渐,遂能使弱体变成健体。古法之针砭、艾灸亦深明此理。盖感之太暴,反射太速,因失其平均而为病。当及其未甚败坏之时,利用体工反射之本能,使不平均者重复归于平均,则病自愈。故针灸法,病在上者,取之于下;在下者,取之于上;从左引右,从右引左。而药物之攻下、发汗,陷者举之,逆者从之,从阴引阳,从阳引阴,亦同此理。就以上第三个公例观之,则药物亦能使脉歇止。盖针灸、药物之治病,既是使不平均者重归平均,即亦不得过当。故《内经》言治法,其下辄缀以"适事为故"四字。适事为故者,犹言适可而止,不得过当之谓。凡用药而见脉歇止者,皆药力过当。纵不过当,亦失之太暴。因感之太暴而病,复因药力太暴,且是误药。前述吴福茨中丞之脉,纵非误药,亦是药力太暴。惟高年病剧,委有不得不下之势。吴病苟药轻,决不能退肿,纵不攻心而死,亦当变为水肿,其终竟不愈者,乃肿退后失于调理,非脉促即可以致死之道也。至前列四小姐之脉,为近顷最普通者。以吾经验所得,凡服西药,十九皆脉促。此实西药不如中药之一绝大证据。盖提炼之品,无论注射、内服,求其与病体相得最难。因药量毫厘之差,其力量出入甚大，虽甚高手，自难每病皆适事为故也。

至于第二个疑问，鄙意以为凡脉有歇止而心房感震荡者，为瓣膜病；心不感震荡者，为栓塞病。又凡属急性病而见脉促者，多半是心房瓣膜为病；慢性病而见脉结者，只有肺病及神经过敏症。急性者病浅，慢性者病深。又慢性肺病，亦有脉数而见歇止者，不过其脉多带微与弦，而少胃气。故若结脉之定义为迟而时一止，于事实上竟不适用。

至于第三个疑问，以我之固陋，简直未见古人之说有是处，方法亦无可采者。大约因误药而脉促，是脏气骤乱，拨乱反正则愈，徐俟其定亦愈。所谓拨乱反正者，观其病证，当清者清之，当补者补之，当汗下者汗下之；所谓徐俟其定者，因别无急当汗、下、温、清之见证，只调其脾胃，维持其正气。若因神经变化而脉促者，自非变换其环境不可。环境不能变换，则须变化气质，变更意志，否则药多不效。世有多年痼疾医不能疗，诵经忏悔霍然而愈者，皆此类也。至若肺病而脉有歇止，且兼一二败症者，乃死证也。从古人之说，促为阳，结为阴，治促以阳，治结以温，则去实际远矣。又《脉经》谓脉代是脏气绝，亦非通论。更谓几何至一代者，为一脏气绝；几何至为两脏气绝，尤属想当然之论，不可为训矣。

更有一事为中西医籍所未言，而其事则饶有研究之价值者。凡因忧郁而患脉促或涩者，固常常见促脉或涩脉，无论何时诊之，皆无变动。然有两事例外，凡心房瓣膜病初起时，当平旦初起床时诊之，脉无歇止，上午十时以后，则歇止见矣。余初病时即如此，既是拒于永年人寿公司之西医，而公司中人又以营业关系不肯放弃权利，乃约期再诊，余遂以八钟前往，西医遂允担保，此可以证明西医于时间未尝注意。西国医学，于时间本非所注意，然而既讲实验，于此等处乃未尝探讨及之，未得为密。而尤可异者，即在《内经》。《内经》谓平旦候脉最真确，然若值余之病，岂轩岐亦将如永年之西医耶！又循环系有病者，平时脉歇止，若值感冒而患热病，则不见歇止，及热退而歇止复见，余曾留意此事至数十百次，无一为例外。是故他医诊热病见脉歇止而惧，余则断其将愈。此亦古书无征，西籍所未言者。前云血行之力与瓣膜启闭之力不相得，则脉有歇止。患热病者，筋脉兴奋，血行加速，而歇止反除，是可知慢性之歇止，纯属神经衰弱，西医谓神经过敏者是。神经衰弱当服兴奋刺激剂，然服刺激性药，往往本无歇止之脉而变为有歇止之脉，是神经过敏为神经衰弱，真确不误。谓神经衰弱者当服刺激性药，则误矣。此亦所当研究之一事也。

9 释浮沉迟数

自来谈脉学者，皆以浮、沉、迟、数为四纲。测其用意无他，以此四字容易了解耳。然自吾意言之，正复不尔。仅言浮、沉、迟、数，不言何故见浮、沉、迟、数，则浮有多样，沉有多样，迟、数亦复有多样，正复不易明了。浮、沉、迟、数既不明了，其他种种，更不易明了。复因脉有多种，以不明了之浮、沉、迟、数为纲，从而为之说曰浮芤为何，浮洪为何，是不明了之上，更加不明了也。故《濒湖脉诀》云："浮如榆荚似毛轻。"又云："泊泊而浮是洪脉。"余则以为费解已甚，如榆荚似毛轻，其语颟顸无界限，泊泊而浮，则更不知所谓。形容词愈多，界限愈不明了。若能明何故见浮脉，则不必言浮之状何如，自不至误认。更能参其病证,详其理由,虽见例外之脉,亦且不至淆惑。故四纲之说当废,无疑义也。

热病而见浮脉,乃因体温集表之故,语详《伤寒讲义》第一、二、三期,兹不复赘。然有一事可以推理而得者,即热病见浮脉,可以浮与紧并见,决不与迟并见。何以故?热病之初步,有已发热、未发热之辨。当未发热之时,因感寒而恶寒,血脉有凝泣意,反射未起,其脉迟。然因体温未集表,脉必不浮。反射既起,则为壮热,筋脉兴奋。因兴奋之故,浮必不迟。其在延髓发炎者,因迷走神经受刺激而兴奋,其脉亦迟。然因神经总汇之区受病,不复能调节血行。因迷走神经兴奋,其他筋脉竟不兴奋。热度虽高,病不在表,其脉近乎迟,然而不浮。此外急性肺病及水肿病末期有见浮脉者,此种浮脉与热病之浮脉迥然不同。《内经》"澉澉如羹上肥"六字,形容最为入妙。羹上肥者,即浮在菜汤上面的油,所以说明他丝毫无力。此种脉已无胃气可言,只是在皮肤最外层跳动,轻轻按之即已无有。凡见此种脉者,不过三日必死。又惟肺病与脚气之变肿胀者有之,其理由可得而言之,仅如下:此种肿胀,皆系皮下聚水。病在皮,诚一身之最外层,故当浮。见此脉者,三数日即死,可见脏气全坏,故脉无胃气。其他或有若何深奥之理由,则非我辈今日所能知。其肿胀有脉沉候而任按者,攻之可以得生。又肺病、脚气何故成肿胀,其理由详《杂病讲义》。

沉脉见于伤寒者为多,他种病则偶然遇之,非诊病主要之点,故无特殊病理可记。其伤寒阳明腑证,与少阴证之脉沉,确是要点。阳明腑证为燥矢结于回肠。矢燥者,必谵语,可知与神经有关系。又燥矢已结,有下粪水不已者,谓之热结旁流,其脉皆沉。热结旁流之理,乃肠胃之反射作用,所以为救济者也。盖肠胃之职皆下降,今患停积不行,至于矢燥,初一步肠壁必竭力蠕动,迫粪下行。迫之不去,则纤维神经紧张,以为救济。又不应,水分之应入膀胱者,改道入大肠,以为救济,是为热结旁流。又不应,则神经紧张之甚,各脏器必起非常变化,直接为筋脉拘挛,而见循衣摸床、撮空理线诸凶恶症状;间接影响于大脑而昏不知人。此阳明腑证,自始至终,重心在躯体之里面,故沉脉应之。有沉之甚至于伏,两手之脉完全不见者,亦至危极险之大症也。少阴证脉沉,其症结亦在肠,其影响亦及脑,其理由已详本讲义卷二。其于阳明腑证之脉沉不同者,有虚实之辨也。然虚实之辨别,正自不易。苟不明真相,横说不妥,竖说不妥,初学既不了解,即老于医者,亦不能灼然无疑也。古人以阳明腑证,脉沉而任按;少阴证,脉沉而虚细,谓虚实寒热之辨准此。然阳明腑证有脉伏者,少阴证有脉硬者,泥定任按虚细为辨,鲜有不误事矣。然则奈何?曰:当明原理。古人阴阳之定义,实者为阳,虚者为阴。吾言病毒之中于人身,不能单独为厉,必有所凭借,而后症情乃剧。病毒究何所凭借?曰:正气而已。凡病至于痛苦不可堪者,乃本身之正气与本身为难而已(读者须知凡属病状,皆体工救护作用,故死体不病。例如咳嗽本体工自然的反射动作,所以救护气道者。谓咳嗽为病,名之云尔,为达意便利云尔。风寒入肺,咳以祛之,咳何尝是病?若风寒入肺,竟不能咳,乃真病矣。发热之为体温反射,亦正与咳嗽同)。三阳为实证,热壮病势剧,脉无论浮沉,皆有胃气。故阳明腑证而见沉脉,无有不任按者。少阴为虚证,少阴病之沉脉,无有或任按者。然阳明腑证而有脉伏,少阴证而有脉硬者何故?阳明腑之脉伏,与郁血不同。郁血脉本不伏,爪甲则紫;阳明腑脉伏,爪甲不紫。又阳明腑之脉伏者,必耳不能闻,目无所见,全无知识,而见循衣摸床种种。用药攻之,得燥粪则止,而脉亦出。执果以溯因,是脉之伏,乃回肠间窒塞不通所致也。两手虽无脉,人迎乳下则有脉。吾曾见有两日无脉,而爪下血色不变者。如云心房势力不及四末,不当如此。是必回肠与寸口有特殊关系,脏气窒塞,四末之脉管亦窒,血则仍由别道通至微丝血管。此由病之形能推测如此,至其真相不能知矣。少阴病之脉硬,乃体工最剧烈之反应,不止神经反射之一端。观其神识昏蒙,神经之变化自属最为重要。然仅仅神经变化,则脉弦而已。吾意与腺体之内分泌或有关系,古人谓无阳和之气者近是。以上但言脉，论症则有余不足，更有显然不同之点。少阴踡卧、但欲寐，其状静；阳明则恶热引冷、躁烦，其状动。此指神识昏蒙之后，其他症状均无可辨识，惟"动静"两字，则无论如何变幻，皆可识也。所以古人于识脉之外，必注意兼证，而《内经》色脉并举，其"色"字实该种种症状而言。若但言脉之沉浮，恶足以知病乎？迟、数两脉，自浅人观之，亦以为易懂，岂知其难更甚。在热病热壮而脉迟缓者，古人谓是阳证阴脉，今西人则谓是延髓受病，刺激迷走神经所致。近来时医不复能识此，即遇此等脉证，亦不甚措意，只本其普通应酬方子，以为敷衍。西医虽知之，而治法亦不健全，故病此者多死。吾于静安寺路史姓米店中一小孩，本西医之学说，用仲景大建中汤，竟于万分绝望之中，回生起死。然后知此种迟脉，于中西医学双方皆有极大关系。史姓小孩之病状，及何故用大建中汤，其理由详《医案》，兹不俱赘。

其非热病之迟脉，吾所见者有两种。其一为商务书馆同事谭廉逊之弟，患吐血，其脉一分钟仅二十至。此殆崔希范《四言举要》所谓一损二败，病不可治者。此其理由，当是心房衰弱之极，已邻于寂静者，其人三数日即逝。其二为周积萱先生之夫人，初诊其脉仅觉异常迟缓，嗣乃辨为心房瓣膜病。其脉之所以迟，非心房衰弱而迟，乃瓣膜闭锁不全，每两至之间，有一至不至，是三至之脉，仅见两至也，故觉其迟异常。叔和《脉经》谓三至一代者，即日死。若周太太之脉，可以证明其说之非是。

至于数脉，则更有当讨论者。一呼一吸之顷，脉几何至者为数；谓一分钟之久，脉几何至者为数，皆不足以知数脉。鄙意仍当以有胃无胃为主，有胃为阳，无胃为阴。阳为热，阴为寒。热当清，寒当温。今以吾言语，一般时下中医，则必以为谬妄。西医治病，无所谓寒热，故西药亦无寒热之分；中医药则最讲寒热。以成效言之，寒热自确有其事，安得云无？惟医以脉数为热，迟为寒，则背真理。此犹之认舌干为热，润为寒，知其一，未知其二也。其理稍赜，甚难说明，姑为解释如下。

何谓阴阳寒热？曰：实者为阳，虚者为阴；实者属热，虚者属寒。是故三阳皆热，三阴皆寒。问：阳病有寒者乎？曰：有之。在体工未起反射以御外感之前，阴证有热者乎？曰：有之，在脏气既乱，体温反射失败之后，神经代起救济之时。故《内经》曰阴胜则寒，谓外寒侵袭躯体，毛窍洒淅恶寒；曰阳胜则热，谓体温集表，驱逐外寒而发热；曰阳虚则寒，谓病之重心在里者，阴争于内，阳扰于外，汗出不止，体痛恶寒之寒；曰阴虚则热，谓神经起反射，以为救济，血行失其调节，体工互助之机能，悉数毁坏，躯体内蕴之热力，毕露于外之热。阳胜而热，其脉数；阴虚而热，其脉亦数。阳胜而热者，脉数有胃气；阴虚而热者，脉数无胃气。

阴胜则寒，阳胜则热；阳虚则寒，阴虚则热。前三项已见于《伤寒论》一、二、三期讲义及本书卷二，惟第四项尚未说明。兹更释之如下。人身之有热，其一从呼吸来，空气中含有酸素，即体温从来之大源。其二从食物来，食物中含有酸化成分，当亦发生体温之一大原因。其三曰摩擦，热则血行速，行速则愈热。假如不流动，则血中所含氧化成分无由发生热力，故知摩擦亦生热原因之一。其四为骨髓中所含磷质，古人以躯体中各种液体为水，以躯体中所含之热为火。凡急病初期发热与末期发热，有迥然不同之点。初期之热，肌肉不削，津液不竭；涕泪汗溲，以药行之则行。末期则反是，种种治初期病之方，施之末期，无一可以取效，非但不效，反足增病。例如口渴、唇干、舌燥，初期以凉药解之则解，末期非但不解，反增痞满。又如急病闭证无涕泪者，以卧龙丹搐鼻则作嚏得解；若妄施之热病末期，则增其气促而已。他如初期热病，汗之而汗，攻之而便，分利之而溲；施之末期，无一而可，强发汗则失血，强攻下则息高。凡初期可以愈病方法，误用于末期，无一非促其生命者。所以然之故，就病之形能推测，急性热病为时愈久，则液体全消耗，而热力不消耗；病至末期，液体消耗殆尽，热力反见增加。热力实际并不增加，就外状观之，唇焦齿枯，舌干且萎，凡此热状，正因为液体减少之故。故古人于此下一定义曰"阴阳互相承制"。

又如患痨瘵者,色欲过度辄骨蒸。骨蒸者,其热从骨中出,此即磷质发热。健体何不发热,则因精液不竭之故。以故古人谓为水不涵木,亦是阴阳不能承制之义,不过其语较明显矣。惟液体耗竭,热象愈炽,故名此种热曰"阴虚而热"。

阳胜而热与阴虚而热,其热同,病状则大同;脉数同,有胃、无胃则不同。然虽不同,毕竟病是热,脉是数。今云有胃为阳,无胃为阴,阳当清,阴当温,是认阴虚而热者,当用温药。既云阴虚,自异于阳虚之当回阳。既云热,更从而温之,岂热因温而得解邪,是何理也? 曰:此乃从治也。《内经》有从治之法,自古注家未能明其界说,若其所以然之故,则更模糊影响,无一人能详言者。

读者须知,第一步之阴胜则寒,即伏第二步之阳胜则热,正从第一步之阴胜则寒来。故曰"阴胜则阳复"。其"阳胜则阴复"句非热病范围。盖胜则必复,乃体工之良能。其少阴病之阴争于内,阳扰于外,至于亡阳者,乃第三步。盖体温之集表者失败于外,斯病毒之入里者猖獗于内,是为阳虚则寒。而第四步之阴虚则热,亦正从第三步之阳虚则寒来。何以然? 有第三步之寒,斯有第四步之热,乃经文重寒则热之理也。阴胜则寒,阳胜则热,为浅一层病;阴虚则热为深一层病。浅一层病反射救济以气化,深一层病反射救济以实质。风寒为天之气,体温为人之气。风寒侵袭,体温反射,皆气之变化也,故名曰气化。若体温既已失败,脉管壁之神经起反射以为救济,是实质矣。阳虚而寒之病,脉虽沉细,按之则硬,且脚踹神昏,并见郑声、撮理线诸症,谓神经起反射,其理由甚真确。假如大汗淋漓之顷,虽不知治法,却能止其汗,则汗腺开者得闭,而反射之热以起,即入第四步之阴虚而热。此热虽躯体所固有,乃血中仅存之氧气,既与第二步之体温反射截然不同,且影响所及,起反射者无一非实质。其始神经紧张以为救济,不足;则肌纤维兴奋以为救济,又不足;各腺体起兴奋以为救济,因是血中仅存之氧气悉数呈露,故阴虚而热者,其唇舌绛如猪肝。因肌纤维兴奋以为救济,故舌生毛刺干绛;因腺体起兴奋以为救济,故遍身肌肤甲错,暵热无汗,喉头肿痛,津液全涸,面部、鼻旁毛囊如刺猬,甚且男子则肾囊缩入,女子则两乳缩入,则其病在必死之数矣。曰神经,曰肌纤维,曰腺体,皆实质也。《内经》指实质起反射,为入脏。入脏而不甚者可救,入脏而甚者不可救。故曰:"病入于脏者,半死半生也。"夫曰半死半生,初非约略之辞,盖同是入脏之病,仍有深浅难易。若以战事为喻,浅一层为病,比诸阵地交绥;深一层为病,比诸攻城肉搏。至于腺体起反应,则有析骸而炊,易子而食光景,是即喘息仅属之时。故《内经》又有"病温虚者死""索泽、息贲者死""阴阳交者死"诸条;《伤寒论》有"下之息高者死"及"强责少阴汗必动血,若从口鼻出,为下厥上竭,为难治"之文。若尽量搜辑,为之列表,则固厘然可以指数,不至模糊影响也。

既知阴虚而热之热,是实质起反射,专为救济阳虚之寒。是一寒一热,实居对抗地位。今见为热,治以寒药,直接是增病敌之势力,间接减少本身之抵抗力。故阴虚而热者,以凉药治之,愈凉则愈热(旧说以此为阴火,故寒之则愈增热,其词意不明了,必如吾说,然后尽人可喻也)。若用热药治之,则适得其反,直接为减杀病毒之势力,间接为安绥本体之抗暴。故经文又曰:"若顺逆也,逆正顺也。"审是,虽脉数,安得不治之以热哉! 此所谓治以热者,不是辛温。凡用辛温而愈者,须未离第三步阳虚境界者方可,说详下文。病至于入脏,虽深明从治之理,亦只得半之数,难在衡量毫厘分际之间,其不愈,乃衡量未确之故,非医理悖谬之咎。吾侪以读书明理自期,此种大关键可不讲乎?

以上所言,实是《新生理》范围,为读者便利起见,遂不复分析。今吾当继续言脉,阳胜则热,其脉必数,因热而数也(其有不数者为例外,乃兼有脑炎症之故)。其起落必宽,其搏动必圆滑(所谓胃气)。所以然之故,因体工未坏,为病尚浅,故脉象如此。阴虚而热,其脉亦数,因热而数也。其有不数者,并非例外,乃病在第三步之阳虚而寒。若既入第四步之阴虚而热,则无有不数者。但与阳胜而热者不同,其起落必不宽,其脉管必不湛圆。起落不宽又不湛圆,至数则数,此种脉,可以已坏之时表为喻。时表之力在发条,而动机则在游丝,游丝下之轮俗名"甩水轮",随游丝之收放而左右摆宕,命周环为三百六十度,甩水轮之左右摆宕,若得一百八十度而羡,如此则秒针之进行安详而有程序,反复颠倒,均不停止。若时表之坏者,游丝收放之弹力每不及彀,甩水轮之摆宕仅及九十度,秒针虽亦进行,其跳动则较促,计时既不准确,略一摆动,便停止矣。阴虚而热之数脉,以拟九十度宕力之甩水轮,可谓神似。此种数脉,岂《脉经》《脉诀》之言能道其近似者。故尽人以为浮、沉、迟、数之脉易知,余则以为最不易知。若浮、沉、迟、数而能彻底明了,脉学亦竟无余蕴也。

第四步阴虚而热,有脉硬,舌枯如荔枝壳,肌肤润而自利者,真寒假热也。当用大剂温药,阳回则阴随之,是即所谓从治。虽舌色干枯,得辛温反润,其有肌肤暵燥,或自汗、盗汗、舌干绛如镜面者,不可温,亦不可寒。寒则躁愈甚,温则阴不能附而动血。东垣所谓甘温能除大热者,即是此种。在温病用甘凉可愈十之六七,伤寒则多死,所谓病温,虚甚死也,理由详《温病讲义》。

10　真　脏　脉

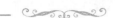

王注《内经》第七篇《阴阳别论》言真脏脉,有诠释之必要。"所谓阴者,真脏也。见则为败,败则必死。"王氏注云:"肝脉至,中外急如循刀刃,责责如按琴瑟弦。心脉至,坚而搏,如循薏苡子,累累然。肺脉至,大而虚,如毛羽中人肤。肾脉至,搏而绝,如以指弹石,辟辟然。脾脉至,弱而乍数乍疏。夫如是脉见者,皆为脏败神去,故必死也。"王氏所注,即是《内经》本文,所谓以经解经,自来推为名著,无敢反驳并无敢怀疑者。然五脏真脏之脉,何以如此现象,何以见则必死? 王氏既未言,自古名家亦多存而不论。至于今日医者大都视为不可晓,此节经文遂等于无有。余向来主张医者当先知死,然后可以知生。假使真脏脉不了了,即对于病人之死生不能了了。既不能知其生死,则用药论治都妄。心思才力且无所用,遑论其他。兹为释之如下:

肝脉,中外急如循刀刃,责责然如按琴瑟弦。肝脉本弦,云如循刀刃,不过言其弦之甚。往往有病人脉弦如刀刃,而其人行动如常,岂但不即死,且神明不乱,二便、眠、食自可。若据《内经》断其必死,可谓去题万里,岂非笑话。然经文固自不妄,后人未之思耳。

第一步当知者,肝脉何以弦? 弦为脉管壁神经紧张,《内经》所谓肝病,实该脑病言之。经文大部分以怒属之肝,故云肝为将军之官,然实包括忧郁、愁恨、神经过敏、七情方面事,其病与脑息息相通,故属神经性。

第二步当知者,暂时怒,暂时忧郁,脉不必弦。长久处于忧郁之中,脉则必弦。何以久乃弦? 虚故也。虚何以弦? 所谓虚,指血虚。血不足,神经紧张,所谓见有余之假象也。

第三步当知者,初步脉弦,其人必上盛下虚,其脉虽弦,不必如循刀刃。不如循刀刃,即非真脏脉。此固是微甚之辨,欲知其所以然之故,先须问何故上盛下虚? 此见于拙著各篇章者,为热则上行。问:"何故热则上行?"其答语为"火曰炎上"。何自有火? 其答语为"化热",此即古人所谓木能生火。肝为甲木,胆为乙木。胆之经气为少阳,少阳从火化,其病状为头偏痛、口苦、舌绛、唇燥而渴、面色赤,皆热象。所谓火也,若就事实言之,忧郁盛怒,则生理起非常变化,其重心则在神经。神经细胞,因非常变化剧烈运动,则感觉过敏,心房搏动不能循常轨,遍身血行不平衡,积久渐成病态,其血渐少。一方血少不能充分供给神经之营养,同时神经不能按部就班调节血行;其他一方因虚弱之故,血中酸素起代偿作用而燃烧,此所以火化也。

第四步当知上盛下虚之意义是代偿作用,其见证头痛、躁烦易怒、艰于成寐,是即通常所谓阴虚。阴虚者,虚而已。毕竟尚有物为之代偿,此后一步。女子不月,男子阳痿,无论男女皆兼胃病,则体内储藏已竭,无物为之代偿。故肾脏有显然之病症,胃病是因肾而病,肾腺枯竭,其形如劳。就病症言之,只见肾病。若就脉言,则弦甚如循刀刃,此所谓肝脏之真脏脉也。

综以上四步观之,肝病必见弦脉,而肝病弦不至于如循刀刃,如循刀刃是肝之真脏脉。见此真脏脉,其病症不是肝,而为肾腺枯竭之劳怯症。此即《内经》所谓能合色脉。

心脉至,坚而搏,如循薏苡子,累累然。此其理由为脉管中有血锭。按:静脉节节有瓣膜,动脉无之。在理,有瓣膜而又充血,然后循之累累然;若无瓣膜,照例不是如薏苡子。故如经文所言之心脏真脏脉,竟未见过。寻常所见心房瓣膜病之脉,即前卷所说之促、结、代,其病不遽死,必转属水肿而后死。则促、结、代非《内经》所谓真脏脉也。又心脏病有滑动之脉,与躁疾之脉,皆属危笃之候。然治之得法,有愈者,亦有非《内经》所谓真脏脉,故此条当阙疑。

肺脉至,大而虚,如以毛羽中人肤。按:凡脉皆根于心,今以五脏分之,仅就脉搏言之不能分,能分者是症。故经文该色脉言是无可疑者。所谓肺脉见症,必见肺病,喘肿是也。如以毛羽中人肤,极言其轻,即瀣瀣如羹上肥之前一步事,此种脉于水肿见之。水肿之为病,是皮下聚水,其最初一步眼下肿,皮肤颜色晦滞而气喘,恒见颈脉跳动。其脉有两种,一种硬石且大,异乎寻常,即经所谓肾脉,所谓搏而绝,如以指弹石辟辟然。更一种则浮而无力。在理颈脉跳动则血聚于颈,身半以上必充血,则脉当有力,不当如羹上肥。其所以浮而无力者,因肺组织坏变,肺叶胀大,肺气不下行,水分亦不下行。故肿喘色晦,皮下聚水,颈脉跳动是代偿作用。肺组织既坏,代偿不胜效力,故虽见颈脉跳动,而脉则完全无力。凡如是者,不但眼下肿,其脚亦必肿也。因是肺组织坏,故云是肺脉。凡见如此色脉者,其人必死。有一两日即死者;有先脚肿,旋手肿,遍身皆肿,后来脚肿反退,然后死者。所谓四维相代,阳气乃竭是也。其时期大约半个月乃至一个月,视其人禀赋、营养、年龄与所值节候为断,总之必死而已。以余所见,从眼下肿起,无有延年至四十五日以上者。《内经》谓见某种脉几日死,不可泥也。肾脉搏而绝,如以指弹石辟辟然。此种脉洪大异常,其人爪下必郁血,所以然之故,因血行不能及于微丝血管,心房势力蹷,起非常之代偿作用。故见此脉,仍能强步者,不过面色必晦滞,呼吸喘促,神气必不安详,殆无有不死者,死期同肺脉条。病症多属肿,亦与肺脉条同。水肿之病多半是他病转属。肺组织坏者,眼下先肿,则见肺脉。肾脏坏者,颜额先黑,其病多先脚肿。古人谓之肾水凌心,其病之初一步为脚气,如此者则见肾脉。

脾脉至,弱而乍疏乍数。按:弱而乍疏乍数,即所谓涩脉。寻常疾病见此者甚多,若误认为死脉,则贻笑于大方之家。《经》文定为真脏者,乃指病人临危之顷,其脾胃已坏,新陈代谢之令不行,而见此种脉象者。凡病至危笃之候,舌色坏变,或腹部肿大不能食者,皆属脾胃证,故云是脾脉。

如我解释,处处本之实验,读者一见可以了然。凡视《经》文有神秘性质,深求之,而为种种曲说者,皆非是。本条所说,当参看将来医案。凡细微曲折之处,现在未能详言者,医案中无不毕具。余所著书皆根据事实,为言不多,亦不在多,亦不在说得好听,读者知之。

自今日经验言之，心脉实不止一种，其事甚有价值。著之于篇，以告后来，于诊断上委属空前之进步。八九年前，余诊一忻姓妇，其人为中年，其病为痢疾，其病程为痢而见鲜血，其脉缓滑有序，细循之，有动意。其病历则甚劣，服过槟榔、大黄多许。余思此为肠部受伤，其鲜血不胶黏，不是从肠壁膜下，乃肠中血管破裂，故不是红痢，是穿孔性痢，当死。然脉实有胃气，不必死，疑不能决。余诊此病仅一次，后月余，其家人来诊他病，询之，则彼患痢疾之妇人，自余诊后两日即死。当时颇以为怪，以为有胃气之脉，不当两日死也。其后年余，诊一十三四龄童子，其病治温病，其病历亦劣。温病不可汗，此童子则服汗药多许，病四十日以上，面色晦败而肿，见白㾦。其脉缓滑有序，细循之，细而软。余思病程、面色、见症均不当见有胃气之脉，病孩不喘，不咳，惟胸脘异常不适。余以生脉散予之，连服十三日，脉遽安详，面肿亦退。执果溯因，乃知此脉为心房肿大之候，此儿月余后竟庆更生。嗣后屡次值此脉，指端触觉辨之弥审，不复与有胃气之脉相混，更合之病症、面色，乃丝毫无疑义。惟既见此脉之后，其内脏已坏，其病乃绝不易治。盖心房之肿，其一因受伤，其二无物可为代偿，因而肿大，肿实脏气竭也。

数月前在肺病疗养院中，诊一男子，西医断为肺病。凡肺病，气当喘，面色当坏，乃病人全不了尔。面有血色，气并不粗，惟脉则躁疾无伦。余谓此非肺病，其胸脘必异常不适，乃心房病也。询之果然。病家问公能治则当出院，余竟允之。寻思，脉躁疾，胸脘不适，面赤，当是心肌发炎。予以天王补心丹加牛黄安宫丸，治之十余日竟愈。此为今年二月间事，现在其人已健硕，假使作肺病治必死。心肺关系最密，心之地位即处肺叶之内，心房脉络与肺叶中动、静脉相距甚近。或者西医察之不详，故误认为肺病欤？又《温病条辨》认温病末传，神昏、谵语者，为热入心包。心包即心囊，此物并不能使人神昏、谵语，其诊断之误，无可辩饰。此时用牛黄安宫丸，病则必死。因牛黄之为物，专能清血，热病得此，立刻内陷，其病邪不能复出故也。凡此皆不可不知。

11 奇 经 八 脉

中国脉学与生理合，与解剖不合，故当心知其意，不可泥于迹象。奇经八脉，医者类都以为难治。若从形态上着想，求其神理不求其迹象，则心与神会，古说皆可通。若从阳路、阴路横行、直行，从解剖上求其起讫，则杳不可得。盖本无其物，自难晓也。时珍云："阴脉营于五脏，阳脉营于六腑，阴阳相贯，如环无端，莫知其纪，重而复始。其流溢之气，入于奇经，转相灌溉，内温藏府，外濡腠理。奇经凡八脉，不拘制于十二正经，无表里配合，故谓之奇。盖正经犹夫灌渠，奇经犹夫湖泽。正经之脉隆盛则溢于奇经。"所谓八脉，曰冲，曰任，曰督，曰带，曰阳跷，曰阴跷，曰阳维，曰阴维。二维属手，二跷属足，冲任在前，督脉在后，带脉围于腰际如束带，其大略也。铁樵按：就古人所说者，泥于迹象以求之，可谓绝无其事。脊椎中有脊髓膜，其两旁有神经节，以脊髓为督脉，则与古书不合，与生理亦不合；以神经节为督脉，与生理较合，然不止一条，且古人不知其物。又非冲气上逆，乃有气自小腹上行直冲胸膈。此种是病形，不是经脉。又肝郁深者，腹部有大筋肉隆起，直上直下阔两寸许，肝病发作则显然可见，若以此当任脉亦不妥当。因此隆起者，乃腹部筋肉，古人所谓伏梁者近之，非脉络也。又非中湿为病，腰间如带五千钱，此仲景所说,注家均谓是带脉病,然实际是腰肌作痛,其原因是中湿,组织无弹力所致,痛处是腰肌神经不是脉络,指为带脉亦不可通。此外则并无所谓冲、任、督、带,是诚千古之大谜。张洁古曰:"督者,都也,为阳脉之都纲;任者,妊也,为阴脉之妊养。"按:督为衣后缝,任衣前缝,督、任与带皆以地位名,谓督为都甚不确。照现在生理说,脊髓放纤维神经凡十二对以通各组织,则都纲之说颇近似。古人谓任脉起于胞中,以"妊"训"任"。《素问》《灵枢》皆言其地位在小腹,则为子宫无疑,是"妊"训"任"亦通。冲则以病状言,凡肝郁月闭则有气从小腹上冲,此即冲脉命名之所由来,其余说法虽多,都不可晓。《灵枢》《难经》《脉经》《伤寒论》《金匮》都言经病属督脉。痉即脊髓膜炎,是督脉当以脊髓膜当之。然总有几分模糊影响,则因就形能立说,言病状不言解剖,当然不能入细。其次则因古人于命名不甚讲究,故诸书多歧,益令人不可捉摸,度《濒湖》亦不甚了解,故广引诸书以供参考。鄙意以为从形能致力,为道捷而确,可以得无穷进步。盖中医基础在形态,故不当专事穿凿,否则无有不堕入魔道者。洁古以跷捷训跷,《濒湖》谓阳维之脉与手、足三阳之脉相维,维、跷之意义不过如此。二维指手,二跷指足。手足与内脏常显特殊之形能。吾曾值胃部窒者手脚肿,多服附子者手脚肿,胃热甚者手脚肿,头部伤者脚抽搐,手脚伤者发寒热,慢性神经病以踵着地跳而行,急性神经病手脚皆反撱。此皆二维、二跷之可供研究者。《脉经》谓二跷之脉见于寸口左右弹者是,又《灵枢》《脉经》多以癫痫症属之二维、二跷。余平生诊神经病最多,从未见癫痫之病其脉左右弹,有时亦见寸口又两歧之脉,然其人又不病癫痫。是则尽信书不如无书也。

《脉学发微》终

第二节 《临证笔记》

1 导　言

　　自来医案鲜有佳者,徐灵胎《洄溪医案》颇佳,然药无分量,俞震东所辑《古今医案按》,为最详备,贤于《名医类案》正续编。然集古人医案,既非我自己用药,便不免多所隔膜。喻嘉言《寓意草》乃其手所自定,观其自叙,可谓自负不可一世,然有一事令人大感不解。《寓意草》中每至至危极险之时,辄以旋覆代赭奏奇效,后人多踵而用之,然吾已数十次见人用此,无一效者,甚且败事,故余迄未敢一用,毕竟效颦者皆非欤,抑《寓意草》尚有不尽不实者在耶? 近人余听鸿先生《诊余集》则较为鞭擗近里,章太炎先生颇赏之。然就中孩食碎磁一案,谓语邻夸诞,审视良是,该书付印时,其世兄非常审慎,且会由不妄审查一过,不图犹有此白圭之玷,则医案岂易言哉? 此编别无他长,只是不打诳语,后人可以取法。惜吾十余年来所诊病,不留底稿,今所忆者,仅较大数案,余都不复省记,近来各案因留底稿,故较详细。然如前此之用大方者,反不多观,若论后来取法,自以普通者为佳,大病本少,大方亦难用也。

2 家眉卿子案

余最初为人诊病,为家七太爷眉卿之第五子,七太爷住北城都路贞吉里。其五少爷当时生才十四个月,壮热、不啼、不乳,亦无涕、泪、便、溺,延医诊视,予以普通应酬方之豆豉、豆卷等,服后无效,神色则愈昏迷,亘两日夜,了无变动,乃惶急无措。专足至商务编译所延诊,七太爷所以急而招我者,因闻小女慧男生才七个月患伤寒,中西医均束手,而吾以麻黄汤自疗之也(此案载入拙著《伤寒研究》中)。余视其病证,脉数、肢温、热甚壮,微有汗意,舌苔不绛不糙,唇亦不干,惟目光无神,目珠微向上,按其腹部不硬,按胸部则眉蹙。其时为七月,余思时虽盛暑,却与暑湿无关,是食停上膈证。《经》云:"在上者因而越之。"是可吐也,因为书瓜蒂散,生豆豉三钱、生山栀三钱、甜瓜蒂五个,因方中无贵药,嘱其后即近处小药店中购之。既而购药者归,谓无甜瓜蒂,仅有南瓜蒂,余思南瓜蒂甚大,五个殊太多,乃改用两枚,并谓病家,药后如不吐,可以鸡羽探喉。归后殊不放心,翌晨自往探视。据云,药后吐泻并作,已能啼矣。亟往视之,才入室,见病儿目灼灼向余审视,余喜曰愈矣。视其所下皆黄粪成块者甚多,此症停积虽多,舌无黄苔,用表药既非其治,用攻药亦不能一药而愈,以承气证未具也,当时用瓜蒂散,只欲其吐,不虞其泻。嗣后乃知此儿以食物太多,上、中、下三焦皆满,府气不通,故不啼不乳,矢未燥,故腹部不拒按。栀、豆有升降作用,故吐泻并作,抑栀、豆之力不是去积,其所以能升降,全赖瓜蒂,上口开则下口亦开也。然则因食停上膈而用吐,可谓知其一,未知其二,此病用此方,不可谓是幸中。而此方与此病,丝丝入扣,实非余当时能力所及,乃由事后反复思索者悟得者,实不可谓非幸中。嗣是此五少爷者,竟不复病,直至八岁时,始以小感冒延诊一次,今十二龄矣,此可见仲景方之高绝,非其他方药所可几及。余每用伤寒大方愈病,其人必亘八年始以小病就诊者甚多,不仅此一症为然也。

3 家四太爷子误服香药病案

是年九月,家四太爷延诊其第六子病孩,为六个月婴儿,壮热、脉数、无汗,不啼、不乳,两日夜,气促鼻煽,目光无神,病家恐出痧子,以纸捻醮油燃烛,照其面部。余以纸捻向东西移,其目珠乃不随光转动,试以电灯亦然。视前方,不过豆豉、枳壳,初起发热,至是凡六日,第四日陡增重,则因是日曾服金鼠矢半粒,药后下青色粪,遂不啼不乳。初服金鼠矢,热势略杀,是日复壮热,始惊惶。余有两儿一女,皆因发热,时医予以香药而殇者,而此孩才六个月,且气促鼻煽,目不能瞬,计已无望,因不敢处方。家四太爷固强之,乃逐层推敲,久之,忽有所悟,因用生麻黄四分、葛根一钱、黄芩八分、炙甘草六分,仅四味,嘱尽剂。翌日复诊,诸恙悉瘥,目能动,啼且乳,微汗出热且退矣。原方去麻黄加枳实、竹茹,霍然而愈。此病之机括,全在初服金鼠矢热略减,既而热复壮。须知初时之热减,非热退乃热陷也。金鼠矢一名"万应锭",为秘方,在北京甚有名,亦回春丹之类,仅服米粒大,便能奏效,使病孩下青色粪及痰,可知药中必有甚猛烈之品,如甘遂、牵牛之类。热陷为误下,太阳误下则为结胸,胸结则体温集表者反而内攻,而表热乃不壮。药中麝香奇重,麝本能开闭,热既内攻,麝乃不达表而窜里,麝能蚀脑,既不达表而窜里,斯无有不引热入脑者。引热入脑,则热之在表者反低,而脉反迟,脑脊髓炎之险证见矣。故儿科用香药,于热病即多不救,不必见险证败象而后知之。吾初见病孩目光不随烛光转移,以为热已入脑,六个月婴儿,热既入脑,法在不救,故不取用药。继思热既复壮,是仍有外出之机,因势利导,当仍可达之向外,使从外解。其目不能瞬,确是胃气为药力所抑,胃神经起变化,影响后脑,间接及于目珠之滑车神经,若后脑发热,即成一往不返之局。今表热既复壮,生机自在,所谓忽有所悟者此也。

4　嘉兴刘小姐病温案

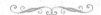

吾乡先辈刘少寅先生,光绪中为嘉兴知府,后即入嘉兴籍,其所居曰保忠埭,民五少寅先生之女,公子病,由其孙问筹世兄来沪延诊,病者二十二岁,尚未出阁。其病证初起发热,医谓是温病,服药不效,前后易五六医,延时两月,愈病愈重,旧方纸厚寸许,略一审视,初起豆豉、豆卷,其后均鲜石斛为主药,共四十余纸,每纸石斛三钱,有五钱者,最后则为霍山石斛,综计所服,各种石斛,至少当有十二两。又其后则为羚羊、犀角,又其后旋覆花、代赭石,其后紫雪丹,最后则为秔豆衣、糯稻根须,嗣是五日无方,盖已谢不敏矣。视病人,则不能动,不能言,肉削殆尽,热不退而脉数,遍身无汗,日进粥汤一两羹匙,舌色厚腻灰润,热百零四度,溲有而甚少,气短,不跷卧,似痦似寐,目尚能瞬而已。病家问如何,余曰"此坏病也,纯为药误,恐不可救"。病家固请挽回,余思既远道来此,亦断无不用药之理,乃为处方,此方已不记忆,仅忆是麻黄、附子为主,炙麻黄五分,制附块一钱。书方已,由问筹偕往游鸳鸯湖,时为八月既望,烟雨楼中,光线绝佳,楼外烟云,湖中舟楫,水面菱芡,界为方罫,如铺绿茵,款乃时闻,光景清绝,为之流连竟日。问筹意在尼吾行,游兴既阑,复往饭店晚餐,延至九钟,当日已无火车可行,乃偕归。因病人不能言,亦不能动,故药后无所表见,余诊其脉,其数度如梨园中之板鼓,骤如急雨不可数,急以热度表量之,得百零五度零六,为之大惊失色。病家问如何,余挢舌不能答也。乃至其家厅事中,屏人独处,深长以思,已而复入诊视,按病人之胸脘,觉鸠尾骨下软腔中板然而硬,复四边按之,察其有无边际,则硬处大如五寸径碟子,俨如癥瘕。乃处方如下:制附片三钱、柴胡一钱半、姜半夏钱半、吴萸钱半、薤白三钱,炙甘草一钱、云苓三钱,煎成已十二钟,即予服十之七,寻思药已入腹,更无推敲余地,苟不予药,宁有幸者,虽冒险不悔也。乃属问筹四钟时醒我,是夜竟得酣寝。黎明时,更入诊,脉已软缓,以热度表测之,得百零一度,心为释然,乃将头煎余药并二煎予服,至八钟能言矣。将原方去柴胡,减附子为一钱,吴萸半之,其余副药略相称,嘱服四剂。以十点钟车返沪,越四日,复延诊,他无所苦,惟腹胀不得大便,乃以半硫丸下之,计每次一钱,服两次而便行,嗣后竟弗药,仅以糜粥调理,至翌年五月,始完全复原、遍身肌肉再生,可谓绝处逢生也。按:此病本是伤寒系之温病,医者误认以为暍病,而以叶天士医案之法治之,遂致误入歧路。

夫暍病是暑温,在伤寒范围之外,通常所谓风温、温热,乃伤寒类之热病,在伤寒范围之内,此古人所未明者。且叶天士、顾景文等,仅知暑温不可用伤寒法,而不自知其石斛、羚羊、犀角杀人反掌,即暑温亦不可用,后人复漫不加察,谬种流传,滔滔皆是,固不必为嘉兴医生咎也。以上所说,《温病明理》详之,至吾所用之方,为变相真武汤,为舒驰远所常用者,其半硫丸则宋窦材《扁鹊心书》法。此两法若何可用,若何不可用,说详后案。

5 张锦宏女伤寒病案

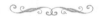

凡病未经误治者,纵险可挽回者多,既经误治而见败象者,则十死八九,因藏气扰乱,反应之救剂易穷故也。余治张锦宏掌珠一案,其病之险,尤甚于嘉兴刘氏。张锦宏者,常州奔牛人,与丁君仲英为襟兄弟,向在丁处。民六岁暮,其掌珠患伤寒,初由余继鸿兄诊治,予以豆卷、栀、豉等不效,病渐内传。张延余诊,其病为阳明府证,予以调胃承气,热不解,更予小承气,时已逼岁除,病仍不解。除夕、初一未复诊,初二则病变,舌润、汗多、胸闷、肢冷、神志不清楚,脉数微硬,盖少阴证见矣。问所以致此之由,因连进承气不效,仲英予以银花、连翘、竹叶、芦根等药,初意以为甚平稳之药,恣服无害,不图寒凉过当,遂见阴证也。余曰"今则非附子不可",时座上贺年戚友,强半医生,闻附子无不谈虎色变,仲英欲余负责。余曰:"彼此稍有交谊,故略尽绵薄,余岂欲酏之耶?"时有窃笑于旁者,余不顾,处方用附子钱半,柴胡一钱,即诊嘉兴刘姓所用方,第分量较轻耳。仲英留余雀战,其意盖不能释然于附子。余斗牌技至劣,是日负至四十余元,然附子之药效则良佳,病者得酣寝竟日,醒而热退矣。既而十日不大便,复有微热,余以半硫丸下之,得干粪,精神爽楚,从此慎摄,可以逐渐复元,余亦不复往。二月初,忽以急足来迓,谓病有变,余莫明其故,姑往诊视。则目上视,环唇汗出,两手无脉,一手脉仅两至。问所以致此之由,因服半硫丸得大便后,又便闭半月,鉴于前此用药之难,不敢予药,以灌肠皮带导之,不图遂有此变。锦宏请处方挽救,余谢不敏,仲英谓此时若更能挽救,其技始真足以服人。余哂之曰:"凡事成之至难,败之至易,治病较之寻常事件尤甚。此病所以不能挽回者,因伤寒之变化,至中阴溜府止,前此便闭,用半硫丸,即是溜府,自尔日得大便后,又半月不更衣,其生机即在此处。何以故,以阴病变阳也。今以涤肠法隳其自复之脾阳,吾疑公等之不欲其生也,奈何复言挽救。"锦宏声泪俱下,锦之环境甚窘,而爱女如此,余爱怜女儿甚于儿子者,且余之儿女多死于医,不觉为之下同情之泪。寻思凡败象之见,其来渐者,不可救;暴者,拟乱反正,却有可愈之理。因令购艾绒于关元穴灸之,至八九壮,毫无影响。余曰:"此当以五十壮为期。"业已目上视而无脉,灸与不灸,均之是死,计无复之,遂不返顾。至九十壮,汗敛、脉起,乃以大剂参、附频频予服,一面继续再灸,至七十余壮,病者呼痛始止。是日薄暮至夜半,尽附子、人参各三钱,两钟时再灸,至黎明又五十余壮,脉见缓滑,余曰"可矣"。止艾炷,以千槌膏盖灸创处,饮以米汤,病者得美睡,从此不敢妄予药,病亦竟不复变。至七月间,肌肉充盈,病乃全除,精气全复。

自西法盛行后,向患便闭者,始无不知有灌肠皮带及打密唧筒。因中国古法仅有蜜煎导,而药肆中又不备,其物诚不如西法之灵捷便利也。然有两种病不可用,为余目击其害,至数十次无一或爽者,一为伤寒之阳明经证，二为痢疾。伤寒最喜化燥，最忌漏底，化燥则一清可愈，漏底则阴证立惟。见阳明府证，当然可用，其非伤寒大便燥结者亦可用。至于痢疾，里急后重，所苦者即是粪不得出，西药往往涤肠，即非医生，亦往往有此感想，以为涤肠总无大害，不知病理不如是简单也。痢疾之滞下，起初什九属湿热，其有从洞泄变痢者，亦在化热之后，以故太阴腹满证，往往有用理中，遽变滞下者，故初步皆用寒凉攻下。《伤寒论》之白头翁汤，用连、柏、秦皮，即是此理，舒驰远长于用温，短于用凉，因疑白头翁汤非仲景方，其意盖以凉药为疑，不知痢疾初步之无寒症也。然痢疾之后重，在肛门之闭结，而其病毒则在肠胃，又肛门之所以闭，由于气坠，故用枳实、大黄攻其胃肠之积热，会病势差减，用升麻、川芎升举其下坠，则病势更减。若用灌肠法，胃肠之积，绝不因此汤涤；而下坠之气，则因涤而更甚，用一次，虽不能愈病，尚能减热而稍松，用多次，则大肠由热变冷。白头翁汤之阳证，变为桃花汤之阴证，甚且有亡阳而大汗肢冷，非附子大剂不能挽救者。张女子病，从前后药效推断，其为灌肠败事，丝毫无疑，是今日治医者不可不知也。

6 王君依仁伤寒病案

　　王君依仁，丁甘仁君之门人也，住上海小东门，由甘仁之世兄仲英延诊。病可两候，发热有汗不解，曾吐血，气急，脉带硬，自言夹阴，曾用麝香、鸽子，问曾服泻药否，曰："无之。"脉硬，发热，最惧气急，因脉硬为无阳，气急则大有出入，假使曾服泻药，是下后息高不治。下后息高所以不治者，为不当下而下，藏气乱，故使气急。王之气急，固不甚剧，然使是藏气乱，则当以次增剧。又问吐血如何症状，则因旧有此病，近日固未发。视前方，大半凉药。病人自始小腹不痛，余思虽非夹阴，却是肾虚之体。夹阴指房后受凉而言，则小腹必痛，寒在下，药力不及，当用麝香、鸽子，不痛即用麝，反嫌虚虚，是当从治，以附子补火无疑。因用附子一钱半，佐以归、芍、甘草，以护其阴。写方既毕，仲英乃示我以乃翁之方，则附子八分，参须八分，他佐药今已不复省忆。余曰："此与拙方用意略同，不过分量较轻耳。"仲英谓病家见是附子不敢服，故延阁下。余曰："既尊大人已处方，自当即服，犹且犹豫，则拙方更不敢服矣。"仲谓家严今日往苏州诊病，彼等恐无以善后，故不敢服，今请君负责，吾当立主服尊方。余曰："诺。"时为上午十一钟，余乃辞去，是时余尚在商务书馆。馆课既毕，傍晚五钟许，至福州路丁氏医寓，仲英出诊未归，余向西餐店购小食。食顷，仲英来，一见即叹曰："王依仁已矣。"余曰："何如？"曰："殆已绝望。"余曰："既未死，便不尔，请姑言病状。"曰："已昏不知人，且动风。"余沉吟为间曰："嘻！是不可以不往。"仲英似惊怖余言，曰："若敢往乎？"余曰："如此时不即往，其人乃真死矣！"仲英亦神王，曰："然则吾当陪君一行。"即街头雇人力车驰而往。抵王寓门前，阵冥器，纸制肩舆一，又一纸制包车，下衬以禾藁，其家人方燃火也，仲英制余衣角，余曰："是不死，当速入。"入则室中无虑数十人，余挤至病榻前，则帐帏已撤去，病人仰卧，口中狂呼如唱歌，数女人执其手。余不暇他顾，急从人丛中，伸手按其脉，脉乃缓软，因摇手止彼等勿号哭及叫喊。且曰："是决能安全，倘有不测，惟我是问。"众闻言皆愕眙。余且诊脉，且语众曰："室中宜静，人宜少，须臾当得寐，更两钟可神志清楚，谈话如常人。"众自将信将疑。余不复申辩，就医室中坐，是时人虽多，余相识者绝少，仅与仲英谈话，询知其尊人尚未归。因问曾延某君否？曰："彼于五钟时曾来。"问服其方否？曰："尚未。"余曰："险哉！余之疾驰而来，正为此也。"仲英曰："是诚怪事，君未见其方，何以知不可服？"余笑曰："彼所开之药方，第一味当为羚羊角四分，倘所测误者，则余此来为多事矣。"即有人启抽屉出其方，其首列之药，果为羚羊片八分也，余曰："何如？"众乃相顾而嘻。余因言羚羊不可服。谈可一钟许，病者神志已清。诊脉之顷，问答如平人，且自言遍身舒适。从此平剂调理渐愈。翌年遇于友人席上，壮健过于未病时，血症竟不复作。此病所以用附，其标准在脉硬而有汗。凡有汗者，脉当缓，纵不缓，亦不硬，硬却是阴证。至其手脚痉挛而发狂，乃上热下寒。药本当冷服，避去上焦之热，因事先未虑及此。习惯药皆热服，热遇热，遂起剧变。然毕竟是瞑眩，不是药误，故表面虽发狂，里面已阳回，脉之硬者转为缓和。附子之性质，辛温而下降，热既下行，浮火自敛，至药力达于下焦，其狂自止。此本非甚棘手之症，因焚冥器，撤帏帐，遂若病者已在大渐之顷，此全由于病家神经过敏，病者又是医生，不妄反因此浪得虚名，其实较之张锦宏君之掌珠，其难易不可以道里计矣。

7 周君志禹热病案

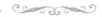

承天英华学校校长周志禹君，于民九秋杪，由缪子彬君介绍延诊。其病为发热不解，脉数带滑，胸脘痞闷，不能食，大便不行，可三数日。病约五六日，舌润、苔白、口腻，别无败象，亦能寝，不气急，惟晚间热加壮，有谵语，有溲，有汗，如此而已。而其家人则异常惊惶。叩其故，向服西药，因晚间热度臻至百零五度零六，西医欲用冰，而其家人犹豫未决，西医两人咸谢不敏辞去，以故合家惊惶失措。余思谵语是热高，神经受炙所致，然气不喘，脉不乱，规矩权衡不坏，总无死法。观其舌色是温热病之夹湿者，热有起落，可以从少阳治。舌润而白，胸脘痞闷，若从少阳治，即柴胡、槟、朴乃对症之药也，因用吴又可达原饮。药后热势顿减，胸闷亦宽，明日复诊，已无复危险可言，仅予归、芍养营。然神志虽清，体力却不健，舌色仍润，又明日已全无热度。三数日后，忽见迷睡、脉微、肢凉、微汗，其见证纯属阳虚，乃于归、苟方中加附子八分，两剂霍然起矣。

此病实不曾费力，而病家至今以为中医有时神效，有不可思议如此者。周君之戚某君，本有名西医，既称道拙技，偶值疑难热病，辄约余会诊，是余第二次浪得虚名也。十余年来，三次值热度百零五度零六。第一次即嘉兴刘女士之病，又一次为友人余继鸿君约至上海城中会诊一男子，其人可四十余岁，体肥而喘甚，脉乱，余谢不敏，未书方，嗣闻当夜即逝，是百零五度零六之热度，固非易与者。

8 陶希丈女公子伤寒病案

陶希泉姻丈之第三女公子，今九龄矣，当其初生约四个月时，病伤寒。初延余诊，见其发热呕乳，与以荆防二陈,热不解。第二日余往外埠诊病,遂延某君,亦陶宅向来延诊之熟人,药后仍无出入。第三日壮热不啼不乳,第四日复然。余归,陶宅已两次急足来探询,急往,则某君方为之针十指,云是肺闭,其法如刺疟遍刺十指螺门,每刺令出血,以纸拭之,纸方尺拭血斑斓满之,而小孩不啼,某君谓是闭证。希丈之夫人,余族祖姑也,儿时又曾从余受业,以此因缘,两家往来颇频。祖姑问余何如。余曰:"此病不可服香药。"又问如何是香药。余曰:"如太乙、紫雪、万应、回春各丹,凡有麝香者皆是。"某君闻余言,似不谓然,默然辞去,祖姑殊惶急,不知所可。余祖然曰:"此病吾能愈之。"希丈曰:"如此甚佳,请阁下下榻此间,不但医药惟命,且借重看护何如?"余亟首肯其语,曰:"良佳,苟非余躬自看护,则不能操必愈之券。"乃为处方,第一剂用麻黄三分,黄芩六分,杏仁二钱,枳实八分,炙草四分,药一次尽服。时为黄昏八钟,越两钟视之,不得汗,十钟时继进一剂。更越两钟视之,仍不得汗,不啼不乳,亦不寐,形神颇躁扰,加麻黄为四分,黄芩八分,杏仁三钱,更予服,仍一次尽剂。越两钟视之,仍不得汗,诸恙如故,躁扰之外,亦别无败象。余思仲景总不欺人,所以不汗者,必此病不当服麻黄汤,然麻黄汤为大方,婴儿仅四个月,倘施之不当,安有不变者,况壮热无汗,不用麻黄解表,将更用何药乎?已而忽悟洁古谓葛根是阳明药。《经》云伤寒三日,阳明脉大,盖热壮而脉不大,惟痉病为然。若伤寒则脉无不大者,王朴庄于阳明脉大之下注云:"此义未详。"鄙意则以为此节经文当于阳明字断句,若曰伤寒三日,若已传阳明者,其脉则大。换言之,即伤寒二日,若脉大者,即可定其为已传阳明。夫但恶热不恶寒,脉缓而汗出者,尽人可知其为阳明也,若已传阳明而仍无汗,又值不能言自觉证之婴儿,则将于何辨之?故经文又出"三日脉大"四字,以教人识证之法。今病已第四五日之交,而热壮无汗,此非用麻黄汤之候,乃用葛根汤之候也。沉思至此,瞿然而起,曰:"愈矣。"即于前方加葛根一钱半,再予之尽剂,药后可半钟许,颜额、两手、胸背、足部均蒸蒸得微汗,向之燥扰者,至此遽静,热亦渐杀,至黎明竟沉沉睡去。候其颜额,热渐退矣,余乃就榻假寐,至八点钟起,早膳毕,视婴儿,仍酣寐,诫乳妈弗无故醒之,听其尽量酣睡。余则出而应诊,至下午四钟始毕事,复赴陶宅,则病孩仍未醒,余甚以为奇,亟趋视之,才揭帐帏,叫然啼矣,乳妈喂以乳,儿饥甚,大口咽有声,乃嘱勿多予。嗣后仍小有潮热,更三日,出痧疹,得大便,然后霍然而愈。当时某君闻余言不可服香药,默然辞去,其意盖以为如此闭证,不用紫雪、至宝等丹开之,更无治法。此非余之浅测,时下儿科手笔大都如此,岂知苟予香药,必然不救。余之儿女,以类此之病,经时医投辛凉轻剂,失表于前,复用玉枢、紫雪,误开于后,以致夭折者两人。近十余年来见类此之病,误用香药致不可救药者,更指不胜屈。假使不详言此中曲折,公布于天下后世,总觉如骨髓在喉,不吐不快。

9 金姓妇热病案

　　有住英租界南京路逢吉里金姓者延诊,不知其为何许人也,病者为三十余妇人。其病至重,发热可二十余日,肢寒、脉软、热不退,昏不知人,舌色灰腻而润,不能食,大便如水,不能起而更衣,粪溺皆壅以败絮,臭秽殊甚。其最可怕者,遍身均微见痉挛,手指瞤动,而谵语时作,目直视,自言自语。省其所言,皆鬼话,谓堂中有某某人在其床前碰麻雀,床上更有某姊妹邀彼至某处。据其所言,几乎满室皆鬼,按其胸腹，不知痛，亦不见蹙额受拒诸反应动作，而前板齿则燥。视前方计二十余纸，皆上海著名高价之中医，而某甲之方最多，近二十纸，每纸皆石斛三钱，有五钱者。石斛之名称不一，曰鲜石斛、曰金钗石斛、曰铁皮石斛、曰风斛、曰霍山斛、曰耳环石斛，每方之药价，从一元四五角起，其最高价一剂药可二十元。余因注意病者之生活程度，病者所居，仅一楼面，所谓楼面者，一楼一底之房屋，仅租赁楼房前半间之谓，上海四五等贫家之居处也。此半间屋中，破旧藤椅一，板桌一，旧红木橱一，旧铁床一，床上蚊帐补缀如衲衣，观此阵设与其住楼面之经济程度恰相称。再注意研究其病情，发热三候，神昏谵语，益以自利，不问可知是伤寒。伤寒之误治，曰误下、误汗、误清、误温，无不可以原谅，独无用甘凉之石斛，遏热不出之理。即让一步说，照叶派治法，亦自有变换，断无一味石斛。自始至终，三候不变之理，夫能生死肉骨，自是良医，苟其动辄杀人，为害犹非甚烈。在病家闻此医之多杀，将裹足不前；在医者因营业之不振，将发奋而研究。是医而杀人，其结果则为演进，始而为庸医，其后来犹有不庸之时。若其用药既不能活人，复不能杀人，则将终身为庸医。近人且辗转效尤，习医者专门以不死不活为目的，而病家之受祸乃酷矣。若此病者，本属穷人，但因求愈心切，忍痛出高价以延医，更忍痛出高价以买药，残喘仅延，债台已筑。天下吃亏事，宁有过于此者？余于是对于某医，深恶痛恨。后年余偶值此医于病家，渠又出其惯技，风斛、霍斛、铁皮斛，涂鸦满纸，而病者则为一出痧子之小孩，已拜石斛之赐，昏不知人矣。余恨极，几欲饱以老拳，其实两人前此且不识面，无论恩怨。此医见余以盛气凌之，亦自莫名其妙，此殊堪喷饭者也。今姑置此而言金姓之病，此病为伤寒，已不待言，所当考虑者，是伤寒之阳明府证，抑是少阴证？少阴有自利，俗称漏底伤寒，阳明亦有热结旁流之证。少阴自利是粪水，热结旁流亦为粪水，绝相似而至难辨。又阳明矢燥则谵语，少阴亦有谵语。自来医家分谵语为两种，一种曰郑声，一种曰谵语。谵语者，语无伦次，其人如狂；郑声者，语音细微，言而再言。郑声为虚，谵语为实，实者阳明，虚者少阴。然纸上言之了了，施之实际，仍不能无疑义，所以然之故，病情变动不居，绝不能与印板文字恰恰吻合。病有弃衣疾走，登高而呼者，实之极端也；有仅仅唇吻癖阖，恍恍惚惚，若有所见者，虚之极端也，走极端者易辨，怜邻疑似者难知。古人又以小便之清赤辨虚实，舌苔之润燥辨虚实，其言则是，而事实上则全非。少阴证有舌燥溲赤，得大剂附子、吴萸，后舌转润而溲清长者，《内经》所谓阳扰于外，阴争于内，则九窍不通，舌无津，溲短赤，即九穷不通之谓也。古人又以脉辨虚实，谓脉任按者为实，沉微者为虚，则更不然。脉缓软而沉，沉而弱，沉弱而至于伏，皆阳明府证所有者，以大剂承气攻之，其脉始出，正是习见不鲜之事，理由详《脉学发微》。少阴证脉数，数而硬，硬而忤指者，比比皆是，予以大剂附子，其脉转和，所谓脉有阳和之气，即指此也。此外又有肝阳胆火载痰逆行，神经剧变，笑啼并作者，此病与伤寒迥殊，而医者不察，往往混施医药，多致不救者，此当于他日详之。今只言伤寒，伤寒之阴阳虚实，既如此难辨，则将奈何？曰医学所以贵乎根本解决也，读者知脉之所以鞭，由于纤微神经起反应之故，则阳明证不能滥于少阴，知肠胃扩张过当，手足可以见抽搐，则少阴不能滥于阳明。何以故？因阳明证是阳盛而热，第二步事，少阴证是阳虚而寒，阴虚而热，第三、第四步事，就种种方面推考，灼热可见，不致有混淆也。金姓妇之病，脉软，舌苔灰润而腻，即此二端，便可知非第三、第四步事，非阳虚或阴虚之证，然则非大承气不为功。假使其家而富有者，则处方之后，更无其他问题，今病家贫如此而承气之用极有出入，药力太重，将伤及元气，太轻则药不及够。最好用轻剂，药后六点钟，如无动静，斟酌情形继进一剂，此即仲景一剂药分数次服之法也。吾因其贫为之节费，因语之曰"病诚危，药后必须再诊，吾当自来，不必更送诊金也"，乃为处方，生大黄一钱，元明粉六分，朴四分，枳实一钱，嘱一次尽剂。六钟后更往，谵语略少，别无动静，脉软如故，嘱更进一剂。明日复诊，已得大便，鬼物悉不复见，神志清楚，热亦渐退矣，更调理五六日竟愈。自第二次复诊至于全愈,其家不复送诊金,余亦置之。嗣知其家固不贫,病家之夫,曰金楷声,在汇中西饭店管账,年入二千元,逢吉里之楼面,乃其母家也。是年中秋,金君赠予以甚丰盛之礼物,且登报道谢,又广为介绍。鄙谚有云:"君子落得为君子。"余固不敢以君子自居,然虽俚语,亦耐人寻味也。

10　陆小姐外感食积案

吾因汪星伯而识陆君稼孙,陆夫妇皆知识阶级中人,不可谓无常识,而其子女不病则已,病则必死,三五年中曾两次至其家诊小孩皆不救,今为第三次矣。其故由于多财,病则中西医并延,中西药并进,吾感于医学中西皆不彻底,故记之。病家如陆君夫妇,犹且小疾酿成大病,则财力、知识不如陆君者,又当何如?陆小姐九岁,病八日,发热、腹痛、泄泻,舌润而红,手掌干热尚不甚,头热与掌热相等,水泻日五六次,胸脘腹部皆痛皆拒按,惟须深按之始觉痛,浅按则否,有汗,口味淡,脉尚无败象。如此病象,不可谓甚劣,然以余测之,此病有危险在后,亦许竟不救。所以然之故,余查前方为豆豉三钱、槟榔钱半,凡三剂,前一日曾灌肠,此皆误也,何以用豆豉,为发热也。然观其舌色,此病为新凉伏暑,乃暑温,不可汗,汗之热不退,再汗之热反高,至百零四度。医者不悟,不思易辙,三汗之遂虚,此掌热之所由来。何以用槟榔又灌肠,病家告余,病前曾吃山芋,当有积,余亦谓是必有积,积固当攻,此所以用槟榔也。用槟榔腹部仍拒按,乃以灌肠法佐之,此所以用灌肠,灌肠无物,遂利不止,病家因曾受多次创痛之教训,故改延余。表面尚镇定,然已心惊胆战,可想而知。明医吴又可善用攻下者也,然彼有一甚有价值之议论,谓"温邪未到胃,不可攻"。其标准在舌苔之黄否,苔黄者为已到胃,不黄者为未到胃,已到胃者可下,以大黄为主;未到胃者不可下,以消导为主,消导之主药,即槟榔也。吴氏创方有达原饮,即重用槟榔者,前医之用槟榔,是根据吴氏,吾尝试之,吴氏说甚确。然而今兹陆小姐病,何以知其误?盖从形能上考察,肠胃确与皮毛相应,无外感则胃肠消化不生障凝,若有表证,发热形寒,消化工作便不能循常轨,故凡自觉有感冒,立刻节食带饿,其病往往易愈。如其已感不适,仍复强进油腻,则病之传变必凶,若当壮热之顷,误食或误药,伤其内部,则病必日深,往往不救。论病之险夷固如此,而成病之因缘亦是如此,所以单丝不成线,必有外因之外感,复有内因之食积,然后成病。故不必病家说病前曾食何物,然后知有积也。胃之下口曰幽门,有括约筋,司启闭,食物在胃中,为第一次消化,在小肠为第二次消化,第一次消化工作未竟,幽门之括约筋照例不许此未化之食物通过,第二次消化未竟,阑门之括约筋亦显同样作用。舌面之味蕾,其中藏有味觉神经,假使食物与肠胃不相宜,则胃中起反感而呕吐,故知舌与胃有特殊关系。吾尝戏谓鼻黏膜是肺之第一道防线,舌面之味觉神经,为胃之第一道防线,似尚不背事实,惟其如此,舌色可以候胃消化。胃中寒,则口中和,胃中热,则舌面干。舌面无味蕾者,必其胃中消化失职者,味觉不灵敏者,必其胃中分泌神经钝麻者,由此可以推知胃中之变化,必著于舌。胃中湿热蕴蒸,口中舌苔必腻;胃中干燥而又有当去不去之宿积,则舌必黄厚而燥。反是明明有食积,而舌苔不黄厚者,乃消化工作未竟,故并无何等标注,是其病之重心不在胃也。重心不在胃,即《伤寒论》所谓表邪未罢,不可攻下,亦即吴又可所谓"温邪未到胃"。仲景指伤寒说,又可指温病说,病虽不同,其理一也。未可攻下而强攻之,小攻则小变,大攻则大变,在真伤寒表邪未罢而误攻之,则胸痞、利不止、但头汗、踡卧、但欲寐、息高等。凡《伤寒论》中救逆诸方,除误汗外,几于什九皆是。病温而误攻之,则仲景、又可所未言,庸手且有下不厌早之说。从前文人无不治八股,八股家喜为对偶文字,彼持下不厌早之说者,不过与伤寒下不厌迟,成为对待文字,犹之吴鞠通谓温病邪从口鼻入,与伤寒邪从肌表入为对待文字,此外别无真确之理由。此岂足以知病,兹就吾经验所得,记忆所及,约略计之。温病而误下,其变有四。其一,利不止,乃温病所常见者,所泻皆粪水,日行四五次,腹部拒按,甚似伤寒之旁流,然遽攻之而遽剧,温之不可,止之不应,热不退,泻不止,虚象日增,自汗、盗汗、白痦、红疹,层出不穷,直至于死;其二是呃逆,胸脘如窒,且痛拒按,亘数昼夜不止,予轻药如泻心、小陷胸之类,非但不应,转增不适。予丁香、柿蒂则随手而变,热深厥深,谓是食积呃逆,再攻之则呃不止,而增泄泻、呕吐,或者转属痉病,或者呕青绿水,医者不知其故,用种种药尝试,病则日进,变化叠出,以至于死;其三曰痉。痉有两种,其一从胃神经起,胃部受创为其原因;其二从肠神经起,肠部受创为其原因。胃部受创者,因用重药攻其胃,如槟榔是也;肠部受创者,因用涤肠汤其积。胃神经、肠神经所以起变化者,即因幽门与阑门之括约筋,凡食物未化者,此括约筋不许通过,以悍药攻之,相持则痛,反应起,则呕逆,或口中甜。药量重,进之频,体工不胜药力之压迫,则神经起痉挛,此所以痉也。呃逆为横膈膜痉挛,其病虽异,其理亦同,吾皆曾遇之,且什九是重用槟榔。所以有呃逆、呕吐、泄泻、发痉诸差异者,则因攻药药量之差与进药之疾徐,病候之久暂,种种不同故也。明乎以上种种,然后知陆小姐之病,确为内伤,不是食积。惟其是内伤,所以轻按之不痛,重按始痛。假使是食积,不必重按即已痛也,凡理论须圆满,固然。尤重要者,在能与事实相合符,否则虽圆满,亦非真确之论。余认定此病为虚热,不用清热药,其痛为内伤,不用攻下药,只予培养本元,听体工自复之。治之四日,痛止热减,五日神气爽慧,惟寐不长,且醒时常叫号,以为是神经关系,予以弛缓神经之品,遂日见瘥可。此事实告我以所持见解为不误也。阅两月,陆君以盛筵见饷,其女公子已嬉戏如常矣。按:时下治此病则有三种,其一是通套药,豆豉、豆卷;其二是伤寒药,凉膈、双解、葛根芩连;其三温病药,石斛甘凉。而此三种皆无标准,无理由,以其人所学为主,甲医不效,则易乙医,乙医不效,则易丙医,既以所学为主,病决不自起变化,以就医之所学,不死何待?三种治法均不效,则乞灵于附子硫黄,甲、乙、丙、丁四种医生皆自以为是,以他人为非。而此四人者,亦皆有其成绩,不过不能必愈,可以幸中,此之谓盲人瞎马,夜半深池。至灌肠之非是,可参观张锦宏女病案(此病有方案,见《药盦医案》中)。

11 庄氏流产案

同乡老友庄子溁君之如夫人寿春,怀妊五月。一日早起骤然腹痛剧作,胞破放水甚多,以电话见招,急往诊视,此将流产,原因不可知。胞浆既破,胎不得长,照例不能安胎,固知其胎必死,然胎之位尚高,与母体未完全脱离关系,姑事培元。及傍晚再诊,自觉胎元下移至少腹,不动,其胎已死,灼然无疑,舌尚未黑,决其不可留,以参、蓍、归、地等药予之。二剂后,胎与胞衣并下,安全经过,予所用药,皆补气补血,无一味攻下之品,所以能下胎之理由,纯粹是利用体工之自然。盖胎既与母体脱离关系,即属应去之废物,为生活力所不容,下移而不动者,欲去之而未能也。舌不黑者,胎死而未冷也,冷即血凝,脉络不通,组织受累,腹痛而舌黑矣,及其未冷,用大剂补气血之药,扶助生活力,以祛除此大块废物,为最适当之时期,过此以往,即不免大费周折,方中重要药为归身、炙芪、潞党,倘三物缺一,可以不效,所谓大补气血者,全恃此也。浅人于此,必用朴硝以去死胎,其意以为硝石能堕胎,且能攻下,故是必用之药,岂知适与事实相反。《本草经》谓硝石能堕者,以其能坏胎也,若胎已死,死体照例不受药,受药者乃无病之各组织,是死胎而用朴硝及类似朴硝之药,乃诛伐无罪。且胎死生活力欲驱去之而不能,此时全体均感不足,若复以悍药攻之,是犯虚虚之禁,此理岂不甚明。今试以食积为喻,回肠间有燥矢,当下者也,然而仅适宜于阳明腑证。有两种类似证而治法适相反者,一种为少阴自利,其病为寒闭,误用大黄则死,用大剂萸附温之,胶秽并下。照例温性药并不能泻大便,所以然之故,祛寒补火,则肠胃有权,当下之物不能留;一种为虚胀,误攻之,则腹部益膨大,而胀乃弥甚。审其为虚,法当补益,初补之,胀必加剧,再补之,三补之,毅然不疑,猝然腹鸣,胶秽畅下,可以宿病若失,是亦补益及够,正气有权之故。质言之,各组织恢复弹力,气足自摄,故能恢复其推陈致新之本能而已,此虽消化系与生殖系病位不同,其理同也,凡当下之病而反补之。如上所述,与夫女人干血劳,见柴瘠、盗汗、潮热诸症,明明虚甚,然审其致虚之因,由于瘀血,反以悍药攻之,皆在从治之列,所谓伏其所主,先其所因。读《内经》者,对于从治二字,狃于以寒治寒,以热治热,是不明理,故闻一不能知二,举隅不能反三。

12 心房病治验案

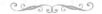

　　余著《脉学》,挂漏甚多,常思补作,迄未果,种种脉象,诊而知其为病者皆易晓,独心房病之脉最难知。五六年前,有靳姓老妇患血痢,初诊脉数而微且涩,灼然病脉也。予以石斛、生地等养血、养营之品,脉转缓滑,趋落宽而不涩,明明是脉象转佳,惟血痢不止。余仅诊两次,其后考见招。久之,靳之戚来诊,询之则患痢之老妇逝矣,且距余最后诊视时仅三数日。心甚疑之,以为其脉不当死,嗣后亦有值缓滑之脉而结果不良者,第不记忆为谁何人,此种脉象之不为好脉,其理如何,则耿耿于心。自去年诊三鑫里傅姓之病,乃恍然明白其为心房病,后诊热何路张姓小孩,得明白理由。最近诊虹口沈姓妇产后发肿,乃了然无疑义。且发见治法,是在拙著诸书中为甚有价值之一篇,当为详细说明之。

　　三鑫里傅姓老人有两子,五六年前,其次子患暑温,吾为愈之。去年其长子病,初起亦不过小感冒,惟面色不甚好,余为诊一次,病不过发热骨楚,药不过秦艽、荆、防。翌日来邀复诊,余适患痢,命儿子道周往,后遂未再来。更二十余日,傅翁自来邀余,则其子病尚未愈,因余病,其家不信任他医,而入某医院。西医以为肠炎,初予涤肠,既而注射,治之二十余日,迄无起色,病人自觉渐臻郑重,乃要求出院。是日余诊其脉,洪滑无伦,面部及手脚皆肿,并见自汗、盗汗、气喘,诸症皆虚,而脉见盛大,其为心房起救济作用无疑。自汗、盗汗皆心房病,假使脉弱可以强心,今脉洪盛异常,是心房兴奋已越常轨,病情甚不妥当,已不待言。当此之时,宜用何药乎?仔细思索,不得要领,勉强予以犀角地黄不效,乃为介绍某西医。某西医诊之,断为心房肥大,为注射强心针,一面仍服中药,病状不变,气急、盗汗日见增剧,正气日衰,脉洪如故，原方加入参须、牡蛎、小麦，不应如故，余技穷，谢不能治，某医亦辞去。后于讣闻中知其家延陆姓医予以参、术，似乎有效，继进而病者竟死，年未三十也。此病之误，自在某医院之西医，余亦不能无罪，其所以致死之重要原因，则在幼年本有心房病。据讣闻中说，在中学肄业时，因运动剧烈得之，凡瓣膜闭锁不全，心房起代偿作用，则见促、结之脉，或见涩脉，西籍谓此种最后之结果为水肿，当是经验之谈。惟心房起代偿作用，恒能维持至数十年之久，以故促脉、涩脉常常见之，而水肿之结果则未曾经见，西籍亦未言其理，乃今而知所谓水肿之结果，由于心肌肥大之故。夫因血行之力与瓣膜启闭之力不相当，而后瓣膜闭锁不全，心房乃有逆流之血，因血有逆流，心肌神经兴奋以为救济，心房则大弛大张以驱逆流之血，斯时则感心跳、脉洪大而有歇止，如此情形，谓之代偿。此时之代偿，乃心脏虽病，生活力仍在，迨体气既衰，或遇特种原因戕贼其内部，生活力不能维持，于是心肌肥大，此时之心房增大，其容积并非由于细胞之增殖，乃因组织之松懈，是无统摄力。可知心之本身无统摄力，即全体脉管皆无统摄力，血与淋巴皆泛滥横溢，各组织随之松懈，不肿何待，此所以心房病之末路为水肿也。有因剧咳肺受伤而肿者，其肿为肺不行水，其见症必属甚久之咳嗽，其肿之起点，必在眼下廉。有内肾排泄失职而肿者，其肿之起点在两脚，而溲必不利。有因肝气横逆，致成薄厥失血太多，因而遍身浮肿者，其肤色常隐青紫，妇人崩后，由血瘅转属成肿者同理，肤色则隐黄黑。肺肾病之肿，皮下聚水之成分为多；心肝病之肿，组织坏变之成分为多。以故肺肾之肿有可愈者，而心肝之肿，类不可治。我国旧籍，仅分虚胀、实胀、气鼓、血鼓、水肿，而原理不明，界说不清楚，有时不免以水肿之方，施之组织坏变之病，当然无效。而可治与不可治之分际，亦不能了然明白矣，是皆可推理而得者。至于肿病，种类甚多，兼症尤多，难治之症，随在而是。余尚有多数未能明了之处，兹仅言心房病之经验与吾所发见其可治之成绩。

西医治热病之成绩不良，人多知之，然若无兼症，本来禀赋壮实之人，亦多愈者。惟素有伏病之人，用注射杀菌，冰枕护脑，涤肠去积之法，往往因治法反生理上自然救济之故，惹起伏病。傅氏之心房病实其例也，故云某医院不得辞其咎，而其致死之原因，实以早岁伏根之心房病为主要原因。至于犀角、地黄，功效在清血、清热，而心房病与组织松懈无统摄力，皆物理方面事，非化学方面事，纵病不可为，犀角、地黄总未中肯，故云余安未能无罪。继此而见者，为热河路张姓小孩。

张孩约十一二龄，其父为汽车裁缝，仅此一子，是爱异常。庚午冬初患热病，其症实是伏暑，医予以豆豉、豆卷，一汗再汗，继又予槟榔创其内部，继见其寒热起伏如疟，则又予以柴胡，遂致自汗、盗汗，肌肤暵干，屡见白痦而面部浮肿，肌肤无血色。余诊其，洪滑不任按，其误药致内伤，与陆稼孙家小孩同，其面肿、脉滑、自汗、盗汗与傅氏子同。以病证论，灼然知其为虚；以脉论，固甚显著之心房病也。于是晤得一种妙理，凡缓滑之脉，当然是荣气，即所谓胃气，凡病见有胃之脉者吉，全无胃气者凶，此语原可以该括一切，而心房病则除外。心房因瓣膜闭锁不全有逆流之血而起代偿，其时脉恒见歇止，而脉压恒多盛大，解剖上所见其心脏多为一侧肥大，此皆因代偿之故。此时之代偿，虽入病态，其生活力未穷也，至此一时期告终，转入肿期时，心房更肥大，脉洪滑亢盛，外面则见种种不足病症，如浮肿、自汗、盗汗等，此时之脉，亦是代偿，则生活力已穷也。初期代偿，恒维持至数十年之久，其主要在神经，倘善自修养，用药得法，可以免二期之肿。二期代偿，因生活力已穷之故，恒急转直下，莫可抵御，以至于死。其为期甚短，而脉凡三变，当二期代偿初起时，脉洪大滑数，至最后临命之前一二日，脉则涣散，而在此两时期之中间，则有一二日见类似平和有胃之脉，非脉象转佳，乃涣散之前一步，洪大之后一步。洪大本是假有余，涣散乃是真竭绝，而此类似有胃平和之脉，乃其中间之过程。欲辨别此种过程之脉之为坏脉，须注意病历与其所著之见证，此为诊断心房病之不可不知者。

此外更悟得一事,凡见缓滑有胃之脉,无论其病证之为热病,或为杂病,总之是吉脉,所谓心不受邪也。如其见缓滑之脉,而病者之肌肤曝干,血色不足,即可测知其必有自汗、盗汗,此数条件毕具,则缓滑之脉以散论,不问病历如何,已可断定其为心房病。或问此时之为心房病,其病理如何,曰心房本体之组织松懈无统摄力也,此虽不肿,亦必发肿。惟其无统摄力,故自汗、盗汗,面部与手等处肌肤干而无血色,即是肿之前一步事,合之脉象,可知心房已肥大也。然则古人谓自汗为心液,固自不误,由此可知此种病有两种。其一,由长时间之瓣膜病,由本体之衰弱或特殊原因转入末期之肿胀;其二,热病或失血因误药创其内部,临时转属为心房病。

余因有种种阅历,更证以陆氏、傅氏之病,于是对于张姓小孩之病,灼然知其因悍药内部受伤,心房坏变,其发热决然是温病末传阴虚而热,其面无血色,手上肌肤无血色,唇舌无血色,断然是心房坏变,因而血色素坏变,期期不可从寒热方面寻求治法。于是予以天麦冬、归地、川贝、知母、钗斛、牡蛎、白芍、浮小麦,因热有起伏,加青蒿、常山,初治数日不效,余谢不敏。病孩之母,涕泣以求,乃允勉强为之,既而热退汗不止,脉不敛,肿亦不退,乃加人参须、五味子服之,两日,汗敛,脉亦不复散,此时余知此病可必愈矣,因守方服至八剂,肿退二三,从此其病退较速,共治廿余日,霍然以起。余自有此经验,更值提篮桥沈姓妇产后肿病症所领悟者,乃更深一层。

沈姓住提篮桥昆明路,年可二十许,产后十五日,恶露不行,遍身作肿,面无血色,手无血色,唇舌无血色,舌光无味蕾,自汗、盗汗,脘下有两块,常坟起上逆,一日数次,块坟起即非常不适,汗即随之。余因其恶露不行,发热且有瘕,予常山、鳖甲、青蒿,热退不清,去常山加炒熟柴胡三分,热清而肿乃更甚,予龟龄集不应,再予再不应,加麦冬、五味子有小效,更加人参须、牡蛎、白芍,脉遽敛,面上皮略宽,其先面部肌肉无感觉,此时乃有感觉,于是增五味至五分,参须钱半,天麦冬各三钱,其副药为当归、白芍、牡蛎、细生地、佛手,仍用龟龄集三分,是已岁底,属服四剂再诊,计四剂毕服,为废历正月初二,予记至此乃庚午除夕也。

余治张姓小孩,方从补心丹损益;治沈姓妇,用生脉加味,皆古人治心脏病之方也。前此未明其意,值脉散之病,而用复脉,岂知脉散则危笃已在临命之时,药力已不及挽救。其前此一步,又误认过程之代偿,脉为有胃之脉,当用生脉、复脉而不用,坐失病机,此一失也。复脉有姜、桂,仅适宜于伤寒少阴证之脉弱,若温病至阴虚而热,即在过程时期亦不适用,而乃因其无血色自汗,误认为可温之症,不用生脉而用复脉,至阴分愈枯竭,是二失也。此二失殆为一般中医之通病,则因未能彻底明了病理故也。

13 喉痧治验案

急姓病之最凶恶而不易治者,莫甚于喉痧与急性肺炎及惊风三病并发者。以余所经验,初起治之不误,可愈十之七以上;初起若误,即节节掣肘,能竟全功者,百分之一二而已。又不仅药误,食物、气候不幸而值与病不相得之时与地,皆足以减少愈病之分数。例如已发热而饮汽水,则其病必不可为。又有已发热而食肉面者,用药多不能取效,亦终竟不可为。吾皆曾屡次遇之,而误药为最多。马姓、吴姓小孩,其病之难治，可谓得未曾有，皆因初起悍药创其内部，而其病则皆属肺、脑病与痧子并发者。

严仲文者，为严独鹤之族兄，其戚马姓，即著名帽商马敦和，病孩其外甥也。婴孩可三岁余，病属痧子，并发急性肺炎，痧子原无有不咳者，咳畅者不足虑。有初起咳即不畅者，其病急速增剧，大都初起喉痒而咳，继而痒处不仅是喉头，渐渐下移向胸膈。喉痒而咳，咳即其痒减少，暂时可忍，则咳为之略停，至痒处下移，虽咳，其筋肉运动之力，不能及于痒处，则咳无已时。详所以发痒之故，颈肌及肩背之肌感寒，则鼻塞而喉痒，此在解剖上虽不能寻得其途径，就形能言之，必颈与肩背之浅在感觉神经与喉头及鼻黏膜直接相通，有此呼彼应之功能。在外者感寒，则兴奋而抵抗，此时在感觉则为凛寒，在外者既起抵抗，在内者同时应之，外者司毛窍之启闭，抵抗之法，一面收束以为闭锁毛窍，一面却调集体温以拒外寒。在内者抵抗之方法，促进壁膜下小腺之分泌，其所分泌者为黏液，所以保护壁膜，盖此时内部之感觉神经较平时为灵敏，增多黏液，使从外面呼入之冷空气不与壁膜相切近，则可以减少冷之感觉，此即其所以为保护之意义。然分泌太多，则喉头反觉有物为梗，觉梗则咳而祛之，其在鼻黏膜，命意亦同。喉头所分泌者为痰，鼻黏膜所分泌者为涕，喉头祛梗、祛寒之方法以咳，鼻腔祛寒、祛梗之方法以嚏，此所以伤风之初一步为肩背凛寒，继一步为咳嚏交作，感觉过敏。呼入之空气冷，冷则咳，分泌过多，反觉有物为梗，觉梗则咳，在神经促进分泌与所分泌之黏液经过壁膜时，必觉痒，觉痒则咳，咳之原因既多，更无自然减退之理。因剧咳喉头受物理上刺激，体温自然奔集，则为炎肿，故在外因体温集表而发热，在内因壁膜炎肿而喉痛，几为伤风之公例。又肩背受寒，则喉头与鼻黏膜应之，喉头炎肿，则气管壁之神经腺体应之，其病乃渐进而渐深，此即喉痒渐渐下移之故。喉头炎肿则痛，总气管炎肿则痰多而痒下移，支气管炎肿则因气管缩小之故，呼吸均感困难，鼻翼举筋应之作势助其开张，则为鼻孔扇动而气急。故见鼻煽气急，可以测知支气管已发炎，须知支气管炎肿，绝对不是细故，此后一步，即病及微丝气管。既及微丝气管，即全肺皆病，遍身浮肿，随之而起，脑症亦继起，而病不可收拾矣。

至痧子与急性肿炎同发者，因痧子本多数以咳嗽为诱因，当其咳时，治之不当，极易由寻常伤风由浅入深而成支气管炎证。既见气急鼻煽，其毛窍必闭，多数无汗，纵有汗亦属漏汗，司汗腺之纤维神经启闭不灵，不能与血行相呼应，如此则痧子不得出，故痧子而兼见急性肺炎者，为恶候险症。无汗者当以麻黄汗之，以剧咳之故，气血皆上壅，热甚而火化，必须佐以凉药乃应，故麻杏石甘与葛根芩连合用，乃此病之特效药。其有汗者必须和营，葛根桂枝乃特效药，葛根嫌其升，则佐以芩、连、石膏，凉则下行故也；桂枝嫌其热，亦佐以芩、连、石膏，而小桂枝之量，或竟不入煎，仅将桂枝泡汤代水煎药。所以然之故，葛根能诱发，为初期痧子必需之品，桂枝能刺激表层皮肤司汗腺神经，在阳证漏汗之病，非此不止。泡汤虽力薄，无阳盛用热之嫌，协以小麦、牡蛎，则为效良也。此种止汗方法，古人谓之和营，营和则肺气得通，更得凉性药消炎，则气急可平，此种治法，是极平和者。有病势甚剧，前此已经误治，气急鼻煽异常之重者，则此种药尚不适用，当从速以细辛开之。细辛重则三分，轻则一分半，以五味子监之，以杏仁、象贝为引经药，用甘草调节其悍性，以顾正气，仍得用黄芩、知母等为佐，以消炎肿，为效之良，捷于影响，此即小青龙汤中之特效成分，有汗去麻黄，热甚去姜、桂，仲景本不教人死守其方，何得不变通用之？今之儿科，值此等病，往往放胆用葶苈，以为既非虚证，肺气壅盛，当然可泻，不知肺气所以壅，由于卫气被束，解外则愈。其细辛证因支气管炎肿收小，因而窒息，此为闭证，开之则愈，泻肺是诛伐无罪，徒令肺虚，虚则喘乃益甚。外层则因外感失治而营卫不和，里面则因药力而增内伤，体工之本能，既须救济外感，复须救济内伤，其势不给，藏气乃乱，生命在旦夕间，虽有善者，用药亦感困难矣。又有用槟榔者，其流弊如陆姓医案，其为祸亚于葶苈。又有用石斛者，病在阳经，早用此物，遂遏热入里，热既不肯退，痧子亦不得出，浸成大患。凡此皆若有意与病为难,时医则专喜用之,其病在无学理,无标准。马姓小孩,即兼尝各种误药者,葶苈、槟榔既皆犯之,石斛尤多。自余接手治疗时,其病已半月许,余见其舌尖光,气促鼻煽,知其为急性肺炎,兼泄泻内陷,痧子不得出者,先为解外,更事外熨,痧子透发,热乃骤高,却继见脑症,于是施以惊风治法,治之十日,诸恙悉瘥。而耳下颈项间结毒,因延外科,讵外科某,程度幼稚,不敢开刀,仅用咬头药,延之两日,内膜破,遂无法挽救,功亏一篑,甚可惜也。此病与垃圾桥吴姓小孩病同,吴孩出痧诊,初因重药创内部,曾泄泻,其后痧点虽满布,而气急鼻煽,手脚瞤动,并见抽搐,舌苔黑,质不绛,此邪机尚未尽达,而并发急性支气管炎及脑证也,以犀角地黄汤合安脑丸、蝎尾、胆草等,不应,复加羚羊,次日脉缓流利,气急鼻煽差减,惊则尚阵发不已,原方再进,惊亦渐平。其后以五汁饮和金蜈散、安脑丸三者交互投之,痧回热退,惊定脉平,神志爽慧,庆更生矣。后乃面部中央结毒,在鼻节骨之下与下颚之间,则开刀较难,然苟能于适当时期令于口内上颚出脓,未始不可活,结果延请疡医,以犹豫未敢奏刀,功败垂成,竟与马孩如出一辙。其后吴某尚疑不预先消毒,来函诘问,往返函牍两则,足资参考,并附于后(此病有方案载《药盒医案》)。

铁樵先生赐鉴:久未敬候,为念即维,公私顺遂,潭第集吉,为颂无量,径启者,今春小儿患痧,危险已极,得先生诊治,渐见庆生,合家欣慰,曷可言宣,鸿恩硕德,诚没齿不忘也。至后病者鼻部发现黑点,蔓延甚速,迭经中西医治,金云受毒已深,无可补救,不一日即亡。以九死一生之际,尚赖先生保其小命,何在一死九生之顷,反而疏忽,不解其毒,竟殇其命,为父母者,能不心痛乎?素考治小儿痧痘后,必清其毒,况先生曾用蝎尾、蜈蚣诸毒药,岂可不解,抑先生竟明于一世,而糊涂于一时耶?伏念先生驰誉医界,又系书门相传,经验饱学,当必有所根据,千祈示涵,借释疑实,感盼感盼,即请大安　吴荫蕉顿首。

覆函:尊函诵悉,弟因事穴,又须检查旧存医案,故迟迟奉复,甚歉甚歉。十月廿七日尊函,有两层意思,其一,通常治痧子后须解毒,问弟治令郎何故不予解毒;其二,弟曾用蝎尾、蜈蚣等药治此病,尤其当以解毒为先务,乃终竟不为解毒,致功亏一篑,问何所根据,兹竭诚奉覆如下。通常痧子愈后即无事,所谓解毒,不过分利清血药,如生甘草、活贯中、鲜生地、赤猪苓等,此种药力量甚薄,并无许多效力。令郎之病,不但是痧子,乃流行性脑症与急性肺炎同发,当鄙人诊治时,已入大逆境,危险万状之时,假使开场不逆,决不结毒,开场既逆,便生命不保,幸而治愈,结毒是不可避免的。结毒当开刀,那是外科方面事,弟实不能,故最后一方案中,声明须另请外科,至外科医生不能开刀,是当问之外科,弟不敢强不知以为知。色脉好,神气好,毒聚于一处,所以用生黄芪托毒者,即是保护内部,使其毒不向里陷,当此之时,外科医生说,无法可想。然则神昏、壮热、抽搐之时,本用外科不着,不知外科医生有法想之时,是何时也?至于蝎尾本惊风必用之药,并无所谓遗毒,金蜈散本是丹溪方子,蜈蚣去头尾,和入他药,只用一挖耳之量,亦万无因此结毒之事。况记得阁下曾为弟言,蜈蚣未服,故拙方中有不服亦好之言。是并一挖耳之金蜈散亦未服也,再解毒无逾于犀角,病毒归于一处而成脓,不开刀而责之解毒药,则开刀之手术,在医学上为无用矣。就病情讲治,此种大症,最怕是病毒不肯归入一处,若即使归入一处,呼吸停匀,脉搏停匀,抽搐不作,神色清楚,热度清楚,到此地位,内科责任已尽。倘然有人事后说风凉话,不过同业相妒,那是他自损人格,无与我事。至于弟所根据以治小孩之书,为《尊生方》中之《幼科释谜》,钱仲阳之《药证真诀》,参用《千金方》中治风、治痉各条,其他幼科书虽曾涉猎,并无心得。再痧子结毒,等于已熟之痈,其脓聚于皮里膜外,有一定时间可以维持,当及此时开之,脓出则愈。若延过适当时期、脓聚太多,内膜一破,其脓内溃,立刻危笃,无可挽救,此是事实。外科书中,防内窜有蜡矾丸,所以护内膜者也,此是外科范围内事,弟知之不详,专此奉覆,临颖主臣,即请台安。　恽铁樵顿首以上两案,虽皆未愈,其实为正当之治法,论病用药,均可以为法,如女儿慧协、孙儿龙官,病同,治法亦同,皆因病历短能速愈,故无后患。慧协十五岁,读书甚慧,颇贪凉,常少著衣,偶有不适,发热必兼见喉痛,喉头有白点,予以疏解药辄愈,甚且不服药亦愈,已习以为常,不复为意。今年四月初复病,道是发热喉痛,以为仍是寻常感冒,早起发病,余门诊既毕,下午始诊之,面色不甚毕,唇不红,手冷而脉乱,呼吸甚粗,肤红,诊脉之顷,手指所压处色白,须臾复红,此麻疹证据也,其舌质红绛,舌面干苔厚,舌尖皮紧,此为内热有积,石膏证也。麻疹不足虑,面色不华,已不啻明白告人是猩红热,益以脉乱,则其病势之郑重,非寻常发热可同日语。所居为亭子间,不合于调护,乃移置楼下厢房中,先予以麻杏石甘汤,计生麻黄四分,加葛根钱半,不应,喉益痛,原方继进,改用炙麻黄三分,复不应,黄昏仍原方继进,用生麻黄三分,加板蓝根、牛蒡、姜蚕,用芫荽外熨,令女儿慧庄、慧妹看护,两人皆彻夜不寐,频熨之,面部总不甚红,仍无汗,且有谵语。翌晨,更进生麻黄四分,得小汗,迷睡壮热,乃专事外熨,遍身肤色皆绯红,面部总不甚透彻,余认为药力与病相持,入夜仍有谵语,继进葛根、葱白、石膏,加胆草一分,是夜仍彻夜熨之。第三日早起面部痧子透出,胸脘、臂部渐回,喉痛亦大减,下午热退,第四日霍然而愈,犹吃素五日,摄养二十日,然后读书。计病剧时两日夜,用芫荽菜至值两元之多,亦创闻也。

龙官两岁,时尚未断乳。时在春杪,初起发热呕乳,可半日许,见肤红、喉哑、抽搐、剧咳而气急,是实惊风、麻疹与急性肺炎并发者,亟予以麻、杏、石、甘、葛根、胆草,佐以杏仁、象贝、苏子,药后无甚出入,半日后继进一剂,加半夏、川连,又半日许,呕似乎略瘥,得微汗,咳较剧,仍喘而音哑,以芫荽熨之,惊不止,与安脑丸,呕也,神气略清而泄泻,乃予犀角,药中胆草二分,犀角亦二分。病之第二日,遍身红点皆透,独面部甚少,惊不止,胆草加一分,即时呼大便,坐溺器上许久乃无所下,知苦降太甚,则气欲下脱也,于是去胆草,专恃犀角与安脑丸治惊。因其虚加归身、细生地、麦冬、知母,第三日早起视之,病尚相持,颇迷睡,以为无事也,亦竟未予药。乃下午出诊归,女佣逆而告我龙官病不佳,亟登楼则内人方啜泣,余大惊,视小孩挺卧如僵,面色呼吸尚非死征,候其脉亦非死脉,惟昏不知人,不啼不能吮乳,抱之起,似醒,仍不啼。余心神已略定,见其口角有白沫,此实肺燥之故,适有人赠新会橙,亟剖一枚饲之,颇能嚼,徐予之,尽一枚而目启,再予一枚神气大佳,于是恣予之,竟不服药,一夜尽十二枚,而病霍然愈,余持准提斋,即尔日所许愿也。

14　自己咳嗽肠病治效

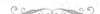

余自药蛊瘥减而得落眉木风,厥后须发虽重生,然全作白色,余之蛊从治聋来,余之落眉风却从治蛊来。盖得药蛊后,药兼积聚,用着婆丸下之得愈,手颤亦渐止,然当时急于求治,又因白癜风,服九江散,因虚而食种种补品,偶因九江散与驻颜丹同服,自觉毛孔间绷然作响,如有纤维继绝者,然从此便须眉与发渐脱,遍身之毛亦脱,头部多油汗,其症状如癞,如此者年余。就《千金》考之,当以苦参为特效药,然余病多,胃纳亦弱,苦味败胃,不敢服也。同日肺病、肠病均极深,自问盛年已过,即须眉尽去,亦不必如到彦之之讲风仪,皇皇求治。且自知因服药之故,毛囊及皮脂腺受病,此种皆有代谢作用,旧者坏死,新者再生,其病当渐愈,只索听之,亘七年半之久,须发再生再落,然后癫风之症状悉除。然发则灰白,须则全白,终不得复,则年龄当亦有关。今吾所记者为此病与肺病之关系及治验。余自幼即多咳多唾,盖因肺弱,自得药盅后,咳乃益甚,动辄伤风,四十五以后,肺萎症状渐著,涕泣俱出,薄痰奇多,喉常痒,某次伤风,咳奇剧,饮宣肺药不效,乃服细辛少许,讵药后涕如泉涌,不可制止。因悟涕多,乃肺虚之证,肺虚不胜冷空气压迫,内部各腺疾速分泌以为救济,多至极点,遂如泉涌,当时只觉涕多,其实痰亦多也。又曾见有伧医治咳用细辛至七八分,其人狂咳不止,咳时非常有力,而涕痰皆薄,余急用生脉加干姜救之,其病遂愈。故辨虚实最难,若误认咳嗽有力为肺实,用葶苈泻之,则适得其反,杀人反掌间耳,余虽自知肺虚,然补肺不效,温肺不效,且积聚药盅虽愈,肠胃总不和,饮食无味,大便五七日始一行,矢气奇多,又每年秋间必患痢,平日便闭,常觉胃中有物,以故虽饥不能食,若以药泻之则亦痢。旧医籍论痢不过滞下、湿热、食积、寒湿,有鸦片瘾者,则云烟漏,成方虽多,有效有不效,若烟漏,则多不效。烟客何以漏,则不能言其故,于是烟漏多死。又产后痢病后痢与夫兼症痢疾,病症较复杂,古人成方,不能吻合,则亦多死,此皆不知病理之过也。以余研究所得者,痢之为病,从生理言之,则肠神经为病,从形能言之,则肝、肾、肺三藏先受病,由三藏藏气失职,转属而成。假使三藏不失职,即使秋日偶感寒湿食积,亦不能成痢,即使成痢,以痢疾成方投之,可以应手而愈,不为患也。

凡生物所以能健全者,在藏气和。所谓和,无他,饮食之消化,血之运行,淋巴之吸收,内分泌之制造,各不失职,供求相应,不多不少。在内部则新陈代谢,秩然有序;对外界则温凉燥湿,应付适宜。若是者,谓之和。食物太多,不能充分消化,则伤食。温、凉、燥、湿不能适当应付,即不能充分消化,因不能充分吸收,则营养不良。恐则气下,怒则上薄,忧郁则涩滞,淫荡则散乱。如此者,其血之运行,不能循常轨,血行过于疾速,与心房瓣膜之力不相应,则瓣膜闭锁不全,血可以倒行,吸酸除碳之作用不能充分,新陈代谢,乃以渐失序。血行过于涩滞,则脉管血液渗漏者多,组织中乃有过剩之水分,有所羡,即有所耗,于是供求乃不相应。《经》云:“味归形,形归气,气归精,精归化,化化乃能健全。”故养生目的,期于能化,欲其能化,须先有以前三项。供求不相应,新陈代谢失序,是先无前三项,病且丛生,更何有于健全。瓣膜闭锁失职,病灶在心,然实是神经为病,从忧郁来,故其源在肝。消化不良,病在胃,其有因忧郁而病积聚者,则病亦在肝,肝逆胆汁不降故也。容易下痢为肠胃不和,为阴阳不相顺接,从食积与湿论治,浅者效,深者不效。因病是积与湿,而所以成病,却是肠神经不能调节,然从神经治仍不效,因此病就形能上考察,其源在肺,肺虚则肠虚,肺健则肠健,肺寒则肠寒,肺热则肠闭,此其解剖上理由若何,不得而知。惟肺虚寒,涕泣俱出,咳多薄痰者,最易患痢。肺与大肠相表里,肺与皮毛相表里,感寒可以成痢,停积亦可以成痢,则因毛窍不固,肠胃不和,而其原因则在肺弱,假使能从肺治肠,则痢转殆为有不愈者,然欲得相当治法,却非易事。湿之为病,一者因血行太缓,脉管渗液太多;二者淋巴细胞不健全,不能充分吸收,但此二者都非病源,其真病源是肾。《内经》之所谓肾,观其论天癸可知是生殖腺,而其各种对于肾之议论,亦皆指生殖腺之功能,故《内经》之所谓肾,非指司排泄小便之内肾言也。凡腺皆一个系统,全体之腺,有荣枯相共之势,此验之形能而甚确者。凡肾腺中毒而萎,则皮脂腺亦萎,三期梅毒与夫潜伏性之较轻者,无不见之于面,即因面部皮下小腺变性之故。肾亏而见瘰疬,即因肾腺萎缩,内分泌供不应求,甲状腺及副腺起代偿以应之,故病此者,恒见水不涵火之症象。此皆各腺与肾腺同荣枯之显著可征者,是故湿之为病,其病形为组织下有过剩水分。若问何以过剩,则因淋巴细胞吸收不健全,凡皮下小腺,皆属淋巴系统,此等腺坏,则水分过剩,亦惟肾腺中毒,然后此等腺坏,此在病能上皆予人以灼然可见者。湿病大别之为两种,达表者为皮肤病,在里者为组织无弹力,最初一步,必身半以下受之,以故古人谓水曰润下。又以湿邪归之太阴,伤寒以腹满为太阴,是太阴云者,该腹部与肠言也。湿之后一步变化甚多,若脚气,若水肿,若神经瘫,若脑水肿,如其平素有神经过敏症,肠神经硬化,则为痢疾。吸鸦片者,往往患痢,亦因此故,鸦片兴奋神经,藏气不匀,胃先受病,以故瘾家舌恒中剥。凡见剥苔而燥者,阴不足,其人必心跳艰寐便闭,苔剥而润者,湿有余,不在外而为皮肤病、必在里为腹满,新秋寒湿应之,小有不慎,即成痢矣。又从形能深求之,凡肺健全者,其面色必华(皮下腺不坏),其声音必亮(音带有弹力),其呼吸必匀整(《经》云:"肺为相传之官,治节出焉。"所谓治节,指呼吸匀整,呼吸匀整,则吸酸除炭之功用健全,各藏气谓安详有序,故云治节)。外呼吸良好者,内呼吸亦良好(内呼吸指动静脉纤维相接处,可谓动静脉之枢纽,其重心在腹部,道家所谓丹田、气海,当即指此),然则肺有弹力者,必不腹满。而患慢性腹满者,其肺必不健全,准此以谈,岂古人肺与大肠相表里之说,即从此处推考而得之公例欤。

余之病在上则涕泣俱出,涕泣俱出者,肺无弹力也;在下则大便不行而多矢气,便不行多矢气,是虚闭也。惟其虚而不实,故不任攻,攻之则泻,闭与泻皆肠病也。此二藏病,则内外呼吸皆不健全,宜乎衰象日臻,故食欲、性欲皆降至极低程度,就形能言之,可谓由肺病肾,由脾病胃,脾即指腹部,盖言脾藏之领土该大肠言之,非谓脾藏本体也。脾与胃,肺与肠,皆古人所谓相表里者也,脾、胃、肺、肠既病,阳亦随萎,四肢百体,无不休戚相关。然而病能上必有以次递及之程序,凡肺病者,肾无不病,肾病者,肺无不病,故曰肺肾同源。就生理言之,即外呼吸病,内呼吸亦病,肾腺无所资,故肺病者,肾当其冲。然则肺与大肠相表里,与肺肾同源两语,是一件事,非两件事矣。余因肾病尝服龟龄集,此药以鹿茸为主要成分,余之服此,意在治肾以疗肺,然不但无效,结果乃使眼眊不明,眼白渐向里包裹虹彩,此肾热证据也,亟用天冬、地骨皮、泽泻等以为救济,而涕吐、咳嗽、肺萎症状益甚。又尝服鱼肝油,意在使肺增弹力,庶几由肺以疗肾,然初服似效,继则不适,亦绝无效果,尤劣者,在不能食,凡物入口皆变味,自知味蕾神经无病,其所以变味者,乃胃中化学成分变性。然总不得适当药物,如此者亘五年之久。余于人生观略有理会处,雅能年命自安,即亦不戚戚于修短,旋读《素问·阴阳应象论》云:"清气在下,则生飧泄,浊气在上,则生䐜胀。"王注甚不妥当,飧泄?䐜胀,当然是病,清气本当在上,浊气本当在下,清浊易位,故云阴阳反作。凡阴阳不易位,虽病易治,易治为从;阴阳易位而病者,难治,为逆。故云病之逆从,其下文云:"清阳发腠理,浊阴走五藏,清阳实四肢,浊阴归六府。"是即阴阳之常轨,易之则为反作。余病不能食,胸脘常苦满,肝胆之气皆逆,故肺气不肃,而在下则虚闭,且阳痿,舌根则常有一块剥处,消化不良,新陈代谢不充分,古人所谓中权失职者,吾病似之。又本喜饮浓茶,三五年来虽嗜之,然稍稍多饮,则作水逆,肝阳甚盛,而痰涕皆薄,体瘠火重,而脚湿气亦甚剧,谓为寒有之,谓为热亦有之,燥固有之,湿亦有之,竟莫名一是。古人所谓燥湿不能互化者,吾病亦似之,中权失职云云,望文生义,尚可勉强释为脾胃病,燥湿不能互化,其真相若何,直索解人不得。况肺与肾清之、温之、攻之、补之,均不得要领,大便之虚闭既不可攻,胃之无食欲更不能补,此其病当如何治?今年春杪,偶寻释《素问》七损八益,重为解释,于阴阳反作句,恍然有悟。盖肺、肾、脾、胃病皆病灶,治神经、治腺、治湿、治萎,均是头痛医头,阴阳反作乃病源,不治病源,枝枝节节而为之,宜乎不效。乃先服温白丸攻之,更作附子鸡鸣散中剂冷服,服丸四日,服散两日,体气骤变,胸满除,饭稍增,大便厚而润,寐酣,皆数年来所未有者。余虑药力太暴,不复继进,然病机则已转,逆料此后治肺肾神经腺体,为效必良。盖清阳发腠理,浊阴走五藏,清阳实四肢,独阴归六府,阴阳复其故常则无燥湿不互化。与夫中权失职诸弊,纵尚有病证,攻补皆可应手,所谓味归形,形归气,可以循序调摄,次第程工,故云得适当治法,非易事也。

15　陶小姐食积不愈症

陶公为余族姑丈，其女公子年十四，七月间患病，病为发热、肢凉、舌色从寒化、脉沉微、口味甜、胸脘痞闷而呕，此外无特殊证据，其口味甜异常之重，自言满口是糖。其起病原因是不谨于口，饼干、油腻、冷面、西瓜、香瓜，恣其所欲，病孩从祖母食宿，祖母溺爱，故多食如此。中宫窒塞，肌表容易感寒，因而发热，此亦极寻常事，然予退热药不应，予消导药不应，病三日为势转剧，口味甜更甚。于退热消导药中，加槟榔六分，厚朴四分，得之遽厥。病孩自幼即患湿气，遍身多湿凛，频发，又月经尚未行而先有白带，此种为先天性伏湿。凡六淫之邪，各从其类，湿胜者脾应之，亦固其所。病在六七月之交，亦为太阴主令之时，湿胜之候，既不从热化，则为寒湿，在理当温。然口味甜是胃部窒塞，肝糖不向下行，胃中部膨胀，两头俱闭，胃气不伸所以舌上无苔，究竟大剂萸、附，只能祛寒化湿，是否能祛此肠寒胃实之食积，实所未达，故辗转思索总不敢用。此事迄今已八九年，常常考虑，至今亦不能下得断语。至所以知其肠实者，则因绕脐痛，拒按，但口味甜，并不神昏谵语，唇舌亦全无热象，是否可以用大承气，至今亦不能下得断语。当时自问学程不及，敬谢不敏，其家乃改延西医某君。此医与余为旧友，经渠诊断，以为是积，宜涤肠，当时灌以两磅肥皂水，得胶黏黑粪可两磅许，明日再延诊，谓当再灌肠，仍用两磅肥皂水，得胶黏黑粪较昨日更多，而神昏益甚。是夜，病孩手足遽反掀，第三日再灌，再得黑粪多许，连灌五日，无日不有多许之粪，神昏与手足反掀都与日俱进。此时西医毫无把握，病家步伐已乱，巫婆单方并进，又三日，溘然而逝。余所以记此病者，因此八九年中，遇类似之病，潜心考察，发见形态上一显明之公例，即中部窒塞，手足必然变相，见手足反掀，即可以知中部必然窒塞，因而悟得古人谓脾胃主四肢，即从此等病症多数之中求得公例而下之定例。《伤寒论》手足漐漐汗出，仲景主急下，用大承气，亦即同此公例。不过手足汗出，较之手足反掀病有深浅。吾又悟得，凡胃中部膨胀，胃之下口必闭，下口闭则上口亦闭，因上口闭病人必呕吐，滴水不能入，下口闭其中脘必膨胀而拒按，如此则其舌必无苔，而且必见寒湿化之舌色。盖热化之黄苔，与口中之臭气，皆胃气得达于口之故，故胃中热，口中有热象可见。若胃之两头闭塞，中央膨胀，则口舌与胃之关联，亦复隔断，如此则无论如何，舌上不得有苔，而胸脘则必痞闷拒按，又进一步则见甜味。故见甜味者，是积，是胃气被窒，必然兼见呕逆，通常以甜味为湿，引《内经》稼穑作甘为言，此则望文生义，不善读书，不能灼知体工如何变化而得见甜味，既不明其理，则用药亦遂无标准可言，此之谓纸上谈兵之医学。吾又悟得，凡肠实者，乃可攻，然肠实而见黄苔者，其人肠虽实，胃部并不实，是则古人谓上、中、下俱实，是大承气证，此语亦在可商之列。吾又经仔细考虑而知，小肠与大肠之交，有括约筋，凡因食积而腹痛者，即此括约筋与食积相持之故，因此括约筋之地位，与脐绍带最近，而手足反掀，即此括约筋受伤之故。曾经数十次经验，千真万确，毫无疑义，是则此处运动神经，与手足之运动神经为一个系统，或者竟是同一单位。吾又因诊吴振寰之病，悟得肛门有神经直通头脑，彼盖因割痔而患脑症，西医不能治，乃延余，治之十七日而愈，但其病虽见脑症，手足则不反掀，此可以与前案互证，而知肛门之神经，与手足之运动神经，不是一个单位。吾又留心考察，凡肠胃俱实，在腹部绕脐痛，在胸部拒按而呕，舌上无苔，口味甜而手足反掀者，都不救，或者有治法，为余未尝发见，亦未可知。余近来之主张，反对纸上谈兵之医学,处处以实验为主,凡此所记,字字从实地经验来,弥复可贵,读者其注意毋忽。

16 痧子坏病三则

痧子,西医书却《欧氏内科学》,谓原理不明了,余从形能推测,并无不可明白之处。通俗有正痧、非正痧之说,大约以小孩未曾出过痧子,不论褓襁孩提,但是第一次出者,谓是正痧,其第二次以后,则谓之风痧,此说不甚妥当。就实地经验言之,正痧、风痧当以病情为断,不问其是第一次、第二次。旧说谓痧子出于胃,天痘出于肾,则甚确。凡患痧子,初起必发热而不能食,出透之后,则热退而思食,且其发热所见之症状,都是阳明经证,其舌质必绛,其唇必燥,上逆则泛恶作呕,下陷则泄泻,皆病在胃之证据。其所以泄泻,因胃与肠不相协调,并非病在肠。又旧说谓此病兼肺,亦确。盖痧子无有不咳嗽者,咳则出,不咳则不出,其初起不甚咳者,乃是咳不出,并非不咳。初步失治,不事宣达,往往因咳不出之故,转属而成急性支气管炎,此尤其可以证明病在肺之说为真确。据余所知,痧子之病源,是血中含有毒质之故,其毒质之来由,是血行不循常轨,老废成分与体工本能之自然力不相协调,因而自身中毒,并非如伏湿等有外铄之毒质。春季风温,本不定出痧子,因失治之故,血郁于上,延时既久,体工起自然救济作用,最后皮肤见红点而病得愈者,往往有之。以此为例,故知此病是血分自身中毒,惟其如此,所以经过一度痧子之后,必须三五年,十余年然后再见,西人谓之免疫性,此"免疫"二字亦尚在可商之列。若烂喉痧确是流行性疫症,其与寻常痧子不同者,乃痧子之外再加疫毒故也。

痧子发热,通常谓是感风寒而发热。就实际言之,乃是血脉运行先不平衡,肺与胃不相协调,毛窍容易感风,胃部不易消化,然后见感冒症而咳嗽发热。观痧子不热不出,则知发热亦是体工救济作用,痧子之咳嗽,通常谓是肺为风束,照西国说法,当云咳嗽是发热之诱引,痧子之前驱,但此说亦非真相。观痧子顺者咳嗽畅,逆者肺气闭,又痧子已回,热已退,咳嗽常为最后愈之症,则知咳嗽乃体工自然力使痧子透达之一种方法。既明乎此,则痧子之为病,应当如何治法,可以彻底了解。

见点通常谓之出痧,热则出,不热则不出,出透则愈,不出透不得愈。于是可知,西医治此病,见高热恐其转属脑症,因而用冰者非也。咳既是透达之方法,则可以推知见急性支气管炎之危险,因支气管炎是肺闭(参见《病理各论》急性支气管炎篇)。其所以闭,是肺与表层汗孔交通不利,是即通常所谓肺为风束,肺与汗孔交通之途径,古人知之甚悉,常用两语以明之。曰:"肺主皮毛。"曰:"肺之经气。"当见支气管炎肿之病症,治之之法,莫妙于恢复其经气,却不可勉强开肺,用麦冬、五味子、细辛,效果良好,即因此方是恢复肺之经气之故,盖病态是生理变相,一用此药,遂复其故常,是拨乱反正手笔。西人治此病用酸素助肺呼吸,其效果不良者,即因勉强开肺之故。盖勉强开肺,体工之本能为药力所持,不得伸展,处处感窒碍,故病反不得愈,是勉强开肺,乃揠苗助长手笔也。由以上所记观之,可以知痧子之为病,顺生理以为治则生,逆生理以为治则死。发热,手脚热、面赤、目赤、剧咳而爽者,虽高热亦生;手脚冷,人王青,咳不爽,鼻煽者,此其体工为乱,不能拨乱反正,无论如何必死;因发热之故,气血皆上行者,可以得生;因泄泻之故,气血皆下行者,必然致命。以上种种,所谓生者,皆顺症,所谓死者,皆逆症,见逆症而使之顺,即为良医;本顺症而用药使之变逆,即为庸医,此为甚明白晓亮之理论,准此以谈,则吾后劳所记之病案,庸医当无所逃责。吾所以详尽言之者,欲吾党有所遵循,知炯戒也。

案一:朱姓小孩,可四五岁,今年三月初来诊,面色白,唇舌并不绛,面上有已枯之小点,其小点与已回之痧子不同。痧子当其发出时,颜色鲜明,当其回时,作暗红色隐于皮肤之下,皮肤之外层,平滑无痂。此则如焦头瘪子,有小黑痂,脉尚无他,而病孩躁甚,反侧郁无所可。问其病状,先起发湿气,其后出痧子,余思此必痧子未透,否则不躁。又此必误服大剂温药,然后面色发白。问果曾服温药否,病孩之母示余前诊之方,初起麻黄四分、七分,其后葶苈一钱、钱半;其后附子三钱,黑锡丹五钱,磁石一两,附子黑锡丹方服三五剂,麻黄、葶苈各两剂。余谢不能治,约延喘四五日而死。

案二:一黄姓小孩,兄弟两人,大者九龄,小者五龄,皆出痧子,皆逆,小者为尤甚。大者汗出不止,咳不爽,无力,神气萎顿。小者咳不爽,不能啼,唇舌都从热化,手自搔鼻,咬牙,寐中惊悸,兼之泄泻,最奇者,喉下锁骨及缺盆约四寸许方积,隆然肿起,按之中空,皮层甚厚,并非水泡,其余症象是阴虚而热,兼惊,兼急性肺炎。检其前方,则麻黄、葶苈、附子、鸡金,其余为寻常副药,麻黄两剂,葶苈两三剂,附子两剂。余思此亦坏症之必死者,其缺盆处之肿,则属创见,因谢不敏,病家强之,因为治大儿,其小者阅四日而死,大者用止汗药得愈。

此两案极有讨论之价值,今设为问答以说明之。

朱姓小孩,初诊时即知其必死,因面白而躁烦。问:面白色,为痧子所忌,然未必便死,今云必死,何也?答:痧子面色白者,有两种。其一,痧子不得出而面色白,其热必向里攻,其人王部必隐青,必然咳不出,其甚者气急鼻煽而泛恶,此是闭,闭者开之可以生;其二,痧子已出,忽然隐没,则面色亦白,咳不出与上条同,咳不出之外必然再见泄泻,其面色必形不足,如此者是陷,陷者举之,可以得生。今朱姓孩,面白而躁,既不见气急鼻煽之闭症,亦不见泄泻之陷症,所谓躁者,神色不安详,横直都无所可,此种病在肾,一望而知是误服温药,其受病最深,故云必死。问:面白之原理是因面部贫血,凡热病,因肝胆之经气上行,气血皆壅于上,则见壮热而面赤,若因受寒太阴受之,大便泄泻,气血皆下陷,则面部贫血而色白。故吾书常说热则上行,寒则下陷,今云面白而躁,一望而知是误服温药所致,温药当然是热不是寒,乃气血不上行,面部反见白色何也?答:凡热病,热则上行,寒则下行,本是公例。若用药,则固有凉而上行者,薄荷、葛根是也;温而下行者,附子、肉桂是也。朱孩面白,假使是热向里攻,则人王部必隐青,手脚必冷;假使下陷则必泄泻而见不足之症。今不尔而躁,躁者面当赤,今反白,横直都无所可,其发作阵,当其稍差时,神气亦绝对不安详,是为阴躁。阴躁者,肾热之症也,肾热而至于血不上行,面部见贫血色泽,假使非甚重之大温药,而又药位在小腹如附子者,何至于此,此一望而可知也。

问:第二案,喉下锁骨缺盆处,隆起何也?答:此为创见,余亦不知,其理有可以明了者。彼用麻黄虚其表,复用葶苈泻其藏气,更用附子以温之,又用鸡金以补之,则生理之经气,因药力之蹂躏而乱其途辙,其肿处在锁骨下者,可以测知葶苈与鸡金同用,则其药位在锁骨之下,缺盆上部。余忆其方中有白芥子一钱半,连服三数帖,此亦有关。盖非此物之去痰,协以附子之下行,则其皮层必不扩然而空,此亦推理可知者。余曾见一事,附识于此,亦足以资炯戒。有一龚姓小孩延诊,本是痧子,药后遽吐血,检其前方,乃细辛与鸡金同用,细辛四分,鸡金三钱。痧子兼急性肺炎,本非麦冬、五味子加细辛不效,但细辛只能一分,若用至三分以上,虽当用,藏气亦吃亏。今却加三钱鸡金以锁闭其肺气,复用细辛开之,此犹紧口毛瑟,本是枪弹大,枪管小,弹子之在枪腔,本须挤逼而出,乃制造者犹惟恐其不伤人,更加一道来复线,然后其挤逼之力,陡增十倍百倍。今用细辛四分,加以鸡金三钱,与枪腔之有来复线同一设施,此种坏症，扁鹊复生，何能为力。此其事与黄姓小孩蹊径不同，而用药之荒谬则同，以故鄙人平素主张治医必须明原理，否则虽有良方千万，等于无一方也。又黑锡丹与附子之用，亦有分别，附子性温，药位在小腹，黑锡亦然。用附子之正当标准，热病汗出，肢凉而恶热，其所见症状是太阳虚证从寒化者。太阳虚证从寒化，即仲景所谓少阴证也，少阴之证位在小腹，故与附子吻合，其他太阴证湿病而兼寒化，是用附子第二标准。其他用附子以补阳，或者用以行药，附子都不处于主要地位，然与黑锡丹不同。黑锡丹硫黄为之主，锡灰为之佐，其药位虽在小腹，其功用是补火，是镇坠，其用之标准，是肾喘痰多，病从寒化，此宜于高年，或虚劳肾衰无阳，此外或有其他作用，余则不知。其效力之久暂，亦与附子不同，附子不与补药同用，其有效之时间，不过一日半日，黑锡丹则力量非常持久，用之不当，其祸患常在三五日之后，是亦不可不知者也。问：今有医生喜用附子，且喜用大量附子，无论伤寒、温病，一例附子施之，亦无论太阳、少阳，无所之而不用附子。假使杀人则其门当可罗雀，营业有关，彼虽不肖，亦不至肆无忌惮，今用之多而营业转佳，必其杀人者乃偶然，幸中者乃多数，于此亦有说乎？答：此余经多年研究而后了然明白者，第一是阴阳胜复关系，第二是地理关系。

欲明第一项，须先明白六经标本中气，余于《群经见智录》中曾略言之，年来更有所得，此种说明不厌其详，故不嫌重复再申说之。所谓六经标本中气者，太阳之本气是寒，标气是阳，中见是少阴；少阴之本气是热，标气是阴，中见是太阳。本气者天之气，标气者人之气，中见者阴阳胜复之可能性。就事实上说，本气是寒，即天气寒；标气是阳，即人之气是阳。冬天天寒人身则热，盖非热不足以应天之寒气；夏季天热，人体则应之以阴，故夏日人之肌肤凉，假使不凉不足以应天气之热。故本气阳，则标气必阴，本气寒则标气必热。标本同属阳，则中气必阴；同属阴，则中气必阳。其实人身之温度，冬夏并无异致，然人体之温度，不随天气之温度而升降，而常维持一种相对现象，若互相抵抗者，却是事实。不过此抵抗之作用平时不甚显著，病则非常明显，故人之伤于寒者则为病热，而伤于热者则为病暑，病热则血行之速率亢进，病暑则汗出而心房衰弱。古人既明白此种事实，于是为之下定例曰："冬至一阳生，夏至一阴生。"冬至一阳生，寒之甚而阳随之；夏至一阴生，热之甚而阴随之。故曰重寒则热，重热则寒。中见云者，即指其不病时所含之能力而言，故少阴热为本，则太阳之寒为之中见；太阳寒为本，则少阴之热为之中见，此之谓一阴一阳之为道。其燥湿风火亦同此理，惟六气之化，只有太阳、少阴是阴阳胜复。其太阴、阳明则燥从湿化，其少阳、厥阴则风从火化，此其所以然之故，厥阴主春，少阳为之中见，古人解释少阳之火化，谓之相火，其实相火两字含义不甚明显，今从事实上说明。少阳之火乃生气也，大约无论动植，非有此种热力则不能生。太阴之湿乃润气也，无论动植，非有此种湿润之气则不能长。故春生，夏长，风则从火化，燥则从湿化，此种为东方学说，只能就旧有者为之说明。若用西方科学方法，恐不免无从说起。既明白以上所说，则附子之用，虽误不必死，可以晓然明白。盖伤寒则人体应之以热，治疗用热药，则人体应之以寒，惟其有此作用，故虽误药不遽死，然不当用而用，必不能去病而反增病，既不能去病而增病，当然是误。《经》不云乎："当其位则治，不当其位则病；重感于邪则甚，复值其不胜之时则死。"是故通常见服热药而反著寒象，以为不误；见服多量之热药，其人不遽死，以为当温，皆未是也。痧子之为病，症结在肺、胃，目赤、面赤、舌见火化，假使误用附子，可谓不当其位，复重感于邪。痧子病位在肺、胃，从火化则兼胆火，当此病情而用大剂温药，造成热极生寒之局，较之所谓值不胜之时者更甚，则不死何待？其有未至于峰极，体工之气化能自恢复幸而得生者，乃千百分之一，不得迹此为口实也。仲景惩烧针之误，谓"焦骨伤筋气难复也"。此"复"字下得有分寸，即是阴阳胜复之复，读《伤寒论》者，类多滑过，故其事迄不得明白。

　　黑锡丹之误较附子为更甚，此种药品，肾藏无火、口味咸、痰饮上泛、汗出肤津、喘而恶寒者，方是对症之药，但亦不过三四分即可以取效。今人多根据宋、元人医书，如《扁鹊心书》之类，敢于用大量金液丹、黑锡丹、半硫丸之类，岂知此等医书，实是旁门左道。以余所知，晋宋六朝及赵宋时代，此两时期都是道教盛行之时，方士讲导引服饵之术，多偏于温肾一边，故晋宋六朝，人喜服附子，而赵宋金元之时硫黄盛行。张元素、李东垣、朱丹溪，力矫其弊，而用和平补益之品，此与韩昌黎文起八代之衰，其事适相似。故张、朱、李都称大家，知人论世，此亦治医者不可不知也。况痧子之病都属小孩，童体一阳初萌，正是少阳，当此之时，岂容以硫黄、附子败其肾藏，此其为误，宁待言说。

　　所谓地理关系者，六气六经之说，本须活看，不可呆诠。一年之中有风、寒、暑、燥、湿，人之一生有生、长、老、病、已，都与六经相应。而地球上，寒带、两极、赤道、温带、热带，亦都有其阴阳胜复之迹可循，故热带之植物多属凉性，如椰子、芒果等是也；寒带之动物都属温性，如冰洋之海狗是也。广东人多喜服附子，即是此理。上海虽属温带，而广东、香港、南洋群岛之人，侨寓此间者为最多，为热带人治病，即使误用附子，亦幸中者多，杀人者少。而社会上医生大概良医甚少，庸医甚多，病不得愈，见用附子医生治病多有愈者，遂群以为神，辗转介绍，而其人门庭如市矣。通常所谓不得明了者，其真相不过如此，医学之现状若是，何能长此终古。余既明了此事，委有不能已于言者，故特著之于篇，初非同行嫉妒，对人发挥也。

《临证笔记》终

第三节 《临证演讲录》

1 章巨膺序

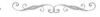

　　民国十六年，岁在丁卯之秋，铁樵中医函授学校创办之第三年，第一届学员毕业，设临证实习班。学员三十余人即于铁樵夫子医寓临证实习，分班侍诊，极一时之盛焉！夫子于临证时耳提面命，诲人不倦，复于晚间开演讲会演讲。初无题目，即以日间所诊病晓谕诊断之要，指示治疗之法，议论风生，谈笑中理听者忘倦。演讲会一星期二次，指定二人记录，积久都三十余篇。初无印行之意，今年为函授事务所复活之第三年，例当有临证班之设，而夫子以病废，无复当年精神，不克举办，巨膺遂进言将此稿印行。甫发稿而夫子病卒，则此三十余篇之稿尤足珍贵。兹排印竣事，述成书之由以弁端。

民国廿四年乙亥秋受业章巨膺谨识

2　哮喘咳嗽　庄时俊　吴季池记录

　　湖北刘姓妇，年四十许，侨居沪上。患咳，屡治不效，延余诊治。其证形寒剧咳，与寻常感冒之咳无甚显异，惟咳时觉喉间味辣，为此证关键。可以知其是肺气虚寒。当用猛桂、干姜、桂枝等药，以温纳肾气而敛其咳。药后病良已。越数日，到敝寓复诊。因其舌边色绛，乃减姜、桂，加地骨皮三钱。岂知翌晨即请拔早出诊，谓服前数方病大减，服昨方乃忽加剧。其夫复言曾有房事，不知是否因此致剧。余谓夫妇之际，乃天地生理之自然，何至于此？所以致此，乃地骨皮之过也。原方除地骨皮，加重姜、桂，一剂霍然。吾言至此，知诸同学必有急切欲问之事。即咳而喉辣，何以知是肺虚寒？肺虚寒，又何以须温肾也？诸同学犹忆《内经》以辛为肺味乎？辣即辛也。致咳之原因虽甚多，作咳之关键总在肺。咳而致喉辣，即是真脏味见。真脏味见，等于真脏脉见。《内经》之所谓藏，所谓藏气、藏德，谓其藏而不见也。今肺之脏味不藏，故知是肺气虚寒，非杏、贝等药所能愈。古人又言"肺肾同源"，哮喘之证，多由肾不纳气，故宜温肾，此皆就理论上言也。鄙人所以知喉辣是肺虚，亦由临证实验而得。忆五年前，四川人郭子明家之西席陈某，年近五旬，有阿芙蓉癖，患咳而喉辣。服某医之药，咳加剧，甚至摇身滚肚，不能平卧。索阅其方，则先用杏、贝，不效；则加麻黄、细辛各一钱，又不效；则加葶苈钱半。虚寒之证，得此重量宣泄药，实足以致死。然而意不遽死者，以其方中又有重量之归身、白芍为之维持故也。余诊察脉证，知其是肺虚，因其误药太甚，尤非姜、桂莫救。如法疏方与之，而明日未见复诊，心以为异。后见其友人来寓门诊，询之，知此人服药二剂而痊愈，故不须复诊也。由是而例其他，凡咳而喉辣者，可决以其为肺虚。虚者当补，不易之法也。同学既知此理，则闻一知二，触类引申。酸味属肝，苦味属心。病上取下，病下取上；从左引右，从右引左，必能妙悟无穷，自成其活医学矣。以上二证，若遇粗工，重用镇咳降气之药；或遇西医，见支气管炎之治疗，纵侥幸不死，亦最易成痼疾。盛杏荪夫人庄氏，尝介我诊其嫂。入病房，有二西医二中医先在。其病是出痧子而胸闷，喉痛。上海人知喉痛是微菌，宜请西医；又知痧子是热病，宜请中医，故有此中西合璧之治法。西医以全力治其喉，而喉痛如故；中医见痧子已出，而喉痛又剧，则不敢再予透发，而胸闷无法以使其舒。所以然者，西医对症治疗，只知解剖之体工，不明生理之形能；中医又不知病证之主从，故屡治而不效也。此证痧子是主病，喉痛是副病。凡痧疹兼喉痛者，即西医所谓猩红热。痧子之已净未净，不在痧子之疏密，须问其胸闷与否。胸闷舒，虽痧点稀疏，亦为已净；否则虽堆叠遍身，犹须透发。痧子净，则喉痛不治自除。余与葛根等透发剂二服，而诸恙悉除。由是言之，治病尤须识孰为主证，孰为副证也。又凡痧疹必兼咳嗽副证，治之不能得法，往往成百日咳，不可不戒。故曰："治咳不如法，易成痼疾也。"

3 结核病 裴尚贤 王怡然记录

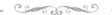

　　中国医学，素尚空谈，而以近来之医杂志为尤甚。偶阅《医界春秋》，有余云岫之《中国医学结核病观念变迁史》，徐相宸之《肺病治疗扼要谈》，颇不能惬意。今为诸君说结核病源系微菌繁殖腺体起反应而成。如毛囊囊结核，即俗所谓白瘰。此病不甚紧要，紧要者，为粟粒结核。肌肤起栗，乃为险症。此症粟粒必先见于胸腹，后及手臂，仅见胸腹者可治。余曾治一童子，邪退后食童子鸡十余头而愈。手臂见粟粒者不治，此为结核病之属于急性者。又有属于慢性者，颈间之瘰病，即古人所谓马刀侠瘿，乃虚损证也。初起时颈间结核按之不动；若按之活动者，非瘰病，乃俗所谓兴阳核。虽亦因劳倦而生，然休息体力，其核即消。瘰病之核，环颈累累，甚至连及腋上，以腋下亦有腺体故也。须及其未溃而治之，溃则不可收拾。瘰病既是虚，治法当然不离乎补。此病又与肺有密切关系，初则腺体发肿，继之则肺脏萎弱，故瘰病之进一步往往成肺痨。肺痨西医谓之肺结核，有传染与不传染两种。其传染与热病不同。热病传染者，可以遍及一乡；肺结核之传染，只于亲人骨肉，古人所谓"传尸劳"，一名"疰"者是也，亦即古书中之"桃花疰"。传染之热病，与肺痨病病源虽同是微菌，而一从外来，一从内发。故肺结核往往发生于十八九岁时，盖遗传暗伏之毒，当然趁发育时期而发泄也。由此观之，最大原因，却关肾腺。余所见"传尸劳"一证，最奇特病者，为余戚党。其病初起不过咳嗽，日渐瘦削，继以遗精，继以潮热，遂卧床不能起。每潮热发时，而颧骨现红色，圆如银币。自卧床之后，扣足一百日而死。兄弟子侄递相传染，十余年中相继死者四人，其病状如出一辙。最奇者自卧床以迄于死，必整正百日，无或差忒。最近一女子患此，为最先死者之孙行，求治于余，余谢不能。西医某，自言有新出治痨注射药，若注射后小便色蓝者，其病为可治。试之小便色果蓝，西医大喜。为之诊治弥月，然病状则仍依先死者之成例进行。初不为之消减，亦卧床百日而死。死后皮肤有斑纹如虎皮，盖血郁肌肤所致。此种病简直不受医药之影响，无论若何医治，病型始终不变，可异亦可畏也！

4 痢疾 朱荫北 金长康记录

　　前晚十时，陆先生之本家有病，急电邀诊。病者为妇人，年五十许，患痢。其病状神志清楚，大汗如雨，手足逆冷过肘膝，而颜额间壮热炙手。右脉已伏，左亦细如悬丝，此真四逆亡阳险证。以余经验，凡四逆证头热壮者，必上脱而死。又四逆过肘膝者，爪下见多郁血。今视其指尚现红色，急询有五十滴水，嘱先服半瓶，越时不效，继尽一瓶。冀手足转温，犹有万一之望，更为处四逆汤而归。越日陆先生来，知药未入口。病者逝矣，并云其病经西医汗下，盖坏病也。痢之为病，肠胃病也。其原因率由饮食，亦有属于天时者,故深秋多痢,正如长夏多霍乱矣。西医知痢之病灶在肠,故治痢多用灌肠法,以为所灌之水,不致上过幽门,自以为甚妥善也。然灌肠之后,竟有水渍入腹腔如死者。其次则用凉性之泻药,而不知痢疾初非一泻可愈。陆媼致死原因,即由于此。盖灌肠,率用冷水以助肠之蠕动,肠兴奋太过;益以泻剂,痢益不止,终至阴争于内,阳扰于外,而亡阳矣。更就形能言之,小肠之下口为阑门,直肠之下口为肛门,皆有括约筋司其收束。而肠壁之神经上通于脑,故阳明有燥矢则神昏谵语。西医专以解剖为能事,知神经之始末所在,而不知其交通所在,故不知燥矢与谵语相关之故。痢之初步,里急后重,由于气坠。气坠则括约筋收束,粪不得出,出者仅肠壁所分泌之黏油。油尽继以血,则损及壁膜,为肠穿孔,即不治矣。中医治痢,不论为阴阳、寒热、虚实,有一要药,曰白头翁。其形一茎直上,性升,与柴葛同。其异者,柴胡透发肝经血热,葛根使肌腠达表。又犀角之性亦升,则治热入营分而舌干绛者。白头翁则能升气坠,以舒括约筋,故为痢疾之特效药。今再述治痢经验二则。其一,阳证变阴,用附子治愈者。跑马厅对面,别克登餐馆居近,有王姓者延诊。幼女痢疾,年约十一二,病已入危境。多汗,遍身凉润,目光无神,大小便均闭,脉似有似无。询之病家,知已经上海最负盛名之西医灌肠四次。盖社会习惯,对于痢疾,恒先西而后中也。其时去今已七八年,余尚未敢薄西医,第知病情决不若是简单,仅一灌肠可以了事者。目下已至亡阳地步,则救阳为主。时正悉心研究《伤寒论》,喜用大剂,乃予附子三钱,柴胡钱半,薤白钱半,干姜四分,半夏、白芍等称之。明晨又拔早邀诊,病无出入,汗仍不止。因思如此大药,若不对证,不死亦当剧,是药不误。药不误而病仍不差,必处方佐使有未尽善耳。即于前方加桂枝六分,药下得阳回汗敛。复减去药量三分之二,连服四帖,病乃转疟。其实非疟,乃厥阴耳。以其背恶寒,用阳和膏药,加胡椒、麝香等贴之。内治始终以小柴胡汤,重用参须、当归扶正达邪,以迄于愈。其二,初起即属阴证,用白头翁收功者。会计师童某,素相识,曾为其家人治愈大证多次。五六年前其母夫人病,余适回乡应诊,而求治者坌集,不得去。童某由北京以急电转辗飞召,乃匆匆乘夜车来申。病者年五十余,嗜鸦片,日可五六钱。因食黄鱼子致洞泄无度,十二小时达百次,且所下奇多。至第三日,已无物可下,仍数如厕如前。饮水则下水,服药则下药。切其脉如弓弦,余知其为厥阴证。著神经已变柔软为强硬,食物与肠道不相得,不能停留消化,故不完谷;神经紧张,故弦脉应之。方用附子三钱,薤白钱半,乌梅丸三钱,病则如故,而余技已穷。因思厥阴必并少阴,舍附子莫属。如药与病不相得,必动血,今不动血,是药未尝不合也。乃加白头翁三钱,并调大烟炮一枚,药下而泄止。越廿四小时而病若失,不过罢乏甚,用补药调理得愈。时医恒以痢为滞下,为湿热,用香连丸,用白头翁汤。亦有訾议白头翁有川连、黄柏之苦寒,不适于寒痢者,不知白头翁固可与附子同用,药贵应变。仲景初不教人用白头翁必偕连、柏也。前数年沪上有治痢专家,恒于病家见其方,一例雷同药共廿余味,而木香占其七八。有煨木香、青木香、广木香等名目。殊不知病之变化无穷,痢为尤甚,拘一方以应无穷之变,难矣!然病家泰然以性命为尝试,可见社会之惯馈也。

5 痢无补法　陈效伦　徐志坚记录

尚文门郭妇年廿三,发热廿日不退,汗出黏着,腹痛泄痢,所下如胶,气急,胸腹皆肿(水肿肿及四肢,单腹胀不及胸,与此病有别),脉躁疾,舌干无味蕾,舌边做锯齿形(此与舌胀大着齿而破碎者有别)。先请某医治之,进豆卷、石斛之属,十余剂不差。又请他医治之,改用补药,加入参辈,胸腹始肿。余诊其舌色,已著败象恐不可救,姑予犀角、地黄、白头翁、木香之类,得药而吐。再诊谓其脾虚甚,木香补脾而不受,是以致吐。遂改用石斛,三诊气急、腹肿均差。利下加多,而不频数,舌润,睡颇安,是为有机转。凡八诊而所苦均差,用药不过石斛、天冬、地黄、当归之属,已可收功。盖此证本为痢疾,痢疾无补法,而进人参,遂致危殆耳。

6　内风　陆霄春　朱增泉记录

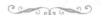

余诊某媪病,媪年六十六矣,方案书,脉有歇止,口微㖞,手颤,腕痛。肝气积久成风,高年气血并亏,颇难治。病家问险夷,余言目前却无大害,三月之内,决无危险。学员陆君问高年贞:"疾何以知其近期无险?"盖此为内风之证。舌苔不匀,大便不爽,手颤,筋肉瞤动,全身必有一块死肌。脉有歇止,饮食不作肌肉,其来源有三:一、梅毒;二、药蛊;三、肝郁。上海是繁华之地,金迷纸醉,染梅毒者十人而九。白浊、下疳、鱼口、横痃,甚则上窜溃烂而鼻梁塌陷,此犹其显著者也。梅毒之范围实不止此。当白浊、鱼口等初起时,西药如六零六、中药如萆薢、草梢、土茯苓等,虽能取效当前,然久后结果都不良。盖受毒之处在血,在腺体,其人面如橘皮,汗腺中生出小颗粒,圆白如珠。生殖腺为全身诸腺之统率,生殖腺受病,故全身腺体俱颓败,蕴毒深而历年久者则为大风。诸君见吾方案上,有"内风"字者,多因其人有梅毒。故上海人年在五十左右者,十九有风病,亦十九由中年蕴毒而来。男子则染自第台,女子则染自夫婿。凡带下黄色者,必因其夫有毒也。某军阀之妻,美而悍,患黄带,来诊,余知其夫必狎妓。有知其家事者,谓狎妓诚有之。其妻初不知,若诊病时为之坐实,则吼声一发,军阀苦矣。又戚串某,以千金纳花国大总统,宠之专房。花总统面多小颗粒,固如罂粟花,美而毒者。不数年,戚串眼中忽生一小瘤,瘤旁有黑点如黍,余忆料其必目盲,中风而死。又有邀诊婴儿发热咳嗽者,儿生才七个月,病殊不重,而头顶坟起,后脑下陷。注视其父,面部亦多小颗粒,乃知此儿有先天梅毒,故头部不合规矩权衡,因谢绝不治。其家乃延西医陈某治之。越日有宴会,余与陈俱被邀而陈来独迟,云适诊某家儿也。问其病,亦云不治。盖梅毒之害,不但传染可畏,遗传亦烈。服药多而杂为药蛊,亦能成风。予昔患此病,手战作径寸之书,尚不能成字;足战至不能上下楼梯,须发尽白,服芪婆丸而愈。今则健步如常,能作小楷书。发之白者,且转黑矣。语详余所著《伤寒论研究》中。某媪所患则肝郁之风也。凡歇止之脉,不出乎心肌神经病、心房瓣膜病、血管栓塞病。三者之源,不出乎肝郁。此媪因肝郁积久成风,并非梅毒,故不致即死。医者之能事,不仅愈病,尤贵老到。轻病则决其不治,重病则决其不死,乃所谓老到也。

7　奔豚　张仰韩记录

　　《内经》曰："心之积曰伏梁,肝之积曰肥气,脾之积曰积聚,肺之积曰息贲,肾之积曰奔豚。"故奔豚属肾气上升。肾气本下降,今反上冲,俗医必用镇药。不知体工有反动,压迫愈重,反动力愈高,故忌用镇药,应以猺桂为主。前日陆君霄鹏录介绍一证,病情甚奇,今尚不知其结果。病人忽有小块,自脐旁突起。块在皮里膜外,数分钟间,渐大,径可六寸,痛亦渐甚。更十分钟,痛极至不可忍。块忽消灭无形,痛亦止。如是往复环环,日必多次。当亦是奔豚,然用奔豚丸,加猺桂,尚未效,姑作悬案再谈。

8　经水病之原因及治法　张仰韩记录

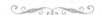

　　《内经》曰："女子二七,任脉通,太冲脉盛,月事以时下。"西国生理学谓子宫血管中紫血回流较迟于赤血,输送而常有剩余。故至一定时期,血管充血,渗漏而出。子宫脉更分泌过多之黏液,与血液相合,即月经也。合中西两说,经之重心实在脐下之少腹间,经之周期又赖神经之调节。故经病之由来,大都由于神经受刺激,间有因局部受伤者。神经受刺激,约分三种:一因环境不良,积渐而成病;二因盛怒惊恐,猝然受刺激,致神经不能调节血行,或经水适至而中阻,或未及期而先至,或虽至而不畅,淋沥多日;三因房事乖常。世风日下,海淫之书画日多。青年漫无限度,贸然尝试,致神经受异常之刺激,为近年经病之最普通原因。局部受伤亦分两种:一因局部感寒,血受外寒则凝泣。虽大部分照常流通,小血管必有阻塞者;二因水入子宫,蓐后子宫尚未恢复原状,苟有生水侵入,则子宫受损,亦为经病之少数原因。然单丝不成线,产前产后必有些微拂逆之意,而后成病。总之神经受刺激,以致不能调节血行为经病之主因。故其治法以弛缓神经、通调血脉为主。寒则温之,热则清之,各随所见兼证而加副药即得。不过"神经"二字,中医籍所不见。凡惊恐忧虑,神经受刺激之病,古人谓之肝郁,肝郁之治法为疏达。凡辛散之品,俱有疏达之功,亦具有弛缓神经之功。故古人调经均主疏肝,其理不过如此。至于男女之欲,为人类发生之最初第一步。中国古来学者,恒讳而不讲。西国则极为重视,大学中设科教授,以为人种之强弱,即基于此。余谓中国民族之弱,西国民族之强,其初步即判于此。何则? 西国设专科教授,顺生理之自然,知其有害于生理者,则教人避之,一以不背生理为原则。中国则不然。父兄师长讳而不言,市上则淫书淫画充斥,不顾生理,不顺自然,一以海淫为原则。青年不知利害,贻害终身,贻害妻子,民族安得不弱哉! 即如蓐劳一证,得之新产同房。虽有人参鳖甲丸可治,然见面上脱肉,即不治。世固莫不愿夫妇偕老、子女强壮者,幸勿河汉余言,再蹈覆辙也。

9 经行淋沥　王怡然　裴尚贤记录

　　妇女经行淋沥,不外二因:一属于肝,因郁怒不能调节血行也;一属于肾,因少年房室失宜,或因剧劳所致也(《内经》以肾为"作强之官,伎巧出焉")。此病治亦有一关键,为余独得之秘,即以通为止是也。庸俗无和,见经带淋沥,恒用止涩之药,如川断、绵仲、石榴皮、莲须、醋炒升麻、醋炒金铃肉等最所习见,卒之,淋沥依然,白黄红紫,五色腥臭,鲜有愈者。至此而病者医者,俱不自知其故。余昨治杨树浦陈姓妇,其症不过经行淋沥,他无所苦。诊其脉,则左右迟数不同,立方以桃仁、红花为主!此即以通为止之法也。其理由较长,详言之如下:吾人血脉运行,循环不息,遍体流利,平均有序,是以无病。若脉管中一处偶有瘀塞,则血行至此,必生障碍,于是行程遂迟,而通过之血液亦少。然血受壅塞,必绕道他处以流转,他处既因此运行逾量之血,其速率自必增加,增加不已。血行愈多,于是愈多愈速,愈速愈多,而壅塞之处,愈不得通。此亦循环系生理,伸于此者缩于彼之理也。经行淋沥之病,若由于血行不调节,其脉必不匀。今陈姓妇两手脉迟数不同,其为循环障碍,断然无疑。今以桃仁、红花通其瘀,使塞处开放,血行归经,则淋沥不止而自止。若用酸收止涩,将见塞者愈塞,而通者愈通,淋沥终不可止矣。方案云"行血则止"。若止之却不止,即是此意。然行血通瘀,亦只桃仁、红花而已足。若用三棱、莪术,即易致崩。大黄万不可用,即玄明粉、厚朴亦不可用。若数物同用,其力至猛,不可不慎。以上所言,犹其浅者,若言深者,须知吾人血脉运行,何以能平均有序不致溢漏?则不外《大易》"动"字之义。科学家言人立于地球,所以不坠,因地球有吸力故。然何以不致被吸入地,则因人有卫力故,其实亦因地球转动而已。地球转动于大气之中,无时或息;人于地上,因离心力、向心力之关系,故不坠。卖艺者贮水于盏,支于竿头而旋转之,上下左右,悉如其意。水在盏中,点滴不外溢,观者称奇,其实亦动之故也。若不动不转,则水且倾盏,且堕矣。血液运行,亦犹此理。血液周绕人身,循环无端,运动不息,则能保持平均,秩然有序。若中间有一壅遏,不能安流如常,自必有所轶越。所以一处有壅塞,他处遂不免溢漏也。又产后用生化汤去瘀生新,亦同斯理。西医接生,以为失血过多,法当用止,然止之则瘀血不去,瘀血不去则新血不生,血虽暂止,而恶露未净,其后必多流弊。中医数千年墨守成法,产妇必服生化汤效果虽佳,却无人能说其理,此汤之功用,不过炮姜、桃仁温运血行而已。

10 倒经　朱静庵　邵友梅记录

　　倒经之原因虽有数端,然总不离乎肝,而以初冬十月为最多,其故与天时有关。盖天时递迁,盛衰交替之时,影响于生理者最大。如长夏湿未去,而燥已至,则多湿温;冬令寒已起而燥未退,则多风温是也。

肺主秋,气候则燥,故曰燥金。十月为燥气盛极之时,燥为阳,阳盛则血燥,阳者亲上,又值少阳当令,故阴亏之人,于此时多患头眩。眩乃因肝气也,肝阴不足,则肝阳上升,更值燥令,其升益甚,血随气上,上行极则从口出,而为倒经,是故倒经多于十月也。若经行时暴怒,则气上逆,多有成倒经者。凡治经病,不可专用冲任药(丹参、川芎、玄胡、川楝),亦求可寿用破血药(三棱、莪术之类),以破血药只走冲任也。我人既知病本在肝,当以治肝为主,惟须详其虚实,实则泻肝,虚则柔肝,柔肝如左金丸、川芎之类,泻肝如胆草、芦荟之类。又母多忧郁者,所生子女多患肝病,故女子倒经,亦有从遗传来者。

11 产后血崩　陈效伦　徐志坚记录

近诊一病,颇堪存录。病人即学员丁君智醒之弟妇,产后血崩,夜不成寐,心嘈而腰痛甚剧。其家向延丁仲英诊治,此证仲英断为真寒假热,处生化汤重用姜、附、人参,一剂不应,二剂病进,家人惧,智醒乃介余往诊。余审度病情,颇不廉,盖有二见症足证体工已败坏。其一是舌中无味蕾,只两边有味蕾,其二是气急,却此情形,是肺、胃均病矣。因与柴胡鳖甲人参汤加生地三钱以凉血补血。推丁君所以用温,一则囿于产前不嫌凉,产后不嫌热之常例,二因舌苔淡白,以为白必属寒之故,于是执意用姜、附,不知其不然也。产前不嫌凉,产后不嫌热,犹言夏日不嫌凉,冬日不嫌热耳,然病情不如是之简单,夏月正多姜附证,冬月正多芩连石膏证。舌色淡白,亦不得径认为寒。淡白者,无血色也,是即贫血。因红血轮缺少,故舌色不华。况见血崩,津液更形干枯,上下失于宣利,体工起反应救济,故见气急,是乃阴虚而热。今误认假热真寒而用姜、附,岂不险哉!次日再诊,气急略差,腰痛仍剧,因去鳖甲,加乳香、没药、香附以疏通积瘀。今日第三次往诊,脉已不数,舌有津液,神气清楚,夜不谵语,面有血色,危象已去十之六七。此病若延缓失治,必成血瘕,半年内可以致命,今则去康复不远矣。

12 疟与色黑　朱静庵　邵友梅记录

疟之变化最多。昨诊一人,面有黑色,属肾虚,故用猺桂三分。肾不虚寒,则面色不黑,故《内经》以黑属肾。其言涉五行,不免为人诟病,然证之实际,却精当不易。

余听鸿《诊余集》,载镇江名医王聋子治孟河富翁曹某一案,可供参考。曹患小腹胀痛,脐下有青黑色一条,阔寸许。医以为寒也,贴阳和膏,青筋遽上升一寸许。投温热剂,又升寸许,病家大骇,延王诊之,曰此龙阳妒精毒也。处方用大黄四两,家人以年老不任攻,不敢投。王负气欲行,乃勉尽一剂,连下七八次,青筋渐短而没,病遂霍然。盖此老有断袖癖,嬖一伶人,因得是病也。曹既愈,王将归。一人病疟三年,面有黑色,请王疗治。检其所服方则四兽饮、小柴胡等,无不遍尝,中一方用六味丸加猺桂六分。王嘱连服此方十余剂至数十剂,以病愈为度,盖因面黑而知肾虚寒也。书是方者,得王揄扬,亦享盛名。余任商务印书馆编辑时,有同学从外埠来访。余见其面色甚黑,谓必房室过度,询之果然。由此知病面黑者,肾病,乃真确无疑义矣。龙阳毒一案,有足供研究者。病与梅毒同科,何以不病督脉,而病任脉?梅毒之中人,先病肾腺,渐沿督脉上升,而发喉症。喉症有数种,颔下扁腺桃肿,喉中痛者为虚,喉间白腐,发寒热者为白喉。仅仅会厌白腐无他症者,则为梅毒。病此者,上颚渐腐蚀侵其鼻腔,则鼻脱落,病至此已去死不远,即俗所谓"开天窗"也。梅毒为阴毒为慢性病,龙阳为阳毒为急性病。毒之中人也,阳毒则阴受之,故病在任脉;阴毒则阳受之,故病在督脉。

13 热有阳盛与阴虚　朱颂陶记录

治热病有一紧要关键,盖有阳盛之热,有阴虚之热。阳盛之热固可凉折,阴虚之热则非养血不可。辨之于舌,于证灼然可见。凡舌苔不论干绛黄黑,只是不焦枯者,与神志清楚者,为阴液未劫。无汗烦躁者,可大青龙;有汗烦渴者,可白虎汤;壮热有汗、上喘下利者,可葛根芩连;肠有积者,可承气汤。此皆阳盛之热,麻、葛、膏、黄,皆凉折之药也。凡舌苔干绛黄黑而焦枯者,为阴液已劫。神昏谵语、撮空、抓耳、挖鼻、咂唇、弄舌者,为病入神经,谓之动风。动风者,因血燥神经失养所致。既血燥则其热为阴虚之热,故不可凉折。又因营虚,阴液不能作汗,故暵热无汗,非表闭者比,故不可发汗。治须滋养血液、平肝熄风,宜犀角地黄汤。何以不可凉折? 因麻、黄、石膏皆能致汗,汗出于血,血虚强汗,则犯虚虚之戒,故禁之。若犀角地黄与葛根芩连相似,然葛根但清气分之热,不能入血分,犀角能清血分之热,芩、连能清热不能养血,地黄能凉血又能养血。故虚热动风之症,最宜犀角地黄。目见此等症数次,初用葛根芩连,其热不退,后用犀角地黄,其病若失。陆九芝一例以葛根芩连治温热病,所见犹隘也。阳明腑病多见神经证,仲景则用大承气汤。若仅据动风,则不能辨其是阳盛是阴虚,当据舌色,方有把握。劫津苔不可用承气,仲景亦已言之。小承气证曰:"脉微涩者,里虚。"然但曰难治,不出方药,但言脉不言舌,亦有未尽。吴又可有承气养营汤,则与犀角地黄汤不甚相远也。

14 虚实之辨　张仰韩记录

虚实本不易辨,按其脉象,观其舌色、面色、神气,定其是有余,是不足。此全恃经验,即老于此道者,犹不能万全无失。惟精细之人,经一次失误,即多一次经验,不致再蹈覆辙。粗工虽遭失误,犹不知悛,则至死不悟,不可救药矣。某家延余治病六年矣,平时有小恙,则延某医,稍重则延余。一日其家主患洞泄寒中，某医用附子二分不效，余改为钱半，应手而愈。后某小儿发热，下青粪，唇不红，舌润。某医投温脾药，遽动风，急足延余。余方主药为川连四分，黄芩一钱，及安脑丸。其父疑过凉，曰唇不红，舌润，便泄，何以进如此凉剂？余曰："病实热证，此方惟恐力不足耳。"药后果效，盖余认定急惊属热也。

15　虚热不可从治之理　　张仰韩记录

从治者，内真寒而外假热，治当以热；内真热而外假寒，治当以寒；表面上似乎以热治热，以寒治寒，故曰从治。《内经》所谓"逆，正顺也；若顺，逆也"。今既阴虚，即是液少。因液少而热，并非内有真寒，自当以甘凉急救其液为主。然附子证之外象，有舌质焦干、五心烦躁、口渴引冷者，与阴虚而热之外象颇有相似处。医者能辨别明析，方能当机立断。用附子以见冷汗为标准，用甘凉以见肤粟为标准。肤粟者，即皮肤上毫毛竖起，毛根之皮肤见粒粒突起如粟状也。

16　夹阴伤寒不可割治　　陆霄春　朱增泉记录

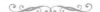

或问：夹阴伤寒可割治否？余曰：凡腹痛在少腹中间者为冲任病，必冲气上逆。在少腹两旁者，为子宫病，必痛引腰胁脊骶。大腹痛为太阴，绕脐痛为阳明为食积，少腹痛为少阴，此腹痛之大略也。夹阴病在冲任，冲任之脉在表皮之内、腹膜之外，虽剖腹亦无所用其力，故无割治之理。凡他病剖腹，皆于腹之两旁奏刀，无有剖腹中央者。西人不言经脉，不知冲任，然观其剖腹，特避冲任脉。可知冲任割断，必有危险也。又疡科治阴证，宜先发表而用阳和汤，生黄芪托补，大忌刀割。友人某病发背，疡口不广，肌肤不坟，而口内腐烂处奇臭不可近，阴证也。入仁济医院求诊，西医割其疡，如十字纹，以广疡口，然后敷药，越日即死，此亦坐不老到之故。若治病不能老到，则鲁莽灭裂，动辄以人命为试验，因论割治并及之。

17　中阴溜腑　　裴尚贤　王怡然记录

凡治热病，宜先知伤寒有若何变化，温病有若何变化，然后两者比较若何不同。今言伤寒初病，有有汗、无汗两种。陆九芝以麻、桂、青龙为阳证三级治法,此皆学者所已知。大抵初病阳经,治之不难,苟不误药,不致变阴。所难治者,厥为阴证,而证之阴阳,又易误认。戴北山有言:"通体见有余,一处见不足,从阴证治。通体见不足,一处见有余,从阳证治。"语至扼要。以故病人见证,纵有目赤、舌焦、哑唇、咬牙,若其脉迟缓沉软,是为散脉;又见肌肤津润,或郑声、踡卧、额凉、肢寒者,切不可误为阳证。盖阴阳并见,当以阴证为重,宜用附子。惟阴证尚有一特证,即自利完谷。完谷者,所下如其所食,绝不消化,杂以黑水而已。此俗名"漏底",凡漏底急用附子从治勿疑,可用钱半至三钱。病者得附,约一小时半,全身有阳和之气,膀胱气化得行,小溲奇长,胃转和,漏即止。此在生理形能,亦属伸此缩彼之理。脉亦不散,可睡两小时。醒后更进一剂,乃可酣睡六小时。其后渐见舌干、恶热、面赤、谵语,数日乃至廿日,不更衣,漏底之阴证,一变而为腑实之阳证,是皆服附子之效。审是则知阴证服附,所以引病从阴转阳。阴为脏,阳为腑,故曰"中阴溜腑"。而此种腑证,有可用黄龙汤(有人参、大黄、芒硝等)下之者,《伤寒研究》中治豚儿之病是也。有宜用半硫丸(用半夏、硫黄制成,色白有奇臭,宜用凉开水下,使药性入胃乃发,药肆中有售)下之者。《药盦医案》中治张锦宏之掌珠,及嘉兴刘少寅之女公子是也。又曾治高昌庙某姓小孩,七月间病漏底,予附子三钱,竟睡两日始醒。及复诊,已呼吸停匀,脉亦和,肢不冷,囟门不陷。即用归、芍调理,两剂而痊。盖囟门陷,为漏底所必见,故诊察宜及之。

18 内陷证 裴尚贤 王怡然记录

内陷之原因有二:其一,误用太乙丹等攻窜药。表邪未解,本忌攻里,误用攻里,邪必内陷。小儿疾病,风寒食积居多。病家医家,往往不问表邪之清未,辄投太乙、保赤、抱龙、玉雪救苦等药。不知此等丹丸,乃明末崇祯间大疫流行之效药,非可适用于寻常者。国人富于保守性,沿用迄今,宁非赤子之劫。前诊王姓小孩,其见症为发热、肢凉、无汗、呕泻交作,询之已服太乙丹。此丹有千金子、麝香,极不平正,可知其病全由误药,误药则必有危险在后。今既阳为阴遏当,以透达为先。余用炙麻黄、葛根、川芎,及他佐药。越日复诊,去麻黄,仍以芎、葛为主。病孩得药,即逐渐而愈矣。此中最要关键,乃在川芎一味初用六分,继五分,因此药性升而病属下早而陷。陷者举之,故得奏效也。其二,误用大黄。昔吴又可善用大黄,或为当时特殊瘟疫之所宜,未可为后人效法。今川鄂等省医生,用药奇重,大黄动辄三四钱,病者不能堪,往往误事。余前诊包姓妇人,因服湖北医生大黄八钱之多,桃仁、红花、厚朴等药各称之,是以致上则气急、胸闷,下则水泻、血崩。其气急为下后息高,有大危险。然此迫犹非不可救。余乃重用归、地以培元养血为主,并用川芎、柴胡以举其陷。

学员某疑川芎为息高所忌,举以问余。须知平人所以不气急,以有本元在下,能自收摄也。今病人因大黄之攻下,由肠、胃、脾而间接伤其肾阴,以致下元受损,不能纳气,所以息高。《内经》云:"病在上者,取之于下。"况又水泻血崩,下陷可知,安可泥高者抑之之例,而不举其陷乎!至于不用人参,则因发热之故;不用猛桂,则因肾阴不足,非关肾阳之故。柴胡清热,川芎补血,更有取义。方中又有香附钱半,故奏效甚速也。若不识此理而用重镇之药，病必更剧。数年前，寓居鸭绿路周静山之妹，已嫁而病肝，冲气上逆。先延某医，用代赭三钱，气逆更甚；以为药力不足，加至五钱，且佐以沉香，药下气息坌涌，刻不得宁。乃改延余，用川芎五分，逍遥丸钱半，制香附钱半，一剂而病衰，两剂而平，三剂而愈，是亦用川芎治息高之一例也。

19 攻下法 朱静庵 邵友梅记录

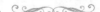

常人必有舌苔，以胃中有蓄积故。如无苔者，则为胃虚。是故舌上苔者，不必皆可攻。必须见转矢气、舌苔黄燥、腹痛拒按等症状，乃可攻之。攻之苔略化者，为不误，可再攻；攻之而苔不化，或腹反作政者，不可再攻，再攻则胃气大伤，其苔必剥。病变随之矣。数年前，常州杜士初之戚某氏女，患病。初微发热，士初治之，用柴葛香豉，姑不退，乃改延余。时表热甚壮、腹微痛，知有积。然以其舌无苔，故但予消导不攻。方中用大黄三分，甘草六分。凡有积者，得少量之大黄及甘草，苔必转黄。次日苔果稍黄，更予芩、连、楂炭等药，苔黄更甚，乃用麻仁丸导之遂愈。

20 腺体 陈效伦 徐志坚记录

京中医学社寄来一书，名曰《汉医之剪辟》，以西国学理证我国《内经》，其志可嘉，其书则不足信。盖著是书者，知西而不知中，不免有偏执之论也。然欲昌明中医学，自当媾通中西，取长补短。如人身五脏六腑，依《内经》形能之法推究，确有交互之关系。西人发明合而孟，适足以阐明此事。余以为脏腑相互之关系，在于腺体。如胸中有太摩腺，此腺能阻止肾脏之发育不致过当，故小孩之太摩腺特别发达。两腋有腋下腺，人当幼稚时代，无有患腋下狐臭者，男子必至二八，女子必至二七，然后有狐臭。斯时太摩腺已萎缩，而腋下腺则长成也。太摩腺至成童以后完全枯萎，于是肾腺起而代之。故生殖腺发育时，男女声音始异。非若幼时代之不辨，因此推知生殖腺与喉头扁桃腺又有密切关系也。阉宦为中性，其声雌。伶人色欲过度，其嗓倒，更足证明肾腺与扁桃腺之关系。余故知藏府因腺体而生交互关系。腺体之于人身，至可宝贵。然世之小孩多有割螳螂子者，从口内两颊钳出割之，形似螳螂子故名。此明是腺体，因此丧命者有之，发育阻滞者有之，冤哉！

21 六零六 朱静庵 邵友梅记录

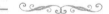

六零六治梅毒颇效。其功用是杀菌，然不能彻底。某君患梅毒，手足拘挛，余为治愈。然一指终不能伸，戒其不可再狎妓。然不久又染毒颇重，余辞不治。荐一专家为注射六零六，病旋愈。其人遂以为梅毒不足患，益放浪。未几又患毒，又注射。而注射后异常不适，次日再注射，头颅忽胀大如斗。今其人尚在，已残废不能行动矣。六零六为梅毒特效药，何以第一次用之而效，第二次竟不效？且西医经精密研究，知梅毒之病源为微菌，六零六又是梅毒菌之特效药，固当有效。然而终竟不效者，可知其尚不合事实真际也。自我观之，必自先有变化，当后发生微菌。然则是病而后有菌，非先有菌而后病也。今病者确有微菌，而杀菌药不能治，因非根治故耳。今取流水一杯，用显微镜视之，决无微菌，隔一宿则菌生焉。是知气血之循环无碍，则菌无从生。一有阻滞，新陈代谢之作用不灵，微菌乃能生长繁殖。是以徒事杀菌者，因病体适合于菌之生殖，则菌终不绝，病亦弗愈。故谚曰"流水不腐"，我于人体亦云。

22 副药之配合 王怡然 裴尚贤记录

日来为陶希泉姻丈治其女公子痢疾。年十四五，腹痛口渴，下痢不休。方用白头翁、木香、油当归、鲜生地等，明日痢加甚。希丈问病如何，余曰不妨。因加重药量，嘱再服之。明日痢更甚，希丈甚惶急，余则力言无危险。视其舌有苔而津润，胸闷甚，知其有湿，不宜鲜生地。前此口渴，乃燥湿不能互化之故。于是用厚朴、茅术，除鲜生地，一剂遂愈。

盖此病痢是主证，湿是副证，不用副药以治其湿，虽主药不错，犹然不效，由是可知副药之配合，若能丝丝入扣，虽药量甚轻，取效却捷。吾尝用大黄四分，病者得畅便三次。时医有用大黄至四五钱而不得下者，逢人称道，自诩有胆，不知其副药之不善配合也。故吾谓中医重方不重药。假使审证周详，主副兼顾，无不立奏奇效。此中医学之八证七法所以可贵，中医学之兼顾全局，所以难能也。至所谓君臣佐使者，直可置之不论。吾人只研究证之主副，药之当否，斯得矣。西医治病多主特效药，如无特效药，则主对症治疗。于是痢疾则注射爱梅丁，疟疾则吞服金鸡纳，热则罨冰，寒则热炭，以及种种卫生上之设施，不可谓不详备，然其结果多不良。其故由于专主特效药，不明主副证，不能活变处方故也。然西医对于病理之研究，颇觉精密。取彼之病理，证吾之形能，有神妙功用。诸君其借助之。

23 慎用大方 朱静庵 邵友梅记录

秦皇士《伤寒大白》，有浮萍代麻黄之说，时医多宗之，以为避重就轻之计。此其不明药证，固无足致讥，然大方却不可轻用。近日余治胡孙鼓胀一案，至今思之，亦有不惬意处。始用黑白丑、芫、戟等攻水剂，虽见小效，而胀则不退。又用十枣汤，仍不效，乃知药不入扣。其胃纳、脉象虽佳，乃因正气未败，与药相持故也，遂改用归、枳、茅术等味。

凡用大方不可不慎，设使不知进退，见其胃纳、脉象不变，再用十枣而加重之，则必促其命期矣。诸君初出问世，对于大方尤宜慎之。

24 误药 张仰韩记录

某学员有九岁子，前日发热，便闭，以元明粉三钱下之，大泻不止。延西医打针，泻止而热大作，兼呕吐。此儿体气有余，故误药之反应，颇循正轨。盖发热误下，则内陷，故大泻不止。泻止则仍外达，故热大作。呕吐者，胃气上逆也。胃气本下降，因发热误下，不作结胸而上冲。其体工反应尚不弱，不失为佳象。乃其父投以山萸肉三钱，以致见厥。投山萸肉，不知是何用意。再四推测，谅以吴萸汤可治呕，而误用山萸也。山萸味极酸，体工本欲外达，今以酸味敛之，欲人不能，欲出不得，相持成僵局，不厥何待？

25 辨舌一 孙永祚 丁智醒记录

临证辨舌，最为难事。以其变化至多，辨别至微。张氏《伤寒舌鉴》，列百二十舌，可谓繁矣，而阅之者不能憭然。盖张氏实未知其原理，即有所知，又不肯明示他人。又舌之变态无方，而张氏强为整理，以就己说，故其模糊如此也。近人有以三色板摹舌色者，既不能似，又辨舌不尽在色，故亦无用。今以经验所得，可以自喻喻人者，略为讲说如左。平人舌上必有味蕾，其中有味觉神经，故饮食入口而知其味。味蕾与胃中乳嘴体关系至切。验之小儿多食者，胃液伤，舌则剥。更验之吸鸦片者，消化加速，善饥喜食甘，其舌必有一块不生味蕾。故于味蕾，可察人之胃气也。妇人血崩，面色不华，爪无血色，舌色必淡白，诸失血者皆然。且失血之后，舌必先变。此由舌无皮，但有膜，血之盛衰必先见于舌。舌苔非必病人有之，平人亦有薄苔。阳明病胃中有燥屎，则舌上黄苔，以此知舌有苔由于胃有积。平人胃实肠虚、肠实胃虚，然必其肠胃有所储蓄，而后能忍饥饿，否则一饭失时，即将饥而死矣。既胃中必有储蓄，斯舌必有垢腻，若平人无苔者，知其气体必弱也。舌上苔满者，食积明矣，而有厚薄、黄白、干润之辨。舌苔黄而厚、而干，自舌根至于舌尖满布者，是阳明腑证，更须合之色脉，用承气汤下之。若黄、厚、干三者不悉具，遽用下法，必至息高。又小儿饱食倾跌发热者，是有积也。然而其舌不黄，必用辛凉解表之后，始见黄苔。吴又可谓舌未黄者，温邪未到胃；舌黄者，温邪已到胃。其意则是，其说不妥。西医不知表未解者不当攻里，误予泻药，则其舌必见三角苔。又凡伤寒、温病，舌体前半薄苔而红，舌根厚而白者，是柴胡证。若舌中有苔，边际无苔，垢净之界至为分明者，则由表病不解，误服石斛而然。进斛愈多，舌苔愈削，渐至无苔之界，弧形向内，有苔之界，弧形向外，谓之倒苔。苔中见一线裂纹，平分舌体者，是肝郁证；病渐剧，则裂纹渐歧向内，成"个"字形。凡湿温、暑温，舌底绛而干，苔薄而不匀，其色如灰而隐青者，其病必难愈，治之得法，犹当以三七日为期。盖病之末传，至厥阴、少阴乃见此舌，治法以养血为主。舌上有直纹如剥皮之芦菔者，是虚证也，产后劳伤例见此舌，当予补药如人参之类；舌苔紧砌不甚厚，虽黄而干，不可攻也，攻之必死，宜归、芍、地黄之类以养血，舌苔自化。舌尖无苔，亦不可攻。舌绛而光、壮热无汗者，血分热也，用犀角则汗出热退。舌干者，荣不足也，痢疾见之，最忌厚朴。舌短者，病在脑，中风多见此证，盖舌神经直接桥髓，脑病，故舌不能伸也。舌胀大者，必热甚也。舌强者，旧说以为有痰，是亦神经先病，肺、胃上逆，则气管分泌逾量液体以为救济，于是痰涎上壅矣。

26 辨舌二 铁樵自记

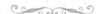

中医学舌色最有关系，其重要与脉相等。余编《脉学》，虽言之不能详尽，尚觉可以达意。若舌色，则若非亲见不可，纸上谈兵总嫌不切实用。昨所演讲既未能洽心贵富，孙君永祚所记又与鄙人差隔一层，简直此事，非仅凭笔舌可以济事者。学医必须临证，十九即因此。兹就吾意中所欲言者，勉强再记之如下：舌面无皮，仅有膜，此膜却与他种黏膜不同。试以唇与舌较，同时无皮有膜，而唇膜光滑，舌面则有小蕾甚密，此一望可知者。此种小蕾之内，皆藏有感觉神经。食物入口，能辨其味，即此神经为之，故此种小蕾谓之味蕾。味蕾之装置，专为胃而设，可谓胃之第一防线。凡食物与胃相得者，此味蕾则甘之；与胃不相得者，味蕾则拒之。故有甚劣之物，入口而即呕者，因其物与胃极不相得，味蕾知胃不能容，故起极相忤之感觉，胃得味蕾之报告，暴起反抗，遂致呕逆。此为天然设施，具有桴鼓相应之妙，最足耐人寻味者。但此所言，仅限于先天的。大约太古蒙昧时代人类，不致为食物所杀，此味蕾之作用，当推首功。若夫肥甘悦口，反为病媒；良药利病，不免苦口。则后天之事，盖天然能力，皆有程限。过于程限，则失其效用。肥甘致病，良药苦口，人事既胜，天然物遂退处于无权故也。古训谓"旨酒美味，皆足乱性，修养之道，只取中庸"，是即东方文明之真髓。西国反是处处以征服天行为能事，结果乃不免受天行复仇之苦痛。故彼邦学者，颇有参用东方文化之感想。兹事体大，究竟如何，非吾所敢和。不过味蕾虽细事，可以悟大者远者。吾侪治学，用心当如此，是则诸君所当知也。吸鸦片者多胃病，讲义尝言之。因烟之刺激，善饥嗜杂食，恒过于胃力所能消化，是即人事胜而天然无权之证。消化力既不胜食物，其舌乃剥。凡吸烟瘾深者，十人而九皆如此。又小孩在父母溺爱之下，嗜食不节，其舌亦剥，是亦所常见者。所谓剥者，即舌面一部分去皮一层，无复味蕾，状若髹漆剥落一块者然。证之此二事，乃知味蕾与胃消化力之关系。味蕾既剥，感觉不灵，嗜食愈不节，胃病乃愈深。是皆可以推想而知者，凡见此种舌者，常有数种相伴而来之病证，如矢燥、便闭、贫血、咳嗽等。至其理由则较高深，鄙人所知者亦甚有限，诸君当为进一步之研究。第就吾现在所知者，尚不足以教人也。舌中心有直纹一条者，其人必环境不良，有甚深之肝郁，此为经验，上百不爽一者。初起仅一线，久之纹渐深阔，至成沟形，伴此而见者，为脘痛、心悸、脏燥多悲诸证。阳明腑证，其舌必干；热入血室者，其舌亦干。惟腑证必有黄苔，热入血室则无味蕾而质绛。腑证当下，血证当犀角地黄。若既无黄苔，又无光绛之色泽，液干而味蕾不变者，其人必口苦，乃少阳证也。综观以上三者，知热则干，寒则润，故《伤寒论》谓口中和者，胃中寒。和，谓不干也。光绛而干为血少，液少是荣虚。干而黄为胃中燥热，是食积病，有浅深之不同。热入血室，皆后起证，无初起即热入血室者。妇人血崩，其舌必无血色，同时唇及爪下亦必无血色，此较之犀角证更进一层。犀角证病在液少，血证则不止液少，并红血轮亦少，此为危险，因无血不足以生存也。男子失血过多者同。

27　辨舌三　　张仰韩　陈效伦记录

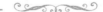

（一）血证苔　满舌白苔，土有黑点散布，如雪地上撒以煤灰者，则为见血之先兆。用药忌汗，宜预告病家防有血来。应问其两胁及上膈痛与不痛，有无咳嗽及吐血旧病。若苔已黄，舌底绛而有黑点散布者，血立见。（二）积瘀苔　舌色、舌苔如常，惟舌质有紫黑斑点隐于膜下，或在舌边，或在舌中，少则一二点，多则数十点。此为有瘀血积于某处之征，虽不能知其积于何处，大约总在心房。惟断不可用抵当汤等猛烈，以图速效；应用虫蚁搜剔法以长时治之，方无危险。其法用水蛭、虻虫、蝎尾、䗪虫等，各去翅足，炙为散，另以人参四物等养血之品佐之。余曾治一妇，产后神经过敏，见积瘀苔，即用此法治愈。又有一妇，脉二三至必一止，即所谓代脉。昔人谓代脉必死，殊不知其不然。不过是心房瓣膜闭锁不全，或血管内血栓启闭不灵之故。其舌亦见积瘀，余亦用前法治之，经长时间后十去四五，渠亦中止不来。数年后，其夫有病延诊。见此妇体气胜前，观其舌黑斑悉退，仅余一二。余颇怪之，询其何人治愈，则曰曹沧洲之子。观其方则始终太平丸加减也。太平丸方与天王补心丹近似，注重养血活血。曹某平时治病不过尔尔，独能治愈此疾，足见享盛名者之后，必有家传心得。吾辈当以自满为戒，不可目空一切也。又通常有心房瓣膜病及血栓病者，日久必成水肿。（三）辨相似苔　舌干而枯，苔焦黄而厚，甚至黑而燥裂，若舌面铺以锅巴者，此为劫津舌，与前人书中所言阳明腑证苔相似。其实腑证之苔，并不如此，不过厚腻而已。参以腹痛、拒按、矢气、潮热等见证，即可用承气下之。若见劫津苔，误用攻下，必至息高不救。古书又有以苔白如积粉为下证者，某名医用攻下,顿见息高,延余挽救。余察其舌苔白如积粉,而鲜明如绵,此属大虚之候,一经误下当然不救。病家问死期,余曰,当在夜间,已而果然。又有苔似劫津,而舌形、舌色宛如荔枝者,质短缩,色紫棕,此为无阳,用附子则舌渐润而伸。舌色既似劫津,何以敢用附子?此当辨之兼证。凡属无阳者,必有汗,皮肤必津润;劫津则皮肤必干。

28 脉伏脉绝　　张仰韩　陈效伦记录

阳明腑证,常有脉伏者,但按其乳旁动脉必跳动甚速。此因回肠间窒塞,故脉气不能流通,属实属热,断不可误认为寒。其有脉细如丝,或有或无,按其胸部,亦跳动轻微者,此为脉绝,属心房衰弱,必见附子证,多不治。

29 章椿伯先生案一　　陈效伦　徐志坚记录

治医者,博览群籍,又得名医指授,似可矣。然犹未方,犹当从事于实习,方能见景生情,触处自得妙悟。若杭州章椿伯先生之证可记也。先生为太炎先生令兄,耆年宿学,治伤寒卅年,年七十六矣。由太炎先生邀诊,同行者孙君永祚。其症溺管痛,大便溏泄,手面皆肿,冲气上逆,烦躁不宁,呃忒亘六昼夜不止,面色不华,舌干亮如镜面,淡而不红,贫血颇著,左脉无胃气。前医初与旋覆代赭,继与龙骨牡蛎,而呃逆更甚。生平治程朱之学,多读书,用脑勤,则缺于营养。见解高则忤于流俗,十年心跳,可知意境不舒。又因旋、赭、龙、牡之镇坠,体工起反应,故冲气、呃忒大作。病之远因、近因,可以洞若观火。气化一乖,水分不循常轨,排泄一部分渗入回肠,故大便溏泄。一部分随气上升,则手面浮肿。前阴不得水,故溺管神经失润而痛,以是知痛由于干,若谓心热移于小肠,非确论也。体工之气化本顺而不逆,流而不结。因肝阳关系,因误药镇坠关系,既须守常而顺下,又当应变以逆上,乃成下不得、上亦难畅之局,此其所以烦躁不宁,呃逆不止,其面色不华,舌质不红,脉无胃,及心跳,则因血液衰少,血少故心肌病。心肌病者,例见上列诸症也。病属肝王,则不郁当达。然无少阳证,故不宜柴胡疏肝。增液汁惟犀角、地黄,犀角性升,陆九芝论之详矣,乃为处方加副药称之。盖心跳乃心肌神经病,犀角能弛缓神经而又凉心。既经误用镇坠,体工之自然运动被抑,结不得展,是非性升达腾之犀角不为功,所谓从治,理固如是。且贫血则尤宜地黄,余固逆料其必效。

方成即挽孙君游湖,而病者神识清明,见方大不谓然,付杭州医会讨论,亦皆诧愕。惟以太炎先生所称许推荐,则医以人重,而鼎鼎名手远来海上,似不可不服其药。家人强劝,始勉尽一剂。

曰："此法未之前闻,若得效,当从此缄口不言医矣。"翌晨复诊,则知药后得寐,晚即舌润,呃亦差稀。凌晨,肿略退,诊脉已有胃气,仍前方益损之,临行又拟一霍斛方。此证治法,固不理于众口,而事实彰彰,则成绩不可诬也。是以治医贵晓形能,而用药之通变随之,所谓超乎象外、得其环中,非不可至之境也。回沪后,即与渊雷诣太炎先生许报命。先生闻而奇之,因释之曰:"高年藏府机体本不滑润,是由于液干,况经误药,体工起反应救济,以致下虚上实,求中和而不得,故呃。与之地黄,使分泌濡润,则机转滑利。犀角升清,乃'木郁达之'之义,诸证所以差减者,以此。"先生闻之,称为灵巧。越五日,忽先生之令爱来。谓进霍斛方后,三日中有微咳,能寐,能饮粥汤。至第四日夜半二句钟,病忽变,气急甚,故邀往复诊。余曰,药后六小时内无变故,则非药误,况霍斛实无变病之理。今竟变,殆不可为。盖病与四时节气有关,系三日后适交大雪。大雪为冬至前一节,凡二分二至之前后各一节,与病之进退甚有关系,诸病未传及虚劳等尤甚。今病变于大雪前三日,乃《内经》所谓"未至而至"也。又诸病皆可医,惟老不可医。椿伯先生不但病,亦且老,去亦从然,因谢不去。既而太炎先生复以书来固请,乃却其聘仪,往人事,至则气急已平,呃仍未除,转动即呃甚,面仍肿无血色,手肿已退,脉尚好。病人间气急之故,余谓是肾不纳气,衰老故也。犀角不可再服,书方用地黄、猺桂等味,别以龟龄集治肿。临行其介弟颂铭告余,病人阳缩,是亦衰老之证,见厥阴也。于此尚有一义,为诸子所当知者。凡心房病久,例必见肿,大约因淋巴液循环亦与心肌运动相关之故。心房既病,则淋巴液之循环失其常度矣。又年老之肿,不易治,以其衰也。少壮者,肿及睾丸则亦不治。妇人百病,至乳缩亦难愈。

30 章椿伯先生案二 孙永祚 朱增泉记录

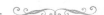

杭州章椿伯先生之病,初诊用犀角地黄治呃逆,再诊用龟龄治肿,前次谈话会已详述之。此病至大雪前三日而剧,是衰老不能任病之征,以此逆知冬至三日或小寒前三日病必更剧,无法可治。故再诊时,即谢不治,却其诊金。昨病家来言,脚肿而痛,见紫色斑甚多,此最为恶候。盖人体血液循环,随处有新陈代谢作用。血行之迟速,血中废物之多寡,与汗腺排泄之力三者恰如其分,则人体不病;一不相得,血即瘀积,血瘀故见紫色斑。血之行程以四末为最远,故紫色斑先见于脚;血既不能达于四末,心房必大弛大张以为救济,故宿病心跳救济愈力,病状愈进。故今病脚肿而痛,脚肿不已,浸及于腹,于是不可为矣。此即《内经》所谓"四维相代,阳气乃竭"之证,非痧疹之比。痧疹者,血液有不洁之物,由汗腺排泄之,故发斑。斑见愈多,邪愈外达,其色必鲜红,不似郁血发斑之为紫色,二者有虚实之辨矣。又呃逆为液干,属于火证。而病者即素患泄利为脾虚,脾虚则当补火。见证抵牾如此,尤为难治。病家拟进术。余谓术性温燥,今病着胃腔干枯,恐得术之后,未见止泻之功,已著燥烈之弊,请勿服。病家又拟用肾气丸。余谓药力太强,非病体所能任受,其中山茱萸太敛,泽泻太开,薯蓣补中益气,不宜于郁血。桂与附子固可服,桂性守而不走,犹不宜多用,唯附子走而不守,于此气化不行之证最宜。验之脚气,始而脚肿,继而入腹,进鸡鸣散大剂,纳附子三钱,则病者自觉腹中有热气下行,再进则泄利而病已。以是知附子最能下达,遂以附子地黄汤如仲景复脉法。附子所以强心,地黄所以监制附子之辛烈,然恐元气已虚,药石终无能为力也。

31 章椿伯先生案三　张警时记录

杭州章椿伯先生之疾,余已诊治数次,病虽无甚出入,然终不可为,何以故?病人先患足肿,继而手肿,此可预断其必腹肿。腹肿则手足之肿将消,此即《内经》"四维相代"之理。故其病至、大雪节而变,至冬至、小寒则危矣。余据此理由,作书详告太炎先生。先生问腹肿时,可否用真武荡。余曰:"如真水肿,自以十枣汤为主。若脚气之肿,则自足及腹,不妨用真武。今尊兄之肿,并非外邪自外之内之比,乃真脏气败坏而起反应之肿,故无治法。"

32 中西医　孙永祚　朱增泉记录

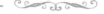

《中医杂志》近有一文,谓西医治病能验菌,中医不能验菌,是其短也。又论及余所著《伤寒研究》中,麻杏石甘汤治白喉之说。余尝谓麻杏石甘愈白喉,其功在麻黄发汗,汗腺能开,扁桃腺肿亦消,非此汤能杀白喉菌也。余君云岫驳之,谓此汤未必有效。如其有效,当是石膏之功,决非麻黄之故。今《杂志》又驳之,谓麻、杏、石、甘四味,合而成功,譬之东风齐着力,此皆昧于形能之义,怵于病菌之说而为此言也。余以为病菌之说,虽似铁案,犹非不可动摇。何也?伤寒有转疟者,疟亦有转痢者。西医说伤寒有菌如棒棍,疟有胞子虫,痢有菌如杆,或有阿米巴,三者病源绝异。何缘可以转变?既可转变,则诸血清疗法所以杀菌及微虫者将无所用之。于是知病菌之说必有打倒之一日,而六气之论,无时焉可破者也。孙中山先生尝言英伦、法兰西、日本皆有中国饭店,不特为侨民所设,即他国人亦乐就之。盖以中国食品滋味甚美,又合于卫生之故。彼邦之庖湢嫉之,或为谣琢,谓中国酱油有微菌,足以害人。政府信之,遽下禁令。后有医生取中国酱油验之,知其中实无害人之菌,且其性补益,仿佛牛肉汁。中山先生以是有感于民族之文野,谓惟文明民族,为能调和饮食,以成美味,而野蛮民族,则不知味也。余则因食品而有悟于医术,西医以科学原病之理、调药之剂,自谓精审,而以中医不合科学相诟病。然病为西医所不疗,而中医能疗之者多矣。此犹中国庖人不解科学,而和羹调食,亦自有法。夫和羹调食者,能适口卫生则止;治病者,能起病、能视死别生则止。此皆试验而得之,岂西方科学所万能者耶!若谓西方科学已尽生理之精微,则亦窥管之类也。

33　新中医　铁樵自记

伤寒、温病多属外感；阴虚而热，不由外铄，乃本体阴液枯涸。以故伤寒当用麻黄、桂枝、青龙等，以祛外感；阴虚之热，只宜养血。又外感，虽云由外面六淫之气袭入人体，然单丝不成线，必其人内部先有病因，如食积、忧郁等，此层《保赤新书》中已言之。其次，凡治病当中肯綮则效。例如外感，并非一个"表"字或"下"字可以济事。伤寒用表，因其是寒，即须姜、桂；若已内热，便须芩、连；倘然阴液伤当兼顾时，便须石膏；若遇夹湿，便须茅术；湿而有积，便须槟榔，否则不效。惟其如此，所以要分风、寒、暑、湿、燥、火。而各种热病，因时而异其名，亦可以心知其故。《内经》以四时分配五脏，六淫不过大略如此，其实不能恰恰就数，故有"至而不至""不至而至"之说。又云"非其时而有其病"，皆教人弗泥之意。吾侪但能根本解决，当用养营以治虚热，或疏解以治实热，均可以不烦言而解。《内经》含意甚深，决不如前人凿空之谈。其司天、在泉等，却是另一种学说，吾侪仅可存而不论。所谓根本解决，当以实地经验为根本，以"形能"二字为方法。故吾侪现在所治之医，实非古人之医，亦非西国医。昔熊宗立以病之生年、月、日合之司天、在泉以治病，其方不灵，是则堕入魔道。今之治古医者，都存有几分魔道。而西医所注意者，在一个微菌，一个血轮，及其究竟，治病之功效亦未到七十分以上，反而不如吾侪。但观大略，为能超乎象外，得其环中也。

34　又　张警时　范永鉴记录
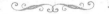

吾侪研究所得，渐与古说相离。不中不西，亦中亦西，命之为新中医，当无愧色。《内经》云："春伤于风，邪气留运，乃为洞泄。复伤于暑，秋为痎疟，秋伤于湿，上逆而咳，发为痿厥。冬伤于寒，春必病温。"喻嘉言执此数语，大放厥词，著书数万言，余以为不能彻底。因自著《群经见智录》，大致谓四时气候递变，与人身藏府发生病痛有密切关系，以阐《内经》之旨。而余云岫大相抵谋，则未免客气用事。大盖人当无病时，总觉浑身惬适，病作则痛楚随之。而病之太初第一步，确受天时之影响。今当初冬十月，正宜棉衣，若易单夹，即感寒栗。又如天气尚未转冷，而骤服皮衣，则可以动肝阳。故《内经》以四时之不同，而殊其病之名目。因此春发热曰风温，夏发热曰暑温，秋发热曰湿温，冬发热曰伤寒。病虽不同，发热则一。然此特举其通例而已。湖南、长沙等处，虽在长夏，亦有病伤寒者，往往服附子三五钱之多，此岂非例外乎！故欲强四时四方之病而求其同，则胶柱之见也。

《内经》更有五运六气、司天、在泉之说，以六十甲子分应风、寒、暑、湿、燥、火，当春秋战国时，自成一种学说。明熊宗立注《内经》，至以病人之生年、月、日合之司天、在泉以治病，而其法殊不效。可知运气与医学是两途也。然六气确有至理,例如燥之与湿,颇堪研究。近得两案,可为诠解。一为年约五十余之妇人,素有烟癖,病咳嗽,痰多白沫,一日可吐数小罐,不能食,只能吸鸦片,大肉尽削,常曋热。视其舌竟堆起如海绒状,此烟劳也。因胃既燥,肺亦燥,则藏府分泌液汁以为救济,故见层出不穷之白沫痰。于是鸦片愈吸愈多,则火愈炽,而成为煎厥之局矣。一为年约四十左右之妇人,体颇丰腴,其病上不能食,下不能便,起坐则头眩,舌中心黄苔,中剥而起片,上有裂纹三四条,此是胃阴枯燥、乳嘴体创伤之证。胃既枯燥,当然不能蠕动,而化学作用及磨砻作用俱滞,此所以不能食、不能便也。

由是观之,诸器官燥,则如机器之无油,终必阻滞,润则活动自如矣。凡时行病皆是热病。谓其皆发热也,或见恶寒,或起热落,总由外感风、寒、暑、湿、燥、火之故,故有风温、暑温、湿温、伤寒等名目。所感既不同,则用药亦不得异。故同是发热,而春时风胜,则用葛根。夏时暑胜,则用香薷,如热仍不退,则须茅术以化其湿,槟榔以化其积。秋冬天气本燥,病亦大都属燥,此时误用燥药,则变端立见。曾见妄人重用桂枝小朴一二剂,后即手战、胸闷。须知此等胸闷非关食积,乃津液干涸所致。是当用生地、天冬、麦冬、归身、梨汁等味,故燥病用朴,往往见咬唇啮齿,必须用甘凉药,甘凉能助腺体之分泌故也。此皆从形能悟出,简明易晓。前人学说多纸上谈兵,无裨实际。余书分伤寒、温病为两途,而取根本解决,自谓能独树一帜,颇有贡献于医家也。

35 西医 陈冰范记录

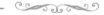

余尝訾议西医,初非客气用事。西医为技之劣,余实有真知灼见之事实为证。前已屡言之,今又得二事焉。武定路南货号某甲延诊,两手无脉,夫无脉本无足奇,有两手无脉而人迎有脉者,有人迎无脉而左乳下心尖有脉者,皆非绝对不治之证。今某甲不然,两手人不同,而殊其病之名目。因此春发热曰风温,夏发热曰暑温,秋发热曰湿温,冬发热曰伤寒。病虽不同,发热则一。然此特举其通例而已。湖南、长沙等处,虽在长夏,亦有病伤寒者,往往服附子三五钱之多,此岂非例外乎!故欲强四时四方之病,而求其同,则胶柱之见也。《内经》更有五运六气、司天在泉之说,以六十甲子分应风、寒、暑、湿、燥、火,当春秋战国时,自成一种学说。明熊宗立注《内经》,至以病人生年、月、日合之司天、在泉以治病,而其法殊不效。可知运气与医学是两途也。然六气确有至理,例如燥之与湿,颇堪研究。近得两案,可为诠解。一为年约五十余之妇人,素有烟癖,病咳嗽,痰多白沫,一日可吐数小罐,不能食,只能吸鸦片,大肉尽削,常膜热。视其舌竟堆起如海绒状,此烟劳也。因胃既燥,肺亦燥,则藏府分泌液汁以为救济,故见层出不穷之白沫痰。于是鸦片愈吸愈多,则火愈炽,而成为煎厥之局矣。一为年约四十左右之妇人,体颇丰腴,其病上不能食,下不能便,起坐则头眩,舌中心黄苔,中剥而起片,上有裂纹三四条,此是胃阴枯燥、乳嘴体创伤之证。胃既枯燥,当然不能蠕动,而化学作用及磨砻作用俱滞,此所以不能食、不能便也。由是观之,诸器官燥,则如机器之无油,终必阻滞,润则活动自如矣。凡时行病皆是热病。谓其皆发热也,或见恶寒,或起热落,总由外感风、寒、暑、湿、燥、火之故,故有风温、暑温、湿温、伤寒等名目。所感既不同,则用药亦不得异。故同是发热,而春时风胜,则用葛根。夏时暑胜,则用香薷,如热仍不退,则须茅术以化其湿,槟榔以化其积。秋冬天气本燥,病亦大都属燥,此时误用燥药,则变端立见。曾见妄人重用桂枝小朴一二剂,后即手战、胸闷。须知此等胸闷非关食积,乃津液干涸所致。是当用生地、天冬、麦冬、归身、梨汁等味,故燥病用朴,往往见咬唇啮齿,必须用甘凉药,甘凉能助腺体之分泌故也。此皆从形能悟出,简明易晓。前人学说多纸上谈兵,无裨实际。余书分伤寒、温病为两途,而取根本解决,自谓能独树一帜,颇有贡献于医家也。

武定路南货号某甲延诊,两手无脉,夫先脉本无足奇,有两手无脉而人迎有脉者,有人迎无脉而左乳下心尖有脉者,皆非绝对不治之证。今某甲不然,两手人迎、心尖俱无脉,其证不过发热、泄泻,为期不过三日,惟先一日曾经西医打强心针一次。余视其病状,烦躁异常。通例病人卧床不动者为阴证,手舞足蹈者为阳证,头左右摇者亦为阴证,不言语仅嘴唇哑动而已。阴证病险,治法用附子,但以遍身津润为准。又有脉者可救,无脉者不治;药后一小时能转动者可救,否则难治。余以某甲之证,于例亦属不治,药之效为盖等于零,勉拟瓜蒂散予之。盖瓜蒂涌吐,用以探病人能吐与否,观其藏府机能之坏否。病家问死期,余答可至天明,见气急即死耳。余将出,适昨日之西医自外入,余询其治疗法,则云须再打强心针。余以为不可,西医则不信,遂入打针。顷之,病家仓惶招余入视,则病人已目瞪直视,呼吸极促,盖在大渐之顷矣。据此以观,假令不打针,而服附子固亦死,不过不如是之速耳。今打针以促其死,可见西医实太孟浪,此一事也。陶希泉姻丈患大腹胀廿余年。病原由酒后房事,房事后复饮冰荷兰水而起,证类夹阴。西医屡治不效,服余药两年,完全痊愈,因深信余术。近年有"返老还童"之说,其法有三:一割腺,二打针,三服丸。三者之中,割腺最险,效果亦不良。南通张季直、南海康长素均经割腺,均已作古,可知其法不效。打针则危险差减。希泉歆于"返老"之说,请西医赵某打针。廿余针后,头脑似有奇异之感觉,且言有一次,手谈时,视十三牌均斜列。余即劝其不可再打针,希泉意不谓然。夫视物斜列,乃神经痉也。多数神经与滑车神经相交错,滑车神经受影响,则视觉生幻差。若视一物成二物,或视正如斜,皆因眼珠不能保其平行之视线所致,以为大病之兆。《易》曰:"履霜坚冰至",至可惧也。希丈则秘不告余,打针如故。西医亦不知病候已深,仍劝其打针。至八十余针后,希丈夫人促余往。谓其夫行动大异,谵语骂人。家人以为遇鬼,巫觋禳解亦不效。余往视之,见其面部及口唇均发黑色,自言心甚发慌,夜不能寐,脑部痛尤能忍。诊其脉尚无他,惟两眼直视而已。余苦思不得其治法,惟知为血热无疑。因投生地一两、霍山石斛三钱,其余佐使均用甘凉。服六剂面黑较退,而唇黑如故。因减石斛至钱半,嘱再服,又三剂始愈。假使希丈非余戚,或不信余药,而西医又莫明致病之由,不将以返老取死耶!此皆西医技劣之事实也。然中医亦有不可靠者。冯某病,仅七日,神昏,直视,谵语,循衣撮空。延余往诊。索阅前方六张,前二纸均用淡豆豉,后四张均用鲜石斛。此固时医之套方,然服之非但不效,病反加重。故余所希望于同学者,上之当研究学理,有所发明;次之亦不可套用豆豉、石斛以误病人,则贤于时下之中医远矣。

《临证演讲录》终

第四节 《风劳鼓病论》

1 中 风

　　古人不知中风之病理，仅就病状推测，发为种种议论。今日为时医所知而犹祖述其说者，曰东垣主虚，河间主火，丹溪主痰。自余明清医家大都调和其说以为说，无有于三说之外别有建树者。详东垣所以主虚，因中风之病必三十五、四十以后，其五十以后者尤多。若三十五以前，罕有病中风者，然则理推之，谓此病由虚而得，固未尝不可。丹溪主痰，则因中风之病。什九皆肥人，且中风之病证，什九皆见顽痰为梗，故毅然以痰为说。河间主为者，既患偏中，神经不能调节血行。血中炭养失其平衡，酸素自燃，而见血色殷红。急予大剂甘凉之药，其热象可以应手而减，是就药效以求病因，主火不为臆说也。三家对于中风之病。议论夥多，后世本此三说以为书，无虑汗牛充栋。其实三说精义，不过如我所言。此外无非阴阳五行，引几句《内经》，笼统说法，作势翻腾而已。虚何以不为他病，而为中风，火为中风后一种病状，痰实因既中之后，体工起变化而后有，非因有痰而中风。例如咳嗽亦有痰，不必见中风证状，是痰、火、虚三说未为圆满，甚属显明，而祖述三家者，迄未一措意何也？读者须知中风之为病，是纤微神经断绝之故，因所断绝者，为司运动之神经，故肢体不仁而知识无恙（而西医则谓血管爆裂，按纤微神经断绝与血管爆裂不能混为一谈。血管爆裂者，谓血管之壁破裂也，凡血管皆有神经绕之，谓血管破裂，其纤维神经自无不断，其说近是。然中风之轻者，治之得法，可以恢复如常人，岂血管已裂者能自再生乎？愚则以为凡中风之轻者，治之可愈，乃其神经原未断绝，不过钝麻、凡断之先一步，必为钝麻、为变硬。用风药使神经弛缓，硬者得柔，已钝麻者遂能自恢复，故可愈。似较血管破裂说为长，抑血管破裂说是否，仅为非医家言之，取其容易了解。余未尝学问，无从臆度）。若问何以神经有断绝之患，则吾亦将归咎于虚。不过此虚字颇耐人寻味，既不能谓之血虚，亦不能谓之气虚。直是细胞崩坏，内分泌失职之故，何以知是细胞崩坏，内分泌失职？此非可以空言说明者，请证之事实，余所治中风大证颇多，论成绩，大约十愈其七，吾因之得尽见此病之变化。今详述之如下。

民十,家眉卿先生邀治其老姨太太,其时为端午黄昏,病者年五十余,因食角黍,卒然不省人事,眼闭口开,舌缩,手纵而遗尿,脉尚起落分明。余用苏合香丸一粒,和开水灌之,尚能咽,须臾,更以多量淡盐汤予之,遂得吐。吐两次而口闭目张,手亦微握,乃以胆星、竹沥、羌独、秦艽煎汤,化大活络丹一粒灌之,当时亦无所谓好歹,能进药而已。明日再诊,颇见热象,乃于前方中加杭菊、钩尖、鲜生地、天冬。药后目能视,右手能动,惟不能言,仍见热象,乃加重诸凉药,竹沥自一两加至二两,鲜生地从五钱加至一两。如是者七八日,病人知识,颇见恢复,能寻觅其最关心之储藏首饰小箱。侍婢以箱进,渠更摸索贴身所佩之锁钥。既得钥,始安心熟寐,惟仍不能言。余见其热象虽减,舌色则糙,乃用鲜生地四两、天冬四两,捣汁,文火收膏,和前药予服。其大活丹则改用回天再造丸,每日一剂。连进三五剂,舌转润而神色较好,亦能进食,惟总不能言,然其舌伸缩自如。自中风日起,两星期始有大便,衡量病情,药实中肯,乃不复更张,不过分量略有增损。直至六月六日,侍妪进菜粥,病人啜之,忽曰咸,从此便能言而话甚多,久之,眠食如常,惟左手足拘挛日甚,如是五年。至去年腊月,旧病复发,进前药无效而殁。五年中,曾有多次小感冒,其脉悉与常人同,用药亦与寻常感冒同。其不遂之半身,肌肤爪甲均不变色,惟四指皆拘挛。知识方面亦无异征。

余有族叔祖母。六十九而中风,病状与普通中风略同,惟既中之后半个月,病势已渐定,忽患脚肿,其肿之原因,为误食碱水面食。余以龟龄集疗之。尽龟集六钱而肿退。通常治此病,以增多血中液体使不发热为主。故鲜生地、钩尖、菊花乃重要副药,惟此病不用甘凉而用温补,乃例外者。

敝邑某绅,讳其名,年五十左右,患病多年不愈。去年延诊,其病状颊车、唇吻、喉舌不能动,食物须流质,灌入口中,听其自下,居恒以巾围项间及胸前,涎唾渗渗下,以唇舌皆不能动之故。目光直视,眼球亦不能动,健忘,手足与寻常人略同,惟异常衰弱而已。凡诊三次,第二次往诊,病人方与其眷属作叶子戏,可见局部虽病,知觉情感仍在,病家谓我病已八年,前后历医生无数,西医谓是脑病,中医谓是奇病,大约与少壮时色欲斫丧有关,按此病亦中风也。其所断绝者,为颜面及舌咽运动神经,故眼皮、颊辅之肌肉均不能动,喉、舌、眼球亦不能动。其灶当在神经索,或中枢神经为病,决非末梢神经为病,故西医谓是脑病。中医奇病之说,固属不识病,然谓与色欲斫丧有关,则甚真确,此不须解释,仅将多数病者比类而观,便显然可见。

族叔祖母四太太,年六十四,患中风,初起口眼㖞斜,左半身不遂,不能言,其病状不过普通中风病状。初延余诊治。第一日,脉带数而硬,予以大剂甘凉及回天丸,佐以风痰药。二日夜后,脉顿软缓,余知有希望。语其家人曰:"是虽不能言,然病势顿趋缓和,可以静待开口。"翌日,忽延西医康科,则因献殷勤者多,病家慌乱无主张。康科见痛势缓和,声言能治,病家自不免贵耳贱目,以为外国博士有较自家人为优,遂决计延康治。惟仍一日两次延余诊脉,余乃悉心静气,详觇病候,以外国博士之成绩,与余向来治此病之成绩,一相比较。风病之第三日,即康科接手诊治之第一日,病情、色脉无甚出入,不进亦不退。第二日之下午,脉微数,爪下及口唇均作殷红色,此为阴液渐涸,酸素自燃,病人危境之最初一步也。病家问何如?余曰:"就色脉论,实务病进。"旋康科来诊已。病家问何如?康曰:"药效尚未著,病无出入。"第三日,即得病之第五日,上、下午色脉均与前一日同,德医循例诊脉去,未有何说。病家问余。余曰:"以今日与昨日较,可谓维持现状。以昨日与前日较,则病进而色弊,以理衡之。此现状恐不能维持,明日其有变乎!"病家大恐,家四叔祖欲舍康科而就余。余曰:"此不能矣,余仅凭色脉言耳,若举棋不定,必促其生而无益。"第四日,即得病之第六日,上午脉益硬,口角见白沫,呼气从口出,一目闭,一目微张。强启其眼帘视之,黑珠皆斜,余知病已无望。须臾,医来诊已。病家问何如?康言病增重,且言所以增重之故,因此病不能断饮料,看护人不知常予水饮,故病变。余固心知其故,彼所言常予水饮,即所以保存血中液体,不使酸素燃烧之谓。然何以不用盐水针,使血液稀薄,以事挽救。岂康此时已知其无益。故不为耶。若仅不断水饮,则其法不为健全,远不如中法用大剂甘凉。是日下午病状益劣。病者之手频频自举,为不随意之机械动作。口中白沫愈多,目光已如鱼目。如是者又一昼夜。乃逝。

去年八月中,有一男子,年三十余,来门诊。其病为舌颤,舌本掉运不灵,语言不清,他先所苦。据云患此已数月,服药无效。余以回天丸治之,凡来三次,服丸七八粒,病愈八九。此盖舌面神经钝麻为病,亦中风之类也。

中风病每月遇之,多乃有胜记也。上述各节,取足以说明病理,故不及其他。

上一案为中风之正轨。如此者最多。古人谓舌缩为心绝,遗尿为肾绝,不可治。观此可证其说之非,但亦有说。大约得病即治,可以免除危险,若经过六点钟乃至十点钟不与药,则危,予药而不当,亦危,因可治之病机已逸也。然则此六点钟,可名为可治期。初中之时,其病猝然而来者,未病之时,神经未断。神经之断乃俄顷间事,故病猝然而作。神经之断,体工不及救济,藏气则乱。其病灶在脑,则与各种神经皆生连带关系,视神经床与各种神经连带关系为直接的,故病者眼必斜。舌咽神经受间接影响,则舌缩。此病有男子阳缩,妇人乳缩者,则其病之发源地恒在肝脏。因肝与脑与腺双方有密切关系。他脏不如是也。若食中者,多半由饱食而起,则胃神经紧张为之病源,但所断者决不是胃神经。大约胃神经虽紧张,不至于断,而胃神经之紧张,却能为运动神经断绝之诱因。此中之因缘若何,不得而知,因神经断绝影响极大,首当其冲者,为心与肺。肺气窒塞,各毛细管分泌多量之液体以事救济,则为痰涎。血液既变为痰涎,吸入之空气复少,酸素不足供应,本体贮藏者,乃自燃以为救济,则见舌绛,唇殷。口中液涸之火象,此所以痰、火两种见证也。大约初一步猝然不能言,继一步喉间有痰涎壅塞,后一步唇殷舌燥。既至唇殷舌燥,则可治之病机已逸,多不救矣。故治此病最正当之法:第一步吐其所食,使府气先通,不能为梗。第二步弛缓神经,兼用除痰清热之药。第三步用甘凉稀血,使不至于化火。如此维持于一星期以上,藏气之乱者,乃渐自恢复,而局势徐定。此一星期可名为中风之险时期,过此殆无生命之忧。调理得法,乃渐就平复。饮食起居如常。惟不遂之半身,无论如何不能恢复,则断者不能复续也。此病得最正当之治法,可以贞疾延年。惟贞疾延年亦有限制,大约不出五年。此则因人之秉于天者,不过如此,既病之后,当然不能为无限期之延长。其有例外延至九年者,则天事、人事有特殊之关系使然,不可据为定例矣。

上第二案为中风险证,因年事较高故也。脚肿为虚。碱水面食不过诱因,脾胃无权,气不能摄。龟龄集是太原出品秘方,其中何药不可知,惟知其性温补肾,能治血亏气弱。照例虚肿,助其正气,气能摄,肿自退,此为中风病范围以外之事。此病愈后迄今已八年。古稀高年,贞疾延喘至如此之久,诚属例外者也。

上第三案,病人年龄不过五十余,据其家人自言斫丧过当,则其人之多欲,已不待言。凡多欲之人,无不早衰,而早衰之证,大多数见风病。其首先败坏者,必为腺体与神经,故吾谓中风之真因,为细胞崩坏,内分泌失职,至于何故断颜面舌咽神经,而不断四肢运动神经,则其理不可晓矣。

上第四案乃失治证,可以证明可治时期与危险时期两时期定名之真确。至初中时,仅不省人事,必经过三数日失治,而后起不随意筋动作。此亦大可注意之一要点,其理由如何,将来总有证明之机会也。

上第五案乃舌咽神经钝麻为病,因尚未断绝,故可以治之使愈。然三五年后必再发,此亦历验不爽者,再发则断,故医者皆谓中风第一次可治,第二次难治,第三次不治。其实苟初次中风即神经断绝者,初次即难治。若复用药不当或治之太晚，可治时期已过，第一次即不治耳。

　　前年江浙战争时，有苏州彭姓，避难来申。延诊，其人年可五十余，其病为两脚不仁，不能行步。询悉旧有此病，此次剧发，余用回天丸、天麻、虎骨等愈之。迨战定返里时，躬自来谢，则步履如常人。此亦内风为病，然不过是风痹，并非中风，故能治之痊愈。鄙意凡半身不遂或颊车、舌咽不能动者，乃中枢神经为病。若痹症不过末梢神经钝麻，当如此分别，较为真确。古人名一中即死者为真中，半身不遂者为类中。《千金》以暗不能言者为风痱，半身不遂、口眼㖞斜者为风懿。《内经》以风、寒、湿三气分行痹、着痹、痛痹。此种种名词颇嫌未能划一，似当参考西国生理、病理重定名词，乃为妥当。例如着痹乃深在感觉神经钝麻，死肌乃浅在感觉神经钝麻，历节、痛风新陈代谢病，不得一律以风为名也。

2　虚　劳

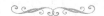

　　痨病殆无有不咳者，旧说分五痨七伤。所谓五劳者，谓五脏皆有劳也。肺劳固有咳，肝、肾、心、脾之劳亦咳，故劳字所包含之意义，甚为主泛。精密言之，劳病云者，乃病至某程度之谓，不可认为一种病名。若病名则必于劳字之上更加一限制词乃得，如童劳、蓐劳是也。

　　因劳病无有不咳，故通常以西医籍之肺病当中国之劳病。然其中纠纷殊甚。西医籍中肺病自肺病，肾病自肾病。中医籍中言劳病，多数肺肾并为一谈。又童子发育障碍，多半属腺病，中医则谓之先天不足，概名为童劳。又如吐血，肺部血管破裂，本是肺病，而中医就病症定名，有肝血、胃血、脾血、肾血之不同，转不名为劳病。必待初期症状已过，见潮热掌热，然后谓之劳病。诸如此类，不胜屈指，若欲一一比附为之纠正，无论学力有所未逮，抑亦治丝而棼，断无良好之结果。所以然之故，西籍以病灶言，中医以病之形能言也。

　　以五行说病，既不合生理、病理，亦为近顷科学所不许，然劳病各脏之交互关系，有时用五行为说，精到有不可思议者，是古人之说，有未可尽删者在。又肺病西国无治法，其由他种病转属而成肺病者，西医亦未有若何成绩可言，而吾国对于劳病自成一种学说。古人如葛可久、李士材均以擅长得名，即晚近时医，亦间有能愈重证者，是吾侪于此不可不潜心探讨也，兹用《尊生方》为蓝本，更采明清诸家之说以附之，略加注释之外不复赘鄙说，因无如许经验故也，于所不知，付之盖阙，大雅宏达，或无讥焉。

　　虚损劳瘵，真元病也。虚者，气血之虚。损者，藏府之损。久虚致损，藏府皆有。损肺伤气，毛槁皮焦；损心伤神，血脉不荣；损肝伤筋，筋缓不收；损皆伤精，骨髓消减；损脾伤仓廪，饮食不为肌肤。

　　五脏虽分，五脏所藏无非精气，其所以致损者有四。曰气虚，曰血虚，曰阳虚，曰阴虚。阳气阴血，精又为血之本，不离气血，不外水火。水火得其正，则为精为气，失其和则为寒为热（铁樵注：此两语稍嫌笼统。吾人既知寒热是荣卫方面事，精是无管腺内分泌方面事。呼吸之气在肺，营养躯体阳和之气生于精血，则古人所言无在不可理会，且较古人所知者为清楚也）。此虚损之大概，而气血阴阳各有专主，认得真确，方可施治。气虚者，脾、肺二经虚也。或饮食或劳倦，气衰火旺，四肢困热，无气以动，懒于言语，动作喘乏，自汗心烦，必温补中气，宜补中益气汤（铁樵注：气衰火旺为荣不足，四肢为脾之领域，呼吸为肺之职司,自汗、心烦属心,亦营血方面事)。血虚者,心、肝二经虚也。吐血、泻血,女人产后或崩漏,或诸血失道妄行,眼花头晕,渐至吐血不止或干血劳,宜四物汤、当归补血汤(铁樵注:血劳、吐血并列,是泛论血不归经,故云心、肝二经虚)。而阳虚、阴虚又皆属肾。阳虚者,肾中真阳虚也。真阳即真火,审是火虚,右尺必弱,只宜大补元阳,亦不可伤阴气,忌凉润,恐补阴邪也,尤忌辛散,恐伤阴气也,惟喜甘温益火之品,补阳以配阴,沉阴自敛,阴从乎阳矣。所谓"益火之原,以消阴翳也",宜附桂八味丸。阴虚者,肾中真阴虚也,真阴即肾水,审是水虚,脉必细数,只宜大补真阴,亦不可伐阳气。忌辛燥,恐助阳邪也,尤忌苦寒,恐伐元阳也,惟喜纯甘壮水之剂,补阴以配阳,虚火自降而阳归于阴矣。所谓"壮水之主,以制阳光"也,宜六味丸加杞子、鱼膘。而二者之为病,亦各有异。阳虚所生病为热劳口干,咽痛舌疮,涕唾稠黏,手足心热,大便燥,小便赤,至咽疮失音或尫羸,阳不举,脉细无根,脉数不伦,渐已成瘵而难救,宜逍遥散、坎离既济丸。阴虚所生病为虚劳,吐痰白色,胃逆,不思饮食,恶食,食不化,遗浊,便溏泄,至泄不已,神瘁肉削,渐已成瘵而难救,宜人参养荣汤、三白广生汤。二病之源皆由劳好色,以致真阳衰惫,邪火盛炽,真阴亏损,虚火炎烁。由是火蒸于上,则为咳血,为潮热;火动于下,则为精浊,为泄泻,诸症蜂起矣(铁樵注:阳虚非寒,观所列症状,均属热象。口干咽痛,其津必枯,所谓肾阳不能上承而为津液也。舌疮、涕吐稠黏者,即是反应起救济之证,盖津液之涸,因吐腺分泌失职,他种机体勉强起而救济,但能兴奋,不能得液体,则干裂而为疮疡。舌膜最薄,故疮先见于舌,涕吐稠黏者,并非津液,疑是肺部细胞崩坏。失音,则喉头腺体坏。阳不举,则生殖腺坏。本是阳虚则寒,此反见热象者,乃真寒假热,故补阳配阴,益火之源,可以消阴翳。然惟浅者可治,深者不可治,是当见机于早,图之于豫。至于阴虚本生内热,而肺肾病虚劳证之阴虚,是水不能涵火。阳者亲上,热在上,斯寒在下,故上见煎厥之白痰而下见便溏之假寒,此最难治,又病至于此,阴阳往往互见,不截然分明也)。然病之原虽属阴阳之虚,而其症必各见于一经。就其症之所见,以审知为何经,而因以辨乎阴阳之所属,然尽可与疗治。何以言之?如现患精浊,又见胫酸、腰背拘急,知其病在肾也。宜大菟丝子丸,补中地黄丸。现患喘咳嗽血,又兼皮枯、鼻塞、声重,知其病在肺也,宜保和汤。现患咯血多汗,又兼惊惕,口舌疮,知其病在也,宜圣愈汤。现患梦遗,又见胁痛、善怒、项强,知其病在肝也,宜补肝汤、柴胡疏肝散。现患溏泄,又患腹痛痞块,饮食无味,四肢倦怠,其病在脾也,宜调中益气汤。此皆有阴阳之虚,以致病成于五脏者也。

古人云阳生则阴长,又云血脱者补气,实以气药有行血之功,血药无益气之理(铁樵注:此两语颇扼要。凡治病皆利用体工之自然反应,药物非能于体内本无者加以辅益。近顷西国发明之血清,是增加体内抗毒素以杀微菌。此法既行而向来不为人害之微菌,亦能杀人。所以然之故,因既用人力以增加体中之抗毒素,而本有之抗毒机能,即因而退化,而微菌害人之势反于无形难增加。又如近顷之生殖灵,亦与此同一流弊,以人力加增内分泌,而本有之内分泌机能即退化也。又如返老还童术之割换生殖腺,生殖机能亢进,他部分不能与之协调,则成尾大不掉之局。今割腺术之利尚未大著,害亦未大著,然以理衡之,他日必能证实吾言。此以人力增益体工,总非医学上乘。气药有行血之功,血药无益气之理两语,殊耐人寻味)。又况血药滞腻,非痰多食少者所宜,血药清润,久久用必多泄滑之患乎。

阴虚火动,内热烁金,必致损肺,虚热内炽,多服寒凉,必致损脾。补脾必碍肺,须知燥热能食而不泄者,急当润肺兼补脾,宜滋阴清化丸加白术、建莲。若虚羸食少而肠滑者,虽喘嗽不宁,但当补脾而清润宜戒,以土能生金,金不能培土,故补脾尤要也。又如脾肾两虚,法宜兼补。但甘寒补肾,不利于脾,辛温快脾,益伤于肾,即两者而衡之,土能生金,金为水母,即肾宜补,当更扶脾,即欲健脾,不忘养肾,或滋肾而佐以沉、术、砂、莲,或快脾而佐以菟丝、五味(铁樵注:脾胃健,则肺之弱者亦渐强,此为培土生金。肺虚咳嗽,服参颇效,是其证也。凡天冬、麦冬、杏仁、桑叶、桔梗等润肺药无不滑肠,故大便溏泄者,病肺、清肺皆有窒碍,是生金不能培土也。又色欲过度者气喘,是肾病者其肺必病。凡事武术锻炼躯体,其强弱之差,全在肺量,而欲肺量增加,第一要义即在保肾。是就消极、积极两方观之,肺肾关系甚为显明,故古人谓乙癸同源。又患吐血、肺劳至末期,辄纵欲无度以于死,此即水不涵火风之故,肾中真阳外越而然。是之谓金为水母,此皆古人潜心体会而得,验之事实而信,且历千百万人而不爽,虽以五行生克为说,迥非星相无稽之谈可比,且此等处实为现今医化学所不能窥见之事,故当存而不删,以待后贤之探讨也)。

经曰:阳虚生外寒,阴虚生内热,阳盛生外热,阴盛生内寒。而寒与热二者常相因,而热为甚,故治之者,必以热为凭而寒为验。盖劳病必发热,其发热之由不一。有气虚热,必兼少气自汗,体倦心烦,宜八珍汤加减。有血虚热,必兼燥渴,睡卧不安,宜圣愈汤、人中白丸。有往来潮热,必兼自汗食少、膝软骨节疼,宜参苓建中汤。有骨蒸热,必兼肌瘦、舌红、颊赤,宜鳖甲散、河车丸、二仙胶。有五心热,必兼体疼口干、颊赤发热,宜逍遥散、十全大补汤。有遍体发热,必兼瘦削神困,宜十四味建中汤。有病久结痰成积,腹胁常热,惟头面手足于寅卯时乍凉,宜六君子汤送滚痰丸,加姜汁、竹沥尤妙。此热之见于身材显而可验者也(铁樵注:凡外感发热,乃体温集表而热。内伤发热,血中液少酸素自燃,其一也;内分泌失职,津液枯涸,其二也;荣衰失润,毛细管及细胞非常兴奋,其三也;水不涵火,髓中磷质自燃,其四也。凡此皆虚劳发热,病深而难治,迥然与外感不同。此外各种发热之下,赘以兼证,即所以示人内伤热与外感热之区别法)。

若五脏之热,尤不可不审。大约肺热,轻手即得,略重全无,肺主皮毛也,日西尤甚。必兼喘咳,洒淅善嚏,善悲,缺盆痛,胸中及肩臂皆痛,脐右胀痛,小便数,皮肤痛及麻木。宜茯苓、麦冬、五味子、山药、紫菀、百合以补之,桑皮、葶苈、枳壳、苏子以泻之,干姜、豆蔻、木香、款冬花以温之,知母、贝母、沙参、玄参、山栀、黄芩、花粉、兜铃以凉之(铁樵注:温凉补泻,教人斟酌所宜,随证施治,非谓可并用也)。心热,微按之,皮毛之下,肌肉之上乃得,心主血脉也,日中尤甚。必兼烦心,掌热而呕,善笑善忘,善惊不寐,筑筑然动,舌破,消渴口苦,心胸间汗,宜丹参、龙眼、茯神、归身、麦冬、山药以补之,黄连以泻之,菖蒲、益智以温之,竹叶、犀角、连翘、朱砂、牛黄、天冬以凉之。脾热,轻重按俱不得,热在不轻不重间,脾主肌肉也,夜尤甚。必兼怠惰嗜卧,四肢不收,无气以动,泄泻溺闭,面黄口甘,舌强痛,吐逆,不贪食,不化食,抢心,善味、善饥、善噫,当脐痛,腹胀肠鸣,肉痛足肿,宜参、苓、术、草、陈皮、扁豆、山药、苡仁以补之,姜、附、丁、桂以温之,石膏、滑石、玄明粉以凉之。肝热,按至肌肉之下,骨之上乃得,肝主筋也,寅卯时尤甚。必兼多怒,多惊便难,转筋挛急,四肢困热,满闷,筋痿不能起,头痛耳聋,颊肿面青,目肿痛,两胁小腹痛,呕逆作酸,睾疝,冒眩,多瘛,宜阿胶、山药、木瓜、枣仁以补之,青皮、青黛、柴胡、白术、黄连、木通、龙胆草以泻之,木香、吴萸、肉桂以温之,甘菊、车前子、柴胡、山栀以凉之。肾热,极重按之至骨乃得,肾主骨也,亥子时尤甚,必兼腰、膝脊、臂、股后痛,耳鸣遗泄,二便不调,骨痿不能起,眇中清,面黑口干,咯血,饥不欲食,腹大胫肿,少腹气逆急痛,下肿,肠澼,阴下湿痒,手指青黑厥逆,足下热,嗜卧,坐而欲起,善怒,四肢不收,宜地黄、杞子、山药、桑螵蛸、龟板、牛膝、山萸、杜仲、五味子以补之,知母、泽泻以泻之,鹿茸、肉桂、附子、鹿角胶、补骨脂、沉香、苁蓉以温之,知母、黄柏、丹皮、地骨皮以凉之,以上皆劳成于五脏,其热之发,因而各异也(铁樵注:所谓轻手按之,重手按之,按之至骨等语,无标准可言,且虚劳为病,多半大肉已削,轻手按之,早已着骨,读者将若何领会? 故鄙意认此等为语病,与《脉经》之三菽、六菽,《灵》《素》之人迎大于气口三倍、二倍,同为无可遵循之文字,不过旧说相传如此,无从改易,删去亦不妥当。学者仍以证为主,于热在肤腠,热在肌骨,参之证情,自有可以领会之处,重按轻按之文,弗泥焉可也)。

痨病多吐血,吐血之原,未有不由五脏来者,咳嗽血出于肺,因悲忧所致也,宜二冬、知母、贝母、桔梗、黄芩。痰涎血出于脾,因思虑所致也,宜生地、石斛、葛根、丹皮、甘草、茯苓、陈皮、黄芪。吐血出于心,因惊恐所致也,宜丹参、山药、麦冬、茯神、当归、生地。吐血多块于出于肝,因恚怒所致也,宜柴胡、芍药、山栀、丹皮、枣仁、生地、沉香。咯血出于肾,因房欲所致也,宜生地、丹皮、茯苓、远志、阿胶、知母、黄柏。呕血出于胃,中气失调,邪热在中所致也,宜犀角、地黄、丹皮、甘草、玄明粉。其余致血之由正多,而止血之法又必各从其类。有由酒伤者,用解止之,宜葛根、蔻仁、侧柏、茆花。有由食积者,用消止之,宜白术、陈皮、山楂、神曲。有由血热者,用凉止之,宜山栀炭、黄连炭。有由血寒者,用温止之,宜血余炭、干姜炭。有由血滑,用涩止之,宜棕炭、荷叶炭。有由血虚者,用补止之,宜发灰、地黄炭。有由怒伤肝木,血菀于上者,必令人薄厥,用平止之,宜沉香、木瓜、青皮、丹皮、白芍。有由血瘀在中者,必脉沉实,腹中满痛,用行止之,宜当归、降香、木香、莪术、桃仁、延胡索、赤芍。有由血溢者,被触伤破,泉涌不止,用补止之,宜十全大补汤频频多服。有由血脱者,九窍齐出,亦用补止之,宜急用发灰、大蓟汁、人参汤调服。此外有积劳吐血,久病后吐血多而久不止者,并宜独参汤,内多干血,肌肤甲错,两目暗黑,宜大黄䗪虫丸。七情妄动,形体疲劳,阳火相迫错行,必脉洪,口渴便结,用凉药救之,宜黄芩、黄连、生地、竹叶、麦冬、丹皮。若气虚挟寒,阴阳不相为守,血亦妄行,必有虚冷状,盖阳虚阳必走是也,宜八味丸或理中汤加乌药、木香。总之,治血之法,不外治肝,而肝之余,必兼补水顺气。盖气有余即是火,血随气上,补水则火自降,顺气则血不升也(铁樵注:咳且喘,痰中夹血者,为嗽血,不咳,一咯即出者,谓之咯血。倾盆盈碗出者,谓之呕血。其不能以此分别者,统谓之吐血,以嗽、吐、咯、呕分藏府,不的确,当以见证为主。本节所言,大略已备,用以治病尚嫌太略,葛可久《十药神书》最妙,《内经》云:凡风、寒、暑、湿、燥、火,六气之变,皆能失血,若不察其所因,概予凉折,必生变,医者不可不知。古人治血,多以胃药收功,如乌药、沉香、泡姜、姜、枣称为虚家神剂,医者又不可不知)。

痨病必咳嗽,或由阴伤阳浮,水涸金燥,喉痒而咳,宜用甘润养肺,水旺气复而咳自已,宜麦冬、花粉、生地、杏仁、橘红、阿胶、桔梗(铁樵注:水涸金燥,即荣枯肺燥,不必泥定肾水肺金字样)。或由脾胃先虚不能制水,水泛为痰,水冷金寒而咳,宜立效方加羌活、陈皮、白术。或由火烁肺金而咳,宜六味丸。或由命门火衰,气不化水而咳,宜天治咳药中加附子、肉桂、人参、羌活。至痨嗽失音,肺气郁也,宜杏仁膏。痨嗽兼喘,痰涎涌也,宜五汁膏。痨嗽,痰热,渴汗,心脾伤也,宜滋阴清化丸(铁樵注:脾胃虚不能制水云云,当是积饮,其理同于聚水。肺寒而咳,不胜外界冷空气压迫而咳也,火烁肺金,即肺中虚热,抵抗外界冷空气而咳也,命门火衰,即下部虚寒,肾阳不能上承而为津液之谓,痨嗽失音,乃腺体已坏,不能分泌,音带失润所致。伤风亦有失音者,乃音带为风热熏炙之故,稍久即能自复,二者之别,当以他种兼证别之)。

经言五脏之咳,移于六府,其症状如下。肺咳之状,喘息有音,甚则吐血。咳不已,大肠受之,咳则遗屎。心咳之状,心痛,喉中介介如梗状。甚则咽肿喉痹。咳不已,小肠受之,咳则矢气,气与咳俱失。脾咳之状,右胁下痛引肩背,甚或不可动,动则咳剧。咳不已,胃受之,咳则呕或长虫出。肝咳之状,左胁下痛,甚则不可以转,转则两胁下满。咳不已,胆受之,咳则呕胆汁。肾咳之状,腰背相引痛,舌本干,咽作咸,甚则咳涎。咳不已,膀胱受之,咳则遗溺,久咳不已,三焦受之,咳则腹满,不欲饮食。心胞络咳,心胸间隐隐作痛。

虚痨之属有桃花痓,其症面色不衰,肌肤不瘦,外如无病,内实虚伤,须审现在何症及伤在何脏以治之,大概宜苏合香丸、紫金锭、回春辟邪丹等方。又有传尸劳,乃鬼作虫而为祟,其症沉沉默默,不知所苦,经时累月,渐渐羸顿,至于死亡。治法以固本为先,祛虫为次。固本宜人参养荣汤、八味丸。祛虫宜十疰丸、桃奴丸、紫金锭(铁樵注:桃花疰症曾风之,而未为之治疗,不知苏合丸、紫金锭等有无功效。传尸痨则不止沉默默,鬼作虫之说,亦甚费解。《千金方》鬼疰病即传尸痨。余所见者,极可怖。疰本"注"字,去三点偏旁加疒,意谓由一人患此,死则更转疰他人也,余族中有一家,其先若何,余未及见,第就余所见者言之。其人有子女十人、胞侄二人、孙男妇八人。四十年中,死于同样之劳病者九人。其病恒发于十七八岁,乃至廿七八岁。其病状咳嗽发热,肌肤锐瘠而遗精,自觉不能兴,卧床之日起,扣足一百日死。自余为童子时,即习见此等病状。数年前,其孙女复患此,自他省遣归,强余疗治。一见即觉其病不可为。辞之不得,勉强处方。因其病起于产后,从蓐痨治,旋又延西医打针,结果自卧床之日起,扣足百日而逝。简直药物于病丝毫无益,亦竟丝毫无损,此殊令人爽然自失者,古人谓传尸痨限于骨肉至亲,观此信不我欺。而此病之传染与寻常迥异,可以三五年或十余年始一见,使不觉其为传染,衡量症情,未必是遗传关系,当是伏根甚深,必待某种透因而发见。其未发之时,亦必有特征可以预知。特吾侪经验浅,未能知耳)。丹溪云:"一水既亏,不胜五火,虚症蜂起。"先当和解微下,次用调补。若邪未除便用补剂,邪入经络。深为可悲,惟无积人脉举按无力者,方可补之,此诚治虚损痨瘵之要道也。

诸名家议论(仅摘录切要可法者)

《纲目》曰:"虚者,皮毛肌肉、筋脉骨髓、气血津液不足是也。"《入门》曰:"凡饮食减少,精神昏短,遗精梦泄,腰背胸胁筋骨引痛,潮热自汗,痰盛咳嗽,是虚劳常症也。"又曰:"虚损皆由水火不相济,但以调和心肾为主,兼补脾胃,则饮食加而精神气血自生矣。"

《直指》曰:"三阳实,三阴虚,汗不出。三阴实,三阳虚,汗不止。"又曰:"虚劳之症百脉空虚,非滋润黏腻之物以养之,不能实也。切不可妄施金石燥等药。"

东垣曰:"肺损益其气,心损调其营卫,脾损调其饮食,适其寒温,肾损益其精。肝损缓其中。缓中者,调血也。宜四物汤,以其中有芍药也。"

《得效》曰:"虚损之证,峻补乌、附、天雄、姜、桂等;润补鹿茸、当归、苁蓉等;清补二冬、从参、地黄等。"

《入门》曰:"虚脉多弦,弦而濡大为气虚,沉微无力亦气虚,甚弦而微为血虚,涩而微为血虚甚至。形肥面白者阳虚,形瘦面苍黑者阴虚。房劳思虑伤心肾,则阴血虚;饥饱劳役伤胃气,则阳气虚。"

海藏曰:"呼吸少气懒言语,动作无力,目无精光,面色㿠白,此兼气血虚也。"

《回春》曰:"虚劳之病不受补者难治,喉中生疮,声音哑者不治,久卧生眯者不治。虚极之病,火炎面红,发喘痰多,身热如火,跗肿溏泄,脉紧不食者,死不治。"

3 五痨六极七伤

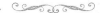

五痨,谓五脏劳也。劳病既成,渐生六极。六极云者,谓痨病至峰极之程度,其证有六也。七伤殊未

达其义,要是治医者,所不可不知,故并录焉。

《金匮》曰:"五劳者,心劳神损,肝劳血损,脾劳食损,肺劳气损,肾劳精损。"

《入门》曰:"数转筋,十指爪甲皆痛为筋极,宜并服滋补养荣丸。牙痛、手足痛,不能久立为骨极,面无血色,头发堕落为血极,宜补荣汤。身上往往如鼠走,体上干黑为肉极,宜参芩丸。气少无力,身无膏泽,翕翕羸瘦,目无精光,立不能久,身体若痒,搔之生疮为精极,宜巴戟丸。胸胁逆满,恒欲大怒,气少不能言为气极,宜益气丸(铁樵注:六极云者,可以备一说,不足据为典要。鄙人三十八九岁病最剧时,一身而有五极,然且作文编书酬应,日不暇给,既未用补,补亦不应,后用大毒药攻之而愈,然则未可以一概论也)。"

《入门》曰:"七伤,一阴寒,二阴痿,三里急,四精漏,五精少,六精清,七小便数。"《医鉴》曰:"七伤者,一阴寒,二精寒,三精清,四精少,五囊下湿痒,六少便涩数,七夜梦阴人,其人小便赤热或如针刺(铁樵注:五痨七伤既为骈举之名词,五痨分隶五脏,七伤何以专说肾病,抑肾病亦不止如所举七者,是七伤之说,较六极尤无理致)。"

劳伤形证

《千金方》云:"忽喜怒,大便苦难,口内生疮,此为心劳。短气面肿,鼻不闻香,咳嗽唾痰,两胁胀痛,喘息不定,此为肺劳。面目干黑,精神恍惚,不能独卧,目视不明,频频泪下,此为肝劳。口苦舌强,呕逆醋心,气胀唇焦,此为脾劳。小便黄赤,兼有余沥,腰痛耳鸣,夜间多梦,此为肾劳。"

《入门》曰:"心劳之症,血少面无血色,惊悸盗汗,梦遗,极则心痛咽肿。肝劳之症,筋骨拘挛,极则头目昏眩。脾劳之症,胀满少食,极则吐泻肉削,四肢倦怠。肺劳之症,气乏,心腹冷痛,极则毛焦津枯,咳嗽哄热。肾劳之症,腰脊痛,遗精白浊,极则面垢,脊如折。"又曰:"心劳则口舌生疮,语涩肌瘦。肝劳则胁痛,关格不通。脾劳则气急,肌瘦多汗。肺劳则气喘面肿,口燥咽干。肾劳则尿赤阴疮,耳鸣面黑。"

铁樵按:以上所言虚劳症状略备,治法亦略备。若再求细密,在学者自己领会,非仓猝可以杜撰者。劳病为最难治之病,用药固难,调护尤难,其病为慢性,动须经年累月。谚云"夜长则梦多"。时间既久,与病为缘之事,如饮食男女,喜怒哀乐,往往皆足为患,所以防不胜防,制不胜制,例如肝虚者易怒,肾虚者多欲,家庭琐屑,房闱隐秘,不与怒期而怒自来,勉强节欲,而欲愈炽,病者不知利害,总无可愈之理,此劳病之所以难治也。《尊生方》于此下有煎厥、解㑊两证。煎厥证引《内经》阳气者,烦劳则张一节为说,其实煎厥即阴亏火旺,病证已详于前。解㑊另是一种病,不当与劳病相混,故不录。

4 治虚损劳瘵选方

四君子汤:人参、茯苓、白术、甘草(补气)。

八珍汤:人参、茯苓、白术、甘草、川芎、当归、白芍、生地(虚热)。

十全大补汤:八珍汤加黄芪、肉桂(调卫)。

八味丸:地黄、丹皮、茯苓、泽泻、山萸、山药、附子、肉桂(补火)。

金刚丸：萆薢、苁蓉、菟丝、杜仲、酒煮猪腰子丸（益精）。

煨肾丸：牛膝、苁蓉、菟丝、杜仲、防风、蒺藜、肉桂、萆薢、故纸、葫芦巴、酒煎猪腰子和蜜丸（益精）。

补中益气汤：人参、黄芪、白术、炙草、升麻、柴胡、归身、陈皮（温补）。

四物汤：川芎、当归、白芍、生地（诸血）。

当归补血汤：四物加黄芪、乌梅、陈皮、荆芥（诸血）。

六味丸：地黄、丹皮、茯苓、泽泻、山萸、山药（补水）。

逍遥丸：当归、白芍、柴胡、薄荷、黄芩、白术、甘草、煨姜（阳虚）。

坎离既济丹：苁蓉、枸杞、归身、白芍、天冬、麦冬、人参、枣仁、生地、熟地、丹皮、茯苓、茯神、泽泻、山萸、五味、远志、黄柏（阳虚）。

人参养荣汤：人参、茯苓、白术、甘草、当归、白芍、地黄、黄芪、陈皮、远志、肉桂、五味（阴虚）。

三白广生汤：白术、白芍、茯苓、山药、丹皮、陈皮、甘草、地骨皮、芡实、莲肉、枣仁、贝母、乌梅（阴虚）。

五汁膏：梨汁、蔗汁、藕汁、人乳、萝卜汁（以上五汁），犀角、羚羊角、生地、丹皮、天冬、麦冬、薄荷、茯苓、贝母、阿胶。水八杯，煎各药至三杯，去渣，入五汁。阿胶另炖烊加入，文火收膏，以入水不化为度（咳血）。

清骨散：银柴胡、鳖甲、青蒿、知母、胡黄连、秦艽、甘草、地骨皮（潮热）。

大菟丝子丸：鹿茸、附子、肉桂、茴香、五味、故纸、川断、巴戟、覆盆子、螵蛸、牛膝、苁蓉、杜仲、菟丝、泽泻、茯苓、石龙、茱萸肉、防风、熟地、川芎、沉香、荜澄茄（补肾）。

补中地黄汤：地黄、丹皮、茯苓、泽泻、山药、萸肉、人参、黄芪、白术、归身、升麻、生姜、大枣（积劳）。

保和汤：贝母、知母、天冬、麦冬、五味、杏仁、桔梗、紫菀、款冬、兜铃、阿胶、归身、苡仁、百合、百部（肺病）。失血加炒黑蒲黄、生地、小蓟；痰加瓜蒌、茯苓、橘红；喘加苏子、桑皮。

圣愈汤：人参、黄芪、川芎、当归、生地、熟地（心病）。

补肝汤：山萸、肉桂、甘草、茯苓、防风、细辛、桃仁、柏子仁、红枣（肝病）。

柴胡疏肝汤：香附、柴胡、陈皮、枳壳、川芎、白芍、甘草（肝病）。

调中益气汤：人参、黄芪、白术、甘草、升麻、柴胡、当归、五味子、陈皮、白芍（脾病）。

调荣养卫丸：人参、茯苓、黄芪、白术、当归、白芍、山萸、生熟地、山药、麦冬、远志、陈皮、五味，鸭血和蜜丸。

鹿胎丸　鹿胎一具，去秽熬膏。熟地八两，用人乳、粉山药各一两，拌蒸九次。菟丝子十两，酒煮枸杞八两，乳浸。人参四两、炙芪五两、制首乌十两，乳浸，日晒夜露九次。巴戟肉五两，酒炒。钗石斛六两，巴戟、石斛煮汁去渣，和前药同捣丸（房痨）。

十四味建中汤：十全大补汤加附子、苁蓉、麦冬、半夏（积痨）。

麦煎散：当归、生地、鳖甲、柴胡、干漆、常山、赤芍、石膏、甘药、小麦（干血痨）。

补血养阴丸：当归、白芍、生地、丹皮、茯苓、麦冬、五味、牛膝、枸杞、川断、鳖甲、青蒿、益母膏丸（干血劳）。咳加枇杷叶；咳甚加贝母、百部；痰多加橘红；热甚加胡黄连、银柴胡。

清离滋坎丸：生地、熟地、山药、山萸、丹皮、茯苓、泽泻、天冬、麦冬、白术、白芍、知母、黄柏、当归、甘草。吐血加童便、陈墨；痰加竹沥、姜汁；汗多加黄芪、枣仁；热加地骨皮；咳加五味；精关不固加龙骨、牡蛎、莲须、杜仲；脘闷加陈皮；咽痛加桔梗、玄参；喘加苏子、杏仁、瓜蒌仁、贝母；久咳加阿胶、五味子。

滋阴清化丸：二地、二冬、当归、白芍、茯苓、甘草、贝母、花粉、五味、鳖甲、阿胶、山药,蜜丸合化（痰热）。

人中白丸：生地、熟地、白芍、白术、当归、阿胶、鳖甲、羚羊角、青蒿子、人中白、百部膏丸（血热）。

参苓建中汤：人参、茯苓、甘草、当归、白芍、陈皮、半夏、肉桂、麦冬、前胡、细辛（潮热）。

鳖甲散：柴胡、鳖甲、青蒿、当归、知母、秦艽、乌梅、地骨皮（骨蒸）。

河车丸：柴胡、鳖甲、阿胶、百部、人参、五味、秋石、地骨皮、河车、青蒿、陈酒、人中白、童便,熬膏丸（骨蒸）。

二仙胶：鹿角胶、龟板胶、人参、枸杞（骨蒸,亦治遗精）。

六君子汤：人参、茯苓、白术、炙草、陈皮、半夏（结痰）。

独参汤：人参一味浓煎（久血）。

理中汤：人参、白术、干姜、甘草（阳虚）。

立效方：贝母、杏仁、款冬、天冬、桔梗、五味、葱白、瓜蒌仁、川椒,共为末,与猪肺同蒸,取汁服（痰嗽）。

十痓丸：雄黄一两、人参五钱、细辛五钱、巴豆霜一两、皂角五钱、桔梗五钱、麦冬五钱、附子五钱、川椒五钱、甘草五钱（传尸劳）。上药蜜丸如梧子大,每服五丸,温水化下。此药并治一切鬼气。

桃奴丸：桃奴七个,另研。玳瑁镑细末,一两,安息香去渣,一两。上三味同入银器中熬成膏。朱砂五钱、犀角五钱、琥珀三钱、雄黄三钱、麝香二钱、冰片二钱、牛黄二钱、桃仁麸炒（十四个）。安息香膏丸芡实大,阴干封固。每服一丸,人参汤下（传尸劳）。

5 葛可久治劳十方

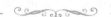

保真汤：人参、白术、炙草、当归、白芍、生地、黄芪、地骨皮、天冬、麦冬、陈皮、知母、黄柏、五味、柴胡、赤白苓、莲肉、熟地、生姜、大枣。此方专治虚劳骨蒸潮热,盗汗等证。惊悸加茯神、枣仁、远志；尿浊加猪苓、泽泻、萆薢；尿涩加木通、石苇、萹蓄；遗精加牡蛎、莲须；燥热加石膏、滑石、青蒿、鳖甲；盗汗中浮小麦、牡蛎、麻黄根。

保和汤：天冬、麦冬、知母、贝母、苡仁、杏仁、款冬、五味子、兜铃、紫菀、花粉、百合、当归、生地、阿胶、桔梗、薄荷、苏叶、炙草、生姜。此方专治虚劳咳嗽,肺痿唾脓血。血甚加蒲黄、茜根、藕节；痰盛加南星、半夏、陈皮、枳壳、瓜蒌仁；喘加桑皮、陈皮、葶苈；热盛加栀子、黄芩、连翘；外感加防风、荆芥、金沸草；肺寒加人参、桂枝。

太平丸：天冬、麦冬、知母、贝母、款冬、杏仁、生地、熟地、当归、阿胶、蒲黄、京墨、桔梗、薄荷。先用银器炼白蜜,再下诸药末,搅匀。文为熬数沸,入麝香再熬数沸,作丸龙眼核大。食后细嚼一丸,薄荷汤下。每次嚼化一丸,每日二服。痰盛者,先用饴糖拌消化丸吞下,却嚼此丸,仰卧,使药气入肺,则肺清润,其嗽退除,七日病痊。此方专治虚劳久嗽肺痿。

消化丸：明矾、皂角、胆星、半夏、茯苓、青礞石（煅如金色）、陈皮、枳实、枳壳、薄荷、沉香、黄芩、姜汁浸神曲，作糊丸。此方专治虚劳，肺萎咳嗽，热痰壅盛。

润肺膏：羊肺一具、杏仁一两、柿霜一两、羊酥一两、蛤粉一两、白蜜一两二钱。先洗净肺，次将诸药拌入肺中。白水煮熟，随量食之，与太平丸、消化丸相间服亦得。

白凤膏：黑嘴白鸭一只，黑枣半斤，去核，每个纳参苓平胃散，填令满。先将鸭颈开取血，和热陈酒，随量饮之（此能直入肺经润补）。却将鸭干抨去毛，于胁边开一孔，去肠杂，试干。将枣填入鸭腹，麻扎定。用大砂罐置鸭及酒，四围用火慢煨，酒量多寡以盖鸭为度，真煨至酒干为止。其鸭肉可随意食之，其枣连药研烂为丸，早晚空腹服。服此药后，随服补髓丹。

补髓丹：雄猪脊髓一条，羊脊髓一条，鳖一个，乌鸡一只。将四物漂净，鸡鳖去骨取肉，用酒一大碗，砂锅内煮熟，打烂。再入山药五条、建莲肉半斤、大黑枣百个、柿饼十个，四味洗净，用井华水一大碗，砂锅内煮烂，与前肉合，慢火熬之，再下黄明胶四两、黄蜡五两，二味逐渐添下，与前八味和打成膏，再用平胃散末、四君子汤末、知母、黄柏末各一两，共和加入。如干，入蜜同熬，令相得。取出，于青石臼中以木槌打如泥，为丸。每服三钱，不拘时，枣汤下，此方专治虚痨羸瘦，能补髓生精，和血顺气。

十灰散：大蓟、小蓟、侧柏、荷叶、茅根、茜根、大黄、栀子、棕皮、丹皮，等分，烧存性，出火毒，研细。用藕汁或莱菔汁磨京墨，调服五钱。此方专治虚劳，心肺损，大吐血及咯血、吐血，服此即止。如不止，用花蕊石散。

花蕊石散：花蕊石煅研极细，童便一杯温调下三钱，醋与童便各半和调尤妙。此方专治虚劳吐血，五内崩损，涌出升斗者，宜服此，使瘀血化为黄水，继服独参汤以补之。

独参汤：人参三钱和枣一二枚，以长流水浓煎，此方专治吐血后羸弱气微。

铁樵按：上列十方，即所谓《十药神书》也，为医林最著名之作。其保和汤及花蕊石散，均经鄙人躬自试验而有效，则余方亦必甚效可知。惟原书药量有少至数分者，颇不中理，故从删节，其前列各方中有填分量者，乃鄙人以意拟之也。

6 陈藏器诸虚用药例

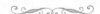

虚劳头痛身热，枸杞、玉竹；虚而欲吐，人参；虚而多气微嗽，麦冬、五味子；虚而不宁，人参；虚而腰胁不利，杜仲、煅磁石；虚而多梦，龙骨；虚而多痰气粗，半夏、枳实、生姜；虚而溲少，茯苓、泽泻；虚而大热，黄芩、天冬；虚而溲多，龙骨、桑螵蛸；虚而多热，地黄、地肤子、牡蛎、甘草；虚而渴，天冬、麦冬、知母；虚而惊悸兼冷，甘草、紫石英；虚而惊怖，沙参、龙齿；虚而客热，沙参、地骨皮、龙齿；虚而健忘，茯神、远志；虚而髓竭，熟地、当归；虚而大冷，肉桂、附子；虚而溲赤，黄芩；虚而溺白，厚朴；虚而冷，川芎、干姜、当归；虚而损，苁蓉、巴戟。

心虚，人参、茯苓、石菖蒲。沈金鳌云："心虚者；心家血不足，致成虚劳，宜古庵心肾丸、大五补丸。"

肝虚，川芎、防风、天麻。沈云："肝虚者，肝家受损面无血色，筋缓目暗也。宜拱辰丸、滋补养荣丸。"

脾虚，白术、白芍、益智仁。沈云："脾虚者，肌肉消瘦，饮食不进也。宜橘皮煎丸、大山芋丸。"

肺虚，天冬、麦冬、五味子。沈云："肺虚者，咳嗽痰盛气急或吐血也。宜人参黄芪散、补肺散。"

肾虚，熟地、丹皮、远志。沈云："肾虚者，水火不足也。水虚宜太极丸、无比山药丸；火虚宜增损归茸丸、玄兔丸。"

胆虚，枣仁、细辛、地榆。沈云："胆虚多惊多畏，不能独处，如人将捕之也。宜仁熟散、温胆汤。"

古庵心肾丸：生地二两、熟地三两、山药二两、茯神三两、当归一两半、泽泻一两半、萸肉六钱、枸杞一两、丹皮一两、龟板一两、牛膝一两、生姜三钱、川连四钱、鹿茸（炙酥）一两、黄柏（盐酒炒）一两。上药蜜丸，每服钱半，盐汤下。

大五补丸：天冬、麦冬、菖蒲、茯苓、人参、远志、枸杞、地骨皮、熟地、益智仁，蜜丸。

滋补养荣丸：人参、黄芪、白术、川芎、当归、白芍、陈皮、生熟地、茯苓、山药、山萸、远志、五味子，研末蜜丸。

橘皮煎丸：橘皮、归身、牛膝、苁蓉、菟丝、杜仲、萆薢、阳起石、巴戟、附子、肉桂、干姜、吴萸、厚朴、石斛。

大山芋丸：山药、人参、阿胶、白术、白药、川芎、麦冬、杏仁、茯苓、桔梗、柴胡、甘草、当归、熟地、桂枝、神曲、干姜、红枣、白蔹、大豆黄卷。本方即薯蓣丸。

人参黄芪散：人参、桔梗、秦艽、鳖甲、茯苓、半夏、知母、桑皮、紫菀、柴胡、黄芪，共研粗末，每服五钱。

补肺散：兜铃、杏仁、炙草、茯苓、阿胶，糯米同研，每用二钱煎服。

太极丸：黄柏、知母、桃肉、砂仁、补骨脂，上五味蜜丸，空心盐汤下三五十丸。

无比山药丸：五味、苁蓉、菟丝、杜仲、山药、山萸、茯神、赤石脂、巴戟、牛膝、泽泻、熟地，蜜丸，酒或米汤下。

归茸丸：当归、鹿茸，上药各一两，乌梅肉为膏酒下。

仁熟散：熟地、人参、五味、枳壳、山萸、肉桂、甘菊、柏子仁、茯神、枸杞。

温胆汤：半夏、枳实、竹茹、橘皮、炙草、白茯苓。

铁樵按：上方不赘分量者，以原书所载分量不适用也。方见后注明服法者，恐读者误会，以为一剂顿服也。阙者甚多，《尊生书》本注明方附后，乃遍索不得，从他书中查抄补之。查未得者，付阙如也。通常以能读陈修园，上溯守真、戴人者，谓之伤寒派。治《温病条辨》《温热经纬》，宗叶天士者，谓之叶派。泛涉景岳、石顽，上溯东垣者，谓之调理好手，或曰丹溪之学。以上所述治劳之说与方药是也。至于治《伤寒论》，上溯《灵》《素》《难经》者，则谓之治汉医者，或曰经方家。以我所知，世之号称经方家者，什九不能治病。所以然之故，以五谷不熟不如稊稗也。故经方家反不为世所重，病家对于经方家之医生，辄恐怖不敢承教，以其既不能愈病，而复嚣然自大，且用药奇重，这福不足，为祸有余。故时医之黠者、排挤胜己者，辄尊之曰经方家。而病家之稍有经验者，已闻弦歌知雅意，不敢以身拭其方矣。其世俗所谓伤寒派者，多盛行于中下社会。守真、戴人之学，治流行感冒之热病，固自游刃有余地，取效既速，药价复廉，故人乐就之。世有行医十年，门庭如市者，多属此派。其结果仅用最普通之一方，初因每日门诊七八十号，不及思索而然。再传而后，遂仅有刻板方药一纸，其他一无所知，而门庭如市如故，叶派盛行于上海、苏州等处，其流弊已详前。调理云者，与前数种迥异。其基础建筑于疏肝养荣，健脾补肾，如上文所述之虚劳治法是也。其用药则四君、六君、八珍、四物、十全、六味、八味、归脾、养阴、清肺、滋肾、补中，而其末流仅执数十味清补之药，如洋参、石斛、天麦冬之类，不复知有医理。此中窟宅，庸手至伙。江浙两省号称知医者，如此之类占大多数，以此等伎俩与西医相见，宜乎望风而靡，此其大较也。读吾书者，于经义既能窥见一斑，则调理正非难事，治医至此，为糊口计，为自卫计，其成绩均已在七十分以上。第能敬慎将事，不必求胜时下之中医，已可无往不利，而治病之效果，且远在普通西医之上。但此仅言当前事实，若就学问言之，造诣初无止境，更进一层，在学者之志趋与毅力矣。

劳瘵虚损之难治。固因病关本元，半在病者之不知利害。而尤要者，却在咳嗽。虚劳鲜有不咳，又鲜有不由肺坏而死者，吾今乃言咳之大略。

张介宾曰："咳嗽一症，窃见诸家立论太繁，皆不得其要，至后人临症莫知所从，所以治难得效。以余观之，咳嗽之要，只有二端，一曰外感，二曰内伤，尽之矣。外感之咳必由皮毛而入，皮毛为肺之合，外邪袭之，则必先入于肺。久而不愈，则必自肺而传于五脏也。内伤之咳必起于阴分。盖肺属燥金，为水之母，阴损于下，则阳孤于上，水涸金枯，肺苦于燥，肺燥则痒，痒则咳不能已也。咳症虽多，无非肺病，而肺之为病，亦无非此二者而已。但于二者之中，当辨阴阳分虚实耳。盖外感之咳，阳邪也，阳邪自外而入，故治宜辛温，邪得温而自散也。内伤之咳，阴病也，阴气受伤于内，故治宜甘平养阴，阴气复而咳自愈也。然外感之邪多有余，若实中有虚，则宜兼补以散之。内伤之病多不足，若虚中挟实，亦当兼清以润之。于此求之，自得其本，则无不应手。巢氏十咳，陈氏三因，徒乱人意耳。"

又云："经曰：'五脏六腑皆令人咳，非独肺也。'"又曰："五脏各以其时受病，非其时各传以与之。然则五脏之咳，由肺所传，则肺为主脏，五脏其兼者也。故五脏各有其证，正以辨其兼证耳。有兼证自有兼治，而皆以肺为主。"

张景岳曰："外感之咳，其来在肺，故心由肺以及脏，肺为本而脏为标也。内伤之咳，先因伤脏，故必由脏以及肺，脏为本而肺为标也。凡治内伤者，使不治脏而单治肺，则真阴何由以复，阴不复则咳终不宁。治外感者，使不治阳而妄治阴，则邪气何由以解，邪不解则咳终不愈。《经》曰'治病必求其本'，何今人之不能察也。"

铁樵按：外感而咳，即流行感冒，共有三种。其一即伤风。咳嗽鼻塞，喉痒多痰，多涕声重。一候之后，喉痒瘥，痰稠咳少，渐自愈。其二为风温症。初起与伤风略同，三数日后，则发热、鼻塞、喉痒之外，更见舌绛唇干，头痛骨楚、形寒。旋形寒罢，而热壮咳转杀，是咳嗽不啻为此种热病之前驱症。其三，发热与咳俱来，愈咳愈剧，至于气急鼻煽，无论童稚成人皆见此症状，即今西医所谓急性肺炎。治之不得当，可以致命。其主要在咳，而热反为副症。此中稍有曲折，再分别说明之。伤风咳嗽，诚不足为病。然当初起时，与风温及急性肺炎殆无甚至分别。此种病与气候极有关系，苟非骤寒骤暖，则无有此病。又与肺气之强弱亦极有关系，例如向来锻炼体魄，肺宽量者，虽天时有非常寒暖，患伤风者什九，肺强之人，亦决不咳嗽。反是，若向来有肝胃病，脾肾病者，但衣被小小不谨，便尔伤风。然则外感为病，仍关内因，未可截然分说。不过伤风为病之小者，虽有内因，但治其外，例无不愈。又有一节，亦甚有研究之价值。伤风本不发热，然苟不忌荤食肥肉，则必发热，此屡试不爽者。故《内经》热病禁肉食，常人以为苟非胃病，无忌口之理。其实寒暖不时，肥甘不节，皆酿病之原因，病随之变，正非异事。

风温症，亦流行感冒病，其治法当以热为主，以咳为副。最要先退其热，热退则咳不能为患，往往热退之后，剧咳数日即愈，所谓余邪以咳为出路也。退热当用伤寒法，若以叶派药治之，变端百出。吾书中以谆谆以叶派为戒者，均属此种。《药盦医案》中有数案，皆此等病误治之后，至于燎原而后为焦头也烂额之上客者也。

急性肺炎病，初起病症亦复相同，其与风温症异者，风温多属胃热，而急性肺炎多属肺寒。吾所以为此言者，非从西医书研究而得，乃从病症及药效研究而得。风温初起，即舌绛唇红燥，以凉胃之药与解肌发表药并用，其效如响，故云胃热。急性肺炎初起，却舌润，以温肺药治之，可以曲突徙薪，故云肺寒。又两种病之变化，亦复不同。风温者，伤寒系热病也，其伟变与伤寒同。急性肺炎则从肺之支气管而入肺络，继见郁血脑病，其势甚捷，可以自始至终不见阳明证，故是别一种病，不能与风温并为一谈。治急性肺炎，当以麻、桂为主，有时当用小青龙。此外感咳嗽之大较也，景岳一例以温为言，是其偏处。又云有时当补，外感咳嗽实未见有可补者，其说亦可商。

至于内伤咳嗽，则原因甚多而且复杂。鄙人亦苦经验不富，不能言之详尽。若欲明其大略，则有两种。其一由于血液少而咳，即所谓阴虚咳嗽；其二由于肺失弹力而咳，即所谓阳虚咳嗽。兹再分别说明之。

阴虚咳嗽：阴虚谓荣不足。血管所分泌液体，因血少亦少，其人恒苦内热，其脉必带数，其唇舌必绛，其神经必敏。其所以咳，则因肺热，肺所以热，则因肺虚，不胜外界冷空气之压迫，体内存积之酸素自燃以为救济，故化热。里面愈热，则与空气冷暖之差愈甚，在健体里热，则欢迎外界之冷，虚热则抵抗外界之冷。咳嗽者，肺脏抵抗外力侵入之工作。故无论阴虚阳虚，虚甚者，无有不咳。从鼻孔至咽喉气管，其途径颇长，所以必须此长途径者，以情理衡之，当有两个意义。其一，使外来之空气渐温，俾与肺相得。其二，使鼻腔黏膜直接与空气相接，气管壁膜间接与空气相接。即鼻腔黏膜为第一道防线，气管壁膜为第二道防线，途径既远，内部可以从容变化，以为应付故也。故嚏为第一道防线之抵抗工作，咳为第二道防线之抵抗工作，此为防护设施之一种。更有第二种防护设施，即管腔壁之分泌物是也。此种分泌物，可以骤多，可以骤少，其分泌力视内部与外界热度相差以为低昂。在鼻腔者为涕，在气管者为痰。阴虚者，既肺管不胜冷空气之压迫，一方酸素自燃化热以为抵抗，一方既分泌痰液以为防护，同时却用咳之方法以事驱逐。喉间之痒为冷空气侵入，故痒亦为欲使管壁分泌多量液体，故痒为驱逐侵入之冷空气而咳，亦为驱逐阻碍气道之痰液而咳，亦为制止喉痒而咳。如此种种救济作用同时并起，而各种作用复互相牵引，遂成肺病矣。

阳虚咳嗽：阳虚谓无火也。此"火"字指肾火而言，所谓肾火即是生气。若从科学言之，此生气即是各细胞仁中所含之不可思议之物原，不专属肾脏，中国以肾为说，是就生理形能言之。凡色欲过度者，往往索然无生气，故谓肾中有真火，是生命之原。《内经》中所谓阳，如阳气者，精则养神，柔则养筋等，即是指肾中真火，若欲用科学方法证明中国旧说为是，或反证旧说为非，皆非吾侪今日所能。今所可得而言者，不过从形能说明，较之旧说，此善于彼而已。阳虚者多肥人，多痰，多汗，多形寒，多喘。喘，古人谓之肾不纳气。若就病位言之，喘是肺之呼吸为病，而阳虚之喘，其原因在肾。凡色欲斫丧太甚者，则病喘，此就来路可以证明肾病。又凡治阳虚之喘，得附、桂温肾则愈，用艾灸关元、气海亦愈，此从药效可以证明肾病。古人所谓肺肾同源，故两脏有密切关系。凡在上见肺虚久咳之症，在下必见遗精白淫诸病，此为事实，非可以口舌争者。至于生理及解剖上究竟若何生此关系，则鄙人于西医学论未尝学问，不能言其所似然。观西医之治肺痨，并不兼治肾病，或者西国并无此说。凡阳虚而咳者，其初痰薄而味咸，其后痰、涕、汗并见，诚有溃溃乎若坏都，汩汩乎若不可止之雅，而最后辄见透明胶黏之痰，病乃在不可救药之数。鄙意以为此透明胶黏者，乃肺细胞崩坏之所致也。因细胞崩坏，生气已索，故肺无弹力而成肺萎。古人有言"肺萎肺叶焦者，则阴阳并虚之证也"。以上所说，虽仅以阴阳为言，其实各种咳嗽皆是此理，举凡单声咳、干咳、金空肺痈，皆可隅反。

7　鼓　胀

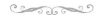

丹溪谓风劳鼓格为真脏病,绝难备。风之定名,从《易经》风以动之来,《保赤新书》中已言之。劳为虚损,其病如其名之字义,鼓以病形言,格以病能言。噎格已详十二经穴病候撮要。鼓胀较烦复,故专篇纪之。

鼓胀之种类

鼓胀仅一笼统名称,分别言之,有脉胀、有肤胀、有五脏胀、有六腑胀、有水肿、有蛊胀、有单腹胀、有右水。鼓之形,皮急紧张,以上所述诸病,皆有皮急紧张之象,故总名为鼓胀。

脉胀:《内经》云:"五脏六腑,各有畔界,病各有形状。营气循脉,卫气逆之为脉胀。"

肤胀:《内经》云:"卫气并脉循分为肤胀。"沈云:"分谓肉分之间。"又曰:"肤胀者,寒气客于皮肤之间;鼜鼜然不坚,腹大,身尽肿,皮厚,按其腹窅而不起,腹色不变,此其候也。"

五脏胀:心胀者,短气烦心,卧不安。肺胀者,虚满而喘咳。肝胀者,胁下满而痛引小腹。脾胀者,善哕,四肢烦冤,体重不能胜衣,卧不安。肾胀者,腹满引背央央然,腰髀痛。

六腑胀:胃胀者,腹满,胃脘痛,鼻闻焦臭,妨于食,大便难。大肠胀者,肠鸣濯濯而痛,冬日重感于寒,则飧泄不化。小肠胀者,少腹䐜胀,引腰而痛。膀胱胀者,少腹满而气癃。三焦胀者,气满于皮肤中,轻轻然不坚。胆胀者,胁下痛胀,口中苦,善太息。

水肿:《内经》云:"水之始起也,目窠上微肿,如新卧起之状,其颈脉动,时咳。阴股间寒,足胫肿,腹乃大,其水已成矣。以手按其腹,随手而起,如裹水之状,此其候也。"沈云:"颈脉者,足阳明人迎,阳明胃脉起自人迎,下循腹里,水邪乘之,故颈脉动。水之标奔肺,故咳。明邪结明分,故阴股间寒也。"《经》又曰:"三阴结,谓之水。"三阴者,太阴脾也。太阴为六经之主,三阴邪结,脾不得运。肾为水脏,独立于里,其气更盛,反来侮土,肾盛不与肺相应,肺气不得不通调,斯寒水不行而壅,故也成水肿之病。

蛊胀:蛊胀者,虫胀也。沈云:"由脾胃家湿热积滞或内伤瘀血而成。盖人之腹中,虽长蛔、寸白,皆赖以消宿食,然太多即为病。况如白蛕、三尸、食肛、应声赤、九种肠痓、疳、痨、瘕等虫,为类不一,皆能使心腹痛而胀,甚则面青口涎。"(铁樵注:沈氏此说盖本《千金方》,然长蛔虫、寸白,实非人人皆有者。盖此等皆属肠中寄生,由不洁之食物而来,非赖以消宿食之天然应有品。西籍谓盲肠中有一种微菌,能助消化,是则天然应有品。然其菌非显微镜不能见。至三尸、食肛等,则与胀同为大病,而症候各异。鄙意蛊之为病,由于血毒,非积年不成,非毒药不救。迨既成胀之后,什九不治。其来源则酒色为最多,其次则为特殊之食品,如中毒之类。大约本原不败者,可用毒药攻治,如鄙人所患之药蛊是也。凡成蛊者,无论酒色,皆非一朝一夕,心沉溺甚深,然后得之。既成之后,言语动作及面色均有异症。凡见该项异症者,可以服毒药,否则不胜毒药。至已非服毒药不可之程度,方可谓之蛊。此种病,年来留心观察,种类之多,不胜枚举,蛊胀即其中之一种。以我观察所得,蛊之可治者,不过十三四。不可治者,竟得十之六七。由色欲来者,什九不可治。《千金方》

中所言,尚得得其大略,其余各种医书所说者,都不免隔靴搔痒,孙思邈盖曾躬患此病者。鄙人因患药盅,中西医皆不识为何病,嗣服千金耆婆丸、九江散得效。三年小愈,五年之久,内部廓清。因又日与病人相接,故能领会及此。至面色异症若何?除已散见其他各书外,亦不能以文字告读者以更详之情状也)。

单腹胀:单腹胀俗名"蜘蛛鼓",甚症四肢不肿,但腹胀,腹臌绝大,而四肢则奇瘠如柴。古人但言此种为脾虚真脏伤,鄙意必腺体有变化,其来源恐甚远,决非得之偶然者,不过真相如何,无从得知。

石水:《内经》云:"阴阳结邪,多阴少阳曰石水,少腹肿。"沈金鳌云:"阳结肿四肢,是在阳之发处。阴结便血,是在阴之聚处。今邪交入阴阳,而交结之势必结于阴阳之所并生处矣。生阴惟肾,生阳惟胆,皆根原下焦。而肾职行水,胆职沁水,若两家交壅,正所谓不能通调水道也。然阴多阳少,则肾病为多,肾病则阴之真水沉寒,而无阳以化气。此病固不在膀胱而在肾,肾既留水,不能化精,故石坚一处,惟见少腹而不及他所也。"

8 鼓 胀 之 诊 断

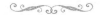

胀与肿辨别:胀与肿外形相似,内因不同。辨别之法,先腹大,后四肢肿者,为胀病。先头运肿,后腹大,是水肿也。但腹肿,四肢竟不肿,是胀病。脐腹、四肢悉肿,是水肿也。皮厚色苍或一身皆肿,或自上而下,是胀病。皮薄色白,自下而上者,是水肿也。

胀与肿病源:肤胀、鼓胀,皆气化病。鼓胀异于肤胀者,以腹有筋起为辨。其病源亦异,肤胀根在肺,鼓胀根在脾。脾阴受伤,胃虽纳容,脾不运化,或由怒气伤肝,脾虚之极,阴阳不交,清浊相混,经坠不通,郁而为热,热留为湿,湿热交阻,故其腹大,中空无物,外皮绷急,且食不能暮食,至于脐突,腹见青筋,皮光如油,皆不治。至于水肿之病,其源在肾,亦在肺,肾为本,肺为标。《内经》谓:"肺移寒于肾,谓之涌水。"涌水者,水气客于大肠,如囊裹浆者,是水肿之候也。沈氏有最精数语云:"脾虚不能制水,水逆上行,干及于肺,渗透经络,流注溪谷,灌入隧道。"此其说聚水之由,实与新生理吻合。

肿胀虚实辨:先胀于内,后肿于外,小便赤涩,大便闭结,色泽红亮,声音高爽,脉滑数有力,实热也。先肿于外,后胀于内,小便淡黄,大便不实,气色枯白,语音低怯,脉细微而无力,虚寒也。

水肿与五脏之关系:凡水肿,必目胞上下浮胖,肢体沉重,咳嗽怔忡,腰间清冷,小便黄涩,皮肤发亮。若心水病,心兼身重少气,不得卧,烦躁,其阴必肿大;肝水病,必腹大不能转侧,胁痛、肠痛,口多津,溲频数;肺水病,必身肿,小便难,大便鹜溏;脾水病,必腹大,四肢重,津液不生,少气溲难;肾水病,必腹大脐肿,腰痛,不得卧,阴下湿,足逆冷,面黄瘦,大便反坚。审其属于某脏,即用前某脏引经药以为佐。又五脏各有败症,唇黑者肝败,缺盆平者心败,脐突者脾败,背平者肺败,足底平者肾败。五脏败症悉见者,不治。

9 鼓胀之治法

胀与肿不同，即胀亦种种不同，病既不同，治法自异，兹分列之如下。

五脏六腑胀治法：藏府之胀，统以理气为主，藿香正气散、木香调气散、苏子汤三方为主，各加引经药为佐。心胀，黄连、细辛；肺胀，桔梗、升麻、白芷；肝胀，柴胡、川芎、青皮、吴萸；脾胀，升麻、苍术、葛根、白芍；肾胀，独活、知母、细辛、肉桂；胃胀，白芷、升麻、葛根、石膏；大肠胀，白芷、升麻、黄芩、石膏。小肠胀，黄柏、藁本、赤苓、木通；膀胱胀，滑石、羌活；三焦胀，柴胡、连翘、地骨皮；胆胀，柴胡、青皮、连翘。

单腹胀治法：水肿治法，后方专论之。石水亦归人水肿中。古人谓肿胀之病，惟水肿为最难治。鄙意单腹胀、蛊胀、血蛊，无一不难。若论可愈之成分，水肿可得十之四，蛊胀、单腹胀或不迨百分之十。沈氏主用调中健脾丸，仅有一方。读者不知其用法，亦是徒然。近人常熟余听鸿先生得孟河派真传，其遗著《诊余集》中有治单腹胀案甚佳，录之以资参考。

常熟西弄少府魏葆钦先生之媳，因丧夫悒郁，腹大如鼓，腰平背满脐突，四肢瘦削，卧则不易转侧。余于壬午秋抵琴川，季君梅太史介绍余至魏府诊之。面色青而脉弦涩。余曰："弦属木强，涩为气滞，面色青黯，肢瘦腹大，此乃木乘土位，中阳不运，故腹胀硬而肢不胀也。中虚单腹胀症。"虽诸医束手，症尚可挽。以枳、朴、槟榔等味，治木强脾弱中虚症。如诛伐无罪，岂不偾事，恐正气难支，亟宜理气疏肝，温中扶土抑木。进以香砂六君汤，加干姜、附子、蒺藜、桂枝、白芍、红枣、檀香等。服五六剂仍然。然终以此方为主，加减出入，加杜仲、益智、陈皮等，服四五十剂，腹胀渐松，肢肉渐复，服药百余剂而愈。再服禹余粮丸十余两、金匮肾气丸三四十两，腹中坚硬俱消，其病乃瘥。今已十五年，体气颇健。吾师曰："胀病当先分脏胀、腑胀、虚胀、实胀，有水、无水等因。寒、凉、温、热，攻、补、消、利，方有把握。若一见胀症，专用枳、朴、楂、曲、五皮等味，无故攻伐，反伤正气，每致误事耳。"

余听鸿之师为费兰泉，时当清咸同间，乃孟河派中费马前之著名者。孟河派最善治此等病，其享盛名亦以此，读者所当注意者，即在数十剂、百余剂。须知此等病与热病异治，伤寒、温病，出人只有两三剂之间。鄙人治伤寒、温病、喉痧、痢疾等，以三五七日弟期，过七日不愈，便是医误。治劳病、内风，期以二百四十日，而治自身之药蛊，延长至于五年。所以然之故，气化为病，一拨便转。真脏为病，须细胞新陈代谢，至旧者尽死，新者重生，然后愈耳。若五六剂不效，便改弦易辙，反误入歧途矣。

水肿治法：水肿号称难治，然苟知其治法，取效颇捷。苟不知治法，虽有多方，丝毫无用。以我经验所得，觉水肿之病较之劳病，难易不可同日语。遍身漫肿，可以治至与健体相同，而劳病之已成者，卒无术能使更生也。水肿最古之治法，为《内经》"开鬼门、洁净府"。"鬼门"，即玄府，亦即汗腺。"净府"谓膀胱。"开鬼门"即发汗，"洁净府"即利小便也。然二者之用，亦有标准。盖肿在身半以上者当发汗，肿在身半以下者当利小便，上下分消，使阴阳平治，水气可去，且此法贤于西医之放水。盖放水之后，其肿暂消，旋即复作。开鬼门，洁净府，则肿消而不复作。所以然之故，放水是完全人为的，开鬼门、洁净府，却是体工之自然而加以补助的，此即顺自然与反自然之辨。开鬼门，宜麻黄、羌活、防风、柴胡、牛蒡、葱白、忍冬藤，外用柳枝煎汤熏洗。洁净府，宜泽泻、木香、木通、甘草、灯心、冬葵子、蜀葵子、防己、昆布、海金砂、赤小豆、云苓、猪苓、海蛤。水去肿退，则当健脾理气，使脾气实而健运，则水自行而体自健。如其不效，则当通大便。大抵水肿多由肝盛脾约，肝盛则多怒，气上升而不降，脾约燥湿不能互化，则大便不通。脉坚实任按者，可以攻下。沈氏主张用硝、黄，然硝、黄能下积，不能下水。当十枣汤，仍佐以泄肺、利溲等药。泄肺，桑皮、葶苈、桔梗、苏子等。利溲，五苓、防己、木通等。惟用十枣，宜于脉实任按者。凡服十枣，取其能下水，水从大便出，其溲亦通，二便通，肿无不消。其视十枣较稳而取效亦速者，用猪牙皂荚，烧灰存性，神曲为丸。若下水而兼有健脾者，莫如《内经》之鸡矢醴。其法用鸡矢炒枯，绢袋盛，浸酒，空心服，神效。又方，青蛙入猪肝煮食，弗加盐、豉，亦效。又有肿而喘满，舌绛苔黄，脉虽盛而苔紧砌，攻之则嫌于虚虚，不攻则无以去病，而又生死呼吸，延缓不得，则莫如西瓜散。其法用黑皮西瓜一个，开顶空其肉，入砂仁末四两，大蒜头十二两，仍将瓜顶盖好，篾片签牢处涂酒坛泥寸许厚，炭火上炙至干焦，存性，研极细末，好瓶密藏，不令泄气。每服一钱，开水下。轻者五六服，重者十余服，奇效，忌荤腥、盐、面食，永远勿服西瓜，犯则再发，不可救治。又水肿禁忌有二。《入门》曰："凡治水肿，极忌甘药，助湿作满。"《本草》曰："病嗽及水，全宜忌盐。"

10 治 鼓 肿 选 方

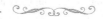

霍香主气散：霍香、紫苏、白芷、厚朴、桔梗、茯苓、半夏、陈皮、甘草、腹皮、灯心。

木香调气饮：蔻仁、砂仁、木香、霍香、甘草。

苏子汤：腹皮、苏子、草果、半夏、厚朴、木香、陈皮、木通、白术、枳实、人参、甘草。

以上皆统治胀病之药，治水肿须忌甘草。

加味枳术丸：枳壳、桂心、紫苏、陈皮、槟榔、桔梗、白术、五灵脂、木香、黄芩、半夏、甘草、生姜（虚胀）。

调中健脾丸：人参、苍术、黄芪、吴萸、茯苓、白术、沉香、莱菔子、陈皮、半夏、香附、楂肉、苡仁、黄连、白芍、五加皮、苏子、泽泻、草蔻、栝楼、川椒、石碱、荷叶、腹皮，煎汤，和黄米粉丸（鼓胀）。

《金匮》肾气丸：熟地、山萸、山药、丹皮、茯苓、泽泻、附子、桂心、牛膝、车前（虚胀）。

疏凿饮子：泽泻、商陆、羌活、椒目、木通、秦艽、槟榔、茯苓皮、腹皮、赤小豆（水肿）。

实脾饮：厚朴、白术、木瓜、附子、木香、草果、干姜、茯苓、腹皮、生姜（水肿）。

十枣汤：大枣、芫花、甘遂、大戟（水肿）。

《风劳鼓病论》终

第五节　《梅疮见垣录》

　　佛说："娑婆是秽土,西方是净土。"又说："即心即土,心净土净。"是土之不净,由于心之不净。若现时代之中国,最是通商大埠之上海,可谓秽之尤者矣。海淫之事,既无所不用其极,其结果梅毒横流,甚于洪水,上而至于大洋房,下而至于夹层里。其人躯体中之血,多半是梅毒螺旋菌之窟宅。乃至穷而无告之叫化,其面部有梅毒证据者,十人而八九,何其秽也。回想四十年前之社会,尔时虽百不满意,自今日观之,犹是成康之世。究竟此短时期中,何故堕落至此,以余之陋,可得而言者如下:

　　先说血中有螺旋菌,则面色有特征,不啻挂一招牌。究竟何故挂招牌? 其招牌又为何等? 如何可以认识? 此事当从头说起。初一步两性媾和,其一有毒,其一无毒,有毒之体必传其毒于无毒之体。受毒从输精管逆入,至于膀胱下口之底面,则其毒不得再入。因其处有腺体,此腺体能滤毒,不许不纯之物质向里,起滤毒作用。其腺则炎肿,其附属连带之组织亦炎肿,分泌增加,此时则显病态。尿道痛而尿混浊,男子则为白浊,女子则为带下。其轻微者,所下之物微带黄色,痛亦不甚,量亦不多;其重者,痛甚量多,色黄而腥臭;其尤甚者,尿道之出口亦炎肿作痛;更进一步则溃烂,如此者谓之鱼口、便毒。又有阴茎之腺,及其附属之小腺,燃肿作痛而溃烂者,谓之下疳。又有袴褶间最大之腺体,因滤毒而肿硬,其形如鸡蛋,则谓之横痃。凡此诸病,统谓之花柳病。而女人尿道痛,下黄带,腺体炎肿类,都不知是花柳病,因女体不易内传故也。此种病,其血中皆含毒菌,其菌之形状为螺旋形,故云梅毒螺旋菌。中国旧法,所用药方常有轻粉,此病得轻粉,其愈甚速,不过三五日,病者即霍然无所苦。然从此其毒内传,不向他处,专入督脉,当病毒在督脉时,完全潜伏,无特征可见,而其进行奇缓,可以二年、三年绝无病状,最甚者,可以至十四五年,大约与区体盛衰有关系。病者若二十许受病,则三十五必发作;若三十许受病,则四十五必发作。其发作之处所,在喉头上颚,盖由督脉上行,逆入延髓,至会厌而出。初发作时,觉喉痛,继一步燃肿,再一步有白腐,喉头不甚痛,头则剧痛。医者不识,往往误认为喉症。喉症为疫毒,病从胃来,其势疾;梅毒病从督脉来,其势缓。疫喉腐烂处在扁桃腺;梅毒腐烂处在喉头后壁,连及上颚鼻腔。疫喉或愈或致命,不过三五七日;梅毒则十日、半月,乃至一月、二月,无甚变动。疫喉常兼发热,梅毒则否。此其外面之症状,里面之来路不同,大略如此。病者喉痛十日、半月或一月、二月,乃渐渐溃烂,入于鼻腔,脓涕从眼鼻流出,其鼻筛骨下之肉团溃烂至尽,此时鼻梁及鼻准都发黑。最后一步鼻准亦溃烂,乃至鼻梁骨脱落,面部之正中显一大圆孔,而其人不死。岂但不死,饮食、睡眠、二便都如常,如此者谓之开天窗。此外又有一种不烂鼻而烂脑。当其喉痛、头剧痛之时,初一步见小疮疖,继一步疮疖渐多,约数十百枚,如癞痢,其后头皮完全脱落,头骨之罅缝中可以见脑髓,如此者亦不死。盖此时其毒已完全向外,体内无毒,故得不死。治愈之后,不过头顶有甚大之瘢痕,其余则与常人无异。大约男子多开天窗,女子多烂头顶,此因冲任之脉通于颠顶,督脉之上通于鼻,男子受毒循督脉上行,女子受毒则冲任首当其冲故也。又有一种花柳病,治愈之后,数月或三五七年,病者无端觉鼻塞涕多,多误认为伤风。然而伤风多咳嗽,此则不咳嗽;伤风见黄涕则愈,此则不愈。初起鼻塞涕多,其后亦见黄涕,而自觉鼻腔热甚,此即鼻腔发炎之故,因鼻腔发炎,其涕则黄而干,如脓而黏韧,往往于早起从鼻孔中取出两条,似鼻涕,亦似脑髓,日日如此，病者不自知其故，医者复不识，只有听其自然，如此者日复一日，至于三五七月，其鼻梁低陷，甚者与面部平，而鼻准仍不动，此名为柱塌陷。既至柱塌陷，然后知其为梅毒，用梅毒法治之，其病可愈，但其已陷之鼻梁骨，则不能复生。如此者，其人终身如受劓刑。以上三种，都是旧医法之流弊，大约都因初步用轻粉之故。凡花柳医生所谓包愈，所谓限日断根都是用此等药，故从前都说梅毒开天窗。近来医者病者都知此种流弊，只有少数江湖医生仍用轻粉，仍以包愈限日断根为言，其稍知自爱者都不肯用此等药。故现在梅毒虽盛行，而开天窗者甚少，开天窗之惨剧既不少概见，而冶游者乃肆无忌惮矣。

中国已数百年无医政，医界有学识者如凤毛麟角。若花柳医生则更鲜有道德心、责任心者。本来无学识，亦且无从用功，如此者，当在天然淘汰之列，于是西医起而代之。今日上海之花柳医生，即不必真是西医，亦多用西药。前十余年盛行六〇六，近来则盛行九一四、黄色素，此等药之发明，都从细菌学来。大约从病者血中取出梅毒菌，用适当方法培养其菌，然后用种种药试验，若某种药细菌遇之而慑伏不动者，谓之有凝集反应，则取其药制成注射剂。又将细菌种于家兔之躯体中，经若干时，验其血，则所种之菌必甚繁殖，用制成之注射剂，注入种菌之兔体，经若干时，更验其血，若血中菌已净尽，则此项药为治此病之特效药。前之六〇六，今之黄色素，都是梅毒特效药。然而梅毒不能消除，岂但不能消除，且为虐愈甚，所以然之故，药能杀菌，菌亦能抗药。大约初一步注射，菌则为药所制，菌消灭而病愈，但愈病之成效不能充分。譬如百分之九十五以上之菌为药所杀，百分之四五之菌则起变化而能抗毒，且因注射之故，大部分之菌已不能存在，其少数之菌则逃避而至药力不及之处。若再用注射剂治之，药力过猛，则伤及藏气，药力不及，则不能杀菌。于是其病内传，既经内传，则其病状、病候与前迥然不同。例如初起是横痃、下疳、白浊，其后是心脏病，是肺病，是胃病。医者见各种病症，用各种方疮法治之，其为状恰如医生与病毒赛跑，病毒常在前，医生常在后，结果总是病毒胜利，医生失败。此是现在新医学大概情形，不止梅毒如此。而梅毒所以不能消除则无非因此缘故。

人身卫气循环，荣血循环，淋巴液循环，内分泌循环。前两者较粗，后两者较细。从医学上潜心探讨，皆有迹象可见，此为生理上运行常规。清浊相干，寒热反应，气与血局部不利，溲便分泌失常，呼吸失节律，心神不清明，喜怒不中节，运动感觉起变化等，为病理上之变态。现在之医学只能知其粗，不能知其细。凡一种病渐次内传，有其彼此呼应之途径，由浅入深之程序，欲明其所以然之故，苦于程度不及，若由病变之迹象言之，则固如指上螺纹，数之可数。就我经验上所得言之，梅毒菌之传变如下：

（甲）花柳病经过六〇六或黄色素治疗后，病者绝无所苦，病状亦不可见，通常以为如此者其病已愈。若其人再事冶游，发第二次花柳病，更用前法治之，则不得效，而其病辄上行，头眩，耳鸣，面部肿，手脚不仁而耳聋，口臭，知识蒙昧，如此则无办法，唯有听其自然，其人乃同废物，延喘三五年，然后死。

（乙）花柳病治愈之后，不再冶游，病者可以二三年无所苦。二三年之后，因气候关系，人事之转变，而发特殊之病症。若其人本来肺弱，或因其职业关系，肺部受病，则容易伤风，而长久咳嗽，医者不知此故，照伤风治，旋愈旋发。病人自以为容易伤风，中医不识，妄用疏解药敷衍，西医不识，断为初期肺病，中西医用药都不中肯，于是其病愈演愈进。初一步常常伤风，继一步腰酸气急，第三步两臂酸痛，第四步痰中带血，此时已成真肺病。此后复有两种，一种见自汗、盗汗、潮热、吐血，至死。又一种，手指两面突起，指头作鼓槌形，肺量促，呼吸短，痰腥而遗精，如此者则为慢性肺病，亦不免于死。

（丙）花柳病愈后三五年，其人因环境关系，肝气郁逆，此为其主因，天气变迁为其副因，人事之偶然，如饮酒盛怒，及猝遇变故，为之诱因，则猝然而发特殊之病症。有最恶劣之一种，其人忽然吐黑水，一发不可制止，吾所见有三五日死者，有立刻死者。其所吐之水如淡墨汁，非胆汁，非胃酸，亦不可谓是血，大约因中毒之故，血清变性而然。余虽能知其来由，而不知其治法。第二种其人猝然呕血，所呕之血黑色结块，量多，一次之呕可至半面盆许。余曾值此病用大剂补血、止血之品，止之得止，其后用徙薪丹去毒，幸而得愈。第三种因气候燥热之故，病毒从肝胆之经气上行入脑而为中风。此种中风，二十年中所见十四五人，其病多见风缓证，病者往往目连搭，无语言能，如此者都不可治，其有幸而愈者，不过百分之一二。第四种见爪疥鹅掌，筋骨酸楚，应节气而发，浑身拘急，都无所可，其最后之变化为麻风，亦有入肺、入脑，成中风、成肺痨者。

（丁）花柳病愈后三四年，病者患咳，患遗，腰酸，面色苍白，精神委顿，气短浅，自汗盗汗，气急多痰，骨蒸潮热，合目则梦或见鬼，无论见鬼或梦，辄遗精。其见之于上者则为耳聋、耳鸣，目光无神，同时甲状腺、腋下腺辄肿痛而为瘰疬，如此者其病是瘰。

以上甲、乙、丙、丁四种病，有不从花柳余毒而得者，但居少数，从花柳得者，居多数。其从花柳得者有特征：（一）面部见小痤痱，约十数点，其痤痱不甚大，颜色亦不变。（二）面部作棕红色，黝然而暗。（三）掌皮厚硬而亮，所谓鹅掌。（四）爪疥，即石灰指甲。（五）鼻中息肉。（六）黄涕，女人黄带。凡见此种特征，而患上述甲、乙、丙、丁四种病，都不可治。凡此种特征不知者，见小痤痱，以为丘疹；见棕红面色，以为其人面色本来如此；见爪疥、鹤掌、黄涕、黄带，以为特殊之病。其知者，对此种种，知其无非为螺旋菌潜伏躯体之变相。故云有潜伏梅毒者，其人面部有招牌，此事西医知之，东人亦知之。曾见东国医报，有"梅毒家族"之名词。不知者，唯我国人，及滥竽医界之中医耳。

上述甲、乙、丙、丁四种之外，尚有各种微细证据之梅毒病，不胜枚举，而尤可怕者是遗传。凡青年无论男女，苟罹梅毒，便不能生育，其较轻者即使能生产，其小儿亦多不育，其可得而指数者如下。一种，初生婴儿，头骨不圆整，所谓不圆整，并非㖞斜之谓，乃是不圆满，一块突起，或一块坳下。二种，无论天痘、痧、麻，各种生理上必定经过之病，如有潜伏性梅毒遗传于婴儿之躯体，则痧、麻、天痘发作时，无有不逆者，逆则必死。不知者，以为医生用药不适当，岂知事实不如此也。三种，婴儿常患惊，惊亦常事，但有先天性梅毒者，其惊风十九都转属风缓证，或者死于风缓，或者不死于风缓而转属为解颅。解颅者，大头病也。二十年前，见游戏场中有以大头病婴儿陈列，俾众人观览而输钱者，常人不知，医生亦不知，自我观之，此事可谓中国医界之奇耻大辱也。四种，初生婴儿，照例无多病，若有潜伏性梅毒，则变端百出，有盲者，有聋者，有哑者，有口中生疮溃烂者，下部生疮溃烂者，自明眼人观之，无非一幕惨剧。无知众人不知，医生不知，对于此种含毒性病证，妄造丹毒、慢惊、流火，种种模糊影响之名词，用药则如盲人瞎马，可为寒心。然而社会中优秀分子，苟其囊中有钱，则狎妓跳舞，挥斥千金，买勾栏中人为妾，自以为豪举，岂知充量言之，其祸可以斩嗣灭族。吾尝思之，所以短时期中成此现象，有两种原因。其一是中国固有的，其二是外国输入的。所请中国固有的，淫书是也。佛说人身由父母精血媾合而产生，是种子不净。凡人皆有性欲，即因此根本不净之故。圣贤知此，故立礼教之大防，但礼教只防得表面，其里面实非礼教所能及，不过礼教能养人廉耻，则人知自爱，教人报施，则人负责任，是故礼教亦能征服其种子不净之恶根性，有礼教毕竟胜于无礼教。礼教既坏，宜其淫书、淫画充斥于国中矣。人之贫贱，所急者在救饥寒，且贫贱则不见可欲，心不为乱，富贵则反是。故云"饱暖思淫欲"。由此之故，淫书之传布，多在饱暖阶级。又凡读书则知，不读书则愚。然读书有多种，词章是一种，性理是一种，考据是一种，经济又是一种，要之以经史为根柢，经史不但文章茂美，亦教人修身。然文学之事，近世剧变，经史既束置高阁，作诗古文词者极少，作词曲小说者多，作淫书者尤多。此因人类种子不净，有恶根性，故其变化江河日下，乃必至之趋势。然而不读书，不识字，无从知美妙之文学，亦无由见秽浊之淫书，则愚蠢胜于智慧矣。

所谓外国输入的,欧化是也。欧洲文化是物质的,是讲乐利主义的。唯其讲乐利主义,故廉耻报施种种,都不若中国之讲究,只重公德,不重私德。唯其是物质文明,故凡可以发展乐利主义之设施,无所不用其极。然彼邦亦自有其道德,如崇拜英雄、尚勇、爱国等等。五十年来,欧风东渐,只有乐利主义,殆未有彼邦所谓道德。同时,我国固有之礼教多被打破,所不打破者,却是小说、淫书,此实造成今日局面之原因。上海是欧化最浓厚的地方,是礼教最薄弱的地方,是全国财产集中的地方,是故上海为梅毒菌繁殖之适当区域。

或言如上所说,是冶游为害,倘不冶游,而广纳姬妾,即无如此流弊。答曰是又不然。须知多内有两不可。其一是事理上不可,其二是生理上不可。所谓事理上不可,有妾者往往无家政可言,争妍则财用不节,妒宠则骨肉不亲,因嫡庶之故,以致后嗣阋墙聚讼者甚多。其他如绿衣、如墙茨、如凯风、如新台,其流弊有不可胜言者。横观社会,纵览历史,皆有其事,无可幸免。况现时代重婚有千例禁乎?所谓生理上不可,人世一切烦难问题,皆赖忍耐力解决之;一切重大事业,皆须有志者成就之。此忍耐力即《内经》所谓"作强",亦即吾《讲义》中所谓"生殖腺向上发展者"也。人生斯世,严格论之,我慢之心不可有,然而浩然之气,却从我慢生。所谓富贵不淫,贫贱不移,威武不屈,非我慢而何?所以有此精神,所以有此气概,皆肾腺之内分泌为之。若多内精空,则其人必无大志,并我慢而不能,更何论其他一切?或又曰:梅毒菌入人躯体,其面上既有招牌,假使有特别眼力,能认识此招牌,岂非可以自恣而无祸患?余笑曰:梅毒菌入血,若五脏递传,则面上有招牌可见;若入督脉、冲任,却无招牌可见。鄙人行医二十年,潜心研求,仅知少数变化,尚有多数变化,为余不知者。又余所业者为内科,常见有花柳科西医,其自身亦患梅毒,则特别眼力之靠不住可知矣。总之人生不过数十年,鸟兽孳尾,尚有时节,何必于此中求乐,戕贼其身,贻害子孙。作此自焚之事为哉!自我观之,今日社会底层有一最毒之物潜伏,种种罪恶,其动机皆此物为之,假使不设法除去,其势力可以亡国灭种,此何物乎?淫书是也。人生至可宝贵者,莫如聪明,聪明之基础在生殖腺,生殖腺之发育完成,在二十以前青春时期,而淫书之为物,最能于此一时期中,摧残发萌滋长之肾腺。其摧残之程度有等差,最甚者,可使终身为白痴,其次则为痨瘵,又次则愚蠢而志气短浅,其最低程度,亦能减少人生伟大事业之成就。青年当未结婚以前,无物能损害其生殖腺,有此能力者,厥唯淫书。故此物之毒,甚于洪水猛兽。举凡虎力拉、鼠疫、种种凶恶病症,都不能拟其酷烈。然则最无聊之事业,莫过于以文人而著淫书。以现时代出版事业之进步,印刷容易,流传容易,而底层社会迫于饥寒,因卖淫书,有微利可图,遂趋之若鹜,于是淫书传布之速,如大火燎原,不可扑灭。然著者既造此孽,以事理推之,其受苦之程度期限,将与淫书传布之数目为正比例。正恐其人当入地狱,虽有佛菩萨之宏愿力,亦不能超度。古人有言"饿死事小"。欲免饥死而造此不可超度之孽,委实不值得矣。

《素问》"七损八益"句极费解,余曾仔细推求,而未得惬心之说。然本文云:"能知七损八益,则二者可调,不知御此,则早衰之节也。"详其语意,不过是调和阴阳,以免早衰。而马元台直以"采补"释之,此实甚大之谬误。盖言医学者有房中一门,即根据于此。然黄老之学,以无为恬淡为主,其养生之要,以摇精劳神为戒,断乎不言采补。采补之术,即使得其真传,亦是一种魔道,若以意为之,可以遗患无穷。二十年前,国人生计为西洋机器所夺,生齿繁而经济力绌,于是节育之说,深中人心。当时遂有种种非法媾合之方法,公然宣布此事,尽人知之,而其流弊,则尽人不知。余以职业关系,颇窥见里面之苦境。大约节育方法,大部分是忍精不泄,亦有所谓物理的节育方法者。忍精不泄,败精为患,就地发生疾病,则为癫疝,为木肾。若循淋巴液传于溪谷、关节,则为瘰风。若兼有中毒性,则二种病均起恶劣之变化,其患木肾者睾丸可至溃烂;其患瘰风者可至苟性瘰风,男子浸淫于面部,女子发生于颠顶。两种病之外,更有一种从腰尻、骶骨部分发生痈疽，即所谓肾俞发者。凡此皆极惨酷，而医生大抵仅知其为性病，不知其来源如此也。节育之害如此，采补之不可为训，可以推理而知。故鄙意以为言医学者，房中一门当废。孟子谓"君子不立于岩墙之下"。此事之危险，实十百倍于岩墙也。物理的节育，其结果常患食饬病，女子多患子宫病，医者因不知其来源，辗转错误，至于不可救药，乃习见不鲜之事。吾尝诊八十余、九十余之老人，有得天独厚者，有营养甚良者，大都自幼得良好教育，清心寡欲，然后能致上寿，其脉常彻底清楚，与常人迥然有别。大约能清心寡欲者，虽至九十以外，其神明不衰。若仅恃营养良好者，虽脉好体健，而记忆力不良，精神昏惰。由此可悟养生之道，自古相传，若八段锦、十二段锦、太极拳之类，无非能使全躯体脉络通彻。准此以谈，则《千金方》所列衍宗丸、庆云散之类，都不可为训。孔子谓：血气未定，戒之在色。性欲冲动，人类所不能免。心神方面，当以道德自克；躯体方面，当以锻炼自全。更远离淫书、淫画，是不但个人修身养性之正轨，如其风气转移，国脉民命之前途，实利赖之矣！

《霉疮见垣录》终

第六节 《霍乱新论》

1 霍 乱 之 原 因

我知道今年夏秋间,霍乱必然甚多,其理由是因为气候太热。问:气候太热,何故有霍乱?答:此本之《内经》,《内经》论中气标本,凡本气是热,其中见之气必寒,本气是阳,其标气必是阴。例如夏气通于心,夏季是心脏主政之时,心为手少阴,其本气是热,其标气是阴,其中见之气是太阳,从寒化。所谓本气者,天气也;标气者,人身之脏气也;中见者,人身脏气变化之可能性也。准此以谈,天气热,则人之脏气应之以阴,而其变化之可能性则是寒。《内经》又云:"重阳必阴,重热则寒。"生物在气交中生活,所能耐之寒热均有限度,过其限度,则有反常之变,以故夏日多病洞泄寒中,洞泄寒中者,即是泄泻无度,寒化太甚之病也,故知气候太热,必然霍乱盛行,此为霍乱原因之一。霍乱容易发生之场所,必然不在山野,而在都市,尤其容易发生而难得预防者,则莫如上海,此无他,因为人烟稠密,房屋小而空气秽浊,此为霍乱原因之二。劳工辛苦,则喜饮冷,贫家屋小,热则露宿,富商、大贾之眷属,又喜深夜乘汽车兜风,其他尚有如游戏场等,都是造病之厂,此为霍乱原因之三。

第一步是头昏、胸闷、泛恶。第二步是呕吐、泄泻并见,有先泻后呕吐者,有先呕吐后泻者,有腹痛如绞者,亦有竟不腹痛者,同时其指头必冷,手脚必自觉发麻。第三步汗出如雨,手脚都冷,手冷恒至肘,脚冷恒至膝,此在医书上名为亡阳四逆。第四步舌强、语言不清楚,指头螺门皮皱,唇色及爪甲者变紫色,须臾之间,手脚袖搐,目暗无光,此时已不可救药,一两点钟许,便气绝身死。此病第一步至第四步,不过三四点钟,请医生往往不及,无论何病,鲜有如此急速,如此凶恶者,且以原因相同之故,发作则沿门挨户,诚为一种极可怕之病症。

2　霍乱之病理

欲明霍乱之救治法,必须先明霍乱之病理,此病第一步易治,第二步可救,第三步危险,第四步绝望。第一步何故呕泻交作? 人身胃与肠恒互相呼应,古人以腹部为太阴,照现在研究所得,实是指内呼吸说,无病之人,食物入胃,则消化而下降,故云胃气下降,其腹部之内呼吸,则有热力上升,故云脾气上升,升降互相呼应,则脾胃协调,且胃气不与脾气协调,则胃气上逆而作呕,脾不与胃气协调,则肠部无弹力而洞泄,以故呕甚必见泄泻,泻甚必见呕吐,霍乱之病,呕泻并见,即是此理。以故古人谓霍乱之病,是中宫阴阳决离,痧药红灵丹、辟瘟丹等,有麝香、蟾酥辈,能取效于俄倾者,因此等药能助呼吸,增加吸酸除炭之作用,得此则外呼吸调,内呼吸亦调,脾胃升降之作用立刻拨乱反正故也。其所以汗出如雨者,即因中宫阴阳决离之故。中宫之与肌表,亦互相呼应,如脾之与胃,《内经》谓阳者卫外,阴者内守,阴破则阳消,是脾胃与肌表形能上有密切之关系,通常因热而排泄之汗出,与脾胃不相协调之汗出不同。排泄之汗出,汗虽多,常见一种蒸发现象,其手脚必不冷;内部阴阳决离之汗出,常呈一种涣散现象,其手脚无有不冷者。此为呕吐、泄泻、出汗三种病症同见之所以然之故。因是涣汗,体温都随之涣散,故肤冷,因是洞泄,全体水分都奔迫向下,故锐瘠而血骤干,实是躯体机能呈总崩溃现象,故三四点钟即能致命。

3　霍乱病机之研究

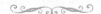

欲讲治法须明病理,既明病理须知病机。此病涣汗亡阳,尽人都知,又通常名此为瘪螺痧,因患此者其螺门必瘪,岂知亡阳乃第三步事,螺瘪是第四步事,既至亡阳地步,已不可治,螺瘪已到绝望境界。此病进行之速,异乎寻常,往往不及延医,须于平时有充分常识,一见征兆,即与适当对付,然后可免于危险。故必须讲病机,原理既明,病机可以推理而得,决不至于误事。例如亡阳是体温外散,肌肤冰冷,全身肌肤冰冷,是亡阳最后一步事,前一步是四逆,四逆者手冷过肘,脚冷过膝也,既至四逆,其病已不可治。四逆之前一步,为汗出、手腕肤凉,手腕肤凉者为全手皆冷,更前一步,其手尚未冷,其手腕之背面与手背必先冷,此手腕背面冷即是病机,须知手掌属阴,手背属阳,凡阴虚而热之病,他处不热,手掌必热而干,用石斛、天冬、地骨皮等甘凉药,阴分得恢复,其掌热即退,凡阳虚之病必汗出而手背冷,用附子、干姜、吴萸等辛温药,即汗敛而转热。从药效推测病理,执果溯因,却有证据,绝非信口开河,纸上谈兵之比,故见汗出、手腕背面肤冷,即可知为亡阳之征兆。螺瘪者,因螺门司触觉,其中藏有敏妙之感觉神经,其处肌肉最丰满,霍乱之病涣汗、洞泄,全身淋巴液如决堤溃防,此时肌肉锐削,因螺门之肉最丰,故当锐减时,皮肤郭然而宽,此处最易辨认。又此处之肌肉是多数小腺体并合而成,淋巴崩溃,腺体破坏,其螺遂瘪,故螺瘪为最后一步事,其前一步是螺门肉绉,再前一步是螺门觉麻,此麻之感觉,乃是螺瘪之征兆。又霍乱洞泄如厕一两次,其目眶即陷,此为他种泄泻所无者,故目眶陷,亦是病机之一。然则见汗出、手腕背面一块冷,目眶陷,而又有蟫门发麻之自觉症,此时已可断定其病是真霍乱,绝对不致淆惑。《易》曰"见微知著,知机其神",此病机所以可贵也。

4 霍乱类似症之辨别

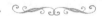

有病名"走哺"者,其症状为猝然闷呕吐,指头凉而汗出,颇与霍乱相似,古法用芩、连、朴、枳、栀皮等,可以应手取效。此其病状虽类似霍乱,而用药与霍乱之必须姜、附者恰恰相反,后来遂名此种为假霍乱,因有此假霍乱,而真霍乱之死者乃愈多,盖不明病理,不知病机,遇初步之真霍乱,徘徊歧路,不能当机立断,而霍乱之为病自始至终只有三四点钟,稍一犹豫,其病遂不可为矣。今吾党从根本探讨,病理既明,此等处可以洞若观火。盖走哺之病是热聚于胃,因胃气热而上逆,故吐,其指头凉,正因热向里攻之故,绝无螺麻、手腕背面冷诸见症。又有一种中暑之病,得之烈日之下,负重行远,或辛苦工作,其症状猝然头眩、眼暗、泛恶而呕,甚则泄泻、汗出指麻,与真霍乱极相似,惟其为病较浅,苟得阴凉处休息,兼进痧药,服明矾少许亦愈。此其理由因痧药能开闭,助呼吸,增进吸酸除炭作用,明矾能降浊,浊气降则清气自升,以故亦能愈,此其病因皆较浅,并无如前列真霍乱之原因,故其病易愈,若以此为例,用痧药、明矾治真霍乱,则不能取效而误事矣。此病与真霍乱异者,真霍乱之发作,常伏病一两日,有病因,复有病缘然后发作。至于病状亦不同,此病虽出汗,不是涣汗;虽泄泻,不是洞泄;虽手麻,是血行太速,不循常轨,四末感贫血而麻,若真霍乱之手麻,则因水分崩溃,螺门之腺体因锐瘪感变化而麻,故同是手麻,却同而不同。又中暍之出汗,手腕之背不冷;中暍之泄泻,眼眶上廉不陷。若有前列种种原因伏根于前,发病时即为真霍乱,眼眶陷,手指麻,腕背冷,三条件毕具矣。

5 霍乱用药之研究

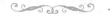

所贵乎审察病机者,为求用药有标准,医生治病以小心谨慎为第一义,若于此种病,却非大胆不足以对付。仲景用承气非常之审慎,先之用调胃承气,视其矢气与否,然后定可攻与不可攻。又教人用大承气之法,必须绕脐痛、拒按,胸腹两部拒按,手足漐漐汗出等种种标准,可见其小心谨慎之态度。至于他种药方,常温、凉、攻、补互相配合,惟大承气只厚朴、枳实、大黄、芒硝,四逆汤只附子、干姜,不用甘草、人参、大枣等为佐,可见其对于急病一种大胆应付之态度。胆出于识,苟辨证不审,病机不明,何能大胆,故治真霍乱之病,当病初起在第一二步时,此时尚未至于不可收拾之境界,但留心考察病机,条件既具,便须大胆用药,不可畏首畏尾。

真霍乱之涣汗,其症结在心房弱,故西法用强心针有效,中法用四逆汤亦效。其所出之汗,是血中之水分,止水莫妙于盐,故西法用盐水针有效,中法《圣济方》中有用盐与生姜两味者,此方余未尝试验,然以理揆之,可以知其必效,因盐能止水,姜能回阳,真霍乱之呕,因吸酸除炭之作用败坏而呕,故西法十滴水中有樟脑,此与中药痧药、红灵丹、辟瘟丹等之有麝香同一理由,比类而观,可谓中西医术同出一轨。能知病理,能知病机,能知药效,如上所说,虽懦怯之夫,当此殆无有不能大胆者。所谓大胆者,病机既得,当用附子、干姜,附子以钱半为中剂,三钱为重剂姜半之;若用姜、萸、附者,吴萸伴附子,姜伴吴萸,尤其妥当;若用十滴水者,以一瓶为轻剂,两瓶为中剂,三瓶为重剂;若用辟瘟丹者,一分为轻剂,两分为中剂,三分为重剂,可以应手取效。病在第二步,得药即愈于第二步,决不致有第三步;病在第一步,得药即愈于第一步,决不致有第二步,弥患无形,所得之便宜,巧历不能计算。吾所以独举辟瘟丹、十滴水、附子、吴萸、干姜者,因此三种药曾有多次之经验,能洞彻中边,知其无流弊故也。

(问)何以萸伴附,姜伴萸更好,且前文谓四逆汤不用副药,是仲景大胆,今加吴萸,亦有说乎?(答)附子是少阴药,在足少阴能温肾,在手少阴能强心;干姜是太阴药,能温暖腹部,使肠部增弹力;吴萸是厥阴药,能开胸痞,能止呕。霍乱之为病,其症结即在此三处,故加吴萸,较之原方更好,古方原语人以规矩,原不禁止人变通,吴萸力量甚雄,是将药,绝非甘草、人参等国老药之比。洞泄之泻,非姜不止;亡阳之汗,非附不敛;阴阳决离之胸痞,非吴萸不能纠正。附子、吴萸其力雄,其效捷,其性下行而无持久力,姜则性缓而有久力,古人谓吴萸走而不守,干姜守而不走,其说是也。故萸、附不妨多用,姜则不宜过多,如其附子用三钱,干姜一钱半,即太多,因病既除之后干姜之效力依然存在,尔时必见热化过当之症象,若用凉药救济,则非法,不用凉药救济,热化太过,将有他种症继续发现。故当最初用药之时不能不注意后来流弊,所以说姜伴吴萸则更好也,附子是主药,当须倍姜、萸。此病用附,以熟附为宜。

(问)洞泄而见眼眶陷,其理若何,用此为标准,能真确不与他种泄泻相混否?(答)霍乱而见洞泄,如厕仅一二次,其眼眶即陷,其陷处在眉棱骨之下,眼球之上缘,他处不陷,独此陷,他种泄泻不陷,独霍乱之泄泻必陷,此与手背一块凉为亡阳之机兆,均为余苦心思索而得者。霍乱之涣汗洞泄为体工之总崩溃,其所损失之水分,是血液与淋巴液,而首当其冲之脏器是淋巴腺,眼眶四围皆泪腺,是淋巴腺之一种,其地位高,故此处先见其陷。此与螺瘰同一病理,螺瘰乃螺门下之腺体枯也,此病初见洞泄之时,眉棱骨下之肌肉陷下,洞泄至五六次以上,即眼眶四围均见黑色,若至第三步时,病者目暗无神,视物不见,是即腺枯显然之层次。且更有一事可以互证者,水肿之病是肾脏失职,不能排泄,水无出路,聚于皮下,则为水肿,当全身未肿之时,眼下廉必先肿,所谓眼下卧蚕是也。眼下卧蚕是水肿之征兆,与眼球上缘下陷为洞泄之征兆,恰成一正比例。洞泄为水分损失,其机兆见于眼球上缘,水肿为水无出路,其机兆见于眼下廉,此因水性就下,所以如此。若就药效方面说,亦极明了而真确。水肿之病忌盐,因得盐则汗腺与内肾都不能排泄水分,而霍乱之为病则用盐可以挽救,病能药效显然与人以可见者有如此,故吾常谓形态之学有时优于解剖,惟其如此,故他种泄泻绝对不能与霍乱相混。

(问)所谓病因、病缘其事何如?(答)此不过体工之忍耐力,例如露宿,或深夜坐汽车兜风,此可谓霍乱之病已下种子,所以不即病者,因躯体有忍耐力。若第一日兜风,翌日再兜风,或通宵饮博,或房室,皆是病缘,忍耐力有一定限度,过其限度,病则猝发。明乎此,则霍乱预防之法,可不烦言而解决,穷苦人有不能避免之处,全赖人群互助之救济,若富贵人本可以避免,而不知避免,真是自作孽不可活。

（问）内呼吸是若何一回事？（答）动脉从心左下行分歧而为小动脉，再分歧而为微丝脉管，大小动脉皆载血以行，微丝脉管则输送养气以供给各组织，随即收集各组织中炭气，载之以行，微丝脉管渐渐集合而为小静脉，又渐渐集合而为大静脉，从右而入心，此动静脉之交。微丝血管所营之工作，恰恰与肺动脉及肺静脉之间之微丝血管所营吸酸除炭之工作为相对的，故小循环之吸酸除炭是外呼吸，大循环之输酸收炭为内呼吸。此种内呼吸关系甚大，此种微丝血管遍身皆是，然虽遍身皆是，其重心却在脐下同身寸一寸半乃至三寸之处，所谓气海、关元者是也。西国解剖、生理学都不如此说，惟中国道家讲吐纳之术必注意丹田，此丹田即内呼吸重心所在之处，证之事实甚确，中国旧医书所谓脾，本无定所，不可凿解，拙著《伤寒后按》中曾言之，兹木具赘。因所谓脾，所谓足太阴，不是指一脏器，余就形态考察，以为霍乱之阴阳决离，惟内呼吸可以当之，此虽不见经传，然实与事实不甚相远。

（问）手脚麻是何故，又何以说手脚麻与螺门麻同而不同？（答）血在脉管中行，有向心力，红血轮在中，血清在四旁，西医书谓之血流成轴，若用带紧缚一肢，则血行缓，缓则无向心力，其红血轮乃渐渐散之脉管之外，如此则被缚之一肢必然觉麻，去其所缚之带，必感麻如针刺，久久乃恢复常态。当其麻如针刺时，即外散之红血轮重新再入脉管之故，霍乱之手脚麻亦与此同理。盖中暑则血行速，因大小脉管中血行太速之故，微丝脉管中之血反因压力不匀之故，凝泣不通，如此则内呼吸之工作可以陡然停止，内呼吸既停，外呼吸应之，此时则感窒息，肺气不通，胃气应之，立即泛恶。因微丝脉管中无血，其时面色必苍白，同时小脉管中血行缓，不复有向心力而成轴，其红血轮则散之脉管之外，于是觉麻，四末离心房较远，此种变化必先见于四末。此所以首先感觉发麻之处，必在手指与脚趾，若螺门发麻，则因水分损失者多，螺门下腺体感枯瘪而麻，此必见之于洞泄两三度之后，故云螺门之麻与手脚之麻同而不同。

6 辟瘟丹药方（验方）

功用：治时行痧疫初起，呕恶、霍乱、转筋、吐泻、绞肠腹痛、中风、中暑、中痰卒然倒地不省人事、山岚瘴疠、瘄疹初起、烂喉、隐疹、伤寒、疟疾初起、肝胃疼痛、久积、哮喘、呃逆、心腹胀满、周身掣痛、二便不通、虫积、虫毒、癖块、妇女腹中结块、小儿惊痫、十积、五疳、痘后余毒、无名肿毒。

药品：羚羊角、朴硝、牙皂、广木香、黄药、茅术、茜草、黄芩、姜制半夏、文蛤、银花、川连、犀角、川厚朴、川乌、玳瑁、大黄、藿香、玄精石、广郁金、茯苓、香附、桂心各三两，赤小豆、降真香、鬼箭羽、朱砂、毛茨菇、大枣各四两，甘遂、大戟、桑皮、千金霜、桃仁霜、槟榔、蓬莪术、胡椒、葶苈子、西牛黄、巴豆霜、细辛、白芍药、公丁香、全当归、禹余粮、滑石、山豆根各一两，麻黄、麝香、菖蒲、水安息、干姜、蒲黄、丹参、天麻、升麻、柴胡、紫苏、川芎、草河车、檀香、桔梗、白芷各二两，紫菀八钱，芫花五钱，雌黄、琥珀、冰片、广皮、腰黄各一两五钱，斑蝥三十双，蜈蚣七条，石龙子三条。各研净纷，糯米糊为锭，每重一分，密收勿泄气。

用法：每服一锭，重者倍之，小儿减半。周岁儿一二分熟汤或温酒调下，如急暴恶证不限锭数，小儿痘后余毒磨敷患处，已有头者圈头出毒，无名财毒骑磨教之。

杂论：此方攻病之力极大，不伤元气，夏秋感证服之无不应手立效。取汗、吐、下三者，得一为度，若服之过少,药力不足,未免自误。虚弱之人宜乘病症初起元气未漓者,急服立效,倘迟延多日邪气入里正气已亏,神昏自汗,则宜斟酌。然香味甚重,孕妇三四个月胎气不足者忌服,如月足胎元实者遇此急证不妨酌服。

附十滴水药方:印度麻酒六钱(四十滴),樟脑酒六钱(四十滴),樟脑杂酒八两四钱,姜酒四两二钱,淡氢盐酸一两五钱(廿滴),薄荷酒一两五钱(廿滴),辣椒酒六两五钱(廿滴),白兰地二两四钱、淡硫酸二钱。本篇尚有当补充说明者如下。

一、肢麻有不因泄泻而亦麻者,其所以然之故,因夏日空气中气含养素较少,人之躯体略为受热,容易感窒息而出汗,如此则血行缓,过其适当之限度,则血行无向心力,此时手脚亦感麻,其麻之理由,仍是红血轮透出脉管之外。又痢疾滞下次数频而汗出多亦有眼眶陷者,暑温证手背亦多凉者,是故诊霍乱之病,当深明病理,从各方面合并考虑。

二、辟瘟丹不但真霍乱可服,即中暑之病形似霍乱而实非是者,亦可服。小孩急惊,用此药一分许,尤有奇效,因此方是千金派合七十五味药之总和力以取效,与寻常方药不同。不过中暑之病一分、半分已足,若真霍乱则必须二分,且必须辟瘟丹之外,再服十滴水,其重者,必须再服四逆汤。

三、十滴水现在市上流行者,各家之药都不同,大半都用鸦片烟,又有用伸筋草者,此种方子,恐不能算得真正良方。本书所列之方,是从美国西医处抄来,最是平正有效之药方,但得病机不误,标准不误,可以应手取效。虽名为十滴水,最少当服半瓶,病重者酌量多服。

四、腹痛,此病有腹中疼痛者,俗名绞肠痧,但亦有不痛者,西医以不痛者为真霍乱,痛者为假霍乱,此语恐不妥当,今试为研究如下。其一,霍乱所以有真假之分者,因真霍乱是汗出亡阳,故第二步见四逆,必须辛温回阳;假霍乱如走哺,乃热向里攻,须消暑清热,假使误用辛温,病即增剧,因两种病用药温凉相反,故必须辨别病属何种,然后可以论治。但所谓药性温凉,乃中国医学上事,西国医学向无药性温凉之说,则西医所谓真、假霍乱,究竟何指,尚有待于考虑。其次霍乱何故有腹痛,何故不腹痛,此痛之所以然之故,亦当研究。按现在吾侪习见之腹痛,凡食积痛则在当脐,其重者常连及胸脘,此种是燥矢与阑门之括约筋相持而痛;痢疾有腹痛者,因滞下宿积不得出而痛。其他肝气痛地位高者,痛处常在胁下;其连及子宫、卵巢部分者,痛处恒在小腹偏左;其盲肠炎肿则在脐之右旁;女人经闭因瘀血,而其痛处恒在右面胁下;夹阴伤寒局部受寒而痛,痛处则在小腹;疝气痛,痛处恒在小腹之下半;太阴感寒而痛,则常满腹胀痛。此种种痛,简约言之,炎肿则痛,血瘀不通则痛,宿积不下则痛,此外则无有能使痛者,今霍乱之为病,决非炎肿与瘀血,此不待辨而自明者。然则绞肠痧之腹痛,其为大块结粪,猝然欲下而不得,与阑门括约筋相持,因而作痛,此推测而不误,则有结粪者痛,无结粪者不痛,初起结粪括约筋相持则痛,结粪既去,无物为梗,则不痛,其有痛之时间甚长,亦是结粪不得去之故。观伤寒阳明腑证,热结旁流之病,粪块尽管不除,一面却尽是洞泄,可知体中之水分有别道可以入大肠壁膜,不必由小肠过阑门,然后入大肠。准此以谈,以痛不痛辨霍乱之真假,殆不可为训,因阴阳离决,躯体中水分呈总崩溃之现象,有结粪与否,非其病之主要症结也。

五、霍乱之善后,通常都以为宜用五苓散,鄙意此亦不可泥。五苓散主要之功用在利水,霍乱之为病,幸而得救,因涣汗、洞泄之故,体中水分损失太多,其继起之病证,多半属阴虚而热证象,利水实非其治。其有因引饮太多,呈水逆证状者,当然有利水之必要,是当以见证为主。又附子、干姜或十滴水,用之稍多,霍乱愈后其人常目赤口干,此时却不得用寒凉之药,生甘草、石斛、生地等多半可用,若石膏、芩、连等,多半不可用,因体工须俟其自复,不得用药力强制。若辛温大药之后,遽用苦寒之品,以为救济,则脏气必乱,是治丝而棼也。

近来我国知识阶级对于医学之论调,大都以为中医无用,中药则有效,于是多数人以科学方法研究中药。鄙意以为此是西医采用中药所当有事,于中国医学无关。又有一种主张,以为中国只有效方,并无医学,但得老于医者,肯将其经验效方公布,如从前《局方》之所为,即已尽改良之能事,此说亦属可商。鄙意中医之病,不在无药方,而在无标准,其所以无标准者,则因不明病理,不知病机,明病理、识病机,然后是医学,否则《千金》《外台》而下,乃至《验方新编》,所谓成方、效方无虑千万,罗列满前,不能应用,可谓等于无有一方。即如霍乱之病,自古未有能剖析病机,使真假霍乱了然无疑者,以故上海一埠当霍乱盛行时,时疫医院至不能容,而中医则袖手旁观,有隔岸观火态度,中医而不欲自绝于人,亦何能长此终古哉。余因衰病事冗,久欲说明此事而畏其缴绕,乃今始能为之,虽不必便是定论,大段固自不误,宏达君子,如其以为刍荛可采,其有未当处,董而正之可也(注意)。(一)猝然发作;(二)吐泻交作;(三)手背冷出;(四)眼眶陷;(五)手脚麻。必先有一、二两项,兼见第三、四、五项,然后是霍乱,否则不是霍乱,不得乱用附子、干姜,夏秋间类似症甚多,说明详下卷。

民国廿五年岁甲戌六月初二铁樵自跋

7 霍乱分类 （铁樵口授　受业蒋母久笔述）

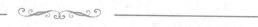

古书言霍乱者,都不甚可晓,文字简略,亦无治法,然霍乱之分类,毕竟从古书来,故《内经》《灵枢》巢氏《病源》所言,不能不略加探讨。《证治准绳》云:"《内经》有太阴所至为中满霍乱吐下,有土郁之发,民病呕吐,霍乱吐下(原注云:此湿土霍乱,即仲景五苓散、理中丸之类)。有水土不及,风乃大行,民病霍乱飧泄(土虚风胜霍乱,即罗谦甫桂苓白术散之类)。有热至则身热,霍乱吐下(热霍乱即《活人书》香薷散之类)。"《灵枢》:"清气在上,浊气在下,清浊相干,乱于肠胃,则为霍乱。"巢氏《病源》:"阴阳清浊,二气相干,乱于肠胃,因遇饮食而变发,则心腹绞痛。挟风而实者,身发热,头痛、体疼;虚者,但心腹痛而已。亦有因饮酒、食肉腥脍生冷过度,居处不节,或露卧湿地,或当风取凉,风冷之气,归之于三焦,传之于脾胃,水谷不化,皆成霍乱。"铁樵按:《内经》《灵枢》所言均主脾胃,凡言土,在脏为脾胃,在六淫为湿,在时间为六七月。胃为阳明,脾为太阴,阳在上,其气下行,阴在下,其气上行。阴阳倒置,则吐泻交作,所谓清气在下,则生飧泄,浊气在上,则生䐜胀是也。阴阳离决,则吐泻交作,胃气不下行,不与脾相应,脾气不上升,不与胃相应。巢氏《病源》本之,拙著《霍乱上卷》,亦即指此。脾为太阴,喜燥不喜湿,燥热过当,不过脾约,不遽病也,故热胜者,其病恒在胃不在脾,且六七月盛暑,人体应之以寒,假使湿淫为病,都属寒湿,寒湿之邪,中于太阴,则脾气不上升,不与胃相应,而成阴阳决离之局,则吐泻交作。故属寒者,方是真霍乱,中暑只是呕,虽或见泻,其泻不洞泄,见热象而不见寒象。其病在胃不在脾,则不是真霍乱,此病理之最显著而容易明白者。

干霍乱　干霍乱者,病者异常不适,欲吐不得,欲泻不得,面色多隐青,唇色多隐白,亦有黑者,其脉常伏,其胸腹常痛,其病亦猝然发作,其发病之时间亦多在六七月。病之甚者,亦见四逆,有有汗者,有无汗者。初一步，往往寒热之症状不易分别，继一步，爪下色紫，唇色转黑，血不得行，心房寂气急，目无神，即已在临命之顷。此种是最速者，自始至终，亦不过三四点钟，但如此者甚少，寻常所习见者，往往延至一日、二日，其与霍乱不同之处，只是欲吐不得，欲泻不得。真霍乱呕泄交作，水分崩溃；其洞泄必较呕为甚，同时亡阳涣汗，因水分损失过多，血色变紫，后文引证《欧氏内科学》所说病理，最为明白。干霍乱只因呕泻不得之故，水分并不损失，其致命之点，全在血不得行，血先死，故爪下与口唇都见紫黑色，古人谓此为闭证，先用盐汤吐之，再用夺命丹开之。又云"十指螺门可刺"。又云"病者头顶，必有红发一茎，须拔去之"。愚按：此事不曾经验过，但照病理推求，红发之说，甚不经，亦无理由可言，恐不足为训。刺螺门亦非是，必先血停止不行，然后爪甲、口唇呈青黑色，此时刺之，于血之不行，丝毫无补，若云先刺，亦不妥当，因此螺门不能助血行。夺命丹之有效成分，在巴豆、南星、麝香，但其中有轻粉，亦不妥当。西医常用甘汞，甘汞与轻粉可谓同类药，但轻粉是大毒剂，常有遗患，不可救济，故鄙意以为此等药，当敬而远之，不食马肝，未为不知味也。盐汤探吐，却好，但干霍乱为急性凶恶之证，仅仅盐汤，何能济事。然则奈何曰，仍当研究病理，真霍乱为病，既如上卷所说，干霍乱何以欲吐不得，欲泻不得，则其病不在脾胃故也。干霍乱轻者常心痛（此云轻，谓是干霍乱之轻者，并非病轻），其痛异常之剧，因痛甚之故，至于脉伏血紫。干霍乱之重者，则是不止心痛，必兼见四逆、亡阳、气急诸证，轻者是中手少阴之经，重者兼足少阴。此不当云寒邪直中少阴，当云寒邪直中手少阴之经，所谓经者，是经常之气，乃血行之路径。云手少阴之经，即是心房附属脉络血行之场所，此不指大小血管言，专指微丝血管说。大小血管，不过载血以行，微丝血管方有输酸吸炭之作用，血清浸润各组织，亦惟微丝血管方有此作用，此即所谓经气，微丝血管多至成丛，仅指大略说。则以地位分，视其痛处所在，而知其属于何经，手少阴之经气，其地位在中脘正中，若痛处在中脘略偏左者，是胃痛，略偏右者，是肝痛，略上在肋骨之内者是肋膜痛。凡中脘痛，欲呕不得，欲泻不能，不问其唇色青或黑，爪甲或青紫与否，都属寒证。所以然之故，手少阴标阴而本热，中寒则其脉凝泣不通，不通乃痛。假使是热，则舌尖绛痛，血色必华，因血通之故，绝对无剧痛之症，且热从外面侵入者，往往阳明受之，热从里面自身发生者，往往肝胆受之，都与手少阴无涉。凡痛在胃者，必呕，所呕是食物；痛在肝者，亦呕，所呕是酸水；痛在肋膜者，不呕，却必见咳嗽气急，都与手少阴证，绝对不相混，此可以诊而知之，问而知之，望而知之。此种病势虽暴，是急性病单纯证，毕竟浅而易治，最好用外治法，其方如下。豆豉（五钱），鲜石菖蒲（三钱），小茴香（一钱五分），公丁香（三十个），香葱（五茎连根须），老生姜（二两），酒药（鸽蛋大一牧）（此即造酒用之酵母，又名并药）。上药，石臼中捣烂，和热饭，做一饼，置病人胸脘间，不及五分钟，即觉舒适，干呕与痛，都能停止。此方三十年前，得之一湖南老医，其中酒药一味，或无购处，可以不用。余尝以意变通，用制川乌、桂枝亦效，用盐拌炒、布包、运熨，良效，若研末，与艾叶拌匀，用布包，缚胸脘，亦效，不必饭拌也。前数日，余家有一婢，已嫁，忽患胸脘痛，欲呕不得，身俯不能直立，唇舌都不热化，其痛在中脘正中，确是寒邪直中手少阴经，当予以此方，教隔布一层，缚胸脘，膈宿，其病若失。又茴香一味，假使病者是女人，在乳儿期中，以不用为是，因此物能使乳汁减少。至于内服药，开闭温经，辟瘟丹、十滴水都可用。其兼足少阴者，辄见汗出亡阳，面色发黑，中脘痛干呕而气急，如此者却是危证。古法用吐法，仔细考虑，呕恐不能任，气急是冲气上逆，小腹部必痛，面黑亦因肾病之故，宜附、桂并用（桂是桂心，不是桂枝，每用不过二分）。其上面是闭，仍可用辟瘟丹开闭，中脘是寒，仍可用外治法，但此种病极少，鄙人尚未有充分经验，既以病理衡之，患此者恐不易挽救，若溽暑中，节欲节食，勿贪凉，则绝对不患此病也。其属热者，依然是中暍之病，不是霍乱，因闭之故。有欲呕不得与干霍乱相滥但见证则完全不同，必目赤口干、唇绛，爪下血不紫，胸脘不痛。

妊娠霍乱 《证治准绳》有妊娠霍乱,但有其名而无治法,仅云多致损胎。余按:凡女人有孕,绝少病霍乱者,余固未曾经见,或者非绝对无之,然妊娠不病霍乱,其成分当在百分之九十以上。所以然之故,子宫所在之处,即是内呼吸重心所在之处,但有孕则冲任部分热力倍于寻常,因冲任与肝脉相连,与胃亦相连,以故当孕之初期辄呕,孕之三四月后,胃力辄异常之强,惟其如此,其输酸吸碳之工作,较之平常强盛倍蓰,所以不易病霍乱。霍乱之病,救治当用麝香、樟脑、蟾酥等开闭之药,而有孕则忌麝香、蟾酥等药,可巧有孕不易病霍乱,此亦天然设施,细观天地间自然律,恒相容纳而不相矛盾,妊娠不病霍乱,是其显著之一例。

产后霍乱 《准绳》又有产后霍乱。按:此亦不经见之病,大都盛暑坐蓐,恐产妇感寒,不敢开窗,则容易受热,其病与中暍同,多半是闭,病在胃者,闷眩而呕,痧药、辟瘟丹等,可以酌用,病在脾者,亦复致泻,所以致泻之故,则因表虚生内寒。生化汤中,本有炮姜,假使病者,汗出手腕背凉,口味淡,唇舌不从热化者,生化汤中,可以加炮姜四五分,荜澄茄四五分,木香一二钱,为效甚良,不宜单纯用四逆,或四顺。

寒热错杂温凉药并用之理由 《名医类案》云:江篁南治从叔于七月间得霍乱证,吐泻转筋,足冷多汗,囊缩,一医以伤寒治之,增剧。江诊之,左右寸、关者皆伏不应,尺部极微,口渴欲饮冷水,乃以五苓散与之,觉稍定,向午,犹渴,以五苓散加麦冬、五味子、滑石投之,更以黄连香薷饮冷进一服。次早脉稍出,按之无根,人脱形,且吃忒,手足厥冷,饮食不入,入则吐,大便稍不禁,为灸丹田八九壮,囊缩稍舒,手足稍温,继以理中汤二三服,渴犹甚咽疼,热不解,时或昏沉,乃以竹叶石膏汤投之而愈。铁樵按:此案前半可疑处甚多,云吐泻转筋,脚冷,囊缩,不云手冷,是下厥,下厥者当上冒,如后文拙诊方姓医案是也。假使下厥上冒,则为厥阴证,其热在上,若用五苓散,其中有桂枝,凡热病用桂枝,头必痛,甚则衄,热厥,衄则难治,今用五苓散而瘥,则非热厥,手脚都当温,不当但云脚冷,此其一。又凡厥阴之证,重者可以阳缩,女人则乳缩,所以然之故,厥阴之脉,环阴器不环肾囊,然则当云阳缩,不当云囊缩。就实地经验言之,小孩之病,热甚者囊纵,若肾囊皱如胡桃壳,在小孩为健体,今云囊缩,亦殊可疑,此其二。又云,一医以伤寒治之增剧,不知所谓伤寒治,究用何药,亦嫌说得不清楚,此其三。又脉寸、关皆伏,尺部极微,是寸、关无脉,尺部有脉,亦与证不合。凡转筋而脚冷,必然其头不冷,如此者,当寸口有脉,尺部无脉,此其四。多汗渴引水,得五苓稍定,即因桂枝能止汗,茯苓能治水逆之故,于理论上说得过去,黄连香薷饮则非是。香薷能发汗,能解暑,能利小便,中暍之病,当然有效,真霍乱浑身水分呈总崩溃现象,香薷非其治,黄连尤谬。所以然之故,无论中暍,无论霍乱,汗多则心房必弱,不当更用黄连泻心,此其五。凡此五点,均属可疑,絜证与生理、病理不合,可以断定是古人错。因为生理、病理之形态,决不会错,云次早脉无根,人脱形,且吃忒,手足厥冷,此明明是前一日误治,否则何至于此,经过照伤寒治而误,复经过黄连香薷之误,然后其病增剧,则与真霍乱之猝然发作四五钟即死者,其病不同,不辨自明。以上所说,是指此医案之上半截,至于下半截,亦极恶劣。其云食入即吐,大便不禁,复加呃逆,手足厥冷,此其病理,有显然可见者。因胃逆,故食入即吐;因脾与胃不相协调,故大便不禁;因脾胃阴阳离决,所以呃逆而四逆。凡呃逆之证,皆横膈膜痉挛,而横膈之所以痉挛,亦有多种,最普通者,胸腹两部气压不匀,求中和而不得则痉挛发作,其次寒热之变动太剧,客气聚于胸中,则亦压力不匀而痉挛,有属热者,亦有属寒者。呕逆、泄泻,手足厥冷,加以脱形,则其病属虚寒,胸中全无热力,此时危险已至峰极,艾灸丹田乃是治此病正当办法。所谓丹田,即气海、关元穴,脐下一寸半为气海,脐下三寸为关元,此处古谓之三阴交,正是内呼吸重心点所在,用艾灸此处,与服大剂附子同,因附子之药位亦在此处,而为势较捷,恰恰是救四逆亡阳正当办法,继服理中汤,则阳回而脾胃离决者得恢复,手足温而泻止。其所以咽痛热不解,神气昏沉,则因亡阳之时,血中液体损失太多,红血轮增多,酸素自燃,热力亦增多,其见症唇干绛,舌质绛,口渴,目赤诸热象同时并见。热则上行,所以咽痛,此与后文所引《欧氏内科学》霍乱反应期之病理可以互证,以故用竹叶石膏汤得愈。但就鄙人经验言之,竹叶石膏汤虽愈,必有后患,因先前治以极热之药,其后用极凉之药,出入过大,则生活力不能支,其脏气必伤。凡霍乱服热药过当,见目赤躁烦,唇舌干而口渴,病人横直都感不适,此即等于《伤寒论》所谓懊憹,用栀子、豆豉为效最良,且稳当而无流弊。吾故云,此医案之下半截亦极恶劣,鄙意屏除客气,平心研究,详细说明,霍乱之病,可以彻底解决,似此种医案,必须纠正,并非以胜古人为荣也。近来所诊中暍证可以供参考者。

方下,七月廿一日,初诊。壮热四天,昨天始得汗,现在又无汗,面赤,唇干绛,手掌热,手腕背亦热,神志不清楚,有谵语。夏月感寒,肝胆从热化,成下厥上冒之局,所以面赤而脚冷,病属重险之候。香薷三分,淡芩一钱,鲜藿香一钱五分,银花一钱五分,薄荷一钱,竹茹一钱五分,西瓜皮三钱,荷梗一尺,胆草二分,枳实一钱,花粉一钱,生甘草六分。辟瘟丹半分研冲。当日晚改方,去香薷加梨汁一酒盅,西瓜汁二酒盅,辟瘟丹半分。方下。七月廿二日二诊,表热较退,已有汗,神识仍不清楚,仍有谵语,胸脘硬拒按,有矢气,此有积。病情较昨日略好,仍旧在至危极险之中。此虽有积不能用承气,因下厥上冒,冒是虚象,悍药下之恐其有变。当日晚改方,去紫雪丹,又去皮硝。枳实一钱,鲜藿香一钱五分,腹皮三钱,银花一钱五分,赤白苓三钱,竹茹一钱五分,焦谷芽三钱,冬瓜子三钱,川贝三钱,薄荷一钱,钗斛三钱,白薇一钱,紫雪丹二分,枳实导滞丸六分,入煎;另用皮硝三钱,隔布一层,缚当脐。七月廿三日三诊,神气清楚,脉颇静,表热亦退,舌质不红,是里热亦无多,惟大小便不通当通之,现在最要者是慎食,假使吃坏却不得了。钗斛三钱,竹茹一钱五分,楂炭三钱,赤白苓各三钱,枳实一钱,焦谷芽三钱,腹皮三钱,炒车前一钱五分,鲜藿香一钱五分,梗通八分,生甘草六分,归身三钱,银花一钱五分,绿豆衣三钱,西瓜皮三钱。七月廿八日四诊,热退,大便迄未行,舌苔白厚,胸脘闷。中下焦都有积,神气则清楚,须设法通大便。郁李仁三钱,归身三钱,川贝三钱,川连炭二分,麻仁三钱,细生地三钱,枳实一钱,瓜蒌霜一钱五分,柏子仁三钱,梨汁冲一酒盅,鲜藿香一钱,炒楂皮一钱。七月卅一日五诊,不形寒,发热有定时,舌苔厚腻,胸脘闷,甚遍身骨楚,手腕背凉,舌苔乍看是干,仔细省察却润,口味淡。阳分虚而有湿,其病从中暑来,现在反见寒象,颇为可虑。川连二分,秦艽一钱,竹茹五钱,川贝三钱,制小朴二分,归身三钱,焦谷芽三钱,辟瘟丹吞服半分,瓜蒌霜一钱,枳实五分,腹皮三钱。八月一日六诊,诸恙均见瘥减,神气仍不爽慧,其病由中暑转属湿温,现在阳虚阴亦虚,虽见瘥却是难治之候,调护方面须十分注意。川连二分,归身三钱,钗斛三钱,吴萸三分,竹茹三钱,秦艽三钱,茅术四分,枳实一钱,赤白苓各三钱,鲜藿香一钱五分,辟瘟丹半分研冲。八月二日七诊,神气、脉象、舌色都较好,热退,二便自可,现所苦者是头痛,据说是空痛。重病初愈,虚固其所。归身三钱,佐金丸入煎三分,生、熟苡仁各三钱,钗斛三钱,鲜藿香一钱五分,冬瓜子三钱,细生地三钱,茯苓三钱,枳术丸一钱入煎。八月三日八诊,脉舌神气都好,现在所苦者胃口不开,大便不行,头仍痛。无食积证据,且虚甚不可攻。浮小麦五钱,冬瓜子三钱,钗斛三钱,红枣五个,鲜藿香一钱五分,归身三钱,赤白苓各三钱,木通八分,细生地三钱,生、熟苡仁各三钱,炒车前一钱五分,佛手一钱五分,川贝三钱。八月五日九诊,大便次数太多,量少,恐其转痢,现在色脉神气都好,须慎食。归身三钱,扁衣炒三钱,冬瓜子三钱,麦冬三钱,建曲炒一钱,钗斛三钱,木香一钱五分,茯苓三钱,细生地三钱,鲜藿香叶一钱五分。

潘太太,六十三岁,八月四日初诊。肢冷汗多,目眶下陷,患痢红白并下无次数,腹痛粪中且有血,舌质红,舌苔糙,舌面有裂纹,微气急,渴而引饮,高年撄此重症,当然有大危险。油当归三钱,煨木香一钱五分,钗斛三钱,白头翁三钱,川连灰二分,细生地三钱,乌犀尖磨冲一分,茯神三钱,浮小麦五钱,生白芍一钱五分。肢冷、汗多、目眶下陷,与《霍乱新论·上卷》所说目眶陷、手腕背凉、汗出相滥,惟痢疾有此症象,其他暑、湿温症,里热而手腕背凉者甚多,虽兼泄泻,目眶不陷,此病舌质红、舌苔糙是即因汗出太多,血中液干,《欧氏内科学》所谓血比重增高、红血轮增多者是也,故虽目眶陷,肢逆汗出,不得用温药,医生若喜用附子,而于此等处不省,则闯祸矣。

女婢引弟,八月一日初诊。香薷三分,秦艽一钱五分,木香一钱五分,薄荷后下一钱,川连二分,荷蒂二个,防风一钱,制小朴二分,鲜藿香一钱五分,赤白苓各三钱,银花二钱,西瓜皮三钱,辟瘟丹半分研冲。其症状初起形寒、胸闷、泛恶、旋头痛、壮热、有汗不解,口渴,饮水即吐,滴水不能下,腹痛泄泻所下粪水甚臭。当夜药后,热退而呕泻依然,一夜约七八次,次日原方去辟瘟丹,改用紫雪丹二分,吐泻即止。《欧氏内科学·亚细霍乱篇》,与拙著《霍乱·上卷》各要点互相映证。余著《霍乱·上卷》,以病形、病能为根本,与抄书者绝对不同,脱稿之后,检查《欧氏内科学》觉其中可以互相映证者甚多,病理固不厌详求,得此则霍乱可以彻底解决也。《内科学》说霍乱之粪,是米泔样粪水,此语极为扼要,米泔样粪水,实是乳糜汁,乃淋巴管下口贮藏之物,已经消化,未被吸收者,以理推之,此米泔样粪水,是中间一节如此,并非自始至终都如此。

《内科学》将霍乱分做三个时期,初起为潜伏期,涣汗、洞泄为虚脱期,汗与泻得止之后为反应期。其最足以供吾侪探讨者,中有一节云,当反应期外治法与上相反,可用冰敷头,冷水擦身,冷盐液注射直肠。愚按:冰罩与冷水浴,都为中法所不取,然其理由,则亦有可以注意之价值。盖霍乱之病,因涣汗、洞泄时,血中所失水分太多,病者之血恒干血之比重升高,血压低降,血中红血轮增多,惟其如此,所以病人肌肤虽冷,唇舌都紫绛,外皮冷如冰,里面酸素自烧,其热如火,中法当此之时,有用白虎汤而得愈者,即是此理。拙著上卷,谓霍乱善后,不可用五苓,亦是指此,而且中暑之症,有与此同理者,不过霍乱为势暴,暑温则较缓,暑痢尤有与之相似者,前潘姓痢疾案是其例也。《内科学》又云,霍乱之病,外表全无热度,用寒暑表粪门中测之,则有高热,亦是此理。准此以谈,霍乱亡阳四逆,全在水分未全损失之时,汗泻既止,即当养阴,不明此理,以为此病非温不可,既非是。谓治此病当温凉性药并用,亦属可商,必明白原理,知所先后,则彻底解决矣。

8 附聂云台先生来函(此函论洞泄之理甚精)

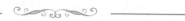

中国古方用滑石或六一散治霍乱,西人近亦言陶土治霍乱大效(见《贺氏疗学》及《科学杂志》又书数种)。滑石即陶土也,窃思滑石治愈霍乱之理,盖由细菌粘满肠之墙壁而发炎(霍乱为急性肠炎),因炎故吸收体内水液以救济之,故血内之水均从大肠排泄而下,滑石和水入肠,则先与含细菌之浊液混和,于是肠之墙壁为滑石所接触,减少细菌之接触,而其炎顿减。原来肠为一种沙滤之作用,能输送液汁入体,今因发大炎,遂反从体内吸收水分也,滑石为一种空松结构,滤水最佳,故肠壁得之,既减轻其发炎,乃恢复其体功滤水作用,使肠内水分复输入体,而病即止也。化学内用滤纸滤液体以去细微之浊质及颜色质,均须先混合以"载滤质",有制成出售者,亦石类细粉,名曰"滤水细胞 Filter-cell",或以木炭、骨灰粉代之。今则有活力炭素,其质更轻松矣,惟古方用滑石数钱则太少,其有效者,必因连服剂也,时医不知其用,开六一散必用绢包煎,则失其用矣。西医用滑石治霍乱,用至四两之多,皆须连渣服下。又中国古方亦用锅底煤或灶突煤、百草霜治霍乱(炭粉亦用为化学沥液用),其物理作用与滑石同,惟另兼化学作用,今西人亦用之为肠胃剂也。又古方用黄泥加冷水搅成浆,名曰地浆,治霍乱,与滑石同理,足资证明。又伤寒症(肠炎症),用滑石甚效,甘露消毒以为主药,亦是此理,但须服之多日,以其非急性炎也。

9 《霍乱新论》补篇

中国医学,五行旧说,最不容易说得明白,学者以为此事不可解,只能意会,遂竟不求甚解,而应以颠顶头脑,此为中国医学最弱点,有许多病,不能有标准,即因此故。余近来研究肠胃病,有所领悟,觉去年所著《霍乱新论》,犹是隔靴搔痒之物兹为补充说明如下。霍乱,肠胃病也,旧说太阴湿土,阳明燥金,阳明是胃,太阴是脾,脾即是肠,学者骤闻此语,必以为奇,其实不足为言,须知旧医书,只讲气化,所谓四时的五脏,与实地解剖所见者不同。《伤寒论》仲景说"胃中有燥矢五六枚"。又云,"胃肠间有燥矢五七枚,胃肠不分,正因此故"。何以谓之阳明,就病态讲,其事甚显著,太阳寒化,病人虽发热,必恶寒,阳明热化,传阳明,即壮热命躁烦,此即"阳明"两字,正确解说。阳明者,盛阳之意也,太阴亦然,病在腹部,常不发热,谓为无热可发,故谓之太阴,太阴者,盛阴之意也,腹满泄泻,是太阴证,矢燥便闭,谓之脾约,岂非太阴是脾,脾是肠乎。就实地解剖言之,绝不可通,就气化言之,则头头是道。例如腹满、泄泻,是肠无弹力,乃湿化过当为病;矢燥、便闭,乃湿化不及为病,六气以湿配脾,故腹部是脾,肠是脾,其实全不相干,只是湿是脾,湿化过当是脾,湿化不及亦是脾,若燥化过当,则不是脾,而是胃。故病在胃者见湿象,谓之燥化不及,见燥热症象,谓之燥化太过,热化即从胃治,湿化则从脾治,所谓水流湿,火就燥也。近来颇明白脾胃互相承制之理,胃气下降,脾气上升,有交互作用。胃降则脾升,脾升则胃降,谓之天地交泰;胃不降,则脾不升,脾不升,胃亦不降,脾胃各不相及,谓天地交否。如何是胃气下降?感饥饿,是胃气下降,转矢气,亦是胃气下降,惟其胃气下降,驱迫肠中之物向下转矢气,亦惟其胃气下降,胃中空,然后感饥饿,而能容纳。以故呕吐者,常无矢气,泛恶者,恒不能食,胃气不降故也。脾气上升,既不易见,亦不易测验。近见泛胃之病,呕吐不已,月余不能食,西医以葡萄糖从肛门灌入,糖才入肛,口中已觉甜,余乃悟得健体所以无此现状者,正以胃气下降之故。胃气若逆,肠中之物,亦遂上逆矣,此可以明白体工之作用,在下者必上升,在上者必下降,此即《内经》病在上,取之于下,在下,取之于上之理。其有上逆而粪从口出,下陷而气从下脱,皆此升降作用偏胜之故。偏之甚,有其一,无其一,遂致有此凶恶之病候,寻常呕吐泄泻,乃其浅焉者。霍乱者,脾胃病,乃天地交否为病也,旧说谓之阴阳诀离,胃不下降,脾不上升,两不相涉,中间则痞塞不通,故在上见呕吐,在下见泄泻。虽云呕泻并作,大多数都先吐而后泻,初起但呕,既而呕泻并见,其后则泄泻无度,而呕反止,其变化甚速。古书对于霍乱,多斤斤辨寒热,岂知此病,竟不许辨寒热,若医生先以寒热两字,横梗胸中,则治此病,无有不误事者。何以故?因此病初起,往往寒热症象错杂而见,稍一徘徊,病之变化,突飞猛进,令人措手不及。凡病霍乱之后,胸脘痞闷而呕,恒多白苔,而舌质必绛,因舌绛之故,不敢用温,因苔白之故,复疑心当用温,再进而考察,或者见唇干口渴,都是热象,此时才用银花、六一散、栀子、连翘,不半点钟病进一步,手指麻,指头冷,汗出,腹鸣泄泻,而唇燥口渴如故,此时医者,胸无主宰,稍一游移,病机遂逸,终然留得性命,亦大费周折矣。中医弱点在此,故霍乱之病,现在以为时疫医院专利品,然则内地无时疫医院,将如之何。又此种急病,不能解决,中医亦何以自立,今将余所研究者详言如下。呕者,胃病也;泄泻者,脾病也。见呕者,当从胃治;见泄泻者,当从脾治;呕泻并见者,脾胃并治。欲知从胃治如何着手,当先问何故呕,呕者,胃逆也,然平胃、安胃必不效,故不当云胃逆,当云胃闭,因阴阳抉离,中宫痞塞,故胃闭。何以知其闭,从药效观之,甚为显著,此病服蟾酥丸,或辟瘟丹,都效,此两种药,皆有麝香,皆以香开为事,得此而效,故知是闭。闭者当开,不问其为寒热,通常热病,误用有麝香之药,其流弊能引邪入里,若霍乱之阴阳抉离,非从速开之,则无办法,香开为适当之药,无所谓引邪入里。凡夏至之后,猝然感胸闷而呕吐,手指麻而指头冷者,不问其为中暍或中寒之真霍乱,皆可服辟瘟丹,开则呕止,呕止者,胃气降矣,胃气降,则脾气升,呕止之后,即不虞其泄泻,弭患无形矣。若兼见泄泻者,则病已较深一步,无论腹痛与否,其目眶必微陷,急须温之,温之当用十滴水,若汗出、恶寒、肤凉,病为更进一步,必须四逆汤温之,干姜、附子放胆用之,否则一两钟后,必见转筋,则难挽救矣。拙著《霍乱新论》谓指头麻,是瘪螺之初步,此说不爽快是隔靴搔痒。须知胃气闭,胸脘闷,此时体工起一是呕吐,呕吐之意义,在救痞塞;其第二种代名血压奔集于胃部,此与温病阳明经人王部见青色,感胸脘痞闷而泛恶者同理,不过温病势缓,霍乱势暴,血压奔集于胃部,体温亦奔寒于胃部,因为势太暴,四末骤然空虚,故指头麻指尖冷,真霍乱是如此,中暍亦是如此。真霍乱可以香开,中暍亦可以香开,因其病同,其理同故也。

10 铁樵夫子临终遗言

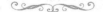

　　辟瘟丹但呕者予之,但泻者予之,呕泻交作者予之。每服一分,幸勿多服。夫子于国医学贡献之多,早为海内同仁所共知,弥留之时神志清楚异常,犹拳拳以著作未了为憾,诏慧庄世妹夏今辟瘟丹之用法,此为最后数语,爰附记于此。

《霍乱新论》终

第七节 《幼 科》

1 种 痘

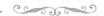

　　小儿各种病症，只要调护得法，医生用药得当，没有不好的，独有天花，却就难说。小孩何以要出天花，据中国旧医书上说，是先天的欲火，父精母血，阴阳鼓铸而成胎，当这成胎之顷，就埋伏了一点天花的根子在内。据外国医书上说，麻疹、痧疹、天花、水痘、猩红热、发疹、伤寒，这几种病都是急性传染病，都是皮肤上见红点子的，但是病源都不明了，又说天花的病源，大概是一种微生物，但是否细菌还是原虫，那就不得而知。病毒之侵入，大约由于呼吸器，东西医学，本是绝不相同的，即如欲火与微生物两说，太觉背道而驰了。照欲火说，是内因，是人体本有的东西，从内里发来的；照微生物说，是外因，是病毒由外界侵入的。中说若是，西说就不是；西说若是，中说就不是。据小子的愚见，若说完全是内因，为甚要痘毒流行时再发作，可见让一步说，就算是内因，也必定要有外因引诱，然后发作。若说纯粹外因，这话也不对，何以每人只出一次天花，而且种过牛痘的大多数不复传染，岂不是人体本有的病毒，经一次发泄之后，已经净尽，所以无可再发么。西医书上说，一度传染，终身免疫。又说此病对于未种牛痘的感受性最敏，那就是了。种牛痘，就是用痘浆引诱本身病毒外泄，既种过牛痘，本身毒素发泄无余，所以外界虽有毒菌侵入，因为没有内因，病不起来，这是最明白的理论。诸君休笑话小子调和中西，认是骑墙派、蝴蝶党，小子对于中西医学，有一个平允的议论，爽势不辞词费，说出来大家赏鉴赏鉴。中国医学，照《内经》看来，本是一种天人合德的学说，虽所讲的阴阳昏晓，生长收藏，原是有凭有据，但总带些玄学的色彩，断然不如科学的精密，况且西国医学，研求入细切实讲究，无微不至，例如红血球、白血球、纤维神经、细胞、原子，以及菌学，断非"解剖"两字可以概其特长，亦非天人合德之空想可以望其项背。然而论病之原理，固极精微之能事，而治疗之方法，则除血清抗毒及特效药之外，不过对证及预防两种，往往取袖手旁观态度，听病毒之进行，其功效实等于不服药。

至病毒深入，强心、保肺、护脑等法，则近于救火于燎原之后，不免焦头烂额。近来特效药虽日有发明，但治愈后往往去毒不净，留有他日再发他病之根因，这个实不能说他是健全的治疗方法。中国的麻黄、桂枝、葛根、柴胡、白虎、承气、通脉四逆，实能于病浅时徙薪曲突，病深时起死回生，世有兼明中西医学的人，就知小子这话，并非阿私所好。不过中医仅仅有这一点特长，哪里便可以自满，况且现在能用这特长的中医又是百不得一，所以益发相形见绌了。鄙意中医总当兼治西学，以补不足才行，所以努力著书，就是为此了。读者诸君对于小子这番议论以为何如，请下个批评，等我再版时刻出来，也是集思广益之道，如今闲话少说，言归正传罢。

2 天 花 病 状

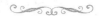

天花变化最多，要详细说得明白，非出专书不可，本编主意在劝人家早种牛痘，所以只拣要紧的说。天花是俗名，医书上谓之痘。就病状说，可以分为六期。初起发热三天，为痘之前驱，谓之发热期。三天之后见点，先头面，次躯体；先上半身，次下半身。从初见点至于周身全有，也是三天，谓之发斑期。第六天之后，斑点逐渐扩大，中心高起，其形圆整，谓之发蕾期。嗣后圆蕾渐变透明，形同水泡，谓之水泡期。发蕾、水泡两期，共是三天，至第九天而痘形完成，嗣后水泡变黄，病势转剧热度增高，往往喉、舌均见痘点，是为化脓期，化脓期亦三日；嗣后热度下降，脓色渐干而结痂盖，是名干燥期，此时期中病状虽退，危险转甚，传染他人，亦以此时为最有力；继此痂盖渐脱，病人亦日见爽慧，名落屑期，始无险矣。

以上除落屑期无险外，其余每期三天，三六十八天，天天在危险之中，每期亦有两天半的，亦有四天的，就大多数说，却是三天，这都无关紧要，最要紧的是辨顺逆。

天花初起，无有不发热的，发热必有诱因，没有凭空发热之理。诱因最普通的有三种：第一种是伤风，第二种是食积，第三种是倾跌惊恐。三种诱因之中，倾跌惊恐最厉害，若是吃饱之后再倾跌惊恐，更是厉害。不必天花，便是伤寒、温热，若是惊恐、食积两样并起来做了诱因，病情总是逆而不顺的，若在天花流行之时，多单是重伤风起头。

天花的第一步，发热咳嗽，和流行性感冒极相似，医书上说，耳后有静脉一条，像红丝线般显出的，名为痘纹，若有这个，可以预知是天花。小子曾留心这一点，觉得痘纹之说，不甚靠得住。因为这痘纹与指纹一样，既发热就会见，大概小孩子皮肤薄，一遇发热，静脉在皮肤浅层的，最容易显出，决不能说这个是天花的证据。书上又说耳朵、鼻尖、手指发冷的是天花，这更靠不住，凡是表层壮热，无论是否天花，都不会冷，若是热聚于里，不是天花也会冷。小子曾仔细考察，只有一件极靠得住，发热第二天，小孩胸部见红点隐隐，仿佛痧疹似的，这点子见后，不过五六点钟，再看时又都不见了，凡是如此的，就可以断定是天花。因为这个点子并非痧疹，乃是天花的预兆，所以西医书上名为前兆发疹。此外发热时目眶含润，两眼带赤，兼有呵欠或喷嚏，亦是前兆，不过这个前兆，痧子也有，但在天花流行之顷，小孩发热。而见此种前兆，那小孩又是没有种过牛痘的，就有八九分可以断定是天花了。

　　咳嗽不爽，舌苔黄厚，大便不通，小便短赤，口渴烦躁，种种见证，都是常有的，如其上述各证全见，是重证不是逆证。如其手脚冷，面色青，干呕，气急，鼻煽，大便泄泻，无汗，以上种种只见其一，便是逆证。重证虽重不险，逆证就危险了，凡是逆证，非赶紧延医不可。发热期内见逆证，自然危险，若发斑时疹点太细碎，或初见即是粗点，也不好；发蕾期根脚不分明又不好；水疱期顶不满色不明亦不好；化脓期，脓不厚、不黄亦不好；许多水疱相连又不好；颜色不红活又不好。至于前述逆证，无论何期，均不可见，见了总是凶多吉少。时间如此之长，险证如此之多，调护小有不慎，用药小有不当，立刻有生命之险，若更兼有先天恶因，那就百无一生。所有一切热病，一切发疹的热病，例如痧子、猩红热、烂喉痧、发疹、伤寒等，病情虽险，只要调护适宜，用药得当，医了前半，就可以免了后半。小子著的《伤寒研究》里说，病在太阳，治疗得法，就愈于太阳，不会再见以后种种险象，所以《内经》有"上工治未病"之说，独有天花是例外的。当他发热时你想用药退热，使他不出疹点；当他发斑时，你想用药化斑，使他不发蕾疹，不成水疱，那是做不到的事，所以古人说天花是先天欲火，从内里发出来的，也就为此。因为既有病在内，不发泄净尽，总无半途即愈之理，如此险证，若是无法避免也就罢了，既然种牛痘，可以免此危险，如何不赶紧种牛痘呢？

3 鼻　苗

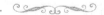

　　我国当清初时代，曾有人发明种痘之法，用出天花小孩的痘痂，研碎之和在新棉花絮里，搓成小团，塞在婴孩鼻孔之中，谓之鼻苗。小孩经用了鼻苗之后，一两天中就会发热，三天就会见点，一色起蕾灌浆，却较自然发生的天花稳当，经过的时间也短，症候也轻，仅仅较现在牛痘略重一点。然而有一样好处，经一次用鼻苗发痘之后，终身免疫。直到如今，内地乡僻之区，仍旧有沿用这老法子的，为的去毒能净，成绩较牛痘更好的缘故，在发明这鼻苗的人，理想极通，天花既是外感、食积、惊恐为诱因，病源复杂，传变自然厉害，若用痘苗引痘，那就纯粹的内因，病源单纯，自然危险，岂不是极通极通么？论理，此人在医学上有如此发明，应当予以博士学位，许他戴得桂花帽子才是，可惜现在已无从得知发明的姓甚名谁了。据《张氏医通》上说："尔年有种痘之说，始自江右，达于齐燕，近则遍行南北，详究其源，云是玄女降乩之方，专取痘气熏蒸，发胎毒于安宁无病之时，则开发之机裕如，不似正痘之天人合发，内外合邪，两难分解也。原其种痘之苗，别无他药，惟是盗取痘儿颗粒之浆，收入棉内，纳儿鼻中，女右男左，七日其气宣通，热发点见，少则数点，多则一二百颗，亦有面部，稍见微肿，胎毒随解，大抵苗顺则顺，必然之理。如痘浆不得盗，痘盖亦可发苗。"据此在发明之人，恐不能取信于大众，却要托之玄女以自重。在医家之评论，全不计其发明之功，反要科其盗窃之罪，这就是中国医学不发达之原因了。鼻苗的确永远免疫，不过症状较牛痘略重些，牛痘的效力，据西人说只有十年，不过国人事事崇尚欧化，所以鼻苗竟无人道及。小子的内人就是种鼻苗的，所以知之最详。

4 牛 痘

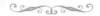

　　牛痘是西洋来的，和鼻苗种痘是一个理，据说最初因乡里的女子，无意中将牛身上的痘浆涂在手上，齐巧涂浆的地方，被荆棘刺了一下，始而红肿，继而起泡、化脓、结痂，岂知从此便不出天花。后来女孩子故意用牛痘浆涂了，用荆棘刺破皮层，也是一样起蕾灌浆，从此也不再出天花，于是此法转辗相传，乡里地方，竟没有麻面的女子。后来医家有留心及此的，就得了一个种牛痘的法子。所以种牛痘甚简单的，到如今也没有什么进步，不过刀针消毒，种痘的地方皮层上消毒，将皮层刺破，痘浆涂上，就完事了。人家总说种牛痘的时期，以春、秋二季为最佳，西医书上也是这样说，其实不过取那天气不冷不热就是了，别无其他深意。若要避免天花，什么时候都可以种，往往听得人家说，秋花不如春花，八九月甚好的天气不种，偏要等到明年春天，不幸那年冬季天花流行，这小孩的性命就可危了。我尝问为甚秋花不如春花，却没有一个人回答得出理由，大约是《奶奶经》上的话，万不可误信致贻后悔。又有一等人家，因为实爱小孩，怕小时种痘当不住，等他略大一些再种，问他如何大才担当得住，有何准，也是答不出来，这都是无理由的溺爱，可谓爱之适以害之。须知种牛痘，无论怎样小都当得住，出天花就无论怎样大都当不住。况且还有一个极明白的理论，天花流行的时候，不问你小孩大小，都会传染。我说当小孩会传染的年龄，就是可以种痘的年龄，让一步说，就算太小了不种，到一百二十天就非种不可了。

5 痧 疹

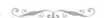

　　痧子不如天花之险，初起时治之得法，可以十愈其十，然而不可误治，既误之后，虽有善者，亦不过十愈二三。天花不常有，痧子常有，天花因种牛痘可以避免，所以小孩因此夭折的尚少，痧子则初起时误治，因致不可救药的，比比皆是。况且天花只出一次，痧疹可三五次，没有一定哪，小子因此不嫌辞费，详详细细地说，深愿有小孩人家，将我这本书仔仔细细地看。小孩长大成人，病痛总是有的，果真看了我这书，定然减少许多危险，那就我以前的儿女不白死，我这书也不白做了。

6 痧子病状与初起三大时期出痧子时三大要件

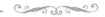

痧子病状与初起三大时期出痧子时三大要件：一者是咳嗽，二者是发热，三者是心里难受。咳嗽有轻重，发热也有轻重，有极轻的咳嗽，极微的发热，而出痧子的，断无丝毫不咳嗽、丝毫不发热会出痧子的。若是热重咳不畅，更是痧子最普通的证候。大约此病之来，先咳嗽，有眼泪、鼻涕，并且有喷嚏、呵欠，小孩有这个症状时节，保护人总当他是重伤风，但是十次有八九次是出痧子，实在这个不是伤风，乃是痧子的前驱，可以说是前驱期。继咳嗽而起的是发热，但是发热之后，咳嗽并不减少，或者还更厉害，有咳甚至于呕吐的，但是这个时期与前驱期不同，前驱期光光咳嗽，这个时期，是发热与咳嗽同见，而且两样都逐渐加重。可重要症状是咳甚而呕吐，或者完全咳不出，不爽快，面色绯红，眼睛亦红，神气昏沉，常默默不肯多话，这时期虽发热、咳嗽并见而发热为主，可以名为发热期。发热或三天或两天，就见疹点了，亦有初热便见疹点的，不过大多数总是三天。这见点时候可不能说他是发疹期，因为痧子见点，式样最多，有顺有逆，顺的平安，逆的危险，而逆证变化，尤其捉摸不定，所以鄙见将这初见点时划分为一个时期，名为传变期。

7 最初三逆证

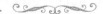

咳嗽无论如何重，咳至呕吐，不算逆；完全咳不出，亦不算逆。若见气急、鼻煽就是逆证了，逆证有危险，不是逆证，没有危险。若问何以气急、鼻煽就有危险，因为气急、鼻煽，是气管枝发炎的证据。从咽喉直下是总气管，总气管之下分做两枝，两边肺叶里各有一个气管，这叫做支气管，支气管再分枝，分至极细，遍布于全体肺叶之内，就是医书上所谓孙络。出痧子前驱期总是咳嗽，咳嗽原因，因为气管中有风，咳的作用，就是要风外出，风不得出，咳就格外利害，喉咙、气管都会红肿起来，这就叫做发炎。起初气管发炎，后来就会支气管发炎，再后来就会孙络发炎，一步重一步，这就叫做传里，大约到支气管发炎，就有气急、鼻煽的见证，这是前驱期第一个险证。其次发热，热度高，指头寒，是痧子普通有的，原不算险证，若是高热无汗，面部、鼻旁、口唇发青，那就危险了。若问所以然之故，病毒内攻，胃不能受，温温欲吐，则面部发青。鼻准两旁，医书上谓之人王，人王是属胃的，我们要知道病人胸中难受与否，只要看这人王部发青与否。若是鼻准旁边连及近口唇地方一大片都是青的，那病就更深一步，危险也更加一层。此时手脚的冷必定更利害，这个见证有寒、有热、有虚、有实，用药略为错一点，变端非同小可，这是发热期内，一个很大的逆证。痧子见点的时候，讲究很多，历来传说的话，都不很靠得住，后文再仔细讨论，如今长话短说。我不定这一时期为传变期么，这传变期内最要紧的是大便不可泄泻，泻则下陷，痧子不得出，以后就步步棘手。这个病有一件奇处,病毒一定要从皮肤里出来,所谓出来就是见红点,红点越见得多病势越见轻减。若是红点见之无可再见,就是病毒净尽病就好了。若是泄泻,红点就不见,或见得很少。若是泻得厉害,红点已经见的,就会忽然没有,病必增剧,那病毒断断不从大便里出去的,所以泄泻是痧子最危险的逆证。

8 三 逆 证 治 法

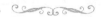

要知道第一个逆证(即前驱期的气急、鼻煽)的治法,先要明白为什么气急、鼻煽。须知咳嗽不是病,是体功的自然作用,譬如吃饭时候偶然发笑,饭米弄到气管里去,那就顿时大咳特咳,必使误入的饭米咳出来才罢,此时的咳嗽,并非故意要咳,亦不能用意制止,是不受我们意识指使的,所以叫做体功自然作用。这个作用,是专为保护气道,不使有妨碍的东西阑人而设,好比一公共场所贴着游客止步的条子,你若冒冒失失闯进去,就会有人驱逐你出来,正是一样的理。痧子的咳嗽为的是风寒袭肺,气管发痒,自然作用要驱逐这风寒,所以咳嗽。不过饭米咳便驱逐得出,风寒却驱逐不出,因为驱逐不出,愈咳愈甚,至于喉间各种机体兴奋异常,气道呼吸为之不利,后来又因为气道不利,咳嗽更甚。如此迭为因果,增进不已,保护肺脏的自然作用,反而为肺脏之害,称之为病亦不为过,所以医书上都说咳嗽是肺脏之病。既然知道此理,对于第一逆证的治疗就容易着手了,只要帮助肺脏驱逐风寒,就是正当不误的方法。若是用药制止咳嗽,就是大错特错的方法。所以当此之时,若是无汗,便用麻黄发表;若是有汗,便用荆芥、防风、葛根等药疏散,却用杏仁、象贝、桑叶、橘红等宣肺化痰之品为副药,便是正当不误之药。若不知以疏散风寒为主,专门治咳,只将副药用为主药,便已落后一着,不能说是正确不误方法,更莫说用远志或肺露等等了。

要知第二个逆证治法,先要明白手冷面青是热向内攻。前文说有寒热虚实,此处何以说是热向内攻,安知不是寒聚于里呢?这却有一个讲究"表里"两个字的意义。表为皮毛,里为藏府,但是热病初起(此指健全的小孩,若向来有病的不在此例),照《内经》的规矩只病三阳,不病三阴的。痧子是发热的,自然在热病范围之内,如此"表里"两个字的意义表为太阳,里为阳明,太阳就是皮毛,阳明却是肠胃,发热手冷、人王部位发青在医学上讲是阳明经证,既是阳明经证,自然是热不是寒了。热向里攻,与内陷不同,内陷是泄泻,因为下面泄泻,津液奔迫向下,痧子因而不能达表。热向里攻,却只在中焦胃家,是因为表闭的缘故,表层既闭热不得出,不出则入,所以向里攻逼。因为向里攻逼,所以手冷,也因为向里攻逼,胃中非常难受,所以人王之部发青。若青色连及口唇,就是虚象,就是正气不能胜病毒,浸浸乎有变成泄泻而下陷之倾向,因为环唇是太阴部位,就是拙著《伤寒研究》里面所说的,"实则阳明,虚则太阴"了。既明白这个道理,第二个逆证的治法也就不烦言可解。既是表闭是手冷面青的原因,正当治法自然解表,还是无汗用麻黄发汗,有汗用葛根解肌。若是舌润苔腻用厚朴为副药;若是舌绛、口苦用黄芩为副药;若是舌干、汗多、烦躁用石膏为副药;咳甚用象贝、杏仁、橘红为副药;痰多热重用瓜蒌、桑叶、黄芩、黄连为副药。如此用药就是正当不误的方法。若见口渴,一味劫津,用石斛养阴;若见神昏,以为热人心包,用各种牛黄丸以及各种香药(凡有麝香的丸药统谓之香药);见有食积,就用保赤丹。病理不明,只知将他在师傅那里写方子时学来的本领漫然尝试,那就是大错而特错的方法。

要知第三个逆症治法,须先辨寒热。若是热泻,舌色必红绛而干燥,粪必甚臭,带老黄色。其余辨证方法虽多,大半是纸上谈兵,不能据以为准,高手必将脉象、面色、证情、舌苔四面合拢来考虑,然后似是而非处识得透、把得定,这个不是一件容易事情。本书目的是将病的常识告知病家,稍深之处,恕不详说了,单就舌色、粪色、辨泄泻的寒热,除掉一二种疑难病病证,其余也就十不离八。若是属热的,是两阳合病;若是属寒的是太阴中寒。热的以葛根为主,寒的是炮姜为主。痧子最怕出不出,或一出就没,所以总以葛根为主取其辛凉透达,就是寒证炮姜为主,还得用葛根为副药,最好加柴胡。葛、柴并用,既能解肌退热,又能升举下陷,凡是陷的证候都当升。所以《内经》上说"高者抑之,陷者举之"。如今为容易明白起见,将当用之药,以及无用敷衍之药,一一说明如下。

9 痧疹之用药

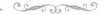

痧子最要药及次要药:麻黄、葛根、柴胡、炮姜。以上四味是最要紧的主药,不过麻黄用时较少,炮姜用得更少,麻黄必须无汗,然后可用,炮姜只有泄泻属寒的用得着。黄芩、黄连、石膏、竹叶。以上四味是清热药,凉性,必须阳证、热证可以用,为重要副药。若见太阴证者,此四味不可用。杏仁、象贝、川贝、桑叶、橘红、瓜蒌、半夏、枇杷叶。以上八味,宣肺化痰,性平,为痧子重要副药,因痧子十九都见咳嗽之故。枳实、槟榔、腹皮、山楂炭、枳壳、焦谷芽。以上六味消导药,性平,痧子兼有食积时,此为重要副药。赤苓、猪苓、通草、六一散、泽泻、车前。以上六味利小便药,性平,咳嗽利害、小便短赤以及泄泻不止之症,此为重要副药。以上二十九味是最重要药,亦最为平正王道之品,用之得当,可以随手而愈,免却许多危险,以下是次要药。荆芥、防风、葱白、豆豉(以上发汗);扁衣、芡实(以上止泻)栀子、连翘、蝉蜕、元参、天花粉(以上清热);牛蒡、马勃(咽喉红肿者用此)、西河柳、蒡根(二味可为代茶品)地枯萝、莱菔子、冬瓜子(以上化痰)。以上共十八味,为次要副药。重要正药及副药,用之得当,可以弭患无形,用之不当,却有生命之险。这无所用其怕,既名为药,原是补偏救弊的,当与不当,自然大有出入。但是次要副药却不然,用之而当,固然也有功效,用之不当,也无甚大危险。不过又有坏处,当病的来势很重时节,想靠这个去病,却嫌力量太薄,委实靠不住。若当吃紧关头,用这种药,反能延宕时日,错过愈病机会。所以古人对于此等药不甚重视,以为成事不足,败事有余,近人却喜欢用这种药,以为虽不能愈病于反掌,却可以无大过失。又说与其孟浪图功,毋宁小心寡过,这话听来未尝无理,然而鲁莽灭裂,有膻脐痛悔之时,首鼠犹豫,有稍纵即逝之憾,功固难图,过亦不寡。鄙意以为这个全是学识问题,单单从图功寡方面着想,恐怕无有是处,不过见仁见智,在乎各人才地,却也无从勉强。说到这里,却有几句医学以外的闲话,要请病家注意:从前汉文帝不能用云中守魏尚,却拊髀太息,并世无廉颇、李牧,可见贵耳贱目,贤者不免。所以医生之难,难在识病,病家之难,难在识医。用药不当,病固无从得愈,信任不专,医生且无从用药矣。

10 痧子不可用之药及其理由

此外又有不可用之药：第一是石斛，第二是远志，第三是玉枢丹（即太乙丹，又名紫金锭）、保赤散、回春丹、至宝丹、牛黄丸、万氏牛黄丸、金鼠矢。不可用之药何限，一部《本草纲目》，除去几样可用之药，其余统是不可用的，何以单单提出这几种。若问这个理由，并无别的缘故，不过小子常常看见用以上各种药而误事的，甚真且确，所以特地提出来讨论一番，假使病家、医家都能虚心听受，保全的小孩就不啻恒河沙数了。为什么要用石斛呢，用的人自然也有他的理由，他说小孩子热甚，最怕是壮热将阴液烧干，阴液既涸，病就不可救了。若用石斛，舌苔很糙的立刻就会转润，舌苔既润，阴分不涸，虽发热也就不要紧了，这就是用石斛的理由。又各种养阴药都嫌滋腻，惟有石斛绝不滋腻，所以放胆用之，别无顾忌。鄙见这话有个商量，须知热甚阴涸是少阴经的事，换一句话说，就是热病末传才见的证候，大约古人用天冬、玉竹、阿胶、鸡子黄的证候，用石斛是可以的。若是病在三阳，也可用石斛，那就仲景的学说完全错了，《内经》也完全错了。《内经》上说"病温虚甚死"，"虚"字指的是阴虚，也就指的是病之末传。若病在三阳，万无阴虚之理，拙著《内经讲义》中论之最详。这个时候贸然养阴，他只知道舌润阴可不竭，又岂知养阴病不得出呢。病毒经甘凉抑遏之后，胸膈痞满变为烂喉、口糜、白痦，种种恶候都是不易收恰的。时医经验多些的，一面用石斛，一面却关照病家说，恐怕这病要出白痦，等到果然出了白痦，病家以为医生能预先知道，功夫不错，医生因为自己能预知白痦，已得意得胡天胡帝，至于病人死活，不暇问了。病家至死不悟，家中有别人病时，仍延此医。医生也至死不悟，替别人诊病时，还是用他的石斛，这个小子无以名之，只好说是劫数。石斛不可用于伤寒系之温病，尤不可用于痧子。"伤寒系温病"五字，是鄙人杜撰，然读者参观《温病讲义》卷四，当知此语绝不费解，且极重要。痧子之为病，译本《病理总论》谓原因不明了，然自药效言之，此病无汗者当麻黄解表，有汗者宜葛根透发，与伤寒方同一蹊径，则此病亦为伤寒系温病无疑。至于痧子何以必须从皮肤透发，余别有发明，当著专篇详之。至于石斛所以不可用，当是因此物能助腺体分泌之故。第观胃中干则口中无津，津液从唾腺来，唾腺与胃脾必有密切关系，故胃中得水，能止口渴。鲜生地虽与石斛相似，其功用在能清血中亢热，增血中液体，与石斛完全不同。故当痧子已化燥未尽达之时，可以用鲜生地，不可用石斛。一用石斛，未尽达之痧子必不能达，惟热病末路，阴亏津涸，即吾《脉学讲义》中所谓阴虚而热之证，唾液枯竭，舌干而劫津，血液干极，热炽而神经失养，虽法当从治，而阴虚之甚，不能任药，自非霍石斛、鲜生地并用，不能有挽回万一之希望（此就充分言之，凡治病不可失病机，表邪既解，热则未除，阴虚已见，石斛有可用之理，惟消息至微耳）。今之时医，往往一见舌干，即用石斛，甚且舌不干者亦用石斛，其弊在不知阴阳虚实，此则余所深恶痛绝者也。《条辨》《经纬》两书谬点奇多，而尤谬者无过于《广温热论》及《叶案》。石斛用于热病，实自叶始，而白痦见于旧籍亦从叶始，此最耐人寻味者也，小子对于此事曾几次受切肤之痛，所以体会得出来，白痦疑即西国人名为急性粟粒结核（评拙著《伤寒辑义按》）。至于远志，是为止咳而用的，那误用远志的见解，较之误用石斛更是不如，误用石斛是不知先后，误用远志却是全不识病。凡是咳嗽，都是体功自然作用，所以保护气道的。伤风咳嗽，是因为喉管发痒而咳；肺痈咳嗽，是因为肺络热郁，发炎而咳嗽；肺痿咳嗽是因为肺虚、肾虚，阴虚生内热，肺部不胜外界冷空气压迫，里面热就觉得外界冷，里面是实热，自然欢迎外界的冷，里面是虚热，却又抵拒外界的冷，是因抵拒外冷而咳。老年人多咳嗽，因为气管壁膜常生黏痰，为驱逐黏痰而咳。所以常生黏痰，则因肾虚，肾阳不能上蒸所致，远志能补肾火，往往其效如响，因既补肾阳，气管壁膜上黏痰就不生了。小孩子痧疹咳嗽，是风寒袭肺，气管发痒。前文所列主药麻黄、葛根，副药杏仁、象贝，乃是对证之药。若用补肾火的远志，岂不去题万里。然小子曾亲见小孩咳嗽厉害，有人妄用远志，希图幸中，别人见了，不问情由，居然效颦，一时对于风寒袭肺的咳嗽，用远志的竟习见不鲜。这个自然也有来历，不过我不知道出何典记罢了，然而不问是出何典记，总之是医学上不彻底的缘故，所以有此等谬妄举动。玉枢、保赤等丹，为甚不好用呢？保赤丹是巴豆、胆星为主，其效用是攻食积与痰，且亦甚有效验，并无不可用之处，不过攻泻之药，要没有太阳表证方才可用，就是要发热有汗，手脚不冷，舌苔黄厚，方才可用。大分各种热病，手脚冷许是积，痧疹手脚冷多半是表闭热向里攻，若再用保赤丹就无有不内陷了。所以传变以后或者可用，在初起三个时期内断不可用。我所见的痧子逆证，多半是误用保赤丹，所以误用大概有两层道理。第一，是以意为之，以为小孩的病没有别样，不过是风寒、食积，既是食积，自然可攻。第二，抱定一个成见，以为伤寒下不厌迟，温病下不厌早，又以为南方无真伤寒，所有热病都是温病，于是凡是发热，只要用泻药一泻可以完事。他又何尝知道医学的难处，若是中国医学不过这样简单，可就真不值钱了。齐巧痧子最忌大便不实的，若是齐巧遇着这温病下不厌早的学说，这小孩子就冤了。牛黄丸、回春丹的不可吃，关系就更大了，这件事要说明，却关到一点稍深的医学，不免累赘些仔细说个明由。读者须知本书绝非纸上谈兵，凡是学说不切实用的，都是没有彻底明了的缘故。那种废话，本书是没有的，所以话虽略多，未必便浪费了阅者的工夫。痧疹照古书上讲，是肺胃两经病，因为热是阳明胃，咳是太阴肺。譬如发热不咳嗽，或是咳嗽不发热，都不是痧子。两样并见就大半要出痧子，这两样有交互的关系。咳若不畅，热就郁而不达，不肯遽退，热势增高，咳就格外厉害。咳若能畅，痧子便鲜红的透发出来。咳若不畅，痧子便不得出，不出即入，手脚就会冷，热就会向里攻，肺的方面就会气促、鼻煽，胃的方面就会面青、呕吐。所谓正当治法，就是一面疏散肺中的风，一面清凉胃家的热。石斛所以不可用，就因为吃了石斛咳就不爽。所以用正当治法，一百个就愈一百个，用石斛就百个之中要死九十多了。这都是前文说过的，重说一遍，应该格外清楚些。但是为什么回春丹、牛黄丸等香药不可用呢？要知道这个先要问为什么要用香药，各种儿科书上都说小孩面色发青是痰，这句话先不妥当，因不是本书范围之内，姑且搁起不论，读者只要知道面青不是痰就是了。惟其有痰的一说，所以小孩手脚牵动都归咎于痰，吃了回春丹，痰就会从大便里出来，益发误认惊风的原因是痰。又见小孩气促以为因痰而闭，麝香能开闭的，儿科书中理论如此，所以惊风总是用有牛黄、麝香的丸药，甚至于小孩手脚并不牵动，但见热甚就先用回春丹、牛黄丸等预防起惊，这就是痧子吃香药的缘故，这件事真正失之毫厘谬以千里啦。痧子是热病之一，热病的变化总是由外之内，其先太阳，其后阳明，正气既虚，就是少阴。只要将拙著《伤寒研究》涉猎一过，便是外行也可以懂得。照《伤寒论》上讲，以病毒传到少幼阴为最厉害，但是照事实上讲，病毒不止传少阴，明白些说，就是热病在太阳、阳明经的时节，传变的路不止少阴一条，他还能传入神经咧。神经总汇之区是延髓，延髓和后脑相连，若是热甚，延髓受了影响，神经就会紧张起来，神经一有变化，手脚就会牵动起来，头颈就会向后仰，背就会攀起弓来。所以一见手脚牵动，就可以断定病毒已经侵及神经系。若还见角弓反张，即俗名"扳弓惊"的，就可以断定延髓受了影响。似这样的病，高手见了无有不束手的，倒是号称懂得推拿的倒有办法，不过生命总是危险罢了。

《伤寒论》上的痉病，《千金方》里的痉病，后世医书上的惊风，都是一类的神经系病，不过病毒有浅深,病性有缓急,在西医国书上名为延髓炎、脑膜炎的,便是这个了。《伤寒论》上将痉病提开,大约因为伤寒传少阴的多,传神经系的少,所以痉病在《金匮》里另为一门,但是《伤寒论》中也曾说"汗多再汗遂能成痉",可知热病传神经的一条路,古人已经明明说出。或者又说中国医书从来不说脑,既不说脑,自然不知有神经了。此话亦不然,须知《内经》上屡说规矩权衡,这"规矩权衡"四个字,明明指出脑病症状的反面,不过读的人不懂罢了。热病传变有两条路,一条是少阴,一条是神经系。热病传神经系也有两条路,一条是误汗,一条是误用香药。误汗是本来发热汗多,因为想他退热,再用药发汗,就传入神经而为痉病,这个《伤寒论》中已经明明指示出来。误用香药却是仲景没有说过的,麝香会入脑,牛黄也入脑,各种牛黄丸以及回春丹、太乙丹、神犀丹、至宝丹、金鼠矢、紫雪丹,重要成分总离不了这几样入脑的药,热病在太阳及阳明经的时候,本来要向阳明腑顺传,或向少阴经逆传,若用这些香药病就换了一条幼路直向神经系传了。病既入神经系就显出种种败象,病家手忙脚乱,不惜重金延聘名医,而名医大半都是熟读《伤寒论》的,用的药不外乎附子、吴萸、干姜、桂枝,这是用仲景治三阴的法子来治神经系的病证,文不对题,当然不效。又岂知用香药引病入神经系,是仲景不知道的呢。从古以来,都知道病入阴经是极重的重证,然而遇着高手,果真有功夫的,确能十愈其七。若是病入神经系就糟了,至多十愈三四,还是轻的。若是真真痉病,简直百无一愈。小子的愚见,病人发热时节,千万不要存一个预防起惊的成见,孟浪用香药。就是热度高、神志昏迷、手脚微见牵动,千万不要误信王孟英、吴鞠通的谬说,以及各种儿科书上的梦话,轻易用香药尝试。须知高热用香药,是平白地引狼入室。神志昏迷、手脚牵动,是热甚神经受了影响,尚未到真个延髓发炎地位,此时只须用疏散、解肌、消导、清热种种方法,使得高热速退,其病自瘥。至于热入心胞的话,乃是的的确确的胡说,非从速纠正不可。我辈以医为业,一半是自身生计,一半是病家性命。小子因为身受切肤之痛,竭力研究,然后明白这些道理,所以不敢自秘者,实实在在是枯鱼过河之泣,不是老女炫嫁之谈。本书为病家而作,本节不因不由得说了些较深的医理,小子说句不自量的话,同道若能虚心听受,包管临床时保全不少婴儿,读书时减少许多疑义。更说句迷信闲话,多生少杀,冥冥之中积有福德,会当俟报有时。若是多杀少生,恐怕地狱正非为他人而设。

11 痧 痘 之 原 理

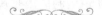

此本是甲子年旧稿,当著此书时,尚未有办函授学校的计划。书中所谓较深之医理,当时因千头万绪,无从说起,今则略具于《新生理》《脉学》《伤寒》三种讲义之中,读者当能理会,无待赘言。今有当申说明白者,条例如下。

一、痧子必须从皮肤透发之理。就病之形能推考,人体蕴毒皆以皮肤为宣泄之出路,此是体工自救之唯一妙法,例如痧子、天花两种病,是先天毒,非由外面侵入者。此毒深伏在内,以适当时期外达。所谓适当时期,有两个条件。第一,须俟体内各脏器发育至于雏形悉具,然后此毒方外达,故小孩出痧子、出天花,总在乳齿既生之后。若乳齿未生以前,罕有见出痧子、天花者,有之,亦属千分之一之例外。盖乳齿未生,雏形未具,藏府、肌肉、血液、腺体,皆未有截然分工之界限故也。第二,痧子、天花决不无因而见。所谓因，即外感。四序之寒暖，有非常之时，最能使小孩伤风、伤寒，此伤风、伤寒为外因，而外因却能为内病发作之诱因，故认痧子、天花为传染病非充分切合事实之理论。盖就表面观之，甲病，乙不病，然使甲、乙两孩同居一室，甲孩病，乙孩即无有不病，而且病状相同，谓为传染，似无不合。然自真际言之，病毒本潜伏于躯体之内，发不发乃迟早问题。天花、痧子之主因是先天病毒，伤风、伤寒不过副因，与病人同室不过非时寒暖之外，加有病菌空气，可谓双料副因。而此双料副因，毕竟非时寒暖为宾中之主，其病菌空气，实宾中之宾，故使离群独处之小孩，若遇非时寒暖，伤寒伤风，亦可以出痧子、天花。若已经出过天花、痧子，短时期中即与病孩同室，亦不传染，岂非传染云云非切合事实之理论乎，其一例也。

又如花柳毒，初期无论为白浊、为横痃、为鱼口下疳，亦无论用西法或中法，治之使愈，愈后辄患皮肤病。花柳非本体幼内蕴之毒，其初由于外铄，毒既入体，酝酿而为病。如法治之而愈，十九皆有一部分药物不涤除之病毒。此病毒潜伏于躯体之中，则遍身骨楚而感不适，乃其最后辄发泄于皮肤，剧者为疠、为癣，轻者亦为红点，通常谓之湿气，《霉疮秘录》谓之痧仁疠。痧仁疠之为状，介乎天花、痧子之间，其红点视痧子为大，其异于天花之处，在点疏而不灌浆，其性质与痧子、天花全异，盖痧子、天花为急性，而此则慢性也。然因药力不能荡涤之余毒，卒之体工自起救济，驱之使从皮肤发泄，则与天花、痧子同一蹊径，其二例也。

又如酒客沉溺于饮，因醉而血行失其常度，积年累月，血中新陈代谢之机能以渐失职，经隧溪谷中老废物不及疏泄向外，则滞壅而沉淀，则为痛风。痛风之末路为血枯、为痉挛、为局部不仁，如此则为痼疾，假使不逐渐趋重，体工之能力有活动余地，则能驱之向外，而使皮肤发红点作痒，则为风湿，以故酒客多风湿。假使用药外治风湿，则痛风必增剧；假使风湿愈发愈多，则痛风必以渐瘥减。筋骨内之痛风与皮肤外之风湿，互为消长，乃知确是体工驱病毒使外达也。其有风病不因饮酒而来者，古法辄治之以酒，《千金方》醉仙酒，《内经》有醪醴治病法，乃知古人默会体工之形能，而利用其自然力以治病，故有此发明，其三例也。

此外默察形能之机转，可得而言说者尚多，今姑省之，仅就以上三例。凡躯体内有蕴毒，体工之自然力苟尚有活动余地，必能驱之向外，以皮肤为宣泄之尾闾，殆甚真确而无可疑者，此则天花、痧子之原理也。既明此原理，则治痧子自当以透发为主，病有向外之机转，而用甘凉遏抑之石斛，内窜蚀脑之香药，岂不悖谬之甚也哉。

《幼科》终

第八节 《保赤新书》

1 章 太 炎 序

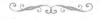

　　视疾恒易于成人而艰于赤子，《汉志》有《婴儿方》十九卷，唐人称巫方《颅囟经》为儿医宗。自古有专书，惜其不传也。世所行者，以钱乙《小儿药证直诀》为备。其方多诡奇，医师尊其名而勿敢用，有其书与无之等。然则所以扶护幼孤者，将何赖焉。阳湖恽铁樵，少以疾为粗工所困，发愤求岐伯、仲景之书，研精覃思，若将终身，垂老作《伤寒研究》，发意超卓。又剀切当病状，为能得汉师微旨，其说《素问》，亦往往有至言。今者复以余绪为《保赤新书》，始成胎教、麻疹两篇，语特浅露，意不欲以训医工，将使家人妇子见而知之也。夫赤子之疾，自变蒸凶不合外，亦多与成人无异。今学者率不读《伤寒论》，以家技为儿医，其术又不本钱氏，欲以起疾，难矣。铁樵于医术，既掸其源，此书虽平易，亦往往与古义会。其所发明，盖有出于《婴儿方》之外者矣。夫伤寒热病，以亡津液为难治，是以二陈神术诸剂，今已有知其非者，然不悟妄用甘润，适以厚其肠胃，而留热以不泄，无救于津液，又增其病，于是则为之戒石斛。发汗过多，则神衰而心惕，以有振颤僻地之候，是故大青龙诸法，古人已慎之也。然妄用兴奋，则使督脉直上下行，其变至于瘈疭，于是则为之戒香药。此二妄者，盖近起于明清末师，故经方无宿戒。喻嘉言、陆九芝始窥其弊，而铁樵以其所遇，独为危言。若是者虽治成人之医，犹当持以为矩，岂独儿医之所务耶！余窥涉经方，顾不能数为人治病。今见铁樵之书，以为道在是，故喜而序其在端。

中华民国十三年七月余杭章炳麟

2 小孩难育之故

小孩子总是要长大的，若是小孩子不长大，世界上也没有人了。话虽如此，但是有一等人家，小孩非常之金贵，每到两岁三岁就生病死了，至多也不过六七岁，十一二岁。他家的小孩，除非不病，病了总是不可救药。请小儿科会死，请大方脉也会死，请中国医会死，请西医也会死，弄得做爷娘的，遇到小孩生病，心惊胆裂，简直无法可想，这是何等可惨的事。在身当其境的想来，别人家的小孩，长大成人很是容易，独有我家小孩，竟是天不许他长大的。不过老天既不许他长大，为甚又许他生出来呢，这不是不讲理么。只为世上怨天恨地之人多了，亦许老天爷要我为他辩护，所以我就觉得不得已似的做了这本书。

小孩子总是要长大的，若是小孩有不得长大的，不是小孩子不好，也不是老天爷不好，还是做爷娘的不好。生男育女是人生一件大事，凡是动物，都知道传种保种。传种保种的思想是天赋的，如今有许多新人物，主张节制生育，为的是生活艰难，教育不易，想使他的子女有才能，能自立，能再传种下去，所以不得不节制。儿女少就容易培植，如此讲来，那节制生育，是精致的传种保种思想罢了。所以无论何等样人，既然生了子女，没有不希望长大成人的。做父母的有如此好心，怎说小孩夭折是父母的不好呢？假如有人这样说，我就回答他道：做父母的心都是一样的好，领小孩的方法就有好有坏了。小子在十五年前，就是子女很金贵的一个，也是遇到小孩生病便心惊胆裂、手足无措的一个。我曾死过三个儿子，六个女儿，最小的几个月，最大的十一二岁。我的九个小孩，死法个个不同。有的是出痧子，有的烂喉痧，有的慢惊、疳积，也有伤寒、温病、急惊。总之凡是小孩会生的病，我的小孩都病过，而且不病则已，病了是由轻变重、由重而死。我在上海二十年，有名的中医请教过二十余人，中国人留学回来的西医请教过七八位，真正地道西洋来路货，黄头发绿眼睛的著名西医也请教过三位。更有推惊的、挑痧的，教会里童真姑娘，还有算命的瞎子，解星宿的道士，关亡的巫婆，都是每年要请教几次的。唉，不必说了。单就我所请教的人物看来，就可以知道我们当日的苦况，真是甜酸苦辣，无味不尝。我从三十五岁那年起，从无可奈何之中，生出一个觉悟来，以为求人不如求己，发愤读医书，发下重誓，要做一个能自救兼能救人的医生。直到如今整整十五年，《伤寒》也通了，《内经》也有些发明。然而医病，单讲儿科，还是不能全。岂但不能全，而且屡次弄得垂头丧气、束手无策。我常常想，假使我能做一个医生，遇着人家小孩生病，假如他的病是我的儿女生过的我都能救他，那就我的儿女也不算白死了。我如今有五个小孩，两个儿子三个女儿，最小的儿子也有十岁了，他是从没吃过别个医生的药。医生不进我的门，算来整整有十三年了。别的都是空口说白话，单这一层可要算得小小一些成绩。小子因为有了这许多经验，然后知道小孩子长不大，的的确确是做爷娘的自己不好，此话怎讲，读者如要明白，请看以下各节。

3 胎　教

什么叫做胎教？就是夫妻俩预备生育子女时，当子女没有生时，先要修身节欲，勿使胎儿受恶影响，这就叫做胎教。子女同父母息息相关的，未出世以前是先天，既出世以后叫做后天。先天的善恶，根子在父母的居心行事；先天的强弱，根子在父母的起居饮食。后天的善恶，根子在爷娘一个教字；后天的强弱，根子在爷娘一个育字。这是一个大问题，包括着许多科学。若要悉数明白，莫说我这本小书装他不下，便是小子这点知识也讲不周全，只好长话短说，粗枝大叶地说两句罢。

胎教是中国的古话，是指小孩在娘肚里时，做母亲的应该修身节欲的话。如今外国人讲胎生学，更讲到遗传，那就讲到小孩在他老子身上做精虫的时代了。那是更深一层，如今不怕他深，遗传、胎教两层都要说个明白。

遗传是有凭有据的。老子会吃酒，儿子会吃酒。老子会念佛修行，儿子就会胎里素。老子杀人报仇，儿子就会白昼抢劫。至如老子若有梅毒，儿子至少也要有恶疮或是鬎鬁等。最妙的是《晋书》上说江东王氏世代齇鼻，即俗名酒糟鼻子，这件事有两个可疑之点。据《史书》上说，王氏世代齇鼻，但是初生出来的小孩是不齇的，要到三十多岁就齇了，你道奇不奇。其次当东晋刘宋时代江东姓王的、姓谢的，是天字第一号的大绅士，所以人家说起来，都是王谢并称。他们两家，因为门当户对，彼此交互结婚。久而久之，王谢两姓，重重姻娅。偏偏姓王的世代齇鼻，姓谢的可绝无其事，只齇鼻限于男性遗传，也像草头医生的秘方，传子不传女的，岂不是一件怪事么。人类做精虫时代，已经埋伏了三十多岁齇鼻不齇鼻的根脚，这真是有种像种。照此说来，我们要得儿子做一个正人君子，先要自己不欺心昧良，否则最极可怕的。须知做精虫的时代埋了齇鼻子的根，到三十多岁就不能不齇。若是做精虫的时代埋了盗贼的根，到三十多岁的时候就不能不盗贼啦。这是讲道德方面的话，若讲到体魄健全，也是一例。我们若要儿子容易长大，从小少病少痛，太初第一步工夫，就在我们自己讲究卫生，锻炼体魄。

胎教最讲究的，莫过于孟夫子的母亲仉老太太。这位老太曾说，她怀孕在身，目不视恶色，耳不听恶声，心不妄想，非礼勿动。归结生了孟子这样大人物的儿子，这仉老太太要算是女中尧舜，古今少有的，如今世界又哪里去寻这样的女子。所以如今人讲胎教，也只好讲那浅近易行的，不必好高骛远，当戒慎的事情如下。

七情方面当戒的：

第一是怨恨。凡是吃了人家的亏，势力不敌，不能反抗，则怨；既不甘心，又无可奈何，则恨。这怨与恨是闷在肚里无可发泄的，影响于胎儿的生理极大，非设法戒除不可。如其不然，生出来的儿子一定性气乖张，既不易教，亦不易育。要解除这个，也并非难事，只须将眼光放大了看。须知世界人类的权势地位，相差的级数何止千倍。你说你有势力，比你势力大的真是车载斗量，你会欺侮我，就会受人欺侮。如此一想，怨字可以解释许多。又须知人生在世，仔细想来，没有一个真称心的，女人更甚了，便是做了总统夫人，姨太太有三五七个，又何能事事称心，况且除掉夫妻母子是终身相守解不开的，此外都不必认真。你和姓赵的打不来交道，还有姓钱的、姓孙的、姓李的，只要问心过得去，天空海阔，何处不可以寻一些人生的乐趣,何必丁是丁卯是卯,定要在你姓赵的身上出了这口恶气才罢呢。如此一想,那恨字也可以解释许多。

　　第二是盛怒。怨恨两字,是我受了人家压迫,生出来的反动。盛怒虽亦是反动却是不以人家为然,由我发生一种势力去压迫他人,人非圣贤,横逆之来,岂有不生反感之理! 怒固不免,但是盛怒却要衡量事情。大约一个人的盛怒,多半是意气用事,十次常有九次用之不当,事后一反省,没有不觉得自己局量偏浅的。但能常常反省,疾言厉色,必能减少许多。胎儿感受恶影响,亦自减少,自然和气致祥。其次当戒慎的是欲。既然有孕,就不可有房事,否则小孩胎毒必重,麻痘定多险症。不过要丝毫没有,这句话却难说。少年夫妻,自然加一个更字。据我看来,还是纯任自然。不过亲贤远佞,屏绝郑声,那就在乎做丈夫的了。

　　以上都是能自主的,此外还有不能自主的三件事:一者是惊恐,二是忧郁,三者是悲伤。三者之中,惟有惊恐是或然的,固然无可避免,却也居最少数。忧郁与悲伤两层,仔细想来,颇有些意味。古今多少豪杰,十个就有九个是贫苦人家的孩子,寡妇的遗腹子能赤手空拳做一番事业的,更是常见常闻的故事。这个据小子的愚见,一半关于出世以后的教育和环境的刺激,一半是他在娘肚里感受了忧郁和悲伤的影响,早已种下刻苦自励的根因。若说忧郁悲伤有损于胎儿,理论与事实不符,就不能算得圆满之说,因此可知老天爷最是平等不过的。悲伤忧郁,既是处逆境的人无可避免,也就于胎儿不生恶影响,试想造物的手段,何等高妙呵!

　　饮食方面当戒的辣椒、胡椒等辛辣之物不可吃,吃了胎火重,小儿多患眼目病。人参、猪肉,不可多吃,吃了胎儿肥大,难于产出。酒不可吃,多吃酒使小儿愚蠢。獐兔野味不可吃,吃了使小儿多惊。恶劣的书籍不可看,卑鄙的戏曲不可听,因为脑筋中的感触,和胎儿的影响是最大的。

4 种痘（同《幼科》故删）

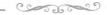

5 病状（同《幼科》故删）

6 鼻苗（同《幼科》故删）

7 牛痘（同《幼科》故删）

8 痧疹（同《幼科》故删）

9 痧疹之用药（同《幼科》故删）

10 惊　风

发明惊风原理上及钱氏喻氏各家学说：恽铁樵曰病之最普通习见而为吾侪所最当提前研究者，无过于伤寒温病，其次即为幼科。此而不明，不足以为医。此处既明，则凡病皆头头是道。自余各节，皆易晓也。吾初意以为治伤寒既通，则凡病可以尽通，古人亦多持此说者，继乃知其不然。盖伤寒之法，可以贯彻各种急性内科病，伤寒之理，且可以贯彻各种慢性内科病，然独不可以概括儿科，儿科盖别有蹊径。苟未尝专精研究，则治法鲜有能取效者。吾于前一二卷所言痧疹治法，多与伤寒法相通，此特一小部分耳。盖痧子之原理，与伤寒相同，幼科之其他治法，则与伤寒不同也。

幼科大别之，可分为三大部分。其一曰初生；其二曰急、慢惊风；其三曰痧痘。天痘最难治，今既有种痘法，鼻苗终身免疫，牛痘不限于幼时，则痘症问题已解决泰半。痧疹治法，既与伤寒相通，吾前卷所言，亦尚能与实际不背，且吾十余年来于痧疹，除坏病外，无有一次失败者，则痧疹问题，亦可谓解决泰半。至于初生，专指婴孩出世之最初一百二十日。此一百二十日中，种种疾病，均与成人不同，且婴儿太小，不能服药，此真儿科专家所当有事者。然此时期之病，轻者颇易治，以其无变化也。重者不可治，以其事全属先天，当注意于胎教。且婴儿除先天梅毒及脑水肿等数种不治之症外，其余非常之病，简直非医学范围内事，则初生虽有待于研究，尚非甚急之问题。若急、慢惊风，则不同矣。

惊风之所以异于伤寒者，伤寒是体温反应为病。虽湿、暍两种病，因空气中酸素关系，在伤寒范围之外，然毕竟病形尚与伤寒相滥。且治湿、暍，以清暑化湿为主，而目的却是退热。若惊风虽亦有因热而惊者，然既惊之后，热反处于宾位，徒退其热无益，惊即足以致命。因此病全属神经系，与伤寒截然不同。

若以伤寒法施之,轻药丝毫无用,重药适足以促其生而已矣。须知此病与成人之风懿(即中风)、《金匮》之痉病同为脑症,古人不知此类病属脑,强以阴阳气血五脏分之。金元间人分中风为真中、类中,东垣以为是火,丹溪以为是痰,其实无一不误。《金匮》以瓜蒌、葛根治痉亦误,《伤寒论》以刚柔分痉,刚痉无汗,柔痉有汗,典说吾亦疑之。仲景既未言治法,《金匮》有治法亦不效。且汗为腺体方面事,为体温方面事,与神经绝少关系。惟大汗,血中液汁骤竭,神经可以枯燥而见抽搐痉挛,即所谓误汗成痉。除误汗可以成痉之外,更无与汗有何关涉之处,则痉之为病,何必问有汗、无汗,则刚痉、柔痉之定名,已先有商量之余地矣。惟我国旧习惯,苟一怀疑古之圣贤,社会辄予以叛徒之恶谥,相习成风,遂并当该怀之处而亦不敢。其实尊敬圣贤,自有尊敬之道,中庸以诚为教,以毋自欺为教。若明知前人之学说有可商之处,而曲为回护,无乃不诚,不诚岂是尊敬之正轨。至如喻嘉言,乃以刚痉、柔痉及仲景桂枝汤大辟后世惊风之说,此即近人所谓高压主义,亦即鄙人所谓捧金香炉论调,自有喻说。而惊风之治法,乃多一层障碍矣。

嘉言之言曰:惊风一门,古人凿空妄谈,后世之小儿,受其害者,不知千百亿兆。盖小儿初生,阴气未足,性属纯阳,身内易致生热,热甚则生风痰。亦有恒有腠理不密,易生寒邪,寒邪中人,先入太阳经。太阳之脉,起于目内眦,上额、交颠,还出别下项,夹脊,抵腰中,是以病则筋脉牵强,遂有抽掣、抽搦。妄用金石脑麝开关镇坠之药,引邪深入藏府,千中千死。不知小儿易于外感,惟伤寒为独多,世之妄称惊风者,即此也。又伤寒门中,刚痉无汗,柔痉有汗。小儿刚痉少,柔痉多。世俗见其汗出不止,神昏不醒,便以慢惊为名,妄用参、芪、术、附闭塞腠理,热邪不得外越,亦为大害,但比金石差减耳。所以凡治小儿之热,须审其本元虚实,察其外邪轻重,或阴或阳,或表或里。但当撤其外邪出表,不当固邪入里也。仲景原有桂枝汤,舍而不用,徒事惊风,毫厘千里,岂胜言哉。又云:小儿外感壮热,多成痉病,后世多以惊风立名。又四证八候之凿说,实则指痉病之头摇手动者,为惊风之抽掣;指痉病之卒口噤、脚挛急者,为惊风之搐搦;指痉病之背反张者,为惊风之角弓反张。不治外淫之邪,反投金石之药,千中千死而不悟(以上所录文字略有删节,意义无出入)。

按嘉言所言,其大旨认痉为太阳病,谓小儿之惊风,由发热传变而来。夫由热盛而惊,本所常见,然不过惊之一种。其不发热而惊者,实居多数。无论发热与否,均非可以伤寒法疗治者。况由发热而惊,乃热盛神经被炙而起变化,虽其病由伤寒转属而来,但既惊之后,即非体温反射为病。桂枝汤乃治疗太阳反射之药,不得混为一谈;甚为明显。度嘉言当日对于此病,未尝不有一种疑莫能明之痛苦,不过好为高论,显得自己见解高人一等,故抬出仲景,以为高压。世故不乏有经验之医生,明知嘉言所言非是,而无术驳回,遂缄口结舌,不复申说。而治惊风之验方,则深闭固拒,不肯公开。于是高谈医理之医生,无一人能知惊风治法;巫觋稳婆,转得拾一二秘方以谋衣食。至今日,惊风一门,业医者亦自认不能治。无知村姬之秘方,有时乃以神效特闻。此种状况,若长久不变,不但小孩枉死者多,于医学前途,亦属一大障碍。吾非欲取彼巫觋稳婆之饭碗而代之也,彼等毫无医学知识,仅有秘方,则病之与彼秘方合者可愈,与彼秘方不合者不能变通,则必反受其害。是须以病就方,不能以方治病,此中利害,有显然者。吾尝思之,惊风治法所以有效方者,其最远之来源,仍不外乎书籍,断非巫觋授受,别成系统。其所以分歧之故,不外乎医家高谈空理,嚣然自大,其实不得真传;而得真传者,则深秘固拒。又凡治神经系病之药,迥非寻常药品。苟非做成丸药,秘不示人,则一经公开,必遭指摘,病家必不敢服,可断言也。今吾以钱仲阳以下著名幼科较近情理之学说,辑为一编,而以生平经验,附说明于各节之后,务期稳妥有效,亦务期开诚布公,扫除客气。其有疑不能明者,未能详备者,后来明达,匡辅不逮,是所望也。

楼全善曰:惊搐一也,而有晨夕之分、表里之异。身热力大者为急惊,身冷力小者为慢惊。仆地作声、醒时吐沫者为痫，头目仰视者为天吊，角弓反张者为痉，各不同也。

钱仲阳云：因潮热发搐，在寅卯辰时者，为肝病；身壮热，目上视，手足动摇，口内生热涎，颈项强急，为肝病。因潮热发搐，在巳午未时者，为心病；心惕，目上视，白睛赤色，牙关紧急，口内生涎，手足动摇，为心病。因潮热发搐，在申酉戌时者，为肺病；不甚搐而喘，口噤斜视，身热如火，睡露睛，手足冷，大便淡黄水，为肺病。因潮热发搐，在亥子丑时者，为肾病；不甚搐而卧不稳，身体温，目睛紧，斜视，喉中有痰，大便银褐色，乳食不消，多睡不省，为肾病。

按：以上肝、心、肺、肾，凡四脏，不言脾者，以脾属慢惊也。循绎其文，用意颇深远。所谓肝病者非肝病，心病者非心病，乃脏气病也。脏气所生者，为生长化收藏。肝病者逆生气，心病者逆长气，肺病者逆收气，肾病者逆脏气也。言寅卯巳午申酉亥子者，一日之生长化收藏也。《内经》之法分三级，生长老病已统一身言之，生长化收藏统一年言之，鸡鸣平旦日中合夜统一日言之。今以小儿之病分隶一日之二分二至，与《内经》之法相合，此必有所受。钱氏医术虽精，若谓能嘎嘎独造，与《内经》相暗合，智力或尚未及此。抑钱氏若本《内经》之法，创为学说，必声明其所由来。今书中只言其然，而不言其所以然，可知非是。审是，则自《颅囟经》失传而后，能略存古意者，当以《小儿药证直诀》一书为巨擘矣。古经方失传之后，一二存者，胥在《千金方》中。《颅囟经》失传之后，古意一二存者，胥在《药证直诀》之中。然其方则是，其说病理亦多费解之处。鄙人亦未能一一为之诠释，聊选数节，以当尝鼎一脔。

钱氏又云：肝病者，当补肾治肝，补肾地黄丸、治肝泻青丸。○心病者，当补肝治心，补肝地黄丸，治心导赤散、凉惊丸。○肺病者当补脾治肝治心，补脾益黄散、治肝泻青丸、治心导赤散。○肾病者，当补脾治心，补脾益黄散、治心导赤散、凉惊丸。各方列后。

地黄丸　生地八两，萸肉四两，山药四两，丹皮三两，泽泻三两，茯苓三两，本方加防风、羌活各二两，名加味地黄丸。

按：此即崔行功六味丸，分量乃丸药一料之量，就中萸肉一味太重，此药酸敛异常，等于五味子，宜轻用。鄙意小儿惊风服此，以煎剂为宜，分量准原方二十分之一为一剂。其萸肉一味，但用四分足矣。

泻青丸　当归、龙胆草、川芎、山栀、羌活、制军、防风，以上各药等分，蜜丸，竹叶汤下。

按：此是钱氏自制之方药，以苦降为主，甚为合法。当归一味，意在补血，宜用归身。川芎一味，为当归之佐。归当重，芎当轻。胆草为泻肝主药，熟军为佐药，二味皆为劫药，有大力量，宜少不宜多。羌、防为风药，须视外感为进退。此方本宜制丸，惟制丸则药量不能活变，仍以煎剂为适当。

导赤散　生地、木通、甘草，等分，研末。清水加竹叶七片煎汤过服，每服三钱，一方不用甘草，用黄芩。

按：此方分量，亦须变通。生地质重，木通质轻，不可等分。甘草亦宜轻，非不可重，为其甜也。此方以木通为主药，分利小便，所谓心邪从小肠泻也。心配赤色，故名导赤。

凉惊丸　龙胆草三两，防风三两，青黛三两，钩尖二两，川连五两，犀黄一字，麝香一字，冰片一字，面糊，粟米大，每服三五丸，金银花汤下。

按：此亦钱氏自制方就中川连当作三钱，青黛无甚关系，可减为一钱，犀、麝、冰片属伤寒系，各热病忌用，不可轻忽。所谓一字者，古人以五铢钱抄药，药量仅盖钱之一字，谓之一字，约半分许。惊风用此，转嫌太轻，当以一分为是。

益黄散　陈皮一两，青皮五钱，诃子肉五钱，炙草五钱，丁香二钱，研末，每服二钱。

按：此亦钱氏自制方，分量可以不改。脾配黄色，补脾故名益黄。凡胃喜湿，脾喜燥，阳明从燥化，太阴从湿化也。方中二陈、丁香为温燥之品,故补脾,热壮、面赤、唇红、燥者忌用。

以上五方,最为平稳适当之剂。苟能辨证真确,施之无不立效,而所难者即在辨证真确。以故前此本校讲义皆注重理论,嗣后当稍稍侧重实用方面。学者苟不将前此各讲义理论注意研求,徒有方药无益也。

钱氏又云:急惊本因热生于心,身热面赤引饮,口中热气出,二便黄赤,剧则发搐。盖热盛则风生,属肝,此阳盛阴虚也。利惊丸主之,以除痰热;不可用巴豆及温药大下之,恐搐虚,热不消也。小儿热痰客于心胃,因闻大声非常,则动而惊搐矣。若热极,虽不闻声及惊,亦自发搐。

利惊丸　轻粉一钱,青黛一钱,牵牛末五钱,天竺黄一钱,蜜丸如小豆,薄荷汤下。

按:此方治急惊痰热潮搐。轻粉能下痰,于小儿惊风颇效,虽是大毒,药对证则无妨。惟不宜多服,一粒、两粒已足。

按:自来医籍,皆言抽搐是肝,盖本《内经》肝之变动为握。然就病之形能言之,慢性者当属肝,急性者实属胃。操心虑患,忧郁过甚,可以筋惕肉瞤,甚且拘挛,是肝之变动为握也。其来以渐,须以年计。若急性之拘挛如成人之中风,往往在饱食之顷,小孩惊风多数亦因饱食,而热甚则惊,或饱食而受恐怖则惊,须知热所以盛,正因胃家实,不必闻声及惊亦自抽搐,乃神经被灸而紧张也。此种由伤寒转属而惊者,其面多赤,面赤为实热,亦阳明也。若面色苍白,其来以渐者,为慢惊。虽亦胃中有物,其病则属脾。脾为脏,胃为腑;腑为实,脏为虚。虚则为脏病,故慢惊对于急惊而言,故谓面赤为心热,面青为肝热,实非确论。惟有一种壮热抽搐,指头寒、面青、啼哭无泪,起病一日即如此。未病之前,故甚壮实。若此者,并非虚证。若以《伤寒论》辨阴阳之法衡之,多不合。谓为阳证、实证,则面青唇白,甚且大便溏泄,而粪作青色;谓为虚证阴证,则热壮声高,脉弦而洪实。若问其来源,大半由惊怖而起,此却是肝胆为病。古人谓肝藏血,确是事实。因解剖时所见全肝是血,因此推知肝是全身血管之调节器,脚用力则脚需多量之血,手用力则手需多量之血,脑用力则脑需多量之血,需之甚骤,供给亦骤。若仅移彼就此,则不健全甚矣。其中必有一藏血之所以资输转,藉曰有之,殆舍肝脏莫属。肝血之出入,司调节者,当然是神经。神经起变化,则出入必不流利。不能照常供给,则神经失养而抽搐作矣。此中消息甚微,各脏器无不交相互助,成则俱成,败则俱败。小儿惊风之面青,与成人肝郁之面无血色,皆因肝脏不能供给而感贫血之故。《内经》治肝之法,曰木郁达之,即是此理。

11　沈氏惊风说

发明惊风原理下及沈氏学说:乾隆间,无锡沈芊录金鳌著《尊生方》,旧医书中善本也。幼科门中《幼科释谜》一编中有惊风篇,沈氏自撰小引,文属韵语,便于诵习。兹录之如下。

小儿之病,最重惟惊。惊必发搐,惊必窜睛。惊必牙紧,惊必面青。惊必鱼口,惊必弓形。心经热积,肝部风生。肝风心火,二脏交争。血乱气壅,痰涎与并。百脉凝滞,关窍不灵。或急或慢,随其所撄。急由阳盛,慢属阴凝。急缘实病,慢自虚成。急惊之症,暴疾难名。种种恶候,一一并呈。迨其发定,了了神清。撅厥所由,调护失情。书抱当风,夜卧厚衾。多食辛辣,偶触鼓钲。跌仆嚷叫,人物雷霆。凡诸惊恐,动魄乱经。一旦病作,讵比寻恒。慢惊之证,睡卧靡宁。乍发乍静,神思昏瞑。大抵久病,逐渐势增。吐泻疟利,消耗匪轻。脾虚胃弱,阳常不升。虚邪火旺,肝不来乘。淹延困顿,遂致命倾。有慢脾风,症更堪憎。慢惊之后,虚极难胜。病全归脾,故慢脾称。脾家痰饮,凝聚胸膺。脾家虚热,来往相仍。脾困气乏,肢冷目瞪。频呕腥臭,微搐焦声。无风客逐,无惊可平。十不救一,魂魄归冥。又有天吊,状若祟凭。头目仰视,身热不停。爪青肢疭,是真病情。邪热毒气,壅遏心精。颇难调治,医学速营。诸惊疾发,诊视察听。表里虚实,尤贵详明。惊风之属,痫痉易醒。更多兼症,一一细评。毋轻心掉,毋躐等行。方治无误,医始称能。

按:沈氏此文,乃举急、慢惊风概括言之,文字虽不多,惊之病状已尽于此。至其原理,虽十万言不能尽。旧籍医方可采者甚多,说理则汗牛充栋之书皆非是。兹就鄙人所知者,大略为之说明如下。

发搐,手脚抽掣也;窜睛,目斜视也;鱼口,谓病儿之唇吻作势前努、呀弄不已,恰如鱼之努唇唼喋也;面青,谓颜额鼻旁色泽晦滞,隐隐显青色也;弓形,头项背脊劲强,反张向后作弧形也。以上皆急惊症象,自"心经积热"句起,至"了了神清"句止,综言急、慢惊病状及病理。"撅厥所由"句起,至"讵比寻恒"句止,推究惊风之由来,示人以调护避免之方。其说半数可以取法,却不全合真际,兹再释之如下。

第一段文字,言惊风必见症,但非必全见,见其一即是。云心经积热,实是阳明经病,并非手少阴经病。自愚意言之,所谓心经积热,盖指面赤者言之。惊风家既以面青者属之肝,自以面赤者属之心矣。然《内经》之法,心不受邪,故后世皆言心包络,而仲景《伤寒论》独不言心包络。今按心包络即心囊,并不能发热,亦不能使人神昏谵语,则热入心包云云,自当纠正。再小儿手足抽搐,热壮面赤者,皆属胃中有积,为易愈之症。说详前卷及《伤寒讲义》,心经积热一语,委实可商。

肝部生风云者,即因其动。抽搐是动,筋惕肉𥆧亦是动,皆不由意志命令而自动者;小孩手足牵动谓之风,成人口眼㖞斜亦谓之风,皆指不由意志命令而动之谓。故阳明腑证之循衣摸床、撮空理线,少阴证之循衣摸床、撮空理线(此两语皆所以形容手动之状。古人于少阴证则用此两语,于阳明证则谓之手舞足蹈,其实是无意识的分别,故纸上空谈,言之凿凿,临床之顷涉疑似,便尔束手,读者但观拙著医案便知,故余不复分别),时医皆谓之动风。推究此"风"字之所由来,《易经》"风以动之"一语,实其语根,《左传》"风淫末疾"亦是。是"风"字之命名,由来旧矣。但有一不可思议之点,此所谓风,不过因其动耳,并非风云雷雨之风,甚为明显。《易经》谓云从龙,风从虎。韩退之《杂说》谓龙嘘气成云,古语有"虎啸生风"之说。按之事实,恐未必的确。盖云为地气,并非由龙嘘;风为空气动,并非由虎啸生。治文学可以据为典实,治科学则不足据为典实。然所谓风从虎,是指风云雷雨之风,却无疑也。又《本草》独活条下李时珍云:独活一茎直上,无风则摇,有风反不动。此亦事理所无,然所谓无风有风,亦指风云雷雨之风无疑。乃医籍谓虎骨可以治风,独活可以定风。此两味药之为风药,极为普通。凡稍稍涉猎医籍者,无不知之,且用以治风病,亦极有效验。此何说欤?将谓人身不由意志命令之动之为风,与风云雷雨之风为一物欤?假使以此问题征答案,则一般医生当曰:人身一小天地,人体动风之风,等于天地之风。问即使相等,何故虎骨与独活可以治风,则彼当曰:此所谓医者意也,如事事无理由可言,医学安得有进步。

风药入人体中,血输起若何变化,筋骨脏器起若何变化,此或当俟医化学进步之后,然后知之。第就鄙人所得者言之,似虫类能治内者甚多。其所以能治内风,似病人得虫类制成之药品,则纤维神经之紧张者便得缓和。鄙人所以能知此者,则因躬自试验之故。吾于三十五岁患耳聋,百药不效。嗣服药太多，遂致腹胀心跳，脚软手颤，胃呆便闭。种种病证，自腹胀、胃呆言之，颇近《灵枢》所谓积聚，而攻之不效，意属胃病。而治肝胃不效，嗣以《千金》耆婆丸攻之则效。耆婆丸中有蜈蚣、蛴螬、芫青诸虫类者也，乃悟贱恙竟是药虫。自服耆婆丸后，得黑粪多次，积聚去而风则大动。嗣后一意以虫药为治，得虫便觉神经弛缓，手亦不颤，先时手颤之程度颇剧，饮茶不能持满，握笔不能成字，今则丝毫不颤，能作小楷矣。因此悟得回天再造丸、大活络丸之治中风，用蕲蛇与乌梢、白花蛇、全蝎等，及惊风门之用虫类，均是此意。《野史》载清初海兰察多御女而生食蜘蛛。《阅微草堂笔记》谓有生吞赤练蛇，自言能增里者，见者惊诧，其实皆祛风之故耳。夫所谓内风，既专指不随意动作而言，即无非神经紧张之故。神经紧张则不能调节血行，木强而体弱，缓则能调节血行，柔和而体健。虎骨、独活等之能治风，则因先有单方之故。章太炎先生谓药物疗病，大抵起于单方。盖草昧之时，未有医术，偶患何病，偶服一草得愈，遂传之他人，屡试不爽，遂著为《本草》。即唐宋以来增附药品，亦非医生自知其效，必有单方在前耳。今西药中金鸡哪，即彼中患疟者所自求也。太炎先生精医学，又精朴学，其言自有价值。又吾前所记种牛痘之法，亦是得之偶然。又彼某甲之吞赤蛇，海兰察之吞蜘蛛，亦是如此。抑尤有说者，某医案载有患阳明腑证者，医禁食生冷，病人乃自起恣饮冷水两碗，霍然而愈。又数年前，有友人患热病，大肠绞闭，热不得退，梦食柿甚适，醒而闻巷口有叫卖朱柿者，购食五七枚，病遂霍然。凡若此者，皆谓之生理自然需求。此自然需求在最初当为医药起点之惟一原因，惟其生理有自然需求，然后药效有偶然发现之可能。其后经验既多，由甲及乙，有理可推，遂成医学。然则谓虎啸生风，故虎骨可以愈风病；独活见风不摇，故独活可以愈风病，此等说法，皆附会之谈而已。故鄙意肝生风云者，只是神经起变化。种种泻肝、柔肝之药，亦只是柔缓神经。不过由食积发生之病，其源在胃。由惊怖发生之病，其源在交感神经节。然则古书所谓肝病，殆即交感神经节为病也（交感神经节亦是设想如此，未能证实，神经径路大略详后）。

慢惊是虚证，故楼全善以身冷力小者为慢惊，沈氏则更于慢惊之外出慢脾之名。以病状分之，却有此种症象，惟界限总不易明了。此亦犹伤寒六经兼证多，专证少。临床之顷易迷惑也。焦声、啼声异常，如猫叫也，目斜焦声，皆不救之证。目斜是滑车神经宽紧不匀之故，焦声当是腺体与神经并病，故喉头音带起非常变化。其病视目斜为更深，尤属必死。天吊，后世医籍以两目上视者为天吊。沈氏兼言头仰，是即真延髓炎症，与角弓反张不同。角弓反张，头项与背全作弧形向后，病作则反张颇甚，少顷仍能恢复原状。若真延髓炎症，但颈项反折，既见之后，便一往不复，不能恢复，幸而愈者，百不得一。盖角弓反张，乃运动神经纤维痉挛，天吊乃延髓膜挛急，成人亦有患此者，即古所谓痉。西医行脊椎穿刺，换去督脉管中液汁，有幸而愈者。小孩则不能任穿刺，故无治法。近顷有用热水袋熨脑后一昼夜，竟得渐愈者。老友王钝根之两岁儿病此，试之而效。然吾仍疑不能明，或者病机迟早有关系，否则病之性质有不同，须再研究也。

沈氏又云：治慢惊者，古书亦无可根据，惟称急惊为阳痫，慢惊为阴痫而已。盖慢惊属阴，阴主静而抽缓，故曰慢。其候皆因外感风寒，内作吐泻，或得于大病之后，或误治传变而成。目慢神昏，手足偏动，口角流涎，身微温，眼上视，或斜转，或两手握拳而搐，或兼两足掣动。各辨男女左右，男左搐者为顺，反则逆；女右搐者为顺，反则逆。口气冷而缓，或囟门陷，此虚证也。脉沉无力，睡则露睛，此真阳衰耗而阴邪独盛。阴盛生寒，寒为水化，水生肝木，木为风化，木克脾土。胃为脾之腑，故胃中有风，瘛疭渐生。其瘛疭状，两肩微耸，两手下垂，时复动摇不已者，名曰慢惊。宜以青州白丸、苏合丸入姜汁杵匀，米饮调下。虚极者加金液丹。

按：阴痫、阳痫，仅有其名而无其理。本节所言之理，又以五行生克为说，不可为训。其男左女右云云,亦是想当然之说,未见真确,此因不知各神经中枢皆有特殊领域之故。

按:神经系最复杂,仅仅欲明大略,已非精图与模型不办。本书力有未逮,兹仅就形能说法,言其大略之大略。凡神经可分为两部:其一曰中枢神经,原动力之所在也;其二曰末梢神经,势力之所及也。中枢神经专指在大小脑及延髓脊髓之内者而言;末梢神经则指遍体分布之纤维。就其能力言之,可大别为两种:曰运动神经,曰感觉神经。凡属知的方面,皆属于感觉神经。如耳目口鼻之有色声香味诸觉,肌肤之有触觉感觉之种种不同由于各感觉神经之发源与终了地位各自不同之故。凡属于动的方面,皆属于运动神经。肌肉肢指之运动,各有专职,各不失职者,由于有起讫不同之各运动神经专司其事之故。寻常之动作为随意运动,乃由官能受意志命令而动者,其非常动作,不由意志命令而动者,乃反射运动,是即痉挛抽搐之类。

仅手抽搐而脚无恙者,上肢神经受病也;仅脚抽搐而手无恙者,下肢神经受病也。上、下肢神经,均发源于大脑正中回转之大脑皮。下肢神经之起点在正中回转之最上部,上肢神经起点在其中央。更有司面部肌肉运动及舌咽运动之神经,其起点在正中回转之最下部。此三种神经,从起点处过大脑向小脑至于延髓,更从延髓下入脊髓,其终点名前角神经细胞,中枢神经至此告一段落。前角细胞复放出纤维,分布肢体各区域,是为末梢神经。前角细胞者,末梢神经之起点也。

大脑与小脑之间有一髓体,专为联络大、小两脑者,西国学名,谓之 Varolio 氏桥。吾人可弗深求,为便于记忆起见,名之曰桥髓。大脑皮与桥髓之间更有一重要机件,为神经所通过者,谓之内囊,发源于大脑皮之神经,至内囊部有一约束,自此约束之后变换其地位,发源于大脑皮最下部之舌咽神经,占内囊部之上部,司面部之运动神经次之。自大脑皮中部而来之上肢神经,占内囊脚之中部,自大脑皮上部而来之下肢神经,占内囊脚之下部,更进而通过大脑脚之中央,至于桥髓。

小脑有横行纤维,各神经从桥髓入小脑,因经横行纤维之故而分离,至延髓则复行集合而成神经索,谓之锥体。至延髓与颈髓交界之处,锥体分而为二:其一曰锥体前索道,其二曰锥体侧索道。此两索之神经颇多交互,大分从前索移入侧索,从延髓至颈髓交互尤多。亦有从侧索直下脊髓而不交互者,至脊髓之前角细胞,为中枢神经之终点。更从前角细胞发出纤维,入于肢体各部之筋肉与各官能。

脑髓之形,回环往复而多折叠。每一回环谓之一回转,每一襞褶谓之沟。其最重要者,正中沟也。正中沟之内部,非常重要之机件咸萃集之。此最重要部分,前至大脑,后至延髓之一区域,名菱形窝。菱形窝中有多数之核,为各种神经所自出,曰神经核。内囊部附近有名视神经床者,神经核之大而重要者也。目系之视神经从此核发生。其肢体、面部、躯干各神经,亦强半经过此核,而与此核发生连带关系。故偏身劲强,四肢瘈疭,目珠辄上视或斜视,即因此故;《内经》所谓诸脉皆属于目者,即是指此。诸脉皆属于目一语,就病之形能推勘而得。其云脉,非指动、静脉之脉,乃指筋。《经》文诸筋皆属于肝,诸脉皆属于目。此筋与脉,实是遍身分布之末梢纤维神经,此丝毫无疑义者。

是故两手瘈疭者,上肢神经受病也;两脚瘈疭者,下肢神经受病也;手脚均瘈疭者,众神经集合之神经索受病也;成人半身不遂者,内囊脚受病也(西医籍谓脑出血侵及内囊脚,则半身知觉运动均感不仁,是必神经纤维过内囊脚时,左右肢之中枢分属之故)。左手、右脚,或右手、左脚不仁者,神经之交叉点受病也。无论何种瘈疭,眼珠必斜视或上视者,因神经与视神经床有连带关系也。他若一肢动摇或独摇者,单独之神经纤维受病也。准此,则谓男左手脚抽搐为顺,右手脚抽搐为逆,女子反者,其说不可通。因抽搐时左右不同者,可以男女为言,其上肢、下肢不同者,则何如? 又左手、右脚,或右手、左脚抽搐者,又何如? 故曰是想当然之说,不可为训也。

12 惊风成方甲并说

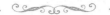

吾人既略明神经径路，乃知古人所言之惊风病理强半非是；男左女右顺逆之说，既显然非是；即血虚肝王火动生风等语，亦复似是而非；乃至四证八候等说，无一非模糊影响之谈。所谓四证八候者，惊、风、痰、热，谓之四证；搐、搦、掣、颤、反、引、窜、视，谓之八候。吾尝一再思索，竟不知其命意所在。热谓发热，痰谓多痰；惊与风二字，若何分法，则不可知？又窜视谓目上视或歧视也，反引谓项背向后反张也。颤谓颤动，掣谓抽掣，搐、搦谓手指拘挛。就字面解释，不过如此。然若何是八候？搐、搦、掣、颤，总而言之，不过痉挛。若云分之为两候，既未明痉挛之原理，何能别手指拘挛与手脚抽搐之不同？且手脚抽搐者，手指殆无不拘挛，又何从分之为两候？至于反张与窜视，固明明是两种病状，但既不明反张、窜视之所以然，而漫然为之别曰，此为一候，此为两候，究竟于治病何补，此非无意识之分别乎？又所言惊风病源，亦多半不可为训。例如沈金鳌所谓"揆厥所原，调护失情。昼抱当风，夜卧厚衾。多食辛辣，偶触鼓钲。跌仆嚷叫，人物雷霆。凡诸惊恐，动魄乱经"。此其所言者，亦复不甚的确。吹风与跌仆，为小孩不可避免之事。吹风跌仆，亦不定起惊。且多吹风则皮肤致密，抵抗力强，不易受感冒。彼渔船上小孩终年不病，其明证也。跌仆，凡活泼之小孩皆有之。病孩终日僵卧者，乃不跌仆；跳跃运动，肌肉即赖以发育。今以惊风归咎于昼抱当风与跌仆，是欲将小孩禁锢于密室而不许跳跃，即使不惊，已奄奄无生气。所谓调护不失情者，当如是耶？古人对于惊风病理，既多谬妄；对于惊风病源，复不的确。然则旧说不足存欤？是又不然。

鄙人于惊风经验苦不足，于中风则能辨死活、决愈期；于其他内风诸病，亦尚能知其所以然之故。且于各种风药，十九皆躬自试服，而心知其效力。本吾种种知识，以观惊风门诸成方，而决其必然有效。又观古人所辑惊风医籍，往往附有惊风不治证数条。既有不治证，益可反证其他可治证必能取效矣。但病理模糊，病源不确，则不能为有条理之言，俾后人可以取法。故惊与风分为两层，风与搐又分为两层，而不能为分明之界说。后人读其书者，只觉纠缠不清，无从领会治法（李仲南有云：病在惊，不可妄治封盖。惊由痰热，只可推热化痰，而惊自止。病在痰不可妄治，惊急须退热化痰。病在风，不可便治搐，该风由惊作，只可利惊化痰，其风自散。若惊亦有搐，用截风散，至妙之道；若治惊而痰不化热，亦不退云云。此段文字委实莫名其妙，盖非文字程度关系，乃病理不明故也）。然则虽有效药，亦幸中而已。今为医药谋进步起见，不辞僭妄。以吾个人意见，将各方分为三级，系以说明。庶几读者手此一编，可以施诸实用。其未能入细之处，限于能力，进一步之研究，尚有待于后来也。

惊风成方甲级

辰砂膏 辰砂三钱，硼砂一钱半，元明粉二钱，全蝎一钱，真珠粉一钱，元寸一字，元寸即麝香之最佳者、一字约五厘。上七味，分别研末，用煮烂红枣五枚，去皮核，调和密泥。每用豆大一粒，薄荷汤调服。上方治诸惊潮热。月内婴儿，乳汁调涂乳头，令吮。

宣风散 全蝎二十一个，去头尾，酒涂炙，研细，加麝香少许。每用半字，银花汤调服。上方治断脐后外伤风湿，唇青撮口，多啼不乳，吐白沫。

丹溪金乌散　蜈蚣半条(酒浸,炙),川乌尖三个。元寸少许,同研末,密泥勿泄气。每用半字,银花汤调服。上方治脐风。

调气益黄散　蜈蚣一条(酒炙),蝎尾四个,僵蚕七个,瞿麦五分。

上四味,研细末。每用二字,吹鼻中取嚏,啼者可治。仍用薄荷汤调一字服。上方治惊风噤口,撮口脐风。

夺命散　铜青二钱,朱砂二钱,轻粉五分,元寸五厘,蝎尾十四个(去针)。每用五分,薄荷汤下。上方亦研末用,治天吊,脐风,卒死,撮口,鹅口,木舌,喉痹,痄腮,风壅,吐涎,药后得定,依症调理。

演山截风丹　全蝎(去毒炒)、僵蚕(炒)、白附子(泡)、南星(泡)、天麻各二钱半,朱砂一钱,蜈蚣一条(酒炙),元寸一字,蜜丸绿豆大。上方治急惊,每用三丸,银花、薄荷汤调下。

全蝎散　全蝎二十四个,薄荷叶(包,炙)。僵蚕(去丝及嘴)五钱,薄荷叶(包,炙),南星一两,用姜一两、鲜薄荷二两,同捣做饼,晒干(如急惊,不用南星,加煨大黄一两)。白附子(泡)三钱,防风、天麻、炙草、朱砂、川芎各五钱,共为末。一岁儿服一字,二岁儿服半钱,量岁数大小病情轻重加减。身热发搐,火府散调下,慢惊生姜汤下。

附火府散方　生地、木通各一两,黄芩、炙甘草各五钱,每用二钱,水煎温服。

郑氏驱风膏　辰砂、蝎尾、当归、山栀、川芎、胆草、羌活、防风、大黄、甘草。以上十味,各一钱,加元寸一字,炼赤砂糖丸如芡实大。三岁以上病重者三丸,三岁以下者一丸。薄荷汤化下。上方治肝风筋脉拘急,面红,面青,眼上视。

南星散　南星九钱重者一个,掘地坑,深尺许,用炭五斤,烧通红,醋一碗,洒坑中,即投南星,以火炭密盖,又用盆覆。时许取出,研为末,入琥珀、全蝎各一钱。每用二字,生姜防风汤下。上方治慢惊,祛风豁痰。

本事保命丹　虎睛一对(瓦上炙干),朱砂五分,全蝎、麝香各五分,蜈蚣二条(去头、尾),天麻三钱。上药研末,蜜丸,又入水麝窨定。急、慢惊风均可服,每次豆大三丸,薄荷汤下。

牛黄丸　胆星二钱半,全蝎一钱半,蝉蜕一钱半,防风一钱半,牛黄一钱半,白附子一钱半,僵蚕一钱半,天麻一钱半,元寸一分。上药研细末枣肉丸绿豆大,每服三五丸,荆芥姜汤下。上方治小儿惊痫,迷闷,抽搐,涎痰。

钩藤饮　钩尖五钱,人参五钱,犀角五钱,全蝎一钱,天麻二钱,甘草五分,研末,每用一钱,煎服。上方治天吊潮热。

天麻丸　南星二钱,天麻二钱,白附子一钱,牙硝一钱,川灵脂一钱,全蝎一钱,轻粉五分,巴豆霜二钱。上药研细末,粥汤和丸,如麻子大。每服十丸,薄荷汤下。上方治小儿食痫有痰。

罗氏牛黄丸　白花蛇肉、全蝎、白附子、生川乌须(一枚重半两者)、天麻、薄荷各五钱,以上六味先为末,后药另研加入,雄黄五钱,朱砂三钱,冰片五钱,牛黄三钱,元寸一钱,以上五味各研与前药和匀。另用麻黄去根二两,酒一升。煎至一盏,去渣,入前药,熬令相得,勿至焦。众手疾丸如芡实大,密藏勿泄气。每丸作五服,金银薄荷汤下。大能发散邪。上方治急、慢惊风,五痫,天吊,潮涎灌壅。

一字散　南星(泡)五钱,蝉蜕、全蝎、僵蚕各五分。上方研细末,入荞麦面一钱,用石榴壳一枚,内诸药,盐泥封固,于灶中漫火上烧之,泥燥为度。每服一字,酒下。此方大能醒风爽精神。

牛黄散　牛黄五钱,天竺黄、朱砂、麝香各一钱,钩尖、蝎尾各一钱。上药研末,每服一字,水下。此方清心截风,有奇效。

三解牛黄散　僵蚕、全蝎、防风、白附子、桔梗、大黄、炙草、茯苓、黄芩、人参、郁金。上药等分，研细末。每服五分至一钱，量儿年龄、病轻重加减。薄荷汤调下。上方治实热潮热。

牛黄膏蝎尾四十九枚，巴霜一钱半，冰片一分，朱砂二钱，郁金三钱，牛黄一分，元寸一分。上药研末，每服一分，蜜水调下，量年龄虚实下药。

上方治壮热，咽喉涎响，不省人事，左右手偏搐，或唇口眼鼻颤动。此热涎内蓄、风邪外感也，宜急服之。

至宝丹　生犀角、生玳瑁、琥珀、朱砂、雄黄各一两，金箔、银箔各五十片，黄牛五钱，元寸一钱，安息香一两半。以上各药，分别研末。安息香研后用酒淘去沙，酒煎成膏。更入各药末，拌匀。如嫌干，酌加熟蜜。丸如桐子大，每用一二丸，参汤下。上方治惊痫心热，卒中客忤，风涎搐搦。

蚕蝎散　全蝎七个，蝉蜕二十一个，南星一枚，甘草分半。上药研粗末，每二钱，加姜一片、枣两枚煎服。上方治慢惊阳证。

蝎附散　泡附子二钱，泡南星、泡白附子、木香各一钱，全蝎七个。上药研粗末，每末一钱，加姜两片煎。上方治慢脾风，回阳豁痰。

牛黄夺命散　黑白牵牛头末各五钱半(生半炒)，槟榔二钱半，大黄一两，木香钱半，轻粉半分。上药研细末，每末一钱，蜜水调下，微利为度。上方治小儿肺胀胸满，喘粗气急，肩息鼻张，痰壅闷甚，死在旦夕者。

以上共二十一方，治惊之方药，十九已具于此。概括言之，凡急、慢惊皆见手足抽搐，或指头筋肉瞤动。不抽搐瞤动者，不名为惊风。抽搐瞤动，神经反射挛急所著之现象也。凡惊风，虫类为特效药，此是事实上积久之经验。执果溯因，可以断定虫类能弛缓神经挛急。现在之生理医化学，尚嫌程度幼稚，不足以知其所以然之故也。虫之入药，其来已旧，其名目繁多。《千金方》中芫青、斑蝥、蜣蜋、蜘蛛、虻虫、蜥蜴，乃习见不鲜之药。惊风家所常用者，不过前列数种耳。准此，是蜈蚣、全蝎常人视为可畏者，正无须疑虑也。顾虽如此，假使未见抽搐，则不得试服前列各方。惊风有征兆，老于医者，一望能知。例如面青唇干，啼时无涕泪，手握有力，拇指食指作交叉式，皆可知其将作惊风。但当此之时，自有种种病症，按症施治，使之速愈，即所以防微杜渐。盖此时不过风寒食积，病不在神经。若先用惊风药，则引热入脑。以吾所见，小孩发热，当将惊未惊之时，病家为便利稳当起见，辄予以小儿回春丹或金鼠矢。医家于小孩发热予以疏解套方，如荆、防、清水豆卷等，不能退热，则亦予以回春丹或太乙丹。如此，其结果十九不良，泰半皆极惨酷。回春丹、金鼠矢，何以不可服？既不可服，何以医家屡屡用之而不知变计，且惨酷之程度若何？既此时此等药不可服，当服何药？凡此问题，试为解答如下。

等一当知者，惊风将成未成之顷，热未入脑，不过风寒食积。风寒食积，何故有见惊风征兆者，有不见惊风征兆者？佛家说因果，因果两字，吾人固习知之。而不知因与果之间，尚有一缘字。有有因而无果者，有同因而异果者，则缘为之也。人事物理，罔不如此，病理亦然。小孩饱食酣眠之外，别无所事，但得饱食为之因，酣眠为之缘，则当得躯体肥硕之结果。所谓苟得其养，无物不长也。若饱食为之因，而感寒受热为之缘，则病为之果，因有感寒受热之缘。脾胃消化失职，于是停食，更复进乳不已，则为食积。胃不知则不得酣眠，因缘全异，当然不得长之结果，而为病之结果。此病之单纯而浅者，去其外感，导其食积，节其寒暖饮食，病无不除，是可谓适当之药为因，适宜调护为缘，则为除病之果也。又如风寒食积为之因，不正之气候为之缘，当得流行病为之果，如痧子、猩红热是也。若风寒食积为之因，恐怖为之缘，则当得惊风之果矣。然此不过一种，多数惊风病之原因，绝不如此简单。盖因有正因，有副因，有远因，有近因,是当先明惊风之各原因。饱食则胃撑大,饱食而有外感而不消化,既不消化,复进食,则胃撑大过当,欲收缩而不能,胃神经乃起反应以为救济,则异常紧张。体温本当集表驱逐外感,因胃中有积,反因急于救里,而表热不壮,则骨中温温欲吐而面青,紧张之胃神经受影响愈甚,全体之运动神经皆见紧张。其着于外者,则为手指瞤动,或拇指食指交叉,且握固而有力。握固交叉,乃痉挛瘛疭之最初一步也,此其一。猝然与惊怖之事相值,则心跳。心跳者,非心跳,乃心肌神经欲疾速供给多量之血于大脑,俾得应付外界可怖之事。因为势太骤,秩序凌乱,瓣膜启闭失职,故感震荡。从此等形能观之,可知神经之源在大脑,而其关键在胸前之交感神经节,故心跳而头不痛。凡心肌神经、胃神经,肺与肝胆之神经纤维,皆一个系统,而神经节为之总约束。故凡感惊怖者,心无不跳,而与心跳同时并见者,呼吸如窒,胃中痞满,下粪作青绿色,面无血色。其面无血色,即所谓面青,乃肝病;呼吸窒,乃肺病;粪类作青绿色,乃胆汁不循常轨;胃中痞满,乃胃神经紧张也。凡此,皆神经反射动作。反射动作,不由意志命令,不过阻力,则其势力自消。若有物为梗,则其势力增进。心肺肝脏,皆无物为神经之阻力。若胃中空虚,亦无物为阻力,故饥时纵遇恐怖,亦不必即病。惟当饱食之后而遇惊怖,则胃中食物,乃与神经为难矣。饱食而遇恐怖,所以能成瘛疭之惊风者,其理由如此。此其二。倾跌固无不与惊怖为缘,而倾跌之受伤者,则更与惊怖之外多一创痛。创痛乃末梢神经直接受伤,此有浅深两种。浅者为皮感觉,深者为肌感觉。此种感觉神经,其源来自延髓中之神经索。故因跌仆受伤而病者,往往易病颈项反折之脊髓膜炎症,是较一二两项胃神经起反射者更多一种副因。此其三。

发热殆为小孩不可避免之事,古人所谓辩证是也。痧子亦为不可避免之事,天花可以种痘,痧子则无法预防。伤寒亦为不可避免之事。盖人体对于某种疾病容易传染、不易传染及绝对不传染皆有一定年龄。小孩则富于感染性,老人则绝对不传染,故罕有老人而病伤寒者,却绝无小孩而不病伤寒者。变蒸易愈,《世补斋医书》中之不谢方,足以济事。痧子亦易愈,学者仅信仰本书前一二卷所言者,已如无厚入有间,游刃有余地矣。伤寒犹之易愈,学者仅潜心研读拙著伤寒温病各讲义,及《药盦医案》中伤寒各案,不假外求,其愈病之分数,已不止如《金匮》中所言上工十愈六七。此非鄙人之自伐,委实事实如此,无如时医不然也。治西医者,平日高视阔步,不可以一世,迨临床一遇伤寒症,即绝不犹豫,脱口而出曰:是须二十一日,谓此病无特效药,只有听其自然传变。西医所谓对症治疗,即是听其自然。夫听其自然传变,至于二十一日,此长时间中,与危险为缘之事,不胜屈指。热壮胃实皆有入脑之可能,于是冰枕涤荡肠诸法,为其牢不可破之不二法门。此不二法门,未尝不可愈病。然而较之仲景法,相差不可以道里计。至若以此不二法门施之婴儿,则危险在百分之九十以上矣。至时下中医则又不然,彼所横梗于胸中者,为江南无正伤寒一语,以为凡伤寒皆温病。而对于温病,亦自有其不二法门,曰温病忌表。于是病在太阳,举凡麻桂青龙,胥非所取,仅用清水豆卷、淡豆豉敷衍数日,既不能辨何者是温病,何者是伤寒,更不能辨何者是痧子。豆豉、豆卷之外,紫贝齿、路路通、天浆壳,种种魔道之药,摇笔即来,写满九味药,每药三字,齐齐整整,便是名医方子。痧子用此方,温病用此方,伤寒犹之此方。数日之后,病渐化燥,唇干舌绛,更不劳费心。鲜石斛、钗石斛、霍山石斛、铁皮石斛、耳环石斛诸名色,又复摇笔即来。于是病毒为甘凉遏抑,无可发泄,里热炽盛,神经被炙,成人则神昏谵语,婴儿则啼哭无泪,手指瞤动,喉间痰声,气急鼻煽。彼等于此时更不假思索,羚羊角、保赤散、抱龙丸、太乙丹、牛黄丸、葶苈、猴枣诸药,又复摇笔即来。此等医生,滔滔皆是。仅挟此等伎俩而能博厚利者,则全赖做品。何谓做品,江湖而已。自我视之,此等人当前之幸运,正为他日入地狱张本,不足羡,亦不足责。所可惜者,中国西学为此辈败坏至于此极耳。石斛、羚羊、抱龙丹、保赤散,夫岂不能治病?所恶于此等药者,为其用之不当。伤寒痧子,最初皆有太阳证,皆当发表。不敢发表,而用无用之敷衍药,继之以甘凉,继之以攻下,是太阳始终未罢也。太阳未罢而误下,热陷病深,安得不波及神经?此则由药误而造成之惊风,为惊风第四原因。

13　惊风成方乙并说

此外惊风之原因,更有两种,其一曰禀赋,其二曰环境。其父母以脑力自存于世者,则婴儿多聪慧;其父母以力食自存于世者,则婴儿多顽强;其父母席丰履厚,无所用心,惟以饮食男女为事者,则婴儿多脆弱而愚钝,由前二者言之,箕裘弓冶,西方进化说之所由来也;由后一者言之,盛衰转毂,东方循环说之所由来也。其他特异之嗜好,偏执之性情,婴儿之于父母,殆无不如影随形,如响斯答,欲穷其说,累纸不能尽言。若其父母多抑塞愤懑,则婴儿多神经质,不病则已,病则必惊,惊且难治,是为远因。寻常处境素丰者多骄,处境觳觫者多谄。若濡之以学问,渐之以阅历,则又适得其反。富贵而能好礼,贫贱而反骄人。此两种孰是孰非,乃解决人生问题所当有事。若问何以有此变化,则神经应付环境之作用也。自有知识之日,即神经应付环境起变化之日,故婴儿之脑筋,亦复有此作用。世有初生即不得于父母者,又有抚育于残酷之后母者,如此婴儿,其知识辄早熟,虽在襁褓之中,已自知其笑啼足以取罪,而善于望颜色承色笑,此为人生最惨酷之境界。而言病理则为造成惊风之一种原因,是为远因中之近因。更有婴儿之患疮疡者,因血少神经枯燥,发热则易见抽搐,此固非常见之事。又有乳妪有隐忧悲感,会逢其适,婴儿亦有容易成惊之理,惟此事较为不可捉摸。然此二者,苟其有之,必为惊风之重要副因,可断言也。谚云:单丝不成线,凡病皆非单纯一个原因。惊风为神经系病,较之伤寒为深。其来源较为复杂,至少当具上列原因三个以上。若仅仅两个原因而成惊风者,甚为罕见。例如惊怖与饱食,最是能造成惊风之事,然仅仅惊怖饱食,不病也。当时纵神色异常,须臾即能自恢复。盖生理之自然弛张力,与自然抵抗力,足以胜之。故婴儿偶然啼哭不止,或神气不敏活,只须少予食物,一二日便能勿药自愈。若抚育者漫不经心,恣予食物,则因惊怖之故,已食者不能消化,继进者遂如积薪,而养生之品,反与本身为难。两个原因以外,加第三个原因矣。既有三个原因,自无不病之理。然病发仍有迟早,则因自然抵抗力与弛张力,未至竭尽无余之故。但此时必已有显然可见之病状,如不思食,不大便,或便溏、溲赤、口渴、躁烦、痰多之类,意近人所谓前驱症潜伏期,即是指此种病候。继此而有第四原因,病乃立发。所谓第四原因,随处皆是,不召自来。即如和风晴日,为卫生上最有价值之物,至此亦皆与疾病为媒。因既有以上三个原因,本体所有弛张抵抗之能力,已极形恐慌,无复有对付外界之作用,外界万事万物皆得而侮之也。

以上所言,为最普通最多数酿成惊风之途径。若复值疫疠流行之顷,喉症或痧子、猩红热与惊风并发,则原因更复杂,病乃重险,多数不可救药。若各种原因之中,并未受恐怖,即使发热,亦不必成惊。然必治之得法,然后可免。若伤寒见太阳证,当然以仲景法为准。无汗者当汗,不得横亘一温病忌表之谬说于胸中,致失表延日,坐令热壮。痧子、猩红热亦复如是。然仅仅失表,犹之可也。轻药延宕三数日,太阳证仍在者,仍可用麻黄、葛根等汤挽救。若犯以下两事,则病深而必成惊风矣。其一,见其唇干舌燥,恣用石斛凉遏,使热无出路,则神昏谵语而抽搐。其二;见其喉间有痰,妄用回春丹等攻下之药,致胸脘痞结,表热陷里,肢寒头热,大便泄泻。此种因误药而成之惊风,极难治。当其既经误药尚未成惊之时亦极难治。盖此为坏病,麻黄、葛根等已不适用。且正气被伤,邪热反因正虚而炽盛也。惊风原因,以误药为最恶劣。以云挽救,实无善策。吾今所以重叠言之,不能自己者,愿天下阅吾书者咸能了了于胸中,不致使庸医为刀俎,而以自己子女为鱼肉也。

既明以上理由,则前列之惊风甲级廿一方,当用于已成惊风之后,不许尝试于将成惊风之时,已不待烦言,可以了解。惟对于此廿一方,尚有数语宜赘者:凡全蝎、蜈蚣、僵蚕、蕲蛇、虎睛,乃弛缓神经之正药,抽搐拘挛,撮口直视,得药可制止。惟其能制止,故有截风撮风诸方名。而此数种虫类之中,亦有等级。蜈蚣为最猛,全蝎为最平,有用全蝎蝎尾不能制止之风,用蜈蚣则无有不止者。然亦有宜、有不宜,惊风以撮口为最酷烈,非蜈蚣不能取效。寻常抽搐,则全蝎足以济事,不宜蜈蚣也。蜈蚣所以不相宜,正为其性太猛悍,此物服后,眼鼻均觉干燥异常。此为他人所不知,而吾独知之。神经赖血为养,血行则赖神经调节。此从形能上考察,殆甚真确而无疑义者。既二者有互助作用,则弛缓神经,不宜燥血。今服蜈蚣而眼鼻俱干,是蜈蚣能令血燥也。一方面弛缓神经,一方面令血液化燥,则血既燥之后,神经失养,行且变硬。既变硬,纵欲弛缓之,不可得矣。故蜈蚣之熄风,乃不得已偶一用之,非可视为延寿丹、长生果者。抑凡药物治病,无非不得已偶一用之。人参常服且不可,何况此等毒药!若全蝎则较平和,僵蚕次之,蝉蜕直无甚用处。蕲蛇亚于全蝎,少用无效,多用味腥,令人作呕。虎睛每对价可十四五元,余曾购之,拟合丸,未自服,亦未用过。药店出售之虎睛丸,曾见人用之,不效。以虎骨之有效推之,虎睛富有效,悬拟之,谈不足凭,是当证诸实验,此风药性味雄烈与和平之大较也。

古人治风,尝兼养血。记得丹溪、河间、景岳、石顽均有此议论。此盖从病能上经验得之,适与鄙论吻合者,此治成人风懿所以必须当归、生地等药为佐,且须重用。因蜈蚣固燥血,各种虫类殆无不燥血,不过有等差尔。然婴儿惊风,既不能多服药。若重用养血副药,则减轻风药之量而难收成效;若单纯用风药,又有燥血之弊随其后,救济之法,最好用当归、地黄等煎汤下药。然则前列之廿一方,方后注用蜜调服及钩藤薄荷汤调服等语,乃在可商之列矣。凡惊风,用甲级方治之。其拘挛抽搐,得药而定,定后便如常人。然不可恃,须臾且复作,有迟至一两日后而再作者,再作更予以甲级方,却往往不应。故于第一次风定之后,亟须设法以善其后,善后之古方有可取者,即吾所谓乙级方也。

六神散:茯苓、扁豆、人参、白术、山药、炙草。上方药性平和,分量可以自酌。原注:每用末一钱,姜枣煎,治腹冷痛,夜啼。鄙意惊后面色不华、大便溏泄、无外感者宜之;若呼吸不舒、常作太息状者,参术忌服。

半夏丸:生半夏二两,赤苓一两,枳壳一两,风化硝三钱。上药姜汁糊丸,每服淡姜汤下三十丸,量儿大小增减。原注:若惊搐后痰涎潮作者,服之神效。

宽气饮:枳壳、枳实各一两,人参、甘草各五钱。每服药末五分至一钱。

上药治惊后搐搦尚有余波者,寒证淡姜汤调下,热甚者入宽热饮,薄荷或蜜水下。主胸膈痞结,消痰逐水。又方:枳壳一两,人参五钱,天麻、僵蚕、羌活、炙草各三钱。每服用粗末二钱,加姜三片煎。原注:治小儿风痰壅满,风伤于气,不能言语。

宽热饮:枳壳一两(巴豆十五粒,去心,膜同炒,去巴豆),大黄一两,甘草七分半,元明粉二钱半。上药研细末,每服用五分至一钱,婴儿小者用一字,姜蜜或薄荷汤调下。按:有食积证据者,固当攻下,然此不宜单独用于惊后,恐犯虚虚之禁。

五和汤:当归、赤芍、赤苓各五钱,炙草、大黄、枳壳各四钱。上药研粗末,每服二钱。调荣卫,导积滞，为惊后最稳妥之药。后三味本各七钱半，今由鄙意改定，然无积者仍不可用。

安神镇惊丸：天竺黄、人参、茯神、南星各五钱，枣仁、麦冬、生地、当归、赤芍各三钱，黄连、薄荷、木通、山栀、朱砂、犀黄、龙骨各二钱，青黛一钱。蜜丸绿豆大，每服三五丸，姜汤下。原注：惊退后，安心神，养气血，和平预防之剂也。鄙意"预防"字当易"善后"字。按：此方药味与拙见理论颇合。

青州白丸子：半夏七两，南星三两，白附子二两，川乌（去皮、脐）五钱。四味皆用生者，研末，以生绢袋盛之，向清水中摆动，滤出细末。未出者再研再滤，弃渣。将所滤药汁入磁盆中，听其沉淀；连水日晒夜露隔一宿换新水，再晒再露。春五日，夏三日，秋七日，冬十日，已乃去水晒干，再研，糯米粥丸绿豆大。每服三五丸，薄荷汤下。按：此亦劫药，可以荡涤余波，非可恃以善后。

醒脾散：白术、人参、甘草、全蝎、橘红、茯苓、半夏、木香各五钱，白附子（泡）、南星（泡）各一钱，莲肉一钱。上药研末，每天一钱，若顿服必吐。按：此方既清余邪，又培正气，甚佳。吐因南星，鄙意凡南星当用胆星。

黄芪益黄散：黄芪二钱，人参、甘草、陈皮各一钱，白芍七分，茯苓四分，黄连少许，水二盏，煎五六沸。按：此亦惊风善后方。虚甚，臀部皮宽可用。原注：谓治胃中风热，不通，分量亦不妥。甘草太甜，当少；白芍、茯苓当多；黄连少许亦非是。当云黄芪、茯苓各二钱，人参、陈皮、白芍各一钱，甘草四分。黄连二分。大约儿科书以讹传讹，尤甚于他种医书。例如《幼科释谜》抱龙丸下注云：治伤寒瘟疫中暑，已荒谬之极。其下更赘四字曰"儿宜常服"，尤属无理。今之儿科，胆敢常用抱龙丸以草菅人命，当即奉此等谬说为鸿秘之故。我辈治医，处处从根本解决，当胸中自具机杼。吾恐诸同学治医日浅，或者犹不免盲从，故特举此一端，以资隅反。

天麻散：半夏七钱，天麻二钱半，炙草、茯苓、白术各三钱。水一盏，姜三钱，同煮干，焙为细末。每服钱半，姜枣汤下。原注：治急慢惊风及半身不遂。鄙意此只是善后方，若用为治风主药，必不效。按：天麻即赤箭根，《本经》上品，虽能祛风，却性味和平。并非劫药，当与半夏等分。原注分量不可从，脾虚痰盛者宜之。

神芎丸：生军、黄芩各一两，生牵牛末二两，滑石四两，黄连、薄荷、川芎各五钱。水丸梧子大，每服三四丸，温水下。原注：治风热壅滞，头目昏眩，口舌生疮，牙齿疳蚀，或疮疥、咬牙、惊惕、烦躁、作渴，或大便涩滞，或积热腹满、惊风潮搐等症。按：生军下积，牵牛利水化痰，薄荷、川芎举陷，芩、连、滑石清热。口舌生疮，牙龈疳蚀，惊惕烦躁，皆腑气不通为病，故此方可用。鄙意用之惊定之后，则有釜底抽薪之妙；若用之惊前，则不免有误下热陷之弊。

茯苓补心汤：茯苓四钱，甘草、桂心各三钱，人参、麦冬、紫石英各一钱，枣二枚。原注：治心气不足，喜悲愁怒，衄血面黄，五心烦热，舌强。按：此方不注服法，既名为汤，当是顿服，然分量必不可从。桂心不过二分，甘草不过五分，且必须无外感者方可用。

薏苡汤：苡仁、当归、秦艽、防风、枣仁、羌活。上药等分，研末，蜜丸芡实大，每服一丸至二丸。按：当云每服十丸至二十丸，煎服。

上乙级方十五首，大致实者虚之，虚者实之，寒者温之，热者清之，陷者举之，湿者化之通之，随见证而选用，方不必拘，药不必泥，心知其意，则可以应用无穷，刻板文字，不能尽也。清初程、喻诸家，佥谓婴儿不当服参，其意以为婴儿饱食酣眠，即是补益，第去其病，更无余事。此于风寒、食积、变蒸等，确是正当议论。惊风殊不尔，证诸事实，惊后虽发热，亦属虚热为多，进参有奇效，吾侪宜注意辨别虚实，不当有偏执之成见也。丙级方乃指惊风将成未成之时当用之药，此种吾欲以仲景伤寒方当之。喻氏论惊风，谓宜用桂枝,正是此种病候。儿科书中,往往有一种套方,谓可治伤寒温病,均不可从。盖彼幼科专家,于《伤寒》未尝学问,对于伤寒法,盲无所知,仅从《外台》《圣济总录》等书拾一二成方,以为应付热病之用,此宁可为后世法者,吾同学第于伤寒学加深工力,已题无胜义也。

《保赤新书》终

第九节 《妇科大略》

1 绪 论

读吾书者,知吾所著书,重疾病之形能,生理之形能,虽未可云精深,盖具有纲要矣。古人有言,苟知其要,一言而终,不知其要,其道无穷。夫云一言而终,原不免失之太简,吾书处处从根本解决,读者于病理有所领会,自不难执简御繁,所当注意者,经验效方耳。妇人科,鄙人所知者不多,故学理方面,仅就妇人特有之病,言其大略,其疾病生理之形能,已散见所著各书,不暇多详,可以隅反,故本编所述,多列效方。

我国医籍,说理多不明了。晋以前文太古而书有残缺,晋以后语既肤浅,头脑复颠顸。儿科、妇科现存者,元宋以前书籍,故病理无可言者,而妇科尤甚,良以妇人多隐曲,又向无生理解剖,乃益无学理可言,是故《千金方》中,大都有方无说。金元以后,无不简略,傅青主在明末享盛名,陆九芝特采其女科两卷入《世补斋医书》之中,以为女科善本,无逾此者。今观其书,全无学理,则此科一向晦盲否塞,甚于其他各科,不待言矣。今兹所言,仍略参西说,证之经验,较之他科,虽较简略,本吾之说,以读古书,则少疑义,以临床诊病,则不啻读书,原非谓即此可以自划也。

妇科所以特异者,全在生殖。观阉宦之为中性,则知生殖器既异,全体生理悉异。又观童稚,男女之差别甚微,则可推知男女之所以异者,不在藏府,而在腺体。又观男女生殖腺发育成熟者,则男子有精,女子有月事,其未成熟者则否,乃知《内经》所谓天癸,即指生殖腺。所谓天癸至,即是指此腺之成熟。

在西国生理家言月事者为子宫与输卵管所流之黏液与血液,乃因下腹骨盘腔有交感神经节,以调节血行,而血之循环运行在生殖器血管中,因紫血回流较迟于赤血输送之故,常有剩余,故至一定时期,使血管充血。致行经之期,则子宫黏膜变厚而软,子宫腺肿大,此时血管中紫血之回流愈较赤血之输送为迟,致子宫黏膜表面毛细管充血亦愈甚,赤血球乃从管壁渗漏而出。因有神经司调节之故,子宫腺乃愈增分泌之作用,而生过多之黏液,此黏液与血液相合,乃月经也。居温带之人,大多数十四岁而有月事,行经之期,大多数以二十八日。至何故必十四岁?何故必二十八日?西人未有定论,今根据《内经》之意,谓生殖腺成熟而后有月经,乃至真确之事实也。

女子天癸至,月事下,则两乳发育,孕则乳黑,产则经阻潼流,此生殖腺与乳腺关系之显然可见者。患狐臭者,腋下腺分泌物为之也。患口臭者,唾腺分泌物为之也。此两种病,童年恒不甚显著,迨男至二八,女至二七,则此两种病乃与天癸俱来,此生殖腺与腋下腺、唾腺关系之显著。音带发音,与喉头扁桃腺有密切关系。无论男女,天癸既至,喉音辄宽,而童伶之倒仓者,恒由于未至青春期而斲丧太早,此生殖腺与喉头扁桃腺关系之显著者。瘰病,西人所谓七腺病者也。初起时项下起核三五枚,相连如贯珠,溃则不易收拾,《千金》谓之蝼蛄漏,其地位乃甲状腺及其旁小腺为病。凡患此者,其病初起即不月,是生殖腺与甲状腺关系之显著者。肝藏为纯粹腺体,肝气条达者,月事以时下,肝郁者,经行不调,肝气横逆而病者,多不下。男子肝郁甚深者,亦往往患阳痿。此肝藏与生殖腺关系之显著者。故吾谓全身各腺,皆有连带关系,观其此崩彼应,直是一个系统,特其中细微曲折,尚未大明耳。

女子之与男子异者在生殖,病之无关生殖者与男子同治,病之关系生殖者与男子异治。然则所谓妇科者,界说不烦言而可定也。生殖之种种病症,其主要在月经。月经之来原,其主要为生殖腺。而就形能言之,遍身各腺体之交互关系,彰彰可见,则谓之一个系统,亦不为过。诸腺以肝为最大,是肝藏者,腺体之主脑也。肝又为藏血之藏,遍身血液供求不相应时,赖其所藏,以资调节。是不但就腺体言,肝与月事有关,即就血液言,亦与月事有关。又《灵枢》《素问》皆言,冲脉为诸经之海,藏血最多。《灵枢》则谓冲脉起于胞中,凡冲气上逆之病,女子所恒有者,逆则月事不行而头痛,而冲气上逆之证,类皆上盛下虚,荣气少而肝王。是生殖腺、子宫、月经、血海、冲脉、胞、肝藏,种种名目虽异,汇诸说而观之,其理皆通也。因此之故,所以妇科治病,以肝为主。吾始见妇科调经,皆主疏肝,而无有说明其理者,徵之实验,又确有肝病见证,投以疏肝之药,亦有特效,而其理难明。询之老于医者,仅言女子善怀,女子多郁,故当治肝。鄙意以为此其说不圆满。沈金鳌《妇科玉尺》序文,竟谓女子以身事人,性多躁,以色悦人,性偏妒,此其说之不通无价值,更不待言。必如吾说,然后可以涣然无疑义也。此义既明,妇科治法,触处可以迎刃而解。兹为学者便利起见,博采诸家学说,以王宇泰《证治准绳》为蓝本,上至《千金方》《巢氏病源》,下至盛清诸家,加以剪裁,间附鄙说,期于简要,有当实用。又吾所为,颇自具锤炉,学者勿以钞胥等闲视之,则于此道当收事半功倍之效。本编所辑,起调经,迄产后,其伤寒温病杂病与男子同治者,皆不赘述。

《证治准绳·女科》序文云:孙真人著《千金方》,特以妇人为首,盖《易》基乾坤,《诗》首关雎之义。其说曰:"特须教子女学习此三卷妇人方,令其精晓,即于仓猝之秋,何忧畏也。"而精于医者,未之深许也。唐大中初,白敏中守成都,其家有因免乳死者,访问名医,得咎殷《备集验方》三百七十八首以献,是为《产宝》。宋时濮阳李师圣得《产论》二十一篇,有说无方。医学教授郭稽中以方附焉,而陈无择于《三因方》评其得失确矣。婺医杜荍又附益之,是为《产育宝庆集》。临川陈自明良甫,以为诸纲领散漫而无统,节目阙略而未备,医者局于简易,不能深求遍览,有才进一方不效,辄束手者,有无方可据,揣摩意度者,乃采摭诸家之善,附以家传验方,编辑成篇,凡八门,门数十体,综二百六十余论,论后列方,纲领节目,灿然可观,是为《大全良方》。《良方》出而闺阃之调将大备矣。然其论多采《巢氏病源》,什九归诸风冷,药偏犷热,未有条分缕析其宜否者。近代薛己新甫,始取《良方》增注,其立论酌寒热之中,大抵依于养脾胃,补气血,不以去病为事,可谓救时之良医也已。第陈氏所辑,多上古专科禁方,具有源流本末,不可昧也。而薛氏一切以己意芟除变乱，使古方自此淹没，余重惜之。故于是编，务存陈氏之旧而删其偏驳者，然亦存十之六七而已。至于薛氏之说则尽收之，取其养正为主，且简而易守，虽子女学习无难也云云。王氏此序，于女科各书粗具源委，其所论列，皆学者所当知，故备录之。至其理论，揆之学理，实多未妥。试申吾意，供后来之探讨。凡为名高者，为个人之私言，为明理者，为天下之公言。吾说不必便是，而用意则公而非私，学者本吾意以治医，于古书当知所别择，而似是而非之曲说，不能淆听闻也。王氏于《千金方》而曰精于医者未之深许，又云陈氏所辑，多上古专科禁方，具有源流本末，而不可昧。夫真正之上古专科禁方，胥在《千金方》中，若真知源流本末不可昧，岂有精于医而敢薄《千金》之人？特《千金方》颇不易用，浅人而用大方，犹之稚子而持利斧，此吾治自己之病躬自尝试而知之。然则彼薄《千金》者，乃自身之医术未精耳。其于薛氏，多其养脾胃补气血，而云立论酌寒热之中，此说大可商榷。丹溪、东垣，医非不精，而中国医术之退化，实由于朱李之学盛行所致。东国当明万历间，有留学我国，得丹溪学说以归者，用之百年而吉益东洞出，悉反时师所为，以仲景之学为主，于是彼邦学者，靡然风从，谓前此医界奄奄无生气，皆滋补之说为之厉也。据此，则养脾胃补气血之无益于医，灼然可见。又序文有"不以去病为事，可谓救时之良医"，此言尤属无理。试问既为医生，不事去病，将以何者为事？养脾胃补气血，不事去病，得毋以敛钱为事乎？去病之药，施之不当，坏象立见，滋补之药，能杀人而不任咎？苟不能灼知病理，则去病之药不能用也。《千金方》之可贵，亦即在此，王氏非之，真能读书者，不当如此。

2 经 候 总 论

《准绳》云：冲为血海，任为胞胎，二脉流通，经血渐盈，应时而下，常以三旬一见，以象月盈则亏。若遇经行，最宜谨慎，否则与产后相类。若被惊恐劳役，则血气错乱，经脉不行，多致劳瘵等疾，若逆于头面肢体之间，则重痛不宁。若怒气伤肝，则头晕、胁痛、呕血，而瘕瘕痈疡，若经血内渗，则经行淋沥无已。薛氏云：血者水谷之精气也，和调五藏，洒陈六府，在男子则化为精，在妇人上为乳汁，下为血海，故虽心主血，肝藏血，亦皆统摄于脾，补脾和胃，血自生矣。凡经行之际，禁用苦寒辛散之药。铁樵按：脾亦腺体，倘吾说而信，全体之腺皆一个系统，宜乎肝脾有连带关系，即肝与脾皆与经有密切关系，其统血之说，当是任脉。

3 调 经

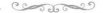

经黑 经不调，色黑。川芎、当归、白芍、生地、黄芩、黄连，为末，醋糊丸服。铁樵按：原文云：四物

四两,芩连各一两,此方分量殊妥未当。川芎性上行,通常用,当当归四分之一。川连多服,则苦寒化火,只能当当归十之一。即当归一两,川芎当二钱半,川连当一钱也。若举陷或安胎,川芎不妨略多,川连总不宜多。经黑,渴,倦,气短,色黑,脉不匀似数,赤芍五钱、香附五钱、黄檗三钱炒、黄芩三钱、甘草二钱为末,醋丸,白汤下五六十丸。经阻二月忽行,小腹痛,有血块色紫,白芍五钱、白术五钱、陈皮五钱、黄芩二钱、川芎二钱、木通二钱、甘草少许。经或前或后,色紫,口苦,两腿外廉麻木,有时痒,生疮,大便闭,麻仁二两、桃仁二两、芍药二两、枳壳五钱、白术五钱、归尾五钱、威灵仙五钱、诃子肉五钱、生地黄五钱、陈皮五钱、大黄七钱,研末,粥丸梧子大,白汤下五六十丸。铁樵按:以上皆言经黑者,采自朱丹溪医案。朱云:血为气之配,气凝则凝,气滞则滞。往往见有成块者,气之凝也。将行而痛者,气之滞也。来后作痛者,气血俱虚也。色淡者,亦虚,而有水混之也。错经妄行者,气之乱也。紫者,气之热也。黑者,热之甚也。今人但见紫者、黑者、作痛者、成块者,率指为风冷,而行温热之剂,则祸不旋踵矣。《病源》良由论月水诸病,皆由风冷乘之,宜其相习而成俗也(此下有黑为北方水,热甚则兼水化等语,甚为无谓,删去不录。又丹溪亦有妇人性执见鄙等语,均从删)。王肯堂于此节加注云:"冷证,外邪初感,入经必痛,或不痛者,久则郁而变热矣。且寒则凝,既行而紫黑,故非寒也。"此说较胜。然寒热虚实,要自有种种证据,何得作如此臆度语。经之颜色,仅凭病者自述,据其所述,以辨寒热,宁足为训。黑与淡与红,自是不同,不可不问,却不能仅据此一节,以定用药方针也。所谓证据者,即吾人平日所探讨之医理。例如月经不调,病缘于肝。肝气条达,则胃健而意志发舒,自无月经不调之患。若肝郁,则胃纳减,而月事不以时下矣。所谓条达者,谓肝气能下行也。肝气下行,不但胃健,大便亦以时行,而头目清楚。所以郁者,谓上逆也。肝气上逆,不但胃家消化不良,大便且苦燥结,而头目则眩晕昏眊,而脉则弦。更辨之于面色,辨之于舌色,灼然可见。有人于此,经不调色黑,假使脉弦、头眩、目眊、便闭、消化不良,则可以断定是因肝郁之故,然尚未可以断定然也。其人体瘠而精神旺,则为火重阴虚之体质,《经》所谓能冬不能夏者,黑为瘀,瘀者当通,阴虚火重之人,自当于通药之中,兼用凉药。若其人虽因肝郁,而别有寒因,如本不腹痛,当经行之顷引冷,如多食瓜藕梨橘之类,遂腹痛而经紫黑。此其人本因火重,平素引冷,已成习惯,值经行时,不能自禁,遂有此病。是虽阴虚火重,而局部则寒,则当于清药之中,参用温药,所谓清上温下者是也。又化热云者,乃阴阳胜复之事,体温为病者,最宜注意,若郁血,正未必化热,是王说亦可商。以上所说,仅举一例,若必欲详为之说,则更仆不能尽,此所谓活法在人。吾侪治医,临床之顷,当前之病人,有种种证据,平日之书本,有种种学理,最忌囫囵整个,如混沌未凿而无窍,若能将病证与学理,条条比附,层层商榷,操之既熟,其效如神。

经淡　丹溪云:经色淡者,气血俱虚也,宜八物汤,如见他证,随证加药。楼全善云:妇人年四十八,因有白带,口渴,月经多,初血黑色,后来血淡,倦怠,食少,脐上急者,用白术、木通、砂仁、白芍、枳壳、炙草、陈皮、黄芩、红花,煎汤下保和丸三十粒,抑青丸二十粒,神效(抑青与佐金同,佐金丸吴萸一黄连六,抑青丸萸连等分)。

经多　王肯堂云:经水过多,为虚热,为气虚不能摄血,宜四物加黄芩白术汤。一妇人脉弦大,形肥,初夏时,感倦怠,经来甚多。丹溪云:此气弱,气不足摄血,故行多。予人参、白术、黄芪、陈皮、甘草而愈。

经少　王肯堂云:经水少,为虚为涩,虚则补之,涩则濡之,宜四物加葵花汤,即四物汤加葵花、红花,见愁血。铁樵按:涩字濡字,均稍费解。四物加葵花汤是行经药,则所谓涩,谓经行不畅耳。健体偶因感寒停食而经少,第去其病,第二月能自恢复。若因郁怒,当疏达肝气。因虚而经少,必有甚显之证据,酌量进补必效。丹溪补法,四物倍熟地、当归。

经一月再行　王肯堂云:观《金匮》土瓜根散,乃破坚下血之剂,则经不及期,有瘀血者矣。欲知瘀血有无,须以小腹满痛与否别之。土瓜根方为土瓜根、赤芍、桂枝、蟅虫等分,酒服方寸匙,日三。

铁樵按:经月一再行,属瘀者甚少,如其是瘀,不但小腹满痛,其经行必甚少也。通常多属血热妄行,凡属血热妄行者,其舌必绛,味必苦,口必渴,必兼见肝王而体瘠,宜四君子加冬、地、归、芍、陈皮。

月经过期　丹云:过期色淡者,痰多也,二陈汤加芎、归。过期色紫有血块者,热也,必作痛,四物加香附、黄连。薛云:经过期有因脾经血虚者,宜人参养荣汤。有因肝经血少者,宜六味地黄丸。有因气虚血弱者,宜八珍汤。

月经不调,气上逆　《济生方论》云:《经》有谓七气者,喜怒忧思悲恐惊是也。有所谓九气者,七情之外,益以寒热二证而为九也。盖人身血随气行,气一壅滞,则血与气并,或月事不调,心腹作痛,或月事已行,淋沥不断,或遵腰胁或引背膂上下攻刺,吐逆不食,甚则手足搐逆,状类惊痫,或作寒热,或为癥瘕,肌肉瘦削,凡如此者,其气皆上逆。

铁樵按:肝胆肠胃皆下降,七情为病,则胆能上逆,肝亦上逆,肝胆既逆,胃亦上逆。心阳不呈者,肾水亦能上逆。阴虚不能涵火者,冲气亦上逆。凡上逆,当审其何证而调之,忌镇坠压抑,不知此而贸然用代赭、沉香等药,冀得收效,病必增剧。

经不行,骨蒸潮热　万全云:经闭而骨蒸潮热,脉虚,用增损八物柴胡汤。热甚,服此不平者,加干姜灰,神效。经闭,发热咽燥,唇干脉实者,四物凉膈散。

经不行,血枯血隔辨　张介宾曰:血枯、血隔,本不同。隔者,阻隔。枯者,枯竭。阻隔者,邪气隔滞,血有所逆也。枯竭者,冲任亏败,源断其流也。凡妇女病损至旬月半载之间,未有不经闭者,正因阴竭,所以血枯。枯之为义,无血而然。故或羸弱,或困倦,或咳嗽,或血热,或饮食减少,或亡血失血,及一切无胀无痛、无阻无隔而经不至者,皆血枯经闭之候。欲其不枯,无如养荣,欲以通之,无如充之(沈金鳌云:此诚要义)。医者不察,甚有专以桃仁、红花通利为事,岂知血滞者可通,枯者不可通乎?

经血暴下　成无己云:妇人年五十以上经血暴下者,大都因暴喜、暴怒、忧结、惊恐所致,切不可作冷病治,用峻热药必死,只可用黄连解毒汤以清于上,更用莲壳炭、棕皮炭以渗于下,然后用四物加延胡索散凉血和经之药是也。

经行腹痛　张从政曰:经来腹痛,由风冷客于胞络冲任,或伤手太阳少阴经,用温经汤、桂枝桃仁汤。若忧思气郁而血滞,桂枝桃仁汤、地黄通经丸。若血结成块,万病丸。铁樵按:万病丸不可用,说详方后。刘守真曰:气冲经脉,月事频并,脐下痛,芍药六合汤。若经欲来,脐腹绞痛,八物汤。丹溪云:经过作痛者,虚中有热也。经将来作痛者,血实也,四物加桃仁、黄连、香附。临行腰痛腹痛,乃郁滞,有瘀血,四物加红花、桃仁、蓬术、延胡、木香、香附。发热加黄芩、柴胡。紫色成块者,热也,四物加黄连、柴胡。经行微少,或胀或疼,四肢痛,四物加延胡、没药、白芷为末。淡盐汤下。经不调,心腹疼痛,只用芎、归二味,名君臣散。经欲行,脐腹绞痛,四物加延胡、槟榔、苦楝、木香。张介宾曰:凡经期有气逆作痛,气滞而不虚者,须顺气,宜调经饮。甚者,排气饮。气血俱滞者,失笑散。若寒滞于经,或因外寒所逆,或平日不慎寒凉,致凝聚作痛而无虚证者,须祛寒,宜调经饮加姜、桂、吴萸,或和胃饮。若血热血燥,涩滞不行作痛,加味四物汤,或保阴煎去续断加减。若痛在经后,多由血虚,宜八珍汤,然必察其寒热虚实,以为佐使自效。其有余滞未行者,决津煎最妙。

4 治经选方

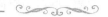

小柴胡汤：柴胡、黄芩、人参、法半夏、生姜、红枣。治妇人经病发热者，用此加减最妙。

二陈汤：陈皮、半夏、茯苓、炙草，多痰气滞者宜之。

八珍汤：参、苓、术、甘、芎、归、芍、地，治气血两虚。

调经汤：当归、延胡索、白术、香附、川芎、陈皮、丹皮、甘草、益母草、白芍、生地，经行日，食前服。治瘀积经闭。

逍遥散：当归、白芍、柴胡、白术、茯苓、甘草，治血虚经闭。

必效散：棕皮炭、木贼炭各一两，麝香五分，每服一钱匙，开水下，食前服。治经不调及崩漏。

大温经汤：当归、川芎、人参、阿胶、桂心、白芍、吴萸、丹皮、炙草、麦冬、半夏、生姜，治崩中经闭，产后停瘀，凡属寒者悉治之。

八物汤：四物汤加延胡、苦楝子、木香、槟榔，治临经腹痛。

和血通经汤：当归五钱、三棱三钱、莪术三钱、木香二钱、熟地三钱、桂心五分、红花二钱、苏木三钱，研末，酒下一钱，日二次。

艾附丸：蕲艾二两、香附半斤、当归二两，附归两味，半酒炒，半醋炒。气闷，气痛加枳壳、陈皮各二两。瘠弱加人参一两、白术二两、茯苓二两。身热加柴胡二两，研末，醋丸，每服三钱。治气滞经阻。

苍术香附丸：苍术、三棱、神曲、厚朴、生地、莪术、当归、香附各二两，明矾四两，治气郁成块，每服一钱。

归尾丸：槟榔、秦艽、归尾、延胡索、木香、桃仁、丹皮、干姜炭，治血结成瘕，研末丸，每服二钱。

破结丸：琥珀、延胡索、降香、五灵脂、炒莪术、牛膝各五钱，桃仁、归尾各一两，桂心、血竭各三钱，治经闭由过食生冷者，每服二钱。

凉血调经丸：黄芩、黄柏、枸杞、鳖甲、榆皮，治血热经闭。

香附芎归丸：川芎、当归、香附、白芍、蕲艾、熟地、麦冬、杜仲、橘红、甘草、青蒿，治行经后期。

胶艾丸：香附、生地、枳壳、白芍、砂仁、艾叶、阿胶、山药糊丸，治行经后期。

越鞠丸：香附、苍术、川芎、山栀、山楂、神曲，治肝郁气滞，膈胸痞闷，腹胀，不思饮食，吞酸嗳腐，女人经病。

桃仁承气汤：桃仁、桂心、甘草、芒硝，通经。

黄连解毒汤：黄连、黄柏、黄芩、山栀，治经血暴下。

补气固经丸：人参、炙草、茯苓、白术、黄芪、砂仁，治经病气虚。

姜棕散：棕皮炭一两，炮姜二钱研末，酒煎乌梅汤下，治虚寒崩漏。

芩心丸：黄芩心二两，醋浸七日，炙干，又浸七次，醋糊丸，酒下。治年老经不止。

琥珀丸：黄芩、香附、当归、川芎、三棱、琥珀等分饭丸，每服一钱，食前服。

万病丸：干漆即生漆之干者，炒令烟尽，牛膝酒浸焙，各一两，研末，用生地二两打碎绞汁，熬至可丸，每服五分，空心米饮下。治经阻绕脐痛。铁樵按：干漆破血，牛膝则引药向下，凡瘀不定在下，此丸名万病,殊失实。曾遇老女科用此致不可收拾,而求鄙人挽救,故不可用。

柴胡抑肝汤:柴胡、赤芍、丹皮、青皮、连翘、生地、地骨皮、香附、苍术、山栀、川芎、神曲、甘草。治寡居独阴,寒热似疟,经阻不行。

半夏麦通汤:白术、茯苓、木通、半夏、甘草,治气痛。

黄连白术汤:黄连、白术、陈皮、丹皮、木通、茯苓、山萸、人参、炙草,治月经来止多少不匀。

失笑散:蒲黄、五灵脂,每末二钱,醋调膏,开水冲服,治月经时行时止,心痛。

加味四物汤:四物汤加柴胡、丹皮、山栀,治血热。

抱胆汤:黑铅、水银、朱砂、乳香等分,先镕铅化,入水银,候结砂子,再下后二味,柳木槌研匀,丸芡子大,每服一丸,冷水下,病者得寐,勿惊。治室女经乍行时,受惊而闭。并治男女一切惊恐风狂,神效。
铁樵按:此是镇坠之剂,有大毒,勿轻用。

菖蒲饮:人参一钱、菖蒲一钱、茯神一钱、远志八分、麦冬三钱、山药三钱、珍珠三分、琥珀三分、金箔一片、胆星一钱、牛黄二分、元寸五厘、天竺黄六分、雄黄二分、朱砂二分,治因惊经阻,每服末一钱匕。

星芎丸:胆星、香附、川芎、苍术,等分研丸,治痰多经阻。

红花散:当归、没药、红花、桂心、赤芍、苏木、青皮,治气滞经阻而腹痛者。

茄子散:黄茄子一味,阴干为末,酒下。

交加地黄丸:生地、老姜各一斤捣汁存渣,延胡、当归、川芎、白芍各二两,没药、木香各一两,桃仁、人参各五钱,香附半斤,共研末,用姜汁浸地黄渣,地黄汁浸姜渣,晒干研末,共十一味合研细,醋糊丸,空心姜汤下,每日三钱。治月经不调,血块,气瘕腹痛。

桂枝桃仁汤:桂枝汤加生地、桃仁。治经前腹痛不可忍者。

延胡索汤:延胡索、当归、赤芍、炒蒲黄、官桂各五钱,黄连、木香、乳香、没药各三钱,炙草二钱,研粗末,每四钱加姜五片煎服,如素患吐逆加半夏、橘红各五钱。治室女七情伤感,致血与气并,心腹作痛,或连腰胁,或引背膂,上下刺痛,甚则作搐搦,经候不调,凡一切经病,血气疼痛,并可服之。铁樵按:官桂与猛桂迥殊,通常皆用猛桂,猛桂价昂,且不可煎,亦无用至数钱之理,此既煎服,当是官桂,非猛桂。但官桂向不入煎剂,似当减少分量,用猛桂为是。照本方他药之分量,用猛桂至多一钱。

七制香附丸:香附米十四两,分为七份,一同当归二两酒浸,一同莪术二两童便浸,一同丹皮、艾叶各一两米泔浸,一同乌药二两米泔浸,一同川芎、延胡各一两水浸,一同红花、乌梅各一两水浸,各浸春五夏三秋七冬十日,晒干,只取香附研末,以所浸药汁泛丸,临卧酒下五六十丸。治月事不调,结成癥瘕,或骨蒸发热。

琥珀调经丸:香附一斤,分两份,一用童便,一用醋,各浸九日,和净熟艾四两,米醋一斤,砂锅内炒,干研末,另琥珀一两,川芎、当归、熟地、白芍、生地、没药各二钱,各研末,更与前香附末和研醋和丸,每服三钱。治妇人胞冷,能调经种子。

当归散:当归、赤芍、刘寄奴、枳壳、延胡索、没药,等分研丸。治妇人积瘀疼痛,小便刺痛,四肢无力,每服二钱,酒下,不拘时。

柏子仁丸:柏子仁、牛膝、卷柏、泽兰、川断、熟地,各药研末同熟地、柏子仁捣如泥和蜜丸。治血虚有火,月经耗损,渐至不通,日渐羸瘦,而生潮热。兼治室女思虑过度,经闭成痨,宜与泽兰汤同服。

泽兰汤:泽兰三两,当归、白芍各一两,甘草五钱,研粗末,每用五钱并服。

芎归丸:人参、当归、川芎、茯苓、吴萸、桔梗、厚朴、白芍各二两,水煎分三服。治妊娠中寒,心腹痛如绞。

和胃饮：厚朴、陈皮、炮姜、炙草，治孕妇胃寒，正气未虚，胎气上逼者。

保阴煎：生熟地、白芍、山药、川断、黄芩、黄柏、生草各一钱，食远温服，治胎气不安属热者，亦治产后淋沥不净。

决津煎：当归、泽兰、牛膝、肉桂、乌药、熟地（气血虚弱者不用乌药），治产去血过多，无外感者。亦治胎气已动，去血多，势难保留者。

人参养荣汤：八珍去川芎，加黄芪、陈皮、桂心、五味子、远志肉，治气血俱虚，虚热形寒。

保和丸：山楂、半夏、橘红、神曲、麦芽、云苓，和血行经，兼治食积，痰饮，吞酸，腹痛。

5 带下总论

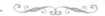

带为妇人月经之一种分泌物。经为必有之物，带非必有之物，然妇女有此者为多。尽有健体无病而患此者，种类甚多。最普通者，为白色之液。有为量甚多，而腥臭特甚者，则名为白淫白崩。有黄色甚臭者，则属淋病。西医籍以病灶分之，则有膣炎、子宫炎、卵巢炎等。病因某处炎肿，则某处分泌物增加。我国则统谓之带下。西国虽于病位较详，而我国对于此等病之治法，却多特效，此中盖有两种原因：其一，西国科学之观念胜，故恣意研求图形解剖，不厌其详，我国则礼教之习惯深，凡西国人所能为者，皆为我国社会习惯所不许，以故医者对于此种病，病灶所在，不能详言。其二，我国医术，本以形能为主要，既讲形能，则方法与实地研究之医学完全不同，故不必知病灶所在，而能有良好成绩。按《灵》《素》谓带脉如带，横束于腰，凡妇人患带者，其腰必酸，是就形能说，乃带脉为之病源，此带下之所以名也。

沈云：带下之因有四：曰气虚，脾精不能上升而下陷也；曰湿热、曰痰，流注于带脉，溢于膀胱，故下液也；曰内伤，五藏受病，故五色带下也；曰风寒下受，入于胞门，中于经脉，流传藏府，因带下也。沈氏所说，自是根据旧籍，然不必尽确。即就形能说，亦当有更精密之研究乃得，此则学者以后之责任。究源竟委，今兹尚有未遑。至于带下白色者，谓属于气分，红色者，谓属于血分，则犹是头脑颠顶之谈，不足与言进化，故一切旧说，概屏不录，录其病名与方药，庶几临床诊脉时，知所应付尔。

通常带下，属湿热，属虚寒，多由肝郁。湿热盛者，属肝属脾；虚寒甚者，属肝属肾。肝宜疏达，脾宜升燥，肾宜补涩。有色如浓米泔者，湿热甚也，宜苍白术、黄芩、黄柏、半夏、车前、升麻、柴胡。有状如鸡子白者，腰腿酸面浮肿，脾肾虚也，宜归脾汤、八味丸。又有忧患恚怒，伤损心脾，血不归经，则患赤白带下，当疏肝补脾，宜补中益气汤加茯苓、枣仁、山药、苍术、黄柏、麦冬、杜仲、牡蛎、牛膝、海螵蛸。若阴虚火盛，以滋阴清火为要，宜六味丸加五味子、枸杞、黄柏、车前、菟丝子。

白带腥臭，多悲不乐，见阳气虚衰证者，宜附、桂。赤白带下，脉沉微，腹中痛，阴中亦痛者，为子宫虚冷，宜元戎六合汤。白带久不止，脐腹冷痛，阴中亦痛，经漏不止，或因崩后，脉弱无力而酸痛，皆属大虚，宜东垣固真丸。产后去血多，经水不调，白带如倾，淋沥臭秽，属大虚，宜卫生汤。脉数,赤白带下者,热也,宜枸杞、生地。阴虚烦热,赤白带下,或七情所伤,脉数带下属热,宜二黄三白丸、白芷散,或益母草末酒服。肥人带下,阴中痛,身黄,皮缓,体重,湿也,宜升麻燥湿汤。湿而挟热,大便或泄或闭,小便少,脉数而气盛,湿热也,宜十枣汤。身半以下恶寒,带下如鸡子白,脾肾虚惫也,宜补骨脂丸加肉桂。赤白带下,面黄肢弱,月事不调,下液如栀子汁,如屋漏水,属虚寒,宜血虚带下方。

成无己曰:东垣谓血崩久则亡阳,故白滑之物下流,未必全由于带脉,亦有湿痰流注下焦,或肾肝阴淫之湿胜,或因惊恐而木乘土位,或因思慕而为筋痿。戴人以六脉滑大,而为宣导之法,泻其实也。东垣以脉细沉紧或洪大,用补阳调经,责其虚也。丹溪用海石、南星、椿根皮之类,乃治其痰也。窃谓前症皆当壮脾胃升阳气为主,佐以各经见症之药。色青属肝,小柴胡加山栀、防风。湿热壅滞,小便赤色,龙胆泻肝汤。肝血不足,或燥热风热,六味丸。色赤属心,小柴胡加山栀、当归。思虑过伤,妙香散。色白属肺,补中益气汤加山栀。色黄属脾,六君子加山栀、柴胡。不应,归脾汤。色黑属肾,六味丸。气血俱虚,八珍汤。气血下陷,补中益气汤。湿痰流注,前汤加茯苓、苍术、黄柏。气虚痰饮下注,四七汤送六味丸。不可拘肥多痰,瘦多火,而以燥湿泻火药轻心掉之。

武之望曰:白媱一曰物媱,如白精之状,又有日夜津流如清米泔或如黏胶者,谓之白崩,与白媱略同,多由忧思过度所致,用平补镇心丹。思虑伤脾者,四七汤下白丸子。痞闷少食者,沉香降气汤。劳伤肾气,心肾不交者,金锁正元丹。

6 治 带 选 方

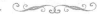

胶艾四物汤:四物汤加阿胶、艾叶,治赤带。

桂附汤:肉桂一钱,附子二钱,黄柏、知母各五分,如食少常饱,有似腹胀加白芍五分。不思饮食加五味子二十粒,烦恼面上麻木如虫行乃胃中元气极虚,加黄芪二钱、人参七分、炙草三分、升麻五分。[原注]此方乃阳气极虚,用知柏为引,升降阴阳。治白带腥臭,多悲不乐,大寒。铁樵按:而上麻木如虫行,乃内风,若言生理,乃面部浅在感觉神经钝麻,绝非胃中元气虚实关系,亦绝非参、芪、甘草能治之病。且人参七分,无济于事,升麻五分,则嫌太重,皆不可为训。此等皆属以讹传讹,不可为训,非纠正不可。类此者甚多,不过不易觉察。若《寓意草》中之旋覆代赭,亦属此类,而为害较烈。

元戎六合汤:四物汤加附子、肉桂,治赤白带下,脉沉微,腹痛或阴中痛。

东垣四真丸:白石脂煅一钱,柴胡一钱,龙骨二钱,当归三钱,干姜四钱,黄柏、白芍各五分,末丸,每服一钱,带饥时服沸汤下,少顷以粥压之,忌生冷硬物。治白带大下不止,脐腹痛,寒如冰,阴中亦然,目溜火,齿恶热。

卫生汤:白芍、当归、黄芪、炙草,治带下由于热者。

二黄三白汤:侧柏、川连、黄柏各五分,白石脂、香附、白术、白芍各一两,椿根皮二两治同上。铁樵按：照上列药量，是宜丸不宜煎者。

白芷散：白芷一两、海螵蛸三钱、胎发煅一钱，每末二钱，酒下，治赤白带。

补骨脂丸：补骨脂、杜仲、牡蛎、五味子各三两，车前子二两，艾叶一两，治老年久带。

老年白带方：黄柏、五味子、杜仲各四钱，萸肉五钱，补骨脂、牡蛎煅各三钱，香附八钱，砂仁、川椒、川芎、茯苓、车前子各二钱，艾叶一钱，阿胶五钱，白芍六钱，鹿角胶丸，盐汤下，治同上。

血虚带下方：八珍加陈皮、杜仲、黄芪、香附、砂仁、黄柏、知母，蜜丸。

乌金丸：乌头、乌附、莪术、艾叶，共用醋煮，烂捣如泥，再用熟地、当归各四两，白芍、川芎各二两，研末，和前药丸，淡醋汤下，治赤白带下。

赤淋丸：茯苓、生地、黄柏、知母、续断、杜仲、丹参、甘草、白芍。

龙胆泻肝汤：龙胆草、泽泻、生地、车前子、木通、当归、山栀、黄芩、甘草，治带下由于肝经湿热者，其见症胁腹痛，小便涩少，肝旺阴亏。

妙香散：人参、炙草、桔梗各五钱，茯苓、茯神、远志、黄芪、姜汁、山药各一两，朱砂另研三钱，麝香另研，煨木香三钱，每服药末二钱，温酒下。治心气不足，精神恍惚，虚烦少寐，盗汗，亦治阴虚带下。

四七汤：姜夏、苏叶、厚朴、茯苓，治七情郁结成痰，或如梅核，梗于喉中，或中脘停痰气痞，或痰壅气喘，或痰饮呕逆恶心，亦治带下有痰者。

禹功散：黑牵牛头末四两，炒茴香一两，木香一两，每末一钱，临卧姜汤下。治赤白带下当利水者。

芩柏樗皮丸：黄芩、黄柏、樗白皮、川芎、滑石、海浮石、青黛、当归、白芍，醋糊丸，治瘦人多热因致带下。

芩术樗皮丸：黄芩、白术各三钱，黄柏钱半，樗皮、白芍、山萸各二钱，白芷、川连各一钱，酒糊丸，治孕妇白带。

琥珀朱砂丸：琥珀、木香、当归、没药各四钱，乳香一钱，麝香、朱砂各二分半，水丸茨子大，每一粒，温酒磨下，治室女带下。

震灵丹：乳香、五灵脂、没药各二两，朱砂一两，禹余粮，醋淬撵得碎为度。一名紫金丹，治妇人气血不足，崩漏，虚损带下，子宫寒冷无子。

苦楝丸：苦楝子、小茴香、归身，三味等分，酒糊丸，每服二钱。治赤白带下。

酒煮当归丸：归身一两，小茴香五钱，炮附子七钱，良姜七钱，四味研粗末，酒一升半，煮至酒尽时为度，焙干研细末，入炒黄食盐、丁香各五钱，全蝎、柴胡各二钱升，麻根、木香各一钱，苦楝子、炙草各五分，延胡索四钱，神曲糊丸，枵腹淡醋汤下，每服二钱，忌油腻酒面食。治白带下，兼治患癫痫或脚气腰以下冷等症。

解带散：当归、香附、白芍、白术、苍术、茯苓、陈皮、丹皮、川芎、延胡、炙草、生姜，治湿热痰郁带下。

侧柏樗皮丸：椿根皮、香附、白芍、白术、侧柏叶、川连、黄柏、白芷，米汤丸，治七情所伤白带。

延胡苦楝丸：延胡二分、苦楝子一分、黄柏一分、附子三分、肉桂三分、炙草五分、熟地一钱，治大寒带下。

金锁正元丹：苁蓉、巴戟、葫芦巴各一斤，补骨脂十两，五倍子八两，茯苓六两，朱砂三两，龙骨二两，研末，酒丸，每服钱许。治真气不足呼吸短气，四肢倦怠，脚膝酸软，目暗，耳鸣，盗汗，遗精，及妇人白浊白带等症。

白芨丸：白芨、金毛狗脊去毛各一两，醋艾煎汁，打糯米糊和丸。治室女带下。

7 崩 漏 总 论

大凡女子自夫癸既通而后,气血调和,则经水如期,自无崩漏之患。若劳动,若房室,若忧郁过当,则伤冲任,不能约束其经血,使之如期而下,故或积久,或不须积久,忽然暴下,若山之崩者曰崩,如器之漏者曰漏。铁樵按:此节文字,非《尊生书》之旧,乃鄙人以意改作者,原文此下有原因六大端,皆含混不可为法,删之。《素问》曰:阴虚阳搏谓之崩。又曰:少阳司天,初之气,风胜乃摇,候乃大温,其病血崩。铁樵按:此虽经文,然简之又简,无从知崩之真相。曰少阳司天,风淫候温,则似该上逆之血而言,不必如今日吾人所谓血崩。陈自明曰:妇人血崩而心痛甚,名曰杀血,由心脾虚也。若小产去血过多而心痛者亦然。用乌贼骨炒为末,米醋汤调下妙,失笑散亦妙。铁樵按:杀血字不知何本,"杀"字无论读入声读去声皆无正意义,"名曰杀血句"可删。严用和曰:妇人平居,经脉调适,冲任二脉,互相涵养,阴阳二气,不相偏胜,则月事时下。若将理失宜,喜怒劳役过度伤肝,肝为血库,伤之则不能藏血于宫,宫不能传血于海,所以崩漏。漏下者,淋沥不断,病之轻者也。崩中者,忽然暴下,乃漏症之甚者也。倘久不止,面黄肌瘦,虚烦口干,脐腹冷痛,吐逆不食,四肢虚困,甚则为胀为肿者,不治。铁樵按:此条文字虽不工,而言血崩,最是切实完全。其他各说,不过将阴阳虚实,随意翻腾,不如此条切于实用甚远,兹复缀鄙说于下。血崩之为病,无有初起即崩者,崩之成,皆从漏起。小产亦然,纵因倾跌负重而致动胎,绝无初起即崩山倒海而来者。必先见红,若有若无,继而渐多,继而溃决,涓涓不塞,将成江河。生理与事理竟无二致。至其真相若何,则有可得而言者。古人言奇经最重要者,曰冲任督带。此四种脉可以指实而言者,仅有督脉。督脉从延髓直下,循脊椎至尾闾。任脉则仅云行身之前,而无其物。冲脉亦然。通常恒言冲任为血海,冲与任分合如何,莫得而指名。凡病小腹有气上冲者,谓之冲气上逆。小腹有块忤硬,向上逆作痛者,谓之冲疝。妇人月事不能以时下,则调其冲任。凡此皆冲脉为病。而今日西医则谓是子宫病,卵巢病。《内经》则言冲脉盛,则月事以时下。太冲脉衰,则天癸竭绝。是可知冲脉云者,乃妇人月经分泌之机关,肾藏势力之领土,该子宫、卵巢诸生殖腺而言者也,其地位在小腹,其脉络与肝相通。肝气上逆者,月事不调。肝气虚衰者,天癸竭绝。故云肝藏血,而冲为血海,此第就生理与病理之形能说。至其经络相通之路径,真相若何,则不能明了,抑亦非古人所注意。今日西医学知某处是子宫,某处是卵巢,某处内肾,某处肾上腺,某处海绵体,某病之病灶在某处,某腺之功用为某事,其言精矣。然治经血为病,不知治肝,治肝胆为病,不知治脑,治神经为病,不知养血(如近顷西医治中风,行静脉放血。彼意以为中风是脑充血,放其静脉管中血,则血之充于上者,可以下行,而神经失血为养,愈见不仁,结果甚劣。然静脉放血之法,乃最近三数年中所发明者,假使正告之曰,是不宜放血,彼必不信,因此术乃彼中博士新近发明之创论,经医学会所公认者,汝等中医,乌足以知之,其不听宜也。然近两月中,值两人皆中风,皆经西医放血,结果皆不良。其一为宁波谢蘅窗先生之太太,其二为杉板厂源顺木行主人沈姓。谢太太中风,延西医及余,西医主放血,余因前此未曾见放血之效,仅言照中医见解,恐不能放血,西医毅然谓放血无害,余即不争执。放后果稍痊,明日再放,又明日放第三次。第一二次每次放血半茶杯,第三次乃得血仅涓滴，而病人发狂，笑啼并作。其先之半身不遂，仅病及运动神经，此时则病及识阈，全脑坏矣。通常中风，即至殒身，亦仅病运动神经而止，必至临命之顷，然后昏不知人。今忽由中风转属癫狂，纵让一步说，癫狂之原因非放血，而放血之无益于中风，已可见矣。沈姓本无病，因无子纳妾，复恣服鹿茸生殖灵，则纵欲可想见。年已五十一，至五月初，遂猝然中风。至余寓就诊时，其手足尚能动，惟舌咽不灵，涎吐自下，此与《风劳鼓病论》中敝乡某绅病同。本可延喘数年，然来诊时，已经西医放血，余不敢断言其后来之变化。后其家决计专延余诊。放血之翌日，渐见半身不遂，知识昏蒙，频频呃逆，故决舍西医而就中医。余撰此书时，尚在治疗中，能否挽回，尚未敢预言也）。凡此皆不知从形能着想之故。生理至微妙，就有迹象处求之，假使无科学器械，简直莫明其妙。今日之科学程度，不为不精，然可知者，大约不过十之六七，故仍多原因不明之处。而中国医法，从病与生理之形能所著以为治，转能题无剩义，所谓"超乎象外，得其环中"，洵非夸语。西医皆承认中药有效，而同时否认中医之学说，又岂知所否认之学说，非中医之精者哉？是故妇人之有月经，乃生殖之预备作用。其储积收放之机关为冲任，其荣枯消长之机枢在肾藏，其根源在肝脑，是故崩之为病，必先见漏，漏之见，必先冲任中病。冲任之病，不外数种：曰忧郁，曰盛怒，肝病也；曰操心虑患，曰恐怖烦恼，脑病也；曰服食大热之物，曰下受寒湿之气，致冲任不能营运，则因藏气病而冲任病也；曰房室，曰强力操作，则因肾藏病、气血病而冲任病也。至治疗之方法，疏肝益肾，扶正祛邪。视其见证，大约相火当泻，真阳当补，祛痰化湿当补脾阳，安脑疏肝不离养血，知此者是为知本，选用方药自能左右逢源。

丹溪治崩，用白芷汤调百草霜末，甚者用棕皮炭，后用四物加炒干姜调理。因劳用参芪，带升补药。因寒用干姜，热用黄芩。崩过多，先用五灵脂末钱许一服，盖五灵脂能行能止。亦当分寒热，紫色成块者热也，四物加芩连之类。李梴曰：崩漏之由，虚与热而已，治法多端，随症制宜。如经行犯房，劳役过度，气血俱虚，忽然暴下者，宜大补气血，四物加参芪，血虚四物加胶艾炒干姜。虚寒脐腹冷痛，伏龙肝散。膏粱厚味，致脾湿下流，与相火合为湿热，迫经下漏者，解毒四物汤、四物坎离丸。饮食失节，火乘脾胃下陷，容颜似无病，而外见脾气困倦，烦热不舒者宜补阴泻阳，升阳调经汤、升阳举经汤。

徐春甫曰：崩漏最为大病。年少之人，火炽血热，房事过多，经行交感，俱致斯疾，大都凉血固涩，升气益荣可愈也。中年以上人及高年寡妇，多是忧虚过度，气血俱虚，此为难治，必须大补气血，养脾升胃固血，庶保十之一二，若不早治，正如圮厦之难支也。盖血崩证，有因虚，有因热，虚则下陷，热则流溢，视其缓急标本治之。缓用四物加黄芩、附子，急用神效丸。有因血虚藏冷，宜四物加黄芩、阿胶、参、芪。王肯堂曰：冷者，脉紧细，手足寒，红而淡黑，或五色，当归建中汤加龙骨、血竭、附子，送下紫石英丸。热者，脉洪，四肢温，心烦，口苦燥，血沸而成，黄芩汤、清心莲子饮加竹沥、生地，甚者生地汁磨京墨，百草霜冷服。虚者，胶艾汤加鹿茸、麦冬、龙骨、枣仁。实者，腹中痛，四物加香附。心虚者，恍惚多梦，健忘，舌强，盗汗，小便多而红，柏子仁汤、酸枣仁汤加龙骨、京墨、百草霜。若崩中作麝香、当归香者，心气已绝，急服龙骨、灵砂等。凡血崩，脉沉弦而洪，或沉细而数，或崩而又兼久泻者，皆胃气下陷也，以升举为要。万全曰：崩中，多因气虚不能摄血，加以积热在里，迫血妄行，故令暴崩，崩久不止，遂成下漏。铁樵按：此是文字语病，并非漏在崩后，盖谓崩竭暂止，血少而为漏，血聚则仍崩。治法，初病宜止血，四物调十灰散，以血止为度，次则清热，用凉血地黄汤，如血未尽，再吞十灰丸，血已尽止，里热尽除，然后补其虚，宜加味补中益气汤、地黄丸、参术大补丸，以平为度。

8 治 崩 选 方

补中益气汤：人参、黄芪、白术、当归、炙草、陈皮、升麻、柴胡,治脾胃虚损崩漏。

凉血地黄汤：生地、归尾、川连、黄柏、知母、藁本、川芎、升麻、防风、羌活、黄芪、细辛、荆芥、炙草、蔓荆子、红花,治血崩由于阴虚肾亏者。

归脾汤：人参、黄芪、白术、当归、茯苓、远志、龙眼、红枣、木香、炙草,治思虑伤脾不能摄血。

河间地黄散：生地、熟地、白芍、黄芪、天冬、杞子、柴胡、地骨皮,便血者加地榆,治脉虚洪,血紫黑。

金华散：延胡索一两,瞿麦穗一两,当归一两,丹皮一两,干姜五钱,石膏一两五钱,威灵仙五钱,桂心三钱,蒲黄炒五钱,每末二钱,煎枵腹服。治血室有热而崩漏。

丁香胶艾汤：当归、白芍、熟地、川芎、丁香、艾叶、阿胶,治漏下如屋漏水状。

鹿茸丸：鹿茸、赤石脂、禹余粮、炮附子、艾叶、柏叶、当归、熟地、川断,蜜丸,治崩漏因风冷客乘胞中。

伏龙肝散：川芎、伏龙肝、赤石脂、艾叶、熟地、麦冬、当归、干姜、肉桂、甘草,治崩因气血劳伤,冲任脉虚。

升阳举经汤：肉桂、川芎、红花、细辛、人参、熟地、附子、独活、羌活、甘草、藁本、防风、白术、当归、黄芪、柴胡、桃仁,治饮食倦劳,暴崩不止,或下水浆,怠惰嗜卧,四肢困倦,及带下经漏。铁樵按：凡原注药量不可为训者,悉从删节。

升阳除湿汤：苍术、升麻、柴胡、防风、神曲、泽泻、猪苓、陈皮、甘草、麦芽、姜、枣,治湿盛血崩。

解毒四物汤：四物各之一钱加黄芩、黄连、黄柏、山栀各一钱,治崩漏面黄腹痛。

9 妇 科 杂 病

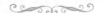

妇女病之最普通习见者,即经、带、崩漏,如上所述,已可知其大略。此外有由前四者转属而成之病,如经不调之甚而为干血痨,崩漏之后一步变为血痹,变为肿胀者是也。有由冲任受病,在下为癥为瘕,在上为天白蚁。虽非常见之病,然既治医,自在不可不知之列,兹就吾所经历及古书中近理可法者,择要言之。沈云：痨瘵有数种,有因先天不足者,其症乍寒乍热,不思食饮,尪羸无力,或衄血、吐血、发热、盗汗、咳嗽、心悸,猝致经行不调,甚则心肺俱损,血脉虚弱,皮粗毛落,此因先有病根,而后月事不调者,治法以补虚为主,滋阴百补丸,滋阴地黄丸,其主要方也。其有先经水不调而后致痨瘵者,其见证五心烦热,寒热如疟,或烦热、潮热、盗汗、咳嗽,治法以疏肝通经为主,加味逍遥丸,其主要方也。其室女经闭者，多因思虑怫逆，甚则面黄肌瘦，潮热骨蒸，此为干血痨，只宜益阴血，制虚火，勿轻用通经破血之药，宜柏子仁丸、泽兰汤。有因产后早犯房事，而致骨蒸潮热，肌肉日削者，名产后痨，宜人参鳖甲散、胡氏牡丹散。又产后气血大亏，无论感风感寒，其病候与寻常不同，辄羸瘦憔悴，饮食不消，喘咳头昏，百节疼痛，背膊烦闷，四肢沉重，则当从虚体感冒例，就所见症象，消息用药。铁樵按：妇人因有月经，尤易病癥瘕，癥瘕者，腹中硬块也。古人以推之不动者为癥，动者为瘕，谓癥关藏气，瘕则纯关月事。至何以能动？何以不能动？则未言其故。鄙意此等处不事解剖，总不能明了，即言解剖，生理之微妙，仍有不能彻底明了者，此事殆中西医各得其半，两皆未能彻底也，兹就吾所经历者两事，详述之以资考镜。

其一为钱琳叔先生之女公子，当未出阁时，即左乳有一核，如龙眼核大，不痛不痒，以无所苦，即亦置之。嫁后数年，一日，忽此核胀痛，医敷以药，痛止。然嗣是每月事行则痛，每痛一次，核必增大，可年余，其核大与乳房相等，全乳硬矣。常州医不能治，乃往苏州天赐庄求治于西人。西人谓非割不可，割固不必万全，然不割则可以断定必死也。病者不肯割，试更求治于上海宝隆医院。西医曰：此乳岩也。必割，否则必死。病人不可，家人咸怂恿之，不听，而硬块继续增大不已。吾乡孟纯生先生于钱为中表，先生之孙病伤寒垂危，余为起之，在此事之前一年，钱女士既遍求中西医，无一可以免割者，乃造余寓求诊。详告始末，余曰：割治效果不良，不割却亦无法。无已，余有丸名丙种宝月丹，可试服之。宝月丹者，余自制之调经丸药，当时因其乳核与月事有关，故以此付之。两月后，钱女士复来，欢谢曰：尽药四十丸，乳核全消矣。今已八年，病不复发。

其二为王襄候之夫人，王君为海军中职员，其夫人年可四十许，初因腹痛，经西医治之，去血甚多，旋右腹角起一块，隐隐作痛，每日下午发寒热，块则日见其大。西医治之三月不效，乃由其戚某介绍延余诊治。其腹角之块大可三寸，径高可一寸半，整圆如覆碗，不能移动。余先用柴胡、鳖甲、青蒿，治其寒热、服七八剂完全退清，块则依然。西医亦谓非割不可，谓假使不割，万难幸免，割则希望较多。余谓割则危险，不割未尝不可愈。因此处既属冲任领域，则微丝血管不可断，既欲去如许大块而动刀，断无不损及血脉之理，此不待烦言而可决者也。王君固右袒西医，主张割治，其夫人则希望不割能愈。既闻余言未尝不可治，则欲余包医。余笑谢之，江湖医生有包医之说，其实何尝能包？若鄙人则向无包医办法，虽然不包，治病未尝不尽心，尽余能力可矣。因用人参鳖甲散煎汤下丙种宝月丹二十日，腹角之块完全消失。既无痛苦，亦无何等恶现象，且眠食俱较安善，肌肤日见充盈。块除之后，予以补血之剂，其病若失。综计为时不及一月，易方不过五次。事后襄候赠予银盾一座，余不敏，未能淡然忘之。以为此两事可以证明中医有存在价值也。

然余虽能治之，毕竟癥瘕之真相如何，却未能明了。古书皆言血结，但此血之结在血管外乎？假使在血管之外，则当溃脓。在血管之内乎？何以纵横联络之微丝血管中聚血，而有三寸径覆杯之形状乎？又何以用调经活血之药而能复元？此在习惯解剖者或能知之，余不畏识者齿冷，殊未敢自文其陋。而此两病经过多数西医，皆谓非割不可，然不割竟谓不可幸免，是西医之诊断，未确也。故余谓中西医皆在得半之数，皆未能彻底也。兹将治癥瘕各方选录于后，旧说多不可通，不足当学理两字者，概屏不录。

天白蚁症不常见，其实并非奇病，苦于不明病理。见已成者谓之天白蚁，其将成未成者，则不能识耳。兹录医案一则于后。

商务印书馆张菊生先生侄媳，患病延诊。病人年二十二，体肥。当余诊时，见其肌肉丰腴，脉亦平正，面色肥白而红润，无丝毫病容，呼吸亦平顺，而卧床不能动，两目无所见，其目睛突起颇高，据云不病时亦如此，今稍甚耳。其所以不能动，则因头痛。先是未出阁时即头痛，而头痛之原因，则因经不畅行，自十五龄通经后，即不畅。每经行一次，头痛一次，经则愈行愈少，头则愈痛愈剧。既嫁，头痛有增无减，曾产一女，不育，产后头痛益甚。延中西医诊治均不效。西医取其头部之血验之，则其中有微生物甚多，经精密考察，而断定其为梅毒。但菊老之侄甚规矩，从未涉及平康，且亦无病，则非由丈夫传染可知。西医则谓是先天梅毒。然病者之母家为南浔刘氏，病人之父为世家子而耽于文学。吾曾见之，五十许一老儒，状貌极安详，生平不好色，无姨太太，一望而知非患梅毒者。病者之母，则一安详之世家妇也。当然绝对不承认遗传梅毒之说。西医则又谓是隔代遗传。当问病人之祖父母、外祖父母，梅毒非名誉事，又属隐秘病症，如此牵涉，在势无从究诘，亦万无可以证明非梅毒之方法。而西医则凭其科学上之学理，与验得血中微菌之证据，毅然下断语，无稍疑义。刘氏因剖白无从，缄口结舌，海枯石烂，无从一雪此冤抑矣。然西医照梅毒治疗，绝无功效，头痛如故。病人之母恨甚，以中西医既皆不能治此病，不但绝望，更节外生枝，添一无可剖白之梅毒疑团。于是出其家藏之大山人参一大枝，煎汤尽予之。盖宿闻大山参能起死回生，希冀孤注幸中，不图服参后头痛不能动，而两目遂盲。此延余诊治以前之情形也。

愚按：此即所谓天白蚁也。妇人月经，以不多不少如期而至者为无病，反是则病。小不调则小病，大不调则大病。而经不调者，其头必痛，其痛与寻常风寒不同。风寒之头痛在两太阳，痛而带胀。经不调之痛，如系崩漏，则头常空痛，如其经阻，则痛在巅顶。盖崩漏则血下注，脑筋无血为养，故感空痛。经阻者，其肝胆之气咸上逆，血随之上行，上行不下，则菀于上，以故古人谓冲脉上通于巅顶。此纯从病能上看出，非想当然之颠顶语也。血菀于上，为古人之恒言。菀即郁字，《诗经》菀彼柳斯，菀字之音义皆如郁也。《韩非子》云："户枢不蠹，流水不腐。"此可以证明天白蚁之为病。血既菀，则为渊渟静止之血，非复循环运行之血。既渊渟静止，则比之止水之腐，虫生宜矣。吾闻西医用蒸馏水贮净器中，置露天经宿，用显微镜检视，即有微菌，空气澄洁处较少，人烟稠密处较多，此即微菌之所由来。健体血行不息，菌虽入血，不能生存，是即所谓抗毒素，是故先有病而后有菌，并非先有菌而后有病。今乃倒因为果，执定血中之菌为梅毒，已非是。更据此菌断定其为先天梅毒，尤属不通。至谓是隔代遗传，则尤属无理之无理。所谓隔代遗传者，不过验之于植物动物，多数之中得其公例，非血中梅毒微菌之谓。某杂志译西报谓恶浊空气中微生物，区别之可得二十余万种，则此事本难究诘，而该西医见类似之菌，遽谓是梅毒，武断甚矣。数十年前，尝见笃信程朱之迂夫子，拗执之牛性，往往令人蹙额，今日之笃信科学，偏执误事者，正复相似，前者失之空，后者失之实。人类之进步无穷，宇宙之事理无尽，所以亘千百年不知究竟，此言研求学问则然，若论应付当前事物，吾宁如鼹鼠饮河，满腹而止也。

至于目盲服大山参之由，则因血菀于上而头痛。其初起痛时最剧在经期，入后逐渐加甚，是其痛有辍有作，非无间断者。痛既有间断，则知体工救济，尚有回旋余地。自服参后，痛遂无间断，是人参之补，不啻断体工救济之后路，上菀之血，绝无退步，故如此也。至于何以盲目而不聋耳，亦有当研究之问题。惟真象如何，尚未明了。通常患病总先见于目而不及于耳，例如中风、惊风诸脑症，恒见目上视或歧视等恶候，其有耳聋者，亦必先见目珠有异征，转是热病少阳证，则先见耳聋，却不见目歧。古人定少阳耳聋，厥阴亦耳聋，热病属少阳，脑病自属厥阴。又《本草经》人参主补脾，目为精明，补脾过当，坏目不坏耳。假使多食黄芪，并不坏目。是皆不能言其理，而当强记其事实者。食参盲目，张氏之外，曾更值一人，以无可记之价值，已不甚记忆。《名医类案》及近人著《诊余集》中，皆有食参盲目案一则，而《诊余集》所言较有价值，兹节录于后。

木商某，畜一鸭，已十余年。适有友自吉林归，赠以大参三枝。渠乃宰鸭入参，将鸭煨熟尽食之。木商本无病，仅闻人言老鸭煨人参为大补品，故漫然食之。初仅觉饱闷，十余日后，目光渐模糊，两月后完全不能见一物,就医求治,医不能识。时马培之已有盛名,尚在孟河,间关而往,培之诊之曰:既因食参而起,不须服药,现有青皮梨,恣食即愈。问:食梨约几何?曰:以担计。大便泄泻则益佳,目明为度。木商尽梨三石,病遂霍然。

菊生先生延余诊视其侄媳,此事于今十年矣。当时余曾详陈其委曲,微言西人微菌之说,并非真确之事实,并言当先解参毒,可恣服梨汁取泻,目当复明。结果病者服梨七八个,未效而罢。其后更复延十余月,遍尝各药而死,亦云惨矣。自今思之,鄙人当日之见解甚谬。欲解参毒,何必泥于梨汁?梨以担计,取泻而已,但求泄泻,不伤肠胃。蔗汁亦可,西瓜亦可,石膏、麻仁、郁李仁,乃至麻油,皆俯拾即是之物,必泥于梨汁,可谓食古不化,是医学程度太幼稚也。又近年来,中医杂志等虽甚嚣尘上,无一能非难西医者,纵或有之,亦属个人私见,非天下公论,搔不着痒处。况在十年之前,以故西医谓是隔代遗传,竟无从知其所根据之理由,遑论反驳,而当日如今日拙著之书,更无从觅得片纸只字,菊生先生又非知医者,宜吾说之无由得伸,而刘氏之蒙垢,刘女士之惨死,吾今详言之,将来或于医学史中占短短篇幅焉,未可知也。

又旧说妇人瘕症有八方,并列后(一)黄瘕,产后血气未定,藏府空虚,或当风便利,阴阳开阖关节四边中于风湿,邪从下入于阴中,积留不去所成。其症寒热身重,淋露,不食,在胁下有结气,拒按。宜皂荚散。(二)青瘕,由新产起行,浣衣太早,阴阳虚,产门四边解散,子户未安,骨肉皆痛,手臂不举,又犯风湿所成。其症苦寒洒然入腹,烦闷,结热不散,恶血不除,聚于两胁下,藏于背膂,其后月水不通,或反不禁。宜青瘕坐导方。(三)燥瘕,由月水未尽,或以举重汗出,猝以恚怒,致月水与气相搏,反快凉饮,月水横流,溢入他藏,有热则成燥瘕。大如半杯,上下腹中,痛连两胁,上引心而烦,喜呕吐,腰背重,足酸削,忽遗尿,月闭。宜疗燥瘕方。(四)血瘕,由月事中止,饮食过度,五谷气盛,溢入他藏,或大饥寒,评吸未调,而自劳动,血下未定,左右走肠胃间,留络不去,内有寒热,与月水合会而成。其症不可俯仰,横骨下有积气坚如石,少腹急痛,背疼,腰腹挛痛,阴中若有风冷,月水来止不常。宜疗血瘕方、桃仁煎。(五)脂瘕,由月信初来,或生未满月而交,胞门伤,子户失禁,关节散,藏府津流,阴道胭动,百脉四解,子精与血气相遇,不能成子,而成脂瘕。其症少腹重,腰背如刺,四肢不举,卧不安,左右走腹中,痛时少气头眩,身体懈休,苦寒恶风,二便血,月事来止不常,宜疗脂瘕方、导散方。(六)狐瘕,由经来悲忧或惊恐,且受湿,心神恍惚,四肢振寒,体倦神散,邪入阴里不去而成。其症少腹滞,阴中肿,小便难,胸膈腰背痛,气盛,善食,多所思,如有身状。宜疗狐瘕方。(七)蛇瘕,由经新止,阴阳未平,饮污井之水,食不洁之物,误吞蛇鼠之精,留藏不去而成,其症长成蛇形,在脐上下或左右胁,不得吐气,上蚀心肝,少腹热,膀胱引阴中痛,腰痛,两股胫间痛,时寒热,月水或多或少。宜疗蛇瘕方。(八)鳖瘕,由月水新至,其人作劳,适受风湿,恍惚觉悟,心尚未平,复见所好,心为开,魂魄感动,五内消脱,或沐浴不以时出而神不守,水气与邪气俱入至三焦中幕,玉门先闭,津液妄行,留络不去而成。其症形如小秤,小腹切痛,左右走,上下腹中,持之跃手,下引阴里痛,腰背亦痛,不可以息,月事不通。宜疗鳖瘕方。

又有近脐左右各有一条筋脉急痛,大如臂,小如指,因气而成,如弦之状,名曰疝者。又有僻匿在两胁间,时痛时止,名曰癖者。皆由阴阳乖,经络痞,饮食滞,邪冷搏而成也,俱宜麝香丸。

又有藏府虚弱,气血劳伤,风冷入腹与血相结,留聚浮假而痛,推移则动,名曰疝瘕者,乃由经产后,胞中有恶血,复为邪结而成也,宜干漆散、黑神丸。

又有所谓肠覃者,寒客大肠,与胃相搏,大肠为肺传送,寒则浊气凝结,日久便生瘜肉,始如鸡卵,大如怀胎,按之坚,推之动,月则时下,此气病而血未病也,宜稀露或二陈汤加香附。

又有所说石瘕者,寒客下焦,血气俱为所闭,寒客益大,亦如怀子,但不得推移,且多坠小腹,与肠覃相类而实异,宜见睨丸。

妇女浮肿之病,有先断经而后致四肢浮肿,小便不通者,乃血化为水,古人谓之血分,宜椒仁丸、人参丸。亦有先因小便不通而后身面浮肿,竟至经水不通者,乃水化为血,古人谓之水分,宜葶苈丸。其原皆由外伤六淫,内伤七情,饮食失度,起居失宜,渐至脾胃受伤,失生发统摄之节,气与血俱乖而后然也。至薛氏云:月水不通,凝结于内,久而变为血瘕。血水相搏,亦为水肿。夫血凝成瘕,因而致肿,亦属于水。此症之故,则以血水相搏,既凝之血,亦从乎水者矣。

铁樵按:此种实即血疸、血肿两症,皆见于妇人崩血之后者。崩后黄,今谓之贫血。崩后肿,其状与水肿同,而必兼黄,皆难治。

10 杂 病 选 方

补中益气汤:人参、黄芪、白术各一两,炙草五分,升麻、柴胡各二分,当归、陈皮各七分。本方加生地、花粉,名加味补中益气汤。治形神劳倦,或饮食失节,致脾胃虚损,清气下陷,发热头痛,四肢倦,心烦肌瘦,日渐羸弱。

补肺汤:人参、黄芪、紫菀、五味各五分,熟地、桑皮各一钱,入蜜少许,食后服。治劳嗽,五藏亏损,晡时发热,自汗盗汗,吐痰喘逆。

滋阴百补丸:香附一斤,用酒、醋、盐、童便各浸一分,焙益母草半斤,酒洗当归六两,熟地姜汁炒、川芎、白术各四两,白芍三两,延胡、人参、茯苓各二两,炙草一两蜜丸,空心下五六十丸。治妇人劳伤气血,诸虚百损,五劳七伤,阴阳不和,乍寒乍热,心腹疼痛,不思饮食,尪羸无力。

附子理中汤:人参、白术、炙草、干姜、附子等分,每四钱加姜十片煎。治真阳不足,饮食难化,大便不实,肠鸣腹痛,畏寒,手足逆冷。

十全大补汤:人参、白术、茯苓、甘草、川芎、当归、熟地、白芍、黄芪、肉桂各二钱。治妇人冷劳最妙。

逍遥散:酒洗当归、酒炒白芍、茯苓、柴胡各一两,炙草五分,姜三片,薄荷少许。一方无薄荷,加麦冬二十粒。热甚加丹皮、山栀。骨蒸加知母、地骨皮。咳嗽加五味、紫菀。痰多加半夏、贝母、瓜蒌仁。饮食不消加山楂、神曲。发渴加麦冬、花粉。胸中有热加黄连、山栀。心慌加远志、枣仁。吐血加生地、阿胶、丹皮。自汗加黄芪、枣仁。久泻加炮姜。遍身痛加羌活、防风、川芎。手足颤抖加荆芥、防风、薄荷。胸膈痞闷加枳实、青皮、香附。怒气伤肝眼目昏花加龙胆、黄连、山栀。小腹痛加香附、延胡索。经闭不通加红花、桃仁、苏木。左腹血块加三棱、蓬术、桃仁、红花。右腹气块加木香、槟榔。治血虚劳倦,五心烦热,肢体痛疼,头目昏重,心忡颊赤,口燥咽干,发热盗汗,减食嗜卧,及血热相搏,月水不调,脐寒胀痛,寒热如疟,又主室女血弱,阴虚营卫不和,痰嗽,潮热,羸瘦,骨蒸。

白茯苓散:茯苓一两,四物汤各五两,炙草、人参、肉桂各五钱,用水三盏,先煮猪腰子一对,姜三枣三,至二盏煎服。治产蓐劳,头目四肢疼痛,寒性如疟。

黄芪丸：黄芪、鳖甲、当归各一两，川芎、白芍、肉桂、川断、牛膝、肉苁蓉、柏子仁、沉香、枳壳各七两半，五味、熟地各五钱，蜜丸。治蓐劳，寒热进退，头目眩痛，骨节酸痛，气力羸乏。

人参鳖甲散：鳖甲、黄芪各一两，牛膝七两半，人参、茯苓、当归、白芍、麦冬、熟地、桃仁、桂心、甘草、桑寄生各五钱，川断二钱半。先煮猪腰子一对，姜五枣三，取汁入药末二钱，葱白三寸，乌梅一个，荆芥五穗，煎服。治动作劳伤，蓐劳。

胡氏牡丹散：当归、人参、白芍、五加皮、地骨皮各五钱，丹皮三钱，桂心、没药各二钱。每末二钱，入开元一枚，麻油蘸之，煎服，煎不可搅，吃不可吹。治产后虚羸，发热自汗，欲变蓐劳。

柏子仁丸：柏子仁、牛膝、卷柏各五钱，泽兰、川断各二两，熟地三两，炼蜜丸。治血虚有火成劳。

泽兰汤：泽兰三两，当归、白芍各一两，甘草五钱为粗末五钱，煎服治同上，并与前方兼服。

皂荚汤：川椒、皂荚各一两，细辛一两半为末，以三角囊贮之内阴中，欲便则出之，便已复内之，恶血出，洗以温汤，三月勿近男子。治黄瘕导方。

青瘕坐导方：戎盐一升，炙皂荚五钱，细辛一两。治法照前方，但卧，瘕当下，青如葵汁，养之如产法。

疗燥瘕方：大黄如鸡子许，干姜二两，黄连三两，厚朴四两，桂心、郁李仁各一两，䗪虫三枚，鸡肶皮炙一枚，每末三钱，清早酒服，瘕当下，养如产法，三月勿交，无子者当有。

疗血瘕方：大黄、当归各五两，皂荚、山萸各一两，细辛、戎盐各二两半，猪脂丸如指大，每一丸，绵裹，内阴中，正坐良久，瘕当下，养如乳妇法。

桃仁煎：桃仁、大黄各一两，虻虫一两，炒朴硝另研一两，醋二升半，煎取升半，下大黄、桃仁、虻虫，搅煎至可丸，下硝出之，搅匀，丸梧子大，前一日不吃晚饭，五更温水下五丸，日午下如赤豆汁，或如鸡肝虾蟆衣状，未下，再服，如鲜血来，以调补气血药补之，气虚血弱者忌用。治血瘕，血积经候不通。

导散方：炙皂荚、吴萸、当归各一两，川椒、干姜、大黄、戎盐各二两，细辛、矾石烧五味各二分，为末，以绢袋盛之，内阴中，坐卧随意，则勿走，小便时去之，别换新者。治同上。

狐瘕方：取新死鼠一枚，裹新絮，涂黄土，穿地坎，足没鼠身置其中，桑柴火灼其上，一日一夜取出之，研为末，桂心末二钱半，酒服二方寸匕，病当下，甚者不过再服。

蛇瘕方：大黄、黄芩、芒硝各五钱，甘草大如指者一尺炙，乌贼鱼骨二枚，皂荚酥炙六枚，水六升，煮数沸，下渣，下硝，适寒温服之，十日一剂，空腹服之，瘕当下。

鳖瘕方：大黄一两五钱，干姜、侧子各五钱，附子、人参各三钱七分五，细辛、土鳖各七钱半，䗪虫一寸匕熬，桂心二钱半，白术一两为末，酒服方寸匕，日三。

麝香丸：麝香另研五钱，阿魏二钱半，五灵脂七钱半，三棱七钱半，桃仁七钱，芫花醋炒、槟榔各一两，蓬术、桂心、没药、当归、木香各五分，饭丸，每服十丸，淡醋汤下，不拘时。治妇人痃癖，冷气疰气，心腹痛不可忍。

干漆散：干漆、炒木香、芫花醋炒、赤芍、桂心、当归、琥珀研、川芎各五钱，大黄炒二两，牛膝七钱半，桃仁一两，麝香二钱半。每末一钱，不拘时，酒下。治妇人疝瘕久不消，令人黄瘦尪羸，两胁妨闷，心腹疼痛。

黑神丸：神曲、茴香各四两，川椒、丁香各五钱，槟榔四枚，漆六两，半生、半用重汤煮半日，令香。右除椒漆外皆半生炒为细末，用前生熟漆为丸弹大子，又用茴香末十二两铺阴地阴干，并茴香收器中，至极干去茴。治肾气膀胱痃癖，及疝坠，五膈，血崩产后诸血，漏下赤白，并一丸分四服下，死胎一丸，皆绵灰酒下。难产炒葵子四十九枚,捣碎,酒煎下。诸疾不过三服,疝气二服,膈气癥瘕五服,血气三丸,当瘥。治疝瘕。

见晛丹:炮附四钱,鬼箭羽、紫石英各三钱,泽泻、肉桂、延胡索、木香各二钱,血竭一两半另研,水蛭、槟榔各二钱半,桃仁卅个研,三棱五钱,大黄七钱,酒糊丸。每三十丸醋汤食前下。治寒客下焦,血气闭塞而成瘕,日以益大,状如怀子,名曰石瘕。铁樵按:凡用诸虫,皆当去翅足炙用,水蛭,尤须用猪脂炙透。

椒仁丸:椒仁、千金子去皮研、甘遂、炮附子、郁李仁、黑丑、五灵脂、当归、延胡、木香、吴萸各五分,芫花醋浸、石膏各三钱,胆矾一钱,蚖青、斑蝥各十个,面糊丸梧子大,每陈皮汤下一丸。治先经断,后浮肿,血化为水,名曰血分。

葶苈丸:甜葶苈炒另研、千金子另研各五钱,干笋一两,枣肉丸梧子大。每七丸,扁竹汤下。如大便利者,减葶苈、千金子各一钱,加白术五钱。治先小便不利,后浮肿,水化为血,名曰水分。

人参丸:人参、当归、大黄纸裹蒸切、炒瞿麦穗、桂心、赤芍、茯苓各五钱,葶苈炒研一钱,蜜丸,每十五丸至二十丸,空心米汤下。治经脉不利,血化为水,名曰血分。

抑气散:香附四两、陈皮、茯苓、甘草各一两。治气盛于血。

黑香四神散:香附四两,陈皮、乌药各二钱,甘草一钱,姜枣治同上。

人参荆芥散:人参、荆芥、生地、柴胡、枣仁、鳖甲、白术、枳壳、羚羊角各七分五,桂心、当归、川芎、防风、丹皮、赤芍、甘草各五分,姜二片,治妇女虚劳。

滋血汤:当归、白芍、山药、炙黄芪、熟地各一钱半,人参、川芎、茯苓各七分,治同上。

滋阴地黄丸:山萸、山药、天冬、麦冬、生地、知母、贝母、当归、香附各二两,茯苓、丹皮、泽泻各一两半,熟地四两,蜜丸。治同上。

茯神汤:茯神一钱半,茯苓、人参、菖蒲各一钱,赤芍五分,治同上。

神仙聚宝丹:琥珀研、当归各一两,乳香、没药俱另研各二钱半,朱砂研、木香、麝香俱另研各一钱,水丸,每两作十五丸,每服一丸,酒磨,温酒下。治积块。

《妇科大略》终

第五章 博涉知病终

第六章

医 案 医 话

蔡定芳按语：本章编辑铁樵先生原著《药盦医案》《麟爪集》《药盦剩墨》以及《论医集》《群经见智录》部分内容。《药盦医案》出版于铁樵先生逝世后的第二年即1936年。原书共八卷，卷一伤寒门，卷二温病门，卷三、卷四杂病门，卷五虚损门，卷六时病门，卷七妇女门，卷八小儿门。民国名家丁仲英、谢利恒以及门人章巨膺作序。综观《药盦医案》，有先后一二诊而愈者，有先后十多诊而愈者，有阅时经年是不可为者，有伤寒系症传变必速宜亟除之者，也有先后诊治20多次发热仍然不退者。先生尝谓：自来医案鲜有佳者，徐灵胎《洄溪医案》颇佳，然药无分量；俞震所辑《古今医案按》为最详备，贤于《名医类案》正续编，然集古人医案既非我自己用药，便不免多所隔膜；喻嘉言《寓意草》乃其手所自定，观其自叙，可谓自负不可一世，然有一事令人大惑不解：《寓意草》中每至至危极险之时辄以旋覆代赭奏奇效，后人多踵而用之，然吾已数十次见人用此，无一效者，甚且败事，故余迄未敢一用，毕竟效颦者皆非欤？抑《寓意草》尚有不尽不实者在耶？近人余听鸿先生《诊余集》则较为鞭辟近里，章太炎先生颇赏之。然就中孩食碎磁一案，谓语邻夸诞，审视良是，该书付印时，其世兄非常审慎，且会由不妄审查一过，不图犹有此白圭之玷，则医案岂易言哉？此编别无他长，只是不打诳语，后人可以取法。惜吾十余年来所诊病，不留底稿，今所忆者，仅较大数案，余都不复省记，近来各案因留底稿故较详细。然如前此之用大方者反不多观，若论后来取法自以普通者为佳，大病本少，大方亦难用也。足见先生医案之作重在真实，其实事求是的治学态度真乃我辈后学之楷模也。丁仲英先生谓此书能辨别新旧得失，体认中西异同，屏除杂说，生面别开，贯通融会，不落恒蹊。谢利恒先生谓铁樵先生赋性机警，目光锐敏，耳聋而医业盛，眉白而医名振，殆今世奇人，非天资聪颖者不能有此造诣。章巨膺先生曰：吾师之处方也，其治疗有新思想而不泥于古法，有旧法则而运用新知识，谨慎处十分稳健，大胆处十分冒险，而所投皆中；至于案语，明白晓畅，如哀梨并剪，饶有文学风味，迥出于古今医案之上。《药盦医话》是笔者编辑铁樵先生原著《麟爪集》《药盦剩墨》以及《论医集》《群经见智录》部分内容而成，旨在与《药盦医案》合璧相映成辉。其中篇幅长者，笔者将其拆为多篇并赋以篇名；篇幅短者，笔者或更改其原著篇名。此无他，意欲与医话名副其实耳！铁樵先生九泉有知，祈不以我辈后学胆大妄为则幸甚！

第一节 《药盦医案》

1 丁 仲 英 序

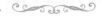

　　我国医学历年既久,邃古不出神只范畴,及中古而渐趋实验。近代自科学昌盛以来,欧美、日本之学相继侵入,乃与国学时有争竞,不洽之处,中西新旧之说于以起矣。尝考我国医学学派之分歧,迨金元而更甚,各家立论虽异,要旨各有独得之妙。其所以各自成派者,实亦环境使之然耳。若刘河间以火立论,所著《原病式》等书主重降心火而益肾水,是以处方不离于寒凉,而成一寒凉之派也。张子和推衍河间,其所著书主重攻下,次则汗、吐,以其治病首在驱邪,邪去则正自安,畏攻最足以养病,故成一攻下之派也。盖刘张两氏皆生于北方,北人饮食厚浊,夏则吞冰,冬则围炉,病邪属实,有非寒凉攻下者不能驱其病也。李东垣独异其旨,以脾胃为重,谓土为万物之本,著《脾胃论》发明补中益气及升阳散火诸法而成一补土派也。盖李亦北人,为富家子,其所以交游者率皆养尊处优之辈,嗜欲逸乐乃为若辈恒情,而行道时复值元兵南下之际,人多流离失所,饮食无常,以致脾弱气馁,影响消化,非补土必不足以奏效,此李氏之所以偏重于补土者。朱丹溪,南人也,生于承平之世,目睹南人体弱人柔,嗜好特多,于是推衍刘、李、张三家之义,创阳常有余、阴常不足之说,主用滋阴降火之法而获大效,此朱氏偏重养阴不为无故也。四家各就环境立说,不泥陈规,其革故鼎新、富于创作精神实堪钦敬。今者得一人焉,能辨别新旧得失,体认中西异同,屏除杂说,生面别开,贯通融会,不落恒蹊,武进恽先生铁樵是也。先生少攻岵卢,长醇国学,寝馈于医学者复有十余年,所成《保赤新书》《脉学发微》《生理新语》《温病明理》《伤寒论研究》等书若干种,皆为环境之需要,时代之作品,不仅一时传诵,洛阳纸贵,学者恒仰为宗师,其有裨于实用可知矣。非具大智慧大手笔者曷克臻此,顷章君巨膺搜辑乃师遗著医案,颜曰《药盦医案全集》。杀青有日,问序于余,因略叙数语,乐为介绍如此。此时在民国二十五年。

中央国医馆理事　上海国医分馆副馆长　丁仲英识

2 谢利恒序

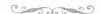

恽君铁樵长余数岁，与余同产孟河之滨。少更艰苦努力学问，初治旁行文字，继则词章诗赋无不通晓。民国初年与余同事商务印书馆，余辑史地之学，君主《小说月报》。彼此均在壮年，诙谐杂沓，精神蓬勃。唯时吾国小说尚囿言情之作，君独扩其范围，凡不能列入专书记载者概归纳于其所编辑中，务以高尚文辞相砥砺，号于众曰：吾之小说实大说也，非有此偌大文词，乌能得知识阶级之所好。馆中韪其言、从其策，期年而声誉鹊起，销数顿增，成绩大著，而君之文名从此播矣。

余编辑之暇辄悬国医之帜，为治病之招。君见而羡之，遂亦悬壶于租界会乐里，即努力于伤寒学。未久而洞彻了解，常谓余曰：仲圣之学，贯彻始终，仲圣以下，无非旁门邪道。当今之世，非发挥仲圣之精理合今日新科学之说不可。非仲圣复起，吾谁与归？遂本斯旨，创设中医函授学校，于寓所布告全国，远近信徒者万计，开国医界未有之局面，而医业亦从此大盛。顾余治学远在早岁，孜孜多载，仅得尺寸；而君发创于中年，遽能于牝牡骊黄之外别树一帜，为革新家所宗，名遍海内，慨余先进，深叹勿如。

君赋性机警，目光锐敏，异趣横生，长于交际。但卞急殊甚，于是肝火易升，耳痒日剧，痒则努力爬搔，久搔遂成聋病。聋病既深，卞急遂退，而皮肤风病又作，须眉尽落。君检《千金》方法为治，服药数月，果然须眉复生，皓然尽白，几于变易面目。迨后又治佛学，修净土宗，自谓确有心得。然耳聋而医业盛，眉白而医名振。治佛未久即逝，逝时与众不同观耳。君云台所述似亦得佛性，故综论君之形状，殆今世奇人，非天资聪颖者不能有此造诣。君所著书二十余种，久已风行社会。丙子初夏，其高足章巨膺君将刊印医案，索序于余。于余曰：吾师之处方也，其治疗有新思想而不泥于古法，有旧法则而运用新知识，谨慎处十分稳健，大胆处十分冒险，而所投皆中；至于案语，明白晓畅，如哀梨并剪，饶有文学风味，迥出于古今医案之上。章君亲炙有年，确能得恽案真味者，校刊行世，为后学津梁，洵医林盛业。爰述往事，附弁简端，作佛头之粪，恽君有知，当亦抵掌称快也。

民国二十五年谢利恒　序

3 章巨膺序

今世医案作品多矣，皆其后人搜集旧方成书，亦多治验方案，垂示后学固未尝不可传也，然其及身著作仅医案一种而无著述，但有治验而无理论，集案成书，不足称著作也。若既有等身著作，复有全集医案,则治验与理论可相印证,斯恽氏医案有足尚矣。

恽师医案行世,今后数十年中将尠医案。闻者异之曰:行道十年,集案数百,犹是医案也,人人优为之,安得曰恽氏之后遂鲜医案作品? 对曰:客知名医多矣,而知其行道之术否? 今世所谓名医,盖有成名之术焉。视疾无论轻重,方案危词耸听,防变、防厥字样每殿案末,而用药专尚平淡,动辄淡豆豉、大豆卷,成则居功,败则卸过,博得稳当之名,为其成名之基,但求无过,不求有功,安足为后世法。如此名医,医案千篇,防变、防厥,豆豉、豆卷,是有其书,等于无书也。然则恽氏医案基于实学,所治皆验,是又不然。治者许其可治,不治者预言生死;病浅者不以悍药创其正,病重者竟以猛剂去其毒。案语明白晓畅,不作湿土燥金模糊影响之谈;处方中病,不袭医方程式平淡敷衍之弊。举世滔滔,名医多矣,实有泾渭之分焉。

是书集戊辰己巳年间稿,师初无印行之意,曰治医贵乎明理,当导学者致力于实学,医案刊印恐学者舍本逐末,故其所著书次第付梓,而是案竟未刊印,今学者要求是书者綦众。念吾师学说,学者已饫闻矣,而施诸应用,不免尚多捍格,欲求理论与治验一炉共冶,亟有待于是书。因即董理旧稿,删其重复不足者,于癸酉甲戌年稿补充之。书成,适值师殁周年,至是师等身著作除尚有数种在函授讲义中,未刊者付刊,绝版者再版印行,已备追念知遇,聊尽绵薄云尔。

丙子大暑门人章巨膺敬　序

4　恽铁樵先生传（见第八章）

5　伤寒门

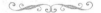

王童　二月十一日　昨晚吐呕,今日泄泻,颜额间不发热反冷,面无血色,青络满布。此属感寒,来势甚暴,故如此病状。若发热,便入正轨,照伤寒治。桂枝四分,枳实八分,小朴(炒)三分,炙草六分,竹茹一钱五分,川连三分。

周孩　二月十八日　头热,肢寒,舌润,头痛,二便自可。此伤寒太阳病证也,药后宜避风吃素,可以即愈。炙麻黄二分,淡芩六分,竹茹一钱五分,桂枝三分,枳实八分,炙草六分。

木左　二月十八日　见风头眩,泛恶,脚酸骨楚,不发热。非不发热,乃伤寒前驱证。桂枝三分,川连三分,炙草六分,秦艽一钱五分,麻黄二分,子芩七分,杏仁三钱,法夏一钱。二诊(二月十九日)进麻、桂后,骨楚略减,得微汗,仍头痛,其舌色已化燥,当再清之。淡芩八分,川连三分,防风(炒)八分,橘红一钱五分,竹茹一钱五分,蔓荆子(炒)一钱,花粉一钱,茅根三钱。

陈幼　三月十二日　形寒发热,头痛,环唇青色,盗汗。桂枝汤主之。桂枝三分,炙草六分,赤、猪苓各三钱,白芍一钱,淡芩八分,方通八分。

杨左　三月十二日　发热形寒,有汗,舌苔黄,是已化燥,乃太阳传阳明之候。桂枝二分,法夏一钱,苡仁三钱,方通八分,淡芩一钱,炙草六分,赤苓三钱,茅根三钱,川连三分,葛根一钱。

郑幼　三月十五日　发热,舌润,头汗,口不渴,腹鸣,口苦,寒热错杂,已十日,宜桂枝和营。桂枝二分,炙草六分,赤芍一钱五分,象贝三钱,淡芩八分,川连三分,木香八分,杏仁三钱,枳实八分,竹茹一钱五分,瓜蒌二钱,葛根六分。

姜左　三月十五日　舌苔黄厚而润,汗多,表热解。据说入夜掌热,然证象不虚,乃阳明证之已入腑者。小朴(炒)三分,竹茹一钱五分,麻仁丸五分,炙草六分,枳实三钱,川连三分,归身三钱。

郑小姐　三月十六日　遍身有汗而热不解,绕脐痛,转矢气,是有积也。腹皮三钱,焦谷芽三钱,淡芩八分,竹茹一钱五分,楂炭三钱,枳实八分,馒头炭三钱。

张童　三月二十四日　热甚壮,当是停食感寒。现在不可攻积,当先解表。此是伤寒,勿轻视。羌活五分,枳实一钱,楂炭三钱,炙草六分,葛根一钱五分,竹茹一钱五分,荆、防(炒)各六分,香葱白两个。

黄左　八月二十日　病经三候,气急,舌苔劫津,胸痞,呃逆,四肢逆冷,肌肤津润。此是亡阳四逆,生命危险至于峰极,恐难挽回。就病理论,舌苔之枯,并非内热使然,实是上下隔断、肾气不能上承所致,故此病不宜寻常凉药。制附块一钱五分,杏仁三钱,薤白一钱五分,炙草六分,吴萸六分,细地三钱,炒白芍一钱五分。

夏孩　八月二十六日　壮热有汗,头痛而咳。病属伤寒,为时已一候,现方趋剧,亟宜慎食。葛根一钱,橘红一钱五分,淡芩八分,香葱白一个,象贝三钱,防风八分,枳实一钱,杏仁三钱,茅根三钱,竹茹一钱五分。

徐孩　九月初五日　壮热泄泻,舌尖光,舌面有苔颇糙。表邪陷里之候,证属伤寒,颇重,宜慎。葛根一钱五分,竹茹一钱五分,腹皮三钱,木香一钱,枳实一钱,楂炭三钱,建曲三钱,扁衣(炒)三钱,茯苓三钱,香葱白二个,馒头炭三钱。

黄右　九月初六日　恶风多汗,形寒发热,气急,脉软滑数,舌干绛,少阳失治所致,虚甚。里虽热却拒外界之冷,故嗜热饮。甚难治。茅花一钱五分,杏仁三钱,防风六分,淡芩八分,炙苏子三钱,牡蛎三钱,赤芍一钱五分,干首乌三钱。二诊(九月初九日)舌色甚好,脉较前佳,未全和,咳嗽,多痰,吐尚爽,咳却不爽,须宣达。象贝三钱,橘络一钱五分,桑叶三钱,炙苏子三钱,杏仁三钱,炙草六分,防风四分,归身三钱,牡蛎三钱。三诊(九月十一日)剧咳,发热,气急,脉数,汗多,热夜甚,时形寒,苔润。症势不但缠绵,且有险。桂枝三分,淡芩八分,杏仁三钱,橘红一钱五分,葛根一钱,炙草六分,象贝三钱,炙苏子三钱,桑叶二钱,茅根三钱。

李右　九月初六日　头痛发热,形寒,口苦,脉滑。清之。葛根一钱,川连三分,杏仁三钱,竹茹一钱五分,淡芩八分,象贝三钱,枳实八分,茅根三钱。

楼小姐　九月十一日　壮热,昨有汗,今日汗闭,舌苔黄且干,脉数,气急。表里并病,太阳、阳明并见,当先事汗解。炙麻黄三分,炙草六分,淡芩八分,知母一钱,枳实炭一钱,竹茹一钱五分,杏仁三钱。二诊(九月十二日)身凉,脉静。外感已除,可以补。归身三钱,川连三分,竹茹一钱五分,潞党一钱,炙草六分,枳实八分,焦白术一钱,炒白芍一钱,苡仁三钱。

孙孩　十月十四日　发热十日以上,迄不退,昨忽泄泻十余次。从两阳合病治。葛根一钱五分,建曲(炒)一钱,淡芩(炒)八分,竹茹一钱五分,炒扁衣三钱,腹皮三钱,枳实(炒)八分,馒头炭三钱。

程右　十月十六日　舌露底,耳聋,胸闷,脉滑,热不甚却不肯退,昨有谵语,溲多腹痛,头亦痛。按:舌露底是营少,不宜燥药;耳聋、谵语,病入少阴,有危险;胸闷亦营虚之象。大生地三钱,川连三分,川、象贝各三钱,归身三钱,瓜蒌皮一钱五分,杏仁三钱,白芍一钱五分,知母一钱,法夏一钱五分。二诊(十月十八日)舌苔露底,近乎劫津;舌旁隐青黑苔,是温邪传太厥少之候,故手指战动。咳甚剧,剧则致呕。咳不足患病,却有趋重之势。热不肯退,拟犀角地黄清之。乌犀尖一分,川芎六分,归身三钱,炙草六分,鲜生地三钱,白芍二钱,杏仁三钱,瓜蒌皮一钱五分,川、象贝各三钱,川连三分,法夏一钱。

顾左　十月十八日　咳,多涕,形寒,口苦,骨楚。白是感冒,然血分亦不清,故见症稍复杂。荆、防各八分,羌活五分,杏仁四钱,前胡一钱五分,秦艽一钱五分,象贝三钱,橘红一钱五分,炙苏子三钱,赤、猪苓各三钱,炒车前三钱。二诊(十月二十日)咳,发热,形寒,骨楚,无汗。汗之,药后避风。炙麻黄三分,炙草六分,象贝三钱,枳实八分,淡芩八分,秦艽一钱五分,杏仁三钱,竹茹一钱五分,茅根三钱。三诊(十月二十一日)汗后仍微热,晨间微恶风,舌苔厚,是有积。脉略滑数,当解肌。葛根一钱,川连三分,竹茹一钱,腹皮三钱,淡芩八分,枳实八分,楂炭三钱,赤、猪苓各三钱,方通八分,茅根三钱。四诊(十月二十四日)脉滑数,舌质绛干,却不咳,泄泻,干呕,热颇微。据脉象无大害,舌色却不甚平正。证属伤寒之已化热者,乃伤寒系之风温,因感风故骨楚,泄泻是陷,是两阳合病。前方本中肯,药后泻乃会逢其适,又少服,故病不除。秦艽一钱五分,荆、防各七分,淡芩六分,扁衣(炒)三钱,葛根一钱,川连三分,木香一钱,建曲一钱,茯苓三钱,香葱白一个。

郭右　十月二十四日　暵热无汗,头痛骨楚,均极剧,肌肤指甲亦痛甚,口苦而腻,喉痰窒如锁。病属伤寒,其痛为神经痛。可从肝治,治肝为佐治,太阳为主。羌活四分,秦艽一钱五分,乳、没药(去油)各五分,桂枝二分,防风六分,制香附一钱五分,干首乌三钱,归身三钱,蒺藜三钱,淡芩八分,柴胡五分,旭草二分,法夏一钱。

李宝宝　十月二十七日　发热,泄泻。里热甚炽,是已化热之阳明经证。葛根八分,竹茹一钱五分,腹皮三钱,枳实八分,淡芩八分,楂炭三钱,橘红一钱五分,炙草六分,木香一钱五分。

张左　十一月三日　伤风咳嗽久不愈,色脉均佳,亦不骨楚。此所谓不见阳明少阴证为不传者,无妨,但须忌荤。象贝三钱,橘红一钱五分,桑吐三钱,杏仁三钱,炙草六分,法夏一钱,炙苏子三钱,炒防风八分。

王孩　十一月七日　面色舌色甚不平正,发热,呕吐,肢凉。已七日,粪色尚未化热,此伤寒之较重者。葛根一钱,川连(炒)三钱,扁衣(炒)三钱,小朴(炒)二分,木香一钱,建曲(炒)一钱,云苓三钱,炙草六分。

冯左　十一月十日　发热第二日,脉细数,面尚有火色,舌有裂纹,头痛,胫酸,溲少。不廉,以后必多变化,有危险。所以然之故,因初病即已见少阳、厥阴、少阴也。无汗当汗之,急解太阳减其势。炙麻黄三分,淡芩八分,杏仁三钱,归身三钱,知母一钱,炙草六分,秦艽一钱五分,川连三分,葛根一钱。

阮童　十一月三日　舌尖剥绛如血,中部及根际均厚苔,壮热,无多汗,咳全不爽。病已两候,即不成肺炎,亦可以直传厥阴。阴虚甚,不可强责其汗,有危险。葛根一钱,象贝三钱,桑叶三钱,知母一钱,荆、防(炒)各七分,杏仁三钱,归身三钱,淡芩八分,茅根三钱,枳实八分。二诊(十一月四日)舌干苔不匀,脉已见缓滑,热尚炽,头部有汗。躁烦略减,是佳朕,仍有险。荆、防各八分,杏仁三钱,枳实八分,楂炭三钱,象贝三钱,橘红一钱五分,腹皮三钱,葛根一钱,生石膏一钱五分,淡芩八分,炙草六分,归身三钱,茅根三钱,川贝三钱。三诊(十一月五日)病略减,仍剧。舌苔可以消导,热退清尚须时。枳实一钱,象贝三钱,炙苏子三钱,生石膏一钱五分,楂炭三钱,杏仁三钱,炙草六分,葛根一钱,腹皮三钱,橘络一钱五分,淡芩八分,茅根三钱,馒头炭三钱。四诊(十一月七日)脉甚平正,神气亦好,惟热不退,且肌肤暵燥。热退尚须时日。小朴三分,淡芩八分,炙草六分,象贝三钱,枳实八分,栀皮一钱,杏仁三钱,橘红一钱五分,葛根八分,炙苏子三钱。

王孩　十一月十七日　发热有汗意,舌苔结,其发有前驱症,是伤寒条件毕具,症势尚顺,可无妨。葛根一钱五分,竹茹一钱五分,象贝三钱,橘红一钱五分,枳实八分,淡芩八分,杏仁三钱,川连三分,小朴(炒)二分,花粉一钱。二诊(十一月十九日)热退,咳剧,痰多。色脉无恙,稍弱,须数日当瘥。象贝三钱,桑叶三钱,炙草六分,杏仁三钱,赤苓三钱,橘红一钱五分,归身三钱,苡仁四钱,方通八分,防风八分。

汪孩　十二月十二日　热无汗,啼无泪,迷睡,声不扬。曾服保赤散。表邪正炽,攻之内陷,故尔泻是邪陷之证,较有险。葛根一钱五分,杏仁三钱,橘红一钱五分,建曲(炒)一钱,象贝三钱,桑叶三钱,炒扁衣三钱,炙草六分。二诊(十二月四日)热未清,泻未止,微有汗意,虽无泪不妨。次数多,当止之。葛根一钱五分,木香一钱,建曲(炒)一钱,象贝三钱,茅根三钱,炒扁衣三钱,芡实三钱,杏仁三钱。

邱宝宝　十二月十四日　舌苔厚带灰,唇热,热不扬,有谵语。病系食复泻,是热结旁流证兼厥阴,不能径行攻下。枳实一钱,腹皮三钱,焦谷芽三钱,葛根一钱,竹茹一钱五分,楂炭三钱,归身三钱,炙草六分,麻仁丸(入煎)四分,馒头炭三钱。

吴孩　十二月十三日　哑唇弄舌,唇焦躁烦,壮热,无汗,手指有力,并见抽搐,病起于痰晕,旋又吃馒头,发热之后又误服回春丹,脏气皆乱,故见症甚不平正,有险。炙麻黄三分,葛根一钱,杏仁三钱,炙草六分,生石膏二钱,楂炭三钱,枳实八分,腹皮三钱。

王官官　十二月十九日　感寒因而发热,补太早邪无出路,故泄泻。舌色、脉象尚无他,疏之可愈。误补尚贤于误用抱龙、回春诸丹,故病型尚未大坏。葛根一钱五分,桑叶一钱五分,建曲一钱,炙草六分,象贝三钱,橘红一钱五分,芡实三钱,归身三钱,杏仁三钱,炒扁衣三钱,云苓三钱,腹皮三钱,楂炭三钱,木香一钱。

邓孩　十二月十二日　热本已退,现在又热,寐安,呼吸匀,手足亦温,唇绛,口渴,脉自可。溲初清,旋即转白色。是伤寒太阳阳明合病证,为势不重,避风,慎食,当即日霍然。淡芩八分,竹茹一钱五分,方通八分,炙草六分,花粉一钱,赤、猪苓各二钱,葛根一钱,茅根三钱,象贝三钱,杏仁三钱,橘红一钱五分。

张世兄　十二月十六日　先龈肿喉痛,现痛虽止,喉头仍肿胀,并见头眩,舌绛。照例已化热,却仍形寒口淡,是表证未罢也。证属伤寒之较轻者,然多变化。炙麻黄三分,板蓝根一钱五分,生草五分,淡芩八分,竹茹一钱五分,葛根一钱,赤芍一钱五分,枳实八分,茅根三钱,炒牛蒡一钱五分,炙僵蚕一钱。

蒋竹庄先生　一月四日　颇似伤寒前驱症,恐其发热。本有微汗,不须发汗,惟总当宣达。象贝三钱,桑叶三钱,橘红一钱五分,葛根一钱,杏仁三钱,炒防风八分,炙苏子三钱,炙草六分。二诊(一月五日)形寒,有汗,是伤寒太阳证;其不热,非不发热,乃未发热;咳而气急,是兼肺炎性者。桂枝三分,淡芩八分,杏仁三钱,炙苏子三钱,葛根一钱,象贝三钱,橘红一钱五分,炙草六分,炒白芍一钱五分,秦艽一钱五分,炒防风五分。三诊(一月六日)肾气较佳,热亦退,惟苦汗多,咳亦尚剧,舌色已化燥,可清。咳为余波,尚有三数日。象贝三钱,白芍二钱,竹茹一钱五分,杏仁三钱,牡蛎三钱,枳实八分,炙草六分,橘红一钱五分,归身三钱。四诊(一月八日)肺气敛则剧咳,头昏且重,是有湿,因剧咳震动亦有之。腰酸当利溲。云苓三钱,浮小麦三钱,炙款冬一钱,杏仁三钱,炒车前三钱,炙桑皮一钱,炙紫菀一钱,象贝三钱。

钱左　一月十日　舌绛如血，苔黄，甚渴引饮。感寒化火故如此。鲜生地三钱，竹叶十片，葛根六分，淡芩八分，枳实八分，生石膏一钱五分，川连三分，猪苓三钱，方通八分。

徐宝宝　一月十一日　壮热无汗，自啮其唇，唇色紫绛，溲如米泔，热有百零四度，病已二十余日。阳明证俱，太阳未罢，且见虚象；将传阴分，有危险。川连三分，芦根三钱，梗通八分，归身三钱，淡芩八分，赤苓三钱，车前三钱，犀角三分，茅根三钱，猪苓三钱。

陈先生　一月十七日　发热，是感寒，现已化热，形寒，气急，有汗，鼻干，是葛根芩连证。葛根一钱五分，枳实一钱，杏仁三钱，淡芩一钱，秦艽一钱五分，炙苏子三钱，川连三分，象贝三钱，橘红一钱。

颜孩　二月八日　表热颇壮，面色晦滞，有口疮。昨有汗，现汗闭，此病颇险。炙麻黄三分，淡芩八分，杏仁三钱，葛根一钱五分，炙草六分，橘红一钱五分，象贝三钱，秦艽一钱五分，炒防风八分，茅根三钱，芦根六寸。二诊（二月九日）脉较缓和，热未清，面色晦滞，略差减，再予透达。象贝三钱，桑叶三钱，炙草六分，杏仁三钱，橘红一钱五分，炒防风六分，葛根一钱五分，淡芩八分，茅根三钱。

林先生　二月十九日　感冒，春寒行，且发热，先事疏解。秦艽一钱五分，赤、猪苓各一钱五分，炙草六分，羌活四分，象、川贝各三钱，桂枝（泡汤）三分，炒防风八分，杏仁三钱，淡芩八分，胆草一分，葛根八分。

潘公展先生　二月二十日　形寒发热，腹痛泄泻，口淡亦苦，脉舌无甚变动。是感寒尚未化热，舌苔白厚是有积，亦尚未可攻，须略候之。木香（煨）一钱五分，竹茹一钱五分，炒扁衣三钱，秦艽一钱五分，小朴（炒）三分，淡芩八分，楂炭三钱，腹皮三钱，枳实八分，葛根一钱五分，老姜（煨）一片，建曲（炒）一钱。

郑右　二月二十七日　发热，形寒，无汗，舌润，目赤。是感寒，须防转属脑炎。炙麻黄三分，淡芩八分，胆草二分，葛根一钱五分，秦艽一钱五分，炙草六分，杏仁三钱。

袁宝宝　二月二十九日　发热无汗，无涕泪，唇舌眴动，行且成惊。炙麻黄三分，杏仁三钱，胆草三分，葛根一钱五分，淡芩一钱，茅根三钱，象贝三钱，川连三分，芦根四寸，川贝三钱。二诊（三月一日）热退，咳甚剧，舌色仍未清楚，防出麻疹。葛根一钱五分，川连三分，杏仁三钱，淡芩一钱，象、川贝各三钱，桑叶三钱，橘红一钱五分，炙草六分，胆草二分。

陈右　三月五日　咳，形寒，头痛，胁痛，呼吸不舒，脉尚可。先疏外感。炒荆、防各八分，橘红钱五分，秦艽一钱五分，象贝三钱，炙草六分，归身三钱，杏仁三钱，制香附三钱，胆草一分。

恽右　三月十七日　感寒发热，胸闷，形寒，骨楚。是伤寒系症，传变必速，宜亟除之。葛根一钱五分，羌活五分，姜夏一钱，秦艽一钱五分，炙草六分，竹茹一钱五分，川连三分，归身三钱，瓜蒌霜一钱五分。

陶左　三月十七日　发热冷汗，自是桂枝证。惟舌色脉象均不平正，此病恐有问题，其先证是肝逆肾虚。虽有冷汗，桂枝不中与之也。淡芩八分，枳实八分，竹茹一钱五分，白芍一钱五分，川连三分，葛根八分，腹皮三钱，楂炭三钱，蔓荆子（炒）一钱。二诊（三月十八日）项强，冷汗较好，舌黄而剥，内热较瘥，而见表热，里病有外达之倾向。仍当桂枝解外。桂枝三分，枳实八分，川连三分，楂炭三钱，淡芩一钱，竹茹一钱五分，腹皮三钱，炙草六分，猪苓三钱，炒车前三钱。

以上己巳年案

岳小姐　十一月一日　伤寒太阳证悉具，行且成急性肺炎。汗之，药后避风。葛根一钱五分，象贝三钱，橘红一钱五分，炙麻黄三分，炙苏子三钱，炙款冬一钱，杏仁三钱，桑叶三钱，炙草六分。

宋先生　十二月廿二日　时邪感冒，太阳未罢，遽服泻药，因而腹胀，其表证仍不解，且益甚。势当先解外。葛根一钱五分，川连三分，茯苓三钱，秦艽一钱五分，薄荷一钱（后下），枳实一钱，扁衣三钱（炒），防风八分（炒），淡芩一钱，竹茹一钱五分，建曲一钱（炒），焦谷芽三钱。二诊（十二月廿四日）舌苔鲜明，热有起伏而夜甚，腹微胀，微躁烦。此因太阳未罢，遽用泻药，表邪内陷，正气遂虚，所以如此。手微战动，少阴证兼见神经性，此不可忽视。炙麻黄二分，杏仁三钱，葛根一钱，象、川贝各三钱，炒防风一钱，归身三钱，姜半夏一钱，薄荷一钱（后下），炙草六分，秦艽一钱五分，川连三分，新会皮一钱。三诊（十二月廿五日）舌色化燥，脉洪滑带数，自觉口中燥，引饮，大便色红，薄粪，有药气味。此肠胃不和，肠与胃不能协调则胃气上逆，此所以头痛非常。大段不错，尚无大害，更两三日可全愈。枳实一钱，花粉一钱，归身三钱，扁衣三钱（炒），竹茹一钱五分，秦艽一钱五分，知母一钱，建曲一钱（炒），淡芩一钱，白薇一钱，赤、白苓各三钱，川连二分。四诊（十二月二十七日）热有起伏，喉右面红肿，面部见红点，口臭，舌苔燥，亦厚腻，舌尖微见劫津苔。此是冬温夹斑之候，泄泻多为病进，泻止红点出为病退，现在虽见轻减，仍在吃紧之际。炒牛蒡一钱五分（研），象、川贝各三钱，白薇一钱，川连三分，炙僵蚕一钱五分，杏仁三钱，扁衣三钱，薄荷一钱，防风一钱，钗斛三钱，淡芩一钱，竹茹一钱五分。五诊（十二月二十九日）下午热高，舌苔黄糙，大便不实，呼吸、脉搏均佳，喉痛尚未全除。病无问题，只是好得太慢。白薇一钱，木香一钱五分，赤、白苓各三钱，炙苏子一钱五分，炙僵蚕一钱五分，扁衣三钱（炒），归身三钱，象、川贝各三钱，川连三分，建曲一钱五分（炒），炙草五分，枳实八分（炒）。

　　谢先生　十月二十日　肢凉，脉沉而有热象。此非无阳而厥，乃热深厥深，循此以往，可以见神经中毒性麻痹症。病型不循常轨，经气乱故也。炙草六分，细生地三钱，橘皮一钱五分，桂枝二分，茯苓三钱，天冬三钱，姜半夏一钱。二诊（十月二十二日）手脚转温，舌见热象，脉亦不沉。非气候关系，厥回故尔。归身三钱，竹茹一钱五分，茯神三钱，炙草五分，枳实一钱，橘络一钱五分，桑枝三钱，滁菊一钱五分。

　　王小姐　九月三日　壮热，多汗，胸闷，呕吐。胃气上逆，脏气胥逆，遂成下厥上冒之象，所以头晕便闭。枳实八分，川连四分（姜炒），防风六分，连翘三钱，腹皮三钱，竹茹一钱五分，赤芍三钱，法夏一钱五分，楂炭三钱，橘络三钱。二诊（九月三日）壮热，脉滑，病在阳分。热所以壮，不全是病，乃大汗之后，汗闭所致；被覆太多能致大汗，亦能因此闭汗，经此转折反虚。葛根一钱五分，枳实一钱五分，淡芩八分，瓜蒌仁一钱五分（去油），竹茹一钱五分，炙草六分，黑荆芥八分，川连四分。三诊（九月六日）唇干口渴，味淡。热不解而气急，是当用葛根芩连例。葛根一钱五分，川连三分，枳实八分，杏仁三钱，淡芩八分，法夏一钱五分，炙草六分，瓜蒌仁一钱五分（去油）。

　　马先生　十二月二十九日　病一月余，初起发热脚酸，当即是伤寒太阳证；厥阴者，骨酸楚。现在延日已久，色脉尚未大坏，病邪已传阳明。舌色黄厚，苔满布，腹胀而矢气，是有积，为阳明腑证。潮热溲多，其矢将硬，现在尚未可攻，当先导之。枳实一钱，楂炭三钱，赤、白苓各三钱，瓜蒌霜一钱五分，竹茹一钱五分，葛根一钱，归身三钱，腹皮三钱，焦谷芽三钱，川连三分，馒头炭三钱（柴火中煨，候冷，打碎入煎）。二诊（十二月三十日）舌苔四边甚糙，中间黄厚。药后虽得大便，不多，是有结粪未下。温证夹斑夹食，是当攻之，得畅便热当退，斑当尽达。白薇一钱，枳实一钱，归身三钱，薄荷一钱（后下），秦艽一钱五分，竹茹一钱五分，炙僵蚕一钱五分，炙草六分，炒牛蒡一钱（研），麻仁丸五分（入煎）。三诊（十二月三十日）脉尚平正，热度不甚高，夜间略重，舌苔异常之厚，脐部并不拒按，大便有厚重意，恐其转痢。舌苔太松浮，非可孟浪攻也，仍当导之，并与解外。白薇一钱，枳实一钱，怀膝一钱五分，楂炭三钱，川连三分，乳、没药各三分（压去油令净），腹皮三钱，薄荷一钱，姜半夏一钱，白头翁一钱五分（酒洗），木香八分，葛根一钱（煨），枳实导滞丸四分（入煎）。四诊（一月一日）舌苔黄厚而黑糙，燥异常，渴而引饮，是因胃热，其内部已化燥,可以攻之;表热甚轻,有微汗,不恶寒,太阳已除,腹鸣矢气都是可攻证据。惟恐久病体虚不能任受悍药,拟师大柴胡、黄龙汤意变通用之。生锦纹五分,人参须七分(另煎),腹皮三钱,全瓜蒌一钱,制香附二钱,焦谷芽三钱,玄明粉三分(后下),煨葛根八分,归身三钱,炙乳、没各三分(去油令净),秦艽一钱七分,钗斛二钱。五诊(一月二日)下后舌苔不遽化,亦常有之事。现在却糙燥异常,甚不平正,当与胃病有关。关节痛本有特效药,惟与此种舌苔不甚相宜,只得另作商量。钗斛三钱,细生地三钱,橘络一钱五分,西洋参一钱五分,元参一钱,炙乳、没各四分(压去油令净),丝瓜络一钱五分,赤、白苓各三钱,秦艽一钱五分,生白芍一钱。另:秦艽一钱五分,细辛三分,羌活一钱,防风一钱,炙川乌六分,乳、没药各一钱。上药研筛后入乳、没药,绍酒调敷痛处,外用布缚。六诊(一月三日)色脉都平正,热亦退,舌苔不化。昨所进药为补剂,近日舌色胃气较佳,饮水亦少,即此可知不能再攻。肠胃受创,攻泻即嫌克伐;肠胃有权,白能驱积下行。现在病已无险,不宜好事喜功,再用重药。西洋参一钱五分(另煎),炙虎骨三钱,竹茹一钱五分,独活七分,钗斛三钱,茯苓、神各三钱,川贝三钱,桑枝五钱,秦艽一钱五分,枳实一钱,焦谷芽三钱,腹皮三钱。七诊(一月四日)脉甚好,神气亦较昨日为佳,苔厚不化,多矢气,仍有结粪未下,但非重要之点,当再导之。左臂不能动,左腿亦痛。此虽无大紧要,恐其成痹,须亟治之勿延。枳实一钱,炙草五分,秦艽一钱五分,楂炭三钱,人参须七分(另煎),炙虎骨三钱,生军三分,姜半夏一钱五分。另:羌、独活各三钱,细辛五分,川乌一钱五分,艾叶一钱五分,公丁香三十个,没药一钱五分,荆、防各三钱,桂枝一钱五分。上药研粗末,用布两块将药末铺在布上,上加棉花,缝成手巾状,置痛处。须棉花一面向外,外用热水袋熨之。八诊(一月五日)色脉神气都好,惟舌苔不化,自觉腹中仍有结粪。仍当带补带攻。左手不能动,此运动神经与肠神经有关系,积净自愈。西洋参一钱五分(另煎),腹皮三钱,归身三钱,人参须一钱五分(另煎),钗斛三钱,炙草六分,枳实一钱,楂炭三钱,枳实导滞丸八分(入煎)。九诊(一月六日)脉甚好,苔厚不化,知饥不思食。新陈代谢机能失职,亦属不妥。自当设法斡旋,必有效而不蹈险乃得。西洋参一钱五分(另煎),枳实一钱,炙虎骨三钱,全瓜蒌三钱,竹茹一钱五分,石斛三钱,元明粉四分(后下),秦艽一钱五分,姜半夏一钱,生石膏一钱五分,小活络丹(化服)半粒。十诊(一月七日)大便又通四五次,脉象已虚,苔仍未化。此因旧有胃病之故。既别无所苦,热亦清楚,不可再攻,反当补,补之,其苔当化。人参须一钱(另煎),枳实一钱,知母一钱,西洋参二钱(另煎),竹茹一钱五分,赤、白苓各三钱,钗石斛三钱,姜半夏一钱五分,制香附三钱。十一诊(一月九日)热退脉静,四肢酸痛亦除,惟舌苔干糙依然,且不知饥。大便虽有,新陈代谢之令不行,胃中无液,脘上脐上有时觉胀。症结就在此部分,其处为十二指肠,为第二道消化冲要之区。西洋参三钱(另煎),枳实一钱,瓜蒌三钱,麻仁三钱,花粉一钱,钗斛三钱,楂炭三钱,归身三钱,制香附三钱,馒头炭一钱五分(湿纸包,柴火煨,令表里皆焦,候冷入煎)。十二诊(一月十一日)苔仍不化,糙燥异常,腹鸣,矢不得下。旧有肝气病,若理气则稍嫌燥,攻则嫌于脉虚。煎药拟双并顾,另用霍山石斛代茶。归身三钱,麦冬三钱,钗斛三钱,沉香化气丸一钱五分(入煎),西洋参一钱五分(另煎),知母一钱,细生地三钱,枳实导滞丸四分(入煎)。另用霍山石斛代茶,约每天五分,用炭墼炖服。十三诊(一月十二日)舌苔仍不化,胸腹皆不拒按,脉略虚尚调。此苔不化当非食积,是必司消化之神经纤维钝麻所致,乃胃病之一种。人参须一钱(另煎),炙关虎肚二钱,枳实八分,钗斛三钱,姜半夏一钱,归身三钱,西洋参一钱(另煎),竹茹一钱五分,细生地三钱,焦谷芽三钱。十四诊(一月十四日)舌苔仍未化,不过已有胃气,虽虚亦较前日为佳。大份已妥当,此后最重要之问题是要少吃。人参须一钱五分,橘红一钱五分,炙关虎肚二钱,钗斛三钱,归身三钱,竹茹一钱五分,川贝三钱,知母一钱,人参再造丸一粒四分之一(化服)。十五诊(一月十八日)有多量宿粪下行,是肠已有权,能行其新陈代谢之令。惟胃之内分泌不灵，消化不能充分，食后觉痞塞，舌苔不化亦因此。人参一钱，知母一钱，枳实一钱，生石膏一钱，钗斛三钱，炙关虎肚二钱，竹叶七片，川贝三钱，蒺藜二钱，钩尖三钱（后下），回天丸一粒四分之一。十六诊（一月二十二日）色脉神气都好，舌苔亦化。伤寒除，旧有之胃病亦除。右手不能举，肉削。当有小小问题，此亦关系用脑。年事富，倘能静养，容易恢复。片姜黄八分（切），归身三钱，枸杞三钱，炙虎胫骨三钱，炒绵仲三钱，川贝三钱，钗斛三钱，菟丝子三钱，橘红一钱五分，仙露半夏一钱，炙关虎肚三钱，茯苓三钱。十七诊（一月二十四日）今日下午又见热度，虽不甚，总是顿挫。推究原因，食复、劳复两俱有之，当无大害。其手脚不能运动自如，关节炎未能净除之故，此与胃神经亦有关系。炒枳实一钱，姜半夏一钱五分，茯苓三钱，腹皮三钱，焦谷、麦芽各三钱，秦艽一钱五分，楂炭三钱，白薇一钱，归身三钱，小活络丹半粒（化服）。

以上丁卯年案

邵右　十一月七日　仅天明时有微汗，现在仍无汗，形寒，口淡，脉沉。此当发大热，现在尚未热，须从速避风。病为正式太阳证，麻桂不误，可加重。炙麻黄四分，淡芩一钱五分，羌活八钱，桂枝四分，秦艽一钱五分，炒防风一钱，炙草六分，杏仁三钱，茅根四钱（去心）。药头煎分两次服，如第一次服后得畅汗，后半勿服。二诊（十一月八日）昨予麻黄汤，药后得汗，仍形寒，脉气依然不宽，舌色则润，口味仍淡，再当解之。桂枝三分，炒荆、防各一钱，羌活四分，葛根一钱，川连三分，秦艽一钱五分，淡芩一钱五分，竹茹一钱五分，香葱白二个，杏仁三钱，归身三钱。

张左　十一月十七日　感寒停积，服泻药太早，表邪方盛，遽行攻下，遂致诸般不适。现在已化热化燥，因是误下之故。脏气受创，当有三五日不适，此种仲景谓之小逆，亦坏病也。淡芩一钱，焦谷芽三钱，秦艽一钱五分，茅根三钱，竹茹一钱五分，花粉一钱，羌活五分，炒防风一钱，枳实一钱，川连三分，归身三钱。二诊（十一月十九日）热退未清，泄泻未全止，舌露底色如赭，干而鲜明，脉涩，其虚已甚，宜从速存阴。钗斛三钱，元参一钱，木香一钱，麦冬三钱，归身三钱，腹皮三钱，细生地三钱，炒扁衣三钱，竹茹一钱五分。三诊（十一月二十日）昨日神志不清楚，气上逆而见呃逆、脘闷。今日舌苔已有胃气，脉气不宽，然亦尚平正，是其病已见机转。昨日上午仅见劫津苔，并未见恶候。据所述，夜晚所见各症是极凶恶之病候，是昨晚所见上午劫津苔之应，今早所见乃昨日药方存阴之效也，于此可以见诊病之难。钗斛三钱，竹茹一钱五分，佛手一钱五分，归身三钱，腹皮三钱，瓜蒌霜一钱，枳实一钱，川贝三钱。

沈右　十二月十一日　发热形寒，头痛，腹痛。现值经行，病一候，热起状作阵，无退尽时，亦发作无定时。舌苔抽心，口味甜，目光无神，环唇青。此中宫受伤，其热行且入血分，颇费周折，治之得法，亦须一星期。白薇一钱，细生地四钱，炒延胡一钱，青蒿一钱，归身三钱，川楝肉（炒）一钱，炙龟甲三钱，赤芍一钱五分。

沈右　十二月十二日　寒热起状，恶寒特甚，一日二度发，月经昨日净，有汗，骨楚。症属伤寒，不是疟。鼻中所出物是血，血锭是衄。此亦坏病，不是自然如此。葛根一钱，橘红一钱五分，秦艽一钱五分，荆、防（炒）各一钱，炙草六分，象贝三钱，薄荷一钱，归身三钱，杏仁三钱。二诊（十二月十三日）仍形寒手不冷，痰有血，不宜温药，虑其动血，再事疏解。炒黑荆芥八分，羌活四分，象贝三钱，秦艽一钱五分，防风一钱，杏仁三钱，枳实一钱，竹茹一钱五分，香葱白二个，白薇一钱，淡芩一钱，桂枝二分（泡汤代水，去渣）。三诊（十二月十四日）热退形寒，除色脉都平正，现在月事淋沥不净。此是肾虚，与寒热为两件事，外感既除，可以补。归身三钱，菟丝子三钱，木香一钱五分，绵仲（炒）三钱，制香附（醋炒）三钱，川芎四分，细生地四钱，棕皮炭三钱。

吴左　十二月十二日　喉痛，无汗，形寒，色脉无恙。喉头并不红肿，亦无白点。惟恶寒特甚，恶寒是太阳证，总当疏解。其喉头不红肿，是未化热化燥。炙麻黄三分，淡芩一钱，枳实一钱，防风（炒）一钱，葛根一钱，竹茹一钱五分，炙僵蚕一钱五分，炙草六分，杏仁三钱。二诊（十二月十三日）病情虽略好，湿太重，满面是风色，头痛，脚不良于行。热虽退，仍有问题，便闭不当攻。赤、白苓各三钱，丝瓜络一钱五分，防风（炒）一钱，茵陈一钱，川连三分，秦艽一钱五分，淡芩一钱，炒车前三钱，萆薢一钱五分，九龙丸（二小粒，吞服）。

尹左　十二月十四日　咳嗽，形寒，头胀，脉缓，有微汗。是伤寒太阳病桂枝证，其不发热是未发热。葛根一钱，象、川贝各三钱，秦艽一钱五分，桂枝三分（泡汤去渣煎药），橘络一钱五分，茯苓三钱，杏仁三钱，防风（炒）一钱，炙草五分。

沈右　十二月十六日　形寒发热、无汗，口渴引饮，胸脘痞闷，泛恶，呕绿水。当然危险，形神枯瘠，神志不清，难治。葛根一钱，姜半夏一钱五分，楂炭三钱，淡芩一钱，枳实一钱，腹皮三钱，川连三分，竹茹一钱五分，秫米三钱（姜炒），瓜蒌霜一钱五分，归身三钱。

方左　七月二十一日　壮热四天，昨天始得汗，现在又无。面赤，唇干绛，手掌手腕背亦热，神志不清楚，有谵语。夏月感寒，肝胆从热化，成下厥上冒之局，所以面赤而脚冷，属重险之候。香薷三分，淡芩一钱，仙藿香一钱五分，银花一钱五分，薄荷一钱（后下），竹茹一钱五分，花粉一钱，生甘草六分，辟瘟丹半分（研细，冲）。当日晚改方，去香薷加梨汁一酒盅、西瓜汁二酒盅，辟瘟丹加半分。二诊（七月二十二日）表热较退，已有汗，神识仍不清楚，仍有谵语，胸脘硬，拒按，有矢气，此有积。病情较昨日略好，仍旧在至危险之中。此虽有积，不能用承气，因下厥上冒，冒是虚象，悍药下之，恐其有变。枳实一钱，焦谷芽三钱，银花一钱五分，竹茹一钱五分，腹皮三钱，川贝三钱，鲜藿香一钱五分，冬瓜子三钱，赤、白苓各三钱，钗斛三钱，白薇一钱，薄荷一钱，紫雪丹二分（冲），枳实导滞丸六分（入煎），皮硝三钱（夹布一层缚中脘）。当日晚改方去紫雪丹，又去皮硝。三诊（七月二十三日）神气清楚，脉颇静，表热亦退，舌质不红，是里热亦无多。惟大小便不通，当通之。现在最要者是慎食，假使吃坏，却不得了。钗斛三钱，竹茹一钱五分，楂炭三钱，赤、白苓各三钱，枳实一钱五分，焦谷芽三钱，腹皮三钱，炒车前一钱五分，鲜藿香一钱五分，梗通一钱，生甘草六分，归身三钱，银花一钱五分，绿豆衣三钱，西瓜皮三钱。

李孩　十一月二十日　发热无汗，热高，迷睡，舌尖红，溲少，又呓语。大便虽行，迷睡是积，惟其有积，然后热高，有呓语。病属伤寒，但并不难愈，惟须注意调摄。楂炭三钱，胆草一分（泡汤代水），香葱白二个，葛根一钱五分，炒荆、防各一钱，枳实一钱，腹皮三钱，馒首炭五分，薄荷一钱，淡芩一钱，竹茹一钱五分，焦谷芽三钱。二诊（十一月二十日）色脉无恙，高热不退。有二件事当注意：第一是忌口，荤腥面食都当忌；第二勿强去其热。薄荷一钱，枳实一钱，腹皮三钱，炙草六分，白薇一钱，竹茹一钱五分，木香一钱五分，归身三钱，淡芩一钱，葛根一钱五分，焦谷芽三钱。

卞左　十一月廿日　发热形寒，下部汗出，满面风色，舌苔白。病属虚体伤寒，最是难治之候。葛根一钱五分，赤、白苓各三钱，橘核（炒）一钱五分，秦艽一钱五分，小茴香（炒研，八分），荔枝核十个（炒，存性），制附片六分，川楝肉（炒）一钱，萆薢一钱五分，香葱白二个。二诊（十一月二十二日）是中毒性腺病疝，因淋而起。寒热是外感，汗出恶汗是伤寒。虽与淋是两种病，但外感是乘虚而入，故与寻常伤寒不同。太阳少阴并病而不见阳明证，此即所谓两感，最难治之候。制附片四分，秦艽一钱五分，炙草六分，赤、白苓各三钱，桂枝二分，归身三钱，泽泻八分，葛根二钱，萆薢一钱五分。

孙孩　十一月二十七日　无表热却有里热，面有火色，唇绛，涕泪都无，咳嗽气急，神色不安详。须防惊,其肺部已虚,而咳仍不爽。现在流行病本是风邪束肺,此孩之外感却深入有险。炙麻黄三分,防风(炒)三分,竹茹一钱五分,川贝三钱,焦谷芽三钱,葛根一钱,淡芩一钱,枳实一钱,杏仁三钱,腹皮三钱,楂炭三钱,炙草六分。二诊(十一月二十八日)药后无甚出入,神气安详,色脉亦好。此是失表证,天气骤寒,所以不易出汗,还当解表。葛根一钱,腹皮三钱,竹茹一钱五分,炙草六分,炒荆、防各一钱,焦谷芽三钱,川贝三钱,炙麻黄二分,淡芩一钱,枳实一钱,杏仁三钱,归身三钱,馒首炭五钱(入煎)。三诊(十一月二十九日)咳全不爽,微见鼻煽。递失表又伤肺,风邪深入,所以如此。现在气管炎肿,不宜再用汗药,无食积不宜攻也。麦冬三钱,淡芩一钱,竹茹一钱五分,五味子四分,川贝三钱,归身三钱,细辛一分,枳实一钱,杏仁三钱,瓜蒌霜一钱五分,炙草六分,橘白、络各一钱。四诊(十一月三十日)咳全不爽,眼皮渐肿,略有清涕。风寒深入而肺虚,病势可谓奇重,调理须费时日。麦冬三钱,杏仁三钱,炙草六分,五味子二分,川贝三钱,炙款冬一钱,细生地四钱,炒防风一钱,归身三钱,橘白、络各一钱,生姜一小片。五诊(十二月一日)咳较瘥,得寐,神气亦较好,痰仍不能吐。肺虚且寒,当略温之。麦冬三钱,干姜炭一分,细生地四钱,五味子三分,杏仁三钱,橘白、络各一钱,川贝三钱,炒防风一钱,炙草六分。

尤左 十一月三十日 发热形寒,微咳,痰薄。初起是伤风,现在是热病,乃伤寒之最轻者。葛根一钱五分,炒黑荆芥一钱,竹茹一钱五分,香葱白(连须)二个,薄荷一钱,秦艽一钱五分,赤、白苓各三钱,老生姜一小片,炒防风一钱,枳实一钱,焦谷芽三钱。

徐左 十二月五日 神昏谵语,唇舌干绛,舌苔如荔枝壳,齿龃,气促鼻煽,已四日夜不得寐,常用手自捋唇鼻,目赤。病已两星期,现在热入营分,大虚之候,有险。乌犀尖(磨冲)二分,钗斛三钱,杏仁三钱,鲜生地四钱,川贝三钱,天、麦冬各三钱,归身三钱,茯神三钱,橘白、络各一钱,茅根(去心)三钱,茅花一钱五分。二诊(十二月六日)药后病不见瘥,仍神昏谵语,唇龃,齿焦,目吣,气急鼻煽,日夜不安,寐常摄衣摸裳,据眼光与气急,恐其肺已坏,脉数甚,病情奇重,诚无多希望。乌犀尖(磨冲)二分,杏仁三钱,茅根(去心)三钱,天、麦冬各三钱,鲜生地五钱,川贝三钱,归身三钱,炙紫菀一钱,北沙参一钱,橘白、络各一钱,钗斛三钱。药分两次服,每服隔开四点钟。另用皮硝三钱隔布一层缚当脐。

徐童 十一月二十六日 初起发热,旋即水泻,见四肢颤动,神昏。先曾服中药,后入医院。现在泻止而腹胀,胸满而呕黄水,有白痦,自搔鼻,神气不安详,饮食不得入,肌肤暵干,手掌热,肠胃窒塞不通,而又见甚重之虚证。起病迄今已二十天,照此情形,有万分危险,甚少希望。因虚甚不能用药使呕,更无用泻药之理,但胃肠窒塞不通,药不能受,则无办法。生山栀一钱五分,瓜蒌霜一钱五分,川连二分,南瓜蒂(切)二个,姜半夏一钱,归身三钱,枳实一钱,竹茹一钱五分。上药煎一大腕,分做六分,先缓服一分,不问能受与否,若吐则听吐,约两钟后再缓服一分。此病若能受,即当有大便,然后进另方。另方:钗斛三钱,麦冬三钱,川贝三钱,细生地一钱,杏仁三钱,归身三钱,茯神三钱。服前方如其见吐或见大便,可接服此方。此药煎要浓,水要少。病人如其闷甚,可以加紫雪丹一分;如其夜半热高神昏谵语,可加犀角屑一分冲服。

萧右 十一月二十六日 发热有起伏,下午为甚,入夜较重,神昏谵语如狂。此非邪祟,乃阳明少阳为病,是流行性感冒。葛根一钱,竹茹一钱五分,瓜蒌三钱,薄荷(后下)一钱,枳实一钱,归身三钱,淡芩一钱,白薇一钱,胆草(酒炒)二分,川贝三钱,杏仁三钱,川连二分。

包右 十二月十一日 发热形寒,略有汗,热仍不退,呕泻交作,现在呕已止。此是感寒所致。舌润唇干,略有湿病,是昨天起。宜吃素,避风,小心调理,不日可愈。炒荆、防各八分,木香一钱五分,川连二分,淡芩一钱,葛根一钱,扁衣三钱(炒),枳实一钱,生、熟苡仁各三钱,川贝三钱,建曲一钱(炒),竹茹一钱五分,赤、白苓各三钱,薄荷一钱(后下),伏龙肝一两(煎汤代水)。

以上甲戌年案

邱宝宝 一月八日 发热五日夜不退,面色暗,肌肤干,眼下微浮,气急鼻煽,溲少,大便不约,无汗,迷睡,微捻指。是伤寒夹食夹惊之候,病颇重,有险。葛根一钱,橘红、络各一钱,木香一钱五分,安脑丸一粒(吞服),薄荷(后)一钱,枳实一钱,腹皮三钱,楂炭三钱,象、川贝各三钱,竹茹一钱五分,胆草一分(泡汤代水),焦谷芽三钱。二诊(一月九日)热仍壮,无涕泪,无汗,神气较昨为佳,舌色亦好。是危险减少,惟此病不算轻,现在亦尚未出险,饮食寒暖都当谨慎。薄荷一钱(后下),枳实一钱,杏仁三钱,扁衣三钱(炒),葛根一钱五分,竹茹一钱五分,木香一钱五分,炙草六分,淡芩一钱,象、川贝各三钱,建曲(炒)一钱,归身三钱。

何宝宝 一月十二日 发热五日,咳嗽不爽。自言手脚痛,其实是骨楚。据述症象,当出痧,慎勿吃荤。川贝三钱,防风(炒)一钱,归身三钱,焦谷芽三钱,杏仁三钱,秦艽一钱五分,炙草六分,薄荷(后下)一钱,荆芥(炒)八分,淡芩一钱,竹茹一钱五分,枳实一钱,葛根一钱五分。二诊(一月十七日)药后神气好,有涕泪,惟汗太多,手脚痛亦未除,手抖照例。不当抖,抖是惊,但其余色脉正当,都尚无他。现在热病都兼神经性者,恐是气候关系,寒暖饮食当格外当心。薄荷一钱(后下),秦艽一钱五分,川、象贝各三钱,麦冬三钱,淡芩一钱,枳实一钱,杏仁三钱,归身三钱,竹茹一钱五分,橘红、络各一钱,浮小麦五钱,钩尖三钱(后下),赤、白苓各三钱。三诊(一月十九日)药后手抖好些,亦不呼痛,神气亦尚好。惟有种种不妥当见症:其一,是气急鼻煽,候其舌色,气管尚未发炎肿;其二,二手脉不同,冷暖不同,昨日右颊发红;其三,迷睡、面肿、手肿。第一种见症是急性肺病,第二种见症是惊未除,第三种见症是积。第二种与第三种有交互关系,难治。钩尖三钱,川贝三钱,腹皮,木通一钱,薄荷一钱(后下),前胡一钱五分,楂炭三钱,炒车前一钱五分,炙僵蚕一钱五分,秦艽一钱五分,焦谷芽三钱,归身三钱,炒荆芥一钱,枳实一钱,竹茹一钱五分,馒首炭五钱。

丁右 一月十九日 头痛,痛在巅顶,皮肤感觉敏,手不能触,二太阳亦痛,色脉平正。惟不甚华,口苦不能醋痲。是气候燥,肝阳不潜,湿邪上行,兼略有外感,故形寒发热。炒荆、防各八分,秦艽一钱五分,钩尖(后下)三钱,茯神三钱,薄荷一钱,蔓荆子(炒)一钱,归身三钱,炒车前一钱五分,羌活四分,生石决三钱,赤芍一钱五分,佛手一钱五分。

计右 一月十八日 伤风咳嗽,发热,骨楚,颜额痛,咳全不爽。风束于外,故如是,亦伤寒证。炒荆、防各一钱,杏仁三钱,归身三钱,薄荷(后下)一钱,秦艽一钱五分,麦冬三钱,川、象贝各三钱,羌活四分,橘白、络各一钱,葛根一钱,香葱白二个。

谢左 一月十三日 发热先寒后热,退得清楚,口苦,其右耳鸣,微出血。是伤寒少阳经病,当从疟治,必须忌口。薄荷(后下)一钱,竹茹一钱五分,秦艽一钱五分,梗通八分,白薇一钱,枳实一钱,防风(炒)一钱,归身三钱,淡芩一钱,常山六分,赤、白苓各三钱,炙草六分。二诊(一月二十五日)热已清楚,右耳鸣,大便虽行不畅,亦不彻却。是风,但风药总宜慎。色脉无恙,是风亦轻。可先调理元气。归身三钱,防风(炒)三钱,蒺藜一钱五分,川贝三钱,细生地四钱,秦艽一钱五分,梗通八分,瓜蒌霜一钱五分,钗斛三钱,钩尖(后下)三钱,薄荷(后下)一钱。

傅宝宝 一月二十七日 发热,咳嗽痰多,呕奶,神气甚好。是伤寒太阳中风证,其病不算重,慎饮食,谨寒暖。薄荷一钱,竹茹一钱五分,楂炭三钱,橘红、络各一钱,葛根一钱,焦谷芽三钱,淡芩一钱,炙草六分,枳实一钱,腹皮三钱,川、象贝各三钱,杏仁三钱,香葱白二个。

叶宝宝　一月二十七日　发热起伏有定时,退得清;泄泻,粪作青绿色;舌苔白,神气不安详。病已十日以上,此属伤寒久不愈,为小逆,有小危险,若以其小而忽之则大。枳实一钱,竹茹一钱五分,葛根一钱,杏仁三钱,橘红一钱五分,炙草六分,薄荷一钱,归身三钱,青蒿一钱,木香一钱五分,白薇一钱,川贝三钱,常山五分,二神丸一钱。二诊(一月二十九日)舌色面色都正路,常迷睡,热未退,神气较安详,咳与胃纳亦较好。病退十之三四。白薇一钱,葛根一钱,枳实一钱,木香一钱五分,薄荷(后下)一钱,川贝三钱,竹茹一钱五分,炙草六分,常山四分,杏仁三钱,归身三钱。

张宝宝　二月一日　发热,泄泻,迷睡,面色红,唇绛。病从热化,是正路。薄荷一钱,竹茹一钱五分,建曲一钱,川贝三钱,葛根一钱五分,枳实一钱,木香一钱五分,杏仁三钱,淡芩一钱,扁衣三钱,茯苓三钱,炙草六分,梗通八分。二诊(二月二日)热颇壮,面有火色。据述气急,无涕泪,大便泄泻。此是伤寒太阳阳明证。薄荷(后下)一钱,秦艽一钱五分,川贝三钱,扁衣(炒)三钱,葛根一钱五分,淡芩一钱,杏仁三钱,建曲(炒)一钱,炒荆、防各一钱,川连二分,木香一钱五分,伏龙肝一两(煎汤代水煎药),炙草六分,香葱白二个。

何右　二月三日　发热形寒,干呕,脉起落不宽,唇光绛,头眩痛,无汗。舌润是有湿,舌尖绛是伤寒阳明经症。葛根一钱五分,川连二分,赤、白苓各三钱,制香附三钱,薄荷(后下)一钱,瓜蒌霜一钱五分,梗通八分,淡芩一钱,竹茹一钱五分,杏仁一钱五分,象贝三钱,归身三钱,香葱白二个。二诊(二月六日)热不退,干呕,质绛,近乎血皮舌苔。气急,脘部感不适,腹痛,大便一星期不行,现值经行。炒荆、防各一钱,归身三钱,淡芩一钱,木香一钱五分,薄荷一钱,细生地三钱,制香附三钱,枳实一钱,白薇一钱,川连二分,茯神三钱,竹茹一钱五分。三诊(二月七日)本是伤寒发热,热之后未得休息,又值经行,现在气急,舌绛苔花,虚甚而热入营分,有险。炙龟甲三钱,竹茹一钱五分,细生地四钱,钗斛三钱,青蒿一钱,枳实一钱,白薇一钱,延胡八分,淡芩一钱,归身三钱,秦艽一钱五分,川楝肉一钱,逍遥丸(入煎)六分。

陈宝宝　二月十四日　壮热,咳嗽,气急鼻煽,舌色甚不平正。肠胃已受伤,而外邪未解,病有危险,谨慎调护。此后用药不错,尚有希望。薄荷(后下)一钱,淡芩一钱,杏仁三钱,炙草六分,葛根一钱五分,象、川贝各三钱,归身三钱,木香一钱五分,扁衣(炒)三钱,竹茹一钱五分,枳实一钱,伏龙肝一两(煎汤代水)。二诊(二月十五日)气急鼻煽除,谵语多,热高,是邪已外达。川贝三钱,炙草六分,葛根一钱五分,杏仁三钱,钗斛三钱,薄荷一钱,淡芩一钱,芦根四寸,竹茹一钱五分,枳实一钱,钩尖二钱。三诊(二月十六日)病势差减,神气较前好,谵语尚未净除,舌苔有边,还当透达。葛根一钱,竹茹一钱五分,杏仁三钱,腹皮三钱,薄荷(后下)一钱,枳实一钱,橘白、络各一钱,焦谷芽三钱,淡芩一钱,川、象贝各三钱,钩尖(后下)三钱,炙草六分。四诊(二月十八日)舌红,略有湿化症象,热不退,神气不振,迷睡而有谵语。外邪未净除,食积亦未净,尚有三日病,忌口须一礼拜。炒车前三钱,梗通八分,胆草(泡汤)一分,葛根一钱五分,枳实一钱,象、川贝各三钱,防风二钱(炒),薄荷(后下)一钱,竹茹一钱五分,杏仁三钱,秦艽一钱五分,制小朴(炒)二分,川连二分,炙草六分,归身三钱。

陈孩　二月十四日　发热十日以上不退,无汗,无泪,形神躁烦,人王、鼻准部色泽都暗,兼迷睡,寐中惊。据述服西药止咳,此因用药强止,病邪全未外达,有危险。炙麻黄二分,枳实一钱,炙草六分,葛根一钱五分,竹茹一钱五分,归身一钱,薄荷一钱,淡芩一钱,楂炭三钱,腹皮三钱,焦谷芽三钱,川贝三钱,杏仁三钱。二诊(二月十五日)昨予麻黄轻剂得汗甚多,咳仍不爽,热反高,形神躁烦,是尚未能外达。葛根一钱,炒防风一钱,枳实一钱,茅根三钱,象、川贝各三钱,淡芩一钱,炙草六分,杏仁三钱,竹茹一钱五分,薄荷一钱。三诊(二月十六日)唇舌都绛,微烦,病已将愈,余波尚盛,当清其里热。薄荷(后下)一钱,枳实一钱,川贝三钱,淡芩一钱,栀皮(炒)一钱,杏仁三钱,竹茹一钱五分,茯苓三钱,归身三钱,炙草六分,芦根(去节)三钱,葛根一钱。四诊(二月十八日)热未退,咳仍剧,眼皮肿,大便溏泄,神气微烦,余波尚未清楚,宜侧重治咳。象、川贝各三钱,橘红、络各一钱,葛根一钱五分,赤、白苓各三钱,防风(炒)一钱,淡芩一钱,木香一钱五分,梗通八分,杏仁三钱,桔梗四分,扁衣(炒)三钱,枳实一钱,竹茹一钱五分,归身三钱,炙草六分。五诊(二月二十五日)热起伏尚未清楚,咳较爽未除,神气亦尚未安详,舌无苔。尚有积在胃,所下硬粪不算,必有邋遢粪黏而臭者,然后内部清楚,则热可以全退。现在慎勿吃荤。薄荷一钱,川贝三钱,竹茹一钱五分,腹皮三钱,橘白、络各一钱,淡芩一钱,枳实一钱,焦谷芽三钱,楂炭三钱,白薇一钱,常山三分,炒防风一钱,归身三钱。

以上乙亥年案

6　温病门

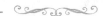

孙右　二月十二日　发热,咳嗽。是时邪感冒之候,已延十三日。夜不寐,骨楚。从伤寒系风温论治。秦艽一钱五分,法夏一钱五分,淡芩八分,炙草六分,川连三分,归身三钱,竹茹一钱五分,枳实八分,羌活四分,桂枝三分(泡汤煎药),葛根一钱,杏仁三钱,川、象贝各三钱,炙苏子三钱,赤、猪苓各三钱。

任左　二月十七日　风温兼有肝阳,头眩,骨楚,气急,痰腻,入夜神昏谵语。阴虚营少,故如此。归身三钱,赤芍一钱五分,防风六分,炙苏子三钱,秦艽一钱五分,钩尖三钱,细生地三钱,杏仁三钱,扁衣(炒)三钱,苡仁四钱,炒川连三分,葛根八分。

缪右　二月十七日　热病一候,咳剧,气急,苔粗,胸闷,骨楚,是风温也。本来肾热,现溲频数,因心移热于小肠之故。蔓荆子一钱五分,蒺藜三钱,羌活四分,川连三分,防风六分,秦艽一钱五分,杏仁三钱,炙苏子三钱,象、川贝各三钱,橘红一钱五分,桔梗六分,归身三钱,芦根三钱,茅根三钱,瓜蒌仁(去油)一钱五分。

孟右　二月二十四日　唇干,脉滑,便闭,痰黄,为纯热象。舌战,面色不华,手脚麻,是虚。咳嗽,发热,是感冒。有汗,热不解,是风温。川连三分,葛根一钱,杏仁三钱,鲜生地三钱,淡芩八分,象贝三钱,桑叶三钱,归身三钱,秦艽一钱五分,防风六分。

周左　三月九日　发热不退已三个月,面黄,舌黄而干糙,脘闷,食物辄胀,脚冷,上身却不恶寒。病属风温夹湿,延久则虚,因湿邪,其病入脾故黄,嗣后恐不得健。茵陈三钱,竹茹一钱五分,制香附三钱,青、陈皮各一钱,枳实八分,木香一钱,归身三钱,腹皮三钱。二诊(三月十三日)黄色见退,热仍不解,有汗则爽,故较前为佳。茵陈三钱,秦艽一钱五分,归身三钱,防己三钱,赤芍一钱五分,茅术(炒焦)八分,连翘三钱,制香附三钱,炒车前三钱,胆草一分(研末,吞),全当归三钱。三诊(三月十五日)面黄退,病却未除,血少故不能寐,溲赤且少,湿亦未净。赤、白芍各一钱五分,牡蛎三钱,防己三钱,川连三分,归身三钱,炒车前三钱,细生地五钱,猺桂心二分,四制香附三钱,沉香一分(冲)。

周左　三月十三日　头痛,骨楚,但恶热不恶寒,形神躁烦,脉亦躁疾,脚痛蜷不能伸,是温证之重者。羌活六分,秦艽一钱五分,蔓荆子(炒)一钱,香葱白一个,炒荆、防各八分,川连三分,杏仁三钱,淡芩一钱,炙草六分,枳实一钱。二诊(三月十四日)药后脚痛差减,已稍能步,目赤,喉痛,舌有裂纹,苔黄。皆属厥阴前兆证象,便闭、欲呕是肝胆上逆属热者。川连三分,淡芩八分,竹茹一钱五分,秦艽二钱五分,楂炭三钱,赤芍一钱五分,枳实八分,细地三钱,腹皮三钱,蒌仁(去油)一钱五分,梨汁一酒盅。三诊(三月十五日)热结于里,故得清药而战汗。现苔黄已化,特稍糙,阴不足也。归身三钱,白芍一钱五分,炙草六分,杭菊一钱五分,天冬三钱,秦艽一钱五分,细生地三钱,钩尖三钱,桑芽三钱,羌、独活各四分。

李左 三月十四日 发热形寒,骨楚,盗汗,脉气不宽。表虚,是风温也。羌活四分,淡芩八分,浮小麦三钱,防风(炒)六分,炙草六分,红枣二个(去核),秦艽一钱五分,桂枝三分。

王左 三月十四日 舌有湿象,脉平正,发热,咳嗽,骨楚,形寒有汗。病属风温夹湿,故寒热如疟。桂枝三分,淡芩一钱,赤苓三钱,白芍一钱五分,秦艽一钱五分,羌活四分,炙草六分,苡仁四钱,橘皮一钱五分,川贝三钱。

钟右 三月十九日 经停两月,舌糙,口淡,脉软,骨楚,耳鸣,发热,头眩。证属风温,其经停而呕,恐是喜,先治温病。羌活四分,葛根一钱五分,杏仁三钱,橘红一钱五分,炒荆、防各六分,象贝三钱,桑叶三钱,归身三钱,川连三分,淡芩八分,佛手一钱。

张官官 三月二十四日 唇红,舌润,头热肢凉,兼见头晕、口干。此风温夹食之候。羌活四分,葛根一钱,方通八分,川连三分,防风六分,赤、猪苓各三钱,小朴(炒)三分,淡芩八分。

徐左 七月十日 规矩权衡不离,惟左脉略硬,此是虚象,其外感乃病之浅者,舌色颇干绛,痰多白沫。当疏解兼清肺。瓜蒌仁一钱五分(去油),陈香薷四分,川连三分,橘红一钱五分,鸡苏散三钱(包),姜半夏一钱五分,枳实八分,竹叶十片,荆、防炭各八分,鲜藿香叶十片。

金孩 八月二十日 发热,泄泻,色脉尚无他。惟舌苔松浮,有似口糜,此却不妙,恐是胃败证据。葛根八分,法夏一钱,橘皮一钱五分,木香一钱,白薇一钱,炙草六分,竹茹一钱五分,建曲一钱,炒扁衣二钱,煨生姜一小片。二诊(八月二十二日)新凉伏暑,酿为秋温,最是延长不肯愈之证。神气尚好,脚肿、口糜均非佳朕,有险。葛根八分,赤、猪苓各三钱,炒建曲一钱,楂炭三钱,炒车前三钱,腹皮三钱,芡实三钱,扁衣三钱,小朴三分,白薇一钱。三诊(八月二十四日)热退仍见脚肿,舌润,泻未全除,神气较好,食后泛恶,尚未可乐观。木香一钱,炒建曲一钱,姜夏一钱,炒扁衣三钱,橘皮一钱五分,炙草五分,公丁香七枚。

王右 八月二十三日 病属伏暑秋温,最是缠绵之病。平日有肝郁,经行不调,此于病亦略有关系。白薇一钱,防己三钱,花粉一钱,竹茹一钱五分,川连三分,赤苓三钱,枳实八分,栀皮一钱(炒),橘皮一钱五分,甘露消毒丹二钱(入煎)。

张左 八月二十五日 脉不甚和,左尤甚,口腻,痰多,大便不实。表热不壮,舌有湿象,虽无重大病症,却是秋温伏暑,虑其延长,更虑成痢。厚朴花七分,木香一钱,炒建曲一钱,竹茹一钱五分,赤、猪苓各三钱,扁衣三钱,枳实八分,杏仁三钱,白薇一钱,葛根一钱,焦茅术三钱,方通八分,橘红、络各一钱,葱白一个。二诊(九月一日)先寒后热,发作有定时,口味淡。是疟之兼湿者,现已化燥,可桂枝柴胡黄芩合剂。桂枝三分(泡汤),白芍一钱五分,海南子七分,柴胡五分,淡芩八分,炙草六分,赤苓三钱,干首乌三钱,炒扁衣三钱。三诊(九月三日)渴引饮至两壶之多,溲短赤,懒于言动。此当五苓分利,仍兼治疟。桂枝三分,泽泻八分,云、猪苓各三钱,方通八分,腹皮三钱,楂炭三钱,淡芩八分,竹茹一钱五分,鲜首乌三钱,白薇一钱。

沈左 八月二十六日 伏暑秋温作伤寒治,无有不增剧者。现已匝月,面部浮肿,舌剥,热度仍高。有大危险,病未去,阴已伤也。归身三钱,知母一钱,天冬三钱,鲜藕汁半盅,细生地三钱,元参三钱,橘络一钱五分。二诊(八月二十七日)药后得大便,所苦好得多,脉亦好得多,神气总不安详。虽好得多,未出险。归身三钱,细生地三钱,蒌仁(去油)一钱,苡仁三钱,炙草六分,川连三分,赤苓三钱,法夏一钱。三诊(八月二十八日)仍在险中,脉则较好,希望较多,当营养。大生地三钱,知母一钱,钗斛三钱,生草四分,归身三钱,川贝三钱,橘络一钱五分。四诊(九月一日)诸恙悉瘥。心嘈非心嘈,感饥耳。头眩是虚,可补。西洋参一钱五分,大生地四钱,菟丝子三钱,钗斛三钱,绵仲三钱(炒),杏仁三钱,橘络一钱五分,佛手一钱,滁菊一钱五分。

何右 八月二十六日 初起湿温,发白痦,口碎,迄今已两月余。现在不发热,气不甚宽,瘆甚,目光异常,语无伦次。是温病,有转属脑症之倾向。虚甚当补血,亦当弛缓神经。大生地四钱,钩尖三钱,蒺藜三钱,秦艽一钱五分,归身三钱,天麻三钱,赤芍一钱五分,胆草八分,回天丸半粒(药化服)。

黄童 八月二十八日 舌见热象,脉见虚象,常患头痛,昨曾发热,喉边作痛,颔下按有核。此寒热恐因外疡而发,急当疏之。黑荆芥四分,川贝三钱,银花一钱五分,连翘壳三钱,瓜蒌仁一钱,葛根一钱五分,杭菊一钱五分,生草六分,桔梗八分,枳实炭六分。

顾童 八月二十九日 脉和,舌光微白润,寒热不定,有时一日两次发。此非疟,乃温病似疟,伏暑秋温之候也。尚须发热,候舌有黄苔,然后可以全愈,大约尚有数日。海南子五分,枳实炭七分,淡芩七分,炙草五分,赤苓三钱,归身三钱,苡仁四钱。

钱童 九月四日 咳,头晕,非发热,热有起伏,早起退清,风热为患。气急,不甚好,恐其成急性肺病。象贝三钱,苏子三钱,瓜蒌仁一钱五分,白薇一钱,杏仁三钱,橘红一钱五分,葛根一钱,炙草六分。二诊(九月八日)热瘥,咳未除,仍气急,须忌口。象贝三钱,杏仁三钱,橘红一钱五分,炙苏子三钱,瓜蒌仁一钱五分,炒防风七分,桔梗四分,苡仁三钱,方通八分,白薇一钱,赤、猪苓各三钱。

萧右 九月四日 有喜六月余,本体盛多痰,近患寒热,手脚酸痛,入夜热甚,微气急,舌苔根际厚。证属感冒新凉,乃伤寒系之风温。葛根一钱五分,腹皮三钱,姜夏一钱,竹沥一两,秦艽一钱五分,枳实一钱,楂炭三钱,胆星六分,羌活四分,竹茹一钱五分,淡芩八分,归身三钱,桑寄生三钱。二诊(九月六日)诸恙差减,热尚未退,颇有风痹症象。葛根一钱,秦艽一钱五分,杏仁三钱,橘红一钱五分,炒柴胡四分,天麻三钱,桑枝三钱,胆星六分,赤芍一钱五分,独活六分,象贝三钱,炙苏子三钱,桑寄生三钱。三诊(九月八日)脉甚好,喉痛,脚麻,有筋抽搐,不良于行,舌有黄苔。据色脉,当无大碍。炒牛蒡三钱,木瓜三钱,桑枝三钱,炙僵蚕一钱五分,大生地三钱,橘络一钱五分,竹沥一两(冲),葛根八分,防风八分。

吴右 九月四日 发热四十余日不解,气急,不能平卧,肌肤暵干微糙,舌苔亦糙,脉亦不和。初起当是寻常热病,现在则阴虚已甚,不得寐,则胃亦不能纳,正气乃益不支,其气急胸痞正由强镇而来。胁旁为肝之部位,肝不受压,以重药镇之,遂冲气上逆。现在之热,虚实皆有,虚多实少,照例不能速退,先事定喘,能平卧然后议其他。归身三钱,川连四分,炙苏子三钱,细生地四钱,瓜蒌仁三钱,逍遥丸一钱五分,茯神四钱,制香附四钱,元参一钱,蛤蚧尾六分。二诊(九月五日)药后气略松,仍不能平卧,稍久气急如故。今日与昨较,无多进出,脉与舌些微有胃气,可谓有百分之一之差减,是差不足言也。热依然,面色枯瘁亦依然。病属坏证,转机尚须时日,咳不爽,痰不出,吃紧。瓜蒌仁三钱,杏仁三钱,炙款冬一钱,川连四分,象、川贝各三钱,炙苏子三钱,天、麦冬各三钱,细生地四钱,法夏一钱五分,蛤蚧尾六分,乌药一钱,竹沥二两,归身三钱,生首乌三钱。三诊(九月六日)痰出,气仍不平,仍不能卧,不能寐,脉则略有起色,舌见虚象,掌热,肌肤暵,皆虚极之候,难治自不待言。今当设法使得成寐,其余一切均姑置之。珍珠母三钱,钗斛三钱,钩尖三钱,猺桂心一分,乌犀尖三分,西洋参一钱五分,川、连三分,大生地三钱,沉香一分,蒌仁一钱五分,橘络一钱五分,炙苏子三钱,竹沥一两。

忻右　九月五日　病经十一日,见种种未传证候,舌无血色,齿衄,耳聋,泄泻清水,脉洪,气急,不能食,尚能寐。泄泻一日十余次,粪水中夹有鲜血块,并见咳,却不爽。此病危险已至峰被,以时令衡之,其初起当是秋温,齿衄、耳聋则入厥、少,法当神昏谵语动风诸恶候并见。今不尔,而泄泻是为下脱,神虽清,危险则同于动风。因清热过当,与漏底伤寒同一病理,且伤寒可温,温病不可温,尤为难治。乌犀尖三分,归身三钱,芡实四钱,细生地三钱,炒扁衣三钱,炙草六分,象、川贝各三钱,橘红一钱五分,款冬一钱,佛手一钱,茅花或鲜藕代茶。二诊(九月六日)色脉均较平正,泄泻差减,血亦止,希望较多。然前此病太深,今转机太捷,体工变化太速,必仍有低昂。惟脉不乱、气不急,则可以测知,纵热度再高,病亦较前为减。归身三钱,象、川贝各三钱,炙草六分,橘络一钱五分,细生地三钱,杏仁三钱,麦冬三钱,丹皮八分,乌犀尖二分,真陈阿胶一钱。三诊(九月七日)血已止,泄泻不止,表热已退,内热甚炽。此内热是虚热,乃血中酸素自燃,从内发不外烁。泄泻颇为可虑,脉则较好,危险视前此已减少许多。人参须一钱,芡实三钱,炙桑皮一钱,大生地三钱,炒扁衣三钱,川贝三钱,炒槐米一钱五分,荷蒂三个,元参八分,鲜藕汁半盅,炙草六分,归身一钱。四诊(九月八日)脉霍霍然大,责责然不任按,是失血过多,心房起代偿作用,有此脉象。舌面黑苔紧砌,舌边光,有苔无苔处界限分明,此是热陷之证。黑苔是血,紧砌是虚。据述前数日面上有红点,今仅脚上有之,是即陷里之故。今早数便,而最后所便仅涓滴,是欲下脱而不得遽脱,致成后重症象。如此重症,再转而成痢,何能希冀幸免。面色甚劣,加之不能食,不得寐,委实非常难治。拟勉维持正气,托之向外。若痢止,后重除,面部再见红点,方是吉证。乌犀尖五分,当归三钱,炙草六分,白头翁(酒洗)三钱,川芎四分,人参须一钱,枣仁三钱,大生地四钱,木香一钱。五诊(九月九日)面色灰败且肿,所下黑粪是纯血。今日能寐,能略进食,脉亦较好。虽较好,仍无补于事,元气大伤,不能支持,为难实甚。人参须三钱,荷蒂三个,归身三钱,炒槐米四钱,陈阿胶三钱,大生地四钱,炙草六分,炒扁衣三钱,橘络一钱五分,炒枣仁三钱。

蔡右　九月七日　发热口苦,泛恶,骨楚,脉滑,舌有虚象,见寒热似疟,是秋温也。秦艽一钱五分,防风六分,枳实一钱,橘红一钱五分,羌活四分,川连三分,腹皮三钱,葛根一钱,炙草六分,香葱白一个。

董孩　九月十三日　寒热如疟,一日二三度发,发但头有汗。初起手脚冷,现已温,寐中手指微(睄)动,无泪,二便自可,脉尚平,咳有痰,音不亮。病情是秋温,不可强发汗或攻下,只宜辛凉透达,得畅汗当转瘥。此病往往有延至四五十日者,大约去病不伤正气,稍久渐愈,强汗下则变端百出。青蒿一钱五分,薄荷一钱,竹茹一钱五分,炙草六分,白薇一钱,连翘三钱,淡芩八分,杏仁三钱,橘络一钱五分,象贝三钱。

冯仆　十月十九日　咳久不愈,形寒,发热无定时,有汗。手太阴、少阳同病,颇非轻证,先予疏解外感。象贝三钱,橘红一钱五分,青蒿一钱,竹茹一钱五分,杏仁三钱,淡芩八分,枳实八分,白薇一钱,炙苏子三钱,炙草六分,炒荆、防各八分。二诊(十月二十二日)脉舌正当,病症不妙,得雨或瘥。桑叶三钱,象贝三钱,炙草六分,白薇一钱,常山六分,杏仁三钱,橘红一钱五分,青蒿一钱,生首乌一钱五分。

谈童　十月二十一日　发热未退,腹痛,舌有热象,略有汗意,此不可温。淡芩五分,炒栀皮八分,炙草六分,茯苓三钱,竹茹一钱五分,炒扁衣三钱,腹皮三钱,炒香豉三钱,香葱白一个,建曲一钱。二诊(十月二十二日)热退脉静,腹仍痛,大分已清楚,尚须吃素。归身三钱,姜夏一钱,枳实八分,炙草六分,竹茹一钱五分,云苓三钱。

江童 十月二十四日 病温十二日,热高,耳聋。神气脉象尚无败征,然耳聋是虚,已入险境,恐将见白㾦。现在却不宜重药,当养血但不增病,其热自能渐退。归身三钱,法夏一钱,知母一钱,细生地三钱,炙草六分,竹茹一钱五分,橘皮一钱五分,川连三分,茅花一钱五分,赤芍一钱五分,炒扁衣三钱。二诊(十月二十五日)神色脉象均佳,热亦不高,惟有两点吃紧处,其一是耳聋,其二是齿衄,舌无苔,唇微燥。此两事皆病在脏,不在经腑之证,却有不能温,只宜平剂培元,不致有变动,特愈期稍远耳,调护宜慎。归身三钱,炒扁衣三钱,芡实三钱,云苓三钱,炙草六分,炒建曲一钱,腹皮三钱,秦艽一钱五分。三诊(十月二十六日)热复壮,肌肤暵燥,夜不能寐,微躁烦,是温病末传阴虚之候,见血为犯忌,不过鼻衄为诸种血证中之较轻者。凡病入脏,照例热有起伏,邪正互为抵昂故也,渐退则愈。天冬三钱,知母一钱,杏仁三钱,元参五分,川贝三钱,归身三钱,炙草六分,茜根炭一钱五分,细生地三钱,芡实三钱,炒扁衣三钱。

忻小姐 十月二十七日 暵热迷睡,夜有谵语,热不退十日,手温,脉舌尚可。六日不更衣,口苦引冷,有矢气。证属伤寒系之风温,现在尚在阳经,但不宜峻攻致虚,虚则入阴经,难治。惟现在仓猝不得退热,至少须一星期。生山栀二钱,淡豆豉三钱,南瓜蒂二个,枳实炭八分,赤、白苓各三钱,杏仁三钱,炙草六分,香葱白一个。改方(十月二十八日)枳实一钱,竹茹一钱五分,腹皮三钱,楂炭三钱,秦艽一钱五分,炙草六分,瓜蒌三钱,栀皮一钱,枣仁一钱五分,馒头炭三钱。

秀弟 十一月八日 发热,头胀痛,遍身骨楚,喘颇剧,口味咸。现值经行,色黑,脉尚可,面色稍暗。证属冬温,因有肝阳,故泛恶头胀;因肾虚,故喘而口味咸,腰酸。病颇不轻,须费周折。炒荆、防各八分,蔓荆子一钱,延胡六分,蛤蚧尾四分(炙、研),藁本六分,赤芍二钱,丹参六分,香豉三钱,炒乌药一钱,秦艽一钱五分,羌活四分,橘皮一钱五分,香葱白二个,川连四分,炙苏子三钱。二诊(十一月九日)药后仍无汗,头胀痛,骨楚,形寒特甚,是太阳证全未罢。昨见其面甚劣,病来虚者,照例必传变,急予解。外,从虚体治。炙麻黄四分,葛根一钱,玉竹一钱,淡芩一钱,防风六分,秦艽一钱五分,杏仁三钱,炙草六分,归身三钱。

林宝宝 十一月十五日 发热,咳嗽,唇焦,多汗,病本不廉,曾跌则更甚,须防惊。葛根一钱,杏仁三钱,赤苓三钱,象贝三钱,桑叶三钱,方通八分,炙草六分,茅根三钱(去心)。

周左 十一月十九日 有汗,形寒,口苦,头痛。是风热为患,脉颇清澈,只须谨慎将护饮食,不致为病。桂尖二分,炙草六分,川连三分,枯芩八分,秦艽一钱五分,炒防风八分,枳实八分,竹茹一钱五分,茅根三钱。

周左 十一月二十一日 热高,舌苔白,口苦唇燥,腰酸,脉颇平正。惟头上有脉跳动,是虚体冒邪,故热度较高。病无险,惟不可延长。葛根一钱五分,归身三钱,赤苓三钱,羌活三分,淡芩八分,秦艽一钱五分,车前三钱,茅根三钱,炙草六分,川连三分,方通八分,知母一钱。二诊(十一月二十二日)脉起落清楚,左手略硬,亦尚未算坏。舌色较昨为佳,热不退,口有臭气,口苦,躁烦,热有起伏,不思饮,大便溏泄。仍宜从两阳合病治,论色脉总不致延长。炒扁衣二钱,赤苓三钱,白薇一钱,竹茹一钱五分,炒建曲一钱,炙草六分,枳实一钱,腹皮三钱,淡芩八分,芡实三钱,归身三钱,葛根一钱五分,楂炭三钱,川连三分,秦艽一钱五分。三诊(十一月二十三日)热尚未清,脉较平正,口苦,腰酸,头痛,痛在巅顶,是肝阳为患,可苦以降之。大便多水,须分利,溲多,粪当干;腰酸,须外治。归身三钱,胆草二分,炒建曲一钱,秦艽一钱五分,赤芍一钱五分,芡实三钱,炒扁衣三钱,车前三钱,赤苓三钱,木香一钱,羌活四分,炙草六分,藁本六分,白薇八分。

王孩　十一月二十五日　发热,有汗,咳嗽,便溏,舌光,脉数。病方趋重,有成惊之倾向,甚险,须注意将护。葛根一钱五分,建曲一钱,楂炭三钱,炒扁衣三钱,腹皮三钱,归身三钱,炙草六分,淡芩六分,小朴(炒)三分。

叶孩　十一月二十六日　发热,便溏,有汗意,面色晦滞,可解肌。葛根一钱五分,竹茹一钱五分,炒扁衣三钱,枳实一钱,淡芩六分,炒建曲一钱,赤苓三钱,炙苏子三钱,香葱白二个,象贝三钱,杏仁三钱。

孟左　十二月四日　风热为患,舌中心绛,口苦,咽痛,头胀,发热,无汗,指头凉而咳。已是风温症象,恐至少三五日方愈,现在须谨慎将护。

葛根一钱五分,蔓荆子(炒)一钱,杏仁三钱,橘红一钱五分,炒荆、防各七分,象贝三钱,桑叶三钱,茅根三钱,淡芩八分,炙僵蚕一钱五分,秦艽一钱五分。二诊(十二月六日)脉软少胃气,舌色稍嫌鲜明,且苔不匀带糙,热虽减未清,形寒。体气本弱,虚体冒邪,故有此见症。蔓荆子(炒)一钱,淡芩一钱,防风一钱,藁本六分,鲜生地四钱,秦艽一钱五分,香葱白一个,杏仁三钱,象贝三钱,赤芍一钱五分,炒香豉三钱。

顾孩　十二月六日　初一吐泻交作,嗣后即无大便,躁甚,舌干尖微剥,苔糙,脉软。此因感热而病,观其舌色,必多变化,谨慎将护,可望愈。鲜生地三钱,枳实一钱,瓜蒌三钱,川连三分,葛根一钱,竹茹一钱五分,元明粉四分(后下),茅根三钱。二诊(十二月七日)热不甚壮,头向后仰,脉缓软,确是脑脊髓炎症,昨日仅知其变,不知其入脑,此是大症,有大危险。归身三钱,楂炭三钱,蒺藜三钱,枳实一钱五分,瓜蒌三钱,钩尖三钱,腹皮三钱,秦艽一钱五分,蝎尾二分,麻仁丸一钱。

徐左　十二月十日　寒热如疟已四五日,脉尚平正,舌色有胃病,尚不为重。此为疟疾,最是延长。青蒿一钱,赤、白芍各一钱,淡芩一钱,归身三钱,煨青果五分,白薇一钱,红枣四个,常山一钱(煎)。二诊(十二月十二日)热未清,恶寒罢,疟隐温显,当从温治。炒栀皮一钱五分,竹茹一钱五分,川连三分,炙草六分,炒车前一钱五分,香豉三钱,小朴三分,淡芩六分,秦艽一钱五分,猪苓三钱。三诊(十二月十四日)舌中心有厚苔,脉平正,胃消化不良。其疟与温则瘥,慎食,不可再发。枳实八分,炙草六分,细生地三钱,竹茹一钱五分,白薇一钱,杏仁三钱,归身三钱,苡仁三钱,橘络一钱五分。

楼童　十二月十二日　发热,呕吐,脉数,舌色颇平正。是风热为患,乃热病较轻者。葛根一钱,象、川贝各三钱,川连三分,竹茹一钱五分,淡芩一钱,杏仁三钱,枳实八分,炙草六分,炒防风八分。二诊(十二月十五日)热不退,目光无神,呓语,苔黄而结,气促,筋脉跳动,咳不爽,无汗。病症较之前数日重,乃倍蓰。何以至此,殊不明了,当是复感食积。炙麻黄三分,生石膏三钱,淡芩八分,楂炭三钱,葛根一钱五分,枳实八分,炙草六分,象贝三钱,杏仁三钱。三诊(十二月十六日)舌色已化热,脉甚数。药后仍不得汗,气急亦未除,综合种种症象言之,则略瘥,但仍在危险中。葛根一钱五分,炙苏子三钱,橘红一钱五分,法夏一钱,淡芩一钱五分,杏仁三钱,川连三分,竹茹一钱五分,香葱白二个,生石膏一钱五分。四诊(十二月十七日)据述,烦躁除,热略减未净,嗜卧。葛根八分,赤、猪苓各三钱,杏仁三钱,橘红一钱五分,淡芩八分,方通八分,象贝三钱,炙草六分,归身三钱,炙苏子三钱。五诊(十二月十八日)热退,咳剧。是病之余波,色脉已出险。象贝三钱,杏仁三钱,炙草六分,淡芩八分,炙苏子三钱,橘红一钱五分,归身三钱,炒栀皮一钱,茅根三钱。

黄童　一月十日　苔剥质绛,脉起落不宽,无胃气。肌肤已起风块,是有外感,郁不得达。胃虚被攻,积仍未去,故当谵语,有危险。葛根一钱,枳壳六分,杏仁三钱,归身三钱,茅根三钱,防风八分,炙草六分,川连三分(姜炒),淡芩八分。二诊(一月十一日)舌绛有毛刺,便闭,溲黄,迷睡,谵语,脉气仍不宽,危险仍在。炒香豉三钱,炙草六分,归身三钱,方通八分,炒栀皮一钱五分,赤、白苓各三钱,馒头炭三钱。三诊(一月十二日)疏解后见红点,却无汗,形寒,喉痛。是猩红热,须一星期乃愈,重症也。炙麻黄三分,板蓝根三钱,玉竹一钱,生石膏三钱,杏仁三钱,甘中黄一钱,炒牛蒡三钱(研),葛根一钱。四诊(一月十三日)舌有毛刺,夜热壮,颊车下肿硬,此处将来恐溃烂,须另由外科治之,药仍宜清化。猩红热重症,有险。生石膏三钱,板蓝根三钱,川连三分,炒牛蒡三钱,甘中黄一钱,淡芩一钱,炙僵蚕一钱五分,赤芍一钱五分,竹叶十五片,无价散一分。

　　眉孩　一月十日　咳嗽,发热,气急,现在都较退。热不清,惟迷睡,恐其再发热,清之。象贝三钱,薄荷一钱,炙草六分,方通八分,杏仁三钱,防风六分,赤、猪苓各三钱,炒车前三钱,炒枣仁三钱。二诊(一月十一日)咳剧,气急鼻煽。热虽退,恐其成急性肺病,但能不热,不虞其惊。象、川贝各三钱,川连三分,淡芩一钱,茅根三钱,杏仁三钱,桑叶三钱,枳实一钱,馒头炭三钱,炙苏子三钱,橘红一钱五分,竹茹一钱五分。三诊(一月十二日)舌色已化燥,咳虽剧,行且自愈,惟须慎食。淡芩一钱,炙苏子二钱,川连二分,象贝三钱,桑叶三钱,茅根三钱,杏仁三钱,橘红一钱五分,芦根(去节)四寸,炒栀皮一钱,炒扁衣三钱。

　　余孩　二月十六日　热夜甚,总退不清,有清涕,尚无败象。然现在脑病流行,不可不防,且易成肺炎,须慎食。象、川贝各三钱,橘红一钱五分,淡芩三钱,白薇一钱,杏仁三钱,炒防风八分,川连三分,赤、猪苓各三钱,桑叶三钱,炙草六分,茅根三钱,方通八分,苡仁三钱,楂炭三钱,常山四钱。二诊(二月十七日)咳不爽,且甚频,舌尖光,热久未清,胸脘腹部均痛,里热甚于表热。葛根一钱五分,杏仁三钱,象贝三钱,淡芩八分,生石膏三钱,桑叶三钱,橘红一钱五分,枳实一钱,竹茹一钱五分,瓜蒌三钱,茅根三钱,炙苏子三钱,香葱白二个,川连三分。三诊(二月十九日)热已退,咳甚剧不爽,其脘痛当是因咳所致,咳本余波,惟不当如是之甚。须忌荤及过咸之物,并忌面食。桔梗四分,象、川贝各三钱,炙苏子三钱,炙草六分,桑叶三钱,杏仁三钱,淡芩八分,炒防风六分,茅根三钱,赤苓三钱,川连二分。四诊(二月二十一日)脉甚平正,舌色亦尚好。腹痛是积未净,两太阳微热,即因此要吃,是胃气已复,粥不妨,频予,荤则当忌。枳实(炒)一钱,淡芩一钱,云苓三钱,竹茹一钱五分,炙草六分,杏仁三钱,橘红一钱五分,茅根三钱,腹皮三钱,楂炭三钱,象贝三钱,木香四分,麻仁丸三分。此药一剂后,如得畅便,去麻仁丸,再服一剂;如不畅便,不去麻仁丸,再服一剂。每剂须隔二十小时。

　　杨左　二月十七日　左尺脉颇强硬,余部皆洪,口腻,唇干苔燥,见壮热谵语,手指瞤动,肛门下坠,溲短赤且难。风温肾亏已化热,阳明已见,太阳未罢之候。病方趋重,遍身骨楚,是带神经性者,有转属脑症成惊之虞。秦芄一钱五分,羌活四分,淡芩一钱,葛根一钱五分,赤、猪苓各三钱,防风七分,炙草六分,茅根三钱,芦根四寸,钩尖三钱,川连三分,竹茹一钱五分。二诊(二月十八日)黎明时有似发狂,神昏谵语,舌苔脉象均见阳证,暂予安绥抗暴。症象虽是脑病,脑症并未显,不得遽用一切治脑之药。川连三分,归身三钱,淡芩一钱,胆草二分,葛根一钱五分,茅根三钱,炙草六分,生石膏一钱五分,香葱白一个。三诊(二月十九晨)昨夜发狂两次,手战,神识不清,内热重。胆草四分,竹叶十片,葛根一钱,川连三分,鲜生地三钱,瓜蒌仁一钱五分,淡芩一钱,归身三钱,钩尖三钱。四诊(二月十九晚)神气略清楚,脉甚好,唇燥且绛,手仍微颤,仍须护脑。鲜生地四钱,淡芩一钱,川连三分,花粉一钱,葛根一钱五分,芦根五寸,杏仁三钱,归身三钱,茅根三钱,胆草五分,橘红一钱五分,栀皮一钱(炒)。五诊(二月二十晨)色脉都平正，惟热不退，昨仍发狂，气不甚顺，无汗，不恶寒，可略攻之。葛根一钱，淡芩八分，香葱白一个，杏仁三钱，川连三分，生石膏一钱五分，炙草六分，炙苏子三钱，麻仁丸七分(入煎)。六诊(二月二十晚)大便行，舌苔脉象均好，惟总有几分脑病。就症论，既渐见退，不当更有脑症。今不尔，是必平日见神经质，据云肝旺胆小是神经过敏也。滁菊二钱，蒺藜三钱，胆草四分，钩尖三钱，赤芍一钱五分，归身三钱，方通八分，茅根三钱，花粉一钱，炒车前三钱，芦根四寸，大生地三钱。七诊(二月二十一日)热未全清，色脉均甚佳，在理当渐愈，然仍有谵语，颇为例外，但可断言无危险，大便行，溲短赤，均非坏象。鲜生地六钱，芦根六寸，竹叶二十片，滁菊三钱，茅根三钱，赤芩三钱，银花三钱，钩尖三钱，车前三钱，方通八分，花粉一钱，胆草三分，归身三钱，葛根八分。八诊(二月二十二日)神色已清楚，确是虚甚，血不足养神经，故手微颤，此外无他。眼花正因为血少之故；脉平正，无虞虚脱。归身五钱，大生地五钱，钩尖三钱，元参一钱，炙草六分，滁菊二钱，天冬三钱，炒车前三钱，知母一钱，苡仁三钱，独活四分。九诊(二月十三日)色脉均极平正，热有百零二度，只是入夜发狂，须侧重神经治疗。蒺藜三钱，钩尖三钱，归身三钱，人参须(另煎)五分，独活八分，天冬三钱，大生地三钱，胆草四分，知母一钱，川贝三钱，香葱白(两个)，栀皮一钱，炒香豉三钱，川连三分。又预备安脑丸一粒，如夜间再发狂，可用药化服。十诊(二月二十五日)色脉均佳，热退，在理不致再有危险，仍当护脑，惟药太苦，须斡旋。滁菊三钱，秦艽一钱五分，赤芍一钱五分，钩尖三钱，归身三钱，川连三分，桑芽三钱，大生地三钱，杏仁三钱，姜夏一钱。如其再有谵语，可用安脑丸一粒，否则无须。

施先生　二月二十五晨　初起形寒发热，现在神昏，目上视，舌微缩，手脚抽动。是春温转属脑炎之候，六六之年得此重症，危险自不待言，竭力挽救，幸而神志清楚，恢复尚极费事。大生地四钱，西洋参一钱半(另煎)，胆草五分，竹沥二两，归身四钱，犀角三分，羚羊角三分，姜夏一钱五分，安脑丸一粒。二诊(二月二十六日)舌质红，苔结色黑，脉异常洪大，霍霍然空，神气比较略好。病仍在险中，知识尚未恢复，内热略减，再当安脑潜阳。大生地五钱，胆草五分，竹沥二两，秦艽一钱五分，归身五钱，天麻三钱，姜夏一钱五分，人参须一钱五分，犀角粉四分，独活一钱，蒺藜三钱，安脑丸二粒，郁李仁三钱，知母一钱，川贝三钱。

李宝宝　三月三日　舌甚糙，微热，头向后仰。恐是流行性脑症，尚未十分确，姑先止泄泻。木香一钱，枳实一钱，竹茹一钱五分，云、猪苓各三钱，炒扁衣三钱，楂炭三钱，炙草六分，胆草二分，葛根一钱，瓜蒌皮二钱。二诊(三月四日)病属风温，因预防脑症而用胆草，是亦泄泻增剧之一因，热不退，还宜葛根，咳只要畅，不怕剧。葛根一钱五分，炒建曲一钱，杏仁三钱，木香一钱，淡芩一钱，桑叶三钱，炒扁衣三钱，象、川贝各三钱，川连三分。三诊(三月五日)热仍不退，还须葛根，其理由因热病得葛根当泻止热退。今不尔，必有未达者，恐其出痧麻。若更张，便入歧途，故还宜葛根。葛根一钱五分，杏仁三钱，炙草六分，炒扁衣三钱，象贝三钱，橘红一钱五分，茅根三钱，赤、猪苓各三钱，木香一钱五分，方通八分。四诊(三月七日)病已除，虽有时尚似热，亦不为害，只须养血即得。归身三钱，炙草六分，桑叶三钱，白芍一钱五分，杏仁三钱，橘红一钱五分，象贝三钱，云苓三钱。

朱右　三月十七日　发热，胸闷，腹痛，脚软不能行，口苦，无汗，脉软甚，腹痛不拒按。汗下均不可，有险。川连四分，郁李仁三钱，炙苏子三钱，淡芩一钱，川贝三钱，枳实八分，炒荆、防各七分，杏仁三钱，归身三钱，秦艽一钱五分，香葱白一个。

史右　三月十七日　壮热，无汗，今为第四日。舌苔厚，舌尖光，舌质润，胸闷，泛恶，有时头汗齐颈还，脉洪。七十三岁高年患此，是有问题，病是伤寒系温病，精气衰则传变，多险。淡芩一钱，炙麻黄一分,归身三钱,楂炭三钱,川连三分,玉竹一钱,炙草六分,腹皮三钱,葛根一钱,法夏一钱,秦艽一钱五分,枳实一钱,杏仁三钱,花粉一钱。二诊(三月十九日)热未退,汗止,脉洪,舌尖光而干,其色不红。病入营分,所以不红,当是高年血衰之故,且热入营亦是费解。鄙意当是胃虚方有此舌色,照例须犀角。乌犀尖三分,川贝三钱,归身三钱,炙草六分,鲜生地三钱,橘络一钱五分,知母一钱。

王先生 三月十七日 热四日不解,有汗,脉责责然,舌抽心,苔黄薄。虚体冒邪,不宜过发表。羌活四分,淡芩八分,川连三分,炒防风六分,归身三钱,茅根三钱,秦艽一钱五分,炙草六分,葛根一钱,方通八分。

傅宝宝 七月十五日 发热起伏不清楚已近两候。此属暑温,神气色脉都尚好,不宜用悍药退热,又忌通大便,因此病不可泻。照X光说心脏外膜有水,此与中国《内经》所说同,可以互证。白薇一钱,竹茹一钱半,枳实一钱,赤、白苓各三钱,苡仁四钱,鲜藿香一钱半,甘露消毒丹二钱(入煎)。二诊(七月十七日)今日热度反略高,先是夜间咳,现在白日亦咳,小便短赤,舌有剥处,舌质并不甚红。当令溲长,暑温属心,心邪从小肠泻也。舌剥与热不退均是胃肠病,当略和之。白薇一钱,薄荷一钱(后下),茅根(去心)三钱,淡芩一钱,焦谷芽三钱,川贝三钱,赤、白苓各三钱,杏仁三钱,细生地三钱,钗斛三钱,鲜藿香一钱半,益元散三钱(包),甘露消毒丹二钱(入煎)。三诊(七月十九日)颜额有微热,手掌不热,啼时目眦润,不算无泪,肌肤和,有微汗。凡如此,热虽高亦不怕。暑温发热,照例弛张极甚,不可强汗,更不可攻下,前方并无不合之处,多服数剂,其热必退。鲜藿香一钱半,赤、白苓各三钱,银花一钱半,白薇一钱,鲜生地三钱,鲜荷梗一尺,鲜佩兰三钱,钗斛三钱,花粉一钱,甘露消毒丹三钱(入煎)。四诊(七月二十一日)热尚未退,粪色如泥,是肠胃不和。凡见此种粪者,照例不退热,但邋遢粪以能下为佳,不过不可攻,恐攻之下利不止也。色脉较前为佳,病较退,大约更三日可以全好。木香一钱半,炒扁衣三钱,杏仁三钱,炒建曲一钱,赤、白苓各三钱,细生地四钱,川、象贝各三钱,归身三钱,梗通八分,白薇一钱,腹皮三钱,苡仁五钱。五诊(七月二十四日)热仍未退,近二日无大便,舌中心苔剥。胃中仍有积,苦于不能攻,但得黄粪下,便不发热。钗斛三钱,枳实一钱,鲜藿香一钱,竹茹一钱半,赤、白苓各三钱,白薇一钱,木通六分,细生地三钱,归身三钱,知母一钱。六诊(七月二十六日)热总不清楚,舌苔剥,大便仍如泥,此外各切都好。胃肠不相协调,当补不当攻,如其灌肠,适得其反。钗斛三钱,归身三钱,细生地三钱,茯苓三钱,川贝三钱,木香一钱半,橘白、络各一钱。七诊(七月二十八日)热又转高,舌苔仍剥。凡胃肠不和,则肌表容易感冒,病属复感,而所以复感即因此。此须调内脏为先务,节食亦要紧。白薇一钱,薄荷一钱(后下),赤、白苓各三钱,竹茹一钱半,枳实一钱,炒车前一钱半,银花三钱,鲜藿香一钱半,西瓜皮三钱,焦谷芽三钱,甘露消毒丹一钱半(入煎)。八诊(七月三十一日)色脉都尚好,大便褐色,亦不算坏。现在热未清,仍是肠胃不和。积净,其热自退。现在外面此种病甚多,并无危险,亦不可用重药,反有危险。归身三钱,钗斛三钱,细生地三钱,枳实一钱,竹茹一钱,梗通八分,焦谷芽三钱,赤、白苓各三钱。九诊(八月五日)热仍不退,前两日低,近日骤高,肤凉头热,恐是气候关系。其舌苔、脉象、面色并无异征,且所下之粪甚好,照例其病当退。知母一钱,花粉一钱,象、川贝各三钱,白薇二钱,青蒿一钱,杏仁三钱,西瓜皮三钱,鲜生地三钱,竹茹一钱半。十诊(八月七日)神气脉舌并不坏,热则循环不已,汗甚多,舌色常变。此因汗多表虚,因而消化不良,调护方面当注意,用药当以止汗为主,因此汗甚不正当,汗多则心房弱。牡蛎三钱,浮小麦五钱,白薇一钱,枳实一钱,竹茹一钱半,炒薏仁五钱,赤、白苓各三钱,鲜荷梗一尺。另用龙骨、牡蛎、糯米各二两,研为粉,用粉扑蘸涂头面胸背。十一诊(八月二十三日)泻后指尖厥,一定属虚。现在大便仍不实,下绿水,此是不当下而下,必须止。热起伏,关本元。面形苦,脏气已伤。

当然要补,但勉强硬填,总不是事。归身三钱,细生地四钱,钗斛三钱,川贝四钱,茯神三钱,木香一钱半,炒扁衣三钱,芡实三钱,牡蛎三钱,茯苓三钱,麦冬三钱,江西子一钱(炒),伏龙肝一两(煎汤代水)。十二诊(八月二十四日)肢凉头热,手冷至肘,脚冷至膝,汗多,下青绿粪,昨夜仍五次。此实四逆亡阳之候,吃紧处在心弱而阳缩,所以一变至此,再放胆用攻剂下之,利不止为败征,只能勉为其难,不能说有把握。制附片六分,吴萸三分,薤白六分,焦白术一钱,焦谷芽三钱,归身三钱,茯苓三钱,浮小麦五钱,牡蛎三钱,荜澄茄三分。十三诊(八月二十五日)泄泻止,手掌颜额热都较减,脉亦较有起色,面形仍苦。病已见机转,惟于程尚远。口渴,不宜再温,徒温亦不足济事。麦冬三钱,五味子三分,细生地三钱,钗斛三钱,归身三钱,木通一钱,赤、白苓各三钱,苡仁五钱,赤豆二两(泡汤代水)。十四诊(八月二十六日)色脉颇好,神气殊委顿,此不但是疲乏,其胸脘必感不适,粪甚好。因如此之粪是肠胃有权,为消化力恢复之征兆,粪中微菌似可暂置不问。木香一钱半,炒扁衣三钱,归身三钱,炒建曲一钱,茯苓、神各三钱,麦冬三钱,五味子三分,牡蛎三钱,浮小麦五钱半,西洋参一钱半(另煎)。十五诊(八月二十八日)寐安,神气亦好,其痤痱非白痦,溺多亦好,现在手掌不热,呼吸停匀,胃气亦伸。其热是虚,热得霍石斛当瘥。大便中痰确是痢,大份无妨。木香一钱半,白头翁三钱(酒洗),竹茹一钱半,腹皮三钱,归身三钱,楂炭三钱,钗斛三钱,茯苓三钱,细生地三钱。十六诊(八月三十日)拟方。泻与高热均吃紧,廿九日拟方是止泻之剂,止之不止,仍有四五次之多。在例不可温,可用辟瘟丹研碎置当脐,外盖清凉膏,再用布缚之。木香一钱半,炒扁衣三钱,赤石脂二钱(煅研,飞),芡实三钱,荷蒂二个,钗斛三钱,白头翁三钱(酒洗),梗通十钱,葛根八分。十七诊(八月三十一日)近二日有高热,下青绿粪,干厚而腻,仍是宿积。不过能下是好处,假使胃无权,此积必不肯下,积净其热当退。脉不匀,心房瓣膜有病;小便利,心囊决不聚水。此瓣膜病与热有关,热退后可渐愈。肛门红是脱肛。前一步事亦是虚证,面色好,寐安,都佳,全愈之期必不在远。江西子一钱(炒),归身三钱,茯神三钱,人参须一钱半(另煎),钗斛三钱,麦冬三钱,枳实一钱,竹茹一钱半。十八诊(九月三日)粪色青黑黏腻,一日有四次,且略见后重。当作痢治,热不清实为例外,或者须积净之后方能退清。白头翁四钱(酒洗),青木香二钱,川连炭二分,楂炭三钱,榧子一钱(炒,去壳),油当归一钱半,枳实一钱,江西子一钱(土炒),腹皮三钱,槟榔四分。十九诊(九月八日)病情较前为正路,粪较黏,老黄色。酸臭算好的,痢疾见此粪是将愈之兆。热所以不退者,因积现在肠胃,渐次清楚,热退决不致再发。不过现在热尚未清,尚须服药数日。归身三钱,江西子一钱(土炒),茯神三钱,西洋参一钱半(另煎),人参须一钱(另煎),钗斛三钱,麦冬三钱,木香一钱半,白头翁三钱(酒洗),枳实一钱,竹茹一钱半,焦谷芽三钱,细生地三钱。二十诊(九月十三日)近来发热起伏,日间退清,夜间热高。此虽与前次相似,而病情迥然不同。舌质红,苔粗而花,肤凉汗多,指尖冷,此种情形都是新添之症,其为复感无疑。表虚则生内寒,大便溏薄即是腹部无热之故。牡蛎三钱,炒扁衣三钱,炒建曲一钱,银花一钱半,连翘二钱,木香一钱半,薏仁四钱,归身三钱。另用牡蛎、龙骨粉止汗。廿一诊(九月十七日)脉颇匀整,粪色甚好。热尚未清,其舌色并不红,亦不燥,常见花剥之苔。胃中并不过热,但消化力不及毂。江西子一钱(土炒),人参须一钱(另煎),茯苓三钱,炒白芍一钱,归身三钱,焦谷芽三钱,槟榔三分,木香八分,赤豆一两(泡汤代水)。廿二诊(九月廿一日)脉好,神气好,热仍有起伏,有时低过常度。是虚,此外无他。衣太暖,汗多,反易受凉,此须注意防其复感。牡蛎三钱,浮小麦五钱,钗斛三钱,江西子上钱(米炒),归身三钱,象、川贝各三钱,茯神三钱,炒扁衣三钱,炒建曲八分,糯稻根须一钱半。廿三诊(十月四日)舌色从寒化热,泄泻。新凉感冒兼有食积,此与前次不同,不致延长。制小朴二分(姜炒),葛根一钱,木香一钱半,象、川贝各三钱,建神曲一钱(炒),赤、白苓各三钱、炒扁衣三钱,橘红、络各一钱,大腹皮三钱,楂炭三钱,焦谷芽三钱。

以上癸酉年案

黄小姐 五月十八日 发热感寒,已病复进面食油腻,致祁寒壮热。中部窒塞不通,胃气逆而呕吐。现在滴水不能入,皮肤见红点。是风温夹食之重者,最好因而吐之。生山栀三钱,南瓜蒂(切)二个,豆豉三钱,赤小豆二两。又方:进瓜蒂散之后,其胃部之食积当呕吐而出,其肠部之食积当从大便泄泻而下。吐泻之后,接服此方。薄荷一钱、枳实一钱、炒防风一钱,橘白、络各三钱,葛根一钱,竹茹一钱五分,秦艽一钱五分,淡芩一钱,茅根三钱。二诊(五月十九日)舌苔面色都正路,略见红点亦好,现在愈之甚易。枳实一钱,焦谷芽三钱,炒防风一钱,竹茹一钱五分,楂炭三钱,川贝三钱,秦艽一钱五分,腹皮三钱,薄荷一钱,归身三钱。

金右 五月二十八日 发热脚酸且麻,唇干燥,舌有垢苔,喉痛有白点,发热形寒,内热颇重。白薇一钱,制香附三钱,桑枝三钱,炒防风一钱,青蒿一钱、归身三钱,怀膝一钱五分,茅根三钱,秦艽一钱五分,炙僵蚕一钱五分,佛手一钱五分,细生地三钱。二诊(五月三十日)高热,骨楚,舌蒙甚薄之垢苔,前半微剥,大便多日不行,而汗多热壮时喉痛。薄荷一钱(后下),竹茹一钱五分,橘白、络各一钱,牡蛎三钱,葛根一钱,焦谷芽三钱,秦艽一钱五分,郁李仁三钱,枳实一钱,淡芩一钱,防风(炒)一钱,柏子仁二钱。三诊(五月三十一日)脉微已甚,汗奇多,发热略退,未清楚。病候属心房,尚未过夏至,乃先有其病,从暑温治。牡蛎三钱,麦冬三钱,细生地三钱,浮小麦五钱,秦艽一钱五分,川贝三钱,白薇一钱,归身三钱,冬瓜子一钱五分,更衣丸小豆大一粒(吞服)。四诊(六月二日)大便已行,汗不多,亦略能寐,都好。惟热仍未净,不能再泻。因其脉微甚,再泻必致大汗出。白薇一钱,枳实一钱,橘络一钱五分,冬瓜子三钱,竹茹一钱五分,归身三钱,牡蛎三钱,川贝三钱,甘露消毒丹一钱(入煎)。

陈左 六月一日 壮热汗多,神气不安详,舌质绛,舌苔黄糙。从初起迄今十八日,三数日前曾退热,因不谨于口,遂致食复。此是正式风温,腹胀只宜消导,攻则有险。因舌苔腻,胃肠二部均有积,须先使胃积入肠,然后可攻。白薇一钱,葛根一钱,枳实一钱,楂炭三钱,薄荷一钱(后下),牡蛎三钱,竹茹一钱五分,腹皮三钱,焦谷芽三钱,归身三钱,浮小麦五钱。二诊(六月三日)壮热未退,汗略少,舌苔结。其胸脘当闷,唇燥,夜不成寐,大便不行。胃肠都有积,胃气不下降,所以不寐。病属风温夹湿,虽属食复,病邪本未清楚。馒头炭五钱,薄荷(后下)一钱,冬瓜子三钱,竹茹一钱五分,葛根一钱,生熟苡仁各四钱,腹皮三钱,秦艽一钱五分,枳实一钱,茅根三钱,楂炭三钱,焦谷芽三钱,牡蛎三钱。

笪小姐 六月八日 发热,汗多,其热起伏有定时,是温疟。牡蛎三钱,川贝三钱,焦谷芽三钱,薄荷(后下)一钱,枳实一钱,归身三钱,常山七分,竹茹一钱五分,秦艽一钱五分,浮小麦五钱,佐金丸(吞)二分。二诊(六月十日)薄荷一钱,青蒿一钱,川连三分,白薇一钱,枳实一钱,焦谷芽三钱,常山八分,竹茹一钱五分,牡蛎三钱,浮小麦五钱,秦艽一钱五分,归身二钱,炒防风一钱。三诊(六月十二日)热退,舌黑色亦除。现在浑身酸痛,因剧烈运动而然,未免受风。秦艽一钱五分,枳实一钱,归身三钱,薄荷一钱,竹茹一钱五分,炙草六分,防风一钱,杏仁三钱,焦谷芽三钱,甘露消毒丹八分。

刘官官 六月九日 发热,汗多,热不高,泄泻。此种是暑温症象,是体工起变化而泻,并非因食积而泻。如其温之,则变痢疾。木香一钱五分,腹皮三钱,荷蒂二个,扁衣三钱,牡蛎三钱,薄荷一钱,建曲一钱,白薇一钱,伏龙肝一两(泡汤代水煎药)。

曾宝宝 六月十四日 发热,咳嗽,热高,咳不爽,舌上有苔,胸脘腹部都痛,舌尖光。此必有积,又有风寒,不先解表,而先去积;则见此舌色而胸脘闷,躁烦而热高。葛根一钱五分,楂炭三钱,象、川贝各三钱,薄荷一钱,淡芩一钱,杏仁三钱,腹皮三钱,茅根三钱,枳实一钱,竹茹一钱五分,焦谷芽三钱,炒防风一钱,馒头炭三钱。

郑右　六月十二日　头眩,发热,泛恶要吐,觉凛寒,舌色脉象都好。病属温病似疟,最易缠绵,须严谨忌口。薄荷(后下)一钱,焦谷芽三钱,冬瓜子三钱,白薇一钱,枳实一钱,生、熟苡仁各三钱,竹茹一钱五分,防风(炒)一钱,秦艽一钱五分。二诊(六月十五日)热弛张不已,舌质红,热甚,腹痛,泛恶。暑温似疟,前方不应改,从疟治。白薇一钱,川连二分,生、熟苡仁各三钱,青蒿一钱,竹茹一钱五分,冬瓜子三钱,常山四分,枳实一钱,归身三钱,甘露消毒丹一钱五分。

陈右　六月十四日　发热弛张如疟,退不清楚,汗多。病情不过尔尔,乃前日忽痰中见血,此病变因发汗过多,西医遇热病辄用泻剂,近来读《伤寒论》,则发汗乃此病适在忌汗之例。牡蛎三钱,茅根三钱,生、熟苡仁各三钱,归身三钱,白薇一钱,冬瓜子三钱,藕节五个,细生地三钱,浮小麦三钱。二诊(六月十五日)汗奇多,肌肤津而凉。昨日起见泄泻,现在恶寒,气颇粗,暑温误汗,心房益弱,表虚则形寒,亦因表虚而泄泻。汗若不止,有险。牡蛎三钱,川贝三钱,归身三钱,浮小麦五钱,杏仁三钱,藕节五个,糯稻根须二钱,生、熟苡仁各三钱,冬瓜子三钱,甘露消毒丹一钱五分。三诊(六月十七日)汗较前为少,脉仍弱,气仍粗,胸闷,胸脘及腹部都觉冷。面色形不足,还当止汗。牡蛎三钱,麦冬三钱,白薇一钱,浮小麦五钱,五味子四分,归身三钱,糯稻根须五钱,川贝三钱,獭肝(研吞)二分,冬瓜子三钱,生、熟苡仁各四钱。

楼宝宝　六月十七日　面色黄,汗多,有微热弛张,不迄退。泻已止,粪便总不正当。鄙意当从暑温治,热退之后服福幼散,面黄当转。生、熟苡仁各四钱,木香一钱五分,炙草六分,冬瓜子三钱,扁衣三钱,薄荷一钱,赤、白苓各三钱,归身三钱,白薇一钱,甘露消毒丹一钱五分(入煎)。二诊(六月二十八日)面色不甚好,常常发热,其热有起伏,发作有定时,热甚高而汗不多。仍是暑温,但甘露消毒丹太多,当变更方法。白薇一钱,常山三分,枳实一钱,鲜藿香叶一钱半,薄荷一钱(后下),牡蛎三钱,归身三钱,浮小麦五钱,青蒿一钱,竹茹一钱五分,炙草六分,方通八分,苡仁四钱,木香一钱五分。三诊(六月二十九日)面色不华,黄而枯,二便自可,汗不多,壮热不退。照例暑温不能过一百零四度,因病久正气虚,所以如此。唇色舌色都甚红,此是贫血症象,并非寒象。荷梗一尺,淡芩一钱,枳实一钱,银花三钱,绿豆三钱,竹茹一钱五分,白薇一钱,西瓜皮三钱,川贝三钱,茅根三钱,生、熟甘草各四分,鲜藿香一钱五分,归身三钱。四诊(六月三十日)面色不转,热虽退,恐仍是弛张。暑温最易缠绵,面形苦,内部有伤。其面色是虫虚甚,不能用悍药,稍为难治。归身三钱,杏仁三钱,枳实八分,钗斛三钱,川贝三钱,白薇一钱,麦冬三钱,焦谷芽三钱,竹茹一钱五分,鲜藿香一钱五分。五诊(七月一日)热已退,面形仍苦。面色不转,其病未除,当先培元。钗斛三钱,焦谷芽三钱,江西子一钱,麦冬三钱,归身三钱,冬瓜子三钱,川贝三钱,茯神三钱,鲜藿香一钱五分。六诊(七月四日)热已清楚,面色亦较前为佳。现患咳嗽,是当宣达。薄荷(后下)一钱,杏仁三钱,焦谷芽三钱,炒防风一钱,归身三钱,赤、白苓各三钱,象、川贝各三钱,炙草五分,鲜藿香叶一钱五分。七诊(七月六日)热退之后六日再发,如此者多次,面色黄而晦,舌色白润,无热象。此种西医谓之回归热,仲景谓之厥阴证。是有虫,在冬令从伤寒治,在夏季从暑温治,必须面色转,然后是痊愈。薄荷(后下)一钱,杏仁三钱,焦谷芽三钱,炒防风一钱,白薇一钱,炙草六分,象、川贝各三钱,归身三钱,茯苓三钱,鲜藿香叶一钱五分,九味芦荟丸一分(入煎)。八诊(七月七日)得芦荟丸之后面色已转变,或者从此得机转,以后能渐肥而不再容易发热,但此诊断是否正确,当须待一礼拜。归身三钱,茯苓三钱,焦谷芽三钱,钗斛三钱,麦冬三钱,炙甘草六分,炒江西子一钱,细生地三钱,杏仁三钱,九味芦荟丸一分。九诊(七月九日)面色仍黄而带黑,但较前稍润,神气亦似乎略好。虚甚,芦荟丸当暂停数天。钗斛三钱,炒绵仲三钱,茯苓三钱,归身三钱,菟丝子三钱,焦谷芽三钱,江西子一钱,枸杞三钱,杏仁三钱,川贝一钱,炒车前一钱。十诊(七月十一日)面色较好,舌苔并不热化,是芦荟丸与此病甚合,可以与补药同服,则虚实两顾而无流弊。钗斛三钱,炒潞党一钱,焦谷芽三钱,归身三钱,炒绵仲三钱,川贝三钱,细生地三钱,枸杞三钱,枳实一钱,九味芦荟丸(入煎)一分。

庄左　七月二十日　壮热,汗少,唇干,舌露底,苔燥,头痛而恶风。病起于当风而卧,此种虽属暑温,实是暑月伤风,因热之故,容易转变脑症。汗少,可以汗解,惟兼虚,须兼顾。香薷三分,薄荷(后下)一钱,青蒿一钱,鲜藿香一钱五分,防风(炒)一钱,白薇一钱,银花一钱五分,西瓜皮三钱,竹茹一钱五分,生甘草六分,花粉一钱,胆草一分(泡汤煎药)。

王宝宝　六月二十六日　发热,面色红,眼白青。此为逆,热颇高,从暑温治。白薇一钱,赤、白苓各三钱,生甘草六分,薄荷(后下)一钱,木香一钱五分,生、熟苡仁各三钱,青蒿一钱,炒扁衣三钱,淡芩一钱,竹茹一钱五分,花粉一钱。二诊(六月二十八日)壮热,汗多不解,口渴,目光无神,大便不实。病情较昨日更逆,据说先曾推拿二次,第一次推颇好,第二次神气大坏。此必因推,内部受伤。恐其面部、手脚发肿,更恐其因虚而惊,是有危险。归身三钱,川贝三钱,白薇一钱,细生地三钱,川芎二分,花粉一钱,薄荷一钱,炙草六分,知母一钱,木香一钱五分,荷蒂二个,鲜藿香叶一钱五分。三诊(六月二十九日)口渴引饮无度,大便泄泻,面赤,眼白青。神气虽较昨日略好,面形甚苦,极不安详。病尚在危险之中,须从速退热,热退泻止方可放心。荷梗一尺,鲜藿香叶一钱半,花粉一钱五分,牡蛎三钱,赤、白苓各三钱,荷蒂二个,青蒿一钱,浮小麦五钱,冬瓜子三钱,芡实三钱,白薇一钱,生甘草六分,木香一钱五分,伏龙肝(煎汤代水)一两,归身三钱,川芎二分。四诊(七月一日)唇燥舌绛,引饮无度,手指木强。因胃中热甚高,将次起惊,神气甚不妥,当渴,是积见症。阴虚而热,难治。钩尖(后下)三钱,川贝三钱,西瓜皮三钱,知母一钱,薄荷(后下)一钱,炙蝎尾一分研冲,绿豆衣三钱,青蒿一钱,枳实一钱,银花三钱,花粉二钱,白薇一钱,生锦纹二分(泡汤去渣,代水煎药),生甘草五分。

顾右　六月二十七日　暑温二十一日,热有弛张,迄未得退。现在神气尚清楚,汗多溲少。病人本来湿重,病之关键在汗多溲少。假使溲多汗少,即容易退热。白薇一钱,竹茹一钱五分,生、熟苡仁各三钱,薄荷(后下)一钱,枳实一钱,冬瓜子三钱,青蒿八分,赤、白苓三钱,牡蛎三钱,浮小麦五钱,鲜藿香叶一钱五分,甘露消毒丹(入煎)六分。二诊(七月二日)发热弛张迄未退,舌苔厚腻,矢气。此有积,因是夹湿,故不渴。虽略虚亦当攻之,不大便至二十日以上,肠胃都窒,故其热作潮,而胸脘不适。枳实一钱,腹皮三钱,元明粉(后下)四分,赤、白苓各三钱,竹茹一钱五分,焦谷芽三钱,川贝三钱,鲜藿香一钱五分,楂炭三钱,全瓜蒌三钱,归身三钱,生、熟苡仁各三钱,炒车前一钱五分,西瓜皮三钱,知母一钱,薄荷(后下)一钱,白薇一钱。

俞宝宝　六月二十八日　发热汗多,水泻,是暑温。常轨有积,故头痛、腹痛。白薇一钱,枳实一钱,腹皮三钱,梗通八分,薄荷一钱,木香一钱五分,焦谷芽三钱,竹茹一钱五分,扁衣(炒)三钱,荷蒂二个,鲜藿香一钱五分,冬瓜子三钱,生甘草六分。二诊(六月三十日)唇舌都已化燥,舌有糙白苔,发热汗多,水泻,暑温夹食之稍重者。薄荷一钱,牡蛎三钱,枳实一钱,腹皮三钱,白薇一钱,淡芩一钱,冬瓜子三钱,鲜藿香一钱五分,青蒿一钱,竹茹一钱五分,赤、白苓各三钱,生草六分,馒头炭五钱,木香一钱五分。

丁官官　六月二十九日　发热有汗不解五日,脉缓,便约,舌尖光红,热弛张夜重。是暑温,尚无大紧要,不可吃荤,并忌生冷。薄荷(后下)一钱,枳实一钱,楂炭三钱,银花一钱五分,白薇一钱,焦谷芽三钱,鲜藿香一钱五分,生甘草六分,竹茹一钱五分,腹皮三钱,绿豆衣三钱,生、熟苡仁各三钱,冬瓜子三钱,荷梗一尺,甘露消毒丹六分(入煎)。

朱宝宝　六月二十九日　发热,咳嗽,泄泻,热有弛张,汗不多,暑温兼风之候。防风(炒)一钱,木香一钱五分,焦谷芽二钱,白薇一钱,炒扁衣三钱,青蒿八分,羌活四分,薄荷(后下)一钱,建曲(炒)一钱,荷蒂二个,鲜藿香叶一钱半,象、川贝各三钱,杏仁三钱,赤、白苓各三钱,梗通五分。二诊(七月一日)热仍不退,渴引饮,是积。因积而泻,亦因积而热,舌苔不黄,其积尚在胃,须节食。白薇一钱,竹茹一钱五分,杏仁三钱,薄荷(后下)一钱,焦谷芽三钱,木香一钱五分,枳实一钱,象、川贝各三钱,炒扁衣三钱,炒建曲一钱,炒防风一钱,生甘草六分,鲜藿香叶一钱五分,馒头炭五钱。

吴宝宝　六月二十日　发热无汗,是暑温之另一种。暑当与汗俱出,无汗则体若燔炭,汗之可解。香薷三分,竹茹一钱五分,荷梗一尺,薄荷一钱,鲜藿香一钱五分,银花一钱五分,白薇一钱,西瓜皮三钱,甘露消毒丹五分。二诊(七月一日)舌质红,舌面干,热未退,略咳,神气好,汗之不应,再汗之。香薷三分,花粉一钱,川贝三钱,竹茹一钱五分,杏仁三钱,银花三钱,枳实一钱,知母一钱,连翘(去心)三钱,生甘草六分,西瓜皮三钱,薄荷(后下)一钱,鲜藿香叶一钱五分。

王官官　七月一日　症情是暑温,热退后复发,是复感。色脉都尚好,只须轻剂,不必求治太急,热略延长亦不妨。白薇一钱,赤、白苓各三钱,生、熟苡仁各三钱,薄荷(后下)一钱,冬瓜子三钱,淡芩一钱,鲜藿香一钱五分,生甘草六分,竹茹一钱五分,枳实一钱,焦谷芽三钱,荷梗一尺。

王宝宝　七月二日　壮热,汗多,面部手脚胸脘都发肿。现在却无汗,热壮,小便多,舌有湿象。小便既多,此肿不是聚水。胸脘闷,常太息。其中部不通故肿,二便自可,并无虚象。其积在中脘,不在肠,故舌上无苔。现在已两候,须攻之,延宕不得,再进一步,可以神昏不识人。病属暑温,食停中脘之候。枳实一钱五分,瓜蒌霜一钱五分,薄荷(后下)一钱,竹茹一钱五分,知母一钱,鲜藿香一钱五分,焦谷芽三钱,白薇一钱,馒头炭五钱,另皮硝三钱(隔布一层缚中脘)。二诊(七月四日)大便已行,胸脘较软,仍略硬,舌苔亦未化,肿略退未全除,神气亦较好。病除十之五六,尚有余波。白薇一钱,竹茹一钱五分,腹皮三钱,赤、白苓各三钱,薄荷一钱,枳实一钱,楂炭三钱,瓜蒌霜一钱五分,淡芩一钱,焦谷芽三钱,鲜藿香一钱五分,生、熟苡仁各三钱。三诊(七月六日)肿已退,热未全除,脉好,大便三日不行,不必攻下。现在舌色不从热化,口不渴,无可攻之理。神气好,谨慎调护,不致延长。白薇一钱,薄荷一钱,鲜生地三钱,青蒿一钱,枳实一钱,鲜藿香一钱五分,淡芩一钱,竹茹一钱五分,荷梗一尺。四诊(七月九日)热已退,脉亦清楚,尚微烦。此因大便不行之故,但不必攻,消导已得。枳实一钱,楂炭三钱,川连二分,竹茹一钱五分,焦谷芽三钱,川贝三钱,腹皮三钱,瓜蒌霜一钱五分,归身三钱,鲜藿香叶一钱五分。

陈右　七月二日　热不退,脘闷,口渴,汗多,骨楚,有喜四个月,舌苔厚腻,舌面润,舌尖干红。有食积而胃阴虚,暑温夹湿夹食,兼见虚象,年事稍多而又有喜,殊未可轻视。薄荷一钱,竹茹一钱五分,淡芩一钱,佛手一钱五分,青蒿一钱,枳实一钱,瓜蒌霜一钱五分,秦艽一钱五分,白薇一钱,焦谷芽三钱,川贝三钱,制香附三钱,归身三钱,细生地三钱,馒头炭三钱。

舒左　七月十二日　发热十三天,汗与溲俱少,其热起伏,下午为甚,有时脘闷,溺道痛,溲短赤而浑。证属暑温,心移热于小肠,所以如此。此病本容易绵长,谨慎调护,服药得法,亦须再一星期,然后可愈。青蒿一钱,川贝三钱,绿豆衣三钱,钗斛三钱,生、熟苡仁各三钱,白薇一钱,竹茹一钱五分,赤、白苓各三钱,生草梢六分,花粉一钱,麦冬三钱,鲜藿香一钱五分,天冬三钱,冬瓜子三钱,知母一钱。二诊(七月十三日)夜半发热天明退,午后发热傍晚退。旧有子母疟之名,其实不是疟,是暑温症,虚体冒邪,寐中惊,虚在肾。暑温之症结在心囊,心肾两经病,故其病发于子午。口腻则不能补,体虚则不能单纯治温。不免稍延长,调护尤须谨慎。麦冬三钱,香薷二分,冬瓜子三钱,青蒿一钱,西瓜皮三钱,鲜生地三钱,赤、白苓各三钱,生草梢六分,天冬三钱,花粉一钱,钗斛三钱,生、熟苡仁各三钱,白薇一钱,鲜藿香一钱五分,灯心三十寸。

　　傅宝宝　七月十二日　热有起伏,发作有定时,退得清楚,泄泻,下青色粪,所泻水分颇多,小便短赤,神气颇好。暑温似疟之候,与旧年病略相似,期以五日可以退清。薄荷(后下)一钱,木香一钱五分,鲜藿香一钱五分,梗通一钱,防风一钱,白薇一钱,生甘草六分,扁衣(炒)三钱,常山三分,伏龙肝(煎汤代水)一两。二诊(七月十四日)发热起伏无退时,舌面润,舌质不红,口渴引饮而溲少,汗亦不多。是正式暑温,大便泻者重,不泻者较轻。小便非通利不可,不可闷,却要避风。赤、白苓各三钱,生、熟苡仁各三钱,炒车前一钱五分,炙草六分,木通八分,白薇一钱,麦冬三钱,花粉一钱,鲜藿香一钱五分,青蒿一钱,归身三钱,扁衣(炒)三钱,木香一钱五分。三诊(七月十七日)仍略有微热,色脉神气都好,是无问题,舌苔些微有食积症象,其不安寐与吵闹即因胃不和之故。枳实一钱,川贝三钱,方通八分,竹茹一钱五分,炒秫米三钱,白薇一钱,焦谷芽三钱,鲜藿香一钱五分,薄荷(后下)一钱,绿豆衣三钱,炒车前一钱。改方(七月二十一日)热并不要紧,火腿汤吃不得,面尤其吃不得,花生酱不如芝麻酱好,略吹风不妨,却不可晒太阳,舌苔与夜间发热十之九是因积。白薇一钱,枳实一钱,冬瓜子三钱,馒头炭三钱,薄荷(后下)一钱,焦谷芽三钱,炒薏仁三钱,防风(炒)八分,竹茹一钱五分,鲜藿香一钱五分,荷梗一尺。四诊(七月二十五日)昨日以来又有微热,神气脉象舌色都好,惟小便太少。当略事分利,其余全不要紧。生甘草六分,赤、白苓各三钱,白薇一钱,薄荷(后下)一钱,绿豆衣三钱,防风(炒)一钱,梗通一钱,鲜藿香一钱五分。五诊(七月二十八日)发热起伏不定,其舌色白苔而润,是略感寒,神气好,亦并不瘥。是无问题,却不得因其受寒而多衣被,受热则更不得了。现在虽发热,并不算病。炒荆芥四分,炒枳壳七分,梗通八分,鲜藿香一钱五分,薄荷一钱,茯苓三钱,冬瓜子三钱,生甘草六分。六诊(七月二十九日)邋遢粪虽是积,却是肠胃有权,即此一点,可以知其无妨,其舌色并不热化,神气脉象亦好,现在只是发热,热度弛张有定时,潦暑感风则有此种病状,不是疟是温,但暑温症状亦不全,只须节食更无余事。薄荷(后下)一钱,白薇一钱,扁衣炒三钱,鲜藿香一钱五分,炒车前一钱五分,防风炒一钱,腹皮三钱,建曲炒一钱,生甘草六分。七诊(七月三十日)发热已多日,本来弛张,昨日则高热而不退,前二日泄泻是邋遢粪,昨日有青绿无臭气,今日亦如此,舌色不从热化,当止此。薄荷后下一钱,荜澄茄二分,炒车前一钱五分,木通一钱,葛根一钱,竹茹一钱五分,炙草六分,木香一钱五分,枳实一钱,归身三钱。改方(七月三十一日)加炒扁衣三钱,炒建曲一钱,伏龙肝一两煎汤代水。八诊(八月二日)脉搏颇匀整,起落亦宽,眼光神气亦尚好,舌色平正,唇色亦平正,现在惟热不退泻不止,所泻有完谷而溲甚少,汗虽有恐亦不多,温凉都在可商之列,病属暑温,不过尚未至去年地步,无论如何其泻当止,否则有剧变。白薇一钱,薄荷(后下)一钱,赤、白苓各三钱,炒车前一钱五分,青蒿一钱,鲜藿香一钱五分,梗通八分,藿香正气丸入煎一钱五分。九诊(八月四日)舌色面色脉象都好,神气不甚好,亦不算坏,二便教正路自是好处,口渴是热亦是积,勿伤其脏气,病并不要紧。焦谷芽三钱,花粉一钱,川贝三钱,木香一钱五分,鲜藿香一钱五分,腹皮三钱,白薇一钱,梗通八分,归身三钱,生草六分,竹茹一钱五分,枳实一钱,炒车前一钱五分。十诊(八月六日)色脉神气都好,大便臭亦好,小溲量不多,舌质红方是暑温,现在舌质亦不红,唇亦不燥,不是暑温,其心房无病。发热只有二条路,其一是食积,其二是痱子。热衡量情形当属前一种,食物不但有定量定时,即算尽调护之能事,需观其能消化与否,假使不消化而强予之,虽有定量定时,依然是填鸭。木香一钱五分,枳实一钱,梗通八分,葛根八分,川贝三钱,焦谷芽三钱,竹茹一钱五分,赤、白芍各三钱,归身三钱,藿香正气丸入煎一钱五分。改方(八月十日)热度低过常人,有过低时即有高起时,甚非常轨,调护方面宜注意。赤、白苓各三钱,梗通八分,炙草六分,钗斛三钱,焦谷芽三钱。十一诊(八月十三日)色脉都好,舌苔白润,热有起伏,总退不清。病是感寒,但衣着不可过热,过热反致阳虚。胃口好是假的。木香一钱五分,赤、白苓各三钱,归身三钱,葛根八分,梗通八分,炙草六分,川贝三钱,荜澄茄三分,藿香正气丸一钱五分(入煎)。十二诊(八月十四日)热仍未退,大便次数太多,粪青亦不妥当,色脉尚可,当止泻为主。木香一钱五分,芡实三钱,荷蒂二个,扁衣三钱,薄荷一钱,生甘草八分,建曲一钱,白薇一钱,藿香正气丸一钱五分,伏龙肝一两(煎汤代水)。十三诊(八月十六日)大便次数频,有冻,是已转痢疾。皮肤宽,面形苦,其病已虚,舌面皮紧,是不可温,亦不可攻。木香一钱五分,煨葛根八分,楂炭三钱,白头翁三钱,川连炭二分,腹皮三钱,油当归三钱,没实子四分,焦谷芽三钱,炙草六分。十四诊(八月十六日)发热是感新凉,舌苔薄白而润,幸而无多,伏暑当不要紧。小便浑浊是膀胱热化,与肌表发热有密切关系,膀胱之经气即旧时所谓太阳。薄荷(后下)一钱,梗通八分,炙草六分,鲜藿香一钱五分,葛根一钱,炒车前一钱五分,炒黑荆芥四分,赤、白苓各三钱,归身三钱,杏仁三钱。改方(八月十八日)调护适当,又屡次用退热药,热只不退,而小便奇臭,恐其病不是膀胱,竟是内肾发炎。假使膀胱热,只小便有沉淀或白如米泔水,不奇臭。但此儿何以有内肾炎症,则不知,最好延西医检验,当更准确。生甘草八分,炒车前一钱五分,归身三钱,炒子芩一钱,木通八分,鲜生地五钱,天冬三钱,钗斛三钱。十五诊(八月十九)小便短赤而臊臭,神气不如前此活泼,热弛张起伏,只是不退。其热与溲都略有进退,扼要之点,只须小便通畅。若不利溲,而治心房,必然变化不测,而利溲亦不得强责其溲。生甘草六分,炒车前一钱五分,杏仁三钱,天冬三钱,梗通一钱,川贝三钱,钗斛三钱,赤、白苓各三钱,细生地四钱,甘露消毒丹六分(入煎)。十六诊(八月廿二日)舌质不红,舌面润,热有起伏,小溲不通,以上是暑温,是心房聚水症,可以服真武汤。口涎黏、大便臭,都是热。因此之故,前数日踌躇不肯用附子,橘子水可吃的,并无关系。现在小溲仍不通畅,用真武汤与前方合并当能取效。经考虑之后决定不合并,单用真武汤,故除去钗斛、天冬。生甘草六分,薤白一钱,梗通八分,制附片五分,炒车前一钱五分,茯苓三钱,白薇一钱。十七诊(八月廿四日)面色眼光脉象都较前好,病较前轻,但仍发热。舌中心有一块剥且润,此非食积,照旧医书所说是湿。小孩无湿,当即是心囊之水尚未除。口渴不能燥,还事分利。木通一钱,炒车前一钱五分,生、熟苡仁各三钱,木香一钱五分,赤、白苓各三钱,冬瓜子三钱,荜澄茄三分,川贝三钱,枳术丸一钱五分,白薇一钱。十八诊(八月廿六日)今日面色略瘥,稍嫌呆,其余无他见症。仍旧发热,泄泻,溲少,手腕凉,其舌色略嫌鲜明。真武虽效,现在情形不宜再进。炒车前三钱,钗斛三钱,炒江西子一钱,地栗苗一茎,麦冬三钱,木香一钱五分,梗通一钱,白薇一钱,归身三钱,赤、白苓各三钱,鲜藿香一钱五分。另:荆、防各三钱,秦艽一钱五分,艾叶五钱,公丁香十个。上药研粗末,布缝缚当脐。十九诊(八月二十八日)热退已清,泻已止,舌色鲜明,是虚象。病情已定,予清补。更无余事,谨慎调护,可臻健全。人参须八分(另煎,冲),归身三钱,白芍三钱,麦冬去心三钱,钗斛三钱,炒江西子一钱,炙草一钱,云苓三钱。

郁宝宝　七月二十九日　发热,咳嗽痰多,病已久,目光不安详,神气亦不安详,面色隐青,热不退。泄泻本是暑温,现在病邪不得出,并且起惊,是有危险。薄荷(后下)一钱,细生地三钱,白薇一钱,炙草六分,钩尖(后下)三钱,川贝三钱,青蒿一钱,归身三钱,杏仁三钱,辟瘟丹一粒四分之一(化服)。二诊(七月三十日)药后得汗,得大便,粪较前略厚。病情细微好些,面色仍不妥当,舌苔黄厚,舌质红,危险略减少。薄荷(后下)一钱,白薇一钱,川贝三钱,归身三钱,钩尖(后下)三钱,青蒿一钱,杏仁三钱,瓜蒌霜一钱五分,香薷二分,木香一钱五分,炙草六分。三诊(七月三十一日)眼眶面色神气都较佳,热仍壮,亦仍泄泻,微咳。暑温发热本属绵长,假使不生枝节,虽热不退,亦无紧要。香薷三分,薄荷(后下)一钱,川贝三钱,竹茹一钱五分,防风(炒)一钱,瓜蒌霜一钱五分,枳实一钱,杏仁三钱,白薇一钱,焦谷芽三钱,归身三钱,炒黑荆芥六分,川连二分,木香一钱五分。四诊(八月一日)舌苔厚,舌质绛,嗅热而泄泻,瑟瑟有惊意。因积而泻,因泻而惊,病情甚险恶。积不除泻不得止,虚甚不能攻积,大是难事。钗斛三钱,茯苓三钱,荷蒂二个,竹茹一钱五分,麦冬三钱,木香一钱五分,鲜藿香一钱五分,焦谷芽三钱,杏仁三钱,扁衣(炒)三钱,枳实一钱,炙草六分,紫雪丹二分(分次冲)。另:用辟瘟丹半粒研细置当脐,外盖清凉膏。

五诊(八月二日)神气燥甚,暵热,舌苔干。皮肤扩然而空,因泄泻锐瘠,所以如此。病情虽见好,热太高,神色不安详,且见虚弱型,总属可虑。银花三钱,钗斛三钱,竹茹一钱五分,扁衣(炒)三钱,白薇一钱,麦冬三钱,茯苓三钱,西瓜皮三钱,青蒿一钱,杏仁三钱,木香一钱五分,荷蒂二个,鲜藿香一钱五分。六诊(八月三日)手腕背热,手掌亦热,目光无神,面色隐青,呕且泻。所呕是结块之乳,所泻是青粪。常呬唇弄舌,此其病属热,毫无疑义。目光无神与呬唇是将起惊;面色隐青,血行不利,其里面热甚。薄荷一钱,象、川贝各三钱,木香一钱五分,花粉一钱,杏仁三钱,扁衣三钱,橘络一钱五分,冬瓜子三钱,钩尖三钱,紫雪丹二分。改方(八月三日)加乌犀尖一分半,钗斛三钱,归身三钱。七诊(八月五日)仍发热,手掌为甚,神气亦不安详,面色较活,病仍在险中,不过已见机转。麦冬三钱,细生地三钱,白薇一钱,钗斛三钱,川贝三钱,杏仁三钱,茯神三钱,花粉一钱,归身三钱,紫雪丹一分(冲)。八诊(八月六日)病反复不去,其重要在无乳,饿即足以致命,奶粉可吃。钗斛三钱,归身三钱,白薇一钱,麦冬三钱,细生地三钱,川贝三钱,杏仁三钱,茯神三钱,佛手一钱五分。九诊(八月七日)面色、神气、舌色、脉象都较昨日为佳,热尚未清。乳少是一难事,大病之后,非有充分乳食不行。竹茹一钱五分,钗斛三钱,赤、白苓各三钱,梗通八分,枳实一钱,麦冬三钱,青蒿一钱,川贝三钱,焦谷芽三钱,白薇一钱,佛手一钱五分,冬瓜子三钱。十诊(八月九日)病瘥,眼光尚有些微病症,有余热亦尚微,有惊意,痰咳非重要之点。钩尖(后下)三钱,归身三钱,钗斛三钱,防风(炒)七分,薄荷(后下)一钱,川贝三钱,赤、白苓各三钱,秦艽一钱,茯神三钱,细生地三钱,焦谷芽三钱,佛手一钱五分,白薇一钱,莲子心三十个。十一诊(八月十一日)眼光、神气都较昨日为佳,热已退,知要玩,是病除。咳虽是余波,须注意寒暖,因现在多痉挛性咳嗽。象、川贝各三钱,麦冬三钱,钗斛三钱,杏仁三钱,归身三钱,焦谷芽三钱,防风一钱,炙草六分,茯神三钱,赤、白苓各三钱,冬瓜子三钱。十二诊(八月十四日)舌剥如地图,其胃内壁有伤,两耳出脓,已五六月,因有此两个原因,所以面色不复。假使此两种见症不能除,此孩毕竟矜贵。钗斛三钱,川贝三钱,白薇一钱,生、熟苡仁各三钱,竹茹一钱五分,杏仁三钱,鲜藿香一钱五分,梗通八分,钩尖三钱,赤、白苓各三钱。另:胡黄连一钱,生甘草一钱。此二味煎汤一大碗,候冷,最好用玻管注入耳中,洗过之后用下方药粉吹耳中。五倍子一分,人中白五分,濂珠粉五厘,冰片三厘。上药研极细末瓶贮,勿令出气,每次只用少许。

7 杂 病 门

风病类

董先生　二月十二日　气急,脚肿,脉硬。内风重,湿亦重。血分不清,痼疾难治。肿是脚气,气急为猝病,当急治之。槟榔八分,防己三钱,枳实八分,吴萸六分,苏梗一钱,木瓜三钱,姜夏一钱五分,橘叶三钱,归身三钱。

曹右　二月十八日　脉无胃气,面色枯暗,患骨楚,咳嗽,手麻肉眲,腹中有气攻痛。血枯风盛之候。大生地四钱,人参须一钱,赤芍二钱,云苓三钱,归身四钱,蚕沙三钱(包),天麻三钱,木瓜三钱,虎骨三钱(炙),杏仁三钱,炒车前三钱。

朱左　二月十八日　面色亦是血枯风胜之候,舌色是湿。此湿已久,血分不清,脚麻筋燥,皆血少也。归身三钱,木瓜三钱,赤芍一钱五分,绵仲三钱,天麻三钱,苡仁五钱,苁蓉三钱,独活五分,阿胶三钱(蛤粉炒)。

吴右　三月十四日　脑漏六年,积久成风,舌苔黑有裂纹。肺肝肾皆病,不易治。蔓荆子一钱(炒),炒防风八分,归身三钱,蒺藜三钱,天麻三钱。

沈左　三月十六日　见症是肝肾并病。筋脉抽搐,为有内风。不知养生而处境复劣,因而有此,难治。天麻三钱,赤芍一钱五分,胆草二分,菟丝子三钱,独活六分,人参须一钱五分,炒绵仲三钱,童便半杯。

姚左　三月十七日　湿奇重,面部及头顶如针刺,然晨起有痰不能吐,时有升火。肾亏肺虚湿重而有内风,颇不易治。防己三钱,丹皮一钱,鲜生地三钱,飞滑石三钱,茵陈三钱,蒺藜三钱,炒车前三钱,金银花二钱,杏仁三钱,独活一钱,胆草末一分。二诊(三月十九日)湿已下行,头顶仍刺痛,面部亦略有之。药后胁下痛,大便仍干,此因苦降后肝受压抑所致,尚不为害。西洋参三钱,归身三钱,茵陈三钱,赤芍一钱五分,胆草二分(研末),防己三钱,炒车前三钱,秦艽一钱五分,制香附三钱。三诊(三月二十三日)脉较缓和,头痛不除,痛在眉间,舌绛,甚润,并见喉痛。虚阳不潜,潜之。牡蛎三钱,赤苓三钱,归身三钱,防己三钱,赤芍一钱五分,滁菊一钱五分,茵陈三钱,苡仁四钱,炒车前三钱,秦艽一钱五分,象贝三钱,瓜蒌皮一钱五分。

李太太　三月二十三日　有内热,有风湿,肝胆上逆则为头痛,当苦以降之。川连三分(用猪胆汁五滴拌,炙),胆草三分,独活六分,赤芍一钱五分,天麻三钱,蒺藜三钱,秦艽一钱五分,人参须一钱。

江右　八月十九日　脉滑,舌光,苔不匀,面有风色,掌热,呼吸觉室。病关内伤,非浅证。川、象贝各三钱,橘红一钱五分,桑皮一钱,茯苓三钱,杏仁三钱,归身三钱,制香附三钱。二诊(八月二十一日)色脉较前为佳,苔亦渐化。咳可愈,黄带来源远,当然不易除。象、川贝各三钱,桑皮一钱,归身三钱,茯苓四钱,杏仁三钱,炙草六分,草薢一钱五分,制香附三钱,琥珀四分。三诊(八月二十三日)脉嫌数,舌抽心,面有风色,腰酸多带。咳嗽病甚深,虽瘥,瘥不足言。蒺藜三钱,草薢一钱五分,莲须一钱五分,杏仁三钱,炒防风六分,绵仲三钱,炒车前三钱,桑叶三钱,橘络一钱,象贝三钱,炙草六分,归身三钱。四诊(八月二十九日)脉已不数,起落嫌不宽,舌仍抽心,胃气较佳,发热夜甚,溲多,不能饮,腹痛,是有瘀。延胡六分,草薢一钱五分,归身三钱,丹参六分,赤芍一钱五分,车前三钱,桑枝三钱,杏仁三钱,炒柴胡六分,细生地三钱。

陈右　八月二十四日　肝胃为病,兼有风象,脉尚可,舌润,呕吐清水。治肝当先祛风。制香附三钱,赤芍一钱五分,天麻三钱,炒防风八分,吴萸三分,秦艽一钱五分,蒺藜三钱,归身三钱,橘皮一钱五分。另用公丁香五个,防风八分,辛夷四分,薄荷八分研细末嗅鼻。

童左　八月二十八日　脉尚可,舌有湿象,目眲不已,自言心乱,有时语无伦次。是湿郁肝阳不潜,神经过敏之候,其重要在内风。蒺藜三钱,钩尖三钱,赤芍一钱五分,淮膝一钱五分,天麻三钱,秦艽一钱五分,归身三钱,大生地五钱,回天丸半粒。

张左　九月一日　鼻塞喉痒,并觉脑胀。先患吐血,现苦伤风,但此有湿热兼虚,须清化。若剧发,恐成脑漏。桑芽三钱,杏仁三钱,前胡一钱五分,防风八分,象贝三钱,薄荷一钱,炙草六分,归身三钱,细生地三钱。二诊(九月四日)鼻塞涕腥,病因有几成内风,故宣肺不效。抑宣肺亦不宜过,本是由肾病。肺若开张过当,则反由肺病肾。辛夷八分,蒺藜三钱,赤芍一钱五分,怀膝一钱五分,炒防风八分,天麻三钱,炙僵蚕一钱五分,细生地三钱,莲须一钱五分。

江左　九月十日　湿重已成风,其原因当是酒,其将来恐成类中。人参再造丸半粒,每日食前服,勿间断。

章右　九月十日　病后泄泻历久不愈,泄时须在早起,是肾泄也。有内风将来,恐有筋脉不仁等患,现尚无妨。木香一钱,芡实三钱,炒故纸六分,扁衣三钱,云苓三钱,天麻三钱,人参须一钱,灶心土一两。

高左　九月十三日　湿痰甚盛,兼有内风,故寻常药不效。须防中风。竹沥一两,胆星一钱,炒车前三钱,天麻三钱,赤、猪苓各三钱,回天丸半粒,秦艽一钱五分,独活六分。

姚左　十月十二日　前曾患中风,现在颇见湿痰凝结症象。气候太燥,宜清肝胆。滁菊二钱,天麻三钱,独活八分,炒防风八分,钩尖三钱,蒺藜三钱,赤芍一钱五分,归身三钱,大生地四钱,回天丸一粒。

任右　十月十三日　面部微觉麻木,头痛甚,舌中心有黑苔。风湿胆火为患,当苦降。秦艽一钱五分,防风八分,蒺藜三钱,胆草二分,天麻三钱,独活六分,归身三钱,西洋参一钱,枳实一钱,竹茹一钱五分。二诊(十月二十二日)头痛如劈,颠额及手均冷,舌中心苔黑四围润而中间焦干,呕逆不已,动作即吐,神色甚劣。本是风湿胆火为患,今更迫而上行,体虚恐其不任。赤芍一钱五分,川连二分,钩尖三钱,橘皮一钱五分,怀膝一钱五分,滁菊一钱五分,鲜生地三钱,桑芽三钱,枳实八分,竹茹一钱五分,佛手一钱。

孙右　十月十三日　肝旺血少却无风象,亦不见虚象。惟就病症测之,则二者均有,殆是内风之最轻微者。滁菊二钱,钩尖三钱,绵仲三钱,蒺藜三钱,桑芽三钱,归身三钱,赤芍一钱五分,防风八分,炙芪二钱,虎骨三钱(炙)。二诊(十月十五日)颊车不利,确是风病,胆火不潜,不能温补。滁菊一钱五分,桑芽三钱,蒺藜三钱,秦艽一钱五分,钩尖三钱,川连三分,防风六分,独活五分,炙草五分,归身三钱,天麻三钱,赤芍一钱五分,元参一钱。

李左　十月十三日　遍身麻,腿酸,左脉硬。肾亏精不足,血亦虚,因而有风意,当虚实兼顾。归身三钱,秦艽一钱五分,炒绵仲三钱,菟丝子三钱,枸杞三钱,大生地三钱,天麻三钱,蒺藜三钱,回天丸半粒药(化服)。二诊(十月十六日)腰腿酸痛,脉嫌不藏。风虽除,血未复,肾亏亦依然,此当渐瘥。天冬三钱,菟丝子三钱,杭菊一钱五分,天麻三钱,绵仲三钱,归身三钱,赤芍一钱五分,大生地三钱,苁蓉三钱,蒺藜三钱。

庄左　十月十四日　淋浊药后已瘥减,脉微滑,舌有腻苔。前药尚不误,须忌腥辣及慎房室。草薢一钱五分,猪苓三钱,车前三钱,炙草六分,泽泻八分,梗通八分,归身三钱,琥珀四分(研丸吞),枳实八分,楂炭三钱,腹皮三钱。二诊(十月十九日)溲浊不清,面有风色,溺时不痛,仍当通之。草薢一钱五分,蒺藜三钱,琥珀五分(研丸吞),炒车前三钱,天麻三钱,泽泻八分,梗通八分,石韦一钱五分,生草五分,炒白芍一钱五分。

沈右　十月十四日　肝胆为病,兼有风意。钩尖三钱,天麻三钱,茯神三钱,独活六分,制香附三钱,虎骨三钱,西洋参一钱五分,回天丸一粒。

李左　十月十七日　脉滑而动,口眼睏动,舌亦微寒。此须防中风,伤风咳嗽乃细事。炒荆、防各八分,天麻三钱,赤芍三钱,胆星一钱五分,蒺藜三钱,独活八分,竹沥一两,生姜二滴,归身三钱,象贝三钱,杏仁三钱,大生地三钱,回天丸一粒。二诊(十月十八日)旧有内风,现患咳嗽气急,脉滑动,舌光。气候太燥,因感风而咳,肺复不任燥气,故咳剧。肺系紧,体气渐弱,故气急。象贝三钱,炙苏子三钱,麦冬三钱炙,炒乌药一钱,杏仁三钱,炙款冬一钱,炙紫菀一钱,橘白、络各三钱,炒防风八分,蒺藜三钱,钩尖三钱。

梁左　十月十七日　喉症已久,屡治不愈,舌润,喉间多沫,音哑,自汗。诸羔恐与内风有关系,拟略参风药。防己三钱,蒺藜三钱,川、象贝各三钱,归身三钱,炒牛蒡三钱,天麻三钱,杏仁三钱,赤芍一钱五分,桔梗六分,槟榔三钱。二诊(十月十九日)色脉略瘥,白沫仍多,音仍哑。病虽减,原因不明了,致用药不能中肯,惟不敢强不知以为知。炒牛蒡三钱,炙僵蚕一钱五分,煨天麻三钱,归身三钱,川贝三钱,蝉衣八分(去足),马勃八分,橘皮一钱五分,独活六分。三诊(十月二十六日)音哑,喉多黏涎,喉头后壁白腐浮起。用普济消毒饮则效,他药即不效,然病实非喉症,虽效,非其治,故不能愈。人中白八分入煎,蒺藜三钱,独活八分,赤芍三钱,防风六分,天麻三钱,归身三钱,蝎尾二分(研冲),犀黄半分(研冲),射干四分,猺桂一分,川连二分(同研丸,冲)。

彭左　十月十八日　舌有湿象,血分不清,肾亏肾热,间接而病肺胃,其腰酸胫硬是肾亏证据,爪疠乃血不清证据,且神气亦不爽慧。病属内风,用药得法,尚须三五月调理,绝非轻证。天麻三钱,归身三钱,枳实八分,人参须一钱,蒺藜三钱,炙草六分,竹茹一钱五分,回天再造丸一粒四分之一(化服)。

卢左　十月十八日　咳嗽吐血已第二次发,血分不清,此因湿毒上犯所致,其先曾患湿病。防己八分,象贝三钱,桑皮一钱,炒荆、防各五分,苡仁三钱,杏仁三钱,茜根炭三钱,炙草六分,炙苏子三钱。二诊(十月二十七日)吐血容易伤风,皆因湿毒上犯之故。病与寻常血证不同,止血宜兼除内风,清血分。茜根炭一钱五分,炒防风六分,归身三钱,侧柏炭一钱,煨天麻三钱,象贝三钱,细生地三钱,蒺藜三钱,藕节三个,地榆炭一钱,杏仁三钱。

董右　十月十八日　色脉均佳,舌苔抽心,是有肝胃病,其经不调与此有关。又经行淋漓不净,因有风,故常发。是但补当非十全之道,宜参用风药。制香附三钱,天麻三钱,归身三钱,细生地三钱,蒺藜三钱,川芎六分,槐花三钱,左金丸四分(入煎),炒绵仲三钱,炒防风六分,炒荆芥六分,川断三钱。

杨右　十月二十四日　肝胆旺,神经敏,艰于成寐,手掌热,耳鸣,咽干,肢麻,当从风治。天麻三钱,独活六分,归身三钱,秦艽一钱五分,蒺藜三钱,鲜生地三钱,人参须八分另煎,炙蝎尾二分研冲。

彭左　十月二十五日　脉虚,肾热,湿重风胜,肺肾并病,血分不清,神气不甚爽慧。因血少神经亦受影响,当煎丸并进,标本兼治。归身三钱,麦冬三钱,天麻三钱,绵仲三钱,天冬三钱,蒺藜三钱,炙草六分,萆薢一钱五分,枸杞三钱,制香附三钱,回天再造丸一粒四分之一(化服)。二诊(十月二十六日)面浮,脚肿,是脏气大虚所致。脉亦虚,虚而肿,本非细事,惟舌色则湿象已化,此亦差强人意之一节。高丽参一钱,蒺藜三钱,菟丝子三钱,天冬三钱,姜半夏一钱五分,炒绵仲三钱,钩尖三钱,滁菊一钱五分。三诊(十二月一日)脉虚甚而数,面浮,脚肿,神气甚劣,病殊危险。其内风因虚甚,已不及治疗,勉强维持,能过春分,方有希望。天、麦冬各三钱,川贝三钱,五味子三分,人参须一钱(另煎),橘络一钱五分,龟龄集二分。四诊(十二月六日)病有转机,照例肺肾并亏,更有内风而见面浮脚肿,是不治之候。有此现状,大是幸事。天、麦冬各三钱,人参须一钱(另煎),川贝三钱,五味子三分,杏仁三钱,橘络一钱五分,归身三钱,川萆薢一钱五分,龟龄集二分。五诊(十二月九日)脉气不宽,有歇止,舌略萎,肿未全除,形神不足,虚甚。天、麦冬各三钱,杏仁三钱,炙草六分,人参须一钱(另煎),炙桑皮一钱五分,蒺藜三钱,归身三钱,川、象贝各三钱,橘皮一钱五分,龟龄集二分,陈阿胶一钱五分(蛤粉炒)。六诊(十二月十五日)脉气不宽,微而无胃气,照此脉象,肿退尚须时。高丽参六分,炒乌药一钱,杏仁三钱,川、象贝各三钱,菟丝子三钱,蒺藜一钱五分,炒绵仲三钱,天冬三钱,龟龄集二分。

俞左　十月二十六日　手脚不便,酸痛,舌本强,微不仁,乃内风。高年有此,并不足为患。其酸痛因血行缓,老废成分沉淀溪谷所致。天麻三钱,秦艽一钱五分,归身三钱,独活一钱,防风八分,蒺藜三钱,钩尖三钱,赤、白苓各一钱五分,细生地三钱,人参再造丸一粒药(化服)。

俞右　十月二十六日　初耳内起核溃脓,旋胸膈、腋下次第起核溃脓。此属腺病,与瘰疬同病。病关本元,虚为主,亦为风,当是先天证。炙芪二钱,桂枝三分,白芍三钱,大生地四钱,炒绵仲三钱,菟丝子三钱,枸杞三钱,天麻三钱,独活七分,制香附三钱,归身三钱,龟龄集二分。

刘左　十月二十六日　吐血年余,近两年来已止。头昏,阙庭间筋脉隅动,从湿火治。滁菊二钱,蒺藜三钱,赤芍一钱五分,泽泻八分,钩尖三钱,天麻三钱,丹皮一钱,绵仲三钱,归身三钱。二诊(十月二十八日)面色甚劣,阙庭间筋脉响动。湿毒直入神经系,方有此现象,较之寻常风湿尤险恶。钩尖三钱,蒺藜三钱,橘皮二钱,大生地四钱,天麻三钱,赤芍三钱,归身三钱,姜夏一钱,天冬三钱。三诊(十一月二日)脉甚缓和,面部亦较有血色,是大佳象,阙庭间仍跳动,当更降之。赤芍三钱,独活六分,细生地三钱,天冬三钱,天麻三钱,归身三钱,蒺藜三钱,赤、猪苓各三钱,钩尖三钱,竹茹一钱五分,防风六分,炒绵仲三钱。四诊(十一月八日)风胜而在神经系,因之血不足,复不能养,息确是难事。天麻三钱,蒺藜三钱,归身三钱,炙乳香三钱,大生地三钱,独活六分,炒防风六分。五诊(十一月十一日)脚痛,痛时经络抽掣,面色较前为佳,仍劣甚。天麻三钱,枸杞三钱,秦艽一钱五分,独活六分,炒绵仲三钱,炙乳香六分,蒺藜三钱,钗斛三钱,人参再造丸半粒。

周左　十一月三日(膏方)　体盛脉滑,前此患舌强语塞,现略瘥。当祛风化痰,培养元气。天麻二两,归身三两,菟丝子二两,蒺藜二两,白芍二两,苁蓉二两,赤芍一两,生地四两,怀药三两,秦艽二两,熟地四两,姜夏一两,独活一两,绵仲二两,龙眼肉八两,防风八钱,枸杞二两。上药煎为膏。

邓右　十一月五日　有内风,故肺弱不胜冷空气压迫,故天寒必咳,其心悸则因怫逆而得。炙款冬一钱,川、象贝各三钱,天麻三钱,钩尖三钱,杏仁三钱,防风六分,茯神三钱,蒺藜三钱。二诊(十一月八日)脉气不宽,肾虚内风颇觉瘥减,药甚效。骨楚,头眩,夜咳,仍是湿火为患。淡芩一钱,车前三钱,赤芍三钱,防风六分,细生地三钱,杏仁三钱,象贝三钱,蒺藜三钱,归身三钱,茯神三钱,钩尖三钱,滁菊一钱五分,秦艽一钱五分,丝瓜络一钱。三诊(十一月十二日)面色稍好而头眩,当是风病,稍复杂,故前方不效。杏仁三钱,橘红一钱五分,天冬三钱,滁菊一钱五分,川贝三钱,炙紫菀一钱,生草六分,秦艽一钱五分,川连三分,琥珀四分。四诊(十一月十九日)面上风象大退,惟服药后脘闷、头痛,现苦痰多咳剧。此病虽略瘥,根未除,将来仍须常伤风。象、川贝各三钱,苡仁三钱,杏仁三钱,炙苏子三钱,炙桑皮一钱,泽泻八分,橘红一钱五分,炙款冬一钱。

张左　十一月七日　反胃为格证,尚不难治。有内风,当然较难。尤劣者,在尺脉不伏。照例胃逆,当寸盛,今脉证相反,故知必喘。此关本元,不易愈。川连三分,枳实一钱,绵仲三钱,蛤蚧尾四分(炙、研),姜夏一钱,竹茹一钱五分,橘皮一钱五分,归身三钱。二诊(十一月十日)呕吐已止,尺脉仍不伏,且腹胀,盗汗,肾亏已甚。现在尚未能治本元病。三诊(十一月二十八日)心跳虽较瘥,非根治,根治惟葴薪丹,但为时已稍嫌晚。病是风湿,脉虚年高,难冀十全。朱茯神四钱,蒺藜三钱,独活六分,川连三分,防己一钱,天麻三钱,赤苓三钱,萆薢三钱,归身四钱,秦艽一钱五分,炙草六分,回天丸半粒,西洋参一钱五分(另煎)。四诊(十二月五日)色脉较前为静,舌色亦不坏,而胃呆不能食,自觉心跳,背脊痛,腰酸。以病理衡之,决是病退。年事高,病久,又复杂,固当尔。大生地四钱,蒺藜三钱,归身三钱,独活五分,朱茯神四钱,钩尖三钱,滁菊一钱五分,秦艽一钱五分,丝瓜络二钱五分,炒绵仲三钱,回天丸半粒。五诊(十二月九日)脉较软,面色较静,神经已变硬者,得重新弛缓之证,佳朕也。积风已久,血不清,疗此非仓粹间事。蒺藜三钱,人参须一钱(另煎),姜夏一钱,秦艽一钱五分,独活八分,橘皮一钱五分,归身三钱,朱茯神三钱,回天丸半粒。

邓左 十一月十五日 耳鸣是风,因有肾亏胆热关系,然风为主,所谓风,即神经钝麻也。是不可治泄泻,腰酸是肾泄。舌色颇平正,脉亦调,贞疾延年,暂时无险。绵仲三钱,枸杞三钱,天麻一钱五分,炙草六分,菟丝子三钱,滁菊一钱五分,蒺藜一钱五分,炒故纸四分。

许先生 十一月二十日(膏方) 面色不甚华,体盛,肾亏。手足有时痉挛,是风信也。防中。天麻一两,绵仲一两,云苓一两,归身一两半,蒺藜一两,菟丝子一两,车前八钱,炙芪二两,钩尖一两半,枸杞一两,防风五钱,苁蓉一两,独活五钱,萸肉四钱,制香附一两,泽泻四钱,潞党二两,姜夏一两,桑枝二两,大生地三两,天冬一两半,冰糖酌加。

戴先生 十一月二十二日 有脑漏不见风色,色脉均佳,而又寒热。寒热当是感冒,脑漏仍须从内风治。炒荆、防各七分,赤芍一钱五分,辛夷六分,竹茹一钱五分,藁本四分,炙草六分。二诊(十一月二十五日)鼻中有息肉,菦薪丹尤其是对证之药,其形寒、骨楚均与内风有关。胆草二分,赤芍一钱五分,细生地三钱,天麻三钱,辛夷六分,枯芩八分,蒺藜三钱,炙僵蚕一钱,炙草六分,归身三钱,秦艽一钱五分。另菦薪丹每日服两次,每次服一分。

高老 十一月二十三日 旧有风病,现在尚算无恙。某迷睡是神衰,乃完全高年关系。当补,不可勉强峻补,寐中惊悸仍是风病见症,最好美味养阴。天麻三钱,归身三钱,赤芍一钱五分,滁菊一钱五分,蒺藜三钱,独活四分,鲜生地四分,钩尖三钱,防风四分,虎骨三钱(炙),回天丸半粒,西洋参一钱五分(另煎)。

刘左 十一月二十七日 面有风色,脉少胃气,虚在肾。然肾有病不能补,补亦不效,拟补肺,略参风药,或当是斡旋之法。天、麦冬各三钱,杏仁三钱,大生地三钱,白芍一钱五分,知母一钱,归身三钱,川贝三钱,焦于术一钱,陈阿胶(蒲黄炒)一钱五分。菦薪丹每日服二次,每次一分。二诊(十二月二日)面色甚劣,服徙薪丹则脚痛,现在粪后见红。虽脚痛,仍当服丹,因病根确是内风。归身三钱,天麻三钱,炒槐米三钱,炙草六分,蒺藜三钱,细生地三钱。徙薪丹每日二次,每次一分。三诊(十二月六日)面色未转,脉则较好。内风甚确,不宜更张,头眩可略补。细生地三钱,炒槐米三钱,赤芍一钱五分,胆草二分,归身三钱,蒺藜三钱,西洋参一钱五分(另煎)。四诊(十二月九日)脉尚好,夜有盗汗,多走气急,皆虚证。舌苔、面色均有内风证象。炒防风八分,牡蛎三钱,归身三钱,蒺藜三钱,炒白芍一钱五分,炙草六分,细生地三钱。

俞右 十二月五日 面有风色,伤风细事,内风为重。炒荆、防各一钱,杏仁三钱,橘红一钱五分,云苓三钱,象贝三钱,桑叶三钱,炙草六分。另服徙薪丹。二诊(十二月十六日)风甚盛,未见效者,因药未及毂,抑咳非纯粹伤风,咳瘥即是药效。橘红一钱五分,蒺藜三钱,炒车前三钱,象贝三钱,归身三钱,炒绵仲三钱,杏仁三钱,炒防风八分,琥珀四分(研吞)。另服徙薪丹。三诊(一月九日)风色退,脉亦平,尚咳,阙庭痛,间痛,病较前为佳。炙紫菀一钱,杏仁三钱,车前三钱,防风六分,桑叶三钱,绵仲三钱(炒),

象、川贝各三钱,元参一钱。四诊(一月二十日)饮食无味,是风,其余皆细事。元参一钱,象贝三钱,天麻三钱,佛手一钱五分,大生地三钱,杏仁三钱,独活六分,归身三钱,知母一钱,川连三分,车前三钱,制香附三钱。

周右 十二月五日 面有风色,多带腰酸。病颇不廉,其伤风骨楚皆属脏气不衡。假使不根治,直无愈时。四制香附三钱,淡芩八分,炙草六分,秦艽一钱五分,归身三钱,佐金丸四分,炒荆、防各六分,细生地三钱。另服徙薪丹。二诊(十二月九日)面上风色未除,药力尚未及彀,故腰酸黄带依然,其心跳与此有间接关系。归身三钱,秦艽一钱五分,佐金丸四分,炙草六分,茯神三钱,蒺藜三钱,制香附三钱,橘络一钱五分,佛手一钱。

周先生 十二月九日 旧患风湿,表不固则容易外感,湿火犯肺,其咳仍剧。炒防风八分,象贝三钱,橘红一钱五分,炙苏子六分,蒺藜三钱,杏仁三钱,秦艽一钱五分,炙草六分,归身三钱,桑叶三钱。徙薪丹,早晚各服一分。二诊(十二月十二日)阴阳不相顺接,则虽盛夏汗出仍肤冷。所以古人说,厥阴从风化,而愚定此种病为内风。象贝三钱,蒺藜三钱,归身三钱,秦艽一钱五分,杏仁三钱,赤芍一钱五分,胆草二分,炙苏子三钱。徙薪丹,早晚各服一分。

陈左 十二月十一日 吐血,虽色紫却多,前曾患衄,面疱,嗜饮,脉稍衡硬。量情形血可止,然恐有大病在后。茜根炭三钱,地榆炭一钱,桑枝三钱,蒺藜三钱,小蓟炭一钱五分,丹皮一钱五分,赤芍一钱五分,炒荆芥四分,童便一杯(冲)。二诊(十二月十三日)肾亏湿盛,湿火犯肺则咳,入少阳则衄。大生地四钱,茜根炭三钱,秦艽一钱五分,滁菊二钱,胆草二分,小蓟炭一钱五分,钩尖四钱,蒺藜三钱,炒防风八分。三诊(十二月十六日)痰多而咳,衄则已止。内风奇重,当另用丹药疗治。杏仁三钱,蒺藜三钱,赤芍一钱五分,车前三钱,橘红一钱五分,防风六分,赤苓三钱,桑枝三钱,丹皮一钱五分,大生地三钱,佛手一钱。徙薪丹,早晚各一分。

余左 十二月十八日 脉数,舌质绛苔灰黑而剥,寒热,咳嗽。病属疟病,原却是内风。象、川贝各三钱,归身三钱,炙草六分,枳实一钱,杏仁三钱,常山一钱,赤苓三钱。徙薪丹,早晚各一分。二诊(十二月二十日)湿火犯肺而咳,苔剥,食后胀,是脾虚不健运。苡仁四钱,象贝三钱,炙草六分,赤芍一钱五分,川贝三钱,江西子一钱(土炒),赤苓三钱,杏仁三钱,秦艽一钱五分,归身三钱。

黄先生 一月四日 咳久不愈,面有风色,是湿火犯肺;已见吐血,是为病已深。象、川贝各三钱,炙紫菀一钱,苡仁三钱,杏仁三钱,炒乌药一钱,炙草六分,炙苏子三钱,橘络一钱五分,云苓三钱。

须右 一月六日 面有风色,脉有歇止,舌糙而不匀,在上见偏头痛,在下见腰膝酸痛,食物无味,夜不酣寐。内风已深,脏气均乱,难治。天麻三钱,秦艽一钱五分,钗斛三钱,炒车前三钱,蒺藜三钱,独活六分,大生地四钱,炙苏子三钱,炒防风一钱,归身三钱,杏仁三钱,回天丸半粒。改方(一月八日)原方去:天麻、蒺藜、秦艽、独活、回天丸。另开方:绵仲三钱,菟丝子三钱,枸杞三钱,萆薢一钱,潞党一钱,天冬三钱,归身三钱,橘皮一钱五分。另用桂枝、艾叶各五钱,乳香一钱半研末,布包缚酸处。

任右 一月六日 左目肿,久不退,面有风色,舌老黄,大便不行,内热奇重,此有后患,亟泻之。胆草四分,赤苓三钱,木通八分,川连三分,炒车前三钱,郁李仁三钱,赤芍三钱,蒺藜三钱,麻仁三钱,蔗浆一杯。

陈左 一月七日 内风酝酿已深,便闭,胃呆,感觉必多不仁,且必有,死肌,不知痛痒之处。本可用大药攻之,惟既有痔则本元已亏,轻药复难以奏效,难治。天麻三钱,归身三钱,柿霜一钱后下,蒺藜三钱,麻仁三钱,百合三钱,赤芍二钱,郁李仁三钱。

张右　一月九日　血不清,肢麻,是已延及感觉神经,此即是风病大证也。此病伏根于平时,发作于春日。天麻三钱,独活六分,赤芍三钱,蒺藜三钱,归身三钱,秦艽一钱五分,炒防风八分,大生地五钱,炒车前三钱,泽泻八分,萆薢一钱五分,回天丸半粒药(化服)。徙薪丹,每早晚各一分。二诊(一月十二日)血不清,治须以渐,仓猝不能见大效。泄泻当是感寒,但此病略泻亦不妨,舌色稍嫌糙,须兼顾阴分。归身三钱,萆薢三钱,芡实三钱,绵仲三钱,车前三钱,滁菊一钱五分,泽泻一钱,川连三分,蒺藜三钱,天麻三钱。三诊(一月十五日)舌色好,脉不甚宽,面麻。仍是内风为患,不过怒则肝胆上逆,湿邪缘之而上,不宜。炒防风八分,赤芍一钱五分,泽泻一钱,蒺藜三钱,归身三钱,滁菊一钱五分,天麻三钱,丹皮一钱,制香附三钱。

杭佣　一月十日　脉尚可,面色太黄,右手三指发麻,是风信。归身三钱,独活八分,木瓜三钱,丝瓜络一钱五分,橘络一钱五分,防己一钱,回天丸半粒。

汪右　一月十一日　湿毒发于头部,迫之下行则为道太远,然无法令清,宜常服徙薪丹。徙薪丹,每日早晚各二分开水下。

杨右　一月十一日　面有风色,经不行,多带,腰酸,胸闷,脉气不宽。病已久,难治。音哑乃腺病,仓猝难愈。细生地三钱,制香附三钱,炒绵仲三钱,归身三钱,茯神三钱,金铃肉四分(炒),钗斛一钱五分,萆薢一钱,车前一钱五分,琥珀四分(研)。

姚右　一月十六日　肝虚血不足,舌强,骨楚,手不能举,艰于成寐,肌肤间如有针刺,当补血以熄风。大生地三钱,归身三钱,天麻三钱,熟地三钱,炒白芍一钱五分,砂仁八分,天、麦冬各三钱,钩尖三钱,佛手一钱五分,佐金丸四分(入煎),回天丸半粒。

陈右　一月十八日　耳鸣,心跳。肝胆为病,亦是内风,将来当聋。滁菊一钱五分,蒺藜三钱,归身三钱,赤芍一钱五分,茯神(辰砂拌)三钱,潞党一钱,钩尖三钱,炙草六分,绵仲三钱,当归龙荟丸三分。二诊(一月二十七日)耳鸣,头响。肝阳不潜,并有内风,绝非肾亏。赤芍一钱五分,天麻二钱,炒绵仲三钱,蒺藜三钱,归身三钱,胆草二分,西洋参一钱五分。

顾右　一月十九日　脉虚,宜乎腰酸眼花,喉间若梗,骨楚。皆徙薪丹症,腹痛是肝气。制香附三钱,绵仲三钱,秦艽一钱五分,茯神三钱,炒车前三钱,木香一钱,归身三钱,萆薢一钱五分,枸杞三钱。徙薪丹,每早晚各一分。

伍右　一月十九日　风块细事,用泻药不中病,泻后又用蚕沙外洗,均非法。小病误治,均成大病。荆、防各八分,连翘三钱,薄荷一钱,秦艽一钱五分,赤芍一钱五分,炙草六分。二诊(一月二十四日)风块本细事,其病源是血中风热,能向外达本佳,若逼之向里即有生命之险。艾叶四分,蒺藜三钱,连翘二钱,赤芍一钱五分,炙草六分,天麻三钱,炒荆、防各八分,归身三钱。

董右　二月十八日　脉缓软如无病入,此因心房不病之故。神气面色则甚劣,手足瘈疭颇剧,云已十余日。前此尚不觉,今则持脉之顷觉其遍身虚颤,此属脑有昏厥之虞。其面色直,是规矩权衡不合,恐嗣后竟见手足反掉,则不可救药,须先事预防。惟能否避免,实无把握。所以然之故,病人旧有内风,今之见此症,其来源甚远也。人参五分,川连三分,制香附一钱五分,逍遥丸三钱入煎,川楝肉五分(炒),细生地三钱,当归龙荟丸三分(吞)。另用厚朴三分,青、陈皮各一钱,姜夏一钱五分,活贯众一钱,两剂合一剂,用猪肝三两许,一块同煎煮数十百沸,取猪肝处。另一剂研末筛过,和猪肝捣烂,棉裹纳阴中,每日换两次。

董左　九月二日　浑身痛,不能食,脘部、腹部及肌肉皆痛,节骺不痛,肌肤甲错,爪下无血色,手颤。

是中风,非内伤。蒺藜三钱,天麻三钱,归身三钱,姜夏一钱,钩尖三钱,人参须一钱五分(另煎),回天再造丸半粒。二诊(九月四日)皮肤干枯,血色都变,是风病之重者。口燥乃燥药为之。贫血,风则愈炽。归身三钱,白芍一钱五分,炙草六分,潞党一钱五分,大生地四钱,蒺藜三钱,橘皮一钱五分,炙苏子三钱,回天丸半粒。

徐老　九月十二日　唇吻指头均眴动,内风甚炽。高年精枯血少,乃病渐深之原因,难治。最好美味将养,摒除各种难消化物。炒荆、防各七分,蒺藜三钱,归身一钱五分,大生地五钱,天麻三钱,独活七分,杏仁三钱,竹沥一两,桑枝三钱,炙草六分。

江老　十月二十四日　半身不遂已三年,左手拘挛太甚,当不能复原,脚尚杖而能行。虽高年,服药得法,可冀恢复。忌温补及升性之药,故鹿茸不可吃。参虽能服,是副药,非主药。天麻三钱,大生地三钱,秦艽一钱五分,回天丸一粒,蒺藜三钱,蝎尾二分(炙),胆草八分,独活八分,归身三钱,虎胫骨三钱(炙)。

顾右　十一月二十四日　舌咽神经受病,是亦中风,其来源是痰火肝气。胆草八分,胆星二钱,归身四钱,天麻三钱,竹沥二两,姜汁五滴,青、陈皮各一钱,赤芍三钱,独活一钱,秦艽一钱五分,炒防风八分,蒺藜三钱,大生地四钱,回天丸一粒。二诊(十一月二十六日)舌咽神经受病,尚能言语,饮食、痰涎亦勉强能自制。病来甚剧,腺体已坏,却难治。胆星一钱五分,天麻三钱,独活六分,青、陈皮各一钱,竹沥一两(冲),蒺藜三钱,木香一钱五分,秦艽一钱五分,蝎尾二分(炙),人参须一钱五分,焦白术一钱,回天丸一粒。三诊(十一月二十八日)舌咽神经坏,其目珠转动不灵活,是滑车神经亦坏。肤冷,血不能运,为祸不远矣。此病难治,因药不见效。胆草三分,天麻三钱,炒防风一钱,蝎尾二分(炙),独活一钱,蒺藜三钱,秦艽一钱五分,归身四钱,回天丸一粒。

沈右　十二月六日　产后昏迷,目不能瞬,舌缩,呼吸不能自还,脉洪,病已一候以上。此从难产起,血菀于上,神经起变化。因失知觉,西医所诊断,与鄙见悉同。候色脉,病人旧有内风,血分不清,此即难产之所由来,亦即西医所谓肾病。但此与现在治疗无关。现在抽血补以盐水,毕竟已郁于脑之血,不能下,且神经变硬者不复弛缓,则知识无由恢复。用苦降,倘体工能运药,可冀万一之效。胆草四分,赤芍三钱,桃仁三钱,红花一钱五分,丹参一钱,人参须二钱,独活六分,蒺藜三钱,归身三钱。二诊(十二月七日)脉洪,较之昨日略多胃气,可以测知三五日内无事。两目皆斜,是脑病甚深之证,须加重药力。此病诚万险,但万一转机,亦只在二三日中。乌犀尖四分,炙龟甲三钱,胆草四分,竹沥二两(姜汁冲),蒺藜三钱,归身三钱,胆星一钱五分,独活一钱,人参须一钱五分,白芍一钱五分,桃仁三钱,赤、白芍一钱五分,安脑丸一粒。明日可用回天丸换安脑丸。三诊(十二月九日)目光较前为活动,脉稍嫌忤指,痰多甚,呼吸为窒,当设法涤除。牙关紧,亦须以药力开之。当然仍在危险之中,就希望方面说,可谓已过峰险。胆草五分,蝎尾三分(炙),姜夏二钱,陈皮一钱五分,僵蚕二钱(炒),竹沥二两,姜汁六滴,胆星三钱,独活一钱,杏仁三钱,赤芍三钱,蒺藜三钱,炒防风一钱,归身四钱,桃仁三钱,人参须一钱,回天丸一粒。另用皂角一寸(去皮弦子)、全蝎(炙)两枚、元寸五厘,三味分研后,合研至极细。每用少许,指蘸擦牙龈,其颊车当能自然开关。四诊(十二月十日)今日无进步,推究原因,是无推陈致新作用之故。宜涤肠,并宜改进粥汤。脉无变动,目光亦比较好些,汗太多。煅龙齿三钱,胆草四分,姜夏一钱五分,独活八分,牡蛎三钱,归身三钱,炙鳖甲三钱,炙蝎尾二分研冲,蒺藜三钱,人参须八分另煎,炙虎骨三钱,炒白芍二钱,安脑丸一粒化服,乌犀尖三分先煎,冲。五诊(十二月十二日)凡脑病有一定危险期,过期便出险,在危险期中不可有顿挫。前日无进步,今日则不如前日甚远。舌缩、目斜、汗多均未减,且加甚,是最可虑。恐竟无脱险希望。大生地四钱,蒺藜三钱,杏仁三钱,独活一钱,竹沥一两冲,赤白芍各一钱五分,蝎尾二分,川、象贝各三钱,姜夏一钱五分,归身三钱,牡蛎三钱,人参须五分。六诊(十二月十六日)仍在险中,但危险已减少,知识虽略有,仍嫌太少,牙关亦尚紧。当令常有大便乃得,倘逐日得畅便,更三日或可出险。归身四钱,大生地五钱,天麻三钱,蝎尾三分,竹沥二两,独活一钱,蒺藜三钱,郁李仁三钱,胆星一钱五分,麻仁三钱,杏仁三钱,柏子仁三钱,安脑丸两粒,蒌仁三钱(去油),回天丸一粒。七诊(十二月十九日)今日脉好,神气亦较清,颇有希望。舌色亦无败象,或者立春能不加重,倘立春不加重,其病且日退。茯神三钱,胆星一钱五分,归身三钱,胆草三钱,炒乌药一钱,姜夏一钱五分,秦艽一钱五分,大生地四钱,炙苏子三钱,独活一钱,回天丸一粒。八诊(十二月二十四日)现脉象尚平正,目光亦尚活动,较之前次诊视时并不见坏。舌苔厚,大便行亦佳。危险期已过,搬动亦并未添病,只须静候开口,大约尚有半个月。煨天麻三钱,生芪三钱,杏仁三钱,归身三钱,蒺藜三钱,炙乳没各三钱,姜夏一钱五分,郁李仁三钱,独活一钱,川贝三钱,秦艽一钱五分,胆草四分,大生地五钱,人参须一钱另煎,橘红一钱五分,回天丸一粒,安脑丸一粒。此为一剂,每日挨匀时间,服完五剂后再诊。九诊(十二月二十六日)昨日病情有变动,其最著者是两目皆大,右目较甚,眸子比较高起,脉虽不坏,然不如前此之洪。是脉亦小有变动,舌已能伸出,其苔太松浮,是胃亦有病。详此次之变,决然是立春节气关系,右目高是风胜。炙虎骨三钱,独活一钱,炙蝎尾二分研,西洋参二钱,天麻三钱,胆草五分,姜夏一钱五分,炙僵蚕一钱五分,滁菊一钱五分,白芍一钱五分,橘红一钱五分,郁李仁三钱,归身三钱,回天丸一粒。十诊(一月八日)舌苔厚,脉沉,面有火色,溲太少,脉微溢出寸口,额上有汗,转矢气。予潜阳通便利溲。西洋参一钱,郁李仁三钱,柏子仁三钱,生石膏三钱,麻仁三钱,炙鳖甲三钱,滁菊二钱,胆草五分,安脑丸一粒,炒车前三钱,木通八分,牡蛎三钱。改方(一月十日)将八日原方去生石膏加鲜生地五钱,西洋参加五分为一钱五分。十一诊(一月十六日)舌苔青黑,发厚如毡,臂上肌肤起粟,此两事纯属腺体变化不定,是凶相。汗腺起反应,至于坏死,故肤糙。然表层既坏,里层却有新者续生,此由色脉推测知之。新陈代谢一度既毕,则能言。但病实复杂,不止中风一症,开口之后能否复原,或是仅仅维持现状及春分时有无危险,现在尚难预言。西洋参三钱另煎,独活八分,炙虎骨去髓四钱,天麻三钱,秦艽一钱五分,炙白花蛇一分冲,鲜生地三钱,滁菊二钱,胆草五分,天冬三钱,炒车前三钱,归身四钱,炙鳖甲三钱,炙䗪虫一个,回天丸一粒化服,炙全蝎三分去翅入煎,人参须一钱五分另煎。十二诊(一月二十二日)肢凉,颜额亦凉,环唇隐青,脉沉微已甚,希望已等于零。所以致此之由,是不得尿之故。急则治标,姑勉强化痰。橘红一钱五分,姜夏一钱五分,木通一钱,五味子四分,人参须一钱五分另煎。

胡右　一月十八日　产后十三日中风,今为第二十一日,右半身不遂,时见痉厥痰窒,目上视,人王部隐青色,厥时并见左手抽搐不止。病初起时先见头痛,是最重脑症。危险自不待言,发热则尤难治。归身三钱,乌犀尖四分(先煎),秦艽二钱,安脑丸一粒,赤芍三钱,蒺藜三钱,胆草五分,独活一钱,蝎尾二分,姜夏二钱,回天丸一粒。二诊(一月十九日)神色较好,目光亦较正路,继续服药,厥可望其不再发,其不遂之半身能否复原尚未能断言。总之,须急起直追,迁延不得。西洋参一钱五分,天麻三钱,蝎尾一分半(炙,研冲),制香附三钱,归身三钱,蒺藜三钱,胆草五分,茯神三钱,独活八分,大生地四钱,安脑丸一粒,回天丸一粒(药,化服),乌犀尖三分(研细,冲)。三诊(一月二十二日)诸恙均见轻减,均未见净除,亦尚不能发言,牙关尚紧,脉则平正,舌色亦尚勉强,大便已行,能再行,其牙关紧当除。大生地五钱,天麻三钱,滁菊二钱,炙蝎尾二分研冲,归身三钱,天冬三钱,独活一钱,胆草六分,炒防风八分,蒺藜三钱,秦艽一钱五分,梗通八分,西洋参二钱另煎,乌犀尖一分研冲,回天丸一粒药化服。四诊(一月二十三日)脉舌尚平正,面色太呆,亦尚未能言语。而知识乍复,即与拂逆相值,大非所宜。胆草一钱五分,犀角一钱,天麻三钱,炙蝎尾一钱,秦艽一钱五分,元参三钱。上药研末,先分研筛过,再合研至极细。每用莲子羹匙,一匙西洋参汤调服。每日夜约五次,每次隔三点钟。另服回天丸一次,连上药五次,共六次十八点钟。

梁先生　一月十九日　右手五指不能随意动作,外无病,色脉均平正,夜寐右手及臂均不温暖。此其病源在脑,乃上肢神经之一侧受病,将来必逐渐加甚,至于两手皆不自然,则因运动神经有连带关系故也。神经本调节血行,右手之血不利,故冷。天麻二钱,防风八分,虎掌骨三钱,归身三钱,独活六分,蒺藜二钱,回天丸半粒,胆草一分,片姜黄八分。另外治方:羌、独活各三钱,桂枝三钱,秦艽三钱,炙全蝎五个,防风二钱,公丁香一钱,艾叶三钱,炙僵蚕二钱。将上药研末,用布做手套将药末铺入,缚臂膊,用热水袋熨。

傅右　一月二十四日　始而酸楚在脚,继而发麻,旋手麻且抖,病来以渐,历久益甚,委实可怕。此是神经性痿证,其源在肝。天麻三钱,独活八分,蒺藜三钱,归身五钱,炒防风八分,白芍一钱五分,虎骨四斤丸一钱五分。二诊(一月二十九日)神经痛药后不甚效,色脉尚无他,病本不易治。天麻三钱,独活六分,归身三钱,赤苓三钱,蒺藜三钱,防风六分,车前三钱,方通八分,白芍一钱五分,大生地四钱,茯神四钱,回天丸半粒药化服。

陈左　二月二日　手脚震颤先从一肢起,嗣延及四肢,今且全身振动,脉气不宽。细循症状,与寻常风病不同。人参须一钱五分,独活一钱,大生地五钱,胆草四分,蒺藜三钱,蚤休四分,归身四钱。改方(二月三日)二日原方加:天麻三钱,天冬三钱,菟丝子三钱,白芍一钱五分,绵仲三钱,五味子四分,陈阿胶二钱。

李左　十一月十二日　类中,舌謇不能言,右手不仁,面有火色,唇焦,液干。此少阳胆腑为从火化者,衡量症情,尚在可愈之列,忌放血。鲜生地五钱,天麻三钱,竹沥二两冲,川独活一钱,归身三钱,秦艽一钱五分,滁菊一钱五分,回天丸一粒化服,炙蝎尾二分研末冲。二诊(十一月十三日)脉洪大有力,血压太高,但不能言,溲少,大便不行,口臭,舌厚且白,神志尚清。然病情较昨为劣,得大便当有佳象。滁菊六钱,郁李仁三钱,天麻三钱,竹沥二两冲,枳实一钱,炙虎骨三钱,麻仁三钱,川连三分,鲜生地六钱,柏子仁三钱,钗斛三钱,梨汁半杯冲。此药分六次,每次服隔一点钟。三诊(十一月十四日)今日脉较缓,亦较安适,尚不能言,亦尚无大便。下午若能维持现状,明后日可冀能发言。当以弛缓神经为先务。乌犀尖二分研冲,炙蝎尾一分去毒,独活一钱,归身三钱,知母一钱,天麻三钱,虎骨三钱,钗斛三钱,鲜生地六钱。药分四次服,每次约隔两小时,仍用回天丸两粒。四诊(十一月十五日)脉已缓软,热度亦净,神气颇好,右手能动,均佳。惟大便不行,其积不在肠,并非无积,舌腻口臭,皆胃中有积证据。前方尚中肯,不必多更动,连服三剂,当能发言。鲜生地五钱,川贝三钱,天麻三钱,炙虎骨三钱,知母一钱,梨汁一酒盅冲,乌犀尖一分磨冲,秦艽三钱,钗斛三钱,羌活四分,炙蝎尾一分研冲,枳实八分,回天丸一粒,当归龙荟丸二分入煎。五诊(十一月十七日)色脉神气都好,惟舌苔甚厚,眠食无恙而不能发言。拟用调胃承气微荡之,其余理由详口说。细生地三钱,天麻三钱,回天丸一粒化服,钗斛三钱,乌犀尖一分磨冲,独活一钱,炙虎骨三钱,枳实八分,竹茹三钱,腹皮三钱,白归身三钱,生锦纹四分(开水泡,勿入煎)。六诊(十一月十七日)神色较好,语言清楚,脉亦不硬。惟胸闷痰多,吐不甚爽,舌色微黄。胃中已热,温药可减。瓜蒌霜一钱半,陈胆星一钱,独活一钱,竹沥二两冲,归身三钱,姜半夏一钱半,天麻三钱,桑枝五钱,制附片五分,回天再造丸一粒。七诊(十一月十八日)舌苔未化,口仍臭,脉平正。昨日灌肠,得粟粪不多,不为不适当。据舌色,宿积尚多,发热当是胜复,虽热并无危险。仍当用药攻下,不过不能过当,过分小心亦不是事。秦艽一钱半,逍遥丸一钱入煎,鲜生地四钱,麻仁丸一钱入煎,独活一钱,钗石斛三钱,人参须一钱半另煎。八诊(十一月十九日)神气较好,脉按之却硬,此是大便不通之故。凡神经病腑气不通,风药往往不能取效。体气本虚,又恐不任攻下,以故药力不能过骤。论病情,危险时期已过,兹拟方备明日大便后之用,并兼治糖尿症。滁菊二钱,知母一钱,生蛤壳一两打,川贝三钱,钩尖三钱后下,西洋参三钱另煎,炒怀药三钱,秦艽一钱半,鲜生地五钱,独活一钱,钗斛三钱,回天丸一粒化服。九诊(十一月二十日)脉象神气都好,惟舌苔不甚平正。昨日灌肠之后,但头汗出,致竟夜不得安寐。检查十九日方,不致如此,或者灌肠不如前次适当。头汗为脏气虚,拟略补之。发言不能多,亦是虚。珍珠母三钱,鲜生地四钱,钩尖三钱后下,茯苓、神三钱,川贝三钱,秦艽三钱,炙蝎尾一分研冲,西洋参三钱另煎,橘白、络各一钱,归身三钱,回天丸一粒化服,川椒五粒。另服老山石斛,每日五分,用炭砖煨六个钟点。改方(二十三日)二十一日方,加炙虎胫骨三钱,钗斛三钱,去川椒。十诊(十一月二十四日)脉洪而数,口臭异常。其阳明经气与血本皆热化,又值天气恶热,是因热闷泛恶无疑,得辟瘟丹当佳。再与煎剂清热,或不致有变动。薄荷一钱后下,知母一钱,姜半夏一钱五分,川连三钱,竹叶一钱五分,鲜生地四钱,淡芩一钱,秦艽一钱半,炒防风八分,辟瘟丹半分研碎化服。十一诊(十一月二十八日)色脉神气都好,舌苔黄厚,胃肠仍有宿积,肺部却无疾。不气急,不汗出,均为出险症象。川贝三钱,楂炭三钱,西洋参三钱另煎冲,丝瓜络五钱,羌、独活各八分,枳实一钱,木瓜三钱,归身三钱,腹皮三钱,风斛三钱,天麻三钱,回天丸一粒,虎骨胶一钱炖烊后下,炙全蝎二分研冲。十二诊(十一月二十九日)下午忽然形寒发抖,脉数,热度增高,胸脘异常不适。顷候色脉并无坏象。现在自觉头中不适,其不适处在巅顶,是因胃气上逆之故。何以忽然发抖,殊费推敲,就色脉论,知其无妨而已。珍珠母三钱,瓜蒌霜一钱五分,刺蒺藜一钱五分,钩尖三钱后下,白薇一钱,天麻一钱五分,细生地三钱,辟瘟丹半粒磨冲,桑枝三钱,川贝三钱。十三诊(十一月三十日)今日神气脉象都好,舌苔未全化,较前为佳。寒热当不是疟,药力太骤,故见振栗。其实是瞑眩,右手较有力,未始非虎骨胶之功。为今之计,宁取稳着,取效以渐,庶不生枝节。鲜生地三钱,独活八分,天麻三钱,回天丸半粒化服,云茯苓三钱,竹沥一两冲,钗斛三钱,瓜蒌三钱,归身三钱,川贝三钱。十四诊(十二月四日)色脉平正,口臭,舌苔厚腻,胃中热甚。致口干而头昏,此与气候太热有关。病已无险,胃热必须清化。生石膏三钱,秦艽一钱五分,淡竹叶三钱,知母一钱,川贝三钱,钗斛三钱,归身一钱,郁李仁三钱,薄荷一钱后下,梨汁一盅,回天丸一粒,西洋参一钱五分。十五诊(十二月七日)脉甚平正,神气亦较好。惟言语仍不甚清楚。胃热则已减少,大便非涤肠不下,可见内部热势仍盛。寒则洞泄,热则便闭。西洋参二钱另煎,郁李仁二钱,秦艽一钱五分,鲜生地四钱,钗斛三钱,麻仁三钱,枳实二钱,柏子仁三钱,天麻三钱,回天丸一粒化服。十六诊(十二月十五日)脉甚好,手与腿酸痛,不但是病,亦有气候关系。现在即无风病之人,亦多患手脚痛者。面有风色,此最关紧要,非使渐除不可。鲜生地五钱,川贝三钱,丝瓜络五钱,木瓜三钱,生梨汁一盅,知母一钱,天麻三钱,朱茯神三钱,炙虎骨三钱,怀膝一钱五分,炙乳香二分,生石膏一钱,加料回天丸半粒化服,炙蝎尾二分研冲。十七诊(十二月二十日)色脉都好,面上风色亦除,仅手脚尚痛。大分妥当,更二候可冀复元。钗斛四钱,炒绵仲三钱,川贝母四钱,天麻三钱,炙虎胫骨三钱,西洋参一钱五分,知母一钱,丝瓜络一钱五分,加料回天丸半粒化服,当归龙荟丸三钱,吉林参一钱五分另煎。得大便后去龙荟丸,人参减至八分。十八诊左手脉大,右脉缓软,尚不算坏。偏右作痛,当是冬至节候关系。面色舌色均甚正当,可以长方调理。西洋参三钱另煎,焦谷芽三钱,炙虎骨四钱,人参五分另煎,钩尖三钱,天麻三钱,桑枝一钱五分,钗斛三钱,回天丸一粒化服。十九诊神气脉象甚好,眠食均佳,惟右手不能举,多动则痛。臂上肌肉不削,可以复元。中风已告一段落,面上风色亦除,继此可以日臻健全。西洋参二钱另煎,天冬三钱,天麻三钱,绵仲三钱,回天丸一粒化服,归身三钱,玉竹一钱,独活一钱,菟丝子三钱,虎骨三钱,细生地三钱,炒怀药三钱,枸杞三钱,滁菊一钱半,钩尖三钱后下,桑枝三钱,小活络丹一粒四分之一化服。

神经病类

姚奶奶　三月三日　神经过敏,有时知觉全失。此是痫之较轻者,极难治。胆草二分,赤芍钱半,归身三钱,大生地三钱,秦艽钱半,独活五分,蒺藜三钱,天麻三钱。另用:犀角粉三分,朱砂五分飞研,蚤休二分,全蝎一分,分别研末,用猪心一个洗净、剖开,挖空入药末,蒸烂,捣数千杵泛丸。每服七粒。

徐左　一月十七日　气急,心悸,神色不甚安详,是神经病,不在脑而在心。因受挫折而病,固当病交感神经。佐金丸四分(吞),细生地三钱,朱茯神三钱,钩尖三钱,桑枝四钱,珍珠母三钱,至宝丹一粒三分之一,西洋参一钱。

胡先生　二月五日　神气不爽慧,有时精神错乱。脉平正,病不在心房之故。大便不燥,则非脏燥证。脉滑亦非神经过敏症。病在大脑,却难治。犀角四分,沉香二分,胆草五分,姜夏一钱,归身三钱,天冬三钱,麦冬三钱,蒺藜三钱,陈胆星二钱,大生地五钱。上药合丸,每早晚服五分,茯神一钱煎汤下。

王孩　二月十八日　色脉尚无他,厥不可常发,常发即成痫,须止之。鲜生地三钱,滁菊二钱,钩尖三钱,川贝三钱,桑芽三钱,蒺藜三钱,杏仁三钱,赤芍一钱五分,归身三钱,回天丸半粒药(化服)。

毕先生　二月十八日　痫为诸种脑病中最不易治之症,因不但神经病,并关系本元。赤芍一钱五分,胆草二分,归身三钱,大生地三钱,橘红一钱五分,胆星一钱,杏仁三钱。

金先生　二月二十一日　手颤,指头凉,心跳,头晕,气急,病在肝。若发热便成脑症,是有危险,不可忽视。然杂药乱投,险乃益甚。独活八分,秦艽一钱五分,蒺藜三钱,嫩钩尖三钱,炙草六分,赤芍一钱五分,淡芩八分,青、陈皮各一钱。

吕先生　三月二十二日　舌有垢苔,脉有歇止,头眩,心跳,脘闷,泛恶,气促。病起于外感,误补,迄今年余竟不得愈。按脉象是心肌神经病,所以气喘,以内部痉挛,阅时已久,成痼疾,无多把握。乌犀尖一分半,郁李仁三钱,柏子仁二钱,人参须八分,蝎尾一分,胆草一分半。

李奶奶　三月二十二日　血菀于上,心系急,故整日如有所急,乃神经为病。此病之大患在脑太健,决非痰迷。钩尖三钱,赤芍一钱五分,天麻三钱,蒺藜三钱,细生地三钱,归身三钱,胆草三分,安脑丸一粒。二诊(三月二十三日)昨方尚无不合,但取效甚少。仍心慌,虽倦,焦急自若。当就原方增损多服,须以时日。钗斛三钱,人参须一钱五分,胆草四分,归身三钱,制香附三钱,蒺藜三钱,天麻三钱,钩尖三钱,安脑丸一粒。

沈先生　八月二十三日　目力甚劣,面色尤劣,粪燥。肝脾肾皆虚,而兼有几分脑病,此病甚恐不易取效。草决明三钱,绵仲三钱,菟丝子三钱,滁菊二钱,枸杞三钱,木香一钱,萸肉五分,蒺藜三钱,钩尖三钱,归身三钱。二诊(九月二日)药后无甚出入,脉仍虚,面色亦不转。种种见证似神经系病为主症,果尔,却是痼疾难治。草决明三钱,蒺藜三钱,天麻三钱,绵仲三钱,菟丝子三钱,枸杞三钱,萸肉五分,泽泻七分,怀山药三钱。三诊(九月九日)照前方服贰拾剂。

恽右　八月二十八日　一言再三说,谓之郑声,虚故也。目光异常,肌肉锐瘠,夜不能寐,小溲多而色粉红,两脚不良于行,且举止不安详,仿佛坐立无一而可,谓为心慌。诚然,然脉歇止甚少,视寻常心肌神经病,其重倍蓰,委实形神已离,冬至可虑。人参须一钱,天、麦冬各三钱,元参一钱,逍遥丸一钱,生、熟地各三钱,归身三钱,枣仁三钱,珍珠母三钱,煅龙齿三钱,茯神三钱。另:川连、犀角、猺桂各一分,研丸吞。

萧先生　八月二十四日　目光神色稍有异征,不能寐。因恐怖起,舌干且黄,并见头痛,骨楚,寒热兼外感证,此与童稚惊略相似,剧即谵语,手足响动。细生地三钱,钩尖三钱,枳实一钱,竹茹一钱五分,秦艽一钱五分,炒荆芥六分,花粉一钱,腹皮三钱,川连三分,胆草二分。

殷孩　八月二十三日　初起寒热,现昏不知人,目斜,溲如盐,粪臭,能食,不瘥,终日迷睡。此种亦脑病,生命在不可知之数。炒枣仁三钱,枳实一钱,钩尖三钱,竹茹钱半,天麻三钱,赤猪苓三钱,蒺藜三钱,炒车前三钱。

方先生　因跌伤脚,因伤即见谵语如狂等脑症。此非肝阳,乃神经关系。所谓病在上取之于下,谵语之来源乃脚痛为之也。不寐,多痰,其原因神经痛痉挛不能调节血行所致。暂时胃纳虽无恙,然不能维持现状至于长久、有断然者,脉弛缓,肢凉,并不发热,亦并无热象。温凉均之不妥,以无寒证或热证。温凉两方推求,岂非无的放矢。法当弛缓神经以安神志,更事定痛,然后议其他。若专事化痰,尤是头痛医头,无当要领。归身三钱,赤芍三钱,天麻一钱五分,炙草六分,炒荆芥三分,秦艽一钱五分,七厘散一分(冲),蒺藜三钱,怀膝三钱,木瓜三钱,生乳香三分。外治方:羌、独活各三钱,荆、防各三钱,炙乳、没各一钱五分,艾叶五钱,桂枝三钱,秦艽三钱。上药研末缚伤处,外以热水袋熨之。

姚奶奶　九月四日　目光无神,面黄,脉软,常晕厥,其状如痫。此难愈,其原因是肝虚。当归三钱,生、熟地各三钱,白芍三钱,金铃肉八分炒,天麻三钱,蒺藜三钱,滁菊一钱五分,钩尖三钱,猪胆汁五滴,回天丸一粒。二诊(十月十二日)面色转,脉缓和,舌光红,色脉不为坏。近来未发痫,然觉皮肤紧,心中不适,或与气候有关,均未可知。归身三钱,细生地三钱,炙鳖甲三钱,刺蒺藜三钱,高丽参一钱,煨天麻三钱,胆草三分,回天丸半粒。三诊(十月十九日)面色较前为黄,脉亦较虚,失知觉,一二分钟即发痫。药力甚悍,尤且如此,委属难治。天麻三钱,蒺藜三钱,嫩钩尖三钱,独活八分,胆草三分,蚤休三分,炙鳖甲三钱,归身三钱,高丽参八分,回天丸一粒。四诊(十月二十一日)神气较前两日为佳,仍嫌面色黄,眸子太黑。痫虽不发,根株未除。高丽参一钱,独活八分,天麻三钱,炙鳖甲三钱,蝎尾二分(炙,研冲),蚤休三分(切,入煎),归身三钱,大生地三钱,枸杞三钱,胆草三分,滁菊二钱,穿山甲一片(炙透),回天丸半粒,金匮肾气丸一钱五分。五诊(十月二十八日)昨又发痫,据说因拂逆,其实天时人事均有关系,病根总难除。鳖甲三钱(炙),龟板三钱,穿山甲一片,牡蛎三钱,胆草四分,赤芍三钱,归身三钱,高丽参一钱,大生地三钱,乌犀角二分。另:猪心一个,飞辰砂三钱,蚤休五分(研),将猪心剖开洗净,入药末,用线扎,蒸三次,杵碎和九。每丸如梧桐子大,每服十粒,开水下。六诊(十一月三日)论色脉,病瘥过半。本属痼疾,有此成绩已属幸事。现在虚象颇著,可补。炙芪三钱,枸杞三钱,大生地四钱,白归身三钱,金狗脊三钱(去毛,炙),绵仲三钱,胆草三分,菟丝子三钱,滁菊一钱五分,赤芍三钱,龟板三钱(炙),鳖甲三钱(炙),乌犀角二分(研细,冲),回天丸半粒。七诊(十一月十五日)九节菖蒲七分,蚤休七分,茯神三钱,犀角三分(研极细),远志七分(炙),辰砂一钱(飞)。上药研极细,入猪心,蒸三次,捣烂,加入犀角粉,作丸如绿豆大。每日服五至七丸。八诊(十二月三日)辰砂二钱(飞),虻虫一个(炙,去翅、足),蝎尾两条(炙,去翅、足),蟅虫一个(去翅、足,炙),蚤休二钱。上药研末,用猪心一个剖开入药末,缝好扎紧,蒸三次,捣烂,加犀角粉三分,作丸如绿豆大。每服五至七丸,早晚各一次,参须钱半煎汤下。九诊(十二月二十八日)第六诊方加苁蓉三钱,怀药三钱,萸肉六分,泽泻八分。

宋先生 十月十三日 体气丰腴,面无血气感,心荡,头胀。心肌神经有病,不能调节血行,因而有此证象。此病颇不易治,不能求速效。蒺藜三钱,天麻三钱,胆草二分,人参须八分,狗脊三钱,赤芍一钱五分,归身三钱。二诊(十月十五日)脉舌均佳亦是,面色不正当,药后稍觉舒适。是从药效言之,脑症已确。胆草二分,归身三钱,枸杞三钱,炙草六分,滁菊一钱五分,回天丸半粒。

朱左 十一月一日 舌色太鲜明,是虚;营少神经失养,故有痉意。热有起伏,实则少阳虚,则厥阴委实未可乐观。溲多、胸闷、多沫痰,皆脏气不柔,当从弛缓神经主治。细生地三钱,钩尖四钱,蒺藜三钱,归身三钱,生白芍一钱五分,炙草六分,天麻三钱,天冬三钱,川连三分,元参一钱,瓜蒌皮一钱五分,法夏一钱。

黄先生 十一月四日 神迷谵语,舌强,耳聋,唇焦齿枯,遍身震颤。此非伤寒振振欲僻地之附子证可同日而语,急用犀角地黄救其血液,能否挽回,在不可知之数。乌犀尖四分,大生地六钱,生白芍三钱,天麻三钱,蒺藜三钱,钩尖三钱,清炙草六分,归身三钱,知母一钱,川贝三钱。

张先生 十一月四日膏方 脉涩,咳嗽,心跳。心肌神经有病,牵及肺部,此非细故。体格亦太瘠,幸眠食俱佳,尚不难调理。天、麦冬各二两,北沙参一两,蒺藜一两半,生、熟地各三两,炙紫菀一两,杏仁二两,川、象贝各二两,炙草五钱,瓜蒌霜八钱,归身二两,茯神二两,白芍一两,绵仲二两,菟丝子二两,橘红一两,炙芪二两,知母一两,云苓二两,天麻二两,蛤粉炒阿胶四两,上药酌加冰糖收膏。

焦先生 十一月二十五日 脉躁疾,续续而至,太数,感心跳。是心肌神经有病,其源在肝,当感觉敏而艰于成寐。肺却无病,有蕴湿。虽多年亦不能愈,心肝病却不易愈。朱茯神三钱,天麻三钱,滁菊一钱五分,制香附三钱,钩尖三钱,大生地三钱,佐金丸四分,归身二钱,丹皮一钱五分。

黄左 十一月二十四日 脉缓而涩,面色不华,有时神色似蒙,须臾即复。此为心肌神经病,体气衰则病进。现在虽无所苦,却非细事。天、麦冬各三钱,蒺藜三钱,钩尖三钱,炒白芍一钱五分,大生地三钱,天麻三钱,归身三钱。

黄孩 十二月二十七日 遍身常患抽掣,当是神经为病,病之所以常发,因血虚,其源在肝。归身三钱,炒白芍一钱五分,天麻三钱,钩尖三钱,滁菊三钱,独活六分,胆草半分,大生地三钱,橘红、络各一钱五分,回天丸半粒。

以上己巳年案

肝胃病类

郁先生 一月九日 胃胀痛,舌有寒象,因胃无弹力,故胀。厚朴三分,枳实八分,青、陈皮各一钱,高丽参八分,竹茹一钱五分,姜半夏一钱,制香附三钱。二诊(一月十五日)脉舌均有胃气,是药效也。补后得泻,旋渐止,为佳象。因是脾胃有权之故。高丽参八分,茯神三钱,小朴三分,木香一钱,制香附三钱,青、陈皮各一钱,姜半夏一钱,砂仁八分。三诊(一月二十四日)旧有胃病,现在脘痛而胀,仍甚胃无弹力。姜夏一钱,制香附三钱,炙草六分,炙乳香三分,佐金丸四分,川椒七粒(炒),砂仁六分(研),云苓二钱,潞党八分。

陈先生 一月九日 肝胃为病,是亦伏根于平日,发作于春时者,干呕,责其胃寒。制香附三钱,姜夏一钱五分,竹茹一钱五分,佐金丸四分,砂仁八分,枳实八分,青、陈皮各一钱半。

孙右 一月九日 胸脘如格,是肝郁病。肝病当春,例感不适。其外感则已除,因肝病肺,其咳不易除。制香附三钱,桑叶三钱,归身三钱,象贝三钱,橘红一钱五分,佐金丸四分,杏仁三钱,炙草六分,蒺藜三钱。

费先生 一月十日 旧有胃病,因吃年糕,复动气,致胸脘如隔,恐不免再发旧病。制香附三钱,竹茹一钱五分,枳实八分,砂仁八分,炙草六分,佛手一钱五分,姜夏一钱五分,归身三钱。

朱右 一月十日 脉甚调,面色、舌色亦平正。脘痛是肝胃病,亦尚不深;胃寒,故不能食。制香附三钱,法夏一钱,归身三钱,佐金丸四分,橘红一钱五分,茯神三钱,生乳香三分,青皮一钱。

符先生 一月十三日 肝气甚盛,非饮酒不能成寐,腹中有气作胀,舌有热象。制香附五钱,川连六分,滁菊三钱,西洋参三钱,胆草八分,大生地五钱。上药研末筛过,加猪胆汁十滴拌匀为丸,每服两钱。

印先生 一月十八日 舌苔粗而不糙,病在胃,故脘闷气逆而噫,色脉尚无他。枳实一钱,川连三分,木香一钱,竹茹一钱五分,炙草六分,炙苏子三钱,淡芩八分,制香附三钱,云苓四钱,小朴三分,杏仁三钱。

许奶奶 一月二十九日 肝病尚不算深,脘痛,嗳酸,皆因无以奉生气之故。制香附三钱,大生地四钱,佛手一钱五分,佐金丸四分,橘白、络各一钱,归身三钱,生乳香三分,砂仁四分(研)。

沈先生 二月二日 呕酸多年不愈,是厥阴亦是胃病,其脐下动悸是聚水。茯苓五钱,竹茹一钱五分,乌梅丸三分,佐金丸三分,生乳香三分,制香附三钱,赤芍一钱五分,炙草六分,绵仲三钱,车前三钱。二诊(二月十日)右脉较有起色,病症无甚出入,略好,亦不多。制香附三钱,佐金丸四分,楂炭三钱,归身三钱,大生地四钱,郁李仁三钱,赤、白芍各一钱,木香一钱,麻仁三钱。

胡宝宝 二月八日 剧咳致胸脘腹部均痛,其呕清水是胃寒。小朴二分,姜夏一钱,桑叶三钱,赤苓三钱,枳实八分,象贝三钱,橘红一钱五分,方通八分,竹茹一钱五分,杏仁三分,炙草六分,葛根一钱五分。

郭先生 二月十二日 舌苔抽心,其抽心处绛且干,脉则滑实,体格肥盛异乎寻常。病情虚实互见,痛是气窒,不属肺而属肝。痰虽多,阴分甚亏,劫夺之剂不适用,当理气。制香附三钱,赤芍二钱,杏仁三钱,茯神三钱,元参一钱五分,橘白、络各一钱五分,乳香三分,归身三钱,炙苏子三钱,麦冬三钱,指迷茯苓丸一钱五分。

曹太太 二月十二日 脉虚,近日忽感腹胀,溲不利,龈有时出脓,舌抽心,面微肿。病情不廉,拟肝肾脾胃并治。制香附三钱,菟丝饼三钱,法夏一钱五分,佐金丸四分,人参须一钱,元参一钱,绵仲三钱,砂仁八分,佛手一钱,金匮肾气丸一钱五分。

赵左 二月十二日 胃失弹力,故不消化,与寒温无关。故虽大剂辛温不效,且多药则成药盅,只须仲景人参厚朴半夏生姜汤足矣。高丽参一钱,姜半夏一钱,佐金丸四分,制朴四分,老姜一大片。

陈左 二月十九日 初起乳下病,继而腹部抽痛连及背部,确是肝气为患。肝俞在背,其络在乳下及腹部。脉尚平正,略嫌洪,神色亦无败象。痛可定,病痊愈在谷雨之后。因拂逆为病,因气候亦为病因也。制香附三钱,吴萸三分,生乳、没各八分,青、陈皮各一钱,川连三分,桂枝三分,赤、白芍各一钱五分,砂仁八分(研)。二诊(二月二十四日)唇红,痰多沫,苔黄。肺燥,里热亦盛。右脉平,左脉沉弦,大便闭结,均属热象,不宜过温。肺燥咯痰多,则弱不能行水,此水声之由来。从饮治则药嫌燥矣。制香附三钱,云苓四钱,归身三钱,郁李仁三钱,佐金丸四分,炙草六分,乳香四分,柏子仁三钱,青、陈皮各一钱,牡蛎三钱。三诊(二月二十六日)色脉均佳,所苦痰多,所吐多沫。吐多则肺燥,大非所宜。舌苔黄薄,从饮治,药品不宜太燥。拟桂枝加桂引之下行,得安寐便佳。桂尖四分,江西子一钱,猺桂心三分(研丸,吞),

云苓五钱,炙草六分,归身三钱。

钱左　二月二十四日　食停上膈而攻中下焦,诛伐无辜,病不除,虚乃益甚,闷亦益剧。现舌苔中剥,将入厥阴,成大病矣。川连三分,蒺藜三钱,炙草六分,瓜蒌三钱,归身三钱,蝎尾二分(炙,研冲)。

顾先生　三月一日　肝气为患,交感神经痉挛,故痛作,时觉气急。天麻三钱,赤芍三钱,归身三钱,蒺藜三钱,制香附三钱,生乳香四分,天冬三钱,佐金丸四分,大生地四钱,茯神三钱。二诊(三月六日)脉总少胃气,痛略瘥,却有气向上逆。煨天麻三钱,归身四钱,滁菊三钱,蒺藜三钱,大生地五钱,炙鳖甲一钱五分,独活四分,逍遥丸一钱,生乳香三分,茯神三钱,制香附三钱,赤芍二钱。

施先生　三月一日　脘痛呕清水,舌无热象,是胃寒,药不宜凉。川连三分,炙草六分,制香附三钱,吴萸三分,潞党一钱,炙紫菀一钱,归身三钱,茯神三钱,川贝三钱,杏仁三钱,浮小麦五钱。

张左　三月十六日　病源在胃,痛处皆肝之部位,西药不能除根,多服则疲,不但不效,且有流弊。川连三分,桂枝三分,制香附三钱,青、陈皮各一钱,干姜三钱,乳香四钱,法夏一钱五分。

刘先生　三月六日　舌苔厚腻,胁下有气窜痛,肝胃为病。枳实一钱,淡芩一钱,木香一钱五分,竹茹一钱五分,制香附三钱,瓜蒌皮一钱五分,川连四分,吴萸一分(炒)。二诊(三月八日)舌苔黄糙,胁下气窜痛,饮食均呕。是肝胃病,本可攻,惟病已六年,无急治之理。川连四分,竹茹一钱五分,小朴二分(炒),鲜生地三钱,淡芩一钱,枳实一钱,瓜蒌霜一钱,砂仁六分。

胡右　三月九日　食后须臾吐出,食物不化,是噎膈,胃寒故也。病已三年,右脉气尚未败,可冀有效。桂枝四分,炮姜炭三分,制香附三钱,炙草六分,川连三分,姜夏一钱五分,茯神三钱,青、陈皮各一钱。二诊(三月十二日)呕吐已止,食物尚感不适,脉平,舌润,毕竟寒多于热。桂枝三分,川连三分,制香附三钱,老姜一片,炮姜炭三分,姜夏一钱五分,茯神三钱,吴萸三分。三诊(三月十四日)病已瘥,而自虑再发,鄙意再发恐是另一种病,若此可冀不发。佐金丸四分,归身三钱,砂仁七分,人参须七分,制香附三钱,法夏一钱五分,青、陈皮各一钱,生姜一片。

薛太太　三月十三日　进食辄呕而背胀。因胃中无液,舌色干绛是其证也。脉平,脚麻木略减,宜专重营养。钗斛三钱,橘络一钱五分,归身三钱,天麻三钱,细生地三钱,知母一钱,钩尖三钱,元参一钱,虎胫骨三钱。二诊(三月十五日)舌中心干,脉寸大尺小,肝阳上逆,胃中无液,致不能纳饮食,却非细故。西洋参一钱五分,橘白一钱五分,钩尖三钱,天冬三钱,霍斛五钱,知母一钱,佐金丸三分。

尤右　三月十八日　饥不能食,呕吐酸水,病在肝。环唇青色,食后腹胀,病在脾。肝脾皆虚。制香附三钱,炒白芍一钱五分,川连三分,乌梅丸六分,法夏一钱五分,木香八分,砂仁八分。

邵先生　十月二十四日　脉稍嫌弦,无冲和之气,是血少胃病,当然猝不得除。神气却好,因向来湿胜,值现在气候暵燥,亦是近日较健之一原因,脉弦当补血为主。归身三钱,人参须一钱五分,钩尖三钱,砂仁八分,法夏一钱五分,炙草六分,制香附三钱,滁菊一钱五分,枳实八分,茯神三钱。

俞左　三月二十四日　症情是噎膈,肾亦有病,惟肝病为重。制香附三钱,川连三分,萆薢一钱五分,秦艽一钱五分,砂仁八分,荜澄茄三分,猪苓三钱,防己三钱。

以上己巳年案

水肿类

郁左　一月二十二日　面色晦滞并肿,脚亦肿。脉洪大而无胃气,且有歇止。以色脉测之,行且成肿胀。现在之咳嗽气急,乃肿胀之前驱,手脚更迭为肿,乃四维相代,本是阳虚已甚之候。故耐温不耐寒。款冬一钱(炙),炙苏子三钱,猺桂心二分(饭丸,吞),云苓三钱,杏仁三钱,炒乌药一钱,蛤蚧尾六分(冲),车前三钱(炒)。

项奶奶　二月八日　先脚肿,次及腹部,旋至胸部,旋遍身漫肿。此病前一步是脚气,现在是水肿。脚气攻心,心不受邪,转属水肿。生命危险,能否挽救,在不可知之数。勉方冀幸万一,舌有热象,不可温。槟榔六分,泽泻一钱,炒车前三钱,赤苓三钱,归身三钱,灶心土一两(代水),黑、白牵牛头末各四分。二诊(二月十日)溲较多,肿较退,脉亦自可,自是佳象。惟四肢均冷,肿退未及半,而面色带枯。舌有热象,却不能一味利水。归身三钱,腹皮三钱,云苓三钱,杏仁三钱,泽泻八分,炙苏子一钱五分,灶心土一两(煎汤代水),黑、白牵牛头末各四分(炒)。另丸药方:红芽大戟一钱,芫花一钱(炒黄),槟榔五分(炒),木瓜二钱,橘叶一钱五分,苏梗一钱,甘遂一分(米泔浸去黑水)。各药如法制过,研末筛过,用大红枣二十个去皮、核,同药末捣数百杵,即用枣汤和丸如菜籽大。每早晚服七粒,开水下。三诊(二月十四日)肿未退,面部及手较退,腹部及脚加甚。脉无虚象,二便日行数次,此药力未及彀之故。槟榔六分,木瓜三钱,松节四分,车前三钱(炒),苏梗一钱,归身三钱,茅根三钱,赤苓三钱,木通八分,大生地四钱,黑、白牵牛头末各四分。

尤先生　脚气疾经两月,日渐以重,两足重滞,恶食不欲食,大便结,舌润,脉软,宜附子鸡鸣散。(三月十二日)制附块一钱五分,槟榔一钱,防己三钱,赤小豆一两,吴茱萸六分,橘叶一钱五分,苡仁四钱,赤、白苓各三钱。二诊　得附子鸡鸣散,虽未见效,病势却不进行,大便结以蓖麻油通之,徒取快一时耳。(三月十八日)制附块二钱,吴茱萸六分,海南子一钱(切),橘叶一钱五分,赤豆一两,炒苡仁四钱,防己三钱,赤、白苓各三钱,砂仁八分。三诊　脚气病不见病进,便是有向愈之机会,况胃纳较佳,大便自行,膝盖处肿退,更是大效。(三月二十六日)制附块一钱五分,木通八分,吴茱萸六分,云苓三钱,赤豆一两,焦茅术六分,防己三钱,橘叶一钱五分,槟榔八分。

徐先生　遍身肿胀,呼吸甚促,肿已十余日。据说先从脚背肿起,昨日起,增形寒发热,有微汗,溲少,此属湿从下受。为急性脚气,遍身肿,则有转属水肿之倾向。泛恶为脚气攻心,危候也。脉洪滑异常,当以散论。(十一月二十四日)吴茱萸三分,槟榔六分,杏仁三钱,炒车前二钱,茅根三钱(去心),松节二个,木通一钱,橘叶三钱,炙苏子三钱,荆、防各一钱。二诊　肿略退,未净除,泛恶寒,热喉痛则已瘥。从脚气疾治不误,仍之。吴茱萸三分,槟榔六分,归身三钱,杏仁三钱,象、川贝各三钱,防己三钱,松节二个,橘叶三钱,茅根三钱,赤、白苓各三钱。

虞左　二月十五日　气喘不能寐,不能平卧。脚肿,脉数,舌润,溲短,面尘。先脚肿后气喘为脚气攻心,先气喘后脚肿为肺不行水。治脚气当补火生土以制水,肺不行水却须利水。辛温发表非其治,故不寐。杏仁三钱,归身三钱,茅根三钱,吴萸四分,橘叶三钱,木瓜三钱,苏子三钱(炙),炒乌药一钱,黑、白牵牛头末各四分(炒)。二诊(二月十六日)肿在上者当开鬼门,在下者当洁净府。今药后虽略瘥,溲不利则肿不退,再通之。杏仁三钱,炒乌药一钱,木瓜三钱,橘叶三钱,炙苏子三钱,茅根三钱,车前三钱,梗通八分。

董左　二月十七日　天明时咳剧,气逆,心跳,饥不能食,脚肿自上而下,脉洪,起落尚清楚,舌有湿象。肺中有湿,肾脏则热。苡仁六钱,云苓六钱,天冬三钱,橘叶三钱,方通八分,炙苏子三钱,杏仁三钱,茅根三钱,木瓜三钱。

翁奶奶　三月二十二日　脉不虚而涩,唇绛见血干。燥热之证,其肿是心房病传变而来。脏气为病,本极难治,复得椒、辛、葶苈、桂枝,肿不退而血愈干,益难治。细生地三钱,知母一钱,杏仁三钱,归身三钱,天冬三钱,白芍一钱,茯神四钱,黑、白丑头末各四分(炒)。

李奶奶　三月二十二日　遍身骨楚,筋节酸痛,溲频不爽。初起气急,现在手足皆肿,脉滑,舌有热象,此因肾脏不能分利所致。脉象属阳证,在理可愈。炒车前三钱,淡芩八分,赤芍三钱,猪苓三钱,川连三分,防己三钱,虎骨三钱(炙),泽泻一钱,梗通八分,归身三钱,萆薢三钱,杏仁三钱,赤小豆一握(泡汤煎药)。

朱太太　一月十九日　脉硬,气促,鼻煽。肺不行水,水肿见证毕具。法当下,若虚象见,则当补益。但此病难治,例五十全,勉拟重剂,如十枣大陷胸法。大戟一钱五分,陈皮一钱五分,归身三钱,甘遂二分(研,入煎),芫花一钱五分(炒黄),姜夏一钱五分,赤、猪苓各三钱,地肤子一钱(炒),甜葶苈七分(隔纸炒黄)。二诊(一月二十四日)皮下聚水,病势已入危境。前药能受,法当继进。脉象、舌色均见热象,不适即因此,勉拟再攻。红芽大戟一钱半,苦杏仁三钱,甘遂二分(研打后下),木通八分,炒黄芫花一钱五分,地肤子一钱(炒),赤、猪苓各三钱,大红枣十枚,甜葶苈八分(隔纸炒黄)。此药用黄土二三斤,先煎汤,澄清去渣,入药煎极浓,去渣,入大红枣十枚,煎数十百沸,入甘遂末,连枣肉频服。三诊(一月二十六日)脉已软,略见虚象。前药碍难继进。舌色甚绛,真武制水亦在可商之例,拟养血为主。归身四钱,炙草六分,云、猪苓各三钱,木通八分,杏仁三钱,炙苏子三钱,白芍三钱,姜夏一钱五分,土炒白术一钱五分。四诊(二月五日)腹已软,肿亦渐消,尚余十之一二,舌剥,溲多,病有转机。最好者,气已不急,惟脉尚嫌硬。此层未可乐观,拟大剂真武以善其后。制附块二钱,淡吴萸一钱,云苓六钱,姜夏二钱,杏仁四钱,苡仁四钱,焦白术二钱,灶心土二两(先煎)。五诊(二月九日)肿退未净除,尚余十之一二。虚甚,再攻已不能胜,而病根尚在。丸仍须继服,一面补益,肿退净尽,丸乃可除。制附块一钱,吴萸六分,归身三钱,云、猪苓各三钱,潞党一钱(土炒),大生地三钱(土炒),焦白术一钱(土炒),海南子七分(切),光杏仁四钱,炒枣仁三钱,姜夏一钱五分。六诊(二月二十日)虚甚亦热甚,肿退净,脉微软。丸须继服,转是辛温,不能继进,为难。焦白术二钱(土炒),归身三钱,陈皮一钱五分,海南子八分(切),杏仁三钱,远志七分(炙,去骨),姜夏一钱五分。七诊(二月二十五日)病已退,虚甚。非补不可,拟生料归脾丸。潞党一钱五分,焦白术一钱五分,炙草八分,木香六分,龙眼肉十粒,云苓三钱,姜半夏一钱五分,陈皮一钱五分,炙黄芪二钱,远志四分(炙)。八诊(二月四日)水肿已除而虚甚,腹部常气胀,脉不甚调,较病时软多。此病惧其再作,拟交感丸主之。九制香附三钱,抱茯神三钱,焦白术一钱,陈皮一钱,姜夏一钱五分,防己三钱,车前三钱。九诊(三月十五日)左手脉甚洪大,右手已软,舌结苔不化,且不松,是虚证。所以多动则气促心跳,脚暮肿早退,其吃紧处在宿积不除,饮食不能营养,又且高年,此虚猝不易复。炙绵芪五钱,姜半夏二钱,炙草五分,制附片六分,蒸于术二钱,云苓五钱,炒生地四钱,吴萸四分,龙眼肉十粒,陈皮一钱五分。十诊(三月二十六日)脉乍按之似较好,细循之仍硬。肿胀虽退,行且再发,再发即不救。唇边牵动,是内风,乃因虚而生。又有胃病,高年得此,其何以堪。归身三钱,橘叶三钱,天麻三钱,姜夏一钱五分,土炒白术一钱五分,茅根五钱(去心),秦艽一钱五分,参须一钱(另煎冲)。十一诊(四月一日)脉任按,咳甚,腹胀复发,舌根苔黄厚,胃病,肝病,肺亦病。肿胀本大症,复发则较虚而较重。益以高年,正虚邪实,脏气皆坏,无能为役也。象贝三钱,橘红一钱五分,归身三钱,天麻三钱,苏子三钱(炙),杏仁三钱,桑叶三钱(炙),槟榔一钱(切),秦艽一钱五分,制香附三钱。十二诊(四月二十三日)脉缓和,舌苔亦化,病至此可谓完全告痊。妙在内风完全不动,诚幸事也。归身三钱,法夏一钱五分,杏仁三钱,天麻三钱(煨),生地三钱(炒),佛手一钱五分,枸杞三钱,秦艽一钱五分,制香附三钱,龟龄集二分(冲)。

强先生　十二月十六日　臌胀,脚肿,腹臌,颈脉跳动,皮水已成,乃至危极险之大症也。手尚未肿,气尚未大喘,脉任按,据此三点,尚有些微希望。槟榔八分,吴萸五分,大戟一钱五分,防己三钱,芫花一钱五分(炒黄),红枣五枚(去核),木瓜三钱,姜夏一钱五分,甘遂二分(米泔水浸一宿)。二诊(十二月十七日)脉略有起色,大便行,溲亦较多,无不足之症,自是佳象。前方尚中肯,惟药力太峻,当小其剂。大戟一钱,红枣三枚(去核),吴萸四分,姜夏一钱五分,防己三钱,茵陈一钱五分,芫花一钱(炒黄),枳实八分,梗通八分,甘遂一分(米泔浸去黑水)。三诊(十二月十八日)脉沉,左手尤甚,大便虽有不多,舌苔未化,腹肿未退。药虽中病,仅仅转机,未足言瘥。面色稍晦,当暂缓攻剂。此病宜一日攻之,二日补之,不得径行无忌也。归身三钱,杏仁三钱,云苓三钱,防己三钱,吴萸四分,槟榔八分,熟附块八分,木瓜三钱。

翟先生　八月二十四日　先脚肿,嗣遍身肿,麻木,胸脘闷而吐血,舌疳,是脚气已经攻心,毒溃之候,亡羊补牢,为时已晚,奈何。海南子八分,吴萸三分,木瓜三钱,橘叶三钱,老苏梗一钱,赤芍三钱,秦艽一钱五分,杏仁三钱,茅根三钱,泽泻八分,黑丑头末四分(炒),白归身三钱。

王先生　九月二日　湿从下受,由脚气变为水肿,脉动而涩,有大危险,难治。赤、猪苓各三钱,木瓜三钱,苡仁四钱,防己三钱,归身三钱,茅根三钱,橘叶三钱,黑、白牵牛头末各三分(炒)。

高先生　十二月九日　尿血溲浊,腰酸,内肾不能分泌,甚则肿,眼皮肿其见端也。肾之作用不但司分泌,倘能节欲,尚有办法。天冬三钱,方通八分,丹皮一钱五分,赤、猪苓各三钱,炒车前三钱,泽泻六分,归身三钱,龟龄集二分(冲)。二诊(十二月十二日)溲略多,腰仍酸,面肿未退,脉不甚和,舌色平正。再予分利,停止龟龄集。赤、猪苓各三钱,苡仁四钱,泽泻一钱,木通八分,车前三钱,杏仁三钱,草梢一钱,萆薢二钱。

杨先生　十二月九日　肿而黄且暗,脉不清楚,少胃气。脘闷,音哑,咳剧,痰中有血,舌糙。脏气无权故肿,湿犯肺故气急,音哑是有生命之险。茵陈三钱,炒荆、防各七分,赤芍一钱五分,赤、猪苓各三钱,归身三钱,秦艽一钱五分,川连三分,胆草二分,车前三钱。二诊(十二月十日)脉舌较好,面色依然黄肿,音哑均未见瘥减。茵陈三钱,赤芍一钱五分,泽泻八分,炒车前三钱,木通八分,猪苓三钱,胆草二分,归身三钱。

王左　二月十七日　遍身皆肿,肤色黄暗,脉无虚象,溲却多,病属水肿。口中烂,里热,可攻。生石膏三钱,赤、猪苓各三钱,茵陈一钱五分,西瓜霜八分(后下),泽泻八分,枳实一钱,黑、白牵牛头末各四分(炒)。

臌胀类

陈小姐　面色萎黄,苔灰舌剥,腹臌胀,气上逆,脉无胃气。此属单腹胀,难治。归身三钱,乌梅丸六分(入煎),川椒九粒(炒),霞天胶一钱半(蛤粉炒),江西子一钱(土炒),木香一钱五分,蝎尾二分(去毒炙,研冲),金匮肾气丸三钱(入煎)。二诊　一月二十三日　面萎黄,气促,舌剥,脉微,较之初诊时略有胃气。病减百分之一二,是减不足言,为程尚甚远。乌梅丸四分(入煎),木香一钱,云苓五钱,川椒九粒,江西子一钱(土炒),姜夏一钱,公丁香四个,霞天胶一钱(蛤粉炒),金匮肾气丸一钱五分。三诊(一月二十四日)单腹胀兼有筋脉弛缓症,舌绛且衄则不能温。木香一钱,焦于术一钱,霞天胶一钱,蝎尾一分半(炙,冲),大生地三钱,云苓五钱,车前三钱,茅花一钱五分,金匮肾气丸一钱半(入煎)。四诊(一月二十七日)脉仍无胃气,面色亦仍无生气。惟药后大便行,腹胀减,却是佳朕。大生地三钱,煨木香一钱,潞党一钱,云苓三钱,生乳香二分,焦于术一钱,归身二钱,金匮肾气丸一钱五分(入煎)。五诊(二月一日)

痛与胀迭为进退,与其胀,毋宁痛。色脉均甚劣,能否收功,尚在不可知之数。归身二钱,木香二钱,枸杞三钱,丹皮一钱五分,萸肉八分(炙),泽泻八分,云苓三钱,车前一钱五分(炒),上猺桂一分(研丸,吞),炒川椒五粒,炒怀药二钱,胡广子一钱。六诊(二月三日)气急,面黄,舌绛糙,脉无胃气,腹胀且痛,食则胸脘作胀。药物偏凉则病增,偏温则热证悉见。脏气已坏,恐不可治。西洋参钱半(另煎,冲),丹皮一钱五分,萸肉七分(炙),泽泻一钱,炙鳖甲二钱,炒乌药一钱,炒怀药二钱,猺桂心一分(研丸,吞),归身三钱,云苓五钱。七诊(二月五日)面色奇劣,脉数而躁急,腹胀颇甚,此种色脉委属不治之证。舌疳腹痛,必有虫。潞党一钱,炙鳖甲三钱,归身三钱,大生地三钱,雷丸一钱,炒百部五分,茯苓、神各三钱。八诊(二月七日)舌疳、脉数均较前瘥减,面色亦略有起色。惟各恙均仍在,除十之一二耳。木香一钱,炙鳖甲一钱五分,归身三钱,雷丸一钱五分,茯神三钱,炒百部六分,金匮肾气丸二钱(入煎)。九诊(二月九日)气急,面肿,腹胀,经阻,脉无胃气。肺、胃、肝、肾并病,脏腑悉坏,不能治。炙紫菀一钱,北沙参一钱五分,桑皮一钱五分(炙),杏仁三钱,赤芍一钱五分,云苓三钱,佐金丸四分(入煎),归身三钱,瓜蒌皮一钱五分,炒乌药一钱。十诊(二月十五)病略瘥,但为程尚远。炙紫菀一钱,瓜蒌皮一钱五分,川连三分,杏仁三钱,北沙参一钱五分,归身三钱,川、象贝各三钱,炙苏子三钱,蒺藜三钱,金匮肾气丸一钱五分(入煎)。十一诊(二月二十四日)面无血色,脉少胃气,瘀甚。腹胀虽略减,病则未见退。炙款冬一钱,炙紫菀一钱,潞党一钱,杏仁三钱,炙苏子三钱,川贝三钱,焦谷芽三钱,金匮肾气丸一钱五分(入煎)。十二诊(二月二十九日)今日脉较有胃气,面色亦略转,是佳症。川贝三钱,杏仁三钱,天冬三钱,象贝三钱,炙苏子一钱五分,焦谷芽三钱,潞党一钱五分,炙紫菀一钱五分,浮小麦五钱,金匮肾气丸三钱(入煎)。十三诊(三月二日)今日脉弦无胃气,病情不甚顺手,恐拙技不足任此。炙紫菀一钱,北沙参一钱五分,川贝三钱,杏仁三钱,霞天胶一钱,蝎尾一分(研冲),焦谷芽三钱,金匮肾气丸三钱。十四诊(三月四日)今日脉数较有胃气,然病总难,如此旋进旋退,决无佳果,还是另寻高明之家,或别觅单方。霞天胶一钱(蛤粉炒),蝎尾一分炙,杏仁三钱,炙紫菀一钱,焦谷芽三钱,金匮肾气丸一钱。另:西瓜皮三钱,陈葫芦一钱,砂仁七分,研末冲服,每服五分。十五诊(三月十九日)单腹胀近又转剧,脉浮无根,臂肉尽削,而手指肌色将转,属水肿病,属不救。无法挽救,勉方尽人事。大生地二钱,炙萸肉五钱,炒怀药一钱五分,猺桂心二分(研丸,吞),茯苓三钱,泽泻六分,粉丹皮八分,制附块四分。

朱奶奶 二月十九日 遍身浮肿,脉甚细,不气喘,血色不变,予利水不应。病则自下而上,先脚肿,继及全身。衡量病情,改从气治。虾蟆一只,去肠杂,入砂仁七粒,用线扎好,外用泥厚封,炭火上烧,令泥红,候冷去泥,其蟆已成灰。将全个研细,开水服。每次三厘,日三服。

董奶奶 十月二十四日 腹胀,多坐更甚。决为虚胀,其难治处因有风。体衰病显,药物不易图功。高丽参八分(另煎),天麻三钱,钩尖三钱,蒺藜三钱,白芍一钱五分,归身三钱,细生地三钱,杭菊一钱五分,橘络一钱五分,回天丸半粒药(化服)。

史小姐 十月二十六日 病已经月,据说初起温病,经两次反复,现在面无血色,浮肿,气急,面肿,脚亦肿,腹胀,奇寒,壮热,发作无定时,脉滑数,舌苔略干。除面肿腹胀外,权衡规矩尚未全离。虽有可愈之希望,然为途甚远,现在先治寒热。归身三钱,腹皮三钱,砂仁五分(研,后下),细生地三钱,鲜首乌三钱,制香附一钱五分,栀皮一钱(炒),川连三分,郁李仁三钱,瓜蒌仁一钱五分(去油)。

胡先生 十二月二十日 先肝病后肾病,近乃脾病腹胀便溏。是虚胀,不可通大便,通之则胀愈甚。衡量色脉,虚象甚着,亘瘀甚。单腹胀征兆已显,左腰出气,左胁气痛,舌边微黑。肝肾病既深,且有积瘀久,为难治之候。炙鳖甲三钱,煨木香一钱五分,制香附三钱,灶心土五钱,归身五钱,江西子一钱(土炒),炒绵仲三钱,潞党一钱,秦艽一钱五分,金匮肾气丸三钱(入煎)。二诊(十二月二十五日)脉颇调,泻止,舌边黑色。腹部并不加胀,可止,通大便非是。腰部仍酸,自觉有气泄出,且不觉饿。病深,为途远,当然非旦夕可取效。木香一钱,制香附三钱,砂仁八分(研),归身三钱,江西子一钱(土炒),炒绵仲三钱,菟丝子三钱,枸杞三钱,炙芪一钱五分,橘络一钱五分,姜夏一钱,金匮肾气丸四钱(包煎)。三诊(十二月三十日)肾气颇好,胀亦见减。左脉太软,舌边有黑斑,脘下有块,腹中有气,还向腰际,皮中却似有气行动。是当责其虚,惟其虚,攻积乃不可,缓不过是血与气为病。非食积,不可攻大便。炙鳖甲三钱,木香一钱,枸杞三钱,炙芪三钱,砂仁八分(研),归身三钱,钗斛三钱,制香附三钱,天麻三钱,炒绵仲三钱,佛手一钱五分,郁金一钱(切),金匮肾气丸四钱(入煎)。四诊(一月八日)胀甚,色脉不坏。是不可攻,虽勉强可用理气药,然气药略多,其胀即增。仍须培元为主,兼予治风。肾病不见甚好,特为程尚远耳。归身三钱,枸杞三钱,砂仁八分(研),炒绵仲三钱,木香一钱五分,炒江西子一钱五分,霞天胶三钱,蝎尾二分(炙,冲),金匮肾气丸五钱(入煎)。五诊(一月十一日)大便行,腹较软,胀转减,意中较舒适,脉则甚虚。前此见有余之脉是假象,今则夫人而知当补矣。潞党一钱五分米(炒),炙芪三钱,江西子一钱(炒),熟地三钱,姜夏二钱,砂仁八分(研),炒怀药三钱,云苓三钱,煨木香一钱,炒绵仲三钱,炙萸肉六分,菟丝子三钱,苁蓉三钱,泽泻八分,猺桂心二分。六诊(一月十三日)得大补剂,胀闷异常,然大便则行,是大佳事。脉缓,舌色好,可以不再胀。制香附三钱,砂仁八分(研),姜夏一钱五分,秫米三钱(炒),木香一钱五分,归身三钱,绵仲三钱,江西子一钱(炒),云苓三钱。七诊(一月十四日)虚胀非补不可,惟太补则闷,理气则胀。又天晴则爽慧,阴雨则不适,仍当平补兼参风药。江西子一钱(炒),绵仲二钱,菟丝子二钱,人参须五分,制香附一钱,枸杞二钱,云苓三钱,砂仁六分(研),霞天胶一钱(炒),姜夏一钱,潞党一钱,天冬二钱,蝎尾二分(炙,冲),金匮肾气丸一钱五分。八诊(一月十七日)脉见结代,胁下有痞块,更旧有风病。现在腹胀较瘥,因病久正虚,百孔千疮,次第发现,可知此病之不易治疗。现在自以去胀为先务,胃纳不香,宜培补。高丽参八分,江西子一钱,姜半夏一钱,西洋参一钱,茯苓、神各三钱,枸杞二钱,归身一钱五分,绵仲三钱,菟丝子三钱,天麻三钱,炙鳖甲一钱五分。九诊(一月二十日)脉软甚,舌色尚好,腹胀不见减,块则较软,不知饥尤劣。必须生料肾气丸,否则无效。炒熟地三钱,炒怀药三钱,猺桂心二分(研丸,吞),泽泻一钱,霞天胶一钱(蛤粉炒),茯苓三钱,砂仁八分(研,后下),枸杞三钱,萸肉六分(炙),丹皮一钱,蝎尾二分(炙研,冲),苁蓉三钱,法夏一钱五分,制附块四分。十诊(一月二十三日)进附子后,药效较良,腹部皮较松。古人谓补火生土,虽理论不可通,事实上确有其事。当于前方略加,再进。制附块六分,泽泻一钱,苁蓉三钱,川椒十四粒(炒),萸肉六分(炙),归身三钱,熟地三钱,枸杞三钱,姜夏一钱五分,砂仁八分(研),丹皮一钱,云苓三钱,猺桂心一分半。十一诊(一月二十四日)脉舌无变动,形寒,四肢尤甚。是感寒所致,补药当暂停,大分无妨。桂枝三分(泡),云苓三钱,大生地二钱,炙草六分,防风六分,蒺藜二钱。十二诊(一月二十五日)胀消过半,腹角之块亦软。单腹胀已转机,现在风动,舌边黑斑复见,此两层当注意。天麻三钱,归身三钱,木香一钱,蒺藜三钱,霞天胶一钱五分,人参须七分,防风五分(炒),炙鳖甲二钱,回天丸半粒药(化服),蝎尾一分(炙研,入煎)。十三诊(一月二十七日)腹已皱皮,胀消十之八九,脉缓和,目光有神,均佳象。病已出险,元气未复,尚须时日。大生地三钱,归身三钱,制香附三钱,茯神三钱,枸杞三钱,姜夏一钱,佛手一钱,潞党一钱,龙眼肉十粒,天冬三钱。十四诊(二月一日)大便半个月不行,腹不加胀,胸脘闷甚,胁下气窜。脾病退,肝病显,仍不可攻,攻则腹当再大,须温以行之。制香附三钱,炙草六分,枸杞三钱,姜夏一钱五分,归身三钱,佐金丸三分(入煎),乌梅丸二分,金匮肾气丸二钱(入煎)。另加半硫丸三分。此丸于食后远时,先药,服开水下。十五诊(二月三日)右脉缓滑有神,左脉虚甚。腹胀大瘥,进食亦不觉胀。惟大便不行业已半个月以上,却非行不可。苁蓉三钱,枸杞三钱,菟丝子三钱,归身三钱,乌梅丸三分,制附块四分,大生地四钱,绵仲三钱,霞天胶一钱五分(蛤粉炒)。十六诊(二月五日)得大便多许而腹软,胀消,过午复胀,疲甚。现在之胀,只是一个虚字。当峻补,否则元气难复。高丽参二钱,炙萸肉六分,归身三钱,绵仲三钱,枸杞三钱,姜夏一钱五分,砂仁八分,元明参三钱,陈皮一钱五分。十七诊(二月九日)今日脉弦而少胃气,腹胀消后复作。昨药亦并不致增病,照例是有弛张性,亟养营,总以培元为先务。归身三钱,郁金一钱(切),炙草六分,炒秫米三钱,赤、白芍各三钱,象、川贝各一钱五分,姜夏一钱,绵仲三钱,炒防风四分,宿砂仁三分(研),陈阿胶一钱(蛤粉炒)。十八诊(二月十日)昨晚仍有寒热,不过退清。今日脉尚无他,惟肌肤锐瘥,腹胀异常。此是遍身漫肿之前兆,虚胀难治,于此可见大约。除培本之外,别无妙法。今之所以不适,再肝脾肾三经,而肝脾为主要。心不病,故脉无他。肌肉锐减,则脾脏已坏也。寒热非外感。归身三钱,炒白芍一钱,云苓三钱,潞党一钱五分(米炒),炙鳖甲三钱,佐金丸四分,姜夏一钱,龟龄集一分半(冲)。十九诊(二月十一日)近两日锐瘥。今日神气更不如前,胸腹部均尚舒适。惟今日无溲,脉洪,脚微肿,呼吸不畅,微促,是久病虚竭,更值春分之故。西洋参三钱,大生地三钱,赤、白苓各三钱,杏仁三钱,炙苏子三钱,佛手一钱,桑芽一钱五分,法夏一钱,龟龄集一分(冲)。

噎膈类

张左　十一月二十日　面黄而暗,鸠尾间有一块如骨,食物不能下,夜寐仅两三时。病膈亦贫血,难治。归身三钱,蒺藜三钱,郁金一钱(切),制香附三钱,茵陈三钱,赤芍一钱五分。另用天竹枝削筷常用。

唐左　十二月十日　食不能入,心嘈,胸脘如格,却不呕,是膈而不噎,脉舌无恙,面色甚劣,大非轻证。制香附三钱,川连三分,姜半夏一钱,茯神三钱,吴萸三分,人参须八分,炒枳壳八分,砂仁六分。

陈官官　十二月二十六日　食入移时吐出,仍是所食之物。舌光润,脉微。证属膈证,虚甚。吐可止,培元稍费事。川连三分,老生姜一片,淡芩八分,姜半夏一钱,桂枝二分,炙草五分,橘皮一钱五分。二诊(十二月二十八日)呕吐瘥,胸脘痞闷,脉微,无胃气,瘥甚。膈本大证,原非一药可愈,以规短权衡候之,此病尚有问题。川连四分,桂枝三分,姜夏一钱,淡芩一钱,炙草六分,云苓三钱,瓜蒌仁一钱五分(去油)。三诊(十二月二十九日)脉微,全无胃气,呕虽止,元气已伤,舌疳。其腹痛是虫病颇深,尚未可乐观。归身三钱,川连三分,炙草六分,白芍一钱五分,姜夏一钱五分,乌梅丸四分,滁菊一钱五分,瓜蒌仁一钱五分。

喘咳类

马右　一月十日　舌剥,脉数,汗多,喘咳,五更时较剧,痰多而黄。虚甚,补之。五味子三分,桑皮一钱五分(炙),天冬三钱,炙苏子三钱,蛤蚧尾五分,沙参二钱,川贝三钱,橘红一钱五分,人参须一钱五分(另煎)。二诊(一月十五日)原方加乌药(炒)一钱,炙紫菀一钱,高丽参八分(另煎),减人参须。三诊(一月二十二日)但能坐,不能卧,卧则咳且喘。连进人参蛤蚧尾九剂无效,且有虚汗。当不咳时,色脉如故,自无他。痰多,汗多,宜温镇。肾虚已久,值气候寒,故如此。炙款冬一钱,炒白芍一钱五分,代赭石三钱(煅),炒乌药一钱,旋覆花一钱(包),云苓三钱,竹沥一两(冲),黑锡丹二分(入煎),天冬一钱,紫菀一钱(炙)。四诊(一月二十四日)寐不长,因虚,镇药不宜常服。天冬三钱,人参须一钱,五味子四分,杏仁三钱,炒绵仲三钱,菟丝子三钱,乌药一钱,苏子三钱(炙),煅龙齿三钱。

何左　一月二十日　左脉洪数,尺部弦,右软。咳迄不止,肢黄且气急。肾气不藏,肺气不敛,延时已久,难冀恢复。炙款冬一钱,杏仁三钱,桑皮一钱五分,炙苏子三钱,川贝三钱,云苓三钱,知母一钱,天冬三钱,蛤蚧尾四分(研冲)。

鲁先生　一月二十日　面黑,溲短赤,气逆,夜不成寐,肾气不衡使然。天、麦冬各三钱,象、川贝各三钱,杏仁三钱,炙苏子三钱,橘红、络各一钱五分,炙款冬一钱,桑皮一钱(炙),金匮肾气丸一钱五分。

费左　二月十四日　湿平痰多,气喘,药后未大见效,食后喘,当鼓其胃气。人参须一钱五分,苡仁四钱,炙苏子三钱,杏仁三钱,蛤蚧尾六分(研冲),青、陈皮各一钱,归身三钱,黑锡丹二分(吞)。

虞右　二月十五日　咳两候,遍身发肿。气喘是肺不行水;粪从溺道出,是交肠;旧患赤白带下,是子宫、膀胱皆病。头绪多而各症皆重,高年有此,难治。川、象贝各三钱,炙苏子三钱,归身三钱,苦杏仁三钱,炒车前三钱,赤豆衣五钱,炙桑皮一钱五分,猪苓三钱,黑、白丑头尾各二分(炒)。

邵先生　二月二十四日　咳月余不愈,痰中见红点,现在已无。舌中心渐黄,痰多白沫,乃热证,非寒证。炙紫菀一钱,川、象贝各三钱,淡芩五分,杏仁三钱,橘络一钱五分,炙草五分,归身三钱。二诊(二月二十八日)咳瘥,仍未全除,颇非易事,虚甚。炙紫菀一钱,杏仁三钱,炙草六分,炙款冬一钱,川、象贝各三钱,白芍一钱,天、麦冬各三钱,橘络一钱五分,浮小麦五钱。

张先生　二月三十日　是哮非喘,痰多,脉虚。可以镇压。川、象贝各三钱,炒乌药一钱,绵仲炒三钱,杏仁三钱,归身三钱,橘络一钱五分,炙桑皮二钱,麦冬三钱,黑锡丹四分。

虞左　三月七日　肾不纳气而喘,肺肾并病而肾病为重,寒热互见而肾热为多。其心嘈,食又胀,因无消化力复无忍耐力,衰象也。高年见此,较为难治。所以然之故,因精气不能自恢复。人参须一钱五分,蛤蚧尾六分,归身三钱,干姜炭二分,苁蓉三钱,制香附三钱,五味子五分,炙苏子三钱,炒绵仲三钱,杏仁三钱,法夏一钱,茯神三钱。二诊(三月十一日)诸恙均见瘥减,然为势仍剧。本元太亏,其痰不爽。因肺热仍虚,治肾为主。人参须一钱五分,川贝三钱,瓜蒌皮一钱五分,橘红、络各一钱五分,炙苏子三钱,炙桑皮一钱,天、麦冬各三钱,杏仁三钱,牡蛎三钱,归身三钱,蛤蚧尾六分。三诊(三月十四日)大病再见转机,然尚不能进食,因胃不能化,故食必胀。宜燕窝煮粥,此外不得多吃。痰从肾上来,亦非寻常化痰品所能奏效,虚减则病瘥。人参须一钱五分,橘络一钱五分,知母一钱,归身三钱,法夏一钱,砂仁八分,天冬三钱,蛤蚧尾六分。

朱左　三月十日　脉气不宽带弦,旧患咳嗽。气喘本是肝肾病,现在面肿脚亦肿,咳依然。然早晚面部与脚之肿迭为进退,此属虚。其所以肿,则因肺经失职无治节故也。肺之所以失职,又因最初时伏邪因药补而深入,现已无法使之复出。杏仁三钱,五味子三钱,天冬三钱,干姜炭二分。龟龄集,每日服二分,上方煎汤下。

朱左　三月十五日　气喘已十年,迩来发愈频,且掌热遗精,是肺肾并病也。肾虚则气逆而肺中气管收小,呼吸不通而肩息,肺虚则自汗。候舌色脉象,病恐得之遗传,不能除根,能少发已属幸事。欲求少发,须节欲。天冬三钱,人参须一钱,杏仁三钱,归身三钱,五味子三分,炙苏子三钱,蛤蚧尾六分(炙,研冲),绵仲三钱(炒),制香附三钱,茯神三钱。

徐右　三月十七日　面色殷红,肩背痛则气急,值拂逆则痛剧。肺肝并病,其痛处是肺俞,其气急是内部痉挛。制香附三钱,人参须八分,归身三钱,天麻三钱,蝎尾二分,杏仁三钱,蛤蚧尾四分,回天丸半粒。

陈孩　八月二十三日　咳嗽气急,舌尖剥,是胃气上逆所致,喘则可成哮。炙苏子三钱,杏仁三钱,炙紫菀一钱,法夏一钱,枳实五分,川、象贝各三钱,炙款冬一钱,橘红一钱五分,炙草五分。二诊(八月二十八日)色脉佳,寐酣。虽尚咳,当然无妨。舌润不红,是偏于肺寒者。炙款冬一钱,姜竹茹一钱五分,杏仁三钱,姜炒枳实八分,象贝三钱,炙草六分。

慧生 八月二十四日 咳嗽气喘,冷汗极多,肌肤皆冷。肺寒已极,可以瘥减,不能除根。杏仁三钱,川贝三钱,黑锡丹四分,橘皮三钱,五味子四分,桂枝三分。二诊(八月二十五日)已化热,咳喘均瘥。微见躁烦,此药烦也。体质太劣,可怖。麦冬三钱,炙苏子三钱,归身三钱,橘皮一钱五分,五味子三分,炙草六分,款冬一钱。三诊(八月二十六日)药尚中病,体质太坏,毁齿时恐有问题。杏仁三钱,五味子四分,细辛一分,天冬三钱,炒干姜二分,炙草六分。四诊(八月二十七日)肺有伏寒,故开之,化热当敛之。哮非喘,还当镇之。治法虽多,总不能痊愈,因病关禀赋也。归身一钱五分,天冬三钱,橘红一钱五分,黑锡丹二分,五味子二分,牡蛎三钱,炙草六分。

高左 九月三日 外寒里热,肢凉,舌绛且剥,患膈旁痛,气喘,脉数,肺热,防成痈。天、麦冬各三钱,炙苏子三钱,桑皮一钱,瓜蒌皮一钱五分,杏仁三钱,赤芍一钱五分,川、象贝各三钱,兜铃八分。

朱童 十月七日 哮喘因肺弱不胜冷空气压迫之故,天寒必发。虚甚气不能敛,则春夏亦发。在童年可除根,成人难。杏仁三钱,象贝三钱,橘皮一钱五分,款冬一钱,乌药一钱(炒),炙苏子三钱,黑锡丹二分。

余右 九月二日 肺肾皆热,其气急是肾不纳气,特尚轻,不甚看得出。天冬三钱,杏仁三钱,绵仲三钱,蛤蚧尾四分,枸杞三钱,川、象贝各三钱,桑芽三钱,菟丝子三钱,归身三钱,滁菊三钱。二诊(九月五日)肺热甚,入夜剧咳,舌有垢苔,当兼治胃与肾。天、麦冬各三钱,兜铃一钱,绵仲三钱,法夏一钱,桑皮一钱(炙)杏仁三钱,菟丝子三钱,竹茹一钱五分。

包左 九月十日 咳痰如皂沫,是肺燥肺热,亦是煎厥。下午寒热,非外感,虚故也。遍身痛,是肺痛,肺与肠为表里,故便亦硬。不可镇,镇则气上冲不已。天冬三钱,蛤蚧尾四分,杏仁三钱,紫菀一钱(炙),苡仁三钱,橘络一钱五分。二诊(九月十二日)脉甚调,病则不廉。病在肺不在心,故脉不变,变则危。昨方中肯,仍之。天、麦冬各三钱,桑皮一钱(炙),杏仁三钱,炙苏子三钱,细生地三钱,川贝三钱,蛤蚧尾六分,炙紫菀一钱,炙款冬一钱。

李左 九月十一日 肺胃并病,肌表不固,消化不良,患咳经年,即坐此,因缘难治。川、象贝各三钱,竹茹一钱五分,腹皮三钱,杏仁三钱,楂炭三钱,炙草六分,枳实六分,苡仁三钱,归身三钱。二诊(九月十三日)咳剧,喉间觉有物如梗,即因肺燥。天、麦冬各三钱,人参须一钱,橘红一钱五分,川、象贝各三钱,杏仁三钱,法夏一钱,炙草六分,归身三钱。

孙右 十月十日 脉缓和,外感除,咳仍剧,痰黏而腥,气亦仍促。病在肺肾,心脏无病,故脉缓和,此后当以渐调理而无近功。桔梗六分,归身三钱,杏仁三钱,生甘草六分,川、象贝各三钱,猺桂心二分(研丸,吞),人参须八分(另煎),蛤蚧尾四分。二诊(十月十五日)脉软肺弱,气候骤寒,肺脏不胜冷空气压迫则喘,故不必感风然后发病。当略温,更须暖衣,惟又不可非时拥裘。款冬一钱(炙),杏仁三钱,炙苏子一钱,黑锡丹二分(吞),干姜二分,防风六分,乌药一钱(炒)。

谢左 十月十四日 脉沉,肢凉,汗多,舌润,气急如垒涌而出不能自还,纯属阳虚证象。当急顾阳分,否则有亡阳脱绝之险。然药苟得当,当能即止。炙紫菀一钱,炒干姜四分,炙草六分,黑锡丹四分,炙款冬一钱,五味子四分,杏仁三钱。二诊(十月二十七日)色、脉、证三事,当分别言之,脉有胃气甚好,面色黑不甚好,舌苔尚好,见症甚劣。寒热非外感,乃由肺病来,痰咳不出,尤其是肺燥证据。汗出热退,须臾再发,一日或一次热,或两次热,极似温疟,此种最易乱人耳目,且中国古书均不言肺发热,故更易误治。谵语是因虚甚而来,其所说皆心头事。瓜蒌皮一钱五分,川、象贝各三钱,炙紫菀一钱,橘红一钱五分,杏仁三钱,炙款冬一钱,炙苏子三钱,乌药一钱(炒)。

黄疸类

陈先生 一月十日 感寒失治致发黄,是将作瘅。为日尚浅,当可愈。茵陈三钱,泽泻一钱,炒车前三钱,川连二分,赤、猪苓各三钱,淡芩八分,秦艽一钱五分,防风六分,归身三钱,木通八分。

何先生 二月十一日 面色颇黄,脉则洪数。此脉与面色不符,乃起代偿作用之反应。脉病有疑义,难治。大生地三钱,茵陈三钱,归身三钱,川楝肉六分,橘核一钱五分,车前三钱,赤、猪苓各三钱。

汪童 (八月二十二日)目黄,溲亦黄,面部全黄,此与气候有关,在理可退。防己三钱,茅术四分,泽泻八分,羌活六分,赤、猪苓各三钱,梗通一钱,茵陈三钱,槟榔八分,炒车前三钱。二诊(八月二十四日)溲清,面黄亦退,目仍微黄,无妨也。茵陈三钱,羌活六分,炒车前三钱,赤、猪苓各三钱,防己三钱,槟榔八分,泽泻一钱,炒茅术四分,炒枣仁三钱。

洪童 (九月六日)初起,发寒热,继而面黄呕吐,脉数,舌色鲜明,此黄疸病也。其面色黄而暗,是脾病夹虚也。柴胡一钱,茵陈三钱,姜夏一钱,制小朴四分(姜炒),葛根一钱五分,归身三钱,云苓三钱,青、陈皮各一钱五分。二诊(九月八日)色脉尚好,面黄一时不易退,脉仍滑数,此外无他。泽泻三钱,姜夏一钱五分,归身三钱,制小朴三分(姜炒),葛根一钱五分,防己三钱,云苓三钱,大熟地四分(炒)。三诊 面黄已退多多,脉亦平正,胃呆是脾虚。归身三钱,象贝三钱,杜仲三钱,炙草六分,野白术二钱(土炒),云苓三钱,橘红一钱五分,怀膝三钱,姜夏三钱,大熟地二钱。

吴童 (九月八日)面黄色枯萎,此败象也。加以发热,舌色鲜明,前曾便血,表固不任,补亦不受,有大危险。未敢贸然任治。茵陈三钱,制附块一钱,归身三钱,生草一钱,防己三钱,薤白头一钱,苡仁三钱,柴胡一钱。二诊(九月九日)面黄略退,舌色依然鲜明,仍发热,只算较前瘥胜一筹。制附块一钱五分,归身三钱,茵陈三钱,生草六分,青、陈皮各一钱,薤白头一钱五分,苡仁四钱,防己二钱,柴胡八分。三诊 面黄已除,惟仍不华。昨日为发热,自是大幸。前方中肯,须特别慎食。制附块八分,归身一钱五分,防己三钱,茯神三钱,橘红一钱五分,薤白头一钱,苡仁三钱,柴胡六分,生草六分。四诊 病颇顺手,面色晦滞,不能不乞助于药物。此后须练功,宜持之以恒。归身三钱,苡仁三钱,杜仲三钱,防己三钱,陈阿胶三钱(蛤蚧炒),白芍一钱五分,谷芽三钱,炙草六分,大熟地四钱,青、陈皮各一钱。

邬先生 二月二十一日 面黄如兹,脉迟,痰中带血,是已成血瘅。病起于童稚毁齿之时,基本早坏,无能为力。归身三钱,赤芍一钱五分,绵仲三钱,菟丝子三钱,苁蓉三钱,侧柏炭一钱,童便一杯(冲)。

陈右 三月十八日 寒热时有时无,手冷,爪下无血色,面色黝然而黄,此阴黄贫血症也。春夏之交,附子可商。有寒热则不能补,拟先用轻剂,俟可乃已。制附块五分,焦白术一钱,茵陈蒿三钱,柴胡六分,归身三钱,炙草六分,制香附三钱。

潘孩 八月二十九日 本甚健全,现在面黄,溲赤,不能食,颇见贫血证象。此非湿,乃血少,稍难治。归身三钱,枳术丸一钱五分,车前三钱,生、熟地各三钱,茵陈三钱,方通八分,砂仁八分,橘皮一钱五分,潞党一钱五分,茯苓六钱,法夏一钱五分。

张先生 九月四日 舌无血色,肌肉渐瘦。病属瘅,慢性,无大害,却不得愈。茵陈三钱,归身三钱,蒺藜三钱,天麻三钱,赤苓三钱,方通八分,连翘根一钱五分。

黄先生　九月七日　唇略红,脉略起,舌仍黄,无血色,是亦难治。茵陈三钱,归身三钱,枸杞三钱,熟地三钱,怀药三钱(炒),砂仁八分(研),赤苓三钱,方通八分。

黄先生　九月二日　脉软稍数,全无血色,迄复发疟。照此色脉,恐难治。茵陈三钱,连翘三钱,赤豆一握(泡汤煎药),归身三钱,桂枝三分(泡),干首乌三钱。二诊(九月三日)全无血色,汗多。汗于黄为宜,于血少绝不宜。耳鸣夜咳均属虚,毕竟难治,虽瘥,未可乐观。归身三钱,大熟地三钱,天冬三钱,砂仁七分,炒白芍一钱五分,佐金丸四分,姜夏一钱五分,牡蛎三钱,炙僵蚕一钱五分,橘皮一钱五分,茵陈三钱。三诊(九月五日)血色略转,脉亦较佳,较前为有希望。归身三钱,细生地三钱,牡蛎三钱,天冬三钱,大熟地三钱,炙僵蚕一钱五分,佐金丸四分,砂仁八分(研),茵陈三钱,佛手一钱。

曹孩　十月五日　溲赤,面黄,常发热,大便不爽。病后失于调理,恐其成瘅。茵陈三钱,泽泻一钱,猪苓三钱,车前三钱,归身三钱,炙草六分,枳术丸一钱五分(入煎)。

鲍先生　十月二十六日　脉平,舌色面色均见贫血症象,瘅已成,属慢性,不能愈,暂时亦无害,难得健全耳。茵陈三钱,赤、白苓各一钱五分,细生地四钱,生芪三钱,枸杞三钱,天麻三钱,法夏一钱五分。

沈奶奶　十一月十六日　脉气不宽,面色黄暗,舌有黑苔,是贫血症。遍身不适,因血少体虚之故,肺亦有病。归身四钱,生、熟地各四钱,砂仁八分(研),秦艽一钱五分,天麻三钱,丝瓜络一钱五分,白芍一钱五分,羌活四分,绵仲三钱,菟丝子三钱,制香附三钱,佛手一钱五分,佐金丸四分(吞)。二诊(十一月十九日)脉较宽,面色黄,恐不得退,因血瘅已成,例无退理。归身三钱,白芍一钱五分,炙草六分,熟地三钱,砂仁五分,制香附三钱,川芎三分,绵仲三钱,枸杞三钱,怀膝三钱。三诊(十一月二十三日)从前经多即是崩,崩故成血瘅。据说自小有吐血病,宜其黄。最可怕是肿,肢寒还当补脾。木香一钱,熟地三钱,归身三钱,绵仲三钱,潞党一钱五分,佛手一钱五分,枸杞三钱,茵陈三钱,砂仁四分(研)。

孙左　十一月十八日　湿奇重,面黄,目睛亦黄,口淡,脉迟,形寒,发热,恐将作瘅。茵陈三钱,淡苓八分,木通八分,炙草六分,桂枝三分,赤苓三钱,归身三钱。二诊(十一月二十日)目珠深黄,头眩属热,脉不当迟,是因湿重,故血行缓,缓斯脉迟。茵陈三钱,赤、猪苓各三钱,泽泻一钱,细生地三钱,萆薢三钱,木通八分,青蒿一钱,车前三钱,归身三钱,赤豆一撮。

李左　十一月三十日　茵陈三钱,赤苓三钱,梗通八分,连翘三钱,青蒿一钱五分,车前三钱,归身三钱,赤豆(泡汤)三钱。二诊(十二月三日)脉已不虚,面黄略退,目眴动,有风意。贫血能转机,大是幸事。茵陈三钱,青蒿一钱五分,萸肉六分炒,连翘三钱,归身三钱,泽泻一钱,车前三钱,大生地三钱,莲须一钱五分(泡汤),赤豆一大把。三诊(十二月七日)面黄,心跳,耳鸣,证属贫血。心房有病,虑其发肿。茵陈三钱,蒺藜三钱,归身三钱,独活四分,茯神三钱(辰砂拌),防风八分(炒),胆草二分,大生地四钱。

孙左　十二月四日　面无血色而见浮肿病,由屡次剧发痔而起,遍身细胞均起变化,委是痼疾,难治。归身三钱,防风六分(炒),蝎尾一分,姜夏一钱,蒺藜三钱,赤芍一钱五分,细生地三钱,竹茹一钱五分,茵陈一钱五分,元参一钱,车前(炒)三钱。二诊(十二月十日)疗痔而得贫血症,可谓得不偿失。据色脉,脏器已坏,恐难恢复。茵陈三钱,归身三钱,熟地三钱,枸杞三钱,云苓三钱,砂仁六分(研),蒺藜三钱,天麻三钱,橘络一钱五分。

丁童　十二月十四日　病后误食碱水面食发肿,面色黄,脉不和。肿无妨,黄可虑。茵陈三钱,猪苓三钱,海南子六分(切),炒荆芥八分,泽泻八分,车前三钱,橘叶三钱。

泄泻类

缪左 一月二十四日 脉气不宽,泄泻腹鸣。是感寒,可略温。腹皮三钱,芡实三钱,炮姜炭二分,扁衣三钱(炒),木香一钱五分,灶心土一两(先煎),建曲一钱(炒),焦白术一钱。二诊(一月二十六日)尚胃呆腹胀,头昏。此是余波,可健胃。象贝三钱,滁菊一钱五分,木香一钱,橘络一钱五分,枳术丸一钱五分(入煎)。

陶右 (十一月九日)泄泻腹痛,不是痢。舌面糙,舌质绛,无苔,头眩,眼皮重,腹胀,颇见湿化证象。木香一钱五分,槟榔四分,制小朴三分,归身三钱,炒建曲一钱,枳实一钱,竹茹一钱五分,制香附一钱五分,茯苓三钱,馒头炭五分。

潘孩 始而呕吐,继而泄泻,为现在一种流行病。其原因是感寒,其受病之处,是脾胃升降失职。所以既吐而泻,现泻虽不剧,行且渐增,急止之,拟理中。炮姜三分,云苓三钱,煨木香八分,炒扁衣三钱,葛根一钱,炙草六分,炒建曲一钱,炒白术一钱。二诊(七月十五日)吐止,泻剧增,大便多水,有白色如冻如脓,今早已十余次,是洞泄无度也。前药尚嫌轻,当附子理中汤。制附块一钱,柴胡一钱,云苓三钱,葛根一钱五分,干姜炭四分,吴萸四分,姜夏一钱五分,淡芩八分。三诊 呕吐止,泄泻不止,且有完谷,此殊不顺,非亟止其泻不可。制附块四分,柴胡六分,归身一钱五分,煨木香一钱五分,葛根一钱,炮姜炭三分,川芎四分,云苓三钱,炒白术一钱,炙草四分。四诊 中寒泄泻,宜用附子理中汤。仍泄泻完谷,寐安,口渴引饮,舌黄且干。此虽见热象,乃上焦假热,下焦真寒,非大剂温化,则病将愈剧,非从治不可。制附块一钱五分,柴胡一钱,吴茱萸六分,云苓三钱,炒车前三钱,干姜炭八分,薤白一钱五分,姜夏一钱五分,川芎二钱,炒白术一钱。此药只服头煎,作三次冷服,每一点钟一次。五诊(七月十八日)叠进附子理中汤,泄泻不止,太阴中寒颇重,当再温之。制附块一钱,柴胡八分,炒建曲一钱,炒白术一钱五分,芡实三钱,干姜炭五分,云苓一钱五分,炒扁衣三钱,炒车前三钱,姜夏一钱五分。六诊(七月二十日)泄泻日尚二三次,粪色黄,而微见烦躁。炒故纸一钱,楂炭三钱,枳实一钱,炒扁衣三钱,赤、猪苓各三钱,煨木香一钱五分,云苓三钱,葛根一钱,炒建曲一钱。七诊(七月二十二日)泻已瘥,舌色亦正路,表不热,第一慎食。油当归三钱,云苓三钱,梗通八分,炒车前三钱,扁豆花三钱,木香八分,姜夏一钱五分,赤、猪苓各三钱。

顾右 五更泄泻为肾泻,崩为冲任虚。冲任即子宫,亦肾之领域,是其病不外肾虚,舌色淡白无血色,心嘈,每于血行时,则嘈发作,是因肾病。每年常见此病,是其来已旧,此须平日调补,临渴掘井,事过则不复措意,总不是事。四神丸一钱,炒枣仁三钱,桑枝三钱,茯神三钱,鹿角霜一钱,炒绵仲三钱,川断一钱五分,藕节五个,细生地五钱,血余炭三分,归身三钱,橘络一钱五分。

张左 一月二十七日 脾不实,泄泻后重常发作,惟无冻,去湿当有效。木香一钱五分,白头翁三钱,腹皮三钱,建曲一钱(炒),赤、白苓各三钱,楂炭三钱,枳术丸一钱五分。二诊(二月六日)湿热奇重,仍泄泻,形寒。前方未及表证,故不效。葛根一钱五分,赤苓三钱,羌活四分,淡芩八分,茵陈一钱五分,防风八分炒,车前三钱,秦艽一钱五分,木香一钱五分。三诊(二月八日)大便次数减少,惟仍溏,肛门痛。湿重故如此,恐其成痢。枳实一钱,木香一钱五分,楂炭三钱,竹茹一钱五分,青、陈皮各一钱,腹皮三钱,云苓三钱,方通八分,馒头炭三钱。

陈右 十月十五日 因气恼致泄泻,是古称谓木克土,其实是高年体弱,胃气上逆,脾不相输应故尔。人参须五分(另煎),川连三分,制香附三钱,茯神三钱,炙草六分,木香一钱。

谢先生 十一月二十一日 腹痛泄泻清水,今日已有七次,且后重,脘部异常不适,舌苔厚白而干。

深恐因此动气喘旧病,此次因是食积而胃热脾寒,纯温纯凉均不能进。枳实一钱(姜汁炒),槟榔六分,小朴三分,竹茹一钱五分,楂炭三钱,麻仁丸一钱五分,木香一钱五分,炙草八分,馒头炭三钱。二诊(十一月二十二日)今日色脉较平正,泻尚未止,胃呆,形寒,口苦,大致无妨。尚须摄养,至于开胃,似不宜过急。木香一钱,川连三分(吴萸炒),姜夏一钱,炒枳壳八分,竹茹一钱五分,春砂壳六分,淡芩八分,归身三钱,炙草六分,腹皮三钱,炒乌药六分,炙苏子一钱,炒扁衣三钱,生姜一片,红枣三个。

曹左 十一月二十三日 本是肾泄,服温补致面肿肢肿,背恶寒,泄仍不止。是病转深,现在已成痼疾,难治。炒扁衣三钱,炒建曲一钱,木香一钱,炙草六分,芡实三钱,炒故纸六分,车前三钱(炒),泽泻六分,萸肉四分(炙)。

孙先生 十一月二十四日 脘痛,便溏。是脾泄,宜香燥。木香一钱五分,藿香一钱五分,青、陈皮各一钱,制香附三钱,腹皮三钱,炙乳香三分,焦白术一钱。

疝气类

姚先生 二月十八日 疝气偏坠作痛,过劳乏则剧。治疝当兼补气。其苔不匀,脉无胃气,病颇深,图功为难。秦艽一钱五分,羌活四分,延胡七分(炒),金铃肉七分(炒),荔枝核七分(烧存性),橘核一钱五分(炒),归身三钱,川芎五分。

胡先生 八月二十八日 疝气病,从出痘来,根蒂深,本难期痊愈。丸药常服则可以维持现状。且若能渐健,病渐减。炒怀药五钱,泽泻一钱,萸肉一钱(炙),小茴香三钱,茯苓三钱,金铃肉一钱五分,橘络、核各二钱,猺桂心二分,荔枝核十个(烧存性),蒺藜三钱。十贴,米糊为丸,临睡时服二钱。

贺先生 十月二十二日 小腹胀而形寒,此外无他。舌色总不甚平正,拟内外并治。归身三钱,赤芍一钱五分,腹皮三钱,制香附三钱,春砂壳八分,青、陈皮各一钱,细生地三钱,鲜首乌三钱。外治方:艾叶一两,桂枝三钱,乳香一钱,羌活三钱,皮硝三钱。上药研粗末,布袋盛缚腹部。二诊 小腹胀,形寒,药后无甚出入。自觉有气窜动连胁下,改从气治。天麻三钱,蒺藜三钱,制香附三钱,金铃肉七分(炒),青、陈皮各一钱,橘核一钱五分,天冬三钱,腹皮三钱。

邢先生 脉缓肢凉,溲清,面黑,患偏坠已久,神气颇近卑慑。此虚也,虚之来源,当是药虚之。桂心末三分(吞),小茴香八分(炒),荔核七个(炒),金铃肉八分(炒),赤芍一钱五分,归身三钱,橘核、络各一钱五分。

郑先生 十一月五日 神色甚好,脉缓。局部受凉,因而患疝偏坠。小茴香一钱(研),赤芍一钱五分,橘核一钱五分(炒),金铃肉六分(炒),炒荆芥八分。另用老姜二两,地骨皮一两,二味同捣,隔纱布一层,缚肾囊,一宿除去。二诊(十一月七日)脉舌本无寒象,疝却非温不能愈。今既有鼻衄,疝当设法外治。茅花一钱五分,猺桂心一分(研丸,吞),炒荆芥六分,赤芍一钱半,滁菊一钱半,细生地三钱。另:羌活三钱,防风三钱,大茴香二钱炒,葱白五个,艾叶三钱,研粗末,缚小腹。

郭先生 十一月七日 疝气偏坠,脉舌均有虚象,病已十阅月,旋愈旋发,精神甚感疲乏。嗜寐,腹部有异常感觉,自言如有水滴下,且胁下痞塞。此种当从陷者举之之例。川芎六分,归身三钱,小茴香一钱五分(炒),炒橘核二钱,金铃肉六分,荔枝核七个,防己一钱五分,荆芥六分(炒)。另用:老姜一两,地骨皮一两(研),研同捣,缚肾囊。二诊(十一月九日)疝未除,囊湿,寒从下受,前方尚中肯綮。川芎八分,防己三钱,车前三钱,赤芍一钱五分,荔枝核七个,归身三钱,制香附三钱,金铃肉六分,炒橘核三钱,秦艽一钱五分,炒荆芥五分,小茴香一钱五分(炒研)。

洪先生 十一月九日 寒从下受,肾虚,精气不守,因而成疝,复后脑痛。此有误,原因在内,湿毒已上行也,稍难治。萆薢一钱五分,炒车前三钱,赤芍一钱,金铃肉一钱五分,小茴香一钱五分,滋肾丸一钱,猺桂心一分,荔枝核七个,橘核一钱五分,炒荆、防各七分。

林先生　十一月二十二日　疝病,睾丸胀坠,更有浊,溺痛。血分不清,最怕上行。升之是教猱升木,病从热化,用苦寒亦犯虚虚。秦艽一钱五分,金铃肉六分,萆薢三钱,小茴香一钱(炒),荔枝核七分,炙草梢一钱,橘核三钱,赤芍(炒)一钱五分,归身三钱,萹蓄一钱五分,炒车前三钱。二诊(十一月二十五日)药后颇效,病未全除,舌色甚劣,湿毒尚在。秦艽一钱五分,金铃肉六分(炒),归身三钱,梗通八分,萆薢一钱,小茴香一钱(炒),赤芍一钱五分,荔枝核七个(烧),车前三钱,炒橘核三钱。

俞先生　十二月十日　偏坠痛剧,脉滑而动,舌绛。内热甚重,不当从寒治。鲜生地三钱,地骨皮三钱,制香附三钱,金铃肉八分(炒),川芎六分,小茴香八分(炒研),荔枝核五个(烧存性),炒橘核三钱。

失眠类

赵奶奶　二月十二日　艰于成寐,予珍珠母丸不效,色脉尚无他,病可一年余。前方以升降为用,本非强制神经,再服当效。乌犀尖二分(磨冲),沉香二分,胆草二分,薄荷一钱,茯神四钱,牡蛎三钱,猺桂心三分(研冲),煅龙齿三钱,川连二分,白芍三钱,归身三钱。

杨先生　三月十八日　脉不鼓指,神色形不足,肌肤起栗。此毛囊结核,血与精气不足应付腺体,起反应救济而见此。西医籍谓毛囊结核由于微菌,不确虚耳。钗斛三钱,细生地三钱,枸杞三钱,炒白芍三钱,绵仲三钱,归身三钱,菟丝饼三钱,橘络一钱五分,五味子十粒,牡蛎三钱,天冬三钱。二诊(三月二十二日)积弱则胆火易动,肝胆皆逆,当然不易成寐。前方仅滋养营血,若佐以苦降,即能寐。神经只好弛缓,不可麻醉,安眠药勿常服为是。钗斛三钱,归身三钱,橘络一钱五分,胆草三分,白芍一钱五分,菟丝饼三钱,绵仲三钱,天冬三钱,人参须一钱五分(另煎)。

朱先生　九月六日　病不深,不能寐或因胃不和。骨楚形寒是外感,消化力则更弱,然不寐在下半夜,则不但以上原因,且与血有关,当是血少。秦艽一钱五分,炒荆芥八分,归身三钱,炙草六分,腹皮三钱,楂炭三钱,钩尖三钱(后下),天麻三钱。

郭奶奶　十月二十六日　脉略带弦,脘下有气块窜动,时作剧痛,头偏左痛,龈痛,皮肤痛,不能寐。诸恙均不见减,然而无危险。其偏头痛,因龈痛牵连而发。此处神经走两太阳之故,此层最难取效。不能寐,可设法。痛根是肝气,亦有内风。病之近因是神经燥,天雨病势当略减。现有浮火在上,宜引火归元。珍珠母四钱,川连三钱,吴萸三钱,猺桂心二分(另煎,冲),蒺藜三钱,杭菊三钱,钩尖三钱,制香附三钱,天麻三钱,人参须五分(另煎),归身三钱,生乳、没各一钱五分(去油)。

范先生　十月二十七日　胃不和,故不眠,略有积,又燥湿,不能互化。故头眩、舌润,可以即除。法夏一钱五分,腹皮三钱,炒秫米三钱,瓜蒌三钱,川连三分,珍珠母三钱,枳实八分,苡仁三钱,楂炭二钱,钩尖三钱,滁菊一钱五分,猺桂心二分(研丸,吞)。

消渴类

袁左　十二月二十三日　舌苔干黑糙,饮多溲多,是消;肢体常感不仁,是风。先治消。海蛤壳六钱,淡竹叶十片,覆盆子三钱,生石膏一钱五分,鲜生地三钱,怀山药六钱。

彭右　十月二十六　眉心重,两太阳、头项均痛,溲多,艰于成寐,胃纳强。恐其成消,亦有湿火在上。藁本六分,赤芍三钱,淡芩八分,覆盆子三钱,蔓荆子一钱,防风八分,细生地三钱,归身三钱。

伍右 十月十三日 面色较亮,脉亦较和,前阴似有物下坠,乃气虚之故。西洋参一钱五分,知母一钱,炙草六分,海蛤壳一两,蒺藜三钱,天冬三钱,地骨皮三钱,绵仲三钱,泽泻一钱。

张左 十一月十八日 色脉尚佳,舌苔结,饥不能食,有积又有风。此所谓风,乃脏气不相顺接。归身三钱,蒺藜三钱,虎骨三钱(炙),枳实一钱,天麻三钱,蝎尾一分(炙),乌梅一钱,腹皮三钱,秦艽一钱五分,炙芪一钱五分。二诊(十一月二十日)脉较和,面色较正当。诸恙均见瘥,惟小溲太多,色脉均无热象。拟从肾气不摄论治,得风药病瘥。脏气不相顺接,甚确。归身三钱,秦艽一钱五分,蝎尾一分,乌梅一钱炒,天麻三钱,蒺藜三钱,虎骨三钱(炙),炙芪三钱,缩泉丸一钱。三诊(十一月二十三日)饥甚,溲多,病属消证。不引饮,健饭,是中消。知母一钱,炙草六分,海蛤壳六钱,生石膏二钱,天麻二钱,覆盆子二钱,蒺藜二钱。四诊(十一月二十五日)得温即剧,得凉即瘥。中消之证本属难治,尤难在气分太虚,而不能进补气之品。知母一钱五分,覆盆子三钱,蒺藜三钱,天冬三钱,海蛤壳八钱(打),桑芽三钱,大生地四钱,竹叶二十片,绵仲三钱(炒)。五诊(十二月三日)善饥,溲多,脚麻,色脉较前为佳,病是消。既较前瘥减,即亦不足患病,不进即退,退虽不多,然退故知其不为患也。海蛤壳八钱,竹叶十片,覆盆子三钱,生石膏一钱五分,细地三钱,生白芍一钱半,清炙草六分。六诊(十二月十四日)消已瘥减,脉象舌色亦较前为佳。稍瘠,是当有之症象,其胫腿麻木,当俟消证全愈,后另治。海蛤壳八钱,细生地三钱,生白芍一钱五分,竹叶十片,玉竹一钱,覆盆子三钱,怀山药五钱。七诊(十二月二十一日)消证瘥减,色脉均佳,发出之红疔,乃血中热毒外达,愈发愈佳。惟消未净除,恐风药与病不相得,脚麻尚须缓治。炒怀药五钱,大生地三钱,肥玉竹一钱,丹皮一钱五分,淡竹叶十片,覆盆子三钱,生石决三钱。

吴左 九月九日 唇绛,口燥,消渴,脉数,别无他病,当是消证。鲜生地三钱,淡芩八分,竹叶十五片,元参一钱,海蛤壳一两。二诊(九月十一日)脉洪,唇绛,口燥,引饮无度,溲多。据色脉,不甚妥当。如其溲量多于饮量,则属不救,试注意考察。海蛤壳一两,天冬三钱,鲜生地三钱,淡芩八分,竹叶十片,地骨皮三钱,钗斛三钱。三诊(九月十三日)见证属消渴,脉舌无恙。规矩权衡不合,虽饮量与溲量等,亦属肾消。人参须一钱,竹叶十五片,生草六分,生石膏三钱,知母一钱,秫米一撮。

湿热类

王左 一月五日 腹胀,大便日数行,多痰,是脾病,亦复湿重所致。病已数年,取效不易。木香一钱五分,青、陈皮各一钱,赤苓三钱,制香附三钱,枳术丸一钱五分,车前三钱,砂仁七分(研),归身三钱,苡仁四钱。

史左 一月五日 湿重,胃不甚健,有积,当导。痧以发出为佳,故愈痒愈妙。枳实一钱,云苓三钱,车前一钱五分,竹茹一钱五分,腹皮三钱,归身三钱,防己一钱,楂炭三钱。

戚右 二月十三日 脘痛属肝,痹痿属心,湿重能外达,甚佳。赤芍三钱,方通八分,归身三钱,二妙丸一钱(吞),春砂壳八分,云苓、神各一钱,青、陈皮各一钱,苡仁六钱,细生地三钱。

童左 二月十五日 两脉皆少胃气,浊虽减少,湿热仍重,非再通不可。草薢一钱五分,车前三钱(炒),苡仁六钱,猪苓三钱,二妙丸(入煎)一钱,草梢一钱,茵陈三钱,梗通八分,归身三钱。

范先生 二月十八日 咳一年,痰薄白,间有黑色。前次曾患浊,是由肾传肺,因气候关系,湿火上燔为病。象贝三钱,橘红一钱五分,天冬三钱,杏仁三钱,炙草六分,桑叶三钱,苡仁五钱。

魏先生 二月二十三日 舌润胸痞,骨楚,面色不华,形寒。湿胜而血少。归身三钱,防己一钱五分,茯神三钱,厚朴三分,制香附三钱,炙草六分,秦艽一钱五分,桂枝(泡汤)三分,云苓三钱。

倪先生　二月三十日　囊痈是湿，外治则内逼。因在下，故腹痛。当以分利为主。生苡仁四钱，赤苓三钱，木香一钱，木通八分，生草梢八分，青、陈皮各一钱半，制香附三钱，金铃肉三钱，萆薢三钱。二诊(三月三日)因外治囊痈逼湿入里，因而腹痛，此与脚气湿从下受者同一理，亦与疝证略相等，当设法止痛。荆、防各三钱，炙乳、没各一钱五分，赤芍三钱，小茴香一钱五分，桂枝一钱五分，羌、独活各三钱。上药研末缚小腹。

许先生　三月二日　头不痛，胸脘不闷，脉平。其胁下红点既非时证，亦非红痧。是肝经湿热，以能发出为佳。赤、猪苓各三钱，淡芩八分，茵陈三钱，秦艽一钱五分，炒车前三钱，泽泻八分，归身三钱，赤芍一钱五分，二妙丸一钱五分。

张左　二月十三日　脉凝结，舌苔厚。湿气重，肝亦太旺，心肾不交，因而阳道不举，是可根治。防己三钱，猺桂三分(丸吞)，青、陈皮各一钱五分，赤芍三钱，川连三分，佛手一钱，茵陈三钱，制香附三钱，归身三钱。

王左　三月二十四日　本是湿浊在下，因服药而上行。本不虚，因药而虚。药多体弱，病进遂不可为，而成药蛊。脏气乱，当徐俟其定，然后按经诊治。赤芍一钱五分，云苓三钱，秦艽一钱五分，方通八分，萆薢一钱五分，炙草六分，车前一钱五分。

周左　八月二十二日　只是要困，无他病，脾为湿困故尔。小朴三分，赤、猪苓各三钱，方通八分，青、陈皮各一钱，制香附三钱，炒车前三钱，枣仁三钱(炒)，木香一钱。

周右　九月二日　泄泻经年，每日五六次，夜二三次，日则下午为多，夜则子夜以后，舌边黑，舌苔灰腻。病在血分，湿气重。赤、猪苓各三钱，芡实四钱，川连三分，苡仁四钱，炒扁衣三钱，茅根三钱，木香一钱，焦白术一钱五分。二诊(九月六日)泄泻经年，舌苔灰腻，边黑。湿重而有积瘀，强止无益有害。制香附三钱，炒车前三钱，芡实四钱，苍、白术(炒)各四钱，赤、猪苓各三钱，全当归三钱，木香一钱五分，建曲一钱，杏仁三钱，潞党一钱(炒)，灶心土二两，苡仁五钱。

杭左　九月十日　舌有湿象，咳痰如珠。肺中有湿痰却燥，是一脏之中燥湿不能互化。沙参一钱，杏仁三钱，苡仁三钱，防风六分，象贝三钱，桑皮一钱(炙)，炙草六分，兜铃一钱，前胡一钱五分。

许左　九月十日　风湿能发出为佳。血不足，故偶有拘挛。症状尚不为剧，当补。天麻三钱，天、麦冬各三钱，潞党一钱五分，绵仲三钱，蒺藜三钱，归身三钱，菟丝三钱，炙芪三钱，大生地四钱，姜半夏一钱五分，佛手一钱，苡仁三钱，枸杞三钱，苁蓉三钱。

金右　九月十五日　湿气发于身半以下，乃大好事，是真美获。若逼之向里，反成大患。咳当治。象贝三钱，麦冬三钱，防风六分，茯苓三钱，杏仁三钱，桑叶三钱，豨莶草一钱五分。

黄右　十月七日　疟除，湿甚盛，从皮肤出则为疥，从肺出则为咳。现略见气急，疟虽愈，湿不化，有问题。竹茹一钱五分，枳实一钱，防己一钱五分，泽泻一钱，赤苓三钱，茵陈一钱五分，杏仁三钱，象、川贝各三钱，橘红一钱五分，生苡仁三钱，元参三钱，瓜蒌仁(去油)一钱五分。

陶左　十月九日　湿体值燥令致郁而上行，头昏乃少阳为病，腕痛却关肾经。大生地三钱，钩尖三钱，赤芍一钱五分，归身三钱，生石决三钱，赤苓三钱，竹茹一钱五分，滁菊一钱五分。

胡先生　十月九日　湿体燥令，湿不得出，遂郁而上行，故咳。眩晕厥逆，病源只是胆火，清之当瘥。归身三钱，滁菊三钱，桑芽三钱，淡芩八分，杏仁三钱，炙草六分，钩尖三钱，赤芍一钱五分，象贝三钱，苏子三钱(炙)，瓜蒌仁一钱五分。二诊(十月九日)肝阳略除，咳与眩均解，惟痰多不得出，脉滑是可下之。胆草八分，姜夏一钱五分，杏仁三钱，炙草六分，竹沥一两，枳实一钱，瓜蒌仁一钱五分，钩尖三钱。

某左　十月十日　湿毒向上故耳聋,恐遂不可收拾。胆草三分,赤芍三钱,车前三钱,萆薢三钱,滁菊二钱,赤、猪苓各三钱,草梢一钱,秦艽一钱五分,归身三钱。

冷左　十月十日　蕴湿从皮肤外达最佳,疮多里面便清楚。现在脉甚好,即是其证,不可用药外治。全当归三钱,赤芍一钱五分,蒺藜三钱,赤、猪苓各三钱,防己一钱,茵陈一钱五分,防风七分,炒车前一钱五分,三妙丸一钱。

许右　十月十一日　头响耳鸣,少阳气逆,血分不清。可以略平,但非旦夕间事。滁菊一钱五分,钩尖三钱,桑枝三钱,赤芍一钱五分,胆草二分,西洋参一钱,左燕耳聋丸一钱五分。

陆先生　十月十一日　咳嗽,痰腻,时发时止,已三年。遍身发红点,甚痒。面部无风色,湿毒从皮肤外达,不及头面,是无大害。咳当是肺气弱,毛窍不固所致。天、麦冬各三钱,橘红、络各一钱五分,象贝三钱,茯苓三钱,杏仁三钱,丝瓜络一钱五分,苡仁三钱,归身三钱,二妙丸一钱。二诊(十月十七日)遍身干疥作痒,是蕴湿外达。咳不爽,便难,均有关,发透即无事。秦艽一钱五分,羌活四分,桃仁三钱,象贝三钱,瓜蒌三钱,防风八分,红花一钱五分,赤芍一钱五分,橘红一钱五分,麻仁三钱。

张左　十月十五日　遍身肿乃肾脏关系,所谓自身中尿毒者近之。先予分利,继当清里,清里宜丸。萆薢一钱五分,车前三钱,细生地三钱,赤、猪苓各三钱,木通八分。二诊(十月二十二日)溲仍不清,肿已除,有时滑精,然暂时不能兼顾。萆薢一钱五分,车前三钱,赤豆一握(泡汤),天冬三钱,赤、猪苓各三钱,细生地三钱,杏仁三钱,归身三钱,泽泻八分。三诊(十月二十六日)浊已旧,现尚溺道作痛。萆薢一钱五分,萹蓄一钱五分,草梢一钱,车前三钱,猪苓三钱,木通八分,归身三钱。另:徙薪丹每早晚服一分。

殷左　十月十六日　腰酸,病在内肾,其原因是湿,误用辛温药不中病,但不效尚是幸事。萆薢一钱五分,龟板二钱(炙),赤芍一钱五分,车前三钱,朱砂五分,赤苓三钱,秦艽一钱五分。二诊(十月十八日)腰酸,近患咳嗽,喉不痒,有痰,舌有湿象,从肺治燥。麦冬三钱,紫菀一钱(炙),萆薢一钱五分,秦艽一钱五分,桑皮一钱(炙),杏仁三钱,绵仲三钱,车前三钱,款冬一钱(炙),炙草六分,防风八分(炒)。另:阳和膏一张,加元寸七厘,猺桂心一分,贴腰。

焦左　十月十六日　因气候燥,肺亦燥,故咳剧。燥湿不互化,湿聚于里则又种种变化,今得外达甚佳。痒不为害,美疢也,忌外治。炒荆、防各七分,象贝三钱,橘红一钱五分,炙草六分,猪苓三钱,杏仁三钱,赤芍一钱五分,车前三钱,泽泻一钱。

王左　十月十六日　湿热上行致头痛、泛恶、骨楚。其毒在将溃未溃之时,须从速使之向下,否则后患无穷。秦艽一钱五分,萹蓄三钱,海金砂三钱(煅研),草梢一钱,赤、猪苓各三钱,萆薢三钱,炒车前三钱,竹茹一钱五分,枳实八分。

郭左　十月十七日　左尺脉硬,是虚脉,起落责责然有凝结意,舌色润而红,皆湿象。人参须一钱五分,淡芩八分,胆星一钱五分,杏仁三钱,川贝三钱,制小朴三分,归身三钱,竹沥一两(冲),橘红一钱五分,砂仁五分。

顾右　十月十九日　面有风色,舌有湿象,腰酸,带下色黄。此属风湿已入络,故遍身酸楚,时愈时发,非丸药不能除。秦艽一钱五分,天麻三钱,归身三钱,砂仁八分,蒺藜三钱,赤芍二钱,桑枝三钱,炙草六分,制香附三钱。二诊(十月二十二日)小腹胀,遍身酸楚。湿已溃,故如此,病属慢性。秦艽一钱五分,防风八分,赤芍一钱五分,丝瓜络一钱五分,制香附三钱,蒺藜三钱,归尾三钱,桑枝三钱,炙草六分,青、陈皮各一钱。

杨右　十月二十一日　剧咳白痰，舌有湿象，是亦湿火为患，胆火不潜，故头痛。滁菊三钱，元参一钱，象贝三钱，赤芍一钱五分，钩尖三钱，归身三钱，杏仁三钱，淡芩八分，赤、猪苓各三钱，车前三钱，方通八分。

王左　十月二十一日　舌有湿象，目赤，是湿火确证。值燥令，肺不能任，故咳剧。滁菊二钱，元参一钱，方通八分，桑叶三钱，淡芩八分，钩尖三钱，赤、猪苓各三钱，杏仁三钱，象贝三钱，橘红一钱五分。

徐左　十一月十六日　肝阳胆火，因时令而逆，挟湿上行，致耳鸣，头痛。旧患鼻痔，例当更甚，得丹药当瘥。天麻三钱，桑芽三钱，赤芍一钱五分，归身三钱，蒺藜三钱，胆草一分半，秦艽一钱五分，大生地三钱，天冬三钱。

潘右　十一月十六日　面色黄而黝黑，有寒热，常形寒，一点钟内可数次。脉气不宽，肌肤感觉迟麻，绝非寻常外感，治标无益，根治则碍于标病，恐不可为。炒荆、防各三钱，杏仁三钱，天麻三钱，独活四分，象、川贝各三钱，橘红一钱五分，蒺藜三钱，淡芩八分，秦艽一钱五分。二诊（十一月十七日）头痛，骨楚，发热形寒。寒热均较昨日为减，面黑亦略减，脉气亦较宽，在理可愈。惟肌肤感觉钝麻，乃兼有内风者，比较难治，且变化必多。服药后汗出不澈，深恐郁热不得外达，致陷而为泻利，化热而为痛脓，皆题中应有之义。秦艽一钱五分，独活六分，蒺藜三钱，炙草六分，川连三分，羌活四分，防风八分，归身三钱，葛根一钱，法夏一钱，香葱白一个，象、川贝各三钱，橘红一钱五分。

葛左　十一月十八日　脉不宽，舌润，患气急，五更尤剧，湿重肾亏血热。制香附三钱，乌药一钱（炒），川连三分（姜炒），蛤蚧尾六分（炙冲），茯神三钱，炙草六分，细生地三钱。二诊（十一月二十日）湿热奇重，喘则肺不行水，虑其发黄。防己一钱五分，车前三钱，炙苏子三钱，乌药一钱（炒），赤、猪苓各三钱，苡仁三钱，淡芩八分，杏仁三钱，归身三钱。三诊（十一月二十二日）湿盛，内热重，前方尚中肯，宜再服。茵陈三钱，泽泻八分，车前三钱，鲜生地三钱，梗通八分，丹皮一钱五分，防己一钱五分，赤苓三钱，归身三钱，乌药一钱（炒）。

陈左　十一月二十日　咳，面色略黄，瘠甚，腰背亦痛，舌苔裂纹甚粗。是有多年蕴湿，仓猝不得除。杏仁三钱，象贝三钱，炙苏子三钱，归身三钱，苡仁三钱，橘红一钱五分，炙草六分，炙款冬一钱，天、麦冬各三钱。二诊（十一月二十四日）久咳得瘥，色脉亦静，惟舌苔依然，是当除之以渐。天、麦冬各三钱，苡仁四钱，杏仁三钱，紫菀一钱（炙），款冬一钱（炙），泽泻八分，橘红一钱五分，细生地三钱，川贝三钱，炙苏子三钱，云苓三钱。

李左　十一月二十七日　别无所苦，惟水疱经半月必发。此为湿毒未净，不宜外治。泽泻一钱，甘中黄八分，土茯苓三钱。煎汤下珠黄十宝丹二分，食前服，日一剂。二诊（十二月七日）痤痱能发出为佳，再清之。泽泻一钱，海金砂三钱，车前三钱，土茯苓三钱，萹蓄三钱，十宝丹二分，生草六分。三诊（十二月九日）病较好，色脉亦较好，未甚好，药力未及穀，再服前方。茵陈三钱，赤芍一钱五分，蒺藜三钱，独活六分，茯神三钱，胆草六分，归身三钱，防风八分（炒），大生地四钱。四诊（十二月十三日）仍是较好不甚好，贫血本难治，能渐瘥便佳。茵陈三钱，茯神三钱，归身三钱，赤芍一钱五分，制香附三钱，佐金丸四分，炙草六分，砂仁八分。五诊（十二月十六日）脉洪滑，舌无血色，面黄，以上证象迄未见减，食后腹胀，噫气则瘥，肝脾并病也。制香附三钱，青、陈皮各一钱，生、熟地各四钱，砂仁一钱，木香一钱五分，茵陈三钱，归身四钱，枸杞三钱，佛手一钱五分。

任右 十一月二十七日 先患头痛,现在左目肿。虽属湿火为病,却亦是内病外达,不过在头面,总非佳证,当苦以降之。赤芍三钱,大生地三钱,防风六分,胆草三分,蒺藜三钱,天麻三钱,归身三钱,橘皮一钱五分。

陈左 十二月二日 咳嗽吐血,病属湿火,现在当先止血。茜根炭一钱五分,侧柏炭一钱,杏仁三钱,赤芍一钱五分,小蓟炭一钱五分,炒荆、防各五分,桑枝三钱,淡芩八分,茅花一钱五分,象、川贝各三钱,橘红一钱五分,童便一盅(冲),丹皮一钱。

陆先生 十二月三日 舌绛有裂纹,前患面部麻木,现患咳,咳全不爽。误补,岂但不愈,行且成肺痈。因此是湿火上燔而咳,肺露非其治。象贝三钱,桔梗五分,橘红一钱五分,蒺藜三钱,杏仁三钱,甘草五分,淡芩八分,防风八分,瓜蒌皮一钱五分。

周左 湿自下受而脚肿,肾水上泛,心阳被凌,故觉悸。苏梗一钱,海南子六分,枳实八分,松节三分,吴萸三钱,橘叶三钱,木瓜三钱。

邵左 十二月十四日 有湿却无风,外寒则里热,热则上升,故多梦,头昏。此无妨,略为分利即得。防己一钱,车前三钱,枳术丸一钱五分,绵仲三钱,赤苓三钱,赤芍一钱五分,归身三钱,炒栀仁六分,炒枣仁三钱。

曹左 十二月十七日 本有湿,不为之谋出路,仅从腺体及细菌方面用力,湿不得出,则上燔,故有此病象。然则西医学大有商量余地。萆薢三钱,梗通八分,赤豆二两,防己三钱,赤、猪苓各三钱,车前三钱,细生地三钱,归身三钱,赤芍一钱五分,胆草三分。二诊(十二月十九日)湿火上燔,益以药针,遂致头痛,乳痒是肝气。人参须五分,车前三钱,草梢一钱,胆草三分,梗通八分,秦艽一钱五分,萆薢一钱五分,泽泻八分,蒺藜三钱,制香附三钱。三诊(十二月二十二日)湿热尚未下行,大便不爽,当泻。其乳痒是肝气,其湿病旧有者未除,新者又将加来,有甚大危险。制香附三钱,防己三钱,泽泻一钱,赤芍一钱五分,萆薢三钱,猪苓三钱,左金丸四分,炒车前三钱,九龙丸一粒(吞)。四诊(十二月二十六日)脉舌无恙,遍身红瘰有斑,头部有小疖,血分不清,湿热在上,宜使下行。萆薢三钱,车前三钱,草梢一钱,赤芍二钱,天麻三钱,大生地四钱,赤苓三钱,归身三钱,徙薪丹六分,橘红一钱五分。

8 虚损门

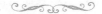

肺病类

夏先生 十月六日 面色枯萎,手鱼冷,舌见虚象,咳三个月不瘥。肺叶已焦,爪下色紫,血行已失常度,难治。炙紫菀一钱,天、麦冬各三钱,炙桑皮一钱,炙款冬一钱,杏仁三钱,芦根四寸,白归身三钱,炙草六分,川贝三钱。二诊(十月九日)肺痿,面色枯,爪下血色紫,脉无胃气,其病已成,无能为役。天、麦冬各三钱,瓜蒌皮一钱五分,炙草六分,苡仁三钱,人参须一钱,炙桑皮一钱,归身三钱,杏仁三钱,川贝三钱。三诊(十月十一日)肺痿已成,药后觉瘥,瘥亦不足言。此病为程甚远,须三五个月方小效,转瞬立春,须急起直追,方可幸免。天、麦冬各三钱,炙苏子三钱,炙桑皮一钱,杏仁三钱,川、象贝各三钱,炙紫菀一钱,炙款冬一钱,橘络一钱五分。四诊(十月十四日)脉躁疾,面色枯萎,舌边光,近更脚肿。虚痨证最忌脚肿,是不能治,勉强用药,亦无大效。天、麦冬各三钱,杏仁三钱,法夏一钱五分,川贝三钱,炙紫菀一钱五分,人参须一钱,炙草六分,炙款冬一钱。

丁先生　十月九日　在上见肺燥,在下见脾寒肾亏,脉无胃气,瘠甚,已渐入损途,难治。天、麦冬各三钱,炙桑皮三钱,芡实三钱,炙草六分,象贝三钱,木香一钱,云苓三钱,杏仁三钱,金匮肾气丸一钱五分。

赵先生　十月九日　寒热如疟,久不愈,前曾吐血,现在仍形寒发热。五月起直至于今,亦仍见咳,喉音哑,不能饮食。此非疟,乃肺痨也。现在病势已臻峰极,法在不救,勉强维持正气,一面以丸药治之,聊尽人事。归身三钱,麦冬三钱,杏仁三钱,川贝三钱,白芍一钱五分,炙草六分,橘络一钱五分,知母一钱,炙僵蚕一钱。丸药方:獭肝一个(研炙),杏仁五钱,炒怀药三钱,蒺藜三钱,虎骨五钱(劈去髓),天、麦冬各三钱。上药烘干,研末,加新鲜猪髓一条,同捣数百杵,酌加炼蜜,丸如绿豆大。每日中、晚、夜半各服十丸,开水下。丸装绢袋内,一佩,一挂房门口。先服佩身者,后服门上者。

包先生　十月十三日　肺燥,咳嗽,痰腥,脉尚平正,亦不气急,却兼有寒热,舌苔抽心。论脉暂时无险,论证恐是疹疟兼肺燥。能否渐愈,需俟药后三日,看成效如何,方可断言。麦冬三钱,炙草六分,归身三钱,桑芽一钱五分,炙紫菀一钱,炒乌药五分,滁菊一钱五分,桔梗六分,橘红、络各一钱五分,红枣三分(用常山煮)。二诊(十月十五日)脉虚软,苔黄中间抽心,咳嗽而痰腥,颧赤,热常在百度左右。此是肺虚,乃属不足,非有余。苇茎汤可用,但不可泻肺。桔梗五分,杏仁三钱,细生地三钱,淡芩八分,生草五分,川贝三钱,炙紫菀一钱,芦根四寸,橘红一钱五分,麦冬三钱,炙百部五分,木通八分,知母一钱,赤豆二两(泡)。

温奶奶　十月十四日　右肺尖痛,深呼吸或咳皆痛,唇无血色,产后经漏不止,乍有乍无。现当以止肺痛为主,若肺络损致吐血,则难治。天、麦冬各三钱,炙苏子三钱,茯神三钱,归身三钱,杏仁三钱,制香附三钱,赤、白芍各一钱五分,大生地三钱,川、象贝各三钱,人参须一钱。另:乌药一钱,茄楠香五分,川连三分,猛桂三分。上四味研末筛过,瓶贮,勿令出气。每用一钱字,生乳香(去油)少五分,煎汤下药。但不可常服,恐血行太多也。二诊(十月十九日)脉无胃气,先肺痛,现脘痛,舌色甚好。大生地三钱,佐金丸四分,白芍一钱五分,制香附一钱五分,天、麦冬各三钱,归身三钱,炙草六分,生乳香五分(去油)。

沈奶奶　十月十九日　脉虚数,咳嗽痰不爽,右膝肿痛,入夜脚冷,余处发热。病属虚损,肺已痿。肿处为鹤膝,此痨之一种,难治。天、麦冬各三钱,炙紫菀一钱五分,杏仁三钱,赤芍一钱五分,怀膝三钱,天麻三钱,蒺藜三钱,归身三钱,知母一钱,桑枝三钱,炙芪三钱。二诊(十月二十一日)脉起落不宽,无胃气,且甚数。患鹤膝,咳而遍身酸楚,腰际尤甚,是肾亏也。病重,基础不固,极难治。炒绵仲三钱,秦艽一钱五分,枸杞三钱,蒺藜三钱,菟丝子三钱,羌活四分,天麻三钱,怀膝三钱,赤芍一钱五分,天冬三钱,炙芪三钱,川贝三钱,知母一钱,炒白芍一钱五分,虎骨三钱(炙),归身四钱,大生地四钱,牡蛎三钱。三诊(十月二十四日)脉起落仍不宽,遍身作痛,左膝较甚。据说已较瘥,大约瘥不足言。虚甚,口味尚正当,虽有寒热,非外感,仍宜补。归身三钱,菟丝子三钱,怀膝三钱,天麻三钱,炒绵仲三钱,枸杞子三钱,独活六分。另:五圣散一两,菊花露、蜜糖调敷膝盖。四诊(十月二十七日)脉虚数,全无胃气,面色晦滞,咳嗽,盗汗,并患鹤膝。损证已成,又复血分不清,皮毛不固,用药温凉攻补均之掣肘,属难治。炒荆、防各七分,象、川贝各三钱,杏仁三钱,橘红一钱五分,赤芍一钱五分,炙苏子三钱,桑叶三钱,秦艽一钱五分。

徐先生　十一月四日　舌色略见虚象,脉则平正,咳嗽,痰中带血,膈旁痛,是肺伤也。归身三钱,炙紫菀一钱,茜根炭一钱五分,知母一钱,炙草六分,杏仁三钱,赤芍一钱五分,川贝三钱,橘皮一钱,云苓三钱。二诊(十一月九日)色脉尚不为劣,症不妥当。每晨先紫血后鲜血,是有成薄厥之倾向,非速止不可,意中不适是虚。茜根炭三钱,归身三钱,老三七一分半(研),小蓟炭一钱五分,大生地四钱,竹茹一钱五分,炙紫菀一钱,杏仁三钱,桑皮一钱(炙),藕汁一酒盅。三诊(十一月十二日)血不止极可虑,因此种症状是薄厥前一层,其倾盆盈碗而来,则猝难措手。花蕊石三钱(煅研),棕皮炭三钱,杏仁三钱,小蓟炭一钱五分,荷叶一角(烧),川、象贝各三钱,茜根炭一钱五分,童便一杯,炙紫菀一钱,赤芍一钱五分,三七一分(研)。四诊(十一月十四日)血止之不止,色脉实是慢性肺病,本有回旋余地,若薄厥则祸在眉睫,或者气候转变。血可以止,然必须以药力杜之。丹皮一钱,桑皮一钱五分(炙),川贝三钱,藕汁一酒盅(冲),三七三分(研),杏仁三钱,橘红、络各一钱五分,神品京墨半杯(冲)。五诊(十一月十六日)血只不止,脉虚,自觉升火,似此情形,极可虑。童便半杯,胆草一分半,三七二分(研),墨汁半酒盅(冲),陈阿胶二钱(蒲黄炒)。

马太太　十一月七日　阴不足,肺弱。高年有此,尚不为害,脉象舌色颇平正。潞党一钱,象贝三钱,炙桑皮一钱五分,姜夏一钱,天、麦冬各三钱,云苓三钱,炒绵仲三钱,炒荆芥五分,杏仁三钱,橘皮一钱,制香附一钱五分。二诊(十一月九日)每月必伤风一次,此非外感,乃肺弱耳。色脉均佳,喘咳高年常事,不为害也。天、麦冬各三钱,炙桑皮一钱五分,归身三钱,炙苏子三钱,橘红一钱五分,川、象贝各三钱,杏仁三钱,炙草六分。

钱先生　十一月十四日　是肺痿症,肝胃胆气皆逆,故肢凉。慢胜病,调理以渐。炙款冬一钱,炙桑皮一钱五分,炙苏子三钱,川、象贝各三钱,炙草六分,沙参一钱五分,杏仁三钱,炙紫菀一钱,赤芍一钱五分。

陶先生　十一月二十二日　是肺肾病,其窜痛皆肺之领域,病之小部分侵及感觉神经,故理气疏肝不效。天麻三钱,赤芍三钱,天、麦冬各三钱,莲须一钱五分,炙萸肉六分,蒺藜三钱,杏仁三钱,细生地三钱,泽泻八分,炙桑皮一钱五分,胡桃夹膜一钱。

林奶奶　十一月二十三日　初起是夹虚,伤寒经汗解后,现在是肺病,颊肉削,掌热,肩背酸痛,欲咳不能,遍身骨楚而多黄带。肺病肾亦病,有大危险,仓猝不得愈。病情极复杂,病源极深远,益以不能摄养,岂能幸免。象贝三钱,炙紫菀一钱五分,秦艽一钱五分,浮小麦三钱,川连三分,杏仁三钱,炙鳖甲三钱,炒防风六分,白薇一钱,橘红一钱五分,牡蛎三钱,丝瓜络一钱五分,青蒿一钱。

孙小姐　十二月七日　脉数微躁疾,呼吸促,晨起痰薄白甚多,肩背酸楚,前两日有自汗,舌润,舌边有黑斑,左胁下痛,月事五月不行。病在肝,肺无弹力,是肺痿,肝太旺,其实是虚。因肝病血,因肺病肾,故见许多副症。肝肺两者,以肺为急。炙款冬一钱,杏仁三钱,蒺藜三钱,制香附三钱,炙紫菀一钱,炒乌药一钱,天麻二钱,白归身三钱,赤芍三钱,炙鳖甲二钱。二诊(十二月八日)肺病因咳,咳剧则因胃病,胃所以病,从肝来。阴分虚竭,内热甚重,十滴水不宜,各种温药亦不宜。肝阴已伤,舌无味蕾,当用治肝胃之药与太平丸同服。人参须七分,姜夏一钱,竹茹一钱五分,川贝三钱,左金丸四分,橘络一钱五分,佛手一钱,炒白芍二钱,杏仁三钱,归身一钱五分,炒乌药八分,炙款冬一钱,炙紫菀一钱。膏药方:天、麦冬各三两,炒绵仲二两,细生地四两,白芍二两,炙草五钱,桃仁泥一两五钱,牡蛎二钱,炙鳖甲二两,肥玉竹一两,川贝三两,归身二两,菟丝子二两,枳实一两,浮小麦五两。早晚一羹匙。

薛先生　十二月七日　肾亏肺热,痰被煎熬而干,故咳不出,所谓煎厥也。是肺病初起,此病不与肾同病,候其色,是由肾传肺者。炒绵仲二钱,天、麦冬各三钱,炙桑皮一钱五分,菟丝子三钱,杏仁三钱,瓜蒌仁一钱五分,象、川贝各三钱,橘络一钱五分,玉竹一钱,蒺藜三钱。

蔡奶奶　一月七日　先从肾病,然后传肝传肺,现在肺肾病皆极深,绝非旦夕可以奏效者。天麻三钱,大生地三钱,车前三钱,蒺藜三钱,归身三钱,炒绵仲三钱,炒防风八分,萆薢二钱,杏仁三钱,炙苏子三钱。

王奶奶　一月十五日　面色枯萎,脉无胃气,呼吸促而鼻煽,是气管变硬,乃肺病之慢性者,原有不咳嗽之肺病,不当以咳为准。其腰间之癥块,当是冲任病,衡其色脉,病甚深,无把握。天、麦冬三钱,赤芍一钱,炙桑皮三钱,炙鳖甲三钱,地骨皮三钱,丹参一钱。

曹先生　一月十五日　脉数而虚,呼吸稍促,腰背胁下均痛,舌裂纹甚深。肝肺肾三脏皆病,肝肺为重,已间接影响及心。此病大半关系环境,当设法休养,药物为效有限。绵仲三钱,制香附三钱,天冬三钱,菟丝子三钱,枸杞三钱,杏仁三钱,潞党一钱五分。

管奶奶　一月二十四日　目无神,面无血色,脉数无胃气,舌剥亦无血色,咳嗽,气急,鼻煽,肺络已损,心与肝亦病,有大危险,难治。天、麦冬各三钱,炒荆芥四分,橘红一钱五分,炙紫菀一钱,杏仁三钱,川连三分,沙参一钱五分,川贝三钱,浮小麦五钱,归身三钱。二诊(一月二十七日)气急鼻煽未除,肌肤暵燥,阴分枯竭,脉数甚,无胃气,经阻不行,皆损证已成之候,难冀全愈。天、麦冬各三钱,沙参一钱五分,玉竹一钱,地骨皮二钱,紫菀一钱,归身三钱,杏仁三钱,元参一钱,炙苏子一钱五分。三诊(二月六日)目光无神,脉仍无胃气,数甚,咳已止,仍微见气急鼻煽。天、麦冬各三钱,归身三钱,杏仁三钱,知母一钱,沙参三钱,炙紫菀一钱,地骨皮三钱,炙苏子三钱,川贝三钱,佛手一钱,炙芪三钱。四诊(二月九日)气管变窄,心脉亦乱,无血色,无胃气,病已深,无力挽救。大生地三钱,炙苏子三钱,绵仲三钱,炙紫菀一钱,炒乌药一钱,知母三钱,沙参一钱五分,归身三钱,川贝三钱。

吴先生　一月二十八日　脉有歇止,起落尚宽,此有两层:其一是心房不病、其二是禀赋本厚。然病实不可为,因肺气觳觫已甚,其中午发热,绝非外感。据指尖肥厚是血行失常度,乃侧支血管代偿循环,故脉有歇止。此血管变坏,当在肺络,以故膈旁痛而见红,病之来源甚远,决非一二剂药可以侥幸图功。而年事已高,病已入险境,虽欲从容调治,势已无及,故云不可为。危险时期在春分后,因脉气尚宽,必能过春分,大约过春分十日。天、麦冬各三钱,五味子四分,橘红、络各一钱五分,象、川贝各三钱,人参须一钱,炒乌药八分,杏仁三钱,炙紫菀一钱,北沙参一钱五分。

周奶奶　二月三日　咳久不愈,指头胀,舌色无热象,是慢性肺病之一种。炙款冬一钱,干姜炭一分,杏仁三钱,炙紫菀一钱,天、麦冬各三钱,五味子三分,归身三钱。二诊(二月八日)十指皆胀,据云自幼如此,是病根在先天。现在已达中年,为幸已多,照例难治。象贝三钱,橘红一钱五分,鲜生地三钱,杏仁三钱,麦冬三钱,瓜蒌皮一钱五分,炙苏子三钱,炙桑皮一钱。三诊(二月十七日)胸如格,是因寒故。因舌有寒象,肺弱,故咳。有黄带,更是湿。象、川贝各三钱,杏仁三钱,生苡仁五钱,炙款冬一钱,姜夏一钱,炙苏子三钱,炙紫菀一钱,佐金丸四分,归身三钱,徙薪丹一分。

沈小姐　二月八日　面色焦暗,咳久不愈。前曾吐血,现在形寒,有盗汗,此肺病也。其寒固是感冒,春寒然不全关外感,有大险在后,难治。象、川贝各三钱,炙紫菀一钱五分,杏仁三钱,炙草六分,天、麦冬各三钱,炙款冬一钱,橘红一钱五分,归身三钱。二诊(二月十一日)肺热肾亦热,是虚热。兜铃一钱,泽泻八分,杏仁三钱,沙参一钱五,天、麦冬各三钱,橘红一钱五分,炙桑皮一钱,知母一钱,归身三钱,川贝三钱,瓜蒌仁一钱五分,炙草六分,炙紫菀一钱。三诊(二月十五日)面黄且暗,脉细数,咳痰不爽,经阻,鼻塞,多清涕。脏气窒而不通,现虽无大病,却不得健全。前胡一钱五分,象贝三钱,桔梗四分,茵陈三钱,桑枝三钱,杏仁三钱,归身三钱,赤芍一钱五分,泽泻八分,赤苓三钱,车前三钱。四诊(二月十八日)面黄暗,脉弦细,发热形寒,爪甲泛青,手麻,盗汗。有外感,虚甚。秦艽一钱五分,茵陈一钱五分,青蒿一钱,腹皮三钱,赤芍一钱五分,白薇一钱,木香一钱,归身三钱。

王先生 二月九日 面色不华,咳嗽音哑,前曾吐血,膈痛,脉少胃气,舌有湿象。肺叶已焦,病属难治。炙紫菀一钱,炙桑皮一钱五分,天冬三钱,北沙参一钱五分,炒百部四分,绵仲三钱,杏仁三钱,蝉衣八分,泽泻八分,云苓三钱,知母一钱,川贝三钱。二诊(二月十三日)肺中聚湿致咳,声如在瓮中。药后痰爽,是转机。北沙参一钱五分,苡仁五钱,桔梗四分,炙紫菀一钱,桑叶三钱,生草六分,杏仁三钱,橘红一钱五分,炙苏子三钱,川贝三钱,知母一钱,射干六分。三诊(二月十六日)脉数,少胃气,舌润,咳仍不扬,面色晦滞。肺中聚湿良确,除当以渐。炙紫菀一钱,杏仁三钱,猪苓三钱,射干七分,生苡仁五钱,归身三钱,泽泻八分,蝉衣八分,川、象贝各三钱,炙草六分,炙苏子三钱,瓜蒌霜一钱五分。四诊(二月二十一日)寒热恐非外感,据色脉肺病甚深,从《外台》痨法处方。青蒿一钱,炙草六分,炙紫菀一钱,归身三钱,杏仁三钱,川贝三钱,常山八分,炙桑皮一钱五分,炒乌药一钱,獭肝一分(研,冲)。

虞老老 二月十一日 春寒肺弱,不胜冷空气压迫,因而致咳。肾热体虚,病属难治。炙款冬一钱,炙草六分,天冬三钱,川贝三钱,炙桑皮三钱,杏仁三钱,橘络一钱五分,知母一钱,归身三钱,炙紫菀一钱,蛤蚧尾四分(研,冲)。二诊(二月十三日)咳夜甚,气仍促,肾热肝亦热,故畏热。肺因脏气从肾上传,间接而病。天、麦冬各三钱,杏仁三钱,滁菊一钱五分,炙苏子三钱,桑芽三钱,绵仲三钱,菟丝子三钱,炙紫菀一钱,知母一钱,川贝三钱,橘络一钱五,蛤蚧尾五分。三诊(三月十五日)糯米不当食,不但不易化,且能增咳与痰,于此病尤不宜。舌质绛苔结,是即胃热之证。炒枳壳八分,楂炭三钱,炙苏子三钱,腹皮三钱,杏仁三钱,佛手一钱,知母一钱,姜夏一钱,川贝三钱。四诊(三月二十日)脉舌尚勉强,委实太虚,恶寒是阳虚而阴亦不足。高年久病,本元早耗,自是难治。天冬三钱,桂枝二分,杏仁三钱,云茯苓三钱,炙芪一钱五分,白芍一钱五分,炙草六分,人参须一钱,蛤蚧尾四分(炙)。

孙先生 二月十一日 脉少胃气,面无光泽,患咳不甚爽,旧曾吐血。此即慢性肺病,根蒂有触即发。若再吐血,则有危险。炙款冬一钱,川、象贝各三钱,橘红、络各一钱,炙紫菀一钱,炒乌药一钱,瓜蒌仁二钱,杏仁三钱,北沙参一钱五分,归身三钱。二诊(二月十五日)脉少胃气,呼吸颇粗,舌有小裂纹,咳多黄腻痰,常有血,且有盗汗,病已深。炙桑皮一钱五分,紫菀一钱(炙),炙苏子三钱,桔梗四分,知母一钱,杏仁三钱,炙草六分,川贝三钱,归身三钱,浮小麦四分,瓜蒌仁一钱五分(去油)。三诊(二月二十日)脉与舌均较前诊时为佳,面无血色,瘠甚。患遗精,脘痛,咳嗽吐血。肺肾肝胃均病,难治。天、麦冬各三钱,川、象贝各三钱,杏仁三钱,炙紫菀一钱,知母一钱,桑皮一钱(炙),归身三钱,炒乌药一钱,茜根炭三钱,生乳香二分(去油)。四诊(二月二十四日)舌有黑斑,胁下痛,是有积瘀。现在吐血虽止,将来不免再发。脉虚,舌色、面色均不妥当,肝肾两种病最重。天、麦冬各三钱,川贝三钱,绵仲三钱,炙紫菀一钱,杏仁三钱,知母一钱,沙参一钱五分,炙鳖甲二钱,莲须一钱。五诊(三月一日)脉颇虚,现在脘下痛,舌黑斑已化。病因拂逆起,前曾吐血,却甚不宜有怒。制香附三钱,炙草六分,炙鳖甲二钱,佐金丸四分,炙紫菀一钱,炒绵仲三钱,归身三钱,川贝三钱。

张先生 二月十四日 湿温之后,咳嗽不止,面无血色,已属慢性肺病,难治。天、麦冬各三钱,桑叶三钱,知母一钱,细生地三钱,川、象贝各三钱,炙芪三钱,炙苏子三钱,杏仁三钱,归身三钱,炙草七分。

二诊(二月十八日)慢性肺病,药后指胀见瘥。然此属痼疾,毕竟难治,是否能竟全功,未能预料。川、象贝各三钱,炙芪三钱,知母一钱,杏仁三钱,炙草六分,天、麦冬各三钱,生、熟地各三钱,归身三钱,炙桑皮三钱,橘络一钱五分。

庄奶奶　二月二十二日　音哑,痰皆白沫,咳甚气急,脉微细,似有若无。此是肺痨煎厥之候,虽不吐血,未可乐观。寒热非外感,不得任用何种退热药。炙紫菀一钱,杏仁三钱,天、麦冬各三钱,北沙参一钱五分,炒乌药一钱,炒百部四分,大生地三钱,云苓三钱,泽泻八分。

梁先生　二月三十日　久咳吐血,自是肺病。按色脉,肝胃亦病。肝虚甚,脉缓不应指,气急尚不算剧。病属慢性,摄养为难。归身三钱,炙紫菀一钱,杏仁三钱,大生地四钱,天、麦冬各三钱,天麻一钱五分,炒乌药一钱,制香附三钱,川贝三钱。

张先生　三月五日　痰成珠,肺热甚;面色焦,则病已深;更兼吐血、气急,危险万分。认此种为胃病,难怪指摘丛丛矣。此病难治。炙紫菀一钱,杏仁三钱,炙桑皮一钱,北沙参二钱,川、象贝各三钱,地骨皮三钱,兜铃一钱,炙苏子三钱。二诊(三月八日)咳瘥,痰较少,脉仍无胃气,舌绛而光。虽瘥,依然危险。天、麦冬各三钱,归身三钱,杏仁三钱,地骨皮三钱,炙紫菀一钱,川贝三钱,炙桑皮一钱,北沙参三钱,炙苏子三钱,兜铃一钱。

李先生　三月十七日　脉弦,肤津润,冷汗透衣,手冷及肘,久咳咯痰带血,现在气急,此属肺病,为候已深。其实热非外感,不可用外感药。其肌表已无阳,不得用过凉药。复非补可以济事,故难治。病已无希望,如不药,尚可延七八十日。若误药,反促其生命。归身四钱,牡蛎三钱,炒白芍三钱,浮小麦六分,天、麦冬各三钱,五味子四分,胡广子一钱(土炒),橘络一钱五分,苡仁五钱,红枣六枚,杏仁三钱,瓜蒌霜一钱五分。

张先生　三月十八日　旧有肺病,此次发热不过面色暗而浮,舌干有裂纹,有盗汗。肺虚已甚,潮热,不当从外感治。病有大危险,难冀收功。天、麦冬各三钱,赤、白苓各三钱,知母一钱,牡蛎三钱,归身三钱,川贝三钱,炒白芍一钱五分,炙草六分,浮小麦五钱。

李先生　三月十八日　脉细数,舌光,面无血色,溲不清,掌热。肺肾均坏,脾脏亦坏,因脏气无忍耐力,此损证已成之候也。炙款冬一钱,桔梗六分,杏仁三钱,天冬三钱,云苓三钱,川贝四钱,生草六分,绵仲三钱,知母一钱,泽泻一钱。二诊(三月十九日)脉数而不细,唇不光,是今日所见之进步,其余诸恙依然。虚损大证,原无速效之理。桔梗六分,川贝三钱,知母一钱,天冬三钱,郁李仁三钱,生草六分,杏仁三钱,泽泻八分,炙款冬一钱。三诊(三月二十二日)今日脉仍见细数,此为病进,此外无出入。据云已稍好,当是心理作用。虚损大证,无如此容易也。桔梗六分,杏仁三钱,天冬三钱,细生地四钱,炙桑皮一钱五分,炙、生草各六分,白芍三钱,知母一钱,归身三钱,蒺藜四钱,天麻三钱,川、象贝各三钱,橘红一钱五分。

徐宝宝　三月二十二日　肺病已成,照例不可救药,拟甘桔清金常服,一面念经修养,庶仗佛力挽救。甘草五分(生用),苦桔梗五分。

咳嗽类

章奶奶　八月十九日　略咳,痰不爽,肺颇燥,及今疗治,当无患。兜铃一钱,炙桑皮一钱,杏仁三钱,炙草六分,川贝三钱,橘红一钱,细生地三钱,归身三钱。二诊(八月二十二日)色脉均佳,肺燥亦见减少,但尚有些微心肌神经病,亦不足为害。沙参一钱五分,茯苓三钱,炙草六分,佐金丸四分,川贝三钱,归身三钱,细生地三钱,制香附三钱。三诊(八月二十四日)晨咳,腰酸,脉气不宽,肺热肾亦热。沙参一钱五分,川贝三钱,归身三钱,细生地四钱,丹参八分,川连三分,炙草六分,杏仁三钱,天、麦冬各三钱。四诊(八月二十七日)病次第告痊,较前为瘥,补为宜。高丽参一钱,归身三钱,菟丝饼三钱,钗斛三钱,生白芍一钱五分,佛手一钱五分,麦冬三钱,炒绵仲三钱。

蔡先生　九月六日　咳剧,痰白,脉微硬,气急,舌光。病殊不廉,肺虚已甚,当略敛之。天、麦冬各三钱,滁菊一钱五分,五味子七粒,杏仁三钱,炙款冬一钱,橘、白络各一钱,川贝三钱,干姜一分。二诊(九月七日)肺虚,敛肺当效,因有风,故不效。咳剧,风不得出,化热,故渴。改用宣达,先令风净,然后敛之。防风八分,杏仁三钱,瓜蒌仁一钱(去油),桑叶三钱,象贝三钱,炙苏子三钱,炙草六分,桔梗四分。三诊(九月九日)唇绛而干,脉舌均有虚象,渴甚,仍剧咳,气急,病绝深。象贝三钱,杏仁三钱,桑叶三钱,瓜蒌皮一钱五分,炙苏子三钱,元参八分,炙紫菀八分,炙草五分。

谢先生　十月二十四日　今日脉颇平正,缓滑湛圆,与平日不病时已相差不多。面色嫌黑,前两日黑更甚,今已略好,咳嗽无力,痰不爽,此是肺虚之证。手足温,虽有汗,已不甚多。前两日脉沉,汗出如雨,手冷及肘,实是亡阳险证,切勿误认凉药可服,但现在已成过去之事实,可置不论。此病由咳嗽言之,是肺虚;由痰不出言之,是气管肿。涕多是肺寒,亦是虚;面黑是肾气不足。多谈话则剧咳而喘,亦是肾亏。脉好是平日鱼胶之功,脉主心,有如此脉象,心脏病尚轻。头眩气逆,有几分肝病及湿在内,不过心肾肝病,湿病皆是副症。湿比从前好,但仍潜伏在内。此病秋冬本当较好,故虽好并未全好。急救亡阳,当用大温药。现既转机,又见此脉象,是肾不寒,当然不能用大温药。然肺实虚,寒凉决不可。第一当温肺(则咳嗽可减);第二当纳肾气(则面色黑可除,气喘可渐平);第三当敛肺气(则涕汗皆少,痰当爽,溲当多);第四当潜肝阳(则头目清楚)。炙紫菀一钱,干姜炭二分,人参须八分,炙款冬一钱,五味子五分,龙骨一钱五分,炒乌药一钱,蛤蚧尾六分,牡蛎一钱五分,钩尖三钱,蒺藜三钱。

汪官官　十月二十七日　咳嗽屡作,小小感冒即剧咳,面肿,脉数近乎乱。为肺不行水之症,有绝大危险,拙技尚不足治此病。天、麦冬各三钱,五味子三分,防风六分,赤芍一钱五分,云苓三钱,炙草四分,杏仁三钱,淡芩六分。

吴官官　十一月二日　咳不止,热不退。规矩权衡已失常度,损证已成,尚用苦寒攻病,无有幸者。炙草六分,大生地三钱,云苓三钱,象、川贝各三钱,炙苏子三钱,归身三钱,潞党一钱,橘皮一钱,杏仁三钱,木香八分,天冬三钱,蝎尾二分,霞天胶一钱(蛤蚧炒),公丁香五个。二诊(十一月四日)舌黄且糙,气急鼻煽,腹胀硬而痛。肺病脾病皆重,恐难收功。麦冬三钱,炙紫菀一钱,木香一钱,橘皮一钱,炙款冬一钱,杏仁三钱,川贝一钱五分,蝎尾一分,炙苏子三钱,焦白术五分,霞天胶一钱(蛤蚧炒)。

林先生　十一月十二日　咳不久愈,面有风色,腰酸。是肺肾病,其闷气竟是交感神经关系,以后恐病症更多。天、麦冬各三钱,苡仁三钱,杏仁三钱,川贝三钱,绵仲三钱,车前三钱,萆薢一钱五分,橘红一钱五分。二诊(十一月十七日)脉甚调,舌色小有虚象,面部风色咳略瘥,脘隐痛,是亦湿热上行犯肺而咳之病。天、麦冬各三钱,炙款冬一钱,苡仁四钱,杏仁三钱,炙草六分,归身三钱,川、象贝各三钱,橘红一钱五分,炙苏子三钱。

陆先生　十一月十六日　舌略干糙,脉气不甚宽,面色尚正当,咳嗽音哑,夜间较甚,并有肛痛。病属损,症结在肺,能节欲可贞疾延年。天、麦冬各三钱,杏仁三钱,炙桑皮一钱,炙芪二钱,知母一钱,川、象贝各一钱五分,射干四钱。

胡先生　十一月二十二日　咳颇剧,并有虚寒热,脉无胃气,剧咳致脘痛,痰白,已一月余,再延即肺病症状全见。杏仁三钱,炙苏子三钱,炙紫菀一钱,归身三钱,炙桑皮一钱,炙款冬一钱,川、象贝各三钱,天、麦冬各三钱,炙草六分,橘红一钱五分,炒防风八分。

魏奶奶　十二月五日　咳嗽产后起,面色不华,气急,食后作胀。是慢性肺病,目前无险,将来可虑。象、川贝各三钱,沙参一钱五分,炙紫菀一钱,杏仁三钱,兜铃一钱,玉竹一钱,细生地三钱,橘白、络各一钱五分,归身三钱,四制香附三钱。二诊(十二月九日)面色形不足,肺亦略虚,咳嗽从产后起,有黄带。面无风色,肺病较深,内风尚浅。象贝三钱,橘红一钱五分,炒车前三钱,杏仁三钱,炙草六分,归身三钱,桑叶三钱,萆薢一钱五分,徙薪丹一分。三诊(十二月十二日)咳未除且不爽,面色较前为佳,再宣之。象贝三钱,麦冬三钱,防风六分,杏仁三钱,橘红一钱五分,制香附三钱,桑叶三钱,炙草六分,绵仲三钱。四诊(十二月十五日)面黄,脉气不宽,咳则已除,饭后胀是肝病。左金丸四分,枳术丸一钱,归身三钱,钗斛三钱,制香附三钱,大生地四钱,绵仲三钱,菟丝子三钱,佛手一钱。

陈先生　十二月十一日　头眩,耳鸣,小溲不畅,无力使出,不能任劳。又咳多沫痰,舌有黄黑结苔。种种皆虚象,其胃却热。钗斛三钱,杏仁三钱,川、象贝各三钱,炒乌药一钱,天冬三钱,炙紫菀一钱,橘红、络各一钱五分,滁菊一钱五分,金匮肾气丸一钱五分。二诊(十二月十五日)内热甚重,其热在胃,脉软,见头眩耳鸣,行动气促,是肺肾皆虚。竹叶十片,杏仁三钱,绵仲三钱,苁蓉三钱,天冬三钱,鲜生地四钱,枸杞三钱,菟丝子三钱,炙芪三钱,蒺藜三钱,川贝三钱,炙龟板一钱。三诊(十二月二十日)神虚,肾亏,肺弱,种种见证及脉象,皆显然可见,却非药物所能斡旋,进补不过略瘥而已。绵仲三钱,细生地三钱,蛤蚧尾四分(炙、研冲),菟丝子三钱,炙苏子三钱,归身三钱,桑椹子三钱,炒乌药一钱,杏仁三钱。

陆先生　十二月二十一日　咳嗽,气喘,吐血。现血已止,喘略平,而两手脉皆溢出寸口,直至掌心,彻上彻下,其筋脉兴奋,异乎常人。病属虚证,而有此脉,是为反应无疑。血若再吐即危,当设法安绥抗暴。南沙参一钱五分,炙草六分,桑枝三钱,川贝三钱,蒺藜三钱,杏仁三钱,茜根炭三钱,蛤蚧尾四分(炙),炙苏子三钱,炒乌药一钱五分,佐金丸四分,藕汁一酒盅。

饶小姐　十二月二十六日　咳嗽痰多,肩背皆酸,经阻不行,脘痛,腹痛,舌前半及边皆剥,中又糙苔。咳已月余,肺气已伤,冲任亦病。制香附三钱,炙苏子三钱,归身三钱,沙参二钱,象、川贝各三钱,逍遥丸一钱五分,炙草六分,杏仁三钱,橘皮一钱,炙桑皮一钱,赤芍一钱五分,生乳香三分。

徐宝宝　一月六日　胆腑为病,其气上逆,故耳烂腺肿,胃气亦逆,因多食成胃病。肺不能安,故夜咳。是当摒除一切杂食,否则损不可挽救。滁菊一钱五分,钩尖三钱,枳实八分,淡芩八分,川贝三钱,桑芽三钱,防风六分,竹茹一钱五分,赤芍一钱五分,杏仁三钱,炙僵蚕一钱五分。二诊(一月八日)前夜尚有寒热,脉颇平,胆火已潜,胃病极深。竹茹一钱五分,法夏一钱,细生地三钱,淡芩八分,炙草六分,川贝三钱,炙桑皮一钱。

陆奶奶　一月九日　目光无神,面色黄暗,脉数无胃气,咳嗽,面肿,有盗汗,经不准。自云初三起病,然伏根已深,脏气皆坏,有大危险,难冀挽回。炙紫菀一钱,杏仁三钱,炙鳖甲三钱,天、麦冬各三钱,炒乌药一钱,绵仲三钱(炒),赤、白苓各一钱,炙桑皮一钱,川贝三钱。

黄先生　一月十二日　剧咳月余不止,昨忽吐血杯许,今犹未止,胸膈不觉痛,脉软,暂时只有止血清肺。茜根炭三钱,荆芥炭六分,象贝三钱,麦冬三钱,小蓟炭一钱五分,荷叶一钱,杏仁三钱,侧柏炭一钱,赤芍三钱,炙苏子三钱,鲜藕汁一杯(冲)。二诊(一月十五日)血止,色脉亦较佳,春寒肺虚,故咳剧,不可补,且不宜吃荤。象、川贝各三钱,杏仁三钱,广橘红一钱五分,茜根炭三钱,炙草六分,炒黑荆芥四分。三诊(一月二十日)咳嗽喉痒,前曾吐血,现在剧咳不止,色脉平正,喉痒有外风,亦虚。象、川贝各三钱,炙苏子一钱五分,大生地三钱,杏仁三钱,枳实八分,归身三钱,广橘红一钱五分,竹茹一钱五分,瓜蒌皮一钱五分。四诊(一月二十三日)面色太黄,溲不多,当略分利。咳瘀固佳,尚须吃素。茵陈一钱五分,云苓四钱,象贝三钱,归身三钱,方通八分,瓜蒌皮一钱五分,大生地三钱,杏仁三钱,真阿胶一钱五分(蛤粉炒)。五诊(一月二十九日)右脉甚佳,左脉弦,尺部硬,面色亦稍不平正,咳多沫痰,腰背酸,补肾润肺,更当调肝。天、麦冬各三钱,云苓三钱,炒绵仲三钱,蒺藜二钱,草薢一钱五分,杏仁三钱,菟丝子三钱,独活四分,防风四分。

李先生 一月十九日 脉起落不宽,少胃气。旧有遗精病,现在患咳,且见红,面色焦黄,当然是肺肾并病。但此病之吃紧处,不在肺而在胃,其舌色黄糙苔厚,咳因胃气不降,当先治胃。竹叶一钱五分,楂炭三钱,象贝三钱,杏仁三钱,淡芩一钱,枳实一钱,腹皮三钱,炙苏子三钱,炙桑皮一钱五分,芦根三寸。二诊(一月二十一日)原方去苏子,加秫米三钱,姜夏一钱五分,秦艽一钱五分,莲须一钱五分。三诊(一月二十四日)脉仍少胃气,舌苔黄厚,梦遗,五更剧咳。肺肾兼病,疑与胃不和亦有关。莲须二钱,腹皮三钱,枳实一钱,泽泻八分,楂炭三钱,竹茹一钱五分,萸肉六分(炙),杏仁三钱,秫米三钱(炒),天、麦冬各三钱,炙紫菀一钱,生苡仁四钱,大生地三钱。

张宝宝 一月二十四日 咳三个月不愈,面色晦滞,舌苔花。肺胃均有病,回春丹、保赤散都吃过,此两种丸药甚误事。现在肺气甚虚,有危险。钩尖三钱,天冬三钱,炙草六分,川连三分,杏仁三钱,归身三钱,炙紫菀一钱,橘红一钱五分。

顾官官 一月二十六日 咳五年,近三数月中见吐血,盗汗潮热,面色不华,脉无胃气。肝病已深,既见盗汗,是肾亦病。药物之外,须认真练功。炙桑皮一钱五分,沙参一钱五分,炙紫菀一钱,茜根炭三钱,地骨皮三钱,杏仁三钱,炙芪一钱五分,玉竹一钱,牡蛎三钱,炒百部四分,橘红、络各一钱五分,陈年芥菜露(每服)一羹匙。

屠先生 二月一日 湿火上燔,肺胃并病,苔剥因胃不消化,肠亦不能吸收,饮食不作肌肤,大便不循常轨。湿入肺络,胃气不降,肺气不肃,因而夜咳剧而吐血。病来以渐,照例无速效,难治。天冬三钱,沙参二钱,蒺藜三钱,川、象贝各三钱,炙紫菀一钱,苡仁三钱,杏仁三钱,炒车前二钱,云苓三钱,茜根炭三钱,徙薪丹二分。

毛奶奶 二月九日 舌润苔不匀,咳夜剧,前日呕血,现在血止而气急。此病有一关键,吐血后不可咳,咳即入损途,难治。所以夜剧者,因胃气不降,盗汗则肺气已虚。病从伤力来,今则不能从伤治。象、川贝各三钱,橘红、络各一钱,炙桑皮一钱五分,云苓三钱,杏仁三钱,茜根炭一钱五分,炒乌药一钱,炙苏子三钱,炙草六分,苡仁三钱,浮小麦五钱,八宝五胆墨汁半杯。二诊(二月十一日)又吐血,大份即因剧咳,咳与气急足以致命。现当止血,弗铜闭风邪,或者可幸免。花蕊石三钱(煅),茜根炭三钱,荷叶一角(烧),炒黑荆芥四分,小蓟炭三钱,童便半杯,五胆墨汁半杯。三诊(二月十三日)呼吸甚促,血尚未止,面色黄,脉滑,舌中剥如血皮,病情甚险恶。炒乌药一钱,知母一钱,杏仁三钱,炙苏子三钱,川贝三钱,白芍一钱五分,麦冬三钱,橘络一钱五分,云苓三钱,茜根炭三钱,小蓟一钱,荆芥炭四分,墨汁半杯,童便半杯(冲)。

夏女士 二月十五日 剧咳不爽,久不愈,肩背均酸痛,头眩,手颤,心悸,呼吸时头微动摇,经阻。浑身是病,就其重要者,名之可谓神经性肺病,恐不可治。象、川贝各三钱,赤芍三钱,枳实一钱,蝎尾一个(炙),杏仁三钱,全当归三钱,䗪虫一个(炙),干漆灰一分(炒炭),炙桑皮一钱五分,炙鳖甲三钱,蒺藜三钱,炒防风五分,生锦纹三分(泡)。

林先生　二月二十一日　咳是肺虚，故气急，形寒，当和营。天、麦冬各三钱，茯神三钱，归身三钱，象、川贝各三钱，桂枝三分，秦艽一钱五分，杏仁三钱，炙草六分，姜夏一钱。二诊(二月二十三日)无甚大病，颇见虚象，口味咸，亦是虚，故有盗汗。是肺虚不任春寒压迫，所以形寒。炙款冬一钱，杏仁三钱，炙草六分，天、麦冬各三钱，炙苏子三钱，姜夏一钱五分，象、川贝各三钱，归身三钱，浮小麦四钱，花粉一钱，炒白芍一钱五分，桂枝二分。三诊(二月二十四日)咳，气急，盗汗，形寒，溺痛。虚甚，其虚在肺。滁菊二钱，炙紫菀一钱，炒乌药一钱，天、麦冬各三钱，炙苏子三钱，杏仁三钱，炒绵仲三钱，菟丝子三钱，炙芪一钱五分，桂枝二分，白芍一钱五分，牡蛎三钱。四诊(二月二十九日)咳，气急，盗汗，心荡，多梦，皆虚象。形寒，因表不固。炙紫菀一钱，杏仁三钱，炒白芍一钱五分，北沙参一钱五分，浮小麦五钱，知母一钱，天、麦冬各三钱，炙苏子三钱，川贝三钱，炙芪一钱五分，炒乌药一钱，炒绵仲三钱。五诊(三月三日)肺肾并病，左右脉弦甚，可知其气急是肾不纳气，盗汗则肺虚已甚。炙紫菀一钱，杏仁三钱，天冬三钱，北沙参一钱五分，川贝三钱，白芍一钱，桔梗四分，生草四分，浮小麦五钱，炒绵仲三钱，菟丝子三钱。

万小姐　二月二十七日　虚胀，脾坏肺亦坏。面色晦滞，咳痰不爽，有盗汗。肺虚已甚，复不能食，是于夏至前后有问题。人参须一钱五分，炙紫菀一钱，木香一钱，炒白芍一钱五分，北沙参一钱五分，焦于术一钱，杏仁三钱，川贝三钱，金匮肾气丸三钱(煎)。

卢先生　三月十三日　色脉均形不足，咳无痰，胁痛，曾吐血，旧患遗，亦甚剧。舌光，胁痛是肝。咳则因上下不相承接之故，因肾而病肺也。天冬三钱，菟丝饼三钱，杏仁三钱，蛤蚧尾六分，绵仲三钱(炒)，苁蓉三钱，人参须一钱五分，五味子三分。

王先生　三月十八日　左脉脉气不宽且硬，舌光，是皆虚象。凡咳嗽痰爽者，只作伤风论，不作肺病论。若兼见肾病，便是肺痨初步。今浊虽止而肾则虚，咳不止，非细故也。炙款冬一钱，川、象贝各三钱，杏仁三钱，绵仲三钱，炙紫菀一钱，橘红一钱五分，苏子三钱，菟丝子三钱。二诊(三月二十三日)咳除，脉些微见好，唇仍绛，舌太光，掌热未除，有时脘闷连背，皆虚象。细生地三钱，知母一钱，地骨皮三钱，炙桑皮一钱，炙芪三钱，麦冬三钱，绵仲三钱，菟丝子三钱。

吐血类

宋先生　八月二十日　吐血得之忧郁，寒热为之诱因，色脉尚无他。可以渐愈，特愈后宜慎。炒荆芥六分，丹皮一钱，茜根炭三钱，象、川贝各三钱，归身三钱，侧柏炭一钱，鲜藕计(半盅)，炮姜炭三分，五胆墨汁半杯。二诊(八月二十三日)血已止，却见寒热，口味淡是有外感，吐血见寒热犯忌，须速退，非吃素不可。炒栀皮一钱，连翘三钱，橘络一钱，干首乌三钱，淡芩八分，白薇一钱，茅根三钱，甘露消毒丹一钱五分。

曹先生　八月二十二日　吐血前已两次发作，面有火色，舌亦糙，血颇热。近感脘下痞满，恐其再发，是当凉肝。生白芍一钱五分，桑枝三钱，归身三钱，瓜蒌仁一钱五分，丹皮一钱，川连三钱，细生地三钱，法夏一钱。二诊(八月二十五日)血未吐，胸脘不适，脉不宽，舌有虚象，更略有外感。炒荆、防各七分，棕皮炭三钱，炙草六分，茜根炭二钱，归身一钱五分，三七一分(研)，制香附三钱，细生地三钱，佛手一钱。三诊(九月三日)面有火色，吐血止，然常泛恶，舌有湿象。此为兼证，与本来血病是两件事。然若湿郁引动肝阳，则于血病不利。滁菊一钱，赤、猪苓各三钱，天冬三钱，钩尖三钱，大生地三钱，炙草六分，归身三钱，杏仁三钱，童便半杯。

张先生　八月二十四日　薄厥决不无因而起，脉细，失血之后，肝已虚也。茜根炭三钱，棕皮炭三钱,炒白芍一钱,制香附三钱,白归身三钱,老三七一分半,鲜藕汁半盅(冲)。二诊(八月二十八日)血止,色脉亦好,只须善后。药物不能除根,惟练功能除根。大生地四钱,归身三钱,制香附三钱,藕节三个,茜根炭三钱,炙草六分,生白芍一钱五分。

陶先生　九月五日　舌绛苔黑,左脉全无胃气。患咳嗽夹痰吐血,腰酸胁痛。表面是因伤吐血,然色脉不合,亦非纯肺病。乃由肾病肺,兼有肝病者,绝深,不但难治。天、麦冬各三钱,茜根炭三钱,杏仁三钱,菟丝子三钱,云苓三钱,大生地三钱,炒绵仲三钱,归身三钱,童便半酒盅(冲)。二诊(九月十二日)肺病之外更见甚深之肝病,不戒酒,只有渐深,更无可愈希望。茜根炭一钱五分,天、麦冬各三钱,枳椇子一钱五分,制香附三钱,知母一钱,桑枝三钱,川连三钱,杏仁三钱,藕汁半盅(冲)。

江先生　九月七日　爪下郁血,脉不和,面色晦滞。吐血衄血已六年,近剧咳失音。肺虚甚,难治。象、川贝各三钱,炙苏子三钱,炒绵仲三钱,杏仁三钱,归身一钱五分,茜根炭三钱,天、麦冬各三钱,赤芍一钱五分,炙桑皮一钱,蚕豆花露一杯(冲),陈年芥菜露二杯(冲)。

费先生　九月七日　咳嗽,痰中夹血,舌光,指尖胀。肺病已成,不易取效。天冬三钱,杏仁三钱,川贝三钱,苡仁六钱,茜根炭三钱,炙桑皮一钱,炙草六分,赤苓三钱,藕节三个。

田先生　九月十三日　失血过多,口鼻、二便均有,鲜血与淤血并下,面无血色,发热,汗黏。脏气悉乱,只有止之一法,恐无补于病。犀角屑四分,高丽参一钱,大生地五钱,丹皮一钱五分,橘络一钱五分。

蔡先生　十月六日　血必全止,然后可补,前方尚中肯,再从原方加重。老三七三分,归身三钱,川、象贝各三钱,茜根炭三钱,杏仁三钱,知母一钱,炙苏子三钱,人参须五分,五味子三分,蛤蚧尾四分。二诊(十月七日)血未净,本不可补,今则欲速不达,仍当疏肝,引血归经。炒荆芥五分,棕皮炭二钱,炙苏子三钱,茜根炭三钱,象贝三钱,茯苓三钱,侧柏炭一钱,杏仁三钱,藕节三个(烧),回龙汤半杯(冲)。三诊(十月十日)血不止,膈痛,气急。是肺络受伤,非止不可。然不能过事凉血,因脉舌无热象。炒荆芥七分,炮姜炭二分,象贝三钱,橘白、络各一钱五分,茜根炭三钱,地榆炭一钱五分,杏仁三钱,藕节三个,炙苏子三钱,回龙汤半杯(冲)。四诊(十月十三日)前两日无热象,今日则脉数、溲赤、唇干,此三者均属热象。血未全止,当另有其故。鄙意面部有风色,不当专就温凉两方考虑。荆芥炭五分,象、川贝各三钱,茜根炭三钱,蒺藜三钱,地榆炭一钱,炙草六分,京墨汁半酒(盅),回龙汤一杯。五诊(十月十六日)凡咳卧时较甚者,皆胃气上逆使然。略带饥,当瘥减。象、川贝各三钱,竹茹一钱五分,炙苏子三钱,橘红一钱五分,枳实八分,炒秫米三钱,杏仁三钱,炙草六分。

张先生　十月九日　夹痰吐血已第三次,舌有湿象。头晕是因湿火上犯所致,故旧有脚湿气,今不作痒。滁菊二钱,苡仁三钱,茜根炭三钱,桑枝三钱,防己八分,杏仁三钱,钩尖三钱,蒺藜三钱,赤芍一钱五分,炒荆芥四分,侧柏炭一钱,归身二钱,藕汁一酒盅(冲)。二诊(十月十一日)肝胆肺胃皆不降,故血不止,咳不止。肺甚虚,脉涩,病稍复杂。茜根炭三钱,地榆炭一钱,桑枝三钱,归身三钱,赤芍一钱五分,丹皮一钱,荆芥炭六分,炙草六分,杏仁三钱,童便半杯(冲)。三诊(十月十四日)血不止,脉洪,少胃气。是脏气不藏,气候太燥,恐其奔薄而上,当予潜阳。滁菊一钱五分,炙鳖甲一钱五分,杏仁三钱,丹皮一钱,钩尖三钱,桑皮三钱,炙龟板一钱五分,三七三分(研),橘红、络各一钱,童便半杯。

蔡先生　十月十七日　吐血与气急、膈痛并见,照例是肺血。舌苔湿颇重,或因气候太燥所致,病在燥湿不能互化。鲜生地三钱,滁菊一钱五分,钩尖三钱,赤芍二钱,炙苏子三钱,丹皮一钱,地榆炭三钱,防己三钱,天麻三钱,蒺藜三钱,淮膝一钱五分,桑枝三钱,藕汁一盅(冲)。二诊(十月十九日)血已止,色脉均尚无他。喉燥,矢燥,皆气候关系。天、麦冬各三钱,丹皮一钱五分,杏仁三钱,蒺藜三钱,黑荆芥五分,枇杷叶三钱,桑枝三钱,炙苏子一钱五分,参三七四分(研),细生地三钱,藕汁一盅(冲)。三诊(十月二十二日)今日仍见血,舌质绛,咳较频,脉平正。当是天久不雨,太燥所致。天、麦冬各三钱,沙参一钱,蒺藜三钱,杏仁三钱,兜铃一钱,丹皮一钱,桑皮一钱,黑荆芥五分,枇杷叶三钱,地榆炭一钱,藕汁一盅,茜根炭一钱五分。四诊(十月二十五日)色脉均佳,血止,稍觉腰酸。气候骤寒,当暖衣,药则宜疏解,不宜补。象、川贝各三钱,杏仁三钱,橘皮一钱五分,桑叶三钱,防风六分,归身三钱,细生地三钱,炙草六分。

余世兄　十月二十六日　气候燥,肝阳上行,引动吐血旧病。症情重险,非速止不可,否则倾盆盈碗而来,即刻可以脱绝。花蕊石三钱,地榆炭一钱五分,炒荆芥三分,茜根炭三钱,赤芍一钱,棕皮炭四钱,荷叶炭一钱,童便半杯,京墨半杯。二诊(十月二十七日)薄厥已止,血尚未止,暂时可无危险。右脉有胃气,左脉弦。病根完全未动,慎防再发。茜根炭三钱,炙草六分,小蓟炭一钱,棕皮炭三钱,赤芍一钱五分,炒荆芥六分,地榆炭一钱,归身三钱,京墨半杯,老三七五分,蚕豆花露二两。

徐先生　十月二十七日　右尺脉弦,吐血已第二次发,而与第一次相距近五六月。此病现在可愈,明年必再发,在春分再发便不可收拾,从速练功。京赤芍一钱五分,茜根炭三钱,侧柏炭一钱,地榆炭一钱,荷叶炭一钱(烧),小蓟炭一钱五分,荆芥炭五分,参三七五分(研),童便一杯(冲)。

江官官　十一月二日　脉静,舌色亦正当,热尚未清。昨日尚痰中夹血,今则神气清楚,肌肤暵燥亦除,是病已无险。未能霍然者,譬之煮物已熟未烂,须俟火候到耳,大约不过三五日。归身三钱,杏仁三钱,赤芍一钱五分,知母一钱,橘络一钱五分,炙草六分,川贝三钱,细生地三钱,炙苏子三钱。二诊(十一月七日)热虽未清,舌色脉象均平正,旋当自清。但血不应有,是喉间有破损处,此层恐关系本元,口苦且干,纯属胆热。若喉间之血亦属鼻血则无妨,以色脉衡之,或者是鼻血。茅花一钱五分,茜根炭一钱五分,元参一钱,麻仁三钱,郁李仁三钱,枳实一钱,归身三钱,知母一钱,细生地三钱,川贝三钱,鲜藕汁一杯。三诊(十一月九日)今天脉不如前次,略数是热较高之故。热所以高,当是蓖麻油去积之故。但此亦不妨,虽数并不算大坏。喉头胀痛,尚干净,非白喉,是喉蛾。是因虚而有,并非两件事,可不必另治喉。肌肤较前此为润,是阴虚已减。既非肺病,无有不愈者,有须至二十余日然后退热者,还当徐候,定不可慌张。细生地三钱,知母一钱五分,天冬三钱,橘红一钱五分,归身三钱,川贝三钱,杏仁三钱,炙草六分,藕汁一酒盅。

张先生　十一月十四日　肢凉,咯血满口,面黄气急。证属薄厥,亟止之。花蕊石三钱(煅),炒茜根三钱,侧柏炭一钱五分,归身三钱,丹皮一钱五分,小蓟炭一钱五分,法夏一钱,七厘散一分(冲),童便一杯。二诊(十一月十五日)血止,脉洪数,面色尚可,当清。归身三钱,老三七二分,丹皮一钱五分,细生地三钱,制香附三钱,知母一钱,茯神三钱。三诊(十一月二十日)痰中仍有血,气喘,肺甚热。此病现在不见凶象,然已有败证,将来不了。丹皮三钱,象、川贝各三钱,炒乌药一钱,天、麦冬各三钱,炙桑皮一钱,炙苏子三钱,杏仁三钱,秋石一分,老三七一分。四诊(十一月二十二日)血已止,脉有歇止而略气急,是心肺均有病。病在神经,养心为主。象贝三钱,丹皮一钱,桑叶三钱,炙苏子三钱,杏仁三钱,赤芍一钱五分,橘络一钱五分,炙草六分,藕汁半杯(冲)。

王奶奶　十一月十六日　吐血十年,愈吐愈剧,脉尚可,脘痛,背痛,腰痛,肝肺肾症并见。禀赋本尚可,何以有此病,不自知。若不除,当然有险。川连三分,炒荆芥四分,茜根炭三钱,荷叶炭一角(烧),赤芍一钱五分,制香附三钱,棕皮炭三钱,杏仁三钱,炙桑皮一钱五分,藕汁半杯。二诊(十一月十九日)脉尚可,血止咳减,然目光少神,且有热象。肝阳不潜,仍虑血上行。滁菊二钱,钩尖三钱,桑芽三钱,赤芍一钱五分,大生地三钱,炙鳖甲一钱五分,炙龟板三钱,制香附三钱,肥知母一钱,川贝三钱,橘红一钱五分。三诊(十一月二十三日)目光较有神,脉和,血止,肝阳潜,甚佳。腰酸当补肾。绵仲三钱,杏仁三钱,赤、白芍各一钱五分,枸杞三钱,菟丝子三钱,炙桑皮一钱五分,生、熟地各三钱,滁菊一钱五分,佛手一钱五分。四诊(十一月二十八日)脉平正,舌绛糙。内热甚重,头痛即因内热,清之。淡芩八分,鲜生地三钱,绵仲三钱,枸杞三钱,川连三分,赤芍一钱五分,滁菊二钱。

庞奶奶　十一月二十日　吐血常发,膈旁痛即发作,已二十年。每痛发时必外感为之诱因,是肺有老伤,无除根之理。炙苏子三钱,杏仁三钱,知母一钱,橘皮一钱五分,麦冬三钱,炙桑皮一钱五分,川贝三钱,三七二分,炒黑荆芥六分。

张先生　十二月二日　吐血满口,剧咳,气喘,右膈痛。肺络已伤,病不廉,稍延即有生命之险,现在尚有一线生机。茜根炭三钱,杏仁三钱,象贝三钱,炙苏子三钱,小蓟炭一钱五分,桑叶三钱,橘络一钱五分,炒乌药一钱,炙紫菀一钱,童便一杯,炒黑荆芥四分。二诊(十二月四日)脉软,血已止,唇间疮疡愈多。所谓一线生机者,即此。以血中热毒能自达,面色甚劣,尚有危险。丹皮一钱,赤芍一钱五分,桑枝三钱,荷叶炭一角(烧),茜根炭三钱,小蓟炭三钱,归身三钱,炒荆芥五分,炙紫菀一钱,杏仁三钱,炒乌药一钱。

胡奶奶　十二月三日　先曾常发吐血病,近来加甚。气急,鼻煽,发热,肌肤暵燥,并且发白痦。此发热是阴虚而热,绝非外感,断断不可用透表苦寒诸药。须甘凉养阴培元,期以半个月,或见些微小效,病属至危极险之候,万不可乱用各种方药尝试。天、麦冬各三钱,杏仁三钱,川贝三钱,大生地三钱,炙苏子三钱,知母一钱,归身三钱,炙草六分。二诊(十二月日)气急鼻煽,较前加甚,脉象舌色不变,面色亦不变,而病实已至甚危绝望之境,此颇与桃花疰为近。不知从前亲属中有患肺痨者否?如其有之,则为疰甚确。瓜蒌仁一钱五分,知母一钱,川贝三钱,归身三钱,细生地三钱,天、麦冬各三钱,炙草六分,炙苏子三钱,炒白芍一钱五分,紫金锭半粒(磨冲)。另:真獭肝一钱,虎头骨一钱,研细,每服五厘,与紫金锭同服,每日一次。外用止汗:牡蛎一两,龙骨一两,糯米粉二两,共研粉扑周身。

余先生　十二月五日　吐血才止又发,面色脉象均平正。发作太频,是病最忌者,恐春分有问题。老三七二分(研),炙款冬一钱,菟丝子三钱,桑枝三钱,杏仁三钱,丹皮一钱五分,制香附三钱,炙紫菀一钱,泽泻六分,藕节三个,左金丸三分。二诊(十二月十五日)脉涩尚平正,惟吐血屡发,总不是事。肺络损坏,固然亦有肝经关系,当弛缓交感神经。花蕊石三钱(醋煅,研),赤芍一钱五分,朱茯神三钱,独活五分,童便一杯,炙僵蚕一钱,茜根炭一钱五分,炒乌药一钱,钩尖三钱,蒺藜三钱,小蓟炭一钱五分,地榆炭一钱,醋炒制香附三钱。三诊(十二月十八日)今日又吐血,色鲜。自觉热甚,毫不怕凉,胸膈有筋抽掣即吐血,是肺络中有一部分痉挛而然。何以如此,殊不明了。恐绵力不能任此病,勉方,如无效,谢不敏。木瓜三钱,麦冬三钱,茜根炭三钱,钩尖三钱,丹皮一钱五分,荷叶一角(烧),蒺藜三钱,小蓟炭三钱,雅连三分;猺桂二分,童便一杯(冲)。四诊(十二月二十二日)今日色脉好,神气安详,血亦较少,尚微闷,是虚甚所致。茜根炭三钱,玉竹一钱,老三七二分(研),小蓟炭一钱五分,沙参一钱五分,蒺藜三钱,钩尖三钱,炒乌药一钱,炙紫菀一钱,川贝三钱,炙芪七分。五诊(十二月二十四日)吐血本未止,因受惊致脘闷、心悸。幸面色、脉象尚平正,宜予安神。大生地三钱,朱茯神三钱,老三七一分(研),归身三钱,牡丹皮一钱五分,橘白络各一钱五分,沙参一钱五分,小蓟炭一钱五分,茜根炭三钱,炙芪一钱五分,童便半杯(冲),京墨汁半杯(冲)。

施先生　十二月十一日　吐血,咳不畅,瘠甚,肝气甚盛湿热不重,脉无胃气,溲频数,延久当成瘵。

象、川贝各三钱,杏仁三钱,炙桑皮一钱五分,丹皮一钱,黑荆芥四分,炙紫菀一钱,炙款冬一钱,炙萸肉四分,泽泻八分,茜根炭三钱。二诊(十二月十三日)脉弦,无胃气。血虽止,必再发。夜咳无痰,肺弱且燥。天、麦冬各三钱,川贝三钱,炙桑皮一钱,沙参一钱五分,肥玉竹一钱,杏仁三钱,炙紫菀一钱,阿胶一钱五分(蒲黄炒)。三诊(十二月十八日)脉略起,舌润有湿。沙参、玉竹未中肯,故咳仍剧。生、熟苡仁各三钱,橘络一钱五分,炙紫菀一钱,炙草六分,杏仁三钱,炒防风六分,阿胶一钱五分(蒲黄炒)。四诊(十二月二十五日)咳不见减,舌润,脉少阳和之气。剧咳则呕,口味淡。宣肺不效,改予平胃。枳实八分,川连三分,竹茹一钱五分,杏仁三钱,炙草六分,厚朴三分,橘红一钱五分。五诊(十二月二十八日)咳两月余不愈,宣肺平胃都不效,舌有湿象,傍晚、黎明时较剧,久咳肺无不弱,可虑。江西子一钱,杏仁三钱,橘红一钱五分,薏仁三钱,象贝三钱,炙草六分,姜夏一钱,云苓四钱。

胡先生　一月四日　面与舌无血色,已成血瘅,唇与爪下血色未变,是肝脾之血未动。故尚能勉强维持行动。脉洪有力,心房已起代偿作用,险甚。归身三钱,枸杞三钱,秦艽一钱五分,大生地五钱,炒槐米四钱,天麻三钱,蒺藜三钱。

朱先生　一月二十四日　脉虚软,全不应指,舌无血色,胁痛,气急,头眩,手足冷而有盗汗,呕清水,食入即吐。病虽由温补过当而来,现因失血过多,全无阳和之气,且肝阳盛于上,阴液涸于下,而中焦胃间独寒,脏气悉乱,不循常轨。温固碍于肝阳,凉则胃益不任。高年有此,洵属难治之候。现脉虽虚甚无火,然多量失血,乃大血管破裂,其发作是间歇性。脉虽无阳,亦不免再吐,再吐即脱矣。当以止血为先务。花蕊石三钱(煅),川连三分,小蓟炭三钱,茜根炭三钱,吴萸二分,侧柏炭三钱,赤芍一钱五分,猛桂心二分(冲),荷叶炭一角,童便一杯。

张世兄　二月十五日　手脚麻,肌肤甲错,遍身暵热,舌干绛毛刺,而无血色,脉洪大无力。脉之洪大,是无血起反应。肌肤甲错,手脚麻,遍身暵燥,因荣枯之故。壮热从内发出,非从外烁,此后纵然留得生命,亦不免为血瘅。衡量病情,委实在未可知之数,春分大节在近,犹为险上加险。天、麦冬各三钱,白芍三钱,人参须一钱五分,细生地三钱,知母一钱,西洋参一钱五分,金斛三钱,归身一钱五分,童便一杯,五胆墨汁半盅。

傅奶奶　三月十四日　吐血屡发且多,色脉平正,吐血虽倾盆盈碗,亦不觉苦,此肝逆也。从倒经治。赤芍三钱,杭菊一钱五分,桑枝三钱,苁蓉三钱,猛桂二分,淮牛膝三钱,钩尖三钱,牡蛎三钱,鲜生地三钱。

遗精类

钱先生　十一月一日　九月间曾吐血,现虽止,却患遗,或有梦,或无梦,面色较前略佳,仍嫌黄。左脉弦而无胃气,血与内分泌均不足,心房起代偿作用,故脉如此。殊非细故,当及今治之,迟则无及。天、麦冬各三钱,人参须一钱五分,茯苓三钱,大生地三钱,滁菊一钱五分,炒绵仲三钱,怀膝一钱五分,川贝三钱,丹皮一钱,杏仁三钱,泽泻八分,莲须一钱五分,炙萸肉四分,胡桃夹膜一钱。

王先生　十月二十七日　脉近乎乱,遍身振摇,并遗精,心肝肾三经俱病。病已五年,照例是慢性。然脉象却目前有危险,勉方试可乃已。钩尖三钱,鲜生地五钱,天麻三钱,朱茯神三钱,归身三钱,虎胫骨五钱(炙去髓),秦艽一钱五分,独活一钱,缕金丹二分(入煎)。

姚官官　十一月三日　脉涩,心跳,舌有虚象。患遗精,多汗,头晕,腰酸,骨楚。以上种种,尚不为害,惟规矩权衡不合。合之病证,当是腺病,难复元。滁菊一钱五分,天麻三钱,绵仲三钱(炒),白芍一钱五分,枸杞三钱,独活五分,莲须一钱五分,菟丝子三钱,牡蛎三钱。另:伤科地鳖紫金丹三厘,开水下,早起服,服后须暖衣避风。

陈先生 十一月十一日 色脉尚可,梦遗,凭药力止,其效有限。宜养心,最好扩大眼光,自命为豪杰,则病除。天冬三钱,炙萸肉六分,莲须一钱五分,秫米三钱,泽泻八分,细生地三钱,法夏一钱五分,胡桃夹膜一钱。

周先生 十一月二十一日 神枯,脉弦,无胃气。患遗精,咳嗽,心跳,病已入损途。不但难治,有险。知母一钱,归身三钱,泽泻八分,炒绵仲三钱,天冬三钱,白芍一钱五分,炙萸肉五分,菟丝子三钱,川贝三钱,杏仁三钱,炙桑皮一钱五分,炙紫菀一钱,朱茯神三钱。

黄先生 十二月十七日 见症是肺肾病,左脉略弦。此外别无何种坏象,是为病尚浅之故,遗精、目眊是虚。天冬三钱,细生地三钱,炒绵仲三钱,橘络一钱五分,莲须二钱,菟丝子三钱,茜根炭三钱。

张先生 一月十四日 脉舌尚平正,耳鸣,心悸,气上逆,遗精。以上各症,数年不愈,病在肾亏。补益实无多用处,当以节欲及锻炼体魄为先务。炒绵仲三钱,苁蓉三钱,大生地三钱,蒺藜三钱,菟丝子三钱,莲须一钱五分,知母一钱,天麻二钱,枸杞三钱,天冬三钱,炙芪二钱,茯神三钱。

林先生 二月二日 精关不固,无梦而遗,其病根恐是用心太过之故。制香附三钱,白芍一钱五分,煅龙骨三钱,茯神三钱,牡蛎三钱,天冬三钱,泽泻一钱,炙萸肉七分,炒绵仲三钱,菟丝子三钱,莲须一钱五分,胡桃夹膜一钱五分。二诊(二月十日)无梦而遗,药后瘥,须设法使运行,徒塞无益。泽泻一钱,牡蛎三钱,姜夏一钱五分,天冬三钱,炙萸肉八分,莲须一钱五分,龙骨三钱,楂炭三钱,炒绵仲三钱,逍遥丸一钱(入煎),胡桃夹膜一钱五分。

钱先生 二月十九日 左尺脉弦,矢燥,遗精,胃不和所致。不寐亦因胃,镇降必不效。当虚其肠,肠虚,则胃和也。郁李仁二钱,枳实八分,柏子仁三钱,炒秫米三钱,秦艽一钱五分,麻仁三钱,竹茹一钱五分,法夏一钱五分,炒防风八分。

吴先生 二月二十三日 遗精甚频,相火,食积,肾虚,均有之。因戒烟则益不能固摄,殊非细故。天冬三钱,金樱子三钱,枳实八分,楂炭三钱,炒绵仲三钱,炒栀皮一钱,炙萸肉六分,腹皮三钱,归身三钱,胡桃夹膜一钱五分。每晚用地骨皮一两煎汤熏洗下部。

朱先生 三月五日 指头冷,舌苔不匀,患遗,脉有歇止,手微颤。行动虽如常,病则甚深。若见咳,便入窘途。天麻三钱,归身三钱,炙草六分,天冬三钱,炙萸肉六分,莲须一钱五分,木瓜三钱,姜夏一钱,秫米三钱,人参须八分。

黄先生 三月六日 能讲究摄生,无论何病皆易愈。遗精较肺病,毕竟易除。绵仲三钱,枳实一钱,炙萸肉六分,天冬三钱,竹茹一钱五分,泽泻八分,法夏一钱,莲须一钱五分,胡桃夹膜一钱五分。

蔡先生 三月十八日 肝阳胆火悉数浮而不潜,复有遗精,病是上盛下虚。滁菊三钱,钩尖三钱,胆草二分,赤芍一钱五分,炙萸肉七分,泽泻七分,天冬三钱,枸杞三钱,归身三钱。另用:蛐蟮虫一个,辣椒子五粒,元寸少许,研末粥丸如痧药大。每服二粒,耳当复聪。

瘰疬类

吴奶奶 八月二十八日 喉蛾、颈疬、乳疬并见。其虚已甚,病在肝肾,极难治,环境大有关系。制香附一钱五分,归身三钱,大生地三钱,陈阿胶一钱,橘白、络各一钱,茯神一钱五分,白芍一钱,炙草六分,潞党参一钱,绵仲三钱,菟丝子三钱,瘰疬舒肝丸一钱。二诊(九月四日)瘰疬日见其大,自是肝旺肾亏之候。然因肝病经不调,因之上盛下虚而有积瘀,非于临月时行经不可。大生地五钱,天冬三钱,炙僵蚕一钱五分,白归身三钱,佛手一钱,绵仲三钱,制香附三钱,菟丝子三钱,川、象贝各三钱,蝼蛄一枚(炙,研冲)。三诊(九月七日)瘰疬之病源是腺,亦是痨之一种,难得药效,效则多服,必除。人参须一钱五分,大生地三钱,菟丝子三钱,赤芍一钱五分,佛手一钱五分,炙黄芪三钱,炒绵仲三钱,归身三钱,制香附三钱,蝼蛄一枚(炙,冲)。

薛奶奶　九月九日　脉平,苔前半剥,患脘闷,多梦,心跳,冷汗。此种种见证与舌色均不甚妥当。肝旺血亏,神经过敏也。项结核尤其是虚损证据,口腻、形寒、发热乃疟疾,是另一件事,当先治。白薇一钱,竹茹一钱,薏仁三钱,归身三钱,青蒿一钱,淡芩八分,生首乌三钱,橘络一钱五分,炙草六分。二诊(九月十一日)项间结核,山根青脉,血不清。现在虽已退热,然容易外感,体气复虚,多标病,即本病亦难治。归身三钱,川贝三钱,草薢一钱五分,泽泻八分,炙草六分,蒺藜三钱,赤芍一钱五分,车前三钱,苡仁三钱,绵仲三钱。

朱童　十一月十五日　发热不过风寒食积,项核既非痰,乃肺结核。因虚而有,故劳倦即发,此与瘰疬同一难治。滁菊一钱五分,淡芩八分,竹茹一钱五分,归身三钱,钩尖三钱,枳实八分,楂炭三钱,炙草六分,炒荆芥五分,炒栀皮一钱。

张奶奶　十月二十六日　颈有瘰疬,入夜发热,内热重,舌有焧苔,脉虚,病属损证,不易见效。归身三钱,杏仁三钱,天、麦冬各三钱,白芍一钱五分,炒绵仲三钱,炒荆芥四分,炙草六分,菟丝子三钱,瘰疬内消丸一钱五分。

袁官官　一月二十二日　年十七尚未发育,有瘰疬六七年,虚甚,濒于童痨,当补。炒绵仲三钱,归身三钱,淡苁蓉三钱,炙芪三钱,菟丝子三钱,大生地四钱,枸杞三钱,姜夏一钱五分,瘰疬内消丸一钱五分。

胡官官　二月五日　右眼皮忽然下垂,目光无神,眸子黄而不黑,神色颇形不足,痰多,涕多。此病发作于十四岁之冬至,其伏根当在襁褓时,乃腺体坏也。项间有结核即是证据,难治。绵仲三钱,白芍一钱五分,橘络一钱五分,菟丝子三钱,蒸子术一钱,归身三钱,云苓三钱,瘰疬内消丸一钱五分。

张奶奶　二月十七日　脉弦无胃气,面色晦滞。患瘰疬年余,经阻不行,损证已成,难治。归身三钱,大生地三钱,蒺藜三钱,赤芍二钱,天麻三钱,绵仲三钱,知母一钱,制香附三钱,生芪三钱,枸杞三钱,姜夏一钱,炒荆芥四分,瘰疬内消丸二钱。

汪先生　二月二十日　肺肾皆病,其瘰疬即是肺结核之症。何得云肺病渐瘥?不过饮食有味,寐安,为差强人意耳。天、麦冬各三钱,知母一钱,菟丝子三钱,炙紫菀一钱,川贝三钱,杏仁三钱,北沙参一钱五分,炒绵仲三钱,炙芪三钱,瘰疬内消丸一钱五分。

张先生　二月二十一日　瘰疬为病,皆由虚损来。现在腰脚酸,遗精,不耐劳剧,皆损证,补之。炒绵仲三钱,白芍一钱五分,莲须一钱五分,菟丝子三钱,金樱子三钱,川贝三钱,归身三钱,桑椹子三钱,炙黄芪一钱五分,蒺藜三钱,秦艽一钱五分,瘰疬内消丸一钱五分。

肾病类

史先生　十月七日　予温肺镇坠,哮喘更甚。色脉均与药合,而病反增剧,当责其虚。痰多乃本元虚故也。炙款冬一钱,人参须八分,川贝三钱,姜夏一钱五分,杏仁三钱,橘白、络各一钱五分,猺桂心一分,胆星八分,炙苏子一钱五分。二诊(十月九日)温肺镇坠,喘咳均不见减,然详其色脉,毕竟当镇当温,或者前日之方为不及觳。炙款冬一钱,杏仁三钱,姜夏一钱五分,归身三钱,炙紫菀一钱,炒乌药一钱,炙草六分,干姜炭二分,黑锡丹三分(入煎)。三诊(十月十一日)喘已瘥,未净除。面色颇亮,是无妨,但不得除根。炙紫菀一钱五分,炒乌药一钱五分,姜夏一钱五分,人参须一钱,归身三钱,杏仁三钱,炙草六分,橘络一钱五分,黑锡丹三分。四诊(十月十四日)肺寒不受补,现喘略平,再予温肺。荆、防各七分,苏子、叶各一钱,归身三钱,杏仁三钱,乌药一钱,干姜二分,姜夏一钱,胆星一钱。五诊(十月十六日)气急咳嗽均甚剧,舌糙,脉数,腰酸,脘闷,胃呆,不可再温再镇,予纳肾气。天、麦冬各三钱,炙苏子三钱,象贝三钱,炙草六分,杏仁三钱,橘皮一钱五分,炙蛤蚧尾六分,炒白芍一钱五分,牡蛎三钱,炙款冬三钱,炙紫菀一钱。

盛奶奶　十月十九日　见症是肾亏,脉虚,舌色亦虚,急补之。炒绵仲三钱,杏仁三钱,象贝三钱,炒荆芥六分,菟丝子三钱,炙苏子三钱,天冬三钱,归身三钱。二诊(十月二十三日)脉尚可,舌苔花剥,腰酸痛,脚底亦痛。胃阴不足,肾亏,亟宜补益。绵仲三钱,菟丝子三钱,金狗脊(炙去毛)二钱,枸杞三钱,炙芪三钱,西洋参二钱,潞党参二钱,滁菊二钱,怀牛膝三钱,归身三钱,大生地三钱。三诊(十月二十七日)伤风鼻塞,筋骨酸楚,下部为甚。当先祛风,俟外感除,再祛内风,然后可补。炒荆、防各七分,淡芩八分,竹茹一钱五分,赤苓三钱,秦艽一钱五分,枳实八分,羌活四分,蒺藜三钱,全当归三钱,延胡六分。四诊(十一月三日)骨楚,得风药不除。是血分不清,宜另服丸。经行不多,宜通。全当归三钱,赤芍一钱五分,丹参八分,炒荆、防各七分,延胡六分,炒金铃肉六分,秦艽一钱五分,杏仁三钱,象贝三钱。五诊(十一月十七日)风尚未净,略瘥。舌中心已见味蕾,颇有向愈之机,现在之头痛腰酸只是外感。炒荆、防各七分,秦艽一钱五分,天麻三钱,蒺藜三钱,赤芍一钱五分,炒绵仲三钱,莲须一钱五分。六诊(十一月二十日)血热肾亏,两臻其极,面色已渐亮。病有转机,但能保养,可以却病。天冬三钱,赤芍三钱,菟丝子三钱,杏仁三钱,麦冬三钱,炒绵仲三钱,炒车前三钱,琥珀四分(研),炙萸肉六分,草薢三钱,地骨皮露一两。七诊(十一月二十五日)脉滑,至数不甚分明,舌苔较前为佳,肾热殊深。滁菊二钱,草薢三钱,鲜生地四钱,地骨皮三钱,炒车前三钱,蒺藜三钱,天冬三钱,琥珀四分,泽泻六分,杏仁三钱。八诊(十一月三十日)病除十之七,舌苔已渐见味蕾,面色亦较佳,可以略补。西洋参八分,天麻八分,天冬三钱,滁菊一钱五分,草薢三钱,地骨皮三钱,蒺藜三钱,泽泻一钱,归身三钱,秦艽一钱五分,琥珀四分。九诊(十二月二日)经准色正,舌面味蕾渐满布,病已除十之八,宜略补肾。绵仲三钱,枸杞三钱,延胡六分,天冬三钱,菟丝子三钱,归身三钱,赤芍一钱五分,滁菊二钱。

潘先生　十月二十一日　哮与气候年龄为进退,可以略瘥,不能除根。舌有黑斑,肾俞酸楚,是其处有伤,乃病根。大生地三钱,茯神三钱,蛤蚧尾六分,钗斛三钱,杏仁三钱,人参须八分,制香附三钱,炙苏子三钱。

张先生　十月二十日　咳无力,气急不能平卧,痰不得出,脘痛,舌有热象,从肾不纳气治。天、麦冬各三钱,杏仁三钱,橘皮一钱五分,炙草六分,炙苏子三钱,象、川贝各三钱,炒乌药八分,蛤蚧尾四分(炙),归身三钱,绵仲三钱,瓜蒌仁一钱五分。

凌奶奶　十一月十一日　见证完全是肾病,脉亦虚,经不调。以面色及脉测之,当是肾热。炙芪三钱,菟丝子三钱,焦白术一钱,大生地三钱,炒绵仲三钱,川芎八分,天冬三钱,天麻三钱,姜夏一钱五分,秦艽一钱五分,木瓜三钱。二诊(十一月十四日)气坠略瘥,脘似乎痛,脉尚可,宜补中益气。炙芪三钱,川芎八分,绵仲三钱,焦白术一钱,潞党一钱,左金丸四分,制香附三钱,荜澄茄六分,醋炒升麻一分半。三诊(十一月十六日)肾虚气坠,发有定时,补中益气仅得病之小半。现在盛年,不过大便不约,将来恐成痫。炙芪三钱,枸杞三钱,潞党三钱,焦白术一钱五分,天冬三钱,川芎八分,姜夏一钱,回天丸半粒。

夏奶奶 十二月二十日 脉气不宽,面色尤劣,虚甚,其气急是肾不纳气。天、麦冬各三钱,牡蛎三钱,川贝三钱,五味子四分,炒乌药一钱,蛤蚧尾六分,炒白芍一钱五分,知母一钱,杏仁三钱。二诊(十二月二十二日)咳虽瘥,病仍剧,爪下血色不华,舌边剥,光剥无味蕾,咳剧时牵及腰痛,肺肝肾皆病。归身三钱,川贝三钱,炒乌药一钱,杏仁三钱,麦冬三钱,制香附三钱,白芍一钱,云苓四钱,五味子四分,炒绵仲三钱,炙苏子三钱。

以上戊辰、己巳年案

9 时病门

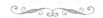

疟疾类

潘先生 八月二十一日 本来湿重,现患疟,进疟药反增呃逆,脉数近乎乱,口渴,苔中心黑,病在血分,当使溲利。呃为寒热不匀,得大便当止,现不可攻。赤、猪苓各三钱,公丁香三分,归身三钱,苡仁六钱,柿蒂七个,细生地四钱,橘皮一钱五分,淡芩八分,鲜首乌三钱。二诊(八月二十二日)脉有胃气,略嫌数,舌中心苔黑,此有凝瘀。呃已止,恐须便血,大便黑色,即是瘀血。归身三钱,炒槐米三钱,苡仁六钱,赤芍一钱五分,细生地三钱,云、猪苓各三钱,橘皮一钱五分,鲜首乌三钱。三诊(八月二十三日)舌中黑苔已化,尚有寒热,热甚高,且发作有时,甚不适,是痎疟之兼湿化者。归身三钱,苡仁五钱,炒车前三钱,竹茹一钱五分,猪苓三钱,干首乌三钱,橘红、络各一钱,花粉一钱,二妙丸一钱,川黄连三分、吴萸一分(同炒)。四诊(八月二十五日)脉甚佳,面部湿疮亦干。惟舌色未全化,寒热未全除,病有向愈之机转。油当归三钱,郁李仁三钱,柏子仁三钱,炒车前三钱,枳实一钱,麻仁三钱,赤、猪苓各三钱,苡仁三钱,干首乌三钱。五诊(八月二十七日)诸恙悉瘥,色脉亦好,舌苔前半太光,黑苔尚未全化,大约亦不致便血。苡仁五钱,炙草六分,麻仁三钱,杏仁三钱,归身三钱,腹皮三钱,枳实八分,郁李仁三钱,枳术丸一钱五分。六诊(九月一日)脉甚佳,眠食都好,舌尖绛,黑苔亦化。因有肝阳,故不能用脑。苦头眩,可以清泄。滁菊一钱五分,桑芽三钱,川贝三钱,赤苓三钱,泽泻一钱,钩尖三钱,杏仁三钱,西洋参三钱,方通八分,归身三钱,橘白、络各一钱五分。七诊(九月五日)诸恙悉瘥,别无所苦,只须平剂调理。潞党一钱,赤芍一钱五分,菟丝子三钱,赤、猪苓各三钱,怀膝三钱,绵仲三钱,枸杞三钱,炒车前三钱,炒怀药三钱,泽泻八分,炙萸肉五分。

刘先生 八月二十一日 寒热往来,口苦,咽干,胁痛。少阳见证毕具,是已化热,当清。柴胡四分,枳实八分,炒牛蒡三钱,茅根三钱,淡芩一钱,竹茹一钱五分,法夏一钱,鲜首乌三钱。二诊(八月二十二日)舌苔已化燥转黄,热虽未除,不久当愈,大约一二日耳。桂枝二分(泡水煎药),淡芩一钱,滁菊一钱五分,枳实八分,竹茹一钱五分,赤苓三钱,炒牛蒡三钱,芦根一两,鲜首乌三钱。三诊(八月二十五日)热仍未解,无起落,舌色已化,照例即可愈。葛根一钱五分,川连三分,方通八分,羌活四分,淡芩一钱,赤、猪苓各三钱,秦艽一钱五分。

张先生　八月二十六日　泻止转疟,是里病外达,照例是轻减。惟舌色湿颇重,须防其陷而成痢,可以芳香化之。厚朴花三分、木香一钱、炒车前三钱、佩兰叶三钱、赤、猪苓各三钱、制香附三钱、白薇一钱、干首乌三钱、归身三钱、苡仁四钱、枳实八分、竹茹一钱五分、桂枝四分(泡)。

杭奶奶　八月二十七日　先寒后热且战,是疟。掌热甚是虚,虚则邪容易深入,口甜更有湿。病方趋剧,勿轻视,须加春慎摄。荆、防炭各五分、炙草六分、桑皮一钱五分、细生地三钱、白薇一钱、归身三钱、左金丸四分、防己一钱。

陈宝宝　九月三日　脉颇佳,病是疟,舌苔边光,邪不得达,略扶正气。柴胡七分、淡芩七分、法夏一钱、干首乌三钱、潞党七分、炙草四分、青、陈皮各一钱。

缪先生　九月六日　溲少,口淡,舌苔腻。疟得常山本可以不发,因胃中不清楚,湿不得化,故再发,宜加意慎食。赤、猪苓各三钱、苡仁四钱、竹茹一钱五分、海南子七分、炒车前三钱、枳实一钱、淡芩八分、柴胡六分、生首乌三钱、炙草六分、归身三钱。

张先生　九月七日　疟来辄呕,是柴胡证。柴胡八分、淡芩八分、腹皮三钱、法夏一钱、枳实八分、竹茹一钱五分、赤苓三钱、白薇一钱、干首乌三钱。二诊(九月九日)疟虽止,尚形寒,须防再发。面色太黄,大便不实,更须防转痢,或变瘅。茵陈三钱、猪苓三钱、车前三钱、白薇一钱、梗通八分、炙草六分、赤芍一钱五分、泽泻八分、归身三钱、莲须一钱五分、炙萸肉四分、桂枝四分(泡)。三诊(九月十三日)热退,黄亦退,眠食均佳,是病已除。归身三钱、茯苓三钱、楂炭三钱、竹茹一钱五分、炙草六分、腹皮三钱、方通八分。

徐先生　十月五日　常有寒热,冷热不定,时间亦不定,然毕竟是疟。青蒿五钱、常山三钱、苍耳子一钱五分(绍酒浸一宿)。此三味分研筛过后,再合研,用红枣泥同捣丸如芡实大。每早晚服二丸,开水下。

刘小姐　十月七日　本是湿疟,热不得出。因湿热蒸则上行,用柴胡桂枝恰恰助病,是教猱升木,故呈脑症。疟是细事,脑症却极危险。淡芩一钱、青蒿一钱五分、赤芍一钱五分、钩尖三钱、枳实一钱、竹茹一钱五分、茯苓三钱、花粉一钱、常山一钱。二诊(十月八日)仍畏寒壮热,神昏谵语,脉滑甚,非祛痰不可。胆星二钱、常山一钱、枳实八分、归身三钱、姜夏一钱五分、炙草六分、竹沥一两(冲入姜汁四点)。三诊(十月九日)疟去大半,脑症悉除,痰尚未净。胆星一钱五分、淡芩八分、槟榔六分、炙草六分、归身三钱、竹沥一两(冲)、枳实一钱、常山一钱、瓜蒌三钱、姜夏一钱五分。四诊(十月十日)脉属阳脉,其恶寒喜热完全属痰,药后痰从大便出,为中肯綮,所以不适,病未除耳。胆星二钱、常山一钱、煨草果一钱、制香附三钱、姜夏一钱五分、海南子八分、橘皮一钱五分、川桂枝二分。五诊(十月十四日)脑症除,祁寒壮热亦除。惟仍头痛恶寒,脉滑象已大减,是痰已无多。脚甚酸,与月事有关。归身三钱、炒车前三钱、赤芍一钱五分、炙草六分、茯苓三钱、炒荆芥八分、桂枝三分、淡芩一钱、生姜一片。六诊(十月二十六日)色脉较前为佳,不能寐,气上冲,仍宜安脑。乌犀角二分(磨冲)、薄荷一钱、猺桂心一分、归身三钱、沉香二分、珍珠母三钱、炙草六分、制香附一钱五分、大生地三钱、川连三分、吴萸一分(同炒)。

杜小姐　十月六日　面黄微肿,口苦,逐日寒热,此必不忌口所致。病是疟,并见气急,伤风咳嗽。须谨慎,恐成大病。白薇一钱、淡芩八分、竹茹一钱五分、赤、猪苓各三钱、青蒿一钱五分、枳实八分、楂炭三钱、方通八分、常山八分、炙草六分。二诊(十月八日)面色萎黄,舌无血色,已经由疟转瘅,此极难治。因是慢性,愈期太远,调护小有不慎,足以致命。归身五钱、炙草六分、连翘三钱、炒栀皮一钱、茵陈三钱、大生地五钱、赤豆一两(泡)。

叶奶奶　十月十二日　脉滑，舌黄润，泛恶，逐日寒热，夜不安寐。病已经月，是温疟之夹食夹湿者。枳实一钱，青蒿一钱，淡芩八分，腹皮三钱，竹茹一钱五分，槟榔六分，楂炭三钱，常山八分，秦艽一钱五分。

贺先生　十月十四日　寒热一日二三度发，且每年必发，舌如赭，脉弦，恶寒甚，胸膈发出疹子甚多，此物以能发出为佳。白薇一钱，归身三钱，炒荆、防各七分，法夏一钱，葛根一钱，炙草六分，川芎五分，薄荷一钱。二诊（十月十六日）舌色甚不平正，脉尚无他，发热未退，仍形寒，头空痛，从疟治。淡芩八分，枳实八分，葛根一钱，白薇一钱，竹茹一钱五分，归身三钱，干首乌三钱，炙甘草五分。三诊（十月十八日）脉颇缓和，舌色亦较平正，寒热亦退。惟小腹痛，此必寒从下受。白薇一钱，赤芍一钱五分，葛根八分，橘核、络各一钱，归身三钱，防己一钱五分，干首乌三钱。另：阳和膏一张，加元寸五厘，贴小腹。

秦宝宝　十月十五日　疟间日发已月余，腹部有块，据面色，当非疟母。槟榔一钱五分，常山一钱五分，小朴五分，青蒿二钱。研末，红枣泥为丸。每服一次。

姚先生　十月十六日　舌色白润，口味甜，脘闷，寒热一日数次发，头汗奇多，但头汗出，脉洪弦，病已经月，常发厥病，属湿疟，湿无出路，蒸郁则上行，更从而升之，所以发厥。焦茅术三分，常山一钱，炒白芍一钱五分，赤、猪苓各三钱，煨草果六分，归身三钱，淡芩八分，花粉一钱，炒车前三钱，川连三分，法半夏一钱。

何奶奶　十月十九日　舌色作镜面苔，此为胃虚。肝胃病极深，食物不能化，不能吸收滋养则成积弱。其形寒发热是温疟，痒乃风痧未能出透之故。鲜生地三钱，竹叶十片，白薇一钱，川芎五分，法夏一钱，川连三分，瓜蒌仁三钱，薄荷一钱，连翘壳三钱，鲜首乌三钱，茅根三钱（去心）。

史小姐　十月二十七日　病转间疟，先寒后热，寒可一时，热则竟日。寒时振战，脉与前日同，舌干微糙，口不知味，左膈痛，唇色较前日略红，气急略瘥，病情尚不为劣。皮肤色泽不甚好，有成肿胀之向。疟疾末路转属肿与痒，二者皆极险恶，须预先防止。膈旁痛处属肺部，故气急。忌咳，须避风。川连三分，白薇一钱，青蒿一钱，淡芩六分，归身三钱，鲜首乌三钱，腹皮三钱，法夏一钱五分，炙草六分，瓜蒌仁一钱五分，鲜生地三钱，郁李仁三钱。红枣五个（去核），用常山二钱同煎，去常山，用文火将汤收干，取枣煎药。

徐先生　十月二十七日　寒热互见，月余不退。初起恶寒，现在但热不寒。骨楚，脘闷，头空痛，舌有虚象，脉尚可。前此下午三时退热，现在下午三时始发热。病属痃疟，所以延长，当是不忌口之故。现已稍见虚证，须忌口，期速愈。白薇一钱，淡芩八分，制香附三钱，归身一钱，青蒿一钱，赤芍一钱五分，茯神三钱，炙草六分，常山六分。

陈右　十一月五日　每越十日发热三日，已第六次，面色略有异征，爪下微紫，是回归热。藁本六分，常山八分，归身三钱，防风六分，煨草果六分，炙草六分，秦艽一钱五分。

马奶奶　十一月六日　发热三日，先寒后热，无定时，面黄，脉舌不平正，口苦，月事不以时下，少且黑。青蒿一钱，枳实八分，淡芩八分，常山八分，桃仁三钱，竹茹一钱五分，炙鳖甲三钱，全当归三钱，赤芍一钱五分，炙草六分，大生地三钱。二诊（十一月八日）恶寒已罢，热不退，面色甚劣，脉尚可，口苦，舌干，苔黄。有积，当导之。枳实一钱，竹茹一钱五分，葛根一钱五分，淡芩八分，川连三分，香葱白二个，腹皮三钱，楂炭三钱，瓜蒌三钱，元明粉四分。三诊（十一月十日）热未退，面色甚劣，脉则静，恶寒已罢，大约尚有三数日。川连四分，淡芩一钱，象贝三钱，白芍一钱，姜夏一钱五分，葛根一钱，杏仁三钱，炙草六分，枳实八分，竹茹一钱五分。

华官官　十一月七日　疟久不愈，面黄，胃强，腹胀硬，大便日行，是邪实正气已虚也。不可再误药，否则为童痨。青蒿三钱，常山一钱五分，红枣十枚。三味同煎，用红枣收膏，隔二小时吃枣二枚。二诊（十一月九日）面尘，脉细，疟久不愈，近患剧咳，面尘是败象。杏仁三钱，橘红一钱五分，炙草六分，象贝三钱，防风八分，木香五分，炙苏子三钱，归身三钱。药枣为常山、青蒿、槟榔所煮成。三诊（十一月十四日）药后疟减。面色黄，是病未除。食后吐舌良，有厚苔，当是积。枳实一钱，楂炭三钱，象贝三钱，桑叶三钱，腹皮三钱，赤、猪苓各三钱，杏仁三钱，橘红一钱，炙草六分，归身三钱，茵陈一钱五分，车前三钱，常山八分。

高先生　十一月十四日　三日疟已月余，面黄，脉无胃气，舌苔黑，口苦渴，脘闷，病延已久。因不忌口，须吃净素，否则成瘅。归身三钱，淡芩八分，象贝三钱，知母一钱，炙草六分，杏仁三钱，瓜蒌三钱，枳实八分，竹茹一钱五分，人参须一钱五分，常山一钱五分，青蒿一钱，苍耳子六分（酒浸一宿用）。二诊（十一月二十日）疟止，面色未转，舌苔仍黑，须再服前药，以清余孽。人参须一钱五分，青蒿一钱，茵陈三钱，炙鳖甲三钱，常山八分，象贝二钱，杏仁三钱，归身三钱，苍耳子六分（酒浸）。

孙孩　十一月二十五日　内热奇重，唇绛目睏，咬牙二十二起，发寒热，先冷后热，夜半退，退尚清，昨曾服抱龙丸。病属疟，丸非其治，舌边光，外邪有内陷光景，有险。白薇一钱，川连三分，葛根一钱五分，炙草六分，橘红一钱五分，青蒿一钱，淡芩八分，象贝三钱，杏仁三钱，常山六分。二诊（十一月二十六日）大便如有痰，恐其转痢。如转痢，是陷，故俗说疟后痢为重。陷者举之，葛根合法。葛根一钱，象贝三钱，桔梗四分，炙草六分，白薇一钱，杏仁八分，橘红一钱五分，炒扁衣三钱，炒建曲一钱，常山八分，木香一钱。

黄先生　十一月二十六日　病情是日间疟，舌有热象，脉平，口疮甚好，此则病不延长。淡芩八分，白薇一钱，青蒿一钱，常山一钱，枳实八分，竹茹一钱五分，赤苓三钱，方通八分。

程宝宝　十二月十五日　疟不除，耳下之核亦与疟有关，因其处是少阳部位。青蒿一钱，归身三钱，炙僵蚕一钱，常山一钱，赤芍一钱五分，炙草五分。

季宝宝　十二月十六日　每晚寒热，天明退清，无所谓胎疟。即此便是疟疾，从疟治，舌润是感寒。小朴三钱，腹皮三钱，枳实八分，橘红一钱五分，炙草六分，象贝三钱，杏仁三钱，常山一钱，红枣五个，防风六分。

应奶奶　二月十八日　脉寸小尺大，自觉气向下脘，胸闷，寒热如疟，日二三次，唇红，神气委顿，此病颇有出入。柴胡四分，归身一钱五分，淡芩八分，炙草六分，川芎四分，白芍一钱，川连三分，杏仁三钱，花粉一钱。二诊（二月二十日）脉软，唇红，舌光。寒热起伏未清，惟恶寒已罢。先脉寸小而尺大，今则但虚。人参须四分，青蒿一钱，淡芩六分，鲜首乌三钱，柴胡四分，白薇一钱，竹茹一钱五分，蔓荆子一钱（炒），归身三钱。三诊（二月二十二日）闷甚，呼吸不畅，目光无神，脉仍见寸小尺大。热退后再作，咳嗽甚剧，风温不肯遽瘥，再清之。川连三分，炙苏子一钱五分，桔梗六分，防风六分，羌活四分，淡芩八分，瓜蒌皮一钱五分，杏仁三钱，橘红一钱五分，炙草六分，归身三钱，茅根三钱，蔓荆子一钱（炒）。四诊（二月二十三日）脉软，舌润，剧咳，气急，闷甚，痰薄白，大便溏。热有起伏，如疟，拟泻心。川连四分（姜炒），淡芩八分，炙苏子三钱，法夏一钱五分，瓜蒌仁一钱五分，杏仁三钱，川、象贝各三钱，赤芍一钱五分，柴胡五分，干、生首乌各三钱，归身三钱。

罗小姐　二月十八日　虽有冷汗，其舌色白，是热，此是疟。泻则内陷，当举之。凡手足先冷者当属脾，比较难愈。柴胡六分，扁衣三钱（炒），芡实三钱，淡芩八分，建曲一钱（炒），云苓三钱，腹皮三钱，葛根八分,归身三钱,白芍二钱,牡蛎三钱(煅)。

痢疾类

许宝宝　八月二十日　下痢,汗多,舌边光,里急后重,次数颇频,当以通为止。油当归三钱,木香一钱五分,枳实八分,制小朴三分,槟榔八分,白头翁三钱,青、陈皮各一钱,杏仁三钱。二诊(八月二十二日)痢迄不见减,已见虚象,后重甚,当勉强通之。油当归五钱,枳实一钱五分,楂炭三钱,制小朴三分,赤芍一钱五分,竹茹一钱五分,炒扁衣一钱五分,莱菔子三钱,木香一钱五分,川连三分。三诊(八月二十四日)痢略减,仍未除,剧咳,多痰。肺与大肠并病,再当以通为止。油当归三钱,橘红一钱五分,小朴三分,槟榔六分,杏仁三钱,白头翁三钱,楂炭三钱,木香一钱五分,炒扁衣三钱,赤、猪苓各三钱。四诊(八月二十五日)痢略瘥,咳增剧,此病甚利害,宜慎食。前胡一钱,杏仁三钱,白头翁三钱,楂炭三钱,象贝三钱,枳实一钱五分,木香一钱五分,腹皮三钱,炒车前三钱,扁豆花一钱五分,归身三钱。五诊(八月二十七日)痢瘥未净除,颇见寒象,略温之。归身三钱,象贝三钱,炙款冬一钱,白头翁三钱,杏仁三钱,木香一钱五分,炒荜茇五分(去皮),赤砂糖一钱。六诊(八月二十九日)痢瘥,色脉尚无败象。此病甚险,虽瘥,仍须慎食。归身三钱,白头翁三钱,川、象贝各三钱,扁豆花三钱,大生地三钱,杏仁三钱,煨木香一钱,人参须四分。七诊(九月三日)痢仍有三四次,色脉已转佳,当仍从原意进退。归身三钱,炒建曲一钱,人参须一钱,白头翁三钱,楂炭三钱,西洋参一钱,炒扁衣三钱,木香一钱,云苓三钱,青、陈皮各一钱。八诊(九月五日)痢减尚未净,溲较多,粪色由黑转黄。衡量症情,是就痊时光景。略有后重,未可涩止。归身三钱,青、陈皮各一钱,方通八分,炒建曲一钱,木香一钱,赤、猪苓各三钱,炒扁衣三钱,楂炭三钱,焦白术八分。九诊(九月七日)痢仍未除,次数较少,所下系鲜血,色脉尚可,下血却甚可虑。姜炒槐米三钱,赤芍一钱五分,木香一钱,杏仁三钱,归身三钱,焦白术八分,大腹皮三钱,楂炭三钱,荜茇五分。十诊(九月十日)咳是痢久不愈,由肺传肠者,现在可以止。木香一钱五分,建曲一钱,象贝三钱,橘红一钱五分,芡实三钱,云苓三钱,杏仁三钱,炒罂粟壳一钱。十一诊(九月十二日)痢除,微见掌热,溲赤,剧咳,宜补血兼事宣达。归身三钱,焦白术一钱,方通八分,杏仁三钱,炙草六分,赤、猪苓各三钱,象贝三钱,芡实三钱,建曲一钱,炒罂粟壳一钱。

朱宝宝　初起泄泻,由泄泻而转痢,由西药止痢而腹胀。现在大肉尽削,面肿无血色,索食无度。此即古人所谓除中,头常摇,目常瞬,疳积已成,难冀挽救。生附子八分,乌犀尖一分(磨冲),江西子一钱,云苓三钱,姜夏一钱,生地黄三钱,炙蝎尾一分(研冲),钗石斛三钱,新会皮一钱。二诊　腹胀而不拒按,瞬目不止,肉削,疳积已成,本非仓猝可以取效。且此病病历甚劣,尤其难治。(七月三十日)炙蝎尾二分,大生地四钱,木香一钱五分,槟榔四分,赤、白苓各三钱,钗石斛三钱,白归身三钱,秦艽一钱,腹皮三钱,自制蟾灰二厘(冲),炒扁衣三钱,橘红一钱五分。

王宝宝　先咳嗽有血,旋发热六日不退,口唇焦,面形苦,舌边光舌面润,滞下红冻,次数频,其内脏已伤。表里病均未除,是有危险。(四月二十四日)煨葛根一钱,炒扁衣三钱,白头翁三钱(酒洗),木香一钱五分,竹茹一钱五分,川连炭三分,炒建曲一钱,薄荷一钱(后下),油当归三钱,枳实一钱。二诊　唇干舌燥,神气萎顿,肌肤暵干,下痢,里急后重,次数频频,表热不高,是痢疾之重者。(四月二十五日)油当归三钱,钗斛三钱,木香一钱五分,枳实一钱五分,白头翁三钱(酒洗),瓜蒌霜一钱五分,川贝三钱,竹茹一钱五分,杏仁三钱,川连炭三分。三诊　色脉却形不足,舌连光,苔结,下痢后重依然。攻之则嫌其虚,不攻则痢不得止,亦难治之候。(四月二十六日)煨葛根一钱,钗斛三钱,白头翁三钱(酒洗),大川芎四分,枳实导滞丸四分(入煎),油当归三钱,木香一钱五分,细川连三分(姜炒),细生地三钱。四诊 神气较好,脉亦平正,痢次数减少。但未净除,且舌色绛燥毛刺,其阴分伤。不能再事攻下,幸不发热,可以参补,慎勿受凉。(四月二十八日)钗石斛三钱,川连炭三分,西洋参一钱五分(另煎),杏仁三钱,枳实导滞丸四分(入煎),油当归三钱,煨木香一钱五分,白头翁三钱(酒洗),茯苓三钱,象、川贝各三钱。

鲍宝宝 泄泻完谷,唇红苔结,却不发热,此病在太阴,阅时已两候,病属寒,而上焦已从燥化。(四月十五日)归身三钱,姜半夏一钱五分,腹皮三钱,炒建曲一钱,竹茹一钱五分,枳实一钱,炒扁衣三钱,茯苓三钱,二神丸一钱(入煎)。二诊 泄泻不止,继以呕吐,粪如痰,后重,却凶陷,舌干额冷,据说前此是完谷,现在却是痢,此病有大险。(四月十五日晚)辟瘟丹半分(研冲),制附片一钱,木香一钱五分,油当归三钱,白头翁三钱(酒洗),吴茱萸二分,柴胡四分,川连炭二分。三诊 颜额已不冷,泻止,后重减,少神气,甚好,是已出险。现在手尚冷,口中有烂斑,大便胶黏,宜平剂调理。(四月十七日)归身三钱,木香一钱五分,焦谷芽三钱,白头翁三钱(酒洗),腹皮三钱,楂炭三钱,焦白术一钱,赤、白苓各三钱。四诊 痢次数减少,但尚有四五次,口中碎,人王部隐青,微见暵热,病久正气已虚。(四月二十日)川连炭三分(姜炒),油当归一钱五分,枳实一钱,杏仁三钱,白头翁三钱(酒洗),焦谷芽三钱,木香一钱五分,竹茹一钱五分,煨葛根一钱,钗石斛三钱。另:辟瘟丹一粒研碎置脐上。外敷清凉膏。

汪老 八月二十日 下痢日五七次,秋气已深,年事复高,虽不重亦有险。手冷,舌无热象。咳有汗,是亦肺传肠者。油当归三钱,制小朴三分,青、陈皮各一钱,木香一钱五分,白头翁三钱,莱菔子一钱五分,杏仁三钱,制香附三钱。二诊(八月二十二日)痢已瘥,未净除,仍后重。舌色脉象较为正路,大份可以无妨。青、陈皮各一钱,莱菔子三钱(炒),白头翁三钱,煨木香一钱,油当归三钱,杏仁三钱,扁豆花三钱,制香附三钱,瓜蒌皮一钱五分,小朴三分。三诊(八月二十四日)痢已除,精气未复;脉气不宽,然甚正路。谨慎调护,可复健康。茯苓五钱,腹皮三钱,橘红一钱五分,菟丝子三钱,归身三钱,杏仁三钱,绵仲三钱,苡仁五钱,泽泻六分。四诊(八月二十七日)痢除,虚甚,咳多痰,当补,不能遽补。归身三钱,杏仁三钱,炙草六分,菟丝子三钱,象贝三钱,橘红一钱五分,绵仲三钱,枸杞三钱,枳术丸一钱五分。

刘先生 八月二十日 热兼痢,表里并病,色脉甚不平正,恐尚须时日,宜慎食。葛根一钱,枳实八分,白头翁三钱,煨木香一钱五分,小朴三分,竹茹一钱五分,油当归三钱,青、陈皮各一钱。二诊(八月二十二日)热增剧,痢止,是为里病外达,不为劣。舌苔灰腻,湿热甚重。葛根一钱五分,淡芩八分,赤、猪苓各三钱,梗通八分,苡仁四钱,赤芍一钱五分,象贝三钱,杏仁三钱,车前一钱五分(炒),干首乌三钱。三诊(八月二十四日)面色颇晦滞,每午辄先热后寒。咳,腹痛,多汗,不安寐,泻已止。桂枝三分,淡芩一钱,象贝三钱,苡仁三钱,鲜首乌三钱,赤、猪苓各三钱,葛根一钱,杏仁三钱,方通八分,炙草六分。

孙奶奶 八月二十日 面色不华,脉沉数近乎乱,大便泄泻,骨楚甚,是感寒将成痢疾之候。煨葛根一钱,木香一钱五分,枳实八分,秦艽一钱五分,建曲一钱,竹茹一钱五分,羌活四分,炒扁衣三钱。二诊(八月二十六日)热仍未除,有汗,形寒甚。病仍在表,当和营。象贝三钱,橘红一钱五分,淡芩八分,楂炭三钱,杏仁三钱,炙草六分,腹皮三钱,葛根一钱,花粉一钱,桂枝三分(泡)。

尚先生 八月二十一日 舌苔颇腻,大便日三四行,腹痛是将作痢,当从痢治。油当归三钱,枳实八分,腹皮三钱,方通八分,白头翁三钱,竹茹一钱五分,赤、猪苓各三钱,青、陈皮各一钱,楂炭三钱,木香一钱五分。二诊(八月二十三日)药后下痢次数反多,腹痛则除,舌糙,脉数。痢本无止法,次数多不妨,特阴伤宜兼顾。油当归三钱,细生地三钱,川连三分,扁豆花一钱五分,白头翁三钱,西洋参一钱五分,木香一钱五分,焦楂炭三钱。

宋奶奶　八月二十五日　下痢红冻,一日三四十次,兼发厥晕旧病。手温无汗,舌露底,红冻中有鲜血,是即所谓穿孔性痢疾,大有危险。脉尚缓软,有胃气,可以竭力挽救。归身三钱,细生地四钱,木香一钱,钗斛三钱,炙草六分,白头翁三钱,川连三分,制香附三钱,炒槐米三钱,鲜藕汁半杯,扁豆花三钱,佛手一钱。

陆奶奶　八月二十六日　色脉均虚甚,更下痢。为日虽浅,亦有危险。钗斛三钱,白头翁三钱,细生地三钱,青、陈皮各一钱五分,木香一钱五分,油当归三钱,制香附三钱,扁豆花一钱五分,川连三分。二诊(八月二十八日)痢瘥,又值经行,腰酸,腹胀,头晕,口淡,脉虽较差,舌剥甚。人参须一钱五分,制香附三钱,归身三钱,木香一钱五分,炒扁衣三钱,秦艽一钱五分,延胡六分,丹参八分,赤芍一钱五分。

黄先生　九月三日　舌润,有黑斑,脉软。患痢不但湿重,且有瘀。凡患痢,皆忌见血,有烟瘾更甚,况属深秋,病有大险。若能三数日内即愈,即是大幸,否则可怖。炒小朴四分,油当归三钱,制香附三钱,煨木香一钱五分,白头翁三钱,青、陈皮各一钱,赤、猪苓各三钱,扁豆花三钱。

钱奶奶　九月五日　下痢无度,里急后重,病从食柿起,而舌色甚干,亟须以通为止。煨木香一钱五分,炒建曲一钱,油当归三钱,川连三分,扁豆花三钱,白头翁三钱,赤芍一钱五分,姜炒枳实一钱五分。

傅奶奶　九月六日　痢从五月起,愈后再发,现痢虽除,仍后重,舌苔灰色,中心干,是病未除也。痢无止法,强止则腹胀而成休息痢,有喜尤不宜。木香一钱五分,炒建曲一钱,人参须一钱,炒川连三分,炒扁衣三钱,川芎四分,白头翁三钱,青、陈皮各一钱。二诊(九月八日)舌黄,脉和,痢旋止旋作,总不全愈,又患失眠。痢已久,就病型言之,是休息痢,幸未见虚象。艰于成寐,心跳,乃神经敏,当另治。归身三钱,炙草六分,炒绵仲三钱,大川芎五分,桑寄生三钱,白芍一钱五分,大生地三钱,菟丝子三钱,焦白术一钱,白头翁三钱,青、陈皮各一钱,人参须一钱五分。三诊(九月十二日)久痢,见肛坠,腹痛且胀,胀便不能补,抑色脉亦无虚象,还当理气。粪黄有化热意,舌色仍寒。青、陈皮各一钱,白头翁三钱,木香一钱,焦白术一钱,槟榔三分,制香附三钱,川芎四分,炒荜茇五分,绵仲三钱。四诊(九月十三日)得理气微温药,而泻大作,且有血,腹胀后重。按舌苔,既有寒象,温不当水泻,或节候与其他原因。焦白术一钱,木香一钱,白芍一钱,川芎六分,归身三钱,茯苓三钱,炒绵仲三钱,炙芪一钱,炒荆芥五分,生苎麻根五分。

邬宝宝　九月六日　痢与泄泻更迭为患,阅时近半年,遂致脚肿,面部亦肿。久泻脾虚已甚,现仍未止,是有危险。木香一钱五分,干姜炭三分,焦白术一钱,人参须七分,槟榔四分,炒苡仁四钱,云苓四钱,砂仁八分,制香附三钱。二诊(九月八日)休息痢致患脚肿,腹硬,神气脉象较佳,可冀得愈,但无速效。木香一钱五分,焦白术一钱,归身三钱,茯苓三钱,炒扁衣三钱,公丁香二分,炙草六分,潞党一钱五分(炒)。三诊(九月十一日)脚仍肿,略软,大便仍不实,口唇燥烈,胃热脾虚,亦属险证。西洋参一钱五分,炒扁衣三钱,归身三钱,公丁香七枚,木香一钱五分,炒建曲一钱,炙草六分。

邬小姐　九月十一日　泄泻,寒热,脉数,舌绛,内热奇重,恐其转痢。葛根一钱五分,川连三分,炒建曲一钱,腹皮三钱,淡芩八分,炒扁衣三钱,茯苓三钱,楂炭三钱,焦谷芽三钱。二诊(九月九日)发热,下痢,面有火色。深秋痢疾变化最多,今年已第三次痢,是有宿根,非审慎不可。葛根一钱,枳实八分,竹茹一钱五分,煨木香一钱五分,白头翁三钱,油当归四钱,扁豆花一钱五分,炒子芩八分。三诊(九月十一日)发热,下痢,痢已瘥,热未除,舌绛当清。葛根一钱,炒扁衣三钱,茯苓三钱,芡实三钱,淡芩一钱,炒建曲一钱,炙草六分,腹皮三钱,归身三钱。

宋宝宝　九月十日　秋温伏暑,经月不愈,大肉尽削。近日更患泄泻,心肺脑三部尚未见败象,惟肉削与痢为可怖,当止其泻。若转属痢,乃属危险。因虚已极,不任病也。炒扁衣三钱,归身三钱,焦白术一钱,人参须八分,炒建曲一钱,炙草六分,干姜炭二分,公丁香七枚。

钱先生　十月六日　下痢,舌有厚苔,里急后重不甚剧,次数亦不多。据舌色,宜先攻之。枳实一钱五分,楂炭三钱,青、陈皮各一钱,炒建曲一钱,腹皮三钱,木香一钱五分,白头翁三钱。

钱世兄　十月十八日　前数日下痢,痢止便血,现在脉平,舌苔厚,尖剥,胃不能化,是为主病。便血反是副病,当节食。枳实一钱,腹皮三钱,炒槐米三钱,楂炭三钱,竹茹一钱五分,细生地三钱,法夏一钱五分,馒头炭三钱,焦谷芽三钱,川芎五分。

项先生　自利后重,日四十余次行,是痢。唇色光红,肠部已有伤。若见血,则有危险。舌色亦见虚象,不能食为重,病情病历均劣,殊未可轻视。(十月十九日)油当归三钱,姜川连三分,竹茹一钱五分,煨木香一钱五分,炒子芩一钱,没实子四分,姜夏一钱,白头翁三钱(酒洗)。二诊　仍里急后重,每日尚有十余次,腹痛甚,痛是积,攻之当瘥。脉不虚无妨也。(十月二十日)油当归三钱,楂炭三钱,木香一钱五分,赤、白苓各三钱,白头翁三钱(酒洗),炒川连三分,腹皮三钱,梗通八分,枳实导滞丸三钱(入煎)。三诊　腹痛后重除,惟仍须更衣十余次,舌有薄黄苔,所下是粪,行且就痊。木香一钱五分,建曲一钱,归身三钱,梗通八分,白头翁三钱(酒洗),枳实一钱,腹皮三钱,楂炭三钱,川贝三钱,赤、白苓各三钱。

尤奶奶　十二月七日　里急后重,是将转痢,正值戒烟,则肠胃不实,比较难愈。煨木香一钱五分,炒白芍三钱,姜炒川连三分,归身三钱,姜炒厚朴三钱,云苓三钱,炒扁衣三钱,白头翁四钱,姜炒枳实一钱。二诊(十二月二十日)胃热脾寒,故舌苔厚黄,而大便不实,腹痛。姜炒制香附三钱,竹茹一钱五分,木香一钱五分,炒白芍三钱,青、陈皮各一钱,淡芩八分,白头翁三钱(酒洗),川连三分(姜炒),归身三钱。另用阳和膏一张、元寸五厘、猺桂心一分,贴当脐。

高官官　一月五日　腹痛下痢,是感寒停积。面色稍枯萎,则下血多,已受伤也。血痢为危证,慎防发热。炒子芩八分,炙草六分,楂炭三钱,白头翁三钱,木香一钱五分,腹皮三钱,归身三钱,炒槐米一钱五分,川芎四分,炒黑荆芥四分,白芍一钱五分,赤芍三钱。二诊(一月八日)大便日行六七次而爽,是由痢转为泄泻,脾虚故也。药不宜凉,却亦不宜温,可健脾。腹皮三钱,炒扁衣三钱,炒建曲一钱,归身三钱,木香一钱,炙草六分,芡实三钱,楂炭三钱,云苓三钱。

毛奶奶　二月十四日　时邪感冒,太阳病则发热,太阴病则下痢,当从痢治。木香一钱,枳实一钱五分,白头翁三钱,制香附三钱,油当归三钱,竹茹一钱五分,炙草六分,青、陈皮各一钱。

奚奶奶　二月二十日　脉时有时无,痢疾愈而复发,阅时两年。此不过肠胃薄,湿重,容易患痢,与休息痢有间。木香一钱五分,白头翁三钱,川连三分,赤芍三钱,淡芩八分,油当归三钱,枳实一钱,葛根一钱五分。

陈右　三月四日　腹痛,下痢红白,里急后重,舌苔抽心,无热象,并见泛恶,须防成噤口。油当归三钱,川连四分,制小朴三钱,煨木香一钱五分,白头翁三钱,楂炭五钱,姜夏一钱五分,赤、白芍各一钱五分。

夏孩　三月十四日　下痢五日,目光无神,里急后重,脉甚滑,舌干。是感寒已化热。油当归三钱,煨葛根一钱,淡芩八分,白头翁三钱,川连三分,枳实一钱,竹茹一钱五分。二诊(三月十五日)痢未除,舌干,虚热,目光较昨为有神,仍里急后重,当兼顾阴虚。油当归三钱,钗斛三钱,川连三分,枳实八分,白头翁三钱,木香一钱,竹茹一钱五分,扁豆花一钱。

冯奶奶　三月二十四日　太阴受病从湿化,故口味甜,腹胀痛,舌润,不渴;头痛是表证,但表热已不重,此恐转痢。木香一钱,炒建曲一钱,枳实八分,炒蔓荆子一钱,制小朴四分,炒扁衣三钱,赤芍一钱五分,腹皮三钱。

费先生 三月二十四日 舌有湿象,面有风象,脉不鼓指。患痢四十日,日十余次,微带鲜血。痢最忌见血,虽行动如常,却有危险。油当归三钱,秦艽一钱五分,川连三分,云、猪苓各三钱,白头翁三钱,赤芍一钱五分,木香一钱,苡仁四钱。

喉疾类

邹先生 十一月六日 发热,形寒,头痛,骨楚,喉头红肿,有白点,是喉证。药后避风,并须吃素,否则有危险。炙麻黄三分,淡芩八分,炙草六分,羌活四分,生石膏三钱,秦艽一钱五分,杏仁三钱。二诊(十一月七日)药后未得汗,故太阳病仍在,右边喉肿,白腐则除,此是喉蛾,乃虚证。细生地三钱,淡芩八分,羌活四分,炒牛蒡三钱(研),生石膏三钱,秦艽一钱五分,赤芍一钱五分,炙僵蚕一钱五分,板蓝根三钱,炒荆、防各八分。

缪先生 十一月十二日 喉痛,不发热,痰带黑,喉间亦无异征,只是气候太热所致。炒牛蒡二钱(研),炙僵蚕一钱,竹茹一钱五分,滁菊一钱五分,淡芩六分,枳实八分,钩尖三钱,赤、猪苓各三钱,炙草六分。

黄官官 十一月十四日 喉旁有红泡作痛,微有热,舌质绛,感寒化热之候,却非疫喉,恐其喉蛾。炒牛蒡三钱(研),象贝三钱,橘红一钱五分,炒荆、防各八分,僵蚕一钱,桑叶三钱,炙草六分,竹茹一钱五分。

张先生 二月八日 发热,形寒,无汗,喉头红肿而痛。色脉均形不足,病属感冒春寒,郁不得达。须亟疏解,否则成喉疹,药后避风。葛根一钱,淡芩一钱,炙僵蚕一钱五分,炙麻黄三分,炒牛蒡三钱,秦艽一钱五分,防风八分,杏仁三钱,茅根三钱,板蓝根三钱。

王先生 二月八日 喉头红肿,有白点作痛。昨发热形寒,现在不怕冷,脉软,是喉证。葛根一钱五分,茅根三钱,杏仁三钱,炙僵蚕一钱五分,淡芩一钱,炒牛蒡三钱,象贝三钱,炙草六分,马勃八分,板蓝根三钱。另用:甘中黄一钱,硼砂二钱,薄荷一钱,泡汤漱口;板蓝根一钱五分,人中白一钱,冰片半分,薄荷一钱,青黛五分,研细吹喉。

祝奶奶 二月十六日 喉间白腐,不发热,形寒,无汗,内热颇盛。生麻黄三分,赤、猪苓各三钱,淡芩八分,板蓝根三钱,炒牛蒡三钱,川连三分,杏仁三钱,炙草六分,炙僵蚕一钱五分,葛根八分。

舒奶奶 二月十九日 发热,形寒,骨楚,喉间白腐,此喉证,得汗可愈。秦艽一钱五分,生石膏三钱,杏仁三钱,板蓝根三钱,羌活四分,炙麻黄三分,炙草六分,桑寄生三钱,川连三分,胆草三分。二诊(二月二十日)脉甚调,药后得汗不多,胸脘闷,胫酸,喉仍痛,白腐已化,尚有风未除,再事清解,小发其汗。炒防风七分,杏仁三钱,炙麻黄三分,羌活六分,僵蚕一钱五分(炙),生石膏三钱,炒牛蒡三钱,板蓝根一钱五分,甘中黄六分,淡芩一钱,花粉一钱。

吴奶奶 三月五日 发热,形寒,遍身骨楚,后脑酸,喉间有白点,是流行病前驱,亦兼喉证,当并治之。炙麻黄三分,川连三分,杏仁三钱,生石膏三钱,淡芩一钱,炙草六分,葛根一钱五分,胆草二分,秦艽一钱五分。

金右 左边扁桃体红肿,上有白腐,发热,形寒,是流行性喉症。热不高,有汗,为病之较轻者。避风吃素,可速愈。(五月二十六日)生石膏三钱,葛根三钱,茅根三钱(去心),炙僵蚕一钱五分,淡芩一钱,甘中黄一钱,川贝三钱,薄荷一钱(后下),炒牛蒡三钱(研)。另:人中白一钱,炙僵蚕一钱,硼砂一钱,生石膏二钱,板蓝根一钱,冰片二厘。上药研细筛过,加入冰片,研匀吹口用。

潘奶奶 脉缓,舌润,喉痛,扁桃腺有白腐,发热,微形寒,先经西医治愈。现再发,当是食复,寒热是新感冒。(十月十七日)生石膏三钱,桂枝二分,赤、白苓各三钱,薄荷一钱(后下),细生地二钱,炙草六分,炒牛蒡一钱五分,淡芩一钱。二诊 喉头白腐除,痛移在左边,热高,早起退清,舌色灰腻,当再发热。此病属外感而有伏湿,以故目大眦有红瘰,耳聋与湿有关。(十月十八)葛根一钱,归身三钱,炙僵蚕一钱五分,赤、白苓各三钱,生石膏三钱,淡芩一钱,橘络一钱五分,细生地三钱,炒牛蒡一钱五分。

麻疹类

丁奶奶 十一月十四日 喉痛,口臭,躁烦,泄泻,舌干,得麻疹,汗齐颈甚微,胸脘非常不适,是有疹子,未能发出,恐是白面痧,病有危险。葛根一钱五分,淡芩一钱,杏仁三钱,炙草六分,象贝三钱,生石膏三钱,橘红一钱五分,川连三分,炒牛蒡三钱,茅根五钱(去心)。二诊(十一月十五日)仍头汗,热未清,神气较好,病颇见退,是不复出疹。然脉甚躁疾,邪未出,不发疹,恐不免延长。舌糙甚,嗣后变化颇难逆料。炒牛蒡三钱,象、川贝各三钱,炒栀皮一钱,茅根三钱(去心),炙僵蚕一钱五分,杏仁三钱,竹茹一钱五分,枳实一钱,芦根四寸去节,连翘三钱,川连三分,炙草六分。三诊(十一月十六日)疹点未发透,头汗多,热不退,痰黏甚,喉痛,颈项肿,颊车不利,此是猩红热。脉躁疾较昨日为减是好处,肺证较昨日重是坏处,仍在危险中。炒牛蒡三钱,桑叶三钱,淡芩八分,马勃八分,象、川贝各三钱,瓜蒌皮一钱五分,竹叶一钱五分,银花一钱五分,杏仁三钱,薄荷一钱,连翘三钱,炙苏子三钱,秦艽一钱五分,芦根四寸。四诊(十一月十七日)疹子未出透,致项间耳下肿胀甚痛。此等于发颐,而势较重,当呕清之,溃则有大险。炒牛蒡三钱,赤芍三钱,甘中黄一钱,杏仁三钱,炙僵蚕一钱五分,川、象贝各三钱,板蓝根三钱,连翘三钱,薄荷一钱,炒荆、防各七分。另:金黄散,金箍散各一两,菊花露、蜜糖调敷。五诊(十一月二十日)项间痰核下移,入缺盆,此较好。脉滑,胃佳,气急而厥,口糜,是作痈脓之候。炒荆芥八分,炙苏子三钱,细生地三钱,生石膏一钱五分,川、象贝各三钱,白归身三钱,竹沥一两(冲),炙乳香四分。六诊(十一月二十三日)痧毒已有溃脓之势,虚甚,呕予内托。炙芪三钱,赤芍三钱,杏仁三钱,乳、没药各三分,归身三钱,川贝三钱,炙草六分,炙僵蚕一钱五分,炙皂角针一钱五分。

蔡奶奶 一月二十六日 初喉痛,旋遍身发疹,颈部尤密,皆灌浆。现在热未退,形寒,骨楚,却不闷。通常以不闷为透达已净,此症是例外。太阳证俱在,虽不闷,未净达也。曾衄,不得强汗。病属猩红热,病情不循常轨,有险。炙麻黄三分,杏仁三钱,淡芩一钱,生草六分,玉竹一钱,生石膏三钱,葛根一钱,无价散一分(冲)。

李小姐 二月六日 面色晦滞异常,脉乱,胸痞,曾见红点如痧子。此有瘀热在里,郁不得达,病延十三日,脏气均乱,故脉乱甚,险甚。速挽救,能否有济,实在不可知之数。葛根一钱,鲜生地三钱,生石膏三钱,白茅根三钱,归身三钱,淡芩一钱,芦根五寸,无价散一分(冲)。二诊(二月七日)脉仍乱,神色甚不安详,但头汗出,肢凉,头热,气微,似乎较昨为佳。然危险仍在,此种脉象,仓猝间可以有不测,委实可虑。天冬三钱,归身三钱,茯神三钱,肥知母一钱,牡蛎三钱,川贝三钱,橘络一钱五分,大生地三钱。三诊(二月八日)神气比较安详,脉亦已不乱,惟滑数殊甚。舌色面色有热象,可见是危险减少之证据也。天冬三钱,白归身三钱,滁菊一钱五分,桑枝三钱,知母一钱,大生地四钱,钩尖三钱,川贝三钱。四诊(二月十日)脉舌均较起色,病症亦见瘥减,或者可以无变化。天、麦冬各三钱,杏仁三钱,大生地四钱,知母一钱,瓜蒌皮一钱五分,滁菊二钱,川贝三钱,归身三钱,钩尖三钱,炒扁衣三钱。

王先生　二月二十九日　本是猩红热症,初起当表则愈期速,失表则愈期缓。现在喉头红肿,脉洪弦。里热尚未清除,却不可表,只宜养阴。但危险时期已过,静养数日即得。鲜生地四钱,炙僵蚕一钱,花粉一钱,甘中黄八分,芦根五寸,知母一钱,川贝三钱,杏仁三钱,元参一钱,竹叶十五片,银花三钱,猪苓三钱,方通八分,滁菊三钱。二诊(二月三十日)疹点,遍身均透,独面部无之,肺痛异常。此病当以面见红为顺,否则逆。仅内药恐不应,宜亟用芫荽外熨。乌犀尖三分(磨冲),茅根三钱,知母一钱,杏仁三钱,橘络一钱五分,鲜生地五钱,芦根五寸,花粉一钱,京元参一钱,滁菊三钱,川贝三钱。三诊(三月二日)舌绛,苔干,脉颇乱,热尚未净。惟自觉胸中无不适处,呼吸促而气粗,左膈痛,不能左侧卧,是肺叶有病,心房亦有病,且血分热甚,非重用犀角、地黄不可。乌犀尖三分(磨冲),钩尖三钱,知母一钱,炙苏子三钱,鲜生地五钱,桑芽三钱,元参一钱,杏仁三钱,滁菊三钱,茯神三钱,川贝三钱,麦冬三钱。四诊(三月三日)今日脉较好,疹已回,舌绛糙殊甚,不能寐已多日。本可用珍珠母弛缓神经,惟该方中有猺桂、沉香,与阴虚内热不宜。去猺桂、沉香,又不能使人安眠,是当斡旋。鄙意昨日之脉,决非无因而至,且既有昨日之脉,今日不应平稳脉象,是必有心肌神经病已多年,特自己不知耳。凡有此种病,多早起脉好,下午脉坏,如其所测不谬,则暂时并无妨碍,惟当从容调理。又舌色经叠进犀角地黄,犹且干绛如此,是不寐,为阴亏,当急救阴分,阴复病瘳,当然能得安寐。即膈旁痛亦是无液之故,若得霍山老斛,痛当止。老山石斛三钱,知母一钱,滁菊三钱,珍珠母三钱,鲜生地五钱,元参三钱,天、麦冬各三钱,川贝三钱,杏仁三钱,苏子三钱,沉香半分,乌犀角二分,猺桂心一分(冲),薄荷八分。

金宝宝　三月一日　初起形寒,喉痛,现在发热,目赤。恐其出麻疹,须忌荤,并弗吃饼干。葛根一钱,腹皮三钱,川连三分,楂炭三钱,茅根三钱,胆草二分,木香一钱,花粉一钱,枳实一钱。

戴小姐　三月三日　麻疹遍身均有,面部亦有,喉不痛。症象颇顺,并不骨楚、胸闷,但能忌口避风,不难愈。归身三钱,葛根一钱五分,茅根三钱,炙草六分,淡芩六分,赤芍一钱五分,象、川贝各三钱,胆草一分。

霍乱类

恽太太　二月五日　呕泻交作,有霍乱意,但现在脉已平正,得呕之后,邪势已减也。川连三分,枳实一钱,木香一钱五分,全当归三钱,川朴三钱,竹茹一钱五分,青、陈皮各一钱,防风八分,红花一钱五分,丹参一钱,桃仁三钱,秦艽一钱五分。

谢宝宝　二月六日　目眶陷,呕痰,口涎甚多,鼻尖、耳轮、指头、颈均冷。且见气急,瘛疭,此非肺炎,乃霍乱转筋之候,势甚危急,以丸药开之。厚朴四分,炒川连三分,炒枳实一钱,炒干姜二分,腹皮三钱,木香一钱,辟瘟丹半粒。二诊(二月七日)目上视,咬牙,皆脑证。呕吐黄水,眼皮有黑斑,血分更有郁热不达证象,证象甚险恶。目眶不陷,较之昨日为佳,然眼皮黑斑又是败象。粉葛根一钱五分,川连三分,钩尖三钱,茅根三钱,生石膏三钱,淡芩一钱,炒防风八分,安脑丸半粒。

沈左　六月一日　色黄且晦,肢寒胸闷,脉沉细,唇黑。病属干霍乱。尚未发作,然潜伏于中者,极可怕,恐有生命之险。藿香一钱五分,干姜三分,杏仁四钱,辟瘟丹半粒(冲),姜夏一钱五分,小朴三分,陈皮三钱。

许左　六月十五日　霍乱之后,经清化,大致已清楚,黑苔已渐退,脉静,须养营善后。金银花二钱,芦根一两,归身三钱,天水散三钱,赤、猪苓各三钱,茅根四钱(去心),竹叶一钱五分,梗通八分,车前三钱,鲜藿香叶一钱五分。

韩右　六月十六日　舌黄边白，胸闷，腹痛，此痧气时疫为患。香薷三分，小朴三分，银花一钱五分，辟瘟丹半粒（磨冲），藿香一钱五分，姜夏一钱五分，连翘三钱。

蒋右　六月十八日　霍乱，血气本乱，刺不如法则愈乱。危乃不赀，而一般非医家刺，鲜有能如法者。川连三分，姜夏一钱五分，木瓜一钱，辟瘟丹一粒（磨冲），小朴三分，枳实八分，鲜藿香一钱五分。

姚左　六月二十日　洞泄，一日夜三五十次，兼见泛恶。此霍乱之初步也，温之则愈。姜夏一钱，连翘三钱，薄荷一钱（后下），云、猪苓各三钱，小朴四分，腹皮三钱，枳实一钱，炮姜六分，辟瘟丹半粒（磨冲）。

董右　六月二十三日　上为呕吐，下为泄泻，胸闷，泛恶，汗多，脉沉，面色枯白，目眶下陷，此霍乱重症，大危险。制附块二钱，吴萸六分，姜夏一钱五分，川朴四分，干姜六分，辟瘟丹一粒（磨冲），鲜藿香叶一钱五分。二诊（六月二十四日）得温剂，霍乱遂定，胸闷未除，脉尚未起，宗前方，小其制。制小朴三钱，姜夏一钱五分，炮姜炭三分，炙草六分，辟瘟丹半粒（磨冲），鲜藿香叶一钱五分。

张左　六月二十四日　呕泻交作，腹痛，汗出如雨，面色甚劣，是霍乱之候。小朴四分，炮姜炭六分，姜夏一钱五分，藿香一钱五分，川连三分，枳实一钱（炒），辟瘟丹一粒（冲）。二诊（六月二十五日）药后呕泻均止，面色较好，症势已定，宜清暑善后。小朴三分，姜夏一钱五分，白芍三钱，赤、猪苓各三钱，藿香一钱五分，归身三钱，炙草六分。

程左　七月十八日　形寒发热，骨楚，头痛，心慌，汗多，舌质略红，面色不甚好。证属暑月伤寒，恐其转霍乱。赤、白苓各三钱，辟瘟丹半分（研，冲服），制小朴二分，秦艽一钱五分，羌活八分，松节四分，姜炒川连二分，木香一钱五分，防风一钱，鲜藿香一钱五分。

脑炎类

杜宝宝　十月九日　暵热，神昏，直视，循衣摸床，遍身劲强作痉。此实脑膜炎之重者。病已到山穷水尽地步，勉强拟方以尽人事。劫津，舌衄亦属败象。乌犀尖三分（磨冲），归身三钱，鲜生地三钱，知母一钱，元参一钱五分，天冬三钱，钩尖三钱，安脑丸两粒。二诊（十月十日）仍循衣摸床，不过神志稍清楚，痉仍未除，舌黑，齿干，唇焦，目无神。肺中聚血，胆火在上，仍用前方，参以苦降。乌犀尖三分，磨冲，赤芍三钱，西洋参二钱，鲜生地五钱，归身三钱，知每一钱，胆草三分，安脑丸二粒。三诊（十月十一日）据述顷见反侧不宁，仍循衣摸床。惟尚能维持现状，今日无溲。鲜生地四钱，知母一钱，归身三钱，天冬三钱，钩尖三钱，蒺藜三钱，乌犀尖二分（冲），郁李仁三钱，安脑丸二粒，缕金丹二分。四诊（十月十二日）神色略好，脉仍数，稍稍有胃气，舌苔厚，膜蓝色，唇焦，齿干，口碎，目赤，微烦而咳。病仍在险中，不过较前两日为佳。归身三钱，川、象贝各三钱，细生地四钱，清、炙草各六分，瓜蒌皮一钱五分，知母一钱，郁李仁三钱，钩尖三钱，蒺藜三钱，杏仁三钱，橘络一钱五分。五诊（十月十五日）神枯迄不回，右脉略躁，热虽略减，咳则甚剧，恐其转属肺炎。鲜金斛三钱，川、象贝各三钱，钩尖三钱，郁李仁三钱，鲜生地三钱，杏仁三钱，知母一钱，白归身三钱，天、麦冬各三钱，炙草六分。六诊（十月十六日）今日依然无进步，热反增剧，脉数，鼻煽，耳聋，昏昏欲寐，苔焦如漆垢，大便不行。如此长久，在危险中，委实可怕。鲜生地八钱，钩尖五钱，郁李仁三钱，川、象贝各三钱，蒺藜三钱，归身三钱，光杏仁三钱，乌犀尖二分，元参一钱五分，知母一钱五分，明天麻三钱。

李宝宝　一月十三日　头摇，手瞤动，目圆，有时瘛疭，目上视。是为痉，亦即《金匮》刚痉。此病前此本无治法，今年已有效方。惟此病之来路，为天痘之后误食冰而发，则脏气皆乱，尤为难治，颇无把握，勉方冀幸。大生地四钱,天麻三钱,炒防风一钱,炙僵蚕一钱五分,蒺藜三钱,独活一钱,蝎尾二分(炙),蚤休三分,胆草四分,钩尖三钱,安脑丸一粒。

汪先生 一月十七日 发热,形寒,汗多,面有火色,神昏谵语,时迷睡,惊惕瘈疭,唇吻瞤动。昨日起病,十三日曾因车覆受惊,是伤寒兼脑证之候,险重之证。桂枝三分,淡芩一钱,炒车前二钱,胆草三分,小朴三分,白芍一钱五分,煅龙骨三钱,茯神三钱,川连三分,羌活四分,秦艽一钱五分。二诊(一月十八日)脉软,神识较清,唇吻瞤动除,汗亦敛,尚迷睡,舌苔已化热,入夜尚须防其热高。病虽减,毕竟是痉病,仍有险。葛根一钱,胆草三分,楂炭三钱,赤苓三钱,秦艽一钱五分,淡芩一钱,枳实一钱,腹皮三钱,方通八分,炙草五分,竹茹一钱五分,车前三钱,橘皮一钱。

戚宝宝 一月二十七日 不高兴两月余,脉舌与寻常略同。近来昏不知人,至不能吮乳,颈项无力,目上视,溲多且清,大便绿色,是脑病也。极危险,亦极难治。秦艽一钱五分,炙虎骨三钱,白归身三钱,独活八分,乳、没药各三分(去油),川椒三分,炒防风八分,胆草三分,蝎尾二枚(炙,研冲)。二诊(一月二十八日)药后目上视依然,颈项及手脚皆硬,涎黏,溲清,毕竟难治。犀角粉一分半,川连三分,大生地三钱,羚羊片二分,赤芍一钱五分,枳实一钱,胆草三分,蝎尾二枚(炙)。

瞿宝宝 一月二十八日 病情完全是脑证,项强,目斜,唇干,苔糙,哑唇,气急,鼻煽,表热不扬,内热奇重,手足皆痉挛发强。此即古人所谓痉病,最是危险难治之病。脉尚无他,因病不在心。此病不宜用强心针,得针则血燥反甚。乌犀尖四分,赤芍二钱,元参三钱,杏仁三钱,胆草五分,鲜生地五钱,钩尖五钱,苏子三钱。

方先生 二月五日 头昏,泛恶,口味淡,欲吐不得,兼见泄泻。此是感春寒,而乃流行时症,恒由此变脑病,不可不慎。川连三分,木香一钱五分,炒建曲一钱,枳实八分,小朴三分,炒扁衣三钱,赤苓三钱,淡芩一钱,炒防风八分,葛根一钱,炒车前三钱,桂枝三分(泡)。二诊(二月七日)泛恶、泄泻均见瘥减,亦不恶寒,惟心中不适,脉舌均尚平正,有虚汗。钩尖三钱,白芍一钱五分,归身三钱,茯神三钱,牡蛎三钱,炙草六分,橘红一钱五分,炒秫米三钱,黑沉香一分(冲)。三诊(二月八日)心略安,便闭,头胀,脉舌自可,宜清镇兼补。珍珠母三钱,炙草六分,大生地三钱,赤、白芍各一钱,知母一钱,归身三钱,炙芪一钱五分,茯神三钱(辰砂拌)。

凌奶奶 二月七日 头痛抽搐,是脑症,颇多变化。若受热或盛怒,皆能增剧,寒则无妨。滁菊二钱,赤芍一钱五分,常山一钱,川连三分,钩尖三钱,白薇一钱,炙草六分,淡芩八分。

曹官官 二月十五日 病半个月,热不扬,目圆睁,独头动摇,是为痉,俗名摇头惊风,乃脑膜炎证也。粪纯青色,不啼,不开口,病有万险,绵力亦不足胜任,勉方试可乃已。乌犀尖三分,大生地五钱,姜夏一钱,羚羊角三分,归身根炭三钱,小蓟炭三钱,归身三钱,炒荆芥五分,炙紫菀一钱,杏仁三钱,炒乌药一钱。

邬先生 脑症本属危险,舌苔劫津,阴液已涸,尤属难治。委实无多希望,拟方冀幸万一。(二月十九日)鲜生地五钱,全蝎一个,独活八分,安脑丸二粒,元参一钱五分,西洋参三钱,胆草五分,归身四钱,羚羊角四分。

秦奶奶 头痛两候,痛在脑后,形寒,发热,咳嗽,又值经行,流行性感冒,有成脑症倾向。(二月二十一)葛根一钱五分,淡芩一钱,橘红一钱五分,茅根三钱,杏仁三钱,胆草二分,川连三分,象贝三钱,归身三钱,炙草六分,赤芍一钱五分,荆、防各七分。

张宝宝 目瞬不已,头仰不得俯,是脑脊髓炎证,热不甚壮,脉不甚数,正是此病确据。此非霍乱,行军散非是,恐有变动,现在只就见证治病,不暇兼顾其他。(二月二十二日)川连三分,赤芍一钱五分,大生地四钱,炙草六分,归身三钱,胆草三分,蒺藜三钱,安脑丸一粒,钩尖三钱。

袁太太　色脉无变动,初起头痛,旋即呕吐清水,神昏谵语,卧不安席,此即流行性之脑炎症。其病从肝阳胆火郁而上逆所致,有险。(二月二十七)川连三分,炒防风八分,姜夏一钱,葛根一钱五分,安脑丸一粒,胆草五分,大生地五钱,秦艽一钱五分,归身三钱,瓜蒌仁一钱五分(去油)。

王奶奶　发热,口干,不引饮,头眩且痛,是流行性脑症之初步也。其经行腹痛,是另一件事。(二月三十日)龙胆草四分,归身三钱,梗通八分,滁菊二钱,炒香豉三钱,葱白二个,鲜生地三钱,赤苓三钱,车前三钱,桑芽三钱,炒荆、防各七分。

曹先生　后颈骨酸,头胀痛,确是流行性脑炎初步。此病治之得法,一药可愈,并不为害。(三月一日)龙胆草四分,归身三钱,秦艽一钱五分,川连三分,大生地三钱,防风八风,茅根三钱。

董奶奶　头胀痛,后颈酸,骨楚,脘闷,确是流行性脑症之初步,为程尚浅,可以即除。(三月二日)龙胆草五分,川连三分,秦艽一钱,淡芩八分,炙苏子三钱,赤、猪苓各三钱,鲜生地三钱,滁菊一钱五分,归身三钱,赤芍一钱五分,方通草八分。

王小姐　发热不甚壮,脉不甚数,颈后酸,神志尚清楚,此是脑脊髓炎症,尚未甚剧,可以即愈。(三月二日)乌犀尖三分,胆草四分,防风八分,鲜生地四钱,淡芩一钱,安脑丸一粒,川连三分,归身三钱,炙甘草六分,茅根三钱。二诊　神志清楚,色脉无变动,头仍后仰,病全未动,虚甚当参用补益。乌犀尖三分,西洋参一钱五分,胆草五分,归身三钱,滁菊三钱,安脑丸一粒,鲜生地五钱,川贝三钱,知母一钱。三诊　神志清,后脑仍酸,亦微强,病除十分之六七耳。尚有三四成,须服前药至完全无强痛乃止。(三月五日)犀角粉一分,滁菊三钱,钩尖三钱,桑芽三钱,鲜生地三钱,归身三钱,云苓三钱,胆草四分。四诊　大段已清楚,尚有些余波,已无妨。头昏亦不致再剧,风疹以发出为佳。西洋参一钱五分,滁菊一钱五分,桑芽三钱,橘红一钱五分,钩尖三钱,龙胆草一分,法夏一钱五分,蒺藜三钱,云苓三钱,归身三钱。

刘先生　形寒,头胀,喉痛,颈酸,是流行脑病。但兼见喉痛,恐其发猩红热。川连三分,归身三钱,滁菊二钱,芦根五寸,炒牛蒡二钱,鲜生地三钱,胆草四分,枳实一钱,方通八分,竹茹一钱五分,炙僵蚕一钱,赤、猪苓各三钱。二诊　病瘥减,未净除,苔厚是有积。(三月四日)枳实一钱,川连三分,鲜生地四钱,楂炭三钱,花粉一钱,淡芩一钱,归身三钱,大腹皮三钱,胆草四分,滁菊一钱五分。三诊　苔黄已可攻,但病不重,且不发热,还只宜消导。(三月五日)楂炭三钱,瓜蒌三钱,川连三分,腹皮三钱,葛根一钱五分,胆草三分,淡芩一钱,枳实一钱,归身三钱,秦艽一钱五分。四诊　唇舌都绛,舌黄厚,大便不行,是有积。颈酸头痛均减,是脑症见减,脉近乎迟,仍是脊髓炎证之脉。(三月六日)胆草五分,竹茹一钱五分,川连三分,鲜生地五钱,枳实一钱,归身三钱,滁菊三钱,楂炭三钱,淡芩一钱,炙僵蚕一钱五分,腹皮三钱。

吴奶奶　头眩痛,后颈酸甚,确是流行性脑症,脚麻肢凉,是此病之较重者。鲜生地四钱,滁菊三钱,胆草五分,归身三钱,制香附三钱,川连三分,秦艽一钱五分,桑枝五钱。二诊　舌质绛,脉略涩,头痛瘥减,尚未净除。(三月四日)鲜生地四钱,桑芽三钱,川连三分,滁菊三钱,蒺藜三钱,炒防风一钱,归身三钱,钩尖三钱,胆草二分。三诊　头眩后脑酸均见瘥,未净除,已不妨。现所苦者,脘闷欲呕,乃里热之故。川连三分,春砂壳六分,楂炭三钱,小朴二分,大腹皮三钱,归身三钱,大生地三钱,淡芩一钱,胆草一分。

谢宝宝　头颈酸,头痛,脘闷,泛恶呕吐,是流行症脑炎。但此病尚未成,可以无须羚羊,里热频重,更有积,当兼消导。(三月四日)胆草四分,淡芩一钱,归身三钱,楂炭三钱,枳实一钱,鲜生地五钱,川连三分,滁菊三钱,元参一钱,炙草六分,芦根一两,大腹皮三钱。

肝阳类

徐奶奶　八月二十五日　脉滑,舌苔微黄,经不调,有寒热,热发有定时,头痛,口苦,腰酸,夜不成寐。病属新凉感冒,胃中不和,值经行,遂致缠绵,肝阳稍重,宜黄芩为主。淡芩一钱,竹茹一钱五分,炙草六分,白薇一钱,延胡六分,秦艽一钱五分,枳实一钱,赤芍二钱,炒荆、防各五分,归身三钱,干首乌三钱。

许先生　八月二十五日　风热为患,牙痛、头痛均为肝阳,均细事。左尺脉弦硬,却是问题。滁菊一钱五分,桑芽三钱,炒荆、防各五分,钩尖三钱,细生地三钱,赤芍一钱五分,瓜蒌三钱。二诊(八月二十七日)左尺已不弦,却头痛更甚,面色发黑,据证象将作痢。炒荆、防各七分,木香一钱,炒建曲一钱,香白芷七分,炒扁衣三钱,茯苓三钱。三诊(九月十一日)偏头痛,当然是少阳为病,然清镇必不效,当静摄。赤芍一钱五分,牡蛎三钱,稆豆衣三钱,生石决三钱,怀膝一钱五分,滁菊一钱五分,逍遥丸一钱五分。

俞奶奶　肝阳盛,内热重,上盛下虚,当清肝。滁菊二钱,钩尖三钱,桑芽三钱,炙草六分,赤芍一钱五分,归身三钱,大生地三钱,丹皮一钱,天冬二两,西洋参一两,天、麦冬各二两,熟地三两,绵仲二两,元参一两,菟丝子二两,女贞子一两。上药煎透,去渣,加真阿胶四两,文火收膏,冰糖随意服。

吴先生　十月十八日　本是湿体,因气候太燥,反见郁蒸,向上而动肝阳。当清之,使下行。滁菊一钱五分,桑芽三钱,枳实八分,川贝三钱,钩尖三钱,赤芍一钱五分,竹茹一钱五分,防己三钱,法半夏一钱五分,秦艽一钱五分。

田奶奶　十月二十日　舌微战,脉滑,初起寒热,泻后乃见肝阳干呕,胃逆,口苦。宜泻肝胆,不宜泻脾胃。病尚未至不可收拾,药后可安。钩尖三钱,川连三分,竹茹一钱五分,鲜生地三钱,生石决三钱,淡芩八分,枳实八分,煅龙齿三钱,逍遥丸一钱五分,法夏一钱五分,佛手一钱,蒺藜三钱。二诊(十月二十二日)与清镇之剂不甚有效,夜不成寐,虚火上升,舌仍战,目畏光,皆浮火在上,所以脚冷,当导之下行。天麻三钱,钩尖三钱,炒扁衣三钱,鲜生地三钱,蒺藜三钱,滁菊二钱,法夏一钱,珍珠母三钱,制香附三钱,茯神三钱,川连四分,猺桂心三分。三诊(十月二十三日)药后得寐,脚温,大便行,均佳象。现在颇见虚象,当略事补益。乌犀尖一分半,薄荷一钱,川连三分,猺桂二分,秫米三钱,沉香一分半,珍珠母三钱,人参须八分,法夏一钱五分,天麻三钱,蒺藜三钱,鲜生地三钱,归身三钱。

赵先生　十月二十五日　血燥,值燥令,肝阳不潜,因而癣发于上。治不得其法致胀肿,癣入目能成大患,时师竟不注意及此,现当泻之。滁菊二钱,鲜生地四钱,猺桂心二分,麻仁三钱,钩尖四钱,细川连三分,郁李仁三钱,丹皮一钱,蒺藜三钱,赤芍一钱五分。

陈小姐　十月二十六日　喉间痰窒,早起觉舌强,腹胀。病属肝,姑事清胆。钩尖三钱,炒防风六分,竹沥一两,制香附三钱,杭菊一钱五分,赤芍一钱五分,胆星一钱,佐金丸四分,姜夏一钱,川贝三钱。

彭老太　十月二十八日　高年失明,不足为病,然亦气候关系,胆火上逆故也。宜苦降。滁菊一钱五分,胆草二分,橘络一钱五分,赤芍一钱五分,西洋参一钱五分,草决明三钱,归身三钱,防风六分。二诊(十一月五日)得苦降,目光略好,脉亦较好,全无风象,是享高年之征,可仍前法。西洋参一钱五分,钩尖三钱,滁菊一钱五分,胆草二分,草决明三钱,赤芍一钱五分,大生地三钱,归身三钱,佛手一钱五分。三诊(十一月十二日)气候有非时之暖,肝阳因而不潜,所以目眊,不可过用重药。以年事太高,正气衰,药重则反,自然反增病,稍凉当自愈。滁菊二钱,赤芍三钱,草决明三钱,桑芽三钱,西洋参一钱五分,细生地三钱,竹茹一钱五分,橘络一钱五分,知母一钱,丹皮一钱,炙芪一钱,川连二分,胆草二分。

林奶奶　十一月六日　围炉则头痛,行路则气急心跳,面部微浮,面色太黄。肝阳夹湿夹虚,所以耳鸣。西洋参一钱五分,竹茹一钱五分,钩尖三钱,杏仁三钱,枳实一钱,滁菊一钱五分,桑枝三钱,绵仲三钱,楂炭三钱,腹皮三钱,云苓、神各三钱。二诊(十一月十二日)面色较前略佳,经行淋沥不净,头胀痛,耳鸣,面肿,皆虚象。西洋参三钱,全当归三钱,桑枝三钱,炒绵仲三钱,大生地三钱,菟丝子三钱,桃仁三钱,制香附三钱。三诊(十一月十二日)脉略虚,舌苔则佳,经已净,面色较前为佳,带仍多,颇虚,当略补。钗斛三钱,桑芽三钱,丹皮一钱五分,大生地四钱,钩尖三钱,车前三钱(炒),滁菊三钱,赤、白苓各一钱五分,归身三钱。四诊(十一月十九日)头眩,饱闷,因乏力所致,失眠有关系。制香附三钱,赤芍三钱,钩尖三钱,砂仁八分,滁菊二钱,归身三钱,绵仲三钱,蒺藜三钱,天麻三钱,虎骨三钱(炙),琥珀四分,怀膝三钱。五诊(十一月二十四日)自觉口唇裂,舌面却润,脉亦平正,面色较前为佳,血分太热,清之。鲜生地四钱,元参一钱,滁菊二钱,丹皮一钱,炙草六分,钩尖三钱,钗斛三钱,归身三钱,桑枝三钱,佐金丸三分。

陆先生　一月二十日　头眩,呕酸,多梦,是肝胆为病,从火化,故引饮。滁菊一钱五分,栀皮一钱五分(姜炒),橘红、络各一钱,钩尖三钱,赤芍一钱五分,独活八分,桑枝三钱,左金丸四分(吞),蒺藜三钱,归身三钱。

缪先生　一月二十四日　舌尖绛,后脑痛,左腿阳面微肿觉痛。痛恐是寒不是湿,湿即有,觉痒便不为害。惟局部感寒,肝阳在上,则有此症。钩尖三钱,赤芍一钱五分,炒防风八分,桑枝三钱,橘叶三钱,海南子六分,秦艽一钱五分。

应世兄　二月十三日　喉间有痰,味咸,气急,虽不吐血,种种不适皆血证。此必肝之生气,不能与春之生气相应之故。天冬三钱,炒绵仲三钱,蛤蚧五分(炙,研冲),菟丝饼三钱,蒺藜三钱,胆草二分,滁菊二钱,炙苏子一钱五分,金匮肾气丸一钱半(入煎)。

刘先生　二月十四日　头眩耳聋均从胆腑来,幸而今年未服茸,否则早已不救。面有火色,胆气上逆,恰恰与鹿茸相反,其补甚于砒霜。寐中被压,是魇。生石决三钱,钩尖三钱,淡芩八分,鲜生地四钱,滁菊三钱,桑芽三钱,赤芍一钱五分,木香一钱五分,川连三分。

朱先生　二月十四日　面色形不足,舌干。前日患厥,小腹胀。阴亏内热重,肝盛则逆而上行,故厥,肝病肾亦病。滁菊一钱五分,防风八分,赤芍二钱,元参一钱,蒺藜三钱,归身三钱,知母一钱,制香附三钱,川连四分。

钱先生　二月十七日　心肾不交,因肝胆不潜,脉弦,舌绛。际此春阳发动之顷,于此病最不宜镇之,不如苦以降之。川连三分,赤芍一钱五分,珍珠母三钱,归身三钱,胆草三分,猺桂二分,沉香二分,人参须一钱。

王先生　二月十七日　头昏,鼻衄,自是里热,大份内热愈甚,则恶寒亦愈甚,热向内攻故也。须以渐减衣,若骤减又必伤风。茅花一钱五分,川连三分,秦艽一钱五分,滁菊二钱,淡芩八分,赤芍一钱五分,钩尖三钱。

王奶奶　三月十九日　完全肝胆为病,眩是肝阳。经阻是否有喜,尚未能断言,不过确非干血症。或者肝胆气逆,因而停止。果尔,稍迟当自行。滁菊三钱,桑枝三钱,归身四钱,胆草一分,钩尖三钱,赤芍二钱,鲜生地五钱,制香附三钱,元参一钱。

方先生　三月二十三日　头痛在颜额,痛自上午九时迄下午四时,肝阳为患。假使是外感,不当有定时。制香附三钱,瓜蒌皮二钱,钩尖三钱,生石决三钱,茯神三钱,滁菊二钱,赤芍一钱五分,细生地三钱,竹茹一钱五分,炒苡仁四钱。

以上戊辰、己巳年案

10 妇 女 门

经带类

王奶奶 二月十二日 经行后期,脉弦而弱,是血少也。大生地三钱,绵仲(炒)三钱,砂仁(研)八分,云苓三钱,归身三钱,制香附三钱,赤、白芍各一钱五分,丙种宝月丹两小粒(吞服)。

陈奶奶 二月十三日 经行七日不净,小腹痛,是当止之。归身三钱,炙草六分,制香附三钱,桃仁泥一钱五分,赤芍一钱五分,红花一钱五分,延胡六分。另:阳和膏一张,贴痛处。

王奶奶 二月十四日 色脉尚佳,惟爪下郁血,腹胀经不行,脉带数。血行不及四末,心房弛张,增速以为救济,殊可虑。全当归三钱,桃仁泥三钱,红花一钱五分,赤芍一钱五分,炙鳖甲三钱,炒绵仲三钱,制香附三钱,炒荆芥四分。

缪小姐 二月十四日 眉心痛,舌苔中黄,值经行,耳肿,拟大柴胡下之。候其色脉,病殊不廉。柴胡六分,生军四分,法夏一钱,枳实八分,炙草六分,杏仁三钱,归身三钱,薄荷一钱(后下)。二诊(二月十五日)经行不多,后脑痛,心跳耳鸣,是肝阳胆火,当苦降。归身三钱,赤芍三钱,云苓、神各三钱,炒车前三钱,川连三分,延胡六分,炒金铃肉六分,炒绵仲三钱。三诊(二月十六日)诸恙悉瘥,耳痛不止,且觉重听。此是胆火,决不聋,需以时日,自愈。归身三钱,延胡六分,法半夏一钱五分,赤芍一钱五分,橘络一钱五分,瓜蒌仁五分(去油),当归龙荟丸三分(吞)。

胡奶奶 二月十八日 色脉均平正,而经不调,时而头痛。责其肾虚,予清上实下。赤芍一钱五分,炒绵仲三钱,枸杞三钱,煅龙齿三钱,怀膝三钱,菟丝子三钱,归身三钱,佛手一钱,川芎一钱。

王奶奶 二月十九日 爪下血色紫,是郁血,经不行,舌见寒象。腹痛泄泻亦是寒,当温。归身三钱,炒绵仲三钱,赤芍三钱,菟丝子三钱,炮姜炭三分,枸杞三钱,延胡八分,制香附三钱,猺桂心三分(研丸吞)。

尤奶奶 白带下,历时已久,腰酸奇甚,肾虚,湿浊下注,良不易愈。(四月二十日)云苓三钱,菟丝子三钱,石苇一钱五分,泽泻一钱,枸杞子三钱,炒绵仲三钱,萆薢一钱五分,琥珀四分(研吞)。

冯小姐 赤白带下,面色萎黄,腰酸胫酸,肾虚之候也。室女正当发荣蕃秀之令,不当有此。(五月十六日)归身三钱,云苓三钱,菟丝子三钱,莲须一钱五分,潞党三钱,绵仲三钱,枸杞三钱,琥珀四分(研吞)。

曹奶奶 面色萎黄,脉涩,爪下色不华,是血少也。虽云产频积弱,亦带多所致也。腰酸,胃呆,便结等证,胥原因在此。(五月二十日)归身三钱,砂仁八分,大熟地三钱,枸杞三钱,石苇一钱五分,川芎一钱,白芍三钱,炒绵仲三钱,菟丝子三钱,云苓三钱,潞党三钱,琥珀四分(研吞)。

陈奶奶　二月二十一日　小腹痛，冲任有瘀也。黄带是湿热，亦即因经络不通而有。制香附三钱，赤、白芍各三钱，川芎五分，白归身三钱，车前三钱，防己三钱，琥珀四分，研吞。二诊(三月十五日)初起经前后皆小腹痛，在非经前亦痛，痛则牵引及全身，倦甚者较难治，因肾热也。炒车前三钱，防己三钱，延胡六分，赤芍一钱五分，莲须一钱五分，绵仲三钱，川连三分，制香附三钱，丙种宝月丹二小粒(吞服)。

江奶奶　三月九日　经阻腹胀，胃呆，食物不化，脉带弦。肝旺血不足，当理气兼事营养。制香附四钱，赤芍一钱五分，青、陈皮各一钱，砂仁八分，全当归三钱，佐金丸四分，枳实炭八分，法夏一钱，炒绵仲三钱，槟榔四分，炒小朴三分。

邬奶奶　三月十二日　舌苔花，腰酸，带下，形寒，小腹痛，经一月再行，掌热。完全是肾虚阴亏证象，其腹痛当是寒，从下受。炒荆、防各六分，赤、白芍各一钱五分，归身三钱，炒绵仲三钱，菟丝子三钱，细生地三钱，橘白、络各一钱五份。另：阳和膏贴痛处。

周奶奶　三月十三日　经行不多，冲气上逆，故咳。无痰而腹硬，呕乃肝逆之故。制香附三钱，赤芍一钱五分，全当归三钱，象贝三钱，延胡六分，川连三分，炒金铃肉六分，杏仁三钱，炙苏子三钱，砂仁八分。

陈奶奶　三月十五日　经阻未行，面肿稍减，气喘略平，脉虚，亦略瘥，腹仍硬。拟补泻兼用，试可乃已。人参须一钱五分，赤芍二钱，全当归三钱，桃仁二钱，细生地四钱，炙鳖甲一钱五分，牡蛎三钱，银柴胡四分，䗪虫二只(去翅、足，炙，研冲)。

戴奶奶　三月十八日　不成寐，心慌，脉滑而动。此有瘀，便血则愈。腹不痛，瘀在上中焦。全当归三钱，赤芍三钱，鲜生地三钱，怀膝三钱，车前三钱，川连四分，胆草三分，防己三钱，丹参一钱五分，西洋参三钱。

蒋奶奶　三月二十四日　全体见贫血证象，脉虚，漏不已，行且成崩，其泛恶，亦虚证。太子参一钱五分，醋炒升麻三分，细生地三钱，牛角腮三钱，制香附三钱(醋炒)，归身三钱，炒白芍三钱，炮姜炭二分，川芎五分，赤石脂三钱(煅研，入煎)。

张奶奶　三月二十四日　脉数，舌糙，眼下黑，胁痛，经行少，是肝肾病也。耳鸣，气上冲，经色黑，骨节痛，是因虚。此后将血行无序而痛苦增加，故虽虚，不可补，当以通为补。萆薢三钱，炙鳖甲三钱，全当归三钱，赤芍三钱，木瓜三钱，制香附三钱，蚕沙三钱，佐金丸三分，大黄䗪虫丸五分(吞)。

沈奶奶　八月十八日　经行如崩，旋即淋沥不净，腹中有块，腹硬，腿脚均肿，面色不华，气急，舌光。此为肝与冲任并病，将来有甚危险之变化，从速维持脏气，不得再行戕伐。制香附三钱，茯神三钱，炒绵仲三钱，枸杞五钱，砂仁八分(研)，橘皮一钱五分，猺桂心一分(研丸，吞)。二诊(八月十九日)色脉较昨日为佳，病不见减。病深，本非旦夕可愈，虚甚，当固经。制香附三钱，归身三钱，大生地三钱，川断三钱(炒)，绵仲三钱(炒)，牛角腮三钱(炙)，人参须八分。三诊(八月二十日)经略减，却见胸闷腹胀。病在肝脾不能运，强止无益。似乎有如痢状，是新添外感所致，亦必须兼顾。逍遥丸一钱五分，归身三钱，宿砂壳八分，大生地三钱，制香附三钱，炙草六分，茯苓、神各三钱，鲜藕汁一杯。四诊(八月二十一日)病略瘥，经尚未净，面色略转。所惜者，经病治之虽效，又添痢疾。当归身三钱，制香附三钱，茯苓、神各三钱，赤、白芍各一钱五分，逍遥丸一钱，大生地三钱，西洋参一钱五分，橘络一钱五分，木香一钱五分，鲜藕汁一杯。

姚右　八月二十三日　经行淋沥不净已一月余，脉舌均有寒象，当补以固之。然血分不清，根治颇费周折。炒荆芥五分，炒车前三钱，归身三钱，潞党参二钱，蒺藜三钱，制香附三钱，赤、白芍各一钱五分，绵仲三钱(炒),菟丝子三钱,枸杞三钱,滁菊一钱五分,佛手一钱。二诊(八月二十六日)经淋漓不净而腹部较大,胸脘亦闷,脉无喜征。补则闷甚,通则虞其成崩。制香附三钱,赤、白苓各三钱,宿砂仁八分,左金丸四分,归身三钱,赤芍一钱五分,川芎八分,潞党三钱。

毛右 八月二十三日 倒经已三次,发病每于产后,是肝逆也。滁菊二钱,怀膝三钱,制香附三钱,金铃肉六分,钩尖三钱,鲜生地三钱,川连三分,赤芍三钱,归身三钱,童便半杯。二诊(八月二十五日)倒经未除,咽痛,脉数。肝逆,血热虽泻,当清。丹皮一钱五分,延胡一钱,赤芍三钱,金铃肉六分,怀膝三钱,制香附三钱,佐金丸四分,细生地三钱,炒荆芥五分,桑枝三钱。三诊(八月二十七日)呕血不止,心荡,脉数。此不是倒经,照例倒经并不痛苦,且亦无有止之不止者,是当作薄厥论。地榆炭三钱,侧柏炭一钱,炒赤芍三钱,炒槐米三钱,棕皮炭三钱,炒当归三钱,炒荆芥四分,怀膝三钱,龙眼肉十粒。四诊(九月一日)血止,气平,脉数差减。现苦咳剧、音哑,是金空之候。病已出险,伤元为难。茜根炭三钱,白归身三钱,麦冬三钱,川、象贝各三钱,地榆炭钱,细生地三钱,杏仁三钱,橘络一钱五分,藕汁半杯。五诊(九月三日)血止,仍微见气急、音哑,常呕吐清水,脉较前略有起色,肩背腰膝均感酸痛。肝肺肾三重要脏器皆病,调理复元极费周折。归身三钱,细生地三钱,赤芍一钱五分,怀膝一钱五分,人参须一钱,法夏一钱,左金丸四分,炒绵仲三钱,金匮肾气丸一钱五分。六诊(九月五日)病情略有起色,脉仍不和,较前力佳,清上实下,尚属中肯。滁菊一钱五分,赤芍一钱五分,细生地三钱,秦艽一钱五分,桑枝三钱,怀膝三钱,归身三钱,炒荆、防各四分,天、麦冬各三钱,制香附三钱,砂仁六分,元参四钱,枸杞三钱,橘红、络各一钱五分。七诊(九月七日)病情较前为佳,见音哑喉痛,痰多,其热象则已减,虽略有血,不足为害。炒牛蒡一钱五分,川、象贝各三钱,橘红一钱五分,杏仁三钱,大生地四钱,炙僵蚕一钱五分,炙草六分,归身三钱,天冬三钱,秦艽一钱五分,滁菊一钱五分,炒绵仲三钱。八诊(九月十日)脉气不宽而热是虚象。病已减,本当美食将养,但现在尚非其时。丹皮一钱,大生地三钱,天冬三钱,炒绵仲三钱,赤芍一钱五分,归身三钱,滁菊一钱五分,杏仁三钱,川贝三钱,炙僵蚕一钱,橘红一钱五分,川连三分。九诊(九月十三日)脉气仍不宽,呕痰,便溏,腹鸣,痰不爽。左金丸三分,法夏一钱五分,制香附三钱,杏仁三钱,苡仁三钱,炙草六分,腹皮三钱,芡实三钱,归身一钱五分,细生地三钱,川、象贝各三钱。

陈奶奶 八月二十六日 头痛因经行不畅之故,此因冲任不通,冲脉上通巅顶,故其痛在头。年深月久,则头部因积瘀生虫,名曰天白蚁。所以然之故,流水不腐,渊停则为大患也。全当归三钱,延胡六分,丹参一钱,蒺藜三钱,赤芍三钱,金铃肉六分,怀膝三钱,天麻三钱。

沈奶奶 九月三日 月事四个月始行,有血块,腹胀,腰酸,舌色淡白。防崩,当固之。归身三钱,菟丝子三钱,制香附三钱,绵仲三钱,人参须八分,炒黑荆芥四分,川芎六分,大生地三钱,橘络一钱五分。

沈师太 九月四日 舌干脉数,热象全见。刚剂之误,不辨自明。经行黑色,由于血热。血行速则经少,当亟清之。细生地三钱,赤芍一钱五分,归身三钱,杏仁三钱,知母一钱,炒子芩八分,左金丸四分。二诊(九月六日)脉数,舌绛,内热奇重。胸闷气喘,均因热甚所致。川连三分,鲜生地三钱,滁菊一钱五分,桑枝三钱,淡芩八分,丹皮一钱,赤芍一钱五分,钩尖三钱,象贝三钱,橘红一钱五分,炙草六分,杏仁三钱,炙苏子三钱,瓜蒌仁一钱五分。三诊(九月八日)脉较松,舌较润,内热较减,心肌神经病、胃病皆极重,猝不得愈。当事休养,胃呆便闭,不难设法。人参须一钱五分,制香附三钱,橘红、络各一钱,杏仁三钱,象、川贝各三钱,法夏一钱,郁李仁三钱,麻仁三钱,左金丸四分。四诊(九月十二日)脉与舌均较前为佳,大约误药之证,至此已告一段落,其本病却非旦夕可奏效者。人参须一钱五分,制香附三钱,橘络一钱五分,杏仁三钱,川连三分,茯神三钱,瓜蒌三钱,归身三钱。

沈奶奶　九月五日　经尚未净,舌无血色,面色亦不华。此即是崩,非此不可。牛角腮三钱(炙),归身三钱,炙芪一钱五分,制香附三钱,炙草六分,天冬三钱,生熟地各三钱,砂仁八分。二诊(九月七日)血止,腹痛甚,脉较好定,痛当外治。制香附一钱五分,归身三钱,白芍一钱五分,川芎五分,大生地三钱,炙草六分,干艾叶五分,砂仁六分,楂炭三钱。另用阳和膏一张贴小腹。

钱奶奶　九月六日　经行胀痛,色黑不多,腰酸,腹胀,此须通之。制香附三钱,左金丸四分,丹参一钱,炙草六分,炒车前三钱,赤芍一钱五分,归身三钱,丙种宝月丹二小粒。二诊(九月十一日)舌有裂纹,经行已转多,却日久不净,脘痛,脊痛而未有气恼,是肝气应节候而发者。制香附三钱,茯神三钱,归身三钱,炙草六分,左金丸四分,木香一钱,绵仲三钱(炒),桑枝三钱,楂炭三钱,生乳香二分(炙)。

周奶奶　九月十日　经阻脉无喜征,现患腹痛,腰酸,头昏,咳嗽,泛恶,舌略有炱苔。属肝阳胆火,其腹痛为将行经。滁菊一钱五分,大生地三钱,赤芍三钱,延胡六分,制香附三钱,杏仁三钱,桑枝三钱,金铃肉六分,楂炭三钱,木香八分,青、陈皮各一钱。二诊(九月十三日)腹痛甚且呕,脉则较圆,炱苔亦除。是否有喜疑似,拟予营养。归身三钱,炙草六分,淡芩八分炒,川芎八分,桑枝三钱,白芍一钱五分,大生地三钱。

朱奶奶　十月十三日　九年不孕,经不调,脉尚缓和,略见虚象。当补,经调,斯有弄璋之喜。制香附三钱,全当归三钱,西洋参一钱五分,赤、白芍各一钱五分,川芎六分,大生地四钱,绵仲三钱(炒),菟丝子三钱,枸杞三钱,丙种宝月丹二小粒。

费奶奶　十月十三日　腹胀,经不调,体颇肥盛,当侧重理气。制香附三钱,赤、白芍一钱五分,青、陈皮各一钱,左金丸四分,佛手一钱,枳术丸一钱,砂仁五分,归身三钱。二诊(十月十九日)色脉均佳,临经腹痛,尚无大害,痰因体盛之故。制香附三钱,川芎六分,延胡六分,赤芍三钱,全当归三钱,左金丸四分,橘皮一钱五分,炙草六分,佛手一钱,川贝三钱。

丁奶奶　十月十四日　论脉象可受补,肝气太重,经漏及痛皆虚象,补当瘥。高丽参一钱,法半夏一钱五分,逍遥丸一钱五分,白芍三钱,归身三钱,制香附三钱,细生地三钱,炙草六分,砂仁八分。二诊(十月十七日)色脉均较前为佳,得补经多,多反适,再补便止。头痛在两太阳,却是外感。炒荆、防各七分,川芎五分,炙草五分,蔓荆子一钱(炒),鲜生地三钱,白芍一钱,归身三钱,橘络钱五分。

周奶奶　十月十九日　舌色抽心,月事不调,经色黑,腹胀,头昏,当柔肝。滁菊一钱五分,子芩六分,归身三钱,延胡六分,钩尖三钱,赤芍一钱五分,制香附三钱,大生地三钱,佐金丸四分。二诊(十月二十三日)肝乘脾,故腹鸣。肝逆,故经不调。因虚,经一月再行则更虚,故面色不腴。似乎无病,却非细故。制香附三钱,佐金丸三分,广木香二钱,青、陈皮各一钱,大生地三钱,炒白芍一钱五分,白归身三钱,鲜佛手一钱,潞党一钱,逍遥丸一钱五分。

陆奶奶　十月二十三日　经阻三年,腹痛,面浮肿,气急,带多,拟缓药攻之。潞党一钱,炙鳖甲三钱,桃仁三钱,红花一钱五分,三棱一钱,黑荆芥六分,赤芍三钱,延胡六分,制香附三钱,炒柴胡八分。

陈奶奶　十月二十五日　冲任不通,故临经痛而多带。呕与头眩均属肝,宜疏达不宜升。制香附三钱,延胡五分,炒白芍一钱五分,金铃肉五分(炒),左金丸三分,归身三钱,川芎六分,炒白芍一钱五分,丙种宝月丹二小粒(吞)。

吴奶奶　十月五日　因虚经行不畅,致种种不适,复因此引动肝气。此当补,补则经畅,通之反不通。高丽参五分,茯神三钱,炙乳香四分,炙草六分,归身三钱,制香附三钱,左金丸四分,绵仲三钱(炒),秦艽一钱,丙种宝月丹三小粒。二诊(十月十日)脉舌无恙,然服补药不宜。口淡恐是感寒所致。有外感,进补当然不效。炒荆、防各八分,炒小朴三分,炒延胡七分,全当归三钱,制香附三钱,腹皮三钱,赤芍一钱五分,丹参八分。

毛小姐　十月十九日　脉滑数,舌中心黄,里热颇盛,月事下须七八日始净,且色黑紫,是血热过甚之故。炒子芩五分,炒荆芥六分,丹皮一钱,大生地三钱,赤芍一钱五分,归身三钱,桑芽三钱,砂仁四分。

周小姐　十二月一日　面色微黄暗,经阻六个月,腹痛,脉软。是当攻,有微寒热,更当疏血分之邪。炒柴胡四分,青蒿一钱,赤芍一钱五分,炙鳖甲三钱,白薇一钱,炙草六分,姜夏一钱,金匮肾气丸八分。二诊(十二月三日)经阻,舌色紫绛,面色亦稍晦滞。前药攻之不应,仅腰腿酸,是不可再攻,当清热为主。丹皮一钱五分,赤芍三钱,天冬三钱,细生地三钱,归身三钱,绵仲三钱,炙草六分,炙鳖甲三钱,桃仁三钱,川芎六分,制香附三钱。三诊(十二月六日)神色较昨为佳,脉气不宽,无胃气。经阻当责其血逆。全当归三钱,丹皮一钱五分,桃仁三钱,大生地四钱,赤芍三钱,炒车前三钱,炙鳖甲三钱,制香附三钱。四诊(十二月十日)经能自通,绝无妨碍,咳与经有关。炙鳖甲一钱五分,炒车前一钱五分,制香附三钱,延胡六分,桃仁三钱,大生地四钱,金铃肉六分,归身三钱,赤芍二钱,丙种宝月丹二小粒。五诊(十二月十三日)脉太数,其余无他,咳较好,神色亦安详,其经阻不可强通。制香附三钱,红花一钱五分,楂炭三钱,炙草六分,桃仁三钱,腹皮三钱,归身三钱。

金奶奶　十二月二日　经常行不以时,腰酸,色脉均无恙。肾亏气虚,当补。炙芪三钱,泽泻八分,萸肉六分(炙),菟丝子三钱,绵仲三钱,车前三钱,莲须一钱五分,左金丸四分,丙种宝月丹三小粒。二诊(十二月四日)气虚经不调,脉气不宽,得补略瘥。此须先去病,然后可冀生育。大生地四钱,川芎五分,白芍一钱五分,天麻三钱,炙芪三钱,归身三钱,炙草六分,绵仲三钱,枸杞三钱,菟丝子三钱,丙种宝月丹三小粒。

王奶奶　十二月十二日　月事淋漓不净已两个月,腰酸,腹胀,是为淋。其后一步是崩,甚可虑。潞党一钱五分,萆薢一钱五分,绵仲三钱,萸肉四分炙,天冬三钱,车前一钱五分,菟丝子三钱,归身三钱,川芎四分,炒荆芥四分,炙芪一钱五分。二诊(十二月十四日)经行两月不净,近日益多,有血块,腹胀,舌色渐淡。崩证已具,可怖,亟再止之。炒黑荆芥六分,牛角腮三钱,归身三钱,天冬三钱,赤石脂三钱(煅研),炙芪三钱,绵仲三钱(炒),川芎六分,醋炒制香附三钱,棕皮炭五分,蒺藜三钱。三诊(十二月十六日)血已止,带多,色略黄,是有湿。归身三钱,炙芪一钱五分,绵仲三钱,制香附三钱,车前三钱,赤苓三钱,防己一钱,琥珀四分,莲须一钱五分。

黄奶奶　十二月十四日　头晕,艰于成寐,经行较前次为多,而小腹反胀。此因虚甚复失眠所致。脉缓滑有神,是较前为佳。当补气,否则恐其经来太多,即不崩,虚体亦不任也。潞党一钱,制香附三钱,炒绵仲三钱,逍遥丸一钱,茯神三钱,归身三钱,枸杞三钱,菟丝子三钱,珍珠母三钱。另犀角半分,猺桂半分,沉香半分,川连半分,此四物同研,每服少许。二诊(十二月十七日)舌苔露底,脉则较前为佳,已略能成寐,经未净,腹痛。恐略感寒,积弱之躯,其虚已甚,无论如何,培元为先务。西洋参二钱,绵仲三钱(盐水炒),橘皮一钱,川贝三钱,麦冬三钱,大生地三钱,佛手一钱,归身三钱,钗斛三钱,菟丝子三钱,茯神三钱,陈阿胶三钱(蛤蚧粉炒)。

陆奶奶　十二月二十一日　舌有黑斑,经阻六个月,常发热,形寒,是积瘀为患。炙鳖甲三钱,全当归三钱,桃仁三钱,炒荆、防各七分,丹参八分,赤芍三钱,柴胡四分,䗪虫一个(去翅足,炙,研冲)。二诊(十二月二十三日)得行瘀药,舌黑斑遽退,而舌战、中心剥,是虚也。潞党一钱,炒荆芥六分,制香附三钱,赤芍一钱五分,桃仁二钱,全当归三钱,䗪虫一个(炙冲)。

尚奶奶　一月六日　经行后期,小腹痛,脉舌平正,微见虚,痛是感寒。炒荆、防各八分,赤芍一钱五分,全当归三钱,紫丹参八分,延胡六分,蚕沙三钱(包),丙种宝月丹二小粒。

秦奶奶　一月十一日　手足少阴并病,痛在腹角,多赤带而疲乏。此殊不易愈,补泻均不甚宜。茯神三钱(辰砂拌),绵仲三钱(炒),菟丝子三钱,炒车前三钱,琥珀五分(研丸,吞),大生地四钱,赤、白芍各一钱五分,制香附三钱,木香八分,沙参三钱,虎骨四斤丸一钱五分。二诊(一月十四日)色脉较前为佳,腹角痛瘥,夜间腰胁作痛,舌有热象。心肝肾三脏并治,冀以渐取效。茯神三钱(辰砂拌),大生地三钱,绵仲三钱,沙参一钱,归身三钱,菟丝子三钱,元参一钱,琥珀五分,木香一钱五分,制香附三钱,左金丸四分,虎骨四斤丸三钱。三诊(一月十九日)舌苔有湿证象,脉颇平,稍嫌起落不宽。旧时腹角痛是子宫病,最难效,现已瘥减,甚好。其余见证要皆末节。制香附三钱,归身三钱,绵仲三钱(炒),莲须一钱五分,茯神三钱,左金丸四分,琥珀四分(研丸吞),元参一钱五分,钗斛三钱,车前三钱。

胡奶奶　一月十三日　色脉均佳,黄带是湿热,湿热不向上行,故脏气无影响,然当及今防制,使勿上行乃得。炒车前三钱,川连三分,橘红一钱五分,赤、猪苓各三钱,象贝三钱,归身三钱,草薢一钱五分,杏仁三钱。

毛奶奶　一月十七日　经一月两次行,面色不华,余无他病。然为病甚深,倘不知摄养,行且成瘵。大生地四钱,菟丝子三钱,炒车前三钱,绵仲三钱(炒),草薢一钱五分,人参须一钱五分,天冬三钱,归身三钱,琥珀四分(研丸吞)。二诊(一月二十三日)现在色脉皆好,又在盛年,倘能摄养,无病不除。归身三钱,枸杞三钱,莲须一钱五分,绵仲三钱(炒),天冬三钱,车前三钱,菟丝子三钱,桑椹三钱,橘络一钱五分。

何奶奶　一月二十九日　经一月再行,且淋沥不净,溲频,溺道酸,舌绛,五更咳,肺肾皆热。炒车前三钱,地骨皮三钱,绵仲三钱,炒子芩一钱,大生地三钱,归身三钱,川芎五分,沙参一钱五分,杏仁三钱,草薢一钱。

钱奶奶　二月八日　肝肾为病,经淋沥不净,当以通为止。滁菊二钱,川连四分炒,桃仁三钱,制香附三钱,淡芩一钱,红花一钱五分,茯神三钱,全当归三钱,炒车前一钱五分。

章奶奶　二月八日　脉不虚,惟凝结责责然杵指,此因有积瘀之故。冲任不通畅。归身三钱,白芍一钱五分,薄荷一钱,炙草六分,炙鳖甲一钱五分,炒黑荆芥五分,制香附三钱,大生地三钱。二诊(二月十日)冲任有病,病根在肝,现在颇见虚象。痛是因不通,通却虑崩,难治。全当归三钱,茯神三钱,大生地四钱,左金丸四分,炒荆芥四分,防风六分,制香附三钱,淡芩七分,炙鳖甲三钱。三诊(二月十二日)得鳖甲,腹反不痛,可知痛正因不通,经多亦因一部分不通。故药后经止,青色亦退,是其证据。右手脉大属肝阳。滁菊二钱,大生地四钱,钩尖三钱,左金丸四分,炙鳖甲三钱,绵仲三钱(炒),归身三钱,制香附三钱,生石决三钱,逍遥丸一钱五分。

刘奶奶　二月十四日　脉沉滑带缓,小腹冷,经行痛,常心跳。肝气郁,血行不得通,故有此见证。制香附三钱,炙鳖甲三钱,赤、白芍各一钱五分,茯神三钱,全当归三钱,绵仲三钱,滁菊一钱五分,左金丸四分,丙种宝月丹三小粒。

吕小姐　二月十六日　干咳无痰,经阻,腹有瘕,已阅时三年,经阻六七个月。病属难治,面色尚未变,是当行瘀,能否收效,殊无把握。天、麦冬各三钱,桑皮一钱五分,蚕沙三钱(包),金铃肉炒六分,象贝三钱,赤芍三钱,延胡炒五分,杏仁三钱,全当归三钱,炙鳖甲三钱。

胎前类

陶奶奶　二月十八日　孕六个月，病才七日，大汗亡阳，手冷过肘，咳嗽气急，脉细无胃气，腰酸骨楚，生命危在呼吸。胎脉不见，恐胎儿与母体脱离关系。若见红，则母子两伤不保，一发千钧，能否挽回，实无把握，勉强知不可为而为之，以尽人事。大生地三钱，高丽参八分，桂枝三分，炙苏子三钱，桑寄生三钱，制附块八分，五味子三钱，白芍一钱五分，杏仁三钱，吴萸四分。二诊（二月十九日）手足略温，汗略敛，气急平，然只减十分之二三。汗黏，手与足仍带凉，喉痛气痛，气虽略平，仅能平卧而已。危险依然，委实难治。制附片八分，桂枝三分，细生地四钱，归身三钱，杏仁三钱，白芍二钱，贝母三钱，牡蛎三钱，炙草六分。

沈奶奶　三月十二日　手凉，脉数，舌露底，是虚。经阻四月，右脉滑，微泛恶，形寒。是孕。炒绵仲三钱，炒荆芥八分，大生地四钱，桑寄生三钱，菟丝饼三钱，川芎六分，炒白芍三钱，炒子芩一钱。

张奶奶　三月十八日　腰酸多带，经阻两月，别无病证。腹不胀，当是孕。黄带是湿热，极难治。萆薢三钱，川芎一钱，白芍三钱，石韦一钱五分，车前三钱，桑寄生三钱，琥珀四分（研丸吞）。

陈奶奶　八月二十八日　孕八月，阴素亏，值秋燥，因更感液少。脉甚平和，面色略嫌不华，舌苔亦略不匀，治则并治。钗斛三钱，绵仲三钱，杏仁三钱，橘络一钱五分，西洋参一钱五分，菟丝饼三钱，枸杞三钱，桑寄生三钱，炙芪一钱，竹茹一钱五分，细生地三钱。

冀奶奶　九月十二日　经阻近三月，脉气不宽，腹坠痛，腰酸，诸症均昨日起。假使动胎，亦不如是之速，姑予营养。归身三钱，川芎六分，枸杞三钱，炙草六分，绵仲三钱，菟丝子三钱，桑寄生三钱。二诊（九月十四日）诸症均见瘥减，脉亦较有起色，当不致见红，其头眩从肝阳治。滁菊一钱五分，桑枝三钱，绵仲三钱，炒子芩六分，钩尖三钱，归身三钱，菟丝子三钱，枸杞三钱。

沈奶奶　十月五日　容易流产是滑胎，脉滑气宽更容易受胎，此当补。补之程途，近则免流产，远则可免孕。潞党三钱，白芍三钱，天冬三钱，绵仲三钱，菟丝子三钱，归身三钱，大生地三钱，橘皮一钱五分，焦白术一钱，滁菊二钱。

魏奶奶　十月十日　体气颇健全，头痛，咳是感风，经阻、脉圆湛，须防是喜。象贝三钱，橘红一钱五分，淡芩八分，荆、防炭各七分，杏仁三钱，归身三钱，竹茹一钱五分，桑叶三钱，炙草六分，蔓荆子一钱（炒）。

徐奶奶　十月十七日　经阻，脉滑，胸闷，泛恶，是喜征。腰酸，腹痛，须防堕。绵仲三钱，菟丝子三钱，炒荆芥八分，赤苓三钱，车前三钱，桑寄生三钱，归身三钱，枸杞三钱，青、陈皮各一钱。

洪奶奶　十月十八日　脉甚缓和，知胎未损。上吐血，现便血，此关系肝气。值燥令，致血妄行，亟止之，否则成难产。炒槐米五钱，炒地榆五钱，炒绵仲三钱，枸杞三钱，炒棕皮五钱，赤芍一钱五分，菟丝子三钱，鲜生地一钱五分，天冬三钱，四制香附三钱，童便一杯冲，橘络一钱五分。

吴奶奶　十一月十九日　孕四月，腰酸，腿尾间亦酸。从未小产，亦须防堕，以肾虚也。归身三钱，天冬三钱，菟丝子三钱，羌活六分，炙芪三钱，炒绵仲三钱，枸杞三钱，桑寄生三钱，生苎根三钱。

陈奶奶　十二月十三日　漏胎，经十个月不行，腹不加大，色脉均佳，必须止血，乃能长成。全当归三钱，桃仁一钱五分，菟丝子三钱，蒺藜一钱五分，红花一钱，炒绵仲三钱，枸杞三钱，羌活三分，制香附一钱五分，甲种宝月丹一粒。二诊（十二月十八日）漏胎，药后此月未漏，然稍久恐仍不免，当行血，亦从治也。桃仁一钱五分，赤芍一钱，枸杞三钱，红花一钱，炒绵仲三钱，菟丝子三钱，全当归三钱，青、陈皮各一钱，制香附三钱。

　　于奶奶　一月十九日　确是喜脉,孕十九个月不产,面有火色,肝胆皆逆,故头痛,所以不产。因初起八个月经仍行之故,例须补足,然后瓜熟蒂落。此亦推测之词,若是葡萄胎,便难矣。鲜生地五钱,赤芍一钱五分,茯神三钱,炒江西子一钱,元参一钱五分,归身三钱,炒子芩八分。

　　张奶奶　一月二十七日　孕九月余,脉软,无动滑意,照例当即产,但日数未足。若发动,却是难产。须亟予安胎,其痛当止之。全当归三钱,桑寄生三钱,大生地四钱,绵仲三钱(炒),苎麻根三钱,制香附三钱,菟丝子三钱,炙芪三钱,炒子芩八分,江西子一钱(米炒),生乳香三分(去油)。

　　孙奶奶　二月八日　经阻四个月,脘痛,骨楚,恶风,头眩胀。肝病,血不能养胎,当疏达。炒荆、防各八分,淡芩八分,生乳香二分(去油),秦艽一钱五分,川连三分,归身三钱,炙草六分,桑寄生三钱,滁菊一钱五分,制香附三钱。

　　蒋奶奶　二月十九日　孕七个月,先有黄带,后动胎。昨日下血甚多,两脉均无滑意,是胎元与母体已脱离关系,当然留之不住。但虽有血块,胎尚未下,胎不下则血不止,甚为可虑。生、熟地各三钱,绵仲三钱,枸杞三钱,潞党三钱,归身三钱,菟丝子三钱,云苓三钱,杭白芍三钱(炒),炙芪三钱,炒子芩一钱。

　　章奶奶　二月二十五日　经阻两个月,脉滑而虚,腰酸,见红,当是小产。现既不见胎脉,且所下为血块,是不能留。炙草六分,归身三钱,炒黑荆芥五分,绵仲三钱,桑寄生三钱,菟丝子三钱,苎麻根三钱,炒子芩六分。

　　陈奶奶　三月五日　孕已九月,色脉均佳,宜补气补血则易产。归身三钱,菟丝子三钱,炒白芍一钱五分,绵仲三钱,炙芪三钱,大生地五钱,枸杞三钱,橘络一钱五分,潞党二钱。

　　刘奶奶　三月十七日　小产后经不调,临经腹痛,脉舌均无恙。现经少而泛恶,仍腹痛,但前次小产之前亦有此病象,深恐是喜,亦不得不防。归身三钱,枳壳六分,大生地三钱,白芍一钱五分,制香附三钱,木香一钱,炙草六分,川连三分。

产后类

　　王奶奶　二月十三日　产后经不行,爪下郁血,腹胀,此外无他。然此非细故,恐有大病在后。全当归三钱,柴胡六分,炙鳖甲三钱,丝瓜络一钱五分,砂仁八分,潞党一钱,桂枝三分。

　　沈奶奶　二月二十七日　产后手麻,是血虚湿重,无险,却不能即愈。归身四钱,防己三钱,法夏一钱五分,茵陈二钱,云苓三钱,橘红一钱五分,炒荆芥四分,小朴三分,制香附三钱,蔻仁四分(研)。

　　李奶奶　三月十三日　色脉均平正,苦不成寐,心慌。病起于产后,亦血不养筋之证。钩尖三钱,天麻三钱,蝎尾二分(炙,研,冲),细生地四钱,川连三分,猺桂心二分,知母一钱,钗斛三钱,沉香末六分(研,冲),阿胶三钱(蛤粉炒)。

　　俞奶奶　三月二十三日　产后经淋漓不净,血色鲜红,初少。现在腹胀痛,此崩之渐也。头眩目花,虚象已见,急止之。丹皮一钱五分,川芎四分,赤石脂三钱(煅,研),人参须一钱五分,炒子芩一钱,牛角腮三钱(炙),槐米五钱(炒),炮姜炭二分,陈棕炭五钱。

　　沈奶奶　八月二十二日　舌苔黄,脉滑,产后三日腹痛,呕,因瘀而痛,因热而呕。桃仁三钱,红花一钱五分,丹参一钱五分,赤芍二钱,制香附三钱,全当归三钱,左金丸四分。二诊(八月二十五日)舌苔甚不平正,青黄灰腻并见,脉尚勉强。药后恶露较多,呕痛未除,产后当慎食。丹参一钱,桃仁三钱,竹茹一钱五分,制香附三钱,川连三分,炒荆芥五分,赤芍二钱,枳实一钱,炙乳香三分,淡芩五分,牡蛎三钱。

　　唐奶奶　八月二十二日　三个月流产,面色不华,脉有热象,法当补益。高丽参一钱,归身三钱,炙草六分,橘红、络各一钱,绵仲三钱,菟丝子三钱,大生地三钱,制香附三钱。二诊(八月二十八日)色脉却尚平正,惟不受补。血已止,微咳,不知饥,宜侧重养阴。归身三钱,川贝三钱,牡蛎三钱,炙草六分,制香附三钱,大生地三钱,橘络一钱五分,绵仲三钱,荜澄茄三分。

席奶奶　八月二十六日　乳脉非不通,体质亦不虚,是乳量只有此数。勉强补血,冀得增多,但恐不必能效。大生地四钱,归身三钱,生麦芽三钱,龙眼肉十粒。

韩奶奶　九月十三日　流产后血不净,气急,脉舌尚平正。是无大害,当补。高丽参一钱,绵仲三钱,菟丝子三钱,枸杞三钱,炒怀药三钱,归身三钱,生、熟地各三钱,砂仁六分,佛手一钱。

吕奶奶　十月二十一日　脉调,舌有虚象,产后乳少,不宜冷食。生麦芽三钱,炒白芍一钱五分,大生地三钱,炙草六分,归身四钱,方通八分,王不留行三钱,绵仲三钱(炒),七孔猪蹄一个。

李奶奶　十月二十五日　产后二十余日,血从大便出,有结块,有寒热,舌色平正,无寒象,脉濡软,是当止之。归身三钱,炒槐米三钱,大生地三钱,白芍三钱,炙草六分,川芎四分,棕皮炭三钱,制香附三钱,炒黑荆芥七分。

罗奶奶　十月二十一日　产后十三日,右胯骱酸楚如有筋掣,亦有块,不良于行。小腹亦痛,面色微形不足,是有凝瘀在络,地位稍下,药效较难,拟里外兼治。全当归三钱,川芎六分,赤、白芍各一钱五分,大生地三钱,左秦艽一钱五分,桃仁一钱五分,丹皮一钱,延胡六分。另用:羌活三钱,防风三钱,艾叶一两,乳、没药各一钱,桂枝三钱,以上各味研末摊布上,缚小腹并以热水袋熨之。

周奶奶　十月二十九日　产后二十一日,热有起伏,表面并不甚热,然最高时至百零四度,唇焦,手颤,目眴动,郑声,寐不安不长,似乎神迷,须臾即醒,醒则汗出,呼吸尚匀整,脉亦尚未见危象。惟脚冷,面肿,气上冲。实是下虚上盛,以参补之则振掉益甚,益不得安。且此属产后热,用清凉汗透均非其治,病情已入险恶境界,能否取效,实不可知。天麻三钱,蒺藜三钱,桑枝四钱,赤芍三钱,归身三钱,乌犀尖一分半(磨,冲),知母一钱,细生地四钱,钩尖四钱,牡蛎三钱,炙鳖甲三钱,川连二分(炒),猺桂一分。二诊(十月三十日)诸恙无甚出入,黎明时得安寐一刻钟,手抖较昨日略减。所得之进步仅此,本不敢有奢望,且服药甚少,故宜尔也。舌苔中结边润,脘闷甚。自云热,是痰亦是药积,当设法先除之。天麻三钱,川连三分,姜夏一钱,钩尖三钱,归身三钱,瓜蒌霜一钱,细生地四分(炒),知母一钱,川贝三钱,橘络一钱,杏仁三钱,炙鳖甲二钱,青蒿一钱。三诊(十月三十日)原方加知母五分,元参一钱,西洋参、柠檬皮代茶。

蔡奶奶　十二月十一日　产后形寒,骨楚,发热,面色灰败,舌色亦劣,脉尚滑数,腹有癥结。桃仁一钱五分,红花一钱五分,赤芍一钱五分,炒荆芥四分,归身三钱,秦艽一钱五分,制香附三钱,枳实一钱,炒郁金一钱。

傅奶奶　一月二十二日　产后两月,迄不得健。面色不华,脉舌均有热象,腰酸乏力。就病证言之,是内肾太热,小腹两旁酸,是子宫亦有病。天冬三钱,绵仲三钱,菟丝子三钱,莲须一钱五分,炙萸肉八分,泽泻八分,丹皮一钱,归身三钱,云苓三钱,茵陈一钱五分,炒车前一钱五分。二诊(一月二十八日)病略瘥,鼻准不亮,寐不酣,矢燥结内,热奇重,腰酸不任劳,确是肾亏。高丽参八分,车前三钱,大生地三钱,绵仲三钱,萆薢一钱五分,滁菊一钱五分,菟丝子三钱,丹皮一钱,知母一钱,天冬三钱,归身三钱。三诊(二月六日)产后经频行十数日或二十余日,腰酸补后略有起色,面色稍好,脉仍不和。虚甚,当再服。高丽参一钱,滁菊一钱半,制香附三钱,天冬三钱,绵仲三钱,归身三钱,大生地四钱,法夏一钱,丝瓜络一钱五分,炒子芩八分,知母一钱,炒车前三钱。

癥瘕类

陈奶奶　九月三日　虚甚当补。小腹有瘕,是冲任有瘀,其病源是肝气,经不行即因血少。伤风咳嗽,宜先解外。前胡一钱,象贝三钱,炒荆、防各八分,杏仁三钱,制香附三钱,归身三钱,大生地三钱,青、陈皮各一钱。

张奶奶　十月十日　舌苔不匀,脉少胃气,经阻一月,前此曾似乎血崩,现在苦腹胀,不思食。病为积聚,亦为血虚,用药颇虞顾此失彼,拟先扶正。归身三钱,枳实一钱,大生地三钱,川贝三钱,炙草六分,腹皮三钱,制香附三钱,橘红一钱五分,人参须一钱五分,蒺藜三钱。二诊(十月十四日)舌苔已匀,脉有胃气,均较前为佳,病却依然。人参须八分,法半夏一钱五分,天麻三钱,川贝三钱,蒺藜三钱,桑枝三钱,赤芍一钱,橘红一钱五分,归身三钱,乌梅丸三分(吞)。三诊(十月十八日)舌苔不匀,经阻,脉滑,须防是喜。血分甚亏,腹中有瘕,宜补。川连三分,竹茹一钱五分,归身三钱,干首乌三钱,橘皮一钱五分,白薇一钱,川芎八分,桑寄生三钱。

王奶奶　十月十四日　脉微,舌干,面色不华,患肝气蜜痛,有痞块,时大时小,是为肥气。然病不止肝经,难治。杭菊一钱五分,蒺藜三钱,郁金一钱,防风六分,天麻三钱,炒金铃肉六分,独活六分,赤芍一钱五分,制香附三钱,左金丸四分,青、陈皮各一钱,归身三钱。二诊(十月十八日)面色甚劣,黄而瘠,经阻不行,脉少胃气,舌根无苔。虚甚,不可通经,小通不行,大通则崩也,当补。潞党一钱五分,赤芍一钱五分,川芎六分,绵仲三钱,天麻三钱,归身三钱,细生地三钱,枸杞三钱,杏仁三钱,瓜蒌皮一钱五分。

顾奶奶　十二月十五日　色脉均佳,肝气为患,有黄带,有瘕。带是湿,可另服丸。瘕可渐消,惟不能速效。制香附三钱,炙鳖甲三钱,赤芍一钱五分,左金丸四分,郁金一钱,归身三钱,大生地四钱。

朱奶奶　十二月十八日　腹痛,瘕块隐现不常,当疏肝调气。制香附三钱,赤芍一钱五分,青、陈皮各一钱,茯神三钱,白归身三钱,木香一钱,郁金一钱,桃仁一钱五分。二诊(十二月二十一日)脉气不宽,舌质绛,血热而虚,腹瘕剧痛,此病恐不止六个月,一时不能遽消。潞党一钱五分,制香附三钱,青、陈皮各一钱,木香一钱,生乳香三分,细生地三钱,归身三钱,楂炭三钱,腹皮三钱。三诊(十二月二十三日)腹痛有瘕,瘕散则略可忍,聚则剧痛连尻,气下坠,溲不自禁,面色略黄,舌苔自可,稍有热象,脉软不鼓指。前曾攻血,血下瘕除,不久又发,痛处在小腹正中。川芎一钱,归身三钱,白芍三钱,大生地四钱,木香一钱,制香附三钱,炙芪三钱,炙乳、没各三分,桃仁泥三钱,红花一钱五分。四诊(十二月二十六日)瘕散痛止,惟热甚,舌苔深黄,胃呆,多饮,便闭即因胃热之故。大生地三钱,沙参一钱五分,炒白芍一钱五分,竹茹一钱五分,炙芪一钱五分,生乳香五分,知母一钱,制香附三钱,川连三分,归身三钱,佛手柑一钱。

顾奶奶　十二月二十一日　面色微,形不足,腹有瘕,是肝虚。舌苔略剥,经尚正路,拟理气。制香附三钱,归身三钱,赤芍三钱,茯神三钱,天麻三钱,绵仲三钱,大生地三钱,川芎一钱,砂仁八分(研),青、陈皮各一钱五分。

刘奶奶　一月六日　经阻四月,面黄,脉虚,腹中有块,大非轻证。逍遥丸三钱,炙鳖甲三钱,菟丝子三钱,归身三钱,人参须五分,制香附三钱,炒荆芥七分,绵仲三钱(炒)。

赵奶奶　二月九日　经行腹痛有块,两腿腰背均酸,色脉无恙,病在冲任。制香附三钱,赤芍一钱五分,归身三钱,广郁金一钱,天麻一钱五分,绵仲三钱(炒),车前三钱,丙种宝月丹二小粒。二诊(二月十一日)经行腹痛,腰腿酸,乳亦痛,腹中有块,并见头眩眼花,病在肝肾。肝不能调血,肾不能作强,故有癥瘕,不任劳剧。制香附三钱,桑枝三钱,炙芪三钱,菟丝子三钱,滁菊一钱五分,知母八分,绵仲三钱,归身三钱,炙鳖甲一钱五分,左金丸四分,丙种宝月丹二小粒。三诊(三月二日)原方加钗斛三钱,鲜生地三钱,龙胆草二分。

张奶奶　三月十五日　去年经阻,九个月而行,嗣后由漏而崩,现已止。面色形不足,右脉虚甚,左脉却缓滑。如喜,此必有异征。据云腹有瘕,瘕先在下,现移上,此恐难治。归身三钱,炙草六分,白芍三钱,绵仲三钱,菟丝子三钱,苁蓉三钱,制香附三钱,炙芪一钱五分,枸杞三钱。

范奶奶　三月十七日　脉不甚起,面色亦形不足。右乳结核,阅时一年,已大如鸭卵,此是肝肾证。有形者是块,病不仅是块,割去此块危险而未必有效。制香附三钱,炒白芍三钱,绵仲三钱,归身三钱,细生地三钱,佐金丸三分,丙种宝月丹二小粒(吞)。

陆奶奶　三月十八日　右脉弦,左脉沉涩。沉为在里,涩为荣气少,弦为急痛,为肝病。得兴奋药针头痛,为胃气上逆。呕吐为肝乘脾,其痛绕脐,虽左右不定,意当偏左时多。若痛块有边际,当作蛔治。今按之而响,如漫肿无畔岸,痛作则坟起,痛止则消失,是奔豚气也。气与蛔皆当从厥阴治,一者止呕,二者定痛,疏达为主。归身三钱,制香附四钱,姜夏一钱五分,茯神四钱,乌梅丸八分(入煎),川连四分,乳、没药各一钱五分(生用,大通草同研)。二诊(三月二十日)小腹块痛,止之不应,胃气上逆,因而作呕,乃胃不能降,所以呕也。拒按而有水声,此是奔豚之证。舌干带虚象,温之必不受,殊难治。鲜生地五钱,金铃肉八分,赤、猪苓各三钱,茯神三钱,制香附三钱,佐金丸三分(吞),延胡索二钱,乳没药各一钱,紫雪丹半分(冲)。三诊(三月二十一日)面有火色,脉细数,无阳和之气,多冷汗。据证情,桂枝加桂可用。虽渴,舌润,不引饮,是肾阳不能上承,非真渴可知。桂枝四分,吴萸三分,猺桂心三分(研吞),牡蛎三钱,赤、白芍各一钱五分,炙草六分,川连三分,龙骨二钱。四诊(三月二十六日)细数之脉是虚,便闭而呕则脏气皆逆。假令是肾寒,则面色当黑。今反亮,是浮火在上也。气从下出,未尝非佳象,强镇不得还,还是导之下行。云苓三钱,独活八分,猺桂心三分(研吞),参须一钱五分,赤芍三钱,泽泻一钱,怀膝三钱,制香附三钱,川连三分(炒),归身三钱,小朴三分,延胡五分,巴豆霜一分,九节菖蒲四分。

沈奶奶　三月二十二日　脉全无胃气,舌苔厚有热象。腹瘕已十余年,无生命之险而不得健,春天尤不适,肝病也。制香附三钱,归身三钱,元参一钱五分,赤、白芍各一钱,郁金一钱,左金丸四分,金铃肉六分(炒),秦艽一钱五分,绵仲三钱(炒)。

妇女杂病类

李奶奶　八月二十日　唇光,脉软,气急,经不调,腹胀。病从受惊受湿起。合之见证,乃肝脾为病,甚深,颇不易取效。潞党一钱,焦白术一钱,宿砂壳六分,云苓四钱,炙草五分,细生地三钱,归身三钱,牡蛎三钱,苡仁四钱,木香一钱五分,制香附三钱,逍遥丸一钱。二诊(八月二十二日)色脉均较前诊为佳,据说药后诸恙瘥减,因剧劳复见血块,舌有虚象,脉尚可,仍当补益。潞党一钱,绵仲三钱,细生地三钱,菟丝饼三钱,炙草六分,川芎四分,归身三钱,木香一钱,制香附三钱,茯神三钱。三诊(九月七日)脉较好,面色太黄,经未净,仍当补益,不可强止。潞党一钱,炙芪一钱五分,炙草六分,川断一钱五分,绵仲三钱,佛手一钱,菟丝子三钱,枸杞三钱,琥珀四分(研,吞),制香附三钱,砂仁八分,归身三钱,川芎四分。

周奶奶　八月二十三日　经阻十二月,色脉均是孕征,腹部觉动微大,确与寻常胎孕不同。此即佛说结胎时未有灵魂加入之故,恐经久不产,延至二三年,最好设法去之。滁菊一钱五分,钩尖二钱,桑枝三钱,赤芍一钱五分,绵仲三钱,菟丝子三钱,枸杞三钱。

毛奶奶　八月二十三日　昨发肝气,今日面色更劣,脉尚无他。经当止,肝气当疏达。制香附三钱,吴萸三分,绵仲三钱,宿砂仁五分,木香一钱五分,炙乳香三分,楂炭三钱,青、陈皮各一钱,归身三钱,人参须一钱五分。二诊(八月二十五日)诸恙均见瘥减,颇见虚象,面色较前为佳,仍从原方进退。人参须一钱五分,制香附三钱,绵仲三钱,莲须一钱五分,菟丝子三钱,枸杞三钱,滁菊一钱,左金丸四分。

何奶奶　八月二十四　脉缓软,舌根苔花,疲甚,更无他病症。据舌色是胃病,疲乏是肾病,恐成懈㑊。制香附三钱,荜澄茄四分,丝瓜络一钱五分,归身三钱,赤、白苓各三钱,绵仲三钱,虎骨四斤丸一钱五分。

陈奶奶　八月二十四日　经阻,腹觉胀,头痛不能俯,脉滑数,骨楚,有外感肝阳。炒荆、防各七分,全当归三钱,滁菊一钱五分,赤芍一钱五分,细生地四钱,钩尖三钱,桑枝三钱,秦艽一钱五分,炒金铃肉五分。二诊(九月四日)体质渐虚,肝气甚重,肝旺则血益亏。制香附三钱,赤芍一钱五分,佐金丸四分,茯神三钱,大生地四钱,炙乳香三钱,归身三钱,佛手一钱五分,木香八分。三诊(九月六日)经行色紫,有块,腹胀,口味淡,少有感冒,当兼顾。归身三钱,丹参一钱,砂仁八分,左金丸四分,炙草六分,制香附三钱,赤芍一钱五分,炒荆芥六分,琥珀四分。

姜奶奶　八月二十六日　经阻两个月,腹痛,脉无圆滑意,虽作呕,是并月。全当归三钱,赤芍一钱五分,蚕沙三钱(包),丹参八分,延胡六分,制香附三钱,左金丸四分,炒车前一钱五分。

朱奶奶　十月十三日　脉平,面色尚好,特无阳和之气。月事超前,骨楚,此外无他。腹中有气窜动,连及两乳,当疏肝。制香附三钱,归身三钱,秦艽一钱五分,佐金丸四分,延胡七分,白芍一钱五分,桑枝三钱,丙种宝月丹二小粒。二诊(十月十六日)咳颇剧,脉舌均尚平正,经色黄,不易净,是肾虚。天冬三钱,子芩八分,杭菊一钱五分,川断一钱五分,钩尖三钱,制香附三钱,归身三钱,左金丸四分,细生地三钱,丙种宝月丹二小粒。三诊(十月十九日)咳剧不爽,喉不痒,脉舌均平正,月事淋沥不净已十日以上。咳当宣,经当止,当以通为止。象、川贝各三钱,杏仁三钱,红花一钱,炙苏子一钱五分,赤芍一钱五分,炒防风六分,枇杷叶三钱(去毛),桑叶三钱,全当归三钱,桃仁一钱五分。

王奶奶　十月十六日　肝胃病甚深,胃不能化。恶心与泻,皆胃之反应。带多经不调,乃肝之病候。川连四分,枳实八分,细生地四钱,吴萸三钱,蒺藜三钱,归身三钱,杭菊一钱五分,天麻三钱,制香附三钱,青、陈皮各一钱,琥珀四分(研吞),人参须一钱五分。二诊(十月十九日)脉甚佳,舌苔未化,虽饥不可多食。不宜进不消化之物,带饿可以养胃,因胃病深也。白归身三钱,白芍三钱,炙草六分,枸杞三钱,人参须一钱五分,橘络一钱五分,绵仲三钱炒,枳实六分,竹茹一钱五分。

冯奶奶　十月十九日　孕五月,便血不止,面有火色,唇绛燥,舌有湿象。其湿是因气候燥,生理起代偿作用之故,便血是肠风,可以止。略有肝阳,故面赤,当兼顾。滁菊二钱,钩尖三钱,大生地四钱,归身三钱,蒺藜三钱,知母一钱,炒槐米四钱,炒子芩八分,炒荆芥四分,炒绵仲三钱,菟丝子三钱,生苎根三钱。

朱奶奶　十月十九日　产后匝月,初经西医治愈,旋又发热。曾服温剂,继之以冰,体工不胜其扰,脏气为乱,致气急鼻煽,脉尚无他。脉虽好,不足为据,因心房不病,故脉无恙。其气急实是急性肺病,此为最吃紧,其余各症姑从缓治。炙苏子三钱,象贝三钱,归身三钱,炒乌药一钱,杏仁三钱,炙紫菀一钱五分,炙桑皮一钱五分,炙草六分,炙鳖甲三钱。二诊(十月二十日)仍气急鼻煽,舌绛而干,脘痛略平,脉亦略好。但支气管炎证不除,总是危险。赤芍一钱五分,杏仁三钱,炙苏子三钱,蛤蚧尾五分(炙冲),炙鳖甲二钱,炙桑皮一钱,炒乌药八分,炙紫菀一钱,炙乳香三钱,白归身三钱,桃仁泥三钱,牡蛎三钱。

孙奶奶　十月十九日　舌苔隐青黑色,便难,患头眩,心悸,胸闷,气急,病在肝肾。制香附三钱,地骨皮一钱五分,川连三分,绵仲三钱,金铃肉五分(炒),吴萸三分,茯神三钱,菟丝子三钱,杭菊一钱五分,炒荆芥四分,枸杞三钱。二诊(十月二十一日)色脉均佳,病是肾热,亦虚。天冬三钱,绵仲三钱炒,金铃肉六分,麦冬三钱,归身三钱,地骨皮三钱,菟丝子三钱,制香附三钱,川芎四分,橘络一钱五分。

薛奶奶　十月十九日　伤风咳嗽,发热,脘闷,头胀,胃呆,形寒,肺燥故如此。炒荆、防各八分,淡芩八分,秦艽一钱五分,赤芍一钱五分,知母一钱,茅根三钱,竹茹一钱五分,枳实八分,细生地三钱,象、川贝各三钱,杏仁三钱,橘红一钱五分。二诊(十月十一日)肝阳上逆,冲任不通,经少。照例月事,不下便,遍身不适。当疏肝,咳是副症。制香附三钱,佐金丸四分,滁菊二钱,赤芍三钱,枳实一钱,竹茹一钱五分,归身三钱,桃仁三钱。三诊(十月二十三日)适意些,经仍未行。胆火上逆,故觉眼热。滁菊二钱,桑芽三钱,归身三钱,草决明三钱,钩尖三钱,赤芍一钱五分,细生地三钱,绵仲三钱炒,竹茹一钱五分,西洋参一钱五分。四诊(十月二十七日)舌有热象,剧咳,不能寐,头晕,骨楚。慎防发热,宜吃素。象、川贝各三钱,桑叶三钱,炙苏子三钱,杏仁三钱,橘红一钱五分,荆、防炭各七分,秦艽一钱五分,炙草六分,左金丸四分。

高奶奶　十月二十二日　右脉平正,有胃气,左脉不宽,舌有烂斑,据说向来如此,并无所苦。现患产后寒热已二十余日,迭经中西医诊治,针药并施,热迄未退,且恶露尚未净。近日热型颇乱,寒热亦不甚,照病之经历言之,恐有危险。若现在之病症,尚未至于不可收拾,故不如镇定为佳。炙鳖甲二钱,赤芍一钱五分,青蒿八分,益母草一钱五分,全当归三钱,淡芩四分,赤苓三钱,丹参六分。

李奶奶　十月二十四日　不发热,舌略糙,有时气急鼻煽,其势较前为减,脉亦较平正,仅乏力,腹痛,溲亦痛,骨楚,不能翻身。病在肾,其痛处是子宫及冲任领域,咳仍剧,大约急性肺病较减,肾与膀胱有发炎倾向。象贝三钱,杏仁三钱,炙苏子三钱,赤豆一两(泡),方通八分,草梢一钱,犀黄丸二分。二诊(十月二十五日)腹痛得丸而止,旋覆剧痛。总观见证,决是子宫病,当是产后瘀血未净之故,拟予行瘀。炙鳖甲一钱五分,桃仁一钱五分,红花一钱,赤芍一钱,丹参五分,车前一钱五分,穿山甲一片(炙),炙没药二分(去油)。

李奶奶　十一月二日　肝胆气上逆,故头眩、经阻、腹胀。脉弦,无胃气,当疏肝。炙鳖甲三钱,桃仁三钱,金铃肉六分(炒),西洋参一钱五分,青、陈皮各一钱,赤芍三钱,制香附三钱,杏仁三钱,延胡六分,茯神三钱,绵仲三钱(炒)。二诊(十一月四日)头眩,经行,略有肝阳,舌苔、脉象平正,胃纳自可。虚尚不为甚,服药经当来。归身三钱,绵仲三钱,穿山甲一片(炙),制香附三钱,赤芍三钱,菟丝子三钱,炙鳖甲一钱五分,滁菊一钱五分。三诊(十一月七日)色脉较前为佳,头尚昏,经未行,脉寸大,苦以降之。川连三分,西洋参一钱五分,赤芍一钱五分,归身三钱,胆草二分,绵仲三钱。

魏奶奶　十一月八日　脘痛,腹痛,痛在脐下,是肝肾并病;骨楚,是外感;黄带是湿。制香附三钱,左金丸四分,赤芍一钱五分,归身三钱,秦艽一钱五分,荜澄茄四分,炒车前三钱,细生地三钱。二诊(十一月十二日)虚甚,痛未除,不能进补,两太阳胀,则尚有外感。炒荆、防各七分,木香一钱,车前三钱(炒),琥珀四分(研吞),制香附三钱,楂炭三钱,莲须一钱五分,萆薢三钱,秦艽一钱五分,炙乳香四分,川连三分。三诊(十一月十四日)面色较亮,诸恙见瘥,脉气仍嫌不宽,黄带未除,大约此两事尚须时日。归身三钱,制香附三钱,菟丝子三钱,泽泻八分,赤、白芍各一钱五分,绵仲三钱,枸杞三钱,琥珀五分(研),车前三钱,橘络一钱,云苓三钱。四诊(十一月十六日)面色较亮,脉亦较佳,黄带减少,大佳。现惟食后作胀,头痛,此细事,其肢麻尚是内风。砂仁六分,元参一钱五分,制香附三钱,左金丸四分,赤芍一钱五分,细生地三钱,炙草六分,橘皮一钱五分,钗斛三钱。五诊(十一月十九日)面色甚好,脉亦平,带已减少,尚腰酸,头眩。滁菊一钱五分,赤芍二钱,车前三钱(炒),制香附三钱,桑枝三钱,秦艽一钱五分,归身三钱,绵仲三钱(炒),菟丝子三钱,琥珀五分(吞)。

钱奶奶 十一月二十八日 小腹胀,溲频数,大便不爽,此系寒从下受,当里外并治。为时已匝月,至少须三数日乃愈。川芎一钱,赤苓三钱,炒车前三钱,绵仲三钱,红花一钱,归尾一钱五分,木香一钱五分,滋肾丸一钱五分,猺桂心一分。另：阳和膏一张,贴少腹。二诊病较好,经未净除,仍小腹痛,腰酸。车前三钱,萆薢一钱五分,金铃肉六分,猺桂心一分,滁菊一钱五分,归身三钱,川芎一钱,制香附一钱五分,滋肾丸,一钱五分(入煎)。

陆奶奶 十一月三十日 胃气痛可止,脉甚佳,确是喜。惟漏胎最讨厌,竟有至三年以上不产者,以腹大能动为佳。若仅仅小动,其胎不成,不成即不下,延久如桃枭就在枯枝上,不落亦不熟不了。绵仲三钱,菟丝子三钱,归身三钱,炙芪三钱,炒子芩一钱,大生地四钱,川连三分,枸杞三钱,生乳香三分,制香附三钱。

陈奶奶 十一月三十日 舌无血色,中心无味蕾,咳痰中带血,脘闷,多黄带,阴痒。病属肝旺湿重,湿火犯肺,因而咳血,病绝深,不易治。萆薢三钱,草梢一钱,琥珀五分(研吞),归身三钱,制香附三钱,杏仁三钱,茯苓、神各三钱,炒车前三钱,徙薪丹二分。二诊(十二月二日)舌无血色,根际一块驳,头痛,阴痒。现头已不甚痛,痒亦瘥。惟舌色未转,胃有病,血亦有病,此非旦夕间事,须以渐取效。归身三钱,草薢一钱五分,西洋参一钱五分,赤芍一钱五分,制香附三钱,胆草二分,川连三分,杏仁三钱,茜根炭一钱五分,象、川贝各三钱。

邓奶奶 一月六日 肝气为病,脉促心跳,目眶陷,此外无他,是衰象。蒺藜三钱,制香附三钱,茯神三钱,杏仁三钱,归身三钱,白芍一钱五分,炙草六分,炒绵仲三钱,菟丝子三钱,左金丸四分。另：猪心一个,剖开洗净,入飞辰砂二钱,将猪心扎好,饭上蒸熟,捣数千杵,丸如绿豆大。每服五七丸,日服匆辍,加乌犀尖一钱尤佳。

戴奶奶 一月八日 兼证属脾,其腹痛必月一发者,因兼冲脉,故气上行,发益频者,渐虚故也。木香一钱五分,赤芍一钱五分,归身三钱,延胡六分,川连三分,小朴三分,制香附三钱,腹皮三钱,丙种宝月丹二小粒。

陆奶奶 一月十一日 色脉均尚平正,经行时腹部乳部皆感酸楚,是略虚之候。制香附三钱,炒白芍一钱五分,砂仁五分研,左金丸四分,炒荆芥四分,大生地三钱,归身三钱,延胡五分,绵仲三钱。

陶奶奶 一月十四日 肝旺阴亏,心跳,经不调,舌苔花,当柔肝补肾。制香附三钱,归身三钱,炙芪二钱,人参须一钱五分,莲须一钱五分,绵仲三钱(炒),泽泻八分,枸杞三钱,左金丸三分。二诊(一月十七日)脉较好,眼花瘥,心跳未已,积弱之躯猝难见效,虽瘥亦不足言。舌苔花,是烟为之。茯神三钱,姜夏一钱五分,大生地三钱,钗斛三钱,制香附三钱,炒绵仲三钱,潞党一钱五分,橘皮一钱五分。三诊(一月二十日)脉略有虚象,病较前瘥减,不寐、肩痛,是虚。西洋参二钱,钗斛三钱,茯神三钱,大生地三钱,归身三钱,炒绵仲三钱,蒺藜三钱,姜夏一钱五分,制香附三钱,车前一钱五分。四诊(二月一日)舌中心剥作血色,舌面颇干,脉起落不宽,口燥,胃呆,溲频,艰寐。是过分劳心所致,血不足,供不应求,亟补之。西洋参一钱五分,法夏一钱,天冬三钱,元参一钱,枸杞三钱,滁菊一钱五分,高丽参八分,橘络一钱五分,茯神三钱,苁蓉二钱,钩尖三钱。五诊(二月四日)舌剥如血,脉弦,津液少,躁不得寐,头痛,肌肤麻,纯属肝胆为患。滁菊二钱,赤芍一钱五分,元参一钱,钩尖三钱,炒蔓荆子一钱,茯神三钱,桑芽三钱,防风五分(炒),秦艽一钱五分,归身三钱,鲜生地三钱,川连三分吴萸一分(同炒)。六诊(二月八日)舌苔抽心如血皮,脉软,艰于成寐。心火重,肝胆皆虚,是虚火,故泻心反不适。西洋参一钱五分,滁菊二钱,钩尖三钱,鲜生地四钱,元参一钱五分,花龙骨三钱,天冬三钱,知母一钱,朱茯神三钱。七诊(二月十五日)诸恙渐瘥,脚软不能起立,舌苔仍抽心,寐则较好。西洋参一钱五分,珍珠母三钱(打),鲜生地四钱,元参一钱五分,钩尖三钱,知母一钱,滁菊二钱,天、麦冬各三钱,茯神三钱(辰砂拌),人参须一钱,龙骨二钱(煅),虎胫骨三钱(炙),逍遥丸一钱五分(入煎)。

刘奶奶　一月十八日　脉结腹痛,经不调,小腹觉冷,心跳,上热下寒之候。滁菊一钱,归身三钱,炒绵仲三钱,制香附三钱,赤、白芍各一钱,茯神三钱,枸杞三钱,左金丸四分(入煎),丙种宝月丹二小粒。

尤奶奶　一月二十二日　舌胖胀,咽干,脉不宽,是热。腹痛,经后却是寒。上热下寒,寒在冲任。炒绵仲三钱,钗斛三钱,川连三分,菟丝子三钱,滁菊一钱五分,炙草六分,归身三钱,钩尖三钱,丙种宝月丹二小粒。

沈奶奶　一月二十二日　舌苔有热象,胃中小有食积,产后婴儿不育,因而乳硬,是肝气郁所致。乳部属肾肝,不调达,血失调节而凝,故经行有块,是由肝传肾之候。制香附三钱,枳实八分,归身三钱,茯神三钱,淡芩八分,炙鳖甲三钱,大生地三钱,生乳香三分,左金丸四分,瘰疬内消丸一钱五分。

蔡奶奶　一月二十四日　咳不爽而呕,脘闷如格,孕六月而有黄带,溲频兼有寒热,脉数,面色稍萎。虚而感寒,更有湿。病情奇复杂,现方趋剧,难治。炒荆、防各七分,车前三钱,萆薢一钱五分,归身三钱,姜夏一钱五分,川连三分,象贝三钱,生苎根三钱,绵仲三钱,杏仁三钱,桔梗四分。

刘奶奶　一月九日　形寒颇甚,舌有糙苔两条,脉亦不和,经不调。其形寒是营卫不和,当非难治;脉不和,经阻,却有问题。喉间不适,头不清,连及耳部,可试徙薪丹,但当先除形寒。青蒿一钱,桂枝三分,川连二分,归身三钱,淡芩一钱,鲜生地三钱,赤芍一钱五分。

盛奶奶　二月十日　腹痛,脉软。何以软? 为痛在下也。何以痛? 因感寒,血气奔集以为挽救,因寒不得通,不通故痛。何以知之? 为小腹冷也。归身三钱,赤芍二钱,制香附三钱,木香一钱,楂炭三钱,青、陈皮各一钱,丙种宝月丹三小粒。另:阳和膏一张,贴少腹。

吕奶奶　二月十一日　经不调有块,产而不育,舌有热象,上热下寒之症。制香附三钱,钩尖三钱,赤芍一钱五分,滁菊一钱五分,川连三分,绵仲三钱,蒺藜三钱,延胡六分,归身三钱,丙种宝月丹二小粒吞。

朱奶奶　二月十六日　发厥是因肝胆上逆之故,虽甚虚,鹿茸断不可服,犯之则厥更甚。当清,西洋参尚可服,最好暂弗议补。滁菊二钱,知母一钱,元参一钱,归身四钱,赤芍一钱五分,川连四分,鲜生地四钱,制香附三钱,郁李仁三钱。二诊(二月十八日)肝阳胆火为患,寒热是疟,面黄即因此,经阻、便闭皆因脏气上逆之故。茵陈三钱,秦艽一钱五分,常山八分,青蒿一钱,淡芩一钱,炙草六分,白薇一钱,川连三分,云苓三钱,茅根三钱,归身三钱。三诊(二月十九日)因厥而清肝胆,却因清肝而便血,是血因肝病不循常轨,得清药下行故也。假使上行,即成大患。炒槐米三钱,大生地四钱,秦艽一钱五分,赤芍一钱五分,左金丸四分,归身三钱,西洋参一钱五分。

夏奶奶　二月十九日　颇见内热,患腹痛病已两年,痛在当脐。照例是肠痛,故与月事无关。细生地三钱,赤芍三钱,楂炭三钱,砂仁壳八分,淡芩八分,腹皮三钱,青、陈皮各一钱,生乳香八分(去油)。

毛奶奶　三月二日　湿重气虚,又有肝阳上下交征,故头眩而气坠。滁菊二钱,川芎四分,车前三钱,钩尖三钱,归身三钱,萆薢一钱五分,胆草三分,赤、猪苓各三钱,制香附三钱,逍遥丸一钱。

陈奶奶　三月十日　腹胀,肢麻,面肿,舌花,盗汗,发热,遍身见贫血证象。其先因产后漏不止,旋愈。近乃患此,是全身贫血,却是局部郁血,元气大亏,难治。银柴胡五分,人参须一钱五分,归身三钱,炙鳖甲二钱,制香附三钱,细生地三钱,赤芍一钱五分,佛手一钱,左金丸三分(吞),䗪虫二个(去翅足,炙,研冲)。二诊(三月十一日)面部浮肿,脚亦肿,脉虚甚。明知是局部郁血,却不能攻。因虚甚,攻则气急。凡攻见气急者,作败症论,故当另设法。脉溢出寸口,银胡亦在可商之列。归身一钱五分,天冬三钱,炒川连三分,童便一杯(冲),白芍一钱,牡蛎一钱五分,制香附一钱,龟龄集二分(冲)。

潘奶奶 三月二十三日 腹胀两年,二便自可,脉无败象,舌色有热象,胃纳颇佳。经虽不调,常行且无肾病证据,当从肝治。制香附三钱,砂仁六分(研),腹皮三钱,细生地三钱,川连三分,青、陈皮各一钱,归身三钱,琥珀四分(研丸,吞)。

以上戊辰、己巳年案

11 小 儿 门

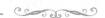

惊风类

林孩 一月十六日 厥逆作不止,是急惊。乳食皆变为痰,故喉间痰声如锯,而目光无神。其舌色无热象,脉溢出寸口,当因而越之。丝瓜蒂七个,生山栀二钱,淡豆豉三钱,姜夏一钱,胆星一钱,龙胆草二分。上药煎汤一大碗,强灌之,如吐再灌,尽剂为止。倘不吐,可多进,令吐无伤也,吐后予丸药。另方:归身三钱,炙草六分,青、陈皮各一钱,枳实八分,竹茹一钱五分,安脑丸一粒药(化服)。二诊(一月十七日)厥为急惊,可以导之下行,所谓厥,多下之是也。热不退,更宜解外。柴胡五分,枳实五分,川连三分,葛根一钱,梗通八分,车前三钱,泻青散二分(入煎)。三诊(一月十八日)惊风之后继以壮热,是厥阴证之一种。啼不成声,及无涕泪,皆虚象,所谓三阴皆虚也。面青为热甚,虽虚不可温。炙苏子三钱,杏仁三钱,连翘三钱,薄荷一钱,淡芩八分,川芎三钱,炙草六分,归身三钱,橘红一钱五分,川、象贝各三钱。四诊(一月二十日)咳全不爽,涎多,喉间痰塞,无汗,热亦未退。婴儿才六个月,病重,又太小,不任药,是有危险。炙麻黄三分,葛根一钱五分,橘红一钱五分,炙草六分,光杏仁三钱,归身三钱,川芎四分,象、川贝各三钱,泻青散二分(入煎)。

李宝宝 发热有起伏,十余日不解,泄泻泛恶,面色不正当,目光不正当。初起是暑温,现在已转属惊风,候其色脉,是柔痉一类。小孩才四个月,极难处理。薄荷一钱(后下),胆草二分,细生地四钱,辟瘟丹一粒(研冲),蝎尾一分(炙,研),归身三钱,象、川贝各三钱。二诊 神气较正路,尚高热,其惊风则除。推拿恐不甚相宜,常太息,则其积在上。(七月二十一日)枳实一钱,赤、白苓各三钱,竹茹一钱五分,白薇一钱,辟瘟丹半粒(研冲),川贝三钱,鲜藿香一钱五分,甘露消毒丹二钱(入煎)。三诊 热颇壮,头部无汗,舌质绛,渴引饮,表里均热,大约尚有三五日。薄荷一钱(后下),连翘三钱,花粉一钱,赤、白苓各三钱,银花一钱五分,知母一钱,白薇一钱,焦谷芽三钱,竹茹一钱五分,枳实一钱,淡芩一钱,甘露消毒丹二钱(入煎)。

杜孩 二月十一日 发热,微咳,多痰,寐中惊,手抽搐。经推拿后,得虎黄色粪,多汗,颇佳。醒时神色尚无他,寐则目上视,是急惊。此儿向有胎火湿疮,因外治逼湿毒向里。值春寒,感冒为诱因,致发疹,是外治湿疮之过。现既得粪,不可更服诸香药,只宜清透退热,热退,神自安,惊自止;亦不可再推,因食积既除,再推便虚,虚即成慢惊,反难治。凡有湿疮,其血液本少,因血液少不足以养神经,故易惊,以故更不可发汗。凡此皆经验之谈,慎之。葛根一钱五分,茅根三钱,川连三分,桑叶三钱,淡芩一钱,防风八分,炙草六分,竹叶十片,归身三钱,赤苓三钱,猪苓三钱,方通八分,象贝三钱,杏仁三钱,花粉一钱。

方孩　二月十三日　两目瞳孔互异,遍身劲强振颤,屡经推拿,昨仍发厥,舌尖红干而光。七个月婴儿罹此重病,延时已十四日,危险已甚,希望甚少,勉强处方,冀幸而得救。川连三分,独活八分,大生地三钱,淡芩八分,归身三钱,炙草六分,钩尖三钱,乌犀尖二分,龙胆草三钱,安脑丸一粒药(化服)。

张宝宝　面色晦败,全无血色,舌亦黑。气急鼻煽,两手撮空,喉有痰声,据说病仅三日。不知如何如此,但就见证论之,是肺坏,血不行,无办法。因候症状,已在临命之顷。(十一月四日)钗石斛五钱(煎浓汁下丹药),辟温丹两粒(研细)。二诊　面色转,气急鼻煽得定,神气较清楚,是较有希望。面部肿,脚亦肿,因脏受创之故。其病以阵发,实是惊为主证。心房扩大,血不循常轨,故面色遽变,委是重险之候,当以治惊为主。(十一月四日夜)乌犀尖一分(磨冲),大生地三钱,天麻三钱,白归身三钱,辟温丹半粒(研冲),炙蝎尾一分(炒研),钗石斛三钱,川贝三钱,炒栀皮一钱。三诊　今日未发痉,醒时面红,寐则仍少,血色脉象尚平正,或者可以出险。心房病尚不算重,现在内脏受伤,其热属虚,不可发表,且当止汗。(十一月五日)牡蛎三钱,归身三钱,象、川贝各三钱,紫雪丹半分(冲),橘络一钱五分,杏仁三钱,麦冬三钱,浮小麦五钱,老山毛斛一钱(另煎)。四诊　热退惊定,汗亦敛,神气清楚。以上种种都好,舌绛口渴躁烦是化热。溲多无大便,亦妥当,现病在阳明经,为重证变轻之证据。(十一月六日)老山毛斛一钱(另煎),炒香豉三钱,鲜生地四钱,竹茹一钱五分,川连炭二分,炒栀皮一钱,白归身三钱。五诊　痉已除,心房病亦见瘥,现在项见结核,有喉蛾,先天不足,血不清楚。烦躁减,是内热已减,新病总算告一段落。旧病关本愿,甚难治。(十一月七日)西洋参一钱五分(另煎),茯苓三钱,知母一钱,炙紫菀一钱,川贝三钱,钗石斛三钱(另煎),橘红一钱五分,鲜生地四钱。六诊　顷复见气急,舌微黑。目无神,面无血色,口中有血,全见热象,脉洪,症结当在肺络及心系,照例不能发汗。犀角为最妥当,其余药物,都甚棘手。(十一月九日)乌犀尖二分(磨冲),炙苏子三钱,杏仁三钱,川贝母三钱,鲜生地四钱,白归身三钱,橘络一钱五分,安脑丸三粒。七诊　仍面色晦败,亦见惊抽,与前异者,前是阵发,现在日夜如此。其最劣者是舌黑,血行不能如常轨,虽心房弛张如故,而脉管有瘀,此却无法行瘀。当略温,而所见证象皆热。(十一月十日)羚羊尖一分(磨冲),桃仁三钱,川贝三钱,钗石斛三钱,姜夏一钱,乌犀尖二分(磨冲),红花一钱五分,归身三钱,至宝丹一粒(化服)。

章官官　神色昏迷,面色晦滞,目歧目光无神,项反折,咬牙。病已入大脑,呼吸急促,是肺亦病。曾经抽脊髓,打强心针,而现状如此,是已又急性转入慢性,恐难挽救。(四月二十七日)炙蝎尾二分(研冲),薄荷一钱,秦艽一钱五分,归身三钱,辟瘟丹一分(研冲),犀角尖半分(镑冲),细生地四钱。二诊　药后略见机转,头仍后仰,呼吸粗而促,汗黏,牙关仍劲强。凡此皆属未除之险象。手足温,头热,目光正路,顾盼较敏活,脉缓滑有序。凡此皆属佳象,此种大脑症往往见机转之后,翌日仍见败象,故现虽好,不宜乐观。舌色脉象,均不能用温药,是一难事。(四月二十七日下午)乌犀尖三分(磨冲),胆草四分(酒炒),象贝三钱,川连三分,细生地五钱,辟瘟丹二粒(研冲),薄荷一钱五分(后下),杏仁三钱,秦艽二钱,钗石斛三钱,炙蝎尾四分(冲研),钩尖四钱(后下),独活一钱,天麻三钱。此药分六次服,每次隔二点钟,多至三点钟,大约十五个钟点吃完,犀角、蝎尾、辟瘟丹均分六次冲。三诊　头仍后仰,神气较清楚,而委顿殊甚。呼吸及胸而还,出入若室,大便不行,舌色不化燥,虚甚,不能攻。都是吃紧关头,深虑其尚有变端。(四月二十八日)乌犀尖一分(磨冲),柏子仁三钱,枳实一钱,归身三钱,炙蝎尾一钱五分(研冲),郁李仁三钱,独活一钱,麻仁三钱,辟瘟丹一粒(研冲),细生地三钱,秦艽一钱五分。四诊 神色脉象都好,唯头仍后仰,舌边光,咳剧,大便不行。咳为病毒出路,大便非通不可,然须防其陷。(四月二十九日)独活一钱,归身三钱,竹茹一钱五分,象、川贝各三钱,枳实导滞丸一钱(入煎),炙虎骨三钱,瓜蒌三钱,枳实一钱,炙蝎尾二分(研冲),辟瘟丹半粒(研冲)。五诊 头仍后仰,其余都好。大便行,得寐,要吃,均属显然机转,惟不易消化之物不可吃。胃神经与脊髓神经为一个系统,胃中有积,则脊髓炎益发难治。薄荷一钱(后下),归身三钱,钗斛三钱,细生地三钱,钩尖三钱(后下),独活一钱,胆草二分,赤、白芍各三钱,蝎尾二分(研冲),秦艽一钱五分,辟瘟丹一粒四分之一(化服)。六诊 病情聚变,头向一侧顷,本身脊髓膜炎。现在却是风缓,咳嗽时气急鼻煽,是兼有支气管炎症。不测在旦夕之间,勉方以尽人事,此病忌受热。路远,汽车振动,亦是重要原因。(四月三十日)细辛一分,五味子四分,独活一钱,川椒三分(去目炒),防风一钱,川贝母三钱,胆草三分,炙虎胫骨三钱,杏仁三钱,陈胆星四分,天麻三钱,炙蝎尾二分。另:乌犀尖二分,冰片三厘,蜈蚣一节(炙,去足),炙蝎尾二分,胆草四分,元存五厘。上药分别研末(去粗),再合研,令极细。每服一方分容积,药末用煎药过服,药后如得寐,勿惊动。七诊 头颈已不向左倾,惟仍后仰,现在头颈后仰,不是重要之点,吃紧处在目下视,黑珠向下,如此则脑中灰白质当肿胀。第二吃紧处是气急,皆属万分难治之候。老实说无多把握,现在不是风寒为病,当略补,以顾正气。西洋参一钱五分(另煎),北沙参一钱,橘红一钱五分,天麻三钱,胆草三分,麦冬三钱,细生地三钱,杏仁三钱,焦谷芽三钱,茯神三钱,生石决三钱(打),归身三钱,象、川贝各三钱。

王孩 二月十三日 目上视,牙关劲强,是急惊,有大危险。钩尖三钱(后下),防风八分,蒺藜三钱,炙草六分,独活八分,归身三钱,安脑丸一粒药(化服),蝎尾一分(炙去毒,研冲)。

雷孩 二月十四日 感寒泄泻,继而发热,山根青色,眼白亦青,肝热甚,有成惊之倾向。肌肤尚和,清之。川连三分,淡芩八分,钩尖三钱(后下),葛根一钱五分,茅根三钱,扁衣三钱,炙草六分,归身三钱。二诊(二月十五日)神气较好,热未清,舌光,是伤食。淡芩一钱,象贝三钱,方通八分,杏仁三钱,枳实一钱,竹茹一钱五分,茅根三钱,楂炭三钱,腹皮三钱,云苓三钱。

恽孩 一月十四日 不发热,咳痰多,窒不得出,常摇头咬牙作痉。此是交感神经痉挛为患,褓褓中有此,甚可虑。现在可以治愈,特恐病根不除。钩尖三钱(后下),蚤休二分,归身三钱,蒺藜三钱,炙草五分,指迷茯苓丸一钱(入煎)。

胡孩 一月十五日 山根以下,直至人王部,均隐青紫色,是内伤不轻。据云曾服回春丹,是为热病所忌,有大危险在后,勉予退热,倘热退但咳,即较易着手。葛根一钱,象贝三钱,方通八分,杏仁三钱,橘红一钱五分,川连三分,茅根三钱,炒扁衣三钱,建曲一钱(炒),云、猪苓各三钱。

乐孩 二月九日 人王部色暗隐黑,大便绿色,舌边光,热有起落,舌中有米糊苔。病已月余,延时太久,有险。葛根一钱,木香一钱,建曲一钱(炒),云苓三钱,炙草六分,茅根三钱,馒头炭三钱。二诊(二月十日)人王部仍隐青色,颇躁,不安详。是有成慢惊之倾向,甚可虑。钩尖三钱(后下),薄荷一钱(后下),花粉八分,淡芩一钱,桑枝三钱,防风六分(炒),葛根一钱,川贝三钱,茅根三钱,川连三分。三诊(二月十一日)尚未退热,面色仍隐青,溲多,舌边光,大便已嫌其太多。葛根一钱五分,淡芩一钱,杏仁三钱,炙草六分,炒扁衣三钱,炙苏子三钱,焦建曲一钱,芦根五寸,橘红一钱五分,茅根三钱,象贝三钱,炒防风五分,竹叶十片。四诊(二月十三日)表热已退,面色仍隐青,舌边光质绛。是有里热,清之。川连三分,淡芩八分,赤芍一钱五分,炙草六分,象贝三钱,杏仁三钱,薄荷一钱(后下),炒扁衣三钱,茅根三钱,瓜蒌皮一钱五分,车前三钱(炒),方通八分。

魏孩　二月九日　面色晦滞,眼皮发肿,气急鼻煽,肺气不宣,头向后仰,面色隐青,是为天吊。四个月婴儿,肺脑症并见,且如此之甚,委实无能为力。麦冬三钱,杏仁三钱,桑叶三钱,橘红一钱五分,炙苏子三钱,钩尖三钱(后下),蒺藜三钱,川连三分,车前三钱(炒),梗通八分,归身三钱,安脑丸一粒(药化服)。

尹孩　二月十七日　头仍摇,躁甚,脉则较有胃气。神色视昨日略佳,危险仍在,希望较多。温之不可,以无阴也。凡阴燥皆不得用大凉,兹拟如东垣甘温除大热法。归身三钱,大生地三钱,钩尖三钱(后下),槐米三钱(炒),炙草六分,钗斛三钱,枸杞三钱,猺桂心(冲)二分。二诊(二月十八日)两手脉行皆有序,右手较有胃气,面色微黄,肌肤暵燥,舌焦苔干,唇裂,鼻孔有干疮,指上有血痕,皆虚极成损之候。据脉象已不致有猝然不虞,所可虑者是损。当培元养营,渐渐恢复。霍石斛三钱(另煎冲),天冬三钱,细生地三钱,竹茹一钱五分,肥知母一钱,川贝三钱,茅根五钱(去心)。

张孩　二月二十四　无涕泪,手指瞤动,喉间痰鸣,目光有痉意,头向后仰。此是痉,俗名天吊,乃惊风之重者。婴儿才四个月,病起于痧后,极为难治,委实无把握。舌干绛,勉予犀角地黄,冀幸万一。乌犀尖三分(磨,冲),大生地四钱,归身三钱,川贝三钱,橘红一钱五分,钩尖三钱(后下),独活八分,蝎尾三分(炙,研,冲),秦艽一钱五分,安脑丸一粒药(化服)。

李孩　二月二十五日　面色灰败,肺气垂绝,气喘不能自还,兼见痉证。病不可为,且即晚便有不测,不甘束手,姑勉拟汤药以尽人事。乌犀尖三分(研冲),归身三钱,炙苏子三钱,杏仁三钱,蝎尾二分(炙,研冲),独活一钱,天麻三钱,鲜生地四钱,人参须八分(另煎,冲),川连三分,安脑丸一粒(药化服)。

张宝宝　二月二十六日　微见哑唇,弄舌,脉平,寐尚安,头仍后仰,囟满而复陷,仍是问题。表热已解,里热甚炽。手握叉指,皆惊风症状。肺病则已除,拟大剂养营频服。霍石斛一钱五分,竹沥二两(冲),细生地三钱,炙草六分,煨天麻三钱,胆草一分,杏仁三钱,胆星一钱,归身三钱,橘络一钱五分,乌犀尖一分(磨冲)。二诊(二月二十七日)昨日种种败象,今日均见瘥减,实出意料之外。目睛尚未和,已不上视,气急鼻煽除。此因黑粪得下,肠胃纤维神经缓和之故,当然是佳症,希望较多。乌犀尖二分(研,冲),蝎尾二分(去毒,炙,冲),归身三钱,川贝三钱,杏仁三钱,细生地三钱,人参须八分,天麻三钱,独活六分,橘红一钱五分,枳实八分,缕金丹二分。

周宝宝　三月三日　暵热甚壮,啼无泪。此是惊风,为日已久,难治,勉方冀幸。滁菊三钱,胆草四分,鲜生地三钱,归身三钱,蒺藜三钱,炙草六分,安脑丸一粒(药化服),乌犀尖三分(刨片,先煎)。二诊(三月四日)热较减,神气较好,惟仍无泪,是惊未净除。咳不要紧,并非主要病症,惊乃主病。胆草四分,鲜生地四钱,川连三分,归身三钱,炙苏子三钱,杏仁泥三钱,滁菊三钱,象、川贝各三钱,淡芩一钱,安脑丸一粒(药化服)。三诊(三月五日)神气较好,啼仍无泪,颇倦。是神经已见弛缓,惊之危险略减。象、川贝各三钱,杏仁三钱,橘红一钱五分,川连三分,胆草三分,归身三钱,滁菊一钱五分,炒香豉三钱,栀皮一钱(炒),安脑丸一粒(药化服)。四诊(三月六日)神气较好,热较退,仍无泪,面色泛青,尚在险中。滁菊三钱,鲜生地五钱,归身三钱,川连三分,芦根一两,胆草三钱,桑叶三钱,川贝三钱。

费孩　三月六日　大便略青,舌有些微白点,迷睡,热有起落,面色不华。予疏解,略事健脾。炒香豉三钱,炒栀皮一钱,炙草六分,归身三钱,赤苓三钱,方通八分,象贝三钱,杏仁三钱,橘红一钱五分,茅根三钱,炒枣仁三钱。二诊(三月七日)寐中手脚瞤动,行且成惊,亟予防止。滁菊三钱,归身三钱,胆草二分,炒扁衣三钱,鲜生地三钱,象贝三钱,杏仁三钱,炒枣仁三钱,橘红一钱五分,桑芽三钱,葛根八分,安脑丸一粒(药化服)。三诊(三月八日)神气尚勉强,面色不华,咳不爽,微热。尚有内伏之邪,当达之向外,再须防出痧疹。葛根一钱,川连二分,淡芩一钱,炙草六分,归身三钱,象、川贝各三钱,橘红一钱五分,杏仁三钱,桑叶三钱,炙苏子二钱。

梁孩 三月六日 舌边光,粪青,是外感陷不得出之证。瑟瑟有惊意,前途变化正多,有险。葛根一钱五分,腹皮三钱,炒扁衣三钱,建曲一钱(炒),云苓三钱,象贝三钱,杏仁三钱,炙草六分,茅根三钱,胆草二分。

宋孩 三月十二日 惊风发痧之后,面色枯,形神躁烦,舌疳,颅骨似乎放大,观其症象,恐成解颅。症情损则已成,是否解颅,尚未能确定,姑用平剂营养。归身三钱,细生地三钱,钩尖三钱(后下),杭菊一钱五分,赤芍一钱五分,川连三分,蒺藜三钱。

曹孩 三月十六日 哑唇弄舌,除面色带黄,手温,脉起,病象为邪退正复,颇有希望。高丽参一钱(另煎冲),钗斛三钱,法夏一钱,归身三钱,白芍一钱五分,橘皮一钱五分,炙草六分,云苓三钱,杏仁三钱。二诊(二月十七日)慢惊,病情略有起色,仍在危险中。明天麻三钱,猺桂二分(研,冲),归身三钱,炙草六分,细生地三钱,蝎尾二分(去翅足,炙冲)。三诊(三月十八日)脉见滑象,是阴证转阳之候,咳较爽,属佳症,庆更生矣。象、川贝各三钱,杏仁三钱,桔梗六分,炙草六分,天冬三钱,炙苏子三钱,橘红一钱五分,归身三钱。

何孩 三月二十七日 发热,咳嗽,口渴,舌苔黄厚,有积,宜消导。葛根一钱五分,竹茹一钱五分,象贝三钱,橘红一钱五分,枳实八分,麻仁丸一钱(入煎),杏仁三钱。二诊热退不清,大便溏而黏,且青色。照例不青,细询病因,因服回春丹故青。此儿有生命危险。葛根一钱五分,云苓三钱,炙甘草六分,杏仁三钱,茅根三钱(去心),腹皮三钱,焦谷芽三钱,象贝三钱,橘红一钱五分。三诊热可炙手,后脑更热,无些微汗,目光无神,啼无泪,虚象甚著。今已入阴分,皆回春丹有以致之,仍下青粪,委实无办法,且以辛温救逆。熟附块一钱,钩尖三钱,云苓三钱,青蒿一钱,柴胡八分,姜夏一钱五分,炒扁衣三钱,陈皮一钱。四诊无汗,无泪,神色些微见好。然危险仍在,便溏,色青,恐成慢惊。制附块一钱五分,姜夏一钱五分,焦白术一钱,杏仁三钱,归身三钱,柴胡八分,青蒿一钱,云苓三钱,象贝三钱,炙草六分。五诊有汗不多,啼仍无泪,舌色不甚红,粪作青色,面部青脉满布。确有成慢惊之倾向,现当止其泻。制附块一钱,云苓三钱,梗通八分,苡仁四钱,柴胡八分,土炒白术一钱,炙草六分,白芍一钱五分。六诊大便仍有青色,病仍未除,不过较前有起色。制附块八分,腹皮三钱,白芍一钱五分,茵陈三钱,炒故纸一钱,炙甘草六分,云苓三钱,白术一钱(土炒),苡仁四钱。七诊大便今才正路,可谓顽强之极,面色尚未复元,此可无虑。炙草六分,归身三钱,苡仁四钱,炒扁衣四钱,芡实三钱,云、猪苓各三钱,白芍一钱五分(炒),法夏一钱五分,橘红一钱五分,炒故纸一钱。

沈孩 七月二十二日 热颇壮,有汗不解,口糜,唇舌干绛,脉数,温邪化火之候。竹叶十片,银花一钱五分,川连三分,栀皮一钱五分(炒),茅根三钱,赤、猪苓各三钱,连翘三钱,淡芩八分,葛根二钱,梗通五分,西瓜皮三钱。二诊(七月二十三日)病不过温疟,惟气候不正,更值断乳,恐其增剧,便溏亦不甚妥当。葛根一钱五分,赤芍一钱五分,楂炭三钱,银花二钱,茅根四钱,煨姜一片,炒扁衣三钱,腹皮三钱,云苓三钱,竹叶一钱五分,木香一钱,炙草六分。三诊(七月二十四日)病势颇不循常轨,细询病原,是因痧子之后,发热兼旬不退,瘠甚,遍身津润,便溏,溲清,面部青脉满布,舌有糜处,慢脾已成,脾无阳也。更服羚羊,安能有挽救希望?拟从荡惊汤法,先用轻剂,逐渐加重,若得转机,只算幸免。骤用大剂,药力太暴,要亦非宜。制附块一钱,吴萸六分,柴胡一钱,腹皮三钱,薤白一钱,桂心三分,姜夏一钱五分,苓三钱,炒扁衣三钱,杭白芍一钱五分。四诊(七月二十五日)药后颇有起色,面部尚有青色脉,目光略有异征,仍未出险,便溏亦是问题。制附块一钱,吴萸六分,柴胡八分,腹皮三钱,炒扁衣三钱,猺桂心四分(研冲),姜夏一钱,葛根一钱,薤白头一钱,枳实一钱。五诊(七月二十七日)前方颇中肯,神气亦尚好,惟面部青脉尚未净除,可无大妨。大便正路,须谨慎调护,并慎食。枳实八分,杏仁三钱,苡仁三钱,归身三钱,楂炭三钱,云苓三钱,薄荷一钱(后下),橘红一钱五分,炒白芍一钱五分,腹皮三钱,馒头炭三钱(自加),炒扁衣三钱。

王孩 七月十四日 舌有结苔,面色黄,指纹直透三关,肠胃薄而积不得出,胃撑大则纤维神经紧张。若复受惊,斯手足抽搐成急惊矣。钩尖三钱,枳实八分,海南子八分,姜夏一钱五分,炙草六分,茯神三钱,竹茹一钱五分,楂炭三钱,柴胡八分,木瓜三钱。二诊(七月十五日)虚证甚显,热高而噏口弄舌。病仅四日,遽至此,病势甚暴。法当从治,退热,然后可以免于难。制附块一钱五分,姜夏一钱五分,吴萸四分,薤白一钱五分,大生地三钱,炙草七分,柴胡一钱。三诊(七月十六日)脉已缓和,烦躁亦减,病有转机,从此不误药,可望渐瘥,须茹素避风。归身三钱,云苓三钱,姜夏一钱五分,杏仁三钱,炙草一钱,柴胡一钱,腹皮三钱,楂炭三钱。四诊(七月十七日)热已差减未清,色脉尚好,结苔未尽化,大便虽行不多,尚有余,积除然后热清。白芍三钱(炒),陈皮一钱,制附块四分,姜夏一钱五分,归身三钱,银柴胡四分,炙甘草八分,半硫丸已分(药化,冷服)。五诊(七月十八日)大便多是吉象,热未除,是余波,病已脱险。柴胡八分,云苓三钱,归身三钱,枣仁三钱(炒),姜夏一钱五分,炙草六分,杏仁三钱,生白芍一钱五分。六诊(七月二十日)面黄燥甚,此外无他,只须养营善后。归身三钱,生白芍三钱,生草一钱,生地五钱,炒枣仁三钱,陈皮八分。

朱孩 七月十七日 虚甚,行且成慢惊,二十余日中本当自复,所以不复者,必有种种原因。婴儿自己药片,初病服之本佳,至传变后即嫌太克伐矣,此亦元气不复原因之一。大熟地三钱,苁蓉三钱,云苓三钱,姜夏一钱五分,炒怀药三钱,猺桂三分(研,冲),熟附子一钱,陈皮一钱。二诊(七月十八日)慢惊本不易治,前方甚中肯,宜多服。熟附块二钱,熟地四钱,姜夏一钱五分,白芍三钱,淡吴萸六分,苁蓉三钱,云苓三钱,陈皮一钱。

史孩 五月十八日 项间有核,头部有疮,目光无神,眉眼口鼻皆瞤动,而头不能自支。此有大险,勉拟大建中汤,减小其剂,冷服。制附块一钱,姜夏一钱,白芍一钱五分,川椒三分,云苓三钱,炙草六分。二诊(五月十九日)照例天柱倒不救,予大建中汤,居然瘥减。若能幸免,真有命矣。制附块一钱五分,云苓三钱,姜夏一钱,川椒四分,吴萸六分,炙草一钱。三诊(五月二十日)颈软较好,目光总无神,不发热,舌剥,有汗。得大建中小剂,略瘥而已。仍有危险,且项间有核,恐终竟不治。制附块一钱,姜夏一钱,吴萸三分,木瓜一钱五分,白芍一钱五分,川椒三分,桂枝三分,炙草六分,乳、没药各一钱(去油)。四诊(五月二十一日)颈软又较减,神色亦略起,病较前为退。惟目光仍无神而已,见口渴,亦难题也。制附块八分,吴萸三分,白芍一钱五分,枳实八分,云苓六钱,川椒三分,炙草六分,槟榔六分,楂炭三钱。五诊(五月二十二日)连进大建中三剂,神气瘥胜,项仍软,湿重痰多,阴证未净除。制附块八分,木瓜三钱,茵陈三钱,防己三钱,川椒四分,秦艽一钱五分,虎骨三钱(炙),枳实(姜炒)一钱,白芍一钱,云苓三钱,乳、没药(生用,去油)各一钱。六诊(五月二十四日)颈骨已有力,项间核亦消,诚可谓起死回生,大幸事也。尚有余波,拟改用祛风之剂。桂枝三分,制附块八分,虎骨(去髓炙)三钱,枳实一钱,白芍三钱,川椒三分,秦艽一钱五分,炙草六分,槟榔八分。七诊(五月二十五日)迭进阳药,仍见阳不足,咳而多痰,且见气促,仍有危险。桂枝三分,制附块八分,杏仁四钱,天麻三钱,参须七分,姜夏一钱,小朴三分,虎骨(去髓炙)三钱,乳、没药(生用,去油,勿见火)各一钱。八诊(五月二十六日)仍见阳不足,回阳剂中略参风药便大不适,非大建中不可,殊令人不易措手。制附块一钱,桂枝三分,柴胡四钱,姜夏一钱,腹皮三钱,川椒四分,吴萸四分,薤白八分,云苓三钱,白芍一钱五分。九诊(五月二十七日)神色仍见阳虚,不过较前日略好。制附块一钱,川椒四分,云苓三钱,制香附三钱,杏仁三钱,姜夏五钱,陈皮五钱,炙草六分。十诊(五月二十九日)迭进大建中,病除十之八九,今日神色甚佳,已出险矣。制附片八分,姜夏五钱,炒谷芽三钱,薤白八分,川椒三分,茯神三钱,炙草六分,杏仁三钱。十一诊(五月三十日)色脉已平正,略见阳不足,亦不甚,较前已不可道里计。现惟寐中啼哭及鼻塞不通,此外无他。舌有剥出,食物宜少。制附块四分,姜夏一钱,茯苓、神各二钱,陈皮一钱,薤白四分,川椒二分,炙草四分,焦谷芽三钱,杏仁三钱。

王孩　九月十三日　剧咳失音,面色晦滞,病已一候,恐成肺喘惊风。因此种面色,病有入脑之倾向。炙苏子三钱,川、象贝各三钱,杏仁三钱,桑叶三钱,蝉衣八分,钩尖三钱,橘红一钱五分,天竺黄五分。

恽童　十月二十八日　手抽搐略无定时,寒热不扬,肌肤暵燥,目直视,不识人。病已入脑,是即所谓痉病,最忌强心补血诸针。胆草三分,钩尖三钱,归身三钱,赤芍一钱五分,犀角三分,防风一钱,枳实一钱,安脑丸一粒。

黄孩　十一月二十二日　两手无脉,结喉旁人迎脉亦不见。乳下有脉甚乱,目不能瞬,口不能开,肢体不能动,面色晦败。昨有谵语,遍体神经弛缓,全失弹力性,此为惊之一种,危甚。吴萸四分,钩尖三钱(后下),归身三钱,川连三分(炒),蜀椒四分,独活六分,姜夏一钱,回天丸一粒。

丁孩　十二月十四日　病才瘥,后受惊致见抽搐。人王部隐青色,迷睡,行且大抽搐,有甚大危险在后。钩尖三钱(后下),蝎尾二分(炙冲),滁菊二钱,归身四钱,象贝三钱,杏仁三钱,炙草八分,枳实一钱。二诊(十二月十五日)热退抽搐止,惊风已告一段落。象贝三钱,杏仁三钱,白归身三钱,炙草六分,橘皮一钱五分。

黄宝宝　十二月十五日　舌光苔结,此因初生时吃牛奶,胃壁受伤之证据。现啼不扬而指揣有力,是惊风也。钩尖三钱,焦谷芽三钱,蝎尾二分(炙,研冲),赤芍一钱五分,胆草三分,归身三钱,回天丸一角(药化服)。

郑孩　十二月三十日　肺闭息滞,见鱼口状,唇黑,目珠不瞬。病已大危,勉强挽救,明知未必有效,毕竟贤于坐视。生山栀二钱,南瓜蒂三个(切),防风一钱,淡豆豉五钱,杏仁三钱。煎一大杯浓汁,尽量予服,得吐或泻最好,下午如仍气急目定,予安脑丸一粒开水化服。

金孩　二月十七日　病从去年十一月起,发热、咳嗽以渐加重,迄今反复四次。前昨手脚抽搐,现在目光无神,气急,躁扰不宁,脉无胃气,面无血色,舌炙且剥。形神全枯,脏气悉坏,血液全干,可三五日延耳。乌犀尖二分,大生地三钱,天冬三钱,人参五分,法夏八分,归身一钱五分,五味子七粒。二诊(二月十八日)齿枯,舌苔劫津,撮空,目无神。症状与昨日略相似,所不同者,热象显著,委实无血液。虽里热外达,元气不能支,仍无多希望。元参一钱,归身四钱,鲜生地四钱,炙草六钱,蒺藜三钱,钩尖四钱,犀角片三分,人参须一钱,胆草二分,安脑丸二粒。

金孩　三月三日　剧咳,壮热,头汗,瑟瑟有惊意。病已久,恐其热入头脑便不易治,当以药为预防之。胆草二分,防风六分,炙草六分,归身三钱,枳实一钱,象贝三钱,竹茹一钱五分,淡芩八分,杏仁三钱,川连三分。

天痘类

金宝宝　一月十二日　天痘六日,疹点红活,而不甚密,脉象颇好,有汗,热亦不甚壮,能吮乳,能寐,大便不泻。是为顺征,谨慎调护,无险。白归身一钱五分,紫草茸四分,云苓一钱五分,川芎五分,炙草四分,橘络一钱。

袁童　一月十四日　吐泻,起病才两日,右目起内障,虹彩之边黑色缺一块现白地,手冷,脉伏,形神躁烦。此病无端而起,亦未服药,以病理衡之,是必天痘郁不得出之故,否则无此病。能实不能治,勉强拟方,以冀万一。乌犀尖(先煎)三分,川连三分,大生地三钱,姜夏一钱,无价散一分。

孙宝宝　二月四日　水痘已回,神色不爽慧,肢凉不清,舌苔花而润,大便溏泄,啼无泪,迷睡。此有余邪未清,不可升散,宜消导。照例痘后不得有余邪,因最是缠绵,延久即难免有变端也。枳实八分,竹茹一钱五分,归身三钱,建曲(炒)一钱,木香一钱,扁衣(炒)三钱,腹皮三钱,楂炭三钱,川连三分,枣仁三钱,芦根四寸,茅根三钱。二诊(二月八日)水痘之后,又发壮热,面红,脉数,人王部隐青色,鼻尖微凉,手亦凉。此当出痘,其水痘直是痘之前驱。葛根一钱五分,归身三钱,炙草六分,茅根三钱,紫草茸一钱,杏仁三钱,象贝三钱,无价散一分(冲)。

陈孩　二月十二日　春寒,咳嗽,粪青色,山根亦隐青色,手背起瘰。是将发水痘,未种痘,甚可虑。枳实一钱,木香一钱五分,葛根一钱五分,象贝三钱,楂炭三钱,扁衣三钱(炒),茅根三钱,杏仁三钱,腹皮三钱,建曲一钱(炒),淡芩八分,炙苏子三钱,防风五分(炒)。

李宝宝　二月二十二日　五月小孩,天痘五日,痘点不分清,根盘不红润,颗粒之顶不湛圆,见腹鸣泄泻,是塌陷也,是为大逆。凡痘顺者,不药可愈。小逆即难治,大逆有万险。万万不宜凉药,勉方温托,冀能幸而转机。归身三钱,鹿角霜三钱,紫草茸八分,胆草三分,炙草六分,枸杞三钱,川贝四钱,猺桂心二分(冲),赤芍一钱五分,木香八分。二诊(二月二十三日)粪色转老黄,只有两次,是佳象。塌陷之痘已较为圆湛,且不气急鼻煽,亦属好现象。现在所见之症,惟痒为美中不足。痒故常摇头,因虚而痒也。归身三钱,橘红、络各一钱,川贝三钱,炙芪七分,炙草六分,赤芍一钱,紫草茸四分。

杨宝宝　三月七日　天痘才回,不谨于口,致发热,苔厚而糙,有积,表热不甚壮。但病之变化必剧,在理当发肿。川连(炒)四分,淡芩一钱,杏仁三钱,腹皮三钱,炒枳实一钱,炙苏子三钱,楂炭四钱,秦艽一钱五分,归身三钱,馒头炭四钱,薄荷一钱,连翘三钱,槟榔四分。

张童　十一月十五日　天花已回,尚在落屑期。此不可吹风,不宜外出。归身三钱,杏仁三钱,川贝三钱,白芍一钱五分,橘红一钱五分,云苓三钱,炙草六分。二诊(十一月十九日)色脉均平正,天痘至此已完全告一段落,可以略补。象贝三钱,归身三钱,菟丝子三钱,杏仁三钱,炙草六分,焦白术一钱,天、麦冬各三钱,绵仲三钱,云苓三钱。

张孩　十一月二十四日　病在督脉,行且成惊。其红瘰在未种痘前发见,亦属可虑,病有甚大危险。葛根一钱,杏仁三钱,炙草六分,姜夏一钱,象贝三钱,茅根三钱,橘皮一钱五分,枳实八分。二诊(十一月二十七日)面部红点已灌浆,症状是水痘,所谓水痘,乃副痘,非正痘,但舌尖亦有兼见,气急鼻煽,且婴儿未满二十日,当然危险。归身三钱,炙草六分,芡实三钱,云苓三钱,川芎四分,扁衣三钱(炒),乌犀尖一分(磨冲),炙苏子一钱。

张孩　十二月十二日　天痘五日,遍身满布,尚未行浆,根脚太散,花点太密,见泄泻、呕吐,是为逆证。泻则有塌陷之虞,呕则虚。因痘非吃不可,呕不能吃,即不能灌浆也。归身三钱,炙草六分,象、川贝各三钱,姜夏八分,竹茹一钱五分,杏仁三钱,焦白术一钱(土炒),木香一钱,橘皮一钱五分,炒扁衣三钱,炒建曲一钱,川芎一钱,糯米一撮(煎三四沸,去米用汤煎药)。

尹孩　十二月二十日　水痘、痧子都是不要紧的病,但是发病时,或受凉,或吃荤,或吃核桃,便变做极危险之病。此孩壮热,手冷,脉微近于伏,便溏,烦躁,乃痘毒内陷之症,有生命危险。炙麻黄二分,葛根一钱,生石膏一钱五分,淡芩六分,炙草六分,杏仁三钱,无价散半分。二诊(十二月二十二日)大瘥,已无险,便不爽,尚防转痢,须忌口。木香一钱,炒扁衣三钱,建曲一钱(炒),杏仁三钱,橘红一钱五分,腹皮三钱,楂炭三钱,炙草六分。三诊(十二月二十三日)尚气急,咳嗽,溲如米泔。咳为余邪出路,无妨。象贝三钱,杏仁三钱,炙苏子三钱,橘红一钱五分,炙草六分,赤苓三钱,方通八分。

秦官官　十二月二十八日　天痘八日,浆不黄,顶不满,而见泄泻。昨日清水泻止,却下胶黏白物如痢。面部痘点密甚,至于肿,泻与肿与塌陷均逆象,法当温托。然痘症总不可逆,逆则无论如何皆险,此尤其重者。归身三钱,鹿角霜三钱,江西子一钱(土炒),大川芎四分,赤芍一钱五分,炒扁衣三钱,炒建曲一钱,赤、白苓各三钱,猺桂心一分(研),姜夏一钱,毛血片一分。二诊(十二月二十九日)泻略减,次数仍有八次之多,是药力未及毂,故痘顶仍不起,须再托之。热与咳均属第二层,最紧要是止泻举陷。生芪一钱五分,归身三钱,天麻三钱,鹿角霜三钱,姜夏一钱,橘皮一钱五分,炒扁衣三钱,芡实三钱,云苓三钱,江西子一钱(土炒)。

张宝宝　十二月十一日　药后大便不实,环唇隐青,无表证,当补脾。焦白术一钱,姜夏一钱,炙草五分,木香八分(煨),公丁香二分,橘红一钱五分,归身一钱五分。

痧疹类

陆女童　十月二十六日　发热见红点,泛恶,是将出痧疹,当达之。葛根一钱五分,淡芩八分,茅根三钱,橘皮一钱,炙草六分,川连三分,象贝三钱,炒荆、防各五分,香葱白二个。二诊(十月二十七日)痧子面部不见,头眩,口苦,舌尖绛,但头汗,热有起伏,宜外熨。淡芩八分,栀皮一钱(炒),薄荷一钱,炒香豉三钱,炙草六分,炒牛蒡二钱,杏仁二钱,桑叶三钱,茅根三钱。外用芫荽菜泡汤熨。三诊(十月二十八日)热不扬,痧点不透,胸闷,是病不得外达也。色脉尚无他,透之。葛根一钱,杏仁三钱,炙草六分,归身三钱,象贝三钱,橘红一钱五分,茅根三钱,淡芩一钱,无价散半分(冲)。

田孩　十月十四日　种痘后发热,见红点。是将作痧疹,透之。葛根一钱五分,杏仁三钱,竹茹一钱五分,炒扁衣三钱,象贝三钱,橘红一钱五分,枳实八分,炒建曲一钱,茅根三钱,炒防风七分。二诊(十月十九日)咳嗽,热未净,神气较好,舌润脉平。痧已回,尚有余波,再予清透。薄荷八分(后下),葛根八分,炙草六分,杏仁三钱,归身三钱,茅根三钱,象贝三钱,赤、猪苓各三钱,方通八分,橘红一钱五分。三诊(十月二十一日)发热,有微汗,下青粪,舌色白润,咳,欲吐不得而渴。前已服透剂,曾见过痧点,当再事清透兼消导,表里两解之。炒扁衣三钱,炒建曲一钱,腹皮三钱,楂炭三钱,枳实八分,馒头炭三钱,葛根一钱,象贝三钱,杏仁三钱,炙草六分,茅根三钱,赤苓三钱,方通八分。

许孩　十月二十三日　手足转温,粪有黑块,在胶液中,此奶积得下之症。现唇舌皆燥,微弄舌,是化热也。肌腠隐红点,现风痧流行,自不可不防,须达之向外。葛根一钱五分,淡芩八分,芦根五寸(去节),橘红一钱五分,花粉一钱,连翘三钱,杏仁三钱,薄荷一钱,茅根三钱,象贝三钱,无价散五厘(冲)。

刘童　十二月四日　痧后发肿,脘痛,当是不谨于口。切忌碱水面食及饼干等。炒枳壳八分,象贝三钱,川连三分,杏仁三钱,赤苓三钱,猪苓三钱,梗通八分,炒车前三钱,归身三钱,炙草六分。二诊(十二月六日)痧后不忌口,致发肿,溲多,当自退。川连三分,枳壳八分,海南子六分,赤苓三钱,车前三钱(炒),方通八分,归身三钱。三诊(十二月九日)痧后不忌口,误食碱水面,致遍身发肿,且有寒热,此是本体化学作用起变化。橘皮一钱五分,枳实五分,竹前一钱五分,木香一钱,炙草六分,青、陈皮各一钱。

黄孩　十二月四日　咳不爽,遍身红点,舌色干绛,苔不匀,里热甚。初起即阴液干涸,是不可强责其汗。病奇重,有危险在后。鲜生地三钱,葛根一钱,归身三钱,炙草六分,橘红一钱五分,淡芩一钱,竹茹一钱五分,象贝三钱,杏仁三钱,无价散一分(冲)。二诊(十二月五日)痧子已净,故热退神清。遍身作痒,舌绛,余邪为湿,当事分利。淡芩八分,枳实八分,秦艽一钱五分,竹茹一钱五分,归身三钱,炙草六分,赤、猪苓各三钱,炒车前一钱五分。三诊(十二月七日)痧后再发热,项间有结核。热为余邪未清,核属虚,有成损之倾向,慎之。归身三钱,炙草六分,煨木香一钱,杏仁三钱,象贝三钱,橘红一钱五分,桔梗六分,炙苏子三钱,赤芍一钱五分,云苓三钱。

黄孩　十二月五日　痧回,咳不爽,是痧子未净;舌下有腐处,是即余邪寻出路。然舌下见腐为坏象,现在颇躁,无泪,便泄,是有危险。薄荷一钱,象贝三钱,杏仁三钱,桑叶三钱,橘红一钱五分,炙草六分,炒扁衣三钱,炒建曲一钱,云苓三钱,葛根八分,炒牛蒡一钱五分。二诊(十二月六日)不发热,舌底腐处较昨日为大,是有湿毒在内。赤芍三钱,板蓝根三钱,炒牛蒡三钱,象、川贝各三钱,胆草二分,炙僵蚕一钱五分,甘中黄一钱,归身三钱。三诊(十二月七日)照昨方加徙薪丹每日十丸。

罗孩　十二月五日　气急鼻煽,面浮,无血色,肌肤甲错,有红点,神昏谵语,脉乱。此痧子不能外达之坏病,为时已晚,难冀挽回,勉强拟方以尽人事。象贝三钱,杏仁三钱,炙苏子三钱,炙草六分,薄荷一钱,归身三钱,无价散一分(冲)。

贝孩　十二月二十四日　咳嗽,发热,面部痧点满布。此是痧疹透达,达即得。不可吃荤,手肿当另治。葛根一钱,杏仁三钱,炙草六分,象贝三钱,橘红一钱五分,淡芩六分,炒防风六分,茅根三钱。二诊(十二月二十五日)痧回仍烦躁,微咳,热不退。余邪不清,恐多变化。葛根一钱,茅根三钱,象贝三钱,炙草六分,杏仁三钱,无价散半分(冲),橘红一钱五分。

童孩　一月二十三日　咳不出,气急鼻煽,肺气将闭。闭则惊,开之则出痧疹,疹出为佳,否则险。炙麻黄三分,葛根一钱五分,桑叶三钱,橘红一钱五分,杏仁三钱,象贝三钱,炒建曲一钱,炒扁衣三钱。二诊(一月二十四日)咳甚剧,热旬日不退,微有汗,气急鼻煽不见轻减。此恐出痧子,宜避风吃素。葛根一钱五分,橘红一钱五分,杏仁三钱,枳实八分,法夏一钱五分,柴胡八分,象贝三钱,桑叶三钱,竹茹一钱五分,茅根三钱(去心)。三诊(一月二十四日)咳嗽发热,兼见气急,咳剧成急性肺炎,亦宜防出痧子。葛根一钱五分,象贝三钱,橘红一钱五分,赤、猪苓各三钱,黄芩八分,杏仁三钱,桑叶三钱,方通八分。四诊(一月二十六日)现在咳嗽,本极难治,因气候关系,常变急性肺炎,幸此孩是受热停食,恐出痧疹,须谨食调护,少予食物。黄芩八分,荆防七分,杏仁三钱,橘红一钱五分,楂炭三钱,薄荷一钱(后下),象贝三钱,枳实八分,梨皮一个,桑叶三钱。五诊(一月二十七日)痧子出不透,热入营分,唇殷红,舌花剥,便溏,气急,啼无声,重险之候。薄荷一钱,葛根一钱五分,象贝三钱,橘红一钱五分,炙草六分,炒牛蒡三钱,淡芩八分,桑叶三钱,归身三钱,无价散一分(冲)。六诊(一月二十八日)痧点虽透,唇殷舌光,神色昏蒙,仍有危险。葛根一钱五分,薄荷一钱(后下),川连三分,象贝三钱,桑叶三钱,炒牛蒡三钱(研),茅根五钱(去心),连翘三钱,淡芩八分,橘红一钱五分,杏仁三钱,炙苏子二钱,荆芥六分(炒),竹叶十五片。七诊(一月二十九日)色脉颇好,神气亦佳,微形寒,是余邪未净,仍宜茹素。羌活四分,葛根一钱五分,杏仁三钱,淡芩六分,炒荆、防各六分,象贝三钱,炙草六分,茅根三钱(去心)。

郭孩　一月二十三日　种痘尚未出透而发热,见红点,是痧疹也。与牛痘并发,亦不妨事,症势尚顺。惟环唇青色，大便溏泄，此却非宜，当托之向外，以免下陷。归身三钱，象贝三钱，橘红一钱五分，法夏一钱五分，建曲一钱（炒），川芎六分，赤芍一钱五分，杏仁三钱，扁衣三钱（炒），赤、猪苓各三钱。二诊（一月二十四日）痧子颇顺，痒是漏风，虽无妨，宜慎。凡痧麻皆不可逆，漏风逆也。炒荆、防各七分，葛根一钱五分，杏仁三钱，归身三钱，茅根三钱（去心），薄荷一钱（后下），象贝三钱，淡芩七分，炙草六分。三诊（一月二十五日）痧子已无问题，第一当慎食。枳实八分，腹皮三钱，炒扁衣三钱，六一散三钱（包），楂炭三钱，谷芽三钱（炒），建曲一钱（炒）。

张宝宝　一月二十四日　喉间红肿，左耳下腺肿颇硬，热不畅，无甚汗，咳亦不爽，舌糙，脉滑数。形神躁烦，恐其出疹，因现在外邪郁而不达。此病当先发表，后通大便，先通大便则逆。炙麻黄三分，生石膏三钱，板蓝根三钱，炙僵蚕一钱五分，炒牛蒡二钱（研），淡芩一钱，茅根三钱，芦根四寸（去节），甘中黄八分，葛根一钱五分。

朱宝宝　二月十二日　痧子已无望其再出，面色枯萎，鼻煽不止，肺伤郁血即不可救。无汗而热，拟麻桂黄芩合剂。炙麻黄三分，桂枝三分，淡芩八分，象贝三钱，杏仁三钱，炙苏子三钱，炙草六分，玉竹一钱。

李孩　二月十五日　痧子未能透，致唇肿口不能开，眼亦为眵封不能开，遍身湿毒太重，恐有生命危险。鲜生地四钱，芦根六寸，赤苓三钱，炒车前三钱，杏仁三钱，茅根三钱，赤芍三钱，梗通八分，薄荷一钱（后下），象贝三钱，橘红一钱五分，无价散一分（冲）。二诊（二月十六日）药后似乎略好，舌色平正，湿疮虽属疥，亦是胎毒。因疮疡家不可发汗，故值痧疹则难治。薄荷一钱（后下），茅根三钱（去心），赤芍三钱，象贝三钱，连翘三钱，赤苓三钱，僵蚕一钱五分（炙），杏仁三钱，炙苏子三钱，方通八分。

岳孩　二月十八日　有微汗，热壮躁甚，舌苔稍厚，痧子未能外达故如此。病不算重，调护却须注意，倘不如法则增剧。葛根一钱五分，象贝三钱，杏仁三钱，楂炭三钱，淡芩八分，枳实八分，腹皮三钱，馒头炭三钱，炙草六分。二诊（二月十九日）痧点见而不透，色泽亦不鲜明，微见鼻煽，大便泄泻，一夜十余次，舌尖光，是内陷也。及今挽救尚来得及，惟须谨慎调护，忌各种香药。川、象贝各三钱，杏仁三钱，炙苏子三钱，葛根一钱五分，炒扁衣三钱，芡实三钱，炙草六分，茅根三钱（去心），无价散一分（冲）。

李孩　二月十九日　时邪感冒，当出痧疹。本当达之向外，误服保赤散，泻则内陷。现在目无神，气急鼻煽，舌伸出唇外，皆恶候，有大危险。川芎四分，归身三钱，炙草五分，象、川贝各三钱，杏仁三钱，桔梗五分，炙苏子三钱，橘红一钱五分，枳实八分，淡芩一钱，无价散二分（冲）。二诊（二月二十日）种种恶候已除，热未退，咳不爽，是不免出痧。宜避风吃素，并用芫荽外熨，助其透达。葛根一钱五分，杏仁三钱，象、川贝各三钱，橘络一钱五分，炙草六分，桔梗一钱，炙苏子三钱，归身三钱，茅根三钱（去心）。

张孩　二月十九日　咳全不爽已多日，昨日发热，仍是痧子未能透达之故。其传变必为泄泻陷里，否则成急性肺病，极险。葛根一钱五分，炙苏子三钱，薄荷一钱（后下），杏仁三钱，象、川贝各三钱，茅根三钱（去心），炙草六分，桑叶三钱，桔梗六分。二诊（二月二十日）时邪感冒，本当出痧疹，乃误食猪肉，面色苍白，剧咳，鼻煽，口糜。是犯痧子之禁，生命在不可知之数。枳壳八分，猪苓三钱，葛根一钱五分，炙苏子三钱，腹皮三钱，楂炭三钱，杏仁三钱，象贝三钱，竹茹一钱五分，茅根三钱，馒头炭三钱。

舒孩　二月二十三日　时邪感冒，发热，咳不爽，呵欠，是将出痧疹之候。曾服犀角一元，保赤散一服，表邪未清，不得攻下。病在阳分，不得服犀角阴药，两药均误，致手足舞蹈如瘛疭状，是有生命之虞。炒牛蒡三钱，淡芩八分，杏仁三钱，炙草六分，炙苏子六分，葛根一钱五分，象贝三钱，橘红一钱五分，归身三钱，川连三分。二诊（二月二十四日）唇红舌绛，热略退未净除，目赤眵多，内热尚炽。川连三分，鲜生地三钱,炒扁衣三钱,茅根三钱(去心),淡芩八分,炙草六分,炒建曲一钱,草决明三钱。

何孩　二月二十日　气急鼻煽,痧隐,泄泻,泪无,汗无。热陷于里,阴分已枯竭故也。人王部青色,法在不救,勉拟犀角地黄大剂,冀幸万一。乌犀尖三分(磨,冲),鲜生地五钱,生草八分,川连三分,象贝三钱,杏仁三钱,炙苏子三钱,橘红一钱五分,知母一钱,茅根(去心)三钱。

张孩　二月二十日　痧后热尚未净,舌苔已化燥。本可即愈,舌边光却是余邪陷里之证,乃抱龙丸之成绩,强抑,胃不能受,故吐。薄荷一钱后下,象贝三钱,橘红一钱五分,川芎四分,连翘三钱,杏仁三钱,炙草六分,归身三钱,川连三分。

顾孩　二月二十六日　九龙姜性最悍,痧子不当用且服之一钱之多,不死已幸矣。重复泄泻,较之不泻为佳,然有险。归身三钱,炒扁衣三钱,云苓三钱,木香八分,炙草六分,芡实三钱,梗通八分,煨葛根八分。

周孩　二月二十六日　粗点痧,仅发于两脚至膝而止,身半以上隐于肤腠不甚显明,共发四次。此亦痧疹,因湿胜故在下,然上半身不出,病总不愈。葛根一钱五分,川连三分,茅根三钱,腹皮三钱,淡芩八分,防己三钱,木香一钱,猪苓三钱,无价散一分。二诊(二月二十七日)痧子由下而上为逆,湿太重,脾不运,跗肿亦有问题,当兼顾。葛根八分,槟榔四分,防己三钱,木香八分,炒小朴三分,川连三分(炒),云苓五钱。

林孩　二月二十八日　喉痧至结毒则告一段落,可无生命之险。象贝三钱,炙僵蚕一钱五分,杏仁三钱,板蓝根三钱,赤芍二钱,炙草六分,醒消丸一钱五分。二诊(二月三十日)痧后误吃面食,故肿。耳下肿是结毒,当外治。有微热,尚不可吃荤。连翘三钱,川贝三钱,炒香豉三钱,归身三钱,赤芍一钱五分,香葱白一个,枳壳六分,炙僵蚕一钱,杏仁三钱。三诊(三月二日)头面手足均肿,喉间有疮,唇之外皮亦有疮。症状为瘟毒,不热,尚属第二等者,然甚重。炒荆、防各八分,马勃八分,炙僵蚕一钱五分,赤芍一钱,银花三钱,炒牛蒡三钱(研),赤、猪苓各三钱,炒车前三钱,连翘三钱,胆草二分,梗通八分,甘中黄一钱,板蓝根三钱。

王孩　三月九日　痧后咳嗽,经月不愈,面色苍白,痰不爽如沫而多,咳夜甚,不咳时亦气急异常,脉虚。不能再宣达,肺寒不可更用凉润,病情有险。人参须五分,五味子四分,干姜炭二分,细辛一分,白芍一钱,杏仁一钱五分,炙苏子一钱五分。二诊(三月十一日)神气较好,咳较爽,气急较瘥,肌肤甲错亦见减。病未全除,全除须一月。现在出险而已,仍须忌荤。象、川贝各三钱,归身三钱,杏仁三钱,炙草六分,天、麦冬各三钱,橘红一钱五分,炒白芍一钱五分,炙桑皮一钱五分,炙苏子三钱。三诊(三月十三日)色脉均极正当,衰弱已甚,亟须培养元气,天明时之痰声不足虑,行当自除。童稚体虚,但慎调护,其恢复当较成人为易。川贝三钱,杏仁三钱,天冬三钱,知母三钱,炙芪三钱,归身三钱,白芍一钱五分,阿胶三钱(蛤粉炒),橘络一钱五分。

罗孩　三月十日　痧后余邪未清,手掌较热,舌剥,咳夜重。此虚,不宜再发表。川、象贝各三钱,杏仁三钱,橘红一钱五分,归身三钱,炙草六分,细生地三钱,知母一钱,赤芍一钱五分。二诊(三月十四日)痧后咬牙,掌热,咳嗽,乃大虚之候,肌肉削,即成损。知母一钱,天冬三钱,川贝三钱,归身三钱,细生地三钱,杏仁三钱,钗斛三钱,炙草六分,枸杞三钱。

林孩　三月十四日　痧后咳,因痧未出透,余邪借咳为出路,当因势利导,令畅咳乃佳,不可强止。白沫是肺热,亦是虚。象贝三钱,杏仁三钱,桔梗六分,橘红一钱五分,炙草六分,桑叶三钱,防风六分(炒),枳实八分,竹茹一钱五分,淡芩八分,鸿鹚咳丸一钱五分。

奚孩　三月十五日　痧后发热,咳嗽,面色晦滞,舌剥纹紫,是有危险。水痘非险,余邪自达,为之也。连翘三钱,淡芩八分,竹茹一钱五分,薄荷一钱,知母一钱,象贝三钱,杏仁三钱,炒扁衣三钱,建曲一钱(炒),归身三钱,云苓五钱,鸬鹚咳丸一钱五分。

何孩　三月十六日　壮热,有汗,痧点布而面上独无,目光无神,舌光润。痧子郁不得达,上行则惊,下行则泻,均不妥,须防。葛根一钱五分,杏仁三钱,象贝三钱,橘红一钱五分,桑叶三钱,茅根三钱,赤苓三钱,方通八分,芦根一尺。

叶孩　三月十六日　面色晦滞,目光无神,咳不出,故气急鼻煽,并非咳少。此病吃紧处只在咳,本当出痧子,咳畅方能出,咳不畅毛窍皆闭,故不得出。现已成急性肺病,故目珠不活而神昏。象贝三钱,炙苏子三钱,桔梗六分,炙草六分,桑叶三钱,淡芩八分,川连三分,归身三钱,防风六分,橘红一钱五分。

朱孩　三月十六日　痧未出透而隐隐已十天,现在暵热,无汗,舌苔黄厚,目光无神,神色皆昏迷,咳全不爽。症情万分危险,其舌色是腑证,然非主要症,主要证候在因未达之邪自寻出路而咳,咳不得畅,故神昏。亟须竭力宣达,另扶正气,冀幸万一。川、象贝各三钱,防风八分(炒),杏仁三钱,炙草六分,归身三钱,枳实一钱,竹茹一钱五分,炙苏子三钱,楂炭三钱,腹皮三钱,知母一钱,淡芩八分,梨汁半杯(冲),馒头炭三钱。

林宝宝　二月十一日　麻证误食核桃,胃中受伤,故舌光而有刺。是有险,亟予透达。茅根三钱,杏仁三钱,桑叶三钱,葛根一钱五分,淡芩一钱五分,橘红一钱五分,象贝三钱,炙草六分,无价散半分(冲)。

马孩　二月十八日　此是麻证,现在第十日。凡麻证,皆封眼,剧咳,壮热,此为应有证象。抓鼻是虚,咬牙是痉,乃入脑之象,最是危险,此为不应有症。热闭不得出,更助其传里,因而有此证情。万险,或者尚可挽救,但无把握。葛根一钱五分,归身三钱,方通三分,象贝三钱,赤苓三钱,炙草六分,橘红一钱五分,鲜生地三钱,茅根三钱,杏仁三钱,生石膏一钱五分,淡芩一钱。二诊(二月十九日晨)溲多,齿润,舌光。便不当烦躁,气急,今不尔,是将作衄。此是小逆,余外各切都正当,脉太数。鲜生地三钱,归身三钱,炙苏子三钱,炙草六分,连翘三钱,茅花一钱五分,淡芩一钱,杏仁三钱,象贝三钱,薄荷一钱,茅花一钱五分,栀皮一钱(炒)。三诊(二月十九日午)耳后肿是瘟毒,其势甚暴,非从速消之不可。拟内外并治,冀得脱险。炒牛蒡三钱,马勃八分,炙僵蚕一钱五分,银花三钱,胆草三钱,滁菊二钱,赤芍一钱五分,川贝三钱,竹茹一钱五分,甘中黄一钱。四诊(二月十九日晚)原方加乌犀尖三分(磨冲),归身三钱,鲜生地四钱,胆草二分。五诊(二月二十日晨)颐肿已略软,继续敷药,可免溃脓之险。麻回脉平,都尚无大坏象,即小小烦躁亦属应有。惟面部仍有灌脓之瘰,此实不当有之物,亦未经见过有如此之甚者深以为虑。鲜生地三钱,赤芍一钱五分,胆草一分,象、川贝各三钱,知母一钱,甘中黄一钱,炙苏子三钱,炙僵蚕一钱五分,归身三钱,乌犀尖一分半(磨、冲),杏仁三钱,银花三钱。六诊(二月二十日晚)麻回,音略哑,此是麻症当有证象。寐安,有溲,均好。大便尚未正轨,肠胃气化未复,故不退热,尚未可予以食物,只宜略进米汤。此外别无败象,须以时日,当瘥。归身三钱,炙草六分,大生地三钱,茅根三钱,杏仁三钱,知母一钱,川贝三钱,胆草一分,细川连二分,花粉一钱。七诊(二月二十一日)颔下肿处已全软,寐安,脉甚和,粪溏色黄黏腻,比较昨日为正路。舌光是胃虚,此外无他,是已脱险。有此现象,当无虑,更有目疾。大生地三钱,归身三钱,橘络一钱五分,赤、白芍各三钱,滁菊一钱五分,草决明三钱,杏仁三钱,元参二钱,花粉一钱。八诊(二月二十二日晨)手常入口,大虚之候,脉亦虚甚。麻已回,热尚未清,此时更服凉药,必增烦躁。当从权进补,冀不生枝节。炙芪三钱,钗斛三钱,知母一钱,归身三钱,姜夏一钱,川贝三钱,杏仁三钱,橘红一钱五分,大生地五钱,茯神三钱。九诊(二月二十二日晚)麻证之后,热不清,夜间且略高,是虚热。音哑,口糜,目封,以上各节惟口糜为最重要,因胃阴伤也。竹叶十片,滁菊一钱五分,生石膏一钱,知母一钱,川贝三钱,人参须五分,杏仁三钱。十诊(二月二十三日)手动不已,频自抓唇,自是虚甚之候。昨药甚补,药后虽闷,能安寐,尚算能受补,是好消息。口中津液奇干,急须救津。不气急,亦尚未动肝风,当以培元为主。惟病太重,尚未能乐观耳。西洋参三钱(另煎,冲),钗斛三钱,天冬三钱,知母一钱,川贝三钱,炙芪三钱,法夏五分,钩尖三钱,杏仁三钱,归身三钱,鲜生地三钱。十一诊(二月二十四日)津液并不算干,脉数有胃气,惟不能酣寐。手自抓鼻,及两手自持不止。昨夜大便两次,第一次纯青色,二次黄色,亦不甚正当。麻则已回,论脉及神气呼吸均不坏。不能寐,手自抓,有青粪,是病之要点。虚已略回,青粪须考虑。现在确不能说顺手,但决无不测。舌苔甚厚,其不寐是胃不和。枳壳六分,竹茹一钱五分,川贝三钱,秫米三钱,归身三钱,焦谷芽三钱,法夏一钱,腹皮三钱。

马小姐 二月二十二日 壮热,汗多,略咳,舌苔厚,舌尖红,是时邪感冒,兼有宿积。葛根一钱五分,腹皮三钱,川连三分,淡芩一钱,竹茹一钱五分,枳实一钱,炙草六分,茅根三钱,杏仁三钱,楂炭三钱。二诊(二月二十三日)得粪多许,病当减。咳剧,只予宣达,恐其出痧子,仍带透发。葛根一钱,建曲一钱(炒),扁衣三钱(炒),淡芩八分,象贝三钱,焦谷芽三钱(炒),橘红一钱五分,杏仁三钱,炙草六分,薄荷一钱(后下)。三诊(二月二十五日)内热颇重,痧尚未透全,亦封眼,可知不廉。葛根一钱五分,生石膏一钱五分,川连三分,茅根三钱,芦根五寸,归身三钱,炙草五分,淡芩一钱,无价散半分。四诊(二月二十七日)头摇不止,热壮,痧子未回,遽呈流行性脑膜炎症状,自是险症。现在当姑止痧子,以治脑为主。川连三分,胆草四分,淡芩一钱,象贝三钱,羌活五分,防风六分(炒),炙苏子三钱,归身三钱,炙草六分,杏仁三钱,大生地三钱,秦艽一钱五分,葛根一钱。五诊(二月二十八日晨)寐较安,神色亦好,头摇较少。急性病既转机,便无妨。川连三分,胆草三分,京元参一钱五分,甘中黄一钱,杏仁三钱,归身三钱,鲜生地四钱,板蓝根三钱,茅根三钱,芦根一尺,炙苏子三钱,象贝三钱。六诊(二月二十八日晚)舌略糙,脉平,规矩权衡不坏。葛根一钱,方通八分,茅根三钱,炒车前三钱,芦根六寸,鲜生地四钱,赤、猪苓各三钱,花粉一钱。七诊(二月二十九日)此儿因痧后脑炎,致邪不得外达,现在咳不爽,头仍摇,脑炎尚未全除,咳嗽恐其延久。固然无生命之险,惟咳若不得即愈,成百日咳,亦属可虑。葛根一钱五分,象、川贝各三钱,杏仁三钱,炙苏子三钱,橘红一钱五分,瓜蒌皮二钱,胆草三分,归身三钱,桑叶三钱。八诊(二月三十日)舌尖红,遍身暵燥,是犀角证,入血分也。川连三分,胆草五分,杏仁三钱,鲜生地五钱,归身五钱,滁菊三钱,方通八分,钩尖三钱,川贝三钱,炙草六分,猪苓三钱,安脑丸一粒药(化服),乌犀尖四分(刨片,先煎)。九诊(三月二日)热退尚未净,脉与神气均好,微咳气急。咳为痧后余邪出路,宜令畅,畅则气不急。索食是胃气已复,食物宜少予,频予,尚须忌口,只宜粥汤及乳。连翘三钱,炙草六分,归身三钱,栀皮一钱(炒),淡芩八分,炙苏子三钱,桑叶三钱,杏仁三钱,橘红一钱五分。十诊(三月三日)汗多,热较退,现在似已清,惟有晶痦,晶痦本不妨,但恐黎明时,仍作微热。脉甚好,神气亦好,当不致有何变动。见痦亦是虚象,宜养血。归身三钱,细生地三钱,知母一钱,赤芍一钱,川贝三钱,炙草六分,杏仁三钱。十一诊(三月六日)色脉实已无病,早起热不除,或当渐除。衡量情形,当补。焦白术八分,焦谷芽三钱,杏仁三钱,炒白芍一钱,炙草六分,桑皮一钱五分,云苓三钱,归身三钱。

咳嗽类

钱孩 一月十二日 发热自退,咳剧,须宣达。神色、脉象均好,无妨。炙苏子三钱,象贝三钱,杏仁三钱,桑叶三钱,橘红一钱五分,淡芩六分,茅根三钱(去心),竹茹一钱五分,枳实八分。

吴孩　一月二十三日　咳经月不止,舌有热象,并有些微寒热,清之。薄荷一钱(后下),桑叶三钱,淡芩八分,象贝三钱,杏仁三钱,橘红一钱五分,桔梗四分,茅根三钱,炙苏子三钱,瓜蒌皮一钱五分。

唐孩　二月二十日　咳全不爽,舌边光,曾服金鼠矢而未种牛痘,是则生命在不可知之数矣。葛根一钱五分,川连二分,炙苏子三钱,川芎四分,象贝三钱,橘红一钱五分,淡芩五分,桔梗六分,杏仁三钱。

龚宝宝　二月二十四日　咳嗽,发热,舌有热象。病在肝胃,清宣可愈。淡芩一钱,象贝三钱,炙草六分,杏仁三钱,桑叶三钱,葛根一钱五分,橘红一钱五分,川连三分,芦根五钱。

黄宝宝　二月二十九日　咳剧,不发热,夜甚。是有积胃逆,故夜咳。枳实一钱,竹茹一钱五分,杏仁三钱,炙苏子三钱,楂炭三钱,淡芩一钱,象、川贝各三钱,腹皮三钱。

陈宝宝　三月二日　剧咳,不发热,两便自可。但宜宣肺,勿吃荤。象贝三钱,橘红一钱五分,杏仁三钱,炒防风八分,炙苏子一钱五分,淡芩八分,桔梗五分,云苓三钱,腹皮三钱,楂炭三钱,枳实六分,胆草一分。

张孩　三月二十二日　伤风初起,仅喉痒,咳嗽不爽,则以渐传里。传里之后,发热则为急性肺炎,外出则为痧疹,不可忽略。炒防风八分,杏仁三钱,橘红一钱五分,炙苏子三钱,炒荆芥六分,象贝三钱,桔梗六分,香葱白一个。二诊(三月二十三日)热退,咳亦减,肺炎与痧子均可幸免。咳未净除,当再宣达。川、象贝各三钱,杏仁三钱,炙苏子三钱,桔梗六分,炒防风六分,橘红一钱五分,淡芩六分。

郑孩　三月二十三日　久咳不愈,色脉均佳,惟咳甚剧。婴儿仅八个月,伤肺则为顿咳,发热则为肺炎,是为可虑。枳壳八分,焦谷芽三钱,象贝三钱,杏仁三钱,沙参一钱,炙苏子三钱,橘红一钱五分,鸬鹚咳丸一钱五分。

裘孩　二月二十二日　咳嗽未除,昨发热,现已退。虚象仍在,舌已化燥,当易甘温为甘凉。细生地三钱,杏仁三钱,川、象贝各三钱,炙苏子三钱,知母一钱,云苓三钱,归身三钱,鸬鹚咳丸一钱五分(入煎)。

葛孩　十月六日　喉间痰声漉漉,颜额热,手冷,面部规矩权衡不合,此儿甚矜贵。胆星八分,炙草六分,小朴二分,枳实八分,葛根一钱,楂炭三钱,腹皮三钱,归身一钱五分。

徐童　十月五日　剧咳致吐血。观其色脉,肺气已伤。若痰沫则险,痰黏则危。麦冬三钱,象、川贝各三钱,杏仁三钱,橘络一钱五分,茜根炭三钱,炙草六分,炙款冬一钱,苡仁三钱,蚕豆花露一两(冲)。

赵孩　十月十六日　神色不甚健全,病不过小小感冒,然先天不足,殊矜贵。象贝三钱,杏仁三钱,腹皮三钱,橘红一钱五分,炒荆、防各八分,薄荷一钱(后下),竹茹一钱五分,馒头炭三钱,炒香豉一钱。二诊(十月十九日)仍壮热,舌润纹紫,咳夜剧,有惊象,体弱甚可虑。葛根一钱,杏仁三钱,橘皮一钱五分,楂炭三钱,炙草六分,象贝三钱,枳实八分,腹皮三钱,归身三钱,焦谷芽三钱。三诊(十月二十一日)神色尚好,热亦退,大份无妨。象贝三钱,杏仁三钱,归身三钱,炙草六分,钩尖三钱,焦谷芽三钱,馒头炭三钱。

黄孩　十月二十日　大病之后,肌肉已充,元气未复,口味甜,喉痒,是新有感冒。象贝三钱,杏仁三钱,橘红一钱五分,炒防风八分,炒车前三钱,云苓三钱,炙草六分,归身三钱,防己八分。二诊(十月二十二日)神气较活泼,胃纳不香,有苔,前半光,是因食物太多之故,宜带饥便瘥。喉痒是伤风。前胡一钱,象贝三钱,杏仁三钱,橘红一钱五分,桔梗四分,炙草六分,炒防风六分,归身三钱。三诊(十月二十五日)色脉均佳,其咳是伤风,无大害,宜素食。象、川贝各三钱,杏仁三钱,橘络一钱五分,炙草六分,归身三钱,炙苏子三钱,炙款冬一钱,炒防风八分。

边孩　十一月二十四日　咳黄腻痰,脉洪滑,舌有热象。为日尚浅,只算风热为患,延久却是肺痈。桑叶三钱,桔梗六分,杏仁三钱,橘红一钱五分,兜铃一钱,竹茹一钱五分,象贝三钱,生草六分,炒防风六分,淡芩六分。

唐孩　十一月二十六日　咳,发热。今早因剧咳吐血,本是时症,须防痧子。吐血则用药掣肘,幸神色尚好。象贝三钱,杏仁三钱,桑叶三钱,炒防风六分,橘红一钱五分,炙苏子三钱,炙草六分,丹皮八分,淡芩八分,薄荷一钱,茅根三钱,白薇一钱。

施孩　十一月二十七日　颜额见焦黄色,眼帘微肿,咳剧不能寐。病全在肺,不鼻煽,尚无妨。天、麦冬各三钱,杏仁三钱,归身三钱,川、象贝各三钱,炙紫菀一钱,橘红一钱五分,炙草六分,炙苏子一钱五分。

王孩　十一月二十八日　热尚未退,气急鼻煽,剧咳。已成急性支气管炎症,当专力治肺,一面宣达,佐以分利,其发热姑置之。象贝三钱,杏仁三钱,归身三钱,橘红一钱五分,前胡一钱,淡芩一钱,炙苏子三钱,赤苓三钱,炙草六分,梗通八分,炒车前三钱,炒防风八分,茅根三钱(去心)。二诊(十一月三十日)气管热已减,表热仍未退,病情较前为减。淡芩八分,竹茹一钱五分,腹皮三钱,枳实八分,象贝三钱,炙草六分,杏仁三钱,炙苏子三钱,茅根三钱(去心),葛根一钱,楂炭三钱,方通八分。三诊(十二月二日)鼻煽有间歇时,色脉较前又略佳,颇有向愈光景。鼻煽,须净除,方无险。淡芩一钱,枳实一钱,竹茹一钱五分,象贝三钱,杏仁三钱,炙苏子三钱,橘红一钱五分,前胡一钱,炒防风八分,茅根三钱。

张孩　十二月三日　壮热,汗浆浆然,营卫不得和,舌苔厚白,边尖皆略光。此因外感,郁不得达,故咳不爽,手战,舌亦战。恐其成惊,不可吃,只宜带饿。枳实一钱,竹茹一钱五分,茅根三钱,淡芩一钱,炙草六分,桑叶三钱,葛根一钱五分,象贝三钱,楂炭三钱,腹皮三钱。二诊(十二月五日)苔厚,舌边光,热未退,头痛。是有积,宜两解,如大柴胡法。柴胡六分,葛根一钱五分,枳实一钱,麻仁丸一钱(入煎),秦艽一钱五分,炙草六分,淡芩八分。

戴孩　十二月五日　舌苔颇糙,腹痛,是食积。惟见气急鼻煽,内热甚重,腹痛无妨,咳嗽要紧。淡芩一钱,竹叶十五片,象贝三钱,杏仁三钱,桑叶三钱,橘红一钱五分,炙苏子三钱,木香一钱。二诊(十二月七日)咳瘥,热退,舌质绛,苔剥,腹痛,便溏,宜慎食。竹茹一钱五分,淡芩八分,细生地三钱,木香一钱,象贝三钱,杏仁三钱,橘红一钱五分,炙草六分,白芍一钱五分(炒)。三诊(十二月九日)唇舌都绛,舌面有毛刺,胃热甚重,亟清之。芦根四寸(去节),竹叶十片,淡芩一钱,鲜生地三钱,炙草六分,杏仁三钱,象贝三钱,橘红、络各一钱五分。

王孩　十二月十三日　咳嗽有黄涕,舌有苔,吮乳时咳,其为胃热可知。淡芩八分,枳实一钱,竹茹一钱五分,姜夏一钱,杏仁三钱,象贝三钱,桑叶三钱,薄荷一钱(后下),炙草六分,馒头炭三钱。

沈孩　十二月二十六日　咳嗽,气急,鼻煽,面色灰败,是急性肺炎已至不可收拾之境,勉方以尽人事。炙苏子三钱,杏仁三钱,炙桑皮一钱五分,橘红一钱五分,炒乌药一钱,象、川贝各三钱,淡芩八分,梨汁半杯(冲)。

食积类

李孩　一月十四日　舌光,面黄而肿,病在半个月以上,发热不退,是伤食感寒之候。枳实一钱,腹皮三钱,云苓三钱,竹茹一钱五分,木香一钱五分,杏仁三钱,楂炭三钱,公丁香四个,炒香豉三钱,方通八分。二诊(一月十六日)舌光色白,神气委顿,热尚未退,面色仍黄。病有险,亟宜慎食。茵陈三钱,方通八分,楂炭三钱,赤、猪苓各三钱,炒车前三钱,归身三钱,腹皮三钱,木香一钱,炙草六分。

朱宝宝 初起泄泻,由泄泻而转痢,由西药止痢而腹胀。现在大肉尽削,面肿无血色,索食无度。此即古人所谓除中,头常摇,目常瞬,疳积已成,难冀挽救。生附子八分,乌犀尖一分(磨冲),江西子一钱,云苓三钱,姜夏一钱,生地黄三钱,炙蝎尾一分(研冲),钗石斛三钱,新会皮一钱。二诊 腹胀而不拒按,瞬目不止,肉削,疳积已成,本非仓猝可以取效。且此病病历甚劣,尤其难治。(七月三十日)炙蝎尾二分,大生地四钱,木香一钱五分,槟榔四分,赤、白苓各三钱,钗石斛三钱,白归身三钱,秦艽一钱,腹皮三钱,自制蟾灰二厘(冲),炒扁衣三钱,橘红一钱五分。

钱宝宝 虫是蛔,痒因虫。所以有虫,因积,食物太多,消化力不及毂。舌苔厚而结,是食积证据,多且杂,为生虫原因。腹硬是疳积初步,宜屏除一切硬物。否则病不愈,药亦不灵。(五月九日)枳实一钱,川连三分,竹茹一钱五分,九味芦荟丸六分(入煎),腹皮三钱,楂炭三钱,木香一钱五分,杏仁三钱。二诊 腹痛,痛时唇色发白,手常自拊鼻,照例是虫。但此外虫之证据不显。宜先予轻剂。(五月十二日)归身三钱,楂炭三钱,云茯苓三钱,焦谷芽三钱,腹皮三钱,木香一钱五分,炒建曲一钱,使君子七粒(去壳,炒,入煎)。

殷孩 一月二十八日 色脉甚佳,咳痰不爽,胃呆,腹痛。因吃年糕起,当消导。腹皮三钱,楂炭三钱,象贝三钱,枳实一钱,橘红一钱五分,炙草六分,竹茹一钱五分(虚人三钱),茅根三钱,焦谷芽三钱,炒荆芥四分。

朱官官 二月二日 脉缓舌剥,是多食伤胃,故腹痛,宜消导。枳实一钱,腹皮三钱,赤芍一钱五分,竹茹一钱五分,木香一钱五分,云苓三钱,楂炭三钱,归身三钱。

王孩 二月三日 舌剥,咳,因胃气不降,是伤食之故。其咳必夜剧,猝不得愈。枳实八分,淡芩八分,橘红一钱,竹茹一钱五分,象贝三钱,归身三钱,秫米三钱,法夏一钱,防风四分,蒸于术五分,焦谷芽三钱。

农宝宝 二月十五日 舌疳,脉弱,面黄,胃尚好,而不肯行动,从大病后不复元,迄今经年。此亦疳证,乃慢性重大险症。潞党一钱五分,云苓三钱,木香一钱,蝎尾三分(研,冲),焦白术一钱,炙草六分,制香附三钱,霞天膏三钱。二诊(二月十九日)从疳积治,反见泄泻。再服当不泻,脉虚甚,病绝险。潞党一钱,云苓三钱,木香一钱,枣仁三钱(炒),霞天膏三钱(冲),焦白术一钱,炙草六分,炙芪三钱,蝎尾三分(炎),伏龙肝五钱,柴胡六分。

陈宝宝 二月二十三日 山根隐青,舌后半苔厚,发热,泄泻,是感寒停积。热盛则易惊,不可不防。枳实一钱,楂炭三钱,焦谷芽三钱,竹茹一钱五分,腹皮三钱,象、川贝各三钱,杏仁三钱,葛根一钱五分,淡芩八分。

张宝宝 二月二十四日 舌边光,苔厚,粪青紫色。食积多,胃肠无消化力,其病必剧。枳实一钱,扁衣三钱(炒),建曲一钱(炒),杏仁三钱,葛根一钱,木香一钱,川连三分,腹皮三钱,象贝三钱,楂炭三钱,馒头炭三钱。二诊(二月二十五日)原方加淡芩一钱。

王孩 二月二十八日 苔黄厚,积甚多。胃气上逆乃头痛主因,本可达原饮,惟现在须防脑炎。槟榔六分,枳实一钱,归身三钱,川连三分,竹茹一钱五分,白薇一钱,胆草三分,常山六分,藁本五分。

刘孩 三月五日 舌绛苔干,是热泻,因有积。色白是不消化,不是寒。楂炭三钱,川连三分,方通八分,枳实一钱,淡芩一钱,象贝三钱,腹皮三钱,赤苓三钱,杏仁三钱,葛根八分,馒头炭三钱。

黄宝宝 三月五日 神气甚好,咳夜剧,是有积。象贝三钱,炙草六分,归身三钱,杏仁三钱,防风六分,桑叶三钱,方通八分,橘红一钱五分,法夏一钱。

邓孩 三月六日 候色脉无甚病证,大便色白是伤食。惟其伤食,故吃弗落。枳实一钱,腹皮三钱,竹茹一钱五分,楂炭三钱,归身三钱,炙草六分,馒头炭三钱。

朱孩 三月十四日 便溏是伤食,神色脉象尚好,应无大害。枳实八分,木香一钱,云苓三钱,扁衣三钱(炒),楂炭三钱,腹皮三钱,建曲一钱(炒),馒头炭三钱。

吴孩 三月十八日 脉平,舌尖绛,中心有结苔,此因有积。胃气不降,故咳不止。其舌尖绛是已动虚火,汗太多,宜止之。川连三分,竹茹一钱五分,牡蛎三钱,瓜蒌仁一钱五分(去油),枳实八分,白芍一钱五分,杏仁三钱,川贝三钱,淡芩八分,桔梗四分。

顾童 三月十九日 发热三天,寐中辄惊跳。此非虚,乃停积所致。故大便不爽,咳亦因胃逆。竹茹一钱五分,楂炭三钱,淡芩八分,川连三分,枳实八分,腹皮三钱,小朴三分(炒),茅根三钱。

鲍童 三月二十二日 痧后不咳,热退,本属佳证。今又发热,便溏,腹胀,是食复也。禁止一切杂食,但吃粥,乃得。枳实八分,连翘三钱,楂炭三钱,葛根八分,竹茹一钱五分,薄荷一钱(后下),腹皮三钱,馒头炭三钱。

周孩 三月二十三日 顿咳久不愈,舌燥而剥,咳夜甚。此因胃中有积,胃气不降,故尔。枳实一钱,沙参一钱五分,杏仁三钱,橘红一钱五分,竹茹一钱五分,象贝三钱,桔梗六分,淡芩八分,炙草六分,鸬鹚咳丸一钱五分。

程孩 十二月二日 食积为患,胃气逆,故牙痛龈肿。石膏一钱五分,枳实八分,炙草五分,淡芩八分,竹茹一钱五分,麻仁丸一钱。

史孩 八月二十四日 舌边尖光,中心苔略糙,神气略委顿。泄泻发热,是感寒停积之候,却不能过温,脾寒胃热也。竹茹一钱五分,木香一钱五分,建曲一钱(炒),杏仁三钱,枳实一钱,扁衣三钱(炒),象贝三钱,赤、猪苓各三钱,芡实三钱,炙草六分,方通八分,葛根一钱。

陈孩 八月二十五日 伤食而痢,色脉尚无他,惟所食过多,恐尚有大变化。枳实炭一钱五分,油当归三钱,楂炭三钱,木香一钱五分,槟榔八分,白头翁三钱,焦谷芽三钱,馒头炭四钱。二诊(八月二十六日)痢除,色脉均佳。当养营善后,可以开荤,还宜慎食。归身三钱,潞党一钱,云苓三钱,炒扁衣三钱,白芍一钱五分,炙草六分,苡仁三钱,橘络一钱五分。

许孩 十月七日 食物太多,消化力不及毂,故舌光。已伤食,更进食不已,不病何待。今已发热,更恣予食物,且成大病。枳实一钱,楂炭三钱,云苓三钱,馒头炭三钱,竹茹一钱五分,炙草六分,腹皮三钱。

何孩 十月十六日 壮热,手冷,舌剥。感寒停积,虽有涕泪,亦须防起惊,以胃肠实故也。腹皮三钱,枳实一钱,炙草六分,栀皮一钱(炒),楂炭三钱,象贝三钱,橘红一钱五分,薄荷一钱,香豉三钱(炒),荆、防各七分,馒头炭三钱。

泄泻类

蒋宝宝 一月九日 脉缓滑,舌色、神气亦都平正,患泄泻夜甚,当是感寒停积。炒建曲一钱,腹皮三钱,馒头炭三钱,炒扁衣三钱,楂炭三钱,炒车前一钱五分,芡实三钱,木香一钱五分。

庞孩 一月十三日 感寒故腹泻,咳亦因感冒;因泻去水多则渴。炒荆、防各七分,杏仁三钱,川贝三钱,桔梗四分,橘红一钱五分,炙草六分,炒扁衣三钱。二诊(一月十四日)发热,泄泻,舌无寒象,咳不爽,恐成痢。炒建曲一钱,楂炭三钱,芡实三钱,炒扁衣三钱,木香一钱五分,云苓三钱,腹皮三钱,制香附三钱,馒头炭三钱。

陆孩　二月九日　头向后仰,为脊髓炎,脉当迟。向前倾为天柱倒,手足当弛缓。今不尔,是两者都非,是病得之恐怖。本易入脑,但现在无脑症。凡安脑药及香药皆不宜乱服。大便泄泻,颜额微热,可略事升举解肌。今用最轻剂等于弗药,徐候其自复为最稳当。薄荷一钱(后下),炒扁衣三钱,归身三钱,茅根三钱,钩尖三钱,炒建曲一钱,木香八分,炙草六分。

赵宝宝　二月十二日　泄泻是感寒,神气安详,自无大害。凡热当外达,泻则陷,是当止之。如痰则是痫,当以通为止。葛根一钱,腹皮三钱,枳实一钱(炒),归身三钱,木香八分,炒建曲一钱,白头翁三钱(酒洗)。

邬孩　二月十四日　泄泻,舌无寒象。常患此,别无病。肠胃薄,宜摒除杂食。木香一钱五分,炒建曲一钱,云苓三钱,薄荷一钱(后下),炒扁衣三钱,芡实三钱,炙草六分。二诊(二月十五日)泄泻甚剧,多白沫,余无病,神气脉象亦好,拟予健脾。木香一钱五分,芡实三钱,炙草六分,炒扁衣三钱,炒建曲一钱,云苓三钱,梗通八分,焦白术一钱。三诊(二月十七日)脉舌均无寒象,泻则不止,于病理不合。木香一钱五分,炒扁衣三钱,炒建曲一钱,云苓三钱,泽泻八分,芡实三钱,方通八分,馒头炭三钱。

李孩　二月十四日　感寒泄泻,尚未化热,然胃中本热,今有表邪陷里之倾向,是当举之,不当温化。葛根一钱五分,木香一钱,炒扁衣三钱,炒建曲一钱,云苓三钱,腹皮三钱,楂炭三钱,炙草六分,川芎四分。二诊(二月十七日)面黄不甚腴润,舌绛干,边光,是已化热。恐其惊厥,因舌色面色均不平正。葛根一钱,薄荷一钱(后下),川连三分,炒扁衣三钱,芡实三钱,云苓三钱,茅根三钱(去心),芦根六寸。三诊(二月二十日)热尚未退,咳不甚畅,神色则甚好,脉颇平正,是无妨碍。仍须防出痧疹,宜慎调护。茅根三钱(去心),葛根一钱五分,象贝三钱,淡芩八分,橘红一钱五分,桑叶三钱,归身三钱,杏仁三钱,竹茹一钱五分,炒扁衣三钱。

许孩　二月十七日　感寒泄泻,舌尖光,根际有厚苔。是有积。积与寒并,故泻,是当举。须防发热,假令发热是里病外达,热乃愈。煨葛根一钱五分,炒建曲一钱,炒扁衣三钱,炒枳实八分,炮姜炭二分,竹茹一钱五分,云苓三钱,煨木香八分,馒头炭一个。

金孩　二月二十四日　泄泻次数多,目赤,微烦,先寒后热,却有泪,才三日,须防惊。木香一钱五分,川连三分,淡芩八分,葛根一钱,赤苓三钱,木通八分,茅根三钱,草决明三钱。二诊(二月二十五日)壮热无汗,泄泻,见手颤,防成惊,须速除其热。枳实一钱,楂炭三钱,钩尖三钱(后下),竹茹一钱五分,腹皮三钱,葛根一钱五分,淡芩一钱,炙草六分,茅根三钱,胆草一分,木香一钱。改方(二月二十六日)川连三分,象贝三钱,葛根一钱,炙草六分,茅根三钱,橘红一钱五分,杏仁三钱,桑叶三钱,淡芩一钱。

方孩　三月十九日　泄泻,粪色黄。是感寒,当略温之。小朴三分(炒),枳实一钱,川贝三钱,腹皮三钱,楂炭三钱,炒扁衣三钱,云苓三钱,木香一钱五分。

罗孩　八月二十一日　感寒泄泻,已经转痢。当予健脾,不可强止。炒扁衣三钱,炒建曲一钱,腹皮三钱,楂炭三钱,芡实三钱,木香一钱五分,青、陈皮各一钱。

蔡孩　八月二十三日　泄泻日四五次,舌苔黄厚尖光,热有起伏。热病屡感寒,停积却有成痢之倾向,更须防起惊。枳实一钱,炒建曲一钱,木香一钱,楂炭三钱,钩尖三钱,腹皮三钱,栀皮一钱(炒),焦谷芽三钱,柴胡五分。二诊(八月二十四日)泄泻瘥减,神气亦好,舌有黄厚苔,是尚有积。枳实一钱,竹茹一钱五分,钩尖三钱,焦谷芽三钱,楂炭三钱,腹皮三钱,木香一钱,茯苓三钱。

孙孩　八月二十九日　手温凶陷,泄泻日十余次,甚多,系黄水。舌苔厚而松,舌尖光,正气与邪同陷,故外表不热,而后脑较热。现脉尚无他,面色亦尚可,不气急,可速速治疗。此病变化颇多,可以成痫,可以传脑。木香一钱五分,芡实四钱,煨葛根一钱,赤苓三钱,苡仁四钱,炒扁衣三钱,煨生姜一片,灶心土五钱。

王孩　九月四日　发热,泄泻,泛恶。此孩是神经质,易起惊。葛根一钱五分,川连三分,木香八分,炒扁衣三钱,炒建曲一钱,馒头炭三钱,云苓三钱,炙草六分,杏仁三钱,橘红一钱五分,香葱白一个。

朱孩　十月五日　泄泻清水,日五六次,舌面糙,尖光。乃脾阳下陷之故,举之。川芎四分,炒扁衣三钱,炒建曲一钱,芡实三钱,云苓三钱,炙草六分,煨葛根八分,煨姜一片。二诊(十月七日)泄泻略减未除,却微发热,当止泻又当达热向外。葛根一钱五分,腹皮三钱,木香一钱五分,楂炭三钱,枳实三钱,炒建曲三钱,炒扁衣三钱,茯苓三钱,升麻一分。

王孩　十二月十二日　泄泻,多汗,手足常动。舌光中剥,却根际有苔。是热陷而泻,故躁而惊。葛根一钱,淡芩八分,建曲一钱(炒),炙草六分,枳实一钱,炒扁衣三钱,秦艽一钱五分,杏仁三钱,象贝三钱,防风六分,桑叶三钱,橘红一钱五分,蒺藜一钱五分。

杂病类

徐孩　一月二十八日　婴儿三个月,胎火奇重,青脉满布,鼻塞口干。此不易长成,因有先天病故。滁菊三钱,钩尖三钱(后下),车前三钱,淡芩一钱,川连三分,大生地三钱,桑芽三钱。

郁孩　一月二十一日　两个月婴儿,寒热,耳烂,颌下有疮,舌战,二便尚可,肝胆之气逆故尔。此儿胎火太重,恐甚矜贵。炒荆、防各七分。赤芍一钱五分,赤苓三钱,车前三钱(炒),方通八分,茅根三钱(去心),生草五分,川连三分。

田孩　一月二十四日　湿疮、红瘰是胎毒,能自发出甚佳。若逼之向里,则有生命之险。赤芍一钱五分,归身三钱,蒺藜二钱,炙僵蚕一钱五分,川贝三钱,杏仁三钱,梗通八分,车前三钱(炒)。

余宝宝　一月二十九日　两目皆起翳障,右目瞳仁已坏,项强,脚痛,终日迷睡。此因药力太暴,未能治病,反乱脏气,所以如此。候其脉舌,暂时尚无生命之险。然既不能愈,并不能坏,苦乃弥甚。勉事和解,俟其脏气自复,冀得保全生命,再能使左目见物,即是万幸。大生地四钱,赤芍二钱,枣仁三钱(炒),柏子仁三钱,草决明三钱,胆草四分,归身三钱,郁李仁三钱,天冬三钱,犀角粉二分(冲),梨汁半杯(冲),安脑丸一粒。二诊(二月二日)两目皆有翳障,右目瞳仁确已全坏,左目神水不清,亦不能恢复。脉较前为佳,停匀有序,表里热全退,手足瘛疭。惟睾丸上悬,舌色光润,深恐肾气不能自还。若药后睾丸得下,即生命可望保全。草决明三钱,夜明砂三钱(炒枯),泽泻六分,滁菊三钱,归身三钱,上猺桂半分(研,冲),蒺藜三钱,赤芍二钱,杏仁三钱,胆草三分,人参须一钱(另煎冲)。

宋孩　三月十四日　大肉尽削,肌肤甲错,咳不止,热不退,舌殷红而光,面部见红块如疖,虚损已成,本不治。便臭,尚是一线希望。知母一钱,天冬三钱,川贝三钱,归身三钱,炙草六分,杏仁三钱,猺桂心二分(冲),细生地三钱。

陆童　九月十二日　肤燥见红点,此非痧子,乃血中湿热从肤腠外达,甚佳。鼻衄,当清。滁菊一钱五分,茅花一钱五分,象贝三钱,桑枝三钱,薄荷一钱,赤芍三钱,川芎四分,杏仁三钱。

张宝宝　十月十四日　先便血,旋面部发湿疮,而便血略减,神气脉舌均好,无妨,可导之下行。淡芩五分,赤芍一钱五分,川贝三钱,怀膝三钱,炒槐米三钱,法夏一钱五分,炙草六分,炙僵蚕一钱五分,炒荆芥四分。二诊(十月十八日) 疮痒,便血不止,目眵,脱肛。肝热在上,肾虚于下,虽神气甚好,而所患之病绝非童稚所应有。焦白术一钱,杏仁三钱,茵陈三钱,川芎六分,归身三钱,枸杞三钱,生芪三钱,炒荆芥六分,棕皮炭三钱。

张孩 十月二十三日 初起痢疾,腹硬,便溏,旋热退,更见血,是逐渐传变光景。病已四个月,候其面色,当成疳积,拟补脾。木香一钱,腹皮三钱,象贝三钱,杏仁三钱,橘红一钱五分,炒荆芥八分,炒防风八分。

高宝宝 脉弱而涩,面黄,鹤膝愈后,更近于委中处另溃。现有脓未敛,虚甚,其脚已废。生命尚在不可知之数,因是阴证,难治也。(十月十七日)制附块八分,大熟地三钱,归身三钱,炒绵仲三钱,怀牛膝一钱五分,炙麻黄三分,江西子一钱,生芪三钱,川桂枝二分,潞党参一钱。二诊 得附、桂、参、芪,面黄而神气略形活泼,此本是阴证。既溃之后,非温不敛,现虽著热象,仍宜甘温。(十月二十三日)炒潞党一钱五分,大熟地四钱,生芪三钱,炒于术一钱,炙麻黄三分,白归身三钱,天麻三钱,炒干姜二分,白芥子四分,姜半夏一钱,怀牛膝三钱,香砂仁六分(后下)。

王孩 十月二十五日 遍身如干癣作痒,齐腰而还,下半身则无,是因血燥。不可逼之向里,否则有危险。炒荆、防各七分,蒺藜三钱,炙僵蚕一钱五分,赤芍一钱五分,连翘三钱,淡芩八分,白归身三钱,二妙丸一钱(入煎)。

丁孩 十月二十八日 舌剥且干,无涕泪,腹胀,上及胸脘,二便均多,病因中毒起。当归龙荟丸四分(吞),西洋参七分,生甘草七分。

金孩 十月七日 脏腑有权,故病能从皮肤外达。毕竟是病,假使内部清楚,即无物可发。蒺藜三钱,炒防风八分,象贝三钱,赤苓三钱,木通八分,橘皮一钱五分,连翘三钱,炒车前三钱,杏仁三钱,桑枝三钱。

陈童 十一月十二日 风块愈发愈好,当以药力助之,不过此孩血不清,其病毒来自先天,恐不能健全。归身三钱,蒺藜三钱,赤芍一钱五分,桑枝三钱,炒防风六分,炙草六分,天麻三钱。二诊(十一月十四日)遍身瘖瘰,面有癫疯,肢凉,丸大囊肿,胸骨高,先天症甚显著。归身四钱,大生地五钱,蒺藜三钱,天麻三钱,防风八分,桑枝三钱,杏仁三钱,滁菊二钱,枸杞三钱,苁蓉三钱,泽泻六分。三诊(十一用十六日)遍身瘖瘰,别无所苦,肾囊湿肿,是外达之象。但亦不可过当,深恐外证过剧,则体工起反应,当以平剂培元。归身三钱,赤芍一钱五分,杏仁三钱,天麻三钱,蒺藜三钱,绵仲三钱(炒),炙草六分。四诊(十一月二十日)唇燥裂,肢凉,便闭,见证如下疳。童稚有此,其为先天病无疑,姑事分利,以减其势。草薢一钱五分,草梢一钱,桑枝三钱,丹皮一钱,归身三钱,车前三钱(炒),木通八分,土茯苓三钱。

李孩 十一月二十七日 腺体已坏,运动神经亦坏,故半身不遂,涎多。婴儿有此,得自痧疹之后,阅时经年,是不可为。回天丸半粒,六味地黄丸三钱。煎汤去渣下丸药。

徐童 十二月六日 湿热上燔,寒热,头昏,耳烂,面肿,脚软。宜苦降,宜忌口。胆草二分,赤芍二钱,淡芩八分,归身三钱,炒川连三分,炒车前二钱,炙草六分,茵陈三钱。

以上戊辰、己巳年案

《药盦医案》终

第二节 《药盦医话》

1　麟 爪 集

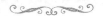

　　自来医案,鲜有佳者,徐灵胎《洄溪医案》颇佳,然药无分量;俞震东所辑《古今医案按》最为详备,贤于《名医类案》正、续编,然集古人医案,既非我自己用药,便不免多所隔膜。喻嘉言《寓意草》乃其手自定,观其自叙,可谓自负不可一世,然有一事令人大惑不解,《寓意草》中每至至危极险之时,辄以旋覆代赭奏其效,后人多踵而用之,然吾已数十次见人用此,无一效者,甚且败事,故余迄未敢一用,毕竟效斠者皆非与,抑《寓意草》尚有不尽不实者在邪? 近人余听鸿先生《诊余集》则较为鞭擗近里,章太炎先生颇赏之,然就中孩食碎磁一案,谓语邻夸诞,审视良是。该书付印时其世兄非常审慎,且曾由不佞审查一过,不图犹有此白圭之玷,则医案岂易言哉。此编别无他长,是只不打诳语,诸后人可以取法。惜吾十余年来所诊病不留底稿,今所忆者仅较大数案,余都不复省记。近来各案因留底稿,故较详细,然如前此之用大方者反不多觏,若论后来取法,多以普通者为佳,大病本少,大方亦难用也。

　　蔡定芳按:辑自《药盦医学丛书》。铁樵先生著有《鳞爪集》四卷,包括《霍乱新论》《梅疮见恒录》《金匮方论》等。

2　论 慎 用 石 斛

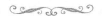

　　有住英租界南京路逢吉里金姓者延诊,不知其为何许人也。病者为三十余妇人其病至重,发热可二十余日,肢寒脉软,热不退,昏不知人,舌色灰腻而润,不能食,大便如水,不能起而更衣,粪尿皆壅,以败絮臭殊殊甚,其最可怕者,遍身均微见痉挛,手指眴动而谵语时作,目直视,自言自语。省其所言皆鬼话,谓堂中有某某人在其床前碰麻雀,床上更有姊妹邀彼至某处,据其所言,几乎满室皆鬼。按其胸腹不知痛,亦不见蹙额手拒诸反应动作,而前板齿则燥。视前方计二十余纸,皆上海著名高价之中医,而某甲之方最多,近二十纸,每纸皆石斛三钱,有五钱者。石斛之名称不一,曰鲜石斛,曰金钗石斛,曰铁皮石斛,曰风斛,曰霍山石斛,曰耳环石斛,每方之药价从一元四五角起,其最高价一剂可二十元余。因注意病者之生活程度,病者居住仅一楼面,所谓楼面者,一楼一底之房屋。仅租赁楼房前半间之谓上海四五等贫家之居处也,此半间屋中破旧藤椅一,板一,桌一,旧红木橱一,旧铁床一,床上蚊帐补缀如衲衣,观此陈设与其所住楼面之经济程度恰相称。再注意研究其病情,发热三候,神昏谵语,益以自利,不问可知是伤寒。伤寒之误治曰误下、误汗、误清、误温,无不可以原谅,独无用甘凉之石斛遏热不出之理。即让一步说,照叶派治法亦自有变换,断无一味石斛自始至终三候不变之理。夫能生死肉骨,自是良医,苟其动辄杀人,为害犹非甚烈,在病家闻此医之多杀将裹足不前,在医者因营业之不振将发奋而研究,是医而杀人,其结果则为演进,始而为庸医,其后来犹有不庸之时。若其用药既不能活人,复不能杀人,则将终生为庸医。近人且辗转效尤,习医者门以不死不活为目的,而病家之受祸乃酷矣。若此病者,本届婆人,但因求愈心切,忍痛出高价以延医,更忍痛出高价以买药,残喘仅延,债台已筑,天下吃亏事宁有过于此者?余于是对于某医深恶痛恨,后年余偶值此医予病家,渠又出其惯技,风斛、霍斛、铁皮斛,涂鸦满纸,而病者则为一出痧子之小孩,已拜石斛之赐昏不知人矣。余恨极几欲饱以老拳,其实两人前此且不识面,无论恩怨,此医见余以盛气凌之,亦自莫名其妙,此殊堪喷饭者也。今姑置此而言金姓之病,此病为伤寒已不待言,所当考虑者是伤寒之阳明腑证抑是少阴证。少阴有自利,俗称漏底。伤寒阳明亦有热结旁流之症,少阴自利是粪水热结旁流,亦称为粪水,绝相似而至难辨。又阳明矢燥则谵语,少阴亦有谵语。自来医家分谵语为两种,一种曰郑声,一种曰谵语。谵语者,语无伦次,其人如狂;郑声者,语音细微,言而再言。郑声为虚,谵语为实;实者阳明,虚者少阴。然纸上言之了了,施之实际仍不能无疑义,所以然之故,病情变动不居绝不能与印板文字恰恰吻合。病有弃衣疾走,登高而呼者,实之极端也。有仅仅唇吻辟阖,恍恍惚惚,若有所见者,虚之极端也。走极端者易辨,邻疑似者难知。古人又以小便之清赤辨虚实,舌苔之润燥辨虚实。其言则是,而事实上则全非。少阴证有舌燥溲赤,得大剂附子、吴萸后舌转润而溲清长者。《内经》所谓阳扰于外阴争于内则九窍不通,舌无津溲短赤即九窍不通之谓也。古人又以脉辨虚实,谓脉任按者为实,沉微者为虚,则更不然。脉缓软而沉,沉而弱,沉弱而不至于状;皆阳明腑证所有者,以大剂承气攻之,其脉始出,正是习见不鲜之理。

（辑自《麟爪集》）

3　君子落得为君子

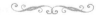

　　由详《脉学发微》:少阴证脉数,数而硬,硬而忤指者,比比皆是,予以大剂附子,其脉转和,所谓脉有阴阳和之气,即指此也。此外,又有肝阳胆火载痰逆行、神经剧变、笑啼并作者,此病与伤寒迥殊,而医者不察,往往混施医药,致多不救者。此当于他日详之。今只言伤寒,伤寒之阴阳虚实既如此难辨,则将奈何?曰:医学所以贵乎根本解决也。读者知脉之所以硬由于纤维神经起反应之故,则阳明证不能滥于少阴;知肠胃扩张过当,手足可以见抽搐,则少阴不能滥于阳明。何以故?因阳明证是阳盛而热,第二步事;少阴证是阳虚而寒,阴虚而热,第三第四步事。就种种方面推考,灼然可见,不致有混淆也。金姓妇之病，脉软舌苔灰润而腻，即此二端，便可知非第三第四步事，非阳虚或阴虚之证，然则非大承气不为功。假使其家而富有者，即处方之后更无其他问题。今病家贫如此，而承气之用极有出入，药力太重将伤及元气，太轻则药不及毂，最好用轻剂药后，六点钟如无动静，斟酌情形，继进一剂。此即仲景一剂分数次服之法也。吾因其贫为之节费，因语之曰：病诚危，药后必须再诊，吾当自来，不必更送诊金也。乃为处方：生大黄一钱，元明粉六分，朴四分，枳实一钱，嘱一次尽剂。六钟后更往，谵语略少，别无动静，脉软如故。嘱更进一剂。明日复诊，已得大便，鬼物悉不复见，神志清楚，热亦渐退矣，更调理五六俱竟愈。自第二次复诊至于全愈，其家不复送诊金，余亦置之。嗣知其家固不贫，病家之夫曰金樽声在汇中西饭店管账，年收入二千元，逢吉里之楼面乃其母家也。是年中秋金君赠予以甚丰盛之礼物，且登报道谢，又广为介绍。鄙谚有云：君子落得为君子。余固不敢以君子自居，然虽俚语，亦耐人寻味也。

（辑自《麟爪集》）

4 药盦剩墨

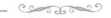

友人邀饮于功德林，谈及鬼神。余谓鬼神恐无是物，不过脑中幻影。友曰否。是必有之。否则一人有幻影。安得人人有幻影。此说余不认为满意。因人同此心境由心造。所以人人有幻影。因人人有一个心。故惟当时亦未深辨。既归。治事之顷忽有触悟。既云人人有一个心。所以人人心中有一个幻影，则万事万物皆如此，何独鬼神？若众生相则一切皆空，有众生相则一切皆幻认，田园甲第美人财物为有。不过有衣食住嗜欲之观念存在，若打消衣食住嗜欲观念，即田园甲第美人财物皆无法证其为有。故问鬼神有否当先问心有否。心无恐怖，奎疑即无法证其有。心有恐怖，奎疑即无法证其无。佛到真如地位，自然一切皆无。审是范镇神灭论，乃是一间未达而近顷之鬼照片，只可谓之心影照片。游戏品之雅俗咸宜。而能普及者惟麻雀围棋诗谜。麻雀围棋势力皆远达外国，诗谜则近顷无端。如风起云涌。及美租界被禁。又倏焉如烟消失灭。按诗谜非赌，具然用以为赌，即是翻戏，无复有丝毫风雅存在，禁之宜也，何以言之，例如果讲推敲则作者射者，皆赌学力是非赌具，若用以为赌，则作者个人之心思才力决不敌射者，众人之心思才力则必败处，必败之地欲求必胜之道，非出以卑劣手段不可结果，其所覆之字必无复有丝毫推敲意味等，于一二三四五而已。既等于一二三四五。实际乃不如抬摊仅四门。诗谜乃五门。非翻戏而何。围棋代有名人。近顷反极衰歇。而东国转盛。此殊非细故。尝谓围棋所以不振，其一由于物力，其二由于哲学观念太薄弱。然物力尚是副因，哲理观念薄弱却是主因。须知乾嘉时有施范固，因当时达官大贾争相罗致之故。然施范所以能臻绝诣。比其人性情恬淡。用心能专之。故今举国皆热中人无利之事，不为围棋安得不衰歇。顾天行往往舆人为相反，科学家孳孳为学，惟日不足，未尝求利而大利归之热中者，惟利是图，卒之不戢自焚大之如，权奸卖国终至遗臭小之如橡皮，股票交易所又小之如赌博，往赌场者无不为利，而什九挟资而往丧资而返精于棋者，视棋局中一子之打劫，较之世间种种得失，升沉殆无甚，轩轾其过人之处，在能集中其心思才力以从吾所好，热中奔走者，皆舍己耘人者也。故曰此非细故。

（辑自《麟爪集》）

5 扁鹊医案

　　《内经》自仲景、皇甫士安而后，已为定本；自王冰改后，遂为今本。观今坊本，与宋版林亿、高保衡等校正者，已有出入，则可知林、高等校本，视王冰本必有出入，此皆有迹象可求者。欲知今本之误，求宋版者可矣；欲知林、高等校本与王本之出人，非博考唐以前医书不可；欲知仲景时之《内经》真相若何，自非研求《伤寒》《金匮》，更求之古医案之见于古史者不可。不佞谫陋，固不足任此，惟无征不信，仅取《史记·扁鹊仓公传》及仲景《伤寒论》一讨论之，虽言之不详，亦可以见当日《内经》之一斑，且可以观古人如何运用《内经》也。

（辑自《群经见智录》）

6 扁鹊诊齐侯

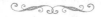

　　扁鹊过齐，桓侯客之。入朝见，曰："君有疾在腠理，不治将深。"桓侯曰："寡人无疾。"扁鹊出，桓侯谓左右曰："医之好利也，欲以不疾者为功。"复见，曰："君疾在血脉，不治恐深。"桓侯曰："寡人无疾。"扁鹊出，桓侯不悦。后五日，复见，曰："君有疾在肠胃，不治将深。"桓侯不应。扁鹊出，桓侯不悦。后五日，扁鹊复见，望见桓侯而退走。桓侯使人问其故，扁鹊曰："疾之居腠理也，汤熨之所及也；在血脉，针石之所及也；其在肠胃，酒醪之所及也；其在骨髓，虽司命无奈之何。今在骨髓，臣是以无请也。"后五日，桓侯病，使人召扁鹊，扁鹊已逃去。桓侯遂死。此节仅望色，未治病，亦未言齐侯面色何似，似无讨论之必要，然扁鹊实运用《内经》，颇有迹象可求。《内经·阴阳应象论》云："邪风之至，疾如风雨，故善治者治皮毛，其次治肌肤，其次治筋脉，其次治六府，其次治五藏。治五藏者，半死半生也。"又曰："邪之客于形也，先舍于皮肤；留而不去，入舍于孙络；留而不去，入舍于脉络；留而不去，入舍于经脉，内连五藏，散于六府肠胃。"此两节经文大同小异。扁鹊所谓腠理，即《经》所谓肌肤；所谓血脉，即经脉；所谓肠胃，即六府；所谓骨髓，与经文五藏虽异，均会病之极深而已。其云汤熨、针石、酒醪，亦与《内经》相合。《血气形志篇》云："病生于肉，治以针石；病生于筋，治以熨引；病生于咽，治以甘药；病生于不仁，治以按摩、醪药。"又《玉版论要》云："其色见浅者，汤液主治；见深者，必齐主治；大深者，醪酒主治；色夭面脱，不治。"至其所以知齐侯之病者，亦与今《内经》合。《内经》屡言"上工治未病"，"上古使僦贷季理色脉而通神明，合之五行八风，变化相移，以观其妙，以知其要"，曰"善诊者，察色按脉，先别阴阳。审清浊，而知部分；视喘息，听音声，而知所苦；观权衡规矩，而知病所主"。观此，则知扁鹊所以知齐侯之病，初无其他巧妙，全是今《内经》所有者。按：《内经》言病理虽主四时，而病之所由得不外三因，即五志为内因，六淫为外因，饮食男女为不内外因。凡病由腠理而肠胃，而血脉，而骨髓，皆为天之六淫，无论其为风寒暑湿燥火，当其在腠理，在血脉，在肠胃之时，病人当无不自知之理。今齐侯不自知而扁鹊知之，宁非不中于理？然惟不中理，斯为神奇。间尝思之，仅有外因，无内因者，不病，是故大疫盛行之岁，死者枕藉，而不病者自苦，西医谓之免疫性。譬如患喉痧、猩红热者，一次病愈，则不复传染也。虽如此，苟其人起居无常，嗜欲不节，本体之正气不足抵抗外邪，则免疫者亦必不免。至于望色，尤有证据。例如颜枯黑者，知其肾病；傍晚颧赤者，知其阴虚；妇人目眶黑者，知其腰酸、带下；咳声如在瓮中者，知其中湿。此较之扁鹊之望色知病，有浅深之辨耳，其理一也。且扁鹊必有佐证。凡治一艺而名家者，其心思必灵活，当时之气候、齐国之土宜、齐侯之嗜好，之意志，之环境，必曾一一注意。常人用意不能如此，扁鹊之言遂神。是故国家虽有敌国外患，苟内政修明，谗间不行，总不亡国，见披发于伊川，知百年而为戎，此则事理通于医理者矣。

（辑自《群经见智录》）

7　扁鹊诊虢太子

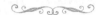

其诊虢太子尸厥之证曰：闻病之阳，论得其阴；闻病之阴，论得其阳。试人诊太子，当闻其耳鸣而鼻张，循其两股以至于阴，当尚温也。……扁鹊曰："若太子病，所谓尸厥者也。夫以阳入阴中，动胃缠缘，中经维络，别下于三焦、膀胱，是以阳脉下遂，阴脉上争，会气闭而不通，阴上而阳内行下，内鼓而不起，上外绝而不为使，上有绝阳之络，下有破阴之纽，破阴绝阳之色已废，脉乱，故形静如死状。太子未死也。夫以阳入阴，支兰藏者生；以阴入阳，支兰藏者死。凡此数事，皆五藏蹶中之时暴作也。良工取之，拙者疑殆。"乃使弟子子阳厉针砥石，以取三阳、五会。其云"闻病之阳，论得其阴"，与《内经》"知阴者知阳，知阳者知阴"及"从阳引阴，从阴引阳"合。《内经·缪刺论》云："邪客于手足少阴、太阴、足阳明之络，此蓝络皆会于耳中，上络左角，五络俱竭，令人身脉皆动，而形无知也，其状若尸，名曰尸厥。"此尸厥之名见于今《内经》者。《伤寒论》云："少阴脉不至，肾气微少，精血奔，气迫，上入胸膈，宗气反聚，血结心下，阳气退下，热归阴股，与阴相动、令身不仁，此为尸厥，当刺期门、巨阙。"观《内经》《伤寒》之尸厥，皆与《扁鹊传》之尸厥相同。《内经·缪刺》言络，《扁鹊传》亦言络。《内经》"手足少阴、太阴之络皆会于耳中"，即扁鹊所谓"当闻其耳鸣"。《内经》"身脉皆动"，即扁鹊所谓"脉乱"。《伤寒论》所谓"热归阴股，与阴相动"，即扁鹊所谓"阳入阴中，阳脉下遂"及"循其两股至于阴，当尚温也"。夫既有三个相同之点，固不能谓为偶然相合。然谓扁鹊所根据者即为今本《内经》，却又可疑。扁鹊所谓"阳入阴中，动胃缠缘，中经维络，别下于三焦、膀胱，是以阳脉下遂，阴脉上争，阴上而阳内行下"者，固与《内经》"邪客于手足少阴、太阴、足阳明之络"者迥然不同，与《伤寒论》"少阴脉不至，肾气微少，精血奔，气迫，上入胸膈，宗气反紧，血结心下，阳气退下，热归阴股"者亦复殊异。然此犹可为说。三焦为厥阴之府，膀胱为少阴之府，胃为足阳明，原与《内经》大同小异："阴上阳下"，亦与《伤寒论》吻合。然所刺各不同何也？《史记·扁鹊传》云："刺三阳、五会。"《正义》云："三阳，《素问》手三阳、足三阳；五会，百会、胸会、听会、气会、儒会。"《伤寒论》云："当刺期门、巨阙。"《内经》云："刺阳足大指内侧爪甲上去端如韭叶，后刺足心，后刺足中指爪甲上各一痏；后刺手大指内侧去端如韭叶，后刺手心主，少阴锐骨之端各一痏。"今按：三阳之络为飞扬穴，属足太阳膀胱经，在外踝骨上七寸。又，三阳络穴属手少阳三焦经，在臂上大交脉支沟上一寸。扁鹊云："中经维络，别下于三焦、膀胱。"则"三阳、五会"之三阳，当属飞扬穴或三阳络穴。《正义》注以"三阳、三阴"为说，非是。五会：百会在颠顶，属督脉；臑会在肩前廉，去肩三寸宛宛中，为少阳与阳维之会；听会在耳前微陷中，上关下一寸，动脉宛宛中，张口得之，属足少阳胆经；气会在两乳下，属三焦；胸会去结喉三却，为手足六经交会之点。扁鹊谓"会气闭而不通"，当是指胸会。阳入阴中，阳脉下遂，阴脉上争，致胃气不通而厥。督脉，阳络之总纲，取百会引清阳上升，取胸会开已闭之气，闭充阳升，浊阴自下，所谓"从阳引阴，从阴引阳"也；因阳气下行，别下于三焦、膀胱，故取膀胱之飞扬穴、三焦之三阳络穴，其理可通，则《史记》所言不误。再按：《伤寒论》云"刺期门、巨阙"，期门穴在直乳下二肋端，乃足厥阴、太阴、阴维之会；巨阙穴在鸠尾下一寸，脐上六寸半，属肾脉，为心之募。因宗气反聚，血结心下，故取巨阙以散其结；因其病在络，而气迫血逆且厥，故取期门。再按：《内经》足大指内侧，足太阴隐白穴也；足心，足少阴涌泉穴也；足中指，阳明厉兑穴也；手大指，太阴少商穴也；手心主，少阴之神门穴也，所谓手足少阴、太阴、足阳明也。夫病在手足阴、太阴、足阳明，即刺手足少阴、太阴、足阳明，与"从阴引阳，从阳引阴"之说不合，此则当质之有经验者。所可异者，尸厥之为病，病状略同，病理亦略同，而治法则三书皆不同。《伤寒》异于《内经》，或者其病本殊异，以伤寒专为猝病之热病说法？若《内经》与扁鹊不同，将病异邪？《内经》误邪？抑扁鹊所受于长桑者，《内经》之别本邪？吾欲据《史记》以改《内经》，不知深于《内经》之学者谓何如也？

（辑自《群经见智录》）

8 仓公诊齐中御府长信案

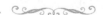

《仓公传》凡二十五医案，仅节取其关系较显，可以了解者录之，以见一斑。

齐中御府长信病，臣意入诊其脉，告曰："热病气也。然暑汗，脉少衰，不死。此病得之当浴流水而寒甚，已则热。"信曰："惟，然！往冬时，为王使于楚，至莒县，阳周水，而莒桥梁颇坏，信则揽车辕未欲渡也。马惊，即堕，信身入水中，衣尽濡，有间而身寒，已热如火。至今不可以见寒。"臣意即为之液汤火齐逐热，一饮汗尽，再饮热去，三饮病已，即使服药出入二十日，身无病者。所以知信之病者，功其嫌时，并阴。脉法曰："热病，阴阳交者死"。切之不交，并阴。并阴者，脉顺，清而愈。其热虽未尽，犹活也。肾气有时间浊，在太阴脉口而希，是水气也。肾固主水，故以此治之。失治一时，即转为寒热。此条骤视之，病情若不甚重，其实因有仲景之《伤寒论》，故医法为我辈所匀知。在当时，庸工不辨寒热，类皆视为不治之死证。《伤寒论》中救逆诸法，皆为误下、误汗、误温而设。自非能手，孰能解此？故资公奏对及之。其云"病得之当浴流水而寒甚，已则热"，即《内经·热病篇》"人之伤于寒也，则为病热"，亦即《伤寒论》"病反其本，得标之病"。云"汗出，脉衰，不死"，曰"阴并"，曰："阴阳不交"，皆与今《内经·评热病篇》吻合，"汗出而脉尚躁盛者，为阴阳交。病不为汗衰，脉不为病衰，复不能食，其寿可立而倾也"。此病非阴阳交，而仓公言阴阳不交不死，可见仓公所畏者，即为阴阳交。可知《内经》断为必死者，直无不死之理。"肾气有时间浊"，"浊"，一作"黾"。"黾"，猛也。此医案未言何时，观"暑汗，脉少衰"句，当在夏日。《内经·脉要精微论》云："夏胃微钩曰平"，"胃而有石曰冬病"。石，肾脉也。肾脉见于太阴脉口，是为肺之部。肺肾同源，皆为水藏。热病汗出，脉已衰，而肾脉仍时见于太阴之部，故知其病为冬时感寒而为水气也。以病理度之，其人目下必有横纹，或卧而微喘，或呼吸微有音。横纹、喘、有音，皆水气之客。据《逆调论篇》，所谓察色听声，声色合脉，病无遁形，仓公虽未言，其理可推也。

（辑自《群经见智录》）

9 仓公诊齐王后弟宋建案

齐王黄姬兄黄长卿家，有酒召客，召臣意。诸客坐，未上食，臣意望见王后弟宋建，告曰："君有病。往四五日，君腰胁痛，不可俯仰，又不得小溲。不亟治，病即入濡肾，此所谓肾痹也。"宋建曰："然，建故有腰脊痛。往四五日，天雨，黄氏诸倩见建家京下方石，观即之。建亦欲效之，效之不能起，即复置之。暮，腰脊痛，不得溺，至今不愈。"建病得之好持重，所以知建病者，臣意见其色，太阳色干，肾部上及界腰以下者枯四分所，故以往四五日知其发也。臣意即为柔汤，使服之十八日所，病而愈。按：《刺腰痛篇》筋脉之令人腰痛者，不胜缕指，惟云："衡络之脉令人腰痛，不可以俯仰，仰则恐仆，得之举重伤腰，横络绝，恶血归之。"言腰痛得之举重伤腰者，仅见此条。又，《气穴论篇》："大寒流于溪谷，卷肉缩筋，肋肘不得伸，内为骨痹。"又《四时刺逆从论》云："太阳有余，病骨痹；不足，病肾痹。"据此，可知仓公知此病之故。衡络之脉，令人腰痛，不可俯仰。衡络，带脉也。《灵枢·经别篇》："足少阴之正，至腘中，别走太阳而合，上至肾，当十四椎出，属带脉。"带脉之来源为少阴，其别支之来源为太阳。少阴病，则腰强痛，不得俯仰，其病必从寒化、湿化。所谓风恒中身半以上，湿恒中身半以下。其病而痛，痛而著，所以知其必为寒湿也。此节有"天雨"字，中湿尤显。凡阳邪从下上行，阴邪从上下行。带脉者，膀胱、小肠亦病。寒湿本下行，寒胜痛，湿胜重，痛则气不举，气不举则气血皆坠。膀胱气化则溲出，寒湿胜则阳微，阳微则气不化，可以断定其不得小溲也。五色之诊，肾主黑。凡肾阳不足者，其颜必黑，故《五藏生成篇》曰："黑脉之至也，上坚而大，有积在小腹与阴，名曰肾痹。"此与仓公所谓"肾痕"者相合，与"太阳色干，肾部上及界腰以下者枯"皆合。惟云"四分所"，云"往四五日知其发"，则《内经》所无，当为仓公之经验。然有可疑之处。考之《内经·痹论篇》："痹之所由生，曰风寒湿。筋、脉、肌、骨、皮，各以其时受病，则痹有五。筋、脉、肌、骨、皮，五藏之合也。久而弗去，即由合入藏。居处失常者，风寒外客；饮食不节者，肠胃内伤。如此，则邪客于六府，故十二经皆有痹。"其肾搏之见证为遗溺，为胀，为尻以代踵、脊以代头。仓公曰"不亟治，病即入濡肾"，是即由合入藏之谓。其得之举重，仓公本不之知，乃宋建自言者。举重腰痛，由于横络之伤。力生于膂，横络附著于背膂。横络绝，则恶血归之；横络伤，则外邪从而客之。其所感者为寒湿，则为阴邪，阴胜阳微，肾病之色乃见于面，或者兼见卷肉缩筋，筋肘不得伸，不得俯仰。而黑色之外，又必见不足之色，故一望而知之。然《痹论篇》肾痹之证为遗溺何也？仓公谓肾痹之病不得小溲，与《内经》相反，颇不得其解。

《金匮·五藏风寒积聚病篇》："皆著之病，其人身体重，腰中冷，如坐水中，反不渴，小便自利，饮食如故，病属下焦。身劳汗出，衣裹冷湿，久久得之。腰以下冷痛，腹重如带五千钱。"此实言带脉为病。病名虽异，病源、病状实同。云"腰冷痛，腹重如带五千钱"，其不可俯仰，不言可知；得之劳汗，与得之举重亦同；"饮食如故"，宋建能赴黄长卿家宴会，故当饮食如故。然而《金匮》则言"小便自利"，若云"仅仅风寒湿三气由合传藏者则遗溺，得之举重则不得溲"，则《金匮》明言身劳汗出，因劳伤带脉，汗出受湿，实与天雨举重无异；若云遗溺仅指"传变之先，邪在合未入藏"者而言，则仓公固言"不亟治，将人濡肾"，此实一可疑之点。各家注释均未及。鄙意宋建之不得小溲，并非点滴俱无之癃闭。假使点滴不通四五日，在理不当能赴宴。然则所谓不得小便者，不过如淋病，小便不禁，湿痛不利。自其涩痛言之，是不得小便；自其不能自禁言之，可谓遗溺。是当活看。

（辑自《群经见智录》）

10 仓公诊齐王侍遂医案

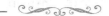

齐王侍医遂病，自炼五石服之。意过之，遂曰："不肖有病，幸诊遂也。"臣意诊曰："公病中热。论曰：'中热不泄者，不可服五石。'石药精悍，公服之，中热。得数溲，亟勿服，色将发痈。"遂曰："扁鹊曰：'阴石以治阴病，阳石以治阳病。'夫药石有阴阳水火之齐，故中热即为阴石柔齐治之，中寒即为阳石刚齐治之。"臣意曰："公之所论远矣。扁鹊虽言如是，然必审病诊，起度量，立规矩，称权衡，合色脉、表里、有余不足、顺逆之法，参其人动静与息相应，乃可以论。论曰：'阳疾处内，阴形应外者，不加悍药及针石。'夫悍药入中，则邪气辟矣，宛气愈深。诊法曰：'二阴应外，一阳接内者，不可以刚药。'刚药入则动阳，阴病益衰，阳病益著，邪气流行，为重困于俞，忿发为疽。"后百余日，果为疽发乳上，人缺盆，死。此案，前言五石，后言诊法。五石与《内经》无关，不佞别有专篇考之，兹仅言其犬略，亦可见《史记》足补医经之缺。按：《巢氏病源》所载五石散，《千金》所载寒食散，《金匮》侯氏黑散，三方从一方化出，皆有痕迹可寻。《病源·寒食散发候篇》："寒食药者，世莫知焉（盖谓世莫知其所起），或言华佗，或曰仲景。考之于实，华佗之精微，方类单省；而仲景经有侯氏黑散、紫石英方，皆数种相出入，节度略同。然则寒食、草食二方出自仲景，非佗也。"巢氏之言，亦仅想当然耳。仓公之世，去仲景已三百五十年，齐王侍医更引扁鹊，则五石方发源已远，几于不可究极。藉非《史记》，亦何从窥见古代医学之盛况哉？其言诊法，《内经》虽无吻合之文字可证，然方法则不甚相远。《生气通天论》曰："阴者，藏精而起亟也；阳者，卫外而为固也。"准此，则阴在内，阳在外也，故《金匮真言论》曰："夫言人之阴阳，则外为阳，内为阴。"《阴阳应象论》曰："阴在内，阳之守也；阳在外，阴之使也。"《玉版论要》篇则云："阴阳反他，治在权衡相夺。"又云："揆度者，度病之浅深也。奇恒者，言奇病也"，"揆度奇恒，道在于一。神转不回，回则不转"。仓公曰："阳疾处内，阴形应外者，不加悍药及针石。"夫云"阳疾处中，阴形应外"，是阳在内，阴在外；阳当在外，反在内为逆，亦即阴阳反他之意。《内经》以转为顺，以回为逆，逆即回而不转之意。病人是否转而不回，抑系回而不转，此在诊病之医，当衡权揆度，故又云："奇恒事也，揆度事也。"仓公谓遂曰："公所论远矣。扁鹊虽言若是，然必审病诊,起度量,立规矩,称权衡,合色脉。"此可谓与《内经》吻合。其云:"阳气既在内,刚药入动阳,阴病益衰,阳病益著,邪气流行,为重困于俞,忿发为疽。"此与《内经·阴阳别论篇》"是故刚与刚遇,阳气破散,阴气乃消亡",及"开阖不得,荣气不从,逆于肉理,乃生痈肿",又,"阳气有余,荣气不从,乃发为痈;阴阳不通,两热相搏,乃化为脓"等亦皆吻合。据此,即谓公乘阳庆所谓古先遗传之黄帝扁鹊脉书五色诊病者,即为今本《内经》,亦不为过。

(辑自《群经见智录》)

11 《内经》治法与《伤寒》互证

仲景《伤寒论》撰用《素问》,全无迹象可求,苟非仲景自言,直不知《伤寒论》从《素问》而出,此如九方皋相马,在牝牡骊黄之外。盖其所采取于《素问》者,纯系《素问》之里面,而非《素问》之表面。今不辞老生常谈,一讨论之,亦本书所当有事也。《内经·至真要大论》云:"微者逆之,甚者从之。"又曰:"逆者正治,从者反治,从多从少,观其事也。"又曰:"塞因塞用,通因通用,必伏其所主,而先其所因。"又曰:"诸寒之而热者取诸阴,诸热之而寒者取诸阳。"《阴阳应象论》曰:"不治王气。"又曰:"其盛也,可待衰而已。"又曰:"血实宜决之,气虚宜掣引之。"凡此所引,试为洽释。逆,谓正治也;从,谓反治也:病热治以寒,病寒治以热,药与病相逆。热药所以祛寒,寒药所以清热,于理为正当,故曰正治。病寒治以寒,病热治以热,药马病相从。热药岂不助热? 寒药岂不增寒? 于理为反,故曰反治。冬观《伤寒论》三阳证中,麻、桂解表,青龙愈烦,无汗者以麻黄发汗,里热者以石膏清热,药与病反,皆"微者逆之"之类;少阴病发热辄用附子,药与病相类,乃"甚者从之"之类也。以寒药治热病,以热药治寒病,有迎头痛击之势,故曰逆;以寒治寒,以热治热,药之寒热从病之寒热,故曰从。何故如此? 则以病有真假也。病浅者,见证多属真象;病深者,见证多属假象,故微者当逆,甚者当从。附子汤之附子二枚,麻黄附子细辛汤之附子一枚(此据明版赵开美本),真武汤术、附为主而兼白芍阴药,四逆、白通不兼阴药,则所谓"从多从少,观其事也"。热结旁流而反下之,通因通用也;气满腹胀而反补之,塞因塞用也。"伏其所主",《新校正》释"伏"为"制",谓制病之本;"先其所因",为求病之源。既得其本,而以真治真、以假治假也。《伤寒论》云:"下利清谷,身体疼痛,急当救里;身体疼痛,清便自调,急当救表。"同是释身痛、清便自调者,身痛是主病,所以身痛,为表寒,故表寒病之本也;下利清谷,清谷是主病,所以清谷,为里寒,里寒是病之本也。桂枝以救表,四逆以救里,伏其所主也。太阳证,发热、发寒、宜发污也。然热多寒少,其脉微弱不可汗,尺脉迟者不可汗。热多寒少,脉微弱为无阳,无阳者不可发汗,宜桂枝二越婢一汤;尺脉迟者血少,宜小建中加黄芪汤以养其血。发热、恶寒为病之主,所以热多、汗少、脉微弱,因于无阳;所以尺脉迟,因于血少。有此二因,虽当伏其所主,其因之关系甚大,不可不先事斟酌,故曰"必伏其所主,而先其所因"。抑"主""因"云者,当活看。每一方无不有两种以上用意,无非是"主""因"之故,例如大承气之朴、枳、硝、黄,病在燥矢不下,以大黄攻之,必协芒硝软坚;桃花汤之赤石脂、干姜,病在下利、便脓血,用石脂涩止散结,必用干姜以祛寒,皆有"伏主""先因"

之意在。至如"诸寒之而热者取诸阴",天冬、玉竹、阿胶、鸡子黄,是其例也。"诸热之而寒者取诸阳",萸、附、姜、桂,皆其例也。盖热之而寒者,阳虚之赛;寒之而热者,阴虚之热。故《伤寒论》有"身大热,反欲得衣,热在皮肤,寒在骨髓;身大寒,反不欲近衣,寒在皮肤,热在骨髓"之文,《内经》则曰"阳胜则热,阴胜则寒,阴虚则热,阳虚则寒",其理皆相通也。"不治王气","盛可待衰",柴胡愈疟,必以迎送,是其例也;血实宜决,抵当之类;气虚宜掣引,诸柴胡救逆皆其例也。是故《内经》之治法为法律,侧《伤寒》之用方即其例案,此仲景运用《内经》之最易见者也。《内经·标本病传论》云:病有标本,刺有逆从,奈何?岐伯曰:凡刺之方,必别阴阳,前后相应,逆从得施,标本相移,故曰:有其在标而求之于标,有其在本而求之于本,有其在本而求之于标,有其在标而求之于本。故治有取标而得者,有取本而得者,有逆取而得者,有从取而得者……先病而后逆者治其本,先逆而后病者治其本,先寒而后生病者治其本,先病而后生寒者治其本,先热而后生病者治其本,先热而后中满者治其标,先病而后泄者治其本,先泄而后生他病者治其本。必且调之,乃治其他病。先病而后生中满者治其标,先中满而后烦心者治其本……病发而有余,本而标之,先治其本,后治其标;病发而不足,标而本之,先治其标,后治其本。谨察间甚,以意调之,间者并行,甚者独行。此所言乃先后传变之标本也。先后传变之标本,先病者为本,后病者为标。所谓刺有逆从者,即下文治反为逆,治得为从;即正治与病相反者为逆,从治与病相得者为从。"有其在标求之标,有其在本求之本",如《热病论》云:"人之伤于寒也,则为病热。"寒乃病之所从生,本也;热乃病之传化,标也。其在《伤寒论》风寒伤荣卫,恶寒恶风。恶寒恶风,病也,所以有此病者,以感受外寒也。外寒即为病之本,以麻、桂祛其外寒则病愈,此"有其在本而求之本"也。迨寒既传变而化热,则但恶热,不恶寒,甚且汗出烦躁、大渴引饮。病本伤寒,而见如此热证,此由传变而来,寒为本,热为标也,治以石膏、芩、连,此"有其在标而求之标"也。"有其在本而求之标"者,例如太阳证,外未解,医反下之,遂为结胸。太阳证其本,结胸证其标,治法主陷胸,但治其标,不治其本也。"有其在标而求之本"者,阴病阳越,而热,而燥,而叉手自冒,此里寒为本,见于外者为标,治用真武、四逆、白通、通脉等者,但治其本,不问其标也,故曰:"先病而后逆者治其本,先逆而后病者治其本,先病而后生寒者治其本,先热而后生病者治其本。"此所谓本,即指所先者而言。其曰"病发而有余,本而标之,先治其本,后治其标;病发而不足,标而本之,先治其标,后治其本"者,则以病气强弱为言。例如"阳胜则热,阴胜则寒",此有余为病也。一藏有余,则害及他藏;一经有余,则害及他经。阳本卫外,阴本内守。阳独胜,则侵犯阴之地位,渐渐从外内传,卒之阳反在内,即仓公所谓"阳病于中,阴应于外",其在《伤寒》即太阳为病,从标阳而化热。病气有余,热则大炽,太阳未罢,阳明已病。如此者,则先解其太阳之邪;此在《内经》有公例,所谓"由外而之内者,先治其外;由外之内而甚于内者,先治其外,后调其内"。彼粗工凶凶,以为可攻,卒致结胸胸痞,或自利不止,甚且脏厥者,皆背《内经》之公例。惟仲景能研求《内经》而心知其意也,此"本而标之"达说也。其"标而本之"者,可似隅反。盖病而不足,则不但不能侵他藏、他经,而他藏、他经反从而乘之,故当先治其标,后治其本。例如竹叶石膏为阴虚而热者设,新加汤为阳虚而寒者设。竹叶石膏之胃虚热而呕,胃阴虚也;新加汤之邪尽而痛,阳虚而痛也,为"阳虚则寒,阴虚则热"之病,是不啻《内经》"病发而不足"之注脚。其曰"间者并行,甚者独行",谓病浅者可以兼治,病甚者治当专力。观于四逆汤、大承气汤药力之单纯,可知"甚者独行"之谓何也。

(辑自《群经见智录》)

12 即病不即病存疑

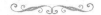

即病不即病存疑：《伤寒例》云：《阴阳大论》云：春气温和，夏气暑热，秋气清凉，冬气冰冽。此四时正气之序也。冬时严寒……触冒之者，乃名伤寒耳。其伤于四时之气，皆能为病，以伤寒为毒者，以其最成杀厉之气也。中而即病者，名曰伤寒；不即病者，寒毒藏于肌肤，至春变为温病，至夏变为暑病。暑病者，热极重于温也。按：此节病温、病暑，即《内经·热论篇》"凡病伤寒而成温者，先夏至日者为病温，后夏至日者为病暑。暑当与汗皆出，勿止"之文也。然《内经》并无"不即病者，寒毒藏于肌肤"之文。大是可疑，兹申鄙意如下。其一，《经》云："阴胜则阳病，阳胜则阴病"，"阳胜则热，阴胜则寒"，"重寒必热，重热必寒"，又曰："阳胜则阴复，阴胜则阳复。"冬令天寒，人应以太阳，伤于寒则阴胜，阴胜例无不复，复则阳胜，阳胜者其病温，此所以春必病温也。凡阴阳偏胜，不能复则死；凡未至于死者，无有不复。复之迟早，则有种种关系。天之寒，寒至若何度数？人之抵抗力强弱何如？及伤寒在冬初或在冬梢？皆是《经》所以不言者，活法在人耳。惟冬伤寒而冬病，春伤寒而春病，其治不同，故别名之曰温病。凡胜而复，断无隔一季之久者。其二，《内经》言"冬伤于寒，春必病温；春伤于风，夏生飧泄；夏伤于暑，秋必痎疟；秋伤于湿，冬生咳嗽"，盖就四时推论，自当如此。若云"冬伤于寒，寒邪伏于肌肤，至春不病，至夏至而病暑温"，则春伤于风，夏伤于暑，亦有隔季而病者乎？无，或有，皆当有迹象可寻。如"冬伤于寒，春必病温"，而春之病温有不仅由于伤寒者，故又有"冬不藏精，春必病温"之文。今春伤风，夏伤暑，隔季而病者，无有也。即，隔季而病者，《内经》亦无有也。其三，今日西医实地考验，伤寒伏期不过十余日，多至二十日。西医所言病理，固迥然不同，谓伤寒之原因由于棒椎形之微菌。此层当示注释《伤寒》时继续论之，今非本文范围内事，不复深说。惟此潜伏期则确实可据，今谓隔季而病，究何理乎？鄙意以为，冬季伤寒，阴胜而寒；春季病热，阳胜而热，胜之病也。冬伤于寒而春病温，非寒之伏，乃阳之复；春伤于风，夏生飧泄，非风之伏，乃阴之复也。经文寒温对待言之，似当从胜复之说为长，且经文可如下解释之。"凡热病者，皆伤寒之类也"，其下文云："人之伤于寒也，则为病热。"此不限于冬令。人身非如兽类有天然御寒物，劳而汗出，或衣薄，或入冷水，皆能伤寒，伤于寒则病热。冬伤寒病热，春伤寒亦病热，夏伤寒亦病热，故曰"凡"。惟冬病热名伤寒，春病热名温病，夏病热名暑温，所以然之故，主时之经气不同也心主冬令之太阳、少阴，非即主夏令之太阳、少阴。四时皆如此，独不言秋者，省文也。观夏名暑温，则知秋必名湿温，而春之温病可名为风温。《热病篇》末节曰"凡病伤寒而成温者"句，似泛指四时之伤于寒者言，故曰"凡"。曰"先夏至为病温，后夏至为病暑"者，诏人以热病当从时令命名，此有深意，盖从时令命名，则从时令治疗也。然则《伤寒例》"寒毒藏于肌肤，至春不即病"两语，岂不有商榷余地？且从《伤寒例》之说，枝节横生，并《内经》亦不可解，以故纷咬聚讼，不可究诘。或谓《序例》"此则时行之气也"句以上，皆仲景原文，引《外台秘要》为证，以《外台》"时行之气"句下有"王叔和曰"四字。激则苟非《伤寒论》在唐之前已有讹误，即不佞之解释《内经》为未当耳。姑存疑以待明者。

（辑自《群经见智录》）

13 医学盛衰之关系

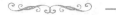

凡事皆有盛衰,孟子说:自生民以来,一治一乱。这一治一乱,即是盛衰,其大者如国运,如孔子,如释迦大道,二千年中盛衰之迹,历历可数;其小者如个人之运命,乃至一虫一鸟,综计其一生,亦必有一时期,有飞腾之乐,得意之鸣,此大约根于天运,故无大无小,不能外此公例。但概括言之,所以有盛衰之故,有两种,其一合于时势之需要而盛,背于时势之需要而衰;其二为人利用而盛,至无可利用而衰。前者是本身有价值,而为时势所旋转,后者是本身无价值,而为时势所激扬,无论何种,虽外观之迹象有盛衰,其本身实际却是不垢不净,不增不减。有价值者,大而如宗教,小而如艺术;其无价值者,如明清两朝之八股文试帖诗;其有价值者,如水沤之在波涛中,有起必有伏,有兴必有废;其无价值者,会逢其适,为人利用,当其盛时,虽亦如火如荼,及其衰废,遂一落千丈,不可复振。医学之兴废,当是属前一种之有价值者,绝对不是八股文试帖诗,故医学之衰落,不必为抱杞忧,医学之兴盛,亦绝非人力所能左右。

(辑自《医论集》)

14 时势于中医之需要

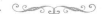

孔佛之道,如日月行天,所以有盛衰起伏者,亦不外乎自然之趋势。《史记·孔子世家》载齐景公欲用孔子,晏子阻之,谓儒者之道,繁复而难行。按:晏子之学,与乐毅略同,一再传而为盖公为曹参,成汉朝文景之治,执果溯因,晏子实为黄老之学,以恬淡无为为宗,故不以儒术为然。晏子为齐相,而孔子不得志于齐,岂非时势之需要关系。汉高既定天下,博士定朝仪,然后知皇帝之尊,此时儒术已有蓬勃兴盛之势,至汉武遂定为一尊。观其兴盛之所以然,岂非时势须要关系,今后恐孔子之道当衰落,而佛教当盛行,盖礼教渐废,人心诡诈,非地狱之说,不足以范围,故其趋势如此,此其盛衰之故,又莫非时势需要为之。

我现在口不择言,讲了这样一篇大话,似乎话说得太大了,与题目不相称,如今捡小的说,中国艺术中,如围棋,其盛衰之迹,亦有可得而言者。围棋发源甚古,至唐而大盛,王积薪、柳吴兴当时都是内廷供奉;再盛于北宋,苏东坡黄山谷诗文中都屡及围棋;第三次最盛时期,就在清乾隆时,此后渐渐衰落,却移植于日本。日本之本因坊,现在已第十九代,围棋虽无用,却自有其真价值,细按其盛衰之迹,与国家之富力为正比例。从宗教之大,围棋之小,两方面考察其兴衰之故,都可以推测今后中医之趋势。

诸公知道,黄绵袄子的价值高过于狐裘么。此话怎讲? 狐裘是富贵东西,黄绵袄子,可以衣被苍生,无论何人皆可以御寒,不比狐裘单限于少数人受用,围棋是有价值的,所以不消灭,医学更是有价值的,当然亦不消灭。围棋之兴废,既与国家富力为正比例,实在是一件富贵东西,那末中国医学呢,恰恰与之相反,正正当当是一件黄绵袄子。何以言之？譬如将西医来比较,再医诊病,要用仪器,中医无需的;西医诊病,要验血、验尿,量热度听肺,中医无需的,望闻问切够了;西医用药,要讲化学,要提炼,要注射,中医无需的,树皮草根够了,学西医必须大学专科,试验室、解剖学、医化学、微菌学种种,中医无需的,只要肯将自己心得告诉人,不鄙吝,不秘密,说句笑话,像鄙人的缄授,就够了。所说够了,并不是一句空话,西医与中医表面上看来,是文野不同,实际上成效却如鲁卫之政,近来人都说中医用树皮、草根治病,是野蛮,我说这话不对的,毛布底鞋子,无实走得路耐得著,何必皮鞋,绵布丝绸男子一裹圆,女子旗袍好看而受用,何必洋装。西瓜皮帽子,实在说不出不如铜盆帽的所在,树皮草根,野蛮不过形式上的事,何关重要,总不能因此一句空话,将本有的药材,搁起不用,平空添千百万西药进口。前文说时势需要则兴,不需要则废,讲到现在中国情形,就因为中医简单有效,民间对于此项学术之需要,几乎到百分之九十五以上。说到此处,我要掉两句文,叫做:天之所兴,谁能废之。

(辑自《医论集》)

15　医学进步与我们的医学

　　是故医学本身是有真价值之物,其兴废视时世需要与否为进退,绝对与八股拭帖不同,故现在虽极衰落,不久即循一治一乱之常轨,而渐趋于兴盛方面。医学以治病为目的,食功而非食志,其衰落毕竟是民族健康上吃亏,然则其兴盛,当然要收同登寿域之效果,但其事又不如常情之观察,其理由如下。例如通常习见之病,伤风咳嗽为第一级;发热为第二级;发热而有进行性,即是正式伤寒、温病为第三级;各种流行性热病,如痧子、喉症亦第三级;热病而误药,或食复劳复之感,则其病为比较难治,当是第四级;第四级之病症失治,延日久而见败象者,为第五级;藏器已坏,败症悉见,不可救药者,为第六级,初起即见甚复杂之恶性病,医药无从用力者,亦属第六级。此六级之病,庸手仅能治第一、二级,高手能治第四级乃至第五级,庸手值第六级之病,盲然不知厉害,高手则不但知其不治,且可以知致命之时日。所谓医学进化者有竖的进化,有横的进化,如其个人研究至于极深地步,多所发见,前此不知者能知之,不治者能治之,此竖的进化也;个人以其研求所得,不秘不私,公诸大众,使各都会各通商大埠,以及乡僻之处,平添许多良好医生,此横的进化也,无论若何进化,病家可以完全不知。何以故？因高手治第四级以前之病,治之而愈,完全不以为意,庸手治第一、二级之病,治之而愈,即已意气不可一世;高手必值第五、六级之病,然后告病家已有危险,否则不肯多作危言,庸手则值第二、三级之病,为自己卸责地步,必多作声人听闻之语;高手治难症,往往举止安详,外面无所表见,庸手遇难症,则胸中漆黑,神气骚挠,凡此等处,病家无从辨别,方且颠倒是非,以为庸手之能过于高手。此如巧宦拙官,其所得之利益,与其所尽之义务,往往处于相反地位,世人只以获禽之多寡为优劣,岂知其中有诡遇获禽,范我驰驱两种。

　　虽然学术进步,表面上若与事实不相侔,其实如其真真进步,则实际亦迥然不同,此可以证之我们的医学。吾非谓我们的医学有若何特长,但其中有两点,一经指出,其事显然共见共闻,绝无模糊影响。所谓两点：其一古书满纸五行，无论何人不能彻底明白，不但外行不明白，即业医数十年乃至数代之世家，若随便于何书检出古人议论一两节，一相质证，则可以瞠目不能致答。我们医学则不然，尽人可懂，不但师弟授受，毫无鉴说，即无论何火，取吾书读之，只要其人文理清通，便能了然明白；第二点书之议论，往往于诊病用药不能相应，故不满于旧医学者甚多。我们之医学则不然，凡病有其见症，病之进行有其一定之程序，病有主从，药有主从，据当前病症，可以推求起病之原因，可以测知将来之变化，此则理论与诊治打成一片，此则我们医学之特色。以上所据两点，既非自伐，亦无取拗谦，老实话而已。由此两点，更产生出两点，因理论与事实相合，给对不模糊影响，故能采取他人之长，以补自己之短，此其一，因理论与诊治相合，故诊病即是读书，其医学之基础不建筑于古书之上，而建筑于病人躯体之上，此其二，此产生之两点，实为我们医学之命脉，因有此两点，无论何人，苟治我们医学而肯刻苦用功，无有不突飞猛进者，盖此两点乃进步之原则，故就个人而论，人人可以得竖的进化，就我们团体而论，时时可以扩张而成横的进化。有竖的进化，则日新月异，不难与西医竞争；有横的进化，则医生固然内行，久而久之，病家亦成内行。如此则有两层好处，其一医生能得病家之谅解，用药可以不掣肘，可以不代人受过，而受无谓之冤抑；其二凡业医者，非有真实功夫不可，凡欺人江湖术，无从滥竽。准此以谈，前文所说六阶级，庸手与好手病家往往颠倒是非之弊，但得我们医学，果能逐渐昌明，则此种弊病，可以一扫而空矣。

（辑自《医论集》）

16 标本中气之研究

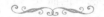

从各家注释则有三个疑问 《六微旨篇》云：少阴、太阳从标从本，少阳、太阴从本，阳明、厥阴从中。释之者曰：少阴本热，太阳本寒，标本不同气，故或从标，或从本；少阳标阳本火，太阴标阴本湿，标本同气，故从本。阳明燥金，太阴湿土为之中，则燥从湿化；厥阴风木，少阳相火为之中，则木从火化，故不从标本而从中气。问：何为中气？曰：一藏一府互相联络者为中气。如此解说，则有三个疑问：（一）藏府互相联者何物？神经乎？血管乎？官能乎？可得闻欤？（二）本篇经文云"本之下，中之见也；见之下，气之标也"，此"下"字何解？若云"太阴之上，湿气治之；阳明之上，燥气治之"，《经》既云"上"，"下"者对"上"而言，则"上"字何解？若曰"天有六气，谓之六元，人之三阴三阳上奉之"，则"中"字何解？（三）注《伤寒》者每以《六微旨》此节为言，毕竟《内经》之标本中见是否只说足经？抑《伤寒》亦言手经乎？如云《伤寒》亦言手经，其证据何在？如云《伤寒》只说足经，其理由何在？此亦聚讼不决之一问题，请申鄙意如下。

六气标本从天运来 《内经》全书皆言天，本篇言天者尤多，则标本中气自当从天运来。天运者，阴阳四时也。从阴阳四时说，则三个疑问均不难解释。六府与五藏相联络，非神经、血管、官能相联络，乃病状有相联络者，如心移热于小肠，肺移热于大肠，是其例也。因藏与府有如此显著关系，故一藏配一府，五藏配四时，十二经亦配四时，于是有标本气化。天有六气，三阴三阳上奉之；六气在天，十二经在人。天上，人下，故有上下；因是二元学说，故有中气。《伤寒》言足经者，因太阳、少阴主时之故。试申言以明之。配肝藏之府，胆也，肝主春，胆亦主春；配心藏之府，小肠也，心主夏，小肠亦主夏；配肺之府为大肠，肺主秋，大肠亦主秋；配肾之府为膀胱，肾主冬，膀胱亦主冬。然试问：肾与膀胱，于冬有何关系？肝与胆，于春有何关系？则不能得其关系之迹象。今命肝为厥阴，胆为少阳，肾为少阴，膀胱为太阳，则与春，与冬有关系。故肝之为厥阴，肾之为少阴，非"肝是厥阴，肾是少阴"，乃命之为厥阴，命之为少阴。名也，非实也。肝与春，肾与冬，非肝肾之实与春冬有关系，乃肝肾之名与春冬有关系。此所以言《内经》非解剖的藏府，乃气化的藏府，质言之，时序的藏府耳。何以如此？则因人身生老病死之变化，以天地之生长化收藏为法则也。生老病死，言其大者耳，其实无时不变化，无刻不变化。此种变化，虽是血肉，却不能谓之血肉，无以名之，名之曰气，故言经气。经气者，气之有常经者也。天有六元，故人有六经。

厥阴、少阳释义　厥阴者，阴将尽也。阴尽则阳生，故与厥阴配者少阳，以此为六经之始，故曰：初之起，一日四分之，则厥阴之气司鸡鸣至平旦；一年四分之，则厥阴之气司小寒至春分。因是两元学说，其阴阳为交互的，同出异名的，故阴中有阳，所以少阳为中气，然此一时期主生长。凡百动植，所以能生长，皆赖有初生之阳气，决不赖垂尽之阴气。此所以厥阴之治，当从中见之少阳也。所谓从者，谓厥阴而病，当问其中见之少阳盛衰何如，从而消息用药，并非凡百厥阴之病只须治胆火也。

夏季之少阴、太阳　心主夏，在一日为平旦至日中，在一年为清明至夏至。在生长化收藏之五运，此居第二；比易卦之六画，此为五爻。故以君火当之，此一时期无祁寒盛暑，少阴主其上半，太阳主其下半，因寒暑相等，故少阴、太阳或从标，或从本。夏长为养，承受春之发陈。春时之有生气，为一阳来复之故，所谓阴中之少阳；夏日之有长气，即此少阳渐为壮火之故，而君火实为阳中之少阴。立夏而后，为一年阳气最盛之时，故主此时者为太阳，虽云从标从本，毕竟从阳化者顺，从阴化者逆，故曰"君火以明"，又曰"天明则日月不明"也。

太阴、阳明　肺主秋，为之配者阳明。岁半以前为阳，岁半以下为阴，而太阴与阳明合主秋季者，阳明之主秋，犹之厥阴之主春。厥阴，阴之尽；阳明，阳之尽也。《经》言"少火之气壮，壮火之气衰"，即是阳明为阳尽之证据。秋初，长夏之暑湿犹在，故太阴从本湿；深秋，阴气至盛，故阳明从中见之太阴。

冬季之少阴、太阳　肾为少阴，冬为寒水，肾主冬，则为重阴，故《经》又言少阴为阴中之阴。人之生不能纯阴，凡外寒者里必热，故少阴本热，寒热各走极端，故少阴或从标，或从本。又，人身三阴三阳，上奉天之六气，三阴三阳即经气，经气每与天之六元相反，故天热人应以阴，天寒人应以阳。太阳标阳而本寒者，本寒，天气也；标阳，人身之阳上应之也。阳与阴亦各走极端，故太阳或从标，或从本。是故主夏季之太阳、少阴从标从本者，为天与人相去不远也；主冬季之少阴、太阳从标从本者，为天与人各走极端也。知其各走极端也，则治有从逆，药有正反。知其不甚相远也；则刺宜浅，药宜轻，治法多宜和解清透。刘守真治温病称圣手者，实偶合此意。故曰：知与标本，用之不穷。

《伤寒》仅言足经之故　冬时天气寒，人应以在表之太阳。有时太阳不胜天气，则病，是为伤寒，此"阴胜则寒"之病，太阳从本化者也；人之伤于寒也，则为病热，此"阳复而热"之病，太阳从标化也。主夏季之少阴、太阳，手经也；主冬季之少阴、太阳，足经也。伤寒从冬伤于寒说起，其所论皆冬伤于寒之变化，故不言手经也。《温病条辨》谓温病传手不传足，可谓谈言微中，然是幸中，故用药多谬，远不如守真。守真亦只知其然，不知其所以然，故标本中气之说，迄未明了。

（辑自《群经见智录》）

17 再论七损八益

　　各家注释之矛盾　吾以"转而不回,回则不转"为《内经》之总提纲,盖不病者转,病则回,辨其回或转,可以知人之病与不病,此《内经》之第一步。若在全书中觅一语足以当《内经》理论之结穴者,则惟《阴阳应象大论》中之"七损八益"一语。岐伯论阴阳更胜之变,"帝曰:调此二者奈何? 岐伯曰:能知七损八益,则二者可调;不知用此,则早衰之节也"。欲知七损八益为何物,当先罗列各家注解,然后以鄙意说明之,读者可以了然无疑。王冰注云:用,谓房室也。女子以七七为天癸之终,丈夫以八八为天癸之极,然知八可益,知七可损,则各随气分,修养天真,终其天年,以度百岁。《上古天真论》曰:女子二七天癸至,月与以时下;丈夫二八天癸至,精气溢泻。然阴七可损,则海满而血自下;阳八宜益,交会而泄精。由此则七损八益,理可如矣。按:王冰此注,只"阴七可损,海满而血自下"四句,然下两句不可解。既精泄,云何是益? 且《经》言七损八益所以调阴阳,王注以房色当之,可谓失言。马氏因有采取之说,是直以左道为医也。《内经》全书何尝有一字涉及采取? 凭空诬蔑,荒谬绝伦。隐庵则德文敷衍,谓:"阳常有余,阴常不足。然阳气生于阴精,知阴精之不足,无使亏损,则二者可调。"是王冰主张阴可损,隐庵生张阴不可损,与马氏"采阴补阳"之说鼎足而三,各不相同。然则《内经》之真意究何如也? 景岳注此最详,谓七损八益为生死之本原,是景岳亦认此为《内经》重要语。今节录其注释如下。此言生死之本原也。七为少阳之数,八为少阴之数。七损者,言阳消之渐;八益者,言阴长之由也。生从乎阳,阳不宜消;死从乎阴,阴不宜长。阳长阴消,阳退阴进;阳来物生,阳去物死。所以阴邪之进退,由于阴气之盛衰,故《周易》三百八十四爻皆卷卷于扶阳抑阴,盖恐其自消而剥,自剥而尽,而生道不几乎息矣。(此颇有删节,惟原意已尽此)景岳认七为阳,八为阴,与王、张两家不同;又别出"扶阳抑阴"四字,与马氏之"采阴补阳"同而不同。似此人异其说,将令学者何所适从乎? 且如景岳之说,阴邪之进退由于阳气之盛衰,岂只阴能病人,阳不能病人邪? 鄙意此处不能引《易经》为证。《易》以阳为君子,阴为小人,当然以阳为美,以阴为恶。若治病,则不许以意左右。况易道剥而必复,正与《内经》胜复之理相通,岂有自剥而尽之理? 人病固有不能复而死、复甚而死者,转是《易经》无剥极而消之事。然则"七损八益"之真意如何? 鄙意以为只循绎本文前后,便可涣然冰释,一切聚讼不能淆也。

(辑自《群经见智录》)

18 七损八益为自然进程

　　本节经文"岐伯曰:阴胜则身寒汗出,身常清,数栗而寒,寒则厥,厥则腹满死,能夏不能冬;阳胜则身热，腠理闭，喘粗为之俯仰，汗不出而热，齿干，以烦冤、腹满死，能冬不能夏。帝曰：调此二者奈何？岐伯曰：能知七损八益，则二者可调；不能知此，则早衰之节也"。是"七损八益"云者，调阴阳也，当注重"调"字，不当注重"用"字。如各家所言，则与"调"字不合。何以不合？仅循绎下文，便能知之。下文云："年四十而阴气自半也，起居衰矣；年五十，体重，耳目不聪明矣；年六十，阴痿，气大衰，九窍不利，下虚上实，涕泣俱出矣。故曰'知之则强，不知则老'，故同出而名异耳。智者察同，愚者察异。愚者不足，智者有余，有余则耳目聪明，身体轻强，老者复壮，壮者益治。是以圣人为无为之事，乐恬憺之能，从欲快志于虚无之守，故寿命无穷，与天地终，此圣人之治身也"。"为无为之事，乐恬淡之能"，是圣人之治身。圣人治身，当然可以为法，以其能调阴阳也，然则调阴阳则在无为恬淡。无为恬淡，即后人所谓黄老学之精义，自今日学者言之，即自然主义。扶阳抑阴，采阴补阳，皆非无为恬淡。岂有抱自然主义之人，而无事自扰者哉？

（辑自《群经见智录》）

19 释 同 出 异 名

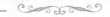

　　"同出而异名"，各家均不得其解，兹不复赘述各注，径申鄙意。《上古天真论》男得八数，女得七数，是八为阳，七为阴也。此处七、八并言，良当与《天真论》同。所谓损益者，谓：阳亢，阴能损之；阴竭，阳能益之。阳亢，得阴则伏，是七之损八；阴涸，得阳则生，是八之益七。在男女如此，在个体亦如此。试以病证言之。少阴病，阳衰于外，阴争于内，则舌干而津液枯涸，以甘凉药润之，虽大剂连服不效，且胸痞愈甚，烦躁愈甚；得辛温大剂，则舌色反润，是阳能益阴之明证。煎厥之证，骨蒸潮热，当壮水以制火，水能制火，是阴能损阳少明证。火，阳也，得阴而伏；津液，阴也，得阳而生。阴生于阳，阳涵于阴，不能离而为二，故阳亢则阴竭，阴竭者阳必破；阴盛则阳微，阳绝者阴亦消。阳破者死，阴消者亦死。至阳既破，阴既消，则死局已定，非人力所可挽回。凡经文言死证者，皆此类也。其未至于消，未至于破者，则为偏胜，审其何者偏胜，从而补救之，则医工之事也，故曰"调"。《内经》全书所言者，无非救济阴阳之偏胜。然此处七损八益之调阴阳，则有"治未病"意，故下文言圣人之治身。阴生于阳，阳出于阴，此天然者也，不能以人力左右。惟感于风寒暑湿燥火而病，则当以药力救济。风寒暑湿燥火之能病人者，命之曰六淫。淫，不正当也。时序有不正当之六淫，中于人生之六经。六经应六气，本有定位，以不正当之气中于人身，则不当其位，阴阳之序乱，而偏胜之害见矣。若此者，当察其阴阳二气孰胜、孰不胜，是为察异，此言人身既病之后。当其未病之先，未尝无阴阳，而不见有胜、不胜者，为阴能涵阳，阳能生阴，二气本由一气而化，即前篇所谓"－－生于一"，故曰：同出异名。上工治未病，能知七损八益之理，故曰：智者察同；粗工必待偏胜已见之时，然后衡量二者多寡而调之，故曰：愚者察异。察异于已病，譬之渴而穿井，斗而铸兵，故尝苦不足；察同于未病，则葆其天真，故常处有余。四十起居衰，五十体重，六十阴痿，言其常也。尚有不及此者，皆因不知七损八益。老而聪强者，无他谬巧，在能知七损八益。然须知七损八益是天然的，非可以人力左右，惟乐天知命为得之，故曰：无为恬淡，从欲快志于虚无之守。若此者必能早其天年，其曰

"寿命无穷,与天地终",谓能尽其天年,非谓长生久视也。

（辑自《群经见智录》）

20　人生意味

　　人生观之研究不彻底,则各种学问之研究亦不得究竟,时无论今古,地无论东西,万有学问,可谓皆对此一的奔赴。西国究研人生究竟,用哲学与自然科学为工具,而胎生学、生理学实占重要位置,《内经》虽谈医学,研究人生之色彩最浓,吾人苟不于此点注意,总不能得其要领,而收实在之效用也。"上古天真论"以方为为乐,恬淡为训,就此两语观之,可知《内经》之主旨不在治病,而在养生,治病是对人,是外的,养生是对己,是内的,外的为艺,内的为道,《内经》为黄老之学,为道书,自当以内的为丰,抑养生不讲,亦何能治病,此则吾人读此书首当注意之点。无为恬淡,是养生极则,毕竟若何能无为恬淡,身处一室之内,神游八荒之外,苟不揣其本而齐其末,愈无为愈不能无为,愈恬淡愈不能恬淡,是非人生观有彻底之究研不可。假使能彻底,则不期无为而自无为,不期恬淡而自恬淡,虽终日碌碌,心神安谧,日接绚烂,淡泊自如,反是虽名山古刹,佛火蒲团,亦魔障自生而致死也。日本人某,著《生物学与哲学之境界》一书,即所以彻底研究人生观,求解决人生之意味者,惟其书长于医学,绌于文字,艰深之意,多不能达,故上卷可观,下卷都不可晓,结论转觉浅薄,书虽日人手笔,大半探集欧洲最新学说,今试摘要一探讨之,以为吾说之发端。

（辑自《群经见智录》）

21　一元论与二元论

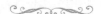

　　该书排斥二元学说,主张一元学说。所谓二元学说者,以躯体与魂灵为对待,以为人类能运动,有智慧,必有不可思议之灵魂,住宿于躯体之中,为之主宰,宗教家言,与近顷之灵学,皆属此种。该书对于此说,痛加排诋,以为是上古蒙昧时代之幼稚思想。所谓一元学说者,就一个躯体,从两面考察之,一面是物质的,一面是超物质的,即一面是生理,属于自然科学范围内者;一面于躯体之中,故曰:一元学说。此盖近顷欧洲新芽怒苗之普说,而其研究之工具,即自然科学与哲学,然超物质的智慧,何以人类独有,他种动物无之,在理他种动物属于同是血肉之躯,应当亦有两面,与人类相同,今不尔,何也? 如云他种动物确与人类相同,不过有程度之差,此语未为精当。盖他种动物,虽有智慧,不能逾物质的势力范围,如犬类有时有不可思议之举动,而其所恃者在嗅觉官能,此不可谓之超物质的智慧。如云他动物确与人类不同,则同是血肉之躯,何故不同,又人类之死,有细胞、血肉、筋骨完全坏变,而神明不乱,至大渐之顷,猝然而绝者,当其全体坏变之时,智慧之继续不绝,何自供给;当其溘然淹化之顷,知识何以猝亡。丸此皆未能予吾人以满意之答复,是西人所谓一元学说,不过认此为解决人生观之适当方法,非谓用此方法能解决人让问题也。

(辑自《群经见智录》)

22 脑 与 电 池

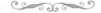

吾尝谓人身之神经系,以电池、电线为喻,最能得其近似,不过有精粗之辨耳。脑可以比之蓄电池,中枢神经有如总线,神经纤维,则分线也,脑为知识所居为府,神经为知识所行之路,然谓知识出于大脑,则此语容有未当。盖蓄电池能贮藏电气,不是能发生电气,电气当另是一物,然此说近乎两元学说,即脑为知识所居之府,并非知识出于头脑,知识为另有一物,是即灵魂说。若从一元说,则当云脑是发电机,即知识由脑而生,无复别有灵魂,然大脑若何制造知识,则疑问较之灵魂说更多,兹为分别研究如下。

(辑自《群经见智录·人生意味》)

23 论 佛 教

但就新旧约中所谓灵魂者观之,只为迷信,别无理由可供探讨,若佛说则有深理奥旨,初非吾侪浅人可以信口反驳。然佛说轮回,毕竟有谁见来,总不免怀疑,吾常问之友人之深于佛学者,仅云,佛如此说,须知佛是不打狂语的,吾人只能以信佛者信灵魂之确有,此乃信仰佛法与否之答语,非研究人生观之答语。吾尝思之,对于佛说,得如下之解释。大约头脑愈简单,则神鬼迷信之彩色愈浓厚,故文化幼稚时代,尽人皆信鬼神为确有,而传闻之说,不合理论,则不加思索也。例如人死为鬼,以为鬼是离躯体之灵魂,灵魂如其人生时之状貌,此犹可说也,乃鬼又必有衣服,笔记中记鬼之衣,辄为其人殡殓时所衣之衣,此明明是见鬼者自己脑中之幻影,非外界真有其物,否则人有灵魂,衣亦有灵魂耶,此在稍有思想者,当无有不怀疑者。凡人即死,即不得复活,其复活者,皆其未死者也,死既不可复活,则死后之事,无由使生人得知。凡宗教家言,及社会上一切相传迷信之说,皆由生人推想,为之臆说,既是臆说,更参之以脑中之幻影,当然人各不同,其为说不中理者,乃其程度之卑下者,其比较中理者,乃其程度较高者,总之臆说而已。人生百年,总归于死,死之原因,最明显者是病、是老,病与老,乃血肉官能坏变之名词也,如谓躯体死而有物不死,必其物与躯体无关系者,或虽有关系,必其物能命令躯体,而不为躯体所牵率者,果有

763

此物否乎？如其有之，则躯体老死，此物必不与俱老死，谓该物为魂灵，不可谓之武断也。脑之功用，因神经显著，神经大别之凡三类曰运动、曰感觉、曰知识。运动、感觉，固不能与躯体歧而为二，知识亦复与躯体有密切关系，例如白痴、神经有紊乱，遂无知识可言。且患白痴病者，其躯体往往柴瘠，且发育不全，无性欲，不能生殖。就形能之公例言之，神经与知识，与各种官能，有直接关系，即各种官能与知识，有间接关系，是则躯体死，知识殆无有不死者。又如患脑炎病者，当其未病时，神明清楚，病毒侵乃神经系，即知识昏蒙，若用药治之而愈，则知识恢复常度，以上为最显著之二例。又《经》谓肾者作强之官，伎巧出焉。此所谓肾，与西医籍论所谓肾者不同，《内经》所指者，当然是内肾，然实该生殖腺而言，肾藏之利尿作用，《内经》则属之膀胱。又虽指生殖腺而言，所谓作强伎巧，并不指生殖，其主要之点，与西国所谓adrenalin 之功用吻合。abrenalin 者，西人近顷发明之一种内分泌也，《经》旨盖谓肾藏充实，则其人精神满足，不畏难而能奋勉，是之为作强，百凡艺术，皆须精神足以举之，如精细之雕刻，优美之文艺，皆所谓伎巧。第从反面观之，《内经》所言，可以证明其不误，凡多内病瘵之人，无论何事，皆畏难苟安，神昏而气短，虽其人未死，生气索然。然则准此以谈，躯体与精神不能分而为二，是其第三例。又阴虚者肝必王。所谓阴虚者，即血干液少，所谓肝王者，即神经过敏。此病浅者，不过多疑善怒；较深者，辄手颤脚软，矢燥多悲；尤深者，语不能出，神经错乱，其卑懊证，即此病之最深者，无食欲、性欲，无思想，无记忆力，无鉴别力，畏人，喜独处，日常恐怖，惕惕然如人将捕之，其精神如此之豰觫，而其致此之由，仅因血液少而神经枯燥，是精神与躯体不能离而为二，是其第四例。

（辑自《群经见智录·人生意味》）

24 论物质与精神

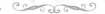

　　由以上四例观之，不但躯体能左右精神，精神亦左右躯体，二者实交互为用，不但如辅牢之相依，简直是一物之两面，超物质之精神即产生于物质之躯体，是躯体死精神即无有不死者，"生物与哲学境界"即根据类此之观念，排斥二元学说为蒙昧幼稚，然此问题，实际上实不能如此简单，或者竟是西国哲学尚在幼稚时代，亦未可知。鄙人于哲学、自然科学、佛学，所知均极寒俭，今仅以说明本问题为止，各种学术之优劣，固不许妄有评论也。心与肺之运动，血管与淋巴管之输送液体，以及体中其他部分不由意志命令而自动者，生理学家谓之植物官能，其办眼、耳、鼻、手、足、由意志命令而动者，谓之动物官能。植物官能之动作，当然是躯体本身所发生；动物官能之感觉，亦何莫非躯体所发生。然佛家改眼耳鼻舌身意为六贼，由眼、耳、鼻、舌、身所发生之感觉色、声、香、味、触为五尘，五尘、六贼，并不认为即是灵魂，且佛以意为第六识，末那为第七识，阿那耶为第八识，必勘落第六识，第七识始见，勘落第七识，第八识始见，至八识全不执着，而后得见真如。真如方是真正灵魂，持此以较西方哲学家言，精粗之分，不待言说，故吾疑西方哲学家之程度尚幼稚也，所惜世之治佛学者无不蹈空，其所言辄不能与科学家头脑相合，因群名之为玄学，至今日风尚所趋，玄字几成为罪恶名词，大有匹夫无罪，玄学其罪之雅，其实平心论之，明理而已，吾又安知其玄与否。是故超物质之精神，由动植物官能而发者，皆非所谓灵魂，皆能随躯体而死，其不由动植物官能而发生者,方不随躯体而死,此不随躯体而死之体,即佛所谓不生灭性。

(辑自《群经见智录》)

25 性 灵 不 灭

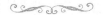

《楞严》佛告波斯匿王,三岁时见恒河,与六十岁时见恒河,所见丝毫无异,谓是不生灭性。佛又申言:"汝今伤白发,面皮皱,而观恒河与昔同,是性未曾皱,皱者为变,不皱非变,变者受灭,不变者无生灭。"此节乍观之,似尚非极成之论,因见由于视觉,三岁时与六十岁时同是见,固然,然身死,则视觉随之而死,不能于死后有所见,亦不能于垂死之顷,视觉不生差别,三岁六十岁所见固同,六十岁与临危时所见恐不能同,抑初生时与三岁时亦不能同。又就事理推考,所见者为恒河,能见者为视觉,在恒河则逝者滔滔,前水迥非后水,在人体则细胞新陈代谢,环境感觉,今昔特殊,虽云同是见河,外而所见之物质,内而因见觉而起之感念,固自完全不同。然佛说精密,迥非吾侪凡庸所能窥测,即治十年佛学,亦不必能入其堂奥,就《楞严》言之,在外者为见相,在内者为见性,佛云不生灭,乃专指见性。欲穷见性不生灭之理,乃读《楞严》者所当有事,不佞于佛未尝学问,不敢妄说,不过性灵不灭,就我思想所得者,似尚能言之成理,可以自喻喻人。此当分三节以研究之:第一,性灵是何物;第二,不灭之证据;第三,身死后此不灭之性灵作何竟究。

(辑自《群经见智录》)

26 知 识 输 入 论

人类自呱呱坠地时,仅知允乳与啼哭,其后知识乃逐渐增加,凡百学问,皆自外输入的,而非与有生俱来的,就知识输入论,更当分二层说明之。(一)人类能输入知识,兽类不能输入知识,若精密言之,兽类虽亦能输入知识,是有限的,机械的,生理冲动的。例如蚁能列阵而斗,蜂知互助而群,皆属机械的,无不测之变化;猴与犬最慧而不能言,鹦鹉鸲鹆能言,而不解语言之意义,是有限的;古时有舞马,闻音乐而能舞;近日有警犬,利用嗅觉能缉盗,虽能输入,其能力既限于由藏器机能而发生,而其奔走效忠,亦只限于受豢养与积渐之习惯,是仅仅限于筋肉神经诸生理上之感觉冲动而止。人类则不然,是无限的,是变化不测的,是能控制生理冲动的,人类血、肉、筋、骨、神经、藏府,与高等之兽类略同,在胎生学上最初之胚胎亦同,乃至由细胞分胚叶,由胚叶成藏器,产生而后由哺乳而逐渐发育,亦无不相同,人类知识所以无限,所以不测,所以能控制生理冲动,全赖乎输入,输入之方法以学,兽类不能学,并非不能学,实是不能受。人兽之血肉藏府官能略同，生理之功用亦同，何以有能受与不能受之辨，是必人类于同样躯体之外，多一能受学之物，此物竟不能以自然科学证明之，是此物竟是超科学的，将来是否能以科学方法证明此物，固未能断言，现在则确处于超科学地位。（二）收受知识，不止一面，而大部分则在教育，人类以教育收受知识，亦由同样方法输出知识，若仅以所受者授之于人，则不过如一桶水倾入另一桶，是则无多意味。所奇者，从各方面收集知识，如蜂之采花酿蜜，必加以一番酝酿，自出机杼，然后著之于书，见之于行为，已身受之于先觉者，还以授之于后辈，又其从各方面采集知识，加以酝酿，不仅集各种知识加以调和变化而已，又必发明新义、有所增益，此实人类进化之源泉，决非他动物所能有。既为他动物所无，可以测知必然与血肉之躯所具之生理机能无与，是又不得不假定有一超科学之物实主宰之，是即吾人所谓性灵者是也。就以上所言，性灵之为物，其体与用之界说如下，是人类所独有，非物物所共有，非专就物质研究之自然科学所得推测，是无实质，不可以数量计的，能使识阅收受各种知识，能调和各种知识，加以连络贯串或化合，使成片段的知识，能发生新义，使成进化之源泉。

（辑自《群经见智录》）

27 正命与非命

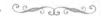

欲研究性灵是否与躯体同死，则有如下当注意之各点。第一，死乃躯体坏变，凡躯体皆不遽死，其来以渐，死之前一步为病，病之前一步为老，是为正命。其未老而病，病而死者，非正命，非正命虽不老，然必病，病是死者，神经细胞藏器各官能坏变，至不能维持，骤现断灭之谓，非正命，当然是病理上事，今仅言属于正命者。死之前躯为老，而照《内经》所言，人生之前半节为生为长，以生长与老病对勘，则知凡壮盛，皆由萌芽发展而来。凡老死，皆由壮盛渐衰而致，日中则昃，月盈则蚀，人生既壮而后，无有不逐渐衰老者，故人生无有不死者，而此超物质无数量之性灵，却与躯体相反，苟能知修养，不加以戕贼，则阅年愈久，愈形盛大，论语所记四十不惑，五十知命，六十耳顺，七十从心，其明证也，渐趋壮盛是生路，渐就衰歇是死路，然则性灵不死，固自有其显明可证之理。其次，当证明是否性灵与躯体无关，如其真确无关，当然不与躯体俱死，否则不死之说，总不成立。前文谓性灵为人类所独有，血肉之躯，则人与高等动物所不同者几希，是西国之主张一元学说者，谓躯体之有灵魂，如盾之两面，一面是物质的，一面是超物质的，其说不为圆满。盖彼所指为超物质的，仅指感觉思想知识之根于生理冲动而发生者，不能包括高踞其上之性灵。欲证明此说，亦非难事，假使谓性灵亦由躯体发生，则戕贼躯体，性灵当有影响，补益躯体，性灵当受影响，乃事实上殊不尔。自古圣贤豪杰，处穷困境地，乃至囹圄之中，大杖之下，极人世所难堪者，往往坦然受之，举止转觉安详，神志反形清朗，此种事实，随在皆是，孟子所谓富贵不能淫，贫贱不能移，威武不能屈，是其证据。因富贵、贫贱、威武之势力，仅仅及于躯体之苦感快感，即有波及于意识方面，亦限于由生理冲动而发生之低等知识，惟性灵高踞于此等知识之上层，不由于血肉官能发生，为富贵贫贱威武势力所不及，故不能淫，不能移，不能屈也。至于药物，当然是藏府官能血肉方面事，虽亦有改勇为怯，变贞为淫之事实，然充其量不能出生理冲动之范围，鸦片烟、吗啡针，能兴奋精神，割换青春腺，能令衰老之人增食欲、性欲，无论如何，总不能因吃药打针之故，使宵小变为君子，俗物变为雅人，是可知变化气质是学问上事，非物质方面之改变，所能左右者，此则尤为显著者矣。

（辑自《群经见智录》）

28 性灵躯体相关

性灵果与躯体无关，何以事实上有因嗜之故累及人格者，又自古巨人长德无不讲修养，人格宜若性灵方面事，修养之目的保其天真亦性灵方面事，嗜好当然是生理冲动方面事，既各不相涉，何以能累，又何自修养，宁非甚费解者。按：躯体之物质方面，血、肉、筋、骨、神经、腺体、藏府、官能，人类大略与高等兽类相同，超物质方面，如喜、怒、爱、恋、嗜欲、记忆、认识，亦复大略相同，其有不同者，乃环境习惯不同之故。若夫仁、恕、廉洁、慈悲、信义、诸道德方面事，兽类则绝对无之，人类于初生期，亦仅具胚胎，成人之有诸道德者，全在乎感染，其最要条件在能受。是道德之发生，全赖乎能受之性灵，与输入之学问（道德最初发生当是从恕字起，其后逐渐繁复，全赖推理的思想，亦为他动物所绝无），此种岂但非从生理发生，且从各方面精密考察，实与由生理发生诸肉欲嗜好，立于敌对的地位，此伸彼绌，互为消长，既立于敌对地位，非出一源，尤为明显。故有时道德克制情欲，有时躯体累及性灵，惟其如此，故有待乎修养。修养之法，人各不同，大约东方哲人，泰半偏重于性灵方面，西方哲人泰半偏重于躯体方面。佛主超世法，持苦行，修真如，绌肉欲，乃其最走极端者。西人偏重物质文朗，修明政治，划清群己，其种种设施，无非欲达到乐利目的，亦其最走极端者。宋儒抬出天理克制人欲，而又排斥佛学，是亦走极端，且不免自相矛盾。以上三者，均有可议，佛学宋学，千余年来得失，已昭然可见。西方物质文明，处处征伏天然为能事，结果天行复仇，受祸亦至酷，科学愈发达，贫富愈不均，下层社会蠢蠢欲动，上层社会乃非常恐慌，而欧风东渐，中国之受祸尤为酷烈。今日荆棘满地，淫书、媚药、跳舞场，充斥于都市，非孝、离婚，已为习见不鲜之事，是皆非吾家所固有，不过此种欧化，未免橘逾淮泗，变本加厉耳。惟其欧人科学两能之观念太深，故研究性灵问题，总觉格格不相入。孔门以六艺为教，曰体以节文，乐以和志，则心身并重。孟子对于性灵问题，色彩最为鲜明，教人则云毋养一指而失肩背，主旨在求放心；律己，则云不失其赤子之心，又云，吾善养吾浩然之气，皆以性灵为主，以躯体为附属品也。

（辑自《群经见智录》）

29 论　本　我

准以上所谈，则有一问题，即我字之意义是也。试问何者是我，一为思索，殊耐人寻味，盖我字不过一假定名词，若认躯体为我，而遗其性灵，宁非颠倒？洗浴而去垢，剃头而剪爪发，此垢与爪发实是躯体中已死之细胞，可谓一部分之我死去，然寻常不认为死者，以躯体有新陈代谢之功能，有新生者为之补偿，故不名为死。然若去其一肢或一官能则何如，即如下走，病瞆二十年，耳不闻钲鼓，是听官已死，亦无新生之物以为补偿，然只自认躯体残废，不认我之为我，已不完全，无他，以为性灵未当残废也。普天下之残疾人，皆与我同具此种心理，是普天下之残废者，皆认灵魂为我，不认躯体为我也，至寻常所谓死，乃全躯体一时断灭之谓，此与一肢体一官能之死，如五十步百步之相去。躯体之死，为细胞新陈代谢之作用，一时断绝之故，其断绝有前躯，曰病，曰衰老。躯体与性灵，不能并为一谈，而性灵若得其所养，则愈老愈壮盛，是性灵不与躯体同死，已真确无疑。既不与躯体同死，则躯体死后，此性灵作何状态乎？现在吾侪仅具普通常认之人，知星球皆如地球，其行动有一定轨道可以测算，是地球自身之动作，是机械的是可计量的，是物质的，而地球上产生之有机物，任指一种，其构造动作，繁复不可胜数，就中最灵为人类，人类之生活状态，任指一种，一加研究，皆不可究诘。吾侪知识之短浅，恰与吾侪躯体之在沉沉大块之中之渺小程度为正比例，思想不可仿佛之事何限，而灵魂尤不可捉摸，将谓人类为地球之主人翁，如古人所谓三才，以人与天、地并列乎？其然，其不然，不知也，将谓人类之上，更有不可见之仙佛神圣，为地球之主人翁乎，是亦不可知也。若据理推测，当认人类为地球上万有之主宰，而仙佛宜存而不论，至人类死后之灵魂，其可如者，为无苦楚，盖人世一切苦乐，皆发生于躯体。故老子云：吾之大患，在吾有身，无躯体，则无恐怖挂碍，是可断言者。其次决非如世俗所传神鬼之具有形体，如生时形状者，因躯体形骸已经死去，宁复留有此幻影之理。凡寻常火之相惊以伯有者，皆属心理作用，藉曰有之，当不过如《易经》所谓游魂，乃躯体之余影，决非所谓性灵。又其次各个人死后之性灵，是否仍为各个体，亦无得而拟议。凡地球上产物，皆为地球所有原质之集合体，性灵自不能为例外，或者竟如电流，亦未可知。如云是个体，便有分别，有分别，便有数量，宜不致至现在尚未发明，以既有数量，便非超科学的故也。人死不能复活，现在生存者又从未死过，而性灵之为物，又无数量，不可以科学测验，则死后作何状，又孰得而名状之。故可以推测者，仅能如上所言而止。本文之目的，本不在研究死后之性灵，惟在明白人生之意趣，是不可知者，不妨置之。

（辑自《群经见智录》）

30 性灵与修养

明白人生意趣奈何，照以上所言，共得两要点：其一，躯体非我，性灵是我；其二，死不足惧，世界不足恋。而第二点即从第一点来，性灵是我，躯体是附属于我者，认之既确，决不至于颠倒。如孟子所云养一指而失肩背，人格不期高而自高，然主从认得真确，却非易事。孟子谓一箪食一豆羹，得之则生，勿得则死，呼尔而与之，行道之人勿受，蹴尔而与之，乞人不屑。又乡为生死而不受，今为宫室之美而为之；乡为身死而不受，今为妻妾之奉而为之；乡为生死而不受，今为所载穷乏者德我而为之。此两节实将寻常人不能认得真确之病根，说得深刻显著，无可躲闪。常谓贫困而丧其操守者，为最下品，其次为枉尺直寻者,其次为利令智昏者,其次为沉溺宴安者,其次为临难苟免者,以上五种,有程度深浅之不同,其实同一颠倒,同一不认得主从。彼因贫困丧所守者,仅仅知有躯体,不曾知有灵魂,故当最下,其余皆因躯体之故,而累灵魂者。而尤劣者,在虚荣心,大约此层最难克制,宫室之美,妻妾之奉,所识穷乏者得我,此三事,皆有一个虚荣心在内,就我国最近三十年社会上事实,一考虑之,可谓种种纷扰,皆此虚荣心为祟。例如负债而坐汽车住洋房,拥资数万乃至数十万而营投机事业。问既负债,何故必洋房、汽车,既已拥有巨资,何事尚行险侥幸,则虚荣心继长增高为之也,惟其虚荣心胜,则精神外倾,即孟子所为谓有放心而不知求,于是种种败德之事,相缘而起,而社会乃多事矣。孟子谓使民养生救死之不赡,奚暇治礼义哉。顾亭林谓学者先治生,此皆言凡人处境,不可太穷,虽云无恒产而有恒心,然必内顾无忧,然后可以治学。颜夫子箪瓢陋巷,屡空宴如,亦毕竟须有陋巷可以栖身,箪瓢可以果腹,中国旧俗,重视人格与学问,不必言甚盛时,即乱世亦如此。王宏以都督之尊,屈驾至陶靖节五柳之宅,赏花荒径,饮酒东篱,此等事,可谓在今人头脑中,意想不到者,即在近世先达奖借后进,以专阃之贵官,与布衣订交者,自曾文正以后,直至光绪末叶,此风未泯。二十年来,拜金主义渐渐普及于社会,学问乃不为人贵视,在巨人长德,有何损失,所可惜者,莘莘学子,不复知有国学,欧化又不甚地道,谓为中国人,既名不副实,谓为外国人,又似是而非,而中国学术乃不期而破产,是使国家先无灵魂也。是故就吾人个人之立场言之,处境稍裕者,当屏除虚荣心,处境寒俭者,当亟图自立,既有恒产,或是恒业,即当潜修学术,不复孳孳为利,此所谓从吾所好,不以心为形役之道也。或谓现在生活难而失业者众,正是养生救死不赡之时,以云自立,谈何容易。应之曰:此固非本文所欲言者,然救济之道,不外在人人能认清主从,譬如富人而营正当事业,则五十万资本之实业,间接直接赖以存活者,当数千人,以五十万资本而投机,一旦失败,间接直接蒙害者,当亦如之。又如贫人而得职业,安常守分,则资本家亦受其利,营业发达,则外国银行存款减少,而国中实业增多,安在职业之难得,故世界治乱,只在人心一转移之间。

(辑自《群经见智录》)

31　生理需求与精神追求

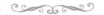

　　西国学说有极精到语,值得吾人注意者,哲学家谓人类乃追目的性动物,此语甚耐人寻味,其含意与庄子哀莫大于心死句同。何以言之?追目的者,谓凡人皆有一目的,不论美恶大小,总之必有。夫所谓目的,谓其事为心愿所祈望而未能实现之谓,欲其实现,须尽力奔赴,是名为追,尽人皆有此种性情,故名追目的性。凡人前途有希望,虽处穷困不堪之境,亦油然有生气,不以为苦,若前途全无希望,愈是处绚烂境界,愈是恐慌,然恐慌云者,犹有死中求活意。若竟不恐慌,则其心已死,无复生气,就有更可哀于此者,是庄子此语,已明白指出人为追目的性动物矣。吾人既知性灵是真我,躯体不过附属品,而人世一切物质,仅与躯体生关系,势不能视物质方面事,较重于性灵方面事。所当注意者,生理冲动所发生事,能累性灵,则虽明知躯体为附属品,要不能置之不问,吾人既入世网,自身纵能穷饿,然室人交谪,啼饥号寒,则性灵受累矣。于此可知学者先治生一语,有若何意味,其次当知躯体之累性灵,不但是贫困之境,贫困固累人,富贵尤甚。谚云:人世无百年富贵。何以无百年富贵,不仅世家子弟多宴安耽毒,大约人类苦于眼光短浅,知躯体穷饿之可怕,不知学问饥饿之尤可怕,故处艰苦之境,则努力奋斗,其追目的性能充分发挥,迨既席丰履厚,则此种本能渐失,一再传后,变为无目的之人,有之,亦不过饮食男女为目的,不败何待?于此可知,论语君子谋道不谋食数语,有若何意味,孟子所谓无名之指,简直是指贫富,求放心是指学问。是故,依赖为害群恶德,人贵自立,古训早已明白诏人,若夫衣食既足自给,则苟有苟完,不当更贪多务得。如云性灵虽是真我,然人世一切绚烂繁华,皆与躯体生直接关系,只恐富不可求耳,否则吾宁暂阁真我,取快一时,世人作此想者自居多数,然苟明知真我非躯体,而犹有如此错误者,可谓之自暴自弃。盖声色嗜好,恣所欲为,即人生仅有之生趣,已被蹂躏净尽,此在稍有阅历者,类能言之,而就医学上一加考察,则声色嗜好之流弊,其予人类以苦痛,竟有不可究诘者,试问一般富豪达官,亦知湿为何物,咳嗽、吐血、中风、之远因为何事乎,苟一为详细诠释,恐抱快乐主义诸君,翘舌汗下,不能自制也。

(辑自《群经见智录》)

32 中 土 四 圣

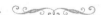

　　文孔老庄,为中土四圣(此本章太炎先生所著之《菿汉微言》),故吾亚洲文明,当以《易经》《论语》《道德》《南华》为正干,周秦诸子为枝叶,综合之,为一切学术之大源。比诸佛学,是世法的,非超世法的;比诸欧洲,是超物质的,非物质的,其主要有三事,曰立德、立言、立功。何谓立德,即不以嗜欲害性灵也;何谓立功,谓自身有德,能为人群模范,能感化人类,使去恶迁善也;立言,则以己身受之先民者,加以酝酿,著之简策,传之后来,言其纲要,如此而已。近日一般欧化学者,但论及古代学术,便下一总括之批评曰玄学,其面部辄显一种不屑之表情,若曰,是不足学,抑亦不能得学。夫所谓玄者,谓其言空洞,带有神秘色彩,令人不懂之谓,自不佞视之,古代学术实不如此,欧化学者自不懂耳,何尝玄。中国学术,非但不玄,亦且平淡无奇、然却如布帛菽粟,不能一日无之,今之青年,大多数不复知有旧学,此非青年之过,尸其咎者何人,将来历史上自无逃责,不待吾之饶舌也,不过以有五千年历史之古国,竟因喜新厌旧之故,使先民遗留之故物荡焉无存,谓非奇耻大辱,吾不信也。抑吾犹有说,无论古今中外之哲人,金谓人类为宰制地球上万有之主人翁,果如所言,毕竟人类以何种资格取得比主人翁之位置乎,吾知最多数之答语,必为物质文明。何以故?因物质文明能征服自然,今日之枪炮飞机,固然是物质文明,即古代之纲罟舟楫,何尝不是物质文明,假使上古无弧矢,兽蹄鸟迹遍中国,人类绝灭久矣,然而今之物质文明,其价值有可注意者,杀人之器械日精,国家之负担日重,制造机器愈进步,社会之贫富愈悬殊,科学益进,人民益苦,谓长此以往,便是地球主人翁之生活,吾总疑之,若云尚须别谋他道以图救济,则吾说虽老生常谈,未始非壮热时一帖清凉散矣。

(辑自《群经见智录》)

33 性灵真如

既认明性灵是我，躯体不是我，可以省却无数的无谓纷扰，既知人类同有追目的性，则仰事俯蓄有余力，当别立目的以自课，知宴安鸩毒之足以杀身，知席丰履厚之足以丧志，则所谓别择目的，决不是声色货利。而古训之诏我者，可以心领神会，无捍格不入之患矣，然后知绚烂无可乐，恬淡可乐，虽有所为而胸中空空恫恫无有成见，大功不必自我而成，政令不必由我而出，简直等于无为，是则黄老之学之微旨也，读吾书者病未能乎，何不即以此事为目的，而努力修持之，是即躬行实践之己。或问性灵不死，而躯体死后，性灵作何状，竟不可知，亦毕竟有何意味，既不可知，即最后无有归束，难怪宗教家创为天堂地狱之说，以范围人心。而桀黠之徒，当人欲横流之际，觑破神道设教之毫无凭证，于是倒行逆施，肆无忌惮，此社会所以多事，而人心所以不平。今本篇题曰人生意味，对于此点不能解决，则千言万语，徒辞费耳，应之曰此自有说。第一当知者，为推理所得，百无一差，例如佛经上说，见角知牛，墙外有牛，吾未之见，仅见其角，知必是牛，此由推理而得，不能谓因未见牛，否认此推断为不确。又如《左传》见披发于伊川，知百年而为戎，此与见角知牛同理，不过时间较长，为事较不易之耳。不但此也，算学之测量，亦同此理，隔河有塔，测算其高度，用已知之三角，推算未知之三角，得数同实地丈量，且千不爽，一万不爽，一宁得因未经实地丈量，而怀疑测量之得数为不确乎？其次当知感应之理，怜寸之效用在取火，假使浸之水中，而欲其燃烧，则必不可得，是即《易经》所谓水流湿，火就燥，同声相应，同气相求，故积善有余庆，作恶有余殃。《左氏传》云：祸福无门，惟人自召，书传类此之文字，多至不胜缕指。明乎此二者，则性灵之为物，于人死后，其体态虽无从拟议，但以见角知牛为例，可以知其必有。以声应气求为推断，假定其为物为电流为以太，可知其必与光风霁月为伍，决不与朽坏浊秽为邻。是故佛说真如当是从推断而得，说西方极乐当是从感应而言，至若恣情于声色货利，心放而不知求，则积非成是，不复有恻隐羞恶诸良知，是即性灵汩没，虽其躯体未死，已等于行尸走肉，是尚不如草木之经得朽腐，更何有死后性灵。

（辑自《群经见智录》）

34 曷不委心任去留

是故，吾人当认定真我，不使受累，更不容有疑虑。但就上文所述者之外，更有一事当补充言之，孟子谓浩然之气至大至刚，孔子谓申枨多欲不能刚，合而观之，可知所谓善养，即是去欲，所谓欲则不刚，即是多欲能戕贼性灵之证据。食色两字，实有连带关系，西人割腺术，验之于鼠，足以证明之。鼠之甚老将死者，予之食不能食，亦无牝牡之求，割其肾腺，以幼鼠之腺易之，则斗见壮盛，性欲食欲皆增，是即所谓返老还童术也。然生老病死,根乎天运,故《内经》以合四时之生长收藏,欲求真个返老还童,除非真个虞渊返日。不问返日,则所谓返老,总属假而非真,试问以乙鼠之腺接之甲鼠,杀其一,生其一,所增益者何在。若以山羊之腺接之于人,当更有不可思议之流弊,亦许以人而产羊,亦许所产者虽仍是人,竟尔性灵不具,或竟为人兽混和的头脑,而呈一种空前未有之怪象,则为之奈何。况所谓返老还童,不过缓死须臾,并不是长生久存,是亦不可以已乎,昔苏省某绅,本负时望,有令誉,因割换外肾之故,移德彰闻,被其毒者,饮恨切齿,致将其手书绮语,付诸影印,到处播扬,某绅死时,报载其致死之由,因进团子十二枚之故,七十老翁,一餐食许,食量固可惊,然不可谓之考终正命。准此以谈,是创此术者与受术者,皆可谓之不智。孟子"君子不立乎严墙之下"句,与《论语》"惟酒无量不及乱"句同。何以言之?严墙能压人,酒能乱性,于此等处加以戒慎,不以一指失肩背,自全之道也/古代能乱性之物,仅仅是酒,今则危机遍地皆是,如返老还童术,即其著者,吾侪既不能如苦行头陀,亦无为无端自取堕落,修身以俟命,则人生之正轨也。更进一步,验之人情,人类既含有性灵,则人与人交接,必不止物质上交换,性灵方面当然有甚繁复之交换事件。物质无价值,性灵当有价值,然则性灵之交换为事何如,通常所为情谊,凡根于利欲者,仍非超物质的,其最有价值者,但有两事:其一,感念旧恩、不渝生死,此言报施,虽初起之事实,总不离物质,其后却纯粹是性灵,人类一切优美行为,皆筑基础于此两字之上,若欲详晰言之,累纸不能书,读者潜心思索,当自得之;其二,是先觉觉后觉,此是教育,人类之知识,既全赖感受,则教育事业,当然是超物质的,故为学不厌,诲人不倦,是孔子生平一件大事。此两事以现在流行语译之,前者是小己的人格,后者是互助的精神,就人格言之,无论学说如何变更,国家社会组织如何变更,此基础却绝对不能变更,或者谓感恩报德,是寒士心理。数年前曾于报端见此论调,为此语者,真是胡说,岂席丰履厚,便可以忘恩负义乎?不过因感情冲动,倒置重轻,热烈一时,境迁情冷者,当然不可为训,然此当纠正以学问,非性灵本能之罪也。就互助方面言之,此事之范围绝广,时与境均不足以限之,古人嘉言懿行,既常在人心,而东西学术切磋,亦全无国界,是认定性灵为主,躯体为副,则居重要事业之第一位者,当是不朽事非,死亡虽大事,当屈居第二位,而兵轮炮火,强横霸业,究其真际,竟是无谓之纷扰。除此二者之外,其他种种,吾人既有此身,当然是不可省,然亦不过不可省而止,如题应付,无造恶因。古哲人无心流露之言,往往有此意味,如《论语》富不可求,从我所好,蔬食饮水,富贵浮云等,又如陶渊明寓形宇内复几时,曷不委心任去留,胡为皇皇欲何之,皆是。犹忆有人曾谓陶渊明是废物,此语亦于前数年报端见之,此因物质文明,功利主义,深中人心,遂有此种见解,将来总有自请其非之一日,无待不候饶舌也。既明白以上种种,则知百凡人事,总不过过渡生活,纵有所为,自不背无为之旨(无为之为读如字,即无为而天下治之意)。而真正可乐之境界,总不在世人所谓绚烂之场,是则孔孟亦同此旨趣,不必黄老为然矣。

(辑自《群经见智录》)

35 惊风经验谈

惊风之辨证　欲治惊风,须先明何者是惊风症。通常以抽搐戴眼者为惊风,抽搐戴眼者惊风已成之候也,已成而延医,便多危险。因为真能治惊风之医生,截至今日为止,无论何处,实不多见,而惊风为病甚急,延医既需时,买药又需时,鲜有不误事者,若医生医术不高明,更不必说。病家有鉴于此,往往购藏惊药,以为预防。然而治惊之药,都非平善之品,小有不合,为祸甚烈,凡夭折之惨祸,由此因缘而酿成者,盖不知凡几,故辨症实为诸重要节目之先务。惊风之征兆凡小孩发热,热壮,寐中惊跳者,咬牙者,手指自动者,口唇鼻旁青色者,唇干绛、面色青、手指冷者,啼无涕泪者,目光异常者,皆真惊风之征兆也。此外更有极恶劣者四种,一嗒嘴、二弄舌;嗒嘴,唇辟阖如尝物辨味然;弄舌,恒以舌舐出唇外。三唇舌发黑;四两手冷热不同,既见种种惊风征兆,复见此四种恶候,其为病之险恶,异乎寻常,虽未见抽搐,已可知其必抽搐,且可以断定是凶多吉少之症。此外更有一种,不发热仅目光呆钝,啼声低缓,有时亦能笑,惟神气总不敏活,此种最不易觉察,惟细心之父母与经验多之医生,为能知之。此种极不易治,患此之病孩,其年龄以两岁者为最多,且多肥硕之儿,其血色脉象,往往甚好,尤能令医者迷惑。

(辑自《论医集》)

36　惊风征兆

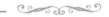

惊风已成之病症继前征兆而见者,为抽搐,亦云瘈疭,谓手足痉挛也。凡抽搐,皆阵发,当发作时,手足牵掣,面部之肌肉亦牵掣,如眼皮口唇皆牵动,而后则上视,为状至为可怕,约亘一两分钟渐渐自定,既定后,神气恢复常度。如无病者,抽搐时手脚或冷,定后亦渐温,抽搐时面青,定后则转红润,脉则缓滑有胃气,逾半日或一日再发。若不得适当治法,照例愈发愈频,可以一日二三十次发,当发一二次时,定后完全无病象可见,三四次发作之后,则目必微歧,或微斗,其两眸子之所向,不作平行线,此即病候渐深,变症将作矣。以上所述者,可分为两层,第一层是征兆,未即成惊,其发热者,以退热为主,以治惊为副。凡唇红而干,舌色干绛,有汗,手微凉,鼻旁隐青色者,葛根芩连加龙胆草、安脑丸主之,方如下。葛根一钱,黄芩一钱,川连三分,龙胆草二分,安脑丸一粒药化服。按:惊风,古时概以痉名之,痉即伤寒之一种,拙著《热病学》《保赤新书》有详细说明,此处惊风由热病转属而来,亦与后文兼证相同。既云治热为主要,治惊为次要,则凡治热之药,悉照伤寒法办理,病证同葛根芩连汤症;其无汗者,葛根芩连加麻黄三四分;其唇不绛,舌不干,汗出而形寒者,加桂枝三四分;而治惊之药则胆草安脑丸,惟分量不可重,倘不及毂,宁可再服一剂,乃万无一失之道也。前列征兆之最后一种,即不发热而目光有异征,神气有时不敏活者,虽未见抽搐,亦须照惊风已成法治之。惊风在征兆已见,尚未实现抽搐之时,兼见四恶候者,为难治,四恶候中之唇黑,与目呆啼声低缓两证,结果都不良,盖前者初起即唇黑,其血已死,后者虽较缓,其病根在先天故也,其理由言之颇冗长。本篇恕不详赘。

(辑自《论医集》)

37 安脑丸治惊风

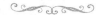

其已成惊风而见抽搐者,纵有发热之兼证,亦以治惊为主,热度无论高低,如不暇兼顾时,皆姑置之,方如下。薄荷一钱,天麻一钱,独活六分,龙胆草三分,炙蝎尾一分研末冲,防风八分,归身三钱,知母一钱,细生地三钱,安脑丸三小粒药化服。上为治惊最有效之方,服法,每剂药分三次,每次用安脑丸一粒,药化服。其进药时间,病重者每次相距一点钟,一剂服完,再作一剂;病轻者,可以相隔四五点钟,饮食或乳,须减少其量;若在穷乡僻壤,夜深市远乏时,即不用药方,但服安脑丸,用温开水化服。惊风之变症凡惊至一日十余次发,当然生命极为危险,用寻常惊药治之,即使幸免,其结果亦不良,最多之变症,为痫、为耳聋、为哑、为瘫痪、为解颅、(头颅放大)为项反折、(即后文之脑脊腿膜炎症)为白痴,或延喘至数月之久,仍归一死,或成终身之累,变为废人。其为祸之酷,令人言之惊怖,惟用安脑丸治之,则统无此等流弊。

（辑自《论医集》）

38 安脑丸治脑脊髓膜炎

安脑丸专治两大症,其一为惊风,其二为脑脊髓膜炎症。脊髓炎与惊风不同之处,惊风抽搐神昏,脊髓炎亦抽搐神昏;惊风阵发,脊髓炎初起亦阵发;惊风变症有项反折,脊髓炎亦项反折,此皆其相同者。其不同之点,脊髓炎为流行性,同时同地同病者可数十百人,惊风则非流行性;惊风限于婴儿,三岁以前最多,三岁以后较少,八岁以后更少,脊髓炎则无论童稚、成人或老人,皆能患之,此外更有不同之点,详下节病状。脊髓炎之病状脊髓炎之病状,大段与惊风同,其不同者,在初期目赤、头痛、后脑酸痛,其发热甚者,浑身振振动摇,凡此皆非惊风所有。就中发热一项,惊风虽有之,非必具条件,脑炎则无有不发热者。其在中期,惊风阵发,当其定时,神色甚安详,脑炎则躁烦、骨楚、头痛、脘闷、泛恶等症,错杂而见,病情与伤寒相似,故仲景《伤寒论》谓痉、湿、喝与伤寒相滥,痉即现在流行性之脑症也。其在末期,不但项反折,脚亦跪,谵语奇多,不但谵语,且叫号,凡此皆惊风所无,此其大较也。脑炎亦有等差,有此较平善者,谓之普通脑脊髓炎,有甚凶险者,谓乏恶性脑脊髓炎,此其病源病理,与我所发见与西医不同之处,皆非简单数语可了,欲知其详,实非本篇所能,今仅言其有效之治法,其方如下。乌犀尖三分,鲜生地三钱,蝎尾二分炙研冲,防风一钱,薄荷一钱后下,独活一钱,安脑丸三粒药化服。凡平善之普通脑脊髓炎,往往颈反项折,至五日以上,不变不动,初起发热,后来热度较减,若有若无,此种虽比较平善,然项反折可以百药不效,廷至五日至七日,殆无有不变者,恶性者一二日即可以致命。总之,既患此病,便生命在不可知之数，即较平善者，亦未容轻视。上方每剂分三次服，每次隔一点钟恣予之，不论剂数，以病情增减为进退，若谵语除，神志清，仅余项反折，则稍疏阔其进药时间。犀角甚贵，无力者不易办，乡曲亦不易得，果仓猝不及措手，即不用犀角，亦效，惟胆草则为流行性脑症必需品。

（辑自《论医集》）

39 论安脑丸

安脑丸之历史与效力　安脑丸，为鄙人创获之方，根据平日读《伤寒论》《千金方》《药证真诀》三书之心得，证以实地经验，斟酌成方。最初在民十四，用以治虹口殷楚记小孩脑脊髓膜炎症，嗣是以治惊风及脑症，效果之良，迥出他药之上，大约治普通流行脑脊髓炎，及寻常惊风，可以十愈其九，惟恶性者仅得半之数。民十九，上海流行性脑症盛行，报载西医界药水感缺乏，商会某君宣言欲用飞机向欧洲办治此病之血清，余固灼知此病之病理与治法，且中药之良，确有一日之长，而且治愈之后，并无白痴、耳聋等遗后症，尤为特殊优点，乃登报发售，意在挽救浩劫于万一，视市侩谋利以含有毒质之品，大登广告，专事宣传者，原有薰莸之判，然泾渭同流，清浊莫辨，颇招细人之猜忌，无已，乃呈请卫生局化验及得证书，前后相距已半年。其后未继续登报者，一因疫势已稍减杀，二则因此丸治恶性脑炎仅得半之数。究竟彼不愈之半数，其故安在，年来悉心研求，分量颇有增损，成绩则较前更良，近来江浙各地，流行脑病复炽，外埠来函指购此丸者，日有数起。现在之成绩，治普通惊风及流行脑症，可谓已在百分之九十以上，惟仍未能十全，兹将未能十全之病症列后，并略言其所以然之名故。（一）见惊风征兆，又兼见气急鼻煽者，此种咳嗽必不爽，乃惊风与急性支气管炎症并发之病。所谓炎，必具三个条件，曰红，曰肿，曰痛。支气管发炎则气管变窒，呼吸不利，鼻孔与气管，生理上有此呼彼应之功能，气管觉窒息，则鼻孔扩张以为救济，以故见鼻孔煽动，即可知其气管炎肿。单纯之支气管炎症，为急性肺炎，其险恶不亚于脑病，若惊与鼻煽并见，是肺脑并病，单用安脑丸治脑，肺炎不兼顾，当然无良好效果，而治此种急性肺炎极难，以我经验所得，较为稳捷有效之法，用无价散半分冲服，如无无价散，则须临时延医。此种肺脑并见之症，十九皆出痧子，当以透发为主，胆草既不能用，却不可多用，尤忌推拿，是皆不可不知者。（二）误药之坏病误药之种类甚多，无从悉数，扼要言之，失表使病内传，误汗至于动血，悍药攻里创其内部，皆是。（三）风缓神经紧张，则为拘挛，为痉；神经弛缓，则为风缓，拙著《热病学》中，曾证明风缓即是柔痉。柔痉实较刚痉为难治，近来发见，凡柔痉致病之由，虽不止一途，而病人若本有潜伏性梅毒者，苟患脑症，辄归属柔痉，其症状，遍身无力，不但不拘挛，并不能转动，如此者，则安脑丸不能取效，须用《金匮》大建中汤，此种虽不拘挛，其神昏目歧诸脑症，仍然可见。所谓潜伏性梅毒，亦有种种症据，如爪疥、鹅掌等是，在婴儿，则其病从先天来，故花柳病为害之酷烈，实有不胜究诘者，若尽人能明白此中利害，当无有更向青楼中自寻死路者。不但青楼，凡反自然之媾和，即能致花柳病，拙论皆从生理、病理上立脚，读者幸勿视为村夫子迂腐之谈，则此后沉沦苦海者当减少其数，或者于卫生强种之道，不无小补矣乎。

（辑自《论医集》）

40 惊风宜慎之药

本篇为安脑丸而设,今号于众曰:惊风为病,各种药都不可服,只可服我之安脑丸,岂非笑谈,安脑丸纵十全,亦安知安脑丸之外,竟无药可用,且此种口吻,非有饭大家吃主义,窃所不取。不过凭学理与经验而言,实有不容不声明者,既有误药坏病不可救治之病症,岂容置之不加讨论,所当注意者如下。

表药不适用 上文谓见征兆未成惊风时,以退热为主,此言由伤寒热病转属之症,若起病即见诸惊联兆,而兼见一二恶候,则其病本非伤寒,表药只能增病,不能去病(伤寒二字是广义的,包括一切热病说,表药二字亦包括诸发汗解肌药说)。此可以一言解决,各种热病是荣卫为病,即体温反射为病,惊风乃神经系病证也,喻嘉言欲以桂枝汤治惊,彼为时代所限,不知有神经系,又强不知以为知,故其持论无些微价值。

攻药不能一例适用 攻药者,通大便之药也,徐灵胎有云:痉病初起时;有以大黄攻之而生者,若其病候已成,则百无一治(见《兰台轨范》。余未检查,大意如此。)小孩停积,因胃丛神经紧张,影响中枢神经,而成病者,乃惊风之一种,去积可效,然限于初起仅见征兆之时。今就经验言之,亦只宜消导,断非大黄,若大胆用大黄,创其内部,藏气骤乱,即是坏病。舌苔厚腻而泛恶者,胃有积之证据;舌苔黄厚当脐痛放屁者,肠有积之证据。胃积可消导,枳实、竹茹、腹皮、楂炭之类;肠积用皮硝缚当脐,最稳捷;若中脘及腹部按之皆痛,乃肠胃并实,是有大险,不攻固不可,功之而小有不当,伤及肠胃神经,惊乃益甚。胃肠并实,虽非死证,已无十全办法,此惟有平日慎食。余曾治此种病多起,皆十三四岁小孩,早起赴学校时,购粢饭团及粽子等为食。盖沪人惯宴起,小孩上学,家中早膳未备,给以铜币数枚,听其自购,其弊在贪图便当,大约经济在中线以下人家,十九如此,此等食物,在将消化未消化时,不幸遇惊怖,或气候剧变,即成大病,若值脑流症行时,则此孩更无幸免之理。凡攻积之药太焊,最能使藏府受伤,仲景对于三承气用法,非常审慎,正是注目在既下之后之变化,并非畏承气汤本身之效力,今人往往有用大黄三数钱者,自谓能师法古人,其实心粗胆大,不知艰难耳。

(辑自《论医集》)

41 惊药与推拿

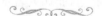

普通惊药,皆含有攻下性,皆当审慎,凡服惊药而下痰及青粪者其内部已受伤,此其理由,非简单数语能明,只能暂从阙略。推拿于惊风之因积而成者,确有效力,惟将出痧疹之病,绝对不可推拿,故在一地方痧疹流行之时,小孩如其发热,须照拙著痧子调护法办理。

(辑自《论医集》)

42　麻疹不可泻大便

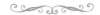

　　痧子有顺逆，顺者不药亦愈，逆者调护得法，亦十愈八九，近来沪上此症盛行，我一日诊十数出痧小孩，多半都是逆症，而且有十成之三不及救治者，推究原因，都是不知禁忌之故，兹为详说如下。第一不可泻大便。凡是发热的病，有外感必有内因，原来是单丝不成线，外感是风寒，内因是食积，热病的原因，在成人是很复杂的，在小孩什九都是这个风寒食积，这是大家都知道的，因为小孩的病不过是风寒食积，于是一见发热不问情由，先给他些泻药，以为先去食积，无论如何，病势可以减少一半，不但病家有医药知识的如此设想，便是医家亦都是如此设想，岂知按之事实，这设想竟错了。有大多数热病，初起时都应该从发汗解肌治的，倘然先给泻药，那热就阴阳怪气，时轻时重，或者日轻夜重，老是不退，胸脘痞闷，肚皮隐痛，这些花样，就统来了，这个名为内陷。仲景《伤寒论》中三令五申地说，表邪未罢，不可攻下，他这话真好比金科玉律，他那部《伤寒论》太阳篇，有许多方法，都是救误下的，无奈后人都不很注意，如今西法更是动不动讲究通大便，所以往往小病弄成大病，这还是讲的普通热病，若是痧子初起时先通大便，更是受累不浅。痧子这个病，一定要皮肤见红点，然后病毒能减少，红点见得愈多，病毒减少得愈快，红点见之无可再见，病毒净尽，病就好了，可以说得红点就是病毒的出路，那病毒，罚咒不肯从大便出去的。当病孩初见红点之时，若用药透发，红点续续而多，病孩就渐渐爽慧，本来咳嗽不爽快也会爽快，本来手足微冷也会转温，本来多迷睡也会清醒，本来恶心吐乳也会不吐，本来阴阳怪气发热，或是日轻夜重，就会热一个爽利，一日半日慢慢退清。倘然初见红点之时，用泻药通大便，大便一泻，已见的红点就会隐没不见，同时就会手指尖发冷，而本来的高热，也就变做阴阳怪气，这病从此就一天一天的重了，这个就是内陷，此时尚勉强可救，病家若误认热陷为热退，不思变计，那就糟了。

（辑自《论医集》）

43　麻疹不可过汗

　　第二衣被寒暖要当心。痧子要温保，衣被常要带暖，病孩不可吹风，这是大家都知道的，但也不是一句笼统话，须知温保，只能适可为止，若过于盖得暖，着得多，病孩大汗淋漓，已出的痧子亦能隐没，而且受热变病，较之受凉更是难救。大汗淋漓，汗腺启闭失职，就会亡阳，此重是漏汗，最是危险的。然则如何而可，这问题的答案很简单的，就是衣着被盖的多寡，须以病孩浑身蒸蒸有汗为标准，最好用三层薄履，汗多则去一层，汗少则加一层。尤其不可不知的是季候，冬天可以用毛织物，春夏只能用棉织物，若在清明以后，用皮或是驼毛毯子，那就逼热向里，浑身无汗臭热，只消几点钟工夫，就会使得小孩起惊，各种热病的调护都是如此,不但是痧子。

(辑自《论医集》)

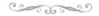

44　麻疹面部不可露被

病孩的面孔不可露在外边。痧子有特例,红点要见得多固然,但是要面部见得多是顺的。若是面部甚少,胸背臀部臂腿手脚各处,无论如何多,都是逆的;若是面部见得多,身上各部见得很少,或竟无有,亦是顺的,逆的有险,顺的无险。痧子又有第二个特例,热即出,凉即隐,例如正在出痧之时,一手露在被外,那手上定不出,面孔露在被外,面孔定不出,若全身受风着凉,全身都是不出,此所以痧子贵温保。不过温保过当,至于漏汗,那更是危险,因为漏汗仅能致虚,并不能透达痧子,人家不懂调护之法,往往将病孩重重厚履,却将面部露在外面,于是面部则因冷而不出,其余各部分则因过热而汗多,虽痧点甚多,亦无益于病,竟有因此致命者。故衣被当适可而止,而面部则须注意不可露在被外,大约此层在冬令最为紧要,春寒时尤甚。

(辑自《论医集》)

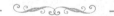

45　麻疹不可荤食

《内经》谓热病不可吃肉,原是凡发热都应守此禁,而痧子为尤甚,若犯此禁例危险非常,而且难救。不但是吃荤,即猪油气味不可闻嗅,又茶食中有猪油者,如杏仁酥、米花糖之类,皆在禁忌之列,其乳孩出痧疹,乳母亦须吃素。

(辑自《论医集》)

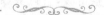

46　麻　疹　禁　药

用药本是医生的职务,不是病家的事情,然而有病家不可不知者数条,兹为简单说明如下。(甲)回春丹不可吃。前四年我著《保赤新书》,亦曾有此声明,证以近年阅历,此话益发证明不错。凡是痧疹流行之时，小孩见伤风咳嗽，便须防是痧疹，立刻要摒除荤腥，予以疏解药；若见发热，须解肌药；若热盛神昏，或指头自动，或寐中惊悸，此时是有惊意，惊尚未成，可以凉解，于凉透药中加消导药最好，不必忙着吃各种惊药，亦不必推拿，尤其不可的是回春丹。按：回春丹的药味，是犀黄、腰黄、麝香、冰片、辰砂、天竺黄、胆星、川贝、防风、羌活、天麻、僵蚕、全蝎、白附子、蛇含石。论这十五味药，可说得有五个作用：其一是清血热开闭，前五味是也；其二化痰，天竺黄等三味是也；其三是疏散外风，防风等三味是也；其四是祛内风，僵蚕、全蝎是也；其五温化行药，白附子是也；其蛇食石一味，只是镇惊。综观各药，亦甚寻常，然服此丹者，往往下青色粪，痰从大便出，此盖由于天竺黄、蛇含石、胆星、犀黄并用之故，凡小儿皆不知吐痰，此丹能使痰从大便出，故病家信之，其实各种热病，以热为主，能退得热，痰自不为患，不能退热，徒化痰无益。而下青色粪最是不妥，须知青色是胆汁，是人体中消化要素之一，胆汁从大便出，便是消化机能失职，若是服药之后而见青粪，便是不当攻下而误攻之证据，这是极显明的理论，而切合于事实的，惟其如此。所以痧子初起误服回春丹，是无有不内陷的，如何是内陷，就是本来面色红的，药后发青，本来大便实的，药后泄泻。（乙）不可吃葶苈。痧子无有不咳嗽的，虽亦有例外，不过千分之一，当痧疹流行时，总是伤风咳嗽起头，以后逐步加重，至于无时不咳，又咳不出，因而气急鼻煽，须知这是肺闭，不是肺实。古人用葶苈，分量极轻，而且炒过、制过，今人往往一钱八分，并不炒。古人用此的标准，是胸中有饮，喘满不得卧，主要是痰是水，小孩出痧子，咳嗽气急鼻煽，是肺为风束，主要是风，葶苈性格是向下，是能开胸结利水肿的，痧子病症宜透发不宜攻下的，因此之故，痧子用葶苈无不误事，若仅根据喘满泻肺等字面，便胡乱放胆用药，未免看得医道太容易了。（丙）不可服猴枣。按：猴枣能治痰热惊痫，相传其功用等于犀黄、马宝，医家以用猴枣，是因为它能化痰，以我经验所得，寻当热病有服猴枣而无败象者，亦有不可收拾而病家告我曾服猴枣者，是否因猴枣而坏，未能断言。不过痧子因服猴枣而愈者，见闻所及，竟无一人，以病理衡之，痧子无论在初期或末传，其咳嗽完全是风热，即初起受寒，亦无不化热，绝非化痰清热可以济事。因所以有痰，所以化热，皆因风邪闭不得出，疏散则愈；因为此病总是热的，故温散不愈，必定要清凉透达方愈；因为此病是血中热毒向皮肤宣泄，为唯一愈病之路，故甘凉嫌其遏抑，初起时必须苦寒兼透发方愈，猴枣既与犀黄作用略同，即可知与上列各要点不合。凡是犀黄一类的药，虽云清血毒，但他的路径是使病毒从大小便出去的，可以施之于他种疾病，不能施之于痧子。（丁）不可服远志。远志照古方的效用看来，是心肾药，痧子是肺风胃热，可谓与远志丝毫无关，且此物是温性，与痧子当清凉透达的公例不合。（戊）不得妄用麻黄、石膏。麻黄、石膏是当用之药，痧子当初起时，咳嗽不爽，壮热无汗，非麻黄不解，若复烦躁引饮口渴，更非用石膏不可，若当此之时，仅用麻黄，不用石膏，可以虽用多量麻黄，竟不出汗，况痧子当壮热无汗烦躁大渴之时，不用麻黄、石膏，更有何药可用。不过用此二味，须有两个条件：其一，须壮热、无汗而喘、烦躁、大渴引饮，四种见症皆具；其二，药量与病候宜相得。尝谓凡用伤寒方而偾事者，小半是见证未能吻合之故，大半是药量不中肯之故。吾用麻黄以三分至四分为止，石膏一钱半至三钱为止，如其药力不能及够，则继进一剂，此从《伤寒论》及《圣济总录》方后悟得。《伤寒》方后常云，水若干，煎若干，分三服，得汗后，止后服。《圣济》则一方研末，取四五钱匙煎服者，比比是也。吾留心计算其药量，往往悍药有每服不及一分者，同道中人不知其故，妄相诋议，甚至吾之被开除学徒某甲，亦以此为口实。又陆九芝、章太炎两先生，均著有药量考，考据真确，自是读书人所当致力者，然医家之最要条件，仍在实验，能愈病即是真确，近见有妄人用细辛至一钱半乃至三钱者，病人涣汗失神，不过尚未遽绝，而彼妄人且引以自豪，谓胆识迈越古人，吁用药顾可意气用事哉。近见日本人渡边熙著《和汉医学实验》一书，谓"汉医之秘不告人者，即在药量，《伤寒》《金匮》中所记，有一日之药量，亦有一剂之药量,总之不可尽信"。是则经验之谈也。近见痧子夹惊风而发者甚多,所以有此,盖因脑症流行之故,此病极难治,绝非麻黄、石膏可以济事,昧者不察,往往以重量膏、麻予之,上文所谓病不吻合,药量不中肯,两皆犯之,病何由治。吾于本年三月中一个月,治痧子与流行性脑炎及急性支气管炎三病并发之险症,凡二十余人,吾大孙儿亦罹此重症,吾用清透药与脑炎药加无价散救治,全愈无后患者十余人,凡曾服葶苈、远志、回春丹,与大剂不合病症之麻黄、石膏者,均不能挽救。吾今坦白言之,毫无隐秘,愿吾同道稍加注意也。

(辑自《论医集》)

47 麻疹肺炎救治法

　　肺炎之症状,即是咳不爽气急鼻煽,医多用葶苈、远志,只能增病,若以无价散予之,则为效甚良,此物只能用一次,且多不过一分,最好先予半分,不瘥,再予半分,用清透药冲服,痧透咳爽,鼻孔可以不扇,是即病机转变之好现象,若不出痧子,气急鼻煽咳嗽,亦能减退。通常用此治痧子,余屡次经验,审其治肺之功效,先自服验其药性,然后施之于人,为效良佳,惟限于肺为风束,气急鼻煽之支气管炎症,其他寻常伤风咳嗽非险症,无需乎此,其慢性咳嗽肺燥肺萎等,当然不合用也。无价散内地药店恒不备,此物系用腊月中健全小儿之粪,倾入银罐内盐泥封固,炭火煅赤,令成灰,加麝香、冰片少许,同研而成,吐血用童便,痧不得出用无价散,均极效,真可谓道在矢溺矣。

(辑自《论医集》)

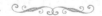

48 麻疹芫荽烫熨法

　　芫荽烫熨最为稳当有效之法。此法人多知之,然苦于不知其详,用之不得法,即无效,故虽知之,无多用处,兹为详细说明如下。芫荽即香菜,此物最能透发痧子,然而并非当药吃,可以透发痧子,曾屡见医者用芫荽一撮,以为药引,却丝毫于病无益。凡药,顺的病症用他不着,逆的病症,不能救险,都是无用之物。芫荽之效力,不在内服,全在烫熨,烫熨之法,于病孩咳嗽发热,身上已见红点之时行之,用芫荽菜一斤,分两次,先用半斤沸水大壶,大盆一个,入芫荽盆中,以沸水泡之,切不可煎,亦不可用火炖,泡则香,炖则臭也。泡时须将房间中门窗皆关闭,使香菜气味充满室中,最为合法,既泡之后,却乘热用洁净毛巾,醮透绞干(巾须甚热,绞须极干)。用此热巾,向病孩面部轻轻熨之,频频熨之,巾须着肉即起,不可掀紧在面上,又不可揩,掀则烫痛,揩则皮破也。须连续不已,使病孩面部之肉红,红则痧透故也。巾不须摊开,只须总把握在手中,以一部分着小孩之面,巾之一部分冷,则翻转用较热之一面,一巾冷则更换一巾,盆水冷,则更换一盆(即泡第二个半斤)。烫熨之主要部分,在病儿之鼻旁、口唇之上,颊肉之微近中部处,此处在医书上谓之人王之部。凡病孩痧子内陷,或欲出未得,人王之部必白而不红,且微隐青色,于此处熨之,其痧即也,乃陷者举之之最稳捷有效之方法也。凡烫熨,当专注力于人王之部,他处可以不问,手脚固不必烫,胸背两部尤不可,因解衣则着凉,反添病也。烫熨之时间以药后五分或十分钟时开始行之,最为适当,既熨之后,即行温保,勿使面部外露,如此,则病机必转,若翌日热尚未退,痧尚不多,咳尚不爽,可再如法烫熨之。以上七条虽甚浅而易懂,却是痧子极紧要关键,皆从实地经验得来,丝毫无疑义者,余固以此告病家,然医家正未可因其浅易而忽之,今之小孩患痧子之险症,无一非由小事化为大事者,岂尽病家之咎哉。

(辑自《论医集》)

49 论血压致庄百俞先生书

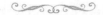

百俞老哥台鉴,前日小女自尊处归,得悉贵恙近状。鄙意血压高不足为患,凡患病最苦是不知真相,既不知以前来历,又不知以后变化,复不知现在当如何摄养,则虽小病,亦非常之苦。假使悉数了了,虽大病,亦可以袒然。按:血压之所以高,由于脉管变窄,治此病,其主要方法在使脉管扩大,若问脉管何以变窄,其实乃年龄为之,不是病也。脉管壁膜之中,藏有两种纤维神经,其作用专能调节血行,一种是交感神经,主催动,一种是迷走神经,主制动,此两种神经,互相颉颃,互相钳制,如此则有节律。肺呼吸中枢与心房动脉,都有此两种神经,浑身脉管壁中,处处有之,生理之设施,不是两种,不能有节律,不平衡既是两种,则必有一种先坏,一种先坏,则不得平衡,不平衡既呈病态。凡因工作勤奋而血压亢进,因而见血压高者,交感神经为病也;不因工作勤奋,而亦见血压升高者,迷走神经为病也,盖催动力强,则血压高,制动力弱,则血压亦高。问制动力何故会弱,则一半是气候关系,人身与气候之燥湿寒暖,息息相关,气候有变迁,则神经亦起变化,然此种情形,必在中年以后然后见之,若年富力强,则体内各种机件伸缩力都强,不起变化也。准此以谈,因工作而血压高者,是兴奋性,因气候变迁而血压高者,是衰弱性;因兴奋者,休息则愈,因衰弱者,法当补益,安居是休息,寻快乐是休息,避免刺激是休息,吃药是补益,适当运动,亦是补益。西医见血压高,则谈虎色变,见尿中有蛋白质,以为是血压高之故;见心房扩大,以为是血压高之故,于是用利小便之药,用强心之药,种种方法以为试验,自从发明血压计以来,截至今日,尚在试验期中,而病人却不蒙其福,只受其害。弟所见者数十人,结果都不良,未服西药之前,面色华好,行动如常,既服西药之后,面色枯黄,甚至卧床不能动弹,或者弟所见者不是高明西医,原亦可据此论定西国医学。然毕竟是严墙之下,故鄙意奉劝老哥,少吃西药,专庇奉肃。

(辑自《论医集》)

50 论高血压与脑血管病

百俞老哥大鉴大函拜悉,王说见血压高有五种病症,原是对的,但此种病理极繁复,若欲与事实相合,却不是粗枝大叶一句话。王说五种病,从第二种起至第五种,只是一个中风病,不过是四个阶级。其第五种猝然而死者,乃中风最重之恶候,所以猝然而死,脑中脉管壁硬化,无伸缩能力,气候剧变,人事剧变,脑中聚血,逾于能容之量,血管猝然破裂,病者数点钟即死。死后解剖,见脑中聚血,故西医谓中风是脑充血之病,若问何故脉管硬化,又何故硬化之脉管却在头脑,此则来源甚远,天下无无因之果,此事在今日,有从速说明之必要,故弟不辞词费,不但为老哥释疑辨惑也。中风病之来源有四,最重者是潜伏性梅毒,最初肾藏生殖腺受病,为横痃,为白浊,无论中西,只能治愈十之七八,其二三成之余毒,从肾藏内传入胃,则为中毒性胃炎;入肝则浑身筋骨酸痛;由肝藏从血分传脾,则为贫血性阴黄病;由淋巴入枝节溪谷,则为关节炎痛风;从此而达皮肤,则为种种风湿症皮肤病;由急性而转慢性,则为鹅掌疯为石灰指甲,此为病毒由肝藏一条路内传之第一二期,其第三期则入脑。凡病毒传肝者,无有不入脑,故此一条路最劣,入脑之后,神经逐渐硬化,脉管壁亦逐渐硬化,此时若用血压计量之,则见高压,因年龄关系,气候关系,人事关系,会逢其适,病发则血管破裂,此为第一种。其次为酒风。凡酒家大户,年深月久,至中年以后,汗腺受病,神经受病,启闭失职,则容易出汗,皮肤变性,变形成风湿,亦有变为骨脊痛、心悸、咳嗽等症,若值拂逆夏郁,则亦入脑,因人事气候关系,病发则手脚不仁,不必猝死。其所以然之故,因中酒精毒者,不过神经麻痹,其脉管壁之韧力仍在,故虽发病血管小破裂,中风病可以医治与不可以医治,其分别即在此处,此为第二种,其次为多内,钟鸣漏尽,夜行不休,乞灵于春药,如此者则有种种不可思议之病症,百分之五十以上,都得中风之结果。当其精枯血竭,外强中干之时,病虽未发,用血压计量之,则见高压,此为第三种。

(辑自《论医集》)

51 论高血压病因

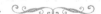

厚味,体格强盛,食欲强盛,非红烧煎炙,不中以快朵颐,如此者年深月久,血中所含化学成分变性,而为自身中毒,则神经亦硬化,若量其血压,常在二百度以上,此种表面恒不见病态,百分之四十为糖尿病,百分之三十为心房病,百分之三十为中风病。常见因吃粽子等,辄患中风,旧时谓之食中,即是此种病,虽在脑,其重心则在胃神经,此为第四种。就大多数言之,只有潜伏性梅毒发病,则多有猝然而死者,其余都为主说之第三四级病,此四种之外,更有病毒从遗传来者,则其发作常在二十四岁之前,至于王说之第二级病，是中风症之最轻者，但何以限于一局部，则弟尚不能言其故。至于王说之第一级病，则为另一件事，即弟前函所说之衰弱性，不必定为中风也。我辈措大吃苦一世，最容易患心藏病、胃病，若中风则居少数，即使有之，亦极容易料理，断乎不病第三、四级重症，更无论第五级，兹将预防之法，略述如下。最轻药方，为滁菊、钩尖，其次为西洋参、钗斛、姜活、防风、秦艽，其次为犀角地黄汤，其次为回天丸、活络丹，此其大略。其中有寒化、热化、兼外感兼食积、兼虚、兼肝气种种不同，用药亦不同，短简不能尽也。亦有因神经弛缓血压太低者，则为类似中风之风缓症。老哥怵于西医是言，终日夏虑，即此夏虑，可以致病，岂知无其因，必无其果，今见血压高，更心中惴揣，惟恐患猝死之中风，此如未经人道之处女，终日以产私生子为愁，同一不经，岂不令人喷饭。西医对于脑病，至今无良好办法，尤劣者，是放血，惟其无办法，宜乎谈虎色变也。今人讲乐利主义，精神外倾，中风之四种原因，犯之者多，得吾说而存之，可以略有忌惮，则于社会风俗，不无小补，故趁此机会，力疾详言之，贱恙亦属神经病，所以袒然不忧者，正因明白因果之故，诸维鉴管。

（辑自《论医集》）

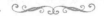

52　论中风先兆

　　血压高，是脉管变窄，血量过于脉能管能容之量，则见高压，故西医治中风症，有放血一法，即是将过分之血放去，减少血压之高度。若问脉管何以变窄，就病理推论，却是脉管壁纤维神经紧张之故，故血压高之为病，其症结不在血，而在神经。西医用血压计，可以测知血压之高度，中医并无此项器械，而血压之高否，仅恃诊脉，并不能知，则此事当为西药特长，非中医所能置喙。余初时便以此为疑，如其必待西医诊断病人血压高，然后中医据西医之诊断商量治法，如此则中医不成其为医学，则此后将何以自立，如其必须依赖他人，鄙人亦无须饶舌矣，须知此病既属神经性，则自有其神经性之证据可见，例如手指震战，肌肉瞤动，古人谓是风信。所谓风信者，其意义即是中风之前兆，西医见血压高，断为其人将中风，是血压高即为中风之前兆，此与中国风信之说，正如一句话，不是两句话，不过古人所谓风信，因无科学帮助，言之不详，是则时代限之，非古人之过也。今就余研究所得，风信当分两种，甲种可谓之神经性，乙种可谓之中毒性，手指瞤动、手战、肌肉瞤动、心跳、筋骨酸楚、脉搏不匀，及见各种风信，而兼见脉弦脉紧者，是甲种神经性风信也；舌本强、舌麻、死肌、爪疥、鹅掌、黄涕、鼻中息肉，凡见此种而兼见脉硬者，是乙种中毒性风信，无论何种风信，观其面色（凡将患中风之病，其人面上必有风色），合之脉象，可以测知其人血压之高，若见风缓症象，并可以测知其人血压之不及够，鄙人曾经试验十不爽一，百不爽一，不过不能知血压高至何度，低至何度，然色脉合参，有时能先西医而知。此如热度表，中医不用，仅能知病人发热，不能知病人热至若何度数，然候病人颜额、后脑、手掌、此数处，热度郭高孰低，合之病症脉象，则能知其热之虚实，优点反在热度表以上，此与不用血压计，同一巧妙。至于血压高者，不定有中风之症，其非见中毒性风信而患中风，必不至于猝死，手脚不仁，不限于中风一症，都是事实，不容以口舌争者，因书中并未说明此点，读者不免疑不能明，故附说明于此。铁樵自识。

庄先生来函云,西医王完白在电台播音中报告,谓血压高分五种,一不耐繁剧,多想多动多说,即觉疲劳;二嘴唇歪牵;三右手足不能动作;四全身不遂;五猝然绝命……故恽师覆函中,有王说见血压高有五种病症云云,巨膺附记。

（辑自《论医集》）

53 答张仲纯君殇女函

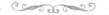

铁师函丈:小女佩兰,近竟因惊风夭折矣,因惊夭折,夫复何言,然所以成惊与治惊不效之理,窃惑莫能解也。惑之不解,岂惟误女,且将误人,学医至此,曷胜悲愧,用敢前来续问,望吾师悯其愚而教之,则幸甚焉,兹将小女病状及所服方药,胪举如下。女年五足岁,自幼大病数次,以调护得宜,体格不尫羸也。去年十月左右,两颐齿龈作痛,两颊时红,红则痛益烈,甚至饮食不敢入,服《金鉴》肥儿丸加芜荑,得色滞微溏大便,并蛔虫数次,全愈,愈后饮食如常。乃月余后,食欲忽异常不振,审别无他病,大便次数如常,惟微溏滞浊差异平时,余认是前药寒凉克削太甚所致,用香砂六君为丸,间作理中汤调理之,半月不效。正疑虑间,面目微浮,又数日,足亦微浮,兼见舌白滑,尿短赤,形寒,微渴,间微呼头痛等症,是病湿兼感寒之象,改服五皮饮加杏仁、防风、苏叶、花粉、木通一剂,尿长肿消,余症亦减,此一月十八九日事也。廿一日复大呼头痛,恶寒、无汗、微渴,饮食下咽即吐,服二陈汤加藿香、白芷、羌活、麦冬、生姜等药,为温覆得微汗,汗后发热。廿二日早尽退,问之,头痛全愈,恶寒已微,呕亦略止,食粥二三匙,可不吐,惟唇较红,口较渴,苔厚白微带黄,大便次数微溏如旧,色则更老黄,溲仍短赤,知是里热,尚带表寒之故,用花粉、麦冬、姜夏、竹苑、木通、甘草,少加薄荷、芥穗,服之,入夜仍发热。廿三早复尽退,不复恶寒,粥量有加,惟二便如昨,呕仍未全止,口益渴,唇益红,舌黄厚而燥,是阳明经病已显,用竹叶石膏汤、温胆汤加减,生石膏、麦冬三钱,姜夏、竹苑、木通钱半,枳实、甘草八分,川连六分,复因间有燥咳,佐杏仁二钱,川贝钱半,煎为二份,分廿三、廿四两日服尽,呕止,渴差,苔润,黄退,夜亦不热,粥量愈增,且能啖生荸荠、花生等物。至廿五见其病状全消,胃益健旺,因念前本胃弱,何可过服寒凉,停与服药,谁知剧变竟于是日作耶。先是廿五晨,呼其食粥,时睡眼张开,微带上视,颇疑之,然呼之目随还原状,问所苦,胥曰无有,抚其四肢及小脑延髓各处,亦不热,余念神识既清明,旁无发惊见症,疑始释。傍晚进粥,复睹上视状,斯时神识虽仍清明,尚能啖粥半碗,然已知其里热必未清,随检旧购存桑叶、竹叶、滁菊各若干,嘱室人煎与服,煎毕夜已昏,室人抱之起,方拟进药,讵惊搐已作矣,俄惊稍定,即将药一饮而尽,时唇愈红,面色与目中结膜亦红,且能多饮药汁,足证其口必渴,可见表虽不热,其里必热无疑,急往配药施救,计夜八时进竹沥数匙,少佐姜汁,历三时,惊不止。十一时思其数日来大便虽微溏,究仅一日一次,分量甚少,而色老黄,昨夜至斯时,且未大便,近数日进粥,又迭见加多,爰根据《保赤新书》小儿手足抽搐、热壮、面赤(表实无壮热),皆属胃中有积之理,仿《千金》龙胆汤意,用钩藤、胆草、大黄、蝎尾等与服。又三时许,得微溏老黄大便二次,惊仍不止,五时复将《热病学》中犀角地黄协诸风药方与之(虎骨缺,未用,安脑丸未备,以牛黄丸代),亦不效,最后遂知觉全失,手足厥冷,而循衣摸床等恶象毕作。余细揣其面赤、唇红、口渴(因各药饮皆立尽而知），又无吐泻、汗出亡阳等症，明知厥冷抽搐由里然，决非古书所谓慢惊、慢脾等可用辛热之阴寒症，惟清凉攻破，均不效，是病无理可喻，此心宁不被其转移，因煎炮附钱许参倍之，拟与服以尽人事，而图幸中。适天大明，招同道劝君来商，邓君对参附不甚主张，谓是痰迷心窍，主服盐蛇散，姑从之，服半瓶，复毫无影响。日午勉将前煎参附进，亦绝不效，后且舌起白泡，是附不受之证也。本日日夜计抽搐死而复苏者，殆十余次，余以技穷，并认其难度今宵，不再与药，不料廿七天明残喘依然，且抽搐略止，进粥尚能纳受，无可奈何中，午前继进演山截风丹，重加生地、当归一剂，午后三时，目还原状，手足抽搐止，惟语仍不开，咬牙作声，颈项反折如旧。余坐觇其变，六时目上视，手足抽搐复作，是夜犹从容进粥数匙，廿八早牙关始闭，不复能饮食，奄奄一息，至廿九早夭逝。

　　此吾女惨死史也，吾女之死，吾实杀之，咎何能辞，然有惑而莫解者数点如下：（一）当食欲异常不振时，认是肥儿丸寒凉克削太过，以香砂六君与理中调补之，半月而面足浮肿，及服五皮饮利水去寒，而尿长肿消，是前药误，后药相得，为病湿感寒无疑。然在食欲不振之初，何以绝无寒湿病象，必半月后始见浮肿形寒等症，且六君理中汤之术、苓、香砂、干姜，独不能去寒湿乎，此其一。（二）廿一日之大呼头痛，无汗、恶寒、呕吐，是太阳伤寒而与脑炎初起症，赤甚相似，第就药效言，首服羌、芷等，得汗而头痛恶寒愈，化热后，服石膏而呕止，余症全消，治伤寒成效已见，可知初起决非脑症。又至廿四各症尽除，病确出险，何以廿五突变如许剧烈之脑症，药误欤，则前症当不因药误反尽差，新感欤，则更无若何诱因与他种预兆，此其二。（三）自惊作，心乱投药，自知太杂，然似尚未出吾师治惊学理范围，何以均不效，此其三。（四）服胆草、大黄、犀角，牛黄后，而手足厥冷（时脉亦甚迟），与古籍所谓慢惊、慢脾等应用辛热药之阴寒症，颇相类似，惟观其唇红、面赤、口渴、与前服石羔而呕吐止，后用参附而舌起泡，及厥厥冷后亦绝无吐泻交作汗出亡阳等寒象，故始终认其表虽不热，其里必热，决非寒症，在诊渐上，究否有误，此其四。（五）每见惊风多痰声漉漉，表热如炙，治以竹沥、姜汁合药，或龙胆汤辄效，此则始终不闻若何痰声，表亦不热，窃思古人风痰常相提并论，与惊由热炙神经而起之理，岂无痰表不热，亦足致惊耶，此其五。（六）吾师发明之安脑丸，治此能对症否，此其六。渎问六点，非函授范围内事，亦非通函论症要求治方也，为学理不明求解惑耳吾。师其许之乎，嗟乎，家人多病，学医自救，何图自误，乃莫知所由，遗恨其何能休，用敢前来渎问，伏乞赐予指教误治理由，庶免再误他人，藉可稍赎此愆，则拜赐多矣。临纸依依，不胜翘企，肃此，敬请诲安。

受业生张仲纯顿首　三月十二日

　　本篇问得甚好，是当竭诚奉答，我想学员如遇有类似此等之事，不妨随意发问，又不但此也，即鄙人亦当值有此种疑难事情，当公布之，供大众讨论。个人之心思才力有限，众擎则易举，必如此然后能实收教学相长之效，中医改良方法，无有逾于此者，直可此之《吕览》悬之国门，幸吾同志注意于此，敝月刊不惮扩充篇幅以容此种文字也。张君所问者，敬答如下。肥儿丸确是苦寒克伐之品，不知当时用多少分量，鄙人尝用九味芦荟丸治虫积，用量不过三四分，已经应手可以取效，可知多则无益有害。大约此等苦寒之品，多服则俞气化薄，而当时或竟不觉，观后文手脚面部皆肿而可知，是藏气受伤（凡外面之肿，都是里面藏气有伤，此事古所未言，鄙人从实地体会而得），此其一。理中丸之干姜最不适用，凡用姜必须唇舌都从寒化，腹满自利，肢冷汗出，然后适用，否则当时不过略着热象，其唇藏气热化上行，则必见头痛齿衄舌红等症，而面色则反见寒象，故姜附等温药用之而当，起死回生者十之一二，用之不当，轻病致重，重病致死者，十之七八，此亦多年悉心体会，然后知之，此其二。又凡寒凉克削之药误之于先，最忌用温剂救之于后，此其理由极充足而极难懂，寒凉误之于先，藏府是活体，本来自起救济而化热，克伐误之于先，藏府亦自起救济而组织兴奋,寒凉之失,当然救之以温,克伐之失,当然救之以补,但只能用极平和之剂,极轻之分量,徐俟其复,若药猛药重,往往令藏气乱,是治丝而棼也,此其三。廿一日之大呼头痛,就原理推之,寒邪外束,胃气因逆,胆火上行,故得疏解药而差,解其外面之束缚,复以石膏清之,所以得差。服大黄而手足厥冷,恐又是药量太重,压之过当,冲气无有不上逆者,流性脑症本是上行性病,别无其他巧妙,安脑丸良效,此其四。既无痰声,不宜竹沥,须知阴虚从火化之病,都无痰声,脑炎之所以成,不在痰不痰,而在肝胆与胃之经气逆不逆。肝胆与胃经气皆下行,此《内经》之训也,里热为外寒所束,不得外达,则必逆而上行,神经受熏炙而紧张,则见抽搐。阴虚无液,则无痰,竹沥虽非误,嫌其用之不当,理中加姜,尤其可商,此皆为古人成法所拘之故,此其五。至以后用参附则甚可商,恐非治,此其六。以上六点都有研究之价值,但亦不必懊丧,死生有命,古言三折肱为良医,《离骚》且言九折臂,自古虽仓公扁鹊,其成功都从颠踬中来,所以东坡说学医费人。抑吾言亦不必便是,神经系病症,经得探讨,现在无论新旧医学,都在六十五分左右,不曾到七十分,鄙人曾与德人某医(此德人前数年在沪上有盛名)会诊,我已知病人必死,而德医尚未知。又曾与俄国博士会诊急性脑病,余认为无法,彼则以为有法,乃治之廿八日毫无功效,直致病人于死,此医乃脑病专科博士也,而鄙人于治脑症,常致垂头丧气。故我辈现在研究脑症,平心而论,实在幼稚地位,后有神经系病理治疗,事脑症金之《保赤新书》所言者,详细不止倍蓰,兹不赞。铁樵谨覆(注)本篇公布于铁樵医学月刊,故有第一段之语调也。

(辑自《论医集》)

54 脑炎救治法

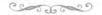

　　脑炎是新名词,可不是什么新病,病名是外国来的,病症可不是外国来的,切莫要弄错了以为这个病,只有西医会医。话虽如此,不过要将病理弄明白,若是以意会之,胡乱用药尝试,是不会有效的。脑炎病起病的情形和病的变化,种种不同,各种不同之中,有一个相同之点,就是起初见头痛,其次见抽搐,其次见神昏。寻常头痛痛在两太阳,流行性脑症头痛,痛在颈项,就算两太阳亦痛,却必定兼着颈项酸痛,这是因为延髓膜紧张的缘故,所以这个病的正当名称应该说是流行性脑脊髓膜炎。那第二步的抽搐,就是我们常见的小孩子惊风的样子,手脚抽动,两目上视,形状极可怕,到手脚抽动,本无有不神昏的,不过抽动一阵,会自己停止,神气仍能略为清楚,到第三步就没有清楚的时候了。此病与惊风不同之点:一、惊风只孩子会病,脑炎却无论老幼男女都会病;二、惊风是难得有的,脑炎是流行性,同时一地方同患的,不计其数;三、惊风病因是惊吓、食积、风寒,脑炎不必定有惊吓、食积,真病源是空气中一种微菌,不过就事实上推考,微菌之外,还有一种原因,就是人体内的抵抗力弱。微菌显微镜看得见的,这种抵抗力是看不见的,不过就事实上推考,确有这样东西,西国人名这种看不见的东西,叫做抗毒素,若是健体,这种抗毒素是很有效力的,微菌难人人身不会患病,要是抗毒素失了效用,微菌一入,就无有不病了,故所以说脑炎病的病源是微菌,这句话是不完全的,专用减菌的方法治脑炎,这治法是不健全的。要知道菌在空气之中,无人不呼吸空气,就无人身中不有微菌，然而有病有不病者，即是抵抗力有健全与不健全的缘故，所以菌入人体是外因，抵抗力健全与否是内因，单有外因不病，单有内因亦不病。既病之后，除去外因可愈，振刷，内因亦可愈，两法比较，还是振刷内因的治法健全，因为抵抗力不强，单靠杀菌，那菌是继续由空气中输入人身的，所以此病初起时，用西法要五六天才愈，用中法两天就好了，用西法有耳聋、疟疾等遗与症，用中法可是没有的。而且西国人极怕此病传染，我从各方面考察，敢断定不是传染的，果真传染，难道带一个嘴套子就济事了么？此病之治法，有兼症与不兼症之别，已成脑炎后之效方如下。犀角尖磨冲三分，胆草五分炒，细生地四钱，蝎尾二分炙研冲，川连三分，归身三钱，安脑丸两粒药化服。病重者须连服四五耳帖，开且第一帖可以加羚羊贰分，此指最重者而言，其实亦难得遇着，通常只要照安脑丸仿单服药，即已妥当，其初起伤风发热而后见脑症者，照伤寒兼证治。

（辑自《论医集》）

55 再论安脑丸

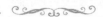

方药：金钱白花蛇（六条，去头，隔纸烘，研筛 入土），蝎三条，白附子一钱五分，薄荷三钱，梅片三钱，独活五钱，川生乌二钱，天麻三钱，明雄二两，麻黄二两，犀角一钱五分，麝香一钱。上药陈酒熬膏制丸如绿豆大，如无金钱白花蛇真蕲蛇可代用，真蕲蛇约须六钱。此丸曾经于民国十九年一月呈请中央卫生试验，所试验奉有成字二二三号验单在案。

说明：本方学理说明，参考《惊风经验谈》。

用法：小孩发热，指头自动，寐中惊跳，唇红而干，口渴无泪，服丸半粒，薄荷一钱煎汤化服。

手脚抽搐，两目上视，角弓反张，其发作阵一日二三次发作，发时面青，种种恶候并见，不发时，略如平常无病光景，此是惊风已成，不必慌乱，俟其发过，用薄荷一钱、酒炒龙胆草二分煎汤二三羹匙，用此丸一粒化服即安，隔六小时再服一粒，仍用薄荷一钱、龙胆草一分煎汤化服，即不再发。惊风最利害者，一天可发二三十次，亦只照样煎服，无有不愈。

有一种惊，发作时手脚痉挛抽搐，面色发青，两目上视，不发作时，面色不转，目光不正，两眸或微斗，或一眼向前，一眼旁视，此是病毒已经入脑之证据，而且兼虚，病候较深，切勿乱药，各种发汗攻积方法，只能添病，不能愈病，只有此丸非常灵验，服法用归身一钱、细生地一钱、清炙甘草四分、酒炒龙胆草二分为一服，煎汤，取约三羹匙，将此丸一粒化开，灌入病儿口中，再将余药徐徐灌入抚之安眠，不可惊动，三小时后，再服一次，照前配药分量同，第三次须隔六小时，药量亦照前，共服药三服，丸三粒，便能霍然。

更有一种，病孩后脑发酸，颈项反折，此是脑脊膜膜紧强之故，即近年江浙两省流行之脑炎症，此病不但近年流行，无论何时何地，都可以有。又不但小孩会患此病，成人患此病者，亦常遇之，不过这两年为最多耳。此症之起病与兼症，亦各不同，有头痛后脑酸，起病第二三日即颈项反折者；有初起即与手脚抽搐角弓反张同见者；有先是惊风，后来变为脊髓炎症者；有急性两三日即死者；亦有慢性五七日不变不动者;有神昏谵语者;亦有神气也较清楚者,总之无论若何变化,颈项反折,是其主症。所谓颈项反折,并非角弓反张,角弓反张是全身反张作弧形,颈项反折乃仅仅头向后仰。此病最恶劣,一见颈项反折,便自古无治法,西国亦只有脊椎穿刺一法,据说有最新发明的一种血清能治此病,百人之中,可愈四十多人。然成人之行脊椎穿刺法者,当用血清换水之后,辄感剧烈之头痛,故婴儿太小者,不能任受,则尚未臻完善之境,且此种血情,上海常感缺乏,更无论内地,惟有此丸,专能治此病。不佞四年前治虹口殷楚记小孩,于无可如何之中,发见此方。殷楚记小孩八岁,病由发热、惊风转属而来,颈项反折,头后脑与背相附着,其颈之弯曲如黄瓜,病二十余日,颈弯曲六日不变不动,百药不效,病孩之父,声言不惜财,不责备医生,但愿有法。吾乃以九元之代价,修合药丸六十余粒,每六时服药一粒,两粒后其颈项觉酸头仰得减,知已中病,继续再进,仅六粒而头仰全除,殷即以余药相赠。嗣是值此病用此药,其效如响,无论男妇老幼,无投不利,惟旧有风湿,更患脑脊髓膜炎症,则结果不良,除此之外,可谓十全,且愈期不出三日。计此四年中修合此丸,已达二百余元,向因其价太贵,且用时为量甚少,故病家须用此丸时,一例不取赀,今已效验真确,且无流弊,故敢出而问世。用法凡见颈项反折头向后仰,不论兼症若何,用西洋参、当归身、细生地各一钱,酒炒龙胆草三分煎汤,化服丸药一粒,隔六小时再服一粒,其效如响。如其病儿牙关劲强,药不得入,可用丸一粒捣碎,指醮擦其牙龈,其口即开。

(意)凡药须与病对证,故有一病即有一药,绝无一药能治万病之事,此丸确是非常之效,然只能治上列之病,用时须照仿单,可保万无一失。若未见惊风证据,千万勿存一预防的意思,冒昧予服,若照仿单服,绝无流弊,寻常惊药,往往令儿不慧,此丸绝对无之。

(辑自《论医集》)

56 回天再造丸

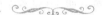

方药:蕲蛇四两,当归二两,血竭八钱,没药一两,川楝肉二两,龟板一两,元参二两,天麻二两,白芷二两,当门子五钱,犀角八钱,两头尖二两,毛姜一两,全褐二两五钱,冬白术一两,乳香一两,细辛一两,首乌二两,熟附子一两,制松香五钱,青皮一两,黄芪二两,山羊血五钱,制香附一两,广地龙五钱,赤芍一两,麻黄二两,乌药一两,大黄一两,红袖八钱,虎胫骨二两,熟地二两,母丁香一两,威灵仙二两五钱,草蔻仁二两,防风二两,羌活一两,甘草二两,白蔻仁二两,姜黄二两,川芎二两,葛根二两五钱,冰片二钱五分,藿香二两,姜蚕一两,川草薢二两,天竺黄一两,广三七一两,犀黄二钱五分,沉香一两,桑寄生一两五钱,茯苓二两,肉桂二两,辰砂一两,穿山甲二两。

说明:中风之症状,通常习见者,为半身不遂,口眼斜喎,语言蹇涩,古籍名此为类中,此两字先不妥当,余初习医时,因如此之病为类中,必更有所谓真中者,乃遍考各书,杳不可得也,患中风者,喉间多痰,有因以痰为中风之病源,又此病往往见唇舌干绛诸热象,有因以火为中风之病源,此更不妥当,须知此为神经病,痰与火,皆由神经矢职所致,况此病人有大多数无痰,而有少数属寒证,领重用附子吴萸者,现在西医谓是脑充血,其病之经路与小孩惊风略相似,而病源则甚深远,迥非惊风之比,我国医书对于此病之治法,最有价值者,为《千金方》,此丸方虽《千金方》无之,却是千金派,所谓千金派者,其用药与《伤寒》《金匮》之讲君臣佐使者迥然不同,乃聚四五十味药馄合之,使之正负相消,宽猛相济,别出一总和之效力,此种药方之来源,当远在周秦,意《汉书艺次志》所载经方,即是此类,孙真人收集而保存之,成为《千金》,今此回天丸方有是许效力,亦即此理,其来源当亦甚远,特无从考证耳。

用法:凡中风猝然昏迷,手脚抽搐,有两日上视者,亦有不上视者,有手握者,亦有手开张者,有便溺不禁者,不论何种,急用此丸一粒,开水化开,扶病人仰卧,徐徐灌之,但悉数下咽便有良效,然此时效力,表面直看不出,两点钟后,再灌一粒,服第二粒时,便不如第一粒之艰难,从此每隔六点钟服药一粒,痰多可用胆草、竹沥、半夏,火盛(如目赤唇干舌绛)用菊花、钩尖、鲜生地,风盛(即抽搐利害)用虎骨、天麻、独活,虚甚者可以加参,若诸证并见,即诸药并用,又有全见寒象,痰窒不通而有冷汗者,可重用附子、吴萸,凡诸药分量,须延医生临时酌量配合,以上为急救法,有病重两三日不能清醒者,只坚守此法,不疾不徐,锲而不舍,服丸至二三十粒,自然清醒,清醒之后,即是危险时期已过,当用调理法。病缓者,须缓治,病急者须急救,此一定不易之理,故霍乱吐泻当救以大剂姜附,因其势暴,药须与病相得故也,中风在猝然发作之时,为势何尝不暴,但危险时期既过,即属慢性,此病往往种因于少年之时,结果于中年之后,其伏因甚远,故其愈极难,既入调理时期,便只能缓药缓治,一面清心寡欲,以修身养性,期以半年一年,可以得尺寸之效,盖各种慢性病,皆须俟体康细胞生灭,经一度新陈代谢,然后可愈,中风之原因为神经钝麻或萎缩,钝麻者可冀以渐恢复,萎缩者只能使病毒归入一处,而维持其余不病之处,使不与病处同化,欲其恢复,欲其本同化,莫妙于缓缓常服。

(辑自《论医集》)

57 丙种宝月丹

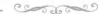

方药:白薇一两八钱,泽兰一两二钱,当归六钱,白芷九钱,卷柏二两,桂心一两五钱,藁本一两二钱,川芎六钱酒洗,石膏二两,桃仁一两五钱,麦冬一两二钱,人参九钱,蜀椒一两八钱炒出汗,茯苓一两二钱,橘皮三钱,炒车前一两八钱,蒲黄一两五钱,赤石脂六钱,紫石英三两,庵薗子二两,炒蛇床子六钱,覆盆子一两五钱,干地黄一两八钱,泡干姜一两八钱,白龙骨一两二钱,炙远志一两二钱,太乙余粮一两二钱,北细辛一两八钱,上药蜜丸如梧子大。

说明:女子欲求生育,必先经期准确,颜色正当。此丸功能调经种子,药性平和,功效王道,无论经期超前落后,或经前经后,腹痛或色黑不多,或色淡如黄水,或经来腥臭,或经来结块如猪肝,或腰酸带下,或白淫赤带等,此丸悉能治之,并能治痞块、癥瘕、乳岩、颈疬等痼疾。须少服常服,以渐取效,病浅者二十日见功,病深者百日全愈,病大深者二百日全愈。(服法)每服两小粒,每日一服,开水下,食远服,病重者每日早晚各一次,亦每次两小粒不可间断。

(辑自《论医集》)

58 谈 谈 脉 学

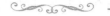

　　脉是不看见的。凭着三个指头去摸,你摸着的心里以为这是弦脉,换一个人去摸,他心里以为这个是滑脉,归根大家以意会之。究竟是弦是滑,却没有一定的标准。好比春天听着布谷鸟,甲说是脱却布裤,乙说是得过且过,丙说是不如归去,毕竟鸟声只是一种,并没有三种。然而人类的耳聪是一样的,何以会听出三种不同来呢?这就是以意会之的不是了。今世找不出公冶长,道是非恐不容易判断啦。脉学等于如此的模糊影响,却要以性命相托,这是中医受现世非难第一个要答解的问题。有许多人的意思,以为这脉学自己用功是没有用的,非得负笈从师,耳提面命不可。这话何尝不在理。但是就愚见看来,恐怕未必吧。大约负笈从师,在师傅那里吃三年饭是有的,要耳提面命,只怕走遍天下,找不到这样好师傅。不过既然吃了三年饭,自己也说不出没学着,只要硬着头皮去挂牌。在要好的呢刻苦自励,将古书上所说的与病人所有的脉,互相印证,久而久之,自然心有所会,这便是个中超超等的人物。等而下之,不过说两句老生常谈的废话充著作,出出风头,医会里列个名,奔走奔走,壮壮声劳,碰着运气,弄着两文,就吸鸦片,坐机器车,放谣言,这空气,搭臭架子,充起名医来。这其间黑幕,不过如此,还有什么可说的。然则如何而可,那就要先讲脉外的极显明可见的事情了。一个人除掉犯法自尽,以及偶遭遇不测之外,总是病死的。能杀人的大病,总是小病变成功的,用这两句话做了前提,那就可以说得。凡是病都有杀人的可能性,医生的职务,并不是能使一切病不救人,不过是遇是能使一切小病不至于变成大病而杀人。既然如此,医生第一要事情,是要辨别何病不杀人,何病必杀人。简单点说,就是先要知何者是死,然后能知何者是生。孔子对子路说,未知生焉知死。那话是有人生哲学意味。若论医道,可要将这两句话倒过来,叫做未知死焉知生啦。莫说脉学是说不清楚,画不出来。古书所说,不能懂得,而且有无止境的奥妙。就算种种困难都能减少,就算做书的人有生花妙笔,说得活现,就算读书的人聪明万分,十分了解,毕竟还是空空洞洞,无形无质,无臭无声。要将只空空洞洞的东西去辨死活,譬如诊了脉说是活的,偏偏死了,那还了得。或是诊了脉说是死的,偏偏不死,也是不妥当。若是说两句骑墙话,了了门面,一层。人家未必定要请你这桂花医生,二层。那又何必要拜师,何必要读书,三层。我们目的在利人利己。假如学会了并不在乎挂牌行医,那末对自己家人说骑墙话么,没的教人笑掉下颔罢。所以鄙人想了一个方法,先从有凭有据的地方,认定死活,然后逐层推敲,自然有路可走,不知读者以为什么样。

(辑自《卫生报》1928 年)

59 药 盦 随 笔

余某者,湘乡人,极朴愿会,为余言其乡有异人。一人六十许叟,设小茶肆于乡僻小镇。爪甲长尺许,终日不为一事。与邻里儿童谈议最洽顽劣,儿偶犯之,亦不以为忤。叟当手植木棍于地,令群儿拔去之,棍之下端,绳贴地面初不深入,而卓然不倒。三五壮健少年拔之,不能起,撼之不少动。叟以两指撮之,轻若无物。其事至怪,为物理所无。顾群儿头脑简单,初不深思索,以为叟有异术而已。有当燂汤戛爪甲,卷之俾手能握拳,击大石块。拳下星火激射,石为碎粉。此两事,余皆见之。余为群儿之一,叟独赏其谨愿曰:孺子,他日当糊口四方,奔走十年,不改本色,方为可儿。尔时,老夫当授汝以吾所能。后余入金陵江备学校,以补善交际,不得志于军界,为体操教师,与余共事两年。余国文绝幼稚,余为讲解,终年不倦,乃感我切骨,已而别去。更六年,值于汉皋旅次,问彼老人,曾授君以术否。余抚掌曰:君尚忆此,可谓有缘。其术至异,余已尽得之。吾友人中无如君率真者,得以其术相授可乎。余曰愿之。余出一卷曰:熟读此,三日后黎明,吾当来。其书凡三十余页,后半皆符箓咒语,前半记师承,详叙某人授某人,凡四十余传。其姓氏皆不见于任何记载及小说,文字鄙僵,讹字且满纸,符箓莫名其妙,咒语不可解,尤难记忆。为术凡三:曰重拳,曰炼气,曰炼刀。三日后,余来。余谓书多讹字,曰:是不可改,改则术不灵矣。咒悟多不记忆奈何?曰:此即无妨,稍久自能背诵。惟受?频拜祖师且须宣医,君愿之乎。若问何处祖师,曰:纸书始传祖名,设位跪拜。余思此殆义和拳之愿,吾乃为此邪略一踌躇。余曰:休矣。此术不能授君,乃急收其书并余所缮录者。临别曰:吾术乃至实,以君之真挚,尚难悟此,其矣才难也,太息而去。余为惘然者累日,迄今十五年,不得通音间,不知余君倘在人间否也。今年六月间,余戚家失一约指,值五十余金,戚家固富有,男女仆役可二十余人,戚属往来者更多。主人必欲知者为谁,乃乞灵于图光。行术者为吾戚之友,商人非术人也。子夜,于旅馆觅静室行术,成人不能见,童稚始见之,乃招吾女毛头。毛头见纸上有人物,动作如影戏。最初所见者,为马路及戚家大门门前小店,店人伏计柜作谐笑状。门以内,草地石阶门窗。入室,地毯楼梯,皆如身临其境。最后愿闺蜜室中铲幭陈设,无不在目。至此忽见一短衣男子,有短须,戚家无其人,不知其为谁何。此人旋捕一人来,审视被捕者,为戚家女眷。短衣人若有命令,指挥该女重演盗室时情状者,既而盗得约指思遁。术者曰:可向之案观,毛头乃语光中人,若手中物示我。佣伸右掌示无物,曰左则匿不肯出。术者曰:威以法则出,乃复以法语之,光中入出左手,赫然一镶翠玉指环也。术者又曰:欲于其面作记号亦可。若刺其目,则其人目当旨。戚曰恕之,仅于面部微刺以征信亦得。毛头乃以针微刺其右颊,至此光遽敛,更视之,无物矣。明日视女佣右颊,有红斑坝起如疖子,大如小银币。灵学研究者与不研究者,同立于水平线上,均之莫名其妙而已。据西人研究所得者,大都此类事皆与心理学有关。如催眠术中千里眼,能使已往之事,复见于受术者脑中,以视圆光,蹊径同,方法不同耳。然主要部分复现,其理已不可思议。乃至马路草地帘幭陈设,及店人之笑。皆复现,岂当日之事,冥冥中有活动动摄影片耶。吾有族叔祖,清末宦皖中,亦曾圆光赃物,且因此追得,光中初见者为土地。今乃无土地,有短衣人,或疑租界之土地短衣,或曰冥中侦探,诞幻良不可究诘。

自来谈鬼物者,类无凭证,此则光外人与光中人竟得交接,且针刺其影而而显红斑,当是灵学曾中绝好研究材料。史称李少君,鸿都道士之术,信有之欤异已。

(辑自《半月》1924 年)

60 药物学导言

相传《本草》始于神农,今医家用药,药肆制药,悉本明李时珍《本草纲目》。自古迄今,此事之沿革如何,都不加深究。而浅人炫异,复喜用不经见之药以为能,此大不可也。凡药物用以治人,其效用如何,利害如何,皆当洞彻中边,小有疑义而妄用之,即撄奇祸。欲洞彻中边,除服食之后观其反应,更无他法。若用理化学试验,则不适于应用。例如附子干姜为大热药,以二物煎汁候冷,令平人服之,则其反应为纯热象。唇干舌绛,目赤脉数,可以同时并见。然当其未服时,以寒暑表入药汁中,则无热度也。西国近代医学,多以动物为试验,然解剖生理,试之于动物有效,药物之服食后所得结果。禽畜与人仍有不同,例如木笼子,犬得之即死,人服之并不死也。我国医学有甚悠久之历史,绝非他国所能及。凡古人所记,皆其经验所得,极可实贵。惜乎二千余年之中,有医政时甚少,而放任时甚多。药物之采取泡制,医生既不过问,又复无药制剂师专任其事,是此后当注意者一。古人所记,自是实录,然往往苦于界说不明,不难于某病之用某药,难在于某火某候宜用某药,某病兼某症时不宜用某药,是则病理方面,有不容不彻底研究者。近有创为异议,以为旧说不可通,皆当废弃,专事研求本草即得,此非是也,是今后所当注意者二。西国现在所注意者为特效药,此事不足效法,须知生理此呼彼应,一处病则他处随之而呈变异,故病决不单纯。有先病肝胆而后病胃癌,有先病神经而后病血者,有先病肾而后病肺者,有重要脏器三五处同时并病者,有先病之处为急性病,其继起之处为慢性病者,有可以预防不使转属者,有宜兼治双方并愿者,有不治其发病之处,而能刻期使其病已者,凡欲明了此种,须病理与方药合并研究。质直言之,可谓有特效方,无特效药,是今后当注意者三。吾人知高丽参为东洋货,相率不用矣,岂知半夏附子亦东洋货耶。此于前数年报纸中偶然见之,其他药品之由东国来者,当不在少数。局外人未注意调查,局中人以无物可为替代,则隐忍不言,不必尽属不肖心理。夫日人之种药,专为渔利,不为医学,其物用之有效,则知古经所载某药产某地者,不但地利今古不同,并可知吾侪不宜墨守旧经,从速试种。此事职责在医生,凡业中医者,皆当兼治药物学,是今后所当注意者四。余之知医,由于多病,三十年来躬所尝试之药,在百七八十种,就中下品毒物为多,多他人所不敢服者。然近日好炫异者流,往往用僻药,且以重量相矜诩。余则以为未能洞彻中边,在已固然未达不尝,在人亦在不欲勿施之列。今兹所述者,仅限于曾经自服,其有他人用之而偾事,为余所目击者,亦详注其病状于各条之下,以资炯戒。又方药之配制,稍有心得者,亦详著之于篇。吾所得者寡,然此种经验,绝非易事。弃之可惜也。所言药之品性畏忌,原本古人。而体例稍异,为途亦窄。渊雷谨跋:铁樵先生著作非常矜贵,从来不屑登载医报,近且不收生徒,愿学者颇有门墙高峻之叹。此篇系其公子道周世兄录出,以予廉君文熹者,文熹与道周近颇交好,故能得此以光篇幅。此篇虽仅导言,文气亦似未完,然全书之精彩,已可概见。按仲景方所用药,不足百味。今先生亲尝而确验者,已百七八十味,治病所用,绰乎有余。此书出,当为最新最佳之本草矣。

(辑自《医报》1932 年)

61　与简斋论医书

简斋先生阁下:不通音问经年矣,心常耿耿,欲致书左右,一因事冗,二因欲言者多而病懒,三因尊处通信处,弟已失却,会询之杜雅存,彼告我而又忘之也,即此可见精神不自振作,愧对老友多矣。今日早起,收拾书籍,忽于敝箧中得去年二月间阁下致我长函,中言时医之病,及学医宏愿,跃然纸上,当时未能一一奉答,殊负阁下一片热心。兹则旧事重提,感情倍热,请将弟之心得,详尽言之,以报知己,愿阁下董而正之。去年曾言扁鹊心书为极深邃,度阁下读此书后,不免怀疑,或竟束之高阁,或曾试之而效,或曾遭颠踬,均未可知。然扁鹊心书,确有极奥之理,用之而当,能起死回生。王海庄着阴证略例,极推崇萸附姜桂,而谓自叔和以后,历唐宋皆以此为治,意此语即为世人惮用热药而发。然心书满纸江湖,立论伪宕。未能将用温愈病之理由说出,且漫无别择。一例大丹艾火。诚不可为训。然一孔之见,以为医道不能透过此关,亦终身为门外汉也。然则如何而后可,各家医书,不乏言格阳证,少阴证。然读其书者,往往阴证当前不能识,当机不断,至无可如何之时,始用参附塞责,共庸为不可及也。以我所经验简单言之,一为舌色绛属阳,绛而萎软则属阴证,厚黄苔为阳明府,厚黄苔而枯属阴证。其有干枯如荔枝色者,尤宜大剂附子,兼漏底者。宜用艾火大灸关元,可以随手挽救。俞东扶箸古今医按,尚不知此,诚不传之秘也。舌薄白属太阳,白腻而滑属阳明经,色白而鲜明,似润实干为阴证,宜参附,不知此,抵死不敢服也。凡阴证十九舌色干,阴证毕具,舌不干尚非少阴,阴干则少阴,第与阳证有别,所以然之故,肾阳不能上蒸也。其二为脉,脉滑数为阳证,数而带硬为阴证,脉散为阴证,脉伏为阳证,伏之为阳,乃热极似寒,硬之为阴,乃重阴必阳也。以上虽寥寥数语,已将医经奥旨,摘发无遗,所谓知其要一言而终者非欤。以丹溪之明,尚疑脉伏为阴证,试而后知之,他可论矣。既知此然后可以读书,读时勿忘表里虚实寒热上下八字,其余论气化,论阴阳生克,多方引证,一言以蔽之,曲说而已。知此然后读一书有一书之益,知故人心得所在,神而明之,久久必至上工地位。然后知喻氏之书,虽文足取。其余如扁鹊心书,虽江湖气,实有至理存焉也。以上所论,为实在经验,万勿视为无足轻重。须知圣域贤关,此为楷梯。若论发财,则当用术,彼口若悬河者,术而已矣。阁下解人,当无取辞费也,尊意如有商榷之处,务乞见示一二。书言不尽。

(辑自《中医杂志(上海)》1929 年)

62 脏厥治验

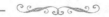

　　童诗闻之母患泄泻,以要事在身,不容起行,乃电予诊治。予诊六脉强硬,舌枯无津,下泄完谷,每日数十次而不成寐,断以完谷为肠胃无火,舌枯为肾阳不能上蒸,脉鞭乃厥阴少阴无阳和之气,不寐为阴燥无阳,故风厥木强,乃真脏厥之危证。立方熟附三钱,吴茱萸半之,柴胡陈皮半夏各二钱,灶心土一两。明日复诊,病无增减,泄如故,因悟脏厥徒温少阴,不能取效。原方去灶心土,加乌梅丸三钱,赤石脂五钱,服后加减。翌日童自京遄归,以先父误于医,母又多病,间会涉猎医书,再四研究,前方以为不误,所以不急愈差减者,药力未到也,乃再进二剂,所患若失。

(辑自《如皋医学报五周汇选》1930 年 12 月)

63 虚体实证治验

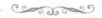

　　童诗闻之母久病虚弱,举凡老年虚弱诸症一身皆备。而体犹畏寒,非火不暖,故秋季围炉,暮春始撤。又因中宫空虚,喜食糯米黏品,故一至初夏,常患寒郁食积,水火不调之病,而诸虚病亦随之悉发,医者至此多束手。今夏忽而腹痛水泄,一日夜至百余次,痛深泄急,盗汗如浆,急延予诊。则病与去年相似,而实不同。肢麻为大虚,色晦隐红为戴阳,洞泄是脾病。然太阴不热,今有热是阳格于外,舌抽心胃阴伤,面黄为宿积食滞,脉浮而空是阳格。腹痛手冷,不痛则否,为太阴厥阴并病。忽热忽冷兼少阳,黄苔兼胃府,是少阳阳明亦病。证近伤寒之两感,汗为阴液,汗多阳气外越,且汗多脉当缓,今不然脉不为汗衰,则阴阳有相交之象,病情为虚实皆病,万险之候。立方用人生三钱,干姜六分,赤石脂一两。嘱分六次缓缓频服,服后泻数次稍缓。翌日复诊,以服参略喘,嘱加半夏于参汁中以利湿痰而助行气。喘良已,又思泄不止,由于平日肝病甚深,厥阴病,阴为标,风为本,风胜则木强,藏府偏胜,风木从火化则热,太阴受制则泄泻,平日脾土受制于肝,脾病则无阳独阴。以人参干姜温之,赤石脂堵之,而不尽应者,风气木强也。热自热,寒自寒,阴阳失和矣。高年泄泻而不见倦,脉亦不衰,是为难治。立方仍昨方加半夏二钱,猛桂三分,乌梅丸三钱以纳阳,半夏以利痰行气,乌梅丸以和风气木强。另用元寸,猛桂,胡椒,研末渗阳和膏贴脐,以助脾阳。一剂而痛泄均减。午夜复定一方,略用降剂,至天明泻略见粪,其臭气特甚,而自利仍未止,腹痛次数减少,而痛势转剧,此积滞将下之象。乃更方用白头翁,柴胡,人香连丸中。一剂见块粪,痛大减,人倦而寐,于是进调理培元之品。逾三日,病良已,改丸方。不半月,人健倍常矣。

(辑自《如皋医学报五周汇选》1930 年 12 月)

64 致李慰农书

惠书大报两悉,内经早已罄净无余,无以报命,甚为歉仄。大论甚佩,余君云岫,读书多而文好,在西医中亦为不可多得之才,弟所甚佩。前余君两次书来,弟因体弱事冗,又因不顾空言笔战,中医开口即太阴湿土,阳明燥金,与科学方法不合,虽欲笔战,苦于无可根据,因仅报以卿卿教诲,不图余君以为胜弟。乃将两函及弟复信,刻为小册,到处送人,夫胜弟亦可足喜。余君所以作知此张致者,以为胜中医也,此为客气未除,抑其头脑中所最注者,即在争胜,是以胜负为主,以研究学术为副也。弟则不然,鄙意当以研究学术为主,近著一书,名伤寒研究,凡余君以为中医狗粪不通之处,皆有正当之解释,且于余君认西医为铁案之处,弟转有非难之辨。此书现已脱稿,即日付印,会呈正于章太炎先生,渠于全书十九皆表同情。太炎先生,固精研伤寒者,鄙意以为此书,即所以对付灵案商兑者,不知余君见之,又将作何语也。现已发报,明年二月半前出版,届时当以一份奉寄。学术问题甚大,断非个人偏见,可以褒贬,余君必欲灵素自我而减,我即为传人,此种见解,恐不免大误。无论灵素不因此而贬,即使做到,恐余云岫三字,亦不因此而列入世界伟人之册,盖余君并无发明,不过稗贩西说而已。须知中国医学如未垦之荒山,故弟颇以发明自任,而对于余君之用心,总不能赞同,惜为日太促,不及以伤寒研究底稿邮呈,乞大雅一评论之也。

（辑自《如皋医学报五周汇选》1930 年）

65 中医与日医

第一是日本旧医家,不曾懂得内经真髓。像丹波氏父子兄弟何喜多村的著作,吉益东洞治病的成绩,较之我国金元诸家,明清之间,程喻张高诸子是有过之无不及。我可不敢老着脸皮说,他们不如我。平心而论,就实力絜长较短,区区的医学工夫,可以抵到丹波元简十分之一。然而他们所长的是训诂考据之学,若论心得,鄙人可要当仁不让。试问他们懂得内经所说的寒胜则浮么？他们能知道阳扰于外阴争于内的真相是怎样一回事么？凡是类乎此者,方是医学的真基础。这些不明白,徒然肩出岐伯仲景等衔牌,可吓不倒外国人。训诂考据再好,还是无立脚之地,此是日本中医渐归消减的惟一原因。其次日本的各种学问,都是别人的。明治以前,是中国化,明治以后是欧化,不但医学。我国可不然。孟子上说吾弟则爱之,秦人之弟则不爱也,学问的优劣,原不能讲感情。然而鄙意以为对于中国医学,必须用我的心思才力,从各方面考察,的确毫无价值,然后束之高阁不迟,可不能跟着日本人用待遇秦人之弟的心理待遇我同胞兄弟。又其次中国医学的真理,知之者少,中国医学的药效,知之者多,即活三口之庸医,亦必有几纸效方。日本的医学,在环球医会中,位置第二,英法皆所不如,此则数十年来,报章所常见者。毕竟日本何由能迈越英法,其内幕我辈无由知之。然据事理推断,他种科学不能迈越英法,独医学能迈越英法,就日人医学历史观之,其民族未必赋有医学天才,然则当有所凭借。苟吾所推测者不谬,吾知其所凭借者,必为中国医学之药效,盖旧有验方,一转移间为新发明之特效药矣。治医以发明为贵,人发明者独多,安得不居高位。不过彼于旧医入之不深,不能独树一帜,取诸人以为善,而反以自己所有者,供献于人,此所以为被征服状况,不为改良状况。其实一部分之旧医势力,仍然潜在,未常消减也。学术之盛衰起伏,往往须统千百年观之,然后可见其变化。一时期之伸绌,未足据为定案,惟环顾国内业医者,多醉生梦死,而留学归者,复趾高气扬,蔑视旧物,无丝毫爱惜之意,此则不免令人稍稍失望者耳。

(辑自《医界春秋》1926 年第 7 期)

66　陈幼勤"人之伤于寒也则为病热"评语

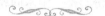

民之疾病,与岁序气候有密切之关系。春夏秋冬,岁序之递转不停,寒热温凉气候之变化无常,无论何时何地,六淫之邪常弥漫于两间,随时随地皆足乘虚中人而为病("虚"字指人之躯体内部有弱点者而言,故邓得乘之而为病,由其抵杭不胜也)。病者以冒寒为居多。寒邪一经中人肤表,初时第一步,太阳最外层受病,体温起反应,集表驱逐寒邪,因此发热,是为热病。顾热病起于感冒寒邪者,四时皆有,春有热病,夏有热病,秋有热病,冬有热病。冬之热病,是固伤于寒也。春夏秋三时之热病,大多数亦由触着寒气而得者。太阳既受寒,体温即集表而发热。故《内经》曰:人之伤于寒也则为病热。然则冬之热病是伤寒,春之热病仍是伤寒,夏之热病、秋之热病依然是伤寒,故《内经》又曰:凡热病皆伤寒之类也。但六淫之邪,皆能伤人而为热病,不独寒已也。《经》云:伤于寒为热病。原其因之所自,用此以作提纲,而包括一切发热之病而言也。长沙著《伤寒论》,自言"撰用素问",观《伤寒论》中创立辨证、诊断、处方、治疗诸法,皆总括一切治外感病之诀也。就伤寒广义言之,长沙以"伤寒"名书,是亦用"伤寒"二字作一切热病之提纲,求其立法之义,与命名之意,可以不言而喻。王秉衡曰:伤寒,外感之总名也。《伤寒论》总论外感之书也。旨哉,言乎!按《内经》所谓热病者,统温病、伤寒而言之也。《伤寒论》所立之疗法,亦统温病、伤寒而治之。后人妄为区别,谓《伤寒论》方可以治伤寒,不可以治温病。因而捏造谬说曰:伤寒邪从皮毛入,温病邪从口鼻入。擅立治法曰:伤寒下不厌迟,温病下不厌早。种种谬妄,信口开河,举世奉为玉律金科,而莫知其非者久矣。吾愿今之业医者,请拨暇一读《温病明理》,当能恍然明白于一切热病之原理,并可以知古人"伤寒"一名词,广义是包括一切热病而言,犹今俗之所谓"外感病",亦即西医统称之急性传染者也(陈君所作诸篇均佳,以阻于篇幅,仅选此篇,其余割爱,编者附识)。

铁樵评语:此卷好处全在能勤求古训,将来必成高手。余藏有《周氏医学丛书》,竟未能全读,愧对陈君多矣。昌黎谓"师不必贤于弟子",信有其事。第二学期中讲义《病理各论》"疟疾篇"及

《温病明理》所附十二经络简明诊法,论荣卫、三焦,亦皆创作吾知吾同学读之,必有能益我如陈君所为者。

(辑自《铁樵函授学校教材》之《课艺选刊》1933 年)

67 答温病怕热不怕冷

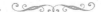

祝志道问:温病怕热不怕冷

恽铁樵答:温病恶寒甚暂,旧时皆如此说,但"甚暂"云者,毕竟不足当标准,且吴鞠通于温病初步用桂枝,即因其恶寒而然。又衡之学理,凡感冒,肌表与胃神经有交互作用,大约无里证不易感冒,既感冒便有里证,所以然之。故必胃肠不和,然后肌表不固;亦有时因肌表不固,致胃肠不和。不过表证、里证有先后轻重之别,此是外感病之通例。故凡外感,浅在感觉神经先受病,因而汗腺启闭失其常轨,此可为定例。凡热病皆如此,其初一步肌表受外感,立毛神经起变化,则无有不觉凛寒者。讲义但照通常说法,因此种详细理由缴绕殊甚,不便行文,本拟在别章明之,今足下既问及此,特为详答如上。

(辑自《铁樵函授学校教材》之《答问汇编》1924 年)

68 答伤寒用重药温病用轻药

祝志道问:伤寒用重药,温病用轻药

恽铁樵答:温病用轻药,是经验上极真确之谈。近人治暑温夹湿,用附子,其病经许多传变,幸而不死者固习见之,唯十之八九必死,故讲义云"温病用重药,虽有效,但非正轨"。其原理如何,纠纷泰甚,鄙人亦尚未能作真确之答案。至于用轻药、用重药之标准,当依《内经》因时定名之例,冬曰伤寒,春日风温,夏日暑温,长夏曰湿温。所以然之,故伤寒是肾病,足少阴证;风温是肝胆病,足厥阴、少阳证;暑温是心病,手少阴证;湿温是脾病,足太阴证。现在西医值暑温,用爱克司光照见心囊聚水,此与中法用甘露消毒丹利水,使心邪从小肠泻者,其理相通,其事正合,可为有力之证据。凡足经病皆可重药,凡手经病皆当轻药,此为中医之症结,为鄙人近顷最真确之发见。足下可将《内经讲义》中论"标本中气"节参看之。以上所说,乃鄙人经十数年苦心而得者,极可珍贵,幸勿轻视。

(辑自《铁樵函授学校教材》之《答问汇编》1924 年)

69 答刘伟通问

伟通学兄足下：九月三日第一次来函，快读一过，极为倾倒。

足下解释"营卫"两字，胸中雪亮，笔下无尘。觉鄙人讲义中所说，尚不免劲牙带齿。今后中医学改良一篇，亦复语语中肯，而字里行间有一股清气，如哀梨并剪，爽脆非常，都令我于足下发生甚深之感情。今后中医界安得如我兄者，为之整理亭毒，使得扫阴霾、见天日乎？对于此篇文字，鄙意有不同之处，愿与我兄商榷者如下。足下所言者极持平，但欲使中医成一宝塔式之学说，此事大有商量。鄙人颇怀疑中国医学不能科学化，其所以不能之故，假使科学化，即改变其本有之性质，而使同化于西医，其结果恐是中医消灭。中医之好处，在方法简便，治病有效；而其难处，在治医者不易有标准；尤劣者，在不能将病理说得明白。然此为过去情形，若今后则不然。西国之解剖学、组织学、病理学、生理学，中医苟能一涉其藩，则如航行之得南针，暗室之得灯火，改良中医，其最要点实在此处。若将其本有之组织改变以从科学化，则反足以坏事。弟著有《病理各论》，第二、三册中说明此理颇详，本学期可以公布，现在暂勿赘述。抑吾义有感者，科学云者，并非解决宇宙间一切事物之惟一方法，何以故？如其宇宙中之神秘，科学青能解决之，则非科学化不可；如其不然，则科学不过是学术之一种，并非绝对的，而是相对的。现时代不过是文化史中一个时期，千百年后，人之视现在之科学，犹之我辈视汉儒之经学、宋儒之理学。然则科学化者，不过是一个潮流。"潮流"云者，有起落，有极高，即有极下。现在正当此潮流极高之时，故明达。如足下亦以中医不能成宝塔式为憾事，弟则深知东方学术之不能成宝塔式，甚愿足下存此观念，为将来印证张本。质问第一条，弟衰朽老病，惮于考查，请孙君永柞答复。第二条"内风"云者，是对"外风"而言。外风是外感，内风是神经病，在西国病理即是潜伏性梅毒。中国古医书，于此两字之解说，并不甚明了。凡中医所谓"风"，皆是"动"之意义，其语根出于《易经》。第三、第五问，亦由孙君答复。其第四问与《内经讲义》第二问，总答如下。《内经》以五脏配五行，五行之中复有生克之说，与瞎子算命差不多，中医莫明其故，青年具科学头脑者，因此深恶痛疾之，此即五行为人诟病之故。其实金、木、水、火、土云者，不可执着字面解说，乃是古人习用之一种符号。《内经》之本意，人票天地之气以生，躯体中血液、淋巴、内分泌皆有循环，肌肉、筋骨、细胞皆有新陈代谢，《内经》谓此是法天则地，故云"上者右行，下者左行"。而气候之有四时，即是循环；万物皆有生长老病已，即是新陈代谢，故云"春生，夏长，秋收，冬藏"。五脏与四时比附言之，肝主生，脾胃主长，肺主收，肾主藏；而时只有四，脏则有五，于是牵合迁就以为说，谓"心不受邪"，又云"脾胃灌溉四旁"，因此之故，其说遂繁复。其详在讲义，汇通观之，可以明白。故百五脏配四时，因不便于说法，复以"木"字代"春"字，"火"字代"夏"字，"金"字代"秋"字，"水"字代"冬"字。今垢病五行，谓中医不通，犹之指算学书中之天人、甲乙，而以《九章算术》为不通，其实去真际甚远也。木见金脉、金见火脉，其意与月令中春行秋令、秋行夏令同。脉学第一问，颜额黑为肾病。此可分数层说明之。其一，面色之红与白，是血健全与否所著之色，例如饮酒而面红，失血而面白，其色隐于皮肤之下者是也。健体面色亮，病体面色暗。所谓亮，即肌肤莹澈之谓。此种是腺体内分泌所著之色。女人妊娠期，面色必亮；男子病白浊者，其颜额必暗，是其证也。其二，《内经》所谓"天癸"即是指肾腺，指内分泌。就生理之形态言之,躯体中腺是一个系统,其基础是生殖腺,其末梢是皮脂腺。无论男女,在发育期,则如好花初放,色泽必亮;至衰老时,须发白而面色枯萎。《内经》指青年发育期为肾气盛,指老年面色枯暗为天癸竭,是其证也。其三,凡花柳病,是肾腺中毒,其见于面者,为无光之暗黑色;病至极重时,满面皆黑,而当其初期最先发见者,则在颜额。凡大病面色枯暗,至病愈精神恢复,则面色发亮,而其着之于而与人以可见者,其第一步必在颜额,是其证也。第二问,气粗病在胃,专指热病说。凡发热,肌表感寒,则消化必不良;胃中停积,则肌表容易感寒,因此推知胃神经与肌表汗腺分泌神经有直接关系。以故凡热病初一步恶寒,后一步化热,化热之后,渴、不恶寒,仲景谓之阳明病。阳明者,胃也。胃热甚则其气上逆,因而气粗。此所以说病在胃。又,石膏是清胃之药,其效力是消炎,其发生效力之地位是阳明。凡热病阳明证气粗,得石膏,其气即平。执果溯因,气粗虽是气管窒,但病灶在气管,病源则在胃,此又其第二证据。第三问,颅陷恒见于泄泻之证。全体水分奔迫向下,体一工不及起救济,身半以上血液、淋巴都感不足,小孩颅骨,未合,故其自如碟子。此时脏气悉乱,恐慌已甚,当然是危证。

(辑自《铁樵函授学校教材》之《答问汇编》1924 年)

70 答 胡 剑 农 问

　　剑农学兄足下:手示拜悉。弟于西国医学仅仅一涉其藩,原不过知其粗枝大叶而已,函授讲义中涉及西国学说之处,错误当不能免,得直谅多闻如我兄为之纠正,岂但鄙人喜有诤友,即改良国医实有赖焉。且读足下问难之函,具见心气之和平,尤令人钦佩。现在国医馆正在整顿医学,将来敝处讲义为国医馆所采用亦未可知,果尔,则此讲义尤不容不详细探讨。来函所言各节,都已分别附识书眉,呈诸国医馆;一面刊人敝处《答问汇编》中,以审诸同学。至于鄙意所欲言者,略陈如次,即希鉴察。《脉学讲义》第一期指半身不遂为中风,此因中医习惯以"半身不遂"四字为一名词,往往与"中风"互言,故拙著亦仍其习惯言之。至足下所举诸例,中医则谓之"着痹",谓之"瘫痪",明明半身不遂,然不名为"半身不遂"也。"脉管破裂不出血"之说,极精可佩。脑出血之中风,其为脉管硬化,固无疑义。然西国学说以中风为脑充血,而有放血之治法,弟所见者其结果都不良,故甚怀疑"充血"之说,以为是纤维断绝,此因鄙人杜撰之说。然曾见有颊车自动不已,如咀嚼食物状,亘日夜略无休息时,此当是三叉神经之侧枝为病。其所以咀嚼不已者,当是制动神经坏变,虽不必断绝,至少必已麻痹。又,中风牙关紧闭者甚多,用皂角、蹄香、蝎尾等药擦之即开;但曾有数次遇牙关紧闭,绝对不得开,半日许即死者,如其非纤维断绝,恐不至此。有鞘、无鞘与断绝之难易有何等关系,弟所不知,惟中枢神经之在大脑者,灰白质即是鞘。中毒性中风证,最后灰白质脓化,无语言能。以之比较上列两种,则断绝之推测,当亦离事实不远。要之,神经系病经得研究,《内经》论天人关系,谓"鬼臾区其上候而已",至今五千年,天文台测地震仍未必准确,医学中神经系病实有此种蹊径,足下以为然耶?《医学入门》中弟所说肾上腺内分泌,是阿涉来乃灵 Adrenalin,排印错误,致不成字。开学演辞中"难产,肠随胎下"。足下驳论极有价值。但俗名"盘肠产"是事实,艾灸百会穴而肠即收入,亦是事实,不过弟未尝亲见,旧医籍中常言之。敝同学孙永柞曾举此以问德医产科博士,德医谓:"多产之妇,遇旧式收生婆,手术拙劣者,致会阴破裂,则直肠一段容有自前阴流出者;若新法收生,当不至此。"并谓:"灸一百会而肠收,亦尝数闻其事。"是旧说为不诬也。窃谓今日中西医实有交换知识之必要,若足下所致问难,都有补于鄙人函授。甚愿足下此后阅鄙人讲义,常用西说对勘,加以批评,如今番问难之比,按月寄示,仰可刊布,则所以改进中医者,不可量矣。临纸易胜企祷之诚,谨问着祺。

(辑自《铁樵函授学校教材》之《答问汇编》1924 年)

71 答吴敬伯小儿急惊唇黑问

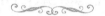

(一)小儿急惊唇黑者,九味芦荟丸特效,不可余药,执果溯因,知其有虫。

(二)小儿急惊闭证,辟瘟丹特效。卧龙丹嗅鼻,恐不能开神经之闭,反致鼻黏膜受伤。

(辑自《铁樵函授学校教材》之《答问汇编》1924 年)

72 答吴敬伯爪下深红问

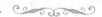

爪下深红色,乃紫色之前一步,此当为神经不能调节血行,故血色素起变化。急性支气管炎证,临危多见此色,由此可知肺与指头最有连带关系。又,肺劳有见指头鼓锤形者,即其旁证。

(辑自《铁樵函授学校教材》之《答问汇编》1924 年)

73 答滕兆祥问

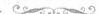

滕兆祥问:一妇人,面黄羸瘦,腰酸,四肢无力,月经从大便行,脉细弱,舌苔淡白。

恽铁樵答:此当为小肠下血症,以小肠下血,故不月,非经水从肠间下也。治小肠下血,以炒槐米、棕皮炭、炙牛角腮、生地、当归身为主。

(辑自《铁樵函授学校教材》之《答问汇编》1924 年)

74　答侯见光问

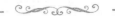

　　温病、伤寒,旧说最为纠纷,可以愈研究愈不明白。鄙意以为当折衷《内经》,别立简明方法,以诊病有标准,用药能取效为目的。拙著旧稿有《温病明理》,衡以五六年来研究所得,亦不满意,现在将此稿重加修正,加入第二学期讲义,将来足下读之,当可了然。

（辑自《铁樵函授学校教材》之《答问汇编》1924 年）

《药盦医话》终

第六章　医案医话终

第七章

中西汇通

蔡定芳按语：铁樵先生是上海中西医结合流派的创始人。在西学东渐欲废中医的民国时期，先生深深感受到中医要继续发展必须实行改良。《呈中央国医馆意见书》指出：中西医治病之成效，互有短长，其实精密考察，中医优点当占十之六七，西医十之三四尔。然而现社会信西医者实占十之六七，此因中医之学说不能使普通人了解，实居最大原因。梁任公《演说集》云中医奏能愈病，总无人能以其愈病之理由喻人。是故第一要义在将古书晦涩之医理，诠释明白，使尽人可喻。换言之，非设法使中医学理民众化不可，若仅仅搬出仲景、孙思邈，持高压论调，或专议五行六气，总难得现时代知识阶级之同情已。因此，皓首穷经20多年，务使中医理论透彻明晰，务使普通阶层与知识阶层接受中医。《论医集》《群经见智录》等议论大多由此而发。另一方面先生时时留心与科学媾通之道，《生理新语》《病理各论》《病理杂谈》《神经系病理治要》等应时而著。先生坦言：中医有演进之价值必须吸取西医之长，合化产生新中医，是今后中医必循轨道。这是当时最明确的中医西医汇通观点，也是先生穷毕生精力想要做的大事，更是铁樵夫子一生最大的学术建树与学术贡献。《生理新语》自非中国古代五运六气三百六十五穴道之旧生理，亦非纯粹西国解剖学显微镜之新学说。不新不旧，亦新亦旧，不中不西，亦中亦西。先生教人手里捧着《内经》读，心里却注意在无字所在，心思就不肯受古人束缚，对于西国人的精密研究往往不期然而然，不肯绝对地信仰。西医说微菌是病源就不免有了怀疑的态度，以为未必可以算得铁案，惟其有了这样的怀疑，所以不肯跟着他们乱走。将《内经》所说的证之于病能，不得其解求之于西学，那是轩岐医学西洋医学和我自己的实地经验三合而成，弃去一切玄妙微芒不可知之物而成功一个段落。《庄子》曰恶乎可，可乎可；恶乎不可，不可乎不可。恶乎然，然乎然；恶乎不然，不然乎不然。这几句话就是我说段落两字的铁板注脚。这是先生中医西医汇通的基本思路。《病理各论》共八期，汇通中医西医两种理论阐述临床常见的咳嗽、流行性感冒、百日咳、急性支气管炎、肺结核、疟疾、痢疾等疾病的病理生理与治疗。虽属尝试但影响深远。《病理杂谈》立足病理生理学用中医西医两种理论阐释表证与表药、无汗用麻黄、麻黄定喘、有汗用桂枝、葛根之解肌、其他诸表药、论舌苔与病候、以热候辨虚实、以舌苔辨虚实、以脉搏辨虚实、虚证种种、热病之虚候、用附子之病理、寒热虚实两极相似、论上下病候等十五个专题，其中尤以药理解析为佳。如论附子云：热厥指尖凉，阴证腕背面肤凉，可谓不传之秘。是故阴证之躁烦须用附子使之兴奋，阴躁之证舌面干枯是内分泌缺乏，得附子后舌面复润，则古人所谓肾阳不能上承致舌底廉泉不出津液。人身荣少则躁，内分泌少亦躁，荣少之躁审其为热盛熏炙所致，用石膏清热则愈；内分泌少之躁用附子兴奋之则愈。又论舌苔辨虚实云：辨病之虚实莫切要于辨舌，舌色无论燥润黄白鲜明如锦者，大虚之候也。若见气急头汗等去死已不远。黄苔而薄砌舌面者虚也；苔黄厚松浮有孔色微带黑，其质如青苔如海绒者，胃肠已败也；黄苔薄砌不匀者大虚也。舌苔如常人质红，其中央较红之处若无味蕾者，为虚之征兆；若一块无味蕾余处有味蕾，其无味蕾之处如去皮之鸭舌如猪腰，其胃中腺体已坏，肠壁腺体亦坏，消化吸收都不健全，当然是积弱之证据，虽或见有余之证都是假象。《神经系病理治要》共四期，以惊风为重点，结合中医经典理论从神经解剖、神经生理角度阐释癫痫、流行性脑膜炎、惊厥等病理生理及方药证治，见微知著，反映先生深邃的中医西医汇通见解。

第一节　中西汇通论文

1　呈中央国医馆意见书

（中央国医馆有征求意见令文，故有此书）

　　中西医治病之成效，互有短长，其实精密考察，中医优点当占十之六七，西医十之三四尔。然而现社会信西医者实占十之六七，此因中医之学说，不能使普通人了解，实居最大原因。梁任公《演说集》云：中医尽能愈病，总无人能以其愈病之理由喻人。是故第一要义，在将古书晦涩之医理，诠释明白，使尽人可喻。换言之，非设法使中医学理民众化不可，若仅仅搬出仲景、孙思邈，持高压论调，或专议五行六气，总难得现时代知识阶级之同情已。

　　其次改进中医，不在方药本身，在运用方药有真确之标准，此层功夫无止境。现在所急者，在明生理之真相，自当采用西国学说为重要工作之一，但亦不过诸重要工作之一种，万不可舍本逐末，以科学化为时髦，而专求形似，忘其本来，如但求科学化，则非驴非马必有大害。又不可效法东洋，彼国现在医学，号称居环球第二，其所以致此，表面是科学化，里面仍是参用中国旧方药，可请中医同化于西医，如此则中医学镕入西医，而中医本身消本。日本，中医学本非己有，自在不甚爱惜之列，且彼邦中医伎俩，本来只能拾取一二效方，未能窥见东方文化真相，宜其有此结果。我国若效法日本，本谈不到改良中医，废除可矣，惟我国黄土众民，生活寒俭，科学化之西医，实不适用。又药业为全国千数百万人生

805

活所寄,即欲废除,亦形格势禁。故断不能使中医同化于西医,只能取西国学理,补助中医。质言之,可以借助他山,不能援儒入墨,复次采取西国学理,以生理、解剖、病理、组织各学为最合宜,若微菌学说,则不合用。拙著《伤寒辑义按》中,反对微菌学,谓是先有病而后有菌,不是先有菌而后有病,菌是病源之说,是倒因为果,此说为上海红十字会西医所承认,惟彼不肯正式宣布,助我张目耳。其余如太阳灯、镭锭爱克司光等,彼邦亦尚在试验之中,似乎改革中医,不必在此等处效颦。

复次药物改进,亦非采用化学提炼之谓,平心而论,天然物品所含之成分,其精密远过人工配置,且中医治病,以顺生理之自然为原则,动植同禀天地化育而生成,人生藏气,失其平衡则病。因动植所禀,各有偏胜,取其偏胜,以纠正不平衡之藏气,故云药物补偏救弊,若加以提炼,便与顺自然之原则相背。天下事无绝对利弊,有表面精悦目易服之利,便有里面反自然之弊,局外人不知,震惊于西方科学表面之美观,嗤议中医用树皮草根治病,为未脱原人时代色彩,彼又何尝念及西方文明,表面极绚烂,里面极恐怖,本是病态文明乎,且为此言者,以科学头脑自负,实含有一种虚矫之气,不会为中医设身处地设想。我国医学已有数千年历史,由习惯而酿成一种自然规律,终不能因彼不负责任之言,惊表面之虚荣,而受里面之实祸。且提炼药物,非精于化学不能,药业中人,须聘专门技师,购外国仪器,尚有其他种种不能逆料之弊害,是可以牵一发而动全体,故此事当加以审慎之考虑,不能贸然盲从也。鄙意以为改进药物,当从医生治植物学始,而其最初之一步,在将各种药物,制成标本,注明出处、性味、成效,此则为益多而无弊,且轻而易举,孜孜为之。一方既可以添学识,一方可以为医学校教育品,将来更可以自己种植,杜塞漏卮,是一举而数善备也。若由国医馆组织团体为之,则成效更可以刻期而待,鄙见如此,壤流之细,不必有补高深,愚陋之忱,聊复贡其芹曝。

恽铁樵谨具

(辑自《论医集》)

2 统一病名当以中医病名为主

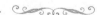

六月二十六日,奉到上海市国医分馆转来贵馆学术整理会统一病名建议书,并附函令据陈意见,环诵之余,深幸渐就衰歇之国医,有渐入轨道之发展希望,下风逊听,可胜额手。惟兹事体大,且头绪繁复,缴绕殊甚,情事既属创举,环境又复恶劣,初起考虑未周,将来必多周折,谨将一得之愚,聊当细流之助,条陈管见如下。

(一) 统一当以中名为主

中西医学基础不同,外国以病灶定名,以细菌定名,中国则以藏腑定名,以气候定名,此因中西文化不同之故。建议书第二节云:"天下事物,只有一个真是,西医病名,既立于科学基础上,今若新造病名,必不能异于西医,能异于西医,即不能合于科学,不然,科学将有两可之是。"此说可商。鄙意以为科学是进步的,昨日之是,今日已非,故不能谓现在之科学,即是真是。西医尽多议论与事实不符之处,是其明证,此其一也。天下之真是,原只有一个,但究此真是之方法,则殊途同归,方法却不是一个。譬之算学，用数学求得得数，用代数亦求得得数，方法不同，得数同也，如谓数学之得数，不是代数之得数，则非确论。故西方科学，不是学术唯一之途径，东方医术，自有立脚点，此其二也。今若以西名为主名，不废中国学说，则名实不相副；若废中国学说，则中医即破产，不于此，则于彼，更无回旋余地。例如《伤寒》一书，包括支气管炎、肋膜炎、腹膜炎、胸水、腹水乃至流行性脑脊髓膜炎、日射病、虎列拉等等，假使用此诸名色，初步，《伤寒论》本文，将渐次无人研读，继一步，必《伤寒》方无人能甩，及后一步，必讲究注射灭菌，如此则中医消灭，中药消灭。是故用中国病名为统一病名，在所必争，事非得已，不止名从主人而已，此其三也。名者实之宾，先有事实，然后有名，鄙意以为整理中医，当先从诠明学理起。今贵馆既从正名着手，自是一种方法，但定名之时，眼光须注重于本身学说，因学说是主，名是宾，今若不顾一切，惟名是务，则有宾而无主。改进中医，整理学术，是欲使退化之中医进步，欲使凌乱之学术整齐，今统一病名，而用西名为主体，则与本身之学术冲突，与整理改进之初心相背，仅有此统一之名，将来可以步步荆棘，则此番定名之工作何为者，此其四也（对于统一病名建议书之商榷）。

（二）统一病名当先定标准

所以必须统一病名者，为其凌乱无次也，勘落一切繁芜无当要领者，取其扼要适用者，有当取于古者，如《内经》中之煎厥、《金匮》之肺萎、《千金》之风缓、《外台》之尸疰；有当取之于近代者，如《金匮翼》之背藏风、《吴医会讲》之白瘔；若中国无其名，然发采用西名，如急性传染病中之支气管炎，此与文字之代有孳乳相似。荀子所谓法后王，颇堪为取用近代病名解嘲，而最紧要者，每一病名，其内埏之蕴义，与外围之分际，一望可以了然者为最合度，即便各种病名不能尽如此，亦当于可能范围之内，以此为标准，而加以注解，则较为心安理得。若以为繁杂难能，而竟用西名，则嫌于欲适履而削趾，国人语言不通，径用英语，亦是一时特殊现象，而其事不可为训。今统一病名，是图一劳永逸，若以用英语为喻，不啻用英语统一国语，而废本有之国语也，定名标准，举例如下。煎厥属肺肾病之一种，病灶在肺，病源在肾，病状吐痰夹血而遗精、盗汗，《内经》所谓溃溃乎若坏都，汩汩乎不可止。凡病此者，潮热、掌热、柴瘠有如煎熬，以渐而深，而气血则皆上逆，故名。寻常值如此之症，概谓之肺病，当以此为准。肺萎肺劳之一种，病灶在肺，原因为肺系组织无弹力，病状面无血色，肺量缩小，吐透明胶样痰，通常谓之肺劳，今当以此为准。尸疰劳病之一种，其病恒限于家族，初起容易伤风，久咳不愈，男子遗精，女子多带，病至于卧不能起，扣足一百日死，直至将死之前数日，面色不变，故又谓之桃花疰。疰字，本是注，去水加疒，此病一人死，则传染其同血统之一人，六七年后再死，如此转展传染不已，如一器中水注入另一器，故名。通常概谓之劳病，或谓之百日劳，今当以此名为准。风缓即西医神经瘫，病此者浑身之运动神经皆弛缓无力，而感觉神经及植物性神经则无恙，详《伤寒》《金匮》刚痉、柔痉之名，似风缓即柔痉，但《伤寒》《金匮》所说，与现在所见病情不合，今据《千金》定此名。白瘔，夏秋间热病末传所见之一种症候，西医书谓之丘疹，而不言其病理。详此物是皮下淋巴小腺枯，为热病中极重之一种病候，白瘔之名，始见于《吴医且讲》。支气管炎为咳嗽之一种，西医书属急性传染病，其病灶在支气管，其病状咳嗽、气急、鼻煽，有见寒化证象者，亦有见燥化证象者，见寒化延象者，小青其汤；其见燥化、热化证象者，麻杏石甘汤加细辛良。中国医书，向无此名，今据《欧氏内科学》定此名，并注主治法。

（三）热病病名当另提讨论

中医病名之不统一，以热病为最，明清诸家，聚讼纷纭，几令人无所适从，统一之难，此为症结，而中医之大本营，亦即在此处。西医对于热病，以微菌为病源，此事与中医尤其扞格（理由详后）。

窃意总当从自身打出一条出路，因中法治热病有效是事实，既有此事实，必有其理由，其事甚繁难，仓猝之间，无从解决，现拟暂用《伤寒论》名词及习用名词而详其病候，照《内经》因时定名例，冬曰伤寒，春曰温病，夏至后曰暑温，立秋后曰伏暑。此外有当提出研究者，如痉（即流行性脑脊髓膜炎，《千金方》中言之较详）、湿（通常所谓湿温）、喝（即通常所谓暑温）与伤寒相滥，又如痧子、喉痧之前驱症，亦与伤寒相滥，临诊时，在初期往往不能辨别。其相滥是何理由，其证象之几微区别若何，均当加以说明，俾得有详细界说，著为专书，颁之全国，一方令各医遵行，一方使各医报告经验上所发生之便利与扞格，国医馆汇齐其报告，加以讨论，逐年修改，至于尽善，如此办法，似乎比较妥当。前驱症与伤寒、副伤寒初起几日不能分别，西医亦然，此于治疗上尚无大害，抑亦无可如何。

（四）微菌学加入国医学当从缓

细菌之各类极多，有在人体不能为害之菌，如粪便中所含者是也；有外来之病菌，如诸急性传染病之病菌是也；有三段生命，以牛羊等为宿主，再入蔬菜之中，然后入人体，如节虫是也；有甲躯体名病菌，传染于乙躯体者，如肺病结核菌、梅毒螺旋菌是也，而最与中医有关系者，莫如伤寒菌与副伤寒菌。西国人以病菌定名，凡诊热病，非验血不能断定其为何种菌，即无从断定其病是伤寒是副伤寒，此种是专科之学，绝非门外汉漫然可以效颦者。而验血绝非易事，血中之菌，非仅恃千数百倍之显微镜即可窥见明晰，必须先染色，方能明了。而染色又非易事，欲知某菌受制于某药，则须培养，更须动物用血清试验其是否有凝集反应，凡此皆非中医所能办到之事。如谓不能办到此层，即无医生资格，则又不然，头项反折，神昏谵语而发高热，所谓脑脊髓膜炎是也，曾值脑脊髓膜炎之病与西医会诊，西医用脊椎穿刺法验之无菌，以为不是脊髓膜炎症，而告病家谓是伤寒症，其人住医院中六日竟死，此事吾甚疑之。适院中助手医生，是故人子，询之，据云，不见脑炎菌，亦不见伤寒菌，故实不能断为何病，后考之《欧氏内科学》，则其中载明流行性脑脊髓膜炎症，亦有无菌者，细菌学之难如此，今改革中医，以此为必要条件，将来必有许多笑话，故不如其已也。又拙著《伤寒辑义按》，对于病菌有怀疑语，谓当是先病而后有菌，不是先菌而后有病，故指菌为病源，恐是倒因为果，此说为红十字会西医所承认。然则谓不治菌学，即无医生资格，非笃论也。又既研究病菌，当然须连带研究血清注射，让一步说，果然切实做到已是完全西医，无复国医本来面目，故改进国医而欲参用细菌学，实为形格势禁不可能之事。

（五）《内经》不能废除也

按建议书中所采取较要国医书，自张机、巢元方始，而无《素问》《灵枢》，"建议理由"节有云："固守《素》《灵》《难经》可矣，何必谈整理"。是谓整理可以舍《素》《灵》也。一孔之见，则以为此又期期不可。仲景撰《伤寒》，自言用《素》《难》，巢元方以下，皆宗此书，《素问》之不可读，是不易懂，并非《素问》本书不善，即如"东方生风"，余云岫《灵素商兑》，痛加驳斥，其实余氏之言，只攻击到表面，风指动言，与风以动之风字，同一意义，佛家言地水火风，水火指燥湿言，地风指动静言，其意亦同。此所以古医书如《千金》，凡神经病手足肌肉及官能不由意志命令而自动者，统谓之风，此风字之意义，与余氏所说完全不同，惟其如此，所以风生木，水生肝，肝之变动为握，握训痉挛，肝之府为胆，胆之经气为少阳，少阳从火化，火曰炎上，下厥上冒，过在足厥阴少阳；如此则为厥颠疾，其语意是一串的。又《内经》以肾属冬，以肝属春；以心属夏，《伤寒论》以足少阴经为末传，其病实属肾，何以知其属肾。伤寒少阴证，脉沉微，倦卧但欲寐，得附子便愈，其不可愈者，乃是病机已逸，治之太晚之故。附子是肾药，附子之药位在小腹，小腹为肾之领域，用附子而能愈，则可知病之属肾为真确，人身之腺体，以肾腺为根本，以汗腺为末梢，就形能研究之，在可见其连带关系，故足少阴经病，则汗腺亦病，因而汗出恶风。今考《伤寒论》之用附子各方，其见症十九皆汗出恶风者，于是形能之关系，乃益显著。又如甘露消毒丹为温病特效药，此为现在中医界所公认，此丹专治暑温、湿温。暑温、湿温者，夏季之病也，《内经》以心属之夏，则暑温、湿温，实手少阴经病症，手少阴经，心也，何以证明暑温、湿温之属心，观于甘露消毒丹之为特效药，可以知之。何以故？因此丹有菖蒲之故，菖蒲心药也，故孔圣枕中丹用为主药，甘露消毒丹之用菖蒲，实是引经药，所以变更药位者，因其病以暑为主要，是故温病单用菖蒲不效，甘露消毒丹中除去菖蒲亦不效。谚云：种瓜得瓜，种豆得豆。种瓜有时不必得瓜，两得瓜可以知其决不是种豆，故循因执果，有时靠不住，而执果溯因，则千百不失一。今执菖蒲、附子之药效，推求伤寒、温病之属肾、属心，非妄语也，此为千虑之一得，虽不必便是铁案，然其事实非偶然，据此是《内经》确有精义，并非扣盘扪烛之谈。其他类此之事，五六年中，鄙人所发现者，有十余条，所惜不能全懂耳。

（六）宜令顺民心以期易行也

人类脑头中有潜在识力，其感觉最为奇妙，凡事之不可行者，与夫可行而不能行者，猝然遇之，意识未及分别，而此潜在识力，已感觉其不可与不能。故凡不能顺从众意之命令，辄不约而同，群起而反对；若复事理繁复，知识不能解决其缭绕，则客气乘之，而为无理由之争执，世间许多纷纷扰扰，罔不由此。信如建议书中之办法，一旦公布，群起反对，不待著蔡，而现在龙中医界知识足以解决此事者，实寥寥无几，则必为无理由之争执，若云惩戒，则惩不胜惩，不惩反足损国医馆之威信，必致毫无结果，一场没趣，甚无谓也。窃意人之欲善，谁不如我，假使下令能取法于流水，收效必响应如风行，故不如缩小范围，先将热病名称，定有办法，刊为专书，考试医生，用此命题，解决纠纷，用此为准，如此则一般医生行且以不得此书为虑，则欢迎之不暇，又何待惩戒。程郊倩《注伤寒》有云："实热攻肌表颜额，虚热攻四肢。"故吾侪诊热病，手按病人颜额，与手掌比较，两处之热孰甚，则可以测知其热之为虚为实，此为热度表所不能量者。西医笑中医，以为用手试冷热，粗而不确，岂知其妙用乃在热度表之上。又如女人停经，假使属瘀，则环唇必见青色；假使属孕，则脉滑而唇四白，颜色华好。停经与有孕，属冲任子宫方面事，何故与环唇静脉有关，此其事有足以资研究者。第一步观宫监之无须，推知环唇与肾腺有连带关系；第二步观女人经阻小腹痛者，上唇辄显青色，因而推知子宫巢卵，与无须之标著，而冲任之血，仍与上唇有连带关系；第三步观女人之有孕者，环唇色泽华好，因而推知瘀则血凝，故静脉隐青色，孕则血活，故唇四白华妊。如此逐步推测，以为诊断之法，是为形能之学，其事千百试而不一爽，此为事实，非可以口舌争也。子宫、卵巢、生殖腺与环唇静脉之关系，其途径若何，为解剖所不可见，故形能之法，有时贤于解剖。胎元、胎盘，同是血肉，同是能透爱克司光，故有孕与否，爱克司光不能断定，而中法能断定之，是形能之学，有时优于爱克司光也，此之事，为鄙人所发见者多至数十条，故古书实无负于人，苦于后人不能研究耳。故云，东方学术，自有其立脚点，至于建议书中指摘叔和寒毒藏于肌肤之谬，古书谬误处甚多，加以纠正，是我改进医术所当有事，不足为古书病也。铁樵衰朽之余，名心都尽，鼯鼪之技，自卫有余，为此喋喋，实无所冀，倘然斥为拘墟，投之字籥，何伤于下里之狂愚，如其采及刍荛，翻然改图，出自仁人之冲抱。

　　此上。

（辑自《论医集》）

3 呈上海国医分馆书

呈为研究国医，试办函授，以期精进，声请鉴核，准予备案事，窃中国医学，有悠久之历史，丰富之蕴蓄，徒以我国久无医政，民间以医为业之人，政府听其自生自灭，流品既杂，大势每况愈下。迨欧风东柄，猝然遇西医竞争，相形见绌，铁樵无状，悠焉忧之，不自量度，远师前贤讲学之成规，近仿西国函授之方式，拟通讯讲习，定名谭铁樵函授医学，此事对于现在中医改进，有利无弊，谨分四点说明。

如五行旧说，为人诟病，而中医治病有效，则为事实，既有事实，必有理由。因留心与科学媾通之道，迄今垂二十年，虽所得不多，未尝不可为后来者识途之导。且富有常识者，不必知医而业医者；若无常识，通讯讲学，则汇多数人才，交互切磋，必能相得益彰，收教学相长之益，此其一也。古书惟医家为最难读，一者因含意甚深，如《素问》全书皆涉及天文，通于易理，绝非寻常业医者所能理解；二者自古业医之人，不肯公开，所传医书，为妄人倒乱章节，如《伤寒》序所云，江南诸师，秘仲景书不传，因此多数不易明了。私意以为欲纠正古书之错误，须根据躯体之生理、病理，是则非富有经验之医生而又能读古书，则无以解决此困难。医学校中教员都是书生，不是医生，此事最为中医改进之障碍。铁樵一知半解，何敢言学，但筚路蓝缕，不敢逃责，今举其心得，公之大众，以造就人才，足为他日学校教员张本，所编讲义，可为将来教材基础，此其二也。都会中国医常苦人才太少，若内地僻邑，尤苦无人，乡人呼吁无门，常向上海医生征求急救良方，此为近年来习见不鲜之事，准此情形，不但当刷新医学，并且非设法普及不可，藉非研究医学，虽有验方，不能用之适当，若办函授，则穷乡僻壤，有志医理者均可研究，此其三也。现在国医，不但流品稍杂，著作亦极寒俭，自古学术，因时变迁，儒术与黄老合成文景之治，汉学与佛教合成道学之儒，阳明学说与西方哲学合成日本明治之政，大约甲学说与乙学说相摩相荡，则产生丙种新学说，此为历史上之公例。惟日本中医，明治维新以后，即归销灭，此由于彼邦中医入之不深，故不能与西医相切磋，仅以效方并入西医，是谓同化于西医。在彼邦中医学，本非己有，何所爱惜，我国现在医学著作，只能剿说抄胥，否则拾东国人唾余。似此情形，何能改革，私意以为当先明解剖、生理，知藏府内景，然后本生理诠明古书晦涩之义理，方是正当办法。铁樵所得虽不多，但既经公布之后，中国之大，必有闻风兴起者，如此则不久必能焕然改观，此其四也。综上所述，用敢不揣谫陋，勉为先驱，谨即遵章呈请贵馆鉴核，准予备案，俾得医学昌明，实为公便，谨呈。

上海国医分馆

具呈人恽铁樵

（辑自《论医集》）

4 中医学术特点

　　读吾书者,第一当知中国医学是平正的,非玄妙的,是近情著理人人可解的,非艰深难晓不可思议的。何以言之? 将健体与病躯比较,见病躯种种异状而知其为病;从种种不同之病推究致病原因,而知病之来路;从种种病状观察其将来,而知病之结果;从病因病状以求免祸之道,而产生治法;以治法之有效者能愈甲病,更能用同样之法愈乙病、愈丙病,推而至于十百千万皆能愈者,著为定法,即医术也。然而健体与健体相较,不能无几微之差异,遗传其一也,环境其二也,年龄其三也,男女其四也。病状不同之中求其同,同样之病亦不能无几微之差异,山泽平陆,地之异也;春夏秋冬,时之异也;阴晴旱潦,气候之异也;剧劳盛怒嗜好,乃至大兵荒年太平盛世,人事之异也,种种异点既极复杂,而各异点又复交互错综而生变化,则歧途之中又有歧途,从此诸多复杂、异点之中求得其公例,消息其治法,治甲乙丙丁而效,治十百千万人而皆效,然后著为定例,而为之说明,太繁冗也,为之术语,难辨析也,为之证例。夫是之谓医趣,理与术相合,见病能知起源,循因能测结果,望颜色,听声音,诊脉搏,候权衡规矩,可知痛苦,可知寿夭,能预定可治与不可治,返躬可以自信,语人可以了解,著书可以传后,夫是之谓医学。吾闻国人之学西医也,述其师德人某之言曰:中国殆无医之国(此语见北京某医学杂志)。吾国现在之医生,诚不少笑话,然以卫生行政与泰西较,良有逊色,若以平均人民之寿夭言之,以人民之死亡数增殖数言之,虽无精密之统计,要亦相去不远。若以中德医生治病之功过言之,更不能指出确证可以轩轾,若谓中医不能出国门一步,此则有国力关系,况现在情形是暂时的,统千百年计之,将来固未可知,又况现在科学能力非无限的,即让一步说,亦五十步之于百步。然则有则皆有,无则皆无,中国果可谓是无医之国,德国亦不可谓是有医之国,若云中国无医学,则更不然。夫执果可以溯因,循因可以测果,预言可以征验,语人可以了解,著书可以传后,若此者不足当学,吾不知学字之范围当知如何而后可也。若云中国治医考,不能知藏府之真相,体工变化,以故不足当学,此尤更不然。藏府、血肉、骨脉,躯体之内景也,喜怒、动作、痛苦,躯体所标著也。躯体,物质也,其所标著,物质所发生之势力也。凡物质皆有势力,凡势力皆附物质,物质消灭,势力消灭,物质变化,势力变化,就势力之变化欲明其所以然之故。而研究物质之内景,两两对勘,然后知内景若何变化,斯势力若何变化,此即西方人士自负之二十世纪新医学,见势力之变化,心知是物质内景之变化。然无术研求内景,仅仅就势力变化之不同,以推测内景而为之说,见某种势力有变化,悬拟必其所附之物质内景有若何变化,结果其所悬拟,不能与真实相符,此即今日为人诟病之中国旧医学。

(辑自《论医集·创办函授学校宣言》)

5 中医不可废之三个理由

新旧之争，千言万语，只此数言，已题无剩义。夫所悬拟不能与真实相符，旧医学之劣，已无从为之辩护，天演公例，优胜劣败，既确知其为劣，摧残之可也，废弃之可也，尚安足以言学？然此种见解，可以判断他种事物，不足以判断医学，尤不足以判断中国医学。何以故？曰：此其理由有三。

凡理论欲结果不误，必先前提不误，若前提有疑义，则结果鲜有能真确者。今问西国医学之优点，在能知躯体内景，西国治医者何故欲知躯体内景。夫亦曰躯体为物质，疾病为势力，欲知势力之所以发生，必先明物质之若何变化，此语良是。然动物之躯体内景与其动作所标著之关系，确有不可思议之秘密，人为尤甚。如云物质消灭，势力消灭，而动物之死躯体，绝不消灭，即是一可怪之事，以故近顷学者颇注力于生命之研究。夫躯体机能完全存在，而有死时之动作忽然息灭，然则躯体为物质，疾病痛苦为此物质所发生之势力，其然而不尽然也。抑不仅生命，即睡眠亦一绝大神秘。西国人谓睡眠是脑筋休息，或谓是仅仅官能休息，但何故睡中有梦，而又不定有梦，于是又有梦的研究，至今莫能揭破其秘密。而西医遇失眠症辄用安眠药，吾曾值三人，其二皆用安眠药不效，竟至数星期之久目不交睫，后延不佞诊治，用珍珠母丸应手而效。其一为同乡张琴耜之妹，其一为南市富豪沈某也。至于第三人，则为合肥李少川之老太太，因失眠西医予以多量之安眠药，竟长眠不醒，延不佞诊治时，已在大渐之顷，口唇目珠，均呈筋挛，如中风状，是似寐而实非寐也。据此，是人类之动作与躯体，其关系尤为不可思议，但就解剖以研究体工，对于治病果能胜任愉快无遗憾乎，此其一也。

中国古医书之荒谬者，无过于《难经》，《难经》号称秦越人著，而《汉书·艺文志》不见其目，《隋书·经籍志》亦无之，《新唐书》始列之，此必后出之书，当在东汉之后。夫躯体内景，决非肉眼可见者能于治疗有所补益，以故古书皆不言，而《难经》独言之。肝何故沉，肺何故浮，胃重几斤，肠长几丈，粗劣荒谬，至为可笑。至于今日，乃劳时贤之习西医者，为汉医之剪辟，岂知一为考校，肝沉肺浮之说出《白虎通》，肠长胃重之说出王莽时，是必不通医生，拾汉人唾余，托名为撰之书，本无些微价值，何劳剪辟，然即此可见吾汉医对于躯体内景的确茫然所知，此亦时代为之，无可讳言者。然汉医对于外面可见之病状，所为之条例，创立之治法，则精确无误，往往神行意会，超乎象外，得其环中。例如呕血，面红而脚冷，血液奔迫上溢，此时之有效治法为热酒熨脚，则血可立止，又用生附子、麝香贴涌泉穴，则血可以不复上行，是故《内经》云，病在上而取之于下，病在下者取之于上，此有铜山西崩，洛钟东应之妙，后世不知其妙，妄自造作，惯作神话，羌无理由。社会普通人以为中医之治病，无非医者意也，而中医之不肖者，亦云医者意也，几何不令火齿冷？再就西医言之，例如遇呕血之病，谓是肺藏血管破裂，此于内景，诚不啻见垣一方。因血管破裂，血出如决堤溃防，无法可止，则口中、胸部均以冰冰之，于是血立止，然血虽立止，病人因去血过多，则呈心房衰弱症，于是注射强心药以为挽救，而病人则又发热，热甚则喘，肺张叶举，经脉奋兴，所谓支气管毛细管炎症，继续发生，则于肺部加重冷罩，而以喷雾器助呼吸，更打盐水针以补血，一面仍用强心剂维持现状，设备可谓周矣，而病者喘之不已，热之不已，不但肺炎，又见痉挛抽搐之脑症，于是更用冰枕后脑，俾延髓不得发炎，于是病者之体温不能及于腮部,更不能及于肺部,四肢肠胃诸大小脉管,因失血过多起反应而变硬,心房因注射剂之力,暂时局部兴奋,兴奋过当,全体不能得其平均,体工之作用全隳,至人不胜压迫而死。今日西医学可谓神速进步时代,以吾所见西医治血症部如此法,吾曾见十人以上,无一幸免者,此种知内景讲解剖之治法,较之汉医不如内景者之治法,一相比较,其相去之悬绝,恐不止百里千里,又孰者当剪辟,孰者不当剪辟也,此其二也。

我国之医学,亘二千年无进步者也,日本汉医丹波元坚谓中国之医,自宋以后即渐渐退化。自鄙见言之,直是唐以后已无医书,第观王叔和之《脉经》,岂复有些微切于实用者,而自汉以前,文字既极简古,且又无书非残编断简,不佞所以疲精劳神治医学者,不过在此残编断简中,于无字处悟得数条精义,假使向者不能于此残编断简中有所领悟,则吾亦将谓中国无医。须知学问为内美,膏粱文绣外美,世固不乏处膏粱文绣之中,负有绝大学问之人,亦不乏用其学问,猎取膏粱文绣之人。然内美外美,毕竟是两件事,而世人往往误认以为有外美者必有内美,以故劬学穷儒,言虽是不为世所重;缙绅阀阅,言虽非不为世所轻,此亦目光之视差,识阅之幻觉,此种视差幻觉,振古如斯,于今为烈,而西洋人为尤甚。吾国习惯,他种学问,内美外美尚不甚相远,惟医学则极端相反,例如章太炎、蔡鹤卿、康长素、梁卓如诸先生,皆负一时盛名,皆有名实相副之学问,假如有西国学者向以四人,扣中国中古哲学,吾知其答语必有价值,耐人寻味,不为中国羞也。而医学则愈负盛名者愈无所有,怀抱绝学者往往仅为乡医(如《诊余集》中之孟河贾先生,艺术之精如神工鬼斧而衣食不能自给。又东国三十年前亦有草鞋医生,其人常挈草鞋备阴雨,而能愈西医不能愈之病)。吾曾目击有西人挈洋行中买办为翻译,至某君处叩问中国医学,事在壬寅癸卯间,当时上海西医,仅寥寥数人,某固中医中收入丰而交游广者,然其医学仅《汤头歌诀》《验方新编》,西人甚热心,问中医治病以脉,脉学之究竟如何,又问五行真意若何,某既答非所问,而买办复以意译之,结果乃怏怏以去。度彼西人日记中,必有一条极可笑之文字,而某则扬言于人,谓西医来访中医学,其营业乃愈盛,世事阴差阳错,大都如斯,安有如玉盒子底盖相遇而吻合者,而此种视差幻觉,遂演成东方医学史之笑柄。又近顷治医者方奉叶天士为第二仲景,又谁则能知《难经》《脉经》皆谬妄者,此中最高手,方且死守其太阴湿土、阳明燥金之学说,自命为崇古守经,抵死不服从西国新医学,亦抵死不能为有条理之论议以自申其意,故中国医学为尤不易判断,此其三也。

(辑自《论医集·创办函授学校宣言》)

6 废医之人毫不爱惜中国国粹

现在西医无有不蔑视中医者,然就吾以上三个理由观之,蔑视果正当否,恐正多商量余地。鄙人此篇之作,初不欲向西医饶舌,但世有学习西医之人,对于中国国粹毫不爱惜,甚至谓轩歧杀人已四千年于兹,如此者其人神经实太躁急,得吾说而存之,亦一剂安脑药也。第二当知学术乃天下之公器,无所谓秘密,又当知凡学有必具之条件,条件云何?可以自喻,可以喻人,可以著书,可以传后,既如此,无所谓可以意会而不可以言传,中国医学所以如此破碎,皆秘之一字为之厉阶。详秘之来由,仍因于无学,譬如吾有验方数十,持此方以治病,可以糊口致富,若公开之,则不复能得钱,因所有者仅仅此方,安得不秘。若医学,则如吾上文所言,有学理,学理至细密,辨别至不易,若小有讹误,毫厘千里,如此,苟不欲传人则已,如欲传人,耳提面命之不暇,又安所用秘。又凡学术之真际,皆演进的,其假象则退化的,拙著《伤寒研究》导言中已详言之,是故一种学术,吾受之于师,治之十年二十年,必有所损益,既有损益必有变化,其所受学苟不误,则所损益变化,必为演进的,如此,则其学当成片段,既成片段,则其人必思于学术史上占一位置,既有此思想,则必设法使吾学能传而后已,此与传种思想同一天性,虽孔、颜、孟、荀之贤圣,浑敦穷奇之凶恶,胥不能外此轨道,则又安有所谓秘密。《千金》云:昔江南诸师,得仲景方秘不示人,历年既久,遂使《伤寒论》破碎不完。所谓江南诸师,皆俗医不能读仲景书者,吾尝以此自验学力,一两年前,尚未能免俗,偶有心得,辄思秘而不宣,今则不然,乃知秘之一字未尽涤除者,学力限之也。客或难曰:君之不辞疲精劳神以讲医学,无非于古书中悟得数条精义,今既不秘,直捷宣布此数条精义可矣,安用函授?曰:此却不然,所谓精义,当于无定处求之,是有本源,非可一蹴几者。况吾历无数艰苦,迄今凡十三年,乃仅得之,今兹所定课程,仅两年耳,安有两年书不读,而能得所谓精义者。读者又虑脉学不能了解,必须临诊,此亦不然。若如王叔和、李濒湖之脉学,虽耳提面命,亦不能了解,若吾所言者,苟一悉心探讨,无有不彻底明白者。实习固必不可少,然亦不必有师,第最初当于家人、父子、亲戚、朋友之有病者,潜心研求其脉,以观其究竟,既确有把握,然后可为人处方耳。凡医谓脉学仅可意会不可言传,皆自文之辞,不通之论也。

(辑自《论医集·创办函授学校宣言》)

7 《群经见智录》务使中医好处不随俗湮没

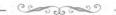

余自壬戌著《群经见智录》以赠友好,见者都不甚注意,以为是不过为个人营业计之宣传作品,其实余之为此,专为余君云岫抨击《内经》而发。余君著《灵素商兑》,谓《灵枢》《素问》杀人五千年于兹,拙著《见智录》则《商兑》之反响也,《见智录》出版后,余氏又有驳议,载请某杂志,余当时竟未置答,初非理屈词穷,实因撷拾科学以抨击中医,材料甚多,若捍卫中医,则须将甚晦涩之理诠释明白,使举国皆能明了,然后能伸其说,否则竟无拜可说也。诠释真理乃著作工作,非辩论时可以双管齐下者,故余尔时即立意著书,务使中医好处不随俗湮没。迄今十年,所成就者仅此,殊未能自慊,但以吾今日所得,《商兑》已不足一抨击也。西医菲薄中医,中医不能自伸其说,社会复附和之,此之为潮流,潮流非即真理,虽举世非之,宁加贬哉?云岫现在似已变其说,余所主张者,亦非复《见智录》论调,不知云岫对此,其评论又复何如。总之此事乃天下之公言,非吾两人间之利益冲突,惟后来之取缔中医,实导源于《商兑》,而余之努力著书,亦《商兑》实激动之,故旧事重提,以为本篇之缘起。

(辑自《论医集·医学平议》)

8　中医自取其侮

　　入主出奴为明达所不免,但立言公而非私,便是言者无罪。以中医界之现状,为西医所不满,亦固其所,故《商兑》之薄中医。与其谓余氏排挤中医,毋宁谓是中医自己取侮。乃《商兑》出版于余年,竟无一人反省,是可异也。前年西医之当路者取缔中医,是西医已与中医正式开战,其所以取此断然手段者,有三种意思。其一、远师日本明治维新之废中医;其二、即因《灵素商兑》之无反响;其三因自己头脑已经科学化,恨国人之梦梦。今与中医正式开战,使之理屈词穷,则必能唤起国人之同情,嗣后患病之人咸就西医,则不难取中医而代之。就此后中医杂志中之言论观之,以为西医之为此,纯出乎营业竞争,媚外卖国,蹂躏国粹,千言万语,不出此三句话。此三句话与西医三个意思绝不相当,譬之以奕,两人对局,其一人操围棋白子,方以东洋九段自命,而对方一人所操者则为象棋,埋头尽着,各走各路,虽有施范,无从取胜,其为状至为可笑。以故西医界中太至今愤愤,谓中医徒取鬼蜮伎俩,不为旗鼓相当之辩论,可谓无耻。今试就两造之所持者评判之。西医第一个意思,是东国事实上之成例,虽日本与我国情形小有不同,大段固不甚相远;第二个意思,审察对方之实力,确可以取而代之,然后发作,可谓知己知彼;第三个意思,洞见国人安常习故因循守旧之惯性,知中医所以能延喘,即在于此,非予以猛烈之攻击,不能醒觉,可谓洞见症结。至于中医所说三句话,营业竞争固然,然此不足以罪西医,易她以处,将不竞争乎? 医生之职责在愈病,病家延医之目的亦在愈病,为医生者苟能真实愈病,病愈而能彻底无后患,不作江湖语欺人,不取巧以敛财,如此诚无所用其竞争,抑当今之世亦莫能与之竞争。媚外卖国云云,西医亦无从承认,大之如外交处置失当,小之如奸商破坏抵制外国货,骂之以媚外卖国,诚无以自解,若以西国医术运用于本国,正是优秀分子之所为,鄙人亦是中医,颇以未能留学西洋为憾,未知科学为耻,同业诸君并非别具肺肠,愿独无此思想乎? 如云西医得贿,为外人推销药品,为此言者,有证据则可,否则风影之谈不能入人之罪。国药有许多是日本货,吾侪苦于无植物学知识,未能抵制,责己未遑,亦安足以难西医乎? 至于蹂躏国粹,自是彼此争执之焦点。然西医主张取缔中医之理由,即在不承认旧有医学为国粹,彼等以为旧医无价值,中医须说出旧医之价值,值得保存,使西医无可反驳,然后可以开西医之品,若囫囵囵囵只有保存国粹四个字,是未能证明国医确是国粹,亦何能禁人之蹂躏?

(辑自《论医集·医学平议》)

9　时机成熟西医仍要废除中医

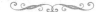

　　照以上所说,西医所持之理由,虽有商量余地,却言之成理,中医所持以为反抗者,则诡理可说,所谓

强颜耳。乃此次争执之结果,西医于科学潮流最汹涌之时,更假借政治势力,竟不能奈何此老朽腐败之中医,诚出于彼等意料之外。今中医得政府允许予维持矣,首都且建国医馆矣,其中一切情形无须深说,但吾敢正告同业,此次之幸而无事,绝非代表请愿之效力,亦绝非集会结社、刊印杂志之效力,其惟一之续命汤,即时机未熟耳。时机如何是成熟,如何是未熟,从各方面观之,皆有显然之迹象。例如废止中医,则西医之人口激增,中药之损失绝大,此其一也;全国间接、直接托命于药业者何止千万人,一旦废止中医,则此千万人尽失其业,必致掀起风潮,此其二也;西医诊费稍高,与下属阶级经济状况不相应,废止中医,则贫病者将无从就医,此其三也;西医虽不少,以我国版图之广,三五年中西医人不敷分配,突然废止中医,则乡镇将无医可求,此其四也。

时机未熟云者,是暂时的,非永久的,自西医言之,中国政事未定耳,定则此问题总当解决。又现在虽有国医馆,徒拥虚名,一事不能为,卫生行政,固操诸西医之手,是不废等于废也。但观中医校不予列入学校系统,即可知中医现在处若何地位,而吾同业弹冠者有人,自炫者有人,排挤倾轧者有人,大多数则不识不知,惟日夜希望其子孙之能守世业,黠者则令其子弟入学校治西医,为将来啖饭计,至于保存国粹云者,口头禅耳。凡此罔非人情,吾亦不愿持奇论,惟区区之愚,则别有感想,藏谷以牧羊为业,其职责在羊,假使亡羊,则博塞读书均之有罪,故用江湖术欺人以求食,固是诡遇,若稗贩陈言,东抄西掇,充自己著作,则天壤间多一部医书,使后来治医者多一条歧路,是不但无补于垂亡之医学,且从而速其亡也,岂非与彼操江湖术欺人者立于同等地位乎?故余甚恶无新义发明,而以著作自眩者。集会结社是对外的,排挤倾轧是对内的,而排挤倾轧即从集会结社来,此不须辩论,可以明白。中医之存亡,乃学术有用与否问题,绝对非票数多寡问题,故不能用政党运动之方法,达保存之目的,则对内之排挤倾轧,更何为者?至于此时弹冠相庆,似乎太浅,令子弟治西医,假使其意在昌明中医,未尝不可,特恐彼子弟是陈良之徒陈相,见许行而大悦,吾未见其有补于中医学也。是故在此情形之下,苟有可以兴废继绝,使中医奠基础于磐石之安者,正不必待他人为之。古训所谓匹夫有责,所谓当仁不让,不待他人之谓也,鄙人因不自量,引为己责,兹请言鄙人个人之见解,以为中医有保存之必要,与其改良之方法。余敢大胆昌言曰:西医不能替代中医也。其所以不能替代之故,不但如普通一般人见解,普通人见解,是相对的,有商量余地的,余之见解,是绝对的,无商量余地的,请得觇缕言之。

(辑自《论医集·医学平议》)

10 西医治疗未能顺从自然

普通一般人于医学上无深切之研究,真确之认识,谓西医是科学,贤于中医;或云西医仅能治外科,其治内科反不如中医;又云中医有数千年历史,决不受淘汰,凡此说法,罔非皮相,毁之既非是,誉之亦非是,总之不中肯而已。其稍稍涉猎旧医书而右中医者,与夫略知西药讲卫生而右西医者,尤其如御颜色眼镜辨颜色,其所说去事实弥远。医学之事,原非容易,然医学为吾人生命所寄,如何可以不了了之,西国解剖学、生理学、组织学、医化学,无一不精而且详,入细而真确,论我国旧医籍粗而无条理,夸诞而恍惚,两者比较,岂但不可同年而语,直令人欲将旧医籍付之一炬而后快。故就今日之现状但从表面观之,我国旧医籍断不能立于世界医学之林,中医之科学知识,远在零度以下,可以无须饶舌,然医学之目的在疗病,种种学术应用于医事者,其目的亦只在疗病。彼西医应用之科学虽精,治医之功能则不健全,岂但未达健全境界,尚有多数病症未能与中医较一日短长,事实具在,试一调查,即能明了,不必以口舌争也,在理形端者表正。西医治病之工具如此之精,而治疗之成绩不与相副,此则必有其故,人情恒宽以实己,严以责人,在西医未尝不自知其成绩之劣,然必强自觉假曰,此中必尚有未明之故,要必有待于科学之解决。彼中医何知,特幸中耳。为中医者,则云西医治内科病殆真不如中医,彼虽振振有词,我既有一节之长,要亦足以自存,吾且以自了而已。如此则非学者态度,苟且偷安,亦何能自了。吾今为平心之研究,明其所以然之故如下,曰反自然,曰轨着,曰试药,曰未知四时五行。何以谓之反自然,盖病状之显,均由藏气不循常轨,药物之为用,拨乱反正则病愈。拨乱反正者,乃顺自然之谓,体内各藏气,本是此呼彼应,一处受病,则他处起而救济,欲救济而不能,则为病态,此乃各种疾病之原理,根据此原理以为治疗,则当以药力助生理之救济,万万不可以意干涉。若以意干涉,是与生理之救济为难,是为反自然,西法治病,处处皆可证明其为反自然。例如治热病而用冰与泻药,详所以发热,躯体外层为寒气所逼,浅在感觉神经当其冲,则凛寒,甚且战栗,体温起救济,则集表而发热;其继一步,胃消化受影响,肠神经随而失职,推陈致新之功用全失,燥矢或胶粪在曲肠不得下行,体温向里奔集,组织亦兴奋以为救济,则为炎肿,表层发热为初步,其后全身热化为第二步。第一步即旧籍所谓太阳证,第二步即所谓阳明经症,其肠部炎肿者乃阳明府证;其病灶在肠,虚而自利者,为少阴证。阳明证有谵语,热则上行,脑受熏炙故也,阳明府与少阴亦有谵语、郑声,交感神经与副交感神经失其平衡故也。凡少阴证,心房之迫动必甚微弱,即是制动与催动两种神经失其平衡之证据。旧法先治太阳,使表层之感觉复常,此目的既达,而遍身热化不已者,则用凉药,使其退热;内部因停积而炎肿,则用泻药去积,因虚而自利,此自利亦是体工救济,不过神经平衡失常,组织全无弹力,欲去积而不能,则用温药刺激之,使其无弹力者得药而兴奋,以助其去积之功能。以故太阳用发汗解肌,使侵逼之外寒从体温外散,则表层感觉复常。阳明府之所以肠部炎肿,即因欲去积而不得,故用泻药攻下,阴证亦因欲去积而不得,其症结在组织无弹力,故用温药刺激兴奋之,少阴证常有服附子而胶粪得下者,即是此理。其阳明经之热化,病在救济作用一往不返,体工本为去寒而发热,既热之后,吸酸除炭之功能,因血行速而失其常度,其热遂有进无退。阳明府证是局部性炎肿,阳明经症是普遍性热化,普遍性热化症结在血行速,用凉药为治,使血行缓,拨乱反正之功,乃立见矣。凡此皆助体工之救济劫能以始病,故云顺自然。

(辑自《论医集·医学平议》)

11 驳阳明经症用冰枕

阳明经症热至百零四度以上,则神昏谵语。神昏谵语为脑症,西法之用冰枕,所以护脑也,然本是因外界寒逼而热,热所以祛寒,今用冰,是专与体工救济为难矣。或曰阳明经症普遍性热化,旧法用凉药,旧医称凉药治热病为逆折,固与用冰不同乎?曰:不同。所谓凉药、热药,非物理上有若何变化,入热度表于白虎汤与四逆汤中,其水银柱之伸缩同也,惟病人饮白虎汤则有消炎作用,饮四逆汤则有热化作用,以是区别,是药之温凉专在体工反应下观察而得,非理化方面事。用冰则非但不能消炎,且使体工起反应而增热,故凉药不可与冰同论。曰用冰既是反自然,与生理救济为难,则病当不得愈,然就平日所见言之,热病西医用冰不愈者固多,然亦有得愈者。何以故?曰:此非用冰而愈也,《伤寒论》云伤寒二三日,阳明、少阳证不见者,为不传也,所谓阳明、少阳证,心烦、口渴、胸满、呕吐,是也。经文简古,云少阳、阳明证之下,实省去少阴、厥阴字样,所谓少阴厥阴证,胫股酸痛是也,凡胫股酸痛之甚者,为神经痛,热病之兼神经性者,属厥阴,而少阴证之脚蜷,实即因神经酸痛之故,不过兼见但欲寐脉微者,为偏于虚的方面,故谓之少阴证,胫股酸痛即是蜷卧之前一步。本条《伤寒论》之全文,当云伤寒二三日,阳明、少阳、少阴、厥阴证不见者,为不传,即发热恶寒之病至二三日,不口渴、胸满、呕吐与胫酸者,为不传。何以有兼见少阳、阳明、少阴、厥阴之症,亦有不兼见者。凡热病有积则兼见阳明、少阳证,本虚则兼见少阴、厥阴证,既无积,又不虚,则不兼见。不兼见者,不传,不传者,谓发热数日即自愈也。病起于太阳,即自愈于太阳,故云不传,顾仲景虽如此说,毕竟热病无兼证者甚少,无兼症发热即自愈者,亦不足为病。其因虚而初起即兼见少阴证者,冰之固无不死,其因积而初起即兼见少阳、阳明证者,冰之亦无不死,但并非用冰立刻即死。胃肠与皮毛体工之形能,本是此呼彼应,表层感寒,则消化必受影响,因而停积,若复冰之,则表层之病加重,胃肠受影响亦加甚,则胸脘乃益不适。西医即常用冰治热,亦常用泻药攻积,此时见其胸脘痞闷、呕吐拒按等食积见症,用泻药攻之,则为不当下而下,里病益复加重,此即犯《伤寒论》表邪未罢不可攻下之戒。表里病皆加重,于是其传变不可思议,危险之重症层出不穷,治下胜洽,以至于死。惟阳明府证虽亦见普遍性发热,而重心在肠部,是则当攻下,当攻而攻之,其人复向来不虚,得适当之攻下,积除、藏气得安,纵有热未解,亦等于不见少阳阳明、不传之病。此种攻之可愈,其实是得适当攻下而愈耳,且为道甚狭,所失固多也,不得适当之时而用攻下之,为反自然,其理由与用冰同。又如治急性肺炎之用酸素。所谓急性肺炎者,支气管炎症也,支气管炎症之为病,剧咳而气急鼻煽,病人常感窒息,此病之病灶,在气管炎肿而变窄,其来路最当注意者为自发性与续发性。所谓自发性者,伤风咳嗽初起一二日即见气急鼻煽是也;所谓续发性者,往往由热病转属而来,亦有因伏湿传变而见者,其在热病,辄见于第四步阴虚而热之时,试将其病理详晰言之如下。

(辑自《论医集·医学平议》)

12 中医治疗根据生理功能

　　古人云肺主皮毛,又云肺肾同源,此皆就形能说也。凡伤风咳嗽,其起因在感风寒,风寒之感,皮毛受之,而其病症则为咳嗽。咳嗽肺部事也,故云肺主皮毛。初起伤风时,咳恒不爽,迨用药疏解,或衣被覆令微汗,则咳恒较爽,执果溯因,遂有肺为风束之说,肺为风束,亦就形能上立说也。其云肺肾同源,乃从慢性病观察而得,凡病瘵(即色劳)之人,因多内而戕肾,其后辄见咳嗽,就病形言之,则为肺病,就病源言之，则为肾亏。又有一种气喘，其火因寒内之故，三十五或四十以后，患喘，治肺不效，治肾则效，古人谓胃老肾喘。喘症明明是呼吸系病证，属肺，乃就病形言之则在肺，就病能言之却在肾，凡此皆肺肾连带关系，显然与人以可见者，故曰肺肾同源。详咳嗽之原理，本是肺之一种防卫作用，体内各藏器直接与外界空气相接触者，厥惟气管，既直接与空气相接触，则外物之侵入也易，故其防卫亦极周密，第一为鼻孔中硬毛，第二为鼻腔中黏膜，第三为舌咽神经，第四为气管黏膜下分泌腺。鼻孔硬毛专事滤秽，若有外物通过硬毛间隙而侵入，则鼻黏膜阻止之。此黏膜表层具感觉神经，其感觉最为敏捷，温凉小有过当，即起救济作用，以故空气稍冷，即感鼻塞，有物阑入，即作喷嚏，或增多分泌黏液，以捕猎阑入之物，皆此黏膜营防卫职务也。若阑入之物，意得通过二道防线，则舌咽神经立起救济，一面感刺激或痒或辣，即是传入纤维报告于大脑，一面筋肉收缩作咳，以驱逐阑入之物，或亦增加分泌，以捕猎阑入之物，并载之而出，即是传出纤维行防卫之运动。是以伤风初一步常感鼻塞多涕，继一步感喉痒而咳嗽多痰，然有一事不可不知者，凡增加分泌以捕猎阑入之物，与作咳、作嚏以驱逐阑入之物，必其物之有形质者，而后此救济功能能发生相当之效力。若冷空气之侵入，则为无形质者，救济功能不能发生相当效力，而体工乃无知识的机械运动，空气侵入不已，则咳亦不已，同时黏膜下之分泌腺亦加紧工作，增多分泌，则愈咳愈剧，痰涎则愈吐愈多，卒之因咳频而炎肿，感觉益敏，痒亦益甚，其炎肿渐渐波及气管，则痒处乃渐渐下移，从咽喉而总气管，而支气管，至总气管时，苦于剧咳不能疗痒，至支气管时，则感窒息而鼻孔煽张矣，鼻孔煽张所以救济气管之窄，故见鼻煽即可以知是支气管发炎。此种由伤风剧咳起三数日即见着，是特发症。其有初起虽咳不甚，而是形寒发热之太阳证，由阴胜而寒，递变至阴虚而热，然后见气急鼻煽者，谓之转属症。特发症可治，《伤寒论》之小青龙汤是也；转属症不可治，《内经》所谓其传为索泽，其传为息贲，死不治者是也。是为对于支气管炎症之我见，就古书研求，得形能之大略，就西书研求，得生理内景之大略，复就临床经验所得，合成以上之说明，故我见二字，差非掠美，抑此事所关涉者极为繁复，不止如上所述者之简单。《内经》所言与《伤寒论》所言，均须加以甚详细之说明，方能实地应用，否则经文仅足以壮观瞻而已，惜乎本篇不暇及此，后文当有可以互证之处，阅者自能明了，今姑置之。至于西说，亦什九与吾说不同，兹撮要节录《欧氏内科学》之一章于下，以见西医对于急性支气管炎症之真相。

（辑自《论医集·医学平议》）

13　歧　路　亡　羊

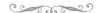

　　西国所谓流行性感冒，实即我国所谓重伤风，然重伤风之界说，向来无定，重伤风之名词，在医籍中亦不经见，盖著书之人，都以治大症自命，以为重伤风不算病，故皆置之不谈。其先起咳嗽后来发热之病，则都入之温病之中，而温病之界说，又复不明了，其实伤风之真相，自古大医知之者几人，细处不肯切实研究，大处自不免含糊应付，宜乎医学之无进步也。至于西医，则病之详细明白，可谓不遗余力，此种优点，足以提醒吾人知前此之错误，惟西医建基础于科学之上，偏重物质方面，愈详细乃愈繁复，转因详细之故，失其重心，致有歧路亡羊之憾。即如流行性感冒，《欧氏内科学》所记，转觉繁重不得要领，故仅节录有关系者数语,赘以注释,以能明白为限,内科学流行性感冒条下云,呼吸道之黏膜,自鼻道以达肺气泡,可视为此病之屯集区,病之轻者,起时显鼻流涕等状,与急性卡他热相似,惟身体之疲倦或困顿则较甚。呼吸系统之危重情况,系支气管炎、胸炎、肺炎,三者所显之支气管炎,大概与寻常者相似,无甚特别处,然咳出之痰系一要状,有时极多极薄,内含脓块,间或显极重之支气管炎,细支气管亦受累,故病者显皮色青紫,甚至于窒息。此等流行感冒性肺炎,乃一千九百十八年大流行病之一特状,因此致命者非罕。治法,倘热高而谵妄,可戴冰帽;凡心部虚弱者,宜服激动药;在恢复斯宜用番木鳖素足剂量,恢复期之调养,尤宜注意,大都须数星期或数月始克复元,良佳之饮食,调换空气,处境顺遂,系调理此病之要素。

又《病理学》论百日咳云:"此病有时呈流行性,然在各地方亦时或散发,病由痰接触传染,且能因病儿而毒留住宅、学堂等处,间接传染。小儿在第一及第二生牙期最易患此,百日咳之症状,病之潜伏期,自七日以至十日不定,在卡他期内,则显寻常伤风之症状。起时或略发热,鼻流涕,眼红显支气管干咳,有时此种干咳或略有阵挛性痉挛之征兆,早显连续不止之咳嗽系一要状。其阵发性咳期,每一阵咳嗽十五声至二十声连续不断,咳声短而苦,且不能吸气,咳时病儿面色青紫,迨阵咳止,始突然深吸,而有空气入肺,在此时期,阵咳将终而呕吐者,尝见每日咳五六阵,重者每三十分钟即发作一次,其最重致命者,每日或百余次。"

以上所录者为流行性感冒又百日咳两条之节文,本文记病状、病史、治法、原因、预后皆极繁复。原因则微菌为主,治法则贵族式疗养及注射番木鳖素及服激动药,高热则戴冰帽,颇觉西人之治病与其所研求而得之病理不能相应,以故叙病甚详,而治法甚简,且于治法之适,当与否,亦无详细之讨论。近年西医对于百日咳之见支气管炎者,用酸素助病人呼吸为不二法门。问何以用酸素,则其答语为人缺养故窒息,用喷雾机所以增养气也。此三者结果不良,西医未尝不自知,然至今日上海各著名西医,仍墨守成法,余今试为探讨,以质国之知医者。

(辑自《论医集·医学平议》)

14 辨番木鳖素强心针

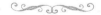

注射番木鳖素,即所谓强心针,凡脉搏微弱而无胃气者,虽在临命之顷,得强心针,则脉波圆活,湛然应指。余常闻病家言,既无可挽救,不如延西医打一救命针,救命针之嘉名,可谓名不副实。盖脉波之所以圆活,乃心肌神经兴奋之故,心房之动为血动也,假使病人呈郁血症象,心房之势力不能及微丝血管,则内呼吸之吸酸除炭作用淹然停止,即动脉血不能流入静脉,静脉血亦不流,此时小循环当其冲,呼吸必促。心房不得静脉回流之血,若听其衰弱,可延一日,用药强心,且仅延半日,盖物质上维持力只有此数,伸绌相抵,大略如此。又假使病人为血液枯涸,至于危险境界,尔时而用强心针,竟可以于一二时中使心房搏动寂然歇绝,因病人无血,无所资以为搏动也,此两事吾皆数次遇之。至于用冰,若因高热而用冰,在活体当然有反应,热得冰而退缩,乃暂时的,此理易明,人人可晓,其有因吐血而用冰者,薄厥之证,呕血倾盆盈枕,用冰止之,为效最捷,其有止后,大血管再破,至凝血成条而出者,吾亦遇之,但此种为少数,为例外，其大多数固止之得止，止后是否有遗后症，余见闻不广，不敢妄说。不过呕血为血管破裂，用冰制止，不失为从权救急之法，并非与生理救济为难，然亦因此可以证明高热而用冰，确是与生理救济为难也。用酸素喷雾机治支气管炎症，骤视之似于理论上可通，事实上亦合，支气管炎呼吸之所以促，由于窒息，而所以致窒息之故，由于缺养，今以养气助呼吸，正是对症治法，是于理论上可通也。肺之呼吸与心房之迫动相应，假使听其窒息，可以须臾之间即起郁血，至于郁血，即心肺皆坏，虽欲治疗，无可措手，故苟有可以疗窒息者，更无所用其犹豫，用酸素疗窒息，其效可以立观，是更无商量余地，此所谓于理论上、事实上皆合也，然仔细按之，则于两者都不妥当。

（辑自《论医集·医学平议》）

15　酸素治急性肺炎不妥

按：呼吸之于人身，可谓第一重要，故研究此事，亦为非常繁难而不容易之事。今就西国生理学求之，吾等仅有普遍知识之人，可以明白者有两事，其一，呼吸之原动力在中枢神经，刺激此神经，则呼吸改变；其二，呼吸之调节力最著者为血中之炭、养，变更血中炭、养之压力，则呼吸改变。哈氏生理学云，呼吸中枢位于中枢神经系之一特别小区内，此中枢所发之兴奋，循脊体下行，分布呼吸肌之脊神经中枢，此中枢亦接受数种传入纤维，其最重要之纤维，为包含于迷走神经干内者。分布呼吸肌之脊神经中枢，亦谓之副呼吸中枢，副呼吸中枢不但受迷走神经等传入兴奋之感动，亦受来自大脑之支配，故略能随意节制呼吸运动。无论呼吸中枢与脊神经中枢，苟有一处败坏，则呼吸停止而死，然使割断迷走神经纤维，或设法冻断迷走神经纤维之一侧，呼吸并不立刻即停，有时且见呼吸增强，经反复试验，乃知迷走神经含有两种纤维，一种系增强呼吸中枢吸气部分之作用，一种系增强呼气部分之作用，而呼吸之所以有节律，尚非此神经纤维为之原动力，否则割断之后，呼吸当立停。更求之空气与血之化学成分，则有以下诸说，浅促呼吸完全为刺激肺之结果，如刺激肺泡内部，或使栓子（凝血小块）入肺管内，皆可致呼吸浅促，欧战时所用之毒气，是其证据。盖空气一千二百五十分中含氯气一分，即能增加呼吸速率，与减小呼吸深度，又如用油注射于山羊之颈静脉，则有栓子成于其肺之小动脉内，亦使呼吸增速而深度变浅。此外呼吸中枢渐弱时，人体之养过少，又如脑血之温度增高，与空气中含养太少，皆能致呼吸浅促。又有一说，真正刺激呼吸中枢者，为血内酸质之总量，即轻游子之浓度，凡血中二养化炭增加时，若他种情形不变，即能增加轻游子浓度，以刺激呼吸中枢。然在甚高之处，虽血内二养化炭减少，其轻游子浓度仍不改变，因其肾同时多排泄碱类故也。欲明白此节，须略知血中酸碱平衡之理，兹更节录酸碱平衡节大略如下。

溶液内之酸度，系赖液内轻游子之数而定，溶液内之碱度，系赖液内轻养游子浓度而定，纯蒸馏水能解成同数之轻及轻养二种游子。吾人谓水为中性，系因其酸碱性相等，并非谓其无酸性及碱性也。血液对于石蕊呈碱性，但因并含轻游子，故亦有酸性，血之轻游子浓度小至几不可思议，为十万万分之三十二，即每三千二百万立特中含轻游子一克，此数虽微小至此，然倘小有改变，却能使生理作用大受障疑。例如动脉血之轻游子浓度增至十万万分之三十四，呼吸即有明显之改变；若增至五十，呼吸即感困难。

血之酸性,主要系其炭酸所致,若渐增加,通过水或生理盐之炭酸气,则其液之轻游子浓度亦与之俱增,炭酸常自组织放入血中,平常并不过增血内轻游子,故血之酸碱性无甚改变,此因血浆含有能化合二氧化炭之缓冲质也,防止血液酸性增加之缓冲质为炭酸氢钠。各种细胞及组织所需营养之物,几尽为中性,故维持血内酸碱平衡作用极为重要,而最易受血内轻游子浓度改变之影响者,厥惟呼吸中枢酸血症(因轻游子浓度增加影响呼吸中枢者,名酸血症),不但增加肺之换气量,且因血之酸碱性反应与呼吸中枢之作用互有关系,故呼吸中枢作用改变,亦必影响于血之酸碱平衡(此说精绝)。假使吾人制止其呼吸,则血浆溶解炭酸气之量必增加,若能努力制止其呼吸,至溶解于血浆内之炭酸气增之一倍时,则其血内之轻游子浓度亦必增加一倍;倘行与此相反之实验,减少其血内炭酸气至一半时,其血内之轻游子亦只为一半,此类效果可于炭酸氢钠不改变得之。但此种假定,殊不确实,因轻游子之调节不仅赖乎肺也,二氧化炭为气体,由肺排也,重炭酸钠为固体,溶解于液内,由肾排出,故知肾亦为调节血内轻游子浓度之器官。血内过多之炭酸气,能刺激呼吸中枢,则血内过多之重炭酸钠(亦即谓血内碱性过度),亦自能使肾之作用增加。是以上述之实验,用强呼吸减少炭酸气时,血浆之碱性增加,因此肾即排泄重炭酸钠,其量亦增加,以故酸碱之比例,恒无大改变。至于何以肺与肾因是合作以保持血中酸碱平衡,至今尚难解答(酸碱平衡,肺肾合作,于中医治肾喘之法,可以收释疑辨惑之助,而中医说肺肾同源,于此亦得一有力之佐证。至末一语殊无意思,问肺肾何以合作,不啻问生物何以能生)。

根据以上节录各条观之,则如喷雾机用酸素治急性肺炎之无有是处。盖急性肺炎所以窒息,由于气管变小,其在神经方面,症结在呼吸中枢;其在医化学方画,症结在血中酸碱不得平衡,而空气中含一千二百五十分之一之氯气,即能使人窒息,增加轻游子浓度十万万分之十八即能使呼吸浅促,此皆生理学明白告人者。今认定支气管炎为缺氧,究竟此认识是否真确,藉曰真确,亦只一半,因尚有呼吸中枢及迷走神经变性,非缺氧二字可以包括者。况用酸素结果不良,执果溯因,可以知缺氧之认识为不确。且用喷雾机激动酸素,使病室中空气骤变,大气中二氧化炭之减少,何止平地与高山之差。此时肾藏且不及起救济,血中轻游子殆无有不改变者,生理学中精妙议论所谓"呼吸中枢作用改变,必影响血中酸碱平衡"。西医当临床用酸素之顷,殆已悉数忘之矣。我故曰支气管炎症而用酸素,于理论事实两者,均不妥当也。

(辑自《论医集·医学平议》)

16 执着之弊亚于反自然

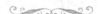

执着之弊,亚于反自然,人体之显病状、觉痛苦之处,恒非其受病之处,此殆成为公例。若病灶、病源在一处者,乃甚细事,不为病也,《内经》于此为最讲究,故有形能之说,主从之辨。后世医家虽不尽能读《内经》,然秉承《内经》之教训,颇以头痛医头为卑劣手段,此可谓虽无老成人,尚有典型。而西医不然也,同乡刘叔轩之女,病一脚抽搐,三日夜不止,初延西医视之,谓是舞蹈病,用两板夹其胫腿,更以绳固缚之,不令动,半日许,病人痛甚,呼号不成寐,不得已解去夹板,则胫腿已漫肿,乃延余诊之。脉甚平,面有火色,有微热,神气微蒙,则痛甚所致,其一脚则依然抽动,无须臾停时。余问:得毋病前曾创头部否?曰:然。渠在校中读书,偶自楼下,梯不尽者数级,失足而颠,当肘虽撞头部,亦无破损处,越一日而发热,胫酸,更一日而舞蹈病作。余曰:是矣。此因头脑震动受内伤所致,予以安脑丸;三日病除,五日霍然以起,迄今六年,绝无遗后症。《内经》云:病在上取之于下,在下取之于上。而西国解剖学则云,下肢之运动神经起于大脑之第一回转偏上,此则余所根据也。凡跌打损伤皮破血流者,其创在外;表面绝无损伤者,其创在里。此因力有重心,撞击毁坏者,力之重心即在毁坏之处;撞击而不毁坏者,则为震力,其重心在里,拳技家所论内伤者,即是此种。西医见其病灶在脚,因脚痛医脚,假使不变更方法,则刘女士必跛无疑,此其执着之弊为何如也。此所举者不过最显著之一事,余所值类此之事多乃不可胜数,且寻常病症随所指而论列之,亦无在不可以显见其执着之弊。即如脊髓膜炎症,西国用脊椎穿刺法,因病灶在延髓,故从延髓设法,中国《千金方》用胆草,苦以降之,为效甚良,则可知病源并不在延髓,寻常脊髓膜炎用中法三日愈,用西法六日愈。又脑症之不属脊髓炎,而延髓不紧张,头不后仰者,用胆草苦降亦效,西法则因其病在脑,从脑着手,如用安眠药,结果有耳聋、白痴、脚软、哑不能言诸遗后症。两法比较,执着之弊,岂不可见,凡病初起,从其所受而病,继一步所显之症状,为体工之救济,此时失治,则第三步为传变,传变多死,其不死者,第四步则为痼疾,痼疾多不可治,病毒归结之处,恒为药力所不及,此为形能上所得之公例,虽非板定程序,大段罔不如此。治脑症所以有遗后者,即病毒归入局部而为痼疾之故,听神经当之,则聋;舌咽三叉神经当之,则哑;影响于下肢运动神经根,则脚软;病毒侵入识域,则为白痴也。又如女子经阻头痛,此在旧医籍谓之天白蚁症,乃冲气上逆月事不下为病,冲任之脉上通颠顶,故头痛也。十年前商务书馆张菊生先生之侄媳患此,西医治之不效,不得已而验血,见血中有微菌,断为梅毒,然病者夫妇均极规矩,则以为遗传,病者母家为南浔刘氏,其父母亦无此病,则谓是隔代遗传,当时盖不知费去几许唇舌,而病卒不治。临命时曾邀余一诊,其目已盲,余心知是血渊停不行之故,血瘀故生虫,此所以有天白蚁之名,非梅毒菌也,然无术可为挽救,徒唤奈何。又余门人陆霄春有戚属,五十许,乡村老妇,患井泉疽,溃烂而不红不痛,惟奇臭,阴证也。西医治之,经月不效,断为梅毒,服药致呕不能食,濒危乃延余诊之,余以阳和汤予之,三数日后,能食而疽微痒,连服三十余剂,病霍然以愈。此两事皆可以见西国医术执着之弊,盖西医所以为根治者,不外病菌,菌之种类以数十万计,其分别之法,以形之短长、弯直、有毛、无毛,以染色,以反应凝集,而此诸方法,不足以尽数十万种微渺之区别,则必有其疑似难解决者,于是其诊断不能真确,然而成见横亘于胸中,不肯怀疑也。又健体血行有序,则能化,若血行不以程序,或有一部分停止,则虫生,如天白蚁、如井泉疽皆是。又都市中空气虽较山林为混浊,若流动则不为病,若不流动,则疫疠必作,此证之事实而不爽者。今病而验血,血中有菌,则执菌为病源,究竟因病而有菌乎,因菌而有病乎,此当为先决之问题,乃未闻有明确之理论,何邪?故鄙意以为执病灶以治病,与执微菌以治病,同为执着不切于事实者。

(辑自《论医集·医学平议》)

17　试药之弊纠纷难说

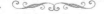

　　试药之弊,最是一纠纷难得说明者。中医用药,汗、吐、下、温、凉、和、补凡七法,尚有在七法之外者,

如《千金方》中寻常不甚经见之方,约略言之,为弛缓神经剂、为消毒剂、为增加组织弹力剂,共得十法。后三法旧籍所未言,乃吾从经验悟得者,凡此十法,与西医异趣,有可得而言者。药物入口,病人所显之症状,各药不同,就其不同为之类别,凡发热口渴得药而解者,谓之凉;形寒肢冷得药而热者,谓之温,此就病躯反应所见言之也。得麻黄则肌表出汗,他不与焉;得大黄则肠胃泄泻,他不与焉。升麻、柴胡效力专在身半以上;怀膝、威灵仙效力专在身半以下,则药效有地位之辨焉。川连泻心,得吴萸则因拂逆而胸痞者以解,得木香则肠炎腹痛即除,得瑶桂则躁烦不得寐者立愈,于是药效之地位,可以副药左右,有听吾人躯使之妙焉。凡此种种,一言以蔽之曰:是建基础于人身之上,于物理学、医化学、显微镜无干也。西国医药则不然,血中含有相当成分之铁质则血红,否则血色素不足,则提炼矿物之含有铁质者以补之,刚柔不问也。肌肉瘦削,审其为缺蛋白质,则用肉类之富有蛋白质者补之,于发热宜否不问也。脉搏不匀,多思虑不易寐,审其为神经衰弱,则用砒素兴奋之,温凉不问也。脉搏起落不宽,知为心房衰弱,则用强心剂刺戟之;热度太高,脑受熏炙,神昏谵语则用冰退热,用麻醉剂安脑,虚实不问也。最近二十年来,由细胞而知微菌,由微菌而发明血清,血清之治法为最新,彼中所谓根治,如治痢疾、脑脊髓膜炎、喉症,其最著者,然结果都不甚良,其脑脊髓膜炎治法,似尚未能与鄙人发现者较一日短长。吾有相识西医留学德国而归者,患痢,自注射爱梅丁至百数十针,几死,其后听其自然,半年乃愈。喉症则十五年前吾大儿即断送于某医院者。凡此种种,一言以蔽之曰:建基础于科学之上,与体工疾病之形能无与也。惟其与形能无与而又执着于病灶,故治甲病而乙病继见,则转而治乙病,丙病继见,则转而治丙病,甲病与乙、丙病之连带关系则不甚注意,是以竭厥奔赴,常在病之马后,有焦头烂额之功,无曲突徙薪之事。又惟其建基础于科学之上,凡热度表所不能量,显微镜所不能见,则置而不讲,故药性无温凉,药效无定位,因而药方无君臣佐使,有效药,无效方,科学非即事实,舍试验则无从得特效药,故所重者在试验。体工之为物极神秘,其病状可以随所投药而呈变相,无有穷时,不讲形能,则照例常追随于病后,则其试验亦无有穷时。故由西医之道,可以终身在试验之中,此则试药之真相也。

(辑自《论医集·医学平议》)

18 五行之秘奥尽人不知

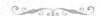

五行为近人诟病,五尺童子变羞称之,然平心论之,五行之不通,尽人易晓,五行之秘奥,尽人不知。木火土金水五字,可谓不伦,用五字代表天地中万有,更从而为之说曰,若者相生,若者相克,是诚痴人说梦。然以余所知,五行实从四时出,不啻四时之代名词,其云木火金水,所以代表春夏秋冬,动植非土不生,故四者之外益之以土,而于四时所相当之名,故释之曰土为万物所归,寄王于四季。又提长夏以配之者,因空气中养气少则窒素胜,名之曰湿,湿之病人,专在腹部,所谓太阴湿土,便于称说而已。四时五行六气五藏六府,实际参差不齐,古人并不以为病,以为日月运行,本有岁差,无从齐其不齐也。春夏秋冬之序,生长收藏应之,春夏相继,木生火也,秋冬相属,金生水也,揆其本意,似云夏之所以能长,由春之生来,冬之所以能藏,由秋之收来,含有阴阳消长之理,并不如字面之解说。仅如字面解说,则木生火、火生土云云,不可通矣。故《内经》云：冬不能藏,则无以奉春之生气,夏为寒变。是则明白说出本意,无以奉生者,当春之时,生气已甚觳觫,由春入夏,大气变换,其无以应夏之长气,更甚于春时,不能与大气相应,即不能生活于此世界之中,则显反常之病象,此所以当火王之时而有寒变之病。凡此所说,皆阴阳消长、盈虚消息之理,何尝就金木水火土字面立说。盈虚消息是东方学说之骨干,懂得盈虚消息,便凡事不为已甚。以治病论,可治者,当然不敢放失;其不治者,则知其死期,与之期日而已,此与西国学说恰恰相反。西人之治病,一往无前,胸中横亘一科学万能之观念,处处以征服天行为能事,所失实多。中国治法,人事方面,尽其在我,其无可如何者,付之天命,不勉强也。所谓天命,实即自然律,不背自然律行动,然实际上所全反多也。就以上所言,虽不敢谓即此便是定论,读者试平心衡之,毕竟中医当废如东国明治维新之为乎,抑中医尚勉强当得国粹两字有保存之价值,而西国医学之科学化尚有未尽美善,不如中医之处在邪。此非一身一家之事,可以个人私意左右,而主奴之见,更无是处,读吾书者,当有公论。

（辑自《论医集·医学平议》）

19　与严独鹤论中医存废

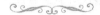

独鹤先生台鉴,近日余君云岫等倡议取缔中医,而中医界则函电交驰,声言不能承认,本月九日见先生快活林谈话,议论极持平,然在西医方面,必以为尊论左祖中医,盖西医不但营业关系,其心目中以为中医有铲除之必要,固自以为所言公而非私也。中医之争,则不免辞不达意,横说中国医学数千年,竖说中国医学数千年,无非中医有悠久之历史,如此便不当废。岂知西医所持者,纯为学术问题,进化问题,中医惟其年久而无进步,陈腐已甚,留之徒为污玷,非去不可,中医数千年一语,不足为自己辩护也,故此事欲图解决,非有彻底明了之理由,总无由使人洽心而首肯。自鄙见言之,西医之言虽似乎近理,毕竟有主奴之见,其实似是而非,中医之说则未能搔着痒处,倘双方长此争执,或中医竟被取缔或幸而保存,总觉未能涣然冰释于心,今欲使此事得一允当解决,爰为疏其理由如下。

此可分两层说明之：第一,人的问题;第二,学的问题。中医比较西医,可谓腐化已甚,而衡量中西医二者,却是中医较适宜于社会。既是腐化,何以又适宜于社会,岂我国之社会腐败已甚,伴色揣称,当用此腐败之中医乎,果尔,亦复成何话说,然则此话怎讲。中医学的价值,当于后文大略说明之,其所以适宜于社会者,则以治法简捷而为效良也。中医之所以有效,其根也自在古书,然仅仅读书,不能取效,必须有经验,以所经验证所谓古书,则古书真义,可以明了,而效果可以操券,经验愈多,体会变化之公例,因习见而多所领悟,古书之明了者愈多,则望色可以知病,而其治法乃益简捷,效果乃益良好,昔人所谓见垣一方者,即是指此。王冰序《素问》,谓未尝有行不由径出不由户者,盖中医之成,舍此道以外,亦竟无他途。此中有两要点,值得吾人注意者：其以此种方法成功学医,与现在科学方法完全不同,中医竟无由加入环球医学研究会,且以如此方法成就,当其未成之时,治病必多出入,用药必多错误,故苏东坡有学医费人之语。然此层并不足为病,即用科学方法研究成功之西医,亦何尝不有待于经验,亦何尝不学医费人;其二,由经验以明古书,由古书以明体工变化之公例,此种工夫,非等闲之辈可以梦见,必旷代一遇之良医然后能之，自春秋战国和、缓、扁鹊以至今日，其学说有记载可以考见者，二千四五百年之中，不过寥寥三数十人耳，明乎以上二者，乃知中医所以有今日晦盲痞塞之现状，其症结即在此处。盖彼旷代一遇之良医，当其未成之时，在学医费人之试验时期中，本无多绩可言，及其成功，则已头童齿豁。人类多劣根性，而自私自利，乃诸劣根性中之最强有力者，血气既衰，戒之在得，苟无学问以克明之，则此自私自利之劣性，至老而势力愈张，一也。社会重虚荣，政府奖功利，上下不重艺术，二也。少年多好上人，后生薄视前辈，其甚者虽不必有犯上作乱之事，总不免有逢蒙杀羿之嫌，三也。我国自古以宗教治国，子孙因袭之习惯，即是人生意味之究竟，传世之观念太浓，四也。彼名医者，自问区区心得，乃共毕生精力所寄，当其行将就木之年，自当谋妥善处置之法，因在前述四种情形之下，于是满志踌躇，而定一传子不传女之政策，记云，医不三世，不服其药。医之有世业，在表面不过箕裘弓冶，在里面造成世业之原料，则不外上述各节，殆今古一辙也。但《礼记》所说，亦不圆满，医必三世然后服其药，为其有经验也，然使尽人如我，则彼为医者，虽三世何从得经验，若云在我必须三世之医，在人不妨就初悬壶者诊治，是以他人之生命，供医家之试验，待其成功然后我就之，如此则不恕已甚。抑世业何尝能精，生儿象贤，自古难之，况治医须有天才，彼良医之以绝诣传子，不过予以大好饭碗，席丰履厚，惰性以起，非但不能勤求古训，并前人已得之公例，亦范然不知其故，结果只有一纸效方，病与方合者效，病与方不合者不效，至于何以效，何以不效，因不明体工变化公例，不能知也，故时医能治之病，往往限于最心见之伤寒、温疟、痢病，以有效方故也。然此数病变化甚多，不明公例，则不变者能治，变者不能治，然毕竟轻病多重者少，不变者多变者少，庸医所愈病仍在百分之五十以上。此中之黠者，值病之已变者无术挽救，只予以不能愈人，并不能杀人之方药，而社会以其能愈过半之病，趋之者渐多，其后见就诊者多，群益趋之，其业日隆，其名日高，而为医者世故愈熟，趋避愈工，而治病之方愈劣。

　　阁下曾吃过中医之苦，吾知必属于此种情形下之中医。阁下谓尤其是大名鼎鼎之中医该取缔，亦即此种情形下之中医也，一般人见中医名愈高业愈隆，技乃愈劣，百思不得其故，其实不过如此。吾侪必明白其症结所在，然后可以对证发药，局外人当知择医之标准不在乎二世三世，亦不在乎门庭如市之医生，局内人当知传子非计之得者，且非勤求古训，仅执一二纸效方不足自存，则师与弟子继续研求后先继美，中医之取信于社会，当视今日旦倍蓰，所谓适宜于国情也。至于当取缔与否，则当问中医学自身有真价值与否，苟有价值，虽欲取缔而不能，苟无价值，虽欲保存而不得，此则学术问题。凡学术之优劣，欲说明之，至少著书成帙，决非八行信纸所能济事者，今既以西医取缔中医，则吾不妨将中西医之短长一相比较，证诸事实，贤于空论，虽是非不必由此而定，要之群众可以较明白也。其一、是伤寒，西医无特效药，只有对证治法，听其自然传变，必须二十一日乃可脱险，然用中医仲景法，一日而愈；第二、是喉证，弟之豚儿，西医院治之十六日发猩红热而死，嗣后值同样之症，弟用中药麻杏石甘汤两日而愈（以上两事皆吾自己儿女所亲历，详拙著《伤寒研究》中）；三曰脑脊髓炎证，中医前此无治法，嗣吾用虫类惊风药收效甚良，详拙著《医案》中；四曰舞蹈病，同乡刘束轩之女，西医治之不能愈，而吾愈之；五曰颠狂病，新靶子路三民纸厂吴震环，西医治之不愈，断其必死，而吾愈之；六曰单腹胀，虹口胡桢祥，西医不能愈而吾愈之；七曰女人卵巢病，王襄臣君之夫人，多数西医断为必须割治，吾以《千金方》丸药愈之；八曰乳岩，同乡钱琳叔之女公子，多数西医皆谓必须割治，吾以《千金方》丸药愈之，其他尚有十余案，以不能举病者姓名之无征，兹不复赘。吾不愿自伐，亦不愿自贬，以上所言，皆事实逐节可以复按者，此就吾个人言之，乃群众中医中之一分子之成绩，未知亦可以证明中医学之价值否？更就西医方面言之，中医之病，在对于藏府内景不甚明了，西医之病，在对于藏府内景过分明了，过分明了，何足为病，病其反自然也。近世学者，常言天行复仇,例如机器发明,可以省人力增出品利也,结果社会之经济不平衡,造成劳资冲突之恐慌,其弊害乃甚于所得之利益;清洁居处,精美饮食,讲究卫生,体魄健康利也,结果体内抗毒素减少,向来不病人之病菌,亦得而侮之,其弊害乃甚予所得之利益,如此者谓之天行复仇。西医因精密之研究,知藏府之内景,对于疾病恒喜以己意左右天然以为治疗,其结果天行复仇之事以起,其显著者,如治呕血而含冰,防脑炎而用冰枕,治肺炎而用酸素喷雾以助呼吸,结果均不甚良好是也。

阁下谓曾吃西医之苦,吾知必属于此种情形之下者也,又体工之此呼彼应,实有解剖所不能见者,例如肺与大肠相表里,中国《灵枢》之旧说也。肺与大肠有若何关系,解剖不能知也,近见译本《欧氏内科学》肺病门,以中国墨饲天竺鼠,墨由食道入胃肠,其结果乃肺中蓄有墨汁,某医博士谓,将来或能考察得各种肺病,均由大肠传变而来之证据,亦未可知云云。是中医二千年前所已知,而为西医近顷所觅得者,此非由于附会。中法治呕血用五胆药墨,其效甚良,即是证据。且中西书籍俱在,可以覆按也,就我所已发见者,类此之事,有十数节之多,俱在拙著《伤寒辑义》按中,不知此颇足以证明中医之价值否?

抑吾尤有说者,西医之治病也,权力甚大,病人之会客,亲友之探病,皆须得医生许可而后可,此在欧美贵族,已视为照例文,我国则国民性不惯,此等削趾适履之举动,假使谓非此不可,吾无訾焉,然中医之良者,纯任自然,未尝不能取效,则又何也。遇传染证,衣服被褥,必须消毒也,病室必须隔离也,空气必须清洁也,然吾前此豚儿入某公立医院,住二等病房,迨后发猩红热,则移入十数患猩红热者同居之一室,则又何也。又如真性伤寒,与副伤寒病相似,而菌不同,必须验菌验血而后知。如脑炎、急性肺炎、急性粟粒结核,莫不各有其菌,而在某时期时,各病均有相似之点,非验菌不能明白也。然通常西医都不验菌,惟值富家,西医则劝其慎重而验菌,验菌有专家,每验一次,须洋十元,验菌与治疗无关,则菌学为无益,验菌应治疗有关,则不验菌为非是,将悉数验之乎,将惟择富人而验之乎。籍曰悉数验之,中人之家,财力有不及,将奈何,贫民小家,又将奈何,此所谓不适于国情也。此外如其取缔中医而用西医,则凭空当增数千百万金之西药入口,同时当增数千百万药店失业之人,一方则闾阎骚然,一方则财用愈竭,不知将何以善其后也,弟虽以医为业,鉴于前人传子不传女之失所,有一知半解,悉数公布,已印之书,已有八种,昭昭在人耳目,而豚犬儿子,已毕业高中入商界,取缔中医与否,于我丝毫无所损失,不过因卫生当局,此举之失当,全国明此中真相者少,故不辞词费,觍缕言之,弟方惧名高为累,因先生曾发表意见于《快活林》,故将其所蕴蓄者,一吐为快,若云借此出风头,为自己登广告,吾敢矢言天厌之也。

(辑自《论医集·致严独鹤书》)

20　论中医改良

《尚书》美大禹之言曰:惟汝不矜,天下莫与汝争能,惟汝不伐,天下莫与汝争功。讲到人生正轨,勋劳着乎旗常,名字垂诸竹帛,德泽被荫人群,功罪听诸后世,此乃第一等大丈夫之所为。其次人生总有一节名长,能自知所短,虽有寸长,自视欿然,亦不失为正士君子,倘然有一知半解可取,便自以为是当世豪杰,惟恐人家不知,向人强聒,说来说去,不过这一点能耐,那就不免令人齿冷,如此者叫做丑表功。我们历来相传的孔子的教训，专勉人以不矜、木伐，而以丑表功为戒，西洋人则不然，凡事不肯退然自处，如有寸长，非尽量宣传不可，这是东西文化大异之点，所以近来人说中国文明是反省的，是克己民族，西国文化是向前的，是争斗民族，这都不在话下，我现在要说的，是我们切己关系的医学。我有一位朋友某君，他是在国医馆办事的，偶然见枉，我问他国医馆办得怎样了，他皱着眉说，没有一件事办得好，中国医学要改良，是做不到的。我说你们弄错了方针，改良这件事，是要向青年后进说话的，老一辈的只好听其自便。某君瞿然道，就是老一辈的反对，说中医只要望问闻切，用不着什么改良，因此凡事掣肘，言下太息。当时我亦不肯深说，事后我想只要望闻问切，用不着什么改良，就这两句话推敲，可知是有些误会。一者是误认改良是用仪器改变诊法，以为如此则中医根本动摇，所以不肯改良；其次是误认历来相传之望问闻切，以为可以诊病有把握，用药有标准。据我看来，这两层都不甚靠得住，假使改良要讲求仪器，乃就连带要讲求病灶，研究微菌，研究提炼药物，岂但中国旧学说根本动摇，简直是将旧法根本铲除，如此改良，不如爽快学了西医。此事鄙人与国医馆来往文件，已经大略说明是不妥当的，至于第二项，若说旧法之望问闻切，可以诊病有把握，用药有标准，正未必然。第一照王叔和《脉经》左寸候心、候小肠，左关候肝、胆，左尺候肾，右寸候肺、候大肠，右关候脾、胃，右尺候命门，处处模糊影响。至于论浮沉，讲三粟六粟之重，又如《频湖脉诀》，拍拍而浮是洪，如榆荚似毛轻是浮，如此说法，更是可以使人堕入五里雾中，是切字靠不住。《内经》有五色诊脉，假使无所发明，不能心知其故，单就字面推敲，《内经》说黄高是心病，又说黄是脾病，肝病者颜青，脾病者唇黑，诸如此类，无一可以施诸实用，如此则望字靠不住。又戴北山说伤寒无臭味，温病有臭味，请问我们同业中人，无论何人，每天都要看几个温病，究竟这个臭味，是如何辨别法子，如此则闻字靠不住。热病口渴，有因内热而然，有因阴虚而然；头痛有因风寒头痛，有因肝胆上逆而头痛，假使不能心知其故，即使问了病人，病人明白告诉，你还是莫明其妙，如此则问字又靠不住。《内经·举痛论》篇云：言而可知，望而可见，扪而可得。并非欺人之谈，即如拙著《脉学发微》，虽甚简陋，却是扪而可得。又如鄙人与国医馆意见书，说上唇青者停经是疲，上唇不青别无病症，而见滑脉者是孕，其理由是由宫监无须推勘而得，这个却是望而可见。至于拙著各书，变更金元以来论病方法，参以西国学理，确是言而可知，凡此事实俱在，不必以口舌争胜，孰是孰非，彰彰明白，难道可以不改良么。天壤间无论何种事物，积久无有不敝，不能不与时推移，这是一个公例，所以《易经》上说，穷则变，变则通，准此以谈，中医学要改良，是必须的，是无贰无疑的，不过照我的方法改良，是否是不二法门，我可不敢说。照事势平心衡量，鄙人的方法，虽不高明，大约是十不离九。诸君须知前数年取缔中医其真相可怕，取缔中医之原动力，因为近来我国潮流趋势，一味崇拜外国，有许多人看见日本明治维新之后，中医渐归消灭，以为这个是中国应该遵循之轨道，齐巧当时科学化的呼声甚高，两个原因，凑合起来，取缔中医之议发动了。但是这不过是动机，西医因营业竞争的原故，将他从西洋斗争民族学来的向前文明，用以推倒中医，就本有之动机，推波助澜，于是取缔中医的议论，时如荼如火的爆发起来，等到时机成熟的时候，西医界中人，忘其所以，只觉中国医学非连根消灭不可，其实何尝是合于事实的正当理论。当时中医界呼号奔走，力竭声嘶，向政府请愿，总算勉强苟延残喘，这件事到如今已五年多，但是一为回想，历历在目。所以得苟延残喘，并非奔走呼号之功，乃是千数百万人托业于医药，以故形格势禁，不能遽废，而西医界中人，一种嫉视的情形，尚在在可见，并未减少，二度取缔自在意中，不过时间问题，等着罢了。《孟子》上说及是时明其政刑，现在中医假使能努力改良，假使能急起直追，照鄙人的方法不消三年，可以唤起全国知识界的同情，等到二次取缔发作之时，中医改良已经粗有头绪，反对嫉视的人，虽欲取缔而无从，即使不然，我们亦不至于毫无抵抗，而受城下之盟，这是讲的事实。至于功效方面，改良之后，一层是诊断方面确有把握,二层是用药方面确有标准,三层是循因执果,见角知牛,用推理方法,因甲以知乙,用已知以例未知,从多数之中可以求得公例,如此则不但可以自喻喻人,并且可以得无穷进步,而此种学术,以比较现在欧洲之科学,亦绝对无愧色。我所说这些话都是有事实可以证明,不是单单说得说得好听,但我不愿再说,我不难叙述医案说明改良中医优点,如今付诸阙如,是不愿背孔子之训,专做丑表功工作。我常想我们中国向来所尚的是孔子的伦理与文学,伦理,是做人之道,不是吃饭本领,文学不过是治学问的基础,亦不是吃饭本领,单就这上头打转,当然国势日见其衰。现在人超万万,失业激增,仔细算来,没有一样可以抵抗外国,而商业方面,军事方面,外国人进步一日千里,以后中国只有自己实业上有所发明,然后是一条活路。改良中医,说到发明两字,尚多惭愧,然而能维持药业,抵抗外药侵入,是实在的,及今不为,以后医药两项营业,可不堪设想。鄙人衰朽余年,有何希冀,如今为此喋喋,真正出于不得已罢了。孟子说越人弯弓而射之,则已谈笑而道之,共兄弯弓而射之,则涕泣而道之。我用丑表功为说,有些滑稽色彩,究竟是,谈笑而道,还是涕泣而道,如其说谈笑而道,委实是哭不出而笑,只好说是苦笑。

（辑自《论医集·苦笑》）

中西汇通论文终

第二节 《生理新语》

1 徐 志 坚 序

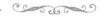

　　治医以明理为先,明理以生理为要。窃尝治生理学焉,部位机能,粗知梗概,乃无当与医理;又尝治气化说焉,五行六气习之久久,绝少领会,且苦两者不能沟通。唐容川书,以西学说中医,自谓差强人意,乃其书于医无多用处。中西医理固有牛马不相及、凿枘不相容者,强作解人,徒形其拙,毋亦有未达者耳。师尝言就医学讲医学,殆无有是处。此言凿说之不能合真理,可以为谈助,无补于实用也。学书以形能为证,以气化为说,有左右咸宜、俯拾即是之妙,不但千古疑团涣然冰释,既读此书之后,凡百旧说皆足为此书注脚,是真能化腐朽为神奇者,而其得力处全在"形能"两字。形能为《内经》语,至吾师而始有确诂者也。敢扼要言之,以饷读者。

戊辰初夏上瀚受业华亭徐志坚谨序

2 我辈现在讲医学之地位

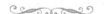

　　本书既名新生理,自非中国古代五运六气三百六十五穴道之旧生理,然亦非纯粹西国解剖学显微镜血轮细胞之新学说。若用简单概括的话评论我这部书,可以说得不新不旧,亦新亦旧,不中不西,亦中亦西,一件怪东西。因为本书的内容虽不说五运六气,而针灸艾焫原理,已较汗牛充栋的医书说得明白晓亮。虽然用西国医书做蓝本,偏偏于西人认为铁案如山的精理多所反驳。若问何以如此,著者有两个观念。

甲观念是治医学不能单就医学讲医学。若然单就医学讲医学,那就讲一百年也不能到吻合真理的境界。此话骤以语人,定然索解不得。我如今说两个比方出来就可以明白是怎样一回事了。例如太史公的文章从古迄今,总要算是第一等当中的上上品了。二千年来读《史记》的人,恒河沙数,恒河沙也没有一个赶得上他老人家的。所以然之故,因为他的文学不是从文学得来的,是从普天下名山大川得来的。又如范西屏从梁魏今学棋,专心致志,归结总比先生低半子。有一次游庐山,观瀑布,恍然有悟,从此却比他先生高了半子,因此得了一个棋圣的徽号。自乾隆到如今,无论中国东洋,论棋没有人能到范西屏地位的,就是因为他的棋不是从著棋著好的。所以著者的意思,医学也是如此,天下事无非一个理。我们治一种学问,由浅入深,深之再深,不期然而然,有许多阻力,这个阻力好比麻绳当中一个结,若能专心致志,至于深入,深入之后,精神能不受束缚,妙悟自别有会心。那就当前事物,无论一花一草当中都能偶然地寻出一个理来,这个理就是解结的锥。此话不甚合于科学,但是科学最初的萌芽也不在我这话范围之外。不过说著者已经有这付本领,未免是吹牛。著者的学识只好比前半截的哥伦布,要到东半球去寻大陆,知道必定有这个一块大陆就是了。若论行程,恐怕还在大洋之中,尚未见到大陆的纤影咧。惟其认定就医学讲医学讲不好的,所以手里捧着《内经》读,心里却注意在无字所在。以为五运六气等不过是一种说法,真理并不在这当中,所以心思就不肯受古人束缚。亦惟其认定就医学讲医学毕竟不能全真确,所以对于西国人的精密研究往往不期然而然,心里起了反感,不肯绝对地信仰。

乙观念以为医学是个不完全的东西。不但医学,各种科学都是如此。要知完全两字是很不容易的。假如我们能从一个微分原子说起,直说到宇宙的全量,连星球、星云都说得包括无遗,那真是完全了。如其不然,不过是截头截脚,取其中间一节,名之为某科,这不过是一个段落,并不能算得完全。知道是一个段落,更知道我们只能说一个段落。所以著者见西书里面说"微菌是病源"就不免有了怀疑的态度,以为未必可以算得铁案。惟其有了这样的怀疑,所以不肯跟着他们乱走。我以为,说微菌、说细胞核,还不过是一个段落。就病能上研究,只说到疾病何故有苦感为止,也是个段落。左右是五十步、百步。我情愿缩短防线,庶几易战易守,将这一个小段落研究明白了,医学也就告一段落。这一个小段落之外,所有的那是另外别一个段落,还让他们专门家去干去,我们可以不必问了。

我抱定了这两个观念,将《内经》所说的证之于病能不得其解,求之于西学,那是轩岐医学、西洋医学和我自己的实地经验三合而成,而又截头截脚,弃去一切玄妙微芒不可知之物,而成功一个段落,所以有这门不中不西、亦中亦西的一样怪东西。近来见医杂志上有登着中医大学的课程,将所有的旧医书一篦脑儿写上去,也未有精粗美恶的去取,也不问人家能学不能学。大约他的意思以为似这门方才见得中医大学的大。但是据鄙见看来,大得不甚合理。《庄子》上说:"恶乎可,可乎可;恶乎不可,不可乎不可。恶乎然,然乎然;恶乎不然,不然乎不然。"这几句话就是我说段落两字的铁板注脚。此外更有一义,我们现在讲医学须明白自己的地位,明白了地位,就四面有了界限,进行有了目的。否则是散漫无稽,好比航海没有了方针。亦惟明白了自己的地位,然后知道这一时期中不可不有我这样一种学说。

中国医学是难懂的,是多谬说的,是确实有效的。难懂的是《内经》《伤寒论》,这两部书就我们已经明白的地方推想起来,委实是有价值的好东西。不过文字既极古拙,而且还有脱简。那意思的隐奥,简直是侦探小说中的秘密窟室,入口既极曲折又加以重重锁钥,若是光光懂得表面,那就去题万里。多谬说是专指晋以下的医家,他们委实不能懂得《内经》和《伤寒论》,就算有懂的所在,也只懂浅层皮毛,却也有著书传后的思想,于是以意会之,愈说愈不得要领。仔细想来,现在余云岫和其他的西医肆口谩骂,也不为过当。不过云岫不懂得《内经》,所以他只歧着晋以后医家,却骂不着轩岐骂仲景。至于有用,晋以后人,理论既谬,自然用药多谬,其中著神效的,实居千分之一、百分之一,医书却多得汗牛充栋。我们对于难懂的问题,须得负解决的义务,无他妙巧,只有三样工具。其一是古文学的眼光,其二是新世纪的常识,其三是临床治病的经验。就我个人而言,全部《内经》觉得有可取的所在,有当阙疑的所在。除掉阙疑的,那可取的仅得半数。在这半数之中,明知本文是不错,却有可懂的、有不可懂的。除掉不可懂的,这可懂的又只有半数,实在苦于太少。所以有这样缺憾,不消说是因为工具未能尽善之故。古文学既不深,新常识又不备,临床经验更不甚充足。不过如何是深、是备、是充足,却无止境。我不过开一个门,以后尽多豪杰之士循着这条路走上,可是前程万里。对于谬说当然是要剪辟的,但也不是一笔抹煞的事。要寻出古人与《内经》不符之处,更要寻出古人所说与病理不符之处,证据确凿,然后可以下断语。否则快刀斩乱麻,岂是学问上的事?至于有用的一层,是跟着上面二层走的。所造若浅,只有小用;所造若深,就有大用。谬妄的医生用药,却不免感情用事。例如,时医无有不喜欢用石斛的,仔细一推究他的内幕,石斛之用,专门为医生自身利益起见,并不是为病人幸福起见。这还了得!长此以往,岂不是有用的都要变成无用的么?以上三层,都待解决。以解决这个为责任,就是我们现在讲医学所处的地位了。

3 今后中医须改良之途径

凡是能永久传世的东西,无有不变化的,因世界自身便是演进的缘故。所以中国医学如其不斩焉中绝,必能与世推移,否则必然中绝。守旧不变,已背了演进的公例,何能有侥幸图存的希望呢?

讲到与世推移,却有两种。一种是自然的,一种是被迫的。自然的因为要与环境适应,不知不觉,逐渐变化。例如昆虫的颜色,在树枝上寄生的就与树枝同色,在树叶上寄生的就与树叶同色。前者如知了,后者如芫青。因为同色可以避免危险,适于他的生存。照此说来,中医逐渐堕落,至于今日的状况,却是社会的不是。因为社会上最尚虚荣,不重实际,所以业医的不求实学,专讲江湖术、专门搭架子,不如此不足以自存。自非健者,孰能独异。倘然风俗纯美,崇尚实学,似现在这般的中医又何能产生得出来呢?被迫的变化纯因外力,训诂词章变为理学就是因为晋宋齐梁佛学侵入中土的缘故。韩退之拼命辟佛,朱紫阳、陆象山也辟佛,其实他们的诗文都染了佛学色彩,这都是相磨相荡、自然中和的缘故。以此为先例,我们可以知道现在的中医与西医同化是不能避免的事。但是同化也有两种,一种是被征服,一种是受影响而改良。被征服的是两种势力一伸一绌,胜的发皇,败的消灭。改良的是两种势力相磨相荡,那本有的因得他山攻错,益发神采焕发,胜于旧时。日本的中医也有甚久远的历史,自从西医侵入五十年来,西医势力膨胀,中医势力退缩。至于今日,膨胀的弥漫全国,退缩的渐归消灭。我国现在情形虽不如日本之甚,却也有同样的趋势,这都是被征服的样子。然而鄙人的意思是要走改良的一条路,简直不承认中国医学会被西洋派征服,或者举日本为例,以相诘难,那我可另有分说。

第一是日本旧医家不会懂得《内经》真髓。像丹波氏父子兄弟和喜多村的著作,吉益东洞治病的成绩,较之我国金元诸家、明清之间程喻张高诸子,有过之而无不及,我可不敢老着脸皮说他们不如我。平心而论,就实力洁长较短,区区医学功夫,可以抵到丹波元简十分之一。然而他们所长的是训诂考据之学,若论心得,鄙人可要当仁不让。试问他们懂得《内经》所说的寒胜则浮么? 他们能知道阳扰于外、阴争于内的真相是怎样一回事么? 凡是类乎此者方是医学的真基础,这些不明白,突然肩出岐伯、仲景等衔牌,可吓不倒外国人。训诂考据再好,还是无立脚之地,此是日本中医渐归消灭的惟一原因。其次日本的各种学问都是别人的,明治以前是中国化,明治以后是欧化,不但医学。我国可不然,《孟子》上说,吾弟子则爱之,秦人之弟则不爱也。学问的优劣原不能讲感情,然而鄙意以为对于中国医学,必须用我的心思才力,从各方面考察,的确毫无价值,然后束之高阁不迟。可不能跟着日本人用待遇秦人之弟的心理待遇我同胞兄弟。又其次中国医学的真理知之者少,中国医学的药效知之者多。即活三口之庸医亦必有几纸效方。日本的医学在环球医会中位置第二,英法皆所不如,此则十数年来报章上所常见的。毕竟日本何由能迈越英法,其内幕我辈无由知之。然据事理推断,他种科学不能迈越英法,独医学能迈越英法。就日人医学历史观之,其民族未必赋有医学天才,然则当有所凭借。苟吾所推测者不谬,吾知其所凭藉者必为中国医学之药效。盖旧有验方一转移间为新发明之特效药矣。治医以发明为贵,日人发明者独多,安得不居高位。不过彼于旧医人之不深,不能独树一帜。取诸人以为善,而反以自己所有者贡献于人,此所以为被征服状况,不为改良状况。其实一部分之旧医势力仍然潜在,未曾消灭也。抑学术之盛衰起伏,往往须统千百年观之,然后可见其变化,一时一期之伸绌未足据为定案。惟环顾国内业医者,多醉生梦死,而留学归者复趾高气扬,蔑视旧物,无丝毫爱惜之意,此则不免令人稍稍失望者耳。

因外力之侵入相磨荡而改良其方法,不外取诸人以为善。若欲取诸人以为善,当先能知己知彼。普通一般心理,以为中医讲气化,西医尚解剖;中医之长在神理,西医之长在实验。誉中医者,谓中医有时能入神妙之境,非西医所及;毁中医者,谓中医毫无理致,等于巫觋。誉西医者,谓涤肠刳腹,华佗所不如;毁西医者,谓泥于迹象。既落呆诠,且药方多霸道,不适用于食米民族。凡此笼统论调,为我辈胸中所固有,耳中所习闻。其实既未知彼,亦未知己。在社会普通人,见解固自应尔,若业医者亦作此等语,则失之远矣。不佞前此亦以为西医所重者在解剖,乃购译本解剖学读之,第见种种繁复之图,与不可了解之名词,且与中医所言丝毫不能觅得沟通所在,卒之废然而反,无所得也。朋辈中有拾唐容川唾余者,余以为是不彻底之梦话,此皆坐于不能知己知彼之故。中医治病既能有效,安有与西医不能相通之理,吾乃今试言两国医学之状况。

4 西国医学之概况上篇

西医有甚深远之历史沿革,有极精密繁复之方法。今之时医,开口即说我国医学已数千年于兹,将谓西医之兴才数百年乎。又云解剖只能验死体,气化方能疗活人。将谓西国治病方法,恃解剖乎? 凡为此语者，与旧医籍南方无真伤寒，仲景伤寒方只能治北人之语，同一笑柄。按西国有医圣名希伯克雷 Hi Poerates，于西历纪元前诞生于希腊，其人为僧侣，而思想则决破宗教藩篱。在希氏之前，欧洲医学操诸僧侣之手，其方法不过祈祷。我国《内经》上说，上古之治病，祝由而已，真是东西如出一辙。从希氏以后，医学便入科学轨道。我国《内经》倘然是周秦时人之手笔，则东西两半球的医学可以算得同时发生。希氏之学说根据希腊哲学万有四元论，以人身四种液体为生理之基础。那四种液体是血液、黏液、黑胆液、黄液。他说四液能调和，则躯体健康；失其平均，则疾病丛生。此种学说后来演为液体病理学。至纪元后三百年，四元液体之说渐渐侧重血液。直至十九世纪，有血液病理学，以一切疾病均归纳于血液之变化，此为一种医学。又在纪元前二百年时，有罗马名医阿司克利派 Askleyiades 创一种固体病理学，继希伯克雷而享盛名。固体病理学所注重者为躯体之形态，形态合常轨则健康，有变化则起疾病。此派医学至十八世纪英国名医威廉克伦 William Gullen 实为之嗣响。威廉克伦所创者为神经病理学，将各种疾病归纳于神经，为固体病理学之别派。在十七世纪时，有医学理学派，以物理学说明病理；又有医学化学派，以化学说明病理；有人体组织学，以解剖说明病理，则近世科学萌芽时代之医学也。在十四五世纪之间，则有灵气学说，则今日催眠治病之先河也。然此皆欧洲之旧医学，非今日盛行之新医学，可谓纯粹是细胞学说。细胞学创于德人浮邱 Vrichow。此人生于千八百二十年，其学说以千八百五十八年公布于世，迄今五十余年。细胞学说如荼如火，英法各国胁然宗之，今日业西医者无论日本中国，均在此派旗帜下。

5 细 胞 学 说

　　细胞学为专门学术，非实地研求不足以明其真相。著者于此实门外汉，今仅能以不合科学之文字说明，俾读者略增常识，所谓一个小段落不能详也。既曰细胞，其细可知。然而细至无可再细，倘无生命，只算微分原子，不是细胞。细胞者，有生命者也。西国学者以细胞为单位之生体，细胞互相结合而成组织，组织相集而成脏器，脏器相集而成躯体，是细胞为组合躯体之基础也。各个细胞皆有其独立生活，故云细胞有生命，有所谓营养机能、繁殖能力、动作机能。营养机能者，为摄取荣养物，而使同化于躯体，且排出老废成分，是有新陈代谢之生活力也。繁殖能力者，为细胞自身由一分裂为二，二复分裂为四，增值无已，以代偿其老死之数，是亦新陈代谢之生活力也。动作机能者，细胞各有职责。例如肝细胞生胆汁、筋细胞司收缩运动、肾细胞排泄尿分、神经细胞司知觉运动皆是。凡物之有生命，能有生活力，营其职责者，皆有抵抗外侮之本能，此亦物理之公例。细胞既有生命，能营职责，于是偶遇刺激必起反射作用，以为抵抗，因刺激而现兴奋形状，或因不胜压迫而现衰弱形状。无论为兴奋、为衰弱，皆与其平时按部就班之形状不同。一个不同，个个不同。其在躯体之一部分者，即为局部症状；其在躯体之一部分而影响及于全体者，即为全体症状。细胞因衰弱而起变化，或因兴奋而起变化，病状乃有变化。以上皆由细胞方面说法。若换一句话，从疾病方面说，则疾病之病状与症状之变化，其根本乃细胞也。于是可以下一个定义，曰疾病者，乃细胞对于病源起反射所显之形状也。近世医以此为基本，专力研究细胞之变化，进步逐一日千里云,是为细胞学说之大略。

6 西医之概况

凡是一种科学,虽自有其独立之组织,无有不牵涉到他种科学,这是自然的理势,不可避免的。所以我说科学两字,其真意义只是一个段落,医学尤甚。无论形上形下各种科学,往往都是医学所需要的,不过有宾主详略之辨耳。如今除去各种需要的常识不算,单在医学范围之内其必,修科共有五种。

病理原因学 病之原因有两种:曰外因,曰内因。空气、日光、土地、饮食等,皆人类所必需者。然其性质分量须适于人之生存,则不为害。若有剧烈之变化,皆足以酿病。尤甚者,莫如微菌。微菌之蔓延无所不至,种种传染病皆此物为祟。故微菌学亦在病理原因学范围之内。内因为躯体内部之事,或其体质具有特性,对于外因容易传染。有起于胎生原始者,有有生以后体内脏器以某种原因发生变化,遂致易患某病者,皆在所当研究之列。此项范围涉及解剖胎生诸科学。

病理解剖学 此即中医所无之解剖。然既云病理解剖学,则非徒研究藏府之死体,而必明其种种功用,验明某部分之异常,以证明被解剖之尸体生前患某种病之所由。若仅仅研究形状部位,则解剖真无多用处矣。

临床病理学 此项所研究者为症状、脉搏、呼吸、唾涕、溲便、舌苔、血色,往往与躯体内景有关,亦与微菌、细胞、淋巴、血液等等有关。

病理化学 此项所研究者专在躯体内部之化学成分及其变化。如血中之铁质、尿中之蛋白质、骨中之磷质、肝脏之胆汁、胃中之酸汁,及消化作用、抗毒作用等等。

试验病理学 此项所研究者,因用以上四项方法仍有不能明了之处,因取动物试验以明其真相者。其法以人类发病之原因物移植于动物之身,验其果否为发某种病之原因。例如喉症、疟疾、痢疾研究之结果,谓是微菌,究竟此微菌是否为真确致此病之原因,则以疟、痢或喉症之病源菌移植于猴类或家兔之身,以观其是否患疟、痢或喉症。

以上五者事极繁复,当研究时,分门别类,各为专门,及应用时,参互错综,以为诊治,此其大略也。恽铁樵曰:凡学问之事,与寻常事实稍异。因其内容所包含者至赜且奥,苟欲一涉其藩,必须有待于学,是名为学。若仅知其梗概,可以资谈助,无多用处也。余之于西医,既未尝学问,涉猎书籍亦仅限于译本,若贸然有所论列,自不免于皮相,然皮相亦未曾相皮。今中医之于西医,并皮而不曾一相,乃亦贸然持攻击之论调,抑何昏瞀至于如此。就吾以土所述者观之,解剖乃五学科中之一科,且所以解剖之目的,在明脏器交互之关系与病变之由来,绝非仅仅欲知部位与形状。乃云解剖死体不足以明生前气血,然则《灵枢》《难经》之肠长几丈、胃重几斤,与夫吴又可之募原、唐容川之油膜,反能明气血之变化乎?吾函授开学演辞中有《难经》最荒谬之语,学生中有来函问难者,谓《难经》肠长胃重之说与《灵枢》同,《难经》既谬,《灵枢》亦谬,《灵枢》既谬,不免波及《内经》,是中医根本动摇矣。先生其谓之何?余则直应之曰:谬则辟之,何所用其姑息。第问吾侪认为谬误者,真确否耳。不必因是中医根本,造为曲说,为之回护。况不必《灵枢》《难经》，即《素问》，吾敢断言，当割弃者在百分之五十以上，当怀疑者在百分之二十五以上，其余则为吾《内经讲义》中所已经明白解释，而为千古注家所不曾了解者。昔孟子于《武城》二篇，只取二三策，以此为例，例诸其他典谟训诰。孟子之所取者，正恐不及半数。书经为儒家谈政治根本之书，《武城篇》所纪乃周朝第一件大事，又且是孔子手定之书，孟子尤且以为不可尽信。然儒家言政治，至孟子而益多精义，不闻根本动摇，亦可以悟读书之贵有心得，不贵盲从矣。

7 《内经》与西医二千年进化之比较

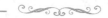

于是吾侪可知治医之最要者，非藏府之形状与位置，乃各脏器交互之关系与功用。明其交互、明其功用，则能知内部之组织若何便能治病，若何便能健康。继此而推究之，则能知内部患病，则其著于外者当为何状，更验之实验而征信。于是以甲例乙，见其外面所著为状，便可测知其内部所病为何病，而医理之能事毕矣。内部若何便致病是为病能，病能者，即脏器组织交互与功用之异常变化。外面所著之形状曰病形，病形者，即内部有异常变化时，外面所见之色脉。故《内经》言病之形能。五十年来，西医有神速之进步，不在解剖人身之藏府，而在研究疾病之形能。凡西国最近所发明，如细胞、如血轮、如腺体内分泌、如微菌抗毒素血清等，皆先从病之形能着想，然后试验得之者。自发明以上种种，医学殆一日千里。若解剖之初起，远在纪元前三百年，历久迄无所得。至十七世纪始解剖病体，然仍无进步。自发明医化学，始有进步，以与今日医学比较，犹瞠乎其后。所以然之故，医化学仍不离藏府形质，细胞学说则侧重病能故也。于是可知中国医学昧于内景，而治病有效，其故安在？

中医注重病之形能，以为医学。平心而论，此种学术，实江河不废者。当西国希伯克雷之世，医学开始脱离宗教，其时为西历纪元前三百年，当我国周赧王之世。我国《内经》成书据各家所考当在其前，且《移精变气篇》"上古之治病可祝由而已"云云。《周书·金縢篇》周公祝武王之病实非纯粹神权治病之比。即让一步说，周初尚盛行祝由，春秋之世决已盛行医学。彼和缓之学说见于《左传》者，实较希氏液体医学为高。又《内经》年四十，阴气自半，涕泣俱出；又膀胱藏津液，气化则出；又夏暑汗不出者，秋为痎疟；及暑当与汗俱出弗止等，皆《内经》言液体之文，至今征诸病能而真确，较之欧洲十八世纪以前之液体学说不知优劣如何。若希氏黄液、黑液之说，则吾《内经》所言者可断言远过之矣。

至于血液学说，则较四液之说为精。尤精者，为循环系之发明。然此事在西国至十七世纪始明真相。《内经》之言血，是纤屑毕合，迥非向壁虚造、偶然合拍者可比。《内经》言血行于脉中，心为脉之主，目视、手握、足步，必得血然后可能。其言人身，法天则地，六气上下循环，则血循环之理，已明明指出，此非吾附会之谈。所以不与今之西说吻合者，其故有二：其一，《内经》以四时为本，全书皆以四时为说，此与西国从实质说法者本自不同。故不言人身之血循环，而言六气循环。《内经》全书，以善言天者，必有验于人为前提。则言六气循环即指人身循环。故曰四变之动，脉与之循环上下。又曰补泻勿失，与天地如一。此岂有丝毫假借者。其二，西医今知血之循环矣，人身之液汁固不止血液一种。近顷又发明内分泌(说详后)。凡诸液体以理测之，殆无不循环者，否则与理论不合。即求之实验，亦不能证明诸液体各自守其地盘而不动之证据。且由实验证之，割去一种腺体，影响辄及全身，尤足为内分泌变动不居之证据。既变动不居，在理无有不循环者。不过内分泌已不可见，若内分泌之循环则更无路径可以寻觅。然《内经》知之甚审。《五藏生成篇》曰，夫脉之大小，滑涩浮沉，可以指别；五脏之象，可以类推；五脏相音，可以意识；五色微诊，可以目察；能合脉色，可以万全。以脉与色相提并论。脉之所主者为血，色之所主者为何？何以必与脉并言？自来注家皆不曾理会及此。及观西医内分泌之发明，然后恍然，《经》旨之精深为不可思议。盖内分泌能使人健康，惟健体积蓄于中，英华外发。其曰五脏之象、五脏相音，固明明告后之学者，不言五脏之实体也。相音字尤精妙（说详后）。然则西国医学专以循环系之名词，属之血脉，精密言之，定名未为至当，反不如《内经》立说之圆满也。

至于临床病理学，今之西医常自夸其诊察之精密，而笑中医仅凭模糊影响之脉象为非。是鄙意则以为除去听诊及器械诊察以外，无有更精密于《内经》之诊法者。凡经文之稍涉玄言而太笼统者，今姑置之。其确凿指出可以为后人取法者，殆指不胜屈。例如视喘息、听声音，此告人以诊病时当注意胸部之起落，肺量之宽紧，气道之通塞。第注意胸部起落，则一望可辨也。当注意病者语声啾啾者，其痛在头；声锐而长者，有痛在胸脘与胁下；咳声如在瓮中者，其人中湿，暴病音喑者肺热；久病音喑者肾败。凡此种种，皆一听可辨也。其曰心者，生之本，神之变，其华在面，其充在血脉，则脉之浮沉洪弱，合之面色之荣瘁枯润，所以测其病之耗去生气者几何。其曰肺者，气之本，魄之处，其华在毛，其充在皮，则皮肤之光泽或甲错，合之其人呼吸之粗细静噪，所以测病之伤气者几何。曰肾主封蛰，其华在发，其充在骨；曰肝之华在爪，其充在筋；曰脾胃、大小肠、膀胱，其华在唇四白，其充在肌。则观病者之发，合之年龄，可以测其人肾气之盛衰；观病者之爪，合之病之久暂，可以测知其人环境之苦乐，性情之缓急。更从苦乐缓急以推论其疾变之将来；观病者之唇与肌肉，可以知其胃之消化力与肠部吸收营养、排泄废物之良否。他如视精明、揆奇恒、验标本之得失，审神气之耗羡，神而明之，其道乃不可胜竭。西国临床病理学可谓有法有则。而《内经》之所以诏人者，则可以应变无穷。自后世不知形能之义（王冰疑《内经》"病之形能"句当作"病之形态"），妄欲于藏府官能中求《经》旨，于是《经》文精义全失。陶节庵诊伤寒仅仅以按腹为能事，则医学之寒俭觳觫为已甚矣。西医新发明者，曰内分泌。内分泌者，无管腺之分泌物，西名曰合而孟，至今犹未大明了。因合而孟之为物不可见，第将无管腺割去，则精神立呈萎缩之象，故必有此种液汁。此盖西医最矜贵而最新之发明。近日盛传换青春腺之返老还童术，亦即从合而孟推求而得。而《内经》之最深之义，就鄙人一孔之见所及者，则为经文之藏德。《阴阳应象论》云：天明则日月不明，藏德不止，故不下也。准之善言天者，必有验于人之例。是天有藏德，人亦有藏德也。此在今日新学家观之，必以为是乃玄学学说，无多推考之价值。而各注家因于经旨一无所知，只是肆其臆说，于是《内经》之精义终竟不明于世。岂知经文所谓藏德者，即西医所谓合而孟乎？何以言之？《内经》仅言天之藏德，未言人之藏德，其言人之藏德均在无字处。若其明言人之藏德，则《上古天真论》之天癸是也。《经》云：男子一八肾气盛，齿更发长；二八天癸至，精气溢泻，阴阳和，故能有子。女子七岁肾气盛，齿更发长；二七而天癸至，任脉通，太冲脉盛，月事以时下，故有子。王冰解释此两节文字，只是囫囵吞枣，全无理致。至高士宗、张隐庵等或以精血为解，或云人身之元阴。若解为精血，则于文义为不通，上文云天癸至，下文云月事以时下，是天癸与月事，明明是两物，不能并为一谈。若解为元阴，在女子可谓元阴，在男子不当曰元阳乎？且元阴又是何物？又各家多云天癸者，天一所生之癸水。其立言之费解，全与我辈头脑不合犹在其次，试问天一所生之癸水何故不与有生俱来？何故必待二八、二七之年而后至乎？不佞反复思之，觉《内经》之为此言确实已知有内分泌。所以能知此者，是从体工之形能上看出。就今日已知者言之，此种内分泌乃由无管腺来。各无管腺中与男精女经有密切关系者,厥惟青春腺。青春腺成熟,然后有分泌。而此腺成熟之期则男子在二八,女在二七。不佞常设想全身腺体皆属于一个系统,故年来手诊病读书之时常留心各腺交互关系所著之迹象。即以青春腺论,有甚显著之事可得而言者。男子当发育期,喉音辄宽,若在十五以前,则为童声,此尽人所知也。若问何以故,苟潜必观察可以明腺体皆属于一个系统之故。盖喉头扁桃腺与音带有密切关系,青春腺成熟而喉音宽是扁桃腺随青春腺而发育也。然此犹得谓腺体同时发育,不必有若何连带关系。若更就反面观之,则真确无疑义。凡男子之被宫刑者,其声雌,是扁桃腺随青春腺而萎缩也。《内经》表面所言者为五行六气配五脏六腑,其里面所蕴者全属疾病之形能,体工之形能。今见发育时期躯体特殊之形能,命之曰天癸,犹之西人名此种内分泌为合而孟也。

　　是故西国二千年医学史中,进化之物惟解剖、微菌、医化学为我国所无,其余则应有尽有。而西医最后之进步实非解剖与医化学之能建此奇功。孰谓中医治病无明确之理论哉?《内经》明言尚鬼神者不足与言至道。而《灵素商兑》偏引《内经》上古之治病可祝由而已句,为轩岐罪案。今之学者,喜言逻辑,若《商兑》之言,则罗织而已。攻中医者固未知中医,业中医者尤不知中医,遂使至可宝贵之书悉数受人蹂躏。冤哉! 至于细菌学说,西人视为铁案,余则于病之形能验之,实多疑义。以为十年以后,恐细菌学说淘汰无遗亦未可知。其详当于下章言之。

8　失血后体工之变化

　　是故治医苟知从病之形能着眼,则读书可以别有会心,而诊病可以洞见症结。近日吾治一病,病固未愈,亦无若何成绩而言,在他医当此,或且以为不足记录,然吾则甚为得意,且印象深刻入脑。有张姓者,于提篮桥开小茶店,患吐血。老友汪成孚治之不效,因延我。其人年四十许,吐血从六月起屡止屡发,至冬月,三次矣。每吐辄倾盆盈碗,血色鲜红。余诊时,血已止,咳嗽痰多,气喘不能卧,舌苔厚白,浮而松,面无血色,脉缓软,胸闷不能食,爪下微泛紫色。时为冬月十六,念二为小寒,余思此可五日耳。观其家甚贫,而有老亲儿女,余不忍惊其母妻,第云俟药后观进止。明日复来延诊,谓已能平卧得寐,且进食。余谢不往,曰:是可三数日耳。十九复来,必欲再诊,以尽人事,病状犹初诊时,爪下紫色更甚,后遂不复相闻,余所记者只此。凡吐血皆肺络损伤,小吐者是微丝血管损伤,大吐者乃大血管破裂。古人以痰夹血者为肺血,倾盆盈碗者为胃血,因怒薄厥者为肝血,色欲过度者为肾血,想当然耳,皆非是。详说在将来各病治法讲义中。吐血本不可有三次,至三次则血管破裂处已成熟路,不可救药。然未始不可稍延喘息。他若气促不寐不食,皆有可死之道,而皆为大病所常有者。余之测其必死,不在此等所在,而在脉缓软、爪下紫,其推敲之理路如下。

　　失血之脉有两种,曰芤,曰弦。凡倾盆盈碗之吐血与小肠破裂之便血,及妇人血崩皆如此。芤者,中空之脉也。失血所以脉芤,其理已详吾《伤寒研究》中。兹为易于明了起见,再详言之。凡无病之脉必觉指下湛圆,所以能湛圆者,因脉管皮颇韧,可宽亦可紧,故血在脉中常逾于脉管能容之量。盖必如此,然后血栓不为虚设。脉管因血量之微溢而常紧,栓塞复阻血倒行,心房复弛张不已,则三者齐着力,使血进行,然后遍身微丝脉管中血无不到。血既无所不到,然后爪下乃呈红活之色。吾人诊脉之顷,乃觉脉管在指下湛然而圆。若其人患失血,血量骤然减小,脉管之紧张者随之而弛。脉管之宽紧自有其限度,若失血过多,血少过于脉管能缩之限度,则脉管弛之无可再弛,必扩然而空。此时若诊其脉,则必异乎常人,所谓芤脉如慈葱者是也。体工有公例,各脏器组织在乎时有互助之作用。如前所述,血之进行,脉管、血栓、心房三者一齐着力,是其例也。在病时,则各组织有救济之功能,此种救济功能亦反射动作,不由意识命令者。脉管之壁有纤维神经,此本所以调节血行者。若失血过多,脉管由紧张而渐弛缓,弛至无可再弛,至于扩然而空。此时心房虽依然弛张,栓塞虽依然启闭,然脉管既宽,血行不能激射,其距离心房较远之微丝血管为血行势力所不及,微丝血管中本有之血因无后继者来为之瓜代,遂停止不复前进,推陈致新之功能歇绝。心房之势力范围与时俱蹙,静脉管中血渊渟不行,互助之动作失其效力,生理上起绝大恐慌,救济之功能以起,此时脉管壁之纤维神经乃起反射动作而紧张,所以紧张者,意在使脉管缩小,与少量之血液相得,仍能互助驱血前行。然脉管既尽量收束于前,至此无以复加,神经虽收束,亦不生效力,而神经则愈收愈紧。于是时诊其脉,则指下觉如弓弦,如弓弦者,所谓弦脉也。是故失血之初一步,脉必芤。迨神经起反射作用以为救济,则其脉必弦。昧者不察,见自古脉家皆言芤为失血,遂死煞句下,以为凡失血皆见芤脉,竟有明明弦脉而方案仍必书脉芤云云。彼盖恐人指谪,以为未见脉诀脉经,故必书此芤字以自炫其曾治脉学,至于实在如何,则非所知也。又失血而见弦脉,必弦而弱,以脉管中血少,脉管壁宽,不能湛圆故也。若不深明其所以然,鲜有不误弦弱之脉为芤脉者。又失血之初步见芤脉者,必失多量之血者为然。若仅仅痰中夹血者,是小血管损坏,脉必不芤。庸医又往往认失血脉不芤为病与脉不相应,乃造为木火刑金、胜所不胜之说,妄引经文之似是而非者,以为比附古人如此者,滔滔皆是。今人尽有拾此等唾余,博厚利猎盛名者,此其艺术,等于巫觋。其命运要自不恶,亦无足深责。乃若持此等模糊影响之谈,欲与西医争长,一启口便说中国医学已四千年云云,又辄敢讲学以湿土燥金诸呓语为课程,务使青年子弟之头脑与彼同化而后已。则其人之荒谬大胆,真令人思之而惊怖者矣。

9 释神经救济功能

体工于病时起救济之功能,此事最有推考之价值,为吾侪治医所不可不知者。大约病势缓则此种能救济功能最为有用,病躯所以能维持现状者,皆为此种救济是赖。病势暴则此种救济往往无效,不但无效,且足增病。凡病情有传变转属,皆此救济功能为之。而针砭、艾炳、药石、练功,又利用此救济功能以为治病者也。故惟死体不能治,因死体无救济功能,无可利用,抑死体并且不能病也。躯体内所有物皆能起反射作用,皆有救济功能。特吾人所已知者甚有限,故有多数病不能治。亦惟其所已知者有限,所未知者无穷,故医学之发明日新月异。我国医学荒芜已久,苟能勤求古训,证诸实验,不尚玄谈,此中所有犹矿山也。今吾继续言神经之救济。

血行之原动力在心房之弛张,而弛张之程序则全赖神经为之调节。故暇逸则心跳匀整,匆忙则震动异常,忧患恐怖则震动失序尤为剧烈。心房与动静脉之间有瓣膜,其专职所以阻血之倒行者。凡血由脉管输入心房之处,则瓣膜之口向心房;心房之血输入动脉之处,则瓣膜之口向动脉。西人就其形状名之曰僧帽瓣、三尖瓣、半月板。若欲知其真相,须实地解剖,否则亦须模型与图,皆非本函授财力所能办。图虽较易,然不精反足误事,故宁付阙如,仅言其理。心房张则中空而受血,清血由肺静脉输入于心,其时动脉口之瓣膜则闭,所以拒动脉中之血,使不倒流入心也。心房弛则中窄而挤血入动脉,斯时肺静脉口之瓣膜则闭,所以拒心房中之清血,使不逆流入肺也。其大静脉之浊血入心,由心入肺,亦同此关键。瓣膜之启闭能力有一定限度,如其限度,则随心房弛张,秩序井然,过限则秩序凌乱。所谓过限者,谓心房之弛张力过强,或弛张太速,不与瓣膜之启闭力相当之谓。心房弛张本有程序,惟调节其程序者则为神经。第验诸饮酒及吸鸦片与愤怒惊怖可以知之。酒与鸦片皆富刺激性,神经得之则兴奋,心房之弛张力与速度因之增加,斯时血行速,故生热。饮酒吸烟太多,神经兴奋过当,心房弛张力与速度骤然增高,不与瓣膜协调,瓣膜之启闭以乱,血行失序,反不能如量供给各部分,则感心跳,而面色、唇色反苍白,如是者谓之醉。其事乃至危险,血行速反不足供给各部分者,即因瓣膜启闭凌乱,有多量之血倒行入心故也。愤怒君惊怖所以感心跳者,其理略同。惟饮酒吸烟,醉则呕吐,怒与惊则不吐。所以然之故,酒与烟有气味入胃。呕吐者,胃气之救济作用也。其量已多,不复能容,胃神经起异常变化,本来下降之胃气至此乃反常而上逆,将所入者涌而去之,以减其害。食物与酸汁、胆汁乃连带而出。救济之本意非欲吐去食物与胃酸、胆汁,但既反常上逆,自无不吐之理。既因醉而吐,自不至更进,不更进则害物无后继。倾胃中所有,悉数吐去,则快然而衰。衰乃与鸦片及酒等提神品之力相消,心房剧烈震动亦减杀,故往往与吐后则稍稍可忍受。若枵腹饮酒吸烟而醉,则为祸更烈,因虽欲吐而无物可吐,是食物胃酸等虽云连带而出,其实亦足为救济之补助品。至盛怒与惊怖,则病起于脑。怒不可遏,怖无可逭。神经起变化仍由神经自为救济,故往往览痉挛抽搐,乃纤维神经起剧烈反射,异常紧张之故。《内经》以怒与惊皆属之肝,谓肝之变动为握,各注家释握为拘挛是也。亦有惊甚怒甚而呕吐者,乃由脑而影响及胃,此种呕吐可谓后起之副症,故居少数,非必见者,且虽呕吐,病势不为减杀,其与烟酒之醉不同者,以病源不同也。有一怒而血涌出如决堤溃防者,大血管破裂也;有一惊而遽绝者,纤维神经虬结不可猝解,或因瓣膜猝然翻转,不能遽复原状也。此变化皆体工救济作用,其因救济作用而反呕血暴死者,则病势太暴故也。凡此皆属急性者。

其慢性病多属后起症。例如瓣膜病在旧籍谓之宗气跳动。病者自觉心跳,每令跳动,则脉必一次歇止(参观《脉学》促结代篇),西人谓之瓣膜闭锁不全。此种病求其病源,不外忧郁拂逆,积渐而来。求其病理,不外心脑部分纤维神经紧张,各脏器互助功能失其程序。然虽如此,瓣膜之坏必有其特殊原因。必曾有一次大惊大怒,心房非常震荡,致瓣膜受伤而然。而忧郁复继续不绝,已伤者乃不得逐渐恢复,此所以脉常见促结也。

至若瓣膜既伤,闭锁常不全,血则常常倒流,心房乃起反射作用,筋肉兴奋,弛张力增大,迫血进行,血之进行者较多,以较多者与倒行者分量相消,适得其平,则能维持现状。西医藉以此为代偿机能,亦神经之救济作用也。凡代偿作用起,则心肌肥大,其脉之起落必宽。故虽瓣膜闭锁不全,而脉有歇止,其人仅感心跳,此外则无若何之病征,此为我国古籍所未言。时医遇此,往往茫然,不知病之所在,亦不敢断言有若何危险,一味含糊应付,并其平日所恃以辩护之,燥金湿土学说,至此亦无从附会。所奇者,不肯用脑一探讨,又复自矜脉语学耳。愚按瓣膜而病,必须一度大惊怖,经心房异常震荡而受伤,嗣复忧患不绝,神经过敏,然后成为慢性病。若浑浑噩噩,则不成此病。晚近风气硗薄,俗尚奢而生活侈,机械变诈既日甚一日,操心虑患亦自日甚一日,如此则成此病之因缘,自较前此为多。第观患此者百分之九十皆属用脑而处逆境之人,乡曲农人病此者绝无仅有,可以证明吾言之不谬。其次药物亦有关系。大抵服中药则此病少,服西药则此病多。所以然之故,下章详之。因以上两个原因,可以测知古人患此病者甚少,少则言之不详,自然之理也。故古人仅有怔忡之病名,而不详怔忡之病理。又凡患瓣膜病者,必有相与为缘之胃病。今人因不明真相,病者自言心跳,医者疑是怔忡,而怔忡病证一相比附,又复不合,遂愈觉莫名其妙。其实苟从病之形能推求,虽无西国学说,亦可以卓然成家,不至完全蒙懂。是古人虽未言,其咎在后人不善读书而已。吾所以测知张某必死者,即在脉软而爪下色紫也。心房势力不及四末,最初爪下必不遽变色,既变色则血停久矣。心房势力既蹙,神经例无不起反射以为救济,既起反射,则脉气当宽,否则当速。当如《脉学讲义》数脉条下所言。今不尔,是不起反应也。爪下色紫而不起反射,非生理上无取反射,乃欲反射而不能耳,即此可以断其必死。又况气急鼻煽、不能卧、不能食,更值节气,何能幸免。仓公谓安谷者过期。因其不能食,故知必不过小寒。通常以舌有苔者为胃中有积,苔紧砌者为虚,不可攻;苔松浮者为实,可攻。若此症之苔松,当作胃败论,不得仅据舌苔。且其苔之松,与阳明腑证之可攻下者迥然不同。其不同之处说不出、画不出,惟既能明白以上种种,自然一望可知,不致错误。此所以经言能合色脉,可以万全。而业医者贵有经验,亦正在此等处。凡不能读书,毫无学理,妄以经验两字自诩者,可以自欺欺人,于治病无与也。

10 说 腺

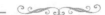

腺,读若线,以形名。躯体中有物状如线,因名曰腺。以其是肉体之一种物,爰易偏旁从肉为腺。此如传尸痨,古名注,谓传尸痨能从甲之躯体注入乙之躯体,以其是病之一种,故去水加疒字,遂为瘵,同一例也。腺字是新字,字典所无,不知译者造字之意是否如此,大约不甚相远。凡躯体内细管如丝,而分泌液汁者皆为腺,如汗腺其最著者也。西国分皮为三层,在外者曰表皮,在内者曰真皮,在里者曰黏膜。汗腺开口于表皮,深入于真皮,蹄曲入于肌理,遂不可见,汗即从腺管中出。古人所谓玄府者,即此物也。与汗腺地位相等者,又有皮脂腺,不出汗而出油,吾人通常谓之油汗。其实油是油汗是汗,且非由一种腺中分泌者。其在体腔以内者,则分泌唾液者为唾液腺,分泌泪液者为泪腺。各脏器中亦有之。胃中有分泌胃液之腺,肠中有分泌两液之腺,肝脏有分泌胆汁之腺,胰脏有分泌胰液之腺。凡此皆有管者。此外又有无管腺。无管腺为近顷科学界发明之大成绩,其重要倍蓰于有管腺。无管腺分泌物不可见,而于健康有绝大关系。其普通易知者如下:曰脑垂体,脑内有空管,为静脉汇入之处,名曰海绵窦,其地位在顶之中心略偏于前方,此窦外面之位当即我国所谓百会穴。海绵窦之处,脑垂体在焉,是为无管腺之一。此腺共分三叶,验之于动物,将前叶割去一小部分,则生殖期萎缩,躯体反肥,若去其全叶则死。中叶之功用不明,后叶则与血液循环、肠蠕动及溲便乳汁有关。以动物之脑垂体后叶制为注射药,则能助消化、补血、利尿、增乳汁也。曰甲状腺,在颈部喉管之旁,亦有三叶。此腺萎缩者多愚蠢,发育太甚者多瘿瘤。甲状腺之旁更有两腺,曰副甲状腺,若割去之,则筋肉弛痿。内肾之上有物包之曰肾上腺,若切除之即不得生。有一种病,皮肤呈古铜色,脑力弱而脉微弱者,近顷西医界根据某种理由,证明此病因此腺失职不能分泌之故。惜其理由若何，鄙人于西医学未尝学问，不能知也。

睾丸亦无管腺，若摘去之，则声雌而须不生。生支之根际有摄护腺。近顷返老还童术以动物之腺易人体之腺，则食欲、性欲均见增加，疑即此腺也。凡腺之在浅层肌肉中者，本不难割取，其所以可易之理，则因细胞与本体脱离关系后必经过十二钟乃至二十四种方死故也。

无管腺之分泌不可见，然可以推断其必有所分泌，近顷学者名其所分泌者曰合而孟。无管腺由血脉中吸收液汁，变为合而孟，还输之各脏器。血与脏器之关系，似必得合而孟然后著其神妙。以上所述者，固未尽十一，然大略不过如此。无管腺全量不能盈掬，而全体之发育与生活惟此戋戋是赖，洵奇事也。喉头声带，左右有两腺，曰扁桃腺，无管腺也，其分泌之合而孟能增加各脏器之生活力，俾吸收养气增多。若此腺不发达或萎缩，则体弱而委顿。用此腺制为药剂，则可以令人返老还童。扁桃腺之旁更有四小腺，功用如何让尚未明了，试割去之，神经则起变化，是与脑有关系矣。胸部有太摩腺，能限制生殖器之发育，使不至早熟。此腺位置在胸部，似有传运之功用。生殖器能将合而孟输入血脉中，或有赖于太摩腺，亦未可知。头部尚有腺体名脑上腺，司躯体之发育。若割去之，则体格猥琐；发育过当，则身量必异常之长，手足亦异常长大。

以上所言，根据商务印书馆出版之西医书译本与汤姆生教授科学大纲，可谓西医学皮毛之皮毛，谫陋毋须讳饰。然即此戋戋者，合之吾临床经验所得，有可以推论者如下。抑无管腺之发明，在西国亦近顷五年中事，吾必以此为言者，非好高骛远，实因《内经》所言已有多数关涉此物，非此不足诠明精义也。

11 两种形能

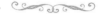

欲明腺体之功用，须从形能两字着想。形能当分两种，曰病理之形能，曰生理之形能。凡病发热而见咳嗽，皮肤上见红点者，通常谓之痧子。痧子之种类甚多，旧有儿科书中之分类定名，多无理致，不可为训，详说在拙著《保赤新书》中。今仅言烂喉痧一种，以诠明吾所欲言之腺体。烂喉痧初起恶寒、发热、无汗，喉间见白点，头痛骨楚，胸脘闷甚，其喉间白点扩大甚速，一日半日之间即可以全喉皆白。又当初见白点之顷，喉头必肿，常先起一边，外面颔下结喉之旁皮肤略高，此因扁桃体肿胀所致也。十五年前中医不谙治此病，当时方盛行《白喉忌表》一书，治此者多用桑叶、蝉蜕、荆芥、薄荷等药。药轻不能中病，病则锐进，恶寒罢而化热，喉溃愈甚，唇舌皆殷红。则用鲜生地、石斛参普济消毒饮、牛蒡、马勃、藏青果、挂金灯、板蓝根之类。当此之时，必发红痧，医者无法，见其脉数、口渴、唇红舌绛，认为瘟毒，恣意用养阴，有幸而愈者，然十死八九。又有用山豆根及石膏、西瓜霜，并用针刺咽喉，用珠黄散或外贴斑蝥膏药，令皮肤起泡，刺去泡中水，名为去毒，亦有幸而愈者。于是两派并行，知用此等药，便可以挂咽喉专家招牌，不知用此等药则不能不谓之门外汉，然毕竟十人中至多仅愈二三。西国人之治此病则不然，其主要药为喉症血清，喉症血清者，杀菌者也，其最用力者有二：其一对于病者之本身，因病至不可收拾时无有不兼见脑症者。西医之治此病，先用消毒棉花揩去喉头之白腐，继用血清以杀血中之喉菌，继用冰枕后脑，以防热甚而见延髓发炎之险症。然如此治法亦必发红痧。其二对于传染之预防。病室之隔离，病者服用衣物之消毒,此著当然极正当,惟我国人多不能充分效法,且贫者亦不易办到。抑此等最易传染之病,毒菌在空气中,空气即为传病之媒介,委实无从防御。毕竟亦必先有内因,然后病菌得以肆虐。故终身免疫者,虽日接病榻,其不传染自若。又凡人患此等病一次,至少可得十年免疫。故鄙意以为只宜从治疗方面研求,假使病理明了,治之十全,则被传染者不过等于种痘。否则从预防致力,终不可免用力多而收效少,徒滋纷扰。不仅此一种病为然也。据西医籍言,血清为此症特效药,愈期约六日,治愈之成分得百分之七五。然吾曾实地调查,实不能有如此成效,其与中医比较,学理则远胜,成效亦唯之与阿耳。然此非吾今兹所欲言,吾所欲言为就喉症诠明腺体之功用。欲明腺之功用,仍不能不就《伤寒论》以为推测。

详时医治喉症,不能收十全功效者,其误全在最初之失表。所以有此误者,则因《临证指南》"温病忌表"之说深中乎人心。而《指南》所以有"温病忌表"之说者,则因温病本多汗表虚,例不得再发汗,虚其所虚。而昧者不察,奉此语为公例,但是温病便而忌表,又认喉症亦温病,不问病状如何,只是执定忌表,遂致杀人无算。岂知发热形寒无汗,正仲景所谓太阳麻黄证,固不问其为伤寒、为温病也。吾于十余年前常用麻杏石甘汤治喉症,应手而愈,转机不过六点钟,全愈不过二十四点钟。详说在拙著《伤寒研究》中。谓非喉症唯一正当治法不可也。西国以喉症血清为特效药,其着眼在微菌。故西国人之议论微菌为喉症真确病源,杀菌而病可渐愈。执果以溯因,实足证明微菌为病源之说不误。然鄙意不能无疑,假使微菌为喉症病源之说十分真确,必除却杀菌之外无法能愈喉证而后可。今用麻杏石甘汤应手而愈,何也?如云麻杏石甘虽能愈喉症,然喉症之病源仍是微菌,是必麻杏石甘汤能杀喉菌而后可。然麻杏石甘汤决不能使喉菌有凝集反应,不待试验而可知也。且喉症血清仅能使喉菌显反应凝集,不能使伤寒菌显反应凝集,而麻杏石甘汤能愈喉症,亦能愈伤寒。伤寒与喉症病状不同,微菌亦不同,所同者发热形寒无汗,麻杏石甘汤所能治者亦只发热形寒无汗。除发热形寒无汗,病菌便不能为患。然则发热形寒无汗是病之主因,而微菌非病之主因也。

西人之说是实地试验而得,其所谓微菌有显微镜可见,可以培养,可以染色,可以用血清使显凝集反应,理论试验皆真确,施之治疗而有效,且环球专门学者所公认,积无数次试验而成专门学科。余君云岫所谓铁案如山不容置疑。中医以想当然之说模糊影响之谈,欲妄行反驳,岂但不知自量,简直神昏呓语而已。然而吾所言者,颇不甘自认为神昏呓语,岂但非神昏呓语,亦雅复自负以为是真确之理论,施之治疗而有效,不过无形式上可以眩骇庸耳俗目之仪器,未经环球学者所公认,并且为环球学者所不知耳。读者须知,吾所言者与西人所言者事实不同,真确则同,天下无两歧并存之真理。既云真确则同,自有其可以沟通之理,决非互相抵触者。其沟通之理奈何?曰:是抗生素之故。凡喉症一次撄疾而愈,则终身免疫,虽终日周旋患者病榻间,亦不传染,问何以能不传染?曰:以抗生素强盛之故,抗生素为内分泌关系,乃无管腺之所制造。喉症之初步汗腺闭,故无汗;喉头扁桃体肿胀,故喉痛。得麻杏石甘则汗出,汗腺得疏通,扁桃体之肿胀者遂快然而衰,是腺体不病。腺体不病,抗毒之力强盛,故虽有微菌,不能为害。其效捷于影响,此为事实,非可以口舌争者。是故以血清治喉症是增加抗毒之力,以制微菌;以麻杏石甘治喉症,是保护腺体,使制造抗毒素之能力不稍减杀,以制微菌,其理同也。增加抗毒力,菌虽受制,腺体之病须缓缓恢复,故愈期须六日。保护腺体,使其不病,是直接治腺,故愈期仅六钟。是故西人以血清治喉菌,自谓探源根治,不知麻杏石甘乃真探源、真根治。惟其如此,故血清限于种类,不能通融,而麻杏石甘既可以愈喉,复可以愈伤寒也(麻杏石甘汤愈喉症其效如神,但必在初期其毒未溃之时,大约在喉间见白腐之后二十四点钟乃至三十六点钟之内,过此则毒溃,麻杏石甘不能治,喉症血清亦然。此则初学者不可不知也)。喉症之症结在扁桃腺,而治愈之枢纽在汗腺。扁桃腺肿则汗腺闭,汗腺开则扁桃腺肿消,此病之形能,可资研究者也。疾病之著其形能,与吾侪以研求途径者不止喉症一种,病亦不止扁桃腺与汗腺有显见之关系,不过此一种最易明白。鄙人对于喉症经验较多,见闻较确,故用以为说(以上为病之形能)。

《内经》屡言生、长、老、病、已,此五字逐字为句。综观《内经》全书,此五字无一字遗漏者。不过其文甚简,其意甚奥,千古读者,不注意及此。故晋以后汗牛充栋之医书,只是说病。鄙人前言"未知死焉知生",尚是局于一隅之语,其实生长老病已五字,无一字可以忽略。例如阳予之正,阴为之主,未出地者命曰阴处,此言生也;肾气盛,天癸至,此言长也;四十阴气自半,五十起居衰,涕泣俱出,此言老也。以上皆详《内经讲义》。不知死,固无以知生;不知生,亦何能知死。老死为正当之死,夭殇则非正命。不知老何能知病,不知长又何能知病。此理一经说破,尽人可喻。而自王叔和以下,只是说病,更无人一注意如何生、如何长、如何老。致《内经》绝世妙文只是囫囵读过,孜孜兀兀,以求病理,理不可得,甚嚣尘上,以争门户,所言皆妄。吾言晋以后无医,平心言之,绝非奇论。盖彼等心思之拙,眼光之隘,诚有令人思之为大惑不解者。今试一翻检西籍,则于此五字条分缕析,言之綦详。凡《内经》不可解者,强半可以西国医理为之注释。如此犹不知研求,妄语排外,动辄言西国解剖仅能知死体不能知气化,冥顽不灵至于如此,哀哉!

凡女子自十四五至二十七八,如好花初放,最为美观,故谚有少年无丑妇之说。惟文言无适当名词,东国人谓之处女美。按处女美之时期,即《内经》所谓肾气盛极之时期。肾气二字,有推敲之价值。解剖上之肾脏不过司泌尿之职,与处女美绝无关系。《内经》之肾气非指肾脏之实体,乃言肾脏之功能,名为肾脏,实是肾腺。无论男女,青年则肌理莹澈,神采焕然,老则肤色枯暗,生气萧索,而青年人之藏府与老年人之藏府初无异致,所不同者在腺。盖青年时代,腺体发王,老年时代,腺体萎缩。发王则分泌之合而盂多,萎缩则分泌之合而盂少故也。而诸腺体中,尤以肾腺为主体,此为天生动物之公例。人世虽万有,一切文化道德科学武备,其归结只是传种。万有皆手段,传种是目的。此例于昆虫最著,有多数昆虫交尾产卵以后便溘然委化,无复余事者。此种昆虫,生命最简短。人类为动物中最高等,故维持生命之手段最繁复。以人类与昆虫比较,所以维持生命之手段繁简不同,其以传种为目的,则无不同。惟其如此,研究人类之生命当首先于生殖机能着眼。人类维持生命之手段最繁复,其有待于研究者,亦最繁复。中国古籍所以可贵者,以无论何书皆以研究维持生命为主义,故能言下有物,蕴蓄深厚。晋唐以后,此义尽失,枝枝节节,抛荒本题,故无论何书,仿之古籍,总形浅薄。其所以浅薄,即因其主义不大,故蕴蓄不厚。昧者不察,妄欲于形式上规仿古人以自重,不自知其去题愈远。凡百学术,二千年来无丝毫进步者,其症结在此矣。古书中解决人生问题最深切著明者,无过于《易经》。与《易经》相似者,无过于《内经》。两书范围不同,主义则同。《易经》首先言夫妇谓五伦从夫妇起。《内经》开宗明义第一篇即言何故有子。论表面完全不同,论骨里眼光同集于一的,此其最显著者。《内经》之言有子曰:女子"二七天癸至,任脉通,太冲脉盛,月事以时下,故有子"。男子"二八肾气盛,天癸至,精气溢泻,阴阳和,故能有子"。其言无子曰:"女子七七,任脉虚,太冲脉衰少,天癸竭,地道不通,故形坏而无子。"男子"七八肝气衰,筋不能动,天癸竭,精少,肾藏衰,形体皆极"。宋元以后医书皆以女子月经为天癸。天癸二字自本《内经》,然《内经》天癸、月事乃分别言之,不得谓天癸即月事,极为明显。又《内经》明明言男子亦有天癸,且天癸与精亦分别言之,更不得谓天癸即是男子之精。且《内经》正面既言"天癸至,月事以时下""天癸至,精气溢泻",于反面复言"天癸竭,地道不通""天癸竭,精少",如此则更不得疑此处有讹字。于是天癸两字,在可解不可解之间。而《内经》一书总觉索然无味,不能施之于实地应用,因之研究者渐少,结果徒供黠者眩嫁之用。如《温病条辨》开卷引《内经》数十条,其所引者有讹误之处,有不可解之处,均非所问,壮门面而已。谚所谓捧金香炉者是也。今详《内经》所谓天癸,实即西人所谓合而孟。汤姆生科学大纲谓合而孟之名乃生理学家达司令氏所定,专指无管腺之内分泌。如何能发明此物,及合而孟之名词,含有若何意义,仅据译本西医书,无从得知也。若《内经》之言天癸,则专就人生生、长、老三字体察而得。老年为天癸竭绝之时,其云道者,虽过百岁,亦能有子,乃从对面推勘而得。所谓对面者,即青年为天癸长极之时,然使青年而斫丧,即病瘵而死。青年既能病瘵而丧其天癸,可知老年恬愉自得,亦能保有其天癸。故曰"以酒为浆,以妄为常,醉以入房,以欲竭其精,以耗散其真"。凡此皆为青年戒也。又曰"嗜欲不能劳其目,淫邪不能惑其心,智愚贤不肖,不惧于物,故合于道"。此示人以保守天癸之方法也。其曰"呼吸精气,独立守神,肌肉若一,故能寿蔽天地"。此不过示人以养生之极则,非如道士炼丹之言长生不老也(以上为生理之形能)。

《生理新语》终

第三节 《病理各论》

1 伤 风 咳 嗽

　　凡医书不惟其名，惟其实。文字之华美，考据之周密，与夫《素》《灵》《针经》《伤寒》《金匮》等窃取书中一二语为高压论，调此等皆无补实际，皆所谓名也，治病有效力，乃为实矣。欲治病有效力，第一层须先识病，故详著病状为第一。病状者，病人外面所著之情状也。欲知其何故有此病状，则须明白病理，故研究病理为第二事。病理既明，然后可以研究方药，不但某病当用某药，可根据病理以知之，即某药当用若干分量，处于主要地位，或处于次要地位，亦可根据病理以知之。如此则尺度在心，权衡在手，读书则渐渐从有字之处，悟到无字之处，诊病则渐从可见之处，窥见不可见之处，而诣乃进矣。本书所言者，大略如此。而最精之处在病候，明其来源，详其豫后，初起不误，则小病不致成大病。深明病候及其变化，则胸有主宰，不致杂药乱投。若夫不可治之病，洞明病理，则可以决生死。吾所知者，亦仅此耳。

　　咳嗽种类最多，伤风咳嗽其最轻者，西国医书列之流行性感冒之下，中国古书多不言，其意以为小病不足治。吾今首言之，亦犹之教算学从一加一为二起。然伤风虽小病，其病理却不易明了，且此病是进行性，不得以其轻而忽之。

病状

　　鼻塞多涕，无嗅觉，喉痒，咳嗽多痰，痰有厚者，有薄者，味觉亦钝，常兼见头痛形寒，背拘急，脚酸。此有时间性，大约春寒及秋凉时最易患此病，余时则少。

病理

　　内部藏器与外界空气直接者，只有肺藏。空气从鼻孔入，直达肺气泡为止，惟其如此，外界空气得入肺藏深处，故其设施不得不周密。鼻孔中硬毛所以阻止外物之侵入，有滤筛作用，是为第一道防线。鼻腔中部有黏膜，其下藏有小腺分泌黏液，黏膜之浅层藏有感觉神经，此神经之感觉最敏，空气中有不洁杂质、气味及冷暖均能觉之，以故空气太冷，则此神经兴奋，多分泌黏液以保护黏膜，若有小虫或微尘透过硬毛而入，经过此处，黏膜辄兴奋捕获之，更作嚏迫之使出，此黏膜为第二道防线。喉头会厌为总气管之上口，此处之设施与鼻腔黏膜略同，亦有腺体与感觉神经分泌黏液，其驱逐外界拦入物之方法以咳，是为第三道防线。从此再进为总气管，再进为支气管，仍略有防御作用，故云：肺藏之防御组织最密。伤风之为病，乃因外界空气冷，与内部温度相差太远，肺藏起防御作用而显之病状，以故初一步必鼻塞多涕，鼻黏膜兴奋，分泌过剩也。多嚏，黏膜下感觉神经驱逐冷空气之作用也，多咳多痰，喉头起防御作用也，然伤风有寒热，何以故。

肺为一藏器，其势力则及于肩背、胸膈、臂腕，乃至手指（本条详说在肺痨节）。凡肺藏健全者，其肩背、胸膈、臂腕均甚强，对于寒暖之变更，有极强之抵抗力，以故壮健之人，如工拳术者，对于寒暖辄不甚措意，虽气候骤变，冷暖之程度相差甚远，而不易衣，亦不伤风。所以然之故，凡举重，须一鼓作气，重物能举，非力举之，气举之也。凡一鼓作气，则其气在身半以上，恰恰当肺藏权力所至之地，以故古人谓肺主气。肺藏健全，则身半以上肌肉坚而腠理密，故古人谓肺主皮毛。伤风之感风寒，其初一步是从肩背、臂腕受风寒，不是鼻孔中受风寒也。肺不健全，身半以上之肌理不密，风寒乘之皮肤之浅在神经，与鼻黏膜、喉头黏膜下之浅在神经为一个系统，强则俱强，弱则俱弱，一处感寒，他处应之。以故肌腠不密容易感冒者，其鼻腔、喉头之神经亦感觉过敏，所以空气冷则分泌过剩，春寒时有此，秋亦时有此，正因此故。然体格仍有不同，凡肥人多脂肪，瘦人则神经之反射较敏，通例活体感寒则化热，而肥人感觉比较略钝，往往不易化热，瘦人感觉敏，往往容易化热。此外又有时间性，例如春寒，空气中所含润气为多，则不容易化热；秋凉，空气中所含燥气为多，则比较容易化热。故肥人春寒感冒而见咳嗽者，必从寒化，舌面润，口味淡，涕清而痰薄，所谓寒化也；瘦人当秋凉时感冒而见咳嗽者，则反是唇舌绛，口苦而渴，甚且喉痛，所谓热化也。肥人春寒感冒而有热化者，瘦人秋燥咳嗽而有寒化者，则为例外，非常轨，当求之起居、饮食，与夫受病原因，如因烘火，因冒雨，因饮酒，因平日嗜好，皆是，皆为医生所当注意者。

治法

既明以上病理，则知伤风咳嗽之原因是肺为风束。而"肺为风束"四字之意义，亦可以明了，今为读者容易明白起见，更详释之。前文云：肺之势力所及，为胸膺、肩背、臂指，凡肺藏健全者，则此等处肌理缜密。据此可以知伤风是此等处肌理受风受寒，而起变化之故。肌理如何受风受寒，假使不能说明其理由，则仍旧是一句囫囵话，吾所知者如下。

空气侵及皮肤，寒而觉寒，暖而觉暖，是为温觉。温觉者，浅在感觉神经报告大脑，因而发生之一种感觉也。寒则肤粟，热则出汗。肤粟者，肌腠收缩，汗孔紧闭，立毛神经所标著之一种情状；出汗者，肌腠疏松，汗腺排泄，分泌神经减少体温之一种作用。此两种作用，与浅在神经之感觉，如桴鼓之相应，暖则排泄，寒则紧闭，天空空气之寒暖有转变，躯体因肌表浅层感觉之故，紧缩、排泄两种作用应之，是为常轨，健体如此，衰弱者亦如此。惟无空冷暖之变化，有经常与非常之别。经常者，人之躯体应付较为容易；非常者，健体并无感觉，弱体则往往穷于应付。例如觉寒，健体不甚措意，以能耐寒也，弱体不能耐，则思取暖，取暖则加衣，当其寒时肌腠收缩，当其暖时则须排泄。而天气既然骤变，则冷暖不易调匀,室中户外,劳动逸居,种种副作用,无在不有关系。肌腠乍因冷而紧缩,暖热加之,汗空乍因热而排泄,寒凉乘之,如此则手忙脚乱,不及应付,于是立毛神经紧张,则虽烘火而亦觉凛寒,分泌神经兴奋,则虽凛寒依排泄。以故瑟瑟形寒,渫渫汗出。肌表既是肺藏势力范围,则处此处之神经,与肺藏各种防护神经息息相通,此所以著伤风之病态。而其事有先后次序,由浅及深,绝不凌乱,以故第一步是鼻塞,第二步是涕多,第三步是咳嗽、喉痒,继此不愈则传变而见他种病态,则其事在伤风范围以外。

涕多鼻塞,所以为防卫也;咳嗽多痰,所以驱逐风寒也。假使了解治病当顺自然,不可反自然,则体工所显之救济作用,即不啻告吾人以治法。故治疗伤风,惟一方法是宣达,宣达云者,即驱逐束缚肺藏之风寒之谓。其有效方药,为荆、防、薄荷、象贝、杏仁、桔梗、橘红等。凡患伤寒,其头必痛,其痛处必在两太阳,其肩背必觉拘急。何以头痛?咳则气血上壅,两太阳之经络与喉头、舌咽有特殊关系。又,肩背、胸膺为风寒所束,则卫气不得四散,则上行而迫于头部,此所以痛且胀。而其地位则在两太阳,同时兼见肩背拘急,则因肩背是肺藏领域,即古人所谓手太阴经气也。荆芥为阳药,能刺激肌表浅在神经,使分泌疏泄。防风之作用等于荆芥,但荆芥之药位在肩背,防风之药位在头部两太阳也。此等有疏散之作用,与麻、桂之发表解肌不同,故仅谓之宣剂、疏剂,不名为表剂。象贝、杏仁为咳嗽之特效药,桔梗为开肺药,凡伤风咳不爽,得此良。橘红通常都谓其能化痰,其实此物含有挥发油,其刺激性能减少气管壁膜及喉头黏膜发痒,痒差则咳少,是其化痰真相,旧时谓化州橘红能变痰为水,非确论也。以上所述,为治疗之大略,非治疗之能事,欲尽治疗之能事,须明白以下种种。其一当知药量,其二当知药禁,其三当明兼症,试分疏之。

象贝、杏仁、荆、防、橘红等,乃药之最平善者。假使无病服之,亦不必便有何痛苦,似乎分量轻重可以随意,小有出入并无大害,岂知大谬不然。通常杏仁之量以三钱,用杏仁做成杏酪,多吃并无感觉,则药中用此,何必限于三钱。但用药是拨乱反正,以能取效为止,无取其多,且取效须俟藏气转变,太骤则无益。曾见有一次服多许杏仁精,致浑身震战,此药量不可不知者一。桔梗开肺,亦属平善之药,方书、本草都不言此物有若何悍性。然吾见有妄人治伤风,用桔梗四钱,连服三剂,病者呕血半痰盂。其人是我故人子,年事仅弱冠,用药之医生亦旧相识,号称儒医者也。病家、医家都不知何故吐血,余检查前方,心下了然,但无可措手,当时急用大剂麦冬、五味,然竟不能挽救,此为不可不知者二。所谓药禁,凡用药当有标准,假使无标准,便是盲人瞎马,岂得谓之医生。上海一埠,鱼龙混杂,无奇不有,假使能随处留心,简直是百科全书,可以增加无限知识。尝见著名儿科治伤风,用炙鸡金。按:小儿患病,恒表症与里症互见。表症是风寒,里症是食积,停积于胃,胃神经不能与肌表浅在神经相应,则容易感冒。太阳有外感,肌表浅在神经不能与胃神经相应,则消化不良,容易停积。此所以古人谓小孩之病,无非风寒、食积。中国旧说,大分都不甚错,但大半是囫囵话不彻底,不彻底即颟顸,其弊乃不可胜言。彼见小孩咳嗽而用鸡金,其意以为凡风寒皆有食积,鸡金能消积,且亦甚平和,用之宜若无过,岂知此物专能补膜。咳嗽为体工本能之一种救济作用,肺为风束,咳以驱之,故咳嗽非病,不能咳乃是病。咳嗽得鸡金,咳即完全不爽,是本来能咳,药后并欲咳而不能也。此其用药不是治病,是专与生理为难,岂不显然可见。又尝见有著名儿科用葶苈治咳,其祸较鸡金为更酷,死者甚多。葶苈专能泻肺,其性甚悍,《伤寒》大陷胸汤用之,以为攻坚破积。遍观各家医案,仲景虽有此方,后人用此者甚少,是此方猛悍过于大承气,而葶苈之为悍药亦不问可知。推测咳嗽用葶苈之所以然,其一以为葶苈能泻肺,其二以为咳嗽有力是肺实,此种推测,最靠不住。肺为风束,体工起救济作用而咳,咳剧面红,乃邪正相持,并非肺实。因咳甚气血上壅,初一步喉痒、面赤、痰涕多，继一步肋膜震痛，其痒从喉头渐渐下移。咳虽有力，只是正气未虚，并非邪实，其症结只是肺为风束，祛风是去病之原因，是釜底抽薪办法，泻肺是诛罚无罪。肺虚则正虚，正虚则病进，衰弱性之急性支气管炎必继续而起，其病状为气急鼻煽，甚者胸背皆高起，脑症继见，其人乃去死不远矣，此之谓病随药变。然而一般医生原理不明，混沌无穷，逐日杀人不知改变，其事可恶，其情可怜。又，凡悍药用量，以三四分为止。此层古书皆不言，吾从实验、试验而得。时医用葶苈既错，而用量至少七八分，有多至钱半二钱者。又，凡用葶苈，须隔纸炒黄，而彼等用此，往往不炒。盖原理不明，无从研究，故以讹传讹，无从改变也。

所谓明白兼症者，即识症之谓。伤风虽小病，然大病与之相滥者甚多，有似伤风而实非伤风者。例如春日风温症，本是伤寒类热病，而风温之发作，辄先咳嗽，有延至一候之久然后发热者，其未发热之前一候之咳嗽，谓之前驱症，其症状喉痒、鼻塞、多涕、头痛，都与伤风同。当其未发热之时，欲断定其为单纯伤风，抑属风温症之前驱，甚非易事，以故西医书竟谓无从预料。然就我经验所得，合之《伤寒论》诊法，亦自有其标准。大约单纯伤风，不形寒骨楚，温病前驱，则必形寒骨楚，此即仲景所谓阳明少阳证不见者，为不传。凡风温在前驱时，其骨楚以两脚为甚，此实是神经酸楚，乃足厥阴证之见证。暑温属心，风温属肝，其病因时间定名，谓之风温，其实与伤寒为一系，亦属足经病也（此处初学恐不得明了，《伤寒》后按中言之甚详，《内经讲义》论标本中气节亦可参看）。又，痧子未发热未见点之先，亦往往咳嗽、鼻塞、头痛各种见证，都与伤风同。咳三数日后发热，热两三日然后见点，故此种咳嗽谓之痧子前驱症。寻常亦以为无从辨别，但余所经验，却有甚显明之标准。凡痧子前驱之伤风，其面必赤，其目皆必含润，病孩必多嚏，多呵欠，其指尖必冷，凡此皆为单纯伤风所无者。此等都不讲脉，所以然之故，肺胃之经气为病，藏气未动，不形之于脉也。如其从脉象研究，左脉如何，右脉如何，寸关尺如何，就学问言是真堕入魔道，可以终身无彻底明白之日。若以脉教人，如王叔和《脉经》所言，则欺人之谈也。痧子治法详《幼科讲义》中，风温治法详温病专篇。

2 流行性感冒及百日咳

此外单纯伤风咳嗽亦有兼症，例如唇舌燥绛，口渴喉痒，而无多痰涕，此种为热化症象，兼燥化热化，秋冬时为多。气候久晴无雨，与冬日炉火，皆此病之病源。凡病此者，往往兼见喉痛，若值喉症流行，都市中空气不洁净，则容易患喉症，故西医书谓此种伤风是喉症诱因。治疗之法，宜润燥清热，麦冬、桑叶、枇杷叶等类，为其主要药。其病之主因，仍不外肺为风束，故荆、防、薄荷在所必用。若形寒无汗，喉头见白点者，则当麻杏石甘汤，其病理治法详喉病专篇。其舌润，口味淡或微咸，清涕，痰薄，如此者，则为从寒化，春寒多雨时，此种病症最多。若误投清热润燥之药，则其病增剧，治此种症以杏苏散为主，前胡亦重要药，而荆、防、薄荷等疏散药仍在必用之列。又有症象如寒化，而咳声如在瓮中者，是从湿化之症。此必其人向来湿胜，复值冒雨中湿等偶然相值之事，则其病发作必兼湿化，其治法假使不祛湿则不效，祛湿以分利为主，薏仁、赤白、芩、木通等是也。假使明白以上种种，先审其确是肺为风束，然后再辨其寒热燥湿，就见症之多寡，为药量之重轻，恰如分际，可以应手取效。而现社会一般大医，似乎尚未足语此，余亦不愿深说。总之医学败坏至于今日，使欧洲物质文明横行于东亚大陆，甚可叹也。

尤有一事不可不知者，伤风虽细事，假使不忌荤油，则必逐渐增剧而至于发热。盖病在肺络及肌腠，最容易使太阳经气起变化，太阳经气病，殆无有不发热者。所谓太阳经气，仔细体会，实是行于皮里膜外之润气，古人所谓荣卫者，即是指此。而荤油专能补膜，不病时并无感觉，若小有感冒，全赖体工本能之能疏泄，得荤油，则此种本能即失其效用，风寒益发不得出，体温集表，即发热矣。以故《内经》于热病，禁人食肉。

此种病即是伤风症之重者。中国本无此病名，西人对于此病，谈虎色变，迄今无健全办法。就《欧氏内科学》中所说，仔细一为考究，觉西人对于此病之理解，甚为不确，兹节录原文数段略加按语，俾学者得明白此中真相，庶几不为西法所炫而误入歧途。节录《欧氏内科学》原文如下。

流行性感冒定义

此系一大流行病，发显无定期，传播极速而致病众多。凡一次大流行后，该地方每遭此病之害，或为地方性，或为流行性，或为散发性，流连迁布，数年不绝迹。依临诊而论，此病之症状，略无一定，变端百出。然有一特别之趋向，此趋向即致呼吸系统之黏膜受患。此病常有一特种菌名，流行性感冒杆菌。（病史）自十六世纪第一次认明此病之大流行性后，曾大流行四次。第一次在千八百卅年至千八百卅三年之间，第二次在千八百卅六年至千八百卅七年之间，第三次在千八百四十七年至千八百四十八年之间，第四次在千八百八十九年至千八百九十年之间。每次流行之际，其传播也速而广，大陆、海岛、诸洲、各国皆受其害，故有大流行病之名称。例为最后一次之流行，发端约在俄国之东南波嘎拉，时正千八百八十九年之五月，迨七月已传播至莫斯科，十月达圣彼得堡及科克煞，十一月中旬抵柏林，十二月中旬则已越海而染及伦教，至十二月已渡大西洋而传至纽约，欧洲大陆传播殆遍，次年即传至中国（此真笑话。中国自古有伤风病，何烦欧洲传染，即此亦可以证其说之不确）。一年之间，几染遍全球。流行最剧烈者，乃一千九百十八年。最奇异者，有数国见于夏季，且甚剧烈，尤奇异者，患此病而死者，多为壮年人，老及幼者较少。与此病并发之肺炎亦甚重，易于染及孕妇，美国陆军之营内流行甚烈，兵舰上亦不少，死于肺炎者亦多。

此病之流行时期，每一地方大概流连六至八星期之久，除登革热（关节痛热病）外，无他病致患如是之众多者。每一地方当此病流行时，居民受患者，大抵占百分之四十。幸此病（与登革热病同）致命者极少，然累肺者死数颇多。

原因

此病之对于地方上常有之卡他性热病（即英美俗名流行感冒性伤风者，亦即中国所谓伤风或感冒之沉重者）。究有何关，系一问题，有答案如下。（一）真流行性感冒；（二）地方行性感冒；（三）地方性似流行性感冒。又，各假流行性感冒或卡他性热，系由许多菌类所致，或单独一类菌，或各菌合并不定。而此似流行性感冒对于真流行性感冒之关系，恰与似霍乱病对于亚细亚霍乱病之关系相同。一千八百八十九年与一千八百九十年间大流行后，至今全世界此灭彼发，无时无此病之流行。就局部言，且有此病连绵不绝之处。按：医报所载之报告，则知流行性感冒杆菌流行于世间，在流行间歇期常侵入呼吸系统，假流行性感冒或多半因此而致，此菌对于呼吸系统急性传染病之关系与他常见之菌无异。此病之传染为甚大,传播极速,且其流行也与时令气候略无关系。凡一次致病后,不定能免第二次。有一类人似乎不受此病之侵犯。

症状

潜伏期自一日至四日不定,大抵三四日者为最寻常。病之起也,大概骤突,显发热及与之相伴之症状。

病类

流行性感冒所显之症状非常复杂,故就病之类而分别汇述,或较有条理。

(一)呼吸系统类。呼吸道之黏膜自鼻部以达肺气泡,可视为此病屯集区。病之轻者,起时显鼻流涕等状,与急性卡他热甚相似,惟身体之疲倦及困顿或较甚,至于他类,则显卡他症状后,随发支气管炎,热加重,谵妄,体愈弱,而其情况甚或与重肠热病相似。呼吸系统之危重情况系支气管炎、胸膜炎、肺炎三者,所须之支气管炎,大概与寻常者相似,无甚特别处。然咳出之痰,系一要状,有时极多极薄,内含腻块,发否氏以为色黄绿而作钱样之痰,系流行性感冒之一特征。此外更有咳出暗红色之血痰者,间或所显之支气管炎极重,细支气管亦受累,故病者显皮色青紫,甚至于窒息(气闭)。

流行感冒性肺炎系一极危重之病,或仅由发否氏菌所致,或系混合染之结果。此等流行感冒性肺炎,乃一千九百十八年大流行病之一特状,因此致命者非罕。或为流行性感冒之早状,或病至数日后始显,其临诊之经过常不规则,症状亦不显明,常有呼吸声闭止或细捻发鸣为其早状,亦有剧烈之咳嗽并血痰、咯血等,常至面甚发绀。因有排泄液体之特殊趋势,故其肺被液体渗满成脓肿或坏疽者非罕见。虽血中毒甚剧,然血循环之改变未甚,寻常血压较低。流行感冒性皮下气肿常见于一千九百十八年之大流行时,多半在颈部或胸上部,有时播散甚阔。此类病人多见甚剧之半肺气肿其致皮下肿之故,概因肺面上之大疱疹破裂,而空气由此入纵隔障并散布至颈部之组织也。至于流行感冒性胸膜炎则较少,有致脓胸者。倘病者原有肺痨,则一患流行性感冒必致旧病加重。

(二)神经系统类。无卡他症状,而显头痛、背及关节痛,兼极重之虚弱,至于沉重之并发病,则有脑膜炎及脑炎,又或引发偏瘫或单瘫病之属急性者,或有脑脓肿继之而起,脊髓炎之显急性升瘫病状者亦或有之,更有因此而有痉挛性下身瘫痪(又名截瘫)继起者。流行性感冒杆菌可用腰脊刺术查出,而脑膜炎则须在死后证明。各种神经炎亦复不少,有时其特状为运动及感觉功用受扰。就流行性感冒之历史而论,似乎无论何种系统病,皆可被此病引发。至于重要后患,即精神不振、尤郁痴愚等。

(三)肠胃类。病起时发热者,或兼恶心及呕吐,又有病起时显腹部痛,大泻及脑力虚脱者,有时或显黄疸,脾增大者,亦复不少,此则与发热之沉重与否有关系。

(四)发热类。流行性感冒之发热大有等差,然须知有时除发热外或竟无他症状,有时其发热属间减性,且兼寒战,更有恒久发热数星期而与肠热病相似者,有时其发热状似二日疟。

并发病　心包炎或为潜伏性,心内膜炎亦有之。而炎之增殖物(粒)上或有似流行感冒杆菌之菌类可以察见,此则有时或显恶性类,心肌炎或继起,此系猝然致命之一故。官能性受扰常见,如心悸、心动徐缓、心动急速、心痛等,静脉炎及血管内结血栓及脑膜炎亦或有之。

尿系统之病亦复不少,肾炎常见,精腺炎亦曾遇见。皮有时显播散性红斑,间或显紫瘢(瘀斑)。卡他性结合膜炎不少,虹膜炎或视神经炎亦曾遇见,急性中耳炎系一常有之并发病。余曾见沉重及恒久之头眩,继流行性感冒而起,此则或因耳迷路受累所致。支气管扩张或继起,自前次流行性感冒流行后,医界察见继之而起之各种症候甚多(神经系及血循环系为最)。

凡流行性感冒一次后,病者身体因而虚弱者,不可胜数。

诊断

当流行性感冒流行之际,则诊断甚易。病者身体之虚弱与病势之轻重不相符合(犹言依其病势而论,似乎不应如是。虚弱即虚弱重而病轻之谓),即此病最特别之情状。呼吸系统类可由检查痰中之菌而断定,若为散发性,或较小之流行,则断定只在热退期之剧烈虚脱,然不甚可恃。至于流行性感冒之类,别则已详前。

3 天哮呛,又名百日咳

定义

此系一特殊病,大概为天哮呛杆菌所致。其特状为呼吸道之卡他及阵发性咳,咳终时,长吸而带啼声(或曰哮咳)。

病理解剖

患此病者之本身固无无甚特别之病理上的改变,若有并发病如肺病等,则剖验时每有各该病之情状可以察见,此外则惟气管有一常有之损害,其柱状细胞之间有杆菌。

症状

病之潜伏期自七日以至于十日不定,卡他期及发作性咳期二者每可辨认。在卡他期内,则显寻常伤风之症状。起时或略发热,鼻流清涕,眼红,显支气管干咳,有时此种干咳或略有阵挛性症之征兆,早显连续不止之咳嗽,系一要状。所显之发热大抵不高,故每不使人注意,而仅以为单纯之卡他炎,迨七日或十日后,则咳嗽增重而其痉挛状亦益明显。发作性咳期,又名阵发性咳期。此期内显所谓大哮呛者,每一阵咳嗽十五声至二十声,连续不断,咳声短而苦,且不能吸气,咳时病儿面色绀(青紫),待咳阵止,始突然深吸而有空气入肺,吸时作啼声甚响。此种发作性咳,或数阵继续发作,迨胶黏之液咳出为止。此液之量甚少,如连发多阵,则每日或咳出甚多。在发作性咳阵将终之际而呕吐者常见,每日或呕吐数次,致病儿食物停留不住而消瘦。有时每日仅有发作性咳五六阵,病之重者每三十分钟左右或发作一次,而其最重及致命者甚或每日发作百余次之多。当咳发作时,因力呼气而胸部紧压,致无空气吸入喉门,故血欠氧,面肿而发绀,静脉暴露,眼球外凸,结合膜甚充血。一若将气塞者然,于是始嗷然一声深吸,空气入肺,而面色等各状乃骤然复原。病儿于发作性咳将发时,每能自觉,尽力自止而不可得,惊趋父母或保姆以求救护,此等状况实为人所不忍见。大咳时不但呕吐,而且遗粪尿,舌下或因常被牙齿摩擦而溃烂。激发阵咳之情况,大概为情感(如哭)及咽部之激惹,有时甚或吞咽亦能致咳,又在沉闷多尘之空气中。阵咳每多发迨三四星期之后,病势渐轻,终则痊愈。病之不甚重者,大概六星期之内可愈。当病发作时,内检查胸部,呼气时叩响不足,嗷然深吸时,叩响满而清亮。惟听诊则深吸时或无肺气泡杂音,盖因喉门压窄而气入迟也,间或支气管鸣。

并发病及后患

当静脉充血之沉重期内,甚易出血而成瘀点,在头之前部者最多,显结合膜瘀斑,甚或因静脉裂而致眼出血泪、鼻衄、耳出血等。间有咳血者、肠出血者甚少,惊厥不少,大约系大脑外质充血所致。因喉门发痉而致死者有之,更有因沉重之脑硬膜下出血而突死者。瘫痪者甚罕,急性多数性神经炎亦极少。缠绵之呕吐,或致沉重之贫血及消瘦。肺属并发病极危险,当咳嗽剧烈之期,或致肺间质气胀,甚或致气胸(胸膜积气)。毛细支气管炎、小叶肺炎及假性大叶炎三者,系最危险之并发病,因天哮呛死者,十九患此。有时其肺炎或为结核性胸膜炎及大叶炎,亦间或有之。支气管淋巴腺增大,系天哮呛之一常状,或且以为系其病原之一。阵咳时脉搏小,心右部充血,咳时及咳甫止之际,心之动作大受扰,有时或损害心部,致甚重之心瓣病(门扇症)。小儿既未悉偻麻质斯热又未患猩红热而有心瓣病者,或即此故也。沉重之尿系统并发病则少,惟尿中时或含蛋白素及糖。成人患天哮呛后,或成气喘(哮症),此则甚困苦,一年内或复发数次。白血球增多早显,大概多为淋巴细胞。

以上所节录者,为《欧氏内科学》中论流行性感冒及百日咳两种病之一节文,当知形能。例如,《伤寒论》言脾以腹满,乃知其所说是肠,不是脾;仲景言燥矢在胃,其所说不是胃,乃是肠,凡此皆读古书时不能死煞句下。对于第二项,当改革。须知古书言三焦,多半是指物理病,故有上焦如雾、中焦如沤、下焦如渎之文。若从唐容川以油膜为言,是自坠五里雾中也。对于第三项,古人甚难,今人甚易。北史载崔浩常于夜半升屋,用铅锭记所见天文,此与《内经》所说鬼臾区其上候而已。同一艰难,而今人只须手持历本,便四时八节、廿四气无不瞭瞭。此其难易之相差,盖不可以道里计,若复佐以科学常识,实较阴阳大论所言,比较有把握,而尤其紧要者,为医家能真确说明发热之故。

古书只言发热,不言何故发热,从来注家亦不注意及此。第一期《伤寒讲义》中,日本丹波元简曾言有汗恶风,无汗恶寒,究竟真相如何,殊不明了。大约风之与寒,犹呵之与吹,此种想当然之说,自今日观之,岂不可发一笑。鄙人于《伤寒辑义》作按语,说明发热是体温集表,举国中医界讶为创闻,迄今六七年,只有巢□□同不闻有谁何继续发明精义者。须知仅言体温集表可以明阴阳胜复之理,而于外感病之从皮毛起,仍未说得明白。执体温集表之说,与西医争辩,谓风寒确从肌表入,不是微菌为病源,总觉立言不干脆,故吾现在于各讲义中,另为详细之说明。谓胃神经与皮层浅在神经有连带关系,胃中有积,则肌表容易感冒,肌表既受风寒,则胃中容易停积。恶寒者,立毛神经兴奋,故不必有风而亦凛寒。热则疏泄,寒则固闭,感冒成病之后,壮热而不疏泄,恶寒而反出汗,是汗腺启闭失职,乃分泌神经反常之故。用麻黄发汗,用桂枝汤敛汗,是拨乱反正手笔。如此立言,可谓比较干脆矣。何以明其比较干脆,因胃神经与肌表神经连带关系,乃是形能之学,不但肌表与胃有此种病能,心与肌表、肾与肌表亦有之。例如,心藏衰弱则汗出不止,肾藏衰弱亦汗出不止,而心藏衰弱之汗出,往往是自汗,其汗醒时出,肾藏衰弱之汗出,往往是盗汗,其汗寐中出,以故古人谓自汗是心液,盗汗是肾液。再详细分别之,则急性病与慢性病,更有几微之差别。例如,伤寒少阴证,亡阳汗出,四肢逆冷,是一种霍乱,第二步吐泻交作,亦汗出四逆,为又一种,此两种用四逆汤温之,可以汗止肢温。而肺劳病末传汗出肤津,亦是肾病,却不能用四逆汤。即伤寒霍乱亦有差别,霍乱因呕泻而亡阳,其病为胃肠不相顺接,与辟瘟丹开之,其汗可以立止,西法用盐水针,汗亦止,用强心针,汗亦止。而伤寒末传之少阴证,却不能用辟瘟丹一类香药,与强心针,结果不良。而暑温症,亦因心弱汗多,屡见西医用强心针,结果不良,又屡见伧医用四逆汤,随手病随药变,致不可救。此种几微之分别,除执果溯因外,无法可以明之,只有讲形能与经验可以明了此事。而藏府与肌表之有关系,则非常真确。而感冒为病,风寒确从肌表入,亦非常真确,毫无疑义。

4 论 器 能

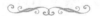

吾今更作一说以明之。《内经》言器能,"器能"两字,王冰、马峙、张隐庵都不得其说。余从《内经》本文偶然悟得,因明其理。《经》云:出入废,则神机不守;升降息,则气立孤危。出入者,言呼吸气也;升降者,言循环血行也。上句是指气管,下句是指脉管。其意若曰:假使无气管,则不能呼吸;假使无脉管,则血不能循环。脉管、气管谓之器,呼吸、循环谓之能,此之谓器能。由此推之,皮层之为全身器能,资以卫外,不待言矣。惟其因卫外之故,故有分泌神经之设施,感觉神经、立毛神经之设施。人类因饮食、居处进化之故,皮层不足以抵抗天行,则冬裘夏葛,以为补助。动物亦然,凡皮层柔软者,其毛辄丰厚,毛稀疏者,其皮辄强韧,盛夏无取厚毛,则落毛以应之,秋凉则长新毛以护之,故《尚书》有"希革毛毨氄毛"之文。植物亦然,树木之生长不恃皮层,而去其皮层,则必枯死,亦器能之用也。明乎此,则感冒为病,其病源从肌表而入,甚为显明,无可反驳者。此层既明,以下节节可以明白,试搂指数之。太阳病,所以必传阳明者,为胃神经与肌表各种神经有连带关系也。何以有感冒与不感冒之别?胃中有积,则肌表容易感冒也。何故发热?肌表感风寒,立毛神经、感觉神经均呈异常之敏感,体温因而集表也。伤寒所以用麻、桂者,因此两物有刺激分泌神经之作用,能收拨乱反正之效也。假使胃中无积,而亦患感冒,如虚体冒邪者,何以故?曰:肌表浅在神经,与内部藏器生关系者,其途径不止阳明一条路,《伤寒论》言伤寒属足少阴肾,而膀胱为肾府,是为足太阳。肌表浅在诸神经,则为足太阳之经气,故躯体之外层,名为太阳经。是故太阳经与阳明之关系,为一条路;与膀胱之关系,为两条路;与肾藏之关系,为三条路,又不止此。前文所谓自汗、盗汗,自汗为心液,心为手少阴经,温病当从手经治,不从足经治,是太阳经与手少阴之关系,为又一条路。每一条路,都有其界说,有其病名,有其病候,并且有其治法。持吾说以读古书,可以暸暸,如数指上螺纹,无有疑义。继此而讲六经,讲虚实,讲天人交际关系,皆有途径可循,不是扣盘扪烛。

至于西医,虽亦有甚悠久之历史,在中古之世,实未形成一种有系统学说,至十七世纪,解剖盛行,然后医学真入轨道。从解剖入手,则必注重于病灶,病灶有不可明时,则进而研究医化学,研究各藏器,由粗入细,进而研究组织,因而发明细胞,因而发见微菌,此如瀑流就壑,委婉曲折,不必疏凿而自然趋于一途。此如种兰荍菊,西医所讲者,花、瓣、蒂、萼、枝、叶、根、茎,中医所讲者,乃土宜、气候寒暖燥湿,故知其所以然。双方技术渐渐中和,则可以日见进化,若不揣其本而齐其末,强比而同之,张冠而李戴,则无有不趋于失败者。惟其西医以微菌为病源,故值凡病之有流行性者,无不谈虎色变,此所以流行性感冒而有如上文所述可惊之记载。若中医值此等事，则以为是气候变迁关系，不甚重视也。

按：《欧氏内科学》所说之大流行，观其所述之症状，谓潜伏期自一日至四日不定，是则初起伤风，其后发热也。先伤风，后发热，即吾侪所习见之风温，其症状鼻塞、头痛、喉痒、咳嗽、痰涕多，而兼见骨楚形寒者，则必发热。自今日言之，未发热之先，症状为伤风，已发热之后，症状为温病，伤风可谓温病之前驱。此有两种关键，其一，当知此病之原因，为肺为风束，假使宣达疏解，则病势减退；其二，当知凡热病皆须忌口，此为《内经》之教训，而经验所不爽者。假使知此二者，则无论伤风、风温，其病本不足为患。然西国人既走解剖一条路，则认微菌为病源，无法杀菌，便无法愈病，既无法愈之，则张皇失措，亦固其所。不问病之大小也，凡发热所以必须忌口，因荣气与膜之关系，得油腻则风邪不得疏泄。而西国人以为非肠胃病，不须忌口，如此则由小病而成大病。观下文所列急性支气管炎、肋膜炎、肠炎、肾藏炎，种种并发之兼症，无非由风温失治传变而来。见支气管炎，不知宣达，但用酸素助呼吸，如吾《医学评议》中所言，见肋膜炎、肠炎等，复从病灶治疗，则病必随手而变，所谓歧路之中又有歧路也。凡伤风初一步，鼻塞继一步，喉痒第三步，化热、喉头炎肿第四步。传里，痒处从喉头渐渐下移，至于总气管支气管，尔时，虽咳不能疗，痒则支气管亦炎肿，此为急性支气管炎症之所由来。剧咳则肋膜震痛，肿且热，则亦为炎，此肋膜炎之所由来。所谓肠炎，即是阳明经府症，因胃神经先病，而后肌表感冒，故有此种传变。准此以谈，则内科学所记病，本不如是之重，因根本上所取之途径不同，不得适当治疗，因而有此种变化。及传染既广，不可收拾，然后张大其辞，是亦郑人相惊以伯有之类，不足为训也。中医之治热病，其主要在退热，退热有种种方法，无非拨乱反正手段。热既退，则种种兼症随之而解，此即《内经》所谓"先其所主，伏其所因"。其理由本是内藏神经与肌表神经因有交互关系而病，解其外，安其内，所谓病由外而之内，甚于内者，先治其外，后治其内，如此则更无余事。由西国之方法，炎肿则消炎，有菌则杀菌，传染则讲隔离、讲清洁，亦未尝不能愈病，但其愈病之成分甚少，多数结果不良。而其防患之手续，烦难纷扰，令人难堪。执果溯因，中西两种方法之优劣显然可见，不必以口舌争也。

百日咳，观其所记症状，是即中国所谓顿咳、天哮呛。在余之经验，则为另一事，兹为分别说明如下。

顿嗽患者以小孩为多，其症状略如《欧氏内科学》所言，其病理亦是风寒束肺。其所以数十声连咳者，因其病实兼有神经性，是内藏神经之属植物性者，故与知识无关，涉及神经，则痉挛阵发，以故其咳作阵，而连续数十声不已。其所以连续，当即因神经痉挛之故。旧时治此病用鸬鹚咳丸，有时效，有时不效，近来悉心体会，乃知此事，殊不彻底。同是顿咳，有有汗者，有无汗者。其无汗者，是肺为风束，汗孔闭，荣卫之气不四溢，因而上行，胃气不降。胃气不降，咳乃频发，此种宜解表，表解荣卫之行循其故道，咳自差，鸬鹚咳丸当是治此种病者。若有汗者，此丸当禁，因其中有麻黄、细辛，皆有汗之禁药也。然无汗顿咳仍有寒化、热化之辨，大分上行之气都属热化，故鸬鹚咳丸中有石膏。亦有从寒化者，其症状唇不干，舌不绛，多清涕薄痰，形寒而不渴，如此者，则此丸不适用，宜小青龙汤。其有汗者，无论小青龙、鸬鹚咳丸，都不适用。有汗而从寒化，当温肺，轻者杏苏散，重者干姜、五味子、细辛。如其有汗而从热化，唇舌燥绛，口渴、目赤、头痛，则苏叶、干姜都不适用，宜北沙参。而顿咳既属内藏神经性病，则当加用弛缓神经药，轻者如钩尖、蒺藜、桑枝、独活，重者宜清咽太平丸之类，取其中有犀角故也。凡麻黄、细辛、犀角、干姜等，都是大药，不得妄用，用之适当，仅一两分已去病有余，若用之不适当，虽不及一分亦坏事。凡此等药，动辄五六分，乃至钱余，皆侩医也。鸬鹚咳丸之用鸬鹚涎，当是引经药，其用意与《伤寒论》中甘澜水同。甘澜水取其圆，能助脉管中血流成轴，鸬鹚涎则能引药力使入气管。凡患咳嗽，吐沫痰如蟹沫，其痰皆从肺气泡来，必气管热化，肺气泡热化，然后如此，鸬鹚涎能消气管、肺气泡炎肿也。诸方另有说明,详将来《药物学》。

至于哮症,与顿咳为两件事,其症状无论成人、小孩,头常微前倾,其面色必带棕红色。盖患此种病,血色素常有此种变化。常患咳,其咳时完全痰声,气管中漉漉然,听之可辨。不咳时,常喜作深呼吸,吸气时,其两肩辄随肺叶之弛张而上下,吸气时,病者恒自觉气管中有鸣声。如此者是哮,其病与顿咳完全不同,咳嗽亦不必数十声连咳。哮症亦有两种,其一是遗传性,有直接遗传,有隔代遗传,假使父母无此病,其祖父母或外祖父母有此病,因而遗传者是习见不鲜之事,其病源是衰弱性,不是神经性,与顿咳亦完全不同,不知《欧氏内科学》何故并为一谈,是当加以纠正。至于有此种遗传者,其发见时期最早在出世后七八个月,其次三岁,其次七八岁,其次十四、十六岁,其次廿一、廿四岁,过此以往不见,则终身不患此病也。凡有此病者,终身苦于不得健全,但与生命无关,亦能受高等教育。以余所见,有文学家而患此者,但既不健全,则治学亦较他人为苦,而不易深造。孟子谓:人之有德慧术智者,恒存乎疢疾。此其所谓疢疾,当如庄子之兀者、驼者。若哮症恐于忍耐力、毅力,不能无影响也。更有一种,乃伤风失治,多食咸,因转属而成哮症。此种居少数,大约经济力在中线以下,营养不良小孩,常易患此。其病理当是咸能稀血,患伤风时多食咸,能使肺中脉管化薄,薄则不胜冷空气压迫,常多分泌黏液以为护卫,此所以见哮之症状,即古人所谓俞气化薄也。此种能变换环境则愈,否则难。

5 急性支气管炎

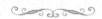

急性支气管炎,此病就吾经验所得,可分为四种,其一是特发性,其二是并病,其三是转属,其四是末传,此专就病候言之。若就病症言,亦复有寒热虚实,兹以病候为纲,条列如下。

此病之病状,初一步咳嗽、鼻塞、头痛、形寒,略与伤风相似。其特异处,伤风不气急,此则必气急;伤风发热者为温病,不发热不名为温病,此则恒与发热并见;风温初起虽气粗而不喘,且鼻孔必不扇,此则必喘,必见鼻煽。详鼻煽之理由,因鼻翼两旁有运动神经,通常谓之鼻翼举筋,所以见鼻煽,即此鼻翼举筋为之。鼻煽之命意,在使鼻孔扩张,利于呼吸,生理上所以见此变化,因气管变窄之故。气管窄则窒息,而呼吸不通利,生理之工能起自然救济,补助呼吸。因气管中无动物性神经,不能以意志命令使气管扩张,仅鼻翼举筋可以随意运动,故其救济之作用,限于鼻孔扇张而止。因呼吸窒而喘,因救济而扩张鼻孔,此所以呼吸喘急而鼻孔扇张也。至于气管何故变窄,则因此病病灶在支气管,凡病此者,其支气管常炎肿,炎肿则管内之地位变小,此为窒息原因之一。又因炎肿之故,管壁下之小腺体努力分泌痰涎,气管既窄,痰涎复多,此为窒息原因之二。然何以知其不在总气管,而在支气管?凡咳嗽,为驱逐病邪作用。假使病灶在喉头,则可以咳而去之,因会厌之筋肉,皆能随意运动之故。假使病灶在总气管,其地位高与会厌相近,总气管中肌肉虽不能随意运动,然犹为剧咳势力所及,总气管虽炎肿,咳剧则能杀痒,亦能去痰,故无取扩张作用以为救济。在支气管则非剧咳势力所及,救济之道遂穷,然而体工之救济是机械作用,既有所苦,便竭蹶奔赴,不问其有效无效。此所以见鼻煽,即可以测知是支气管炎症,百不爽一也。

此病初起,即见气急、鼻煽,为特发性急性支气管炎,西医谓有微菌窜入气管之故,中医则谓是岁气关系(中医向无急性支气管炎之名,惟宋窦材所著《扁鹊心书》,有肺伤寒症,其症状与此病相合)。所谓岁气者,谓气候变化,人身应之。其说本阴阳大论,其理多不可晓,鄙人亦未能了然,只得暂从盖阙。凡特发性支气管炎症,其来势必暴,其传变多凶恶,往往二三日之间,即能致人死命。其病多从寒化,所谓寒化者,其舌必润,舌质不红,不渴,不引饮,唇亦不绛,溲不赤,面色咳剧则红,咳略停则不红,有有汗者,有无汗者。无汗者,其病理仍是肺为风束,当亟解其外,宜麻黄。从寒化者,其肺寒,宜姜、桂、麻黄。姜、桂药位在肌表,不能达支气管,加细辛、杏仁,则达支气管,故此病小青龙汤是特效药。惟麻黄、姜、桂、细辛之分量都不可重,麻、桂不过三四分,干姜不过两分,细辛不过一分,若不及够,则继服一剂,以知为度。凡用细辛过三分,用姜、桂、麻黄过七分,无论中肯与不中肯,皆伧医也(《药物学》中另有明)。如其有汗者,麻黄在禁用之列,无汗热化者,桂枝在禁用之列。特发性之支气管炎,从寒化而汗出如珠,气急鼻煽,可用附子。其理由,一者肺寒当温,二者气上壅,附子之药位在下,能导之下行也。

从热化之支气管炎症,气急鼻煽之外,其咳必剧,舌质必绛,口必渴,唇必绛燥,脉必洪数,如此者,小青龙汤之姜、桂乃不适用。亦有有汗者,有无汗者。其无汗者,仍是肺为风束,不过是风热为患,宜麻杏石甘汤加细辛一二分良效。所以然之故,此等热化之病,其病灶虽在肺,必兼有胃家副症。所谓阳明从燥化,凡病之初起兼见阳明症者,都是阳明经,不是阳明府,麻杏石甘之石膏即所以治阳明经燥化之热。其有汗者,麻黄仍在禁用之列,如其误用必痉,此仲景之训,不可背也。其所以然之故,有汗更用麻黄,则必漏汗,血中液体骤减,神经即枯燥,高热因液少而更甚,所以必见痉也。凡不可用麻黄者,去麻黄代之葛根。凡热化之病,往往有兼症,如发热、喉痛、痧子、麻症等,当参看《幼科讲义》。

转属性之支气管炎,其初起不过伤风,如其误治,如用炙鸡金,又如不谨于口而吃荤,皆可以继续见气急鼻煽。又,风温症,先伤风后发热,治之不当,热盛咳剧,亦见气急鼻煽。既见气急鼻煽,便是支气管发炎,是已转属为支气管炎症也,照《内经》之法,先其所主,伏其所因。又云:病由外而至内,甚于内者,先治其外,后治其内,则治仍当以解外为先务。不过转属之病,无有不从热化者,是小青龙汤竟用不着,倘无标准,漫然尝试,可以祸不旋踵。转属之理由,初起伤风,喉头作痒,其病灶本在喉头,用鸡金补之,则风不得出,吃荤油,风亦不得出。喉头之作痒,与壁膜下腺体之分泌,与体工去病之剧咳,三者交互为用,则会厌肌肉炎肿,炎肿则热,与外界冷空气不相得,而感觉神经复异常之敏,如此则咳乃更剧,于是其炎肿处、发痒处乃渐渐下移,由咽喉而总气管,由总气管而支气管,此为转属成支气管炎之真相。

支气管炎症之为症,假使仅仅咳嗽,气急鼻煽,则亦未见有若何可怖之处。其所以与伤风异者,因气管变窄,肺气泡与心藏来之微丝动脉交换空气之作用,不能不起变化,此处起变化,则吸酸除炭之作用不能充分,于是肺动脉之浊血不能变为清血,小循环乃起恐慌,心藏与肺不能相协调,则全体之血行皆起变化,只须三数日可以其人面无血色,瓜下发紫,十指皆冷,呼吸仅及胸部。凡见此者,即不可救药,其生命不过在三四小时之间。所以支气管炎症是大病,非可守不服药为中医之古训,希冀幸免者。

至吾所说第二种兼症,亦复大有研究。例如,先起伤风咳嗽发热,为热病,其后因剧咳而见气急鼻煽,是热病之外兼患急性支气管炎症,则当一面治热病,一面治支气管炎,双管齐下,然后可以济事。若其病为痧子,痧子虽亦在热病范围之内,然治法则与热病见症不同,当以治痧子为主,痧子透发净尽,则气管之炎不治自愈。因所以见气急鼻煽之故,即因痧子不得尽量透发之故,是其病之症结在痧子不得透发,不在气急鼻煽也。此虽极简单几句话,原理亦甚容易明了,然而一般医生,都不了了。中医固然混沌未凿,然而西医之于中医,亦复如唯之与阿。以吾所见,中医值此病,往往用葶苈泻肺,泻则致虚,痧子乃益发不得出,其病急剧变化,三数日即死。西医值此病,误认病之重心在急性支气管炎,以为病人此时所吸之酸素,不足供营养,于是用喷雾机助呼吸,肺部热高则用冰冰之,病人手冷则用热水袋熨之,渐见虚弱则注射补血针补之,历久不愈,病人不能吃,则用牛奶糖浆从粪门灌入,其方法愈多,病乃愈进,可以延喘至四五十日之久。而痧子卒不见,医生穷于应付,以为中国人之病较之西洋更加难治,其然其不然耶。此为吾在上海著名中西医院所习见者。

至于第四种末传而见急性支管炎症,所谓末传,乃指各种热病,无论伤寒、风温、暑湿、温,至于第四步阴虚而热者,皆谓之末传。凡末传见气急鼻煽,必与脑症同见。此虽与急性支气管炎同一病理,因生气虚竭,已是油干灯尽,水尽山穷境界。此虽支气管炎肿变窄,不当名为支气管炎,《内经》所谓其传为索泽,其传为息贲,死不治者是也。

凡支气管炎症,初一步用小青龙汤,或用麻杏石甘加细辛,或葛根、石膏加细辛,药后病差必化燥。此时若气急鼻煽不除,不得再用细辛,须养肺阴为主,沙参、麦冬是也。各种方药之配合,详《药物学》中。

肺虚咳嗽,此种有多种,大分都有兼证。咳嗽处于副症地位,兹言其最重要者,最重要之肺虚咳嗽,宜莫如吐血,此中病理甚纠纷。欲明白咳嗽之病理,须先明白吐血之病理。吐血亦有多种,可参看后文"煎薄厥病理篇",兹略言其概要。躯体中动静脉恒相附而行,而动静脉之在肺中者,其微丝血管恒与肺之微丝气管及气泡相萦绕。凡患吐血之病之属肺者,即是此微丝血管破裂之故,破处地位即使甚小,而肺因呼吸之故弛张不已,破处受其牵掣,则出血必多。生理起救济作用,多分泌黏液以掩护破处,则痰多,因痰多之故,气管被窒则感窒息而气喘,此所以有多数吐血皆见气急而喉中痰声如锯者。此时用药止血幸而血止,则破处结痂,结痂之处有多数微丝血管不能照常行血,血刃从他处并道而行,如此结痂处既胀,结痂之近旁血管充血,则亦感胀痛,于是肺叶不能充分弛张,则其人常苦短气。呼吸既不能充分,吸酸除炭亦不能充分,因失血之故,复因呼吸不充分之故,乃急速呈衰弱症象,面色苍白,肌肉锐瘠,气管壁膜变薄,不胜外界冷空气压迫,如此则咳嗽以起。惟此种咳嗽,因肺叶不任震动,欲咳而不能,则其咳声甚轻,而次数甚少,却须频频作咳,如此者,即通常所谓单声咳。古人仅以单声咳为言,而不明其原理,遂致有许多误会。今之医家,常误认咳嗽有力偶然发作一两声者,以为是单声咳,岂知完全非是。此种咳嗽只算习气,并非病症。真单声咳有必具之条件,其一,曾经吐血;其二,面色形不足;其三,因肺痛之故,咳声常轻;其四,上膈必有痛处;其五,因血液虚竭之故,往往热化燥化,形阴虚证象,虽咳而无痰。此五条件之外,又有相因而见之病症,肺虚之甚,肌表不固,则见自汗;肺虚连带肾虚,则见盗汗;生活力告竭,则见阵发之微热,每日一次,其发在下午,所谓潮热。医者知此,然后望色可知,听声可知,诊脉可知,其于诊病,洞若观火,不但寒热虚实不能淆惑其心思耳目,即欷轻欷重、当多当少之间,亦复腕下无疑,胸有成竹。到如此地步,假使值太史公,必以为曾饮上池之水,能见垣一方人也。

吾言肺虚咳嗽,其咳无力,此正不然。有咳声极有力而仍为肺虚者,医者不明其理,往往误药致死,虽杀人而不自知,其事极可注意。古人言:肺气不肃。此语在金元人医集中所习见者,如何是肃,如何是不肃,今人都不求甚解,此如鹦鹉学语,如何可以济事。按:古人言此,常以清肃、肃降为言。盖健全之躯体,清气恒在上,浊气恒在下,肺之地位高,宜清不宜浊,清则安,浊则病,故以清肃为言。凡痰涎在上,虚火在上,皆所谓不清肃也。又,躯体之形能在下者,恒与上相应,在上者,恒与下相应,故在上者,其气必下行,肺与胃是也,在下者其气必上行,脾与肾是也。古人于此常以易理为说,谓地气上腾,天气下降,上下交通,谓之天地交泰,天气不下降,地气不上腾,上下不通,谓之天地交痞,泰则健全,痞则病作。据此,是肺气当下降也。凡肺气上逆而咳者,谓之肺不肃降,是则然矣。但"肃"字何解,肺气宜敛,不宜散如何是敛。组织有弹力是敛,无弹力是散,敛则健全,散则萎弱。健全则呼吸有节律,与心藏之搏动相协调,是即《内经》所谓"肺者,傅相之官,治节出焉"之真意义。萎弱则无力抵抗空气之冷暖,气不足以自摄,而涕泣并出,呼吸非促即喘,不能与心藏相协调,是健全则敛,萎弱则散,敛则清肃,散则不能肃降也。然何以不径直言,肺气敛或肺气散,而必以肃不肃为说,此则本乎《内经》。《内经》以肺配以秋,秋者,天气清明,草木黄落,肃杀之令也,秋之属金亦正因此。金者,兵也,先王以之诛伐不庭,安良除暴。此事在从前知之者尚多,今人多认定古人所谓肺金是五金之金,故其理不可通。是则肃不肃云者,即肺气有弹力与否之谓。肺虚咳嗽,有无力者,如吾上文所说者是也;有肺为风束,咳甚有力而不属虚者,伤风咳嗽是也;有咳甚有力而为肺气不敛,表面似实,其实是虚,所谓大虚有盛候者,即吾今兹所欲明言者是也。此种病其病状为剧咳不已,咳声大而面赤气粗,可以完全不见虚象。若医者不察,以开肺药与之,轻者如桔梗,重者如细辛,都足以增病,愈开其咳愈剧烈,结果必致吐血;若用葶苈泻肺,则病者肺气伤而面色变,可以致命不救;若用麦冬、五味子、牡蛎、白芍等,则其狂咳之势骤减。执果溯因,可以知此种咳嗽,确是肺气不敛,无有疑义,此是病理。若言临床诊治,则当有标准。肺为风束之咳是有力,肺气不敛之咳亦有力,同是有力,一种是虚,一种是实,执果溯因,可以明理,不可以治病。然则奈何,曰:凡患此者,其人之口味必辣。《内经》以五藏配四季,以五声、五味、五色配五藏、五味。甜酸辛苦咸,苦属心,甜属脾,酸属肝,辛属肺,咸属肾。《内经》谓五藏之气宜藏。故曰:藏德不止,故不下也。凡藏气不藏者,干脉,谓之真藏脉。真藏脉见者死,据此隅反。则知五味无端而见者,乃真藏之味。辣味者,辛也,辛为肺之味。今见剧咳,无端而味辣,则知其为肺之真味,故可以测知其虚。若论真相,亦不过是俞气化薄,薄故感辛辣,此为事实上百不爽一者。况既是俞气化薄,则种种有余之象都是假象。综合考察,自然虚实灼然可见,此标准之说也。

6 胃　咳

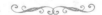

胃咳

古书如《圣济总录》《证治准绳》等,皆言五藏都有咳,其理稍晦,旧说言之不译,益发令人不易明了。本书乃就吾经验所得,切实可靠,能施诸实用者言之,原不能详备,惟模糊影响之谈,概不列入。咳为肺藏驱逐病邪之本能,他种藏器绝对不能咳,咳限于肺,不待烦言。然就病灶言之,咳在肺。若就病源言之,五藏有咳,其事甚确,胃咳、肾咳乃其最显著者。今所习见者,为小孩之胃炎咳嗽。

病状

其咳与伤风无大异,但不是肺为风束,故其作咳时不必有涕泪,亦不定鼻塞头痛,甚且不必有痰,亦不是虚症。其特殊之点,第一件是舌苔。凡小孩患咳,其苔剥,剥处甚大,其状略如地图,西医谓为地图舌,此三字形容最工,可谓惟妙惟肖。凡咳而见地图舌者,可以测知是胃咳。又,凡见地图舌者,病象虽不告医生,亦可以测知其必咳。第二件,此种咳嗽,其最剧时,恒在夜间,白昼却不甚咳。此其所以然之故,当明胃家生理与病理之形能。胃肠为消化系,其全部重要之工作是新陈代谢,其各部分之中尤重要之工作是消化与吸收。全消化系之藏器,起自食道,迄于肛门,只是一个管子,其第一重要之处是胃,第二重要之处是小肠。口为食物之所从入,齿牙为第一道防线,舌面味蕾为第二道防线,咽喉为第三道防线,与肺藏之鼻孔硬毛,与鼻黏膜等之为防护物略相似。盖人生所以能维持生命者,第一是吸酸除炭,第二是吸收营养。躯体内部与外界空气相直接者是肺,与外界食物相直接者是胃,以故此两处之防卫不得不周密。肺部防卫之周密,已如吾前卷所述,胃部防卫之周密,可得而言者如下。

舌面之味蕾,其中藏有感觉神经。苦者,知其为苦,甜者,知其为甜,皆此味蕾中感觉神经之所报告。此中含有化学作用,视躯体中各原料缺乏与过剩以为迎拒。例如,血中少盐,则味蕾欢迎咸味;少碱,则欢迎碱味;湿胜者,恒拒绝糖分,如酒客不喜甘;寒胜者,则欢迎辛辣,如湖南人之嗜辣椒。凡食物,躯体中需要与否,当迎当拒,赖此味蕾之感觉为先决,故味蕾为胃藏最重要之防线,此言其常。凡神经之刺激,初起则锐利,久之则钝麻,故又有习惯与不习惯之辨。例如,嗜酒者往往致醉而呕,呕后仍旧嗜酒。嗜之,是欢迎之也,呕吐却是拒绝,照缺少则欢迎,过剩则拒绝之原则言之,既欢迎何得拒绝,且既呕吐以为拒绝,又何仍旧嗜饮以为欢迎,岂非孟子所谓"恶醉而强酒"。恶醉强酒,为事上绝对不可通,而事实上却是习见不鲜之事。此何以故,无他,习惯则然。惯则神经之刺激钝麻,因而有偏嗜。质言之,是神经受欺。谚云:病从口入。即是味蕾受欺之故。小孩在生长进行剧烈时期,其需要食物甚于成人,故小孩无有不贪吃。因习惯之故,体中需要者嗜之,不需要者亦嗜之,乃至胃中能消化固进食,胃中不能消化亦进食,消化力既不及够,则胃内壁炎肿,胃中所有之消化液其分泌必不能均匀,如此则胃病。味蕾中神经与胃神经息息相通,胃病则味蕾亦病,于是苔剥,此为见地图舌之原理。见地图舌,何以知其必咳?其一,因胃气之例是下降的,反常则上升,胃能消化为常,不能消化为反常,今因消化力不及够之故,而见地图舌。既见地图舌,仍进食不已,则其气不能下降已甚显著,胃气不降,肺气无有得降,则呼吸不能有节律,乃必然之事。其二,因中宫被窒,汗空之启闭亦失常,如此则容易感冒,感冒斯肺为风束,所以知其必咳。然又何以知其必夜咳,而白昼咳必不甚?仲景不云乎,胃不和则不寐。可知人之得寐,必须胃气下降。凡肥人,头着枕即作鼾声,其易寐较之瘦人不啻倍蓰,固是肥人之肝胆不上逆,而神经之感觉较钝。其他一方面亦因体格肥盛之人,其胃力恒强,无所谓胃不和,实为肥人善睡之一大原因。准此以谈,是见地图舌,必难于成寐,寐且不可得,当然无有不咳者,以故知其咳必夜甚。明乎此,则胃咳已题无剩义,而以"胃咳"二字为此病之名词,亦甚确当也。

治法　治胃咳,不当治肺,当治胃,《内经》谓必先其所主,伏其所因。此病肺与胃并病,而主要在胃。咳虽在肺,咳之原因在胃,胃中停积为病之症结,则当消导。胃中之消化力不及够,为第二个症结,则宜节食带饿,饿所以养胃力,消导所以去积,如此而已。此中有不可不知者,用药定是消导,不是攻下,所以然之故,病在胃,不在肠,此其一。地图舌是胃中受伤,是虚弱性,是不足之症,不是有余之症,此其二。凡积在肠者,可攻,在胃者,不可攻,此其病理已散见于各篇。《内经》治病之公例,虚者实之,实者虚之。故云:毋虚虚,毋实实。今胃咳既是胃中受伤,是虚弱性,若复从而攻之,是犯虚虚之禁。此中有甚复杂之病理,他篇再详之,兹不赘。

肾咳　肺与胃若何关系,与肾若何关系,都为解剖学所不能见,就生理、病理之形能观之,则显然可见。例如,病瘵者,肾亏之甚,则肺萎涕泪俱出,此由肾传肺也;患肺劳者,肺虚之甚,辄相火易动而遗精,是由肺传肾也,此为最明显之两例。凡患咳嗽,无肺为风束、头痛、形寒诸外感症象,而有自汗、盗汗、腰痛、腿酸诸本原症象,则为肾咳。凡如此者,咳恒与喘俱,古人谓之上气肾咳而喘,是肾不纳气也。此病之症状,其唇必红,面色必苍白,眸子暗而无神,女子腰酸多带,男子腰酸脚软而遗,其左手尺脉必弦,两手脉波必不圆滑而带数，所谓无胃气之脉，其痰多白沫，喘急之甚者，恒不能平卧。其特效药为生脉散，加蛤蚧良。其寒化者，可用金匮肾气丸；其甚者，可用炙甘草汤、局方黑锡丹。若误用麻黄定喘丸，则病随药变，可以随手增剧。此种为虚症，慎毋犯虚虚之禁。凡此种病深者易辨，浅者难辨，熟能生巧，见微知著，是在医生之阅历。

凡病，病灶在某藏，病源亦在某藏者，无论如何重，都是小病；若病灶在甲藏，病源却在乙藏，其痛苦虽轻，亦是重病。例如前文所述之伤风咳嗽，病灶在肺，病源为肺为风束，是病源亦在肺也，如此者则为轻病；急性支气管炎，病因在肺，其病源若仅仅肺为风束，则亦是轻病；肺虚咳嗽，病灶在肺，所以致咳之原因为阴虚，阴虚之原理是内分泌不足；肾腺不健全，则其病源在肾，是病灶在甲藏，病源在乙藏，虽其病情未至郑重，亦是大病。根据此理以为推测，则百不爽一。以故，同是咳嗽，若见喉头扁桃腺肿，即通常所谓喉蛾，其病便不可轻视。虽小小伤风，亦当兼顾本元，治病之所以难，即在此等处。因凡病皆不单纯，虚不纯虚，虚中有实，实不纯实，实中有虚。能心知其故，病情之变化无穷，吾心之以应付之者，亦层出不穷，若不能心知其故，可以一步不可行。何以故？因医书是死的，躯体是活的，执死书以应付活病，犹之对谱着棋，殆无有不败者。本书就吾经验所得，确实有效者言之，又因年来病甚，不能握管，不能考查，仅就思想所及以为说，原不能详备，深恐因不详备之故，有误学者，故该括言之如此，举一反三，在诸君自己用力矣。湿邪入肺咳嗽，此亦肺肾病之由肾传肺者，其病为近顷通商大埠所习见者，其理甚颐，其为病之变化甚多，中医都不识，西医虽知之，亦不能尽知。十余年来，鄙人潜心考察，略能穷原竟委，一得之愚，似此病所以传变之故，其一因治法不健全。凡患花柳病者，中药有五宝丹、圣灵丹等（其药方，见药物学篇），用此种药无速效而多禁忌，而患此病者之心理，则在求速而不能守禁忌，如此则病益难治。旧时中国毒门医生，治此病用轻粉，其效甚捷，可以三数日即霍然而愈。凡报端广告，有所谓刻期而愈者，大都是用此一类药。此等药并不能愈病，毒菌得此，辄深入潜伏，药后在三五年中可以完全无病状发见，然三五年之后，最多者有至十七八年之后，其人发热、头痛、喉痛、骨痛，绝似出麻症状。凡麻症、猩红热、喉痛，其痛在颚扁桃，白腐亦在颚扁桃，甚者则延及口盖弓、悬雍垂，潜伏梅毒发作而喉痛，亦红肿有白腐，但其红肿白腐都在喉之后壁。猩红热喉烂不过三五日即成燎原之势，而梅毒喉痛，往往十日半月不变不动，初起有高热，后来其热度反在若有若无之间，亦会见有舌下一块腐烂，历久不变不动，至数月之久者，其病至此时期，则不可治。有径死者，有从喉后壁溃烂，渐渐向上，入鼻腔，将鼻节骨下面之肌肉筋膜悉数烂去，然后穿至外面，此种即俗名开天窗，病者有求死不得之苦。现在轻粉之流弊，已渐渐为人所知，即江湖医生亦不复取用，故开天窗者绝少。西国人之治此病约十五年前开始发明六〇六，当时西医界一般论调，以为有六〇六，梅毒问题可彻底解决，四五年后，已渐知其不然。余曾见初打六〇六而效，其后再打而头肿，延至三五年然后死者，其后又有所谓九一四，最近则用黄药素，余不能知其详，此其大略。凡花柳病，无论何种药，只能愈十之六七，其毒菌之剩余者，抵抗性极强，药不能杀，此种菌即潜伏深处，内传至心肺而杀人，此为传变之一种理由。其第二种理由，学医者都知躯体之内，血有循环，肠胃有新陈代谢，岂知循环者不止血，淋巴液、内分泌都有循环，各藏器细胞都有新陈代谢。惟其如此，病毒苟潜伏于躯体之内，即可以无处不传。其传变往往有一定规则，即循躯体内，循环于新陈代谢之程序而为变迁，可谓病之形能，随生理之形能。

凡梅毒，鄙意以为都由人工造成，并非天空中原来有此种病菌。中国旧俗，一夫多妻，西藏风俗，一妻多夫，皆非人生之正轨。余于此事，虽谈医学，亦不愿多描写，简单言之，非正轨即有造成病菌之可能，故《易经》谓一阴一阳之为道。观梅毒菌，专产生于妓女之躯体，即可知此物是人工造成。其受毒之程序,初一步入生殖藏器,随内分泌之循环而内传,首当其冲者,即为生殖腺。凡腺有分泌作用,有代偿作用,有滤毒作用,彼患白浊继一步,骻褶间结核肿大而痛者,俗名谓之横痃,是即腺体滤毒作用,腺体因滤毒而肿也。此时腺体虚毒,与医生用药物杀菌,其菌总不全死。假定用药物治病,病愈十之七,其余十之三则随血液内传,此时面部有特征可见,病者之颜额必黑,横肿,乃腺体虚毒之最显著者。病毒既内传之后,其他腺体亦显滤毒作用,此时有特征可见,病者面部之皮脂腺微焮肿,隐隐见于皮肤之下、肌腠之中,此因体内各藏器之腺体受毒,皮下之小腺体因而兴奋,故病人之部面细审之有细颗粒而不平润。数个月或数年之后,此种小蕾已不可复见,颜额间黑气在受病之后一两月即退去,亦早已无从审察,然而此时仍有特征可见,病者全面部皆显一种异常颜色,或黝黑,或棕红,或阴黄色,其所著甚微,惟老于医者能辨之。此其所以然之故,因病毒与腺体合同而化,其所分泌皆含有毒性,故面色异乎寻常也。此时不但病人之本身受病,即其家族妻儿子女亦无有不含毒性,近见《东国医学杂志》谓此种人家谓之梅毒家族。按:梅家毒族,实为中国旧俗所无,恐东洋在六十年前亦无此种家族。质言之,梅毒家族者,道地西洋化之产物而已。西国人抱乐利主义,其政治虽美而不讲理教,其科学进步、美术进步,无在不足以助长媱风,故其结果如此。吾中国蒙西洋化之益者,十之一,受其害者,十之九,而国中优秀分子至今不悟,可慨也。

7 肺 劳

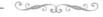

肺劳

肺劳为病,种类奇多,病则奇杂治。其病为现在所习见,而为余所躬自经历,能灼知其故者,可分类如下。

一由肺病肾者,二由肾病肺者。由肺病肾者,谓之劳;由肾病肺者,谓之瘵。其间途径极为繁复,不易分析,然此为余之杜撰说法,若古人所言,虽复连篇累牍,实际可谓无当要领,搜罗最富。说法最备者,无过于王念西《证治准绳》,其书见在,读者不妨一加涉猎。余之著书以躬自经验,言之成理,切实有效为原则,古人之说不足以囿余,余亦无意与古人争短长,区区之意,在提高现在中医之程度,不在个人身后之虚荣,读者会得此意,则于吾书可以无隔阂也。肺病之成劳者,多半由于吐血,健体所以患吐血症,则有如下之各种。

其一,初起不过伤风咳嗽,因起居、饮食、服药等不如法,久咳不已,致气管受伤而吐血。既吐血之后,仍复调护不当,治疗不当,致吐血之病屡发,如此则其肺萎,此所谓伤风不醒便成劳者。

其二,举重伤力,因而吐血。凡人举重由力举之,力在躯体之筋肉,故古人谓力出于膂。假使举重伤膂并不致吐血,须知举重不但力举之,乃气举之,气出于肺,肺健者力亦健,弱者力亦弱。不但举重,跳高、赛跑皆如此,凡运动员仅量其肺量与其体重,不必比赛可以预决其胜负。惟其如此,举重过于肺能力之限度,则受伤而吐血,其伤必在肺络。

其三,因盛怒而吐血,古人谓此种是肝血。然而以理推之,由实验证之,亦多半是肺血。肝胆之气皆下行,骤然盛怒,则骤然上逆,上逆则肺举叶张。盖此种人本来神经敏而俞气薄,然后能撄此病。因是肝胆之气上薄,故古人谓此种谓之薄厥。

其由肾病肺者

其一,由于房劳,男女皆然。《内经》谓肾为作强之官,此指肾腺内分泌说。人之所以能耐劳,以肾腺内分泌健全而后可,老人所以不能耐劳,即因肾腺枯竭之故。而就形能推考肺之健全与否,系于肾之健全与否。盖肺之有弹力,呼吸之有节律,皆有赖乎肾藏内分泌为之接济。凡多内好色之人,其背必驼,其肺量必缩,其面色必苍白,其肺部抵抗风寒之力量恒弱,常咳嗽而多痰。凡此种种,皆是强有力之证据,以故古人谓肺肾同源。不过"肺肾同源"四字甚费解,不如吾说容易明白。

其二,由于勉强操劳,而复不知摄养,如手淫之类。凡青年学子,因读书用功而致吐血者,皆属此类,须知但用功决不致吐血。不过凡手淫之病,辄讳莫如深,凡为人父母者不必知医,而医生又多饭囊,故知之者少耳。

其三,由于遗传。凡肺病之从遗传来者,有衰弱性、中毒性两种。其衰弱性即通常所谓先天不足,此种小孩其俞气皆薄,耳轮、鼻翼、口唇皆有一种显然薄弱症象,而其知识恒早熟,看似聪明,其实不成大器,古人所谓"小时了了,大未必佳",即是此一类人。其属中毒性者,颇不易辨别。毒有轻重,重者襁褓中即夭殇,轻者完全无症象可见,而其伏病之发作有四个时期,第一期为生齿期,第二期为毁齿期,第三期为发育期,第四期为长成期。长成期,女子以七计,男子以八计,女子二十一,男子二十四,其病之发作以咳,重者则为痫。盖潜伏之毒,最后之传变多在肺、脑。其在肺者,咳嗽恒兼见吐血,其音常嘶,其面色恒苍白,此种即所谓童劳。凡由遗传来之痫与童劳,其病恒不可治,因来源深远,基础先坏,为医药力量所不及,无如何也。

吾书虽简,真正肺病之成功,其原因不外以上所据之六种。由肺病肾家第一种为最轻,初起伤风,由伤风而吐血,见血之后,伤风即愈,乃常见之事,此种不成其为肺病。伤风不忌口,或者误服补药,因而久咳不愈,又因久咳不愈之故,与剧劳盛怒诸非常事相值,因而吐血,其病以渐而重,结果见腰酸、遗精等等,亦为由肺传肾,但无论如何总是劳病中最轻之病。其第二种因伤力而伤肺络,须视其所伤之轻重,与夫医药摄养之当否,然而即使甚重,犹是劳病中之轻者。其第三种盛怒而吐血,当然比较险重,然假使能环境变更,其人之禀赋若不过分薄弱,犹是此病中之轻者。凡患咳嗽而吐血,或由吐血而咳嗽,明明劳病已成,药之而得愈者,皆属于上列之三种者为多,至于由肾病肺则难言矣。

由肾病肺之第一种,假使其病未至于大深者,有可愈之理,不过较为费事。世有因新婚而吐血,医者令其夫妇隔离,复多方设法调养,如临帖作书,柔软运动,转地疗养,病有竟得愈者,均属此一类。其由肾病肺之第二种则大难,假使父母明了,医者明了,令病人变换其环境,并变换其意志,如亲贤远佞,多看哲理书,扩大其心胸,提高其志气,然后予以相当之药物,则亦有得愈者,但此为少数之少数。因贤父兄,良医生,与夫病人有无资格受此种高等治疗,均须视缘法,非可强而致者。至于由肾病肺之第三种,大约卢扁亦无能为役,即使不死,亦是废物,况在理无有不死者。西国人对于肺病,动辄以结核菌为言。凡西医书中所说与我所说,恰恰是两条路,东西学术之不同,此为最显明矣。

肺病治疗之探讨,今假定由肺病肾者为甲种,由肾病肺者为乙种。甲种第一项虽为劳病较轻之症,其病程却有深浅。当其最初时,不过伤风失治,调护不适,当其症状所见者,不过肺为风束,如此则治法自当以宣肺为主,一面讲究忌口,节食节劳,调其寒暖,其病自愈。有一种伤风,初起寒化,后来热化,初起痰薄,后来痰黄,痰中偶然见一二血点,此是伤风将愈之候,并不是吐血,其所见之血当是从喉头小血管中渗出,用药凉解清疏即愈,不药亦愈。若初期肺为风束,误服补药,久咳不已而见吐血两三口,或四五口,半痰半血,膈旁隐隐作痛,此为真吐血,其原因是肺气不得疏泄,因剧咳震动而然,其人本原必不虚。治此种病只须停止补药,疏泄肺气,兼予止血消炎,其病不久可愈。疏泄,荆、防、薄荷、杏仁、象贝等;止血,茜根炭、藕节、童便等;消炎,淡芩、款冬、麦冬等。其有兼症者,如食积、肝气之类,并治其兼症,可以应手而愈。通常号称能治血症,只是此种,其实仅仅治得此病之最浅者而已。

甲种第二种,其病亦有深浅。当其初期,病人虽吐血,色脉不变,惟上隔及胁下必有痛处,其痛处即其受伤之处。凡诊此种病,病人咳而吐血,其呼吸必微短或粗,其膈旁胁下有一处痛,而色脉不变者,医生则当问其病历。如病人不自知所以吐血之故,则当问其所业,如职业须劳力负重,则其病属甲种第二种吐血无疑。此时医者所最当注意者,其人有无风寒,如其肺为风束,止血药中仍须兼用疏解之剂,外邪除则其病容易料理。若不去其外感,专予治血,外邪不去,咳嗽不止,膈膜受震动,血虽止必复见,不但不能止血,风寒久客则渐向里传,嗣后可以步步荆棘,故必须先解其外。至于其吐血主要原因是受伤,则当治伤,轻者七厘散,重者地鳖紫金丹,其主要药也。此种药所以能治此种病之故,其理由详后,药方配置之理由详药物学篇。

甲种第三种薄厥之症,就自己经验言之,可愈者多,并世同道之治此病,亦治愈者多,永之古人医案,此种病治愈者亦多,然而不是一句话。古人分煎厥、薄厥,以血之多寡为衡,谓痰中夹血为煎厥,倾盆盈碗呕而出者为薄厥,煎厥属肺,薄厥属肝,金元人持论大都如此。此其说太粗,今当先明煎厥、薄厥之病症。就余经验所得,煎厥是肺肾病,由房劳而受伤者,病属肾,由剧劳而受伤者,病亦属肾,因肾主作强之故,既受伤而吐血。其初一步,肺中微丝血管受伤,则痰中夹血,吐之不已,其血由渐而多,可以致倾盆盈碗,用药止之,血得止。因肺肾不能平衡之故,必作咳,此时之咳,较之初起吐血时为剧,因初起吐血时不一定咳也,咳剧则见夹痰血。因气候变迁,躯体受影响,其病则频频发作,因起居不慎,久病体气受伤,复值气候变迁与剧劳诸外缘,七情激动诸内因,则其病大发,大发时依然是倾盆盈碗。凡患此种病者,肌肤津润,涕唾皆多,又复阴虚,恒从燥化,病人之痛苦有如煎熬燔炙,故名煎厥。其薄厥之病,由一怒而呕血,初起即倾盆盈碗,谓其血奔薄而上行,故谓之薄厥。然薄厥之症用药止之,当其病未除之时,与不幸之外缘、内因相值,重复发作,经过再止再发,即亦变为夹痰血,其结果亦成肺病。准此以谈,是以血量之多寡分煎、薄厥,无有是处,惟古人谓煎厥是肺血,薄厥是肝胃血,此却甚确。余诊此病甚多,悉心体会,觉煎厥之血是从肺来,是与肺气泡萦绕之微丝血管破裂,其吐血从气道出;薄厥之血是从胸腔血管来,其血从食道出。辨之之法,凡吐血,喉间痰鸣而气急者,是从气道出,无论初起后来,其面色必不华,必有种种不足之症相伴而见,其上膈两旁必有痛处,虽不吐血时期气亦促,如此者是为肺血。吐血而气不急,喉间无痰声,面有火色,脉洪数,不吐血时气并不促,其上膈两旁不必定有痛处,其痛处必在肋骨之下两胁之地位,此处古人谓之虚里,乃肝胃之大络,如此者则为肝血。凡从气道出者是小循环血,其地位与心房近,其代偿作用易竭;从食道出者是大循环血,其迂回曲折之途径距心房较远,其代偿力较富,此是其迥然不同之处。前文所说甲种第三种之病,治之多愈者,乃是从食道出之病候。若从气道出而见倾盆盈碗者,是肺藏小血管破裂,恒百无一愈,其不即死者,不过延喘几个月至一两年而止。若从食道出之薄厥,治之而愈,苟能摄养,终身可不再发。治食道出之血,其特效药是花蕊石、童便,至如习用之茜根炭、地榆炭、仙鹤草、五胆墨、藕节、荷叶、三七等等,不过居于副药地位。治此种病,以葛可久《十药神书》为最佳,其书中谆谆以花蕊石、童便为言,据云花蕊石能化血为水。按:化血为水所以能止血之理,甚为奇妙。

盖所以吐之故，皆因血中有凝块，此凝块西医书中谓之血栓。血在脉管中行，假使有血栓，血行至脉管两歧之处，血栓即停止于交叉点而不动，前者未去，后者复来，如此则血管必窒而不通，血乃绕道并道而行。血栓之前必贫血，血栓之后必充血。血既并道而行，脉管不能容，此即所以破裂之故，亦即所以隐痛之故。脉管壁有弹力，充血时其破裂之口常开，若去其血栓，则破裂之口能闭，血乃得止。假使花蕊石化血为水之说而信，是花蕊石能消灭血栓，此种药效，其理由不可谓不神奇也。其余方药配合等等，详药物学篇。乙种第一、第二种病，其病原、病理大略相同。其所著之病状，种类既多传变又极繁复，若分别言之，可以连篇累牍不能尽，各种西国书籍者是如此，其详细诚有不可及者，然颇伤繁芜，读者恒苦不得要领。鄙意治医当以执简御繁为是，无取琐琐屑屑，故今兹特总括言其概要。凡患此，所见之病症，初一步面色必苍白，腰腿必酸软，唇色必干红，呼吸必微粗，初步目光不致无神，然必无威重意，其痰必多。继一步目乃无神，多痰多涕，两肩髃微促，背微驼，头微倾，腰酸腿软而外，男子则患遗，女子则多带，有带下如水奇多非常者，谓之白淫，到此地步，其手常必干而热，咳嗽痰中乃开始有血丝，劳瘵成功矣。第三步必见之症为骨蒸潮热，自汗盗汗，至此则去死不远矣。其咳嗽与痰亦复有种种不同，有阴虚而咳，干咳无痰者，有痰涕多甚不可制止者，大约此种痰并非如上文所说，气管壁膜下小腺体加紧分泌以为保护之故，乃因肾藏不能与肺藏合作，肺气不复不降，因而痰向上壅，凡人临命时喉间痰窒亦是此故。更有出痰如珠，必十数声咳然后有痰，干而硬，破之奇臭异常，此种必有菌，但不知是否西国所谓结核菌。

　　凡治此种病，其最要点不得误认潮热为疟疾。潮热云者，每日傍晚时发热，如潮水之有信。病者因汗多之故，发热之先，或既热之后，都微微形寒，其为状极似疟疾，但将病人之面色呼吸规矩权冲综合考虑，则显然有虚实之辨。疟疾亦有虚者，但疟之虚其途径与劳病迥然不同，读者可参观将来疟疾篇。六七年前，余有亲戚患劳，其家延医生三十余人，多数认为疟疾，无一人知其为劳者。又，三数年前，虹口亚细亚火油公司有职员延余诊其妇，初诊余亦误认为疟，复诊见疟药全不应，而病人头汗奇多，一夜之中易枕三次，皆如水中浸渍者，乃改用獭肝散，一药而汗止，即此可知辨症之难。

用药之研究

　　劳瘵两种病都难治，而方药并不多，因其病是慢性，其变化不似热病之移步换影，故用药甚少变化。所难者，第一在知病理，洞明病理，则知何药可用，何药必不可用，不致以病试药。第二在知病候，生气尚存真藏未见者，可治，否则不可治，辨别可治与不可治是其要点之一；药虽无变化，药量之轻重，配合之节制，与病情之进退，消息甚微，辨别药量与病情相得与否，为其要点之二；病既属慢性，有服药须七八剂然后略见微效者，有须二三十剂然后见效者，药不对病不能变通固非是，药未及够半途更张尤属大谬，是故辨别病候是其要点之三。

　　由肾病肺而咳者，紫菀、麦冬为主；阴虚肺燥者，沙参为主；骨蒸者，桑皮、地骨为主；气喘者，蛤蚧为主；自汗、盗汗者，獭肝为主，此皆余所经验心得，真确而有效者也。其余见何种副症加何种副药，治法在人，无可胶执。

　　古说有极不可为训者，亦不可不知。薄厥之症，古人有主张用生军攻下者，此事甚不妥当。薄厥之症失血多，无论如何其藏气必恐慌，即使有见有余之色脉者亦属假象，生军是悍药，委实无可用之理。然人类头脑中恒具有好奇心理与好胜心理，吐血虚症闻有用生军之说辄思一试，此是好奇。又，吐血虚症而敢用生军，则足以自豪，此是好胜心理。余见同道用生军治薄厥者不止一次，此种学说何以至今能存在，即好奇、好胜之心理为之也。

余病甚,此书是病榻间口授慧庄,自不能详密,读者如有疑义函询可也。廿二年九月,岁癸酉,铁樵自识。

8 疟痢辨

诸咳嗽之外,其病最习见而变化最多者,惟热病与疟痢。国医习惯热病,伤寒为一槛,暑湿温为一槛,其与热病相连带者,如痧、麻、喉症、天痘、惊风,各为专书,而疟痢则附于热病之中,亦有刻疟疾为专书者,如卢之颐之《痎疟论》之类,向无定例。拙著以曾经实验者为主,未能完备,其势不能照旧籍分类,亦不能照西医书分类。伤寒、温病为专书;惊风则列之神经系病中,书名之上加"儿科"两字以为区别;痧、麻、痘、疹则列之幼科之中;疟疾转属变化最多,类似症亦多,痢疾病候与兼症最繁复,则各为专篇,列入本编(即病理各论)之中,此其大略也。

疟疾之为病,乃最普通而习见之病,《内经》《金匮》言之,后人言之,西医书中更有甚详确之论说,治法、方药亦似乎完备,然而一为仔细探讨,简直不能满意。《内经》之说终竟不易明了,《金匮》之方可谓不切于实用,实地试验,愈者什之一,病随药变至于不救者,乃在过半数,西国之说虽有凭有证,然而局于一隅,西法与中法其成效亦如唯之与阿。夫以甚普通之病,学说治疗未能臻于健全境界,此实不容苟且隐忍者。然余所知者亦不能彻底,此可知学术之难,神秘随在皆是,无论何事,实际上不许自满也。余今之所言,本其经验所得,为以前旧说之补,且为后来研究之坏流而已。

通常谓疟疾为病,其病状寒热往来、口苦、咽干、胁痛,此本是《伤寒论》中仲景之说,后人宗之。但见疟疾,而胸中即横梗此数语,不复分清,无所别择,此大不可也。今吾不避杜撰之诮,本吾所知者详尽言之。

疟之大纲,可分为正式疟、非正式疟两种。而正式疟有多种不同,非正式疟种类尤多,试分疏之如下。

寒热往来,先寒后热,发作有定时,当其发作时,祁寒壮热,及其发过时则并无热度,行动举止悉如常人,此所谓正式疟也。而此正式疟细别之,复有以下之不同。(一)逐日发作者;(二)间日发作者;(三)虽逐日发作,其寒热却一日轻重一日者。此三种为最普通,《内经》所释者即此,西医书中所言者亦即此种,兹将两说并列于下。

痎疟,总名曰痁。痁者,秋时寒热兼作,即痁作而金伏者是也。分名曰痎,曰疟。疟即惟火沴金,酷虐殆甚,日作日休者是也;痎即间日发,或间数日发,深入阴分者是也。此皆得之夏伤于暑,热气盛,藏于皮肤之内,肠胃之外,募原六府之间。如客于头项或肩背、手足者,则藏皮肤之内;客于胸胁或胠腹者,亦藏皮肤之内,或肠胃之外,或募原,或六腑之间,此皆营气之所舍也。以夏气通于心,心主营血之故也。本经云:以奉生身者,莫贵于经隧,故不注之经而溜之舍也。舍即经隧所历之界分,每有界分,必有其舍,犹行人之有传舍然也。此暑令人汗空疏,腠理开者,设暑性暄发,致腠理俱开,不能旋阖耳。不即病者,时值夏,出之从内而外,卫气仗此,犹可捍御,因遇秋气,机衡已转,自外而内矣。其留舍之暑令汗空疏腠理开，风遂乘之以入，或得之以淋浴，水气舍于皮肤之内，与卫气并居。卫气者，昼行于阳，夜行于阴。风与水气亦得阳随卫而外出，得阴随卫而内薄，内外相薄，是以日作。故卫气至必腠理开，开则风与水气之邪入，入则病作。卫气与三阳之气，亦并于阴矣。当是之时，阳虚而阴盛，外无气，故先寒栗也。卫气虚则起于毫毛伸欠，阳明虚则寒栗鼓颔，太阳虚则腰背头项痛，三阳俱虚，则阴气胜，则骨寒而痛。寒生于内，故中外皆寒，甚则汤火不能温，脉则体静而至来迟也。不列少阳形证者，以太阳为开，阳明为阖，少阳为枢，而开之能开，阖之能阖，枢转之也。设舍枢则无开阖矣，离开阖无从觅枢矣，故开阖既陷，枢机岂能独留。倘中见枢象，即为开阖两持，所以持则俱持，陷则俱陷也。三阳俱陷则阴气逆，阴气逆极，则复出之于阳，阳与阴亦并于外，则阴虚而阳实，阳实则外热。阴虚则内热，内外皆热，则喘而渴，甚则冰水不能寒，脉则体动而至来数也。此阴阳上下交争，虚实更作，阴阳相移也。极则阴阳俱衰，卫气相离，故病得休，卫气复集，则复病也。其作有日晏日早者，邪气客于风府也。卫气一日一夜大会于风府，循膂而下，日下一节，二十一日至骶骨。故其作也，日益晏也，二十二日入于脊内，注于伏膂，其气上行，九日出于缺盆，其气日高，作复日益早也。有不当其风府而作者，谓邪中异所，则不当其风府也。如中于头项者，气至头项而作；中于肩背者，气至肩背而作；中于腰脊者，气至腰脊而作；中于手足者，气至手足而作；中于胸腹者，气至胸腹而作。故卫气之所在，与邪气相合而病作，是以风无常府，邪气之所合即其府也。若痎之间日或至数日作者，其气舍深，内薄于阴，阳气独发，阴气内著，阴与阳急不得出，是以间日及间数日而作也。间日作者，邪气内薄于五藏，横连募原也。间数日作者，邪气与卫客于六腑，而有时相失不能相得，故休数日乃作也。但所中之府，即诸经募之舍，更当兼见诸经募之证。如舍属足太阳者，更令人头重腰痛，寒从背起，先寒后热，熇熇暍暍，然热止汗难已；舍属足阳明者，更令人洒淅寒，寒甚，久乃热，热去汗出，时喜见日月光，得火气乃快然；舍属足少阳者，更令人身体解㑊，寒不甚，热不甚，恶见人，心惕惕，热久汗出甚；舍属足太阴者，更令人不乐，好太息，不嗜食，多寒热，汗出多，病至则喜呕，呕已乃衰；舍属足少阴者，更令人呕吐甚多，寒热，热多寒少，欲闭户自处，其病难已；舍属足厥阴者，更令人腰痛，小腹满，小便利如癃状，非癃也，数便耳，意恐惧气不足，腹中悒悒然。舍属肺募者，更令人心寒，寒甚热，热间善惊，如有所见也；舍属心募者，更令人烦心，甚欲得清水，反寒多热不甚；舍属脾募者，更令人寒，腹中痛，热则肠鸣，鸣已出汗；舍属肝募者，更令人色苍苍然太息，其状若死；舍属肾募者，更令人洒洒然，腰脊痛宛转，大便难，目眴眴然，手足寒；舍属胃募者，更令人善饥，不能食，食则腹支满也，此但详足经而无手经者。《经》云：风寒暑火，天之阴阳也，三阴三阳上奉之。又，邪不干藏，列藏证者，非真藏之藏，乃藏募之气化证也。更有曰温、曰寒、曰瘅、曰牝者。温即先热后寒之温疟也，内分二种。其一，夏亦伤暑，秋亦中风，后更伤寒，则暑热在内，风气在中，寒独在外，故惟寒风互为上下，不涉营舍之暑，以势唯两歧，难于三向故也。其先热者，风乃阳邪，是以先外出而上从乎寒，则外胜，外胜故先热也。逆则复内入而下从乎风，下从乎风则外负，外负故后寒也。其二，证兼脑髓，烁肌肉消，亦先热后寒，同名温疟者。此先冬中寒风藏于骨髓，以冬气通于肾，肾藏骨髓之气也。至春阳气大发，邪气不能自出，因遇大暑，腠理发泄，或有所用力，邪气与汗皆出，先从内出之外也。如是者，阴虚而阳盛，阳盛故先热，衰则气复入，入则阳虚，阳虚故后寒也。寒即先寒后热之寒疟也。亦夏伤大暑，其汗大出，腠理开发，因遇夏气，凄沧之水，寒藏于腠理皮肤之中，秋更伤风，则病成矣。此先伤水寒，后伤风气，故先寒而后热也。暑亦在内，势亦两歧，止此一种，无有其二。瘅即但热不寒之瘅疟也，亦分二种，悉属内因。其一，阴气先绝，阳气独发，则少气烦冤，手足热而欲呕，以阳即热，不假外邪，一唯似暑，故无寒也。其二，肺素有热气盛于身，厥逆上冲，中气热而不外泄，因有所用力，腠理开，风寒舍于皮肤之内、分肉之间而发，发则阳气盛，阳气盛而不衰,则病矣。不及于阴,故但热而不寒,其气内藏于心,而外舍于分肉,故令人消烁肌肉,此以似暑之热为内因,更受寒风为外因者也。牝即但寒不热之牝疟也。夏亦伤暑,秋亦中风,但阳气独沉,不能挈阴,自下而上,为阳实阴虚仍实,此仲景先生补疟论三遗阙,有瘅必有牝故也。至有随四时而作者,则证形少别于常法。如秋病者,寒甚;冬病者,寒不甚;春病者,恶风;夏病者,多汗。乃若得之于冬,而发之于夏,藏之于心,而显之于肺者,虽亦似因时异形,此即温与瘅之因分内外更超于常法者也。以上约略两论之,当稍置先后云尔。

原因

循环寄生于人类及蚊类之间而致疟之原虫(原生动物),属芽胞原虫纲,又名胞子虫纲,现已考查确定者有三种。(一) 致间日疟者;(二) 致三日疟者;(三) 致夏秋疟(又名恶性疟)者。

(一) 间日疟原虫(隔日疟原虫),当正在发疟时,取病者之血一滴,覆以玻盖,四围涂乏碎林,使勿冷勿干,查之以显微镜,则在赤血球内可见此原虫最早之形态,色灰白形圆或不规则,直径约二微或为赤血球直径五分之一,当此虫作变形动(阿米把样动)时,最易查见。逾数小时,则虫体增大,作环形,且有微细之色素点;逾十八小时,此细黑色素点益明显;逾二十四小时,则在色淡而肿之赤血球内,虫体之色素及假足更易辨认;迨三十至三十六小时,则此虫之变形动停止;迨四十至四十八小时,虫体增大,至几占此种血球之全部。而在四十至四十八小时之间,虫体之色素聚集,虫则分裂为十五至二十芽胞(或名胞子),此即所谓分裂性增殖,此芽胞排列多作光线四射状。然此等已长成之间日疟原虫中,有一种不属分裂性增殖者(即指原虫不分裂而生芽胞而言),则较分裂者体大,而含能旋动之色素点,具有雌性或雄性,不能在人体增殖,此即所谓生殖原虫,或名生殖体,或交合细胞者是也。

检血法 当疟退之末期,取病人之血涂于玻片,染以利什曼氏染法,用显微镜检查,则见赤血球内有蓝色小椭圆环,其直径约为赤血球直径五分之一,此环之一极有色素点,此环即非生殖性间日疟原虫。逾二十小时,另取血染而查之,则见赤血球较大于常,其内之原虫亦增大,约为寻常赤血球四分之三,内含多色素;逾四十八小时,更取血染验,则见色素聚集,原虫分裂而成十五至二十芽胞,各芽胞含一色素点;迨四十八小时后,则赤血球裂开,而显三种结果。(一) 幼虫(即芽胞长成者),入血而侵入他赤血球;(二) 色素(变黑之血红素),被血输至肝、脾、腹膜等之上皮细胞;(三) 虫之毒素循血播散全身,致显疟之症状。该侵入赤血球之幼虫,在四十八小时内又依样发育分裂生芽胞,随即赤血球裂开,而又依样显三种结果。如此每四十八小时(即每二日或隔一日)一循环增殖,轮流不息,此疟状之所以间日(即隔四十八小时)一显,而成所谓间日疟也。

检生殖原虫法

此则较易察见,其环形体较厚,色素点居中央,长成后无分裂性增殖(犹言不分裂生芽胞)。

(二) 三日疟原虫(隔三日疟原虫)此一类寄生虫,与间日疟原虫之不同处如下。

(一) 三日疟原虫最早之外形,颇似间日疟原虫,惟虫体增大时,则色素点较粗而且黑,其阿米把样动较微;(二) 至第二日(即逾二十四小时至四十八小时之间),此虫更增大作圆形,几无阿米把样动,色素点多列于虫体之周围,而此周围作深古铜色;(三) 至第三日(即四十八小时至七十二小时之间),色素点向虫体中央进集,作光线四射状,略似菊花形,终则分裂而成六至十二芽胞。虫中亦有长成后无分裂性增殖者,即成生殖体,此即三日疟生殖原虫,非生殖性三日疟原虫。每七十二小时(即每三日或隔二日）为一增殖性循环，故疟状三日一显，而成所谓三日疟也。

（三）夏秋疟原虫，又名恶性疟虫。此一种寄生虫较前二种小，在完全长成之际，其体积每较赤血球二分之一小，色素点甚少，每仅数微点。当虫初发育之际，系小透明体，有时有一二色素点，在原虫之周围，迨至后期，则仅能在身内器官（以脾、骨髓等为最常）之虫中查见。含此虫之赤血球，时或缩小，凸凹不平，并显古铜色，逾一星期左右，始有大而成眉月形或椭圆形或圆形，中央聚色素之虫体显现，此等虫体，系夏秋疟之殊特征。此种虫之作新月形或椭圆形者，无分裂性增殖，与前述之两种生殖原虫形异而性同，具雌雄性，名为夏秋疟生殖原虫。

（四）生殖原虫之增殖　以上所述三种生殖原虫（又名生殖体）当既长成后寄生人体内之际，皆不能再进行增殖，惟在破片上或人中间宿主（如蚊子）之胃内，则雄性生殖原虫（又名小生殖体或雄性生殖体）生出若干鞭毛样运动性小生殖体（属精子类），继则此小体脱离其雄性原虫，而侵入雌性生殖原虫（又名大生殖体或雌性生殖体）。

于是此雄性原虫死，而雌性原虫则因受鞭毛样小体之侵入而妊孕，成接合子（又名受胎虫），继则有蠕动能而成原虫蚓状体（又名虫样态）。因其蠕动而穿入蚊（中间宿主）之胃壁，则名曰囊胞，际此则虫体渐次增大，分为数多之芽胞母、内含无数之生殖性芽胞，胞子母既成熟，则裂开而产出生殖性芽胞（凡原虫入蚊体以致产出芽胞之一增殖性循环，约须十日至十二日之久）。非生殖性原虫之增殖也，因于分裂，故曰分裂性增殖。而生殖原虫之增殖也，则因于交姤，故曰芽性增殖（或曰胞子发生）。前者之际，此疟寄生原虫之两大类也。生殖性牙胞产出后，由蚊之胃壁而入其毒性涎腺，当此蚊啄人时，其芽胞则随蚊毒涎而侵入人体，苟人血之免疫力强，则生殖性芽胞被杀，不成疟病，否则芽胞侵入赤血球内，成非生殖性原虫，循环行分裂性增殖，而疟发矣。

（五）为中间宿主之蚊　蚊之种类甚多，而寻常多见者，则为库雷克司及安俄斐雷司蚊二者。此二者之中，前者尤多，至于后者，则不仅为疟原虫之中间宿主，且为传染疟病之媒介。后者亦尚分多种，既然就今日医界之知识而言，则仅能统言之曰凡为安蚊，皆能为疟原虫之宿主而已。寻常屋宇房舍之间，库蚊为最多，然不能为疟原虫之宿主。凡有疟之地方，皆有安俄斐雷司蚊生存。至于有安俄斐雷司蚊之地方，而无疟者，则有二要故。（一）气候太冷，疟寄生虫不能发育；（二）地方从来未有此寄生虫，故蚊无从受染而染入。

据现在医学上之知识而论，疟寄生虫只能寄生于人体及蚊体内。是故凡有安俄斐雷司蚊之地方，则当气候温热之际，或有疟发生，固为意料中事。又须注意者，凡啄人之蚊，皆属雌蚊，雄蚊不啄温血动物，只取植物性食物为食。雌蚊当交尾之后，不得温血，动物之血，不能生卵，故不仅啄人吸血，且啄鸟兽。

安俄斐雷司库雷克司蚊之区别

（一）一般蚊体之构造，头部较小，有三种杆形突出物，一为吻（又名嘴），居于中央，具啄吸作用；二为触角，居啄之上方，左右各一；三为触须，居触角之外上方，亦左右各一。胸部之左右各有一翼及一结节（萎缩翼），脚三对，各有七节，腹之全部系八环状圈连结而成。

（二）安库两种雌蚊及雄蚊之特别区别

安雌蚊之吻，与其两触角长短几相等，触须之长约为吻四分之三；库雌蚊之吻，较其两触角，约长四分之三，触须颇长，较吻短四分之一。安雄蚊之触角，与二种雌者异形，肥粗作棒槌形，其颠较大，触须有纵毛环生，较雌蚊长；库雄蚊之触角最长而且形异，长过于其吻，其颠弯曲而密生细毛，触须与前一种雄蚊相似。

（三）安库两种蚊之普通区别

安蚊翼有斑点及纹，体形自喙至腹尾作一直线，栖壁时头向壁，尾向外，作斜势，蚊体与壁作四十五至八十度之角，昼间多静伏空隙及草阴，日没后始出啄哺乳动物，多生于野外，每不远离，亦不能似库蚊之飞甚高，喜产卵于浅泽及缓流小溪之有苍苔草莽者，而其卵子之排列每甚整齐，所成之幼虫（孑孓）呼吸管甚短，在水面时，与水面作平行线。库蚊翼透明，有纹而无斑点，体形头及胸部屈曲，与腹部作钝角状，栖壁时腹部与壁平行，日间多不静伏，除啄哺乳动物外，兼啄鸟类，喜产卵于沟池、水缸等不洁之死水内，而其卵子之排列紊乱不齐，所成之幼虫呼吸管长，在水面时，头向下而尾段向上作斜势，与水面成四十五度之角。

（四）蚊之增殖

气候温热之际，蚊类产卵于水中，经二十四小时，卵变成幼虫（孑孓）。逾一星期，幼虫变成蛹，幼虫及蛹均赖尾段之呼吸管以吸水面之空气。更逾二日至七日，则蛹出水面而变成蚊，于是再产卵，再成蚊，循环不息。

病理解剖

体中变迁为赤血球之破坏及坏血球之血红素汇积，皆由于疟虫之毒素所致。寻常疟鲜至丧命，故所知之体变，仅系恶性疟及慢性疟恶病质两者所显。自起之脾破裂，间或有之，然由外伤而破裂者多，曾见因用针探刺疟病肿大之脾，而致殒命之出血者。

《内经》之说，终竟不易明了。所谓卫气昼行于阳，夜行于阴，及说日早日晏，及邪之所中，当其风府则其病作，此语殊无畔岸，不可捉摸，不能以为标准。西医说微菌分裂，其理论较有柄握。然微菌分裂，何故发热？又，同是微菌分裂，何以疟疾有先从背冷起，有先从手足冷起者？又云：蚊为疟之媒介物。然无蚊时亦发疟，则其理何如？又，西法以鸡纳霜为特效药。按：鸡纳霜为一种树皮所提炼，其树产于非洲多蚊之区，土人用以疗疟有效，是此药由实验来。但鸡纳霜限于夏秋间普通正式疟，施之其他疟疾，则完全不效。则西说仅能明其一部分，鸡纳霜既非可一例横施，疟菌之说亦非可概括诸般疟疾也。

《伤寒论》主张小柴胡汤，其挈症为寒热往来，口苦咽干，胁痛而呕。仲景且言有一证即是，不必悉具，然用小柴胡治疟。以我所见者，竟什九不效，甚且病随药变以致于死者，随在皆是。以故老于医者，凡遇疟疾，不肯轻用柴胡，惟阅历不深之人，则往往以《伤寒论》为口实，悍然用之，然而不免于杀人。此其中秘密若何，断不能不加以探讨，无长此终古之理也。

此事为鄙人所已经发见者。为同是普通正式疟，有手经、足经之辨。手足经分别之法，完全是时间性，脉证虽亦小有不同，然当以时为主。心气通于夏，肺气通于秋。《内经》言夏暑汗不出者，秋为痎疟。此种为手经病，其病状虽寒热往来而不口苦，有兼呕泻者，都不必胁痛，大分汗多，此不得用柴胡。如其用之，则汗出不止而泻乃益甚，多半皆转属为痢疾，病深而正气虚，则非常难治，若更误药可以致命，故吴下有"疟变痢疾，两脚毕直"之谚。用柴胡而泻，此事实常常见之。七八年前，曾有人函询其理，余当时不明其故，不能答也，后乃知为阳虚生内寒，此说见之于《伤寒论注》（何人之说，已不记忆。此亦可见古人所得者甚多，足为后人导师，我辈当虚心求之也）。

柴胡并不能致泻，其所以致泻者，正因其出汗，皮毛与肠胃有连带关系故也。柴胡并不能发汗，其所以发汗者，因误用于手经病之故。夏秋间热病，皆与心房有关，本自多汗，夏秋最易病洞泄寒中，亦是此理。假使用柴胡以治足经热病，则并不汗出，以故《伤寒论》诸柴胡汤，列之和剂不列于表剂也。

若足经病之疟，论时间则发于春冬之交，论病症则必口苦，头眩痛，咽干，胁下满痛而呕。其寒热往来，先寒后热，发作有定时，则与手经病同。肾气通于冬，肝气通于春，肾之府为膀胱，其经气是太阳，肝之府为胆，其经气在头。凡祁寒壮热乃膀胱之经气为病，当其寒时，遍身外层发冷，足胫发酸，手冷，爪下色紫而战，纯粹与伤寒太阳证同；当其热时，遍身肌肤可以灼手，但恶热不恶寒，而口渴躁烦，其为症状完全与伤寒阳明症同。一度大寒大热，将毕时，汗出而退，则完全与常人同。其为病，前半截全是太阳，后半截全是阳明。热既退，则无病状可见，至一定之时间则再发作。当其退时，几无病状可见，则不得谓之太阳，亦不得谓之阳明，退而再发则不得谓之病愈，可见完全是病毒暂时潜伏。病毒潜伏必有其场所，何以潜伏，必有其理由，古人从此推勘，故有少阳一经，从而为之说曰：太阳为开，阳明为阖，少阳为之枢。云为之枢，则非真有其物，不过谓两者之枢纽。其云少阳为半表半里，乃指病毒潜伏之场所言。其云胃气昼行于阳，夜行于阴，风无常府，邪之所中即为其府，胃气与病邪相值则其病发作，此言病毒潜伏之理也。详古人之为此言，完全从病之形能推勘而得，虽与解剖殊途，然其理则甚真确。按：躯体之组合，藏府之外，为皮毛、肌肉、血脉、筋骨，肌肉之为物，是各个凑合的。圆者谓之膈，畸形者各以其形定名，如扁平肌、羽状肌、斜方肌、三角肌。此种肌肉，每一块其外层皆有薄膜，肌肉与肌肉相切之处，薄膜为之间隔，此两薄膜之中缝为荣气所行，就其空隙言，即古人所谓溪谷，就荣行言，即古人所谓经气。此外，躯体皮层与藏府之间亦有空隙，亦是荣气所行，此等处所，就一处言之，即古人所谓募原，就全身言之，即古人所谓三焦（唐容川不明此理，以油膜当三焦，其说不可通，徒乱人意，遂致三焦是何物，终竟不得明白）。此外，两大骨之关节面相切处，亦有空隙，亦是荣气所行，古人指此等处谓之四肢八溪。云四肢八溪之潮汐，即是指空隙中所行之荣气。一年之中有二分二至，一日之中，黎明、薄暮、日中、夜半，亦是二分二至，人身之荣气循环连行，与之相应，以故老年人骨痛，恒与一岁之节气相期。二分二至为一年之大节，大节之前一节气与后一节气，最与病状有关，如此则有十二个大节，其余十二个则为小节。又，有一种病往往与一日之二分二至相期，如之疟多传变而为痢疾者，即此故也。详所以变痢，多半由于长夏之湿，湿邪胜，腹部应之，因胃肠无弹力而滞下（人之躯体各部分之感觉不同，如官能之作用不同，例如舌司味，鼻司嗅，耳司听。口不能尝声，目不能辨味，姜、椒入口可以辟秽，入目则致盲矣，躯体之各部分亦然。面部不恶寒，严冬犯霜雪而不病，肝脐不耐冷，夏日受冰溃必腹痛。古人从此等处推勘，而定躯体各部分之阴阳，以四季六气配五藏六腑，谓水流湿，火就燥，各从其类。其言有至理，验之事实而信，不可诬也）。此所以与冬春之疟迥然不同，春日发疟，口苦咽干、胁痛胸痞而呕者，非小柴胡汤不效。因是肝胆为病，假使其经气不发，则不致化热而上行。下行为顺，上行为逆，逆故头痛口苦，用柴胡解其壅遏，则体温得四散而不上行。苦为胃中热化，用黄芩所以消炎，半夏、人参、生姜则止呕者也。假使胁不痛，胸不痞，不呕，则小柴胡汤不适用。

9 疟痢再辨

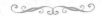

上文言小柴胡名用法，以呕为标准，假使不呕，则用此方不效。但呕尚非其症结，当问何故呕，详春

夏发疟。所以泛恶,乃因胁下痞痛,胁下痞痛是其症结。其处为虚里,为胃之脉络,与肝之脉络相应。肝郁故痞痛,痞痛故呕逆,木郁达之,此所以得柴胡即解,学者须注意于此,否则夏秋之疟亦有呕者,其呕乃胃与肠不相调,柴胡仍不适用也。至于夏秋之疟,无论逐日发,间日发,以我经验所得,常山为特效药,无论其病若何变化,须以常山为主药。兼虚者补之,兼积者攻之,兼湿者燥之,小便不利者利之,无汗者汗之,而常山一味则不动,轻则四分,重则八分,不过二三剂,其病可以霍然而愈。惟用常山有其必要之条件,须先寒后热,起讫分明,发作有定时,如其不然,常山不适用也。相传常山是吐剂,《金匮》仲景有蜀漆汤,蜀漆即常山之苗,其味腥,然常山则不呕。蜀漆余未曾用过,其药力及影响所及之边际如何,未能甚详,当从盖阙。余有平日景仰之畏友某公,其学问文章都为余所心服,三年前为其兄治病,病属疟疾,是夏秋间之症,服小柴胡汤十余剂不效,特从外埠来沪就医于余。余谓此当常山,不宜柴胡,某公执定常山是吐剂不肯服,争之不听。因服柴胡已多,汗多而大便溏泄,认汗多为亡阳,认大便溏泄为伤寒自利,遂用真武汤。余知其必死,门人问何故,余曰:柴胡为第一次错误,虽多可救;附子为第二次错误,年事高藏气伤不可救也,此所谓歧路之中更有歧路。病者、医者都与余有雅故,至今不胜车过腹痛之感,是亦学者所不可不知也。

另有一种疟,其发间日,或间两日,先寒后热,发作有定时,面部黯然而黑,胁下或腹部有大块癥瘕,其疟可以亘半年一年不止。此种与《欧氏内科学》中所谓恶性疟者相近似,其癥瘕名为疟母,乃肝胃脾藏脉络不通,瘀血凝结而成。此当用《金匮》鳖甲煎丸,且须大剂攻之,轻则不效,虚则另加补药以为调节。此种病有两路变化,其一是发黄,病者之胃恒扩张,因胃扩张之故,胆管被挤,胆汁不得输入十二指肠,横溢入于血分,面部黯黑之中乃透出黄色,此种病多兼湿化、热化,以故其甚者可以深黄如橘子色,茵陈蒿、大黄、牡丹皮是其治也。其第二路变化是腹肿,脾藏、胰藏都膨胀,肠无弹力,所以腹部膨胀,此最难治,无一定方法,湿胜者燥之、实者攻之,寒胜者湿之,活法在人,不能刻舟求剑也。以上所说都是正式疟疾,其似乎疟而实非疟者,种类甚多,医者无标准,胸无主宰,常以疟药尝试,病随药变,本是小病浸成大病,杀人如草,可为太息,兹更分疏之如下。

女人产后疟疾,产后未满月,恶露未净、因感冒而发热,其热起伏有定时,有恶寒者,有不恶寒者,亦有胁下痛,头痛,先寒后热,其病型完全似疟者,其实不是疟。凡疟,其病灶都在募原,其病原都是淋巴液血清变性,质言之,都是荣气为病。观疟愈之后,吃碱水面食,则其病辄再发作。盖平人淋巴液中含碱质最富,揆之水流湿、火就燥之理,凡食富于碱质之物,则淋巴液中之碱质必然增加。今疟疾已愈,吃有碱之物即复病,可以测知淋巴液中含碱过多,即是病疟之原因。照西国学说,血中有疟菌即病疟,则其病源完全在荣,而其病灶亦必在募原,如此者方是正式疟疾。产后感冒因而发疟,其原因一方是因失血过多而虚,一方是因感冒而血凝泣,故患此病者,表热必兼见掌热,又必恶露不多而腹胀。此其虚与血凝皆灼然可见者,其特效药是白薇、鳖甲、青蒿,酌加四物(凡产后用四物汤,川芎不得多用,三四分为率),白薇、青蒿所以退热,四物汤所以补虚,鳖甲所以行瘀血也。又当注意兼症,若胁下痛而泛恶者,是兼有肝气,可以用柴胡四分或八分,加入方中;若汗多形寒肤凉,可以加桂枝二三分,其从热化而无汗者,可以加炒荆芥八分乃至一钱;若有食积者,可以加消导药;虚甚者,可以加参(人参用三五七分,与荆、防等表药同用,补虚而不碍外感,金元人成方多有如此者),如此则病可应手而愈,所谓化小事为无事。若误认为疟疾,予诸疟药,如小柴胡汤,如常山,如鲜首乌等,又如西药金鸡纳霜,其病必不愈。岂但不愈,延日稍久必渐渐加重,如此则小事变为大事,医术之庸劣无可逃责也。所以然之故,其症结在虚而血凝,不是淋巴液变性,其血中亦必无疟菌。

　　温病转疟,先起是温病,三数日或七八日后,热起伏作阵,或一日两度发。当其发作之时,指尖微凉,病人自觉症亦似乎形寒,其病状纯似疟疾。戴北山《广温热论》中所谓温与疟迭为进退,先发热不退,其后发热作阵有退时者,谓之温隐疟显。又,一日两度发者,时医往往谓之子母疟。问何故作子母疟,则瞠目不能对,有病名而无病理,可谓杜撰不通。若稍读《伤寒论》,号称儒医者,则必引《伤寒》太阳篇一日二三度发如疟状一节,而以柴胡桂枝为治,其实皆非是,误用桂枝可以动血,多用疟药只是出汗。须知此种不是疟,是食积。凡候食积通常都以舌苔为准,有苔者有积,无苔者无积,此其说甚粗,须知有积而舌苔黄厚垢腻者,皆非难治之病。所以然之故,胃气得伸,然后有苔,故有苔之积非难治之症也。若胃中有积,胃气被窒不得伸展,则舌上无苔,其甚者可以致胃扩张,胃虽肿大而仍无苔,但见舌润口淡。时医往往误认为湿,恣用厚朴,病者唇焦齿燥,却依然舌润口淡,其甚者则口中发甜。时医复不知发甜之故,以为《内经》以甘属之脾,甜味亦是湿症,益加重燥药分量。先是厚朴、茅、术七八分,后用至一钱半乃至三钱,而病只不愈,逐渐加重至于神昏谵语,此为我近年来习见不鲜之事。用药错误,丁此医学衰微时代,情有可原。所可恶者,在一次、二次、三次,乃至十次、百次、无数次错误,漫不经心,完全不加探讨,惟断断与人较量诊金,此则见金不见人,罪无可逭。盖胃气被窒,恣用燥药而不中肯,体工起救济,愈燥而愈见湿象,全体之重心在胸脘,痞闷益甚,肝中糖分不能下行,所以口中发甜,此与《内经》稼穑作甘,完全是两件事。读古书只知表面不知里面,无有不杀人者。凡诊胃中有积而无苔者,其舌虽润,其唇必燥,其热虽起落,热度必不甚高,其肌肤必润而有汗,其人必迷睡而不爽慧,其胸脘必痞闷,甚则拒按,其舌虽无苔,而舌面之味蕾则恒粒粒耸起。尤有一事不可不知者,此等病,其脉不变,时医不明病理,往往从病人之脉,寸关尺各部,为似是而非之推敲,可谓痴人说梦,去题万里。凡唇燥、舌润、迷睡、胸脘痞闷,诸条件毕具,而寒热起伏者,法当去其胸脘之积。轻者,枳实、竹茹;稍重者,瓜蒌、川连、半夏;尤重者,可以加少量之巴豆霜。第一步是消导,第二步是小陷胸,第三步是大陷胸,药量都不许重,川连不得过三分,巴豆霜不得过一小豆许,伤寒方之药量不可从也。此外,寒热往来,似疟而实非疟者尚多,但病情尚不甚相混,非甚庸劣之医尚不致以疟药混试。惟有一种所最当注意者,即是肺痨。肺病有一时期,每至下午辄发热形寒,其病状先寒后热,发作有定时,起落清楚。当其发时,寒不甚,热度亦不甚高,而寒热截然分明,当其退时,全无热度,与疟疾完全相似,惟无头痛、口苦、胁下满痛、呕吐诸见症。亦有一日两度发,致误认为子母疟者,此种为衰弱性寒热,其所以发热,即因躯体内血液、淋巴液及酸素、温度都不及够之故。此种病虽纯似疟疾,其与疟疾不同之处甚多。第一是病历,痨病之寒热都是转属为病,无特发者;第二先怕冷后发热,其怕冷不是立毛神经凛寒,是外界冷空气侵逼,体温不足抵抗,虽亦从手冷起,从背冷起,然完全是衰弱不足之症,不是有余之症。当其寒罢而热,其发热亦非体温集表,乃体中温度不及够,骨髓中磷质发出热力以为代偿,故病者自觉热从骨中出,惟其如此,其手掌必热。此外尤有一显著症象,即是多汗。汗多异乎寻常,可以使里衣尽湿,如浸渍水中,亦有头部汗多使枕头尽湿者。此外特殊之见症为面色,其面色必苍白而不红,口唇却异常之红,每至下午申酉之间,两颧见红色,此红色与苍白之面色相映,往往如施粉涂脂,异常鲜艳,以故《外台》有桃花痊之名。此种红色从肾藏虚甚来,其发见之地位必是两颧,不是两颧。在初见此种寒热时,其脉并无变更,舌色亦无变更,肌肉虽瘠,往往面部亦看不出,以故医者多迷。古书中仅言此种是潮热,而言之不详,藉非有数十年经验,不能知此潮热之真相。今吾著之于篇,未始非苦海中一苇慈航也。凡治此种病,苟能就吾所言者,从各方面注意考察,决不至误。至其效药,以《外台》獭肝散为主,若误用疟药,即促其生命。獭肝散方药,详解在药物学篇。

痢疾

痢疾之为疾,变化不如疟疾之多。其发作恒在秋季,春夏虽有,只算例外。此病有从疟病转属而来者,然多半是特发症,亦不必有何等前驱症象。痢之凶恶者,本病即足以致命,亦不必谈转属,是此病之变化甚少,然而奇难治,其病理甚复杂,亦不易说明。治医学者固绝对不许轻视,虽无前驱,无转属,其病候极有关系,兼症亦有关系。明白病候分别主从,为治痢最要关键,所谓不易说得明白,即在此处。

痢疾为肠病,即是大肠,不是小肠,其症结所在是回肠,不是直肠,轻者发作于夏末秋初,重者常在深秋之时。照《内经》定例,秋气通于肺。肺为手太阴,其府是大肠,大肠为手阳明,其经气从燥化热化,其俞在肩背,于此有一极有价值之发明,为从来古书所未言,尽人所不知者。余善患痢,从弱冠至五十岁,几乎无年不痢,近年来悉心体会,乃有此发明,而余之痢病亦竟不发,诚咄咄怪事。痢疾之原因,多半是起居不慎,进油腻,受风寒,则足为此病之媒。初一步腹痛,继一步滞下,滞下即里急后重,欲便不得之谓,后一步粪中有胶黏物如涕状,而痢成矣。当此之时,腹痛频作,如厕亦频,才离厕牏,又欲大便,努力作势,而所圊无几,最剧者完全无粪,只有涕状之白色胶黏物,亦有作红色者,此种通常谓之冻。凡无粪而仅有冻者,里急后重必甚,如厕之次数必多,少者一昼夜三十余次,多者可以至百二三十次。凡诊痢疾,病者告医如厕次数多,即可知是里急后重,大便若爽,次数决不多也。

痢疾是肠病。前云:秋气通于肺,大肠为肺之府。以故秋季之痢是手阳明经气为病,是则然矣。正式痢疾在秋季,冬初夏末有此,亦是秋气为病,盖气候有至而不至,未至而至故也。若非其时而有其病,则为非正式痢疾。非正式痢疾亦是肠病,而治法则小有不同,因非正式痢疾常与他种病并发,或者痢疾之外更有其主因,医者当求其主因用药,此层于治病之效不效极有关系,后文详之。又,肠病不止痢疾,洞泄寒中是肠病,飧泄是肠病,霍乱初步是肠胃病,脾约大便燥急亦是肠病。此其为病,病状不同,病原不同,病理亦不同。腹部为太阴,不耐寒,中寒则其病为飧泄。《经》云:春伤于风,夏为飧泄。伤寒则为洞泄寒中,飧泄当是《伤寒论》太阴腹满自利之病,洞泄寒中,《伤寒论》霍乱篇所言是也。此皆足太阳脾为病,病虽在肠,古人不属之肠。又如伤寒阳明府症,矢燥则其脾为约,甚者神昏谵语,此是因胃病肠,是足阳明经病。阳明从燥化,故矢燥而便约,病灶虽在肠,病原则在胃,古人不名为肠病,而以为胃病。仲景谓胃中有燥矢五七枚,正因此故,若循文义求之,岂有燥矢在胃之理。我故云古书难读,当于无字中求之。不明此理,以为仲景论病肠胃不分,又或疑《伤寒论》"胃中有燥矢五七枚"句,"胃"字是伪字,都非是。

痢疾为病,是肠无弹力。凡燥化则各组织拘急,湿化则各组织弛缓,滞下自是各组织弛缓之故,以故古人谓痢疾属湿。凡肠中之病,洞泄则属寒,闭结则属热。今屡次如厕而又欲下不得,是为里急后重。里急后重,其病决不属寒,故患痢者,初步必不见寒象,此古人所以说痢疾之为病是湿热。既明白此层,则治初步痢疾正气未虚者,不得用温药,此层有绝大关系。十余年前,余亦不明此理,遇初步痢疾治之不效,以为腹肠为病是太阴,在理可温,且《伤寒论》有"便下脓血,桃花汤主之"之文,于是用干姜附子尝试,岂知一用温药,病随药变,从此步步荆棘,百药不效,以至于死。自己治病如此,见他人治病亦如此,于是心畏痢疾难治,苦心探讨,复随处留心,嗣见凡用温药结果多不良,直至近年然后悟得其理。

此外,更有一紧要关键是攻。痢无止法,尽人知之,然治痢而恣用大黄,亦复有效有不效,且多半结果不良。然而假使畏大黄之悍而不敢用,其结果之不良乃更甚,于是潜心研求用大黄之标准,亦直至近年然后得之。痢疾初步腹痛滞下,无论舌上有苔无苔,痛即是积痛,不除,痢不止。胸脘痛,小腹痛,满腹痛,都不是积,须别求原因,惟绕脐痛是积,非大黄不效。用大黄不如用枳实导滞丸,最少四分,多则八分,更多则一钱半,最多可用至二钱,通常以八分连服数帖为最稳当。痢疾之特效药是白头翁、木香,里急后重之特效药是油当归。木香与川连同用,可以消肠中之炎,且能化湿。川连之药位在中脘,得木香则变更药位而入肠部,川连之分量以三分为列,木香可以一钱半,多至三钱,川连多用则破血,木香少用则无济于事。其余舌质绛者,宜知母、花粉;舌苔结者,宜枳实、竹茹;小便不利者,宜赤白芩、木通、车前;见风化而骨楚者,宜秦艽、羌活、防风;兼有表热者,宜葛根、白薇;无汗头痛者,宜荆、防、葱白;汗多者,宜牡蛎、小麦。而枳实导滞丸则须与此等药同用,此为治初步痢疾最有效而平稳之方法,痢疾之凶恶者,舌质绛,舌苔结,里急后重,腹痛而汗出。调护方法,最要在吃素避风,避风以保护肩背为主。因痢疾之为病之症结,在手阳明大肠,其俞是肩背,肩背寒则腹痛,肩背温则痢减,此不可不知者一。不但吃素,并宜少吃,略进米汤足以维持胃气即得,若强食即是与病为难。谚有"吃不杀的痢疾"之说,此语大谬。痢疾为肠病,肠病者胃亦病,其消化吸收都不良,以故不可吃。痢疾最怕噤口,寻常不知何者是噤口,以为少吃便可怕,故恒勉强进食,此尤其误之误者,是不可不知者二。凡病以胃气为最紧要,胃气伤,不能食,则病必锐进,无论何病皆如此,痢为尤甚。保持胃气之法,在勿伤胃阴。痢疾之病因是湿热,里急后重是气滞,因此两个原因,医者恒喜用厚朴、槟榔。厚朴、槟榔能破气燥湿,痢疾得此,诚足取快一时,然用之宜审慎。凡唇燥舌绛、液干口渴者,此药不宜用,用则伤阴,胃中枯则舌苔劫津,本非噤口,劫津则真成噤口矣。所谓劫津者,舌苔枯而无津液之谓。以故用厚朴少则三分,湿胜者多至六分为止,槟榔五分起,一钱为止。时医用厚朴往往在一钱以上,用槟榔有至三钱者,此等皆伧人。须知伤阴初一步是劫津,后一步是呃逆,痢疾见呃逆为败症,百无一愈。彼伧医不知药之分际,病之变化,贸然以医为业,镇日杀人不知警惧,其事可恶,其情可怜,此不可不知者三。痢疾因消化不良、吸收不良之故,若复勉强进食,则往往见完谷。完谷者,不消化之食物见于粪中。仲景《伤寒论》以完谷为肠中无热,主用附子,此与痢疾恰恰相反,若以附子、干姜治痢疾之完谷,立刻病随药变,从此便步步荆棘,百药不效以至于死。坏在病人之死恒与服附子、干姜相距一两候之久,故虽药误而入,不知其为药误,所以陈陈相因,不知纠正,而医者复引《伤寒论》为口实,以为完谷当用附子、干姜,悍然自是,终竟无有能发其覆者。余今灼知之,自不可不言也,此为不可不知者四。

凡治病,皆当明病候。百病皆是进行性,躯体中各组织之坏变,以次递深,今日之病,非复昨日之病,医者必明病候,然后能知其症结所在,治痢疾所最当讲究者,即在此处。欲明痢疾之病候,须明白其所痢之物之变化,最初腹痛滞下,粪中夹有痰状物,是为痢疾之开始,继一步,里急后重益甚,仅有痰状物而无粪。此当明其所以然之故,痰状物是肠壁膜之黏液,平日藉此物使肠中滑利,俾粪块得渐渐下行排泄而出。患痢因组织无弹力之故,气血下坠,直肠一段先炎肿而闭结,其阻滞粪块下行之物,即是肠之本身,同时直肠上部之回肠不能蠕动驱粪块下行,则欲排泄而不得。因欲排泄之故,作势努责其下,却因努责之故,气血愈益下坠,炎肿愈益加甚,下部愈益闭结,上部却不能提挈,于是结粪盘踞于回肠之间,虽努力责之而不动,体工起反应救济,肠壁则加多分泌。当此之时,被努责而下者,即此加多分泌之黏液,此所以完全无粪,仅有涕状之物,而所下则不多。第三步,里急后重加甚,所下之涕状物必杂有红色,此红色是血。因炎肿努责太甚之故,肠内壁小血管被迫,红血轮从脉管渗出,渗于黏液之中,轻者作粉红色,渗出之血多,则作纯红色,是为红痢。旧说以红痢属血,白痢属气。此则想当然之说,羌无理由,颇疑其不可为训也。此种红血轮不过从脉管壁逸出,并非脉管壁破裂,故其红色物是胶黏的,若血管破裂,则所出为纯粹血液。通常区别言之,以胶黏者为红痢,纯血者为清血。清血即圊血,"圊"字是"动"字,意思是便血。痢而圊血为穿孔性痢,而红白痰状物并见,只是红白痢,红白痢为轻,肠穿孔为重。穿孔性痢,下文别论之。以上三步,为痢疾未虚之候,因粪块不下,其如厕之次数必频,其腹必痛,全部藏气皆恐慌,大肠与皮毛相应,其肩背必汗出。肩背是肺俞,此所以说肺与大肠相表里也。当此之时可攻,一面攻其粪块,一面提挈其上部之肠,此所以白头翁是特效药。本经谓白头翁性升而上行,与柴胡略相似,是具有提挈之作用。油当归所以资其滑利,木香则增肠部之弹力,复用攻药以下其粪块,此为最适当之治法。若红白并下之后,忽然变为纯白痢,其所利为透明黏质,则病已更深一步。所以然之故,因代偿作用,肠壁膜分泌加多,不及化为涕状,故为透明胶状液体。此时病人则倦甚而锐瘠,须知此胶状液体乃各组织之蛋白质所变化,是为第四步。四步以后,其变化却不同,通常习见者有三条路。其一,舌苔厚而松浮,不能食,迷睡,语声低,脉沉微,肌肤津润,痢则不止,其所见症状与伤寒少阴证略同,其舌苔与伤寒阳明府症相滥。惟阳明府症之苔黄厚而黏腻,此则黄厚而疏如海绒,此由肠而病胃,胃败故见此种苔与脉象。若贸然攻之,病人必因虚甚不任攻而死,即不攻亦死,但攻是误治。其正当治法当补,人参为主要药,以参能助胃气故也,是为第五步变化之一条路。又,有本是下透明胶状物,乃忽然变为结块之白物,其状如鱼脑,如放透之蛤士蟆,亦有杂黑色、红色、青黄色者,是为五色痢。无论其为鱼脑或五色,其气味甚腥臭,此为肠败,其所下乃肠组织腐烂故也。此亦为至危极险,但如此之病,苟不见他种败象,十人之中可以治愈五人。其正当治法是干姜、赤石脂、禹余粮,或者加人参、附子,所谓桃花汤者是也,是为第五步变化之第二条路。最劣者,是劫津打呃。劫津打呃之理由,前文已言之,《伤寒辑义按》末篇按语亦言之,可以参看,兹不俱赘,其正当治法是犀角地黄汤。但此等病,百人之中可愈者仅仅一二人,质言之,必死而已,是为第五步变化之第三条路。更有第四步之后,病者忽手足抽搐,神昏谵语,目上视而阵发,此由肠神经直传头脑,其病以小孩为多。此种脑症,初起与寻常惊风同,其后一步则手足反捩,至手足反捩,便不可救药。当初见惊时,痢疾药中加一二分犀角良,此为第五步变化之第四条路。

其肠穿孔痢亦是至危极险之症,其所以是至危极险,有两个原因。其一,肠壁膜本是活动体,下痢则常常用力努责,如此则其血管破处不能收口,血乃出之不已,出血多即危。其二,肠穿孔之痢疾,并非痢疾必见之症,乃数十人中偶见一人。试问何以此一人独见穿孔性痢,则因其人俞气本薄故也。此由于平日禀赋,所以难治。此外,更有烟漏,亦是难治之候。因鸦片富刺激性,平常本是大便燥结,此种人而患痢,因烟瘾之故,用药往往不易取效。好在此后烟禁森严,有瘾者日少,则亦不足为患,此其大略也。若欲从此更进一层,至于神而明之地位,是在各人自己之用力矣。

《病理各论》终

第四节 《病理杂谈》

1 表 证 与 表 药

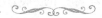

表证　为发热,为形寒,为头痛,为骨楚,为脉浮,为舌苔如常人,为口味淡。表药为麻黄,为葛根,为豆豉,为荆芥,为防风,为藁本,为蔓荆子,为秦艽,为羌活,为桂枝,为香薷,为浮萍。

表证为最简单,所谓太阳证,若表方则繁复矣。方有副药,副必有的,苟无兼证,即无副转药,病鲜有无兼证者,兼证即不限于表证,故繁复。例如麻黄为表药,有麻黄之友为表方,麻杏石甘、大青龙则证兼里热,方兼清凉作用;麻黄附子细辛汤证兼里寒,方兼温化作用也。是一表字而兼有其余几字,故其变化不可胜极。

兼证为副证　副证固无定,原非印板文字,然副证之于主证,皆有线索可寻,皆有连带关系,绝非偶然相值者比。例如麻杏石甘汤,麻黄所以治太阳,而石膏则所以治阳明,太阳为表层,有无太阳证,以恶寒不恶寒为辨。躯体之温觉,是表层觉感神经所司,天寒而觉寒,近冰而觉寒,为生理之正常,天气热而亦觉寒,近火而亦觉寒,则为反常。反常为病,麻黄所以治表实,石膏所以治里热,是故有表实之太阳证,复有胃热液干之阳明证,然后以麻杏石甘治之,其效如响。药之主副,从病之主副,假使副药不合,则主药亦不效,故当用麻杏石甘汤,决不能用葳蕤汤,或真武或麻黄附子细辛汤。更即此而深求所以然之故,则胃部之神经,与表层之神经,有此呼彼应之连带关系,所以太阳、阳明有合病。更就麻黄附子细辛汤推之,则知腰骶神经所属诸神经,与表层诸神经亦有此呼彼应之功能,故太阳、少阴有两感。不过何以两阳合病,何以阴阳两感,则有其真确之原因。例如饱食感寒则为合病,遗精感寒则为两感,人事不齐,禀赋互异,则其差别有胜缕指。于是治法有标本,方剂有缓急,用药有轻重先后,药之主副,从病之主副。而

877

病之主副,有其一定之途径,连带之关系,此其途径及其关系,合乎《内经》之形能,于是即方可以知证,明证即可处方。初一步取法古人,循规蹈矩,有物有则,继一步得心应手,不拘拘于绳尺,而自不背所谓规矩权衡,于是无不可读之医书,日新月异,而有所发见,治医至此,亦乐事也。

2 无汗用麻黄

无汗用麻黄,有汗用桂枝,凡热病有汗则麻黄为禁药,无汗则桂枝为禁药,此殆尽人能言之。若问何以有汗禁麻黄,无汗禁桂枝,则能详言者盖鲜,自来注伤寒者所未言,如不能深明其故,则千变万化之病证,应付必有或误之时。余曾屡次目击其误,而余固心知其所以然者,则乌可不言。病人得麻黄则发汗,麻黄之效力为发汗,其发生效力之场所则为肌表,其所以能发汗,则因服此能使肌表司汗腺分泌之神经兴奋。而汗之为物,为躯体中应排泄之水分,若应排泄而不排泄,则此水分必改道而自寻出路,以故无汗者则溲必多,病时如此,平时亦如此。故夏日汗多溲少,冬日汗少溲多,若既无汗又无溲,则水分之过剩者,无路可去,则聚于皮下而为水肿,若仅仅过剩之水分聚于皮下,亦未便成大患。水肿之原因,为汗腺失职而无汗,内肾失职而无尿,初一步过剩之水分聚于皮下,继一步血中不应排泄之水分,亦继续奔辏聚水之处,至血液干枯而不止,以故愈肿愈甚,若从皮下放水为治,则不能纠正生理之失常,故放后仍肿,预后不良。旧法之开鬼门,洁净府,即是纠正生理之失常,故肿退可以不复作。此言水肿,其在热病亦同一理,凡无汗而用麻黄,是纠正生理之失常,若本有汗而用麻黄,则反引起生理之失常,以故有汗而用麻黄,可以漏汗不止。至于厥逆,何以厥,即因漏汗之故,不应排泄之水分,亦变而为汗,血中失液,神经亦失养,所以厥也。《伤寒论》亡血家不可发汗,正因此故。

3 麻黄定喘

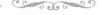

为医不能彻底明白原理,则临床无标准,因而用药错误者,其事不胜枚举,最显著者,莫如麻黄定喘。试详言之,以供隅反。

喘有痰喘,有肾喘,有寒有热,大分不离肺虚,虚而不胜冷空气压迫,则多分泌痰涎,以护气管,如此则痰多。若本是阴虚,血中液少,则无物供给腺体以制造黏液,无物可护气管,如此则无痰而热化,热则上行,则亦致喘。其肾亏于下肺虚于上者,精竭则内分泌不足,肾部自起恐慌,不能与肺部相应,则显种种不同之病证。上下气压不相等,其一也;肺不得肾之供给,因而无弹力,其二也。全体生理反常,气管感觉奇敏,不断分泌黏液而为痰,致液干精竭,一方面为骨蒸潮热,一方面引饮食自救,而有虚假之食欲,每值气候小有变换,或情感冲动,或些微劳苦,则痰奇多,而呼吸异常浅促,《内经》所谓汩汩乎若坏都,溃溃乎不可止者,即是指此。此种病程有深浅,机兆有显晦,衡量审察,存乎其人,万绪千头,莫名一病,此等而见喘,要皆非麻黄所能治,且麻黄反能增病。其麻黄能治之喘,仅有一种,其原因为肺为风束,卫气不向四围分散,而从中上行,亦仍有其他副因,如肺虚肺热肾虚水逆等,与气喘为缘之病,然后见喘,其主因在肺为风束,故麻黄为必用之药。至于副药则当从副证,绝非执着一个古方可冀幸中,而昧者不察,以为方名麻黄定喘丸,则凡见气喘之病,皆欲以之尝试,并有汗无汗而亦不问,几何不败事哉?

4 有 汗 用 桂 枝

桂枝之效力亦在表,其作用恰与麻黄相反。司汗腺之神经失职则自汗,虽恶寒汗仍自若,故知是汗腺启闭失职,桂枝富有刺激性,能使神经恢复常度,故得桂枝而汗止,惟其如此,故无汗桂枝是禁药。汗所以泄热,无汗而热,复与桂枝,既能助热,如何病不增重。用桂枝之标准在口中和,有汗发热而形寒,而口中和三字尤为紧要。所谓口中和,即口味淡而舌润,凡是口中和,虽不形寒亦可用桂枝,仲景桂枝黄芩汤即为此而设。盖普遍性热化之阳明经证,汗多热不解,口中和者,桂枝黄芩之效,捷于影响也。今人于口淡舌润之热病,认为湿重而用厚朴,厚朴乃胃家药,非能解热者,又桂枝不可用之标准,在口燥舌质绛,渴而引饮,如此是血中液少,荣气不足,其人必躁烦,白虎证也。其舌尚未干,壮热形寒,渴引饮而躁烦者,乃桂枝白虎证。第一种若误予桂枝汤,第二种若不与石膏同用,必致衄,其后一步即转属成痓,王叔和所谓桂枝下咽,阳盛则毙者此也。此即无汗用麻黄,有汗用桂枝,有汗禁麻黄,无汗禁桂枝之所以然之故。不明所以然,读古书不易彻底明了,不彻底即不免有或误之时,是旧时治医之通病也。

5 葛 根 之 解 肌

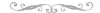

麻、桂两味之外,最有用而重要者,莫如葛根。葛根能发汗,亦能治形寒,退热之效用极良好,其效力发作之场所亦在太阳,作用在发汗驱热。略如麻黄、桂枝,惟有汗而壮热者可用,不似麻黄之当悬为厉禁,无汗而壮热者亦可用之,不似桂枝之当悬为厉禁。其入腹后所呈之反应为清凉的,不是热化的,此其与麻、桂不同之处,因其有清凉作用,故普遍性热化之阳明证得之良效,以故洁古谓葛根是阳明、太阳两经药。古言葛根性升,按之理论,与事实都不合。体工之公例,热则上行,葛根既是凉性,当不升,惟此一层尚未能真确,因通常都与芩、连或石膏同用,假使葛根本凉,则无取芩、连、石膏协调,然则葛根殆平性,不可云凉。又从实验言之,凡痧子得葛根则透发,热病之阳为阴遏,猝不得退者,得葛根辄解,是此药富有透发性,故古人谓葛根能通阳。然则性升云者,乃透发之谓,是由里达表,并非由下向上。《伤寒论》有汗而喘主葛根芩连,两阳合病自利主葛根汤。胃热而逆,肺气不得下行,壮热不为汗解,其病之癥结在热,重心在里,葛根解肌,芩连清里,癥结既去,其喘自平。是葛根芩连之定喘,由于清热,非直接能定喘也。两阳合病之利,因表闭不得疏泄,复因胃肠有病之故,并从大便出,因而自利,葛根汤之麻黄葛根解表发汗,是纠正体工之失常,故利得止,亦非葛根举陷之故。

葛根治伤寒系风温阳明经证良佳,陆九芝、戴北山两家,视为惟一效药,《世补斋》用此为治热主方,全书强半解释此方。然就我个人经验言之,葛根之效,只在伤寒系风温阳明经证与痧子之上半期,其余都不适用。如暑温湿温,用之多误事;痧子传变见阴虚者,得之尤劣;深秋伏暑,寒热起伏,一日三五次发,误用葛根,可影响至久不肯退热,其传变则转属阴虚而热,而见白㾦,或由泄泻而变痢,或因气候关系而成痉。三种传变以第一种为最多,若第四步阴虚而热之病,误用葛根则衄。

6 其他诸表药

麻、桂、葛根为表药中之大药,荆、防、薄荷等则为小药。药本无分大小,吾所以为此言者,麻、桂、葛根乃《伤寒论》中药,用之当,效力固佳,用之不当,为祸亦极显著,以故有禁,时医于此种药之用法,往往不甚明了,遂避而不用。凡热病当解表者,一例以豆豉、豆卷、荆、防塞责,医学堕落,至于此极,豆豉虽能发汗,而退热之功效不良,绝非麻、桂、葛根之比。而伏暑病证忌发汗,用豆豉致汗多,荣气益枯,因而出白㾦者,实习见不鲜,不过用豆豉不能愈病,恬不为怪,用麻、桂、葛根病情小有变动,即被指摘,以故墨守成法,抵死不敢更张。又荆、防用于伤风鼻塞形寒有效,假使用之不当,其为祸不似麻、桂之烈,《世补斋医书》中所谓不谢方者,均是此等药。惟荆防之效用,限于伤风而止,其他病证都不效,可以充摇旗呐喊之选,不足独当一面,谓为小药,固自不误,惟其范围颇宽泛,例如失血忌用表药,而妇科产后血崩诸证之杂有外感者,用之无害。防风则内风诸病为佐使药,亦居重要地位。

藁本、蔓荆子、秦艽、羌活皆风药。藁本、蔓荆与防风略同,治头痛良,羌活、秦艽治骨楚良,有时为大药之引经,成绩良好。吾所试验而得者,如中寒头痛与细辛同用每著奇效。细辛之药位颇无定所,与肺药同用则入肺,与肾药同用则入肾,与荆防、藁本同用则入头部,例以人事。防风等药虽不能独当一面,却如幕府如向导,有左右大军之力,功人之功,反高于功狗,固自有其不可废者在也。

香薷之范围较狭,通常仅用于暑温之无汗者,然暑温之有汗者,用之亦无大害。盖暑本当与汗俱出,不似麻黄之于寒伤,误用之有漏汗之弊,然亦仅限于暑温,其伤寒、风温、痉、湿诸证,都不适用。香薷膏用治水肿,则未尝经验。浮萍发汗创于秦皇士,观其本意,殆因不识麻、桂,故创此药以代麻黄,浮萍本身之界说何如,亦无明白之说明。

7 论舌苔与病候

　　首节谓舌苔如常人,口味淡,皆表证,此则不可不详言者。舌色为中医诊断上极重要之点,而遍观各种古医书,均少详确之说明,《张氏医通》之伤寒舌鉴,计一百二十舌,虽有图有说,结果因不言原理,图说不得明了,读者总无由领悟也。余现在所知者,尚苦不多,然舌苔如常人之为表证,却不难说得明白。按舌面之有味蕾,其所以能辨味,并非为人生食欲而设。舌之于味,目之于色,鼻之于臭,三者俱有连带关系,食物入口,是否有益无害,必须经三者之审查,而辨味为主要。假使味不合,入口即吐,故知舌面之味蕾,为胃之第一道防线。食物本所以养生,然谚谓病从口入,何以故?则因世人调味之技太工,味蕾受欺故也。老子谓五色令人目盲,若嗜食致病,可谓五味令人舌敝,审是,则知舌与胃有直接关系。试就各种疾病所显之症状验之,凡有积者,舌上必有黄苔,此尽人所知也,若问积在何处,则必云在胃,此误也。凡舌上有黄苔者,其积在肠不在胃,此为千古一大谜,于治疗上有甚大之关系。何以知其在肠不在胃,此有种种证据。凡苔已黄者,为可攻之证据,吴又可以苔已黄者,为温邪已到胃,未黄者,为未到胃,到胃者,可攻是也。然到胃字当改入肠,凡可攻之证,辨舌之外,必须验其绕脐痛否,有矢气否,必此诸项条件毕具,然后可以放胆攻之。矢气与绕脐痛,皆肠中事,非胃中事也,凡胃有积者,其初一步必不欲食,刘河间所谓伤食则恶食;其继一步必呕吐,伤食则胃不消化,食物梗于胃中。初病生活力强,当然迫而去之,此为自然之救济功能,故拙著《惊风经验谈》,谓绕脐痛矢气,为肠有积之证据,泛恶呕吐,为胃有积之证据,以病情衡之,殆甚确也。肠积苔黄,胃积苔不黄,是皆可以推理而得者。肠积可攻,以其物既在回肠间,只是欲下不得,助以药力,迫之下行即得,更无其他问题,若在胃,则不能迫之下行。因胃之下口,所谓幽门者,有括约筋,凡食物之未消化者,照例不许通过,若勉强通之,则此括约筋必竭力收缩,与药力相持,如此则脘痛而痞闷,而病乃增剧,胃部乃伤。舌面粒粒耸起者,为味蕾,味蕾之下,蒙有一层甚薄之白色垢腻物,其厚度刚能填满味蕾相接处之微凹,使舌面显平滑状,此一层薄垢,即通常所谓舌苔。凡有积者,其苔则厚;凡绕脐痛,拒按矢气者,其苔则黄且厚,乃知据苔之厚薄,可知胃肠有无食积。然无病之人,必有薄苔一层者,示胃肠间新陈代谢之过程也。更从别一方面推求,凡绕脐拒按作痛转矢气者,舌苔必黄厚;而胸脘痞闷泛恶呕吐者,舌上则无苔,岂舌苔专为肠积表示乎?后经多年考察,乃得心知其故,须知舌苔非即食积,乃胃肠消化工作强弱与正常、反常之标帜。质言之,胃有消化力,肠有吸收力,则有苔,若胃肠完全不能工作,则无苔。胃之纳食,其容量有其一定程限,在其程限之内,当然为正当之消化,若过其适当之程度,则必影响其消化与吸收,而此时舌面则无苔,并平日应有之一层薄垢亦无之,第见味蕾粒粒耸起,而舌面则润,以意测之,当是大本营受病,不复能与前线相呼应之故。准此以谈,则舌苔者,乃胃气,胃之本身受病,至于能与舌面相应,此时用重药攻之,殆无不厥之理。吴文可《温疫论》中,对于如此之舌,主用槟榔。自我之经验言之,大黄固非是,槟榔亦非是,吾曾值此证,用槟榔而致厥,又曾见同道用槟榔而致呃逆。又《临证笔记》中,陆稼孙小姐之病,因槟榔致内伤,经长时间调理而后愈者,亦同一蹊径。不过陆小姐之病,并非有积,用槟榔尤属无理,于是可知根本解决之可贵,否则《温疫论》

中用槟榔之界说，总不明了，即使有时用槟榔而愈病，仍不知其所以然之故。于是可知舌上无薄苔，味蕾粒粒起耸，胃停积过多，扩张过当，胃气不伸故也；舌苔厚且黄，有积在肠，胃气能伸，惟肠部蠕动不利，欲去积而不能，因肠有积，胃气不下降而上行，且因胃气得伸，而又不能去积，故其自然救济作用为热化，热化而上行，故苔厚且黄也。更就所见之证推之，凡舌上无苔，仅见味蕾，而胸脘痞闷，为胃有积，此时所见之症状，必有呕逆泛恶，呕逆泛恶为救济作用，若不呕逆泛恶，但闷若石压者，是胃已无力起救济作用，尔时所显之症，必为口味淡，不引饮，因胃之功能被室，不能化热；或为口味甜，胃不能受；或为腹部痛泄泻，胃不能与肠相应，肠部单独起救济也。此时所泻者，必为粪水，或如药汁，纵有粪，亦不黄不黏，所下者非真食积，胃肠功能不得伸展，消化与排泄不得协调，生理上遂显反常之救济工作也。其舌苔黄厚而热化者，积在肠，消化工作未尝失职，不过因热化之故，水分消耗太多，致粪燥不得下行，此时所见之症状，必为头痛，胃气逆故也，甚且神昏谵语。若夫不见种种病证，仅发热而舌面有一层薄苔，是其病在初期，胃尚未受影响，此则所谓舌苔如常人，邪尚在表，古人名此为舌上苔滑，意以滑字表明有病，其实是不明原理，须知此时舌苔未有变动，与无病时同，况滑字毫无定义，不可捉摸，岂不令人坠五里雾中哉。

胃部停积之无苔，与常人无病之舌色，只差几微，即常人舌面有薄白垢腻物，各个味蕾相接之处，无凹凸形成平面，停积之苔，则无此薄垢，各个味蕾耸起，显然可见，其舌面所蒙者仅有水分，此种舌苔与不黏不臭之粪，均可以不和两字形容之。不和者，不能协调也，若夫黄厚之苔，与胶黏之粪，则并非不能协调，所患者，在偏胜而，补偏救弊即得，此种多热化，用凉所以补偏也，有三承气，有大柴胡，有凉膈双解，种种方法，所以救弊也。补偏救弊不难，难在分际，然较之不协调之病为容易治疗，亦较容易审察。不协调之病，因藏气不能伸展，往往不能化热，故胃中停之病，舌面润而色白，舌质亦不红，昔时以此为寒不能化热名之，曰寒得其近似，非真洞见症结也。凡误用萸、附、姜、桂，致病随药变，渐致不可收拾者，皆此近似之审识误之。其有病浅，因温药刺激，组织兴奋，因得去积而病愈者，为道险而迂远，虽或得愈，内部必伤，而病家医家都不知。然治之之道奈何，曰：内部不能协调之病，千头万绪，原非一言可以解决，若仅就胃中停积而言，在初起，内部未甚败坏之时，莫妙于吐法，一吐而各种纠纷悉解。张戴人专用吐法而享盛名，即因彼于此等处，独有心得，否则他人宁不可效颦，然《儒门事亲》中吐案甚多，而可吐与不可吐，却无明白界说，是亦吾人当研究者。鄙意凡病在初期，审其为胃停积，可用吐法；若食物已过幽门，即吐之不得。凡物不消化，不得过幽门，而胃中无热力，则不得消化，然则苔黄而厚，绕脐痛者，不可吐，无苔胸闷，即为可吐之标准。又凡虚甚者，不可吐，虚则胃中无液；舌剥者，不可吐，剥虽因伤食，病机在胃本体，不在食积，吐无益也。古人以发热恶寒为表，停积在胃肠两部为里，本书亦以此为范围，否则藏气病皆可谓里，将说不胜说也。

吐剂以盐汤为最轻，藜芦、蜀漆为重剂，重剂余未尝试用，可谓毫无经验。盐汤不甚效，蜀漆为常山苗，治疟屡用常山，竟不吐，以此推之，恐蜀漆亦非能必吐者。中剂为瓜蒂散、参芦，参芦曾试用数次，不见有何效力；瓜蒂散成绩甚佳，其方为豆豉三钱、生山栀三钱、南瓜蒂两个，仅此三物煎服，服后仍须鸡毛探吐，吐一两次后，必继之以泻，泻后精神爽慧，痞闷除，舌色必转黄，黄为热化，栀、豉、瓜蒂皆无热化作用，何以舌色反见黄苔。记得古人亦有此说，而不能明其反见黄苔之故，就上交文所者观之，无苔乃胃气被室，苔黄乃胃气得伸故也，然则见口中和，苔白舌润，而遽用温剂者，岂不甚误事哉。

8 以热候辨虚实

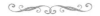

　　虚证就热病言,范围较窄,容易明白,在杂证则繁复难明,兹所言者,不仅限于热病,惟就余所知者,择要言之,简陋当然不免,然余不敢强不知以为知,既明原理,不难隅反,亦充取乎求备也。热病初一步,太阳发热而兼凛寒,继一步,阳明普遍性热化,渴不恶寒,此两种皆热,其区别在恶寒与否,为病人自觉,必须病人告诉医生,假使病人不说,医生亦能知之。候太阳之法,《伤寒论》谓脉浮紧,其一也;无汗,其二也;或有汗或无汗而形寒者,其指尖必凉,其三也。阳明证热向里攻,指尖亦凉,古人谓之厥,但指尖凉者是微厥,手肘均冷者,是热深厥深(此种都是热向里攻,胃中有积热攻胃,则人王部青,下温温欲吐,其厥深者,热聚于里,不能外达,则向上行,更侵脑则神昏谵语。仲景以热深厥深者属厥阴,其指尖微厥者,实不可谓之厥阴,就病理言是阳明,以热在胃故也。然《伤寒论》并无分别明文,致读者见一厥字,以为即是厥阴,又不敢明定是厥阴,遂疑莫能明,存而不论。伤寒六经,厥阴属肝,以《内经》肝之变动为握言之,则涉及神经者,乃是厥阴,指尖微厥,乃含有神经性者,不过以病候言,指尖微厥是阳明兼见厥阴者,重心在胃,固当以阳明为主证,汉时文字自不能如今日之详)。指尖微厥之阳明,与手凉之太阳,何以辨之?曰:凡病在太阳而手凉者,其人虽热,面色不红,唇不干绛,人王部亦不泛青色。阳明证之指尖微厥,则唇舌干绛,即有不干者,亦必绛或红,且面部必显赤色,目亦有时有赤脉,脉则洪滑带数,其心下温温欲吐者,则面赤,人王部独隐青白色。亦有两种之外之发热,手凉者,疟疾是也,先寒后辄发热,发作有定时,固然容易辨识,虽在正恶寒时,亦与太阳阳明不同,其同者是壮热手冷,其不同者为爪甲微泛青紫时,颜额与两太阳比较,则两太阳为较热,以故古人谓少阳之经气行身之侧面。以上所述者,为三阳为实证,若夫虚证,除望色之外,触觉上有不可欺者,掌热是也。凡虚证手掌之热,必甚于颜额之热,而实证则无论如何无此现象,阳明经壮热,至多颜额与手掌之热相等,其次为肌肤暵干,甚则肌肤甲错。暵干为轻,甲错为重,暵干与甲错,因皮脂腺缺少分泌,无物以润泽肌肤之故,今肌肤失润泽,可知血液不足,血液者,荣气也,不足则荣少,是即所谓阴亏,此种发热,即所谓阴虚内热,热病至此,必出白㾦。凡热所以必辨虚实者,实热表闭者可汗,普遍性热化者可凉,因于食积者可攻,若虚热,三者皆不适用,误用之,内部藏器受伤,立即病从药变,必以甘凉培养营血,渐俟其活力恢服,则病乃自愈。虚证于触觉之外,有望而可知者,为病人之动作。手指目瞤动为虚,指头瞤动为神经性,有中毒性与虚弱性之辨,中毒性如初步之流行性脑疾患,小孩之惊风征兆,此不必是虚;虚弱性则因荣虚,古人谓此为血不养筋,其在热病,必与肌肤暵燥或甲错同见,又不限于热病,妇人产后痉与血崩亦大多致痉,其初步亦指头瞤动,此其一也;病者唇干,薄皮鳞然剥落,病者常以手自挦其唇,或鼻孔干有微血,病者常以手自抠其鼻,又或常自搔其头,皆大虚之候,此其原理如何,未能甚详,但手无安处,不期而自动,绝非真头痒、鼻孔有物,而有待乎爬搔,故常与肌肤甲错或津润同见,此其二也;面色苍白,唇独红绛而干,此与肌肝甲错同见,亦属荣枯。面部贫血,口唇独否,古人以唇属脾,乃从病候悟得者,面苍白,唇干绛,眸子乌黑,而黝暗者,为精枯败证,此其三也。

9　以舌苔辨虚实

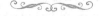

　　此外辨病之虚实，莫切要于辨舌，舌色无论燥润黄白，鲜明如锦者，大虚之候也，若见气急头汗等，去死已不远。黄苔为积；黄苔而薄砌舌面者虚也；苔黄厚，松浮有孔，色微带黑，其质如青苔，如海绒者，胃肠已败也；黄苔薄砌不匀者大虚也。舌苔如常人，质红，其中央有较红之处，其处若无味蕾者，为虚之征兆；若一块无味蕾，余处有味蕾，其无味蕾之处，如去皮之鸭舌，如猪腰，其胃中腺体已坏，肠壁腺体亦坏，消化吸收都不健全，当然是积弱之证据，虽或见有余之证，都是假象。舌剥地图者为伤食，此种小孩最多，亦胃中腺坏，此常与夜咳为缘，其咳不属肺而属胃，当治胃，治胃不当攻积，若用槟榔即内部受伤，变端蜂起，热不退，泄泻、呕逆、惊风等层叠而起，因重创内部故也。吾尝治此种坏病悉心调治，经数月之久，然后复原，若因其热不退而汗之，因其泄泻而温之，则一误再误，病随药变，然后见喘肿涣汗等证而死，可怖也。误药之变，不仅此一种舌，凡上文各条属虚者，误攻之皆如此，又凡上文所指为败象者，皆不救之候，不可不知。

10　以脉搏辨虚实

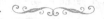

　　脉象虚实之辨最难，脉波无湛圆意是虚，其理由脉管中血不足，血压低，则扩然而空；心藏衰弱，不能充分弛张，此两者脉波皆不湛圆，前者为芤，后者为微，皆所谓虚也。然有食积之脉当任按，而有时则见软弱，涣散之脉，不能应指，所以然之故，藏气被窒，脉虽见虚，病处是实。又如脑脊髓膜炎证，当病初起，藏气未衰，而脉则完全见迟弱涣散之象，脉虽见虚，病证全与虚实无关。又如失血，无论呕吐或崩漏，失血过多，其脉当虚，然仅限于初步，反应既起，脉则硬化，脉象是实，病则真虚，以故《内经》必合色脉然后可以万全。色字每括一切证象言，是故虚脉实证，或虚证实脉，必须证脉合参，则得之矣。

11　虚　证　种　种

　　证之虚者，在热病白㾦是虚，肤糙是虚，两者常牵连而见，尚有耳聋，亦多与两者同见。其在杂证,自汗是虚,咳无力是虚,咳而多涕是虚,经所谓涕泣俱出者是也。干咳是虚,肺燥故无痰,剧咳有力。痰涕奇多是虚,肺不能敛也,且是险证,尝见误服细辛三钱,剧咳略无已时,以人参五味子予之,其咳顿差,此与风寒袭肺不同之处,在开与闭,凡事至于极端,则有相似之现象,辨之法,自有标准。凡如此之咳,其口味必辣。《内经》以五味配五藏,肺主辛。又云:真藏脉见者死。言脉则色味可以隔反,肺之味辛,平时不见,此时见之,藏气外露,等于真藏脉见也,凡辨病之虚实,当见微知著,方无陨越,既明原理,则见微知著,并非难事。凡事皆有微甚,甚大之事,鲜有不起于细微,故易言,履霜知坚冰之将至,上文言味辛,乃肺虚,是已至坚冰境界,并非履霜,若最初见之征兆,则微妙难言,操之既熟,可以一望而知。面色有晦明,荣气有枯泽,呼吸有静躁,颈项、脊柱、胸膺、肩背,皆有正常反常,所谓规矩权衡也,而此种种皆有深浅,有至极甚之地步而尚可治者,有仅露端倪而不可救药者,能见微知著,则可以防未然,知生死,测寿夭。故曰:知几其神,然而曲突徙薪,例无恩泽,论医学,固当致力于此,能知此等微妙之处,乃为高手。

　　上节所言者专指肺部,其他各藏,皆有特征,未能悉数,抑余所知者,亦苦不多,只能择要言之。凡病有其部位,各藏有其特征,就此二点注意,能知病之所在,而不能知其变化,若就形能观之,则能知其变化。例如咳嗽为肺病,气急为肺病,若仅仅咳嗽气急而无他藏见证,则是肺为风束之证,轻者为伤风,重者为气管炎,乃急性单纯病,无论如何,必不虚。伤风宣肺即愈,剧咳且喘,卫气不能四布,无汗而恶寒,麻黄定喘即得,气急鼻煽,充其量,至用小青龙汤亦无勿愈者,总之,是头痛医头可以济事之病,不算重也。若咳而兼见腰酸、遗精、头汗、盗汗,或其他前举之虚证,有其一,便非前项各药所能济事,误用麻黄,肺本虚,复从而虚其表,则为虚虚;若误用细辛,则诛伐无罪,且腰酸、遗精、盗汗、头汗皆肾病,若用细辛,不止病随药变,竟可以立即脱绝。而喘咳之证,什九皆兼肾证,鲜有单纯病肺者。医理不明,仅就方名望文生义,贸然尝试,其危险诚有甚于盲人瞎马者。肺证兼见肾证,须注意是由肺病肾,抑由肾病肺。凡由肾病肺者,颊肉削,眸子暗,腰腿酸软而冷,遗精,精不固,掌热骨蒸颧红;由肺病肾者,肩耸背驼,头微前倾,面色苍白,痰中夹血,形寒自汗臂酸,甚者指头胀,常自汗,背骨酸,膺痛。肺肾两藏病连带而见者,乃习见不鲜之事,而在各种病中,亦惟此两藏病为最难治。其由肺病肾,溲不利,眼下先浮肿,旋四肢肿者,不治,脚肿退,手肿较甚者,谓之四维相代,可与期日矣。由肾病肺者,肺无弹力,则为痰多涕泣俱出,其荣枯者则干咳,痰偶有之,小粒成珠,破之有奇臭,潮热汗出发润,可与期日矣。虚损证,男子以肺肾病为多,女子以肝肾病为多,此其所以然之故,生理关系、环境关系均有之。女人月事不调,腰酸带下,即古人所谓冲任病,凡在冲任者,其病源必在肝,间接以及于脑,为形能上之公例,此在平时及病时,均有显著之证据。《内经》以春配肝,肝气条达,当春则乐,忧郁肝虚,当春则病,而动物孳尾,必在春日,环境拂逆,忧愁幽思,男子则阳痿,女子则不月,此皆肝肾有连带关系,与人以可见者也。肝为藏血之藏,肝气拂逆,则其气恒上逆,所藏之血,不能以适当之时间供给各藏器,如此则身半以上,血恒有余,身半以下,血恒不足。又肝与胃肠之关系更为显著,凡肝逆者胆汁不下,则消化吸收两皆受病,如此则血液益形不足,无在不起恐慌而成积弱。以故肝病解剖上有直接关系者为胃肠,形能上有直接关系者为冲任。至于肝病之轻者,恒心跳眩晕,重者瘈疭昏厥,则又因血与神经有密切关系所显之证状。肝病之范围,大略如此,审是则肝病殆无有不虚,然病肝之人,往往善怒,性情暴戾,恒少寐躁动。虽竟夜不寐,辛苦难堪,而无倦意,则又何故?曰:非健全过人,实因肝虚血不足,而显假象之有余,通常所谓肝旺皆如此。欲证明有余之真假,可以验之老人、烟客、痨病。凡少年健体,无有不嗜寐者,每昼夜若无八点钟酣寐,则精神不振;而老人则否,每二十四小时中得六时睡眠已足,且镇日作事,可以无倦容;吸鸦片者,终夜不寐,精神转佳,因有日间睡眠以为代偿,毕竟其夜间不寐是不足于健康;劳病多欲,虽临命之顷,于房室不能自制,此岂有余使然哉。不足而显有余之假象,证以此三者,是信有其事,然何以故?此亦是体工救济之故,体内各物,常通假有无,挹彼注此。由此推之,则躁烦易怒,非实证也,然伤寒少阴证有躁烦,通常名曰阴躁,以大剂黄、附温之,辄应手而效,此为实乎虚乎?在理凡躁烦皆舌干无液,舌干无液为荣虚之所标帜,则谓为虚证良确,然所可疑者,为太阳、阳明合病证之大青龙汤,阳明经证之白虎汤,少阴证之通脉、白通、真武诸汤,皆所以治烦躁,其烦躁亦皆舌干液少,何以太阳、阳明则用石膏,少阴则用附子,且两阳病之躁烦得石膏即止,少阴证之躁烦,得附子亦止。古人对此,以寒热为说,以肾阳不得上承为说,标准亦欠明了,今若能为甚详细之说明,使原理了然明白,俾后之人对于附子之用,毫无疑义,则误治之病,当减少其泰半。某虽不敏,当竭其所知,与世之知医者一商榷之,说详于后。

12 热病之虚候

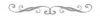

世人皆以为太阳有太阳病证,阳明有阳明病证,伤寒六经,是六个病证,此其观念,小有错误。此种错误在浅处,无甚关系,至深处,则因此观念错误之故,不得明了,关系殊非浅鲜。须知六经只是病候,所谓候者深浅之谓也。热病初起,病在卫,继一步病在荣,第三步病在腺,此有寒热之辨,普通性热化,荣卫渐被消铄,入第四步阴虚而热之候,此时误汗,立见白瘖,腺枯也。有病从寒化,组织无弹力,由太阳直传少阴,所谓传,即由实而虚之谓,东医喜多村谓三阳皆实,三阴皆虚是也。又陈修园谓太阳底而即是少阴,即是指太阳由实变虚之病。以理推之,表层感寒而凛寒,为伤寒太阳证,体工起救济作用,体温集表而化热,为伤寒阳明证。体工之为物,往往呈一往不返之象,绝无热化之后,复自变为寒化,为寒化之少阴证之理。然则《伤寒论》中诸附子方,强半皆治由太阳直传少阴之病,其所以不免传少阴者,为病在太阳时未用麻桂之故,若用麻桂而适当,病即愈于太阳,其化热而为阳明者,用葛根芩连、白虎诸方,病即愈于阳明,此为经验事实无一或爽者。审是则后人所谓少阴证,无一非误治致虚之坏病。坏病与太阳直传少阴者不同,以《伤寒论》方合之,当然龃龉,因坏病无定型故也,医家不知其故,横直试验,都不合法,又不敢非议仲景,遂创为江南无真伤寒之说,此因不知体工之救济,化热之后,决不变寒,除非药力与体工抗衡,然后病随药变。阳明府证用三承气过当,有变为阴证者,《海藏》曾言之,验之事实而信,则仲景用承气所以非常审慎,亦可以灼知其故。脉弱踡卧迷睡,自汗肢凉,肌肤津润,诊此以肌肤津润为标准,谓为腺病,尚不远于事实。第四步则在生活力,而病大深矣,病在卫仅恶寒,绝对不烦躁,在荣而未热化者仅恶寒,汗出发热,亦绝对不烦躁,惟唇舌干绛,渴而引饮者则烦躁。《本经》谓石膏清胃,《伤寒论》以阳明为胃家,而此时之烦躁,得石膏即止,是此时之烦躁,仅仅胃中液干,他藏不与焉。观白虎汤证有神昏谵语,可以证明吾说之真确,此所以两阳合病与阳明经证之躁烦,皆以石膏为主药也。

13　用附子之病理

伤寒六经，所以明病候，六经虽有六个名词，病候却只有三个，即太阳证、阳明证、少阴证是也。太阳有病卫病荣之分，并非作两个段落算，不过表明伤寒初起有此两种情形，并非由卫传荣，此凡读《伤寒论》者固皆知之（此实《伤寒论》本文文字有应当商量之处，读《伤寒》者，只宜认定恶寒为太阳证，太阳证有两种，有恶寒发热而有汗者，有恶寒发热而无汗者，此两种皆是卫气为病，化热之后，液体不足，方是荣病。卫属第一步，荣属第二步，自古伤寒、温病纠缠不清，皆因不明此真相之故）。阳明证亦有两种，普遍性热化者为阳明经证，局部发炎而兼普遍性热化者为阳明府证，两种皆阳明，在六经中只有一个名词，并不分两个段落。少阴之外，虽有太阴、厥阴，然三阴只有一个少阴，何以言之？厥阴者神经症状显著，下厥上冒谓之厥，热深厥深谓之厥，指尖冷谓之微厥，厥热昏瞀阵发者谓之厥。太阴者组织无弹力之病也，其地位在腹部，名为太阴，其实仍是肠胃为病，并非脾病，水分过剩，不能化热，遂见腹满，此与阳明府证一热一寒，恰恰成为对待。凡病而至脉弱头汗，但欲寐踡卧，大便溏泄，粪不稠黏，所谓少阴证也，此时之病候，无单纯少阴证者，常兼有厥阴、太阳证，不过重心在少阴，故不名为太阴或厥阴。其单纯之厥阴，实是痉病，单纯之太阴，实是湿病，《伤寒论》既云痉、湿、暍与伤寒相似，则单纯之厥阴与太阴当别论，惟转属之少阴证为伤寒，而伤寒少阴证无有不兼见太阴厥阴者，惟兼见之程度有微甚耳，准此以谈，岂非三阴只有一个病候？（据此说，伤寒原文次序凌乱，与其亡篇，皆可以推想而得其大概）。少阴之烦躁，乃因腺体失职，古说谓少阴属肾是也。经云：病在下者，取之于上。今当易其辞曰：病在下者，证之于上。凡肾有病，其面必黑，凡由花柳病而得之淋浊，其面必黑，肾藏虚寒者面部亦黑，此因药效而知之，得瑶桂面黑即退，瑶桂能温肾故也。何以知瑶桂能温肾，此不但因《金匮》肾气丸之有桂与《本经》别录之言，凡肾藏虚寒，排泄失职者，得桂则溲利；患遗精者，瑶桂为禁药，误用则病发。附子亦肾药也，瑶桂能退面部之黑色，附子常服，能使颜色华好。又厥阴证阳缩者得附子则伸，少阴证头汗为必具症状，得附子则无阳证状悉除，而头汗亦敛，如此辗转印证，乃知少阴证确是肾病，附子确是肾药，头汗确是肾证。既明白以上种种，乃知古人所谓气化之意义。气化病云者，乃藏器不病仅藏气病也，热为卫之藏气，汗为荣之藏气，内分泌为腺之藏气，有古人所已知者，亦有所未知者，但从形能上审察得其公例而为之说，古人所谓经气，即是此等。吾尝治一人遗精，投以固摄之药，遗乃益甚，其见证腰酸腿软，明明是肾亏，补肾固涩均不效，仔细考虑，其人瘠而面有火色，决为肾热，投知柏八味丸，应手而效，是即所谓隔反，乃知古人定法，丝毫未误，后人头脑颟顸，读书不求甚解，自不免为盲人瞎马，岂可执此以咎医学哉。又按附子之效用，肾藏虚寒者，能使温化，是其效用之一；能旺盛分泌，兴奋肾腺，是其效用之二。此中有一不可思议之秘密，即用附子之分量，附子性能达下，为少阴证之特效药，然使用量太少，则未及其药位而亦发生效力，如此则见甚危之热象。曾有一次治少阴证，有附子一钱，其脉疾数至不可数，热度由华氏百零四度骤升至另五零六度，亟继进附子三钱，佐以吴茱萸八分，药后仅半点钟，脉搏转和，热降至华氏百零一度，嗣后调理半年始愈。此实至危极险之事，当时绞尽脑汁，从各方面考虑，然后冒险继进。然谓少用有如此险象，多用则否，则又不然，尝治坏病数十次，皆经前医用多量附子，皆不可救药，有遍身痉挛舌萎缩，口中津液奇多，脉乱而无胃气者，此乃附子刺激神经过当之真确证据；有涣汗神枯，头部发润，气急者，此种是肾受大创，不能与肺协调（此种与细辛同用之结果）。近见有服多量附子与黑锡丹，病人小腹热，面部四肢均肿，面色晦滞，气喘汗出发润，脉细且乱，此亦垂绝不能稍延之候（余于此病悟得头汗与肾有关之故，仲景所谓但头汗出，乃其初步所见之征兆，此则临命时所著之证象，所谓凡事皆有微甚也）。黑锡丹用硫黄，乃大温之药，伤寒少阴证，但头汗出乃寒证，所谓寒，乃脉沉微但欲寐之阴性证。今云服多量黑锡丹附子，小腹热甚，则是热化，如何亦头汗？曰：此所谓两极有相似处，寒热至于极端，则症状略同。其所以然之故，此时不但藏气为病，实质亦病也，凡内藏受大创者，其组织炎肿，内部既肿，失其控制之力，外部应之。初一步面色晦败，继一步面部及手脚浮肿，故面色败而见肿者，其病辄不汤治，十之九预后不良。吾治愈一十一岁小孩，其见证是心藏肥大，其来源是热病误服槟榔，吾所用药，不过甘凉养血，治之二十余日，守方不变，竟得全。又曾治一阴黄伏湿，自汗肢凉，用茵陈术附，亦二十余日而愈，然愈后脚仍肿，其家用单方冬瓜皮熏洗而愈，则不明其原理。此外曾值十余人，与之期日而已，竟无一得愈者，尤其是误服附子而肿，甚少可愈之希望。今所欲证明者为头汗为肾病，肾病无论为寒为热，苟有组织变化，无有不肿，亦无有不头汗者，但头汗不肿，可以测知其实质尚未坏变，病之属寒属热，不得仅据头汗，当就其他见证合并考虑。既明白少阴为肾病，复明白附子之药位与其效力，则少阴烦躁用附子，其理由可以推想而得。少阴烦躁，此时外面可见者为烦躁，舌干而又有头汗，脉沉微踡卧诸证，此与阳明、太阳证完全不同。阳明、太阳证因高热薰炙而舌干，其烦躁只是少荣，与内分泌无关，虽烦躁，根本未动，欲救荣枯，只须消炎，以故石膏得著神效。其标准在脉滑，面赤目赤汗多，大渴饮水，少阴证并非少荣，所谓阳破于外，阴溃于内，此时肠胃本无炎可消，若误用石膏，一面涣汗肢厥，一面阳越发狂，不速挽救，可以脉乱气喘随见，而病乃不可为矣。古人皆谓阴躁，声音不洪，谵语无力，所谓郑声，须知误进凉药，阴躁之极，至于发狂，竟可以欲尽去其衣，愿置身泥淖之中，第就声音状态辨之，岂不误事。凡诊阴证之标准，在肌肤津润，此与阳证之出汗不同，阳证出汗乃蒸发而出，其肌肤必热，阴证出汗，肌肤则凉。阴证之肤凉与热厥不同，热厥初步指尖凉，其人王部必隐青，其面赤而亮，阴证初步面必不赤，戴阳乃赤，戴阳非初步事，且无论戴阳与否，其人王部必不隐青，而头则必出汗，其肢凉绝对不限于指尖。总之阳证之厥冷与阴证之四逆，能明白其原理，根据原理，从各方面推测，自无扑朔迷离之感。而最简捷之方法，则为手背近腕处其肌肤凉，阴证也，热厥指尖凉，阴证腕背面肤凉，可谓不传之秘。是故阴证之躁烦须用附子，使之兴奋，阴躁之证，舌面干枯，是内分泌缺乏，得附子后，舌面复润，则古人所谓肾阳不能上承，致舌底廉泉不出津液，造语虽极费解，于事实则吻合也。

由此为进一步之研究，人身荣少则躁，内分泌少亦躁，荣少之躁，审其为热盛熏炙所致，用石膏清热则愈；内分泌少之躁，用附子兴奋之则愈，然有两法均不适用。须知石膏之用，限于阳明，若温病未传，第四步阴虚而热之候，荣气枯竭，肌肤甲错，此时亦烦躁，往往不得入寐，同时见白㾦，是当以甘凉养阴。此时若误用石膏，躁烦益甚，可以涣汗气喘；若误用附子，则血管充血，舌衄齿衄，无论石膏附子，误用之，病皆不救。伤寒少阴证，附子可以挽救，固然，然限于脉不乱，面部不肿，气不急，头汗未至发润之证，此四者有其一，即属难治；有其二，便属不治。所以然之故，附子仅能振奋分泌，必须生活力不竭，然后有通假涅注之可能，以上四者，见其二，即是生活力已竭之证，人力不能回天，无可如何也，必先明乎此，然后炙甘草汤、人参附子汤可以心知其故。

14　寒热虚实两极相似

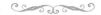

前言两极相似处，其事至确，且为医者不可不知之紧要关目，王冰谓大虚有盛候，李东垣谓甘温能治大热，即是指此，然皆指寒热说。学者每苦其言无畔岸，不知何者是大虚之盛候，又何者是甘温能治之大热。对此问题之答解，所谓甘温，炙甘草汤是也；大热，少阴阳越之证是也，方与证均不止此，第举此可以例其余。然大虚之盛候，不止此寒热，诊病以脉、以色、以舌、以呼吸，此四者为中医诊断上最重要之事，而此四者均有大虚之盛候。例如脉溢出寸口，为上盛下虚，其人必肝旺头痛气逆，然此不必是大虚，因头眩气逆之证，有时可以用龙骨镇之，沉香降之，凡可以用此等药之病，皆非真虚证也。若脉溢出寸口直至掌心，乃真大虚证，吾曾两次见此脉，皆从攻下后见之，仅观病历，已可知是虚，而此种脉象，辄弦硬有力，病人亦不气喘，不戴阳，别无败象可见。吾所见者，其一为伤寒食复用黄龙汤，其一为痢疾，因灌肠复与泻药，两人皆老人皆男子，亦皆不起，则因未知治法也。然自今思之，补之恐已不及，若认脉溢为实，从《内经》高者抑之之例，则死必加速。须知脉至掌心，即是败证，仲景仅言下后息高者死，然脉溢决不较息高为轻，实可补古人所未言也。面色自以枯萎者为虚，红润者为健体，然戴阳则虚甚而见红润之色，又肺肾病有至死而颜色美好，《外台》谓之桃花痽，乃年来所见肺病，多有病至垂危，颊肉不削，颜色美好者，皆大虚之盛候也，戴阳须附、桂，桃花痽则獭肝散良。舌苔自以有苔为实，光剥为虚，乃有一种舌苔，黄厚异常，而其他见证，则盗汗气喘等恶候，极为显著，此种舌苔看似阳明，其实是劫津败象，已在不可救药之列，亦可谓舌苔大虚之盛候也。至于呼吸息高、坌息等等，尽人知为险证，固不必由虚实为辨别，惟有通常见惯之一种冲气上逆证，医者不察，用旋覆代赭镇压，反应立起，本不气喘，反与喘满，亦可谓大虚之盛候。按：旋覆代赭，喻嘉言《寓意草》屡言其效，然余见他人用此者竟绝少效果，岂喻氏别有秘密之标准未宣布乎？旋覆代赭为刚剂，凡虚证皆不能任刚剂，而此种冲气上逆足以惑人，是亦虚证盛候也。

大实证甚少，阳明府证宜用大承气急攻者，数年中仅偶一见之，而脉反软，不盛而怔指也，舌苔则厚腻灰色而润，不黄燥也，亦复耳聋，目光不正，全与虚证相混，其惟一标准在动而不静，成人见鬼谵语，小孩烦躁反侧不宁，皆是可攻考确证。又女人积瘀，亦有实证似虚者，其标准在面色舌色，凡舌隐黑斑，面部隐隐有青色成块者，可攻之候也，虽瘠甚虚甚，亦当攻。舌上黑斑是寻常习见之症，若仅舌上有斑，面上无青块者不可攻，凡云可攻，非大剂抵当或大黄䗪虫丸，丸可用宜少，抵当汤不可用，宜虫蚁搜剔法。若仅仅舌上黑斑，或兼见环唇青色者，疏肝养营而已，非真实证也。

寒热仅指躯体反应而言，水分过剩者为寒，津液燥化者为热，凡荣枯掌热骨蒸者，通常谓之虚热，凡实热皆体工防御作用，凡虚热皆通假代偿作用，寒热虚实，常交互而见，亦不能分别为说，故不另分章节。

15 论上下病候

上下两字,于诊断治疗上有甚大价值,例如脑证之用胆草,即是其例,《内经》高者抑之,陷者举之,皆上下两字范围中事也,假使不知此,则脑证多致束手。凡流行性脑证,由气候燥热,新寒外束,卫气郁而上行,则不必治脑,但苦降之,可以必愈;其因跌扑受伤者,神经挽急,弛缓之亦愈;其由伏湿而病风缓者,为中毒性,脑质往往坏变,如此则无可愈之理,以故风缓证不可治,此其大较也。

陷者举之,如气虚下坠,用补中益气汤;高者抑之,如肝阳头眩之用龙骨、石决明,皆上下两字范围内之甚显著者。然仅云抑乏、举之,似甚简单,实际治病,却无有甚简单者,简则不效。肝阳之所以眩由于热,热则上行,镇压所以抑其上行,然不清其热则不效,故镇压之品为主药,必须有清热药为副药,且肝阳为肝家假象之有余,例无不虚者,虚而抑之,照例无有不起反应者,故又必用疏达之药以为反佐,如银柴胡逍遥丸是也。祖方中如乌梅丸之温凉并用,大柴胡之升降并用,皆足为吾侪取法,惟当师其意,不必泥其迹耳。

脚气号称难治,咸归咎于白米,以为患脚气之原因。中国古说,以脚气为湿病,中药以鸡鸣散为特效方,方中重要药味为槟榔、吴萸,其寒化之甚者,加附子,凡服此药者,其感觉为脘下有热力从上下行,身半以上陡觉舒适,酣然入寐,醒后,脚肿便渐渐自上而下,有显然可见之迹象。脚气之为病,最初脚背微肿,旋肿甚达两踝骨处,本凸出者因肿甚,反见微凹,继而胫股,继而过膝,然后小腹肿,胸闷欲呕,面色遂变,脉亦骤变,浮而无力,所谓溅溅如羹上肥者,乃甚工之形容词,如是谓之攻心,攻心则危。其有入腹之后,腹部肿,脘下胀闷而色脉不变,则不遽死,转属而为水肿,以后全属水肿病型,直至四维相代而后死。当脚气既入腹未攻心之顷,投以大剂鸡鸣散,其肿渐渐下行,逐步见退,亦如病进时之次序,病人则感觉松快,大便一日四五次行,若湿毒从粪便出者,脚无力者渐觉有力,脚觉重者渐渐觉轻,最后趾丫间非常之痒而奇臭,则霍然起矣。是故此病名为脚气,其末路谓之攻心,其病源谓为湿从下受,循名责实,无一不极真确,是形能上最明显之病证,然则主维他命乙缺乏之说者,纵有几分是处,其真确之成杂分,似尚不如上下两字之真切也。

广东人某,著《脚气会言》(已不忆其名,其书为小本,现在亦无购处)。其主方为鸡鸣散,试之而效,惟云槟榔为不可少之药,似不尽然。按:鸡鸣散中最效之药为吴萸,此物之效力在下降,其药位在中脘,性味又辛热,脚气之病源为寒湿,病之进行途径为由下上行,其致命之要点为攻心,此药与此病有输攻墨守之妙,协以附子,则奏效可以操券。附子与吴萸略同,所不同者,药位在小腹,而脚气攻心之先,必见腹满,其湿毒上行,由膝入腹,若非附子,则不能直达至小腹驱之使去。槟榔效力能燥湿,其药位在胃肠,视吴萸之入血分,附子之刺激神经不同,脚气之病源为湿,而病位则不在肠胃,是槟榔为协佐萸、附之副药,非主要药也,明白此层,则药量轻重,手下向有分寸。凡治脚气,愈后必须继续服金匮肾气丸合轻剂鸡鸣散,否则不免再发,再发时为轻车熟路,湿毒上行极速,可以令人措手不及,是亦不可不知也。又《脚气刍言》有三将军丸,为吴萸、槟榔、大黄,吾曾试用之,不但无效,且增痛苦。事后思之,脚气属寒湿,凡患此者,多舌润而口味淡,大黄苦寒,与病不合,况既宜附子,必不宜大黄,不待言而自明。又通幽汤之通大便,猪肾丸之治肾藏风,亦上下范围内事。观通幽汤之用桃仁、红花,则知其大便不通由于血液枯燥,凡肝虚而便约者,均属此种,大约桃仁、红花不参用其他破血药,例如干漆、丹参、䗪虫、鳖甲等,则不能破血,且不能行经,但能通大便。其理由如何,尚未明了,经验上是如此。肝气有腹胀者,昔人谓之肝乘脾,腹胀而大便不行,则其气下坠,升则便行,故通幽汤用升麻,大约升麻之用意,只是疏达,易以银柴胡逍遥丸,亦未必便远于事实,然以经验为言,故尚有待于实效之证明。

《金匮翼》之肾藏风,患者肌肤感觉麻痹,神经性病也,凡古籍所谓风,无一非神经性者,其云肾藏风,乃指部位而言,此病脚胫腿皆漫肿,且必上连及腰。腰腿胫股,肾藏之领域也,猪肾丸用甘遂、全蝎为方,就方药考求其病理,便了解明白,有如指掌。全蝎所以治风,甘遂所以泻毒,亦即所以抑之下行,猪肾则引经药也。既知此,则风胜者可以加蕲蛇、天麻等药,湿胜者可以加防己、槟榔等药,上逆者可以加吴萸、附子等药,岂不左右逢源,头头是道,脚气如此,肾藏风如此,他病可以类推,一切古方,均有左右逢源取撷不尽之妙矣。

《病理杂谈》终

第五节 《神经系病理治要》

1 自 叙

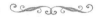

　　书云,若药不暝眩,厥疾弗瘳。《语》云:子之所慎斋、战、疾。由前之说,治病决不可敷衍;由后之说,用药却不许鲁莽。然而庸手为之,不鲁莽即敷衍,倘无真知灼见决不能免二者之识,知病之温凉寒暑,虚实表里固已,又必明其所以然之故。明温凉寒暑之以然,则能辨真假;明表里虚实之所以然,则能知深浅,真假深浅,灼然知之而不惑,然后能知生死。论可治与不可治,其不可治者,可以预知其时日;其可治者,斟酌于正治从治,轻剂重剂,主药副药,急进缓进,从容应付,不爽累黍,仿佛尺度在心,权衡在手,是则医工之良也,不能知此,仅云某药为某病特效药,则粗之甚矣。尝谓医病如治疱,醯、酱、豉、盐、糖、酒、葱、蒜,常人治肴恃此良疱所用者亦只此,而为味则迥然不同,所以然之故,在火候与分量,无他谬巧也。近人多喜用伤寒方,而不明病理与病候,动辄以仲景之徒自命,脉案则必引用《伤寒论》成文,用药则桂枝之量以一钱半为率,附子倍之,石膏又倍之,此真平原君好客,徒豪举耳,幸而病愈,则自以为功,决不云幸中也,不愈则多为曲说以自解,苟有可以委过者,则委过于人,不肯一返省也,此种都是医者通病。不佞早岁亦喜用附子重剂,亦喜引用《伤寒》《内经》以自豪,特不屑文过,不敢自欺,曾屡经颠踬,屡经返省,深思穷想,资以经验,然后稍稍有得。夫学医费人,自古已然,医者治病,譬刑官折狱,终岁治狱千百起,不能无一二失入失出,医则尤甚,此当处处临深履薄,知所戒惧,固无所用其讳饰,抑学问无止境。遂伯玉行年五十而知四十九岁之非,则今兹所认为是者,安知其是否真是,不过丁现时代中医现状,无论主张新旧,愚虽不敏,窃比当仁矣,以故千虚一得,不敢自秘,读者苟能虚心听受,庶岁于昔贤著书救世之志,得收功于补苴罅漏矣乎。

民国十九年十二月八日铁樵自识

2　惊风详说

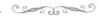

　　小儿因食积、风寒、惊恐而发热，往往容易成惊，其成惊之理由，因小孩饱食不病，但略受风寒亦不病，必既饱食，又受风寒，加以惊恐，则无有不病者。惟其病因决不单纯，所以病则胃气上逆，热壮胃热，肝胆亦热，热则上行，血聚于头部，脑当其冲则惊；食积不得消化，不知节食，旧者未化，新者复加，肠部窒塞，胃部扩大，肠胃都有神经与头脑息息相通，肠胃病此神经亦病，影响及于头脑，则亦惊。凡惊风以此两种为最多，故治惊风之法，大半当清热与消导（此专指急惊，其慢惊另一种病理）。

　　惊风之为病，最初有征兆，俗医都讲究看指纹，那是靠不住的胡说的。何以言之？指纹是皮肤下浅在静脉，因发热脉管兴奋充血，则此纹显静脉之在食指内侧者，有小有大，大者因管中含血较多，色隐青紫；小者含血少，色映淡红，俗医不推究其理，妄将指之三节，定风关、气关、命关等名目，又定紫、红、青、黑、白五色，又定分歧、不分歧，纹向里弯、向外弯等，每一种指纹，妄定一种病名与之相合，委是痴人说梦。又业推惊者，亦有种种名目，如摇头惊、肺喘惊、攀弓惊之类，亦是痴人说梦。余因此事耿耿于心者十余年，从科学方面、经验方面推考，然后得其梗概，指纹之说，全非事实，亟宜改革。惊风之最初征兆，在唇舌与手指及眼睛与人王部，兹分别说明之。

　　发热而唇红且干，常有之事也，若见唇红且干，舌色亦干绛，是内热甚盛之证，若其唇常动，舌尖常舐出唇吻，便须注意，因此是惊风征兆之一。

　　两手或开或握，均无甚关系，惟无论或开或握，总以松软念温润为宜，若指尖冷，是热向里攻，其心下必温温欲吐，人王部之青色，辄与之并见；若肌瘠肤燥暵热，是热病末传阴虚而热之候；若手握有力，食指与拇指相附著，却非佳征；若复握拳，拇指出于中指食指之间，尤非佳征；手指瞤动，当然更劣，但至手指瞤动已尽人知为惊风；若上举仁者，乃惊风之征兆也。

　　面部之中央鼻孔之两旁，其地位名人王部，可以候病儿胸脘中感觉。若病儿胸中不适，温温欲吐，则人王部隐青色，所以隐青色，不外乎血管收小，其处血少，则较之他处为青。血在脉管中行，全赖神经为之调节，今胃中不适，此处独青，是此处与胃神经有直接关系也，此亦惊风征兆之一。

　　眸子之黑色部分为虹彩，白色部分为眼白，其外层为巩膜，凡小孩发热，眼白发红，有红筋现于巩膜之下，便不妥当，因血菀于上故也。此亦惊征兆，乃将作惊风之候，此时失治，其惊可立见，继此以往，既手指瞤动，寐中惊跳，更进一步，四肢抽搐，目则上视，热已入脑，惊风已成矣，然此时惊风虽成，犹其浅者，更进一步，其病乃深。

　　凡病之涉及神经者，皆阵发性，即时而病状甚急，时而较缓。凡见阵发性者，可谓病候更深一步，惊风在惊发之后，往往神气如常，惟眸子总有异征，不是目光无神，即是瞳孔互异。所谓目光无神者，并非眊而不明，乃运掉不甚灵活之谓；所谓瞳孔互异者，亦非眼孔有大小之谓，乃两黑珠之位置不作一直线，两眼恒微歧，及惊风发作，则手脚牵掣，目上视，面部肌肉痉挛，种种恶候一时并见，发作既罢，仍复如常，此病之剧者，可一昼夜十余次乃至二十余次发，不知治法则死，误治当然亦死。然有似是而非之治法，当时似乎得不遽死，变为脑脊髓膜炎或慢脾，延至数月乃死者，病家受祸更酷于速死，此种医术，造孽更甚于孟浪杀人,则用药不当为之也。以我所知,有最恶劣两种药,其一为回春丹,其二为羚羊角。羚羊之为物,当惊风发作时,服二三分许,其惊可以立刻不作,惟病儿却从此迷睡无神,不能啼,并不能惊,一二日后,有颈项反折,变为脑脊髓膜炎症者,亦有变为脑水肿症者。推究所以然之故,急惊之为病,由于热与积与惊怖,清热导积,弛缓神经则愈,清热必须热有出路,宜疏解清透,即使有积,亦不可峻剂攻下,须防其陷,当以消导药与透发药并用,故麻黄葛根不妨用,而大黄芒硝不可轻易尝试。羚羊之为物,专能泻汗,泻汗是诛伐无罪,且惊搐所以频发,正因正气不虚,生活力能起救济之故,今用羚羊泻肝,是本不虚者使之虚也,若复与大黄芒硝同用,或与回春丹、牛黄丸同用,是专与生理为难,病无不陷者,以故犀角可用,羚羊不可用。回春丹所以不可用,因蛇含石与犀黄,诸牛黄丸不可用,因犀黄,由经验言之,犀黄专能血毒,而清血毒之药,专不利于出痧子。惊风之为病,因风寒而病卫气,因卫气病而停食积,复因风寒食积而病神经,神经既病,不能调节血行,新陈代谢失职,血中即多沉淀。此即自身中毒,其惟一救济之法,即是发斑出疹,使血中蕴毒从皮肤宣泄。大份病初起时失治,郁之既久,与夫痧疹流行之顷,什九必发斑出疹,而发斑出疹之为病,以面红者为顺,面白为逆,此病机也,盖面红则有外达之倾向,面白则有下陷之倾向,故面红者多剧咳,而白者多咳不爽而泄泻,若用葛根、麻黄、犀角、薄荷、川芎诸药,则本来面白者能红,若用消黄、羚羊、犀黄,则本来面红者亦白,白即大逆,变症百出。通常必见点而后知为痧疹,又于病儿发热惊跳手指瞤动之时,大胆用羚羊、回春丹、牛黄丸,皆庸之庸者,前者坐不知病机,后者治不明病理,不知利害。《易系辞》云:知机,其神医者能知病机。虽不必神,能寡过是真确的。今之医者,其心目中认为最要者是效方,而轻视病理,病理不明,不能知其所以然之故,则于危险未来之时,不能知机,于危险既来之顷,不能知变,一见惊风,羚羊角、回春丹摇笔即来,是亦势使然也,于是至死不明其故,覆辙相循而不知悔,不亦大可哀乎,今余试与读者详言病理。

照西国学说,神经系之解剖,极为繁复,神经系之病症及其变化,尤不可究诘,不佞仅能知其大略,因我治此病之经验甚多,就形能悟出许多解释,较我读西国医籍所得者为多,颇堪为后来者识途之导也。习见病症关涉于神经者,仅能明白神经系统之大略,已可了解,例如小孩之惊风,所以必由于食积者,因肠胃皆有神经丛之故。生理学家以躯体之各官能由意志命令而运动者,谓之动物官能,其不由意志命令而运动者,谓之植物官能,肠胃之运动,皆不由意志命令者是植物官能,此两处工作其重要意义是消化与吸收。胃主消化,小肠主吸收,胃之下口以下,小肠之上口以上,有一节名十二指肠,最居重要地位,消化与吸收两个作用均有之,而十二指肠之构造甚屈曲,凡天然设置之物,皆有意味,不似人工造作,有时为绝对无意识者。故吾人苟能潜心考察,辄能于平淡之中,悟出甚效之方法,此所谓活医学也。十二指肠何故屈曲,考之胎生学,消化器本是一个管子,此管子若是不长,则食物经过其中之道路不远,在势不得充分消化,不得充分消化,即不得充分吸收,故此管之长,过于人身数倍,既过于人身数倍,而又装置于躯体之中,在势不得不屈曲,故大肠曲,小肠、十二指肠亦曲。然有不曲者,上部胃上口至于喉间,食道是也,下部大肠尽处至于肛门,直肠是也。食道欲其入,直肠欲其出,皆无消化吸收作用,无取乎曲,故亦竟不曲。胃为消化之主要部分,故胃之装置,不但屈曲,且扩大地位,而上下口均有括约筋司启闭,所以必如此造作者,为能多容食物,为消化作用之集中点也。十二指肠与小肠之屈曲,使已消化之食物纾缓而下,所以为吸收作用之集中点也。何以胎生期只是一个管子,后来却生出如许关目,则因人类有甚悠久之历史,此种变化,乃由物竞天择而来,其不适于生存者,已淘汰净尽,故其设施皆有甚多之意味,耐人探讨也。十二指肠更有第二次消化之作用,此第二次消化,是继胃部第一次消化而加以更精密之工作者,故其地位甚重要。消化工作有两个方法,一个方法是蠕动,胃能蠕动,肠亦能蠕动,胃之蠕动,其命意在使食物之入胃者频频翻动,得均匀受胃壁分泌之消化液;肠蠕动之意义,在使食物之已经被吸收而变为渣滓时,得渐渐下行,达于直肠。消化第二个方法是分泌,胃壁有分泌,其重要者是胃酸,十二指肠壁亦有分泌,其重要者是胆汁,大份得酸质则食物腐,得胆汁则起化学变化,故胃可称为磨砻消化,十二指肠可称为化学消化。以胃与小肠比较观之,胃主消化,小肠主吸收,胃未尝不吸收,特重要在消化,小肠亦未尝不消化,特重要在吸收,而十二指肠则介乎二者之间,此三处乃消化系最重要部分,其蠕动,其分泌,其吸收,乃其分职之工作,此种工作,全不受意志命令,所谓植物性官能也,其所赖以操纵调节者,全赖有神经,此种神经,皆属交感神经。

读者欲知何者为交感神经乎,是须先明全体神经之纲要,此种学问,在解剖学中为最繁复,最入细而难知者,吾所能言者,为大略之大略,假使中医可以无需乎此,则亦何必费此脑力。然事实上殊不尔,岂但改革中医必须研究此事,内景不明,终竟不能胸中了了,言下无疑,且中医而能略明神经系,其治病之效力,必远过西医。盖凡百学问,由两个系统化合而成者,必发生新效力,医学自不能为例外,吾盖证之实验而后为此语,非想当然之谈,亦非敢漫为大言欺人也,兹且告读者以神经系之大略。

神经者,头与全躯体各官能、各脏器、各组织互相联络之纤维也,大别之有三种,曰脑神经,曰脊髓神经,曰自主神经。

脑神经有十二对,凡主运动者,曰传出神经;发生于脑内之细胞群,名起核;凡主感觉者,为传入神经;发生于感觉器内之细胞而终于脑内之细胞群,名终核。十二对之名目如下:嗅神经、视神经、动眼神经、滑车神经、三叉神经、外展神经、面神经、听神经、舌咽神经、迷走神经、副神经、舌下神经,凡声色香味诸感觉,动目瞬睫咀嚼诸运动,皆此种神经专司其事,就中惟迷走神经从颈静脉孔出下琐骨至胸腹布于各神经丛中。

脊髓神经凡三十一对:颈八、胸十二、腰五、骶五、尾一。此种神经,在上者入上肢、颈项、缺盆、胸膜、肋膜、背脊,在下者入下肢、腰腹诸肌,其主要司肌肉、手足诸伸缩运动,其分枝则与交感及副交感神经合组诸神经丛。脑神经及脊髓神经,可谓大部分皆管辖动物性官能者。

自主神经亦从脑部及脊髓部发生,而与前两项不同者,其所主管皆不随意动作诸藏器,所谓植物性官能也,且其纤维自成系统,故当是脑神经、脊髓神经之外另一种神经。自主神经复分两种,曰交感神经、曰副交感神经。

凡神经之在脑部者为中枢神经,其纤维之达于各藏器者为周围神经,在脑部之菱形沟内有多数小体为各神经所发生者谓之神经核。在躯体诸神经丛内各藏器之内壁,亦有分布之小体,或为神经纤维之终点,或为所经过,谓之神经节。自主神经中枢部居脑脊髓内,为中后脑及脊髓之神经细胞群所构成之神经核所发生,其纤维之人体中者,不直接达于各藏器,必先终于神经节,由神经节另发纤维,达于所欲之之处。每一神经节发出之纤维与其邻近藏器中之纤维合组如网状而成一神经丛,此一丛,即有其专责之职司。甲丛与乙丛有相通之纤维,是名交通枝,凡甲丛之感觉运动连带而及乙丛者,皆赖交通枝传递,然其分职之界限绝严整,各丛之权限极清楚,不病时各司其职,不相蒙混,病则病能亦仅及其本丛之领域,以故在生理学上有神经单位之称。

交感神经占自主神经之大部分,其神经节为最多,分之为中枢节、侧节、终节三种。中枢节为多数神经节连接而成,在脊柱之两旁左右各一行,谓之交感干,此干从颅底至骶尾,几与脊椎等长,分颈胸腰骶四部。

侧节分胸、腹、盆三部,胸部之节,左右各成一行,每行系十二个小体排列而成,亦联以细小之干,位于肋骨头之前及胸膜之后；腹部有四小节,在脊柱之前腰大肌之内侧缘,盆部有四或五小节,位于骶骨之前。

终节位于各藏器之内壁,所谓各藏器心、肺、肝、脾、胰子、大小肠、血管、淋巴管等皆是也。交感神经从脑至交感干为节前神经,从交感干至各藏器为节后神经,节前神经有髓质之鞘护之,节后神经则仅仅白色纤维,于此有可理想推测者,神经由脑髓发生,即藉脑髓为养。由脑与脊至于各藏器,为途甚远,若中间无媒介机关,势必失其传递之效力,此殆有节之命意。若仅仅有媒介机关,无物为之养,则其效用必不健全,譬之人事千里馈粮,则士有饥色,此殆有髓鞘之命意。准此以谈,必脑髓充实然后神经健全,而就形能观之,凡忧郁多内者,其意志必薄弱,神经辄过敏,忧郁则肝虚血少,多内则肾亏精竭,血虚精竭,首当其冲者,即为头脑,是《内经》之言,处处可以征信。而患瘵之人,性欲反炽盛,不可抑制,是肾腺之作用,并不因多内而消失,然则近顷西国医学家,专以割换腺体为延长寿命之妙法,其尚非探本之论欤(《内经》谓肾者作强之官,伎巧出焉。意谓精满则脑健,作强字含有志气发扬意,患瘵则意志薄弱,精空则坐立不安,或为卑慑,无复有坚强之意志,是可以反证经言不误。而劳瘵垂死,必有一时期性欲反炽盛,脑力坚强志愿伟大之人物,恒不屑意于儿女之私,世有广蓄姬妾以好色自豪者,类多鄙夫,无高深学术之辈,为此反复推勘,觉生理神秘,绝非割换肾腺可以解决人生问题者)。又交感神经纤维在躯体内,成无数神经丛,所管辖者,为心肺之弛张,肠胃之蠕动,血之运行,淋巴与腺体之分泌,然不能单独集事,必须与副神经及迷走神经合作。盖交感纤维有促进各藏器运行之功用,而迷走神经与副神经,则有制止运行过当之功用,互相颉颃,即互相扶助,惟其如此,则交感系统中,有收纳脑神经系统纤维之必要,其收纳场所,厥惟神经节,是殆有神经节之第二个意义。既明以上大略,然后小孩之惊风有可得而言者,根据症象,推断病理,用药胥有标准,更本诸经验心,知药效,纵变化层出,应付裕如矣。

3 惊风解剖基础

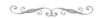

于是当研求肠胃之交感神经,交感神经最大之丛,厥惟胸腹盆三部,凡三总丛,腹丛最大,腹腔有较大之二神经节,两节之间,有神经网,此网与节,即腹丛纤维所自出也,此两神经节,位于膈肌脚之前,与肾上腺邻近,在右者位于下腔静脉之后,两节之上份收纳内藏大神经,下份收纳内藏小神经,两节放出之纤维,即成腹丛,更由腹丛产生许多小丛,其数凡十,曰肝丛、曰膈丛、曰脾丛、曰胃上丛、曰肾上腺丛、曰肾丛、曰精索丛、曰肠系膜上丛、曰肠系膜下丛、曰腹主动脉丛。

上十丛,肝丛为最大,收纳左迷走神经及右膈神经,支纤维循肝动脉门静脉之小脉络而分布于肝藏,其一部分之纤维,循胃与十二指肠之动脉至胃大弯,即胃下丛,此丛原与脾丛通连。

脾丛为腹腔丛,并左腹腔节,及迷走神经所发之纤维组成,循脾动脉而分布于脾。胃上丛,循胃左动脉,至胃小弯,与迷走神经之胃枝相连。

肠系膜上丛,即腹腔丛延下之份,收纳右迷走神经之一枝,围绕肠系膜之动脉,循该动脉入肠系膜之二层,随其枝布于胰腺、空肠、回肠、升结肠及横结肠等,该丛之上份,在附近肠系膜上动脉之起处有一节,名肠系膜上节。

所谓内藏神经者,亦即交感神经之胸神经节所产生之物,内藏大神经起于胸节第五至第十节,终于腹腔节,是为有髓神经,小神经起于胸节第九、第十或第十一节,与内藏大神经并行,贯过膈肌脚,终于主动脉,肾节亦属有髓神经,是为大略之大略。

有老妪于此,见小儿下青色粪,谓此因受惊之故,须防起惊,此其诊断不可谓不高明。何以故?因受惊确是下青粪之原因,而青色粪确是惊风之前兆,探源像后,均极正当,虽同恒一方,何以加之,不过老妪能言之,却不能知所以然之故,是须我辈为之笺释。青色是胆汁乃从干输胆管送入十二指肠者,胆汁之入十二指肠,专为第二次消化而设,若消化工作循序竟事,则所下之粪仅微带褐色,褐色即胆汁余影,若消化工作未竟,遽尔泄泻,胆汁与未化食物并下,其粪乃青。然此与惊怖何与? 曰:惊则神经兴奋骤,仓粹之间,藏气可乱,故受惊则心房震荡,面色骤青,甚且呕吐,是其证也。神经之为物,用则发育,不用则否,尝谓知识阶级中人,思想独健,譬之政治,是中央集权式;劳动阶级中人,筋肉发达,是地方自治式,此虽戏言,其实罕譬而喻之语,是用则发达之明证也。小孩发育未全,仅知吃乳饮食,故肠胃神经先发育,而值惊怖之事起变化者,亦惟肠胃神经为最著。神经之大部分,虽分脑一脊髓与自主三种,然三种皆有连带关系,或同出于神经干,或同入一神经节,其纤维则交互组织而成丛,以故往往牵一发而动全局。小孩神经之用,限于胃肠,故受病之处,亦限于胃肠之神经,虽属交感系统,此系之神经与他系相连,故交感神经受病,辄见手脚抽搐,乃运动神经为病,属于脊髓神经者也。惊风有一定程序,必先见征兆,然后手指瞤动,然后手脚抽搐,然后知识昏蒙,最后乃见阵发生性而目歧或上视。此因病起于胃肠,胃部、肝部及十二指肠之神经丛皆属腹丛分枝,其丛中纤维,含有脊髓神经,故初起仅指头瞤动,因瞤动为运动神经失职,乃抽搐前一步事,运动神经从脊髓出也。吾人见小孩下青粪,则知其病在十二指肠,知其第二次消化已不能循常轨,第二次消化既病,第一次消化无有不病者,故又可以测知其胃中分泌亦不能循常轨,不能循常轨则体工起救济,此时之神经,乃竭其能力以促进胃壁肠壁之分泌,在不病时,当然令出惟行,不生问题,病则处处不能应,命神经乃非常兴奋,兴奋过其适当程度,则异常紧张,见之于外者,则为指头瞤动。

凡忧郁惊怖诸情感上事,肝主之,《内经》上本如此说,验之形能,极真确,兹且不与,其附属之腺体为病,某物失职则某项效用反常,故同是某藏病可以其病不同。今小孩因惊怖而见青色粪,是十二指肠病,其源在肝,其病之症结是肝丛神经,因此神经丛之分枝循胃与十二指肠动脉,故惊则神经兴奋,以迫促血行与肠之蠕动,各腺体之分泌,血行太速,胃肠肝脾皆此神经丛势力所及,胃肠肝脾皆充血,余处则比较贫血,此时见于外者,则为面部发青。肠之蠕动所以迫食物下行,蠕动过当,则未及消化之物,本不当下者亦下,则为泄泻,各腺体之分泌,与各组织之需要,生理上常保持其恰恰相当之数,藏气乱则分泌过多,此所以既泄泻而又粪青也。

凡病既起,能自愈者居少数,渐深者居多数,其渐深之程序,亦循生理自然之动作。小孩之惊风,初起在胃肠肝部之交感神经,然最初病起于惊怖者,只在肝丛;起于食积者,只在胃丛;其病起于风寒者,在自主神经之末梢,观病型之传变,凡感寒者必停积,是末梢神经受病亦胃丛受之。假使三个原因全具,则肝丛、胃丛并病,否则或仅病肝丛,此种当是初步,由分丛传至总丛,更由总丛影响分丛,即腹丛神经病,凡由腹丛分出之十丛胥受影响,此时当感非常不适,在内则肝、肾、脾、胃、胰腺、大小肠皆起恐慌,同时各藏之血管及腺体亦起变化,见之于外者,则为面青或赤,唇燥指头凉,泄泻青粪,溲赤或白如米泔,指头瞤动,多啼或迷睡,或见两三症,或诸症并见,则视其所感受之重轻而异,如此者当是第二步。此时自主神经节,因容纳迷走神经之故,则由迷走神经分纤维直传延髓是为一路,因交感神经之节前纤维,从脊柱两旁发出之处,多与脊髓神经交互,今大部分之交感神经既非常兴奋以为救济,则脊髓神经亦起变化而相助为理,此为事理所必至者,脊髓神经主运动者也,是为又一路,于是在上则延髓紧张,见之于外者,为项强,或项反折,或角弓反张,在肢体则见抽搐,而有诸不随意动作,是为第三步。延髓为诸神经总汇之区,各纤维相形沟中神经核密布,强半为各种神经之根,就中有大核曰视神经床者,有多数神经由此核体通过而达大脑皮,而视神经床乃目系所从出,神经索中若有某缕纤维紧张,而此紧张之一缕,若与视神经床之神经有连带关系,则因该纤维紧张之故,牵掣视神经床,使倾侧于一方,当此之时,见于外者,则为目歧视,或上视,或直视不能转动,是为第四步(凡病起于甲神经单位传递于乙神经单位,或丙、丁单位,或单纯,或复杂,或始终竟不波及,皆有其一定程序,此即所谓病能,外国之生理学与我国古代之医经,皆研究此病能者也)。以上四步,逐步递深,至第四步已登峰极,无可更进,神经紧张则血与淋巴之运行,腺之分泌,皆非常激增,迨紧张过甚则痉挛,当其痉挛之顷,促进之作用消失,各种工作皆停顿,则见假象的缓和,缓则痉挛暂罢,而紧张依然,如此则为间歇的阵发。此以为阵发性,假使仅仅阵发,不复增进,亦尚不至于死,当此之时,苟无良法以为治疗,则病决不退,不退斯进,更无永久中立之理,继此而见之变化更有四种,皆极人世惨酷之境,兹更为分疏如下。

生理有公例,血与淋巴之运行,腺之分泌,组织之吸酸除炭,细胞之死亡生殖,凡此皆所以营其新陈代谢之工作,与时俱进,无时或已,至于老死,如是种种可总名之曰生活力,当其不病时,分职进行,秩然不紊,病则此种生活力集中于病灶所在。若多数藏器为病,亦必有其重心,生活力则集中于其重心所在之处,其集中乃其所以为救济也,结果适得其反,使病之势益增顽强,如此相持,延日既久,则成痼疾,各种病得如此结果者,殆居半数。惊风至前述三四步之顷,其重心辄在延髓,因该处为各神经纤维总汇之区,纤维相集而成索,重心在此固宜。病儿有至三四步病候时,忽见颈项反折,抽搐不作,若本来发热者,热则不盛,脉则反沉迟,血色不足,默然不啼,多寐,其为状有一二分与《伤寒论》中所谓少阴证者相似,此时医者辄用附子为治,卒之不但无效,反促其生,若听其自然,虽五七月婴儿,可以不变不动,延至一候以上,此即西国所谓脑脊髓膜炎证乃症之重心在延髓,生活力集中于延髓,所以致此也。此种为由惊风传变之脑脊髓膜炎,在西医籍谓之转属证,因延髓紧张之故,其头常左右摇动为机械式,左旋至若干度,右旋亦若干度,且每一次摇动,其相距之时间为平均的,业推惊者谓此种为摇头惊风。余每值病家问此是何病,亦辄答以摇头惊风,旧式儿科或笑余拾人唾余,彼不自研求,心怀嫉妒,固当作此语,但有不可不知者,转属之脑脊髓膜炎,有先见摇头而后项反折者,亦有项反折而不摇头者,《伤寒论》之痉病,所谓独头动摇者,亦即是此种,是为继前第四步而见之变化之一。

三叉神经者,脑神经中之最大者也,此为颅顶盖与面部之感觉神经,有大小二根,著于桥髓之前面,小根在前,为运动根,大根在后,为感觉根,所谓根即神经核纤维所从出也。

此神经之纤维,共分三股,曰眼、曰上颌、曰下颌。感觉根出一分枝,在桥脑内,分为升降二股,升枝终于桥脑外侧之神经核,降枝分股甚多,其主枝终于延髓。运动根所出之纤维与之相连者,有四神经节,曰睫状节,与眼神经相连;曰蝶颚节,与上颌神经相连;曰耳节、曰颌下节,均与下颌神经相连。病至上述之第四步,即有非常复杂之关系,影响尤易者,即为牵涉最多之三叉神经。凡感觉纤维皆传入的,累及此种纤维,即知识昏蒙;凡运动纤维皆传出的,累及与眼神经相连之处,即戴眼歧视,是即旧医籍所谓天吊,累及与上下颌相连之处,即口唇努动不已,颊车作咀嚼运动式,不能自制止,其外观所见之形状,大类鱼之嗫喋,故旧医籍名此为鱼口惊风,是为继前四步而见之变化之二(此第二步之变化,犀角往往不能愈,当用羚羊,其分量每剂药中用一分,研末即得,此为近来实验所得者)。

此外更有一最恶劣之变化,曰解颅。解颅者大头病也,其头放大之速度,极为可惊,大约一个月之内,颅可大至四倍以上。此于形状分别之有二种,一种作方形,一种作圆形。方形者两日角与头角均显然隆起,其头顶则平,自上观之作长方形,前窄而后奢;圆形者,则浑圆如西瓜,大小亦略同西瓜之大者,所以有此两种,当是根于病儿骨格本来之方圆,未必于病理上有何区别。头之放大限于颅骨,面部则不放大,当头将放大未放大之顷,有一特征可以预知,此特征在两眼,眼之黑珠向下而不向上,上面露白,眼孔作圆形,其上眼廉之边缘作直线,下眼廉之边缘作弧线,与无病人之下眼廉边缘作直线,上眼廉边缘作弧线,恰相反。

解颅之病有一定例,此病皆从惊风传变而来,可谓只有转属症,并无特发证,患此病者固然必死,然死期殊不定,有数日即死者,亦有延长至十余年者,因其头颅大于常人者数倍,其颈项不能支持,常须以物支撑之,而肢体之增长,则极有限,是虽生犹死也。所可异者,知识似乎不受影响,虽不能与时俱进,如学习语言、认识人物,则与常儿略同,听觉、嗅觉、味觉亦不起若何变化,是为不侫对于此病之知识。

至考之西国医学,此病名为脑水肿,其解剖上之变态,为脑膜缺血而湿润,脑膜内部与其下部多积水,此水即脑膜自身所渗出者,其脑质较之常人特殊,肿而光亮,其病源是否因血少,不能确定,一侧性惊厥,及神经瘫之与慢性肾为关联者,或与脑水肿相伴,又无语言能者,或亦因脑水肿而起,总之脑水肿之与中毒贫血等同起者不少,故欲于临症之际指明其究竟因何者而致,实不可能也(以上节录《欧氏内科学》)。

就我近来经验所得,脑水与神经瘫确是相伴而见,盖脑既积水而肿,则其细胞无弹力,脑为神经所自出,脑既无弹力,神经当无有不瘫者,更就他一方面言之,凡神经瘫者,皆与脑水肿同一病理。成人颅骨已硬,脑虽积水而肿,其颅不放大,小孩卤未合颅骨未固定,脑肿则颅大,故解颅之病,限于小孩。

神经病之抽搐瘈疭者,确是神经紧张,其所以紧张之故,在小孩惟一之原因为食积。停积固是积,由惊怖而病从肝之胃者,由风寒而病从神经末梢之胃者,亦是积,盖惊怖则肝气逆,感冒则胃不消化,惊怖虽神经紧张,无物为之梗,则紧张者必旋自恢复,感冒虽末梢神经当其冲,如其胃中无积,则其所病者为营卫,其传变之路径为伤寒,不必成惊。惟其有积为之梗,则神经紧张,有积与之对峙,此如争讼之有两造,仅仅一造,何从成讼,积既不因神经紧张而除,神经乃紧张不已,而成一往不返之局。不过病有主从,有缓急,初非一下可以济事者,故有时当苦降,有时当弛缓神经,有时当消导,综病情与药效观之,瘈疭之为神经紧张,殆甚真确而无疑义者,神经瘫之为神经弛缓,当然变甚确,惟其是神经弛缓,故手足不能动,其甚者至无语言能,尤甚者口涎不摄。而解颅为病,证状虽劣,惟所以有延至十余年者,正因颅不固定能让出地位,俾脑质肿大者有地位可容之故,其成人神经瘫,脑质亦必肿大,惟因颅骨固定,脑肿无可容,则其死更速,此皆可以推理而得者。然则谓神经瘫是一种病,解颅又是一种病,非通论矣,此病之诊断与治法详下篇,是为前述惊风四步后之变化之三。

惊风之为病,无论第一步至第四步,病症虽极剧烈,而脉则缓滑有胃气,除特发性或由转属而成之脑脊髓膜炎症,因迷走神经兴奋之故,有脉沉迟者外,其余无论病情若何沉重,苟非至于临命之顷,脉则缓和若无病者,向来旧医治病以脉为标准,今惊风病病状甚凶,而脉甚平善,乃愈觉手足无措。平心而论,此事甚奇,凡动脉管壁,皆有纤维神经密布,而此种神经,且同是自主系之交感神经,在理惊风从交感神经起病,波及运动神经,然后抽搐,脉当无不变之理,然非至四步以后,决不变动,是心房不易受病也,此亦生理上当注意之一件事。顾惊风当起病时,心房虽不易受病,肺则极易受病,急性肺病与惊风或流行性脑脊髓膜炎症并发者,几占十之七八。凡急性肺病与惊风并发者,先病肺后起惊者,居大半,先起惊后病肺者,居小半,前者属流行感冒,大都先伤风咳嗽既而发热,热盛成惊,成惊之后咳仍未除,此种可说伤风是发热前驱,惊风是热病转属,发热则停积,因积胃逆则咳剧,剧咳不已又热不退,则成急性支气管炎,更有惊风续发,则为病之重可知,后者属惊风本病之传变。

惊风之病灶在胃肠,何以伴发者多肺病?通常所见者,多属气管支炎症,惊风为神经病,是必肺之神经与胃肠有相通之处。按:肺有前后丛神经,其后丛神经,本由肺根后方之迷走神经分枝与交感干第三、四胸节所发之纤维,合组而成,从肺后发出纤维,下行于食管后面,更与左迷走神经之分枝合组而成食管丛,从此丛仍向下循,食管后面,过横膈肌裂孔而入腹,在腹部分胃与肠腔二枝,胃枝布于胃之后面,腹腔枝终于腹腔节,却更分数纤维入肝、脾、肾之上腺、肠系膜等神经丛中,其十二指肠、胃小弯、肝门、幽门管等处,各有一神经丛,却都是一个系统,都是从肺根之左膈神经分枝与胸交感干第三、四节所发之纤维,合组,不过不如此单纯。胃与十二指肠等神经丛均从腹丛出,而旁纳从肺丛放出之纤维枝,至气管与支气管,则有从延髓交感神经节放出之纤维,成为交感神经丛,据此则胃与十二指肠等处,与肺相通之途径有两路,即其一从肺后丛来,以左右迷走神经之纤维为媒介,其二从支气管丛来,以交感节为媒介,第一路较近,第二路较远。大约热盛见气急者,当是胃肠神经波及肺后丛之故,历久失治,而见气息喘促鼻孔扇动者,当是因延髓受病,由交感干胸节传病于支气管神经丛之故。

惊风初起即与急性肺炎并发者,自较单纯惊风为难治,其中途见气急者,或因复感或因误药,若末传引起支气管炎症,则复感误药之外,复有正气不能支持之故在,乃肺气垂绝之候,第一种可治,第二种视病因之深浅,然无论深浅皆极危险,第三种乃临命之顷,无可挽救者也,是为前述四步后之变化之四。

上列四步四变,惊风病之变化大略已备,兹当言其治法。

4 惊 风 辨 证

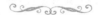

凡病皆从小疾起,无有开场即大病者。即使各种不可治之症,如寻常所习闻之风劳臌膈,其先亦不过涓涓之流。病者既不能谨小慎微,医者复不能见微知著,于是有不可收拾之一日,此言其慢性者,欲免此危险,自当以知养生为主。若夫急性病,如各种热病,其初胥是小小感冒,而杀人强半是此种病,则其咎大半在医者不能彻始彻终,知其变化,仅知某方某药是治某病,迨治之而不效,则束手无策,病则随手而变,既变之后,复云某药可治,乃治之而不效,病则又变,如此递变递深,以至于死,尚云药都无误,奈病不愈,是有命也,其实医者不知病理耳,何尝是命。例如伤风咳嗽,常有之事,伤风咳嗽之病理是肺为风束,宣肺则愈,然伤风咳嗽之后一步为发热,为喉痛,为支气管炎肿,此三种亦是常有之事,此三种传变各有其征兆,医者不察,只予以宣肺药,咳则不愈,而三种变化接续发见。见发热,予以豆豉、豆卷,以为退热也;见喉痛,予以牛蒡、僵蚕、石膏;见急性支气管炎,以为肺气上壅,予以葶苈泻肺。然发热为伤寒系温病,仅仅豆豉、豆卷,病则循经传变;喉痛之后一步为猩红热,仅治喉痧不得出,得石膏反致内陷;支气管炎证予葶苈泻肺,病即死于支气管炎,然而医者都以为不误,而病则不愈,此为现在习见不鲜之事,此非个人之命运,或者人民之劫运乎?喉症痧子,治法详痧子篇;伤寒系风温,治法详热病常识篇;惊风治法详本篇,三种病多有从伤风起者,言病理各篇交互,未能截然分界,读者参观之可也。

伤风咳嗽,喉痒多痰多涕,甚则呕,稍久则渴,唇干绛,此种为肺为风束,宣肺为主。象贝三钱,杏仁三钱,桑叶三钱,橘红一钱五分,淡芩一钱,防风八分,炙草六分。多涕者唇干绛渴者加花粉一钱,芦根四寸;痰不爽者以瓜蒌霜易花粉;渴而胸闷者以半夏一钱、瓜蒌一钱五分、川连三分同用;无涕者,前胡弗用;气粗者,加炙苏子三钱;溲不利者,加赤猪苓三钱、通草八分;若引饮多溲不利者,更加车前(一钱五分);形寒者,加荆、防各八分;形寒而发热者,加葛根一钱五分;发热而躁烦渴引饮者,加石膏;诸热症毕具如上述却无汗而喘者,葛根、石膏之外更加麻黄。上所列加减法,为有一症即有一药,凡由咳嗽而发热,无论有汗无汗,都属伤寒系温病,其前半之伤风,为后半发热之诱因,亦可谓之前驱。诱因者,诱起发热也,然使各藏器血液皆健全,决不发热,无从引诱,既本是有热欲发,特先之以伤风则前驱而已,详说在热病常识篇。

咳嗽发热,指头凉,人王部隐青色,唇舌皆绛而干,此须防其作痉。指头凉、人王青为热向里攻,症结在胃,前已言之,此虽病势不廉,不必作痉,伤寒亦有此症。若唇舌皆干绛,是惊风之病机也,何以言之?伤寒发热,不过体温集表,所谓卫气为病,其热是全身体温集表,浥彼注此,虽热唇舌必不干绛,啼必有泪,涎唾从唾腺出,泪从泪腺出,腺体皆一个系统,涎干然后唇舌干绛,涎所以干,因唾腺不能分泌,唾腺不能分泌,泪腺无单独能分泌之理,故见唇舌干者,知啼必无泪。绛者血中液少,酸素自燃,红色单独显著,此较之浥彼注此之体温集表发热,实深一层,详察此时内部之变化,实因血中液少,腺体不能充分得原料以制造内分泌,泪腺、唾腺乃其著于外者,虽不必如温病末传之阴虚而热,其实已危机四伏,分泌失职,神经必起变化以为救济,是惊风即在幕后,行且立刻登场,履霜可知坚冰,此所谓机也,宜宣肺解肌,益以凉血稀血,方如下。象贝、杏仁、桑叶、橘红、鲜生地、薄荷、葛根、芦根、黄芩、黄连。肺清热,治如伤寒系风温,薄荷协葛根为清透凉解之计,芩连旧说黄芩清胃热,川连泻心,此二味于人王部隐青色、指头凉,用之最妙,因此为热向里攻之症,而此二味则有消炎作用,且指头凉、人王青,其症结在胃,黄芩为胆与胃之专药,川连泻心,实非心房,其效力专能解胸脘痞闷,故用此二味,恰恰与病相当。鲜生地、芦根所谓凉血稀血也,凡病初起,当然不虚,初起而便见唇舌干绛,血液少,腺体干,则体中固有之水分,何时被消耗而至于此极,是亦当有之疑问。吾尝留心考察,觉此种病,其干专在身半以上,唇舌虽燥,啼尽无泪,而腹满或溲多且清,或泄泻,则常见之事,是殆因燥热而病,所谓火曰炎上,惟其是燥热为病,症结在上,则逼水分下行,以故溲多,如其小便不利,大便必泻,被逼之水分,须寻出路也。泻于此种病最不利,无论为风温为痉,因泻则陷,其热必高,而不得退,胸痞必不得解,咳必不得畅,郁之既久,血中自身中毒,虽本来不是痧疹,结果亦必出痧疹,乃解,若不止其泻,虽欲出疹而不得,咳与热总无法可以解除,延至两月之久而成慢脾,柏特利医院邓姓小孩之病是也。若误认其泻为热结旁流,为协热下利,而攻下之,则药力专与体工为难,肺部风邪无法自解,则成支气管炎;因咳剧而又不畅,肋膜震痛,重心转移,则成肋膜炎;因攻药腹部受伤,重心在肠,则为肠炎,在腹膜则为腹膜炎,此等皆与内肾地位为近,容易转属排泄失职,则为肾炎,延日至两候以上,无不由实转虚,随所投之药而呈变化,兼症甚多,莫名一病。中医于此,茫然无所措手足,西医则随指一处,皆可名病,择其重要者而治之,或验血,据血中微菌而定病名,注射血清以治之,其兼症为肺部支气管炎肿,则用喷雾机喷酸素以助呼吸,兼症为肠炎,为背炎,为支气管炎,都有转属脑症之倾向,则勉强用冰枕以预防之,此种都是根据科学而产生之治法,却都是干涉体工自然救济之治法。质言之,凡所设施,无一不与体工为难,病人因冰枕血行不至头部,因喷雾机初得酸素,呼吸似乎较畅,历三点钟之久,气管起麻痹性,非增加酸素之量不为功,气管愈益麻痹,酸素则愈增加,以至于无可再加,而气管之窄如故,气急鼻煽如故,而因吸多量酸素之故,心房之变化随之而起,病乃愈治愈多。至血清注射，本是用以杀菌，病人血中所以有菌，并非自己产生，乃由空气中来，因病无抵抗力，故菌得繁殖于血中，而都市秽浊空气中，微菌之种类据廿年前微菌学专家所发表，有二十六万之多，现在少数之血清，何能应付，是则尚在试验中而已，病人体中自然机能既已隳坏，终竟非幼稚之科学，简单之手术，能整理之，再造之，则惟有死而已。吾虽不满西国治法，平心论之，病经多次误药，由实转虚，莫名病症之时，本无健全方法以为救济，西法治之，固死，中法治之亦何尝不死，特西法实非法，国人都不审，故吾特著之于篇。至于用豆豉、豆卷、葶苈等药于病无死法之时，造成必死之局，此等医法，非从速改革不可，长此以往，中医何能有立脚处哉？上列之方，以消炎凉血之药，用之于唇舌干绛之症，则可以减少内部恐慌，免致燎原之祸，以葛根、薄荷凉透解肌之作用，与芩、连、地黄、芦根之消炎稀血之作用协调，则无凉遏使病邪无出路之虞，故可以使病必已，此则其妙用也。发热剧咳不爽，气急鼻煽，胸脘胁下或腹部均痛，复兼见指头凉、人王部青，唇舌俱干绛，口无津，啼无泪，是必寐中惊跳，且咬牙，方如下。象贝三钱、杏仁三钱、葛根一钱五分、黄芩一钱、川连三分、鲜生地五钱、芦根四寸、枳实一钱、竹茹一钱、防风一分、薄荷一钱后下、橘红钱半、细辛一分半、炙草六分，无汗者加麻黄四分。上挈症有两重要之点，其一为气急鼻煽，其二为惊跳咬牙。何以气急，为呼吸窒也，呼吸何以窒，为气管收小也，此因剧咳与发热之故，生活力集中于肺络（即支气管）以为救济，致气管炎肿，所以收小，因气管收小，呼吸窒不得通，故鼻翼努力开张，以减其困难，此亦生理上此呼彼应之自然功能，故见鼻煽，即可以知支气管发炎，寐中惊与咬牙，因液干血行不流利，寐中不能充分供给各组织之需要，其变化与醒时受惊，肝藏骤受刺激略同，故惊跳，古人肝藏魂之说，当即从此处悟得。咬牙者，胃中津干，牙龈属阳明胃经也，龈与胃之关系，犹之鼻黏膜与肺之关系，盖齿牙为清化第一道工作，犹之鼻黏膜为肺之第一道防线也，胃液干，神经失养，因见咬牙，此时在肺则见气急鼻煽之支气管炎证，在肝胃则见咬牙与寐中惊之神经硬化证，是较之仅仅唇舌干绛、啼无泪之病候，更深一层。若复胁痛脘痛，则虽未经误药，所谓莫名一病之危候，此时已具雏形，此时若不能用适当之药，使病速愈，其危险有不堪设想者，诊婴儿当注意其咳之形状，若咳甚不爽频作，而不肯用力，咳罢辄啼，啼时复不肯用力，咳时钻眉者，必胁痛，兼溏泄者，必腹痛也，此与《伤寒论》中语声啾啾者，其痛在头同理，方意与前略同。细辛一味，专为气管炎而设，此物为肺肾两经药，就经验上言之，有两事宜知者。其一虽云肺肾药，却随副药而改变其发生效力之场所，例如女人小腹痛，痛时有筋若掣，此本是局部感寒，乃得之房后寒邪乘虚而入，俗称为夹阴，其浅者，只须阳和膏加麝香外贴即效，有甚重者，其痛刻不可忍，或且发热，外贴膏药，必不能取效，则须细辛；又男子疝气，睾丸一颗胀大，通常用小茴香、荔枝核即效，其有得要之内与忍精者，则茴香、荔枝不效，此病之变化甚劣，有成颓疝，完全不知痛痒，逐年增大，至其极度，可以如西瓜，累然下垂不便步履者，有竟溃烂须外科疗者，当其初起，用茴香、荔核不效，即须改用细辛，可以免除后来之大患，此两种皆须川楝肉为副药。又有头痛须臾不可忍者，用寻常头痛药不效，用细辛则其效若响，可以顷刻定痛，此种当以防风、藁本为副药。其次此物性悍烈过于麻黄倍蓰，至危极险之症，用之不得过三分，且用以治肺，必须与五味子同用，若肾亏者，在禁忌之列。吾曾见伧医用至七八分，而病人剧咳出血；用之肾亏之人，不与五味同用，药量亦只七八分，下咽仅刻许钟，猝然脱绝；又见用麻黄附子细辛汤者，细辛用至一钱以外，其人失神而死是，皆可为鉴戒。然此药用之而当，实有奇效，且病之重者，委实非此不可，即如急性支气管炎，苟不用此药，竟无愈理，惟一分半虽少，已足愈大症。吾人治医以愈病为目的，非以眩人要誉为目的，吾经屡次试验，一分已足济事，则可见重用之非是矣。本条气管炎与惊风两病，皆极重，惟惊风（原稿不清楚）面以细辛协宣肺药，使乍起之气管炎急速消除，惊既可以不作咳，亦可以立止，纵有余波，容易料理，是实弭患无形也。

证如前条手指瞤动,目光转动不甚灵活,手握有力,是已入惊风第一步之候,原方加胆草二分或三分,须用酒炒过,更加归身三钱;其与支气管炎症并见者,仍得用细辛一分;无汗者,仍得用麻黄三分。惊风原理如第一卷所言,胆草苦降者也,此物与川连同用,凡病因肝胆之气上逆者,得此便能下行,凡惊厥神志不清楚,昏不知人者,得此便恢复知识,惟性甚克伐,不可多服,多服则气下脱,药后病人常欲大便如厕,而又无粪者,是气从下脱之征兆也,见此征兆即不得更用胆草,故每剂仅二三分,且须与当归、生地同用。其有末传虚多外感少之热证而见惊风,不得已须用胆草,当用人参,或西洋参以调节之。

凡惊风初步,勿遽用惊药,抱龙丸、回春丹尤劣,羚羊角尤劣之劣者,犯之多不救,以此等药服之,则泻青粪,凡泻青粪,为不当下而下,病邪逐陷,正气逐虚,嗣后用药,不免左支右绌,棘手万分矣。又兼气急鼻煽者,虽虚洋参不可用,因洋参专能补肺,急性肺病得此,病牙乃一发无出路也。

症如前条见泄泻者为危候,多半所泻是水,所以有此见症,即因身半以上瞙热,逼水分下行之故,此种不得根据《伤寒论》用理中。理中之证,腹部受寒,所谓寒冷邪直中太阴,实际是肠胃无弹力,水分下行,故腹满而泻,用姜所以刺激肠神经,用术所以增加各组织弹力,若犹不足,则加附子,故有附子理中之制。此症则全非是,热在上逼水分下行,复因热故溲不利,水寻出路,故泄泻,又因神经受病,不能调节,泻乃益频,《伤寒论》厥阴篇论厥阴下利,为阴阳不相顺接,实在即此病病理。通常泥于三阳,皆实,三阴皆虚,以为从太阳传至厥阴,必经许多时日,嗣见有不必经许多时日,而确为厥阴者,则创寒邪直中之说。又读《伤寒论》者,大都先横一个寒字在胸中,嗣见用温剂病随药变,至于杀人,用凉剂或有得愈者,于是权利为厥阴有纯寒证(原稿不清楚),先不了了,读者逐无人能了了,则不能根本解决之过也,须知此病因肠神经不能调节而泻,用寻常止泻药止之,当然不效,又此病之病形,在上则热而上行,在下却洞泄,于是就此两点斟酌下说明,乃用阴阳不相顺接字样,后人无从知此,于阴阳不相顺接句,不得其解,又仲景厥阴自利,用乌梅丸,其中特效成分是细辛、川椒,后人不知此,既不明病理,复不知药效,于是乌梅丸,虽常用之药,而界说用法,总不能充分明了。余有治董老太案,他日当追纪之,至于本条掣症,却又不得引用厥阴篇语,而用乌梅丸,因此为热症,乌梅丸不适用也,宜于原方加扁衣、建曲、伏龙肝以止之,甚者加犀角二分,理由如下。

扁衣、建曲、伏龙肝,皆健脾止泻药,凡泄泻不可温者,皆适用之,然其材料,只是处于副药地位,因性平力薄,不足独当一面,本条之加此,亦是用为副药,其主要止泻药乃方中芩、连、生地、葛根、薄荷,因病理既是热甚逼水分下行,消炎即是止泻,故芩、连等,并非止泻药,而止泻功能则居主要地位,进此药有时泻仍不止者,则因神经化硬,不能调节。犀角专能弛缓神经,机括一转,其泻立止,故不必多用也。凡热病皆忌泻,痧疹流行时热病尤忌,其非由神经硬化而泻者,葛根、薄荷已足,当然不用犀角,是否由神经硬化而泻,以有无神经性见症为标准。

5 惊风治疗

脉缓面青,唇舌干绛,手足抽搐,一日二三次,或十余次发,此为前述之第三步见症,以脉不缓弱者为轻,脉缓弱者为重。脉于惊且热时,不当缓弱,其缓弱者,迷走神经兴奋之证,婴儿不能言,惊而见缓弱之脉,即知病涉及延髓,其后脑必酸,头项反折即在幕后矣,方如下。

胆草(三分,炒),蝎尾(二分,炙研冲),乌犀尖(二分,研冲),细生地(三钱),川连(三分),川贝(三钱),薄荷(一钱),防风(一钱炒),枳实(一钱),竹茹(一钱半),回天丸一粒,四分之一药化服。

胆草苦降,三分为中剂,成人肝风重者,可多用,最重之内风症,有用至一钱者,若小儿惊风,三分已属重剂,此方每六点钟服药一剂,三六十八点服药三剂,共得胆草九分,犀角、蝎尾各六分,虽甚重之惊风,愈之已绰有余裕也。凡急惊皆属热,亦皆不虚,热固有证可见,如唇舌干绛,唾少无泪,人王隐青,指头凉皆是,不虚之理,亦甚易明了,惊之为病,热向上行,瘛疭作时,昏不知人,是即《内经》所谓厥颠疾,故通常又谓之惊厥。其昏不知人,乃因脑被热炙而然,并非脑不得血所致,其厥已而苏,所谓阵发性,乃神经起救济作用,其神经紧张之意义,是因胃肠有物,欲驱而去之,非若中毒性之神经麻痹,失血症之神经失养,此其不虚之理,岂不甚为显著,惟其不虚而热,故当用川连,亦惟其不虚而热,热向上行,故当用胆草,川连、胆草皆苦降,皆克伐,但观多用川连,能使人胸脘空而恐慌无主即知此药之悍,不多用者,恐病本不虚,用药而虚故也。川贝、枳实为食积而设,所以仅消导而不攻下者,神经因驱积而痉,重心在痉,自当以弛缓神经为先务,而以消导药佐之,藏气得和,则积可以缓下。凡食物所以成积,皆因食物之量过于胃中能容之量,胃之中部膨胀,则胃下口之括约筋收食物通过,是故胃中部膨胀逾恒,括约筋之收缩亦逾恒,此亦物理之显著者,今若以硝黄等悍药攻积,此等汤药入腹后,假使用非其当,可使腹部疼痛,胸脘痞闷,如被石压,是其物理方面之力量甚为显明,由是可知攻之则括约筋收缩加甚,积则不去,积既与神经为难,药更与神经为难,于是痉乃加甚,病乃愈难。然古人非不知攻积,因攻之有时反足增病,故不敢毅然主张也,犀角、蝎尾、回天丸,皆为弛缓神经而设,犀角之用更有各种不同之处,泻而用犀角,为弛缓肠神经,兼有举陷之意,中毒性而用犀角,有消毒意,血热而用犀角,有清血热之意,本条之用犀角,固是为弛缓神经,更有副作用,是与胆草协调,凡升降之作用,往往不能单调,单调即起反应,胆草苦降,用之过当,固有下脱之虞,然尽至下脱内热炎上之势,经用胆草后或且加甚,常人于此,必以为用之不当矣,不知此乃体工之反应也,体工之有反应,乃医学之立脚点,轩岐立法,只是利用反应,老熟症所以不能治,即因其无反应之故。明乎此,则寒热温凉攻补诸般用药,皆不能单调,已不待烦言,可以了解,胆草降,犀角升,合而用之,则升清降浊听吾人之指挥,无意外之反应,而取效可以操券,此诚鄙人千虑之一得,前人所未言,今人所不晓也。方中蝎尾一味,人皆畏之,此因吾人习闻蛇蝎为稔恶之形容词故,其实绝非事实,蝎尾之毒,为虫药中最初级者,此物弛缓神经,有绝大功效,而神经紧张,亦非此不为功,古方之治惊有效者,无不以此为骨。吾因药盅而病大风,遍尝各种毒虫,惟蛇蝎为最平善,今病愈十年,绝无遗患,是可证也。回天丸中有效成分为蕲蛇、麝香,然不止此,此丸是千金派,吾已于丸药仿单说明之,蕲蛇以地名,此种即白花蛇,亦即东国人所谓反鼻,用此丸治成人中风,为效颇良,惊风须用特制者,因丸药少服力薄不能取效,多则小孩不能服。特制者系用金钱白花蛇,此物价值甚贵,吾甩四十条合丸一料,其为效之良,胜于寻常倍蓰,凡前卷所述三四步惊风,均得适用此方。第四步病较重,亦只用此方,而小促其时间,每两点钟服药半剂,十二点钟尽药三剂,为效甚良,可以十愈八九。以上所述治法胥甚效,初起咳嗽发热,得方便愈,可以不复见惊,或急性肺炎;当见急性肺炎时,得方便愈,不复有何种病变,纵有禾除,余波而已,既见惊之后,第一步治之不复有第二三步,第三四步时治之,不复有以后四变,非谓第一步用某药之后,复见第二步病也。

发热抽搐,目上视,头后仰,背反张,每越两三时辄发作,病儿能言者,此时辄作谵语,其卧床皆不能贴席,后脑着床,颈则上曲,不能枕,亦不能仰卧,此即脑脊髓膜炎之完全症状,所谓四步后之第一变,亦有不由惊风转属而特发者,症状虽凶,倘未经误药,可愈。其有证状不完全,但目光不灵活,头作机械式动摇,项反折亦不甚,手凉肤津者,必曾经误药,或用羚羊,或泻药,或灌肠,如此其病多凶,不可治,方如下。胆草四分炒,乌犀尖四分磨冲,干地黄三钱,川连三分,归身三钱,独活一钱,炙虎骨三钱,煨天麻三钱,炒防风一钱,秦艽一钱半,川贝三钱,炙蝎尾三分研冲,安脑丸三粒研冲。上药每剂分三服,每服相距时间约一点半钟,一剂尽,再照方配药,继续予服,凡未经误药者,约此方三剂可愈,天麻、独活、秦艽治风,虎骨、蝎尾皆弛缓神经要药,故古人谓为驱风药,就中独活、蝎尾尤为不可少之品,此种药,定风不泻肝,犀角则能弛缓神经,能安神,能透发斑疹,能解毒,故与羚羊不同。本方三剂,犀角、胆草均得一钱二分,乃药量之最重者,安脑丸之用,亦与回天丸同,回天丸性温,然于满纸凉药之中,用之有反佐之效,故虽温无害,安脑丸副药以疏解外邪为主,其性平,此与特制回天丸皆用金钱白花蛇为主药,其功效用法均在伯仲之间。回天丸治厥最效,凡阵发性猝然昏不知人者,得之即瘥,安脑丸治目上视或歧视有良效,是病涉及大脑神经者,此丸有特长也。

上所言者,为摇头惊风,其鱼口惊风,极难治,盖摇头为延髓紧张,鱼口则纯粹三叉神经为病,是有脊神经与脑神经之分,自是更深一层之病,第一卷中未曾分别言之,故补述于此。凡见鱼口惊风,非金蜈散不效。蜈蚣(一节,去足,炙),蝎尾(五分,炙),元寸(一绿豆许),上药研细为散,须令极细如香灰,每用一米粒之量,和入前犀角方中服,至多两次,其努唇唼喋之状即止,止后仍须犀角、胆草、西洋参、生地频频予服,至惊症全除为止,否则再发,再发则不救也,蜈蚣力量远非蝎尾可比,故用量亦迥乎不同,吾用此得三种经验,均极有价值。其一即治鱼口惊风。其二曾用此药愈一大症,一三岁小孩,患惊失治,手脚皆反揆,脚踵在前,趾在后,手拘挛,瘛疭不可以次数计,当时以为必死,其家固请挽救,乃与金蜈散,属每次服一挖耳之量,以犀角地黄汤下之,翌日再诊,手脚均复常,瘛疭亦不作,问服药之量仅两次,不过两挖耳之量耳,嗣后以犀角地黄调治之,竟得全愈。其三当吾自身大病时,遍尝各种虫药,觉惟蜈蚣为最燥,二两药中加蜈蚣三节,其重可一分耳,制之成丸,每丸不过绿豆大,重亦不过二厘,服药三丸,微觉燥渴,鼻黏膜干痛,计所食蜈蚣之量仅得六厘百分之一,而其力量如此,此真非躬自尝试不能知者,以故凡服丸散,有蜈蚣者,必须西洋参、生地等调节之,而用量亦决不能多也。

惊风第三步变化为脑水肿,照前卷所推论,脑水肿与神经瘫,并非两种病,脑水肿无治法,神经瘫之初步则有治法,然则欲免脑水肿,须先治神经瘫,而欲能治神经瘫,须先能识何者是神经瘫症。

脉迟迷睡郑声(即谵语之无力者),肌肤津,手凉,四肢郑重不能转侧,纯似《伤寒论》中少阴证,而目斜,项强,此时若予以犀角地黄则胸益闷,而上列诸症愈益加甚,必至完全无语言能力,若予以附子,则唇焦舌枯,津液枯竭,多予则面色苍白,气骤促寒颤,而旧有各症,丝毫不见减退,且此症予附子而见气促寒颤,则去死期不过三五日,无药可救,然则奈何,曰是须明白其来路。

神经瘫即柔痉,无论小孩、成人,均有患此种病者,细别之有四种,其一由伤寒转属者,其二由刚痉转属者,其三由潜伏性梅毒而成者,其四由失血过多而来者,四神病理不同,治法自异,为分疏之如下。

伤寒转属柔痉者,居最少数,因平日所见热病,十之九非真伤寒症,其末传用附子可愈者,乃仲景所谓少阴证,不是柔痉,余有徐家汇史姓小孩案,确是柔痉。其病初起不过发热,其后用大建中汤而愈,既非流行性脑炎,亦非由急惊转变,当是伤寒转属证。其证颈软若无骨不能自举,其头向前,则颌著胸,向后则后脑著背,其上下目睫缘弧形亦转换,惟目珠不向下而向上。此为七年前事,此孩病时才六岁,去年见之甚健全,假此病在三岁以前,必头颅放大,当时所用附子约八分,川椒四分,每日一剂,九剂全愈,尚有他种副药,已不记忆,他日当检旧存医案详之。

由刚痉转属者,大半因用凉药、泻药过当之故,寻常有所谓慢惊者,即非医界亦都耳熟能详,然吾遍考之旧籍,迄不得其界说,大约古人不能了了神经系之病症,故多模糊影响之谈。商务书馆《辞源》以慢惊当西国脑脊髓膜炎,此在十年前之医界,自不免有此错误,慢惊亦绝非神经瘫,是当从速纠正。庄在由号称善治慢惊,今考其所著《福幼编》中方药,实柔痉与慢脾混合,未能划清界限。又小孩重症,刚痉、柔痉、慢脾之外,别无所谓慢惊,而沈金鳌《幼科释迷》平列急慢惊、慢脾,观其所列病症,竟无柔痉,所谓慢惊、慢脾,同是一种虚损症,是皆不可为训。盖古人所谓慢惊,乃惊风或伤寒之后见虚象者,咸属之;所谓慢脾,乃疳积症,腹膨大四肢瘦削,毛发自落者,此两种不过有深浅之殊,实非两种病。吾所谓急惊或伤寒后转属柔痉者,乃指确有神经瘫见证者而言,凡由急惊转属之柔痉,不可用辛温,宜师大建中意,去附子用川椒,合以他种副药,质言之,川椒为神经瘫特效药而已。

刚痉得药后已不瘈疭,却手脚都软,目精不和,神昏迷睡,口涎不摄,是转属柔痉也,若病孩在三岁以内,上下睫弧形相反者必解颅,盖初见柔痉症状脑质即已软化,若复目睫变异,脑已开始发肿也,方如下。川椒(三分去目),乌犀尖(一分,研冲),归身(三钱),川贝(三钱),茯苓神(各三钱),虎骨(炙三钱),乳没药(各三分,纸包压去油)。口涎不摄,是柔痉确证,寻常小孩漏涎者甚多,并非口涎不摄,所谓口涎不摄者,乃唾腺作钝麻性分泌,病与不病固一望可辨者,况柔痉必神昏迷睡,其涎之不摄,自非平日漏涎可以相混。

川椒虽温性,较吴萸为平善,且柔痉得此良效,而绝无相忤之处,柔痉之为病,又易识,固不虞用之或误也。乳没、虎骨为副药亦稳妥有良效,余从治懈俙得此方,因思柔痉同是神经瘫用之当效,试之果然,此亦一种法门,以此为例,旧方成效之继续发见者,必不可胜用也。伤寒转属症用大建中效,刚痉转属症用此方效,执果溯因,显然是两种病。

由潜伏性梅毒而成者,此种在成人中风或其他风病,有显著之症象可见,如爪疥、鹅掌是也,小孩亦有显著之症象可见,如颅骨不圆整,头上湿疮是也,此种之为梅毒,从经验上可得之常识如下。常人仅知梅毒能透顶,有灭鼻之凶,医籍亦仅言杨梅广疮,鲜有能详其由浅入深之变化者,最新之西籍,则侧重微菌,而略于症状,近来沪上风俗每况愈下,潜伏性梅毒几于触目皆是,兹就余经验所得,详析言之,或者青年知所警惕,民德归厚则国家元气所关,医学又其小焉者矣。但余所能言者,仅其症状,与其流弊,若此病之生理,病理,则当先明解剖学、生理学是,为专门学问本编尚谢未遑。

旧时治梅毒特效药为轻粉,此物能使毒自下上升,表面可以刻期而愈,然结果不良,凡透顶开天窗,皆因用轻粉升提之故。迄今报端许多广告,谓治毒如神,如何灵捷,大半仍不外轻粉,西法用甘汞通大便,其流弊亦同。近来有六〇六注射之发明,以为花柳病从此解决,然十余年来经反复试验,西医籍已自己宣布其效果不良。余有二友,其一略知医不精,因治游患浊,自知不妙用大黄大剂泻之数次,又用治浊验方萆薢、土茯苓等利溲,病良已,然十余日后,胸脘鸠尾骨下,忽起一核,初起大如钱,久之如杯如碗,多方求治,竟不效,可半年许,困顿以死。嗣后余值此种病,十五年中,约五六人,其核初起在胁下,既移至中脘,问其先曾患淋浊否,曾用大剂大黄否,则如出一辙,此一例也。又一友亦治游,患浊用市上毒门医生之药而愈,愈后数月忽左手右脚不仁,予以秦艽、独活等病良已,仍治游,继又患浊,为介绍妥当西医注身六〇六又愈,其后再蹈覆辙,再注射六〇六面部忽肿,耳聋,脚不仁,杖而行,如此者两年余,乃死。据医界友人言,注射六〇六头肿脚、不仁、耳聋者,频有所闻,此又一例也。又有友之姜本勾栏中人,余为治病十余年矣,其面部有潜伏性梅毒证据,其夫亦然,因灼热知为由女人传染男人者,既而男至五十外患内风,女患骨劳,骨劳最无治法,西医籍谓是骨细胞不规则增殖,若问何以患此,则潜伏梅毒发作之一种耳。

吾曾值少年患骨劳症者，疑是遗传，此又一例也，此皆其稍稍特异者。此病初起患淋浊下疳等，即世人所习知之花柳病，既病之后，无论中法用西法，治之而愈，必有十之一二余毒不能荡涤净尽，此余毒从肾腺传各腺体，渐渐遍布于全身，而血液变性，内分泌变性，约两三年之久，面部变黑，毛孔开张，皮脂腺粒粒耸起，舌苔渐剥，或无味蕾，其舌面恒绉，口臭耳鸣，头眩骨楚，饮食无味，咳嗽常作，容易伤风，癣疮作痒。就其舌无味蕾饮食无味言之，为胃病；就容易伤风咳嗽常作言之，为肺弱；就骨楚癣疮言之，为风湿；医生都如此说，其实此种诊断，何尝真确，就其所见之病状，对证论治，照例头痛医头，脚痛医脚，不能取效，病则日进，至病深时，其见之于外者，为鹅掌，为爪疥，为咳嗽吐血，为鼻渊，为鼻中息肉，迨年事至五十外，则为中风。男有伏病者，则传于其妻，女有伏病者，则传于其夫，在此种夫妇，照例不能有子女，即幸而生育，其小孩亦必患遗传，多不能长成，初生时胎毒重，褓褓中容易惊风，凡惊风之转属神经瘫者，余每注意其父母则十之九其父母面部有梅毒证据，又余每值面部有潜伏性梅毒证据者，询其有子女几人，或曰无之，或曰已死矣，如此辗转印证，余口虽不言，心下了然明白。更转换余之眼光，向社会上一加考察，则淫书淫画媚药之广告，方充斥于报端，而游戏场、跳舞场、大小旅馆，表面极繁华绚烂，里面无在不有不可究诘之黑幕，嗟乎，是何因缘，造成此局。凡神经瘫证，含有梅毒性者，为中毒性神经麻痹，浅者可治，深者不可治，成人小孩皆然，成人中风凡十指皆爪，疥及有鹅掌者，多不治，仅一二指有爪疥者，可治，小孩仅仅有湿疮者可活，若头部湿疮密布者不治，颅骨不整者尤无幸免理，方如下。乌犀尖（三分，磨冲），生甘草（一钱），川椒（主分，去目），蝎尾（二分，炙研冲），独活（一钱），防风（一钱），归身（三钱），大生地（五钱），虎骨（三钱，炙），天麻（三钱），桑寄生（三钱），二妙丸（一钱，入煎），川连（三分），安脑丸，特制回天丸亦可用。

由失血多，神经失养，而见之柔痉，惟产妇有之，其症状知觉并不昏蒙，惟瘖不能言，不但无音，舌本不能运掉，四肢瘫痪，不能举动，此为无血，神经失养，误用羚羊泻肝则死，亦有见刚痉者，皆当以补血为主，以治痉药佐之，须屏除一切克伐之品，方如下。归身三钱，细生地三钱，川椒三分，钗斛三钱，麦冬三钱，阿胶三钱，艾叶八分，天麻三钱，川贝三钱，佛手一钱半，至宝丹一粒化服，童便半杯冲。

惊风第四种变化为肺病，其初起与惊风并发者，方已见前急性支气管炎症条，其由惊风转属者，乃临命之顷，所见肺绝症，无治法。

小孩之惊风，即成人之中风，惊风多在三岁以后，八岁以前次之，八岁以后，此病绝少，成人中风，多在五十以后，五十以前亦甚少。惊风之总因为脾胃有积，曰痉曰厥惊风之类似症曰痫。痉无湿毒不成，厥非肝肾并虚不成，痫无先天症不成，惟流行性脑炎，不限年龄，亦与肝肾肠胃无关，盖纯粹燥气为患，综括言之，皆神经系病也。此虽言其大略，然较西人脑充血及微菌之说，为比较真确。或谓小孩之慢脾，即成人之劳病，此说殊可商，成人劳病为肺肾病，小孩慢脾乃慢性肠胃虚弱病，病源完全不同，且小孩肺病仅急性支气管炎症为最多，若肺结核则罕见，不似惊风与中风，同是神经系病也。庄氏《福幼编》中荡惊汤，似不能治刚痉，并不能治柔痉，虽气候变迁有时可用多量之附子，亦须以吾说为骨干，则举措有标准，无以病试药之弊，庶几寡过之道也。

《神经系病理治要》终

第七章　中西汇通终

第八章

文 坛 蜚 声

蔡定芳按语：铁樵先生1903年考入上海南洋公学，攻读英语，1911年任商务印书馆编译，1912年任《小说月报》主编。是民国时期精通旧学又接受新学第一人。《豆蔻葩》《黑夜娘》《波痕荑因》等中篇翻译小说蜚声上海文坛。先生慧眼独具，圈点发刊鲁迅《怀旧》于《小说月报》，传为佳话。先生主编《小说月报》，重视章法文风，录用文稿，不论地位，唯优是取，奖掖晚生，育携新秀。《小说月报》突破载道惩劝观，扩展视野，堪称五四新文学之前奏。先生主张著译小说是变国故，而非茶余酒后消遣。先生翻译容闳《西学东渐记》（原英文名 My Life in China and America)，宣扬改良思想，影响颇大。此文收入《走向世界丛书》。受业孙世扬曰：当清光绪宣统间中国始不竞文士，多译西洋小说。欲以是变国俗。先生译英吉利人却而斯佳维所著，曰《豆蔻葩》，曰《黑衣娘》，曰《波痕荑因》，一时传诵。咸谓与闽县林纾所译异曲同工也。民国兴小说猥众，大抵饾饤堆砌，号为鸳鸯蝴蝶派。时先生主编《小说月报》及《小说海》，一切摈之而雅洁者是取。于是有逌哨者曰：此非小说，乃大说也。亦有推重者，以为小说中马丁路德云。著名作家、鸳鸯蝴蝶派早期代表周瘦鹃说：我认识恽先生已有十五六年了，最初读了《小说时报》中的长篇小说《豆蔻葩》，醰醰有味，觉得他的一枝译笔和林畏庐先生有异曲同工之妙。后来又读了《黑衣娘》《波痕荑因》诸书，对于他老人家的印象更深。他所译的几乎全是英国却尔斯佳维的作品，全是悱恻缠绵的言情小说。我和恽先生见面，却已在他主编商务印书馆的《小说月报》时代了。和他作笔谈，他为人胸无城府，想着便说，别人以为太率真，我却以为这正是他的妩媚处。著名作家程小青曰：先生文笔矫健高古，所著如《说荟》等，无论长短，辄严谨不苟，以是选稿亦稍涉严格。且先生风骨峻嶒，崇实学而恶虚名，选录标准，一以文稿之优劣为衡。佳者虽无名新进亦获厚酬，否则即名家亦摈而弗录。故时人有奉以《大说》之雅号者，而先生怡然处之。盖先生襟怀高洁，至公无私，固不类今之作者动辄以派别门户为念也。姑举一事，以证吾言非有所阿私于先辈。当先生主编《小说月报》时，吴门程瞻庐先生以某传奇稿投之，既刊矣。先生取而读之，惊曰：如此妙文，吾奈何予以薄酬，吾其盲乎。乃亟饬会计处追补其润资，且附书道歉焉。然先生与瞻庐先生固无一面之雅也。渊雷先生曰：铁樵先生常言文学不佳者，学中医一万年不得佳。诚然！

第一节 《悔》

一天早起,密却尔强生道:萨姆,我今天很疲倦,并且很不适意,你替我卖书罢,到那厄托克散多市场上守着书摊。说话的是个老年人,英伦里非尔地方一个卖书的,他每逢市集之日,常跑到厄托克散多附近乡镇上摆摊卖书。密却尔强生话没说完,萨姆已是撅着嘴咕噜个不了,好一会绝望着他父亲脸孔说道:父亲,我可不到厄托克散多市集上去。密司脱强生道,哦,萨姆,你苦恼有病的父亲,他是该睡在床上的,你倒眼看着他亘天到晚在喧哗纷扰的市场上立着,你这样无意识的自大,我也不多说了。说着拿起他的帽子和手杖,又道,萨姆,但等我死了之后,你总会想着这个!

于是可怜的老人动身至厄托克散多去,真正是一脸愁绪,这许有眼泪含在眼眶里哩,萨姆目送密司脱强生,直到视线之外,脸上还带着强头崛脑的神气。但是这老人在街上一步一撵的向前,当他这影子完全不能看见时,这孩子的心却也动了一动。

他的思想,悬拟他父亲立在厄托克散多贸易场所,看书卖给围绕着他七张八嘴的一群人,很是使他难堪。他自己对自己说道,我可怜的父亲! 头脑何等胀痛,心里何等难受! 我没有依照他吩咐的话,我如何不疚心呢? 于是这小孩子跑到他母亲那里,他母亲正在屋里忙什么哩。他可不知道他丈夫和儿子平白有了什么芥蒂。萨姆道:母亲,父亲今天似乎生病了,母亲也这样想么? 他母亲正在弄寒俭的午餐,脸孔给火烘得红红的,回转头来答道:原是呢,萨姆,你父亲看相是病了,他不叫你到厄托尼散多替他做事,是很苦的,我想你如今也大了,你该出自本心,替你可怜的老子服劳,他一世辛苦都为你啦。萨姆一声不响;却心里暗想道,咳! 我真是个不孝儿子,上帝恕我吧! 他果然是问心过不去,他就该立刻赶到厄托克散多,伏在他老子脚边,哪怕市集上人群中怎样万目睽睽呢,他应该承认自己罪过,求着密司脱强生回家休息,将一天未了的事情交给自己。但萨姆是如此自大,他竟不能使自己略受委屈。

荏苒光阴五十年了,厄托克散多乡镇上又是市集之日。街上挤满了做买卖的人和牲畜车辆。有一处地方在演傀儡戏,种种可笑举动,引得众人放声大笑。

午前是市集最热闹的时候,在这当儿,大家看到一个外来的老绅士,向人群里走,他身躯很魁梧,那个迈着一步一步向前蹲。他着棕色外套和裤子,黑色毛织衫,和用带钩束缚的鞋。头上戴着顶三角帽子。在那帽子之下露出灰色的胡须,乱草似的不整齐。

那老儿用膀子推开大众,挤入人群,他身躯西拐东倒的,一个人占了两个人的地位,碰着有人当着他前面,他便拉开粗深的喉咙高叫道,让路呵,先生! 你的身子向前往大陆上去罢。

众人哭笑不得,都咕哝道:那老儿何等古怪! 但当他们眼光注射到这可敬的生客脸上,却也最粗心的人也不敢加以丝毫无礼的。在他仪表里头,显出些可尊严和有学问气象,这气象感动得人人有敬畏之意。如此众人分开两边让他过去;这老绅士一经穿过市场,到那蒙着藤萝的礼拜堂转角所在,方才站住脚步。在这当儿,那礼拜堂的钟恰恰敲了十二点。在那生客站立的地方,有些有年纪的老辈,都还记得那老密却尔强生从前的书摊就摆在这所在。当年向强生买书的小孩子。如今是做人家的老子或是祖父了。老绅士自言自语道:是的,此地方就是那地方。这无人理会的人物,立在那里,除下他头上的三角帽子。其时正是一天之中,最忙碌的时候。人众喧哗的声音。牲畜哞叫的声音,还有猪叫和戏角惹人哗笑的声音,那地方是十分纷扰。

但这生客似乎没有看见忙碌光景,简直他是在寂寞的荒野之中。他是被他的思想所包咧。有时感着额,抬头向天,像是祈祷;一会子又低着头,像是有很重的忧愁。

太阳的光晒在他不戴帽子的头上,他似乎不觉得热一会子天上布满了黑云,下起雨来,全市都浸在雨里;但这位生客并不注意雨点,这才引起市上人注目,以为这老绅士的举动莫名其妙,替他担忧,又觉得奇怪。"他是谁呢? 他从何处来呢? 他为甚科着头立在市上呢?"连学堂里的孩子都离开那戏角,跑来眼睁睁地望着这长而奇怪的老人。

那镇上有各贩牲口商人,新近从伦敦回来。他挤入人群之中,向不知名的人物,熟视了一回,悄悄地对他朋友说道,乡邻黑卿,你要知道这老绅士是谁么? 他乡邻黑卿答道,我正要知道呢,这位奇怪朋友,我是从来没有见过,我一见了他,我心里就觉得我比他小。他这人恐怕和寻常人迥然不同咧。商人答道,你这话好极了。可不是呢,那是有名的博士萨姆强生,人家说他是伦敦最有学问的人呢! 有一天他同薄斯威先生在伦敦街上走,我看见过他。

不错,是那可怜的孩子,无人帮助的萨姆,现在变了著名的博士萨姆强生了! 如今是伦敦人都以为他是最有学识的人,并且是最大的文学家。

他于他祖国语言有莫大的功劳,因为他著的字典,能使语言有规律而永久不变。成千上万的人都读他的书。贵族富人和闺阁名媛都和他做朋友。虽以英皇之贵,还情愿纳交于他,英皇常对他说,像他这样大人物,竟生在自己领土之内,他心里以为如何的荣耀咧。他如今在文学上的声名,已经是登峰造极了。

虽是如此,他有一件良心内疚的事,便有种种盛名,也是打消不了,这件事苦了他一世,他永远勿忘记他父亲的苦恼的样子。虽然老人的烦恼已经过了如许年分,已成陈迹,儿子心中因为使老人受了苦恼,兀自不能自宽自解。

他如今七老八十地跑到这厄托克散多市集上,立在他老子曾经摆摊的那个地点,为的是忏悔。

这有年纪有学问的所做的事,就是他小时候不肯做的事,他表白他深深的悔恨和委屈的心,他所求的是良心上的安泰和上帝的赦免。

《悔》终

第二节 《遇险记》

无论何人，凡是看新闻纸的，总该熟悉草市屠戮情形。但是有更黑暗的暴动，已经计划好了，要在两三天之后，使得伦敦地方大起惊慌，恐怕晓得的人还不多几个呢。这一件事是被一位勇敢的女人所揭出的，但是因为商业上和别的缘故，却没有向公众宣布。

这计划就是要在演剧的第一天把康文脱花园里的戏院炸掉了。假使这件事情是传说开去，听戏的在那当儿多少总要减少几成：偏偏这件事是没有传说开去的，那戏院里各处都拥挤，因为台中领袖露易维西是个名角，（自后歇业）这一天去的是福司脱戏里的麦球利，因为轰动多人，虽大众欢迎的。那唱次中音的角色无故辞去，那特别座位的价格反涨到三十三先令。

警察是很尽职的，这天黄昏是过去了，爆发的只有看客喝彩的声音，别的什么都没有。但是那夜里戏幕放下之后，露易维西收拾他得着的花圈和别种奖赏品，这些东西都是当他唱戏的时候，像雨点一般落在他身上的。正在这当儿，却遇着独一无二的变故，这就是我们所要记录的事情了。

维西身上着了大毛衣服，那时候正是半夜，正是天气很冷的五月，可巧他离开戏院门到马车里去时，一个绅士恭恭敬敬地来和他讲话。这人是一个英国的侦探，是特派的，看来维西是认识他的。

他道：马丹，我劝你不要冒险罢，照我们所知道的，几个头儿都吓跑到外国去了，但是还许有别个呢。维西只是微微一笑。他年纪三十有余，正是盛名美貌花好及时的当儿。苗条身材，次色皮肤，恬静的，沉默的，他的看相，又温和，又刚毅，因为全社会赞美他的缘故，他心中虽慈善，而外貌却很庄严。

他道：我怕什么呢？

侦探回答道：怕的是报复。我已经预备形影不离的保护你，倘……

他道：请你不必如此。保护这意思我是难堪的，我可不怕什么。

侦探和他争执，只是无效。

最后侦探说道：马丹，我只好听命了。

维西走进马车，车轮展动着去了。他的一对栗色马走得飞快，穿过黑暗而冷静的莎霍街，向西尽头而去。马车到里近街附近，恰恰转进鄱克雷时候，一部亨斯美车子从斯屈勒仁街疾驰而来，那车子不依着规矩，走不该走的一边，到得转角上，和维西的马车淋漓尽致地撞个正着。

不先不后又来一部车子，是四轮马车，到这所在，停了下来，那车子里跳下一位绅士，从杂乱无章的断卫坏壳当中，将马夫和小马夫拖了出来。维西幸而没有受伤，在边路上立着，绅士就向他道。你的一匹栗色马恐怕要枪毙的了，说着掀了掀帽子。可否将我的马车给你驱使呢！维西称谢一声，竟拜领他的盛情。

他问道，那里去呢！

维西答道，上宇洛克街。但是我很晓得，未免累你不便呢？

他道，巧得很，我就住在上宇洛克街，倘然我伴你回去……

维西道，你这个人很和爱的，于是两人同进了马车，那绅士将闯祸马车的号数记了。又向维西的马夫安慰了几句。

马车如飞驰骋向上字洛克进发。走了不到半迈，忽然向北转弯，走过奥斯福街，到近派廷登车站一条街上，在一家大房子面前歇了下来。

马车刚歇下，那大屋的门就开了，一个男子飞步向马车走来。一转眼工夫，维西给人家用一块布蒙着头脸，不顾死活的捉进屋去，门前的马车一会子就不见了。这件事极快，又极静默，像是在梦里哪。

后来维西头上的布揭去了，维西见自己在一间空空洞洞的长方屋子里，里头的家具只有一张桌子一张椅子。维西此时心里明白，那马车遇着不测，并非偶然的事，不过是一个计划，可以不动声色把他虏获就是了。维西想到这里，并不害怕，转是恼怒非常。

维西寻觅那哄他进马车的男子。却不见踪影，大约他的职司已经完了。此时另外有两个男子，据案而坐。维西含怒望着他们。但看他们神情，似乎并不注意维西。

两个男子互相谈话，一个道：首领现在那里？

一个道，他三分钟之内，就会到这里。我们开始，审讯罢，时光很短咧。

于是这两人转向对着维西，一个年纪较大开先口。

说道，我想你急急乎要知道你为甚会在这里。

维西睁眼望着他，他蔑视的神气，那人接着说道：为的是你们漏泄了我们的机密。一星期以前，我们党里有人向你警告，教你这天晚上离开戏院。这个人是背誓的……

维西道：你说那萨尔点，那唱次中音的么？是的。你知道我们有党员在上等社会里。我萨尔点向你警告……你就告诉了警察。那就是你报恩的意思。萨尔点爱你么？我是不愿意为人所盘问的。

"这是并不重要。我们晓得他是爱你的。"

维西插言道，"我不相信萨尔点是你的党人之一。"那男人抢着说道，"他现在不是的。他已经死了。他这当路狗。"

维西不禁吃惊，两男子见了，都连声冷笑。

年纪较大的一个接着说道，"吃紧地方，就是这个。我们不知道萨尔点告诉你的是多少。那批拉戏院的事，是失败了，亦许他告诉你别的计划。比这个更紧要的。你有什么另的话说么？"

他回答道，"没有什么。"

"哦！我们料你是没有什么。如今让我说明了罢，你是危害我们的，我们只有一条路给你走，你须入我们的党。"

维西惊诧道，"入你们的党么？"说罢又嫣然一笑。

那男人道，"是的我再说一遍，那是没有快来加入方法。你必须要立誓入党。"

"倘然我拒绝呢。"

那男子将双肩耸了一声，又停顿了一下似乎叫人注意似的，然后咕哝着说道。

"好呀……想起萨尔蒂。"

维西道，"我简直拒绝。"

其时房间的那一头一扇门开了，走进个第三人来。

坐在桌边年纪较小的一个说道，"首领来了！他会继续审问。"

那新进来的人较为年轻，约摸在三十以内，看来是意大利贵胄模样。他先将维西看了一眼，立着一动一会，然后到桌子旁边坐下。

先头说话的那人说道，"这是维西，"随又很简明地告诉他已经做到何等地步。于是好半天没有声息。

首领道，多谢兄弟们。因为有一次希奇的遭遇，我也认识这位太太……这女人，我觉得为我们同党利益计，不如我单独考问他的好。他说这话时，似乎挟着些威权，又带着些不可思议的踌躇不决。

那两个男子没有话说，起身出去，脸上却显有不愿意的样子。

屋里没有别人，只剩了这歌剧大家和那会党首领，面对面好半天，没有说话。

维西道，怎讲？

那首领沉吟着慢慢地说道，女士还记得十年前在密伦唱戏么？那时候你还是初出茅庐，但已经有名誉了。

他说话声很温和，却异常的动听。

维西听说，不由地点头承认。一天晚上你从戏院里坐着马车回家，其时街上有一种暴动事情。到处都是警察。街上人都在那里耳语，说大学学生里头有秘密党。附近教学地方，两边交锋之后，学生大败而逃。从你车子里看见，有一个年纪很轻的学生，头部受伤，跌在沟里，又爬起来，尽命的挣扎向前。这当儿你的马车停下来了。那少年喊道，救我，姑娘救我，若是给警察捉住，我须得受十年监禁呀。你就将马车门开了，那少年跳了进来。你当时并不问什么。只很安静地说道，快躲在毡毯底下。你当时并不提防这少年是人类中危险分子。只说快躲在毡毯底下。那少年果真钻在毯子下面。马车慢慢地开行，警察立刻就来了，再也想不到向车子里搜寻。这少年幸免。你将他藏在寓所两天，那少年竟得安安稳稳到海岸边，坐着轮船逃往外国。女士还记得这件意外的事情么？

维西道，我记得很真的，后来这少年怎样呢？

那首领道，我就是他。

维西诧道：是你么？我可是一点想不起来，除非你的声音还有些微影子。你大大的和从前不同了。

"我们这样职业，是最容易衰老的。"

维西道，"你为甚要提起从前那番旧话呢？"

"从前你救我，如今我也要救你。"

"现在我的生命整个在危险之中么？"

"是的，除非你肯和我们合伙。"

维西勉强一笑，心里疑惑。

"在伦敦么？是不行了？"

那首领做了手势。

从庄严的样子说道："我们不必多说了。"用手指着他方才进来的门，说道，"从这里出去。你可以到一个小花园里。那花园前门通着一条狭路，才到马棚，就可以到街上了。到得街上，赶紧叫部车子。不可回家。到别处去，随便甚么地方都使得。明天早起赶紧离开伦敦。"

他很沉默的将门开了让维西出去。

维西很感激他的诚意，说道：多谢你了。但我走了，你对你的一朋友怎样说明呢？

他很镇静地回答道：那我自有道理。一个人泄漏了他党中的秘密，只有一种说明。

维西接着说道：泄漏了他党中的秘密么！他的神情很是惊魂不定的光景。

他道：女士，你知道他们这有别的意思么？即刻走罢。我在这里等半点钟，再召集我们同党。那时候他们一定要等得不耐烦了。但是那时候你已经出险了,我再对他们说其所以然。

你的说话将要……

那首领将维西的右手用嘴唇吻了一下,然后停了步。说道:女士,后会有期,我们报施相等,容我吻你的手罢。却不回答维西所问的话。

维西勉勉强强地走了出来。等他到得街上,定了定神,方才觉自己是从虎口里跑出来的。事后想起那首领不曾教自己须守秘密,亦无何种条件;不得不暗暗赞叹他报恩的方法。心里需不住的寻思,毕竟他对同党如何措辞啦。

维西去后半点钟,已经离开得远了,忽然有手枪声音。两个秘密党员连忙走进那房间里去,就是那女伶方才离开的房间,在这地方,他们方晓得首领所说的话,是这样的。

《遇险记》终

第三节 《波痕荑因》

第一回

一女郎立斗室中,手支书案,目视众儿童昂头向己之面目,口诵赞美诗,声清调协。群儿各手圣诗一卷,齐声和之,句读顿挫,悉谐女郎声,熟如流水,圆如堕珠。三数行后,有两三人读稍速,群儿目禁之,若咎其不就范者。盖是日为星期六,其下一星期值耶稣复活日,当放假一礼拜。唱诗为每日课余照例事,故此两三小学生欲速竣事也!一时读毕,咸视女郎,觊觎樱口中之好命令。女郎向群儿审视,微笑曰:尔等读诗益进步,是好学生,今课已毕,可即妇。下周为复活节,放假一星期,假中须温书,弗专事嬉戏。群儿欢声应诺,以次向先生鞠躬告妇。女郎一一与之握手,蔼然温语曰:汝好妇,弗忘我矣!群儿皆吻女织手,欢跃去。女自窗中呼曰:恩奈,好将护汝妹子。一小女子噭然声应。众儿复回顾,向女郎注视。女点首微笑,麾之以手,曰:去矣。哄然遂散,群儿既去。女郎仍以手支书案,交其臂,凝神作想,盖方寸间方默计群儿之优劣。其一种幽闲贞静之态度,使名画师为之写照。不知须经几度之审慎端详,而后方着笔矣。

女郎长身纤腰,双肩瘦削,衣缟布素衣,不缘不饰,宽博短袖,不似时下美人服御,而手腕肌肤丰腴莹润。如凝脂、如琢玉,然脂不可触,玉不能柔,殆不如也!两臂交点以上为玲珑之慧心,不可见。见蜻蜓之额,胭脂之颊,椭圆之素靥,着樱红之朱唇,其上部则鬟鬓之发,覆额氄氄,弯长之眉,娟然韵秀。而明媚秋波,尤为特异。灰蓝色之眸子,掩映于浓长睫毛中,以社会之嗜好推测之。此目光之能力,吾惧其一顾倾城也。女郎延伫移时,向室中四顾。见群儿有石板若书本未检者。女郎一一收拾之。已乃反局此课室之门,门以外为小花圃。其旁有矮屋数橼,盖女郎妆阁也。圃中有水仙,及一种蓝色繁英,西名为忆侬花者。FORGET - ME - NOT 方含蕊未拆,临风弄姿。女郎经其旁注视之,此花恒着于春杪,盖是年之复活节较早。花皆女郎手植,故枝叶之荣瘁,都若于己有密切关系者。顷之,一中年妇倚门立,一手荫夕阳,遥语女郎曰:荑因茶已熟矣。女乃入室。案上设杯斝,面包数片,若茗一瓯。室殊逼窄,有长案一,椅二,沙发椅一。惟贮茶之大杯为中国瓷,状绝古,殆非二十世纪物。其余器具皆粗劣,与室之湫隘,衣之朴素,略相称。荑因,女郎小字,妇其婶母婆顿也。

荑因手持侬花朵,且言且簪胸际曰:今年花早,此花年盛一年,今春为状当益繁密。言次,沉吟自言曰:吾侪来此可几年矣!妇屈指曰:至今年夏间,为第二六月。女点头感叹曰:光阴荏苒,三阅寒暑,直转瞬间耳!忆吾得证书为五月间事,然毕竟五月某日耶!又笑曰:先时姥常谓我弗亟亟,年齿尚稚,犹忆之乎?然吾意则否,此证书于吾绝有关,吾侪之赖,有急不暇待之势。自今视之,岂不然耶!妇向女熟视,似有所思。既而点首曰:荑因,汝言是也。吾侪处境不易,不得不尔,第苦汝耳。女强笑曰:儿亦不知何者是苦,但有时倦不能支,亦不得稍憩息。然女人作苦如儿者正多,较之受他人驱策,犹差强耳。况群儿亦甚活泼,言已又自笑。妇曰:然则汝亦绝知足。女曰:然,吾诚知足。且吾自思虽缺憾固多,即如今兹幼稚生尚不能另一课室,以致教授时形困难。又游戏场亦太窄小。妇喟曰:儿言学堂,吾谓儿自身之幸福耳!终年居此乡僻,所与为友者仅一学中保母。除罗敏市外,更不至何处一游览。女曰:诚如姥言。然儿有时虽亦觉寂寞，心固甘之。姥犹忆昔在伦敦时，某年复活节，吾侪仅两仙零十辨士之窘状乎！沉舟侧畔千帆疾，枯树前头万木春，瘦人处肥地，较寂寞尤难堪耳。妇点首无语。女曰：尔时若非姥自邮局得少许钱，且断炊。是日之钱，可谓会逢其适。吾颇讶之。妇曰：是乃他人偿负项者。意儿或夜读，且吾敛馔具。时已暮色苍然，山月出岭。妇既收拾碗碟，乃揩拭食案使洁净。女乃手一卷书，目视明月，以俟婆顿然灯。妇言儿或倦，精神宜稍摏节，勿过事攻苦。女谓近日颇能自振，想是柔软运动较勍。故尔，妇既然灯，治针黹。女郎默然把卷相对，久之，掩卷起向门外凝眺。是夜，春气较暖，微风中隐约闻杜鹃声。女循石径行，思至外间一闲步，遂出。出门数十武，即孔道，引领徘徊。月色希微，好风徐至，信步行去，意颇自得。女郎虽时或凝神作想，然无所罣碍。自有知识以来，即与婶母婆顿同居，父母若何面貌，都不记忆，第知己为孤子。老父临终时，遗嘱托婆顿抚育，时方在襁褓中也。贫女生涯，衣食皆仰给于脑筋手爪，以故虽具风流格调，不为时世梳妆，然以弱女子而自谋生活。空谷幽兰，山阿孤竹，一春梦雨，尽是灵风。其思想界之所有，亦从可知矣。女且行且思。思婶母婆顿所谓自苦，所谓知足，所谓幸福。因念既往，念将来。俯仰之间，见明月在天，人影在地，只觉惝恍迷离，浮生若梦。是地名威耳字来，为小村落。距伦敦可十余英里。近旁有市廛，曰：罗敏市。为人烟稠密处，屋宇鳞次栉比。入夜，万家灯火，光芒烛天，自威尔字来视之，和于地平线上见落日余影。时或熏风挟喧声俱来，隐约可听，盖相去仅三四里也。女郎伫立道旁，亦不自知经几许晷刻。微觉凉风拂面，翠袖单寒，因思不如归去。又念明日无事，可稍憩息。不知群儿于此一星期中，将若何行乐？意彼等或费其多数光阴于公园草地中。因引领向罗敏市遥望，默念此火光中包有种种繁华绚烂。若戏园，若音乐会。可想见歌吹盈天，管弦匝地，而此间仅仅闻风触树叶声，野鸟啼月声。思至此，又举头望月，忽闻车声辚辚，自远而至。女郎目钠之，隐约间辨为一两轮马车，中坐两男子，至相距数武处，车顿止。闻一人曰：格雷森君，乞为我觅火柴。其一人哇然曰：吾头热似煨熟马铃薯，火柴在车箱中，乞自取之。先一人曰：君乃较我更醉。其名格雷森者笑曰：汝慎之，弗卧车辙中，方是健者。其人以礜授格，翻然跃下。曰：总较汝老妪健全。格笑曰：玛剔摩乃真老妪，奈何以己之徽号漫然赠人。玛剔摩乃大笑。已而两人皆然火吸烟，羹因自火光中视之。见车中人较老，面有皱纹。其取火柴者立车侧，亦髻翘燕翦，可四十已来光景。又闻两人互相笑语。旋闻一人曰：吾侪来时，彼兑斯福已泥醉，兀自狂饮，意彼或真个酣卧车辙中。一人答曰：兑斯福乎！渠本善饮，又豪，似醉死亦不知悔者。今日渠所饮略倍吾两人，不知归途能骑否？曰如此泥醉，尚骑马耶！老妪乎，汝速上车来。注意汝衣袋，不然金钱且不翼而飞去。已而车行，羹因目送之。所谓兑斯福者，乃此乡巨室，距女郎所居可两里许。父曰：苞来，公爵也。苞来父子恒居伦敦，羹因耳其名。固未曾识荆者，兑斯福少年豪气，谈者咸议其贵倨。羹因思其人，必一凶悍而不近人情之怪物。已而徐步入室，灯昏如豆，婶母已自去休息。屋宇凡两层，上层有室二，媪与女客各居其一。案上书为索士比亚诗歌，女据案就灯翻阅。可一时许，有倦意，掩卷凝坐，钟漏沉沉，万籁俱寂。又移时，悄然息灯就寝。时婆顿已在黑甜深处矣，女既入卧室，始忆大门未扃，因又蹑足下。至中庭，见月色皎洁，轻云似罗，花枝弄影，微风送凉。因徘徊不忍遽睡，正举头凝眺，忽隐隐闻马蹄声，似追奔逐北者。顷刻已近，蹄声益急，又闻呼号，似两人肉搏者。女大惊，竟辟门出。月光中见两人在马上互殴，一人持武器绝凶悍，其一人持鞭御之。然极狼狈，被笞无算。女郎不暇惧怯，径前抗声曰：个男子以腕力凌人，便武勇耶！凶悍者出不意，大惊，亟作势相向。见是女子，即不措意，返身仍挞骑者。女以身横阻之，其人不得击，乃拨马驰去，十数武外，向小径疾走，转瞬已杳，不可复睹。

第二回

黄因见其人遽去，怪之。方欲向被笞者问故，忽一人捉己臂，曰：伤汝，否？此三字之声流中挟有刺鼻之酒气，而鼻息咻咻，似距面庞不盈尺，空气拂颊际作薰热。大惊！不知此醉汉何自来？急回顾，则其人眸子炯炯，向己审视。视其衣式，盖归马上被笞者。女亟掣身远之，其人复连续言曰：伤汝否。女曰。否。乃其人殊不注意。似未闻女答辞者。回顾其马。嗾曰。亚驷。勿动。亚驷勿动。即又向女曰：伤汝否？女大声曰。否！其人喜曰：吾见其击汝，固未耶，然君必受惊不浅。女徐曰：然，君等举动诚骇人。其人瞿然曰：惊汝矣！奈何？夫人乎？旋觉夫人之称谓似未妥者，则易其辞。曰：密司乎？君诚勇。又女郎而救助他人之险厄！是诚助我。不然，且不知若何之不幸。女曰：向之挞君者谁与？其人何作？女郎言时以手自整其发。是时方云破月来，其人于间接之太阳光中极力向女郎注视。女瞬目避之。久之，其人不答。女又问之。则曰：吾实不识其人，大约是暴客，御人于国门之外者。吾得君援，幸无所损失，然累密司受惊，心殊不安。女曰：我固无伤，特君！语至此。诧曰：君面部非血耶？盖女言次以秋波注其面，见有自额角淋漓流下者。其人拭以巾，果血。始觉痛，作呻吟声。然犹强笑曰：是固无害。旋自抱其头，倚马背，若不能自支者。女曰：君伤势殆不轻，痛甚乎：答曰：亦不。但血甚，女沉吟曰：吾将何作？意得水，或孛兰地亦佳。敝庐不远，尚能强行数十武乎！其人曰：能，虽十里亦能。然语声因忍痛而颤。女乃以纤手将扶之，曰：请随我行，幸勿语，不则血且益注。其人有惭恶意，踉跄随行。及门，女乃导之入黑暗之室，使就坐，然后然灯，其人尚强立，去帽作礼，道歉意。女亟止之。予以孛兰地酒，是盖婆顿蓄以当药品者。其人极口道谢，一杯既馨，觉精神稍振。始思此地殆威尔孛来。女子何人？声如莺，簧听之令人止痛。方凝想间，女郎自内出。絜盆水及海绒来，因又极口道谢。意殊忸怩，若不欲女郎见其狼狈情状者。女置盆案头，其人即就水自洗濯。然其姿势殊不习惯，水淋漓襟袖间。女曰：君伤势如此，想不能即归。俟呼吾姊母来，当能助君。其人大窘曰：吾当即去，幸弗惊扰长者。女踟蹰曰：无已，吾为君濯之。其人恭谨听命，更不敢却，于是俯首临盆，发际水涔涔滴下，作淡红色。女郎乃以纤手扶其头，以海绒揩拭之，徐分其发，寻创口所在。发栗色，柔细而润，如女郎所有。移时，女自言曰：噫！此伤乃如是之重，亏汝忍得。语时，声细，乃仅可闻。而被创者闻之，不啻一帖清凉散，不知有痛苦矣。洗濯既竣，女携水去，旋持一巾及棉絮来。曰：吾为君缚患处，庶可避风。其人惟称谢。目注女郎，然痛仍不稍减。灯光又暗，始终未睹庐山真面。女郎且缚且言曰：彼劫君者，不类暴客，顷曾审认其面貌否？曰：吾实醉甚，未睹是何状貌。女曰：惜君已醉，不然，追迹，必能知其所往。曰：吾即不醉，何能舍君径去。且此等人追之何益。女曰：惩创之，亦可除害。曰：此等恶汉必为警察所捕，吾意不如置之。尝与友人击球，亦致败颡流血，只索如是想耳！女郎徐曰：君用意亦吾终，疑之惜吾亦未睹其面貌，似其人里衣为蓝色，外褂色黑而质薄。被创者曰：然！密司言之，吾忆之然吾迄未睹其面貌。于时束缚既竟，女向之审视，曰：痛稍减乎？曰：谢君厚贶，稍稍可忍矣！女更注孛兰地授之，曰：试再饮此。因检点案头刀线，其人且饮，且视室中，见室窄小如舟，而器具绝整洁。瞬视女郎，则云鬟纤腰，仿佛艳绝，惟终不甚了了。因回眸视案上灯，灯固甚大，特光小耳。女郎又曰：吾见其人似面黑，上唇仿佛有须。被创者曰：吾愿密司勿更费心搜索，面黑有须者，比比皆是。置之不问，宁不直截了当，惟无因而扰君。且受君如许庇护，吾舌竟不能达吾感激之意，已而相对词竭。其人嗫嚅曰：吾行矣。愿上帝佑密司，愿密司善自珍卫。因与握手，又鞠躬告别，状至谦谨。女郎送之，彼此都无语。及门，女曰：吾忘之矣，竟未注意及马，奈何？其人曰：是可无虑，此物最驯，必不他往。因再三道谢，更握手作别，遂去。女郎目送之，直至其人超乘去，犹延贮凝视。斗宿横斜，云月掩隐，四顾苍凉，弥复岑寂，已而掩关入。检点什物，悉如先时位置,已乃息灯登楼,悄然就寝。心思今日所遇,殆如梦境。不知其人为谁,意必非下等社会中人。然观其羞涩觍觍,抑何似女子?又思明日此事当告知姊母否?余都无妨,惟以女子而干预他人斗殴事,于理殊未当。不如秘之,否则他日恐不得自由。既而睡魔相寻,倏然不知去向。第二日,黄因宴起,婆顿怪问之,则托言夜间小有不适。媪信之。谓夜间似闻当眠而复起者再,又似闻汝至厨下。毕竟,媪言时,似有疑意。女大窘。自觉颜赤,低头切面包片,藉以自匿。徐应曰:然。夜间觉悚甚,然此时已无恙,吾意欲至林麓间一吸新空气。媪曰:吾爱,汝色颇晦滞,及此假日,宜加意将息。黄因唯唯。是日,女郎思想界中,无在非昨晚事,仿佛被创者即在视线之中,欲勉强忘之。竟不可得一时又研究彼凶悍者为盗贼否,观其举动,似志在泻愤,不在钱物。而被创者又竟不之识,何与?一时又思其人谦和蔼吉,似不宜有仇怨。倘是仇人,归途不知无恙否?一时又倏若梦醒,自觉苦思力索之无谓,诚所谓吹皱一池春水者,则竭力排去此事,不复置念。忽忽,竟日威尔孛来本村僻处所,所谓穷巷无轮鞅者。是日午后,则车马络绎不绝于道。入夜尤甚,黄因辗转不得寐。因又思前日事,听蹄铁蹴踏声,人语喧豗声,知必系附近巨室有宴会事。平日见报纸中记世家宴会,必铺张扬厉。若何绚烂,惟都不甚措意。是日不知何故,偏有许多遐想,于是方寸中无端而增苦况。盖未免身世自怜,感深压线矣!其明日,车马过者益伙。婆顿挈女贮道旁闲眺,遥见一车,两轮驾双马,驰骋如风。媪曰:此苞来公爵也。女视车中人,白发童颜,俨然贵人。虽面部有皱痕,而一手持美丽之烟管,犹白皙如少女。车驰过时,公爵忽去帽向己作礼。西俗以尊敬女子若军人为优美行为,固不必曾有雅素者始尔。女郎则出不意,未及答礼,瞬息已驰过。妪曰:渠之公子兑斯福殊倨傲,不似老公爵谦和。昨日有人传言,彼于夜间酒醉堕马,败其颅。不知此两日中,亦酬应宾客否?女始知宴会之家即苞来第,而前晚之被答少年即兑斯福。不觉答曰:儿思世家子弟,举止毕竟异于庸俗,人言或未必可信。旋自觉作此辩护语之无因,惭甚。腮颈俱赤,幸婆顿不之觉,因急以他词乱之,而婉转芳心,又似春蚕自缚矣。至第四日,此一礼拜之假期,忽忽已过大半。因努力强自排遣,挈六七女弟子,向林中作斗草戏。日卓午始归。归时,婆顿已俟诸门。曰:吾爱,归何晚耶?饭熟久矣!女言寻儿乐而忘返,尼我不得行,遂劳婶娘悬念。因即趋厨下。婆顿曰:外间似有人。女郎审听之,曰:阿母弗惊,是殆一邮卒,因置器于案。辟门,果邮卒送信者。曰:此函是致密司者否?女审之,良确。媪问所自。女审视签名处,徐答曰:密司脱斐廷。媪疑讶曰:斐廷!吾侪无相知而名斐廷者,此书何与?因促女剖书函共观之。女亦踌躇作想,曰:然。诚无有相识而名斐廷者,因共视书。书系打字机印成者,略云:吾今有一至紧要之事相报告,意者造访面谈,较为妥洽。且吾亦久欲一接芳范,特事冗不克来,歉仄之至。无已。祈密司一枉顾,望与令婶母婆顿夫人同来,愈速愈妙,能以明日第一次火车来最佳。吾更望君接此信时,绝不疑怪,诚以吾所欲报告之事实,无可疑怪也。密司脱斐廷顿启。婆顿读已。大惊,失色。以手按胸际。曰:是必弗往,吾爱!黄因不语,仍向书审视。顷之,曰:阿婶又神经太敏矣。渠书尾签有住处,系伦敦林肯寓屋。儿意此人必一律师,似儿时曾闻婶母言之,非耶!婆顿意似稍定,作追忆状,曰然。是一律师,然则吾侪必去。

第三回

黄因以婶母多疑虑,多方慰解之。谓信中云云,当无甚关系,然心则怪之。是夜仍不得寐,思所谓斐廷者毕竟何人,而函中所言者又毕竟何事。明日,两人乃乘第一次火车行。途次,婆顿不作一语,惟闭目隅坐。既至伦敦,则直赴林肯寓屋之百零六号,惟时婆顿之畏怯益甚,似罪人之赴裁判所者。林肯寓屋本极壮丽,两人由阍者导入,几经曲折而后达百零六号。一书记员逆之,状至谨严,导两人就客室坐,乃入通报。莫因视此室暗旧已甚，又绝不整洁，天花板作灰白色，雕刻处罩以蛛网。而陈列之椅案，及架上书籍，咸积尘如霜。自客室更进，有门两重，其一幕以粗布之帘。顷之，书记自内出，肃客入，仅以手作势，不作一语，步履亦无声息。乍入此者，陡觉有阴森气象，日光返映照幽暗处。人影幢幢，饶有鬼意，于是莫因亦觉不寒而栗，似此不可思议之境界，必曾有惨剧之历史者。顾无可为计，乃竭力自振，昂然从书记入。入时，一人自坐椅起立相逆，盖即密司脱斐廷也。莫因注意窥察之，见其人用敏锐之眼光向己及婆顿审神。似此一瞥眼间，已尽知来客之状况者。既而作微笑状，表欢迎意。又似有惊讶意，似乎见己之举止昂藏而不敢貌视者。其实莫因之绝代容华，为斐廷所创见，故不觉肃然动容。斐廷年事约四十余，须发修薙绝整洁，面瘦而唇薄，微笑既已，口之姿势作弧形，其一种渊默之态，可为律师之代表。手掌甚柔，而绝有力。握手时，莫因几疑其人之欲捕己也。斐廷向婆顿作寒暄语，谓别来无恙，丰姿犹昔，可知起居安善。其一种习惯应之态度。自莫因视之，可谓极端圆熟。言次，书记挈两椅来，位置与斐廷相对，因彼此就坐。斐曰：我甚望密司接吾信时，不诧为无因而至。大约律师之信函，恒不为女子社会所欢迎。密司今日仍居威尔字来，仍在学校中乎？莫因曰：然，吾仍在彼教读。似尚人地适宜，故颇相安。斐廷点其首，徐曰：年入几何。莫因曰：亦稍有出入，大约多时可至年八十镑，而膏火费在外。斐廷正色曰：年八十磅。尚有膏火，然则密司亦颇够敷衍。女得意曰：然！幸足自给。已而又曰：吾校中生徒绝佳，殆可谓英国小学之首善者。吾甚愿君能一枉顾，威尔字来风景亦好，君若有暇前往者，必能不负一行。斐廷微笑曰：是恐不能，吾若欲访密司。或许一来，然恐密司此后或未必居威尔字来。女闻言失色。斐廷似已察其意，即又曰：密司幸弗惊讶吾言。女失望曰：吾知之矣，是必有人造黑白，不则调查员捏吾之短。斐廷曰：都非是。吾固未闻有人道密司短长者，特为密司计，或未必愿居彼耳。乃谓婆顿，曰：夫人乎？吾意密司莫因，必不能忆其尊人。女曰：吾第知老父逝世，吾方在襁褓中耳。斐廷点首曰：然！密司所知者，宜乎止此。特此乃非其事实，尊甫逝世，距今仅数月耳。莫因闻言：大惊而悲。瞠目不知所对。婆顿则面无人色，面墙视，不作一语。斐廷斟汽水两杯，恭敬致之两人之前，似为客压惊者。莫因曰：然则吾何以竟不知？吾父何以竟不来？亦且无只字。斐廷则意态益宁静，字斟句酌而言曰：密司勿惊，吾当详言之。尊甫赋性孤僻，好游，恒以来去无牵挂为乐。然家贫，不能无内顾忧。言次，目视婆顿若莫因，似非专与一人接谈者。然婆顿则面壁如石人。斐续言曰：自数年前，尊甫离伦敦去后，竟不复返，孑身赴美洲，投身劳动社会工作。所以谋生存者始不易，自我与彼相知时，犹在艰难困苦中。今则我为彼受委托之律师矣。渠性好游，恒不肯于一地常处，最后至南美之每克昔根。当时其地尚在草昧时代，而尊甫之贫困亦复犹昔，自其地最富之矿产发现，遂由乡僻一跃而为都市。而尊甫之处境亦与是地俱变。吾尝致金钱于婆顿夫人，而托言偿负，实则尊甫为之也。言至此，婆顿忽出一种不自然声浪，期期而言曰：吾所得钱皆有帐。今尚有未用去者，谓是他人还彼父者，固未染指一钱。莫因则含悲而言曰：谁谓阿母苦我而自肥者。斐曰：诚然，吾自受尊甫之托。君等度日之状况，曾随时留心考察，吾固知婆顿夫人最仁慈密司者。莫因泫然，曰：姊母之顾覆我，诚无以异于亲生育。吾父若爱我者，地下亦感激阿姊。斐廷感叹称善。继而忽然作愉快状，笑谓莫因曰：年八十磅。益以膏火。君谓差足自给，谅非虚语。然此后或且弗吝此区区而敝屣弃之，吾于数月前骤得尊甫之噩耗。至前日而彼之遗嘱至，此吾之所函致密司者。因于案屉中出折叠之厚纸，曰：是虽甚短，然已无遗意，吾试为君读之。莫因觉律师对于此纸，若非常郑重者，但纸虽甚大，字迹则甚少。斐廷朗诵曰：立遗嘱人彭及敏波痕，遗嘱委托律师斐廷。吾身后所有遗产，悉归吾女波痕莫因执其主有权。莫因今在英国，被抚育于吾妹婆顿者是。斐廷读已，其眼光自此遗嘱移注于莫因之面，则见女郎秋波中泪珠，如荷露，如金刚石，一颗颗迸裂而出，不可遏止。视婆顿，则仍呆若木鸡，似无所感觉者。斐曰：密司何悲为。女失声而哭，曰：吾父既予我，是必爱我，奈何竟不。至此哽咽不复成语。于是婆顿亦泪簌簌堕。而斐廷则渊默如故，然其状若甚赞成女郎之悲者。俟其哭已曰当此遗嘱未来之前，吾与尊甫实年余不通音问。吾疑彼近时境遇或不甚遂适。即顿婆夫人处之津贴，亦久已停止。及骤得噩耗，为之叹惋不止，然君亦勿悲。人生固无不死者，彼最后之处境，固甚富有也。茰因含泪而言曰：先生慰藉我，感甚。然吾固志不在金一，特恨此时知之已晚，不能不酸心耳。斐曰：虽然，吾之职固在金钱，君姑弗问遗产之多寡？总之是一极巨之数，意必非君意计中所及。年八十磅益以膏火，君所恃以存活者非耶。吾恐是区区者仅当尊甫遗产一日之子金。因出纸一卷，曰：此中有矿产有制造厂有公司股票及银行存款。其总数约言之，一兆磅以上耳，茰因闻言，不觉骇然。瞠目视久之曰：君谓一兆磅之遗产悉属我耶！此律师仍镇静如前，从容而言曰：然！此吾所谓报告之要事，所以疑密司后此不复居威尔字来，诚以处密司之地位。尚欲以脑力易年八十磅之修脯，世间无其人也。言已微笑，状若甚愉快者。茰因则仍含泪熟视，不作一语。斐曰：世间好消息之不易信，辄甚于恶消息。婆顿欠身若欲有言，斐廷目视之即又自啮其唇，以手抚臂，盖无所言也。茰因寻思久之，曰：一兆磅之遗产，乃都属我。然则不为富人耶！斐廷折叠厚纸之遗嘱，仍置入案屉中，笑曰：乌得不富。茰因曰：婶母乎？吾侪可以购不能得之物矣！言时，有喜色，然泪痕犹在面也。斐廷指案头纸卷，曰：在理，吾今日当即点交此物。然密司一时必不得头绪，且吾既为尊甫之委托律师，即宜置此财产于稳固之地位，而后可以卸吾责。此财产毕竟若何始稳固。吾虑之已久，虽密司未必听我，我固不能不言。茰因曰：先生如此侠义，而近人情，宁有不乐从者？斐廷曰：甚善，密司谓可以购不能得之物，此语诚是。意凡密司所欲得者，无不可以如愿。在伦敦宜购一巨第，乡间可觅一别墅，凡此等事，吾皆优为之，倘密司信托我者。茰因又色然而惊，似乎有大哉言乎之叹。盖女郎意想界中，初未尝有田园甲第。斐笑曰：密司何骇吾言，岂始愿不及此乎？吾所谓稳固此财产者，即此，凡人骤得多金，辄用不得其当。吾今为密司划策，承袭遗产事，秘之而弗宣布。不然，恐有窃国大盗，以不可思议之手段，攫之而去。则此巨大之资财，转足为君祸。且彼报纸恒苦乏资料实篇幅，使彼等侦知此事。则造作荒诞不经之语，以冀欣动他人之视听，而密司之照片，方且与著名女伶较优劣。而好事者或且撷拾密司一二失检事，以为笑柄，谓贫儿暴富。不能周折中规矩，意此等事必非密司所欢迎。女曰：如此，是令人难堪，然则何术可以免此。斐曰：吾所以欲暂秘此事，使密司而游历繁盛之区。广其眼界，扩其胸次，以密司之富力，不难造一铁路通之月球。区区游费，固可不论。吾即于密司游历时，在伦敦物色一精致而适用之第宅，迨倦游归来时居之。不俨然所固有耶！茰因欣然。斐曰：然吾更有一事，吾为尊甫之委托律师。密司颇乐吾继续此职务乎？女曰：此宁有他说，先生若肯为吾父在时之所为，是吾祷祝而惟恐不得者。斐廷笑曰：固知吾必如愿以偿，然必得密司一言。今密司既欲吾继续此职务，自无有不尽力者。尊甫在南美之商业，尚须清理，不久当前往一行。今密司既来此，意在此间小住数日，就近有某旅馆，为伦敦最精洁者，颇乐一尝试否？女犹豫目视婆顿，婆顿则目垂帘自观其鼻，作老僧入定状，已而答曰：吾尚须至威尔字来，吾尚有所事。斐廷笑曰：即归部署一切，为旅行之预备，亦无不可。因收拾案间纸卷，仍置抽屉中，又出纸币授女。曰：此少数之钱，聊供车资。吾更偕密司至银行中立一支簿，他时若有所需，可径向彼处取之。因按铃，向之书记入。斐曰：烦君取吾帽来。又谓婆顿夫人，可偕至银行中一行，相距仅数十武，徐步亦佳。旋书记以帽进，状殊足恭。斐廷乃让婆顿茰因先行，笑曰：吾每出此门必自扃键，此亦律师常态。茰因乃先行，婆顿从之。至客室，婆顿忘其手套，返身入取之，斐于门次贮待之，婆顿既得手套出。又不即行，似欲与斐廷有言者。嗫嚅久之，红涨于面，曰：幸君弗告彼。斐廷茫然，曰：告何事；弗告何人？婆顿窘甚,目耽耽视斐廷,有乞怜意,已而此狡狯之律师乃恍然。曰:唉。夫人乎?譬如人已死,死者当长埋之地下,吾何为掘冢发尸,不但不告知女郎,吾并当忘之。吾即今已忘之,吾愿君亦忘之,吾两人皆忘这,更无有知此者矣。使告彼者,便是大愚。亦且太忍,虽吾侪律师多忍心人,然吾必助汝。已而扬言曰:婆顿夫人,已得汝手套乎?今日天气晴妍,散步殊可意也,于是三人同行出门去。

第四回

兑斯福别女郎后,踉跄奔归,幸马甚驯,途次无他意外。抵家后,有三数仆人逆之于宅前广场间,兑斯福命圉人牵马至电灯下,亲事审察。见肩际有伤痕一处,因指示仆,命洗濯敷治之。入室,更衣毕。一仆注视其染色之额,微言曰:堕马乎?盖黉因代为束缚之棉絮,于途次已入兑斯福衣袋中。故额间现有斑斓之血痕,兑首应之,已而曰:雪茄,佳顿。仆人即架上取雪茄奉之。继见无他命令,声言晚安,退去,至门外。兑呼曰:佳顿返来。仆复入,兑曰:吾因醉,率尔堕马,汝可弗声张。明日若迟起,幸弗早唤我。佳顿唯唯,然心则怪之。兑斯福独坐吸烟,默然遐想,不觉坐久,自言曰:非女郎救我者,彼暴客当已死我,勇哉女郎!然险甚。彼瘈狗固不择人而噬者,使女郎而负创,则吾宜若何负疚。毕竟女子何人,仿佛极美丽,居彼荒僻矮屋中何作。已而恍然,曰:彼矮屋为一小学,女郎必为学中教员无疑,他日吾必更往访之。忽又思不知女子何名,因于衣袋中出裹首巾检视之,则一旧巾,不见有字迹。因思他日吾当问之,吾当……言至此,默然沉思。久之,不觉面红耳赤。忽良心中发生一种道学念端,以为彼女郎救人于危,其仁勇为不可及。吾乃有此卑劣之思想,人格之相去如此,不且负此须眉乎?视手中雪茄,已尽。头部伤处隐隐作痛,因就寝,然一种如音乐之语声,犹频来耳际。而绰约丰姿,犹恍惚在视线中也。明日,八钟时,佳顿向小主人卧室探视,则兑斯福已起。方揽镜自照,作懊丧状。视其额间,有伤痕两处,坟起作青红色。佳顿蹑足入,部署具已。问须召医否?兑笑之,曰:弗须,第为我濯之,以药膏盖患处即得。佳顿如命。又问与老公爵同早膳否?兑曰:然。曰:为时仅半钟矣!兑点其首,又揽镜自照。苍来公爵坐办事室中,徜徉一软椅间,白皙之手,持邮函。蔚蓝如宝石之眸子,方注视之。座旁一巨案,案头堆置邮件十余事,其前一巨几,膳具陈焉。帘幕动处,兑斯福入。公爵略一瞬视,兑觉老人眼光直注己伤处,然公爵固微笑无语。问安已,因就几旁坐。公爵曰:吾甚乐汝与吾同膳,今日天气特佳,非耶!又曰:文奈,汝已阅报乎?吾所阅红报颇杂乱,无宗旨,意欲易他种,汝亦同意耶!言次,顾侍者,曰:彭升,取鱼来,幸弗迟,谢汝。此仆人屏息退出。公爵仍目视其手中之信,徐曰:文奈,昨归已晚乎?兑斯福曰:然,较他日稍迟。又嗫嚅曰:儿醉,堕马。公爵性宽缓,虽儿子有过犯,亦不肯诘责,恐伤其意。故于兑斯福佃租痕,佯若不见者。曰:无伤乎?兑曰:地轻飘飘,特额角皮损耳。公爵乃举目视其破碎之额,曰:仅皮损乎?吾为汝幸之,吾爱。其仁慈之状,直无异慈母。旋又曰:吾家宴客事,拟迟至后日举行。案头信件,吾尚须检阅一过,中有致汝者,可试阅之。兑因检阅信件,强半皆店家帐单,有索负项者,余皆问候书札。公爵阅已,作态微掀其肩,曰:文奈,意汝所得之信,视我不较少。观此索负之信件,令人败兴,颇负此良辰。史达勾欲晤汝,彼之吐属,亦与此等恶札同一效力,听之令人不欢。史达勾者,苍来第之乔木世臣,总理一切者也。兑斯福踌躇曰:彼欲晤儿何为?公爵笑曰:意彼必因见我无益,故欲觅少主人。文奈乎,史之行为,吾本赞成。然尔来颇不愿见之,彼所处之地位亦难,使吾为之,虽益以两倍之薪修,亦当他去。迩日吾每见史,辄思以得加诗集中言鸦鸣事。盖开口便非吉祥,意汝或未读此诗。兑摇首曰:儿不常读诗。徐举匙七,曰:毕竟史达勾何事?公爵复掀肩作态,曰:仅旧话耳!凡彼所欲言,吾皆能先知之,不爽一字。吾今欲得淹鱼,烦汝为我取之,吾爱。昨日幸无大损,后此易一马亦得。兑曰:晚间暗甚,又醉,儿自堕耳,马固无罪。公爵曰:设夜间若更暗者,不且颠汝入沟渠中耶!汝宜慎之。吾固知汝善骑,然惟善骑者乃善堕。吾仅恃汝,设遇不幸,是使马克如愿以偿,吾已就衰,那复堪此。况彼之凶暴顽劣,岂可以埋骨之事相托者。公爵好作谐语,言时辄笑,然此时则声色俱庄,若戚戚于心者。兑斯福肃然敬诺,旋作慰词曰:老父弗虑,儿坚强如顽铁,必无有他意外事。彼地莽马克此时何作,儿已许久不得彼消息。公爵叹曰:此人可谓汝叔之遗孽,渠作信致史达勾。索千镑供挥霍,措词绝荒谬。史以苞来第亦需千镑覆之。彼自言以此营谋幸福,吾亦不知是何幸福。兑曰:恐彼之运命终属黑暗耳。公爵曰:黑暗之甚,殆如盲人瞎马,终必自陷而已。彭升入白史达勾请见。公爵笑曰:汝未言吾尚在内乎?彭曰然!但他仆已告之。公爵不语。旋谓兑曰:人之乎!兑唯唯。彭升乃引史入。是人年事尚强盛,而发则早白,殆非有食肉相者。公爵曰:密司脱史达勾,今又枉驾,吾谢汝频来而不惮烦。顾彭升曰:设椅坐密司脱。又曰:恐加非已冷,易之。史曰:谢主人厚待,吾已早膳矣。公爵曰:凡善卫生者,无不早起。足下之精于卫生,固吾所以折者。今日文奈亦在此,可谓会逢其适,可以一罄君所欲言。兑斯福手雪茄,目视公爵,似欲得老父之允许者。公爵言时已瞥见之,即曰:吾爱,汝可自由吸烟。兑因以一枝予史达勾,史曰:吾必黄昏始需此,多吸恐伤脑。公爵曰:甚是甚是。但君之脑力过人,又何虑。文奈乎,史君欲晤汝已久,汝两人可纵谈。且言且立起,似欲往避债台上稍作休憩者。兑斯福笑尼之,曰:阿父何往?儿不欲仅儿一人,与史达勾相对。公爵以目视之,然兑斯福牵衣不放行,公爵乃仍坐下。史达勾目视两人,似不解所谓者。公爵曰:密司脱史达勾,可以言矣。史曰:吾今日本有事为主人言之,幸兑斯福君亦在此,是诚难得之机会。公爵点首曰:好机会,吾将欢迎汝之所言。又曰:文奈,汝所吸烟似土耳其产,非与。兑未及答。史曰:兑斯福君,亦知吾侪所处地位之真相乎?公爵见史向衣袋中出簿籍,即曰:甚善,是诚宜令文奈知之,吾固不甚了了。猗顿大学中亦授算术乎?文奈,忆吾在彼肄业时,尚无此项科目。又笑曰:吾若再言,史君当厌吾烦絮矣。史作镇静状,仍自续其言曰:此地位之真相,质言之,可怕耳。可怕之发生,为时已久,自吾父时已然。公爵曰:君之父,实一最有价值者。史曰:吾父虽竭力设法,欲令此地位不至危险,但运命殊坏,不易斡旋。自吾任事以来,即左支右绌,日甚一日,至今日实有不能复支之势。所负之债项,因子金之积累,日见其肥,譬之抟雪为球愈滚愈大。公爵赞叹曰:善譬哉!精而且确。史曰:先时每值应付子金之期,无论筹措之难易,必储款以待。今则应偿之息数既较巨,而窘况则甚于前此倍蓰,竟至无可应付。主人乎,乞恕吾无状。子金既不如期应付,不堪设想之事,在眉睫间矣。公爵忽正色而言曰:然则何不择产业之易售者贷去数处。史作失望状,转问曰:主人谓何处乎?苞来第宅已为抵押物。格伦那及苏格兰各地产,又将次为保险公司所有。伦卡地方之矿产之堕落,至无人过问。公爵曰:彼惟伦区之别墅,尚不难得价。史叹曰:主人休矣,是已售去数年者。奈何忘之。公爵恍然曰:是矣,吾真昏聩。但密司脱史达勾乎,须知记忆力乃吾脑筋中这最弱点,故颠倒乃尔。史曰:至于地租之岁入,则其细已甚。且租户类皆细民,无论区区者不足补苴罅漏,彼等且不能如期应付。而苞来第又累世不为凌下之事。公爵曰:是万万不可,若加以强迫,彼等必谓我,为吾家祖宗之不肖子孙。且我亦负债者,安可以己所不欲者施之于人。史曰:主人之言诚是。然吾此时,如手足悉被束缚,不能稍移动矣。公爵曰:吾侪亦如被束缚,奈何?兑斯福吾爱,汝此时何所思,莫欲他往否?兑曰:儿不欲他往,仅思至马厩中一视亚驷因起立。谓史曰:吾固知吾家之地位已甚艰窘,然诚如君言,窘亦不自今始。每值水覆山重时,皆赖君之长袖善舞。父乎?儿此言岂不然耶!吾今劝老父,姑弗忧虑此事,只索听密司脱史达勾为之。公爵曰:善哉!儿之劝吾,必能如汝言。兑斯福向史一点首,径自走出。公爵目送之,微笑作得意状。盖老人爱兑斯福甚,视之殆如黄金铸成,不忧贫也。史达勾不觉喟然长叹,仍置簿籍于衣袋中,亦起立。心思已为此巨家之附属品,今则覆亡在即,不觉惘然。公爵曰:运命之黑暗,固然。君今仅为此报告来与,抑欲吾何作?史曰:吾不仅为报告来。公爵喜曰:吾知汝必有妙策,然则速言之。果欲吾何作?史曰:吾非欲以此负担,加之于主人。公爵轩渠曰:负担不加于吾身,此吾闻之而心慰者。史曰:吾欲少主婚金钱耳。公爵未及答。史见公爵面有惭色,即续言曰:今世家多讳言婚金钱,其实换言之,即谓彼富有多金者婚贵胄,亦无不可。今社会上之情形,其真际岂不然耶!且吾更明白言之,舍此不为,直束手待毙耳。公爵曰:吾亲爱之史达勾,汝几时曾作模糊影响之谈者。吾细思之,汝言是也。然若何使文奈为此?史曰:是则须主人自言之。公爵然曰:世安有如此之庭训,吾好友乎,不如竟以汝意劝导之。吾尚有一事,此星期之第六日,吾尚需一二百镑乞为吾筹之。史默然久之,始勉强应诺。曰:彼马克之函,尚未解决。彼谓不得千镑,且自由行其野蛮之举动。公爵掀肩作态,曰:汝尚能稍稍点缀之乎?彼无恶不作,吾实畏之。史太息曰:主人真以我为巧媳矣。

第五回

密司脱斐廷乎?吾今欲撰一新名词以称汝,曰菩萨娘,何如?Fairy Godmother 此语之声音轻圆悦耳,所谓听之可以止痛者,盖冀因也。斐廷坐一藤制摇椅中,女郎之座与之上对。时盖饭后,此老已饱饫珍错,口卸上品之雪茄,烟丝缕缕作甜香。所坐处为一巨第之廊下,廊亘长环其室。其前为草场,一望平旷,浅碧茸茸,如绿茵毯,就中有花坞两三处,红白灿烂,点缀其间。又有孔雀数头,五彩之毛羽,映日光作金碧色。草场之外,则为广阔之河流,河名达姆斯。轮舶皆由此直达伦敦,盖犹上海之有黄浦。宅后为果园,林木茂密,坐其中者,寂无所闻。闻孔雀搜翎,水鸟振翼,薰风阵阵,挟有花香,令人醉软。喧嚣之伦敦,疑相距百里。斐廷笑曰:密司冀因,是可随君意者。虽呼吾以牛亦得,其一种快意之眼光,从雪茄烟缕中注视女郎。似乎桃腮杏脸间有殖民地一只瞳子,欲作寓公于其间也。女郎亦笑曰:吾见女巫为人祈福,著红衣,戴凸顶帽,百般做作。祝上帝显大神通,富贵人,又施洗礼,受洗者则母之。而其结果则仅与人以瓜果。吾今兹以小学中女教员,而忽有种种所不能有。君之神通,不较彼女巫胜耶?斐廷曰:密司今日始见世界中所谓幸福矣。女掀眉而言曰:万不料思想所到之处,人世皆实有其境。吾每夜间自思,毕竟吾所历境界,是真非幻否?如果是幻,何以与吾视听所触者,皆明明实有其事,证之历史而信。凡名胜之处,一一皆如画中所言。如谓是真,吾乃缘窗蓬壁中人,何以服御如王子。所至之处,行止皆随心所欲,又何以先时所可望而不可即者。今则竟直接购取之,只觉迷迷惑惑,不能自信。富有之权力,直如是可惊,吾今乃知之。斐曰:意君所市场必多。女笑曰:皆非吾所需。吾特为阿姊购者,十居八九,意皆非君欲观。斐曰:游历之程途何如?女曰:自挪威至意大利,殆无一处不游,游亦无一处不尽兴。人之待遇我者,亦至恭且敬,无以异于贵嫔命妇,我固知是金钱势力之作用。斐曰:恐亦不仅金钱,密司固自有不凡者在。女曰:吾先时兴颇豪,几欲环地球行一匝。因种种未曾经见之外国风景,足以怡情悦目,令人乐而忘返。厥后忽有一种思想,觉他处气候,总不如英伦习惯。因之归思颇切,初意以为密司脱斐廷必为我购得合宜之宅,仅得窗明几净,阿尔泊山色能遥接之几案之间,出门则小电车一辆。两小时之内,可达英伦繁华去处,于愿已足。巨知汝乃挈我来此王宫之中,吾初游历时,以为是梦。今则入梦益深,诚不能信此间之非幻境矣。斐廷微笑曰:吾意此间必为密司所满意。女曰:谓如此而后满意,君诚未经冷板凳风味者矣。最可笑彼茄楠为我着衣,又为我栉发,吾殊觉不甚习惯。彼则怪之。已而吾始悟,凡富人皆如此。盖既为富人,则手足虽非拘挛,亦当废置。茄楠又谓宅后果木园中有大牛数头,吾思以后凡需牛乳,可弗向牛奶棚中购买。但吾思此后用牛奶制乳油等事,当亦不劳吾自为。然否斐笑曰：恐此后无是事矣。密司尚未至园中乎？女曰：昨日仅历此宅之半。斐廷：尚有马数头，状殊神骏，为寻常所不易有者。女曰：有车耶？斐曰：是固所必需者，乌得无之。女曰：是矣。吾此后当习骑马，非耶。数年前，偶在公园中，见三数女郎并马驰骋。阿婶谓我，是皆贵人。吾思贵人衣服华美，因以吾衣与马上女郎两两比较，只觉吾衣暗旧破烂，又宽博不称身。因思骑马一事，亦为贫贱中人所不能得者。巨料今日吾亦其中之一。言至此，忽凝神作想，笑曰：此后吾若骑马至公园中，见道旁有衣服破旧之女郎向吾熟视，吾当视为数年前吾身之旧摄影。吾他日若遇有如此者，必以吾马假之，使骑数小时。斐廷笑之。女郎又曰：此间风景绝佳，村中人亦复彬彬有礼。昨日吾在车中，见一二农人，见吾车过，皆去其帽。又有群孩，想是赴村塾读书者。吾他日欲至彼村塾中一游览，不知彼等亦乐吾往否？斐曰：彼等谓是贵人枉驾，固无有不欢迎者。但吾愿密司弗往，凡此等村中多麻疹及百日嗽等病。女曰：是可弗虑。吾非生长此广厦中者，当不患传染。然彼小学乃在此病世界中，殊为危险。斐廷问何？女方凝神思威尔孛来小学中诸高足，答曰：传染 Infections Diseases 之缩写耳。吾必使小学生来此嬉戏，予以面包，及他食物。斐廷曰：此间一片清净土，为彼等蹂躏，未免杀风景。女点首无语。两人所坐处，其旁为一法国式长榻。彼此问答间，婆顿自内出。西洋妇女所御衣，有一种可译为肩褂者，类如中国半臂。婆顿谓黄因曰：吾爱，汝乃坐此间，不御肩褂，得弗寒乎？女曰：否。此问乃伦敦之意大利。吾方热甚，阿婶亦可来此坐谈。婆顿摇其首，曰：吾尚有尔许事。匆匆遂去，去时又目视斐廷。斐曰：婆顿夫人作此壮游，必大乐不止。女郎曰：否。渠自离英伦之日，即怅怅若失所凭依，有度日如年之概。吾因游兴方豪，亦竟未能曲礼其意。吾婶母诚可怜人。已而蹙额曰：以吾侪此时骤易其境地，在理宜无可戚戚，乃服御之奢华，居处之优美，凡人世间所谓幸福者，皆不足以动其心。其神经之太敏，犹是故态，似有祸患之蹑其后者，是诚不可解。密司脱斐廷乎，君以为此中有理由否耶？斐曰：婆顿夫人殆血气既衰，故凡事不能鼓其兴趣。前此之岁月，贮苦停辛，良非易易，故不得不早衰。譬如密司在公园草地中，著褴褛衣服，望马上天人，设尔时此巨大幸福加之君身，当忘却人间有艰苦事。女郎熟视无语，似不以斐廷所言为然者。顷之，曰：吾婶母初非有痛定思痛光景，其一种可怪之情形，颇难得适当之言辞为之诠释。似乎有一种祸事将来者，似彼。言至此。斐廷以目禁之。旋婆顿复出，手一肩褂。曰：过午便有凉意，汝身上衣薄。且言且为黄因披之，披已，即去。斐廷目视其去，曰：意婆顿夫人既归伦敦，当较途中情形，稍为安谧。黄因一时又不注意此事，引领凝眺曰：左方树杪中露一屋顶，照耀于太阳光中，意殊壮丽。君知居彼者谁乎？斐廷亦遥望，曰：不知。意密司不久必能知之，彼等或来奉访。女曰：吾深望于邻居得两三谈友，君谓彼等能来乎？斐曰：彼等若知密司富有多金者，恶得不来。女徐曰：吾颇不乐见其人之以金重我者。斐曰：密司此语不谬。此吾所以代营此宅，君视此间虽美丽乎，然以密司之富有言之。固宜购历史上有名之巨第。女曰：是大可不必。君不尝言宣有须习惯，贫儿暴富，必作种种怪态。故吾于游历时，见有富妇满身作金银珠宝气，辄不敢阘效。且金钱之为物，细思之，毕竟非甚可喜。吾每于道途舟车中，偶然多费一二镑，便买得他人作种种怪态对付我，是世间一切作伪犯罪事。皆此物构成之。且吾昨来此间，只觉曲折太多，如入迷楼。可知吾居此，已为过当。君不知我为威尔孛来之蒙师，年入八十镑之修脯者耶。女郎轩眉抵掌，如在教室中演说不景。斐廷欠伸起，笑曰：密司可谓富贵不淫者矣。此间一种花香，闻之令人思睡，吾尚有数函当作，吾思即至书室中办事去。密司既不欲人之以金钱见重，意必能自视焰然。吾且拭目以观此巨产之究竟。女郎笑之，曰：堂左有小精舍，列书架其中者，殆即君所谓书室乎？斐曰：然。曰：稍迟吾当命人送孛兰地及苏打来。斐称谢去。黄因独坐，倘徉软椅中，悠然睡去。女郎自得遗产，至今已数阅月。前事亦渐忘之，惟睡梦时，辄仍往威尔孛来，重理旧业。朦胧中，方执粉笔在黑板上演算式，陡被一种清越之声浪惊醒，则钟塔上巨大之时计，方锵然而鸣。黄因揉搓双目，悠然坐起，则意中有斗室柴扉。目中现琼楼玉宇，几不辨梦之为真，真之为梦。第见夕阳在树，浅草如茵，汩汩河流，亘长如练。而圆宕之钟声，余音袅袅，仿佛犹盘旋树颠。凝想移时，始知梦而醒，确非由醒入梦。忽闻水声潺潺，遥见一小船顺流而下。中坐一男子，一披发女郎，因起立，凭栏凝注之。见男子打桨，女郎徜徉其间，以手扣舷而歌。歌声随微风来，字字清晰。其词曰：钻石可贵兮，不如爱情。至宝易求兮，难得情人。欲买宅于汝情窟之中兮，吾爱情可为代价。举世界之情愫相比拟兮，不如吾两情之沉溺。歌声婉转，一波三折。黄因听之以耳，受之以心，不觉痴倒。女郎著缟素衣，发作金紫色，颈间围肩褕，益显双肩弹削，腰肢纤柔。其更一手中，似捧一物。细视之，则一卷毛小犬。转视男子，仿佛一美少年，仅著裹衣，腰间束巾，似因荡桨而去其外褕者。黄因至此，忽生一种感觉，觉此两人者方是幸福。仅荷包中富有阿堵物，便自以为人不如我，此真如河伯未逢海若，不足与言天地间之大水。已而舟渐傍岸行，忽女郎呼曰：塔佩上岸矣，文奈。黄因审视时，则见卷毛狗跃登岸上，直向己园中来。女郎又曰：速踪迹之，使失彼者，婶母且责我。小舟遂停，男子亦登岸。狗至园中，跳掷于浅草间，似亦甚赏识此中风景者。旋男子入，不知狗之所在。见黄因，去帽作礼，方欲有言，狗忽对黄因隔花吠。其人自言曰：汝乃在彼，因嗾之。谓黄因曰：吾以狗故，遂擅入相扰，歉甚，望密司恕之。忽思此美人之芳范，似曾留摄影于脑筋中者，第为时已久，不能记忆。方欲再有言，犬已自来，乃抱之。复脱帽道歉，逡巡走出。黄因识之，盖即畴昔之夜，破头流血之少年也。亦不自知何故，少年言时，已不知作何语而可。旋闻女郎曰：若已得之乎，速予我，弗再被走脱。男子予之，女郎伸两手抱狗，忘握系船之缆，缆解船荡，几覆。女急以手握船舷，狗遂坠入河中。女郎大窘，呼文奈。男子急慰之，因屈一足伏地上，以棍援狗起。卷毛经水，如雨打羊皮，圆睁两目作黄色，张口而喘，如欲噬人，状殊狞恶，不复可爱矣。男子置狗船板上，衣襟尽湿。女郎懊丧曰：狗毛尽湿，山菱夫人且怒我，奈何？男子方以巾自拭其汗，急慰之，曰曼白，弗忧。吾侪可俟此狗毛干后再归，即以手巾揩拭之。女焦急曰：似此待至何时，使归去太晚。狗又不干，婶母必怒甚，他日或不许吾两人同游。男子不语，急向船板下取己所着外褕，吸狗毛中所濡水。女郎见之劈手夺衣去，曰：文奈，汝颠倒矣。奈何以狗故湿君之衣。男子惶急，曰：是固无害。女郎必不可，曰：使塔佩登岸，俾渗水泥土中。男子踌躇未答。忽一人曰：以吾此巾拭之，当得速干。一回顾，言者非他，乃似曾相识之绝代佳人也。黄因见塔佩落水，意殊惜之，不觉缓步出。至门外，观两人所为，见男子至欲以衣拭狗，为之辗然。船上女郎见黄因以巾相假，大乐，急岸登，接巾付男子。然后返身道谢，男子又去帽作礼。女郎曰：是为吾婶母之狗，渠绝爱之，性又暴。见如此，必怒甚。今受密司惠不浅，吾婶母即山菱达处夫人，密司或未必知之，敢顺密司姓氏。言次，男子以狗来。女郎又谓黄因，此吾中表兄斯福公子。黄因以慧眼转注之，兄斯福鞠躬致敬。黄因曰：吾名波痕黄因。女郎作世故语曰：密司即波痕黄因。吾尝闻人道波痕黄因，弥复向慕，不图无意相值。黄因笑曰：密司诚工于酬应，吾乃乡曲细民，姓氏不出庭户，世人或无有知波痕黄因者。女郎趋至黄因身旁，向春风面上，仔细端详，笑曰：密司自言乡曲细民，吾只不信。黄因笑不语。女郎曰：吾今得与密司相值，诚大幸事，请得与君为友，他日当偕吾婶母山菱夫人来奉访。吾愿波痕黄因不相摈弃。兄斯福笑曰：曼白，汝尚未告人以姓名。遽作此语，何交浅言深耶？因谓黄因，渠名达虚曼白。吾深愿密司黄因与曼白为友。黄因曰：吾亦甚愿。曼白因与黄因握手，彼此相视而笑。兄斯福则蹲地上治犬，犬毛干，而巾已变色。曼白曰：吾歉甚，吾欲携此巾归，洗净相还，又恐为婶母所知，奈何？黄因曰。此细事，何足介意。时已晚霞渐敛，凉月生辉矣。兄斯福促曼白归，曼犹与黄因手相握，依依如不能舍。

第六回

世间女子，有美艳之容华，听明之慧心，诚挚纯洁之爱情。其颜色至少可以疗饥，其声音听之可以解愠，其悲也能柔刚铁，其怒也能驯龙象。至于樱口中之咳吐，一语之贬，不必有甚利害。而闻者懊丧，如坠九渊，一字之褒，虽顽冥不灵，或且乐为奔走。其所以发生此能力之原料，煞是不可思议。如非电气，定属以太。必非寻常物质，如是者可谓天地之精英，人群之灵秀。然亦有幸有不幸。其幸也。为王后，为嫔嫱，为贵人，为才媛。人视之如瑶草仙葩。其不幸也。为厉阶，为祸水，为尤物。下者为堕涸花，为沾泥絮。人视之等诸孽海众生，鄙夷厌恶加之矣。要之西子蒙不洁，西子无罪，不洁其罪，愿与天下有情人一扬之。今吾书中欲叙一女子之历史，属于吾所谓不幸之一方面者。其人与兑斯福之兄地猛马克，有密切关系。吾乃先叙地猛马克，伦敦地大物博，藏垢纳污，无奇不有。其中有一种人，容貌整洁，服御奢侈，议论通达，举止大雅。而镇日驷马高车，丝竹酒食，乃问其居处职业，则都无有。亦竟莫知其所以资生者为何事，如此人，男女都有。地猛马克，个中之表表者也。彼为来苞公爵之犹子，先肄业于猗顿大学，因犯规除学籍，旋又入屋克斯福大学。此高等文明之教育，能陶铸一世之人才，自不待赘。然其陶铸之作用，毕竟于地猛马克为有益与，有损与，则无从加以断语。第知彼于弱冠时，即以游荡馨其先人所遗。而成为伦敦无赖中之巨擘，其人美姿容，富辨才，以彼门第，假使稍稍自爱，何难致身通显。然彼不知于何处得一恶习惯，如其于此一点钟中得有幸福，则彼必穷奢极欲，使此幸福不留余地；第二点钟之恐慌，不肯于先一点钟时预计也。以故一落千丈，投身于不可思议之社会。来苞公爵尝许以常年津贴，然彼只不敷用，恒预支。不则以无赖之手段恫吓老人，然所得无论多寡，到手即馨。凡彼所熟识之商店，几于无往非债，乃旧债未偿，新债续举。衣必华美，用物必精致，饮上品酒，吸上品雪茄。衣纽间恒簪高价之兰花，彼盖视此等琐细之奢侈品，甚于人生独立必须之物。穷极无聊，则生一种奇怪之希望，深愿兑斯福不幸短命，彼则入承世袭，而据有此无尽藏之来苞第。久之，商店中人咸知地猛马克非好相识。而马克则恬不知耻，见人仍作伪谦蔼吉态，似乎自待甚高者。生平有两大长处，能饮酒，善赌博。香屏酒尤所酷好，长鲸吸川，一举百盏。其所饮量，使常人当之，不横卧地上，亦必为警察捉去。而彼则仍是举止优美，其酒德有足多者。至于赌博，是其人一生专门之学，即彼同党中人，亦交口称绝技，无有间言。众无赖皆惮之，不敢与对垒，马克亦不屑与彼等赌。马克遨游伦敦市上，如鹰鹘搜鸟雀，择肥而噬。见有贵族子弟，血气未定者，则以计招诱之。此等入世不深之少年，见马克温文尔雅，亦且旧家，咸乐与相近。则堕彼玄中，五木盘旋，千金立尽。于是被害者叫苦连天，彼则饱而飏去。久之一般富家子弟之父兄，咸恨恨切齿。然马克之伎俩则甚狡猾，不于一人而加以第二次之欺骗，又恒适可而止，不为已甚。故受害者历时既久，亦淡焉忘之，卒无有告发其罪状者。渠所居为亨斯街，格雷森寓屋，个中有多客之聚赌密室。一日，日卓午，马克早膳已毕，阅彼同类友人之书札。因默数今日赌友之来会者几人，已而阅法文小说，才数页，天已傍晚。彼乃对镜装束，顾影翩翩，雅堪自负，盖彼方欲赴富家儿之约。至餐馆也，戴学士帽，携紫檀杖，衣裳紧窄，上下整洁，从容走出。女郎，则去其帽，人以为是贵胄青年也，亦转敬礼之，雅之状，无从其底蕴。凡物之含有毒质而害人者，辄呈美观之文采，如锦纹之虎、斑之豹。地猛马克，殆其俦与。既而至一处，房屋之建筑绝美丽，方欲举步走入。忽又踌躇，自视其表，遂返行。至约克纪念住处，折入一弄，几经曲折，来至一幽僻处所，道途殊不平坦。一面为河，一面列矮屋，类皆穷民居。旋至一家，虽亦漏室，独有门铃。马克轻按之，门辟，一中年妇逆之入。妇面黑，粗眉大眼，而唇吻其薄，衣殊褴褛，点其首，曰：请公子自入，密司爱特华在内。马克颔额之，于衣袋间出一带，授妇，曰：此不甚好，特蓝色与汝颇相称。言已，向楼上去。此妇喉舌间念念有词，若甚感激者。楼上一斗室，临窗设书案，案上列画具甚伙。一女郎握管凝神,目视绘画未竟之册页,十五有余,二十不足。纤腰怯,弱不胜衣。秋波蔚蓝,如膺悲感。轻盈飞燕,差可拟其身材。淡白梨花,未足喻其颜色,盖即所谓密司爱特华也。闻门外有剥啄声,则出其轻圆娇媚之声音曰:入乎。门辟处,外观有耀之贵公子地猛马克入。女郎置手中铅笔,亭亭起立,曰:马克来乎? 吾意汝必弃我如遗,虽吾之希望总不肯绝,然竟蒙光降,实出望外。马克笑曰:吾胡为不来,密司即不作书招我,吾亦必来。君谓我直如是荒谬,蔑视密司神圣之书札乎? 女郎目视马克,似乎有怨怼意,已而仍坐下,微喟曰:然! 君所言,恐是吾希望而不能得者,从此竟不来,吾两人或较。言至此,马克以一手置女肩上,随取案上未竟书视之。赞美不已,又曰:密司为此,日入几何? 女曰:前数月尚好,近时又跌落矣。此种杂志,既不甚发达,而业此者又降格求售。吾之能得此,已是幸事。吾侪且弗言画,毕竟吾两人之事奈何。女郎言至此,到红晕其颊,慧眼注视马克。马克有惭恶意,俯首视画,不语。已而目光自纸上移注女郎,笑曰:吾爱,汝更不能觅他种快意语,而必提议此问题。言时,见女郎秋水含愁,使人怜惜。不觉引近,意欲吻之。女急引避,曰:地猛弗尔,吾尚望君听我一言。马克曰:敬当洗耳,吾虽听汝之詈,较乐于听他人之谀。因以手抚摩其柔软金色之发,女郎任其抚摩,不复引避,然脉脉不作一语。马克问之,女曰:吾愿君弗忘所允许耳,固知君必以弗忘为言,然此等语已不能记其次数。马克笑曰:吾实一刻不忘。女郎又以秋波注之,似有怨怼之词未可遽言者。马克益怡声柔色,续言曰:吾日日盼望,达吾目的之日,庶几速来,汝固非不知吾之拮据者。吾今债台高筑,全仰给于吾叔。吾叔老而贪得,至欲其子婚金钱,使吾以结婚事告之,彼必尼我。以汝非贵族,又不富有多金,以吾两人之爱情,宜使事在必成。今欲速而促我,是速之败也。女郎以巾掩面,马克又曰:汝之爱我,诚纯洁无疵,吾实不欲负汝。所以迟迟者,不过欲俟老儿逝去,吾尔时动作能自由耳。女郎呜咽曰:吾最不愿听汝作此等语。马克强笑曰:不愿听,即不言亦得。总之此时时机未至,还是及时行乐,差足自遣。明日当偕汝至皇家菜馆中晚膳,膳后即至戏园中,作竟日之乐。女摇首,引身远马克,冷然曰:吾若何能乐? 吾思,后此不见汝亦得,汝或以我为弄具,藉以排闷。言已哽咽,涕不能仰。马克狞笑,曰:甚善! 吾今乃知汝不注意我,当必有甚不满意事。故如此易解决,今始自知无价值得汝爱情,即于案头取所戴帽,作悻悻欲行状。曰:不料吾所惟一挚爱之人,乃如此。密司爱特华,吾此去当无面目再来,行矣,愿。语未竟,此可怜之女郎,趋而前,当马克去路。以首偎马克肩而哭,马克乃变怒为喜,曰:吾爱,汝决绝乃尔,遂不觉言之过激耳。因作种种软语温慰之,缱绻移时,便言今日某显者招饮,想已久待矣。遂冠其冠,携其杖,握手别去。盖马克不惯与涕泪美人相周旋。周日爱特华则善病工愁,吐丝自缚,以为马克之爱己,如己之爱马克。蛾眉双锁,柔肠九回,偏偏枕上镜前,泪痕常湿。

第七回

　　吾书至此,溯威耳字来女郎教读时,殆自春徂秋矣。此似水流年中,彼密司黉因,曾一念及月夜遇险之少年否? 是不可知。第彼第二次与兑斯福相值,未免旧事重提。

　　宛如昨日而所处之地位既殊,方寸间之苦乐亦异,过去事都如梦幻。又疑现在相值之非真,颠倒冥想,不能解脱。明日为斐廷言之,谓己他日将往访兑斯福公子及密司曼白。斐廷老于伦敦,凡巨家之历史,无不知者。闻黉因言,哂曰:咦! 密司乃识兑斯福公子。黉因红晕其颊,曰:彼兑斯福口碑颇劣,然否? 斐曰:否。兑斯福固佳公子,吾知之。密司识彼亦无害,但吾有一语乞识之。凡与此等贵人友,必弗自炫其富,否则黄金多时交不真矣。彼山菱夫人吾亦知之,渠姓达虚瓦德,是人最尚门面,遇人接物,纯事虚矫。其实亦未便高不可攀,密司与兑斯福公子相遇,竟一见倾倒耶。女郎赦然无语,竟秘其在威尔字来相值事。已而斐廷与莫因同乘一车,至火车站,斐廷自去。女驾车回,车轻马骏,颇极驰骋之乐。其明日,午膳既竟,自思吾今无学生可教,将何作乎？意不如至后园中观彼园丁饲牛,不则跨小驹习驰。又思吾园中亦有小艇,一篙一桨,放乎中流,意亦良得。方凝思间,一仆人入曰：有客请见。女视其名刺,盖教区牧师塞耳佩也。女郎至客室,见所谓塞耳佩者,约五十已来人,状貌慈善,衣服整洁。更一十七八童子,向女鞠躬,状至谦谨。其人为塞耳佩之子,名播台。塞丧偶,益钟爱其子,故恒挈之偕行。播台为屋克斯福大学之神学预备科卒业生,其为状稚态可掬,殆犹有童心者。既就坐,寒暄已。塞耳佩谓密司波痕居此,宜入本区教籍。莫因应诺,因问教堂中设有学校,颇许一往参观否。两人皆大乐,谓密司既欲往,此为吾侪所甚欢迎者。吾学中出有宗教杂志,当即遣人送一份来。后此深望密司赞助,学中生徒亦都驯谨,意密司必乐睹驯谨子弟。莫因深然之。塞耳佩因出簿籍,书姓氏,播台视窗外复视莫因,曰：此间景物绝妍丽,能许我周览乎？莫因笑诺之。因曰：吾为汝导。两人偕至园中,播台大乐,曰：此地极佳,吾深幸得来此,然吾又怜汝。莫因怪之,问何事见怜。播曰：密司居此,必与此间人交接。彼等老妇,类皆语言以鼻,其为状至可厌,又好强人赴茶会,会时所谈,又无非那家鸡生蛋事。莫因为之嫣然。播又曰：此间草场平旷,击网球绝佳,意密司必善此。莫因首应之。播台作思索状,曰：密司门间何尚未钉姓氏牌。莫因曰：然当即为之。播曰：此等事若令园丁为之,恒不如法。密司若许我者,谨当代劳。莫因笑曰：奈何以琐事相烦。播台当此含笑秋波之视线,不啻置身春风时雨中,曰：是大易事,明日当有以报命。又曰：彼宅旁亭子中非独木小艇乎？吾最乐荡桨,意密司亦乐此。达姆斯河之风景,此间最佳,颇许我为密司荡桨否？播台为此语时,似乎冒险鼓勇而言者。惟恐女郎或怒,意殊惴惴,嗣见莫因坦然笑乐,心始稍安。移时,又曰：十月间吾须送塾中儿至屋克斯福考试,十月之前,吾深愿得常来此。望密司语我以何时来为最适当,吾不敢非时取厌于密司。言次,塞耳佩自室中出,播台语始止。旋两人辞去,塞报告教区中人,谓有密司波痕新居立浮米突,盖莫因居宅地名也。第二日,播台绝早即至,伺候莫因驱遣。莫因见其奉命惟谨。乐之,止之饮膳。午后无事,相与击球为乐。渐渐觉此人不甚恶劣,齿之在朋友之数。而播台则如被命令之强迫,大力之吸引,与立浮米突之一片草地,结不解缘矣。莫因至学塾参观,播台随侍。承颜望色惟谨,教员及学生见其怪状,咸笑之。莫因见学生,仿佛遇旧,问课程甚详。既出,犹津津称道,如有余味。问吾欲每周来此一二次,彼等不嫌吾来类乎？播笑曰：密司若不惮烦,即日日来,吾固无不愿。语未已,忽有两马驾一车,车旧式而精致。马肥,顾为状殊蠢,行极迂缓,经过两人前。车中坐一瘦妇,身量绝长,鼻间架金丝镜,其傲睨之眼光,似乎道路中人,皆彼所放奴,而主仆之名分仍未销去者。播台指谓莫因：车中人,山菱夫人,达虚山菱夫人。言下有伈颐沈沈之雅。莫因笑之。播曰：此人之傲,令人可惊。固知渠为贵族,所处之地位,视吾侪为高。然达虚第中人物,此为最倨傲者。吾父尝挈吾至渠家饮咽,渠见我,下其目而视曰：若非教区牧师之子乎？其状至令人难堪。又曰：彼等贵族之里衣,亦甚美丽。密司曾见之乎？吾曾见之兑斯福公子,彼兑斯福诚人中俊品。女笑曰：自君视之,彼贵族中人,殆无不俊者。播正色曰：否。兑斯福实不凡,即彼之击球技,亦出人头地。前年屋克斯福与猗顿会赛数次,皆兑斯福第一。计一年中,他人无有得贵重奖品者。密司识其人乎？女摇首。播曰：此人固不似达虚氏,仅仅以贵骄人。言次,已至立浮米突。莫因言明日挽彼校中学生来此击球,吾当以吾游历时所购物为奖品,乞君助我分果饵。播台喜曰：吾善烘饼,明日吾为君烘饼,何如？莫因微笑称谢。已而行近球网处,盖两人以此为每日正课,不必再提议而后从事。两人方欲击球,闻车击辚辚,则两肥马驾旧式车蹒跚自外入。莫因曰：彼山菱来矣,吾侪往逆之。播台摇首，曰：吾不往，吾愿在此吸烟。以俟其去，时婆顿方以事他往。黉因乃亟趋迎之，入客室，握手相见。山菱夫人去其眼镜，向黉因上下审视，笑曰：密司波痕，吾家曼白说，汝曾救吾塔佩，吾感谢甚。吾之塔佩，实一非常有价值之狗，渠实具有聪明之知识。有人以吾狗比他人所畜者，吾闻之最懊丧。密司波痕亦爱狗乎？黉因闻山菱惯倨傲，因之举动颇留意。今初相见，竟无一字非狗。怪之，视曼白。则方匿身夫人座后，攒眉摇舌，向己作种种怪状，益以为异。徐答曰：吾颇思畜狗，此间有田家守羊犬常来，吾婶母颇恶之，吾意欲得一小犬而拖狐尾者。夫人曰：守羊犬本劣，狐尾狗亦无忠实者。密司若饲狗，必如吾之塔佩乃可。夫人言时，正襟危坐，如老儒讲道统者。黉因则坦然，举动自如，初不知此即所谓倨傲。夫人又曰：教区牧师谓密司和易近人，果然。言次，一回顾，不知曼白去向。即厉声呼之。曼白在窗外放声应。夫人曰：汝在彼何作？闻吾言乎？曼曰：儿在此看花，美哉花乎！又不即入，其实曼白所谓花者非是，彼乃注视球网旁之童子。见其人口纸烟向己凝视，似相识者。疑之，听山菱夫人，方在高谈阔论，彼则掩至球网处。曰：若非教区牧师之子乎：此语山菱夫人言时。播台恶之，谓词气令人难堪。而此时曼白言之，则否。殆如听商妇琵琶，所谓未成曲调先有情者。答曰然，君其。曼曰：吾乃密司达虚曼白，吾谓此地景物极佳，然乎！君谓密司波痕美否？播曰：甚美！且佳！曼曰：佳字不妥，当云美且绝，吾实创见如此之美。如此，忽翘首作想，曰：一时颇难得适当之字。播台笑曰：便言如此之艳，亦得。君既为密司曼白，吾则。曼曰：汝则奈何？播笑曰：若击网球，吾则不畏汝，吾方与密司波痕为此。曼曰：若可谓无礼，击球奈何有所畏，吾偏不与汝击球。播台曰：密司既不击球，吾侪席地坐谈何如？适女仆以牛乳及茶来，播曰：密司倾此乳入茶中何如？吾非敢相役，每见咽客时贵家妇恒为此。曼曰然：是当吾为之。乃举杯执壶调和之，强半泼地上。播曰：此茶甚浓，惟牛乳太少。曼曰：吾以多许与君。盏中仅存少许，奈何少之，忽易其辞。曰：得之矣，波痕之美，殆可谓色香味兼备者。曼言时，举手作势，杯中乳油溢出污其靴，则以巾揩拭之。靴锐端，高底。播曰：此靴殊美观，第不利于行。曼哂曰：吾两人试竞走，绕此草场三匝，看是谁矫疾。山菱夫人因曼白久不入，自出觅之。见女郎逐一少年，相距可十码许，夯息奔突。夫人急呵叱之。两人都止，曼白犹喃喃谓播台不胜己。山菱谓黉因，此儿非即牧师子耶，明日乞密司告彼，令来吾家，此可怜之童稚。因与黉因握手作别，与曼白登车去。须臾播台趔趄入，问山菱曾何语。黉因曰：山菱夫人邀我至渠家咽饮。播曰：噫！问噫声何为，播曰：尝从吾父至旭来格饮，初以为乐事，殊不知苦。极山菱终席不与我交一语，令人踯躅如被监禁。黉因曰：山菱夫人曾嘱并邀汝往，然则将不往乎？播台踌躇曰：吾今则愿往曰，胡便不畏鉴禁。岂欲更与曼白一竞走耶，播台惭阻，不能答。第二日，黉因赴旭来格第，是为女郎第一次入贵族社会，婆顿欲弗往。谓见彼等贵人，令人不欢。黉因强之，乃可黉因之衣，作淡墨色花纹，为游历时购自巴黎者。胸前簪白花，他无所御，即所有少数之金刚石，亦都屏之。综计衣饰，所值仅两金镑耳。旭来格距立浮来突仅里许，附近有小山，随山转处，突现楼阁，巍然巨家也。登堂入室，壮丽精雅。然自黉因视之，亦殊等闲，全欧游历后，眼界自高阔，故此时虽第一次为贵胄人家座上客，一切耳目所接触，等诸司空见惯，谈笑自如。是日之燕会，盖黉因为特客，其余则牧师父子，又有邻家老妇女郎数辈，山菱夫人既矜持过当。曼白又以畏夫人故，端坐，目恒下视。其邻妇辈，类皆承望风采，不敢多作一语，健谈者惟黉因一人。黉因与老牧师谈学中诸儿，既又言意大利之风景、巴黎之繁华。左顾右盼，颇觉快意，不觉向晚，钟声铿锵，晚餐时矣。山菱夫人问何待，侍者曰：待公子。夫人诎之，曰：若不知公子在伦敦。耶方问答间仆人报公子来矣，须臾兑斯福入。昔日，幸不来迟，今日几不及第四次车，阿姨所请客来耶。夫人笑曰：室中电灯又不昏暗，汝不识耶？兑张皇作寻觅状,众皆笑。兑乃趋黄因所,握手为礼。又与婆顿握手,婆顿若迎若拒,似自嫌其僭,不敢分庭抗礼者。老牧师亦趋兑斯福,问公爵近状。兑乃与牧师周旋,瞥见播台方隅坐,因呼与语。笑曰:若近日未至屋克斯福乎?老牧师见公子独与其子言,又问其子所毕业之学堂,状至愉快。笑向夫人曰:公子和蔼过常人,谁言公子傲者。夫人首应之。兑斯福谓黄因:曼白妹子为我道密司甚详,今日得相值,殊自幸。且尊居不远,愿密司与吾阿姨若妹子,常过从如近邻,意密司必赞成吾言。黄因答以相当之寒暄。语夫人因邀客入餐室,席间山菱夫人与牧师谈教会事,众皆敬听。黄因独健谈,向邻家女儿问琐事。时又与牧师言教会杂志中事,又言学中教授管理事。兑斯福目灼灼视,见此人美丽如桃李,亥吐生珠玉,决为伦敦巨家闺秀无疑。顾何以不记忆相逢何处,因冥心搜索,然终席竟不能得。播台因黄因高谈雄辩,亦放胆间作一二语,然所言适多稚气,众皆笑。惟黄因笑嫣然,而妩媚,而丰神绝俗,众皆乐之,视线丛集其面,兑斯福益神摇意夺矣。席终,众皆散坐。或至外间闲步,兑斯福亦闲步。闻室中琴韵铮从,歌声宛转,凉月如钲,挂树杪间,徘徊翔步。自言曰:何物老姬生此宁馨,顾吾何以竟不能忆。因自咎记忆力之钝,作书空语者久之。有自后笑语者,则曼白也。两人乃交臂偶语,曼曰:文奈,吾甚乐汝今日来。彼黄因美否?彼语声轻圆悦耳否?汝在伦敦当无此胜会。文奈亦颇自幸否,兑斯福微笑未答。曼曰:歌者谁与。意不是小牧师,然何以声似男子。兑曰:播台本善歌。两人乃皆不语,侧耳听歌词,已而歌止,播台出。曰:汝两人乃在此。曼白曰:播台,顷歌者汝耶。抑何抑扬可听,歌中的所谓(辛苦总为汝,不愿汝知兮,知时汝转为我苦)云云吾颇爱之。竟不知是何曲,若能语我乎?文奈谓汝善歌,可知歌诗之记忆必多。播曰:否,吾实初学耳,意汝必能语我以未经闻见者。曼笑曰:吾不愿向冷板凳中寻生活,敬谢不敏。播台亦笑曰:汝乍离乳姬之手,奈何作老儒口吻。兑曰:汝两人且事戏谑,我自吸烟去。顷之,兑斯福入客室,见老牧师方口讲手画,众皆环立敬听,独黄因傍窗立。兑曰:密司盍至外间闲行。女点首曰:吾听老牧师演说,又延仁顷之。见兑斯福立门外,若相待者,遂亦出。兑曰:今夜月出较晚。黄因无语。兑曰:今日坐客多邻姬村姑,密司颇觉烦苦否?女曰:吾甚幸得与众客接谈,公子何乃有此想?兑曰:虽如此言,吾则恐密司或未必当意。女曰:否,吾觉彼等皆饶有雅趣者。两人且行且言,至草场畔,兑斯福返身向黄因立,若欲有言,又不得语。黄因回眸四顾曰:此间景色极佳。兑曰:佳!忽又顿住,寻思彼所言者,乃非吾意想中之事。奈何答非所问,因亟自续其言:前面有花坞,有沙发椅可坐,吾侪盍至彼处略憩息。两人乃比肩行,至空旷处。兑斯福乃于苍茫月影中指谓黄因,彼尖圆而矗立者,为礼拜堂之塔。隔树隐约可见之烟筒,立浮米突也。此间宜晴宜雨,无殊画图,吾父最爱此。渠第二礼拜当来,彼乃一最慈仁之老人,吾甚愿密司与彼一相见。语未已,忽一物自黄因衣襟上堕地。兑问何物,黄因俯身拾起,曰:吾襟上所簪花也,是为播台赠者,吾必弗失此。兑请为女系之,黄因却之曰:谢君,吾能自系之。因以针插花蒂,蒂破,簪而复堕。黄因失望曰:是无用矣。兑忽提女臂,殷勤而言曰:君非彼女郎于威尔孛来夜间救我者乎?兑作此语时,自觉肺叶籁籁相击,语声亦微颤,不啻自言其感情之热已达沸度者。女郎微笑,以秋波注其面曰:人恒言贵人多忘事,吾固欲一试此语之确否。兑斯福抚掌而乐,又自恨脑筋不灵曰:吾于前日值君时,当即识之,乃崇于鬼,竟苦思不得。其实无一日相忘,诚健忘亦不至此,况君救我于厄,但值君于立浮米突,是吾梦想不能到者。吾疑君为威耳孛来小学中教员,固非是耶。黄因察言观色,知兑斯福非等闲遇己者,不觉感激之甚,几欲背菩萨娘之训令,以真实事相告。踌躇而言曰:然,吾本在彼教读曰,然则何又居立浮米突。曰:迩因吾父逝去,与吾以遗产,故不须自寻生活。兑斯福始恍然,曰:吾固疑是一人,何处境不相似。乞密司恕我,觌面不相识。原非无因,畴昔之夜,吾已醉,又遇险,且昏暗之灯光中,又不敢向密司迫视。不然,吾安有不相识者。薰因曰:吾深信君言之非欺我。兑曰:吾自尔日始,殆无日不念及。第以限于阶级,恐为君名誉累,此实吾所转展踌躇者,密司当能鉴鄙衷,而恕其言之质直。薰因曰:然以小学女教员而友公爵,世人且薄君之行,而疑我之有以饵君矣。兑斯福赞叹曰密司固明慧过人,能洞烛我心事。先时以为密司仁勇不可及,今乃知仅得半耳,今兹此事已可弗虑,请得与君为友,倘能不见拒乎。薰因微笑未答。兑斯福则直认薰因已默许为友。笑曰:不料今日乃居相近,密司又与吾姨氏相识,恐此等如意事,仅梦中有之。薰因曰:倘君乐之,请即得与君为友。兑斯福乃怀女郎手相握,曰:世人初相见,辄称有沈挚之感情,吾尝笑之。然吾两人则非如彼等之可笑者,密司波痕然吾言乎?女曰:然。兑斯福益大乐,曰:密司既许我为挚友,吾当向阿姨乞得一下榻处,庶朝夕可尝相往来。但密司弗得拒我咦,此救我之女郎,乃与吾为友,此事吾总疑非真。密司波痕,能容我一审视于灯光中乎?则挈女郎至门前之电灯相近处,面灯立。女笑从之,兑审视良久曰:是也!天乎!吾几疑此身不复见汝,巨料有今日,但吾尚欲问君,吾固甚乐君得遗产,可免辛苦治生计。又略沉吟曰:此遗产颇巨数乎?女曰:差足自给耳。兑曰:吾受君之惠,苦无由申谢,今无虑此矣。乃执薰因手,似欲吻此柔薰,以示敬爱者。女郎急挚回曰:至今日尚未知窘君者谁乎?兑曰:不过暴徒耳,我久已忘之。薰因摇首曰:吾意必非是,君自问无府怨于君者乎?兑曰:无之曰,然则有死君为利者否。兑曰:然虽然,亦不至此。盖惟吾弟地猛马克,女问地猛马克何如人?兑曰:此人所为,殊不自爱,吾亦怠言之。曼白遥问曰:文奈,波痕,语一钟时矣。何言之长也。兑小语曰:吾侪宜入矣,前事知者仅吾两人,幸终秘之。

第八回

薰因于旭来格宴毕归来,只觉得意之甚,不可名状。山菱夫人固惯骄人,然于薰因,不但无所用其崖岸,似乎女郎之光明气象,转足以化其客气者。然薰因则绝不自知,其所得意者不在是可知。归途,徜徉车中,星月皎洁,万籁无声,听唬铁蹴踏,车轮辘轳。因追忆在威尔孛来时生世自怜光景,因思当日与兑斯福相值光景,因思当日之值兑斯福,与今日值兑斯福情绪之不同。因又以兑斯福与己所见之他少年相比较。薰因固入世不深,然觉世上普通人物之为人,类如开店,必暴其高价之珍物,于临街玻璃窗中,独兑斯福则否。自觉恒河沙数中,惟此人为惬心。入夜,复继续冥想,有一事颇不得解,以为彼兑斯福之于己,似有一往深情,无所底止者。彼兑斯福何以如此,反复推敲,不知所以。因思己之于兑,必如兑之于己。于是掬心以示兑斯福,于是两人之交谊乃至至密切固结之地位,于是兑斯福向己求婚。于是忽来一人,强迫已不得许兑斯福。于是大惊,于是有一人呼曰:密司,八点半钟矣。张目视,朝暾融融,呼己者婢子茄楠也。午后,薰因击球为乐,其所与对垒者为播台。自不待言。方两人兴高采烈时,有自后呼密司波痕。回视,两客自外入。呼者曼白,其别一人,则深惬下怀之兑斯福也。薰因逆之,问候已。曼白即欲击球,兑曰:俟密司波痕邀我等入局,亦不迟。薰因问何无车,则两人乃荡小舟来者。薰因乃先与曼白握手,次及兑斯福。两人手相握,目相视,是亦最寻常事,薰因则无端而红晕其颊。兑斯福之手如被鬼击,不能遽放去曰:吾意昨夜密司归途必甚平安。薰因微笑,点首曰:安。播台已与曼白各执球网以俟。兑曰:汝两人嗜球若渴,然吾必败汝。试以汝两人为一组,吾与密司波痕为一组,一优较劣何如?曼白笑曰:我固知文奈与。言至此,则易其辞曰:固知文奈善球,顾谓播台,若须慎之。于是四人都入局,击球本薰因长技,是日兴致益高,转折便捷,衣裙翻飞,叱咤时闻,声音娇媚。兑斯福不欲掩薰因之长,亦步亦趋,竟以己为女郎之附属品。虽球之来势极易应付,辄失去机会,盖彼视线中只见有惊鸿游龙之艳影,不见有所谓球也。一时事毕,黉因兑斯福负三球,曼白播台皆大喜。曰:文奈,毕竟何如?兑笑曰:吾戏为大言耳,然密司波痕固未负也。已而婆顿夫人命仆妇进茶及面包乳油等,即草地设短足儿,四人席地围坐,笑事甚欢。食已,四人皆不复言击球事。一时播台偕曼白向后园中去,兑斯福因言此时泛小艇最佳,密司颇乐此否。黉因曰:甚善!彼两人在后园中,吾当唤之来。兑亟止之,曰:设彼等不愿去者,岂不败兴。且舟小,两人为宜。黉因从之,两人趋河畔,登舟解维絷,舟中有坐褥,式如睡椅,颇安适。黉因因言吾家亦有此,尚未尝试,不知颇相若否。兑斯福则与黉因相对坐,荡至中流,随水容与。初时两人都无语,盖黉因乍置身于水云乡里,顿觉光景一新,悠然意远。兑斯福揣知其意,不敢扰清兴,则默然相对注。目女郎之面,姑事领略此可餐之秀色。久之,兑斯福乃指点青林红树,村舍邱阜,两人语渐洽。兑斯福问游历时所见,女乃历述各国风景。然酬答间,辄忆菩萨娘之谆嘱,不作富人口吻。兑曰:凡密司所游历,亦皆吾所游历。何吾两人所行,如出一途,适相吻合,可谓异事。特吾不如密司精细耳,已而相对词竭。第闻舟底水声汩汩,落日衔山,断霞半壁矣。因返舟逆流行,至立浮米突。仆人说小牧师已送女公子归去。兑斯福乃惘然作别,独自驾舟归。自此往返渐密。一礼拜后,无日不聚首矣。一日,兑斯福访黉因。黉因方欲他往,兑问之。曰:此间有密散司蓖克者,其女儿病,吾须一往视之。渠乐听吾道故事,谓彼之嗜听,甚于嗜果饵。兑问孰为密散司蓖克。女曰:渠所居在村南,大门作绿色者。兑见女手持竹篮,中置苹果数枚,盖所以馈病者。因从女手中提竹篮,曰:吾送君往,若不久留者,吾于林间吸烟迟君。女可之,曰:当亦无多时,或仅二十分钟耳,第篮子不敢劳君提挈。兑笑曰:君以我为雄蜂耶,盖雄蜂最懒。故云,女为之粲然。嗣是,村中恒见此一对璧人之双飞艳影。塾中小儿女,皆爱黉因如慈母,众咸莫测其底蕴。知兑斯福为贵胄,为公爵。则此绝世美人,要当是天上人而已。一日,立浮米突之巨室悬国旗,盛陈设,面包饼饵果品,堆积如陵阜。廊下陈偶人陀螺皮球,各数十具。稚儿幼女数十,唱歌呼笑之声,嚣然并作。则黉因招塾中,诸儿作运动会也。山菱夫人,及曼白,及旭业格第之邻人,咸来。黉因则指挥婢仆,应接宾客,秩序群儿,足无停趾,口无停语。然顾而乐之,不以为苦。山菱夫人之塔佩,则大乐,向众儿跳掷。或弄之,则狂吠不止,声浪乃益嘈杂。山菱坐廊下,曼与兑斯福凭阑立。曼曰:自密司黉因来,气象全变,吾侪似亦受其同化者。兑曰:若何同化?曼曰:先时吾惟觉无事可为,今则忙甚。兑笑曰:吾直未见汝曾何作。曼正色曰:忙甚。非骑马即荡桨,又须侍人击球,有时还须为人提篮,那复可谓不忙?兑笑曰:是谓我也。然曼白若欲吾何作,必不敢方命。言次,铃声作。草场中设长桌,略可容数十人。众客及群儿咸就坐,侍者进茶点若牛乳,黉因助彼等为之。忽见兑斯福亦杂仆役中,分群儿饼饵,黉因因趋兑斯福,笑谢之。曰:吾自以此为乐,奈何屈尊客。兑曰:吾为密司分劳耳。女无可答,笑颔之。因思初相见时兑斯福因曼白焦急,至欲以已衣拭狗事,因举曼白,则曼白方注视已与兑斯福也。于时群儿方狼贪鲸吞,仿佛一礼拜未得食者。黉因大乐,广厦千间,寒士颇,被固,欲与公园道旁之可怜女郎骑者。今兹殆如愿以偿矣。一时食毕,遂及运动事。群儿皆整队,听其校中教员命令,运动之次序,先跳高,次舞蹈,次竞走,殿以拉绳。每一艺毕,间以种种游戏事。兑斯福为公判员,执铅笔甲乙之。事毕,给奖品,群儿欢呼,喧声大作。黉因兴犹未阑,见播台方以巾蒙首,捉迷藏。得曼白,因以巾蒙曼白,曼不可,遂互相口角。黉因笑劝之,相约拉绳为戏。群儿皆愿拉绳,因平分群儿为两组,曼白不愿与播台合,于是兑斯福播台主甲组,曼白黉因主乙组。先是来苞公爵与山菱夫人约,谓某日当来一相审视。公爵,夫人兄也。已而屡易其期,是日,适有电至旭来格第,夫人乃遣马车至火车站迎之。方群儿喧嚣时,车适过立浮米突,车中人见群儿努力拉绳如斗牛状,不觉莞尔。忽见兑斯福亦在众中,异之,因下其金线镜,向短垣内熟视,则确系兑斯福。又仿佛有美人艳影,放异彩照耀于眼角间,因急回眸注视女郎。于时御者问：公爵须停车否？吾家主母亦在此。公爵言弗须停车。言次，果见山菱夫人手抱塔佩，趋与兑斯福语。因复御眼镜，曰：彼等闻吾至，当即归矣。车遂径过。

第九回

山林夫人自人丛中招兑斯福与语，曰：文内，汝父来矣，吾侪当即去。兑色然意阻，踌躇曰：阿姨先去，吾意必事毕乃离此，否则群儿如凶犊，恐密司波痕不胜纷扰。夫人微笑点首，方欲再言。兑斯福已匆匆返身去，夫人遂自归。运动既毕，黄因倦甚，斜倚沙发椅上，颓然不能自振，然意固乐甚。无何，客渐散去，婆顿率婢仆收检一切。兑斯福乃趋近女所，笑曰：劳力者得佣金，尽义务必有所谓权利，君知之乎？黄因骤不得解，第以秋波注之。曰：然。兑曰：然则吾竟日助君部署种种，亦当得义务否。女笑谢曰：吾因思先时运动事，乃竟忘之。君已辛苦竟日，吾歉甚，当令彼等以精美之肴酒与君。因作势欲起。兑急止之，曰：感君厚意，然吾志不在哺啜，不劳嘱付。吾已竟日供驱策，此时则欲君受我之命令，以为相当之报酬。女曰：谨当奉命。兑以手指一处，曰：君或往坐彼树下，吾当以茶及食物来。此间为群儿所蹂躏，草色皆凌乱无次。女曰：吾须坐彼处乎。兑曰：然，此即吾所谓命令者也。女郎为之嫣然，乃强起，趋树下，纤腰娇怯，步履儴，行时以一手整理鬓发，倩影亭亭，画中人无此妩媚。已而兑斯福捧一盘来，盘中置加非饼饵，置盘地上，即席地与女郎相对坐。又止女弗动，已则取加非入糖调和之。手微战，杯中物溢出，污其衣，女欲代之，兑不可。曰：姑任我为之，君第倚树坐弗动。女曰：吾固不倦，旋兑以一杯奉女。欲有所言，觉无可说得，心房震动不已。女郎饮毕，曰：今日乐甚，但君或未必乐。兑曰：吾何为不乐。女曰：意君必厌群儿纷哳，然君于我则甚厚，吾感甚。今日尤劳苦，诚可谓善体人意者。女郎最后一语，声细几不可闻。兑曰：君谓我乎？谢君奖借，然吾实卤男子。但今兹若有物能驯我劣性者，意君闻吾言，或不知命意所在。兑言此时，语音微觉木强。女果不解所谓，且因其声流之不自然，怪之。兑见女目灼灼视己，转觉惶恐不安。因下其眼帘以避女郎之视线，续言曰：君索解不得乎，诚无有他事能引起吾之注意。第吾任作某事，或任住某处，必与君相近，则心慰。反是，便忽忽不乐，所以如是者，实以爱君故。此时女郎梨花之面。陡作绯红，其明媚之眼光，不复能向兑斯福正视。兑即不敢复语。顷之，女郎益局促，以手自按其胸，若甚惊恐者。盖此时始恍然于兑斯福之用心，已亦不自知对于此用心为属同意的？属反对的？第觉此问题来势太骤，一时殊穷于应付。久之，兑见女郎终不语。复嗫嚅而言曰：君惊讶吾言乎？然吾固非敢欺君，亦自知相知尚浅据作深谈，殊嫌唐突，以故口舌不能达吾意中之曲折。然爱君之心热，乃迫我不得不言。吾爱君，吾欲吾望君亦爱我。女仍不语，块然如蜡人，目视地上。不稍瞬，兑曰：吾之心事，脱中心藏之，终非了局。不如及今冒险尽言之，吾不能自菲薄，为君赋关雎之道章，不以为忤耶？凡西男子求婚，认可与否？固由女郎自主，然例无不答，可与不可？樱口中嘤咛一声，立即解决，从无有悬而不断者。盖求婚问题既发表，又复延搁，则交际之中，必生种种危险。乃当时兑斯福虽冒险言之，而女郎则若弗闻者。兑俟之既久，见女郎终不答，不复能忍，又不敢迫促。微言曰：君奈何终不语乎？女郎上其眼帘，不料与兑斯福之视线适相值，羞甚。讷然曰：吾不能，吾思，吾不知。即又不语。兑则屏息俟之，状殊惶急。女郎亦窘甚。久之，女不得已。续言曰：君第俟之，吾思。又曰：否吾，不能思。兑斯福见女无否决意，思以急进举动，取得其允许。乃握其纤手，女郎急掣去曰：弗尔，容吾思。兑曰：君若仅须思之，当恭候芳命。女止之曰：请弗复言，吾此时非但不能答，且不能思。兑斯福嗒然立起。不能喜，亦不敢怒。怡色柔声而言曰：吾侪宜离此矣，愿君明早答我何如？其声浪之不自然，如从喉间榨压而出者。女郎首应之，徐曰：君可即归。兑曰诺。惘然遂别。山菱夫人以盛筵款公爵,膳次,兑斯福人老人出其手握文内,手白皙,腕间玉件作铿锵声。徐言曰:文内,汝视先时肥矣,众皆笑。公爵笑谓夫人,文内居此,当较乐于伦敦,此无侍言者。言次,目视曼白,向之点首曰:此间风景绝佳,空气又好,吾此次欲留此竟月。曼白,汝乐之乎?曼笑言乐之。公爵又谓夫人:妹子尚壮盛,吾已老矣。彼等尚在童稚时期,意态活泼,最足令人歆羡。竟席,老人语独多,兴致极高。因而众皆欢然,兑斯福亦暂将心事搁起,相与欢笑。膳毕,曼白按琴漫声而歌,老人固长于音律。曲终,谓曼白曰:汝业进矣,明日将何以娱我。曼曰:吾思河边风景最佳,舅若乐之,儿当荡桨。老人笑曰:甚善!明日可泛小舟,访汝新相知,不信较汝尤美丽。吾当亲见之,既而夫人与曼白起去。室中仅父子两人,公爵因携兑斯福翔步廊间曰:文内,吾颇思芋,汝试以雪匣予我。兑即衣袋中取雪茄奉之。老人称善曰:此芋较我所有者为佳。廊间有列椅,公爵即其上坐,目视兑斯福曰:文内,顷吾于车中见汝与女子跳高。女子谁软?兑笑曰:阿爷误矣,吾侪固未尝跳高。公爵笑曰然,汝等是拉绳。彼女郎仿佛甚美,即所谓波痕黄因者耶!汝颇详其家世乎?兑曰:渠为威耳字来小学中教员。公爵凝神作想曰:是矣,吾尝于彼处遇之,但彼何以来此。曼白谓是立浮米突之主人,非耶!兑曰:渠今是立浮米突之主人,盖因彼父遗以资产故尔,渠今已不为小学教员矣。公爵徐问曰:遗产几何?兑曰:女郎告我,略足自给。公爵点首曰:遗产属之子女,固最正当事。顷之曰:文内,汝与彼女郎当相识不久,顾其人若甚惬汝心者,然乎?吾虽老迈,然自问眼光甚敏疾。兑曰然,儿爱之,顷已向其人求婚。公爵默然,虽惊讶状,而色则甚庄。以齿自契其唇,若有所深思者。已而问曰:彼女郎之答语,可以语我乎:兑曰:渠谓明日答我。公爵曰:资产略足自给,固佳。虽然。言至此即又默然。兑疑讶曰:阿发以为不可乎?公爵干笑,曰否,吾以为此。即又沉吟。顷之,微言曰:此事难免,吾悔。事乃如此,不然,尚有幸免之机会。兑益疑讶曰:机会乎?公爵曰然,文内。汝宜思之,仅以汝之地位言,意彼女郎或不至拒汝,然汝须志之,彼女郎若拒汝者,是非不幸事。今且置之,吾侪可更语他事。是晚,老人筹思此事不得寐。至明日,结婚问题富解决矣。伦敦常例,凡舞台餐馆,及各种行乐区处,至夜午十二点三十分为止。过此,警察例得干涉。然此例于游人颇不便,饥渴者恒苦无所得饮食,以故一种加非馆辄后时。警厅亦听之,似在所默许者。此种加非馆,在梨散司公园为最多。梨散司为伦敦最著名处,盖繁华世界之中心点也。灯火烛天,管弦匝地,而种种作奸犯匿之事亦此时地为最多。入其中者,惟见肩摩毂击,士女如云。其实游人居十之四,操不正当之营业者十之二,其余类皆攫金于市者也。当兑斯福在旭来第与黄因缱绻时,彼地猛马克方游弋都市,如鹰鹯之猎食,肆其择肥而噬之手段。某夜,与二三同类晚膳于某餐肆,时夜半一钟,兀自畅饮欢呼,兴高采烈。既而饮客渐少,始罢饮。呼侍者,侍者进帐单,恭候签字。盖此,贵公子固例不裹金入市者。马克签字已,与一少年挽手踉跄出。少年服御丽都,盖与马克为新相识,状已醺醉,吃然曰:吾侪将至君寓所乎?答曰:然!已而两人离考文街,入一窄小僻巷,曲折行数十武,渐觉行人稀少,市中车马声不复可闻。最后至一处,马克趋一家,扣其扉,轻按门环者三,门应声辟。少年问此为何所,答言第入自知,乃径入。则应门者已他往,马克阖门,扃键之,马克前行,少年从之。经一黑暗之窄衢,衢尽处为一门。入之,则满中皆人,男女杂坐。室作长方形,排列四棹。其一陈馔具,数人围坐纵饮。其余三棹,皆系赌具。众人之状态不一,有得意者,有懊丧者。室中空气极秽浊,而赌徒则类皆富人。烟雾空蒙之中,腾珠光宝气焉。马克引少年就座,同座者向马克作寒暄语,状殊恭谨。马克以简短语答之,有熟视无睹之概,居然党魁面目也。马克谓少年:吾侪可再饮少许。孛兰地乎?香屏乎?少年方目视博者,而注意其赢负,随答曰:香屏佳。吾技痒甚,意殊不在酒。马克笑之,呼曰:莫司,与吾等以饮馔。弗多问,第取汝所有之精致者来。一人应声,曰香屏乎?马克点首曰:香屏,孛兰地。旋又有两人来,向少年一点首,即据案坐。与马克彼此问答三数语，即谓少年：吾侪类率直无文，望侯爵阁下恕之。良以朋友，相知不在礼节。少年称善者再，饮酒间，隔座处雄声喧嚣可听。少年辞不胜酒，乃罢饮而博。其时少年已泥醉，众交口诱之，兴益豪遂挥金如土，赌方酣。忽一人自外入，马克虽无赖，然固聪慧敏捷，不必视而始见。听而始闻以故虽注意于博，室中情形无不知者。方彼人入时，马克己瞥见之。心动，然故作镇静状，博如故。入者为一中年男子，状类劳动社会中人，须髯剃治洁整，而眉甚浓浊，目动，眼光四烛，殊狡狯。又似甚畏缩者，身躯臃肿，略如其不规则之面目。以其人社会程度度之，其所着衣，当是彼所有之最高等者。然较之此中人所服御，则已有文野之殊。凡此情形，皆马克一瞥眼中之所审别。而博如故，其人逡巡前进，傍偟环顾，似此室中之现状，为彼所未曾经见者。须臾，趋卖酒处索饮。饮已，踌躇熟视，见赌徒案头堆金垒垒，有欲炙色。众中有中年妇方据案独酌，见状，笑。其人因与妇作谐谑语，殊鄙俚不文，已而渐引近财棹立。立须臾，其视线与马克面目相值，则大惊，失色，急返身走，似图遁者。马克则佯若无事人者，仍目注手中叶子不稍瞬。忽出一种镇静之声浪曰：姑弗行，少驻何如？我固知汝。其人闻言，停步回顾。马克又曰：俟之，吾尚有事语汝。其人无语，注视马克。马克则注视叶子自若，旋覆出一种圆滑之声浪曰：吾于汝入时，即已认识，汝名怀来加林非与。其人乃犹豫，似不能决其去留者。乃向一椅坐，目视室隅之门，似仍欲乘机逃脱者。

第十回

西国叶子戏之盛行者，名捉鸽。赢负之点极复杂，每一次之时间，略须三十分钟。马克精娴此术，颇能好整以暇。若就赌论，固个中之高手。经几次之三十分钟，始毕事，少年负独多。因出银行支簿，掣数叶授马克。马克受之，入衣袋中，所谓当仁不让也。少年兴辞，马克挽臂送之。门前停二轮车一，御者方执鞭以俟，少年忽忽登车。马克语御者以所至处，谆嘱须绕道行，与以银弊一枚。已始与少年话别，既而返身入室，向所谓怀来者略一点首。仍出其圆滑之声浪曰：饮乎？其人答曰：否。吾所以坐此者，以君命我勿行故，毕竟有何事驱策，愿即闻命。马克顾左右，谓一侍者，语密司脱莫司，与我威司克。须贮藏自用者始得，可与苏打水同取来。乃于衣袋中取雪茄奉客，已则更取一雪茄，即与其人相对坐。侍者取酒及苏打来，马克执杯在手，徐曰：汝乃不识我乎？其人摇首。马克微笑曰：先时若非我止君者，当已不复在此坐地。是尔时确已识我胡又讳之，我虽记忆力甚弱，然使骤遇旧相识。即相别十余年，辄能追忆，试思十二年前，吾两人岂竟无关系者。当时吾有一友人，曾置身政界，为摆脱伦之监狱长官。马克语至此，其人色变执杯之手，震动不已。其浓浊之眉，毵然下垂，惟目注马克，默言无语。马克作追想状曰：今日之相值，殊为有味。牢狱中情状，我固知之甚悉，狱囚之不曾经寓目者，亦不如几何。吾见彼中人之生活，辄思此等情形。殊能引起旁观者之意味，而被枪毙之罪囚陈尸示众时，即是最有意味之事。吾曾持特许券目击之。又曰：诚一有意味事，汝之雪茄，宜换一支矣。盍弃之乎？其人惶恐无地，似魂灵离躯壳者。马克续言曰：某日之夜，色伦克之狱中，忽非常惊扰，则某罪囚越狱逃也。当时狱卒及警兵，咸仓皇失措，铃声大作，喧嚣如沸。此越狱之罪囚，夺一人兵，与众斗。有一竿倚墙隅，囚刺一人，乘间缘竿登垣，从屋上遁去。其人名加林，系一耶教徒。当时竟迫逐不得。三四日后，忽又为罗者所得。盖其人逸出后，无所得食，稿饿于一坟后，其第二次被捕时，状至狼狈，泥水与血被其面，衣片片裂，右腕血淋漓悬臂肉如掌大，盖为刀斫而未殊者。当时吾悯其丧惫，曾善遇之，故虽历久而忆之弥真。今日则初不料与其人相值。马克言至此，目视其人，仍作微笑状。又曰：汝杯中物罄矣，须更尽一杯乎？其人默然，若弗闻者。额角间汗珠珠迸出，马克卒然疾掣其手，褪其宽大之袖，使手腕露出。其人益大惊，蹶然起立。

顾马克既视其臂,则大笑曰:吾欲决疑也。复招之使坐,其人见无恶意,色稍定,惘然复坐。马克曰:今已确知吾所忆者不谬,然则吾侪亦可谓旧两重逢,不可不一谈别来沧海。吾欲先问汝:何故来此?于是其人活泼之气见于眉间,不复如先时之失望。唇吻辟阖似欲有言,旋又欠伸作势。马克予以雪茄,又命侍者进酒。从容问曰:忆当时吾闻人言,汝之越狱,距监禁期满时仅年余何故不能稍耐,出此下策。其人举酒满饮,微笑曰:监禁期满之期,为吾越狱之明日耳。马克曰嘻,岂迟一日?惧自由之加汝身耶?又何故出狱曰:彼等予我自由耳。马克沉吟曰:汝之入狱,因银行窃案非耶。是矣,汝业铁匠,故能辟匠,故能辟银行保险箱,及库房之门。尔时吾友示我以汝所犯案由,及供词,最有意味。言次,马克敏活之眼光,注视其面曰:意加林必积窃,非初犯。此十二年中,因越狱罪继续监禁乎,抑更犯他案被捕乎。加林笑不答。马克曰:吾以汝之状态测之,意出狱已久,然则近又何作?加林轩其浓浊之眉曰:吾言之,君或不信。马克曰否,吾颇信汝不打诳语。汝曾潜逃至外国否?答曰然。曾至外国,但吾有一二事相问,可乎?吾今日之来此,固非与此室中人有歧异之目的。乃忽与密司脱马克相值,是诚吾之意外事。当时足下尚童稚,今则居然绅士矣。以吾两人阶级言之,君是贵族,吾乃细民。乃劳殷殷下问十余年前越狱故事,吾窃疑之。又君之地位,视吾等所处,其相去诚不可以道里计。敢问现在起居无恙耶?意君旷达,不以吾下流人为嫌,而责其设问之无状乎?马克以手自捋其燕剪之须曰:此中有一理由,吾当为汝言之。当汝入此室时,吾疑为小负贩,否则治机器之工人。吾方疑此两种人胡为来此,乃汝之举动遂令吾忆及十二年前故事。吾之地位固属学者,属绅士。然吾之生存,初非有若何之凭借。吾侍吾智力以为生活,略与劳动社会无异。吾两人即非有素,亦无蔑视汝之理,岂贵人便不与平民接谈耶?且如汝者,吾正有用处。其人轩眉曰:用我乎?曰然,汝第勿疑虑,吾固言之。吾侍智力以为存活,如汝者正足助我,然而吾友乎?我固非欲汝更试惯技,如前此犯罪故事,吾所委托汝者,为一量才而使。必汝能胜任愉快之事,无有盗银行及越狱之危机。但吾有一问题,吾用汝,汝能为我用否?设吾命汝作某事,能挺身负伤,不退怯否?今姑弗言何事,总之其事于我非有所利,亦且无多关系者。加林曰:虽君如此言,吾恐事或未当。吾固非不愿奉命,特在足下,不知持何理由而信任我。君宁不畏囚徒无赖耶。马克点首曰:汝此言可谓诚实,然吾固非轻信人者。汝最近之历史吾虽不尽知,然已十得六七。吾知汝必从外国来,来又未久,此无可疑者。汝面部及两手作黄黑色,当是为日光所炙之故,颇似久居热带下者使来此已久,则色当渐褪。又汝所着衣亦非英制,非外国产必系购之属地者。以上所言然乎?加林瞿然曰:君诚俱有敏锐之眼光者。马克笑曰:吾固语汝,吾侍吾智力以为存活。此仅从形迹上言之,犹其浅者。吾更测得之一事,汝此次返国,曾向警局或民政厅报告乎。汝去国时未曾有正当之护照者,然否?加林失色,自啮其唇,不能答。马克即续言曰:吾此时若系汝送警察,实为正当之行为。因吾既测知汝之底蕴,则此事即为吾当为之职务。虽然,吾友乎?汝且弗忧,吾固持放任主义,习惯不尽此等义务者。马克言至此,加大林窘甚,目视室中之聚赌者。马克即曰:是亦无害,彼等必不注意吾侪。且大半已醉,即听得一二语,亦不解所谓。吾且问汝:吾若唤警察来,不为汝利,固不待言。今吾不欲尽此义务,是固汝之幸事。吾欲汝以应报警察事,尽情向我言之。何如?言次,出名刺一枚曰:向此中索吾住处,每礼拜一日来,当得晤谈。加林无语,握刺审视,巨灵之掌,擎寸许纸片,令人觉此手之雄健。久之,嗫嚅曰:吾之远行,实欲觅一正当职业,以自蜕于浊秽。而运命乖舛,卒无所遇。今兹穷蹙归来,幸遇长者。不然,且重为囹圄中人矣。感君厚遇,不因罪囚而加白眼,自今请为执鞭奔走之臣,不敢方命。马克笑曰:加林,汝真解人,所言正合吾意男儿处世有犯罪行为亦未便损失人格要当举动落落耳。然汝若无犯罪历史,或未必为我驱策。加林瞪目无语。顷之,马克曰:汝今可弗疑虑,若有事相烦,乞弗吝汝能力,吾必平等待汝。意汝与伦敦久别重逢,当弥觉此乡之可爱。田园村舍,风景犹昔,而年华逝水,豪气全非,当有不能言喻之感觉。然就汝之地位言之,不可谓非幸。此后汝且徜徉于伦敦市上,眠酒家袭边,杖头钱则取之腰橐,不处匮乏。马克语至此,加林似惊其言之无因者。感然曰:某固孑然一身,贫无立锥,恶得有钱。马克笑之曰:虽不多,差足行乐。吾固不注意汝行乐,第告我以住处,庶有事相烦时,不至无从寻觅。加林大窘曰:某所居乃最下等寓屋。马克又笑曰:是何害,我便是曾居最下等寓屋者。言次,室中之卖酒者逡巡而前。马克曰:莫斯,时已晚乎。又顾谓加林:此吾旧仆名莫斯者也,渠爱早眠,吾侪宜去矣。乃与加林挽臂行,至门外,执手曰:别矣。又曰:吾几忘之,毕竟汝寓何所。加林曰:吾居老鸡街二十九号。马克曰:老鸡街乎?是近坠镫路者非耶!似其地为最僻静处,为吾浣衣之妇人即居彼,是亦有兴味去处。今烦汝为我雇一马车,加林意似惊讶,似乎非习惯受此等命令者。略一踌躇,趋而前,高声呼车来,有马车应声至。加林呼车时,马克吸雪茄俟之,乃口衔雪茄,从容登车。御者请去向,马克颐示之,车遂行。向加林点首曰:礼拜一,志之。加林无语,目送之。移时,探手衣袋,中出一表。金质而精致,非寠人所能办者。加林视其表,自言曰:计时尚及大陆快船,吾若图遁者,虽猎犬须逐我不得。已乃固握其两手,沉吟曰:昌乃一恶汉,虽其状固绅士乎?又点首曰:是矣,赌徒耳。不知彼欲我何作?彼执吾旧历史将挟制我耶!何哉!以前种种,已成过去。彼宁能挟制我,虽然……沉吟顷之。喟然太息,已乃举首四望。欲行复止曰否吾必不能行,吾当一视波姝。今兹所遇,多不可思议,遂令脑筋紊乱,吾果何为而至此,乃欲去耶。

第十一回

兑斯福既离立浮米突,羹因逡巡入客室,有小女郎数人尚未去。见羹因人,环绕之,如依恋慈母,羹因亦爱之。然此时心有所注,耳目都无所闻见,竟不知此小女子何自来者。敷衍移时,彼等皆辞去。女郎则忽忽若梦,默然遐想,真欤幻欤,盘旋于聪慧之脑筋中者,此四字也。然使问密司羹因所谓真幻者何事?则女郎或不能答,盖已堕入魔道矣。羹因以倾国之姿,而具有佛菩萨心性,温良柔顺。虽百忙中亦从容自若,如此人格,不必情种遇之而始钟情。是兑斯福之用爱,固势所必至,然女郎则觉事之太骤。男女之交际,必至若何稠密。有若何热度而后始言婚事,自有其分际。今女郎目中之兑斯福,翩翩佳公子也。即意中之兑斯福,亦自不恶,所以遇已者良殷。然如此即已具有求婚之理由,否则无可援例以为比拟。此等事固有生以来,乃今始遇之也。女郎自觉恍恍惚惚,不得要领,只有一要点为已所宜注意者。即明日,知明日者乃一极有关系之时间而已。至于今日宜若何预备以对付明日,则心思俱窒,无从著想。因入妆阁,寂然默坐,屏去外界种种可以扰乱心曲事,作精密之研究。寂静中,有至细之声浪自樱口遁出曰:兑斯福夫人。则心房震动,而颊陵水生热。盖兑斯福公子为贵胄,为未来公爵。羹因居威特苞蕾时,固视之巍巍吓吓,高不可阶。所谓兑斯福夫人者,其所处之地位,要当天上,不是人间。疑其别有人在,讵料富贵逼人,乃以小学女教员当之。然羹因之所以忐忐忑忑者,尤不止此。盖兑斯福与已之关系。其起点实在月夜遇险时,然此事只已与兑心知其故。今相知未久,遽有结婚问题之发现。则婆顿或且有疑怪之词是几时孟光接了梁鸿案,是几时三字,颇不易作答也。沉思久之,闻剥啄声。婆顿自门外扬言曰:羹因,晚膳矣。羹因应之,乃徐起。自积其面,已而至膳室。婆顿已坐待,女加手其颈,吻之,然后就坐。婆顿无语,默然视羹因之面。仆人既去,羹因腼然说兑斯福求婚事,婆顿闻言,置手中刀叉,注视羹因,若甚惊讶者。羹因微俯其首,久之,媪曰:兑斯福公子乎?然则儿何语?拒之乎?女曰:渠明日来,俟儿之答复。媪作期期状曰:儿必拒之。羹因举目视之公爵,儿则平民媪曰:拒之何哉。媪耳。女答曰然,是儿毅然曰,是必拒之。已知之,阶级不同。女不悦色,作庄意。处境亦异。媪曰:犹颇骇愕。徐曰:愿闻不止此。言次又自其说,婆顿瞠目不啮其唇。沉吟移时,即答有顷始局促曰:其人实非佳士。而言曰:此所谓大,是虽贵族,而尝厕非偶也。其人为公身于下流,吾儿乎子。为雷苞第未来汝慎之,是非有价值者。使儿嫁此种男子吾不为儿贺,而为儿吊。彼直伧父,宁知爱情,他日不为儿福,可断言之。言至此,若仍有未尽之词,即又沉吟不言。黉因大惊,唇色尽白。久之,红晕两颊,澄澈秋波,微含怒意,正色曰:婶乎! 此非平情之言,是殆得之耳食。失当实甚,其人实不如是。婶特未知之,且儿意即有一二事如以上所言,亦与儿无关系,必不至有危险之结果。媪曰:儿齿尚稚,鸟足知之。女复变色,忽作武断之辩护曰:儿今明告阿婶,儿实爱其人。儿既爱之,无论若何毁誉之言,皆不足增损儿之用爱。儿信兑斯福,即兑斯福果非佳士,儿以为亦无害。女言时,声柔而色厉。自婆顿视之,不猛而威之慧眼,光如燃犀,为前此所未见者。不觉心胆俱战,作势小语曰:黉因,汝狂热乎! 女郎若有所思,默然不语。婆顿自言曰:小儿女喜任性,以为其人能使吾用爱,即佳偶。初不暇审察其所以使吾用爱之诚伪,吾又何能范围汝心意中事。女郎仍不语,遽起立,缓步至窗际。窗外冥黑,无可见。见天空明星,灿烂有光贮立移时,犹仿佛与兑斯福晤对。耳际闻婆顿叹息而言曰:黉因吾爱,吾知汝意甚坚决,吾亦更无他可言者。虽然,此时尚在未定之时,吾固尽心忠告,愿汝慎之。女郎一回顾,见婆顿俯首危坐,状殊失望。因婉言曰:忠告乎? 阿婶遇事辄不明了,阿婶何出此言? 儿殊不能自安,致令阿婶不乐。然儿固不愿阿婶不乐,因吾知婶固其爱儿。婆顿曰:儿何为令吾不乐,今所值之事如此。因起立挽黉因臂出餐室。是夜,因不能成寐,闻旭来格第巨钟,与己宅之钟同时并鸣,如相问答。因思彼屋顶之下有吾意中人在,不知如已相思否? 第二日早膳时,婆顿尚未起,黉因趋卧室问安。媪言头痛恶器,闭门不纳。女乃独膳,心怅怅不怿,而念端纷杳,思强饭,亦竟不得。未几,其敏锐之耳鼓,隐约角荡桨之声浪。凝眸审听间恍惚有人谓已,索汝答复者来矣,则又大震。顷之,意中人特然呈现,兑斯福翩翩风度,本自不凡。今黉因以情人之眼光当之,直欲压倒一世。因逆诸门外,两人握手已,相视无语。移时,兑斯福笑曰:密司黉因,吾来矣。黉因不语,欲返身入室。兑止之曰:愿偕密司仍至昨所坐处。女郎返身随之,仍不作一语,相将至昨所坐处。兑俟女郎坐定,庄敬致词曰:吾来为君之答词也吾爱君,区区之诚,亦既掬示,望君允之。黉因闻言,又忐忑不能自制,强自敛抑。然因婆顿语,不能遽作答。兑斯福则注视之,目炯炯若相强迫者。徐曰:兑斯福公子,亦思吾两人间有不能融洽事乎? 我乃威而字来小学中教员,君所知也。兑似有不屑意,夷然。曰君所言者,殆谓门第。门第奈何? 女踌躇曰君即不介意,他人或不如是。兑含笑曰:听之可矣,吾固求君婚,我非求君婚吾家族,且君亦过虑,安知彼等不视君如天上人。女闻言,转自疑曰:君此言何意? 鸟得便天上人。兑笑曰:是必然者。今且不暇讨论,吾第问君自己之意思何如。吾固无足重轻于君,意世人都无足重轻于君。然君必为密散司,不终为密司,则母宁偶我。吾愿以生命属君主权之下,以致君于幸福。虽未必能为君福,然吾则不愿。言至此,不能自续,则以手握女郎之手。其一种迫切之状,真有我见犹怜之雅。既见女郎终不语,复期期而言曰:我则不愿君之唇吻闻有否字脱出,因此一字足以制吾命挚爱之黉因乎? 吾不愿有否字。女仍不语,觉兑斯福吻已手,亦不拒,惟腼支之颊,红胀而已。兑见女终不语,大窘,不知所可。则再恳切致词曰:君若不言,则此事终不解决。意者君已心许我乎? 女微应曰然。兑思此然字乃否字之绝对词,则大慰,狂喜。第二刹那间,两人之状况,倏然更变,非复吾笔墨所能形容矣。两人缱绻移时,兑挽女手笑问曰:向者不即蒙允许,殆未深信乎? 女笑言无之。第以君望族清才,未必便垂青荸菲,因转展自疑耳。兑轩渠曰:君亦太自谦矣。第对镜一审视,亦不宜过自菲薄。女郎小语,曰是在君眼光中则如是耳。兑曰:即吾父亦如是。渠昨曰已言之,且君之能使人爱,尤不止颜色。意君恃恼力以自存,备尝艰苦,私心所祈祷者,愿得食贫之妇如君者耳。吾父尝促吾早娶,今见吾得美妇,老人必大乐无疑。第有一事,因沉吟不语。女郎问何事,能明白相告否?兑笑曰:吾两人间鸟得复有秘密事,吾知君爱情纯洁,言之或无所不慊。以君秀外慧中倜入社会,自应嫁得金龟夫婿。今吾两人结婚,在我已得人间无上之幸福,特君此后空有爵夫人之名号耳。吾家固窭贫,债台高筑,若不得已而破产吾两人仅得茆屋荆扉,作田间夫妇。世人辄注意金钱爵位,吾视之亦殊等间,不知吾挚爱之黄因有同心否?女郎大悦,心思兑之爱已,确为纯洁之情怀。方思告以已之富有,转念不如秘之。不然,爱情中且杂有金钱,不如今兹之有价值矣。雷苞公爵至旭来格之第二日,有仆白史达,匄请见。老人方口唧雪茄,手执报纸,徜徉软椅中。闻史至,乃起立,逆诸门外,史趋而前,与老人握手曰:吾接主人电,即乘快车来。公爵含笑曰:迫促汝矣,歉仄之至。问何事见召?公爵曰:文内订婚矣,其所爱之女郎,美而艳。然虽美艳,吾知使汝与文内易地而处,则必不爱之。史曰:奈何?曰:其所有者略足自给耳。史惊曰:已订婚乎?公爵曰:昨日犹未,今殆木成舟矣。史曰:主人奈何不阻止。曰:此吾所以电召君也,尚能设策为补牢计乎?史不语,久之曰:其人为谁?曰:威而字来小学之教员,今袭遗产,不为猢狲王矣。史失望曰:破产殆不免矣。但主人知其姓氏乎?公爵凝思曰:是名黄因姓波痕。史大惊曰:是为波痕黄因耶!公爵怪之曰:波痕黄因奈何?史自言曰:波痕黄因,是为一孤女。其财产委托之律师为密司脱斐廷,是乃巨富而隐名氏者。公爵亟问曰若何由知之?史曰:吾识斐廷,是以知之,乃轩眉抵掌,为公爵道波痕黄因事。

第十二回

伦敦条顿路某号室之门首,一男子傍徨四顾,若惧逻者之值其后,其人盖加林也。出锁匙辟门入,即复扁键,室两层,上屋设卧榻,虽湫隘,顾殊安适。加林每入一门,必扁键。榻下有木箱一,加林入室后,复侧耳听,已乃启木箱。出纸币一裹,取数纸入衣袋中,仍包裹如故。扁箧,向室隅燃小火炉,面包乳油咸备。时方午前十钟,加林盖屏当早膳也。室之窻临街,窗幕软帘,加林据案独酌其饮馔品为字兰地及鸡卵及火腿。且饮且视窗外,见邻屋上有肥硕之猫,道上有童子与小女郎,挈书包向学堂中去一瞥。吏语对门妇人,嘱扫去道旁垃圾。口之所尝,目之所见,于加林若别饶异趣。盖久客初归触处都有乡井意,忽见一女子踽踽独行,瘦削双肩,纤腰长裙,貌美而色白。手携一巨大之纸夹,步履怯。加林见之,若别有感触。亟目注之,愈视愈疑,女子去潜远,急置手中刀七。下楼踪迹之,出门,仍键户,出雪茄燃之。见女郎去未远,则遥尾之,至一处,女延贮四望,若迷路者。一牛乳车疾驰来,女不及避,车不及止,其危险之状!一霎那间,女子头颅可立碎。加林乃猱进,出其灵活之手腕,疾扶女郎自马额下遁出。女子颜色灰死。顷之,始神定。上其目视加林,又似畏其纠纠者。勉强道谢。加林急止之曰:密司,姑定神,休言谢,伦敦繁盛之区,奈何徘徊歧路。加林言时,饶有李大哥妩媚气象。女郎颤声而言曰:吾固识途,特心绪紊乱,遂致迷惑,今幸免危险,感谢无既。加林曰:吾能出密司于危,殊自幸,彼御车之童子诚蠢物,至彼年长时,不知当杀几人。密司唇吻尚作白色,可知吃惊不小,此间有加非店,盍偕入小憩。人有恒言,助女子于危险时,乃男子之天职。我虽卤莽,幸尚知此义。望密司弗疑惧,女郎举其蔚蓝色之眸子,注视加林之面,似甚感谢者。曰感君盛意,得休息固佳,但奈何重扰君。加林固言不害,因自视其表曰:吾不愿密司值危迫时,无助汝者,我尚得十五分钟暇暑,当扶密司至加非店中。俟惊魂稍定,始离。汝密司弗惧我,吾侪虽萍水乎?言至此,踌躇不语。已而笑曰:吾有女儿,与密司年貌略相似,吾固非欲祸密司。因挽女郎手,入近旁餐馆中,与女郎相对坐,命侍者取苏打饮女。加林则仔细端详,似乎与画中人相对,而领略画师之笔妙者。顷之曰：愈乎？女曰：愈矣！因反复伸其感谢之词，意欲辞去。加林止之曰：不如再迟一二分钟。女郎手中所携之纸夹，忙迫中，不知何时，关键都已脱落，问个中有甚贵重物否，不虞失落否？女郎举目视加林，蓝色之眸子似含悲意。微喟曰：是我之生计所在，特他人视之，且不值一文耳！此中皆画片，吾今日持此易钱，乃竟不得。加林点首，徐曰：是乃美术品。女曰：是殆不足当美术品之名称。吾之所画，不过供给织染公司中时式花版之模形，及杂志中插画之用耳！老框框林复点其首曰：意必甚美观者。女郎见加林注视纸夹，犹豫移时启纸夹，出画两纸，置案上。加林出其拙笨不文之手，提画片反复审视，见纸作凹凸形，则以指抚摩之。赞美不置，见女郎无语，笑曰：如此美好，何竟无购者，恐彼等或未必辨工拙，吾则爱之，倘密司许我得一纸。吾则愿资购之女郎摇首曰：此乃织染匠用为花版模型者，君购此何为？加林曰吾固知此为花版之模形，但吾绝爱之吾固需此，有适宜之用处，女郎仍微喟曰：已矣，长者悯我穷困，乃从而仁之耶！加林哗辩曰：否否，吾固乐购此，非欲仁君者，吾与君以相当之价值，安所用吾仁，且吾知密司必不愿人以金钱仁汝，吾何为拂君意。但有一事，不敢相欺，吾虽爱此画，实不识。乞君为我选一纸耳！女郎为之嫣然，乃复启纸夹，于十余纸中选一纸，授加林曰：此纸视其余较优，君果欲购，购此可也。加林谀之曰：密司可人，毕竟伦敦女郎，不似村姑腼腆作态，因探衣囊出五镑纸币一枚，授女曰：此殆为相当之价值。女郎为之骇然，不觉腮颈俱赤，讷然曰：是须四镑十先零。加林不待其词毕。亟言曰：吾误矣，吾固不知价，即又益以五镑之纸币。女郎正色曰：一纸之价，十先零耳。加林瞠目而视，作怪此叱声曰：异哉！此美观之图画，价乃十先零，且密司美丽如此，被服丽都如此，乃少紫区区十先零耶！女郎赧然无语，肋颊益赤，老框框林佯为不觉者，续言曰：彼等以十先零为相当价值耶！然吾知密司固自重，必不肯多取因即取一半圆银币予之。女郎乃道谢，俯首检余画曰：吾告别矣！加林曰：请再俟一分钟何如？吾今购此画，固欲置之镜架中，为壁间装饰品，因指画片一角所签字曰，意此为密司姓氏，因读其拼音，曰：露漱爱迭华。女曰然，吾名爱迭华。加曰：设吾他日欲更得法绘者，当向何处寻觅，乞以尊寓见告何如？女曰：敝寓在，忽然缩住，自啮其唇。顷之摇首曰：君必不欲更得此画片，吾亦不必告君住处，今日蒙厚惠，诚感激。虽然，告君住处，非必需事也，敬告别矣。出其织手，与加林相握。加林转觉不胜惜别者，温婉而言曰：吾甚愿他日得更与密司相值，虽然，吾乃旅客，愿密司珍重。女子惟道谢，更无他语，遂别去。加林目送之，沉吟自言曰：以年事论，殆不甚远，然抑何美丽乃尔，吾必侦知之。须臾，加林出餐馆，雇马车，径赴滑铁卢路之公车站。至则市三等票，赴罗敏市，公车有准吸烟与不准吸烟两种，加林则入准吸烟之车，燃雪茄，购报纸，徜徉其中。迨车方开行时，有两少年自外入，加林手执报纸，寂然不动，二人亦略不注意。顷之，加林之目光，乃自报纸移注此两人，见两人似公司中之书记员，举动稍邻于轻浮，笑语喧豗。手中持雪茄烟管，顷刻间，烟气浹一室。加林乃注意二人所言，则彼等所谈者，仅运动竞赛事。加林觉无甚可听，则冥目假寐，须臾，竟入睡乡。历一时许，悠然惊醒，微启其目，见两人仍并坐偶语，惟语声较低，不似先时高谈放论。车中仅三人，加林初亦不甚注意，忽瞥见两人中，有一人向己睨视。加林乃急闭其目，启其耳，闻一人曰：汝知之乎？此乃稍纵即逝者也，吾侪宜以一定之方法操纵之，吾更示汝以图。因向衣袋中出一纸，示其人曰：若见之乎？第细视此中，即知真相，细思之，后此发相，不难揣测昌实有冷僻渔村，变为海水浴场之趋势。地位既好，天气亦佳，四方道里，亦无不适宜，是实康威耳首善之区。此时无铁路交通，以引入黄金之穴，实是仅有之缺点。其情形如此，现在彼等亦未必不知，如猎犬捕兽，其嗅觉已有所感触。彼等耳目之灵捷，亦可畏也，其别一人，曰然。是诚灵捷，其先一人曰：彼等固渴欲得此肥产，一人其手，当顷刻间土木大作。掷其巨大之母金以营此，固其易易，吾语汝，此实一最难得之机会，因又以手作指图之姿势曰：此实一可爱之海港，面海背山，葡萄茂密，其尽头处有别墅，有大屋，可谓无美不备。其别一人首肯曰：是诚美备，吾今已了了，但经营此，非五十万镑不办。一人答曰：吾早已语汝，森宁里之经营，必五十万。加林聪至此，心思森宁里，殆即该处之地名。又闻一人曰：个老儿殆渴睡汉，车方开行，彼即已在黑甜深处。其一人沉吟曰：五十万镑，然吾尚不知现在此地谁属。一人答曰：是本属苞雷公爵家，然负债累累，志在速售，此事汝亦当有所闻。一人曰：吾识此老其人亦殊不恶，乃郎兑斯福，亦翩翩佳公子，世家破产，一落千丈令人惊心。因都叹息，两人遂不语，加林仍伴睡，顷之，一人曰：此是停车处，吾侪去休。加林方伸一足，横亘人出入处，旋有一人拨已足曰：老友乎？恕吾唐突，乞稍就范。加林故作惊醒状，欠伸作态，不遽敛足，已乃觉之。急向其人道歉，两人皆笑之，遂去。车稍停，即复行驶。加林乃出日记簿，记向所闻地名姓氏，已而抵罗敏市。有客寓多处，加林则择其静僻者占，一安谧之小室，舍馆既定，即匆匆午膳。膳已，扁室门，出门去。某街某路，皆所熟经，不须呼导，不须问讯，其为旧游之地无疑。加林既离寓室，则向威尔字来进行。虽不雇车马，然观其大踏步向前之概，其心中有欲速达之目的，不问可知。已而行经一处，威尔字来附近之礼拜堂。加林忽停步，四围眺望，大有低徊往复，不能遽去之雅。方加林凝眺间，一负重之老人，亦行经其处，息肩道旁，吸烟自劳。加林向其人曰：此乡风景绝佳。老人曰：然。差不恶劣，加林又曰：虽人家不多然，无荒凉气象。老人应之以首，徐曰：吾等皆聚居近市，居乡僻者类都林下巨公，及富有黄白者。加林亦首应之，探首衣袋，出一皮匣。老人目注之。加林出一雪茄授之曰：嗜此乎？老人称谢。加林曰：足下自食其力，尚壮盛似中年人，意足下必此间土居。老人曰然。加曰：借问此间有婆顿夫人者，颇知之乎？老人以指夹雪茄，口吐浓烟，摇首曰否。加林曰：乃不知乎？是为一四十余妇人，与其侄女名波痕黄因者同居者也。老人恍然曰：君问密司黄因乎？是为小学教员者非耶！是不但吾知之，此间人无不知之，君果问是人乎？加林曰：吾问此人，渠为吾故人，故便道一过访。老人曰：原来如此，惜君来太迟，彼等已他适，不在此矣！加林大失所望，自觉面色异致，乃竭力作镇静状曰：不图吾来，彼等乃又他去，但彼等往何处，去已几时。老人不关痛痒，冷然答曰：似已甚久。加林曰：丈人知彼等所往乎？老人曰：是即不知，恐此间亦无人知者，犹忆彼等之去，初非甚从容者，直可谓之忽然不见，此时恐不易探访。密司黄因真天上人，既美丽又和蔼，以手遥指曰：彼傍孔道之两椽楼屋，即密司黄因先时所居也！加林嗒然无语。老人见状即起身告别，又举手中雪茄曰：谢君，承赐矣！加林亦答以酬应语。老人掇其所负伴长自去，加林则遽巡至老人所指之道旁楼屋处，延贮移时，喟然长叹：盖不胜室迩人远之感矣！久之，应然返寓，入室枯坐。见案上有书，随手翻阅，其书为旅行指南之类，忽忆途中所闻事，乃检查所谓森宁里者，遍觅不得，则按铃召侍者，向索地图。侍者以一旧册应命，加林从污黑破碎之篇页中，觅得森宁里字样，须臾已晚膳矣。加林独酌深思，纵饮威斯克无算。

第十三回

史达勾谈正酣兑斯福自外入。公爵曰：文内，从立浮米突来乎？兑曰然，老人笑曰：目的达乎？兑小语曰：彼女郎已许见矣！公爵大笑，握兑手曰：吾爱是可贺也！兑斯福目灼视其父曰：阿爷满意，是儿之幸福。公爵复大乐曰：幸福。幸福？是不但儿之幸福，但儿须慎之。固知汝赋性和平，然对彼女郎，尤不宜唐突，前日吾见密司波痕，诚画中人，如此美人，其性情必仁慈无疑。兑斯福见公爵现大欢喜相，不觉疑怪。心思老父举动，何以视畴昔之夜，太不相侔，又疑已梦魇，不觉注视老人之面，思索不已。公爵笑曰：文内，汝何无语？言次，握兑手曰：汝有此好运命，不宜乐耶？兑亦笑曰：儿何为不乐，特阿爷如此欢喜，为儿始愿所不及耳！又曰：顷儿入时，闻史达勾方放言高论，乃儿入，即不语引去。见殊怪之,渠何语,意彼必不以儿订婚为然。公爵曰:吾爱,素丝已染,生米已炊,汝尚管旁人间议论,我则不暇。彼史达勾说地猛马克,但吾不愿以快意时及彼不肖儿,令人败兴。吾家久无可贺事,吾必及时行乐,淋漓尽致而后已。今日午后四钟,吾当偕汝姑至立浮米突,且御最入时之衣,鼓最高等之兴。用沸度之慈爱,以待遇吾家将来之雷苞公爵夫人。言已大笑,掀肩作态,其皱绉之面,作绯红色,眸子灼灼如宝石,覆以白色长眉,稚态可掬,殆可谓老少年也!兑斯福惟欢然含笑,更无可说得。嗣见老人无他语,即忽忽出门去,似有某事未作者,其实波痕莫因以纬大之电力吸引之而已。至电力之若何吸引,读者当无人不知,似不必细细演绎,然兑斯福则自觉此快意事,为己所独有,非世人所共有,世界之外别有一世界。个中日月,只有白昼而无黑夜,空气则长日晴朗而无阴晦,人民则终年欢喜而无悲苦。兑斯福自与莫因订婚后,恍恍惚惚,置身于此世界之中。而兑斯福尔时之感觉,则又钝而不锐。只知已则爱莫因,只知绝世美人之莫因,乃屈尊爱已,余事都非所知。兑斯福以公爵之言告莫因,莫因自昌欣慰。西俗新妇初觐,则长者吻少者之额,是曰午后四钟,公爵在立浮米突,行吻礼矣!公爵与山林夫人及曼白偕往,山林虽举止落落,总嫌骄倨,酬应亦微嫌冷淡。然惟兑斯福觉之,莫因固不知骄人。有骄之者亦漠然若不知,是曰莫因与山林仅交三数语,因公爵大类慈母,向之絮不已。无暇也既而婆顿出见,举止局促,颜色灰死,类久病未愈者。莫因乃为婶母介见于公爵,公爵见婆顿似稍足恭,乃益谦谨,让坐,问好。又向之谢莫因婚事,莫因方侍公爵立。白小语曰:吾侪偕至后园一眺望,莫因目止之。公爵已听得,即曰:甚佳,稍闲散,再来此坐地。因促莫因行,二人遂出,臂相交,肩相并。莫因作时妆,发髻垂颈后,曼白则披发于背,下及腰祂,自后望之,娉婷猫条,不可方物忽!一人叹曰:此并蒂花临风舞也!曼白一回顾,则兑斯福踵至,曼白作怨怼语曰:汝男子最自私,若与莫因镇曰相处,此时便不肯令与我偶语片刻。兑停步笑不答,曼曰:汝姑去,吾两人有秘密谈,不许汝与闻。兑首肯曰:几分钟。曼曰:十分。兑笑曰:今日之事我为政,我予若五分钟尔。曼白大笑,嗤之以鼻曰:然则五分钟,固妹子为政,宜速去。兑斯福无语,返身自去,曼白挽莫因坐草场沙发椅上曰:始吾愿与姐戏。辄为阿母所阻,今为姻亚,无殊一家人矣!吾侪此后当相呼以名,然否。莫因含笑点首。曼曰:吾不欲文内来,无他,彼此时不如前。辄独乐其乐,吾故以五分钟苦之。又笑曰是亦难怪,脱我为男子者,亦复尔尔。但吾亲爱之莫因,汝两人结褵后,尚许我与尔常聚处一室乎?莫因不觉失笑,赧然曰:此事尚须时日,妹何远虑乃尔。曼白摇首曰:否否,是必不久,汝不闻文内言。今日之事彼为政耶!但吾有一事要求,望莫因许我。证婚之日,吾愿为陪新女郎之一,吾知阿姐固不乏人,然必为我留余地。莫因肋颊复红,正色曰:妹即不言,吾亦当请求者,吾既无戚串,又绝少女友。曼白闻莫因允已,意颇欣然,又怪何以无戚族,且无女友。莫因曰:是诚不可谓非怪事,意妹子之外,仅吾婶娘耳!曼白叹曰:然则姐亦可怜人也!然吾为陪新女郎,固已稳当,不须患得患失。吾思阿姐盛妆时,不知当若何美艳,宜舅父爱汝。舅父最仁慈,又最体贴人,汝亦觉彼仁慈否?意彼所最爱者即阿姐,因彼之子侄中,无有一人如阿姐者。莫因曰:此妹子自谦,如曼白者,尚非美人,更谁当得美之名称。公爵诚厚我,我亦诚感激彼之待遇,固吾前此所不敢希望也!即吾两人相契无迕,亦岂易得,吾惟自幸耳!曼自瞠目曰:阿姐弗虑,固无人不善姐者。文内之婚事问题,能早日解决,不啻病者得药。言至此忽娇压含羞,赧然曰:我虽女儿,然吾固知之。文内者,乃冯妇而卒为善士者也。使非阿姐之美艳,难保其不再为冯妇。语未竟,曼白忽嘈曰:文内,若便性急乃尔,吾思五分钟犹未。兑曰:姑母寻汝矣。曼曰:若不诳我,吾亦欲去,岂莫因为汝妻,便不许为我友耶?因含笑作悻悻状。曼白既去,兑则挽莫因手,含笑曰:何如?我固言老父必爱君,今须不畏吾家挟贵骄人矣!莫因欢然曰:老公爵诚逾格仁慈。两人才三数语,闻门外有马车驰至。兑斯福曰:客来矣,其状如儿童为塾师捉去背书,嗒然不欢。

薨因见车中坐一老人，失声曰：此吾之菩萨娘也！兑斯福不解，问菩萨娘作何解释。女曰：此吾家委托律师密司脱斐廷也！言次斐廷已下车，趋步向薨因，上手作礼曰：亲爱之密司波痕，吾归来幸不愆期，起居无恙耶。吾初入门，即得紧要而有味之好消息。斐廷言时，掀眉鼓唇，状至狡狯，其冷锐之眸子，自薨因之面移注兑斯福。薨因为之含羞俯首，已而嗫嚅曰：方欲作报告书寄来，斐廷鞠躬曰：吾当恭贺，意紫即兑斯福公子。兑与握手，斐曰：吾更当贺公子，三人乃偕入客室。斐廷先与公爵握手，彼此道渴慕久仰等话头，又与山林夫人握手又与婆顿夫人略作酬应。已乃就坐，坐之姿势，极从容安适，其举动之敏捷安详，令薨因回忆林肯寓屋中初相见时光景。谓薨因曰：吾归不先不后，可谓会达其适，密司尝称我为菩萨娘，犹忆之乎？兑斯福目视薨因而笑。女曰：忆之。斐曰：婉转随儿女，辛勤做老娘，老夫后此义务正多。言已，大笑。公爵曰：吾固自幸，今日得值足下，然尤为文内贺得益友。斐廷欠伸曰：谢公爵奖借，我与密司薨因为世交，虽无甚劳绩可言，然波痕氏巨大之资产，窃谓非我恐不胜委托之任。公爵虽知薨因富，然不知确数，余人则无有知者。斐廷说波痕氏资产一语，重读巨大字，不觉唤起合座之注意。兑斯福素耳斐廷盛名，今仅足衣食住之资产，而加以如此不适当之形容词，不应颠倒乃尔。正疑怪间，公爵问曰：波痕薨因固甚富乎斐曰：甚富甚富，吾不暇为精确之计算。约言之，则兆镑左右耳。斐廷言已，众皆大惊，山林夫人不觉齿牙间啧啧有声，不暇作意矜持。公爵则神采现于眉间，掀肩之故态复作，笑曰：是诚可谓巨大。兑斯福骇然曰：吾挚爱之薨因，奈何竟不语我，君不言差足自给耶？公爵点头赞叹曰：文内，薨因是也，吾已知之，特未为汝言耳！斐廷又曰：波痕氏之历史，须吾为之报告，然一时亦不能详尽，今请得撮要言之，因述在寓室中所以告薨因者。语未竟，忽有声甚厉，众急审顾，则婆顿倾跌座椅中，状似眩晕。众又大惊，举室纷乱。薨惊呼曰：阿姊病矣！众皆愕然，斐廷助薨因扶婆顿，仍从容自若，呃兑斯福曰：乞公子一按铃，兑则按铃，一女仆入。薨因乃与女仆扶婆顿入内，众相视无语。斐廷曰：是吾之过也。婆顿，夫人富感情，吾一时失检，道乃兄客死事，致触悲怀然体魄亦太不健全矣！山林夫人谓公爵，吾侪宜去矣，公爵曰然，意文内或留此，乃与斐廷殷勤握手，嘱常一临存，遂与山林夫人及曼白登车去。途中，山林忽谓公爵，吾意此中必有不可思议事，君志之试吾言验否？公爵徐整其眼镜曰然，又曰：彼亦兆镑，不然，吾则欲文内舍此取彼。又曰：然亦非尽善患情之太多耳。

第十四回

日来薨因每独坐时，辄凝想，作事行路时亦如之。盖骤易处境，由贫而富，又由贱而贵，世间贫贱女郎，恒河沙数，是何理由？已独得为幸运之宠儿，转辗思维，总疑是幻。公爵以薨因故，留旭来格第，薨因日与兑斯福一往谒。有时公爵来立浮米突，老人言生平无他憾事，惟无掌上珠。今得薨因视之逾于所生，驱车原野，则兑斯福执鞭。老人与女郎并坐，絮语，刺刺无已时，有时泛小艇，容与中流。公爵辄为薨因谈少年时运动竞赛事，有时则招播台来，相与击球，公爵为之评判。所以消磨岁月者，如此而已。雷苞第之穷困，既如吾书所言，则望金钱之输入，自是刻不待缓。然薨因则以现在为乐，不愿已所处之地位，有所更变。斐廷尤不赞成婚期之太促，彼尝报告，必遗产既清理。始议婚事，兑斯福虽欲速，然无可奈何，英人尚武，世家眷属，以射猎为入时举动。当秋高马肥时，窄袖长裙，丝怒马，出没于林麓间者，多大家闲秀。以月殿仙人，为逐鹿射雕之事，奇观哉！雷苞第固著名贵胄，其举动为观瞻所系，故射猎为年年循例举行事。虽山林夫人体魄非甚健全，亦必勉强为之。于是公爵乃倡议游格郎那斯，格郎那斯者，苏格兰之森林。雷苞氏于其地置有别墅，专为射猎时休憩之用者也。兑斯福因以语薨，因薨因自是乐去。兑又挽播台偕行，盖以薨因颇许可其人故。曼曰尤欢跃不已，因与公爵商衣服之颜色，及所用之猎枪。

曼白又愿己与公爵居一室,不则山林夫人且拘束已,不得快意。公爵笑允之。婆顿夫人连日卧病,黄因曰必侍坐三四钟,然婆顿之病,初非有寒热痛苦,不过精神恍惚,心怯善畏。闻黄因将从公爵游格伦那,已则愿偕行,黄因阻止之,则悄悄以疑,医者谓是神经病。若无外界事扰乱心曲,当稍安,不则癫且作矣。黄因惧,愿不往格伦那。婆顿闻之,又大惊,慰解再三,婆顿终不愿以已故,损黄因自由。一日,公爵与黄因在旭来第,话格伦寻射猎,当得若何愉快,见一人从容自外入。黄因曰:是密司脱史达勾也,史以恒处忧患故。平日一举一动,辄局踏,对人常琐眉蹙额,无愉快意,是日独否。步履从容状至自得,盖苞雷第虽穷窘,今得波痕氏兆镑巨产为之后盾,便觉源头水活,长袖善舞矣!公爵点首微笑曰:渠之冠乃新购者,乃遥谓史达勾君今日又枉顾耶,来此坐地,吾当以冷酒相饷,史趋前,去其崭新之帽。未及发言,公爵笑曰(主人乎吾今日来为某事某事):吾知汝第一语必如昌云云。但今日绝好天气,又值密司波痕在此,乞弗作尘俗语,令人败兴?史欠伸曰:主人乎,吾今为事来也!黄因含笑起立。公爵止之曰:吾事即若事,儿将焉往犹以客自居耶?黄因乃坐。公爵乃促史速白所事曰:简之,无多波折。史嗫嚅曰:幸主人恕之,是不甚寻常者。因入手衣袋中,摸索顷之,出一纸曰:主人犹忆之乎?稻庄之森宁里,非吾侪早年所得之沃产耶,此纸在旧箧中,吾亦几乎忘。故疑主人或未必记忆,是乃一近海港之地,有非常美丽之风景,但其地只居农民数家,因无甚出产。等诸石田,不甚注意,然此项押款之子金,已年增月累,为数绝巨。公爵曰乃押出乎,史曰此固不待言者、老人耸肩笑谓黄因。渠言不待言,其意若曰:殆无物非抵质也。史续言曰:此项押款子金,积累既多遂停止取还之权,自真际言,此产与吾家绝无关系。公爵曰:然则何犹以此为言,足下之意,仅为此报告来乎?史曰否。吾于三日前,忽得一函,署名为叶甫娄,其人盖一不著名之律师,而为我所不相识者。函中言是产已为彼之顾问人名字朗者所得,字朗愿仍还此产于旧主人,而彼则得相当之利息。公爵曰:吾意不欲复得此产,不如置之。史曰:但彼函中所索之价值,亦不过奢。又曰:今欲以重价购此者,颇不乏人。且此为极难得之腴产,将来稍一经营,出息必倍蓰。吾已因诣此律师处,问彼之顾问人字朗,何以不自肥?始知彼固仅以此为贸易,不愿得地,又吾探得确耗。一年后,铁路必经其处,苦改为海水浴池,诚无上之品,故吾特来请命。公爵作呵欠声曰:密司脱史达勾休矣,吾无点金术,安所得如许不动尊。海水浴池,岂蜃楼海市,而可以嘘气为耶?史目视黄因,笑曰:吾不料主人乃寒酸犹昔,真可谓附之以韩魏之家,而自视欿然者矣。公爵亦笑曰:汝言甚善,顾谓黄因曰,吾爱,然则须购之乎?黄因红晕其颊,点首曰:诺。公爵大悦曰:密司波痕既允诺,便如汝计画行事,他日落成时,我则预备挈佳儿佳妇,娱老其中矣!格伦那在苏格兰,其明日,苞雷第之眷属,在旅行中领略车轮蹄铁声矣。黄因途中供卫如云,车马塞道,显者奔走话别于火车站,踵相接仪仗之盛,且拟皇族。黄因见状,骇诧不已,而视苞雷第中人,则都安之若素。途中播台与曼白最忙,往来蹀,口讲手画无停晷,衣袋中满贮糖果,手革囊,盛杂志及游戏报纸无数,又时向行李车中寻携来钓竿及猎枪等。两人皆愿速到格伦那,因恨火车行迟,自玻璃窗中见公爵与山林夫人相对坐,不敢入,入别室,则黄因与兑斯福在焉。黄因方凝视窗外,兑斯福则偎倚其旁不知何作。播台视曼白而笑,曼无语。相将引去而兑斯福与黄,因不,知也兑曰:吾爱得勿倦否?车行且至,若一至格伦那后,必顾而乐之。黄因曰:吾绝不倦,先时吾游历全欧。所至安适,自谓极人生奢侈事。今思之,真初世为人,何吾等一举足,供奔走者如许人。吾几自疑为皇族,为太子妃,不然。鸟得有此,兑斯福笑之曰:彼等奔走叫呶,无非为表示欢迎之记号,吾侪至格伦那时,彼中人所为,必有甚于此者。然自吾视之,凡此都在可有可无之列,但得终身双飞双宿,吾愿已足。彼等惺惺作态,何与吾两人事,吾爱亦如是想否?吾侪此次射猎,见飞鸟之雌雄成对者,勿残其生命,为吾两人增幸福,何如?黄因闻言,不觉秋波转盼站觚犀嫣。然兑斯福觉此秋波一转中,有无限可贵而难得之情愫,春风时雨,不是比拟也。既至车站,苞雷第之仆从,及格伦那人之来迎者,无虑百数,于是此暄赫之贵族,为彼等簇拥而去。兑斯福则携女郎手,同车坐,偎傍之,将护之,凡久居伦敦者。见好山好水,茂林修竹,辄觉神清意远,因而有一种比较心。烟突林立之区,尘嚣可压,不若竹篱茅舍之风致宜人,盖不必雅人。而后有此思想,然此时之兑斯福,只知车以内之脂香粉腻,更不暇问车以外之水媚山辉。兑斯福固如全无雅骨者,不知何如是。格伦那为一巨大建筑之别墅,位置在半山中。遥望之,耸然矗立,四围有小村落,皆雷苞第之佃田者也。是屋之主人本姓格伦氏,格伦为苏格兰富豪,有女绝美慧格伦少孤贫,苦不能得食。为人奴,既富,惧不为士类所齿。因以女婚贵族,今此宅属苞雷氏,盖由公爵夫人奁具中夹带来者,公爵伉俪弥笃。自失偶后,年必居是处数月,以寄其哀思凡。一钗一钏,曾经夫人服御者,则珍茂扃键之。虽贫,不忍质也。须臾,车入一甬道,蕙因见鹄立而逆者数十。车驰过时,咸去帽鞠躬作礼,蕙因谓是礼兑斯福者,初不注意,已而车止。兑斯福扶蕙因下,拾级登阶则老公爵已先在,老人含笑握已手,更一手握兑斯福,方欲相将入室。忽阶下有数十人同时欢呼,声振林木,蕙因愕然惊顾,兑曰:此彼等欢迎其未来之主母也。蕙因问主母为谁,已乃觉之,赧然笑曰吾。方谓无与吾事,公爵曰:彼等乃专为儿来者,利得勿惊汝否?蕙因急曰:否否。因返身面众人。于是众皆屏息立蕙因嗫嚅移时曰:谢君等语声虽细。然清扬而远闻,众皆大悦,似得新主母之懋赏者,欢声复作。室之中堂,绝宽广,陈设品皆古致历落。中央一巨桌,陈茶果饼饵盖西俗新妇,初至则如此。室中男女仆从数十辈,蕙因偶一属目,则众人之视线亦随之。转致局促不安,小膳既毕,兑斯福挽蕙因入一处,陈设庄丽,有古兵器及甲胄若干具,又画像数十幅。兑斯福指谓蕙因,此吾家先人也!蕙因见有女像绝庄严而美丽者,指曰:是殆君之母,而我之姑也。兑曰然曰。美甚似君,我故识之,兑曰:老父曾言,置君小影于吾母之次,尔时必吾爱为最美之一人。女无语,心思吾今兹俨然贵族矣!回忆威耳孛来事,恍惚如隔世,无何,入一私室,兑曰:此君之庄阁,个中什物,皆吾亲购自伦敦者,不知尚洽意否?蕙因凝眸四顾,兑斯福则目眈眈望蕙因颜色,蕙因见拖架镜奁无不精美,笑曰:不但美丽,颜色花纹皆似吾自择者,顾君何由知吾之嗜好。兑笑曰:即当君意,亦不足表吾相爱之诚,然君既当意,吾自心慰。蕙因笑曰:是太华美,患无福消受得。兑曰:天下无有物品,施之于君而嫌太美者。因曰:君姑稍休息,再移时,宜易晚衣矣!蕙因亦微觉倦,因登榻假寐,兑取衾被覆盖之,掩扉自去。傍晚时,蕙因方推枕惝恍起,则兑斯福伫待已久。是晚,有少数之客,客皆显者。然都仰望公爵丰采,无有恣意谈谑者,转是老人意气发舒,从容谈笑。兑斯福与蕙因夹侍其侧,老人左右顾盼,大乐不止,曼白与播台说明日射猎事。膳已,巨大之客室中,琴声铮钺,声浪与空气相摩汤,渊然以和,兑斯福觉蕙因爱情之纯洁,仿佛似之也。

第十五回

第二日,早起,蕙因至膳室。公爵方独坐,笑曰:吾爱,汝已见兑斯福乎?女摇首。老人握蕙因手,徐立起,曰从吾来,蕙因从之。至厅事之旁,入一室,室殊逼窄,椅案位置井井,四壁皆书架,图籍满之,是盖公爵卧室。蕙因方审度间,公爵则趋近火炉处,出锁钥,辟一门,此门似甚秘密,盖未辟时,绝无门之形迹。自此门入,中仅斗室,黑黢黢地。公爵则拨电灯关键,灯然,室虽小,顾光洁精致,有书案一,椅二,保险铁箱一。老人乃启铁箱,出一匣,揭之,光华灿烂,令人目迷。满中皆照夜之珠,连城之璧也!老人郑重而言曰:此皆汝姑所遗,吾以琴瑟之爱,不忍割弃,保存至今。此虽不臻极品,然已非市上所有。吾今以此畀汝,庶汝姑虽死,而吾爱彼之心,当永永不死。言次,目眦含润,神色黯然。蕙因体会老人之用意,只觉无端之悲感,撄心酸鼻,又此可贵之实物,虽不知价值,其为无上珍品可知。今受此重器,似乎忝膺非分,不知当若何措辞,第于齿牙间微作声曰否否。公爵曰:吾爱今日可即御此,因举匣授黄因黄因,谨受之。捧匣至外间,公爵指谓黄因,若者为簪,若者为珥,若者为钏,为项珠,为带钩,为襟饰。方指点间,兑斯福入,黄因啫曰:文内,吾乃在此,此老父畀我者,阿父命我今日即御此。兑斯福以一手置女郎肩,目视案上,徐曰:老父虽不言,吾知此物必为汝有。又曰:先君言吾两人阶级不同,我固言无害,犹忆之耶!黄因问何作此语,兑沉吟曰:无他,吾见老父爱君甚于爱我。又曰:世间纨绔子多伧父,恒以贵族骄人态施之女儿,蹂躏脂粉诚大恨事,吾恶彼挟贵凌人者,吾尤恶挟贵凌女子者。黄因闻言,含笑无语,惟觉兑斯福之爱情如水,而已则水中之鱼。以感激之秋波,脉脉凝视,不能答语也!公爵点首曰:汝等必如此,乃可得长久幸福。吾爱可即御此,吾欲以汝之美丽,与此宝石一较优劣。于是兑斯福乃以画眉人之资格,充当侍婢,当窗理鬓,对镜贴花宝气珠光,衬着花颜云鬓。常言可人如玉,是以玉为美之格则。见黄因者,当搁笔费平章矣!此数日中,地猛马克之运命殊偃蹇,渠本以博为生计,近日不知何故。出门辄遇颈敌,丧其赍。一日,自某处博弹子,又大负。归途,意气颓丧,不能自振。时方与两三赌伴在火车中,众方谐谑,作剧谈,马克独默然,手报纸,注视作镇静状。忽见新闻一则,为电苞第公爵与波痕氏结婚事,不觉大惊失色。盖地猛马克对于此事,实有生死关系,渠本恃赌赌,有时不给,则举债于犹太人。犹太人绝势利,凡告贷者必付重息固然,又必须有过当之抵质物。惟贵胄裔,则仅儒一纸借据,马克常告人,谓已为雷苞第未来之主人,公爵一旦不讳,已则承袭此辉煌之头衔与巨产。犹太人信之,利厚息,缓急辄应命,积欠累累,今一旦为报纸揭破,则讼且立至。马克能使人惧,犹太人则能惧马克,寻思吾距末日之运命,殆不远矣!因推念以后种种,不觉心事如沸,众见其神色变异,疑是病作,马克亦含糊应之。既至车站,众别去,马克怅怅返寓,百思不得一善策。起视箱箧中,空诸所有,仅少数衣饰。若质去,便不复成贵公子,否则明日度支便无着,且无论若何逋负。无聊之极,则向抽屉中取索偿来函检点之,一时亦不得头绪,寻思史达勾处,月底可得五百镑,或尚可多索一二百镑。然毕竟负债太巨,不止杯水车薪之比较。且思,且负手,回翔室中,旋觉头痛,因思以字兰地自苏,则向架上觅字兰地。于时有一物灿然于灯光掩映中,一种反射之光芒,直触视线,则手枪也。马克注酒杯中,举杯寻思,觉大地虽宽,偏是渺渺之躬,无地可容膝,欲向海外觅债台逋负,又苦不名一钱。思至此,则频向手枪睨视,大有项王值乌江亭长光景。杯酒既釂,慨然长喟,伸手取手枪,反复向灯下审视,一举首,见一翩翩少年对已,立似乎爱惜此昂藏七尺躯者,则自己镜中之化身也。于是复浩叹置手枪案头,不肯遽死,常言酒食游戏中无朋友,何况马克平日所交者皆下等社会中白昼攫金者流,何处有缓急扶持之人。又况马克所负者为极巨数即使有指困分金之豪杰,犹然难之。此时之马克,殆真有山重水复,日暮途穷光景。于是烦闷之极,思至平日爱已之可怜女郎爱迭华处,姑作排遣。爱迭华虽绿窗蓬壁,然志趣高尚,心地纯洁,自是女子世界中第一等人物。惜用其贞洁可贵之爱情,施之于薄幸之无赖少年,令人不能不为呼冤耳!马克亦知女郎爱已,然彼之贵金钱甚于其贵爱情,以故亦不甚措意,惟爱迭华则拆嫁马克,不更用其爱情于第二人。当时马克戴帽携杖,怅然向加那街来,街即爱迭华所居之穷巷也!爱迭华闻楼下步履声,即已辨为马克,时方作画未竟,即置其手中之笔,持案上灯,趋门外逆之。此灯光射马克之面,黯淡之颜色,突然生异感于含情之慧眼中。爱迭华本多愁善悲,今见马克颓丧状,大惊,急思所以慰之,乃强笑为欢。既入室,女郎与马克手相握,从容间曰:起居颇安适否?君色似不豫,吾祝君勿或值不幸事。马克曰:吾今兹固值不幸事。女郎不待其辞毕,即引马克至已所坐椅坐下,乃取一大软垫置马克身后,已则别掇一椅,傍马克坐,以两手握马克手。然且注视马克,似欲马克告已所谓不幸事者。马克曰:吾弟兑斯福且结婚矣!言时声粗涩,似自禁其喘息者。顷之,又曰此事于我有绝巨关系,固不待言,此关系为极恶劣,亦不必申说。以吾平日之自命不凡,宁有束手就缚之理。然事已如此,恐终不免玉碎,吾今日与人博,又大负,竟不会留得一钱看裹橐,天下绝我。胡至此极,因强笑,状极狞恶。女郎屏息敬听,马克曰:吾此不灵之脑筋,不能以术自卫,乃来对汝作牛衣泣,吾实憾之。吾欲奉以弹丸,俾不得婉转呼痛楚。爱选华急以织手按马克白色之唇吻,愀然柔声曰:君胡作此语,但君已晚膳否?吾思,因起立,至贮食物处须臾,以瓶酒及不丰腆之饮馔少许进,状至恭谨,令人可怜。马克乃勉强举刀匕,顾不能食,仅饮酒。酒固数月前马克所致之威斯克未开瓶塞者,马克连举数觥,类微酡,不复作苍白色,叹曰:是固甚善,但累汝奈何?女郎曰:是何言?吾只恨不为君减愁苦,藉曰能之,虽牺牲生命,宁所爱惜。女自觉语声哀楚,即又顿止。马克曰:惜汝不能助我,吾偏思所相识,无或能助我者,不如谋之手枪中之弹丸,则一刹那间,无不了事,较便捷耳。女于是不复能忍,泪交堕,下徐举其眼帘:君胡不舍此他去,繁华之伦敦,可怕实甚。胡不决然舍去,天壤甚宽无为居此愁城之中,君若肯挈我同行。则语至此,呜咽不止,断积而言曰:天涯海角,自愿相从。使吾两人至海外生计程度较低廉去处,任是若何艰苦,吾自甘之,吾亦能操作,不以口腹累君。马克见女郎婉转娇柔细意熨帖,亦自心为之柔,因引纤手偎颊际,默然无语。倾之,女曰:君胡不更尽一杯酒。马克摇首曰:然则思吸烟乎?女室中固无雪茄,因问在衣袋中否,马克复首应之。女耶乃向马克衣袋中检得烟盒,以一枝纳烟管中,取火柴吸燃之,乃授马克。徐笑曰:后此吾两人若得栖处成双,其幸福虽王侯不易,愿君勿戚戚。计无有善于此者,意君必视我如童稚,然我固善持家,他日必能验吾言不诬,吾居伦敦,总觉抑抑不乐,亦不知何故。总之此间非乐土,君视之岂不然耶?君平日往来多显者,缓急乃无一人能相助,尚恋恋何为。吾近日售画,颇得善价,然总觉不适意,惟君来时则否。吾自问能使君愉快,倘他日同居时不能娱,君即舍我他去,吾亦不恨君,第试为之,亦复何所损害。马克似以女言为然,点首无语。女郎迫问之曰:君然吾言乎?马克曰:然吾将试之。斯时两人互相偎傍,女郎纤手挽马克颈,际闻马克允已,大喜过望,手指微颤,呼吸稍促嗫声曰:然则即日首途。马克微笑曰:否吾既允汝,即已解决,何情急乃尔?复踌躇曰:吾尚有他事勾当,不能即日行也。女郎不觉爽然失望,盖马克屡次负诺,伤女郎心。此次又言(吾已允汝可勿情急)抑若已之允诺为甚有价值者,顾女郎恐窘马克,卒不忍诘责,既而女起,向敝箧中出一小皮匣,广袤可四五寸,默然纳马克手中,不作一语。马问个中何物,女愀然曰:君第携去,是吾所积累者,为数至不足道,但在我!但我亦不需此,尚有几处画资未曾收得,吾生计简单,足自给。言次,脉脉含情,不能自达其怜我怜卿之衷曲。马克虽目灼之注视,然竟未听得,盖此时小皮匣已入衣袋,若再取出检视,便自嫌寒乞相,然心则惴惴焉欲亟知内容之几许也。敷衍移时托,辞去,女郎知马克不喜哭,然此次则别意凄怆,异于往昔,牵衣把袂,不觉涕泪汍澜临别,重复叮嘱曰:必勿负约。马克连声应诺而去,既抵寓时已晚膳,遂入膳室。膳毕,挥侍者令去,乃向衣袋中出皮匣,辟之,见中藏九金币。马克入金于囊,掷皮匣于火炉中,哑然笑,插手衣袋中。踯躅入烟室,室中数人方聚谈,见马克入,皆向之点上作礼。中一人为船主马剔玛,即冀因先时在威耳字来所见者也。马剔玛谓马克,汝来甚善,吾等方欲门牌,若颇欲占一座否?马克乃思衣袋中之九金币而点其首。既入局,马别玛与马克座相接,玛微谓马克,兑斯福之婚事,在君为不幸,顾乃澹然处之,汝真男子。马克微耸其肩,哂之曰:更无他事可语乎?马剔玛作点头叹息状曰:汝诚男子。虽然,竞斯福精神殊不贯注,使有人以竞斯福之死与兑斯福之结婚射覆博胜负,吾宁注金于兑斯福之死。汝近日见彼何作,马克作倦态曰否,吾兄弟间,踪迹疏甚。玛曰:渠行踪绝诡秘,吾恍惚闻彼值意外不幸事,有生命之危险。马克曰:渠之生命那得危险,我乃危险耳。马剔玛曰:去年某夜,兑斯福自某处夜宴归,堕马几死,初以为仅酸腐甚,无他故。然格雷森语我,兑斯福堕马处,为威耳字雷,渠以第二日过其处,见马迹纷杳,杂以锐端之履迹,道旁丛草有被蹂躏处。语未竟,马剔玛觉马克神色变异,因亦愕然惊疑。马克急言无他,乱以他语,此时马克博大胜,赌筹累累堆积,似露漱之九金币大吉利,能驱逐穷鬼使退避三舍者。局终,马克攫金钱入橐,纸币金镑实衣袋,膨胀如鼓。方赌时,侍者媚以字兰地及香屏,马克狂饮,此时已微醉,面有春色。视前此向露漱乞怜时光景,大有苏季子得意归来之雅,不复垂头丧气矣!此时不须向手枪睨视固然,但马克曾否以九金币还可怜之露漱,则尚是一疑问。盖彼此时已无意离去伦敦,若再至露漱处,则须践前此之允诺,以故欲访露漱,又踌躇不果去。

第十六回

曼白与播台自河干返格伦那,两人行且语,播曰:晚间吾欲与密司同跳舞,颇许我否?曼曰:吾不知汝能跳舞?播台笑曰:若疑我不能跳舞,是疑鸭不能泅水也!不但跳舞,就他种事吾亦能使汝满意。曼笑曰:吾视汝直孩稚耳,讵知汝固自待不薄,吾晚间欲衣白,又欲衣蓝,颇不能自决。汝试语我何衣而可?播曰:盍衣白。曼曰:吾固欲衣白,但吾习惯衣白,似稍嫌陈腐。播:然则衣蓝曼曰,甲必丹费彭谓我衣白较美观,汝视之否耶曰:然则都衣之曼白扭其首,意似拂然。方欲有言,播曰:谁不知密司衣白美,彼费彭知大踏步体操与打靶耳,恶知辨色,费彭者,亦未婚少年,属意于女郎者。曼白不悦曰:宗教中人与名学家,恒轻视军士,令人不解。顾汝此时又不竞走,胡奔突乃尔。吾帽子脱落,烦汝为我整之,播台乃为结缨,系端详审视,笑:汝真孩稚,尚须一乳妪相随。曼曰:汝即为我乳妪,倘奉命惟谨,不乏赏赐。播曰:不敢冀厚赏,第志之,我固能跳舞者。方两人喁喁偶语时,一两轮马车疾驰来,车中人,盖兑斯福与黉因也。播台方去帽,车已驰过,曼白以手招之,车已去远黉因犹引领回顾。黉因谓兑斯福,播台亦殊不恶,彼二人殆爱根苗芽矣。兑点首微叹曰:两人诚佳偶,惜阿姊眼孔高,视播台如礼拜堂中乳鼠,未必肯听杜兰香下嫁。诚恐此日多一分爱情。他日多一重离恨耳。黉因踌躇移时曰:渠亦未必常贫,脱有人赠以资产者。兑斯福微笑曰:君可谓幸福之神,播台有幸乃识君、然吾固最有幸运者。黉因笑曰:阿堵物乃能补情天缺憾,亦可谓可憎才矣。吾助播台,实为曼白,吾鲜兄弟,曼白爱我,我爱曼白,不同胞胎也!君试思舍吾婶母婆敦之外,更有何亲属?兑斯福无语。顷之曰:吾总未见亲属之少如君者,其实多戚串,亦属多累,如吾有兄弟,不如勿有,是其例也。然君何竟不知老父,渠于君襁褓中即离伦敦去,不知何故,毕竟其人何业,吾每念及,辄费思索。黉因曰:我所知亦仅如君,斐廷为君言者,已尽之矣。兑斯福曰:然吾意尊甫必有过人之才智,故能致巨产,然吾则对于此事,殊多惭恧。黉因问故兑不语,顷之,易其辞,小语曰:斐廷与史达勾晤谈良久,谓所事已渐就绪,今吾欲问君,适下一星期而可者,吾侪即举行婚礼,颇合君意否?黉因无语,下其目视。久之,两人乃喁喁语,扬榷奋具衣饰,及度蜜月处所。兑斯福忽长叹:苟得伦敦半间屋,或孟吉斯孤岛中一草屋,亦复与天堂何异?吾意所谓天乐园,在人之爱情,非谓好风景也。然如此必办不到,老父方主张铺张扬厉,尚门面,意必行婚礼于此间。证婚之牧师,必为此间礼拜堂之掌教。黉因曰:凡此,皆非吾所注意。苟当老父意,即稍华丽,亦得。君又何必矫情过当?兑斯福笑曰:此间居民皆视君如天人,揣彼等意思,直欲以尊王后者尊君,亦不知何故,能使彼等崇拜如此。某日有人语我,此间佃户统计局君三数寒暄语,辄举以骄人。邓耐而不知从何处得君一照片,众皆艳羡之。黉因曰:前月所摄影吾曾掷一纸之稍有破损者于故纸篓中,意彼所得者即此。兑曰:吾侪结婚于此间,彼等之欢迎可知,吾爱乎,婚礼即以下礼拜举行,愿君许我。黉因则欲更迟一礼拜,已而两人乃驱车回。近别墅处,有小舍,见门前一人挺身植立。兑斯福指谓黉因曰:此邓耐而也。其人长身而黑,有英武气,为别墅之总管员。见车来,恭敬去其帽。黉因笑问曰:吾闻若宝藏我之照片,有之乎？邓耐而目视兑斯福复视茣因,纳然曰然:有之。吾惟崇拜密司,此间人咸崇拜密司,吾侪小人,咸以得此为荣。茣因微笑,点首。邓又曰:吾更有一事求密司,若得俯允者,不啻九锡之赐。茣因问何事,曰愿:密司于照片下签字,庶与市购者有别。茣因笑曰:是何难事,汝即取来,吾为若书之。邓耐而欣然入室,须臾,取得照片来,恭敬呈之兑斯福。已而驱车入格伦第之甬道,茣因忽作惊讶状,兑问故,茣因遥指曰:林中似有一人影,兑斯福殊不注意曰:是殆灌园之花奴。茣因疑曰:吾虽仅一瞥见,然不似灌园奴。言次车驰不已,离见人影处已较远因即置之。茣因每出游归,必为公爵言所见事,公爵闻邓耐而丐摄影,为之欣然曰:人贵不自菲薄,邓耐而乃敢以签字丐吾爱,其勇有足,多者乃指案头文贝曰:墨水与笔俱备,吾儿可大书特书之。茣因签名已,用吸墨纸吸去墨汁。方审视间,一仆白密司脱斐廷请见。问何在曰:渠已俟密司于书楼中,茣因遂置照片于案,返身从仆人出。至书室,斐廷含笑立门次,逆茣因入斐曰:吾此时突如其来,得弗惊扰密司否?吾来固非有甚特别事。茣因怪之曰:君胡言惊扰,不犹是菩萨娘耶?斐廷含笑无语,又曰:愿密司快乐而健全。女曰:谢君。吾诚无不乐,因斐廷注视不已,不觉低首赦其颊。斐曰:我本欲在此耽延一二日,与密司扬榷种种,讵才得到此,便接一电,今晚又须遣回伦敦。茣因曰:君如此忙碌。亦大苦事斐廷叹曰:律师生涯,不过尔尔。吾所谓与密司商酌者,即尊甫资产事,吾已费几许手续,此时始有头绪,今密司仅费五分钟聪之耳。言次两人均就坐,茣因固急欲聪乃父历史者。斐廷曰:尊甫在南美营业时,有一共事之人,其人号孛郎所有资产。皆两人共有之,尊甫逝世时,其人亦在侧。度此两人不知识相若,声气相求,故毕生共事无迕。今尊甫死,其人忽不知去向,查公司中帐目,无甚秘密殆因好友逝世。脑筋撄非常悲感,藉游历以自纾者。有谓其来欧洲者,因此资产之钩稽,绝费脑力。茣因曰:然则盍迹其人。斐曰:是必寻觅其人始得,细核簿籍,尚有数处不动产。尊甫于逝世之前,卖与密司脱孛朗者,其出入颇巨。尊甫曾否受其代价,此时查无着落,因出一纸授茣因曰:此总帐也,是可一览即了然者,即以存密司处。晚间快车将开,吾须行矣,密司脱孛朗事,终须水落石出,不必因此延迟婚礼。茣因赧然曰:吾已与兑斯福约,俟诸两礼拜之后,于时一仆入白。谓电报致密司脱斐廷者,斐接电报纸,略一过目,即置之衣袋中,便匆遽欲行曰:最好吾须一晤兑斯福公子,又曰:无甚要事,亦可不必,第密司为我致意耳,因问茣因何所需,第语我,当即日购致。因握手作别,茣因曰:君事多无暇晷,购物小事,吾自能办。斐曰:吾谓珍物之难致者耳,既如此,足微相体邮,迟三两日,当仍来望君。遂别去,时已薄暮矣。是夜,无月色,因地属乡僻,来客无多,仅三数邻姬村姑,团坐作茶会。座间,曼白与兑斯福言笑晏晏,兴会独好,盖二人各有心事,一则新欢初联一则好事将近。自觉希望圆满,不同于寻常之盛筵胜会。酒兰客散,公爵因饮酒多,有醉意,入室休憩。茣因文内曼白皆随侍,兑斯福见茣因颜酡眼涩,意态微慵,小语曰:醉乎曰否?热甚,烦君为我去外挂。兑斯福则奉命惟谨,方解衣,时茣因觉有物堕地,适山林夫人自外来。遂未注意,旋公爵促茣因早休息,众乃散去。彼此各人私室,茣因既就枕,忽思及向者堕地之物,思索移时忽然省悟。盖茣因游巴黎时,曾倩名家画师为婆顿画一肖像,像细才如指顶,而眉目分明,过于摄影。茣因罩以全盒,佩之襟间,珍之等于连城之璧。因急起检视,则已不知去向,心知向之所堕地者,必为此物。因思第二日早起,再行寻觅,转念恐为仆人睡眼朦胧中扫去,不如此时取之为得,因呼婢子排苛,则已睡熟。又思未必向所堕者即是此物,或者置之镜奋中,偶然忘记,亦常有事,不如置之。然毕竟不得寐,反侧移时,决计自行寻觅披衣起,试向镜匣中翻检,果无有。乃燃烛,恐惊他人睡眠,仅着软底鞋,悄然启关出。视窗外,黝然正黑,井星光无之玉折至楼下,巨大之听事中,时钟之机轮轧轧震动,声浪较日间倍大。茣因直趋公爵卧室,至则室门卢掩,灯光自门隙射出。茣因亦不措意,渐推门入见老人方酣睡,鼻息駒駒才欲烛地上,一瞥眼间,见近桥足处有物映灯光灿然然耀目,逼视之,固俨然已所佩带之小金盒也。急拾起,反复审视,幸未被践踏。好无恙。心此时方寸间方觉释然,恍惚有声浪戛戛接触耳鼓,谛听之又,只老人鼾声,疑是耳听偶误。遂返身摄足行,既出,方以手反掩门,则向之戛戛者又闻之,大疑,潜踪复入。屏息静听之,移时,其声又作,乃出自贮珠宝之密室者。念夜半岛得有人在此,移步渐近火炉之旁,则向之戛戛复作,听益真切,以手撼门,门随手关,突见有火光如手电灯。灯影中见一黑影,庞然而短,未及审视,未及声喊,口鼻已为物所蒙,手足都如被束缚。黄因此时惊极,昏不审人事,须臾,苏醒,开目视,则见一于腮绕颊,目吐凶之人,与已相对,自顾,则坐一椅中,室中电灯通明。旋闻其人叱曰:弗声张,不则杀却。黄因审视其人,短而肥硕,其体魄构造之姿势,几欲作正方形。此时黄因惊悸之极,不知所出,第怒目视。忽其人谓已,我固不欲以洞吓手段施之于汝,但若不知我为何许人,势必惊喊,故吾禁止尔,若为波痕第因非耶? 黄因怒曰:吾为波痕黄因奈何? 邓耐而求签,名之照片尚在。案头,其人指照片而言曰:若之意,以为此时警起健仆数十辈,絷我付警局,是为正当办法,惜为我所迫胁,一时不得计较,然否但汝若有人心者,后必悔之。其故,因汝不知我为何人,言次其人面皮绽绉曰:天乎吾爱吾两人乃父子也! 黄因益患曰汝无赖贼,图遁耳,欲去便去作此等语何为。其人忽以手自掇其颊,面目阅手脱落,另换一付面目,手中则一假面具也。其人潸然而悲泪,筴堕曰唉!涉重洋,冒万险,而来伦敦,仅欲一面吾挚爱之黄因耳! 若果为黄因者,忽又扬其目,向黄因一视曰:吾只患汝不是我心头一块肉,若果波痕黄因其人否耶?

第十七回

贼人续言曰:汝为波痕黄因者,则吾固汝父也。言已,其人黑色之目,浓浊之眉,向黄因熟视,黄因则如波电术,如入噩梦,无能恐,亦无能怒,第然对之,凝视久之。其人曰:竟无一言乎,何为不言? 若殆疑吾言耶? 黄因曰:汝猾贼,吾竟不知汝命。意所在? 欲何作? 宜速为之,我固不畏死! 贼人曰:是亦难怪汝不信。虽然我固汝父,无丝毫错谬。我能飞行绝迹,欲去易易耳,然吾则不忍即去;又吾既知汝踪迹,宜即避去,徐图他日良会晤。不应于汝亲见我作贼时,打破此阿葫芦,以伤汝心。今吾言既出,已无及矣。黄因固万不信贼人语,然察言观色,弥复可怪,腹中疑云层层臻密,乃作不屑状岸,然答曰:吾父已入天堂,那得复活,显此地狱相。贼曰:然汝固仅知此,众人亦仅知此,斐廷亦仅知此。然死者乃吾移伴密司脱字朗。黄因闻言,益疑曰:若何为语我以此? 谁问汝来? 曰:意吾爱必已闻字朗之名于斐廷,欲以证名吾言之非伪耳。黄因乘其不备,猝然离座,随手按电铃。贼入,已瞥见,急猱进止之,曰:姑弗为此。黄因手腕被掣,不得按铃。益患叱,曰:"凡汝所言者,可探访而得。吾何得便信? 汝之为此,不过欲多延时刻,以达汝窃珠宝之目的。若愿去者可即去,吾亦不窘汝。如欲俟汝同党者来应接,汝勿梦梦。须知我不畏死!"贼曰:"密司勿怒。姑坐此,容吾辞毕。密司欲按铃亦不相阻。吾固能以五秒钟内离此巨第。第此时,吾必设法证明吾言之非妄。脱此时,警起众人,吾必被获。吾虽不知汝于此处若何关系,以态度测之。汝已点面厕身贵族社会,而有盗贼之父,宁不为汝玷。吾固无所欲,来乃此目的虽为珠宝,今既见汝,则此目的亦不必达。且既经见汝,吾心愿已了。将郎曰投身海外,终吾身不复践踏祖国土地。"言次。黄因仍就坐。其人忽于地上检起一金色灿烂之物,置之案上。黄因视之,即先时所拾之肖像也。方欲拾取。其人急失声曰:此吾妹子,姥留婆顿也。又审视之。稍有喜色,心思此为波痕黄因无疑。黄因则大惊,私念此人之所言殆,非全无影响者,不然何能一瞥眼间。即辨为婆顿。于是一刹那间,方寸中弥复颠倒迷惑,不能辨紫境之为甘、为苦、为喜、为悲,只觉五内如沸,不能暂忍。心思我此时若为噩梦者,何尚不得醒。救世主最仁慈,俾我速醒,毋再苦我。于是闭目祈祷不已。急闻耳际一人问曰:

姥留婆顿亦在此乎？萐因急开其目，则此粗劣肥硕，号称已父之贼人，俨然在前，初非由梦而醒，自觉额角背脊间汗珠珠汁出。不觉答曰："渠不在此噫，汝殆狡狯。汝毕竟是贼。奈何冒称吾父。"贼人闻言，则向萐因熟视。已而叹曰："人若乐有贼，父讵是人情。吾今当即去，不复取厌于汝。"萐因曰：速去！方欲言第二之速去二字，不自知其不能出诸口也。则续言曰：使汝而真为吾父者！言至此截然而止。其人曰："父也而宁可假者？吾仅以汝托之汝姨耳，心目中何日不有汝。然初不料长成如许，美丽如许，此心滋慰！虽此后再见无期，然因保全汝之名誉，故吾亦愿之。"第祖然处之，无得恐怖。萐因不语，只觉酸心刺鼻，不知悲所从来。方踌蹰间，忽得一计较。因曰："汝既为吾父，万无长此别去之理。吾愿得多一次之相见。"其人悲曰：如此可见汝之仁。我吾亲爱之密司，吾必冒险为之。因略作思索，曰：明早七钟时，我依俟汝于河干小林之中，灌园奥草舍之后。倘汝来者，必以七钟过时，我不得在彼矣。又曰：今得汝此言，吾满意之至。此时吾不得再淹留，但铁箱之锁门处，恐有油污及手指之痕迹，望汝加意措拭之。萐因应之以首。其人则趋近前握萐因手，曰：吾爱女乎！寻常父女作别时，必曰：愿阿父安好云云。吾今无他奢望，但愿汝说此一语，俾吾可直接承受之，则此身有女为不虚耳！其手指觕而毛，面黑目炯炯作凶暴状，顾语语声则酸洁微颤。于是约略有四五字自萐因喉间格格吐出，末一字为好字。其声如坚冰暴裂，不能辨字音也。于是其人向萐因点首，释手离萐因，又复回顾者，再趋步出门去。微闻外问窗门辟阖，即寂然无复有声响。院落沉沉，长夜漫漫，萐因静坐公爵室中临窗之椅上，自亦不知经几许暑刻。第见自己持来之烛已见跋，瞿然惊悟，心思无烛且不得返室，尚坐此间何为？因立起徬徨四顾，忆其人临去，嘱收拾铁箱锁门上之手迹，不觉汗流浃背，勉强执烛入小室，向铁箱上略加拂拭。粉颈晕红，慧眼下嘱，如十手十目之临已，亟将电灯熄减，趋返已室。兀坐沉思，如痴如醉。须臾，鸟声格磔，曙色空朦。萐因乃徜恍以起，启箱篚，昂首作想，默念可惜不能得当日教读时所衣衣之。无已乃于冰罗雾谷中，择其最朴素者，已乃对镜去钗饰。易椎髻。婢子排苛自外入，言揉搓睡。眼见萐因已起，诧曰："密司晚间乃未睡耶？"时萐因方欲御一密网曰：然。晚间微觉不适，此时拟出门一吸新空气。言时自觉声粗喑，不类平时。排苛向萐因热视曰："密司宜稍进饮食。"乃出。乳酪乎？萐因曰：勿须。吾觉懔甚，欲速行。少苏即回，宜得酣睡。此时且弗溷我。排苛无语。萐因随手向架上取一帽，御之，从容下楼。幸为时尚早，出门竟未值一人。于时朝暾初上，零露未晞，清爽之气，砭人肌骨。平日值此良辰美景，与文内并马游行，便觉花鸟多情，山川知媚。此时不知何故，只觉光天化日，咄咄逼人。羞赧之颜，无地可容隐匿。已而折向小径，曲折趋向河干丛树中，来蔓草露，不暇择路。心思：吾当勿令其人久待，彼及我之嫌疑父冒险来者。且思且入林中。举首四望，见短树丛密处，似有人据地坐。趋之其人起立相逆，已作劳动社会妆束，着工人礼拜日所着衣，短而肥硕，眼黑眉浓，犹然电灯光下相匿，极人间不可告对光景。其人握萐人事吾皆当负荷因手，萐因不语，已之。若既为我父者而席地坐，其人坐。

第十八回

相近处之树根上。其人曰：二十余年。萐因之目光不视前。"吾始与汝母相其人，而注视面前值。其时吾乃一锁树干曰：'速语我种匠也。'汝母为意大种事，第证明若为利人。汝之外祖为我父，不必有所隐。民党中人，向持无政府主义者事败，遁逃来英，潜伏于伦敦。余在一家工作，见彼掣女侨寄。久之，渐成相识，遂钟爱情。我无他长，惟诚实耳。而彼不以为嫌，故吾爱之肺挚。然汝之外祖有俯视一切之，概以致汝母之结婚，颇忤父意。"言至此，若有所思。旋覆续曰："吾两人之爱情热至极端，而生计则寒至极端。汝母以不能得相当之衣食住，遂病，而余之命运尤劣。冬日日行数十里，不能觅一文钱，地冻天寒,无所得食,而汝母之病闪剧。医者谓若得空气相当之处,饮馔稍精致,则病当立搓。然当日穷迫之境,即平日相友善者亦都回避,惟恐假货。细思伦敦每日每时每分每秒,金钱之耗费于无益者,宁可以数计。而我乃冻饿频死,然此固非可以尤人者。最后乃投身某肆办短工,每一礼拜得数先零。即以此时生汝。生汝数日,此穷迫之境况竟迫汝母以死。"言次。欹歔泣下,续言曰:"汝母死之第二日,即葬。于时吾抱持汝置膝上,念呱呱者无可处置,益增悲痛。乃凄风苦雨之后,偏继以迅雷震霆。方吾吞声饮泣时,警吏来矣。"黉因听至此,勃然变色。方欲间吏来何作? 其人复曰:吾此时之悲惨,诚有令吾终身不能忘者。夫妇方死别,汝又才婴孩,身入狴犴呼吁无门,尔时吾妹子亦孤苦,衣食方仰给十指。不得已将汝暂时寄托之。初不自知干犯何种例禁,方谓狱且即解。讵受审判后,受五年监禁之惩罚。吾无恶乎五年之监禁。惟犯罪之由,令吾愤愤。盖前此吾承乏短工之肆。肆主人固大盗,渠命我造一铁箱,箱之锁与吾数年前为某银行所造之锁同。因此之故,坐与大盗同谋。然长官殊愦愦,锁虽吾为。只得数先零一礼拜之工值。如此折狱,宁能服我之心! 伺在狱中常得婆顿之信,谓食指繁,度日艰苦。吾本卤夫,何能经此揉搓,乃决计以腕力恢复自由。然吾第一次越狱,旋覆就获。因吾越狱时刺杀一人,乃被罚操极苦工作。然吾固壮盛健全能耐磨折。众皆以铁茫果呼我,久之,得脱逃向南美却圭大。隐匿姓名,勤苦工作十年,遂为富人。此即吾前半身之历史。银行案至今未结,吾不愿以半身辛苦,供官吏鱼肉。今所以冒险来英者,以吾爱女耳。吾入狱时曾誓言必使汝为高等社会中极有名誉之人,今居然贵族令媛,吾无憾矣。谓吾已死者,乃吾欲置吾资产于稳固之地位耳。死者乃吾友史梯凡字朗。当汝幼稚时,吾常寄汝以钱。嗣后得妈留书,嘱弗多寄。知汝已能自存活,吾慰甚。今兹吾以死自承者,仅欲以资产畀汝耳。吾至伦敦。踪迹汝之居处。既至,则不知去向。旋于无意中得一消息,知汝等在威而字来。但吾至彼,而汝等已他往,亦无人知者。直至今日,乃值汝。今汝羞我之所为,吾亦不恨。但父子之情谊终此一夕,话为可悲耳! 于是其人黑色绫绉之面,黝然嗒然似甚失望者。黉因不自知作何语而可,只觉舌僵喉室,格格不能吐一字。顷之,其人又曰:意姥留必能善视汝,渠函告我。彼自生之女,不幸早死。故抚汝如已出。黉因曰:阿姊实顾覆我。尝闻姊言有女弟与我同岁,死十余年,今亦不复记忆。其人浩叹。黉因曰:既富有巨资。胡昨日又有为我所见之之事。其人有惭色,嗫然曰:吾前此之案既未断结,则吾之来此,苟稍不慎,必失自由。波痕氏为谁,伦敦人无有知者。吾于某日欲探询汝之所在,因思访一旧友。此友常溷迹赌场,吾因深夜至其处,讵与一恶魔相值。此恶魔者,当吾二次被捕时,彼为判官之客。吾一见彼,即思遁逃,讵已为所识破。不得已遂为彼所役使。渠谓彼将失其贵族之地位,欲补救者,非盗此间铁箱中物不可。曰:何不拒之? 曰:彼若鸣警吏,吾又在缧绁中矣。然则何不仍赴海外? 其人瞠目而视,曰:"吾岂不思此! 然此来为汝。初意固不得不止,是以不忍行也。吾故与彼约,止此一次。适吾今日得手者,彼亦失其挟制之具。吾是以忍耻为之。"于是两人都无语。顷之,其人曰:"吾当去矣。此后吾当不复见汝,致有损汝之名誉。吾尚欲问汝何以在此? 此间之爵夫人,为汝友乎?"黉因不能答,仅首应之。又曰:吾爱! 汝诚为上等社会中人,一举动都有庄严气象。今吾忆汝母,但面庞不甚相肖耳。黉因曰:然则胡不以巨盗赎罪。其人大息曰:是难言矣! 慢藏海盗,象齿焚身。使我自首者,必至发前此之覆,而置我死地矣。

　　吾既见汝,已无所恋恋。以吾财力,固无往而不来安自如。不耐再向狱吏手中讨生活。黉因掩面而悲,曰:天乎! 吾将何作! 其人见状,慰之,曰:"吾爱! 汝弗悲。汝第如吾向者所言,第泰然处之,若无其事。吾亦不复与汝相见,更有谁知者。前此固不知汝父尚在世间,昨日之所见者汝第忘之,仍作以前种种思想。"黉因无语,仍掩面悲啼。其人亦惨然泣下。移时其人起立,踌躇四顾,曰:吾宜去矣。黉因至此，不复能忍，遽前掣其手，哭曰：天下无无父之国，愿阿爷絜我去！儿无用富贵为也。其人大警，泪筬筬堕下。泣然曰：儿奈何如此！以吾之不往，而有女如此，吾复何恨！然儿奈何如此。嬳因哭益悲。其人筹思无计，惶急曰：儿此时不听吾言，则事且立败。儿既爱我，奈何不思吾前此之历史。于是林外道上车轮辘辘，作款乃声。盖村中送牛乳之小车。其人曰：殆矣！是必不能再留。铁箱之锁门上手印汝已拭去乎？嬳因点首。其人曰：明日此时吾已不在英国，后此必无有知者。见嬳因泪下如雨。又曰：否！否！吾必不能舆汝偕行。此后勿复念我忘之可也。因吻嬳因之额曰：别矣。脱手返身向河干深箐中行去。嬳因神经督乱，忽忽若梦，急自后踪迹之。恍惚之间，不知去向。其人盖即吾前章书中所述之加林也。

第十九回

是日早起，曼白与播台往河干钓鱼。山林夫人恒迟起。二人若驰马射猎，夫人必禁止之，固未言钓鱼亦在禁止之列，故二人及夫人未起，即乘间窃出，如儿童逃塾者。兑斯福起时，二人已去。兑亦不注意，入书室，阅往来函件。可一时许，仆人入白：公爵尚未起。请主人先进膳。兑领之，膳已。心思嬳因胡尚未起，负手徐步行。欲直趋妆阁，又惧唐突。徘徊间，见御者持鞭磬趋马厩驾车。向之点首曰：迟牛钟，当出矣。返身入室。闻楼梯间屐声格格，意是嬳因。赶之，则茹媛也。茹媛见是少主，循例请安问好。兑曰：汝密司尚在寝室乎？茹媛略踌躇，心思嬳因早间出行，固无须语兑斯福者。且已方事洒扫，想此时嬳因已回。即答曰：然。适才吾撼门，不见答意尚酣睡来醒，似今晚睡不甚适也。茹媛言时见兑斯福翟然作色。即又笑曰：当亦无他。意不如听其熟睡，无相扰。兑亟曰：汝言甚是。幸勿醒彼。想昨日过劳倦，此时能安眠即佳。于是翔步室中，旋又至吸烟室，方忍。耐间仆人入白：车已驾矣。兑斯福无语。又久之，视其表。自言曰：路亦太远，不如我自购之。又迟疑移时。登楼。至嬳因卧室门外，倾听，尚无声息，则又下楼。语仆人：若主母问者，便说我至某公司去，当即回。仆人唯唯。车轮徐动，兑斯福揽磬扬鞭出门去，去时犹回顾楼上之窗一二次。午后二时，格伦别墅之甬道间，有马车苍止，兑斯福公子为嬳因市衣饰归也。一仆人趋车前。曰：公爵在写字室，主人宜速往。老人俊久矣。兑斯福曰：诺！亟下车趋入，见老人坐圈椅中，手报纸。老人之面部为报纸所遮，不可见。顾不见嬳因，入室四顾，仍不见私念得弗病耶。老人曰：文内，汝蹄来矣！甚善！但汝见嬳因乎？兑曰：否。彼在何所？得弗病乎？老人曰：否。渠殆与曼自若播台同行，彼等年齿日增，举动乃盆幼稚，猝然他往。亦不言所去处，以后必禁止之。嬳因必与彼等同去无疑，文内汝姑置之。此间有电报与汝者，试拆观之。兑斯福持封函，且拆且曰：儿早间出行时，嬳因尚安眠。昨日固相约，今早同赴市上购衣饰。儿惹不如使彼休息，故独行。言至此，忽然变色，不语。公爵急问故曰：吾以为无关紧要者，固甚特别耶？兑斯福惊诧曰：是乃从嬳因来者，渠今已在伦敦。何耶？老人亦惊曰：渠乃在伦敦？电报作何语？兑曰：仅言值意外事，至伦敦。当在伦敦作书来。公爵板闻言，呼吸不能出入。久之。始颤声曰：值意外事，至伦敦。所谓意外事者，何耶？文内疑曰：殆婆顿夫人病耳？然嬳因不言何耶。公爵曰：是殆今早接有电报，不然昨晚固未闻有电。兑斯福则趋按电铃，一仆人应声至。兑曰：速觅密司波痕之女仆来。公爵作省悟状曰：然哉，文内。汝所言极是！问女仆是必知者。兑斯福亦笑曰：是必知者。意儿今早出门后，必有电报来。阿爷幸弗惊讶，当是婆顿夫人病甚。老人曰：吾亦不惊讶。吾思因婆顿夫人之病固有理，但十七八女郎爱装束。有时缝衣匠以电报唤之，或且行不待驾。老人言已，耸肩作态而笑。兑斯福亦为轩渠然两人虽言笑自若，而举动多不自如。兑斯福立窗前，俟女仆之来。须臾，茹媛入，状殊惶急。兑曰：茹媛乎，汝主人有书贻我否？茹媛茫然讷然曰：吾家密司晨起出门去，今尚未返。兑斯福见状，转疑曰：乃无书耶？但汝所谓晨者，究系何时？茹媛益惶恐曰：时可六点三刻耳。兑曰：汝胡惊惶乃尔？汝主人已有电来，谓因特别事赴伦敦。茹媛喜曰：吾主人乃在伦敦。渠今早意甚不适出门又不见回。公爵曰：密司曾语汝何时返乎？茹媛曰：否。兑曰：八钟时汝谓密司尚安睡，固否耶？茹：密司谓我夜来不适，出门一吸新香气，逾时即回。他日密司命早间不闻铃声，不得入。今早迄未闻铃，故云安睡，不知其未回也。兑曰：然则亦未挈行李乎？茹摇首曰：渠空手出门去，并小手袋亦无之。于是彼此默然。茹媛见无语，退出。公爵作长空语曰：七点钟。电局送信人到此，最早必八点半。兑斯福方凝神作想，答曰：意电报必昨夜来，太晚不及送。故今日较早耳。公爵曰：是必如此。吾甚欢迎汝之议论。兑曰：虽然意婆顿必有非常事，不然不如是迫促，吾须至立浮来米一行。老人徐答曰：且勿亟亟，黄因之书，明日当来。汝若明日行者，庶不至相左，汝不如与曼白同往。婆顿夫人不甚病者，即促之使返言。次有一人入，则山林夫人也，夫人问有无黄因消息。兑斯福因告以种种，彼此名拟议猜测。久之，终不得要领。晚膳后，兑斯福独坐吸烟室，渊然沉思，烟气弥浅满室中，钟漏磔磔，帘幕沉沉，不自知夜深久也。第二日，兑斯福循列以八钟起，其实一夜未眠。盥漱早膳既毕，入写字室，则播台与曼已先在。曼白曰：邮函至此时才来，何宴也？语声未已。一仆入，持信函多件，置桌上，众乃翻检。果有一函为来自黄因者。兑斯福急掣出，曼曰：是为黄因手书者，文内汝阅后速语我等。兑曰：诺。亟袖书，匆匆入已室。劈封函，聚精会神，从头逐字慎重读之。读毕，不自知目之所触，心之所感者为何物，乃大怪诧。自疑吾何得不解书中词意，则再读之。读已复思索之，仍不能。则反复检视，忽见字里行间，柯班班污玷，心思此是何等暗号，细视之竟是泪痕。于是手持信纸，两目直视，兀坐不能动，如罪囚闻最后之判，病人听医生之危词，脑筋不复能作思想。第闻室中时钟振动声缓以舒，已之呼吸声促以数，如相答者。于是倘恍以起，怅然至公爵卧室。公爵方饮牛乳，见兑入，置杯案上，曰：汝之来，殆有新闻告我者。然汝之面色……兑曰：是为极恶劣之新闻，儿真不解，黄因去矣。公爵讶之，曰：去矣？穿二字作何解释。兑以黄因书授公爵，老人曰：汝第读之，光线劣，吾不能阅也。兑斯福似不愿读，犹豫移时，始勉强从读。挽语词，作悲塞抑郁之音，书曰：兑斯福公子阁下，吾从此逝矣。吾今日始知吾所不知，因得此新知识，自问不能为君子执箕帚，且不复有与君再一握手之希望。君受此书，必有无限悲感，无限疑云。虽然情天不能补，恨海无可填。虽明知伤君之心，其奈之何。今吾两人间不啻介以巨浸大河，较银汉而阔，无鹊桥可填；视弱水犹软，乏慈航可渡。区区之心，本可掬示。个中曲折，岂惮明言。然而形势如一有所不能诚。知君之爱情山高水长，然此心若一日不变者，愿弗发覆抉隐以探索我所不能言之事，并愿君弗跋涉远道踪迹我之所至。生离死别，从此已矣。公子宝贵之爱情，虚糜浪掷，施之于为中心藏之。竟死弗忘所能言者，如此而已。并祈转达公爵。母以贱妾为念，波痕黄因谨闻。读毕，两人都无语。公爵视兑斯福之面，兑斯福视手中之纸。久之，爵曰：此何故？所言是何用意？黄因焉往，此书从佣处来。兑曰：书中并未载何时何地，发函之邮局则伦敦耳。公爵曰：此事何由发生，彼必有拂意事。固然，但此事何由，意彼不往婆顿夫人处，汝可促之使返。兑曰：恐未必在彼，不然书中当不如此措词。公爵作，恨恨声曰：恶魔！恶魔！汝奈何寻吾家黄因。于是老泪横流，喘息不绩。一时山林夫人与曼白咸来，取黄因书读之，皆面面相觑，不知计之所出。山林谓兑斯福曰：文内，汝必往觅黄因。曼白亦曰：文内，汝必往觉黄因。兑斯福惟一笑曰：吾恐觉亦不得，彼书中云云，固不令我觅者。兑言时口鼻之姿势作笑，而语声酸涩若欲哭。一时众又无语。已而兑续言曰："此中必有一不可思议之事。黄因若非万不得已者，必不控吾胸中之爱情而刺杀之。彼所特之理由，必甚满足而所值之变故，必为甚可怕者。故吾自疑无此能力，使再来此。"老人曰：汝乃作如是想乎！兑斯福摇首曰：吾不能想吾脑如车轮，旋转不已。言已，复作一笑。老人恚曰："必黄因亲为吾言之，不然终不信朽所谓不可思议事。汝第往寻之，若黄因不肯回者，便说我念之甚我。遇彼情同父子，渠若怜我老迈者，当幡然变计。再不然，汝便以腕力强迫之，必致之归而后已。"众皆赞成，贷兑斯福惟一笑，似失其知谲者。公爵命一仆人为公子整行李，赶车站购票。兑斯福则入已室检点旅行中用品。须臾，仆人返。谓迟四十五分钟，有快车开行。兑斯福挈一手提皮箧，入公爵室，老人方辟小室之门，招兑斯福入，予以铵钥。曰：吾手颤，汝启扃携珠宝去，置之银行中。此物在此，益令我思黄因。不置，兑斯福投钥入，觉凿枘，疑曰：此锁匙殆非是！公爵曰：是必无误者。兑乃力辟之，不稍动，欲出销输，又不稍动，之有斧凿痕，大骇，公爵亦大骇。按铃召仆，众告以被盗。众皆骏然。公爵命以巨斧大锤碎铁箱关键。众如命，奋办击逾时始破。箱壤门辟，珠宝之桢在焉。急发视之，则珠宝罗然未失，始觉稍安。然细察窗间及草地，均有不经见之足印，则确系贼吾欲移。置之银行中，不然殆矣。今既来被窃，尚须报警察否？兑曰：儿意不如置之。否则黄因适以此时行，转生枝节。公爵怫然曰：汝亦不解事，彼警吏若以黄因之去，与此事并作一谈，则荒谬甚矣！兑曰：儿非谓两事有何关系，特此事若报警察，则黄因之去，亦不能秘密矣。公爵省悟曰：甚是！甚是！毕竟吾老悖，不如汝思虑周密。然为时已促，汝宜速行矣。

第二十回

兑斯福兼程并进，穷日之力，以至立浮米突。时已黄昏人静，仆人见贵客昏暮莅止，形色苍惶，讶甚。导入客室。婆顿夫人方对灯烛坐，陡闻兑斯福之名氏，已惊疑不定。兑斯福此来，固知黄因必不在此。但绝望之余，犹希冀幸而相值。及与婆顿夫人相见，握手问好。夫人曰：公子色若不，黄因安乎？兑斯福闻言，并希冀之心亦都消减，色转镇定。见夫人病骨支离，老态益甚，心怜之徐答曰：黄因固不在此乎？夫人变色曰：彼！又曰：汝何言？兑曰：渠已离格伦别墅，渠以昨早忽然不见者，吾等方凝夫人病剧，电召之。夫人默然曰：彼乃未言所去处。兑曰：名言去处，昨日与我一电，今日有一书。顾电与书，都未言何以去，所言都不可解。虽然度媪必知之，吾试诵书辞，愿媪助我，俾得寻觅。兑因述书中语，述已。婆顿色益变，身战栗若不能自支者。因就一椅坐，兑斯福亦坐，凝神俟之。婆顿目光注视壁上，唇吻震动而言曰："吾不能助汝。黄因乃自由行动者，彼欲何往便何往，我又何知？"已而作恨恨声曰："吾固劝之，谓婚贵胄非福，渠自不听，不然何至有今日。"于是声泪俱下，呼黄因吾爱不已，其颜色之戚，声音之哀，抑若衰弱之躯，不能胜任者。兑斯福方欲有言，婆顿遽止之，曰："吾不能再有所言，公子任有何问题，吾都不能答。彼自由行动，我绝无所知。"又曰："绝无！绝无！渠此次既未来，后此亦永违不来，此必然者。"兑斯福瞠目而视，益觉么五里雾中暗无天日懵然者，移时曰：姥仅答我一字，于愿已足。黄因此行萠必不得已事固然，但彼有危险否？婆顿不答，其瘦损之面，灰死之色，失望懊丧之情状，一一呈现于斯福之视线中。兑斯福见终无语，益惶急曰：姥第言之，渠若有危险者，吾不惜上天入地。吾爱彼！吾真实爱彼！媪不知耶？婆顿忽狞笑曰：公子谓我不爱彼耶？我！我！乃喟然长叹。以手自掩其画，曰：无论妯何，吾不能再答一语。愿公子恕我。兑斯福无奈曰：然则我去矣。吾誓掷吾后此之日月，以寻觅黄因，不得不止。媪若有所闻，幸即相告。婆顿曰：必无！必无！仍以手掩面，听客自去，兑斯福叹息走出。夜深月黑，怅然盲行。婢仆咸大骇，不知何故。兑斯福不以为忤，惟念当日偕曼白荡桨来此时，山辉水媚，较之眼前黑暗世界，不胜今音之感也。

加林既去，黄因瑰然坐树根上，既往之情状，现在之地位，富贵之暄赫，暮夜之丑态，秘密之无幸，人言之可畏，一时幻想潮涌。如理乱丝，如蹈荆棘，如羝羊触藩，如海舶触礁，胸中作恶不已，不复知此身为何物。于是从小径望前遄杅，趋火车站，适右快车将行。闻人谆再刚分钟行矣，薁因乃急登车。车中仆役向薁因上下视，即导之入头等座。问有无行李，薁因漫答曰：已放行李车中。又问：已购票否？曰：否。其人即授薁因车票，返身去。上等座中，旅客绝少，只隔座一妇人挈一四五龄女孩，女孩哭不已，妇抱而呜之，状若甚惫者。薁因怜之，问女孩何欲。妇曰：病耳，已两夜不眠矣。吾今送渠至医院中。薁因点头叹息曰：夫人似亦甚惫，盍以此儿与我，略事休息。妇曰：奈何以此累密司。言次，薁以手抚孩，孩仰首视，见丽人，哭遽止，作势欲投薁因怀中。薁因遂抱女孩，妇感谢。须臾，女孩鼻中咻唡，竟睡去，妇亦倚坐假寐。薁因乃利用此无他纷扰之时间，以悲感失望为彩笔，画得意时游历欧洲所见之美景。已而仆人进牛乳、饼饵，因向薁因索车资，薁因初未注意及此，突被此一问，不觉腮颈俱赤。嗫嚅曰：钱乎？吾因要事出门，仓猝间未曾携得。奈何仆人遽易其趋奉之面目，冷然哂曰：密司乃无钱，是必无之事。薁因窘甚。惧其人以恶语相加，不知所措。时假寐之妇人已醒，问仆人何为。仆俱以告，妇即解囊予之。仆人欢喜，无语而去。薁因赧然，向妇人作谢。妇笑曰：观密司举止态度，不涧问而知为贵人。然密司眉目间若重有忧者，何耶？薁因仅唯唯，不能置答。妇问姓氏。薁因曰：吾名妈留肯特。问答间，女孩已醒，目灼灼向薁因凝视。薁因抚其金色之须发，孩以头倚薁因胸际，若甚爱恋者。妇亦甚欢慰曰：密司慈善乃尔，必得上帝福佑。凡爱人者，人亦爱之。吾视上帝畀汝妤儿女，为密司慈善之报酬。薁因泪承其睫，乃强笑以掩其悲感，不能更作何语无何。车已抵埠，薁因乃拔金簪一枚，插女孩冠上。妇见之，骇曰：此何为者？薁因不语，急下车，向人丛中趋行。耳际犹闻妇人谢姥留肯特，行稍违，心始释然，如释重负。自思吾今兹殆为坐头等车之末次矣。冠上尚缀明珠欢颗，货之，得金币十余枚，于是始有钱，乃致电兑斯福。先是薁因未至威耳孛来时，曾与婆顿夫人居伦敦汤姆司街之花蕊寓屋，此寓屋为学校寄宿舍。此时无家可归，则雇东趋之。寓屋之名虽花蕊，其实逼仄湫隘，不可名状。寓屋之主妇名派生者，犹是当年故态。惟彼遇薁因时，已不复能审识矣。薁因于屋之上层占一小室，乞骹笔作书致兑斯福。已乃亲致之邮便箱中，自觉既往与将来，截然分割，雷苞第与已不复有何等牵涉。所谓波痕薁因其人者，业已死去，而今兹之姥留肯特别为一人。言念及此转觉身心俱泰，牵挂全无，惟终日劳劳，心力交瘁。入室休憩，一执炊婢以牛乳及烘炕之面包进。薁因觉此婢之手之黑，似经久不濯者，而面包之粗、牛乳之劣、色色都非惹想所及。薁因间戳然预备后此为三等社会中人物，即亦不某置，念转努力强饭。饭已，登床休憩。天黑已久，始有灯来。灯光如豆，益以四壁黝暗之色。心思此种景象，殆与已之运命相似，旋又思兑斯福之运命。因思公爵之仁慈，因又思婆顿同居威对孛来时之穷窘光景，万绪千端，一时并集，无复有睡魔容足处。第二日，遂病，头痛身热，辗转床榻间。几一星期，乃勉。强能起。囊底金钱已有半消耗于医药，然夷因当富有独立性质，知世间有两人能助已生活者，为脑筋与手爪，更不必向第三人乞怜。以姑除苦忆文内外，差能自遣。翌日晨起，即街头购报纸，仔细检阅。见有某小学聘请图书教员之告白，自思此等技艺，尚堪，自信。乃照所载地名雇车至其处，才及门，见有数女人联袂入。夷因亦入，见门旁一室中有妇女十余并排列坐，衣服旧敝之程度略相等，顾皆甚整洁。有数人襟前挂教育会奖励之银牌，大半皆默坐深思，有低声偶语者，夷因亦随入就坐最次之椅位，俯其首，未几一女仆闭门出。扬言就试者以先后为次，逐一面试。于是，先来者一人应声起，随入。可十分钟女仆复来，第二人随入，其先一人出矣。至第五人方欲随入，女仆止之曰：诸君无须就试，已足额矣。余人皆大失所望，默然退出。夷因亦随众走出，无意中与一人相撞，其人手携一纸夹，彼此皆有心事，都未留意，其人之纸夹坠地上，夷因亟为之拾起，鞠躬道歉。携纸夹者为一女郎，年事与夷因略相等，体态轻盈，姿容美丽，惟面庞消瘦，颜色苍白，其眸子作灰蓝色，如婴孩而含有悲意。夷因曰：吾侪乃都无望，可见谋食不易。女郎太息曰：君见众人失望情状乎？求之愈急得之愈难。夷因亦点头微喟曰：诚大苦事。女郎曰：君亦为失望之一人，或不如我等之甚。夷因摇首曰：吾连命蹇劣弥甚。因指纸夹曰：此中皆画片乎。曰然，君乃未携已所画者。夷因恍然曰：吾误矣！吾来此，固预备面试，不知需此。两人行且语，已而女郎止步，与夷因别，曰：吾于此间，尚有所事，他日再图良观。夷因乃与握手，女郎意殊腼腆，遂别去，夹因自归。归后，思女郎不置，因自悔未问姓名居址。日复一日，迄无所就此绝大之都会左旋右折之路径，几于无处不到，无力雇车，每日强步十三四里。凡报纸所载之教育或营业需用人员，无在不供，过于求人，浮于事。转瞬秋凉，金风萧瑟，此绝世美人之波痕。夷因几自日日踟蹰道途，以求其日需之面包而不可得，冠盖满京华。斯人独憔悴，令人欢于陵仲子之不可为也。又无几时，夷因则离此不适卫生之寄宿舍，而入第四五等苦力人所居之寓屋。绳床瓮牖土壁茆茨补屋牵萝，不避风雨。下乔木，入幽谷。乃知前此之寄宿舍，有为比较的安乐窝，而今兹则每况愈下矣。此寓屋之地名曰河街，其前有一河石烂围之，马路绝恶劣，鳞次栉比，皆黝黑色之小木屋。居民咸鹄面鹑衣，略与住屋之程度相称。相距数十武，有制造厂数家，乃贫民仰给衣食之处。中有一印刷所，黄因乃于其中谋得打字之工作，自朝至暮，略不休息，则所入，差够哺啜。一日不作则无粟，两日不作难为炊。已而时序渐渐秋老霜浓，菊残风落，黄因则渐渐败棉衾薄，破袖衣单。

第二十一回

噫竟无可设法，吾侪其束手待毙乎。言者为史达勾，其时为深秋午后，其地为威耳勃来来雷苞第。其对座之一人则老公爵也。公爵以白皙之手，自搔其灰白发之头。喟然叹息曰：吾竟不知所云，吾不见文奈，且两月矣，汝在伦敦，曾见之乎？史曰：吾探访数次，皆不值。老人悲曰：渠必疯狂，此时虽尚未，然事有必至。凡世人所不能堪之事，皆丛集其身。船主马剔玛为吾言，渠已瀛瘵无人状。言至此，哽咽不能续。史达勾亦叹息，曰：运命之蹇厄，一至于此，在兑斯福公子，尤无以为情。固然，但婆顿夫人亦竟无所知乎。老人不语，仅摇首。史又曰：兑斯福公子既不甚健全，久在伦敦，亦非计。且安知密司波痕必在伦敦。老人曰：我固虑之，但彼不肯即归。牧师之子播台，亦同在伦敦。此人颇有侠气，锐身自任，谓不得黄因不止。然茫茫人海，那得便弋获。况如汝所言，未必在伦敦耶。噫！密司达勾，恕我老耄，愿弗及种种失意事，言之无益，徒乱人意耳。史曰：是诚言之无益。虽然，主人乎，吾固有事来者。老人不语。仅注视史面，眸子灼灼如黑漆其意。若曰：汝殆又作鸦鸣不报。吉庆事史已知其意，即曰：主人弗疑，吾所言固好消息。预丧之余，得此亦差强人意。公爵轩眉曰：好消息吾初不意乃好消息，是何好消息？史曰：今者铁路公司欲向吾家购森宁里，其价值言之可惊，大约不虽举前此债项一洗而空。公爵益惊讶其言，阳气溢于眉间。上至大宅，曰：汝不言所有资产尽抵质耶，胡得有此？史曰：是于前数月中已赎回，主人忘之耶。今以铁路之故，商业日趋繁盛，已有变荒落渔村为海水浴场之势，其值视前此什百不止。吾已得有可信消息，彼铁路公司愿以三十万镑乃至五十万镑之巨价易此，主人试思宁非一大好消息！公爵曰：吾家得此产时，得自何人？吾竟不能记忆。今得此善价，其人得毋有异议否？史曰是可勿虑，彼于法律上已断绝关系，何得更有后言？公爵曰：汝所见必无误，宜如何，便如何。如祖宗之福，此事固为吾雷苞第之幸运。然吾恨此幸运之来，乃在此不幸时期，使人不得开颜。汝将此事告文内乎？史曰：吾已函致之，但迄未得复，不知何故。公爵曰：便是我与曼白作书去，亦不得复。吾惟俟之耳，更何能为。史曰：俟之，俟之，吾以否极泰来为主人祝，但原由有第二好消息如森宁里者。公爵为之解颐。地猛马克既遣加林，已乃入黎散司公园附近之某酒肆中，放饮自遣。至夜半，仍至秘密所。豪赌达旦，如他日是。天明，返寓，静坐以待。久之，不见加林来，心大疑，恐加林或已被捕。否则已得实远扬。至八钟时,不复能忍。命仆人购晨报,检查,有无格伦第获贼事。至午刻仍不见加林,又购各种午报,仍不见有关系此事之新闻,心知不妥。默念若已为加林者,亦必独享其利,不肯为他人劾奔走。于是恨加林不已,又悔已失算。至明日,仍不见有报纸载格伦第被窃事,心思岂妙手空空,尚未发觉耶。忽见一条新闻,中有兑斯福字样,急阅之,则载兑斯福公子之未婚夫人波痕氏,忽然遁迹事,亦莫喻其故。惟觉兑斯福之不幸,乃已之大幸。方凝想间,有婉转柔媚之声浪呼马克者。循声审视,一艳妆少妇自外入。姿色中等,年事可花信已来,惟衣饰极华,蝤领至臂间,腾珠光宝气焉。此妇名彭斯,其父以煮肥皂起家,富有金赀。彭斯嫁逾年而寡,思再醮。地猛马克觊觎裙带间累累黄金,夤缘百与为友。二人固新相知也。马克所以媚彭斯者,无所不至。凡已力之所能致者,无不致之。彭斯以马克贵胄裔,且美少年,心醉之。于是马克者,衣裳楚楚,裘马翩翩,出有车而入有马矣。当时马克为彭斯话兑斯福莫因事,额手称庆,以为世爵之承袭,非己莫属也。一日,马克与彭斯同车归。及门,方下车,有呼马克者。彭斯视其人为一女郎,衣服褴褛而美丽非常。心疑之惟马克则若熟视无睹者,仅向之作命令语曰俟之,昂然径入。彭斯亟问曰:此何人?何从?识汝?意欲何为?马克曰:是殆乞儿,我实不识彼。或者前此曾予以先零,因出一先零命奥夫持给之曰。此地猛公子异。汝者官速去,噫女子者露漱也以。辛苦贮积之九金两金币,周济地猛马克于穷途。此时乃得一先零之报酬。李十郎之于霍小玉,无如是之甚呜呼惨矣。虽然,择交不慎是亦羿有罪焉自有自由结婚以来似此者亦复何限。吾特着之为世间男女仅仅以貌取人者戒也。兑斯福之居伦敦,面垢不颐,发乱不栉。起居饮食,都无论次。有谒之者,亦都不接见。眠食之余,镇日惟浏览各种报纸,以寻觅有无莫因之答已所登广告者。有时亦至俱乐部,饮博自遣。众见其形神若不相属者,揶揄之。然兑博辄胜,运命虽背晦,似犹得邀福神之眷顾者。一日,方与马剔玛等作叶子戏,一人自外入,众人笑语之声,截然中止。盖入者为地猛马克,也马克行近座傍,问兑斯福安好。满面,堆着笑盖所以表明以爱兄之道来者。于是,众人之眼光视马克复视兑斯福兑斯福仅向马克一瞬视。弄叶子自若亦竟无语,若无所闻见者。于是马克窘甚,顾不敢怒。虽艴然变色,唇齿之姿势,则仍作含笑形。勉强立移时,顾与他人语。兑斯福掷牌起立,曰:吾当去矣。同赌者曰:盍再一局。兑摇首曰:此间热甚,人亦太多。众起立,送之。兑斯福略一点首,扬长竟去。众人乃纷纷谈莫因事。有议,兑斯福傲慢,以藐视马克者。兑斯斯即离俱乐部,怅怅不知所适。信步行去,亦不知几何远近。第觉电灯光裹,车马绝杳。伦敦者,固不夜城也。最后至一处,稍形冷落。无车马行人,仅见瓦斯灯光中,警察植立,不动如木偶。兑斯福觉倦其,顾无可憩息处。举目四顾,见道旁有短垣,亘长如堤,其顶阔尺许,白不光溧,因思此处小坐。亦复不恶,是夜有微月,纤云似罗,天高气肃。兑斯福着夹衣,披襟当风。自觉皮肤起栗,默念已深秋时矣。自别莫因已,三阅月。未得双字消息,眠食无恙耶。心有所注,则又忘却寒冷。久之,昏然睡去。恍惚间,似已在立浮米突与莫因相对坐草地上。一时又似在格伦第,莫因向已作别,谓此后更无见斯。忽又莫因握已手,呼曰:起起。而声音极恶劣大骇。念莫因胡得变其声音。方转念间豁然惊醒,则已臂为人所掣。亟视之,非莫因,乃一鲁莽男子。审之,首军服警察也。兑斯福大怒曰:汝警察须干涉不得人做梦。警察笑曰:此间非睡眠处,胡为卧此。兑以手挥之曰:去去。放头更睡,意欲追寻梦中之波痕莫因也。唐人诗曰:打起黄莺儿云云黄莺以惊梦故而被打。则此警察之受呵叱也宜矣。

第二十二回

莫因既得打字之工作。自朝至暮,不遑喘息。因得之不易,虽劳苦弥甚亦不敢稍懈息。工作一礼拜,居然余得四办士稍稍自慰。但每至黄昏,头脑昏眩,手指木强恒向门前河边小立,吸新空气以自苏追溯从前,恍如隔世。因囊无余资,日无余晷,数月以来竟未与新闻纸谋一面,以故兑斯福所登广告都无所知。一日,黄昏工作既倦,觉头热如炙,思照常出门散步。探首窗穴中,视天色晴否觉外间空气寒甚。乃尽着其所有之衣。然绲一出门便觉冷风砭骨。行至河畔,忽见一人犬卧石栏上,衣袂蒙覆其首似藉以御寒者。黄因疑是乞儿移时,月光从云影中射出,照其人衣襟上衣,固完整不似卑田院中人物。怪之,呼曰:个儿郎胡为者乃无家可归乎?其人不答第作呻吟声,似恨恨者。黄因心思,此人殆不如我,乃至无有住处得弗病乎?思已在花蕊寓屋中卧病之苦况,尔时若裹无余资者,何堪设想。今观此人情状必为穷而无告者无疑。不觉恻隐之心,油然不能自遏。念囊中尚余四辨士,不如界之俾得住下等寓屋,差强于露宿此新霜冷月中。乃前掣其衣呼,之之使醒忽其人叱曰:汝试告我第几号?若再干涉我者,是不欲啖饭也。黄因心思此人殆有神经病者,然语声抑何熟悉,因复语之曰:此间寒冷。语未竟其人遽以手挥之曰:去!去!可厌!吾惟患不能见密司黄因夫岂畏冷。黄因大鹜,几欲眩晕。转念是乃必无之事此番定入梦矣。不然吾亲爱之兑斯福,何为至此。虽然是梦亦佳藉非是梦,今生安有再聚首时。于是勉强移其战栗之足。近之方欲握兑斯福之手,又不敢遽握。以常情度之两情人意外相值固惟恐是梦。然黄因此时则惟恐不是梦。盖果是梦,中当无所罣碍设若非是试问。更有何术?制此凝结之魔力。而使之解折,不能解折。则老父之历史,转因欲盖而弥彰。则前此之苦心孤诣,都为多事。又思凡人在梦中亘古无有能自知者,则吾此时又何术能证明此情此境之是梦与否。言念及此即之不可,离之不忍。觉造物遇已之酷虐。虽受地狱苦况,不如是之甚也。于是僵立不动冥心凝想。不知经几许时刻,而可怜之兑斯福则沉沉入梦矣。黄因之思想愈幻,恐怖愈甚。自知无论是梦与否,若稍不忍事必无幸。然此别终古,何能恝然舍去诚有唤奈何而不得矣。旋闻兑斯福含糊呼波痕黄因,乃益悲惨。心知此人未必遽醒,乃冒险吻其额祈祷上帝。俾免以后种种苦祷。已觉稍稍可忍盖宗教之迷信力实殊绝烦恼之慧剑其能力固无物可与比拟者。于是可怜之黄因与兑斯福作最后之别矣。黄因既别兑斯福,恐为人所踪迹,不敢径返寓。拟旋绕自屋后入经电灯下,觉强有力之光线咄咄逼人。俯首趋行才一转折。大失所望盖黄因胆小如鼹鼠,惟恐与人相值,乃偏值大群之人。则以邻近有一戏园,不先不后适值其下场时也。骈肩接踵来者,无虑数千黄因窘极,屏息奔窜忘其所以久之微觉足踵作痛。旧敝之革履,不能适足,其破损处似将益绽裂者。举首四望,寂望无一人细审其处,乃滑铁卢桥,距已所居殆一英里许矣。此时心中无复有余地容他种思想,无非兑斯福卧河干石栏上情状徐步桥趋上。倚栏立,桥上灯光灼灼,桥下流水渐渐,半天凉月作黯淡色。方欲研究兑斯福何故卧石栏上,忽见见有一影自彼岸行来。急视之,长裙细腰,女子也念深夜此女子将何为者。行稍近见,瘦削双肩轻盈体态。俯其首虽不逼视已隐约可辨,觉此人似曾相识者,一凝想间,忆为前日所值之女郎,顾充图画教员者。也忽见女郎行较,疾似见已而趋避者。才数武,女子忽攀援桥之栏干。黄因怪之,莫喻其故。方欲近之而女郎已至栏干之顶,举一手,向天,似祈祷者。黄因大骇,失声而号。然呼救声才出口,水面之澎湃声,已相应而作矣。黄因鹜极,喉舌如冻。虽竭力号叫,声不得扬适。一男子亦向桥上来,闻声趋至,问何事。黄因以手指水面曰:速!速!此人身趋桥下。黄因亦颠蹶从之迨,至河干则见其人奋身入水,无所见亦,无声响。顺水之下流望去,可三十丈外一物浮起,殆即投河之女郎。黄因心思此人殆善水,但水流湍急,不知女郎尚能被救否。旋见下流一小艇来,小艇中人与水中人问答数语,遂疾趋女郎所。须臾小艇,向上流来。黄因急问曰:活乎曰恐尚可活。舟既傍岸,其下水之一人,挈被救女郎登陆。随向革袋中出金币一枚,予舟人曰:此所以酬汝者。舟人曰:可以呼警察矣。其人急答曰:必弗呼警察,汝第为我呼一车来。舟人应声去。其人始问黄因,密司住何所。此时黄因之眼光,始由被救女郎之面,移注其人。两人之视线适相值,两人皆大惊失声。救人者乃黄因之父加林也。其时黄因方一足跪地上，扶女郎头，自念已之穷途末路，与此女郎相去，殆不能以寸。因之，酸心辣鼻迨突见加林。则恍恍迷惑，并不能悲，谓已又入梦矣。须臾舟人雇一车来，加林谓黄因：速助我舁此人入车中，迟恐有警察来。既登车，与者请去向。加林问最近之医院何所，黄因曰：不必，吾之所居即甚近。因告车夫去处。须臾抵黄因庽所，仍两人共舁此女郎，置之榻。自河干至此，黄因与加林迄未交一语。安置既妥，黄因乃示加林炊所，燃火俾加林烘湿衣。已则取热水，乃解去女郎外衣，以水温其四肢。已，又摩擦振撼之。久之，渐苏醒，开目视，气息仅续而言曰：我现在何所？黄因抱持之，曰：汝今在爱汝之友人处，已不复有危险。加林持温热之牛乳一器，黄因扶女郎使饮。女郎拒之，经黄因温婉劝进，始进少许，仍扶之就枕眠。女郎悲叹，黄因频饮之。又久之，女郎睡去，加林倚壁，立注视其就燥之衣，神气颓丧，见黄因起，曰：彼已寐耶，此可怜之女郎，使我早至一分钟者，当不至此。乃向室中四顾，触目，皆可怜景象。因问黄因密司："汝何为居此？"黄因红晕两颊，目视地上默不作一语。加林太息曰：吾已知汝意，汝殆不愿承袭我之财产。虽予汝以一片面包，亦将屏之。故有此打字机，汝殆恃此以自食其力。"黄因举其含悲之目，作倔强声曰：是也。加林复长叹曰：黄因吾爱。汝见我尔日之状况，以为凡我所有者皆不义财盗泉之水。一掬一污，以故不屑措意。言至此复点头赞叹曰：汝之魂灵，可谓健全。置极大资产于不顾，而来此仰给十指，汝诚健全。虽然，汝又宁知我之所以畀汝者，虽一辨士，皆正当之营业纯洁之辛苦。换来者第汝不知耳吾此时且无所觅证据。言以手自按其胸，若甚悲者，惨然曰：天乎，吾被罚乃如是之酷。因而泣下。黄因亦哭。加林又曰：此等衣服皆旧敝不堪，又单薄，不适此时气候。汝为此，实伤吾心。黄因曰：儿非欲以此行为愧吾老父。今日之相值，亦岂意料所及者。加林坚林曰：然则何自苦如此。黄因踌躇曰：第觉如许金钱无所用之耳。加林不禁破涕为笑曰：吾固谓汝有健全魂灵。因指榻上病人曰：是亦一健者无先时吾曾遇之吾见其可怜之状况，无端而生悲感，因畜意周济之，讵彼不肯受分一文钱。且不肯告我居处。此儿美丽如此，吾固爱怜之。今吾幸得助彼，亦一惬心事难汝两人都拒我吾愿汝此时幸弗固执，吾当为之得美曾医生。且此室寒冷，宜得炭。黄因曰诺。顷之，加林色稍霁。浓浊之眉，不复颦蹙曰：吾所以犹在此者，因尚有一事未了。愿日间不能游行自如，吾固语汝。前案未结，须避人耳目。且彼强迫我盗钻石者，必日事踪迹我无疑。言次。见黄因有不安状曰：吾爱，吾侪姑将前事忘之。又曰：吾知汝必不能。吾两人间，着此一事，终不能融洽，是谁令汝穷困如此。加林言时，断断续续，不能尽所欲言，以手自掩面。黄因见如此，益不安，思有以慰之，然欲言时，喉间如拥絮，不能吐辞。欲以手加加林之颈，又如被鬼掣。明知此人确为己父，而新见其浓浊之眉，凶暴之眼，与不规则之厚唇，终觉相拒而不相迎。惟竭力忍之，以期养成习惯。时被救女郎转折呻吟，开目视曰：吾乃仍在此。视黄因曰：汝耶，吾识汝，汝诚厚我，但何为救我，我固愿死。黄因慰之曰：圣经言价值半辨士之鸰鹑，上帝犹且予以生存之乐趣，奈何人而愿死。女郎欢曰：生存乐趣，独不为我耳。因转折欲起曰：吾归去矣。黄因抱持之，使仍就眠。抚之曰：弗尔此问虽不适，然无危险，汝第安之，俟健全后再行。吾固乐与汝处，我亦天涯沦落人也。

女郎见加林，有怯意曰：彼何人？黄因曰：是乃吾父，即救汝之人。第安眠，弗惧。顷之，女郎复言归去，忽又悲咽曰：家乎？家在何处？若有家可归者，吾当不死。黄因曰：此间即为汝家，亦无不可。汝若不以萍水为嫌者，如亲我若姊，吾必字汝如妹，吾誓当以骨肉待汝。女郎举目视黄悲不自胜曰：吾必归。努力作势欲坐起。加林见黄因不能制，趋近前。女郎似惧怯者，复倒身卧。已而曰：吾热甚，先时作冷，此时则热甚。又惊呼曰：火！火！旋又不语。加林曰：移时热甚，且狂易得医乃可。黄因点首。女郎忽呼曰：弗去，弗去，吾不欲汝离我。加林黄因殆谚语矣。黄因抚其名额，热可炙手。移时，女郎复悲咽曰噫：汝弃我矣，吾无失德，汝何故背约。汝不许我耶吾之心始终不变吾仍爱汝。吾忍苦待汝天乎，吾乃孑然一身，穷而无告者。莫因闻言，落泪湿胸臆。加林则目视莫因。女郎又惊呼，曰：彼去矣，此别终古，将无时再来。我之被弃，我初时即知之。上帝乎，祈汝佑我。加林怒，目而视，谓莫因曰：此人所遇必一恶汉，脱有机会者，吾且生致之。其发指皆裂之气枕。直令第胆摄其所烘之衣，曰：吾且觅医来。

第二十三回

医来，向女郎审视已曰：此脑热也，中寒湿。室中宜加温度，且须频予适宜之饮食。问无危险否，则摇首曰：殊无把握，看明日何如耳。留药而去。女郎仍谵语不已。黎昭时，始昏然睡去。莫因则终夜坐守之。第一日早起，加林自其秘密之寓所，持水与字兰地来。见女郎颊作胭脂色，热犹未已。问夜来作何状，莫因俱告之。加曰：汝试语医生，凡物之何以钱购者。弗问贵贱，吾能齿致之，此可怜之女郎。又曰：莫因吾爱，吾之实逢皆从正当之营业得来，吾可誓言之。愿汝勿再怏怏，俟此女郎愈后，可弗复居此。吾骄儿莫因，汝其听吾言耶。此时莫因若体父母爱子之心怡色柔声应之曰诺。吾知世间之赞成此诺者必多，乃此倔强之女郎，偏若甚吝惜此一字，沉吟未答。加林则注目倾听弥复迫切。方相持间，幸医生来，始得解围。病者仍不省人事，诊视后，无把握如故。加林虽不惜金钱，不能驱二坚速去。孔方之势力，本无投不利。偏加林，用之，所如辄阻也。加林曰：顷医生言，女子稍愈即宜赴海滨。惟气候渐寒，宜南去。吾当絜之与俱。莫因亦不语。加林又曰：彼此所遇之真心人为谁，吾必侦缉之。莫因有不语，因而相对默坐。加林忽问曰：汝姑母姥留何在。莫因大摇首曰：不知，自吾遁迹后，未通消息。加林不悦曰：汝此行竟如此，可知汝深耻我之行为，汝诚正当。天乎吾，奈何不真个早死。莫因与加林则皆大悲。相向哭。是晚，加林怅然不适，出门踽踽行见孔道上肩摩毂击。于来者，非夫夫妻妻即父子；穰穰往者，非朋友即兄弟也。而已于此四者，独无所有，悲愤填膺，几欲为投水女郎之续。于是有一马车驰来，车中一绅士，意态昂藏，衣服华美。车行至与加林相近处，忽叱御者曰：止止。此绅士乃疾速下车，忽的掩至加林身后，举手向加林肩上只一拍曰：哈路。加林此时，吃惊不小。急回顾，见一人霁颜谓已：别来无恙乎。其人非他，盖密司脱斐廷也。然而加林已面无人色矣，两人相见握手，作寒暄语。斐曰：密司脱波痕有暇暑者，愿过我一谈。加曰诺，乃携手登车。此时加林则有朋友矣。至林肯寓屋斐廷则挽加林同人办事室，相对坐。斐曰：君近日何作。加林曰：君知我不死乎。曰：不知第有如是思想耳，君已与令媛相见乎，渠何为忽然逃匿？渠现在何所？加曰：君何由知吾见莫因，君顾不知其住处乎？斐廷曰：吾以君之颜色卜之耳，且莫因若非见君者，必不逃匿噫。可怜之小好女郎，固无恙乎？我固爱之。我因此女郎，担负无权利之义务不少。加曰：君谓我耶，我固担任无权利之义务者。斐廷曰："密司脱波痕已逝，不能复活。君固无权利，亦无由担义务。"加曰：君先时置襁褓中物于不顾，可知非能为父者。斐曰：吾不能为舐犊之牛，然固能为螟蛉。自问于君之委托，可为不负。因君前此之历史，是以为名誉累者。悉弥缝之，殊不易易。加林曰：我知之，但我已自揭其幕。因微吐其在格伦第值莫因情状，密司脱斐廷乎，汝固智囊，今计将安出。斐廷声其肩曰：敬谢不敏，吾此时更何能为若迟一月者。则此局当全胜。加问迟一月奈何？曰：尔时莫因固爵夫人矣。已往者皆陈迹，又何患披露。加林问兑斯福为谁，斐廷俱告之，加乃大悔。额角间汗出不已，语次，及婆顿夫人。加林问姥留何在？斐曰：渠居伦敦之乡间，然吾谓君且弗去，婆顿因秘前此之历史，日夜悉心。若患神经病者，即见君亦徒增烦恼。无益。君试告我以莫因所在。加林蹙额曰：吾不敢说，渠固不愿有知其踪迹所在者。斐廷点头叹息曰：吾亦如手足被缚，无可设施。然薏因固能干蛊者，吾侪乃智出小女子下。老友乎，乞君恕吾语戆。加林怃然曰：吾恨未死耳。斐曰：吾亦云然，然君乃复活谓当奈何。且君居此间，不无危险，独不计乎。加曰：吾初意欲有所经营，不然固己他去，今且奈何。斐廷不语。顷之曰：此着一错，全局失败，即雷苞第亦且垂毁。加曰：是殆为金钱问题。斐曰：固然，但此时已不患贫。因购得森宁里，方欲奇货居之，不图即此家产业。斐曰：君此时犹好整以暇，有此计划，诚可谓多财善买者。然彼等固赖君之力，得购，此愿亦可谓不虚。雷苞第虽不困于债，然薏因若不复出，则兑斯福且不复娶，世袭且一恶汉地猛马克之手。加林复作色而惊变。斐曰：君知马克其人乎？既知马克，当必闻此人之令闻广誉。确实衣冠败类，令人叹此痤可惜耳。其人方且与一富妇结婚，兑斯福终无幸。薏因之爵夫人亦终不可得，大错君自铸之。吾何能为，惜哉。君之死而复活。加林乃浩叹辞，别斐廷，送之。徐问后此将若何处置此没奈何之钜货。加林恨恨曰：阿堵物误人。实甚。斐廷其肩而笑曰："当再商之。别矣，但有一语，无论如何，君必与我再一握手，幸勿遽离伦敦。且此三数日间，幸勿更有作。"遂别去。翌日，加林至薏因处，亦不道及遇斐廷事，惟心中则愈悲。乃决计掣卧病女郎去此祖国。薏因以劳苦悲感之故，颜色憔悴，泪痕满襟。加林益不忍，迫令睡眠，已则任看护事。薏因方假寐忽闻剥啄声。加林惊曰：此非医生，谁欤？薏因亦骇然，忽外间问曰：吾可入乎？薏因辨其声为斐廷，大惊，思索间，斐廷已入，向薏因鞠躬，复握其震动之手，微笑曰：密司波痕，吾毕竟觅得汝矣。今日幸甚，无意中见尊！密司脱波痕人此吾故得来。所有事吾都知之。又曰都知之。举目四顾，见榻上病人曰：此谁耶？薏因曰：此穷途被救者。吾侪尚未知其姓氏。斐廷之眼光不视女子，而视薏因，点头赞叹，似甚敬佩者。顷之，笑曰：密司乃不一问故人消息耶。薏闻言瞿然者顷之，摇其首曰：踌昔之夜，吾曾遇之，自问命薄，不敢邀非分。此后云泥分隔，无复有相见时。他日尚望君设法宽慰之。斐廷曰：吾今得见密司，自属幸事。惟后事若何尚不可知，但有一语。密司宜识之，吾个仍为密司之保护人。此则未有变动者，顾谓加林。密司脱波痕，请从吾行。因挽加林离此下等寓屋。行数武，有马车候道旁。加林问何往，曰：吾之办公处耳。加林犹豫，斐廷强挽之。至寓所，则导之人一秘密室曰。请稍待，斐廷则更入他室。入时，去其帽室中有老妇先在。则婆顿也。斐曰密散司已来。甚善，吾今日掣得新闻来，望君弗惊骇。吾言婆顿去其面纲，颤声曰：已觅得薏因乎？斐曰：吾已觅得，渠固平安，无危险。特颜色憔悴，肌肤瘦脊耳。彼因知乃父历史。故遁，婆顿变色，起立曰：乞君引见之。于是此久离之兄妹，乃聚首矣。但婆顿夫人诚若有神经病者，其举动可怪特甚。加林问之道契阔谢，抚育薏因之功劳。婆顿惟瞠目而视。似乎骨肉重逢，感情过激竟不能道一字。最后乃问薏因所在，曰：必掣我至彼处。斐廷命驾车。遂行途中斐廷语婆顿种种薏因之状况。既至，三人偕入。薏因见婆顿，不觉投怀恸哭。已而婆顿曰：此即投水女郎耶，是病甚。薏因不宜与病人同处。速从我去。加林怃然曰：此儿受妹子抚育，竟不似我儿女矣。婆顿如骨鲠于喉而吐出之者曰：此儿本为我有非兄子也。加林感叹曰：汝二人诚相倚母子。婆顿复喘咽而言曰：不是如此说，我乃此儿之生母，当日汝以孤子相托，我因食口增繁艰于度日，乃置之育婴院里，旋有人领去。为蝘蛉子吾字君子曰露漱吾予曰薏因嗣后君以钱来露漱既去，我则以薏因当之领露漱去者。其人氏爱迭华吾常至其家。见足衣足食父母亦钟爱吾心安之嗣后遂不闻问，又指薏因曰：此便是我作奸犯愇。今薏因一寒至此，是便上帝所罚我者。婆顿言已众皆骇然，加林倚墙而立曰：然则我托汝之儿，何在婆顿是已十余年前事。今且从何处寻觅，似闻其家亦徙居伦敦，顾我实不知其处。汝若无可寄恨者便将我杀却噎彭及敏，汝欲杀便杀。此时薏因惟掩面悲泣。斐廷亦惊顾鄂眙。迷惑失措，转是婆顿断断露牙龈作狞状，是欲拼此老命者。加林不怒亦不言。沉思移时，向卧病女郎眴视者，再曰露漱爱迭华。似为此人之名惟忆之不审然。此女郎之面貌，似吾亡妇语。未已黄因骇然曰：是矣此人夜中谵语时，频言露涑。吾初不解由今思之，殆为露涑无疑。于是加林径前抱女郎哭，吻之者再呼。露涑吾爱不已，既而女郎苏醒。微启其目，见黄因坐身旁曰：吾识汝，汝乃救我者。汝慈善之密司，能令我知姓名乎。黄因曰：吾名黄因。女郎微喘曰：此可贵之名字吾当识之。黄因之转询之。女郎喘息曰：吾爱迭华露涑。加林复失声泪落，露涑以无力之目光注视之。加曰：汝忆加非店中购画者乎？时露涑气息仅续，不能语，仅点其首。加林曰：吾乃汝父也。言已，放声大哭。露涑亦泪交其颐然，白色渐变红色，气益促，目光渐暗。加林大惊屈一足抱持之，枕其首于臂，露涑忽作笑容，呼曰：地猛马克，汝负心郎阴霾愁惨，变为眼泪世界也。吾恕汝矣。吾以后不复恨汝，愿上帝……语未终而气绝，于是此下等寓屋中。

第二十四回

一日早起，兑斯福与曼开拆邮局函件，见有一书似从播台来者。曼曰：播台诚可人，吾爱之，但记忆力太弱。我固嘱彼为我购什物。乃又忘之，仅以空函来。且言且拆，兑斯福固不甚注意。函才发。曼白骇曰：此非来自播台者。兑取视之，大惊。急取表视之曰：吾必以第一次火车行。乃急命驾车，匆匆去。既抵伦敦，兑斯福直赴斐廷所。相见握手时，斐廷敏锐之目，注视兑斯福。若甚疑怪者曰：君已得有好消息乎？兑曰：君亦有所闻乎。斐廷曰：吾久已得有消息。特受彼等谆嘱，令我弗言耳。兑斯福作得意状，置书案上曰：君试阅之。斐廷取视之曰：如此是黄因！然吾则不信渠作日尚谓我必守秘密，今何得遽作此书？兑曰：君无有他事能语我乎？斐廷摇首，乃取书读之，书仅寥寥数行，其言曰：吾行且离伦敦去，然不能自制，必欲与君再一相见。拟明晚十钟俟君于巨蟒街河边之谦而司废宅中。尚祈惠然肯来，俾得一倾衷曲，阅后火之。书尾签名处，仅一缮写字母。斐廷大疑曰：此画可怪？兑曰：君以其为打字机印成乎，吾亦索解不得。对函亦用打字机印成。何欤？斐曰：此则吾知之，并非疑点。因黄因固有此，又曰否，吾必守秘密之约不能再语汝何事。吾惟于晚间十钟时观此事之究竟。虽然，吾终疑之，不期君于他所。而必在此处，恐非佳兆。兑曰：吾必往，彼尚在人事又且平安无恙，可知此时必无危险。但吾问君，渠果无疾病乎？谢君，愿明日偕黄因来拜赐。庶不负盛意。斐廷亦不相强曰：如此极佳。临别时，兑又曰：吾深信不疑。至十钟时，吾不幸之运命当终止。如久病得起，久雨午晴。斐廷含之。兑斯福既去则命驾趋黄因所。见黄因仍苦力工作，可怜之露涑则已葬至埋香，不复留躯于人世。加林亦不知何往。室中惟婆顿在，泪皆荧荧，块然枯坐。斐廷入室相见，已曰：密司勤苦乃尔。黄因：君为密司脱波痕来乎？斐曰：不为波痕为兑斯福。黄因如被电力感动者，眉目间英锐之气顿敛，易以愁惨曰：兑斯福公子安乎？斐曰安，又曰：渠此时鸟有不安者。黄因怪之曰：君反言之何耶？斐曰：君之毅力何故忽中馁，乃作书期彼于鬼藏出没处。斐廷言此时，掇一椅傍炉坐，故未见黄因震骇之颜色。已而续言曰：君既幡然变计，决意再一相见。则林肯寓屋宁不优于巨蟒之谦而司废第。夫妇相见，乃正当事。胡载不谋，而秘密乃尔。黄因闻此等责备语，不觉拂然，因不答一语。斐廷又曰：兑斯福公子语我，渠之恶运命将以今晚十钟止。吾殊危之，巨蟒街非善地也。此时室中火炉板上置一价值一先零之钟，为加林携来者。黄因闻斐廷言，不觉目视此钟。微言曰：乃今晚十钟。斐廷又曰：莫欲我偕往否？黄因冷然曰：不必！吾决意独往。受君之惠，已不胜负荷。今何敢再以此事劳君。斐廷见黄因有怒意，不觉叹息曰：我固不以炎凉为冷暖者，惟今兹事危险，愿密司三思之。弗徒怒我，遂别去。斐廷既去黄因乃默坐深思，觉事诚怪异。思斐廷所谓危险，则心胆俱战。又念得弗加林为此然何以嫁已名，且为此何意，则亦必无之事。回视婆顿，则沉睡去。汉因遂不复工作，筹思所以处此事者。兑斯福既别斐廷，独入酒食店中，努力餐饭已。又至公园中游散自遣。因不知巨蟒街在何所,则觅得伦敦地图翻检之。惟不怀视钟表觉秒针之跳动,迟迟可畏。最后,闻晚钟鸣声锵然,暮霭横空矣。乃既街头雇一马车,语与者谓将诣绿园,盖巨蟒街相近之通衢也。既至其处,乃挥马车令去。已则缓步入所谓巨蟒街者,又至河干夜色昏黑。不知所谓谦而司废第者何处,兑斯福则心急如火。耐心寻觅。路灯燃煤气,昏暗如罩雾。久之,至街之尽头处,见有倾圮之旧屋。心思得弗所谓废第者此耶。贮立移时,觉幽寂异常。四无人声,远远闻巨钟鸣声。急目视其表,则八时半。夜黑地僻,自念荑因何故期我于此。方张皇四顾间,陡觉身后有革履声,不觉毛戴才一回首,一物猛着头项间,气窒不得出。黝暗之灯光中,见一长身男子大惊。竭力抵御,已为其人曳倒。此长身者乃于衣底出一匕首。自言曰:今日突闻身后有人大呼而至曰。汝恶汉吾于威耳字来识汝今兹乃再犯耶。其人大惊,回头顾则来者二人。一男子,一女子。其人急起立,作势抵御。叱曰,若何人敢与乃公事。男子狂笑曰:无赖贼,乃汝耶。吾方欲得汝甘心,不图于此间相值其人。向此男子熟视曰:咦?汝加林耶。加林不语,径前挢之,其人知不敌而走。加林逐之急,其人向何干奔窜。当时之女子固不问而知为荑因。荑因见兑斯福仰卧地上不动,急审视,头血模糊,已不复有知识。乃裂衣襟,且哭且束缚之。于是警察亦循声至,以警灯烛荑因面至再。复烛兑斯福曰:此人乃一绅士,伤殊重。更一警察审视曰:是为匕首所刺者。荑因曰然:吾目击贼人为之。此警察复以灯烛荑因之面,默然不语。先一人曰:吾侪宜雇一车来速致之医院中。于是一人去,一人守被创者及荑因。紫警察自言曰:此间虽幽僻,乃贼盗出后所,固非可为幽期密约者?荑因悲惨之余,亦竟置若罔闻。既而车来,两警察乃舁病者,押荑因至医院。既至,兑斯福为人舁入检病室。荑因则例坐呆厅事中。一警察守其旁,若为侍卫者,须臾。一外科医士自验病室出,荑因之泪眼注视之。医曰:是人可活,无害。此语是答荑因之眼光者。刀刺一伤,较重,然固可治。言次,命待者以壶泡水饮荑因。荑因惊魂稍定。请曰:许我一视彼手。医曰:此郄非常例,但容吾视之,乃复入。顷之,出谓荑因:仅数秒钟则可,然幸弗声。荑因则以唇吻震动之姿势答之。随医士入,见兑斯福仰卧若已死者,不禁心耀。手搯乃含泪吻其额。医士即迫之出。医士谓警察,此绅士之名氏为兑斯福。是乃雷苞公爵之公子也,汝等宜速电其家族来。警察闻言,肃然起敬。谓荑因曰:密司似宜偕我等至警署。此公事,不得不尔。言时作足恭状,不复先时蔑视矣。至警署略诘数语,知为未来公爵夫人。知即报纸上所载之波痕荑因,于是问官亦上手致敬,谓此案本署当从严搜缉。他日获犯时,屈密司一证之耳。且欲以马车送之归。荑因固逊谢,遂得自由离警署。第二日雷苞公爵及山林夫人等来伦敦矣,彼等至医院视兑斯福后,皆茫然不解所谓。不知兑斯福何以至此人迹不到之处,独斐廷心知其故。访荑因,则是晚未归。加林亦不知所之。众人之烦懑忧虑。自不待言。日午,报纸载有新闻一条云,后得警局报云告,谓兑斯福遇险处,附近河中获尸体一具。检验无伤痕,衣袋中有刀套,河干获匕首一柄,与袋中刀壳符合,与兑斯福头间伤痕亦符。合有识者谓此人为雷苞公爵之犹子地猛马克也。此新闻既宣布于是众识纷纷。多数人咸谓地猛马克谋害兑斯福后,投水自杀者。惟荑因不知去向,疑窦滋多。数礼拜后,兑斯福创痕既平,遂离医院。然居恒郁郁见月伤心,闻铃肠断,不能忘情于波痕荑因也。一日,斐廷来谒,相见已曰:君望荑因复归矣。兑大惊曰:奈何,君得有噩耗,荑因已不在人间耶。斐出一书,曰:君阅之自知。兑斯福视之,书为致斐廷者。略曰:尔日君责我作书其兑斯福公子于鬼藏出没之区。辞色悻悻,不容我置喙,即辞去。不知我固未有书也。命不犹人,遭离言之隐痛。含辛茹苦,亦既甘之如饴。吾何为翻然变计哉。自君去后,念公子若遇危险,虽非我杀,实由我死。乃决计冒险赴之,以生命为爱情之报酬。波痕不忍坐视,遂得偕行。渠本欲为露漱雪恨,不图会逢其适也。吾已父波痕矣。吾于兑斯福公子,虽身未分明,然就名义言之,因彼之未婚妻,波痕厚我。生死吾天,则吾父之。谁曰不宜。且波痕负世人,吾母负波痕。今兹所为亦以偿波痕之失为吾母忏悔耳。凡既往事,幸君终掩盖之。弗伤天下人子之心,吾将为婴儿子以终吾身。望寄语公子,勿复以我为念。兑斯福阅已,捧书而泣。斐廷乃备述书中所谓难言隐痛之种种事。兑斯福喟然浩叹曰:吾爱荑因。乌得不谅其心,事难两全。忍此终古耳。

《波痕荑因》终

第四节 《黑衣娘》

第一回

未亡人,名康斯顿。吾夫名立楷特娜佛,居宅在伦敦之十字村。余从夫姓,称娜佛康斯顿。而地以人名,人咸以娜佛十字村名吾居宅。读者诸君乎,须知吾非画中人,乃述此画之人也。吾舅为伦敦王族,以商业致巨富,遗产为吾夫所有。吾所得幸福,不能畛畦限其界址,丈尺量其短长。然世固不乏富且贵者。惟吾自结缡以来,夏之日,冬之夜,好月常满,爱河不波,琴瑟之谐。自谓旷世无俦匹。讵人生运命。亨否迭为乘除,乐极则悲。至二十七岁时,镜破钗分,而吾孀矣。吾夫遗嘱以资产界吾,遂为繁华世界之富人。然虽广有资产,曾何能减吾之悲痛。回首从前,一弦一柱,无非伤心之历史耳。有以再醮劝吾者,谓年华便长,风韵正佳,彼其人又岂知吾心固古井无澜者。凡吾所与吾身世稍有关系,故略叙此,以告读者。当吾夫袭产时,有以巨第向市上求售者,吾夫以巨价购得之,即所谓娜佛十字村也。吾亦不知费金镑几千百枚。但宅旁之旷场,四围之林木,萦绕之河流,皆为此宅之附属物,其内部陈设之器皿,张挂之图书,点缀之花卉,无不精美丽,可谓萃天下之物产而撷其精华者。吾自寡居以来,颇能自遣。冬日则避寒外国,初夏则徜徉伦敦。春初秋杪,则坐怒马,携短枪,射猎于四围林麓,驰骋既倦。则一茗一榻,手一卷写情小说,开卷而读,掩卷而思,思吾当年夫妇之情好。有时泫然而悲,然吾则虽悲,而心甘之,以吾之悲能慰告夫于地下也。如是者暮去朝来,岁月云迈矣。某日,时方六月初旬,赤日行天,绿荫绕屋,吾宅轩爽而整洁,四围平旷而幽静,固最宜避暑者。时吾方坐一沙发榻上,目视窗外丛树中,树枝抑扬,鸟声格磔,静默中觉生意满前,别有妙谛。忽见树头梅实离离,不觉触动心事。因思吾夫身后萧条,不曾遗留子女,朝朝暮暮,长相忆者,只其亲爱之妻。人生寂寞,乃如此耶。一时酸鼻伤心,吞声饮泣,不自知其为断肠草,为流泪泉矣。忽婢子来曰:密司脱剖奈请见。剖奈为吾之会计,其人诚实而勤敏。吾所最倚任者,乃入会客室。礼毕,吾察其颜色,知必有事见白,因与之坐谈。剖曰:吾来为河房出租事,愿主母自决之。余曰:有人愿租耶,此无待抉择,第人格稍高者即得。剖曰:否,此事颇须斟酌。故吾不欲自专,请详言之。主母颇耐听乎,余颔之。剖曰:昨日吾在遁屈里办事室,方部署琐事,吾之书记告我,有女客相访,吾略一猜度。其人已入。面蒙密网,不可辨,视之衣制,殆尚在妙龄。而衣饰裙帽,几无物不黑,倘使坐于涂炭,便当熟视无睹。当时吾听其言,殊觉可笑,而剖奈则色庄无谐状。续言曰:吾以意测之,知其人必为租屋来,第是否其人自租,则不可知。吾乃筹思若何索价,俾得就范。彼女子则近前,和缓而致辞,其举动至娴雅,不作小家态。曰:密司脱剖奈乎。闻君有所谓河房者招租,吾愿闻其代价,及该屋之状况。吾见此女落落大方,未便问其为自居与否。然观其衣饰,似非甚富有者。因索价较主母原定者,每年多二十磅。吾固以此尝之。彼若与吾争值者,则减去此数。然自觉索值过当。因多方演说河房若何美丽,又惧其人以幽僻为嫌。讵彼之答辞。则出吾意计之外。竟不以吾所索者为太奢也。余曰:汝诚忠于办事,然租价过当。不如仍减去此二十磅。吾仅欲得好邻居。意固不在钱也。剖奈则向余磬折。盖谢余之奖语者。曰:否。此事是尚待决。厥后吾始知此女子名霞南柳衣。霞南之言曰:吾家无男子,仅吾与吾主母两人。彼欲寻一至幽旷之宅。经数星期不得。昨读报端告白,始促吾来此。吾意所谓河房者。或离通衢甚远。其地或甚幽当时吾思此人乃有主母。意其主母必非寻常人。宜乎其不较值。答曰：然，此即吾宅之缺点，惟太幽旷。故出租甚难。霞南闻吾言则大得意。曰：镇日何所闻。惟流水声与鸟鸣声乎。答曰：然。霞南又曰：小儿啼哭声，工人耶许声，与夫市井之喧阗，轮轴之舻辘，蹄铁之蹴踏，都无闻耶。余答曰：绝无绝无。即杨柳东风，芭蕉夜雨，如以其声为可恶，窗棂门扉亦足以屏之。霞南曰：此则吾家主母所最注意者。吾因告之曰：此宅为吾主母娜佛夫人所有，夫人实一极高尚之女子。彼以娜佛十字村地太幽旷，愿得芳邻相与往返，故以河房出租。所以高其价者，意欲得高等社会中人，如君家主母者耳。霞南曰：乃如是乎。吾主母之意则不尔。彼所以居欲幽僻者，实不愿与人交接。余观其状态，似尚有欲言而未达者。则告之曰：娜佛夫人虽富贵，然至和平大雅，绝无尘俗气。试寄语君家主母，若能先期与吾主母一接谈，必相见恨晚。霞南则亟摇其首曰：否否。吾之意则不尔。彼且不愿有人以只字相投，是盖彼之僻性。言之此。忽易其辞曰：吾固尚有冗事勾当。君亦非闲人。吾今简其辞，屋值即非所计。虽倍君之所索亦得，凡室中附属物，必不有丝毫损坏。第有一事，自吾家移入后，更不劳娜佛夫人过问。即君亦不得辱临，能如约者。则余事无不如命，烦与娜佛夫人商之。吾当以明白此时来。昨日吾与其人问答略如此，今宜若何答复，愿主母有以示之。余闻剖奈言，殊费猜度。因问曰：君曾问霞南，彼之主母为何等角色乎。剖曰：吾意霞南或未必肯言。故未问，但彼曾自言其主母名文柔。吾第觉其人不注意金钱，而又言家无男子，意者其巴清寡妇之流与。余深韪其说。曰：然则自君视之。彼文柔必耽此寂寞生涯，得弗有他故否。剖奈沉吟曰：或者此人已老，不愿与社会交接，否则身有奇疾，故不愿见人。不然，彼有所畏，故遁迹惟恐不密。然则又不当宣布姓氏。岂所谓文柔者，伪名耶。再不然，或先时伉俪甚笃因夫死而伤感过甚，遂有神经病耶。意此数者，必居其一。剖奈最后之言：读者试思以未亡人闻此，那堪卒听，不觉泪眦莹然。因思使果如此。彼此同病相怜，必能互相慰藉，不较胜于在幽闺自怜耶。因点首曰：彼霞南若来者，君竟允之，便言我无不如约者。剖奈乃逡巡辞去。娜佛居宅固吾失以巨金购得者也。地之幽僻，既如以上所言，而河房则尤甚。虽建筑精美，幽寂则有赖古刹。相传此宅之主人，先时夫妇静好，倡随如形影。厥后不知何故，其夫忽有异志，致中道离弃。妇愤甚，因筑室居此。誓终身不复见一男子。毕竟此妇能守誓言与否。则无有知者。其地平畴一碧，可百亩许。河房即矗立其中，四围植榆柳，大皆数围，绿荫繁密，石径荒凉，入其中者，只闻天籁，不知此身尚在尘境。宅前草场平阔，老树数株，野花无算，宅后果木园一所，因终岁人迹不到，枝柯零乱，蔓草芊绵，亦都听之。不知芟刈，果木尽处则有河流，曲折环绕，引泉迭石，回波成澜，水声铮钹，与野鸟互答。此中所有者止此，至于外界，更无有他物侵入。虽礼拜堂之钟声，亦以地远不能到也。如此境界，意持厌世主义者居之，或当视为乐土。若寻常人。非但不能甘寂寞，即与社会交接，亦不便实甚。当吾初得此宅时，曾有寡妇挈一女郎居此。厥后又曾租与新婚者。然彼等仅居数月，即舍之他去。嗣后更旷废。至此时几三年矣。吾固欲得善邻，然亦恐此宅久空，易致朽坏。遁屈里有牧师名喇僧者，与吾善，吾思宗教中人恒多耽清净。因托之招致，然彼亦无以报命。今忽有人过问，可谓空谷足音矣。然彼霞南之言乃如此，宁非异事。剖奈去后，吾筹思而愈疑，人情叵测，吾不可不亲见之。乃赴遁屈里至剖奈处。未几一妇人来，修短衣着，悉剖奈言。盖霞南也，相见已。霞曰：此殆娜佛夫人也。余应之。霞曰：甚善。因又申前约。余观其人，实和善明敏，诚有大家风范。若谓是婢仆下人，状殊不赖，更不能测文柔为彼之何人。吾因微询其家世。彼妇固善言，词旨敏妙，但可以告我者。亦只如剖奈所述，已而，剖奈与以契约。霞南兴辞。临行，又申前约。余曰：吾必践言。霞又曰：厥后无论如何，必无背此言。吾惧夫人即能践言。他人或有托故来窥探者，其实无他。第吾家主母欲长处至静之境，在理，是亦彼之自由，似他人未便侵犯者。夫人得母怒我絮渎否。余曰：君言良是，必无有托故窥探者。请弗疑，然当时吾心疑益甚。因以言舐之曰：是宅有林泉灌木，景物绝幽，愿文柔夫人居此，乐而忘忧。霞南则徐答曰：乞夫人恕吾语戆，望弗更及吾主母，在他人或以此等答词为无礼。然余亦绝不介意，转心许其忠实。霞南又言：既蒙夫人金诺，吾家当以下礼拜移入。余曰：甚善。凡君之所言，吾必能实行，不劳再谆嘱。万一文柔夫人，或有时无可排遣，远望一相过从，吾当竭诚欢迎，霞南唯唯道谢，遂别去，翌日此租屋之契约签字矣。余视其所署之名，为好达文柔字为秃笔所书夭矫虬屈，似宿学男子，无脂粉气，心益异之。嗣是恒耿耿不能去心，每于报纸中留心检察，绝不见有姓好达者。数日后，喇僧来访余，贺余得邻。且嘱为之介见。余因告以上事。喇僧大疑。曰：吾必见之。彼即持厌世主义，或仅不愿见寻常人。余笑颔之。凡牧师以挟宗教势力故，无贫富贵贱，皆当款待，已习惯成俗。然余忆霞南谆嘱，亦不作怂恿语。又数日，吾友有克伦夫人者。折柬招饮，与喇僧遇。席见彼目灼灼视我。似彼不愿言而俟我诘问者。余因询君曾访文霞否。此老人蹙额曰：吾曾访之，然竟未见也。余闻言私念吾固知彼必不见汝。曰：何如。喇曰：吾入其客室，寂然无人，然吾必欲一觇其异。因坚坐不即去，细视室中陈设，皆非欧产，精美古雅，非世家不能办也。久之闻步履声，吾伫待之。见一妇自内出。状殊庄重，面庞白皙而稍瘦，目炯炯有神，年事约三十已来。吾上手作礼曰：吾今者触热而来，可谓褦襶客矣。其人意似稍惊讶。曰：君胡为来。吾因自道姓名，谓是此间牧师。闻夫人避嚣此间，特来奉访。坐待久矣，其人不悦曰：君来访吾主母欤？吾乃彼之仆妇霞南，先生枉驾殊佳，但彼不欲见一客，敬谢盛意。余曰：否。吾乃体上帝之心为文柔夫人祈福，初非有俗事相干。固不能以寻常人例我。此妇乃踌躇曰：既如此，先生请俟之。但亦无效，吾固知彼不能相见也，乃返身入。既而复来。曰：吾主母言若能见他人者。亦当儿君，更无他语。此乃吾主母之自由，望先生恕之。此老人言次轩渠曰：以宗教中人而尝闭门羹之况味。此例自我创之矣。座客闻言，皆为之罕然。喇僧曰：虽彼便拒我，然使文柔而有疾病者。吾仍当为之祈祷。余亟赞美之。曰：君诚能体上帝之心者。然文柔之举动。则令人百思而不知其故矣。

第二回

余于遁屈里有女友数人，往来最频者，克伦夫人之外，有康幼夫人贺斯夫人两人。每相值时，辄以文柔为谈柄，而文柔则无声无臭，羌无故实。众咸以为是人必身有奇疾，否则何乐为，此贺斯又疑此人为政治上之逋犯。不然不如是深自固闭。然欲问文柔为国人，亦竟无由推测，无以名之。因名之为怪物，当此怪物入此室处时，其女仆霞南曾至遁屈里雇食力者二人，为之薙草粪。除事后或向此二人探问，则不知有所谓主母，受霞南之指挥而已。人事纷纭，年光荏苒。此不可思议之怪物，掷其生命于清净寂灭之中，忽忽三阅寒暑，人亦渐渐忘之，然吾则藏之于心不能舍去。每乘兴出游时，或步或骑，至河房附近，辄徘徊不能去。然毕竟无所睹，时或遇霞南，相与作寒暄语。问文柔安否，唯唯而已。历时既久，此女仆时亦一至礼拜堂。一日，余晨出射猎，遇霞南于途。余停辔呼之，问何往，则方自礼拜堂归也。是日之霞南则面有忧色，举止亦不如往日安详。余曰：君家主母安乎。霞南大戚曰：渠近日似不健全。此等答词，三年中实仅闻之。余曰：病已久乎。曰：否。彼实无病，但渐现衰象耳，言次以目视余，若不胜情者。余问曰：君主母之病，吾有可以为力者乎。彼则愀然太息曰：是固不可为者，相对默然移时。余曰：虽然吾深愿有以助汝，近日天气酷热，困人殊甚。吾园中葡萄新熟，较河房所有者为佳，吾当择最好者遣人送来。霞南摇首。余曰：此何害，汝第弗告以所自，彼或不汝咎。霞曰：虽然，是必无益，彼非但不欲食，并不愿见。使以此等物陈于其前，转足以使之生厌。余曰：虽然，彼若见鲜果有香有色，或当不尔。吾当遣人致之,汝第试之。霞南无语,乃别去。余亦不猎妇,遣女婢送果往。余忽动一奇想,以为彼文柔得弗为霞南所挟制而锢闭之否。果尔,则此事殊有关系,未便听其所为,吾明日必以强硬手段处之。寻又思彼等已居此三年,彼霞南何难速之使死,则吾所思者似又非是。如入迷途,如处暗室,镇日不能释然。翌日,吾有事至遁屈里之火车站,忽见霞南自电报房中出,形色仓皇,余佯为未见者,急避去。是日闻伦敦著名医学博士琼衣美的,以火车来遁屈里,人咸知为应河房文柔夫人之征召。余思彼不见人之例已破,即余不相遇过问之约亦当从之而弛,乃决计于翌宸往访。时已入八月,新秋天气,木叶未雕,炎威尚炽,是日风日晴丽,燥烈之日光,不减盛夏。途次悬揣霞南所以对付我者,亦竟忘溽暑。已而至河房之草场,见繁花照泪,如锦被堆,明妍之阳光,亦相映作黄金色。余因就夹道树阴处贮立四望,心思此宅运命殊佳。所谓人杰地灵与,凝思问,惟问流水声清响悦耳。余所居固不如此间寂静,且门前多车辙马迹,尤觉未能免俗也。既至,余按其门铃。应门者为一白发苍头,龙钟殊甚,向余上下凝瞩,意若甚怪诧者。余告以来访密散司霞南柳依,苍头无语,导余入书室,蹒跚自去。余视室中陈设精绝,壁间装潢,案头陈列,皆东方珍品。古色斑斓,不能指名。余心惊其侈,总待久之,查无声响,不闻步履,不闻人语,亦不闻门户辟阖。惟于至静之中,闻一种香气,其味至甜,令人体惝思睡,繁华世界,无此清净,清净世界,又无此富丽,不可谓非怪事也。既而微闻衣裳窣窸有声,霞南来矣。此时吾始觉其地毡较寻常者借厚,故步履不闻,霞南状甚困惫,面庞亦较前此消瘦。余笑谓曰:吾今兹爽约矣。吾闻吾君主母病甚,故不得不来。今已稍愈否。霞南愀然曰:吾主母之病诚危险,然今兹似转机矣。余曰:吾甚愿有以助彼。霞曰:夫人之意,诚令人感激,然无从藉手也。余曰:毕竟容吾试为之。霞曰:夫人宁知吾主母之为人,使吾膝立一点钟之久。祈其与夫人相见,且必无效,遑论其他。余曰:第弗令知为我所为,何如?霞曰:是则不能,在夫人惠爱殷渥,诚为难得,然人各有心。夫人既欲越俎而代,亦势有说不能。余正色曰:密散司霞南乎。吾固不知君之主母为何如人,然要非死灰槁木,奈何终年锢闭等,于狱囚。吾今有一不入耳之言,彼之病,君亦与有罪耳。霞南见吾有责彼意,则大悲,泫然泪落曰:天乎,吾何尝不知,但彼则执意,于分为主仆。宁可相强迫,且吾自襁褓中相依至今。情逾母子,又宁忍拂其意,使之伤心,密散司那佛,外人不知个中曲折,固无人知我亦肝肠寸裂耳。言已呜咽不能禁止。以巾自掩面,伏案悲泣。天下子女固不善哭,况余本伤心人。此种悲声,何堪入耳。且此妇于文柔乃有如是绵密之情谊。吾自寡居以来,形影自怜,茫茫人海,更有谁为我舍此一副热泪者。思至此,遂无端而亦哭,自问一身如寄,万念都灰,不觉愈苦愈苦。转是霞南来相劝止。室中丽都之文物,窗外明媚之天光,吾以泪眼当之。觉方寸间愁云暧暧,与此景象太不侔也。久之,余问曰:毕竟君之主母为老妇与,少妇与。霞南太息曰:彼乃尚未出阁,余至是始知文柔仅一处女。为之叹诧曰:然则君殆彼之乳母与。霞点首不语。形神嗒丧,似自悔其失言者。余慰之曰:余固欲相助,非欲相仇,幸弗顾虑。吾必不告人。霞南复落泪,若甚感余者。徐曰:夫人稍坐,吾去视彼作何状。余因辞别曰:倘有缓急,幸相告,苟有可以助君者。吾固乐为之。霞曰:夫人仁人,能不感激。但适间所言,使彼知之,必且怒我,愿夫人后此踪迹稍疏也。

第三回

嗣是吾未尝更至河房,亦不闻文柔有若何消息,吾固知往亦无益,彼霞南既无所报告,意其主母必已无药矣。一日,牧师喇僧访余,状至得意,曰:君莫欲闻异事否。余曰:君所谓异事者,吾以气色下卜之,当是好消息。老人笑曰:诚然,然可异实甚。最近之礼拜日,吾会报告教堂中之东窗宜修葺,慈善业之费亦甚缺乏。吾意此语,夫人当能忆之。余曰:然。喇曰:今日忽得一信函,封面书致牧师喇僧,而不具名。亦不知其所自来,启之。得银票四纸,共二百磅,中夹一纸,言慈善费及修窗各百磅,余更无他语。在吾教区之内,乃有此人,实非吾意计所及。余亦异之,不能知也。又一日,遁屈里市集之外,有一孤立之小木屋。居是中者,为一孤苦之寡妇,有幼稚子女数人,洗濯缝纫以为活。忽此木屋不戒于火,丧其所有井,他人衣物亦都焚毁。此妇乃坐瓦砾堆中悲泣,其幼稚之子女,则环之而啼,为状伤惨。余闻之,恻然思有以资助之。乃挈金往,至遁屈里,与喇僧遇,彼见我。喑曰:那佛夫人乎,君思为可异否,出一物示余,则信函也。余视其中贮银票三百磅,更一纸草草数语,则托此牧师致之彼妇者。余曰:此为第二次矣。喇僧曰:然,吾教区中殆为上帝所特佑,故穷乏无失所。余思此人手笔绝巨,捐金而不署名,诚可谓好行其德,然此间安所有如此豪侠。当时吾等虽竭力思索,终不测为何人所为也。余于弛马射猎之外,更有一消遣法。吾以所居近河,固蓄有小艇。每当春秋佳日,溪流中水澄深碧,风皱微波,舟仅容刀,人能荡桨,天光云影之间,净无纤尘,实能使人世愁魔,无可驻足。愿此事若在深秋时为之尤佳,以两岸林木萧疏,鸣蜩啾唧,尤能令人神爽也。吾每为此,必自荡桨。若使他人为之,便觉颠簸不适。一日,吾忆其时为九月中旬,明霞满天,夕阳在树,凭栏凝眺,如身在画中,容与中流之况味,无端而与吾之思想相值。因思吾此时放舟顺流而下,至月上时乘潮归来。宁不大妙。而孰知是日之所遇,直令吾至今不能忘。此溪河本经河房而至遁屈里者,吾初意固冀于无意中或有所见。因留心瞻瞩,遥见危楼一角,掩映疏林中,河水褒斜,阑干寂寞而已。余不觉怅望,此地离河房尚远。时则水面深红色之霞光,渐作紫色,复由紫色渐变灰褐色,西北半边,倏然已暝,疏星数点,隐约可见矣。吾坐小艇中,听其随波逐流,不觉行渐傍岸,岸边林木甚盛,残霞余影,返映其中,极似最精之油画。忽瞥见一黑影,似一人踞坐树根,余出不意,心房为之震动。此黑影距余仅两丈许,纤霞光未敛时,当犹能辨认。乃亟注视之,隐约间为垂条所隔,不能见,惟一臂支树余间,露其手,手乃白皙无伦。余心知所见者必即所谓怪物也。除此一手外,无往非黑,既无所可睹,则竭力考察此手。乃侧余手中桨,俾微减顺流而行之速度,盖此时相距綦近,若稍有声息,必为此人所觉矣。余觉此手指柔顺美丽,为前此所未曾经见,凝注之,直至,舟行较远。光较暗。不可睹乃止。余乃即其手之情状,以测其人之心事。然既非握拳透爪,亦不咄咄书空,沉思久之,无可捉摸。移时,再返舟迹之,则已去矣。此间距河房尚数十武,必独行来此胡为者。于是余脑中乃深印此美人之手不能去。嗣后一再过其地,都不复值。忽忽又数礼拜。一日余徒步至其处,红叶半林,橡实满地,徘徊眺望,不觉感岁月之迁移,人事之悠忽。因思彼怪物文柔,即以纤手论,亦自艳堪倾国。不知据何等理由,乃甘心自绝于世,锦屏人试看的这韶光线,此语殆指此人言矣。方余咨嗟叹息时,忽遥见一人姗姗而来,余亟趋丛树中自彰,微窥之,见其身材婀条,衣裙紧窄,惟上下所服都作黑色,面部罩密网亦黑,余思此人胡必衣黑衣,且霞南亦如之,岂丧服耶。转念间,霞南继至,文柔则仍其旁。经半时许,两人寂然不作一语,余异之,文、柔之手,其色泽之润,较之蜡人,殆犹过之。愿经许久不见其有一指稍移动,忽霞南语曰:密司乎,此间幽爽,偶坐固宜,但密司必至天黑始返,实不敢许可。虽密司怒我,亦不能从命,愿以博士琼衣之言为念。时则闻一种幽细之声浪自密网中透出曰:汝第弗虑,吾此时固已健全如常,彼老人固就吾病时言者。余觉此声音,柔婉异常,以视寻常人,直有山歌村笛,与商妇琵琶之比较,恨无精妙之留声机贮此音波,以当雅乐。霞南曰:密司恒自谓病已良已,吾诚自觉可厌,屡与密司争执,但前日若非我苦相迫促,势将在此过夜。当此秋杪冬初,草木经霜,犹且黄落,奈何不自珍惜,至于此极。且河水中至晚间必有一种寒湿气上腾,孱弱身躯,触之立即复病。前密司病重时,吾只身奔突呼,吁无门,言至此。截然而止,其后数语。声音酸涩,几欲泣下。余亦为之愀然,移时,此可敬之女仆更续言曰:密司即不自惜,宁不能鉴此苦衷,稍相怜恤,此畜怪之女子。则曰:霞南,如作此语,似胸中又蓄有无限恻恻之感情。

霞曰：吾亦无所谓感，但愿密司勿恋此寒湿之区，及日末入时即回耳。女曰：吾知之矣。汝且去，吾稍时自妇愿，霞南则不即去，稍选。徐进言：密司立志救济穷独，吾今又得一人，遁屈里有老妇，专恃卖牛乳以自活。昨日其牛无故倒毙，此妇又老惫，不能力食，势将绝望，意密司必乐助之。女曰：然，吾必助之。不知一牛需值几何。霞曰：吾亦不知。意十五磅可矣。曰：仅十五磅乎，是戈戈者，讵足济人于危。霞南曰：在密司固视之甚微，若以与彼老妇，则以之易衣食往而有余耳。曰：然则汝第与之耳，但汝识之，慎无令人知，吾不愿有人知我挥霍。霞：此宁得谓之挥霍，与人以福天，必与汝以福。女闻言不乐曰：若何能与我以福，霞南，汝之意以为我之为，此犹有意祈福耶。霞笑。曰：吾不敢辨此言之是非，今密司既许之，吾即设法秘密与之，人生世上，有恩使人可感，即此便是幸福。此女郎则背诵其辞曰：有恩使人可感。言下浩叹曰：霞南，吾语汝，凡有所施。而曰：我虽不望报，其人必感激，即此一念，便是钝根，欲知倒戈相向之第一人为谁，即受汝恩最多者是，欲知最伤汝心之仇人为谁，即汝所第一挚爱者是，霞南闻言，泪眼唏嘘。强慰藉曰：天乎。愿吾密司得重睹天日。他日或自悔此言之过情。女怫然曰：汝尚梦梦，吾之命运如落日衔山，以次增其黑暗，汝弗溷我矣。速屏当所事，吾体汝意早妇耳，霞南既去，女郎则倚其首于树余，寂然枯坐，余亦潜踪出林。毕竟彼女郎何所激刺。而愤懑若是，索解不得。第觉凉风瑟瑟，顿形落照凄凉，败叶萧萧，如答流泉呜咽。余思其言，愀然不怿也。

第四回

嗣是数月，绝无消息来自河房者。有时值霞南柳依于遁屈里，略作问询语，便言亟须勾当某事，即匆匆别去。若惟恐话及彼主人者，余亦曲体其意，不多赘一字。霜陨木落，林瘦天寒，强半光阴，消耗于红炉绿蚁，更无有可记录者，无何，残腊向尽，梅萼吐芳。彼密司好达文柔，入此室处者，已第四年矣。向之怪之者，至此亦都澹焉忘之。更无有偶然道及者，而吾则猜度益甚。不能稍置，然虽念念不忘。而入春后，连日风雪交作，不能出游，惟时一念及先时林中所见之状况而已。余思此人来此三年，不谋一面，始吾一旦得破此疑团。宁非大快事，因思余必频至河房之左近，庶几得再遇之，于是由风雪而晴霁，由凝寒而阳和，而东风解冻，而阳柳含烟，鸟啼花放，春暮时矣。每至河干凝伫，只有绿波碧草，更不见人面桃花。一日余复荡小艇至去年遇文柔处，见两岸风信子，着花璨烂，如云如锦。余则左右探撷，顷刻盈握，此花有香有色，余最爱之。忽思余则爱花，花固不期余爱而始美，世有绝世佳人，甘心穷老荒凉寂寞之区，情殆相似。方凝想间，忽闻有呻吟声，倾耳听之，良确，余心动，急登岸迹之。声益近，似被创忍痛者，已而见林中一黑衣人卧地上。巨石压其臂，瞥见一物，为余所曾见而最注意者，柔荑纤手也。余乃大震，急趋之。问胡至此，不应。再问，仍不应。余曰：吾乃娜佛，非仇君者。且言，且审视石所压处。见黑衣上似有湿处，余疑是血，是时尚在衣呢绒时候。若血痕渗至外衣，则伤势必剧。乃竭力掀去巨石，女郎仅能呻吟。所压之手，已不能屈伸自如。余复问曰：觉痛甚耶，仍不答。余此时始有暇属目其面，则面罩密网，不可见。因亟欲一瞻芳范，更不暇俟得允许。在理吾当注意伤势，不当更及他事，然吾惧终不得见。不觉缓急倒置，伸手掣去其面网，于是绝代荣华。乃初次触吾之视觉。年事可二十许，眉微颦，颊微白，盖忍痛所致。余乃就地趺坐，抱置膝上，以臂枕其首，面偎其颊。轻拍而低唤之，其卷蛋而有光之发，与冰雪肌肤相掩映。即此便足引起吾爱怜之心。从至深处发出一时迷惑。视此娇小女郎，为吾心头肉，掌上明珠。直以吾爱吾儿等名词呼之。竟不自知我与此人为萍水为陌路也。已而女郎启其眼帘，剪水双瞳，向吾转盼，其灵秀慧美，罕有伦匹。且此眼光中有恨意，有悲意，又有岸然不屑意。仅一转盼而传情若此，可不谓灵怪哉。余微笑曰：密司文柔乎。吾实爱君甚，故不择言。然亦非过情，以齿论，吾固不止十年以长也。且言且抚其伤处，幸衣上湿痕尚非血渗，然以势揆之，创必甚剧，吾不敢重触，仅轻抚之。女郎忽忍痛而言曰：吾顷者已濒死否。余觉此语之命意无可捉摸，不觉踌躇。仅应之曰：否。尚不至此。女忽努力作势，似欲强起者，痛甚而战。余急把持之，使不得动。女乃太息。问曰：君何人。曰：余即所谓娜佛夫人，君之屋主人也。女郎则喘息而闭其目。既而自言曰：余固不愿人救助，人亦无能救助我者。余曰：密司文柔乎。此时所当注意者，固在君不在我。试告我何处被创最剧，女郎似稍苏醒。复以秋波注余曰：仅伤吾臂耳。问何故至此，顷作势欲起，意欲何为。曰：无他。吾来坐此石上闲眺，不图此石乃两截者。吾以身倚之，始觉兀臬兀摇动，才思避去，而石遽堕，适欲强起者，思趣河边浸吾臂于冷水中，或能减痛耳。余曰：君试以伤处示我何如，彼目视我而摇首，似有疑惧。意曰：吾不敢相劳，第能为我呼霞南来，即盛德矣。余正色曰：此事，乞君恕吾不能遵命。今如此情形，宁能置君地上而去之。且我非他人，乃密散司娜佛，好达文柔乎。君来此已三年，彼此不相往来，我固非能恝然者，徒以尊重君之约言，不欲或犯。君自思吾宁忍相祸者，毋惧我，听我视君伤处，当竭力相助。至创愈时，吾仍守约不相往来可也。女复摇首。徐曰：君不知吾事。余曰：吾固不欲知君事，吾仅欲减君之危险，更无他用意。女曰：君即所谓娜佛夫人耶？吾平时意想中尝拟君之形态，必如是如是。君发作金黄色，为太阳光耀所致，抑本来如是者。女言时，稚态可掬，然唇吻作白色，可知忍痛不易。余曰：是本来如是者。女曰：君作嫠妇服，已埋君爱情于地下耶。余曰：然，有时吾神往于黑暗之夜台，然有时则强自娱乐。女叹曰：死诚可悲，吾常设想，一死一生。此心立变，欲求如古井无澜者，恐世间无有。余曰：以君豆蔻年华，而作如是思想，殆所谓女子善怀者。虽然，密司吾爱，所急者，君之臂耳。女曰：君何由知吾为，密司文柔。余曰：每季房票，君必签名，吾那得不知，君之臂固不甚痛耶。女曰：吾不能转折，君试浸我地上，吾欲得水。余乃谨护护其伤处，婉转安置之。俾卧浅草上，以风子花枕其首。乃趣河干湿吾巾，返身褪其外衣，则见血痕淋滴，映汗衫间。余骇然曰：奈何竟至此。女唇色益白，余惧不敢动曰：君被压几何时矣。女曰：可两钟矣。余曰：河中有小艇来时，君胡不呼救，乃听其自然，固不知危险耶。女扬其目而视余曰：呼救乎，余最恶此等事，不屑为也。余怪之曰：值危险时求助，亦人情之常，何恶为。女拂然曰：死亦寻常耳，胡至不惜乞怜以求免。余骇笑曰：君之傲岸，令人思之生畏，自吾言之。凡值意外危险事，而呼将伯，似非丧失人格事。女曰：自吾视之，则否天下无事不可忍。惟人以哀怜待我为最不堪，故吾恶之甚于死。余抚之曰：可怜之女郎乎。他日君至吾之年事，当不至仍此拗折，济倾扶危，人世所必要。倘世人都如君，彼救世主喋喋不休，直多事耳。女曰：然则当君新寡时，有哀怜汝者。抚汝之首曰：可怜哉此儿，他日遇事，吾必仁汝。君亦乐之乎。余曰：此乃人所以慰吾者，何为不乐。女郎乃作镇静之态曰：然则君可谓无勇的魂灵。余不觉失笑曰：君陈义甚高，他日当安心承教，愿君臂创甚，奈何。女曰：君若能扶我者，吾当强步归。余止之曰：此必不可，吾当觅近处耕作者至吾家换马车来。此时耗血已多，更劳动，势必增剧，女郎无语。余乃向林外觅得农人，已而返身入林。见文柔已强自坐起，问所苦，不答，仅点其首。面白如云母石，不言亦不动，绝类石像。余亦默然相对，无何，车来，余问能乘乎。女曰：吾痛尚可忍。然余虽扶掖之，而女仍不能支，余乃竭力抱之登车。车至河房。霞南柳依方伫立回廊间，遥见余即上手作礼，意此车之来，必非彼意想所及，稍近。余谓之曰：君家密司不幸有意外之厄，幸值吾，今载与俱来。霞南此时之惊骇，固不待言。女曰：吾臂恐非旦夕可愈。余曰：然。若一星期得疗者，即幸事矣。女乃谓霞南，谓欲至己卧室，随以目视余。女郎未言，余已知其意。无非欲吾即离此地，然余则决计拒之。文柔未言先与余握手。微笑谓余曰：今日感君甚，君实仁我。余轩渠曰：君作此态。殆下逐客令而以恭敬将之者。余实不能从命，余非欲有所不利于君，但吾愿任看护之责。俟君臂愈后，仍守前约，不相往来。此时愿君暂忘吾为外人质,言之凡事皆得如君意,不相达。惟此时则决不能即去,吾非横相干涉,其实仅霞南一人不足济事。文柔目灼灼视余,似穷于技者。余曰:君弗疑,余必始终守君秘密之约。望君俾余得略尽相爱之心。余之爱君,诚不自知其故。或者余亦孑然一身,与君身世略等耳。文柔闻余言,似不能无动于衷者,不觉低垂其视线。顷之曰:君如此,吾尚何言,惟感德耳。吾曰:密司既许我,吾愿即足,看护之事,当自此始。因与霞南同扶之登楼。既入室,文柔则喘息不能支,颜色复白,室中似甚精致,然余不暇属目,见霞南亦如我,似无所措手足者。余殊焦急曰:吾侪都不谙若何将护,必速觅医始得。文柔呻曰:听之,虽迟亦愈。吾不愿见医。余曰:否,愈迟或且愈危险,使吾曲徇君意,至不可收拾时,即谓吾误君亦得,是固期期不可,第问召何医耳。女徐曰:然则召琼衣美的耳。余曰:是又不可,以缓急论,宜于最近处求之。吾当遣人至遁屈里致某医来。女默然移时。呼霞南曰:柳侬,汝不当尔尔。汝不尝言惟吾命是听耶。何任性拂吾意,速往召密司脱琼衣,汝志之,不尔是汝欲负约也。霞南闻言大惧,急言即去,更不敢作一语。霞南目视余,返身出,余尾之,至回廊间。霞曰:奈何,吾当若何,状至窘迫。余因知平日文柔之专制。慰之曰:君弗惧。吾当为汝任咎,与其迟延而误事,宁拂其意耳。霞曰:夫人不知,吾若不遵令,彼必逐我,使彼能速愈。即逐我亦非所惧,第彼若无我,犹之失臂耳。余颔之,然余当时不少犹豫,竟命吾御者驰赴遁屈里召医士弗阑,因嘱霞南暂弗入室。若已往召医者,余乃款步入。文柔问霞南所在曰:渠匆匆出门去,盖如命召琼衣博士。此间凡彼所为事,吾当代之。余乃为之整衾枕,进盥具,拂拭其卷蛋之发,以花露润之。久之,似稍苏醒。痛渐减,怒渐消,如花之面,有春意矣。霁颜谓余曰:君之所为,诚令人感激。愿君非事人者,何谙练乃尔。余微笑,拍之使睡。数分钟时,鼻息咻咻。无何,医来,就榻审视。女醒,向医士弗阑熟视。余俯身耳语曰:密司文柔乎,吾见君创剧。竟达君意,遣吾御者请弗阑医士在此,望恕吾专擅。余固知文柔必拂然,然方余言时,医生已实行其检视。医曰:臂骨微伤,然无害,两礼拜可愈。投药后,痛当渐杀,但必得一看护妇方可。余曰:吾当任之,弗阑似怪吾言曰:君似非甚健全,恐怖胜此辛苦。余曰:吾意熟悉当较胜健全。因告以密司文柔不欲见外人,并嘱弗宣布河房诊病事。霞南入,供医生指挥。文柔亦无语,医施治既竟,留药自去。初时痛骤减,似无大害者。入夜乃增剧,肌肤炙手,余与霞南坐守之,不敢稍息。是夜之状况,历久而忆之弥真。最奇特之点,为吾侪寂然枯坐时,水声潺湲,近在咫尺,几疑身在深山古刹中。然举目四顾,则又金玉满前,绮罗围被。自疑所处之境,是幻非真。否则声音颜色,胡不俾太甚。锦帐中文柔冥然昏睡,两颊嫣红,与如雪之灯光相映,芍药笼烟,未能仿佛。余爱之甚。竟忘其鲜妍之色为炽热所炙,便又推想其甘心寂寞之由,忽文柔向余伸手作握别状。笑曰:甚善甚善。从此别矣,余大惊,疑有变。急就榻呼问之。即又不应,嗣又言之,仍作前态。余始知盖因热甚谵语。竟夜作是态不止百余次,其余言语尚多,不甚可辨。然以意测之,此人必有最伤心之历史无疑。余观其状态殆有无穷怨恨,藏于个中。所谓从此别矣一语。盖为彼最痛心之点,是何妖云。致彼之运命如此黑暗。余若能辨得一二语,此疑团不难立破,于是欲知其前此事,乃如渴思饮矣。

第五回

霞南柳侬为状至窘,彼于文柔病固忧之。然吾察其意,似彼所戚戚者更有一事。即惧余得知前此之怪历史也。余因告以吾所注意者不在是,凡吾所闻者,固不甚了了。然君即告我,亦必随听随忘,余固非为侦探来者。霞南蹙然曰:事固无害,惟吾主母最不愿,言至此,顿止。余曰:最不愿人知其前事,然余亦不愿知人秘密,我固言非为侦探来也,余颇心许其忠。第二日,文柔仍无知识,语益多。余则置若罔

闻，惟悉心将护之。霞南见余略不诘问，亦不思索，似彼之疑虑顿减。是日无意中乃睹一意外事，医者谓
药物须每日更易两次。午后余与霞南如法为病者换药，换已，须得树胶布盖患处，霞南乃忘之。未先事
检点曰：此在贮物室某厨中，余请往取。霞南付余以匙，室在楼梯之左，其右更一小室，余乃误入之。辟
门入，见斗室中小桌一，椅三，椅上陈一衣，受光处咸作淡白色，其他部分则妍丽夺目。余审视之，其式为
婚时礼衣，新嫁娘所著者也。更一椅上有花冠一顶，冠上所缀饰件，亦作暗淡色。案上木匣一，无局键，
尘封盈寸。余至此更不肯不一检视，启之，则珠玉宝石满中。余思然。则此人固罗敷有夫者，愿置此物
于此间何意，以积压之久暂计之，弃置此间不过问者，当已数年。霞南谓树胶布在某厨中，此室固无厨，
余沉吟顷之，始觉其误。乃更入左室，则悉如霞南言。余自是稍得端倪，是日之所见者，则终秘之。嗣是
女郎之身世余已略可想象，惟不识其底蕴。入夜女仍作炽热，前态复作。余留心窥察，因思彼林中对霞
南语，因思世上缺憾事，因又思女子之不幸，不觉热泪涔涔也。至夜深时，霞南倦而假寐。余伤心甚，不
复思睡，竟夜坐，亦不觉倦。文柔呓语略不停息，有时强笑，终无悲苦状，仅辨一语：吾亲爱之克立夫，吾
允许云云。所谓克立夫者，殆彼梦中人，岂即所谓第一倒戈相向者耶，然语气则又非是，然则为彼之所欢
耶。余爱文柔甚，不觉祝上帝垂佑，俾彼梦中得须臾之乐观，既而晨光晞微。第三日矣，是日始稍苏醒，
见余在其侧，则向余孰视。余笑曰：余乃密散司娜佛，为君任看护之责者也。女点首曰：吾忆之，吾病几
时矣。余告之曰：君未须臾离此者。余曰：然。吾之为此，徒以爱君故，望弗相疑。女曰：爱我乎。望
君弗更作是语。余曰：倘君不乐闻，当不再言。但君病尚未已。毋得多所疑虑，吾知君惯独处。迟一二
日，此间若无须我者，当即去。此数日中，愿君视我如姐，弗作外人待遇。吾去后，必俟君招致始得来，则
吾与君聚首之期甚短，实不愿有恶感掺杂其间。时文柔方迭两枕斜倚其上，吾即坐其身旁，彼乃伸其纤
弱之手掣吾臂，而以嫩颊偎之。此举实吾意料所不及，不觉如膚懋赏，心房震跃不已。女愀然曰：君之
惠，令人不忘，为人亦使人乐。于相亲，但吾不愿君有令吾不能忘怀者。余曰：何耶。女作势而言曰：吾
不愿。吾一色顿变，音暗气蹙，不能续，容颜黯然，但无泪，久之，余见其目眦含润。人言妇人无不善哭，
文柔独否。彼盖生有傲骨，以哭为无勇也，余不敢研诘。第慰之曰：君殆忘此时为病后耶，奈何伤感，且
别后我或不能忘情于君，然亦必如君意。第得君意适，即吾心慰，我固言不败约。文柔默然。镇日枯寂
无闻见，文柔已惯，余则苦之。吾所藏写情小说颇多，因使人取若干部来。吾读以口，文柔读以耳。才两
页，女问是何种故事。余曰：言情小说。女曰：是非能娱人者，余则易之。数行后曰：得弗与向者同类
否。余指案上书曰：此盈尺者，皆言情也。文柔摇首曰：吾倦甚，不欲听此，余笑颔之，余更歌以娱之。
初时唱咏物写景之诗，女郎颇乐听，阳气见于眉宇之间。但渐及情爱之词，则色然不乐。余思此人如金
沙矿铁，殆未经锤炼。故生硬而无爱力，然则其前此之历史，未必非自取，乃发宏大之愿力，思有以救正
之。一日余检乐谱，得双翠曲。按琴曼声歌之，曲中写别鹄离鸾，穷极哀艳，字字从余心曲中抽绎而出。
因之歌声弥复凄恻，而室中空气，挟此婉转之声浪。亦似贮满哀情，无复空隙。余思此时之文柔，如顽铁
入洪钪，当不复保守其固有之性质，曲终。文柔呼余坐榻上曰：密散司娜佛，愿君从此弗再作也。余曰：
君欲自闭于爱情之外，恐不易达此目的，此乃得自天赋者，奈何去之。女冷然曰：不值作如是郑重语，自
吾视之，爱情云者，直呆钝之雅致代名词耳。且钝汉率性而行，其木强处差为近勇，彼自号为情种者。镇
日以柔媚悔恨为事，尚得谓有些微人格耶。且世人之所谓爱情，类皆以男女为言。男女之间，又安有所
谓爱情。吾见男子有以金钱之故，不借作种种丑态者。又以名誉之故，现种种爱相者，女子之于男子，亦
无不挟有欲达之目的。而其所揭橥以示人者。则曰：爱情。直自欺耳。吾谓此两字乃藏垢纳污之渊
薮，君何为乐道不置，此等武断之议论，实为吾所创闻。然余则绝不为动，吾以为彼所言，乃罗织爱情之

罪。非爱情之有罪也,然余知不可争,微笑感叹而已。

第六回

文柔之臂创渐愈,娇艳渐丰,丰姿益丽。一日,吾两人方对坐,其为状至渊默。余思此人诚所谓妍如桃李,而冷若冰霜者。余曰:密司之病已愈,吾宜去矣。吾之为此言,不愿俟彼下逐客令也。女郎向余注视,脉脉者移时曰:君诚能以博爱为主义者,吾与君前此绝无雅素,乃蒙以手足见待。余曰:此无他故,实君之芳范使吾乐为奔走。吾今固不欲去,第曩已言之,女郎不言,向余注视。已而微笑曰:密散司娜佛,余有一语,愿得君答复。余曰:君有所言,余当无不能承认者。曰:君或认吾为君友乎,吾则深愿。当文柔作此言时,余心思,汝乃自命无爱情者,然爱根已萌芽矣。女郎续言曰:惟吾不能来君处,君若时一过从,甚佳,然须独来。不得更有所介绍,此中有难言之隐。更有一至要事,愿君始终弗问吾往事,若能承认以上种种,是认吾为友也。余笑曰:吾所注意者,固为密司文柔,非密司文柔之事,是何不可承认者。是日遂别,别时,彼此握手。余见其纤指如琢玉,肌肤如凝脂,赞叹不置。女郎秋波含笑,两人相视,不复如前此之扞格矣。嗣是余常至河房一相探询,而于吾之戚串若故旧之前,则秘之。但往来虽频,于彼奇怪之历史,所知者仍无进步。余至河房之踪迹,每来复约两次,或三次。每往必馈以好花或鲜果,间或赠以游记,杂以言情说部。及再往时,留心察视,则所赠书仍置原处,不差分寸。一日,余值霞南,问密司文柔竟日何作。则惟枯坐,不则凭栏伫立。有时至河边静观流水,问更有何作,则云无有,问写字否,读书否,唱歌捻琴否,则都否否,然则亦与汝闲话否。霞南摇首曰:彼最寡言,或竟日不作一语,似甚恶人类之能言者。三数年来,惟见彼与夫人作数十语问答耳。余曰:意彼必爱花鸟。霞曰:是更不然,彼殆绝无嗜好者。余沉思不得其故:然则不绝无生趣耶,以彼年龄,胡得尔尔。霞南亦太息。翌日,余诣文柔处,闲话间渐及时序,余因问密司年事几何,女初时似甚疑讶者。已而答曰:二十二。余曰:二十二。然则君来此时尚未十八耳。曰:尔时为十八年又数月。余曰:吾亲爱之密司。亦觉此岁月甚长乎曰:甚长,一日之久,似一小年。余曰:使君存此世再五十年。当非奢望曰:然,是亦意中事,但余不有此希望。余曰:使君而活五十年者,将对付后此之岁月如前此乎。女蹙然曰:是可逆睹者,便至百年,宁有以易耶。余曰:吾非敢轻相谅,但以常情言之。十八岁以前之岁月,尚是幼稚时代。事后回首思之,恒觉当午之梦梦,君颇是此言否。女曰:夫人误矣,吾殊不觉尔尔。余曰:虽然,吾意君此时或尚未觉耳。凡人之知识与年事俱增,吾齿较长,更事略多,故知之。女摇首曰:吾不愿更益知识,吾更事已甚多,甚多。余续言曰:犹忆余齿如君时,感觉敏疾,方寸之悲喜,恒为外物所颠倒。常有痛心事,亦常有大快意事。然以吾今日之眼光观之,则所谓悲者未便是悲,而所谓乐者亦未见可乐,只觉尔时之知识为片面的而已。然此等情形,不必如吾之拙钝者始尔。聪明人尤甚,天下不如意事常多。凡事认真太过,遂无端而生悲感。在彼稍有阅历者观之,直是不值得耳。文柔点头不语。顷之曰:君言良是,君意亦诚可感,吾都理会得,但吾实无所悲。君意以为吾乃自曝弃,无生趣,无乐境。然吾则以无乐为了,君又何取于断鹤续凫。余笑曰:君镇日不作一事,宁非忧愁幽思所致,吾未见以花蕊华年,而甘心枯寂如君者。女曰:乐为苦之因,吾不愿有烦恼,故不以人所乐为事。余笑曰:强悍哉,吾之执性,然自是稍变其举动,渐有活泼意,值风日晴妍,花鸟呈媚,亦复愿而乐之,从游忘倦。一日,两人携手行,旅途稍远。林麓尽处,离通衢不远,遁屈里林立之烟突,已隐约在望。方徘徊凝眺间,忽闻声锵然自附近礼拜堂中传出,则结婚行礼时之钟声也。余笑谓文柔曰:君绝口不谈爱情,今偏与此挟爱情之声浪相值,君亦审知此为行婚礼时所奏者乎。余语未竟,文柔色骤变。余曰:君若有不豫者,得弗倦耶。女曰:无他,此钟声令人不乐耳。余曰：此亦吉祥事，人都以为乐，君独不尔，吾实惑之。女曰：以为乐者误耳，彼不知此事为不详，故闻此种钟声无所乖忤。密散司娜佛，吾侪速离此，言已踉跄返奔。余从之，穿林行半里许，始就草地憩息。余见其樱唇犹作白色，是宁止以此钟声为不祥，明明彼前此伤心之历史，有足令之茹痛终身者。故但提及结婚事，便尔谈虎变色。不知者以为此空谷佳人，不过富有厌世思想，所以甘忍此日暮寒天。不愿作出山浊水，然世间宁有死灰槁木，不由历劫来哉。余研思前日所见之花冠礼服，及彼先时林中对霞南之言，叹怨毒之于人如是之甚。而恨伧父之焚琴煮鹤也，文柔喘息既定。作色谓余曰：后此慎勿令我更值此不入耳之声，不然，吾不能与君同行也。余曰：敬当志之，不敢忘。

第七回

绕娜佛十字村之河流名里亚，泰晤士河之支流也，其阔处可三十丈许。先是遁屈里之自治局，提议筑一铁轨。路线经里亚，适傍吾之居宅，旋因事未决议，延搁经年。余则私冀此议之遂寝，十字村之风景，处处入画，固不愿有一草木之增损。且火车鸣声呜呜，黑烟如墨，最足令人生厌。然此事毕竟不免，余乃为政府所强迫，以官价割去沃壤一区。至是年三月，而铁路成矣。距河房数十武，河流最阔，铁道即其处乱流而渡。长桥如虹，横架林表。自今日视之，亦颇不恶。然当时则甚恶之，以为美好画图，乃着此汗玷，且流水铮钫，鸟鸣格磔，声之最韵者。今杂以牛鸣之汽笛，宁不大杀风景。吾尝以此意语文柔，然女郎之意则与吾相左。以为是非能扰人者，转嘱吾不必介意。且言君以汽笛为牛鸣，自是可厌，然何必以牛相比拟。试拟以长空鹤唳，大泽龙吟，不似较有深味耶。余深韪其言，因谓信如君言，可知凡事无不有乐观的一方面。特人类局量褊浅，自投于苦境耳。文柔亦深韪其言，自是女郎之举动，稍稍近人情矣。自余别文柔后，天乃淫雨。经旬不止，河水盛涨，铁道之桥柱未没者仅数尺。时方夏季，天气阴晦，幸不炎热，然不得出游。颇觉闷闷，镇日以小说自遣，弹指光阴，鸣蜩绕砌，秋在树间矣。久雨新霁，炎威不张，澄波如镜，林木若洗。余乃往探文柔，此时余两人交诣颇不泛泛。十日不见，如数年阔别。余觉文柔两颊稍丰，秋波益媚，樱唇半启，瓠犀嫣然，谓造物生此丽质。将使之寂寞以终，余则不信，已而两人携手出。文柔是日，意殊愉快。至河畔，见野花盛开，女凝视久之。曰：吾直以秋为春矣。余曰：春夏都无此凉爽，是殆一年最好处。言次，闻火车放气声。遥瞩之，见一缕白烟，横飞木末。数秒钟间，风驰云卷之连车入，视线矣。于时文柔亦目注之。余曰：君思此物破类巨蟒否，吾思晚间，机车然两灯，酷肖蛇目。文柔未及答，车已来近，速率顿减。机车直走桥上，声隆隆然。文柔曰：状殊危险，吾惧桥或折也。语声未已，桥柱倾圮，梁脊忽软，此等事本最骇人。然当此怪象触吾视觉之第一秒钟，转自疑眸子之报告于吾心者。不甚确实，乃同此一刹那中，大声澎湃，水花怒飞，大蟒之头部入水矣。于是呼叫声，号哭声，如鼎沸。未入水之车中旅客，败颡流血，奔突如乱麻。余肢体皆战栗，不能言动，意文柔尤甚。然当时则未暇念及。可半钟许，有健男子数十人，自遁屈里夯息而至。旋又有马车飞驰来，车中数人皆医生，密司脱弗兰在焉。余乃趋之，则见河畔横陈数人，皆已死不救。有一客车，半没水中，后半尚斜搁破桥上。众方设法救车中人，车中仅一男一女。似上等社会人，男子未三十，女子二十已来。医生检验已，向警察报告，声喧逐不可闻。余以问弗兰，弗言男子伤势较重，然尚可救。女子第眩晕耳，但得近处有适宜之病室始妥，否则亦危险。愿何处有此，于时余之慈善神经，乃向余告奋勇。应声曰：河房近在咫尺，固无虑不适宜者。弗曰：是固甚善，但居此室者，不愿人涉足其门。今固否耶。余始自觉失言，因商之文柔。女郎与余同意，谓别除两室居之，事属可行。余乃大悦，因告弗兰，谓密司文柔已允余请，弗兰乃以车载病者送致河房。其余不能救治数人，死于水者十数人。有迟数日始得其尸者，归途，文柔愀然不乐。谓余曰：

吾始以河流为可爱,讵料演此惨剧,后此当视为祸水,吾又少一涉足处矣。余笑曰:是工程不固所致,君乃罪河。使见败堵压人者,君将罪房屋,而野处矣。女亦辗然,既至河房,文柔入已室休憩。余则往视病者。

第八回

一入室,见女子卧软榻上。旁更坐一人,盖医生偕来之看护妇。余向病妇审视,见其人饶有姿色,意必有多数人以美人目之。然余则觉其美中含有可厌之质点,与吾爱好之心相拒而不相迎。盖余虽第一次瞩目其面,已觉其人面目狡而不诚,贱而非贵。当时此女尚在眩晕,余亦不知何以便能知之,余又审视其手。见左手第三指有钻石约指,美丽夺目。因问看护妇曰:伤重之男子殆此人之夫耶。曰:想是如此,两人是新婚夫妇,亦未可知。彼等绝似蜜月中旅行光景,问知此女姓氏否。曰:顷闻医生言之,但已不能记忆。余之发问,初无目的,因亦不甚注意。问男子何在,云在北舍。余乃入北室,此处较他室尤幽静。方余入时,密司脱弗兰之仆侍立门侧。医生方顷耳蹙额向病者作注意之诊视,见余入,向余点首更一。人立左侧,则霞南也。病者仰卧,闭其目。余稍近审视之,则此人至美,余生平所见之美少年,殆无有可比拟者。余曰:危险乎。医生仅屏息答一字曰:然,余见状,知此人必不易救治。因亦屏息立,心思危险字样出诸医生之口,是必邻死不觉悚然。余见医生目注其头部,余亦目注其头部,发乱而秀润,阔眉广颡,面庞椭圆,望而决为贵胄,方寸中无端生一愿望。冀此人之不死,因问伤所在处。医曰:因当时震动过猛,致伤脑之内部。余曰:君试言危险若何。医曰:若数钟时不呈变态,病当得廖,余视病者。似全失其知识,疑所谓变态者。必发狂谵语之类,医生则屏息注视之,余亦注视如医生,久之。余又问曰:吾视此人或终不免乎。医曰:不能无惧,然吾望其或不至如是。余曰:君有术检查此人姓氏乎,吾思致信其家属始得。医曰:彼眩晕之妇,此人之妻也。因取一外褂示余曰:此病者所服,检衣袋中。金表一,繋以金炼。钱袋一,中实法国金币数枚,又于别袋中得护书若名刺匣。医生取名刺审视曰:此乃贵人。娜佛夫人乎,英伦大名鼎鼎之克立夫温丹,即是人也。余觉此姓氏吾所素谂,惟记忆不真。医又于护书中得信函数件,取一函示余曰:此名较详视之,所书为书致灵米园侯爵第温丹阁下,旋又于护书中得赴法京巴黎船票一纸,又英国纸币数纸。余曰:此人殆拟赴巴黎者,吾意其必携有仆从在二等车中。密司脱弗兰,曾闻人言有侯爵温丹之仆而压死者乎。医曰:然,吾忆之。然吾意且不暇兼愿其仆,若能更得一医生助余,则较有把握。余曰:此事君可任意为之,吾侪既不谙练,亦不能为此两人担何等责任。今日固当君为政耳,吾之女仆名麦留者,似尚勤事,君指挥之可也。余乃离此幽寂之室至文柔处,时文柔在客室,案头置茶两杯,盖所以俟余者。女谓余曰:今见此事,当令人数日不适。此时觉坐立都无所可,闭目即见种种惨状,被创者何如矣。余曰:彼妇人当可幸免,男子甚危险,医生亦无把握。文柔曰:吾愿彼等不乏所需,乞君命霞南供应之,余点首应之。续言曰:妇人不至绝望,但彼苏醒后不宜令知其夫之危险。文柔曰:君以为此两人乃夫妇耶。余曰:然,彼等尚有仆人在二等客车中,已遇险死,但不知有女仆同时被难者否。文柔目注茶杯,默然者顷之。叹曰:光天化日中,乃有此可怕之死法。余不愿更忆当时之情状,不知此被救者为何种人。余曰:吾等已详加检查,医生搜得男子通讯函件及名刺。其人乃侯爵克立夫温丹,女子盖其妻也。文柔闻吾言,目忽直视,娇艳作灰死色,直立而起。伸手促余臂,臂作痛,其指僵屈如鹰拳,唇吻瑟瑟作牵制动。余大惊,疑是噩梦。恨无术能自醒,又思文柔绝世美人,胡得有此变相。方凝思间,文柔可怕之面与余相向,其目光能见余与否,则不可知。大声:再言之。余乃战栗再言曰:其人为侯爵克立夫温丹。文柔则释手狞笑曰:汝必死于此间,是何冤孽。余惊极,泪点扑簌堕。曰:吾心爱之文柔,汝奈何遽至此。女作掉头不屑状曰:霞南谓汝必使余疯狂而后已,今果然。虽迫余入疯人院,然余固有勇的魂灵,余且恕汝。言至此,似彼之勇的魂灵,足镇压其惊恐者,意似稍苏。余曰:君非疯,殆悲愤过甚耳。愿君弗作此骇人语。文柔目视余,又视窗外,复环顾室中曰:殆噩梦耶,温丹胡得来此。若梦者,愿君速使吾醒。余曰:此非梦,真耳。女两颊忽作红色,愤激谓余曰:此即吾仇人。致吾死命者!悲乎,悲乎,天乃窘我至此极!君能语我乎。吾两人公案将自此结,则大幸。抑尚将继续以苦我耶,语毕,以手掩面抽咽而哭。所言断断续续,余不甚解。惟此人之哭,则为余所创见。悲哀悔恨。一一从凄惨之声浪抽释而出。余则惨然相对,不敢劝止,命天下之悲为一石。此人可谓独得八斗,计不如听其尽情痛哭,庶得稍纾其郁结。当文柔恸哭之时,余则自念身世。余虽未亡人,然天下青年而寡居者正多,毕竟此种不幸之运命,为人类中所恒有者。念至此,余则不暇自悲。然吾固无勇的魂灵,无端而琼玫盈怀,衣襟尽湿也。久之,女哭已。举其凄婉可怜之眸子,向余端视。此等状况,实令余毕生不忘。既而小语曰:密斯散司娜佛,彼人能死乎。余曰:恐不得免,医生固不言有希望也。文柔曰:君固无仇人,使君而有仇人。此仇人则置汝于死地,虽不必果死,但举汝所有幸福尽破坏之,汝则诅咒之。一旦此仇人或得横折夭死之结果。君以为此结果确定吾诅咒生乎,抑彼人偶然与不幸相值,固无与吾事乎。余踌躇曰:此则难言,但上帝之居心,吾意总是属慈悲的。女曰:世固不乏以德报怨者,其人能以上帝之慈悲为慈悲。自是第一等人物,然其人于吾有切齿之恨。虽目系其横死,亦只觉欲慈无从,欲悲不得。虽不慈悲,亦不失为以直报怨。吾今愿为此种人。吾则不愿吾仇之死所,与吾同受一屋顶之覆庇。文柔最后一语,抗声出之,意殊愤激。余曰:然则将出诸大门之外耶,君固以勇自命,使今日为此。是前此非无意报仇,特限于能力。今又乘人之危,不武孰甚。吾意不如从而仁之,仁之,非谓彼之生死痛苦,与吾有毫发之关系。吾自好行其德耳,如是,吾之,勇不已多耶。文柔不语,颜色稍霁。久之曰:君意良是,吾即恕之。使彼若死者,吾当举前此恶感而悉忘之。吾此时觉所谓以直报怨事,殊酷虐险狠,不忍为也。余曰:然,君言是矣,然吾更有进者。言至此,余略沉吟。女曰:君何思。余曰:吾思君不如一亲见之,与彼一握手,一吻额,以了前此之公案(盖耶教中人所谓恕者必具如此形式)。女曰:是则不能,吾固欲见之。但吾有誓言,不及黄泉,则犹未也。余曰:君殆不欲其人之能见君耶曰:然。曰:是何害,彼此时漫无知识。犹死人耳,且吾谓君宜见之,固别有深意。女曰:何如。余曰:吾意男女之间,非有不可割之爱情,必不至有衔骨之仇怨。女色骤变。余续言曰:吾固非欲侦君往事,特以意拟之,君之事必不出此范围。凡人于吾有非常之仇,吾恨之亦何待言。但经吾一度之报复,则怨恨之心必稍杀,报复之施愈酷,怨恨之心愈淡。而前此萎谢之爱情,必于此时如勾萌之苗达,是引而亲之之道也。使吾有所谓仇雠,对付之手段则不尔。彼虽负我,我转从而仁之。吾仁之,吾心之恨之自若,或加甚焉,是推而远之之道也。故吾谓君不如亲见之,举前此之葛藤悉殊绝之。纵其人死所,与吾同一屋顶之覆庇。吾视之直等诸秦越人之肥瘠,曾何足一扰吾心。文柔闻吾言,爽然自失,恍然大悟。穆然如有所思,既而自言曰:然。吾必见之,但必彼不见我。余曰:是可弗虑。君若御密网以往,彼即苏醒,必不能辨。方问答间,霞南自外人。余曰:柳依,君之主母欲一见温丹也。霞南大惊,瞠目不知所对。顷之曰:密司欲见伯爵乎,吾意此必不可。文柔曰:柳依,汝弗虑,吾固愿见之,无害也。汝第取吾面网来,霞南则踧踖不安,似疑惧交集。而索解不得者曰:吾正忘之,密司脱弗兰欲夫人一往。余目视文柔曰:余先往视其人醒否。既至病室,则弗兰言尚有要事未部署。以病者托我,彼则以第二日来。留其仆,令有变即驰报。又谓余,最危险之时期已过。当无虑有意外,惟晚间则须得人看护之,言已匆匆遂去。视病者,仍冥卧如故。余方欲招文柔,而女郎已偕南自至。

第九回

文柔自外入,余视之。衣褐衣,宽博无当。类教会中女尼,草帽覆额,高领隐颐。骤视之,几不能识,愿不带面网。余曰:此人仍冥卧然君必力自振。言次,余见其唇吻无纤微血色,而震动不已,点首作酸涩声。曰:余。又曰:然,当彼近病人卧榻时,固不知其心中感触若何。而横波妙目,已变成流泪泉矣。惟时余自觉似宜暂避,不则或取厌于文柔。然吾固受托于医,有看护责。且此时文柔实为神经最扰乱之时,尤不可无防护,乃遥立屏息俟之。霞南傍吾立,余不暇注意霞南,惟耳际闻彼之呼吸甚促。文柔屈一足,踞病者旁,偻其躯,俯首近病者胸际。已乃举首向之审视,病者体微动。文柔则不动不言,涕泪交作。余微曰:君必注意。女不语。徐举手拂病者发,其纤手之动势,至为柔婉。自形式上言之,当是含有无线爱情,不见有所谓仇恨。第泪点堕落,如明珠,如钻石。未移时而男子之衣襟,如湘江斑竹矣。时室中四人都无声息,可半钟许,文柔乃致忏悔之辞曰:克立夫乎,吾今恕汝矣。凡前此种种可怕之怨恨,都从今日死去。愿上帝佑汝!愿汝夫妇!言至此不复成声。此恕词固甚恳挚,然例须一吻额。而文柔则毕竟阙之,又移时,文柔俯首吻其人之手。是时虽不闻女郎作何语,然从此别矣四字,意当温理一过。窗棂间忽有阳光,似室中愁惨阴霾,悉被驱逐。文柔环视室中,仿佛梦醒者。徘徊起立,又似盲行不知门处者。既及门,则回首向病者审愿。出门时,余见其以巾掩面,悲声作矣,文柔既去,霞南则痴立若木偶。余急促之使往伺其主母,于是余脑中所盘倨而不能驱遣者,无一非向者所见状,思想都为束缚,不能自由。入夜,弗兰以书至,问病状,并言若此时无变者,可以无虑,但醒后弗令思索,室中宜禁人出入,余即作短简答之。余思文柔之恨此人,乃至如此,不知此人于文柔又何如。有甚美者必有甚恶,此人以翩翩佳公子而虚有其表,诚堪浩叹。使彼苏醒时,吾语以文柔之名,不知有动于中否,使知生死而肉骨之者。即为已所负之文柔,亦毕竟有悔意否。吾方作此想,而得弗兰之书。然余则决计言之,以觇彼之于文柔何如。盖余觉微有恶于其人,不暇为之计利害也。中夜。病者霍然苏醒,揭其眸子之帘幕,目光炯然,以手自抚其额曰:余伤剧否。余曰:否殆被震荡,致眩晕耳,医者谓稍调护,即瘳,无害也。曰:火车遇险时,吾犹忆之,第入水时不复有知觉矣,言次犹有惊怖意。余曰:试忘之,第假寐耳。然其人则仍凝神作想,曰:愿君告我,吾此时身在何所。余曰:距遁屈里不远,此宅名河房,君遇险时,此宅之主人目击其事,故致君于此。曰:君即此宅之主人乎。余曰:否,主人名好达文柔,余意病者闻此名,必瞿然而惊,乃此薄幸之男子,面目间竟无些微之变态,似漠然无所感觉者。余乃大惑不解。其人徐曰:好达文柔,然则足下何人。余曰:吾名娜佛,文柔之友也,今则为君任看护,医谓君不宜思索多言,愿君弗多言。其人乃默不语。然吾于时更有一不解事,彼于火车遇险时,既忆之,则彼所急欲知者,当不在此宅之主人,而在与彼同时遇险之侯爵温丹夫人,今竟无一字询其安否,宁非怪事。窗外月明如水,钟漏沉沉,河流汩汩,虽复凄寂,亦饶韵致。余自识文柔后,始审此种况味,方万籁俱寂之时,回廊间有步履声,无何,一人揭帘入,则南舍中看护妇也,后此妇佣于文柔,其人名姥留,当时姥留促余往视病妇。余曰:何如? 曰:凡吾所为,无能当彼意者,医生所遗药又不肯服,专事怒詈。余曰:或者此等举动,病为之耳。余乃从姥留走视之,则见所谓温丹夫人者,方在室往来翔步,步履声甚厉,状固甚健全,无所谓病也。卒然谓余曰:吾甚乐见汝,吾甚幸有人来视吾,彼不合理之人,意必揑词道吾短处。余见其人市井气不可向迩,心益厌之,又不解其语意所在,余乃不答,仅向之鞠躬作礼。余厌重之气,似足镇慑此人之浮躁者。妇人又曰:医生谓余不宜多语,彼便竟不答我一字,谓可恶否? 余始知彼所谓无礼者,殆指姥留,因曰:是诚不当,然彼守医生之嘱,亦是尽职,何怒为。夫人第言之,吾当答如所问。妇曰:吾不知此间何所。余曰:此间名河房,距遁屈里不远。妇曰:河房谁属? 余曰:居是室者为密司文柔。妇曰:吾愿一见密司文柔,乞君介绍之。余曰：此事不能从命，望夫人恕之，彼密司文柔有特例，不与外人相见也。妇曰：吾必欲见之，意彼或不拒我如常人乎。此等口吻，可谓自命不凡，居然爵夫人也，然此亦不足异，彼夫妇间竟能不甚关痛痒者，余则怪之。妇又曰：当火车遇险时，余直不敢希望复活，厥后如何来此，全不自知。余曰：君与伯爵温丹同时被救，医生谓须得就近处急施诊治，故来此。妇作追思状。曰：然，吾与温丹同车，犹能忆之。余骇然曰：彼温丹者，为君何人，君乃非温丹夫人耶。妇曰：我固温丹夫人。我且问君，彼温丹亦在此耶。余曰：然，医生谓彼伤势较重，甚危。妇曰：医言我不甚危险是否。余曰：然。曰：然则吾何时可以离此，医曾言否。余曰：否，但吾意君必俟密司脱温丹同行，且密司文柔必欲君留此，彼固不见一人，君去，谁伺温丹病者。妇哂曰：彼温丹知我在此乎？余曰：吾意彼必知之。曰：彼曾问我生死否。余默然，心思人间世乃有此两人，可谓无独有偶。但彼男子之状态，尚不如此人之可恶。妇曰：君不答，吾亦知之，彼人心意中，尚安望其有我，一言以蔽之，夫妇者，名耳，吾之心固忍得痛苦事，现在作何状，君第语我弗疑。妇毕，微笑，然目有凶焰，至狞恶。余乃告以温丹病状。妇曰：意彼或能逃此危险，言下有失望意，既而询吾姓氏。余曰：吾为文柔之友，密散司娜佛也，妇又请见文柔，谓寝处于此，乃不一识居停，于理未尝。余曰：吾当代达此意。妇曰：更有一二事烦君言之，英人嗜茶，吾则不习惯，吾欲得法兰西之糖制牛乳。又晚膳时，无葡萄酒，亦是苦事，吾平时晚膳，此酒及鲜果是必需品，然必法京制造者为佳，英人所嗜者，令人生厌。且吾居此，未免寂寞，吾嗜读小说，若有法文小说，乞假我数卷。此等恶客，诚可遇而不可求者。余当时只觉烦懑，不可忍耐，唯唯受命而已。妇之装束颇妖艳，貌亦称之，蓝目丰发，长身纤腰，操英语颇纯熟，余此时知其人必久居巴黎者，第出身必非世家，不然，当不如时尘俗，第皮相者必以为是绝世美人也。早起，余入文柔室，则女郎方深坐颦眉，泪盈怀袖，余曰：彼温丹夫人乃欲与君相见。女闻言，急摇其首，余曰：彼盖欲谢君之拯救，要无恶意。女曰：此必不可，彼若来者，吾则闭门拒之。余笑曰：彼欲得酒果牛乳及法文小说。文柔曰：与之，吾只不见其人。余曰：彼所欲之酒果牛乳必巴黎制者，有此物乎曰：是霞南优为之，吾但求其人之速去，但得其人不见我。顷之，女曰：密散司娜佛，君视吾较温丹夫人何如。余曰：我只不喜其人。文柔徐曰：彼乃甚美，君何所不慊。余曰：然，彼之装束，乃巴黎之入时者，然亦仅工于刻划耳。文柔沉吟移，时曰：君试一评吾两人之优劣，使君为男子，于二者奚取。余曰：此又宁待抉择，使有草花与蔷薇于此，君将奚择，但吾有一问题，君固与其人有素耶。曰：然，吾曾识之，但仅一觌面，毕竟彼作何状。吾则忆之不甚真确，君视其人固甚爱密斯脱温丹否。余曰：吾所不慊于此妇者，即在此点，夫妇即不睦，未有值危险而不相恤者，吾观此妇，几以其夫之死为幸事，此人妖也。文柔浩叹可，可怜哉温丹，君知彼等所欲往否。余曰：彼等殆往巴黎。女曰：吾有一事蓄愿已久，吾欲此一夫一妇者，同时入吾之视线，毕竟此有情眷属，作何光景。余曰：此易事耳，彼男子病愈时，君固随地可以窥见之，此事余不知其命意，然厌世绝物之女郎，而忽出此，其为作茧自缚无疑，向之所谓推而远之者，其进行乃适相反，姮娥捣药无时已，玉女投壶未肯休，直到桑田都变了，始无爱水向东流，之为物，如此而已。

第十回

娜佛夫人乎，此室之幽寂殆等废寺数卷小说又都不当吾意，不即日离此行，且闷死作此语者，侯爵温丹夫人也。余曰，虽然君必忍之，不然宁能舍温丹独去耶。则杨其目面视余曰，温丹乎，是何与吾事，吾之去留，以彼故，乃不自由耶。余曰，吾意男子之动作，必愿其所爱预知之，世安有夫妇面无密切关系者曰嘻，密散司娜佛，君所言是普通夫妇，吾与温丹乃人间夫妇之例外者，彼我居不同室，藉不同国生活不相谋,君第见吾两人同车,谓是惠而好我,豆知其真相过相反哉,彼居林芊公园,我居法兰西之辣具而,吾两人数千年来会未一观面。此妇言时若甚自得者,余则冷然听之。妇续言曰,世间夫妇而不相闻问,殆无有如吾两人者。吾在法国南部,自谋生活,温丹不慊吾所操业,夫男子不能庇其床头人,免使其自寻生活,则彼所以尽其为男子之职者可想。乃彼则以吾之所为,累彼名誉,值欲咒吾死地而后已,其薄情且忽论,即以事实言,非所谓既不能令,又不受命者耶。吾不耐其所为,乃致书与彼作最后之离异,此事前日始解决,吾则返辣具而,彼殆欲往巴黎,吾与彼同乘一车,便如芒刺在背,尔复不过,意温丹亦如是耳。妇语异,目视我,似待余之质问者。余只不信其一面之辞,又吾以为凡夫妇而同床个梦者,其人必不足取,因默然不赞一辞。妇又曰:夫人视吾当知体魂非健全者,法之南部,气候较温,居颇适宜,此问寒冷,令人不耐,吾所以急欲离此,望君为我谢文柔。吾疑以五钟时行,去时并欲一别温丹,吾与彼此相离,不可不作最后之握手。余曰:视乃应有之义,但两人既恩断义绝,相见时得弗益彼痛苦,感觉否。妇晒曰:恐非吾权力之所及,吾两人占脱辐者已数年,自知无一事足扰乱其心曲者,言次,作切齿状,且笑以鼻。自言曰:固有之,不可谓非快意事,余不知彼所谓快意者何事,第觉彼妇美丽之目光中,含有凶焰如火山之吐烟也,余乃指文柔所,告以温丹夫人之言,谓君欲见此两夫妇之情状,今其时矣。文柔问彼此妇欲去,颇以为怪曰:吾必欲见之,又虑不得秘密。余曰:君但易服饰面,径往坐室中,不作一语,必无害。文柔又虑为妇窥破,谓其人险且狡,然余以为妇悍面粗,必不足虑。文柔乃如余言,调粉和脂,污毁颜色,椎鬌粗服,作业仆妇装,居然别一人矣。既竟,乃偕余人病室,温丹方倚枕枯坐,见余偕一人入略一番视曰,此新愿之看护妇耶。余曰否,渠前日即在此供奔走,特君病甚,故不知耳。密散司温丹疑先行,彼欲与君一相别,温丹曰:吾愿彼别我。言时色离镇静,然不掩其不安之意态,意尽不欲外人知彼夫妇内容。顷之,问趾高气扬之足音,侯爵夫人来矣。室隅几一椅一,文柔坐其处,余傍榻坐,妇入立病榻前相距五尺许曰:此次险甚吾等殆幸免矣,其发言之状态为最可怪如留声机,有声而已,其所与言之人,未常一正眼观之也。余乃循例引避。然温丹则止余曰:娜佛夫人勿行,吾侪固无私语,妇亦云云,余乃止。彼等于是隔之耽耽觇伺者,殆始终未一注意,寂然者移时。妇曰:此室由寂甚,令人不耐,吾愿君病愈时亟离此为佳。温丹曰:君言甚是。妇曰:吾愿汝速逾别矣更不作慰藉语。亦不一握手,并目光亦未尝一相接,逐行温丹亦曰:别矣。语声末毕,妇已出门。时方秋初,炎威犹炽,此两人之面,则各有霜雪。妇既出,温丹面向墙,嗢然微欢。余仿佛闻之,拟有书空话,惟不辨何词,移时始苏醒,索柠檬水。文柔则注水于杯,手授之,温丹雾颜微笑,似表其感谢者已,而此慈善之目光。自女郎涂饰之面移注于贮水之杯,嗒然凝视,如魂灵骤然失落者。余怪之,番视,则温丹所注视者,不在杯而在持杯之手,数秒钟后,接杯太息,形神黯然,此中是何曲折,文柔当自之。然而濒死春蚕抽丝未竟成堆独泪,余尽重燃矣。五钟以后,余既送温丹夫人。乃诣文柔处,曰:彼妇已去,吾觉如释负者。吾观此两夫妇,相爱之热度,可谓平均,彼此俱达冰点。但温丹似非暴戾恣睢者,特未用情于彼妇耳。文柔曰:吾亦怪之,彼固曾爱其人也。吾方欲致问,文柔忽易其辞曰:君视彼妇曾注意我否。余曰:否,吾固谓此人心粗。文柔又曰:密斯脱温丹曾注意我否。余曰:恐彼以君为仆妇耳,女哑然失笑。余曰:虽然,彼注视君手,作失惊状,固不之觉耶。女点首曰:幸吾不欲更见彼,不然,必为所识破矣。自彼侯爵夫人去后,河房中仍前清净世界,无复横厉之足音,叫嚣之言笑。余于文柔之外,更得一谈友,颇不寂寞。惟此美丽之少年侯爵温丹,究于文柔有若何密切关系。而温丹于文柔,又亲面不识,闻名不知,是何理由。且文柔日来,转觉胸襟发舒,不如从前郁郁,毕竟是何原因,种种疑窦,余亦绝口不问一字。文柔虽不至病室,于彼病者之饮食需用则甚注意。每以书籍或鲜花美果,嘱余致之温丹,花必手折,果必先尝,书籍必亲自检点翻阅,似乎假手他人,便不能当温丹意者。余每挈一物入病室，女郎必嘱余，第致之弗多言。然余不欲贪他人功，必告温丹曰：此密司文柔自为也，初时温丹似不注意。数日后，意不自安，问密司文柔之为人，谓萍水人蒙如是厚待，殊属非分余曰然。文柔秉性最仁慈，其待人之温厚，殆出天赋。温丹沉吟曰，渠平居亦有时颇优恋否，年事视君少长若何。即居心仁慈，又何不惮烦乃尔。余曰，彼年事尚稚。第善病多愁，固非甚健全者，又问文柔之病为旧有者否。余曰：是旧有者，彼以忧患余生，故芜信年华。已无春意，可怜人也。温丹默然，既而曰，吾愿一见密司文柔，受恩既多，感激自深。脑镜中留一摄影藉为他日之记念，固不敢言报德也。但吾更有一事问君，彼前日之看护妇为谁何数日不更一来。余曰：君何问此曰：无他，彼之手绝美丽，似非常人所能有。惜当时未一番视其面目，吾怪仆妇中乃有此耳。余曰然。人咸美其手温丹叹曰：吾安得更见其人，触动吾数年前伤心历史，言已泪随声下余思此两人之参商，必有不当然而者。吾当探得真相，炼五色石，补此情窟，温丹之所言，则秘之不以搞文柔。

第十一回

经数来后，温丹之病，渐就痊可。此数来复中，凡食物药品皆余为之斟酌，日长无事，则相对谈小说及旧所闻记事。温丹忠厚坦白，意致高远。余心殊敬爱其人。一日，弗兰来，诊视已曰，再三日可以离此，余闻之，转觉愀然有惜别意，温丹似亦不能无恋恋，相对默然。余问病愈后将焉往，温丹曰：医谓吾宜暂离英国，至意大利旅居数月似彼处气候与吾病较过。吾初无目的，行将如其言。余曰，愿吾两人后此得再相值，不知君亦作如是想否。温丹黯然曰：君有此言，足令人感激。然恐不能，余讶其言。温丹数曰：余命运之黑暗，正不知何时始观天日，造因由己并无可怨尤。吾居林芊园，其地之幽寂，略于此间相等。吾所以居彼者，固是闭门思过，然实是生意已尽，无复有人问兴趣，一失足成千古恨，再回头已百年身。娜佛乎，吾之往事，无为君缕析言之也。俗例，男女交际非骨肉至戚或有密切之关系者，不得仅称名，而不仅称名而不赘以密司或密散司字样。今温丹激于中，不暇检点，直称吾为娜佛。已而觉之，不觉腮颈俱赤，然余则益心钦其人之诚悫不以为忤。余曰：意君所谓不堪回首者，殆无心之过恶。若谓作奸犯愿，吾不信以君之为人。而会有奸愿行为温喜曰：君乃信我乎。余曰：不止信君，且崇拜君之为人。吾敬君之心甚深，不能言其底止。温感激曰：密散司娜佛乎，不图君乃垂青若此。自吾事失败以来，自问将为高等女子所不齿。不问如此温语，数年于兹唉。吾感谢君，自今请得缪诧知己。余曰，固所愿也。温曰：吾得友君，吾已丧失之名誉，得补救不少。医谓吾暂离英国，可避不过宜之气候，其实何止气候不过。吾自觉前此之过恶，若一日不煎熬涤便此间无吾插足地吾之居林芊园，亦仅俺待死耳。言已唏嘘余急欲一询其前面之历史然彼既言不堪回首，吾又未便处相诘温又曰，吾此去或数月或一年，都未可知。他日再来英国时，吾愿更一相访倘君于吾之往事若有所闻，仍能相待如今日否。余曰：时固吾所数迎者，固言深信君之为人，不以人言重轻也。温曰：人之相知，贵相知心，君之谓唉。今吾更有一事相间，密司文柔与君最相得。君必知某事可得彼允许，某事或，使吾欲一见文柔者，彼将不固拒乎。倘彼拒我亦无害，但吾受彼如此厚惠，不可不面谢。余曰：此事必不可，吾与相处数年，未尝间彼与一人接谈。今兹必不能为君破例，若纸申谢悃者，含致之可耳。又三日，温丹与吾别唉。别时出一函属吾致文柔，又问柔何所好，谓愿有所馈赠不欲以空言对付实惠。余言文柔唯多愁善病，绝不肯使外界事或劳其心，实不知有所嗜好。温丹闻吾言，爽然者久之曰：然则吾他日再至伦敦当首谒此人，受此厚惠。宁便忘怀且双身四顾，茫茫人海，以煦然相加者，惟君与文柔耳。此时余目中美丽武勇之少年，声咽气促，不能续其词。而余亦情激于中，泣下沾巾，不复知有嫌疑也。温丹既别去，余忽忽不乐。如有所失然与此人绝少关系，而何以如是,因研究吾涕所从来。其状貌之美好,气质之纯漱,固足动余敬爱之感情。而其运命不幸,琴瑟失调,实与未亡人同其沦落。然则余之怆然泪下,非无因唉。温丹去时,以函信一事,遗文柔,猫眼石一枚,赠余仆妇等,皆赏贺。余寻思函中当不过感谢词豆,然文柔与此人若何密切关系,余已略知梗概。此书足以致彼伤感无疑。又文柔曰:来似以温丹病愈之故,蛰居盆密镇日局其妆各。以余陌路之人,酋以温丹之去为不乐,则彼方寸中。未旧恨新愁所蹂躏,不问可知。因决计搁置其书,不即致之。自温丹来河房时,文柔即于楼上,为余刷除了一室,是夕余径入己室。思吾谓日所闻文柔已往事,虽不详尽,然余所知者,殆已过半。曦绿化来杜兰香去,一春梦雨,无此凄凉。念女郎之身世,令人邑邑于中,不能成寐也翌晨。文柔乃先余下楼,立回廊间,注视庭中花朵,朝墩返照其面,流霞映肌,直与凝露花蕊斗艳争鲜。见余,点首无语,余徐立其旁白。密司脱温丹去唉,女曰:吾知之,昨日吾目送其去。余觉女郎意态似稍活泼,樱口吐芳,葫犀烽雪,无复颦眉泪皆之呈现。余为之罕见然,因日,密司文柔今日当甚愉快。吾自识君以来,今日乃初次现欢喜相。女笑曰:吾自恕温丹后,颇觉心无罣碍。后此且当及时行乐,以自娱下半世之岁月。岁月尽,彼此之葛藤悉断,恩怨都消,直是欲愁不得。余曰:如此极好,君真慧人。有此善知识,但温丹有书在此,君尚欲一寓目否。否因出书授之,女即霹其书,与吾同读。余笑曰:君乃不虞秘密为人知耶。女曰:彼乃不知文柔为何人。安所有秘密语,且吾往事,徐当为君言之耳。因共读温书,书固仅言感谢。然词旨极温婉有致,可爱如其为人,文柔默然者久之日。可怜哉,克立夫,渠竟不知仁彼者,即彼所负之人。余曰:此书情深语执,略如其为人,谓此人会负其所视。吾实大惑不解,彼于一饭之德,且不敢忘。夫查于所厚者薄,而所薄者转厚耶。余言时,文柔目视我而色渐变,若大拂其意者。余又曰,彼为我言,先时会犯一过恶,是出五心,而冤蒙不白。至今郁郁悔不可追,女作色曰:彼对君言,恶得不文饰,悔或有之然当时恐末曾以他人生死置念,已唤密散司娜佛,言之令人不欢。余曰,甚善。吾殊替成君能忘之,因语涉他事,嗣是文柔不复以枯寂自若,稍稍涉猎书报,是或挎琴唱诗,前后如出两人而音律精妙,回非余所能及。余乃喜出望外,然其余世人交接,则始终不稍变其宗旨。惟与余则交情益密不稍疑贰,前此事偶一道及,亦不复深裤但要余守秘密而已。然当时余尚不能深悉,后来始尽知,至吾作此书时,固无须秘密矣。兹且叙述此伤心历史以念读者,然当时尚有一事宜先叙入此章者,自温丹去后,入阅月,一日文柔兴余共读伦敦晨报,文柔忽变色,以手指新闻示余。余读之,则温丹侯爵夫人在乃庵墅于五月三号逝世。闻已卜兆于乃庵墅之燕丝佩儿。封窆之期,约在五号云。余此时陡觉心惊,似此中藏有可怕之消息者,心思世间将更有第二之文柔耶。吾知此语读者必不解,即文柔当时亦不知吾意,然余则为温丹危机之。是日,归十字村后,于温丹夫人逝世一事。辗转不能置念迟一二日,余于某杂志中复得乃庵墅专电,所言略与前同又谓密散司温丹之死恐有他故,因距死之前一日尚不问其有病也。报纸所言,固属捕风捉影然余则忧虑益甚矣。

第十二回

先是英伦有阿煦嗷者旧家裔也,少时孤且贫碌无所表见。又伦敦繁华甲天下居其中者,非有自立之道,颇不易存活。阿煦暾以不堪贫困故,幡然变计,投身海舶。思于蜃楼海市中觅铜山金穴转展流离,久之不知所往。凡十五年人无有知阿煦嗷者,其父名球雷,有兄一人。号球雷好达营小贸易,仅足自活,一日阿煦嗷忽衣锦而归。则彼在印度已致巨富财产盈兆矣,于是伦敦社会上,阿煦嗷之名乃不胫而走,居然大资本家矣。阿乃购第宅于伦敦开闳壮丽脍炙人口好事者,至谓凡物经阿煦嗷手镯即成黄金,同时有公爵见唇者。其别第名银井伦敦著名巨室也,以事破产,屋遂出售,阿煦嗷又购之。嗣又购一别墅,其地在伦敦市外。名威得,宅名燕丝佩儿,园林之胜为一时最。惟阿煦暾孑然一身,无眷属,遂以银井第居其兄,或劝之娶妇。阿殊不注意,时其兄亦失偶,有侄女一人,兄弟皆爱之。因名之好达阿煦暾,好达阿煦暾绝聪慧,毕业于高等学校,同学无出其右者,而颜色复韶秀无伦。球雷归国时,年十七矣。女母固贫士女,善持家,有闺范,女承母训,绝自爱。饶有独立思想,既失恃,助阿父理家事,颇井井。固自以为贫女生涯,倚赖十指,不尽双眉也。球雷爱女,甚于己出。凡事不肯拂其意,下人有所作,悉秉承指挥。众咸知此巨产必属女郎,因之艳名大噪,为社会视线之的矣。女郎所处地位既如此,则绚烂可想,五陵裘马,咸以得一识面为荣。而女郎之雅素,为球雷所心许为快婿者,几二十人。然当女意者则无有,盖女所注意者,不在迹象之间。以彼妙龄才美,又富有多金,自不嫌其过刻,特以九方自而相马,难乎其为马者耳。好达阿煦暾之名词发现之日,即女郎得意之时,盖此时期之前,为绿窗蓬壁中人。此时期之后,又为补屋牵萝之日,然其历史之荣枯。强半为僻性所自误,女郎绝骄傲自尊,然所谓傲者,初不以富有故。特苛于责人,心有所恶,更不肯有略迹原心之想,性又拗折,然律身则甚严。无纤微过恶,令人有白璧微瑕之憾,亦可谓善养勇者矣。春日,迟迟秋月皎洁,此一年最好处也。西人于此时期谓之情世界,世家巨族开跳舞会,盛设筵宴音乐,以娱亲友,竞奢门侈,不可方物。而以大家闺秀为之主体,占凤求凰,如酸秀才之赴试,皇皇如也。而每一情世界中,必有一女王,女王之资格,必才色兼备,尽善尽美,无少缺憾而后可。某家女郎为情世界之女王,则门户光彩,西女于此时期。谓之入社会,此风伦敦尤盛。球雷爱好达阿煦暾甚,以为是年情世界之女王,必属女无疑。乃急欲一睹飞黄之快女,亦知好花及时。兴高采烈,好达阿煦暾既入社会,哄劝观听,自不待言,义铡之式,竞相仿效。摄真之影,供不副求。报馆之访员,是女郎之左右史,社会之嗜好,为女郎之应声虫。某日公爵来谋夫人家球会,繁华靡丽,盛极一时,某某报纸记其事,咸谓此会有一大缺点。则以情世界之女王好达阿煦暾未来也,球雷闻之则大乐。人有恒言曰:一世之雄,若好达阿煦暾者,殆可谓一世之雌矣。

第十三回

一日,有伯爵夫人号伊扶林墩者,折柬招此情世界之女王。林墩夫人有别墅在柴亩,景物绝胜,疏林泉石,环其室,花园锦簇之伦敦,百万人家,倚楼可望,盖近市之名园也。夫人爱此半村半郭,终岁恒强半居此。所以招好达阿煦暾者,盖循例开筵宴会宾客。为世家应有之豪举,而不愿有女王不来之缺点也。好达阿煦暾乃盛饰而往,伊扶爱好达甚。投辖萦马,遂留止焉。其明日,早起,好达至园中闲眺。时方初夏,蔷薇类着花正繁,露珠欲滴,朝暾未晞,空气澄鲜,令人清爽。女郎整日周旋于管璇杯箸之间,竹肉之声,珍错之味,口耳为之生厌。今到此清凉境界,始觉悠然意远,而叹往日之心为形役也。园中有此花坞,有泉流,石径曲折,树荫中人形其间,仿佛置身绿天深处。女郎折半放花数朵,且嗅且行,遥见有小池,丛花环之。女宿闻园中有池,名幼妇湖。意即此处,因趣之。闻水声,则丛树中河深曲折。小桥幽然,其旁置喷水机,水花怒飞,河畔有石矶,绿苔萦滑可爱。女走立石上,以手中花承水花,使润,凝脂玉臂,与花瓣争妍。见者当神迷目眩,女固不自知美艳无俦也。已而见河之彼岸,似别有佳境,思更一游览。因缓步向小桥行,忽闻有人自后呼之曰:返矣,桥危险,行不得也。回顾,则一少年自后来。脱帽恭敬作礼曰:漫然唐突,吾知密司乃伊扶夫人之尊客好达阿煦暾,吾乃夫人之弟克立夫温丹也。此时女向温丹上下凝睇,不作一语。盖彼慧眼中之少年,似有一种奇怪之能力,如电气,如催眠术,不觉忘其所以。少年又曰:适间冒昧致辞,得弗惊密司否,女仍不暇致答。当女郎乍见其人。即觉如此人物,自入社会以来,未曾会遇。第一要义,即检点是人有无缺点。少年语时,女郎正在审查中也。嗣觉少年似向己道歉者。则答曰：否，初言时，殊不自知否字是何命意，继乃觉之。则又续言曰：未惊也，言时，温丹行稍近，女视其人。愿视清高，丰神秀逸，殆无缺点者。女郎则又疑是幻梦，盖平日自命不凡。以为必如是如是之人，乃足为偶，不然，即标梅迨吉，终不屑明球暗投。一旦意想中人突然呈现，便如政治家忽与乌托邦相值，以为必无之事。忽见少年微笑有言，第见其唇齿之构造，如美人樱口，为他男子所无。而燕剪双髯，伟然英武，其次则蓝色眸子，明了而诚悫，复次覆额之发，整齐而分明，复次肢体之结构，长身玉立，亦灵敏，亦魁梧。凡此种种，一刹那间，尽收拾慧眼中。至其人毕竟何语，则未暇详察，以微笑答之而已。先是林敦夫人以书招温丹，谓情世界之女王，将为柴庙园之座上客，时温丹未偶，夫人固有意为阿弟作合也。温丹之高视阔步，亦复如阿煦曤，意所谓女王者。亦凤见不鲜，未必便名称其实。夫人审其美，谓此乃特别女王。王他情世界者，不如也。温丹笑之，仍不甚措意。至是日之晨，始见之，其扑朔迷离，惝恍失措，正复与女郎相似。又自悔向者囿于成见，此两人之间，有交互而固结之爱力，固不问可知。林敦夫人见两人相随如形影，温丹为阿煦曤效奔走，几无微不至，则匿笑不已。而宾客之见之者，无不极口陈道。以为珠联璧合，都愿此两人早成眷属，柴庙园居然情世界矣。阿煦曤居柴庙数日，主人情重，殷殷挽留，为之客者。亦竟乐而忘返。盖女郎之于温丹，只觉不能舍去，殆芳心已作沾泥絮也。一日，午膳后，两人款步向园中闲眺，温丹踟蹰至再。腼然向女郎求婚，谓许温丹爱阿煦曤否。女首应之，又问阿煦曤亦爱温丹否，女红晕于颊，曰：吾固爱君者。曰：然则不揣谫劣，愿下镜台，何如。女俯其首微应曰：诺。于是两人皆无语。既而温丹嗫嚅曰：吾尚有一事，望君恕之，女问何事。温曰：昔吾在法京留学时，曾作一无意识事，不堪告人，然不得不为君言之。女曰：愿姑置之，凡此等已往事，言之何为，吾自问爱君之心，深于沧海，无物不可容纳。君欲言此等事，他日一室晤对时，患无暇耶。且吾所愿私为己有者，乃君之爱情。至君意识界中事，吾固不欲过问。温丹曰：君用情真挚，令人爱而忘死，今请誓言之。吾爱君之心，当与吾生命相终始，寒此盟者不祥。方二人情话缠绵时，有异鸟来集树颠，鸣声格硕，雄飞从雌，类唱随之乐，似示二人以标本者。又似来证此誓言者，女郎目，视温丹，微笑不语。盖同是黄莺作对，粉蝶成双，其触目感情，视伤春怨女，为绝对之哀乐矣。温丹者，固前章所谓侯爵者也。婚约既定，好达阿煦曤富且贵矣。然女郎固不因侯爵而用爱，即温丹亦非注意金钱，尝自言无足重轻于女郎，惟爱情纯洁，差堪自信，然则温丹并不自知其为侯爵，世上婚姻问题，宜无有视此更圆满者矣。两人乃以密约告之林敦夫人，若球雷，两人皆大乐。时炎夏方来，气候渐热，乃定九月间行婚礼，春华秋实，是情根结果之期，而软玉温香，宜天气已凉时候，九月实大妙，但不知杜兰香下嫁，年命何耳。

第十四回

敦者曰：银井。曰：栗台。别墅曰：燕丝儿，皆属之。时阿煦曤仅十八也，一时伙颐沉沉，言女子之幸福者。必称阿煦曤，谭男子之幸福者，必言温丹侯爵。此两人之姓氏，几变为普通名词，无人不稔知之矣。自球雷逝后，阿煦曤适不得闲暇。又以新丧故，不忍遽治喜庆事。因改吉日于第二年之三月，栗台第邻伊扶林敦居宅，阿煦曤乃居栗台，朝夕与林敦夫人想遇从，温丹则无日不至。此中岁月，大可消磨，固无从赘述其光景如何也。荏苒光阴，忽忽新岁。好事渐近，春光转迟。阿煦曤之乳母，即所谓霞南柳依者。乃大忙碌，衣饰衾具，皆此姝经理之。色必鲜艳，式必入时，一珠之费，动辄钜万。讵知后此乃日炙尘埋于河房斗室之中，凡事难逆料有如此者，届期，林芊园之侯爵第中，宾客满堂，繁华如绣，结婚之礼拜堂在银井宅附近，堂固不甚宏敞，女郎不愿行礼时多人聚观。谓仅证婚人及牧师已足，然宾客皆不速自至。人多，座不能容，则足立以待。主婚人则伊扶林敦伯爵夫妇也。是日，天气晴朗，熏风融融，似乎天亦有情者。阿煦曒谓霞南，吾与若情同母子。今日为吾大纪念日，惜吾母不及知，汝宜为我祝福，霞南则吻女额，又跽一足。为女郎祈终身幸福，女于时衣吉服，饰盛饰，雪肤花貌，亦既艳绝人寰。而上衣下裳，皑皑洁白，胸间佩金十字架，项圈珠络索，臂钏嵌金刚石，映日光耀人双目，不可逼视。女对镜顾影，欣然以喜，此喜盖甚曲折，非形容美丽之可喜。意中人视己必惬心慊意之可喜也，旋有仆人入白，谓伯爵林敦遣马车来迎，女颔之，徐起立，重复对镜整衣，当窗理鬓。霞南导女下楼，至回廊间，见群蜂飞鸣，花香沁鼻，令人心醉。霞南，似他时总不如今日晴暖。女郎未及答，忽一仆人垂手迎立，似有所禀白者。女问何事，仆嗫嚅曰：有一客求见。霞南曰：汝殆颠矣，此何时，谓密司尚有暇见客耶。仆曰：我固知之，但此客大可怪，谓有要事必欲见，女问客何状，若识之否，答言不识，是一女子，状类绅士夫人。霞曰：无论何事，此时万无暇接待，汝第却之，必欲见者，他日可更来。仆尚犹豫，霞南迫促之，乃勉强去。顷之，复至，手一纸，字迹草率曰：此客致主人者。霞南曰：姑搁置之，女欲取视。霞睨之曰：密司此时宜即去，伯爵夫人想已久待。女曰：然，吾侪诚不宜久延，仆名修省男，亦球雷旧人，作足恭状曰：幸密司恕吾，此人之来，似非无因，幸弗造次。阿煦曒微不悦，取所持纸阅之。见草字歪斜，行列不整。其词曰：倘汝欲全汝体面，必弗固拒我，不则吾且随汝至礼拜堂。即若夫妇行礼处，吾且重辱汝，吾无怨乎尔。故来，女郎惊颜如土，肢体皆战，霞南急取纸审视。喑曰：此疯人也，女问是疯人否。修省男答曰：否，其人美观而被服丽都，殊无疯意。霞曰：其人何状。曰：身长，发稍黑，衣裳入时，意殊倨傲。御者告以密司今日必无霞见汝，此车即迎新人者。其人哂曰：尔等俟之，新人若乘此车，尔等自不乏犒赏，阿煦曒不耐听。谓仆曰：入之，挽霞南手，入客室，纤指战动，冷如凝冰。霞南惶急，思所以慰女者。竟不知何语而可，视手中纸，复视女郎。女曰：汝试更读一过。霞如言。读己曰：吾思是必疯人无疑。不然，宁有意外恶消息耶。女不语，霞南方欲再言。门辟，入者为一丽人，长身纤腰，略似阿煦曒，鬓发如云，皓齿微露，灵敏之眼波。瞬视室之四隅，似室中陈设及人物，于一刹那中，已毕见者。此等客当悲能噬人者可知。既入，客谓阿煦曒。吾此来唐突，抱歉之至，但吾为事势所迫促，不得不尔。吾闻密司阿煦曒今日将与温丹侯爵行结婚礼，此事信有之乎，女郎状殊镇静。徐答曰：有之，然吾不解此事与足下有何关系。客曰：密司恕吾，不遑多让，君与温丹之离合，吾实操有裁判权者。言次，向阿煦曒上下凝视，状至侮蔑，自顶至踵，审视一过，目笑而言曰：君衣饰焕然一新。又以手指而言曰：此围巾，此领肩，皆出自妙手，美丽哉。又曰：意此时礼拜堂中证人必已伫待，牧师必手执铃铎俟新人莅止，宾客且渴欲一瞻芳范。虽然，须知今日之事我为政，吾乃温丹侯爵夫人也。女郎闻言，唇吻尽白，竭力自持，意不欲以惊怯之态示人。然声颤气促，不能自掩，作简短之词曰：吾只不信。客哂曰：此易事耳，密司第致温丹来，与吾面相质，问谁为彼法律上之妻。彼若能作异词，吾当不复觍颜人世。霞南悍然曰：密司第令仆人来遣之去耳，谁耐听此。女未答。客曰：汝诚忠实，然腕力不足济事，假惺惺作态何为。言时，故作安详和蔼状，出一纸置阿煦曒前曰：密司不信，试读此，女略一审视，辨为结婚证书，视签名处。女曰：燕丝突波。男子克力夫温丹，其结婚之礼拜堂为圣路区，其他则巴黎也。女曰：虽此证书极为正式，然吾只不信，必克力夫自言之。吾自闻之。客曰：甚善，然则客走伻速克力夫来。又笑曰：此事固必须得密司之承认者，客笑时，瓠犀嫣然，霞南则深恶之，怒形于色，阿煦曒欠伸起。按铃呼仆曰：吾当如汝言，密司脱克力夫当以此时此地遇汝，霞南欲阻止。女拂然曰：此宁可含糊了事者。言次，修省男入。女曰：速克力夫来，便说有特别大故，不及作书。速往速往，尽汝能力，疾驰去。修省男见女有怒意，不敢问，回眸视客。则昂首佯笑，心知有异，应声奔出。女曰：汝可以为马去，此时当在银井之礼拜堂，弗至林芊园也。仆声诺，径出，霞南请女郎入妆阁更衣。意不愿主人与恶客相对，而已为之待。客笑曰：密司阿煦曒，吾有忠告语，愿君听之。吾为温丹夫人，帝国法律有效，温丹无再娶礼，为君计，卸去盛妆，不较安适耶。女不语，自向架上抽书。愿谓霞南，吾姑侯温丹来，因开卷作翻阅状。客亦曰：吾姑侯吾夫来，阿煦曒若弗闻也者。目注所持书，彼此默然者半钟时。霞南曰：修省男去半钟矣。客亦曰：半钟矣。女郎不语，又半钟时。客曰：一钟矣，能终不来者。吾亦无所梦，独惜此事非能以避匿了之耳。女郎仍不语，然方寸间疑云暖曤。渐增黑暗，又久之，林敦夫人自来，自门外招霞南出。夫人问故，霞南具告之。夫人大疑，方两人偶语时，修省男入白，温丹侯爵至矣。阿煦曒掷书起，足立以待。顷之，闻窗外温丹呼己名曰：好达吾爱，吾来矣，何事见召。仆人揭帘，温丹跨入曰：累君久待。语未竟。客向温丹作礼曰：温丹侯爵，久违矣，别来无恙耶。客语时，巧舌如圆珠，柔声如好鸟，温丹遇之，色立变，目定神死。不啻耳鼓中触迅雷震霆，其白色之唇吻，震动移时始成声曰：汝耶！吾意！吾以为汝已！此奇怪之客，忽以庄重之态，换其微笑之面目，不待温丹词毕。即顰蹙曰：君幸勿以此介怀，是不过吾之计耳，吾几经满志踌躇。而后出此，然犹旷日持久，以待时机之成熟，而后乃有今日。言次，移步近温丹立，眉稍眼角，现得意状。似战士之凯旋者。阿煦曒察言观色，已十得八九，如利刃刽胸，寒冰着背。温丹则羞愧瑟缩，无复有人状。客视温丹，又视阿煦曒，则续言曰：吾之计划无他，不过令人知吾非易与者，吾逆料君必出此。此美丽之嫁衣，珍贵之衾具，虽得之非易。然以理财言之，君之得意可知。虽然自今言之，亦颇悔恨否。温丹痴立如木偶，不能置答，似乎微点其首，承认悔恨者。客于是仰天大笑曰：吾今得最后之战胜矣。黄金嵌宝之约指，当不复饰彼女郎凝脂纤指间，有味哉，吾之计划，温丹茹恨包羞，声嘶音瘖曰：汝好！仅此两字，又不能自续。如有大骨横亘于喉间。妇晒曰：昔吾两人结婚时，君固谓我为天上安琪儿，今视之犹昔否耶。温丹惘然僵立，额间汗珠如豆，次第迸出，阿煦曒不复能忍，愤然曰：温丹侯爵，此四字之声浪。自温丹视之，井剪逊其锋利，温犀无此明了。只恨秽浊之躯，无所隐遁。阿煦曒曰：温丹侯爵，吾以爱君故，固不信君仇人之毁君。今此妇所言者，君亦已闻之，吾爱君之心，虽无止境然有一语，须明白答我。竟毕此人与君为法律上之夫妇否，于时，女郎与客与霞南皆屏息侧耳，目注温丹震动之唇吻不稍瞬，温丹无语。久之，第闻喉间格格有声，似呻吟，似呓语，不可辨。众益倾听，又久之，仅辨数字，盖诵圣经中祷文也。女促之曰：只一语耳，君之言，吾则信之。更不须第三人为之证，此人与君为法律上之夫妇否，温丹俯首不语。客曰：速言之，此何所用其游移者，证婚人某甲，非君之挚友耶。某寓屋若某别墅之在法国弗罗伦地方者，非吾两人度蜜月处耶。君从无香火情，亦不至健忘乃尔，阿煦曒曰：克力夫温丹，速答我。此人为君法律上之妻否。温丹，此时更不知身为何物，只觉如死囚对簿。如路易十五世之酷刑在前。斛束而言曰：是也，此两字既出，其能力实有令人可惊者。盖阿煦曒之爱情，与海水较多寡。至此，立时干涸，无复余沥，目中不见有意中人。有美少年，只见一塌茸男子，沁沁悦悦，呈种种恶相。先时所心许者，今则须发条条可丑矣。默然者移时，顾客曰：汝果侯爵夫人，非赝冒者。然汝之计划实大妙过当，所谓最后之胜利，亦既如汝所愿。此间一片失败土，不敢劳君久淹留，幸速离此去！去！客曰：吾当即去，虽然，吾之为此。特索报于温丹，于密司固无怨尤，密司富且美，何患天下无如意郎君，负心人堕甑视之耳。吾爱密司美丽，深以下偶伧父为可惜，今知免矣。愿得一握手为别，因伸手向阿煦曒，阿煦曒置不理。麾令速去，温丹强颜曰：此言是也，女郎若弗闻者。指室门曰：速！速！客怒曰：不去，谁冀赏耶。吾此来诚杀风景，然造此恶因者为谁，明日请君侯我于某甲处，幸勿自误。吾两人待决之问题正多。甲盖律师，为温丹掌财产者也。言已，愤然遂出。客既去，温丹主臣而言曰：好达，君当知！阿煦曒方盛怒，闻温丹有言。注视之，虽女郎秋水澄波，依旧明眸善睐，而温则良心自讼，未免情随境迁，似乎女以冷眼视己者，似乎一腔恶浊无所用其掩著者。于是期期艾艾，竟不能完一语。阿煦曒作命令辞曰：弗作态，吾且问汝。

此妇所言皆真实否,果曾结婚于巴黎之礼拜堂否,该礼拜堂为圣路区否。温呼天不答。女曰:仅一言耳,且顷已言之,此时何难措辞,温丹仍呼天。女曰:彼弗罗伦是否为君等度蜜月处,彼妇言君曾爱之。所言皆真实否,温掩面呜咽曰:是圣路区,是弗罗伦。彼人所言,皆实有其事者。女曰:皆实有其事者曰:然。曰:然则汝乃敢赚我,向我腼颜言爱情,尚知人间有羞耻事耶,吾之生命为汝所毁坏,亦知之否。温曰:吾敢誓!女郎不俟其辞毕。曰:汝男子,视女子为玩具,故举其生命名誉而践踏之。宁复知蔑视人权为罪过,女言时绝无怒容,侃侃而谈。若言他人事者,然毕竟声音酸涩,泪眦莹然,女则竭力自振,复续言曰:已矣,请不必更赘一语,吾亦不愿更听一语,誓言亦已习闻。凡彼妇言者为真实,则汝所言者可知。吾今为最后之誓言,汝谛听之。自今吾将不复恕汝,吾将不复与汝相见。直至吾毕命之日,汝等男子之伎俩,吾已审知之,从此增一番阅历,亦佳因举右手指天曰:吾将不复见汝,直至吾之末日,温丹侯爵,今日乃吾两人绝交时也。言尽于此,可以去矣。昂藏男子而欺凌女儿,吾为君羞之,温丹俯首敬听,牵衣呼好达,声泪俱下,女郎他愿。谓霞南曰:柳依,凡衾具嫁衣,悉置他所。弗令更入吾目,后此吾不愿更记忆今日以前事。言已,昂然徐步走出。温丹不敢阻止,自后惨然曰:好达,愿君再听吾一言。语未竟,女郎已出门矣。玉环领略夫妻味,从此人间不再来,阿煦暾若诵此两语,不知感情何如。

第十五回

阿煦暾乃毁妆易服,以三十分钟之时间,草草离银井宅而去。及门,值林敦夫人。夫人见女深衣椎髻,举止异常,觌面若不相识者。大惊,问焉往,女不答。夫人曰:此何时而君作如是骇人举动,即有龃龉,岂遂无可补救。女毅然曰:是无可补救者,君第问之贵介弟,吾所能告君者。别而已矣。夫人欲有言,女不俟其启吻。即续言曰:吾已指天以誓,今而后不复见一男子,如温丹其人者。吾亦不复恕彼,必吾死,不则温丹死。此誓言之效力乃已。夫人泪下如断线珠。惨然曰:然则阿煦暾焉往,女略无戚容。夷然曰:其人死矣。至于我,则自有去处。别矣,夫复何言。夫人涕不能仰,女亦不瞻顾,掉臂疾行。若惟恐不速者,出门数十武,见公车,即乘之行,行一钟许,始渐苏醒。始知己所乘者为公车,又移时,始知此车所至之地,与己所欲往者为背道而驰,乃即街头雇马车,走伦敦北部。久之,至一寓屋,女径入之。问孛赖麻公司所在。逆旅主人告之,女略休憩,进饮食馔,即命车至孛赖麻,孛赖麻者,环依美的之寓屋也。此老为球雷阿煦暾故人,固业医,然曾卒业于法科大学,故阿煦暾财产悉付托之。是日,见女郎微服至,形容憔悴,大惊曰:吾闻今日为君佳礼吉日,胡为来此。女曰:然,吾已为嫁人之预备,然婚约已毁,今不复嫁矣。吾此来欲费君一两钟之时间,颇不妨公事否。老人鞠躬致敬,若不敢当阿煦暾谦辞者。眸子炯炯,向女郎上下凝瞩,状至疑讶。徐曰:吾甚望君或未值意外不幸事。女曰:即有不幸事,亦已陈迹,与后此事绝无关系。今且不暇详述,吾所欲烦君秩序者,乃吾财产之遗嘱,吾愿于此时定之,愿吾拨冗缮录之。吾辞固甚简短。老人益惊骇,然仍凝神无语。女曰:此时与吾相依为命者,即吾之乳母霞南柳依。吾愿予以年二百磅子金之财产,赠阁下者五倍之。君为吾父执,且感君覆庇,愿受之勿辞。其余房屋车马悉售去,所得代价,尽入慈善会中。吾无需此,决意隐姓埋名。不复令此世界中人知有好达阿煦暾,此遗嘱签字后,即遁去。驻足之所,虽足下,亦恕不相告,吾欲好达阿煦暾之名词死去于今社会也。环依曰:其余财产,此时可暂弗议,但银井第及贝尔格雷,宜若何处置。鄙意此尊甫乍以重金购得者,似未便货去。女曰:君言甚是,然则两宅君任居其一,其余一宅及别墅可招相当之人居之,俾不至圮废即得。环曰:然则密司将居何所。女曰:吾已决计肥遁,不复令世人知阿煦暾所在,苟有人至君处踪迹我者,直以不知答之。因出一函授环依曰:一二小时中,霞南当来,君以此予之,彼当得知吾所在处。言已,兴辞,环侬老于世事。察言观色,已揣测什八。视所授函,则封缄甚固,若惟恐藏之不密。稔知女郎拗执,非可以语言动者。然以花蕊华年,而挫折若此,不禁为之潸然下泪。因慰之曰:君今日所言者,即谓之假定遗嘱亦可。老夫亦未便研问君之去处,然有缓急,幸相告。虽远在异国,不惮跋涉相从也。因珍重别去,阿煦暾返寓所。久之霞南来,行李俱至,霞问吾侪当何作。女命霞南觅住宅,霞南婉辞劝止,女拂然。谓汝若逆我者,可速去,弗相从,霞誓言不去。女曰:然则吾欲如何,便如何。不则吾即时逐汝,霞南敬受命。女曰:吾以前种种,譬如死去,即阿煦暾之名字,亦将弃之。汝为我觅宅于乡僻处,以人迹不到者为最佳。吾不异活埋,后此吾不接一人。尔与我居,须内言不出,外言不入,汝自问能甘此幽寂否,霞曰:能之,誓当生死随密司,更无他求。女曰:甚善,然则速觅寓屋之如吾所欲者。日长无事,阿煦暾以报纸自遣,然随手翻阅,辄与伤心之往事相值。盖各报纸所记者,皆温丹阿煦暾事。而大半皆拟议阿煦暾之去处,又或悬疑此事之结果,以泣血椎心之历史。为他人茶余酒后之闲谈,痛痒不关,谈笑而道。诚有不堪为当局亲见者,于是阿煦暾自誓终身不复阅报纸。自是数日,阿煦暾遂为河房中好达文柔矣。不御铅华,不被罗绮,一切音乐小说,所以赏心悦目者,悉阁置之。盖以为自苦愈甚,寄恨愈深,虽不诅咒,而负心人之罪过必因之增重,此耶教中人所以必求仇人之恕已也。厥后火车遇险,温丹侯爵与彼妇人之名燕丝突波者,卒受生死肉骨之恩于其所负之人,彼密司好达以不受人怜为勇,视受恩于仇人,为莫大之耻辱。固以为上帝于温丹深恶而痛绝之,故降罚如是噫,居心如此,所谓以德报怨者非欤。密散司娜佛敬告读吾书之未婚男子,慎弗蹈温丹覆辙,须知女儿可怜也。文柔既恕温丹,不复如先时自苦。既如以上所述,而于予尤相得。不如前此落寞,然终不及温丹事。余见报纸中有温丹夫人逝世一则,颇为注意,而文柔亦等闲视之,时从余至遁屈里之礼拜堂。虽姿色美艳无伦,而举止绝类女尼,且冷语冰人,以故,余之外,竟无一友。其心如死灰槁木可知,如是者又两年,一日,余与女郎泛舟河中,余自荡桨,女郎手一卷书,徜徉容与,颇极兴会,至河房前第一次与女相值处。余思当年林边短树,今已绿叶成荫,计女郎来此,已第七次盛夏矣。回眸视女郎纤手,则丰美依然,不觉停瞬凝视,追溯已往,推念将来,亦不自知感情之属哀属乐。方余凝睇时,闻林中有步履声,是日,余书记员曾言当以事来见。余目视文柔,心思密司脱剖奈胡得即来,因维舟,谓文柔。吾书记员剖奈将遇我于此,文柔漫应余,俯首视河畔青草,忽林中有惊呼声,一回顾,见一男子直走而前,则温丹侯爵也。

第十六回

温丹不及与余寒暄,直呼曰:不图吾寤寐求之之人,乃在此间,君为真好达阿煦暾无误耶。女郎变色,春风之面,陡着严霜。余不见此态,两年于兹矣。当时女郎无语,顾视温丹。则已屈黄金之膝于河干浅草中,其穷迫之状,至为可怜。已而又曰:好达竟不肯答我一语耶。女郎徐曰:吾无言,惟前此种种,吾已恕君,可不复置论,君亦可以忘之,速起去耳。温丹凄然曰:好达已恕我乎,女郎曰:然,吾已寿于上帝,请得恕君。吾此时已坦然于中,无有因前事而生之悲苦存于吾心。凡吾怨怼之辞,都已寿于上帝。永远取消,易以祈福之辞,吾曾吻汝额誓言之,君此后可弗惧冥罚,吾亦不敢当君长跽,请速起去。温丹悲咽曰:吾不能,君仁我如此,我负君如此,人格之相悬,诚不可言。虽然,愿君听我。女拒之曰:不必,我虽听君,何益?今只求君速离我去,温丹状至失望曰:密散司娜佛,先时君曾齿我在朋友之列,今乞君援我,言次以乞怜之眼光视余,其状至令余不忍。续言曰:感君厚惠,吾固言至英国时,首先访君,吾至十字村,始知君与密斯文柔在此。讵知文柔即吾寝食不忘之人,使吾先时知文柔即阿煦暾者!女郎顾谓余曰:吾名好达文柔阿煦暾,文柔,吾母氏姓也。又冷然谓温丹曰:君不知文柔为阿煦暾,岂有所损失耶。温丹曰：吾若早知此者，何至迟迟至今，始见天日。今君不容吾言，使君而容吾言！至此则易其辞。谓余曰：密散司娜佛，渠爱君，乞君为我转圜，宽假数分钟，俾得尽其辞。温丹媚内之妙舌，似足以柔文柔者。然女郎则仍傲睨自若，他顾而言曰：吾既恕君，即关系已了。今必喋喋不已，是欲吾胸中已死之旧恨复活也。吾以女儿纯洁之身，何负于人。而君必以术愚我，置之死地。岂君无普通知识，不知宪法上无二妻耶。虽舌敝唇焦，于事实何补。言至此，声情俱惨，特无泪耳。温丹以巾拭涕曰：信如君言，然吾当日实不知有妇，此即吾所以自误而误君者。文柔诧异曰：是乌得不知？曰：此中固有曲折，当吾侪订婚之时，吾曾言有一不可告人之事，以当时君不欲闻。故卒未相告。犹忆之乎？女曰：忆之。曰：密散司娜佛，吾曾语君，彼妇诈伪百出，颇忆之乎。余曰：有之，于是文柔亦眼泪被面，不复悴。悴余曰：然则君速言之，因挽文柔手。曰：吾等客于林中班荆而道，文柔领首。余又指温丹曰：丈夫意气自期，不可过事挫折。我已不忍其壳束，吾固否耶。文柔以泪眼视温丹，脉脉无语，似怜惜之情，油然而生者。于是温丹亦含羞起立，偕至林中。温丹曰：吾之往事，言之可丑。然今日若不遇吾阿煦曒者，誓将上天入地求之，一白吾之冤苦。则又何可不言，当吾留学巴黎时，其最后一年，仅十九岁尔。尔时，血气未定，更事又少，竟不知脂粉狱中，有许多苦况。当吾既得学位，一旦有自由权，遂尔人欲横炽，不复能自遏止，举凡向所习闻而心羡者。皆欲一尝试之，同辈又多谀词，一时意气豪迈，手腕挥霍，无复伦比。尝涉足于戏园赌场，与二三裙屐少年，结秘密之团体。于时有燕丝突波者，艳名噪一时。传者夸诞其辞，谓其人高自位置，虽巴黎社会中之显者，十九无能当燕丝突波意。余闻之心动，自信风流格调，定能使丽人倾心，因辗转设法。因友人之与有雅素者，造访于其私室，以余当时眼界之幼稚，虽见辽东豕，亦将诧为贡品。何况其人工颦善媚，自无有不堕入彀中者。燕丝突波幼时，从其父避仇于英伦，故习知英人嗜好。彼侦知吾之家世，于是眉听目语，笼络备至。凡此皆事后知之，当时固自诩余遇，以为艳福不浅也。入后，销魂真个，啮臂要盟。而燕丝突波之上，遂加密散司温丹之徽号矣。此妇既嫁余，居然以爵夫人自拟，车马服御，穷极奢侈，尔时余虽得学位。然度支则仍仰给于吾父，区区之数，固是供不副求，然余以溺爱故，亦安之，不忍稍加限制。不足，则举债以继之。然妇又好客，三数日必一设筵宴，客之来者，非音乐家，则词曲家。然偶接其人，类皆浮薄少年，余心恶之。坐是，夫妇常反目，脱辐之爻，间日一占。三数月后，举动大异，恒连日外宿。禁之，则变幻百出。转谓我以利诱，以势胁，彼之嫁我。非乐从者，欲离异亦得，须给以二万磅之金币，不则且将遍簸扬，以败我名誉。余窘甚，至此，始知前此所谓高自位置者，悉謷言也。尔时离之不得，忍之不能，此正如健全体魄，着以附骨之疽，其苦有不胜言者。最后吾两人乃订一奇异之特约，彼则不为已甚。致辱温丹夫人名词，我则担任年供五百磅之义务，始得脱身归英国，事后每一念及尔日交涉，心为之战。嗣是担此无权利之义务者数年，至二十五时，阅世渐深，事理渐明，不复惧无礼之迫胁，因靳之，年给二百磅。妇怒甚，自来索取。余严词数责之，谓不就范者，吾力能离尔，弗谓贼智可长恃也。妇揣势不敌，不敢争执，恨恨而去。去后亦竟无他，时作书来，措辞亦颇恭顺。余心幸之，其明年，邮电一书来，谓病甚。自知罪戾，不敢望临存。如念香火情者，乞以三百磅见寄，存没均感戴矣。余如数付之，厥后余读巴黎杂志，见生死表中一条，为密散司温丹燕丝突波。居某号，以某日疾终。计其时日，距彼作函索金时。三礼拜也。余虽怜之，然大慰，以为莫余毒矣。此事在余与君相值之前一年，阿煦曒听至此。不觉动容曰：然则君直至成礼之日，犹不知彼妇未死耶曰：君不忆当日，此妇曾自诩其计划耶。彼盖设计陷我者，吾乌从知之。女曰：然则君胡不言，如以上所言，延律师讼之。必得直，何弗思之甚。温曰：君尔时盛怒，更不容人一言。女泫然泣下曰：然则君亦冤也，于是温丹亦哭。余亦无端而哭，哭已。余曰：然则此时之燕丝突波为真死否？温曰：是真死矣。余已亲至其处，考察甚确，于是彼此无语。

温丹曰：密司文柔阿煦暾，流年逝水，愿与君商确下半世尔。余见状，佯为闲眺者。从间道自妇，二人亦不觉也。是夕，温丹来，邀余至河房晚餐。余从之，既至，见前此所谓不可思议之怪物。芳华竟体，笑逐颜开，黑衣不复着矣。嗣后故实，当别成一书，黑衣娘小传只此也。

《黑衣娘》终

第五节 《毁像造像》(原文载清宣统二年《小说时报》)

　　三先生者,某邑之西鄙人,谨厚长者也。邑文风故盛。二十年前,乡僻有青一衿者,戚党荣之。先生为其乡先进,两兄皆业贾先生独儒。社帐授徒三十年,方数十里中,号称董事者,皆门下士矣。乡人敬重之,称三先生而不名。先生始仅攻举业,自戊戌政变,青年竞言新学,怒焉忧之,始有保存国粹之观念。然亦碌碌无所表现,仅易其授徒之课本,以《古文观止》代八铭塾草小题正鹄而已。科举废既久,乡中读书者益廖落。先生于是设改良私塾,阅报纸,谈时事。夏午无事,辄科头赤足,持蒲葵扇,纳凉树荫下,为村农谈雷雨风云之所由来,娓娓不知厌倦,盖志在扫除迷信也。

　　故事乡董之资格,必年长更事,而又薄有资产者,由乡中人告之城巨绅。绅举以告之官,官下谕贴,则条件备矣。然亡清之季,人心浮薄,此法辄不适用,或年老而贪,以嗦削为事。或忠厚长者为人播弄,而甘心为之傀儡。乡人雀鼠之怨,乡董不能排解,或且抱薪救火焉。号称新学家者,咸以资格为病,于是乡党莫如齿之经训,至是而全失其效用。然三先生固齿德俱尊而闾里所属望也,会旧乡董死,众议以先生承乏,先生坚不可。盖先生虽维新,雅不愿置身是非场,无已,以故家子某为乡董,而先生为之顾问。故家子年镪二十许,盛气敢为,虽遇事不必甚允当,然果敢无宿诺,且不暗孔方兄,众亦安之。一日,有老农踯躅田塍间,见一处麦苗,筱筱颤动。疑之,起近拨视,则男女野合其中。女子不知谁何人,男子则乡董也。于是大哗,倾刻间佳话遍传,人无不知者。故家子大窘,辞乡董,于是咸咎先生,谓不宜太束身自好。先生曰:穷则独善其身,孟子语也,诸君何尤焉。会办地方自治,众又以议长属意先生,先生必不可。曰:如复我者,吾其在汶上矣。众知不可强,又其时不肖者方竭力运动,先生遂为顾问如故,和局初定。谣传城隍神为革命党毁去,初不之信,既知其确,则大惊,骇汗走相告。或以问先生,先生笑曰:毁之当初当也。问着大疑,曰:然则如吾集之大王庙,亦当毁耶。大王庙祀神不可稽,其地之巨庙也。先生正色曰:那得不毁。凡淫祠不在祀典者,皆当去之都督已有公文,汝曹尚不知耶。吾乡方患无力兴学,今毁其土木偶,以公款为学费,以庙宇为校舍,既普教育,又破迷信,一举而数美备,那得不毁。于是众乃会议,议久之,咸以先生言为然,卒无敢发难者。或又言毁菩萨,必有天殃。先生慨然曰:此迷信语,苟有祸者,吾身受之。众以先生向不与地方之事,今忽慷慨,引为己任,咸大喜,怂恿之。先生曰:韩文《原道》一篇,为吾所最服膺,今得行吾志也。仓猝间,有告奋勇者,有附和先生不信神权者;有喧拳裸袖,归取农器,伺候先生号令者。于是先生率队以出,庙故无僧道主持,木偶二置龛中。土偶八像皂隶待立两壁,众既抵庙,见菩萨,面相觑。先生后至,众望见之,作呼啸声以壮威。某甲被酒,唾土偶曰:咄!小鬼,三先生命我毁汝矣。则以手攀偶人手中所持板,其高举之泥手应手断,众大呼,拳脚并用,锄末皆下,八土偶皆齑粉矣。于是瞻益壮,兴益豪,舁龛中木偶出,猱击之时,观者如堵。或哗笑,或感叹,或诵佛号,而大半皆默然无语。嗔目怒视,毁像者见人众,益作态。或言:王庄有社庙,敢毁者方是汉子,众皆耻不能为汉子。则舒拇指作呻吟声曰:有何不敢。余人复和之,蜂拥而去。三先生意似不愿者,然已无可如何,徬徨无措,怅怅归其家,一时谣诼沸腾,皆言三先生近已信洋教,故毁去菩萨,欲代以天主。闻者皆眦裂发指,与先生又凤嫌者,更飞短流长,冀生事端以窘辱之。先生大惧,闭门不敢出。薄暮,彼敢毁社庙之众汉归之矣。问之,则方广二十里中,为庙凡八,八庙中土木偶无孑遗矣。方轩眉大言时,忽有垒息喘汗来告祸作者,则丁庄梅庄等十余村,大兴同问罪师。来健男子百数十人,声言必得毁佛像者而甘心之,众大骇。毁像者咸遁去,而三先生之居已被围三匝,乡董某图董某出而排解,众幸不暴动,然终不得要领,粉扰终夜。天黎明,麇集于某茶肆,某面店,大块肉,大碗酒,恣意大嚼。既果腹,不复问值几许,第谓店人向三先生索偿去。午膳亦如之,晚膳亦如之。及暮,始有各村耆老来,与集中某某先生某某董事从容坐议。议曰:菩萨者,佑地方安宁者也。疾病生死,菩萨主之;旱干水溢,菩萨司之;吾侪小人,终岁勤动,幸而得温饱;滑史豪役,从而鱼肉之,不幸有缓急。戚族朋友无或过问,所可呼吁者惟菩萨。而今皆毁之,是不与吾侪生也。今与三先生约:三年无水旱,无疫厉,无生老病死,则吾不复祀菩萨,祀三先生。否则惟彼是问。卒以条款大严重,无法解决,更鼓既动,人渐散去。而茶酒肆之索偿于三先生者,钱四十余千。第三日,集中人与存人方磋商,忽喧传有人舁尸至三先生家,尸为一白发老妪,居荡阴里,荡阴里邻市集之庄名也。老妪以昨夜病死,咸谓毁菩萨之故,妪之亲属,举哀于先生家,合宅麻乱,鸡犬不宁。于是先生请罂锾子赎,先为死者备衣裳棺椁,且恤其家,复设酒数十席,以劳村人。且允择期重造已毁菩萨,始得寝事。是役也,先生之损失,难回禄盗刧,无以过之。乡有嫠妇,曰杨道士老婆者,道士死,嫠妇继其业,为人诵经忏悔,又能知祸福,迎鬼神,乡愚敬礼之,亚于菩萨。嫠常劝人烧香于茅山,茅山在南京句容县,上有古刹,菩萨绝灵。《阅微草堂笔记》中有茅山灵官一则,即指此寺也。嫠谓苟烧香于茅山,其功德等于朝南海普陀。其有为家事羁累,不能往者,则以香资与嫠妇,使为代表。每岁七八月,杨道士老婆收此项香资,为数辄数百金。是年值共和军起义,战事方殷,传闻茅山佛亦被毁,而香资已入杨囊橐矣。一日,此嫠遍妇告告资之家,谓佛近西天远,灵台秖在方寸间,苟心诚,虽不赴茅山亦得。吾侪就大王庙中设水陆道场四十九日,则功德亦与赴茅山同。嫠固为人所信仰,众无不从者,彼盖欲借此为报销地步。于是建道场于大王庙,其时距毁佛像才数日也。风声所播,四方襁负,辐辏而来,络绎不绝。庙屋不能容,则籍稻槁露宿,讽贝叶呗声动地,焚诸帛火光烛天。道场第二日,偶一不慎,火着积草,遽兆焚如,众佛妪皆垂头丧气,败兴而去。杨氏妇谓人曰:是殆天意,神佛五百年则有大劫。今像既被毁庙屋亦灾,必劫数使然。于是众窃窃私议,向之痛恶三先生者,至是稍稍变易其意思。先生乃大喜,遽扬言曰:吾造像必自大王庙始,今庙为杨妪所毁,必杨妪先造庙而后吾造像,众亦无或抗议者。三先生侥幸不至破产者,杨妪之功多也。吾叙此事既竟,怃然为间日,乡之人非欤,先生非欤,抑都无异处欤。以何因缘演此恶剧,明眼人自能知之,吾何从赞一辞。呜呼可以风矣。

《毁像造像》终

第六节 《沟中金》

第一回

通衢填车马，公园宝佳丽，歌楼、舞馆、球会、剧场不卜昼而卜夜。陶朱满座，西子成群，雄伟敏捷之警察植立于五达之衢，足如铁铸手引擎，指挥向导日夜无停暑。夫而后，车如流水马如游龙，烟囱林立，高耸插云，喷煤气如墨。车辙马足间之尘土，自下来会于以昼晦，电灯既然如雪如月，光明彻天，于以不夜斯何地。曰：伦敦世界第一之大都会也。斯何时曰，夏日彼都人士行乐之时期也。绿肥红瘦，日暖昼长，熏风如醒，令人思睡。此时宜一茗一榻，一卷一尘，胡为褋襗触热，仆仆不惮烦是则不可思议也。

伦敦者为仙都。为仙都，为福地，为欢喜世界，为幸运骄儿。虽然此特皮相者云然，一为考察其内幕，饿鬼道耳，泥犁狱耳。其人物则鬼蜮狐狸魑魅魍魉，其事实则黑夜越货，白昼攫金。其所以能保存秩序，不致紊乱，各则法网之严密，警政之善良也。吾书非政治小说，且不暇述其若何严密，若何善良，惟吾所记述事，其起点在伦敦议元，则请得先言议院。

英王提士反记念塔，政府之喉舌也。常于其颠然火，以报告要事。其实所谓要事者，为议院已于某日开议立法部舆国民代表通过某议案，自由党舆王党争执某问题，其结果则为各报纸添有味之资料而已。

某日，议院中王党舆自由党有不活泼之辩论，相持未下。其时自由党员之座上颇寂寞，大半皆王书室及吸烟室中。其首座有一人，默然深思，两手交相握，唇吻微动，眼帘下垂，时或举目四瞩，眸子发光灼灼，锐利如苍鹰，则党魁格拉哈姆其人也。

议场建筑之劣，殆全欧所仅有，大多数议员，不胜空气之压力，皆沉沉睡去，有作鼾声者。时方讨论下等住屋之税，则因题目太枯窘也，两党所争之差点，亦如唯之舆阿，听者因之都不甚注意。即正襟危坐公，亦不过静待散会之铃铎，无心倾听演说者所持之理论。

楼之上层回廊间，一人凭栏坐，手支颐，遥向演说者睇视。其人顾且硕，号谦思妥礼，会奉使外国贵族中最有名誉者也。时演说者为立法部中某官，每一人演说毕，其同党中人必循例鼓掌已，而鼓掌声自此，演说者则从容下台归座，似乎今日之职务已毕，可以告无罪也。自由党魁格拉哈姆，乃举目四顾其意：若曰，吾党中必得再一人演说乃可。既而格拉哈姆搜寻之眼光，着落于身后座上一少年绅士，向之点首，少年绅士亦点首，似可格拉哈姆之点首者，遂登台演说。少年之体格，稳称健全，须发修薙整洁，眸子作灰黑色，演说时光眴目向台下瞬视，色镇定而发声甚微，于是众皆侧耳倾听，注目凝视，似睡魔已被此少年之威仪驱逐他去者。初时语音轻而舒缓，顾甚清晰，入后，理论渐入细声，则转扬事实，愈复杂条理愈井井其挟出利害，要言不繁，如皮鞭之着马背，痛且切也。于是鼓掌声雷动，反对党亦忘其所以，从而和之。少年神色自若，演说至酣畅处，众益倾倒，几于一字一击节。一句一鼓掌。忽一人问曰：司祖邓君，此谁耶？司曰：吾亦不知。且言且御其眼镜，徐曰：是矣，此乃解皂，吾固识之，其人氏克拉夫，居缘边园，善哉！此少年乃能演说。时有一人方酣睡，为鼓掌声所惊，揉搓其两目，欠伸而起。司祖邓笑指谓问者曰：汝试观提夫来克彼，乃从邯郸道上来也。司祖邓舆波司妥礼座相接，因贺谦思妥礼党员得人,谦点头不语。其时克拉夫方指叱政府之非是,如无厚人有间,词锋所及不少假借。自由党舆王党都无声息,惟两党人之面目欣戚异致似有剧烈之衡笑,在空气中相摩荡者。演说既毕,克拉夫徐徐归座,格拉哈姆向之握手,众人咸属目之。谦司妥礼点头叹息曰:可儿可儿,何物辣夫孛罗,乃生此宁馨。司祖邓曰:吾审之,是乃辣夫孛罗之少子,是诚后起之秀,使辣老今日在此,亦自心折。因顾谓司祖邓夫人曰:吾尚忆前事,是非不得于者耶?夫人首应之,曰:彼恃其母之资产为活,闻亦不甚丰,略足自给耳。言次,散会铃鸣,众皆纷纷散出。

格拉哈姆躯干修伟,在众中出一头地,最易属目,司祖邓与谦妥礼趋就之,至门外广场中彼此相见。格曰:吾友人克拉夫解阜,在此请为君介绍之,因指身后少年。少与二人握手,谦曰:此君为司祖邓,吾谦司妥礼也,吾二人与尊甫为至交,郎君振拔如此,不禁为故人额手,顷间得闻妙论,诚可谓咳吐落九天,随风生珠玉者。克拉克唯唯逊谢。立谈间一马车来,车极美丽配以二小马,车中坐一女郎,覆额之发,映电灯光,金色而泽,仿佛艳绝。车行稍近女郎小语曰:阿爷晚安。谦司妥礼去其帽,含笑曰:爱儿来乎。因谓少年,此小女爱越司,当为君介绍之,顾女郎曰:此密司脱克拉夫解阜,与吾家为老交渠,今日以理论为武器,战胜王党,兄宜贺。爱迭司謦折作礼,克拉夫趋近车前,女郎含笑自车窗中与握手,曰:是诚宜贺,以吾父之颜色下之,则密司脱解阜所言者,必甚有效力可知,吾贺君,吾且谢君。谦思妥礼笑之,旋曰:解阜君,其若何受吾爱儿之谢。爱迭司即霭言,曰:君若枉顾者,请以星期三日。密司脱解阜乎,须知星期三日,即明日也。克拉夫在议场中抵掌雄辩,四座为倾,此时则尽失其语言上之才智,讷然足恭,曰:谢君。女郎嫣然微笑。谦司妥礼向三人作别,遂入车中。司祖邓与格拉哈姆自去。克拉夫戴其高耸之冠,隋谦司妥礼之车,至门外。车马之俟者无算。途为之塞。克拉夫留心视车中人,则女郎方含笑视己,于是去帽鞠躬为别。在此时间,忽一女人厕入克拉夫与马车之间,遮断其望爱迭司之视线。此女人年事约四十已来,肉红黑色,身躯肥且硕,挺胸植立如屏障。克初不注意,嗣觉此妇亦向车中注视者,怪之。因考察其面部则第一入目而觉为不习惯之感触者,为红黑色橛起之厚唇其黑色之眸子,吐凶焰,若有深怨积忿于目中人者,视车中人。则仅睹爱迭司之背影,而谦司妥礼方他顾,若未见者。克拉夫筹思,此蠢妇岂与彼等有若何之关系者?方沉吟凝想间,时车轮徐动,相去已数武,忽妇人顿足叹息,其自由行动之肘骨猛触克拉夫胁际,痛彻骨髓。克大怒,捉某臂力摔之,妇亦不顾,向车中喃喃骂不已。议院前为伦敦最繁盛处,人肩相摩,车毂行道之人无有注意此妇之状态者。克拉夫乃于稠人之中偕尾之。

第二回

克拉夫怪妇人举动,思侦迹其所至,乃喧嚣纷沓之中,转瞬已失其所在。克惘然立道旁,思彼谦思妥礼者,固贵族中最有名誉之人,以彼志趣高尚,且眷属若仙。即以人欲言之,亦断无遂臭嗜痛之理。意彼妇或酒醉,否则必误骆驼为马肿背,审认未真。思索久之。忽自审曰:此何与我事,不惮烦乃尔。不觉哑然自笑。克所居曰吉耳西,街曰波里,自谓是夜归去,当得梦魂恬适,则以议院中演说获胜利也。

克拉夫本世家子,其父辣夫孛罗,乃一完全纨绔,饮食男女之外无复知识。克独投身民党,持改革急进主义,为国家谋幸福,诚人子申之跨灶者矣。惟顽父有肖子,如圆凿遇方柄,家庭之间,遂多难言之事。克毕业于牛津大学,以孤孽之故,乃益与苦力社会相习。富贵之家,骄奢淫佚,沉溺既深,惟知自私自利,不复知人类有应负之责任。而贫贱者所处之地位,又穷年兀兀,寒迫饥驱,极其脑筋手爪之能事,仅仅能使魂灵与躯壳不相离异。是人类之生存,所谓幸福者,不过为间接之同类相残而已,安知仁义?克拉夫既习于两种社会之状况,于是深恶世事之不平等,人苟不欲,研究社会学则已,藉自欲之。则伦敦实为最完善之大学校,种种事实,种种方面,苟悉心考察,无在非益智之教科。克拉夫以敏锐之眼光,当之证以所学发为论议,辄为政治学家所倾倒。至其被选举时,已有霖雨苍生之目,顾此荣耀之名誉,颇为乃父所厌闻。辣夫孛罗者,膏粱文绣施于身,不愿人之令问广誉者也。其调子之言最为可笑。辣夫孛罗曰(吾亲爱之克拉夫乎,汝长成如许,固不须父母。吾亦承认汝已非孩提无知时代。然汝须知之此后无望吾煦伏汝,覆庇汝。吾怜悯之心固甚于愤怒,但吾孛罗氏列祖列宗,虽不无小过误然都安分自守,绝无有舍己芸人,投身政治改革党者。彼等上汝以尊号曰霖雨,曰舟楫,自吾实之皆可笑之名词耳。汝其弗讶吾忍,吾今离弃汝,且不能界汝一钱。我惯于自私自利,为汝所熟知,安所得金钱,供汝事不干己之霍,且我为禄蠹汝为豪杰,世固无有豪杰而倚赖禄蠹者。汝其他去,弗复来此猗颈关汝若翻变计又何求,然汝固豪杰,母令我浼汝,速去速去):克拉夫既被逐,遂居吉耳西,所以能肆荣于牛津大学者,则赖母氏之遗产。克拉夫行三,有兄曰阿特夫,曰鄱太哀,阿与鄱席丰履厚,裘马甚都。克独韦布安见者以为寻常百姓,不知其为贵胄裔也。牛津大学中人无不穷奢极欲,克拉夫亦穷奢极欲顾众人,谓穷奢极欲者,以逸乐当之。而克拉夫之所谓穷奢极欲者,以救世之野心当之。嗟乎,英雄豪杰,自与常人异致,不必成功,即真失败。即假彼矫揉造作,以欺世盗名,而所爱惜者,在新衣所。失声者,在破甄吾知其于人格无足言也。

　　是晚之演说既为众人所欢迎,又得党魁与谦思妥礼之奖誉,其得意可知。然克拉夫富于定力,平易为外物所诱惑,虽议院中鼓掌之声犹在耳际,亦只寻常置之。总有一事扰心曲不能挥之,去者则爱,迭司之声音笑貌,与其富贵自矜态度也。爱迭司而厅色,眸子时最妩媚,然为状至冷,自克拉夫之美丽容颜映入秋波中,而冷者顿热,此冷与热之消息最微,然克拉夫敏锐之眼光,能于一刹那间考察得之。

　　美人之青目为最可贵,世界中所有之可欲,皆不足以为比拟,然则吾将为此。美人之臣仆平藉,曰欲之,以平民与贵族交势,殊冰炭。然则将变吾宗旨,以迎合老父,以取得吾固有之贵族资格乎。虽然宗旨何可变,今日之有此心,即为脚跟不定,或且为彼美断齿冷是可者。克拉夫以度支不丰之故,常安步当车,是日既失蠢妇所在,遂踽踽凉凉,独行返寓。且行且思,遂有以上诸念厅自读至维多利亚街,又自维多利亚街至僻姆立街。于行行者久之,忽然省悟,曰:吾殆远路矣。举首回望见道路恶劣,屋宇窄小,为己所未曾经历者。方踌躇间,忽一醉汉踉跄来,突然与己相干扰致倒仆。醉汉以手捉克拉夫之臂,猖猖呓语,酒气熏人。克若以手推之,则醉汉且立刻卧地上。转念吾问以仁为任者,奈何侮此醉人,因亟脱身避去。才数武,忽见一家门首小狸奴,以爪向门上爬搔。见克拉夫走过,呦然而鸣,其意若曰:若较我长,请按门铃。不然,我且露宿。克又恻然怜之,因为之按门铃。按已复行,至转角处,忽闻弦歌,声幽而婉转动听。则自一咖啡店中来者,时虽不甚晚,然他处都已闭门,惟此咖啡店尚开。灯光中见一瘦短小之人,驼其背,手一乐器,名范哑铃者,拨弄之,甚纯熟。其旁立一女郎,曼声按拍而歌,音娇细而哀怨,极抑扬顿挫之,致克拉夫不觉驻足倾听。女郎着旧肩挂,高倾隐颊,又背克拉夫立,以故无由睹灵由真闻然织腰削肩,瘦影亭亭,已有令人一见消魂者,已而歌止。驼背者人咖啡店中敛钱,女郎解其肩挂之,似热甚取凉者,忽见克拉夫立身后,则持一小鼓向克索钱。克探囊出半克郎置小鼓内,女郎似甚感谢者,但克拉夫方欲与语,而女郎已转身远已立。于是克拉夫惊,惘然痴立,则以此女郎实具有一顾倾城之姿色也。伦敦本佳丽出产地,僻姆立街与白教堂街等处,十步之内,必有芳草。所谓小家碧玉者,殆如星罗棋布,往往遇之,似乎辽东白头豕,无可动人者。顾此女郎能使克拉夫目眩神夺何以故?女郎之面容作蛋圆形,眸子作灰黑色,睫毛浓而长,发黑色而细润,樱唇红润而鲜洁,其外观之可得而言者如此而已。至其妩媚天然,神清在骨,则有非俗眼所能审识者,以乞丐社会中有此,诚可谓鸡坻中有凤毛,狗宝中有麟趾。女郎似意大利产,又似西班牙,然英之丽人,恒有如此者,克拉夫因决其非外国人。不觉卒然与语,曰:

密司可以归矣,意日间辛苦,此时已不早,吾愿更予密司以半克郎,因密司唱歌声固非无价值者。乃更以半克郎置女所持小鼓中,女郎上其目,向克拉夫注视,意似甚疑怪者,徐曰:谢君。克见状,自悔唐突,闻返身避去,以示己固非有意觊觎者。行才数武,忽见三五恶少作队来,途本不甚广阔,数人挽臂并肩行,几乎无他人行路处。克拉夫知此等人如可理喻,趋道旁让之,忽一人嗤曰:彼女子胡为者,得非与所欢期乎,不然胡黑夜在此。又一人曰:女子抑何美丽,彼非咖啡店乎,吾当饷以酒馔。因趋谓女郎,令娘谒乎。此时驼背人方自店中出,见状阿叱之。数人怒曰:此伛儒可恶。是当饱以老拳,一人去女郎肩挂,曰:如此美丽,乃不肯以面目示人耶?女竭力撑拒,踣地而号。克拉夫乃不复能忍,见一人方用一足按女郎地上,则自后捉其人领襟,力掷之。其人大噪,余人皆咆哮如猘犬,奔克拉夫,克遂与数人者闭门,众皆披靡。久之,警察闻声至,获二人,余皆遁去。此地极冷僻,晚间人迹绝少,咖啡店中仅一老人,时机八钟,已将次闭门矣。此时女郎扶驼背人立,战栗无人色,克拉夫告警察以始末,命縶二人者去,乃向女郎作慰藉语欲行,驼背人遽前挚其衣,要遮之。曰:乞稍留,吾侪赖贵人援手,幸免祸患,然此时吾家密娜被创,不能行,尚乞贵人始终慈悲之。克踌躇曰:汝家去此几何?曰:可半里耳。曰:然则汝雇车来,吾为汝出。驼曰:天乎,此间固无车可雇者,吾惟惧不得归耳,吾又弱。不能负之行,脱遁去之恶少复来者殆矣。克领之,问女郎所苦,则肩际被蹴踏,血渍衣襟间。问能强步乎?女不语而呻。克曰:似此奈何,吾负汝行。女郎吻微动,似云不可者。克曰:否,吾决当助汝。遂抱持之,驼背人前导,此时之克拉夫,居然为声子之钟建矣。既而至彭生街,所经皆荒僻,途中无一行人,房舍之陋劣较前益甚。驼者止一家门首,曰:至矣。扣门,门辟,突然呈现一怪物,面目则女儿,衣服则妇人,足下之靴则男子,垢面蓬首,眸子灼灼如惊鸡。凡此怪现状,皆为发光之洋烛,描写无遗。洋烛插入一半截之皮酒瓶中,此半截之,皮酒瓶则在怪物手中也。怪物高举其烛,谓驼背人曰:爷奈何此时归,吾俟若一钟矣。克拉夫见状蹙额,亟得女郎交割讫,惘然遂归。是夜克拉夫之脑筋中,有议院中鼓掌声,又有党魁与谦思妥礼之赞美声,又爱造司之典贵高华,蜜娜之风尘肮脏,与彼红肉妇人之举动,可异如许不伦不类之事,并为一谈不知夜梦安适否也。

第三回

吉耳西者,大宅舍也。克拉夫于共第二层占两室甚小,殊不华美,顺颇安适。克入室,向灯下读报纸,个中所载,大半皆议院中事。克欲翻检彼议论之关于下等人生计者,浏览间,取雪茄然吸之,且吸且读,久之,仰首而思。第闻时钟之机轮轧轧,所吐烟于空气中作圆圈,于时忽闻剥啄声。克曰:盍人乎?则一男子歇步入,其人居楼之上层,与克拉夫有同室之谊。其支体之结构殊特异,骤视之,亦寻常人。然有一种不易形容之状态,身疭而长,唇甚薄,言语时亦不甚动,眼廉厚而下垂,虽长谈,亦不向人一瞬视,行路时足下无声息。时仅着裹衣,衣宽博,耸肩植立,绝类缝纫店中之衣架。

此人名廓尔登,为某杂志记者。每午膳后,则诣克拉夫剧谈。业报馆记者有常例,恒俾监作夜,黎明寝就,日中乃作。时已晚间九钟,廓尔登方午膳也,克拉夫于其人时,微笑点首,曰:请坐!廓座就。曰:吾不曾持得烟管来,乞惠我雪茄。克指案头皮匣,曰:君自取之。廓曰:战胜之英雄一幕,君知其究竟乎?克微笑摇其首,廓之眼帘虽不揭起,固已见之。曰:君亦不知其究竟,前日吾曾问公园音乐队中之一人,以天皇声明之颂词,使彼能语我者,我则与以一先零之报酬,惜彼乃不能语我。不然,吾且述战胜英雄事,以当君今日获胜利之祝辞。克笑曰:谢君。足下今日亦在议院中乎?廓点首,曰:善哉。君之演说,新闻记者座上,咸相顾动容。吾将以君之论议,充吾指南报之社说。克复曰:谢君,吾其幸君乃赞同吾曾。廓微一掀其眼帘,曰:然,旁听座中人皆谓若以议院为舞台,则压台之正角,常非君莫属,吾深以言为然。他日足下果能到此地步与否,自是别一问题,然以吾阅人较多之眼光卜之……廓尔登语至此,略作顿挫,似乎其下一语须稍作推敲而后出者。克不待其辞毕,即曰:是最难预断。廓曰:否,吾非谓事之成败,吾侪所处之地位,万不当先以失败为虑,致自挫其豪气,吾亦如格拉哈姆与谦思妥礼,愿君之为非常人也。克复曰:谢君,此两人诚厚我。廓然火吸烟,目视吹息之火柴,徐曰:吾闻之格拉哈姆之友,谓君于民党中有占绝大势力之希望。于是相对无语,顷之,廓曰:美哉,谦思妥礼之女公子。克曰:君乃曾见之乎?是诚甚美丽者。廓曰:女郎与君交语时,吾适立其马车相近处。克曰:惜吾未见君,不然,吾且为君介绍格拉哈姆若谦思妥礼,格曾语我,彼最喜读指南报。廓曰:谢君,但我虽操笔政,稗贩于他报者居多,或未必因报纸重我。顷之,廓又曰:彼谦思妥礼丰姿绝好,气度亦不凡,意其人必多艳福。廓尔登熟悉多事,于伦敦事先无所不晓。虽甚琐屑他人不能记忆者,问之答数响同侪,因目之为新闻之百科全书。克拉夫因思妥礼,忽忆彼曙视非常之怪妇人,因曰:吾正有一事欲相问,当谦思妥礼之马车离去议院街时,于时人丛中有一妇人,向车内熟视,作悻悻状,夺臂作势,其肘至捶我胁际,方欲踪迹之,遽失其所在。廓尔登曰:嘻,是甚有味。然廓之颜色面目则不少变易,似抟蜡为之者,徐曰:妇人作何状?克曰:妇长面黑,不似英产,吾疑是西班牙人。以彼之衣服卜之,殆甚贫苦者,然衣制固甚精美,不过旧蔽耳,又为状至蠢,面色黑且红,不似上等社会人。廓曰:妇向车中熟视,谦思妥礼奈何?曰:渠时方向维多利亚街一面眺望,固未之见也。廓曰:密司爱迭司亦未见乎?克曰:渠时方背向,殆亦未见。足下与谦思妥礼之女公子有案乎?胡爱迭司三字脱口而出,不暇思索。廓笑曰:吾屡于报纸中遇之耳,公自少见多怪,不知爱迭司固大名鼎鼎耶,吾得闻此事甚着。言明日指南报中,当得有味新闻一则。克曰:此事颇奇,吾始疑彼妇酒醉,因误认谦思妥礼与彼有关系之人。不然,忿忿何为?廓曰:吾知谦思妥礼乃早鳏者。但以彼宦境通显,又顾惜名誉,当未必与彼妇有何关系。然当时瞥见此妇人之怪状者,若不止足下,明日新闻纸中必有登载者矣。克曰:吾当时欲迹其所至,乃忽失所在,心殊耿耿。廓曰:是亦何必?此等事自君一方面言之,诚所谓水绉一池春水者。今索解不得,姑谓彼妇有疯疾者,亦无不可。克曰:君所言诚是,但彼妇决非疯者,其强悍之状,令人生畏。于是默然相对者移时,廓口卸雪茄,浓烟自其鼻孔中出,又移时,起身辞去,曰:此意甚佳。克取一握赠之,曰:此足君竟夕之需,意君办事时亦如我,口不离烟管者。廓曰:谢君,他日君齿如不健全当亦如我。至门次,又停步谓克:彼妇立处正在电灯光中,君奈何失其所在。克讶之,旋曰:固然,彼岂能于一刹那间即至黑暗之中,但君问此何故?曰:无他,欲使吾报中新闻增意味耳。吾今尚须作论说,即君所演说者,时已晚矣,愿君夜梦安适。君之雄辩,如罗马之昔细罗,而辞气雍容,又似美语学家批卜,吾不文,恐笔尖不如君舌本灵,脱有次序舛错处,君弗吾有意增损也。克拉夫笑曰:过奖太甚,不敢当。廓尔登始终垂其眼帘,徐步出,登楼之上层,出锁钥辟室门,室甚宽广,空空然无甚陈设。案上几上若坐椅若沙发,皆堆栈报纸若书籍,似乎终年不许仆役以整饬者。案头置廉价之煤油灯一,酒瓶一,杯一,种中贮松子酒,瓶与杯之间有草稿一纸,即廓尔登所著之报端论说也。廓举瓶注酒杯中,且饮且捉笔写,钢笔着纸戛响,如春蚕食叶,顷刻间已毕事。乃着外褂,戴软毡帽,旋又插手衣袋中,沉吟凝想,目视破碎之地毯。廓作文时,恒于室中翔步,整日蹀躞不已,以故地毯得速破。然则文学家室中地毯,鲜有完整者,当是通例。廓凝想移时,趋书架边,取一箧,发局键,搜检移时出一表坠中藏一女子肖像。廓谛视之,钦曰,如花美,春似水流年。又自言曰:彼何从知此人,吾终疑之。然此事恐非佳兆,已而仍置坠箧内,局键之如故,若甚注意者。遂出室下楼。

第四回

克拉夫是晚,果为廊尔登所言,梦魂安适,颇不因外界感触扰其方寸,头方着枕,已至黑甜深处矣。第二日为仆人所醒,披衣起,见朝噉融,空气澄澈。临窗坐,见案头蓝皮书,随手翻阅所有。昨日无意中所值之事之人,都已置之度外。知好色则慕少艾,此一语殆为人类公例。无古今文野都不能逃。今克拉夫非四十不惑之圣贤,不动心,何以故?则野心为之也。克拉夫之投身政界,固自命不凡,有长流濯足,千仞振衣友之雅语云所欲有甚于生,所恶有甚于死。克拉夫者,殆所好有甚于色欤,是故彼之念念不忘者,不在红粉色而在蓝皮书。然嗜熊掌者初非有恶于鱼,苟非二者不可得兼,固不必有所取舍。故克拉夫于日之夜,见爱迭司而心动,及见蜜娜又惊其美丽,惟平日志在任重道远,致力于政治,脂香粉腻中,固读书学问,以故虽动心至再亦即置去。已而侍者请盥颒,克觉已颊际有伤痕,引镜自照,始忆昨晚与恶门伍致因思彼可怜女郎,不知今日无恙否耶?于是爱惜心怜悯心相缘而起,欲一往探访因而救之怦然不能自遏抑。

日十一钟,审查股负宜讨论某议案。克拉夫早膳后,复翻检蓝皮书,为讨论之预备。至十钟,着衣戴帽至灵吞兵房附近,见一马车,装行李衣箱等,申坐一人,瘠而猥琐。着宽博高领之大外褂鼻,其兄阿特夫,号轩林者也。克见车来,即止步,御者向克去帽作礼。克趋车旁,曰:阿兄早安,今挈行李将安往?轩曰:吾将往辣夫孛罗。病甚,医生谓我宜远离伦敦。马状至,克拉夫然曰:兄乃病甚,老父安乎?轩林想克拉夫上下视,曰:近乃痛风益其昨愈,今日读报纸,见汝演说,病又增剧,几欲狂。易弟何荒谬如此,何处得如许可厌语。自我视之,吾弟殆已忘己,为何如人?但吾弟便不恤身为下等社会中人,毕竟何面目对得家族。克闻言略无惭色,坦然曰:吾殊愧,所言乃不为阿兄欢迎,又增老父之病,益令吾不安。意弟此时若前往者,必见逐。为人子不得侍父母病,奈何。轩林急摇其两手,曰:不必不必。不逐汝何为?又嗤之以鼻,曰:再多谈者,将不及火车矣。老父若汝伺奉,必寝不安,食不饱。阿爷不逐,汝家中人亦必逐汝。言已,冷然欲顾御者曰:驱之。竟不作别而去。

克拉夫跆立移时,怃然叹息。已而至议院街,见卖新闻者立道旁,其手中所持之新闻纸中有特别大字直触视线,曰:密司脱克拉夫解皐之为贫民请命,又曰:解皐者,贫民之护士也。价处逆境之人,值失意车辙,善自注视太久,惧趾高气扬之隋其后也。

克拉夫既至议院,遂与诸议员从事讨论。良久,觉题目蹇涩乏味。出室翔步庭中,巨大之时钟铿然鸣,时十二时半,为休息进小食时间。克不复入室,出门,心尚思索早间阅蓝皮书时所得之意思,足则向彭生街行。至昨日送女郎处,见一家门半掩,入之,一老妪洗衣庭中,问曰:若何为者。克曰:吾来寻一人,彼乃弹提琴者。妪曰:楼上。克拉夫犹豫欲再问,见者妪方低头喃喃骂人,意不如姑至楼上。登楼,叩室门,应者仿佛女子声。克遂推门入,室中有如明珠如钻石,灿然炫目者,昨日之唱歌女郎蜜娜也。女郎坐短足椅上,旁有火炉,可容炭撮许。女郎项间旧围申,似甚岂寒者,而白无血色,其灰黑色秋波方注释人者。入者,为长身壮健之男子,为上等社会之绅士,为姿客美丽之少年。则大惊,手扶坐椅,惝恍起似讶,突如其来,欲诘问来意者,惟意态羞善终,不能作一,如沐春风,而薄朝露红晕而已。

克拉夫笑曰:吾此来唐突,得毋谓春风不相识何事人罗韩耶。吾因昨晚之事,恐君病甚故来一探视。克言时,意态执谦,词气蔼吉,似无些征狐貉敝袍之芥带存乎胸中者。女郎有喜色,曰:君乃仁慈如此,有暇小坐乎。克即掇一椅与女郎椅相对,椅固无半褥女则另取一坐褥,为克铺设之。既坐,克含笑曰:君尚未答我所问。女曰:谢君幸无甚痛苦,可以勿药惟无赖可耳。有曰:回想昨日事,令人汗下,奈何竟不能步履,致累君抱持我。言至此,娇靥红涨,眼帘下垂。克拉夫亦无语,仅仅注视之。移时,女举目向克瞬视,续言曰:吾每至街头卖唱时,心恒惴惴,然君勿疑我被人强迫而为此。吾固愿为之,彼驼背人伊立沙尝阻止我,彼诚爱护我。但我自思,觉总须觅得数文钱,为彼等生计之资助。伊立沙恒语我,谓彼卖唱不如我得钱多,然总不如昨日得之于君者为尤多。吾甚感激,君诚仁慈。克曰:否,君所歌不啻阳春白雪,是区区者又何足算。彼伊立沙者,于君为父乎?为兄乎?女曰:否,渠与我乃非有血肉之关系者。克闻言点首,若曰:我固疑非有关系者,因问彼怪状之女子为君何人。曰:是名铁牌伊立沙之女也,渠呼我以姊,实则非是。但吾两人相爱,实过于寻常姊妹。渠遇我厚,常自恨不真为彼之姊也。伊立沙遇我亦厚。我乃一被弃之婴儿,为彼拾来抚养者,唱歌亦渠教我。渠乃善歌,美音乐。君昨已闻之,不甚善耶。但渠在街头卖唱时,胆怯亦如我,不能如在家中时之挥洒自如。克曰:然。君言良是,意君亦癖好音乐者。女曰:吾最爱此。当吾歌时,即不复知有愁苦事,且不问何处。但一唱歌,心目中便止知有版拍,旁若无人矣。克曰:如君所言,余虽不敢谬托知音。然君确为此中三折肱者可知。女曰:此语不敢当,吾所知者甚少,即最普通之风琴,吾亦不能。伊立沙谓我,使吾能风琴者,则用处较多,或者能得人之资产,因可以积钱。讵伊立沙适大病,所积资皆为医药耗去,伊立沙因此恨恨,欲再畜积达目的而后已,余则不愿其太自苦。克复默首,似有怜惜之词,未能遽达者,旋又问曰:彼铁牌何作,亦善歌耶。女郎嫣然笑,此时克拉夫之心,得眼光之报告。曰:个女郎之笑,乃尤美丽。女郎笑曰:铁牌乃不知音符之作用,唱恒无腔谱,若迫之使就范,则渠宁作苦工。然渠固非混沌无穷者,能剪彩为花,意态生动,货之帽肆中为女人冠上,饰日辄得八辨士。钱牌之敏疾工巧,令人可惊,其所为花,设为君见之,必误为真者,持向鼻间嗅香气,然彼乃仅能得八辨士。女言词叹息,曰:吾尝谓彼富有金钱者恒苛待穷民,君亦谓然耶。克此时则大感动,不觉谬引。此女郎为己之同调。自念平日所主张之议论,多数人皆以为好事,有时或被叱为邪说,为惑乱人心。即号为通人者,亦都不免,恨不令彼等一听此女郎之言,即答曰:君言诚是。此其故因握政权者多世家子,不知贫民苦况。故无有代谋及此者,吾等方谋所以改革之。顷君所言者,亦其中应设法之一端。女曰:吾甚赞成君之议论,铁牌亦必乐闻。此时当不止一钟,渠行且归矣。克拉夫视其表,曰:一点十五分矣。言次,问楼梯间步履声,须夷推门入,则昨日之怪物,盖所谓铁牌者也。

铁牌儿克拉夫遽止步,意似惊讶。曰:嘻,汝谁耶?来此何欲?蜜娜起立握铁牌手,曰:此绅士。即昨日救助我者。铁曰:哦,即此人。但来此何为?我家固无所用绅士。蜜娜大窘,克拉夫亦起立曰:密司以我突如其来为怪,吾殊歉仄。昨日之事殊危险,吾惧密司蜜娜病,来一探视也。铁曰:此即汝所以来之理由,然则渠必已语汝,可以去矣。我等诚受惠不浅,但我等不愿蓬荜中有显者来,汝等贵人,无所之而不行乐。吾虽非贵人,敢断言之,然汝则行乐,我等不能因汝之乐而乐。我等乃苦工作以生存者,即汝贵人口中所谓贫民,所谓下等社会。然幸知,自爱不妄冀非分,不希罕,倘来物。汝揣测,吾侪意思以为得与显者,游便光彩生门户,果如是,是汝之思想左甚。时铁牌手一破篮中置破布多许,说至末,一语眉轩目张,掷篮案上惊甚,厉今胆怯辟易。克拉夫神色坦然,从客而言,曰:密司所言甚善,使密司不将理由说明,吾方疑胡作此态向人。铁牌益恚曰:须知我不恃作态易钱,任我作何态汝不得干涉。吾侪且午膳,有冷鱼肉包饼干,汝已午膳否?克拉夫经此一诘,转索解不得。寻思,岂此人气势汹汹,尚有杀鸡为黍之雅意耶?即徐苔曰:尚未。铁曰:既未午膳,吾劝汝不必在此。俄延,克拉夫不觉失笑,乃故弄之曰:吾乃大失望。初意密司且留我午膳,故问。铁曰:汝作此想,可知汝大愚不灵。世间固不乏欢迎贵人处,此间非是恕不虚相邀。克正色曰:吾诚不宜再逗留。因向二人作别,蜜娜与克握手,似甚歉仄者。铁牌仅一点首,曰:速去速去。克始终无怒意,亦无惭色。既别二人至楼下,值驼者伊立沙。克曰:吾疑密司蜜娜必病,故来探视,渠乃无恙,慰甚。驼曰:贵人仁慈如此,吾诚感激无地。贵人不知,吾家蜜娜虽猫条,然固强项,自襁褓时至今日,未尝一日病卧。克颔之,曰:渠语我,谓君待之厚。驼曰:何厚?驼曰:何厚之可云?渠乃女儿中第一等人物,渠为吾养女,然吾字之不啻亲生育。特惧不能尽父母之责耳,昨夜险甚,若非遇君子,几致不测。贵人诚仁慈,意他人必不管此间是非。克曰:否,凡救助人而为己力量所能为者,乃吾人分内事。蜜娜语我,谓君授以音乐,渠声音能天然合拍,他日必成绝技。驼曰:君言甚是。苟得适宜教育,必成专家,吾必尽力为之。但我贫穷如此,又何能为?意如吾蜜娜者,比得贵人扶助之。克曰:君此言亦为吾所不赞成者,世间不少才美女千,汝所谓贵人之手者。驼曰:甚是甚是。是诚世所尝有者,然亦不尽人是。今姑置之,吾侪必为所当为,以舞于成。渠能歌,虽此时尚离乎?苟使之登歌舞之场,已足哄动一时。克曰:吾有一言,愿汝留意。渠尚弗丞丞,以热度摧花,转伤树本,岂无一日好,不久将何为。驼复曰:甚是。吾非不注意此者,不过如此说耳。于是克与握手作别,至门次,克复停步,顾谓驼曰:吾将赠君以金钱,或无迕乎。驼大窘,面红:吾乃穷人,以工作得资,然仅知以工作得资,君今予钱,何耶?克拉夫大惭。强颜曰:吾非于予君钱,吾亦嗜音乐,耗钱不赀,今君乃贫不能购风琴。言至此,不能自续。赧颜如伊立沙,讷然曰:别矣,他日再晤时显上帝佑君获幸福。

　　克拉夫归途,人家著名之风琴肆中,选择良久,都不当意。肆中人示以种种,贵贱都无所可,最后得一块价六十几日尼。自表而视之,似值二十五几尼,盖外朴而材美也。克则购之,嘱肆中人致之彭生街十交密司蜜娜。又曰:此乃吾送人者,汝第致之。渠若问所自来,含糊应之,肆中人唯唯。克又曰:汝送去时可问伊立沙,有驼者出应,即交付之。嘱付已,遂归寓。克拉夫之午膳,为马铃薯,若苦酒出无车无鱼。其奉之俭如此,乃有余资,为唱歌女郎购风琴,想克拉夫自己亦有索解不得者矣。膳已,吸烟,自思此时何作,则脑中所旋转者,无非风琴。因思必出外散步,始能将此事忘怀。在此时间,乃有一已忘血事,即爱迭司之礼拜三也。时已三钟,乃急易衣冠而出。谦思妥礼所居街为格罗公园,克至其处见车马成行,门庭如市。仆役皆着一色衣,肩际着徽章,意气扬扬,甚自得也。克为一仆引入辉煌绮丽之客室中嘉宾满堂,爱迭司在焉,众方争与爱迭司语,爱有倦意,唯唯否否,骄矜之气可掬。忽然春风之喜相,则以克拉夫,自外人也。克去帽鞠躬作礼,爱迭司趋与手,含笑曰:密司脱解皋乃此时忘之矣。握手时,珠光宝气,咄咄逼人。克此时脑中尚有风琴,在意中人与目中人贵贱荣枯,相去天壤之别。

第五回

　　当克拉夫入时,爱者于大庭广众之迭司欢笑相迎,座中辨来客之身分,客皆相愿动色。于能于一刹那间得是家人之视线咸之,其敏捷殆居世集的于此后来居界首座,于是上之少年。时室中有人让客就最近转寂静,惟爱与克主人之座位。克逊互相问答,他人无谢乃坐,爱迭司曰:有喁喁偶语者,伦吾甚欢迎君之来,敦人之工于酬应能者多劳,可知君必甚忙。昨君所演说,吾己于报纸中见之指南报之评论尤多倾倒语。克曰:报纸中是非多不足证,愿密司弗信。爱曰:否,名报皆一致,可知非阿好语。语云,名誉最乐,意君必乐甚。克曰:算来男子无有乐者,真乐怀远志如君者,惟成功之神多眷顾男子。又曰:君何为竟不作一语。克笑曰:吾未见女子如君者意君之所成功,必为他女子不易至之境。女曰:何哉?君以我为贵族中人,谦司妥礼之女公子乎?克曰:否,以君年少而美,而胸有智珠。女笑曰:是诚过奖,吾倩初相识,乃使君见吾智,是吾过也。意君宜去矣,吾不敢久相留。克拉夫与辞,女曰:俟之。吾姨母桃连夫人,星期一日有跳舞会。君若惠然肯来者,当令人送入场券来。克拉夫自是欢迎,乃鞠躬作礼,女点首答之。克又与座客周旋,客见女郎优待,皆足恭致敬。且目送之,克既去。女郎则仍前作骄态,端坐静默,似目无余子者。已而,客皆引去,爱迭司凭窗独坐,向庭前草地凝盼,作第一次因男子而劳方寸之冥想。想先时与克拉夫偶语光景，而将彼此问答语温理一过，柔情一缕，如春云出岫，固不能言其为若何理由也。已而思所以语克拉夫者，为甚正当否？与以跳舞会入场券，不嫌不道德否？欧洲风俗，男女本有交际可言。所谓道德者，固不妨嘤鸣求友，然爱迭司乃有此顾虑，亦适成其为小女子心事而已。时女郎以齿自啮其唇吻，随着摘瓶中花朵挼揉之，已又向镜中自顾其影，旋又仍坐故处。久之，室门顿辟，入者谦思妥礼也。女郎当老父入时自觉颊际犹余红晕，因而举止局促失常度。谦思妥礼以臂加女郎肩，曰：吾爱，何独坐室中？客皆已去乎，密司脱克拉夫解阜来否？女曰：克拉夫解阜乎，然，是曾来此。谦曰：吾来迟矣，奈何与彼相左，格拉哈姆欲挽渠演说，今晚伊思脱爱痕有大会，演说者必解阜乃可。谓格拉哈姆，吾当遇彼于此，今乃相左，奈何。女冷然曰：阿爷乃为格拉哈姆之寄书邮。谦思安礼怪其言，因向之审视，曰：何哉？吾爱见谁唐突汝者。女意益冷，曰：无之，但克拉夫其人者，便如此值得阿爷倾倒。谦曰：是乃非常人。意彼方且得全世界人之倾倒，盖秉河岳之电气而生者，是固无待我之替扬，顾吾爱独不喜其人乎？妇哂曰：儿仅众人遇之耳，无所谓喜，亦无所不喜。儿仅睹其人两次，阿爷奈何忘之。谦笑曰：然，吾儿固未知其人历史。女曰：儿初未尝注意，今晚吾侪尚须赴燕，儿且往易衣矣。爱迭司之卧室，精致绝伦，有名书古玩，若金碧辉煌之书籍，类皆从外国罗致来者。方女郎入时，室中有中年妇，临窗治针叢。见女人，即轮作，趋前。妇发作白色，眸子黑色，皮肤棕色，盖印度产也。妇为女郎乳母，众皆呼以萨拉，不知其为姓为名，其来最早，为谦思安礼夫人之胜妾。而女郎家族中之乔木世臣，萨拉事女郎忠爱备至，实以老仆妇而兼为慈母者。在萨拉目中之爱迭司，固天下女儿无出其右者，其爱之肫挚，似肯不惜牺牲其生命，以供女郎片时之幸福。爱迭司自幼受萨拉抚育，亦相依为命，其余仆婢。成畏萨拉，奉命惟谨，不啻第二主人也。当女郎入时，萨拉黑色之眸子向女才一瞬视，已察知女郎有不适意事，默然不语，惟侍立待命，女曰：时已晚乎。萨曰：然，吾当以敏疾之手腕侍密司，或不嫌迟。但密司晚妆宜易何衣？女趋镜前座椅，曰：视汝之所欲，任着何衣皆得，吾不注意此。萨拉乃解女郎发髻发金色，光润如丝。萨拉替歡，赞叹盖循例事，每梳洗，萨拉必不忘赞美语，整理既竟。复大赞不已。且曰：密司乃益美丽，更于何处寻相似者。女曰：十年后当不复美丽，可知美容颜，仅昙花幻影，非甚可贵者。萨曰：焉得便老，凡真美人，都不速老所谓天上安琪儿。吾爱，汝乃安琪儿之一也。女笑之，曰：妈便如此说，吾未见更有他人道好者。妪恚曰：不知密司为美人者，其人必盲，否则亦必蠢如豕者。女笑曰：克拉夫解阜，殆蠢如豕者。妪方持刷子醮胶质，润如云之鬒发，因就镜中向女郎作问询状，曰：谁欤？克拉夫解阜？吾知是必蠢豕无疑。女郎笑曰：萨拉，是人乃绝不蠢豕，状至美丽，且绝敏活，第彼未说。汝安琪儿美耳，美耳，萨拉曰：我若值此人者，当以伧父呼之。女郎复笑，曰：汝任呼以何名词皆得，惟其人实不伧父，彼行且为伟大之人物，世界中人将成知其盛名。妪曰：密司与此克拉夫有崇乎？女曰：吾昨日始识其人耳。妪曰：此伟大之蠢汉何似少年乎？女曰。然，少年。且美，长身而壮健，眸子作灰黑色。妪作思索状，曰：是殆英伦之纨绔儿。女曰：其人殊有名誉，与寻常纨绔儿异。妪曰：吾必一睹其人，无论若何伟大若何聪慧，意必有蠢俗处。女郎复笑，曰：萨拉，意妆或未必得睹其人，因其人无暇晷，我或未必再必再与其人往还。凡往来吾家者，类皆真纨绔，所谈皆尘腐语，所注意事，又不过鲜衣美食，与跳舞等事。女言次，蹙额曰：吾不欲再说矣，萨拉，汝可任择何衣衣我，汝固善料理衣饰者。萨拉则向笥箧中出珠串，一一为女郎妆饰之，已乃被以白色丝织衣，裹以素锦留仙裙，益以花冠宝带，金钢珠缨。女郎对镜审视，意颇自许，萨拉则取花露遍身喷射之。妆竟，女郎趋谦妥思礼，谦目逆之，徐曰：甚善！萨拉颇解事。吾儿倦否，若惮劳顿者，不去亦得。女笑曰：儿不倦。车已驾乎，有侍仆趋应，父子乃挽手出。萨拉送至车旁，殷殷嘱女早归。

第六回

克拉夫自寓室之门出,值廓尔登,廓向之熟视。曰:咦,汝将为侦探乎?胡忽易装束。克大笑,自顾其身上衣,衣殊褴缕头上戴棉布帽,破旧略相称。曰:君视我似侦探乎?甚善,吾今日将赴稍远之所在。君曾闻人言天乐园乎?廓曰:吾不甚了了。开会乎?克曰:否,吾闻天乐园为三四等细民窟宅,使不至彼处一加考察,终不知贫民社会之真相。廓点首,曰:是当调查,吾亦替同君言。克曰:吾颇希望此行不虚。今之政治家侈言,为人民谋幸福,然其结果乃至贫者,不得免冻馁。吾闻天乐园居民之苦况,为他处所无。故吾欲一亲睹之,述其情状,以质彼自命为苍生谋幸福者。廓沉吟曰:然则吾亦偕往何如?克曰:甚善,君乃与我同意,但君亦必易敝衣乃可。廓自顾其污垢之衣,绽裂之靴,向克拉夫微笑。克对之上下审视,曰:贫民社会中必视此为鲜衣华服,且君之领尚嫌太白。廓曰,请稍待,容吾易之,乃返身入室,须臾,易敝垢者出。相将出门,行数武,见有公交车至天乐园者。克笑曰:吾侪虽贫,然不惯跋涉,附车行何如?两人乃登车顶。克曰:君勿蔑视此车顶为三等座位,某日,吾会见银行总理亦会坐此处。廓曰:君误耳,安有银行总理而坐三等公交车者。克固言不误,谓吾曾与彼交语。廓作偕语,曰可羡哉,君乃识银行总理。克曰:吾于吾父处识之。廓曰:识银行总理亦未便可羡,即今世界平等,寒畯恒得交显者,譬如廓尔登亨利,乃与侯爵辣夫孛罗之公子解阜为友,亦曾坐三等公交车。语未竟,克拉夫咄之,曰:汝作此恶谑何为?然汝谓世界平等,固自不谬。自今以往,贫富之阶级或者稍平乎?同是人类,彼富有金钱者,则自命为高等社会,坐视贫贱人之痛苦,曾不一动心,世界公理不灭,此宁可忍者。而彼贫贱人则视富贵者如天之骄之,不敢挈短较长,俯首帖耳,为金钱服役,如牛马,无丝毫抵抗力,宁非怪事。君视之,岂不然者。廓曰:吾侪出版之指南扳,价值仅半辨士,意彼等必能一寓目,或者鼓起彼等权利思想,不至过自菲薄,且使彼富有多金者,稍减杀其自私利之心。克曰:君曾见非洲杂志乎,是亦持均富主义者,顾其力量甚薄弱,凡苦力细民,类皆无思想。廓曰:然,凡种种悲剧。何莫非无思想之故,有以致之。克曰:彼等惟无思想,因而陷入惨境,世人徒知提倡慈善主义,殊不知施与之惠,仅沧海一粟,吾侪须作根本上解决。今富人之遇贫人如狗彘,而贫者亦几不以人类自居,是绝,大罪恶。吾以为必得政治上之改革,必立法部中人,以人道主家为前提,乃可补苴罅漏何益哉。廓鼓掌,曰:斯人不出,如苍生何。克曰:弗过奖,吾惟灼知窭人苦况,故言之过激,君所爱激刺,或不如我之甚耳。廓曰:君知伦敦下等社会人苦矣,然且救济无术,天下苦人且恒河沙数,奢愿难偿,奈何?克太息。言次,车已抵白垩教堂处。两人下车行,折入小街。途甚劣,行数武,举目四望,惟见矮屋板垣,景象凄寂。间天乐园所在,或告以途经,行久之,路益劣,行人皆着败絮,视向之通衢,别一天地矣。道旁隔十数家,则有一实酒之市抬,中或有间汉仁立。见两人者,咸窃窃私议,若相讶者。克与廓并行偶语,略不瞻顾,佯若因事趋经其地者。行久之,途益劣,且窄不能并行,而居民之贫窭亦益甚。二人自顾衣着,居然鲜衣华服。因问天乐园所在,据确实报告,即是地也,乃知名不副实,并稍似园者而无之,而黝暗之景象,触处皆生恶感,令人作置身地狱之想。亦有卖酒处,而其情状较先所见者万恶劣,土块支破扉,二三男子聚饮其旁。其隔有妇人立门侧,首如鸟巢,衣不掩胸肉,面部尚分黑白,余都污垢。童稚无男女,皆不着衣,泥淖满身。克拉夫与廓尔登则目眩神夺,方二人伫立四顾,忽闻呵叱声。则见一家门首有两女人互相揪扭颠蹶,而出口相詈,手相搏,足踯躅,奔突如野豕,须臾间两妇头部咸被血观者塞途臭气棘鼻。克拉夫色阻心悸专岂登尚能自持,然两人皆面相觑,不能赞一辞。方两人旁立观望时,突见一警察闻声踉至,两妇之感稍稍戢。警察禁止两人斗殴,钯至严厉,两妇虽悍,不敢撄虎威也。警察忽向两人审视,曰:此穷民之辨谨士也奈何来此。因举手致敬,曰:此间非贵人所宜涉足者。奈何来,此警察盖曾在议院任守卫者,故识克拉夫。克笑曰:

吾侪之来,乃欲一考察彼等生活之状况,所谓天乐院者。此间是耶,彼等列屋而居,安所得衣食。警察曰:由此前进,有卑田院,为贫尼工作之所,然无可悦目之物。此间终年无上等社会人来。二公之贵人愿自重,弗往为是。克曰:吾侪专为此来,安有即返之理。警察曰:然则某侍二公往。克却之,警察则讲克必不可。警察见不可强,乃曰:二公既必欲往,幸慎之,此中人,非好相识,脱有差舛,吾侪无所卸责。古笑曰:无害,吾不侮彼等,彼等必不侮我。警察复上手作礼,致声珍重,二人遂行。约半里许,所经与前真间无消异惟常见两旁住屋,密如蜂房,窄如狗窝。其腥秽污浊,又似牛栏豚笠。多数之矮屋,门皆半掩,屋两昼迫视之,每室辄有七八人,老少不一,男女都有。有最小者,几八九龄,老者则黄发驼背龙钟。殊甚彼等所无义为削小木片为大柴,干及糊装火柴之纸匣,见有外人来,略不瞻顾盖彼等。穷日之力操作不稍转几每人得数辨士用以,购粗劣之麦包,且不果腹以故其手爪之。运动与时钟之秒,针相争竞,二人至一齐门首,贮立多时。克拉夫下气怡声曰:敢问君等工作日得几何? 一中年男子举其厚重之眼帘向二人一几识,曰:多少不等。有一辨士,亦有九辨士。其为状若甚倨傲者。克徐:君等夜间即居此乎? 其人复略声其眼帘曰:夜间不居此将焉往? 室惟四壁,无椅桌,七八人皆席地坐。室隅置破衣一袭,忽蠕动,审视冶乎隔喃喃,曰:吾侪病,恒弗药安用医为? 克曰:医院乃公共产业,贫乏者可不费一文钱,媪何不欲? 妪曰:严重此儿于医院,吾侪早晚不能一相见,故不欲也。二人又伫立移时,廓目视克,示意欲去。两人亿偕尽支,曰:君以为世人皆知此状况乎? 廓曰:乌得不知,报纸中恒载天乐园中事,特读者非特不加怜悯。方曰子苏表党食,不为此中造火柴糊口之人耳,安有他哉。克嗟叹无语。行数武,见有楼梯一处。克遂拾级无形之右门入之,黝然黑暗世界也。中有夹道,两旁列屋,屋小几不能容身。有一个卧地上,鼾如雷。身异置中屋在门外几令人疑是兽窟,无有似人类居处者。廓掩鼻摇首曰:克拉夫君,去休。此中情形,不过事号不必门天察矣。两人乃返身行,出门,顿觉重睹天日。两人方下楼,忽闻有叫号声,则又有三数人互相敲,悬鹑之衣,浐浐者皆血迹也。两人贮望称时,乃晓向者警察所谓危险,色然意阻,不敢再深入,乘兴而来,不觉败兴而返。乃循来时所经路趋归,已而至先时所经酒肆处,忽闻弦歌声,声嘹亮,入耳如仙乐,能荡涤脑中所留悲凉,惨暗之余影。寻声视唱者,则驼背侏儒伊立沙也。行稍近,伊立沙已见之,辍歌,上千作礼,曰:乍见似曾相识,不图乃是贵人,贵人胡来此? 克拉夫手抚其背,即顾谓廓曰:时已晚矣,君独归何如。廓曰:诺。遂别去。克乃挽伊立沙手,欲有所问,但又不遽发言,似蜜娜两字在唇吻,问不肯使出者。

第七回

克拉夫曰:伊立沙首,此间距君家甚远,何乃来此。驼曰:吾他日尝至更远处所,数日不远出,便觉闷人,克密之。驼又曰:吾尚未道谢,蒙贵人赐我重器,当我等风琴时,惊喜过望,不知所可。又不知贵人居处,因彼送来之人,仅知购琴者为一绅士并姓氏亦不之知。我等固知必为贵人所赐,铭感而已。吾家篚牌乃必欲歪得贵人住处,将风琴璧还。克笑曰:此即吾所以不肯明言也,吾愿君等忘之。吾固无他意,幸勿相见。驼曰:吾固知贵人之所以出此者,全属仁慈。克曰:君此言可谓正当,但吾欲问君密司蜜娜已从事学习了。驼曰:吾侪苦无力风琴,今一旦得所不得,如饥饿时得麦包,焉能置而不食。蜜娜感激甚,颇以无由中尔为憾,彼固甚愿我或值贵人者。时两人已行至白教堂处,克曰:脱蜜娜不以我为非者;吾愿与君偕往;探视之。驼喜曰:贵人若枉顾;蜜娜必甚欢迎无疑。适有一马车过;克遂雇之;曰:途远日暮;不如乘车。且可谈话御者辟车门,驼顾而却步,克强之人,乃乘车行。轮声隆隆蹄声磔磔,驼作惊喜状曰:吾坐马车,乃第二次,然初次不如今兹安适。克曰:何也? 曰:吾数年前偶过五达衢为马车,所撞颠蹶败类,几死。警察驾车,致我于医院中,尔时,虽坐车。然痛苦殊甚不暇瞻顾,安得如今日乐。克微笑点首,驼则向车宪中张皇四顾。大有山阴道上,应接不暇之雅。久之,克抚其背,曰:吾尚有话相问,弗讶其唐突乎?驼唯唯。克曰:吾意密司蜜娜,必会读书,彼曾读书否乎?驼曰:贵人之为此言,殆见吾蜜娜叶属有书卷气乎?是诚然,小家女郎无有如吾蜜娜者。克曰:君言诚是。驼曰:以吾贫贱之家,而得如此宁馨,视之为天人。固不待言。吾铁牌亦不劣,然不能相提并论。密司脱!驼益欲言,密司脱克拉夫视之,岂不然乎云云。第彼固尚未知克拉夫姓民,克即告以己姓名。时车方至繁盛处,驼目眩神驰,耳际木聪得解阜字,仅知此贵人为克拉夫而已,乃复言:吾家铁牌,本好女子,但不喜读书。送彼入学堂去,辄不愿。蜜娜最喜读书,爱书本如鸭之家水,在塾读书时,曾不肯一日旷废,塾师及同学咸敬爱之。彼等感愿蜜娜竟读,但蜜娜虽甚爱读书,以我蜜书故卒中止,其意盖不欲我独勤勉。克曰:吾知其意,彼欲助君得钱。驼曰:然蜜娜所想者固甚是,少女齐唱,得钱固当较多。克出雪茄授之,驼又大乐,曰:吾尝思此物当无福一知其味,以吾婆贫,不敢妄费钱。老授以怜寸,驼称谢,然磷寸,衔烟吸之,若甚郑重者。克曰:吾有一事,欲与君商之。驼问何事,克曰:吾将为渲歪得一处教授风琴,君颇乐就否?果能如愿者,则君可以束修所得,俾密司蜜娜读书,有特异之资禀。

再益以良教育则将来所造就,必有可观者。驼大乐,而色赧然,似克拉夫已予以金钱而惭恶不肯即受者,曰:蜜娜资禀特异,诚如尊论,第彼未得早遇如贵人者。予以读书之资耳。克曰:我何为予以读书之资,君自负责任耳。言次,车已停止。克既给车资,踌躇曰:吾至君家否乎。驼曰:吾甚望君枉驾,为蜗居被除不祥,蜜娜亦必甚愿见君。又曰:铁牌不知归否?脱尚未归者,可知今日又不得利市,每值礼拜六日,皆如此。克仍趑趄不前,方两人入门时,陡闻琴声。驼曰:我若他往。彼即弄琴,镇日不辍。克不语,随驼登楼,室门启处,见蜜娜果在室中。第一触视线者,为鬓蛮之发,高髻婆娑,黝然柔润。两人本摄足入,蜜娜专心壹致,竟无未闻知。克拉夫自后端详,弟见瘦削双眉,轻盈体态。着布素衣裳,首微俯,织手按琴,琴声断续。似节奏尚未娴熟者。伊立沙自后呼之,女郎回顾,其目光乍自乐谱中移来,似尚未见有两人者,第二刹寻,始惊顾。其灰黑色之秋波,真与克拉夫之视线相接触,乃大惊,起立,一手在风琴上,一手扶座椅背,默不一语。驼曰:此密司脱克拉夫,吾今得遇之,吾告彼,谓蜜娜愿得见君,一申谢。女郎无语。克拉夫阖室门,乃向女郎掘手,曰:吾此来得见君按琴,较听君申谢语尤满意。君所得之进步,必甚惊人。驼曰:进步甚速,似天授者,每新曲绕习一两过,便无遗误。但吾意凡学一曲,必肄习至甚纯熟而后止,否则不能得心应手。蜜娜视克拉夫,复视伊立沙,已而秋波直注克拉夫眸子发光处。克笑曰:他日必专门名家。女曰:君视我能成功乎?克曰:必能成功。女曰:然,吾自问或能成功。但君何故予我此琴?克初不料女郎有此质直之话,问又明慧之眼光,直注已面,不稍瞬,不觉大窘。伊立沙置其提琴,举污垢之手,曰:吾着濯之,遂出门去。克嗫嚅曰:无他吾意欲为嗜昔之夜。吾侪相值,留一纪念品耳。君怒乎?君以我为唐突,不能释然乎。女郎下其目视,徐:否,君之意固以为宜怒乎。克曰:脱我有欲得之物,而无力购置,乃有人无端赠我,不能无疑讶耳。女摇首曰:我之思想不如是。惟前日无意中告君以吾家窘况,由今思之,不啻向君索风琴者,以萍水如吾情,乃面颜向君索物,吾自居何等矣?当吾得风琴时,固欢喜万状,然恶能坦然。克曰:托君见我来有不释然于中者,即吾深悔之。克自掇一椅坐,女郎亦坐。克曰:密司蜜娜乎。继一语。女郎遽曰:君何为呼我密司?我又安足当密司之称谓者。克笑曰:脱我不称密司,则当直呼君以蜜娜,君亦当直呼我为克拉夫,此恐非君所认可者。言已,复掩口笑。女叹息曰:君强引我为同一社会,殊大误。我乃卖唱为活者也,安敢与贵人为伍言已。秋波含润,似不胜悲感者。克亟正色慰之曰:乞恕我。我固不赞同斯言者,但吾侪今兹且不必讨论此均富主义之大问题。但吾尚有一言，乞勿相讶。意君之于风琴，如饥渴之思饮馂，既无力购置，性又狷介，不肯受倘来物。吾侪虽萍水，然颇自诩以为能相知。女郎下其眼帘，默不语。克曰：吾既知君，何敢不相谅？今者吾假君琴耳，他日学成，所入必较优，徐偿所值，何如？女曰：伊立沙谓此必不赏，君谓我力能偿耶。克曰：吾以二十五镑购之。女郎惊曰：吾安所能得多金？君欺我哉。言次，驼自外入，谓克曰：吾蜜娜若何感激，已对君言耶。克曰：今兹固无所用其感谢，吾已语密司蜜娜，他日学成，所入必较丰，吾旋当声偿。女郎正色曰：此可见君能爱人以德，然安所得二十五镑。驼曰：贵人所言甚是。吾侪只得如此，不然。无何自处。得资多寡，视吾爱艺业何如耳。吾爱唱歌一曲，俾贵人一指正其节奏。女郎略不辞，便按音匙，歌一短曲，抑扬疾徐，颇不生涩。克大赞美，曰：密司后此，可勿再唱歌于街市矣。已乃辞别，别时，蜜娜欲言不言，惟目送之。克予握手，复谆嘱伊立沙，勿再挈蜜娜向街头卖唱。驼唯唯，克曰：吾思蜜娜婉转歌喉，引高剩羽，彼市井中人，何能领略。况得钱不多，亦且危险。驼极口感谢，惟蜜娜终不作一语。克拉夫既出门，贮立街中，踌躇不遽行。此穷巷中居民，赴市场购食物，辄以夜，盖日间工作，必晚始得钱也。于时有妇女数人携筐盖，挈稚儿，贸贸然来无意中忽与克拉夫相撞。克大惊，急审显，则一小女郎仆地上，蓝中鱼肉皆倾覆有人污泥中者。克亟挟之起，且为检所覆物，孩大啼，克慰之，曰：似汝年龄，何效褓褓儿？勿哭，吾予此峥始。吝视偕行之妇人，获一方见银币作惊讶状，其别一人，则铁牌也。克向铁牌点首，曰：密司好。铁曰：晋何为不好？克曰：问狗焉往者君耶。铁曰：吾疑汝是盲人，盲人恒携狗，故问。今胡为又为此？克曰：吾偕尊仑史因变在君家出也。铁曰：若来胡为者，吾方欲歪若还风琴，今既相值，甚善。幸即来取去。克曰：此事恐不无处命此物已卖出，吾不能收回矣。铁讶曰：谁买汝琴者。克微笑，曰：尊甫与蜜娜也。第代价尚须他日始，万曰：吾意汝必因取偿乃常来吾家。克曰：否，吾将自今日始，不复来此矣。铁曰：然则彭升街将为汝最后之莅止。克曰：或者如此。铁曰：然则吾侪可一握手为别，汝亦好人。顷间吾见汝待彼女孩颇仁慈，汝之心固不恶。克曰：谢密司。铁曰：虽然吾家蜜娜，乃婆人，子也君今者之所为得母有意效声，彼说却佳人才上。虽君之面目固其仁义道德，吾能断言君之心不如是仁义道德。克大窘，不觉颜色赧赧，不能答一语。久之，曰：君言甚是，吾当识之，用以自惊，今别矣。因相与握手。克返寓时，途次思索殊苦，荩铁牌之为人，殊奇特，似非可以等闲例之。而蜜娜之声音笑貌，尤盘踞脑中不能遽去。

第八回

克拉夫返寓后，思铁牌之言，若有所失。因自讼，谓吾持均富主义，固然。但已所识之穷乏者不胜搂指，曾举二十五磅相赠否，若云无有，则吾赠蜜娜以琴，为女郎贫而赠乎？抑因女美而赠乎？此无怪铁牌谓吾心不如面目之仁义道德也。思至此，不觉汗出于背矣。星期一日，天气骤热。英伦议院中，尤觉炎咸逼人，空气窒息。于是听演说之议员，沉沉睡去者乃占多数。克拉夫亦在家中，尚无倦意。语云，赤箭青芝，败鼓之皮，俱收并蓄，是为良医，是以具大智慧之人。其所师辄不在高远，以故克拉夫平时，虽值不善演说之人，亦必危坐敬听。惟是日则觉烦暑不可忍，又当时演说之人，其声浪如熏风中蜜蜂，能催人睡眠。乃起去，思向外间一吸新空气。信步出门，见道上车水马龙，肩摩毂击，大有连袂成云，挥汗成雨之雅。因思彭升街矮屋中，不知若何潦暑。于是苗条女郎弹袖垂肩，如一幅画图者。方且无形之中，呈现于当前，而举凡街衢中之车马人物都无所见也。且行且思者，移时，霍然苏醒，则已行至哈特公园附近。道旁树荫蔽日，空气澄清。克乃贮立，向街中凝视。时时有相识者，自马车中向之去帽作礼，克亦去帽答之。久之，忽有一精致之四轮车临工莅，克识此车乃谦司妥礼所有。因思车中不知何人，方审视，间车中人已先见已，盖十七八贵胄女公子密司爱迭司也。爱迭司之对座为萨拉，萨拉见爱迭骤向道旁注视，急以目光随女郎所视处视之，则见一长身玉立之少年，方去帽作礼。爱迭司则微俯其身答之，略作踌躇，便点首似欲少年登车者。少年亦略踌躇，车已停止，遂登车。萨拉虽仅向少年一瞬视，然以女郎之颜色卜之，已知此人妈爱迭司畴昔之夜语已之密司脱克拉夫也。克拉夫向女郎微笑，曰：密司午安。女红晕其颊，手弄胸间所佩珠串，脉脉不答，似一时不能歪得一语者。顷之，曰：君徒步于赤日中不畏热耶。克微笑，曰：此间较议阮中稍凉爽，吾逃热来也。问答间，克猛忆一事因曰：今日得值密司，幸甚，吾尚有一事奉求。时车已徐行。克尚立车旁踏镫上，女郎移其坐褥，虚设一座位。曰：请坐。克称谢就座，因视萨拉，似欲问此印度妇人为谁者。女曰：此萨拉，我之乳母，自幼即抚字我者。克因欠身作礼。萨拉不答，默然下其眼帘，似聋且哑者。女曰：想密司脱克拉夫不常求人者，不知今者欲吾何作，吾将先许可乎？克曰：不敢望君先许可，但吾愿得君之助力。意密司广交游贵友中有欲学范哑镌刻者乎？女俯首作想，未遽答。克屏息俟之，目视爱迭司之衣，思侍女郎装束者，必萨拉。因目视萨拉，觉此妇状甚特异，发与眸子皆作黑色，耳缀金环，服式犹印度制，而色则甚庄。忖度移时，女郎犹未答。克曰：吾所以问此，因有一相识之音乐家，而善范哑铃者。渠乃真音乐家，非膺胃者比，顾抱绝技而无人知，其人吾于苦力社会中遇之。女曰：吾以为妇人乃男子乎。克曰：是一男子，侏儒而驼。其人虽市井细民，然甚自爱，苟延之授艺。固可无虑其他者，吾能担保之。女曰：君似甚热心于彼者。克曰：然，在理。克拉夫宜告女郎以何故热心于驼，但克拉夫则否，彼固未言若何值蜜娜。若何赠琴，第彼不言何以故，则不可知矣。克续言曰：其人名伊立沙，吾固深知彼能自爱，故欲助之出幽谷而迁乔木。女曰：其人知教授法乎。克曰：其人知教授法。且能教唱歌，意彼之授艺，必能得君之许可，如我之赞扬彼者。女微笑曰：是恐未必，我固不能如君博爱。克笑曰：君便如此说，我固信君能持博爱主义。女曰：想其人必甚穷困。克曰：是固苦力社会中人，意彼所望必不奢，殆可谓价廉物美者。女郎且思索，且注视克拉夫之面已而曰：固有之史担登夫人之女公子，为吾之姊妹。彼等年尚幼，自当有事于音乐，此固可为彼介绍者，但其人居何处？克欲告以驼者居址，忽转念不如秘之，遂答曰：脱密司欲寓书芯人，出我转致可也。吾谓君持博爱主义，固自不谬，吾固知君必助我也。女郎下其眼帘，须臾，复注视克拉夫，曰：君何由知吾必相助。克笑曰：语云，心如其发，密司发作黄金色，故知密司之心，亦必如黄金铸成者。女曰：此言甚善，但君此语为由衷之言，抑为酬应时常用之套语耶？克丞辨谓是由衷之言，乞密司恕其请。微笑，女曰：吾自间心不如黄金。君之知我，宁较甚于我之自知。克曰：虽然君允我之请求，即可为我未允治之赞美辞作保证。女郎不悦，曰：是为不允当之发美耶。吾固言是不允当，君殆疑我自夸发美，故讽我欤。克觉此语不易作答又察知女郎有愠意，逢默不语。已而爱迭司自觉辞气稍厉，悔之，笑曰：君之言何类吾家萨拉，彼固常赞美吾发者。克目视萨拉，萨拉危坐如木偶，似全无感觉者。克曰：吾绝感谢，君允吾请求，但彼学琴者之住处，亦请示我，说此事若成者，我又多得良友矣。女曰：是必成者，凡吾欲作事，辄皆如愿。克曰：是诚非夸。女笑曰：君以我为乍自爱尔兰来乎？英人识人之自信太甚者辄曰爱尔兰产，故女耶云云。克笑曰：若以吾价迟视言之，恐四分之三，皆爱尔兰产。女笑曰：然则君仅四分之一为伦敦人。又自笑曰：吾侪所言者，乃如襁褓儿学语时程度，几何不羞死。言次，明媚秋波，耽耽睐视，盖其辞若有憾焉，其实乃深喜之也。爱问曰：日来君曾何作，能语我乎？意君曾考察下等社会人之生活，君夹袋中之范哑铃教师，殆即考察时所得。此外尚有何作，演说乎？着论乎？克曰：此外尚有饮膳睡眠。女曰：君尚有暇暑乎？吾将以小膳所饷，盍至吾家一临存。克称谢曰：密司若恕我者，请异日造访。吾今者乃乘间遁出，尚有要事议决，方命欢甚。倘君许我者，吾且辞去矣。女与握手，作谐语曰：他日。吾将骄人，谓贫民之辨护士社会学大家克拉夫,曾求我某事。克笑曰:吾力欲以密司之许我请求骄人,不图密司乃作此语。女曰:今日乃星期一,君会得吾姊母桃连夫人之请帖乎,此事克本已忘之,乃丞应曰。谢君,吾已得之。乃鞠躬作礼。克既去,爱迭司笑谓萨拉曰:此密司脱克拉解阜也。萨曰:吾已知之。女曰:娼视之颇不劣乎。萨曰:颇不似寻常之英国绅士,言语殊便给。女曰:渠演说最佳。萨拉更不作一语。是日,议院中闭会特迟,克拉夫至一点钟时,始能至桃连夫人第宅。爱迭司于每一客至,必留心遥瞩,验其是克拉夫否,盖方寸间固无第二人也。但女郎艳名噪甚,贵胄青年,类皆不肯自菲薄,冀得一邀青盼。以故,女所坐处,辄有纨绔儿成群围绕之。女郎平日本不屑意此种人物,今眼其遮断已之视线,益厌恶之。已而,克拉夫自人丛中塞身人,曰:密司爱迭司乎,吾来晚矣。议院中至此时始毕事,吾竟不能语君事,若何歉仄。女郎举其冷峭之秋波,注视克拉夫,第当目光着落时,冷若水霜娇靥如值东风旭日融解无余矣。女曰:老父曾为我言之,然不虞君如是之迟。谦思安礼亦来,与克握手,曰:与吾既跳舞乎。克曰:若女公子许可者,自当遵命。女郎起立,克携其纤手,遂登场跳舞。克拉夫乃跳舞之老断轮手,周折俯仰,尽如人意。舞至酣畅处,女郎觉肢体如被严重之按摩,酸痛而适,心房趔趄震荡,为有生以来所未经。而眼波慵倦,若眼帘加重者,然犹勉强注视克拉夫之面,觉此男子之可爱,不忍移去也。然克拉夫初非有意加催眠术于爱迭司者,彼虽与绝世美人偕舞,然并不觉其可乐,不过视为寻常酬应而已。盖爱迭司虽为克拉夫心醉,而克拉夫脑中则有唱歌女郎盘踞其中,更无余地容第二人也。

《沟中金》终

第七节 《如何今日》

近来我的事情颇忙，职业之外还要着书。朋友来了，多半是一局围棋，这是一个朋友的话。若是两个朋友来了，那么我家管账先生凑数，一局麻将。有时精疲力尽，什么事不愿做，躲到房间里，有大西洞的蕉叶白大砚，胸正元制的，长锋羊毫，胡开文的超顶烟墨，商务书馆影印的宋锡皇甫碑，一件件打开，认认真真临两个字。还有影宋版《内经》、明版《伤寒论》、原刻本吴诗集览。每天新闻报的快林，每期周瘦鹃的半月，都是和我很亲昵的。总之一天只有睡七点钟，此外有事忙，无事也忙，总不肯休息。这是我习惯成了天性，纯任自然的。若有人强制我上床去睡，那就像小孩子被先生惩罚一般，觉得再苦弗有，这都不在话下。单表耶诞前一天黄昏，朋友来了五位。其中四人竟看竹不问主人，自成了一局，剩下一人，没有事做，就和我下棋。一会子家邻亲戚来了，是我的表侄女，年纪已有二十岁，我还没有见过的。由我女儿领着来向我见礼，不免寒暄问好，敷衍了几句。我女儿说邻里婶娘也来了，我说是了。你叫他们预备夜饭安置休铺，就说我有客停会见罢。他们去后我暗想今天真热闹咧。我是完全讲中国化的，倒很热闹过这耶事，心里这样想着，手下的棋可是糟了。去角一个拆二，被对手连门起两着，形势不妙，若被包围，完全失了外势。若争外势，可巧是凑着，加厚敌人墙垫，自己促了地盘。必得算出一个脱走的法子，真能变守为攻。正在拈子思索的当儿，仆人传进来一叠邮件，都是拜年邮片，随手抽出一封信来，却是半月杂志社的。我放下棋子，先看信，原来是要稿子。信里说道，阁下无论如何忙，两礼拜之内，非得有大稿件惠不可。我看了笑道，这个忙字，倒给他说着了。我朋友道，你还做小说么，我道小说本不会做，如今更是不弹此调，我全副精神都在做医书上面。不过这位瘦鹃先生，近来来了两封信，早先又自己来，当面和我说过，倒不好意思回绝。只要他不嫌坏，少不得老眉老眼，谈几句去搪塞一下。那朋友笑道，你真算得无事忙了，彼此又下了十几子，我内人走来说道，萧太太来了，他要你代他写信给他们萧先生呢。我对那朋友说道算了，算我此局全输罢，于是这小小沧桑，因环境的牵绊，就此不了而了。那朋友自愿看打牌去了。

这一天客散之后，我凭空添了心事，就为那瘦鹃的信了。我著的《伤寒研究》将次脱稿，预约截止期已近，万万延宕不得。如今又要做小说，须知我白天是有职业的，晚上朋友来了，又当然是很欢迎的。那么所余得时间，简直有限。这也罢了，那半月杂志，言情小说是中坚。说来都还有点意思，我也做言情小说么。自愿盛年已过，绮思全消，言情小说须得设身处地，含意行。像我这样飞天拔地的要勉强说情话，真是东施效颦了。自己不爱看，又叫谁看去。如此有什么可说的呢哦。是了，自古道，中年哀乐感人多。须知这七个字当中，中年两个字是眼，感自然为哀乐而感。但是少年时代，没有哀乐么？不感么？有自然有，感也自然感的，只是不多罢了。岂但感不多，就是哀乐也不多，只都是跟着阅历走的。少年时代，不以为可乐可哀的。阅历既深，便别有买心，平淡无奇之处，平白地觉得这件可乐，那件可怨。因为觉得所以感，因为觉得的多，自然可感慨的地方也多了。换一句话说，少年时简直没有懂得中年时的哀乐。小子百无一长，只因虚度了几岁年纪。不但帮已的哀乐，觉得可戚，就是社会上形形式式都觉有个哀乐，有个可感慨的处所。如今不问章法，随意写几许出来看看，恐怕还有点推敲的价值啦。

我不是说萧太太到我家来么，这萧太太是何等样人呢，说来倒也有些来历。长长身段，将近五十岁年纪，并不算瘦瘠，面上却骨多于肉，并不能说带些男相，体格却颇魁梧。她是上海鼎鼎有名的某教会女学毕业生，所以她的衣裙朴素，很有些教会里童贞姑娘的色彩。她的品行人格也很不错，从来不说一句假话，很耐苦勤朴的。她男人萧九成是我二十年适家至好，却只如水交情。这六七年中，通信不过三五次，说起九成，也是上海最著名教会大学毕业的，一向在广东当英文教习，进款每月二百余金。他夫人住在上海抚育着九个小孩，他家每年最大的支出是学费，衣食其次，生活很简单的。

说到这里，读者要说我扯谎了。女的是品行很好，男的又是和我有二十年如水交情，不消说他们俩夫妻都是上等人，而且有九个小孩，学费支出是大宗，萧太太又将近五十岁。据此推测，他们结婚的年月，差不多是外国人金婚时代了。那萧太太既是著名女校毕业生，不是自己不会写信的，要能我代写信给他的男人，这不是情理上没有的事么。假如有人如此话问，我不能不佩服这个人的眼光不错，便在小子也觉得可异。当下见了萧太太的面，第一句话就是嫂子要我代写信给九成，这不是很奇怪么。

萧太太道，一点也不奇，我的心破裂了。我吃惊道，此话怎讲，心是不会破裂的，或者心房瓣膜坏了，那就循环起障碍，论不定要起郁血，必定有失眠心跳等证。这倒不是儿戏的，这让我代你验察一下，吃两剂药包管好了。我这话说得满房的人，莫名其妙。我内人瞋了我一眼道，人家心事全不是的，你还要说笑话。我道倒不是笑话，有了这个病，脉必见促结，中国古书上名为宗气跳动，全是从肝气上来的。萧太太道，可不是么。我就有这心跳失眠的毛病，肝气是不消说了，我们九成在广东教会有十五年了，先前我不是也在广东么，自从辛亥革命回来之后，因为孩子们要在上海读书，时世也不太平，我就不敢去了。先前九成每年暑假，总回来一次，平时每个月汇来二百块钱，从来不爽日期的。我在上海苦苦地度这岁月，倒还安静。前几年学费轻，我省吃俭用的，还有些余蓄。近年最小的儿子也到中学了，学费每年要六百块以上，生活程度又高。我终年不看戏不做绸衣，家里只用一个女仆，那几个钱兀自不敷敷衍。岂知从今年四月里起直到如今，九成不曾寄给我一钱，暑假也不回来，写信去七八次，方才有一次回信，说是学校里欠了束条，此外别无话说。我急得什么似的，近来在钱太太那里打听得，方知他在广东有了外室，学校薪水，不过打七折，并非全欠，这是千真万确的。我粗通英文，恽先生是知道的。但是从出阁之后，一则家庭琐屑，二则儿女累人，到如今整整十五年，不亲书本，那里还提得起笔来。常和外国人谈天，勉强应酬得，写家信就往往辞不达意，而且举笔忘字。如今丈夫不顾家，积蓄填补，转眼告罄，要想自己出去挣钱，莫说文字荒疏，不堪尸案。我还有四个女儿，大的未嫁，小的这只有五岁，又将作何摆布呢。我自信一生节俭，不慕虚荣，至于道德方面，虽没有什么征音美德，却自小信仰耶稣，从不为恶。偏偏在不上不下当儿，男人变了心，这境遇太冤酷了。

萧太太是个有担当有勇气的女子。在别人说到这里，恐怕要声泪俱下。她却忍耐的住，只是两眼含泪，声音带涩，有不能自尽其辞光景。我听罢这话，觉得鼻孔里只是发酸，我内人已轻掩着一块手帕哭了。

萧太太道，我要恽先生写信，是要他寄钱来，将家里债务撕据开了再说。不过从此以后，我的心像破了的镜子，不能修补的了，活在世上也没有丝毫意味。但我不像那些胆怯的人，轻生自杀，他既有了外室，就叫他同者外室担当家务，我到教堂里修道去。我深深地嘘了一口气说道，没有亲眼所见，还不定完全失望，且待九成回信来了再说。我就去写信，一面叫朱妈弄点小菜，嫂嫂在此吃了夜饭回去。

信便写去了，结果如何，现在还没知道，只好就此结束。但我却想起三十年前的故事来了。这件事我还不很清楚，是后来朋友告诉我的，如今只能述其大略。九成的老子是洋行买办，住在北京城某历，当九成毕业的那一年，他很高兴地替九成定下一头亲事，择吉迎娶。那新娘子是亲上做亲，门当户对。听说新人相貌也好，陪嫁也好。亲戚朋友以及邻居人家，没有不啧啧称道，含着羡慕的意思。到得吉日那一天，满堂红烛，箫鼓笙簧，说不尽繁华热闹。九成一家，人人闹得人翻马仰，好容易花轿临门，鼓乐竞奏。大门以外，直到天井里，挤了无数闲人。应堂中红红绿绿，挤满了一群男女来宾。正中间花烛双辉，氍氍帖地。媒人唎，筐相唎，各位尊亲族长唎，都朝珠补服，挨着供桌立着。外面应天声价放起花炮来，执事人等束着红带子，戴着红缨帽子，穿梭般奔走。眼见得美满姻缘，到此要告一段落。不料在这当儿，新郎不见了。这消息一传出来，弄得满堂错愕。但是大家转念一想，以为这是决无之事，一定是他们弄错了。再不然小孩子脾气，躲在什么地方，一时找不到，亦是有的。因此略为骚动之后，大家又镇静下来。只有那新郎的二老，情知不妙，急得满头是汗，四面派人出去寻觅。一面关照鼓乐上的人，只是吹打着。一点钟过去了，那派出去的人还不回来。两点钟三点钟了，大家都有倦意了。回来了，却都说没有下落。宾客又都慌乱起来，主人只得关照先开席，请众宾入席饮酒，作为暂时镇压之计。新人还坐在花轿里，两个喜娘，轮流招呼着，敷衍着。又是延挨了三点钟。夜深了，里里外外众人失望的面色都跟着时钟的钟秒，一层层加深起来。女府上也知道了，追着媒人前去，商讨办法。这边男府上人人手足无措，关系略浅的宾客，渐渐散去。等到最后，筐也不响了，鼓也不响了。听说那花轿子，就此偃旗息鼓，连带新娘子抬回娘家去的。后来两亲家都请了律师，到公堂上开谈判。九成的老太爷，打了满输的官司，整整用了两万金，方才完事。

这件岔子出了之后两节礼拜，萧家接到九成从东洋寄回来的挂性。说二老若不依他要求，他这一辈子不回来了。毕竟是什么要求呢，原来他已同蒋女士自由订婚了。论蒋女士的家世可不如九成，但也是清白人家。从小就在教会学校里读书，到得十七八岁时，出落得一表人才，一口外国话，简直是云行水流，听不出是中国人学舌的。九成现在虽老，还是翩翩裙屐，少年时代，更可想而知。所以他们两人在一起，一节时张绪当年，灵和春柳，一节是融融快活，楚楚蛮腰，真是我我卿卿，情愿生生死死。这期间还有一层道理。当日风气未开，政界只有洋务人员得意，商场上只有康白庆发财，社会中人说道维新，就以这两类人当之，岂非去题万里。而当日教会学校办学的确是外国文学博士，在他学校里读书七八年，将迭更司哈德莎士比亚托尔斯泰大小仲马各种言情小说，装满了肚皮，这一点却是地道。歇化，当日父兄送子弟入学校读书，目的只求能说外国话。但是能说地道的外国话，就不期然而然受了地道外国化，那做父兄的还是懵懵懂懂。为子女论婚，只是讲门户妆嫁，又行使他家长的威权，以为孩子进了洋学堂，那里久吃了洋人的迷药呢。如此自然要父子之间意见冰炭，闹出奇出格的笑话来了。我记得初交九成时，他对我说，他们夫妇间的爱情，是不可言验的。他做他夫人的没齿不二之臣，是做准定了的。他的夫人就是前文叙的萧太太了。唉！然则既有当初，如何今日。

《如何今日》终

第八节 《诗谜偶谈》

近来国事蝇蝗,百业俱废。就上海一埠而论,商业萧条大非昔比,仔细一加考察社会上处显出财源枯涸现象,看了真正令人可怕。推究所以致此的原因,一者橡皮股票,二者交易所,三者纱业失败,四者国政争,五者国家履行债务。这五件事便是致命的死症。稍为留心世事的,都能明了这五个原因,毋庸本书深说。可怪满目萧条之中,却有两件事业,风起云涌,发挥书致的。猛可里从皮相观察,倒也熙来挟往,极云体璨烂之观。若推究他的里面,爽直说可怜罢了。你道是那两件事,一者是各游戏场,二者就是现在遍地皆是的时谜摊。

理财的原则,价格愈廉,购买的愈多。价格愈高,购买的愈少。所以香烟最普及,珠宝店门前顾客寥寥。这个原则,尤其适用于奇穷的中国。游戏场门票只卖两角,诗谜起码只要铜元六枚。真是小之无可再小。所以纱厂仅管停工,交易所仅管失败,制造厂仅管绝迹,学校书业仅管不发达,独有这件事风雨漂摇,完全不受影响。南市高昌庙炮火连天,新世界大世界依然许多文绉绉的先生们赌他的白锡包茄立克,你说不是表面极璨烂,里面极璨烂里面极骰瘦的么。如今且搁下各世界,专讲诗谜。

诗谜的好处,人人知道。若是不觉得好,何必去打呢。这似乎不烦本书赘说了。

人家都说诗谜可以替代雀麻,其实何止雀麻。所有一切的赌具,都不如他便当,不如他有味。雀麻必须四个人,少了不能,多了不能。诗谜是不拘定人数的,输赢的大小,更是毫无限制。而且雀麻必须用牌,牌有新旧,就有弊端。诗谜是绝无的。雀麻必须八圈,诗谜是随意的。打雀麻可以抬轿子,诗谜可是无从抬起。雀麻必须坐着看守自己的牌,诗谜行坐吃喝,可以随意活动。雀麻手气不好,往往输至淋漓尽致,八圈未尽,不能中途停止。诗谜却乘兴而来,兴尽而返,没有规律限制赌客的自由。雀麻洗牌打牌,都有擘拍之声,扰人听闻。诗谜更绝无其事,凡此皆是诗谜胜于雀麻的优点。至于诗谜的高雅,更是一切赌具所不如。将他比扑克摇摊,实在有天壤之别。或者说左右不遇赌钱罢了,有什么高雅不高雅,我想这话恐怕未必吧。耳目口鼻,皮肤心思,和外借统一接触,就有精粗美恶的分别。如其赌钱不论高下雅俗,为甚乡间流行的纸牌[十五和]同江北人玩的赶猴子,终觉不登大人先生之门呢。

尤其妙的,诗谜虽高雅,却并不难做,亦不难懂。较之灯虎诗钟,难易有天壤之别。诗钟虽说是消遣品,其实很费心的。湘潭先哲王壬秋有句笑话,他说科举废后,结习难忘,幸喜有朋友结社作诗钟,可以过过考试的瘾。所以余亦攒眉入社,他这攒眉两字下得很确的,试想他老人家尚且要攒眉。寻常文人,岂有不里足的。灯虎也不容易,竟有读破万卷诗文。灯虎完全打不来的,诗谜就不然了。白香山的诗老妪可解,袁子才的诗全讲灵性,像这样一类的诗句,尽多尽多,若是拿来做诗谜,只消文理精通便有推敲意味,所以最是容易普及。莫说诗钟灯虎,就是拿围棋比较,也容易得几倍,却又没有围棋的沉闷,许是游戏品当中一筒尤物。

还有一层。现时代国文衰落到极点,一班精通文理的人,往往苦于识字不多,动笔写信,用字不知轻重,这一层关系却非浅鲜。若是打惯诗谜,将逐个字咀嚼过一番,脑筋里便深印了进去,碰着有关系的诗节,下笔自然而然有了分寸。自己不懂,可以问同猜的人。更不消寻得教师,岂不是饱食终日,有所用心么。多识鸟兽草木之名,尤其余事,我不怕诸君笑话,要改一句四书,叫做小子何莫学夫诗谜啦。话虽如此,诗谜究竟是一件赌具,凡是赌都是有害无利的。如今暂且搁起,先说诗谜的组织和推敲法。

摇摊有四门,诗谜却有五门,可谓谜难于摊。然而摊的四门是平均的,所谓青龙白虎。进门出门,这种名词毫无意义,不过等于东南西北,一二三四。诗谜却不然。无论如何,五个字总不能一律,即使有很一律的,亦不过百中之一二,其余百之九十八久是不能一律的。既不能一律,便有优劣,辨出优劣,可以将劣字除去,便不能有五门。若五个字个个都好,但是既不一律,便可以分类。既分类,便也不能有五门,不过辨优劣与分类,都不是容易的事情。

例如有句云

抽琴宛转■离声

若用[弹][鼓][咽][谱][诉]五个字微谜。这个诗谜,从表面看来,五字都好。若仔细一思索,则有如下之分别。五个字皆动词,就中咽字是不及下动词,余四字皆及下动词。所谓及下,乃势力及于下文。如弹字,本是人弹,所弹得食琴,因弹而显出离声。照文法上讲,弹是动词,(人)是主动词。琴是被动词,离声亦是被动词。因为人弹琴,虽不言人,而意义自明,故人字从省。弹是人的动作,故云动词。动作的势力,直接到琴,所弹的是琴,间接道离声。因弹而表现出来的是离声,故云及下动词。上列五字中的鼓字,正与弹字相等,至于咽是呜咽哽咽的意思,他的主动词便是离声。若问谁咽,可云是离声咽。若问咽什么,可咽不到什么,故云不及下动词。

既辨别出动词的性质,然后将全句诗一咀嚼,变可以知道咽字简直不妥当。何以呢,抽琴的抽字不过是拿张琴过来的意思,光光抽琴,不弹不鼓,是不会有声的。声且不有,请问如何会咽,可以断得定没有这样的诗句。就可以断定咽字是做诗谜的人做的,如此咽字可以除外,五门就变了四门,这是辨优劣的话了。

其余四个字就没有像咽字这样不通的在内。然而这四个字,亦不能一律,弹字与鼓字,自是一类。谱字与诉字虽不一类,却可与弹鼓两字对待研究。先将全句诗推敲,寻出重心所在,然后将各字配上,以推断其优劣。如云抽琴宛转诉离声,是宛宛转转诉出离声,重心在离声,惟离声故当诉,若云谱离声,是将离声谱入琴中,是独自闲着无事做的情景,重心却在抽字。若鼓与弹两字,则重心在宛转,因为可以说弹得宛转,鼓得宛转,却不能说谱诉得宛转。

因为谱诉虽可以接宛转,却非一个抽字可了。抽与诉之间,必须再有动词,始得全句七个字。既下宛转两字,照例不得落空。若是诉成谱,宛转字便等于虚设,不得算好诗,如此便可以断得定谱诉两字均非是,推敲至此,只剩弹鼓两字了。

弹鼓两字,虽极相等,然而一平一仄,先自不同。若是近体诗当然宜,仄若古风则宜平,若在长庆体换韵的第一句亦宜仄,如此便可以知道仄声是大份平声是小份。

此谜平心而论,尚不为劣。但一经逐层思索,却只剩了一门半,虽谓诗谜五门较摇摊多一门乎。诗谜细别之,可以有多数种类,最易中者曰外行诗谜,最可厌者曰江湖诗谜。

凡能手往往极自负诗句,必选有风韵者,所覆之字必取其险者。而配字必刻意求工,往往胜过原本。凡此种诗谜,射者仅避熟就生,即可十中其十,结果必自负者大负。尽做诗能手,非做谜能手,故曰外行。然射者亦须有相当程度,否则不辨孰险孰夷,亦终不能胜也。

以上所谈,不过概略。欲道其详,则非千言所能尽也。

鹃按:铁樵先生为诗谜健将。所向无敌。伟者大世界新世界诸诗谜摊,无不畏之如虎,今则忙于医。

《诗谜偶谈》终

第九节 《无名女士》

你们都成立了,我死也对得住你老子。我抚育你们这十多年虽苦,你们都知道孝顺我总算,总算得了,报酬如今可永诀了。

说这话的是一位四十多岁的病妇。病榻之前,立着两个少年,两人约莫都十五六岁。床前板案上,一盏半明不减的油灯,从灯光裹看去,那妇人的脸像枯蜡一般,说话的声浪,断断续续,几乎气都接不上来。他又喘息着说道,死算什么,早已勘透,形形色色,不过幻象。只是伤心人别有怀抱,像我这结果,是没名目的,却也没有见不得人的所在。你们都这么大了,虽没学问,毕竟也有些知识,却还不知道自己出身,都知道我是你们的娘。那么,你老子呢。我虽鬓有二毛,还是老处女,没有嫁过人的。孔夫子说,未有学养子而后嫁者,我既没嫁人,自然没有养过儿子。你们休得误会,父母生你们出来,就付与完全人格。并不是私生子,没有氏族的,我和你老子既非戚族,亦非世交,何以你们由我抚养。长到这么大,还没知道生身父母是谁,要说明这缘由,就话长了。

两少年本是哭得泪人儿似的。忽然听得这一番意外的说话,那病人有声没气,一句接不上一句地说,灌入两少年耳朵里,却字字清楚,像轰雷掣电,只是摸不着头脑。两人不觉愕然惊顾。只见病人两颧泛赤,神气转清,听他继续说道:我是在继母手里长大的。我在家庭之中,也不算什么儿女,只算是我继母的婢女。他老人家肝火来时,就用着我疏散肝气。我自有知识以来,总是体无完肤的。我父亲在上海经商,那时节社会,没有此刻开通,都怕黄眉绿眼的洋人,不知道他们到中国来是那一回事。只说秋会里将小孩眼睛合药吃,所以他们眼睛都绿了。我六岁时,继母就逼着父亲,将我送到教会学堂去,不许回家。我一生讲究自立,接受西方教育,成全我的就是继母。岂但不怨他,还感激他呢。不是他要送我到吃人眼睛的所在去,我如何觳得上有读书的资格。这是第一件事。后来他又作成我出洋,益发是一件不易得的事情。

我觉得家里住不来,不如学堂里有趣,和家庭疏远,和学校亲密。年节回家,都是很勉强的。因此学校里功课倒赶上了,到得十四岁时,已在中学三年级,教员都说我毕业时成绩可以寄到外国去的。岂知离毕业只一学期,父亲就不许我读书了。校长向我父亲诘问,为甚不教你女儿读书。他说中国规矩,女子原不要有学问,况且年纪大了,抛头露面在外边,也不是件事。校长又说你女儿功课很好,等他中学毕业,有些成绩看见托处。他这人,我们学校里也有些光彩,不枉我洛他一块。我父亲执意不肯。校长又说,以我读书连膳宿学费一概免了,都使得我父亲露出很轻蔑的样子。笑道,我那里不用钱这倒不劳费心。校长又道那么也要问他本人愿意不愿意,我父亲道他小孩子家懂得什么,他要愿意我也不和他胡闹。校长虽有气却也无法。只得赌气说这你休在这要胡闹了,我在家不多时,就知这我有婆婆家了。我的未婚夫就是我继母的侄儿,年纪只十六岁,嫖赌吃着无一不精。听说他老子娘要赶早替他完婚,意思有了媳妇,可以不再到外边去嫖。又教导他吸鸦片。据他父母说吸了鸦片家业就保牢了,因此居然有了烟瘾。我既知道这些,那里忍得,筹划了一夜,决计不承认这婚姻。竟将这话和父母说了,谁知我父亲听了这话气得半死,说这真是外国道理,给亲戚听了不要笑掉牙齿,我这脸面还要不要呢。我继母道,论理我不该帮着娘家,姑娘既这样顾前不顾后的,我倒要老实说了,还是门第配不上呢,还是家私配不上,就是我那侄儿相貌性情,你也见过,难道还委曲了你。况且是亲上做亲,据我看就再好没有。不知姑娘不愿意为的那一件事要说来听。听我道婚姻大事,不能这样草草。我父亲冷笑,正要说时,继母抢着说道,呵呀,凭甚说合,父母做主,三茶六礼的聘定,这样算草草?那自己婚合的才算不草草不成。我道没得我同意,怎样不是草草。继母道,说说又说上我的气来,谁家女孩见像你这样大方,说得出的。我道,说得出来不是没廉耻,母亲不必见气。乳臭未干,鸦片上瘾,难这不许我说一声不愿意。继母道,鸦片有钱才吃呢,况且这也是你的命。

病人说到这里,面红气促,泪痕满面,唱做一阁。两少年已听得呆了,见这样忙碌,桌上取瓶药水,倒一点在杯子里。对上开水送到病人旁边,说妈妈吃杯药水罢。病人抬头道,还是开水罢,少年又忙换开水,病人慢慢吃了。又喘息一会说道,这是我的旧创痕,抓着时痛彻心肺。当下我继母踧着脸说道,这孩子越说越糊涂,我不惯和人拌嘴,向你老子说去。要退就退,人家还不稀罕呢,横竖丢不到我娘家的脸。我父亲气得面色泛青,一言不发。我道:女儿这话轻易不出口,如今说到做到,依我便罢,不依我死也不能从命。从此次谈判之后,闹得家翻宅乱,我继母忽然和父亲大闹,口口声声只要寻死。我父亲急了,说我小小年纪会说出这样不要脸的话,留着才是祸根,不如置之死地,省得后来出来祸害。亲戚朋友都没命的劝解,我料着凶多吉少,乘乱一走了事。从此以后,家中如何情形,我全不知道了。

我一个女子,自然不能高飞远走,只得跑到教会里向校长哭诉。齐巧校长要到外国去,听我诉说完毕,便道既然如此,你父母与你可说恩断义绝。你若肯在我这里尽一辈子义务,我就捎你外国留学去。我听了这话,喜之不尽,连忙一口应允。当时委实没有知道留学是那一回事。岂知从此,在伦敦十年,得了学位,和我同等地位的姊妹那能有此奢望。这不是我继母成全的么。我学的是医,回国的三年不过在医院里当动手医生。医院是教会开的,我在院里虽说尽义务,却也拿着厚俸大禄,足矣。我浇里在这当儿,就和你老子做朋友了。他是个长身玉立,三十岁的英挺少年。他已娶过亲了。我最初见他时,就在太平洋轮船上。当时我是毕业回国,他是到英国办机器回来。他品德性情学问相貌都好,我是极崇拜他的。他也极佩服我。他在上海某工厂里办事。自从船上订交之后,三年来彼此过从甚密,我心上常常想着此人,若没娶妻,我是一定嫁他的。

你母亲,我们更是很要好的。他是本国师范学堂毕业的。为人极好,只可惜不讲体育,坐着时总是弯腰驼背,像老学究一般。我们因讲得来就认了异姓姊妹,彼此益发亲密。那时已有你们了。我到你家时,你们都弯着腰,要我抱。我是幕天席地,四海无家,如今却享着家庭之福,不觉从心底里温暖上来。你母亲审问我为甚不嫁。我道,从小俺就不想。如今崇者薄技,总算亲口气过来,只是盛年已过,心绪都非那里,还做春梦。况且人才难得,普天下浓眉男子有表有里的就不可多得,何况要性情脾气合得来。你母亲笑道,真是可儿,但觉眼中稀了。但是你看我外子怎样,我道那自然是阿姊的福气。我看他样样都好,对于夫妇朋友,和他自己的职业,都是没话说的。但我有一件事不明白,今天说到话上,倒要问开这底里了。你母亲:这你有什么不明白,我总可以告诉你。我这留学生回国受了训化,往往要破坏中国应有的真俗。却如中国儿子成立之后,和父母是同居,西国是分居。如今人有大家庭小家庭之说,其实大家庭有坏处,也有好处。小家庭有好处,也有坏处。况且一国都有一国的国风,这国风的好坏不是个人狭窄的眼光和感情作用可以轻易下得断语的。所以那些时髦人在外国三年五载回来,就闹家庭革命,我心里总觉得他们过分喜新厌故了,未必不是根基浅薄的缘故。我看姊夫不是这样人,何以他父亲在上海经商,父母都在此地,他却要另住。不比我无家可归,难道他也崇拜欧风,忘记本国么。你母亲道,你这话也是能彀合在一起,岂不大妙。天下没有无父之国,只是他老太太是继母,著名的贤德透骨的祸薄,他自认不能做孝子,所以情顺自然,不是住在外边,免得伤父子的感情。另住也没有好感情,不过用审相关,则取其轻的意见。我虽做了他家媳妇,这几年细情也不甚了了,从表面看来,倒是老太爷不喜欢儿子呢。这不是俗话说的有了晚娘就有晚老子么。他这一席话,我不听则已,听了时只觉鼻子一酸,眼泪直进出来,禁不住呜呜咽咽哭了。你母亲看了点头太息,这怨不得你,要下这同情之泪,这是我还有真心话和你说。我这话含义未伸多时了,总要妹妹可怜我,允许我,那就是我的造化了。你不是常说我不讲体育,肺量缩,小体魂,不得健全。你说的何尝不是,只是我的病已成痼疾,从小就自知不永年的,如今有这样夫婿,还有了两个孩子,我有那头不是。近来每逢节气,总有四五日,骨头里火一般热,这不是我的末日近了么。他年纪还轻,我死之后,断无不续弦之理。如此,我的孩子须在继母手里过活。我想这继母相关需,最好无过于妹妹了。

妹妹是继母手里长大的,我外子也是继母手里长大的,你们两人都深知甘苦练达人情。照此说来,要得成就,有担当人物,须先做孤臣孽子。孩子们有造化,越是磨折,越是造就出人才来。原不劳我费心,只是我有我的想法,我想你们俩都是苦海当中的幸运儿,天下经得磨折的孩子受了苦没处伸冤的不知道有多少咧。妹妹是有学问的,岂不知动物的公例,就是以传种为天职。鸟有两翅,兽有四足,造物主的意思,这翅与足的作用,一半要他保护自己生命,一半是要他保护幼禽天赋。人以聪明智慧也不外这个公例。所以我不肯教这两孩子到苦海里去,这是我千思万虑想出来的计划,最安当不过的。如今就等妹妹口里一句话了,我这姐姐当我真骨肉看待,我难道还拿假面具对么。姐夫这样人才是没有话说,但我不嫁人也有不嫁的好处,嫁人也有嫁的坏处。虽承你一片好意,老实说我还有一番考虑呢。你且保养身体,至于孩子,你我这样交情,难道不当照应。你放心我便不嫁,你的小孩总当自己的看待到他们能自谋生活为止。你母亲道,如此我死也瞑目,这以后的事情就交托你了。

人事不测,谁知后来竟是你父亲先死。那年上海闹鼠疫,死的人原是可怕,但上等人死的还少。你父亲起先原只有点喉痛,他神经过敏以为是鼠疫,生怕传染了家人,就跑到一家鼠疫医院。碰巧一家办理不善病房,并不隔离,许多鼠疫、猩红热的病人统住在一个大房间里,不消说不是鼠疫也是鼠疫了。可怜他一个完全无缺的人才,竟断送在这个所在。我想你父亲倘有不测,你母亲决然难久。你们还有老家,若说不回去使不得的,若说回去你们当时尚在襁褓之中。抚育你们的人,无非是伯娘婶子,再不然就是恨你老子如仇的祖母。这些人并不不慈,只是眼孔太小了。他们都在一根针,一条在线打算,又都两眼望着父母的遗产。有许多大家富户连老一辈的,用他自己辛苦寻来的钱,还要受他儿子媳妇监督,何况是兄弟子侄要分他家产的呢。对着此等人劝慈教孝,真是东风吹马耳。我想到这里,不能不恨我国女子不学无术,如此这两个孩子不是终究要受苦么。我心里正自耽忧不道,你父母的运命果然不出我所料。那鼠疫医院遭人报告家属,就你父亲不中用了。你母亲就鲜血直喷出来,倒在地下了。我在自己医院里,猛可得了这样信息竟不知照顾那一头为是。如今我还记得和你母亲永诀时光景,他一手握着我,一手指着你们眼睛却望着我眼眶里,眼泪断线珠子一般,只是喘着气说不出话来。我连忙说道,你的意思我懂了。以后你们两夫妇的事统由我料理,竟不告诉你的翁姑。此后这两个孩子由我抚养教育,等他们成人之后,然后归宗。你母亲将头动了动,眼睛一闭,就咽了气了。你父亲身后只有两千元,当时丧葬之费除去,还不足千元。我自知举目无亲,更肩着千金重任,非节俭不可。所以动用什物都选最下等的,我也积了数千金,统存在银行里。我为的感念知己不负宿诺,所以如此。女子脑力原比男子薄弱,我一身孤苦,又治学问,因年纪未老,精力先衰。我若是不起你们将这钱求学去,须将眼光扩大,勿争鸡虫得失,方才不负你生母和我一番苦心。

自古道种瓜得瓜,种豆得豆。这两少年受了贤母的教诲,岂有不力争上游之理。可惜书中主人婆,现在还不能宣布他姓氏,只好叫他无名女士。无名女士的身份甚奇,他一身操行就是较之古时侠义,丈夫也无愧色。现在女士已经作古,两少年留学未归,我想他两人功成名立之后,必定有一番表扬潜德的举动。鄙人砚枯笔秃文事久荒,只因瘦鹃老友强飖着做小说,不免做一次下车冯妇。诸位看官不必问无名女士究是何人,只当做谈助解闷罢。

一坏离,全链断。——德谚

本必者,最好之天镜。——加德素士

《无名女士》终

第十节 《西学东渐记》

第一回 幼稚时代

一八二八年十一月十七日,予生于彼多罗岛(Pedro-lsland)之南屏镇,镇距澳门西南可四英里。澳门,葡萄牙殖民地也。岛与澳门间,有海峡广半英里许。予第三,有一兄一姐一弟。今兄弟若姐,俱已谢世,惟予仅存(按先生于一九一二年逝世,著书时为一九〇〇年)。

一八三四年,伦敦妇女会议在远东提倡女学,英教士古特拉富之夫人(Mrs. Gutz-laff)遂于是时莅澳。初设一塾,专授女生。未几,复设附塾,兼收男生。其司事某君,予同里而父执也,常为予父母道古夫人设塾授徒事。其后予得入塾肄业,此君与有力焉。惟是时中国,为纯粹之旧世界,仕进显达,赖八股为敲门砖。予兄方在旧塾读书,而父母独命余入西塾,此则百思不得其故。意者通商而后,所谓洋务,渐趋重要,吾父母欲先着人鞭,冀儿子能出人头地,得一翻译或洋务委员之优缺乎?至于予后来所成之事业,似为时世所趋,或非予父母所及料也。

一八三五年,随父至澳门,入古夫人所设西塾,予见西国妇女始此。时缠七龄,当时情形,深印脑中,今虽事隔数十年,犹能记忆。古夫人躯干修长,体态合度,貌秀而有威,眼碧色,深陷眶中,唇薄颐方,眉浓发厚,望而知为果毅明决之女丈夫。时方盛夏,衣裳全白,飘飘若仙,雨袖虽博如球,为当年时制,夫人御此服饰,乃益形其修伟。予睹状,殊惊愕,依吾父肘下,俊巡不前,虽夫人和颜悦色,终惴惴也。我生之初,足迹不出里巷,骤易处境,自非童稚所堪。殆后思家之念稍杀,外界接触渐习,乃觉古夫人者,和蔼仁厚,视之若母矣。予于学生中,齿最稚,乃益邀夫人怜悯。入塾后即命居女院中,不与男童杂处,盖特别优待也。

予儿时颇顽劣,第一年入塾时会逃学,其事至今不忘。古夫人之居予于女院,本为优遇,予不知其用意。男生等皆居楼下层,能作户外运动,而予与诸女生,则禁锢于三层楼上,惟以露台为游戏场,以为有所厚薄,心不能甘,常课余潜至楼下,与男生嬉。又见彼等皆许自由出门,散步街市,而予等犹无此权利,心益不平,乃时时潜出至埠头,见小舟舣集,忽发异想,思假此逃出潘龙,以复我自由之旧。同院女生,年事皆长于予,中有数人,因禁闭过严,亦久蛰思启,故于予之计划,深表同情。既得同志六人,胆益壮,定计予先至埠头,固定盖篷小船,乘间脱逃。习晨早餐后,古夫人方就膳,予等七人,遂于此时潜行出校,匆匆登舟,向对岸进发。对岸为彼多罗岛,予家在也。谓同伴六人先至予家小住,然后分别还乡,在予固自以为计出万全,不谓渡江未半,追者踵至,来船极速,转瞬且及。予乃惶急,促舟子努力前进,许渡登彼岸时,酬以重金。但予舟只二橹,来舟则四橹,舟子知势力悬殊,见来舟手巾一挥,即戢耳听命,而予等七人,束手受缚矣。放豚入笠,乃施惩戒。古夫人旋命予等排列成行,巡行全校,且于晚课后,课堂中设一长桌,命七人立其上一小时,予立中央,左右各三人,头戴顶尖纸帽,胸前悬一方牌,大书"逃徒"不管越狱罪囚也。予受此惩创,羞愧无地,而古夫人意犹未足,故将果饼橙子等分给他生剥食,使予等馋延欲流,绝不一顾。苦乐相形,难堪滋甚,古夫人洵恶作剧哉。

古夫人所设塾,本专教女生,其附设男塾,不过为玛礼孙学校(Morrison School)之欲备耳。玛礼孙学校发起于一八三五年,至一八三九年成立。未成立时,以生徒附属古夫人塾中,酌拨该校经费,以资补助,是予本玛礼孙学校学生而寄生于此者。忆予初入塾时,塾中男生,合予共二人耳。后此塾逐渐扩张,规划益宏,夫人乃邀其侄女派克司女士(Miss Parkes)姐妹二人,来华相助。派女士之兄海雷派克司(Mr. Harry Parkes)即一八六四年生于第二次之鸦片战争者,因其于此事著异常劳绩,故英皇赐以勋爵云。予于此短期内,得亲炙于派克司女士二人,亦幸事也。

其后此塾因故停办,予等遂亦星散。古夫人携盲女三人赴美。此三女乃经予教以凸字读书之法,及予辍教时,彼等已自能诵习圣经及天路历程二书矣。派克司姐妹则一嫁陆克哈医士(Dr. William Lookhart),一嫁麦克来穿教士(Rev. MaeClatehy),仍受伦敦传道会之委任,在中国服务甚久云。

予既还家,从事汉文。迨一八四〇年夏秋之交,方鸦片战争剧烈时,适予父逝世,身后萧条,家无担石。予等兄弟姐妹四人,三人年齿稍长,能博微资,予兄业渔,予姐躬操井白于亦来往于本乡及邻缜之间,贩卖糖果,兢兢业业,不敢视为儿戏。每日清晨三时即起,至晚上六时始归,日获银币二角五分,悉以奉母,所得无多,仅仅小补,家中撸拄,惟长兄是赖耳。予母得予等臂助。尚能勉强度日,如是者五阅月,而严冬忽至,店铺咸停制糖果,予乃不得已而改业,随老农后,芸草阡陌间,予姐恒与予偕。相传古有虑斯(Ruth)者,割禾无所获,遇波亚士(Boaz 亦人名)时时周给之,予惜无此佳遇。幸予粗通西文,窘迫时竟赖以解厄。予之能读写英文,农人本不之知,予姐告之,乃忽动其好奇心,招予至前,曰孺子,试作红毛人之语,予初忸怩不能出口,后予姐从旁怂恿,谓汝试为之,彼农或有以犒汝。弄人欣然曰,老夫生平从未闻洋话,孺子能言者,吾将以禾一巨捆酬汝劳,重至汝不能负也。予闻此重赏,胆立壮,乃为之背诵二十六字母。农人闻所未闻,咸惊奇诧异。予为此第一次演说时,稻田中之泥水,深且没胫,演说既毕,犹奖禾数捆。予与予姐果不能负,乃速返家邀人同往荷归。予之拉杂英文,早年时即著此奇效,是则始愿所不及。时予年十二岁,即古时虑斯之获六斛,其成绩亦不予过矣。

刘禾时期甚短,无他事足述。其后有一比邻,向在天主教士某处,为印刷书报工人,适由澳门请假归,偶与予母言教士欲雇用童子,折叠书页,仅识英字母及号码无误即得,程度不必过高。予母告以此事予能之,乃请其介绍于教士,条约既定,别母赴澳门就新事,月获工资四元五角,以一元五角付膳宿费,余三元按月汇寄堂上。然予亦不遽因此致富。可四阅月,忽有梦想不到之人,来函招予,而上帝又似命予速予速往,勿失时机者。函盖来自霍白生医生(Dr. Hobson)。医生亦传道者,其所主任之医院,距予执业之印刷所,仅一英里。予在古夫人西塾时数见之,故念识其人。此次见招,初不解其故,以为霍氏欲予从其学医也。继乃知古夫人赴美时,其临别之末一语,即托予于霍白生,谓必访得予所在。俟玛礼孙学校开课时,送予入校云。霍氏负此宿诺,无日或忘,盖览予不得,已数月于兹。相见时,霍氏谓予,玛礼孙学校已开课,汝函归家请命,必先得若母允汝入塾,然后舍去汝业,来此伴予数月,使予得熟知汝之为人,乃可介绍汝于该校教习也。时予母方深资予助,闻言意颇不乐,然卒亦从予请,命予往澳门辞别天主教教士。该教士虽沉静缄默,四月之中,从未与予交一语,然亦未尝吹毛求疵,故予去时颇觉恋恋。予辞出后,径往医院,从霍医生终日杵白丁丁,制药膏丸散。霍氏巡行医院,抚视病人时,则捧盆随其后,如是者二阅月,霍君乃引予至玛礼孙学校,谒见校长勃朗先生(Rev. S. R. Brown)。

第二回　小学时代

玛礼孙学校于一八三九年十一月一日开课,主持校务者为勃朗先生。先生美国人,一八三二年由耶鲁大学(Yale University)毕业,旋复得名誉博士学位,乃于是年(一八三九年)二月十九日偕其夫人莅澳,以其生平经验,从事教育,实为中国创办西塾之第一人。予入是校,在一八四一年,先我一年而入者,已有五人:黄君胜、李君刚、周君文、唐君杰与黄君宽也。校中教科,为初等之算术,地文及英文。英文教课列在上午,国文教课则在下午,予惟英文一科,与其余五人,同时授课,读音颇正确,进步亦速。予等六人,为开校之创始班,予年最幼。迨后一八四六年之十二月,勃朗先生因病归国,六人中竟半数得附骥尾,亦难得之时会也。

玛礼孙学校何由而来乎?读者宜急欲知之矣。一八三四年八月一日,玛礼孙博士(Dr. Robert Morrison)卒于中国。翌年一月二十六日,乃有传单发布于寓澳之西人,提议组织玛礼孙教育会,以纪念其一生事迹,并议建设学校,及设施他种方法,以促进中国之泰西教育。至玛礼孙博士之来中国,乃为英国传道会所委派,彼为中国之第一传道师。博士于一八○七年一月三十一日由伦敦启程,经大西洋而至纽约,改乘帆船名屈利亥登(Trident)者,而至中国。原拟在澳门登陆,因为天主教士之妒忌,不果,乃折至广州。后因中外适起交涉,中政府与西商感情颇恶,乃往麻拉甲(Malacea)暂时驻足,以植基础。于是从事著作,成第一部之华英字典,分订三册,并以耶教圣经译成汉文,以供华人批阅。又有第一信徒名梁亚发者,助其宣讲,为传道界别开生面,成效卓著。此后寓华之教士,咸奉玛礼孙所著之字典及其所译之圣经,以为圭臬。玛礼孙博士既在中国成如许事业,其名永垂不朽,允宜建一大学以纪念之。乃所建者只区区一塾,规模偏小,且因经费仅仅恃侨寓西商,时虑匮乏。以玛氏之丰功伟烈,而纪念之成绩,乃不过如是,庸非一憾事哉!一八四○年鸦片战争起,其后结果,即以香港让于英人。玛礼孙学校遂于一八四二年迁于香港某山之巅,高出海平线几六百英尺。山在维多利亚殖民地(Victoria Colony)之东端。登山眺望,自东至西,港口全境毕现。即此一处,已足见香港为中国南部形胜,无怪外人垂涎,且港口深阔,足为英国海军根据地。有此特点,故此岛终不我属,卒为英国有也。玛礼孙学校既设于山顶,其后此山,遂亦以玛礼孙得名云。

一八四五年三月十二日,威廉麦克(William Macy)先生来港,为玛礼孙学校之助教。是校自澳门徙此以来,大加扩张,学生之数,已达四十余人,新增三班教授,一人之力,不能兼顾,故须延聘教习,相助为理。麦先生之来校,适当其会。勃朗先生,则仍专心校务,毫无间断直至次年秋间回美,乃以麦先生继之,盖其时麦先生已有一年之经验矣。

勃朗与麦克二君之品性,大相悬殊。勃先生一望而知为自立之人,性情态度,沉静自若,遇事调处,秩序井然,其为人和蔼可亲,温然有礼,且常操乐观主义,不厌不倦,故与学生之感情甚佳;其讲授教课,殆别具天才,不须远证,而自能使学生明白了解。此虽由于赋性聪敏,要亦阅历所致,盖当其未来中国未入耶路大学之前,固已具有教育上之经验矣。故对于各种学生,无论其为华人,为日人,或者美人,均能审其心理而管束之。知师莫若弟,以才具论,实为一良好校长。其后先生回国,任何朋学校(Auburn Academy)之监院,后往日本,亦从事教育,皆功效大著,足证是言之不谬也。至于助教麦克先生,亦为耶路大学之毕业生,第未来中国之先,未尝执教鞭,故经验绝少,而于中国将择何种事业,亦未有方针;然其天性敏捷,德行纯懿,思想卓牵,使君自不凡也。

一八五○年玛礼孙学校解散,麦克与其母返美,复入耶鲁大学圣教科学道。一八五四年,复经美国公会派至中国传道,其时予已毕业于耶路大学,准备回国,乃与之偕归。自桑得阿克(Sandy Hook)启程以至香港,计历百五十四日之久,始达目的地。长途寂寂,无聊殊甚,当于第六章中详之。

一八四六年冬,勃朗先生回国。去之前四月,先生以此意布告生徒,略谓己与家属,均身体羸弱,拟暂时离华,庶几迁地为良;并谓对于本校,感情甚深,此次归国,极愿催三五旧徒,同赴新大陆,俾受完全之教育,诸生中如有愿意同行者,可即起立。全堂学生聆其言,爽然如有所失,默不发声。其后数日间,课余之暇,聚谈及此,每为之愀然不乐,其欣欣然有喜色者,惟愿与赴美之数人耳:即黄胜黄宽能与予是也。当勃先生布告游美方针时,予首先起立,次黄胜,次黄宽。第予等虽有此意,然年幼无能自主,归白诸母,母意颇不乐,予再四请行,乃勉强曰诺,然已凄然泪下矣。予见状,意良不忍,竭力劝慰之曰,儿虽远去,尚有兄弟与姐三人,且长兄行将娶妇,得有兄嫂,承欢膝下,不致寂寞,母其善自珍摄,弗念儿也。母闻予言,为之首肯。由今思之,殆望予成器,勉强忍痛也。呜呼!

予等均贫苦,若自备资斧,则无米安能为炊,幸勃先生未宣言前,已与校董妥筹办法,故予等留美期内,不特经费有着,即父母等亦至少得二年之养赡,既惠我身,又及家族,仁人君子之用心,可谓至矣。资助予等之人,本定二年为期限。其中三人之名,予尚能记忆,一蓄德鲁特(Andrew Shortrede),苏格兰人,香港中国邮报(China Mail)之主笔,其人素鲠居,慷慨明决,有当仁不让之风;一为美商李启君(Ritehie);一为苏格兰人康白尔君(Camphell),其余诸人,惜不相识,故无从记其名姓。此外又有阿立芬特兄弟公司(The Olyphant Brothers)者,为美国纽约巨商兄弟三人所设,有帆船一艘,名亨特利思(Huntress),专来中国运载茶叶。予等即乘是船赴美,蒙公司主人美意,自香港至纽约,不取船资,亦盛德也。此数君者,解囊相助,俾予得受完全之教育,盖全为基督教慈善性质,并无他种目的,今则人事代谢,已为古人,即称道其名,亦已不及,然其后裔闻之,知黄宽黄胜与予之教育,全为其先人所培植,亦一快心惬意事也。

第三回　初游美国

一八四七年一月四日,予等由黄浦首途。船名亨特利思,帆船也,属于阿立芬特兄弟公司,前章已言之。船主名格拉司彼(Captain Gillespie),时值东北风大作,解缆扬帆,自黄浦抵圣希利那岛(St. Helena),波平船稳。过好望角时,小有风浪,自船后来,势乃至猛,恍若恶魔之逐人。入夜天则黑暗,浓云如幕,不漏星斗,于此茫茫黑夜中,仰望桅上电灯星星,摇荡空际,飘忽不定,有若墟墓间之燐火,此种愁惨景象,印入脑际,迄今犹历历在目。惟彼时予年尚幼,不自知其危险,故虽扁舟颠簸于惊涛骇浪中,不特无恐怖之念,且转以为乐,竟若此波涛汹涌,入予目中,皆成为不世之奇观者迨舟既过好望角,驶入大西洋,较前转平静。至圣希利那岛,稍停装载粮食淡水。凡帆船之自东来者,中途乏饮食料,辄假此岛为暂时停泊之所,自舟中遥望圣希利那岛,但见火成石焦黑如炭,草木不生,有若牛山濯濯。予等乘此停舟之际,由约姆司坦(Jarnestown)登陆,游览风景。入其村,居民稀少,田间之物则甚多,浓绿芸芸,良堪娱目。居民中有我国同胞数人,乃前乘东印度公司船以来者,年事方盛,咸有眷属。此岛即拿破仑战教被幽之地。拿氏遂终老于此,其坟在岛之浪奥特(Longwood)地方。予等咸往登临,抚今弟古,枨触余怀。坟前有大柳树一,乃各折一枝,携归舟中,培养而灌溉之,以为异日之纪念。后与美国,勃朗先生遂移此柳枝,植诸纽约省之阿朋学校中。勃朗即在此校任教授数年。后乃游日本。迨一八五四年予至阿朋学校游览时,则见此枝已长成茂树垂条万缕矣。

舟既过圣希利那岛,折向西北行,遇海湾水溜(Gulf Stream),水急风顺,舟去如矢。未几遂抵纽约。时在一八四七年四月十二日,即予初履美士之第一日也。是行计居舟中凡九十八日,而此九十八日中,天气清朗,绝少阴霾,洵始愿所不及。一八四七年纽约之情形,绝非今日(指一九〇九年,)当时居民仅二十五万乃至三十万耳,今则已成极大之都会,危楼摩天,华屋林立,教堂塔尖,高耸云表,人烟之稠密,商业之繁盛,与伦敦相颉颃矣。犹忆一八四五年予在玛礼孙学校肄业时,曾为一文,题曰意想之纽约游,当尔时搦管为文，讵料果身履其境者。由是观之，吾人之意想，固亦有时成为事实，初不必尽属虚幻。予之意想得成为事实者，尚有二事：一为予之教育计划，愿遣多数青年子弟游学美国；一则愿得美妇以为室。今此二事，亦皆如愿以偿，则予今日胸中，尚怀有种种梦想，又安知将来不一一见诸实行耶。

予之勾留纽约，为日无多。于此新世界中第一次所遇之良友，为巴脱拉脱夫妇二人(Mr. and Mrs. David E. Bartlett)。巴君时在纽约声哑学校教授，后乃迁于哈特福德(Hartford)，仍为同类之事业。今巴君已于一八七九年逝世，其夫人居孀约三十年，于一九○七年春间亦溘然长逝矣。巴夫人之为人，品格高尚，有足令人敬爱。其宗教之信仰尤诚笃，本其慈善之怀，常热心于社会公益事业，影响所及，中国亦蒙其福。盖有中国学生数人，皆为巴夫人教育而成有用之才，故巴夫人者，予美国良友之一也。

自纽约乘舟赴纽黑文(New Haven)，以机会之佳，得晤耶鲁大学校长谭君(President Day of Yale University)，数年之后，竟得毕业此校，当时固非敢有此奢望也。予等离纽海纹后，经威哈斯角(Warehouse Point)而至东温若(East Windsor)，径造勃朗夫人家。勃夫人之父母，尔时尚存，父名巴脱拉脱(Rev. Shubacl Bartlett 与前节之巴君为另一人)，为东温若教堂之牧师。予等入教堂瞻仰，即随众祈祷，人皆怪之。予座次牧师之左，由侧面可周嘱全堂，几无一人不注目予等者。盖此中有中国童子，事属创见，宜其然也。予知当日众人神志既专注予等，于牧师之宣讲，必听而不闻矣。

巴牧师乃一清教徒(Puritan 清教徒为耶稣教徒之一派，最先来美洲者)，其人足为新英国省清教徒之模范(按新英国省 New England States 为美国东部之数省，纽约省亦在其内)。宣讲时语声清朗，意态诚恳，闻其生平兢兢所事，绝不稍稍草率，凡初晤巴牧师者，每疑其人严刻寡恩，实则其心地甚仁厚也。惟以束身极谨，故面目异常严肃，从未闻其纵笑失声，尤为一谐虚语；每日起居有定时，坐卧有常处，晨兴后则将圣经及祈祷文置于一定之处，端正无少偏，举止动作，终年如一日；总其一生之行事，殆如时计针之移动，周而复始，不爽咎刻。故凡与巴牧师久处者，未见巴牧师之面，咸能言巴牧师方事之事，历历无少差也。

巴牧师之夫人，则与其夫旨趣异。长日欢乐，时有笑容，遇人皆物尤蔼吉，每一启口，辄善气迎人，可知其宅心之仁慈。凡牧师堂中很多教友，酬酢颇繁，巴牧师有此贤内助，故教友咸乐巴君夫妇。牧师年俸，不过四百美金。以此供衣食，犹独虑其不足，乃巴夫人且不时款享宾客，余不解其点金何术，而能措置裕如。后乃知巴牧师有田园数亩，岁入虽微，不无小补。又其幼子但以礼(Daniel)尤动于所事，以所得资归奉父母。牧师得常以酒食交欢宾客，殆赖有此也。后予在孟松中学及耶路大学肄业时，每值假期，辄过巴牧师家。

第四回　中学时代

予在东温若，小住勃朗家一星期，乃赴马沙朱色得士省(Massachusetts)，入孟松学校(Monson Academy)肄业。彼时美国尚无高等中学，仅有预备学校，孟松即预备学校中之最著名者。全国好学之士，莫不负笈远来，肄业此校，为入大学之预备。按孟松在新英国省中，所以名誉特著，以自创设以来，长得品学纯粹之士，为之校长，故当予在孟松时，其校长名海门(Rev. Charles Hammond)，亦德高望重，品学兼优者。海军毕业于耶鲁大学(Yale University)，凤好古文，兼嗜英国文艺，胸怀超逸，气宇宽宏，当时在新英国省，殆无人不知其为大教育家。且其为人富自立性，生平主张俭德，提倡戒酒，总其言行，无可訾议，不愧为新英国省师表。以校长道德文章之高尚，而学校名誉亦顿增，自海门来长此校，日益发达，气象蓬勃，为前此未有云。而斯时中国人入该校者，惟予等三人耳。海校长对于予等，特加礼遇，当非以中国人之罕观,遂以少为贵,而加以优礼,盖亦对于中国,素抱热诚,甚望予等学成归国,能有所设施耳。

在孟松学校之第一年,予等列英文班中。所习者为算术、文法、生理、心理及哲学等课。其生理心理两科,则为勃朗女师(Miss Rebekah Brown)所授。美国学校通例,凡行毕业礼时,其毕业生中之成绩最优者,则代表全体对教师来宾而致谢词。勃朗女师尝为此致谢词之代表者,毕业于霍来克玉山女校(Mt. Holyoke School)之第一人也。后与医学博士麦克林(Dr. A. S. McOlean)结婚,遂万于斯丕林费尔(Springfield)。勃朗女师之为人,操行既端正,心术仁慈,尤勇于为善,热心于教育。夫妇二人,待予咸极诚挚,每值放假,必邀予过其家。及予入耶鲁大学肄业,处境甚窘,赖渠夫妇资助之力尤多。归国后,彼此犹音问不绝。及再至美国,复下榻其家。斯丕林费尔有此良友,令人每念不忘。一八七二年予催第一批留学生游美时,即赁屋邻麦博士,公暇期常得与吾友把晤也。

勃朗君(此指勃朗牧师)之至美也,以予等三人,托付于其老母。母字予等殊周到,每餐必同食。惟勃君有妹已媚,挚子三人,寄居母家,遂无余室可容予等,乃别赁一屋,与勃朗对门而居。

方予游学美国时,生活程度,不若今日之高。学生贫乏者,稍稍为人工作,即不难得学费。尚忆彼时膳宿燃料洗衣等费,每星期苟得一元二角五之美金,足以支付一切。惟居室之洒扫拂拭,及冬今炽炭于炉,劈柴生火诸琐事须自为之。然予甚乐为此,借以运动筋脉,流通血液,实健身良法也。予等寓处,去校约半英里,每日往返三次,虽严寒,雪深三尺,亦必徒步。如此长日运动,胃乃大健,食量兼人。

于今回忆勃朗母夫人之为人,实觉其可敬可爱,得未曾有,其道德品行,都不可及,凡知媪之历史者,当能证予此言不谬。计其一生艰苦备尝,不如意之事,十有八九,然卒能自拔于颠沛之中,尝自著一诗自况,立言幽闲沉静,怡然自足,如其为人。

校长海门君之志趣,既如前所述,其于古诗人中,尤好莎士比亚(Shakespeare),于古之大演说家,则服威白斯特(Daniel Webster),于此可想见其所学。其教授法极佳,能令学生于古今文艺佳妙处,一一了解而无扦格。每日登堂授课,初不屑屑于文法之规则,独于词句之构造及精义所在,则批却导窾,评释无遗。以彼文学大家,出其为文之长技,用于演讲,故出言咸确当而有精神。大教育家阿那博士(Dr. Arnold)之言曰,善于教育者,必能注意于学生之道德,以养成其优美之品格,否则仅仅以学问知识,授于学生,自谓尽其能事,充乎其极,不过使学生成一能行之百科全书,或一具有灵性之鹦鹉耳,曷足贵哉。海军之为教授,盖能深合阿那博士所云教育之本旨者也。予在孟松学校时,曾诵习多数英国之文集,皆海军所亲授者。

在孟松之第一年,予未敢冀入大学。盖予等出发时,仅以二年为限,一八四九年即须回国也。三人中,以黄胜齿为最长。一八四八年秋,黄胜以病归国,仅予与黄宽二人。居摈晤谈,谈话及二年后之方针。予之本志,固深愿继续求学。惟一八四九年后,将恃何人资助予等学费,此问题之困难,殆不啻古所谓戈登结(Gordian Knot),几于无人能解者,则亦惟有商之于海门校长及勃朗君耳。幸得二君厚意,允为函询香港资助予等之人,迨得覆书,则谓二年后如予二人愿至英国苏格兰省格兰省爱丁堡大学习专门科者,则彼等仍可继续资助云云。予等蒙其慷慨解囊,历久不倦,诚为可感。嗣予等互商进之,黄宽决计二年后至苏格兰补此学额。予则甚欲入耶鲁大学,故愿仍留美。议既定,于是黄宽学费,已可无恐,予于一八四九年后,借何资以求学,此问题固仍悬而未决也。亦惟有泰然处之,任予连命之自然,不复为无益之虑。

此事既决,予于一八四九年暑假后,遂不更治英国文学,而习正科初等之书。翌年之夏,二人同时毕业。黄宽旋即妥备行装,径赴苏格兰省爱丁堡大学。予则仍留美国,后亦卒得入耶鲁大学。予与黄宽二人,自一八四〇年同读书于澳门玛礼孙学校,嗣后朝夕切磋,共笔砚者垂十年,至是始分诀焉。

黄宽后在爱丁堡大学习医,历七年之苦学,卒以第三人毕业,为中国学生界增一荣誉,于一八五七年归国悬壶,营业颇发达。以黄宽之才之学,遂成为好望角以东最负盛名之良外科。继复寓粤,事业益盛,声誉益隆。旅粤西人欢迎黄宽,较之欢迎欧美医士有加,积资亦富,于一八七九年逝世,中西人士临吊者无不悼惜。盖其品行纯笃,富有热忱,故遗爱在人,不仅医术工也。

第五回　大学时代

予未入耶鲁大学时,经济问题,既未解决,果何恃以求学乎? 虽美国通例,学生之贫乏者,不难工作以得学费,然此亦言之非艰行之惟艰,身履其境,实有种种困难,而舍此更无良策。计予友在美国人中可恃以谋缓急者,惟勃朗及海门二君。勃朗即催予赴美者,海门则予在孟松学校时,尝受其教育者也。予既无术能解此厄,乃乞二人援手。彼等谓予,孟松学校定制,固有学额资送大学,盖为勤学寒士而设,汝诚有意于此,不妨姑试之,第此权操诸校董,且愿受其资助者,须先具志愿书,毕业后愿充教士以传道,乃克享此利益。予闻言爽然若失,不待思索,已知无补额希望,故亦决意不向该校请求。数日后,诸校董忽召予往面议资遣入学事,是殆勃朗与海门二君,未悟予意,已预为予先容矣。校董之言,正与勃朗海门同,为毕业后归国传道则可,第具一志愿书存查耳。此在校董一方面,固对予极抱热诚,而予之对于此等条件,则不能轻诺,予虽贫,自由所固有,他日竟学,无论何业,将择其最有益于中国者为之,纵政府不录用,不必遂大有为,要亦不难造一新时势,以竟吾素志。若限于一业,则范围甚狭,有用之身,必致无用,且传道固佳,未必即为造福中国独一无二之事业。以吾国幅员若是其辽阔,人苟具真正之宗教精神,何往而不利。然中国国民信仰,果何如者? 在信力薄弱之人,其然诺将如春冰之遇旭日,不久消灭,谁能禁之,况志愿书一经签字,即动受拘束,将来虽有良好机会,可为中国谋福利者,亦必形格势禁,坐视失之乎! 余既有此意,以为始基宜慎,则对于校董诸人之盛意,宁抱歉衷,不得不婉词谢之。嗣海门悉予意,深表同情,盖人类有应尽之天职,决不能以食贫故,遽变宗旨也。

人生际会,往往非所逆料,当予却孟松校董资助时,为一八五〇年之夏。勃朗方至南部探视其姐,顺道访乔治亚省萨伐那妇女会(The Ladies Association in Savannah, Ga.)之会员,谈次偶及予事,遂将得好消息以归。尤幸者勃朗之归,适逢其会,设更晚者,则予或更作他图,不知成如何结果矣。则对于予之意见,亦深以为然,因语余萨伐那妇女会会员,已允资助,此岂前此梦想所及者? 遂束装东行,赴纽海纹(New Haven),径趋耶鲁大学投考,居然不在孙山之外。盖予于入大学之预备,仅治拉丁文十五月,希拉文十二月,算术十阅月,此短促之岁月中,复因孟松左近地方,新造铁路,筑路之际,学校不得不暂时停辍,而予之学业,遂亦因以间断,同学之友,学程皆优于余,竟得入彀,事后追思,不知其所以然。余之入耶鲁大学,虽尚无不及格之学科,然在教师受课,辄觉预备工夫,实为未足,以故备形困难,盖一方面须筹划经费,使无缺乏之处,一方面又须致力所业,以冀不落人后也。尚忆在第一年级时,读书恒至夜半,日间亦无余暇为游戏运动,坐是体魄日就赢弱,曾因精力不支,请假赴东温若休息一星期,乃能继续求学焉。

至第二年级,有一事尤足困予,则微积学是也。予素视算术为畏途,于微积分尤甚,所习学科中,惟此一门,总觉有所扞格,虽日日习之,亦无丝毫裨益,每试常不及格。以如是成绩,颇惧受降级之惩戒,或被斥退,后竟得越过此难关,则赖有英文为助。美国大学制,每级分数班,每班有主任教员,专司此班中学生功课之分数。学生欲自知其分数多寡者,可问主任教员。予班之主任教员,曰白落及(Blodget)乃教拉丁文者。予在二年级时,自惭分数过少,至不敢向教员探询,私意或且降级,幸英文论说颇优,第二第三两学期,连获首奖,故平均分数,尤得以有余补不足。自经两次获奖,校中师生,异常器重,即校外人亦以青眼相向。然余敢略存自满心,以予四学年中平均分数之少,扪心惭汗,若因人之誉已而趾高气扬,抑自欺之甚矣。

第二学年之末及第三学年,学费渐充裕。以校中有二三年级学生,约二十人,结为一会,共屋而居,另倩一人为之司饮膳。予竭力经营,获充是职,晨则为之购办蔬肴,饭则为之供应左右,后此二年中予之膳费,盖皆取给于此。虽所获无多,不无小补。薤伐那妇女会既助予以常年经费,阿立芬特兄弟公司亦有特捐相助。此外予更得一职,为兄弟会管理书籍。兄弟会者,校中两辩驳会之一也,会有一藏书楼,予以会员之资格,得与是选博资焉。

第四学年,兄弟会中仍举予为司书人,每岁酬予美金三十元。既得此数项进款,客囊乃觉稍裕,不复以举债为生。若例以村落中之牧师,每年薪俸所入,亦不过二三百金,彼且以赡养八口之家而无缺乏,则予以个人而有此,又有妇女会赠予以袜履等物,更不必自耗囊金,于此犹云不足,则亦过矣。

予于一八五四年毕业,同班中毕业者,共九十八人,以中国人而毕业于美国第一等之大学校,实自予始,以故美国人对予感情至佳。时校中中国学生,绝无仅有,易于令人注目。又因予尝任兄弟会藏书楼中司书之职二年,故相识之人尤多。同校前后三级中之学生,稔予者几过半,故余熟悉美国情形,而于学界中交游尤广。予在校时,名誉颇佳。于今思之,亦无甚关系。浮云过眼,不过博得一时虚荣耳。

予当修业期内,中国之腐败情形,时触予怀,迫末年而尤甚,每一念及,辄为之快快不乐,转愿不受此良教育之为愈。盖既受教育,则予心中之理想既高,而道德之范围亦广,遂觉此身负荷极重,若在毫无知识时代,转不知觉也。更念中国国民,身受无限痛苦,无限压制,此痛苦与压制,在彼未受教育之人,亦转毫无感觉,初不知其为痛苦与压制也。故予尝谓之识益高者,痛苦益多,而快乐益少。反之,愈无知识,则痛苦愈少,而快乐乃愈多,快乐与知识,殆天然成一反比例乎。虽然,持此观念以喻人生之苦乐,则其所见亦甚卑,惟怯懦者为之耳。此其人必不足以成伟大之事业,而趋于高尚之境域也。在予个人而论,尤不应存此悲观,何也?予既远涉重洋,身受文明之教育,且以辛勤刻苦,幸遂予求学之志,虽未事事能如愿以偿,然律以普通教育之资格,予固大可自命为已受教育之人矣。既自命为已受教育之人,则当旦夕图维,以冀生平所学,得以见诸实用。此种观念,予无时不耿耿于心。盖当第四学年中尚未毕业时,已预计将来应行之事,规划大略于胸中矣。予意以为予之一身,既受此文明之教育,则当使后予之人,亦享此同等之利益,以西方之学术,灌输于中国,使中国日趋于文明富强之境。予后来之事业,盖皆以此为标准,专心致志以为之。溯自一八五四年予毕业之时,以至一八七二年中国有第一批留学生之派遣,则此志愿之成熟时也。

第六回　学成归国

自予毕业耶鲁大学,屈指去国之日,忽忽十年。予之初志,所望甚奢,本欲延长留学年限,冀可学成专科。盖当予在耶鲁大学时,校中方创一雪费尔专门学院(Sheffield Scientific School),院长为诺德君(Prof. Norton)。予修业时,曾入此院附习测量科,拟为将来学习工程之预备。设予果能学成专科以归国者,自信予所企望之事业,将益易于著手也。惜以贫乏,不能自筹资斧,助予之友,又不愿予久居美国。彼盖目予为中国有用之人才,虑予久居不归,"乐不思蜀"也。于是捐弃学习专科之奢愿,而留学时期,于以告终。美人中劝予归国最力者,其一为白礼特(Perit),其人执业于美国某东方公司中,其二为阿立芬特兄弟公司之主人翁。所谓阿立芬特兄弟公司,即八年前曾以帆船载予来美而不敢值者。此数人之见解皆甚高尚,其所以怂恿予归中国,非有私意存于其间,盖欲予归国后热心传道,使中国信仰上帝,人人为耶稣教徒耳。

有麦克教士者,于一八四五年至香港代勃朗为玛礼孙学校教员,于钱第二章中已言及之。迨后玛礼孙学校解散,麦克乃重归美国,复入耶路为学生。兹复经美国教会派往中国传道,遂于一八五四年十一月十三日,与予同乘纽约某公司帆船,名欧里加(Enreka)者,自纽约首途。时值冬令,为过好望角最恶劣之时会,盖隆冬之际,东北风极大,凡帆船向东方行,必遇逆风,无可幸免,而欧里加船此时正依此航路以进行也。此船本为运货以赴香港者。舟中乘客,除予及麦克外,实无第三人。起程之日,适彤云密布,严寒袭人,舟又停泊于东河(East River)中流,不能傍岸。予等乃觅小舟以渡,当登舟时回顾岸旁,不见有一人挥巾空际,送予远行者。及舟既起锚,岸上亦无高呼欢送之声。此境此情,甚萧条也。船初行,先以他船拖至桑得阿克(Sandy Hook),迨出口后乃解缆自行,正值逆风迎面而来,势殊猛烈,风篷不能扯满,则张半帆,旁行斜上,曲折以进。船中载货极少,即欲览一压舱之重物,亦不可得,以故击风浪中,颠簸愈甚,沧海一粟,如明星倒影水中,荡漾不定。此航路之恶,为夙昔所著称,固非自今日始也。由桑得阿克以至香港,几无平稳之一日。计水程凡一万三千海里,船行历一百五十四日乃达目的。予生平航海,不为不多,然寂寞无聊,则未有如此行之甚者。船主名辉布(Whipple)借隶费拉特尔费亚(Philadelphia)城,为人粗犷无文,以口吃故,举止尤燥急。每日于船中所为,令人可笑之事极多,而于晨间则尤甚。彼每晨必登甲板,自船首至船尾,来回急走,以测候天空气象。有时忽骤止其步,驻足痴立,对逆风吹来之方向,仰首嘱天,筋涨面赤眼珠几欲突出,暴怒之极,则伸两手尽力自搔其发,一若与此烦恼丝有无穷夙憾,必欲根根拔而去之者,如是往来跳跃,齿齿有声,或以足与甲板断其坚,立跄不已,口中作种种囈语,对天漫骂,谓天公之作此逆风,盖有意与之难,阻其进行也。雇船主虽毒骂,而口吃乃期期不可辨,其状可笑亦复可怜。予初见其狂暴如疯,颇生怜悯之念,迨后见其无日不如是,乃觉其人可鄙,殊不足怜惜。彼每次向天示威之后,必至力尽筋疲,乃于甲板上独据胡床,枯坐历数小时。舟中虽无人愿与之接谈,而彼固怡然自得,恒力搓其两手,自语自笑,状若无辜之疯人,长途中凡其举动非疯非慎,船中水手,司空见惯,不以为奇。虽外貌不敢显清侮之色,而心中固无不匿笑其为人也。舟行之际,一切调度,全由大副一人指挥。此大副之专制,不啻海中一暴君,幸水手皆为挪威及瑞典两国之人,故尚肯服从其命令,若在美国人遇此野蛮人理之事,必不能堪,或且起暴动以为对待矣。盖此船主大副之役使水手,有如牛马,日夜无少停,途中所得暂事休息者,惟船行至热带时,适风波平静之数日耳。予稽旅行之日记册,计自解缆后约行两星期,始至马加撒海峡(Macassar Strait)。舟中人殆无一不生厌倦之心,过海峡后,船主乃扬言于众曰,予此行所以不幸而遇逆风者,以舟中有约拿其人在也(相传约拿为古时先知,连最蹇,一日航海遇暴风,舟且覆,同舟者拈阄以求罪人,适得约拿,举而投诸海,风乃立止云)。语时故使予友麦克闻之,其意盖以约拿况麦克也。予友闻是言,绝不介意,惟对予目笑而存之。时予方与麦克谕舟过海峡事,乃语麦克曰,设以予司此船者,过此海峡不过十日足矣。语时亦故高其声浪,使船主闻之。一则报复其语侵麦克,一则使彼自知其航术未精也。

当隆冬之际,设行舟不过好望角,而绕亨角(Cape Horn,今译为合恩角)以进,利便实甚。盖如是则可得顺风,不独缩短航海之期,且可省船主无数气力。但予以乘客资格,亦莫知其内容真相。该公司驶行此船,既无甚货物,又必逆东北风而行,岂其于经济上有特别之目的耶?若以予意,则必经亨角遵新航路以行,而予又可借此耳目一新矣。

船近香港时,有领港人至船上。船主见其为中国人,乃倩予为舌人,询其近处有无危险之暗礁及沙滩。予默念此暗礁与沙滩者,中国语不知当作何辞,久思不属,竟莫达其意。幸领港人适解英语,乃转告予以暗礁沙滩之中国名词。噫,此领港人者,竟为予回国后之第一国语教授,不亦异乎!船主及麦克等见予状,咸笑不可仰。予自念以中国人而不能作中国语,亦无词以自解也。

登陆后,予第一关怀之事,为往视予友蓄德鲁特。蓄德鲁特者,中国邮报(China Mail)主笔。予在孟松学校时,彼曾以资助予一年有余,盖予之老友也。把晤后,彼即邀予过其家,小作勾留,旋赴澳门,省视吾母。予去家日久,慈母倚闾悬念,必至望眼欲穿矣。予见母之日,以一时无从易中国衣,乃仍西装以进。是时予已须矣,若循中国习惯,则少年未娶者,不应若是早须也。予见母无恙,胸中感谢之心,达于极点,转无一语能出诸口。质言之,予此时喜极欲涕,此种状况,实非语言笔墨所能形容于万一。母见予立现一种慈爱之色,以手抚摩予身且遍,谓此十年中思见儿而不可得也。予知母尚未悉予旅美之详情,乃依坐膝下,告知曰,母乎,儿方经一五六阅月可厌之长期旅行也,然今幸无恙,已得抵家省母矣。儿自离膝下,前后已有八年。此八年中,在在皆遇良友,能善视儿,故儿身常健无疾病。儿在校肄业,常思借此时学习,以为将来效力祖国之预备,守此宗旨,八年如一日。尝未入大学之前,又曾先入一预备学校,于预备学校毕业后,乃入耶鲁大学。耶鲁大学在美国为最著名大学之一,校内所订课程,必四年乃能毕业,此儿所以久客异乡。今既毕业于该校,遂得一学士学位。美国之学士,盖与中国之秀才相仿,语次随出一羊皮纸以示母,且告之曰,此即毕业文凭也。凡得毕业于耶鲁大学者,即在美国人犹视为荣誉,况儿以中国人而得与其列耶。予母闻言,乃询予此文凭与学位,可博奖金几何,盖予母固未知其效用如何也。予乃告母曰,此非可以得奖金者,第有文凭,则较无文凭之人,谋事为易。至大学之给学位,亦非有金钱之效用,惟已造就一种品格高尚之人才,使其将来得有势力,以为他人之领袖耳。大学校所授之教育,实较金钱尤为宝贵,盖人必受教育,然后乃有知识,知识即势力也,势力之效用,较金钱为大。儿今既以第一中国留学生毕业于耶鲁大学,今后吾母,即为数万万人中第一中国留学生毕业于美国第一等大学者之母,此乃稀贵之荣誉,为常人所难得。儿此后在世一日,必侍奉吾母,俾母得安享幸福,不使少有缺乏也。予之为此大言不惭,非敢自矜自满,不过欲博吾母欢心耳。母闻予言果甚乐,面有笑容。旋谓予曰,吾见儿已蓄须,上有一兄,尚未蓄须,故吾意汝去须为佳。予闻母言,即如命趋出,召匠立薙之。母见予状,乐乃益甚,察其意以为吾子虽受外国教育,固未失其中国固有之道德,仍能尽孝于亲也。予此时胸中爱母之忱,恨未能剖心相示。此后予每尽力所能及以奉予母,颐养天年。迨一八五八年予母弃养,寿六十有四,计去予失怙时,凡二十四年。予母逝时,予适在上海,未能见一面,实为终天遗憾。

一八五五年予居粤中,与美教士富文(Vrooman)君同寓,地名咸虾栏,与行刑场颇近。场在城外西南隅,邻珠江之滨,予之寓此,除补习汉文而外,他无所事。以予久居美洲,于本国语言,几尽忘之,至是乃渐复其旧。不及六月,竟能重操粤语。惟唇舌间尚觉生硬耳。至予之汉文,乃于一八四六年游美之前所习者,为时不过四年,以习汉文,学期实为至短。根基之浅,自不待言。故今日之温习,颇极困难,进步极缓。夫文字之与语言,在英文中虽间有不同之点,究不若中国之悬殊特甚。以中国之文字而论,燸煌华丽,变化万端,虽应用普及全国,而文字之发音,则南北互异,东西悬殊。至于语言,则尤庞杂不可究诘。如福建江苏安徽等省,即一省之中,亦有无数不同之方言。每值甲乙两地人相遇,设各操其乡谈,则几如异国之人,彼此不能通解,此乃中国语言文字上特别困难之处,为各国所无者。

当予在粤时,粤中适有一暴动,秩序因之大乱。此际太平天国之军队,方横行内地,所向披靡,而粤乱亦适起于是时。愿粤人之暴动,初与太平军无涉。彼两广总督叶名琛者,于此暴动发生之始,出极残暴之手段以镇压之,意在摧残方苗之花,使无萌芽之患也。统计是夏所杀,凡七万五千余人。以予所知,其中强半,皆无辜冤死。予寓去刑场绕半英里。一日,予忽发奇想,思赴刑场,一觇其异,至则但见场中流血成渠,道旁无首之尸,纵横遍地,盖以杀戮过众,不及掩埋,且因骤觅一辽旷之地,为大圹以容此众尸,一时颇不易得,故索任其暴露于烈日下也。时方盛夏,寒暑表在九十度或九十度以上,致刑场四围二千码以内,空气恶劣如毒雾。此累累之陈尸,最新者暴露亦已二三日,地上之土,吸血既饱,皆作赭色。余血盈科而进,汇为污池。空气中毒菌之弥漫,殆不可以言语形容。据此景象,加以粤省人烟之稠密,在理会发生极大之瘟疫,乃竟得安然无恙,宁非怪事,后闻于城西远僻处觅得一极大沟渠,投尸其中,任其自然堆叠,以满为度,遂谓尽掩埋之能事矣。当时有往观者,谓此掩埋之法,简易实甚。投尸沟中后,无需人力更施覆盖,以尸中血色之蛆,已足代赤土而有余,不令群尸露少隙也。此种情形,非独当时观者酸鼻,至今言之,犹令人欲作三日呕。人或告予,是被杀者有与暴动毫无关系,徒以一般虎狼胥役,敲诈不遂,遂任意诬陷。置之死地云,似此不分良莠之屠戮,不独今世纪中无事可与比拟,即古昔尼罗(Nero)王之残暴,及法国革命时代之惨剧,杀人亦无如是之多,罪魁祸首,惟两广总督叶名琛一人,实尸其咎。叶为汉阳人,汉阳于太平军起事时,即被占据,遂遭兵火之劫,人谓叶在汉阳本有极富之财产,此役尽付焚如。故对于太平军,恨之切齿,而太平军之首领,又多借隶两广,于是叶乃迁怒于两广人民;一八五四年,既攫得两广总督之权位,遂假公济私,以报其夙怨,粤人乃无辜而受其殃矣。叶之戮人,不讯口供,捕得即杀,有如牛羊之入屠肆。此杀人之恶魔,天所不容,其罪恶满盈之一日,且不旋踵而至,彼固犹在梦中也。未几,叶因事与英政府酿成大交涉,为英兵所掳,幽之印度极边杳无居人之处,遂于此荒凉寂寞之区,苟延残喘,以度其含垢忍辱之余生,不特为全国同胞所唾骂,抑亦为全世界人所鄙弃也。

予自刑场归寓后,神志懊丧,胸中烦闷万状,食不下咽,寝不安枕。日间所见种种惨状,时时缠绕于予脑筋中,愤懑之极,乃深恶满人之无状,而许太平天国之举动为正当。予既表同情于太平军,乃几欲起而为之响应,及后深思静虑。乃觉此举鲁莽,究非妥善之策,不若仍予旧有计划,先习国语与汉文,俟其娴熟,乃依一定之方针,循序而进,庶可达予夙昔之希望也。

第七回　人世谋生

前章言予习国文既极困难,未可遂云有得,而于中国语言,则渐复旧观。谈话无虞扞格,于时颇思于社会中得一职守,此非仅为家人衣食,欲有所藉手,达于维新中国之目的,谋食亦谋道也。

有美教士曰派克(Parker)者,彼邦医学博士,奉美教会之命,来华传道,悬壶于粤有年。此时方为美政府之特别委员,暂代公使事。时吾华尚无各国全权公使。北京之应设公使与否,在磋商中。国际上尚未有互派公使之条约。派克博士之于外交,非有特别经验,其于律学,亦非专门,徒以其旅华日久,习中国之语言之风俗,故美政府以此任之。予有友曰歇区可克(Mr. M. N. Hitohcook),亦美人,与派克有旧,乃绍介予为派克处书记。予前在古夫人小学时,已耳派克博士名。渠亦毕业于耶鲁大学者,因与予有同校之谊,颇相得。其办事地点,在粤之省垣,惟夏季则至澳门避暑焉。予在派克处,事少薪薄,月十五金耳,予乐就之,意本不在金钱,欲藉派克力,识中国达官,庶几得行予志。雇派克虽摄公使,乃非近水楼台,知予之计划甚左,三月后遽自行辞职,赴香港习法律。香港有老友蓄德鲁特君,遇予素厚,因主其家。无何蓄存予于香港高等审判厅为译员,月薪七十五金,处境略裕,乃稍稍放胆,潜心治法律。英国审判厅制度,律师资格凡两种;曰小律师(Solioitors),专司收集证据,抄阅公文,及摘述案情始末,以备辩护之材料,而已不出庭;曰大律师(Barristers),则出庭司辩护者。予从予友蓄德鲁特之言,学习第一种律师事业,余之为此可谓铸错,盖香港为英国之殖民地,予以中国人而律师于此,是以外人侵入英国法律团体,损彼利益,分我杯羹,必召英律师之恶感。以余之鲁钝,未计及此,一误也。又予所师事者。乃一寻常律师,此时有一总律师,思罗致予于门下,乃舍此就彼,二误也。一时失检。有此二误,他日之离香港,即种因于此矣。

因第一着之误,致香港律师,合群力以拒予。一时新闻界,惟予友蓄德鲁特主笔之中国邮报,差无贬词,余皆连篇累牍,肆意攻击,若辈以为予于中西文学,皆所擅长,设于香港律师界得占一席,则将来凡涉于华人诉讼事件,必为予个人垄断,英律师且相将归国,故对于予之学法律,出全力以拒之。因第二着之误,又得罪于总律师,其人曰安德(Anstey),曾欲就其权力所及,为予关一实习律师之途,因上书英政府,请允中国人之在香港者,苟试验及格,有充律师之权利,并草拟章程,附于请愿书后。按法定手续,此举必须经英国议会之通过,乃成为殖民地之单行法,则其事之不易可知,旋竟邀英政府之允准,著为定律,是总律师之所以为予尽力者,不可为不至,雇予乃不就笼络,事后始知,予诚为负负。予既另事律师派森(Parson)为师,总律师则大恚,每相值于法庭翻译时,辄事事苟求予短,不复如前之谦和。于是予以一身,受双方重击,觉在香港已无立足余地。抑不独予处境困难,予师派森亦复日坐针,身为众矢之的,而无可抵抗。彼乃不得不自谋,取消予学律之合同,予既受此排挤,自念恋恋于此,殊非计,不如辞职,去而之他。予去未久,派森亦以他故弃其香港事业,买棹归英。

今回忆在港时短期历史,转觉学律未成,为予生幸事。使当日果成一香港律师,则所成事业,必甚微末。且久居英国殖民地,身体为所拘束,不能至中国内地,与上流社会交游,纵使成一著名律师,博得多金,亦安所用之。余既去香港,于一八五六年八月,乘一运茶船北赴上海。船名佛罗棱司(Florence),乃自美国波司顿(Boston)来者,船主名都马勒司克(Dumaresque)。此船为所自有,船之名,即船主女公子名也。忆一八五五年予自美归国时,所乘欧里加船之船主,以较今日之都船主,不可同日语。都之为人,仁厚而通达,彬彬有礼。彼闻予名后,即极表欢迎,立以由港至上海之船票赠予,不取值,此行程,期仅七日,船未抵岸,而予与船主二人,已于此短期内成莫逆交矣。

予抵上海未久,于海关翻译处谋得一职,月薪七十五两,折合墨银可百元。因中国向无银元,墨西哥银币输入遂流行也。此职之薪金,固已较香港高等法庭译员为优,即所事亦不若彼繁重可厌。惟予性好劳动,转嫌太简易耳。此时办公时刻外,颇多余暑,在寓读书,如是者三月。旋此事于予,亦不相宜,使予果愿独善其身,为一洁己奉公之人,则绝不应混迹于此。盖此间有一恶习,中国船上商人,与海关中通事,咸通声气,狼狈为奸,以图中饱。予既知此,乃深恶其卑鄙,不屑与伍,以自污吾名誉,乃决意辞职,而苦无词。某日予径访总税务司,故问之曰,以予在海关中奉职,将来希望若何,亦能升至总税务司之地位乎? 彼告予曰,凡中国人为翻译者,无论何人,决不能有此希望,予闻言退出,立作一辞职书投之,书谓予与彼受同等教育,且予以中国人为中国国家服务,奈何独不能与彼英人享同等之权利,而终不可以为总税务司耶! 予书入后,总税务司来(Nr. Lay)君,初不允予请,面加慰留,令勿去职,且误会予之此举为嫌捧薄,故以辞职相要挟,因许月增予俸至二百两。噫,彼固以为中国人殆无不以金钱为生命者,宁知众人皆醉之中,犹有能以廉隅自守,视道德为重,金钱为轻者耶! 且予之为此,别有高尚志趣,并不以得升总税务司为目的。予意凡欲见重于人者,必其人先能自重,今海关中通事及其余司一职者,几无一不受贿赂,以予独处此浊流中,决不能实行予志,此辞职之本意也。辞职书中,亦不明言及此。四阅月后,卒离去海关,而令觅光明磊落之事业。

同事诸友，见予弃此二百两厚俸，图不可必之事，莫不目予为痴，是燕雀不知鸿鹄也。予之操行差堪自信者，惟廉洁二字，无论何往，必保全名誉，永远不使玷污。予非不自知归国以来，未及一年，已三迁其业，若长此见异思迁，则所希望之事业，或且如幻灯泡影，终无所成，又非不自觉予之希望过奢，志向过高，颇难见诸实行也。第念吾人竞存于世界，必有一定之希望，方能造成真实之事业。予之生于斯世，既非为哺啜而来，予之受此教育，尤非易易，则含辛茹苦所得者，又安能不望其实行于中国耶！一旦遇有机会，能多用我一分学问，即多获一分效果。此岂为一人利益计，抑欲谋全中国之幸福也。予于所事，屡次中辍，岂好为变迁哉！

第八回　经商之阅历

予离海关后，至某英商公司为书记，此公司专收中国丝茶者。予之入此，不过暂借枝栖，然虽相处仅数月，获益良多，于商家内幕及经商方法，已略知梗概，于他日事业，关系实多。该公司自余就事六阅月，而停止营业，予乃重为失业之人。此时如投身大海中，四顾茫茫，不知方针当何向。计予为书记，六阅月中，值意外之事二，是亦不可不纪。

某星期四之夕，予自苏州河旁礼拜堂行祷礼归，经四川路，见有西人成群在前，人个手一中国纸灯，高举过顶，晃荡不定，行路则左倾右斜，作折线而前，且行且唱，亦有狂呼者，状似甚乐，道旁中国人见之，皆四窜奔走，若有虎狼追逐者，予行既近，与之相距约百码，此时颇有骑虎之势，即欲退避，亦已无及。予仆本执灯为予导，此时乃退匿予后，予告以无恐，拖溜前进，不数武，三四被酒西人已迎面至，一人夺予仆手中灯，一则举足思蹴予，顾被酒已甚，足方举，身已摇摇欲仆，予见其醉态蹒跚，亦不与较，惟避而过之，旋见在后有清醒者，乃目睹其伴侣之行为，不加劝止，且顾而乐之，予乃伫立与语，先告以予名，并询以适欲蹴予及夺仆灯者之名，彼等初不肯吐实，继予力言纵知其人，必不与之为难，彼乃告予其中一人名，及在某船中所操之业。嘻异矣！彼所告知人名，盖即欧里加船中大副也。此船非他，即于一八五五年载予归国者，今此船又适为予所处之公司运货，予乃于翌晨作一函，致其船主，详告一切，船主阅函甚怒，投示大副，大副读未竟，色立变，急奔登岸，向予谢罪，予仍遇以和蔼之色额，婉言告之曰，君当知美人之在中国，固极受中国人之敬礼者，故凡美人之至中国，尤当自知其所处地位之尊贵，善自保惜不宜有强暴行为，以自丧其名誉，而伤中国人感情，予之作此函，非欲与君为难，第欲借此以尽予之忠告耳。大副闻言，备道感愧，并邀予至其船中，杯酒颜欢，订为朋友，予谢之，旋自去，此事遂和平了结。

二月后，又值一意外事，此事回不如前，其结果乃令人不适。当予所处公司停止贸易，所有什物，尽付拍卖，是日中外人士，来者伙多，予亦厕人从中并肩立，适有一体量高六尺余雄伟无偷之苏格兰人，立于予后，觉有人弄我发辫，一回顾则彼郑瞒者以棉花搓成无数小球絮予辫上，以为戏乐，予初不怒，仅婉请其解去，彼交叉两手于胸，若不闻者，一种傲慢之态令人难堪，予仍不怒，惟申言之，彼忽骤举拳击予颊；势甚猛，特未见血耳，予勃然不复能忍，以彼伟岸，予长缠及其肩，断腕力宁有幸者，然当时不暇计胜负，即以其人所施者反之，遽以拳动其面，拳出至迅，且有力，彼不及防，受创唇鼻立破，流血被面，此苏格兰人殆体育家，孔武有力，予之右腕，旋被执不能少动，予方思以足力蹴其要害，适公司主人自旁来，极力解散，彼乃自人从中挤出。时有人大声谓予曰，若欲断耶？予即应之曰："否，予固自卫，君友先犯予，伤予颊，殊无赖。"予发此言，声色俱万，故使众人皆闻之。旋退入别室。任他人之论短长，充耳不听。后有友告予，谓是日英国领事亦在众中，目睹此事，曾发评论，谓此中国少年，血气太盛，设彼不自由施行法律（指还击）者，固可至英国领事公署控此苏格兰人。今既已报复，且又于众辱之，此其所为为已甚，不能更控人矣。此苏格兰人者,予前于道中尝数遇之,故能省识,自互殴后,不出现者一星期,人言彼方闭户养伤,殆非事实,盖以被创于一短小之中国人,并受侮辱之辞,故无颜遽出耳。此事虽琐细无谓,而于租界中颇引起一般人之注意。事阅数日,外人犹引为谈助,更有多数中国人,因闻予为此事,异常推重。盖自外人辟租界于上海以来,侵夺我治外法权,凡寄居租界之中国人,处外人势力范围之内,受彼族凌侮,时有所闻然从未有一人敢与抵抗,能以赤手空拳,自卫其权力者,此实由于中国人赋性柔和,每受外人无礼之待遇,辄隐忍退让,不敢与较,致养成一般无意识外人之骄态,喧宾夺主,不复以平等遇我同胞也。予意他日中国教育普及,人人咸解公权私权之意义,尔时无论何人,有敢侵害其权利者,必有胆力起而自卫矣。近如日人之战胜俄国,亦足使中国人眼界为之一广,不再忍受无礼之待遇,即外人之以强权蚕食我边疆,扩充其势力,我国人亦岂能常听其自由行动乎? 或人夜郎自大,顽固性成,致有今日受人侮辱之结果。欧洲各强国,甚且倡瓜分中国之议,幸美政府出而干涉,乃不得实行。今中国人已稍稍知其前此之非,力图自振,且自慈禧太后及光绪帝逝世后,时局又为之一变,究竟中国前途若何,此时尚难逆料也。

自公司闭歇后,予乃为第四次失业之人,第予本不希望以商业终身者,故虽失业,亦不甚措意。予自归国以来,二年中于汉文一道,已略窥门径,遂不噩噩于谋事,此后惟译书自食,以度此优游之岁月,无拘无束,亦殊自由,纵不得多金,固大可借此以多识商学界上流人物,推广交游,以遂予之第一目的。予借译书之机会,遂得识一洋公司中之华经理,此公司在上海实为首屈一指,其行主亦极负一时之盛名,中外商人,无不与之契洽。一八五七年,行主不幸逝世,一时商界中人,无不深为哀悼,乃选一长篇课文,详述死者一生事业,以为纪念该公司。

第九回　产茶区域之初次调查

一八五九年三月十一日,予等乘一小艇,俗名无锡快者,由沪出发,从事于产茶各区域之调查。所谓无锡快者,乃一种快艇之名,因在连河流域中无锡县所创造,故有是称。无锡距苏州甚近,苏州为名胜之区,与杭州齐名,居民繁庶,物产丰饶,而以丝织品为尤著。苏属城乡市镇间,居民往来,咸借无锡快为交通利器,其制大小不一,舟中装设颇佳,便利安适,使乘客无风尘之苦。又有一种专供官绅富商雇乘客。则船身较大,装饰尤华丽,此种舟皆平底,值顺风时,其行甚速,惟遇逆风,则或系绳于桅,令人于岸上牵之,或摇橹以进,摇橹为中国人长技,寻常之舟,后舵两旁有橹,左右舷有铁枢纽,橹著其上,摇时一橹需四人,橹身为平面之板,于船尾处在水中左右摇曳,借水力以推舟,速率极大,惟近年中国通行汽船,操此业者为汽船所夺,故江苏一带河面上,民船已渐归淘汰。从前美国一八五〇年及一八六〇年间,向有帆船驶至东印度及中国,往来装运货物,今则海面航业,已为又邮船所夺,其事如一辙也。

予等舟行三日至杭州,杭州为浙江省垣,地势颇不平,正西及西南东北,皆有高山。全城面积,可三四英方里,南北较长于东西,为长方形,城之西有湖曰西湖,为著名名胜。湖面平如镜,底为沙泥,水澄碧,游鱼可数。由城脚迄西山之丽,皆西湖范围,傍湖之山,高入霄汉,绵互直至城北,有若天然堡垒为城屏障者。钱塘江亦在城西,去城约二英里,江水发源于徽州东南高山中,蜿蜒而下,以越入杭州湾。去城东约四十英里之处,山水由高处下冲,入于河中,水势湍激,波涛澎湃,声如万马奔腾。钱塘江中于一定之时间,有所谓钱塘潮者,潮头高至八九英尺,亦巨观也。当十二三世纪时,宋代君主,曾建都于此,故杭州之名,著于历史。风景绝佳,有多数之公私建筑物,如巨寺、高塔、桥梁、陵寝等,能令此特别之天然景物,益增其灵秀。独惜自宋以后,历时既久,美丽之建筑物,多半颓废失修,致令杭州昔日之荣誉,渐以淹没,国家多难,恐未易遽复旧观也。

三月十五日,予等离杭州,溯钱塘江而上,有地名江头,去杭城东约二英里,亦甚繁盛,河中帆樯林立,商船无虑千数,大小不一,长约五十尺至百尺,阔约十尺至十五尺,吃水不过二三尺,亦皆平底,咸取极坚致弯曲之木材为之。因钱塘江之潮流曲折迂回,其底又多礁石,无逆流顺水,恒遇极猛烈之激湍,时虞颠覆,故非有极坚固之质,不克经久受冲击也。舟中以板隔成小室,室各设床榻以备乘客之需,若遇装货时,则此隔扇及床榻,可以拆卸,腾出空地以容货物,全舟若装配完全,上盖以穹形之篷,乃成圆筒式,状如一大雪茄,此类船多航行杭州常山间。浙江与江西接壤处,交通多水道,其装运货物,大半即用此船。常山为浙江省繁盛商埠,江西境亦有巨埠曰玉山,与常山相去仅五十华里。二埠间有广道,坦坦荡荡,阔约三十英尺,花岗石所铺,两旁砌以碧色之卵石,中国最佳路也。两省分界处,有石制牌坊,横跨路中,即以是为界石,两面俱镌有四大字,曰"两省通衢",以鲜明之蓝色涂之,此坊盘亦著名之古物,可见其商务之盛,由来旧也。当予等自常山至玉山时,汉口、九江、芜湖、镇江等处,犹未辟为通商口岸,汽船之运货至内地者绝少,而此两省通衢,苦力运货,项背相望,耶许相应答也,每日不下数千人。自游历家之眼光观之,饶有趣味,而在中国爱国之士见之,亦足引起其怀古之思。

于扬子江中,行舟可直达四川边境之荆州,全航路之长,约三千英里,六七省之商务赖以交通。设中国无欧西各国之干涉,得完全行驶其主权,则扬子江开沪后,其利益实未可限量。予敢云全世界中人,必有三分之一,分此幸福也。彼西人者,何不与中国以时机,俾得自行解决其国内问题耶?又如工人问题,自有欧西之汽船电气及各种机械输入中国以来,中国工界乃大受其影响,生计事业,几已十夺其九,非谓不当输入中国,第当逐渐推行,假以时日,俾人民得徐图他项事业,以恢复元气,不宜骤然尽夺其所业也。

三月十五晨五时,予等自江头起碇,适值顺风,扬帆而下,一日间几行一百英里,暮十时舟泊七龙(按浙江无地名七龙者,或为七里泷之误)。遥望钱塘江之东岸,其露出水面者,岩石层次,历历可辨,殆全为红砂岩所砌成,岸上随处皆见有红砂石所造之屋,四围山岭,晚景尤佳,浙江多佳山水,故随处皆入画。

翌日由七龙首途,值大雨如注,舟仍前进不息,下午泊于兰溪,是日约行四十英里。兰溪亦浙省大市场,两湖所产之工夫茶,咸集此间,由此经杭州以至上海。城中只有一街,长至六英里,其著名土产,为极佳之火腿,全国闻名。予等因阻雨,在兰溪小住半日,日落后,天色渐霄,遂于夜半十二钟时,复行至衢州。衢州为浙省之州城,去年(一八五八年)三月间,为太平军所困,历四月围乃解,幸尚无大损失云。在衢州旅馆中一宿,即赶赴萧山,萧山去此可三十英里,因关役查验繁苛,与人脚夫,亦难骤觅多人,登岸至不便。抵萧山后,旋复乘肩同赴玉山,当晚预雇渔舟,备翌晨赴广信。广信去玉山亦三十英里,既过玉山,已行入江西境界。此新航路乃向西北行,顺流而下,掠鄱阳湖南崖南岸而至南昌。南昌为江西省会,城垣外观颇壮丽,惜予无暇游览,且不及调查太平军战后之状况若何也。

既过南昌,航路则转向,西南越湘潭。湘潭即予等最后之目的地。途中历数城,以于历史及商业上无大关系,故略之。湖南之省会曰长沙,予过长沙时,适在夜间,迨四月十五日之晨,乃抵湘潭。湘潭亦中国内地商埠之巨者,凡外国运来货物,至广东上岸后,必先集湘潭,由湘潭再分运至内地。又非独进口货为然,中国丝茶之运往外国者,必先在湘潭装箱,然后再运广东放洋。以故湘潭及广州间,商务异常繁盛。交通皆以陆,劳动工人肩货往来于南风岭者,不下十万人,南风岭地处湘潭与广州之中央,后经国际战争及通商立约等事,而中国劳动界情势,乃为这一变,此不仅扰乱中国工业制度,且于将来全国之经济实业政治上,皆有莫大影响也。

予等乃各依其所指定之地占,分往各处,收买生茶,以备运往上海装箱。留湘潭约十日,十日后,拟更赴湖北之荆州,以调查华容地方所产之黄丝。

四月二十六日,离湘潭北行,予等所欲赴地点。翌晨八时至湖南长沙。是日适空气潮湿,同人中感觉烦瞒不欢,乃相约入城游览,城中情形,与他处略同,建筑街衢等,皆粗劣积污,无可观者。明日乘舟复行,遂过洞庭湖,渡扬子江,入荆河口,以达华容。计离湘潭后,水程十日,所经处尚有太平景象,居民各安农业,禾黍满望,叱犊时闻。予于此见二村童,共骑一驴,沿途笑语,意至欢乐,他处未见有此也。抵华容后,因觅旅馆不得,遂寄榻于某丝行中。行装甫卸,即有地方保甲二人,来询旅客姓名职业,行主知其故,即为予等代述来意。彼闻为诚实商人,非为匪徒作侦探者,遂满意而去,任予等自由动作,不复来相扰矣。予既宣布来意,旋有无数商人,送种种黄丝来,以备选购,是日得各种丝样,约六十五磅,装运上海。

两星期后,各收拾行装,准备归计,经汉口后,又赴聂家市(译音)。聂家市属长沙,亦产茶区城也。有五月二十六日离华容,于六月五日抵汉口,寓一中国旅馆中。天气既炎热潮湿,所居复湫隘异常,殊少清新空气,至为不适。三日后,有委员三人来查询,一如在华容时,示以华容所购之黄丝,及其包皮上所盖由华容至汉口沿途税卡之戳,彼等见此,知非匪徒侦探,遂去不复相扰。

汉口当时尚未通商,惟此事已经提议,不久且实行,当太平军未起事之前,汉口本一中国最重要之商埠。一八五六年,太平军占据武昌时,汉口汉阳亦同时失陷,以是汉口之一部,尽被焚毁,顿成一片焦土。当予至时,商业已渐恢复,被焚之区,亦从新建筑。第所建房屋,类皆草率急就,若以今日(一九○九年)之汉口言之,沿岸一带,货栈林立,居屋栉比,类皆壮丽之西式建筑,大有欧西景象,非昔比矣。故在今日中国之有汉口,殆如美国之有芝加哥及圣鲁易二城。予知不久汉口之商业发达,居民繁盛,必将驾芝加哥圣路易而上之。予等勾留数日,遂重渡扬子江,越聂家市产黑茶之地。

六月三十离汉口,七月四日至聂家市及杨柳洞(译音)。于此二处,勾留月余,于黑茶之制造,及其装运出口之方法,知之甚悉,其法简而易学,予虽未知印度茶之制法如何,第以意度之,印茶既以机器制造,其法当亦甚简。自一八五○年以后,中国人颇思振兴茶业,挽回利权,故于人工之制茶法,亦已改良不少,究印度所以夺我茶业利权之故;初非以印茶用机器制造,而华茶用人工制造之相差,尽产茶之土地不同,茶之性质遂亦因之而异。印茶之性质极烈,较中国茶味为浓,烈亦倍之。论叶之嫩及味之香,则华茶又胜过印茶一倍也。总之,印茶烈而浓,华茶香而美,故美国,俄国,及欧洲各国上流社会之善品茶者,皆嗜中国茶叶,惟劳动工人及寻常百姓乃好印茶,味浓亦值廉也。

八月下旬,所事既毕,共乘一湖南民船以归。船中满载装箱之茶,以备运沪。于八月二十九日,重临汉口,计去初次离汉时且两月矣。此行不复过湘潭,经汉口后,即自扬子江顺流而下,至九江,过鄱阳湖。鄱阳湖之南岸,有地曰河口,自河口以往,乃遵三月间所经之原路,九月二十一日抵杭州,由杭州复乘无锡快,于九月三十日抵上海。溯自三月以迄十月,凡历七阅月之旅行,借此机缘,予得略知内地人民经太平军乱后之状况,凡所历沿途各地,大半皆为太平军或官军所驻扎者,外状似尚平静,至于各地人民,经太平军及官军抢掠之后,究竟受何影响,则无人能知其真相矣。惟有一事,令予生无穷之感慨,予素阅中国记载及旅行日记等书,莫不谓中国人口之众,甲于全球,故予意中国,当地不有人烟稠密之象。乃今所见者,则大抵皆居民稀少,与予夙昔所怀想者,大不相符,是则最足以激刺予之脑筋者也。此种荒凉景象,以予所经之浙江、江西、湖南、湖北四省为尤甚。当予游历时,为春夏雨季,正五播种农事方殷之际,田间陌上。理应有多数之驴马牛畜,曳锄相接,乃情形反是,良可怪也。

予自内地归后,十月间复有英友某君,倩予至绍兴收买生丝。绍兴去杭州西南约二十英里,所产丝颇著名。予在绍兴收丝约两月,忽患疾,不得已中途辍业。绍兴城内污积,不适于卫生,与中国他处相仿佛。城中河道，水黑如墨，以城处于山岰低洼之地，雨水咸潴畜河内，能注入而不能泄出，故历年堆积，竟无法使之清除。总绍兴之情形，殆不能名之为城，实含垢纳污之大沟渠，为一切微生物繁殖之地耳。故疟疾极多，予幸不久即愈，甫能离榻，即急急去之。

第十回　太平军中之访察

一八六〇年有二美教士，不忆其名，一中国人曰会兰生，拟作金陵游，探太平军内幕，邀予与偕，予欣然诺之。太平军中人物若何，其举动志趣若何，果胜任创造新政府以代满洲乎，此余所亟欲知也。是年十一月六日，予等共乘一无锡快，自上海首途，时适东北风大作，船顺风行颇速，天气复晴，同行诸人，与致殊高，适持有美国国旗，众人乘兴，遂以插船首，迎风招展，顾而乐之。既念此举殊疏，或误认吾舟谓有国际关系，而加以盘诘，则从生枝节，乃急卷而藏之。吾侪此行，疑先至苏州，本应道出松江，因闻松江方驻有官军舰艇，恐为所拦阻，不听向前，或被迟送远上海，亦殊不便，乃绕道避之。舟离上海，三十英里中，沿途居民安堵，不显有政治上扰乱情状，田家操作自若，方收获也。然予赴内地调查产茶时，苏州已为太平军占领，苏沪密迩，故上海租界中西人咸惴惴，惟恐太平军来占据租界，乃严为戒备。松江各河中亦炮艇密布，西人守卫队，亦远出租界线之外，严密巡逻之。

十一月九日之晨，船抵苏州，沿途畅行无阻，绝未遇一官军，或一太平军，当此战争紧急之际，而巡逻疏略如是，中国人事事不经意，于此可见一斑。予等抵苏州之娄门，先至一军站，站中有护照，欲赴城内者，必先于此领照，乃得入，出城时仍须缴还之。予等欲入城谒其主将，乞介绍书，俾得直赴金陵，沿途无阻，乃以二人留站守候，先遣二八面军站长，问四人可否同时入城。二人去时，有该地警察长，特派一人伴之行，去一小时而返，谓站长已允所请，于是予等同入城。时城中民政长方公出，遂往谒军事首领刘某，其人躯干高大，身着红衣，有骄矜气，望而可知为浅陋无根底者。彼询予等赴南京目的，虽反复盘诘，礼遇尚优，旋授一函介绍予等于丹阳主将，并缮一护照，谓持此早于无锡常州间，可无留难。让复绍介予等晤四西人，四人中二美人，一英人，一法人。法人自认为法国贵族，因在本国丧失其资财，故来中国以图恢复。英人则自称系英国副将，其二美国人，一为医士，一则贩卖枪弹者。因索值过昂，尚未成议云。之数人者，其所谓贵族，副将，医士，商人云云，初莫辨其真伪，其为冒险而来，各怀所欲，则无疑也。予闻刘颂赞美歌，口齿颇伶俐，日暮返舟，复遣人以鸡羊等物相馈遗，以故此行食品颇充裕。十一月十一晨抵无锡，既至，出护照示关吏，果得彼等礼遇，其地之主将某，设筵相款，宴罢，复赠种种干鲜水果，且亲至舟中送行，予等与谈论甚久，后亦颂赞美歌作终结，与苏州刘某所颂者同。

十一月十二日离无锡，赴常州，自苏至丹阳，舟皆行运河中，河之两岸，道路犹完好，途中所见皆太平军，运河中船只颇少，有时经日不过一舟，运河两傍之田，皆已荒芜，草长盈尺，满目蒿莱，绝不见有稻秧麦穗，旅行过此者，设不知其中真相，必且以是归咎于太平军之残暴，殊不知官军之残暴，实无以愈于太平军。以予等沿途所见，太平军之对于人民，皆甚和平，又能竭力保护，以收拾人心，其有焚掠肆虐者，治以极严之军法，非如纣之不善，盗跖之率徒为暴，然则仁与不仁，其成败之代名词欤？抵常州，日已暮，自无锡至此，沿途房屋，看空无人居，偶遇一二老叟，提小筐售物，筐中所贮，橘、蛋、糕、饼、菜蔬，鱼肉等零星食品，见舟来，辄追呼求售，观其状似因年老不能远逃，故借此以延喘息，然皆愁苦万状，穷蹙无生趣矣。十三日晨六钟，复解维趋丹阳行，丹阳居民对于太平军较有信用，商不辍业，农来耘耕，无荒凉景象，而太平军之对于人民，亦未闻有虐遇事，相处甚得也。是日之晨，途中见有兵千人，傍晚已望见丹阳雉堞，因暮色苍茫，故寄宿舟中，翌日破晓入城，谒其地主将，先以苏州所得之介绍书投入，后知此主将亦刘姓,彼适他出,有副官秦某(疑即天官秦日昌)出迎,盖文职也。为人和蔼可亲,礼貌周至,予等与谈,偶询以太平军中宗教信仰,秦君自谓对于耶稣教之观念,皆得诸其首领洪秀全。其言曰:

"吾等所崇拜之天主,即在天之父,天父之外,复有耶稣及圣灵,三位一体,合成真人,是曰上帝。耶稣教分为二派,一曰旧派,一曰新派,太平军则弃新派而从旧派,吾等之天王,曾至天上面谒天父,天父命其降世行道,扫除一切罪恶,指引一切迷路,毁灭偶像及其他一切邪教迷信,晓谕百姓,使人人咸知天主之真体,其责任盖甚重大也。天王之至天上,其为灵魂御空而行,抑为肉体白日飞吉升,则非吾等所能知。但天王自言,天王之尊,犹不能与天主相提并论,世人之当崇拜天主,乃为宗教上之崇拜。至天王之受世人敬礼,不过犹世上皇帝之尊荣,为臣民者对其君上,当极其尊敬而已。天王之位,赐自天主,与耶稣为兄弟行,此所谓兄弟者,非谓其为同父共母所生,第因天王与耶稣皆为上帝先后所派之天使,命其至世界上普度众生,为世人赎罪,天王衔此使命在耶稣后,故当兄事耶稣耳。至太平军中之教规,有所谓饮三杯茶者,乃表感谢上帝之心,初不含赎罪意义,其数之以三者,与三位一体之教旨无关,即一杯二杯,本无不可,而必舍一舍二而择三者,则以三之为数乃中国人素来崇尚,如古语称天地人为三才等是也。若言赎罪,则无论何等供养祭献,绝不能赎吾人罪孽于毫末,此权盖尽操诸耶稣之手,世人但尽其真心忏悔之忱,则耶稣自能为之救赎,否则虽祭奉亦无益,即天王自己,亦长日兢兢业业,惟恐或得罪于天主云。"

秦某言次,又论及战争时军民必分处之故,谓中国亘古以来,无论何代,依向来之习惯,凡遇战争时,人民必退处田野,军士则驻守城中,所谓攻城略地,能攻克一城,则城外之地,可唾手得也。又言自苏至此,运河两旁荒凉之况,其故有三:一为张玉良军队退败时所焚烧,一为土匪所抢掠,一为太平军之自毁也。当忠王(即李秀成)在苏州时,尝竭力欲禁抢掠之风,悉重赏以募奇才,谓有能出力禁绝焚掠之事者,立酬巨金,并颁以爵位。又不令三通,一不许残杀平民,二不许妄杀牛羊,三不许纵烧民居,有犯其一者,杀无赦。迨后忠王至无锡,曾有一该地长官,纵任土匪,焚毁民居,忠王乃戮此长官以警众。忠王与英王(即陈玉成)之为人,皆极聪颖,不独擅于军旅之事,文学亦极优长云。

秦某又言攻略各地之情形,及一八六〇年春间官军围攻金陵之失败,语次并出一函相示,函为徽州某主将所发。内云:"曾国藩已受大创,现方为太平军所困,四面受敌。"据其函中所言,似曾国藩已战殁阵中矣。秦某复谓"张玉良攻金陵败退后,已受伤咯血,现在杭州养疴,一时不能复出。运河一带,居扬子江之北者,皆入太平军掌握。而忠王英王则居上游,方谋取湖北,石达开经略四川、云、贵等省,镇江近方被围,更有西王率军驻扎于此,以指挥江南全境。"云云。当日太平军势力所及盖如此。

是日于秦处晚餐,入夜归宿舟中,明日复入城,谒刘主将,又不值,仅晤其中军某,因请其设法护送予等至南京,中军允诺,属以所乘舟可暂留丹阳,彼能善为守护,勿使有失,归途出此再乘之,固甚便也。翌晨(十六日),予等遂徒步出丹阳,行十五英里,至一镇曰宝堰,其地去句容六英里,镇中觅宿颇不易,士人皆贫苦不支,对于外来之客,尤怀疑惧,费几许唇舌,仅于陋巷中得空屋,无几案床榻,以稻藁席地而已。次晨,居停老妇以馈粥饷客,濒行酬以银一元,九钟抵句容,城门尽闭不得入,盖此时适有谣传,谓太平军败于镇江,将来此暂避,故句容戒严,予等闻此大失望,美教士至欲折回上海,余意必至南京,持论久之,乃复前进,离句容不远,觅得肩舆及骡,乃不复退缩。

十一月十八日抵南京,予先至,候于南门外,余人齐集,乃同行入城,城中劳白芝教士(Rev. Roberts)已遣仆数人,迎候于途,遂至劳君寓所,寓近干王洪仁(疑为洪仁玕之误)军署。劳白芝,美教士旧友也,也既晤劳君后,彼等殷勤话旧,予则先退至己卧室,长途仆仆,颇觉劳顿,因略盥洗,即休息。予晤劳君时,未发一语,亦未尝告以予之姓名,但前在古夫人小学肄业时,曾晤其人,故一见即能识之。渠此时所衣为黄缎官袍,足华式笨履,举步迟缓,益形龙钟。劳氏在南京果身居何职,予实未详,洪秀全之宗教顾问与?抑太平天国之国务卿耶?

翌日,予等谒干王,干王为洪秀全之侄(按干王洪仁玕与洪仁达同辈,于洪秀全为兄弟行,此处云云恐误),一八五六年,予在香港曾识其人,当时彼方为伦敦传道会职员,任中国牧师,其主教为莱克博士(Dr. Lagge),莱克博士即著名善译中国古文者。曩在香港晤干王时,干语予,将来愿于金陵得再相见,今果然矣。干王本名洪仁玕,迨至金陵与其叔共事,晋爵至王位,乃曰干王,殆取干城之义与?干王接见予等,极表欢迎,万乐于见予,寒暄后,即询部予对于太平军之观念若何,亦赞成此举而愿与之共事否?予告以此来初无成见,亦无意投身太平军中,妄思附骥,第来探视故人,以慰数年来晦明风雨之思耳。干王复固问,余曰:“实无他目的,但得略悉金陵实在情形,一释传闻之疑,于愿已足,惟此次自苏至宁,途次颇有所感触,愿贡其千虑一得之愚。”因言七事:一、依正当之军事制度,组织一良好军队;二、设立武备学校,以养成多灵敏有学识军官;三、建设海军学校;四、建设善良政府,聘用富有经验之人才,为各部行政顾问;五、创立银行制度,及厘订度量衡标准;六、颁定各级学校教育制度,以耶稣教圣经列为主课;七、设立各种实业学校。

些其大略,至若何实行,自非立谈所能罄,倘不以为迂缓。而采纳予言,愿为马前走卒,余之此言,盖度德量力,自能谓尽力于太平军者只此耳。

越二日,干王复邀予等为第二次谈判,既入见,干王乃以予所言七事,逐条讨论,谓何者最佳,何者最要,侃侃而谈,殊中肯綮,盖干王居外久,见闻稍广,故较各王略悉外情,即较洪秀全之识见,亦略高一筹。凡欧洲各大强国所以富强之故,亦能知其秘钥所在,故对于予所提议之七事,极知其关系重要,第善善不能用,盖一薛居州,无能为役,此时诸要人,皆统兵于外,故必俟协议,经多数赞成,乃可实行也。

又数日,干王忽遣使来,赠予一小包袱,拆而视之,则中裹一小印,长四英寸,阔一英寸,上镌予名,又有黄缎一幅,钤印十三,上书予官阶,曰义字,按太平军官制,王一等爵,义字四等爵,予观此大惑不解。干王以此授予,意果何居,其以是为干旌之逮与?然未先期得予同意,不可谓招以其道,岂谓四等荣衔,遂足令人感激知已,抑亦隘矣。予每见太平军领袖人物,其行为品格,与所筹画,实未敢信其必成,乃商之同伴诸人,决计返璧,更亲至干王府,面谢其特别之知遇,且告之曰:“无论何时,太平军领袖诸君,苟决计实行予第一次谈判时提出之计划,则予必效奔走,无功之赏,则不敢受,君果不忘故人,愿乞一护照,俾予于太平军势力范围中,无论何时,得自由来去,则受赐多矣。”干王知不可强,卒从予请,遂于十二月二十四日发出护照,并为予等代备粮食舆马,送致丹阳。予等共乘原舟,遄归,于翌年一月初旬安抵上海,途中追忆太平军起事情形,及彼中人物之举动,以为与中国极有关系,当于下章详之。

第十一回　对于太平军战争之观感

革命之在中国,固数见不鲜,闻者疑吾言乎?则试一翻中国历史,其中所谓二十四朝,非即二十四次革命之实真耶?顾虽如此,战国而外,中国之所谓革命,类不过一姓之广兴,于国休及政治上,无重大改革之效果。以故中国二千年历史如其文化,常陈陈相因,乏新颖趣味,亦无英雄豪杰,创立不世伟业,以增历史精神,太平军战争之起,则视中国前此鼎革,有特异之点,非谓彼果英雄豪杰,以含有宗教性质耳。其魄力至伟,能自僻远之广西,由西南蔓延东北,而达精华荟萃之金陵,历时至十五年之久,亦惟宗教之故。此十五年中,满洲政府几无日不处于飘摇风雨之中,然于历史上究有若何精神,则未易轻许也。

太平军之大战争,以宗教观念为原质,此观念来自欧西,耶稣徒实传播之。其轮此种子于中国之第一人,为英人玛礼孙(Morrison)氏,兽伦敦传道会所派出者。其后十年,复有美教士劳氏继踵而起。二氏者,浚洪秀全知识之功臣也。玛礼孙善著述,曾译耶教圣经为汉文,而译康熙字典为英文。虽其书未必当,而后之西人来中国传教者,咸藉为津梁。玛氏所译圣经,旋经后人加以润色,汉英字典后变经多人修正,如梅博士(Dr. Modhurst),文主教(Bishop Boone),雷博士(Dr. Legge),及勃礼区文(Bridgeman)威廉姆司(Williams)诸人,先后增订,经过多人之手,要不能不藉玛氏所译者为蓝本也。玛礼孙于中国有一最著名之事业,曾于中国得第一耶教信徒,名梁亚发其人,能本耶教宗旨,著成传道书数咱。洪秀全求道时,即以玛氏所译圣经。及梁氏所著书,诵习研究。第此等书中,微言奥义,非得人善为解释,殊难司澈。时值美国米苏厘(Missouri)省教士劳白芝君在粤传道,洪秀全乃时至其处请业,二人遂为莫逆交。迨太平军起,洪既雄踞金陵,劳氏亦居此处,大抵友而兼师者,故甚清贵,劳苦功高,固宜有此不次之赏。一八六四年,官军既克复金陵,劳氏遂不知所终。

洪秀全为耶稣教徒时,尚醉心科举之虚荣,曾应小试,不幸铩羽,乃专心传道,往来两粤,宣扬福音于客家(Hakkas)族中,所谓客家者,两广间一种客民,迁徙无常,故俗称为客家云。洪秀全一生之功业,此时传道,不过为其宗教经验之起点,其后革命事业,乃其宗教经验之结果。

洪秀全于应试落第后,得失心盛,殆成一种神经病,神志昏聩中,自谓曾至天上,天主授民极重要之职,命其毁灭世界上崇拜之偶像,指引迷途,晓谕世人,人人咸知天主,信仰耶稣,俾耶稣得为世人赎罪。洪秀全既自以为在天主之前,受此重任,故自命为天主之子,与耶稣平等,称耶稣为兄,盖昏聩中构成之幻想,乃自信为真,日至客家中,历叙其所遭如是,谓世人必须信仰一己,乃能获上帝之福佑,遂以崇拜上帝之事,蹈狐鸣篝火之嫌,每日瞻礼祈祷,高诵赞美之歌,广西四境人民闻之,乃大欣动,每日必有多人入教,号召即至,及后人数日增,声势日广,地方官吏对于此一般耶稣教徒,目为异端邪说,妖言惑人,然亦无如之何。

此种人所具耶稣之知识,半为西来教士所传播,半为本地中国信徒所讲授,故无论如何,其守教知识,皆甚浅陋而简单,顾虽浅陋简单,而宗教中真实之势力,则已甚大足,使一般无识愚民,皆成为草野英雄,人人能冒危险,视死如归,此种特性之潜蓄,于政府欲实行解散该教时,乃大发现。彼等揭竿而起,以抵抗官军之压迫,初无枪弹军火之利器,所持者耰锄棘矜持耳。以此粗笨之农具,而能所向无敌,逐北追奔,如笑风之扫秋叶,皆由宗教上所得之勇敢精神为之。

虽然,太平军之起,固宗教上之逼迫使然,实则亦非真因,不过爆发之导火线耳。即使当时政府,无此等逼迫之举动,洪秀全及磔属下诸人,亦未必能安居于中国内地,而专以传布宗教为事也。予意当时即无洪秀全,中国亦必不能免于革命,设有人以耶稣教之关系,及清政府之操切,为一八五〇年革命之原因,则其所见浅陋实甚,亚根实种于满洲政府之政治。最大之真因,为行政机关之腐败,以贿成,上下官吏,即无人不中贿赂之毒,美其名曰馈遗,黄金垒垒,无非暮夜苞苴,官吏既人人欲饱其贪婪,遂日以愚弄人民为能事,于是所谓政府者,乃完全成一极大之欺诈机关矣。

革命事业之开幕于中国,如埃及之石人,见者莫不惊奇。及石人首有二面,太平军中亦含有两种性质,如石人之有二面。凡崇拜天主,信仰救主圣灵,毁灭偶像庙宇,禁止鸦片,守安息日,饭前后战争时均祈祷,种种耶教中重大之要旨,太平天国无不华具,遂使全世界耶教中人,咸逆料满洲政府必为推翻,洪秀全所称之太平天国且行建设成立,此天意或将使中国立一震古烁今之世业,而为全世界人所惊心动魄也。耶教中人此种幻想,亦未免感情用事,过于信任太平军矣。彼曷不细为分析,一研究太平军之内容耶?

洪秀全之起兵广西也，马首东向，沿途收集流亡，声势甚壮，中途曾移师直指北京，至天津为官军所败，乃折回，径趋南京，所过湖南、江西、安徽等省，旌旗所至，无坚不摧。第自天津败北，兵力缩减，良由其所招抚，皆无业游民，为社会中最无知识之人，以此加入太平军，非独不能增加实力，且足为太平军之重累，而使其兵力转弱。盖此等无赖之尤，既无军人纪律，复无宗教信仰，即使齐之以刑，不足禁其抢掠杀人之过恶，其所以受创于天津，亦此等人实尸其咎，锐气既挫，迨占据扬州、苏州、杭州等城，财产富而多美色，而太平军之道德，乃每下而愈况。盖繁华富丽固足以销磨壮志，而促其灭亡也。

此次革命虽经十五年剧烈之战争，乃不久而雾散烟消，于历史上曾未留一足为纪念之盛绩，后之读史至此者，亦不过以为一时之狂热，徒令耶教中人为之失望，于宗教上毫无裨补。即如南京占据至十年之久，亦不见留有若何之耶教事绩，广西为起事之地，亦奥特曼如是。至若于中国政治上，则更绝无革新之影响，简而言之，太平军一役，中国全国于宗教及政治上，皆未受丝毫之利益也。其可称为良好之结果者，惟有一事，即天假此役，以破中国顽固之积习，使全国人民皆由梦中警觉，而有新国家之思想。观于此后一八九四，一八九五，一八九八，一九〇〇，一九〇一，一九〇四，一九〇五等年种种事实之发生，足以证予言之不谬矣。

第十二回　太平县产茶地之旅行

南京之行，本希望遂予夙志，素所主张之教育计划，与夫改良政治之赞助，二者有所藉手，可以为中国福也。不图此行结果，毫无所得，曩之对于太平军颇抱积极希望，庶几此新政府者能除旧布新，至是顿悟其全不足恃。以予观察所及，太平军之行为，殆无有造新中国之能力，可断言也。是不是不变计，欲从贸易入手，以为有极巨资财，藉雄厚财力，未必不可图成。然毕竟营何种商业，以为致富之资乎？

某日予方徜徉某茶肆，值素识之茶商某某，亦在品茗，遂相与闲话，谈次及予前至两湖江西各省调查产茶事，已复及南京之行，议论纷歧，语乃愈引而愈远，已而众茶商言安徽太平县茶，或谓该处有绿茶百余万，已装箱准备出口，不幸尽落太平军之手，此时设有人能冒险，向彼军取回，巨富可立致。予闻言若有所触，心识之，众人旋散，予亦徐步归寓，且行且思，适间茶商之言，宁非绝好时机乎？第处此乱离时势，前途之危险与困难，不问可知，又况盗贼横行，随在而是，稍有经验之商人，谁复肯以金钱冒奇险，图此毫凭借之事业耶？然予以为事有可图，不愿坐失时机，因商之予友曾苗（当即第八章所述之曾继甫），即一年前介绍予往内地采茶者。其人商业经验极富，交游亦多，且于我亦非泛泛，曾曰："此事当深长思之，未敢贸然遽答，君苟能少待者，数日后当有以报命。"已而果然。曾谓予已与公司主人讨论至再，予所提议之策，已决定实行矣。

此事进行之初步，为余受公司委任，赴太平调查，毕竟有无此项茶叶，设有此茶，以巨金向太平军中购出，有无危险，购得茶后，雇民船运出，更以汽船载之来申，其间有无困难，盖必如是先期筹备，然后亿则屡中也。自上海赴太平有二途：一由芜湖直达，一在芜湖上游百英里处，有地曰大通。当时芜湖至太平县，在太平军势力范围中，大通则为官军所驻，由芜湖入内地，舟行二百五十英里，大通虽较近，然须陆行，殊不便，旅费亦巨。且经大通，沿途有重税，芜湖则否，权衡利害，遂决计取道芜湖，濒行邀四人为伴。此四人亦业茶，皆太平县人，故乡在劫火中已两年，因避乱来上海者。既首途，溯江上行，途中经大城三，尽为太平军所占据，居民甚少，田园荒芜，芦草高且过人，多数市镇，亦寂无居人，惨淡情状，不堪属目。若在平时，此长途所经地方，至少当有五十万户，今则不知流离何所，存者才数十人耳，亦复形容枯槁，衣裳垢敝，憧憧往来，生气萧索，远望之机疑骷髅人行也。舟行一星期，抵一镇曰山口，于是复遇茶商三人，亦四年前在上海相识者,此三茶商者,在漫天烽火中,可谓硕果仅存。见予等至,如他乡遇旧,愉快之情,不可言喻,盖当此时此地而有余等,不啻山中闻足音也。于是于焚毁未尽诸屋中,择一最完善者居之,作为办事地点,以从事调查,并邀所遇三茶商相助为理,渠乃示予某处某处,有存茶若干,并谓山口地方,至少必有绿茶五十万箱,合太平县全境计之,当不下百五十万箱,每箱装茶重可六十磅云。居此一星期,遂返芜湖。函上海报告调查情形,略谓由太平县至芜湖,水程尚平安,以予意度之,当不至有生命财产之危险。在太平县境内,曾亲见有无数之绿茶,但能携款至芜湖,并雇用数人护送以往,款至太平县,茶即不难运归。函外并附茶样多种,已而上海复书来,谓茶种良佳,命予速往购办,谓能得几许者仅量收购,不厌多也。

公司汇钱既至,予偕同伴诸人,运资赴山口,复由山口装茶返芜湖,仆仆道途,往返不知几次。犹忆某日伴行者十二人,中有欧洲人六,亦素业茶者,有银八箱,共四万两。尔时市价,每银一两,约易墨银一元三角三分,故予所携者,殆合墨银五万三千元。予雇运茶之舟八,分所携银为二,讲二大舟之最坚固者载之,同行之人,亦分为两组,每载银舟,以三西人三华人守之,并将手枪腰刀及消防具,所防意外。吾侪并舟人计之,人数可四十余,然虽多,皆不习武事,设遇警实不足恃,可为缓急之助,惟此数西人耳。虽然,此辈大半皆冒险之徒,或为逃亡之水手,不过在上海受公司佣雇,遂来此为护送之人,究竟能否临难不避,此时亦殊不可必。就中有一英人,自言为兽医,身高六英尺,状貌雄伟,望之精神晔烯,后乃知此人之心志,亦不坚定,则知人之难也。予既部署粗定,遂解维趋芜湖,舟中诸人,咸鼓其冒险精神,有陈元龙气概,芜湖山中适中处,有城曰泾县,某日至此而泊,城中驻太平军,其主将曾验予在南京时所得之护照,并知予曾识彼中权要者。予舟泊于湖之小湾,小湾面积,适可容数舟,银二大舟居中,余舟环之,入夜,以枪械分众人,令皆实子弹,又另增备金,每舟各派一人行夜,分布既毕,始各就寝。就中一年老之茶商及予,睡不成寐,余人因日间劳倦,头着枕,已鼾声动矣。予心既悉悉,不能安寝,卧观天际,见黑云片片,飞行甚速,一弯新月,时从云隙窥人,既而云益浓厚,月不可见,夜色乃益昏沉,黑暗中一无所亲睹,倚枕无聊,长夜将半,耳际忽闻隐隐有呼啸声,由远渐近,乃大惊,披衣起,醒各舟人,此时声益近,职之历历可辨,似有数千人,同时呐喊,深夜静野中有此,益觉凄厉。数分钟后,已见对岸火光熊熊,有无数火捻,闪烁于昏黑可怖之世界中,幸此群匪与予舟,尚隔一河,又幸夜黑予,舟尚未为所见,予等咸知危险即在目前,向同伴商抵御之策,如临时会议然。咸谓众寡悉殊,困对垒者,当以一当千,竟无一人主战,彼为兽医之英人,创谇尽献所有勿与抗,发言时,已面无人色,战栗不止,此公可谓虚有其表者。余人议论歧出,莫衷一是,予等诚不值为此区区四万两之银而牺牲生命,但此金系受他人委托,奈何不设法保护之,慷他人之慨,资寇益之粮,人且鄙予等为无勇懦夫,谁复以一钱相托者。计必临难不苟,庶几扪心自安,乃谓众诸君且勿自扰,匪果来劫,予请挺身与其酋开谈判,君等第执枪械,守卫银箱,鄙意匪众苟知吾侪为何等人物,并示黄缎护照,明告若辈,脱果取吾金者,当诉之南京,必追还原物,不虞有丝毫损失,如此或竟侥免,亦未可知。予发言毕,众人勇得稍振,共坐船头,静待其来,默念数分钟后,不知当得若何结果,人人自危,咸注目对岸火光不少瞬,久之,呼啸声渐低,火捻分作无数小队,背予舟方向,徐徐引去。行时每一队皆小作停顿,乃复前行,如是者约历两小时,予莫解其意,或谓殆对岸备有船只,此群盗匪,分队登舟也。时已向晓三点钟,天忽雨,果见有无数盗舟纷纷驶去,有数舟且掠予舟旁而过,直至四点钟,乃不复见盗舟踪迹。予等过此奇险,竟安然无恙,可谓天幸。设非黑夜天雨,或舟不停泊于湾僻处,则不堪设想矣。迨五点钟后,一切恐惧焦灼之念,尽归乌有,人人额手相庆,感谢上帝,更二日遂安抵山口。予于两星期内,得绿茶十六船,六西人监送至芜湖,更由芜湖易舟运上海,是为第一批。其第二批复十二船,予自护送之。时值盛夏,河水乃干浅,有数处舟不能行,必掘深河底,乃得通过,予命舟人挖泥,舟人难之,予以身作则,躬自入水掘河,水及予腰,众乃不复观望,踊跃将事,河道遂通。

予从事贩茶之事,凡六阅月,前后共得绿茶六万五千箱,然尚不及太平县所有者十之一。乃予忽应重疾,芜湖不得良医,则就医上海,缠绵病榻,历两月之久始愈。后自知体弱不胜劳剧,遂弃其所业,不复为茶商。泾县夜中遇险事,过后思量,尤为心悸。当时予虽持镇静态度,然神经系已受非常震动,意此二月之病,未始不种因于此。吾人处世,以生命为基本,倘果为土匪所得,则一死真等于鸿毛,且余既志在维新中国,自宜大处落墨,若仅仅贸迁有无,事业终等于捞月。太平军当时因茶叶畅销,昂其价格,为此手续繁重之事,以博微利,即多金亦属奢愿难偿,静言思之,顿觉前此之非计,不如善自珍摄,留此有用之身,盖至此而余前此之金钱思相,为二竖子破坏无余矣。

予于太平县之役,虽无所获,然任难事而能坚忍,遇危险而能镇定,颇受中西商人疾风劲草之知,以故余因病辞职,病愈即为某公司聘予至九江,为茶叶经理人,虽非所愿,亦姑就之。半年后辞职,自营商业,计在九江三年,境况殊不恶,而余魂梦不忘之教育计划,亦于此时获一机会,有实行之希望焉。

第十三回　与曾文正之谈话

一八六三年,余营业于九江,某日,忽有自安徽省城致书于余者,署名张世贵,宁波人,余于一八五七年于上海识之,当时为中国第一炮舰之统带,该舰属上海某馆者,嗣升迁得入曾文正幕中。余得此书,意殊惊诧,盖此人于我初无若何交谊,仅人海中泛泛相值耳。地则劳燕,风则马牛,相隔数年,忽通尺素,而书中所言,尤属可疑。彼自言承总督之命,邀余至安庆一行,总督闻余名,亟思一见,故特作此书云。当时总督为曾公国藩,私念此大人物者,初无所需于予,急欲一见胡为。予前赴南京,识太平军中渠帅,后在太平县,向革军购茶,岂彼已有所闻欤? 忆一年前湘乡驻徽州,为太平军所败,谣言总督已阵亡,时予身近战地,彼遂疑予为奸细,欲置予于法,故以甘言相诱耶? 虽张君为人,或不至卖友,然何能无疑。踌躇再三,拟姑复一函,婉辞谢却,余意暂不应召,俟探悉文正意旨,再决定从违。故余书中,但云辱荷总督宠召,无任荣幸,深谢总督礼贤下士之盛意,独惜此时新茶甫上市,各处订货者多,以商业关系,一时骤难舍去,方命罪甚,他日总当晋谒云云。

两阅月后,张君之第二函至,嘱予速往,并附李君善兰(即壬叔)一书,李君亦予在沪时所识者。此君为中国算学大家,曾助伦敦传道会中教士惠来(Rev. Wiley)翻译算学书其多,中有微积学,即予前在耶路大学二年级时所视为畏途,而每试不能及格者也。予于各科学中,惟算学始终为门外汉,此予所不必深译者。李君不仅精算学,且深通天文,此时亦在曾文正幕府中。因极力揄扬予于文正,谓曾受美国教育,一八五七年赖予力捐得巨款赈饥,且谓其人抱负不凡,常欲效力政府,使中国致富强。凡此云云,来书中皆详述之,书末谓总督方有一极重要事,欲委予专任,故劝驾速往,并谓某某二君,以研究机器学有素,今亦受总督之聘,居安庆云。予得此书,疑团尽释,知前此之浅之乎测丈夫也。遂复书谓更数月后,准来安庆。乃曾文正欲见予之心甚急,七月间予复得张君之第三函及李君之第二函,两函述文正之意,言之甚悉,谓总督欲予弃商业而入政界,居其属下任事予初不意得此机缘,有文正其人为余助力,予之教育计划,当不患无实行之时,若再因循不往,必致坐失事机,乃立复一书,谓感总督盛意,予已熟思至再,决计应召来安庆,惟经手未完事件,必须理楚,种种手续,当需一月之摒挡,最迟至八月间,必可首途矣。此书发后,张李二君遂不复来书相催,是为予预备入政界之第一步。

曾文正为中国历史上最著名人物,同辈莫不奉为泰山北斗,太平军起事后,不久即蔓延数省,曾文正乃于湖南招练团男，更有数湘人佐之。湘人素勇敢，能耐劳苦，实为良好军人资格。以故文正得练成极有纪律之军队，佐曾之数湘人，后亦皆著名一时。当组织一长江水师船队，此船队后于扬子江上，大著成效，当时太平军蔓延于扬子江两岸，据地极广，而能隔绝其声援使之首尾不相顾者，则船队之功为多也。不数年，失陷诸省，渐次克复，太平军势力渐衰，范围日缩，后乃仅余江苏之一省，继且仅余江苏一省中南京一城。迨一八六四年，南京亦卒为曾文正军队所克复，平定此大乱，为事良不易。文正所以能指挥若定，全境肃清者，良以其才识道德，均有不可及者。当时七八省政权，皆在掌握，凡设官任职，国课军需，悉听调度，几若全国听命于一人。顾虽如是，而从不滥用其无限之威权财权在握，绝不闻其侵吞涓滴以自肥，或肥其亲族，以视后来彼所举以自代之李文忠（鸿章）不可同日语矣。文忠绝命时，有私产四千万以遗子孙，文正则身后萧条，家人之清贫如故也。总文正一生之政绩，实无一污点，其正直廉洁忠诚诸德，皆足为后人模范，故其身虽逝，而名足千古，其才大而谦，气宏而凝，可称完全之真君子，而为清代第一流人物，亦旧教育中之特产人物，是即一八六三年秋间，予得良好机缘所欲往谒者也。

予既将九江商业结束后，遂乘民船于九月间抵安庆，径赴文正大营，得晤故人张世贵、李善兰、华若汀、徐雪村等（音译），此数人皆为上海旧交相识，见予至，意良欣慰，谓总督自闻予历史后，此六阅月之内，殆无日不思见予一面，张李二君之连发数函，亦即以此。今予既至，则彼等之马驾，已为有效，推毂之力，当不无微劳足录云。予问总督之急欲见予，岂因予以中国人而受外国教育，故以为罕异，抑别有故欢？彼等咸笑而不言，第谓君晤总督一二次后，自能知之，予察其状，似彼等已知总督之意，特故靳不以告予，或者总督之意，即彼等所条陈，未可知也。

抵安庆之明日，为予初登政治舞台之第一日。早起，予往谒总督曾公，刺入不及一分钟，阍者立即引予入见，寒暄数语后。总督命予坐其前，含笑不语者约数分钟，予察其笑容，知其心甚忻慰，总督又以锐利之眼光，将予自顶及踵？仔细估量，似欲察予外貌有异常人否，最后乃双眸炯炯，直射予面，若特别注意于予之二目者。予自信此时虽不至忸怩，然亦颇觉坐立不安，已而总督询予曰，"若居外国几何年矣？"予曰，"以求学，故居彼中八年。"总督复曰，"若意亦乐就军官之职否？"予答曰，"予志固甚原为此，第未习军旅之事耳。"总督曰，"予观汝貌，决为良好将材，以汝目光威棱，望而知为有胆识之人，必能发号施令，以驾驭军旅。"予曰，总督奖誉逾恒，良用惭悚，予于从军之事，胆或有之，独惜无军事上之学识及经验，恐不能副总督之期许耳。文正问予志愿时，予意彼殆欲予在其麾下任一军官以御敌，后闻予友言，乃知实误会。总督言此，第欲探予性情近于军事方面否耳。及闻予言，已知予意别有所在，遂不复更言此事，后乃询予年事几何，曾否授室，以此数语，为第一次谈话之结束，计约历三十分钟。语毕，总督即举茶送客，予亦如礼还报，遂与辞出。举茶送客，盖中国官场之一种礼节，凡言谈已尽，则举杯示意，俾来客得以同辞也。予既出，归予室，关怀之旧友，咸来问讯，细询予见总督时作何状，予详告之，诸友意颇愉快。

余见文正时为一八六三年，文正已年逾花甲，精神奕然，身长约五尺八九英寸，躯格雄伟，肢体大小咸相称，方肩阔胸，首大而正，额阔且高，眼三角有棱，目眦平如直线，凡寻常蒙古种人，眼必阔，颧骨必高，而文正独无此，两颊平直，髭髯甚多，鬖鬖直连颏下，披覆于宽博之胸有决断之表证。凡此形容，乃令予一见即识之不忘。

文正将才，殆非由于天生，而为经验所养成者。其初不过翰林，由翰林而位至统帅，此其间盖不知经历几许阶级，乃克至此。文正初时所募之湘勇，皆未经训练之兵，而卒能以此湘军克敌致果，不及十年而告成，当革军势力蔓延之时，实据有中国最富庶之三省，后为文正兵力所促，自一八五〇年至一八六五年历十五年之凤患，一旦肃清，良非细故。溯自太平军起事以来，中国政府不特耗费无数金钱，且二千五百万人民之生命,亦皆牺牲于此政治祭毫之上,自此乱完全肃清后,人民乃稍稍得喘息。中国之得享太平,与满政府之未被推翻,皆曾文正一人之力也。皇太后以曾文正功在国家,乃赐以爵位,为崇德报功之举。然曾文正之高深,实未可以名位虚荣量之,其所以成为大人物,乃在于道德过人,初不关其名位与勋业也。综公生平观之,后人谥以文正,可谓名副其实矣。

今更回述予在安庆之事,当时各处军官聚于曾文正之大营中者,不下二百人,大半皆怀其目的而来,总督幕府中亦有百人左右,幕府外更有候补之官员,怀才之士,凡法律,算学,天文,机器等等专门家,无不毕集,几于举全国人才之精华,汇集于此,是皆曾文正一人之声望道德及其所成就之功业,足以吸引之罗致之也。文正对于博学多才之士,尤加敬礼,乐于交游,予来此约两星期,在大营中与旧友四人同居,长日晤谈,颇不寂寞,一日,予偶又询及总督招予入政界之意,诸友乃明白告予,谓彼等曾进言于总督,请于中国设一西式机器厂,总督颇首肯,议已成熟,惟厂之性质若何,则尚未决定耳。某夕诸友邀予晚餐,食际即以此机器问题为谈论之资,在座诸君,各有所发表,既乃询予之意见,盖诸友逆知总督第二次接见予时,必且垂询及此,故欲先知予之定见若何也。予乃告之曰,予于此学素非擅长,所见亦无甚价值,第就予普通知识所及并在美国时随时观察所得者言之,则谓中国今日欲建设机器厂,必以先立普通基础为主,不宜专以供特别之应用。所谓立普通基础者无他,即由此厂可造出种种分厂,更由分厂以专造各种特别之机械,简言之,即此厂当有制造机器之机器,以立一切制造厂之基础也。例如今有一厂,厂中有各式之车床锥锉等物,由此车床锥锉,可造出各种根本机器,由此根本机器,即可用以制造枪炮,农具,钟表及其他种种有机械之物,以中国幅员如是之大,必须有多数各种之机器厂,乃克敷用,而欲立各种之机器厂,必先有一良好之总厂以为母厂,然后乃可发生多数之子厂,既有多数子厂,乃复并而为一,通力合作,以中国原料之廉,人工之贱,将来自造之机器,必较购之欧美者价廉多矣。是即予个人之鄙见也。诸友闻言,咸异常欣悦,谓愿予于是总督询及此事时,亦能如是以答之。

数日后,总督果遣人召予,此次谈论中,总督询予曰:"若以为今日欲为中国谋最有益、最重要之事业,当从何处着手?"总督此问,范围至广,颇耐吾人寻味,设予非于数夕前与友谈论,知有建立机器厂之议者,予此时必以教育计划为答,而命之为最有益最重要之事矣。今既明知总督有建立机器厂之意,且以予今日所处之地位,与总督初无旧交,不过承友人介绍而来,此与予个人营业时,情势略有不同,若贸然提议予之教育计划,似嫌冒昧。况予对于予之朋友,尤当以恪守忠信为惟一之天职,予胸中既有成竹,故对于此重大问题,不至举止失措,以予先期预备答辞,能恰合总督之意见,欲实行时即可实行也。于是予乃将教育计划,暂束之高阁,而以机器厂为前提,予对总督之言,与前夕对友所言者略同,大致谓应先立一母厂,再由母厂以造出其他各种机器厂,予所注意之机器厂,非专为制造枪炮者,乃能造成制枪炮之各种机械者也。枪炮之各部,配合至为复杂而以今日之时势言之,枪炮之于中国,较他物尤为重要,故于此三致意焉。总督闻言。谓予曰,此事予不甚了了,徐华二君研此有素,若其先与二君详细讨论,后再妥筹办法可耳。

予辞出后,即往晤诸友,诸友亟欲知予此谈之结果,闻予所述情形,感极满意,自此次讨论后,诸友乃以建立机器厂之事,完全托付于予,命予征求专门机器工程师之意见,二星期后,华君若汀告予,谓总督已传见彼等四人,决计异于全权,先往外国探询专门机器工程师,调查何种机器,于中国最为适用,将来此种机器,应往何国采购,亦听予决定之。

建立机器厂之地点,旋决定为高昌庙,高昌庙在上海城之西北约四英里,厂地面积约数十亩,此机器厂即今日所称江南制造局,其中各种紧要机器工程,无不全备者也。自予由美国探购机器归国以来,中国国家,已筹备千百万现金,专储此厂,鸠工制造,冀其成为好望角以东之第一良好机器厂。故此厂实乃一永久之碑,可以纪念曾文正之高识远见。世无文正,则中国今日,正不知能有一西式之机器厂否耳?

第十四回　购办机器

自予与曾督第二次晤谈,一星期而有委任状,命予购办机器,另有一官札,授予以五品军功。军功为虚衔,得戴蓝翎,盖国家用兵,以此赏从军有功之人,为文职所无。文职官赏戴花翎,必以上谕颁赐,大员不得随意赏其僚属。又有公文二通,命予持以领款,款银共六万八千两,半领于上海道,半领于广东藩司。余筹备既毕,乃禀辞曾督,别诸友而首途。

予此行抵上海为一八六三年十月,其时适有一美国机械工程师名哈司金(Haskins)者,为上海某洋行运机器来华,事毕,方欲携妻孥返美,而予不先不后,适于此时抵沪,得与其人相值。时机之巧,洵非意料所及者。予既识哈司金,遂以购机器事,委其主任,与订立合同,二人皆取道香港,经苏彝士地峡(Isthmus of Suez),以达伦敦。本可同行,惟哈司金偕其眷属乘法公司轮船,而予则乘英公司船,哈以行期以迫,匆匆别,期会于纽约。船既放洋,途中惟至星加坡略一停泊,遂过印度洋,由锡兰(Ceylon,即苏伊士运河)地方登陆,易舟更过孟加拉海湾(Bay of Bengal,即今孟加拉湾),于埃及之开罗(Cairo)城登陆。尔时苏彝士河(Suez Canal)之工程,方开凿未竣,于是予乃由开罗乘火车过苏彝士地峡,赴亚立山大(Alexandria)城,复由亚立山大乘舟至法国之马塞(Marseiiles)。马塞为法国南方第一海口,哈司金已由此乘舟径赴英国,予则于马塞上岸,乘火车赴巴黎,作十日游。巴黎之公园教学及各处繁盛之区,游览殆遍,此世界著名繁华都曾,予得大扩眼界,略知其梗概焉。十日后,遂于法国加来司(Caais,即今加莱)地方,乘舟过英吉利海峡(English Channel)至英国之多尔维(Dover,今译为多佛尔),由多尔维改乘火车抵伦敦。是为予初次身履英伦之一日,借此良好机会,使予得观世界第一大都会,于原良足。予在伦敦,曾往惠特维尔司机器厂(Whitworth's Machine Shop)参观,无意中遇一十年前在中国所识之西友,其名曰克里司特(Christy)。予居伦敦一月,乃乘哥拿脱(Cunard)公司之汽船过大西洋,于一八六四年春初抵纽约。予毕业耶鲁大学,于今十年,予之同班诸学友,将于七月暑假时,开十周年纪念联合会,此时方在正二月间,离会期尚远。哈司金因须预备机器图样,订货条款,及估价单等,故已偕着先予至纽约,予以哈氏谙练可恃,遂以选择机器等事,畀以全权。当此一八六四年时,正南北美战争之末年,美国国内多数机器厂,皆承造国家急需之要件,工作忙迫异常,而以新英国省中为尤甚。以故外来购机器者,急切骤难成议,幸得哈司金素识各厂,乃克于马沙朱色得士省非支波克(Fitchberg,Mass)城中,与朴得南公司(Putnane & Co.)订约,承造此项机器,然亦须半年后,方能造成运回中国云。

予乘此六阅月休息之暇,遂至纽海绞,赴耶鲁大学参与同班所开之十周年纪念联合会。旧友重逢,一堂聚话,人人兴高采烈,欢乐异常。虽自毕业分袂后,十载于兹,而诸同学之感情,仍不减当年亲密,予乃有缘得躬与其盛,何幸如之。此会宗旨,既专以联络旧情,作赏心之乐事,故予于胸中所怀,只字不道,况此时南北美战争,尚未结束,美人以国事方殷,亦无暇他顾,故于予此次来美所任之事,咸未注意,几无一知者。第予自念今兹所任购办机器之事,殆为一种应经之阶级,或由此将引予日夕怀思之教育计划,以渐越于实行之地也。高会既终,友朋星散,予亦兴尽而返,抵非支波克后,对于南北美战争,忽有感触,因余囊曾入美籍,美国实余第二祖国也。因嘱哈司金暂居此,主持一切,告以将赴华盛顿投效美政府,尽六阅月之义务,设于此六月内发生意外事,致予一时不能遽归,则此机器装运回国之事,当若何处置,拟悉以奉托。哈氏忻然允予请,乃以种种应需之要件,如订货单,提货单,机器价值单,以及保险装运等费,一一交付哈氏,并告以若何手续,点交与曾督所派驻申之委员。筹备既毕,旋即束装就道,时有斯不林非尔(Springfield)地方之总兵名彭司(Brigadier-general Barnes)者,方在华盛顿任将军之职,专司义勇队事务,总兵有子曰威林(William),为香港著名律师,曾与予同时肄业于耶鲁大学者也。一八六三年,彭总兵至纽海纹探视其子时,予于耶鲁大学图书馆中,与有一面之素,此时探得彭君之办公处,在威拉旅馆(Willard Hotel)中,予乃径往谒之,告以来意。因言虽他无所能,然若任予以军差之职,传运军书于华盛顿及最近之大营间,供六阅月之驰驱,至所幸原。且此六月内,予当自备资斧,不敢耗美国国帑。又言曩在耶鲁会晤总兵,总兵亦尚能忆之,乃询予现任何事,予告以自耶鲁毕业后,向居中国,此来因奉曾大帅国藩之命,至美购办机器,以为中国建设机器厂之预备,刻已于非支波克城由朴得南公司订约承造,另有一美国机械工程师监督其事,因此项机器制造,须六月后,方能告竣,故予甚原借此余暇,得略尽义务,以表予忠爱美国之诚也。彭总兵闻言甚悦,且极重视此事,乃谓予曰,鄙人极感君之美意,但君现受中国国家重任,故鄙意君宜仍回非支波克,调度一切,以免贻误,此间传运军书,以及赶赴前敌,尚不乏健儿也。予闻总兵言,知其意已决,遂亦不更置辞再以为请。予此意虽未获实行,而自问对于第二祖国之心,可以尽矣。

第十五回　第二次归国

予所购办之机器,直到一八六五年春间始成,由轮船装运,自纽约而东,绕好望角直达上海。予则不复循求时旧路,盖予之愿望,此生至少环游地球一次。今既得有机会,大可借此游历,以扩眼界,以是决计由旧金山西行,此时太平洋铁路公司筑路由芝加哥(Chicago)过鄂马哈(Omaha)以达旧金山,工程犹未完竣。故予此行,只能绕道,先乘一沿海轮船,由纽约以至巴拿马地峡(Isthmus of Panama),过地峡后,更换船沿墨西哥海岸,以达旧金山(San Francisco)。

抵旧金山后,迟二星期以待船,由此间赴上海,例横过太平洋,惟尔时驶往远东之邮船,尚未组成大公司,且须美国国家津贴,以故东行之船极少。予欲另觅他舟不可得,不得已乃乘一南多克(Nantuoket)之三桅船,船资由旧金山至横滨,每人须美金五百元。是行乘客并予凡六人,船名亚衣得老及司(Ida de Rogores),年龄颇老大,船身长约一百五十英尺,舱中既为装货,亦无压重之石,所载惟一舱淡水耳。船上人役,为船主及船主夫人并一六龄之幼子,此外更有大副一人,水手三人,厨役及中国侍者各一人,此船即船主所自有。船主名诺登(Norton),为南多克人,南多克地方出产之航海家,目力甚近,所见不出五步,迨一及金钱,则眼光尤小,锱铢必较,又不独于金钱为然,凡与人交涉,无论事事物物,较及锱铢,利人之事,一毛不拔。船主诺登足为此种人之代表,予于此行,本极乏味,乃有机会得以研究南多克种人之行为,不可谓非阅历也。有金门(Golden Gate)口者,为旧金山出口必由之路,当未过金门时,予等每日之佳肴,为咸鲭鱼,咸而腥,不堪下箸,而船主视为珍品,若毕生食之不厌者,遂无日不以是饷客。奈予等口之于味,偏不同嗜,而尤劣者为舟中疱人之烹调法,于余等每饭如仰药矣。疱人为船主于旧金山临时雇来承之者,其是否素操此业,实未可知。凡烹咸鲭鱼,未入镬时,法当先浸以水,令其味稍淡,今乃无需此繁重手续,而以速成为工,又不独于鲭鱼为然,即所食玉粟粉制之饼,亦多不熟者,故予等每食不饱。而船主家庭之风趣,亦有令人见而作恶者,船主每发言,非最秽亵者不出诸口,船主夫人虽无之,而于其夫之亵辞秽语,亦处之泰然,有若司空见惯。其幼子年可六龄,箕裘克绍,且能跨宠,种种秽辞,习之极纯熟,不顾而唾,其父母闻之则大慰,殆以为能亢宗,时或回顾乘客,冀邀旁观之称誉。乘客中有英人某,一日方口啣烟斗立于旁,闻是儿口出种种秽言,不能复耐,因顾船主夫妇曰,此儿佳也。其妻亦信以为真,则左右顾盼,大有自矜之色。凡此怪状,无日不触于耳目,即欲逃避,亦苦无术。因舟小舱狭,甲板上竟无六尺余地,容人著足,惟餐室尚凉爽,为全舟最佳处,故予等长日居此中,以观可厌之丑剧,无可如何也。行程未及半,泊于檀香山(Honolulu)极北之小岛,以装淡水,并添备粮食,予等咸乘此机会,纷纷登岸,至田野间散步,神气为之一舒。游行竟日,日暮乃返舟,忽见船主购有多数之火鸡及雏鸡,畜之前舱,予等见此,以为船主购此享客,是殆前此长食鲭鱼,船主或亦抱歉,故借此盖愆者,不觉食指之动,迨明日就食,餐桌之上,果有嫩鸡,深幸期望之不虚,乃异味之尝,只此一次,翌晨即复原状,火鸡之肉,则永不出现,怪之,私询厨役,始知此鸡为船主之贩卖品,以备售之横滨云。船主之计划良得,但众鸡不惯风涛,于未抵横滨之前数日,无一存者,船主逐利之术犹未工也。长途困顿,度日如年,抵横滨后,亟换英公司汽船以赴上海。

予至上海后,始知一切机器,已于一月前运到,幸皆完全无损。计予离中国年余,大陆已一度沧桑,曾文正已与其弟国荃克复南京,肃清太平军之大乱矣。时文正方驻徐州,调度诸军以平捻匪。徐州在运河上游,为江苏最北之地,捻匪乃当日安徽之一股土匪也。

余往徐州谒文正,同行者为华君若汀,舟自扬子江仙女庙地方,入运河而抵扬州,弃舟陆行,乘骡车,经三日达徐州。曾督对于予之报告,极为嘉许,乃以予购办机器之事,专折请奖,中国官场之常例,专奏之效力极大,以予毫无官职之人,遂得特授五品实官,此亦特例。其奏章略言:

容某为留学西洋之中国学生,精通英文,此行历途万里,为时经年,备历艰辛,不负委托,庶几宏毅之选,不仅通译之材,拟请特授以候补同知,指省江苏,尽先补用,以示优异而励有功。

曾督幕府中办奏稿者,于予未离徐州前,即录此稿示予,以得曾督识拔为贺。故予于禀辞时,即面谢曾督以提携,谓愿将来有所成就,不敢以不舞鹤遗羊公羞也。

予留徐三日,即来上海,十月间奉到曾督札文,谓保奏五品实官,已蒙核准,于是予以候补同知之资格,在江苏省行政署为译员,月薪二百五十金,若以官阶论,当日之四品衔候补道,无此厚俸也。

此时任上海道者为丁日昌,与予交颇投契。丁之居官,升卷甚速,由上海道而监运司,而藩司,未几竟升为江苏巡抚。予亦藉丁之力,旋得加衔而戴花翎。当丁任监运司时,予曾随至扬州,在扬州六个月,译可尔顿(Golton)所著之地文学(Geography)一书,六月后,仍回上海,就译员之旧职,公余多暇,复译派森(Farson)著之契约论(On Contracts),予以为此书与中国甚有用也。此时予幸得一中国文士,助予译事,其人不独长于文墨,精于算学,且于中国政界事务亦甚谙练。彼旋劝予勿译此书,谓纵译毕,亦恐销路不广,因在中国法庭中,因契约而与诉讼者极少,即或有之,而违背契约之案件,亦自有中国法律可援,外国之法律,实不合于中国情势云。一八六七年,文正得李文忠襄助,平定捻匪,乃至南京就任两江总督。未抵任前,先于所辖境内巡行一周,以视察民情风俗,而尤注意者,则其亲创之江南制造局也。文正来沪视察此局时,似觉有非常兴趣,予知其于机器为创见,因导其历观由美购回各物,并试验自行运动之机,明示以应用之方法,文正见之大乐。予遂乘此机会,复劝其于厂旁立一兵工学校,招中国学生肄业其中,授以机器工程上之理论与实验,以期中国将来不必需用外国机械及外国工程师,文正术赞许,不久遂得实行。今日制造局之兵工学校,已造就无数机械工程师矣。

第十六回　予之教育计划

予自得请于曾文正,于江南制造局内附设兵工学校,向所怀教育计书,可谓小试其锋,既略著成效,间者视为奢顾原难赏者,遂跃跃欲试,曾文正者,于余有知己感,而其识量能力,足以谋中国进化者也。

当日政界中重要人物,而与余志同道合者,又有老友丁日昌。丁为人有血性,好任事,凡所措施,皆勇往不缩。当丁升任江苏巡抚,予即谒之于苏州公署,语以所谓教育计书,丁大赞许,且甚注意此事,命予速具详细说帖,彼当上之文相国,请其代奏。文祥满人,时方入相,权力极伟也。予闻丁言,惊喜交集,初不意苏州之行,效力如是,于是亟亟返沪,邀前助予译书之老友(南京人)倩其捉刀,将予之计划,撰为条陈四则,寄呈丁抚,由丁抚转寄北京。略谓:

(一)中国宜组织一合资汽船公司,公司须为纯粹之华股,不许外人为股东,即公司中经理职员,亦概用中国人。欲巩固公司之地位,并谋其营业之发达,拟请政府每年拨款若干以津贴之,其款可由上海镇江及其他各处运往北京之漕米项下,略抽拨数成充之。漕运旧例,皆运米而是不解银,每年以平底船装运,由运河驶赴北京,故运河中专为运漕而设之船,运河两岸之居民,大半皆藉运漕为生,但因运法不善,遂致弊端百出,水程迢迢,舟行纡缓,沿途侵蚀,不知凡几,值天气火热,且有生蛀之患,以故漕米抵京,不独量数不足,米亦朽败不可食,官厅旋亦知其弊,后乃有改用宁波船,由海运至天津,更由天津易平底船以运京。然宁波船之行驶亦甚缓,损失之数,与用平底船等,愚意若汽船公司成立,则平底船及宁波船,皆可不用,将来漕米,即径以汽船装运,不独可免沿途之损失,即北方数百万人民仰漕米以为炊者,亦不至常食朽量也(此后招商局输船,即师此法以运漕)。

(二)政府宜选派颖秀青年,送之出洋留学,以为国家储蓄人材。派遣之法,初次可先定一百二十名学额以试行之,此百二十人中,又分为四批,按年递派,每年派送三十人,留学期限,定为十五年,学生年龄,须以十二岁至十四岁为度,视第一第二批学生出洋留学,著有成效,则以后即永定为例,每年派出此数。派出时并须以汉文教习同往,庶幼年学生在美,仍可兼习汉文,至学生在外国膳宿入学等事,当另设留学生监督二人以管理之,此项留学经费,可于上海关税项下,提拨数成以充之。

(三)政府宜设法开采矿产,以尽地利。矿产既经开采,则必兼谋运输之便利,凡由内地各处以达通商口岸,不可不建筑铁路以利交通,故直接以提倡开采矿产,即间接以提供铁路事业也(按中国当时尚无良好矿师,足以自行开采,人民尤迷信风水之说,阻力多端,予之此策,第姑列之,使政府知中国实有无穷厚利,不须患贫,且以表示予之计书远大,冀政府能信任予言也)。

(四)宜禁止教会干涉人民诉讼,以防外力之侵入,盖今日外人之势力之放恣,已渐有人另越俎代谋之句,苟留心一察天主教情形,即可知予言之非谬。彼天王教士在中国势力,已不仅限于宗教范围,其对于奉教之中国人,几有管辖全权。教徒遇有民刑诉讼事件,竟由教会自由裁判,不经中国法庭讯理,是我自有之主权,已于法律上夺去一部分也。是实不正当手段。若不急谋防范,则涓涓不塞,将成江河,故政府当设法禁止,以后无论何国教会,除关于宗教者外,皆不得有权以管理奉教之中国人。

此条陈之第一、三、四特假以为陪衬,眼光所注而望其必成者,自在第二条。予友谓予,官厅批答公事,例有准驳,吾与以可驳者,而欲得者乃批准矣。且目的所在,列之第二,乃不显有偏重之意也。此条陈上后两阅月,丁抚自苏驰函告予,谓文相国丁内艰,盖中国礼制,凡现任职官,遭父母之丧,谓之丁艰,丁艰必退职,居丧三年不得与闻政事。予得此消息,心意都灰,盖至此而元龙湖海豪气全除矣。抑塞运之来,天若不厌其酷者,得第二次噩耗,希望几绝。盖文祥居丧不三月,亦相继为古人矣。予目的怀之十年,不得一试,才见萌药,遽遇严霜,亦安能无怏怏哉。失望久之,烬余复热。自一八六八年至一八七〇年,此三年中,无日不悬悬然不得要领,偶因公事谒丁抚,必强聒不已,并恳其常向曾督言此,以免日久淡忘。办事必俟机会,机会苟至,中流自在,否则枉费推移,余非不知此,然时机者,要亦人力所造也。

已而天津人民忽有仇教举动,惨钉多数法国男女僧侣,其结果使中国国家蒙极大之不幸,予秘因此不幸结果,而引为实行教育计划之机会,洵匪夷所思。然使予之教育计划果得实行,借西方文明之学术以改良东方之文化,必可使此老大帝国,一变而为少年新中国,是因仇教之恶果,而转得维新之善因,在中国国家未始非塞翁失马,因祸得福也。

天津仇教事发生于一八七〇年春间,所以演成此惨剧者,则以北方人民类皆强悍而无识,迷信而顽固,遂因误会以酿成极大之暴动。先是天津有恶俗,贫民无力养其子女者,恒弃之道旁,或沉溺河中,天主教僧侣,悯其无辜,乃专事收育此等弃儿,养之医院,授以教育,稍长则令其执役于教会之中,此实人益之慈善事业。顾喤喤者氓,误会其意,造为祭祀之做贡献品。此等荒唐可哂之谣言,恰合于天津愚民之心理,故一时谣传极广,因市虎之讹,竟激起人心之愤。久之又久,过机乃不可遏,遂不恤孤注一掷,取决一朝,虽铸错而不悔也。计是役焚毁天主教医院及教堂各一所,杀毙教中法国男女僧侣无数。

此暴动发生之际,崇厚适为直隶总督,此人前曾任俄国公使,今甫督直而即值此暴动,可谓大不幸。盖中律例,凡地方有变故者,长官须负其责,故崇厚道因此革职,发配边远地方充军。迨后中国政府允以巨款赔偿被害人之家族,并建远所焚毁之医院教堂,更以政府名义发正式公函,向法国道歉,事乃得寝。幸而时普法战争未已,法政府在恐慌中,故未惶以全力对付中国,否则必且借题发挥,肆意诛求,以厌其贪饕,交涉恐未易就范。但此次虽无难堪之要索,然后来中国属地安南东京之一片土,卒因是不我属矣。

中国政府当日曾派大臣四人调停,四人为曾文正、丁日昌、毛昶熙,其一人刘姓,忘其名。是时捻匪虽渐平,尚未肃清,李文忠身在戎行,未与闻斯役,丁奉派后,电招予为译员,电至略晚,不及与同行,予乃兼程赴津,抵津后尚得与闻未后数次之谈判,此交涉了结后,钦派之诸大臣留天津未即散,而予乃乘此时会,十余年梦想所期者,得告成功焉。

第十七回　经理留学事务所(派送第一批留学生)

钦派四大臣中,曾文正实为领袖,当诸人未散时,乃乘机进言于丁抚,请其向曾督重提教育事,并商诸其他二人,予知丁于三年前已向曾督及此,故曾当已略知此中梗概,丁又素一同情于予,得此二公力助,余二人当无不赞成矣。一夕,丁抚归甚晚,予已寝,丁就予室,呼予起,谓此事已得曾公同意,将四人联衔入奏,请政府采择君所条陈而实行之。予闻此消息,乃喜而不寐,竟夜开眼如夜鹰,觉此身飘飘然如凌云步虚,忘其为偃卧床笫间。两日后,奏折拜发,文正领衔,余三人皆署名,由驿站加紧快骑,飞递入京。此时曾督及余人皆尚在津沽也。丁抚旋荐陈兰彬于予,谓将来可副予为中国留学生监督。陈乃中国翰林,在刑部任主事垂二十年,丁抚之荐陈,盖有深意。尝谓余,余君所主张,与中国旧学说显然反对,时政府又甚守旧,以个人身当其行,恐不足以抵抗反动力,或竟事败于垂成,故欲利用陈之翰林资格,得旧学派人共事,可以稍杀阻力也。予闻丁抚此议,极佩其思虑周密,丁抚旋发函召陈,数日后,津中有为曾丁诸公祖饯者,予及陈兰彬均在座,丁抚遂为余等介绍。予之与陈,素未识面,今则将为共事之人矣。陈居刑部二十年,久屈于主事末秩,不得升迁,以故颇侘傺不自得,甚愿离去北京,居京除刑曹外,亦未任他事,故于世途之经验甚浅,其为人持躬谦抑,平易近人,品行亦端正无邪,所惜者,胆怯而乏责任心耳。即一羽之轻,陈君视之,不啻泰山,不敢谓吾力足以举之。

一八七〇年冬,曾文正办天津教案事毕,回任两江,抵南京后。奉到前所上封奏朱批着照所请,曾督即邓书召予,商此事之进行,至此予之教育计画,方成为确有之事实,将于中国二千年历史中,特开新纪元矣。既抵南京,所商定者凡四事,曰派送出洋学生之额数,曰设立预备学校,曰筹定此项留学经费,曰酌定出洋留学年限。

有种种应办事宜,势不以无办事机关,于是乃有事务所之组织,酌设监督二人,汉文教习二人,翻译一人,监督即陈兰彬及予任之。二人之责任,亦复划清权限,陈君专司监视学生留美时汉文有进步,予则监视学生之各种科学,并为学生预备寄宿等事。至关于经费之出纳,则由予二人共主之,此外所聘汉文教员二人,一名叶绪东,一名容云甫(音译),翻译则为曾兰生,此当日留学事务所组织情形也。

既稍有头绪,乃议派送之学额并招考章程,旋决定学生人数,照予前次所拟,暂定为百二十人,分四批,每批三十人,按年分送出洋。学生年龄,定为十二岁以上,十五岁以下,须身家清白,有殷实保证,体质经医士检验,方为合格。考试科目,为汉文之写读,其曾入学校已习英文者,则并须试验其英文,应考及格后,当先入预备学校,肄习中西文字,至少一年,方可派赴美国留学。当未出洋之先,学生之父兄须签名于志愿书,书中载明自愿听其子弟出洋留学十五年(自抵美入学之日起,至学成止),十五年中,如有疾病死亡及意外灾害,政府皆不负责。至于学生留学经费,及出洋之服装等,皆由政府出资供给,每批学生放洋时,并派一汉文教习随同偕往,此规定学额及招考章程之大略也。

予与曾督筹议甚久,议定后乃返上海为第一步之进行。先于上海设立一预备学校,此校至少须以容学生三十人,因必有此数,方以足第一批派送之定额也。时有久居曾督幕府之刘开成者,奉派为该校校长。刘在曾督幕府,专司奏稿,为曾督第一信任之人,故任以此职,予接见刘君,觉其人实予良好之臂助,即平常相处,亦可称为益友,对于予之教育计划,尤抱热心,后此四批学生,预备期满,陆续派送,皆由刘君一手料量,始终其事焉。

当一八七一年之夏,予因所招学生,未满第一批定额,乃亲赴香港,于英政府所设学校中,遴选少年聪颖,而于中西文略有根底者数人,以足其数。时中国尚无报纸以传播新闻,北方人民,多未知中政府有此教育计划,故预备学校招考时,北人应者极少,来者粤人,粤人中又多半为香山籍,百二十名官费生中,南人十居八九,职是故也。

一八七一年冬间,曾文正公薨于南京,寿七十有一,曾之逝世,国家不啻坏其栋梁,无论若何,无此损失巨也。时预备学校开学才数月,设天假以年,使文正更增一龄者,则第一批学生已出洋,犹得见其手植桃李,欣欣向荣,惜夫世之创大业者,造化往往不锡以永年,使得亲见手创事业之收效,此种缺憾,自古如斯。然创业之人,既播其种子于世,则其人虽逝,而此种子之滋生繁殖,固已绵绵不绝。故文正种因,虽未获亲者其结果,而中国教育之前途,实已永远蒙其嘉惠。今日莘莘学子,得受文明教育,当知文正之遗泽,勿忘所自来矣。文正一生之政绩,忠心,人格,皆远过于齐辈,殆如埃浮立司脱高峰(Mt. Everest,即珠穆朗玛峰)独耸于喜马拉雅(Himalaya)诸峰之上,令人望而生景仰之思,予闻文正临危时,犹念念不忘教育事业,深望继已之李文忠,有以竟其未竟之志云。

李文忠虽为曾文所荐举以自代之人,顾其性情品格,与文正迥不相侔。其为人感情用事,喜怒无常,常行事好变迁,无一定宗旨,而生平大病,尤在好闻人之誉己。其外貌似甚鲁莽,实则胸中城府甚深,政治之才,固远不逮文正,即其人之忠诚与人格,亦有不可同日而语者。设有燃犀史笔传之,则其一生行为,如探海灯烛物,秋毫无遁形矣(铁樵谨按:文忠事迹俱在,功罪自有定评,不必因此数言,遂累盛德。昔眉山伊川意见不合,遂以君子而互相水火,是容先生此语,亦未必便为失言。此书悉照原本意思,不敢稍有出入,致失真相,阅者鉴之)。

一八七二年夏季之末,第一批学生三十人,渡太平洋而赴美国,予先期行,抵美后,即乘火车过华盛顿而至纽约,再由纽约赴斯不林非尔(Springfield,今译作斯普林菲尔德),将于此预先布置学生住宿诸事。盖予与彼等,约于此处期会也。当由纽约赴斯不林非尔时,道经纽约海纹,遇海德列先生(Prof.

James Hadley)。海闻予任此重职,复来美国,班荆道故,不胜欢欣。予告以一人先至之故,海君嘱予往谒康纳特克(Conncticut)省之教育司,谓渠当以代予筹划,予如言谒教育司拿德鲁布(Northrop)君,告以来意,请其指示拿谓当将学生分处于新英国省之各人家,每家二三人,但须相去不远,庶便于监视,俟将来学生程度已能和校直接听讲时,乃更为区处,予如其教,即至斯不林非尔觅一适宜之所,以为办事处,盖斯不林非尔地处新英国省中心点,居此易于分配学生,使各去予不远也。况予于一八五四年所识之好友麦克林夫妇(Dr. and Mrs. A.S.MoLean)亦居此。公除之暇,得常与良友把晤,亦人生乐事。后因从教育司拿德鲁布及他友之言,乃迁居于哈特福德(Hartford)地方,其地即康纳特克之省城,此后二年,办事处皆在哈福德之森孟纳街(Sumner Street)。予虽迁居哈特福德,顾未惣置斯不林非尔,仍以其处为分派学生之中心点。后之学生来美者,皆先至斯不林非尔,然后再分派各处,直至一八七五年乃已。

一八七四年,李文忠从留学事务所之请,命予于哈特福德之克林街(Collins Street)监造一坚固壮丽之屋,以为中国留学事务所永久办公之地。次年春正月,予即迁入此新居,有楼三层,极其宏广,可容监督教员及学生七十五人同居。屋中有一大课堂,专备教授汉文之用,此外则有餐室一,厅室一,就学生之卧室浴室等,予之请于中国政府,出资造此坚固之屋以为办公地点,初非为徒壮观瞻,盖欲使留学事务所在美国根深蒂固,以冀将来中政府不易变计以取消此事,此则区区之过虑也。而诇之后来之事,乃有与予意背道而驰者。

第十八回　秘鲁华工之调查

一八七三年春,予以谋输入一各新式军械于中国,曾归国一行,此行程途迅速,不敢少延,盖此时予固有教育职务在身也。予所谓新式军械,乃格特林(Gatling 人名)新发明之物,为战争中利器,炮亦即名格特林,予甚愿中国最新式之军械,犹望中国有新学问之人材也。故特至格特林公司,欲与商订合同,予愿为之经理,专销此种军械于中国。初时颇为困难,公司中因未识予之为人,故于予商业上之经验,未敢遽信,彼盖未知予于一八六〇年及一八六一两年在太平县贩茶之事,固当大著成效,冒众人所不敢冒之险者,后费种种手续,辩谒其总理格特林(即创此新炮之人),与之谈论此事,几于唇焦舌敝,始得总理之允诺,托予为中国之经理人,为之推广新炮销路。予既归国,抵天津甫一月,即致电该公司,订购格特林新炮五十尊,价约十万美金,公司初颇轻予,今初次即成此大宗交易,实彼等意料所不及,后复陆续订购不少,于是公司对于予所经理之事业,大为满意,而对于之态度,遂不复如前之落寞矣。

予在津经理军械贸易时,直督告予,谓有秘鲁专使来此,拟与中国订约,招募华工赴秘鲁,命予往谒专使,与之谈判此事。予奉命往见,秘鲁专使颜色极和霁,历言华工在秘鲁营业若何发达,秘鲁政府若何优待,工资之厚,为中国所绝无,故彼甚愿中政府速与秘鲁订约,鼓励多数华工赴秘鲁,俾此贫困之华人,咸得获此良好机会,以各谋其生活云云。此种欷重言甘之辞,在他人闻之,鲜不堕其中,顾予则非其人也。予华工之事,所见已多,深知此中真相,因以质直之辞告之曰,贩卖华工,在澳门为一极寻常之事,予已数见不鲜,此多数同胞之受人凌虐,予固常目惊其惨状,当其被人拐诱,即被禁囚室中不令出,及运妈之船至,乃释出驱之登船,登船后即近其签字,订作工之约,或赴古巴,或赴秘鲁,抵埠登岸后,列华工于市场,若货物之拍卖,出价高者得之,既被卖去,则当对其新主人,再签字另立一合同,订明作工年限,表面上虽曰订年限,实则此限永无满期,盖每届年限将满时主人必强迫其重签新约,直欲令华工终身为其奴隶而后已,以故行时每于中途演出可骇之惨剧。华工被诱后,既悟受人之愚,复受虐待之苦,不胜悲愤,辄于船至大洋四无涯际时,群起暴动以反抗,力即不足,宁全体投海以自尽,设或竟以人多而战胜,则尽杀贩猪仔之人就船主水手等，——投尸海中以泄忿，纵船中无把舵之人，亦不复顾，听天由命，任其飘流。凡此可惊可怖之事，皆予所亲闻亲见者。予今明白告君，君幸毋希望予能君订此野蛮之条约，不惟不以助君，且当力阻总督，劝其毋与秘鲁订约，而为此大背人道之贸易也。秘鲁专使闻予言，大为失望，初时和颜悦色之假面具，猝然收去，代以满面怒容，即予亦自觉悻悻之色，不可遏止，盖述此惨无人理之往事，不期而发指也。因亦不顾秘使之喜怒若何，语毕，遽兴辞而出，予对密使所言，在未曾目击者，或疑予言不无过甚，不知语语皆真确，无一事处妄。当一八五五年，予初次归国时，甫抵澳门，第一遇见之事，即为无数华工以辫相连结成一串，牵往囚室，其一种奴隶牛马之惨状，及今思之，尤为酸鼻。又某次予在广州时，曾亲获贩猪仔之拐匪数人，送之官厅，拘禁狱中，罚其肩荷四十磅重大木枷两月，亦令其稍受苦楚也。予即报命直督，告以与密使谈判之言，总督谓予曰。汝此次返国大佳，否则予亦将电召汝归矣，令予即命汝至秘鲁一行，以调查彼中华工实在之情形，汝其速返哈特福德。部署一切，以备起行。

予勉奉返至哈特福德。陈兰彬亦适奉政府之电，派其赴古巴调查华工情形。此双方进行之举，盖亦出于李文忠之意，予乃先陈兰彬而启行，行时有二友为予伴，一为吐信田尔牧师（Rev. Twitohell），一为开洛克博士（Dr. Kellogg），开君即予后日之妻兄。予至秘鲁以迅速之手段，三阅月内，即调查完竣，一切报告，皆已造齐，返美时陈兰彬犹未首途，直俟陈逢古巴返，造齐报告后，予之报告书，乃与之一并封寄李文忠，以文忠时方掌外交事务也。

予之报告书中，另附有二十四张摄影，凡华工背部受笞被烙，斑斑之伤痕，令人不忍目睹者，予乃藉此摄影，一一呈现于世人之目中。予摄此影，皆于夜中秘密为之，除此身受其虐之数华工外，无一人知之者。此数名可怜之华工，亦由予密告以故，私约之来也。秘鲁华工之工场，直一牲畜场，场中种种野蛮之举动，残暴无复人理，摄影特其一斑耳，有此确鉴证据，无论口若悬河，当亦无辩护之余地。

彼秘鲁所派之专使，欲与李文忠订约招募华工者，仍久滞天津，专俟予之调查报告到津，以决订约之成否。后有友人发函告予，述密使在津之行为，谓彼初犹坚不承认予之报告，斥为空中楼阁，毫无事实可据，然予已预防其出此，故于报告中密请总督暂秘摄影之片，勿示密使，俟彼理穷词遁，专以无证据为言时，然后再出此影以示之，使彼更无一辞之可措。总督果从予言，密使出不意睹此真确可据之摄影，乃嗫不能声，垂头丧气而去。自予报告秘鲁调查情形，政府遂以华工出洋，著为禁令，猪仔之祸，乃不如前此甚矣。

第十九回　留学事务所之终局

最后一批学生，于一八七五年秋间抵美，同时偕来者，有新监督区岳良，新翻译邝其照，更有汉文教习二人，皆为李文忠所派者。兹数人予曩在中国亦皆识之，而于区邝二君交尤熟。此次更动之原因，出于陈兰彬一人之意，陈以急欲请假回国遂请政府另派新监督以代其职，又陈于古巴调查华工之役，深得汉文教习叶绪东之臂助，故此次归国，并欲携叶偕行，而旧日翻译曾兰生，亦以他故，政府命其交卸回国，予于数月前已知有此更动，不以为意也。

自陈归北京三月，中政府忽派陈兰彬并予同为驻美公使，叶绪东亦得参赞，以常理论，是为迁擢，事属可喜，然予则不以为荣，以为尤。予友皆贺予升迁，盖亦未就全局之关系一着想。若专就予一身言，以区区留学生监督，一跃而为全权公使，是政府以国士遇我，受知遇而不感激，非人情。但以教育计划言，是予视为最大事业，亦报国之唯一政策，今发朝伊始，植基未固，一旦舍之他去，则继予后者，谁复能如予之热心，为学生谋幸福耶？况予与诸学生相处既久，感情之亲，不啻家人父子，予去，则此诸生且如孤儿失抚,是恶可者?默揣再四,乃上书总督,略为过蒙逾格擢升,铭感无既,第公使责任重大,自顾庸朽,不堪负荷,拟乞转请政府,收回成命,俾得仍为学生监督,以期始终其事,俟将来留学诸生,学成种种专门学术,毕业归来,能为祖国尽力,予乃卸此仔肩,如是量而后入,予个人对此于祖国,得略尽其天职。且此学生,皆文正手植,譬之召伯甘棠,尤愿自我灌溉之,俾得告无罪于文正,况政府既已派陈兰彬为公使,则外交事务以陈独当一面,必能胜任,固无需予之襄助也。是书予倩容云甫属稿缮就,寄之中国,容云甫即偕第一批学生来美,与叶绪东同为汉文教习也。书上后四月,总督有复函来,不准不驳,亦允亦否,盖命予为副公使而兼监督之任,俾予于留学生方面,仍得有权调度一切也。

新监督区岳良,大约即陈兰彬所举荐,此行与一妻二子俱来。区君较陈兰彬为年少,虽非翰林出身,固亦中国饱学之文士。其人沉默静穆,对于一切事物,皆持哲学观念,不为已甚,其于前人布置已定之局,绝不愿纷更破坏之,观其所言所行,心中盖颇有见地。惜此君任事未久,于一八七六年,即辞职归国。

一八七六年,陈兰彬以全权公使之资格,重履美土,一时招来僚属极多,中有一人曰吴子登,予约于二十年前曾在上海识之。其人亦为翰林,第不知何故从未指分各部授职,亦从未得政府之特别差委。闻其人好研究化学,顾所研究亦殊未见其进步。凡与吴交者咸赠吴以性情怪僻四字之考语。当区岳良辞监督职时,陈兰彬乃荐此性情怪僻者以继任,李文忠亦竟贸然允陈之请。于是留学界之大敌至矣。吴子登本为反对党之一派。其视中国学生之留学外洋,素目为离经叛道之举。又因前与曾文正丁日昌二人不睦,故于曾丁二公所创之事业,尤思破坏不遗余力,凡此行径,予初不之知,乃陈兰彬属下代理秘鲁公使某君告予之者。然则陈兰彬之荐吴继区,可知陈亦极顽固之旧学派,其心中殆早不以遣派留学为然矣。陈之此举,不啻表示其自居反对党代表地位,揎拳掳袖,准备破坏新政,以阻中国前途之进步,甚矣知人之难也。陈既挟此成见,故当其任监督时,与予共事时有龃龉,每遇极正当之事,大可著为定律,以期永久遵行者,陈辄故为反对以阻挠之。例如学生在校中或假期中之正杂各费,又如学生寄居美人寓中,随美人而同为所祈祷之事,或星期日至教堂瞻礼,以及平日之游戏运动改装等问题,凡此琐琐细事,随时发生,每值解决此等问题时,陈与学生常生冲突,予恒居间为调停人,但遇学生为正当之请求,而陈故斩不允,则予每代学生略为辩护,以是陈疑予为偏袒学生,不无快快,虽未至形诸词色,而芥蒂之见,固所不免。盖陈之为人,当未至美国以间,足迹不出国门一步,故于揣度物情,评衡事理,其心中所依据为标准者,仍完全为中国人之见解,即其毕生所见所闻,亦以久处专制压力之下,习于服从性质,故绝无自由之精神,与活泼之思想。而此多数青年之学生,既抵新英国省,日受新英国教育之陶镕,且习与美人交际,故学识乃随年龄而俱长,其一切言行举止,受美人之同化而渐改其故态,固有不期然而然者,此不足为学生责也。况彼等既离去故国而来此,终日饱吸自由空气,其平昔性灵上所受极重之压力,一旦排空气去,言论思想,悉与旧教育不侔,好为种种健身之运动,跳跃驰骋,不复安行矩步,此皆必然之势,何足深怪?但在陈兰彬辈眼光观之,则又目为不正当矣。

陈兰彬自赴华盛顿后,与哈特福德永远断绝关系,因有以上种种原因,故其平素对于留学事务所,感情极恶,即彼身曾任之监督职务,亦久存厌恶之心。推彼意想,必以为其一己所受纯洁无瑕之中国教育,自经来美与外国教育接触,亦几为其所污染。盖陈对于外国教育之观念,实存一极端鄙夷之思也。虽然,陈之此种观念,亦未免自忘其本矣,独不思彼一生之发迹,固由于此素所厌弃之事业耶?设无此留学事务所,则彼亦安以以二十年刑老主事,一旦而为留学生监督,更安得由留学生监督,一跃而为华盛顿公使,是则此留学事务所者,固大有造于陈兰彬,不啻为其升官发财之阶梯,陈苟以稍稍念木本水源,则不当登高而撤梯,乃不谓其尽忘前事,极力欲破坏予之教育计划,而特荐吴子登为留学生监督,吴之为陈傀偪，又恰合其身份，盖舍吴而外，固无人能受陈黑幕中之指挥也。吴既任监督，而留学事务所秘无宁岁矣。

一八七六年秋间，吴既任事，对于从前已定之成规，处处吹毛求疵，苛求其短，顾有所不满意，又不明以告予，惟日通消息于北京，造为种种谣言，谓予若何不尽职，若何纵容学生，任其放荡淫佚，并授学生以种种不应得之权利，实毫无裨益，学生在美国，专好学美国人为运动游戏之事，读书时少而游戏时多，或且效尤美人，入各种秘密社会，有为宗教者，有为政治者，要皆有不正当之行为。坐是之故，学生绝无敬师这礼，对于新监督之训言，若东风之过耳，又因习耶教科学，或入星期学校，故学生已多半入耶稣教。此等学生，若更令其久居美国，必致全失其爱国之心，他日纵能学成回国，非特无益于国家，亦且有害于社会，欲为中国国家谋幸福计，当从速解散留学事务所，撤回留美学生，能早一日施行，即国家早获一日之福云云。

吴子登日毁予于北京友人及李文忠前，予初毫无闻知，后文忠有书来，以吴报告之言转告，命予注意。予乃知吴媒孽予短，因亦作书报文忠，书中略谓凡此捕风捉影之谈，皆挟私恨者，欲造谣生事，以耸听闻，予固知造此言者，其人性情乖张，举止谬妄，往往好为损人不利己之事，似此荒谬之人，而任以重职，实属大误。今彼且极力思破坏从前曾文正所创之事业。夫文正之创此留学事务所，其意固将为国家谋极大幸福也。吴子登苟非丧心病狂，亦何至欲破坏此有益于国之事，愚以为若吴子登其人者，只宜置之疯人院或废病院中，恶足以任留学生监督，且举荐吴者实为陈兰彬。陈亦怯懦鄙夫，生平胆小如鼠，即极细微之事，亦不敢担负丝毫责任，予之与陈共事，无论外交方面，教育方面，意见咸相左。予今试略举一事，一八七三年，政府派陈赴古巴调查华工情形，陈奉命不敢遽往，迟至三月后乃首途，且于未行之先，先遣他人为之试探，所遣者为叶绪东及一教员，并有美国律师及通译各一人。迨诸人调查既竣，事事完备，陈乃至古巴略一周旋，即返美呈报销差矣。凡冒炎暑任艰巨之事，皆叶绪东一人当之，陈兰彬特坐享其成耳。今则陈兰彬已升迁公使，而叶绪东乃仅得参赞。予之为此言，非有所私憾于陈兰彬而德叶绪东，第见政界中往往有此不平之事，无功受禄，转来不虞之誉；劳苦功高，反有求全之毁；总督明察，当知予之所言，非有所掩者。盖予固甚愿辞公使之职，仍退处于监督旧任，俾得专心于教育事业，冀将来收良好之效果。即如某日因事致书于美国国务院，予与陈兰彬意见不合，致有争论，尔时予曾语陈，谓无论副使公使若何尊荣，皆不在予心目中，予已预备随时辞职，以便足下独断独行，其言也，亦足以表明予之心迹矣。

予为此详细之报告以复总督，欲其知予之历史及陈吴二人之行为也。至于总督以何言告陈兰彬，则非予所得知矣。第此后公使馆及留学事务所两处，表面上似觉暂时平静，并无何等冲突。间有数学生程度已高，予意欲送其入陆海军学校肄业，乃致书美国国务院，求其允准。美国国务院覆书，则以极轻蔑之词，简单拒绝予请，其言曰，此间无地可容中国学生也。嗟夫！中国之见轻于美人，其由来也渐矣。先是美国工党首领某某二人，创议反对华工，太平洋沿海一带人民，感受其煽惑，即美政府及行政各部，亦在其催眠术中，而以美国国会为尤甚。当时有上议院议员名白伦（Blaine）者，最为兴高采烈，首先创议反对华人。推白伦之心理，亦非与华人有深仇凤恨，不过其时脑中 欲作总统之妄想，遂假此题目，以博誉于工党，冀得太平洋沿海一带之选举票也。自有此议以来，美人种族之见日深，仇视华人之心亦日盛，不独此次予之请求，为其直接拒绝，即从前一八六八年中政府与美政府所订之勃林加姆（Burlingam）条约，亦无端遭其蹂躏，视如无物。此种完全违背公理之举动，实为外交界从来所未有。而美国国会中人，乃不惮蔑视条约，以为区别种族之预备，故后来禁止华工之议案，一经提出，即由国会通过，立见实行。予此次请求这被拒,乃蔑视中国之小焉者耳。

予之所请,既被拒绝,遂以此事函告总督,迨接读总督覆书,予即知留学事务所前途之无望矣。总督覆书,亦言美政府拒绝中国学生入陆海军学校,实违背一八六八年之条约,惟亦无如之何云。自一八七〇年至一八七八年,留学事务所已过历史,予已略述如前状,而此致美政府请求学生入陆海军学校之一函,亦即为予任学生监督最后所办之公版,一八七八年以后,则予身之职务,乃专在公使馆中矣。

予向美政府请求之事未成,总督意似不幸,吴监督子登闻之,遂又乘风兴浪,思设法以破坏此留学事务所。顾吴一人之力,犹有未逮,固暗中与陈兰彬密商,设为种种誓言,以极细微之事,造成一绝大文章,寄之北京,适此时反对党中有一御史,因美国华工禁约之举,遂乘机上一封奏,请即解散留学事务所,撤回留学生,以报复美人之恶感。政府阅之,亦未敢贸然准其所奏,乃以此事质之总督李文忠,公使陈兰彬,与监督吴子登三人,询其意见。李文忠此时不愿为学生援手,即顺反对党之意而赞成其议。陈兰彬因曾任留学生监督,此中真相,理应洞彻,故政府亦垂询及之。陈乃以极圆滑之词答政府,谓学生居美已久,在理亦当召回,其措词之妙,可谓至极。吴子登则更无犹豫之词,直接痛快以告政府,谓此等学生立即撤回,归国后并须交地方官严加管束云。此三人各陈所见,初无一语询予,予于此事,已无发言之权,盖彼等咸疑予怀私见,即有所言,亦不足信也。留学事务所之运命,于是告终,更无术可以挽回矣。此百二十名之学生,遂皆于一八八一年凄然返回。

美国人中理想高尚,热心教育,关怀于东西人种之进步者,正复不少,其对于中国解散留学事务所召回留学生之举动,未尝不竭全力以争之,爰即联名上书于总理衙门(即外务部),反对此事,惟措词极其和平,态度始终镇静耳。其中主张最力者,为予毕生之良友吐依曲尔(Twitohell)君及蓝恩(Lane)君。赖彼二人提倡,联络多数之大教育家及大学校校长,签名书中,思有以阻止中国为此退化之事。此书为耶路大学校长朴德(President Porter)手笔,虽后来未获收效,顾其词严义正,磊落光明,诚不愧为文明人口吻。爰录其文如下:

总理衙门(即外务部)鉴:予等与贵国留美学生之关系,或师或友,或则为其保人。今闻其将被召回国,且闻贵国政府即欲解散留学事务所,予等咸规规自失,且为贵国尤之。今请以某等观察所及,及得之外界评论者,为贵衙门一陈之。贵国派遣之青年学生,自抵美以来,人人以善用其光阴,以研究学术,以故于各种科学之进步,成绩极佳,即文学,品行,技术,以及平日与美人往来一切之交际,亦咸以令人满意无间。论其道德,尤无一人不优美高尚,其礼貌之周至,持躬之谦抑,尤为外人所乐道。职是之故,贵国学生,无论在校内肄业,或赴乡村游历,所至之处,感受美人之欢迎,而引为良友。凡此诸生言行之尽善尽美,实不愧为大国国民之代表,足为贵国增荣誉也。盖诸生年虽幼稚,然已能知彼等在美国之一举一动,皆与祖国国家之名誉,极有关系,故能谨言慎行,过于成人。学生既有此良好之行为,遂亦收良好之效果。美国少数无识之人,其平日对于贵国人之偏见,至此逐渐消减,而美国国人对华感情,已日趋于欢洽之地位。今乃忽有召令回国之举,不亦重可惜耶?夫在学生方面,今日正为最关重要时期,曩之所受者,犹不过为预备教育,今则将进而求学问之精华矣。譬之于物,学生,犹树也,教育学生之人,犹农也,农人之辛勤灌溉,胼手胝足,固将以求后日之收获。今学生如树木之久受灌溉培养,发芽滋长,行且开花结果矣,顾欲摧残于一旦而尽弃前功耶?至某等授于贵国学生之学问,与授与敝国学生者,不少异,绝无歧视之心。某等因身为师保,故常请贵国所泊之监督或其代表,来校参观,使其恍然于某等教授中国学生之方法。惜贵国所派之监督,轻视其事,每遇此种邀请,或不亲临,或竟无代表派来。贵衙门须知此等学生,乃当日由贵政府请求美国国务卿,特别咨送至予等校中,欲其学习美国之语言、文学、学术、技艺,以就善良之礼俗,以冀将来有益于祖国。今学生于科学文艺等。皆未受有完全教育,是所学未成,予等对于贵国之责任,犹未尽也。乃贵政府不加详细调查,亦无正式照会,遽由予等校中,召之返国,此等举动,于贵国国体,无乃有戏乎? 某等对于贵国,固深望其日跻富强,即美国国人平日待遇贵国学生,亦未尝失礼,贵政府乃出此种态度,以为酬报,揆之情理,亦当有所不安。至于他人造谣诬蔑,谓中国学生在校中肄业,未得其益,反受其损等言,此则某等绝对不能承认。何也? 苟所谓无益有损者,指其荒无中学而言,则某等固不住咎,以某等对于此事,从未负丝毫职务也。况贵政府当日派送学生来美时,原期其得受美国教育,岂欲其缘木求鱼。至美国以习中学,今某等所希望之教育,虽未告成,然已有大机会,可竟全功。当此事业未竟功过未定之日,乃预作种种谣言以为诬蔑,是亦某等所不乐闻也。某等因对于素所敬爱之贵国学生,见其忽受此极大之损失,既不能不代为戚戚,且敝国无端蒙此教育不良之恶名,遂使美利坚大国之名誉,亦受莫大之影响,此某等所以不能安缄默也。愿贵衙门三复此言,于未解散留学事务所之前,简派诚实可恃声望素著之人,将此关于学生智育德育上诬蔑之言,更从实地调查,以期水落石出,则幸甚幸甚!

第二十回　北京之行与悼亡

学生既被召回国,以中国官场之待遇,代在美时学校生活,脑中骤感变迁,不堪回首可知。以故人人心中咸谓东西文化,判若天渊,而于中国根本上之改革,认为不容稍缓之事。此种观念,深入脑筋,无论身经若何变迁,皆不能或忘也。今此百十名学生,强半列身显要,名重一时,而今日政府似亦稍秒醒悟,悔昔日解散留学事务所之非计,此则余所用以自慰者。自中日、日俄两次战争,中国学生陆续至美留学者,已达数百人,是一八七〇年曾文正所植桃李,虽经蹂躏,不啻阅二十五年而枯株复生也。

当诸学生撤回未久,予亦出使任满,去美返国,时陈兰彬已先予一年归。故事,凡外交官任满归国,必向政府报告一次,谓之销差。予亦循例入都,道出天津,谒直督李文忠,谈次就撤回留学生事,文忠忽转诘予曰:"汝何亦任学生归国乎?"予闻言,莫知其命意所在,答曰:"此事乃由公使陈兰彬奉上谕而行,鄙意以为总督及陈兰彬与吴子登,皆赞成此举也。予纵欲挽回此事,亦何能为役,且违抗谕旨,则人且目为叛逆,捕而戮之。"文忠曰:"否,予当日亦甚愿学生勿归,仍留美以求学,故颇属望而汝,谓汝当以阻止学生勿使归也。"予曰:"当日此举,总督既未有反对之表示,身居四万五千里外,安以遥度总督心事,设总督能以一函示予,令勿解散,自当谨遵意旨,惜当日未奉此训示耳。"文忠怒形于色,忿然曰:"予已知此事之戎首为谁矣。"于时吴子登亦自就来津,约予往晤,以理不可却,访之。吴晤予,渠在北京,京人士遇之极冷淡,此次谒李文忠,不知何故逢怒,命此后勿再来见,甚怪事也。予察吴状,似甚狼狈,此为予与彼末次晤谈,嗣后此人销声匿迹不复相闻问矣。

既抵京,循例谒政府中各重要人物,如恭亲王庆亲王及六部尚书等,耗时几一月,乃得尽谒诸大老。北京地方辽阔,各达官所居,相去窎远,往来代步惟骡车,既重且笨,车中坐处,状类衣箱,其底即轮轴,轮与箱间无弹簧,故行时震动极烈,行亦甚缓,街衢复不平,车辙深至数寸,行路之难,可想而知。道中浊尘扑衣,秽气刺鼻,漫空涨开者,初非泥砂,乃骡马粪,为车轮马蹄捣研而成细末,陈陈相因,变为黑色,似尘土也。飞入耳鼻毛孔中,一时不易擦净,行人皆戴眼纱,头及两手,亦有风帽手套等物,以为抵御,水含盐质,洗濯尤不易去秽,不图首善之区,而令人难堪如此。

予居京三月,颇欲设法禁止鸦片之输入,灭绝中国境内之莺粟,乃上条陈于政府,请其采择施行,旋总理衙门大臣王文韶告予,谓目前殊乏办理此事之人材,故一时未能实行。于是予此计尽,束之高阁者垂二十五年,直至近数年来,始见此问题于万国公会中提出讨论焉。

一八八二年去京赴沪,居沪者四阅月,得予妻自美来书,谓撄病甚剧,乃急归视,翌年春间抵美,则病者垂危,喉音尽失,予于途次,颇虑不及面,今犹未为失望,不得谓非上帝厚余。一月后,竟得转机,尤幸之幸者,予妻体素荏弱,又因予常漫游,虑或遇不测,恒抑抑不欢。余归国时,适有美教士某君告予妻曰,容君此行,殊为冒险,恐中政府或以留学事务所事置之于法,女子善怀,闻此不殊青天之霹雳,所以病也。予之返中国,可一年有半,妇已积思成痗,令人增伉俪之好。一八八三年之夏,妇病良已,至诺福克(Norfolk)避暑归时,渐复旧状,医谓宜迁地调养,庶不复病,因于冬间卜居于南部乔治亚省之亚特兰德(Atlanta,Ga.),又曾移居纽约省之亚特朗德(Adirondaka,N.Y.),但此迁徙之调养,功效亦仅,居亚特朗德久之,一八八五年冬,复病胃,饮食锐减,复思迁居他处,予重违其意,乃徙于纽求才省之色末维尔(Summerville N.J.),不幸又感寒疾,居色末维尔约两月,仍返旧居。一八八六年六月二十八日,予遂赋哀弦矣,于亚特朗德西带山公冢(Gedar Bill Cemetery)间购地葬之。中年哀乐,人所难堪,吾则尤甚,今老矣,以吾妻留有二子,差幸鳏而非独,然对子思其母,辄复凄咽,吾二子皆能养志,品行亦佳,无忝耶教人格,此则余引以自慰者。

自一八八〇年至一八八六年,为余生最不幸时期,毕生志愿,既横被摧残(指教育计划)同命之人,复无端夭折,顿觉心灰,无复生趣,两儿失母时,一个七龄,一个九龄,计嗣后十年,以严父而兼慈母,心力俱付劬劳鞠育之中,予外姑开洛克夫人助予理家政,抚幼子者凡二年,最难堪之际,赖能勉强支持焉。

第二十一回　末次之归国

一八九四年,中日因朝鲜问题,递迅起衅端,予颇不直日本,非以祖国之故,有所偏袒,其实曲在彼也。日人亦非不自知,特欲借此兴戎,以显其海陆军能力耳。战事既开幕,予之爱国心油然而生,乃连发两书,寄与友蔡锡勇君,蔡君前在公使馆为予之通译兼参赞者也。每书皆有条陈,规划战争,可使中国与日本继续战争,直至无穷期而力不竭。

第一策劝中国速向英伦商借一千五百万元,以购已成铁甲三四艘,雇用外兵五千人,由太平洋抄袭日本之后,使之首尾不能相顾,则日本在朝鲜之兵力,必以分而弱,中国乃可乘此暇隙,急练新军,海陆并进,以敌日本。第二策与第一策同时并行,一面由中政府派员将台湾全岛,抵押于欧西无论何强国,借款四万万美金,以为全国海陆军继续战争之军费。时蔡为湖广总督张文襄(之洞)幕府,得书后,以予策译为汉文,上之张督,此一八九四年冬间事也。予初不意张督竟赞成予之第一策,立电来美,派予速赴伦敦借款一千五百万元,此时驻伦敦之中国公使,为李文忠属下之人,彼已先知予来英伦敦所任之事故予亦无需另备特别公文,有事即可径往谒公使。予抵伦敦,不及一月,筹商借款已就绪,惟担保品尚未指定,予乃托公使转电政府,请以关税为抵押,不意总税务司赫德及直督李文忠不允所请,以为日本此时,方要求一极大赔款,此关税指为日本赔款之抵押品,尤且虞其不足云,实则此亦遁辞耳。盖李文忠素与张文襄意见不合,战事起后,张李二人,尤时有争议,张对于李所提议之和约,极端反对,然李方得慈禧太后宠,内有大援,故竭力主张和议,赫德之依附中央政府又为必然之趋势。于是张督拟借款一千五百万之议,力置诸不闻不问之列,此大借款遂以无成,而予之为经手人者,乃处于进退维谷之地位,伦敦承商借款之银行团,几欲以此事控予于法庭也。

予以借款无成,归纽约,乃电致张督,请其指示此后进行方针,张复电亦无他语,但速予立归中国。予之去中国,十三年于兹矣,当一八八三年归美时,自分此身与中国政府,已永远脱离关系,讵知事竟不然，至今日而犹有人欲招予归国也。但此次招予之人，乃与予素未谋面，其人之学问品行政见若何，予除一二得之传闻者外，实毫无所知。而彼转似能深知予者，盖张已上奏清廷，召予归国，奏中褒誉，至无以复加。余因思归中国一探真相，果有机会能容予再作一番事业与否。惟予前往中国时，本属于李文忠门下，今兹则将入文襄幕府，适处于与李反对地位矣。未首途之前，予所不能不注意者，即对于予之二子，必先为布置妥帖，使得受良好教育，因托予妻兄开洛克博士（Dr. Kellogg）为二子之保护人。长子觐彤，此时已入耶鲁大学雪费尔专门学院（Shefield Scientific School），年龄较长，力足自顾，幼子觐槐，尚在哈特福德中学（Hartford High School）预备。予深虑其废学，乃商之予友吐依曲尔夫妇（Rev. and Mrs. Twitohell），令觐槐寄宿其家。吐依曲尔故一国之善士，举行俱优，彼视余子犹子，而余子得亲炙其家庭教育，亦幸事也。屏当既竟，即航海归国。

一八九五年初夏抵上海，购中国官场礼服，耗费不赀，时文襄已由湖广调署两江，故予径至南京，往总督署谒之。忆予于一八六三年第一次见曾文正于安庆，觉文正之为人，具有一种无形之磁力，能吸引吾人，使心悦诚服，今见张督，则殊无此种吸力。张之为人，目空一世，而又有慵惰不振之态，谈次，于一千五百万借款之决裂，偶一及之，即轻轻略过，亦不告予政府不允之故。但予于此中真象，早已了然，盖张李既冰炭，而李在北京政府中之势力，远胜于张，故张所主张借款之策，政府竟不采纳，张自不乐自言其失败，故仅以官话了事。次乃及李文忠，张斥其为贪鄙庸碌之匹夫，谓李水陆两战，皆大失败，坐是革职，几不能自保其首领。中国因李一人，乃受此最可耻辱之挫败，言次若有余恨者。旋询予中国新败，当用何策补救，予谓中国不欲富强则已，苟其欲之，则非行一完全之新政策，决不能恢复其原有之荣誉。所谓新政策，政府至少须聘外人四员，以为外交、财政、海军、陆军四部之顾问，与之订立十年合同，十年后若有成效，则更继续聘请，惟所聘之顾问，必须有真确之经验，高深之学识，纯洁之品行而后可。既聘之后，其所陈之嘉言良策，政府当诚意采纳，见诸实行。此外更派青年有才学之中国学生，处于各顾问之下，以资练习，如是行之数年，则中国行政各机关，不难依欧西之成规，从新组织也。以上所言，乃予对张督所发表之意见，愿张闻予言，始终未置可否，亦不发表其意见，默然静坐，有如已干之海绵，只能吸水入内而不复外吐也者。故此次之谈话，较前与曾文正之晤谈，乃大异其趣。曾文正之招予，将任予以何职，胸中已以成竹，其见予也，不过示予以进行之方针耳。张则对于中国全局，既无一定之宗旨，亦无方针之可言，而于予所献之计划，则又嫌其太新太激烈，不知予此次之回国，因恨中国之败，慨然作积极进行之想，故所言如此，且舍此计划，实无救亡之良策，不能以激烈为予咎也。张而果如曾文正之磊落光明，则一时纵不能实行予言，正不妨略以数语为鼓励，使予知其人有举行新政之决心。予之计划目前虽不能实施，而对于将来，尚有一线之希望也。乃张则不独无此言语，且无如是之思想，于是予与张之交际，以此处为起点，亦即以此处为终点，此后更无机会再见其人。张之电招予归国，仅于其未归武昌之前，派予一江南交涉委员差使，聊以敷衍予远来之意，迨后刘忠诚（坤一）实授两江总督抵任后，张仍回武昌原任，去时亦未招予同行，可知张之意见，与予不合，故不欲予之臂助，虽不明言，而其心已昭然若揭矣。在予方面，此次归国，既非谋升官发财而来，则亦何乐与之周旋，以仰其鼻息，予居刘坤一属下任交涉委员亦不过三月之久，旋即自行辞职，在中国官场中，必谓予此举为不敬上官，予则不暇计及矣。此三月内，每月领薪百五十元，而无一事可为，不啻一挂名差使，此即予居张刘两督属下之短期经验也。

一八九六年，予与江南政界断绝关系，遂至上海，于时脱然无累，颇得自由，已而予又得一策，拟游说中央政府于北京设立一国家银行，因欲为此条陈之预备，乃先将国家银行律及其他有关系之法律，由一八七五年美国订正之法律中译为汉文并聘一中国文士，助予合译。而当时助予者有黄君开甲，黄曾出洋留学，曾为政府任为圣鲁易（St. Louis，今译作圣路易斯）博览会之副监督者也。予之译事既毕，乃怀译本入京，并携一中国书记同行，至京遇予之旧友张荫桓君，其人即于一八八四至一八八八年在华盛顿任中国公使者。张因邀予寓其家，寄榻于此凡数月。此时张荫桓身兼二职，为总理衙门（即外交部）大臣，一为户部（后改度支部）左侍郎，而户部尚书则为翁同龢，光绪帝之师傅也。张见予之国家银行计划，极为注意，将予译本详细参阅，加以评断，谓其中有若干条，不合于中国国情，难期实行，但择其最紧要而切实可行者，列入足矣；予如其教，斟酌损益后，乃上之户部尚书翁同龢，翁与张意见相同，亦甚以为然，遂以遍示部中同僚，征求意见，数星期后，部中重要之数大员，咸来予寓，对于予之条陈，赞赏不置，谓此事即当奏之清廷云。不数日，遂以予之国家银行计划拟成奏折，由张荫桓署名，翁同龢则从中赞助焉。

今试述予之计划，予以为欲立国家银行之基础，必由政府预筹一千万两之资本，以为开办费，中以二百万两购置各种机器，以鼓铸银币，印刷国债券及一切钞票，以二百万两为购地建屋之用，所余六百万两存贮库中，以备购金银铜三者，将来铸成各种枭币，以流通全国。此一千万两，只足供国家银行第一年之开办费，将来中国商业发达，则国家银行亦当随商业发达之比例，而逐年增加其资本，此其大略也。

此事既有端绪，旋即着手进行，派委员，购地址，予则受户部之委任，将赴美国，向美国财政部商酌此事，并调查设立国家银行最良之方法。户部奏折，亦邀清廷批准，部署粗定，乃忽横生枝节，有为张荫桓及发起诸人意料所不及者。先是有中国电报局总办兼上海招商局总办其人者，与翁同龢交颇深，此时忽由上海来电，嘱翁同龢暂缓此举，俟两星期彼抵京后，再为区处。翁得电，遂允其请，而垂成之局，乃从此破坏矣。盖道台之名，中国无人不知其为巨富，家资累万，无论何种大实业，然必染指，虽身居上海，而北京为这耳目者极多。京中一举一动，无不知之。北京有势力之王公大臣，亦无不与结纳，即慈禧太后最宠幸之太监李莲英，亦交结其人，以故之势力，在政界中卓卓有声。此次银行计划，遂亦为之贿赂所破坏，有人谓此次来京，辇金三十万两，贿习二三亲贵及政府中重大人物，以阻挠其事，于是筹备设立国家银行之一千万两现银，遂为一人攫去，以营其私业云。

究国家银行计划失败之原因，亦不外夫中国行政机关之腐败而已。尊自太后，贱及吏胥，自上至下，无一不以贿赂造成，贿赂之为物，予直欲目之为螺钉，一经钻入，即无坚不破也。

简言之，吾人之在中国只需有神通广大之金钱，即无事不可达其目的，事事物物无非拍卖品，孰以重价购者孰午之。自中日、日俄两次战争之后，东方空气乃略为之垫扫荡清洁，中国人对于国家腐败之情形，始稍稍有所觉悟也。

予之国家银行计划，既为所破坏，乃另改方针，拟向政府请求一筑造铁路之特权，予心中所欲造之铁路，为由天津直达镇江，天津居北，镇江居南，在扬子江口，两地相距以直线计不过五百英里，若绕山东过黄河，经安徽，以达湖南，则此路须延长至七百英里，予所规划之路线，则拟取其近者。惟德国抗议，不允有他线经过山东谓山东造路之权为德人所专有，无论何人，不能在山东另造铁路。此种理由，殊为奇特，任翻遍中国法律或国际法律，皆不能得其根据之所在。但彼时中国国势屡弱，不能提出此问题，以争回固有之主权，而外交部中亦无人能引证条文，驳斥德国要求之无理，深恐惹起国际交涉，一惟外人之命是听，以故政府只许予造一曲折之铁路，即此所云绕山东过黄河者，予以极力欲成此事，遂拟以此铁路让与外国公司承造，乃政府又命予必招中国资本，不许外人入股，且仅限予六月之期。六月之内若不能招齐路股者，则将特许状取消，当彼时中国资本家欲其出资认股以兴造铁路，殆难如登天，予既明知此事势有所不能，遂不得已，复将此铁路计划舍去，予之种种政策，既皆无效，于是予救助中国之心，遂亦至此而止矣。

一年前予在北京时,常遇康有为梁启超二人,当予筹划银行铁路等策时,绝不意康梁等亦正在筹划维新事业也。康梁等计划进行之极点,既为后来之戊戌政变,其详俟下章言之。

第二十二回 戊戌政变

一八九八年九月之政变,乃清史中一极可纪念之事,因此事光绪帝几被废,所有皇帝之权力尽为慈禧太后所夺,而已则变成一国事犯,慈禧直以奸细目之。溯光绪即位之初,年才五龄,虽名为继承大位,实则掌舵者仍为慈禧耳。直至光绪婚礼后,乃将朝政交还。光绪虽亲政,而慈禧如电之眼,仍无时不鉴临,以为监督皇帝之一举一动,莫不特别留意,总之慈禧对于光绪,始终不怀善念,盖慈禧当同治在位时(一八六四年),会垂帘听政,故引起其好揽大权之野心。此念一起,不复能制,自是以后遂无时不思窃取威权,绝不愿安居深宫,百不闻问也。光绪当新政后,颇思革新庶政。其一种励精图治之决心,足使京内外人士注意,如北斗之见于天空,人人咸为引领。惟慈禧之眼光,则为嫉妒心所蔽,乃视光绪之举动,大不以为然,甚且目之为凝人或狂夫,谓宜幽之冷宫,加以严酷之约束。平心论之,光绪实非凝,尤非狂,后人之读清史者,必将许其为爱国之君,且为爱国之维新党,其聪明睿智,洞悉治理实为中国自古迄今未有之贤主。天之诞生光绪于中国,殆特命之为中国革新之先导,故其举措迥异常人,洵伟人也。

中国政治上当存亡危急之秋,适维新潮流澎湃而来,侵入北京,光绪帝受此奇异势力之激动,遂奋起提倡维新之事业,全世界人见此,莫不惊奇,以为得未来会有。予亲此状,乃决意留居北京,以觇其究竟,予之寓所,一时几变为维新党领袖之会议场。迨一八九八年遂有政变之事,因此变局,光绪被废,多数维新党之领袖,皆被清廷捕杀,予以素表同情于维新党,寓所又有会议场之目,故亦犯隐匿党人之嫌,不得不迁徙以逃生,乃出北京,赴上海,托迹租界中,即在上海组织一会,名曰中国强学会,以讨论关于维新事业及一切重要问题为宗旨,予竟被选为第一任会长。一八九九年,有人劝予,谓上海租界亦非乐土,不如迁地为良,予乃再迁至香港,请英人保护。居香港者二年,后遂归美国,归时幼子觐槐正毕业于耶鲁大学,予适见其行毕业礼也。

一九〇一年春,予至台湾游历,谒见台湾总督儿玉子爵。子爵盖于旷日俄战争时曾为大山大将之参谋长者也。予晤子爵时,因子爵不谙英语,而予又未习日文,乃借人舌以翻译。子爵曰:久仰大名,又数闻时人盛道君之事业,深以不得把晤为憾,今日识荆,异常欣幸,第惜初次晤面,即有一极恶之消息报君,滋抱歉也。予闻而大异,急欲知彼所谓恶消息者,究为何事。子爵答曰:中国闽浙总督方有公文来,嘱予留意,谓君设来此者,即倩予捕君送之中政府也。子爵言时,意颇镇定,无仓皇状,面且有笑容。此恶消息难出予意料之外,然予初不以是之故,惊惶失措,亦以从容镇定之态答子爵曰:予今在阁下完全治权之下,故无论何时,阁下可从心所欲,捕予送之中政府,予亦甚愿为中国而死,死固得其所也。子爵闻言,庄重而对曰:容先生幸毋以予为中国之警吏,君今请安居于此,慎无过虑,予决不能听君往中国就戮也。第尚有他事,欲求教于君,不识君肯指示否? 予询以何事,子爵即出一中国报纸,指示曰:此条成果为何人所献者? 予见此亦不加思索,立应曰:是予所为也。且语且以右手拍胸,自示承认之坚,在旁诸人,亲予此状咸极注意,并有日本军官数人在侧颇为予言所动。予又续言曰:报纸所载,尚略有错误,君若见允者予请得为更正之。报纸所云之数目为八万万,予当日所提议,则四万万也(按四万万美金,约合墨银八万万元,报纸所载之数,或照墨银计算耳)。子爵见予慷慨自承,且更正数目之误,转笑容可掬,异常愉快,盖子爵示予报中所载,乃一八九四,一八九五两年间所上于张之洞之条陈,请张转奏清廷者也。时在李文忠于对马岛签合约之前半年,予上此条陈,请政府将台湾全岛为抵押品,向欧洲与中国通商之国,借款四万万金元,以九十九年为期,用此借款,中国乃可招练海陆新军,以与日本人继续战争。此议难未实行,而一经报纸揭载,义于举国皆知,子爵亦不知如何处得此报纸。予甫至台湾,即遇此质问,亦可异也,予以有道德上威武不屈之气,故敢于子爵前直承不讳,并更正报纸之误点,更告知之曰:设将来中国再有类似于此之事实发生仍当报定此宗旨,上类似于此之条陈于中政府以与日本抵抗也。

此次予与日本台湾总督之谈话,实为予一生最可纪念之事。予初问子爵告予恶消息,以为此日本台湾总督者,必将予交付中政府,予之生命,且丧于其手。迨见其满面笑容,予已知此身所处之地位,安如泰山,于是胆乃益壮,即对日人而谈日本之事,亦毫无顾忌,以予之心地光明,胸无宿物,乃极荷子爵之激赏,子爵自谓不久将升迁归日,欲邀予偕行,谓将介绍予以觐见明治天皇,并结识彼国中重要人物。予此时适患气喘之疾甚剧,不宜于旅行,因掬诚谢之,谓得此宠招,深为荣幸,惜病躯不堪旅行之苦,至力与愿违,在予治权之下,予必极力保护,当派护兵为君防卫,不致有意外之变。云明日果有护兵四人来,夜间在予寓之四围巡逻,日间逢予外出,无论何时,此四制护兵必随行,二居予前,二居予后加意防护。予居台湾数日,承日人是待遇,意良可感,迨后予自台湾首途赴香港,乃新往子爵处,面谢其隆情焉。

《西学东渐记》终

第十一节 《豆蔻葩》

第一回 拾儿

三星堡者,村落间以小市集也。读者苟嗜饮李兰地,当熟知三星为何处,无庸吾赘言矣。村中数十家皆茅屋,林文瀇山泉清冽,平旷青绿之田畴。环其四围,中有一屋。土垣板扉喧豗外闻者,沽肆也,肆名块金。盖是地产金,聚饮者多重矿工人,因以是佳名名之。肆仅以楹,窄而长。有粗劣之板案二,科头赤足,箕踞坐者数十辈。中置一长方之弹子台,蒙以土尔其红色布,烛泪满之。室尽处木架一具,酒瓶层累,杂列殆满。四壁饰树图,图色黝暗破碎。伏绝古,顾皆以炭为之。室隅古式风琴一,一足已折。枕以块,尘封盈寸。此种人只饮酒,或赌博,否则哄斗,他无所事事。工人欲得酒与赌者,则来此。不必醉,不必赌负。甲语乙曰:今日天寒。乙适热也。以为弄己,则相殴。虽至败颡流血,亦视为惯常,弗怪也。众聚饮恒以夜,有万留蒿回者,虎而冠者也。貌魁梧,性任侠,以武力雄视侪辈,纵横数十里间。村落百数,居民咸以采矿为衣食。其采金也,各自为政,无统一规则。各堡因互相仇视,隐然若敌国。有独行数千里者,辄被殴频死。万独掉臂游行,视若无睹。遇有尼之者,眮其目作虎视之状,敌便辟易不敢撄虎威。以故三星之人咸倚万为重,效奔走恐后,惧不当意。一日,众酒徒方聚饮,叫呶并作。万独翘一足凭桌坐,手支颐。一手将上唇须,手白皙如好女。御钻石约指一,光作作有芒。旁置杖一,茗碗一。双眸半启若慵,忽见玻璃酒杯飞起,呼啸声蓦然大作,乱如麻。从半明减灯光中,隐约见两人面被血,则有三五辈倚墙立,作负嵎势。万则哂之,状闲暇如故。而肆主人名邓麦克者大窘,急入众中敛碗碟。忽飞来一掌着颊际,颠尺有咫,大号,众乃弗闻。一时,呼叱声、肉搏声、奔突足踯躅声,纷杳不可名状。尘氛挟秽浊空气充一室,中央悬煤油灯作昏暗愁惨色。忽有大声叱曰止止。众惊顾,腭眙,则见一人手革囊,背负以物隆然,侧身塞门入。颤声咳且语,众儿郎勿尔,而翁来也。此时众人如被魔术,声顿寂。入者为一老人,貌癯而善良,其衣制邮卒也。老人已入,置革囊于万所坐案。乃取所荷物以一手承之置近胸前,又以两手环护之,若不欲人之触之者。众视之,一硕大布袋也,咸不堪措意。众人环老人数匝,群呼弼而。弼而者,老人名也。此时嚣声复作,咸向老人索雁足书、平安字,声嘈杂更不辨谁某语。老人则徐启革袋,出邮信如许,扬言曰:众儿郎须仍守约,惟弼而命,毋叫嚣强取夺。众唯唯。老人乃呼姓名,顺序分给,顷刻毕事,得书者错落散去。余人目耽耽视布囊,谓弼而:个中意亦邮递物? 弼而佯不答。众情急,软语乞弼而弗作剧。老人曰:实相告,此中物无与而等事。然试猜之。不论谁道着,吾当作东道主,供若等竟夕饮,不吝也。众曰:衣耳。一人曰然:或女衣,故庞然而软? 是矣! 吾知弼而有所欢居狗耳堡,盖所以媚彼妇者。众皆笑。老人嗤以鼻,谓:众母手触。即竟夜臆度,亦无益。众诧异,益妄测。万留蒿回独不语,以手弄赌筹,微笑。老人顾谓曰:密司脱万留,吾决汝亦能知。故作夷然不屑状,便藏拙耶? 万耸其肩,微哂曰:孩耳! 速觅其母远之,母溷乃公。众错愕。老人曰:咦? 异哉汝鸟知是孩? 众疑万妄,乃老人启其囊,赫然以婴孩也。睡方酣。众大哗。居是地者,类多客民,无土著。数十里间,妇人稚子,皆所罕见。工人之来此者,恒数年不归。亦有别其妻若子,乍自伦敦来者虽弃乡井,涉重洋,而惯性粗劣,镇日沉浸于醉生梦死中。初无有念家山而陨涕者,块然之婴儿,突如其来,触动心事。如纸醉金迷中听疏林清磬,陡觉只身万里,旅况凄凉。一种不可名状之感情,此中人盖毕生仅遇者矣。此儿男耶?能行耶?已两岁否?解言笑否?渠目睛作何色?有无名字?一时群吠并作。老人叱曰:蠢儿!此等问题,宁有暇相答。岂不知老夫块然独居,一身之外无系属?然则当思此孩胡自来,且胡为锲此儿至此。众哗曰:诚大怪事。然则汝速言,孩自何来。措词宜简短,弗故作周折,使人不耐听。老人笑曰:汝等若有人心者,宜以杯中物润吾喉,不然音且喑矣!则有十余人狂呼密司脱邓麦克,邓亦在众中。急往取孛兰地,更一人以玻璃大杯置弼而前,邓则去瓶塞,注酒杯中。杯满,瓶尚未罄,弼而以口就杯吸之,既而复注之。乃以一手举杯饮之已,乃即布袋角拭其毛喙,拭已目,灼灼视众人。弼而曰:今者我自狗耳堡来,出市集时,日已在西,吾行缓,至中途,暮霭横空,断霞半壁矣。夕阳木末,归鸟回翔,顾而乐之。忽瞥见五十步外,灌木丛生处,似有人影仿佛若女子,心颇怪之。然疑老眼之生花也。林隈路转,可三十步,又见之亟注视,则一人植立树下,长裙细腰,居然女子也。顾不见头部,似无有者。吾则大震,自念鸟得白日见鬼魅。然生平不信鬼,鬼亦不与吾值,岂今吾衰耶?老人言至此,大嗽,嗽已。众谓老人曰:弗横生论议,第以简短之词,言其究竟。老人续言曰:吾欲迹其异,越阡陌之,至十余步许,始见为一女子衣。披树若衣架者,衣制颇入时,不类劳动社会中人所御。吾大疑,念此间鸟得有此。正怀疑间,忽见数步之外一女子横陈浅草间,挺然而僵,而此孩即在女子怀中。方吾乍见女尸时,殊大震恐,毛发皆植立。及见此,吾则大悲,不暇恐也。日途正暮,远无设施,因竟掣之来此。可吾欲与若等商略,若何处置而后可。意者报之官史,存发见之时日场所,为将来事主之寻访,是吾职也。但彼可怜之妇人奈何?众无语,目视儿,儿睡熟。布袋如摇床状,大小适相当。此时众颇静肃,盖粗豪之工人,其暴戾之气,至此亦为悲感所压减。一人曰:长夜漫漫,彼死妇在旷野,恐饱狸狌,殊危险。且密司脱弼而曾检点彼妇身旁否?吾意必有书函若什物,可藉以测知其所从来者。众视其人,乃工人中号,称精细,众以老律师呼之者也。弼而曰:此言甚当!但未暇检,只掣得此孩耳,吾意携此孩至狗耳堡,为觅保姆。众意云何?万留蒿回曰:此间有老姬默林妈者,亦可任保姆事。吾意不如去三五人,姑致彼妇于此,徐议良策。此言一出,如下论旨。当即有四人声言愿往,万额之。四人遂至屋后,拆旧板扉一,舁之以行。邓麦克曰:然则盍往召默林妈,一人回诺,遂往召默林妈。三星茅屋数十,皆工人居。有妇人三,为众工人事缝纫。默林妈四十许村妇也,老成有似姬者,众便以老姬呼之。姬来,众迎,告以如是。姬抚儿,提抱而煦沐之,为理褓褓,怜爱备至。众视儿入姬手,如宜僚弄丸,咸大欣慰。姬曰:此儿福相,异日必慧美,不类小家产。众曰:女耶?曰然,死妇孤儿之悲感,盘踞众工人脑中,不暇他顾,闻姬言,始知是女。而西俗男女并重,不异视也。顷之,四人者返,声言已舁彼妇至默林妈处,第身畔无只字,亦无他特异物可作证据者。弼而曰:然则奈何?众曰:埋妇而留子。一人曰:是固然,但此儿不能属之众人。一人曰:属我。别一人曰:属我亦得。余人言亦如之,群欲争有此儿。万留蒿回曰:即得儿,亦不知鞠育。公等自问,能庇儿耶?我则有一善法决此问题。众唯唯请命。公举有父母资格者数人,互相博,博胜得儿,抚养教育婚嫁咸任之。众鼓掌。于是某某等六人皆以父母资格被选举。首当选者,万留蒿回也。众入局,余人骈肩屏足,作壁上观。万屡掷皆卢,众尽靡。局终,万胜,得儿。万曰:儿虽属某,某初非争儿者。君等若有意见,不妨明言之。众皆曰:以理势言,公当得儿,谁敢僭公者?且博而胜,神固命之矣。万大悦,推案起,燃磷寸吸烟。已而别众出,向默林妈家来。梅所居草仓两楹,尚不湫溢。室隅置灯一,灯光中木架庋板扉,女尸在焉内一楹为卧室。万入,姬起迎。问儿,则已睡。无摇床,以旧箧去盖为之。上覆毡毯,似尚安适。万启覆视儿,眉目颇楚楚,顶上发微红而浓厚。万曰:妈视此孩几岁矣?姬曰:可两龄耳。细视之具有秀骨,意其父母必非常人。此孩若有福者,后当不属之荆扉瓮牖中人。万笑曰:是已属我矣!因告以博胜事。妪曰：然则君将焉置此？万曰：后来事吾何知？博时固言婚嫁教育悉任之耳。今姑以累汝，因出金一磅。曰：烦为更置衣饰，食物佣金，皆惟余取给。因再向儿审视，乃出。后二日，三星之人醵金葬此不知姓名之妇人。丧礼悉如仪。默林妈抱儿从棺后，儿白衣黑缘，丧服也。万留蒿回冠高冠，隆然，偕众人随行。地堡来会者繁有徒，丧葬毕。万设筵劳众人。酒酣，抱儿出示客。告客以忝作主人故，众皆额手道贺。万抱儿，儿掇万须。万与客皆大笑，儿亦孜孜憨笑，众益怜之。客问儿何名，则尚无名。一人曰：盍名多儿？众未许可。邓麦克曰：吾意名之玛利差胜。玛利，西语寿也。老律师曰：吾意不如密司脱蒿回自名之，切音必稍长，以示郑重。万曰：吾意呼以伊瑟姆赍儿。伊瑟姆，盖古女神也。众曰：此名极佳。平时仅称密司赍儿或密司伊瑟姆。若正式之名刺，则可书密司伊瑟姆赍儿万留。众曰善！遂大呼，伊瑟姆赍儿祝儿万福。

第二回 英雌之孵化

三星堡者，自表面观之，一客民之居留地也。然具有特性。欲于此等社会中，觅一能抚育子弟之贤父兄，实不可得以其人类皆粗率。其暴戾恣睢之气，有足令人望而生畏者。然惯性虽劣，又非祷杌穷奇，所可比拟。其不规则行为中，往往含有一种不雕不琢，不励人欲之真性，情偶然流露。虽学道君子，犹然愧焉。不可埋没者，顾即就中人物，大别之可分数种：有纨绔子弟不克守先人遗产，堕落至此者；有大腹贾营业失败，受破产律之支配，遁迹来此者；有赌魁剧盗，借此为逋逃数者；其惰民无业者，尤居最多数。因以上种种人物，遂组成豪赌酗酒决斗之风俗。在大洋洲产金之区，其社会往往如此。而吾书如火如荼之伊瑟姆赍儿，实生长于此，实归束于此。伊瑟姆赍儿，以无父母之孤子，投身于离奇之社会。读者宜具处境之穷蹙矣！乃其所得之权利不啻皇子王孙。盖万留蒿回以豪迈飒爽之资，中年潦倒，抑塞郁勃，无可发舒，无意中得此佳儿。欲借以慰藉暮年，不觉珍爱备至。而其余诸人，沦落天涯，欲归未得。听芦管声声，胡笳鸣咽。正不知呱呱者长成几许，则寄情于伊瑟姆赍儿。藉以自遣所谓借杯酒浇块磊者，又居其半久之，又久亦竟扑索迷离，不觉爱之真挚。风物晴妍之日，梅林妈手御四轮船式车中，卧一数龄幼孩，往来树荫中吸清新空气，所至人皆欢笑相迎者，伊瑟姆赍儿也。伊瑟姆肤如凝脂，身如琢玉，眉目若画，富丽天然。其船式车光可鉴发，内部素帛绣金，穷极美丽。以蛮荒鄙塞之乡，而觇如此人物，仿佛阴雨连旬，乃有明月；冰天雪窖，忽见桃花。语云人地不宜。若三星堡之于伊瑟姆可谓人地不宜者矣车中置一匣，储玩具。彩色者为影片，为画图。灿然者为金练，为硕大约指。他若小刀时表等，皆精绝。拉拉杂杂，无所不备。凡此等物，每出必增数事，皆工人所投赠者也。船式车亦为一工人名挞非者所赠，价值数十磅云。春秋多佳日，暖暖空中灭逝者。竟如斯，日月相催逼。三星之人壮者老，少者壮。而伊瑟姆赍儿之上，亦加以密司之徽号。盖呱呱褓褓儿，转瞬间已为十七八丽人矣。以后吾书当入伊瑟姆正传无暇更为采金工人写照。然此十余年，荏苒光阴，尚有可叙述者。女子七岁肾气盛，齿更发长。人生于此时代，实为体魄发达之初期，西俗颇重视之。如吾国人值三十初度，例须宴客。工人于伊瑟姆更齿时，如值大纪念，举国若狂，争致珍异为寿。厥后伊瑟姆病麻，群文动色奔走，如临大敌。于时医生之人格，自众人视之，虽大总统不逮也。值有客自远方来，必引见伊瑟姆。与他堡人遇，必言吾家伊瑟姆以骄人。至十三岁时，众为购一驹马，教之骑射。伊瑟姆亦好之厥后人与马俱长。马殊神驳人更不凡。伊瑟姆赍儿遂以善骑射闻，虽万留蒿回，亦须让一头地。伊瑟姆揽辔出，众遇之，必脱帽作礼。虽他堡人有时与三星门哄，特遇伊瑟姆，不敢忤。其为人崇拜有如此者。伊瑟姆赍儿既长成如许，日事驰马畋猎，万留蒿回颇以教育为忧。村中有老儒，亦名士之坎坷者，为众工人治书启，得庸资以自活众咸呼以写字人万聘之使傅伊瑟姆。伊瑟姆好动不惯受束缚，文法笔算，条理细密，心颇厌之；诵读稍久，便弃书嬉戏；加以强迫，又睡魔相寻。有时反唇与师忤，大有便溺儒冠之雅。以为人生在世，安用是戈戈者为一日。万自远道归，至塾访写字人，扣以伊瑟姆所业。写字人颦蹙曰：女公子大聪慧，凡经讲解无不彻悟。但每日上课五分钟后，便不知去向。老夫亦曾用种种方法劝诱之，听至着痛痒处，似亦深自刻励，但不旋踵便忘却。奈何？万笑曰：近日较最初时何如？老儒曰：是则教者之遇也。日来所读书条理较繁，而女公子畏之愈甚。昨日扣以动变化，讵竟以书掷还老夫，谓不耐琐琐屑屑。竟去，至今未来也！万备道歉意曰：是鄙人亦任其责。因别老儒，往迹伊瑟姆赍儿。思稍稍训迪之，顾不知其何往。某处讵村里许，有小泉石，景物最幽。或言其在彼，因往杯之。乔木数本，枝叶扶疏，习习微风茸茸浅草。伊瑟姆方，酣眠其上。曲肱作枕，一手执草帽。数步外驹马啮凤尾草，龁龁作声。若添一胡儿执羁的，疑是杨妃出塞图矣。万行稍近，伊瑟姆已觉。开眸见万跃起曰：阿爷来耶！急前捧万手，吻之曰：爷去许久，令人悒悒不乐。万亦俯首与吻曰：仅两星期耳！儿觉久耶？伊瑟姆孑然一身，惟与万有父子名义。其爱敬之纯挚，综吾书前后观之，伊瑟姆固孝女也。既而父子并坐草际。万曰：汝在家乐耶？伊瑟姆点首曰：儿日来教驹马跳高，村北土墙渠已能跃过。昨日挞非与儿赛，计六次。竟负四金元，渠不敢复矣。万曰：是大佳！彼等爱儿，儿乐，吾心慰也。伊瑟姆不悦曰：彼等爱儿固然。然欲儿乐，必爷弗远行耳？阿爷离儿去，儿胡为乐哉？万曰：儿误矣！儿须知阿爷恃樗蒲为生活，使吾常在此间。彼等之钱，不将尽为吾有耶？此宁可久者？吾且问汝：儿读已许久，所业何如矣？女微笑若弗闻者。不知何来一翠羽，长可三寸许，簪之万胸前。审视曰：阿爷美观哉！万视之，鹦哥毛也。艳丽可爱曰：儿爱我哉！但吾问儿读书事，近已有寸进耶？伊瑟姆复笑不言。顷之曰：彼写字人酸腐可厌。万曰：然则儿不愿读耶。女颔首曰然：儿意天下物可厌者，莫书若。毕竟何所用而强人入此苦境。每值写字人向儿喋喋，便头脑作痛，不可耐。儿意终身不见此等人亦得。万摇首曰：是何言？天下有用物，宁有过于文字者？世界文明种族，少妇无不知书。吾为汝惧之。人有恒言：知书作字如衣食。儿未闻耶？伊瑟姆卒然曰：儿此时已少妇耶？万曰：今虽尚未，然亦转瞬间事。伊瑟姆叹曰：既将来不免，即早作少妇亦佳。万不解所谓顷之，乃续言曰：吾于汝名虽父子，实乃汝之保护人也。汝将来必有妇祖国之日，固不知汝父母为若何人。侵假为皇族，汝乃不识字义，人其谓我何矣！女无言，以手弄发，发蓬松四垂，被其面目，灼灼作揶揄状。万笑曰：即此便稚气。吾本欲送汝至美勒笨学校中……女不待其词毕，亟摇首曰：儿断不能离阿爷他往。儿虽不知读书何用，第阿爷既欲之，读亦无妨。万曰：此便是矣。然则儿从写字人读，日两钟可乎？女点首应。万曰：吾非必欲苦汝，须知人无终身作女郎者。女曰：儿亦自知必嫁人，且所嫁何人，儿亦已知之。万愕然，徐诘之曰：儿既有意中人，亦大好事，盍告我？当为汝决从违。女曰：儿必嫁阿爷。万讶曰：我耶？曰然：吾舍阿爷将谁适？万不觉失笑。女曰：何笑为？女子嫁其至爱之人，吾所爱莫爷若，宁便误耶？万曰：吾与汝有父子名义，胡可紊乱。且如儿者，须知自重，万不可偶赌徒。今儿既愿读，极当吾意，他且弗言。因起曰：归乎。当父子偶语时，万脱其帽，至是女为冠之。又自理其发，遂归。自是伊瑟姆入塾无间日，口诵手书，不敢荒嬉。而柔荑纤指间，墨痕烂然。日必洗濯至再云。一日，伊瑟姆课毕，乘马出。马已长成，毛作栗色，俊伟绝伦。缓辔行且讴，忘路之远近只。见野花含葩，鸣鸠在树，盖时方春暮也。至一处灌木丛生，芳草鲜美。百步外有小山，高可数仞。一望苍翠，如入画图，心爱好之。驻马凝眺，方徘徊间，忽隐约闻马嘶声，坐下马，亦长鸣，似相答者。循声审视，遥见山下林际别有一马，鞍辔毕具。近之，旷焉无人。马亦不维絷，见人亦不遁逃，异之。伊瑟姆有绝技，凡动物行经其地，虽日久，或丛草滑石间，他人一无所睹者，彼独能察其踪迹。因细察马所自来，迹之。值一河，河畔一男子据地坐。刹那间者,伊瑟姆敏锐之眼光,如摄影快镜,已尽睹其人形态。年事可二十余,目深作蔚蓝色,发作金黄色,上唇有微须翘起如燕剪。长眉丰颊,衣猎衣,着长革靴,襟间微露红色衬衫。按欧俗若此者,为美男子衣式,亦最入时者。而伊瑟姆视之,只觉与矿工不同而已。伊瑟姆伫立注视,不行亦不言。其人见伊瑟姆,欲起立。以杖拄地,欠身作努力状。顾不能起,乃一手脱帽作礼曰:乞恕无状。言时,若甚惫者。又续言曰:望足下告我此间何所。伊瑟姆曰:汝不知耶?答言不知,谓己已迷路。伊瑟姆曰:此间名墙沟。其人曰:谢足下。乡人适从狗耳堡来,本欲至一处。言时作沉吟状曰:其地名吾亦忘之,第忆与孛兰地有关系者。伊瑟姆曰:得毋三星郎?曰:是矣。伊曰:此间距三星可三英里,我即居彼。由狗耳堡往,不及两里,来此误歧途矣。其人曰:吾甚乐闻君言,按此亦西俗套言。伊瑟姆曰:何耶?其人骤经此一诘,嗫嚅久之,竟不能答,赧然而已。既而强起立,状极艰。伊瑟姆问所苦。其人蹙额曰:此足若废,吾为跛者矣。此间俗尚斗狠,与狗耳堡人偶一言不合,遽以横逆相加。一人以武器挞我,初不觉甚痛。至此,痛遽甚,竟不能骑。伊瑟姆曰:试示我。其人讷然曰:是胡可者,此时似稍瘳。第得马,当能骑。惜吾马不知何往。伊瑟姆曰:然则汝坐待,吾当以马来,遂去。顷之,女捉两马来。牵其一近堕马者曰:汝不能乘,吾助汝。因以一手扶之。其人感激弥甚,顾又不得上。伊瑟姆曰:汝以手据吾肩即得矣。其人曰:吾宁死不能开罪密司。伊瑟姆曰:咦,异哉!异哉!汝又非婴孩,吾能抱置鞍上耶?其人度伊瑟姆似有怒意,不敢言。因竭力攀鞍辔,竟得乘。女则乘己马前行,可半里,许忽有流矢洞女帽,女拨马向丛树间驰去。既而闻枪声,又闻呼号声。顷之,女至。堕马人大震,变色。女笑曰:有两人殆为足下来者,已薄惩之。第行无害,堕马人不知伊瑟姆为何如人,颇怀疑惧。已而至一处,女曰:可矣。前往三星堡不远,已出险矣。堕马人曰:君冒险活我,不知衔结何时,愿告我姓名,俾返国时瓣香顶礼也。女曰:我伊瑟姆赉儿也。足下何名?其人曰:仆名拿门石勒。女曰:拿门石勒,拼法何如?此时二人并马行,其人出一名刺授女。文曰:袭侯拿门石勒,其旁有汤沐邑橡田数小字。女诵读一过,因思此物极佳,阿爷何以无之,盖伊瑟姆前此固未尝睹名刺也。

第三回　剖心语

拿门石勒既出险,见伊瑟姆赉儿举动不凡,心异之。因思世界上鸟得有此美丽如嫱施,武勇如贲育,而胸襟之坦白,意态之镇静。又出寻常女子万万,是受何种教育而能臻此,尤可异者?巴黎伦敦不闻有此,乃于大洋洲乡僻之区遇之。思欲一问履历,又慑于伊瑟姆之神明,不敢唐突。仿佛彼女子之慧眼,能见己之肺肝,辗转筹思,竟张口结舌,不敢冒昧,并足股间痛楚而亦忘之。惟视线则固著于如花之面,如对伟大吸力而不能去。而混沌未凿之伊瑟姆,按辔徐行,顾盼自若也。二人并马行,默然者久之,落日距地平线两丈许。远山一角,尚余残照;远近村树,暮霭苍然;断霞半空,赤如鱼尾。密司脱拿门石踌躇满志,庄敬致词曰:佳哉风景,尊居不远耶?女曰然:方五六里中采金者皆吾村人。前村树林稠密处,即三星也。拿曰:君卜居此间已几何岁月?女曰:吾生长此间,有生以来,未尝一日离此。女言时,见拿门意似诧异,因曰:何哉?曰:无他,吾不意密司乃僻处一隅者。女沉思片时曰:君里居何所?曰:伦敦。女曰:伦敦乃最著名之区,舆地课本中尝言伦敦为英之京都,较巴黎柏林尤繁盛。然否?拿微笑曰:然凡此数处,仆皆曾居之。女曰:所谓橡田者,君家耶:曰:然,是在伦敦之乡间,吾母地也。女曰:君有父否。拿曰:老父谢世已久,尊甫在此否?曰:否。吾不知父为何国人。依义父密司脱万留居此,渠名万留蒿回。蒿回西字训侨寄曰:然则尊甫必他国人,故以蒿回自名。女曰:是则不知,他日当问之。顷之,女忽问曰:君名拿门,一字袭侯然否?拿曰:袭侯非字,官阶也。吾父曾得侯爵,故有是衔。女曰:

吾殊不解，此间亦有一人，众谓是男爵，然人不以男爵或袭男称之。有时或呼以司密根，或亦是官衔，然似非尊敬名词。彼等或不以司密根称汝，亦未可知。拿门笑而不言。女又曰：吾每读书至公侯等，恒心疑其人，必被貂裘，着衣袍，一种硕大之冕旒，赘其头部，今乃知不然。拿门方以手据鞍，灭轻足部之用力。闻女言，竭力忍笑曰：然。有时如此服式，然必在议院或内阁则然，平时则否。女曰：议院内阁，为一种甚尊严之地然否？拿微笑曰：然。曰：凡为侯爵必富有金钱然否？拿疑女作言狡狯，然态度娴静端庄，绝非轻薄，踌躇而后答曰：是不尽然。固有甚富足者，然世家而贫窘者比比，若仆固寒俭非富有也。女无言，上下凝视拿门，似有所思曰：君胡为来此？曰：吾因在伦敦无所事事，坐困非计，因漫游至此。必意有可经营者，人恒视大洋洲为畏途，谓风涛险恶，安所有黄白物俯拾即是者。吾颇不谓然。夫欲不劳而获，为计固已左矣。女曰：此间人他无所事，惟以采金为业。然其事太苦，且得金之多寡，视遇之亨否，非可预算盈绌。且欲为此，先须购地，得地亦极难事。拿曰：谢君指示，然吾绝不畏难。吾有一必达之目的，即于此间思购得一方土，君卜其可得耶？言时以目注视女面，女曰：可否吾实不知。汝可问之挞非。曰：挞非为谁？女曰：彼为一威尔斯人，此问事无不悉者，其人遇我甚善，少顷当为君介绍之。拿私叹曰：天乎畴敢遇汝不善者。女续言曰：设购地事就，君能为吾村人所为耶？凡为侯爵者，大都颐指气使。平时需多人给役，否则率陆军与他国战斗，吾意如。是拿复笑曰：是不然。吾腕力颇健，既业此，即掘金及淘洗矿质各事，或皆能之。且吾善饲马，及……及……及他种事。女无言。又一二分钟，女问曰：彼狗耳堡人，何事怒君。拿曰：言之可笑。吾见一人虐遇其狗，似狗属彼。即无论如何酷虐事，皆可施之，因告之曰：若有所愤，于狗何尤？何无仁心乃尔？谓我干预，遂致殴击。可谓无谓否，则地名狗耳？其人遂皆如猘狗耶？女奋然曰：彼等因细故殴人，不足，且至中途截击耶？吾当告之吾村人，便言彼狗以非礼辱吾友，彼等当能为君训诲之，友为仇之对待名词。拿曰：谢君厚贶，乃竟友我。女目耽耽视曰：君乃仁及无告之狗，凡具此仁心者，皆吾友也。拿唯唯，觉伊瑟姆宅心正大，颇自惭。未几并马入村，村人工作未已。环村一小河，河畔临流蹲者数十辈，盖淘沙者也。岸上负担者，耶许声唱和不绝，见伊瑟姆，咸唱诺致敬。伊瑟姆抗声答之，音韵清脆，仿佛激越之声浪，挟空气而至山峰之尖。旋有一人迎马首来，问曰：赉儿，同行者谁耶？女为其人略述遇拿门事。拿因告众人，密司伊瑟姆救己。众视女帽为流矢所洞处，咸奋怒，谓狗耳人敢近吾家伊瑟姆，必痛惩之。后三星人与狗耳堡有剧烈之械斗，卒致狗耳人被创云。其先一人向拿展询姓氏，女曰：此即吾所谓密司脱挞非，彼即拿门石勒，侯爵也。挞上手致敬曰：贵客辱临，幸甚！拿谦让，言足被创，乞恕无礼。挞因命人召医生，又嘱众儿郎须敬礼贵客。众唯唯。挞因邀客至己舍，拿创剧不能自下马。挞以一手挈之离鞍，轻易如举婴儿。众有笑者，挞曰。众视客孰如花朵美，皆曰客美，其似玫瑰。挞曰：曰谓玫瑰似客亦得，咸大笑，拿亦忍痛笑。医来，检视已，出谓众曰：创剧甚，顷已投药。晚间必热，然无害，三星期可瘳。众议不如移客至梅林妈家，使老妪任看护。入夜，果如医者言：热甚，谵语。忽伊瑟姆自外入，梅林妈方以湿巾拭病人头额曰：赉儿来大佳。医言须频换新水，汝暂代吾职。老身往汲水即来，女额之。妪取巾覆首，提壶径去。女湿巾如妪教，拭病者额。病者絮絮语不已，语模糊不甚可辨。中夹地名人名甚伙，都不知何地何人。第闻、频、呼、翠、兰、福、特、似其人与病者有密切关系，忽又以手击席曰：伊瑟姆赉儿。女大惊，闻病者续言曰：翠兰福特乎，如伊瑟姆者天人也。吾知汝必未曾见如是人物，渠曾救我，致流矢坏其美丽之冠。又曰：吾他日返国，必乞得此冠为纪念物。此时伊瑟姆自觉两颊如炙，惊疑不知所由。起立，思遁，闻病者连呼伊瑟姆，不觉复坐。以手按病者额，似此温软之掌能愈病。呓语顿寂，而上下唇吻，犹作呼伊瑟姆之姿势。顷之，帘动，梅林妈入，女如释负。妪曰：此时稍安静，睡耶。女不作一语，俯首徐步出。

第四回 河干情话

伊瑟姆既出,心志忐不已。自是常觉有一物横亘胸中,能使人郁郁寡欢不能去,不自知其为喜怒哀乐也。因而颇有戒心,不敢再至梅林妈处视病者。虽梅报告拿门病状,女亦置若罔闻一日。梅言病者已杖而能起,惟医生不听出,终日坐卧一室,状极无聊。数问伊瑟姆,意盖欲密司一往顾者,女乱以他词,旋即起去。又数日,拿门病愈,散步村中,留心迹伊瑟姆,竟不可得。偶至河畔,及工人采金处,颇为众所欢迎。拿迹极意敷衍之,不为崖岸,众大悦,更相招饮。席间无他长物,惟孛兰地威斯隔及烟卷而已。问伊瑟姆,则云在此村中。或言顷见之某处,又不敢穷诘。一日,夕阳既下,游兴未兰,过酒肆,肆即块金也。闻室中人声欢闹,信步入,见众皆袒裸,饮方豪,默念光阴荏苒,已由春入夏矣。忽见挞非以手相招,遂入座。挞以巨觥酌已,因问众胡不博。挞曰:密司脱万留他往。博易致争哄,他人排解,辄不听也。已而顾见室隅一琴,制古且巨,触所好,笑谓挞曰:抚一曲为君侑酒何如?挞曰:客善此极佳,第此物窳败,不知尚能成声否。因呼邓麦克移去其上七箸盐盎等,去尘垢。拿则自掇座椅,启之,律匙皆作黄色,有黑者,姑试按之。清音乍动,群声顿辍。拿因鼓一短调,众人闻所未闻,无咳吐者。抚已,鼓掌之声如雷。挞非尤兴高采烈,手足蹈舞,间拿龙歌否?拿问所欲。挞曰:吾侪皆鄙夫,不知韵事。自伦敦浮海来,觉广漠无垠,天下之大观也,曲之咏海者最佳。拿仰天声咳,为秉风破浪之歌。初时洋洋盈耳,飒飒移人;俄而琴韵铿鏗,歌声裂帛;顿觉风萧瑟兮并兴,天惨淡而无色;如浩渺无涯,波涛壁立;汪洋万千,危樯一叶;听者咸神往色动,不知身在茆屋中也;曲终乐止,余韵铿然。众欢呼,皆曰:客贵人,故多能乃尔。拿畏嚣,思吸新空气,遂出。月影中见一人立檐下,玉臂云鬟,仿佛丽绝。逼视之,伊瑟姆也。曰:吾固疑是密司。女却立,无语。拿曰:密司日来佳耶?女微俯其首曰:佳。月明在天,人影在地;肩瘦削,腰纤细;着西兰线衫,肌肉莹然。两人对立移时,拿曰:君贮听久耶?女曰:适才来此。实则女已窃听一小时矣。歌曲者君耶?拿曰:然。曰:声调正佳。拿笑曰:巴人下里之词,不图乃污清听。如此良夜,河边月色绝佳,密司颇愿往否?女举首望月曰:诺。二人遂偕行。拿曰:幸不甚远。女不言,来至河干,有圆石,颇光洁。女坐其上,拿门即其旁席地坐。女讷然曰:君病已耶?拿曰:良已,再一二日当霍然矣。此间人遇仆极佳,令人感激。而老姬梅林妈,吾直不欲以老姬呼之。女曰:我孩提时彼即以老驱名,不闻有别号也。拿曰:彼不啻我之乳母。故云,使仆而病在伦敦,或不能得如是周密之看护。然仆有一事欲问密司以释吾疑虑。女问何事。拿曰:梅林妈为吾言,仆昏晕时,密司曾来小坐,不知尔时曾作何狂悖语?女曰:君此言何意?曰:吾惧尔时或有非礼之言,致干君怒,故日来避不与仆见。凡人失去知识,即不知择言。果尔,望密司曲恕之也。女俯视以足尽地上沙,曰:无之。且君亦何致迕我?拿曰:固知必不致迕密司,然恐有非分之言致密司不怿耳。今闻君言,如释重负矣。女曰:君所言皆君家事,吾不甚解。有名、翠、兰、福、特、者、谁、耶。拿曰:吾曾言翠兰福特耶?是乃吾中表兄弟,迈魁翠兰福特。迈魁英职官名,品视侯爵。女不解,问迈魁作何解释。拿交两手置脑后,昂其首,盖如是则注视女面,可减省头部之用力曰:翠兰福特乃老公爵佩而非利之子。女曰:吾闻公爵至贵,其上即君主是否?曰:是亦不尽然。若世袭者仅存其衔,亦即非尊贵,然佩而非利固是显者。女曰:翠兰福特既为老公爵之子,一旦老公爵死去,渠即承袭公爵矣。拿曰然。然戚串中咸不欲老公爵速死,因渠乃一极慈善老人。女曰:翠兰福特亦慈善否?拿曰:翠兰福特乃世界中仅有人物。女曰:何便仅有?渠何所能?拿曰:其人武勇善射,畋猎攫飞走如探囊橐。女曰:其人作何状?曰:面微黑,须眉英武,似意大利人,又似西班牙人,其实英产也。但其家贫,债累累,处境亦殊可悯。女曰:焉有公爵之子而贫乏者?拿曰:曩固言之世家而空匮者比比,使密司不遇仆,则犹谓侯爵与常人异耳。公爵佩而非利既举债,境益窘,近又假重息之款于犹太人。彼犹太人向以贪狠著，自非万不得已，必不出此。女曰：以钱假人，则受人之子金。吾知之，此间亦有一人专事放债，工人咸倚赖之，拿太息曰：以金钱假人通其有无，本两利之道，独犹太人当作别论。彼佩而非利公爵，本一最有名誉之人，今则操债权者足以制其死命。即今所居宅第，亦都典质净尽。女曰：居宅何可典质，且何不货之，己则更居屋之廉价者。拿曰：若寻常百姓家，自可如此。苦于其为公侯阀阅耳。女曰：彼操债权者何能制其死命。曰：屋既典质。即主权丧失，迁徙惟债主命矣。女曰：我不甚明了个中曲折，惟我所居之屋，不愿听他人命令。拿曰：此翠兰福特所可怜。渠常谓我，将来若得世袭，便侪于奴隶，不如农民自由，女沉吟不语。此时碧天如洗，清风徐来，伊瑟姆卷蚤之发，拂拂飘动。拿门凝神注视，竟忘翠兰福特。女忽问曰：谁为爱丹？曰：吾又言爱丹耶？曰然。曰是密司爱丹林星，是为伦敦著名美人。女曰：其人与君若何关系。曰是吾友也。曰既为伦敦著名美人，自必甚美。拿曰：美甚！美甚！彼之摄影片，几于无处无之。女曰：彼何似？曰：其发似西班牙之黄丝，柔细而泽；身长，而增之一分则太长；其眉目之佳妙，直不能以口绘。翠兰福特曾上以雅号曰：天孙，其意以为只应天上有也。三星人誉伊瑟姆善骑，常称之天上人。因曰：彼爱丹必善骑。拿曰然。彼坐马赴公园，吾尝见之。女曰：彼亦善射鸟。否曰：是则不知。曰：爱丹能升树否？拿不解，问若何升树。女遥指曰：譬如彼最高之树，渠能攀援登其颠否？拿曰：是恐不能，吾只见彼能升楼梯。女大疑曰：仅有如许技艺，便天上人耶？拿曰：渠之美丽，于伦敦诚一时无两，然在大洋洲则否。女曰：何耶？拿渐握其手小语曰：以有吾可爱之伊瑟姆赉儿也。女变色，急敛手起立。拿惶急曰：君怒我耶？不应，俯首行。再问，再不应。拿前制其衣，女夺手低应曰否。拿不敢再作何语。女徐行，拿植立目送之。

第五回　搜孤

　　伊瑟姆之别拿门徐步归也。月华皎洁，露气沉冥，倩影亭亭，芳心跃跃。初不知今夕何夕，亦不辨是梦是醒。正所谓破题儿第一遭也。使伊瑟姆而受伦敦巴黎之社会教育，自然于懵懂界中，避开情窦，梅花性早，著花岂待春风，豆蔻含葩，烘开宁须午日。观下文伊瑟姆之由来，便是明证。无如三星堡风俗朴鄙，生长其间者，浑浑噩噩，初不知人间世有慕少艾之一事，何知情爱。且伊瑟平时在万留庇荫之下，具出类拔萃之姿。自有知识以来，只受人之敬爱。彼顽劣之工人，亦都知齐大非偶，不敢萌妄念。其地位仿佛女王，不可侵犯。今忽遇一不自菲薄之拿门，骤然以爱情撄之。遂如清净世界，忽住混世魔王，鸟道蚕丛，强设天梯石栈。当时且行且思，毕竟拿门所言是何用意。渠言爱我，爱我便将何如。且彼爱我我亦爱彼可矣，何便疑我怒。岂个中有可怒者在耶？想入非非，愈转愈幻，如坠五里雾中，无从索解，只觉面赤心跃，不可遏止。至家辗转不成寐，明日不觉迟起。推窗四望，见工人都已操作，朝暾融融矣。平时早膳前，必往自饲其马，是日则伫立茆屋檐下，悠然神往，不复以马为念也。忽有人曰：赉儿，日高三丈，才起耶？其声喇喇，如油鼎炙肉。视之，梅林妈也。入就座，妪进膳劝餐。女不食，妪曰：赉儿病耶？女曰：己亦不知。只不觉馁，因欠伸起立，似无可排遣者。妪曰：赉儿既倦不思食，至门外一吸爽气当苏。羹炙皆太热，稍凉亦佳。女遂出，循路登土阜，伫立凝眺，因追忆昨日事，一一推敲之。颇以拿门即去为虑，因己最后时只言一否字，彼或误会谓我心嫌其人，则彼或且索然乏味，因即去此奈何。忽瞥见一骑自远来，以手荫目注视之，辨为万留蒿回。万每出，必两星期始归，归数日即出。女每值父出，恒郁郁不乐。见万归，大悦，疾行归。土阜距所居可里许，比女至，万亦适至。见伊瑟姆，呼曰：赉儿，吾固知汝无恙，然面色何不佳？女前吻万手曰：无他，爷归，儿慰甚，愿爷弗即去。因挽手入草舍，女为拂衣上尘。既而以手加万颈，吻之。乃整理饮馔。万曰：儿语音似喑，无他疾苦耶？女曰：无之。日来村中有何新闻，闻有新客。客为谁？来自何所？女曰：有之。言次，进威斯隔半杯许，以水和之。曰：其人自伦敦来，名拿门石勒，云是侯爵。万漫应曰：侯爵，是乃贵客，举杯饮。女立万身后桌旁，涤杯碟，踌躇欲有所言。忽外间有人语声，万出门观望，女随之。遥见有两骑者，众环绕之。万曰：其一为弼儿，更一人为谁？女曰：殆催租吏。万曰：状似城中人，然非是。吏人年齿类皆壮盛，彼老人也。女曰：然则银行中人。万曰：彼不索逋负，胡为来。言次，已渐近，其一果弼儿。女曰：弼儿殆为彼客作乡导。万曰：然。彼客究何为者？旋两人皆下马，弼儿向万举手，曰：密司脱万留久阔矣。近况益善耶？万笑逆之，执手欢语。弼儿曰：彼客自伦敦来，有要事专访足下，特挽吾作介绍。客去其冠，与万握手，汗被其面，以巾拭汗，喘且语曰：吾千山万水觅君，今幸得相见。乃莫名吾之快意，其人短小精悍。年事可六十余，面微黑，秃顶白须，状殊矍铄，言语时气甚促。若不胜跋涉者，万则耳听而目注之，色极镇静。弼儿曰：汝二人既得见，吾介绍事已毕，尚有冗事，恕不陪侍。又笑谓伊瑟姆，老人有常例，密司忘之耶？言时，举手伤势，女授以斗酒。弼儿举酒倾入口中，格格作响，饮已声谢，握手别去。万邀客入舍，客去其外挂，出名刺授万，乃就座曰：老夫乃撒姆逊平曲客也。万视其刺曰：伦敦私家律师平曲客弼楷，寓格来旅馆百十九号，平曲客：某此来，因吾之委托人密司脱高藤谦德温特事。高藤谦德温特为何人？想从者必已闻名，弗须词费。万曰：鄙人不知也。平大嗽，就吐壶吐。已而自弛其领曰：密司脱高藤谦德温特，吾以为全世界无不知者，公乃未之前闻。万思或称高藤，或称谦德温特即得。累坠乃尔，乃如嗜烟者之吸雪茄，不离其口，岂非怪事？乃以手入衣袋出烟丝卷之，冷然曰：此间地僻，未闻也。平思此人之冷，吾乃今遇之。因大声曰：密司脱高藤谦德温特，为伦敦著名富豪，其家产在二兆金磅以上。言时色作庄，万轩渠曰：二兆磅以上耶？使其人与我作叶子戏，吾当倒屣迎之。密司脱万留蒿回亦腰缠十万贯矣。平曰，高藤谦德温特，为人慷慨好施，于各种社会无不点缀，且精明过人。万曰：渠能致如是巨产，自与寻常人异。平曰：然。然高藤谦德温特有一不幸事，结婚年余，夫人便谢世，生一女。伉俪笃，竟不胶续。孑然一身弱，息之外更无骨肉。及长为之择婿，眼界既高选择又苛；翩翩公子，竟无当意之人；离离标梅，难名愆期之恨；遂尔不待父母之命，竟蹈鹑鹊之嫌。万点首，以指弹去烟卷之灰曰：凡客所言，皆题中应有之义富人为子女计婚嫁。辄不得当，其故由于饱经事变。其心理与儿女子辄相凿枘，水性就下，不因势利导，即严为之防，鲜有不溃者。此世事所以多错迕也。客双眸炯炯，注视万面太息曰：足下之言，洞如观火，真饱经世故通达事理者。言次又大嗽，已而续言曰：事为高藤谦德温特所知大怒，几欲置之死地。女偕所欢遁去，亦竟置之。万曰：此亦为父母者同有之心理。觊觎此巨产者，必不乏人。平曰：诚然。高藤谦德温特无近族，远族有袭产资格者，可六人。然都不当老人意。迨病笃，悔之。弥留时，以遗嘱托仆，谓必觅得爱女踪迹，举遗产悉畀之，他人不得染指。万点首无语。平曰：吾自受此委托，迄今五阅寒暑。万曰：天壤茫茫，人事转烛，历时愈久，寻访益难矣。平曰：否，今且庶几得之。余自受委托后，竭力访察，已迹知此女出后，年余，所天即逝世。曾产一雏，女也。后又访得此女夫逝后，无以为生。因渡海由伦敦至大洋洲，依其夫之戚某，曾至一处，地名狗耳堡。留两日，由狗耳至三星。遂不知踪迹。后余值老人弼儿，始知女亦死，遗孤则在此间，此寻访之大略也。密司脱万留蒿回乎：今已，为山九仞，公当有以教之。言已起立，向衣袋中取日记簿一，摄影片一曰：凡吾寻访事，皆逐节可按，此影片则高藤谦德温特之女公子也。万曰：然，有之。吾尝以赌得有是儿。平不暇问赌事曰：有便大佳，乞指示。现在何所，吾且往寻之。万笑曰：客稍坐。因起出，伊瑟姆方在门外林下补手套。闻万呼己，即入。万曰：有客欲见汝，可从吾来。

第六回　别父

平曲客见一美人从万入，大惊，起立，鞠躬致敬。凡人生长一社会之中，其嗜好习惯必与所在之社会符合。即性情风度，亦必与所在之社会符合，此盖同化力之作用，古谚所以有培娄无松柏之说也。平曲客自闻高藤之亡女已死，遗孤流落蛮野之乡，便觉索然无味。只以责任应尔，未便中辍，其意以为就使寻得，料不过一三家村中赤足环婢，以之承袭如许钜产。犹之以金盆玉碗贮狗矢，终不免大煞风景。比及见此入室丽人，觉其神光奕然，庄严之态，足以慑伏己之精神。又思此必密司谦德温特无疑。毕竟此老何以忽变易其意想如是，恐彼亦无从目知也。其实伊瑟姆乱头粗服着蓝色布衫而已，女入，立案旁，目视老人。顾万曰：客谁耶？曰：此客名平曲客，律师也。自伦敦来，有事欲面汝者。女复视老人曰：此人欲面儿耶？老人色益恭。万曰：吾常语儿，他日必归祖国，今果然矣。平曲客移己所坐椅置案侧，曰：密司谦德温特请坐此。已乃坐一衣箱上。伊瑟姆若无睹者，仍注视客。万向窗外吐去所吸之烟曰：密司脱平曲客已为我详述汝之出处，渠乃汝外祖之委托律师也。女曰：儿外祖乎？万点首曰：汝外祖名谦德温特，汝父即以此为姓。今彼等都已逝世。言时目视案上摄影曰：此即汝母之影片。女取影片凝视，已而仍置案上曰：儿今不已姓万留耶？万曰然：然我仅为儿之保护人，儿有他戚族，不更佳耶？平曲客曰：高藤谦德温特有一侄女，号云苔夫人，即密司之姑，为最近骨肉。他日至伦敦，当为密司之保护人。女目视万，万曰：密司脱平曲客告我等以好消息，汝之外祖为伦敦富豪，汝今已为极富富人。平曰：二兆磅以上之巨产，即伦敦亦第一等矣。女不知二兆磅毕竟几许金钱，第思己忽作富人，意颇欣然。万曰：客此来即拟携汝至伦敦汝姑母处。伊瑟姆视客复视万曰：儿极愿往。阿爷尝言欲至伦敦，何图竟有此好机会，爷不且大欢喜耶？万曰：密司脱平曲客乃来逆汝者。女骇曰：阿爷不行耶？万曰然。女色骤变曰：然则儿亦不往。言已就椅坐，俯首弄手套。平曲客曰：密司谦德温特。女瞋目曰：若即说至唇舌焦敝，吾亦不能舍阿爷随汝去。如许金榜，汝有之可也。平尚欲有言。万急目止之曰：外间喧哗声何耶？老人会意，即出。万引身坐箱上，婉言曰：赉儿，汝听吾言。女曰：阿爷不往，儿只身随彼干腊之老人，作如是想，便大误。万曰：汝姑待我词毕，汝再有言。须知阿爷决事必无差谬。人之一生，犹之一日一日自晨而午而夕。其间景物之差异，且前后不同。晨餐既毕，继以午膳，藉曰不欲，不能迫鸟兔之不飞走。儿今日以前为旧日月，来日方长，新事业之膺汝身者正多，奈何固执？吾岂不乐与儿相依，奈事理不容尔也。伊瑟姆曰：儿不愿舍阿爷去。万曰：吾之不能偕行，亦自有故。言时更卷一烟，万虽神色自若，而卷烟时手指则震动不已，曰：赉儿，乎儿亦知此往承袭钜产，即置身上等社会。吾在此间无礼节之周旋，衣冠之束缚，使偕儿往，能如是耶？人或嗤我为鄙野，则且为儿玷。且人鄙我，儿又胡能堪。女曰：儿不愿与显者交接，以儿视之，爷即至贵显，儿亦不愿作富人。万曰：此皆童稚语，彼谦德温特为汝所自出，于理当归，汝甘作悖理人耶？且汝漠视汝之祖若父，亦安望汝之能爱我矣。女以臂加万颈曰：爷竟必欲儿行乎？言已泪随声下，万亦黯然。因慰之曰：儿弗悲，此去又非从此断绝者。若念我时，可以书寄我，告我以在彼何作。伦敦若何繁华，吾知儿此去必有好消息报我。女哭曰：儿舍爷去，或堕苦海，爷无从知耳。万曰：儿痴矣！那得便尔，且汝或不当意，可仍归。人若有卖汝者，吾当为尔手刃之。女曰：可便归耶？万曰：那得不可！汝又非若非洲人之被卖为奴者。曰然，则儿且即归，仅费时日及川费耳。万微笑曰：川费固可弗虑矣。女曰：儿可来，爷亦可往爷若来伦敦视儿，则彼贵人者即不交接亦得。万摇首曰：汝至彼后，即知吾不能往之故。因起立曰：儿第、志、吾、言。若、不、当、意、归、可、耳。因出邀平曲客入，方平曲客出时，挞非与所谓司密根者因事争哄，肉搏正酣。平视之，魄动心悸，顾而却走。方傍徨门外，闻万呼即入。万曰：密司谦德温特已允偕客往，行期还须密司脱平曲客言之。平以巾拭汗曰：此间绝非乐土,密司谦德温特不宜久居此。吾意愈速愈妙,能今日行最佳。伊瑟姆怒甚,几欲唾之,万止之。曰:少驻终别耳,与其迟不如速,今日行亦得。儿与客稍进饮膳,吾当告众人。万出,见挞非与怀密根犹相持,亟止之。告以平曲客来偕伊瑟返伦敦,今日且行。一语未毕,众大哗,或怒,言老畜敢尔。烦吾一举手,不难寝其皮,众和之。便都向万所居草舍,来势汹汹不可遏止。至门外,万劝众暂弗卤莽。遂入,万知众不可理喻,不如使伊瑟姆自言之,因与女偕出。众大呼赉儿,声动地。伊瑟姆傍万立,默不语,泪承其睫。众欲闻伊瑟姆言,声旋寂。挞非曰:闻密司今日去此,毕竟何事?望密司自言之。此时众人植立无声息,伊瑟姆唇吻辟阖不能声,久之曰然:吾将去。彼伦敦人因踪迹吾来此。吾不欲别汝等行,言时,哽咽,声不续,泪珠籁籁堕。然吾于理必往,然吾且即归。言至此,女以手套掩其面,返身遽入。万留蒿回因述平曲客所以来,及伊瑟姆往伦敦事。众无语,嗒焉若丧,众议久之陆续散去。马三五匹,徒步者百许人。手风琴一,声呜呜无腔谱。听者咸酸鼻,愁颜泪,如皆。如闻塞上琵琶,边城笳管,盖伊瑟姆以是日去三星矣。送君南浦,伤如之何;文人骚士,达之成文;野人武夫,只于率真;三星众健儿当是第二次动悲感矣。骑者为伊瑟姆,平曲客,挞非。万留蒿回,步从者为工人。手风琴为三星唯一之乐器,块金肆古琴而外,仅此而已。工人行且语,谭伊瑟姆历史,追述曩年拾儿故事,历历如昨日。惟万留蒿回,以壮盛健儿今亦星星在鬓矣。银箭金壶漏水多,青山又衔半边日。谭者皆自抚头颅,怃然叹息。骑者徐行,从者疾走。如纪律之师不闻喧嚷,惟闻步履声手风琴声相错杂而已。遄行六十里,众别去。是日宿美勒笨,澳洲巨埠也。户口殷繁,市缠林立,旅馆亦都清洁。人言赴英邮船以第三日开驶,万留蒿回乃为女市被物。实行箧慰海谆谆,恩勤备至。猬毛绕颊之英雄,亦严父亦慈母矣。至第三日汽笛呜呜,海天渺渺,伊瑟姆倚栏凭眺,但见涛头矗立,不闻阿爷唤女声也。吾书至此,有一事宜追述者:山石嵯峨,云天迢递;征途百折,柔肠九回;此伊瑟姆别三星众健儿时也。一鞭残照之中,见野鸟山花。都恋恋有故人惜别意,忽觉袖中一物,陡忆为临别时挞非所授。当时似曾作何语,惟心悲意乱,未暇检点。急取观,则一书。封面端书致密司伊瑟姆赉儿,亟辟之,中仅聊聊数语:谓有他故不能久居此,他无所恋。惟不能达希望,心殊耿耿,今且别矣。不顾密司怒我与否,必一言吾心事。吾惟爱密司,继此以往天长地久,身虽死,此爱情不死也。下署拿门石勒,此外更无他语。伊瑟姆方寸已乱,愁绪千端,并成一片甜酸苦辣,无从分析也。嗣是月余,伦敦克洛司公园云苔夫人宅前有二客,乘马车荏止。一老人一少女,女即伊瑟姆,老即平曲客也。阍者导两人入登楼,楼梯绝阔,至一室,嘱二人少俟。阍者辟门入,揭帘幕,夫人知有客,自内迎出。伊瑟姆见一女子云鬟花颜,风姿绰约,意似己姐妹行,以妆束度之,尚是处子,年事较己似稍长,花信不足,及笄有余也。读者试掩卷猜之,此何人欤。云苔夫人,一四十已来人,丰颊曲眉,犹饶风韵。惟云鬟半偏,已是赝鼎,微笑曰:密司脱平曲客功成归国矣。平上手致敬,恭问起居。夫人霁颜答之。因与握手,既而顾伊瑟姆曰:此即吾侄女伊瑟姆耶?女至是始知其人即己姑母云苔夫人,非姐妹行。夫人着白色素绢衣,淡蓝丝织裙,窄窄皮靴,圆底高屐。蝤领玉臂,肤凝腻如乳油,微映红色,两手约指可数十,光怪陆离,不可逼视。然似不便利,纤纤女手,转形臃肿。西俗长幼初相见,长者必吻幼者之额,以示宠异。夫人加一手于女肩上,就与吻,相距可半寸许。嗫唇作响,盖恐口脂染女额也。徐握女手,上下凝瞩,含笑邀平曲客入室坐话曰:吾自得君书,日夜悬望,然书中何不早言吾侄女美丽?吾今见汝,弥复心慰。渠绝似其母,形神逼肖,使吾忆及二十年前晤对时。言次,声稍感,以巾拭目,微喟曰:儿如此,不负门楣矣。密司脱平曲客是吾家功臣,亦不枉汝辛苦。平足恭,欠身逊谢。女目灼灼注视夫人,觉语音轻圆,得未曾有。且步履起坐,似都有规则。曾经娴习者,心颇异之。忽见夫人谓,己远道不易,想甚倦劳,女正容答曰:否。儿觉甚适,不倦也。其声洪亮,视夫人语音,如钟声与箫管之比较。夫人意似惊异,笑指一门曰：恐儿不自觉耳，此间是吾寝室，可任便休息。欲盥靧巾栉毕具，随意取用可也。女掀帘入，夫人笑曰：密司脱平曲客，前书仅言寻得，吾意必一蛮女，颇以为忧。平曰：吾书中曾言密司谦德温特状颇美丽。夫人曰：何止颇美丽，在伦敦不作第二人矣。试思谁家女郎更，相比拟得。吾意君此时骤失一秀色可餐之同伴，或者怏怏平失笑，喘嗽，强忍移时曰：密司谦德温特不止美丽，性情亦温厚朴诚然不知操何术。在船中才两日，自船主以下，无一人不堕入爱河中者。此甚可畏，老夫恒惧不能尽保护责任，间尝幻想设三十年前身当此境恐已入风魔病院中矣。夫人大笑，曰：如汝言，是尤物也。平起辞，言尚有事须即部署，当以明早来。临去，嘱夫人宜注意曰：有甚美必有甚恶。密司谦德温特，才色资产俱臻绝顶，今夫人为渠保护人，偶一不慎悔无及矣。

第七回　试妆

伊瑟姆举目视室中所有，大惑不解。疑闺阃中乌得有花圃，视地上则青绿厚软如苔，四壁皆花朵，异味沁入心脾。即以花圃论，当是芙蓉城。披香殿然细视，并非花朵。素锦绣丝枝叶扶疏染色，淡雅骤视之，作玲珑摇曳状。其青绿如苔者，土耳其产之织绒毯。也儿案皆嵌石色，如雀卵，近窗一椅被以花绣锦褥。其前一锦架，架上罗列瓶壶杯斝大都金银玻璃所为光彩烂然。有巨大毛刷以象牙为之瓶中贮，青红黄白诸汁亦不知其何用。室作整方形三面，皆有窗。凭窗四望，见一圉卒控马。马为阿拉伯产，毛片整洁，骏伟异常，心独爱好之，觉他物不如也。伊瑟姆粗中有细，陡忆万留蒿回别时，谆属语凡，此不能知名之物都不妄动。仅去帽及外挂辟门出见云苔夫人，方独坐短足榻上旁一小儿，上置茗椀。见女出含笑起，更移一榻，与己座相反使坐曰：吾爱女乎，吾见汝便觉悲喜交作，更不自知当作何。语汝在大洋洲，事吾已略，知之矣。女不言，夫人曰：顷平曲客有事自去，不及别汝，嘱我致意。吾谓平曲客是极有历练人儿，亦如是。想否女曰然，渠途中善待儿甚可感，虽一极微细事，亦照料周匝儿，殊不安。夫人曰：渠甚乐与儿偕行，且亦分所应尔不妨，坦然处之。女曰：吾见彼常感慼不知何故。夫人陡忆平曲，客所谓责任，因点首无语。顷之曰：儿颇觉旅行有兴味否？女笑曰：极佳。船中风味若别有一境，初意必甚，闷人讵知，较室中尤安适。夫人曰：儿视伦敦何如？言次忽自笑曰：我可谓颠倒矣。汝尚未见伦敦作何状，吾乃问汝。女曰：否。吾顷于车中见之，似甚繁盛然，似甚秽浊道，旁树皆作黑色，岂都如是耶？又吾见处处皆烟雾，弥天若有人家被回录者，然何以处处如是。夫人笑曰：儿诚聪慧，然儿行且以此间为乐土？女曰：何也？夫人复笑，侍者进牛茶若面包蒸饼。夫人曰：此点心也儿可任意取食，饼绝大例以刀割，食多寡可任意取。女不割，径取一枚。夫人徐曰：儿可用刀剖食。女曰：无须视之，则食已过半。夫人骇曰：儿馁甚耶？我竟未注意，吾等以八时晚餐儿，若欲得牛肉或补丁者，可即命添做。女大嚼指余二饼曰：谢阿母。即此已足在舟中，每当食时，人皆笑儿善饭，船主常言以后当扩充贮食室为笑。夫人见女所食味若倍佳者，意殊艳羡矣。其食已乃曰：儿试试语我以在大洋洲事平曲客，若何寻觅及汝何以在彼蛮荒僻地，吾已知之儿。但告我汝义父及彼中人逸事，仅就能忆者，随意言之。女沉吟不答。盖女行时，万留蒿回曾谆嘱至伦敦后，弗道己之历史，否则人且娴笑。女不愿义父为人所轻，故不语久之，曰无他可言者，儿所居村名三星为采矿者居留地，义父名万留蒿回渠抚儿，以恩天下老父之爱。其女恐更无过，彼者其余即采矿工人而已。夫人曰：此吾已知之，但汝有女友否？女曰：有老妪梅林妈及黑眼坡来等三数人。夫人曰：汝觉骤易境地，亦颇诧异否？本居蛮荒之地，乃忽来伦敦，本为贫苦女儿，吾爱女乎。须知吾非以贫苦薄汝，但以前处境，吾意必然。女曰：然义父有时自美勒，笨归则市葡萄酒，若鲜果或新衣然亦不能常得。夫人曰：儿此时已极富，地球上不论何种产物儿皆能得之。遑论鲜良酒果，吾意儿必不自知。若何富有，女摇首言不知。夫人大笑声沥沥如啼莺，曰：吾亦无术，使汝知总之儿非寻常富人而已。女曰：密司脱平曲客亦如是，言其意态直自视欲然。既而夫人导女入一室，精致略与前室等，有女子足恭立状似美丽夫人，曰：此汝婢排苟也。女欲与握手，排苟俯首敛避。夫人命排苟发女行箧，视女在美勒笨所市衣都非时，制因命架车笑谓。女曰：此不可着，吾为儿更置之。此间有漱兰娘者，设衣肆，所制衣绝佳，可即偕往。先将所着衣易去，并定购宴会时所御者。女问漱兰娘家离此几里曰：咫尺耳。曰然则何为架车？女私念夫人或有足疾。夫人曰：吾生平未尝徒步通衢，伦敦风俗如此。儿他日弗经出，致为人笑。女曰：排苟颇楚楚，但微嫌倨傲。儿与握手，彼佯不答也。夫人曰：儿误矣，彼下人，奈何与抗礼。女始知主仆不得抗礼。既而并出，御者已驾车待。车与美勒笨所有者无异，惟街衢绝阔。行至一处，车止一家门首，伊瑟姆视其室似寻常住宅，亦无市招。人之，客室即在楼下。有椅三，榻一，漱兰娘出，状不类英产，短而肥，面团团作红色。与云苔夫人作寒暄语，状至恭。既而注视伊瑟姆，未问名，便极口赞美丽。夫人曰：此吾侄女密司谦德温特也。漱兰娘鼓掌曰：果不出所料，吾固意是夫人骨肉，他家闺秀乌得有如是态度。夫人与漱兰娘小语可数分钟，漱兰娘时注视女，作点头会意状。笑曰：美丽如此，我今日可谓开眼矣。是区区者更不烦多嘱，乃呼一人来，执尺向伊瑟姆量度。已则取锦帛数十种，谓若者宜外挂。若者宜衬衣，滔滔不绝，案间堆叠若山。伊瑟姆曰：吾毋须如许，夫人及漱兰娘皆笑。夫人曰：漱兰娘此中极有研究，听其所为可也。漱亦曰：密司任我为之，保无差谬。漱兰娘言时，时杂法国音及爱尔兰土语。既又与夫人倾耳语，絮絮不已，言长情热，似好友话别者。既而夫人曰：吾侪尚可赴公园一游，儿得弗倦耶？女摇首曰：儿乘马亦不倦。车向公园进行，途人向云苔夫人脱帽作礼者，所在皆是。伊瑟姆颇怪之曰：伦敦人似大半识阿母者。夫人曰：固然，但儿不久即如是。女曰：儿乌从识如许人。夫人曰：汝不识人，人且识汝，届时当自知之。既至，夫人命御者绕园行。女见游人如织，车水马龙，竞奢斗侈，目迷五色接应不暇。既而至一帽肆，市女帽之入时者数枚，遂归。夫人曰：晚膳时无客，汝可弗易衣。晚膳须易衣女于舟中知之，而向颇注意修饰。因入己室，取新购衣。拟一试，排苟入。女向之微笑，排苟径向己取手中衣。女与之，排苟略不审视，旁立目注己面不言亦不行。女曰：汝何为者？排曰：请密司起立。女大疑，不解。即起立，排以手中衣加女身，女始知排为己着衣。因拒之曰：弗须，吾自为之。排不可，女固拒之。排曰：凡密司皆其女仆为之易衣。女沉吟曰：吾在三星堡，皆自为也。排苟曰：固然，但此时必排苟为之。且密司梳发，岂亦能自为耶？女曰然。排颇异之，因固请曰：试可乃，已何如，女难固却。因如排教，觉细意熨帖，己所不能，欢赏不已。既又为之栉发，排曰：美哉密司之发。吾初意有假发在中，中竟无之。女问发胡可假。排曰：安得不假，夫人即全系假者。既竣事，排又为之饰以膏油，润以花露，以金花钿约之。发便四围隆起，然后以毛刷整理之。审视曰：可矣。女至是，始知个中有尔许学问，大悦。至客室，夫人见之。赞美不已曰：儿此衣虽不甚佳，然较称身。女于电灯下见夫人领及两臂皆纯白如云母石，因思日间视之，如经雨蔷薇，白色中映微红，何忽变易颜色，俄钟鸣八句。夫人偕女入餐室。

第八回　相逢未嫁时

　　既入座，伊瑟姆回眸四顾，见四壁皆窗，两窗间皆缀画片。食案蒙白色绣锦，电灯光灼灼辉映如霜雪。银瓶中奇花半吐，如白粉团。两侍者往来进酒炙，步履无声息。忽忆荆扉板屋，瓮牖绳床，私念人世乃有此不同境界。亦不自知是梦是醒，是真是幻。忽闻夫人谓己，今日无外人，饮啜可随意，拘拘何为。女声诺美酒佳肴，以次更进，夫人稍尝辄止。综计所食，略足饱一健全瓦雀，伊瑟姆则盘盏皆空，更无余沥，两侍者皆惊讶不已。膳毕，仍至客室。夫人曰：吾两人可任意坐谭，但汝寻常时，膳后何作，唱诗否？女沉吟曰：阿母谓捺琴耶？儿不能，瑰金虽有琴，惟众儿郎偶一弄之，儿未学也。夫人疑瑰金是一小学：曰小学耶？何取此奇持名词？女曰：否，此乃名邓麦克者所设之沽酒肆耳。夫人不语，似不甚了了。女曰：儿自闻……盖言儿自闻拿门歌后，始知此事须学而后能。然恐夫人问拿门为何人，则不易说明，因嗫嚅不语。夫人曰：儿年齿尚稚，即从此学习，当亦非难。女摇首曰：儿恐不能学。彼写字人常言，欲儿静坐一两钟时，非将手足束缚不可。阿母试思手足皆束缚，安能为此？夫人为之粲然。因熟视伊瑟姆，若有所思，亦不问写字人为谁。曰：儿常对我言马，意儿必善骑。女曰然：儿能骑，能射鸟泅水及种种事。阿母想能琴，若不厌倦，试为儿弹一曲，何如？夫人可之，即趋琴所。按谱弹一曲，曲终回顾，见伊瑟姆睁目直视。观其艳丽如名花，似乎无不知者，然听琴者例不作如是状。因前执其手曰：吾爱，汝慧心人，能潜心学之，不难也。儿亦知后此日月不同前此否，琴止，女犹倾耳听。至此始矍然曰：然耶。夫人曰：然女蛾眉微蹙。踌躇曰：儿不解也。状至可笑，然亦可怜。夫人抚之曰：吾爱，汝宜自爱。儿之地位，即在全欧论，亦第一等人。视汝如天人，奈何不解风雅？言至此，凝神筹。思觉无术可以凿此混沌，以齿自啮其唇，小语曰：儿知之乎，凡女子当不为他人瑕疵而后可。况儿之举动为全国所注目，自此以往，当为交际之时期。此时伊瑟姆两颊作耕红色，秋水澄波，远山蹙损，彷徨遇算学难题，竭力思索。夫人续言曰：既言至此，吾有一最要语，儿须谨志之。儿如是美丽，且拥巨赀，前途有不可逆料之危险。欲免此危险，更无他术。凡求婚于汝者，不论贵子弟富王孙，概从拒绝。俟稍知世事，即无虑矣。此是成败关键，儿牢记吾言。不解音乐，犹其小焉者，伊瑟姆之程度，本不足以语此。夫人更闪烁其词，便惝恍迷离，玄之又玄，如堕智井。熟视夫人曰：彼贵族子弟胡为娶儿，且彼虽欲之，儿又胡能竟为彼娶。夫人笑曰：即此便佳。为汝一身利害计策，无善于此者儿志之，必弗忘此言。钟漏声残，电灯光烬，惊回鸳梦。居然锦绣丛中，追溯鸿泥，恍忽精魂石上。伊瑟姆自至伦敦，静言自思。昔日天寒翠袖薄，今乃不自着罗衣，终不自信前后为一人也。云苔夫人遇之备极慈爱，然镇日课以捺琴唱诗。一星期已来，竟不出庭户。伊瑟姆苦之，请乘马出，夫人不许曰：漱兰娘所制衣尚未来，儿如是出，旁人必道黑白。然女闷甚，固请不已，夫人坚执不允。女请以黎明乘马至公园游，早餐时即回。夫人曰：儿则必偕排苟若男仆曹迈。女曰：何哉？夫人曰：为汝卫耳。女笑曰：令我卫排苟近之，若曹迈，又乌能卫儿。其人长不满四尺，磬折若骤，腰便可断，无已。阿母若不偕儿往，吾宁独行耳。夫人曰：谓我能清晨偕汝并骑行耶，果如此，我必道毙。女曰：清晨空气佳，阿母强为之，数日当安之若素矣。夫人笑置之。一日昧爽，女徒步闲出，婢仆皆不及知。途中寂无行人，询警察公园所在，踽踽独行。晨光未晞露气清爽，长天作深蓝色，道旁浓阴绵亘。空翠沉沉，啼鸟处处。因思伦敦人皆市侩，镇日孳孳逐利。如此大好时光，则付诸黑甜乡中。不知爱惜，第不知三星之人。此时何作，义父若众儿郎，料都无恙，不知何时可得彼等消息。盖女已寄书万留蒿回，报告一切，书中并申言后必复归。三星虽乡僻，毕竟伊瑟姆视同母国。此间从乐，无以易也。女自来伦敦，饮食居处之优美，视前此固有天渊之殊。然总觉此间人惯性殊异。有时所购衣饰，女视之亦寻常物，而夫人必言若何珍异，掷重赀不惜。有时更百磅买珍珠，千磅买钻石。伊瑟姆本不知惜钱然，仅以物体容积言之，必以如许金钱。易区区不可疗饥御寒之珍宝，直百思无从索解。幸夫人而外莫或相侮弄，则亦安之而已。行至一处，佳木葱茏，楼阁掩映，四围皆铁栏。其中地平如砥，芳草如茵褥。女椅铁栏延伫眺望，忽见有两骑从左方来，一男一女。男子顾而长，有微髯，色黑，眼稍下垂，颇威武，绝似剃发匠门首所置之腊人，坐下马毛栗色。伊瑟姆自思，此人衣饰绝整洁，此马乃不美观。再视女子，不禁失声赞美。只觉其人富丽天然，不假刻画，坐下马绝骏伟，欧人所谓纯种马者。惟女郎神情似乎骄矜已甚，其傲慢之气,几欲波及道旁行路之人。二人并辔絮语,男子且语且注视女面,女眼帘下垂,承之以耳。揆此二人心事,当不复知此时行至何地。虽伊瑟姆乍自田间来,亦望而知为至密至热也。然伊瑟姆虽经拏门开通知识,毕竟天真多于人欲,睹此情形,并不注意。惟思如此坦途,绝利驰马,不知何时方得阿母允许。漱兰娘之衣迟一日来,即须迟一日出,必盛饰艳妆然后可出,终不喻其用意。正凝思间忽两马惊跃,跳掷不已。一马昂首旋转,其女子所骑马向女疾驰来。蹄铁蹴道旁石,石立碎。马益惊,狂跃,几欲从女头上跃过。女绝不惊怯,伫立自若。视彼男子,则方与己所坐马相持,口中大呼注意,竟无暇兼顾。伊瑟姆,此中三折肱者也。因呼曰:一手持单缰,勒马首使俯;一手以鞭击两耳之间,当立止。声未已,骑马女子已颠坠,一足尚挂鞍上。女大骇,疾驰往,举纤手向嚼环近处勒之,马犹跳掷不已,更一手撮女子束带,提起置鞍上。女子颜色灰死,不能语。男子继至,脱帽向女申谢。乃下控女所骑马,此时马不动,女亦稍苏。男子谓女子,此君不但用心慈善,武勇亦绝伦。伊瑟姆向马审视曰:凡纯种马类皆骏伟,然吾谓汝不如卖之,以此非善骑者不能御也。女子微笑曰:谢君惠爱,感君此言。如感君之救我,言时惊魂未定,唇尚作白色。伊瑟姆觉男子向己注视,亦不为意。久之,女色定。男子授以帽,己亦戴帽上马。女子谓伊瑟姆,君实救吾生命,否则头颅立碎矣,愿上帝佑君多福。男子亦再三道谢,乃去。萍水偶相逢,大风起萍末。自此伊瑟姆之境遇险峻矣。

第九回　出门合辙

早膳既具,伊瑟姆会夫人于餐室。面述女郎堕马事,词未毕,忽见夫人将手中刀叉掷去,色顿变。大惊,疑有他故。夫人戟手数之曰:吾爱女,汝乃不自爱,尚自知为何如人耶? 此无他,皆独行所致。女大骇曰:儿未尝欧人。夫人遽止之曰:儿亦闻有贵族女子而欧人者乎? 吾惧人之杀汝耳。无端而自取辱,亦竟不思。以有量实贵之躯,而冒此大险,吾不解是何用心。吾爱女,汝诚无知识,彼骑者必有圉卒,乃劳汝摩顶放踵,且汝又非警察。吾爱女乎,汝诚无知识。无知识,亦思人视汝为何如人。女嗫嚅曰:尔时既无警察,圉卒亦不知在何所。言次,女熟视作想曰:使儿不往救,彼女郎首当立碎。彼视我⋯⋯充量言之,等之圉卒,特其人傲慢无礼耳。夫人曰:彼骑者作何状? 汝试语我。女曰:彼女郎极美丽,色温润如上等磁,眼碧口微阔,神情稍似阿母。夫人凝思曰:谁耶? 汝姑言彼男子何状? 女曰:男子色黑身长,有微须,状绝修洁,举止颇有礼。夫人曰:如汝言,我或不识其人。吾甚幸彼,两人终竟不知所遇者为何人。女曰:阿母为是取辱,儿毕竟不悟。若在儿家中,固以冒险救人为仁勇,此理儿知之最审。盖我若处危险地,亦望人之救我。今乃知不可行于伦敦,自后即遇有白刃刺人事,当亦去之不顾。夫人知女非能作庾词者,即亦不怒曰:儿误矣! 儿以彼蛮乡为儿家耶? 此间乃儿家耳,往事已矣。但彼骑者究为何人? 女见夫人不深咎,意稍安。侍者进补丁,女执匙凝想。排苟入曰:漱兰娘遣人送衣箱来,现置楼上。夫人喜起立,挽女手曰:试偕往视儿衣,女从之。至寝室,见衣箧三,绝巨。排苟及一女仆投钥发肩,顷刻间几案堆叠俱满,灿烂夺目。夫人一一检视,曰:吾固谓漱兰娘可托,渠所剪裁无不如人意者。指一衣曰:此非甚美耶? 吾爱汝先试着此晚装,排苟即以奉女。为衣被结束之,夫人不作一语。惟上下反复凝视,逾时,叹曰:真所谓我见犹怜者矣。女含笑曰:可乎? 夫人曰:汝试对镜立,自视颇惬意否? 既而夫人又制一衣曰:易此当更佳。女视之,其艳丽至不可名状。衣制亦异,为己所未经寓目者。排苟为更易之,女见镜中光华射人疑是神仙,非己真影。四目相对,微觉面庞生热,镜中人娇靥晕红矣。女含羞曰如是⋯⋯如是便竟事耶。夫人曰:儿尚欲何者? 排苟及女仆皆低头微笑。女曰:儿意尚须有物蔽肩领及两臂者,此衣仅一带觉易松褪。夫人曰否:此衣绝佳,若灯下视之,尤为夺目。女曰:儿衣此觉不习惯,未知果不脱落否?夫人曰,此乃跳舞衣,式最入时,安得脱落?吾甚乐汝体态与此衣相称,可谓淡妆浓抹无不宜人。惟中心不能无怏怏,女问故。夫人曰:惜我不能着此艳服耳。女不觉嫣然。夫人又检他衣使女试之,每易一衣,无不痛赞。此时伊瑟姆便如衣店佣雇之衣架,女虑不能跳舞。夫人曰:是何难事学之便能。且宴会时,既不跳舞亦得。主人恒随客意,不相强,惟礼节须娴习。从吾来试演习之,乃偕入客室。夫人曰:儿两目本极美观,但遇事恒圆睁,不留余地,微嫌稚气。乃以秋波凝睇顾睐曰:此标本也,可仿效之,又握手必如是。如是,须知摇动便不文。欲温雅蕴籍,莫如以紧握表爱意。女悉如教,凡数作曰:可矣,须志之。明日赴宴伯爵孛冷珂夫人家。第一篇文字若劣,报纸之雌黄可畏也。女曰:彼报馆中人何与吾侪事,夫人随手制几上报纸,指一节曰:汝试观之。女视之,其文曰:著名富豪谦德温特之袭产女孙,确已寻得,已屡志本报。兹闻密司谦得温特已偕平曲客(即受遗嘱之律师)平安返国,目下其姑母云苔夫人为之保护。风闻密司谦德温特容貌绝代。果如谣传所言,贵族中人必以先睹为快定有一番热闹矣。或言长途辛苦,须休息两礼拜始出而酬应云。女阅毕,颇为惊异。夫人曰:何如?固言儿此时为社会视线所集,举动皆须慎之。女曰:报纸书此何为?儿又非优伶,何烦彼喋喋。夫人曰:儿所占地位,视名优有过之无不及。女曰:若三星人则恒以登报为辱,使巴拉(澳洲报纸名)报中有此,义父必向之诘问矣。夫人曰:此不然伦敦非上等社会人,且不得入报纸。盖不易揄扬,致耸动社会之观听。天幸吾儿尚不恶劣,惟不能周折中规矩,是缺点耳。因又教女种种酬应事,手状而口绘之,女目注心营,不敢懈怠。夫人笑之,意殊欣慰。翌日,伊瑟姆对镜立,二女仆为之易盛服。绣罗衣裳,珍珠阘叶;纤腕约宝石钏,项间圆珠络索;意态浓远,骨肉停匀。夫人笑曰:忆吾第一次赴宴时,惝恍局促,出门时尚饮钲炭酒以自壮,儿可弗需矣。女曰:儿最畏饮药。忆昔病痳症时,曾一尝异味,钲炭酒若如药者,儿愿弗饮也。夫人曰:儿尚能自振,可以无饮。女曰:若举止宜盛气努力作抖抖态,儿皆能之。夫人亟摇首曰否否。女又疑钻石太多,不如夫人淡雅。夫人曰:钻石少,宁便淡雅。儿是处子,不嫌富丽,且此亦恰到好处。恐视孛冷珂及苔斯福两伯爵夫人犹多逊色。已而入孛冷珂宅第,此为伦敦著名巨家。闬闳壮丽,鲜有伦比。女至此,跬步皆注意。恐有访事人从旁窥阚之。夫人导女从人丛中直趋楼上。只见高轩邃宇,满堂美人。地上铺白毡,房栊朱帘高揭。孛冷珂夫人自内迎出,宝气珠光,不可逼视,三十许丽人也。与云苔夫人握手,语声细,不甚可辨。既又与女握手。握手时,温婉有致,蔼然含笑。女私念云苔夫人之言乃不爽累黍。夫人曰:密司谦德温特,光降敝庐,乃在众戚族之先,感谢之至。又谓云苔夫人,令侄女乃态度真淑,令人一见倾心。今日客太多不能尽款曲,后此尚望常常惠临,藉纾思慕。于时伯爵孛冷珂亦自内出,手茶花一束,见云苔夫人,彼此举手作礼。孛夫人顾谓伯爵,此乃云苔夫人之令侄女密司谦德温特也。即挽汝陪侍贵客,伯爵乃与女握手。从蓝色玻璃镜中向女端详,不觉大惊。盖自报纸登载,社会上早已传播,皆疑女即非牛鬼蛇神,亦必不登大雅。今乃不但形容妍丽,举止安详,且意态尊严,居然贵胄,实出意料之外。于是导女入客室,介绍芳名于公侯贵族之前。众皆极意欢迎,赞叹不置。一时咸窃窃私议,谓发如赤金,眼如秋水,不似生长蛮荒绝岛者。有谓气度渊沉,美而有威,不似从下等社会中来者。伊瑟只见所至男宾向己謦折,女宾笑靥相迎,不觉心跳面赤。伯爵曰:密司得弗倦否?今日为密司第一次赴宴会,吾不敢致密司过劳动。女曰:谢君,幸不觉倦。吾乃今日始知世界之美丽,众宾何时跳舞。伯爵曰:近矣,吾望密司亦跳舞。言时,有数客环立二人之侧,伯爵因曰:凡此佳客,皆愿与密司同舞者。女谢曰:吾不能跳舞。众闻女不能跳舞,咸大失望。女徐曰:但甚愿学之。即有老于跳舞者两人,愿作毛遂。伯爵又与众酬酢数语,乃言欲寻云苔夫人。一客曰:吾知云苔夫人所在,愿为密司前导。女视之,其人短而纤小,眼光敏锐,唇薄,面有绉纹,发作灰色,语时声啁啾似鸟。伯爵上手谢,因谓女，吾为密司介绍，此密司脱山耳闻也。女与握手，已而孛冷珂自去。山谓女，吾愿密司弗跳舞。因鄙人亦不跳舞，届时吾两人可作壁上观隅坐偶谭。行见众人挥汗如雨，密司疑吾言不实乎？须知凡吾侪男子，无不持利己主义者。相将至室隅，并坐。山曰：意密司初次赴宴，必多所创见。女曰然：吾第觉辉煌夺目，室中陈设，触目皆如画图，五色之灿烂，灯光之辉映，直无可比拟。意君必能比拟之。山耳闻曲一股，以手按其上，微笑相对，若忘其导女者曰：吾知密司此时之观念，必人皆悦心，色皆悦目，声皆悦耳然乎？女曰：君之观念不如是耶？山曰。薄乎云尔。心理要无大异，年事多，更事亦多，应、物之感情因之而淡。女曰：君年事几何？山曰：密司视我已老迈否？女审视曰否，虽面微皱，然目光炯炯。曰然，吾仅头颅老耳。嗣山与女絮语，可三十分钟，庄谐间作。主人孛冷珂夫人，为伦敦贵族妇人领袖，事无巨细。夫人所可者，众亦可之。客有白髯而大鼻者，为首相爱而朋，英王所最信任，伦敦第一人也。而自表面视之，仅较他人善笑而已。其人与孛冷珂最友善。曾于大庭广众中，作特别五分钟之密谭。然其人虽善笑，不及五分钟，行且见其盛怒如狞鬼。男子清癯而长发者，为诗人。又有一肥硕少年入座时，众咸起立致敬者，为英皇帝之贵介弟客中最贵之人。故人趋奉之惟恐后。更有某客名某、居某官、某爵，以上山耳闻之言也。如背熟书，如数家珍。谭正酣，云苔夫人，偕别一女客来。云苔夫人笑问密司脱山耳闻安好，又顾谓伊瑟姆，吾爱汝乃在此，劳吾四处寻觅。山耳闻耸肩作态曰：鄙人与密司谦德温特长谈，不觉移晷。夫人既来，吾之幸福知不能延长矣。然吾望夫人弗即挈密司去，致重吾之失望。云苔夫人微笑曰：然君之运命殊不佳，因吾知忘吾扇，须即往取，不能延长君之幸福。山大笑去。夫人即坐伊瑟姆，旁曰：儿乐否？彼老人与儿谭半小时否？女曰：然，此人为谁？夫人曰：若言此人之历史，可作三日夜谭助。此时直不能以简短之词喻儿。女曰：虽然，其人何业？夫人曰：此人为公爵之弟，滑稽善谈。不谨行检，而心思敏活。世无有能愚之者，伦敦人无不知之。镇日不事事，惟在歌舞场中行走。然有时或谓其能为密司脱爱而朋借箸擘画。女曰：然则其人亦不碌碌，顾何以掷其光阴，以与儿女子长话。夫人笑曰：是则不知。或者以儿美艳，彼所云幸福，殆即指此。未几，山复来。请导女至一处瞻观，夫人许之。女无所可否，随之行。山又为女介见女宾数人。最后至一处，长廊轩豁有沙发椅绝精洁。女坐其上，室中人周旋揖让，皆能见之。山耳闻更诲人不倦，从旁指示一一。忽一客自外入，女大惊，指谓山曰：彼少年颀而黑者谁耶？山举目凝瞩。女曰：即孛冷珂夫人与握手者。山欣然曰：此吾侄也。女曰：是君侄耶？私念此乃与堕马女郎偕行者也。山起立曰：吾侄诚翩翩佳公子。其气度蔼和，为青年中所仅有者。吾为密司介绍之，女趑趄随行。殊不顾与其人相见，盖自为夫人所训诲，亦自悔孟浪。颇以或值其人为惧，不图今乃中伤痛处，心突突跃不已。

第十回　独与余兮目成

山耳闻谓少年：此为云苔夫人之令侄女密司谦德温特，谓伊瑟姆曰：此乃公爵佩而非利之长公子翠兰福特也。女闻翠兰福特四字大惊，陡忆拿门石勒之言，不料此间乃遇此人，然则他日或遇拿门石勒亦未可知。然此时所惴惴者，惟恐翠兰福特之识己。他事且不暇推敲，因举目相视，脉脉不语。第见翠向己鞠躬，状至庄敬，窥其意，似不识己。山耳闻曰：密司谦德温特系初至伦敦，今乃第一次与宴，曾以不谙此间风尚，故不跳舞，秀外慧中，是大家闺秀中第一流人物。言次，有客招山耳闻去。翠兰福特凝神思索，总觉此丽人似曾相识。此时二人相对立，伊瑟姆仰视其面，追忆拿门所言，觉此人长身玉立，神采不凡，拿门尝言彼之表弟意态雄杰、英武过人，由今视之，殆非虚语。拿门又言公爵佩而非利若死，此人即为公爵，昔日为耳中人，今乃为目中人，颇觉罕然。是日男宾胸际皆有蓝带，上缀异花累累，至为美观，今思此人何无带，只佩一黑色宝石，黝然光泽，颇为特异。所佩盖黑珠，至为珍品，女不识也。方凝思间，忽翠兰福特谓己：密司许与仆晤谭片时否？女颔之，乃导女入一室，相对坐。曰：密司至伦敦无几时耶？女曰：可旬日耳。翠沉吟曰：以何时离美洲？女摇首曰：自大洋洲来，我固生长彼土者。翠颦眉作想，若大惑不解者，默念生平未尝游澳，何由得识此人？因作酬酢语曰：密司至伦敦亦曾稍游览否？女曰：未也远道来不易，今日始出门耳。翠兰福特未尝阅报纸，亦未闻平曲客寻觅事，故于女之历史，茫然不知，第觉此人美艳无匹，益费猜度。女曰：密司脱今日跳舞否？答曰：此等事仆仅偶一为之，今日或未必跳舞。女曰：苟能之，焉有不跳舞者。翠曰：仆愿侍密司闲话，倘密司许我者，我亦如密司乐为旁观，不愿入局。女曰：我何乐为旁观，苦不能耳，行且刻意学之。翠兰福特无语，惟默然相对，领略芳泽。忽闻窗外有两女宾偶语，一人曰：汝见彼否？吾所见者，美丽以此人为第一。一人曰：吾未见其人，衣饰亦时制耶？曰：此何待言！彼云苔夫人最尚修饰。一人曰：顷闻山耳闻言，吾犹疑为响语，意必不脱鄙塞气。先一人曰：大谬大谬！汝志吾言，一礼拜后，将见此人小影充塞市肆；不一月，衣肆将有谦德温外褂、谦德温皮靴之新名词出现。一人笑曰：此言或可信，第思二兆磅，谁复消受得！既而声嘈杂，不复能辨。翠曰：密司盍偕往一观跳舞？女曰：君闻彼等所谈否？以我视之，伦敦风俗亦殊浇薄，吾生长大洋洲亦何足异？鄙塞两字，乃不离口，动辄二兆磅，伙颐沉沉，不胜艳羡，文明人，亦不过尔尔。女言时眉举目张，如公孙氏舞剑器，意态昂藏、豪情感激。翠兰福特顿忆前日事，矍然曰：密司乃公园道旁，救爱丹者耶？女红晕两颊，徐答曰：君乃此时始忆之！翠惶然谢过曰：实因衣饰改换遂致迷惑，且密司温雅乃尔，令人百思不涉武勇事，若前日之惠，固铭刻不忘也。女蹙额曰：吾甚悔之，尔日事实非女子所应为，人且传为笑柄，益以鄙塞相诮，吾尝誓言此后任遇何事，皆当袖手，不令虫虫者横加黑白。翠曰：否，吾望密司不如是，当时只钦佩武勇仁侠，忘询姓氏，追悔无及，今日乃相值，何幸如之！尔时若遇他人，走避且不遑，则结果宁复可想。言次太息，女曰逃避……言下有冷然不屑意。翠曰：吾信密司仁勇义侠，为人类中最可贵人格，密司当亦信我，非造言生事者可比！翠言时沉着恳挚，字字道着伊瑟姆痛痒处，觉茫茫人海，此人差是知音，不禁星眼垂帘，胭脂上颊。忽闻一人曰：翠兰福特，汝乃在此，吾等相寻久矣。视之，则字冷珂夫人及一姝者，腰细身长，发黄眼碧，衣浅蓝色，蒙面网丝细如蛛丝，盖即富丽天然之堕马女郎也！夫人言：密司爱丹已许我跳舞，望君即往。翠兰福特乃起，向女鞠躬作别，女随意点首，如在三星时对众健儿故态。跳舞既毕，盛筵遂终，主人留髡送客，一时车马殷填，纷纷云散。翠兰福特送爱丹登一船车，车中先有一丽人及一狗在。丽人为爱丹中表密散司葛冷綦，狗其所畜也。翠既与爱丹别，方在怅望，忽有人呼己名，曰：若即归者，请偕行，饮我以苏打若威斯克，挑灯夜话。翠曰，甚善。其人盖山耳闻也，二人同御一二轮马车，来翠兰福特寓所。翠导山入室，仆人已睡熟，翠亦不呼唤，开酒樽、洗杯碟，自为之。已而移椅相对坐，山举杯徐饮，取磷寸燃雪茄，曰：今日可谓胜会难逢！翠曰：然，字冷珂夫人较善布置，手中雪茄何如？莫若易一土耳其制造者否？山曰：谢吾侄，即此甚佳，今日殊快意，与密司谦德温特晤谭片时，尤为意外得意事，此人之美全在卷蛋之发与剪水之眸子，前此所识中得未曾有。翠曰：然，彼诚甚美！山曰：不但美丽，亦且慧黠可爱，以吾观之，直无人比拟得，使在二十年前，不惮吾侄嘲笑，直须求之不得，辗转反侧。翠微笑。山曰：汝谓有人可与比拟否？吾竟武断曰无有。言时其敏锐之眸子不视翠兰福特，而视手中雪茄上腾腾烟。翠淡然曰：诚如叔父言，且其人诚朴率真，尤为难得。山曰：其人之价值吾侄亦知之，否其资产乃在二兆镑以上。翠曰，知之。言时，状至冷。山亦无语，双眸半启，注视翠兰福特，久之曰：侄近曾诣老公爵处否？翠摇首。山曰：明日吾两人偕往，有一要事商榷，日来风声不佳，吾侄亦闻之耶？翠叹曰，知之。山曰：吾家须得五十万磅，然后债台可平，否则无罪之佩而非利，行且坐困致毙。翠点头,声哽咽不能答。山又曰:此中必有一补救之道,吾敢断言,但何处得如许金钱来?翠曰:然,安所得金。山闭目吸烟久之,曰:策亦非难,第须吾侄从吾言,吾今正告汝,佩而非利公爵,现已葬身债窟而不自知,若事无挽回,彼风烛残年,竟睹惨祸,亲戚故旧,宁有能为老人稍留余地者,吾侄将因循了事耶,老人不难埋名隐姓,作乡曲善良,吾侄袭世爵,毁冠裂裳,其何以堪。翠仰天太息起立,目视窗外,第见月黑星繁,树影蠢立,暗思彼佩尔:非利此时业已暗易主人,遑问其后。山又曰:侄若从吾言,不难于禾黍荆棘中重新阀阅。此时翠兰福特目注其叔,第见老人举手作势曰:更无他策,只须于汝结婚问题解决之耳。翠闻言色变,就窗下所列椅坐,默不一语。山曰:以吾侄之处境,非婚谦德温特其人者不可,吾固知汝钟情爱丹林星,一时未必肯移爱爱他女子。然侄而能婚谦德温特,只须耗妆奁四之一,佩而非利之大名便不堕地,老父亦蒙汝泽,否则皮之不存,毛将安附?身且不保,遑论爱情?言已,举杯饮余酒,弹去雪茄之灰,仍置口中呼吸,烟丝缕缕,睫毛垂垂,状至沉默。翠兰福特浑身如漏冰雪,更不知身在何所。山又曰:汝亦已见谦德温特,自吾视之,爱丹林星不如谦美,且吾侄境地,竟不必论妍媸,质言之,非与女子结婚,直与金钱结婚也。翠兰福特闻言拂然不悦曰:叔父为侄画策甚善虽然……虽然……山笑曰:盛气哉,明日再熟商耳。遂辞去。近人诗曰:欲令竖子为同心,劝君四座累累堆黄金。中外一辙,可胜叹哉!

第十一回　不知春去已多时

翌晨,翠兰福特、山耳闻同乘火车赴卑耳孟,此行可五小时途程。竟此五小时,翠兰福特不作一语,手杂志一卷,为状至渊静。贵族青年值旅行时,类多兴趣活泼,如翠兰福特深思寡言,殆不多觏。手中书不甚翻检,历四十五分钟,仍是一页,意盖不在书也。畴昔之夜,山耳闻所划策,盘踞翠兰福特脑中不能摆脱。自不待言然翠视一般普通少年不同,欧俗男子弱冠以前,为求学时期;弱冠以后,可谓求婚时期。其种种动作,皆以婚事为主观,而翠兰福特为境遇所窘,忧患余生。铲除绮想戚串中咸知翠钟情爱丹,爱亦与翠善,童稚时两小无猜,即种爱因,及长情好益笃,尝戏以意中人呼翠兰福特。然两人皆自知目的必不达,爱丹亦深悉翠所处境,最后五分钟,终无术使爱情不为金钱所夺,只以相悦情热,姑事掩耳盗铃,不愿计及久远。爱丹之父,为苏格兰世家,先世有为贵官者,然奇窘,而骄奢已甚,喜人面谀,因之爱丹亦稍稍有父风。两家阀阅习惯都复相似,惟佩而非利穷蹙较甚,使老公爵尚有视全盛时五十分之一之余产,可以入遗嘱者,则向平之愿,当已早遂。然翠兰福特虽自知之,终不肯一加思索,使己与爱丹之爱情生有障碍,今山耳闻切直尽言,不留余地,纯洁无疵之情愫,遂属入一伊瑟姆从而盘踞之,此无异完全主权之领土,变为强国殖民地,辗转思维,忧不可辍。婚谦德温特欤?目注报纸,唇吻辟阖,以与心商者此五字也。虽然爱丹固佳,然不得谓谦德温特非绝世美人,且其武勇慈祥,为己所曾经领略,吾固不欲婚谦德温特,浸假吾欲婚谦德温特,则结果何如?其人生长于劳动社会,或者不以吾家式微而骄纵耶?此犹是后一层事,试研究入手之始,投之以木桃,果能报我以琼瑶耶?谦德温特以倾国之姿、拥敌国之产、挟贤挟贵,几何不令人难堪?己才地,在伦敦社会中,固富受掷果之欢迎,未必来投梭之拒绝,然彼女郎自蛮荒绝岛中来,习惯殊异,安在其不倒置妍媸?春风不相识,唐突入罗帏。山耳闻之为我计,亦甚左耳。因微喟,掷去手中报纸,向窗外凝眺只见田园村舍,皆疾驰如奔马,车轮轧轧作声,客有互谭者,语都不可辨。山耳闻手烟卷,身斜倚,口眼皆作慵,态至适,不知者方谓此老机心尽泯,无思虑挂怀,然其敏锐之脑筋,实筹思无停息。凡翠兰福特之所忧愁,彼固尽知之,惟尔日山耳闻绝不道及谦德温特字样,翠与爱丹之交谊,非伊朝夕,骤加迫促,势必愈形胶执,不如乘机针砭,或能领悟,因静观默察,更不作劝慰语。既而车至卑耳孟，其地距佩尔非利可十里许，火车既止，即有健仆控骏马，驭四轮轿车来迎。当有健卒数人，声言逆公爵世子，众皆辟易。山耳闻与翠兰福特自车下，站长及众人皆上手致敬，山向众颔首，状至尊严，翠兰福特独愀然不自安也。自卑耳孟至佩而非利之道路，可谓伦敦最优美之建筑，夹道皆茂树，绿阴参天，道旁凤尾草茸茸浅碧如茵褥，迤逦前进，马蹄得得，蹄铁轧细砂淅沥作微响，伦敦市上之尘嚣，至此荡涤无余矣。行五六里，路渐高，遥望小山，峰峦秀逸，其左有海港，洲渚隐现，鸥鹭回翔。此港即名佩尔非利，路坡斜约二十度许，曲折入山，山中土田平旷，美如宫殿之佩而非利第在焉，广袤可半里，墙皆白垩，绕宅皆松柏，有高至数丈者，道路平如砥，以小圆石砌成，其旁则平铺细沙，映日光作金色。左方为海，风帆出没，皆在望中。其后则平原一碧无垠，村舍三五处，屋宇完好，风景宜人，四围方十里中寸土皆属佩尔非利也。佩而非利为伦敦百年旧家，自祖宗以来，咸以宽厚为教，子弟不作娇贵凌人态，以故居民皆非常爱戴。樵夫牧竖、老妪村姑，途遇公爵或世子，必屏息立，去帽足恭，如礼皇子。翠兰福特尤谦抑，遇作是态者，辄笑语相慰藉，其人则走相告曰：世子语我，以为荣。在易谦卦，六爻皆吉，然以论吾书中之佩而非利，则谢家燕子，几乎飞入百姓人家，此所谓不节若，则嗟若，门祚之支持，固未可专恃谦德耶。既入村，翠兰福特下车徒步行，时山耳闻已乘车先入。翠之意，以为吾家不久当与是地作别，故不胜恋恋，不愿乘车径过也。距第数十武，有小屋数楹，门窗墙壁皆白色，光洁无污玷，侧面小窗以云母石为之，日光中视之，哗然眩目。小屋外为冬青短篱，篱亘长，环绕第前花圃圃几数十亩，佳卉满中，灿烂如锦。佩而第巍然临之，轮美奂美，游览者当疑是前日落成，不辨为百年物也。翠兰佩特徐步入，一妇人携孩自小屋出，向己鞠躬作礼。视之，辨为阍者之妻，因笑问其夫若幼子都健全否。已复前行，圃中马路绝平阔，其上皆花架，珠藤木香之属连缀不绝。赤鹿白兔，鹦鹉猿猴，随在皆是，见人亦不畏避，饮啄游行，油然自得。忽两猴疾驰来，欢跃跳掷，摇尾牵衣，似与主人久别，不胜其拳拳者。翠兰福特为之怃然太息，花棚尽处，阶石磷磷，突然呈现，门前道路作新月形，墙根阶下咸云母石，无罅缝处，良由居是宅者修葺之频，然其建筑之精致，实可谓得未曾有。宅之基较平地可高五尺，历阶升，即望见海面。室这制绝似希腊古寺，长窗几与门等，窗棂凿石为之，雕刻绝细，门旁嵌两石人，须眉毕现，名技师所为也。门以内为一大厅事，广长亦略如希腊旧教礼拜堂。翠兰福特至门次，站立四望，突然深思觉此完固之建筑，惜乎不能如梦幻泡影，倏然灭迹于人间，实为吾家名誉之劲敌，不料人世无可如何之事，乃竟如此。既入室，觉阴森之气袭人，盖窗中所入光线，不足达室之中心。室上部为圆顶，暗旧之国旗，沉沉下垂，旗角已破损，四壁嵌石刻画像，可二十许。堂之奥，陈古式战袍剑戟十余事，像如翠兰福特之高曾祖考，甲胄则佩而非利始祖百战余生所留之纪念品也。窗中射入之阳光，返映四壁，石像森严，都有鬼意，自堂隅侧门出，有两健仆，面作红酒色，植立不动。翠兰福特径过之，行数武，回顾曰：老公爵何在？一人答曰：老主人在书楼，与密司脱山耳闻共话。翠兰福特登楼，至廊下，一仆向翠立正作礼曰：请少主更衣。翠之随仆入一室，易衣竟，即往朝老父。历门数重，至一处，有二仆伺门外，见翠兰福特来，一人垂手立，一人揭门帘，翠与点首，遂入。室中陈设，朴而不华，图书十余架，旧橱以铁色纹木为之，不加雕漆，惟肩健处铜锁圆如钱，灿然作银白色而已，所藏书不可以价值计，有自亚洲古国来者。盖自公家藏书楼而外，此为琅环福地矣。老公爵坐古锦榻上，白发如雪，身长而癯，美髭须，面庞绉纹，多至不可数；然神气隽爽，手白而指长，衣袴修洁称身，不作老人臃肿态。翠兰福特入时，老人方注意向山耳闻议论，闻翠入，始回顾，霁颜曰：翠兰福特，汝来极佳，吾甚乐汝偕汝叔今日来，汝体魄健全耶？吾知汝在伦敦不得稍休息，然汝面庞似较丰，可知少年富精力耐劳苦，吾何慰如之。老公爵言次，举其白皙之手，指座旁一椅，使坐。其声音笑貌，直与翠兰福特逼似，如形影，第发白面皱为不同耳。公爵续言曰：山耳闻语我，继此以往，为酬应繁盛之时期,意汝日来必早起宴眠,今来此,略避繁嚣,亦可稍苏息。翠就座,以一手置榻床扶手上曰:儿愿老父安健如儿所欲。公爵点首,以白皙纤手加翠手上,而抚摩之曰:吾虽不矍铄,然能饭强步便佳,汝此来可谓正合吾意,否则吾亦将嘱丽榴作书促汝返,因吾有事视汝两人也。翠声诺听命,公爵曰:吾近筹划一事,因前日有一著名建筑家来此,其人姓氏吾不能忆,似其名拼音第一字为P,渠谓佩而非利港宜修葺,所言与吾意甚惬。公爵言时,状至注意,若事在必为者。翠兰福特目视山耳闻,山从容注听,意若甚赞成。公爵又曰:前年为吾家筑海水浴池之人,汝当能记忆。翠曰:然,儿忆之。曰:其人为吾家布置者甚佳,然吾今视之,佩而港之中部岸边,可筑一墙,尽西面高岗,岗上建合宜之屋,则局面完整矣。翠失色,目视山耳闻,山佯为不见者,态益舒。复视公爵,则老人方以手置膝上,移动其指。顷之,又续言曰:或筑室于港之中部,亦佳,使吾室而为旅馆,彼欲居海滨者,且争趋之,吾觉此举实有利无害,而佩而第之声价,当益脍炙人口。翠柔声答曰:是固然,但儿意代价……公爵曰:儿云何,建筑之代价耶?彼建筑家,虽未估值,吾固知费不赀,然吾总不意为是区区者所阻,无论何项,撙节之,宜尚可敷衍,终不然,岂黎文休能为者,吾家乃不能耶?言次,有怒意。山耳闻亟怂恿之,公爵气稍平,曰:吾愿汝与海耳佩商之(海而佩为第之管理员翠家数世旧人),老夫亟欲观成,可为即为之,弗迟也。山耳闻曰兄弗虑,吾等必不方命,老人始欣然,曰:翠兰福特,吾爱,汝来时曾注意园中郁金否?昨日吾强步游览,见枝叶婆娑,著花较盛,汝可前往一观,吾意将来新宅中可分植之,必更繁盛。翠唯唯,公爵又曰:吾知汝好驰马,意马厩亦须修葺,或扩充,明日可偕海耳佩往观,相机增损之。翠怡色敬诺,公爵又谈城市事,言时,恒作孩稚态,方纵谭时,一女郎自外揭帘入。

第十二回　舍旧谋新

女郎绝艳丽,面作淡黄色,发黑色,绝似东方美人,然秋波则蔚蓝,身量短而纤细,年华已二九有余,才如高等小学中女学生,见者不知其为成人也,是即所谓丽榴,为公爵之侄女。父官至内阁执政,丽榴少孤,育于伯母,爵夫人绝爱怜之,夫人死时,丽榴方自学校毕业,即掌家政。佩尔非利第中,自总管以下,仆隶数十辈,咸畏丽榴明敏,遇事无巨细,虽甚复杂琐屑,皆能先示方略,井然不紊,且宽柔约中,不为已甚。公爵晚年有肝疾,善怒。怒时,丽榴至前,三数语即解。婢姬恒私议,谓丽榴嘤咛一声,其权力视公爵暗鸣叱咤,尤为过之。兄妹间情好尤笃,恒婉言规劝,灭少阿兄忧思。女郎既入,向山耳闻及翠兰福特执手问安,已而立公爵身旁,以纤手加老人肩,徐语曰:此时是阿爷进热乳时矣,命携来此间,抑仍置书室?言时,其聪慧眼光,已窥见老人似有倦意,因曰:儿意不如在此间较便,即以纤指压铃,公爵点首无语。顷之,仆人进乳。佐以茶及饼饵,丽榴一一陈列,移小棹置公爵前,此时老人忽又忆及建筑事,拈髯沉吟,山耳闻知公爵心事,颇畏老人絮语,目视翠兰福特,翠起立曰:儿弗思饮啜,意偕叔父往园中一视郁金。公爵曰:甚善。二人偕出,丽榴觉有异,然没由推测,俯视而已。二人既出,彼此默然行,至一花架下,山止步,翠亦止。山思翠年少必仍恋爱丹,然事迫矣,此志不变丧且无日奈何,因卷一纸烟燃之,徐曰:修葺佩而港及建屋费,当以万磅计,治新花圃及马厩,亦非五六千磅不办,观老人意,非以吾家窘迫真相和盘托出,势不肯收回成命吁,吾侄乎,使令老人骤知吾家已无一辨士之所有,此尚可堪耶?翠摇首曰:此必不能令老人知之。言时貌肃而声悲,山曰:嘻,吾辈宁有术终秘此噩耗,侄不闻索债割肉故事耶,负犹太人债,屈期不偿,且彼忍心割汝一磅肉,吾恶知栖身何所哉?吾意晚间可召海耳佩来,为最后之研究。苟且偷安,宁能长此终古?言时回首视矗立层楼,黯然无语。翠亦举目视山所视,此时岿然映于愁惨之眼帘者,固犹是佩而非利居宅也?山耳闻喟然长叹,自言曰:密司脱李凡马四若亚龙乎?汝等将瓜分是宅欤？吾侄乎，汝有何术可以阻止此不幸事？须知此乃祖宗汗马所得，奈何一旦他人入此，吾宁束手待毙，忍令变为犹太人之俱乐部耶？翠兰福特鞮蹙含泪曰：叔弗言矣。山谢曰：侄恕我，吾之弗怿，犹吾侄耳。晚膳既具，咸就餐室，丽榴察言观色，知翠兰福特必为负债事，故面有忧色。惟公爵因有翠兰福特在座，笑语甚欢，胜概豪情，固不知高台既倾，黄粱已熟也。一时膳毕，公爵欠身起，翠兰福特握老人臂，扶掖之，自膳室出，登楼，公爵曰：吾至爱之翠兰福特，汝如是得老父欢心，上帝必佑汝，每吾儿回家，吾必大欢喜竟日，嗣后愿汝频来，慰吾迟暮。吾更愿见汝娶妇生子，俾吾得见吾身后第二世之佩而非利公爵，吾无多奢望矣。既至卧室，公爵曰：儿去休，近来颇得美睡，儿等亦早眠，毋久谭也。翠出，值丽榴于楼下，亟以巾作拭汗状，盖目眶含泪，不欲令弱妹见也。丽榴以臂挽兄臂，偕行，翠曰：老父近日无拂意事否？丽榴曰：无之，前数日以珠一小匣，遣人持赴城中，不知何作，此事即吾初度日，便是一事尚未谢君，尔日蒙惠赐手钏，阿兄费心矣。举玉臂示之曰：妹今尚御此，兄见之耶，此物工质俱精绝，价必不廉，妹思寻常御此，亦暴珍，拟令人托珠宝商售去，又恐拂阿兄意。翠曰：妹胡出此言，岂妹御此钏，便奢侈过当耶！丽榴摇首曰：妹岂不知此时吾侪处境，女子妆饰，称家有无，丰俭宁足动吾心，惟伯父犹然扬厉铺张，钟残漏尽，倒行逆施，不能令人无悲耳。翠愀然曰：妹之心吾尽知之，吾惟益敬爱吾妹耳。言时，相将入书室，室为公爵日常憩息处，陈设精绝。翠就座，丽榴无语，趋琴所，按音匙奏高底鞋曲，调为法京名技师所谱，翠所好也。曲未竟，一仆入白：密司脱海尔佩在藏书楼中，请少主即往。翠起立曰：谢吾妹，此时吾觉稍苏矣。遂出，既晤海尔佩。握手已，彼此就座，翠见海携簿籍及纸卷若干事，因曰：吾意密司脱海尔佩必无佳消息赠我。海为一中年人，貌微黑，发作灰褐色，状至忠实，其人祖若父即为佩而第司出纳书札，至海三世矣。当时闻翠言，以目视山耳闻复视翠，徐答曰：主人乎，佳消息当在数年前有之，尝思少主必视吾如鸦，启口便非吉祥，个中曲折，无从喋喋。今密司脱山耳闻谓君必欲知负累确数，簿籍俱在，请自翻检，数十分钟。当可了了。海言时，辞艺而貌戚，翠兰福特家事，此人为最明了，乔木世臣，宜其视他人较关痛痒。翠取收支簿检阅，不得端倪，第见入犹太人若干万磅，息若干，蹙额曰：总数几何？海曰：五十万磅。问何期，曰：距今可四个月耳，今兹可怕之结果，即在目前，非金穴铜山，不足以疗此痼疾。在少主宜若有万一之可为，吾辈何能助力，簿中总结俱在，盍一翻检之。翠太息推簿起曰：视此何益。负手竟出，息思海之意，无非如是，由今思之，吾殆不免。自楼下，不觉来至书室，见丽榴犹对灯坐，见翠来，惊起曰：兄事毕耶？曰：海耳佩已为吾备言之，吾当以明早行。丽问何作，曰：吾将有所营耳。先海耳佩与翠兰福特言时，山耳闻倚榻眠，曲肱作枕，不作一语，翠既出，海指券谓山曰：欲平此债台，只有一途。山曰：谓婚富家儿耶？曰：然，以少主人门第风采，急起直追，尚非无把握事耳。山曰：然。明日吾与若父说之。翠兰福特返伦敦，即火车站雇亭斯美马车，驰赴猗顿园左近，谒格冷綦夫人，夫人苏格兰产，为爱丹姨母行，爱恒寄居其家者也。寒暄已，问爱丹，云在餐室，因按铃呼仆，白爱丹，有客相待，夫人自去。顷之爱人，已易晚衣，笑曰：吾必为谁，乃汝耶。翠曰：吾乍自佩而第来，又不语。微笑曰：而第来，奈何？言次，就一软榻座，而虚其左，他日翠来，则与爱并坐此榻，款语移晷，固已习为惯常。是日，翠则不坐，立稍近期，期而后言曰：吾有一事相告，为甚恶劣消息，吾知此言入君之耳，君之不乐，亦犹吾也。榻旁有一椅，翠以两手据椅背，续言曰：爱丹，君知之乎，吾实爱君，吾以妄意测之，似君亦属意我，使吾弗有不得已之故，吾久已求婚于吾心爱爱丹之前耳。爱方以纤手置己膝上闻此言，颤动不已。翠又续言曰：今兹已矣，不得已之故，较甚于前此，希望已绝，昨夜得可怕之报告，知吾毁家之难，即在目前，操债权者即日且制吾死命，吾以老父故、以吾家名誉故，不得不违心作事，冀可补救。爱丹举首视翠兰福特，面如纸，泪珠簌簌堕，呜咽言曰：吾知之。其声低而断续，仅可辨。翠续言曰：吾今万不得已，只能效世俗常态，婚金钱耳，吾言此吾知汝必鄙我之为人，然行且蹈其实，恶能避其名，嗣后当无分在君前道一爱字，前此吾虽不言，然私心固愿没齿不二，他日值相知有素者，必能为君缕析言之，今吾即自剖，亦无谓。女含泪无语，惟唇微动，其唇动之姿势似云是也。翠又曰：吾今兹行矣，吾且作吾违心之事，今冒不韪直陈此恶劣消息伤君心，继此以往，亦无可赘述，请从此辞，后有相见时，若齿吾在朋友之列，是君仁慈。言至此，哽咽曰：吾爱丹乎，此后吾两人欲再得一转瞬一弹指之光阴共住情天，不可得矣。女掩面泣，气咽不得续，翠兰福特曰：吾亦不知今兹之事，为正当耶？非正当耶？第形格势禁，不得不尔，别离在即，尚望怜我境遇，恕我无状耳。女哭曰：此有何可恕者，冷暖寸心知之，后此天各一方，望君自爱如我耳。两人默无语，彼此领略情愫，如两镜对照返映之影，深之又深。久之，女忍悲问曰：君意中已有人耶？翠曰：此乃违心之事，恶得云意中人。女曰：姑弗论此，第问有无其人耳。翠讷然曰：谦德温特。女闻言，色骤变，脉坟气结。两人对泣时，虽翠立爱丹身旁，然不啻相偎依，至是女遽起远之曰：此女乎，婢子来自蛮荒绝岛，鄙塞无人状，不图乃偶及下流，言时气促目张手指皆拳曲颤动。翠默然俯其首，无可置喙。女忽笑曰：望君恕我无礼，我昏聩，乃敢诋将来之公爵夫人，他且弗论，即二兆镑金钱，亦令人羡死，如许不动产，使丐妇得之，亦变为天香国色，君诚精于选择，天乎，君几身修到。言时以巾自拭其面，翠惧女狂易，思欲慰藉之，近前握其臂，女跃起，喘息言曰：毋以一指触我，我不能堪此，汝可以手触！既而换言曰：大佳！吾不更作一语，吾且助汝婚彼女，汝可得二兆镑，汝可保全佩而第。虽然，翠兰福特，吾知汝且无幸，结婚时，当知吾言非诬，汝弗假惺惺，汝以为吾悲耶，与其令汝见我哭，毋宁死为愈，可速去，俄延无益。此时蔚蓝色之横波，如火山也，盖初时牺牲爱情，以恤家难，两人同其甘苦，一往深情；迨既知实有其人，则苦乐判然矣，宜其不与妒期而妒作，不与怒期而怒来，笔上眉痕刀上血，寸心恩怨转移间。可畏哉，翠兰福特嗒焉如丧，偅儴走出。

第十三回　跳舞

翠兰福特自猗顿园路径返寓，途中志乖意阻，形神颓丧。所寓为同志组合之会社，即前夜偕山耳闻所来处也，自觉举止失措，终日掩卧，不接一友。翌日，方在吸烟室独坐深思，忽有少年人，欢然曰：翠兰福特，吾梦想不到以今日遇君此间，吾渴甚，速饮我威斯克若苏打水。翠随手举案头玻璃杯斟酒与之，少年举杯鲸饮已，曰：数日不见，君在佩而第耶？曰：然。曰：明晚佛兰第宴客，有掀动社会之新人物可见，其人艳名噪甚，君莫欲一睹真相否？少年为爱耳兰世家，男爵邓华也，承祖父余荫，席丰履厚，意气颇豪才地亦不恶，平日为翠兰福特谈友。翠曰：君谓谁，其密斯谦德温特耶？邓曰：舍彼更有阿谁！今日曾睹舆论报纸否，翠摇首曰：今日该报中记谦德温特事几及一页，前幅述若何觅得于大洋洲中，事迹颇奇，入后记衣履装束，纤屑备载，谓其人为伦敦空前之美人。使所言不溢美，宜往一扩眼界。翠曰：吾日来竟未一读报纸。邓曰：近日各报所载，社会所谭议，几人人注意此事，有谓此女具绝大魔力，必令王孙公子演可笑之活剧，闻彼之保护人云苔夫人，所期颇不菲，寻常世家都不屑，必天潢贵胄始当意也。翠曰：凡此情事吾皆不知。邓曰：所言似皆可信，无论其状何似即二兆镑资产，亦宜其自待如是。翠曰：吾前日与谦德温特晤谭片时，固未及袭产事。邓讶曰：不图谦德温特乃君之友，幸未谬下贬辞。翠微笑曰：吾不敢自居为彼美之友，君弗相谴。邓曰：口碑籍甚，吾必亲见之，与君明日偕往，往宜早，迟恐无插足地。翠曰：吾不能决吾去否，君独行可也。嗣又作他语，少年别去，翠兰福特入己室，伏榻冥想，以炙手可热之谦德温特，欲贸然与之订交，总觉他人视己，如见肺肝。且可怜之爱丹，仿佛犹对己啜泣，辗转筹思，恍惚不能自决。日间枯坐而已，至晚十钟时，怦然欲往不能自禁止，即易外衣，徐步出，过客室，闻数人聚语，一人曰：谦德温特可谓黄金野人。翠亦不知何故，第觉为此语者，必恶其人。出门贸贸然向佛兰第行，第在卡尔路，主人名佛力阿，伦敦巨室也。既至，见车马塞途，贵客方络绎莅止，云苔夫人与伊瑟姆亦以此时始来。橘逾淮泗为枳，伊瑟姆之来伦敦，至此不足三星期，初至时不知宝球玉，此时虽一带一针之微，伦敦人所贵者女亦贵之。欧俗，凡贵族女子当及笄时，必赴宴会跳舞，谓之入社会，入社会之第一次。其人而为最著名巨家之女子，恒全国注意其形态举止，以故云苔夫人慎之又慎，镇日教以酬应礼节，若何是不亢不卑、若何是适中规矩、何者为自重行为、为优美举止，小家女子，一旦置之贵族社会，其交际之间，必有一种村俗气，非可以言语形容者，所谓婢学夫人终不脱贫薄相。女则一一领会，略无凿枘。惟在三星堡时，处处大踏步行去，此时转觉有羞涩意，两颜常绯红，天然妩媚，不须多买胭脂矣。自亨冷珂第赴燕后，云苔夫人特延著名跳舞技师，日夜教授，女于此事颖悟绝伦，技师叹为得未曾有，不似先时老儒授文法，难如牵牛下井也。顾有一事颇近骏钝，客之贵贱有等差，则致敬当有丰杀，此亦交际家所有事也。女则伯兄乡人，漫无辨别，大有佛菩萨拈花微笑，一切平等之雅，云苔夫人无术使之领悟，听之而已。是日，女所衣为白色丝织花绸，电灯光下，皎洁如雪月互映，益以照夜明珠，倾城颜色，见者目眩神骇，觉报纸所言，不迨什一。客皆以丝巾摇曳表欢迎意，是日宾客之众视亨仑珂第几倍蓰，气象之豪奢亦过之。因佛力阿方任内阁，势倾朝贵故，伊瑟姆则恍惚迷离，回思三星堡，总疑隔世事也，忽瞥见翠兰福特与主人偶语，面庞较前日相见时，似稍瘦损，私意此人胡得来，留意窥之。见翠以目注视地上，作倾听状，已而举目视佛力阿，已而目光移注己面，鞠躬作礼，女含笑答礼，意必就己寒暄。顾翠兰福特遥立不近前，旋主人佛力阿相邀跳舞，遂随入燕会室。人语隅隅，乐声细细，女举目四瞩，见壁间锦障，地上氍毹，都作苍白色，融融如春水澄波。四围陈设佳卉，白花如斗，奇香袭人，男女宾客数百辈，秩然列坐，衣染莺黄，肤凝冰雪，不数群玉山头，瑶台月下矣。客皆知首次跳舞者为谦德温特，为承袭巨产之绝世美人，第女子乍自海外来，都与无素，不知配者为谁。乐音嘹亮处，楚腰纤细，舞袖蹁跹，为满堂视线之交集点。当翠兰福特乍见伊瑟姆时，惘然痴立，酬酢都忘，忽又念及爱丹，骤生悲戚。逡巡至跳舞处，见伊瑟姆方鳢衣伫立，因微近之小语曰：密司肯与仆同跳舞否？女回眸见翠兰福特似向己索名刺者，女略一凝思，始与翠名刺曰：吾未尝与他人约，但自前日别君后，仅学数小时，殊不熟练，同舞者若稍疾，便乱步伐，意君不如与他女友为之，当较快意，且君色似不豫，不跳舞亦得，吾不欲致君败兴。翠见伊瑟姆天真烂然，不觉微笑。女曰：君笑何事？翠曰：无他，见君颜色，令人忘忧使有人与君同舞而败兴者，罪当不赦，但问君肯与仆同舞否耳。女点首曰：然则君舞时，弗过矫疾耳。两人遂携手同舞，舞时，翠婉转相就，俯仰悉如女意。女大悦。翠曰：密司步伐绝佳。女曰：此乃君就吾之程度为之故尔，然吾尚能稍速。一时乐止，舞毕。女笑曰：此事绝有味，无怪世人有乐此不疲者，但热甚，君困否乎？翠曰：此间电灯太多，吾侪盍至外间散步，但恐更有人欲与密司跳舞奈何？女曰：然，但吾热甚敬谢不敏矣。翠笑曰：此人被君拒绝，必自恨来迟。女曰：自恨耶，使遇三星人，或且耻汝。翠问三星何处，女曰：是吾前所居地。翠窥女意，似颇压喋喋，因即不言，导女出，相将至月台，女曰：此处空气绝佳。翠视女手中携一丝巾，凭栏凝眺，肩项皆袒露，取巾为女围之，女若有所思，遥指曰：彼其人必艳羡吾等。翠视所指，则见围墙外行人如织，门前电灯如皓月，过者皆伫立仰望，侧耳听音乐。女曰：吾等鲜衣美服，诚宜知足，彼伦敦人之穷苦者宁可以数计，意彼中必有衣食不足者，彼等日事工作，吾侪日事歌舞，几何不为鬼妒。翠曰：岂君所居之三星，无贫人耶？女曰：恶得无贫人，然三星人视吾侪相去当不甚远，吾固不知君之境况为富为贫，但吾侪即贫，安知今日贫，明日不富？彼伦敦之贫者，宁有金块可掘？如三星众健儿之所为耶？君试观彼可怜之女人，面瘦无血色，虽以如此夏夜，犹有瑟缩意，非贫态可掬耶？吾意其人必馁，惜今日非吾家宴客,否则吾当命彼入餐室,厌粱肉、醉香饼,始快意。翠微笑曰:果如此密司便快意,恐其人仍不快意。女曰:此言何也,岂彼婆人,生活藜藿骤饫肥甘,惧牛羊踏破菜园耶。翠曰:吾意彼妇必有儿女受饥寒如彼者,使密司与以钱,则为惠较普耳。女大悟曰:君言诚是,此易事耳。乃急翻衣里,忽失声曰:嘻,吾忘之矣,此笨伯之衣,竟无袋,君速与我钱。翠见女躁急,亟检己衣袋中,不知何时,仆人为己易衣,竟未置一辨士,搜索既遍,无可报命,大窘。嗫嚅曰:仆竟无一钱。奈何?女大失望,恐益翠惭恶,只得强忍不语,忽得一策,大悦,因凭栏大呼哈路(译音西图发语辞),彼女人方思仰视琼楼高处,见一女子美丽若仙,向己微笑。大惑不解,忽见丽人举手作势,旋一物直堕己足下,大惊,视之,辉煌夺目,金钏也,骇而却走。第闻上方人语云:此所以畀汝者,第取去弗虑,贫女返顾堕钏,又仰视,见丽人指地上曰,是畀汝者,悯汝穷困,故畀汝。女人乃俯拾钏,复仰视言谢,翠与女咸不辨女人何言,意必为祷祝语旋,见女人欣然走去,行稍远,复回顾,似不能无惊疑者。伊瑟姆顾翠兰福特,嫣然而笑曰:此女人不知持此何作,吾深望彼即刻售去,俾彼可怜之儿女,可得美好之晚膳。翠曰:是必如此,但彼贫女得此,恐未必能得善价,吾见该钏似一甚美丽者。女自视粉腕曰:适所给为一纯金者。因笑曰:是君之过也,吾见彼妇状至可怜,使无以给之,当竟日不怿。翠曰:君两钏而去其一,他日吾必为君偶之。女曰:是可不必。言时,以目视翠曰:此为午后云苔夫人为我新购者。言时,其美丽之形容纯作童稚态。翠曰:吾侪来此已久,盍返室中。女摇首曰:室中溽热如火坑,有何乐趣,此间清凉世界,令人意爽,伦敦人常以乡居为乐,君亦然吾。翠曰:乡居自佳,君来此不久,已厌尘嚣耶?女曰:然,吾自与大洋洲别后更未得一日清净,恒思得半日静坐,一追忆三星风景,辄苦不得间,自朝至暮,无时不有所事,栉发、靧面、午膳更衣、晚妆,数事既竟,夕阳衔山矣。吾亦不知何时当何作,悉由吾婢排苛主之,繁文缛节,只觉琐屑可厌。翠无语,背倚栏杆,凝视女面,怡然神游太虚之境。微闻室中时钟铛鞳作响,亦不知历几千几百须臾,忽闻女瞩己返室,始如梦觉。此时有一非常幸福,为翠兰福特始愿所不及者。则女以玉腕挽己手交臂偕行也,二人款款行步伐与音乐节奏,不期而合,才入跳舞室,只见对面来男女二人容光照人,令人神爽,翠兰福特大惊,女子,盖爱丹也,此时狭路相逢,更无可逃避。同行之男子知翠兰福特与爱丹必有密语,鞠躬别去,翠本绝机警,此时突然相遇,不觉尽失对付之能力。爱丹亦变色失措,见翠勉强向己鞠躬,急敛神答礼,微笑曰:密司脱翠兰福特,为我介见密司谦德温特乎?翠因谓伊瑟姆:此为密司爱丹。顾爱丹曰:密司应忆公园堕马时援手之人,即此密司谦德温特也。爱闻言赧然,因向伊瑟姆谢过曰:吾诚愤愤,畴昔之夜,在孛冷珂第相值,竟未通一语,开罪诚多,其实眸子钝拙,竟忘却前日事也。又向伊瑟姆审视曰:是矣,姊曾全我生命于万险之中,吾至今犹铭感,今既相值,补过之日正多,否则负疚终身矣。爱丹此时之和蔼,为翠兰福特平昔所未见,私念此女子竟能去其倨傲,诚世界之完人矣。方凝想时,见爱丹似欲与谦德温特偶谈,不愿己在座者,因顾与他客共话,心中则念爱丹玉成姻事一语不置。

第十四回　订交

翠兰福特既去,爱丹挽伊瑟姆就一半榻坐,合璧连珠,一时瑜亮。伊瑟姆见他人总不如爱丹美,且身材窈窕,口齿轻圆,不觉注视不已。爱丹亦向伊瑟姆上下审视,私念此女究不脱蛮腔,目灼灼成何景象,可惜珠玉锦绣,包裹此艳皮媸骨,其实牡丹芍药,春色平分。即爱丹亦未尝不自知之,又见伊瑟姆项间珠串,胸前钻石,皆公侯贵胄所不办。心益不怿,然爱丹虽女子,绝有城府,虽翠兰福特自小为莫逆交,亦非能窥见其隐微也。当时含笑谓伊瑟姆曰:我虽未识荆,然渴慕已久,芳名及影片已常常见之。伊瑟姆曰:然,更不作谦让。语爱丹益不怿,徐曰:君乍自海外来,意必以伦敦人少见多怪为异,此间风俗,凡历史可以引起人之注意者，便都执为谈柄，言者津津，听者不倦，人皆以君所遇者为异数，故无人不知谦德温特。伊瑟姆曰：以我所遇异耶，此语诚然，吾亦于报纸中见之，然吾意彼等不过藉谈人家闺阃，以煽动读者，此时或更有一女子，供彼等舞文弄墨，亦未可知。爱丹曰：是未必不如此，吾意凡人一旦置身繁盛文明之新社会，意必甚乐，顷吾见君与翠兰福特偕行，状殊自得，颇亦觉之否。爱丹此语，无礼极矣，然伊瑟姆则不知是为故相轻薄语，答曰：诚如君言，吾自大洋洲来，事事皆为吾所创见，且此间人遇我亦绝有礼，吾诚乐也。爱曰：翠兰福特何如？伊瑟姆曰：渠遇我甚善，我亦乐与是人为友。爱丹手持一扇，此时摇动倍疾，笑曰：吾意翠兰福特乃伦敦不凡人物，其谨愿亦世所罕有，吾与交最久。忽沉吟不语，顷之曰：悄谊不啻手足也。伊瑟姆曰：彼状貌甚美观。爱曰：渠内蕴之美，如其外观，虽云此室中客更无其伦，亦非溢美。伊瑟姆忽忆拿门石勒之言曰：然，吾曾闻之。爱丹曰：此人之特异处，当比较而始见，每遇宴会时，佳客满座，迨翠兰福特至，便觉风度翩翩，他人皆出其下，且君知其人他日乃公爵乎？此时爱丹谈笑而道，似视伊瑟姆为褓襁儿而玩弄之者。伊瑟姆曰：然此间人恒有公爵伯爵等字样，赘其姓氏之前。爱曰：更有一可异事，其人尚求凰未就也。伊瑟姆曰：我固未尝留意及此，然亦非甚可异，或尚无当意人耳。爱觉此语刺心，不觉颊赤曰：是必如此，使翠兰福特向人求婚，则其人可谓有幸福。伊瑟姆曰：我不知，然君如是言，或当不谬。爱曰：设有人为翠兰福特所求，则其人或且狂喜。伊瑟姆略一踌躇曰：虽然，亦视其人爱翠兰福特否耳。爱曰：纵有人不爱其人，当无人不羡其爵，须知为佩而非利公爵夫人，非寻常事也。伊瑟姆曰：君言如是，自是可信，然吾实不知公爵为若何可贵，他日吾处伦敦久，或能知之。爱丹笑曰：吾今日幸得与君相值，君诚坦白可敬，若不相鄙弃，请从此为素心交。伊瑟姆曰：是则君之惠也。爱丹曰：幸常偕云苔夫人惠临，或有事能为君助。既而翠兰福特与云苔夫人携手来，二人皆起立，爱丹解胸际所簪白花，谓翠曰：请君持此，吾将一整衣襟。翠受之，两人立稍近，爱丹小语：吾助君猎此二兆金镑，吾决计践，吾言矣。翠见爱丹毫无怨怼意，心转不安：听之可耳。爱曰：彼女郎譬之未斫之璞，君必施以雕琢，而后可望就范，今为君计，不如与约，驱车游郊野，更不使有第三人在侧，则事当速成，若仅宴会遇之，无济也。翠曰：君诚圣人矣，他人所不能堪者，君乃非但不破坏，且画策促成之，吾感感甚，然自思更无面目相对。爱曰：否，论常情固当嫉妒从事，然吾两人交谊不薄，前日不顾而唾，吾甚悔之。翠无可言。爱曰：君弗疑，举前此交涉而悉忘之，则吾两人之间，当无可芥蒂，君亦不以我之处境为难堪矣，君尚乐跳舞否？翠曰：君若欲之，吾胡为不乐！因以手中花，就爱丹胸际亲为簪之。爱丹本善舞，舞必与翠偕，以故两人手法步伐，疾徐悉相当，转折回旋，无纤毫差异，殆如一人也。伊瑟姆注目凝视，叹羡不已，久之，翠觉爱丹手足摇摇，如不自持，急止舞。爱喘息曰：吾不能矣，劳君送我至格冷綦夫人处，吾当即归。翠因偕女觅夫人，夫人亦思返宅，遂别主人。翠兰福特送之登车，爱丹既去，翠急返就伊瑟姆，见伊瑟姆方与众客共话，客环立，竟不得近。盖人人愿纳交伊瑟姆，有均利主义之雅，不容翠兰福特独乐也。然伊瑟姆独属意翠兰福特，心好其人，云苔夫人亦愿女与翠交，盖佩而非利名震全欧，固非贫儿暴富者所可比拟。是日，酒阑乐止，宾客云散，云苔夫人于归途车中，向女津津道翠兰福特不置。第二日午后，云苔夫人以事出，伊瑟姆方独坐客室，仆人白有迈魁欲晤少主。客入，翠兰福特也，被盛服，肩章灿然，状益威武。伊瑟姆以不规则之待客礼招待之。坐定，伊瑟姆曰：吾不谙礼仪，弗笑简慢，云苔夫人适往某绅家，我因适才市帽回，觉倦，故弗往，君莫欲得茶若点心否，顷吾已按铃命携来。翠曰：甚善，吾适需此。旋仆人以茶来，翠坐半榻上，视伊瑟姆执器倾茶入，杯似甚娴习，不类贵家女公子。问茶中需糖否，翠兰福特私念，渠乌从知吾嗜糖，又见纤纤素手，肌腴而泽，与纯白之线衫相映，肤色莹然，不御手套。翠兰福特犹创见也，白昼相对，其艳丽视电灯光下盛妆时，绝不减色。女分茶已，就别一榻坐。

翠见女身旁有一书,因取翻阅,见插画绝精,盖小说冒险谈也。翠曰:君固爱读此,可见胸襟不凡。女曰:吾不善读先在三星时舍读本文法,竟无他书,此间书甚多,然艰深不易读者过半,其余浅易者又类嚼蜡,吾独喜此。因为翠述书中事略,才十数语,便迷头绪,因自笑笑时瓠犀粲然,翠为之魂摇。女曰:书中所述为一男子身涉险境,万无生理,为一女郎所救,其描写遇险情事,颇极诙诡,然著此书者似不知来福枪与旧式枪之别,是亦微瑕,然书固不劣。翠曰:意君必富冒险性,或喜驰马田猎事?女掀眉曰:殆与君同嗜好,君善猎,然否?翠异之曰:我固好猎,然君何由知之?女讪然曰:识君者皆如是言。其实闻自拿门石勒,第不知何故不肯直白。翠见女作羞涩态,妩媚绝人,不觉神夺,盖美人真相,全在神韵,故画家不尚形似,帆随湘转,自舟中望南岳,横看成岭侧看成峰,须面面领略,方不负好山好水。翠兰福特此时殆可谓不负好山好水者,曰:君诚好驰马,吾实欣幸若得云苔夫人许可吾当以篷车来,同游郊野,一领略田间风景。女曰:吾意夫人亦必乐此,但必须风日晴妍,且必其地有咖啡店可,以小饮者乃可以午后夫人必得茶也,我则愿骑不愿乘车,车中闷甚,恒令人不得呼吸。翠曰:篷车绝不闷人,夫人若允许者,吾明日即以车来。女喜曰:明日最佳,时已入夏,夫人当不至畏寒,但吾意须真至乡间,凡此林立之烟突,必无一具触吾之眼帘,因此物可厌特甚。翠曰:过远恐不能,君如欲觅旷野如三星者,恐此间无有矣。女点首曰:然。神色怅然。翠曰:君似甚眷念三星,能令我略闻三星景物否?女因缅述种种,义父万留蒿回及其所骑之马,尤深眷恋,第遇拿门一节则终秘之。伊瑟姆娓娓而谈,翠兰福特则敬听不倦,只觉唇吻动处,吹气如兰,令人心醉。而伊瑟姆之于翠兰福特,亦复如是,觉拿门石勒之言,信非谬赞。石鼓铜鱼,丝丝入扣矣。云苔夫人自外入,见翠兰福特与伊瑟姆共阅书中插画,孜孜憨笑。夫人入,未觉也。夫人曰:密司脱翠兰福特惠临,蓬荜生辉矣。翠敛容致敬,意殊踽蹰,思作寒暄语,仓猝不能致辞,率尔请曰:明日拟请夫人同游郊外,幸蒙俯允。夫人略不推诿曰:辱承惠爱,是当领盛情者,可笑吾家伊瑟姆,日以不得吸新空气为憾,若再尼之,恐作意与老娘负气矣。言时以手抚女首,金色之发,与粉白之手相映,益觉光泽。翠疑夫人特意指示此美发也,无何翠辞去。夫人谓女,观汝两人,似甚相得。吾亦乐汝友此人。女无语,目注小说。似用心颇专者。入夜,翠复来,与夫人晤谈,移晷始别。别时约明日午后某时以车来。倜傥不群之翠兰福特,此时盖不免患得患失,亦竟仆仆不惮烦。第二日,翠兰福特如期以车往,阍者入白。夫人与女偕出,盖伊瑟姆跃跃欲试,已坐待半小时矣。及门,见两马绝骏伟,意殊欢跃。翠曰:夫人弗嫌无御者否?前月佩而第携来之人,因颠蹶伤足,临时雇来者必不适用。不如一身作仆,较自由也。夫人笑曰:吾甚恶车肆中围卒,但君与伊瑟姆可并坐,为吾屏风。翠乃挽夫人登车,虽清和时节,犹须以绒毯自卫。翠自侍者手中取毯,为夫人围被之。伊瑟姆已待久,翠乃就坐。执缰着鞭驱马行,伊瑟姆着窄边灰色毡帽,海兽皮短衣,不御面网,昂然无娇怯态。翠曰:此去有地名薮兰者,绝荒旷。女曰:愈荒凉愈佳。此时吾则注意此两马,彼实良骥也。途中两人絮语不已。翠兰福特时顾夫人作一二语。既至薮兰路,人烟渐希,天忽有雨意。两马在绿阴中驰绝疾,空气骤寒。夫人叠颈间貂尾取暖。翠顾曰:夫人似觉衣单,奈何?夫人曰:否。但来已甚远,言时为风所咽。伊瑟姆见夫人不能支,亦不欲行。翠曰:然则稍进饮食亦得。此间稍西即威客旅馆,颇堪憩息,因趋之。既至,屋宇精洁,陈设绝华,餐室中颇温暖。侍者进香饼,问须烯炉火否?夫人颔之。伊瑟姆目视窗外,意殊失望。曰:此即所谓薮兰耶?翠曰:否,相距尚里许。夫人曰:吾觉此间甚适,汝等若必欲往者,不妨自去。弗因我败兴。吾知伊瑟姆直欲至雪山之颠始厌其欲,吾在此间迟汝等。但得趣即止,弗过留恋。翠兰福特踌躇未答。伊瑟姆得此慈爱之温谕,大乐不暇再谋,促翠兰福特速行,二人遂出。仍由翠执鞭。伊瑟姆则坐适间夫人所坐处。此时健马轻车,驰骋绝疾,顷刻至一小山之巅。女曰:吾自至伦敦,今日乃得呼吸此清新空气。

此间风景丽绝,四围乃有此大松树,吾疑去伦敦尘境三百里矣。忽指一处曰,山后一片如日光辉映者何耶?翠曰:是名禄石潭,山石皆结晶体,亦伦敦一名胜处。女曰:此两马可谓健绝,视吾在三星时所骑者,殆不多让。翠曰:君好驰骋,盍一试良楼妙技。女疑曰:此事女子可为否?翠曰:是胡不可。女曰:设为报馆访事人见之,不致讥诮耶?翠曰:无虑,此何害者。因虚左泥女并坐,授以辔。此时坐至近,每一问答。口脂之香,直按触鼻观。因之心突突跳跃不已,伊瑟姆顾盼自若,漠然无所动。惟努力勒两马使疾驰,马振鬣昂头,奔放超跃。偶一不慎,可立致颠覆。女则一手执鞭。一手控辔,秋波注视马耳,晏如也。翠兰福特颇心折,自愧弗如。疾驰两英里,路渐窄。女骤勒为首使俯,截然竟止。翠大赞叹曰:君具此身手,吾辈男子直当愧死。已而返辔徐行。天微雨车中备有爱尔兰织呢雨衣,翠取一女式者为伊瑟姆被之。女摇首却之曰:弗需此,吾方热甚。翠曰:是胡可者,衣湿,夫人且责我不能事。言时,渐以一手抱女纤腰。女初不觉,嗣稍稍觉之,微移其身,两颊绯红,如桃花映旭日。弗怒也。翠则大动,觉血轮运行加速,呼吸骤促,私念此地可谓猗顿园,伊瑟姆殆伊夫之女,而己则亚当之子也,竟不暇再思。其伊瑟姆纤腰间之手,不觉抱持渐紧,而两马则行极迟,似不欲以蹄铁砉砉之声,扰乱主人密语之声浪。而翠兰福特则微呼密司谦德温特伊瑟姆贲儿,恕吾唐突。吾愿得君!恕吾唐突。伊瑟移身远之,坐微斜,略与翠相向,以一手拒翠手,微回顾曰:弗尔。言时,目下垂,注视翠臂。声细才可闻也。翠则讷然尚欲有言。而威客旅馆中之云苔夫人,坐待已久,或且睡魔相寻矣。

第十五回　伊瑟姆之自待

伊瑟姆闻翠兰福特低声呼己名,又断续有言格格不能吐者,心颇惊疑。手虽执辔,而当顾视翠兰福特衣襟时,竟忘却驭马车。其长而美观之睫毛,因眼帘下垂,益触晤对者之视线。其健全之粉面,添上胭脂,妩媚之中,别饶神采。当局者患得之心胜,亦竟莫测喜怒。只觉己之言辞动作,不甚适当。似乎以伊瑟姆齿稚而诚实,因其易与而欺之者,虽居心不如是,而良心自讼。总觉嫌疑近似,心颇悔之。然虽悔,而伊瑟姆腰间之手,如被鬼捉,竟不能即时掣回也。久之久之,始从容置词曰:密司谦德温特,适间唐突,颇涉疑怪否?吾已知罪,愿忏悔也。此时女仍目注马耳,闻翠言,颇茫然不知命意所在。曰:吾不知也。翠曰:吾深悔吾不应尔,在理是无可恕,然密司幸恕之。吾与密司相知无几时耳?女曰然:迄今可十日。翠曰:便是只十日,故不应尔。君尚未悉吾之历史,奈何便尔。固自知交浅言深。翠兰福特此时诚有难于措辞者,凡求婚之事乃由爱情产出。相知日浅,且未尝言爱。何由结无因之果。翠续言曰:然吾有一言,必欲言之。若今日不言,即失去可言之机会。言因不多,仅数字。即问君能嫁我否?伊瑟姆闻言执辔自若,仍目注马耳,不稍瞬。惟网颊红色骤增。翠伺之一分钟时,女竟无语,大惧。急曰:君且弗答此问题,我知君此时所欲言者,必为拒绝之辞。我固望君之允许,此时盍以辔头授我。伊瑟姆摇其首。翠曰:虽吾两人为新相知,然此数日中吾视之直黄金暑刻。吾必以全力得君一诺字。若争得此一诺字,吾终身之幸福即在此。吾且以相当之幸福报君。君若信吾言者,吾毕身之权,悉以奉君。吾可誓之。女仍不语。凡求婚于一女子,而未尝声明己之爱意,为一极难之事无疑。翠又曰:此后吾当注意君所喜悦事。吾固自知无足重轻于君,世人有价值者甚多。然吾自信效忠于君,当较他人过之。吾此时且弗问君意属我与否,吾必竭力得君之允诺。伊瑟姆微觉烦溷,虽不能确言其故。似此事毕竟于理未洽。因蹙额曰:吾不自知当作何语。翠曰:吾知君此亦由衷之言。吾之舌更无较多之能力可达吾深意。今且弗言此,使君而能允吾者。当不止我以为毕身幸福,即吾家属亦莫不视为幸福。女曰:君谓尊甫耶?翠曰:吾父,吾叔,渠即前日曾识君者,更有吾女弟丽榴,彼等殆无不欢迎君者。女曰:彼非佩而第公爵耶。曰：然。女曰：彼胡为欢迎我，彼乃贵人，我仅一平民耳。始吾在三星时，只知贵之名词，毕竟不知若何为贵。自至伦敦，始知有贵族之阶级，意公爵及佩而第中人。或不乐君婚平民，必欲得君家阀阅相等者。翠半日不语，私念无他故。二兆镑耳，因曰：否。彼等于我婚事，初无成见。女曰：然安知君婚平民，非彼等意外之事。翠曰：是必不然。吾自儿时，庭训即以骄矜为戒。凡吾所言，请君勿疑。女曰：彼等并未见我，故吾疑所言皆君个人意中语。翠曰：彼等若见君者，当无俟吾此时喋喋矣。女曰：何耶？曰：云苔夫人家无明镜耶？女曰：君此言何意？谓吾貌美耶？宴会时吾见贵族妇人美者殊多，彼爱丹林星为君挚友，顾君乃不属意。翠曰：是又有故，君于美之外，更有他人不能及者。君待人以诚，吾始见君时，便觉蔼然。此非吾阿好之言，故吾知吾家人必欢迎君。且吾叔曾有精当之评语。但吾此时且弗言，他日吾叔当能为君言之。但问君对此问题作何解决耳？女此时状颇窘，久之曰：吾实不知应作何语。翠益卑其词色曰：君不属意于我，故不肯作违心之言。然吾愿此问题悬而不断，吾知他日君必怜而许我。但此问题悬而不断，亦须得君之允许。君若不首肯者是否决矣，毕竟君能假我以时日。俾我得掬心相示乎。翠言时，伊瑟姆仍目视马耳。然目中有马耳，心中则有河，有明月，有沙滩，有拿门石勒。私念拿门石勒，曾言爱，而未及婚事。今翠兰福特曾无一字言爱，觉事理未当也。踌蹰久之，翠疑女欲拒绝，大惧。竟冒险以手执女臂，盖一时仓皇失措，不自知若何而可。然此一把握之间，其效力较语言之作用竟倍蓰。不觉诺之一字。低声自樱口出也，翠大感动。执女手吻之曰：君此言足令吾心慰，使吾不能得最后之胜利。即失败后追念此时，当是伤心公案，然吾则自信必达吾目的。伊瑟姆无语。第见天气渐渐放晴，山云魆魆，日影参差，蓝色之天，与青绿之树，澄鲜如洗。间以数声啼鸟，顿觉襟怀清爽。惟一手尚为翠兰福特所执，颇不自由。且腕际为翠所吻处，觉微热，颇不耐。然不忍拂其意，亦姑听之。忽翠呼己名曰：伊瑟姆赉儿，吾愿君往佩，而非利一见吾父若妹，便知吾言非妄。女方放心于天光云彩之中。骤闻翠言，竟不辨为何语，又不欲诘问。乃以慧心追索耳鼓所受之声浪，有顷，乃答曰：吾可往耶。翠曰：然吾极愿君贲临，彼处乃真饶乡居风味，意必能娱君。女曰：君欲吾往，即往亦得，君家人或不至相贱恶。翠曰：是诚过虑。第问君肯即往否耳？女曰：君欲之，便去何如？翠曰：然则君必挈日用必需者，往作一月居。始有兴，君好驰马。吾当选佳者供君鞭策，虽竟日骑射亦得。女笑之。翠曰：君视此二马何如？女曰：绝佳，健而驯，为吾前此所未遇。翠曰：吾当以如此者赠君。女摇首曰：是可不必。君若欲令吾得善马，必使吾偿其值。君不知吾甚富耶。翠闻此言着吾隐处，意殊爽然然。女固然无心也。已而车至旅馆，翠扶女下车，而握其臂。女本不需扶，然亦弗却。既入室，云苔夫人欠伸揉目曰：来耶。今日颇尽兴否？女笑曰：极佳。儿至伦敦，今日最乐。两马既健又极，驯旋折颇如人意。夫人讶曰：迈魁翠兰福特，乃听渠御车耶。翠笑曰：密司绝好身手，视吾殆过之。夫人叹曰：童骏哉！归途，翠与女不交一语，彼此默然若有所思。然翠当艳情绚烂之时，不无怅怅。盖不能忘情于钟爱之爱丹林星也。既至格罗公园，翠兰福特别去。别时，复与女握手，状殊依依。伊瑟姆亦未免有情，晕生素面俟。翠兰福特去远。始入，夫人曰：吾甚喜吾已至家，顾谓侍者，速取吾貂裘来。坐皮篷车。驰骤旷野。后更有人以此相邀者，当令吾胆碎矣。吾爱，盍坐近炉火，一祛寒气。女曰：儿热甚，言时，伫立室之中央，嗫嚅曰：儿有一事语阿母，乃者翠兰福特向儿求婚。夫人喜曰：是可贺也。女曰：何也？夫人曰：吾爱乎，大约汝之外。当无人有此疑问。岂不知佩而公爵乃伦敦第一显者。彼所居之佩而第，闳壮拟王室，在欧洲全世界亦首屈一指。彼翠兰福特，此时为迈魁，转瞬即公爵矣。吾爱乎。汝可谓天之骄子，自此不与凡人伍矣。容我吻汝。汝今为迈魁夫人，他日之公爵夫人也。女蹙额曰：但事尚未定。夫人骇曰：拒之耶？女曰：渠谓我若不能遽允许，亦姑悬之。以待他日之决定。儿仅答以容徐思之。夫人曰：儿痴矣。儿不知迈魁夫人公爵夫人之可贵耶？女以手理其覆额之发，曰：儿知之，但儿初无作公爵夫人之奢愿。儿今所处地位，即已甚满意耳。夫人曰：儿竟不解事。今且弗论他事，但当时更无他语耶。女曰：无之。夫人不觉失望，曰：此汝毕身大事，他人求之不得。今汝以极短时间，竟幸得之，乃任放弃，后此宁有更优于此者。女曰：彼尚欲儿至其家，一接其父若妹，儿已许之。夫人大喜曰：事谐矣，吾爱女乎。汝乃尚不自知，汝已操胜利之券。汝知伦敦为何物，以汝之资产，益以佩而非利之显爵。汝乃今为伦敦之女皇矣！夫人言时，精神顿振曰：明早吾为汝至漱兰娘处，所制衣当促成之。

第十六回　佩而第之上客

伊瑟姆晚妆既卸，对灯凝想。凡日间翠兰福特所言，皆温理一过，竟无一字遗漏。玉腕间为翠所吻处，仍觉养养。细思翠兰福特之才地品性，意颇欣然。一时又对镜自顾，仔细端详，自思翠兰福特谓己美。然平心论之，与他人絜短较长，亦未便天香国色。翠顾如是其忠且敬，殊百思不得其故，而不知孔方之力有以致之也。翌晚赴某家宴会。入门时，翠已先在，相见欢然。惟彼此都不道前日事。既而循例跳舞，宾客皆习知伊瑟姆美，所至家恒环绕如堵，惟跳舞时与翠偕。余时竟不得间相偶语，眉目含情而已。盛筵既终，主人送客翠兰福特送女登车，握手作别。别时翠又吻其手。伊瑟姆归后，追忆日间事，都不能记忆。能记忆者翠兰福特于己之情状而已。自此两日后，有书自佩而第来。书为一简短，请云苔夫人偕伊瑟姆惠临佩而弟，具名者丽榴也。女持书示夫人，夫人大喜。曰：汝真人间有幸福者。可作书告以礼拜四日来。吾露尔时，漱兰娘之衣亦竣事矣。届时，夫人与伊瑟姆挈婢仆行，至车站。则翠兰福特方在恭候，头等票已购定矣。途中伊瑟姆见麦田村树，风景略如三星，则大欢喜。游目骋怀。忘情置身何所矣。是日，天气晴妍，光耀夺目。翠兰福特以蓝色玻璃镜授女，且为御之。女以所戴帽边阔，欲探首窗外。恐为风吹去，因摘之。云苔夫人尝谓伊瑟姆，凡贵族女子。出门即不去帽。在车中亦例不去帽。今儿女去帽，方欲止之。忽见翠兰福特取女手中帽，置之座旁架上，因即不言。意以为彼乃公爵夫人，即不从俗尚亦得。一时翠兰只特向皮袋中检书阅之，然眸子灼灼其视线固不在书而在伊瑟姆如花之面也。已而至一处，有如军人者三五辈来迎。翠曰：可矣。乃与夫人及女换乘四轮轻车，车驾两马，驰绝疾，四围皆窗。翠指林麓海港，告夫人以某处某名。伊瑟姆瞥见海，益惊喜，自思不料伦敦乃有此佳境。是诚可与三星相比拟矣。车将入村时，见所遇途人，无少长。咸道旁立，举手摘帽，女异之。翠曰：彼等习惯如此，盖知吾侪为佩而第中人耳。女笑曰：彼等知君耳，吾不敢假虎威。若三星众健儿则真知有我矣。翠自思时机未熟宜彼不承认为佩而第中人，其实伊瑟姆无此机锋也。既而入村，松杉夹道，浅草平沙整齐如绣。园中弥望苍翠，异卉芳菲，甜香沁鼻。女自思此处殆一公园，彼伦敦市中之公园，视此真名不副实矣。忽于绿荫中见巨第矗立，掩映眼帘，顿晤此殆所谓佩而非利第，然心惊其壮丽。云夫人已习闻此著名建筑，然仅于画图中见之，此时亦目眩神骇也。伊瑟姆顾谓翠兰福特，君乃居此中耶？翠曰然。言时，车行已近。见门首有兵士一队整伍立，盖所以迎贵客者。女曰：彼乃君家所蓄兵士耶？翠曰：然。吾家先时曾掌兵符，故此辈留此。明日吾当示君以营址。言时，车已莅止。翠自扶夫人及伊瑟姆下，拾级登堂。丽榴自内迎出，向客作礼，执手寒暄。既而向伊瑟姆审顾曰：密司谦德温特惠然肯来，欢迎之至。尊范美丽乃尔，可谓名不虚传矣。伊瑟姆初见丽榴，觉甚小孩视之，乃举止一如成人，且语气不以童稚自待，颇以为奇。丽榴又曰：道远，劳跋涉矣，请稍憩息，先进茶点，再至客室畅谈。室中已设客座，丽榴即邀夫人及伊瑟姆入座，笑曰：此非所以欢迎者，示敬而已，弗笑俭啬也。伊瑟姆曰：此间景色绝似画图，花园若屋宇，又精致如幼稚园中恩物。云夫人急以目视之。丽榴曰：然惟距伦敦写远，稍荒僻耳。

女曰：我殊不觉远。丽榴见伊瑟姆语言诚朴，发音如钟磬，心颇羡其健全。曰：君似强有力，故不觉劳倦。言时，侍者进茶。丽榴亲致之夫人若伊瑟姆前，伊瑟姆颇奇丽榴之所为。以成年之人身材才于小学生，实创见也。于时山耳闻自外入，彼此相见，山于伊瑟姆如旧相识。然色颇庄敬，异于在格仑第初见时。山致词曰：老公爵因艰于步履，不克相迎迓，特命我代道歉意。渠当于晚膳时与客畅谈，藉慰思慕。丽榴因邀客至楼上一视寝室，曰：适间尊婢已先往部署矣。云夫人觉倦，思稍憩息。曰：甚善。于是丽榴前导，室中陈设精美，更无伦比。而伊瑟姆一室尤轩厂，凭窗眺瞩，全园景物都在望中。排苛阖门，侍伊瑟姆更衣。私议宅第之壮丽，为生平所梦想不及。于时翠兰福特则与山耳闻偶说。一犬伏翠身旁，翠以手抚之。山一手执杯，一手以匙搅之，徐曰：所事何如矣？翠曰：吾已达吾意。山曰：入彀矣。翠摇首曰：恶得便尔。曰：何如？曰：可谓一已经提议之问题，尚待解决耳。山微笑曰：是无有不通过者。翠摇首曰：恐无把握。其人颇具特性，恐不肯为被动耳。山笑而不言。翠曰：非吾过虑，吾叔实未知其为人，即吾至今亦莫测也。山曰：虽然，弗操切。期之以缓，御之以柔，当无不可决胜者。言时，丽榴自楼下，笑谓翠曰：其人美丽乃至此。眼媚而声甜；其发尤艳，如紫铜，如赤金，又似秋天红叶，实所创见；且言词诚朴，其德性必善良，是可为吾家贺也。翠曰：吾函中固言事尚未定。奈何？丽榴微笑，曰：虽然。是乃过虑，第弗持之太急耳！是日，排苛为伊瑟姆晚妆，许久始藏事。盖女屡向窗外眺望，不耐坐也。既而闻剥啄声，女曰：人之闻柔声。答：可入乎？门辟，则丽榴也。丽榴曰：吾虑密司或有所需，故来伊瑟姆环视室中。曰：吾直不欲离，此精美之室，他更无所需也。丽榴曰：君乐此，吾慰甚丽言时辄称伊瑟姆之号。盖西俗以此为敬伊瑟姆曰：吾顾君弗以密司谦德温特呼我。丽榴笑曰：然则。吾当称君为亲爱之伊瑟姆，赉儿君亦直呼我，丽榴何如吾实爱君甚。后此吾两人为闺阁挚友始屦。吾愿先吾得翠兰福特书，悉君之为人恨不即相见，今中情乃倍热。伊瑟姆笑曰：凡君所言皆吾所欲言，始吾疑君体魄兴我相似，今乃知纤弱乃尔。吾疑君之健全或仅能任衣之重量，顾能管理此巨第可知，智慧大于身量我仅善饭不可同年语矣。丽曰：此亦习惯耳。吾自幼即为之，故尔且管理毕竟非甚难事，他日君任此当知不过尔尔。伊瑟姆曰：将来任此与否吾尚不能自决女于此，等他人难答之言，坦然直白不作藏头露尾态。丽榴心敬之曰：吾深望如是耳。此时两人凭窗立，夕阳返映着伊瑟姆之面，益觉神采发皇似报纸告白中。大字能引起阅者之注意有顷。丽榴曰：吾家翠兰福特居心仁而接物恕相识者，咸爱其为人家中人则崇拜已甚。虽仆婢下人都愿为之赴汤火。伊瑟姆沉吟曰：吾曾闻之。丽榴曰：望君恕吾喋喋。吾非张大其辞此时，虽相知日浅他日君当能自辨之。言次丽榴提伊瑟姆衣审视曰：此衣式殆最入时者。伊瑟姆自视其衣曰：此皆吾姑母云苔夫人所为。渠镇日以研究衣饰为业更无他事事，吾虽衣此实不知名始。吾在三星时，一贫家女耳。因略述在三星时，历史及若何偕平曲客来伦敦事。丽榴曰：是亦何害君此时，更阿谁相如宁有，因前此事而轻君者。伊瑟姆曰：是，则不然伦敦贵族，人人以公侯门第自负而轻视无世爵者。吾以平民与显者交总觉仰攀且礼法束缚，动辄评短长，故吾宁愿椎髻荆布与草工伍也。丽榴笑曰：吾侪要与伦敦人殊，此间决无一人敢下眼相觑。以君之丰采君之仁慈，吾便觉事事皆须仰望。伊瑟姆曰：是君体量较小，故耳吾视君才如。小女子吾当能抱君如抱孩，提因以两手举之。丽榴惊笑曰：汝壮健殆过于男子。伊瑟姆抱而吻之，丽榴亦加手于颈吻伊瑟姆。已而曰：吾尚有事勾当因辞去。伊瑟姆凭眺久之见茂林中矗立一塔钟声轰然自内出，盖已晚膳时矣。云苔夫人自外入笑谓伊瑟姆曰：吾爱著名之佩而第乃壮丽，如此汝晚妆竟耶？汝发髻而衣领绐。排苛惟知嬉戏汝，亦不呵责。女曰：此无与排苛事适与丽榴戏相抱持。故尔夫人曰：丽榴乃与汝戏耶？女曰：彼齿尚稚戏胡足异夫人不语。为之理发整衣，盖明知必系女所为，第不暇深责，相将入餐室。众已先至。翠兰福特谓女：吾父且即来。言时,公爵入一手扶仆肩翠迎前立父侧公爵,即以手扶翠向云苔夫人作礼。夫人迎与握手,翠引公爵近伊瑟姆曰:密司谦德温特此,吾父也。公爵微笑先向伊瑟姆审视。乃以手握女手女视其手指纤长而白皙,御一约指。公爵曰:吾甚悦与汝相见,密司谦德温特。吾望汝恕我无状适间,竟未能相迎迓。然,吾非傲慢。吾乃老人,须知,吾之不相迎乃以衰颓。故翠兰福特已语我以汝之历史吾今,见汝乃非常之非常乐事。因汝竟惠然。自伦敦来此,吾深望汝在此间安适。如汝在伦敦,吾等必以最优之待遇相待遇,使汝忘却在伦敦之安适。伊瑟姆初见公爵稍稍矜持。此时不觉注视老人之面,而显出活泼女郎之故态。公爵言已,以手拊女手,色益霁。伊瑟姆感激之私,等于挟纩老人温软之手着肌肤处,不觉婉转迎合,无纤毫距离力耳际。似闻翠兰福特谓,已我言何如。于时仆人入白肴酒已其众乃入座。云夫人与公爵据席之正面,翠兰福特则与伊瑟姆并坐山耳,闻丽榴居主位席中。器皿光怪陆离,有以金玉为质者,余都不可识,公爵不与宴会已数年。是日兴会绝好见,伊瑟姆举止率真,大悦。手自割肉与之,翠兰福特及丽榴都觉罕然。公爵与伊瑟姆语不呼谦,德温特仅呼吾爱伊瑟姆,此时颇自由。云夫人平时繁文缛节,殊无谓也。席终,丽榴引夫人及伊瑟姆散步,翠与山侍公爵入客室。公爵谓伊瑟姆:明日吾当告汝以修葺佩而海湾之计画,汝亦可语我以三星五星之故事。意必甚有味,可以娱我者。既至客室,翠恐老父或倦。公爵曰:否。谦德温特竟使吾耳聪目明,何物老妪产此宁馨,有华威克谦德温特者,即是人所自出耶。山曰:否,是为索佛尔克亭冷区之女孙。公爵颠首曰:是矣。吾知之顾谓。翠曰:是殊不辱没吾家。吾爱翠兰福特则愀然不悦,盖此时方忆及爱丹林星之涕泣相对时也。

第十七回　前车之覆

佩而第壮丽如王宫,他人遇之目眩心慑。伊瑟姆则不甚措意,惟觉翠柏松杉,田园村舍,秀逸绝尘。相对意远偶登小山眺望,遥见海天一色,尤觉意致发舒悠然神往。而园中所畜卢麋鹿鹦鹉仙鹤都驯扰不畏人,直视之如挚友矣。厩中肥马七八头牝牡骊黄毛骨都骏,尤爱之赞不容口。自第二日始,翠兰福特日与伊瑟姆从事驰骋。女于驾御羁勒之法,操之精熟。虽佩而第之御者,皆惊为得未曾有。自叹弗如。一日,伊瑟姆与翠兰福特闲眺。女谓翠曰:吾视彼田家妇人稚子,皆怡然自得。所居房屋,视玩具肆中所陈列者,尤为精致。更安所得如是佳境?但彼等既非如三星人有金块可掘,毕竟何以资生?翠力思此地园田房舍之所值,觉女言稚而有味,微笑曰:彼等日用所耗,亦甚微耳。既而至一处,翠曰:此间为牛奶房,可稍休息。女视其室,墙壁皆白垩,室中器具及屋顶之瓦亦都白色。宅前有旷地,其旁松木为圈。中一母鹿,方乳其子。二人趋观之,伊瑟姆探身抚之,思抱其幼者归。翠笑止之曰:苟悦此,俟其不母可活时,吾为君致之伦敦。此间不洁,弗触秽气,因挈之他往,女若甚恋恋者。翠自思吾今殆为保姆矣。伊瑟姆之思想,尚为纯粹之童稚,故翠兰福特虽以种种方法媚之,终不得当。女之视翠,不过如同学中一相得之女友,不知其他。翠谓女曰:密司谦德温特,吾前日谓君,吾父若妹必欢迎君之来,今知非谎语乎。女未及答,翠又曰:吾今有一事望君许我。君若不以我为劣,后此吾当呼君以伊瑟姆贲儿,不复以谦德温特相称,何如?当翠言时,女目注其面。翠语毕,女曰:有说耶。倘君欲之,是胡不可者。翠曰:然则君亦须直呼吾名,弗于翠兰福特上更加以他项字样。女曰:甚善。此恰如吾昨日与丽榴所约者,吾亦不自如何故。此间人均优待我,初时吾意老公爵必高不可攀。讵相见时,较他人尤仁慈。自今思之,颇乐与老人晤对,不复畏惧矣。翠曰:君能与吾父相洽,深慰吾愿。若论吾父之于君,实已甚钟爱无疑。不见前日晚膳时,君之叔,更未与他人交一语耶。女曰:然。吾甚乐老公爵悦我。翠曰:丽榴非亦甚悦君耶。毕竟君何术能如是。女笑曰:是则彼等之过爱耳!宁有他哉!已而入田家小憩。村妇咸来聚观,啧啧称羡,惊为天上人。屋之主妇进乳酪,拂座椅,殷勤备至。伊瑟姆问种种未经见事,谈颇入彀。先时庄家儿女咸远立,嗣见伊瑟姆无倨傲意,皆大悦。女曰:英伦田家都如是耶?翠曰:或不甚相远耳。移时,辞去。众村姑都恋恋有攀辕意。途中,女谓翠曰:世间人皆视君如王,何耶?翠曰:何便是王。第相处日久,彼此如家人父子耳。曰:渠等皆臣属君家非耶?曰:房舍田产,为吾父所有。彼等为吾家佃人,亦不能谓为臣属。女曰:彼等视君如主人,如王世子,吾为君荣之。翠微笑,欲言复止。意盖谓言于吾求婚时,第言一诺字,便分主权之半。然转念时尚未熟,毋致欲速不达,因即默然。归至家,时已午膳。公爵谓伊瑟姆:吾爱,郊行乐耶?何所见最当意,试语我来。言时色甚霁,以首示意,命就一最近之椅坐。女告以与海边数村中,见鹿及牛数佃家姑妇。公爵曰:尚有一湖及废寺,风景颇幽,翠兰福特何未偕汝一往观。女摇首,言未往。公爵曰:膳后与老夫偕往颇乐之否?女欣然愿往。公爵顾左右,可用船式车驾以小驶,侍者声诺。公爵笑谓:云夫人若山耳闻。老夫久无此豪兴,今日觉神气清爽,密司谦德温特,不可谓非其绝大魔力。言已大笑。众皆和之。膳时,老人向伊瑟姆娓娓谈琐事。兴益高。伊瑟姆则恣意大嚼,盖犹是在三星时故态,未改也。膳毕,公爵与伊瑟姆同车行。伊瑟姆欲自御车。翠兰福特因言女善御,乞老父允许。公爵可之。天甚热,然公爵御貂裘,如御寒冬。与伊瑟姆并坐,状颇,自得山耳闻目送之。微谓翠兰福特:老人手腕诚敏妙,使老公爵而为翩翩少年,吾侪殆矣。途间公爵极赞伊瑟姆御马之能。一英里许,公爵指一处,谓伊瑟姆曰:此吾家纪念品,即所谓废寺也。女视之。古塔巍然,景色幽绝,四围短墙有倾圮处,问是何物。曰:此吾家掌故,山耳闻当能为汝言之。因彼最喜述往事,且他人言之,亦不如彼详。吾意护以铁栏当较短垣美固,当使海尔佩为之,吾侪可往观湖水。下坡左旋,即是其处。汝颡间微泚,热耶?女曰:然。见公爵所御貂领微圮,因曰:长者得弗寒否?老人沉吟不语。顷之,始整其领。曰:谢汝注意。朱几,至湖边矣。澄波汪洋,一望弥漫;湖岸遍植椿木,有野鸭成群。见人来,向湖心飞去。更有灰色鸥鸟,张翅如海雕,盘旋空中。幽邃荒凉,日光异色。伊瑟姆揽辔踟蹰,不觉色阻曰:吾自别三星后,镇日处尘氛中。今见此,令吾惊其幽旷。此一片地几许面积何,竟不见有人烟处。公爵曰:此间以故事故,人咸畏其阴森,白昼亦鲜敢来者。以吾视之,亦然他异。伊瑟姆曰:故事何如,能使吾即闻之耶?公爵曰。是为一甚可畏事,言之令人寡欢。女曰:虽然,愿即告我。公爵曰:吾若言之,或减汝豪兴。前世纪中,吾宗族中有一人自尽于此。女曰:嘻。男子乎曰:是一女子。至今言之,犹令人酸鼻。其人为吾曾祖母行。吾曾叔祖亦为迈魁。此惨剧乃由结婚问题而生,女子为富家产,饶赀财,迈魁甚穷。当结婚问题发生之时,女子爱其夫,而迈魁则爱金钱。以故夫妇之间,不甚水乳。然结婚年余,女子之用爱,殊不稍杀。惟迈魁则厌之,势成冰炭,居然人间怨偶矣。然迈魁之为人,初非焚琴煮鹤者,而顾如是,令人不知因缘所在耳。伊瑟姆曰:彼迈魁之为人,非甚残忍耶?公爵曰:吾家世世以仁慈为教,即婢仆亦从无虐遇者。伊瑟姆曰:盖迈魁尚未以鞭棰从事。公爵曰然:嗣后迈魁亦无他暴戾举动,惟冷遇其妇,此可怜之女子。卒以某日夜间自投此湖,死之明日。家中人始知之,出其尸,面如生,而有笑容。相传此人自入吾家,数年未尝一展眉,死后乃仅见之嘻,此非一悲剧耶?伊瑟姆目视湖水,为之惨然。顷之曰:然则夫妇既不相能,则胡不舍之而去。公爵曰:是安能?焉有公侯之妻而逋逃者?伊瑟姆闻言,色然不悦。公爵曰:吾侪去休,说此悲惨故事,令人伤心。伊瑟姆此时亦悲亦怒,形容愁惨。遥望湖心,恍惚见彼惨死之女子,浮沉清波中,而触目皆阴霾景象。不知光天化日,乃与此境同在人间也。由湖行一英里许,至佩而海港。引领遥望,第见波涛灏瀚,气象万千,胸襟肆放。公爵以紫檀杖遥指曰:此非甚美耶?凡港之在英伦者,景物之秀逸,以此为最。彼海岸作半圆形,与吾宅第相对者,即吾拟建海水浴池之所。试观彼伸入海面之巨岩颇,为伟大否?填平其上部,筑层楼于上,出口之海船,破浪之鱼舟,以远镜窥之,当在儿席间耳。前日有著名建筑家来,渠所计画,悉如吾意。惟所费颇巨,然吾已命海而佩筹之。他日工作既竣,当为英国首善之区。伊瑟姆曰:是诚然,长者能即为之耶。公爵曰:吾爱,汝亦赞成,可知此计画之不谬,常刻日命海尔佩为之。翠兰福特似不甚注意,岂知此幸福乃彼所有。老夫风烛,能亲见落成,已是幸事。且以吾家财力,亦未便艰窘,何惮而不为哉!伊瑟姆忽忆拿门石勒之言,然佩而第固明明无窘状,因亦弗深思也。晚间,同餐者有客四人,盖乡先生命妇之流。膳时无他可记,惟痛赞伊瑟姆美丽而已。是晚,翠兰福特得爱丹林星一书,略谓足下已向夫己氏乞婚否?有成约否,必告我。虽君书来,必更令我悲苦较甚吾所已忍受者,然吾则愿之,云云。书末有天乎,二字。寸心哀怨,情见乎辞矣。

第十八回　月圆花好

先是圉人见伊瑟姆善骑,特选一牝而骊者,供女驱策。马健甚,啼嘶喷沫,绝难控御。翠兰福特卢女不胜羁勒。顾女御之极操纵之妙,众咸惊诧。然翠则呵护惟谨,每将乘时,必审视嚼环若鞍辔,然后扶之上马。女曰:吾自能之,君何必尔。翠曰:是马高,不易超乘。且君固纤弱,即提抱亦甚便利,不费力也。女笑曰:吾在三星时,所骑略与此等,喂养洗刷,皆自任之。今乃劳贵人扶掖,可谓此一时彼一时矣。翠无语,态益谦谨。伊瑟姆兴高采烈,恒纵马使绝驰,翠则恒夺息左右之。佩而第有球场,广袤数十亩,浅草一碧,四围冬青为篱,高可隐身,整洁可爱。一日,两人联辔至其处。翠曰:由此左折可入,班荆闲语,藉稍憩息,何如?女笑曰:吾试此马能跳高否。言已,纵辔直前,超跃竟过。翠兰福特大惊,止之不及。第见马如游龙惊鸿,人似女桑河榴。隔篱审视,则女已从容揽辔,驻马相待矣。翠大喜,因亦跃马自篱入,笑曰:不图君乃具此好身手,田猎逐走肉大佳。女曰:君亦猎否。翠言英伦惟狐兔可猎,恐不如三星多野兽。女曰:狐兔亦佳。吾在三星时,每猎必用来复线之枪,人皆笑我独具只眼。然尚不如吾义父万留蒿回,虽远至他人不能见,渠亦发无不中。女因为翠述三星逸事,翠敬听而已。翠与女行则携手,骑则并辔,每日可六七小时,无第三人在侧。然翠绝不言爱,惟多方媚之,效奔走若厮仆。遇危险,辄呵护之。有时至近村散步,翠辄为女擎伞盖荫旭日,然女恒却之。一日,自近村归,天骤雨,出门时,女固言弗携伞,至是,大窘。疾行遄归。雨益骤。翠解己外衣为女被之,女固辞。翠急曰:速被此,否则淋漓尽致矣。女曰:君独不畏雨耶?翠大声曰:君被此,则湿吾一人衣耳。言时,面赤脉张,状至惶急两臂及肩背已尽湿。女不得却曰:然则君先行。盖翠犹殷勤为女将护也。翠因言无害。女行且语曰:使君家人见之,是何景象。翠曰:是何害?女此时感激于心,不觉红晕于颊。伊瑟姆居佩而第数日后,渐觉无翠兰福特不乐。一日,翠以事去伦敦,云翌日即返,女忽忽若有所失。早起,排苛自园中折白蔷薇奉女,女忘其所以曰:是迈魁与汝耶。排笑曰:迈魁在伦敦,今日未必即返。丽榴在侧,掩口而笑,女不觉赧然。盖浑金仆玉之伊瑟姆贽儿,本不知情爱为何物,此时则蚕丛蜀道,始通秦塞人烟矣。一日佩而第以伊瑟姆故,招客筵宴,作跳舞会。六七月间,贵家眷属多避暑乡居。此时时尚未至,以故座客甚少。客中有一女子,年纪十七八,举止都雅,容光射人。伊瑟姆一见即心志其人,众皆呼以密司玛利。后始知其人为伯爵谦史妥礼之女公子,玛利亦注目谦德温特。黄昏,酒阑人散,云苔夫人偕女入室。女谓云夫人曰:彼女子似与翠兰福特密尔。夫人曰:然。彼女子甚美丽,方之吾儿,殆不多让。云夫人言外之意,固谓彼女子既美。且属旧家汝不早自图,或且为牛后,然固未尝言也。伊瑟姆立大镜前,解臂钏,耳际似闻夫人知是云。云不觉大震,目直视作凝思状曰:阿母知彼二人固有意耶。夫人初不解,既而始喻其意曰:儿谓迈魁与密司玛利耶。彼二人自非新相识,女子之爱迈魁,亦不问可知。然不足异,如迈魁者。或天下女子皆爱之。伊瑟姆因思爱丹林星，想亦爱翠兰福特。第吾先时不注意，固未一研究此问题。由今思之，翠兰福特似甚爱爱丹，又似甚爱玛利。若论爱之结果，容二三其德。然则翠之用爱，不太博耶。正沉思间，忽闻夫人谓己似不甚倦，上文尚有数语，竟未听得。因答曰：儿不觉倦。夫人起去曰：吾愿汝晚间安善。又笑曰：汝固眠食俱佳者。夫人既去，女卸妆就榻，辗转不成寐，标梅迫吉之思，无端而热度骤增也。明日，妆罢下楼，至客室，遇翠兰福特，意殊腼腆，不复如前此袒白。翠则遇之如故，不知女有何种新感情也。问兰花佳否，盖女胸际所簪之花，为翠清晨所手折，命人送女所者。女曰佳。早饭后，复并簪出。是日女所骑为一白驹，健怒修洁，然甚小。圉人哈驼言，前日所骑牝马，因蹄铁稍坏，须修整。此马齿尚稚，乞密司注意。女颔之，然并未注意，仍向球场驰去。众从其后，至则仍由短篱跃入，马不肯前，策之，马细篱高，骎骞一声，人翻马仰。翠继至，见伊瑟姆仰卧地上，目瞑不动，大惊，急前抚之。幸胸部犹跳跃，急就地趺坐，抱之，以膝枕其首，就耳际低唤之。女倏开其目，秋波流动，面色灰白。翠问所苦。女曰：无伤。欲强起，翠不许，抱持之曰：适才不省人事，或胸部震动所致，慎弗即动。可五分钟，女神气已复，始知己卧翠怀中，意殊踟蹰，不觉腮颈俱作晚霞色。翠觉女肢体震动，紧抱之。女状益窘。翠曰：吾觉君体微颤，故尔，乞稍安。女曰：先在大洋洲时，此等事恒遇之。女言时，态可掬，睫毛隐眸子，益形其媚翠，不能忍。因婉申前议曰：君许我婚事耶，固知不应以此时言，然吾冀君或恕之。女不言，微点其首。此时翠凝神壹志，极耳目聪明之用，以伺樱口中之嗽吐。女徐曰诺。翠又曰：君爱我耶。女举目瞬视，顷之曰然。翠此时喜极，形神几不相属，恨不化身为茧，而使女为茧中之蛹，因俯首吻之。女亦吻翠兰福特，偎依移晷，相将俱归。入客室，值丽榴。翠以女手授丽榴，宣布其事。丽榴吻女手，且贺翠兰福特。云苔夫人与山耳闻闻之皆狂喜。此二人各有所歆羡，皆自以为得非常胜利。翠又引女见公爵，告以婚约已定。公爵泪莹其睫曰：吾爱，愿上帝佑汝。盖老人常态，骤膺极深之感情，辄得泪，不必为悲感也。伊瑟姆屈膝公爵座旁，公爵以一手加女顶，为女祝福。盖西国始见翁姑礼如是。于是，此二百万金磅归束之消息，以第二日揭载于伦敦各家报纸，以六小时之久，而传播全国。于是佩而第中贺客盈门，贺柬山积，四方道远以电报若明信片贺者，更不可按指计。伊瑟姆则如泗上亭长，自叔孙通定礼后，乃今知皇帝之尊也。于是有一老人来，须发尽白，短小而精悍，向伊瑟姆上手作礼，致贺词。声如枯芦败叶触风雨声，则平曲客也。伊瑟姆曰：吾一见汝，便忆来时船中事。平大笑，继以嗽曰：吾固有要事来也。排苟促女易晚衣，女起去。平向云夫人禀白种种经理事。女此时作若何思想，更无由曲绘，惟自觉满意而已。妆罢，对镜审顾，脸际芙蓉，却嫌脂粉，眉梢杨柳，不藉黛烟，似乎翠兰福特对此当无遗憾。则恍惚翠曾谓己，毫无遗憾，则大乐。忽见镜影中有一人入，自思翠兰福特谓期我园中，盖不耐久待，故来相促。因曰：试观吾胸前所挂兰花。闻一人答曰：是诚美观。其声不类男子，视之，云夫人也。女迷离如梦境，憨笑而已。夫人曰：吾爱，汝今贵矣，弗徒事嬉戏，须择能为者娴习之。女沉思曰：吾日事驰马跳高，阿母谓射猎耶，唱歌耶。夫人忍笑言非是。女蹙额曰：然则吾宜何作。排苟亦掩口笑。夫人曰：汝真天下之有福者矣，可弗飐我作剧笑。平曲客有要事候汝议决，渠在书楼相迟，可速往。女遂出。老人方独坐，楼上置文件簿籍，高尺许，见女入，起立作足恭状。女视几上物，色黯旧如败篑中故纸，平指故纸郑重而言曰：此为契券支簿，并密司脱加藤谦德温特遗嘱亦在内，总数为二兆又三十五万余镑，兹特请密司一检视。吾已晤迈魁翠兰福特之委托律师。渠谓宜以一兆镑为密司，私产三十五万余镑供衾费之用其，余一兆镑当为佩而第产业。然彼虽言之，非能有此支配权，此事须密司认可。若欲增损之，可惟命。女听之茫然，似与己不甚关痛痒者曰：汝胡不与云夫人言之。平曰：某顷已言之，夫人命请示密司。女曰：汝胡不与翠兰福特言之。平嗫嚅曰：老夫为密司脱加藤谦德温特之委托律师，在理不宜与迈魁直接，且迈魁亦无自可否,以主权属谦德温特,不属佩而第也。女曰:如此,汝任意处置之可矣,吾不甚了了。平曰:虽然,须密司一言,毕竟若何支配。女曰:可如何,便如何。言已,起立。平曰:然则! 女儿尚有所言,乃以一手支椅背,停步待之。而老人则大嗽,女自思吾家翠兰福特期我园中,想久劳盼望矣。老人嗽已曰:然则老夫当报告处置此财产之确数,密司若承诺者,即照办何如。女曰:是可不必,汝第为之耳吾固知当无甚差谬。言已,匆匆竟去。老人默然,目送之而已。伊瑟姆既去,平曲客检其簿籍,整理而封裹之。冷然自言曰:大佳。以其所有易其所无是贸易也,然吾愿购者弗徒令售者得善价而去。

第十九回　别有肺肠

伊瑟姆以商人之子,骤破平民贵族之阶级,自非金钱之力不至此。然金钱之所贵,金钱能贱之。彼平曲客乃谦德氏之忠臣,而老于阅历者也,老成练达。洞见个中症结,故不觉深思远虑,而伊瑟姆则冥然罔觉。所谓孺子不足与谋,然此不足为伊瑟咎。凡人必有所蔽,且人有恒言,与我善者即为善人,与我恶者即为恶人。翠兰福特之于伊瑟姆,如狮子搏兔,以全力将事,浸润而酝酿之,那得不堕术中。故此时深信翠兰福特之爱己,以为此世界中更无有第二人能钟情如翠兰福特者。初时每值花朝月夜,犹时一念及拿门石勒,今则芳心已作沾泥絮,不向东风舞鹧鸪矣。若论翠兰福特,原非流俗儇薄儿,可比但彼所施于伊瑟姆者,种种作为,无非手段,其目的固在振将坠之佩而第也。故虽媚伊瑟姆者无微不至,而始终未尝道一爱字。彼固自以为不打诳语,若曰:如以爱论,则固有吾意中人爱丹林星在耳。自婚约发表后,佩而第中人,对于伊瑟姆益形尊敬。即丽榴亦肃然恭顺,似乎公爵之下,更无有尊于己者。伊瑟姆亦自觉一身大事,已有归束。因思吾此事不可不告吾义父,又思吾自来伦敦,被罗绮,厌肥甘,习为惯常。回忆曩时,恍如隔世。不知万留蒿回暨挞非诸人,近状犹昔否? 颇记忆我否? 此间虽乐,惜乎富贵不能与吾义父共之。昔从写字人读书时,忆读本中有慈乌返哺一课,田猎时因不忍杀飞鸦,彼万留蒿回不且渐渐为老乌耶。言念及此,不觉黯然。翠兰福特见女兀坐凝思,蹙眉含泪,怪之,问故。女因言欲作书致万留蒿回,告以己之近状。翠于女至伦敦袭产以前之历史,不甚注意。故女虽常言之,仍不甚了了。答曰:是诚宜作书告之,但不知彼等能不辞道远,来此一视君否,书中试言之。凡君所厚者,甚乐与相见。女曰:虽然,吾惧彼等或不得来。翠踌躇曰:何耶? 女曰:吾亦不知何故,但吾义父曾言之。翠亦不再问。是日,女作一长孙,书中备言佩而第若公爵若丽榴,及己若何与翠兰福特订婚。后幅言思念之殷,并及挞非梅林妈等,书后更殷殷嘱万留来矣。谓(昔临别时阿爷曾言儿若居伦敦不称意,可复来。今儿居此间甚乐,或未必再来三星,故深望阿爷来此。此间人都甚愿与阿爷相见,且迈魁翠兰福特,勇而仁慈,必能使阿爷满意)书外,附以包裹,中有钻石约指一,所以为老父寿者。衣一袭,巾一打,赠老妪梅林妈。雪茄若干,赠挞非及其余众人。书至三星,万留蒿回为众述伊瑟姆相思之意,与女近状,并分赠所寄赠。惟订婚一层,并不宣布。众大乐,如得恩诏,欢呼若雷,挞非大言于众。似闻有谓吾家伊瑟姆忘其故乡者,人为谁,敢挺身出者,吾当饱以老拳,无虑头颅不立碎。众和之,声至狞厉,然卒无敢撄虎威者。是夕块金肆中,惟闻欢呼叫呶之声,直至瓶罂垒空乃已。后伊瑟姆自佩第返伦敦,得万留复书,书中愿伊瑟姆所遇遂适,虽远隔大洋,如朝夕相对,己则不能来英。书后亦附数语,谓临别之言,永不消灭。万一他日有不幸事,须简直回三星,三星人爱汝之心毕世相待也。伊瑟姆读竟,为之潸然出涕。谦德温特之大名,烩炙于伦敦人之口。亦既伏颐沉沉,而油画摄影各肆;又日日出有谦德温特影片,摹绘其衣饰装束,以为时妆之标准,以故耳目有聪明之用者,咸熟知谦德温特。公园剧场,偶一莅止,香车近处,行者挢须,骑者踟蹰。伊瑟姆则始终自视欿然,举世誉之不为动也。而云苔夫人亦以公爵夫人之保护人故,益为显者所尊敬。以故夫人于伊瑟姆遇事辄娇纵之，不加束缚一日。赴谦孚冷珂夫人家，翠兰福特偕往。至跳舞时，爱丹亦来，衣裳犹昔，而丰姿瘦损。相见时，爱丹脉脉不语，翠则极意温慰，情词绵密。爱曰：君目的达矣。我固言偕彼至佩而第，事无不成者。翠蹙然曰：吾两人弗更议论此事何如。爱冷然以首左顾，指谓翠曰：试观彼人之意气。于时伊瑟姆方与一绅士跳舞，观者咸有歆羡意。爱复谓翠，言时樱唇作曲弧形，夷然曰：彼之意固以为吾乃他日佩而第之公爵夫人也。翠不悦曰：君此言似不甚正当。彼伊瑟姆固非趋炎附势者，且彼并不知头衔之可贵。爱轩渠曰：吾信君此言不谬。可怪世间男子，如蝇逐臭，君意亦如是否。彼女郎已长成如许，知识殆不如十二三龄小学生，质言之，蠢而已矣，然吾不能无疑。翠曰：何如。爱曰：君既与订婚，以意度之，彼必曾言爱君，意君亦必信之。然使吾子而为乡曲细民，不知亦爱君否？翠默然。爱曰：君以为彼谦德温特亦知婚约为人生大事耶。毕竟此次订婚，为彼有生第一次否，是亦应注意之问题。翠色变，毅然曰：君此言不正当也。爱干笑曰：君此时已为彼辩护，可谓忠臣，惜太早耳。翠微喟曰：吾之心惟神知之。言时色益，黑状至可畏，彼此默然者久之。翠曰：吾固谓君，吾乃实逼处此。即君先时亦曾赞成之，吾愿君弗更议论此。因君所言，皆足窘吾之精神。爱曰：君似不以吾言为然，则所言又安能相窘？且既知吾赞成，可知此心无他，吾以相爱故。遂不觉言之过当，能画策助君得此巨产，实无术助君得彼之真爱情，寸心惝惝者此耳。既不蒙见谅，哓哓不休，宁不自愧。因起立曰：吾尚欲与密司谦德温特晤谈数语，第君毋疑虑。成之于前，当不毁之于后。彼既为吾挚友之爱妻，宁有不稍作周旋之理。言时声色惧柔，令人怜悯。翠大悔，适间不应作悻悻态。此时盖百炼钢已为绕指柔矣，因谢过不已。爱曰：婚礼已有期耶？翠曰：吾亦不知，要当不远耳。爱曰：能速乃佳。吾极愿观成。爱行，翠从之，趋伊瑟姆所。众方环伊瑟姆数匝，爱塞身入，微笑曰：君今贵矣，意者使君始愿或不及。此言时色虽霁，而意态冷然。伊瑟姆嗫嚅曰：谢君奖语。爱曰：翠兰福特乃世间美男子，驱车过五都之市，能使掷果盈车，君知之乎？伊瑟姆曰然。君言或非夸。秋波澄澄，憨态可掬。爱熟视女面，笑曰：足下自信力颇强。伊瑟姆不解所谓，忖度移时，答曰：君意谓吾不当欢喜耶？世间女子得嫁意中人，便愿遂意适，此亦人情。岂君独不尔尔？爱点首曰：此言诚是。君固钟情翠兰福特者耶？伊瑟姆红晕其颊曰：世安有女郎不爱其未婚夫者？爱笑曰：是固然。然亦视婚姻之结合为纯乎爱情与否，谓夫妇之间，必无他问题发生。更重要于爱情者，此语恐不足该天下之大。虽然！姑弗论此，此固非本题文字，君与翠兰福特彼此必互相钟爱。然否？伊瑟姆曰然。爱曰：是矣。如是，君诚宜欢喜。然则吉期已卜日耶？吾有一事欲得君之承诺。伊瑟姆问何事。西礼，新嫁娘合卺之日，必有女友数人为相，入教堂订盟。亦此数女友为导，名为陪新，其人必由新人自择。爱曰：吾愿为君陪新中之一人。吾固不知君意中已有人否？然吾不愿君之拒我。伊瑟姆讷然曰：吉期尚未定，吾竟不知此事。君若为此，吾自当欢迎也。然个中礼节实所不谙。爱曰：谢君不相薄。吾意吉期必不远。君与翠兰福特，何所待而必迁延时日。至陪新之人，吾意丽榴必居其一，此固不待言者。伊瑟姆曰：吾愿如君言。以目视爱丹，双眸澄澈可爱，然灼灼相对，似欲索解无从者。爱曰：然则吾已得金诺。期君践言，弗忘斯约。伊瑟姆闻言不能无疑，罔然不知所对，爱遽去。女思索久之，不知命意所在，亦姑置之。逾两星期，一日，晨起，与翠兰福特并骑诣公园。翠向女商成礼时日，意欲速就。女曰：君欲如何便如何耳。在伊瑟姆毫无成见，而翠兰福特听此囫囵之答语，殊觉刺心曰：吾诚欲之。如君以为太促，则稍缓亦分所应尔。寻常婚事，多迟至秋冬举行。然使吾侪必从俗例。似觉无因，且吾父春秋高，渠又最爱君，窥老人意，似欲早睹佳儿佳妇之团聚者。女喜曰：吾亦极爱老父，凡可以得老父，欢心为吾所能为者，皆当为之。翠曰：此固吾所馨香祷祝者。但凡事能得君欢心，为吾所能为者，吾亦必为之。伊瑟姆曰：得君如此，吾更何求。然则婚期君主之耳。翠执女手曰：如此，足征吾两人爱情，无纤毫翳障。女点首脉脉不语，顷之，笑曰：前日爱丹谓我，彼愿为陪新中之一人，吾已许之。翠愀然曰：爱丹耶！因思爱丹何以肯屈尊，然恐伊瑟互生疑，因作遁辞曰：渠与君相厚，故乐于赞助。伊瑟姆曰：是或然。然君似有疑讶意，何耶？翠急曰：否否。凡陪新必娴习礼节者，吾以爱未尝为此。或未必周折中规矩，然此乃过虑。爱丹固娴习礼节者。伊瑟姆归。商之云苔夫人，夫人曰：然则至速亦必三星期，吾当即至漱兰娘处。女笑曰：阿母更无他事，儿意衣裳不制亦得，前月所制衣，尚未及着，已嫌不入时，又须更制。天生美材，用以实筐箧，宁不冤死。夫人叹曰儿安知？吾固有深意。彼佩而第岂寻常宅舍，使不多备奁具，洞房中宁不空空洞洞，贻笑大方。且公爵已老，又甚爱汝二人，意必不乐汝等如寻常夫妇，至他处度蜜月。今以三十日计，竟日一更衣，需衣几许。倘今日衣此，明日仍衣此，尚成公侯家体统耶？伊瑟姆为之粲然，言次，乘舆已驾。夫人曰：吾爱，凡吾为汝谋者，必无差谬。因吻伊瑟姆，匆匆登车去。

第二十回　今雨旧雨

云夫人购辨奁具，不惜重赀，丰盛美丽。俱臻绝顶。每制一衣饰，必使伊瑟姆御之，观其称否。女不胜劳瘁。恨曰：阿母备如许衣饰，直可嫁一打女儿。一打，十二数也。夫人则温慰之，谓儿乃未来之公爵夫人，必如是乃称。女以为有定例，只得听之。宾朋以珍品馈赠者，多至不及检视。公爵遣人，赍书致云夫人谢婚，媵以明珠数百，丽榴赠约指一，嵌宝石绝巨，盖佩而第传世珍。伊瑟姆爱之逾于常品，故事。婚期之前，新郎亦宜有赠，翠兰福特则否。彼以为所耗无非伊瑟姆之赀，故不屑也。此三星期之日月，彼此之忙碌自不待言。伦敦人士咸注意佩而第之婚事，各家报纸，于谦德温氏之妆奁，铺张扬厉，纤屑靡遗。惟漱兰娘大乐，从此生涯鼎盛，不须登广告也。数日来翠兰福特与伊瑟姆晤面睁甚少，镇日与律师相周旋，财产之支配，证事之签字，颇费恼力。然虽镇日仆仆，而忧愁则顿减，思念爱丹之心亦渐杀。伊瑟姆本美，又诚恪，且纯洁之爱情，较之爱丹尤为真挚。仔细思量，望满欲厌。吉期之前一日，至格罗公园，入门。见举室纷扰，什物凌乱堆叠，童仆蹀躞往来无停趾。至客室，值伊瑟姆，翠举目四顾，挢舌作态。女笑曰：君视之是一可怕之忙碌否。三礼拜中，镇日作衣架，筋力俱疲，君许久不来，想亦不得暇。翠曰然。但至明日，各事便秩序矣。女微笑，云夫人亦出。翠视案间大小筐荚堆叠无隙处，笑曰：不知者或疑夫人开杂货店。女爽然曰：是矣。吾有一物示君。因起趋他室。夫人谓翠，凡此皆外间赠送品，惟今日来者，吾尚未及检视言次。伊瑟姆自内出，手捧一小木匣曰：君试视此。翠觉伊瑟姆声涩而悲，异之，急启匣。中有一物，大寸余，形如心脏，以黄金为者。女揾泪曰：此吾义父万留蒿回赐也。此物以今日来，我虽愚钝，我知其命意，明日必佩此。翠见女如此，亦为之愀然。因思爱丹天性凉薄，或未必如此。易求无价宝，难得有情人。此后当变吾宗旨，不复视此女为黄金铸成之公爵夫人矣。因急赞成曰：君言甚当。明日宜佩之，宜常佩之，举凡一切物，当以此为最珍品。女曰：固然。因举手示翠曰：此约指吾亦爱之，盖即丽榴所赠者。翠颔之。已而别去曰：吾尚有事。此时两人感情既洽，虽暂别亦觉依依。翠自格罗第出，归途已灯火万家矣，且行且筹思明日事。每一念及佳偶，若何幸福。爱丹林星之声音笑貌，即缘念而来。但脑中无余地可容。入其一，必排去其一。因矍然自警曰：翠兰福特，汝明日成礼。今日犹作此想，于事理不祥。且彼伊瑟姆容华绝代，心地慈善。吾得其巨产，又得彼纯洁之真爱情，不已泰乎？且吾固有所利，彼女子何负于我，乃不以至诚相待。既至寓，径入己室，辟门人，见电灯光下，一少年俯首观书。翠自思：吾何以迷惑乃尔？竟误入他人寓室。方欲检视室之号数，忽见少年起立，呼己名曰：汝乃此时始来。急视之，非他，拿门石勒也。翠狂喜曰：是真汝耶！吾爱友乎！彼此握手，欢笑不已。拿曰：吾知此来必为汝意料所不及。翠曰：诚然万万梦想不及。汝今日乃在伦敦，吾以为必在瀛海之外。旧世界之中，乃竟得握手共话，是诚快晤，诚幸事。且坐，且饮酒，何如？翠乃按铃呼仆，已则向橱中，取藏酒注杯中授拿门曰：吾两人别来沧海，可开谈矣。君以何时抵此？拿曰：尚不及一点钟耳。因自指其粗而臃肿之外套，笑曰：君第观此，便知，吾本欲俟吾目的既达，然后归国。但此行已久，若长此飘泊，吾惧不能与汝及吾亲爱之人相见。翠以烟卷授拿曰：吾友乎？汝言此，令吾不乐。然要亦何害？拿受烟燃火吸之，以身就椅背，势稍稍仰，嘘气曰：吾爱友乎。凡人，欲得幸福为最难。无论旧世界新世界，以吾观之，天下虽大，无一处不似伦敦。翠曰：是何害？愿君弗作牢骚语，吾侪于汝来，无不欢迎者，面庞丰采犹昔。惟色稍黑，或常被海风所致。拿曰：吾幸未遇疾病。此去走深山大泽，入蛮荒僻壤，耳目所闻见，大抵如吾此衣，粗劣不堪，使人不适意。然亦会以极短时间，享人间最佳幸福。言至此，不觉赧然。翠曰：此行凡历几何郡国？拿曰：多矣。吾并至纽西兰大洋洲等处。曰：旅行中曾何作？拿曰：吾所为事颇多。最可笑者，与一爱尔兰人设一赁马廐。其人亦世家子，其父乃子爵，可谓物以类聚否。入后乃至大洋洲采金处。翠曰：君乃至大洋洲之采金处。口如是言，心思此刀吾家伊瑟姆故乡也。拿去其烟卷之灰，续言曰：惫矣。吾此行几绕地球，终无所遇，徒尝辛苦耳。言已，似抑制其长太息者。翠慰之曰：幸福或且即来，第此心不灰，终当有济耳。然吾以为人固当勃，然亦不宜过自苦。拿曰：君善良是吾旅行事，不过尔尔，君试以所历语我。翠曰：别来幸感无恙。拿问老公爵若丽榴都安适否？翠答言都好。又问爱丹林星，翠颇有所感曰：甚好。拿曰：谅当美丽犹昔。翠点首，举瓶为拿斟酒。拿徐曰：回国亦佳，藉得与诸故人把晤。翠微笑曰：最要者为新人中诸女郎，意彼等必有无限之欢迎相贡献。吾敢断言君来，一般女郎之放心亦偕来也。拿不语，莲花薄面，添上燕脂，灯下相视，鲜妍不让伊瑟姆独步。翠戏之曰：以君颜色卜之心，事必萦如乱丝。君素自负，缟衣綦巾，等诸自侩以下，今顾不能无动于中耶。拿笑曰：吾今乃知深山大泽，实生龙蛇。翠曰：何耶？曰：吾此行有所遇，原委颇冗长，时亦无从为君细述。但其事又甚险，吾几丧吾生命。翠曰：君所言，吾不甚解，但吾愿君自珍重。拿曰：谢君惠言。吾所遇之人，论颜色固国士无双。且遇险后，非值此人，吾不生还矣。故吾此时爱其人，顷刻不能忘怀。然吾虽颠倒梦想，吾自知必无济，虽然必春蚕到死，蜡炬成灰，始为吾断绝希望之日。翠笑曰：可怜哉！吾友。他日当为吾详言之。拿曰：然。是当作竟夜谭，翠曰：吾且问汝，今欲何作。拿曰：吾此次可谓失败而归。俟稍苏苏，再作计较。明日且归审吾母，因吾母尚不知吾回国也。翠曰：便是姑母不知汝回，似可稍缓一二日。因吾不欲汝明日即归。拿曰：是亦无不可者，但何事见教。翠曰：劳君襄吾婚礼。拿笑曰：汝诚可谓善戏谑者。翠正色曰：安有以婚礼为戏谑者？吾真以明日成礼。此间人无不知者。君竟未闻耶？拿讶曰：真耶！吾此来既未阅报纸，亦未更值一人，故竟不知。谁欤？非爱丹耶！翠微蹴其额，摇首曰：非也。其人号密司谦德温特。拿以目注视翠，徐言曰：吾不忆此姓，谁欤？谦德温特，吾知其人耶？翠曰否。拿笑曰：是大喜事。愿君告我以其人种种，是若何人家。少年耶？美好耶？翠曰：年华尚未及笄耳。在吾视之，似甚，美丽。但明日汝即见之，或亦不以为庸脂俗粉否。拿起，执手致贺。又曰：吾此来可谓会逢其适。但君以何地始遇其人？翠曰：彼之保护人为云苔夫人。拿曰：是吾知之。但不闻渠戚串中有女郎氏谦德温特者。翠曰：然密司谦德温，特亦近时始与彼同居。拿曰：其人甚少艾耶？但恕吾无礼，吾欲问其人颇饶赀财否？翠曰：彼乃著名之富豪。且君此语何尝无礼？人生世间，金钱为何等必要品。拿欢喜赞叹曰：然则吾无他事需质问者，第预备明日开眼界耳。翠曰：但吾平时未尝对谦德温特道及吾子，然亦无害。明日，吾为若二人介绍之。拿曰然。翠曰：明早吾两人即偕至云苔夫人家，何如？拿曰：甚善。翠曰：然则汝今日即下榻此间何如？拿曰否。吾尚须修薙须发，及购置少许衣饰。明日既为君襄赞佳礼，胡得不稍修饰。翠颔之。拿又曰：吾用费尚足敷衍，不劳置虑，遂别去。翠晨，早膳已。拿门石勒自外入，衣裳楚楚，冠高顶礼帽，目蔚蓝，面粉白，颊际微映红色，诚绝世美少年也。翠大悦，笑曰：人且疑汝为新郎。拿亦笑曰：弗相谑。吾固不敢以鱼目混珠。吾且问汝，今日为成礼日，似俗例于本日未成礼以前。两新人不得私觌，吾侪贸贸而往，弗至以闭门羹相待否？翠微笑曰：此则不知，然吾欲于未至礼拜堂以前，使新人一见吾挚友。以意度之，似亦无害。两人偕行，途中诙谐问作。既至，门者见是翠兰福特颇，以为异，导入客室，侍立而笑，翠促之，始入通报。顷之，关楼梯步履，声见女郎以素手扶护栏徐步下，拿谓翠曰：吾甚侮此来。翠摇首言无害。闻门外女子声曰：谁耶？翠急迎出，乃爱丹林星。爱曰：是何要事？吾为君传之，意似不甚欢迎者。翠言无他，吾偕拿门石勒在此。渠昨日始自海外归，渠已许为吾襄礼。爱与拿执手相见，彼此问候已。爱顾谓翠曰：此君来极好。始吾等闻君至。疑有他故，翠问何故。爱急言无他，吾当告彼以君等在此。但能来与否不可知，渠方在试妆也。言已，遂去。顷之，又闻楼梯步履声，门辟，伊瑟姆入。已易新妆，衣色纯白如雪，皑皑耀人目，领围丝巾，盖装束犹未毕事。入时，俯首束腕间臂钏。既入，微笑举首，方欲有言，双眸明媚婀娜，如春山经雨，秋水含珠。恰与拿门石勒之视线相值，两人皆大惊。爱丹继至，闻室中无声息。入则见伊瑟姆与拿门互相注视不暇他瞬，冷然曰：何哉？翠兰福特视伊瑟姆，又视拿门亦曰何耶。两人经此一诘，始如梦醒。拿门此时只觉屋宇旋转不已，乃竭力自振曰：甚善。又曰：然他。吾误认。以为此乃密司蒿回。爱沉吟作疑问语曰：密司蒿回？语时，目光自拿门之面移注伊瑟姆。觉冷而且锐。拿曰：然。此密司谦德温特，似是司密蒿回。吾先时曾遇之。翠曰：吾则不知，君遇之何处？此时两人色稍定。惟伊瑟姆知金人缄口，欲语不得。拿曰：吾遇密司蒿回于大洋洲之三星。吾不知密司更名谦德温特。吾乍见，自疑乌得身入幻境。意密司谦德温特亦必大，怪可笑吾如弄猴。人之猴自箱中骤出，令人惊疑也。言已，强笑，声呖呖，至不自然。已而又竭力自振，作镇静态。两人初见，宜行握手礼。亦都忘之，翠抚伊瑟姆。慰之曰：汝此时可弗惊惧矣。女嗫嚅曰：吾本欲语君，乃竟未相告。翠曰：拿门是吾戚串中最知己之一人。今日特偕来为汝介绍。拿曰：然。吾今日不当来，来殊唐突，望密司恕我。爱丹微笑谓女曰：尚有尔许事，岂坐此间便了耶？翠曰：然。吾侪宜去。因吻伊瑟姆手，兴辞，既出。拿门自思，彼二人乃今日结婚，乃今日结婚。且行且思，觉天渐渐下坠。竟无地可逃避。翠曰：汝二人似相识已久。曰：然。曰：意汝或曾呼彼伊瑟姆？曰：然然。此乃在彼蛮荒之区，故尔。视此间必交际程度可以呼名者不同，惟适间突然相遇，举止失措，旁观或以为异耳。翠曰：此何害？吾正乐吾之挚友，亦为伊瑟姆之挚友。拿无语，惟意志乖丧。心事如乱麻而已。

第二十一回 爱河之澜

西俗吉日，两新人必会于礼拜堂，不先期相见。今翠兰福特突然以清晨来，云夫人甚为诧异。与排苟坐待久之，颇不耐。见伊瑟姆自外人，神色异致曰：何哉？彼翠兰福特耐以此时来，彼对汝作何语？爱丹代答曰：拿门石勒乍自海外归，翠兰福特欲伊瑟姆一识其人，但伊瑟姆则已识其人。夫人曰：乃为此耶，是何要事。乃不及待行礼之后，翠兰福特亦与伊瑟姆一般孩气。愿谓非排苟曰：可取带来。两手持伊瑟姆衣襟，命排苟汝法结束。既而，怪曰：吾爱。汝自觉无恙耶？两手胡颤动不已。女言无他，声甚低，盖此时音若稍扬甚惶急之态，必于声浪中传出矣。于是伦敦有数种晨报，已详载佩而第新人之衣饰。贺客之从远道来者，络绎不绝。佩而非利老公爵若丽榴若众眷属，均以前一日抵英伦，寓公园路之公爵行辕，教会中之掌教牧师，亦寓居此中，盖即迈魁结婚时之典礼人也。是晨，公爵及众人自行辕赴礼拜堂,途中见车如流水,御者谓是皆前往观礼者。既至,礼拜堂之门始辟。而门未辟以前,贮待者已繁有徒矣。公爵往紫檀杖,一手扶山耳闻,徐步入。貌古神清,气度蔼吉。观者咸指点喈喊相私议。山耳闻则脱帽露顶,跫然微笑,灰白之发须神采焕发。彼固私庆佩而第之再造也,自大门至礼堂,众牧师及音乐唱歌队雁行立。牧师尽白衣,状至整肃,一时乐声雍雍,宾客皆上手致敬。则迈魁翠兰福特,及彼之挚友襄礼人拿门石勒入矣。两人及阶止,穆然伫立。盖所以俟新人来而并入者,时则乐声顿止。众女宾咸私议两人美,有某媪谓迈魁,望而知为老公爵之子,其威武仁慈,与乃父绝相肖,尤为贵胄中出色人物。寻乐奏,或言新人来矣,众皆引领望。则见门前下车处,如花如锦,簇拥以入。群相谓曰:导新人者爵夫人李冷珂也。于是众队并咴,声浪充夏屋无空际。新人行渐近,宾客咸恭立。器声顿寂,女宾皆歆羡伊瑟姆色之美,衣之艳,喁喁互相语。新人之衣之帽及裙履皆白色,项部胸部若两腕,白而作宝光者为珠,映日光芒四射者为钻石。凡此皆经云夫人悉心斟酌,排苟刻意经营。而女则十分忍耐,方始妆成者也。伊瑟姆徐步升阶,首微俯,目视地上,然循规步矩之中,仍不免有大踏步向前之概。故明知万人视的,丛集己身,而女只觉无所用其羞怯。偶举目一瞬视,只觉五色迷离,亦不知人几何众,堂奥几许深远。遥见祭坛前白花冠数十辈足恭立,似为己者,则恍惚思数月前事。以乡人中寂寞女儿,胡遽至此,不自知其周之为蝶,蝶之为周也。此时堂中,牧师为一队,音乐为一队,唱歌为一队,男女宾若干人。不由主人邀请自来观礼者,又若干人。咸肃然听司祭牧师之宣诵,于是订婚之约指,辉映于众人之眼帘,两新人之手互相握。大牧师乃读圣经,读毕,继以演说。演说为循例语,众不甚注意。第觉彼牧师口中念念有辞,然意态庄严,有神圣不可侵犯意,固俨然司祭师也。已而,伊瑟姆由相者导,退立左侧,此时之伊瑟姆,乃迈魁翠兰福特夫人矣。祭坛之旁,有证人数辈绕案立,案上设盟书,证人以次郑重答姓氏。首签字者为老公爵,执笔手微颤动,久之,乃毕事。公爵既签字,就伊瑟姆吻之,于时众皆见老人目眶似含泪也。每一证人签字毕,则向伊瑟姆行吻礼。入后为翠兰福特,女虽不言,心意中不啻歌咏以出之曰:此吾至爱之夫也。视觉触觉不期而与他人异致,签名已。司祭牧师握伊瑟姆手致祝辞,状至神慈曰:迈魁翠兰福特夫人乎!吾愿汝夫妇多福长寿,如上帝之佑。吾思吾此言可以为大众代表也。既而翠兰福特与伊瑟姆携手出,有群儿在阶下欢呼。此辈自佩而第来,乃专为新人途中散花朵者。入膳室,筵宴为旧式。宾客亦无敢腹非者,一时众皆入席。伊瑟姆坐中央一席右列之中。客有言新人美甚,为近十年来所无者。众则属目翠兰福特,有艳羡意。伊瑟姆惧人议己短,益恭谨,睫毛下垂,映纷靥,愈显浓且长。久之,客谈渐涉他事,伊瑟姆意稍肆,渐举目四顾,眼帘乍揭起,第一须臾眼光所著,乃为三星人呼以玫瑰郎君之拿门石勒。初时,女在礼堂,迄未瞥见,亦几忘之矣。今视线骤相值,如铜山西崩,洛钟东应,伊瑟姆觉芒刺在背。拿门则胭脂盈腮,然拿门虽失望,绝不露懊丧意。方两人眼光相值时,拿门目逃他视,与宾客攀谈。自伊瑟姆视之,似呼意不在己也。此一席中之人物,为众宾最。女宾如云,最美者为新人,其次为爱丹。陪新中数人,无可与比拟者。丽榴纤小身材,大家风范,应对进退之间,独见安详大雅。云夫人兴高采烈,自不待言。天时较热,夫人之衣亦不复臃肿,举止渐形健全。座中山耳闻与夫人年齿差相似,山又健谈,颇不寂寞。山谓夫人:吾今乃知夫人为女中健者。吾尚有切己利害事,愿夫人为吾筹策。夫人笑曰:汝须留意,吾非好相识。山作盲笑曰:夫人若为吾设谋,则幸福正多耳。指翠及伊瑟姆曰:此二人非受夫人之支配,安有今日? 今兹不且为众所歆羡耶! 夫人目视翠夫妇,叹曰:然。此两人诚好,然来日方长彼等尚稚耳。时山已微醺,笑曰:吾视此二人,正如好花及时。山尚欲有言,宾客已起立致祝辞,公爵一一答谢,词意温婉,众皆大悦。已而新人及陪新女郎起,入他室更衣。座客语渐肆,兴顿豪,始犹言笑宴宴,既而叫咴并作,香屏之酒如流水,众客皆欢呼。拿门石勒独寂然不动不言,冥心遐想。某女郎与并座,异之,问何所思。拿饰言无他,则举杯鲸饮。虽竭力自持,终觉悄然寡欢,欲笑不得。酒阑,翠兰福特起,整衣着外褂,觅杖不得,问侍者,都言不知。翠曰:吾忆之矣,是在礼堂左侧之休憩室中,吾当自取之。乃径入休憩室,则装阒焉无人。视室隅,则杖在焉。翠取杖忽出,及门。突一丽人掩入,几致相撞,大惊。急视之,非他,盖爱丹也。色稍白,眉稍蹙,吃吃而言曰:吾待汝久矣。吾知君:伊瑟姆已妆竟耶?爱丹两颊骤红,止似瞋视曰:愿君暂忘彼于此片时之中。吾两人从此当作劳燕,今兹仅余此至短之时间。君竟不为我地耶?言已,泪随声下。因再近前,以一手置翠肩上,泪眼注视翠面。凡悲剧,最易动人歌曲之哀者,感人亦绝有势力。何况爱丹此时,以绝代名姝,作穷途阮籍。且翠兰福特为受迫而违愿者,今见意中人可怜乃尔,直是方寸间不胜此苦恼之蹂躏。只觉无论何种语言,都为甚普通之辞,不适当于此时之用。久之,乃曰:吾抱歉!吾亲爱之爱丹。女闻言,其唇之姿势似欲作微笑形,顾泪被其面,不能名之为笑。因执翠之臂曰:吾此时更有谁相援手,此亦命耳。然君实误我。误我不自今日始,然历时虽久。言犹在耳,天乎!吾曾以何种情愫供献于君。言至此,哽咽不成声,以巾自按其吻,似号泣之声不能自禁止者。移时,断续抑扬而言曰:爱情之为物,圆满则至甘,失败则至苦。然男子之为甘苦,不逮女子什百倍蓰。君何尝体会得?翠摇手止之曰:勿声张,外间似有人。爱摇首言无之,此时两人手相携,爱欲移步向门隙窥阚,翠兰福特植立不动。遂止,当时爱丹若肯减短其握手之时刻,至门侧一探望,则脑中必添可惊之摄影。盖伊瑟姆正在植立窃听,距门不盈尺也。先是排苟为伊瑟姆易衣,问金心置何所。伊瑟姆见襟上只花及钻石饰件,大惊失声曰:吾心,吾心失去矣!云夫人自隔室闻之,大惊。急问曰:何如?揭帘入,见伊瑟姆面无人色,颦眉沉吟,不作一语。夫人误认为捧心西子,大惊,急呼速唤医来。仆竖问声皆夯息至,顷刻间人满一室,众喙并作,问迈魁夫人所苦。伊瑟姆谓心已失去,众大惑不解。向女妍诘,女大窘,向众摇手。久之,始辨明为金心,为三星堡又父万留蒿回所赠赐之礼物,众始知非病。云夫人曰:吾爱,闻汝失心,吾几破胆矣!众回思前情,都不觉大笑。伊瑟姆见众人不关痛痒,心颇恶之,顾无可如。何忽忆先时过休憩室门侧,似有一物自襟上堕落,因恍然曰:是矣。吾以为无关紧要者,不图竟是吾心。急起走出,众止之。女曰:吾确知其处。言时,步如飞,竟不回顾。云夫人笑谓丽榴,此可谓孩气否?孛冷珂夫人曰:是何害。吾独爱此儿心地纯洁如其面。众皆谓然。伊瑟姆匆匆下楼,闻众人赌酒欢笑声正酣。至礼堂,阒然无人,循己所忆地点寻去。见有物灿然发光,迫视之,俨然心也,大喜。急拾起,吻而佩之。方起立,忽闻身后有人偶语,急回顾,无所见。而窃窃私语之声,似距己仅盈尺,字字打入耳鼓,似女子悲咽声。倏然毛戴,既而辨其音自休憩室门隙出。又似男子声,此声确审其为翠兰福特。则又大震,此时若稍前一步,便可见女子为何人。顾两足如被束缚,竟不能移寸许,敬听而已。闻男子曰:是不然。汝宁不知吾心耶?愿吾爱丹无自苦耳!吾此时更无语可述于君前,谓吾此心愿相负者,天实鉴之。女子哽咽曰:是吾知之。但君已与黄金结婚矣。业为已往之事,尚何言?可言者,别离耳。吾亦无他求,但愿君弗忘我。法律上君为彼之夫,爱情之翠兰福特仍须属我。愿君允许此要求,在君思之,不为过奢耶。吾亲爱之翠兰福特。此断续之声浪,不甚清楚,似此女郎樱口之一部分,为他物所蔽塞者。盖此时爱丹之首,适枕翠臂上也。翠曰:吾决不忘汝。言次,哽咽不能声。此时固不知爱丹之外,更有他人。只觉腼诚美丽之伊瑟姆,多财可恨。而不图听者之难堪。嗣爱丹又呜咽有言,为餐室中欢笑声所乱,不可辨,辨数字,至死不云云。伊瑟姆自按其首,揉搓两目,视窗中,曝光射入,固白日,非黑夜。然不及多转念,闻窗隙喁喁有声出,急以听神经应之。男子小语,曰:去休乎?爱丹。稽延无益,倘有人来,事败矣。女子曰然。但此别非寻常,顾忍相迫促耶,吾有一言相嘱。后此虽使君有妇!以下声含糊不可闻。然虽不可闻,而两人之状态,则如活动写真,伊瑟姆仿佛见之。女子又曰:吾两人必常得会晤。吾敢断言夫已氏不称，彼又乌足偶君，彼实未经开化，无知识，安能向贵族社会治生活？言已，长叹。忽女子向男子诘问曰：君以为彼人只爱君耶？翠曰：君作此语何意。女子曰：惜拿门石勒来迟，否则二者不可得兼，舍鱼取熊掌矣。男子无语。女子又曰：吾固知君不信。然吾实洞见隐微，彼掩饰未工也。吾亦无他用意，只欲君知其人之诚实，非表里如一者。两人都无语，顷之，男子曰：可速去，迟恐祸及矣。女曰：吾愿君之爱情，弗为黄金买去。伊瑟姆不再听，蹑足行。本欲趋楼上，久之，不见上梯，定神审视，始知已误，见一斗室，窗下设短足榻，因即赴入。自觉胸中作恶，不可名状。眼前锦绣繁华，幻作漫天荆棘，直是哭不得，说不得。久之，恍惚忆今日有一特别事来此，转念间，便记得此为礼拜堂。今日确炎特别事，来因即直立，循途登楼，至更衣处，众悬望已久。云夫人曰：吾爱，汝已寻得耶。女茫然，转问寻得何物？众怪之。又见女面无人色，咸疑讶。云夫人趋前执女手，大惊曰：儿病耶！手胡冰人，女不语，目不稍，瞬大类疯傻。夫人失声曰：殆矣，适间胡值。言次，堕泪颗如环瑰。众咸大惊，嚣声复作。女豁如梦醒，见众人皆有惊惶色，急问何事。众见女无恙，始稍慰，竞向女慰问。女力言无他，丽榴以香屏酒授女，且嘱坐勿动。女无奈，授酒徐饮。顷之，丽榴曰：此时觉稍苏耶？女曰然。客或言今日以稍暑热，密司又过劳动。更一客曰然。幸今日正式礼节已毕，不如即归，得早休息。伊瑟姆自思。惜乎正式礼节已毕，为时已迟。也因问尚有他事否，若无之，吾愿即归。众未及答，爱丹自外入。

第二十二回　蜜月之味苦

爱丹之入也，伊瑟姆气贲脉张，手指拳玉，目注视爱丹灰白之面。移时，视线渐下降，自其瘦削之肩，纤细之腰，而注视地上，默然无语。爱丹于时方笑堆其面，向云夫人有言，目不敢正视伊瑟姆也。爱丹笑曰：顷吾趋楼下。视彼等已否毕事，见迈魁方伫候，马车已驾矣。言已，以目瞬伊瑟姆，见状似不悦，觉云夫人亦然，问何事。夫人曰：无他。伊瑟姆微觉不豫，兹已稍苏。此间已毕事，迈魁既伫待，可以行矣。伊瑟姆昂然起立，夫人曰：吾爱。汝且弗动，尚可稍休息。因命侍者语迈魁，谓新人屏当已毕。夫人乃就伊瑟姆坐，执女手，揽女肩，温语曰：吾爱，此时别矣。语此便不能续，相视黯然。云夫人之为人，如宋儒讲学，绝尚门面。此时则涕泗互作，其敷粉之面，为泪痕所蚀，亦不注意。伊瑟姆倚夫人怀中，呜咽不已，觉喉间如壅絮，不能言。夫人吻之数四曰：吾爱，今且别矣。吾不料汝婚事乃如是之速，汝母与吾为手足，儿又孤苦。故吾于汝亲爱之情，实逾亲生育。儿今去，儿心地仁慈，或能弗忘我。然聚首才月余，遽尔，吾又孑然一身矣。言次顾排苛曰：此后迈魁夫人衣笥奁箧，皆须汝管理。须谨慎将事，凡珠玉珍品之贮藏，弗假手他人。行矣吾爱，此去多幸福，吾心慰也。众随新人自楼下。礼堂中宾客已群集，笑语声颇喧嚣。盖宾客人人咸有醉意，拿门手一囊，中实米少许。更一手持葡萄树枝。新人人，众皆欢呼。伊瑟姆遥望，见满堂跻跻无隙地，身长玉立，笑靥相迎者，翠兰福特也。伊瑟姆眼光直注其面移时，见翠兰福特仍微笑，泰然无不安意。及门，公爵拄杖立，两新皆趋前。公爵执伊瑟姆手吻之曰：愿上帝佑汝。顾谓翠曰：汝须善待吾爱女。伊瑟姆闻言，伤心酸鼻，亦不知老人更有何语。顷之，翠携伊瑟姆手登车，宾客皆绕车立，争以米掷车中，牧师抗声唱，客宜旁立。让车行，众则旁立，车轮遂转动，客皆擎葡萄楼招展，表欢送意，盖西俗如此。翠兰福特执帽摇曳作答，车行既远，翠乃就座。见伊瑟姆衣上有米粒，轻轻拂去，温婉而言曰：幸是米粒。若俗尚掷砖石，世人当视结婚为畏途矣。伊瑟姆不答，若弗闻者。隅坐俯首，苦车中坐两人，仅堪容膝，无余地可避匿，面色仍灰死。男女喁喁私语声，恍惚犹接触耳鼓，仔细参详，寸心欲裂，惟竭力自振，不肯吞声饮泣作儿女子常态。然急切不能得一策以自处，颇自懆急。举目一瞬视，只见一男子与己并坐。此男子殆如生理标本之蜡人，脏腑毕露。而伊瑟姆澄彻秋波，不啻 X 光镜,洞见个中机件之动作之构造绝诈伪可畏,不见有所谓武勇王孙,青年贵胄也。因思未结婚时两人之交际,未订婚时彼此之结合,玉腻香温,空忆荒唐梦境。雨丝风片,可怜过后思量。女子善怀,胡能堪此。翠兰福特于时则苦忆爱丹林星不置,默思此数十日中,只为怜财心热,遂致啮臂盟寒,今兹穷已不足惧,悔亦不可追,吾不如姑置之,然欲放下,竟不能放下。两人默然相对,绝无声息可闻,可闻者马蹄蹴踏声,市缠喧嚣声。然而翠兰福特耳鼓中仅有爱丹林星嘤嘤啜泣声嘻,此两人者,可谓同床各梦者矣。久之,翠兰福特自觉寂寞已甚,意不自安,勉强作敷衍语曰:得毋倦耶?今日周旋不易,君盍闭目假寐,藉稍休憩。女曰:然。吾诚倦,言时声涩而意惰,然仍不减其妩媚。翠曰:然则吾为君下窗帘,即不成寐,养神亦佳。翠乃下帘,伊瑟姆倚首座隅,合目假寐。翠则手杂志,危坐深思,时一注目伊瑟姆之面。稍时。问曰:得弗头痛否?吾行橐中有法国某名厂所制香水,且言且向座下取革袋。伊瑟姆蹙额言弗需,且吾不惯御此香水。翠见女有厌倦意曰:然则此革袋为汝支足亦佳。伊瑟姆不语,微点其首。翠以女为真劳倦,不则以新嫁娘故,或不免腼腆,因作态,以故绝不疑有他。对此绝代容华,不能无动。且翠亦明知伊瑟姆爱己之情,为甚纯洁,抚心自问,似乎不宜有他志。车行甚疾,自窗隙见平畴绿树,又私念离吾爱丹今较远矣。因思爱丹谭论伊瑟姆之言,视伊瑟姆,则已睡熟,块然枯坐而已。车迤逦行,至一处,状类别墅。翠曰:至矣。呼伊瑟姆起曰:睡酣适乎?女曰:然。此行为程几何?翠曰:得弗苦闷否?后此当以火车往来,庶较便捷。言时,车止,御者辟车门,排苟亦至。彼盖自火车来者,扶女下。相将俱入,伊瑟姆见屋宇不甚崇壮,而精美绝伦,窗棂门扇皆施棕色之漆,滑泽有光。阶除皆云母石,镂花极细。厅事绝小,可二三丈纵方。陈设绝整洁,桌椅皆橡树质。中央案上置磁盆,满贮花朵,白色繁英,绝似玫瑰。翠兰福特挥马车令去,乃导伊瑟姆入客室,客室之广袤略如厅事,室中器具皆日本制,金碧烂然。一旁置书案,案上亦有白花,贮大磁盎中。案旁风琴一矮而小,略与此室相称。翠携女手曰:此间幸无尘嚣。知君乐乡居,故特营此。卧室在楼上,下层尚有餐室若吸烟室。因又偕女入一处,四壁皆饰绿锦,桌椅皆橡质,嵌以玻璃或瓷片。翠曰:此膳室也。言时,瞩视四周,状殊满意曰:吾尝幻想如此构造之居室。若佩而第,苦其大而无当也。伊瑟姆无语。盖有无形之桎梏锢其神明,以故琼楼玉宇直囹圄视之。排苟自外入曰:楼上景物绝佳,主母盍登楼。伊瑟姆四顾,不见有所谓主母者,既而悟其呼己,亦即不言。排苟前行,女从之。翠兰福特从女后,楼梯绝狭,翠问晚膳何时。排苟曰:夫人命七钟时进膳,吾曾问阍者。翠曰:然则尚早。谓伊瑟姆,君姑稍休憩,吾且率彼等秩序种种。女遂偕排苟入室,陈设之精致,自以此间为最。四壁光洁如瓷,作海天青绿色,瓶中白蔷薇鲜妍明媚,与壁间丝绿花朵斗艳争辉。伊瑟姆惘然就一椅座,排苟为去冠及外褂曰:尝闻人言新屋美丽,果然。宅后,尚有果园,园地平旷,顷见有乳牛若驴子。伊瑟姆意似不属。排易其辞曰:主母需用之衣箧已检出。晚间宜易何衣?女曰:凡衣之可蔽体者即得。排愕然察言观色,知女必有悲感事,顾百思不知所自。徐言曰:姑启箧,主母试一检视。女不言,排苟启箧。徐曰:此间仅两男仆,一御者,一园丁牛亦属园丁管理。视佩而第各司一事者,不同。女仍不言。排又曰:虽然,此宅特宜燕居,可谓人间天乐园。主母今日宜衣此,因与金刚石相称。凡世间称美丽之饰件,亦必视御之之人物何如。若非甚美之质,珍饰愈多,益形其丑。女点其首。排曰:主母今日宜艳妆。因今日乃佳礼之第一日。女曰:吾将语以吾所闻乎抑!即又不语。排苟不解所谓,见女不言,即亦不敢再问,侍立凝想。女曰:汝欲吾何衣。即何衣,汝且去。吾欲稍休息。排曰然。今日诚劳倦,因将所检衣箧诸椸架,置衣箧于旧处。已而侍立女侧,女起趋卧榻,倒身假寐。排苟取锦被一袭,轻轻覆盖之,蹑足阖门出。排苟既去,伊瑟姆推枕起,侧耳听,静无声息。窗帘沉沉下垂,壁间有油画美人,拈花微笑,尽态极妍。因思人生安得如汝,常开笑口。既而悟此油画为己之肖像,则又抚今追昔,伤感不已。因思翠兰福特毕竟非知己，使翠兰福特真知己者，宁不知伊瑟姆之爱彼。爱情之容量，较大西洋海水尤多。翠兰福特即欲赎回犹太人债权下之佩而第，当时若直捷以隐衷相告，便举身外一切物悉相赠。吾则仍回三星堡作村姑，亦无不可者。因又思三星旧日月，起视窗外，只见天光云影，平原如此，何处是采金之所。万留不能来，己又不能去。言念及此，坐立都无所可。真是回首长干天外隔，洛阳别有断肠天。六时既过，排苛人。言在园中闲眺，因缕述所见，有好花好鸟，又有蜂房。群蜂多至不可数。即主人亦言此间景物之佳，得未曾有。且言且为女妆束，妆竟，又赞美不已。伊瑟姆终无一言。至楼下，翠兰福特已伫待，胸间挂钻石串，灿烂呈彩。伊瑟姆因忆先时翠所御为黑珠，翠赞伊瑟姆衣华美曰：此衣为未经服御者耶。女冷然曰：想是如此。翠以手授伊瑟姆。两人携手入餐室，司炊者为著名尉娘，所调味较男厨尤佳。侍者亦女婢，绝慧美整洁。乃伊瑟姆竟不举匕箸，翠兰福特以香屏劝进，女亦不饮。翠觅种种悦耳语，欲藉以鼓兴。谓此间有两小马，即汝所最赞赏者。吾命彼等明日更以黑色牝马来。女惟唯唯。饭已，相将并坐。翠则就之惟恐不近，女则避之惟恐不远。夕阳渐下，晚霞赤如鱼尾，翠挽女手向窗前小立，翠向女熟视，女向窗外熟视。眸子明了，灼灼不稍瞬。翠默思此女郎心地纯洁。顾名思又，诚无愧伊瑟姆赉儿，得妇如此，亦复何憾。以手潜抱纤腰，小语曰：吾佳偶伊瑟姆乎，汝乐否？女正色答曰否。翠大惊，瞪目不能措辞。闻君有两意，欢爱永相忘。此一否字，从柔肠，万转后酝酿而出之可知。

第二十三回　脂粉囚奴

于时伊瑟姆凭窗立，紫铜色之发，缀金刚石，映天半霞光，呈异彩。现庄严相，蛋圆之脸，色如象牙，光线自俱面来，益显圆大之眼波，深藏而妩媚。眸子炯炯，精神奕奕，色庄，不似平时有微笑态。然美丽平和，绝无怒意之呈现。翠兰福特由色相测思想，似女郎于己无违，且证以平日两人交际，亦绝无意外不幸事。更追攫否字之声浪研究之，觉樱口出此一字时，音缓而柔，遂决念此否字无可惊之价值。因微笑曰：伊瑟姆乎！君亦能恶作剧，吾乃今始见之。伊瑟姆不待其辞毕，急答曰：吾非戏言，吾诚不乐。此语既出，翠兰福特口眼微笑之姿，势欲收拾，不得遽收拾，如霜迎朝暾，渐渐消灭。费三十分钟之久，踌蹰而言曰：何哉？君意不适耶？凡女郎骤离其亲爱之家属，而易一新世界，或有不快意之感觉。然君今兹非他，与君共处者，乃君平时至爱之人，而与君有夫妇名又者。女曰：诚如君言。吾之不乐，乃为此。翠至此，始觉向者揣测之非是。第见伊瑟姆双蛾微蹙，确为平时遇不快意事之常态，顾何以如此，大惑不解。因执女手曰：吾至亲之伊瑟姆乎！如君所言，即属戏言。亦足令我不乐，君何以出此？当翠握女手时，女亦略不避拒，惟先时女面窗立，此时则两人相对立。翠视女，女亦视翠，不怵亦不悲，似漠然无动于衷者。翠怡色和声曰：毕竟何事与君意相左，岂下人有开罪处耶？此宅不适居耶？意不快之感觉必在莅此之后始，自问无取迕君意者，若不乐居此，白日尽可驱车出游。即不然，以明日移居亦得。伊瑟姆徐曰：此室不佳，更何处有佳者？翠曰：然则毕竟何事？凡祸福吾两人共之，岂君有不快事我不负其责任之半。言次，强笑曰：君知之乎？吾不惜以生命博君之乐，君奈何不乐，幸速明言之。伊瑟姆曰：诚欲吾语君乎。翠闻言稍稍惊疑，正色曰：诚愿君言之。因夫妇之间，不宜有所秘密，有所隐讳。女闻言，容顿戚，声顿悲曰：君乃有此想，乃有此语，然则吾有问。其答我以诚实无伪之辞。迈魁翠兰福特，君能之乎？翠曰：君乃称吾以迈魁，此胡为者。既如此，个中必有玄之又玄之理由，在君不如直穷到底，务使彼此无有翳障而后已。吾自当答君以至诚实之语，吾生平不惯诈伪，安能欺吾伊瑟姆？女曰：可矣。吾问君，君何为娶我？此时两人面相向，目相视。伊瑟姆之声婉而悲，而翠兰福特则如对狱吏，如闻迅雷。其握伊瑟姆之手，如被鬼掣，面部红涨，竟不能置答。顷之，色转白，狞笑曰：此可谓奇怪之问题。此奇怪之问题,此出之新嫁娘口中,可谓怪之怪者。吾侪结婚仅在数小时以前,岂忘之耶?伊瑟姆哭曰:君许答我以诚实之辞,其答我。翠作态匿笑强颜曰:君必欲之,吾自当言之。吾之娶君,乃以爱君故。翠言时,目不敢正觑。伊瑟姆顿辍哭曰:此伪言也。语声仍甚和,然不厉而威,不严而恶。翠面色骤灰死,女又曰:君以我为未开化,无知识,至此犹忍以欺诈相待,是诚伤吾心。此时吾无他恨,吾惟恨为时已晚。翠曰:何事已晚?女曰:君以我为非贵族社会中人,知识不与君相等,不足偶君。然自问我嫁君之目的,为纯乎爱情。不似君娶我之目的!翠曰:吾之目的奈何。女曰:君之目的乃为金钱!金钱!言时色惭怍,似甚羞言之。翠兰福特之神明如受抨击,全失其抵抗力,欲作遁辞而不能。仅就伊瑟姆所言而背诵之曰:吾之目的乃为金钱。顷之,又续言曰:人情乃如此。女悲泣曰:迈魁翠兰福特,君曾许我以诚实之言相答,吾亦不必语君,吾何自诿者。然事实确如此,君不得强辩饰。言次,以手自按其吻,盖唇震动不已,故以手止之。既而曰:爱我,君何尝爱我?无论不爱我,即君之所爱,亦为至爱之金钱所夺。君知爱钱,意君必贱视我,目笑我。虽君尝语我!言至此,声逆,气噎,滋泗交下,掩面呜咽。久之,曰吾自幼居三星,三星之人,无有如此者,亦更无人谈如此事者。吾何由测个中机巧,故吾深信汝。翠兰福特经此雷轰电掣之诘责,已明知女都洞见隐处,愧悔交并,置身无地,亦竟不置辨。敬听而已嘻,此犹可谓天良未泯。世有怙恶不悛,一往而不返者。又有以雷霆万钧之力,欺凌一弱女子,不留余地者。翠兰福特,犹是有须眉男子气者矣。女曰:吾信汝。吾以为君之爱我,如吾之爱君。翠欲有言,见女以泪眼注视己面,不敢更设辞文饰,即目视地上。女曰:始君偕吾至佩而第时,相待诚厚,吾不知个中真相。其时老公爵之语气若甚富者,君亦似不以阿堵物为意者,我诚不自量。以为君向我求婚时所言,为由衷语,今乃知大谬。揆君之意,必以所为梦梦。然此种事,距今几时,宁便忘却。由今思之,虽老公爵,虽丽榴,虽山耳闻,皆与君同谋设阱,以陷我者也。翠不觉答曰:君弗冤丽榴,彼固不如君所言。女曰:是或然。然我为不更世事之人,彼宁不知情,顾甘为君等愧偏。彼亦女郎,而狡诈如此,吾实恶之。女此时虽泪被其面,然声渐激烈,有侃侃而谈之雅,翠则俯首无语。顷之,女就短榻坐:君等自矜阀阅,视我如无物。以为是乃田间女子,非我族类,此亦未便是恶。我本乍自田间来,我特疾夫舍曰欲之,既非见金不见人,胡肯恶醉而强酒。翠曰:是又不然。君之诚实无伪,实吾等所崇拜者。女怒曰:君崇拜诚实,胡忍心侮弄所崇拜诚实人。君乃崇拜金钱,以我为附属品,实则美恶都可不置意。翠闻言不觉颜汗。顷之,女叹曰:云苔夫人常谓我,汝虽率性行,可弗虑。吾初不解,今乃知为富有金钱故。然夫人固非卖者,吾知之。彼第以为我乃商人子,以他日得为公爵夫人为幸事,因之亦堕术中。然吾不知黄金可贵,并不知爵夫人可贵。伦敦龌龊世界,不如仍返三星作老婢。今乃已嫁,吾更无他恨。独恨吾知此为时已晚。翠兰福特既愧欺伪之非是,又惧伊瑟姆决裂,致恣复佩而第之计划悉成画饼,重为天下耻笑。自恨当时何竟为山耳闻所愚,错此一着,致令种种方面,无有是处。不禁悔极而哭,呼曰:天乎!上帝之施于我者残酷乃尔。女曰:君之所谓残酷者,为贫耶!君自误耳。使当时朋告我,君所欲得者为金钱,则吾不难悉数相赠。因吾不知贵金钱,只知贵爱情。吾诚爱君!吾当时诚爱君,且此物于我绝无益。吾所以被侮,即以金钱,吾在三星虽贫贱,自安乐,无恐怖。吾与又父相依为命。言至此,失声哭曰:天乎。谁使我离彼独行者?翠兰福特之心事,直为伊瑟姆发泄无余。然此时则感情大异,既感激无量,亦怜惜备至。乃趋近短榻立,俯视女面曰:伊瑟姆乎,今兹吾悔罪矣。诚如君言,吾之娶君为金钱,不敢打诳语。君鄙夷我,贱恶我,亦固其所。然吾有一言,望君听之。后此弗敢更以君为无知识,更以诈伪语相欺诳,望君弗存此成见。吾之为此,乃受非常之逼迫。自今日始,三阅月。佩而第当属他人,吾父及家族即当迁避。老人以垂暮之年,胡能堪此。且偿负后,吾家更无有立锥地。以故,非吾婚金钱者,直是置之死地。语未毕,女哂曰：君乃不惜置人死地。翠掬诚曰：吾更无从抵赖，吾之求婚于君，为君富有故。凡吾之赞美于君，实非爱君。凡人利己心胜，机械变诈，何恤不为。然吾固知君美慧诚朴，惟尔时实！女以手置胸际，气喘面赤。翠曰：然吾今兹实爱君，后此请为没齿不贰之臣。女曰：此仍是诳语。翠曰：吾实出诸至诚。吾今者若更相欺蔑，是不啻自毁吾家。吾此时之爱君，吾敢对上帝誓言者。女曰：虽然，吾确信是仍伪言。盖此时伊瑟姆心目中有一爱丹林星在也。翠见女执意，似徒辨无益者，窘甚。默思吾爱爱丹事，若为彼所知，则全败矣，顾无他妙术。只得苦求乞，女见其谦卑乞怜状。心鄙之曰：君虽舌有莲花，吾只不信。君何尝爱我。藉曰爱我，此爱情亦为黄金所制，何况未必爱。伊瑟姆虽悲愤。然肢体颇自由，以一手置短榻之背，体斜倚，一手以巾拭泪。翠兰福特则块然植立，笑不得，怒不得自觉人世间无此苦境。久之曰：君不见信，宁敢相尤。然吾实相爱，他日君当自知之。女曰：否。吾已绝望，无纤微冀幸心。安有他日？言已。复悲泣。翠益窘曰：君试言君所欲事。若拂君意者，即为不相爱之证据。吾今要求君言一所欲事，尚许其自效赎前愆耶。女意似纳，翠大悦。女徐曰：吾无他欲，但欲回三星。翠闻言色阻。嗫嚅曰：此恐不能，吾至爱之伊瑟姆。女忽忆与公爵同车游湖时之言曰：吾知之。吾今为汝之妻，为迈魁夫人，为佩而第将来之公爵夫人。凡迈魁夫人，公爵夫人，设值不幸事，例须忍受。然则赴三星是必不可行之事，然则不如杀我或我自杀较便捷。翠俯首无语。女叹曰：竟无以处我耶。吾知以君家门第，必不能容我去。然去亦何害，吾誓当终秘之，必不令公爵及丽榴负恶名。彼等虽！翠曰：无已。我即离此。女曰：吾感谢甚！此决绝之辞，直令翠兰福特如被严刑，虽受法廷十年监禁之裁判，无是苦也。翠曰：吾不难即去，然恐为笑柄。君既有终秘之言，可否表面吾两人仍夫妇聊掩，婢妪耳目迟四五日，吾即引避。后此事惟君意秩序之。女曰：甚善。翠曰：然则财产何如。女曰吾无需此。君操其主有权可也。翠叹曰：吾真无人格之可言矣。女见翠颜色丧败，亦即不言。此时翠兰福特若肯屈丈夫之膝者，则事当立解，吾书亦无容再续。乃翠以为爱情之在伊瑟姆胸中者，业消灭净尽。即多言，亦徒取辱。庸讵知大西洋海水，固亘万年而不涸者哉。夕阳倏冥，电灯自燃，顿觉上下通明，益显花团锦簇。两人都无语，久之，翠见女意似欲促己行者。愀然遂出。

第二十四回　胡为乎中露

伊瑟姆无语，翠至门复回顾，女漠然，翠微叹，阖门去。嗣闻履声橐橐，自厅事而庭除。既而大门辟阖作响，声遂寂。闻时钟轧轧有声，视窗外黑黮黮无光影。自觉身世至此作一收束，后此毕竟何如，没由推测，心意中更无有何等希望。而翠兰福特之声音颜色，仿佛布满一室触处皆是。静坐久之，心绪稍定。因思去既不得，留亦不可。既许翠以保全佩而第之名誉，奈何即去，然翠又不即去，须作数日表面之夫妇。不知此数日毕竟如何敷衍，数日之后毕竟如何收拾。或者佩而第之后湖中，更当添一新鬼，亦未可知。然翠兰福特之意，只在保全佩而第之名誉，当不至置己死地。万一竟死，是与万留嵩回永无相见之时，或者不至此耶。思至此，泪珠堕襟上，与金刚石相辉映。胸部尽湿，女略不注意。惟愿己即时回三星。世人咸愿贵显富有，自伊瑟姆视之，直足痛心疾首而已。兀坐既久，钟漏沉沉，万籁都寂，亦不知历时几许。惟觉此为餐室，吾当即登楼，遂起至洞房中。排苟方坐待，见女入，为之更衣卸妆。女觉排苟喁喁语不已，惟都不审何辞。既竟，挥手令去。女此时方寸中只有翠兰福特与爱丹林星，更无余地容得他人。虽拿门石勒亦不一置念，平时晚膳后或学琴，或习跳舞，常有二三女郎相与欢笑。此时相伴者，惟灯影泪珠。富贵无双，容华绝世，乃洞房花烛之夜。直等诸嫠妇孤舟，是亦薄命红颜之别开生面者矣。翠兰福特怅怅出门不知何适而可，神志颓丧，如大病频死，又如噩梦惊人。灿烂星光，幢幢树影，恍惚在青林黑塞间,触目有阴森愁惨气。至一处,花香扑鼻,亦不知何所。因伫立,寻思己与伊瑟姆之交际,抚心自问,负疚诚多。然何以遽败露,意必有傻大姐其人从中饶舌,而不知之己为傻小子也。又思女子之秀外者,固无有不慧中。始以为伊瑟姆绝无知识,是诚盲想。女安有聪明内涵如吾伊瑟姆者,以彼之美艳武勇,而又富有,他人得一。鲜有不骄纵者。而女绝不矜伐,世间更安所得第二人。又思使爱丹与伊瑟姆易地而处,则今日之事乌得不决裂。然今兹虽不决裂,已虚有其表。谓当奈何,且假夫妇之约,虽由伊瑟姆允许,然毕竟若何收束,使女子径往三星,宁可持约言以相诘责。则又忧患交进,倘恍无主,胸中辗转筹思,足下信步行去。虽深夜不可辨视,固知四围皆园林灌木,浅草丛花也。且行且思,时而惶悚无地,时而感激涕零。久之,觉露气渐凉,东方微白。四思伊瑟姆此时不知何作,倘亦未必安适耶。既而林间小鸟啾唧有声,晨光希微矣,恐为人所见,行遄归。投钥辟门入,悄然登楼,婢仆皆酣睡无声息,即入被书室。去外褂,倚半榻假寐。伊瑟姆晨兴,趋膳室室中花香满布,盖瓶中所供蔷薇,花正绚烂。举首望窗外,则见翠兰福特已在园中,徒然添一心事。默思相见时当作何语,昨谓表面仍夫妇,将如戏剧中所为耶。正为难间,见翠已向膳室来,不觉红晕素面。翠兰福特至膳室门次,不径入,伫立须臾,遥谓伊瑟姆。清晨殊凉爽,今日天气佳也。女执加非杯反复审视,微应曰然。又须臾,翠逡巡入,与伊瑟姆相对坐。一女仆入,侍立听驱策。翠笑问伊瑟姆君今日欲何作,女方注意盆中碎面包,举目视翠曰:吾殊不知。惟君意所欲耳。翠曰:吾意君必乐驰马。此间风景绝佳,且早间微雨,途中当洁净无尘垢。女曰:如君言。想是甚善,翠又言须觅得此间地图,若何远游。女俱婉应之,迨女仆既去,语声遂寂。然翠兰福特则承望颜色,无敢稍懈怠。久之,翠曰:伊瑟姆乎,顷言出游,果无拂君意,吾则命驾车以待。女点首。翠又曰:君欲偕行者,吾甚愿之。第不敢,请莫欲独行否。女略沉吟,红晕其颊,自思以新嫁娘而单骑走旷野,是报纸好资料。靦然曰:吾意君偕行似较妥善。翠曰:较妥善。似咀嚼此一话之意味者,既而曰:诚较妥善。吾知此间胜景,且可为君控御。虽君固善御!言已。以目视女,似言尽而意未尽者。女与翠同车出,见此别墅附近皆园林,日影鲜妍,好花如玉,薰风澹荡,山鸟呼名。两人如久病乍苏,豁然神朗。翠谓女曰:此诚人间之天乐园也。言已,长叹。女亦赞叹不已。此时两人皆默思圣经中亚当伊夫在天乐园中因窃食益智树受谴故事。翠折一红色玫瑰,审视数四,伴作不注意状授女。女一时忘情,受花簪之襟上,迨见翠向花注视,始觉授花殆所以觇己者,亦即置之。曳车者为两驹马,御者为一童子。仅十四五龄,翠强女自御,命童子坐车后。驰骤四五里。女意稍舒,其地有小山林木茂盛,冈峦秀逸。翠遥指曰:度岭有小市集,颇欲一游览否?女曰:甚善。此间风景极佳,何先时未一至。两人行且语,谈渐洽。未几,出山口,见房舍栉比,烟突林立,状殊繁盛。翠曰:君莫欲购什物否?女环顾廛肆,摇首言无需。翠曰:凡妇女入市,无不略购什物者。君又不常至此,稍点缀亦可当游记。女曰:然则何市。翠曰:衣扣或带随意检取耳。乃相将入一杂货肆,肆中人虽不相识,然大名鼎鼎之迈魁夫人,春风之面,固已于画图中久仰山斗矣。其欢迎之热,不可擅述。伊瑟姆市带纽各少许,肆伙指各物兜售,谓此间上品物,视伦敦无异。而廉价过之,愿夫人选若干种,为敝肆光宠。女无已,又添购数种。忽忆此行未携钱,沉吟顷之曰:姑置此,俟吾遣人来取。肆主人已揣知其意,笑曰:安有夫人光顾而斩斩索值者?他日当遣价至提不丹来取,不敢劳夫人走伻也。既而辞出,伫立引领者无虑数十,皆为瞻仰迈魁夫人来者。车既出市,绕道向旧路归。途中村舍田园,处处入画。女问翠堤不丹在何处。翠曰:吾侪所居者即名堤不丹,君何问为?女始知己所居者为堤不丹,故肆中人云云。归途仍伊瑟姆自御,翠絮语殷勤,女则注意驾驶。至家已午膳矣。膳时,两人仍对坐,觅话攀谈,扮演表面夫妇。午后,翠自往园中散步。何处花繁,何处草密,考罕殆遍。女则取小说消遣长日。平时不耐静坐,此日手一卷,俯首注目,若甚有味。时而掩卷深思,悠然神往,不知何所感触,但见泪痕湿也。夕阳渐下,微风送凉,早又晚餐时候,侍婢照例进馔。翠曰:今日空气热也。女曰:果然。是为结婚之第二日。其第三日第四日大都知是不,烦赘述惟。二人扮演假夫妇之伎俩,日臻纯熟。婢仆辈咸私议主人主母相敬如宾,叹为罕觏。翠兰福特则不辞劳瘁,极聪明之用,以揣摩伊瑟姆之意旨。奔走若厮养仆,视在佩而第时,有过之无不及。伊瑟姆自是心感,翠因劳动过度,日形憔悴。伊瑟姆亦觉之,然以为是乃思念爱丹所致,故卒不稍怜惜。一星期既终,翠兰福特不胜其苦,觉此脂粉奴才,未易胜任,因托辞至伦敦勾当某某事,其实请假休息也。翠去后,伊瑟姆觉非常寂寞,似地球之自转较迟。古人谓一日三秋,非经身历其境,直无从知过来人之苦况。第三日,翠兰福特归,伊瑟姆欢迎之热,久旱甘霖,未足方喻,然两人握手时仍只澹澹。女曰:吾意伦敦必热。翠曰甚热。彼此即又默然,翠自思吾所爱之人乃不吾爱夫妇只有其名,曾是夫妇乃于名之外更无他想。正沉吟间,侍者递一函入,云来自佩而第。启之,丽榴书也。翠阅毕,即交伊瑟姆曰:丽榴谓甚相念。君若厌此间者,愿即至佩而第一散积闷,君颇乐往否?女阅信毕,仍以授翠曰:君愿往否?翠曰:是当以君意为行止。女蹰躇而后言曰;倘君欲之,吾当随往。翠又曰:是当以君意为行止。女曰:然则去亦得。意君亦须一视公爵若丽榴。于是两人以翌日自火车归。既至,翠与女携手自马车下,欢迎之声雷动。公爵扶山耳闻下阶相迎,吻伊瑟姆,并自道欢迎意。女向之审视,更无一言,山耳若丽榴以次执手行吻礼。女以目下视,色穆然作庄,众疑女含羞作态,不知其别有感触也。白皙而微皱者,伊瑟姆辨为山耳闻之手。纤细而柔荑者,辨为丽榴之手。忽更一人与己握手,其衣为男子,而手则丰润为女子。心疑此何人欤,举目一瞬视,适与其人视线相值,则拿门石勒也。女此来自觉如入无人之境,彼以为佩而第中人物,皆知有金钱,安知有谦德温特?则吾亦熟视之无睹而已。惟拿门石勒,则相知在贫贱之时,他人乌得比拟。今乃意外相逢,如何无动。不觉脱口而出曰:汝耶。吾以为谁?拿门初不料伊瑟姆有此一语,竟赧然不能置答。丽榴微笑曰:然更有一人于此,君见之亦必如见拿门。问其人为谁曰:爱丹林星也。

第二十五回　强笑为欢

笔上眉痕刀上血,用来不错是英雄。恩怨之于人,感于中,现于外,有无可强饰者。伊瑟姆突遇拿门石勒,又突闻爱丹林星,方寸之中,寒暖并作,春风之面,骤被严霜。此一刹那间,伊瑟姆面部之沿革历史,他人不之觉,拿门觉之。翠兰福特则有愀然不安之色。其众仆役则竭诚欢迎,状殊忙碌,彼等固以为是乃新主母,自当较先时之密司谦德温特不同。方众人拥伊瑟姆入厅事,爱丹林星适自内出,两人相见,爱丹笑容可掬,意欲向伊瑟姆接吻。伊瑟姆则避之,仅与握手。爱丹只得握手,虽仍满脸儿堆着笑,然颇留心考察伊瑟姆气色。一转瞬间,爱丹独与翠兰福特立相近,坐相接,目相视。爱之意,以为翠兰福特乃总角交。即较亲密,亦无所谓嫌疑。更有阿谁相监察,然而自伊瑟姆视之如见肺肝矣。丽榴急欲与伊瑟姆一道契阔,相将趋楼上私室。室即伊瑟姆先时所居者,丽榴曰:吾今日或且喜而不寐。初意君或未必能来,堤不丹景物清幽,花木茂美。意居其中者,必且乐不思蜀。何图君竟能来?可知君之念吾等,亦如吾等之念君。女两颊微红,脉脉不语。丽榴笑曰:数日不见,君乃美艳胜昔。伊瑟姆自思佩而第中人惟此人尚恋恋有故人意,然彼之所言,乃与吾心中事如秦越人之肥瘠。不觉陡增悲戚,面色渐白,仍默然不语。丽榴注视伊瑟姆,思索不已。顷之曰:君或觉倦否,吾且去,黄昏当竟夕谈。女止之曰:何便欲去。吾不觉倦,所以即来者,良因渴相念。吾且问君,彼拿门!若爱丹来此几时?丽榴曰:彼等以昨晚来,此间房舍宽大,人又少,君来或嫌寂寞,故山耳闻作函招此两人。爱丹拿门皆君所熟知,且意相投非耶。女曰:然。丽榴曰:伊瑟姆乎,君意以何时进膳?吾当传谕治馔者。凡进膳时刻,向系主人为政。女怪之曰：君问我何为。丽榴笑曰：君今者乃此室之主母。安得不请示。女红涨其面，哗辩曰：君误矣，吾不为主母。丽榴曰：此安有误者。君与翠兰福特为夫妇，于公爵为父，子奈何不为此室之主。后此事无巨细，皆当惟命是听，岂止进馔时刻。女曰：吾意吾实非是，意君或误会。且吾愿不为主母，吾亦不晓事，不如仍君为之。丽榴掩口笑，摇首曰：是胡可者。诚所谓尸祝不越俎而代者矣。吾先时虽亦承乏，然岂能行之于翠兰福特既婚之后。女默思吾之嫁翠兰福特，乃只有其名，汝又乌从知之。言念及此，黯然欲悲。顾已与翠有成约，须得守秘密，隐忍而已。丽榴不悉个中曲折，亦绝不疑。更谈数语，女欲觅排奇，丽榴曰：吾为君唤之。遂去。伊瑟姆于爱丹之来，胸中有斗许荆棘，已亦邵自知何以如此。但觉此人为翠兰福特所爱，今乃近在咫尺，即此便足令人增无数恶感。此人毕竟何时始离此，彼之来仅为寻常交际来耶，抑有不可问者，此不可问之事为必不免。己将监察之欤，抑听之欤，始则怏怏，继则悸悸，似受他人之侮辱，无此可恶。于时排奇方为之整妆，伊瑟姆从镜中自视，忽见排奇立己身后凝神作想，因问何事思索。排曰：吾思主母之衣，以法产之灰色天鹅绒类者为最，然恐今日衣此者必多。不如此衣较为特别。吾意主母可衣彼灰色者午膳，晚间易此。因举一衣示伊瑟姆。此衣为白色之软滑丝织物，花纹作海天青绿者。女曰：今日之妆束，汝可注意为之，务极艳丽。排奇目视伊瑟姆，意殊罕然曰：以主母之天然美丽，淡妆浓抹，无不宜人。但主母在堤不丹时，意殊懒懒，吾甚乐主母今日意兴佳也。女以巾拭钏上钻石曰：是乃地位不同，乌得以彼方此。排曰：诚然。在堤不丹时，无外人属目，然吾之意。女曰：吾知汝之意，今且不暇议此。吾问汝，彼爱丹若何梳栉其发，视吾较美否？排摇首微笑曰：密司爱丹之发固甚美。然已不能更美。因彼之发甚短，若主母之发，刻意整理之，伦敦当无其伦。因为刷发之四围，使益光泽。赞曰：此真所谓天然美丽，见者当无不惊为奇绝，特主母不闻彼等之私议耳。膳时，众咸集客室，俟伊瑟姆。久之，伊瑟姆至。环佩珊珊，腰肢纤细，衣灰白色，领白色，颈作象牙色，腮作桃花色，发作紫铜色，赤金色，胸前两臂珠串金刚石，华然哗然。五彩并作，谓之画中人，似乎未当也。室中金碧辉煌，一切美术品都失其美丽。即瓶中所供白蔷薇，觉黯然减色。爱丹不愿注视，视窗外日影，有怏怏不乐意。拿门则目视地上，彼非有所不乐，直不敢逼视。山耳闻口中念念有词，谓伊瑟姆较前益美艳。老公爵掀髯大笑，志得意满。翠兰福特则意绪紊乱，强自振作而已，相将入餐室。公爵以首席坐伊瑟姆，伊瑟姆目视丽榴，丽榴微笑，点首，似谓己弗辞者。伊瑟姆则首座，众以次就座。三星堡布袋中之孤子，乃有今日，虽得鹿非真，亦足以豪矣。伊瑟姆举目视，见山耳闻居己之左，拿门居己之右。食案为椭圆形，案边线之短长，与人数之多寡，容量适相当。伊瑟姆觉左右两人，向己注视不已。因思此两人之思想界，于己必有阳秋。若默不作一语，或且腹非己。因稍进香屏酒，扫去胸中愁苦，谈悦耳快意事。一杯既尽，兴稍佳，然自觉词色间犹未免有芥蒂。因思吾不如姑命爱丹为迈魁夫人。己为客，拿门为不相识，作如是想。居然能开笑口矣。酒酣三人谈颇洽，山耳闻状至诙谐。拿门则全失其自动力，听伊瑟姆所听，视伊瑟姆所视，直如声之于响，影之于形。有时博得伊瑟姆回眸一笑，便如风雪中旅行，忽得一杯字兰地，耳加聪，目加明也。拿门忽谓伊瑟姆，君尚忆安浮夫人乎？女曰：是非与字冷珂同居者否？曰：然。君知彼常戴假发否？女笑曰：吾忆之。彼常戴一金色假发，旧敝后变为灰褐色。众咸笑。拿曰：前数日，渠不知何往，一星期始返。返时，易一新假发。逢人辄问己视前此较少艾否。不知者辄瞠目不能答，状殊可笑。山耳闻笑曰：吾忆最先时，彼之发为栗色，其时吾方童子，着短足裤也。众皆失笑。拿曰：此数日中，伦敦笑谈甚多。前日密司脱特司雷折柬招饮，高朋满座。因天暑，设席园亭，庖丁挈行灶设树后。主人忽调羹技痒，谓己善制糖果，莫欲一尝异味否？客之嗜糖果者，咸怂恿之。既而侍者以糖果进，客之朵颐者咸称妙，谓有香有色，因争先大嚼。讵一入口，眉顿敛，额顿蹙，状互可怪。伊瑟姆曰：何耶？拿笑曰：座客正诧异，主人至,汗被其面。问曰:何如? 先尝者皆勉强曰佳。主人大悦,因自食,亦蹙眉敛额。客皆忍笑问故,主人急呼庖丁,问胡得用变味乳油。庖丁恍然,曰主人误矣。顷所倾入者乃白醋,非乳油也。众皆大笑,伊瑟姆曰:君所言殊有意味,君言可笑事甚多,当不止此。拿曰然。有友人某曾语我一事,我固不信。然述此事者则谓亲见之。一少年偕一女郎赴教堂,少年与堂中牧师本相识。牧师戏谓少年,君盍娶此女郎为妻? 少年惊诧曰:吾本为订婚来也。问然则胡早不谋? 少年曰:嘻,微君言。几败吾事,旋与女郎订盟而去。人卒莫知其惊讶之故,吾意此人或健忘。众又大笑。伊瑟姆默思,此必有故。或者如翠兰福特之于爱丹,心有所恋,故举止失措。山耳闻笑谓拿门,君盍编一书,名为伦敦新笑谈。如许琐琐屑屑,记忆靡遗。他日偕意中人赴教堂订婚,当不患健忘。伊瑟姆为之莞尔。拿因意中人三字触动心事,不觉赧然。已而丽榴偕伊瑟姆爱丹先退,拿门自思今日得与伊瑟姆杯酒言欢,亦是此生幸事,不觉饮可八斗,而醉二三。举盏更酌,陶然自乐。山耳闻注观久之,笑曰:吾小友乎,汝诚可儿。拿作惶恐状曰:恕吾恣肆。山曰:临乐不欢,安有饮酒不宜乐者? 拿大笑曰:毕竟吾老友解人,吾当浮一大白。山曰:君视伊瑟姆较前益美艳否? 英人谓健全曰:威而,愁颜曰:丕而。拿蹙额曰:然。似稍丕而,吾亦微觉之。山见拿已醉,笑曰:吾言威而,彼胡为丕而。拿觉已失言,急易其辞。曰然。威而威而,吾固误言丕而也。时公爵已入客室,山大笑亦趋客室,拿见众人皆去,笑曰:吾独酌亦佳,又进数觥,径醉矣。负手至厅事,就一榻箕踞坐。闻公爵赞伊瑟姆美,命翠兰福特为制一最新摄影,山耳闻谓有密来司者油画最佳,宜使彼画伊瑟姆,拿咄咄称善。又闻公爵言宜以烂铜板镌一小像,且言伊瑟姆美丽较前尤胜,拿门因思在三星时之伊瑟姆,又思云苔夫人家之伊瑟姆,又思礼拜堂中之伊瑟姆,忽自疑曰:是矣。是诚丕而。此次所见之伊瑟姆,视前此回昇,其有忧患乎。于是大愁,不复欢乐。吹皱一池春水,干卿底事。拿门亦不惮烦哉。

第二十六回　未免有情

众人群聚于客室,丽榴临窗凭眺,状至闲暇。爱丹弄风琴为戏,以手随意接音匙,叮咚作响。拿门酒已渐消,时与丽榴攀谈,三两语后又向爱丹注视。往来蹀躞,状至忙碌。伊瑟姆注视天半断霞,悠然遐想。盖彼自入客室见爱丹,即胸中作恶。爱丹刻意周旋,仰与攀话,伊瑟姆则冷语冰人,不能慭恕。爱因负气假风琴自遣,惟心有罣碍恐怖,故和之而不成声。公爵斜倚软榻,朦胧有睡意。山耳闻坐其侧,手季报一册,随意翻阅。拿门欲与伊瑟姆语,又觉无因而前,似太突兀,以故如项庄舞剑,意在沛公而已。于是翠兰福特自外入,傍丽榴坐。见众人都无语,亦即不语危坐深思,仿佛入定。此巨大客室中,琴韵铮鏦之外,惟闻山耳闻翻检书页声,拿门步履窣窣声。如是者可数分钟,拿门如被吸力,渐行渐近,忽然傍伊瑟姆立。夫也不良,二三其德。此可怜之女郎,方以遇人不淑故,自悲身世。正冥想间,忽觉身旁有人。因回顾,则拿门方微笑注视己面。不觉率然而惊曰:君未醉耶? 曰:否。拿见女金紫色之发,光润整齐,因思昔时作处子妆为微风飘拂光景,一时恍惚,几误认佩而第之客室,为三星之采金河畔。因思绝世美人,无论如何,总不能掩其真美。垂髫固佳易,鬌而髻尤佳。方想入非非时,忽闻女曰:君何思? 更有可笑故事语我耶? 方二人偶语时,风琴叮咚声忽然不作,拿觉耳彭中顿易所接触,魂灵始从大洋洲驰归躯壳,转问伊琶姆曰:君何言? 女笑曰:君不忆膳时笑谈耶。拿始省悟,曰:此乃谰语何足齿及,吾意君此时必甚乐,山耳闻为吾言,此间无人不崇拜君者。此亦人生难得境界。女微哂曰:吾固乐此室中人。拿赞叹曰:诚当如是。顷吾闻公爵将为君制新摄影,令密来司以油画摩绘之。拿忽不语,顷之曰:此语当俟翠兰福特告君。女曰:何耶? 拿曰:凡佳消息当由彼自言之,乃益增爱情,此是公例。吾不当言也。

女正色曰：然，诚如君言。拿门觉伊瑟姆词色间似有怫然不悦意，因以目视翠复视女，默忖移时曰：此室中空气甚热。女曰然，热甚。拿曰：吾思至外间一散步亦佳，君需何物，吾为君取携之。女摇首言无需，二人径出。由曲径度过平坦之草场，且行且视园中晚景。拿门欲言又止者再，久之曰：伊瑟姆乎，吾甚悔尔日不应贸然至云苔夫人处。伊瑟姆以目视拿门，已而他视，默然无语。拿曰：尔时吾殊惶惑，吾视君亦然，似翠兰福特，亦有惊讶意。女曰然。吾实不料是君。拿曰：吾以是日之前晚始抵伦敦，吾知翠兰福特所婚者，为谦德温特富豪之女公子，讵知君更名。女蹙额曰：愿君弗呼我以此名。拿见状，益疑。女曰：吾自离三星即未尝得君消息。试问吾何自得君消息。拿曰：诚然。吾有一事问君。言时，又似不能出诸口者。曰：许我呼君以伊瑟姆乎？女可之。拿曰：尔日晚间，吾诚措辞无状，君得毋怒我否？女腼然者久之，微应曰否。吾何为怒君。拿自笑曰：吾夜长梦多，以为君或怒我。不然，胡尔日相值，竟无一言。今乃知否！女嗫嚅曰：尔日突如其来，毕竟何言而可。且相距如许之久，方谓永无相见时，仓猝间何从突提往事。拿曰：君言情理俱当。吾日来精神恍惚，思想俱偏窒，望君恕吾昏聩。吾更有一言，似较中肯，且可自誓为由衷语。吾以为翠兰福特实隽才，伦敦青年更无出其右者。君归此人，望君恕吾语无伦次。吾虽失望，吾心慰。且为君庆得所。女曰然。吾诚乐，吾诚得所。吾疑大千世界更无一人不得所，君亦云然耶。拿矍然曰：君何出此言。岂君不！有不满意事耶？女哂曰：是乃一可笑事而不近人情者，君意如是非欤。拿曰然。以翠兰福特之隽才，又得家族之尊敬。女点首曰：更有二兆磅之资产，又有迈魁夫人之尊号，又有公爵夫人之希望。犹且不乐，可谓不知足。君意如是否？是诚然，云苔夫人常谓我当是伦敦第一人更无可请益。拿瞠目视久之曰：君岂戏言耶？女黯然曰：吾何为戏！欲续有所言，哽咽而止，拿失色。奋然曰：如君言，是其中有难堪者在。吾不畏君怒，请质言吾心事。吾前书所言，至今未尝一刻忘。惟君已有归着，因收拾种种妄想。即思想界中，亦不敢有一非分之爱之观念。诚不欲自欺，犯公理也。然吾实爱君，常愿效忠于君，以自快吾之魂。灵君今与翠兰福特为夫妇，吾与翠为挚友，请君亦以挚友视我，以特别之挚友视我，伊瑟姆乎。吾所谓特别，固有界限，谓君不论值何等失意事，皆可驱策我。我受君驱策，虽至南冰洋亦不辞。吾所以如此者，不仅因君为翠兰福特夫人，吾实为！言至此，转身背向伊瑟姆立，盖眶中泪珠下堕，不欲令伊瑟姆见之。然伊瑟姆则已见之，迟数秒钟。始言曰：吾实因在三星河千夜话时，蒙君不鄙弃故。此时树头落日，圆似铜钲，伊瑟姆目视断云，眶舍珠泪，耳鼓中吸受此断续凄婉之声浪，如听浔阳琵琶，沧洲河满，一声声打入感情深处。因忍泪视拿门曰：吾知君心，吾感君意。吾喉舌似失能力不能达吾所欲言。惟值不幸事，必求助，弗辜君厚意。拿曰：君许我矣。吾感谢君，吾必不食言。女含羞而言曰：君以河千夜话故，今为吾特别之挚友矣。因伸一臂加拿门胸前，拿握之，继又吻之。先是丽榴见翠兰福特默坐，因与言伊瑟姆之美丽，衣之稳称，发之特别，凡此种种，皆翠所习闻而生厌者。然翠则答以相当之语言，强作欢笑状。又久之，起而趋风琴之侧，自思冷暖相形，最是令人难堪，此番苦爱丹矣。方注想间，爱丹向己有言，其第一语声低不可闻，第二语谓君幸弗芥蒂，吾语丽榴，日来惟镇日闷坐，更不他适。即此来亦非所愿。翠微笑曰：君胡为不愿来。爱曰：君若不介意者，亦即无他。君试思吾来此何所乐。吾且问君，此数日得弗病否？翠曰否，君胡问此。爱曰：数日不见，消瘦如许，故吾疑君或病。翠言眠食幸都无恙。因问格冷綦夫人安否，又问云苔夫人若他戚族都无恙否。翠兰福特之于爱丹，自有交际以来，未尝有如此之冷淡。在翠兰福特已竭力敷衍，爱丹已靡觉其难堪，近人言情剧本中有两语最中肯綮。曲云：爱情发生兮信誓旦旦，誓言无闻兮热心其寒。爱情之为物本善变，非过激语也。然爱丹则惟存怨于伊瑟姆，更不恨翠兰福特。惟辗转筹思，无术可以败伊瑟姆之，幸福而离间之彼固不知二人之感情已参商也。于时老公爵欲入己室休息，问伊瑟姆何往。丽榴曰：适与拿门至园中散步，吾当唤之来。公爵止之曰：否否。晚景极佳，弗败渠清兴。乃按铃呼仆，翠则扶公爵至门次，老人以手扶仆肩自去。翠返身见爱丹立窗际以手招己，翠趋之。爱遥指令视，翠自夕阳影里，见拿门与伊瑟姆伫立偶语，殊不注意，盖彼所注意者，乃爱丹之美丽。此时两人相距，其间不能以寸，翠兰福特领略香泽，自思过此以往。陌上相逢，当无复分我杯羹之望。正在思想自由，爱谓翠两人在彼。翠点首曰：彼处当有好风送凉。爱曰：两人相向立，距离甚近，抑何绵密啁噱乃尔。翠不语。爱又曰：惜距吾等太远，不能相闻。吾意别话绵绵，必然动听。翠不省。爱曰：彼等乃旧相识。在大洋洲中，即彼出产地名！又翘首作想，曰：名三星者，君忘之耶。翠曰：然，吾忆之。移时，爱曰：拿门之面诚姣好如美妇人。人谓彼此次自海外归来，益练达无童稚态。且善修饰，又谦谨，能体会人意，得女子欢心。翠曰：彼诚美少年。爱曰：甚美。翠虽遥见两人偶语，然心思挽回伊瑟姆爱情，初未尝注意拿门。爱曰：彼等何话之长，吾实怪之。忽作惊讶声曰：彼等何作。翠亦大惊，急留神注视。于是两人皆见伊瑟姆伸手，拿门握之，而吻其臂。翠兰福特亦大惊，然彼以失声堕镩为耻，急自震慑。爱丹则作一种简短之语言，谓拿门胡吻伊瑟姆，或彼等尚未尔，不则彼等或已尔尔。翠仍注视二人。爱小语曰：吾侪掩至其后，彼等必失望。翠曰：有何失望。语时，不怒而笑，爱丹目视翠，点头不语，乃软步趋琴所。其步履之佳妙，腰肢袅娜，倩影轻盈，直欲为风吹去。翠兰福特如机轮之于引擎，随至琴侧。爱曰：君乐听何曲？秋蛩与高底鞋君所最爱者。吾先奏秋蛩，乃以敏活之纤指按谱而弹，琴声琅琅，冷然而觉满室有秋意。曲终。爱曰：君胸中不平气已消否？翠笑曰：吾无事不平。爱额之曰：烦君。取乐谱。翠则取乐谱偻身就琴上，偕爱丹翻检高底鞋一出。爱曰君忆尔日偕拿门至云苔夫人处否？翠曰：君问此何意。爱曰：尔日两人乍见时，彼此都失色。吾固谓君，吾实洞见隐微，君独不忆彼等当时情状耶？翠曰然。吾忆之，方两人低首喁喁。伊瑟姆与拿门自外入，见状，色变，默然伫立。丽榴方阅季报，见伊瑟姆入，笑曰：外间颇凉爽否？女点首，微应曰：然。此问答之声浪传入爱丹耳中，始回顾，见是伊瑟姆，笑曰：吾等在此翻检旧谱，君乃不嗜弄此，可谓缺点。伊瑟姆曰：吾固嗜此，特程度稚耳。爱因强伊瑟姆试抚一曲，伊瑟姆曰：吾不能。顾谓拿门，请君弹在三星时吾所闻者，拿意蹴蹰，目视翠兰福特若爱丹，爱怂恿之。拿乃微笑就琴坐，奏曩时旧曲。伊瑟姆凝眸微笑，仿佛又至三星。爱丹遥立注视伊瑟姆时，一视翠兰福特，翠则从爱灵慧之眼光中，频得无线电之警告。若曰：翠兰福特，汝失败矣。

第二十七回　伤心人别有怀抱

是夜，伊瑟姆辗转不得寐。翠兰福特与爱丹聚首私语状，虽闭目亦见之。自问此后必无善果更，不作何等希望，惟于拿门则感之甚。一时面赤心跳，寸心欲裂。盖感激至极端，悲苦亦至极端。此时伊瑟姆固灼知爱丹之嫉己，翠兰福特及公爵之欺己，其余众人之轻己。有不目笑存之，已是忠厚长者。欲求如拿门之缓急可恃者，诚绝无而仅有。然伊瑟姆竟夜思量，只此感激悲苦两念端，更无他计较也。拿门是日则异常满意，盖彼所谓怀欲陈之而未有路者，一旦倾泻无余，自问诚无有快意事逾于此者。然因此转生一奇异之愿望，乃深愿伊瑟姆或值有不快意事，己得效忠而践言。但伊瑟姆或未必有不快意事，然彼郁郁不乐何耶？因又思翠兰福特之幸福，又思己有，此两良友亦足自豪。已而睡魔相寻，思想力渐弱，不能抵御。倏然入黑甜乡里，拿门又恶知伊瑟姆不幸之运命，乃己为之原料哉。爱丹思离间之策已行，则私自庆幸。然即使能除去伊瑟姆，彼之地位又乌能直接取而代之，则又儳焉以忧。人有恒言，凡妇人胸海中必有一部分类蛇毒者。此时之爱丹，殆近似矣。翌晨，佩而第邻近人家，咸来道贺，并胆仰迈魁夫人。来者皆款以筵宴，伊瑟姆于客，无贵贱，咸平等待遇，恭敬而谦谨。因之颂声变作，男客咸惊其美，疑为天上人有夫人。名谦思妥礼者,独谓迈魁夫人固谦以自牧,而于迈魁有倨傲意。而迈魁则恭顺有加何耶,其夫某曰:若乌从知之,迈魁夫人必曾受高等教育,讵肯以骄矜致人物议,然彼实能振佩而第于堕落时代。且美丽若仙,迈魁宁不当香花供养,此等议论,自属隔靴搔痒,然实足为众人代表。人第知佩而第中人,皆大欢喜而已。拿门日侍公爵谈俚鄙故事,诙谐间作,颇得老人欢心。西俗凡一社会,必有一社会专用之隐语,如吾中国所谓江湖口号者。不知拿门从何处学得,每谈至动听处,辄作此等语,令人不可解。又从而诠释之,以为笑乐。尝言一赛马故事。公爵少年时最喜赛马,因笑曰:吾爱。凡赛马口号,当不烦诠释。拿笑曰:某甲之马为肉杓,胜其伍。于是铅笔人海菊属之,更绕廛肆。公爵闻言,茫然。笑曰:吾爱,汝所言,吾竟不解。或吾老而健忘,然吾诚健忘。毕竟铅笔人海菊作何解释,所谓绕廛肆,岂赛马者乃驰入市廛耶。拿以目视丽榴,丽榴掩口笑,意似谓其臆造者。拿笑曰:所谓绕廛肆,乃绕竞马场一匝,公不知耶?公爵恍然曰:是矣。今言此,令吾忆三十年前故事,然则避解释以上所言。拿向丽榴点首作态,乃曰:彼等谓司帐者为铅笔人,海菊乃钱,肉杓乃健蹄之代名词。盖甲马蹄健而胜,司帐人乃以金钱属之。甲马犹能贾余勇绕场驰一匝也。公爵笑曰:吾真老而益钝矣。如是者习为惯常。谓乳为壳,谓虎为兔图,愈出愈幻。丽榴亦乐听拿谐语,拿门侍老人谈笑之余,即与丽榴击网球为戏。丽榴须秩序家事,苦无暇,得间为之。少选即去。拿辄尼之不令行,丽榴曰:吾事多,君又不能助我,奈何?拿曰:君胡不使仆妇为之?乃不惮劳碌。丽曰:彼等下人,只能受督率,乌能督率人。君胡独虐我。伊瑟姆与爱丹皆无所事事,君乃不乐与彼等戏。拿则作支吾语,谓伊瑟姆忽忽若病,与公爵在园中闲话,吾不耐闷坐,故来。爱丹已偕翠兰福特若山耳闻驾车出游。丽榴曰:然则君胡不出游。拿曰:彼等不乐吾偕行。且安知君有尔许事。丽榴不得却,则拨冗击球。公爵闻丽榴娇声叱咤,与拿门剧笑声,则顾而乐之。如是者,日后一日,伊瑟姆觉老人于己感情独深,似此老人为众人所播弄,尚未知翠兰福特之于己为婚金钱者。且老人坦白近情,不尚门面,不似云夫人有许多繁文缛节,故伊瑟姆亦乐近之。而老人尤一刻无伊瑟姆不乐。似翠兰福特若丽榴,老人之爱之,犹为第二第三,而伊瑟姆实占第一位也。老人一日恒半日在卧室休憩,伊瑟姆则为秩序室中器皿,或读报纸娱之。伊瑟姆有时兀坐无语,老人必殷殷慰问,得弗倦否,无所苦否。凡易一衣,亦必详视。辄问晚间更易,何衣伊瑟姆以孤露余生,凡事皆自为生活。况当此寂寞穷途,更有谁问冷暖者,惟有顾影自怜,伤心啜泣。今乃无端而得一缓急可恃之挚友,又得一仁慈顾覆之老父。在寻常人既富且贵,或且视为无足重轻,而伊瑟姆则伤心人别有怀抱,感激之私,深无底止也。一日伊瑟姆侍公爵凭窗坐,窗外为回廊,为白石阶。阶下为广场,场外为花圃,花木尽处为土岗,此土岗直连佩而港海岸。丽榴坐廊下,督仆役洗濯陈设器皿,拿门手球网,伫立间眺。翠兰福特与爱丹立岗上,徘徊瞻顾。公爵谓伊瑟姆,吾自得汝后,始觉吾向者寂寞。人生当垂暮时,殆不可无女儿,吾忆汝甚于翠兰福特。女亦注视土岗上两人之动作,默思爱丹不知何时方顾而之他,竟未审公爵作何语。因回顾,视老人而笑。徐曰:丽榴忙碌乃尔,宴客乃今日耶。公爵曰:然吾语汝,佩而第中无庆贺事十五年矣。吾先时计画,俟吾偕充之房舍落成时,当开一大宴会,不图翠兰福特婚事乃在此事之先。伊瑟姆于公爵所计画建筑事,久已忘怀。今偶然提及,陡忆所谓着名之海水浴地,心知此项建筑费,即己之金钱,怅然不乐。转念老人待吾厚,此计画遂,彼之心慰,则此钱亦可谓用得其所,因曰:然。先时老父曾为吾言之,儿甚赞成此举,愿早观成也。公爵大乐曰:吾爱。汝此言深得吾心。吾深愿此建筑在吾未死前成之,前日已促山耳闻速办,吾爱乎。吾时见汝为开工时行礼之主人,此室之基碣石,乃为汝纤手所亲置,吾且为此室幸之。先时吾与翠兰福特言,彼乃不注意。可知汝爱我,逾于我所生者。伊瑟姆闻言,心下恍然,益知老人之爱已,非因金钱者。因曰:吾当尽力以悦老父。他日开工时,吾当督率匠人工作。

吾意置基碪石之日,必开一极盛宴会。虽地基亦以红漆饰之,公爵不解所谓,目视伊瑟姆。疑曰:吾爱乎。地基何必饰以红漆,岂广袤数方里中,尽漆之使红耶。伊瑟姆笑曰:吾欲极言筵宴之盛,一时不得适当形容词,故作是语,亦犹拿门之口号也。公爵大笑,点首曰:吾爱,当如汝言。使汝作竟日欢喜。午后,伊瑟姆盛妆既竟,赴膳室,与众客周旋,谀词腾一室。无非富贵吉祥语,伊瑟姆亦随众欢乐,敷衍移时,更不可耐,拿门丽榴都不在座。因思彼等想在园中纳凉,乘间避席出。遵曲径行入花木深处,遥见花坞隙地设球网,拿门伫立其侧。见伊瑟姆,向之招手。女趋之曰:吾以为丽榴在此,乃君一人耶。拿蹙额曰:丽榴本在此,适间又为人唤去。吾与丽榴赛球,无一次毕事者。大好佩而第,乃至腥膻熏天,竟无一块干净土,真杀风景。拿言时,呢喃如婢子被遣状,伊瑟姆颇觉可笑。问何事不称意,如此愤不平。拿曰:君不见今日宴客耶。满堂皆褉襸触热者,有何意味,高兴乃尔。使吾周旋此等恶客。吾宁受法廷一日监禁。伊瑟姆就草地坐。笑曰:吾尚不恶此,君既恶嚣,何不就翠兰福特若爱丹。拿摇首曰:翠兰福特与爱丹镇日聚语,状至绵密。似不愿有第三人羼入其间。两人固善网球,及种种游戏事。有时邀彼等入局,则似笑非笑,欲言不言,作种种怪态,令人不耐。彼等又无所事事,不似丽榴忙。丽榴颇乐为此,但又苦不得间,君思可谓怪事否。偌大一佩而第,有总管,有书记,有男女仆役,丽榴不愿事,便紊如乱丝。彼等月得工资想不菲,乃健饭无所能。丽榴便如旅馆中经理人,谁实使之然者。伊瑟姆笑曰:君弗悻悻。凡丽榴所为事,皆吾所应为惟。吾不谙,故委托于彼。拿变怒为笑曰:吾崇于鬼,昏于志,故思想俱窒,君幸恕我。若早知如是者,事理甚当,又谁敢怨。且君乃仙草名花,是人中珍品,岂可等诸布帛粟菽。凡一切尘俗事,宁可污君。伊瑟姆笑曰:谢君奖借。拿曰:否否。是诚实语,吾敢自誓。伊瑟姆点首若默,领拿门至诚之供献者。顷之曰:君既悦丽榴,意丽榴亦必乐与君戏。特事冗不得暇耳。拿腼然曰:诚然。伊瑟姆察言观色,已微觉拿门心事,曰:此间琐事,吾亦未便不能指挥。但吾不愿以主人自居。今为君故,吾当自理之,俾丽榴得暇,与君稍缱绻。好否?拿门胭脂之腮,几于无地自匿,讷然作不完语,曰:是胡可!是不必!伊瑟姆嫣然而笑曰:彼诚可人。君赏识不谬,既而微喟曰:行见君多幸福耳。拿亦微喟曰:安所得幸福,伊瑟姆乎。吾曾语君,吾乃穷措大,君忘之乎?伊瑟姆愀然曰:噫。吾诚忘之,君先时曾语我,君虽侯爵,固贫,尔时吾何尝知诚实无伪之人为人世所至难得。言至此,相视不语。其婉转秋波,盈盈欲涕。久之曰:吾为著名富人,君当知之。今尚有袭产全体之半,举以畀君,不患贫乎。君若爱丽榴者,可告以如此。丽榴若爱君者,君直娶之耳。拿大惊,既而曰:君弗尔。此中固有一难事,丽榴之主婚人为山耳闻,此老最不易与。邻人得牛,邑人之灾,君即予之,彼或且设计夺之。伊瑟姆勃然变色,其一种奋激气概,令拿门回忆三星途中却敌时之女豪杰,曰:是固可弗虑。吾之金钱非以计赚得者,彼何能干预。且予君出自操主权者之所愿,视世之不惜置人死地。而攫取之者,宁不落落大方。言次,恨曰:金钱金钱,吾恶此两字之声浪恶劣也。既而色稍霁曰:吾且不暇作他语。第问君果爱丽榴否。此时拿门,如听钱塘阵舞,乍见轰雷掣电,忽又甘露和风,正在迷迷惑惑,无从索解之时,忽见伊瑟姆如此诘问。方寸之间,念端纷乱。一方面思女郎如此相待,真是受恩深重,令人感激涕零。一方面又思不得中行,因思狂狷,区区心事为女郎所洞烛,又觉抱渐无地,面庞红涨,更无从寻一字作答。伊瑟姆温婉而言曰:人生几何,一误岂可再误。况男女相悦,第不轨于正。亦何所用其腼腆,君意中岂犹有芥蒂存耶。前此为已往之事,吾都已忘之。且女子未尝与君期,君乃欲守尾生之信,于事理亦不当。吾两人已相约为挚友,君复犹豫何为者。此数语亦密切,亦大方,亦婉转,亦犀利。拿门益觉感激悚惶,无从置喙。如听生公说,法作顽石之点头而已。伊瑟姆曰:今为君计,惟有急起直追,攫取丽榴之爱情。使君能得丽榴爱,能与丽榴订婚约。君当弗患贫,万弗以道路人之短长为意。君若以穷措大自安,谓己之。婚事当于荆布裙布中求之，则吾能为君预言他日之结果。君颇欲闻之否。拿门闻言，又矍然以惊，屏息洗耳，无歧念懈骨。伊瑟姆曰：即今黄金世界。更何处得安贫女子。君虽得一片面包，两人均利益。彼则怨君，君当怨命，行见鸿案推翻，牛衣啜泣。世无孟姑姑，谁则与君均此百年苦。拿门闻言，伤心酸鼻，泪双双落。伊瑟姆曰：吾以一女子，身未分明，多金无所用。举以畀君，差不暴珍，君亦取不伤廉。言至此，悲从中来，掩面而啼。拿门见女哭，己亦哭，更不暇推敲身未分明一语作何解释。长昼炎炎，薰风阵阵，鸣虫在树，粉蝶翔空，葡萄架下有两人携手喁喁私语者，翠兰福特爱丹林星也。彼等遥见伊瑟姆与拿门，始而班荆道故，继又相向汍澜，虽不能闻两人何语，然不啻以目听矣。既而见伊瑟姆珊珊来，过花架，翠兰福特遥谓伊瑟姆。今日酷暑，君击球耶，伊瑟姆举首见翠兰福特，又目视爱丹曰否。吾与拿门谈天，固未击球。翠见伊瑟姆泪痕宛然，笑曰：意君必甚乐。伊瑟姆亦笑曰：乐。急返身，以巾掩面，不顾而去。妇有长舌，惟厉之阶，深情一住之翠兰福特。忽呈此怪态，明珠薏苡，可知爱丹之舌巧而匠心苦矣。伊瑟姆值丽榴于客室，谓曰：外间有一少年俟君。丽愕然，问其人为谁。伊瑟姆笑曰：渠手执球网。怅然似有所怨怼，书空语咄咄，不知心恨谁。丽榴恍然曰：君乃谓拿门。吾曾告彼，吾事多，无暇。彼乃不晓事，憨痴才如童稚。伊瑟姆握丽榴手，吻之曰：吾爱。汝亦不晓事，吾愿汝速往，慰彼饥渴。言已，更不忙足，自向楼上去。丽榴大疑，徐步俯首出。伊瑟姆入己室，排苟曰：吾俟主母久矣，今晚自宜衣白色之天鹅绒类者。伊瑟姆方踌躇拿门事，曰：汝任意选择之可矣。于是排苟乃拣取衣饰，伊瑟姆则立一巨镜前，排苟为之妆束。伊瑟姆自顾其影，兰叶葳蕤，桂花皎洁。自问较之爱丹，亦未便不相伯仲。乃思适才在葡萄架下问答情状，彼翠兰福特之于己，直是缟衣綦巾，非我思存。因忽得一计较，谓排苟：吾今日当屏去一切妆束。汝可于旧箧中检吾初来伦敦时之旧衣，易之。排苟大惊瞪目，不答。女曰：凡此鲜衣珍饰，悉屏去，速为吾取旧衣来。

第二十八回　感激知己

排苟仍植立不动，伊瑟姆焦急曰；汝岂聋耶？排苟不得已，从之曰：然则主母胡衣。女趋贮箱箧处，指一衣笥曰：辟之。排又从之，女指一棉纱布旧衣，曰吾衣此。排骇极曰：衣此何为。女不语，遽自去其身上所被。排呼曰：天乎。主母弗怒，吾当悉如命，乃为女著之。问何所佩，女言无须。排曰：只佩珠串可乎。女又焦急曰：不用珍珠。若金刚石，若绿玉，若猫儿眼，若一切他珍物。排不敢语。女曰：为吾取三星之心来。排知为金心，即搜付之。女见匣中有小金锁一枚，为拿门所赠者。因指曰：此物亦并取出。排曰：佩此二者耶。女曰：然。排苟乃为系金锁于手钏，挂金心于胸前。忽闻有剥啄声，排苟辟门。乃爱丹林星，视其状。盖晚妆未竟，向排苟乞丝织带，谓本拟在卑尔孟购买，乃又忘之。举首见伊瑟姆。爱曰：伊瑟姆乎，吾意君已至客室，乃向排苟乞带。伊瑟姆曰：入之。不论君何所缺乏，意排苟必能报命。爱丹申谢曰：君尚未晚妆。伊瑟姆曰：吾已晚妆矣。爱向女审视，疑曰：君意已预备晚妆耶。女微哂曰：君何所见云然。顾谓排苟。汝可如密司命检予之。吾须至客室去，昂然竟出。爱丹目送之，排柯问须何色样，爱以手中带示之，曰：须与此为偶者。排凝思曰：有之，但不忆置何所。顷与主母翻检旧衣笥，似曾见之。爱曰：汝一人或不胜负重，吾助汝寻之。排言无须。爱从之，至贮箱箧处，排则启衣笥。爱见笥之夹层皆玩具，有一二事类幼稚院之恩物者。又有古钱，及旧时表如硕大无朋之金约指，心思此中物胡不伦不类。此时箱之夹层为排苟搬置一旁。已则翻检所谓丝织之带。爱丹忽见一旧信纸，半压画片下，微露草书字迹为拿门石勒。心思此中岂有秘密耶？乘排苟不备，急藏之袖中，心突突跃不已曰。排苟：吾有事，不及待。既寻觅不得，即亦非必须。吾当易著他衣。汝肩键之可也，须吾助汝堆叠否。排苛言此中只旧时衣物,不妨随便阁置。爱丹笑曰:劳汝矣。更不暇作他语,匆匆竟出。爱丹至已室,遣去侍婢,急取袖中物。视纸尾署名处,确为拿门石勒。又瞥见书中有两三爱字,大乐。呼吸骤促,血脉贲兴,书虽寥寥数语,用全力聚精会神而读之。盖即伊瑟姆去三星时挞非所授书也。书中有吾爱,汝当永永断续,直至吾生命之末日。爱丹读此一语时。如外交家读敌人与他国密约,更无一字肯放松滑过。阅毕慎藏之里衣袋中,自觉志得意满,仇人之罪状已具。更无烦苦心周内也。是日之客,皆欲一睹伊瑟姆盛妆,以伊瑟姆天人,妆饰以希世之珍,自当见所未见。讵至今日之伊瑟姆,及至朴无文,大圭不琢,皆惊顾不知所以。然女则举止自若,座客皆窃窃私议。或谓迈魁夫人乃作女学生装束,其实衣式非伦敦制,视女学生所服。殆不如也,翠兰福特见女顾盼自若,胸前悬金心一枚,心知其意,愀然不安。伊瑟姆趋谓公爵,老父视吾今之衣颇称体否,公爵亟赞曰:甚佳,极佳。盖老人误以白棉纱为素丝,又见女不御珍饰,点头称善。盖是日之客皆邻里乡党,公爵意女不欲自炫,故心善之曰:吾爱,汝诚能因方为珪,过圆成璧者。众宾见伊瑟姆蔼然可亲,亦都心折。主客皆尽欢,惟翠兰福特无多语言,鲸饮不已,侍者皆惊愕。彼等固从未见少主曾纵酒也。酒阑,众皆兴辞。翠兰福特不胜酒力,倚榻假寐,只觉屋宇皆旋转,闻风琴铮铮钹钹,奏跳舞曲。因思前在字泠珂夫人处,为吾最后闻此,第一次与伊瑟姆谈话,即是夜也。因又思尔日以未携钱故,伊瑟姆乃给贫妇一金钏,自悔尔日不以真爱情奉伊瑟姆,故致有今日之怪剧。方凝想间,谦思妥礼夫妇,若老台斯福夫人,不知向己作何语。醉中既未听明晰,亦姑置之。闻伊瑟姆高谈阔论,都不审何词,因思彼屏珍饰不御,只佩一金心。假夫妇之别离,当在不远,又将何术以善其后。忽闻人语顿寂,开目四顾,则客已散去。公爵吻伊瑟姆之额,盖老人拟入室休息矣。翠兰福特强起,扶公爵行。此盖循例事,至门外,公爵扶仆人自去,翠返身入室。四顾不见伊瑟姆所在,爱丹丽榴亦都他往。因独往园中散步,伊瑟姆已有醉意,觉热甚。见公爵出,亦出。信步行去,晚风拂面,微闻花香,顿觉神爽。才数武,觉倦甚,有小场圃,傍曲径。四围皆凤尾草,因思此草软滑可爱,不如在此稍休憩,因席地坐。坐逾时,鼻观中清香沁入,支节皆慵。倒便睡,忽觉有人唤己,开目审视,月光朦胧中,辨为拿门石勒。女笑曰:岁在辛酉,求浆值酒。意君或误认我为他人,拿小语曰:吾顷见彼过此一,不图乃扰君美睡。女曰:彼此时当在客室,君将语以我所语乎。君虽穷,但不妨简直言之。拿向女熟视曰:吾意且缓。吾意先与山耳闻商之。女曰:彼若不允者,君当奈何。拿踌躇曰:是则不知。但吾意不得山耳闻若公爵之允许,此事终不谐。然彼等正未必许可,吾亦不自量耳。女视拿门不语,筹思顷之,曰:此事实吾等之幸福。不但君一人之运命,君得婚丽榴,则吾两人之情分当不啻手足。我之不幸事,或能多得补救于君。言次,又叹曰:吾当效万留语。万留为他人事,有所辅助。辄曰:吾当持叶子为君博得之。吾今亦云。拿曰:君若何助我。伊瑟姆拊拿门之肩,曰:明日君径求丽榴于山耳闻,便告以吾当助汝成此事,更不必他有所语。拿门然曰:伊瑟姆乎,君意如此,彼便不憎吾贫耶。女曰:吾知之。吾固非谓助君以金钱。且君乃伟男子,吾扬言助君金钱,非但事不必成,亦且累君短气。吾之意不过以彼等或未便梗吾意,吾当告彼等。此事虽非吾切己事,然不啻吾切己事。若不成者,当以全力争之,则彼等必不否决。此时佩而第之地位何如前此,此君之所知。彼等既如愿以偿。我又无他要求。是区区者乃不余诺耶。伊瑟姆目动言肆,状至纠纠。拿门感激万分,曰:伊瑟姆乎,吾更无物可签,奈何。女曰:否,此吾所以答君也。君待吾以至诚,故吾为君尽力。拿门曰:天乎!世人更有谁似君钟情而磊落如此。女微笑曰:君视之。虽丽榴不如耶?此时两人之心意,相感相孚,打成一片。伊瑟姆曰:吾将以此言先告之丽榴。君可吻我,吾行矣。拿门于是斋肃而吻伊瑟姆之额。伊瑟姆遂行。行时,闻数丈外似有步履声。自思来者谁欤,然心有所注,亦竟不置意。

第二十九回　钗劈钿分

翠兰福特之离膳室,仅后伊瑟姆一分钟时。且行且思,思所以处置伊瑟姆者,自思伊瑟姆若爱我,我则诚爱彼。或此时不爱,我将来仍可以爱我者,我亦仍爱彼。吾当以此言与伊瑟姆开最后之谈判。延久之,迹遵石径行来,忽遥见一人藉浅草曲肱眠。隐约间,似是伊瑟姆,自思彼殆醉矣。盍呼之醒,与言吾心事。寻思间,见一人贸然趋伊瑟姆所。审视之,辨为拿门。翠废然欲返,忽转念,吾当侦视彼等何作,以验伊瑟姆之于彼,毕竟何如。因隐身树后,伊瑟姆坐处距翠兰福特所立处仅三数丈,唇吻辟阖,都隐约可见。惟两人语甚低,每一语只辨得一两字。然以意逆之,其为情话固无疑也。既而闻伊瑟姆叹息声,则心突突跳跃。又见伊瑟姆以手加拿门肩上,则呼吸顿促。最后见拿门捧伊瑟姆首吻之,于是愤火中烧,不可遏制。此固直接亲见之事,虽律师无从辩护者,一时欲如何,竟无可如何。只觉手足皆摇颤,几欲颠蹶。忽然自思,吾乃须眉男子,是而可忍,孰不可忍。此少年如是负心,便杀却亦不为过。吾今且饱以老拳,藉息胸中恶气,于是奋然径前,此足音即伊瑟姆所闻者。翠兰福特之武勇,以拿门当之,头颅当立碎无疑。彼伊瑟姆方计划若何而使有情人变成眷属,万不料危险在顷刻间也。正在危机一发之时,翠兰福特忽转念,曰:不可。使吾今日为此,明日当举国皆知吾婚金钱之丑历史。且伊瑟姆若宣布其假夫妇之约,则吾事可立败。思至此,羞愧抑郁,愤怒悲苦,同时并作。苦无处可以放声大哭得,忽有一人突然当己立,曰:翠兰福特,乃在此耶。翠大惊,急视之,则爱丹林星。爱曰:君在此何作?翠急切不能语,久之,徐答曰:君来此何作?爱微笑曰:吾特来寻伊瑟姆。翠兰福特匿其面于树阴深处,曰:君寻彼何为?爱丹笑曰:吾有一物欲还彼。晚膳前吾向彼假一带,此物即夹在带中,其实不过一纸旧信,非他紧要物,吾亦未阅。不知信中作何语,然要亦非紧要信,但在理吾当还之。言时,以信举示翠,即又以纤手缩回,曰:此等琐事,本无须由君转交。吾当至客室中寻之,但渠或未必在彼,吾衣又无袋可贮,不如仍由君交彼。因又以信授翠,状若不甚在意者。翠接信不语,爱丹撮口嘘气作响,扬长自去。爱丹去后,翠兰福特仍伫立凝思,拿门此时焉往,拟返身入室,又不愿入。见室中有灯光射出,因取信就灯光中阅之,阅已,更阅一过。不觉如被冰雪,一时无可寄恨,掷信于地,践踏数四,然后取之。自言曰:吾今乃知两人初见时失惊之故。翠读信已,虽大怒,然而不惊讶,固以为此乃意中事也。此时只觉上帝待己胡薄,更不知何作而可。念及老公爵若丽榴,彼等都尚梦梦,不觉徒唤奈何,乃负手至花丛中,作严密之思索。爱丹至客室,值伊瑟姆。爱丹笑曰:聪慧如君,直令人心折。今日如许琐事,君竟措之裕如。且宾客无贵贱,无不乐君者。今而后不敢相浅测矣。伊瑟姆觉今日之爱丹绝无骄人偃蹇状,心异之。答曰:君何为亦相过奖。然吾觉倦甚。丽榴曰:然。吾亦倦甚。拿门与翠兰福特尚须至吸烟室,盖彼等不尽一枝雪茄,则安息之问题不能通过,吾侪不如径去。于是,三人皆趋己寝室至楼上。爱丹逡巡自去,丽榴随伊瑟姆行。丽榴曰:今日诚盛会。顾何以衣布衣?言次相将入室,伊瑟姆尽习窗牖挽丽榴凭窗坐,自顾其衣,曰:吾欲标新立异耳。丽榴笑曰:是诚异想天开。君若衣此在伦敦,则棉纱布当变为一种时行物。然君惟衣此朴素之衣,益显雪肤花貌,他人又从何处效響。伊瑟姆曰:韶华不驻,转瞬即老耳。丽曰:诚如君言,更有何人不老。伊瑟姆指花丛深处,曰:彼处似有一人。丽曰:然。若非拿门,当是翠兰福特。伊瑟姆曰:是翠兰福特。丽榴曰:然,吾已辨是。伊瑟姆微笑曰:凡情之所钟,斯达聪明目。故彼处虽黑暗,君亦能辨之。丽榴俯视臂钏,亦不置办,醮然而已。两人寂然者移时,丽榴曰:吾自有知识以来,觉今兹为最乐。良以君之爱,我逾于手足。伊瑟姆笑曰:吾知更无几时。当有一人爱君,尤逾于我。丽榴笑曰:今固不倦耶。意君或醉矣,吾且去。俾君早休息。因吻伊瑟姆,欲行。止之,不可。曰:吾诚倦,非假惺惺作态也。两人皆笑,丽榴既去。排苟入,女曰:汝可与我取水。排苟取水奉女,饮已,曰:汝且去，吾欲静憩片时。睡时，吾当自料理，可弗来矣。排苟退出，自觅侪辈作乐。伊瑟姆仰视天上，星光灿烂，新月半边。已渐沉落，神清虑澄，冷然意远。闻楼下革履踏细沙淅沥有声，心知是必翠兰福特。初亦不甚注意，久之似闻叹息声，不觉心动。自思生不逢辰，此阴霾之运命，不知何时始见天日。泫然而悲，方泣下霑巾时，忽闻履声橐然，向己室门来。顷刻间，门辟入矣，疑是排苟。初未注意，嗣觉足音不似，始疑之。一回顾，则一伟丈夫挺身而立，翠兰福特也。目光直注己面，矗然不动。自结婚以来，未尝一入己之私室，今日何所为而突如其来？此来为修好欤？念至此，不觉心动而腮赤，然逾时即止，身则不动，亦注视翠兰福特。从美丽之电灯光中，见翠之眸子炯炯，含有凶焰，为前此所未曾见者。始觉有异，因亦起立，呼曰：翠兰福特。但翠则不动，亦不言，仍注视。状益凶猛可畏，伊瑟姆自握其手，傍案立。翠忽回顾室门，退数步，当门立。以一手置衣袋中，仍以目注视女面，其可畏之状，于不言不动中，与时钟之秒数俱增。而伊瑟姆疑惧之意，亦愈甚。问曰：毕竟何事，君之来何为。翠仍不即答，竟似聋且哑者。女哂曰：君此来岂无所为耶。翠作愤激之声曰：汝不知耶？然则吾语汝其静听之。吾本不屑与汝言，吾两人之交际，此为末日。吾已侦悉汝秘密之丑事。汝后此之日月，吾已思得一法，吾志已决。伊瑟姆自思，此人得弗疯耶，何者是秘密丑事。抚心自问，实无所谓丑事者。因曰：吾尚未达君意所谓秘密丑事。翠曰：无须更文饰。凡种种罪状，吾知之甚详。凡汝所藏之惟恐不密者，吾皆已知之，视汝之自知无异。女此时不惧，亦不怒，但骇甚。不知所谓罪状者究属何事。曰：君虽知之，吾实不自知。请言所谓罪状者。翠作夷然不屑状，曰：汝知吾今日黄昏何作？吾乃在凤尾草圃旁之棕榈树下。女曰：此言信乎？翠此时之愤怒，不复能忍。黑色之面，红而复白，曰：汝固善作伪。但此时虽有极巧之伎俩，亦何所用。吾语汝，吾识在彼。吾见汝与拿门，吾见汝等种种丑态。女此时冤愤填胸，脉张气促，心思汝仅据此，便欲入人罪，亦曾闻吾所言者为何事，因哂曰。但伊瑟姆未及言，翠兰福特即疾速呵之曰：毋多言，毋强辩饰非。汝即身有百口，口有百舌，亦无补汝秽贱之过恶。并无望吾稍有宥汝心。伊瑟姆此时色白如素纸，心思彼直欲借此以达爱爱丹之目的。翠续言曰：因吾为汝所苦，吾所得于汝之苦况，视受法国路易十五之淫刑，殆尤过之。吾岂不知汝心，汝固以为吾不爱汝。即明知吾爱汝，犹且借口于金钱，谓吾不爱汝。所以必诬吾不爱汝者。因汝有所爱，故因未结婚时，已有先入之爱故。伊瑟姆以目他视，曰：汝之意，直以为吾爱拿门。此一语似欲为己辩护而发，而发言之状况，又似故为闪铄之词，以掩饰此语之非遁辞者。于是翠兰福特威武之眼光，变作火山之凶焰，虽不大声疾呼，然作一种至严厉之叱责。曰：尚何处可容妆躲闪得。汝与拿门相抱相吻。乃吾亲见之，且吾不仅据此一事。汝在云苔夫人家，与彼初见时之状况，谓吾已忘之耶？吾不欲宣布汝罪状于天下，藉曰欲之，更有证据在。其袋中之一手疾速抽出，以一物向伊瑟姆掷去。女取视，知为拿门之旧书，心思此物胡以入彼之手。念及个中委曲，一时心酸气咽，不能自禁止。然此时固不暇悲即毅然，答曰然此为拿门之书，彼诚爱我，然吾实未尝爱彼。吾自识拿门至今日未尝与言一爱字。顷所谈者，为彼婚事，彼欲婚丽榴。言至此。自觉正大光明，更无不可以告人之事。较之翠兰福特之于爱丹，不啻白昼与黑夜之比例。以二三其德之男子，撷拾模糊影响之证据，欲借此离婚，以达其不可告人之目的。宁复有些微人理，因以目注视翠兰福特。此时伊瑟姆色转镇定。不恐惧，亦不羞涩，有浩然之气，充塞妆阁之雅。徐曰：是书确为吾有。汝从何处得来？翠曰：汝今兹无可遁饰乎。伊瑟姆曰：然。吾不须作一字文饰语。言时，即将此信折叠如故。翠兰福特怒目视之，伊瑟姆神色自如。翠曰：汝既承认罪状，今当决议吾两人之交际。今者事已如此，虽汝为世界中最无知识之人，当亦知吾两人不能接续同受一屋宇之覆底。伊瑟姆无语，惟目视翠兰福特作夷然不屑状。翠续言曰：汝当知之。吾不难即时使汝离我，因既具有种种证据。即得法律上离婚之允许。然吾则不愿以吾家事为他人作笑柄，汝可仍为吾妻，为吾法律上之妻。汝可居此，或任居汝所欲地。汝与社会上交际，可仍用吾之衔若姓，称迈魁翠兰福特夫人。伊瑟姆更无一语，默然矣其词之毕。翠续言曰：吾但有一事相要求。此事吾虽不言，汝亦当能以意逆之。伊瑟姆问何事。翠曰：自今以往。吾只许汝目视其人，毋更萌奢望，吾当自与彼交涉，视吾力之所能，迫之使离汝。翠言至此，即不语。久之曰：吾俟汝之答词，汝既不答吾，即认汝已默许。伊瑟姆仍无一语。又久之，翠曰：然则此一节已通过。吾今当提议金钱问题。钱物皆为汝所有，吾绝不敢视为己物。虽畴昔之夜，君悉举以畀我。惟时吾两人决裂不如是之甚。今兹吾受汝一钱，即都非分，汝可收回前日之言。吾明日当即离英国而他适，吾此行恐无再返之时。今生今世，当更无与君有相见之日。言至此，声稍涩，泪眥莹然。伊瑟姆于灯光中视之，倍明晰。但此时翠兰福特则竭力自振，不欲伊瑟姆或见之。而伊瑟姆受此深情之感激，实非常振动，翠兰福特未尝见也。翠续言曰：若汝尚有事欲与吾商略者，可书之于纸。授我于我未去时，吾当一一明白相答。吾之身譬如以今日死，吾实不愿责汝。吾愤已泄，言已尽，过此以往，即谓吾两人绝未尝有连意事。亦得凡前此种种，汝可以戏剧视之，以梦境观之。吾愿汝以后多幸福。此时翠兰福特怒意全消，只余悲感，伊瑟姆亦如之。此两人者，可谓一石哀情，平分五斗。然翠只见伊瑟姆桃花之面，似含怒意，纱布之衣，映灯光皑皑如鸟羽，不稍移动而已。此时伊瑟姆若源源本本，陈说拿门之于己为何如，己之于拿门为何如，于翠兰福特为何如，与夫婚金钱之恶消息何以得知。夫妇之爱情，因何而生障碍，则翠兰福特非但言之，并当悔之，大悔不止。则伊瑟姆当在翠兰福特之怀抱中，而吾书亦可以本回毕事，省去许多笔墨，少灾许多梨枣。奈伊瑟姆终不语，翠曰：汝终无语乎？何便不能答一字。女忽易一种安详态度，以两手整裙幅，若领襟，徐向一椅坐，状若无事人者。背诵翠之言曰：何便不能答一字。又点首作赞成状，曰：是也。汝以为汝所言无误。我固不能禁人之爱我。汝则以为我不爱己之夫而爱他人，为大逆不道，为死不足惜。汝以为吾乃善作伪之妇人，文饰罪恶，有过人之技巧。自以为汝之裁判，为至聪明至平允嘻。吾且问汝，汝知夫妇之间不应相欺蒙。汝自思汝亦曾欺蒙我否，且不必问结婚以前。自婚结之日始，汝固曾作诳语否？曾爱他人否？汝爱我，崇拜我，心专属我，皆汝自言之。汝不是诳语否？我乃一无知识人。汝所熟知，我初不知汝戚族与历史。仅知汝为诚实无伪之君子。人言至此，哂曰：我乃出身无文化之国，蛮野之乡。彼三星堡，由汝视之，宁不如是。然诚实无伪之君子人，如足下者，诚未曾一遇。彼等作伪之技债，又何能迨汝万一。汝以甘言愚我，俾我为汝妻。汝乃不爱我，而爱我之钱。爱我之钱，又爱汝所爱。人言时唇吻索索颤不已，气逆，语不得续。翠兰福特状至不安，方欲有言，女郎疾速止之，曰：无多言，无强辨饰非。吾知之甚稔。吾之知汝，不啻汝之自知。汝不知结婚之日，汝与受丹在礼拜堂休憩室中密语时，吾与汝等相距乃不及一码。于是金刚努目之翠兰福特，变为菩萨低眉矣。女又续言曰：汝虽身有百口，口有百舌，亦无补汝过恶。吾实亲见汝等种种丑态，吾且闻汝与爱丹之所言。在爱丹，则爱情上之翠兰福特为彼所专有。在汝，则此心不负爱丹，天且鉴之。翠此时面色灰死，惘然木立。真似聋且哑者。女向之熟视，太息曰：汝终无语乎？何便不能答一字。汝之意且以为两人可谓知己知彼。然汝且大误。我则知汝，汝何尝知我。翠兰福特曰：伊瑟姆乎。女以首他顾，白色之唇，震动而言，曰：吾倦甚。又曰：吾即至愚不灵，亦知不能接续与汝同受一屋宇之覆庇。汝虽更有所言，吾亦不愿听，不必听。翠兰福特径前执女手，哽咽而言，曰：愿君！女疾掣其手，向之狞笑曰：汝以我为何人。宗教家说地狱。地狱之苦，在人世种种苦境以上。而脂粉地狱之苦，尤在剑树刀山以上。盖神明之受桎梏，为最不可堪。倘所谓自作之孽，不可逭欤。

第三十回　室迩人远

是夜伊瑟姆与翠兰福特最后之交涉,终于决裂。翠兰福特喀丧以去,伊瑟姆兀坐凝想。心神颓丧,形影凄恻,如梦浮生,可怜逝水,横波妙目,变作流泉。昔人谓富不如贫,贵不如贱,似乎非正当之理论。然谓天地间毕竟无此境界,殆不然矣。伊瑟姆且泣且思,亦悔亦愤。在寻常女子,几何不为前车之续,而为佩而第后湖之新鬼。然伊瑟姆虽女子,尚强项经折磨,至夜深人静,逡巡起。发奁箧,检向所市珍宝,及纸币,及银行取金券,并实一囊。易旅行衣,妆束既已,复将箱箧检视一过,忽自见纤手上尚御订婚之约指,因既除下,封里之,置书案之中央。抽笔草草作数字,致翠兰福特,谓订婚之约指在某处。此纸条另取一镇纸压之。已而环顾室中,似无一物可惹起爱恋之感情者。乃挈其旅行之皮袋,怅然出门去。然虽无所变,而临行时,一回顾,潸然啜泣,不知涕之何从也。时方中夜,此伟大之佩而第,万籁俱寂,惟闻室隅巨钟轧轧声。女此时心绪紊乱,盖自除约指时,已与佩而第恩断义绝。心意中只知己为伊瑟姆赘儿万留,不复承认为翠兰福特迈魁夫人也。循回廊蹑足行,至一处,心动,停步审顾。则老公爵卧室也。伊瑟姆自忖,公爵与吾,情同父子。此行,一往不返,竟不得一面,奈何。寻思间,见室门有灯光漏出。逼视之,则门固虚掩,未扃。心思老人岂习惯如此者。既如是,吾且掩入,但得多一次望见颜色,亦稍慰心中耿耿。即不惊觉老人亦得,因推门入。入时,万派念端,凝集一的。只觉此爱我之老人,别离在即,泫然而悲。其余种种,非所注意。既入,见公爵卧巨榻上,白色之帐高揭。女款步趋榻前,老人睡方酣,首不着枕,睡态如童稚。目瞑,面白如云母石。女立床前凝注之,潸然泪下。久之,乃以一手加老大胸,而吻其皱绉之额。方伊瑟姆为此时,念此老夕阳风烛,自问脚跟无线。此后天海涯角,更何处有相见之时,不觉伤心之甚。泪落着老人之面,幸老人静睡如故。伊瑟姆又含泪审视其面,虽未惊醒,然似有微笑意。女含悲私祝曰:儿不得已舍吾至爱之老父而去。愿老父于儿既去之后,常安谧如儿临去之时。祝已,以巾揾泪,伫立床前,恋恋者移时。临去,犹注视其皱绉之面,老人则始终不觉。寂然仍作含笑状,伊瑟姆出。仍掩其门,自思今日为最后之别离,则怆然而悲。思老人含笑状,又觉差为满意。且思且行,徐徐下楼。只觉院落沉沉。廓然森寂,眼前黑咸咸,此境界与己之运命相仿佛。正在盲行,忽闻身后鼻息休休,其声粗而短,方惊疑间,骤觉裙幅为物牵制。栗然毛戴,惊顾,则一巨犬。向己摇尾,欢喜跳掷,惊魂始定,伊瑟姆欲前,犬则欢跃拦阻之,似相拘留者噫。不意吾书中如火如荼之迈魁翠兰福特夫人下堂之日,殷殷惜别者,仅有一犬。宁不咄咄怪事,伊瑟姆伤感不已。以两手捧其头,而吻其光润之顶。女固因此特于己有感情而吻之,然使翠兰福特若亲见之者,亦生妒否爱丹若同在暗陬者,亦谗之否。是语不可思议矣。此犬直随伊瑟姆送诸大门之外。既出门,伊瑟姆拍其顶,嗾之使返。犬即植立不动,门前为康衢,路平坦。数十武外,为庄门。下坡去,即达火车站大道。然坡下有两途,伊瑟姆迟疑者久之。始行行时,回顾,星光中犹隐约见巨犬立坡上摇尾不已。大道多歧,夜行多露,前途无恙耶,是不可知。伊瑟姆乎,吾书与言暂时分手。愿珍重自卫,拿门固善睡。翠兰福特尝谓彼睡时,虽经地震,亦不得醒。每日早起,必由翠兰福特之仆呼之始起。呼之之法颇不易,必扣室门蓬蓬如挝羯鼓。是夜,拿门见翠兰福特于己落落寞寞,不知何故。独坐吸烟室中,觉甚无聊。入室,又不即睡。思己之于丽榴,又思伊瑟姆之于己。反复而推敲之,总觉伊瑟姆之厚己为逾格,为己始愿所不及。漏三下尚不成寐。翌晨,翠兰福特之仆方欲循例挝门,讵竟未扃。推门入,见拿方酣睡,推之醒。大呼曰:主人乎?已八钟矣。拿门开睡眼,其天蓝色之眸子瞒然惊顾曰:八钟乎,然则尚早。仆恐其仍睡,即应曰:然。但主人须弗再睡。固知平时当以九钟始起,但此间有一电报致主人者。拿揉搓其眼,欠伸曰:电报乎。视电是今日发者否?仆曰:然。刻送报之童子来。据云,此为今日第一电。想是甚紧要者,拿门起接报拆其封,仍呵欠不已,既而拭目读之。跃然而起,状至惶骇曰:速为我整理行装。吾当以第一次火车归去。仆踌躇曰:第一次火车为八点四十五分,距今仅十五分钟,为时不太促否?拿曰:否否。仆助拿门着衣曰:西边一室,已备有早膳。主人可即时略进饮馔。拿曰:谢汝吾急欲行,且不暇食。吾并有事嘱汝。老公爵问时,弗须告以电报。第云吾赴伦敦勾当要事。一二日中,吾当有信来。言次,披大衣,挈皮袋,匆匆下楼。过翠兰福特寝室,心思吾必须告彼始行。因扣门,久之,不应。再扣,再不应。拿不克久待焦灼万状,自言曰:渠胡忽沉睡,是诚怪事。然则吾将与伊瑟姆言之,抑与丽榴言之,但已不及觅彼等。奈何因思吾不如且去,然足固趑趄不前。忽闻楼梯有步履声,似自下而上者。不觉失声曰:谁欤?上楼者,一回顾,与其人傍面相向,则爱丹林星也。拿门虽在万分忙迫中,然爱丹当时一种张皇无措之状况,实足惹起拿门之注意。爱丹曰:汝耶?吾以为谁令人惊怖。又以手自按其头曰:吾今日恐病。拿此时不暇他语,急应曰:然是我(此我字当用主动格之音而拿门急不暇择竟代以被动格之音)吾欲乘第一次火车回家,因吾顷得电,知吾母病危。见汝甚幸,乞告丽榴伊瑟姆,言已亦不及辞,且行且扣其外褂之钮。口中则言吾须速行速行,爱丹怪之。返身下楼,至堂之中央。已见拿门乘轻车,揽辔着鞭,骤驰而去。拿门既去,爱丹倚门立,默然深思,自言曰:谓此去无他故,吾不信也。是日之夜。爱丹未成寐,翠兰福特之入伊瑟姆妆阁。彼仿佛,亦闻之。虽不知两人作何语,然以情势度之,知夫妇必占脱辐。然犹惧伊瑟姆或且巧舌足文过,软语能乞怜,则于己且大不利。彼盖以伊瑟姆之祸福为己之得失。幸灾乐祸之心胜,患得患失之念随之。遂使锦衾妒梦,玉漏惊魂,终夜常开眼矣。以故头脑胀痛。彼固自楼下,欲至园中散步,借舒郁闷,不图恰与拿门相值。是日天气酷热,又旭日初升,炎威渐肆。爱丹心思,不知初放之蔷薇,花瓣中宿露已干也未。忽瞥见丛花浅草间有一人,曲肱仰卧,衣式似是翠兰福特。大惊,急趋之。审细,良是。衣裤半为草露濡湿,爱丹疑有变,不觉失声而号。翠兰福特陡吃一惊,其魂灵自槐安国中乘飞行艇疾速归窍。卒然坐起,见是爱丹,不觉面有惭色。爱见翠兰福特无恙,惊魂始定,曰:君胡为在此?翠曰:无他。我在此间纳凉。不知如何,便得沉睡。言时,其发际露珠淋漓滴下,流被其面,因取巾拭之,状殊丧惫。爱曰:君毕竟何所值乃至露宿,岂无故耶?以一手握翠臂,扶之使起。翠摇首曰:吾与伊瑟姆已作最后之谈判。此后期于永永别离,不复缔合。吾侪姑入室,俯拾草帽,一手仍向发际揩拭。爱丹曰:但君!翠曰:且弗言君可离我速去,吾将由后面掩入,不令一人见我。君亦弗告人谓曾见我与此。爱瞠目不解,曰:何哉?此时爱尚以一手握翠臂,翠急夺手,惶急曰:吾固谓君弗言。不但此时,即后此亦弗言。吾固有命意,君乃不知。爱丹目视翠面移时,柔声曰:吾当如命。乃返身自去,翠兰福特徐步绕至室之北面。自一小门入。由此门侧缘墙行,有一便门,可入己室。翠兰福特入室后,自思幸未值人。见己之仆人方检衣向烈日中晒晾,乃更衣盥栉,已而觉稍苏醒,乃追思夜间事。自念吾当以午刻火车趋伦敦,寻彼律师,告以谦德温特之资产,无与佩而第事。又思己当以一二日中离去伦敦,一时脑血偾张,以手自扣其额。既而仆人入白,早膳已具。翠漫应之。此仆即送拿门行者,彼见主人意似不适,因思姑弗告以拿门因电信遄返事。膳毕,翠兰福特欲告拿门以己所告伊瑟姆者,乃趋出。至中堂,见爱丹立门侧,似欲向己有言。因佯作不注意状,曰:吾将觅拿门。爱诧曰:拿门。翠曰:然。渠想尚未起。爱:曰:拿门已去矣。翠惊曰:彼乃已去。彼以何时行。行焉往。爱曰:彼离此已一钟时。乃乘第一次火车行者。翠大疑曰:是何要事,乃竟不告而去。彼曾为君言耶?爱摇首曰否。彼行时适吾自楼下,其匆遽之状,令人可骇。第为我言当赶第一次火车,即奔突而去。翠勃然变色。顷之曰:然则伊瑟姆必知之。乃急返身趋楼上,直向伊瑟姆之室疾行。既至,叩门,门辟。辟门者为排苛。翠曰:迈魁夫人何在?吾欲见之。排苛见翠颜色不善,意殊恐怖。颤声答曰:主人乎,主母不在室中。翠怪叱曰:汝言何者?排苛战栗,曰:吾入此室,即不见主母,检点各物,少一旅行之衣,彼盖有要事他往。排苟言时,目频视室中,翠之视线随之。排言已,注视翠变色之面。翠走入,见绿榻中衾枕,依然是临睡时所折叠。其镜奁什物,皆秩序井井。镜袱亦未揭起,心知有异。默然者久之,悸悸而出。排苟则惊惶失措,不敢言,亦不敢问。翠出,行经公爵寝室,室门已辟,翠欲入朝父,又思己方盛怒,恐暴戾之气或惊老父。因踌躇不即入,忽见公爵之仆面无人色,喘息而言曰:主人,速入。翠大骇,问故。仆不答,径自先入。翠疑且怖,从之入。则老人安卧未起。翠疑老人或病,趋榻前抚之。已僵,大惊。失声哭,不知所措。此顷刻间,佩而第中骇浪惊涛。陡然并作,风云异色矣。

第三十一回　将信将疑

公爵逝矣,此老人可谓富贵寿。考继此以往,翠兰福特与伊瑟姆,当承袭其衔,不复称迈魁矣。顾公爵虽老,是夜固健全无病,何以遽不讳。此消息一出,闻者无不异之。佩而第中纷纷扰扰,更无一人得稍宁息。而大众于忙迫之余,并伊瑟姆亦几忘之。四方吊唁之邮电山积,邮卒之来者日数十起。翠兰福特置身惊涛巨浪之旋涡中,其神经为恐怖之压力所束缚。感觉俱钝,忽见丽榴夯息至,神色变异,谓己与排苟遍觅伊瑟姆不得。翠兰福特茫然,曰:君谓伊瑟姆耶。默然顷之,似其事已忘而追忆者。曰:伊瑟姆往伦敦。又继续言曰:渠盖至云苔夫人处,彼曾语我。丽榴惊疑曰:渠乃往伦敦。翠曰然。彼往伦敦。君何疑彼盖探望云苔夫人。更勾当!他事。惟吾不记忆何事。丽榴见翠兰福特言时,形神似不相属,不觉泪下。翠又曰:乞君恕我。即今骤遭大故,事乱如麻。吾亦不自知吾顷者作何语。第此间如此纷扰,伊瑟姆不身当其冲亦佳。翠固自知此等诳语,诚所谓掩耳盗铃,然彼不愿宣布其可耻之事实。嗣见丽榴沉吟不语,又续言曰:使吾可以离此间者,吾当即至伦敦,告以老父噩耗。丽榴曰:君莅伦敦之前,彼必已知之。恐今日伦敦晚报,已登载公爵逝世新闻矣。翠曰:然。既又太息,以手自挝其额。曰:伊瑟姆闻此,不知若何惊恐,以老父之爱彼逾于常人。丽榴复泣,翠兰福特旋避去。排苟因不知主母所在,已惊极。又闻公爵薨逝,魂灵直欲离躯壳而去。镇日啜泣,几疑天欲堕下,忽见翠兰福特自外入,略一审顾,即趋书案。取一物检视之,见翠之手震动不已,旋一物堕地上。已而自拾之,置衣袋中,默然而去。盖排苟只知啜泣,不知翠所拾者为订婚约指也。午后,邻人咸来吊唁,翠兰福特则应接而周旋之。西礼虽世家,孝子不必寝苫枕块。惟对客申谢不见齿而已。客见翠兰福特容之戚,词之哀,咸啧称懿行不置迨各事稍就绪。日衔山矣,平日佩而第中电灯灿烂,拟于白画。是日仅一二室中,燃烛治事,余室都不举火,盖所以志哀者。于是巍巍巨宅,黝然昏黑。翠兰福特独住边翔步空堂中,室夜深不止,丽榴则挽爱丹同处一室。丽榴深以伊瑟姆为念,爱丹则慰藉之。第二日,早起。丽榴诣翠兰福特,则已整理行橐矣。丽曰得有伊瑟姆消息否。翠曰:无之,彼或未必阅报纸。吾当即往促之返。丽曰:若能与君同来者最佳。翠曰然。吾决当挈之来。丽榴闻言,意稍慰。曰:君见伊瑟姆时,可告以吾等日夜想望。且此间事,多弗久羁。翠点首,曰:然。吾当语彼如君所言。乃与丽榴握手作别,乘车赴火车站。历四小时之久,翠兰福特已至格罗公园。阍者见是翠兰福特,立正致敬。见门前悬志哀徽帜,知彼等已知公爵噩耗。翠兰福特从阍者入,拾级升堂,直趋客室。凡户庭堂奥,皆所熟知。惟先时入此,如登春台。今则如入愁城,风景不殊,悲欢异致矣。云苔夫人迎出,伸两手相向。此为吊唁礼,故与寻常握手不同。夫人作叹息声曰:翠兰福特,君诚不幸,哀毁过情,瘦骨一把矣。此来胡为,伊瑟姆无恙耶?翠兰福特目视夫人移时。始曰:请坐彼!彼伊瑟姆不在此耶?夫人愕然曰:伊瑟姆在此,彼胡为在此?彼在佩而第。岂汝与彼偕来耶?翠曰:否。彼不在佩而第,吾意彼必在此。夫人曰彼不在此,汝何故彼谓在此,岂此汝时不知彼所在耶?翠摇其首。夫人怒曰:若既知彼所在,胡吓我。我何尝知彼所在?乃作此闪烁之词。翠曰:夫人弗怒。伊瑟姆当是前日之夜离佩而第,不则为昨日之清晨。夫人曰:如汝言,是不确知彼以何时离佩而第,然则彼何往。翠曰:不知。夫人曰:汝之言,直令人索解不得。何所遇而神志恍惚如是,伊瑟姆毕竟焉往?翠曰:吾实不知。彼去佩而第时,未尝先时道只字,又未尝留一纸书。言至此,心思订婚约指,固在吾衣袋中,但安能以此告汝。夫人闻言,骇极一时坐立不宁,呼曰:天乎。吾知汝两人必因事勃溪。翠知不可辩,饰即直认曰然。是曾小有唇舌,夫人气逆色变曰:如是。是乃汝之不是。无论何如,是乃汝之不是。天乎。翠兰福特,吾不图汝乃如是之薄。为时几何,汝为人诚薄。翠曰然。是诚我之不是,但追原祸始,我之不是亦夫人之不是。夫人傅粉之面,不觉骤映流露曰:如何是我之不是。翠愤激曰:彼乃知我之婚彼,为金钱,不为爱情。云苔夫人肢体索索战动,曰:彼何时知之。翠曰:是在结婚之日。尔日之夜,伊瑟姆即此相诘问,几致决裂。最后,仅许我不遽发表,以保全佩而第之名誉。夫人曰:汝之言,益令我大惑不解。汝当时曾何言?翠作色曰:此恶感已深入彼之心,更何可挽回得。以夫妇只名称耳。夫人曰:以伊瑟姆爱汝之肫挚,恶感乃由彼发生。翠哂曰:夫人误矣,彼何尝爱我。夫人喟然曰:谓彼不爱汝。吾疑汝直病狂耳。翠曰吾诚病狂,然今兹已如梦觉。伊瑟姆固富有爱情,但彼所爱者,乃与彼偕遁之人。夫人愤甚曰:翠兰福特,汝为男子,即薄幸,亦胡至此。伊瑟姆之爱汝,凡汝所曾践踏地,彼因爱汝之故,并其地而亦爱之。其爱之热度如此,汝亦曾知之,今胡忍出此言。已泪被其面,泪痕斑然。翠曰:然,此言吾知之。但伪耳,果如是。胡得更爱他人。彼今乃爱拿门石勒,彼之离佩而第,实与拿门偕行。夫人曰:汝此言诚梦呓,凡诳语亦须令人动听。翠兰福特,吾不图汝乃如是之拙。伊瑟姆之所爱只汝一人,吾知之甚。且是儿不啻吾亲生育,渠无事或背我。翠曰:姑置理想,而言事实,夫人且静听,俟吾毕其辞。伊瑟姆与拿门,二人曾相值于三星。当时拿门曾求婚于彼,吾固不知伊瑟姆许之与否,然彼实爱之。今者在佩而第,吾曾亲见两人演种种怪剧,伊瑟姆于我仅有夫妇之名,于拿门则有其实事,缘彼等相知在前。今既离弃我,遂不觉变其故态。夫人曰:凡汝所言,吾不知。然吾,只不信。以伊瑟姆之为人,何便至此。翠兰福特转诘之曰:然则伊瑟姆焉往。夫人瞠目视曰:汝乃问我,我知彼焉往。翠曰:彼不论至何所,当知吾父逝世。倘非偕拿门潜逃者,在理当即归。夫人第思彼不归何故。夫人沉吟曰:且容吾思汝所言。嗣又蹙额流滋曰:此事乃如是突兀。翠曰:彼二人以夜间背人聚语,吾适见拿门吻其额,事后吾证之。彼知不可辩饰,亦竟承认。天乎!彼已承认之。更何劳他人为之辩护。夫人喘息曰:翠兰福特,此乃汝一面之辞,吾何能信汝。吾决伊瑟姆不为此,且拿门亦不至为此。翠曰:彼拿门亦人耳。彼爱伊瑟姆在未嫁时,伊瑟姆又美丽,又值有隙可乘。拿门又非圣人,非天使,谓为坐怀不乱,谁则信之。使我与彼易地处,恐亦不暇计利害。云苔夫人泪如泉涌曰:使我如老公爵先此事死去,亦省却无数烦恼。翠曰:可惜伊瑟姆不死,人莫不恶死。彼乃甘心择可恶甚于死者而为之。夫人曰:吾只不信,必伊瑟姆伏罪于吾之膝下,自认其种种过恶。非然,者吾只不信。吾知伊瑟姆为诚实清洁之女儿,吾信彼决不为此。翠曰:然则彼毕竟焉往。夫人曰:彼焉往,吾则不知。须知彼在佩而第失去,非在格罗公园失去。汝亦曾搜索否?翠曰:否。吾父卒然薨逝,举室纷乱,更何暇及此。此来即寻彼也,然吾当先迹拿门所在,以意度之,此两人当不在两处。夫人曰:使吾知彼所在,吾当星夜驰去。此事一刻不明,即一刻不得喘息。报纸横造黑白,令人难堪也。翠曰:便是我亦虑此,愿将此事暂秘之。夫人曰:若何能秘。翠曰:佩而第中人,皆知伊瑟姆在此。今不如扬言于众,谓伊瑟姆俟夫人于堤不丹,骤闻吾父噩耗,卒然而病。夫人即往堤不丹小住,虽不能终秘。此事之揭晓,当在吾父窀穸以后。夫人然之曰:此策甚善,吾当如汝言。此时云苔夫人惊魂始定。曰:翠兰福特。吾老悖,因吾爱女故,竟忘老公爵,尚望汝谅之。翠曰:吾亦爱之。于是两人皆默然。顷之,翠起辞曰:望夫人如约,至堤不丹暂住。若得伊瑟姆消息当电告。夫人颔之，泪又簌簌堕。翠亦愀然。

第三十二回　求之蓬壶瀛海之间

拿门至家，母病正剧，医者谓仅有一线希望。举室皆惊惶无措，祝上帝垂佑而已。拿门专心侍汤药，不暇作遐想。第二日，阅报纸，始知公爵谢世。橡田距佩而第远，一日不得往返。自思此时万难离家，因作书致翠兰福特，书中吊唁之外，备言己不能离家。母病若稍转机，当来襄丧礼。伊瑟姆，若丽榴处咸问好，书辞勤勤恳恳，所谓上有长相忆。下有，加餐饭也。封固，亲致之邮政箱中。此信以明日之早起至佩而第。佩而第中之司书启者为爱丹，盖与丽榴分任各事。凡邮件之待复者，皆爱丹任之。廊之西偏有邮篓，邮卒递信来。则投其中，日两启之。司书启者掌锁钥，他人不过问也。是日，爱丹启篓，挈信件入办事室。以次拆阅之，至拿门函，大震疑个中必绝交书，不知有无伊瑟姆消息。检视发信处，则固来自橡田。心异之，以为彼与所欢偕逃，乃敢昂然归家。急拆阅之，乃书中所言，与己所臆度者迥不相侔，大为失望。视发信处邮局印章，固明明橡田。因执信参详，丽榴自外入。爱急匿信衣袋中，随手取别一信函拆之。丽榴手特一纸曰：翠兰福特有电报来。伊瑟姆乃在堤不丹。爱丹大惊。丽曰：渠乃与云苔夫人在彼，翠兰福特昨日不及趁火车。谓当以今日早车归，伊瑟姆卧病。或须迟一礼拜始能来。吾甚乐得此消息。欲即日致彼一函，稍稍劝慰之，吾知彼必甚伤感也。言已，长叹。又曰：今日之信乃如许，必须作复者几何，想君尚未检查毕事。爱曰：吾所已检查者。全属唁信，言时，声干涩，状至不安。是日午后，翠兰福特自伦敦归。见丽榴，强颜微笑。丽榴，第一语即问伊瑟姆。翠曰：彼在堤不丹，彼乃病。丽榴曰：吾已知此，但彼不甚病否。翠支吾曰：吾实未见彼，因无时间。吾会见云苔夫人，伊瑟姆当不至甚病，盖因伤感所致。迟一二日当可弗药。因入办事室，丽榴随之，翠则取信件一一检查之，曰：尽在此乎。丽曰然。爱丹已拆阅一过，翠之意，固惟恐伊瑟姆或有书来也。于时爱丹自外入，目视翠兰福特。彼外观虽落落寞寞，内部固甚热中，翠兰福特谓未见伊瑟姆。爱丹已闻之，私心窃喜。以为彼夫妇仍不和，己之希望犹未尽绝。拿门之书，吾姑秘之。第二日，为公爵之灵榇告窆矣。墓地即其佩而第后湖之侧。翠兰福特振刷精神，秩序种种。届时，吊者云集，黑衣礼冠者敷百辈。贵族中人居其半，其余为平时曾受公爵恩遇。与夫邻近乡党，此可谓极盛。尤难是者，无贵贱老幼，咸有哀色，而泪承其睫，此可知公爵之为人矣。翠兰福特则随灵榇恸哭不已，哀感路人。宾客皆窃窃议新公爵天性之厚，而不知彼之眼泪，半属悲境遇也。公爵之丧礼可书者如此，此固由于作者省笔。然西礼之简当可知，吾国阀阅之家动辄费岁月，耗金钱，堪舆等迷信之费。已浮于中人数家之产噫，丧不如速贫，死不如速朽，是亦不可以已乎。葬事既毕，众皆散去。客之识伊瑟姆者，咸向翠兰福特问新公爵夫人安，愿公爵夫人病得速愈。翠兰福特则唯唯答谢而已。是晚，翠兰福特独坐藏书楼中。座前案上堆积文件甚伙，盖皆新公爵所当注意者。但翠兰福特则竟不一检阅。盖彼此时思想界中，他无所有，伊瑟姆赍儿。而已又明日，丽榴欲亲至堤不丹视伊瑟姆疾，商之翠兰福特。翠亟止之，谓丽榴此时万难离去佩而第，伊瑟姆又非甚病，稍愈即能来。且己当即日往视，若迟一礼拜，伊瑟姆仍病者，或可拨冗一往，丽榴乃止。翠兰福特则仍整装赴伦敦，彼自觉不能不行。盖佩而第中处处有伊瑟姆之声音笑貌，接触于己之视听，若接续居此，或且得疯病。然至伦敦后，亦不设法踪迹伊瑟姆所在。彼以为拿门与之偕逃，此时当在侦探不及之所，以故日间惟往名胜处游览。夜间则归寓安息而已，寓室即彼等所组织之会社。此时翠兰福特与拿门则近在咫尺，失之眉睫。自拿门归后，老夫人之病日就痊可。拿因从容白老公爵死耗，夫人本公爵兄弟行，两家交际至亲密。夫人闻公爵先已逝，伤感不已，因促拿门赴佩而第，慰唁翠兰福特。拿即日束装行，至伦敦。经圣恶姆街,就市肆购奠仪,及黑色帽带。此处距会所为至近,本拟至会所后再赴佩而第。见肆中报纸,随手翻阅。忽瞥见佩而第字样,审视之。中载佩而第之新公爵夫人,因悲感致病,现与彼保护人云苔夫人并居堤不丹,恐须一礼拜始能就痊云。拿门自思,吾不如先视伊瑟姆,意翠兰福特亦当在彼。因取时表视之,即命御者驰往火车站至,则午车已鸣汽笛矣。拿门既至堤不丹,按门铃,无应者。推门,门随手辟。入之,见屋宇精致紧窄,眼界为之一新。升堂入室阒焉无人。方欲就座,忽闻有人作惊诧声,视之云苔夫人也。夫人立门外,目注己面,颜色灰死。其目光中饶有惊骇意,拿门趋,前上手作礼。并谢过,谓己突如其来,或致惊扰。夫人向之熟视,亦不与握手。俟其辞毕,卒然曰:汝耶。伊瑟姆何在?拿门茫然。自疑吾耳何忽失聪,见夫人似有怒意,又不知何处开罪。即曰:恕吾昏聩。顷夫人所言,吾实未达意,乞再言之。夫人又大声言之。拿失惊曰:伊瑟姆耶,彼在此非耶?夫人何问为。夫人哂曰:吾知汝浑身是胆,不然乃敢来此。拿门自思夫人所言者,岂一种口号耶?吾何以全不解。更视夫人之面,则目有怒意,眉有愁意,面庞较先时瘦削,而无血色。白色之唇,则索索震动,似愤激至极端者。自疑曰:殆矣公爵逝,伊瑟姆病,夫人复得怪疾,吾母之病尚未愈。此一时期之运命,何不幸。拿门踌躇久之,始答曰:夫人何为出此。彼伊瑟姆之病无虑乎。夫人直唾其面曰:汝之意以为如此作态,便信汝诚不知伊瑟姆所在。天乎汝今日须欺我不得。伊瑟姆不在此,汝宁不知者?拿至此始骇然曰:不在此耶?吾阅报纸谓彼在此。谓彼卧病,然则彼何在。夫人曰:彼何在,汝自知。拿门,吾知汝伎俩不劣,汝诚恶汉。拿门虽被恶声,绝不忿怒。其蓝色之眸子,炯炯正视,精神湛然,颇足为非恶汉之证据。曰:凡夫人所言。吾都不解,请速言其理由,无徒事谩骂。夫人曰:汝即非甘心作恶,亦必为过失犯无疑。伊瑟姆现在何往,吾等无一人知其消息者,必为汝所匿无疑。拿门闻言,不觉大怒曰:伊瑟姆乃为我所匿?我何故欲匿伊瑟姆。且彼何以肯听我藏匿,佩而第,堤不丹,格罗公园,舍之不居。乃随我至人所不知之处,是何理由,速言之。此时拿门之语气,直以命令词出之,不复检点。夫人哭曰:拿门,汝以词色凌我。愿上帝佑汝,吾思伊瑟姆必随汝行,吾信之。不然,彼何以卒然离佩而第。既不与一人谋,又不邮递一行字。拿门大惊失色曰:彼乃离佩而第彼,以何时行。夫人曰:公爵薨逝之晨。汝尚佯不知,吾意汝不但知之。拿门乎,汝乃无一毫惭恶意,汝已无羞恶心耶!拿门拂然曰:伊瑟姆之去,何与我事。汝不言,我且不知。我何故无病而呻。岂翠兰福特亦作此语耶?夫人曰:便是翠兰福特如是言。不然,吾何为疑妆。拿门拿门,纯洁无疵之伊瑟姆,为汝断送。吾恨汝也。言已,泫然而悲,拿止之曰:夫人恨我固当。但吾尚有所问,能明白答我否。夫人以泪眼视拿门之面,颔之。拿曰:伊瑟姆焉往,既无人知,然去宁无因?夫人曰:是尚待问。非汝之故而何。拿曰:然则,请言其故。夫人曰:彼翠兰福特亲见汝于佩而第,与伊瑟姆夜间背人聚语,作种种不堪状。拿门至此始恍然曰:是矣,即公爵薨逝之前一日耶,夫人曰然。翠兰福特已知汝与伊瑟姆为旧相识,汝先时已爱伊瑟姆。拿门面无人色。点首曰:吾知之矣。因此之故,翠兰福特必以伊瑟姆曾为不正当事。夫人曰,然。是夜,两人遂反目,明早,伊瑟姆不知去向。翠兰福特为我言,伊瑟姆已自承拿门复点首曰:渠已自承。吾知自承之解说。盖言伊瑟姆承认已为不正当女子,须知翠兰福特既以横逆加之,即办亦何益。伊瑟姆之自承,有谁见来。夫人为伊瑟姆之保护人,情同母子。乃不能知伊瑟姆之为人。嘻,是诚夫人之不是。夫人惊疑曰:然则汝不承认耶。言时,有无限之希望。顷之曰:然则何解于翠兰福特之所见。彼所谓不堪状,岂尽妄耶?拿曰:然。自殆谓我吻伊瑟姆,自不知者视之,是诚难堪。云夫人复大震。似彼之希望仍归消灭者,拿欲言不言者顷之。慨然曰:事至今日,吾何所用其隐讳,吾实相告。吾先时诚爱伊瑟姆,且吾曾向之求婚。云夫人乃禁其鼻息之出入,以听拿门之自白。拿曰:但此事已成旧话。方吾自海外归时,伊瑟姆已许嫁翠兰福特。吾固仍爱之,然岂有捘臂夺食之妄想。夫人谓吾是恶汉,夫使欲夺其挚友之妻,此名称诚当,然何遽如是之大愚不灵。夫人曰:然则汝何故吻伊瑟姆。拿曰:吾之吻伊瑟姆,初非有不顾廉耻之事,无不可以告人者。吾吻彼,乃因别一人之故,因吾爱丽榴之故。吾欲求婚于丽榴,伊瑟姆知之。渠谓吾两人情等兄妹,愿为汝作搴修,故吾吻之,奈何据此便入人人罪。云苔夫人此时,如哥伦布浮海,忽见地平线上现一发青山,顿有生意,曰:然则汝故与伊瑟姆忽然离佩而第去。拿曰,吾因接吾母电报,夫人尚未知耶?吾母今日病尚未痊。早间方别吾母自家中来此,此夫人可问之吾母者。夫人曰:然则去时何不与一人言,去后又无一纸书。拿曰:安得不言,因自按其首。作沉思状曰:曾与谁言之,吾实不能记忆。但吾于伊瑟姆之行,实不知情。他日吾母可为吾作证。夫人乃出其颤动之手,握拿门之臂曰:吾爱,恕吾老悖。吾实情急,故不暇择语。当得此消息之最初时,吾固确信汝不为此也。但伊瑟姆既不偕汝行,则彼焉往。拿曰:彼或者已返,未可知。夫人摇首曰:翠兰福特谓得彼消息,立时电我。是尚未返可知唉。拿门乎,以彼妙龄弱质,正豆蔻含葩时候,殷勤将护之,犹惧妒花风雨。奈何背人独行,吾意彼必为恶人赚去。拿曰:夫人曾设法踪迹乎?夫人恨曰:翠兰福特谓彼确系与汝偕遁,惧恶声播扬为门第羞,嘱秘密秘密,不则吾何事株守于此。拿门沉思不语。盖拿门虽爱伊瑟姆,然毕竟事不干己,不若翠兰福特方寸已乱。夫人曰:吾意伊瑟姆负气出门,必在佩而第至伦敦之途中。值有意外,且此儿相识绝少,彼若在戚串家者,必有书来无疑。拿门忽大声惊诧,鼓掌曰:是矣。夫人亟问何所得。拿曰:吾知彼必往三星。夫人如在九幽十八狱睹一线光影,急问三星何在?距伦敦不远耶?拿未及答,夫人忽省悟,骇然而悲曰:君谓彼在大洋洲之三星耶。拿曰:是矣,是矣。渠必往彼处无疑,吾何以早不想及,因急取表阅之,曰:吾意乘火车急起追之,但以时日计,彼必已在海中。又自按其首曰:夫人且勿言,容吾作两分钟之思索。云苔夫人如约,静坐目注之。此时之拿门,则穆然深思,不复有童稚态,既而曰:渠必为我所追及无疑。云夫人方欲有言,拿又止之曰:可速电翠兰福特,嘱渠立时来此。夫人乃急趋书案援笔书之,拿按铃呼仆。书已,付仆人去讫。拿曰:吾当即往检查赴美勒笨之邮船。夫人晤翠兰福特后,须立即至吾家一行,说我明日不能归。意吾母必已稍痊,但尚不可告以事实。恐渠病后不胜耽忧虑,如何善为之词,夫人斟酌之,第弗告以远行即得。夫人然之。拿又曰:夫人至橡田后,吾母病情若何,可电伦敦会中,吾必得之,乃屈指计之。昂首作想,自言尚有他事仓猝不及记忆耶。既而曰:翠兰福特来时,可嘱渠检点行李,径赴邮船公司,吾当为彼预定舱位,庶弗相左。云夫人执拿手曰:吾爱,向者詈汝,令吾疚心,今知罪矣。吾爱乃不辞辛苦如此。拿曰:此何足算若得伊瑟姆归,弗致外人笑柄,所值多矣。乃与夫人别。命御者疾驰,以十分钟至火车站。云夫人则专俟翠兰福,特凡贵族所发电,较寻常倍速。俄顷已得佩而第复电,文曰:翠兰福特不在此,在伦敦。伊瑟姆病何如。云夫人焦灼而已,因思不如姑至橡田遂行,拿门既至伦敦。驱车直至邮船公司,是日赴美勒笨者,为十字会社之船,名海王星者。即晚一点钟开行,拿门乃购头等船票两纸。是船绝巨,头等舱每人一室。既安适,亦静密。拿既购票,视时表,驱车至会所,问翠兰福特。或谓公爵以午前来,午后出。何时归,不可知。或回寓晚餐,但亦不定。拿门乃入己室,饮威斯克,若苏打水。寻思翠兰福特且无旅行衣,若早来时,犹及购办。又思彼若盛气相凌若,当若何对付之。一时膳毕。侍者递一电报来,知为云夫人所发。启视,中言老母病已无虑,汝不回。业婉言之,勿念。翠在伦敦,拿阅已。藏之衣箧中,仍趋翠所居室。则门键无灯火,因又下楼,至门外。徘徊久。之时已十点矣,正焦灼间。忽见佩而第之仆人自楼下,见拿门曰:主人欲晤吾家主人乎?拿曰然。吾待久矣。仆曰:吾家主人或未必即回,彼今日至滑铁卢公园。拿取表视之曰:然则汝主人回时。可嘱渠速至派亭,吾在邮船公司俟之,仆唯唯。派亭,盖船埠地名也。拿乃入己室,挈皮箧,乘车至派亭,挥御者去讫,乃至公司之办事室。告办事人若有人问拿门石勒者,当告以在某咖啡店。办事人允之,乃出。至左近一加非室。坐待,积杪为分,积分为时。似乎甚迟,又似乎甚速。一转瞬间,已十二钟矣。望眼欲穿,而翠兰福特不至。于是仍至办事室,问有无询拿门石勒者。则都言无有。拿大窘,公司中人声言,距解维时只三十分钟矣。因劝拿门不如先上船,拿无已,只得听之。因谓无论如何,即至最后一分钟时,若有人问我者,必设法使我知之。虽费巨资,不容也。已而汽笛呜呜,人声喧嚷。海王星起椗矣。

第三十三回　羊以多歧百亡

天下事实之离奇而出人意表者,大都会逢其适。人惟苦于不能前知,所以相距弯远。偏有意外之聚,近在咫尺,乃有交臂之失。人事之进行,与愿欲恒相错迕,所谓不如意事常八九也。是夜,翠兰福特以十一时归寓,距拿门之去,仅一钟时。翠兰福特御下常宽,无疾言厉色,侍者或不在侧。琐屑事辄自为之,以故下人习惯自由。是日翠之仆,适与一女子期,因往践约,不敢失尾生之信也,而拿门所嘱之事则忘之。翠入己室,燃电灯,往来翔步于一室中,既又取烟吸之。可半时许,觉甚无聊,会中固有藏书阁报室。怅然走入,见室中空无一人,即随意憩坐,随手掣晚报阅之。其实心不在焉,视而不见而已。久之息灯之铃声作矣,自思吾不如挈此报纸至富中,藉召睡魔。又延伫移时,乃入己室。翠脑中所辗转筹思者,固无往非伊瑟姆与拿门也。于是燃烛以俟电灯之息灭。忽瞥见报纸中大书邮船两字,顺序看去,第一行为海王星,奥大利(今译作澳大利亚),美勒笨(今译作墨尔本),字样。忽然心动,因思伊瑟姆得弗往所谓三星堡耶,于是忆及伊瑟姆之金心,与彼每道及保护人,辄出涕等事,因思是必往三星无疑。又自恨神经拙钝,胡早不念及,又取报纸视之,表中所列开行时刻。则为本日夜半一点钟,更不假思索。立即飞步出门,就街头雇一马车,驶至船埠,至则电灯闪烁。人影寥寥,问之公司中人,则海王星已起椗十五分钟。将次出口矣,翠问第二期赴美勒笨者为何时,一少年答曰:礼拜四早起。翠因索取旅客姓名簿,少年与之。翠且翻且问,礼拜四之前有船否,一书记员曰:十字会社无有。有船名大鸣者,属大南公司,以明日出口。但彼船小而劣,精致既不如吾船,速率亦远逊。翠仍翻检名簿,少年向之熟视曰,君若午后来,尚及购头等票。拿门侯爵亦于午后来定舱位。翠大惊曰:君何言。少年见翠神色变异,怪之。茫然曰:吾未言何者。翠曰:所谓拿门者谁耶?少年赧然曰:吾恍惚忆其人为拿门侯爵,不知果是否。翠急以旅客名簿授之曰:请速检以示我。书记与少年共翻之,指示翠兰福特。翠审视之,一时苦不得即见。有顷始就少年所指处读之,曰:侯爵拿门石勒,七号房绘,又八号。翠急问曰:彼一人耶?两人耶?书记曰:既两号房绘,想是两人。曰:然则彼所偕来之人作何状?君等还忆之否?答曰:是则不知?日间辨事人都已用去,吾两人值宿于此,日间事非吾等经手。翠曰:然则日间辨事人尚有在此者否?书记筹思久之曰:船票为总理自书者,此时实无从探询,或问之司阍人,彼等能忆之,亦未可知。言已遂入,入可五分钟。此五分钟,自翠兰福特视之,直非常之久。书记出曰:彼亦不能忆记。因当时旅客伙多,但四钟时,偶见一少年,长身玉立,状殊都俊。与一贵族女子携手上船去,但不知是否拿门侯爵。此数语模糊影响,虽以法律上之眼光观之,亦不能断言有何等之关系。然言者无心,听者有意,直足致翠兰福特死命而有余。翠答曰:谢汝。此两字出口时,不自知其目光直,而舌本强也。久之,翠又曰烦渎君等,抱歉之至。但吾欲乘大南公司之船,尚不迟耶。少年目瞬壁间时计曰:此时仅能及之,大南在沙不登,距此间尚三十里。若今日尚有货车行者,为时尚不促也。翠又谢之,乃出,向所雇马车尚在伺候。翠叱御者速行,御者瞠目曰:焉往?翠曰:火车站。又连促之,御者言马疲不能胜鞭策。翠不得已,许倍偿其值。御者始纵辔驰,比火车抵沙木登,已黎明矣。旅客或遥指,谓彼烟突中出浓烟者大鸣船也。众皆争光夯息行,既而购票登船,距起椗时,仅十分钟矣。翠兰福特乃匆促作电致丽榴,若云苔夫人,谓己有要事他往,行当有信,今已登舟云云。电报既去,始觉稍定。耳际机轮声,汽笛声,欢送祷祝声,嚣然并起。盖此巨舶已首途矣,残月晓风,海天寥廓。黑烟如龙。亘数百丈,垂水卓立。回首世界著名之大商埠,缩小如尺幅画图,隐约于水平线上,壮观哉。甲板上旅客凭栏观者数十,有眉飞色舞者,有怅然感喟者,诸态不一。翠兰福特独嗒然面海立,若无所接触于视听者,丽都之服,绉痕骈叠,发亦松乱不治,众皆怪之。以彼如醉如痴,奈何只身行万里路,使钟情者知此情形,宁不代为愁煞。今兹吾书中紧要人物,皆先后离伦敦矣。读者犹忆三星堡乎,吾且述三星事,暂时不暇为彼等记旅行也。

第三十四回　赌徒之义侠

春夏之交,热带之地多雨,大洋洲当四五月间,则为雨季。大雨滂沱,动恒经月。经此雨季之后,景色嶄然一新。山木苍翠,间以飞瀑,溪涧中新涨溶溶,作青绿色,是处皆入画矣!于是三星之采金河畔,亦巨浸汪洋,彼伊瑟姆月夜坐谈之沙滩,乃不可见。惟闻流不汩汩,终夜作呜咽声而已,是时为夏末秋初时候。三星之风景,犹蔚然葱郁,所谓块金酒肆者,已改头换面,焕然一新。壁作红色,窗作绿色,四围绕以板垣,内部四壁皆以新布为障,状殊完整。问修葺之费,则彼等与狗耳堡人交哄,以肉搏得之也。中一板案蒙以新布,据上座者为万留蒿回。此老别来无恙,动作悉仍故态,手纸牌一握,挽和面整齐之。其手腕之圆活敏妙,有足令人惊叹者,身被美勒笨时样新衣,项间之白领圈,嶄新而新,胸际饰钻石针,石巨径半寸许,粲然作星火光,即伊瑟姆所赠也。众儿郎围绕之,咸注视万留手中之牌,其别一案上设弹子。聚博正酣,室隅有两人互欧者,相持甚苦,众亦置不理,挞非则执巨瓯作牛饮,且饮且歌。旁一少年击叶铁器和之,声鞺鞳无腔谱,既而挞非趋万留所。谓:己愿入局,众方赌负。谓:挞非弗相扰。万留以目视众人,见方凝神壹志,注视己手,若惧己之手法敏捷者,因哑然失笑,曰:公等休矣!我岂有幻术耶?挞非谓:众皆钝汉,若我入局当无不胜者。众嗤之,万笑曰:汝且不得赌。挞愕然,曰:何耶?万曰:汝醉已如鳖,尚猖狯何为?为汝计,不如更尽一觞,向黑甜乡中寻生活去。挞非仍呶呶不已,众皆厌之。挞又易其辞曰:此钻石针乃伊瑟姆所赠者。更有数语喃喃不可辨,万留点首应之。挞曰:我见此物,令我忆彼之慧眼。一人曰:挞非,汝胡不坐?因以手牵之。挞随手而软,就案旁一椅坐,复曰:近日未得彼平安书耶?万曰:近日无之。赌徒中一人曰:贵人恒健忘,彼脑中之三星,当如摄影画片,稍稍褪色矣。挞非大怒,跃起,向其人握拳曰:若胡言者,若名爱陀华非耶?敢再言伊瑟姆健忘者,吾搋汝。汝虽非贵人,汝必健忘,是诚无心肝者,便杀却亦得。因揪之使出曰:吾与若一较短长,试吾能取汝首级否?爱陀华目视万留曰:吾又未言伊瑟姆何者?汝言不可说便不说。怒何为者?吾固言伊瑟姆贵人。挞益怒曰:个儿郎可恶,尚敢饰言耶?一手扭衣领,一手握拳搐之,众大哗。万起以一手按挞,非壮健之肩曰:若诚胡闹矣!汝不言欲入局共赌耶?胡又欧人,捺之使坐。挞非见是万留,姑岔然就坐曰:有一字讥我家伊瑟姆者,吾便寝其皮。万笑曰:汝已泥醉,何能寝人之皮?他日酒醒时,若值此等事,吾助汝狙击之。因命扶挞非使睡,饮以苏打水,众嗾声应,乃共扶挞非坐室隅一半榻上,更一人以水与之。挞饮已,挺身卧,万留乃更与众博。博时,万忽止众人忽声,侧耳远听,盖万留之耳聪较敏锐,众咸不觉。问何事?万曰:外间喧嚷。方万言时,众有闻之者,一人曰:似从东方来者。于时室中静无声息,众皆面向东方,侧耳倾听。万留起取冠戴之,众见万留着帽,如得长官命令者,皆趋门外。众尚未及出,一人蹒跚自外入,血被其面,衣裤皆濡湿泥泞。众大惊,审视。始办为弥而,竞问所以,弥而不答,就一椅坐,喘息不已,状至惫。众人环绕,万留执弥而手曰:何遽至此?因命取孛兰地,弥而饮已,曰:益之众又与之。已而喘息稍定,万留问何事失败,弼而未言。先举手作势,曰:惫矣!众儿郎颇忧邮递信件失落否?吾马已为狗耳堡人夺去。众有促弼而速言者,此老人则仍作故态,以袖拭其毛喙,及自去其外褂,咳吐而言曰:吾早起骑马自绿堤来,忽瞥见数十丈外有两人蹲伏树后,状至可怪,树干插小刀一柄,灿然耀目,吾心动,知必系匪类。乃急拨马绕林走,穿林越小山,系马林中,潜行掩至其后。见彼两人方目注道上,此不问可知两人在此为有所待,然出此道者绝少,则彼等乃专待我?亦未可知。既而吾行渐近,相距仅十余码,吾乃潜伏丛草间,听彼等偶语。乃彼两蠢物竟不觉,我则闻彼两人语甚悉,如汝等此时之闻于我者,此两人中有一人吾识之,盖即长脚贼薛猛。吾闻此贼自言:汝今来胡迟。其别一人曰:然。似他日绝不愆时者,又闻其人续言曰:似弼而亦狗耳堡人。彼乃助三星人为吾侪敌,薛曰:吾等何暇问此?但吾意此时渠当为彼女郎送钱物,众健儿中有一人曰:女郎殆为伊瑟姆。弼而曰:然。彼确指伊瑟姆,因又述薛猛之言曰:"吾侦知彼女郎每月必邮递珍宝致万留,汝曾见彼胸前所簪之钻石针否?"弼而言至此,听者皆目视万留所簪钻石。弼而又曰:其别一人答曰:然吾意彼此时必经此无疑。汝须先击其马,若射人,则马惊而逸,宝物不可得,彼老儿易与耳。薛曰:"汝弗轻敌,此马即女郎所遗,弼儿最宝贵之。"彼见马死,且死斗,吾侪当并力御之。弼儿言至此,以目视众人,曰:吾既闻此言,已知彼等贼智。乃返身行,筹所以御彼者,既而至系马处,仍乘马,绕道至向者见彼等处。弼而言至此,作态以舌自润其唇。众中有点者,急斟孛兰地与之。弼而点首,微笑曰:可儿。接杯饮已,续言曰:"吾思吾马为彼等演枪之的,殊为不值,因思以计赚之。"乃下骑,步行过之,约数十武,忽闻叱咤声,则彼等已追至,一回顾,则彼已然手枪。我即犬伏,幸不为弹丸所中,乃急挈袋中手枪,俟其较近时,疾速发出,尔时吾更不暇问其母为谁氏。贼大嗥而遁。其别一人则超乘疾驰去,众皆曰:噫。弼而扬其目而视曰:尔等且弗噫。吾马便失去邮件幸不失去,汝等知吾之皮袋附属何所?或曰:想汝或藏之他所。弼曰:是已与马俱去,但空中耳。汝等试脱吾靴,众为脱其长靴,则邮件皆在靴中。众皆欢呼!竞抱弼而示爱意,人多势猛,弼而大窘,急申谢,言:盛情不胜负戴。既而以足扫邮信使聚,乃一一分给众人。既毕事,弼而曰:"吾之马,视公等之邮信,尤为重要,吾当设法谋珠还。"众皆告奋勇,愿代寻觅,但不敢擅专,目视万留。万谓:弼而,头部不甚创否?可诣梅林妈,彼当为汝易衣盥靧,弼而既去,万仍就坐。案中邮信十余件,万一一拆观之,大半皆他堡请主政赌场者。万随阅随即扯毁,挞非欠伸至,揉其目,曰:老儿已来耶,有要信否?万留卷纸烟燃吸之,答曰:无之。挞视其燃火之纸。乃一美丽信笺,曰:想无有来自伊瑟姆者。万又曰:无之。挞曰:然,是当无之。谓:彼伊瑟姆无他要事甚于写信者,是殆不然。万颔之,挞又曰:可笑爱陀华乃妄测伊瑟姆,岂知伊瑟姆宁如是卑劣。万又颔之,曰:若可弗置虑,伊瑟姆必不忘吾等。但彼一时不暇作书,试思以贵族新嫁娘,安所得闲暇时候,挞曰:汝言良是。彼于第一秒钟忆吾等,第二秒钟或为他事所乱,不然,乌得无信。万留徐徐吸纸烟,目微瞑,状至闲暇,点首不语。然万留斯时特貌为镇静,其脑中之感觉,非常扰乱。第一即狗耳堡人夺马事,南人竟无不反之目,当若何降服之,殊非易易,筹思至再,不免隐忧,所以泰然处之者,特不愿示弱耳。其第二事则系伊瑟姆寄钻石针时,曾言结婚后当有详细之报告,嗣于美勒笨报纸中,曾见此事于伦敦新闻栏内,何至今仍不见伊瑟姆只字,以意卜之,恐必有意外不幸事。挞非粗率,则以为万留果不置念,久之,万留自思。生平独往独来,毫无牵挂,此时乃无端有儿女累,岂非自寻苦恼?且伊瑟姆既富且贵,吾犹为之忧虑,适处境不如此,又将奈何?思至此,只觉父母之不易为,不禁怃然。已而弼而入,头里棉絮,庞然臃肿,衣亦竟体更着,万向之慰问。弼而曰:愈矣。先时面部虽有血,实只发际微伤耳,梅林妈便为缚如许累赘物,又令我在室中休养。吾那能耐此,于是有三数人语挞非以弼而所遇,弼而以目视万留,徐步出,万随之。时夕阳未下,大半工人尚在工作,两人携手行,默然无语。已而至一僻静处，弻而曰：今日吾尚得狗耳堡秘密消息。因众儿郎类皆卤莽寡谋，故不欲令彼等知之。吾视彼徒恃血气，其实适足偾事，然乎。万曰：汝言诚有阅历。吾赞成是语，但所谓秘密者何事？岂彼等果将攻美勒笨银行耶。弻而曰：否。吾即闻之两贼人者，彼等欲劫美勒笨之公车，万微惊曰：彼等作恶之伎俩，乃愈演进，汝所闻确耶。弻而曰：确甚。吾闻之甚悉，彼等将以明日在格来河畔为之。当薛猛说此事时，似乎彼等得其党人报告，盖明日有富商乘此车，彼等若截得之，可得多数之金钱若宝物。第闻伏身土窟中，意即土山下有短林处，万留沉吟顷之曰：彼等为此。不知几何人，弻而曰：是则不知，但为此等事，人少则赃多，意必无多人。万点首曰：至少亦常有半打人数。此事幸汝闻之，不然彼等惯技，或且嫁祸于吾堡，鼠辈可恶，吾必痛惩之。俾旅客得免此横祸，但不知公车以何时经是处，弻而曰：九点十五分钟。万曰：晚间乎？曰：然。彼等惟黑夜为此，乃易嫁祸，吾意不如吾两人截击之。彼等出不意，必不敢抵抗。万曰：吾意不如亦以六人当之。彼等若不止六人，亦无虑矣。汝可明日私语挞非麦克等四人，吾侪以六钟时行，今日且弗言也。计既定，两人乃佯作无事状，缓步归。归后，仍与众健儿博，绝口不言夺马事。挞非有言，则与以酒，至明日六钟，时众人赌正酣，万留呵欠而起，负手出，至屋后，则五人者已骑而俟。万小语曰：行乎？弻而曰：然。但彼等尚不知所往，万点首，超乘前行，众随之，行数里。万始与四人者言之，皆大乐，以得预此役为幸。万又嘱众人弗言弗笑，否则恐败事，又命六人分三处设伏。挞非与麦克伏路左，己与弻而伏路右河畔，其余二人一名彭生，一名卞而。距土山约一里四之一，藏树林中，闻枪声即驰来，众皆领诺，乃纵辔绝驰。可两枪时，始抵其处。万留与弻而趋路右丛树茂密处，屏息以待，顷之，闻马蹄声。旋又有数人至林外藉草坐，弻而微谓万留，殆狗耳人也。万点首不语，旋闻一人曰："吾侪有十二人，旅客即二十四人，亦不足惧。"更一人曰：约瑟谓旅客只八人耳。彼得有可靠消息，知珍宝甚多，此行定利市，弻而于星光中隐约见其人，即长脚薛猛也。万留探囊出手枪，弻而急止之，万小语曰：公车来矣。顷之，果闻有声自远而至，蹄声甚繁，此公车约坐二十人，驭以四马，盖交通不便处，则筑马路以代铁道轮舶者，大洋洲中所在多有也。车行渐近，见贼众出一灯，灯前行为导，数人尾之，万留与弻而亦遥尾之。顷刻间，闻叱咤声，车遽止。一骑者当路立，阻车进行，两人跃登车上，数骑同时自道旁跃而前，大呼驾御者，弗惊旅客。又有数人大呼今日之事我为政，纷扰无益，旅客皆噤声束手，听其所为。盗众则兴高采烈，方欲肆其肢箧探囊之手段，挞非大喝曰：捕盗者至矣！枪声轰然，众盗出不意，惊顾，问骑者已二人应声落。大骇不知所措，执枪盲应，仓猝中不知谁为敌人，自相杀。于是旅客亦大呼和之，一时枪声，人声鼎沸，盗众皆披靡鼠窜去，地下有两贼人已垂毙，三星人则无有伤者。旅客闻盗去，皆庆更生，车中问援手者谁与？万留觉其音甚稔，亟问：汝谁耶？答曰：我驾车人及生也。万曰：吾乃三星万留也。于是众皆愿万留多福，客有自车下，与万留握手者，忽闻车中有叫号声，万听之，声为妇人似惊喜交集者，顿大惊，心胆俱战。万留固心细于发，胆大于身者，不图此妇人乃足以惧之。万急取车前一灯，高举向车上烛照，灯光大处，突显出一妇人，此妇面灰死，状极惊恐，探身窗外，似欲已接之使下者。万留不觉失声曰：嘻！吾殆入梦境矣。盖万留所见者非他，伊瑟姆也。彼伊瑟姆恶能来此，然则伊瑟姆之幽灵欤，急问汝为伊瑟姆非耶。万问时，声音悲咽，伊瑟姆答曰：是也。吾至爱之万留，吾乃伊瑟姆，万留急趋之。方万前趋时，觉身后似有人尾己，急返顾，举灯烛之，一物着灯上，砰然砰灭，急腾身闪避，出手枪拟之。昏然无所见，见一人跃马下，呼万留，则挞非也。挞非言已以马至，盗党已鼠窜无迹，语未竟，突闻伊瑟姆大号，似有人挟之以走者。呼号声与马蹄声顷刻变其方向，挞非持手枪欲追，万急呵之，曰：弗伤伊瑟姆。彼大惊，不解所谓，万留急腾身上马，取车上别一灯，随号声所去处猛追之。见骑者为薛猛横，置伊瑟姆于鞍，万留击马之下部，不中。薛猛大声呼且笑，声磔磔然。乃第二声之枪声又作，弹着铁镫,锵然作猛裂声,薛弃伊瑟姆于地,疾驰遁去。万留不暇逐北,急下马扶伊瑟姆,方万至伊瑟姆身旁,伊瑟姆已起立。继此第二须臾,伊瑟姆乃在万留怀抱间矣。万曰:乃汝耶,伊瑟姆。吾儿不自信吾之眸子,刻何故忽归。但此时不暇问此,吾侪宜速返,伊瑟姆曰:然。吾与汝偕行,乃返公车处,伊瑟姆此时如婴儿之傍乳母,凡一切危险恐怖,都不置念也。

第三十五回　新人不如故

伊瑟姆随万留至公车所停处,此时盗党已遁窜无踪迹,狗耳堡人之被杀者两人,挺然横尸地上,众健儿皆血被其面。旅客之胆怯者,咸蜷伏不敢动,人人以为是血肉之躯壳。殆已至革故鼎新时代,万留则登车上,意欲一晤快婿,问伊瑟姆孰为迈魁?女腼然曰:渠不在此。万稍稍讶之,但此时仍无暇细诘。乃顾谓坐客曰:"汝等弗惧,彼么么小丑,不难即时歼尽,今已远窜,不为害矣。"方万言时,御者及生告众客曰:此即密司脱万留蒿回也。旅客皆肃然起立,脱帽致敬,谓今日幸相值,不则已为暴徒所杀。吾等受彼再造恩,敬谨铭之于心,口舌不能达也。及生又告众客,谓万留仗义,此间人无不崇拜者。客中有一人径前,与万留握手曰:某忝居使馆参赞之职,今受公厚恩,愧无以报,吾当以公姓名上之于朝。万笑曰:此可不必,且吾自乐芟除荆棘,初非冀赏赍也。密司脱及生乎?吾行矣君速料理首途,此间延伫无益。又谓伊瑟姆吾爱,汝仍以此车行乎?伊瑟姆曰:吾愿与父偕行。万意似踌躇,伊瑟姆曰:儿能骑,父忘之耶?万无语,因与众作别。至此,众健儿始见伊瑟姆,皆大惊。挞非曰:伊瑟姆欤。万曰:然,是伊瑟姆。汝姑率彼等返,吾当与伊瑟姆偕来,但暂弗言见伊瑟姆。方万言时,伊瑟姆亦欢呼,伸一手使众握之。此时夜深月黑,野旷天低,而众健儿之心目中,则觉大千世界,顿放光明,仿佛救世主自天下降也。万留又命众,将死人置诸清流,乃与伊瑟姆并骑行,行时,旅客皆恋恋,及生上手于额行军礼,似下级军官之对于大将军者。途中,万留谓伊瑟姆曰:儿骑马尚习惯耶。女笑曰:别才数月阿爷乃疑我忘之。万亦笑曰:吾儿可谓富贵不淫者。但儿何遽能来,于是万留于马蹄蹴踏声中似乎闻伊瑟姆叹息。答曰:俟抵家时言之。万留乃不更语,度洞穿林,迤逦前进,虽昏夜不可辨视,然某处有泉,某处有树,伊瑟姆固识之甚悉,别来无恙。殊慰情怀,而在伦敦之繁华富贵,直梦境视之矣。已而越小山,入村,至草舍,絷马入,此即伊瑟姆之旧居也。梅林妈闻门外马蹄声,持烛出曰:谁欤?见是万留,方欲有言,见身后更有一人,因高举其烛,使火光不当视线。当此举烛时,伊瑟姆美丽之形容,突然入梅林妈之眸子。此老妪出其不意,不觉惊呼,堕其烛于地,其第二须臾,两人乃相抱,笑啼并作。万留乃更爇烛,挈伊瑟姆入老妪卧室,又谓梅林妈,伊瑟姆尚未晚餐,速治具,老妪应声去。万与伊瑟姆对坐,意殊欣慰。俟膳毕,万始问曰:吾爱。此时可以言矣。汝何以来?迈魁何不偕来,试语我,伊瑟姆不即答,转问曰:阿父,今兹见儿,颇甚乐否?言已,目灼灼向万视,作小女子憨态。万曰:然。云胡不乐,但吾问汝,女曰:儿去时,父曾谓若遇失意事,可仍回。阿父犹忆之耶,万正色曰:然。吾曾言之,儿今有失意事耶。女曰:儿今回矣。女作此语时,若含有言外意者。万曰:汝试言失意事若何?袒腹郎何在?女赧然小语曰:渠不在此。万曰:不在此,吾已知之,吾问汝何在?女曰:彼在伦敦。万曰:彼乃许汝独行来此耶。女曰:儿来时彼乃不知,万默然久之。乃注视伊瑟姆之纤手,此时万留之状至渊静曰:汝订婚之约指何在?女曰:儿去佩而第时特除之。因儿不能再为彼妇,万曰:离婚欤。言时色益镇静,女变色,蜷领都赤曰:否。吾自欲行耳,万曰:然则彼非偶欤。女曰:然自合婚之日始,即已无爱力。因愀然曰:吾至爱之父乎。愿勿复问我,此如创口已合,而复裂之,言之痛心,儿不愿言也。先时女面向万留,言至此,声嘶气逆,目他视而唇吻震动。万曰:殆其人薄待汝,因汝为我所保护欤。女不语,移时,虽万留说不能测女将作何语,女曰:

彼不爱我,乃爱我之钱。儿为富人,父所知也。儿先时为彼所愚,直至结婚后始知之。万听至此,为之动容。女曰:助不止此,彼固别有情妇。言至此,以巾掩面,呜咽不已,然声息甚微,第见伊瑟姆之身颤动而已。万乃色然起,直趋门外,两手插入衣袋中,眥裂须竖,有怒发冲冠,握拳透爪之势。顾无可如何?乃强自敛抑,已而复入,仍坐向所坐处。目视伊瑟姆,伊瑟姆亦注视之,见万留气色不善,为前此所未见者,乃敛悲强笑。面虽笑,心之悲固甚于哭也。伊瑟姆曰:儿实告阿父。儿既去佩而,第是与彼已断绝关系,已不复为迈魁夫人。言至此,忽易其辞,泪承睫曰:但彼老公爵待儿甚善。儿实爱之,儿之去佩而第,实迫于不得已。幸公爵已逝,永远不知其儿妇之悲剧。万曰:公爵乃逝世乎?女曰:然。此奇怪之公爵,即儿离佩而第之日逝,至中途始知之,但儿亦未因此逝回。因儿出门伊始,即决定自认为伊瑟姆贲儿万留蒿回。当时伦敦之行,儿甚悔之,此间老父与梅林妈,及众儿郎,皆爱儿,即终老绿窗蓬壁。儿自乐之,万曰:乃如是乎?伊瑟姆叹曰:儿试两两比较之,阿父便了了。如云英伦之人皆惟钱乃是爱,此言固不允当。公爵之外,尚有一女郎,若云苔夫人,彼等固爱儿,余人则岂但不爱。儿在彼为贵族,为巨富,恒饰径寸明珠,万镑钻石,他人不能有,则嫉妒之,是珍宝适足召毁谤。此间虽只布衣短靴,食者为藜藿,居者为茅屋。然众人与儿之感情,如春风如冬日。言至此,圆睁其明慧之秋波,毅然而言曰:此天堂地狱之判也。万留方卷纸烟,其瘦而且白之手,震动不已,烟丝悉堕案上。伊瑟姆续言曰:此吾所以来也,愿老父举一切所遇而尽忘之。仍视吾为单纯之伊瑟姆,又曰:意众儿郎亦必乐儿归。自老父视何如者,万曰:移时当自见之。女强笑曰:儿自思无端而为伦敦之密司谦德温特,实大误。万亦笑曰:儿之姓可谓多矣。女曰:儿此后当为单纯之伊瑟姆,阿父可语众儿郎。嘱彼等更弗问儿在伦敦历史,第以儿为未经离此者。万曰:吾思汝当以明日至块金肆中。女曰:否。吾今日亟欲见之,儿自今日始,当无一事不复旧观,且儿在伦敦时,见人以笑脸相向。辄畏之,以彼等口蜜腹剑,习为惯常,以故儿亟欲一见众儿郎之心口如一者。万曰:汝乃欲即往乎?女不语,自冠其冠。因欲见众儿郎之心热,插帽顶之针时,手指颤动不已。万乃挈女来块金肆,挞非弼而等既归,众始知狗耳人劫公车事,问万留,则尚未返。众皆悬望不知已与伊瑟姆在草舍中也。方众人议论沸腾时,万留入,众大哗,争问战事。忽见万身后更一女子,众皆惊异,嚣声顿止,嗣于昏暗暗灯光中辨为伊瑟姆,则又大哗。人人皆愿先得与伊瑟姆语,因声杂语不得闻,则狂叫。于是众同时狂叫,声震屋宇。万留乃抱伊瑟姆如孩提时,巡行此窄而且长之木屋中一往返,俾人人咸得一审视伊瑟姆颜色。既而伊瑟姆立室之中央,众人见伊瑟姆面白,紫金色之发堆压额上,口眼作微笑形,皆曰:真伊瑟姆也。于是复大哗:真伊瑟姆真伊瑟姆!万留乃举一手,嚣声顿寂,万宣告众人,谓伊瑟姆已返。伊瑟姆去时,本有是言,今果践言归。自伊瑟姆去后,吾侪觉稍寂寞,今番远道归来,众人之视彼犹昔,彼之视众人亦犹昔。吾敢断言之,万言至此略一停顿,援其燕剪之须,众皆寂静立。惟觉空气挟欢迎之热忱,盘旋于一室之中,万又曰:"伊瑟姆之归,吾侪欢喜已至极端,当不暇问彼何以遽归。"然吾思伊瑟姆在伦敦若乐,彼当久居伦敦,今彼乃归来,是以三星为乐。吾当醮此一杯酒,为三星祝健全,因举酒一杯饮之。众皆大呼:是当祝当祝!因竞取酒,恭敬饮之。饮时,咸曰:愿伊瑟姆健全,三星健全。于是伊瑟姆乃向众人致辞,众见伊瑟姆似欲有言,皆互相禁止弗哗,声复寂。伊瑟姆唇吻辟阖至再,众始闻一种如音乐之声浪,幽细而颤动曰:然,吾已归,吾当居此。此幽细之声浪既过,众人之欢呼乃如大海潮声,奔腾澎湃而起,屋瓦为之振动。

第三十六回　竟归沙叱利

众健儿于伊瑟姆之归,其欢迎之热,既如以上所言,顾皆不问伊瑟姆何以归?在彼等视之,一若女郎之归为事理当然，无足异者，万留亦更不相诘问。第二日，伊瑟姆乃脱旅行衣，着旧时衣服，盖犹是当年去三星时，梅林所什袭而藏者。众人仍前相待，爱敬犹昔，崇拜犹昔。然彼等虽劳动社会中人，而心则出于至诚，所爱敬崇拜者，固单纯之伊瑟姆，不因富贵，不因爵夫人也。伊瑟姆亦如久客还乡，魂梦俱适，竹篱茅舍，瓮牖绳床，锦绣之伦敦，无以易也。日与万留或众工人，从事驰骋，只觉草木有生意，空气皆自由，峰峦林麓，都蔼然如相慰藉者。游踪既倦，则与梅林妈坐草屋中，治手工针黹，作贫家女儿生活，居然藜藿甘心。羽翼自惜，初至时如温理旧书，旧日起居，尚不免有遗忘处。三数日后，尽复旧观。精神现在伦敦时，较为健全，而织纤素手，为风日所炙，肌肉微红，不复如先时粉白，两颊微窝处，亦嫣然晕红，不作象牙纯白色。先时之伊瑟姆固美艳，今既不能于美艳之外，更加何等之形容词，则亦谓之美艳而已。一夕明月皎洁，清风送凉，伊瑟姆从万留并骑登山，烟树苍茫中，间泉声泪泪，虫语啾啾。两人默然，万留时向女注视，见此过去之公爵夫人。揽辔徐行，丝缰挂马颈，清风拂金紫之发，不知此荒凉幽寂之山水。对此如花美眷，亦有怜恤意否？又不知此天真烂漫之女郎，昔日芙蓉花，今日断肠草，亦有感于翠袖单寒否？因不觉欲言不言，注视不已，伊瑟姆则仍前故态，不知万留有何等心事。翘首远望，见冈峦起伏，短树若荠，心思胡不见海。此一念乍起，忽又觉悟，佩而第有海，此间固无海。一刹那间，方寸间楼阁叠起，转瞬又不知何处，不觉微喟。忽万留问曰：赉儿吾爱，汝不思返伦敦耶？女率然而惊，不觉腮赤，顾视万留，脉脉者，久促，答曰：否，儿不往矣。儿思往事，都成陈迹，谅彼都人士，亦无复有忆儿者。虽云苔夫人若丽榴尚相得然，事过境迁，当澹然相忘。女言时，秋波含润，月光中视之哗然，特泪珠未迸出耳。万曰：然则汝永不返耶？女长叹曰：然。万曰：儿能短衣匹马，终老此穷山中耶？女曰：何事不能？得终侍阿父，幸福宁不足多。万曰：吾思儿以公爵夫人，自当住金屋玉楼，接贵人显者，此间岂相当之地？此事思之令人迷惑，女叹曰：儿亦不自知耳。万曰：公爵夫人，虽在伦敦，亦甚贵显。女曰：然是盖最尊之爵。儿恒见宴会时，宾客中若有公爵或公爵夫人，则众人必与之周旋。虽无可语，亦必搜索枯肠，仰与攀话，又必作种种足恭态以迎送之，彼等亦常以如是者施之于我。万点首曰：是必如此。虽彼等之媚贵人，非真有所爱，然于汝此行，必有多数人假意惊骇，又必有幸灾乐祸者，故意张扬。而社会中好奇之人，且将设法搜索。女淡然曰：是或如此。盖女此时方思翠兰福特必利己之遁，爱丹必已据己之地位，不正当之密月，况味必甚腴美。万留见女似厌言伦敦事，因易其词曰：狗耳堡人经此次惩创，彼不敢复作恶。女曰：今何如矣？万曰：警察局已裁判此事，闻首恶者两人，薛猛其一，皆在逃，余人都无关系，即被杀两人亦为薛之党羽，非狗耳人。现警吏正在缉捕两首恶，传闻如是，然狗耳人或藏匿首犯，亦未可知。女曰：狗耳人乃竟安谧如常。万曰：便是吾亦疑之，彼等似太安谧，必有他计较，否则不能行所无事。挞非谓：彼等若设计报复者，吾侪当以腕力逐其人，火其房舍，然此等举动恐非政府所允许。吾曾得美勒笨警厅一书，汝知之否？女言：不知，问书作何语？万曰：是一好消息，谓我与挞非及众健儿，皆勇于为义锄暴有功，宜得上赏，已请之政府。此事为众儿郎所知，彼等或且建一礼拜堂，为此荣耀之纪念。女笑之，既而两人并辔归。昏旦变气候，山水含清辉，闲中日月，可记者如此而已。一日，夕阳既去，明月未来，梅林妈以事他往。伊瑟姆一人对灯坐，手持茶杯，悠然遐想。女日来恒作此态，每于做女工时，忽然停针凝视，或游览时，忽然揽辔痴立，冥心孤往，辄不知身所在处。是日正凝想间，忽闻有人呼己名者，惊顾，乃无一人异之。旋又闻之，声在门外，此声音非所素稔者，犹豫间，又闻之，仍不辨为何人。大疑，置杯桌上，起立，趋门外视之。外间甚黑，定睛审视，不见有人，问：阿谁？亦无答者。第于星光中见树影幢幢，黑暗处闻虫声唧唧，乃返身入室，才一转身，忽觉有物翳两目，瞀然无所见。此第二刹那，始觉己之头为物所包裹，即有一人抱己狂奔，大惊急欲揲去所蒙物，但被抱持，两臂不得展动，而口鼻被絮软之物紧束，呼吸甚不便。既而至一处，其人停步，径叱曰：勿声不则杀汝。女此时觉无可抵抗，只得听之，顾不知敌为何人，何以欲劫己？一时亦不假思索，即闻一人问曰：若已攫得此雏乎？可语彼此时已为捕房，须伏从命令，不则身首立碎，挟伊瑟姆走者曰：若听之。伊瑟姆之语声从棉里中出曰：吾已闻之，但汝等欲何作？其人曰：汝须勿倔强，勿声喊。从吾侪行则得生，不则得死。汝自择，伊瑟姆叱曰：汝怯汉。吾固无所惧，当从汝行，即闻别一人曰：甚善。然则汝挈之行，吾当为尔断后。伊瑟姆即觉其人横己于马鞍上，伊瑟姆之耳聪本甚锐，此时则绝不闻马蹄声，知蹄铁间必附以绵软之物，忽一人谓曰：汝若勿声者，即亦不必惧，吾侪固非欲置汝死地者。女忽悟此人声音颇类薛猛曰：汝薛猛耶？其人笑曰：汝乃知吾名，大佳，然汝须慎之，吾手中固有手枪在。言时马已前行，仿佛绝驶，顷刻间离三星已远。既不得救援，又无可逃遁，诚绝望矣。然当此万无希望之时，转觉恐怖之心稍杀，因竭力考察此时进行之方向，闻树叶瑟瑟声，知道旁有林木，因马背之平侧，藉以侧知所行者为平地为山岭，然虽非瞎马，确系盲人，终不知所历者为何许？只觉为迎风行者而已。是夕，万留博如他日，众赌徒环绕之。万固赌中国手，百战不败者，是日忽大负，几倾其囊，万亦不甚措意。盖万之为人，凡值不平事，虽不干己，亦必抉去之而后快，否则终夜不成寐。自伊瑟姆归后，万留恒悒悒不乐，第彼为人深沉，喜怒不以色，故众不之觉。是日虽表面安详如故，然心则辗转筹思，若何始得翠兰福特而甘心之。挞非大乐曰：南风不竞，吾乃今始见之，众儿郎急击勿失。万微笑，众不敢短长，但笑和之，已而赍罄，众嬲万更博，万笑允之。战又北，万推牌起，呼酒，众与以威斯克。挞非更与众博，豪兴淋漓尽致，万留微笑，饮酒自若，既而戴帽携杖出。众方目注手营，亦不措意，万留出块金肆，向伊瑟姆所居之草舍来，途中犹闻众健儿喧嚣声。遥望伊瑟姆室中，尚有灯光漏出，不觉点头叹息，其时死魄之月，已高挂天际，光影朦胧中凉风袭人，树枝弄影，忽隐隐有马蹄声挟风而至。心疑暮夜乌得有此，方寻思间，其声已近，万留乃急探囊出手枪，隐身树影中，以俟其来。无何，见一骑，驰骤而至。骑者未见万留，奔驰竟过，万呼曰：个儿郎昏夜奔突何为者？骑者闻呼，蓦然勒马止，回顾曰：非密司脱万留蒿回欤。万曰：然吾正是其人。汝为谁？骑者亟下马曰：君果为密司脱万留，幸甚！吾乃拿门石勒也。拿门此时感情之热，几达沸点，而万留则剑眉竖起，燕剪翘然，为状至冷。彼非有恶于拿门，特拿门亦为贵族中人，公爵可恶，侯爵未必不可恶，遂不觉以怒翠兰福特者迁怒之。万曰：吾以为谁，乃是侯爵足下，是何雅兴。作第二次三星之游。拿门曰：吾此来，不图第一人即值足下。万曰：贵人何事下顾，某固在此。拿曰：吾自伦敦星夜来此，若问何事，吾知万留必能臆度得之。万冷然曰：某武夫，不惯猜测。拿门愕然，既而猝然问曰：伊瑟姆在此否？万曰：愿君先告我，足下此来何作？拿目睹万留移时，若揣摩万之语气者曰：吾自伦敦来此，专为踪迹伊瑟姆，更无他事，我固伊瑟姆夫婿之好友。万留闻言，益不悦，在拿门固不知此语适足以触万心也。哂曰：足下惜不是万某之好友！吾思足下不如速回伦敦，在此无益。拿门惶急曰：以君语气卜之，是伊瑟姆已在此，吾必见之。彼夫妇间因误会而生可怕之衅隙，吾不远万里来，即专辨此误。吾必见之，万沉吟曰：既因误会，想必悔之，汝可唤彼男子来。拿门知伊瑟姆确在此，又不得即见，焦灼至不可忍，然无可如何，忍耐而言曰：凡彼两人之误会，吾尽知之，使吾见伊瑟姆者，吾能为彼解释种种疑团。万留向之熟视，更不答话，若不知其为相对偶语者。久之，盛气而言曰：汝既作如是想，亦不必向我喋喋。见汝与否，听之伊瑟姆，我即导汝去，但尔须注意，伊瑟姆若不认可，须即去，不得有枝节，不然，恐不为汝福。吾更明白语汝，他日若更来者，无论汝或他人，当以弹丸相奉赠。吾杀贵族，等诸犬豕，言时唇吻辟阖，身植立如铁铸，一手塞入衣袋中，拿门不惧，亦不怒，答曰："万留，凡汝所言，吾皆认可，使伊瑟姆夫妇言归于好者，汝杀我与否，当再议之，然则吾当从汝至伊瑟姆处。"万无语，出纸烟卷之，又然吸之，乃偕行，上土冈，至草屋处，万无语，拿亦无语。既至，嘱拿门俟诸门外，万留入，拿门屏息待，至诚如杨时先生,殷勤又如鸿都道士,乃立尽伊川门外雪,终无妃子下堂来。

第三十七回 勒赎

当万留入时,拿门目注门内,心跃不已。久之,闻万留惊诧声,若遇非常事者,拿大惊,急奔入。万适出,几致相撞。万留神色变异,呼曰:殆矣!伊瑟姆殆为人所劫!拿门瞠目不知所云,彼自伦敦来时,即惧伊瑟姆或不在此。既值万留,又惧或不得见,既濒见矣。心思此事之顿挫,或者只此,不图又陡遭变异,不觉惹起操心惟危,虑患惟深之观念,默思此后不知更值何等之困难。视万留则头额汗珠累累,怒目直视,状至可畏,拿曰:伊瑟姆焉往?万曰:彼等劫之去矣!拿惊曰:汝之意谓伊瑟姆为恶人捉去耶?万曰:然。拿曰:然则事前何以绝无防护。万曰:彼固非一人独处此者,尚有老妪梅林妈,且彼两人皆能用手枪。命中如男子,是力足自卫,不须保护得,万言时,目视壁间,拿随瞩所视处,则手枪俨然在也。万曰:是必为人诱出此室,以计捉去。当时若能呼号者,必有人闻知。拿门:劫伊瑟姆,是何用意?万曰:此乃狗耳人所为。前彼劫公车,吾曾痛惩之,此殆所以复仇者。拿门曰:是诚恶狗。万留忽从惊惶失措中作自警状曰:伫此何益,吾假若马,若从吾来,乃急出。拿问何住曰:姑至块金耳,即超乘奔去,拿门尽力追之,万先至,絷马入,众赌方酣。万呼曰:止止!众愕然惊顾,见状,大骇。万曰:伊瑟姆被劫矣。众疾问曰:然则奈何?盖万一言,众已知为狗耳人所为,不须更疑问,一时纷扰,便知野儿,千百成群,不可名状。转瞬间,已人人手执兵刃待命,挞非牵马授万留,拿乃乘已马,问万将何作?万曰:吾将向狗耳人问罪,不得伊瑟姆不止。虽血膏吾刃,不恤也。乃谓声勿器,谓当即至狗耳堡。至时,不须作一语,惟余之动作是视,此时众皆惴惴,不知伊瑟姆若何危险。即拿门何时来?亦都不暇置念。挞非面无人色,其狞状直使拿门不敢逼视。万留唇吻一辟阖,众应声若雷,此巨大之声浪既过,只闻马蹄与人足践踏声。拿语万曰:伊瑟姆或不至被害否?万曰:意彼等必不敢。拿曰:彼等或仅为勒赎计乎?万点首曰:是必如此,否则当早杀之于草舍中。拿门闻言,不觉寒噤。凉月空山,万籁俱寂,惟闻人马行声,景象之幽寂,与人之心事不相谋也。已而近狗耳堡,遥见村中两三星火移动,顷刻间增至十余,抑若彼等已有备者。拿门随万留疾驰,曲折入村,狗耳人男妇聚者数十人,各执火器或短兵如临敌者。一壮汉身长而巨,类挞非,迎问万留,问来意,三星众儿郎继至,势汹汹欲从事斗狠。万亟举手止众人使静,谓壮汉曰:得弗吃惊否?吾固有为而来?其语声颇和平,如平时聚赌时光景。其人大声曰:若误耳!吾侪无开罪处,胡忽相犯。万笑曰:汝勿狡狯,吾家伊瑟姆为尔等盗来,意渠必在此。狗耳人皆哗言无之,又见三星健儿皆作决斗状,意颇怯。壮汉曰:此无与吾堡事,请于他处寻之。万留一手执壮汉手,一手出手枪曰:他处固当寻,吾意欲先寻此处,顾谓诸健儿曰:"吾将挽此君为向导,一搜此堡,今日之事,固毋须用武,此间一千人,尔等为我监禁之,勿许擅动,不如约者枪毙之。"狗耳人相视以目,噤不敢声。万留执壮汉手,迫之使行,挞非与拿门左右之,更有三数健儿热火以从。壮汉气馁,俯首听命,一一草塞,一一营帐,遍索之,无一寸地遗漏者,乃卒不可得。拿门小语曰:为当奈何?万留失望曰:不信竟不可得。壮汉佯笑曰:固谓彼不在此,乃不相信若固甚智,今乃大愚。果在此,宁有大索不得者?意此女郎已返伦敦耳。万向之熟视,忽哂曰:滑贼,汝堡中有名薛猛者,今焉往,狗耳人众口一词皆言其人不在此。三星人皆怒目自视其枪,壮汉曰:谓薛猛为此,差为近似,但其人自劫公车后,即未归,吾侪实不知彼匿迹何所,现警察方踪迹其人。挞非大叱曰:此诈也!吾当先扑杀此獠,一泄吾忿,因攫拿面前,大汉亦作势抵抗。万亟呵止之曰:不得伊瑟姆,即尽杀鼠辈,宁足相偿,吾此来固志不在战。汝曹第为我明言之,毕竟薛猛焉往,众皆极口称不知,又谓吾堡所以与三星交恶者,皆此人所煽。今彼为不名誉事,吾侪甚恶之,宁有肯藏匿者。万留沉吟不语，最后乃曰：既如此，吾侪且去。他日若得汝等同谋之证据，吾誓当潴尔庐舍。乃率众健儿懊丧而归，途中议论纷歧，众喙并作。既归，众儿郎失望之甚，忿怒无可发泄，则酗酒叫嚣。万留又命众人搜近处林麓，伊瑟姆未为人所杀否？有无马蹄人迹可疑处否？纷扰竟夜，万留独坐深思，搔首长叹，忽闻拿门喑曰：此何物耶？万急问：何所得？拿持一纸授万曰：此纸裹土块，距此间可百码处得之。万视之，纸上字迹粗劣，拼法错谬，其文为："吾已得此女郎，汝若欲赎回者，可以二百镑来，此数为吾前日劫公车时所应得者，吾与汝约，礼拜五日黄昏，在腊文克来姆草舍中，人钱互易，吾俟汝，逾时，是自误矣，云云。"万读竟，拿门喘息曰：谢上帝，彼乃尚在人世。万曰：今日礼拜几？拿门沉吟曰：殆礼拜四。万曰：然已而蹙额。曰：此事权不在我，只得如其愿而偿之，得伊瑟姆返者，即四百镑。宁所顾惜，拿然之。万乃与拿门趋土冈上，聚树枝以火然之，拿问：何作？万曰：此所以招众儿郎回也。吾他日招彼等，恒以手枪，或举火，拿门乃助万燃树枝。顷刻间，众见号火，悉驰归，万告以勒赎事。挞非怒曰：笨贼，乃不知索二千镑。万留视众曰：吾村中能集合二百镑乎？众相视不语。拿门乃急搜己之钱囊，得十镑余，举以付万留。于是众皆出所有以献万留就火旁数之，得四十余镑。挞非曰：万留能出百六十镑乎？万曰：吾前日得自墙沟者，昨值银行中人，悉被将去，余可十镑，囊所博而负者非耶。众又面相觑，或请假之附近他堡。万摇首曰：假之而不得，败矣，吾意不如径取之美勒笨银行中。挞非曰：为时不已蹙耶？万曰：吾将试之。乃取表观之曰：若速为我饲马。挞非应声曰：万留乃偕众入草舍。梅林妈掩面啜泣，涕不可仰，闻万欲赴美勒笨，乃忍泪治具。万饱餐已，嘱众耐性守，勿懆急偾事，揽辔跃马去。

第三十八回 兔脱

当伊瑟姆之被劫也，为贼人横拖倒曳。备诸辛苦，凡经六七岭，历数小时，不知道路几许，闷极大呼，乞去蒙朴。一人曰：俟之。移时又言之，贼不答。女知呼号无益，即亦不复言，心思此贼或不至杀己，不然当无所用其踌躇。其实即杀亦不足惧，彼固生长无法律之乡，习见斗殴残忍事，何况不杀？恐怖之心渐消，然推测此二贼之盗己，毕竟若何处置，则又不免惴惴。此等境界，倘以伦敦贵妇当之。即不吓死，亦且苦死。然伊瑟姆横卧马背，好整以暇，忽作遐想，自思似此危险。适云苔夫人遇之，不知己死否？彼贵族固万不虑值此，然己亦贵族世固有以贵族，而横卧马上者，使丽榴见之，不知当作何语？此思想之时间中，已不知经过几许途程。马止不前，两人扶己下，似入一室，乃去所蒙物，伊瑟姆以手自揉两眼，始见此室为一极卑劣之草屋，类三星草工所居。四方板棹一，暗旧尘秽，似久不揩拭者。一妇人傍桌立，目眈眈向伊瑟姆注视，女此时自知抵抗无益，恐怖无益，只索坦然处之。见此间有一妇人，心乃大慰，仿佛逢亲戚故旧者，因亦以秋波转注之。见此妇可中年已来，面瘦瘠，而色枯萎，其深黑之眸子，视己复视薛猛，若恭候薛猛命令者，薛作得意状曰：此人为吾侪捉来，又谓伊瑟姆，汝第安心居此，弗图逃遁，当无人相窘辱。伊瑟姆不语，但注视妇人，薛又谓妇人，饭伊瑟姆娱，伊琴，姆使勿悲恐。彼若不思遁者，只须善待之。又谓伊瑟姆，若须志之，汝出门一步，吾即能知之，无幸也。言已，两贼人趾高气扬而出。伊瑟姆见室中仅粗劣之木凳二，乃踞一凳坐，妇人进馔具，女固不思食，第不欲示怯。因饮茶少许，食面包少许，乳油少许膳次。举目视妇人，问能告我以汝何名乎？妇人见伊瑟姆慧眼中放出可爱之光线，雪色电光未足方喻，而明亮之声浪，如长空鹤唳，清脆无伦，不觉自惭形秽，手足无措，以齿自啮其唇，讷讷而言：我之名不足道。又重言：不足道。言已，目注破旧之板扉，若考察此扉经几许年月者。伊瑟姆微笑曰：岂有名字不足道者？第言之何害？世必无菲薄他人名字者。吾且问汝：汝知吾锢禁此间当几时？妇摇首曰：吾不知，且吾即知之，亦不语汝，彼等命我弗言，我当服从彼等命令。言已，叹息。伊瑟姆敏捷之感觉,察言观色,知此妇乃在势力强迫之中,非所甘心者,因思吾当以言甜之。膳已,以手支颐,默然相对。妇曰:得弗倦,乎何登床假寐。因以手指室隅,女视所指处,有旧木榻一,倾侧暗败,布褥垢秽,黝黑,亦不辨先时何色。女颔首谢之,即登榻,面向妇人侧眠,曲肱作枕,谓妇人曰:欲吾助汝洗涤馔具否?凡吾所能为者,恒不乐坐视。妇摇首曰:吾视,汝似贵族夫人。妇人为此语时,若不能达意者,盖彼固欲言贵族夫人,恐不习鄙事云云。以伦敦第一人之伊瑟姆,固不必稍经,世事者,始辨为贵人也。女曰:我名伊瑟姆,不过三星堡之村姑耳。于时此妇人方洗涤刀刃,闻女言,沉吟顷之曰:吾似闻汝乃一至贵之人,或言汝乃非产自此间者,即美勒之贵人,亦都不如汝贵,此言非耶。女笑曰:"吾固非此间产,汝言良确,即谓吾是贵族中人,亦非妄语,但就此时言之,吾特一囚房耳,又遑论贵贱。"女言至此,忽得一近情之理由,因遂问曰:彼等捕我来此,殆志在得钱乎?倘彼等志在钱者,妇不待其辞毕,摇首曰:吾不知不知。女续言曰:彼等若志在,钱者,第言之,吾不难如其所欲。伊瑟姆之意,大以为虽千镑万镑,不难咄嗟立办。讵知明珠暗投,彼伧父乃仅以二百镑为言耶?妇人无语。女曰:凡彼等所计划者,若固不能告我,我之所言者,汝大不妨向彼等言之。妇犹豫,似以为可。女促之曰:此言可速告之,迟迟何为?妇乃趋门首与一人语,移时,其人答曰:此事须向薛猛言之,渠以事他往,俟返时再商。妇人又不知何辞,喊喊不甚可辨。女偏视室中,此敏锐之眼光,忽与一物相值,此物在一男子衣袋中,露于外者可寸许,衣挂剥落之土壁上。伊瑟姆自思,此手枪也。吾今身入险地,猝然有强暴之加,乃竟无蜂虿之毒,此胡可者。乃乘其不备,遽起攫手枪置己衣袋中,急旋身仍卧故处,佯作无事者。见妇人仍立门侧语未已,移时,妇返身入曰:此事汝尚须待之。女曰:甚善。乃欠伸作倦态,妇掇床头一木枕与之,女以首着枕,闭目佯睡,侧耳远听,杳不闻声,惟闻此妇人振衣窣窣。时或剪刀掷板桌上,盖方事缝纫,此室之门外,时有一人蹀蹀往来,心知即监守之人。于是知此间必非村落,以声响之,幽寂测之当在穷山之中,无人之境。又万留曾言警厅现在缉捕此贼,则此幽僻之区,必为薛猛之秘密场所无疑。又思来时为二人,此时则仅有一人,或者此一人之外,更无他男子。则吾现在,有手枪在,当不惧彼。思至此不觉呼吸骤促,颇虑己之呼吸声为妇人所闻,则微启其目眣之。而户外跫声咻咻,凝听之,隐约间时一间作。心思此监守者殆为睡魔所困,吾此时不行,更待何作?忽又转念,偶一不慎,则运命当益黑暗。当再思之,因仍僵卧冥想,则又闻其人作呵欠声。因思此人必为薛猛所佣,薛去,彼遂偷惰,以为纤弱女子,万不至有意外,故怠于防范。是彼等以伦敦爵夫人待己,不知三星之伊瑟姆固英雌也。因思翠兰福特,开目审视,灯光惨淡中,惟见矮屋颓垣,败扉破榻,试以佩而第一比较,此境界直等诸九幽十八狱。翠兰福特何在?意者已与爱丹林星一弦一柱,和乐且耽耳,不觉长叹,此叹声乍出,妇人惊顾曰:吾以汝为睡熟,固否耶!伊瑟姆微笑曰:使汝处我之地位,能熟睡否?妇不语,复以齿自啮其唇,既而悍然曰:使我处此,直酣睡耳。意夜气已凉,汝或不耐,吾更得一绒毯为汝覆之。因起,置手中针黹,趋床后摸索,忽闻床上女郎跃然而亟视之,才一举首,见此纤弱之贵族夫人,忽然变相,眸子炯炯如天神,凛然可畏,手中一物映灯光灿然,距己之头骨不盈尺,则手枪也。不觉辟易抖颤,不寒而栗,伊瑟姆叱曰:弗声,不则杀却。妇战栗曰:不!不!此声浪一波三折。而出齿相系有声,幸门外瞌睡汉尚未闻之。女又叱曰:"弗惧,吾固不欲杀汝,吾仅欲脱此拘禁,我女子,汝亦女子,使我为汝者,见人遇不幸事如我者,当如己遇不幸事。"妇人闻伊姆瑟不杀己,惊稍减。然彼之畏薛猛,则甚于畏此时之伊瑟姆,颤声曰:汝不能去外间更有一人监守。女曰:汝为我诳之入,谓与以酒食。妇人观伊瑟姆威武之面,又视手枪,不语。伊瑟姆此时亦暗有惧意设此妇突然惊呼,或更有外援者,则事且立败。因以枪近之,盛气曰:若敢抗吾命耶?妇急哀曰:否否。又作一秒钟之犹豫,扬言曰:乌嘴,吾意汝不如入室得少许饮膳。闻其人更作呵欠声,无何。门辟,一男子入,入时以手揉搓其目,一手掣短木棍。伊瑟姆趋之临之,以枪,叱曰:速去而兵。其人大惊,急审视,则枪适当其面,益大惊,色如土,短棍堕落,伊瑟姆曰:汝曾闻伊瑟姆大名乎?吾驰骋田猎,击飞走如探囊橐,若知之乎?其人嗫不敢语,伊瑟姆曰:汝二人不得离此一步,听吾归去,不则毙汝。易斩夹,其人视伊瑟姆复视妇人曰:敢不从命。但妇人哭曰:此无与我事,吾为妇人。其人视壁间衣曰:此何人之衣?薛猛疏,忽授人以兵,于人何尤。若夫人行者,吾愿为向导。伊瑟姆曰:汝之手足若有一寸移动者,吾之枪弹即出发矣。盖当其人目视壁间时,伊瑟姆自思,此人虽蠢汉,然绝有贼智,又见其人束革带,胸部膨然愤起,乃一手以枪拟之,一手遽前解其衣钮则手枪脱颖而出。伊瑟姆并取之,置己衣袋中,于是其人乃垂头懊丧,不复如先时目浑脱有狡猾相。伊瑟姆叱曰:速以马来!其人视伊瑟姆,似甚心折者曰:薛猛今日诚遇劲敌,顾谓妇人,吾乞汝作证,今日之事,罪诚不在我。伊瑟姆怒咄之曰:汝更多言者,殆矣。其人觳觫听命,伊瑟姆乃与妇人握手曰:今别矣,意汝或甚乐吾去。以吾两人,皆妇人当有相怜意,妇瞠目结舌,见伊瑟姆色甚霁,则答曰:吾甚乐,相怜意。伊瑟姆返身踵男子后,至草舍侧一处,支席为棚,则有马在焉。男子更无语,部署鞍鞯鞭辔维谨。马齿稚而壮伟,盖即弱而所失者也。女大喜,如见故人,既乘枪仍在手,谓其人曰:乌嘴,吾意汝或,不肯告我以途。应曰:否,不相诳,吾敢誓之。越过土岗,至一树桩处,折而左,沿山行即通衢矣。伊瑟姆致声谢谢,遂行。乱山合还,晨光晞微,时盖长河渐溶晓星沉也。翌日,日卓午,万留至美勒笨。众见万狂奔于炎天烈日中,人马皆汗出如洗,怪之,咸疑此老或与人赛跑。万至银行门前下马,爱万者皆争相慰问,得勿值不幸事否?万笑言:无恙,吾欲得钱耳。众闻言益疑,万曰:今且不暇为诸君缕述,烦为我饲此马,且浴之。尚须竟日行也,言已,径入,银行,中管理员笑逆之。万留虽赌魁,然相识者无贵贱,咸相敬爱之,此亦可见为善固不负人。万曰:吾今欲支金圆百六十镑,会计人即如数支给之万入金腰橐。签字已,匆匆握手别曰:今日热甚。众见万如此,咸稍稍疑讶之。万出,三数友人方俟诸门外,因相将入酒肆,众进酒劝醮,一觥既尽。万微笑曰:公等何疑吾值不幸事?众曰:然。一人曰:意君今日必与剧贼斗哄。更一人曰:吾意或有杀人事。毕竟君,来自何所?万摇首曰:吾以中夜两钟时,自三星来。众愕然,言次,或言马已来。万方卷一纸烟,闻言,急败表视之曰:迟半钟矣。以火柴燃烟,匆匆遂行。他日,万留虽值要事,辄镇静如无事人。今仓遽如此,咸讶为创见,马固骏健,昂首奋鬣,如出诸厩中者,是众皆殷殷相送,珍重而别。尘头起处,人影俱杳,美勒笨之公车,以十二时开行,车中有贵客三数人,司车人及生,即前为狗耳人絷缚者也。及生指谓众客曰:骑马者,此间之英雄豪杰也。众视之,见车前一伟丈夫,跨马绝驶,其疾可追风逐电。客皆色动,问:伊人为谁?及生曰:此人名万留蒿回。客中有一人变色曰:此即万留蒿回耶!众视其人,面黑颜然而,长举动温雅,望而知为贵胄。众疑其素耳万英勇,亦不为意,不知其人即翠兰福特也。及生曰:然,此人即万留蒿回。即前日诛锄暴客者,因缕述狗耳人中途袭劫事,谈次,及伊瑟姆,翠又大震,急问伊,瑟姆奈何及生不知此人别有命意,仅言伊瑟姆固无恙。但此事已经四来复,后此不闻有若何消息,要当眠食安善耳。言者安安,不图听者无端而局踏也。

第三十九回　冤家路窄

及生与众客续言公车被劫时情事,客皆赞叹不已。慕万留蒿回之为人,翠兰福特独痴坐如木偶,唇吻辟阖,时而微喑,众皆疑此人殆有神经病者。平心论之,翠兰福特之处境,乌得不病。彼以为辱门致乱伦常,悍然无耻,则怒甚。伊瑟姆甘居下流,则恨甚,而两人偕遁蛮荒,居然比翼,则又妒甚。而爱之根,株则始终不尽殊绝。盖彼自英伦航海南来,途中历六十日,因恨成痴,转思作想,此六十日中几无一刻不为情魔颠倒。追思结婚之由,诚以金钱之。故是己负人,女郎何负于己。且伊瑟姆乃纯然天真,不屑人

1141

欲者。求婚时之情状，固历历在目。今所以如此，殆拿门之蛊惑，有以酿成之先。时伊瑟姆之爱己，猝然见于其面，云夫人谓彼且爱己所踏之地，奈何一旦遽变初志？金婚之恶消息，伊瑟姆自言得之于礼拜堂之休憩室中，此言诚近似，然使拿门若非于吾婚期之前一日来者，吾当无疑，反复思索。自谓得此中真相，了无疑义。而拿门之为人面兽心，遂不容辩护，而恕伊瑟姆之心乃油然而生。如此者，日复一日，海天渺渺，度日如年。恨无可恨，则怨及所坐之船，以为速率迟滞，不知与海王星相差道路几千也。翠兰福特忽移座与及生相近，时向及生注视。似欲有所言者，及生怪之，佯为见者，驭车自若。久之，一问题自翠兰福特震动之唇吻中出曰：君所言密司万留伊瑟姆，曾乘车耶？及生顾视翠兰福特，心思此人形容憔悴，精神恍惚，岂与彼女郎有关系耶？曰：然。顷固言之，君问：此何为？翠曰：彼女郎曾有一少年绅士偕行否。及生曰：一则不知。吾日御车，旅客多隔时久，何能忆？吾所注意者车，票耳。翠兰福特不觉失望曰：然。君言诚是。及生又曰：君弗疑。吾固无所用吾诳语，使君为我所为，亦复何能记忆？翠不语，及曰：君赴三星耶！翠颔之曰：近矣。翠不觉大震，起而复坐者再，已而至一处，有茅屋数椽，则停车场也。车中至三星者只翠兰福特一人。及生指曰：此为赴三星之支路，至某处左旋，某处右旋，君可雇一马以行。翠茫然，及生乃与俱下，入草舍，见有数马及，生为代雇一头，又示以途径，问：欲得食否？翠言无须。及生曰：意君似非老于行者，此去首任骛远，稍得饮馔为佳。因命草舍中人具酒食，翠只饮威斯克（今译作威士忌）一杯，饮已欲行。及生又曰：此中多暴客，君须预为之备，手枪中宜实弹丸，庶仓猝可用。翠自抚其腰橐曰：已预备久矣。因握手申谢而别，于时可四钟光景，天日方长，斜阳犹在天半，及生别时固言须速行，迟且卜夜。因纵辔驰去，语云，近乡情更怯。此时翠兰福特心神不宁，固可想见，彼自思吾今乃亲至，大洋洲之三星，环顾，见水媚山辉，葡萄满野，意此间一丘一壑。伊瑟姆必朝夕驰骋其中，想象间，不啻睹伊瑟姆着蓝布短衣，跨栗色牝马。如初时伊瑟姆所自言者，且行且思，且微呼伊瑟姆名字，盖纯乎为爱之感情矣。行一钟许，景物益幽，马健甚，虽疾行，不少颠播。天半渐现霞光，峰峦侧面受阳光，作鹅黄色，自觉鞭丝帽影，如行囊中。惜此好景，不与绝世佳人并马行也。正作绮思，忽临歧路。因思索适间及生所指示者，乃茫不记忆，不觉逡巡不前。本有一圉卒随行，返顾，不见人影，旷野无可问途者，裴回久之。忽念此马必常往来是地者，不如纵之，因纵之，遂误入歧路。行愈远，途愈窄，曲折愈多，马亦似犹豫不肯前者，翠自疑岂误耶？然来已远，又无以决其果误否。遂决计前行，又逾时，则歧路之中，更有歧路。翠至此更迷惑，无所用其决择，只索信马行去。乃此径曲折蜿蜒，逾巅而去，翠恍惚忆及生曾言须逾某岭者，乃自信所行不误。过岭，至一山谷，一望荒凉，夕阳衔山矣。乃又作绮想，心思此间何以绝无人烟，迨与洪荒之世无异。使与伊瑟姆居此，真如亚当伊夫居天乐园中矣。方凝想间，忽闻马蹄声，自疑得勿暴客来耶？因出手枪，岭下有巨岩石，隐身其后，旋蹄声渐近，窥之，遥见来者为一女子。审视，大惊，蓝布，短衣，栗色牝马，固俨然意想中之伊瑟姆也。此时不暇计恩怨，且研究此人为真伊瑟姆与否。眼花迷离欤，幽灵幻化欤，自疑今日竟日未食。饥饿之余，此双瞳所报告者，或者未必可信，乃惊疑间，此骑者愈行愈近，直逼真伊瑟姆无疑。于是惊喜之余，几欲狂叫，意者伊瑟姆与翠兰福特。于此数秒钟中，可冀消去一切翳障，图破镜之重圆矣。然翠兰福特之好运命，则尚未至。伊瑟姆独行深山中，至巨岩之侧，此时距翠兰福特所匿之处，仅十码许，其紫金色之发，在夕阳光影中，毫末皆入翠兰福特之视线。于时伊瑟姆敏锐之耳聪，忽接触马蹄之声浪，大惊！盖彼自夺马走出后，未半里，天已黎明。果见有一断树，僵立道旁。至其处，则山径四达。心思乌嘴语我左折，今天已破晓，彼薛猛乌得不返，设追至。势必不敌，筹思间。闻水声淙淙然，举首眺望。见数十武外，有小林麓，因策马径前，见此丛林与己所行径，隔一小溪，湍流颇急，乃跃马过之。系马树林密处，己则匍匐丛棘中，以觇有无蹑己者，乃未十分钟,便见薛猛驰来。至断树处,即折而左,伊瑟姆慑伏不动,可一时许。闻蹄铁声,则此贼复返,至断树处,眺望久之。向己所择之途,伊瑟姆大惊,幸此贼鲁莽,不知认马迹。沿溪径过,心始稍安,然仍伏不稍动。久之,见此贼懊丧而返。若甚失望者,贼人既去,女始出,不敢遁旧路。跨马出林,忆来时为迎风行,乃顺风向乱山中狂奔。所经皆鸟道崎岖,益以赤日蒸炙,困顿万状,自亦不知历道路几许。见暮霭横空,知已奔突竟日,私幸贼人当不复至,乃此念乍起。闻空谷中蹄声复作,又大惊。自思若更与贼相值者,当作最后之决斗。因驻马凝视,见谷口转出一骑骑者为一美少年。彼此相视,皆大骇。少年大呼伊瑟姆,伊瑟姆曰:汝拿门耶?两人皆下马,互相握手,悲喜交集,并忘饥渴,忽闻有叹息声,曰:噫。其声甚近,惊顾,又四无人迹,伊瑟姆失色,曰:速行,此间非乐土。拿门乃扶伊瑟姆上马,且慰之曰:勿惧,越岭即通衢矣。噫声何来?不问可知出自巨岩之后。翠兰福特见此情状,块然僵立,几欲化为望妻石也。伊瑟姆前行,拿门随后,既逾岭,途稍阔,两人并辔徐行。伊瑟姆曰:拿门,汝乃在此。拿:然,吾乃在此。君不意我乃追踪至此,君以为更无人知君所往。女叹息曰:君来此何作?拿曰:吾此来专为说明彼此之错误,邀君回伦敦。女曰:有何错误?拿曰:吾能为君一一言之,吾侪此时且回三星。但君先告我何以至此,吾莅此之前,适君为人所劫,乃竟夜搜索,以至于今。女曰:此事殆如噩梦。意今者其苏醒乎?因缕述所遭,拿门则大赞不止曰:世安有女子而能力如君者,直令人五体投地,但君既以黎明即行,何以不径返三星?女又述薛猛若何追逐,因而失途,拿门叹曰:使我而为君者,必重被捕矣。女曰:吾亦不知此时距被拘禁处几许,或者尚不甚远。顷吾侪所闻噫声,或是薛猛。因吾在乱山中狂奔,必趋途无几也。拿曰:彼薛猛胡不追来,又胡不发枪轰击。女曰:此即不知。或者见吾侪有两人,故不敢耳。拿门向女熟视,顷之,女曰:彼佩而第中!丽榴无恙耶!拿赧然曰:丽榴安好,但吾亟欲语君者,乃翠兰福特耳。女似不悦曰:翠兰福特,此爱的名字。自樱唇间含糊以出,其声乃仅可闻。拿曰:然,但必俟喘息稍定时言之。意君此时必倦甚,但君以此时归,吾不知众健儿欢喜何似?因又述昨晚纷扰状,言次,及薛猛勒赎之报告,与众人解囊事。女曰:蠢贼,彼劫我乃为此?使吾早知之者,当安心俟之,不图遁逃,致彼可怜之妇人惊怖欲死。拿又言万留赴美勒笨。女讶曰:天热途远,彼往何为?拿乃备言集资不足,故至银行支取,计此时万留已往蜡文克来矣。女惊曰:万留乃往腊文克来耶?拿曰:意此时当在途中,渠又安知君乃在三星安座无事?拿言此,以为伊瑟姆必得意而笑,乃女则失色,急拨马疾驰曰:殆矣。拿亦疾驰从这。问:何故失惊?女曰:彼必不信吾遁,且贼既失我,必已有备,是结果必至决斗。万留众寡不敌,奈何?拿亦大惊曰:吾始虑不及此,然则奈何?计不如吾代君往,女不可曰:吾必先万留往,乃贾勇策其疲马,更不计倦鸟归林群睿冥黑也。

第四十回　李代桃僵

翠兰福特僵立巨石下,迷惘移时,陡然惊觉,则二人皆不可见,因亦策马越岭追迹之。登高眺望,遥见林际似有两骑,仿佛驶绝,翠急鞭其马,马惊跃,返身走,欲东转西,急注意控勒之,相持许久。几随,已乃向山下疾驰,即又惊驶如飞,不受羁勒。可一英里许,始稍就范。审视,则荒凉益甚。只见曲径纷歧出没于荒草乱石中,天又渐黑,躁汗如雨,不得已,盲进,更奔窜半时许。至一处,有小沟渠,意必与村舍相近,又数十武。昏暗中见山下似有草舍,趋之,则破屋两楹,土墙倾圮,旁有土坑数处,积水满中,心思此殆土人采芹处。自觉困惫已,极镇日迷途荒山中,得此诚有空谷足音之雅。乃下马,以巾拭汗,逡巡入,则室中空空洞洞,绝无人迹。门无扉,窗无衾,室中有破旧之两把手小车一具,旁倚一鹤嘴锄,土块支破木板,略似长桌,亦复倾侧不平。室之别一隅,乱草堆叠,似尚有他物者,昏暗中亦不甚可辨。翠兰福特觉倦甚，心思在此度，夜聊胜露宿，乃系马檐下，藉草为茵，掇块作枕。不图翠兰福特以英人，乃实行中国古礼。老公爵逝后六十余日，犹寝苦枕块也。屏当既已，腹馁思嚼，苦无可得。因趋土坑中掬水饮之，既又以败草饲马，此时地平线上，仅有落日余光，余都冥黑。忽闻有人马行声，急审视，则见数十武外，有一人昂然而来。后随一马，其人面貌不可辨，第觉衣服紧窄，体魄修伟，不类劳动工人。翠乃出手枪备之，旋其人絷马门外丛树傍，翠兰福特之马忽然长鸣，彼马亦长鸣应之。其人絷马已，至破屋门前，见翠兰福特，似有惊讶意。近前，向翠审视，翠亦向其人审视，始见其人方面有须，眸子炯然，心疑此人何为者？则见其人以手一按帽檐曰：晚安。翠亦答曰：晚安。此简短之酬应语既已，两人仍相对审视。当此等处萍水相逢，自无有不细心考察者。久之，翠曰：吾乃他乡之客，迷路至此。其人曰：原来如此亦恒有之事，凡老于行者恒不为意。翠应曰：然，是诚不足介意，敢问此地何名？其人曰：此间乃腊文克来也。翠亦不知腊文克来为村庄为市镇，颔之而已，默思此人必非工人，且以其态度卜之，亦必非暴客。主忖度间，见其人仰首视天，翠亦仰视天上，见星点已繁。耳际闻马齿龁草声，草声苏苏，齿声戢戢，又思马食此草必甚悦口。转念间，觉饥火中烧，不复可忍，忽其人曰：请问客欲何往？翠曰：吾欲往三星堡。其人曰：客欲往三星堡耶？此间距彼处尚远。翠曰：吾固不识此间途径。其人又曰：君今日尚欲往否？翠喜曰：吾亟欲前往，吾甚愿晚即能至三星，倘君能示我以途者，当感激无既。其人曰：此却大难事。但吾当尽力告君。意君今日已为长途所困。翠曰："诚然。吾至此间，已不知绕道几许。但吾今日若可以至三星者，吾必努力赴之。"其人自衣袋间出一壶曰："意君必饥渴，此中为酒精，若善饮者，即纵量饮之，勿搏节。"翠受之，竭口称谢，暗中摸索似壶制绝精。盖金类施以彫刻者。其人又为翠去壶盖，抽出一管，翠乃就管吸饮之。觉芳冽异常，虽巴黎克利沙，无比异味。饮已，以壶还之。翠自觉己手颤动。其人又出纸烟与翠兰福特分吸之。翠感谢不已。其人略不谦逊。翠曰：请问足下姓氏？其人曰：吾乃万留蒿回也。翠骤闻此名，大震，几堕手中烟卷，曰：君乃万留蒿回，然则君家即三星也。万曰：然，是即君欲往之处，吾尚未问君姓氏。翠曰：吾姓佩而非利，万骤去其所吸烟管于口。默然者顷之曰：君乃公爵佩而非利耶？翠曰：然，吾乃佩而第之公爵。于时两人都无语，翠兰福特微闻万留呼吸加促，盖万留此时怒甚。心思此人即伦敦贵族即欺侮伊瑟姆者，乃竟敢来？自觉目中有火光迸出，意此黑暗中，翠兰福特必当见之。翠曰：吾前此颇疏于问候。万曰：然。然吾固久闻大名，吾今欲问君往三星何作，意者不以为不正当之诘问耶？翠自觉汗流面热曰：密司脱万留乎？此问题极为正当，吾当不以饰词相答者，吾此来为寻觅佩而第之公爵夫人也。万曰：君之意以为来寻吾之养女乎？翠俯首曰：然，吾特寻彼。万曰：君寻彼何为？翠兰福特寻思以男子寻其所偶，而曰：寻彼何为？此宁为正当之诘问，踌躇而后答曰：诚然。因吾夫妇间曾稍有芥蒂故，致有此时之寻觅，万留此时怒不可遏。乃冷然曰：望君恕万某武断，须知吾女此时，在吾保护权力之下，不在君势力圈中。翠亦怒曰：诚不在吾势力圈中，吾今兹所以往三星者，即问彼何所不足于中，乃逃出吾势力所及之地。万徐曰：君盍宝贵黄金晷刻，而必弃掷之，渠乃不在彼，去又何益？翠益怒，毅然曰：此诳言也。万嗤之以鼻曰：足下之威仪颇不卑劣，翠兰福特从纸烟之火光中，见万留面似微笑，其威武之眸子，自浓长之睫毛中下视己，为状至相轻蔑。心恶之，然无可如何，曰：彼自伦敦，与人偕遁，其偕遁之人，今亦在此。万曰：容我背诵足下优美之吐属，此言诳也。翠争曰：吾已亲见之。万留哑然曰：可笑君周内人罪，匠心殊苦，但吾总觉足下似乎忘却伊瑟姆之曾为君妻者。不然，何措辞奇突至此？吾实告君，无论伊瑟姆为君妻与否，彼既为吾所保护，即不容他人欺侮之。言至此，两人默然相对。闻外间有水鸟，戛然长鸣，似非人惊起者。久之，翠复言曰：彼自伦敦与人偕遁来此，吾今日实亲见此两人并马行山中。万厉声曰：此言诳也，吾语汝彼之来此，乃为一人所迫，其人先以计诱娶之，又虐遇之，故不恤只身走万里，冒万险，求庇于爱彼之父，汝固未知耶。汝非在睡乡，胡呓语不止，吾今正告汝，其静听之。吾久欲与足下一晤对，吾甚怪贵族中人，不知是何等原料所构合，使吾有机会者，吾必一剖验之。言次，更出一纸烟燃吸之，其语声磔磔如裂石，几于气息不续，若借吸烟以自舒者。续言曰：伊瑟姆在此，吾爱之凡与吾共处者皆爱之。吾侪之用爱，有非汝所能梦见者。彼实为一活泼聪明之女子，自彼离此，至伦敦与汝交接，与汝同等之贵族交接。自汝等之，目光中视之彼乃天真未凿，朴质不文，乃不稍怜恤。转以为可欺而利之，设阱以捕之，垂饵诱之。如吾侪罗鸟者，汝娶彼，目的在金钱，犹捕兽者之志在皮骨。计既遂，汝一家人志得意满。此无告之女子心碎肠断，汝则窃笑于其旁。吾忆文家评语有云，一鞭一条痕，一掴一掌血，万留此数语殆近似之。翠兰福特于是植立如槁木，额角间汗湛湛如珠，万留更忿然续言曰：汝犹未足，文过惟恐不深，藏奸惟恐不密，必欲置之死地而后已。一旦势力不能及，则加以不名誉之秽语。借他人之血泪，湔自己之恶名。公爵乎？贵人乎？吾言岂不然耶？彼今已归，吾爱之，甚于亲生育，前此，伊瑟姆吾知之，此时之伊瑟姆，吾知之，彼乃纯洁无疵之女子，汝虽忠，实贼险狠之小人。翠奋腕而言曰：君暂止，容吾一想，汝之责我诚是，然吾亦非无以自明者。万留狞笑曰：汝乃有以自明。翠曰：然，我之于伊瑟姆，实曾爱之如君之爱彼，但吾亦无所用讳饰，自彼背我，此爱心始稍杀矣。万曰：彼乃背汝，吾意必无是事，且汝必先背彼，且彼即背汝，当不知汝负人什之一，彼在伦敦之历史吾不知之，彼亦未尝为我言。但吾则信之，而敢助彼反对诸贵族。吾今第问目的在金钱一语，是冤汝否？如其非冤，则汝此来，直为藏奸地步无疑噫。公爵公爵，若何故良心丧尽，汝何不迟十年来。汝自误耳，须知万留蒿回不死，汝虽贵为君，主横行不得，翠兰福特冤愤填胸，然张口结舌，不得伸其辞，怒万留凶蛮而已。彼此怒目而视，默然无语，如斗鸡两不相降状。于是茅屋一角，已见月光，隐约间显出一种阴森气象。万留忽发一种和缓之声浪，若怒气已平者。语翠兰福特曰：公爵阁下，吾已尽言，吾所欲言意阁下亦无可说得。但此事必宜解决，吾自伊瑟姆之归，即日夜欲与贵人谋面，结此一篇不了帐，岂有阁下不万里而来。此事仍悬而不断者，今欲了此未完，计将安出，翠无语。万忽笑曰：君既无策，吾请借箸筹之，意公等贵人，务其大者，远者欺陵一弱女子，诚区区细事，不足介怀。即使最后之结果，不幸而受法庭之裁判，亦仅延一律师辩护，足以了事。然万某乃乡曲细民所居，地又在教化之外，蛮野之区，诚不足以语文明制度。吾今以直接了当之办法处之，不难于此点钟中了事，倘亦愿闻之乎，翠问办法若何？万曰：使无我者，伊瑟姆当听君，处置，使无君者，伊瑟姆当听我处置。是吾两人，不挠其一，则此事终不决。君固贵胄，我亦清白男子，君视之亦铢两悉当耶！计不如假此间廿尺地，彼此向弹丸中寻生活。言时，向腰际出手枪，反复审视。月光朦胧中，灿然耀目，翠兰福特块然植立，即亦不惧，亦向衣袋中出己之手枪，万留乃即所立处量地之远近。忽一人大声叱曰：咄，好男儿。决斗不可无证，吾愿承乏，两人出不意，皆大惊，急视之，万识其人，盖薛猛也。万留曰：伊瑟姆何在？薛猛曰：遁矣。万略一踌躇，亦不惊讶。微笑曰：汝狗耳人可谓薄福，吾固携有金钱二百镑在，伊瑟姆既遁，是汝之金钱遁矣。薛猛曰：然。但汝两人在此何作，若决斗者，须吾为裁判人。万曰：健儿，甚善。薛猛顾翠兰福特曰：壮士，汝承认吾为裁判人耶？翠曰：然。薛曰：大佳，吾今日虽不得金，亦自快意。因亦出手枪曰：汝两人枪必须吾口号，有先吾口号者，我则击之又，谓翠曰，吾呼曰一二三，汝之枪即与吾第三字并出，汝知之乎？翠曰：知之。薛乃以丛树处为起点曰：翠立此。由翠所立处行二十步曰：万立此。已乃举白巾麾曰：注意！注意！已为之备乎，两人皆应曰：备之矣。薛于是大呼曰：一！二！三！此三字出，而弹丸出乃丛树中突出，一人抱翠兰福特，盖伊瑟姆也。于是此无情之枪弹，未击仇人，而杀爱女，比此轰然之声浪行二十步之远，而伊瑟姆已玉山倒地矣。

第四十一回　鸳鸯会双死

拿门与伊瑟姆来此已久，见万留方盛气责翠兰福特。遂伏丛树中窃听，凡万留所言，皆伊瑟姆所欲言。伊瑟姆固恨翠兰福特，万留手腕敏疾，发无不中，决斗之结果，翠必无幸，固不待胜负判而后知。乃于危险一发之时，伊瑟姆亦不知何故？遂不惜生命以救护之，翠之枪尚不及发，而伊瑟姆已至。于是拿门大惊，翠兰福特大惊，万留蒿回大惊，薛猛亦大惊，群奔而至，审视，见女子卧血泊中，俨然伊瑟姆也。云鬟花颜，香消玉碎矣。于是皆失色，不知所措，翠兰福特屈一足，跪伊瑟姆身旁，以两手抱之，哭曰：汝杀彼矣。万视之，见伊瑟姆淡蓝之衣，强半作深蓝色，此不问可知为血濡所致。第月色朦胧，不能辨视耳，拿门战栗不已，不知若何而可。薛猛大呼曰：速视伤处何所，或者当不即死耳。翠兰福特乃以一臂枕伊瑟姆，薛猛乃弛琴伊姆衣领，见肩井处涌血如泉，乃急出刀割裙幅，且割且谓翠，试抚胸际，尚跳跃否。翠抚之曰：尚跳跃。薛猛则大声报告，谓伊瑟姆或不至死，伤在肩际，其意盖所以慰万留也。割已，急就伤处壅塞而束缚之。愀然曰：密司脱乎？此女郎实救汝命，不然，此弹当直洞汝心，宁有幸耶。吾向者听之甚悉，汝诚负心人，万留闻此语，不觉浩叹，掷其手中之枪。翠兰福特则泪如泉涌，若欲与伊瑟姆创口之血争多寡者。薛猛束缚既已，仍扣其衣，视翠兰福特，复视万留，乃趋拿门曰：彼两人已失其知觉，吾侪宜为。所当为拿门曰：伊瑟姆必得一安卧处方妥。薛曰：是大易事，吾家即近此，吾当驰回，携一舁床来。拿曰：甚善，吾当与汝俱往，拿门乃与薛俱往。须臾，此侯爵与强盗共舁一破旧沙发至。万留助翠兰福特置伊瑟姆于沙发中，乃五人共舁之。彼此都无语，翠兰福特眉以上为汗，目下为泪面部几无干处，亦不知四人中有拿门石勒也。已而至草舍，一妇人迎于门曰：噫，此武勇之女郎，此妇即前日之夜。曾瞻仰伊瑟姆芳范者，乃助众人举伊瑟姆置榻上，以绒毯覆盖之。安置既已，翠兰福特就室隅坐，以巾掩面，榻留面墙立，妇人则向拿门注视，不暇转瞬。心思天下事固无独有偶，不图男子亦有如是美好者。薛猛谓万留曰：吾仍欲向汝索二百镑，万认可曰：健儿，汝诚可谓盗亦有道者。因即探腰囊如数予之，薛猛大悦，因作殷勤语，谓伊瑟姆病甚，嘱妇人好将护，又谓宜觅医，医伊瑟姆。拿门愿往觅医，万留与翠兰福特亦欲往，薛猛止之，谓恐女郎醒，觅汝二人，不如吾两人往。万留此时感觉已复敏活，乃取水为伊瑟姆涤患处。万留见翠兰福特衣袖间血污淋漓，曰：汝盍沃之，翠自视其袖，哭曰：死我不较直接耶！万闻言为之愀然，因自疑曰：使曰杀翠兰福特，必伤伊瑟姆之心。今伊瑟姆受创，而此人又如此伤感，然则先时假惺惺作态胡为者，已而朝暾。上窗啼鸟满谷，泪眼相看，觉太阳光线，妍丽异常，而环顾室中，空气都含愁苦。无何？闻门外马蹄声，拿门与梅林妈及一医至，医亦矿工，盖曾肄业于某医学校者。医入，众皆出，翠兰福特仍以手掩其面。拿门与万留立树荫下，拿门嗫嚅而言曰：是惨剧之演成，我亦与有罪焉？使当我莅此之日，即告君以彼夫妇之误会，事当不至此。万留无语，心思伊瑟姆若死，此事益不妙，生平大刀阔斧，所至无不了事。今则抟牛之虻，不能破虱虮矣。懆急之甚，蹙额疾首，不知所云。顷之，医出，三人迎问之。医曰：渠兀自不知人事，但伤处尚非要害，非吾所畏者，然甚险。稍前一寸地，当立毙今此间不宜有多人，只梅林妈在此已足。言次，视翠兰福特曰：此公是伊瑟姆夫婿乎？顷侯爵拿门为我言之，吾意此公在此为佳。万留与拿门且回三星，凡此间所需物，吾书一单，密司脱万留，可照单购办，即命挞非将来亦得，于是拿门与万留各乘马返三星。翠兰福特则与医者入室，临行时间，万谓翠曰：今事出意外，不暇他及，弗谓吾侪所争之曲直已解决也。翠垂首不语，若默许此言者，拿门曰：然，是尚未汝两人皆误耳。万留眴视拿门，虽非白眼相加，然大有拒人千里之外。拿门不觉气夺，翠兰福特入，梅林妈与彼姓名不足道之妇人已为伊瑟姆觥去外衣，更易衾褥，就榻视之。此憔悴女郎，如带雨梨花，如褪红芍药，不觉肠柔心醉，因以手抚其疮口，医生遂阻之，嘱暂弗近曰：渠神魂未定，无论撄何种感情，皆足败事。翠不敢不遵命，仍退坐室隅，掩而坐，于是此草舍中寂静无声。时微闻两妇人窃窃私语，此医生时往来出入于此室中，彼行动时绝不闻有步履声息，为状至严谨。盖惟业医者能之，医谓翠曰：吾见君气色不善，得弗病否？翠流泪不已，摇悲泣之故，则惟恐伊瑟姆或死，彼已决念，以为伊瑟姆或死，己则以身殉之。无论伊瑟姆爱己与否，或爱己而，兼爱他人，都非所敢妒。医曰：吾试为汝诊之，因执翠手诊其脉，脉固无恙，惟色枯瘠。医曰：馁乎。翠摇首曰：否。医曰：汝必稍得食，不然病且立至。桌上固有乳汁若面包，医强食之曰：设汝病者，伊瑟姆苏醒时必大悲，则创口不易疗，是非所以爱彼者。翠乃努力强饮食，翠有商之医者，愿得傍伊瑟姆坐。医许坐，不许哭，翠乃不敢哭。医又令择欢乐事思索之，翠闭目点首而已。于是室中复静，医令逾三十分钟则病者当进牛奶三匙许。翠因得稍稍效绵薄，见伊瑟姆息弱如丝，面白于纸，则恨不能以身代之。天色傍晚，门外有车至，则挞非送什物来。两妇与医生，皆出室中仅翠兰福特一人，忽见伊瑟姆唇吻震动。翠惊，不知是否佳兆，顾不敢惊呼又不忍离去。正为难时，忽伊瑟姆呼曰：翠兰福特，汝是否不爱我？我亦自知无能鲜慧，不足汝爱，以君之文明，诚不堪偶蛮女。然我乃君之妻，君即爱他人，我则爱君，语至此，遂止。翠急俯首近之，心突突跳跃，恐此数言为最后之哀鸣。然女冥然若睡，气息咻咻，虽弱甚调，心始稍安。女喘息续言曰：君不信我，君之意以为我相诳，以为我爱他人，何人！能指实乎？我已忘之矣，言至此，呻吟蹙额。又曰：我至爱之夫乎。忽又转语，汝或不承认我两人为夫妇，君得我之金，而弃其人，乃爱丹林星。翠听至此，更不能忍，即起出，至门外，面墙大嚎。医生大惊，急问病者作休状，翠不语。俯首视己衣上血痕曰：彼死否？医曰：或不至死。翠曰：汝必勿死之，彼死，乃无爱我之人。医蹙额曰：君宜稍自宽解。不然，彼之枪伤未愈，而君之疯病作矣。翠争曰：我必弗病，我顷闻彼自言之，君若死彼者，愿先死我，言已，悲咽不已，两妇人及挞非，咸为之惨然。

第四十二回　系铃解铃

腊文克来为穷山中一小河名，伊瑟姆养病处，土人亦统以是名呼之。距三星远可十英里，万留与拿门及挞非等日恒一至，视伊瑟姆病，草舍之旁，相距数十武处。设一营帐，翠兰福特坐卧其中，盖决斗之第三日，伊瑟姆已渐有知觉。医生不许翠兰福特与之相见，翠又不肯回三星，故特设此营帐居之。帐甚窄仅可容膝，夜则藉草眠，翠亦安之。动念皆伊瑟姆，固早已自忘其为公爵，更不念及己与伦敦尚有若何关系。伊瑟姆所居之草舍门前，日恒数至，欲乘隙入，医生辄阻尼之，如是者一来复一日。医谓翠兰福特曰：今日可为君贺，伊瑟姆自言己就痊矣。翠闻言恭敬免冠额手，向医生申谢曰：先生诚能生死而肉骨也。吾今兹可以入乎？医曰：是则不可，彼虽稍愈，然体魄耗损己甚，设骤撄悲喜者，病且复剧，意君不如至三星，告彼等以好消息，且君神气颓丧，野宿非宜，不如径居彼。翠一一敬诺，乃跨马向三星来，自伊瑟姆病，万留镇日不乐，顿改其平日安详之态度。挞非亦如万留，只觉对于此事，其凶暴之伎俩，无所可用。此两人不乐，于是众人无有敢乐者，铁叶铠辐之声，竟不复闻，转是薛猛常来一相慰问。众以其于伊瑟姆有功，亦善待之，前此之睚眦悉泯也。翠兰福特至三星，入村，见万留方独立土冈上，徘徊凝眺，因趋之。相见时，自去其帽，万留亦去帽，翠曰：吾今有好消息足以慰念，伊瑟姆已稍愈矣。万意似欣然，然词色间仍自冷冷曰：伊瑟姆愈矣。君将何作，翠不语。万余曰：彼为我之养女，我有权力保护之。但汝则已失丈夫之资格，试思自结婚以来，君曾有何事稍尽为男子之义务者，君所以予彼者，为种种之愁苦。此外更无长物，彼本一活泼健全之女子。今乃穷无所归，受创频死，谁使之至此者，今后将接续以愁苦加之，或生死不复过问，或更有他策以处之，吾愿闻命。翠正色答曰：君有权发此问题，吾所承认，无论君为伊瑟姆之父，即吾以前所以待伊瑟姆者观之，亦当有此一问。但吾意此事，伊瑟姆必能自决之，万曰：吾所以与汝决斗者，即不愿汝丧其心，吾愿平，此不平甚于惜吾之生命。翠曰：然，是即吾所以来，吾今生命为伊瑟姆所赐,吾只索听彼主之。万曰:吾能为伊瑟姆代决之,彼必不能爱苦彼侮彼之人。翠闻言大悲曰:君尚未闻此事之历史耶,彼拿门自不肯语君。万曰:彼固未尝告我,吾亦不愿闻。翠曰:君必闻之,安有事至以生命相搏,而尚不知其缘起者,两人所立处本近草舍,万留乃徐步入,翠兰福特从之。二人相向立,翠因告以娶伊瑟姆之历史,自山耳闻为己画策,谋振垂毁之佩而第始,至伊瑟姆之若何去佩而第,历述种种事实,纤屑无所隐讳。万留至此,始知伊瑟姆之结婚,乃仅有其名。先时翠兰福特与万留在土冈上偶语,拿门见之,因思彼两人必言伊瑟姆事,因思己将若何措辞,辨明此中之错误。因亦向土冈来,则两人已在室中,拿门至门次,见翠兰福特背门立,因目视万留,己则不入。立翠兰福特身后听之,翠缕述伊瑟姆与拿门若何相识于三星,若何为己言?曾值一美人于大洋洲采金之所,结婚之日,若何见伊瑟姆而惊惶无措,厥后在佩而第,两人若何啮臂,若何接吻,是夜若何与伊瑟姆面相质。伊瑟姆词穷,不能自辨饰。明日之早,即不知去向。拿门亦不辞而去,种种情形,应有尽有,不曾遗漏一字。万留听毕,默然无语,凡翠兰福特所言,彼固不信,然不能无动心思果如彼所言。伊瑟姆诚死不足惜,无怪翠兰福特之不能甘心。幸拿门固在此,是非不难立明,不觉举目向拿门怒视,又转念既如此,则伊瑟姆不且利翠之死,胡为舍生命以救之,岂惧隐恶不能暴耶?思至此,则又恶翠兰福特之伪,而怜其造谎之拙。翠兰福特续言曰:凡吾所知梗于喉者,今已吐之无余,吾今当告君以吾将何作,吾更无他成见,吾所欲为者,即顷所言伊瑟姆将自决之。万曰:奈何?翠曰:俟彼创势已平,体魄已健。吾则谓之曰:伊瑟姆乎,吾固爱汝,吾知汝亦爱。我但汝更爱拿门,汝欲嫁何人者,听汝自择。使汝而择我者,吾则香花供养,即汝而择拿门者,吾当竭力玉成,誓不破坏。吾所攫于汝者,当悉数返璧,万听至此。不觉矍然曰:果如是乎?翠曰:吾决当践吾所言。言未已,一人自外入。视之,拿门石勒也,翠不觉颜赤。拿曰:翠兰福特。翠曰:止,汝且勿言吾。所言者,想汝已尽闻之。甚善,吾尚有一言相告,使伊瑟姆而择我者,汝当退避三舍,不得妄冀非分。拿门则目灼灼向之熟视,万留见状,大疑,一时亦随入五里雾中,不知葫芦中是何药物。拿俟其辞毕,不觉厉声叱翠兰福特曰:汝殆盲耳,彼伊瑟姆何为而有所选择,天下无两翠兰福特,彼何所用其选择。彼先时爱汝,彼此时爱汝,举天下妇人之爱其夫,当无有如伊瑟姆爱汝之趋势者。彼为爱汝之人,人人皆能辨之,而汝乃不知,是直汝之心盲耳。万留与翠兰福特见拿门情词奋激,为之骇然。拿又曰:此事言之甚长,汝且俟之,姑静听之。我固爱伊瑟姆,我曾亲为伊瑟姆言之,曾向彼求婚,但彼则拒我。事在吾初至三星时,此已为往事,吾不知汝何从知之。翠曰:汝致彼之手书,现在我处。拿曰:当我来英伦时,吾仍爱彼,世间处子,如美术品,固无执爱者而罪之之理,使伊瑟姆而未嫁者,宁能禁人人爱之。迨吾既知汝之婚事,此爱情便不存留于吾之脑中。翠兰福特乎,汝以我为肯以此等行为施之于不论何人,汝便浅测我,乃疑我施之于汝,岂不甚谬?当吾在佩而第时,汝所谓啮臂者,乃伊瑟姆与吾约为姊弟,故吾吻其臂。厥后汝又见吾两人接吻,乃因吾颇思娶丽榴,伊瑟姆从旁窥见吾隐,彼许为我代谋,又许以巨金疗吾贫,业姊弟矣。彼又为吾作伐,吾吻之,乃非礼耶?于是翠兰福特始欠伸动容,拿又曰:至汝谓吾第二日不别而行,吾于是日接得吾母急电,此电报即汝之仆人交我者。吾临行时,叩汝卧室门,不应。吾不得已,曾为一人言之,但其人为谁,吾一时不能记忆,吾确为一人言之。吾直不知何事开罪,至伊瑟姆之离佩而第,直至晤云苔夫人时始知之,吾尚之伦敦觅汝不得。吾料伊瑟姆必来此,吾来时,尚为汝定舱位,凡吾所言,事事皆可复检而得,乃谓伊瑟姆于吾两人中任其选择。彼胡为择我,汝诚梦梦,诚吃语,若云男女之爱,恐胥天下之,美男子而荟萃之不能博伊瑟姆一顾,前此误否?汝其自思之,拿门言已,奋然就一椅坐,以手自抚其颊,颊绯红澈耳,类灶下执炊婢,为火所薰炙者。于是翠兰福特如醉醒,如梦觉,而万留蒿回亦恍然大悟,知翠兰福特固非无心肝者,翠兰福特乃径前。执拿门手曰:吾挚友乎,吾诚不知当若何措辞，吾只能乞君之恕罪，吾诚冥顽不灵。言次，泪随声下，乃举拿手吻之数四，拿亦流泪曰：翠兰福特乎，继此以往当无复有纤微翳障，已往之事，既经解释，直置之耳。翠哭曰：天乎，辗转误会，乃至于此。意彼之心已尽，爱情遂无余耳，拿门不觉失笑，曰：汝俟之耳，翠返身欲行。万曰：俟之，公爵足下，吾亦须与君一握手。前此彼此意思相左，开罪遂多，翠乃与万握手，万曰：吾尚有一事欲相质问，君能明白答我乎？翠认可，万曰：谁与君以拿门之信者？翠曰：是实爱丹林星。万又问拿门曰：公匆匆离佩而第时，毕竟曾与何人言之，今兹能记忆乎？拿门忽然省悟，目视翠兰福特，心则服万留之明决曰：爱丹林星也。万曰：是矣。然则密司爱丹固未语君乎？密司脱翠兰福特，翠曰：然，彼实未告我。万曰：吾更有一事相问，君所言有一女郎，先时与君曾有情愫者，此女郎何名？能相告否？翠赧然曰：是乃爱丹林星。万曰：是矣。是实欲拔赵帜树汉帜者，不图此。女郎遂颠倒吾侪至此。拿门骇然曰：不图爱丹之居心乃如此。万笑曰：吾好友乎，汝入世未深，少见多怪，凡妇女若爱他人男子，其一种悍然不顾公理之举动，恒有出入意表者，翠兰福特乎，吾意汝此时或急欲一见伊瑟姆，但此中曲直已，白亦无事亟亟，今日当与两君畅饮耳。于是此三人者，乃如久蛰得启，久得噫握手欢笑，纵饮竟日，一石不醉，吾书至此，亦将毕事矣。伊瑟姆既勿药，归三星，梅林妈为之看护，医者言止许食烘炕之面包，若牛茶，他物皆不得食。伊瑟姆殊不耐，强梅林为之得大块牛肉。梅必不可，伊瑟姆怒之，谓己已健全，本不耐锢闭，欲强出。梅不得已，许为取肉，因令眠榻上曰：汝必安睡勿动，否则即取来，亦自食。伊瑟姆乃假寐俟之，可二十分钟，闻有一人入室，至床前，伊瑟姆以为是梅林妈，因仍闭其目曰：吾知汝必仍未得肉。其人不语，开目视之翠兰福特也，一时心事毕集。仍闭其目，翠曰：伊瑟姆乎？意君或且不愿见我，然我此来，固乞君恕我也。久之，女曰：吾不知若何恕君，翠见女唇动有言，已出望外，乃更近前，温婉致辞，备述己与拿门若万留若何三曹对案，始知前此错误。由今思之，诚有万分过恶，乃君又救我，是否之生命皆为君所赐。吾此来愿君之，有以命之君若怒我者，吾当即去，俟他日君体痊时怒之。女仍不语，翠又曰：君若不许我者，亦不敢妄冀仍为夫妇。第望怜其帅印而曲恕之，女仍不语，微闻茵褥间有泪点下堕声，亦不辨此声为己之泪，为翠之泪也。最后，女曰：汝爱我，不爱爱丹林星耶？翠曰：然，吾不爱爱丹林星，爱爱丹之翠兰福特已死。今兹之翠兰福特固爱吾伊瑟姆也。言时，见女滑去其枕，因为重枕之，女则微昂其首，无拒意。翠曰：君已恕我耶？女曰：然。曰：汝恕我，尚能爱我乎？女腼然曰：我固无时不爱君。翠乃得步进步，渐引臂置女项下曰：君诚爱我者，试再言之。女则匿其面于翠之胸际，而再言之。顷之，梅林妈来，闻室中有喁喁私语声，自窗隙窥之，大乐曰：天乎，一对痴儿女千辛万苦后，乃有今日，乃径觅万留。万见此老妪大乐不止，问何所见？即又不言，于是翠兰福特与伊瑟姆乃在三星行第二次之婚礼，众健儿皆以为此乃非常大典，骚然众议，谋所以将事者。皆曰：是非穷奢极欲不可。问若何穷奢极欲，则有酒如淮，有肉如陵而已。蜜月既毕，乃返伦敦，伦敦报纸中述伊瑟姆事，言人人殊，通国皆知公爵夫人之失去，此消息实爱丹播扬之也。翠兰福特将归时，于云夫人及山耳闻处均发函报告。于是群疑始释，爱丹则大失望，诧言游历，遁去，厥后拿门与丽榴结婚，伊瑟姆实助成之。

（原文载清宣统元年十一月出版之《小说时报》）

《豆蔻葩》终

第八章　文坛蜚声终

附　　录

附录一　遗墨及赞辞等

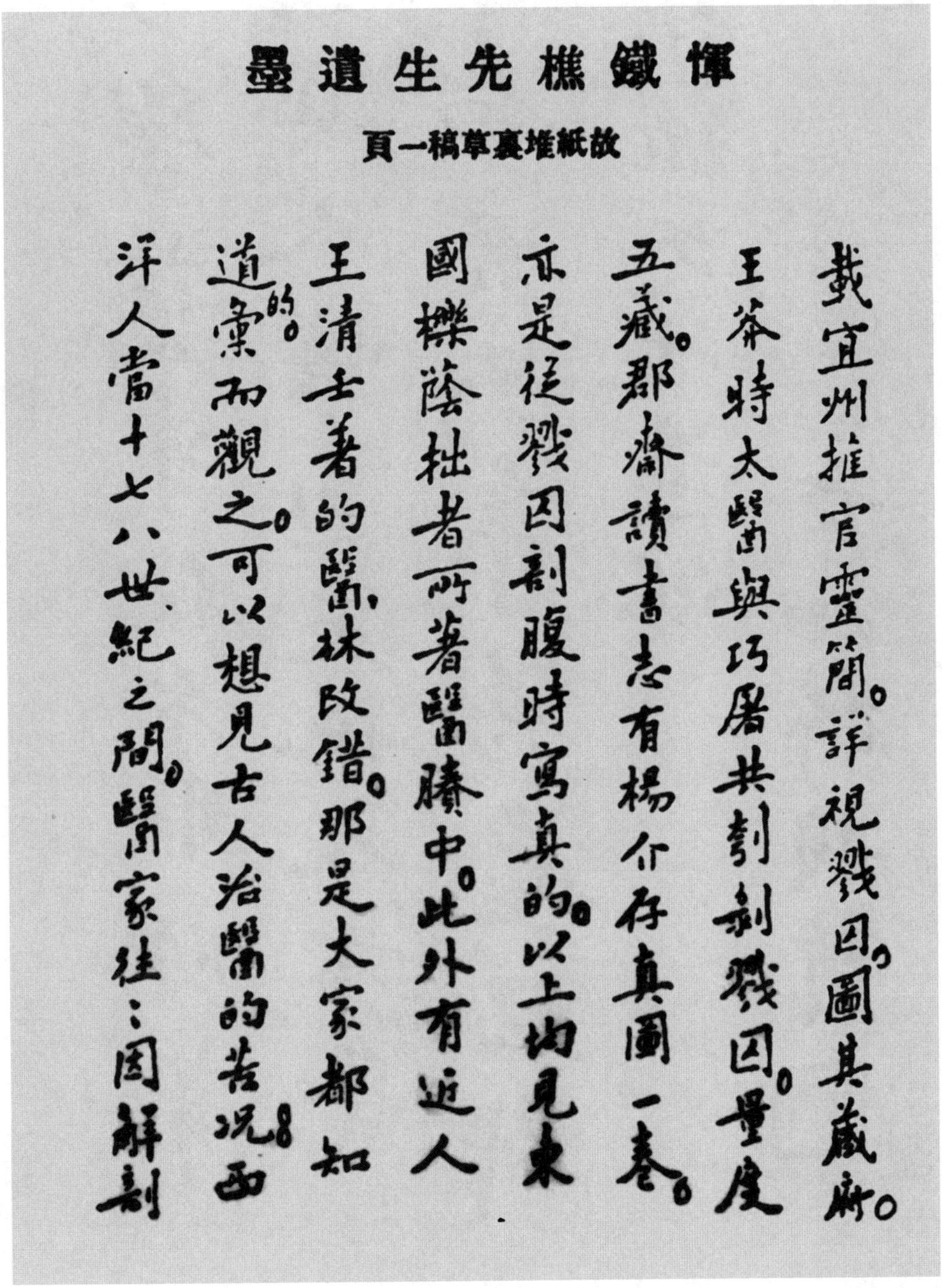

惲鐵樵先生遺墨

故紙堆裏草稿一頁

載宜州推官靈簡。詳視戮囚。圖其藏府。王莽時太醫與巧屠共刳剝戮囚。量度五藏。郡齋讀書志有楊介存真圖一卷。亦是從戮囚剖腹時寫真的。以上均見東國櫟蔭拙者所著醫賸中。此外有近人王清任著的醫林改錯。那是大家都知道的。彙而觀之。可以想見古人治醫的苦況。西洋人當十七八世紀之間。醫家往往因解剖

少學黃車使者牡師華
原真人嗟通天地人者不
祥而君不幸為盧照鄰
鐵樵先生遺像

章炳麟題贊

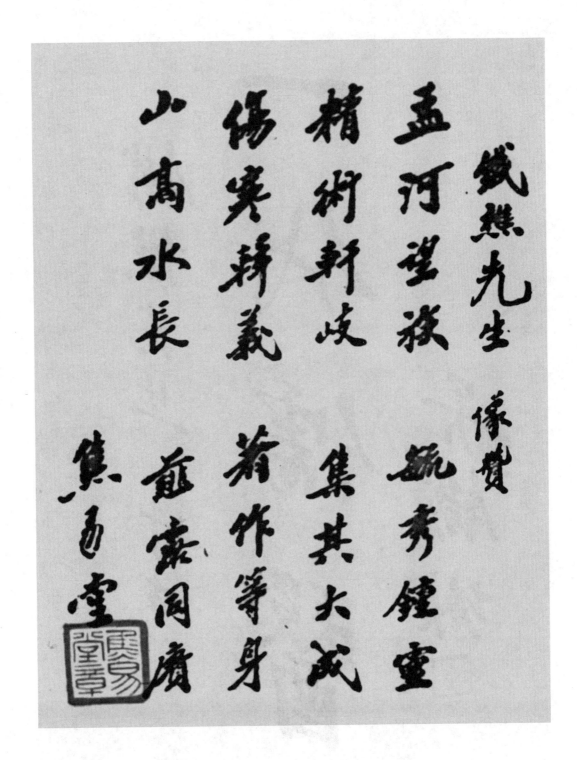

铁樵先生 像赞

孟河望後　毓秀鐘靈　集其大成

精術軒岐

傷寒辨義　著作等身

山高水長　甄患同廣

集易堂

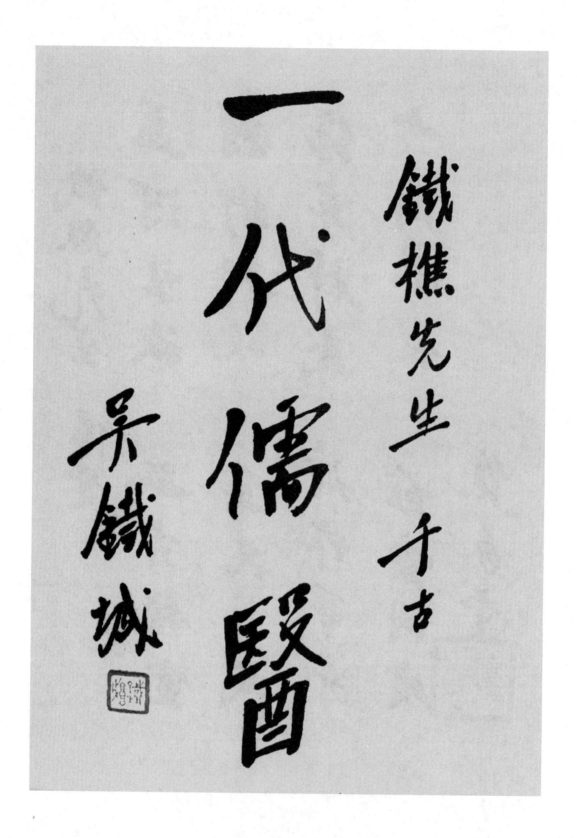

一代儒醫

鐵樵先生　千古

吳鐵城

铁樵先生以文学家治岐黄术对伤寒医理及儿科病症尤多阐研著述等身儻业景仰从游者颇有杰出之士章君巨膺其一也现辑铁樵先生遗著全集徵题于余因乐应之董此实为国医新诠之名著也

潘逢辰敬题

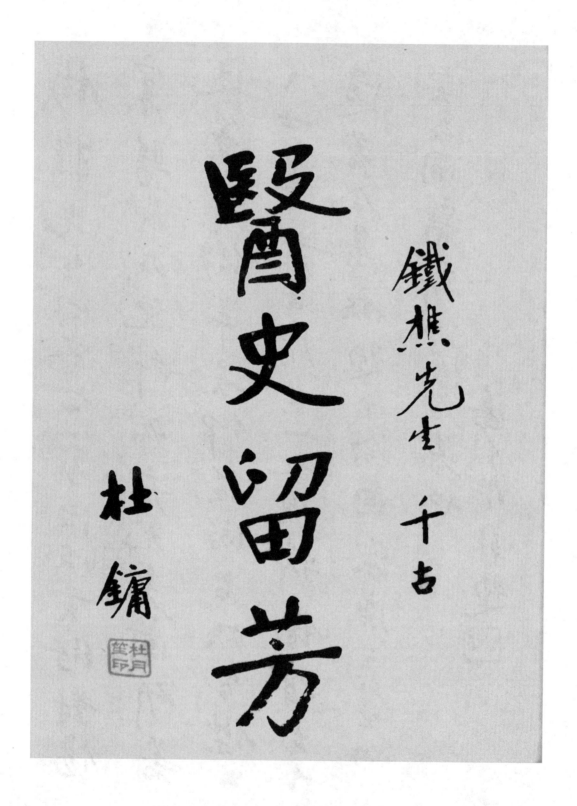

醫史留芳

鐵樵先生 千古

杜鏞

附录二　恽铁樵先生传

孙世杨

　　恽铁樵讳树珏,字铁樵,江苏武进人也。父讳金相,游宦台州而卒。时先生五岁,兄十一岁。而明年又丧母,族人收之,返武进之孟河堡居焉。先生自幼孤苦。即刻意读书,年二十六入南洋公学,毕业课最。当清光绪宣统间,中国始不竞文士,多译西洋小说。欲以是变国俗。先生译英吉利人却而斯佳维所著,曰《豆蔻葩》,曰《黑衣娘》,曰《波痕荑因》,一时传诵。咸谓与闽县林纾所译异曲同工也。民国兴小说猥众,大抵馂饤堆砌,号为鸳鸯蝴蝶派。时先生主编《小说月报》及《小说海》,一切摈之而雅洁者是取。于是有逋峭者曰:此非小说,乃大说也。亦有推重者,以为小说中马丁路德云。先生体羸多疾,旧医德意志医治之皆不愈,子女亦多不育,于是发愤究医术。盖孟河近世号为名医之地,先生所闻于乡先进者亦已久矣。先是镇海余岩作《灵素商兑》,以西洋医法摧破旧说。先生见之叹曰:《内经》之论脏腑以气化言之,以时序言之,初不重解剖也。不知解剖故不可为医,不知四时寒暑阴阳胜复,又岂可为医耶? 遂作《见智录》以应之。以为人类四时所产,而又资四时以生活。是故《内经》之法以四时为主。四时有风寒暑湿燥火之变化,故立六气之法属之天。四时有生长收藏之变化,故立五行之法属之地。五行六气凡以说明四时者也。惟人资之四时以生活,故气血运行以四时为则。四时之序,成功者退,母气之衰,子气代王。是故以肝属春,以心属夏,以脾属长夏,以肺属秋,以肾属冬。谓肝当授气于心,心当授气于脾,脾当授气于肺,肺当授气于肾,肾当授气于肝,周而复始焉。观于病郁者当春必剧。伤暑汗出者,传为心肿,肺弱者秋无不咳。冬伤于寒,病在足少阴,此一例也。冬不藏精,春乃病温,逆春伤肝,夏为寒变,盛暑引冷,秋必痎疟,肺病之久传为肾病,此又一例也。是以推勘仲景之书,而立四时热病之大纲曰:伤寒者,冬病也。冬气通于肾,足少阴也,肾之府膀胱,足太阳也,热从寒化,故伤寒必恶。曰风温者,春病者,春气通于肝,足厥阴也。肝之府胆,足少阳也。风从火化,故风温甚者,下厥上冒。曰温病者,先夏至日之病也。曰暑温者,后夏至之病也。夏气通于心,手少阴也。心之府小肠,手太阳也。寒从热化,故暑温必多汗。曰湿温者,长夏病也。长夏病通于脾,足太阴也。脾之府胃,足阳明也。燥从湿化,故湿温必口淡且甘。曰伏暑者,秋病也。秋气通于肺,手太阴也。肺之府大肠,手阳明也。燥从湿化,故伏暑往往泄泻而传为痢。夫热病者,由浅入深,由外之内,故善治者治皮毛,其次治六府,其次治五脏。然而脏府之相联络,非谓其血管神经之联络也,亦由病状传变测之尔。于是一府以配一脏,五脏以配四时,十二经以配六气。于是有标本中气。本也者,天气也。标也者,脏气也。中见者,脏气所可变化者也。人以三阴三阳上奉天之六气,相为正负。天热人应之以阴,天寒人应之以阳。然少阴太阳主夏,而从标从本者,天与人相去不远者也。少阴太阳主冬,而从标从本者,天与人各趋极端者也。知其各趋极端者也,则治有逆从,药有正反。知其不甚相远也,则刺以浅,药宜轻治,法宜和解。若夫仲景所论者,伤寒也。病发于冬,系之足经,故可用重剂。河间所补苴者,温病也。病发于夏,系之手经,故但取轻剂。近世戴北山作《广温热论》,录仲景方,悉去其温药,盖心知其意者。吴鞠通作《温病条辨》,谓温病传手不传足,亦可谓谈言微中矣。然仲景辨伤寒,与痉湿暍以为相滥。相滥者,谓其均是发热也。人之伤于寒也则为病热,是之谓阴阳胜复。热者卫之脏气也,汗者荣之脏气也。内分泌者,腺之脏气也。是之谓经气。伤寒始得之,病在卫,稍进病在荣,更进病在腺。其热化者,传为阴虚生内热。其寒化者,传为阳虚生内寒。然则《伤寒论》虽列六经,其病候实止三种。太阳有荣卫之别,阳明有经府之辩,少阳证非并病则合病也,不别为一候。三阴者,少阴为主,太阴厥阴为副。盖腺统于肾,肾腺为本,汗腺为末。内分泌失职,则亡阳烦躁,少阴证也。腹中统于脾,组织无弹力,则腹满自利,太阴证也。神经统于肝,内脏神经硬化,则阴阳不相顺接,厥阴证也。此三者必兼见。例如霍乱吐利之后,阴为湿,夫痉而发热,盖西医所称流行性脑病也。湿而发热,湿温是也。暍而发热,近世所称暑温是也,发热之为胜复一也。而时序不同,病之脏气不同,所从得之复不同,仲景概以伤寒方施之,盖亦疏矣。痉者得之饱食惊怖倾跌而复感寒,其发作不应时序,然其脏气之病者,肝胆肠胃也,其病所则神经也。此非栝蒌桂枝汤之治甚明。神经之病,大别有二种。神经紧张者,殆所谓刚痉也。神经弛缓者,殆所谓柔痉也。然而仲景以无汗有汗辩刚痉柔痉,为无当病理矣。案《千全方》治惊痫用龙胆草,钱仲阳则用全蝎白花蛇,今以治神经紧张者有验。《圣济方》治风缓用川椒附子,盖仲景大建中汤法也,今以治神经弛缓者亦有验。推治痉之法,而致于诸风,原小儿之病以及成人,则神经系统病症无不可为也。湿温者得之感寒而复伤湿,其为病也,组织弹力不足,淋巴吸收不健,水有余剩,而血所失资。是燥与湿不互化也。湿在上则头重而发黄,湿在下则腹满而泄泻,故曰湿温不可发汗。而《金匮要略方》有用麻黄者,何其相反也。暑温者得之伤热而复感寒,体若燔炭,汗出而散者,手少阳病也。自汗出小便不利,传为心囊聚水者,手少阴病也。心邪当从小肠泄之,而《要略》主以白虎加人参汤,又岂可试也。若其病发于秋者,所谓夏暑汗不出,秋为痎疟也,是以谓之伏暑。夫人所以应夏暑者,以汗于溲,引冷当风则汗不出,不汗出则荣行于溪谷三焦者,有所沉淀而不得排泄。溪谷者,肌腠之间也,三焦者皮肤藏府之间也,通言之曰三焦。局言之曰募原,此所谓半表半里也。荣滞于半表半里,则寒热起伏而传为疟,少阳为枢也。误汗而腺枯,则传为白㾦,心肾相应也。误汗而泄泻,其传为痢,肺与大肠为表里也。痢者肠无弹力,以致里急后重,治在手阳明,不可温之。然腹满自利者,亦肠病也,而仲景系之太阴脾约者。燥矢结于肠间,而仲景云在胃中。此藏气合于时序之证也。盖释《伤寒论》者,自方中行、喻嘉言以还数十家,大抵泥于文义,而不征之病情。叶天士、吴鞠通辈知伤寒温病之有别,而言之不能成理,后先聚讼,逾三百年,得先生之说而纠纷悉解矣。于是先生以医闻于时,而小说之名反不显。其有病为众医所不能起者必归先生,先生咸乐应之。凡所治何人何病,其状况何如,施何方药而愈,不愈者予何期日,具载《药盦医案》及《临证笔记》。其尤可纪者,宣氏子年十余岁,病热十日以上不解,比先生诊之,寸口人迎脉皆不至,左乳下亦不动,问其所服饵,则犀角、远志辈以及牛黄丸、紫雪丹也。心房已寂,而呼吸不促,爪下血色不变,是静脉尚未绝也。法在十二点钟内不死,失此不治,或再误治遂死。无汗则非脱,不泄泻则非陷,是表实失汗也,汗之脉当出。遂以麻黄三分、葛根一钱、杏仁三钱、炙甘草六分、柴胡八分、吴茱萸二分为一剂,令煮服。或曰使西医治此必注射强心剂。先生曰:注射强心剂,必致脉暴出而死,以强心剂是姜附之比,救里不救表故也。于是病人服汤后,战栗发狂,继以微汗而寐,脉则微续。更服药十日而愈。余杭章公闻之曰:恽氏昔有南田之画,子居之文,今得铁樵之医,可称三绝矣。其比拟如此。先生自三十后患失聪,诊病必先瞪目住视,定其病名云何,病所何在,何从得之,及可治与否。然后持脉,庶几所谓望而知之者。素好围棋,以为治病如奕,须顾全局。读《伤寒论》如看棋谱,须在无子处着想云。凡先生行医上海者二十年,其宿疾亦逐年传变。尝患心痛,得缪仲淳治朱国桢法,服苏子五钱而差。然自知沉痼终不可疗也。于是近取诸身,远取诸治验以证旧说。以旧说合之西医法,而辩其术孰为精粗,论其治孰为工拙,以成一家之学。积所著有《伤寒论辑义按》《伤寒论研究》

《药物学》《霍乱新论》《温病明理》《热病学》《神经系病理治要》《金匮方论》《金匮翼方选按》《病理概论》《病理各论》《临证笔记》《脉学发微》《生理新语》《医学入门》《保赤新书》《梅疮见垣录》各若干卷,悉付刊以问世。四方遥从请业者,盖数百人焉。民国二十二年夏,中央国医馆有建议统一病名者,欲以西洋译名为准,而罢旧名之不可正者。先生持不可,为书驳之。有曰西洋医法,以病灶定名,以细菌定名;中国则以藏府定名,以气候定名;不可强合而为一也。例如《伤寒论》一书,包举气管支炎、肋膜炎、腹膜炎、胸水、腹水以及流行性脊髓膜炎、日射病、虎列拉诸病。如今尽用此等译名而不废六经之法,则似枘凿不能相入。如废之则是使旧医尽弃其学而学于西医也。易曰:天下同归而殊途,一致而百虑。西洋科学以日新为贵,未必为一定法。中国旧说本经验而立,未必无可通之道。试就诊断较之,亦有此善于彼者。如诊热病,手按病人颜额及其手掌,较其热孰甚,即可测其热为虚为实。实热攻肌表颜额,虚热攻四肢也。于是体温表之精密,反为粗疏矣。又如诊断经水不至,属瘀者环唇必见青色,属孕者脉滑而唇四白之色荣。瘀与孕衡任子宫事也,而关系环唇静脉,何以通之。其一观于奄人之无须则环唇与肾腺有关系可知也。其次观于经阻而少腹痛者,上唇见青色,则衡任之血与上唇有关系可知也。其次观于有孕者唇四白之色荣,瘀者血凝故静脉见青色,孕者血活故唇四白之色荣,更可之矣。如此逐步推测,以为诊断之法,所谓形能也。子宫、卵巢、生殖腺与环唇静脉之途径,盖解剖所不能见。是形能之法优势胜于解剖也。胎元、胎盘均是血肉,爱克司光所不能别。而形能之法可以断有孕无孕,是形能有时胜于爱克司光也。由是观之,中国医术,自有其途径,则其命名也,自有其系统。今欲统一病名,自当以旧书名为主,若中国本无其名,则不得不有取于译名耳。要之统一之名,当取其名实相副,一望可喻者。即不能然,亦当各为界说,使可相别异而止。例如常言肺病,或曰肺痨,活跃痨病,此几不可分辨矣。所谓肺病者,盖肺肾病之一种,病所在肺,病源在肾,故其为病,遗精、盗汗而吐痰夹血,此乃《素问》所为煎厥,溃溃乎若坏都,汩汩乎不可止者也。以其潮热、掌热柴瘠,有如煎熬,故谓之煎。以其气血上逆,故谓之厥。此《素问》之病名,今所当取者也。所谓肺痨者,即《金匮》之肺痿、肺痨之一种也。其为病,面无血色,肺量缩朒,吐痰透明如胶,肺系组织失其弹力所致也,故当以肺痿之名为正。所谓痨病者,亦痨病之一种,其病始于易感冒而咳。久咳而不愈,在男子则遗精,在女子则白带,渐至卧不能起,足百日而死,故谓之百日痨。未死数日之前,面色尚不变,故谓之桃花痀痀者注也。一人死,传染同血统者一人,更六七年后然后死,如此传染不已,有似挹注也。《外台秘要》名之曰尸痀,此亦今所当取者也。至于阳黄阴黄,界说错乱,今当详其病理药效,以立别名。所谓阳黄者,胃肠积食而胀大,输胆管为挤,胆汁不通利,从脉管壁渗出,混入血中故发黄。自病之形能观之,发热则食积不下,肝胆逆则血菀于上,胆汁溢则淋巴不健而致湿,故谓之湿热。凡方用茵陈者为其发黄也,用栀子者为其热郁也,用大黄者为其食积不下也,用茯苓猪苓泽泻者为其小便不利水无出路也,用防己厚朴者为其湿热郁蒸也。若乃白血球增,红血轮减,血色素变而发黄者,治之以针砂,此犹西医法用铁补血也。其病得之食积,胃肠不通,以致作肿,肿传为发黄一也。或得之失血太多,组织代偿而作肿,亦传为发黄二也。或得之伤力,营养复不足,亦先作肿,传为发黄三也。此皆虚证,以其血行不利为实,故可用干漆。然非瘀热在里,身黄如橘子色者比。而《金匮翼》以与谷疸同列,何其无别异也。至所谓阴黄者,韩抵和云:脾土为阴湿所加,与热邪相会而发黄,当以温药治之。脉沉细迟,身体逆冷,皆阴候也,此属寒湿,故当温之。然其病为胆汁混入血中,而非血色素有变,则阳黄之类也。名之曰阴黄,将何以别于针砂证乎。今谓瘀热在里,身黄如橘子色者,当称阳黄。其副证因食积而见者,谓之谷疸。其太阴中寒夹湿者,谓之阳黄。兼寒湿证,其血色素变而发黄者,乃当称阴黄。因于伤力者,谓之阴黄伤力证,或曰力疸。因于失血者,谓之阴黄失血证,或曰血疸。如此异实异名，名闻而实喻，则施治亦不致有误矣。书既出，市医亦多称统一病名不便，议遂寝。先生秉性正直，与人语坦率无隐，亦自大笑。见人一艺，奖借惟恐不至。当主编《小说月报》时，有投稿者，酬金如例，及校勘以为杰作，亟增其酬，再三书谢乃已。小说家至今以为美谈。既以医自给，又勤撰述，积病早衰，须发尽白，手足拘挛，以善服饵，故神明不敝，年五十八，民国二十四年七月卒。卒前一日病甚，尚改定《霍乱新论》一事云。子道周，女慧庄，世其学。赞曰：近世旧医，震慑于西洋科学，且自丧其所守。先生理医经，旁证西法，而折衷于治验，故能自尊其道，独立而不惧也。其论霍乱吐利，责之胃气不降，脾气不升。脾气者，内呼吸也，动脉静脉之交，输氧气，收炭气，命曰内呼吸，其枢在气海关元，故系之太阴，此盖西医所不能道。苟不为新旧宠辱之见，科学非科学之辨，而一是以愈病为职，则先生之说，其不可废。故删其纲要以为先生传，庶使后之学者，有所考征焉。

附录三　恽铁樵先生年谱大要

章巨膺

先生名树珏,字铁樵,祖籍江苏武进,生于浙江台州。父照磨先生宦台州,卒于任,母蒋太夫人寻殁。少孤贫,兄达五长先生八岁,异母兄弟也。嫂某氏遇之薄,乃刻苦自励,奋志读书,年二十卓然自立。时中国学风已变,不竞文士,入南洋公学,四年毕业。历任长沙某校教授、商务印书馆编译,文名藉甚。丙辰而后,始治医经,越年悬壶问世,声誉鹊起。诊余著述甚勤,晚年所著尤多。学说多折衷中西,凡所发明,皆有实验,形能之说,卓然成一家之言。近年来国医日处于风雨飘摇之中,同人咸知革新以应潮流,先生实为之先导。一介寒儒,卒成医林一代宗匠,不亦伟哉。卒年五十八,医界病家,咸深惊悼,爰摭拾书事叙谱。

清光绪四年戊寅　先生生父照磨先生宦台州,先生生于台州任所。光绪八年壬午先生五岁,父照磨先生卒于台州。

光绪十一年乙酉　先生十一岁,母蒋太夫人病殁,族人挈先生兄弟及父母柩返武进西夏墅。

光绪十三年丁亥　先生十三岁,就读于族人家塾,聪颖异常,日读六十行。

光绪二十二年丙申　先生十九岁,与夫人丁氏结婚。

光绪二十三年丁酉　先生二十岁,毕群经,在族人北生先生家课。

光绪二十六年庚子　先生二十三岁,游幕汉口。

光绪二十九年癸卯　先生二十六岁,投考南洋公学中选。

光绪三十二年丙午　先生二十九岁,在南洋公学毕业,赵运文先生介绍赴长沙某校为教授。

宣统三年辛亥　先生三十四岁,革命军兴,返沪,庄百俞先生介绍入商务印书馆为编译员。

民国元年壬子　先生三十五岁,商务书馆发行《小说月报》,由先生主编,颇受社会欢迎。

民国五年丙辰　先生三十九岁,长公子阿通年十四病白喉殇,先生乃奋志治医,是年一耳失聪。

民国九年庚申　先生四十三岁,六月辞商务书馆小说月报主编之职。始悬壶问世。居云南路会乐里。

民国十一年壬戌　先生四十五岁,著《群经见智录》,此为先生著医书之始。

民国十二年癸亥　先生四十六岁,著《伤寒论研究》。

民国十三年甲子　先生四十七岁,开始著《伤寒论辑义按》,毕三阳三篇。

民国十四年乙丑　先生四十八岁,创办《铁樵中医函授学校》,欲以改革旧医学,宣言文长四千言。通函受业者达六百余人。诊病之余,辄握管著述。是年著有《温病明理》《保赤新书》《生理新语》《脉学发微》,陆续付印为讲义。

民国十五年丙寅　先生四十九岁,著《十二经经穴病候撮要》《金匮翼方选按》。

民国十六年丁卯　先生五十岁,著《伤寒辑义按》完篇。秋办临证实习班。学员三十余人。有《演讲录》三十余篇。

民国十七年戊辰　先生五十一岁,自创办中医函授学校以来,一时医界风气为之丕变,咸知革新,卒因此为守旧者所忌,学校遂停办。

民国十八年己巳　先生五十二岁,是年著《药物学》八卷。

民国二十一年壬申　先生五十五岁,次子慧度,病猩红热脑膜炎并发夭殇,先生遂病心痛,一手不仁。乃挈家如苏州养疴,居余杭章太炎先生宅。长子道周留沪承其业,临行戒之曰毋矜所能,饰所不能,毋嫉人能,形所不能,勤求古训,持之以恒。居苏三月,病似稍痊,又返沪,居白克路久兴里。居苏著《医学入门》《临证笔记》《金匮方论》《伤寒后按》。

民国二十二年癸酉　先生五十六岁,复办《铁樵函授医学事务所》,招孙永祚君及巨膺主事教,问业者三百人。续著《病理概论》《病理各论》《热病学》三书。

民国二十三年甲戌　先生五十七岁,病甚,足不能步。每日视门诊数号,即卧床,枕畔一卷,大都佛经。著《霍乱新论》《梅疮见垣录》。不能作字,口授女慧庄,命笔录之。

民国二十四年乙亥　先生五十八岁,病益甚,卧不能兴,命女慧庄代诊事。夏七月,不堪溽暑,偶发热三日,遂劫津。易箦时,神志清明,犹改定《霍乱新论》一事,以七月二十六日戌时卒。

附录四　恽铁樵先生轶事

章巨膺

五岁丧父，八岁失怙，伶仃孤贫，刻苦自励。年二十，族人聘为西席，年俸仅二十元。

年四十，患重听，在商务书馆时，耳带机器，对面言谈，尚能相闻。越年重听益甚，器亦失效，于人言谈，很大声狂笑，一若别人亦耳聋者。

年五十，须发皆白，望之如七十许人，目炯炯有光。某年某病家延先生治疾，病人狂乱呼有鬼。先生至，病人慑伏不敢动，及去，狂乱如故。曰适才来人，何其可畏也。病家不得已，延先生宿其家，先生笑诺，为之医治，寻愈。

先生初治医，无藉藉名。偶为人治疾好用经方，至今犹有人畏其用药太重。其实先生处方极平稳，偶用经方，必中病。晚年用药更轻，使麻桂仅三四分，又有讥其胆怯者。实则先生另有说，极中理。

先生为人治病，与病家共休戚，每见为庸伧所误，辄拍案痛恨。某年治一小孩出痧子，先为素负盛名之某儿科诊治。先生入病家，先视方案，满纸豆豉豆卷石斛。曰误矣。其时某名家适先时至，甫诊毕下楼，先生瞋目相向曰：君即某某耶，小孩送汝手矣。某不能堪，羞恼成怒曰：某用此方，百人愈九十九。先生曰：然则此孩为九十九外之一个矣，果不治。

民国初元，海上丁甘仁先生负重望，医林推祭酒，先生数与往还。时甘仁先生门人王某病伤寒病危，偕先生同往。入门正烧纸轿（苏俗病人将死，烧纸，轿一舆夫二送往鬼门关），入病室，哭声起。丁视之叹惜，先生视之曰是可活也，投药竟愈。甘仁先生曰，君十年后，必享大名，果如言，事详《鳞爪集》王一仁案。先生善博弈，常谓从着棋悟得医理不少，何处宜守，何处宜攻，须顾到全局，尤宜于无子处注意。七八年前，每于日晡诊余之暇，赴龙园品茗下棋，日以为常。其后因绑匪投函恐吓，遂不复往，有李规标者，赤贫而精棋，每于黄昏，候先生诊事已毕，来弈一局。先生无论胜负，必予一元，李赖以生活。

先生极爱才。客至谈话，必以笔谈。有把笔有如千金石者，意不悦，遂少谈兴。若其人下笔迅速，作字优美，文理通顺者，敬礼有加。

先生性慷慨，好施与，告贷者辄偿愿。有以古书古砚求押款，无不应，数每逾值，后不复赎。故先生家有古砚数枚值百元者，至少亦三十元。棋友李规标死，资给百元。

先生治医始于民国五年。因长公子病白喉死于医院，遂奋志医学。故先生发明医理，以麻杏甘石汤治喉症为最先。谓白喉初起，等于伤寒太阳证，痛诋白喉忌表之说。明年女病白喉，遂以麻杏石甘予服，同时其夫人予服保喉片，病遂差。旋次子亦病，而夫人信保喉片之效，但进药片不应。促先生用药，曰：汝谓药片佳，是故欲一观其成绩也。夫人怒目相向曰：此何等事，作隔岸观火态度。乃进药如法，越宿遂愈。此后每遇此证用此法，无不立愈。说见所著《伤寒论研究》中，其所发明，以已病实验所得，类如此。

先生著书初无草稿，随笔所至，即成巨篇。或凝思有顷，或捧水烟袋走数十武，即奋笔疾书一大段，不必涂改窜易。乙丑丙寅间，暇辄握管不辍，著述尤多。先生又喜雀战，自谓生平有三嗜好：读书、下棋、雀战。每至黄昏战一局。前年手不能动，而精神犹健旺，偶成局，命女婢代庖，己友反旁坐，发号施令。先生貌清癯，精神矍铄，每日深夜始睡，黎明即起，睡眠仅四五小时。乙丑以后，夜则雀战，午后始罢，早起著书作数千字，始应门诊。其精神殆天赋者。

附录五　悼念恽铁樵先生(一)

庄　俞

　　恽君铁樵,吾挚友也。同客沪上三十余年,同事于涵芬楼将十年。壬子丁巳间,君主办《小说月报》,文名藉甚。戊午以后改业医,各牵职务,踪迹遂疏。然春秋佳日,尚有文酒之会。朝夕相思,则有函牍之投。偶一回忆,宛在目前。近年君病痿痹,吾病血压高,不能相往来。承遣女公子慧庄持函告以疗法。吾两人情感,固未尝一日忘也。君长吾一岁,而两鬓早霜,两耳重听。笃信国医不可磨灭,爬梳剔抉,一一与西医比论,不少创获。乃勤事著述,以告国人。兀兀孜孜,书夜不疲。吾切劝节劳,君笑曰:不如此,恐毕吾生,不能毕吾书也。今竟先我而逝。幸其等身著作,均已刊行,则君之精神固不朽矣。忝予后死,为文哀之。词曰:缅怀旧雨,屡感沦亡。今又哭君,云胡不伤。忆君初时,负笈南洋。崭然头角,出露上庠。辛丁之际,佣书一堂。君主说部,纸贵洛阳。摘华饰藻,亦谐亦庄,遇事切磋,言警声扬。从谈未已,大笑如狂。体弱多病,潜心岐黄。思精虑微,不同寻常。悬壶问世,别具热肠。屈数名医,必及吾乡。吾为后起,学说光昌。设社教授,春满门墙。家有传人,麟凤同翔。君子为人,外圆内方。既蓄道德,又能文章。制行不苟,养气以刚。君之著书,独有主张。引今稽古,舍短用长。无中无西,不卑不亢。君之居室,容止端详。与人恭俭,律己温良。一门雍穆,诗书满床。惟君志业,如愿以偿。了无遗憾,含笑西行。时事如此,晚死岂详。身去名留,百世流芳。招魂何处,徒苦彷徨。思君嘉惠,永志不忘。

时维中华民国二十四年八月二十有二日庄俞谨撰

附录六　悼念恽铁樵先生(二)

何公度

先生为我国医学革命之创导者。当壬戌癸亥甲子之交,先后刊布《群经见智录》《伤寒论研究》《伤寒辑义按》及函授讲义多种,天下翕然宗之,医风为之不变。迨晚年,思想蜕变,先后颇有异同。即及门如武进徐衡之、川沙陆渊雷均各当仁不让,分道扬镳。然今日医学革命高潮,实先生导其端,于我国近代医学史占重要之一页。今先生不幸于七月十六日逝世矣,享寿仅五十有八。感怀往昔,不禁潸然,爰不辞词拙,述其生平行谊,聊志哀思。

先生为武进望族,世居孟河。孟河医学,名闻天下。盖当时士子攻经书外,都兼习医经。先生幼孤,家道中落,依族叔居。年十六,入泮,即为人师,以佐薪水。才思敏慧,倚马千言,如是者数年,薄有所畜。入上海南洋公学,攻英吉利文。发愤忘餐,夜以继书,渐病重听,继患心悸,百治不效。时学校尚重国文,月必会考,列前茅者得奖金,并列布其文以为倡,先生试必冠其曹。因受知于本家季申太守,卒业后,受任长沙某校职,因绕道往谒季申先生于安庆。相见后,训勉备至。在湘,职业操教员某,先生善视之,为教国文。时学校有兵操,某乃营伍中人也,有异能。能空拳击石而粉碎,能持线如竿而直立,能植竿于地,推之不倒,拔之不动。某愿传之先生,先将艰涩符语录示,属一字不可易,须背诵如流,并约期拜祖师。如期往,知所谓祖师者,乃古昔大盗也,先生有难色,某觉之。即曰:数缘有定,别矣,后遂不知所终。归告友人,皆为先生惜。先生曰:富贵有命,此邪术也,奚惜焉。嗣任上海浦东中学教授,尝抽暇译远西名家说部,皆传诵于时,其《豆蔻葩》一种。松江姚鹓雏见之,击节叹曰:未有读是书而不动心者也。继主编商务书馆《小说月报》,历十年,时人谓其文与林琴南齐名。然先生以时丁叔世,士不悦学,精心经营之作,不为世重,而诙谐游戏之笔,反被推崇,伤知音之不遇,叹文字兮无凭,而又不愿媚世诡俗。兴时俯仰,于是咄咄书空,郁郁寡欢。会长公子病伤寒殇,乃重检幼时所读《伤寒论》,心知为某病,宜某方,但未会临诊,为无经验,不敢尝试。而遍请诸医家,均不敢用伤寒方,遂束手无策,坐以待毙。越年,二公子三公子相继病伤寒殇。先生痛定思痛,乃苦攻《伤寒论》,间尝质疑于婺源汪莲石先生。汪先生,伤寒名家也,著有《伤寒论汇注精华》行世。如是者有年,而四公子又病伤寒,发热无汗而喘,遍请诸医家,其所疏方,仍不外乎历次所用之山栀豆豉豆卷桑叶菊花连翘银花杏仁象贝等味。服药后,热势依然,喘益加剧。先生乃终夜不寝,绕室踌躇,迨天微明,乃毅然曰:此非伤寒论[太阳病,头痛发热,身疼腰痛,骨节疼痛,恶风无汗而喘者,麻黄汤主之]之病而何?乃援笔书麻黄七分,杏仁三钱,桂枝七分,甘草五分,持方与夫人曰:吾三儿皆死于是,今四子病,医家又谢不敏,与其坐而待毙,曷若含药而亡。夫人默然。嗣以计无他出,乃即配药煎服。先生则仍至商务书馆服务。及归,见病儿喘较平,肌肤有润意,乃更续与药,竟得汗出喘平而愈。四公子既庆更生,先生乃益信伤寒方,攻读益力。亲友亦渐如先生能治病,凡有不适,争相延聘,凡所诊治,皆有良效。时犹寓闸北宝山路也,武进陶希泉先生,青浦王钝根先生,及本家季申先生,孟禄先生等,更为荐誉。就治者日众,庚申夏,乃辞商务印书馆《小说月报》编辑职,悬壶于云南路会乐里。时余方自百粤倦游归来,亦有志于医,乃于翌年壬戌孟春,执贽门墙焉。先生询余曾读何种医书,以雷氏《时病论》、叶氏《临证指南》、王氏《温热经纬》《汤头歌诀》《药性赋》等对。先生笑曰:尽去尔方书,非是也。治医当先通《伤寒论》方为上工。能通《伤寒论》则方之组织,药之功效,脉之精微,证之变化,始能心下了然,指下无疑。以之临证,则可以决死生,别嫌疑,定可治,尤须分明者为阴阳表里内外上下八字。乃授余陆九芝《阳明病释》、王朴庄《伤寒论注》、陈注、柯注《伤寒论》、汪莲石《伤寒汇注精华》、戴北山《广温热论》等。季秋,徐衡之兄来。衡之书文并茂,为上海中医专校高才生,与先生有莨莛谊,盖慕名而来游者。甲子春,冯志浩表弟卒业于金山俞氏后亦慕名来学。是年夏,创函授医学。于是川沙陆渊雷、江阴章巨膺、上海顾雨时等均先后从游。师门鼎盛,此为最矣。时先生年力正富,日则为人治病,夜则与家人游息以自娱。午夜人静,方握笔为文,而晨八时许即兴,睡眠时间,不过四小时耳。壬申季春既望,季子慧度患白喉殇,余得暴报往视,先生潜然欲涕,默无一言。盖慧度幼而敏慧,彬彬有礼,深得父母欢。时年十六,于文学医学,均具根底,且书法秀挺,已能侍诊录方,尤得先生欢。人亦以远大期之,谓继先生者必慧度也。初先生以善治白喉名,尝谓苟非失时误药,鲜有不治者。是慧度之殇,大伤先生之心矣。乃即迁居苏州,居三阅月,重返沪,寓白克路。癸酉秋,重瓣函授医学。盖欲以研究所得,质诸当世也。时精力浸衰,臂渐无力,不能举。入春益剧,盖早年刻苦攻读,壮年发愤著述,废寝忘餐,饱经忧患,遂至未老先衰。先生亦自知衰废,乃于甲戌春,始将三女公子依次遣嫁。岁尾,余与衡之往谒,则四肢瘫痪,卧床不能动矣。然谈医学,犹滔滔不绝。余顾谓之曰:先生精神矍铄,发音洪亮,且无病容,当无妨也。熟料此次一面竟成永诀。呜呼哀哉!先生医学著作行世者,有《群经见智录》《伤寒论研究》《伤寒论辑义按》《保赤新书》《脉学发微》《温病明理》《生理新语》等二十余种云。

附录七　悼念恽铁樵先生(三)

章巨膺

　　民元以还，海上知名大医，更仆难数。若夫子铁樵恽公，辈居后起，初无藉藉名，乃不十数年，誉满沪滨，名播海内，声望崛起，迈越时贤，克享盛名，岂偶然耶。岁乙丑，夫子创办函授中医学校，奋笔著书者书十数种，说理沟通中西，论述斟酌，不落前人窠臼，不袭西书成说。以健体之标准，合病人之形能，引证古说而信，参征西学而合。尝治余杭章椿伯疾，手足更迭为肿。曰：此《内经》四维相代，阳气乃竭也。伤寒太阳证，体工起反应，体温集表，以为抵抗。以此释《内经》寒胜则浮句曰：西人发明腺体才二十余年，而《内经》已言之。男子八八，女子七七，天癸至，每期之状态，即生殖腺之种种变化。互证西说，异曲同工。前驻日大使某公，暑月病热，某医院治之不愈，用 X 光照心囊有水，剖之而死。夫子闻之叹曰：暑月热病，暑温证也。心囊有水，故前人治以甘露消毒丹，其方滑石、木通、菖蒲等剂。菖蒲心经药，滑石利水，所以引泻心囊之水也。以西医之器械诊断，可以证明古人诊断用药之不误。凡此发明，不下数百事。以故读者咸能通晓其意，从学者达六百余人。癸酉函授续办，著书又十数种，通函问业者，更数百人，学者遍海内，远且及于东瀛南洋。然则夫子克享大名，从治病有实验，著述有实学得之，名足以副实也。

　　晚近吾国医学已频于破产，运命在风雨飘摇之中。东西洋留学生，挟其科学万能，欲以翦辟旧说。而吾道中人，不能自振作。前年且有削足适履，将病名改用西名之议。夫子持不可，议遂寝。读夫子书者，咸知中国医学有真价值不可废。徒恃科学解剖细菌细胞，不足万能。以故废减中医之说，近遂寝息。挽回狂澜，中流砥柱，一人而已。今竟溘逝，天胡不吊。初余雅好方术，丙辰从乡村某先生读医经，三月弃之去。旋肄业于沪，己未任商务印书馆事。工余治医，六七年无所获。乙丑铁樵中医函授学校举办，时夫子尚无重名，而余欣喜以为师资在是。遂陈书论事，辱荷嘉奖，招治函授事务，因得请从受业焉。戊辰以后，卖医沪北，遇有疑难，晋谒请益，片言而决。及函授续办，复招余主其事，于今又二年矣。前后师事十年中，授业则重蒙训诲，授事则专职付任，知遇深恩，没齿难忘。夫子病废已久，今年夏，不堪溽暑，甫发热三日，病遂革。临卒，遗命委付函授事务。追念殊遇，敢不黾勉。鼎革以后，吾国医学为新旧过渡时代，夫子学问立场，在发皇古义，融会新知，思想伟大，功业彪炳。轩歧而后，代有传人。论者方之河间、丹溪，无多让焉。殁之日，闻者咸深惊悼，哀吊函电，挽言联词，纷沓邮至云。

附录八　悼念恽铁樵先生(四)

周瘦鹃

这几年来,不知是老天降下的甚么劫数,我的亲戚朋友,实在死得太多了。前仆后继的,如是在战场上一样,而恽铁樵先生便是最近的一个。这不能不使我震惊悲哀,而灰心于一切。

我认识恽先生已有十五六年了。最初读了《小说时报》中的长篇小说《豆蔻葩》,醰醰有味,觉得他的一枝译笔和林畏庐先生有异曲同工之妙。后来又读了《黑衣娘》《波痕荑因》诸书,对于他老人家的印象更深。他所译的几乎全是英国却尔斯佳维的作品,全是悱恻缠绵的言情小说。我和恽先生见面,却已在他主编商务印书馆的《小说月报》时代了。他是常州武进人,说的一口常州话。声若洪钟,每十句话中,总夹着四五次的放声大笑。可是他是一个十足的聋子,别人和他说话,任是大声疾呼,他也一句都听不到,所以只得以笔代舌,和他作笔谈。他为人胸无城府,想着便说,别人以为太率真,我却以为这正是他的妩媚处。恽先生因子女多死于病,大受刺激,便发奋读医书。深研医理,终于抛弃了笔墨,悬壶行医。最初的诊所,设在云南路会乐里,生涯甚是发达。他处方用药,胆量很大,往往起死回生。老友王钝根兄的公子,病已垂危,早在请教会中的信徒们祈求上帝救命了。却因恽先生的一服附子干姜,终于救下了一条小性命。

只为恽先生的生涯太发达了,被奸人所觊觎。曾有一度被绑,出绑以后,又患了一场大病,几乎绝望了。一天读朱国桢的《涌幢小品》,得了一味药,如法炮制,才渐渐地把他自己医好了。为习静之故,迁居吴下,住的是侍其巷章太炎先生的屋子。一面休养,一面也和人诊病。我和程瞻卢、程小青两老友曾同去访问,长谈忘倦(我们当然仍是用笔)并订期在我家里小叙。谁知所约的日期未到,他却因有要事,赶往上海去了。临行曾到我家话别,我恰又不在家,没有和他见面。就这侍其巷的一面,便成永诀了。人亡国瘁,能毋痛心。(苏州明报八月七日)

附录九 悼念恽铁樵先生(五)

程小青

昨阅报载,国医名宿恽铁樵先生业于二十六日作古。青幼年尝获先生青睐,勖勉有加,知己之感,没齿难忘,爰摭旧事藉志痛悼。

先生武进人,讳树珏,字铁樵,别署黄山民。初莅沪时,人莫之知,怀抱利器,郁郁不得志。仍投稿于《小说时报》《小说月报》等,开始作卖文生涯。译有《豆蔻葩》《黑衣娘》《波痕荑因》诸长篇,名震一时。寻受知于张菊生先生,乃入商务主编《小说月报》及《小说海》等。先生文笔矫健高古,所著如《说荟》等,无论长短,辄严谨不苟,以是选稿亦稍涉严格。且先生风骨峻嶒,崇实学而恶虚名,选录标准,一以文稿之优劣为衡。佳者虽无名新进亦获厚酬,否则即名家亦摈而弗录。故时人有奉以《大说》之雅号者,而先生怡然处之。盖先生襟怀高洁,至公无私,固不类今之作者动辄以派别门户为念也。姑举一事,以证吾言非有所阿私于先辈。当先生主编《小说月报》时,吴门程瞻卢先生以某传奇稿投之,既刊矣。先生取而读之,惊曰:如此妙文,吾奈何予以薄酬。吾其盲乎。乃亟饬会计处追补其润资,且附书道歉焉。然先生与瞻卢先生固无一面之雅也。先生秉性诚悫,富同情心,遇患难援引唯恐不及。其先以家人多病,感求治之苦,乃发奋攻医学。又长与姻亲丁甘仁氏研讨,旁搜远绍,孜孜弗息,不数年学大进。馆中人有病,延先生治之,辄应手愈。众乃怂恿悬壶以济世,先生踌躇久之,始弃著作而从事寿世之也焉。先生行医十余年,活人以万计。所著医书数十种,皆折衷中西,戛戛独造。先生曾以所著数十种见赠,青以尘事卒卒,未能毕读。然以先生心血所萃,又未敢束之高阁,乃以之转赠吾友国医徐紫明氏。徐君云:先生诸作,条贯学理,参合经验,实多创见,洵知言也。先生病重听,而声若洪钟,笑声偶纵,四座为惊。与人语,爽直无所讳饰。而其热肠古道,提携后进,实为青生平作仅见者。犹忆青初次投稿时,年甫十七。先生致书延见,勖以致力《檀弓》《史记》,并知青家境清苦,乃慰之曰:求实学,能奋斗,不患无立足地也。嗟夫! 言犹在耳,而先生遽作古人。人琴之痛,其何能已。虽然,先生毕生心力,萃于著作,已为国医界辟其革新之途径。而其哲嗣及女公子辈,又能克绍箕裘,传其家学,则先生之所贡献于世者,可云不朽矣。(新闻报八月一日)

恽铁樵先生讳树珏,武进人。初以所译《豆蔻葩》《黑衣娘》等传诵一时,为商务书馆张菊生所知,延之主《小说月报》及《小说海》。先生文章高古,着笔谨严如其人。译述颇服膺严侯官氏之信达雅主张,故月报选材,亦以雅洁为主。苟违此,虽名家亦遭摈焉。时人或讽以斤斤如此,盖称"大说",先生莞尔曰:小说固非小道也。先生秉性耿介,待人诚厚,提携后进,殷殷唯恐不及。如程瞻卢,许廑父君等,皆尝受知于先生。勖勉雅意,至今弗能忘也。先生语声嘹亮,患耳聋,与人语辄掬肺腑,又富同情心。行医时无论贫富,一视同仁。十余年来,活人无算。所著医书数十种,殚见洽闻,折衷中西,已启革新国医之先生,则先生虽未臻期颐,遽归道山,而其精神已不朽矣。先生尝有归隐吴门之志,三数年前,已卜居于胥门之某巷,其宅即由章太炎先生所让与者。寻以家累繁重,乃复归沪上,林泉优游,徒成梦想,可悲也夫。某年《红玫瑰》出小说家特刊,笔者曾记其轶闻,先生乃裁书作答,今遗书犹在,不胜人琴之痛尔。(苏州明报八月七日)

附录十　伤逝琐言

明　道

　　武进恽树珏先生，一字铁樵，能文能医，先后蜚声艺苑，著与杏林，夙为余所钦佩者。今遽闻噩耗，不胜泫然，尺波电谢，人生几何。余与铁樵昔日亦尝通函论文，且有数面之雅，交虽不深，而伤逝情绪，觉有不能已于言者也。忆余与铁樵初通尺素时，铁樵方在商务印书馆任编辑，主编《小说月报》，而余方在中学读书也。彼时为月报撰稿者，有林琴南之《哀吹录》，钱基博之《技击余闻补》，许指严之《历史小说》，述掌故如数家珍。以及王西神之《燃脂余韵》皆为一般人所爱读者也。余尤酷嗜之，而操觚效颦亦在其时耳。而与铁樵通函，商榷文艺，铁樵颇谦挹，不惮琐屑答复。而余之与指严也，神交亦由于此。厥后，指严编《小说新报》，余乃与之晤面而为稔友。今指严作古久矣，墓草已宿，而铁樵亦归道山，遗简如新，音容如昨，能无兴黄垆之痛乎。

　　三年前，铁樵曾一度迁居吴下，即寓章太炎宅中。余友石君乃导铁樵惠临，为余诊疾。盖余之足疾复发，致失去自由，不能行动，迄时已有三年。历请中西诸医医治而皆束手，余身乃日益羸弱寝假而患失眠之症。铁樵闻余病废，亦欲研究病之真相，以此逐层详诘病源。余知铁樵之行医与寻常之医生不同，此次来诊余疾，亦异于寻常之出诊，亦缕举余之病状以告。铁樵患重听，凡人告语，皆须作笔谈。余乃笔不停挥矣。铁樵遂言余疾为植物性神经硬化，下肢运动神经失职，以疾之时间过久，难以求痊，颇为余惋惜。然余亦知斯疾之不可医，自由之终不可恢复也。铁樵又观以前诸医所开之方，皆摇首微哂且谓余曰：君以笔头辛苦得来之金钱，而喝此种无益之苦水。隔靴搔痒，宁不叫屈。余虽疑其言之稍激，亦知普通药石断不能治余之疾耳。铁樵又询余文字生活状况以及家庭情形，余亦以直告之。则谈曰：君治小说家言，虽呕心绞脑，苟善自摄生尚不足为大患。但君之环境，母老子幼，全恃笔耕以糊口而又病魔缠绕，雄飞乏术，则精神上无可安慰者矣，宜君之患失眠也。虽日服茯神、琥珀宁神之药，庸有济乎。此数语，直打入余之心坎。然有形之疾尚不可医，况无形者乎。环境如是，夫复何言。余亦只有勉作达观，强自挣扎耳。

　　铁樵既言余疾之无术可医，但亦开一方。其药为龙胆草、虎胫骨、当归、党参、怀牛膝、五味，嘱余常服之。且赠余回天再造丸十粒，每日服半粒与煎药同服。所谓回天再造丸乃铁樵自制者，与市上出售者不同，盖有蕲蛇及他药在内也。彼又云曩时亦有足疾，两腿疲软，往往艰于移步。一日正在商务编辑室中，闻至好某君来，大喜，忘其所以，倏起立欢迎，则颓然倒矣。盖平时起立，必徐徐起其身，双足不能多用力也，后乃常服龙胆草而愈，故余之方中亦有是药。然龙胆草素为治目疾泻肝血者，不知何以有如此效力也。厥后余服其药至一月，无甚影响。铁樵亦云姑且试之耳。其所赠送之回天再造丸亦服罄久病忽医，且畏药，故即中辍。然铁樵之意则颇可念也。铁樵之来吴也，亦为养疴计。某日铁樵再顾谈，告余云：彼之学医也，完全刻苦自求，重学理，参新书。以庸医杀人，往往而是。昔日彼常有疾病之苦，而某子病时为医生所误，卒不治。铁樵受此创痛，乃摆脱笔墨生涯，决心习医，有志竟成，非聪明人而有毅力者曷克臻此。然铁樵之体本弱，为人诊疾，日久乃操劳过度，渐觉不支，始有迁居吴下之意。彼尝曰：吴门幽静，我将终老是乡。海上行医，虽能多钱，然剥削去者亦不少。今幸小康矣，且有子有女，足以自给。我在苏虽不悬壶，若相知者来求诊，则亦勿却。如此则优哉游哉，可以卒岁。家中藏书亦伙，读书养花，不亦乐乎。当不再去海上溷尘埃中，以求阿堵物矣。余闻其言，叹为达者，歆慕殊甚。拟俟秋凉后复踵其门答拜。盖时方盛夏也，但当余欲造谒之时，而铁樵已重返沪江矣。铁樵之医学，人多佩之。余有某戚在乡间行医，亦在其函授学社中研习，常称道勿衰，拳拳服膺。以其子书精通，故多含老庄之哲理，而能不拘囿于陈旧之说，难能可贵。然铁樵年五旬有余，已两鬓斑白矣。苟能假以永年，则医学之阐明，不愈多乎。惜年五十有八而已溘然物化矣。（新闻报八月八日）

附录十一　恽铁樵与大说

烟　桥

　　恽铁樵名树珏，别号冷风，焦木，常州人。主编《小说月报》有年，翻译小说雅近琴南，而于小说之实质颇郑重斟酌。常谓小说当使有永久之生存性，故一时有"大说"之讥。其实恽氏乃一卫道之古文家，以余事治小说，故视小说如古文也。余友程小青君以小说见知于恽氏。虽往叩以治小说之道，氏谓须先读《檀弓》《史记》然后状物乃能毕肖，叙事乃有佳构。小青恒称之，以为至言。氏多子女，不育。乃痛咎庸医之杀人，动保赤之仁心，弃小说而读医书。久之即悬壶应世，往往能人所补能，活人无算。惟久病失聪，颇苦海上尘嚣，前年闻章太炎氏有屋在侍其巷，空室无居，乃移壶焉。然苏州之医，别有其人情风度，而用药亦迂回曲折以赴之，故亢爽梗直如恽氏，不能得苏州人之同情，于是复往海上，设函授以广其传。今闻蜕化，心焉伤之。

附录十二 挽联词赋集录

千金方不是奇书,更赴沧溟求启秘。
五石散竟成末疾,尚怜甲乙未编经。
章炳麟

玉尺量才,砥柱中流尊大说。
丸经传世,名山不朽绍先贤。
潘公展

千载伤寒纷聚讼,仲景殆所痛心,大著今传,群疑应释。
十年爆竹不闻声,弥陀忽然入耳,一蒙得悟,众聋皆聪。
聂其杰

十载怅暌离,感君病榻关怀,何竟临终悭一面。
半生弘著述,有女医林继武,定教传后足千秋。
王钝根

言旋一面缘悭,君忧疢疾,我困尘劳,忽忽死生遂隔世。
此去百年愿了,才并施罗,艺精和缓,绳绳继嗣有传人。
沈　颐

忍靳公卧疴著书,汲汲穷年,将泄造物之秘。
曾语我车过腹痛,沉沉息壤,遽唱薤歌而来。
胡君复

国医名著,自足千秋,喜贤郎早能继武。
垂老旧交,又弱一个,悲良友行念屠躯。
臧博纶

卅年前同游歙浦,惟君说部蜚声,更于医学界,沟通中外古今,试看遗著等身,定许大名垂不朽。
数月来未到药盒,念我染疴蛰处,曾就疗法上,讨论是非得失,讵意惠书在案,遽闻噩耗有余哀。
庄　俞

1176

忆昨比邻居,曾时几何,当岸帻高谭,间以振笔疾书,得意忘形,共披肝胆。
知君十年来,活人无算,每绞脑呕心,遂致神衰骨立,耘田舍己,是真牺牲。
　　方　　毅

上药出巫彭,曾乞金丹换凡骨。
传证如慧可,早从玉镜证前身。
　　谭泽闿

联秦晋甫两年,想豚儿厚荷栽培,感应没齿。
以岐黄济当世,惟我公独多著述,自足千秋。
　　陈渠清

公今避世游仙,听歇浦秋潮,呜咽如闻忧国语。
我昔同居共处,怅春明尊酒,从容无复笑谈时。
　　李惠人

生同里,长同塾,卅年同客沪壖,如此交情,那堪回首。
文学旧,医学新,毕生学以济世,研求遗著,何处招魂。
　　刘柬轩

著述等身,贯旧融新长济世。
怆呼知己,振聋发聩更伊谁。
　　谢天锡

杏苑流芳,济世无愧良相业。
桐枝竞秀,传家尽是活人书。
　　张伯熙

坚苦力学,具有成书,后世望传人,绍君仲景真源,幸赖简编存矩矱。
贫病交加,更闻噩耗,吾宗嗟又弱,叹我兰成暮岁,空余词赋动江关。
　　恽毓珂

世泽重毗陵,处士风高千载下。
噩音惊乡里,春江月冷芰荷初。
　　恽福斌

公真伟丈夫,白首穷经,留得活人书万本。

我愧大弟子,返魂乏术,只凭秃笔示千秋。

何公度

伤人琴感,怀知遇恩,弟子味承善责难之义,漫将旧事说前嫌,念十数载殷勤教诲,别垂青眼。

遵海上方,鄙和缓术,先生以昌明追缵为心,独创新知融古训。使二千年医学晦盲,卒集大成。

徐衡之

艺术贯中西,钩玄索隐,理论翻新,化朽腐为神奇,陋厄言为糟粕,遂使一时医界,群奉南针,岂徒利物济人,和缓高名播遐迩。

菁莪宏乐育,立说著书,净梁遍逮,起轩歧之绝学,振仲景之宗风,回思十载师门,常依北斗,此后传薪继志,游扬有责敢推辞。

章巨膺

师事十年来,国土深恩无可报。

神交千载上,大医绝技有难传。

孙世扬

医界起沉疴,使千秋等身著作,独能析难解纷,别创新溪资后学。

沪滨传噩耗,痛一旦撒手归真,追念问奇趋对,临方垂训忆师门。

顾雨时

负文章医学长才,小草得栽培,忝列门墙参末席。

值沉李浮瓜时节,道山忽归去,空怀杖履仰遗型。

庄时俊

先生家国良医,无书不读,无理不精,绩学贯中西,能使名流齐俯首。

弟子闺门弱女,爱我最深,导我最切,传薪参奥妙,偶披遗稿益伤心。

蒋可久

能诗能医能文章,叹琴剑飘零,玉楼遽邀名士去。

亦和亦介亦豪爽,看坛坫萧瑟,秋风时怅故人遥。

广益中医院

为稗官,为良医,复为高士,著作等身,千载永垂名世业。

有令子,有肖女,更有门生,薤歌刺耳,一朝痛失斗山尊。

徐启东

杏林着誉,艺苑蜚声,能医能文,吾师自有千秋业。

泰山其颓,梁木既坏,安仰安止,小生惟祝一瓣香。

　　朱祝旋

意不寻常,欲为三千年垂死之国医,在铁骑重围中,开一生路。

天真醉梦,忍教四百兆迷沉之民众,方横流未渡时,失此明星。

　　吴　凡

少以文名,老以医名,名震东西南北。

始而行道,继而传道,道通中外古今。

　　李之源

讲学法宋儒,学者咸仰如泰山北斗。

论医宗仲圣,医界群奉若航海南针。

　　姜　鑫

踵灵素三千年道统,沪水仰师承,著作宏丰,术擅岐黄留绝学。

挽神州四万亿生机,杏林遗手泽,遍植桃李,功追仲景继仁风。

　　黄启民

小子是茗海庸才,曩也质疑问难,而今已矣,忍与诸同门同志同声一哭。

先生乃医林巨擘,日惟著书立说,毕世如斯,只赢得独来独进独有千秋。

　　缪俊德

暮年著述逾百万言,为国医立极,远绍岐黄,他时薪尽火传,承先喜有难昆娣。

早岁从游倏三十载,讵人海奔波,莫亲謦咳,此日山颓木坏,招魂空仰美宫墙。

　　王雨皆

障百川而东之,先生功齐仲景。

空万法以西法,后学痛失宗师。

　　袁铁僧

国手救世,卢扁齐名,书籍著何多,明若中天悬皓月。

医学传人,金针尽度,门墙惭禾人,忍从远地哭春风。

　　张颐仙　万际可

岐伯悟前因,火烬薪传,极目遗书皆密谛。

瞿昙证宿果,烟空鹤渺,伤心薄海失良师。
邓鹏秋

早著活人书,只今薤露兴歌,遥望师门应雪涕。
空有长生诀,忆昔芸编讲贯,每披遗籍倍伤情。
王济良　王致远

寿享五旬有八,读青囊录,演黄卷书,四野英才沾雨化。
函授千里之外,闻一朝诀,成万古名,满门桃李痛山颓。
郝资真

仁民称妙术,衷中参西,和缓留名垂百世。
著述奇书,春风化雨,桃李成荫播四方。
徐　云

昔为名儒,今称医圣。
功同良相,与满杏林。
谢受沧

学术贯内经十八篇,阐五千年蕴奥,独出心裁,寿世有遗书,一生心血存医案。
师事介京沪七百里,感二九月薪传,遽惊中断,登堂难问字,几卷刀圭制锦囊。
首联球

学承函授,遥依门墙,衣钵溯长沙,渊源有自。
寿未牧乡,竟捐馆舍,笙镛沉歇浦,天道宁论。
刘濯民

著活人书,发古明今,益公无我,非强不知为知,淳教桃李冰寒水。
创新医学,提纲挈领,利人济世,力主执柯伐柯,愧对哲贤青出蓝。
曾羡麟

一代医宗,拈花笑去。
两朝遗逸,跨鹤归来。
惠仲康

集中西医学之大成,济世活人,功同良相。
得天下英才而教育,镕经铸史,品重儒林。
陈殿方

感恩空洒门墙泪，
抚卷犹存手泽香。
汪太雄

天道诚难堪，未许神医登上寿。
及门当继志，长留仁术照千秋。
王畹芗

合卢扁俞和为一手，绝学启寰瀛，何直终身甘北面。
胥饮食教诲以兼施，交情论生死，不堪回首过西门。
吴季池

以名士兼为名医，著述等身，私淑未能传衣钵。
继东园蜚声东海，风流在望，惊闻此日作神仙。
范仲一

是范希文志望，学贯中西，医国未能酬夙愿。
钦胡安定精神，谊关师弟，传心尚幸有遗书。
戚友于

东浦有遗编，仁心仁术，如此两端争寿世。
西方无量佛，医国医人，果然一柱壮擎天。
任淑贞

医术本长沙，课授有方，正幸及门沾教泽。
噩耗传沪渎，时常盛夏，忽惊师赴仙游。
余枚园

医学推阐为己任，宫墙万仞，著作等身，薪火得真传，绛帐遥沾时雨化。
遗编展对竟何依，淞浦归魂，沐阳雪涕，灵光惊永诀，白苹秋老墓门寒。
石幼溪

志安朴素，术擅岐黄，百余篇立说著书，述播医名垂不朽。
版告杀青，功深保赤，二三子受经传道，默思遗命感无穷。
陈启泰

治医二十载，活人寿世，国手堪称，虽精力就衰，犹希带病延龄，化雨知时维后学。
设社三数年，至理名言，德行可颂，忽噩音传至，难冀执经受业，仰天含泪哭先生。

王道安

二字形能,开山功不朽。
一函授受,入室愿终虚。
劳少齐

大慈大悲大愿望,阐扬国粹,整理医经,不泥古,不排新,聪明吾道昌明,得见轩歧重今世。
或狂或简或如愚。咸被春风。未臻成德。谁升堂。谁入室。共誓潜心淬砺。行看中外式先型。
蒋戒三

千年绝学曷图存,吾辈勉旃,发古融新承此志。
百卷奇书才受读,先生往矣,析疑解难更何人。
祝志道

扁仓妙术,班马雄文,只字已能惊俗士。
吴下著书,沪滨讲学,六旬未满遽游仙。
苏健盦

医社失明星,幸有象贤绳继武。
程门多立雪,争留鸿爪梓遗编。
姚笠舟

功业媲希文,著作等身,一代医宗推巨擘。
薪传感尼父,音容永诀,三千弟子哭黄垆。
宋德三

设帐聚英才,阐扬圣道。
著书垂后世,纠正人心。
林源裕

著书称百种,医精新书,不徒文苑蜚声,窃幸末附桃李林中,得伏下风叨亲炙。
学易方八季,道悟阴阳,当可遐龄永享,讵料忽为芙蓉馆主,顿教小草失师承。
黄坚白

医学重专门,渥荷滋培,只恐蹉跎负期望。
京江惊梦奠,尘劳鞅掌,未能相响哭灵前。
毛邦汉

编流别集,作月旦评,一代诗才,希踪老杜。
读灵素经,注伤寒论,千秋禁要,幸遇长桑。
龚虞卿

举世皆滔滔,每当酒后论文,从黄茵说裹,荳蔻梢头,浇得无限垒块,一霎冷风吹酒醒。
名医半碌碌,常思琴调别弹,痛杏林春晚,菊井水涸,拈来许多妙谛,千年焦木是琴材。
戚肖波

夫子操活人术,著活人书,兼振活人木铎,也曾书满杏林,泽深绛帐,我亦远沾时雨育。
先生有经世才,托经世说,又展经世嘉犹,此际咽凄沪海,望断蓬山,谁堪再听啸猿哀。
程启民

老先生逝矣,悯近今国医,启后承前,晨星有几。
愚小子悲之,慨将来社会,考德问业,屈指无人。
葛竣卿

医术阐中西,自昔心传尝仰止。
学业垂宇宙,而今永诀费思量。
祝贺三

国手常回春,在日声名传海内。
丹心著医学,至今功业布寰区。
祝景宣

国医几陵替,赖先生孤诣苦心,狂澜力挽,徒感一片热肠,何处再得遇贤哲。
遗书堪不朽,为后学津梁轨范,渊源遥溯,顿下两行冷泪,问天胡遽丧斯人。
薛子仁

旧学阐新知,不作公卿,功侔良相。
文章能寿世,非求仙佛,术自长生。
陆廉俭

铁板铜琶,江左诗豪推玉局。
樵山渔水,海东医隐失涪翁。
高方远

岐黄以来传统者,
仲景之后第一人。

李警美

距毕业不过一月，耗音远递，不堪讲学失心传。
秉师承已历两年，函课往来，何异及门亲指画。
乔鹤琴

埋头苦干，三十年犹如一日。
鞠躬尽瘁，沐恩者岂止我人。
瞿维生

德比大儒，功侔良相，综旧学于一贯，治新学于同炉，荜路开疆，薄海倾心瞻泰斗。
宏开广厦，力著群书，作国医之导师，为西医之劲敌，鞠躬尽瘁，望云有泪洒中山。
黄仲贤

不为良相，便为良医，博施济众具深心，燮理阴阳，参赞化育。
道阐仲尼，术阐仲景，立说著书开后学，仰瞻日月，喟叹高坚。
吴海清

学术阐岐黄，医林此日推盟主。
文章宗秦汉，说苑当年惊异军。
姜半秋

以科学而求病理，国医革新，实师肇始。
仰雨化兮望宫墙，哲人其萎，令我神伤。
桂秋圃

孟河望族，沪滨名流，饱学富五车，手泽犹存，欣羡先生传后代。
文坛先进，医界导师，操劳经数载，膏肓莫挽，顿教小子泣春风。
吴述之

崇实验，具实心，集医学之大成，乃行道授徒，术已遍天涯海角。
仰遗容，读遗书，悟薪传于无字，纵离群索处，神何殊面命耳提。
洪吉卿

是澥上有数名医，论辑伤寒，寿世心长应不朽。
看江南争传妙术，学宗灵素，师门道大实能容。
陈德友

具绝大经论,挽回医界潮流,旧学保存征毅力。
蒙甚深教育,开示病家源委,遗书重读起悲思。
吴韫秀

名已着,道既行,死原无憾,顾裁成后学,一篑犹亏,吾侪亲炙门墙,应接心传齐奋起。
书活人,术济世,老益有为,胡靳予遐龄,六旬未届,几辈呻吟床笫,欲求生佛已无从。
罗梓琴　范侠云

名高医界,与美四方,数千里问业遥从,望重如师能有几。
学贯中西,才通古今,一霎时生徒失仰,愚顽若我更无为。
吴济舆

岐黄术擅,济世存心,纵教弦诵乍停,讲义结晶传后起。
花甲年登,修文赴召,差幸箕裘克绍,泉台含笑羡先生。
江亦球

就蔚老学文,就先生学医,得东南二大师而事之,自谓中年奇遇。
哭襄阳于赣,哭夫子于申,为公私双方面以痛焉,问谁继绝开来。
薛一尘

医国百年心,海上竟无不死乐。
传薪千里愿,天涯痛失老成人。
童思永

学通新旧,医化中西,教我亦多方,虽面命未经,函授半年承讲义。
道仰斗山,地分南北,闻公今忽逝,正心伤无限,深嗟晚辈失师资。
童颂唐

功同良相,识迈卢扁,只手挽狂澜,更教庠序宏开,远道愚蒙沾雨化。
文继阳湖,学兼释老,等身余著述,遥仰典型无改,克家哲嗣广薪传。
胡佑普

盛名震中外,青囊春暖,忆频年沪滨讲学,一生尽瘁国医事。
小子窥古今,丹灶烟浮,悲此日箕尾赴诏,半途遽殒薪传人。
刘秉文

阐明真理办医校,合中西观摩,十数年茹苦经营,正赖春风长披拂。
慈愍群生乐善施,得贫寒怡悦,三千里惊闻噩耗,感怀夫道竟何如。

曾卓寰　曾以恬

功参良相,为栽培旧学师,德重道高,真是万家生佛,尝怀和缓春成,今古罕俦,先生复绝。
质本庸材,读诱掖新明义,朝干夕惕,忝称六合门人,太息扁卢函授,须臾永诀,小子安归。
黄铖波

纂述都廿余种,伤寒论按,允为精力所专,愧小子不才,附尾从游,甫经二稔。
教育及数千人,积学传家,更见渊源有自,叹良师遽失,等身著作,亦足千秋。
沈九畹

源阳湖派别而成文章,更轩歧熟贯,虽拈师道办香,遥拜南丰,十载门墙悭一面。
参易理玄机以攻医学,即卢跗传家,忆侍象山讲席,共钦北斗,等身著作范千秋。
蒋巢居

卅载精岐黄,歇浦蜚声传后起。
九州岛岛岛岛罗,浩劫江山残缺哭先生。
姚式训　卢琴访

著书累百万言,可怜呕尽心肝,舌敝口瘏,都为国医争位置。
请业近廿余月,愧未亲承謦咳,山颓木坏,空今后学仰高风。
庄雪岩

国医旧沦亡,唯先生倡明绝学。
噩耗今传至,令我辈徒感心丧。
夏模青

门第迥无双,观南田画册,读子居文章,与先生论医,允称三绝。
撰著已千古,阐史迁笔法,为虞初志体,数近代作者,孰堪比肩。
姚阶熙

医学卓成家,真理发辉,远绍轩歧宣国粹。
秋风悲折栋,泰山安仰,每瞻课艺倍心伤。
顾洛明

矩矱未曾亲,空赋兼葭溯秋水。
精神虽不死,长教桃李泣春风。
蒋颂南

笔参造化,学究天人,使国医手跻入禅野之林,始为先生一哭。

功转灵枢,论超金匮,将寿世心储存宇宙以内,终教此老千秋。

郑缄三

名与播江南,深钦立说著书,不独青囊传秘术。

春风沾侪辈,正拟执经问难,那堪绛帐失贤师。

李西叶

著述足千秋,更能医集大成,是汉代仲师再来应世。

从游未半载,何忍驾言归去,对遗编绝作倍觉伤心。

方承模

有庐陵道德文章。学海挽狂澜。久已艺林推北斗。

阐仲景伤寒金匮。蓉城旋返驾。而今后辈失南针。

陈锡周

医术付通邮,著述皆精,都是先生传巨笔。

艺苑曾树帜,典型遽逝,空教后嗣读遗书。

夏诵涟

通百家学,成专门师,仰止共推山斗望。

追和缓踪,雅眈老庄,泽流岂独门墙间。

周连璋

我医创始,远自古昔,设尽如缓张能穷微探奥,则岂世界所望及。

斯文频危,近将沦亡,正依赖先生正振聩发聋,云何天不假其年。

许彦生

医国活人,访卢扁之术,未尝辞苦。

存心济世,法张机以教,忽而登仙。

周君直

直本素灵,已早完成名著。

远承教诲,于今痛失良师。

李名皆

千里隔慈颜,幸列门墙沾教泽。

三秋传噩耗,待看后嗣振家声。

杨绍伯

医界几老成,造物无情,痛此日又弱一个。
少年作弟子,宫墙远望,知我公自足千秋。
李培生

居以礼,行以义,会友以文,饮人以德。
闻其名,诵其书,私淑其学,不知其人。
杨介才

异地仰门墙,每诵手泽医言,咸佩先生深造学。
秋风惊噩耗,怅失典型师范,顿教后进不胜哀。
奚汝霖

国老倾颓,血竭有青箱,幸喜孩儿承后志。
天台诏促,归身竟没药,遥同君子哭先师。
朱国珍

千里列门墙,函承面命耳提,暗度金针惭弟子。
三秋思教诲,经读灵枢素问,惊闻王瘗哭先生。
茹希文　黄　天

公不少留,秋雨秋风,天上人间同一哭。
吾将安仰,名医名士,文章事业各千秋。
蒋醒园

瀣上忽骑鲸,医术谁堪传时后。
天涯遥致祭,师恩难报服心丧。
田修然

医宗泰斗,薄海仰瞻,继述有名贤,为吊先生无遗憾。
函授心传,春风嘘拂,决疑成往事,空凭邮使致哀词。
宋仁甫

大道为公,徒存手泽。
因材而教,顿失心传。
杨道南

摘文寿世，操术活人，化雨春风遗爱众。
请业通函，考图惭蒜，崇楼绛帐积思深。
陈文旭

天不留哲人，负仲景回天圣手，似鹤似仙，重返瑶池。
垂绝中医学，赖夫子维系一线，立言立功，永垂青史。
李宝琦

不才渥荷滋培，高谊一天云，化雨春风偏厚我。
此病竟成绵愯，旧游三尺雪，耳提面命更何人。
王稣同

高义足风世，
仁术有传人。
薛牟髡

千里仰师承，所学几何，亲炙正思来歇浦。
一朝辞世去，早知如此，从游何靳立程门。
李天舟

沟通西学，启发中医，久仰申江悬马帐。
函授薪传，遥沾雨化，得从艾水立程门。
胡健公

千里执经，果道神传沾雨露。
万民颂德，鹤驾仙逝留青囊。
滕镇鲁

学深稽古，尽教经史粉罗，司铎富薪传，数仞宫墙瞻化泽。
病久知医，终恨膏肓难疗，盖棺宁目暝，一庭兰玉起哀思。
潘康伯

通百家学，为一代师，秉笔展长才，时号名儒真不愧。
挽救世心，施医国手，回春有妙术，功同良相自非诬。
黄月奇

医学汇中西，廿年苦索幂搜，早继长沙开后起。

公门盛桃李，千里执经问业，忽惊歇浦失先型。
黎炳南

享寿几六旬，功同良相。
凶星临九月，泽衍后人。
钱曙霞

仁术世同钦，本来良相争能，时雨久从申沪洒。
斯文天竟丧，此后灵枢商订，箸风不复管城吹。
黄务观

是吾辈导师，国医烽火，景仰钟鸣尚未艾。
遽尔倾泰斗，风声啼鹃，遥读唁词泪夺眶。
李志青

瑞草灵芝，早向笼中征妙剂。
秋高气爽，应从天上会神仙。
曾谷生

孔李订忘年，上下千秋，记共剧谭摇屋瓦。
参商匪一日，中西方技，欲凭遗著治洪炉。
高君定

判疑析难，口授不过如斯。
著书立说，面命无以复加。
戴鸣飞

贯旧副新，术妙青囊踪古道。
传灯向火，心诚赤字望瓯香。
杨祖同

夫子呕心绞脑，发扬国粹。指使吾侪人大道。
先生鞠躬尽瘁，挽回狂澜。从兹医界坏长城。
阮光照

习岐黄术，存寿世心，一旦缓和忽逝。人叹杏林绝增植。
述群经义，昌仲圣学，二稔讲授遽寂。我伤时雨不复来。
张方渊

济世重千金方,更发微汉唐妙术,活人无算,誉满春申,国手异凡流,毕竟杏林昭后学。
撰述达百万言,为沟通中西要作,不惜公开,风传海内,不才忝诲炙,怆怀鹿洞仰遗型。
王渭川

学究天人,医贯中外,义理创新颖,顿教千年艺术,别开生面。
心存胞与,志切薪传,慈悲欣普济,何期一梦黄粱,遽丧导师。
刘谷怀

抉儒之精,阐医之微,叱咤蓂千秋,奚惜昌言开后学。
才闻公疾,旋闻公逝,苍茫今四顾,却从何处觅先知。
周宗鉴

国手云亡,济世活人赖谁主。
宗师仙去,春风化雨总伤神。
丛树桢

二载列门墙,却缘乖一面,学业未竟,握卷伤心悲失导。
两年沾教诲,虽道远三湘,德言同钦,临书慨世恨离天。
徐钟岱

师范卓千秋,化雨常沾,铭骨难忘指引德。
仙游惊一旦,凄云在望,伤心遥示梦中因。
李济仁

医学重申江,斯疾斯人,先生归去。
春风坐讲席,而今而后,小子失依。
韩君铸

皓首述群经,方技儒林堪命世。
绛帐参末尘,长桑大人药愧传人。
冯　锬

学究天人,泄金匮玉函之秘。
医通中外,括欧风亚雨之精。
丁乃琛

二十年精究医籍,道贯中西,方思两地问难,阐发绝学于后进。

千余里远奉讣音,痛捐馆舍,从兹高山仰止,低徊私淑更何人。
李逸琴

十龙本文弱,那堪病竖纠缠,致公寿未杖乡,尽有灵丹鸡徐命。
扁鹊号神医,不惮仙方函授,惜我屋邻蓬岛,竟无妙药手回春。
王人基

弈世嗣阳湖,珥笔涵芬,继虞初而成九百。
立功媲天丕,悬壶歇浦,亲受业盖有三千。
康菊农

旷代称良医,普渡慈航,更有鸿文传海内。
周龄蒙再造,难酬大德,仅将小字唤樵苏。
傅德恽

三年前事忆吴门,药谱棋经仔细论。半局敲残风雨夜,片言释竟素灵源。依人线迹常违意,逝水韶华欲断魂。病榻去秋曾活我,从今不复沐师恩。
汉学于今渐失尊,誓将古粹付长存。等身著作留名卷,历劫丛残辟俗言。寿世众咸推活佛,传薪广欲播灵源。医宗一代尼山在,绝华春秋莫与论。
杨冕英

学纲病表应征陈,转瞬先生作古人,唤起中医休守旧,勾通外籍使维新。
韩康隐蜀逃名假,扁鹊游秦见妒真,著作远傅交趾国,历朝方技有传薪。
韦贯三

杨湖自昔多先贤,文有子居画南田,秉志箕裘傅一脉,苦心药物济千年。
门墙曾列闻经旨,梁木始摧泣涕涟,桑梓从今难回首,清风明月照简编。
徐湘亭

附录终

蔡定芳跋

　　恽铁樵先生学贯中西,著作等身,名震医林,声蜚文坛,是上海恽铁樵中西汇通医学流派开山鼻祖,一代宗师。《恽铁樵全集》第一章岐黄溯洄、第二章长沙接武、第三章本草传薪编辑铁樵先生著作《论医集》《群经见智录》《见智录续篇》《内经讲义》《伤寒论研究》《伤寒论辑义按》《金匮方论》《读金匮翼》《金匮翼方选按》《论药集》《十二经穴病候撮要》《验方新论》等十一部,反映铁樵先生深邃的三大经典著作功底以及一代宗师的知识结构。见微知著,经典著作不可不精读,经典著作不可不深究。第四章温热点睛、第五章博涉知病、第六章药盦案话编辑铁樵先生《温病明理》《热病讲义》《脉学发微》《临证笔记》《风劳鼓病论》《梅疮见垣录》《霍乱新论》《幼科》《保赤新书》《妇科大略》《药盦医案》等亦十一部,反映铁樵先生厚实的临床造诣以及医林翘楚的理论联系实践治学风范。先生创制辟瘟丹治急性传染疾病,挽狂澜于既倒,起危重于顷刻。尝谓:此方攻病之力扱大,不伤元气,夏秋感证服之无不应手立效。取汗、吐、下三者得一为度,若服之过少,药力不足,未免自误。虚弱之人宜乘病证初起元气未润者,急服立效。夫子临终遗言:辟瘟丹但呕者予之,但泻者予之,呕泻交作者予之。每服一分,幸勿多服。夫子于国医学贡献之多,早为海内同仁所共知,弥留之时神志清楚异常,犹拳拳以著作未了为憾。先生大仁大爱,窥斑见豹。第七章中西汇通编辑先生《论医集》《生理新语》《病理各论》《病理杂谈》《神经系病理治要》凡五部,反映上海中西结合开山鼻祖国医改良中西汇通重要学术思想,是本书的精华。先生尝谓:改良之后,一是诊断方面确有把握,二是用药方面确有标准,三是循因执果,见角知牛,如此则不但可以自喻喻人,并且可以得无穷进步。而此种学术以比较现在欧洲之科学,亦绝对无愧色。第八章文坛蜚声编辑先生《文苑集》等英文翻译小说及先生撰著小说共十一篇,反映先生英文及西学修养,尤其《西学东渐记》,宣扬西方先进思想,影响深远。

　　《论语》曰:三人行必有我师焉,择其善者而从之,其不善者而改之。益者三友,损者三友。友直、友谅、友多闻,益矣;友便辟、友善柔、友便佞,损矣。刘向《说苑·说丛》曰:贤师良友在其侧,诗书礼乐陈于前,弃而为不善者鲜矣。铁樵先生贤师良友高朋满座。名医汪莲石是其贤师,大医丁甘仁是其姻亲,章太炎、丁仲英、谢利恒、庄俞等是其良友,师友问对,相互切磋,探讨学理,其乐融融。汪莲石字严昌,号弃叟,江西婺源人,生于1848年,卒于1928年。遥承舒驰远,1920年著《伤寒论汇注精华》。丁甘仁名泽周,生于1865年,卒于1926年,江苏武进孟河人,近代孟河丁氏医派开山鼻祖。1917年创办上海中医专门学校。民国初元甘仁先生负重望,时甘仁先生门人王某病伤寒病危,偕先生同往。入门正烧纸轿,先生视之曰是可活也,投药竟愈。甘仁先生曰君十年后,必享大名。章太炎曰:恽氏昔有南田之画,子居之文,今得铁樵之医,可称三绝矣。丁甘仁次子丁仲英名元彦,生于1886年,卒于1978年,历任中央国医馆理事、上海国医馆理事、全国医药团体总联合会理事等。1931年改上海中医专门学校为上海中医学院,自任董事长。丁仲英序《药盦医学丛书》曰:今者得一人焉,能辨新旧得失,体认中西异同,摈除杂说,生面别开,贯通融会,不落恒蹊,武进恽先生铁樵是也。先生少攻伏庐,长醇国学,寝馈于医学者复数十余年。所成《保赤新书》《脉学发微》《生理新语》《温病明理》《伤寒论研究》等书若干种,皆为环境之需要,时代之作品。不仅一时传诵,洛阳纸贵,学者恒仰为宗师焉。其有裨于实用可知矣。非具大智慧大手笔者曷克臻此。谢利恒名观,号澄斋老人,生于1880年,卒于1950年,江苏武进罗墅湾人。伯祖兰生,祖葆初,均为孟河名医。著有《中国医话》《中国药话》《澄斋医案》《澄斋杂着》等。谢利恒序《药盦医学丛书》曰:恽君铁樵长余数岁,与余同产孟河之滨。少更艰苦努力学问。初治旁行文字,继则词章诗赋,无不通晓。民国初年与余同事商务印书馆。余辑史地之学,君主《小说月报》,彼此均在壮年,诙谐杂沓,精神蓬勃。惟时吾国小说尚围言情之作。君独扩其范围,凡不能列入专书记载者概归纳于其编辑中,务以高尚文辞相砥砺。号于众曰:吾之小说实大说也。非有此偌大文词,乌能得知识阶级之所?馆中讳其言,从其策。期年而声誉鹊起,成绩大著。而君之文名从此播矣。

铁樵先生还是民国时期一位杰出的中医教育学家。铁樵中医函授学校造就了陆渊雷、孙永祚、章巨膺、何公度、徐衡之等大批中西汇通及中医学者,桃李满园。门人陆渊雷最得先生中西汇通思想真传,高足章巨膺则传其中医学术最审。章巨膺又名寿栋,生于1899年,卒于1972年,江苏江阴人。1919年任上海商务印书馆编译所编辑,1925年从师铁樵先生。襄助业师中医函授事务所,主持教务并主编《铁樵医学月刊》。铁樵先生著作皆由章巨膺参校,1948年章巨膺整理出版铁樵先生遗著《药盦医学丛书》,凡8集24部。1956年与程门雪等筹创上海中医学院,任教务长。著有《温热辨惑》《脉学新论》《痧子新论》《应用药物词典》《医林尚友录》《伤寒疗养论》《世外斋医书按评》《中医学自修习题解》等。章巨膺曰:民元以还,海上知名大医,更仆难数。若夫子铁樵恽公,辈居后起,初无藉藉名,乃不十数年,誉满沪滨,名播海内,声望崛起,迈越时贤,克享盛名,岂偶然耶。岁乙丑,夫子创办函授中医学校,奋笔著书十数种,说理沟通中西,论述斟酌,不落前人窠臼,不袭西书成说。以健体之标准,合病人之形能,引证古说而信,参征西学而合。大弟子何公度学业有成,侍师甚恭。曰:先生为我国医学革命之创导者。当壬戌癸亥甲子之交,先后刊布《群经见智录》《伤寒论研究》《伤寒辑义按》及函授讲义多种,天下翕然宗之,医风为之丕变。迨晚年,思想蜕变,先后颇有异同。即及门如武进徐衡之、川沙陆渊雷均各当仁不让,分道扬镳。然今日医学革命高潮,实先生导其端,于我国近代医学史占重要之一页。铁樵先生于1935年7月26日戌时病逝上海,巨星陨落,举沪同悲。挚友庄俞悼曰:缅怀旧雨,屡感沦亡。今又哭君,云胡不伤。忆君初时,负笈南洋。崭然头角,出露上庠。辛丁之际,佣书一堂。君主说部,纸贵洛阳。摘华饰藻,亦谐亦庄,遇事切磋,言警声扬。从谈未已,大笑如狂。体弱多病,潜心岐黄。思精虑微,不同寻常。悬壶问世,别具热肠。屈数名医,必及吾乡。吾为后起,学说光昌。设社教授,春满门墙。家有传人,麟凤同翔。君子为人,外圆内方。既蓄道德,又能文章。制行不苟,养气以刚。君之著书,独有主张。引今稽古,舍短用长。无中无西,不卑不亢。君之居室,容止端详。与人恭俭,律己温良。一门雍穆,诗书满床。惟君志业,如愿以偿。了无遗憾,含笑西行。时事如此,晚死岂详。身去名留,百世流芳。招魂何处,徒苦彷徨。思君嘉惠,永志不忘。

2014年我任上海市卫健委海派中医-中西医汇通传承研究基地建设项目总指导,负责编纂《恽铁樵全集》《陆渊雷全集》《姜春华全集》《沈自尹全集》《南山书屋文集》等。收集铁樵先生的全部著作颇费时日,整理先生发表在民国时期报刊的短文则倍感艰辛。我科项忆瑾医师 2012 年入中山医院住院医师规范培训基地之日起,即受命协助此项工作,为《恽铁樵全集》作出优秀贡献。我科张雯医师、向军博士、施佳秘书、花镜秀秘书等为此书校勘等付出精心工作。值此《恽铁樵全集》问世之际,一并致谢。南朝·萧统《文选序》曰:若夫椎轮为大辂之始,大辂宁有椎轮之质,增冰为积水所成,积水曾微增冰之凛。是为跋。

2018 年戊戌春月蔡定芳跋于南山书屋